现代医学高级参考系列

现代实验诊断学

主　编　王鸿利　周　新　洪秀华
主　审　朱忠勇　宋　怡

CONTEMPORARY CLINICAL LABORATORY DIAGNOSTICS

世界图书出版公司
上海 · 西安 · 北京 · 广州

图书在版编目(CIP)数据

现代实验诊断学/王鸿利，周新，洪秀华主编. —上海：上海世界图书出版公司，2007.6

(现代医学高级参考系列)

ISBN 978-7-5062-8567-4

Ⅰ. 现… Ⅱ. ①王…②周…③洪… Ⅲ. 实验室诊断 Ⅳ. R446

中国版本图书馆 CIP 数据核字(2007)第 027587 号

现代实验诊断学

王鸿利　周　新　洪秀华　主编

上海世界图书出版公司 出版发行

上海市尚文路 185 号 B 楼

邮政编码 200010

上海竟成印务有限公司印刷

如发现印刷、装订质量问题，请与印刷厂联系

(质检科电话 021-56422511)

各地新华书店经销

开本：889×1194　1/16　印张：77.25　字数：2300 000

2007 年 6 月第 1 版　2007 年 6 月第 1 次印刷

ISBN 978-7-5062-8567-4/R·159

定价：380.00 元

http://www.wpcsh.com.cn

作 者 简 介

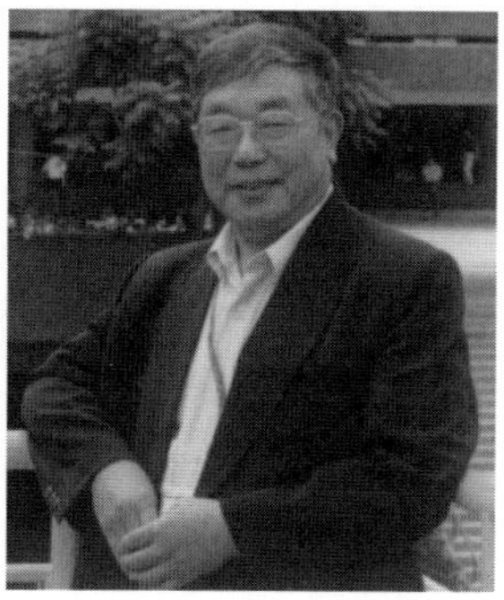

王鸿利教授 1937 年 11 月出生于山东省烟台市。1963 年毕业于上海第二医科大学医学系,并在该校附属瑞金医院任内科医生,1973 年调至检验科工作。曾任瑞金医院副院长、检验科主任,瑞金临床医学院副院长、检验系主任,上海血液学研究所副所长、血栓与止血研究室主任,上海市医学检验重点实验室主任;中华医学会医学教育学会医学检验教育分会主任委员,全国高等医学教育学会检验分会理事长,全国医学检验专业校际会议理事长;上海市检验学会副主任委员,中华医学会血液分会血栓与止血学组副组长,卫生部医学检验标准化委员会委员,中华医学会检验分会常委、血栓止血专家委员会主任委员,上海市血液学会副主任委员等职。现任瑞金医院终身教授,主任医师,博士生导师;卫生部高等医学院校诊断学教学咨询委员会委员,全国高等医药教材建设研究会常务理事和卫生部医学检验教材编审委员会主任委员等职。现任《诊断学理论与实践》、《中国实验诊断学》和《Hemophilia(中文版)》等杂志主编,《血栓与止血学》、《中国微循环》和《微循环》等杂志副主编以及其他 10 本学术刊物的编委或常务编委;曾任《上海医学检验杂志》副主编等职。

40 多年来,王鸿利教授一直在第一线从事医疗、教学、科研、管理和人才培养等工作。他专长于血液学和血液学检验,尤其在血栓与止血基础与临床研究方面,做出了突出的成绩和重大的贡献,在国内外享有极高的声誉。

近年来,王鸿利教授以第一完成人获得国家科技进步二等奖和三等奖各 1 项;中华医学科技二等奖 3 项和三等奖 1 项;卫生部科技进步二等奖和中国高校科技二等奖各 1 项;上海市科技进步一等奖 2 项,二等奖 3 项,三等奖 2 项;上海医学科技一等奖和二等奖各 1 项;上海市临床医疗成果一等奖和三等奖各 1 项。此外,王鸿利教授以第一完成人获得优秀教学成果国家级二等奖 2 项,上海市一等奖 2 项;出版优秀教材和著作获卫生部三等奖 1 项,华东区二等奖 3 项,上海市二等奖 3 项;发明专利 1 项。

王鸿利教授迄今在国内外发表学术论文 600 余篇,其中第一作者 120 余篇,通讯作者 80 余篇。代表性的有《Identification of three F5 gene mutations associated with in herited coagulation factor V deficiency in two Chinese Pedigrees》和《血友病 A 基因治疗的初步实验研究》等。主编学术专著 64 部,代表性的有全国规划教材《血液学和血液学检验》、《实验诊断学》、《现代实验诊断学》、《中华检验医学大辞典》和《血栓病临床新技术》等;参加编写著作 76 本,代表性的有《邓家栋临床血液学》、《医学百科全书》、《现代血栓病学》和《内科学教程》等。这些论文和著作对推动科学发展和提高学术水平都起到积极的作用。迄今,独立培养硕士和博士研究生各 20 名,他(她)们都在国内外各自的岗位上发挥着出色的作用。

获表彰20余次。1963年获上海市三好学生和学习雷锋积极分子,1992年享受国务院特殊津贴,1977年获上海市育才奖,1998年获全国优秀教师奖,2002年获宝钢教育奖,2006年获上海市教学名师奖等。

作 者 简 介

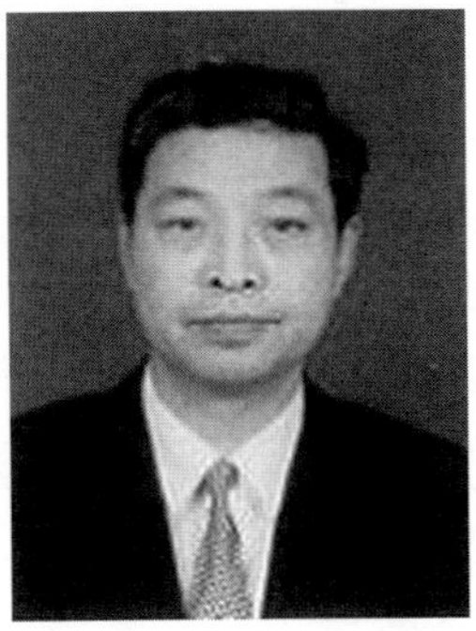

周　新，男，教授、博士生导师。现任武汉大学第二临床学院医学检验系主任、武汉大学医学院/中南医院临床基因诊断中心主任。主要从事动脉粥样硬化发病机制及其生化诊断和临床遗传病基因诊断科学研究。

1988年前在生物化学教研室任副教授和副主任。

1988年起至今在武汉大学医学院第二临床医学院/中南医院任职。一直从事临床生物化学及检验系和检验科的临床、教学及科研工作。已培养一批生物化学和临床检验诊断学硕士和博士。

分别主持和参加国家级和省级科研课题16项。先后获部省级自然科学奖、科技进步二、三等奖14项。发表论著200余篇，其中SCI、SCIE、EI、ISTP 30余篇。主编、参编全国高等医药院校规划教材8部(含五年制、八年制)，主编的全国规划教材《临床生物化学和生物化学检验》获2005全国高等学校医药优秀教材一等奖。主编参考书10部。全国和省级学术团体兼职14个，国家级和统计源学术期刊主编、常务编委、编委任职9个。1992年获国务院特殊津贴和湖北省有突出贡献中青年专家称号。

作者简介

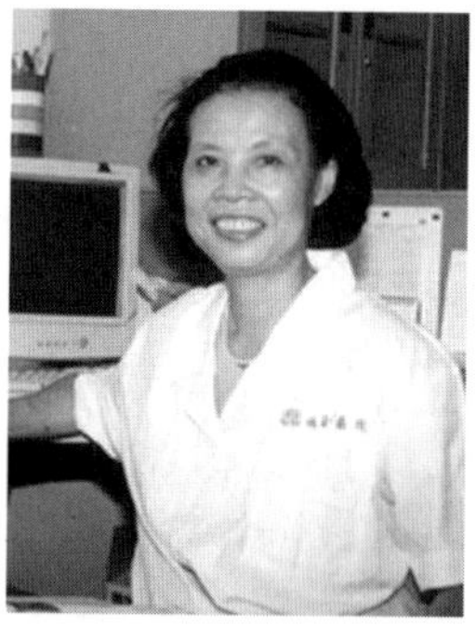

洪秀华，1946年生。上海交通大学医学院瑞金临床医学院临床检验诊断学教授。几十年如一日，辛勤耕耘在医疗、教学、科研第一线，尤其致力于教材建设，曾获宝钢优秀教师奖。近年来主编了全国高等医学院校规划教材《临床微生物学检验》、《临床微生物学与微生物学检验实验指导》、上海市教委研究生教材《医学实验技术的理论与应用》，参编《临床微生物学与微生物学检》、七年制教材《实验诊断学》、八年制教材《实验诊断学》等多本教材和主编、参编辅导教材、参考教材二十余本。其中七年制高等医学院校规划教材《实验诊断学》获上海市教委优秀教材二等奖。

洪秀华教授在认真做好研究生指导工作同时，积极创建"细菌耐药性检测"实验室，相继发表30余篇论文，《革兰阴性杆菌β-内酰胺酶介导的耐药性研究和基因分型》获上海科委科技进步三等奖。

编写人员

名誉主编 孙荣武 潘恩潭

主　　编 王鸿利 周 新 洪秀华

主　　审 朱忠勇 宋 怡

副 主 编（按姓氏笔画为序）

丛玉隆 宋善俊 吴健民 张丽霞 邹 雄
陆振虞 康熙雄 彭黎明 熊立凡 傅启华

编写秘书 洪秀华（兼） 吴文娟

编委(按篇为序)

孙荣武 （教授） 吉林大学医学院

潘恩潭 （教授） 四川大学华西医学中心

朱忠勇 （教授） 解放军南京军区福州总医院

宋 怡 （教授） 吉林大学医学院

吴文娟 （博士） 上海交通大学医学院

实验诊断基础篇

彭黎明 （教授） 北京大学医学部

丛玉隆 （教授） 解放军总医院

王治国 （教授） 卫生部临床检验中心

申子瑜 （教授） 卫生部临床检验中心

血液病实验诊断篇

王鸿利 （教授） 上海交通大学医学院

宋善俊 （教授） 华中科技大学同济医学院

邵宗鸿 （教授） 天津医科大学

谭齐贤 （教授） 青岛大学医学院

王学锋 （教授） 上海交通大学医学院

卢兴国 （副主任技师） 浙江大学医学院

肝脏病和肾脏病实验诊断篇

张丽霞 （教授） 中国医科大学

姜 傥 （教授） 中山大学医学院

临床化学实验诊断篇

周 新 （教授） 武汉大学医学院

邹 雄 （教授） 山东大学医学院

陈正炎 （教授） 中南大学湘雅医学院

李 艳 （教授） 武汉大学医学院

临床免疫学实验诊断篇

康熙雄 （教授） 首都医科大学

仲人前 （教授） 第二军医大学

王兰兰　（教授）　　　　四川大学华西医学中心
胡洪亮　（博士）　　　　上海交通大学医学院
临床病原学实验诊断篇
洪秀华　（教授）　　　　上海交通大学医学院
张卓然　（教授）　　　　大连医科大学
徐大刚　（副教授）　　　上海交通大学医学院
蒋晓飞　（博士）　　　　复旦大学上海医学院
遗传病实验诊断篇
陆振虞　（教授）　　　　上海交通大学医学院
吕时铭　（教授）　　　　浙江大学医学院
体液实验诊断篇
熊立凡　（教授）　　　　上海交通大学医学院
罗春丽　（教授）　　　　重庆医科大学
实验诊断相关新技术篇
吴健民　（教授）　　　　华中科技大学同济医学院
王建中　（教授）　　　　北京大学医学部
朱立华　（教授）　　　　北京大学医学部
王昌富　（教授）　　　　华中科技大学同济医学院
输血医学实验诊断篇
傅启华　（博士）　　　　浙江省血液中心

序　言

《实验诊断学》是将临床检验所提供的检验信息通过医师的分析和思维，科学地应用于临床诊断、鉴别诊断、观察病情、判断预后和预防疾病的一门学科。它在医学科学中具重要地位，也是临床医师、检验人员等的必修课程。为了适应我国医学科学的发展和医学模式的转变，培养更多具有创新思维和实践能力的临床医学人才，由国内20多所高等医学院校，几十位实践经验丰富、学术造诣深刻的专家、教授共同精心编写了这本《现代实验诊断学》。

本书的显著特征是：(1) 内容全面：共分10篇55章，几乎涵盖了《实验诊断学》的各个方面，以适应不同层次读者的需求；(2) 方法新颖：除技术方法先进外，尚有对方法的系统评价、对检测质量的全面管理和引进循证实验医学的概念；(3) 实用性强：不仅适用于临床医学，而且适用于实验医学和预防医学，为它们提供诊断、研究的依据；(4) 联系理论和临床：本书自始至终以实验为中心，以实验联系理论，以实验联系临床为特色，为读者启示广阔的思维创新空间。

应主编的邀请，我为本书作序，我浏览了本书的内容，并参阅了医学检验方面的有关著作，本书不是介绍实验的具体方法，而是突出了实验的基础理论和临床应用，符合实验诊断学的要求和含意，在国内同类著作中实属罕见。我特别注意到本书的编写者都是来自国内著名大学和医院，始终在第一线从事检验和医疗的著名专家，为本书的质量提供有力保证。本书是一本可供各科临床医师、各级检验人员、研究生和研究工作人员有价值的参考书。

中国工程院院士
上海交通大学医学院附属瑞金医院教授
上海血液学研究所名誉所长

王振义

2006.6

前　　言

医学检验是将受检者的标本，通过试剂、仪器、方法和质量控制，得出准确的检验结果；实验诊断则是将检验结果科学地应用于临床诊断、鉴别诊断、治疗监测、药物疗效、预后判断和疾病预防等方面，为了解疾病的演变提供信息，为医师的诊治提供依据。目前有人将医学检验与实验诊断合称检验医学。

本书定名为《现代实验诊断学》，是将目前已经成熟而被公认的国际学科前沿的知识囊括于全书中，重点突出现代生物科学中的新概念、新知识、新技术和新方法，为实验诊断学注入了崭新的内涵。

本书全面、系统、新颖、实用，不同于单一介绍检验项目的检测原理和检测方法。她的特点是以“实验”为中心，深入地联系基础理论，广泛地联系临床，形成以实验项目为主干，赋予“现代”的特色，有助于临床医师对实验诊断的深入认识，也有助于检验人员对实验诊断的广泛了解，避免实验诊断学与临床医学的脱节。

本书分为10篇，共55章，涉及基础医学和临床医学的各个领域。书末附有参考文献、中英文名词对照和检测项目的参考范围，以供读者参考。

本书由20多所高等医药院校在临床实验诊断领域里孜孜不倦和辛勤耕耘了数十载的专家、学者精心撰写，他们在繁忙的医疗、教学和科研工作外，花费了大量的时间和精力，参与本书的策划和撰写。在此对专家们的辛勤劳动和大力支持表示衷心感谢。

本书可供各级临床医师、检验技术人员、护师(士)和法学界人士参考，也可供各级医药院校教师、本科生和研究生参考。

尽管编者通过不懈努力和兢业工作，不妥甚至错误之处在所难免，敬请读者和专家批评、指正，提出宝贵意见，以便再版时更正。

编　者

2006.6

目　录

绪论 ……………………………………（王鸿利）
一、实验诊断学发展史 …………………… 1
二、实验诊断学的现状与展望 ……………… 5
三、实验诊断学的应用与评价 …………… 10

第一篇　实验诊断基础　（彭黎明　丛玉隆）

第1章　实验仪器学 ………………………… 17
第一节　概述 ………………………………… 17
一、实验诊断检测仪器的主要特点 ……… 17
二、实验诊断检测仪器的主要分类 ……… 17
三、实验诊断检测仪器的主要性能 ……… 17
第二节　显微镜 ……………………………… 18
一、光学显微镜的成像原理 ……………… 18
二、显微镜的种类 ………………………… 18
三、显微镜的使用 ………………………… 21
四、电镜技术在医学中的应用 …………… 21
第三节　血细胞分析仪及凝血仪 …………… 22
一、血细胞分析仪的原理 ………………… 22
二、血细胞分析仪的分类 ………………… 22
三、流式细胞分析仪的原理 ……………… 22
四、血细胞分析仪及流式细胞仪在实验诊断中的应用 ……………………………… 23
五、凝血仪的原理及方法 ………………… 23
六、凝血仪在实验诊断中的应用 ………… 24
第四节　血沉分析仪和血液黏度测量仪 …… 24
一、血沉分析仪的原理及方法 …………… 24
二、血沉分析仪的应用 …………………… 25
三、血液的流变及流动特性 ……………… 27
四、血液黏度仪的原理及方法 …………… 28
五、血液流变学测量在实验诊断中的应用 ……………………………………… 28
第五节　尿液分析仪 ………………………… 29
一、干化学尿液分析仪的原理及分类 …… 29
二、尿生化指标的检测原理及影响因素 … 30
三、尿沉渣分析仪的原理 ………………… 31
四、尿液分析在实验诊断中的应用 ……… 32
第六节　自动生化分析仪 …………………… 32
一、生化分析仪的分类 …………………… 32
二、生化分析仪的原理 …………………… 32
三、生化分析在实验诊断中的应用 ……… 33
第七节　电泳分析仪和血气分析仪 ………… 33
一、电泳分析原理 ………………………… 33
二、影响电泳的因素 ……………………… 34
三、常用电泳分类及方法 ………………… 34
四、血气分析的原理 ……………………… 35
五、血气测量电极 ………………………… 36
六、血气分析仪的进展 …………………… 36
第八节　自动免疫分析仪 …………………… 36
一、自动免疫分析的原理及方法 ………… 36
二、自动免疫分析在实验诊断中的应用 … 37
第九节　自动微生物分析仪 ………………… 37
一、自动血培养仪的原理 ………………… 38
二、微生物自动鉴定及药物敏感试验原理 ……………………………………… 38
三、自动微生物分析在实验诊断中的应用 ……………………………………… 38
第十节　色谱分析仪和质谱仪 ……………… 39
一、色谱分析的原理及分类 ……………… 39
二、色谱仪的温度控制及数据处理 ……… 40
三、高效液相色谱法 ……………………… 40
四、色谱分析的临床应用 ………………… 41
五、质谱仪的概述 ………………………… 42
六、质谱仪的分析特点 …………………… 42
七、质谱仪研究进展 ……………………… 42
第十一节　原子光谱分析仪和荧光分析仪 ……………………………………… 43

一、原子发射光谱仪 …… 43
二、原子吸收光谱仪 …… 43
三、荧光分析及常用方法 …… 43
四、影响荧光检测的因素 …… 44
五、荧光分析在实验诊断中的应用 …… 45
第十二节 核辐射探测仪 …… 45
一、概述 …… 45
二、常见放射性核素 …… 46
三、核辐射检测的放射源 …… 46
四、核辐射检测的原理和方法 …… 47
五、核辐射检测在实验诊断中的应用 …… 47
第十三节 仪器的维护和保养 …… 48
一、仪器的维护及保养 …… 48
二、仪器的常见故障 …… 48
三、造成仪器故障的主要原因 …… 49
第十四节 计算机和网络技术在实验诊断中的应用 …… 49
一、微型计算机概述 …… 49
二、计算机网络概述 …… 50
三、计算机在自动化仪器中的应用 …… 52
四、实验室信息系统的建立及应用 …… 52
五、医院信息系统的应用 …… 53
六、互联网络在医学中的应用 …… 54
第2章 实验试剂学 …… 55
第一节 概述 …… 55
一、试剂的分级及纯度 …… 55
二、试剂配制的基本原则 …… 55
三、试剂的管理 …… 56
第二节 水 …… 56
一、实验室的用水标准 …… 56
二、纯水的制备方法 …… 57
三、离子交换树脂制备纯水 …… 58
四、自动化纯水系统概述 …… 58
第三节 常用试剂浓度的表示方法和计算 …… 59
一、常用试剂浓度的表示方法 …… 59
二、溶液浓度的计算 …… 59
第四节 常用酸碱溶液和指示剂的配制 …… 60
一、常用酸溶液的配制 …… 60
二、常用碱溶液的配制 …… 60
三、常用酸碱指示剂的 pH 范围及配制方法 …… 61
第五节 常用缓冲溶液及其配制 …… 61
一、缓冲作用及缓冲溶液的组成 …… 61
二、缓冲溶液的作用原理 …… 61
三、常用缓冲溶液的配制 …… 62
第六节 常用染色液的配制 …… 63
一、常用血液及组织细胞染色液的配制 …… 63
二、常用微生物染色液的配制 …… 65
第3章 实验室质量管理 …… 67
第一节 全面质量管理基础 …… 67
一、基本概念 …… 67
二、基本原理 …… 68
第二节 临床实验室全面质量管理 …… 69
第三节 质量保证计划的要素 …… 70
一、义务 …… 70
二、设施和资源 …… 70
三、技术能力 …… 70
四、技术规程 …… 70
第四节 分析前变异的控制 …… 70
一、系统分析 …… 70
二、分析前变异的类型 …… 71
三、试验的利用和实践指南 …… 71
四、患者的标识 …… 71
五、周转时间 …… 71
六、实验室记录 …… 72
七、抄写误差 …… 72
八、患者的准备 …… 72
九、标本的采集 …… 72
十、标本的运输 …… 72
十一、标本的分离 …… 72
第五节 分析中变异的控制 …… 73
一、分析方法选择 …… 73
二、参考物质和校准 …… 73
三、分析程序的文件化 …… 74
四、参考区间的验证 …… 75
五、监测技术能力 …… 75
第六节 使用商业质控品的分析质量控制 …… 75
一、质控品 …… 75
二、选择质控方法的具体步骤 …… 75
第七节 使用患者数据的分析质量控制 …… 76
一、单个患者结果 …… 76
二、多个患者结果 …… 78
第八节 识别分析误差的来源 …… 80
一、物理检查 …… 80

二、误差类型及来源之间的关系 …………… 80
三、方法评价试验 ………………………………… 80
第4章 循证实验诊断学 ………………………… 82
第一节 循证检验医学 ………………………………… 82
一、循证检验医学的源起 ……………………… 82
二、循证检验医学的促成因素 ……………… 82
三、循证检验医学的概念 ……………………… 83
第二节 循证检验医学的任务和目的 ……… 84
一、循证检验医学的任务 ……………………… 84
二、循证检验医学的目的 ……………………… 84
第三节 如何实施循证检验医学 ……………… 84
一、实施循证检验医学的基本步骤 ……… 84
二、关于提出临床诊断试验要解决的问题 ……………………………………………… 85
三、关于收集临床循证检验医学相关的文献 ……………………………………………… 85
四、关于对诊断试验文献证据的评价 …… 87
五、关于临床诊断试验的指南 …………… 91
第四节 循证检验医学证据实例 …………… 93
一、医学教科书中的循证医学证据 ……… 93
二、临床诊断指南中的循证检验医学证据 ……………………………………………… 93
三、临床诊断试验项目的循证实例 ……… 95
第五节 关于循证检验医学的教育 ………… 98
一、开展循证医学及循证检验医学教育的迫切性 ………………………………………… 98
二、开展循证检验医学教育的注意点 …… 98

第二篇 血液病实验诊断 （王鸿利 宋善俊）

第5章 血液病的实验技术 …………………… 103
第一节 正常血细胞形态学 ……………………… 103
一、正常血细胞的形态特点…………………… 103
二、正常血细胞的形态………………………… 103
第二节 细胞化学染色 …………………………… 106
一、髓过氧化物酶染色………………………… 106
二、苏丹黑B染色 ……………………………… 106
三、氯醋酸AS-D萘酚酯酶染色 ………… 106
四、酸性非特异性酯酶染色…………………… 107
五、ANAE-CE酯酶双染色 ……………… 107
六、α-丁酸萘酯酶染色 ……………………… 107
七、酸性磷酸酶染色…………………………… 108
八、中性粒细胞碱性磷酸酶染色…………… 108
九、糖原染色…………………………………… 108
十、铁染色……………………………………… 109
第三节 骨髓病理学 ……………………………… 109
一、骨髓活检的意义、优势与展望 ……… 109
二、骨髓活检的取材、标本的制备与常规染色…………………………………………… 110
三、部分血液病的骨髓组织病理学特点 ……………………………………………… 113
第四节 血细胞超微结构 ………………………… 114
一、红细胞系…………………………………… 115
二、粒细胞系…………………………………… 115
三、单核细胞系………………………………… 116
四、淋巴细胞系………………………………… 117
五、浆细胞系…………………………………… 117
六、巨核细胞(血小板)系…………………… 117
第五节 造血调控因子的检测 ……………… 118
一、造血调控因子……………………………… 118
二、造血调控因子的检测……………………… 120
第六节 造血干/祖细胞培养技术 ………… 121
一、造血干/祖细胞培养的基本条件 …… 121
二、细胞培养的常用试剂及其配制………… 122
三、造血干细胞培养的方法分类…………… 123
四、造血干/祖细胞的培养技术 ………… 123
五、造血祖细胞的培养及其鉴定技术…… 123
第七节 血液免疫学 ……………………………… 126
一、血液学与免疫学的关系………………… 126
二、血细胞破坏的免疫学机制……………… 126
三、免疫性血液病的分类……………………… 127
四、常用免疫学检测…………………………… 128
第八节 细胞遗传学和分子生物学技术在常见白血病诊断中的作用 ………… 132
一、白血病细胞的收集………………………… 132
二、白血病细胞的染色体制备……………… 132
三、染色体G显带 …………………………… 133
四、荧光原位杂交(FISH) ………………… 133
五、常见白血病染色体的异常和受累基因 ……………………………………………… 134
六、常见白血病受累基因的意义…………… 134
第6章 红细胞病的实验诊断 ………………… 138

第一节 基础理论 …… 138
一、造血原料的代谢及其在造血中的作用 …… 138
二、红细胞膜的结构及其功能 …… 141
三、红细胞酶的分类及其功能 …… 144
四、血红蛋白的结构及其功能 …… 145
五、抗体和补体在溶血中的作用 …… 148
第二节 红细胞病的检测 …… 152
一、铁缺乏所致贫血的检测 …… 152
二、叶酸和维生素B_{12}缺乏所致贫血的检测 …… 154
三、红细胞膜缺陷所致溶血的检测 …… 154
四、红细胞酶缺陷所致溶血的检测 …… 156
五、血红蛋白异常所致溶血的检测 …… 159
六、抗体异常所致溶血的检测 …… 160
七、补体异常所致溶血的检测 …… 162
第三节 红细胞病的实验诊断 …… 163
一、贫血筛选试验的临床应用 …… 163
二、常见红细胞病的实验诊断 …… 165
第7章 白细胞病的实验诊断 …… 177
第一节 基础理论 …… 177
一、粒细胞 …… 177
二、淋巴细胞 …… 179
三、单核-巨噬细胞 …… 181
四、白细胞抗原 …… 182
第二节 白细胞病的检测 …… 183
一、白细胞功能检测 …… 183
二、白细胞代谢及其产物检测 …… 185
三、白细胞动力学检测 …… 186
四、粒细胞抗体检测 …… 188
五、白细胞免疫标记检测 …… 188
第三节 白细胞病的实验诊断 …… 188
一、急性白血病 …… 188
二、慢性白血病 …… 200
三、少见特殊类型白血病 …… 204
四、骨髓增生异常综合征 …… 209
五、白细胞增多症及类白血病 …… 211
六、白细胞减少症和功能异常疾病 …… 212
七、传染性单核细胞增多症 …… 214
八、恶性组织细胞病 …… 215
九、恶性淋巴瘤 …… 216
十、多发性骨髓瘤 …… 219
第四节 造血和淋巴组织肿瘤的WHO分类和诊断标准 …… 221
一、WHO分类 …… 221
二、诊断标准 …… 221
第8章 血栓与止血的实验诊断 …… 235
第一节 基础理论 …… 235
一、血管壁及血管内皮细胞的止血作用 …… 235
二、血小板的止血作用 …… 238
三、血液凝固机制 …… 242
四、抗凝系统 …… 243
五、纤维蛋白溶解(纤溶)系统 …… 247
六、血液流变学 …… 250
第二节 血栓与止血的检测 …… 254
一、血管壁和内皮细胞的检测 …… 254
二、血小板的检测 …… 257
三、凝血因子的检测 …… 262
四、抗凝系统的检测 …… 267
五、纤溶系统的检测 …… 273
六、血液流变学的检测 …… 277
第三节 血栓与止血的实验诊断 …… 278
一、一期止血缺陷所致出血 …… 278
二、二期止血缺陷所致出血 …… 280
三、纤维蛋白溶解亢进症所致出血的判断 …… 283
四、易栓症 …… 286
五、静脉血栓形成 …… 287
六、动脉血栓 …… 287
七、抗栓和溶栓治疗监测 …… 287

第三篇 肝脏病和肾脏病实验诊断 （张丽霞）

第9章 肝脏病的实验诊断 …… 295
第一节 基础理论 …… 295
一、肝脏的组织结构 …… 295
二、肝脏生化学功能 …… 295
第二节 肝脏功能检测 …… 302
一、蛋白质代谢功能检测 …… 303
二、糖代谢功能检测 …… 310
三、脂质代谢功能检测 …… 310

四、胆红素代谢功能检测…………………… 311
五、胆汁酸代谢功能检测…………………… 314
六、肝脏酶学检测………………………… 315
七、肝脏纤维化标志物检测………………… 325
八、肝脏摄取排泄功能检测………………… 327
第三节　肝脏病免疫学检测 ………………… 328
一、病毒性肝炎血清免疫标志检测……… 328
二、肝脏疾病的其他免疫学检测………… 335
第四节　肝脏病检测项目的选择原则 …… 336
第五节　肝脏病的实验诊断 ……………… 337
一、病毒性肝炎…………………………… 337
二、自身免疫性肝炎……………………… 339
三、乙醇性肝病…………………………… 339
四、中毒性肝病…………………………… 340
五、药物性肝病…………………………… 341
六、肝硬化………………………………… 341
七、原发性胆汁性肝硬化………………… 342
八、肝癌…………………………………… 343
九、脂肪肝………………………………… 344
十、肝性脑病……………………………… 344
十一、肝衰竭……………………………… 345
第 10 章　肾脏病的实验诊断 …………… 347
第一节　基础理论 ……………………… 347
肾脏的解剖及组织结构 ……………… 347
第二节　肾功能检测 …………………… 361
一、尿液分析及生化、免疫学检测 ……… 361
二、肾小球功能检测……………………… 369
三、肾素-血管紧张素检测 ……………… 374
第三节　肾脏病的实验诊断 …………… 375
一、血尿…………………………………… 375
二、蛋白尿………………………………… 376
三、肾小球和肾小管疾病………………… 378

第四篇　临床化学实验诊断　（周　新　邹　雄）

第 11 章　酶学异常的实验诊断 ……………… 381
第一节　基础理论 ………………………… 381
一、酶学特性……………………………… 381
二、酶促反应动力学……………………… 382
三、血清酶学……………………………… 384
第二节　酶的活性检测 …………………… 386
一、酶活性检测…………………………… 386
二、酶活性的表示法和计算法…………… 388
三、影响酶活性检测的干扰因素………… 389
四、工具酶………………………………… 389
五、血清酶活性检测条件的优化………… 390
六、血清酶活性检测的选择和评价……… 392
七、酶活性检测方法的标准化和质量控制 ……………………………………… 392
八、同工酶及其亚型检测………………… 392
第三节　酶学异常的实验诊断 …………… 394
一、α-羟丁酶脱氢酶 …………………… 394
二、单胺氧化酶…………………………… 395
三、超氧化物歧化酶……………………… 395
四、铜蓝蛋白……………………………… 395
五、脂肪酶………………………………… 396
六、胆碱酯酶及其同工酶………………… 396
七、酸性磷酸酶及其同工酶……………… 397
八、5′-核苷酸酶 ……………………… 397
九、淀粉酶及其同工酶…………………… 398
十、β-D-半乳糖苷酶 ………………… 399
十一、N-乙酰-β-D-氨基葡萄糖苷酶 ……………………………………… 399
十二、亮氨酸氨基肽酶…………………… 400
十三、腺苷脱氨酶………………………… 400
十四、醛缩酶……………………………… 401
十五、精氨酰琥珀酸裂解酶……………… 401
第 12 章　糖代谢紊乱的实验诊断 ……… 403
第一节　基础理论 ……………………… 403
糖代谢概述 …………………………… 403
第二节　糖代谢的检测 ………………… 406
一、血糖检测……………………………… 406
二、尿糖检测……………………………… 409
三、葡萄糖耐量试验……………………… 409
四、糖化蛋白质检测……………………… 411
五、1,5-脱水葡萄糖醇(山梨醇)检测 … 412
六、胰岛素检测及其释放试验…………… 413
七、C 肽检测及其释放试验 …………… 414
八、胰高血糖素检测……………………… 415
九、胰岛素原检测………………………… 415
十、胰岛素受体检测……………………… 415
十一、胰岛素自身抗体检测……………… 416
十二、血尿酮体检测……………………… 418

十三、血尿乳酸检测 …… 419
十四、血清丙酮酸检测 …… 419
十五、血清半乳糖检测 …… 420
十六、高度糖基化终产物检测 …… 420
第三节 糖代谢紊乱的实验诊断 …… 421
一、糖代谢紊乱的临床表现 …… 421
二、糖代谢紊乱的实验诊断 …… 427
三、糖代谢紊乱实验诊断的应用 …… 429
第13章 脂类代谢紊乱的实验诊断 …… 430
第一节 基础理论 …… 430
一、血浆脂蛋白 …… 430
二、脂类代谢有关酶 …… 436
三、脂蛋白受体 …… 437
四、脂类代谢有关的特殊蛋白质 …… 440
五、脂质代谢 …… 440
第二节 脂类代谢的检测 …… 442
一、血浆脂蛋白及其相关指标检测 …… 442
二、脂代谢相关基因检测 …… 447
第三节 脂类代谢紊乱的实验诊断 …… 449
一、原发性高脂血症 …… 449
二、高脂血症与动脉粥样硬化 …… 455
三、继发性高脂蛋白血症 …… 457
四、代谢综合征 …… 457
五、高脂血症的预防 …… 458
第14章 水、电解质与酸碱平衡紊乱的实验诊断 …… 459
第一节 基础理论 …… 459
一、水与电解质代谢 …… 459
二、酸碱平衡 …… 460
第二节 水、电解质与酸碱平衡的检测 …… 465
一、体液检测 …… 465
二、电解质检测 …… 465
三、阴离子间隙 …… 467
四、血清(浆)渗透压 …… 467
五、血气检测 …… 467
第三节 水、电解质与酸碱平衡紊乱的实验诊断 …… 470
一、水平衡紊乱 …… 470
二、钠平衡紊乱 …… 472
三、钾平衡紊乱 …… 472
四、酸碱平衡紊乱 …… 473
第15章 心脏病的实验诊断 …… 477
第一节 基础理论 …… 477
一、概述 …… 477
二、冠心病危险因素 …… 478
三、心血管疾病的分子生物学概述 …… 481
第二节 心脏病的检测 …… 483
急性心肌损伤标志物检测 …… 483
第三节 心脏病的实验诊断 …… 493
一、心脏病 …… 493
二、心力衰竭 …… 497
第16章 内分泌病的实验诊断 …… 502
第一节 基础理论 …… 502
一、激素的分类 …… 502
二、激素作用的一般特征 …… 502
三、激素分泌的调节 …… 504
四、下丘脑激素 …… 505
五、垂体激素 …… 505
六、内分泌腺激素 …… 506
第二节 内分泌病的检测 …… 509
一、内分泌病常用检测方法及评价 …… 510
二、生长激素功能的检测 …… 510
三、甲状腺功能的检测 …… 511
四、肾上腺皮质功能的检测 …… 514
五、肾上腺髓质功能的检测 …… 516
六、性腺功能的检测 …… 517
第三节 内分泌病的实验诊断 …… 519
一、生长激素缺乏症 …… 519
二、巨人症及肢端肥大症 …… 519
三、催乳素瘤 …… 520
四、甲状腺功能亢进症 …… 520
五、甲状腺功能减退症 …… 521
六、肾上腺皮质功能亢进症 …… 522
七、慢性肾上腺皮质功能减退症 …… 522
八、嗜铬细胞瘤 …… 523
九、性激素紊乱性疾病 …… 523
第17章 治疗药物监测 …… 526
第一节 基础理论 …… 526
一、体内药物分析 …… 526
二、药代动力学 …… 527
三、影响药物利用的个体因素 …… 527
四、药物的吸收 …… 527
五、药物在体内的分布 …… 528
六、药物的代谢 …… 528
七、药物的生物转化 …… 529
八、药物的排泄 …… 529

第二节　药物浓度检测 …… 530
一、常用血药浓度的检测 …… 530
二、检测血药浓度的方法学指标 …… 533
第三节　治疗药物的实验诊断 …… 534
一、抗癫痫药 …… 534
二、强心剂药 …… 537
三、支气管扩张药 …… 541
四、抗生素药 …… 542
五、抗精神失常药 …… 543
六、抗肿瘤药 …… 545
七、免疫抑制药 …… 546

第五篇　临床免疫学实验诊断　（康熙雄）

第18章　体液免疫的实验诊断 …… 551
第一节　基础理论 …… 551
一、体液免疫 …… 551
二、免疫球蛋白 …… 552
三、补体及其成分、活化途径和生物学功能 …… 554
第二节　体液免疫的检测 …… 556
一、免疫球蛋白检测 …… 556
二、血清M蛋白检测 …… 558
三、血清补体蛋白检测 …… 561
第三节　体液免疫病的实验诊断 …… 564
一、免疫增殖病 …… 564
二、免疫缺陷病 …… 566
三、自身免疫病 …… 569
四、感染性疾病 …… 572
五、肿瘤 …… 573
第19章　细胞免疫的实验诊断 …… 577
第一节　基础理论 …… 577
第二节　细胞免疫的检测 …… 577
一、迟发型过敏反应的体内检测 …… 577
二、细胞免疫的体外检测 …… 578
第三节　细胞因子与细胞因子受体 …… 579
一、细胞因子 …… 579
二、细胞因子受体的分类 …… 586
三、细胞因子及其受体的检测 …… 586
第20章　感染免疫的实验诊断 …… 590
第一节　基础理论 …… 590
一、概述 …… 590
二、微生物的致病作用 …… 590
三、宿主对微生物的防御 …… 592
四、不同微生物感染的免疫特征 …… 596
第二节　感染免疫的检测 …… 598
一、细菌感染的免疫学检测 …… 598
二、病毒感染的免疫学检测 …… 601
三、真菌感染的免疫学检测 …… 602
四、寄生虫感染的免疫学检测 …… 603
第三节　感染免疫的实验诊断 …… 604
一、细菌感染性疾病 …… 604
二、病毒感染性疾病 …… 607
三、真菌感染性疾病 …… 609
四、寄生虫感染性疾病 …… 610
第21章　肿瘤免疫的实验诊断 …… 613
第一节　基础理论 …… 613
一、肿瘤抗原 …… 613
二、机体抗肿瘤的免疫机制 …… 615
三、肿瘤免疫耐受 …… 616
四、肿瘤标志物 …… 617
第二节　肿瘤免疫的检测 …… 620
一、甲胎蛋白检测 …… 620
二、癌胚抗原检测 …… 621
三、前列腺特异抗原检测 …… 622
四、CA系统肿瘤相关抗原检测 …… 623
五、铁蛋白检测 …… 626
六、鼻咽癌EB病毒抗原检测 …… 627
七、人绒毛膜促性腺激素(HCG)检测 …… 627
第三节　恶性肿瘤的实验诊断 …… 629
一、大肠癌 …… 629
二、原发性肝癌 …… 631
三、乳腺肿瘤 …… 632
四、肺癌 …… 634
五、前列腺癌 …… 636
六、胃癌 …… 637
七、胰腺癌 …… 637
八、鼻咽癌 …… 639
九、睾丸肿瘤 …… 640
十、卵巢肿瘤 …… 641
第22章　器官移植免疫的实验诊断 …… 644
第一节　基础理论 …… 644

一、器官移植排斥反应的类型…………… 645
二、器官移植排斥反应抗原的类型……… 646
第二节 常见器官移植概述 ………………… 648
一、肾移植……………………………… 648
二、肝移植……………………………… 648
三、心脏移植…………………………… 649
四、胰腺移植…………………………… 649
五、骨髓移植…………………………… 649
六、脑组织移植………………………… 650
第三节 器官移植免疫的检测 ……………… 652
一、组织配型检测……………………… 653
二、急性排斥的免疫学检测……………… 656
三、移植后的实验检测…………………… 656
第 23 章 自身免疫病的实验诊断 ………… 658
第一节 基础理论 ………………………… 658
一、自身免疫性疾病的发病机制………… 658
二、自身免疫性疾病的基本特征………… 659
三、自身免疫性疾病的分类……………… 659
四、自身免疫病组织损伤机制…………… 660
第二节 自身免疫病的检测 ………………… 660
一、自身抗体检测……………………… 660
二、其他检测…………………………… 670

第六篇 临床病原学实验诊断 （洪秀华）

第 24 章 病原学检测标本的采集、运送和保存 ……………………………… 675
第一节 基础理论 ………………………… 675
一、生物安全性………………………… 675
二、标本的选择和采集………………… 675
三、病毒、立克次体、衣原体及支原体的转运…………………………… 676
四、标本的运送………………………… 676
五、标本的接收和拒收原则…………… 676
六、标本优先处理的原则……………… 676
第二节 各种种类标本的采集、运送和处理 ………………………………… 677
一、体液标本…………………………… 677
二、胃肠道标本………………………… 679
三、生殖道标本………………………… 682
四、呼吸道标本………………………… 684
五、尿标本……………………………… 687
六、病毒、衣原体、立克次体和真菌 …… 689
七、伤口、眼、耳、皮肤组织标本 ……… 691
第 25 章 感染病原体的实验诊断 ………… 693
第一节 基础理论 ………………………… 693
一、感染病与感染病原体的实验诊断…… 693
二、感染病原体实验诊断的原则………… 694
第二节 感染病原体的检测 ………………… 695
一、细菌感染的检测…………………… 695
二、真菌感染的检测…………………… 707
三、病毒感染的检测…………………… 709
第三节 感染病的实验诊断 ………………… 710
一、血液感染…………………………… 710
二、尿路感染…………………………… 712
三、消化道感染………………………… 714
四、呼吸道感染………………………… 716
五、中枢神经系统感染………………… 719
六、创伤和外科感染…………………… 721
七、细菌 L 型感染 …………………… 723
八、厌氧菌感染………………………… 724
第 26 章 医院感染的实验诊断 …………… 728
第一节 基础理论 ………………………… 728
一、医院感染的概述…………………… 728
二、医院感染的流行特点……………… 728
三、医院感染常见的病原体…………… 729
第二节 医院感染的监测 ………………… 730
一、医院感染监测的内容和类型……… 730
二、临床微生物学实验室在医院感染监测中的任务…………………………… 730
三、医院环境中细菌污染的监测……… 730
四、消毒灭菌效果的监测……………… 732
五、医院感染监测的措施……………… 733
第三节 医院感染的控制 ………………… 733
一、重视医护人员的医德及专业知识教育……………………………………… 733
二、消毒灭菌的质量控制……………… 734
三、抗生素的合理使用………………… 734
四、建立控制医院感染的制度………… 734
第 27 章 性传播疾病的实验诊断 ………… 736
第一节 基础理论 ………………………… 736
一、性传播疾病的流行病学…………… 736
二、性病的实验诊断…………………… 737

第二节　性传播疾病的检测 …… 738
一、淋病的检测 …… 738
二、生殖道沙眼衣原体感染的检测 …… 740
三、生殖道支原体感染的检测 …… 741
四、梅毒的检测 …… 741
五、生殖器疱疹的检测 …… 742
六、尖锐湿疣的检测 …… 743
七、艾滋病的检测 …… 744
八、软下疳的检测 …… 745
第三节　性传播疾病的实验诊断 …… 746
一、淋病 …… 746
二、生殖道沙眼衣原体感染 …… 746
三、生殖道支原体感染 …… 746
四、梅毒 …… 746
五、生殖器疱疹 …… 747
六、尖锐湿疣 …… 747
七、艾滋病 …… 747
八、软下疳 …… 747
第 28 章　细菌耐药的实验诊断 …… 748
第一节　临床常用抗菌药物的抗菌机制和细菌耐药的生化机制 …… 748
一、抗细菌药物 …… 748
二、抗厌氧菌药物 …… 752
三、抗菌药物的抗菌机制 …… 752
四、细菌耐药性的生化机制 …… 753
第二节　β-内酰胺类药物耐药 …… 756
一、β-内酰胺类抗生素作用机制 …… 756
二、β-内酰胺酶介导的细菌耐药 …… 756
三、PBP 改变介导的细菌耐药 …… 776
四、外膜通透性降低和主动外排导致的β-内酰胺耐药 …… 778
第三节　氨基糖苷类抗生素耐药 …… 779
一、摄入药物减少 …… 779
二、氨基糖苷类钝化酶 …… 779
三、核糖体靶位改变 …… 779
第四节　大环内酯、林可霉素、链阳性菌素和酮内酯耐药 …… 780
一、核糖体靶位修饰 …… 780
二、主动外排系统 …… 781
三、抗生素的灭活 …… 781
第五节　甲氧苄氨嘧啶和磺胺类耐药 …… 782
一、甲氧苄氨嘧啶的耐药机制 …… 782
二、磺胺类药物的耐药机制 …… 784
第六节　喹喏酮类抗生素耐药 …… 784
一、靶位酶的改变 …… 784
二、氟喹喏酮类抗生素靶位和耐药性的差异 …… 785
三、药物渗透的改变 …… 785
四、其他耐药机制 …… 786
五、氟喹喏酮耐药的临床情况 …… 786
第七节　四环素类抗生素耐药 …… 787
一、核糖体保护决定子的分布 …… 787
二、核糖体保护蛋白 …… 787
三、延长因子和 RPPs 的结构比较 …… 787
四、tRNA 修饰对四环素耐药性的影响 …… 788
五、RPP 耐药性的机制 …… 789
第八节　糖肽类抗生素耐药 …… 789
一、耐糖肽类抗生素肠球菌(VRE) …… 790
二、耐万古霉素的金黄色葡萄球菌(VRSA)和万古霉素中介金黄色葡萄球菌(VISA)的耐药 …… 791
第九节　结核分枝杆菌的耐药机制 …… 793
一、细胞膜或壁结构及通透性改变 …… 793
二、质粒或转座子介导的耐药 …… 794
三、药物靶位编码基因突变 …… 794
四、耐药菌的基因改变 …… 794
第十节　真菌的耐药机制 …… 797
一、多药耐药蛋白 …… 797
二、甾醇 14α-去甲基化酶 …… 798
三、蛋白与 mRNA …… 798
第十一节　细菌耐药性的检测试验 …… 798
一、非苛养需氧菌和兼性厌氧菌的体外抗菌药物敏感试验 …… 799
二、苛养菌体外抑菌试验 …… 803
三、厌氧菌的体外药敏试验 …… 806
四、分枝杆菌的体外药敏试验 …… 807
五、酵母样真菌的体外药敏试验 …… 809
六、抗菌药物体外抑菌试验质量控制 …… 809
七、特殊耐药菌的检测 …… 811
第 29 章　致病性寄生虫的实验诊断 …… 821
第一节　基础理论 …… 821
一、原虫病 …… 821
二、吸虫病 …… 825
三、绦虫病 …… 826
四、棘球蚴病 …… 827

五、线虫病 …… 828
第二节 寄生虫病的检测 …… 831
一、粪便检测 …… 831
二、肛门周围寄生虫检测 …… 835
三、血液检测 …… 835
四、其他体液和分泌物的检测 …… 836
五、活组织检测 …… 837
六、动物接种 …… 838
七、免疫学检测 …… 838
第三节 致病性寄生虫感染的实验诊断 …… 842
一、寄生虫感染的病原学诊断 …… 842
二、寄生虫感染的免疫学诊断 …… 843
三、寄生虫感染的分子生物学诊断 …… 844
第 30 章 TORCH 感染的实验诊断 …… 845
第一节 基础理论 …… 845
第二节 TORCH 感染的检测和实验诊断 …… 845
一、弓形虫感染的实验诊断 …… 845
二、风疹病毒的检测 …… 847
三、HCMV 的检测 …… 847
四、HSV-1 和 HSV-2 的检测 …… 848

第七篇 遗传病实验诊断 （陆振虞）

第 31 章 染色体畸变的实验诊断 …… 853
第一节 基础理论 …… 853
一、染色体的形态 …… 853
二、染色体的分析和分类 …… 854
三、染色体的分类及其命名和书写原则 …… 856
第二节 染色体分析技术 …… 858
一、外周血培养染色体制备技术 …… 858
二、染色体 G 显带技术 …… 859
三、染色体 C 显带技术 …… 860
四、染色体 R 显带技术 …… 860
五、染色体 Q 显带技术 …… 860
六、高分辨 G 带技术 …… 861
七、X 性染色质技术 …… 861
八、Y 性染色质技术 …… 862
九、羊水细胞染色体制备技术 …… 862
十、绒毛细胞染色体制备技术 …… 863
第三节 染色体畸变的实验诊断 …… 863
一、染色体短臂缺失综合征 …… 863
二、染色体长臂缺失综合征 …… 864
三、三体综合征 …… 864
四、X 和 Y 染色体异常综合征 …… 865
第 32 章 单基因遗传病的实验诊断 …… 868
第一节 基础理论 …… 869
一、常染色体显性遗传 …… 869
二、常染色体隐性遗传 …… 869
三、X 伴性显性遗传 …… 870
四、X 伴性隐性遗传 …… 870
五、Y 伴性遗传 …… 870
第二节 单基因遗传病的检测技术 …… 870
一、DNA 探针技术 …… 870
二、限制性片段长度多态性分析技术 …… 871
三、聚合酶链反应技术 …… 871
四、动态突变检测技术 …… 872
五、核苷酸序列测定技术 …… 872
第三节 单基因遗传病的实验诊断 …… 873
一、Huntington 舞蹈病 …… 873
二、Marfan 综合征 …… 873
三、α 地中海贫血 …… 873
四、β 地中海贫血 …… 874
五、苯丙酮尿症 …… 875
六、眼皮肤白化症 …… 877
七、囊性纤维化 …… 877
八、肝豆状核变性 …… 878
九、遗传性共济失调 …… 879
十、抗维生素 D 佝偻病 …… 880
十一、进行性肌营养不良症 …… 880
十二、血友病 …… 881
十三、G-6-PD 缺乏症 …… 883
十四、脆性 X 染色体智力障碍综合征 …… 884
十五、XY 型性腺发育不全 …… 885
第 33 章 多基因遗传病的实验诊断 …… 887
第一节 基础理论 …… 887
一、多基因遗传病易感基因定位的策略和方法 …… 887
第二节 常用的遗传分析方法 …… 889
一、关联分析 …… 889
二、连锁分析 …… 889

第三节　多基因遗传病的实验诊断 ……… 890
一、糖尿病…………………………………… 890
二、原发性高血压………………………… 891
三、支气管哮喘…………………………… 892
四、精神分裂症…………………………… 893
第 34 章　产前筛查的实验诊断技术………… 895
第一节　基础理论 ………………………… 895
第二节　实验检测与诊断 ………………… 895
一、MoM 值 ……………………………… 895
二、检出率…………………………………… 896
三、假阳性率………………………………… 896
四、常用的筛查标志物……………………… 896
五、血清筛查指标的选择与组合………… 897
第三节　产前筛查的实验诊断 ………… 897
一、产前筛查血清标志物的检测与注意事项……………………………………… 897
二、产前筛查的风险率评估……………… 898
三、高风险孕妇的处理…………………… 899

第八篇　体液实验诊断　（熊立凡）

第 35 章　尿液检测 ……………………… 903
第一节　基础理论 ………………………… 903
一、尿液形成……………………………… 903
二、尿液颜色 …………………………… 904
三、尿比重和尿渗量……………………… 904
四、尿液管型……………………………… 905
五、尿结晶………………………………… 905
六、尿液蛋白质…………………………… 905
七、尿液葡萄糖…………………………… 906
八、尿液胆色素…………………………… 906
九、尿液含铁血黄素……………………… 906
第二节　尿液检测 ………………………… 907
一、尿分析仪检测………………………… 907
二、尿液理学检测 ……………………… 909
三、尿沉渣显微镜检测…………………… 910
四、尿液一般化学检测…………………… 913
五、尿液特殊化学检测…………………… 914
第三节　常见病的实验诊断 …………… 917
一、急性肾盂肾炎 ……………………… 918
二、慢性肾盂肾炎………………………… 918
三、结核性肾盂肾炎……………………… 918
四、急性肾小球肾炎……………………… 918
五、慢性肾小球肾炎 …………………… 919
六、肾病综合征…………………………… 919
七、急性肾小管坏死 …………………… 919
八、肾前性氮质血症……………………… 919
九、肝肾综合征…………………………… 919
十、肾移植排斥反应……………………… 919
十一、糖尿病……………………………… 919
十二、狼疮性肾炎………………………… 919
十三、妊娠中毒症………………………… 920
十四、急性发热状态……………………… 920
十五、高血压……………………………… 920
十六、充血性心力衰竭…………………… 920
十七、尿道炎……………………………… 920
十八、急性间质性肾炎…………………… 920
第 36 章　粪便检测 ……………………… 921
第一节　基础理论 ………………………… 921
一、颜色与性状 ………………………… 921
二、气味…………………………………… 922
三、隐血…………………………………… 922
第二节　粪便检测 ………………………… 923
一、一般性状检测………………………… 923
二、显微镜检测…………………………… 924
三、化学检测……………………………… 925
四、细菌学检测…………………………… 926
五、寄生虫学检测………………………… 926
第三节　常见病的实验诊断 …………… 927
一、腹泻…………………………………… 927
二、便血…………………………………… 928
第 37 章　脑脊液检测 …………………… 929
第一节　基础理论 ………………………… 929
一、脑脊液形成及血脑屏障特点………… 929
二、病理性脑脊液改变机制……………… 929
第二节　脑脊液检测 ……………………… 931
一、一般性状检测………………………… 931
二、化学检测……………………………… 931
三、显微镜细胞计数和分类计数………… 934
四、细菌学检测…………………………… 934
第三节　常见病的实验诊断 …………… 935
一、化脓性脑膜炎………………………… 935
二、结核性脑膜炎………………………… 935

三、病毒性脑膜炎 …… 935
四、脑及蛛网膜下腔出血 …… 935
五、多发性硬化症 …… 936
第 38 章 浆膜腔积液检测 …… 937
第一节 基础理论 …… 937
一、浆膜腔积液的分类和发生机制 …… 937
二、浆膜腔积液理化性状变化机制 …… 938
第二节 浆膜腔积液检测 …… 939
第三节 常见积液的实验诊断 …… 940
一、结核性胸膜积液 …… 940
二、脓性胸腔积液 …… 940
三、恶性胸腹腔积液 …… 940
四、肝硬化腹水 …… 940
五、胰源性腹水 …… 940
第 39 章 精液检测 …… 941
第一节 基础理论 …… 941
一、精子形成 …… 941
二、精浆组成 …… 941
三、精液异常机制 …… 941
第二节 精液检测 …… 942
一、一般性状检测 …… 942
二、显微镜检测 …… 942
三、化学及免疫学检测 …… 943
四、精子功能检测 …… 943
第三节 精液异常的实验诊断 …… 943
一、精液常规检测 …… 943
二、男性不育症原因及诊断标准 …… 944
第 40 章 阴道分泌物检测 …… 945
第一节 基础理论 …… 945
一、生理性阴道分泌物 …… 945
二、病理性阴道分泌物机制 …… 945
第二节 阴道分泌物检测 …… 945
一、一般性状检测 …… 945
二、清洁度检测 …… 946
三、病原体检测 …… 946
第三节 常见病的实验诊断 …… 947
一、非炎症性阴道分泌物 …… 947
二、炎症性阴道分泌物 …… 947
三、异物刺激性阴道分泌物 …… 947
四、肿瘤性阴道分泌物 …… 947
五、其他异常阴道分泌物 …… 947
第 41 章 羊水检测 …… 948
第一节 基础理论 …… 948
一、羊水来源 …… 948
二、羊水成分和性状 …… 948
第二节 羊水检测 …… 948
一、一般检测 …… 948
二、胎儿成熟度检测 …… 950
三、先天性疾病产前诊断 …… 950
第三节 常见病的实验诊断 …… 951
一、胎儿成熟度评估 …… 951
二、遗传性疾病产前诊断 …… 951
三、对母婴血型不合预后的判断 …… 952

第九篇 实验诊断相关新技术 （吴健民）

第 42 章 生物信息学 …… 955
第一节 基本概念 …… 955
第二节 数据库和工具软件 …… 956
第三节 生物信息的利用和分析 …… 958
一、基因组学研究 …… 958
二、基因序列对比 …… 959
三、基因区域预测 …… 959
四、基因功能预测 …… 959
五、蛋白质组学研究 …… 959
六、蛋白质结构和功能预测 …… 959
七、疾病相关的数据库 …… 960
八、药物靶点选择 …… 960
九、生物芯片 …… 960
十、应用实例 …… 961
第 43 章 流式细胞术 …… 963
第一节 流式细胞仪的构造和工作原理 …… 963
一、概述 …… 963
二、流式细胞仪构造 …… 963
三、流式细胞仪的主要技术指标 …… 965
第二节 样本的类型、保存、制备 …… 966
一、样本的类型与抗凝剂 …… 966
二、样本的保存 …… 966
三、样本的制备 …… 966
四、影响抗体组合的因素 …… 968
五、荧光素的选择 …… 968
第三节 流式细胞术的临床应用 …… 969

一、淋巴细胞免疫表型分析 …… 969
二、白血病及淋巴瘤的免疫分型 …… 970
三、血细胞绝对计数 …… 973
四、血小板分析 …… 974
五、细胞周期与 DNA 倍体数分析 …… 975
六、HLA－B27 的检测 …… 976
第四节　流式细胞术在医学研究中的应用 …… 977
一、细胞活化检测 …… 977
二、细胞因子检测 …… 977
三、细胞表面分子数检测 …… 977
四、细胞凋亡研究 …… 977
五、多药耐药性研究 …… 978
第 44 章　分子生物学实验技术 …… 980
第一节　分子生物学诊断概述 …… 980
一、分子生物学在实验诊断中地位 …… 980
二、临床诊断中的必要性 …… 980
三、基因诊断原理和途径 …… 981
四、基因检测的流程 …… 981
第二节　分子生物学的实验诊断 …… 982
一、聚合酶链反应(PCR) …… 982
二、DNA 测序 …… 987
三、荧光原位杂交技术 …… 993
四、限制性片段长度多态性 …… 994
五、DNA 印迹技术/Southern Blot 技术 …… 996
六、单核苷酸多态性 …… 996
七、连接酶链反应及其应用 …… 998
第三节　生物芯片技术与应用 …… 999
一、基因芯片 …… 999
二、蛋白芯片 …… 1001
三、组织芯片 …… 1001
第 45 章　蛋白质组学相关技术 …… 1003
第一节　概述 …… 1003
一、基因组 …… 1003
二、基因组学 …… 1003
三、蛋白质组 …… 1004
四、蛋白质组学 …… 1004
五、临床蛋白质组学 …… 1005
第二节　蛋白质组学相关技术 …… 1005
一、基础常用的研究技术 …… 1006
二、临床常用的研究技术 …… 1010
第三节　蛋白质组学生物信息学 …… 1011
一、蛋白质组学生物信息学概述 …… 1012
二、蛋白质组信息学的研究内容 …… 1012
三、蛋白质信息学技术在蛋白质功能预测和结构分析中的应用 …… 1012
第四节　蛋白质组学的临床应用 …… 1014
一、蛋白质组学与神经生理学 …… 1015
二、肿瘤蛋白质组学 …… 1015
三、蛋白质组学与心脑血管系统疾病 …… 1016
四、蛋白质组学与消化系统疾病 …… 1016
五、蛋白质组学与泌尿系统疾病 …… 1018
六、蛋白质组学与肥胖 …… 1018
七、蛋白质组学与老年性疾病 …… 1018
第 46 章　高效液相色谱分析技术 …… 1019
第一节　概述 …… 1019
第二节　高效液相色谱仪 …… 1020
一、基础理论 …… 1020
二、高效液相色谱仪的基本结构 …… 1021
第三节　高效液相色谱分析技术 …… 1023
一、固定相 …… 1023
二、流动相 …… 1025
三、化学衍生技术 …… 1026
四、专家系统 …… 1026
第四节　高效液相色谱分析技术的临床应用 …… 1027
一、中毒诊断 …… 1027
二、药物的定性和含量检测 …… 1028
三、药物代谢动力学及生物利用度检测 …… 1029
四、中药有效成分分析 …… 1029
第 47 章　免疫标记技术 …… 1031
第一节　荧光免疫技术 …… 1031
一、概述 …… 1031
二、常用荧光物质 …… 1032
三、荧光免疫技术 …… 1032
第二节　放射免疫分析技术 …… 1034
一、概述 …… 1034
二、放射免疫分析的主要试剂 …… 1034
三、放射免疫分析方法 …… 1035
第三节　酶免疫检测技术 …… 1036
一、概述 …… 1036
二、酶和酶底物 …… 1037
三、酶联免疫吸附试验 …… 1037
第四节　生物素-亲和素标记技术 …… 1038

一、概述 …… 1038
二、生物素-亲和素标记技术的应用 …… 1039
第五节 发光免疫分析技术 …… 1040
一、概述 …… 1040
二、化学发光剂 …… 1040
三、化学发光免疫分析技术 …… 1041
第六节 金标记免疫分析技术 …… 1043
一、概述 …… 1043
二、金标记免疫分析试剂 …… 1043
三、金免疫检测技术 …… 1044
第七节 免疫电镜技术 …… 1044
一、概述 …… 1044
二、常用的免疫标记电镜技术 …… 1044
第八节 免疫标记技术在实验诊断中的应用 …… 1045
第 48 章 激光扫描共聚焦显微技术 …… 1046
第一节 基本原理 …… 1046
第二节 激光扫描共聚焦显微镜的结构和功能 …… 1047
一、基本结构 …… 1047
二、基本功能 …… 1047
第三节 激光扫描共聚焦显微镜的应用 …… 1048
一、细胞断层扫描与三维重建 …… 1048
二、多荧光试验 …… 1049
三、离子成像 …… 1050
四、细胞间通讯及细胞膜流动性的检测 …… 1051
五、蛋白分子间相互作用的研究 …… 1052
六、细胞内 pH 的测量 …… 1052
第 49 章 膜片钳技术 …… 1054
第一节 膜片钳技术概述 …… 1054
一、膜片钳技术原理 …… 1054
二、膜片钳实验系统的组建 …… 1055
三、膜片钳玻璃微电极的拉制及应用 …… 1055
四、膜片钳技术记录模式 …… 1056
第二节 膜片钳技术的应用 …… 1058
一、膜片钳技术在细胞电生理中的应用 …… 1058
二、膜片钳技术在药理学中的应用 …… 1058
三、膜片钳技术在细胞分泌中的应用 …… 1059
四、膜片钳技术在中医药研究中的应用 …… 1059
五、膜片钳技术与其他技术的结合应用 …… 1059
六、膜片钳技术的展望 …… 1060
第 50 章 细胞培养技术 …… 1062
第一节 基础理论 …… 1062
一、基本概念 …… 1062
二、体内外细胞的差异与分化 …… 1062
三、培养细胞的生长与增殖过程 …… 1062
第二节 常用实验检测 …… 1063
一、细胞的制备与培养 …… 1063
二、细胞形态学检测 …… 1064
三、细胞及细胞器结构与功能的研究技术 …… 1065
四、细胞分子生物学研究技术 …… 1065
第三节 临床实验诊断的应用 …… 1066
一、在病原学诊断中的应用 …… 1066
二、在肿瘤诊断中的应用 …… 1068
三、在病因诊断中的应用 …… 1072
四、细胞培养技术的评价 …… 1072

第十篇 输血医学实验诊断 （傅启华）

第 51 章 红细胞血型系统 …… 1077
第一节 基础理论 …… 1078
一、ABO 血型系统 …… 1078
二、Rh 血型系统 …… 1080
三、其他血型系统 …… 1082
第二节 红细胞血型系统的检测 …… 1084
一、血型的血清学检测 …… 1084
二、血型基因鉴定 …… 1089
第三节 红细胞血型系统的实验诊断 …… 1090
一、新生儿溶血病 …… 1090
二、临床输血 …… 1092
三、Rh 缺失综合征 …… 1093
四、ABO 血型系统与骨髓、器官移植 …… 1094
第 52 章 血小板血型系统 …… 1096
第一节 基础理论 …… 1096

一、血小板抗原 …… 1096
二、血小板特异性抗原的分子生物学 … 1099
第二节　血小板血型系统的检测 …… 1101
一、血清学检测 …… 1101
二、基因分型 …… 1105
第三节　血小板血型系统的实验诊断 …… 1109
一、自身免疫性血小板减少性紫癜 …… 1110
二、新生儿同种免疫性血小板减少性紫癜 …… 1110
三、输血后血小板减少性紫癜 …… 1110
四、血小板输注无效 …… 1110
第 53 章　白细胞抗原系统 …… 1112
第一节　基础理论 …… 1112
一、HLA …… 1112
二、人类粒细胞特异性抗原系统 …… 1114
第二节　白细胞抗原系统的检测 …… 1115
一、HLA 分型 …… 1115
二、HLA 抗体筛选试验 …… 1116
三、HNA 抗原/抗体的鉴定 …… 1116
第三节　白细胞抗原系统的实验诊断 …… 1117
一、HLA 的实验诊断 …… 1117
二、HLA 与临床的关系 …… 1118
第 54 章　输血反应的实验诊断 …… 1119
第一节　基础理论 …… 1119
第二节　输血反应的检测 …… 1120
一、溶血性输血反应的检测 …… 1120
二、过敏反应的检测 …… 1120
三、发热反应的检测 …… 1120
第三节　输血反应的实验诊断 …… 1121
一、溶血性输血反应 …… 1121
二、发热反应 …… 1123
三、过敏反应 …… 1124
四、细菌污染引起的输血反应 …… 1125
五、输血相关性移植物抗宿主病 …… 1126
第 55 章　输血传播性疾病的实验诊断 …… 1128
第一节　基础理论 …… 1128
一、病毒性肝炎 …… 1128
二、艾滋病 …… 1129
三、其他经血传播性疾病 …… 1130
第二节　输血传播性疾病的检测 …… 1131
一、病毒性肝炎的检测 …… 1131
二、艾滋病的检测 …… 1132
三、其他经血传播性疾病的检测 …… 1133
第三节　输血传播性疾病的实验诊断 …… 1134
一、病毒性肝炎 …… 1134
二、艾滋病 …… 1135
三、其他经血传播性疾病 …… 1136

检测项目参考范围 …… 1140
索引 …… 一～四四

绪　论

医学检验(medical laboratory)是以离体的血液、体液、分泌液、排泄物和脱落物等为标本，通过应用试剂、设备、仪器等设施，按照规范的操作方法或技术进行检测，并对检测的过程进行全面的质量控制，最终得到可靠的检测结果或数据；实验诊断(laboratory diagnosis)是根据检验所得的结果或数据，结合临床相关资料和其他器械检查(如影像学检查)，然后进行逻辑的分析和科学的思维，最后为诊断疾病、科学研究和人群保健提供客观依据。因此，实验诊断是基础医学向临床医学过渡的必不可缺少的起承前启后作用的中间环节之一。近年来，随着基础医学、临床医学、人群医学和生物工程学的进展，医学检验也向高理论、高科技和高水平的方向发展，逐渐形成包括实验诊断在内的检验医学(laboratory medicine)体系。该体系通常包括临床一般检验、临床血液学检验、临床生物化学检验、临床病原学检验、临床免疫学检验、临床遗传学检验以及医学分子生物学检验等。本书绪论就实验诊断学的发展简史、实验诊断学的现状与展望，以及实验诊断学的应用与评价等问题作一简述。

一、实验诊断学发展史

据记载，远在公元前400年，希腊名医 Hippocrates 开始用感官直视法(色、嗅、味等)对尿液进行观察，以此辅助有关疾病的诊断。他开拓了世界上最早的和最原始的实验诊断。

(一) 血液学实验诊断的发展简史

血液学实验诊断的发展，最初归功于17世纪后叶荷兰人 Antony Van Leeuwenhock(1673)发明了显微镜，这是一项划时代的革命性的伟大创举，从此开辟了人类由宏观世界进入微观世界的新纪元。迄今，除了普通光学显微镜，已有暗视野显微镜、位相显微镜、偏光显微镜、干涉显微镜、电子显微镜和激光共聚焦显微镜等先后问世和应用，大大地推动着血液学实验诊断向更阔的领域和更高的水平发展。

1. 对血细胞数量的认识　血细胞数量的检测有赖于血细胞吸管(1852～1867年)、血细胞计数板(1855年)、血红蛋白定量(1878～1895年)和细胞分类技术(1877～1912年)的发明。1953年，美国 Coulter 发明世界上第一台血细胞自动计数仪，迄今已有各种半自动化和全自动化血细胞计数分析仪不断问世，并在世界范围内广泛应用，大大推动了血细胞计数和分类计数的发展，其精确度和准确性大大提高。

2. 对红细胞的认识　1673年，在显微镜下发现血液中有红细胞，并对它的形态作了辨认。1871～1876年，已知红细胞有带氧功能，1900～1930年对此有更全面的了解。1935年才知红细胞内有碳酸酐酶，能将大量二氧化碳转变成碳酸根离子，同时也能将碳酸根离子转化成二氧化碳，在肺泡释放。1900年发现红细胞ABO血型，在20世纪30年代已应用体外保存的血液作输血之用。60年代后才对红细胞的糖代谢有了全面的了解。近30年来，红细胞结构与脂肪、蛋白的关系已较明确。

3. 对粒细胞和单核细胞的认识　1892～1930年已知中性粒细胞有趋化、吞噬和杀灭细菌的作用，到1986年后才知道杀灭细菌的作用依赖于细胞内存在过氧化物酶。嗜酸性粒细胞的功能虽然至今还不十分清楚，近年来得知嗜酸性粒细胞内有阳离子蛋白，具有杀死微小生物的作用。对嗜碱性粒细胞功能也有一定了解，嗜碱性颗粒中有多种化学成分，如组胺(血清素)等都是一些参与过敏反应的物质。对单核细胞的认识1910年后才知单核细胞的吞噬功能，故当时有人称之为“打扫战场的清道夫”。20世纪60年代后发现，单核细胞杀死和消化吞噬的物质，主要依靠单核细胞内大量存在的溶酶体。1924年 Aschoff 曾提出所谓“网状内皮系统”(reticulo-endothelial system,

RES)这一名称，1976 年后代已为“单核-吞噬细胞系统”(mononuclear-phagocyte，MPS)。现已知单核细胞只是较短暂地留在血液内的细胞，以后进入各种组织转变成组织细胞。组织细胞内如已有吞噬物质，则称为巨噬细胞或吞噬细胞。

4. 对淋巴细胞和浆细胞的认识　对淋巴细胞功能的认识主要在最近 40 年。1959 年以来发现，淋巴细胞受到丝裂原和抗原刺激后又转化为免疫母细胞，并能再进行有丝分裂和增殖。近年来更明确，淋巴细胞分为 B 细胞产生抗体；T 细胞中有的起杀伤作用，有的起辅助作用，有的起抑制作用，有的起诱导作用等。其实各类淋巴细胞还有更细的分工。至于浆细胞是 B 淋巴细胞受到抗原刺激后转化出来的一种能分泌免疫球蛋白的细胞，这已在 20 世纪 60 年代肯定。T 细胞还能产生多种细胞激活素(cytokine)。

5. 对造血干细胞的认识　关于血细胞起源问题争论不休。20 世纪初，提出造血干细胞(hematopoietic stem cell，HSC)的概念。直至 1961 年 Till 等通过动物实验，证明脾集落生成细胞是一类多能造血干细胞。1979 年，体外培养人造血祖细胞成功。造血干细胞分化为各系祖细胞，进一步分化、成熟为各系成熟细胞。造血干细胞具有高度自我更新(自我复制)及多向分化这两个最基本的特征，是机体赖以维持正常造血的主要原因。

6. 对造血调控的认识　血细胞生成是造血干细胞增殖与分化的结果。在这个复杂的过程中，造血细胞与间质细胞之间、细胞因子与造血细胞受体之间通过信号转导通路的基因来实现对造血细胞增殖、分化与凋亡的调控。近年来，在造血调控研究方面取得明显进展。

7. 对血栓与止血的认识　1842 年发现血小板，直至 1882 年才知血小板有止血功能和修补血管壁的功能，1923 年知道血小板有聚集功能和黏附功能，血小板的生理作用和超微结构在近 30 年逐渐了解。关于出血病例如血友病，早在 2000 年以前犹太人法典中已有记载，然而，有关凝血机制直到 20 世纪 50 年代以后，才有了深入的认识，到了 60 年代，“瀑布学说”已成为公认的凝学机制。60 年代以后逐渐认识到血管内血栓问题。近年来随着研究工作的深入，对体内抗凝血系统和纤溶系统的基础与临床也加深了各方面的研究。随着生物化学、免疫学和分子生物学的发展，在血栓与止血方面已发展和建立了一系列的检测方法用于出血性疾病和血栓性疾病的诊断和危险因素的检测，以及抗凝和溶栓治疗的监测。

(二) 生物化学实验诊断的发展简史

早在 19 世纪以前，一些化学家、生理学家和临床学家就开始观察与研究健康与疾病时人体中化学组分的变化，包括血液、尿液中的蛋白质、氨基酸、糖类和无机物等。1918 年，Lichtwitz 首先提出“临床化学”一词；1913 年，Vanslyko 又出版了《生物化学》一书，这标志着临床生物化学这一学科的初步形成。临床生物化学在发展过程中具有代表性的事件有：

1. 比色技术和光度技术的发展　1904 年，Folin 用比色的方法测定肌酐，开创了比色技术的新纪元，以后建立了一系列血液化学成分测定的比色分析法。1924 年，北京协和医学院建立了我国第一个生物化学系，开设了尿液分析法、血液分析和酶学检测等。20 世纪 30 年代，由于光电比色计的问世，临床生物化学的分析才发生根本的改观。至今，光度计和分析光度法仍是临床生物化学的重要分析技术之一。

2. 血清酶活性检测的发展　1908 年，Wohlgemulh 首先测定尿淀粉酶活性作为诊断急性胰腺炎的指标，以后又可测定血清碱性磷酸酶和脂酶。1954 年，Ladue 等发现血清乳酸脱氢酶及转氨酶在许多疾病时增高。迄今，在方法学上又有了很大的发展，不仅可以检测酶学，而且可以测定同工酶和作酶谱分析，大大地提高了诊断的灵敏性和特异性。

3. 治疗性药物监测的发展　由于患者对治疗药物的反应和代谢存在着个体差异，随着新的、有效的微量检测药物血浓度技术的发展，以及药代动力学知识的进展，治疗性药物监测工作在现代化医院中占有的比重日益增加。在我国，治疗性药物监测的工作也正在开展，并已受到重视，这对促进临床医生更有效、合理地使用药物，提高疗效，减少药物的不良反应，了解药物在体内的转化与代谢规律等方面都具有重要意义。

4. 新技术的不断涌现和应用　随着生物化学和医学检验的发展，临床生物化学这门学科也有长足的进步。自 20 世纪 50 年代以来，分光技术、离心技术、层析技术、电泳技术、放射性核素和免疫学等分析技术的陆续应用，有力地推动了临床生物化学及其检验技术的发展。1957 年 Skeggs 等首先引用了连续流动式分析装置(continuous flow analysis),1964 年后使用多通道分析仪(multichannel analyzer)、1969 年离心式分析仪(centrifugal analyzer)加上微处理机的使用。同时,设计出各种优化检验组合检验报告(profile reporting),例如将蛋白质、血清酶、电解质和血气、肝功能、肾功能、心肌酶谱、肿瘤标志、血脂分析以及内分泌功能检测等方面的成套试验(profile tests)已被广泛地使用。

(三) 微生物学实验诊断的发展简史

1673 年,荷兰人 Antony van Leeuwenhock 发明了显微镜,能将物体放大 200～300 倍,为微生物的存在提供客观依据,为微生物学的发展奠定坚定基础。

1. 细菌的发现　19 世纪 60 年代,由于酿酒业的发展,法国人 Louis Pasteur 创立用加温处理防止酒类变质的方法,称巴氏消毒法,此法广泛持久地沿用至今。稍后,法国人 Robert Kock 证明了微生物是传染病的致病因子,并创立了固体培养基分离纯培养和细菌染色法等技术,并提出著名的 Kock 原则。因此,Pasteur 和 Kock 2 人成为实验微生物的奠基人。到 1900 年,许多主要细菌病的病原体均已明确,相继分离出来了炭疽杆菌、结核杆菌、霍乱弧菌、白喉杆菌、伤寒杆菌、脑膜炎球菌、破伤风杆菌、鼠疫杆菌、痢疾杆菌等,极大地推动了近代医学的发展。近年来又新发现的一些病原菌如军团菌、幽门螺杆菌、伯氏螺旋体(Lyme 病病原)、肺炎衣原体等。

2. 病毒的发现　1892 年俄国人伊凡洛夫斯基(д. и. ивановский)证明病毒的存在,标志着病毒病原研究的开始。一直到发明电子显微镜,应用组织培养、超速离心和许多生物化学、分子生物学新技术以后,分离出许多致病的病毒。国际病毒分类委员会(ICTV)将 1 400 余种病毒分为 61 个科,其中 21 个科含人类和某些动物致病的病原。1971 年美国植物病毒学家 Diener 发现 1 种无蛋白质外壳的环状 RNA 分子,称类病毒(viroid)。另 1 种感染性蛋白(prion)或称为朊病毒(virino)的传染因子,可能是疯牛病和人的一些神经系统变性疾病如 C－J 病(Creutzfeldt-Jakob disease)、库鲁(Kuru)病的病原,以及引起非典型肺炎的冠状病毒(SARS)等。近年来,抗病毒治疗已取得相当进展,特别是抗人类免疫缺陷病毒(HIV)药物已发现数百种,可作用于 HIV 感染的不同阶段,其中有些已获准临床应用。

3. 抗生素的发现和应用　抗生素是微生物的代谢产物,能杀死或抑制微生物和肿瘤细胞的生长。1929 年,Fleming 发现青霉菌产生的青霉素能抑制葡萄球菌的生长。一直到 1940 年 Florey 等将青霉素分离提纯后,才开始应用于临床。此后,经过对几千种微生物数百万次试验的结果,以及开发了许多半合成衍生物,目前已获得几乎能抗所有细菌的许多种类抗生素。但是,由于抗生素的广泛应用所造成的细菌耐药性问题,致临床抗细菌治疗愈来愈困难。

4. 微生物学与遗传学和分子生物学　早在 1869 年就发现细胞核中有 DNA 存在,认为 DNA 是遗传物质;直到 20 世纪初才认识到遗传信息蕴藏在 DNA 的核苷酸序列中。1944 年,Avery 等成功地由肺炎球菌分离出高度纯化的 DNA。1952 年,T_2 噬菌体感染大肠杆菌的实验表明,T_2 噬菌体的 DNA 是遗传物质,含有其复制所需的全部遗传信息,解决了 DNA 在遗传中的作用问题。后来,DNA 双螺旋结构模型和操纵子学说的提出,都是利用微生物遗传学研究资料或以微生物作为研究对象才得以完成。

近年来,从微生物中发现多种内切酶,能识别双链 DNA 特异的核苷酸顺序,将双链 DNA 在此位点切开,称限制性内切酶。由于内切酶和载体(细菌质粒或噬菌体、病毒)的应用,使基因工程的研究取得了很大的突破。用人工方法在体外将 DNA 分子进行重组,形成一个完整的有复制能力的环状重组体。重组 DNA 技术的出现,有可能大量生产任何一种由真核基因编码的有重要医学价值的多肽。目前已有许多外源基因在大肠杆菌或酵母菌中表达,某些基因工程产品也相继问世。

(四) 免疫学实验诊断的发展简史

免疫学的发展史可分为原始、传统和现代三个时期。

1. 原始免疫学时期　我国古代医师(公元 713～741 年,唐开元年间)在医治天花的长期临床实践中发现用天花痂粉吹入正常人鼻孔的方法可以预防天花,这是世界上最古老的原始疫苗。到 10 世纪时已在民间广为流传,到 15 世纪传至中东,18 世纪初传至欧洲,并把鼻孔吹入法改良为皮内接种法,免疫效果更加显著。到了 18 世纪末

(1798年)英格兰Jenner成功地创制出牛痘苗,并公开推行牛痘苗接种法,这是世界上第一个成功的疫苗,为人类最终战胜天花做出了不朽的贡献。但此后一个世纪内,免疫学一直停留在这种原始的经验状态。

2. 传统免疫学时期 19世纪后期,微生物学的发展为免疫学的形成奠定了基础。1880年,法国微生物学家Pasteur发现鸡霍乱杆菌培养物可使鸡免受毒性株的感染,转而成功地创制了炭疽杆菌减毒疫苗和狂犬病疫苗,并开始了免疫机制的研究。1883年,俄国动物学家Metchnikoff发现了白细胞的吞噬作用并提出了细胞免疫(cellular immunity)学说;同期,德国人Ehrlich发现机体的免疫力与血清或其他体液中存在的特异性物质(即抗体)有关,并提出了体液免疫(humoral immunity)学说。1890年,德国医师von Behring发现了白喉抗病毒,1894年比利时血清学家Bordet发现了补体。细胞免疫和体液免疫两种学派曾一度论战不休。直到20世纪初英国医师Wright发现了调理素,Ehrlich又提出侧链学说,才将2种学说统一起来。1901年,"免疫学"一词首次出现在《Index Medicus》中作为一门学科,免疫学至此才正式为人们所承认。

与此同时,血清学(serology)也逐渐形成和发展起来。1896年Durham等人发现了凝集反应,1897年Kraus发现了沉淀反应,1900年Landsteiner发现了人类ABO血型,Bordet发现了补体结合反应。这些实验逐渐在临床检验中得到应用。此后的几十年中,血清学研究代表了免疫学发展的主流。

3. 现代免疫学时期 20世纪中期以后,1945年Owen发现同卵双生的两只小牛的不同血型可以互相耐受,1948年Snell发现了组织相容性抗原,1953年Billingham等人成功地进行了人工耐受实验,1956年Witebsky等人建立了自身免疫病动物模型。这些免疫生物学现象提示人们必须跳出感染和抗感染的领域,扩大免疫学的范围。

1958年,澳大利亚学者Burnet提出克隆选择学说(clone selection theory),这一学说虽不十分完善,但能解释大部分免疫现象,且为多数学者所接受,并被后来的实验所证明。这是一个划时代的免疫学里程碑。

嗣后,细胞免疫学又以崭新的面貌再度兴起。1956年Glick发现了腔上囊的作用,1961年Miller发现了胸腺的功能。1966年Claman等人区分出B细胞与T细胞,并发现了它们的免疫协同作用;以后又相继发现了T细胞中不同的亚群及其鉴定方法,以及免疫细胞间相互作用的机制和主要组织相容性复合体限制性。同时,体液免疫继续向纵深发展。自20世纪40年代初确认抗体的物质基础是血清丙种球蛋白,1950年Porter用蛋白酶水解获得了抗体的片段,G. Edelman用化学断裂法得到了抗体的多肽链,共同证明了抗体的分子结构。60年代统一了免疫球蛋白的分类和名称;1975年köhler和Milstein等人用B细胞杂交瘤技术制备出单克隆抗体;1978年Tonegawa发现了免疫球蛋白的基因重排。

20世纪80年代以来,众多的细胞因子相继被发现。对它们的受体、基因及其生物活性的研究促进了分子免疫学的蓬勃发展,使免疫学进入到所谓的"分子免疫学时期"。

(五)医学遗传学实验诊断的发展简史

医学遗传学是人类遗传学的一个分支,也是临床医学与遗传学相互渗透和相互作用的一门边缘学科。医学遗传学从20世纪50年代以来随着生物化学、免疫学、细胞遗传学和分子生物学的发展而发展的。

1. 早期遗传学 在古希腊前期,人们就认识到某些疾病(如血友病)可能在家族中传递。18世纪Mzupertuis认识到多指(趾)畸形和白化症在家系中遗传。1859年Boedeker首先报道了尿黑酸尿症。19世纪奥地利人Mendel(1822～1884年)相继提出了Mendel第一遗传定律(分离定律,law of segregation)和第二遗传定律(自由组合定律,law of independent assortment),为遗传学奠定了理论基础。1903年Sutton和Boveri分别指出遗传因子存在于染色体上,提出染色体遗传学说;1909年Jhannsen将遗传因子称为基因(gene),并将基因区分为基因型(genotype)和表现型(phenotype)。1910年Morgan等提出连锁遗传定律(law of linkage)和交换遗传定律(law of crossing-over)。

2. 随生物化学技术的发展 20世纪50年代以来,随着分析技术、电泳技术和淀粉凝胶电泳的问世,提高了对先天性代谢病的深入研究。例如,先前推测尿黑酸尿症可能是患者体内的尿黑酸是酪氨酸的降解产物;1958年La Du等证实了患者缺乏尿黑酸氧化酶。1949 年 Pauling 用电泳技术证实血红蛋白 S(HbS)提出分子病(molecular disease)的概念;1954 年 Ingram 创立"指纹法",查明 HbS β 链第 6 位谷氨基酸→缬氨酸。至今仍用凝胶电泳技术对基因缺陷性疾病进行检测和诊断。

3. 随免疫学技术的发展　免疫学技术的发展推动了遗传病的发展。1900 年 Landsteiner 发现了人类 ABO 血型,利用红细胞凝集试验先后又发现了 10 余种新的血型系统。1952 年 Dausset 和 Nenna 在多次受血者的血液中发现白细胞凝集素,1958 年检出第一个白细胞抗原 Mac,1964 年 Terasaki 等用微量淋巴细胞毒实验取代了白细胞凝集试验。1952 年 Bruton 用体液免疫试验发现了低丙球蛋白血症等。

4. 随染色体技术的发展　1956 年 Tjio 等和 Ford 等同期发现人体体细胞和精原细胞的染色体数目为 23 对(46 条)。随着细胞培养技术和制片技术的发展,推动了细胞遗传学的发展。1959 年 Lejune 等发现 Down 综合征患者的染色体较正常人多了一条小型端着丝粒染色体,Ford 发现 Turner 综合征如只有一条 X 染色体(XO),Jacobs 等发现 Klinefelter 综合征男子的性染色体为 XXYY。1960 年发现了费城染色体(ph′),以后相继出现了许多染色体综合征和一些肿瘤的标记性染色体。

5. 随 DNA 技术的发展　20 世纪 70 年代,随着限制性内切酶的发现和 DNA 杂交技术的建立,遗传学进入了分子遗传学发展阶段。许多学者应用 DNA 技术作出 α 珠蛋白生成障碍性贫血的产前诊断。近年来,苯丙酮尿症、血友病等都已能在 DNA 水平上作出诊断。从单基因变异发展到多基因变异,从基因诊断发展到基因治疗;从分子遗传学的发展导致了反求遗传学(severe combined immunodeficiency,SCID),医学遗传学正在蓬勃地发展。

(六) 分子生物学实验诊断的发展简史

1. 核苷酸水平　1869 年 Friedrich Miescher 在细胞核内发现了 DNA,随后 20 年内又发现了 RNA,并对它们作了化学特性的研究。1944 年 Oswald Avery 证明 DNA 是携带遗传信息构成染色体的大分子物质。1953 年 Watson 和 Crick 首先提出 DNA 的双螺旋结构模式,这是第一期分子生物学(从"分子现象走向分子"时期),重点研究 DNA 和 RNA;此后,从分子生物学说来解释生命现象,这是第二期分子生物学("从分子走向生命"时期)。1958 年证明 DNA 的半保留复制机制,1961 年发现遗传密码子的三联子属性,1961 年发现信使 RNA 和基因调控的操纵子模型。

2. 蛋白质(酶)水平　蛋白质是分子生物学的一个中心环节。蛋白质和蛋白酶大分子物质的结构、功能、合成、代谢的研究,对分子生物学的进一步发展起着重要的推动作用。蛋白质是遗传信息转变为细胞活性的主要途径,例如,蛋白酶的催化作用、蛋白激素的调控作用、胶原的结构作用、免疫球蛋白的防御作用、肌动蛋白和肌球蛋白的运动作用等,都涉及到分子生物学。

蛋白酶是蛋白质的一种亚型,它催化和引导细胞内大部分生化反应。过去认为蛋白酶是细胞内惟一的催化剂;现已明了一些 RNA 分子与蛋白质联结而催化 RNA,称为"核糖酶(ribozyme)",形成了"一个基因,一个多态链"的状况。

3. 近年来的发展　1970 年以后,分子生物学在理论和技术方面取得突飞猛进的发展,它的成就体现在以下几方面:① 1970 年发现逆转录酶,这是依赖于 RNA 和 DNA 的聚合酶;② 发现了限制性内切酶、DNA 连接酶,导致重组 DNA 的开始;③ 1974年在细菌质粒中无性繁殖出真核基因并对 DNA 进行测序,获得了读取遗传信息的手段;④ 1977年相继发现 RNA 和 DNA 具有酶;活性,从而改变了酶的传统概念;⑤ 聚合酶链反应(PCR)技术的建立,使基因克隆和基因分析游乐强有力的手段;⑥ 发现增强子和基因结构 5′上游调控序列,发现了大量顺式作用元件和反式作用因子,对基因调控的研究日益深入;⑦ 将 DNA 注入受精动物的胚细胞中表达,开拓了转基因动物的研究和应用;⑧ 开拓基因治疗工程,如血友病等;⑨ 1990 年启动了国际合作进行人类基因组计划,包括人类基因组作图及序列分析、基因的鉴定、研究技术、信息系统、软件开发等。

二、实验诊断学的现状与展望

(一) 仪器的自动化

医学检验离不开设备和仪器。目前除与形态学(血细胞、尿沉渣等)相关的检验外,约 90%以上的检验项目都是利用各种仪器进行检测的。

1. 仪器的种类,见表 1。

表1 常用医学检验仪器

血液/尿液检验	生化检验	微生物检验	免疫学检验	分子生物学检验
血液分析	自动生化分析仪	自动血培养	免疫浊度测定仪	多聚酶链反应核酸扩增仪
血液凝固分析仪	干化学分析仪	微生物鉴定/药敏分析仪	放射免疫测定仪	连接酶链反应核酸扩增仪
血液流变分析仪	血气分析仪	厌氧菌培养分析仪	酶免疫测定仪	核酸定量杂交分析仪
红细胞沉降率测定仪	电解质分析仪		免疫荧光测定仪	DNA序列测定仪
尿液分析仪	电泳仪		化学发光免疫测定仪	核酸合成仪
尿沉渣分析仪	即时检验仪		流式细胞仪	生物图像分析仪
染色体分析仪			免疫电泳仪	生物芯片分析仪

2. 仪器的特点 ① 自动化：在同一仪器中包括标本自动识别、自动接收、自动离心、自动放置、自动检测；结果自动记录、自动分析、自动报告；随后标本自动拆卸，仪器自动清洗等。② 多功能：同一仪器中，可以采用生物学法、生物化学法、免疫学法、干化学技术和超声分析法等方法进行标本检测。③ 智能化：由于仪器属多功能，故可同时报告多项参数。例如，自动血细胞分析仪检测参数可达20～40项；自动生化分析仪检测项目可达20～30项。仪器对所测项目达到任意测试（walkway assay）的要求；同时，仪器设有质量控制（QA）系统可以保证实验结果的可靠性。④ 可靠性：实验结果的可靠性体现在精密度（precision）和准确度（accuracy）。例如，自动血液凝固分析仪，其批内CV低于3%，批间CV低于10%；标准曲线的线形关系很好；室内和室间评价的相关性很好；对活化的部分凝血活酶时间（APTT）、凝血酶原时间（PT）、凝血酶时间（TT）和纤维蛋白原（Fg）的回收率达94%～110%。

3. 仪器举例 如流式细胞仪。流式细胞仪（flow cytometer，FC）的主要结构大致分为：激光系统、流动系统、信号处理系统及放大、计算机系统。当待测样本被制备成单个细胞悬液，经染色后进入流动室，流动室内充满流动的鞘液，鞘液压力与样品流压力是不同的，当两者的压力差异达到一定程度时，鞘液裹挟着的样品流中细胞排成单列逐个经过激光聚焦区。若将靶细胞特异性地标上荧光染料，那么这些染料将在靶细胞通过激光检测区时受激发产生特定波长的荧光，通过一些波长选择通透性的滤色片，可以将不同波长的散射光、荧光信号区分开来，并送到不同的光电倍增管中，经过一系列信号转换、放大、数字处理，就可以在计算机上统计染上各种荧光染料细胞各自的百分率。选择不同的单克隆抗体及荧光染料，可以利用流式细胞仪同时测定一个细胞上的多个不同的特征，如果对具有某种特征的细胞有兴趣，还可以利用流式的分选功能将其分选出来，以便于进一步培养、研究。流式细胞仪广泛应用于免疫学、遗传学、血液学、肿瘤学等领域，它对细胞免疫、细胞分泌、细胞凋亡、细胞周期等可作出准确的检测和分析，它的精确度、准确性和可重复性远远超出一般所用仪器。

（二）试剂的多样化

试剂是医学检验的重要组成部分。目前95%的试验都由专业化、配套化和批量化的试剂盒提供。例如，常用尿液试带可以检测10多种尿液项目，见表2。

据统计，测定凝血酶原时间（PT）所用的凝血活酶试剂有27家生产的49种，活化部分凝血活酶时间（APTT）所用的部分凝血活酶试剂有21家生产的45种，缺乏凝血因子血浆有34家生产的39种，抗血清有14家生产。因此，需根据不同的检验目的，选择不同的试剂，选择原则如下：① 按检验的重复性和灵敏度选择合理的试剂：在APTT的实验中，白陶土对检测凝血因子缺乏最敏感，硅藻土对监测肝素最灵敏，鞣花酸则对检测狼疮抗凝物最佳；② 按仪器的性能不同选择与仪器相匹配的试剂：如浑浊的或含颗粒的部分凝血活酶试剂不适用于以光学法判断终点的仪器；③ 使用商品试剂必须严格遵循产品说明书，否则检验的结果不可靠。例如，用于监测口服抗凝剂的凝血酶原时间，必须按要求使用标有国际灵敏度指数（ISI）的凝血活酶，结果以国际正常化比值（INR）加以报告。

表 2　常用尿液试带检测项目

试验项目	原　理	可能干扰因素		临床意义	相关联试验
		假阳性	假阴性		
pH	双试剂指示系统	无	蛋白质试带垫中缓冲液污染	代谢性或呼吸性酸中毒、碱中毒 泌尿系统感染的治疗 肾小管分泌和重吸收酸和碱障碍 结晶沉淀和结石形成标本保存不当	白细胞亚硝酸盐显微镜检查
蛋白质	蛋白指示剂误差	高碱性尿、季胺类清洁剂污染、非那吡啶、输注聚乙烯吡咯烷酮	高盐浓度、Bence-Jones 蛋白、球蛋白	肾小球膜的损伤 肾小管吸收障碍 多发性骨髓瘤 糖尿病性肾病 子痫前期 直立性或体位性蛋白尿	隐血白细胞亚硝酸盐显微镜检查
葡萄糖	葡萄糖氧化酶反应	过氧化物、氧化型清洁剂	维生素 C、5－HIAA、尿黑酸、阿司匹林、左旋多巴、酮体、高比重低 pH 时	糖尿病 肾小管吸收障碍 中枢神经系统损伤 甲状腺疾病 妊娠	酮体
酮体	亚硝基铁氰化钠法	左旋多巴、酞类染料、苯丙酮酸		糖尿病酸中毒 胰岛素治疗监测 饥饿 过量糖类丢失	葡萄糖
隐血	Hb 过氧化物酶样活性	氧化型清洁剂、蔬菜和细菌	维生素 C、亚硝酸盐、pH＜5.0、高比重、卡普托利、福尔马林保存标本	血尿：肾结石、肾小球肾炎、肾盂肾炎、肿瘤、创伤、化学或药物中毒、剧烈运动 血红蛋白尿：输血反应、溶血反应、严重烧伤、感染、剧烈运动	蛋白质显微镜检查
胆红素	重氮反应	色素尿、尿蓝母、非那吡啶、硫酸吲哚酚	维生素 C、亚硝酸盐	肝炎 肝硬化 其他肝病 胆道梗阻	尿胆原
尿胆原	Ehrlich 反应或重氮反应	药物色素、非那吡啶、对氨基水杨酸	亚硝酸盐、福尔马林	早期检测肝病 溶血性疾病	胆红素
亚硝酸盐	Griess 反应	色素尿	维生素 C、高比密尿、非利用硝酸盐微生物感染、膀胱中细菌停留时间太短	膀胱炎 肾盂肾炎 抗生素治疗评价 监测具尿路感染危险的人群	蛋白质白细胞显微镜检查
白细胞	中性粒细胞脂酶反应	氧化型清洁剂	葡萄糖、蛋白质、高比密尿、草酸、庆大霉素、四环素、先锋霉素Ⅳ、先锋霉素Ⅰ、呋喃妥英碱性尿	尿路感染 尿培养标本的筛检	蛋白质亚硝酸盐显微镜检查
比密	多聚电解质 pKa 变化	蛋白质、糖尿、放射线造影剂		水合和脱水患者 肾小管浓缩能力丧失 尿崩症 测定标本不佳	无

（三）方法的标准化

方法学的标准化是医学检验的又一重要内容。理想的检验方法要求有国际标准化，其精密度和准确性达最佳，简便、快速能适应常规需要。例如测定血浆纤维蛋白原的方法大致可归纳为四类：① 功能测定法：又可分为测重法、比色法、紫外光度法、测氮法、浊度法和凝血酶凝固时间法等。这类方法都是测定有凝血功能的纤维蛋白原，故特异性好，但方法有简有繁。目前国际上推荐用 Clauss 法（美国使用率达 94%）。② 理化测定法：又可分为盐析法、显色法、比浊法、沉淀法和电泳法等。这类方法简便、快速，但特异性差。所测“纤维蛋白原”中尚包括降解产物和其他杂质蛋白质等。③ 免疫学方法：先以纯纤维蛋白原制备单克隆抗体，然后再用免疫胶乳法、反向血凝法、单向扩散法、火箭电泳法和 ELISA 等测定。优点是简便，缺点是特异性差。④ 衍生（导出）法：在 PT 检测时，仪器同时导出（衍生）纤维蛋白原（Fg）的“测定值”，称 PT 导出（衍生）纤维蛋白原（PT－Der 法）。本法与经典的 Clauss 法比较，Fg 含量在正常范围内，两法无差异（$P>0.05$）；Fg 含量减低；则 PT－Der 法测定值偏高（$P<0.001$）。

（四）检验项目的优化组合

检验项目种类繁多，通过优化的方法，选择最有价值的项目组合成诊断试验，应用于临床。例如诊断 DIC 所用筛选试验的选择及诊断标准的优化组合就是一个成功的范例。

1. DIC 筛选试验的选择　最近美国麻省大学医学中心按该院诊断标准对常用 DIC 筛选试验进行观察，同时作了客观的评价，见表 3。

表 3　DIC 筛选试验的选择和评价

检测指标	敏感性（%）	特异性（%）	诊断效率（%）
单个试验			
血小板计数（PLT）	97	48	67
凝血酶原时间（PT）	91	27	57
部分凝血酶原时间（PTT）	91	42	57
凝血酶时间（TT）	83	60	70
纤维蛋白原（Fg）	22	100	65
抗凝血酶（AT）	91	40	70
纤维蛋白（原）降解产物（FDP）	100	67	87
D-二聚体（D－D）	91	68	80
破碎红细胞	23	73	51
串联试验（几个试验均为阳性）			
PT＋PTT＋TT	83	11	51
PT＋PTT＋Fg	22	100	65
PT＋PTT＋FDP	91	94	95
FDP＋D-D	91	94	95

从表 3 可以看出：① 在单个试验中，以 FDP、D－D、AT、TT、PLT 和 Fg 对 DIC 的诊断效率较高。② 在串联试验中，以 FDP＋D-D 的诊断效率最高。因此美国麻省大学医学中心提出 D－D、FDP 和 AT 应作为诊断 DIC 基本实验，并指出 D－D 和 FDP 可提供快速而特异的诊断，AT 降低程度对估计 DIC 严重度和预后十分有用；同时强调 FDP 在动态追踪中具有快速而经济特点。所以 DIC 专业委员会在讨论中也强调纤维蛋白相关标记物（fibrin-related markers，FRM），诸如可溶性纤维蛋白单体（sFM）、D－D 和 FDP 是 DIC 实验诊断的关键指标。

2. 诊断标准的组合　DIC 专业委员会一致主张 DIC 的诊断标准应采用记分的方法，并作出如下具体建议。

（1）显性 DIC 的诊断规定：① 危险性评估：导致显性 DIC 的临床条件，包括败血症/严重感染、严重创伤、器官破坏、恶性肿瘤、产科意外、血管异常、大动脉瘤、严重肝功能衰竭、严重毒性或免疫性反应等。若无上述临床条件，则无需进行 DIC 实验室检查与记分；如存在以上临床条件，可认为 DIC 危险性存在，则进行以下组合检查并记分。② 进行 DIC 实验室基本试验（PLT、PT、Fg、sFMC 或 FDP）。③ 记分规则：a. 血小板计数（PLT）：$>100\times10^9$/L 为 0，$<100\times10^9$/L 为 1，$<50\times10^9$/L 为 2；b. 纤维蛋白相关标记物（sFM/FDP）：未增加为 0，中度增加为 2，高度增加为 3；c. 凝血酶原时间（PT）：未延长或延长<3 s 为 0，延长 3～6 s为 1，延长 6 s 以上为 2；d. 纤维蛋白原（Fg）：≥1.0 g/L 为 0，<1.0 g/L 为 1。累计积分后按下述标准进行判断：累计积分≥5，符合显性 DIC；每天重复测定并积分，以观察动态变化。如累计积分<5（注：一般认为应≥2），提示（并非肯定）非显性 DIC，随后定期（每天或隔日）重测并记分，以了解病情发展状况。

（2）非显性 DIC 的计分判断模式：① 危险性评估：与 DIC 发生密切相关的原发疾病存在记 2，不存在为 0。② 记分标准：a. Plt：$\geq100\times10^9$/L 为 1；若随后检查血小板计数上升为－1，稳定为 0，进行性下降为＋1。b. PT：延长<3 s 或未延长为 0，延长>3 s为 1；若随后检查凝血酶原时间缩短为－1，稳定为 0，进行性延长为＋1。c. 纤维蛋白相关标记物（SFM/FDP）：正常为 0，升高为 1；若随后检查降低为－1，稳定为 0，进行性增高为＋1。③ 特殊检查标准：a. 抗凝血酶（AT）：正常为－1，降低为 1。b. 蛋白 C（PC）：正常为－1，降低为 1。c. 凝血酶-抗凝血酶复合物（TAT）：正常为－1，降低为 1。d. 其他（如 F_{1+2}、PAP 等）正常为－1，异常为 1。累计积分：根据累计积分以判断病情进展情况。

（五）即时检验

即时检验（point of care test，POCT）指一组简单、方便随意和及时的试验，优化组合后快速用于急诊或 ICU 的诊治。Point 是指时间上的快速和“空间”上的随意；care 是指操作上的简便和服务上的及时。我国将 POCT 译为“床边检验”、“即刻检验”或“即时检验”。POCT 的特点：操作简便，即时便可得出结果；可作单份标本检测，不需复杂的仪器和设备；检验者勿需特别的培训。这类试验可在初级实验室、急诊室、医师诊所，甚至家庭等条件下进行。POCT 应用的范围，见表 4。

POCT 已在国外广泛开展，国内某些大型医院相继开展，用于临床急症检测。

（六）分子生物学技术的崛起

由核酸体外扩增（PCR 技术）、核酸分子杂交、DNA 测序、生物芯片、定位克隆与连锁分析等检测形成了分子生物学检验的核心体系，可应用于感染性疾病、遗传性疾病、肿瘤等的诊断以及法医学鉴定。

1. 基因突变的检测

（1）DNA 测序：对于已知点突变、未知点突变、少数核苷酸缺失或插入，可直接对目标 DNA 进行测序。测序的样品可以是染色体 DNA，或者是 cDNA。依样品量的不同可选择酶法、化学或 DNA 芯片技术等。

（2）PCR 技术：PCR－限制性片段长度分析（PCR-RFLP）和 PCR－单链构象多态性分析（PCR-SSCP）和 PCR－变性剃度凝胶电泳（PCR-DGGE）是比较成熟的检测特异性点突变的技术；单纯 PCR、多重 PCR 以及 PCR－寡核探针杂交技术对于大片段丢失或插入突变的检测是行之有效的方法。

（3）DNA 芯片：生物芯片技术包括 DNA 芯片和蛋白质芯片等。前者可进行单核苷酸多态性（single nucleotide polymorphisim，SNP）分析，是一种寻找人类遗传变异，特别是复杂疾病相关基因的识别与定位、基因未知突变点的搜寻等最具应用前途的手段。

2. 基因定位　Southern 杂交、原位杂交等通常被用于正常或异常染色体的基因定位、组织与细胞中基因表达位点的确定、病毒及其他病原体感染的检测。

3. 基因表达异常的检测　基因结构变异、基因表达失调均可以导致 mRNA 与蛋白质质与量的改变。可应用 RT－PCR/竞争性 PCR 方法进行 mRNA 定量；也可应用 Northern 杂交进行 mRNA 长度分析，确定原始基因是否有缺失或插入，以及是否有剪接加工缺陷的可能；cDNA 表达芯片更是颇有价值的应用手段。蛋白质类物质是相关基因

表 4　常用 POCT 的应用范围

项　目	方　法	
血/尿电解质		
Na^+、K^+、Cl^-、Mg^{2+}、Ca^{2+}	离子选择电极（ISE）	
酸碱平衡		
pH	离子选择电极（ISE）	
pCO_2	CO_2 敏感 pH 电极	分析物特异光导
pO_2	电导法	传感器（ASOS）
生物化学检测		
葡萄糖、乳酸盐、尿素氮	底物特异性电极（SSE）	
天门冬氨酸转移酶	干化学发射光度法	
肌酸激酶	干化学发射光度法	
淀粉酶	干化学发射光度法	
肌钙蛋白 T（cTnT）	免疫层析法显色条带光密度法	
临床一般检验		
RBC、Hb、Hct、WBC、PLT	血细胞计数仪法	
尿常规	尿液分析仪法	
弥散性血管内凝血（DIC）筛选试验		
APTT、PT、TT、Fg	血液凝固分析仪法	
DD、FDP	胶乳法	

表达的最终产物，也是临床用于疾病诊断的经典标志物，电泳、色谱法、层析法仍然是进行蛋白质质与量测定的有效手段。

4. 感染微生物的检测　应用 PCR 技术直接扩增病原体基因的保守序列，或配合其他的分子生物学检测手段，能够对绝大多数病原体感染作出明确的诊断、分型、分类或判断是否发生了基因整合。菌落原位杂交也是快速筛选阳性克隆的有效方法。

5. 法医学检测　目前，已经可以与计算机结合实现自动化分析。短串联重复序列（STR）是法医学领域最具科学性、准确性的 DNA 分析的基础。

三、实验诊断学的应用与评价

（一）实验诊断学的应用

各种病理变化常可导致人体内环境发生改变，血液、尿液、分泌物和排泄物等均是内环境的重要组成部分，因此及时检查这些标本有助于深入了解临床医学、基础医学和群体医学的情况和动态，特别对病因诊断、疾病诊断、鉴别诊断、疗效观察、病情演变和预后判断具有重要的指导意义。

1. 为疾病的诊断和鉴别诊断提供依据　检验的结果可为临床提供支持诊断、鉴别诊断和确定诊断的依据。例如，分析患者的骨髓象发现中间阶段的中性粒细胞明显增多伴嗜酸粒细胞和嗜碱粒细胞增多，伴周围血白细胞数增高，结合临床资料常支持慢性粒细胞白血病（慢粒）的诊断；若中性粒细胞碱性磷酸酶积分减低和（或）Ph 染色体阳性，这是鉴别慢粒与类白血病反应的重要依据；若查到 bcr/abl 融合基因（阳性），则是慢粒可靠的确诊依据。又如，检测心肌酶谱（或心肌损伤标志物），对早期诊断急性心肌梗死（AMI）具有重要的价值，常用的标志物是：肌红蛋白（MHb）、cTnT/cTnI 及 CK－MB 等。见表 5。

2. 为疗效观察和预后判断提供依据　在疾病的演变过程中，动态观察相关的检验指标对疗效观察和预后判断提供重要依据。例如，糖尿病患者应用胰岛素治疗，必须根据尿糖或血糖的检测水平及时调节胰岛素的使用剂量。若胰岛素剂量过大，血糖水平显著降低，会导致胰岛素性低血糖，预后严重；若胰岛素剂量过小，血糖水平显著升高，会导致糖尿病性昏迷，预后也严重。所以在糖尿病治疗过程中，尿糖或血糖检测是观察疗效和判断预后的重要依据。

3. 为科学研究提供数据　实验诊断不仅可为临床研究提供可靠数据，而且也可为基础研究提供可靠的依据。例如，应用实验诊断中的各种技术和方法，为感染病、呼吸病、心脏病、消化病、血液病、内分泌病、代谢病、泌尿病、生殖病、神经病、精神病、外科病、妇产科病、遗传病、恶性肿瘤、药物筛选、器官移植等临床研究和基础研究提供可靠的数据和依据。促进研究工作的深入和发展。例如，临

表 5　急性心肌梗死后心肌酶谱变化

心肌标记物	分子量	参考值范围	判断值	发病后超过参考上限时间(h)	达峰值时间(h)	恢复正常时间(h)	升高倍数	灵敏度(%)(0～6 h)	特异性(%)(0～6 h)
肌红蛋白	17 800	<95*	100*	0.5～2	5～12	18～30	5～20	50～59	77～95
CK	86 000	24～195△	200△	3～8	10～36	72～96	5～25	未报告	未报告
CK－MB	86 000	10～25△ MB_2<2.6△	>25△ MB>2.6△	3～8	9～30	48～72	5～20	17～62	92～100
MB 亚型	86 000	MB_2/MB_1<1.4 100～190△(L→P)[a]	MB_2/MB_1>1.5 >200△(L→P)[a]	1～4	4～8	12～24	3～5	92～96	94～100
LD	135 000	200～380△(P→L)[a] 0.14～0.36 总 LD	>400△(L→P)[a] >0.40 总 LD	8～18	24～72	6～10 d	5～10	未报告	未报告
LD_1	135 000	LD_1/LD_2<0.75	LD_1/LD_2>1	8～18	24～72	6～10 d	5～10	未报告	未报告
CTnT	39 700	<0.1*	0.1*	3～6	10～24		30～200	50～59	74～96
CTnI	22 500	0.5[b]*	1.5～3.1*	3～6	14～20	10～15 d 5～7 d	20～25	6～44	93～99

注：a. 测定反应方向，b. 不同方法值不同，* 计量单位 μg/L，△计量单位 U/L。

床实践证明，全反式维甲酸可使 85%～90%的急性早幼粒细胞白血病患者达到完全缓解，为什么对另外的 10%～15%的患者无效？为什么对其他类型的急性白血病无效？这就要通过分子生物学技术，深入到基因水平，对早幼粒白血病发病机制和维甲酸的药理机制进行研究。又如，检测乙型肝炎病毒（HBV）标志物，经分析其结果见表 6。HBV 标志物检测不仅有诊断的价值而且也是疗效观察和预后判断的依据。然而 HBV－DNA 阳性是诊断乙型肝炎的佐证，表明 HBV 复制并有传染性。

4. 为预防疾病提供资料　迄今，感染仍是发病率最高，引起人类死亡的主要原因之一。据 WHO 调查，1995 年全球至少有 1 700 万人死于传染病。目前全球乙型肝炎患者约 3.5 亿，艾滋病患者约2 800万，性病约 3.33 亿，结核病患者约有 19 亿。全球每年有 4 亿人患疟疾，1.5 亿人患血吸虫病，1.2 亿人患丝虫病，26 亿人患钩虫病和蛔虫病。因此，全世界仍面临感染病的严重威胁。感染病的防治是十分重要的，且防重于治！主要根据感染源的属性、生活史、感染方式、传播途径和流行特点，采取综合的措施加以预防。主要是：① 控制感染源：积极有效地治疗显症患者和疾病携带者；② 切断传播途径：尤其注意饮食卫生、个人卫生和环境卫生；③ 预防感染：改善生产条件和生活环境，摈弃不良陋习，注射预防疫苗，隔离传染源等。

预防为主是我国卫生工作的基本方针。例如，在人群中发现传染性非典型肺炎患者或疑似病例，必须对他们进行即时的隔离和治疗，对与其相关人员进行检查、随访，以杜绝传染源；尚需对患者或疑似者的生活用品、居住环境和行踪路线进行消毒，以防止 SARS 病毒的传播，此外，在患者和疑似者除临床诊治外，尚需进行实验室检查包括 SARS 病毒的抗体、抗原检测和分子生物学检测等。这些检测为预防、诊断和排除诊断、鉴别诊断都是极为重要的手段。

（二）实验诊断学的评价

1. 循证检验医学　循证检验医学（evidence based laboratory medicine，EBLM）是按照循证医学的原则，规范研究、设计和文献评价，目的是向临床

表 6　HBV 标志物检测与分析

HbsAg	HbeAg	抗 HBc	抗 HBc-IgM	抗 Hbe	抗 HBs	检测结果分析
＋	＋	－	－	－	－	急性 HBV 感染早期
HBV 复制活跃						
＋	＋	＋	＋	－	－	急性或慢性 HB，HBV
复制活跃						
＋	－	＋	＋	－	－	急性或慢性 HB，HBV
复制减弱						
＋	－	＋	＋	＋	－	急性或慢性 HB
HBV 复制减弱						
＋	－	＋	－	＋	－	HBV 复制停止
－	－	＋	＋	－	－	HbsAg/抗 HBs 空白期，可能 HBV 处于平静携带中
－	－	＋	－	－	－	既往 HBV 感染，未产生抗 HBs
－	－	＋	＋	＋	－	抗 HBs 出现前阶段，HBV 低度复制
－	－	＋	－	＋	＋	HBV 感染恢复阶段
－	－	＋	－	－	＋	HBV 感染恢复阶段
＋	＋	＋	＋	－	＋	不同亚型（变异型）HBV 再感染
＋	－	－	－	－	－	HBV－DNA 处于整合状态
－	－	－	－	－	＋	病后或接种 HB 疫苗后获得性免疫
－	＋	＋	－	－	－	HbsAg 变异性的结果
＋	－	－	－	＋	＋	表面抗原、e 抗原变异

提供有效检验证据，最有利于医患双方诊断试验的诊断效能和成本-效益分析等信息。检验医师不仅要向临床解释检验结果的意义，而且要帮助他们合理的选择检验项目。EBLM强调实验方法的溯源性及用正确的方法作实验的评价，并要求检验医学与临床医学密切结合。在认真评价实验性能的基础上，从全面、多项目的检测转向重点，必须项目的检测，临床专家和检验专家共同优选合理检验项目的流程，为患者提供最直接、最准确、最经济和最有意义的诊断指标。

实现循证医学需经以下5个相关步骤：① 明确提出需要解决的问题；② 查阅文献，了解相关问题的进展情况；③ 对已有的证据优势性进行评估，对临床结果的真实性、有用性和关键性进行分析，以导出最佳证据；④ 评估的结果用于临床实践；⑤ 对自己临床应用的结果作出评估。EBLM应包括：① 诊断实验技术质量评估，即方法的敏感性、特异性等；② 诊断试验临床诊断准确性评估，即方法的敏感性、特异性、似然比(LR)、机会比(QR)等。Jaeshke等认为，判断一项诊断试验是否有用的最终目标是：该试验是否对诊断、治疗和预后增加了有真正价值的信息。

2. 实验的影响因素　影响实验结果的因素是多方面的，必须要加以重视和注意。

(1) 受检者因素：某些实验结果受到受检者的状态影响，如年龄、性别、饮食、运动、药物等因素，见表7。因此，在解释实验诊断结果是，要考虑这些因素。

表7　影响生物化学检验结果的重要因素

因素	影响项目
年龄	胆固醇、尿酸、碱性磷酸酶
性别	性腺激素
体重	三酰甘油
时间	皮质醇(昼夜变化)
	促性腺激素(女性月经周期变化)
	2,5-羟维生素 D_3(季节变化)
紧张	皮质醇、催乳素、生长激素、儿茶酚胺、葡萄糖
体位	肾素、醛固酮、血浆蛋白
饮食	葡萄糖、三酰甘油、磷酸盐

(2) 标本因素：标本条件必须满足于分析要求。如实验要求用全血、血浆和血清必须明确；容器用空白管、分离胶管、氟化物管、枸橼酸盐管等也必须搞清；标本运送和保存条件必须有严格要求等。

(3) 试剂和仪器因素：按照实验目的、所用的分析仪器要求，选择适当的试剂。用于常规分析之前，还须评价运用该试剂检测结果的准确度、精密度、稳定性、抗干扰能力以及试剂价格等因素。除此之外，还应对所有试剂正确标记，正确储存、正确配置和正确丢弃。

(4) 实验标准化：对实验的全过程，包括项目选择、患者准备、仪器设置、试剂要求、质量控制、结果报告等进行标准化。

(5) 人员素质：高素质的检验人员应有强烈的责任心，经过专业培训，考核合格，不断进取，更新知识。

3. 实验的质量控制　影响检验结果的因素来自于标本分析前、分析中和分析后等三个环节，必须要采取措施对实验进行有效的质量控制。

(1) 分析前质量控制：实验结果的准确性可能受许多生理因素、生物学变异的影响；也受人为因素的影响，如，药物的干扰、样品处理不当和试剂仪器选用不当等。

(2) 分析中质量控制：很多因素可影响分析中的质量，如仪器的质量、性能，试剂的质量，检验人员的素质等。这些可以通过室内质控和室间质量评价，可有效地控制分析中的质量，要注意质控物的质量、质控方法、质控结果的分析、处理和影响每一项检验分析中质量的特殊因素。

(3) 分析后质量控制：通过严格的分析前和分析中质量控制得出的检验结果，仍然可能存在误差。实验室的信息网络系统可极大地减少结果传递的误差，但并不能完全消除误差。有检验医师对检验结果负责解释，这样有助于实验的质量的保证。

4. 实验诊断的局限性　实验检查与其他诊断性学科(影像学、病理学)有所不同，它所提供的信息不像各种影像、生理功能和病理检查那样能为临床提出较完整的或较明确的诊断性意见，其所提供的多为现象、数据和形态学变化。多数检查虽能反映许多疾病的变化，但各脏器、组织的功能与生理、生化变化重叠性很强，往往较难做出独立的或肯定性的诊断结论。在临床实践中常有不同疾病检查同一项目得出相同或类似的结果，而同一类疾病也可因病情、病期和个体的不同而使检验结果有很大差异。由于机体不断地进行变化和代谢，我们所得到的检查结果实际是反映全过程中某一瞬时的情况，用它诊断动态变化和复杂的机体状态有一定局限性。所以，在确定其临床意义时，临床医生必须结合临床情况进行具体分析，才能做出合理的结论，指导和帮助临床诊治和预防疾病。

（王鸿利）

参 考 文 献

1 王鸿利. 实验诊断学. 北京. 人民卫生出版社，2005. 1～5

2 孙荣武，王鸿利. 临床实验诊断学. 上海：上海科学技术出版社，2001. 1～4

3 陈仁彪，冯波. 医学遗传学. 上海：上海科学技术文献出版社，1994. 1～10

4 冯作化主编. 医学分子生物学. 北京：人民卫生出版社，2001. 1～8

5 Thomas L. Clinical Laboratory Diagnostics. TH-Books-Verl-Ges. 1998；13～14

6 Felder RA. Overview and challenge. In：Kost GJ，editor，Handbook of Clinical Automation，Robotics and Optimization. New York. Wiley，1996；3～39

第一篇

实验诊断基础

实验诊断是根据实验检测所得结果或数据，结合临床相关资料和其他器械检查(如影像学检查)，然后进行逻辑的分析和科学的思维，最后为诊断疾病、科学研究和人群保健提供客观依据。因此，实验诊断的基础是与实验室检测相关的仪器与设备、试剂及保证实验结果准确、可靠的质量管理体系。

第1章 实验仪器学

第一节 概 述

随着科学技术的发展，现代化仪器广泛应用于医学实验诊断领域，仪器的自动化，大大提高了检测的速度与精度，准确、快速的检验结果对疾病的诊断、治疗起重要作用。要获得准确的检测结果，就必须了解仪器的检测原理、性能，熟练掌握仪器的正确使用、维护和保养等，使之发挥最佳效能。

一、实验诊断检测仪器的主要特点

首先是灵敏度高，即一方面使用检测样品的量趋于微量，只需几十或几微升就可以检测出待测成分；另一方面样品里的微量或超微量成分，数量级在ppm（百万分之一）和ppb（十亿分之一）可被检测出来。同时，分析速度快，由于大多数检测仪器采用电子计算机控制，可自动进样、自动分析、自动记录等，试样经预处理后，只需数十秒至数分钟便可得出结果，如自动生化分析仪器，每小时可完成上千个测试；有些仪器可一次测定多种成分，如色谱仪、质谱仪等。

二、实验诊断检测仪器的主要分类

用于医学实验诊断的检测仪器十分庞杂，使得分类成为一个非常复杂的问题，分类不仅涉及到科学性，而且涉及到合理性。只要做到在科学概念上是正确的，并且有利于工作、管理及使用就行了。应该看到，任何一种分类方法都将随着科学技术的发展不断完善。国内有关行业曾多次讨论，以仪器的工作原理为主，结合检测仪器发展的现状、行业和使用的习惯暂分为九类。也有人将医学实验诊断的检测仪器分为以下几类：

1. 力学式仪器　有低速离心机，高速离心机，超速冷冻离心机。

2. 光学式检测仪

（1）光学显微镜：普通显微镜，暗场显微镜，相差显微镜，紫外线显微镜，荧光显微镜，激光显微镜，摄影显微镜等。

（2）电子显微镜：投射电子显微镜，扫射电子显微镜。

（3）发射光谱检测仪：火焰分光光度计，摄谱仪，激光显微发射光谱分析仪。

（4）吸收光谱检测仪：光电比色计，酶标光度计，血细胞分析仪，流式细胞仪，自动生化分析仪，紫外-可见分光光度计，原子吸收分光光度计，荧光分光光度计，红外吸收光谱仪，拉曼光谱仪等。

3. 电化学式检测仪　离子选择性电极，酸碱度计，离子计，血气酸碱分析仪等。

4. 色谱仪与电泳仪　气相色谱仪，高效液相色谱仪，等电聚焦电泳仪，高效电泳仪。

5. 射线式探测仪　气体探测仪，闪烁探测仪，液体闪烁计数器。

6. 质谱仪　气相色谱-质谱联用仪。

7. 射频波谱仪　电子顺磁共振仪，核磁共振仪。

8. 其他　值得一提的是，不同类别仪器在检测分析中常常联合应用，可以扬长避短，充分发挥各种仪器的优点。如气相色谱法的分离效率很高，质谱分析法的鉴定能力很强，二者联用可大大提高分析效能，用于分析复杂成分。

三、实验诊断检测仪器的主要性能

实验诊断检测仪器的性能指标很多，不同的仪器有不同的性能指标，概括起来主要有分辨率、准确度、灵敏度、重复性、线性范围、最小检测量、响应时间、噪音等。

1. 分辨率(resolution ratio) 即仪器区分特性相近成分的能力。不同的仪器其分辨率的含义不同，如显微镜的分辨率，就是分辨物体细微结构的能力；而在色谱仪中，分辨率主要取决于固定相和仪器的结构，及操作条件的选定，表示它区分各组分能力的大小。

2. 准确度(accuracy) 即仪器误差的大小。误差有两种，一是绝对误差，指仪表的测量值与真值之差；二是相对误差(*Q*)，指仪表各点误差的平均值或平方根误差与量程范围之比。常常使用“精度等级”来表示一台仪器的相对误差，如某仪表的相对误差 $Q=\pm3.6\%$，其精度则为3.6级。

3. 灵敏度(sensitivity) 是指输出量与输入量之比。若用含量表示，则指含量的变化所引起输出量变化之比。对一台仪器，其灵敏度在不同含量时是不同的，因此，要比较灵敏度必须给定一定的条件(如某一具体浓度或含量时的值等)。

4. 重复性(repeatability) 即在同一条件下，进行多次分析检测，其检测结果之间的差异。通常用误差的形式来表示重复性，用来确定精度的误差包括了重复性的误差，即重复性应该在精度范围之内。

5. 线性范围(linear range) 仪器的检测线性范围是指输入与输出成比例的输入含量范围，即指反应曲线呈直线的那段所对应的物质含量范围。对一台仪器，其非线性往往是在大输入量时出现，在小输入量或输入量在小范围内变化时，一般都呈线性或可近似地视为线性。

6. 最小检测量(minimum detectable quantity) 即仪器能确切反映的最小物质含量。同一台仪器对不同物质的灵敏度不同，对不同物质的最小检测量也不一样，在比较仪器的性能时，必须取同样的样品。

7. 响应时间(response time) 是指在样品含量发生变化后输出信号跟着发生变化的快慢。有两种表示方法：仪表反应到达变动量的63%时所需的时间(又称为时间常数)，和仪表到达指示值90%时所经历的时间，更多的采用后者。一般希望响应时间越短越好。

8. 噪音 指仪器在没有加入被测物质时，仪表输出信号的波动或变化。引起噪音的因素很多，如仪器周围的电磁场，环境温度、湿度、气压的变化等，除此之外，还与仪器本身的元件材料和仪器的灵敏度有关。

第二节 显 微 镜

显微镜(microscope)的诞生对医学、细胞学、病理学、微生物学、生物学、遗传学等的发展，起到了极大的促进作用。是实验诊断中不可缺少的仪器，本章简单介绍光学显微镜(light microscope，LM)和电子显微镜(electron microscope，EM)的成像原理、光学参数、种类及使用。

一、光学显微镜的成像原理

普通的光学显微镜由两组会聚透镜所组成，焦距很短的透镜组称为物镜，焦距较长的透镜组称为目镜，被观察的物体置于物镜前的物方焦点稍外的地方，物体发出的光线经物镜放大后成一倒立实像于目镜前焦点附近，再经目镜放大后，我们就可获得一个经2次放大的倒立虚像。

二、显微镜的种类

随着科学技术的进步，显微技术发展很快，从一般的光学显微镜，发展到有特殊用途的显微镜和电子显微镜。尤其是近年来，电子显微技术的不断发展，使我们能看到许多物质的超微结构。

1. 普通显微镜 根据目镜的数量分为单目和双目显微镜。一般配备有4×、10×、40×、100×(油镜)消色差或平场消色差物镜和5×、10×、16×三个惠更斯目镜或10×、16×两个广角目镜。多数采用电源照明光源，少数使用反光镜采自然光(已很少见到)。它广泛应用于医疗、科研、卫生等部门。

2. 特种型显微镜 有特殊用途的一类显微镜，如摄影显微镜、暗视场显微镜、荧光显微镜、紫外线显微镜、偏振光显微镜、相差显微镜等。

(1) 摄影显微镜(microscopic photography)：带有摄影装置的显微镜被称为摄影显微镜。一般应为平场消色差物镜，最好使用平场复消色差物镜，同时一定要匹配适合摄影的补偿目镜，如K、FK、

NFK型目镜。要获得正确的摄影放大率,必须借助物镜测微尺进行校测,对物镜测微尺摄影,冲洗后对照片上的测微尺格值进行精确测量,再将照片上的测微尺格值除以测微尺本身的格值即为实际的摄影倍数。要获得好的照片,除采用像质好有利于摄影的物镜外,正确使用也很重要。应将摄影的目标物移到视场中心,调节好亮度,曝光量准确,保证冲洗质量等。

(2) 暗视场显微镜(dark field microscope):又称暗视野显微镜,使用暗场聚光器代替一般的聚光器。在白光照射下,物镜最多能分辨0.2 μm,小于这个值的物体,普通显微镜不能分辨。通常把小于0.1 μm的微粒称为超显微粒子。利用暗视场显微技术能观察到这些粒子。其基本原理是当强光投射到微粒上时,将产生散射,同时由于光的衍射,每个粒子形成一个衍射斑,若照明光束不直接射入物镜,则视场呈黑暗。通过显微镜目镜观察时,在暗背景下将看到微粒的发光衍射斑,即被检测物体的衍射图像,并非物体本身;对于直径大于0.3 μm的微粒,还可看到粒子的形状和大小;对于超显微粒子,可根据衍射斑点来判断其存在和位置。

(3) 荧光显微镜(fluorescence microscope):是利用一定波长的紫外光照射标本或标本经荧光处理受激发而产生荧光,再通过物镜与目镜观察标本荧光图像的显微镜。由于在紫外线的照射下,标本的荧光物质能得到激发,所用光源是特定波长的紫外线,通常采用高压水银灯作光源,波长在365～435 nm之间,并配有相应的激发滤色片,以保证提供不同特定波长范围的激发光。为了避免激发光对标本的图像的干扰,以保护眼睛免受紫外光的损害,必须在标本之后的光路中设置一组抑制滤色片,把激发光中的紫外线滤掉而仅使荧光通过。荧光显微镜的照明方式有透射照明和落射照明两大类,或二者兼有的混合照明,从聚光器的照明形式来分,有明场、暗场、相衬、偏光照明等,应根据研究对象而选择不同的照明形式。几乎所有的有机分子都能够直接或经适当的化学处理后发出荧光而被观察分析,荧光抗体已广泛应用于医学领域,利用荧光抗体检测相应的特异性抗原作为临床诊断的重要手段。

(4) 紫外线显微镜(ultraviolet microscope):由于紫外线的波长很短,最常用的波长是257 nm或275 nm,由分辨率公式可知,能大大提高显微镜的分辨率。因为玻璃对紫外线有强吸收作用,故紫外线显微镜的所有光学组件都必须用石英材料。其石英做的物镜只能消球差而不能消色差。紫外显微镜调焦方式有2种:一种是用强紫外线光源,先用荧光屏调好焦,再照相;另一种是先用可见光调焦,再将物镜移动一预定距离,达到紫外线调焦的位置。紫外线不能引起人的视觉,并对眼睛有伤害,使用时必须用滤光片滤掉可能到达眼睛的紫外线。

(5) 偏振光显微镜(polarizing microscope):是利用光的偏振特性,在显微镜的光路中有两块偏振器(镜),由平面反光镜反射的光线,经装在载物台下面固定不动的起偏器(镜),后变成偏振光。因活体和非活体有机物含有光学各向异性的成分,利用偏振光显微镜可以清楚地观察到指甲、头发、骨、齿、活细胞、卵巢等的内含物,神经纤维、动物肌肉和植物纤维等的结构细节,并可分析变性过程;因为正常细胞对偏振光是左旋的,而肿瘤细胞多呈右旋,故可区别正常细胞和肿瘤细胞。偏振光显微镜是研究具有双折射性物质的必备仪器。

(6) 相差显微镜(phase contrast microscope):又称为相衬显微镜,与普通显微镜相比,其差别在于用环状光阑代替可变光阑,用带有相板的物镜取代普通物镜,还带有合轴调节的中心望远镜,对光源的要求较高等。光线通过聚光镜下的环状光阑在物镜的焦点平面聚光,物镜中安装有相板(称为相衬物镜),相板有推迟直射光或衍射光的相位和吸收光量的作用,从而可以调节直射光和衍射光的亮度。利用相衬物镜的相板,把直射光推迟$\lambda/4$,使直射光和衍射光保持同相位,两光波干涉的结果,合振幅为二者之和。如用另一种相衬物镜的相板,把衍射光推迟$\lambda/4$,这时直射光和衍射光的光程差为$\lambda/2$,即直射光和衍射光的相位相反,两光波干涉的结果,合振幅为二者振幅之差,使被照射物体比背景暗,形成正相衬;由于背景只有直射光,因而被照射的物体比背景亮,形成负相衬。利用相衬显微镜观察活体标本,可用来观察活细胞的运动及内部结构的变化、细胞分裂、血液、浓汁、分泌物等。广泛应用于细胞学、微生物学、寄生虫学等。

3. 电子显微镜　20世纪30年代,由德国的Knoll和Ruska研制出第一台电子显微镜,直至50年代才开始应用于生物医学。由于电子显微镜具有很高的分辨率,不仅使我们看到生物样品内部的超微结构，还能进一步了解生物样品的化学组成、形态结构和生理功能之间的关系，它已成为研究生命现象和人类疾病的重要手段之一。常用的电子显微镜(简称电镜)有透射电子显微镜、扫描电子显微镜、超高压电子显微镜和扫描透射电子显微镜。

(1) 透射电子显微镜(transmission electron microscope，TEM)：透射电子束的成像原理是以电子光束为光源，由热阴极发射的电子，在几十至几百千伏加速电压作用下，经聚光器聚焦成束，以较高速度投射到很薄的样品上，并在与样品中的原子发生碰撞时，改变方向，产生立体角发散。散射角的大小与样品的密度和厚度有关：质量、厚度越大，电子散射角也越大，通过的电子被样品后面小孔径光栏挡住的就越多，像的亮度就较暗；反之则反。因此对于不同质量、厚度的物质，在荧光屏上形成明暗不同的黑白影像。

透射电镜主要由电子光学系统、真空系统和电源系统等三大部分组成。电子光学系统是电镜的主体，由电子枪(电子发射器)、聚光镜、样品室、物镜、中间镜、投影镜、荧光屏及屏下照相记录装置组成。电镜总放大率主要取决于中间镜放大率的变化。中间镜在低倍放大情况下，物镜电流减小，焦距变长，形成一个虚像，这个虚像被中间镜缩小成一个实像(起缩小镜作用)，在由投影镜放大，电镜是一个二级放大。在高倍放大情况下，物镜形成的实像由中间镜放大后，再由投影镜进一步放大投影于荧光屏上，为三级放大像。

(2) 扫描电子显微镜(scanning electron microscope，SEM)：扫描电镜的成像原理：由电子枪发射出来的电子受到5～30千伏的电压加速，经聚光器形成极细的电子束并聚焦于样品表面。入射电子束与样品中原子相互作用产生2次电子信号，其信号大小依样品表面的形状而异。2次电子的产生数随入射角θ的变化而变化，当电子束垂直入射在样品表面时，$\theta=0$，电子散射区与样品表面非常接近的区域面积很小，2次电子发射就很少；若θ逐渐增大趋于90°，则区域面积增大，2次电子发射就多；当样品表面凹凸不平时，使电子探针的入射角θ不断改变，2次电子的产生数量也随之而变化，2次电子像的亮度也随表面形貌而发生变化，故2次电子所形成的像能反映样品表面的形貌。扫描电镜的分辨率主要取决于电子探针的直径，但也与电子枪亮度、样品的性质、相互作用的方式、扫描速度和像的线数有关。扫描电镜的探测系统能把电子束照射到样品上产生的2次电子数收集起来，通过换能器进行能量转换，用亮暗程度不同的光点显示出来，这样由逐行逐点的像素形成二维的样品扫描图像。

扫描电镜主要由电子光学和真空系统、信号检测系统、图像显示系统、数据处理系统等组成。① 电子光学系统和真空系统：包括电子枪、磁透镜、扫描线圈、样品室、两次电子探测器等，电子从电子枪中的阴极发射出来，其产生的电子束约30 μm，经阳极高压加速，通过3个磁透镜(逐级聚焦)，会聚成几十埃大小的电子束斑点，最后1个磁透镜聚焦在样品上，形成电子探针。扫描电镜的分辨率主要由电子束的直径决定，其发射的电子束的直径越小分辨率越高。出于与透射电镜同样的理由，光学系统也必须是高真空状态。② 信号检测系统：当电子束在样品表面逐点逐行进行扫描时，每点发出不同强弱的2次电子信号，电子信号转变为→光信号→电流信号，将倍增管的输出电流送入放大器，得到几十伏的电压信号后送到显示系统。③ 图像显示系统：是按时间顺序显示图像上一定位置，通常长余辉显像管用来观察，短余辉显像管由于分辨率较高用于照相。④ 数据处理系统：把得到的信息进行进一步的加工处理，一般由计算机系统来完成。

(3) 超高压电子显微镜(ultra-high-voltage electron microscope)：超高压电镜是利用电子射线轰击样品所产生的X射线或俄歇电子等信息对样品元素进行分析，其原理是当高速电子流被电子透镜聚焦成直径不到1 μm的极细电子探针，照射在样品上，样品中原子吸收了电子能量而处在高能激发状态，当电子跃迁到基态时，把其释放出的能量以X射线的形式辐射出来，激发出的X射线的波长或能量与样品内所含元素的原子序数密切相关(称特征X射线)，对其波长或能量进行分析，可测定样品的元素成分及元素的含量。其特点是在观察超微结构的同时，能对样品中一个极微小的区域进行化学分析；波长只与原子序数有关，与其他情况无关，而且光谱谱线清晰，易于识别。通常加速电压为50～120千伏，目前有3 000千伏的超高压电镜，其分辨率极高，因此，被广泛用于不同组织细胞中存在的元素分析，作病理或致癌因子的研究。

(4) 扫描透射电子显微镜：有投射电镜、扫射电镜和分析电镜的优点，同时还消除了它们各自的局限性，是现代电镜发展的代表。具有能观察较厚样品，高真空（大大减少污染），高亮度，照射面积极小，分辨率极高，可判断出元素之间原子序数的差别。

三、显微镜的使用

由于显微镜的种类繁多，细阅读有关的说明书，才能正确使用，延长显微镜的寿命。普通显微镜的使用主要应注意以下几点：

1. 在使用显微镜之前，学习相关知识是正确使用显微镜的基础。

2. 认真阅读仪器使用说明书，熟悉显微镜的结构及各部件的名称和作用；了解显微镜的各种参数，如物镜、聚光器的数值孔径，目镜的放大率与视野数，机械筒长与盖玻片的厚度等。

3. 观察时，先从低倍镜开始，用粗调将镜筒升一定高度，把被检标本放在载物台上，将低倍镜头下端降至快接触到标本为止，眼睛放在目镜上方的眼点处，再用粗调慢慢升起镜筒，直至见到物像为止，然后用微调旋扭调节焦点，使物像清晰。

四、电镜技术在医学中的应用

电镜可对光学显微镜下看见的组织、细胞、细菌、病毒、寄生虫等作进一步超微结构进行研究，为临床疾病的诊断和病理研究起重要作用，促进了生物医学的发展。

1. 在组织学和超微病理学中的应用　电镜的出现使解剖学从显微解剖学发展到超微解剖学，对人体的认识达到了超微结构水平。如对血管系统，使用电镜不仅能观察各种血管的微细构造，还能研究微血管在各种组织和器官中的空间分布；可观察气管、支气管表面的纤毛及纤毛丛中的杯状细胞、刷状细胞；对骨骼系统，电镜下不仅能看到骨头表面的细微结构，而且还能看到骨细胞的超微结构和骨基质中钙盐在胶原纤维间的沉积过程等，用电镜几乎能对人体所有的组织和器官进行观察。

2. 在细胞学方面　由于电镜的分辨率高，对细胞结构的认识不断深入。在电镜下发现了很多新的细胞器和超微结构，如内质网、微体、微管、微丝、溶酶体等。并对细胞的结构、代谢和功能一起进行动体研究；对正常或病理状态下组织、细胞的超微结构变化。尤其是近几年在细胞凋亡方面的研究取得了很大进步。Kerr、Wyllie、Currie等应用光镜和电镜对在各种情况下引起细胞凋亡的形态学特征和吞噬细胞识别凋亡细胞的机制进行研究，发现细胞的凋亡，首先是细胞表面的微绒毛和细胞连接消失，同时细胞质密度增加，核染色质浓缩成一个或几个大的团块，进而裂解为碎块。之后，细胞被分割成数个有完整胞膜结构表面光滑的凋亡小体，其中可含有各种不同的、结构尚保持完整的细胞器、染色质片段等。凋亡小体很快被邻近的细胞，包括单核-巨噬细胞、上皮细胞、内皮细胞、肿瘤细胞等，所吞噬。

3. 在分子生物学方面　电镜技术对分子生物学的研究作出了很大的贡献，在电镜下可看到分子结构甚至原子结构。对染色质和染色体的研究，为分子遗传学提供了大量形态学研究；对生物大分子的研究，促进了遗传工程的发展。

4. 在微生物和寄生虫方面的研究　可在电镜下观察到细菌、原虫、真菌、支原体、衣原体等的超微结构；细菌被细胞吞噬、被溶菌酶溶解、抗菌药物对细菌的影响和杀灭（加入抗菌素后，可见球菌变长，杆菌变圆）、噬菌体与细菌的作用过程等情况。电镜是直接观察病毒的惟一工具，对病毒的研究起着极其重要的作用。许多病毒是在电镜下发现的，如肝炎病毒（甲、乙、丙、丁、戊型等）、轮状病毒及引起动物白血病的C病毒等，对病毒性疾病的诊断是一种可靠手段。对天花、水痘、单纯疱疹、风疹、鼻病毒、轮状病毒等，只有通过电镜技术来进行鉴定。病毒在细胞内的繁殖过程等。

5. 在临床诊断方面的应用　随着电镜技术的发展，电镜技术除直接应用在病毒性疾病的诊断外，超微结构诊断学已取得了很大发展。对肾病的研究，由于各种肾病的超微结构病变各具特点，肾活检标本经电镜观察可发现肾组织的超微结构变化，如根据肾小球基底膜的改变，结合其他超微结构病变将肾小球疾病进行新的分类；并可对硬化性肾炎、先天性肾炎和抗原抗体复合物造成的免疫性肾病进行鉴定。在血液病方面，血细胞的超微结构研究已成为贫血性疾病、血小板疾病、各种白血病的诊断和鉴别诊断重要依据。对肿瘤的研究，对一些在光学显微镜下不易确定的肿瘤，可通过电镜进行超微结构观察来明确诊断，如鳞状细胞癌的诊断；还可以用来研究肿瘤细胞病变的形态学和病变机制等。应用电镜对肝脏、胃肠、气管、肌肉、皮肤等疾病超微结构病理活检，为肿瘤的诊断提供有力证据。

第三节　血细胞分析仪及凝血仪

血细胞分析仪（hemetology analyzer）是使用最为普遍的仪器之一。随着科学技术的进步，使血细胞分析仪的测量水平不断提高，测量参数不断增加，为临床提供了更多有用的数据，为某些疾病的诊断与治疗具有重要的临床价值。

一、血细胞分析仪的原理

1. 细胞计数原理　电阻抗法分析原理是根据血细胞非传导的性质，以电解质溶液中悬浮颗粒在通过计数小孔时引起的电阻变化进行检测为基础，对血细胞计数和体积测定。因该原理由库尔特（W. H. Coulter）发明，也称为库尔特原理（Coulter原理）。把等渗电解质溶液稀释的细胞悬液倒入一个不导电的容器中，将小孔管（板）插入细胞悬液中，其小孔的内侧充满了稀释液，并有1个内电极，外侧细胞悬液中有1个外电极，当电流接通时，位于小孔两侧的电极产生稳定的电流；当一个颗粒通过小孔时，由于颗粒的导电性质比稀释液要低，在电路中小孔感应区内电阻增加，于瞬间引起的电压变化而出现一个脉冲信号，次脉冲信号经过电子放大器放大。利用甄别器根据阈值调节器提供的参考电平，将低于参考电平的假信号去掉（提高细胞计数的准确性），再经过整形器调整为形状一致标准的平顶波后，计数器进行数据处理，得到血细胞计数结果。如使用电阻型血细胞分析仪，白细胞、红细胞、血小板均是通过这种方法进行计数的。为了使血小板计数更准确，有些仪器专门设置了鞘流技术、浮动界标、拟合曲线等技术。

2. 白细胞分类计数原理　电阻抗法是根据经过溶血剂处理后的白细胞体积大小将白细胞分为两群（大细胞群和小细胞群）或三群（小细胞群、中间细胞群、大细胞群）。由于这种分类仅仅是按细胞失去胞浆后有形成分大小（多少）而进行分类，细胞体积交叉，故极不确切。由电阻抗法的三分类发展为多项技术联合使用，如电导与光散射联合、电阻抗与射频技术联合、光散射与细胞化学技术联合、多角度偏振光散射技术等，使白细胞分类的结果较为准确。

3. 血红蛋白测定原理　任何类型、档次的血细胞分析仪，血红蛋白测定的原理都是相同的。被稀释的血液加入溶血剂使红细胞溶解，释放的血红蛋白与溶血剂中有关成分结合形成血红蛋白衍生物。根据在特定波长（一般在530～550 nm）下比色，吸光度的变化与液体中血红蛋白含量成正比，仪器进行比色后，换算成血红蛋白浓度显示出来。

4. 网织红细胞检测原理　经特殊处理后的血液应用VCS（电导、射频、激光）的原理进行检测，可得到网织红细胞绝对值、相对值、网织红细胞平均体积（MCVr）、网织红细胞分类（根据网织红细胞的成熟程度不同）等多种参数。

二、血细胞分析仪的分类

血细胞分析仪的种类较多，有多种分类方法：

（1）根据自动化程度不同：分为全自动和半自动两种。

（2）根据换能器的不同：分为光电型、电容型、电阻型及激光型等四型。

（3）根据对白细胞分类不同：分为两分类血细胞分析仪、三分类血细胞分析仪、五分类血细胞分析仪。两分类和三分类血细胞分析仪基本上是属于电阻抗型的半自动血细胞分析仪，后者也有全自动型；而五分类血细胞分析仪是近年发展起来的，均为全自动型，并采用多种技术对白细胞进行分析，对正常的白细胞（嗜酸性粒细胞、嗜碱性粒细胞、中性粒细胞、单核细胞、淋巴细胞）分类较为准确，并能提示样品中的异常细胞存在与否。目前有五分类血细胞分析仪应用流式细胞的分析原理，在原有功能的基础上增加了有核红细胞和网织红细胞计数，对白细胞进行免疫分型（CD3、CD4、CD8、CD 61）等，而仪器的价格比流式细胞仪便宜。

三、流式细胞分析仪的原理

流式细胞仪（flow cytometer，FCM）与一般的血细胞分析仪不同，FCM的分析原理是被荧光标记的抗体或DNA（RNA）染料染色的细胞悬液中的单个细胞在一个不断流动的系统中，被激光或紫外光照射，由于细胞的大小、颗粒、结构，细胞表面的抗原和受体，细胞内的DNA和RNA等不同，所产生的散射光不同，在不同角度测定散射光强度，得到每一个细胞的一组数据，经电脑进行数据处理对细胞进行分析。FCM包括以下几个主要组成部分：

1. 液体流动系统　细胞悬液在狭窄的管道中流动，从流体力学可知，细胞极易贴边和堆积，造成阻塞，为避免此现象，根据流体聚焦的原理，把鞘流液和单个细胞悬液在不同的压力作用下，使其在喷嘴内形成连续的单个细胞液流，流动的液体束通过细胞检测区。

2. 检测系统　包括光学系统和电子系统，前者由激光光源、各种光学滤片和各种光信号的探测器组成。后者由各种放大器、模拟转换电路、高压电源等组成。当单个细胞流经检测区时，在激光束的照射下，被标记的荧光物质产生的荧光及细胞产生的光散射，通过光电的转换器件光电倍增管把微弱的光信号转换成电信号而被检测。

3. 数据处理系统　不同型号的流式细胞仪，其数据处理软件也不同，但实质内容大同小异。计算机对获得的数据进行记录、储存和处理，结果以图、表的形式显示出来。

四、血细胞分析仪及流式细胞仪在实验诊断中的应用

各式各样的自动化血细胞分析仪已在检验室广泛使用，能为临床提供更多有用的参数，如细胞直方图，尤其是红细胞直方图、红细胞的几个平均值、红细胞体积分布宽度等对贫血性疾病的诊断很有价值，在许多书上有较全面的介绍。FCM的不断改进和普及，从科研型仪器成为临床实验室的常用仪器已成为现实。在网织红细胞计数时，网织红细胞中的RNA经荧光染料染色后，FCM测定其荧光，进行RNA定量测定，精确度明显高于显微镜目测和其他方法，对贫血的诊断和疗效评估很有帮助；在白细胞的分类方面，样品经粒细胞、淋巴细胞及单核细胞标志物CD的单克隆抗体，如CD 45/CD 14，CD 13等，处理后，通过FCM测定对白细胞进行分类，其结果更为准确；在血小板的活化和血栓形成的监测；在白血病的诊断及免疫分型；对免疫细胞表型的研究，特别在艾滋病的诊断及病程观察提供很多有价值的信息；在器官和组织移植后排斥反应的监控；在肿瘤细胞染色体倍体性及细胞周期分析等方面起重要作用。

五、凝血仪的原理及方法

随着人们对止血与血栓的深入认识，它涉及临床多种疾病的发生、发展，并与其临床治疗和预后有密切关系，使得止血与血栓的实验室检测从传统的手工方法发展到自动凝血仪，从单一的凝固法发展到生物化学法、免疫学方法，使检测结果更准确、简便。本节将介绍凝血仪在目前最常用的检测方法及原理。

1. 凝固法　血浆与凝血试剂发生体外凝固，凝血仪记录血浆凝固过程中的一系列变化，收集到的数据经处理得出检测结果。这类方法是从传统的手工方法发展而来，在凝血仪中发展最早，使用最多的方法，大致可分为：黏度法（磁珠法）、光学法和电流法（钩方法）等三类。

（1）磁珠法：在特制的检测杯中加入小铁珠，利用变化的磁场使下铁珠产生运动，随着血浆的凝固，血浆黏稠度增加，小铁珠的运动强度逐渐减弱，仪器根据小铁珠运动强度的变化来确定凝固终点。

（2）光学法：根据血浆凝固而导致光强度的变化来判断凝固终点的方法，即当一束光通过样品杯时，样品杯里的血浆在由纤维蛋白原逐渐转变成纤维蛋白的凝固过程中，其理学性状也发生改变，而使透射光和散射光的强度也随之发生变化。血浆在凝固过程中，使用散射光的变化来确定凝固终点的检测方法称为散射比浊法；用吸光度的变化来确定凝固终点的检测方法称为透射比浊法。当血浆与试剂混合的瞬间，散射光（或吸光度）非常弱，随着标本中纤维蛋白凝块的形成，标本的散射光（或吸光度）逐渐增加，当标本凝固完全后，散射光（或吸光度）的强度稳定下来，光电二极管接收这一光的变化，并把它转变成电信号，经放大和处理，将检测结果显示出来。仪器在血浆与试剂混合的瞬间，光散射（或吸光度）最弱，将散射光（或吸光度）强度置为0%，在血浆凝固完全以后，光散射（或吸光度）最弱，将散射光（或吸光度）强度置为100%。0%～100%之间的光强度变化被描成一条曲线，仪器可设定一个点（比如50%）所对应的时间为凝血时间。因为凝血是一个酶促的加速过程，到凝固终点时，反应速度和加速度都达到最大，此时凝固曲线的2次微分应为零。故凝固终点一般是对上述曲线的2次微分求出，2次微分为零的点为凝固终点。

(3) 电流法：由于纤维蛋白具有导电性，可利用电流的断与否来判断纤维蛋白是否形成（凝固终点）。当两个电极插入血浆中时，电路接通；当其中一个电极向上运动离开血浆时，电路断开。往血浆中加入试剂，当血浆中有纤维蛋白形成，此时可运动的电极向上运动时，能钩起纤维蛋白丝，由于纤维蛋白能导电，使电路仍形成通路，判断为凝固终点。

2. 生物化学法　是以酶学方法为基础，经过一系列的酶促反应，使样品出现颜色变化，测定其吸光度换算成待测物的含量。一般采用单位时间吸光度的变化量，以每分钟吸光度的变化来报告结果。该方法测定结果准确、重复性好、便于自动化和标准化、所需样品量小等优点。

目前人工合成的产色物质（一般选用连接对硝基苯胺，游离的对硝基苯胺呈黄色），可对凝血酶、活化的X因子、激肽释放酶、纤溶酶、尿激酶等进行测定。

如用产色底物法对凝血酶或纤溶酶进行检测，反应如下：

凝血酶
产色物质 ——→ 多肽 + PNA（对硝基苯胺）

用产色底物法对蛋白C进行检测，反应如下：

蛋白C —过量激活剂→ 活化蛋白C
产色物质 ——→ 多肽 + PNA

3. 免疫学法　是利用抗原抗体特异性结合反应来进行检测的方法。包括免疫扩散法、免疫电泳、酶联免疫吸附实验和免疫比浊等，自动凝血仪多采用免疫比浊法。免疫比浊法可分为直接浊度分析和胶乳比浊分析，均可用透射比浊或散射比浊。透射比浊是凝血仪光源的光通过待测样品时，由于样品中的抗原（如D二聚体）与其相应的抗体反应形成复合物使浊度增加，透过的光强度减弱，其减弱的程度与抗原的量成一定的数量关系，可通过这一关系换算出样品中的抗原量。散射比浊是凝血仪光源的光通过待测样品时，由于样品中的抗原与其相应的抗体反应形成复合物，使溶质颗粒增大，光散射增强，其强度的变化与抗原的量成一定的数量关系，通过这一数量关系换算出样品中的抗原量。

六、凝血仪在实验诊断中的应用

凝血仪从自动化程度上可分为半自动和全自动两类。仪器检测与手工方法相比较，检测速度和项目、结果的精确性均有较大提高。凝血仪的迅速发展，使止血与血栓方面的检测广泛应用于出血、血栓性疾病及血栓前状态的诊断、疗效观察、抗凝药剂量监测及预后分析。如在手术前，通过凝血仪检测凝血酶原时间（prothrombin time，PT）和活化部分凝血活酶时间（activated partial thromboplastin time，APTT）作为筛选指标，检测PT、APTT、凝血酶凝固时间（thrombin clotting time，TCT，TT）、纤维蛋白原（fibrinogen，Fg）、D二聚体（D-dimer）对DIC的诊断很有帮助。测定D二聚体是临床溶栓治疗后，血栓被溶解的直接证据。

第四节　血沉分析仪和血液黏度测量仪

一、血沉分析仪的原理及方法

红细胞沉降率（erythrocyte sedimentation rate，ESR）是指红细胞在一定条件下沉降的速度，简称血沉。血沉早在1921年即由Fahraeus和Westergren等创立。其传统的手工测试方法为血液中加入一定的抗凝剂，置于特定的血沉管中，将管垂直固定于血沉架上，经1 h观察红细胞下降的毫米数，这也称为标准的魏氏（Westergren）法，该方法是国际血液学标准化委员会（International Council for Standardization in Haematology，ICSH）推荐的标准方法。1972年Bull发明了Zetafuge离心机来测定红细胞膜表面的唾液酸带有负电荷形成的zeta电位，即zeta红细胞沉降率（ZSR），但该法尚未得到公认。20世纪80年代诞生了血沉自动测定仪，把光电技术与计算机技术运用在传统测试上，实现血沉的动态结果自动分析。为了提高ESR的检测速度，根据倾斜可以加速红细胞沉降率，90年代初出现了18°倾斜置管方式的快速自动血沉仪。

红细胞沉降过程是一个包含力学、流变学及细胞间相互作用等复杂的过程。影响红细胞沉降的因素很多,主要包括红细胞的形态和大小、红细胞的变形性、红细胞的聚集性、红细胞间的相互作用,红细胞压积,血浆介质的上升流动,沉降管的倾斜度等。所有自动血沉测定仪的原理和方法都是建立在 Westergren 法的基础上,光学阻挡原理进行测量。对于红细胞沉降这一非线性过程而言,定义在1 h或任意给定时间内的平均速度,不能完整反映整个沉降过程,自动血沉分析仪可完整记录红细胞沉降的全过程。

1. 测量原理　自动血沉分析仪测试系统由界面跟踪部分、数据采集部分和数据处理部分组成。界面跟踪部分包括光源、聚焦镜、CL 器件(光电二极管列阵)等,数据采集部分包括光电转换电路数据采集及控制电路、数据采样软件等,数据处理部分由沉降曲线主程序和控制电路等组成(图 1-1)。红细胞在自身血浆中的沉降曲线呈 S 形,红细胞沉降曲线可由方程表示:

$$H=\frac{H_{\infty}}{1+(t_{50}/t)^{\beta}}$$

H_{∞}是血浆层的极限高度($t\to\infty$),t_{50}是血浆层高度为 $H_{\infty}/2$ 的时刻,β为常数($\beta>1$)。沉降速度则表示为:$V=\mathrm{d}H/\mathrm{d}t$ 求此方程极限,得到红细胞沉降的最大速度。令$\frac{\mathrm{d}^2Y}{\mathrm{d}t^2}=0$　则 $t_{\max}=t_{50}\left[\frac{\beta-1}{\beta+1}\right]^{1/\beta}$

$$V_{\max}=\frac{\mathrm{d}Y}{\mathrm{d}t}\Big|_{t=t_{\max}}=Y_{\infty}\frac{\beta^2-1}{4\beta t_{\max}}$$

通过对红细胞沉降时间过程的记录,以及采用非线性最小二乘拟合方法,得到红细胞沉降曲线($H-T$曲线)和五个参数。$V_{\max}$表示在整个红细胞沉降过程中所能达到的最大沉降速度,它与红细胞在聚集期形成的聚集体的大小、血浆蛋白含量、血浆黏度及红细胞的形态和变形性等因素有关。$t_{\max}$表示红细胞沉降从聚集期过渡到恒定沉降期的时间,此与红细胞聚集达到动态平衡,此后聚集体将不再继续生长。t_{50}反映了红细胞沉降从恒定沉降期向充塞期过渡的特征,它与红细胞在这两个时期中的动力学变化有关。$H\infty$表示在充塞期($t\to\infty$)红细胞所能达到的最大沉降距离,它与充塞期红细胞间相互作用有关。β是与红细胞沉降曲线有关的常数,其物理意义有待进一步阐明。

2. 读数原理　一类是血沉管垂直固定在自动血沉仪的孔板上,光电二极管沿机械导轨滑动,对血沉管进行扫描。如果红外光线不能到达接收器,说明红外光线被高密度的红细胞阻挡,一旦红外光线能穿过血沉管到达接收器,接收器的信号就告诉计算机开始计算到达移动终端时所需的距离。首先记录血沉管中的血液在时间零计时的高度,此后每隔一定时间扫描1次,记录每次扫描时红细胞和血浆接触面的位置,血沉仪计算机自动计算转换成魏氏法测定值报告结果。另一类是固定光电二极管,血沉管随转盘转动。垂直置管式与魏氏法相同。18°倾斜置管方式是将放入血沉管中的血样被仪器充分混匀后,试管相对于 Y 轴倾斜 18°角,促使红细胞沉降加速,静置一段时间,光电传感器自动读出红细胞沉降值,先记录结果后转换成魏氏法测定值。如国外的 VES-MATIC20 自动血沉仪,沉降 25 min 所得结果于用 Westergren 法垂直静置1 h所得结果一致,沉降 45 min 所得结果于用 Westergren 法静置 2 h 所得结果一致,这样可以节约测定时间。国内 XCY-Ⅲ型动态血沉仪,有报道 17°的 18 min 和 18°的 15 min 倾角置管方式红细胞沉降的结果与 Westergren 法垂直静置 1 h 所得结果比较,经统计学处理均无显著性差异($P>0.05$),相关系数(r)分别是 0.961 3、0.969 8,呈正相关。

二、血沉分析仪的应用

ESR 是临床某些疾病常用的参考指标,从 1988 年起,血沉与血浆黏度等一起,作为监测急性期反应(acute phase response)的手段之一,纳入血液流变学范畴。由于传统的血沉测定是用目测方法,存

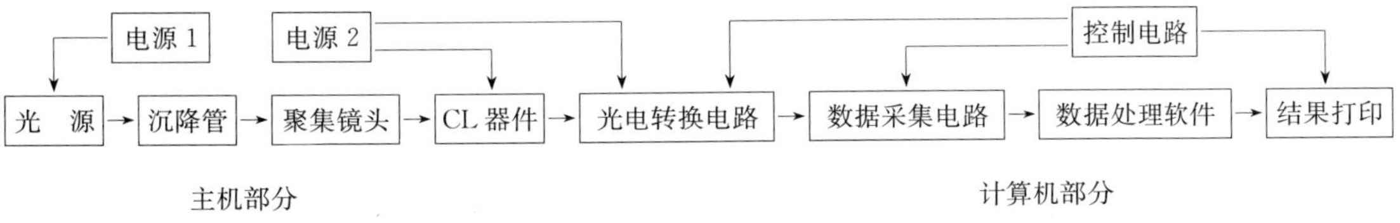

图 1-1　自动血沉测试系统原理框图

在人为因素的影响。全自动血沉分析仪可同时测定数十个标本，整个测量过程完全自动执行，其结果与用国际血液标准化委员会（International Council for Standardization in Haematology，ICSH）推荐的Westergren法测定的结果相吻合，目前得到广泛使用。Mario Plecani，MD等报道使用Diess Ves-Matic测定297例健康成人的参考值，见表1。血沉分析仪实现了红细胞沉降的动态结果分析，对监测血沉全过程、研究红细胞沉降的机理，为临床提供了新的数据。红细胞沉降过程表现为悬浮、聚集、快速、缓慢沉降四个阶段。

H－*T*曲线、Vm、Tm、STBS：*H*－*T*曲线（红细胞沉降曲线）是血沉管内血浆高度*H*(mm)与时间*T*(min)表示的曲线。分为红细胞不下沉的悬浮期、红细胞缗钱状形成的聚集期、红细胞等速下降的快速沉降期、红细胞开始积压的缓慢沉降期。为了探讨红细胞快速沉降期的发生和瞬间速度变化规律，建立了红细胞沉降最大速度（the maximum velocity of erythrocyte sedimentation，Vm），最大速度终末时间（the end time of Vm，Tm），沉降前停滞时间（stationary time before the begining sedimentation，STBS）三项参数。

有人应用血沉参数建立的Vm－Tm分类法，将*H*－*T*曲线分为五型，首先根据Vm分为缓降型和速降型，男性Vm＜4 mm/min，女性Vm＜5 mm/min称为缓降型；男性Vm＞4 mm/min，女性Vm＞5 mm/min称为速降型。再以Tm分为三期，将速降型又分为前期速降型（Tm＜30 min）、中期速降型（30 min＜Tm＜60 min）、后期速降型（Tm＞60 min）。STBS＞10 min，且出现次数＞3次称为停滞型。健康成人的*H*－*T*曲线为缓降型为主，疾病活动期常表现为前、中、后期速降型。Vm与ESR结果呈正相关（$y=0.174\,3+3.243\,6$，$r=0.963\,1$）；600例ESR正常的健康人群有5%，452例住院患者有17%的红细胞沉降全过程测定值正常，但瞬间的*V*m（5～13 mm/10 min）显示异常，且均为后期速降型，提示Vm检测项目的建立提高了ESR的阳性率，为疾病的诊断与治疗提供更敏感的参考数据。

还有人将血沉仪自动绘制的血沉的速度与时间曲线图分为持续速降型、持续缓降型、前期速降型、后期速降型、后期缓降型和前期停滞型，见图1－2（a、b、c、d、e、f），在各疾病中的分布见表1－3，正常成人多为持续缓降型，SLE活动组大多数为持续缓降型，患者均有发热、皮损、贫血或伴有心肌或

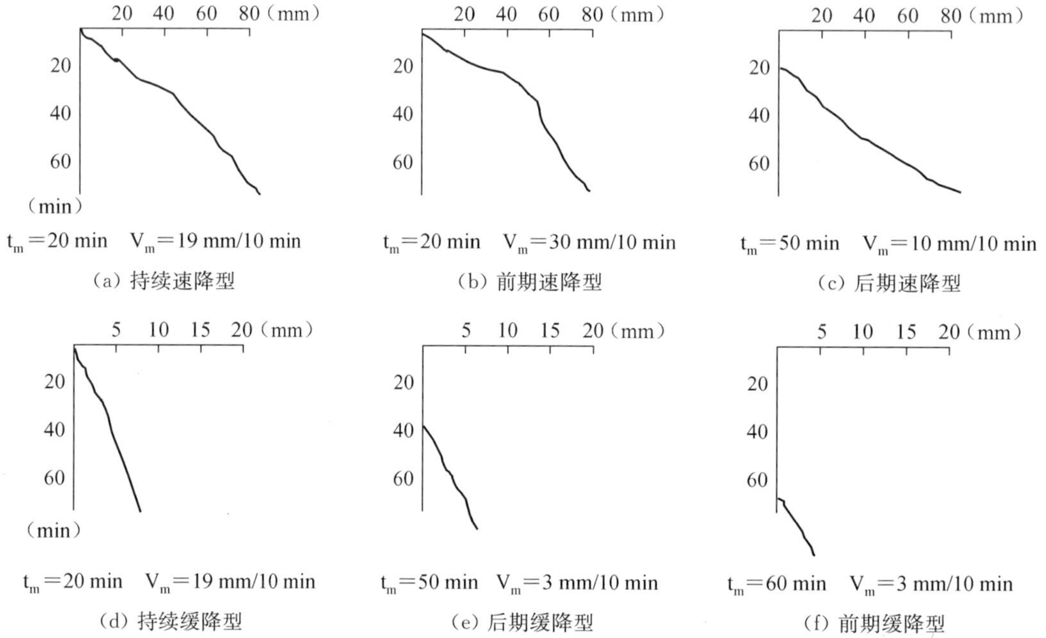

图1－2 血沉的速度与时间曲线图

表 1-3　血沉的速度与时间曲线图在各疾病中的分布

疾病种类	例数	持续速降型	持续缓降型	前期速降型	后期缓降型	后期速降型	前期停滞型
SLE:活动组	20	18	2	—	—	—	—
稳定组	22	—	2	—	12	6	2
肾病综合征	20	10	—	—	5	4	1
急性感染	13	8	—	2	2	1	—
发热待查	12	6	2	1	1	—	2
肿瘤	12	6	—	—	3	—	3
类风湿性关节炎	10	6	3	—	1	—	—
白血病	7	5	1	—	1	—	—
糖尿病	4	—	—	1	2	1	—
正常成人:女性	14	11	—	—	3	—	—
男性	26	24	—	—	1	—	1

肾脏损害;肾病综合征通常伴有血沉加快,发现持续速降型较后期速降型病情严重;糖尿病患者多数血沉减慢,有肾脏损害者表现为前期速降型。

应用自动血沉仪对69例正常成人和700例患者血沉进行动态观察,并从不同时相红细胞沉降速率的角度,探讨正常人与患者、患者与患者红细胞沉降过程中的动态变化关系,见表1-4和表1-5。

三、血液的流变及流动特性

流变学(rheology)是研究物质的流动与变形之间的规律的学科,既研究流动又研究变形。物质的流动性与它的黏稠度有很大关系,人们把衡量物质的黏稠度的物理量称为物质的黏度。血液具有一定的黏度,当血液在血管中流动时,黏度对血液的流动状态有很大的影响。正常人血量约占体重的7%～9%,成人平均有5 L左右血液,血浆约占55%,血细胞约占45%。血液是由血浆和血细胞组成的红色黏稠混悬液,pH 7.35～7.45;比重1.050～1.060(4 ℃);渗透压相当于0.9%氯化钠溶液;黏度为纯水的4～5倍。将血液黏度、流动特性、变形规律统称为血液的流变特性。血液具有以下流变特性:

1. 全血是非牛顿流体,血浆是牛顿流体。血液流动随切变率的增高,全血黏度逐渐降低并趋于一渐近值。当切变率足够大时(＞$100\ s^{-1}$),全血的流变特性趋于牛顿流体,因此在大血管中的全血可看作是牛顿流体。

2. 全血具有屈服应力,只有当所受的外力超过此值时,血液才开始流动。

表 1-4　69例正常成人和700例患者血沉动态观察结果($\bar{x}\pm s$,mm)

时间(min)	正常人	内分泌疾病	心血管疾病	肿　瘤	白血病	炎　症	贫　血	胶原病
30	2.71±0.35	10.20±1.53	8.66±1.11	19.41±2.48	35.09±4.12	23.01±2.61	28.29±3.64	25.2±2.16
60	6.94±1.60	21.90±2.20	20.03±2.13	36.67±3.26	58.31±4.86	46.3±3.22	51.74±4.55	48.89±3.50
120	17.94±1.40	40.75±2.93	38.66±2.90	58.46±3.56	81.33±4.86	73.31±3.06	79.93±4.66	74.99±3.58

表 1-5　69例正常成人和700例患者红细胞沉降速率($\bar{x}\pm s$,%)

时间(min)	正常人	内分泌疾病	心血管疾病	肿　瘤	白血病	炎　症	贫　血	胶原病
0～30	15.72±1.64	20.89±1.33	19.94±0.93	26.50±1.91	32.94±2.45	26.41±1.70	27.78±2.19	28.04±1.77
30～60	22.10±0.96	26.90±0.87	26.62±0.54	27.74±1.01	28.52±1.11	31.38±0.81	29.13±1.01	30.94±0.75
60～120	62.29±1.22	55.22±1.36	53.63±1.15	45.77±1.85	38.89±2.19	42.22±1.52	43.48±2.02	41.10±1.76

3. 红细胞浓度越高，全血黏度越大；血浆黏度主要取决于纤维蛋白原浓度。

4. 影响血液流变特性的主要因素有红细胞聚集性和变形性、血液 pH 值、渗透压。

5. 温度对全血及血浆黏度都有很大影响，温度越低，黏度越高。

四、血液黏度仪的原理及方法

众所周知，血液由大量的红细胞、少量的白细胞、血小板等有形成分和血浆组成。血液流变学包括血液黏度、血浆黏度、红细胞膜的微黏度、红细胞聚集性和变形性、血小板聚集性的黏附性等。目前测定血液黏度的仪器有 2 种：

1. 毛细管黏度计　不同黏度的流体流过相同的管道时所用的时间是不一样的，流体的黏度愈大，所用的时间愈长。根据哈根-泊素叶定律，如果控制相同的体积、压差、管径和管长，则流体的黏度与一定管长所用的时间成正比。测量时，让水和血液通过同一根管子，分别测量它们所用的时间 T_ω 和 T_b，已知水的黏度 μ_ω，则血液黏度 μ_b，可按下式计算：

$$\mu_b = \frac{T_b}{T_\omega}\mu_\omega$$

这类仪器价格低廉、操作简便、快速、易于推广等优点，但由于仪器测量原理所限，切变率不易确定，在毛细管中的不同位置，切变率是不一样的，不同样品所受到的壁面切应力也不一样，使得确定切应力与黏度之间的关系变得十分困难；对进一步研究红细胞、白细胞的变形性，血液的黏弹性也无能为力。只适用于测量牛顿流体如血浆黏度，而不适用于测量非牛顿流体如全血黏度。

2. 回转式黏度计　将血液置于一个已知切变率的切变场中，测量一定剪切率 γ 下所产生的切应力 τ 大小，然后按下式计算血液的表观黏度 μ：

$$\mu = \frac{\tau}{\gamma}$$

这类仪器用来研究血液的凝固过程、黏弹性、红细胞变形性、聚集性、血液特性的时间相关性等。目前常见的回转式黏度计有圆筒式和锥板式 2 种。

(1) 圆筒式黏度计：由两个同轴的圆筒组成，圆筒间隙内放待测量的液体，一般固定外筒不动，内筒以已知角速度 ω 旋转，通过测量液体加在内筒壁上的扭力矩 M 换算成液体的黏度 μ。

$$\mu = K \times \frac{M}{2 \times \pi \times \omega \times R}$$

(2) 锥板式黏度计：由一个圆平板和一个同轴圆锥组成，圆锥角为 θ，待测量的液体放在圆锥和圆板间隙内。一般固定圆板，圆锥以已知角速度 ω 旋转，通过测量液体加在圆锥上的扭力矩 M 换算成液体的黏度 μ。

$$\mu = \frac{3 \times \theta \times M}{2 \times \pi \times \omega \times R}$$

五、血液流变学测量在实验诊断中的应用

血液流变学测定的临床研究主要侧重于血液的宏观、微观流变特性的改变与各种疾病之间的关系及生化指标与血液流变学特性的关系等。一些疾病，如心血管病、脑血管病、糖尿病、血液病等，与血液流变学指标的改变有较为密切的关系，但许多疾病都可引起血液流变学的某一种指标的变化，即血液流变学的一种指标的变化不可能只对应一种疾病。

1. 血浆蛋白异常引起的血液黏度升高　全血黏度的高低与血浆蛋白浓度有很大关系，由于血浆中蛋白含量异常升高，使血浆黏度明显升高，进而使血液黏度升高；另外血浆蛋白的增加也可导致红细胞的聚集，特别在低切变率时更为明显，从而导致全血黏度的升高。许多血浆蛋白异常的疾病(如多发性骨髓瘤、巨球蛋白血症、先天性高纤维蛋白原血症等)都可使血液的黏度明显升高。

2. 红细胞数量增多引起的血液黏度升高　红细胞增多常伴有红细胞内黏度和红细胞聚集性的改变，低切变率时红细胞主要以群体方式存在，红细胞彼此之间的聚集能力直接影响低剪切率的黏度，此时的血液黏度主要由红细胞聚集性产生；高切变率时红细胞主要以个体方式存在，单个红细胞的变形特性直接影响高剪切率的黏度，此时血液黏度主要由红细胞的变形性产生。肺心病、真性红细胞增多症、严重脱水、高原环境等造成红细胞数量明显增多，而导致血液黏度升高。

3. 血液病引起的血液黏度升高　如镰状细胞性贫血症、异常血红蛋白症、球形细胞增多症等，常可导致红细胞流变特性变化；如红细胞内黏度升高、聚集性增加、膜的稳定性和流动性下降，使得血液在流动时阻力加大，红细胞更易受到破坏。但有

些贫血性疾病，由于红细胞浓度降低，虽然也伴有红细胞流变特性的异常，但全血黏度可能正常，甚至降低。在一些贫血性疾病，红细胞变形能力的降低是造成红细胞寿命缩短的重要原因，如镰状红细胞性贫血、球形和椭圆形红细胞增多症、免疫性溶血性贫血等。

4. 心脑血管疾病与血液流变学　心、脑血管疾病与血液流变学特性关系极为密切，心肌梗死后，红细胞、血小板聚集物明显增多；心肌缺血、脑血栓、脑梗塞、脑缺血等疾病的发生、发展等引起血液流变指标变化，高血液黏度是脑缺血的危险因素之一。心、脑血管疾病的红细胞浓度、全血黏度、血浆黏度、红细胞和血小板聚集性等升高，而红细胞变形性下降。红细胞的变形能力主要由红细胞膜的力学性质、红细胞内液的黏度和红细胞的几何形状等因素决定，而血管管径、红细胞浓度、血浆黏度、pH值和渗透压等外在因素对变形能力较小。临床对梗塞患者使用抗凝剂，可以减弱红细胞的聚集程度，改善血液流变特性，达到治愈目的。很多心、脑血管病变出现在临床症状前就有血液流变学指标的异常，通过对血液流变学指标的研究，辅以其他医学手段，达到预测和预防心、脑血管疾病的目的。

5. 恶性肿瘤与血液流变学　常可见到恶性肿瘤患者血浆黏度、血液黏度及红细胞聚集程度增高。红细胞聚集程度的增高使得血液中的聚集体明显增多，血液在流动时，比聚集体小得多的肿瘤细胞从血管壁移动(即趋边效应)，这种效应的后果使肿瘤细胞有更多的机会接触管壁，在血管内皮不规则的地方或管壁有2次流的地方，肿瘤细胞可能停滞或陷入其中，躲避掉破坏肿瘤细胞的治疗；而留宿的肿瘤细胞又可能被逐渐增长的血栓包埋，或穿过血管壁进入到周围组织。曾有报道，对540例血栓病患者口服抗凝药治疗情况的统计表明，肿瘤转移的发生率减少到统计期望值的1/8。解释为抗凝药防止了在附着于血管内皮的肿瘤细胞周围形成血栓，从而使肿瘤细胞暴露，更易于直接受到机体免疫系统的攻击，达到破坏肿瘤细胞，抑制其成功地留宿和转移的目的。肿瘤细胞的抗剪切能力远远小于正常红细胞，生理范围内的剪切力足以将肿瘤细胞杀死；但肿瘤细胞常常被血栓包埋或陷于血管内皮凹陷处的2次流中而保存下来。因此，改善患者的血液流变特性，可作为阻止肿瘤细胞转移的一种手段。肿瘤细胞能否成功地转移和扩散，血液流变学和血液流体力学可以提供重要的判断依据。

6. 其他疾病与血液流变学　糖尿病、高脂血症、冠心病、高血压、肝脏疾病、肾炎、硬皮病、呼吸系统疾病、雷诺氏综合征等都会出现血液黏度，红细胞变形性、红细胞内黏度等血液流变指标的恶化。许多疾病的血液流变学指标的改变是相同或相近的，如冠心病、高血压、心肌缺血、脑血栓、脑梗塞、脑缺血、急慢性肾炎等都会出现全血黏度增高、红细胞变形性恶化等改变。从客观上讲，血液参与全身的物质交换，全身各部位的器官和组织的病变均可反映到血液中。但是血液流变学指标异常，至少可以提示我们，患者的机体内存在着潜在的病灶。

第五节　尿液分析仪

20世纪80年代后，尿液分析仪得到迅猛发展，尤其是流式细胞仪的出现，将流式细胞仪原理引入尿沉渣分析仪，使尿液分析仪的检测结果更准确可靠。严格地说，尿液分析仪包括尿液生化分析仪和尿沉渣分析仪。尿液生化分析仪大多采用干化学分析技术(本节不对湿化学分析技术进行讨论)，故又称为干化学尿液分析仪。干化学(dry chemistry)是指部分或全部试剂预固相在具有一定结构的反应装置(即试剂载体)中，相对湿化学(wet chemistry)在容器中液态试剂与样品混合发生反应而言。

一、干化学尿液分析仪的原理及分类

1. 干化学尿分析仪的分析原理　试剂带上有数个含有各种试剂的试剂垫，各自与尿中相应成分进行独立反应，显示不同的颜色，其颜色的深度与尿液中某种成分呈比例关系。将尿液与试剂带上的试剂反应后，放在仪器比色槽内，经仪器光源照射，其反射光被球面积分仪接收，球面积分仪的光电管被反射的双波长光(通过滤光片的测定光和一束参考光)照射，各波长的比例由检测项目决定。尿液中某种成分含量高，其相应试剂垫的反射光较

暗，否则较强。仪器按下面公式自动计算出反射率(R)，与标准曲线比较，然后自动打印出各成分的相应结果。

$$R(\%)=\frac{Tm \cdot Cs}{Ts \cdot Cm}\times 100\%$$

式中 Tm 为试剂垫对测定波长的反射光；Ts 为试剂垫对参考波长的反射强度；Cm 为标准垫对测定波长的反射强度；Cs 为标准垫对参考波长的反射强度。

2. 干化学尿分析仪的分类　按自动化程度分为半自动尿液生化分析仪和全自动尿液生化分析仪 2 种。最流行的分类方法是按测试项目分类，目前分为四类：8 项尿液分析仪（尿 pH、尿蛋白、尿糖、尿酮体、尿胆红素、尿胆原、尿亚硝酸盐、尿潜血）；9 项尿液分析仪（比 8 项尿液分析仪多尿白细胞测试）；10 项尿液分析仪（比 8 项尿液分析仪多尿白细胞、尿比重两个测试）；11 项尿液分析仪（比 8 项尿液分析仪多尿白细胞、尿比重、维生素 C 三个测试）。

二、尿生化指标的检测原理及影响因素

随着尿液分析自动化程度的不断普及，尿液常规检验发生了质和量的变化。操作简单、快速、受人为因素影响少、检测项目不断增多，实验结果的精密性和敏感性得到提高，为临床提供了很多有用的信息。但如果仪器使用不当，对生化指标的反应原理、影响因素等方面的知识没有全面了解，很难对仪器的检测结果做出正确解释，下面对各项生化指标原理、主要影响因素及注意事项进行简单阐述。

1. 尿比重（specific gravity，SG）　原理是采用经过处理的多聚电解质（甲乙烯酸马来酐）的 Pka 改变与尿液离子浓度相关，试纸条中的多聚电解质含有随尿标本中离子浓度而解离的酸性基团（氢离子浓度），酸性基团（尿液中的离子浓度与酸性基团解离的多少成正比）使模块中的 pH 改变，使模块中的酸碱指示剂（溴麝香草酚蓝，其 pH 范围 6.0～7.6）的颜色发生变化，仪器进行比色后换算成尿液的比重值。主要影响因素及注意事项：标本必须新鲜，不能含有强酸强碱物质；当尿液 pH≥7 时，应在测定结果的基础上增加 0.005 作为由于尿液 pH 损失的补偿。尿蛋白增多时对结果影响较大，使结果增加。干化学法对过高或过低的尿比重测试不够敏感，只能用于筛选，不宜用于新生儿标本（新生儿尿比重在 1.002～1.004）和病理性标本监测。NCCLS（National Committee for Clinical Laboratory Stantard）建议折射仪检测方法作为干化学法的参考方法。

2. 尿 pH（pH）　原理是采用酸碱指示剂法。模块中含有甲基红（pH 范围 4.6～6.2）和溴麝香草酚蓝 2 种酸碱指示剂，可检测尿液的 pH 范围 4.5～9.0。主要影响因素及注意事项：标本必须新鲜，放置过久，细菌可使尿液 pH 改变。严格按规定的时间浸泡试纸条，浸尿时间过长，尿 pH 呈下降趋势。尿 pH 检测不仅可了解体内的酸碱平衡情况，还可监控尿 pH 变化对尿蛋白、尿比重结果的干扰。

3. 尿蛋白（protein，PRO）　原理是模块中含有酸碱指示剂溴酚蓝（pH 范围 3.0～4.6）、枸橼酸缓冲系统和表面活性剂。在 pH 为 3.2 时，溴酚蓝产生阴离子，与带阳离子的蛋白质（白蛋白）结合后发生颜色变化。换算成尿蛋白。主要影响因素及注意事项：标本必须新鲜。患者服用奎宁、奎宁丁和嘧啶等药物引起的强碱性尿（pH≥9）时，出现假阳性。使用大剂量青霉素（480 万单位）后的 5 h 内收集标本会出现假阴性结果。干化学法检测球蛋白的敏感性仅是白蛋白的 1/100～1/50，因此对肾功能受损需要连续监测的患者，最好使用磺柳酸法或加热醋酸法，对尿蛋白进行定量。当标本内含有其他分泌物或细胞较多时可引起假阳性。NCCLS 建议磺基水杨酸法作为干化学法的参考方法。

4. 尿糖（glucose，GLU）　原理是模块中含有葡萄糖氧化酶（GOD）、过氧化物酶（POD）和色原（碘化钾或邻甲联苯胺）。葡萄糖氧化酶把葡萄糖氧化为葡萄糖醛酸和过氧化氢（H_2O_2），后者被过氧化氢酶催化释放出[O]，使色原呈现不同的颜色变化。主要影响因素及注意的问题：干化学法特异性和敏感性均较斑氏法高。大剂量维生素 C 对尿糖测定有干扰，在尿糖浓度低于 14 mmol/L 时可使尿糖出现假阴性，但在用维生素 C 4 h 后，对尿糖结果无干扰。

5. 尿酮体（ketone，KET）　酮体包括乙酰乙酸、丙酮和 β-羟基丁酸。原理是模块中的亚硝基铁氰化钠，与乙酰乙酸、丙酮产生紫色反应。对乙酰乙酸的敏感性为 50～100 mg/L，对丙酮仅为 400～700 mg/L，不与 β-羟基丁酸起反应。主要影响因素及注意的问题：标本必须新鲜，因乙酰乙酸易分

解为丙酮，丙酮易挥发，加之细菌可利用乙酰乙酸而造成假阴性。头孢菌素、L-羟基二苯氨酸、BSP等药物，可引起假阳性。不同病因和病程引起的酮体成分有差异而使检测结果不同。不同病因引起的酮症，其酮体成分不同；同一患者在糖尿病酮症酸中毒早期，酮体中主要是β-羟基丁酸，乙酰乙酸很少或缺乏，此时检测可导致酮体量估计不足；在糖尿病酮症酸中毒症状缓解之后，乙酰乙酸含量反而比急性期高，必须注意患者病程和发展，与临床医生一起分析结果。酮体阳性除见于糖尿病酮症酸中毒，还常出现在呕吐、饥饿、营养不良、剧烈运动后。

6. 尿亚硝酸盐（nitrite，NIT）　原理是模块中含有对氨基苯砷酸和1，2，3，4-四氢并喹啉-3酚物质。尿液中如有产生硝酸盐还原酶的肠杆菌科细菌（如大肠埃希菌）增殖时，可将尿液中来自食物或蛋白质代谢产物的硝酸盐还原为亚硝酸盐，亚硝酸盐可将对氨基苯砷酸重氮化成重氮盐，重氮盐与1、2、3、4-四氢并喹啉-3酚偶联产生红色。注意事项：标本必须新鲜，放置过久或污染细菌可引起假阳性。阳性结果须符合三个条件（感染的细菌是否含有硝酸盐还原酶，尿中是否有足够的硝酸盐，尿标本是否在膀胱停留4 h以上有足够时间让硝酸盐还原为亚硝酸盐）。摄入含有丰富硝酸盐的人参、卷心菜、菠菜等，可引起假阳性。

7. 尿胆原（urobilinogen，URO）、尿胆红素（bilirubin，BIL）　测定尿胆原的原理与改良的Ehrlich法相同；尿胆红素测定原理是在强酸介质中，与2、4二氯苯胺重氮盐发生偶联反应呈紫红色。主要影响因素及注意事项：标本必须新鲜，以免胆红素在阳光照射下转化成胆绿素；尿胆原氧化成尿胆素。尿液中含高浓度的维生素C和亚硝酸盐时，抑制偶氮反应使尿胆红素呈假阴性；当使用大剂量的氯丙嗪治疗或尿中含有盐酸苯偶氮吡啶的代谢产物时，也可引起假阴性。有些药物（吩噻嗪）产生颜色干扰结果。尿液中一些内源物质（胆色素、吲哚、胆红素等）可使尿胆原出现假阳性。正常人尿胆原排出量每天波动很大，夜间和上午少，午后迅速增加，在午后2～4点达最高峰（此时检出率最高）；同时尿胆原的清除率与尿pH相关，pH5.0时，清除率为2 mL/min；pH 8.0时增加至25 mL/min。有人提倡预先给患者服碳酸氢钠，碱化尿液来提高检出率。笔者在工作中发现尿液含胆红素较高时，对尿液红细胞、白细胞、酮体等均有干扰，应引起重视。

8. 尿红细胞（erythrocyte，ERY）或隐血（blood，BLO）　原理是尿液中红细胞内的血红蛋白或被破坏后释放的血红蛋白中的亚铁血红素，具有过氧化物酶样活性，能催化氧化氢茴香素活过氧化氢烯钴释放出新生态氧，使邻甲联苯胺呈色。主要影响因素及注意事项：不同厂家生产的试带敏感度不同，同一厂家产生的不同批号也存在批间差异，使用时必须注意。尿液含有易热酶、肌红蛋白、菌尿等可引起假阳性。该法对红细胞和血红蛋白均反应，如果仪器检测与用显微镜检查结果不符合时，应找原因（尿液中的红细胞很容易被破坏）。尿液存在大量维生素C时可干扰结果，引起假阴性。

9. 尿白细胞（leucocytes，LEU）　根据粒细胞浆内含有特异性脂酶可使模块中的吲哚酚脂与重氮盐反应生成紫色缩合物，其颜色深浅与细胞的数量成比例关系。主要影响因素及注意事项：此法不与单核细胞、淋巴细胞反应（因无特异性脂酶），不能用于检测肾移植患者的标本。尿液中污染甲醛、含有高浓度胆红素、使用某些药物（呋喃笔者在工作中还发现尿液含胆红素较高时呾啶）时，可产生假阳性。尿蛋白>5 g/L或使用大剂量先锋Ⅳ或庆大霉素等药物可使结果偏低或出现假阴性。该法与显微镜检查有差异，Alwall报告每高倍视野白细胞数大约是仪器法报告（白细胞/μl）数的11%。因二者检测原理截然不同，很难找出二者的对应关系，仪器检测白细胞不可代替显微镜检查。

由于尿液中维生素C的存在对多项尿液生化指标均有干扰（前面已叙述），测定尿液中维生素C的浓度，为了了解其对尿生化结果的影响。尿液中维生素C的浓度高低并无多少临床意义。

三、尿沉渣分析仪的原理

尿沉渣自动化分析比尿生化自动化分析要复杂和困难得多，因此尿沉渣分析仪的发展较慢。随着科学技术的发展，将出现具有快速、操作简单、检测结果准确、价格便宜等优点的尿液生化和沉渣同时检测的一体化全自动尿液分析仪。我们有理由相信，在不久的将来，尿沉渣自动化分析仪将会像尿生化分析仪一样普及，尿液分析实现全面自动化。尿沉渣检验包括有形成分计数和形态学分析两方面。

尿沉渣分析仪一般包括光学系统、液压系统、电阻抗检测系统和电子系统四个部分。大多采用流式细胞和电阻抗技术原理，先将尿标本用稀释液稀释和荧光染液染色后，当样品中单个颗粒（细胞、管型、细菌等）靠液压作用通过鞘液流动室时，激光光束照射在单个细胞上，发出不同程度的荧光（主要反映颗粒的内部结构）和散射光（反映颗粒的大小），经过检测孔产生电阻抗信号（反映颗粒的体积）。仪器将不同强度的荧光、散射光、电阻抗信号等光信号进行放大、转化（将光信号转化为电信号）后，再送到微处理器对数据进行综合分析，得到数量、直方图（histogram）和散射图（scattergram），既尿沉渣有形成分计数和形态的分析结果。

四、尿液分析在实验诊断中的应用

尿液常规检验是临床检验的重要项目之一，不仅应用于泌尿系统疾病，对其他许多疾病（糖尿病、肝病等）的诊断、治疗也不可缺少。尿液常规手工检验操作麻烦、费时、重复性差、检测项目少、结果不宜临床动态观察；尿液分析仪的出现给临床实验室尿液常规分析带来一个飞跃，检测的参数多、快速、重复性好给临床提供更多有用的信息。干化学尿液分析仪的问世，不仅能测定尿液的生化指标，还能对尿液中的有形成分（红细胞、白细胞等）进行半定量。而尿沉渣自动分析仪不仅能对尿液中有形成分进行分类，还能对各成分进行定量分析，更有利于临床动态观察。干化学尿液分析仪已普及，广泛应用于大、中、小型医院。但由于尿沉渣自动分析仪检测结果不十分满意，且价格昂贵，目前国内的尿沉渣分析主要依赖于手工检验，使用尿沉渣自动化分析仪的医院极少，只在美国和日本得到应用。

第六节　自动生化分析仪

20 世纪 50 年代 Skeggs 首先介绍一种自动化分析仪，以后，各种自动化生化分析仪（automatic clinical chemistry analyzer）和诊断试剂均有了很大发展，特别是随着电子计算机的发展，仪器的自动化程度大为提高，性能大为改善，具有操作简便、微量、快速、准确等优点，满足临床不断增加的标本数量和检测项目的需要。

一、生化分析仪的分类

生化分析仪的发展很快，种类繁多。按自动化程度不同分为全自动和半自动两类。按仪器复杂的程度及功能可分为小型、中型、大型三类。按反应装置的结构可分为连续流动式自动分析仪（continous flow autoanalyzer）、分立式自动分析仪（discrete autoanalyzer）两类。按可测项目分为单通道和多通道两类。按测定程序的可变性可分为程序固定式和程序可变式两类。按诊断试剂的状态不同分为干化学自动生化分析仪和湿化学自动生化分析仪两类。

二、生化分析仪的原理

1. 干化学生化分析仪的分析原理　干化学又称固相化学（solid phase chemistry）。当液态样品加到试剂载体（reagent carrier）上，样品中的水分将载体上的试剂溶解，待测物与固相组分发生反应，最后检测载体上的信号变化，计算出待测物的浓度。试剂载体是比较复杂的多层结构，目前有三种类型：第一种是基于反射光度法（reflectance spectroscopy）的基本原理，即最下层为光学透明的塑料基片，起支持作用；其上是亲水性多聚物层，含有分析用的部分或全部试剂，不同分析项目其成分各异；其上层是辅助试剂层，可消除样品中的干扰物；再上层是光慢射层，由反射系数＞95％的物质（TiO_2）构成；最上层由高密度多孔聚合物组成的渗透扩散层（分布层），不仅可阻留样品中的大分子物质和颗粒（即透过分布层的是 1 种无蛋白滤液），还能使待测成分均匀分布渗透。反射光度法主要为漫反射，其特点是显色反应发生在固相，对透射光和反射光均有明显的散射作用，不服从 Lambert-Beer 定律；固相反应膜的上下面之间操作多重内反射。其计算的理论基础是根据 Kubelka-Munk 理论，即反应吸光度（A）的大小与固相反应层的厚度（X）、单位厚度的光吸收系数（K）和固相反应层的散射系（S）有关，而待测物质的浓度（C）与单位厚度的光吸收系数（K）成正比。当 S 和 X 固定时，A 的大小仅与 C 有关。第二种是基于差示电位法的基本原理，即由离子选择敏感膜、参比层、氯化银层和银层组成的两个完全相同的离子选择电极(样品电极和参比电极),以一纸盐桥相连。通过测定两电极的电位差,计算出待测物的浓度。第三种是基于荧光反射光度法,其利用竞争免疫原理,最上层为扩散层,含有缓冲剂、表面活性剂等,可阻断大分子物质;下层是含有一氧化铁的光屏层,可阻断没有结合的荧光标记的半抗原被激发;再下层是信号层,有结合在固相抗体上的荧光标记半抗原;最下层是基片,起支持作用。样品中的半抗原与荧光标记的半抗原竞争固相抗体上的结合位点,未结合的荧光标记半抗原从信号层扩散至信号层外,结合的荧光标记半抗原被激发,发射的荧光强度与待测半抗原浓度呈负相关。

2. 湿化学生化分析仪的分析原理 全自动仪器均有自动吸样、加试剂、混合、去干扰物、保温、检测、计算结果、清洗等基本功能。仪器自动定量吸取样品并转移,通过沉淀、离心、过滤、层析或透析等技术分离去除大分子干扰物,再自动定量吸取试剂与样品混合,在一定温度下孵育(反应)后,通过检测器进行相应的测定,将检测的信号放大、转化、传输,电脑对接收到数据进行分析处理,计算出待测物的浓度,显示并打印结果。

(1) 连续流动式自动分析仪原理:这类仪器的分析全过程在管道系统中进行。在液体连续流动的情况下借助比例泵压缩不同内径、相同管壁厚度的弹性塑料管,将样品和试剂定量分布到连续管道中进行混合、分离干扰物、保温反应和测定等步骤。有单通道、双通道、多通道等系列。目前已发展到电脑全面控制的多通道全自动仪器。

(2) 分离式自动分析仪原理:样品和试剂按特定比例被加入到分离的反应杯或管中进行混合、保温和定时反应,反应结束后在反应管或被吸到流动比色杯中进行检测,处理数据,得到结果。离心式自动分析仪是分离式仪器的1种,因分析全过程在离心条件下完成而得名。仪器由取样器和分析器两部分组成,样品和试剂区严格分开。取样器将样品、稀释液、试剂,分别定量地加到反应杯中,在一定转速下离心,离心力作用使样品与试剂混合,经保温反应后检测。由于离心式仪器分析一批样品同时在快速旋转中检测,又称为平行分析,不同于样品是一个接一个按顺序测定的序列分析方式的连续流动式和其他分离式仪器,有人把离心式仪器单独列为一类。离心式仪器的优点是能在样品与试剂混合的瞬间开始检测,在速率法测定中能真正检测到反应的最初速度、分析需要的样品(最少 2 μl)和试剂(200 μl)量少、项目多、操作方便、灵活等。

三、生化分析在实验诊断中的应用

生化分析是临床诊断常用的重要手段之一。通过对血液和体液生化检测,对疾病的诊断、治疗、预后等很有帮助。手工方法由于操作步骤繁琐、费时、工作效率低、主观误差大等缺点,而不能满足临床需要。自动化仪器操作简单、检测速度快、样品用量少(微量)、结果准确、工作效率高等优点,使仪器得到迅速发展和普及,还带动了生化试剂的发展,1种仪器有多种试剂与之配套,试剂与仪器的配套使用不仅方便用户,而且使生化检验的结果更准确可靠。小型的半自动生化分析仪在小医院和专科医院得到青睐,而大型的全自动生化分析仪,由于自动化程度高,功能强大,测试速度快(每 h 可处理八百以上的测试),标本数量和项目多的综合性大医院普遍使用这类仪器。

由于干化学生化分析仪的试剂膜片易保存、污染少、仪器内管道少、故障率低、易于维护、仪器24 h开机、结果准确等优点。它的电解质检测系统的离子选择电极在一个特制的多层膜片上,因多层膜的使用是一次性的,故无通常情况下的“电极老化”和“蛋白质中毒”等现象,受到临床欢迎。但因多层膜片技术要求高,使试剂成本较高(目前只有美国的强生公司独家拥有仪器和配套试剂生产技术),像湿化学生化分析仪那样普及还有一定的难度。

第七节 电泳分析仪和血气分析仪

一、电泳分析原理

电泳(electrophoresis)技术在分子生物学、生物化学、病理生理、临床诊断等方面应用广泛。电泳仪(electrophoresister)是以悬浮溶液中带电粒子(蛋白质、细胞、病毒等)在电场中向着与它自身带相反电荷的电极移动(电泳)为原理的仪器,是应用各种电泳技术的基本设备。

许多分子都具有可电离的基团,在溶液中能形成正、负离子。若在溶液两端加上电场,这些正、负离子便会在溶液中发生定向移动(带正电荷的粒子向电场的负极方向移动,而带负电荷的粒子向电场的正极方向移动)。成分相同的物质,其各种特性十分相似,它们运动的速度几乎相同,形成一条紧密的带;不同成分的物质,其颗粒本身所带的电量、颗粒的大小及重量不同,它们的迁移率(指带电颗粒在单位电场强度下的迁移速度)也不同而形成不同的区带,达到分离不同成分的目的。

二、影响电泳的因素

颗粒移动的速度不仅与本身性质有关,还受到其他外界因素的影响。

1. 溶液的pH值　溶液的pH值不仅影响着带电粒子的离解程度,而且也决定了物质所带净电荷的多少。对于两性电解质(蛋白质、氨基酸等)而言,溶液pH值离等电点愈远,粒子所带净电荷愈多,粒子迁移速度就愈快;反之愈慢。故在选择溶液时,以尽量扩大各种蛋白质所带电荷量的差异为前提,有利于蛋白质的分离分析。为了使溶液的pH在电泳过程中保持稳定,则必须使用缓冲液。

2. 离子强度　溶液的离子强度愈越大,粒子迁移速度越慢;反之越快。溶液的离子强度一般在0.02～0.2之间为宜。在稀溶液中,离子强度 I 按下式计算:

$$I = 1/2\sum mizi^2$$

式中 $\sum$ 表示总和,mi 为离子的克分子浓度,zi 为离子的价数。计算离子强度时,忽略溶液中极少离解或不能离解的物质。

3. 电场强度　电场强度又称电势梯度,是指在电场方向上每1 cm的电势降落。电场强度愈高,带电粒子受到的电场力愈大,粒子移动速度愈快。

4. 支持物　主要表现在吸附和电渗两个方面。吸附是指支持物对样品的滞留作用,与支持物的理化性质有关。电渗指电场中液体对固体支持物的相对移动。如在纸电泳中,由于纸带有负电荷,与纸相接触的溶液如带正电荷,液体便会向负极移动;如电泳的物质原来是向负极移动的,则移动得更快;若物质原来是向正极移动的,则其表面速度将比电泳速度慢。在选用电泳支持物时,要考虑避免有高渗作用的物质。

三、常用电泳分类及方法

1. 电泳方法的分类　由于电泳技术发展迅速,电泳方法种类繁多,主要有区带电泳、移动界面电泳、等电聚焦电泳和等速电泳等四种类型,前者应用最为广泛。

2. 几种常用的电泳方法

(1) 纸电泳:指用纸(普通层析纸)作为支持介质的电泳方法。纸电泳设备简单,易于自制,且分离效果较好。一般采用水平式纸电泳装置,将滤纸条水平地架设在2个装有缓冲溶液的容器之间,样品点于滤纸中央,当其被缓冲溶液润湿后,盖上绝缘密封罩,即可进行电泳。为了提高对样品的分辨能力,已被醋酸纤维和凝胶电泳所代替。由纸电泳演变而来的区带电泳有淀粉胶电泳、醋酸纤维电泳、连续纸电泳、等电聚焦电泳、琼脂糖凝胶电泳、聚丙烯酰胺凝胶电泳等。

(2) 免疫电泳:利用凝胶电泳(主要是琼脂糖凝胶电泳)并结合免疫扩散以提高组分分辨率的电泳方法。通过抗原与抗体特异结合形成沉淀反应来检测。用于鉴定各种抗体或抗原的纯度和特异性。

(3) 等电聚焦电泳:许多两性物质(氨基酸、多肽等)都有各自的1个等电点。在低pH溶液中它的净电荷为负;在高pH溶液中它的净电荷为正。如果在一个稳定连续的线性pH梯度的介质中进行分离,每一种被分离的两性物质都移向与它的等电点相一致的pH位置,在那里不再移动(称为聚焦)。由于这点净电荷正负抵消为零,因此又称等电聚焦。等电聚焦电泳的突出优点是浓缩效应,样品分离产生稳定而不扩散的狭窄区带,且具有很高的分辨率,在等电点上只要有0.02 pH单位的差异就能满意的分离。主要用于蛋白质的分离、纯化和鉴定。

(4) 聚丙烯酰胺凝胶电泳:以聚丙烯酰胺凝胶作为支持介质,依据样品的电荷、分子大小及形状的差别来区分物质的电泳方法。由聚丙烯酰胺(Acr)单体,在催化剂N,N,N′,N′-四甲基乙二胺(TEMED)和硫酸铵(AP)的作用下,发生聚合反应形成长链,加入交联剂N,N′-亚甲基双丙烯酰胺(Bis),使聚丙烯酰胺链交叉连接形成凝胶。凝胶的网孔大小取决于聚合链的长度和交联的程度。聚丙烯酰胺凝胶既有分子筛效应，又具备静电效应，所以分辨率很高。使用于低分子量(<100 道尔顿)、寡聚核苷酸的分离和DNA序列分析。

(5) SDS-聚丙烯酰胺凝胶电泳：SDS(十二烷基硫酸钠)是1种阴离子表面活性剂，它能破坏蛋白质分子间及其他物质分子间的非共价键，在强还原剂作用下，蛋白质分子内二硫键被打开，蛋白质分子被解聚，生成新的带有强负电荷的亚单位。蛋白质亚单位与SDS分子结合后，所带负电荷大大超过蛋白质分子原有的电荷数，从而消除了不同种类蛋白质之间原有的电荷差异，形成了仅保存亚单位原有的分子大小为特征的负离子。使其蛋白质的分子量的对数与它的相对迁移率在一定范围内(15～200 kD)呈良好的线性关系。故采用此方法测定蛋白质分子量。

四、血气分析的原理

人体进行物质代谢和能量代谢，维持器官的正常生理机能，主要有赖于体内的酸碱平衡。机体在代谢过程中不断地产生大量的酸性物质(如 CO_2 和有机酸)、少量的 H_2SO_4 和 H_3PO_4 及碱。机体的酸碱度取决于体液的 H^+ 浓度，一般以 pH 表示(正常血液 pH 为 7.35～7.45，细胞内在 6.8～7.0)。血气分析就是检测体内反映酸碱性的各参数，判断机体酸碱平衡状态。血气分析对休克、大面积烧伤、创伤或外科手术等所造成的酸碱平衡混乱，呼吸衰竭、心脏复苏及其他危重患者的抢救等，均有十分重要的意义。通过具体患者的各参数值，为临床提供诊断和治疗的科学依据。

1. 气体定律　应用于血气分析的气体定律如下：

(1) 以尔(Boyle)定律：温度不变时，理想气体的体积与外界压力呈反比。

(2) 查理(Charle)定律：压力不变时，理想气体的体积与绝对温度呈比例。

(3) 阿佛伽德罗(Avogadro)法则：具有相同分子数目的不同理想气体，在同温同压下，体积相同。

(4) 道尔顿(Dalton)定律：混合气体的压力是该混合气体中各种气体分压之和。

(5) 亨利(Henry)定律：某一温度时，气体溶入液体中的量与该气体在气相中的分压呈正比。理想气体法则：波以尔定律、查理定律、阿佛伽德罗法则统称为理想气体法则，表达式为 $P=(nRT)/V$。式中 P 为气体压力(kPa)；n 为气体分子数目；T 为绝对温度 K(0 ℃＝273.16 K)；V 为气体体积 L；R 是气体常数。根据理想气体法则，气体分压直接与 n/V 呈比例，血气分析中以某气体分压表示该气体的浓度(mol/L)，从理论上说容易被接受。

2. 气体体积表示法　气体的体积与温度、压力之间存在着十分密切的关系，气体量是在什么状态下，才能使气体量之间具有可比性，出现了用什么单位表示气体体积的问题。常用的气体体积表示有：BTPS(体温在 37 ℃，环境大气压、水蒸气饱和状态下)；ATPS(环境温度及压力、水蒸气饱和状态下)；STPD(标准温度在 0 ℃，标准大气压在 101.08 kPa、干气体状态下)3 种。为了使标准气体与血样品的条件一致，血气分析最常用后者，这样仪器才能用测定大气压，使血气数据严格地与患者所在地区的海拔高度相联系；用正常人的标准体温(37 ℃)与测量温度一致，当患者体温偏离 37 ℃时，再对所得数据进行校正；将校正气湿化为饱和水蒸气的校正气。

3. $ctCO_2$、$cHCO_3^-$、$cdCO_2$、pH 的相互关系　*H-H*(Henderson-Hasselbalch)方程：在 CO_2 与 H_2O 作用生成 H_2CO_3($CO_2+H_2O \rightarrow H_2CO_3$)，$H_2CO_3$ 离解为 H^+ 及 HCO_3^-($H_2CO_3 \rightarrow H^+ + HCO_3^-$)的反应中，根据质量作用定律：

$$\begin{aligned} pH &= pK'+\log\frac{cHCO_3^-}{\alpha\times PCO_2} \\ &= pK'+\log\frac{ctCO_2-(\alpha\times PCO_2)}{\alpha\times PCO_2} \end{aligned}$$

式中 K' 是 H_2CO_3 的综合解离常数(包括水合与解离两个常数)，它不仅与温度有关，还随溶液中离子强度不同而发生变化(37 ℃正常血浆的 pK' 均值为 6.103)。α 为 CO_2 气体的溶解系数，随温度及溶液中所含溶质成分不同而有差异(37 ℃正常血浆的 α 均值为 0.030 6 $mmol \cdot L^{-1} mmHg^{-1}$)。$C$ 表示浓度。

将正常血浆在 37 ℃时的 pK' 和 α 值代入 $H-H$ 方程得：

$$\begin{aligned} pH &= 6.103+\log\frac{c\ HCO_3^-}{0.0306\times PCO_2} \\ &= 6.103+\log\frac{ctCO_2-(0.0306\times PCO_2)}{0.0306\times PCO_2} \end{aligned}$$

在 $ctCO_2$、$cHCO_3^-$、PCO_2($cdCO_2$)、pH 这四个参数中，测出任意两个参数的值，代入 $H-H$ 方程中可计算出另两个参数。

五、血气测量电极

血气分析仪(blood gas analyzer)是采用离子选择性电极(PO_2 电极为克拉克极谱电极)作为传感器。

1. pH 电极　由测量电极(玻璃电极)和参比电极(甘汞电极)组成,两支电极结构各异,彼此分离。测量电极精度要求高,在 pH 6~8 的范围有很好的线性和精度。

2. PCO_2 电极　它是气敏电极,由复合 pH 电极和电极套组成,电极套上装有 CO_2 透气膜和电极液,样品中的 CO_2 透过膜进入电极液,改变 pH 值,通过复合 pH 电极检测其变化,即检测样品中的 CO_2 值。使用该电极时应注意:由于 PCO_2 电极是气敏电极,只允许 CO_2 透过膜进入电极液,而不允许其他离子进入,这会对测量带来很大干扰甚至无法测量,所以要求透气膜具有一定的机械强度,良好的透气性,无破裂或污染。膜容易被污染老化,使透气性降低,必须定期更换,一般每月更换 1 次,同时更换电极液。安装电极时松紧要适度,因膜内有一层尼龙网,它是为了使膜与敏感电极保持一定距离,使电极有一最佳响应;在尼龙网上常会有气泡形成而影响测量稳定性,随时检查并排除,其方法是将电极头部朝下竖起,轻弹电极套排除尼龙网内气泡。

3. PO_2 电极　它是 Clark 电极,属于极谱电极。它由铂(Pt)丝阴极和 Ag/AgCl 阳极组成。在特定电压下,某种分子和离子在 Pt 电极上被还原而获得电子,产生电流,电流强弱与被还原的离子数目成比例。在使用过程中应注意:Pt 阴极上常有 Ag 沉积,故 PO_2 电极应定期清洁保养,以保证其敏感性。

六、血气分析仪的进展

血气分析是发展较快的医学检验技术之一。已发展到微量、快速、准确的自动化分析阶段,并向着检测多参数方向发展。

血气分析仪是采用电化学原理进行工作的,是从酸度计和离子计发展而来的。20 世纪 50 年代,Radiometer 将原有的 pH 玻璃电极发展于血气分析的 pH 毛细玻璃电极和甘汞参比电极组合的 pH 电极系统;Astrup、Siggaard-Anderson 等制成了 PCO_2 电极,以标准 $NaHCO_3$ 液为电极液;Dr. Leland Clark 研制的 PO_2 电极,使血气分析仪得以发展和完善。70 年代微机控制的自动化血气分析仪问世。80 年代在原有的基础上发展为自动冲洗、校正、计算出多个参数、精度高、结果更准确、更适用的全自动仪器。近几年,仪器在供气方面作了很大改进,气瓶供气得到简化(不需要气瓶)。血气分析仪不单纯只分析血气,还可以测定电解质、肾功能(尿素氮和肌酐)、血红蛋白等。这类仪器的最大好处是避免重复采血,检测速度很快、微量,对危重患者争取了更多的时间;但仪器的维护更为困难。

第八节　自动免疫分析仪

随着科学技术的发展,临床检验正朝着自动化分析方向发展。虽然自动化免疫分析仪在临床实验室的应用远不如自动血细胞分析仪和自动生化分析仪那样普及,其主要原因是免疫分析的仪器复杂、试剂不易保存、价格昂贵(仪器和试剂的价格)、待测物浓度低等。但由于自动分析重复性好,干扰因素和污染少,结果判断客观、准确,便于质量控制,检测快速等优点,已在大中型医院应用。

一、自动免疫分析的原理及方法

免疫分析的方法很多,但适用于自动化免疫分析技术的方法主要有标记技术和发光免疫分析(luminescent immunoassay,LIA)两大类。

1. 标记免疫分析　目前应用广泛的有酶免疫分析(enzyme immunoassay,EIA)和荧光免疫分析(fluorescent immunoassay,FIA)。EIA 是将酶催化的放大作用与抗原、抗体的免疫反应相结合的一种微量分析技术,酶标记抗原或抗体后,既不影响抗原与抗体反应的特异性,也不改变酶本身的催化活性。其原理是部分反应成分吸附到固相表面,依次加入样品、酶标记物,将未结合的游离酶洗掉后,再加入适宜的底物,使其与酶反应而显色,其颜色变化与待测物的存在和浓度成比例。这一系列过程可由仪器自动完成,反应条件一致,避免了人为因素的干扰，从而大大提高了工作效率和工作质量，使检测结果更加准确可靠。EIA是一种特异而敏感的检测技术，可以在细胞或亚细胞水平上示踪抗原或抗体的所在部位，对微克、甚至纳克数量级的物质进行定量或半定量。FIA的基本原理是应用某些物质在紫外光的照射下能发射荧光的特性，用荧光物质标记的抗原或抗体来检测相应的抗体或抗原，其荧光强弱与待测物浓度成比例。该方法具有灵敏度高、特异性和重复性好、标记物保存时间长等优点。但背景颜色干扰、适合作标记物的荧光色素有限，仅有异硫氰酸荧光素（FITC）、二氯三嗪基氨基荧光素（DTAF）、四甲基异硫氰酸罗丹明（TMRITC）和四乙基罗丹明（RB200）四种较为满意。

2. 发光免疫分析　发光现象可以由化学反应引起，当物质吸收化学反应过程中释放的化学能之后，能使自身分子受激发（化学发光）和由电子激发（电化学发光）而发光及生物发光。发光免疫分析技术在近几年得到极大发展，利用发光技术的免疫分析有微粒子化学发光分析、生物发光分析、增强化学发光分析、电化学发光分析等。

（1）微粒子化学发光分析（microparticle luminescence immunoassay，MLIA）：应用磁性的铁珠作为载体，用以包被固相抗体或抗原，使得反应的表面积大大增加，捕获待测物的能力也显著提高。

（2）生物发光免疫分析（bioluminescence immunoassay，BLIA）：检测原理是以萤火虫荧光素酶、细菌荧光素酶或生物发光辅助剂为标记物，在特异的免疫结合反应结束后，加入能引起发光的试剂，通过检测发光的强度分析待测物的含量。

（3）增强化学发光分析（enhanced chemiluminescence，EC）：在发光反应体系中加入了发光增强剂（噻唑、荧光素、对-碘苯酚等），使发光信号增强，提高检测的灵敏度、准确性。

（4）电化学发光分析（electrochemical luminescence，ECL）：利用阴离子失去电子，往往产生激发状态的中间物质，当其回到基态时，而产生光辐射（发光），可产生高效、稳定的连续发光，更易于自动化。

二、自动免疫分析在实验诊断中的应用

全自动免疫分析技术发展、应用的时间较短，与之配套的试剂盒有限，不能覆盖所有的免疫检测项目。但自动化免疫分析是未来免疫检测技术的发展趋势和方向，越来越多的标志物测定应用于临床，给临床诊断、治疗、预后评估提供很大的帮助。

1. 微粒子化学发光技术　应用该技术的仪器，目前主要用于铁蛋白、激素、药物浓度、蛋白质、微生物的抗原抗体、肿瘤标志物及特殊酶的检测。我国人口的乙肝感染率为10%左右，乙肝病毒标志物的检测非常重要。酶免疫法检测技术最为广泛，但存在不尽人意地方，有研究表明微粒子化学发光技术检测HbsAg与酶免疫法相比灵敏度更高，线性范围更宽、"Hook"现象出现更迟、检测所需样品量减少，反应时间缩短（速度更快），因而更有利益临床。

2. 增强化学发光技术　适用于内分泌、传染病、病毒、贫血、骨代谢、肿瘤等领域的项目测定。癌胚抗原（CEA）、甲胎蛋白（AFP）、CA199和CA125等肿瘤标志物分别与大肠癌、肝癌、胰腺癌和卵巢癌有关。实验表明溶血、脂血、黄疸对该方法物无干扰，从而提高了结果的准确性。

3. 电化学发光和生物发光技术　用电化学发光技术可直接检出细菌，细菌的氯化血红素（protohemin）及其他铁卟啉在发光物质鲁米诺（luminol）H_2O_2反应系统中，细菌的量与发光强度成正比。大肠埃希菌、蜡样芽孢杆菌等需氧菌含有氯化血红素。但应注意在检测尿标本的细菌时，尿液中的红细胞、白细胞和上皮细胞等含有铁卟啉而引起假阳性。生物发光技术是利用ATP能与还原荧光素形成荧光素酶-荧光素-单磷酸腺苷复合物，该复合物与氧结合而发光。细菌在代谢过程中产生ATP（比其他代谢产物的浓度高），并均匀地分布在细菌原生质中，容易提取，且转换率快，在死菌中迅速消失，因此可用来观察细菌的活力、生长和活菌计数及存在与否。

第九节　自动微生物分析仪

计算机的广泛应用大大推动了细菌检验的自动化，血液培养系统和细菌自动化鉴定技术已在各

大中型医院应用。全自动血培养系统采用高效率连续振荡培养，不仅具有较高的检出率和很高准确度，且缩短了检出时间。自动化鉴定系统可以通过不同的细菌、真菌鉴定卡对细菌、真菌进行鉴定，对致病菌进行筛选，测定细菌对药物的敏感性等。自动鉴定系统对细菌的分类鉴定、药物敏感实验更准确、客观、快速、易于标准化，减少人为因素的影响。

一、自动血培养仪的原理

自动血培养仪包括培养瓶（需氧瓶和厌氧瓶）、培养仪和计算机系统三个基本部分。目前临床使用的全自动血培养仪主要采用光电原理，利用微生物在生长代谢过程中产生 CO_2，CO_2（$CO_2+H_2O\rightarrow H_2CO_3\rightarrow H^++HCO_3^-$）使培养基的 pH 及氧化还原电位改变，对其代谢产物进行检测，判断有无微生物生长。有多种检测方法，例如：用放射性同位素 ^{14}C 标记技术；通过特殊的 CO_2 感受器，培养瓶内培养基与瓶底的 CO_2 感受器之间由一层膜（可让 CO_2 选择性透过），CO_2 经扩散进入仪器的传感器后与传感器内的水产生 H^+，引起 pH 改变使传感器的颜色发生变化，检测传感器产生的反射光的变化。检测器将光信号转换为电信号并放大后传递给计算机系统，计算机对接收的信号进行处理，作出判断，并得出每一个标本的生长曲线。采用荧光技术，培养基里加有荧光物质，荧光物质与培养基的营养成分结合，使其无荧光特性，在紫外光照射时不发射荧光；当有微生物生长繁殖时，微生物利用培养基里的营养成分使荧光物质游离出来，在紫外光照射时发射荧光，细菌的存在与荧光强度成比例，通过测定荧光强度来判断有无细菌存在。

二、微生物自动鉴定及药物敏感试验原理

应用于微生物的自动化鉴定系统较为成熟的技术有两大类：一类是从传统方法发展而来的微量法，在酶标板孔上进行生化反应，仪器对反应小孔扫描，根据两个临界值判断各孔生长反应结果及卡片达到终点的时间，与计算机数据库中已知分类单位相比较得出结果。另一类是采用电阻抗法，微生物在培养基中生长繁殖分解碳水化合物、脂类、蛋白质等营养成分（电惰性物质）代谢为具有电活性物质（氨、乳酸盐等），使培养基中的电导性随着其生长时间的变化而逐渐增大，培养物的阻抗降低；不同种类的微生物在相同培养基中可产生具有特征性的阻抗曲线（阻抗对时间），通过与标准菌种制成的标准曲线比较，鉴定出微生物的种类。

微生物药敏试验自动化分析技术用来测定各种抗生素对微生物的杀伤能力，大多采用比浊法。其原理是细菌在加有抗生素的培养基中，如果对该抗生素敏感（即被抑制或杀死），细菌缓慢生长或不能生长而不形成浊度；如果不敏感，细菌能继续生长形成一定的浊度。其检测方法有两种：一种是检测散射光强度，当一束光透过培养物时，产生散射光，检测其光强度，同时作不加抗菌素的对照生长浓度测定，并与之进行比较，得到一个光散射指数，其指数与耐药性成反比。根据指数范围不同转化为最低抑菌浓度（minimal inhibitory concentration，MIC）或耐药（R）、中度耐药（I）、敏感（S）。另一种是采用回归法测定药物的最低抑菌浓度（MIC）。每 1h 测定细菌生长情况，6h 后就可得出细菌在某一药物浓度的生长斜率，待测菌斜率与阳性对照生长斜率之比值，经回归分析得出 MIC 值，并根据 NCCLS 标准得到相应敏感度，分为高度敏感（S）、中度敏感（MS）和耐药（R）。

三、自动微生物分析在实验诊断中的应用

提高病原微生物的检出率和缩短结果回报时间一直是微生物研究的方向和目标。微生物自动化分析仪在临床的应用提高了微生物的检测速度和准确性，一方面培养基不断改进，营养不断提高，不仅能提高微生物的检出率（营养要求高的微生物也能生长），还能缩短微生物的生长时间；另一方面对培养进行 24 h 连续监测，及时对阳性结果进行处理，从而缩短了检测时间，提高了准确性，给患者更快确诊和早期治疗，准确选用抗生素起到非常重要的作用。

在血液培养方面，自动血培养仪在培养基方面作了很多研究，如 Bac T/Alert 推出了以脑心浸液为基础的 FAN 需氧培养基，对肺炎链球菌、葡萄球菌、酵母菌等的检出率有所提高；Bactec 系列不仅有需氧和厌氧培养基，还有儿童专用的血培养瓶和真菌培养用的血培养瓶；Vital 系列开发出了分枝杆

菌血液培养瓶等。使阳性检出时间缩短的同时还扩大了适用范围。近年进入实验室的自动结核分枝杆菌培养仪，对提高结核杆菌阳性检出率和结核杆菌的分型很有帮助。

自动化鉴定和药物敏感试验系统的临床应用不仅鉴定微生物种类广泛，而且鉴定和药敏试验的速度快、准确度和灵敏度高。仪器可以对细菌、和真菌进行鉴定和药敏试验，对尿液标本进行细菌计数，对肠道致病菌进行筛选。如VITEK－AMS240型自动鉴定系统，1次同时测试240张卡片，仪器通过各种鉴定卡对不同范围的细菌作出分类鉴定：利用GNI卡（革兰氏阴性杆菌鉴定卡）可对肠杆菌科、假单胞菌、不动杆菌、黄杆菌、弧菌和巴斯德菌等69种不同科属细菌进行鉴定；GPI卡（革兰氏阳性菌鉴定卡）可对葡萄球菌、链球菌、棒状杆菌、李斯特菌和好斑丹毒丝菌等46种革兰氏阳性菌鉴定；ANI卡（厌氧菌鉴定卡）能对拟杆菌、梭杆菌、梭状芽孢杆菌、乳酸杆菌、真杆菌、消化球菌消化链球菌和小韦荣球菌等80种厌氧菌鉴定；YBC卡（酵母菌鉴定卡）可对念珠菌属、隐球菌、酵母菌、毛孢子菌等35种酵母样真菌的鉴定。EPS卡可用于肠道3种氧化酶阴性菌（志贺菌、沙门菌和耶尔森菌）的筛选和鉴定。UID和UID－3可对尿液中细菌进行计数，并对引起泌尿系统感染的常见细菌（大肠埃希菌、变形杆菌、克雷伯菌、沙雷菌、铜绿假单胞菌、肠球菌、葡萄球菌等）和酵母菌作出鉴定。药物敏感试验，不同细菌使用不同类型的药敏测试卡，如GPS（革兰氏阳性菌药敏卡）－SA用于葡萄球菌、GPS－TA用于链球菌、GNS（革兰氏阴性菌药敏卡）－PA用于假单胞菌等药敏测定。

仪器的计算机系统部分能对大量数据进行统计、分析和处理，为临床研究、院内感染控制及流行病学调查提供了及时、准确、丰富的资料。

第十节　色谱分析仪和质谱仪

一、色谱分析的原理及分类

色谱分析（chromatography analysis）又称层析法。由于色谱法具有样品用量少、速度快、分辨率和灵敏度高、结果准确等优点，是分析化合物的有效方法，而使色谱仪在医学检验方面的应用更加普及。

1. 色谱法的基本原理　利用不同物质在不同的固定相和流动相中的分配系数（或吸附系数、渗透性等）不同这一性质，当两相作相对运动时，样品跟随流动相进入固定相，由于各组分与两相间的亲和力不同，将以不同的速率向前移动，经过一定的距离后，各个组分相互分离，被流动相分别带出固定相，再通过检测器分别对各组分进行定性或定量测定。其固定相可以是固体或以某种方法固定了的液体；流动相可以是气体或液体。

2. 色谱法种类繁多，见图1－3。

常见的分类方法有：

（1）按流动相的状态：分为以气体为流动相的气相色谱（gas chromatography，GC）、以液体为流动相的液相色谱（liquid chromatography，LC）和以超临界流体为流动相的超临界色谱（super-critical fluid chromatography）。

（2）按固定相的性质、形状：分为固定相装载在色谱分离柱的柱管内的柱色谱（column chromatography）、以滤纸及其吸附的液体作为固定相的纸分

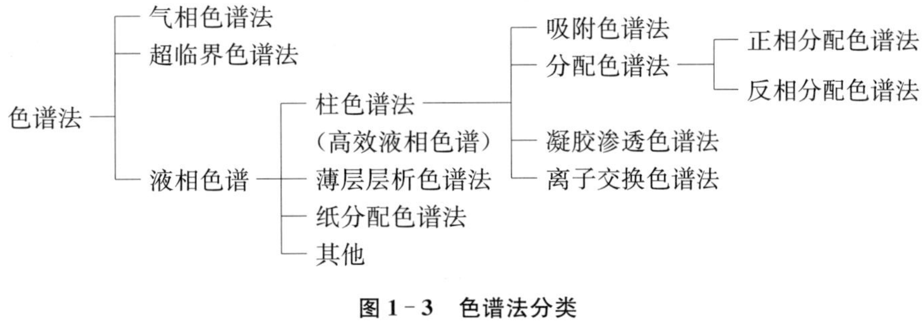

图1－3　色谱法分类

配色谱(paper partition chromatography)、将吸附剂制成薄膜作为固定相的薄层层析色谱(thin-layer chromatography)。

(3) 按分离过程的物理化学原理:分为利用吸附剂表面对不同组分的物理吸附能力不同的性质的吸附色谱(adsorption chromatography)、利用不同组分在分配系数不同的性质的分配色谱、利用组分的离子交换能力不同的性质的离子交换色谱(ion-exchange chromatography)和凝胶渗透色谱(gel permeation chromatography)。

色谱仪是一类用来对样品进行分离分析的仪器,先将样品中的各组分分离开,再对各组分的含量进行定性或定量分析。目前技术上比较成熟,使用最为广泛的色谱分析有气相色谱和高效液相色谱两大类。它们属于柱色谱,仪器组成也相似,其主要部分有流动相供给系统、分离系统(色谱柱)、检测系统、数据处理系统。

二、色谱仪的温度控制及数据处理

色谱仪的温度检测与控制是色谱分析的重要环节,尤其在气相色谱分析过程中,温度不仅对样品在色谱柱上的分离有很大影响,而且对仪器的工作状态也有影响,这直接关系到测定结果是否准确可靠。色谱仪的温度控制主要采用两种方式:恒温测控方式和程序升温控制方式。前者常用于控制柱箱、检测器室、气化室的温度;后者主要用于改善分离效果,是一种比较完善的控制方式。

色谱分析仪的数据处理在自动化仪器中都采用计算机系统来承担,在鉴别波峰、计算波峰高度、出峰时间及计算各组分含量等描记色谱曲线,对各种误差进行适当的校正而得到精度较高结果。在对检测结果进行分析、记录、储存的同时还可以对仪器的工作条件和程序自动控制。

三、高效液相色谱法

高效液相色谱法(high performance liquid chromatography,HPLC)是从经典的液相柱色谱基础上发展而来,仍然以液体作为流动相的柱色谱全自动分析仪器。其特点有高效、高压、高速、准确、灵敏度和自动化程度高。高效液相色谱分析技术自20世纪60年代后期问世以来,便得到重视,得以迅速发展和应用。高效液相色谱分析仪已成为临床实验室必备的常规仪器。

高效液相色谱根据分离的方法不同,有吸附色谱、分配色谱、离子交换色谱、凝胶色谱等类型。仪器均由输液系统、进样分离系统、检测系统、数据处理系统等四部分组成,见图1-4。

1. 输液系统　其作用是为高效液相色谱仪的分离工作提供流动相。它包括液源、脱气装置、高压输液泵、压力指示器、流量控制器及梯度洗脱装置等。高压泵是高效液相色谱仪的心脏部分,其性能参数作为衡量仪器性能的重要指标。泵的种类很多,主要应用的有机械泵(恒流泵)和气动泵(恒压泵)。恒流泵以机械的方式,恒定的流量输送流动相;恒压泵则以气源为动力,调节气压来调节输液流量,并以恒定的压力输送流动相。梯度洗脱是把两种或两种以上的不同极性互溶洗脱液按一定程序混合,改变流动相组成,可使它对各组分的分配系数等发生变化,从而改善分离条件,提高分离效果和灵敏度,缩短分析时间等。梯度洗脱分为低压梯度和高压梯度洗脱两种方式。低压梯度洗脱是将两种或两种以上的溶剂在常温下预先混合,然后再用泵输入色谱柱;高压梯度洗脱装置较为精细,每一种溶剂都有独立的输送系统,各自按一定比例输送到混合室,在高压状态下混合后再流入色谱柱。

2. 进样装置　进样可分为注射器进样和进样阀进样两种方式。注射器进样系注射针头穿透柱端隔膜将试液直接注射到色谱柱头。其特点是装置简单、进样体积变换灵活、体积小(由于试液直接注射到柱头)、谱带扩展效应小容易获得最高柱效。进样阀进样是利用四通阀或六通阀在高压下直接进样。其特点有进样重现性好,不产生流动相泄漏,进样体积可调等,是目前最常用的一种进样技术。

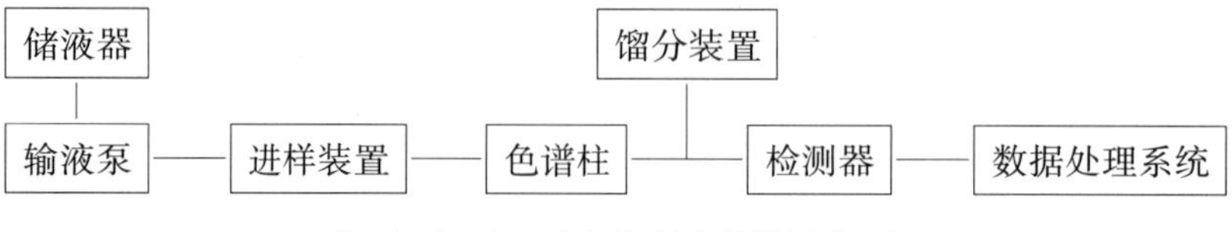

图1-4　高压液相色谱分析仪结构图

3. 温控装置 液相色谱分析仪均有专门的恒温和监控系统,使色谱柱及检测池在恒定温度下工作,以提高柱效、分离效率、检测的稳定性和重现性。

4. 色谱柱 色谱柱是用来装填固定相的,其装填对技术要求很高,其柱效与装填技术及装填质量关系密切,大多使用商品柱。为避免色谱柱免遭试液中有害物质的影响而使色谱柱性能发生变化,可在色谱柱和进样口之间安装保护柱。保护柱较短,通常填充与色谱柱相同的填充材料,但其颗粒直径较大。在液相色谱中,为了避免固定液溶解在流动相中流失,可在泵和进样口之间安装预饱和柱,一般将相同的固定液浸渍在硅藻土载体上,然后装填。保护柱和预饱和柱要经常更换,才能起到保护作用,可在实验室自行装填。

5. 检测系统 作为高效液相色谱仪的检测器必须采用高灵敏度、能进行实时分析的高性能检测器。根据其工作方式可分为两类,一类是选择性检测器,如紫外检测器、荧光检测器、极谱和放射性检测器等。这类检测器的特点是仅对被测组分有响应。而对另一些如温度、流速变化等不敏感或不响应,即选择性好,灵敏度高,响应与流动相性质无关等。另一类是通用型检测器,如示差折光检测器、介电常数检测器、吸附热检测器等。其特点对范围很宽的各种化合物,只要它们同流动相之间的理化性质(如折射率、介电常数、吸附热等)或化学特性(如化学电离、光化电离等)有差别即产生响应;对色谱系统的温度、流量波动等也较敏感,易造成较大噪声和漂移;灵敏度不高等,不适合作痕量(trace amount)分析和快速检测。目前液相色谱分析仪配备的检测器主要有紫外分光检测器、荧光检测器和示差折光检测器。

6. 馏分收集装置 是为了可对某些经色谱柱分离后的纯组分样品进行收集而配备的。大部分仪器均有馏分收集口,并备有馏分收集装置供选购。馏分收集器可在仪器控制下对某些需要保留的组分进行自动收集。

7. 数据处理系统 检测器输出的响应信号,通过处理得到色谱图,根据色谱图计算出待测组分的保留值,峰高、峰面积等数据。大多配备有微机来处理数据,不仅对检测器输出的信号进行数据运算、记录、显示、储存等,还有控制仪器运行、诊断仪器故障、报警等功能。

四、色谱分析的临床应用

气相色谱只能用于可被气化物质的分析,能被气化的物质仅占几百万种化合物的20%左右,大部分物质不能被气化,而无法使用气相色谱进行分析。液相色谱的样品无需气化,特别适用于气化时易分解的物质。随着液相色谱技术的进步,高效液相色谱仪的出现,使得液相色谱分析技术在自动化程度、分析速度和效率、灵敏度、分辨率等方面都有极大提高。一般认为,分子量小于200的物质,可用气相色谱分析;分子量在200~400之间的物质,可用气相色谱或高效液相色谱分析;分子量在400~1 000之间的物质,适用高效液相色谱分析;分子量大于1 000的物质,则只适用凝胶色谱法。色谱分析在临床治疗药物监测(therapeutic drug monitoring,TDM)方面起着极其重要的作用。临床通过对药物的监测,指导临床用药,提高药物疗效和安全性,避免或减少治疗药物的毒性反应。

GC主要用于药物的监测、临床生化和微生物的检测。在药物监测方面,GC可用来测定抗心律失常药物,如对奎尼丁的测定,当样品的奎尼丁浓度在0.2~12 μg/mL范围内,线性关系良好,回收率为98.27%。临床生化应用GC技术,能快速、精密测定血清中胆酸、去氧胆酸、石胆酸等5种胆汁酸。在微生物检测方面主要应用于菌细胞成分的分析、细菌代谢产物的分析和传染病的快速诊断三个方面。由于GC检测的敏感性高,可对患者标本中极微量的细菌(如某些厌氧菌、脑膜炎菌、军团菌、弧菌等)及某些细菌(如肺炎链球菌、伤寒沙门菌、金黄色葡萄球菌等)的产物进行测定,快速得出结果从而对早期诊断有着重要的意义。

HPLC是目前临床应用较为成熟的技术,主要用于血液药物浓度测定。药物监测方面,对氨基糖甙类抗生素(庆大霉素、妥布霉素、卡那霉素等)、抗心律失常类(奎尼丁、普鲁卡因酰胺等)、抗哮喘药、抗癫痫类、抗抑郁类、抗肿瘤类等的数十种药物进行监测。HPLC可用于对维生素进行测定。在微生物方面,HPLC主要用于细菌的分类鉴定、菌体蛋白成分、毒素、噬菌体的检测。HPLC通过对细菌胞浆的脂肪酸和极性类脂、细菌核酸的碱基等直接测定,使细菌的分类鉴定更灵敏、快速、准确。利用细菌在甚至时可产生某种代谢产物(如毒素)、某些细菌与其他微生物(如噬菌体)共生,用HPLC对其检测证实是否有细菌的感染。

五、质谱仪的概述

质谱法(mass spectrograph,MS)是利用电磁场将化合物按离子质量(m)与离子电荷(e)之比(质荷比 m/e)的不同进行分离测定的方法。

1. 基本原理　当具有一定能量的电子轰击物质的分子或原子时,使其失去一个外层价电子,获得带有一个正电荷的离子(偶然也可丢掉一个以上的电子)。离子在通过加速电压(V)后,取得速度(v),动能为 $1/2mv^2 = \text{eV}$;正离子在电场中的运动轨道是直线的,进入与 v 垂直的均匀磁场 B 后,由于受到磁场力的作用,离子改变了原来的运动轨道,作弧线形轨道运动,此时 $mv^2/R = B\text{eV}$,式中 R 为离子轨道曲率半径,B 为磁场强度。可得出质荷比与正离子在磁场中的轨道半径 R 的平方成正比。质谱仪根据气体分子或固体、液体的蒸汽被电离,所生成的离子在高压电场中加速,在磁场中偏转而产生信号,其信号的强度与到达的离子数目成正比,检测其信号进行数据处理得到结果。

2. 结构　质谱仪主要由进样系统、真空系统、离子源、分析和检测系统、数据处理系统等组成,见图 1-5。

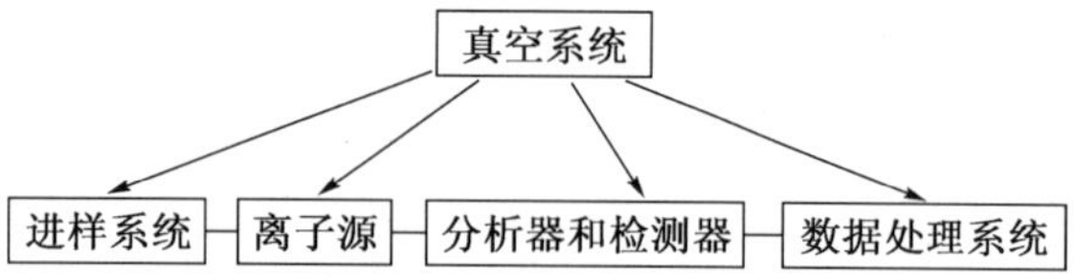

图 1-5　质谱仪结构图

(1) 进样系统:要求不同种类的试样有不同的进样方式。对于气体试样,先在标准容积内计量后,通过分子漏孔,以分子流的形式进入离子源;高沸点的液体和固体采用加热的试样导入系统。

(2) 真空系统:真空状态是质谱仪工作不可缺少的条件,凡有样品分子和离子的地方必须抽成真空,即离子源、分析器和检测等系统都必须处于真空状态,因残余气体会与飞行中的离子碰撞产生一系列的干扰效应。

(3) 离子源:是质谱仪最重要的组成部分,它能使样品分子转化成离子,并加速使之进入分析器。

(4) 分析系统:利用电磁场的作用来将离子束中的不同种类的离子按质荷比的大小不同分开。有质量分析器、射频分析器等。分析器出来的离子流的电流很小,经检测器放大后送到数据处理系统,检测器的灵敏度直接关系到仪器的灵敏度。

(5) 数据处理系统对检测器的信号进行分析,绘出质谱图、显示和打印等。

六、质谱仪的分析特点

质谱分析是一种直接测量物质粒子的分析技术。已成为有机化学、药物学、生物化学等分析的基本手段之一。具有以下特点:

1. 对气体、液体和固体进行分析。

2. 可测定微小质量差和质量,从而可确定样品的分子量,推测分子式和结构式。

3. 具有很高的灵敏度、样品用量少,分析速度快等。

质谱分析主要用于稳定同位素、化合物分子量等的测定,有机化合物的结构及测定混合物中的组分的含量等。

七、质谱仪研究进展

虽然质谱分析是直接测量物质的粒子,但不是对所有化合物都能测定。随着科学的发展,多项分析技术的联用已成为近代分析仪器的发展趋势,互相取长补短。目前比较成熟的有气相色谱—质谱联用仪(GC-MS)和电感耦合等离子体(inductively coupled plasma,ICP)—质谱法联用的 ICP-MS 技术。

GC-MS 既具有气相色谱分离能力强、灵敏度高、定量准确、适用于多组分混合物的定量分析等特点,又具有质谱法响应速度快、鉴别能力强、适用于对复杂的有机化合物进行鉴定的优点。主要用于有机化合物的成分、结构及混合物中各组分的鉴别、分析和测定。

ICP-MS 技术以具有高温、稳定、分析范围宽和低化学干扰的电感耦合等离子体作为原子发射光谱法的光源和质谱法的离子源。利用 ICP 分解产生的正离子流输送给 MS 的质量分析器,可直接测量样品中各元素的浓度。具有很高的灵敏度和可靠性,是一种非常有效的多元素痕量分析手段。ICP-MS 已向激光烧蚀固体样品分析发展,并配备有功能强大的计算机系统对数据进行分析处理,应用前景广阔。

第十一节 原子光谱分析仪和荧光分析仪

原子光谱分析仪(atomic spectrum analyzer)是临床实验室的常用仪器,有原子发射光谱仪(atomic emission spectrometer, AES)和原子吸收光谱仪(atomic absorption spectrometer, AAS)两类。其理论基础是在一定条件下,给样品中的原子能量,使基态原子被激发出现能级跃迁(从低能量级跃迁到较高能级),产生有特征的发射光谱或吸收光谱。通过对光谱波长或强度的分析,测定元素及含量。

一、原子发射光谱仪

原子发射光谱仪(AES)是利用某些物质在一定条件下,能发射出具有特征的光谱,对这些光谱进行分析的仪器。常用的有火焰光度计、火焰分光光度计、摄谱仪、激光显微发射光谱分析仪等。

1. 火焰光度计和火焰分光光度计 是以火焰的作用使液态样品转变为气态,基态原子被激发并发射特征光谱;由光源、分光系统和检测器三部分组成;主要用于生物体液和组织中钠、钾等元素的测定。

2. 摄谱仪与火焰光谱法仪器类似,但比火焰具有更强的激发源,谱线也较多。

3. 激光显微发射光谱分析仪是把激光经物镜聚焦到样品上,在样品的焦点上产生大约 10 000 ℃的高温。将样品蒸发、激发后用摄谱仪拍摄其光谱进行分析。该技术检测灵敏度高,并可同时对多种元素进行测定。可用于人体组织、骨骼、细胞等固体标本的元素含量测定,而不能用于血清、尿液等液体标本。有研究发现正常前列腺与前列腺癌组织中钙、镁、铁、铜、锌、锰和硅等浓度是不同的,在前列腺癌中,锌、锰比正常的浓度高;未成熟骨中铯、铜、锌、钛和硅的含量比成熟骨中的含量要高。

二、原子吸收光谱仪

原子吸收光谱法(AAS)在 1955 年由澳大利亚科学家 A. Walsh 提出以来,得到了迅速发展。基本原理是光源辐射出具有待测元素特征谱线的光,试样蒸气时被蒸气中待测元素的基态原子所吸收,特征谱线的光被减弱,其减弱的程度(吸光度 A)与样品中待测元素含量(浓度 c)的关系是,在一定实验条件下服从比尔定律(即 $A=K'c$),式中 K' 在一定实验条件下是一个常数,因此测定吸光度可求出待测元素的浓度。原子吸收光谱分析范围广,对元素周期表上的几乎所有的金属元素和部分非金属元素;其分析方法具有灵敏度高,准确、快速、干扰少、测量元素含量范围广等。样品用量少,已成为超微量分析的重要手段。

原子吸收光谱仪有单光束型和双光束型两大类。仪器类型繁多,但仪器的主要结构有光源系统、原子化系统、分光系统、检测和显示系统五部分。根据原子化系统的差异将原子吸收光谱法分为四类:一类是火焰原子吸收光谱法是利用火焰的高温,在适当条件下使样品中的待测元素转变为基态原子,吸收由空心阴极灯发射出来的该元素的共振线,来测定含量。此法只适用于测定易挥发元素如铅、锌、汞、镉等元素。两类是石墨炉原子吸收光谱法利用大电流通过高阻值的石墨炉而产生高温,使待测元素形成基态原子,并吸收由光源发射的共振线。该法最大优点是样品几乎可以完全原子化(原子化效率高),还有灵敏度比前者高,原子蒸汽的停留时间较长等优点。特别适合含量低或样品量少的血液、精液等的痕量分析。三类是氢化物发生原子吸收光谱法是用强还原剂(KBH_4 或 $NaBH_4$ 等)在一定的条件下与待测元素作用,生成气态氢化物而与基体分离,然后用载气将氢化物送入加热石英管中进行原子化,测定其吸光度。本法灵敏度高(可达 ppb 级),选择性好,基体干扰和化学干扰都少,但精密度比火焰原子吸收光谱法低。适用于砷、锑、铋、锗、锡、铅、硒、碲、铟、铊等能形成共价氢化物的元素测定。四类是冷蒸汽原子吸收法的特点是原子化不需加热,将试样中汞的化合物还原成金属汞,然后用氮气或空气流将汞蒸汽带入石英吸收管,吸收由汞灯所发射的 253.7 nm 共振线,测定其吸光度。此方法的灵敏度和准确度均较高,是测定痕量汞的好方法。

三、荧光分析及常用方法

荧光(fluorescence)是指某些物质受光或其他射线的照射时所发出的可见光,其特性是当光和其他射线停止照射时荧光随之消失。能产生荧光的物质叫荧光物质。能激发物质发出荧光现象的光主要有紫外光、X光、红外光等。

荧光分析(fluorescence analysis)是根据荧光物质在一定能量的激发下，所发射的荧光特征和强度，对该物质进行定性或定量分析的方法。其分析特点是灵敏度高(分析灵敏度可达 10^{-12})，样品用量少等优点；不足之处是许多物质本身没有荧光特性，而要加入某些含有荧光特性物质的试剂后才能达到分析的目的，干扰因素较多等。

荧光分析常用的方法有：一是按待测物是否有荧光特性可分为直接测定和间接测定两种。直接测定是利用物质本身发射荧光来进行测定；间接测定是由于有些物质本身不发荧光或荧光很弱，需要加入荧光物质(荧光染料)后再进行测定。二是按荧光的光谱分为原子荧光光谱法和分子荧光光谱法。

1. 原子荧光光谱法　是通过测量待测元素的原子蒸汽在辐射能激发下所发射出的原子荧光的特征和强度来进行元素定性、定量分析的方法。将待测样品经原子化器形成基态原子蒸气，当用光源提供的辐射线照射到原子蒸气上时，原子吸收它们的特征谱线而被激发；当激发态的原子返回至基态时，发射出与激发光波长相同的荧光(共振荧光)。由于各种元素的原子所发射的荧光都具有特征的波长，可对其进行定性分析；再因为原子所发出的共振荧光强度与原子化器中形成该元素的基态原子数目成正比，在一定的激发光强度和原子化条件下，荧光强度与试样溶液中该元素的含量成正比，进行元素的定量分析。

2. 分子荧光光谱法　基本原理是在室温下，荧光物质的分子大多处于基态的最低振动能级，当给分子提供能量时(可用光照射、加热、化学反应等方式)，分子吸收与它的特征频率相一致的辐射线，导致基态电子跃迁到电子激发态中的各个不同的振动能级上，产生吸收光谱，形成具有不同波长范围和不同形状的吸收带，而提供荧光物质的吸收光谱和荧光光谱，可对两种光谱进行定性或定量分析。由于分子以无辐射跃迁形式损耗了部分吸收的能量，分子的荧光一般比它的吸收的激发光能量略小，荧光的波长总是比吸收的激发光波长稍长，只有对应于基态和第一电子激发态的两个最低振动能级之间的吸收和发射线才具有相同的频率，产生共振荧光(吸收光谱和荧光光谱重叠)；分子的第一电子激发态的能级结构通常与其基态能级结构相似，所有分子的荧光光谱与它的吸收光谱中的第一吸收带的形状相似，呈镜像关系，见图1-6。

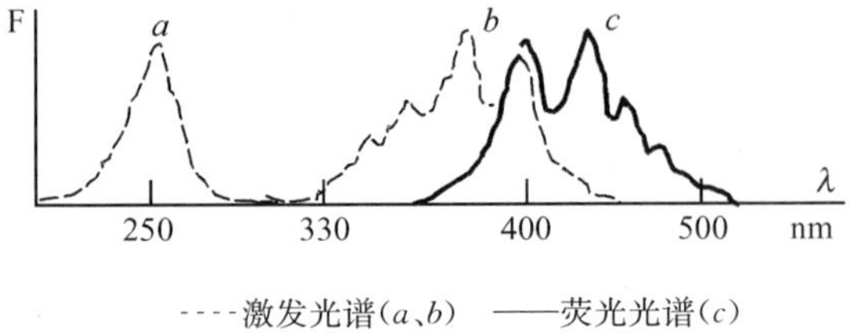

图1-6　蒽在乙醇溶液中的激发光谱和荧光光谱

四、影响荧光检测的因素

1. 温度　物质发射荧光的强度受温度较大，一般随着溶液温度的降低，荧光效率(发射光量子的产率)和荧光强度增大。由于荧光检测仪的光源强度大、温度高，加之环境温度可能变化，导致被检测溶液的温度变化而使荧光强度变化，故应选用有利于荧光测量的能恒温的低温装置的试液皿。

2. 溶剂　有些物质的荧光波长和荧光效率随着溶剂介电常数的增大而增大。同一荧光物质在不同的溶剂中，荧光光谱的位置和强度都明显不同，溶剂能影响荧光效率，改变荧光强度。

3. 溶液pH　在溶液中不电离的非酸碱性物质，不受溶液pH变化的影响。而弱酸、弱碱性化合物、荧光络合物形式存在的状态和组成，均受溶液pH的影响，改变荧光光谱和荧光效率。应预先测定pH与物质荧光的关系，以确定最适宜的pH范围。

4. 激发光照射的时间　因为有些光致荧光的物质受激发光较长时间的照射会发生光分解，使荧光强度不断降低；有些荧光络合物的形成需要一定时间才能达到平衡，过早或过晚测定荧光均会有误差。所以应预先了解激发光照射时间与荧光强度的关系，确定最佳的测定时间；并应在荧光强度检测时的短时间内才打开光闸。这样才能使荧光强度达到最大且稳定。

5. 散射光　溶剂、容器和能形成胶粒的溶质，在激发光照射下常产生散射光，如果被测物的荧光光谱与散射光重叠或部分重叠，其散射光会影响荧光测定。预先用不同激发光绘制溶剂和被测物标准溶液的荧光光谱，以选择合适的激发光波长和溶剂，便可减少或消除散射光的影响(CCl_4 和 $CHCl_3$ 的散射光对荧光测定几乎没有干扰，是荧光分析中的良好溶剂)。因为散射光峰波长随着激发光波长的变化而变化，很容易与被测物荧光峰区别。

6. 荧光熄灭和共存物　荧光分子与其他共存物分子相互碰撞使荧光强度显著下降的现象称为荧光熄灭，有时可利用这种现象对某些物质进行荧光熄灭定量分析。常见的荧光熄灭剂有卤素离子、重金属离子、氧分子及硝基化合物等。当荧光物质的浓度超过一定程度时，会由于自身激发态分子与基态分子的相互碰撞而产生荧光自熄灭现象。有的共存物会产生干扰测定的荧光，因此在进行荧光分析时应注意所用水和试剂的纯度。

五、荧光分析在实验诊断中的应用

荧光分析法具有高灵敏度、高选择性、样品用量少、方法简单等优点，被广泛应用于有机物、无机物、生物活性物质、药物、毒物、维生素、微生物、免疫等的检测。特别是大量荧光试剂和增敏、增稳、增溶剂的开发，荧光标记技术、电子显微技术、自动免疫分析技术、激光技术和计算机技术的发展和提高，为荧光分析提供了更为广阔的前景。

应用荧光分析测定某些维生素（如维生素 A、维生素 B_2、维生素 E 等），将其溶解于有机溶剂中，在一定波长的紫外光激发下可产生荧光，其强弱与维生素含量成比例；测定血液中的某些药物浓度，如奎尼丁、普鲁卡因酰胺等及血液中的肾上腺素、多巴胺、胆碱等含量。

第十二节　核辐射探测仪

在生物医学领域中，广泛地使用放射性同位素、核辐射检测仪对样品的成分、形态、功能等进行分析。核辐射检测利用射线通过直接或间接地使物质激发和电离，从而把辐射能转化成离子的动能、光能、化学能等形式的能量，把产生的电、光、化学等信号收集、进行数据处理的技术。核辐射检测分析是一门综合性的技术，具有灵敏度高、特异性强、干扰少等优点，已成为一直常用的有效分析方法。

一、概述

1. 放射性基本知识　构成原子的原子核有些是稳定的，有些不稳定。不稳定的原子核自发地辐射出 α、β、γ 等射线而逐渐转化成稳定状态的过程，称为放射性衰变。对于认定的放射性核素，衰变过程中辐射出来的射线强度和能量与放射性物质的原子 N 成正比。在单位时间内，发生放射性衰变的原子核数定义为放射性活度(A)；在单位时间内，发生放射性衰变的原子核数占原来总数的百分比或每个不稳定原子核在单位时间发生衰变的概率，用衰变常数(λ)来表示。它们之间的关系是：

$$A = \lambda N$$

原子核因放射性衰变数目减半所需的时间(T)称为半衰期($T_{1/2}$)。每个原子核平均存在的时间称为平均寿命(τ)。这两个时间与衰变常数(λ)的倒数成线性关系：

$$T_{1/2} = \ln 2 \cdot \tau = \ln 2 \cdot 1/\lambda$$

放射性衰变是一个随机变化过程，它可以通过射线与灵敏物质的相互作用被探测。核辐射探测就是检测样品中放射性物质的活度、半衰期、能量等，来鉴定样品的相关特征和变化。

1. 核辐射的动态特性　核辐射具有以下动态特性：放射性活度(A)，随着时间推移会减小，$A(t) = A_0 e^{-\lambda t}$。当使用短半衰期的标记物，测量分析时间较长时，就需要对射性物质活度的衰变进行校正。射线穿过物质时，也会随穿过距离的增大，而改变能谱和减弱强度。对于 γ、x 和 β 等穿透本领较强的射线，强度(I)与穿透厚度(X)之间的关系是：$I(X) = I_0 e^{-\lambda \mu t}$ 式中 μ 为介质对射线的吸收系数。α 射线的穿透本领较差，不符合指数衰减规律，用射程(R_m)来表示空间动态特性。射程是指沿原入射方向，α 射线能够行进的最大距离。μ 和 R_m 都是反映介质对通过的射线吸收、阻挡本领的参数。一般来说，同样的穿透厚度，密度大的介质对射线的吸收，减弱要强些。医学影像技术就是利用这种特性。

2. 3 种射线的特点　各种放射性元素放射出来的射线并不都一样，同一种放射性元素放出来的射线有时也不是单一的。射线有 α、β、γ 3 种。α 射线是带正电荷的高速运动的粒子流，由 2 个质子和 2 个中子组成；易被介质物质吸收，电离本领很强。β 射线是高速运动的电子流，穿透力强，电离本领较小。γ 射线是 1 种光子流，具有极强的穿透力，电离本领很小，不带电荷，具有一定的能量。属于电磁辐射，它的性质和 X 射线十分相似。各种形式的电磁辐射，如可见光、紫外线、红外线、X射线和γ射线的区别只是光子能量的不同，可见光的光子能量较低，而γ射线是高能光子。

3种射线本质不同，但有共同点：一是都从原子核发射出来，具有极快的速度（γ最快，α最慢）；二是都能使介质电离，其电离本领α最强，γ最弱；三都有一定的穿透能力（γ最强，α最弱）；三是都能产生荧光。

在放射过程中都能不断辐射能量，使周围介质吸收后温度升高。都能引起生物和化学变化，特别是都能使照相底片感光。

二、常见放射性核素

具有相同的化学性质，但具有不同相对原子质量的原子统称为同位素。同位素的种类繁多，按不同的分类标准有不同的分类方法。若按原子核的稳定性，可分为稳定的同位素和不稳定的同位素，后者又称为放射性同位素。放射性同位素具有不稳定的核、能够自发地从核内放射出α、β或者γ射线，从而使核发生转变的同位素。目前世界上已有1 600多种放射性同位素（包括天然存在的和人工制造的）。用于医学的放射性同位素仅几十种。

常见的天然放射性核素有^{3}H、^{7}Be、^{14}C、^{22}Na、^{24}Na、^{40}K；铀和钍天然放射系列；因核试验、核泄漏进入环境的^{90}Sr，^{131}I和^{133}Xe等核裂变产物。

一些重要的放射性同位素及用途，见表1-6。

三、核辐射检测的放射源

核辐射检测分析中，放射源主要来自于放射标记、照射比较和中子活化等三种方法。放射标记法是通过注射、给药、进食、培养、同位素交换等把放射性示踪剂引入生物体活生物样品中去，使其参加同样的生理过程。照射比较法是将射线产生器放出的γ射线、X射线束均匀地照射样品，或将γ发射源单纯引入检验位置，用核辐射检测测量经生物体或生物样品后透视出来的射线，通过比较差异来获得有关结构分布方面的信息。放射影像技术主要采用这种方式。中子活化法是利用样品中不存在可供测量分析用的放射性物质，但通过中子流、质子流的照射，可使某些稳定核素激活成放射性同位素，对其检测分析。几种常用的中子活化核素，见表1-7。

生物体内含量较多的元素中的一些稳定核素及具有重要生理作用的一些微量元素，在能量较高的快中子活化下，也可产生感生放射性，用作微量和超微量化学分析。常用的有^{2}H（自然丰度为0.015%）、^{12}O（0.204%）、^{13}C（1.11%）、^{41}K（6.91%）、^{70}Zn（0.62%）、^{74}Se（0.87%）、^{65}Cu（30.9%）等。

表1-6 常见医用放射性同位素及主要用途

放射性核素	半衰期	主要衰变类型和最大能量(Emax)		主 要 用 途
^{3}H	12.3年	β:0.018		有机化合物和体液量测定
^{14}C	5 730年	β:0.155		有机化合物测定
^{22}Na	2.6年	β:0.54	γ:1.27	体液量测定
^{32}P	14.3 d	β:1.69		肿瘤诊断和治疗；红细胞寿命测定
^{35}S	87 d	β:0.167		体液量测定
^{45}Ca	164 d	β:0.25		钙代谢检查
^{51}Cr	27.8 d		γ:0.325	红细胞寿命及循环血球量测定
^{59}Fe	45 d	β:0.47(0.27)	γ:1.10(1.29)	铁代谢检查
^{60}Co	5.3年	β:0.32	γ:1.17(1.33)	维生素B_{12}吸收的测定
^{85}Kr	10.8年	β:0.67	γ:0.52	肺功能检查
^{99}mTc	6 h		γ:0.14	多种脏器的γ照相检查
^{111}In	100 min		γ:0.39	骨髓、脑、肾等的γ照相检查
^{131}I	8 d	β:0.61	γ:0.364	甲状腺、肝、消化道等功能检查；循环血清量测定；甲状腺等的γ照相检查
^{133}Xe	5.3 d	β:0.35	γ:0.081	肺功能检查；脑血流量检测
^{198}Au	2.7 d	β:0.96	γ:0.412	肝血流量检测
^{203}Hg	47 d	β:0.21	γ:0.280	肾、脾的γ照相检查

表 1-7 几种常用的中子活化核素

靶核素	自然丰度(%)	使用浓度(%)	反应截面(b)	生成物半衰期	主要应用
^{46}Ca	0.003 3	25～31	0.7	^{47}Ca(4.55 d)	骨科疾病，钙吸收和排泄研究
^{50}Cr	4.35	>95	15.9	^{51}Cr(27.7 d)	血容量和红细胞寿命测定
^{58}Fe	0.31	80～85	1.15	^{59}Fe (45 d)	铁代谢、血容量和红细胞寿命测定
^{84}Sr	0.56	50～60	0.8	^{85}Sr(65.2 d)	锶盐代谢研究
^{43}Ca*	0.14	87.7		^{43}K(22.3 h)	心脏功能研究、钾代谢检测

注：* 是非同种元素的应用。

四、核辐射检测的原理和方法

放射线不能由人们的感觉器官直接觉察，而要通过专门的仪器来测量。射线探测仪器按其原理可分为三类：

1. 利用射线的电离作用　射线穿过气体能引起气体原子分子的电离，包括直接电离和次级电离。利用这一原理的探测器有两类：一类是通过收集电离电荷或者计量电离电流，以电离为基础的累计方法，如验电器、静电计和振动电容器等。另一类是利用射线对气体的电离作用，能够引起脉冲放电或脉冲式的电压改变的脉冲探测器，如脉冲电离室、正比计数器和盖革-弥勒(Geiger-Miiller)计数管。

2. 利用射线的荧光现象　根据射线穿过某些物质时能产生荧光，应用这一原理测量那些电离能力查的射线(γ 和软 β 射线)的闪烁计数器，如固体闪烁计数器和液闪仪等。

3. 利用射线的感光作用　射线具有一定的穿透能力，能使照相底片或乳胶胶片上的溴化银粒子感光、致敏分解而显示黑色，既放射自显影。自显影技术可以用于射线的探测，也可用于剂量防护的检测，还可作为一种追踪的手段。由于自显影技术能准确定位，且方法简便、灵敏度高、分辨率强，一直成为影像学的主要技术。

五、核辐射检测在实验诊断中的应用

放射性同位素在医疗方面的应用历史较长，主要用于临床诊断、治疗和科研。

1. 临床诊断方面　常用的方法是将一定量的某种核素注入患者体内的有关器官，进行放射性扫描，确定病灶部位及大小，如对骨、肾、肝、肺、脑等的检查。

由于正常组织与肿瘤组织的细胞结构、致密程度不同，当放射性标记物进入人体后，正常组织与癌变组织的吸收不一样，或者分布的均匀程度不同，导致放射剂量分布有差别。经过扫描，病变部位就会出现剂量缺损，用以确定肿块组织的部位和大小。

人体不同组织对不同的放射性核素聚集程度有所不同，一般选择该组织聚集能力较高的核素进行诊断。如甲状腺对碘(I)有一定的聚集能力，可选同位素碘(^{131}I)来测定甲状腺的生理状态和功能。当甲状腺中放射性^{131}I浓度超过常态，说明甲状腺机能亢进。反之，说明甲状腺机能减低。

2. 在疾病的治疗方面　临床应用放射性核素进行治疗，主要用于恶性肿瘤和血管瘤、甲状腺功能亢进等，即所谓的放射疗法(简称放疗)。主要是根据放射性能使机体发生生化反应，放射性药物与其相关器官的亲和作用，杀死或抑制各种癌细胞的生长。可采用外照射或内照射(注射含有放射性核素的药物到确定的部位的方法)。外照射法主要是利用 γ 射线具有较强的穿透能力的特点。如钴-60(^{60}Co)治疗，利用^{60}Co 的 γ 射线对病变部位进行体外照射来治疗鼻咽癌。内照射法主要利用 β 射线能量低射程短的特点。如应用^{131}I 治疗甲亢和甲状腺瘤。^{131}I 被甲状腺吸收后所放出的 β 射线可使甲状腺部分组织受到照射而遭到破坏，从而减少甲状腺素的生成，达到治疗甲状腺功能亢进的目的。目前有人使用^{125}I 代替^{131}I 治疗甲亢取得较好的效果，并能防止甲状腺功能减退的发生。用放射性^{32}P 治疗白血病和其他肿瘤，^{32}P 在细胞内浓集的程度与细胞分裂的速度成正比，由于白血病细胞分裂较正常细胞迅速得多，浓集的^{32}P 也较多；肿瘤组织对^{32}P 具有选择性吸收的能力，且与正常组织相比，肿瘤组织对 β 射线更为敏感，故可利用^{32}P 对白血病、淋巴瘤、骨骼转移性癌，以及其他原发肿瘤进行治疗。

放射性胶体治疗主要基于放射性对局部组织

的照射作用，将放射性胶体直接注射到肿瘤组织内部，放射性胶体大部分停留在注射部位（因不被体液溶解），对其进行局部治疗。常用的放射性胶体有胶体^{198}Au、胶体$Cr^{32}PO_4$等。主要用于前列腺癌、宫颈癌、乳腺癌、肝癌、膀胱癌等的治疗。目前最有发展前景的“生物导弹”技术，用放射性核素标记单克隆抗体（作为“导弹”），利用抗体与抗原特异性结合，攻击能与“导弹”结合的肿瘤，选择性地杀伤肿瘤细胞。目前主要用于黑色素瘤、结肠癌、乳腺癌、卵巢癌、肺癌和胰腺癌等的治疗。

第十三节 仪器的维护和保养

随着现代电子计算机技术的迅猛发展，大大加速了实验室的自动化进程。目前自动化仪器已遍及医学实验室的所有领域，各式各样的自动分析仪日新月异，适应临床医学发展的需要。任何仪器，无论如何先进、完善，在使用过程中总会因各种原因，产生这样或那样的故障，导致无法支持工作，只是产生故障的概率和程度不同而已。仪器的维护和保养显得极为重要。

一、仪器的维护及保养

仪器维护保养工作的意义在于减少或避免其故障的发生，延长仪器寿命，并确保仪器性能稳定性和可靠性。仪器的维护保养应根据各仪器的特点、结构及使用过程，制定出具体的维护保养程序、时间，专人负责。

仪器的维护是一项贯穿从安装到整个使用阶段的长期性工作。任何仪器均有一定的安装要求和使用过程中的维护保养。

1. 仪器安装要求　安装要求主要包括仪器的电源和仪器工作环境。一般来说，档次愈高的仪器对电源和环境的要求愈高。仪器的电源要求仪器使用的电源必须有地线，接地问题除对仪器的性能、可靠性有影响外，还对使用者的人身安全关系重大，因此仪器必须配接可靠的地线，一般要求地线接地端应埋入地下 1 m 以上。电源电压必须配用稳压电源，电压波动大不仅对仪器的检测结果有影响，而且对仪器本身也有损害。目前档次较高的仪器均要求使用不间断电源（uninterruptible power system，UPS）电源，UPS 电源不仅有稳压的作用，由于带有蓄电池，当电网供电突然断电时，它还可以延长供电时间（延时供电），让操作员有时间完成工作后再关机，以免电压不稳定或突然断电造成仪器损坏。需要延时供电的时间长短应根据具体情况来定，UPS 电源的输出功率愈大、延时供电时间愈长，其价格愈昂贵。为确保安全，所有仪器在关机停用时，要断开总电源开关。仪器工作环境要求环境对于精密检测仪器的性能、可靠性、准确性和仪器的寿命均有很大的影响，一般要求防尘、防潮、防热、防震、防蚀等。仪器中的光学元件、光电元件、电子元件等受潮后易霉变、损坏，有必要定期进行检查，经常及时更换干燥剂；尘埃对精密仪器的损伤很大，尤其对电子集成电路板，容易引起短路、损坏，定期用小功率吸尘器对仪器进行吸尘。许多自动化仪器还要求在室温（18～25 ℃）下工作，因此必须安装空调对环境温度进行调节。

2. 维护保养　各种仪器应根据各自的特点、要求制定出每台仪器的使用记录、日保养、周保养、月保养及一些特殊的定期保养程序。一般来说仪器的日保养、周保养、月保养均为日常保养，可由使用者完成；而特殊的定期保养一般由仪器销售商的技术人员或经过培训的工程师来完成。每种仪器保养的具体内容，在仪器的使用说明书上均有介绍。但这项工作也需要在实践中去不断的摸索、总结、改进和完善。

二、仪器的常见故障

检测仪器在使用过程中出现各种故障是不可避免的，从引起仪器故障的原因将仪器的故障分为偶然性故障和必然性故障。偶然性故障是指元器件、结构等因受外界条件（如电压过高、仪器受冲击等）的影响，出现突发性质变，而使仪器不能正常工作；必然性故障是指各种元器件、部件经长期使用后出现老化、变质等现象使仪器性能、结构发生变化，导致仪器无法正常工作。任何仪器都是由不同的元器件按其特有的逻辑安排组合构成，元器件出现故障称为元件故障，逻辑组合故障称为整机故障。事实上二者往往同时存在和互为因果，元器件的故障必然导致整机不能正常工作；反过来，整机出现故障则很可能有的元件出了问题。一般仪器故障的查找工作是从整机故障着手，依据仪器的这种逻辑安排，分析、判断、查找出发生故障的原因或元件，并解决问题，排除故障。目前较先进的仪器由于连接了计算机系统，智能化程度很高，可以通过计算机的诊断程序对仪器的故障进行诊断，查找故障原因，有的还会提示操作者如何排除其故障。

三、造成仪器故障的主要原因

造成仪器不能正常工作的原因较多，归纳起来有以下几类：

1. 由仪器质量问题引起的故障　仪器元件有质量问题，元件在设计方面有缺陷或各种原因所致的碰线、短路、断线、零件松脱等均可造成仪器不能正常工作。

2. 元件老化、磨损　大多数元件经长期使用后，均会逐渐衰老，机械磨损等。在使用过程中，最典型常见的有光电器件、显示器件等的老化，机械零件的逐步磨损。这与各种元件的使用寿命有关，应对易损元件加强维护，及时更换，才能使仪器能够长期正常的工作。

3. 环境因素　仪器使用的环境不符合要求，是造成仪器故障的主要原因，电源、温度、湿度、电场、磁场、振动等因素对仪器的影响很大，尤其是电压波动太大，可造成仪器不能正常工作，甚至损坏仪器。

4. 人为因素　由于操作人员对仪器的性能、结构、使用程序等不熟悉，轻者导致仪器不能正常工作，重者可造成仪器损坏。因此，对每一个操作者必须严格进行培训，对仪器的性能、结构有所了解，熟悉操作程序，减少此类故障的发生。当前有一种趋势，实现实验室的全面自动化（totallaboratory autu mation，TLA），先将需要使用的所有仪器串联起来；样品经传送带送至实验室，首先由条形码识别器进行识别、分类后，分别送到不同测试仪器编排、自动混匀或自动离心分出血清，进入测试系统进行分析，将结果传输到实验室计算机储存、打印，同时将结果送入医院的计算机网络，临床医生或护士可及时查询。这要求实验室的仪器更现代化，仪器也更多、更复杂，对操作人员的要求也更高。操作现代化仪器，需要高素质、责任心强的人才。

第十四节　计算机和网络技术在实验诊断中的应用

自1946年世界上第一台计算机（computer）问世以来，计算机技术发展速度很快。微型计算机（microcompu ter）或称个人计算机（personal computer）的诞生，引起了电子计算机领域的一场革命，大大扩展了计算机的应用领域。已深入到各行各业的各个领域，甚至家庭中。自动化仪器都装有电脑对数据进行处理、储存，控制仪器工作等；应用电子计算机辅助诊断疾病、生物信息识别分析、实验数据处理等方面，逐渐形成体系。20世纪60年代，计算机技术与通信技术密切结合，出现了计算机网络（computer network）。计算机网络成为当今最热门的话题，与人们的生产和生活密切相关，远程手术和远程会诊成为现实。

一、微型计算机概述

微型计算机由硬件（hardware）和软件（software）组成。

1. 硬件　微型计算机硬件包括主机和外部设备。

(1) 主机：主要包括中央处理器（central processing unit，CPU）和内部存储器。CPU是计算机的心脏，由运算器和控制器组成，进行各种信息的处理和指挥整个系统的运行。

(2) 外部设备：包括外部存储器（硬盘、软盘、光盘、磁带等）、输入设备（键盘、鼠标、扫描仪、数字化仪等）、输出设备（显示器、打印机、绘图仪等）。

计算机系统使用了多种存储器模式，目前使用的存储器有以下几种：

1) 内部存储器。直接与CPU相联系，一切要执行的程序和要处理的数据一般都要先装入内部存储器。从其工作原理分为：

2) 只读存储器（read only memory，ROM）。它主要用于存放基本输入输出系统（basic input-output system，BIOS）、键盘适配器程序等。

3）随机存取存储器（random access memory，RAM）俗称内存。是计算机系统必不可少的基本部件，CPU需要的信息要从内存读出来，CPU运行的结果要暂存到内存里面，CPU与各种外部设备打交道，也要通过内存才能进行，没有内存便无法在计算机里建立、交换、更改文件内容。

4）外部存储器

软磁盘（floppy disk）简称软盘（diskette）：是一种可移动的存储介质，有0.089 m（3.5 in）和0.133 m（5.25 in）2种形式，目前大多使用0.089 m（3.5 in）盘。

硬盘存储器（hard disk）简称硬盘：由若干个钢性磁盘片构成的存储介质，与软盘相比硬盘的速度快、容量大、可靠性更高。

光盘（compact disc，CD）：CD的原意是压缩盘，因是根据激光原理制成的而称为光盘。CD的格式大致有，① CD-DA（CD digital audio）数字音频光盘，允许声音和其他类型的数据交叉，记录的声音可以伴有图像，如CD唱片。② CD-ROM（CD read only memory）只读光盘，可以像文本一样存入音频、图形和图像等。③ CD-I（CD interactive）交互式光盘，用于存放PEG（photographic expert group）标准压缩的立体声视频信号。④ CD-ROM/XA（extended architecture）只读光盘扩展结构，在CD-ROM中交叉存储音频和其他类型的数据，并允许同时存取，可以同时播放视频动画、图片和音频信息等。⑤ CD-R（CD recordable）和CD-WORM（write once/read many）可记录光盘：前者是用户可在专用的刻录机上向CD-R中写入数据；后者用激光在特殊的光盘上写。

VCD（video compact disc），用于保存采用MPEG（motion photographic expert group）标准压缩的声音、视频信号，可以存储74 min的动态图像。

2. 软件　计算机软件大致可分为系统软件和应用软件。

（1）系统软件：主要是指能使计算机正常工作的一些软件，如操作系统（DOS、Windows、Windows-NT、UNIX、Macintosh等）、程序设计软件（BASIC、FoxBASE、PASCAI、Visual BASIC、DELPHI等）服务性软件（Microsoft LAN Manager、Novrll NetWare等）。

（2）应用软件：是用来解决用户各种实际问题的软件，如通用的办公（Office）软件中的Word（用于文字处理、编辑）、Excel（用于数据处理、分析）、PowerPoint（用于制作幻灯片）、Access（数据库）、Outlook（桌面信息管理，用于管理电子邮件、约会等）等软件；应用于临床的医疗诊断软件等。

二、计算机网络概述

计算机网络（computer network）由从结构上可分为两部分：用户子网和通信子网。前者由主计算机（Host）、终端（Terminal）、通信控制设备、连网外设、各种软件资源组成，负责数据处理、向网络用户提供各种网络资源和网络服务。后者由节点处理机、通信线路及驻留在这些设备中的软件组成，主要负责网络的数据转发。

1. 数据通信　网络中的数据通信是为了计算机之间的信息传送，可通过数据传输介质（传输信息的载体）来进行。计算机基本数据通信模型，见图1-7。

数据传输介质很多，大致可分为两类：

（1）有线介质：明线、电缆、光纤等。

（2）无线介质：微波、通信卫星等。

通信过程中，发送端所产生的信号可分为模拟信号和数字信号两类，相应的传送模拟信号的信道（传送信息的线路）称为模拟信道；传送数字信号的信道称为数字信道。信道上传送的信号还有基带信号（由不同电压表示的数字信号1或0）和频带（带宽）。

2. 调制解调器　频带传输是将二进制的数字信号通过调制技术转换成模拟信号，在接收端再通过解调技术将模拟信号转换为数字信号。完成调制功能的设备叫调制器（modulator）；完成解调功能的设备叫解调器（demodulator）。在实际应用中，调制和解调功能在一个设备中实现，被称为调制解调器（modulator demodulator，MODEM或modem）。Modem的种类很多，用户应根据电路特性、应用场合、条件和要求等，选择合适的调制解调器。

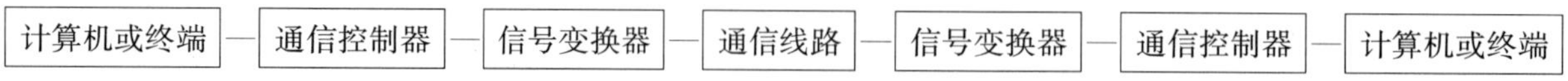

图1-7　计算机基本数据通信模型

3. 计算机网络的拓扑结构 计算机网络的拓扑结构体系是指通信子网中节点与链路相互连接的不同物理形态。根据通信子网信道类型的不同，分为点一点通信子网和广播通信子网。

(1) 点——点通信子网的拓扑：此结构中不共有一条传输线的两个节点不能直接进行通信，只能经过中间节点的中转进行间接通信。主要有星型、环型、树型和网型，见图1-8。

(2) 广播通信子网：在广播通信网中所有节点共享传输介质，任何一个节点发送到网中的信息，可以为网中其他节点接收，每个节点可以直接接收来自网中任何一个节点发送的信息。有总线型、环型、无线通信型和卫星通信型。其总线型和环型是局域网最常见的拓扑结构。

4. 计算机网络协议 计算机网络的目标是实现入网系统的资源共享，网上各系统之间要不断进行数据交换，为了使不同系统能够顺利通信，因此通信双方必须遵守共同一致的规则、标准和约定(如通信过程的同步方式、数据格式、编码方式等)，称为网络协议。

ISO (international standard organization) 和 CCITT 两大国际组织，ISO 制定了计算机程序设计语言、通信协议等，CCITT 制定数据通信有关的协议和标准。ISO 和 CCITT 共同制定的开放系统互联参考模型 OSI/RM(open system interconnection/reference model)，采用7个层次的体系结构：物理层(physical layer)、数据链路层(data link layer)、网络层(network layer)、传输层(transport layer)、会话层(session layer)、表示层(presentation layer)、应用层(application layer)。各层均制定有协议，如物理层协议规定了数据终端设备(data terminal equipment，DTE)和通信接口设备(data circuit-terminating equipment，DCE)标准、高级数据链路协议(high level data link control，HDLC)、互联网协议(internet protocol，IP)、传输控制协议(transport control protocol，TCP)、用户数据报协议(user datagram protocol，UDP)等。

5. 网络分类 根据计算机网络覆盖面的大小，可分为：

(1) 局域网络(local area network，LAN)：LAN 指局部区域(一个部门、一个校园、一个科室、一家医院等)拥有的计算机互相通信，共享资源。

(2) 广域计算机网络(wide area network，WAN)：WAN 利用远程通信线路组建的计算机网络，网络覆盖面大，通常跨越许多地区，乃至国家。

(3) 国际互联网络(Internet)：是以资源共享为目的的现代计算机网络。

6. 网络特点

(1) 局域网(LAN)：LAN 是目前应用最为广泛的计算机网络，目前较著名的局域网有美国的以太网(ethernet)和令牌环网(token ring)。局域网的特性主要由拓扑结构(网中资源的连接方式)、传输介质和机智访问方式等3个因素来决定。

1) 局域网结构。局域网的拓扑结构主要有总线型、环形和星形3种。

2) 总线型拓扑结构。最大的优点是价格低廉，用户站点入网灵活，是一种针对具有网络需求的小型办公环境的成熟而又经济的解决方案。

3) 环形拓扑结构。一般用于大型机网络中。

4) 星形拓扑结构。优点在于方便对大型网络的维护和调试，对电缆的安装和检验也相对容易，由于所有工作站都与中心节点相连，移动某个工作站十分简单；但最大缺点在于中心节点的失效会导致全网无法工作，且要求更可靠的电缆。医院的实验室学习系统大多采用这种结构。

(2) 国际互联网络：是指不同的计算机网络互相连起来，实现网络间的通信和资源共享。目前世界上最负盛名、规模最大、用户最多、影响最大的计

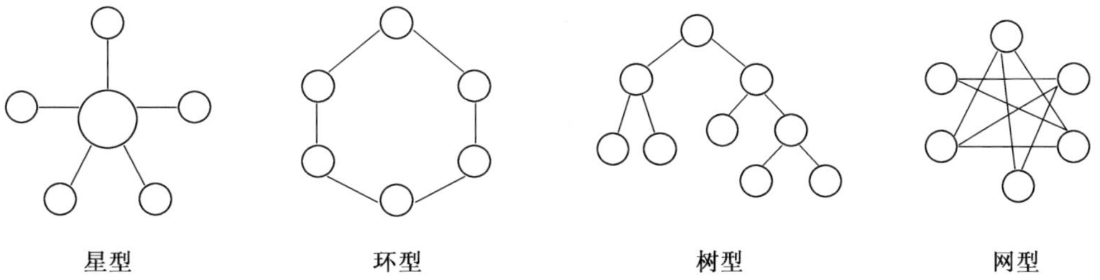

图1-8 点——点通信子网常见拓扑结构示意图

算机互联网就是美国的 Internet(互联网)。Internet 已成为国际互联网的代名词,足迹已遍及全球,广泛应用于政府、军事、医疗、教育、科研、娱乐、商业等各个领域。可以说 Internet 正进入世界的千家万户。

三、计算机在自动化仪器中的应用

一般有微型计算机与仪器联用和微型计算机直接安装在仪器中两种形式。

1. 微型计算机与仪器联用　计算机与检测仪器相互独立又相互联系,操作人员通过计算机的输入设备,将对样品的检测程序、取得的检测数据、计算程序等送入计算机,或分析仪器输出的检测信号转换成计算机所要求的数字信号,直接送入计算机。计算机对数据进行处理后,显示、存储或打印结果。如微型计算机控制的气相色谱和质谱仪。

2. 微型计算机直接装在仪器中的一体化机　目前许多全自动仪器大多采用这种形式。计算机构成了分析仪器不可分割的组成部分,仪器体积变化不大,但分析仪器的性能大大提高,智能化程度更高(对报警、诊断仪器故障,异常结果提示等),操作程序大为简化,存储结果的量增大。如全自动生化分析仪、流式细胞分析仪、自动微生物鉴定仪等。

四、实验室信息系统的建立及应用

随着计算机技术和电脑网络技术的普及,实验室自动化程度的大大提高,实验数据的不断增多,建立实验室信息系统(laboratory information system,LIS),对实验数据进行合理、有效的管理大有必要。

1. LIS 的建立　国内的 LIS 大多采用自行开发设计,这样的系统具有专业性强、维护方便等优点;但由于计算机和网络技术方面的专业水平有限,不能开发出通用性好、扩展性强的系统,很难推广使用和资源共享。最好由计算机和网络技术专业人员与实验室专业技术人员共同开发,设计出符合实验室要求的网络系统。

(1) 网络系统设计应遵循以下原则:整个网络应具有良好的性能价格比(简称性价比):一方面要保护现有的硬件资源,对某些应用状况良好的软件进行保护,尽可能利用公用和现有的通信资源。另一方面,由于网络设备更新换代的周期较短,应用需求的变化也比较频繁,因此在网络设计时,应尽可能防止网络设备的迅速淘汰。

1) 实用性和先进性。设计计算机网络首先应该注重实用和成效,紧密结合具体应用的实际需要;在技术上应该具有世界先进水平,选用的设备应该是技术成熟和实用效果好、市场占有率高、通用性好的设备。

2) 开放性和可扩展性。为适应业务的不断发展变化,网络系统应该具备良好的开放性和可扩展性,以保证网络节点的增加、业务量的增长、网络延伸距离的扩大及多媒体应用。

3) 高可靠性和稳定性。在网络设计时,无论是网络节点、通信线路,还是网络拓扑的设计,都应考虑网络的可靠性和稳定性,故障易于诊断和排除。

4) 安全性和完整性。系统应能保证各种数据的完整性、安全性,及满足整个计算机网络的安全性要求。如选用具有良好网络安全性的网络设备和网络操作系统,抗干扰能力强,采用一定的加密措施等。

5) 可维护性。整个网络应具有良好的可维护性,不仅要保证整个网络系统设计的合理性,还应该配置相关的检测设备和网络管理措施。

(2) LIS 的配置:算机工作站需要与自动化仪器连机,一台计算机在 DOS 环境下最多可连接 4 台仪器;在 Windows 环境可连接 3 台仪器。

1) 计算机系统设计。工作站配置,应根据实验室的数据处理量,连接仪器的多少而定,一般配置 Intel 奔腾 CUP,32M 内存,1G 硬盘,10M 网卡(网络接口适配器)。

2) 服务器选择。服务器是整个系统的核心,它既是数据存储中心,又是数据管理中心。对其可靠性、安全性、过算速度等的要求非常高。一般配置 Intel 奔腾 CUP,128M 内存,4.3G 硬盘,100M 网卡。

3) 网络系统设计。网络结构:LIS 一般采用星形拓扑结构。

4) 网络操作系统(network operating system,NOS)。可选用 Windows NT、UNIX、Netware、Novell 等。运行于主服务器(server)上的操作系统大多采用具有高安全特性、图像化管理手段的 UNIX;工作站(workstation)的分服务器可选择 Windows NT、Netware、Novell 等界面熟悉的操作系统。

5) 数据库选择。网络对数据库管理系统的要求比单机的要求高,除了对数据库的数据进行增、删、改之外,还必须保证数据库中数据的安全性、完整性和可开发性等,应用要复杂得多。目前适用于网络环境下的数据库主要有:Infomix、Ingres、Oracle、Sybase 等。

6) 打印机。可选用针式、喷墨、激光打印机等,针式打印机速度较快、成本低。

(3) 数据备份及网络维护:实验室数据量大且重要,为了防止数据的丢失,一般应对每天的实验数据进行备份。对单机数据可采用软磁盘储存,对网络中的数据可采用容量大的磁带或光盘存储介质。网络在使用过程中总会出现这样或那样的问题,实验室应配备有维护网络系统能力的人员和检测设备,需要及时处理,对网络系统进行必要的维护。以免因网络系统出现问题,使实验室的工作无法进行。

2. LIS 的应用 LIS 的应用首先解决了仪器数据的接收和转化(因大部分自动化仪器均从国外进口,大多以英文方式报告结果),将英文方式转换成中文方式报告。目前开发的 LIS 系统,具有实验数据分析处理、储存,质量控制,试剂和仪器管理、工作量统计、支持与医院各部门之间相互传递交换信息等多种功能,最好能进入 Internet 网交换信息。

(1) 实验数据处理

1) 数据录入。首先录入患者资料,患者姓名、年龄、性别、病室、床号、住院号、检验号等,再对手工检验结果录入或接收自动化仪器传送到工作站的检测数据。

2) 数据分析加工。将接收的数据转化为中文方式报告,并可针对具体患者不同时间或日期的检测结果进行动态分析,结果审核,对异常结果加以提示等。检测的大量数据进行挖掘、充分利用对临床显得十分重要。

(2) 质量控制:可以通过 Westgard 质控规则来对每天的每台仪器对质控品的检测值进行判别是否在控,如果失控,系统将进一步分析失控的原因,应采取的相应措施。还能完成每月以质控图形和报表形式的质控报告等。

(3) 工作量统计:LIS 可以制作内容丰富的报表,可按照病室、检测项目、检验部门等不同需求进行统计。

(4) 实验室管理:包括,① 人事管理:实验室人员情况,业务、学习、科研等情况;对实习、进修人员的管理等。② 物资管理:采用计算机对试剂进行管理,能有效地防止试剂流失;减少库存积压和过期耗损;避免试剂短缺;及时掌握试剂的质量等情况。对仪器设备及其他物资进行全面的科学的管理。从而使实验室的管理规范、自动和科学化。

一套完善的实验室信息系统除有上述的基本功能外,还能与医院信息系统交换信息,实现资源共享。

五、医院信息系统的应用

医院信息系统(hospital information system, HIS)在发达国家已普遍应用,在国内,HIS 应用到医院的所有部门还有难度,但医院辅助科室(如药房、检验科、放射科等)信息系统与临床各科室,如内科、外科等,连网,实现信息资源共享,很有必要。HIS 对提高医院的经济效益和管理水平起重要作用。

1. 医院管理 HIS 主要用于医院的管理。医院的管理非常复杂,对员工、实习和进修人员、医院物质、患者等等,涉及的面较宽,人员流动性强(主要指实习生、进修生、患者),物质种类多且消耗量大(很多耗材为 1 次性消耗)等特点。靠经验管理很难把医院管理好,发达国家早在 20 世纪 80 年代就大部分采用 HIS 对医院进行全面管理。国内起步较晚,一些大型医院开始使用部分科室连网,如会计室与药剂科、检验科等连网,实现会计室统一划价和记账。目前国内较为成熟(功能强大、安全稳定)的 HIS 正在有条件的医院试用之中,我们有理由相信医院在不久的将来,实现网络化的科学管理模式。

(1) 人员管理:工作人员建立一套完整的个人档案(学历、工作经历和业绩、培训情况、科研成果等)。记录患者的详细资料,应包括患者的家族病史、患者本人的过去病史和现病史,各种检查的历史结果记录等。

(2) 物资管理:使物质的调配更为合理和科学,减少库存量,对失效期进行监控,减少物资的流失等。合理使用医院的每一分资金。

2. 提高工作效率 临床科室的需求通过网络以最快的速度发出指令,传达到相应的科室,各科室的结果以最快的速度传送回病房,缩短结果回报的时间。在计算机上开处方、各种检查单等,系统根据预先规定的价格,自动记账,可节约人力和物力,并可减少错记和漏记账。

六、互联网络在医学中的应用

Internet(互联网)上的信息资源丰富和庞大，几乎包括了人类活动中的所有信息。通过 Internet 可以对全世界有名的医学期刊进行检索，可以与美国、英国或其他加入 Internet 网的国家的专家进行病理讨论(当然要在别人同意的情况下)，远程会诊、远程手术等。

国内已有若干个直接连接 Internet 国际通信专线的网络，可以提供的通用服务功能有：电子邮件 E-mail、远程登录 Telnet、文件传送 FTP、网络新闻 Usenet、信息查询 Gopher 和 WWW、网络管理与公用服务、信息讨论 NNTP 等。

1）E-mail。电子邮件是 Internet 最常用的服务。它既有用文字写信传递的优点，又有通电话一样的速度，而且费用很低。可以通过它进行远程咨询、远程病理讨论、远程会诊等。

2）信息查询。Internet 上的信息十分丰富，可以通过网络站点进行查询。其具体方法是：进入浏览器，选择网络站点：HTTP://WWW. yahoo. COM，然后根据查找关键词，让 yahoo 进行搜索，即可找到相关的信息。

（彭黎明　曾素根）

参 考 文 献

1 彭黎明主编. 检验医学自动化及临床应用. 第一版. 北京：人民卫生出版社，2003. 16～696

2 丛玉隆，王淑娟主编. 今日临床检验学. 第一版. 北京：中国科学技术出版社，1997. 45～174

3 李影林主编. 中华医学检验全书. 第一版. 北京：人民卫生出版社，1997. 76～128

4 赵春亭，赵子文主编. 临床血液流变学. 第一版. 北京：人民卫生出版社，1997. 53～86

5 任时仁主编. 生物学中的放射性核技术. 第一版. 北京大学出版社，1997. 28～58

6 孙荣武，王鸿利主编. 临床实验诊断学. 第一版. 上海科学技术出版社，2001. 20～31

7 胡昌勤编著. 抗生素质控分析中 HPLC 分析的基本理论. 第一版. 气象出版社，2001. 54～78

8 刘鼎新，吕证宝主编. 细胞生物学研究方法与技术. 第二版. 北京医科大学、中国协和医科大学联合出版社，1997. 34～89

9 李大友主编. 计算机网络. 第一版. 北京：清华大学出版社，1999. 49～74

第 2 章 实验试剂学

第一节 概 述

实验试剂与实验仪器一样重要，试剂质量直接影响测定结果的准确性，无论是自配试剂，还是商品化试剂，在使用前都应对其进行鉴定。掌握有关试剂的基础知识，很有必要。

一、试剂的分级及纯度

市场供应的试剂分国产和进口两大类。不论哪类试剂均分为四级。其纯度标准有 5 种：国家标准(GB)、化学工业部标准(HG)、化学工业部暂行标准(HGB)、地方企业标准和厂订标准。一些国家的一般化学试剂的级别与对应的纯度，见表 2－1、表2－2。

二、试剂配制的基本原则

试剂的配制是实验室的一项重要工作，其实验结果的准确性须有试剂的质量做保证。对试剂的配制的要求和制度。

表 2－1 一般化学试剂的分级和纯度

级 别	一级试剂	二级试剂	三级试剂	四级试剂
国内标准名称	优级纯(保证试剂)	分析纯(分析试剂)	化学纯(化学试剂)	实验试剂
国内简写代码	GR	AR	CP	LR
国内标签颜色	绿色	红色	蓝色	棕黄色
德国 E Merck	GR	LAB(实验试剂)	EP(特纯)	
英国 JUDEX	AR	CP	PURE(纯)	
美国(化学协会)	AR	CP		
用 途	用于研究和配制标准液	用于定性和定量分析	与二级试剂相同	

表 2－2 几种常见的专用规格试剂

试剂名称	缩写符号	试剂名称	缩写符号
指示剂	IND	高纯试剂	CGS
生物(生化)试剂	BR、CR、EBP	超纯试剂	PURE、UP
生物染色素试剂	BS	基准试剂	PT
特殊试剂	RS	分析纯试剂	SSP UV
微量分析试剂	MAR	色谱纯试剂	GC GLV
无机试剂	IOR	光学分析试剂	US
有机试剂	OR	测折光试剂	RI
有机分析试剂	OR	闪烁纯试剂	PURITY
有机标准试剂	OAR	光谱纯试剂	SSS、SP

1. 选用原则　由于拟配制溶液的种类不同，化学成分各不相同，应根据拟配溶液的用途选用不同级别的化学试剂。在选用时应注意：

（1）核对试剂瓶签：所有试剂必须有瓶签，使用时应仔细查看、认真核对其品级、纯度、化学分子式（尤其对有结晶水、同分异构体的化合物）、有效期等。对于没有标签、品级、纯度等的试剂不能随意使用。

（2）观察试剂的性状有无变质：有些化合物本身不稳定，经过长时间的储存往往逐渐发生分解、氧化、还原、蒸发、析出沉淀、聚合、升华等现象。一旦出现颜色改变、沉淀、混浊、长菌等现象时，一般不再使用；有少数化学试剂可重新蒸馏纯化后再使用。

2. 试剂配制的主要要求

（1）建立登记制度：在实验室应建立登记簿和工作日记。在登记簿上应填写使用试剂的名称、级别、数量、用途及使用人签名。在工作日记上应写明配制试剂的处方、浓度、配制方法、配制总量等。要求计算准确、配制的总量依据工作需要用量与试剂保存期来确定。

（2）称重：在试剂的配制过程中，应本着用多少取多少的原则，用剩的试剂不应倒回原试剂瓶中。一般固体试剂用普通称重纸或玻璃纸即可。对易潮解、挥发的试剂称量应迅速。应根据试剂配制要求选用不同级别的天平。

（3）溶剂和容器：溶剂一般为蒸馏水，有些需要有机溶剂（如乙醇、丙酮等）和无离子水等，必须注明。配制试剂所需容器，如量筒、烧杯、吸管、试管、试剂瓶、玻棒等均应洁净、干燥、无痕迹。

（4）贴标签：标签上应注明试剂名称、浓度、配制日期、失效期、配制者姓名等。

三、试剂的管理

实验室试剂的管理是一个较为薄弱的环节，应配备专人管理，并建立相应的管理制度，制定出具体措施。管理人员应了解各类试剂的主要性质、保存知识等；对试剂进行分类，如固体和液体试剂分开，一般试剂、易燃易爆、腐蚀性强、剧毒等试剂分开。

1. 一般试剂的保管　不同的试剂保存的温度不同，应根据试剂瓶标签上注明的储藏条件进行储存。对于那些较稳定的一般试剂，放在干燥、阴凉处即可。对于那些暴露在空气中易风化，如酒石酸铵、磷酸氢二铵等，应密闭，必要时用蜡封存；潮解试剂，如氢氧化钠（钾）、氯化钙、三氯化铁等，须放在装有干燥剂（如生石灰、无水氯化钙、无水硅胶等）的容器内；对于那些光照可发生氧化（如抗坏血酸、硫代硫酸钠、硫酸亚铁等、乙醚、醛类、联苯胺、α-萘酚等）、分解（如双氧水、亚铁盐、碘化物、溴化物）、变色（酚、苯酚、硝酸银等）等现象的试剂应密闭且避光保存。

2. 易燃易爆试剂的保存　易燃品有乙醚、乙醇、丙酮、二甲苯、石油醚等，应存放在远离火源、阴凉、通风处；爆炸品有苦味酸、叠氮钠、高氯酸等，受热、冲击、摩擦时，可发生剧烈的化学反应，产生大量气体和热能会引起爆炸，应放在远离人群的地方。

3. 剧毒性试剂的保存　氰化物、砷化物、氯化钡等毒性很强，必须指定专人负责、专柜加锁保管，严格执行请领制度。

4. 腐蚀性试剂的保存　醋酐、强酸、强碱、漂白粉、溴等具有强腐蚀性的试剂应密闭储存于阴凉处。

5. 生物制品的保存　各种抗血清、激素标准品等应按要求储存在冷藏（4～8 ℃）或冰冻（0～18 ℃）。

第二节　水

一、实验室的用水标准

医学实验室的试剂大多是用水配制的水溶液；自动化检测仪器大多需要水清洗反应杯和管道等，因此水的质量好坏，直接关系到检测结果的可靠性，对所用水有一定的纯度要求和标准。普通水中，主要含有 Ca^{2+}、Mg^{2+}、Cl^- 离子；可能含有 H^+、Na^+、Cu^{2+}、Cr^{2+}、NH_4^+、K^+、Fe^{2+}、Mn^{2+}、Zn^{2+}、Al^{3+} 等阳离子和 SO_4^{2-}、HPO_4^{2-}、CO_3^{2-}、HCO_3^-、NO_3^-、HS^-、OH^-、F^-、PO_4^{3-} 等阴离子等杂质。在实验室中常需根据不同的要求，选用不同的制备纯水的方法，将各种杂质、微生物等除去，经检验合格后方可使用。

美国材料与试验协会（ASTM）规定的纯水标准和级别，见表 2-3、表 2-4。

表 2-3 ASTM的纯水标准

级 别	Ⅰ	Ⅱ	Ⅲ	Ⅳ
可溶性物质(mg/L)	<0.1	<0.1	<1.0	<2.0
25 ℃时电阻率(MΩ·cm)	>16.66	>1.0	>1.0	>0.20
25 ℃时电导率(μS/cm)	<0.06	<1.1	<1.0	<5.0
25 ℃时 pH 值	6.8~7.2	6.6~7.2	6.5~7.5	5.0~8.0
高锰酸钾呈色持续最小时间(min)	>60	>60	>10	>10

表 2-4 纯水的质量监测标准

监 测 项 目	监 测 次 数	合 格 限 度
25 ℃时电导率(μS/cm)	每次或连续用前	<5
pH	每次用前	5.5~7.5
总有机碳(mg/L)	每月一次	<1.0
重金属单项 Cd、Cr、Cu、Ni、Pb、Zn(mg/L)	每月一次	<0.05
总重金属(mg/L)	每月一次	<1.0
游离氯(mg/L)	每次用前	<1.0
氨或有机氮(mg/L)	每月一次	<1.0
每毫升菌落数(个/mL)	每月一次	<1 000
水的适宜性(比率)	每年一次或使用新水源前	0.8~3.0

二、纯水的制备方法

实验室使用的纯水常用蒸馏法和离子交换法制备。蒸馏方式制得的纯水称蒸馏水，离子交换法制得的纯水称去离子水。

1. 蒸馏水的制备 在蒸馏器中将原水加热蒸馏，水蒸气冷凝后收集到的蒸出液(蒸馏水)。

(1) 蒸馏器的种类及所蒸馏出水的用途：由于蒸馏水的用途不同，可限制不同的蒸馏器制备不同纯度的蒸馏水。

金属蒸馏器：内层为纯铜、黄铜或青铜制成。制得的蒸馏水纯度较低，含有微量金属杂质(如 Cu^{2+})10~200 ppb，在 25 ℃时的电阻率 3~10 万 Ω·cm。一般只用来清洗容器，配制定性实验试剂，供重蒸馏用。

1) 全玻璃蒸馏器。由硬质玻璃制成。其蒸馏出的水中含有微量的硼、砷等玻璃溶出物和痕量金属杂质，在 25 ℃时的电阻率 10 万~20 万 Ω·cm。一般用来配制定量分析试剂或供重蒸馏用。

2) 石英蒸馏器。由石英玻璃制成。所制得的蒸馏水纯度较高，仅含痕量金属杂质，在 25 ℃时的电阻率 20 万~30 万 Ω·cm。适用于非金属痕量分析试剂的配制用。

3) 亚沸蒸馏器。利用低于水沸点温度的热源，如红外线蒸馏器，可使原水始终处在沸点以下的亚沸腾状态，避免出现水蒸气带出雾滴的现象。所制备的蒸馏水纯度极高，只含超痕量杂质，在 25 ℃时的电阻率 16MΩ·cm 以上，适用于痕量分析试剂配制的使用。

(2) 特种蒸馏水：由于实验需要，常需要制备特殊要求的蒸馏水。

1) 无金属蒸馏水。将浓硫酸加入蒸馏水中(浓硫酸于蒸馏水比例为 1∶5)，放入几颗玻璃珠，用石英蒸馏器重蒸馏即可。

2) 无铅蒸馏水。将蒸馏水再用氢型强酸性离子交换树脂处理，即可得到。容器需先用 6 mmol/L 的硝酸溶液浸泡 12 h 以上，再用制得的无铅水清洗 2~3 次。

3) 无 CO_2 蒸馏水。可将蒸馏水或去离子水直接煮沸 10 min 以上，也可将惰性气体或纯氮气通入蒸馏水或去离子水中至饱和。

4) 无氯蒸馏水。在原水中加入还原剂(如亚硫酸钠)，将氯还原为氯离子，用全玻璃蒸馏器蒸馏即可。

5）无氨蒸馏水。在原水中加入硫酸溶液，使其pH在2以下，用全玻璃蒸馏器蒸馏即可。无金属的重蒸馏水也不含氨。

6）无砷蒸馏水。以上制备的蒸馏水均不含砷，但痕量砷分析实验中所有蒸馏水则应用石英蒸馏器来制备。

7）无酚蒸馏水。在蒸馏水中加入强碱（NaOH）至pH在11以上，使水中的酚生成不挥发的酚钠，用全玻璃蒸馏器重蒸馏即可。

8）无有机物的蒸馏水。在蒸馏水中，加入高锰酸钾和磷酸（1 L水中加1 g高锰酸钾和1 mL磷酸），用全玻璃蒸馏器重蒸馏即可。

2. 去离子水的制备　含有各种阴离子和阳离子的原水，通过阳离子交换树脂层时，水中的阳离子被树脂吸附，而树脂上可游离交换的H^+则被置换到水中，并和水中阴离子组成相应的无机酸；含有有机酸的水再通过阴离子交换树脂时，水中阴离子又被树脂吸附，树脂上可交换的OH^-被置换到水中，与H^+结合成水。

三、离子交换树脂制备纯水

当水通过阳离子交换树脂，树脂吸附水中的阳离子放出H^+，而水通过阴离子交换树脂时，树脂吸附水中的阴离子放出OH^-；从树脂交换来的H^+和OH^-结合成水，杂质被除去而成纯水。离子交换树脂交换介质中的离子是有一定限度的，到一定程度后，就不能再进行交换（树脂老化）；老化的离子交换树脂可用酸、碱处理，使其恢复交换能力（树脂的在生）。故离子交换树脂可以反复使用一个时期。

1. 离子交换树脂　离子交换树脂为合成的高分子化合物，具有网状结构，在水、酸和碱中难溶。其网状结构的骨架上，有许多可与水中离子交换的活性基团。根据树脂的活性基团不同，可分为阳离子和阴离子交换树脂两类，见表2-5。

2. 离子交换柱　离子交换柱可用硬质玻璃、有机玻璃或聚氯乙烯塑料制成。根据对水质的不同要求，阴、阳离子交换柱有以下不同的联接方式。

（1）复床式：由若干个阳离子交换柱和若干个阴离子交换柱相互串联而成，其中阳离子交换柱在前，阴离子交换柱在后。这种方式的优点在于再生处理方便；缺点是出水质量不高，单级复床式出水的电阻率仅为50万Ω·cm，双级复床式出水的电阻率为2 MΩ·cm以上。

（2）混床式：将阳离子交换树脂和阴离子交换树脂以1∶2的容积比均匀混合装入同一个交换柱内即可。优点是出水纯度高，电阻率为10 MΩ·cm以上；缺点是再生处理困难。

（3）联合式：将复床式和混床式串联起来而成，串联方式多采用三柱式。优点是所制纯水质量高，而且使混床式的工作周期增长。

四、自动化纯水系统概述

由于实验室自动化仪器的不断增多，对纯水的需求量也随之增大，促进了纯水生产的自动化发展。目前，用于实验室的纯水设备主要有两大类：一类是大型蒸馏器系统；另一类是反渗透的中央纯水系统。

表2-5　常用离子交换树脂类型

分　类	阳离子交换树脂			阴离子交换树脂	
	聚苯乙烯型	酚醛型	聚丙烯型	聚苯乙烯型	聚苯乙烯型
酸碱性	强酸性	强酸性	弱酸性	强碱性	弱碱性
活性基团	磺酸基	磺酸基、酚基	羧基、酚基	季胺基	伯胺基、仲胺基、叔胺基
	（$-SO_3H$）	（$-SO_3H$）、（$-OH$）	（$-COOH$）、（$-OH$）	（$-N^{4+}$）	（$-NH_2$）（$=NH$）（$\equiv N$）

自来水 ＜ 阳离子交换柱 ＜ 阴离子交换柱 ＜ 混床式交换柱

图2-1　联合式流程图

1. 大型蒸馏器系统　特点是：以蒸馏方式获得纯水，日产水量为数 100 L 左右，原水利用率为 10%～15%。

2. 反渗透的中央纯水系统　特点是：以离子交换树脂或活性炭吸附方式，日产水量为数 900 L 左右，原水利用率为 30%～40%。系统结构基本流程图，见图 2-2。

系统的自动化程度高，可编程控制系统，可自动循环，空气过滤器可防止环境中的微生物和挥发性有机物污染，主要部件可再生反复使用等优点。其出水电阻率在 1.0～15 MΩ·cm，总有机碳(TOC)＜50 ppb；超纯水的出水电阻率在＞18 MΩ·cm，总有机碳(TOC)＜0 ppb。

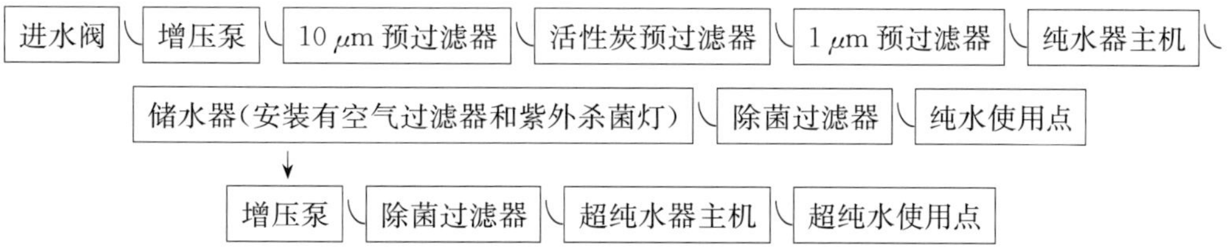

图 2-2　中央纯水系统流程图

第三节　常用试剂浓度的表示方法和计算

一、常用试剂浓度的表示方法

把一定量的溶液或溶剂中所含溶质的体积或量称为浓度，常用试剂的浓度表示方法有：

1. 百分浓度(C)

(1) 质量-质量百分浓度：指 100 g 溶液中所含溶质的克数，用%(g/g)表示。如 98%硫酸指 100 g 硫酸溶液中含硫酸 98 g。

(2) 体积-体积百分浓度：指 100 mL 溶液中所含溶质的毫升数，用%(mL/mL)表示。如 75%乙醇指 100 mL 溶液中含无水乙醇 75 mL。

(3) 质量-体积浓度：指 100 mL 溶液中所含溶质的克数，用%(g/mL)表示。如 0.9%氯化钠指 100 mL 溶液中含氯化钠 0.9 g，10%葡萄糖指 100 mL溶液中含 10 g 葡萄糖。

2. 比例浓度　指 1 g 固体或 1 mL 液体溶质加溶剂配制成总体积为 X mL 的溶液，用 1∶X 表示。

(1) 百万分之几(parts per million，ppm)：指一百万份质量的溶液中所含溶质的份数。

$$X(\text{ppm})=\frac{\text{溶质的质量}}{\text{溶液的质量}}\times 10^6$$

(2) 十亿分之几(parts per billion，ppb)：指十亿份质量的溶液中所含溶质的份数。

$$X(\text{ppb})\frac{\text{溶质的质量}}{\text{溶液的质量}}\times 10^6$$

3. 克分子(摩尔)浓度(M)　是指在 1 L 溶液中含有溶质的克分子(摩尔)数，用 mol/L 表示，还可用 mmol/L(毫摩尔浓度)和 μ mol/L(微摩尔浓度)表示，它们之间的换算：

$$1\ \text{mol/L}=1\,000\ \text{mmol/L}=1\,000\,000\ \mu\text{mol/L}$$

4. 当量浓度(N)　在化学反应中，与 1.008 的氢相当的量称为当量。如果当量以克为单位时称为克当量；以毫克为单位时称为毫克当量。克当量浓度(简称当量浓度)是指 1 L 溶液中所含有溶质的克当量数，用 Eq/L 表示，使用毫克当量数时称为毫克当量浓度，用 mEq/L 表示。

二、溶液浓度的计算

1. 溶质量的计算　液体溶质的计算较为简单，计算固体溶质时，应注意是否有结晶水，如果有结晶水，可按关系式(无水物质的重量∶含结晶水物质的重量＝无水物质的分子量∶含结晶水物质的分子量)计算出所需含结晶水物质的重量。

2. 溶液的稀释　稀释指向浓溶液中加入溶剂，使其成为稀溶液的过程。稀释时溶质的量没有变化，即溶质的量 $= C_{浓}\times V_{浓}$，和 $C_{稀}\times V_{稀}$ 溶质量相等(式中 C 为浓度，V 为体积)。

3. 溶液的混合　2种含相同溶质的溶液混合后，溶液中溶质的量等于混合前两溶液中溶质量之和。

4. 溶液浓度的换算

(1) 当量浓度与摩尔浓度的换算：摩尔浓度＝当量浓度÷化合价

(2) 当量浓度与百分浓度的换算：百分浓度％(g/mL)＝(当量浓度×分子量)÷(化合价×10)。

第四节　常用酸碱溶液和指示剂的配制

一、常用酸溶液的配制

表2-4　几种常用浓酸溶液的比重和当量浓度

名　称	分子式	比重(20℃)	重量百分率(%)	当量浓度(约数)(N)
浓盐酸	HCl	1.19	37.23	12
浓硝酸	HNO_3	1.82	69.83	16
浓硫酸	H_2SO_4	1.82	95.6	36
浓醋酸	CH_3COOH	1.05	99.5	17

表2-5　几种常用稀酸溶液的重量百分率和当量浓度配制方法

名称	重量百分率(%)	当量浓度(N)	配　制　方　法
稀盐酸	20.0	6	浓盐酸496 mL与500 mL水混合
稀盐酸	7.15	2	浓盐酸167 mL与833 mL水混合
稀硝酸	32.34	6	浓硝酸381 mL与619 mL水混合
稀硫酸	24.8	6	浓硫酸167 mL缓缓加入833 mL水中，并不断搅拌
稀醋酸	35.0	6	浓醋酸350 mL与650 mL水混合
酒石酸		2	150 g酒石酸溶于水中，并加水至1 L

二、常用碱溶液的配制

表2-6　常用碱溶液的当量浓度配制

名　称	分子式	当量浓度(N)	配　制　方　法
氢氧化铵	NH_4OH	6	浓NH_4OH溶液400 mL加水稀释至1 L
氢氧化钡	$Ba(OH)_2$	0.4	饱和溶液，每升约含63 g $Ba(OH)_2 \cdot 8H_2O$
氢氧化钙	$Ca(OH)_2$	0.05	饱和溶液，每升约含1.3 g CaO
氢氧化钠	NaOH	6	250 g NaOH溶于水中，并加水至1 L
氢氧化钾	KOH	2	112 g KOH溶于水中，并加水至1 L

三、常用酸碱指示剂的 pH 范围及配制方法

表 2-7　酸碱指示剂溶液的 pH 范围及配制方法

名　称	英文名称	pH 值范围	颜色变化		配　制　方　法*
甲酚红	cresol red	0.2～1.8	红	黄	0.1 g 甲酚红溶于水，加 0.1 N NaOH 2.62 mL，并加水至 250 mL
麝香草酚蓝	thymol blue	1.2～2.8	红	黄	0.1 g 麝香草酚蓝溶于水，加 0.1 N NaOH 2.15 mL，并加水至 250 mL
金莲橙(G)	tropaeoline	1.3～3.0	红	黄	0.1 g 金莲橙(G)溶于水，并加水至 250 mL
甲基黄	methyl yellow	2.9～4.0	红	黄	0.1 g 甲基黄 90％乙醇，并加至 250 mL
溴酚蓝	bromophenol blue	2.8～4.6	黄	蓝	0.1 g 溴酚蓝溶于水，加 0.1 N NaOH 1.46 mL，并加水至 250 mL
甲基橙	methyl orange	3.1～4.4	红	橙黄	0.1 g 甲基橙钠盐溶于水，加 0.1 N NaOH 3 mL，并加水至 250 mL
溴甲酚绿	bromocresol green	3.6～5.2	黄	蓝	0.1 g 溴甲酚绿溶于水，加 0.1 N NaOH 1.43 mL，并加水至 250 mL
刚果红	congo red	3.0～5.0	红紫	红橙	0.1 g 刚果红溶于水(80％乙醇)，并加水(80％乙醇)至 250 mL
甲基红	methyl red	4.2～6.3	红	黄	0.1 g 甲基红钠盐溶于水(自由酸溶于 60％乙醇)，并加水至 250 mL
氯酚红	chlorophenol red	4.8～6.4	黄	紫红	0.1 g 氯酚红溶于水，加 0.1 N NaOH 2.36 mL，并加水至 250 mL
溴甲酚紫	bromocresol	5.2～6.8	黄	红紫	0.1 g 溴甲酚紫溶于水，加 0.1 N NaOH 1.85 mL，并加水至 250 mL
石蕊	litmus	5.0～8.9	红	蓝	0.1 g 石蕊溶于水，并加水至 250 mL
酚红	phenol red	6.8～8.4	黄	红	0.1 g 酚红溶于水，加 0.1 N NaOH 2.82 mL，并加水至 250 mL
中性红	neutral red	6.8～8.0	红	橙黄	0.1 g 中性红溶于 70％乙醇，并加至 250 mL
甲酚红	cresol red	7.2～8.8	黄	红	0.1 g 甲酚红溶于水，加 0.1 N NaOH 2.26 mL，并加水至250 mL
间苯甲酚紫	m-cresol purple	7.6～9.2	黄	紫	0.1 g 间苯甲酚紫溶于水，加 0.1 N NaOH 2.62 mL，并加水至 250 mL
酚酞	phenolphthalein	8.3～10.0	无色	红	0.1 g 酚酞溶于 70％乙醇，并加至 250 mL
麝香草酚酞	alizarin yellow	8.3～10.5	无色	蓝	0.1 g 麝香草酚酞溶于 90％乙醇，并加至 250 mL
茜黄	tropaeoline	10.1～12.0	黄	红	0.1 g 茜黄溶于 90％乙醇，并加至 250 mL
金莲橙(O)	tropaeoline	1.3～3.0	红	黄	0.1 g 石蕊溶于水，并加水至 250 mL

注：* 通常以 0.1N NaOH 和 0.1N HCl 将已配制的指示剂调节至中间色调。

第五节　常用缓冲溶液及其配制

一、缓冲作用及缓冲溶液的组成

能够对抗外来少量酸或碱，而不易引起溶液 pH 值改变的作用，称为缓冲作用；能在一定范围内维持溶液 pH 值相对稳定的溶液，称为缓冲液(buffer solution)。

缓冲液均由共轭酸及共轭碱组成。每种缓冲溶液均含有两种物质(缓冲对)，有以下几类缓冲对：

1. 弱酸及其对应盐　如 HAc—NaAc、H_3PO_4—NaH_2PO_4、H_2CO_3—$NaHCO_3$、H_3BO_3—$Na_2B_4O_7$、$H_2C_6H_4O_4$—$KHC_6H_4O_4$(邻苯二甲酸—邻苯二甲酸钾)等。

2. 多元酸的酸式盐及其对应的次级盐　如 $NaHCO_3$—Na_2CO_3、NaH_2PO_4—Na_2HPO_4 等。

3. 弱碱及其对应盐　如 NH_3—NH_4Cl、$C_6H_5NH_2$—$C_6H_5NH_2\cdot HCl$(苯胺—苯胺盐酸盐)。

二、缓冲溶液的作用原理

缓冲溶液的作用机理可用醋酸—醋酸盐缓冲对为例来说明。醋酸为弱电解质，在水中部分电离成氢离子和醋酸根离子($HAc \rightleftharpoons H^+ + Ac^-$)；醋酸钠为强电解质，在水中全部电离为钠离子和醋酸根离子($NaAc \longrightarrow Na^+ + Ac^-$)。由于 HAc 是弱酸，其电离度很小，又因溶液中大量的 Ac^- 存在，对

HAc的电离产生同离子效应，进一步降低HAc的电离，几乎使HAc处于不电离状态。

当醋酸—醋酸盐缓冲液中加入少量的酸(H^+)或碱(OH^-)，溶液中大量的Ac^-与H^+发生反应：$Ac^- + H^+ \longrightarrow HAc$，大量HAc与$OH^-$发生反应：$HAc + OH^- \longrightarrow H_2O + Ac^-$，而使溶液的pH没有明显变化。

三、常用缓冲溶液的配制

1. 醋酸盐缓冲液(表2-8)

1) 0.1 mol/L醋酸。5.75 mL冰醋酸(99%～100%)，比重(1.050～1.054)，加蒸馏水(无离子水)至1 L。

2) 0.1 mol/L醋酸钠。6.2 g醋酸钠($C_2H_3O_2Na$)或13.6 g $C_2H_3O_2Na \cdot 3H_2O$，加蒸馏水溶解后，加水至1L。

表2-8 不同pH值醋酸盐缓冲液

pH	0.1 mol/L醋酸(mL)	0.1 mol/L醋酸(mL)
3.6	92.6	7.4
3.8	88.0	12.0
4.0	82.0	18.0
4.2	73.6	26.4
4.4	61.0	39.0
4.6	51.0	49.0

2. 磷酸盐缓冲液(PB)(表2-9)

1) 0.1 mol/L Na_2HPO_4。14.2 g Na_2HPO_4溶于蒸馏水，并加水至1 L。

2) 0.1 mol/L NaH_2PO_4。13.6 g KH_2PO_4溶于蒸馏水，并加水至1 L。

表2-9 不同pH值磷酸盐缓冲液

pH(18 ℃时)	0.1 mol/L Na_2HPO_4(mL)	0.1 mol/L KH_2PO_4(mL)
5.29	2.5	97.5
5.59	5.0	95.0
5.91	10.0	90.0
6.24	20.0	80.0
6.47	30.0	70.0
6.64	40.0	60.0
6.81	50.0	50.0
6.98	60.0	40.0
7.17	70.0	30.0
7.38	80.0	20.0
7.37	90.0	10.0
8.04	95.0	5.0

3. 三羟甲基氨基甲烷(Tris)缓冲液(表2-10)

1) 0.2 mol/LTris。称取24.28 g Tris溶于蒸馏水中，并加水至1 L。

2) 0.1 mol/LHCl。8.4 mL 37%的盐酸(比重1.19)加蒸馏水至1 L。

4. 硼砂-硼酸缓冲液(表2-11)

1) 0.05 mol/L硼砂。19.07 g $Na_2B_4O_7 \cdot 10H_2O$溶于蒸馏水中，并加水至1 L。

2) 0.2 mol/L硼酸。12.37 g硼酸溶于蒸馏水中，并加水至1 L。

5. 甘氨酸-HCl缓冲液(表2-12)

0.1 mol/L甘氨酸：7.5 g甘氨酸溶于蒸馏水中，加水至1 L。

表2-10 Tris 缓 冲 液

pH 23 ℃	pH 37 ℃(mL)	0.2 mol/L Tris(mL)	0.1 mol/L HCl(mL)	pH 23 ℃	pH 37 ℃(mL)	0.2 mol/L Tris(mL)	0.1 mol/L HCl(mL)
7.20	7.05	25.0	45.0	8.23	8.10	25.0	22.5
7.36	7.22	25.0	42.5	8.32	8.18	25.0	20.5
7.54	7.40	25.0	40.0	8.40	8.27	25.0	17.5
7.66	7.52	25.0	37.5	8.50	8.37	25.0	15.0
7.77	7.63	25.0	35.0	8.62	8.48	25.0	12.5
7.87	7.73	25.0	32.5	8.74	8.60	25.0	10.0
7.96	7.82	25.0	30.0	8.92	8.78	25.0	7.5
8.05	7.90	25.0	27.5	9.10	8.95	25.0	5.0
8.14	8.00	25.0	25.0				

表 2-11　不同 pH 值硼砂-硼酸缓冲液

pH	0.05 mol/L 硼砂(mL)	0.2 mol/L 硼酸(mL)	pH	0.05 mol/L 硼砂(mL)	0.2 mol/L 硼酸(mL)
6.60	0.20	9.80	8.20	3.50	6.50
6.77	0.30	9.70	8.41	4.50	5.50
7.00	0.60	9.40	8.60	5.50	4.50
7.36	1.00	9.00	8.69	6.00	4.00
7.60	1.50	8.50	8.84	7.00	3.00
7.78	2.00	8.00	8.98	8.00	2.00
7.94	2.50	7.50	9.11	9.00	1.00
8.08	3.00	7.00	9.24	10.00	—

表 2-12　不同 pH 值甘氨酸-HCl 缓冲液

pH	0.1 mol/L HCl(mL)	0.1 mol/L 甘氨酸(mL)	pH	0.1 mol/L HCl(mL)	0.1 mol/L 甘氨酸(mL)
2.2	25.0	88.0	3.0	25.0	22.8
2.4	25.0	64.8	3.2	25.0	16.4
2.6	25.0	48.4	3.4	25.0	12.8
2.8	25.0	33.6	3.6	25.0	10.0

第六节　常用染色液的配制

动植物细胞和微生物等涂片标本可通过不染色，直接观察，但要观察其内部结构需要通过不同的染色方法来鉴定，还通过着色的不同进行分类。常用染料的中英文名称及在水、乙醇中的溶解度，见表 2-13。

一、常用血液及组织细胞染色液的配制

1. 瑞氏-姬姆萨氏染液

(1) 瑞氏(Wright)染液：瑞氏染料是由酸性染料伊红和碱性染料美蓝组成的复合染料。伊红又名曙红(eosin)，通常为钠盐，即伊红化钠。美蓝又名亚甲蓝(methylene blue)，为四甲基硫堇，有对醌型和邻醌型 2 种结构，通常为氯盐，即氯化美蓝；美蓝易氧化为一二三甲基硫堇等次级染料，即天青。美蓝和伊红水溶液混合后，形成疏水性胶体伊红化美蓝中性沉淀即 Wright 染料。当 Wright 染料溶于甲醇后，又重新解离为带正电荷的美蓝(M^+)和带负电荷的伊红(E^-)离子。

1) 染液成分与剂量。1 g 瑞氏染料，溶于 600 mL 甲醇(AR)，加入甘油 30 mL。

2) 配制方法。将瑞氏染料放在清洁干燥乳钵中，加入少量甲醇，充分研磨使染料溶解。将已溶解的部分倒入棕色试剂瓶中，未溶解部分再加入少量甲醇研磨，直至染料完全溶解为止，再加入甘油 30 mL。

新鲜配制的瑞氏染液偏碱，须在室温或 37 ℃下储存一定时间，待染料成熟，主要是美蓝逐渐转变为天青 B 后才能使用，储存时间愈久，染色效果愈好。

Deam Gilliland 等采用测定瑞氏染液的吸光度比值(rA)，作为瑞氏染液的质量规定。其方法是：取瑞氏染液 10～25 mL(视染液浓度而定)，用甲醇 10 mL 稀释混匀。以甲醇为空白调零，分别以 650 nm 及 525 nm 波长比色；然后计算 rA 值：$rA = A_{650}/A_{525}$ 因为美蓝在 650 nm 有吸收峰，而天青 B 与伊红相似，在 525 nm 有吸收峰，其吸光度 A 约为美蓝的一半，即新鲜配制的染液 rA 接近 2，随着美蓝逐渐氧化为天青，rA 也相应降低，rA 达 1.3±0.1 便可使用。

(2) 姬姆萨氏(Giemsa)染液：姬姆萨氏染料由天青、伊红组成。

表 2-13 常用染料的中英文名称及在水和乙醇中的溶解度

染料中文名称	英文名称	水中溶解度(g)	95%乙醇中溶解度(g)
俾斯麦褐 Y	bismarck brown Y	1.36	1.08
俾斯麦褐 R	bismarck brown R	1.10	0.98
黄叱精 Y	chrysoidin Y	0.86	2.21
黄叱精 R	chrysoidin R	0.23	0.99
刚果红	Congo red	…	0.19
结晶紫(氯化物)	crystal violet, chloride	1.68	13.87
伊红 Y(钠盐)	eosin Y, Na-salt	44.20	2.18
碱性复红(新)	basic fuchsin, new	1.13	3.20
龙胆紫	centian viole	2.93	15.21
吉纳斯绿	Janus green	5.18	1.12
孔雀绿(草酸盐)	malachite green, oxalate	7.60	7.52
甲基紫	metyl violet	2.93	15.21
美蓝(氯化物)	methylene blue, chloride	3.55	1.48
中性红(氯化物)	neutral red, chloride	5.64	2.45
苦味酸	picric acid	1.18	8.96
派洛宁	pyronin	8.96	0.60
蔷薇苯胺	rosanilin	0.39	8.16
副蔷薇苯胺	pararosanilin	0.26	5.93
孟加拉蔷薇红(钠盐)	rose bengal, Na-salt	36.25	7.53
沙黄(番红)	safranin	5.45	3.41
苏丹三	Sudan Ⅲ	0	0.15
硫堇	thionin	0.25	0.25
甲苯胺蓝 O	toluidin blue O	3.82	0.57

1）染液成分与剂量：0.5 g 姬姆萨氏染料，溶于 33 mL 甘油，加入 33 mL 甲醇(AR)。

2）配制方法：将姬姆萨氏染料和甘油置于锥形瓶中，在 60 ℃水浴中放 2 h，使其溶解。然后加入甲醇混匀，置棕色试剂瓶内，放置数天即可使用。

（3）瑞氏-姬姆萨氏复合染液

1）染液成分与剂量。1.0 g 瑞氏染料、0.3 g 姬姆萨氏染料，溶于 500 mL 甲醇(AR)。

2）配制方法。同瑞氏染液的配制。

2. 煌焦油蓝染液

（1）1%煌焦油蓝乙醇溶液：取煌焦油蓝1.0 g，置于清洁干燥乳钵中研磨，溶于 100 mL 95%乙醇，过滤后储存于棕色试剂瓶中备用。

（2）1% 煌焦油蓝生理盐水溶液：1.0 g 煌焦油蓝、0.4 g 枸橼酸钠、0.85 g 氯化钠等溶于 100 mL 重蒸馏水中，过滤备用。

3. 巴氏染液 巴氏(Papanicolaou) 染液包含有几种不同的染料，碱性染料苏木素可对细胞核的DNA染色，酸性染料伊红、橘黄等能对细胞质中碱性蛋白质染色。

（1）赫氏(Harris)苏木素染液

1）染液成分与剂量。1 g 苏木素，溶于 10 mL 无水(或 95%)乙醇中。200 mL 蒸馏水放入 1 L 容量的烧杯，加入 20 g 硫酸铝钾(已研细)，加热溶解。

2）配制方法。加热到 90 ℃时加入苏木素乙醇液，随加随搅拌至沸。离开火源，将黄色氧化汞粉末徐徐加入并随时搅拌，防止沸溢。再继续加热到溶液呈深紫红色为止。立即置入冷水中冷却，以免过度氧化变为棕色沉淀。次日过滤，置棕色试剂瓶中，至少放置 2 周后加入等量蒸馏水混合才能使用。还可按 100 mL 染液中加入 1 mL 冰乙酸或枸橼酸，稳定苏木素染色基团，减少沉淀形成。

（2）橘黄 G^{6} 染液：0.5 g 橘黄染料溶于 5 mL 蒸馏水中，再加入 95 mL 无水乙醇，然后加 0.015 g 磷钨酸，过滤后储存棕色瓶中。

（3）EA^{36} 及 EA^{65} 染液

1）储存染液。各称取0.5 g亮绿、水溶性伊红Y、俾斯麦褐，分别溶于5 mL蒸馏水中，再各加入无水乙醇至100 mL，分别储存于棕色瓶中备用。

2）应用液。① EA^{36}应用液：45 mL亮绿储存液、45 mL伊红Y储存液、10 mL俾斯麦褐储存液、0.2 g磷钨酸、1滴碳酸锂饱和液。② EA^{65}应用液：9 mL亮绿储存液、45 mL伊红Y储存液、10 mL俾斯麦褐储存液、36 mL 95%乙醇、0.2 g磷钨酸、1滴碳酸锂饱和液。

（4）稀碳酸锂溶液：在100 mL蒸馏水中加入1滴碳酸锂饱和液。

（5）0.5%盐酸乙醇溶液：100 mL 70%乙醇溶液中加入0.5 mL浓盐酸。

（6）乙醚乙醇固定液：49.5 mL 95%乙醇、49.5 mL乙醚、1 mL冰醋酸混合即可。

二、常用微生物染色液的配制

1. 革兰氏染色(Gram's stain)　革兰氏染色液包含有结晶紫和复红两种染料，被结晶紫染成紫色，而不被乙醇脱色者为革兰氏阳性菌(G^+)，被乙醇脱色后又被复红染成红色者为革兰氏阴性菌(G^-)。

（1）结晶紫染液：称取结晶紫4～8 g，溶解于100 mL 95%乙醇中，制成饱和液；再取饱和液20 mL与80 mL 10 g/L的草酸铵溶液混合配制成应用液。

（2）卢戈碘液：2 g碘化钾溶于10 mL蒸馏水中，再加1 g碘，待碘完全溶解后，再加100 mL蒸馏水即可。

（3）丙酮乙醇液：70 mL 95%乙醇加30 mL丙酮。

（4）石炭酸复红液

1）石炭酸复红液。4 g碱性复红溶于100 mL 95%乙醇中，配制成饱和液，取10 mL碱性复红乙醇饱和液与90 mL 50 g/L的石炭酸水溶液混匀；取10 mL此液，加90 mL蒸馏水配制成应用液。

2）沙黄溶液。25 g/L的沙黄乙醇液10 mL，加入90 mL蒸馏水即可。

2. 抗酸染色染液

（1）石炭酸复红液：取10 mL碱性复红乙醇饱和液，加90 mL 50 g/L的石炭酸水溶液混匀。

（2）5%盐酸乙醇液：取5 mL浓盐酸，加入95 mL 95%乙醇即可。

（3）碱性美蓝溶液：称取0.1 g美蓝，加50 mL 95%乙醇溶解后，再加1 000 mL蒸馏水和1 mL 100 g/L的氢氧化钾水溶液混匀。

3. 吕氏(Loffler)碱性美蓝染液　2 g美蓝溶于100 mL 95%乙醇液中，取该液30 mL，加0.1 mL 100 g/L氢氧化钾溶液和100 mL蒸馏水混匀即可。

4. 鞭毛染色液

（1）碱性复红液：50 g/L钾明矾水溶液、20 g/L鞣酸水溶液，10 g/L碱性复红乙醇液（临用前过滤），3种液体等量混合，可保存1周。

（2）美蓝-硼砂液：0.1 g美蓝、0.5 g硼砂溶于100 mL蒸馏水中，可保存数周。

5. 荚膜染色液

（1）黑斯(Hiss)溶液

1）结晶紫溶液。5 mL结晶紫饱和乙醇液，加入95 mL蒸馏水中。

2）硫酸铜液。20 g硫酸铜溶于100 mL蒸馏水中。

（2）密尔(Muir)染液

1）石炭酸复红染液。取10 mL碱性复红乙醇饱和液，加90 mL 50 g/L的石炭酸水溶液混匀。

2）碱性美蓝染液。称取0.1 g美蓝，加50 mL 95%乙醇溶解后，再加1 000 mL蒸馏水和1 mL 100 g/L的氢氧化钾水溶液混匀。

3）特殊媒染剂。升汞饱和液2份、200 g/L鞣酸液2份、钾明矾饱和液5份混合即可。

（3）奥尔特(Olt)溶液：3.0 g沙黄，置于乳钵研磨，溶于100 mL蒸馏水即可。

6. 芽孢染色液

（1）石炭酸复红染液：取10 mL碱性复红乙醇饱和液，加90 mL 50 g/L的石炭酸水溶液混匀。

（2）称取0.1 g美蓝，加50 mL 95%乙醇溶解后，再加1 000 mL蒸馏水和1 mL 100 g/L的氢氧化钾水溶液混匀。

7. 螺旋体染色液

（1）甲苯胺蓝染色液

1）固定剂。2滴乳香胶饱和液，加入10 mL 95%乙醇液。

2）染色剂。0.5 g甲苯胺蓝，溶于100 mL蒸馏水。

3）增色剂。10 g碘化钾，溶于100 mL蒸馏水。

4）脱色剂。0.1 g柠檬酸，溶于100 mL蒸馏水。

(2) 镀银染色液

1) 甲液。5 g鞣酸、1.5 g氯化高铁,溶于100 mL蒸馏水,加入1 mL 10 g/L的氢氧化钠溶液和2 mL 15%甲醛溶液。

2) 乙液。2 g硝酸银,溶于100 mL蒸馏水。

取90 mL乙液,滴加浓氢氧化铵溶液,当出现沉淀后继续加至沉淀刚好消失为止,再用余下的10 mL硝酸银溶液小心滴加于上液中,在滴加过程中不断振摇,待出现轻微雾状即可。

(彭黎明 曾素根)

参考文献

1 李影林主编. 中华医学检验全书. 第一版. 北京:人民卫生出版社,1997.124~257

2 彭黎明,王曾礼主编. 细胞凋亡的基础与临床. 第一版. 北京:人民卫生出版社,2000.153~218

3 孙荣武,王鸿利主编. 临床实验诊断学. 第一版. 上海:上海科学技术出版社,2001.20~32

第 3 章　实验室质量管理

质量管理、质量保证和质量控制的原理已成为实验室管理和运作的基础。本章将介绍全面质量管理的基础，并讨论以下内容：① 临床实验室全面质量管理；② 质量保证计划的要素；③ 分析前变异的控制；④ 分析变异的控制；⑤ 使用稳定质控品的质量控制；⑥ 使用患者数据的质量控制；⑦ 室间质量评价和能力验证计划；⑧ 识别分析误差的来源。

第一节　全面质量管理基础

医疗卫生保健机构质量体系正在发生变革。降低成本(cost)和质量改进(quality improvement，QI)看似矛盾的压力要求医疗卫生保健机构采用新的管理质量体系。当面临这些同样的压力时，其他的行业已执行了所谓的全面质量管理(total quality management，TQM)。全面质量管理也可称为全面质量控制(total quality control，TQC)，全面质量领导(total quality leadership，TQL)，持续质量改进(contiunous quality improvement，CQI)，或质量管理科学，或更一般地称为工业质量管理。全面质量管理为机构发展提供了管理的思想和改进所有工作质量的管理过程。许多医疗卫生保健机构已采用全面质量管理的概念和原理。

一、基本概念

质量(quality) 在此定义为符合顾客或用户的要求，更直接地，质量指的是满足用户或顾客的要求或期望。用户和顾客是焦点，特别是在服务性行业，如医疗卫生保健领域。医疗卫生保健实验室的用户通常指的是护士和医生；而他们的顾客是患者和其他付费的对象。

成本必须根据质量来进行理解。如果质量意指为符合要求，则“质量成本(quality costs)”应理解为“符合成本(costs of conformane)”和“非符合成本(costs of nonconformance)”，如图 3－1 所示。在工业上，符合成本可分为预防成本(prevention costs)

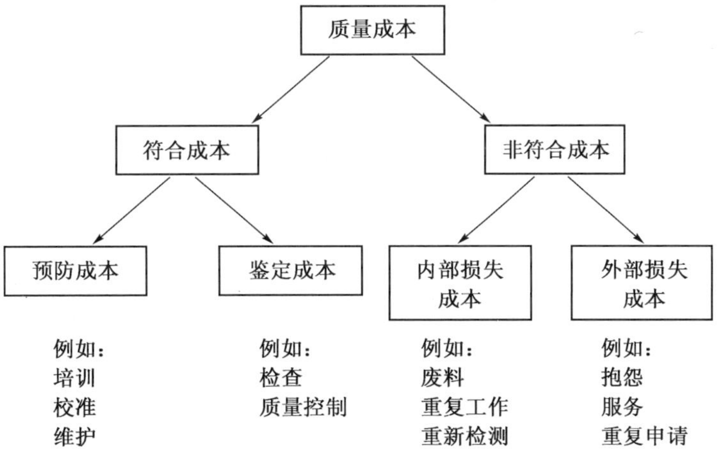

图 3－1　质量成本的构成

和评价成本(apprasial costs)。非符合成本包括内部损失成本(internal failure costs)和外部损失成本(external failure costs)。对于实验室检测过程,校准(calibration)是防止问题产生成本的一个好的例子。同样地,质量控制是评价性能的成本,重复分析批是差的分析性能内部损失成本,由于差的分析性能,试验的重新申请是外部损失成本。

质量和成本的这种理解导致了它们之间关系的新观点。质量改进可导致降低成本。例如,具有很好的分析质量,实验室能消除重复分析批试验的重新申请。这种重复性工作就是"浪费"。如果改进了质量,浪费将降低,随之而来降低成本。这一基本概念之父是戴名(W. Edwards Deming),他发展并传播质量改进以降低成本和由此提高生产率,随之降低成本和处于竞争优势的思想。因此,组织机构在竞争中生存并能提供更多工作的机会。

二、基本原理

这种强调过程导致了组织作为系统过程的新观点,如图3-2所示。例如,医生可视医疗卫生保健机构为患者检查(A)、患者化验(B)、患者诊断(C)和患者治疗(D)过程的提供者。医疗卫生保健机构的管理者可视过程的活动为患者住院(A)、跟踪患者服务(B)、患者出院(C)以及服务费用的记账(D)。实验室主任可根据标本采集(A)、标本处理(B)、标本分析(C)和报告试验结果(D)过程理解其职责。实验室分析者可将采集样本(A)、分析样本(B)、执行质量控制(C)和发出患者试验结果(D)可视为其工作过程。医疗卫生保健机构的整个体系涉及到所有这些过程以及许多其他方面的交互作用。

对于完成组织的工作这些过程的主要重点,全面质量管理(TQM)视组织为支持结构而不是命令式的结构。根据Ishikawa观点,这是"管理思想的革命"。对于提供服务要求的最直接的过程是哪些作业线的工作人员。上一层管理者的作用是支持生产线上工作人员,以及授权给他们在其工作过程中识别和解决问题。

如果问题涉及到两个不同部门的过程时,授权的重要就显示其意义。例如,如果出现的问题涉及到如图3-2所示的过程A和过程B,传统的管理结构要求问题从生产线工作人员上交给分部门的管理者或监督人员,部门主任和机构的最高管理者。然后管理者通过在其他部门的一定数量的调解人员来处理。直接涉及的生产线工作人员和部门管理者应为问题的解决提供更直接的信息。

然而,这样解决问题要求仔细结构化过程来保证识别根本原因,以及验证建议的解决方案。朱兰(Juran)的"逐项"质量改进过程提供了详细的指南,这些指南已被广泛地采用并融入到当前团队解决问题方法学中。方法学描述了独特的步骤① 仔细规定问题,② 建立过程性能基本的测量,③ 识别问题的根本原因,④ 识别问题的纠正方法,⑤ 验证纠正的实际工作,⑥ 改进过程常规执行解决方案的标准化或概念化,⑦ 建立过程监测和控制持续的测量。

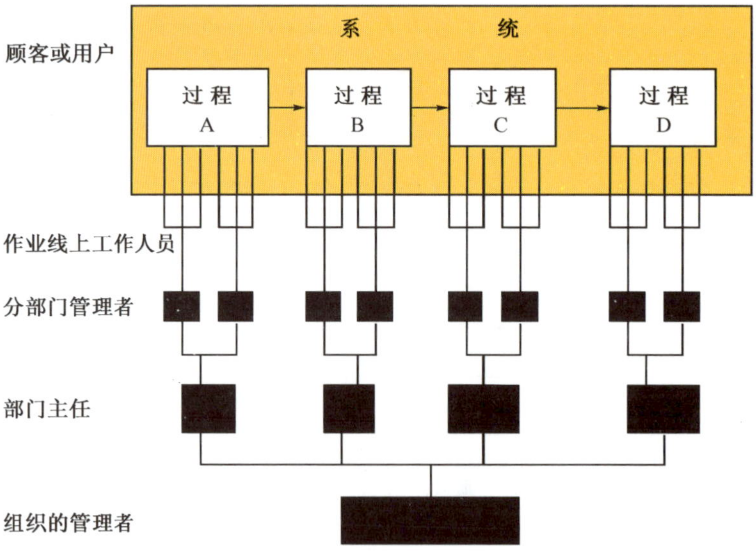

图3-2 全面质量管理的组织机构

第二节　临床实验室全面质量管理

全面质量管理的原理和概念可转化为质量管理过程，如图 3－3 所示。医疗卫生保健实验室的传统管理质量的框架强调的是建立有良好质量的实验室过程（quality laboratory processes，QLPs）、质量控制（quality control，QC），以及目前的质量保证（quality assurance，QA）。QLP 包括分析过程以及规定所有方面如何更好地工作的一般方针、实践和程序。质量控制（QC）强调的是统计控制程序，但也考虑非统计的检查程序，如线性检查，试剂和标准检查和温度监测。质量保证（QA）正如当前应用的一样，其主要关注的是实验室性能更广泛的测量和监测，如周转时间，标本标识，患者标识和试验实用性。质量“评价”（quality assessment）是这些活动中比质量“保证”更适当的名称。测量性能不仅是自身改进性能，而更经常的是及时检出问题防止出现危害的作用。质量保证要求通过质量改进（quality improvement，QI）来识别问题的原因，及通过质量计划（quality planning，QP）来消除原因，或质量控制来早期地检出问题防止它们的作用。

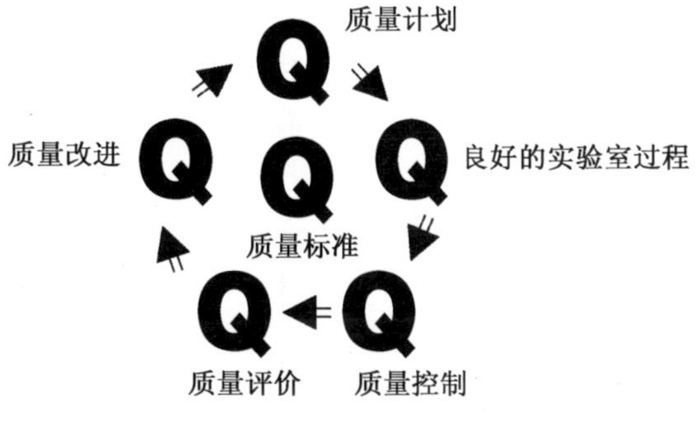

图 3－3　全面质量管理的 5Q 图

为了提供全面发展的管理质量的框架，必须建立质量改进（QI）和质量计划（QP）要素。质量改进（QI）提供了识别问题根本原因和识别问题纠正结构化的问题解决过程。质量计划（QP）对于标准化纠正措施，建立监测性能测量，确保取得的性能满足质量要求和文件化新的良好质量的实验室过程（QLP_s）是必须的。通过 QLP 来执行新的过程，通过 QC 和 QA 来测量和监测，通过 QI 来进行改进，通过 QP 来重新计划。这五个部分，在反馈环中互相作用，显示出持续的质量改进如何执行，质量保证如何建立在实验室过程中。

“5Q”框架也规定了如何使用“科学方法”或 PDCA 循环（计划、执行，检查和措施）来客观地管理质量。质量计划（QP）提供了计划阶段，QLP 为工作提供了标准化过程，QC 和 QA 提供了做好事情的检查测量，QI 为采取措施提供的机制。我们自然应用科学试验的方法学也应作为客观管理决策的基础。

然而，客观性依赖于存在过程性能评价和新过程性能计划时是否具有定量的质量要求。实验室必须规定其服务的目标和目的，以及检测过程建立临床和分析质量要求。没有这样的质量目标，就没有客观途径来确定是否可取得了可接受的质量，识别过程是否需要改进，或计划或设计新的过程来保证达到规定的质量水平。

质量目标（quality goals）不能建立在绝对的基础上。它们对于不同的实验室是不同的，其依赖于医疗卫生保健机构的医学任务和医生使用试验的专业意义。质量目标也必须考虑与之相关的成本。当费用受到缩减时，取得尽可能高的质量的目标是不适当的或不实际的。在建立质量目标时，更现实的是规定产生试验结果医学应用所需或适当的质量。

分析质量目标的建立可以采用与建立方法评价目的一样的方式。该思想是基于“医学实用性”要求来规定“允许分析误差”（allowable analytical error）。“总误差（total error）”规范是很有用的，因为它可用于计算随机误差（random error）和系统误差（systematic error）的大小，其需要检出它们来维持性能在允许误差限之内。医学决定性浓度，—即是试验结果的医学解释是非常关键的浓度，—仔细监测分析性能时需采用该浓度。因此，分析目标（analytical goals）可通过在医学决定性浓度下的允许分析误差来建立。方法学评价仅仅是验证分析方法性能满足这些目标的第一步。质量控制方法应提供在常规服务中取得这些目标的不断的验证。

第三节 质量保证计划的要素

临床实验室要达到质量目标需要综合的质量保证计划。“质量保证”在此表示一般建议的实践来确保达到期望的质量目标。质量保证是计划、政策和程序共同提供实验室努力取得质量目标的管理结构。“质量控制”常用来表示监测性能参数的技术。一般地，定量的技术指的是监测特定的误差来源，估计误差大小，及当质量下降时警告分析人员。

质量保证计划实际上涉及到临床实验室的每一件事情和每一个人。在标本采集、处理和分析的每一步骤以及报告试验结果的误差，都能使分析的质量无效，并使得实验无法达到其质量目标。质量保证计划有一些基本的要素如下。

一、义务

对质量服务的奉献必须是主要的，否则，不可能达到质量目标。质量必须是在所有管理决策中主要考虑的事情，因为任何决策可能在其他计划和达到质量目标的实际中作出妥协。如果实验室其他人员的努力是成功的，则实验室主任、管理者和监督人员要求有真实的义务。

二、设施和资源

实验室必须具有提供期望服务质量所需的管理支持。这意味着具有适当的空间、仪器、材料、供应品、人员、管理和预算的资源。这些资源提供了发展和维持优质服务所需的基础。

三、技术能力

高质量的人员对于高质量的服务是必须的。所有人员的受教育的背景和经验是重要的，其提供机构内培训的能力有助于发展和维护技能。机构内培训是确保实验室人员能力，灌输质量目标，执行质量控制方法，以及提供人员技术和知识上持续发展的机制。

四、技术规程

良好的技术规程（technical procedures）对于提供优质的服务是必须的。在本章讨论了三项规程：

1. 分析前条件或变异的控制，如试验申请、患者准备、患者标识、标本采集、标本运输、标本处理、标本分配、工作项目和记录的准备，以及记录的维护。

2. 分析变异的控制，其包括分析的方法学、标准化和校准程序、分析步骤和程序的文件化以及关键仪器和材料的监测。

3. 通过使用统计方法和质控图来监测分析质量。

第四节 分析前变异的控制

准确和及时的实验报告一般来说其职责在于实验室，但是许多问题可来源于标本分析的前和分析后。为了监测和控制这些误差，必须执行实验室的系统分析和识别分析前变异的类型。

一、系统分析

临床实验室的操作可被视为一系列过程，每一过程具有潜在的误差来源。表 3 - 1 显示了从医生最初申请试验到试验结果最终解释的过程。这种“系统分析”识别典型实验室的关键过程；然而，每一实验室情况又略有不同，且有可能额外的过程和额外的误差源。重要的是每一实验室对自己实验室检测系统执行系统分析来识别误差可能出现的地方。

一旦过程已文件化，则应识别对误差最敏感的过程，并应引起更多的注意。许多时候，过程导致很多的抱怨，如丢失标本或延迟了结果认为是最重要的，甚至其他的步骤，如试验选择的适当性和标本的可接受性，可能是最佳医疗保健的重要性。描述标本处理的程序可从一些组织如美国国家临床检验标准化委员会获得。认可机构如美国病理家学会（CAP）和美国疾病控制中心（CDC）的文件在这方面也是很有帮助的。

表 3-1　实验室检测过程及潜在的误差

过　程	潜 在 误 差
试验申请	不适当的试验
	书写不清楚
	错误的患者标识
	特殊要求没有作出规定
	成本或申请延迟
标本采集	不正确的试管或容器
	不正确的患者标识
	不适当的体积(量)
	无效标本(如溶血或稀释)
	在错误的时间采样
	不适当的运输条件
分析测定	仪器没有正确的校准
	标本混淆
	不正确的标本体积
	干扰物质的存在
	仪器精密度的问题
试验报告	错误的患者标识
	在图上没有贴上报告
	报告不清晰
	报告延迟
	抄写错误
试验解释	干扰物质无法识别
	不理解试验的特异性
	没有认识到精密度的局限性
	分析的灵敏度不适当
	无以前的数值用于比较

二、分析前变异的类型

建立有效的监测和控制分析前变异的方法是很困难的，因为许多变异超出了传统的实验室范围。监测分析前变异要求许多个人和医院部门的协调努力，每一个人必须认识到在维持高服务质量这些努力的重要性。完成这样的监测需要实验室以外部门的支持。

三、试验的利用和实践指南

传统上，实验室试验的利用总是被监测或控制到一定的程度，但是当前强调医疗保健的成本和政府对医疗保健法规将增加这一因素的重要性。临床实践委员会可决定仅有些实验室对于急诊是必须的，由此可限制急诊试验申请量和种类。同行评审可导致研究关于在不同的临床情况下诊断试验的适当使用的指南。已制定了许多患者保健的策略和指南，其可直接影响试验的利用。试验申请的仔细监测和它们的适当性会显得越来越重要，实验室将可能具有识别优化试验利用的情况，以及提供机构内教育影响申请试验模式的变化。

四、患者的标识

正确的患者和标本的标识是实验室主要关注的事情。手工书写的标识和申请单具有很高的误差发生的概率。检查标识的一种方法是比较识别标志，如患者的姓名和他或她独特的医院编号。标本标签的标识也应与申请单标识一致。在试验申请单上和采血标签上采用印有患者姓名的塑料患者标识卡能消除抄写和标记误差。临床实验室在分析系统中使用条码技术能明显地降低标识问题。

五、周转时间

对于实验室，延误或丢失试验申请、标本和报告是重要的问题。监测延误的原因的基本特征是记录标本采集，实验室接收和试验报告的实际时间。在关键的部门，如采血中心，标本处理站，结果报告部门以及病房使用手工的时间印章。更有效的方法是通过计算机系统编制程序来自动地记录试验申请、标本采集、处理、分析和报告的时间。周转时间(turnaround time，TAT)就像其他质量控制的变量一样应被监测，并且建立界限来标记“超出界限”的标本。列出延误的标本也可提供检出丢失标本或报告的有力机制。这一方面的问题的解决可借助于实验操作的系统分析，将帮助识别哪些步骤和领域导致耽搁和服务中断。监测患者、标本和信息流的好的系统可通过条码或光数字识别系统与计算集成能自动地跟踪从试验申请到结果报告每步骤中每一标本。

有作者已描述集成的计算系统自动地跟踪和显示急诊化学和血液学试验的周转时间。这些自动跟踪系统为实验室动态地管理人员和优化程序确保维护适当的周转时间提供机制。

六、实验室记录

当血清管到达实验室时，具有各种记录和监测系统是必须的。在实验室没有计算机化的报告，申请/报告单一般与标本在一起。应该检查试验申请单、标识号和患者姓名与标本管标签上的信息是否一致。应检查标本以确认采集的量是否适当，以及有无干扰检测的问题，如脂血或溶血。标本应恰当地保存，在记录单上应记录标识信息和到达的时间。如果以批量进行分析，标本的标识一般以使用试管标签的信息在工作单上特殊的位置进行记录。分析后，在工作单上记录结果，以及如果试验结果通过质量控制准则，试验结果将被转移到结果报告单上。然而，在报告结果之前，另一名技术人员应验证质量控制的适当性以及应通过将结果报告单上的结果与原始记录进行比较来检查抄写误差。

七、抄写误差

在实验室还未执行电子标识和跟踪时，即使是2次核查结果，手工输入数据存在抄写误差的危险。计算机化将降低这种类型的抄写误差，由于这样的系统具有常规误差检出程序已编辑在终端输入功能中，如位数检查、界限检查、试验相关性检查，以及医院原始档案的验证检查。

八、患者的准备

实验室的试验会受许多因素的影响，如最近摄入的食物、乙醇、药物以及吸烟、锻炼、压力、睡眠、采血的姿势和其他变量的影响。适当的患者准备对于试验结果是必须的。尽管这一职责通常是由实验室外的工作人员承担，但实验室必须规定患者准备和标本采集的指南和程序。这些程序应包括在医院的程序手册中，并通过口头或书面指导通知患者。当实验室使用其自己的采血员时，可直接监测对这些指导的遵守情况。在采集标本之前应作出关于患者准备的特殊询问，应作出努力纠正不遵守情况。对于试验的标准化是非常重要的，最好是在受控制的环境下如临床检测场所来采集标本。

九、标本的采集

用于采集标本的技术能影响到许多试验。例如，长时间使用止血带可导致局部细胞缺氧症和过分静脉回压。缺氧症导致小的溶解物（如钾）从细胞中渗漏，以及静脉压浓缩细胞、蛋白和物质结合蛋白（如钙）。从臂部采血由于静脉内的灌注会造成稀释和污染。在采血的过程中和后的溶血改变任何分析项目的浓度。不适当的容器和不正确的防腐剂能严重地影响试验结果。实验室处理这方面的监测和控制的一种方式是具有特殊培训的队伍从事采集血样。队伍中所有的人员应受到标本采集正确方法的清晰指导。采集血样人员的标识也应有记录。应培训处理标本的人员来检查和文件记录采样的问题。类似地，应记录由通过界限检查、Delta检查（特定患者连续结果之间的差值），其他算法检出误差。对特定采集的标本应审核任何采样问题。应鼓励工作中的成绩，以及应对优质的表现给予奖励。

十、标本的运输

从患者到实验室标本运输的稳定性很少受到监测，然而这方面对于某些试验在本地检测而大多数试验在地方中心和商业性实验室检测的项目就显得尤其重要。大多数实验室对标本的贮存和运输有建议，但是这些方面常是经验性的，并缺少足够的科学依据。即使是“稳定性”的定义也不太一致，有些研究者接受小于10%的变化，而其他与稳定性相关的是医学上显著性变化或已建立分析变异性的百分数。

在控制标本运输中，基本的特征是拒绝到达实验室有明显不满意状态的标本（如应该保持冰冻状态的标本已解冻）。正是在该过程采用其他的质量控制方法，才会出现很少的问题，但是如果该过程误差率太大，就需要对运输程序进行系统的分析，并对其进行修改。对于稳定性是主要问题的试验，应设计适合于那些试验特殊的质控方法。

十一、标本的分离

血标本的分离是直接在实验室的控制下。主要的变量是离心机、容器和人员。

（一）离心机的性能

离心机的保养和维护是非常重要的。对于质量控制目的，离心机应通过检测其速度、计时和温度来对其进行监测。

（二）容器的监测

采血管、吸量管、管盖和样本管是钙和微量元素污染的来源。同样，加入到血样中的玻璃珠或其他物质帮助血清与细胞分离可能造成污染。由于钙和可能其他的元素的污染，应检测所使用的每一批号的材料。用于钙测定时不应使用软木塞盖，因为可能出现10%到50%假的升高。在制作塑料容器时使用某些增塑剂对药物分析会有干扰。同样地，某些塑料材料吸附某些微量的分析项目，因此不应用于低浓度的物质，如甲状旁腺素。因为标本处理和分析测试之间的复杂关系，在未与负责分析测试人员协商时，不应改变供应品和处理程序。

(三) 人员的监测

在实验室里处理试验标本的人员应经过仔细的培训和监督。在这些场所应可获得书面的程序手册。对于处理急诊标本应建立"快速跟踪"机制。质量控制机制应监测人员的表现和人员的安全。性能的重要部分是整个过程的时间，如果记录了标本达到时间和标本处理结束的时间就可计算出其性能。每周或每月的汇总统计量对于监测处理时间是一个有效的方法。同样地，应记录技术人员的身份以方便问题的检出和纠正。

在优化实验室标本处理效率时，记录和检查参数及功能的误差率或不一致，这些记录对于文件化记录每天操作和帮助识别系统误差是必须的。

第五节 分析中变异的控制

为了确保分析方法准确的测定，有许多分析变异必须仔细地控制。通过仔细的过程选择、评价、执行、维护和控制，可获得可靠的分析方法。平稳的和未中断的实验室服务要求许多程序其目的在于防止出现问题。由于对这些方法的管理和支持花费了不同的精力，实验室对同一方法的不同问题具有相当的经验。

由于有些变异将影响到实验室的许多方法，因此在实验室范围内应监测这些变量，即水的质量、分析天平的校准、容量玻璃器皿和吸量管的校准、电压的稳定性，以及加热温浴、冰箱、冷冻机和离心机的温度。此外，有一定的变异与特定分析方法有更直接的关系，这就要求制定的程序来特别地处理这些方法的特征。

一、分析方法选择

选择和评价分析方法，重要的是要认识到方法的最初评价常出现在比常规环境更为理想化的条件下。因此，期望的是在试验结果报告之前，在服务实验室开始的时期进行。这个时期允许有时间去发现任何额外的问题，并建立维护计划来减少这些问题，以及培训足够的分析人员支持常规服务运作。

二、参考物质和校准

方法获得分析结果的可靠性常常依赖于校准物(calibrators)的质量，以及所使用的校准方法(calibration procedure)。为了充分地理解标准化(standardization)和校准的问题，必须具备基于准确度测定系统的整体结构的一些知识。图3-4显示了如何通过二级参考物质(secondary reference materials)建立"参考方法(reference methods)"与"常规方法(field methods)"之间的关系，以及如何通过"一级参考物质(primary reference materials)"建立"决定性方法(definitive methods)"与参考方法之间的关系。

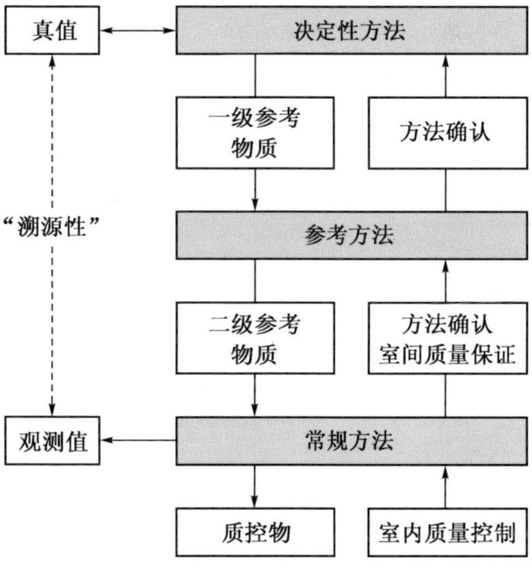

图3-4 各级参考方法和参考物质的关系

最高质量的方法，即决定性方法被用来确认参考方法和一级参考物质。最高质量的参考物质，即一级参考物质，应被用来发展和确认参考方法，决定性方法和参考方法的校准，以及二级参考物质的生产。参考方法应被用来确认常规方法。二级参考物质应被用来为常规方法提供工作校准物和为质控品定值。质控品仅用于监测常规方法。

许多机构已参与建立临床检验分析项目的准确度。例如美国临床实验室国家参考系统(NRSCL)从事建立临床分析项目可溯源的准确度。为了执行 NRSCL,已采用了如下的参考物质的定义:

1. 标准物(reference materials, RM) 具有一种或多种足够好地确立了的特性,用以校准计量器具、评价计量方法或给材料赋值的物质或材料。

2. 有证标准物质(certified reference material, CRM) 具有一种或多种用技术上有效的方法鉴定了的特性,并附有或可溯源到由鉴定机构所发给的证书或其他文件的标准物质。每一有证标准物质应附有在规定的置信水平下的不确定度。例如,来自美国国家标准和技术研究院(http://www.nist.gov)的标准参考物质被称为是 CRMs。

3. 校准物(calibration material/calibrator) 已知的物质(溶液)或设备,或定量和/或定量特征已赋值(如浓度、活性、强度、反应性)用于校准、给定刻度或调整测定方法或将获得的响应与试验标本和/或样本的响应进行比较。

4. 质控物(control material) 设备、溶液、冻干制备,或收集的人或动物标本的混合物,或人工演化的物质,用于质量控制过程。

许多机构已参与建立临床分析项目的准确度。例如 NRSCL 正在从事开发临床检验项目基于准确度的可溯源性(traceability)—已证明了 12 个分析项目的参考系统。为了阐明使用这些材料,当对方法进行评价或用二级参考物质或参考方法建立的校准物进行校准时,常规方法应溯源到参考方法。参考方法本身也应通过决定性方法确认和一级参考物质或由其值是决定性方法建立的 CRM 来校准。通过如图 3-4 所示测定系统的结构,校准物的正确选择建立了分析结果"可溯源"到真值。也应该注意使用质控品仅用于室内质量控制而没有建立可溯源性,但在室间质量保证活动中使用这样的物质可以通过参考方法来确认常规方法,因此可建立溯源性。

参考物质的选择在确认分析方法的性能上是至关重要的。CRM 至少应该用于最初评价研究及建立常规服务所使用校准物的可接受。校准物特定的特征,以及校准溶液不同浓度数量和它们使用的频率应有文件化的记录。这些后者的选择依赖于分析方法的特征,特别是稳定性、重复性和线性。

三、分析程序的文件化

如果方法要在长时间内由不同分析人员使用来提供相同的结果,执行分析测定的逐步程序是非常关键的。维持这样的一致性需要有书面的草案或方法及程序手册。在表 3-2 中概括了这样的文件所应包括的基本信息。美国国家临床实验室标

表 3-2 程序手册概述

名 称	内 容
A. 程序名称	首先是程序的主要名称,接着是备选名称,列出常用缩写词
B. 临床意义	给出简要地解释在临床医学中如何使用试验。包括特定疾病的参考区间,以及推荐的诊断和治疗行动界限
C. 方法原理	给出方法原理的简要说明
D. 标本	列出使用的标本类型及推荐的量,以及最小量。注明判断标本不可接受的条件,如溶血或脂血。列出患者准备的程序。提供在检测之前标本处理的指导书
E. 试剂和仪器	提供试剂包括标准的清单便于使用。指出供应商的名称和地址,及制备的详细说明,包括在使用前所需要执行的检查。列出所使用的仪器及所要求的特殊预防措施
F. 程序	这应该是逐步的详细说明,包括校准和室内质量控制。这些应该足够的详细便于不熟悉试验的工作人员能执行该项工作。所需要的计算也应包括在其中
G. 参考值	列出健康人的参考区间。指出影响参考值的参数,如年龄、性别或种族。包括研究总体的性质,研究对象个数,及原来研究工作的日期或参考文献
H. 评论	包括影响试验的特殊分析变异,如 pH 或温度。包括常规使用药物的影响,在程序中的任何危险或个人危害,及特殊安全措施和程序
I. 参考文献	给出描述方法的主要文献,或方法建立的参考文献

准化委员会(NCCLS)文件提供了更详细的指南。每年应审核方法手册,当发现有变化时就应该进行修订。由于计算机发展,文字处理方便,不论何时有改变时,允许快速的重新修订。在档案中保留旧版本程序也是一种很好的实践。

四、参考区间的验证

关于参考值(reference values)的建立的详细说明见有关文章。这样的研究对于大多数方法是在它们发展过程中进行的,从生产厂家的技术文献及已发表的科学报告中可获得其结果。然而,这些区间可能依赖于研究对象的总体,其可能并不能充分代表在其他实验室的方法性能。因此建议参考区间应在各自的实验室用代表遇见的总体正常对象来进行验证。也可以将患者试验结果的分布与期望的区间进行比较。当可能时,应审核试验结果接近于参考区间限的患者医疗记录来证实这些范围。应使用机构遇到正常患者结果的分布来检查性别和年龄的差异。

五、监测技术能力

分析人员的个人特征和技术在很大程度上影响一定的分析方法,特别是手工方法。实验室人员的正规培训达到技术上的一致是很重要的。在新分析方法培训人员上,书面列出目的,并描述必须掌握的关键任务及知识是很有用处的。有了这样的目标,确保系统的指导覆盖关键要点。执行临床分析前,人员的技术能力应进行检查,并进行实际的操作演练。能力的周期性监测是很困难的,但突发报告和室内质控和室间质量评价的结果的检查可识别特殊的问题;这些问题应直接与所涉及人员进行讨论。在职和继续教育计划将帮助维持和改进能力。工作人员会议也将帮助揭示影响工作质量的非技术性问题。

第六节　使用商业质控品的分析质量控制

通过检测已知浓度的标本,然后将测定的结果与已知的值进行比较可监测分析方法的性能。已知的值通常表示为可接受值的区间,或质控的上下界限(质控界限)。当测定的结果落在质控界限内,则可提示分析人员分析方法正常地工作。如果测定的结果落在质控界限之外,则提示分析人员,其分析测定可能存在问题。统计质量控制的应用在作者有关文章中已进行了广泛的讨论。

一、质控品

用于质量控制目的的标本被称为质控品。此种材料需要有其稳定性能、以小瓶包装,在长时间内进行分析测定。这种质控品应具有小的瓶间变异,这样测定结果之间的差才能归究于方法本身。质控品应具有与测试样本一样的基质;例如,当血清作为分析检测的材料时,蛋白基质是最好的。来自于人的材料是最好的,但是由于存在肝炎感染的危险性,来自牛的血清材料在安全性和容易获得方面具有一定的优点。分析物的浓度应处于正常和病理范围之内,这样的浓度对于试验结果的医学解释是很关键的。

二、选择质控方法的具体步骤

实验室应建立选择适当质控方法的系统过程。这一点已由美国临床实验室改进修正案(CLIA)规章阐明"实验室在确定测试校准和控制物的数量、类型及频次,以及建立用于监测检测患者标本的试验性能上,必须评价仪器和试剂的稳定性及操作者的变异"。大多数实验室也必须满足一定的国家室间质量评价(能力验证)计划要求,法规或专业组织已规定的分析质量要求。

1. 以允许总误差(TEa)形式规定的分析质量要求　使用能力验证计划准则作为规定必须取得的最低质量作为实际的起点。

2. 评价方法性能获得不精密度和不准确度的估计　从方法重复和比较试验获得方法的性能。也可从常规质量控制和室间质量评价(能力验证)调查获得其估计值。

3. 获得质控规则和 n 的功效函数图或规定TEa的控制特性图(OPSpecs)　从科学文献、以电子表格格式、计算程序(本作者开发的QCCS和QC Easy™)获得常用质控规则,且 n 为2、3、4和6的功效函数图和OPSpecs。

4. 计算临界系统误差，在功效函数图画垂直线显示其位置，或在已规定 TEa 的 OPSpecs 上画上观测的不精密度和不准确度的点。

5. 评价误差检出概率和假失控概率。

6. 选择质控规则和 n 提供 90%的临界系统误差的检出，及小于 5%的假失控概率。

对于非常稳定的方法，如果需要维持少的质控测定结果个数和低的假失控，也可以考虑 50%的误差检出。

7. 选择全面质量控制策略来提供统计和非统计质量控制方法：

具有 90%的误差检出，依赖于统计质量控制成分和良好的实验实践，厂家说明，和法规和认可指南来执行最少的预防性维护，仪器功能检查，及方法确认试验。

具有 50%到 90%的误差检出，在统计和非统计质量控制方法努力方面进行平衡；通过降低偏倚和降低不精密度来改进方法的性能。

具有小于 50%的误差检出，增加非统计质量控制的努力来防止问题出现，改进方法性能，或考虑替换方法来取得更好的不精密度和不准确度及测试过程的更为成本效率的运作。

8. 如果需要，重新评价方法性能的改进　成本-效率的质量控制依赖于进行正确的质量控制来保证在最低的成本下取得期望的质量。如果方法性能改进，将需要很少的质量控制；如果方法性能降低，将需要更多的质量控制。根据方法性能的任何改进的需要调整质量控制设计。

对于多项试验的化学分析仪基于计算的临界系统误差的详细应用已发表了论文，对于自动免疫检测使用 OPSpecs 的详细应用已发表了论文；对于许多的化学、血液学、凝血、内分泌、毒理学和免疫学的试验也提供了使用 OPSpecs 图的实例。

使用分析质量要求从 1%到 50%范围和常用单个和多规则，n 从 2 到 6 的 OPSpces 图谱能在 1 min 之内执行这种质量控制计划过程的手工应用。使用以医学上重要变化或试验解释的决定性区间形式的临床质量要求则需要计算机支持；临床要求是更复杂的，并要求扩大质量计划模型来考虑额外的分析前的因素，如批内生物学变异。

由于具有了手工或计算机支持的质量控制计划，实验室能识别恰当的质控规则和最少的质控测定结果个数来保证在最低的成本下取得期望的质量水平。这些质控规则和 n 通常可在建立的 Levey-Jennings 质控图或 Westgard 多规则质控图上执行，很少在累积和质控图或平均数和极差质控图上应用。

第七节　使用患者数据的分析质量控制

单个和多个患者结果已被用于质量控制的目的。

一、单个患者结果

患者试验结果是大多数实验室检测的最终产品，并且监测这些结果是最直接的质量控制方式。遗憾的是，监测结果的程序不太敏感，并具有低的误差检出能力。最有效的方法是试验结果与其他患者信息，特别是外科的结果，治疗的响应及尸检数据的临床相关性。不太敏感但易于执行与前面试验结果的比较，以及与有关试验结果的相关。最容易的方法是试验结果与病理的或理论上的界限相比较。

(一) 临床相关性

在现代大型实验室，将所有试验结果与患者的临床状态相关联不切实际。一般来说，临床医生常申请试验是处于最佳状态来检查试验结果的适当性。然而，临床医生申请试验，因为他们对患者精确临床状态的不确定，以及它们的诊断完全依赖于实验室的试验结果。在这种情况下，临床诊断与实验室试验结果之间的相关是循环推理出来的。当实验室试验结果能直接与其他证据如外科结果有相关联时，临床相关性研究是最好的回顾性研究。遗憾的是，大多数试验与疾病的状态没有很好的关联，在确定给定试验诊断效率之前，必须确定多种病例。对于特殊的患者，要识别临床相关是不可能的或在实验室高度不可能试验结果是不能标记出来，如高度黄疸患者正常的胆红素浓度。应鼓励临床医生给实验室报告这些差异，并且应提供一种机制来追踪这些问题。同样地，试验使用了一段时间后，许多临床医生能检出试验结果的改变，以及尽管对于文件记录问题是不可靠的，与临床医生非正式的讨论常常使用试验能帮助识别实验室试验方面的问题。

最近，关键的焦点是实验室试验与患者保健结果的联系。这种联系要求一体化的卫生保健体系，所有的过程正常地工作。这种一体化系统包括患者问题的正确评价，正确试验的申请，准确和及时的分析性能，试验结果的正确解释，以及执行适当的临床措施，来产生患者预期的响应。很明显，这一完整的循环是受到许多实验室以外要控制的变量的影响。然而，在管理的保健领域，需要强烈的激励来保证完整体系正常地工作。所有的患者反映不一；因此，必须监测具有类似疾病多个患者的响应。这一方法的某些例子是不适当的抗凝治疗的相反的结果（中暑、心肌梗塞或死亡在6 d内）与凝血酶原时间测定的联系，地高辛的治疗相关不良反应（死亡或由于不足、过量或药物反应而住院）与地高辛测定的联系。

（二）与其他试验的相关性

关于临床相关，可能出现一些情况即其单个试验结果是似乎合理的，但是几个试验结果的结合起来是不可能的或非常不可能的。如果在同一时间这些试验的比较，常常可在将试验结果报告给临床医生之前识别误差，并能纠正问题。尽管非常少的试验具有精确的临床相互关系，因此必须考虑识别功能障碍的统计百分数而不是单个患者的结果，本文提供了几种相互关系，其可以用于监测单个患者的结果，至少可用于进一步评价的目的。

1. 血型　血浆中红细胞ABO血抗原及相应的抗体之间有密切的关系。

2. 阴离子间隙（anion gap，AG）　为了维持电中性，当以摩尔浓度表示时，血样本中阴离子电荷之和必须等于阳离子电荷之和。阴离子间隙可按下列公式计算：

$$AG = (Na^+ + K^+) - (Cl^- + HCO_3^-)$$

其值小于10 mmol/L或大于20 mmol/L可提示出误差。值增高可出现在肾功能障碍、糖尿病酸中毒、心衰、缺氧症等患者和其他疾病。低值出现在低蛋白血症及具有静脉内水合作用。阴离子间隙质控方法的能力已由Cembrowski等人进行了研究，他们建议8个或更多患者一组的平均阴离子间隙可用来提供更敏感的统计质量控制。

3. 渗透间隙（osmolar gap，OG）　血清渗透压可从一些主要血液成分的浓度进行估计，也可以使用综合特性来测量。渗透间隙可从下列公式计算：

$$OG = \text{渗透压} - 1.86(Na^+ + K^+) + \frac{\text{葡萄糖}}{18} + \frac{\text{尿素氮}}{2.8}$$

其中渗透压是mOsm/kg表示，钠和钾是以mmol/L表示，葡萄糖和尿素氮是以mg/dL表示。正常情况下这种间隙接近于零。乙醇的消耗或毒素如水杨酸盐或乙烯乙二醇的吸收，能导致该值的增加。未测离子的改变和水合作用也可增加其间隙。

4. 酸碱平衡（acid-base balance）　当测定了pH和PCO_2时，Hendeson-Hasselbalch公式能用于计算理论碳酸盐和总CO_2浓度，理论和测量的结果一般是一致的，并在2 mmol/L范围之内。

5. 甲状腺素—促甲状腺素（TSH）　正常情况下，甲状腺素发出负反馈信息给脑垂体，并减少促甲状腺素的分泌。血清甲状腺素浓度高于8.0 μg/dL的患者很少具有高浓度的TSH，除了出现继发性和第三级的甲状腺机能亢进。

（三）实验室内双份测定

样本可分成相同的两份并进行分析，双份测定能用于质量控制的目的。这是一种简单的质量控制方法，其不需要稳定的质控品，因此，当稳定的质控材料不可得时能用此种方法，或当质控品可获得时，此方法也作为补充的质控方法。双份测定结果的差值可以绘制在极差型质控图上，其质控界限可从差值的标准差计算出来（使用表3-3中Shewhart极差质控图的系数）。当从同一方法获得双份测定值，这种极差图仅监测随机误差，对确保分析方法的准确度是不适当的。当从两个不同实验室方法获得的双份测定值，则极差图实际上监测随机误差和系统误差，但不能区分两类型的误差。特别是当两方法之间存在稳定的系统差别或偏倚时，这样的解释变得很困难。对于处理比例的差异则需要倍增的因子，对于固定的差异则需要加法性因子。观测的差异的解释变得更定性了，不过，这种方法仍然为监测实验室产生数据的一致性提供了有用方式。

（四）与以前患者试验结果的Delta检查

一定的误差，特别是标本标识的误差，可通过将实验室试验结果与同一患者以前标本获得结果进行比较可以检出。试验结果的预期变异性依赖于分析项目和测定值之间的时间间隔。Ladenson已制定了基于3 d时间间隔以与最初值变化的百分形式表示的Delta检查界限。在表3－9中显示了一些常见试验项目的Delta检查界限。

表3－9 Delta检查推荐的界限

试验项目	Delta检查界限(%)
白蛋白	20
总胆红素	50
钙	15
肌酸激酶	99
肌酐	50
磷	20
总蛋白	20
钠	5
甲状腺素	25
尿素氮	50
尿酸	40

注：From Ladenson，J. H.：Patients as their own controls：Use of the computer to identify "laboratory error." Clin. Chem.，21：1648～1653，1975

在识别与标本相关误差时，检查多个试验参数包括血液学试验是很有用处的，因为多组试验结果的差异要比单个试验的变化更明显和更具有统计学显著性意义。Sheiner和合作者已评价了几种Delta检查方法的性能，包括用于检出错误标记的标本的两种判别函数；他们观察到假阳性率为5%，对错误标记标本的误差检出能力大约为50%。

(五) 界限检查

应该评价患者试验结果来检查它们是否在生理范围之内。这些界限检查对于检出人为误差如变换位数或小数点位数错位是很有帮助。这种检查可与警告限检查相结合用于检出和验证可能但不常出现的试验结果。这些警告限依赖于试验方法学和受试患者总体的特征。表3－10中显示的是由Whitehurst等人推荐的一些常用试验项目的界限。

这些方法每一种检出误差的效率相对地较低。评价的界限必须设置宽些仅选择可管理的记录个数进行评价。在一系列的30 870个试验结果中使用Whitehurst系统，1 254个或4.1%被标记为缺乏实验室试验相关，但是仅179个或14.2%被认为是有误差，尽管大约10%没有被重新检查。由多个方法进行的试验结果的比较标记出另外389个试验结果，并且再1次只有大约14%的发现是有误差的。与前面测定的Delta检查和界限检查每一种标记出450多个试验结果。仅大约2%的数据是由Delta检查及3%的由界限检查确定是真正的误差。总之，评价了大约8.4%的试验结果，且0.8%发现是有误差。很明显，重新检测的结果百分比与误差的检出之间交替出现。由此可见，较低的实验室误差发生率，较低的误差检出机制的效率。因此，这些方法不能替代常规的质量控制方法，但是，它们应该是用于补充的目的，因为它们能识别出其他质控方法不能检出的误差。

表3－10 界限检查推荐的范围

试验项目	低警告值	高警告值
酸性磷酸酶(U/L)	0.1	10
白蛋白(g/dL)	1.5	6
碱性磷酸酶(U/L)	5	300
淀粉酶(U/L)	20	1 000
胆红素(mg/dL)	0.2	10.0
钙(mg/dL)	6.5	13.0
肌酸激酶(U/L)	5	1 500
肌酐(mg/dL)	0.3	7.5
磷(mg/dL)	1.0	8.0
钾(mmol/L)	3.0	6.0
钠(mmol/L)	120	150
尿素氮(mg/dL)	3	50
尿酸(mg/dL)	1.0	12.0

注：From Whitehurst，P.，et al：Evaluation of discrepancies in patients' results：An aspect of computer-assisted quality control. Clin Chem.，21：87～92，1975

二、多个患者结果

(一) 试验分布的统计量

基于大量患者试验结果的分布统计量对于检出系统误差(变换或趋向)是有用的，但对于随机误差(增加的变异性或离散)的检出没有价值。它们是对基本质量控制方法(使用稳定质控品)的有益的补充，但不能代替它们。患者数据包括许多变异的来源——除了分析方法引起的分析变异外还包括人口统计学的、生理的、病理的和分析前的变异。

因为这样,单个试验结果具有太大的可变性,以至于必须多种质控方法;然而,多个试验结果或多组患者的平均值是更稳定的,因此对于质控目的是有用的。

一组 n 个患者试验结果的平均值的可变性与测定个数的平方根比例性地降低。估计均值的可变性是均值的标准误(SEM),其等于患者总体的标准差除以患者测定值个数 n 的平方根。考虑下列的举例,其中患者数据的标准差 S 为 100 个 u,随着 n 增加到 16、25、100 和 400,患者均值的标准误分别为 25、20、10 和 5 个 u。如果分析方法的标准差 S 是 10 个 u,患者的分布将是 10 倍于它;然而,如果考虑 100 个患者组的平均值,组均值的变异性(SEM)大约等于稳定质控品单个测定值观测的变异性。对于 400 个患者为一组,患者均值的变异性是稳定质控品单个观测值变异的一半。

患者均值的变化可由多种变异引起。患者人口学的和临床特征的变化,如男女比值,住院患者与门诊患者的比值,或专科门诊有太多的标本能改变均值。类似地,分析前条件的变化,如止血带时间和标本储存,能改变患者总体的均值,以及通过使用患者均值来对其进行监测。这些变异是不能通过使用稳定质控品的质控方法进行监测;因此,"患者均值方法"提供了额外的能力,并应与其他质控方法一起联合应用。

(二) 监测患者均值的统计方法

"正态均值"或"正态平均值"(average of normals, AON)方法要求建立界限,通常是参考值界限来"截断"患者数据。超过这些界限的值从计算中排除,因此降低了对离群值和亚总体以及真实误差的响应。另一方法已采用中位数作为质控统计量,该统计量比均值对变化指示更敏感。更复杂的估计已建议考虑住院患者,且住院患者与非住院患者稍有不同的试验值。基于每一分类患者的百分数的加权均值对误差检出非常敏感,特别是对于血清总蛋白、白蛋白和钙浓度的测定。

Bull's 算法已广泛用于自动血液学细胞计数的联机监测。Bull 等人评价了监测红细胞指数的 6 种统计量:样本均值、两种移动平均的均值,截断样本的均值,John's 均值和中位数。他们通过数学上引入突然的偏倚改变和周期性时间变化来评价了这些不同统计量的实用性。移动均值统计量具有良好的误差检出。用于计算移动均值的批大小调节着数据的平滑。大批量不仅平滑非期望单个患者的效果,而且增加检出仪器功能障碍所需要的标本数量(和时间)。已建议采用基于每批 20 个标本的加权移动均值。

尽管在计算机化的实验室基于患者数据的质控统计量容易获得,它们的实用性一直是争论的焦点。几位作者已显示出这些质控方法没有使用稳定质控品的质控方法敏感。所有这些统计量设计用于检出系统误差,且对随机误差没有实质性的功效。与稳定质控品相比,这些统计量系统误差的检出的相对敏感度是依赖于 3 个因素:患者试验结果的变异(及从它们导出的检验统计量),分析变异及标本个数与质控品个数的比值。低的患者变异性,高的分析变异性及高的标本与质控品的比值支持了基于患者数据的质控方法。患者试验结果的变异性不仅依赖于测定分析项目,而且依赖于测试的总体。总体主要包括健康的个体与医学专科门诊的总体一般具有低的试验的变异性。

(三) 分析偏倚对临床决策的影响

分析偏倚的变化直接改变患者试验结果的分布。如果试验的升高值是于特定临床行动相关联,则分析偏倚的变化能显著地改变试验值超过行动界限患者的个数。例如对于血清钙检测其行动界限为 10.1 mg/dL,向上的偏倚 0.2 mg/dL 改变了患者个数影响进一步研究从 6.5%到 15.0%。类似地,其他关键项目的分析偏移能造成显著性临床问题,如前列腺特异性抗原值的假升高则启动前列腺超声检查和活检,TSH 假的升高启动其他的甲状腺检查。这些小的分析偏移对卫生保健的成本具有极大的影响。

(四) 临床相关性研究

实验室试验结果与外科证据或患者治疗上的改变关系的回顾性相关研究是长期质量控制的有效机制。2 个分开的患者总体需要有效地监测假阳性和假阴性实验室试验结果。为了监测假阳性,为证实患者的证据,应随机抽样和评价具有阳性结果患者的记录。对于许多实验室试验,需要实质上的医学随访来证实或驳斥试验结果,遗憾的是,医疗记录常没有包括这种信息。再就是,被宣布的诊断没有被用来证实实验室试验结果,由于实验室试验结果可能已是诊断的主要证据。为了检测假阴性,应随机抽样和评价具有客观临床证实的疾病患者的记录。客观证实的例子是肿瘤的外科发现,根据药物或外科治疗生理症状和体征的改善，以及尸体解剖证据。获得无偏记录选择是很困难的，因为试验结果经常改变有关外科或治疗的临床决策。在尸体解剖数据中有较少的选择性偏倚，但是在这些疾病中疾病过程一般来说是更先进的。

总之，基于患者数据的质控机制在监测实验室分析质量上能提供额外有用的信息。这些方法常常是耗时间，一般来说作为质量控制工具没有足够的敏感度。另一方面，这些技术检出的许多质控问题对于常规质控方法来说并不明显。质量保证计划应适当地使用“患者数据质控方法”，但是它必须认识到这些方法还没有得到很好的发展，没有广泛地使用，在它们的优势和缺陷上也没有很好的理解。

第八节　识别分析误差的来源

在前面部分讨论了质控方法提供了警告分析人员分析问题可能造成分析性能的质量未能达到实验室设置的目标的一种方式。然而，这些质控方法并不能识别分析误差的来源，以及解决质控问题。经常需要其他程序来识别误差。

一、物理检查

当警告质控问题时，第一步应该仔细检查分析方法，仪器、试剂和标本。任何事情通过看、感觉、闻及声音是否正确？检查看起来是很定性的及感觉的技术，但是当执行对特定分析方法开发的检查单时它是很有效的。这种检查应包括仪器和试剂出现变化文件记录的审核。执行简要的仪器功能检查能验证适当系统的性能，及区分化学的和仪器的误差来源。有经验的分析人员通常通过这种检查能准确地找出问题之处，而经验不足的分析人员将借助于正式的检查清单来完成此项工作。

二、误差类型及来源之间的关系

误差本身的类型提供了误差来源的线索。例如，系统误差通常是与校准问题(不纯的校准物、不正确的校准溶液的配制、错误的设点及赋值、不稳定的校准溶液、污染的溶液、不适当的校准技术、非线性或不稳定的校准函数、不稳定的试剂空白，及不适当的样本空白)。随机误差更可能是由于样本和试剂的加样缺乏重复性，试剂片溶解，样本和试剂的混匀，以及温度池、计时调节、光度计和其他传感器缺乏稳定性。单个分析方法不可能受到所有这些可能误差源的影响；而只有一些可能的误差来源。有经验的分析人员常知道这些常见的来源是对应于特定的分析方法，以及一旦知道误差类型就能快速地识别其来源。

通过知道质控方法对误差类型的反应能获得关于误差出现类型的一些信息。不同的质控规则对检出系统误差和随机误差有不同的敏感度，正如多规则质控方法所阐明的一样。基于质控方法常常是可以作出关于出现的误差类型的判断并为分析人员提供警告。使用患者样本的质控方法能帮助识别分析前的误差来源，如样本的处理和加工。室间质量评价方法可提供比室内质控方法获得更广泛的有关系统误差的信息。所有来自这些方法的信息是互为补充的，并且当联合使用时，可提供更完善的出现误差类型及它们可能的来源的评价。

三、方法评价试验

当从可获得的质控数据不能容易识别和定量误差的类型时，可能需要使用方法学评价研究的试验。当存在其他的常规方法测定感兴趣的项目时，“方法比较试验”可用于估计系统误差。结果的解释必须考虑两方法由于每一方法导致的观测的差值。回收、干扰和线性试验在估计系统误差上可能更特殊些，包括恒定或比例性质的系统误差。

为识别随机误差来源，“重复性试验”可设计用于估计几个不同分量的贡献。例如，当对几个不同的批在同一批内进行双份测定分析时，数据可用来确定批内和批间变异分量。该过程区分不同时间内出现的误差，接着可帮助识别随机误差的来源。这种类型的重复试验，使用方差分析统计技术，可适合于特定分析系统来识别对分析方法随机误差贡献的主要因素。质控方法性能也依赖于不同的误差分量，及特别重要的是批间分量保持尽可能的小。

（王治国　申子瑜）

参 考 文 献

1 Levey S, Jennings ER. The use of control charts in the clinical laboratories. Am J Clin Pathol, 1950; 20:1059～1066

2 Henry RJ, Segalove M. The running of standards in clinical chemistry and the use of the control chart. JClin. Pathol, 1952; 5:305～311

3 Westgard JO, Barry PL, Hunt MR, et al. A multi-rule Shewhart chart for quality control in clinical chemistry. Clin Chem, 1981; 27:493～501

4 Westgard JO, Burnett RW, Bowers GN. Quality management science in clinical chemistry: A dynamic framwork for continuous improvement of quality. Clin Chem, 1990; 36:1712～1716

5 National Committee for Clinical Laboratory Standards: Clinical Laboratory technical procedure manuals—Third Edition: Approved Guideline, NCCLS Document GPA - A3, Wayne, PA, National Committee for Clinical Laboratory Standards, 1996

6 王治国. 临床检验质量控制的计算机模拟程序研究. 中国卫生统计, 1997. 14:58～60

7 王治国. 临床检验定量测定室内质量控制方法. 定义和指南. 当代医学杂志, 2001. 7:49～54

8 王治国. 6σ质量标准在临床实验室质量控制中的应用. 上海:上海医学检验杂志, 2002. 17:189～190

9 王治国. 医学实验室质量管理. 世界标准化与质量管理, 2002. 9:15～17

第4章　循证实验诊断学

实验诊断学(laboratory diagnostics),一直发挥着临床诊断疾病的辅助功能,其主要目标是:如何有效、合理地选用检验项目和正确解释结果并应用于临床疾病的诊断。20世纪90年代初,创建了循证医学(evidence-based medicine,EBM),随后相继出现了以"循证"冠名的临床各学科,如循证内科学、循证外科学、循证妇科学、循证儿科学和循证护理学,等等。循证实验诊断学(evidence-based laboratory diagnostics)正属于"循证医学"整个体系的重要一环,它是循证检验医学(evidence-based laboratoty medicine,EBLM)临床应用的载体。在临床应用的目标上,循证实验诊断学与循证检验医学有相同点,因此,本文采用循证检验医学(EBLM)统而言之。

第一节　循证检验医学

一、循证检验医学的源起

循证检验医学源自循证医学(evidence-based medicine,EBM)的兴起。20世纪70年代初,英国医师Archie Cochrane首先明确提出医学证据的重要性。1980年初,加拿大David Sackett教授运用临床流行病学方法和原理指导循证医学临床实践。

1992年,加拿大McMaster大学循证医学工作组Guyatt等,在美国医学会杂志(JAMA)上,首先提出循证医学概念和术语,文章强调了循证医学与传统医疗实践的重要区别:① 系统收集的证据优于非系统的临床观察证据。② 以患者的最终结局作为判定试验效果,优于仅依据生理学原理制定的试验指标。③ 熟练解释医学文献是医师的一项重要技能。④ 医师对患者的个体化评价优于专家对患者的意见。同一年,英国成立了Cochrane循证医学中心,首任主席为Sackett教授。

1997年,Cochrane循证医学中心出版了Sackett教授名著《Evidence-based Medicine: How to Practise and Teach EBM》一书,指出:流行病学应以患者而非群体为研究对象;临床医师除了应阅读医学文献外,还应具备如何追踪和鉴别医学文献的能力;未来20年最重要的发展将是传播随机对照的系统性评价、为临床第一线提供有用的诊治信息,帮助临床医师应用和实施循证医学。2003年,国际Cochrane协作网召开了第11届学术年会,有13个Cochrane中心参加。

目前,寻求最佳治疗效果的理念和临床实践不断深入人心。作为临床医学整体诊断的一部分,检验医学自然必须与临床医学同步,为患者提供技术最有效、经济最合理、医疗最富成果的检验结果。

1996年,中国循证医学中心成立,成为国际Cochrane中心第13个协作网。

2003年,中国医师协会循证医学专业委员会成立,标志着中国临床循证医学的新里程。

二、循证检验医学的促成因素

循证检验医学的问世至少有以下两个促成因素。

1. 现代临床实验诊断技术发展的需要　现代实验诊断技术发展的主要特点表现为:

(1) 高精度检测:临床检验仪器高度自动化和智能化,除了极大地减轻检验人员繁重的劳动外,更令人赞叹的成果是极大地提高了实验室的检验精度和速度。

(2) 高可靠性检测:从采集标本、标本条形码识别、自动制备标准曲线、直接进样、自动稀释、程序检测或随机检测,到数据化存取、自动质量控制和报警信号显示等,均展现了传统人工检验无可比拟的可靠性。

(3) 微量化检测:凭借高灵敏度检验技术和利用核素、酶、抗体、化学染色等各种标记技术,使所需标本量可降低至微升(μL) 级或以下,被检物质量可降低至纳克(ng)、纳摩尔(nmol/L) 级或更低的水平。

(4) 多参数组合检测:分为固定组合模式或随机组合模式检测两类,使仪器检测具备人性化的灵活特点。

(5) 全自动化流水线检测:按照预先设定的逻辑流程,有序的进行标本检测和传递,精密度更高,人为干扰更少。

(6) 床边检测(point of care test, POCT):在患者所在的随时、随地,及时、快速进行测定,满足了急诊等诊治的特殊需求;由于标本新鲜、无需转运和储存,有利于提高检验质量。

(7) 高技术检测:正在发展中的基因检测、各种芯片检测,等等;随着人类基因组学研究的进展,蛋白质组学检测与疾病基因组学的研究,将成为 21 世纪检验医学的主题之一。

2. 现代实验诊断迎接挑战的需要

(1) 挑战之一:实验诊断项目日益增多,如何选择? 目前,用于临床实验诊断的项目早已超过1 000 项,其数量还在继续增长。同时,每年发表的医学文献高达 2 000 000 份,在 Medline 上注册的出版物达 200 000 份,生物医学杂志达 25 000 种,浩瀚的文献令人应接不暇;而高质量的文献,即使发表于国际著名的医学期刊杂志,其平均的最佳论著率也仅及 2%左右。因此,选择高质量的文献实属不易。于是,以循证医学的原则评价论著质量的机构则应运而生。这就产生了国际性的 Cochrane 循证医学中心及其国际协作网,其主要任务是对发表的医学文献进行评价和分级。但目前,国际上尚无独立评价检验医学文献的小组,而是将诊断试验有关的研究隶属于相关的临床疾病评价组中。因此,还缺乏专门评价检验医学的数据库。随着系统评价方法的完善,Cochrane 协作网已开始拓展新的领域,2003 年 10 月正式提出启动诊断学方面的系统评价,并成立工作组,负责方法学研究、培训和制作培训材料。

(2) 挑战之二:同一实验诊断项目可有多种检测方法,如何选择? 新旧检验方法之间,定性定量方法之间,理学法、生化法、免疫法等不同检测原理之间,如何选择? 在同类监测方法中,又有仪器或试剂的生产厂商不一,致使检测结果也不尽相同,又如何选择? 至今,许多实验诊断项目诊断疾病的特异性并不强,而常见疾病或特殊疾病的诊断、鉴别、监测或预后却需要最好、最新的证据,究竟如何选择临床实验诊断项目?

(3) 挑战之三:如何判断评价新的诊断试验项目? 新的项目是否比已有的项目更好,特别是是否比已公认的、被视为目前“金标准”的项目更有临床价值,究竟如何进行比较,才能确定新项目的准确性和可靠性?

(4) 挑战之四:世界人口增长,医疗资源相对不足,有限的医疗预算常难以满足不断增长的医疗需求,包括中国在内的世界各国都面临医疗经济紧张的压力。从政府部门到患者个体,都迫使医疗单位管理者和医师,不得不考虑到医疗“成本-效益”问题。我国卫生部 2004 年 4 月发布的 2003 年中国卫生事业发展情况统计公报,指出诊断试验(包括实验室检查)的费用,在我国医疗费用支出中成为第二大项(www. moh. gov. cn/public/open)。而诊断所占总费用比,与临床效益的提高不成比例,因而更需要循证。如果要求早期快速准确诊断疾病,要求检测质量准确、特异、精确、稳定、适用,要求诊断试验成本-效果最大,那么,目前的诊断试验却因数量太多而难以选择。一方面,医疗服务的接受方(患者)在要求减轻症状、治愈疾病的同时,还要求减少医疗费用的支出,期望医疗效果不断提高;另一方面,医疗服务的提供方(医院) 也期望能合理、有效使用医疗资源,减低医疗成本,提高经济效益。究竟如何找到医疗经济的这种平衡点呢?

(5) 挑战之五:临床实验新技术不断涌现,应用于临床实践和评价的文献数以万计,究竟如何选择性阅读,如何结合具体的临床病例,在新的临床实践中实施和提高呢?

要迎接上述种种挑战,循证检验医学便是强有力的武器。

三、循证检验医学的概念

1. 循证医学的核心思维　循证医学指在对患者作出新的医疗决策的过程中,必须审慎、明确和明智地运用当前所能获得的最佳证据。循证医学是一种以证据为基础的医学模式，是对传统经验医学的补充和发展，它将最好的临床证据与医师个人临床实践的经验和患者的价值观（对于诊治结果的关注、期望、需求）结合起来，使医疗服务建立在目前所能获得的全部证据之上，因此，科学性显然更强。

“循证”是指：医疗实践必需遵循科学的原则和依据、不断寻找世界范围内动态发展中的最佳诊治证据，而不囿于个人有限的临床经验，或墨守实际已过时或已知不完善的陈旧理论、甚至是错误的理论和“经验”。“最佳证据”是指：迄今为止最新的、最能反映事实的证据。这些证据已被当时的临床实践证实是真实可行的；这些证据可以被、并且还应被未来更新的、更好的“最佳证据”替代。即“最佳证据”是动态的，它不仅可以否定迄今正在被视为“金标准”（gold standard）的项目，而且其本身也会被未来更准确、更有效、更有说服力的新证据所取代。循证医学的思维体现了医学哲学辩证唯物主义思想。

Cochrane 循证医学中心对企业介入循证医学的问题进行规定：如由企业资助的临床评价，则必须加以注明；如有遇到利益冲突，应提交 Cochrane 中心处理；Cochrane 协作网指导委员会应了解所有实体接受外援资助的相关信息。可见，Cochrane 中心的这些原则，充分体现了循证医学证据的科学性正是在于其实施过程的客观独立性。

2. 循证检验医学的实质　循证检验医学同样遵循循证医学“以当前最佳证据为基础”的原则，即用临床流行病学的方法学规范检验医学的研究、设计和文献评价，向临床医师提供动态的最有效检验的证据。

第二节　循证检验医学的任务和目的

一、循证检验医学的任务

1. 制订和规范检验医学的各种类型研究、设计原则　目前，国际上循证检验医学主要研究领域是：诊断试验（diagnostic tests）、结局研究（outcomes research）、决策制定（decision-making）、卫生技术评估（health technology assessment）等方面。

2. 制订检验医学文献的评价原则　主要包括：① 评价诊断试验项目技术质量：对各种实验方法的灵敏度（sensitivity）等技术指标进行规范化评价。② 评价诊断试验临床诊断准确性：对用于疾病的诊断试验项目的灵敏度、特异性（specificity）、似然比（likelihood ratio）等诊断性能进行评价。

二、循证检验医学的目的

主要目的是为临床提供迄今为止最科学和最合理的诊断试验项目、最真实和最可靠的实验诊断证据、最有利于医患双方的诊断试验的成本-效益信息。应认识到，未经循证的、不科学的、过多的或不合适的诊断试验，可能提供错误的或不必要的信息，从而会干扰临床的诊断和治疗。为了提高临床检验医学科研水平，必须有高质量的诊断试验的研究证据，以提高临床实践的服务质量。

第三节　如何实施循证检验医学

一、实施循证检验医学的基本步骤

循证检验医学与循证医学基本原则一致，其核心都是是应用随机对照实验（randomized controlled trial，RCT）的系统综述（systematic review，SR）或荟萃分析（meta-analysis）的可靠证据指导临床新的实践。RCT 是国际公认的前瞻性、多中心、大样本、随机化、双盲对照研究，也是临床诊断试验效果评价的“金标准”。

1. 系统综述　又称系统评价，指针对某一具体的临床问题，全面、系统地收集当时全世界所有已发表或未发表的临床研究资料，采用临床流行病学原则，严格评价、筛选出符合质量标准的文献，进行定性或定量（荟萃分析）的综合，得出可靠的结论。系统综述与传统综述的重要的区别，见表 4－1。

表 4－1　系统综述与传统综述的区别

特　征	系统评价	传统评价
所提出的临床问题	常集中在一个临床问题	问题涉及面广
资料来源和搜索	资料来源全面、有清晰的搜索资料措施	常无专一方法，可能存在偏倚
证据选择	在批判、评价基础上收集证据	方法变化较大
资料综合	定量总结	常为定性总结
归纳推论	常在证据基础上	有时在证据基础上

2. 荟萃分析　指汇总已发表的和未发表的临床研究结果，用科学的统计学方法评价全部已获得的文献合并效应的分析过程。荟萃分析能从统计学角度达到增大样本量、提高检验效能的目的，尤其当多个研究结果不一致或都无统计学意义时，可得到更加符合真实情况的综合结果。当数据资料不适合作荟萃分析时，系统评价只能解决文献评价，不能解决样本含量问题。

循证检验医学也与循证医学的实施步骤一样，均分为五个步骤：① 明确提出临床要解决检验诊断的问题。② 收集检验诊断临床相关的文献。③ 评价证据的有效性和有用性。④ 在临床实践中对患者实施根据新的、有用的证据作出决策。⑤ 对新的临床实践作出新的评价。虽然循证医学的每个循环过程大致分为 5 步，但实际上它是一个无限延伸、呈螺旋形上升的循环曲线，每次循环，所获得的信息质量更高，对指导临床诊治实践更为可靠和有效。

二、关于提出临床诊断试验要解决的问题

正确提出临床诊断试验要解决的问题，是实施循证诊断试验的基本技能之一，也是关键性的第一步。提出一个对患者诊治直接相关、且能作出准确回答的好问题，可使证据的检索变得容易。

例如，在诊断一个被怀疑为急性心肌梗死(acute myocardial infarction，AMI)的患者时，可提出一个临床诊断试验的问题，假如这个问题是在可选的心肌标志物试验中，是否需要对这位患者作肌红蛋白(myoglobin，Mb)测定？回答假定是“要”还是“不要”，那么其依据又是什么？要准确回答这个问题，必须检索有关急性心肌梗死临床诊断试验的相关的文献。

三、关于收集临床循证检验医学相关的文献

1. 证据的来源　可采用各种媒体进行文献检索，包括电子检索和手工检索(手工法文献检索仍是“金标准”)，检索对象有教科书(附有大量参考文献、每年修订的最有价值)、专著、专业杂志、电子出版物、数据库、会议录、临床实践指南和网站等。还可与专家联系等。证据检索的核心是力求获取高质量的证据，防止偏倚，确保结果真实性和科学性。

(1) 原始研究证据：如医学索引在线(Medline-Index Medicus Online)、Embase 等数据库。

(2) 二次研究证据：如 Cochrane 图书馆、各种循证医学期刊；各种临床实践指南等。如：①美国临床化学杂志(Clinical Chemistry)，从 1997 年 1 月～2004 年 10 月 31 日，以“循证检验医学和试验的应用”(Evidence Based Laboratory Medicine and Test Utilization)为杂志栏目之一，发表了有关循证检验医学的文献共 332 篇，从中可找到原始或 2 次研究文献，或从这些文献提供的参考文献继续检索(http://www.clinchem.org/collections/)。②EBM 杂志：由英国医学杂志(British Medical Journal，BMJ)出版集团与美国内科医师学会发起，从 1995 年开始，对发表的论文进行评论和综述。③美国内科医师学会杂志(American College of Physician Jonrnal Club)，从 1991 年起发表应用 EBM 论据的摘要，此为内科医学年鉴(Annals of Internal Medicine)的增刊，等等。④中国循证医学杂志(中国四川成都四川大学华西临床医院中国循证医学中心)、《循证医学》(中国广东省)。

证据的主要表达形式，除了传统的书面形式外，还有更广泛使用的电子检索工具。如美国内科医师学会将 ACP 杂志俱乐部和循证医学杂志的内容结合起来，制作 CD 光盘，这些循证杂志对证据作

总结，并附有对论文的严格评论。中国循证医学图书馆也从 2002 年开始发行光盘版。国际互联网，已经成为常用的快捷检索手段，计算机辅助的文献检索是实施循证医学应掌握的核心技能之一。目前，公认的最好的临床证据来源于 Medline，EMBASE等，见表 4-2。

2. 证据检索 要回答上述对可疑为急性心肌梗死的患者“是否要作肌红蛋白测定？”这样的问题，就要首先对肌红蛋白检测在急性心肌梗死的诊断中的作用进行循证检索。例如，可首先检索公认的国际性权威教科书。2004 年出版的 22 版西氏内科学教科书，明确评述了心肌标志物的应用价值：心肌标志物的灵敏度和特异性不断提高，已成为检测心肌坏死的“金标准”，目前，心肌肌钙蛋白（cardiac troponin I, cTnI; cardiac troponin T, cTnT）已成为最佳的心肌损伤标志物（表 4-3）。对复发性心肌梗死的诊断，检测肌酸激酶 MB（creatinin kinase, CK-MB）更为有效；已不再推荐测定乳酸脱氢酶和天冬氨酸氨基转移酶，因为此两者的诊断灵敏度和特异性均低；肌红蛋白，因为在骨骼肌十分丰富，因此缺乏特异性，已不再是临床常规使用的心肌标志物。

表 4-2 主要循证医学和循证检验医学网址

出版物、机构或资料库特征	网址
中国循证医学中心	http://www.chinacochrane.org
Best Evidence-Based Medincine	http://cebm.jrz.ox.oc.uk
National Guideline clearinghouse	http://www.agc.gov http://www.guideline.gov
Info POEM	http://www.infopoems.com
ACP Journal Club	http://www.acpjc.org
Bandolier	http://www.jr2.ox.ac.uk
British Medical Journal	http://bmj.bmjjournals.com
Clinical Chemistry Journal	http://www.aacc.org
JAMA	http://jama.ama-assn.org
Journal of Internal Medicine	http://archinte.ama-assn.org
Lancet	http://www.thelancet.com
Evidece-Based Medicine	http://www.bmjpg.com
National Health Service (NHS) Centre for Evidence-Based Medicine	http://www.cebm.net
Centre for Evidence Based Medicine (CEBM)	http://cebm.jr2.ox.ac.uk/
Clinical Evidence, BMJ Publishing Group	http://www.clinicalevidence.org
Cochrane Database of Systematic Reviews	http://www.cochrane.org
National Library of Medicine	http://hstat.nlm.nih.gov
NIH Office of Medical Research and Applications	http://odp.od.nih.gov

表 4-3 心肌梗死血清标志物的特征

标志物	出现时间(h)	增高持续时间(d)	灵敏度		特异性(%)	说明
			6 h(%)	12 h(%)		
cTnI	2～6	5～10	～75	90～100	～98	一般认为是最佳试验
cTnT	2～6	5～14	～80	95～100	～95	首选试验，特异性低于 cTnI，cTnT 在肾衰时增高
CK-MB	3～6	2～4	～65	～95	～95	一旦心肌肌钙蛋白增高，则 CK-MB 为复发性心绞痛的首选试验
MB_2 同工酶	2～6	1～2	～95	98～100	～95	临床未广泛应用
Mb	1～2	<1	～85	～90	～80	AMI 早期，可增高检测灵敏度；但特异性低，目前临床未广泛应用

可见，测定肌红蛋白主要是针对急性心肌梗死发病 1～2 h 的早期，因特异性低，目前临床已经非广泛应用。从教科书提供的信息，已有助于进一步检索关于心肌标志物的其他随机对照系统性综述文献。

如果需要测定肌红蛋白，就要对肌红蛋白检测的技术性能等进行文献检索。如检索关于肌红蛋白检测方法、检测精密度、最小检测浓度、报告范围及其检测干扰等，而这些，常常被临床文献忽略。在分析前，应了解肌红蛋白生物学变异，肾衰、剧烈运动、创伤、肌肉注射可导致肌红蛋白测定假阳性，分析解释肌红蛋白检测结果时必须整合这些干扰因素。然后，要对肌红蛋白检测的诊断性能(灵敏度、特异性等指标)进行分析评价。

关于实验项目对临床的影响，是指实验项目对临床诊断有何益处，实验项目对临床决策有何影响。因临床影响常表现为多因素，故评价难度最大。肌红蛋白测定结果，可影响对急性胸痛患者的诊断和治疗策略。然而，目前对可疑急性心肌梗死患者急诊入院的首选标准检查应是心电图检查，因此，回答“是否要作肌红蛋白测定”问题的答案是：否！这是因为肌红蛋白相对的诊断窗口期短，血中出现后不久即可迅速从肾脏排出；心肌梗死 6 h 后，肌红蛋白已经对诊断不提供帮助，而此时，cTnT 和 cTnI，和(或)CK－MB 等标志物成为最有价值的实验指标。cTnI/cTnT 被美国和欧洲心脏病协会一致评价为诊断急性心肌梗死的高特异性和高灵敏度的确诊标志物，是目前最佳辅助诊断指标。因此，肌红蛋白的测定，仅用于当心电图检查结果阴性、cTnT、cTnI 和(或)CK－MB 检测结果阴性、发病 2～6 h 内的可疑心肌梗死患者的排除诊断。

假定，要对患者做肌红蛋白测定，则还要检索关于肌红蛋白的诊断性能证据，这些证据将直接影响到临床实验诊断的决策。如果，急症患者中急性心肌梗死的流行率是 3%，根据表 4－4 提供的检测肌红蛋白的数据，就能计算出实验诊断性能的主要指标(表 4－5)。肌红蛋白的阳性预测值只有 16.6%，即不到急诊患者的 1/5，故测定肌红蛋白不足以作为纳入急性心肌梗死诊断的指标；而阴性预测值却是 99.9%，可见，在发病 2～6 h 内，肌红蛋白测定可作为排除急性心肌梗死诊断的指标。

四、关于对诊断试验文献证据的评价

在检验医学领域循证医学的评价和实践，比起其他普通医学领域，更需要合适的方法。原因是：诊断试验不如临床治疗有效性试验那样，仅需要比较给药组和不给药组，而实验室检测面对各种不同诊断试验的组合，以及疾病不同的临床病程阶段；诊断试验不如药物试验对患者结果产生直接影响，而对患者最终结果发生作用可源自有许多步骤；同时，诊断试验的统计学也可能存在偏倚。2000 年，日本建立了国家性的研究小组，制定了适合于循证检验医学研究和促进循证检验医学实践规范、一致的各种指南；日本的检验医学系统性综述委员会属下有四个组：标准方法组、检测试验选择组、统计学组和管理组。

Cochrane 协作网的系统综述评价，其平均质量高于普通评价系统，成为高级别的循证医学证据之一。事实上，能胜任生产高质量循证医学证据的工作者(doser)不足 5%，而 95% 为循证医学证据的使用者(user)。证据使用者针对日常诊治工作中遇到的困惑，提出问题，准确快速查出证据，然后对检索到的证据作出正确评价，才能得出结论，用于指导解决临床问题。对证据的评价必须回答以下问题：

1. 证据是否真实可靠　评价实验诊断“证据”的真实性，要特别注意有无偏倚因素；要确定证据是否可靠，首先要检查文献中是否确定并应用金标准试验作为参考方法，文献是否具有诊断性能指标，因此，熟悉这些指标是对文献进行科学评价的必要前提。

表 4－4　1 000 例肌红蛋白测定结果

	肌红蛋白(＋)	肌红蛋白(－)
试验阳性(a＋c)(30)	真阳性(a＝29)	假阴性(c＝1)
试验阴性(b＋d)(970)	假阳性(b＝146)	真阴性(d＝824)
真阳性＋假阳性＋假阴性＋真阴性＝1 000	真阳性＋假阳性＝175	假阴性＋真阴性＝825

表 4-5　诊断试验性能评价

特征值	别　名	含　义	公　式
灵敏度(S)	真阳性率(真患者)	在金标准诊断的"有病"病例中,诊断性试验检测为阳性例数的比例。真阳性率越高,漏诊率越低	a/(a+c) (29/30, 96.6%)
特异性(Sp)	真阴性率(非患者)	在金标准诊断的"无病"病例中,诊断性试验检测为阴性例数的比例。真阴性率越高,误诊率越低	d/(b+d) (824/970,84.9%)
阳性预测值(positive predictive value,PPV)	阳性试验的事后概率	诊断试验出现阳性的全部事例中,有病患者出现阳性所占的比率	a/(a+b) (29/175,16.6%)
阴性预测值(negative predictive value,NPV)	阴性试验的事后概率	诊断试验出现阴性的全部事例中,无病患者出现阴性所占的比率	d/(c+d) (824/825, 99.9%)
准确性(accuracy,Acc)	—	所有检测结果中,全部真阳性和真阴性所占的比率	(a+d)/(a+b+c+d) (853/1 000,85.3%)
阳性试验似然比(positive likelihood ratio,+LR)	—	在"有病"患者中,真阳性比例与在"无病"患者中,假阳性的比例的比值。表明试验阳性时,患病与不患病机会的比值。比值越大(如≥10),患病概率越大,试验越好	灵敏度/(1-特异性) [a/(a+c)]/[1-d(b+d)] (96.6/15.1,6.4%)
阴性试验似然比(negative likelihood ratio,-LR)	—	患者试验假阴性比例与非患者试验真阴性比例的比值,表明试验阴性时,患病与不患病机会的比值。比值越小(如≤0.1),不患病的概率越大,试验越好	(1-灵敏度)/特异性) [1-a(a+c)]/[d(b+d)] (3.4/94.9,0.04%)

注:a. 真阳性; b. 假阳性; c. 假阴性; d. 真阴性。

(1) 金标准[14]:金标准是指当前公认的诊断疾病最可靠的标准方法,可正确区分"有病"或"无病"。为了评价实验对疾病的鉴别能力(准确性),实验的结果应与独立的诊断标准进行比较。虽然,很难做到要求任何一项"金标准"试验都具有确定性(甚至连活检也做不到这一点),但要设法找到理论上最接近"金标准"的一个标准。这里,需要特别注意的是,当新试验实际上更优于传统"金标准"方法时,也会误以为新试验的结果与"金标准"不一致而被忽视,在这种情况下,就应采用最新的病理生理知识去更新传统的"金标准";"金标准"不是固定不变的,它同样需遵循循证医学永远发展的基本原则。

(2) 研究对象:所谓"有病"者,指同种疾病的各种类型和各阶段的病例,如典型和不典型,早中晚期,轻中重型,有并发症和无并发症。所谓"无病"者,是指用金标准排除的病例,并非指完全无病的正常人,通常正常人一般不宜作为对照组。

(3) 盲法比较:新的诊断试验,必须与金标准诊断进行双盲随机对照,同步试验。

(4) 研究数量:至少有 40 例以上,才具统计学意义,研究对象低于 40 例,将产生过分估计。

(5) 诊断性能指标:诊断性能指标主要是诊断灵敏度、特异性、阳性预测值、阴性预测值、阳性似然比、阴性似然比等。其中,诊断灵敏度和特异性是独立的指标,是最基本必须具备的,其他诊断性能指标均来自这两个指标的计算。任何诊断试验几乎均存在假阳性和假阴性问题,因此,很少有100%的准确性的试验。一项试验能检测出的真患者越多,即灵敏度越高,如同时又能排除非患者,即特异性越高。似然比:是诊断试验综合评价的理想指标,综合了灵敏度和特异性的临床意义;如似然比大于 1.0,则表明被检测者有病的可能性增高,如似然比小于 1.0 而接近 0,则表明被检测者有病的可能性降低。如果将临床诊断试验决策作为整个临床诊断试验这座金字塔的塔尖,那么,诊断试验项目的技术性能则是金字塔的塔基,见图 4-1。

(6) 临床实用性评价[2]:是指所获证据的诊断试验是否能鉴别目标疾病和非目标疾病,其鉴别诊断的临界点是什么,如果使用此试验或不使用此试验,对目标疾病的结局有何不同。

灵敏度和特异性不受患病率影响,但预测值高低却很大程度上取决于患病率高低。似然比是同时反映灵敏度和特异性的复合指标,比灵敏度和特异性更稳定。似然比为 1,表示无必要作此试验;似然比大于 1,表示患该病的可能性增大;似然比小于

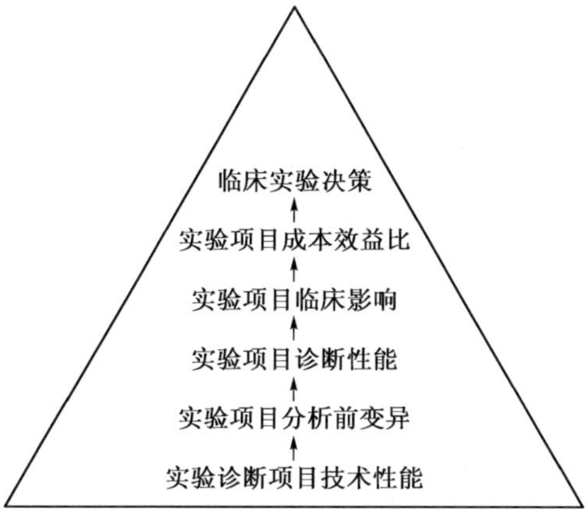

图4-1　依据临床实验检测作出临床实验决策的层次(从下向上)

1,表示试验后,患该病的可能性减小。临床实践中判断似然比的粗略原则:似然比大于10或小于0.1,基本上可确定或排除诊断;似然比在5～10或0.1～0.2,试验前后概率中度变化;似然比在2～5或0.2～0.5,试验前后概率变化较小;似然比在1～2或0.5～1,试验前后的概率基本上不发生变化。

受试者操作特性(receiver operating characteristic,ROC)曲线:在诊断试验评价方面,常遇到灵敏性与特异性之间的取舍问题,用于正确选择诊断的临界点。表达灵敏性与特异性的方法可制备ROC曲线。此曲线以试验的灵敏度(真阳性率)为纵坐标,(1-特异性)(假阳性率)为横坐标,计算连续分组(至少五组数据)测定数值的灵敏度和特异性,将各点数值连成曲线,即为ROC曲线,距左上角最近的一点,即为最佳临界值。最佳分界点位于或接近ROC曲线的"肩部"(图4-2)。ROC曲线常被用来决定诊断试验鉴别诊断的最佳临界点,也可用来比较2种和2种以上诊断试验的诊断价值。

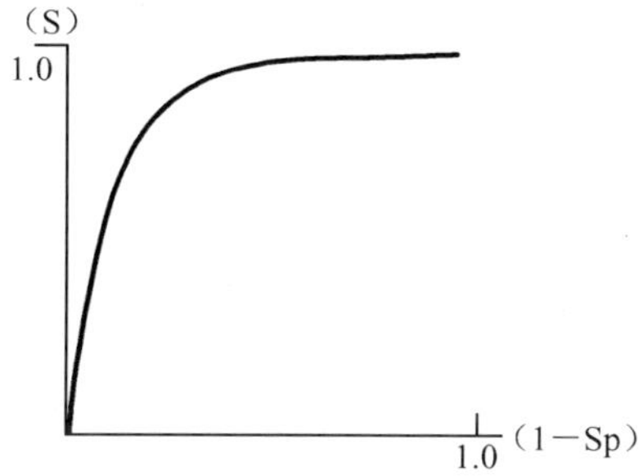

图4-2　ROC曲线示意图

2. 证据是否分级　证据应从最强到最弱分级。在临床实践中严格地推断病因和批判性地使用医学文献(表4-6)。

表4-6　临床研究证据的诊断性研究分级[2]

推荐级别	证据级别	诊断性研究	卫生经济分析
A	1a	同质的一级诊断性研究的系统评价;或在试验基础上的临床实践指南	同质的一级经济学研究的系统评价
	1b	与金标准进行独立盲法比较的研究,纳入病例为连续性的且范围适当的患者	针对适当的成本测算进行了不同结局比较,并进行了在重要变量中加入临床因素的敏感性分析
	1c	绝对的SpPlns(特异性很高,以至根据阳性结果就可以确诊某病)绝对SnNouts(灵敏度很高,以至根据阴性结果就可以排除某病)	对于干预措施(*a*、*b*、……)进行分析后,有很明确的结论:*a*与*b*的效果同样好,或*a*优于*b*,但费用更低;*a*与*b*的效果同样差或更差,但费用更高;*a*与*b*的费用相同,但*a*的效果优于*b*或不如*b*
B	2a	二级诊断性研究的系统评价	同质的>:2级以上的经济学研究的具有同质性的系统评价
	2b	与金标准进行了独立盲法比较或客观比较的诊断性研究,但研究对象为非连续性病例或疾病谱局限于较窄范围;全部经历了诊断性试验和金标准试验;未经验证的临床实践指南	针对适当的成本测算,对部分备选医疗方案的结局比较分析,其中,在重要变量中加入临床因素的灵敏度分析
	3b	纳入研究对象适当,且与金标准进行了独立盲法比较或客观比较,但部分纳入对象未接受金标准试验的诊断性研究	没有准确的成本测算的经济分析,但在重要变量中加入临床因素的灵敏度分析
C	4	未采用盲法或未客观独立使用金标准试验的诊断性研究,区分真阳性和真阴性真阴性的参考标准不统一的诊断性研究,纳入研究对象不适当的诊断性研究	无灵敏度分析的评价
D	5	专家意见或基于生理、病理生理和基础研究的证据	专家意见或基于经济理论的证据

3. 证据有何临床意义　在评价灵敏度、特异性等指标的基础上，根据临床专业特点，以评价试验诊断“证据”的临床意义为目标，判断一项诊断试验是否有临床应用价值。即该项目：① 是否在原有的实验诊断项目的基础上，增添了新的有用的诊断信息。② 是否增添了有利于治疗和预后的信息。

任何新的检验只有在充分评价其可靠性、准确性后才能用于临床实践。然而值得注意的是，由于制造商的热情提供仪器和试剂，以及某些临床医师和检验人员的欣然接受，许多新诊断试验项目在未被充分评价、获得证据之前，就已被积极的推向了临床应用。

4. 证据有何适用性　证据适用性（或通用性genelizability），是指证据除了适用于符合该研究纳入标准的对象，证据是否还适用于所研究患者的各型病例，是否还适用于证据使用者的病例？因此，应评估诊断试验的技术性能（灵敏度、检验方法稳定性、生物学变异性等）、诊断性能（灵敏度、特异性）、临床效应（是否提高诊断、治疗、监测和预后水平，患者是否得到最佳的健康服务、获得良好的结果）和经济效益（如 1 项实验项目，虽然其技术性能、诊断性能、临床效应均好，但其费用难以使患者及政府都接受，即降低了其实用性）的适用性。例如，评价 cTnI 测定，最后得出 cTnI 能准确诊断急性心肌梗死、有效地治疗心肌梗死及其并发症，减少死亡率。2002 年，Sackett 教授告诫发展中国家在采纳、借鉴发达国家循证证据时，一定要结合国情和民情的具体情况，解决患者具体问题，否则很难重复发达国家的效果。

应用最佳证据指导临床决策是通过严格评价文献，获得真实可靠并有临床应用价值的最佳证据，可用于指导临床决策和治疗；对于经严格评价为无效、甚至有害的实验检查诊治措施，则必须否定；对尚难定论并有期望的实验检查或诊治措施，则有待进一步获取研究信息。

在评价临床研究证据时，必须有识别能力。因为即使发表在最著名的医学杂志上的文章也不一定完美无缺；有些文献未经同行严格评价或带有商业目的；有的试验从设计、实施到结果分析等方面存在较大的缺陷；有些诊断试验未经严格评价就进入常规应用。在阅读文献时，首先应研读方法学部分，如存在设计、实施和统计学分析错误不当，其结论则不可靠、不真实；方法学有严重缺陷的文献，则不值得读。

目前，诊断试验的研究和评价非常落后，往往停留在旧的方法上。1 个新的诊断试验的建立，主要是在“正常人”中建立参考值，然后在一定数量的典型病例中考核其诊断价值。在真实性评价中，旧方法常过高估计灵敏度和特异性。如癌胚抗原（CEA），实际上，在非肿瘤的吸烟者中，近 20% 可阳性。评价诊断试验研究证据的基本原则，见表 4－7。

5. 证据有何诊断准确性　什么是诊断准确性（diagnostic accuracy）？诊断的准确性是指一项诊断试验的鉴别能力。在诊断试验研究中，一种或多种试验的结果与参考试验（金标准试验）在目标疾病的患者中进行比较；此时，“准确性”指研究试验与参考标准之间的一致性的程度。研究发现，许多已发表的论文缺乏足够的诊断灵敏度和特异性配

表 4－7　评价诊断试验研究证据的基本原则

评价标准	评价内容
研究结果的真实性	是否将诊断试验与金标准进行了独立和盲法比较
	研究对象是否包括了各种类型的病例
	诊断试验的结果是否影响金标准的应用
	诊断试验的真实性是否在另一组独立的研究对象中得到证实
研究结果的重要性	是否计算了似然比或提供了相关的数据
研究结果的适用性	该实验在你的医院是否可用？患者能否支付？准确度和精确度如何
	根据个人经验、患病率、临床实践的数据资料或其他临床研究，是否能判断你的患者的验前概率
	研究证据中的研究对象是否与你的患者情况类似
	此研究证据是否可能改变你的患者某种疾病的可能性
	研究证据提供的试验结果所计算的验后概率是否能够改变你的治疗方案并对患者有益
	根据试验结果是否能有助于判断下一步的诊断、治疗决策
	你的患者是否愿意进行该诊断试验检查

对的分析信息，而灵敏度和特异性则是建立 ROC 曲线的必须条件，诊断试验的效果评价更必须从良好的、合乎标准的试验设计开始。在循证医学的激励下，促成并建立了关于诊断准确性的报告标准（the standards for reporting of diagnostic accuracy, STARD），其目的是提高诊断准确性报告的质量。有了 STARD，读者既能评价论文内在的有效性，又能判断论文在其他条件下的适用性。国际性、多学科的工作组于 2000 年 11 月公布了 1 份 STARD 草案。要求诊断试验的研究报告的内容层次必须具备 25 条项目（checklist）；要求研究者应逐条满足条目的要求，包括：诊断研究题目、摘要、关键词（使用“灵敏度和特异性”词条），引语（陈述研究的目的，如判断诊断准确性），方法学（研究对象：是否有偏倚、抽样方法的陈述；试验方法：参考标准及基本原理、材料和试验方法的陈述；界值的定义；统计学如 95%可信区间等），研究结果（研究对象：开始和结束时间、报告临床和研究对象的特征、报告符合试验标准的人数、试验结果、判断诊断的准确性等），结果讨论（陈述研究结果的临床应用）。STARD 还提供了一张研究流程图（图 4－3）。

五、关于临床诊断试验的指南

循证医学的原理和方法已成为发达国家政府卫生部门制订疾病指南的可靠参考依据。英国、澳大利亚、荷兰、美国开始依据循证医学证据制订临床实践指南。

指南是常用的支持医学决策的工具，制定循证指南的建议已经成为制定指南的主要原则。实验室指南应重视结果，由多学科小组制定，以明确的临床问题的陈述开始，应用检测项目来处理解决这些问题。临床问题的性质规定了指南研究设计的类型，指南应基于对文献的严格评价和系统综述的基础上，明晰地阐述支持每条建议的证据的力度。科学证据是必须的，但常常不确定，如需要评价利弊、成本、地区可应用性；当缺乏证据或证据有争议时，需要通过正式协商的办法建立指南。指南应广为传播，定期检查所产生的影响，指南需要定期评述，如果不能及时更新，常常导致不能坚持遵循指南的原因。

1. 循证诊断试验指南　循证检验医学是一个用来解决患者诊治中如何评估检验结果的方法，利用有价值的证据来确定患者健康状况。循证诊断试验实践的最好方法是形成、证实和实施指南。指南是将医疗保健的研究和经验去改善患者诊治的过程。发达国家现今已形成多种疾病诊断的指南。现有的指南常常不包括实验诊断项目使用和评估的详细资料，其原因有：① 实验室之间检验性能和参考范围存在明显差异。② 实验诊断项目的临床

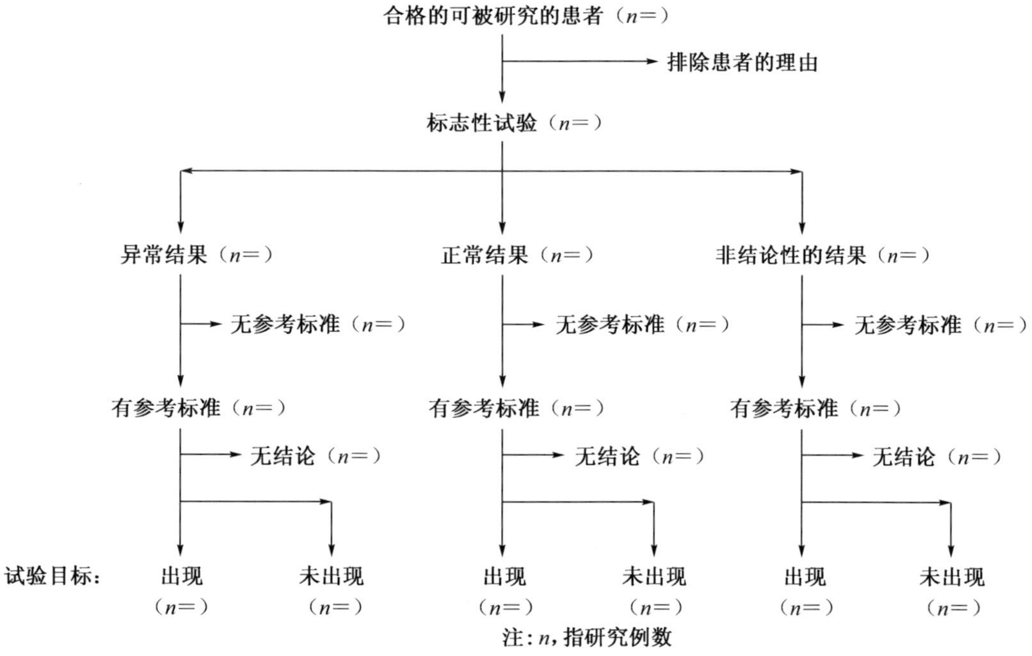

图 4－3　诊断性试验研究流程图

评估缺少可靠性研究。③ 检验主要协助临床医师作出诊断决定。④ 实验诊断项目很少可帮助临床医师对疾病直接作出明确诊断。⑤ 在未经选择的患者群体中，检验结果的阳性预期值较低。

临床诊断试验指南的重要性，不仅因为指南将影响所使用证据的质量，而且对临床的实践会产生重要影响。指南的制定常依据：① 一位或多位专家发表的建议，但缺乏循证的考虑，其他专家可能提出相反的观点。② 协商一致后的建议，虽易被使用者接受，但所选文献由于非系统性，故可能导致结论偏差，甚至有潜在的危害性。③ 循证原则：证据源于系统性综述，经严格评估和分析。指南含有的循证证据越强，则质量越佳。有关诊断试验指南常见涵盖的主题，见表 4-8。

表 4-8 有关诊断试验指南的常见主题内容

分析前	分析信息
疾病流行率	试验方法选择和验证
何时应申请/或不应申请试验	检测限、灵敏度、特异性
诊断流程	不精密度、偏倚、质量目标
患者准备	标准化
检测时间选择和检测频率	室内和室间质量控制
标本类型和标本处理	干扰因素
生物性变异	
分析后	**其他信息**
医学决定限	检测周转时间
相关实验结果	检测部门权威性（如已被认可的实验室）
诊断灵敏度、特异性	实验室资质和能力
预测值	组织和成本的影响
似然比、ROC 曲线	进一步研究领域
事后概率	
参考范围	
检测项目解释	

2. 循证性指南需要多少证据　理论上，指南中提出的所有建议均需有证据予以支持，但实际上，此点往往难以做到。因此，关键是要对试验诊断最重要的问题或最有争议的问题，以及对患者诊治产生后果、或对医疗成本产生影响的问题进行甄别。

3. 制定指南的人员组成　应包括医师、患者、护士和其他人员，以及管理者和其他政策制定者，但不包括长期脱离医疗实际的人。在检验医学，有效的指南制定组需要有检验技能熟练的成员：在检验医学或亚专业领域的专门技能、临床专业知识、严格的评价，建立指南的卫生经济、生物道德的多学科性是成功实施指南的关键。制定指南的成员能独立行事，不受内部（如学术压力）或外部（如赞助团体、政治）或经济（如制药公司、诊断试剂企业或医疗保险组织）的不适当影响。

4. 用于制定指南的证据检索　必须保证检索到所有相关的文献、至少有一个代表性的或无偏倚的文献，目前，有许多网站可找到各种指南（表 4-2）。应注意核实指南所用参考文献的日期，以便检索最近的文献。DARE 资料库和 ACP 杂志俱乐部和循证医学，含摘要和符合方法学标准的诊断性综述的评论。DARE 资料库在 2003 年 3 月含 527 份诊断性综述，用灵敏度和特异性高的关键词搜索，其中 103 份系统性综述与检验医学有关。国际临床化学联合会（International Federation of Clinical Committee，IFCC）有关循证检验医学委员会的资料库关于检验医学的系统性综述达 80 份。Bandolier、"临床化学"杂志，均为严格评价 2 次出版物或综合原始文献的指南的优秀文献源。如未能成功搜索到 2 次文献，则可检索原始报告。用"Sensitiviry-and-specificity"、"diagnistic test"、"diagnosis"或"diagnostic use"以及与之相应的临床疾病（如慢性肾衰竭）、试验名称（如可溶性转铁蛋白受体），则检索的灵敏度增高。

5. 循证指南的证据分级　循证指南应包括对证据分级的建议。证据分级不仅受到证据强度的影响，而且受到其他组成因素的影响。因为，常常不能获得最好的证据，因此，指南中的建议也可由专家协商后制定。目前，尚无关于证据分级统一的国际标准，故在指南采用证据分级时，要明确说明采用何种证据分级系统。临床实践指南诊断试验证据的分级，见表 4-9。

6. 评价临床实践指南的基本原则　见表 4-10。现代诊治疾病不仅由个人经验决定，而且由系统性评价的科学证据决定，以循证医学为基础的临床指南由官方政府机构或学术组织撰写，其重要意义：提高医疗质量；减少不同医疗机构、不同临床医师之间的医疗水平的差异；最好的成本-效益构成；作为继续教育教材、保险的很好的依据。

表4-9　临床实践指南的实验诊断证据水平和推荐级别

推荐级别	证据水平	诊断试验的特点
A	1a	至少依据几个水平同质一级诊断性研究的系统评价或荟萃分析，或在试验基础上的临床实践指南
	1b	与金标准进行独立盲法比较的研究，纳入病例为连续性、范围适当的患者
	1c	绝对的特异性很高以至于根据阳性结果就可以确诊和灵敏度特别高以至根据阴性结果就可以排除某病
B	2a	同质的≥2级的诊断研究性研究系统评价
	2b	独立盲法比较但研究对象为非连续性病例或局限于较窄的范围，全部经历了诊断性试验和金标准试验
	3b	适当病例范围的独立盲法比较但不是所有研究对象均采用了金标准试验
C	4	没有独立地或盲法使用金标准；描述性研究、病例报告、其他研究
D	5	专家意见，委员会声明，没有经过的严格评价或基于基础的研究

表4-10　评价临床实践指南的基本原则

评价项目	评价内容
指南的真实性	指南制定者是否对过去的12个月的文献资料进行了综合性和可重复性查阅
	指南的每条推荐意见是否表明了引用证据的级别强度和引文信息
指南的适用性	疾病的负担（在你的社区的发病或患病情况，或者你的患者的验前概率，或期望事件发生率）是否太低，而不够应用
	实施此指南的机会成本是否需要考虑你的精力或社区的资源情况
	是否实施此指南的阻碍太多(包括地理、组织、传统、权威及法律或行为，不值得想法克服

第四节　循证检验医学证据实例

一、医学教科书中的循证医学证据

2004年出版的第22版权威的西氏内科学一个新的特色。全书第一次为临床疾病治疗提供循证医学最高级别（A级）的证据。在“序言”中特别强调：如何根据循证医学A级证据随机对照试验的原则治疗疾病，在教科书正文中醒目的位置突出标引A级证据，每章末尾附有相应A级证据的参考文献。更进一步，还可利用提供的光盘，快速上网找到该循证医学的文献，并可动态查询在该文献之后出现的、循证医学等级为A的最新证据。

二、临床诊断指南中的循证检验医学证据

1. 循证诊断试验指南　目前，已有许多医学专业组织，正在充分利用已有的循证诊断试验的文献，制定科学的、严格的、用于临床疾病诊断的指南。例如，美国糖尿病协会（American Diabetes Association，ADA）制定的“糖尿病诊断和处理：实验室分析指南和建议”，指南根据现有的最佳证据或专家的一致意见，提供诊断建议；将实验室诊断试验项目分别按证据的等级水平进行标记，给临床实验室人员、特别是临床医师提供了循证检验的依据，有利于临床诊断糖尿病对实验项目的选择和评价（表4-11）。

2. 评价诊断试验指南　按照循证医学的定义，任何一个具体的医学指南都不是一成不变或十全十美的，它可能存在某些缺陷和不足，故指南应不断修正、更新和发展。国际著名的实验室质量控制专家Westgard针对“糖尿病诊断实验室项目分析指南和建议”在网上（http://www.westgard.com）撰文提出质疑，其中2点质疑是：

表 4-11 糖尿病诊断实验室项目分析指南和建议

检测项目	临床应用和证据等级
葡萄糖	[诊断和筛检]诊断糖尿病，应在认可的实验室测定血浆葡萄糖。证据等级：A. 筛检糖尿病高危个体，应在认可的实验室测定血浆葡萄糖。证据等级：E. 常规检测，无须在认可的实验室测定血浆葡萄糖。证据等级：E [监测和预后]血浆葡萄糖的测定，作为监测或评价治疗糖尿病患者的主要方法，并非必须在认可的实验室进行。证据等级：E [分析前建议]测定空腹血浆葡萄糖，患者应禁食至少 8 h 后采集标本。标本应在 60 min 内分离血浆与细胞，如做不到这一点，则在标本中应加糖分解的抑制剂，如氟化钠。证据水平：B [分析时建议]酶法分析葡萄糖是相对标准的方法。但个体间的生物性变异性较大(变异系数 5%～7%)，应重复测定空腹血糖。证据水平：E
手提血糖仪	因各种血糖仪之间变异性较大，故不能用于糖尿病的诊断，即使用于筛检也应受限制 [诊断和筛检]无证据支持用手提血糖仪作糖尿病诊断或人群筛检。证据等级：E [监测和预后]所有胰岛素治疗的糖尿病患者可用血糖自我监测。1 型糖尿病患者，要求每天监测 3 次或更多。证据等级：B 在 2 型糖尿病：血糖自我监测有助于血糖控制，特别是治疗开始或治疗改变时。在单用饮食控制的 2 型糖尿病稳定的患者中，尚未知血糖自我监测的作用。证据等级：C [分析前建议]应指导患者正确使用葡萄糖测定仪包括质控方法。应定期比较血糖仪和实验室葡萄糖测定的结果，评价患者的监测结果。证据等级：B
口服葡萄糖耐量试验(oral glucose tolarance test, OGTT)	不推荐使用 OGTT 作为 1 型或 2 型糖尿病常规诊断方法，主要是其重复性差。但世界卫生组织(world health organization，WHO)则支持应用 OGTT，认为 OGTT 的灵敏度稍高于空腹血葡萄糖测定 [建议]不推荐 OGTT 为 1 型或 2 型糖尿病的常规诊断方法；但推荐 OGTT 为诊断妊娠性糖尿病的项目。证据等级：B
尿液葡萄糖	尿液葡萄糖半定量试验，曾经是家庭糖尿病医治使用的特征性试验，现已被血糖仪替代。因为，尿液葡萄糖浓度不能准确反应血浆葡萄糖浓度。在无法使用或拒绝使用血糖仪的患者，可使用尿糖检测 [建议]不推荐使用尿液葡萄糖半定量试验用作糖尿病患者常规治疗。证据等级：C
酮体	患者应检测尿液或血液酮体，作为诊断糖尿病酮症酸中毒的辅助指标 [应用]糖尿病患者在家中或在医院应自己检测尿液或血液酮体。证据等级：E [建议]不应将尿酮体测定用于诊断和监测糖尿病酮症酸中毒。证据等级：A [血液酮体]基于硝普钠反应的酮体测定仅能作为糖尿病酮症酸中毒的辅助诊断，但不应作为糖尿病酮症酸中毒治疗的监测。特异性测定 β-羟丁酸可用于诊断和监测糖尿病酮症酸中毒。证据等级：E
糖化血红蛋白(glycated hemoglobin，GHb)	实验室应使用有许可证的、可溯源参考值的测定方法。糖化血红蛋白浓度应维持在 GHb＜7%，如 GHb＞8%，则应重新评价治疗方案，实验室应参加能力测试评估活动，努力获得全球性 GHb 测定的一致性。目前有超过 30 种不同的 GHb 检测方法 [建议]所有糖尿病患者均应常规检测 GHb，记录血糖控制的程度。治疗目标应根据前瞻性随机对照试验。实验室应熟悉对 GHb 潜在的干扰，包括血红蛋白病。证据等级：A [分析时建议]实验室应使用由国家糖化血红蛋白标准化计划授证、惟一的测定方法，检测 GHb 的实验室应参加能力测试。证据等级：B [应用建议]治疗目标应该根据 ADA 建议，其维持 GHb 浓度小于 7%，对超过 8%的要重新评价治疗方案。所有患者应至少每年检测 2 次 GHb，对患者治疗改变或那些未达到治疗目标的患者至少每年检测 4 次 GHb。证据等级：B
基因标志物	尚未将基因标志物作为糖尿病的常规检测的建议。证据等级：E
自身免疫标志物	有一些指标可用于检测 1 型糖尿病的自身抗体，但缺乏特异性，不能用于常规诊断或筛检糖尿病。证据等级：E
微量清蛋白尿(microalbum inuria)	糖尿病是晚期肾病的主要原因。无临床蛋白尿的患者，每年应检测一次微量清蛋白尿；超过 95%的患者伴有微量清蛋白尿，半定量或定性筛检试验为阳性，阳性患者必须在被认可的实验室作定量试验确证 [分析时建议]检测微量清蛋白的各种方法的变异系数应低于 15%。证据等级：E [检测时建议]半定量或定性检测微量清蛋白，阳性结果必须经认可的实验室确诊。证据等级：E
其他	这些试验主要用于胰岛素及其前体的研究
胰岛素、C 肽、促胰岛素等	建议：在大多数糖尿病患者常规检测胰岛素、C-肽或胰岛素原并无作用。证据等级：E [检测血脂的建议]所有成人糖尿病者应接受每年的血脂检测。由于许多糖尿病患者是降脂治疗的候选者，可能需要增强血脂检测的频率，直至血脂水平得到控制。证据等级：A

(1) 糖尿病患者控制血糖的 GHb 测定值，是否考虑到生物学变异　根据“指南”建议，如 GHb 低于 7%，示血糖得到控制，如 GHb 超过 8%，则应重新评价糖尿病的治疗决策。但由于存在生物学变异(估计 GHb 值的变异为 4.1%～5.8%)，因此，如患者 GHb 的真值为 7.0%时，可因受生物学变异率 4.1%～5.8%的影响，则 GHb 实际检测值可能高至 7.6%(= 7.0% + 2 × 4.1% × 7) ～ 7.8%(= 7.0% +2×5.8%×7.0)，而此时，还尚未考虑其他的影响因素。这样，如要将 GHb 测定的总误差控制在 1.0%的话，则 GHb 分析允许的变异已无余地，而关于这一点，在指南中恰恰并未作论述。

(2) 需要做多少次 GHb 质控检测　由于“指南”未明确每天需要做多少次质控，许多实验室则选择质控的最低次数，即可能在开始和结束 GHb 测定时，用高浓度和低浓度质控物各做 1 次(共 2 次)质控检测。然而，理想的质控是多规则程序($1_{3S}/2_{2S}/R_{4S}/4_{1S}$)，需同时用高浓度和低浓度质控物作 2 次(共 4 次)质控检测，如按此规则，可检出 80%的具有重要性的系统误差。

Westgard 以循证检验医学不断寻求最佳的证据的科学思维和科学计算方法，指出糖尿病临床诊治指南中存在的问题，为临床医师和检验人员如何应用和评价循证检验医学证据，提供了具有启发性的范例。

三、临床诊断试验项目的循证实例

1. 出血时间测定　长期以来，普遍认为出血时间(bleeding time，BT)是诊断或预测临床异常出血的一项指标。然而，1990 年，美国 Rodgers 和 Levin 查阅 862 篇文献，对具有悠久历史的 BT 试验临床应用价值作了评述。最后得出与传统观点相反的结论：即使使用“标准化皮肤切口”的方法也未提高 BT 的临床使用价值；BT 不能作为体内血小板功能的特异性试验；尚无证据支持 BT 是预测出血危险性指标；BT 测定值与具体疾病原因有关；BT 异常并不比患者临床病史、症状、体征或其他指标更有预测出血的意义；尚无证据支持 BT 为评价出血疗效有用的指标。Simon 和 Barber 等认为 BT 试验不能预测外科大手术(心脏旁路术等)患者术后异常出血。此后，有更多的临床实践证明，在外科实践中，如果临床上无出血危险性，则凝血试验筛检并不能预测手术出血危险性，反而会延误治疗增高费用；但是，如怀疑有临床出血病史，则应作筛检试验和特异试验。

我国关于 BT 试验的意见是：临床上不必要求所有患者常规检测 BT，但遇疑有血管性血友病、血小板功能异常、低(无)纤维蛋白原血症、血小板减少症、肝素、阿司匹林、尿激酶等临床应用时，需作 BT 测定；第七届全国血栓与止血学术会议建议不再用 BT 作为术前常规试验；卫生部 1999 年 12 月已发出通知，淘汰不敏感的玻片法出血时间测定法。

2. D-二聚体试验　D-二聚体(d-dimer，DD)，是凝血过程中形成的交联纤维蛋白被纤溶酶降解后的 1 种分子标志物。血液中 DD 浓度的增高，不但反映了纤溶系统的活性，而且揭示了凝血过程的先期发生；因此，如血液 DD 水平异常增高，则可提示凝血和纤溶活性异常。目前，测定血液中的 DD，除了应用于弥散性血管内凝血的诊断外，还受到临床众多的关注，被用于临床静脉血栓症包括深静脉血栓形成(DVT)和肺栓塞(PE)排除性诊断的研究。

(1) DD 测定与深静脉血栓形成的诊断：Bates 等用盲法试验，检测了 4 个大学医学治疗中心的 595 例疑为静脉血栓症(venous thromboembolism，VTE)患者的 D-二聚体(D-dimer，DD)。结果在疑为深静脉血栓形成(deep venous thrombosis，DVT)和肺栓塞症(pulmonary embolism，PE)的患者中，静脉血栓的发病率分别为 21%和 17%。DD 阳性的似然比(+LR)较低(1.3～2.2)，表明 DD 试验阳性不能肯定静脉血栓症。而阴性似然比(-LR)为 0.0～0.25，提示 DD 阴性则可排除静脉血栓症。评价：目前临床上要求使用快速可行、低廉可靠的试验以排除 VTE。这项研究提供了单项 DD 试验检测阴性，就可排除临床疑为静脉血栓症的循证检验医学证据，具有较高的应用价值。

“英国血液学标准化委员会血栓于止血分会”对有症状的深静脉血栓形成的诊断，从 DVT、VT、VTE 和 D-dimers 为专业术语，从 MEDLINE 上检索文献。结论 DD 不增高，表明无血栓形成，因此，DD 阴性可用于排除 VTE 的诊断。但须注意，试剂、血栓形成后、血凝块位置、肝素应用等因素与 DD 分析有关。因此，DVT 阴性预测的最合适阈值应随试剂及试验方法而异。应用 ROC 曲线确定不同 DD 浓度的诊断灵敏度(96%)和特异性(44%)。根据 Bayer's 理论预测患病率，如果 DD 阴性，可有效排除临床DVT诊断可能性较低的患者,因而不必再做影像学检查以排除DVT的诊断。但DD阴性不能排除高可能性高的患者。

(2) DD测定与急诊肺栓塞诊断:有研究评价胶乳比浊法DD测定用于急诊PE的诊断性能特征。研究结论:胶乳比浊法DD测定检测急诊PE的灵敏度较高93%,但特异性仅为中等51%。因此,DD测定对于PE的诊断为非特异性。也有文献结合肺泡死腔检查(ADF)和DD检测,得出结论,ADF和DD检查的灵敏度高而特异性低,当有可疑症状的急诊PE患者,其ADF检查正常,DD检查阴性,则可排除PE诊断。ELISA法DD检测对急诊PE患者的研究结论是,DD检测对急诊PE患者灵敏度高特异性低,对年龄超过70岁的患者,DD的诊断特异性更低(14%);对PE症状持续时间超过3 d的患者,DD的诊断灵敏度(73%)和特异性(33%)均减低。DD检测仍不能作为诊断PE的独立试验,而只能作为整体诊断的一部分。

3. 巴氏法和湿片法检查女性阴道滴虫 研究内容:Wiese等综述了阴道滴虫检测的文献,以滴虫培养作为诊断阴道滴虫病的标准,比较了巴氏法和湿片法检查女性阴道滴虫的特异性和灵敏度问题。结果:31份研究文献,共9 501名研究对象,用阴道湿片检查法滴虫;7份研究文献,共2 958研究对象,用巴氏涂片法检查滴虫的总流行率,分别为18%(6%~73%)和19%(6%~73%)。

结论:巴氏法和湿片法检测阴道滴虫灵敏度均较低(49%~89%),但特异性均较高(97%~100%)。巴氏法阳性LR 19.3,阴性LR 0.4,而湿涂片阳性LR 680,阴性LR 0.4。

评价:这项综述对巴氏法和湿片法检查滴虫的效果作了严格而准确的分析,有助于临床医师决定何时对患者进行巴氏法和湿片法滴虫检查和进行治疗。

4. 清蛋白尿与心血管疾病 研究内容:Gerstein等综述了血管性高危患者(包括伴有糖尿病或不伴有糖尿病)出现清蛋白尿与心血管发病的关系。研究对象9 043例,平均随访4.5年,有心血管病史(冠心病、脑卒中或周围血管性疾病)或有糖尿病(DM)史,加上其他1种心血管危险因素:总胆固醇超过5.2 mmol/L、高密度脂蛋白-胆固醇低于0.9 mmol/L、高血压、微量清蛋白尿或吸烟者。研究对象中,已排除用尿液干化学法检测蛋白尿阳性、糖尿病性肾病或其他肾病、高钙血症、充血性心功能衰竭、低射血分数、对维生素E或对血管转换酶抑制物有高度敏感的患者。结果:33%DM患者、15%的非糖尿病患者尿中出现微量清蛋白,这些患者的心血管发病率、死亡率和慢性心衰危险性增高。其危险程度随清蛋白/肌酐比率而增高。

结论:有心血管危险因素的患者,无论是否有糖尿病,如出现清蛋白尿,均会增高心血管发病的危险性。

评价:从一个大规模、国际性、多中心的心血管疾病预防性研究中发现,如患者出现清蛋白尿,则表明发生心肌梗死、脑卒中等心血管死亡率以及慢性心衰和其他病因的死亡率均增高。许多心血管危险因素与微量清蛋白尿有关,包括吸烟、异常脂血症、高血压、高同型半胱氨酸血症、饮食性蛋白质、急性相反应标志物等。但清蛋白尿是否是心血管发病危险性的一项独立的实验指标,尚需进一步研究。

5. 心肌肌钙蛋白与急性心肌梗死 研究内容:Ebell等综述了19份研究文献,以AMI发病后的某一时刻为依据,观察cTnT和cTnI诊断AMI的灵敏度和特异性。结果:cTnT和cTnI 2项指标的诊断急性心肌梗死的灵敏度与发病时间有关,而特异性则保持不变或略为减低。cTnT诊断灵敏度,在AMI发病后8 h及以后最高,而cTnI,在发病后6 h及以后最高。AMI发病后8 h,当cTnT为0.2 ng/mL时,则可排除AMI。

结论:cTnT和cTnI检测AMI的灵敏度依赖于发病后的检测时间;症状发作后6 h内不敏感;8 h时和8 h后,如检测阴性,可排除AMI(表4-12)。

评价:测定血清心肌肌钙蛋白,常用于诊断AMI,但诊断的准确性依赖于患者发病后检测的时间。Ebell等的综述研究了AMI患者及疑为AMI而急诊的患者,阐明了用cTnT和cTnI诊断AMI的特点:发病6 h后,如cTn检测阳性,有助于确定AMI;如发病8 h后,检测cTn阴性,则可排除AMI。

关于心肌标志物的临床实践的建议:在过去的30年余年时间,临床实验室以检测肌酸磷酸激酶(CK-MB)作为金标准,用于诊断心肌梗死。近年来,大量文献报告,测定心肌肌钙蛋白,不仅对诊断急性心肌梗死(AMI)有用,而且可能预测即将发生的心肌梗死。因此,到1998年,美国临床生化学会专家委员会制定了1个实验室检查标准,建议对冠

表 4-12　急性心肌梗死心肌肌钙蛋白检测与发病时间的诊断特征

症状出现后的时间(h)	灵敏度(%)	特异性(%)	阳性似然比(+LR)	阴性似然比(-LR)
cTnT> 0.1 ng/mL	47	87	3.7	0.6
1				
6	74	83	4.4	0.3
8	84	81	4.5	0.2
cTnT > 0.2 ng/mL	14	87	1.1	1.0
1				
6		83	5.1	0.2
8	96	81	5.2	0.05
cTnI > 0.1 ng/mL	13	95	2.7	0.9
1				
4	67	95	13	0.3
6	90	95	18	0.1

心疾病应用新的心肌标志物(cTnT，cTnI)替代心肌酶作为诊断 AMI 新的金标准。此建议通过互联网发往世界各地。最近，美国心脏学会(American College of Cardiology，ACC)、美国心脏病协会(American Heart Association，AHA)和欧洲心脏学会(European Society of Cardiology，ESC)特别推荐血清或血浆 cTnT 和 cTnI 浓度作为心肌梗死的标志物。

6. 肿瘤标志物的临床应用　迄今为止，已被证实有临床应用价值的肿瘤标志物(tumor marker，TM)并不多，大多肿瘤标志物用于已知肿瘤疾病的预后和监测，几乎均难以用于疾病的筛检(表 4-13)。因此，进一步推动开展循证实验诊断学研究显得更为迫切。

7. 痰液脱落细胞检查的临床价值　临床上诊断试验是否适用于肺癌筛检，必须考虑两个问题：第一，此检查是否有助于早期发现肺癌？第二，筛检试验是否痛苦和危险，能减少假阳性，避免导致患者焦虑等。痰液脱落细胞检查传统用于诊断早期肺癌，但研究表明，从循证医学角度来看，单纯胸片筛建或联合痰液脱落细胞检查均不能降低肺癌死亡率。

8. 止凝血筛检试验的临床评价　最近，Eckman 等以循证思维的观点评述了关于“出血和血栓形成危险性的筛检”问题。作者认为，虽然有大量的研究评估了临床出血的危险性，但恰当的应用这些试验，还应包括考虑临床条件、疾病流行率，试验的性能特性等问题。研究目的：总结非手术患者和手术患者有关止凝血筛检试验的的临床应用价值。研究方法：选择了 1966～2002 年发表在 MEDLINE 上的研究文献，主要是关于手术前用止凝血筛检试验预测手术后出血并发症(5 项关于非手术患者止凝血筛检试验观察性研究和 12 项关于手术前止凝血筛检试验的研究。研究结论：对于无肝合成功能异常或非口服抗凝剂的患者，如常规进行止凝血筛检试验，则对评估手术后出血危险性无临床意义。

表 4-13　已被证明有临床诊治价值的肿瘤标志物

肿　瘤	标　志　物	筛　检	预　后	监　测	复　发
直结肠癌	癌胚抗原(CEA)	-	+	+	+
卵巢癌	癌抗原 125(CA-125)	-	-	+	+
乳腺癌	癌抗原 15-3(CA-15-3) 癌抗原 27.29(CA-27.29)	-	-	+	+
前列腺癌	前列腺特异性抗原(PSA)	+/-?	+	+	+
睾丸癌	绒促激素(HCG) 甲胎蛋白(AFP)	-	某些研究	+	+
肝肿瘤[1]	甲胎蛋白(AFP)	-	-	+	+
骨髓瘤	β_2 微球蛋白(β_2-M)	-	+	+	+
非霍奇金淋巴瘤	乳酸脱氢酶(LD)	-	+	-	+

注：亚洲地区肝炎患者，用超声波检查加 AFP 检测，有诊断价值；但在西方国家，无支持诊断的证据。

大多数研究证据表明，对鉴别有无出血并发症的非选择性患者，出凝血筛检试验几乎无临床意义。但是，止凝血筛检试验用于预测出血危险性的研究证据，均为观察性研究，其循证证据的等级较低(表 4-14)。此证据等级采用的是美国胸科医师学会循证证据分级系统(表 4-15)。

表 4-14 出凝血筛检试验应用的临床依据和证据等级

患者类别	临床依据和止凝血筛检试验	证据等级
非手术患者	根据病史和体格检查：惟当存在临床特别指证时，才进行止凝血试验	证据等级：1C
	建议开始用肝素治疗前，做血小板计数；治疗期间，用血小板计数进行监测，因为可发生肝素诱导的血小板减少	证据等级：1C+
手术患者	无出血危险性病史或体格检查未提示有出血疾病证据的患者，围手术期和手术后出血的危险性很低，很少出现异常的止血试验结果。然而，这些患者如出现试验结果异常，试验预测手术后出血的也较差。因此，不推荐手术前常规做止凝血试验	证据等级：1C+
	患者有临床证据提示有出血疾病的，则有理由在手术前进行 PTT、PT 和 PLT 试验	证据等级：2C

表 4-15 美国胸科医师学会循证证据分级系统

证据分级	证据利弊明确程度	证据来源方法学强度	证据的临床应用实际含义
1A	明确	随机对照试验，无重大局限性	强烈推荐，可无保留地用于大多数情况下的大多数患者
1B	明确	随机对照试验，有重大局限性(如结果不一致，方法缺陷)	强烈推荐，很可能用于大多数患者
1C+	明确	非随机对照试验，但可明确推知随机对照试验结果；或从观察性研究中得到完全压倒性的证据	强烈推荐，可用于大多数情况下的大多数患者
1C	明确	观察性研究	一般推荐，当有更强的证据时可被改变
2A	未明	随机试验，无重大的局限性	一般推荐，根据患者或社会价值，最佳作用可不同
2B	未明	随机对照试验，有重大的局限性(如结果不一致，方法缺陷)	弱推荐，在某些情况下对某些患者可能有更好的替代方法
2C	未明	观察性研究	非常弱推荐，其他替代方法可能同样合理

第五节 关于循证检验医学的教育

一、开展循证医学及循证检验医学教育的迫切性

医学教育最重要的任务是为社会培养合格的医师，医学科学的终极目标是为了实现人类健康，医疗服务是实现医学科学终极目标的根本途径。传统的医学教育缺乏对最佳证据的动态追踪和对各种经验的科学评判，也缺乏大规模、系统性、多中心的随机对照试验，因而更缺乏对诊治患者的终极目标科学可靠的证据。同样，传统的实验室诊断试验的功能与临床需求更缺乏循证的思维。因此，在我国开展循证医学教育具有实用性和迫切性。循证医学兴起之初，就首先从教育培训始。将循证医学原理、方法和证据更好地融入医学教育，将促进全球医学科学的振兴，因此，国内外已有些大学将循证医学的教育纳入医学生教育课程。

二、开展循证检验医学教育的注意点

循证检验医学教育是循证医学教育的一部分，在实施循证检验医学教学时，除了讲授与循证医学教育的共性内容之外，应特别注意以下几点：

1. 充分认识终身学习的重要性　医学关系生命健康，必须强调严谨性；检验医学是边缘科学，应强调知识不断更新。要使未来的或现时的临床医

师或检验人员充分认识到诊断试验项目可对临床各种医疗决策产生重要影响。为此，必须树立终身继续学习的现代教育理念，不因循守旧，墨守成规。作为 21 世纪的医学工作者，了解循证检验医学、设计循证检验医学研究方法，并将基本方法用于临床实践，具有重要意义。

2. 掌握实施循证检验医学的基本功　临床医学生或检验人员应具有：① 获取最新诊断试验理论、熟悉当前最佳相关研究成果的能力。② 掌握一般临床流行病学和统计学基础知识的能力。③ 掌握收集现代循证检验医学信息的能力。虽然，临床医师和检验人员不必掌握详尽的统计学和流行病学的知识，然而，掌握严格的评估诊断试验效果的技能和系统性综述或荟萃分析的原则无疑十分必要。这是因为现已证明，许多已经过去的研究其实很不充分，因而具有潜在的误导性；在医学杂志中，95%的文章不能满足严格的临床质量评估的最低标准。

3. 加强检验医学与临床医学沟通的教育　发展和推动检验医学与临床医学的沟通，是实践循证实验诊断学的重要一步。在循证检验医学的教学中，应有计划的安排检验医师参加临床查房、学习临床知识，听取临床医师对检验结果可靠性的评价，向医师解释检验结果，回答他们对检验的各种疑问。同时，要鼓励临床医师不断关注每一项诊断试验的应用证据，并有能力进行科学评价。可经常提问：此项诊断试验是否提供了最可靠的诊断性能指标、是否在当时最具有临床诊断价值、是否为最新诊断试验的“金标准”等。

4. 正确理解循证实验诊断学　依据循证检验医学的基本定义，对前人的经验，既不能盲目肯定，也不能盲目否定。因此，必须消除对循征医学的一些误释。如将循证医学错误地解释为：不重视临床经验和直觉、不需基础研究和病理生理知识、不重视临床技能培训而只要求随机对照和系统性综述文献、只使用医疗费用低诊断试验等。

应注意到，循证医学强调随机对照试验作为评价临床最有价值的资料来源，但并不排斥其他研究方法。在一些实际情况下，尤其是病因学研究中，用随机对照试验既不可能、也缺乏伦理道德。另一方面，一个好的队列或病例对照研究比一个设计得很差、在实施过程中有很多缺陷随机对照试验要好得多；特别是，许多首先报道的病例研究根本无历史对照可言。循证医学本身并不能取代临床医师积累的个人经验、临床技能和临床资料。

此外，也应实事求是介绍对循证医学的不同观点和争鸣。如：① 不赞成循证医学中的荟萃分析，理由是荟萃分析把不同原因、不同时间、不同地点和不同人群中进行的研究结果放在一起，违背了对质量的理解。② 认为临床研究与临床实践两者之间有很大的差异。前者可从容等待科研结果的出现，而后者需要对患者即刻进行诊治，此时，临床医师在无肯定证据的情况下，也必须运用自己的最佳经验和医学判断进行临床决策。

总之，循证检验医学的最终目的，只是要有意识寻找出当时最科学、最有价值的诊断试验，为临床患者提供最优质的服务。

（熊立凡　王鸿利　顾　怡）

参 考 文 献

1 Guyatt G. 循证医学：过去、现在和未来（二）. 中国循证医学杂志，2004. 4(1)：7～9

2 李幼平. 循证医学. 北京：高等教育出版社，2003. 1～132

3 Sackett D, Rosenberg WMC, Gray JAM, et al. Evidence based medicine: what it is and what it isn't. BMJ, 1996; 312:71～72

4 卫茂玲，张鸣明，李幼平等. 第 11 届国际 Cochrane 协作网学术年会简介. 成都：中国循证医学杂志，2004. 4(1)：63～64

5 吴泰相，刘关键，李萍等. 循证医学与循证检验医学的概念. 北京：中华检验医学杂志，2001. 24(1)

6 王金良. 循证检验医学的一项重要内容. www.labsky.com/data/02/09/

7 Christenson Rh. Evidense-based medicine-the anwer lies in asking the right question. Clinical Laboratory News. 2004: www.aacc.org

8 McManus RJ, Wilson S, Delaney BC, et al. 与专家联系对撰写系统性综述时文献检索的作用. 美国医学杂志中文版，2000. 3(1)：20～21

9 Siwek J, Gourlay ML, Slawson DC, et al. How to Write an Evidence - Based Clinical Review Article. American Family Physician, 2002;65(2):251～258 www.aafp.org/afp

10 邓可刚. 循证医学证据的检索步骤与检索系统的选择. 成都：中国循证医学杂志，2004. 4(9)：634～637

11 Goldman L, Ausiello D. Cecil Textbook of Medicine. 22nd

ed. Philadelphia:Saunders,2004;412,978,1 131

12 王兰兰. 心肌标志物的分类和临床应用. 国外医学生物化学和临床检验分册,2004. 25(5):385～386

13 Nishibori M, Kawai T, Kanno T, et al. A systematic approach to the evidence based laboratory medicine in Japan. http://www. cochrane. org

14 王家良. 循证医学. 北京:人民卫生出版社,2001. 62～200

15 李萍,刘关键. 循证医学与诊断. 上海:上海医学检验杂志,2003. 18(3):187

16 赵旺胜,童明庆. 循证医学及其在医学检验中的应用. 南京:临床检验杂志,2003. 21(1):51～52

17 Bruns DE. Editorial-The STARD Initiative and the reporting of studies of diagnostic accuracy. Clin Chem, 2003; 49(1):19～20

18 Thomas L,Thomas C. 循证医学. 上海:上海临床检验杂志,2002. 17(1):5

19 Sacks DB, Bruns DE, Goldstein DE, et al. Guidelines and Recommendations for Laboratory Analysis in the diagnosis and management of diabetes mellitus. Clin. Chem, 2002; 48: 436～472

20 Oosterhuis WP, Bruns DE, Watine J, et al. Evidence-based guidelines in laboratory medicine: pinciples and methods. Clin Chem, 2004;50(5):806～818

21 Rodgers RPC, Levin J. A Critical Reappraisal of the Bleeding Time. Seminars in Thromb & Hematol, 1990;16(1): 1～20

22 Bates SM, Grand' Maison A, Johnston M, et al. A latex D-dimer reliably excludes venous thromboembolism. Arch Intern Med, 2001;161: 447～453

23 吴淑燕译. 有症状门诊患者深静脉血栓形成的诊断,临床评价和D-二聚体分析可能减少对影像学诊断的需要. 国外医学输血及血液学分册,2004. 27(5):391～394

24 Brown MD, Lau J, Nelson RD, et al. Turbidimetric D-Dimer test in the deagnosis of pulmonary embolism: a metaanalysis. Clin Chem, 2003;49(11):570～574

25 Kearon C, Commentary. 2001. EBM Diagnosis. 6: 158. www. Evidence - basedmedicine. com(原文:Kline JA, Israel EG, Michelson EA, et al. Diagnostic accuracy of a bedside D-dimer assay and alveolar dead-space measurement for rapid exclusion of pulmonary embolism: a multicenter study, JAMA 2001 Feb 14;285:761～768

26 Bounameaux H, Commentary. 2003. EBM Diagnosis. 8:29. www. Evidence - basedmedicine. com(原文:Brown MD, Rowe BH, Reeves MJ, et al. The accuracy of the enzyme-linked immunosorbent assay D-dimer test in the diagnosis of pulmonary embolism: a meta-analysis, Ann Emerg Med 2002;40:133～144

27 Wiese W, Patel SR, Patel SC, et al. A meta-analysis of the Papanicolaou smear and wet mount for the diagnosis of vaginal trichomoniasis, Am J Med 2000; 108:301～308

28 Gerstein HG, Mann JF, Yi Q, et al. for the HOPE Study Investigators. Albuminuria and risk of cardiovascular events, death, and heart failure in diabetic and nondiabetic individuals, JAMA 2001 Jul 25;286:421～426. ACP Journal Club, 2002. 136:34

29 Ebell MH, Flewelling D, Flynn CA. A systematic review of troponin T and I for diagnosing acute myocardial infarction. J Fam Pract. 2000; 49: 550 ～ 556. ACP Journal Club, 2001;134:28

30 Wu AHB, Apple FS, Gibler B, et al. National Academy of Clinical Biochemistry Standards of Laboratory Practice: Reco-mmendations for the Use of Cardiac Markers in Coronary Artery Diseases Clin Chem, 1999; 45(7):1104～1121

31 董碧蓉,何萍. 从循证医学角度谈早期肺癌的筛检. 成都:中国循证医学杂志, 2004. 4(6):419～422

32 Eckman MH, Erban JK, Singh SK, et al. Screening for the Risk for Bleeding or Thrombosis. Ann Internal Med, 2003. 138(3):W - 15～24

33 李幼平. 参与国际振兴医学科学行动,迎接21世纪医学科学挑战. 成都:中国循证医学杂志,2004. 4(7):437～438

第二篇

血液病实验诊断

血液病的诊断需依赖临床诊断和实验诊断，其中实验诊断占重要地位。本篇从血液病的实验技术、红细胞病的实验诊断、白细胞病的实验诊断以及血栓与止血的实验诊断等方面作一叙述。

第 5 章　血液病的实验技术

本章阐述血液病的实验技术，包括正常血细胞形态学、细胞化学染色、骨髓病理学、血细胞超微结构、造血调控因子检测、造血干/祖细胞培养技术、血液免疫学以及细胞、分子遗传学技术在常见血液病诊断中的作用。

第一节　正常血细胞形态学

血细胞质与量的异常是血液病病理变化的基础，血细胞形态变化在一定程度上反映了血细胞质与量的变化，因此血细胞形态检查是血液病学的重要组成部分。血细胞形态检查是临床上最常用的简便而实用的基本检查方法。

一、正常血细胞的形态特点

在血细胞由原始、幼稚阶段逐渐发育为成熟细胞的过程中，其形态上的变化存在着一定的规律和特点。

1. 胞体　一般情况下，从原始细胞到成熟细胞胞体由大变小，但巨核细胞由小变大，早幼粒细胞比原始粒细胞大。

2. 胞浆

(1) 量：由少变多，但淋巴细胞例外。

(2) 颗粒：由无到有，由少变多。成熟红细胞无颗粒。

3. 胞核

(1) 大小：多是由大变小，成熟红细胞无核，巨核细胞由小至分叶。

(2) 染色质：由细致、疏松变为粗糙、紧密，着色则由浅变深。

(3) 核仁：由有变无，由清晰变模糊至消失。

(4) 核膜：由不明显到明显。

4. 胞核与胞浆比值　胞核逐渐缩小(巨核细胞例外)，胞浆量逐渐增多，核浆比由大变小。

二、正常血细胞的形态

(一) 干细胞

干细胞应包括原始干细胞，集落形成干细胞的淋巴样干细胞(多能干细胞)，各种定向干细胞(祖细胞)。迄今为止，此类细胞尚不能从形态学上予以辨认和鉴别。

(二) 粒细胞系

1. 原始粒细胞(myeloblast)

(1) 原始Ⅰ型：直径 10～20 cm，圆形或椭圆形，核大，偏位或居中，占细胞面积的 4/5 左右，核染色质分布均匀，如一层细砂状，核仁多 2～5 个，胞浆少，可有伪足，淡蓝或蓝色，无颗粒。核膜薄而不清晰。

(2) 原始Ⅱ型：具有原始Ⅰ型粒细胞的所有特点，但胞浆内可见少数嗜天青颗粒。

2. 早幼粒细胞(promyeloyte)　体积较原粒细胞大，直径 12～25 μm，核圆或椭圆形，或在一侧微凹陷，占细胞 2/3 以上，常偏于一侧。核染色质较原粒粗，呈均匀大沙粒状，排列较紧密。核仁明显，1～2 个，胞浆量多，染淡蓝色或深蓝色，核周可见淡染区。浆内有大小不一，数量不等，分布不均匀的粗大嗜天青颗粒。

3. 中幼粒细胞(myclocyle)　按内含颗粒染色着色不同，将中幼粒细胞及其以下的各阶段分为中性、酸性、碱性 3 种：

(1) 中性中幼粒：直径 12～18 μm，圆形或椭圆形，核圆或稍有凹陷，但凹陷的深度不超过假想圆形核直径的一半，多偏心位，约占胞浆 1/2～2/3，核染色质浓密，核仁消失，核膜明显。胞浆染蓝红或淡红色，充满细小、淡红、粉末状的中性颗粒，但早期时浆内可有少许嗜天青颗粒。

(2) 嗜酸性中幼粒：直径 15～20 μm，胞体较中性粒细胞稍大，胞核与中性中幼粒细胞相似，胞浆内充满分布均匀，排列紧密、橙红、橙黄色的粗大的嗜天青颗粒。

(3) 嗜碱性中幼粒：直径 10～15 μm，胞体较中性中幼粒细胞稍小。因细胞核着色浅，且常有嗜碱性颗粒覆盖其上，故不易观察清楚。胞浆内充满大小不等数目较少，排列紊乱，呈深蓝色，易着在核上紫黑色特异的嗜碱性颗粒。嗜碱性颗粒溶于水，故在染色过程中，易使其胞浆染成人为的空泡状。

4. 晚幼粒细胞 圆形或椭圆形，直径 10～16 μm。胞核呈肾形，核凹陷变为肾形、半月形，其凹陷深度为假想圆形核横径的 1/2～3/4，偏心位。核染色质粗糙、致密，有聚集块状，核膜增厚，胞浆量多。充满特异性颗粒。呈橙黄色(酸性)、粉红色(中性)、深紫黑色(碱性)。

5. 杆状核粒细胞 圆形或椭圆形，直径 10～15 μm，核凹陷超过核直径的一半，可呈马蹄形、腊肠形或折叠形，核染色质粗糙，聚集成块，胞浆内分别含有中性、酸性和碱性颗粒。

6. 分叶核粒细胞 直径 10～13 μm，中性粒细胞的核分 2～4 叶，叶间有核丝相连，有时核叶重叠而似杆状核，核染色质浓聚，呈块状排列。酸性粒细胞核分叶一般不超过两叶；嗜碱性粒细胞核呈肾形或分 2～3 叶，但在光学显微镜下不易区分杆核与分叶核。光学和电镜下均显示 5%～10%的中性分叶核粒细胞有核形的异变，如核袋、核桥、核裂缝等。

(三) 红细胞系

1. 原始红细胞(proerythroblast) 胞体大，直径 15～25 μm 圆形或稍呈椭圆形。核圆形，约占细胞面积的 4/5，紫红色。核多位于细胞中央或稍偏，核染色质纤细，颗粒状排列，核仁 1～3 个，核膜明显，胞浆染蓝色，常有伪足，无颗粒，有核周淡染区。

2. 早幼红细胞(basophilic normoblast) 胞体较原始红细胞小，直径 12～18 μm，圆形或椭圆形，胞核约占细胞面积 3/4，居中或稍偏位，核染色质较原红粗密，核仁模糊或消失，胞浆量多，染碱性蓝色，可见瘤状突起，近核淡染区仍明显。

3. 中幼红细胞(polychromatophilic normoblast) 直径 10～15 μm。核约占细胞面积的 1/2，圆形居中或偏心位，核染色质呈粗大之碎墨块状，无核仁，胞浆量多，内含不等量血红蛋白而常呈灰蓝色或灰红色。

4. 晚幼红细胞(orthochromatic normoblast) 直径 8～12 μm，核占细胞面积的 1/4，圆形，偏心位，核染色质致密，聚集块，无核仁，胞浆量多，因含大量血红蛋白而接近成熟红细胞的色调。

5. 红细胞(erthrocyte) 为高度分化的细胞，无细胞核。直径 6.8～7.6 μm，中央较薄，呈双凹盘状。

(四) 单核细胞系

1. 原始单核细胞(monoblast) 直径 15～22 μm，圆形或椭圆形，核占细胞的 2/3，圆形或椭圆形，有时核略凹陷，或折叠，核染质纤细疏松呈细网结构。核仁 1～3 个，大而清楚，胞浆量较多，有时有伪足样突起，灰蓝色，不透明，但有毛玻璃样感，无颗粒。

2. 幼稚单核细胞(promonocyte) 直径 15～25 μm，圆形或不规则形，胞核常偏位，呈肾形或不规则形，如凹陷，切迹或折叠等，核染色质疏松，但略带细索状排列，核仁可有可无。胞浆量多，灰蓝色，不透明，可见多少不一的细小粉尘样嗜天青蓝颗粒，并常见伪足及内外浆。

3. 单核细胞(monocyte) 直径 12～20 μm，胞核占细胞面积 1/2，常偏心位，核形不规则，常呈折叠、肾形、马蹄形或分叶状，典型者为笔架形。核染色质呈条索状小块，网状排列，无核仁。胞浆丰富，染浅灰蓝色或灰红色，现有不规则状伪足及较多细小嗜天青蓝颗粒，并常绕核周分布。

(五) 淋巴细胞系

1. 原始淋巴细胞(lymphoblast) 直径 10～18 μm，圆形或椭圆形，核圆形或椭圆形，核占细胞面积的 4/5，居中或稍偏心位，染色质呈细致，分布均匀，排列致密，核膜明显，核仁 1～2 个，小而清楚。胞浆量少，蓝色或天蓝色，透明，无颗粒，常可见核周淡染区。

2. 幼淋巴细胞(prolymphoblast) 直径 10～16 μm，圆形或椭圆形，核圆形或椭圆形，偶有凹陷，核染色质较原始淋巴细胞粗糙紧密，核仁缩小或消失，胞浆量稍多，呈透明淡蓝色，有时可见少量嗜天青蓝粗大颗粒，分布不均。

幼淋巴细胞较原始淋巴细胞无明确界线，常难于区分，可统称为幼淋巴细胞。目前幼淋巴细胞一词仅用于“幼淋巴细胞白血病”，是指一种胞体大、染色质中等凝集而有单个明显大核仁的细胞。

3. 淋巴细胞(lymphocyte) 有大小两种，大淋巴细胞直径 12～14 μm，圆形、核圆形或椭圆形，有时呈肾形也可有切迹。核染色质浓密，但染色较均匀块状，无核仁，但有时可见核仁痕迹，胞浆量较多，淡蓝，透明，多可见粗大紫红色颗粒。小淋巴细胞直径 6～10 μm，染深蓝色，边缘部位较蓝，近核处常淡染，胞浆内常无颗粒，但约 5%～30%的细胞中含有少量嗜天青蓝颗粒。核染色质浓缩，小块。

（六）巨核细胞系

巨核细胞的核通过内分裂而长大，即核有 DNA 的复制而不伴有胞浆的分裂，一般经 3～4 次内分裂成为 16～32 倍体细胞，伴核分叶而胞体长大。估计一个巨核细胞可形成 1 000～5 000 个血小板，这与多倍体的倍数有关。

1. 原始巨核细胞（megakaryoblast）　直径15～30 μm，圆形或不规则形。胞核约占细胞的 3/4，圆形、卵圆形、肾形或不规则形，常偏于一侧，核染色质较其他原始细胞粗，排列致密而不规则，呈不太清晰不太均匀的网状或细条索状，核仁 2～4 个，淡蓝色，不甚明显，胞浆量中等，深蓝色，染色常不均匀，在近核凹陷处常有一淡然区，无颗粒，边缘不整齐，可有云雾状外浆，也可有伪足状或破布样突起。

2. 幼稚巨核细胞（promegakazyocyte）　直径 20～70 μm，外形圆形或不规则形，核肾形，不规则或分叶核。核染色质粗而浓密。核仁可有可无。胞浆量增多，染蓝色或深蓝色，可有伪足，近核处常有颗粒。

3. 巨核细胞（megakaIyocyte）　直径 40～80 μm，是骨髓中最大的细胞，形态不规则。胞核呈不规则形或分叶核，可分 2～12 叶，但多在 5 叶以下，大小不一，互相推挤层叠。核染色质粗密，排列成条索或块状，无核仁。胞浆丰富，呈粉红或淡蓝色，内含细而多的紫红色颗粒，此为颗粒型巨核细胞。胞浆内出现分界膜，形成血小板，为产板型巨核细胞。当胞浆完全脱落，仅剩巨大的胞核者，称裸核。

4. 血小板（Platelet）　胞体直径 2～4 μm，呈圆形、椭圆形、逗点状或不规则形，染浅蓝色或淡红色，中心部位有细小紫红色颗粒，无细胞核。涂片上血小板常三、五成群堆积出现。

（七）浆细胞系

1. 原始浆细胞（plasmoblast）　胞体直径 14～18 μm，圆或椭圆形。核圆形，占细胞 2/3 以上，居中或偏位，核染色质呈粗颗粒网状，染紫红色，核仁 2～5 个，浅蓝色，显隐不一，胞浆量多，染深蓝色，不透明，时有空泡，核附近较淡染，无颗粒。

2. 幼稚浆细胞（proplasmoeyte）　胞体直径 12～16 μm，多呈椭圆形、胞核圆形或椭圆形，占细胞 1/2，常偏于一侧，核染色质较原始浆细胞粗糙紧密，开始聚集，染深紫红色。核仁基本消失，有时隐约可见。胞浆量多，染深蓝色，不透明，通常近核处有淡染色区，有时可有空泡及少数嗜天青颗粒。

3. 浆细胞（plasmacell）　胞体直径 8～15 μm，圆形或椭圆形，胞核明显缩小，较圆可占细胞 1/3 以下，偏位细胞一侧，核染色质浓密成块，常排列成车轮状或打碎之墨块状，无核仁，胞浆丰富，染蓝色或蓝紫色，有泡沫感，核的外侧常有明显的淡染区，浆内常有小空泡，偶见少数天青胺蓝颗粒。

（八）组织细胞（Histiocyte）系

组织细胞是单核——巨噬系统中具有高度吞噬能力的单个核细胞，如核吞噬物体后称巨噬细胞。

组织细胞直径 15～50 μm，边缘不规则，常呈泡沫状或纤维状伪足，胞浆丰富，多呈蓝色、淡粉色或多色性，边缘色较深，含嗜苯胺蓝颗粒，有时胞浆中有吞噬的各种血细胞、血小板或色素颗粒；核不规则，圆、椭圆、肾形或折叠弯曲，染色质粗糙，呈网状，淡紫红色，可有核仁，大、蓝而明显。

（九）骨髓中其他细胞

1. 破骨细胞　直径 5～10 μm，形态多不规则，浆极丰富，染浅蓝色，有较多的细小紫红色颗粒，核圆形或椭圆形，数量较多，多不连接，染色质呈粗网状，核仁可有可无。

2. 成骨细胞　形态不规则，胞浆丰富，嗜碱性，浆内充满小颗粒，核圆形或椭圆形，单个，偏心位，常成群出现，核染色质粗网状，核仁可有可无。

3. 组织嗜碱细胞　直径 15～30 μm，圆形、梭形或不规则，浆多，充满粗大的紫黑色颗粒，大小均匀，排列紧密，常覆盖于核上，胞核圆形，较小，居中或偏位，染色质粗糙，且不清晰，无核仁。

4. 组织嗜酸细胞　直径 15～25 μm，形态不规则，浆多，充满大小不均的橘黄色嗜酸性颗粒，有时也可有少数的紫黑色颗粒，浆边缘常有破溃，核困而小，有时呈亚铃形，染色质致密，呈粗网状或浓集成小块，常有核仁。

5. 脂肪细胞 直径 30～50 μm，浆丰富，淡蓝色，充满大小不一的空泡，核圆或椭圆，小而偏位，染色质粗网状，固缩成团，无核仁。

（樊丽华 宋善俊）

第二节 细胞化学染色

细胞化学（或组织化学）是在细胞形态学的基础上运用无机化学、有机化学或生物化学等技术研究细胞在发育、增殖分化过程中的主要化学成分的定位、定量及代谢功能状态的学科，是细胞形态学的重要组成部分。细胞化学染色一般包括固定、显示、复染等步骤，主要用于显示细胞或组织的酶、蛋白质、糖类、脂类、无机盐（如铁）等化学成分的含量及分布状况，以研究细胞组织来源及分化程度，为疾病的诊断、鉴别诊断及治疗提供重要的依据。血液细胞化学染色的方法及种类很多，现介绍临床血液细胞形态学检查中常用的几种细胞化学染色方法及应用。

一、髓过氧化物酶染色

（一）原理

1. Washurn 联苯胺法 当细胞中存在具有活性的髓过氧化物酶时，能分解底物 H_2O_2 释放新生态氧，将联苯胺氧化成联苯胺蓝，后者与亚硝基铁氢化钠形成稳定的蓝色颗粒定位于胞浆中。

2. 改良 Pereire 氏碘化钾法 细胞中的过氧化物酶分解 H_2O_2 等过氧化物产生新生态氧，后者与 KI 作用产生碘，碘与吡啰红 G(PyG)等显色剂中的有效成分结合形成有色颗粒定位于胞浆中。氧化吡啰红 G～碘化钾法 MPO 阳性产物呈棕黄色至棕黑色颗粒状定位于胞浆中。

（二）正常分布

1. 粒细胞系统 中性粒细胞除早期原始粒细胞外，下阶段细胞均为阳性反应；嗜酸性粒细胞反应最快，着色最强；嗜碱性粒细胞为阴性反应。

2. 单核细胞系统 部分细胞为弱阳性反应，颗粒细小疏松，弥散分布；部分细胞可呈阴性反应。

3. 组织细胞及巨噬细胞可呈不同程度的阳性反应。

4. 淋巴细胞、浆细胞、红细胞、巨核细胞均为阴性反应。

（三）临床意义

1. 用于急性白血病的类型鉴别。

2. 急性粒细胞白血病较分化的原始粒细胞为阳性，Auer 小体为阳性。

3. 急性单核细胞白血病细胞为阴性或弱阳性。

4. 急性淋巴细胞白血病细胞为阴性。

5. 用于 Chediak～Higashi 综合征等疾病的诊断及鉴别诊断。

二、苏丹黑 B 染色

（一）原理

苏丹黑 B 是一种脂溶性染料，能将细胞内的脂类显示出来，呈棕黑色颗粒状定位于胞浆中。

（二）正常分布

1. 粒细胞系统 粒细胞系统除早期原始粒细胞外，下阶段细胞均为阳性反应。

2. 单核细胞系统 部分细胞为弱阳性反应，颗粒细小疏松，弥散分布；部分细胞可呈阴性反应。

3. 组织细胞及巨噬细胞可呈不同程度的阳性反应。

4. 淋巴细胞、浆细胞、红细胞、巨核细胞均为阴性反应。

（三）临床意义

同髓过氧化物酶染色。

三、氯醋酸 AS－D 萘酚酯酶染色

（一）原理

氯醋酸 AS－D 萘酯能被酯酶水解生成 AS－D 萘酚，再与稳定的重氮盐偶联，生成不溶性的蓝色沉淀定位于细胞浆中。阳性反应通常仅出现于粒细胞中，故又称特异性酯酶染色。

（二）正常分布

1. 粒细胞系统除早期的原始粒细胞外，均为阳性反应。

2. 其他各系血细胞均呈阴性反应。

（三）临床意义

主要用于急性白血病的鉴别诊断

1. 粒细胞白血病时，白血病细胞可呈不同程度的阳性反应。

2. 粒-单核细胞白血病时，部分白血病细胞呈阳性反应（粒细胞成分）。

3. 类型白血病细胞呈阴性反应。

4. 少数（实体瘤）肿瘤细胞可呈弱阳性反应。

四、酸性非特异性酯酶染色

（一）原理

盐酸副品红与亚硝酸钠反应生成六偶氮副品红（重氮盐），底物α-醋酸萘酯在酯酶的作用下分解为α-萘酚，α-萘酚与六偶氮副品红结合生成棕红色沉淀，定位于胞浆中。

（二）正常分布

1. 单核细胞系统　呈强阳性反应，其反应可被氟化钠抑制。

2. 粒细胞系统　各期粒细胞多呈阴性反应，有时少数粒细胞可呈弱阳性反应，其反应不被氟化钠抑制。

3. 巨核细胞及血小板为阳性。

4. 成熟T淋巴细胞呈点状阳性，B淋巴细胞及浆细胞为阴性反应。

5. 单核细胞源性的组织细胞、巨噬细胞呈强阳性反应，戈谢细胞、海蓝组织细胞为阳性。

6. 幼红细胞呈阴性反应。

（三）临床意义

1. 主要用于急性白血病的鉴别诊断

（1）急性单核细胞白血病的原始单核细胞至成熟单核细胞大多呈阳性反应，其反应能被NaF抑制。

（2）急性粒细胞白血病时，其白血病细胞为阴性（M3除外）；有时少数粒细胞可呈弱阳性，其反应不被NaF抑制。

（3）急性早幼粒细胞白血病（M3）时，白血病细胞可呈中度至弱的阳性。

（4）急性粒-单核细胞白血病时，部分细胞（单核细胞成分）为阳性反应。

（5）急性T淋巴细胞白血病时，白血病细胞可呈阳性；B淋巴细胞白血病则为阴性。

（6）急性巨核细胞白血病时，可呈阳性。

2. 可用于恶性肿瘤的鉴别诊断

（1）癌细胞多为强阳性，肉瘤细胞多为阴性或弱阳性。特别是淋巴结转移癌为阳性，而淋巴瘤细胞为阴性。

（2）单核-巨噬细胞源性的真性组织细胞型淋巴瘤细胞为阳性。

五、ANAE-CE酯酶双染色

（一）原理

在一张涂片上先做ANAE染色（不复染），再做CE染色。ANAE阳性反应呈棕色或棕红色，定位于细胞浆中；CE阳性反应呈蓝黑色颗粒状，定位于细胞浆中。

（二）正常分布

酯酶双染阳性为同一细胞的胞浆中见上述两种阳性反应。

（三）临床意义

1. 急性单核细胞白血病的白血病细胞ANAE呈阳性反应；CE呈阴性反应。

2. 急性粒细胞白血病的白血病细胞ANAE呈阴性反应（M3除外）；CE可呈不同程度的阳性反应。

3. 急性早幼粒细胞白血病（M3）的白血病细胞可为ANAE-CE酯酶双染阳性反应。

4. 急性粒-单核细胞白血病，单核细胞成分ANAE为阳性反应；粒细胞成分CE为阳性反应；其中M4C的白血病细胞ANAE-CE酯酶双染阳性反应。

六、α-丁酸萘酯酶染色

（一）原理

在碱性条件下，α-丁酸萘酚被细胞内酯酶水解，产生α-萘酚，与重氮盐偶联生成不溶性有色沉淀，定位于胞浆中。

（二）正常分布

1. 单核细胞系统　呈阳性反应，其反应可被氟化钠抑制。

2. 粒细胞系统　各阶段粒细胞均呈阴性反应。

3. 成熟T淋巴细胞呈点状阳性，B淋巴细胞及浆细胞为阴性反应。

4. 巨核细胞、血小板及红细胞系统为阴性。

5. 单核细胞源性的组织细胞、巨噬细胞呈强阳性反应，戈谢细胞、海蓝组织细胞为阳性。

（三）临床意义

主要用于急性白血病的鉴别诊断

1. 急性单核细胞白血病的原始单核细胞至成

熟单核细胞呈阳性反应，其反应能被氟化钠抑制。

2. 急性粒细胞白血病（M1、M2）时，其白血病细胞为阴性。

3. 急性早幼粒细胞白血病（M3）的白血病细胞为阴性。

4. 急性粒-单核细胞白血病的部分白血病细胞（单核细胞成分）为阳性反应。

5. 急性巨核细胞白血病，为阴性。

七、酸性磷酸酶染色

（一）原理

1. Gomori硫化铅法　在酸性条件下（pH 4.7）酸性磷酸酶能将底物（甘油磷酸钠）水解，产生 $-PO_4^{3-}$，与 Pb^{2+} 作用生成磷酸铅沉淀，定位于胞浆中酶活性存在处，再与硫化铵作用，生成棕黄色至棕黑色的硫化铅沉淀，定位于胞浆中。

2. 偶氮偶联法　在 pH 5.0 的环境下，细胞内的酸性磷酸酶水解磷酸萘酚 AS～BI，释放出萘酚 AS～BI，再与重氮盐形成不溶性有色沉淀，定位于胞浆中。

（二）正常分布

1. 巨噬细胞、部分网状细胞呈较强阳性反应。

2. 单核细胞、T 淋巴细胞、浆细胞呈中等强度阳性。

3. 粒细胞、巨核细胞、小细胞为阴性或弱阳性。

4. 红细胞系统、B 淋巴细胞呈阴性反应。

5. 大多数组织的细胞含有酸性磷酸酶，前列腺细胞中此酶活性最强。

（三）临床意义

1. 单核细胞性白血病、真性组织细胞性淋巴瘤、T 细胞白血病及淋巴瘤、毛细胞白血病、浆细胞白血病、浆细胞瘤、多发性骨髓瘤细胞均呈较强阳性反应。

2. 戈谢细胞为强阳性；尼曼一匹克细胞为阴性。

3. 某些白血病，成熟中性粒细胞酸性磷酸酶活性增强，可呈弱阳性至中等强度阳性。

用于某些肿瘤细胞的鉴别诊断。

八、中性粒细胞碱性磷酸酶染色

（一）原理

1. 偶氮偶联法　在 pH 9.2～9.8 的碱性溶液中，细胞中的碱性磷酸酶能将底物磷酸萘酚钠水解，生成 α-萘酚和磷酸钠，再以稳定的重氮盐与萘酚偶联生成不溶性有色偶氮染料沉淀，定位于细胞浆中。

2. Gomori 氏钙-钴法　在碱性条件下（pH 9.0～9.6），细胞中具有活性的碱性磷酸酶能将底物 β-甘油磷酸钠水解，释放出的 $\sim PO_4^{3-}$ 与 Ca^{2+} 结合形成 $Ca_3(PO_4)_2$ 沉淀，再依次与硝酸钴和硫化铵作用，最终生成不溶性硫化钴黑色沉淀，定位于细胞浆中。

（二）正常分布

阳性反应主要见于成熟中性粒细胞（杆状及分叶粒细胞）中，反应结果以阳性率和积分值报告。正常参考值：成人 NAP 阳性率 28.7%（20%～40%），积分 32.1（20～80）。

（三）临床意义

1. 类白血病反应与慢性粒细胞白血病的鉴别诊断：前者显著增高，阳性率常达 90%以上，积分常高于 200 分；后者显著减低，积分可为 0。

2. 细菌性化脓性感染时，积分显著增高；病毒性感染时多为正常或稍低。

3. 淋巴细胞白血病时常增高；单核细胞白血病时正常或增高；慢性中性粒细胞白血病时增高，其他各型粒细胞白血病时减低；白血病伴感染时增高。

4. 真性红细胞增多症、骨髓纤维化、再生障碍性贫血时增高，PNH 时常减低。

5. 某些肿瘤的鉴别诊断，如骨肿瘤、消化道肿瘤的肿瘤细胞碱性磷酸酶常为较强阳性反应。

九、糖原染色

（一）原理

高碘酸能使细胞内多糖的乙二醇基（～CHOH～CHOH）氧化，形成二醛基（～CHO～CHO）。醛基与雪夫氏（schiff）试剂中的无色品红结合生成紫红色化合物，定位于细胞浆中。反应的强弱程度与细胞内参与反应的乙二醇基的量成正比。

（二）正常分布

1. 粒细胞系统　原粒细胞多为阴性反应，早幼粒细胞至分叶粒细胞阳性反应逐渐增强，呈细颗粒状。

2. 单核细胞呈弱阳性反应，巨噬细胞呈较强的阳性反应。

3. 淋巴细胞多呈阴性反应，少数呈弱阳性反应。

4. 幼红细胞呈阴性反应。

5. 巨核细胞及血小板呈阳性反应。

6. 对 PAS 呈阳性反应的除了糖原外，还有黏多糖、黏蛋白、糖蛋白、糖脂、磷脂及硫酸软骨素等，对 PAS 呈阳性反应的细胞组织很多，应用非常广泛。肝、肾、心肌、骨骼肌、肾小管上皮细胞等富含糖原。

(三) 临床意义

1. 急性淋巴细胞白血病的原始及幼稚细胞常为阳性，阳性物质呈粗大颗粒状或块状。

2. 急性粒细胞白血病的原始细胞多为阴性反应，较分化的原始粒细胞及早幼粒细胞可呈弱阳性，阳性物质为红色细颗粒状，均匀分布。

3. 急性单核细胞白血病的原始单核细胞可呈阳性反应，为红色细颗粒状，弥散分布。

4. 急性及慢性巨核细胞白血病的原始及幼稚巨核细胞、MDS 的小巨核细胞可呈较强的阳性反应。

5. 红白血病及某些 MDS 的幼红细胞可呈较强阳性反应；巨幼细胞性贫血及再生障碍性贫血幼红细胞为阴性反应。

6. 戈谢细胞、海蓝组织细胞为较强的阳性反应，尼曼～匹克氏细胞为阴性至弱阳性反应。

7. 在某些肿瘤细胞的鉴别诊断中具有广泛的应用，如精原细胞瘤、软骨肉瘤、腺癌为强阳性，神经母细胞瘤可呈不同程度的阳性。

十、铁染色

(一) 原理

正常骨髓中存在一定量的储存铁，以含铁血黄素的形式储存于组织巨噬细胞中，可供有核红细胞利用合成血红蛋白。这种存在于红细胞以外的储存铁称为细胞外铁；部分中、晚幼红细胞及少数成熟红细胞也含有铁颗粒，分别称为铁粒幼红细胞及铁粒红细胞，它们属于细胞内铁。酸性亚铁氢化钾能与细胞内、外铁发生普鲁士蓝反应，形成蓝色的亚铁氢化铁沉淀，定位于细胞浆中。

(二) 正常分布(参考值)

1. 骨髓细胞外铁＋～＋＋。

2. 骨髓细胞内铁：中晚幼红细胞阳性率19%～44%，颗粒 10 粒以下，无环形铁粒幼红细胞。

(三) 临床意义

1. 缺铁性贫血，骨髓细胞外骨髓细胞外铁明显减少，甚至消失；铁粒幼红细胞的百分率减低，常小于 0.16，严重时小于 0.10，铁粒 5 粒以下。

2. 铁粒幼细胞性贫血，铁粒幼红细胞高于 0.40，可达 0.70 以上，铁颗粒数目增多，颗粒粗大，可见环形铁粒幼红细胞，细胞外铁多为“＋＋”，可达“＋＋＋～＋＋＋＋”。

3. MDS～RAS，铁粒幼细胞百分率增高，铁粒数目增多，环形铁粒幼细胞大于 0.15。

4. 溶血性贫血及多次输血细胞外铁可明显增多。

5. 痰涂片或胃液离心涂片铁染色用以鉴别含铁血黄素细胞，对于诊断慢性肺淤血(心衰细胞)、幼儿特发性肺含铁血黄素沉着症具有重要意义。

6. 某些肿瘤内的陈旧性出血通常认为出血 24 h后，即可有含铁血黄素细胞出现。

(陈万新　宋善俊)

第三节　骨髓病理学

一、骨髓活检的意义、优势与展望

现代血液病的临床诊断已从过去的纯细胞形态学水平进入形态学与组织病理学和免疫组织化学相结合的新时代。近年来，发现骨髓造血细胞分布状态的改变对很多血液病的诊断具有重要意义，而骨髓涂片不能反映。因此，骨髓活检(bone marrow biopsy BMB)在血液病的诊断方面越来越受到重视，尤其是在骨髓活检采集工具的改良和不脱钙骨髓塑料包埋切片技术替代传统石蜡包埋切片技术后。

传统的病理切片为甲醛固定、石蜡包埋、苏木素伊红(HE)染色，这种方法不但脱水处理过程可使细胞严重收缩，而且由于染色方法过于简单，从而使各系细胞形态难于辨认。骨髓活检所采用的塑料包埋则是利用亲水性的甲基丙烯酸羟乙基酯能渗入组织并能在催化、加速作用下发生聚合的原理，使细胞基本保持原有形态，且细胞微细结构清晰，故而能更好地进行组织细胞病理学观察。

相对于骨髓涂片，骨髓活检切片还有以下独特之处：

1. 由于骨髓增生极度活跃或极度低下、纤维组织增多及骨质增生而导致的多次骨穿失败，必须以骨髓活检确诊。如再生障碍性贫血、骨髓增生异常综合征、多发性骨髓瘤、淋巴瘤累及骨髓、某些急性白血病、骨髓纤维化等。

2. 间断活检及动态观察对于疾病的进展和预后，都有重要意义。对化疗后骨髓的变化，以及对淋巴瘤的临床分期与化疗效果的评估具有一定价值。

3. 对于某些骨病和骨髓疾病，骨髓活检也能提供有意义的资料。例如：变应性骨炎、骨髓腔真菌感染、骨髓铁的贮存、骨髓转移肿瘤、血管栓塞等。

4. 骨髓活检材料可以长期保存、随时切片，因此对于回顾性的研究也具有极大的价值。

由于固定与制片的关系，骨髓活检对有的细微结构如粒系细胞 Auer 小体、胞浆中的细微颗粒、红系细胞 Howell-Jolly 小体、环形铁粒幼颗粒等的辨认不如骨髓涂片。骨髓活检与骨髓涂片是互为补充，相辅相成的，只有有机的结合起来，才能对骨髓的真实情况作出准确的判断。

随着分子病理学、免疫组织化学技术和核酸分子杂交技术在血液病理学中的应用，让我们看到了血液病理学的研究和发展更为广阔的前景。

二、骨髓活检的取材、标本的制备与常规染色

（一）取材

由于骨髓抽吸涂片和骨髓活检切片同步结合对提高诊断正确率有肯定的协同作用，国内外许多血液病实验室已将二者同时检查列为工作常规。

1. 定位　由于髂骨不同区域组织构形存在一定差异、骨髓细胞增生程度也因采取骨髓部位的不同而有差异（采用同样技术，髂前上棘骨髓细胞增生程度平均比髂后上棘高 7%），故一般选择髂前上棘取材。某些特殊疾病，如淋巴瘤、多发性骨髓瘤等，是需要多点取材的。可以提高局灶性病变检出的机会。

2. 所选部位经碘酒、乙醇严格按照由内向外原则进行消毒。

3. 戴上 1 次性无菌手套。

4. 铺盖无菌孔巾，使所选部位在孔巾正中。

5. 用 α% 普鲁卡因溶液（一般需做皮试）或 2% 利多卡因溶液（有心脏病史患者禁用）2～4 mL 进行局部麻醉。

6. 待麻醉成功后，直接将套上针芯的骨穿针加压刺过皮肤，进入骨皮质，感到阻力减弱时，平稳推进 0.5～1 cm，抽出针芯，即做骨髓抽吸、推片。抽吸时，1 次性注射器的负压不宜过大，以免混入血液造成人为稀释。

7. 取出骨穿针，再把套上针芯的活检针从穿刺点进入皮下，在偏离原刺点 0.5～1 cm 处把活检针推进 2～3 cm，并以针管沿顺时针及逆时针方向旋转，以保证插入活检针套管内的骨髓组织与周围脱离。所取骨髓组织长度不少于 1 cm，否则影响结果的准确度。

8. 拔出活检针，取出活动套管，再插入针芯将骨髓组织推出。拔出活检针时需要谨慎，以免骨髓组织从套管内滑落体内。

9. 用碘酒消毒针口部，用胶布将敷料粘贴牢固。

10. 把取出的骨髓组织块放入固定液瓶内，随同骨髓活检申请单一同送检。

Wolff 等（1983 年）采用在同一穿刺点行抽吸—活检术的方法存在潜在问题：首先是先抽吸取物涂片，再行环钻活检术，则活检标本中有可能出现人为的增生减退、组织块内部出血等情况；其次是先行活检术，再做抽吸取物涂片，则穿刺活检容易导致局部组织凝血活酶的释放，使抽取物凝固。

（二）标本的制备

1. 固定　固定的目的是使骨髓组织尽可能保持在活体内原有的形态。所以，固定应该迅速、充分、透彻。常用的固定剂有以下几种：

（1）Zenker—甲醛固定液

重铬酸钾	2.5 g
氯化汞	5 g

蒸馏水加至 100 mL（溶解后棕色瓶室温避光保存）

临用时加 40% 甲醛原液按 4∶1 比例混合，固定过夜即可。

该液穿透力一般，可使粒细胞中中性颗粒充分固定，但是固定时间较长，染色前要用碘液除去汞色素，否则影响观察。

（2）Bouin 固定液

饱和苦味酸水溶液　75 mL
40%甲醛　20 mL
冰醋酸　5 mL

该液固定时间 1～3 h，时间过长则会引起细胞收缩。该固定液穿透力强，固定后之组织着色鲜艳，而且不需要再脱钙，但是对粒红系细胞胞浆固定效果不佳。

(3) 2.5%戊二醛固定液

25%戊二醛　10 mL
0.1 mol/L 磷酸盐缓冲液(pH 7.2)　90 mL

该固定剂所需固定时间约 2～3 h，小块活组织效果较好，但是穿透力较差，而且对细胞胞浆固定效果很差，所以一般为电镜标本常规固定剂。

2. 脱钙(脱钙剂为 3%的硝酸)

浓硝酸　3 mL
加蒸馏水至　100 mL

脱钙时间为 1～2 h。也有用 EDTA 脱钙的，但时间比较长，且实际效果不佳。

3. 脱水　采用梯度脱水的方法。一般步骤为：70%乙醇(10 min)→80%乙醇(10 min)→90%乙醇(10 min)→95%乙醇(10 min)→无水乙醇(30 min)→纯丙酮(15 min)。倘若采用 Zenker 液固定的标本可在 70%乙醇内加少许碘液，以便脱去组织里面的汞。

4. 浸透　浸透液实际上就是包埋液的甲液。同一标本一般需要 2 次重复浸透，每次浸透需要 12 h，以使包埋介质缓慢而均匀地渗入组织中。倘若浸透不充分，则容易导致包埋后的组织块内外硬度不一致，从而无法切片。

5. 包埋

(1) 甲液

甲基丙烯酸羟乙基酯单体(2 - hydroxyethyl-metacrylate，HEMA)　84 mL
聚乙二醇(polyethylene glycol PEG)- 400　6 mL
过氧化苯甲酰(benzoyl peroxide)　0.6 g

混合后充分搅拌直至过氧化苯甲酰颗粒完全溶解，置于棕色瓶内，4 ℃保存。

(2) 乙液

PEG - 400　15 mL
N,N -二甲基苯甲胺　2 mL

混合后 4 ℃保存。

包埋步骤如下：经浸透处理后的组织块用滤纸吸去多余的浸透液，置入特制的模具中；取出事先冷冻好的模具，把组织标本平放入模具底部。同时把标签放入模具壁的一侧，标有号码的纸条正面向外；加入已经配置好了的包埋液(甲液：乙液＝100∶1.6，临用时充分混匀)；包埋模具放入－20 ℃冰箱过夜，翌日置入 4 ℃ 1 h 后再移置室温，完全聚合后取出组织块即可切片。

6. 切片和制片

(1) 先用钢锉修整聚合块底部多余塑料，尽量接近组织。

(2) 再用调整好所需之厚薄度(2～3 μm)的轮转式切片机切片，放在洁净水面展开(用镊子蘸 95%乙醇点于切片上能使其充分展开)。

(3) 选择无皱褶、不同切面的组织片 2～3 条捞至洁净载玻片上，于 60～80 ℃电热板或自制烤箱内充分烤干。

7. 染色

(1) 苏木素－吉姆萨－伊红(HGE)染色

试剂配制

1%碘液

碘	1 g
碘化钾	2 g
蒸馏水	100 mL

5%海波液

硫代硫酸钠	5 g
蒸馏水	100 mL

0.5%伊红液

伊红染粉	0.5 g
0.5%乙醇	100 mL

Harris 苏木素液

苏木精	1 g
无水乙醇	10 mL
钾明矾	20 g
氧化汞	0.5 g
蒸馏水	200 mL

先将苏木精溶于无水乙醇，再加温使明矾溶于蒸馏水，冷却后二者混合；加热混合液至沸点，停火后缓慢加入氧化汞；最后将烧瓶置于冷水内迅速冷却，完全冷却后过滤保存，临用时可加冰醋酸使染色更细致、胞核着色加强。本液宜少量勤配。

Giemsa 染液

天青－伊红染料	1 g
甘油	66 mL

甲醇 66 mL

先将甘油与天青一伊红染料置于研钵内研磨，于50 ℃留置1 h，直至无颗粒；再加入甲醇，边加边搅拌，至甲醇加完为止。此为Giemsa原液，过滤后待用。

取Giemsa原液10滴入30 mL PBS中混匀，即为Giemsa工作液。此液临用时配制。

染色步骤：烤干的切片经1%碘液脱汞、5%海波液脱碘后，入Harris苏木素液3～8 min，水洗；入Giemsa工作液1～3 min(镜下观察染色深浅)，水洗；0.5%伊红液1 min，水洗；入95%乙醇(或1%盐酸乙醇)片刻分化去背景，水洗；再入Giemsa工作液内迅速浸一下，水洗烤干；中性树胶封固。

结果：各系列血细胞的轮廓清晰，胞核深蓝色，胞浆颜色层次丰富、颗粒清楚，色调对比鲜明。此法乃骨髓活检切片上佳染色方法。也有以1%酸性品红染液替代0.5%伊红液的，同样可取。

(2) 苏木素一伊红(HE)染色

染色步骤基本同上，去除加入Giemsa的步骤即可。此法由于既不能对各系细胞作出鉴别，又无法显示组织切片中一些特殊成分，以至趋于淘汰，此处从略。

(3) 铁染色

试剂配制

20%亚铁氰化钾水溶液

亚铁氰化钾 20 g

蒸馏水 100 mL

Perls溶液

20%亚铁氰化钾水溶液5滴，浓盐酸1滴。两液分别贮存，临用时混合。

1%中性红溶液

中性红染料 1 g

蒸馏水 100 mL

染色步骤：染前常规脱汞、脱碘，水洗；Perls液滴加于盖有滤纸(防止沉淀物附着于切片，从而影响观察)的组织切片上20～30 min；1%中性红溶液着色5～10 min，蒸馏水洗，烤干；中性树胶封固。

结果：胞核红染，含铁血黄素蓝染。

(4) Gomori网状纤维染色

试剂配制

0.5%高锰酸钾水溶液

高锰酸钾 0.5 g

蒸馏水 100 mL

0.5%酸性高锰酸钾水溶液

0.5%高锰酸钾水溶液 50 mL

30%硫酸 2.5 mL

临用时混合，不回收。

2%偏重亚硫酸钾溶液

偏重亚硫酸钾 2 g

蒸馏水 100 mL

2%铁明矾溶液

铁明矾 2 g

蒸馏水 100 mL

20%甲醛溶液

甲醛液20 mL，加蒸馏水至100 mL

0.2%氯化金溶液

氯化金贮存液20 mL，加蒸馏水至100 mL。

2%硫代硫酸钠溶液

硫代硫酸钠 2 g

蒸馏水 100 mL

氨银溶液

取10%硝酸银液加入10%氢氧化钾水溶液(比例为4∶1)，当即出现灰黑色沉淀；另取氨水(26%～28%)边滴加边摇荡，直到溶液清亮；再谨慎滴加10%硝酸银溶液，直至溶液稍混浊，震摇后沉淀物易消失时为止。最后加蒸馏水2～3倍便可使用，4 ℃冰箱保存1周左右时间。

染色步骤：染前常规脱汞，脱碘，水洗；0.5%酸性高锰酸钾液氧化5～10 min，水洗1 min；2%偏重亚硫酸钾溶液脱色1 min，水洗1 min；2%铁明矾水溶液敏化1～15 min，流水洗数分钟再经蒸馏水洗；氨银液浸1～3 min，蒸馏水速洗2次；20%甲醛液还原3 min，先蒸馏水洗，后自来水洗；0.2%氯化金液调色30 s至10 min，充分水洗；2%偏重亚硫酸钾溶液还原调色1 min，水洗；2%硫代硫酸钠溶液定色1 min，充分水洗，烤干；中性树胶封固。

结果：网状(网硬蛋白)纤维呈黑色，胶原纤维紫红色，胞核灰黑色，深浅不一。

(5) 刚果红淀粉样物质染色

试剂配制

1%刚果红

刚果红 1 g

蒸馏水 100 mL

1%碘化钾

碘化钾 1 g

蒸馏水　100 mL

染色步骤：染前常规脱汞、脱碘，蒸馏水洗；1%刚果红染 30 min～1 h；1%碘化钾处理 1 min；80%乙醇分化，水洗数分钟；明矾苏木素染色数分钟；1%盐酸乙醇分化；在稀缓冲液（pH 7～8）中变蓝后用乙醇脱水；中性树胶封固。

结果：淀粉样物质呈红色，胞核染蓝色。

（6）肥大细胞染色

试剂配制

0.3%甲苯胺蓝液

甲苯胺蓝	0.3 g
95%乙醇	100 mL

染色步骤：染前常规脱汞、脱碘，蒸馏水洗；0.3%甲苯胺蓝溶液 2～5 min，水洗；中性树胶封固。

结果：肥大细胞的颗粒呈紫红色。

三、部分血液病的骨髓组织病理学特点

（一）再生障碍性贫血（aplastic anemia，AA）

造血组织增生低下或极度低下（<40V%）。间质水肿，血窦扩张，偶见散在分布形态大致正常较成熟阶段的粒红系细胞；淋巴细胞、浆细胞等非造血细胞数量相对增高；脂肪细胞不一定增生；每张切片的巨核细胞一般不超过 3 枚。

需要注意的两点：一是当镜下见造血组织增生不均一，脂肪细胞增多，且脂肪细胞间有一定数量的原始和早幼阶段细胞呈均一性浸润时，要优先考虑低增生性白血病，更要密切结合临床。二是当造血组织增生极度低下、淋巴细胞明显增多、浆细胞易见时，可建议做免疫球蛋白测定，排除淋巴细胞增殖性疾病后再考虑再障。

（二）纯红细胞再生障碍性贫血（pure red cell aplastic anemia，PRCA）

造血组织增生正常或低下。粒系增生占优势，各阶段细胞比例及形态无明显异常；红系细胞极少见，偶见散在的中晚幼红细胞；巨核细胞数目及形态大致正常。间质中可见大量含铁血黄素沉着。

（三）巨幼细胞性贫血（megaloblastic anemia，MA）

造血组织增生正常或较活跃，切片中中幼以上阶段的粒红系细胞明显增多，可见成团分布的原始、早幼阶段的粒红系细胞。粒系可见巨大杆状核或核分叶过多的成熟粒细胞；红系细胞增生显著，巨幼样变明显，凋亡细胞多见。巨核系偶见单圆核及小巨核细胞。有研究表明 MA 患者骨髓组织切片中的粒红系细胞存在断代现象。

（四）急性非淋巴细胞白血病 M_6 型（acute non-lymphocytic leukemia，ANLL-M_6），即急性红白血病

造血组织增生极度活跃。无论是粒系还是红系细胞都以原始及早幼阶段细胞增生为主，中晚幼及以下阶段细胞少见，呈小片状分布；巨核细胞极少见或无。白血病细胞呈弥漫型增生或呈间质型浸润。与 MDS－RAEB 型患者的骨髓组织学相区别的是：后者较成熟阶段的粒红系细胞较多，切片中细胞成分较杂。区分二者最好辅以骨髓涂片分类计数。

（五）急性非淋巴细胞白血病 M_7 型（acute non-lymphocytic leukemia，ANLL-M_7），即急性巨核细胞白血病

造血组织增生极度活跃。粒红系细胞极少见；以原始或幼稚巨核细胞增生为主，胞体大小不一，可有甩尾样突起；核膜厚；核圆形或有切迹、折叠；胞浆量多少不一，嗜酸性或淡嗜碱性；核仁不甚清晰。可见纤维细胞夹杂其间。

（六）慢性粒细胞白血病（chronic myelogenous leukemia，CML）

造血组织增生极度活跃。粒系各阶段细胞均增生，中晚幼粒细胞及其以下阶段细胞尤甚，嗜酸或嗜碱粒细胞亦增多；红系细胞极少见；巨核系以单圆核巨核细胞增生为主。骨小梁常有减少、变细、虫蚀样缺损。

它与类白血病反应的鉴别：后者粒系细胞以早幼以下、晚幼以上阶段细胞为主；红系增生明显；巨核细胞形态无明显异常；浆细胞较多。与慢性粒单细胞白血病的鉴别：后者原始及成熟阶段粒细胞较少，骨小梁旁没有原始及早幼阶段粒细胞聚集，且嗜酸细胞不增多；有较多幼稚单核细胞。

（七）急性淋巴细胞白血病（acute lymphocytic leukemia，ALL）

造血组织增生较活跃或极度活跃。粒红系细胞极少见。巨核细胞极少见或无。白血病细胞呈弥漫性浸润，胞体较小；胞核圆形或不规则形；核膜清晰；胞浆量少；核仁多数单个，偶有多个。它与淋巴瘤白血病或淋巴瘤骨髓累及的区别是：临床上现有淋巴结肿大、脾肿大，慢慢再出现贫血症状及白

血病血象，则考虑后者；后者的骨髓组织学表现为瘤细胞异型性大，呈散在或灶状、结节状分布于粒红巨三系细胞间。它与慢性淋巴细胞白血病的区别是：白血病细胞主要是分化较成熟的小淋巴细胞，比一般正常淋巴细胞要大，其形态较一致，核仁不明显，分布较均一；粒红巨三系细胞少见或无。

（八）多毛细胞白血病（hairycell leukemia，HCL）

造血组织增生较活跃。粒红系细胞显著减少。巨核细胞少见或无。毛细胞呈蜂窝状排列，核呈圆形或脑回样，胞浆丰富且透明，核仁可见或不明显。

（九）骨髓增生异常综合征（myelodysplastic syndromes，MDS）

造血组织增生极度活跃或增生程度正常，偶有低下者。粒系中幼以上阶段细胞增多，可见幼稚前体细胞异常定位（abnormal localization of immature precursor，ALIP）现象，病态造血现象比较明显；红系可见中幼或以上同一阶段细胞成团聚集（热点：Hot Spot）现象，凋亡细胞多见，还可见巨幼样变；巨核系可见单圆核巨核细胞、多圆核巨核细胞及淋巴样小巨核细胞。需要注意的是：由于 ALIP 及 Hot Spot 现象并不是特异性的，所以在诊断 MDS 上需要密切结合临床和细胞形态学。

（十）特发性血小板减少性紫癜（idiopathic thrombocytopenic pupura，ITP）

造血组织增生正常。粒红比以及粒红系各阶段细胞比例及形态无明显异常。粒系可见核碎片呈小簇状分布。巨核细胞数目与形态大致正常。泡沫样组织细胞吞噬脂质或核碎片也是其特征。

（十一）原发性血小板增多症（idiopathic thrombocythemia，IT）

造血组织增生正常或较活跃。粒系各阶段细胞均增生，形态大致正常；红系各阶段细胞比例及形态无明显异常；巨核细胞呈多形性簇集易见。

（十二）骨髓纤维化症（myelofibrosis，MF）

一般分为三期：细胞期是指成纤维细胞占组织面积的 1/3，粒红巨三系并无明显异常；骨髓纤维化期是指成纤维细胞和胶原纤维呈斑块状分布，仅 30%的骨髓间隙有造血组织存在。骨髓硬化期是指胶原纤维广泛增生，极少量造血组织残存，甚至出现骨小梁增粗现象。

（十三）多发性骨髓瘤（mμltiple myeloma，MM）

造血组织增生正常或较活跃。瘤细胞呈散在或片状或结节状或弥漫型充塞于骨小梁之间，其核浆比例较小，染色质粗，常有一个大而明显的核仁，异型性较大。可伴有纤维组织增生。由于本病为局灶性的，所以有时需要多次行活检术才能确诊。

（十四）恶性组织细胞增生症（malignant histiocytosis，MH）

造血组织增生正常或稍低下。粒红巨三系细胞的形态和比例无明显异常。恶性组织细胞一般呈散在或局灶性分布，其胞体大，胞浆丰富且浆内易见吞噬的红细胞或淋巴细胞或核碎片，核仁清晰 1～2 枚。

（胡间石　宋善俊）

第四节　血细胞超微结构

人体内各种血细胞，由于功能和所处环境的不同而具有多种形态结构。在血液中流动的血细胞一般呈球形或双凹盘状，而骨髓细胞则可呈球形、多角形、不规则形等。但是，各种血细胞都具有共同的基本结构，即都有细胞膜、细胞质和细胞核。细胞膜是细胞的边界，有控制细胞内外物质和信息交流的作用；细胞质内由细胞器和周围的胞质溶胶组成，主要的细胞器有核糖体、内质网、高尔基复合体、溶酶体、线粒体、内体等。内质网是一种相互连通的、由小管状和膜囊状膜结构连成的细胞器，它的功能主要是合成膜蛋白、分泌蛋白和其他细胞器需要的蛋白质。另外，还合成细胞所需的脂类。高尔基复合体由扁平膜囊堆组成，其功能是对来自内质网的蛋白质和脂类进行加工和修饰，并把加工产物送往细胞的其他部位。溶酶体是细胞的消化装置，内含各种水解酶，它能通过参与异体吞噬和自体吞噬活动来行使各种功能。线粒体的功能是通过氧化磷酸化产生 ATP，供应细胞活动所需的能量。内体是胞吞物质从胞膜到溶酶体之间所经过的一系列结构，在细胞胞吞过程中起重要作用并与溶酶体形成有关。胞质内除了上述细胞器外还有许多小泡，有些小泡是细胞器之间物质运输的载体，称运输小泡，还有一些小泡与细胞胞吞和胞吐作用有关。胞质溶胶占据着细胞器之间的全部空间，其主要成分是蛋白质，其中很大一部分是细胞代谢所需的酶，还有一部分蛋白质以细丝状存在，如微丝、微管和中间丝等，组成细胞骨架，在维持细胞形状、引起细胞运动等方面起重要作用；细胞核由核膜、染色质和核仁等结构，它是遗传信息贮存、复制和转录的地方，是细胞功能及细胞代谢、生长、增生和分化的控制中心，在控制和调节细胞生命活动中起重要作用。细胞膜、细胞浆和细胞核三者互相联系、互相依存、互相制约，组成一个细胞整体。

电子显微镜以电子源代替光源，电子流代替光线，特殊的电极和磁极代替了聚光器、物镜和目镜，使我们能观察到用光学显微镜所看不到的细胞微细结构～～～细胞的超微结构。

一、红细胞系

（一）原始红细胞（rubriblast）

原始红细胞的体积较大，直径 20～25 μm，在电镜下表面有少许微绒毛，可见吞饮小泡和吞饮现象。核椭圆或圆形，占细胞绝大部分，常染色体占优势，仅有少量异染色质在核周凝集。常见一个或数个较大的核仁。

胞浆量少，绕于核周，内含极为丰富的核糖体和聚核糖体，中等数量的线粒体，少量的粗面内质网、微管和微丝。高尔基复合体发育良好。常包围中心粒。胞浆内一般没有颗粒，但有时在高尔基复合体附近可见少量溶酶体颗粒。

（二）早幼红细胞（prorμlrbricyte）

电镜下的早幼红细胞稍小于原红，直径通常为 16～18 μm。外形不规则。胞核呈圆形或卵圆形，常染色质仍为主要成分，异染色质凝集成粗网状，可看到 1～2 个不太清晰的小核仁。

胞浆量似增加，胞浆内有非常丰富的游离核糖体。糙面内质网极少。线粒体数目比原红少。在细胞表面有较多吞饮活动，可见已吞饮的吞饮小泡，主要吞饮铁蛋白，供细胞合成血红蛋白用。此阶段开始合成血红蛋白，故电子密度较原始者高。

（三）中幼红细胞（rubricyte）

早期的中幼红细胞体积与早幼者相仿，典型的中幼红细胞体积则明显小，直径大约 12～15 μm，呈不规则的圆形或卵圆形，胞核呈圆形或卵圆形，异染色质增加，呈大块状凝集，表示染色体不活泼，无核仁存在。

胞浆量相对增多，由于血红蛋白不断增加，因此电子密度也不断增高，游离核糖体逐渐减少，偶见高尔基复合体。在细胞表面可见较多吞饮小泡。

（四）晚幼红细胞（metarubricyte）

晚幼红细胞的体积更小，直径约 9～13 μm，椭圆形者多见，亦有圆形者，周边较整，难得看到微绒毛。胞核明显缩小，异染色质高度凝集，胞核呈圆形或卵圆形。胞核电子密度很高，核内没有核仁。

胞浆内血红蛋白大量增加，电子密度很高，核糖体进一步减少，线粒体数减少、变小，高尔基复合体偶见，除吞饮小泡外，有时还可见少量由铁蛋白颗粒积聚而成的铁蛋白小体，电子密度很高。

（五）网织红细胞（reticμlocyte）

在电镜下网织红细胞的形态易于辨认，内含少许细胞器（高尔基复合体、线粒体、核糖体等）。细胞表面常有吞饮小泡。经活体染色的网织红细胞，可见含有网丝，上附有若干核糖体颗粒。

（六）红细胞（erythrocyte）

成熟红细胞在电镜下可呈圆形、哑铃形等不同形态，直径 6～7 μm。红细胞外有细胞膜包围，细胞核及细胞内的细胞器完全消失。由于细胞内含有大量血红蛋白（含铁），所以胞浆电子密度较高。

二、粒细胞系

（一）原始粒细胞（myeloblast）

正常人骨髓内的原始粒细胞很少，细胞体积较大，呈圆形或卵圆形，表面平滑，可有少许微绒毛，平均直径 10 μm 左右。核圆形或略椭圆形，常染色质为主，呈细粒状，稀疏地散布整个胞核中，极少量的异染色质凝附于核膜内侧面上。可见清晰的核仁 1 个至数个。

胞浆较少，内有大量游离的核糖体，粗面内质网较少，呈短管状。线粒体较多，呈圆形或卵圆形。胞浆内一般没有颗粒，偶尔可见电子密度较高的小颗粒，数量很少，有界膜包裹。

（二）中性早幼粒细胞（promyelocyte）

早幼粒细胞的体积比原始者大，平均直径 15 μm，外形与原粒相似。核相对小（与胞浆比），圆或椭圆形，随着细胞发育，核逐渐凹陷。常染色质仍占优势，颗粒大小不等，含量较原始红细胞者少；异染色质仅在近核膜处呈薄层凝集，因此电子密度较低。核内核仁常见。

胞浆内含有丰富的核糖体，线粒体较多，圆或卵圆形；高尔基复合体发育良好，常见几个基本结构单位围着中心体。粗面内质网增多，且形状多样。此外，高尔基复合体开始制造嗜天青颗粒，颗粒为圆形或卵圆形，外有界膜包裹，但电子密度不同，低者可能系较年轻的颗粒，电子密度高者，可能是较成熟的颗粒，这些颗粒的出现，标志着细胞发生了质的变化。因此，凡在光学显微镜下见有嗜天青颗粒，同在电镜下见有此粒者，都应划入早幼粒细胞阶段。

（三）中性中幼粒细胞（neutrophilic myelocyte）

中幼粒细胞比中性早幼粒小，平均直径 10 μm，呈圆形或卵圆形，有时外形不很规则，表面微绒毛很少。核相对小，有凹陷，有时呈肾形。常染色质与异染色质的含量各半，核仁消失。

胞浆更趋丰富。核糖体和粗面内质网减少，后者由扩张的囊状变成扁平状，线粒体也减少，且体积变小。高尔基复合体仍很发达，开始制造特异性颗粒——中性颗粒，早期颗粒聚集在高尔基复合体附近，呈丛状，随着细胞的发育，数量逐渐增加，并分散于整个胞浆内。中性颗粒的大小和形状非常不同，典型者酷似球形，直径约 200 nm，其内容物还很不清楚，但已知含有 Lactoferrin 和溶菌酶，电子密度较嗜天青颗粒低，二者之比约为 1∶1.1。而且，细胞每分裂 1 次，这种颗粒就减少一半。

（四）中性晚幼粒细胞（metamyelocyte）

中性晚幼粒细胞略小于中性中幼粒，外形不规整，有多微绒毛和吞饮现象。胞核逐渐从肾形，经马蹄形向分叶发展。胞核呈不规则的 U 字形，异染色质为主，仅有少量常染色质位于近中央部位，因此整个胞核电子密度较高。核内没有核仁。

胞浆比中性中幼粒更丰富，其中出现大量糖原颗粒，因此整个胞核电子密度较高。胞浆内的细胞器都减少，高尔基复合体逐渐变小，呈不活跃状态。嗜天青颗粒进一步减少，而中性颗粒明显增加。

（五）中性杆状核和分叶核粒细胞（neutrophilic band and segment granμlocyte）

细胞外形不整，直径约 10～12 μm。核分两叶，或两叶间由核膜丝（有者两膜间含有少许异染色质）相连，但细丝间决无核孔。细胞核主为异染色质的凝块，凝块间被核孔隔断，看来，此时核与胞浆仍由核孔沟通，蛋白质合成停止，有时可见核泡。

胞浆内含有丰富的糖原颗粒，而核糖体明显减少，粗面内质网少见。线粒体亦减少，体积变小。高尔基复合体呈球形，显示退行性变形态，完全失去制造颗粒的能力。微管极少，常有空泡出现。中性颗粒增多，通常为圆或椭圆形，电子密度中等。

（六）嗜酸性粒细胞（eosinophilic granμlocyte）

嗜酸粒细胞的体积较中性和嗜碱性者大。胞浆中含有两种颗粒：一种为体积较大的嗜酸颗粒，圆形或略椭圆形，直径约 0.5 μm，有界膜，颗粒中央有方形的，长方形的，圆形的或点状的结晶体，晶体的大小不等，一般者约 3 nm，不透明，周围为均匀一致的基质。它们含酸性磷酸酶，但结晶状核心没有酶的活性，可能是一种蛋白质的结晶。另一种颗粒在早期幼稚阶段细胞中出现，颗粒没有结晶体核心，内容均质，电子密度高，圆形，直径约 0.5 μm，这种颗粒可能是嗜天青颗粒。随着细胞的成熟，嗜酸颗粒逐渐增多。线粒体比中性者含量多，体积也大些；高尔基复合体比较好；核糖体和粗面内质网比中性者持续时间长，糖原粒子丰富，常见脂肪滴。

（七）嗜碱性粒细胞（basophilic granμlocyte）

嗜碱性颗粒的固定不够理想，所以，研究其亚结构也就比较困难一些。嗜碱性粒细胞成熟过程与嗜酸性粒细胞相似，嗜碱性早幼粒细胞核大，圆形，胞浆中有大小不等电子密度高的颗粒。

成熟嗜碱性粒细胞呈圆形，核分 2～3 叶，核内异染色质沿核膜呈粗块状聚集。由于嗜碱性粒细胞嗜碱性颗粒在标本固定时易被抽掉故胞浆内有空泡。

三、单核细胞系

（一）原始单核细胞（monoblast）

原始单核细胞的核很大，呈圆形或椭圆形，且常有凹陷，以常染色质为主，仅核膜周边含有少量的异染色质，可见 1～2 个不规整的核仁。

胞浆内含有丰富的核糖体和中等数量的微丝；线粒体较多，大小不一。粗面内质网少，且扁平短；高尔基复合体比较发达，常于核凹处出现，一对中心粒位于中央，也常看到中心粒之随体向四周呈放射状发出的微管。有时可见少许小嗜天青颗粒，圆形，多在高尔基复合体近处出现。

（二）幼稚单核细胞（promonocyte）

幼稚单核细胞的外形不规整，可有少量的微绒毛，直径约 10～20 μm。核凹陷渐深，异染色质增加，核中部也可有小块的异染色质成分，核仁 1～

2个。

胞浆内含圆形、椭圆形或杆状颗粒增多，体积也较大，成熟者小，电子密度高。粗面内质网减少，呈扁平囊状；核糖体仍丰富，高尔基复合体发育良好，线粒体很多。

（三）单核细胞（monocyte）

成熟单核细胞表面不规整，微绒毛较多，还有许多吞饮小泡。胞核凹陷较深，常呈U字形，常染色质较其他成熟细胞者多，核周有异染色质，有时可见1～2个小核仁，核仁周围伴有异染色质凝块。

胞浆内仍含有丰富的核糖体；线粒体亦多，但体积小，多呈长椭圆形。微丝束多于核近处出现；粗面内质网不少。高尔基复合体仍发达，有丰富的小泡，颗粒较多，有者稍少，其形、大小和电子密度各不一样。单用醋酸铅染色时，可见细胞浆内含有丰富的糖原，PAS阳性反应，这些糖原多凝集成小丛状。

四、淋巴细胞系

（一）原始淋巴细胞（lymphoblast）

原始淋巴细胞外形不规整，有很多发样突起和吞饮状态。胞核椭圆形，或有轻度凹陷，以常染色质为主，含有1～2个大而明显的核仁。

胞浆多少不定，内含丰富的核糖体和聚核糖体。粗面内质网较少。线粒体大，数量少，微管较多。高尔基复合体发育不好，比一般细胞者小。胞浆内无颗粒存在，偶有1～2颗溶酶体。

（二）幼稚淋巴细胞（young lymphocyte）

幼稚淋巴细胞的体积较原始者似小些，形态同前。胞核多为蚕豆状或圆形，可有切迹，常染色质减少，与异染色质之比约为1∶1；有时可见1～2个小核仁。

胞浆似有增加，线粒体可见，大都为椭圆状；粗面内质网可见，亦可见到高尔基复合体；核糖体仍丰富，间有糖原颗粒。经常见到空泡和脂肪滴存在。

（三）淋巴细胞（lymphocyte）

大淋巴细胞的直径9～16 μm，小淋巴细胞的直径6～8 μm；前者胞浆多，后者核染色质致密，余两者基本基本相似。核常偏一侧，可有小的切迹，主为异染色质，主要在核周，核中部分亦散有凝集的异染色质。可有小核仁1～2个，因被致密的染色质覆盖，故瑞氏染色时不易看到。核孔减少，但显著。

胞浆量多少不定，大淋巴细胞者多，小淋巴细胞者少，他们周边可有吞饮小泡、吞饮状突起和微绒毛。胞浆内含有丰富的核糖体及聚核糖体；内质网均可见到；线粒体少，体大、嵴清晰。高尔基复合体发育不好，含有少量的糖原。偶见微管和几颗嗜天青颗粒，厚者由膜包裹，中心致密，过氧化酶阴性反应。

五、浆细胞系

（一）幼稚浆细胞（young plasmocyte）

原始和幼稚浆细胞的形态特殊，核常偏向一侧，圆或椭圆形，以常染色质为主，异染色质仅于核周有少量的凝集（越幼者越少），可见核仁1～2个。

胞浆量较其他细胞者多，内含丰富的核糖体和聚核糖体。具有较发达和丰富的粗面内质网（年轻浆细胞含量少），免疫化学电镜，显示它们分泌球蛋白，所含的抗体与B淋巴细胞产生的抗体相一致。由高尔基复合体制造的抗体，先位于核周围，随后进入内质网囊内。高尔基复合体制造的小囊，内含许多物质，其分泌方式：细胞本身破裂崩溃，将其内容物散布于血浆中，显然这不是生理下的方式。或者以核泡的伸缩方式将物质送入血液中。高尔基复合体非常发达，线粒体也很多。

（二）浆细胞（plasmocyte）

成熟浆细胞于电镜下，其形状更为特殊，发达的内质网，几乎占据了整个胞浆，除中心体外，由内质网形成板层状，囊的外层附有大量的核糖体。

胞核圆形或椭圆状，异染色质除附着于核膜外，尚有大块致密的异染色质散布于核中，有时可以看到核仁的残迹。

胞浆内含有中等数量的、长形的线粒体，特别于高尔基复合体附近较多。溶酶体可见，但吞饮小泡较多。有时可以看到吞噬的红细胞轮廓或残迹。高尔基复合体较发达，看上去比较硬，故常将核推挤至细胞的一侧。游离的核糖体很少，所以缺乏嗜碱性。

六、巨核细胞（血小板）系

（一）原始巨核细胞（megakaryoblast）

原始巨核细胞体积较大，在超薄切片下呈球形，周边常不整。核圆或椭圆状，稍大者常有多凹陷，常染色质占优势，仅核周有少许异染色质，核仁2～6个。核孔较多，核周池以特殊的过氧化酶处理后呈阳性反应。

胞浆内含有丰富的核糖体和聚核糖体，内质网呈短棒状。含有较多量的线粒体，高尔基复合体发育良好，并可见其制造颗粒的痕迹。有时可见少量的小圆形颗粒，称此为血小板颗粒。偶尔局部出现泡状结构，据说这是分界膜的起始。分界膜是将细胞浆分隔成若干小区，其膜就叫分界膜，每个小区即未来的一个血小板。这种膜有人认为由滑面内质网形成，亦有人认为由胞浆膜内陷形成。

（二）幼稚巨核细胞（young megakaryocyte）

幼稚巨核细胞随着发育过程逐渐增大，直径从 15 μm 增至 40 μm，甚至更大，外形不规则，表面平滑，有少量突起。胞核巨大，有大小不等的分叶，异染色质在核周增加凝集，核仁从明显到不明显。胞质内有丰富的游离核糖体，粗面内质网少而分散，线粒体小，呈圆形。高尔基复合体发育良好，膜囊堆分散分布，参与血小板颗粒的形成。胞质内糖原颗粒增多，常呈小堆状分布。胞质内还出现一种血小板分界膜系统（DMS）。DMS 是一种光面膜系统，由胞膜内陷形成，DMS 开始局限于细胞的一个部位，随着细胞成熟而不断增多，并扩展到整个胞质。血小板颗粒不断增多，直径 0.2～0.3 μm，呈圆形或卵圆形，外有界膜包围，内容均质或有电子密度较高的核心。

（三）巨核细胞（megakaryocyte）

巨核细胞体积极大，直径可达 100 μm，外形不规则。胞核形状也不规则，可分成很多叶，异染色质在核周明显凝集，有时可见核仁。胞质内有大量的 DMS，使整个细胞呈海绵状，血小板就是沿着 DMS 裂开而形成的。胞质内其他细胞器与幼巨核细胞相似，有少量分散的核糖体和粗面内质网。线粒体呈小圆形，糖原颗粒很丰富，高尔基复合体膜囊堆分散分布。胞质内有大量血小板颗粒，随着血小板形成而分散到每一个血小板中。此外，在细胞表面常有一层无细胞器的外质层。

（四）血小板（thrombocyte）

血小板呈两面微凸的圆盘状，直径为 2～3 μm。血小板的微管、微丝和膜下细丝共同构成血小板的骨架，维持血小板的圆盘状结构，同时又是血小板收缩系统的主要成分。血小板的微管呈环状位于血小板外周。血小板内有多种细胞器，其中最主要的是各种血小板颗粒，如 α 颗粒、致密颗粒、溶酶体和过氧化物酶体等。此外，还有线粒体和少量内质网、小泡和高尔基复合体膜囊结构等。血小板内有糖原颗粒，分散或成堆地分布于胞质中。除了细胞器外，血小板有两种特有的管道系统，即开放管道系统（OCS）和致密管道系统（DTS）。OCS 是血小板表面凹陷入血小板内部所形成的曲折管道系统，是血小板向外分泌物质的通道。DTS 管道较细，具有过氧化物酶活性。两种管道系统在血小板收缩活动中起重要作用。

（姚军霞　宋善俊）

第五节　造血调控因子的检测

一、造血调控因子

造血调控因子是促进骨髓造血细胞分化增殖和定向成熟的一系列活性蛋白。可分成两大组：第一组是集落刺激因子（colony stimμlating factor，CSF），能刺激体外培养的造血前体细胞形成定向分化的细胞克隆，但不能直接作用于淋巴细胞；第二组是白细胞介素（IL－1、2、3、4、5、6、7、8、9、10、11），可直接作用于淋巴细胞，亦能作用于造血前体细胞，促进其分化成熟，其中 IL－3 又称多能集落刺激因子。

（一）集落刺激因子（CSFs）

1. 粒细胞集落刺激因子　粒细胞集落刺激因子（G－CSF）是由单核一巨噬细胞、血管内皮细胞和成纤维细胞全成的多肽，分子量为 19 kD。G－CSF能刺激骨髓粒细胞前体，使之分化增殖为成熟粒细胞的集落。G－CSF 还能作用于完全成熟的终末粒细胞，提高中性粒细胞的吞噬能力，促进超氧化物的产生。临床上 G－CSF 可用于各种中性粒细胞减少症的治疗。G－CSF 作为肿瘤化疗的辅助制剂，在化疗前的适当时机给予，可使髓性白细胞进入细胞周期，对大剂量化疗药物的治疗更敏感；在化疗中或化疗结束后给予，可以缩短骨髓抑制期。

2. 粒细胞一巨噬细胞集落刺激因子　粒细胞一巨噬细胞集落刺激因子（GM－CSF）是分子量为 22 kD 的糖蛋白，主要来源于活化的 T 细胞、B 细胞、单核一巨噬细胞、成纤维细胞和血管内皮细胞。GM-CSF 可以作用于造血干细胞，促进其分化增殖，而所形成的细胞不限于中性粒细胞和单核一吞噬细胞系统。体外实验研究发现，随着 GM-CSF 浓度的增加，首先刺激单核一巨噬细胞增殖，随后是中性粒细胞，最后是嗜酸性粒细胞和巨核细胞。此外 GM-CSF 还能刺激多能干细胞和早期红细胞的增殖和分化。

3. 单核-巨噬细胞集落刺激因子　单核-巨噬细胞集落刺激因子（M-CSF）是 1 种 40 kD 的多肽，主要来源于单核-巨噬细胞、血管内皮细胞和成纤维细胞。其功能主要是刺激骨髓单核-巨噬细胞的前体细胞，使之分化成熟，形成单核细胞集落。M-CSF可刺激骨髓内单核-巨噬细胞集落的形成，后者又能分泌 M-CSF 和 GM-CSF 等，形成一个逐渐放大的细胞因子网络；同时可促进骨髓生成中性粒细胞，使细胞数量增加的同时，细胞功能也增强。M-CSF 亦能作用于终末细胞，增强厉熟单核-巨噬细胞的功能。M-CSF 具有较强的造血作用，已试用于肿瘤化疗后多种血细胞减少症，可以加速化疗所致的中性粒和血小板减少的恢复，而且副作用减轻。M-CSF 还能增加单核细胞对多中白血病细胞株的反应性，因此已试用于治疗前白血病状态的骨髓异型性征候群。

4. 红细胞生成素　红细胞生成素（erythropoitin，EPO）是 1 种糖蛋白，分子量约 30～39 kD，主要由肾小管内皮细胞合成，也可由肝细胞和巨噬细胞产生。EPO 是 1 种强效的造血生成因子，在0.05～1 U/mL 时即呈剂量依赖效应。EPO 活性单一，只作用于骨髓巨核前体细胞，可刺激红祖细胞及早幼红细胞形成成熟的红细胞集落；对红细胞造血过程的调节需其他细胞因子（如 IL～3、GTM-CSF 和 IL-1 等）的协同作用才能完成。EPO 的产生受机体内血容量和氧分压的调节，在失血或低氧的刺激下，EPO 水平迅速上升。在某些肿瘤患者，可也现 EPO 异常增高；骨髓造血反应不良的贫血患者，其 EPO 也升高。

5. 干细胞刺激因子（SCF）　SCF 是作用于多系的造血细胞生长因子，它所作用的靶细胞比 IL-3的靶细胞更为原始，单独使用 SCF 对各系造血细胞具有一定刺激作用，但与 CTM-CSF、IL-3、IL-7、IL-6 等合成则有显著的协同作用，促进造血干/祖细胞的增殖分化，对造血系统功能低下，肿瘤患者的贫血、骨髓移植及辐射造成的骨髓损伤具有潜在应用价值。具有自我更新增殖能力的造血干细胞和分化潜能的祖细胞是基因治疗中重要靶细胞。研究表明，SCF 在体内可促进向造血干/祖细胞的基因转移效率，SCF 与 IL-6 合用可促进造血干细胞的存活和更新。

6. 促血小板生成素（TPO）　在体内外生物活性的系列研究显示，TPO 不仅刺激巨核细胞的增殖成熟、增加外周血小板的数量、还可增加骨髓内巨核细胞和祖细胞（包括 CD34＋的干细胞）的数量。

（二）白细胞介素（ILs）

在对免疫应答的研究过程中，在丝裂原刺激的细胞培养上清中发现了许多具有生物活性的分子，研究者各以自己测得的活性进行命名，十几年报道了近百种因子。后来借助分子生物学技术进行比较研究发现，以往许多以生物活性命名的因子实际上是具有多效性的同一物质。为了避免命名的混乱，1979 年第二届国际淋巴因子专题会议将免疫应答过程中白细胞间相互作用的细胞因子统一命名为白细胞介素（interleukin，IL），在名称后加阿拉伯数字编号以示区别，例如 IL-1、IL-2……新确定的因子依次命名。只有取行克隆化的基因、明确产物的性质和活性才能得到国际会议的认可。白细胞介素是非常重要的细胞因子家族，现在得到承认的成员已达 15 个；它们在免疫细胞的成熟、活化、增殖和免疫调节等一系列过程中均发挥重要作用，此外它们还参与机体的多种生理及病理反应。

1. 白细胞介素 1

（1）IL-1 的产生细胞：IL-1 主要由巨噬细胞产生，此外几乎所有的有核细胞均可产生 IL-1。IL-1 有 2 种不同的分子形式，1 种称 IL-1α，由 159 个氨基酸组成；另 1 种称为 IL-1β，含 153 个氨基酸；二者由不同的基因分别编码。虽其氨基酸顺序仅有 26%的同源性，然而 IL-1α 和 IL-1β 以同样的亲和力结合于相同的细胞表面受体，发挥相同的生物学作用。IL-1 受体（IL-1R）IL-1R 几乎存在于所有有核细胞表面，主要有 2 种类型：1 种为 IL-1R1，其分子伸入胞浆内的肽链部分较长，起着传递活化信号的作用；另 1 种为 IL-1R2，胞内部分的肽段较短，不能有效地传递信号，而是将胞外部分的肽链释放到细胞外液中，以游离形式与 IL-1 结合，发挥反馈抑制作用。

（2）IL-1 对造血的调节主要通过：诱导骨髓

间质细胞产生；诱导皮肤成纤维细胞产生 G-CSF 和 GTM-CSF，外周血淋巴细胞产生 GTM-CSF。IL-1 还能下调 CSF 受体的表达，促进骨髓造血前体细胞的增生。

2. 白细胞介素 2

（1）IL-2 的产生细胞：IL-2 主要由 T 细胞（特别是 $CD4^{+}$ T 细胞）有受抗原或丝裂原刺激后合成；B 细胞、NK 细胞及单核—巨噬细胞亦能产生 IL-2。IL-2 分子量为 15 kD，是含有 113 个氨基酸残基的糖蛋白。IL-2 具有一定的种属特异性，人类细胞只对灵长类来源的 IL-2 起反应，而几乎所有种属动物的细胞均对人的 IL-2 敏感。IL-2 受体（IL-2R）IL-2 的靶细胞包括 T 细胞、NK 细胞、B 细胞及单核—巨噬细胞等。IL-2R 包含 3 条多肽链：1 条为 α 链，分子量 55 kD；1 条为 β 链，分子量 75 kD；另 1 条为 γ 链，分子量 64 kD。α 链的胞内区较短，不能向细胞内传递信号，而 β 链和 γ 链的胞内区较长，具有传递信号的能力。3 种肽链单独与 IL-2 结合亲和力较低，只有同时表达才能产生高度亲和力。

（2）IL-2 的功能：刺激 T 细胞生长各种刺激物活化的 T 细胞一般不能在体外培养中长期存活，加入 IL-2 则能其长期持续增殖，因此 IL-2 曾被命名为 T 细胞调控因子。此外还可广泛作用于 NK 细胞、LAK 细胞以及 B 细胞，调节其激活与生长。

3. 白细胞介素 6（IL-6） IL-6 可由多种细胞合成，包括活化的 T 细胞和 B 细胞、单核—巨噬细胞、内皮细胞、上皮细胞以及成纤维细胞等。人类 IL-6 基因位于第 7 号染色体上；IL-6 分子量在 21～30 kD 之间，其差异是由于肽链的糖基化和磷酸程度不同所致。IL-6 由 2 条糖蛋白链组成；1 条为 α 链，分子量 80 kD；另 1 条为 β 链，分子量 130 kD。α 链缺少胞内区，只能以低亲合性与 IL-6 结合，所形成的复合物迅即与高亲和性的 β 链结合，通过 β 链向细胞内传递信息。IL-6 的功能：IL-6 作用的靶细胞很多，包括巨噬细胞、肝细胞、静止的 T 细胞、活化的 B 细胞和浆细胞等；其生物效应也十分复杂，曾称为 B 细胞刺激因子 2（BSF-2）、26 kD 蛋白、B 细胞分化因子（BCDF）、肝细胞刺激因子（HSF）等。

4. 白细胞介素 11（IL-11） IL-11 是 1 种促血小板生长因子，直接刺激造血干细胞和巨核系祖细胞的增殖，诱导巨核细胞的成熟分化，促进巨核细胞和血小板生成，增加体内血小板计数并保持其功能。在造血系统被抑制的动物模型中，IL-11 表现出很强的促血小板生成活性，可促进骨髓抑制后血小板的恢复，减少血小板降低的幅度及其持续时间。有研究结果表明，体内应用 IL-11 后，巨核细胞的超微结构完全正常，血小板的形态和功能均正常，半衰期也在正常范围。板的形态和功能均正常，半衰期也在正常范围。

二、造血调控因子的检测

（一）生物学检测法

造血调控因子的检测方法中，生物活性检测法最为基础。

生物学检测又称生物活性检测，是根据细胞因子特定的生物活性而设计的检测法。由于各种调控因子具有不同的活性，例如 IL-2 促进淋巴细胞增殖，TNF 杀伤肿瘤细胞，CSF 刺激造血细胞集落形成，IFN 保护细胞免受病毒攻击，因此选择某一细胞因子独特的生物活性，即可对其进行检测。生物活性检测法又可分为以下几类：

1. 细胞增殖法 许多细胞因子具有细胞调控因子活性，特别是白细胞介素，如 IL-2 刺激 T 细胞生长、IL-3 刺激肥大细胞生长、IL-6 刺激浆细胞生长等。利用这一特性，现已筛选出一些对特定细胞因子起反应的细胞，并建立了只依赖于某种因子的细胞系，即依赖细胞株（简称依赖株）。这些依赖株在通常情况下不能存活，只有在加入特定因子后才能增殖。例如 IL-2 依赖株 CTLL～2 在不含 IL-2 的培养基中很快死亡，而加入 IL-2 后则可右体外长期培养。在一定浓度范围内，细胞增殖与 IL-2 量呈正比，因此通过测定细胞增殖情况（如使用 ^{3}H～TdR 掺入法、MTT 法等）鉴定 IL-2 的含量。除依赖株外，还有一些短期培养的细胞，如胸腺细胞、骨髓细胞、促有丝分裂原刺激后的淋巴母细胞等，均可作为靶细胞来测定某种细胞因子活性。

2. 靶细胞杀伤法 是根据某些细胞因子（如 TNF）能在体外杀伤靶细胞而设计的检测方法。通常靶细胞多选择体外长期传代的肿瘤细胞株，利用同位素释放法或染料染色等方法判定细胞的杀伤率。

3. 细胞因子诱导的产物分析法 某些调控因子可刺激特定细胞产生生物活性物质，如 IL-2、IL-3 诱导骨髓细胞合成胺、IL-6 诱导肝细胞合成

α1 -抗糜蛋白酶等。通过测定所诱生的相应产物，可反映细胞因子的活性。

此外，也可用免疫学检测法和分子生物学检测法。

(二) 免疫学检测法

造血调控因子均为蛋白或多肽，具有较强的抗原性。随着重组细胞因子的出现，可较方便地获得造血调控因子的特异性抗血清或单克隆抗体，因此可利用抗原抗体特异性反应的特性，用免疫学技术定量检测造血调控因子。尽管造血调控因子种类繁多，只要获得了针对某一因子的特异性抗体(包括多克隆抗体或单克隆抗体)均可采用相似的技术开展工作。常用的方法包括 ELISA、RIA 及免疫印迹法。目前，几乎所有常见造血调控因子的检测试剂盒均有商品供应。此外还可利用酶标或荧光标记的抗细胞因子单克隆抗体，原位检测因子在细胞内的合成及分布情况。免疫学检测法可直接测定样品中特定造血调控因子的含量(用 ng/mL表示)，为大规模检测临床患者血清中细胞因子的含量提供了方便。本法仅测定造血调控因子的抗原性，与该因子活性不一定相平行，因此要了解造血调控因子的生物学效应，必须结合生物学检测法。

(三) 分子生物学方法

这是一类利用造血调控因子的基因探针检测特定细胞因子基因表达的技术。目前所有公认的造血调控因子的基因均已克隆化，故能较容易地得到某一细胞因子的 cDNA 探针或根据已知的核苷酸序列人工合成寡聚核苷酸探针。利用基因探针检测细胞因子 mRNA 表达的方法多种多样，常使用斑点杂交、Northernblot、逆转录 PCR，细胞或组织原位杂交等。实验的关键在于制备高质量的核酸探针和获得合格的待测物(提取的 mRNA 样品或细胞/组织标本)。核酸探针是指一段用放射性同位素或其他标记物(如生物素、地高辛等)标记并与目的基因互补的 DNA 片段或单链 DNA、RNA。根据其来源可分为 cDNA 探针、寡核核苷酸探针、基因组基因探针及 DNA 探针等。其中 cDNA 探针和人工合成寡核苷酸探针常用于斑点杂交及 Northernblot，而 RNA 探针因穿透性好更适用于原位杂交。核酸探针技术的应用已经程序化，以 cDNA探针为例主要包括：① 质粒 DNA 的提取；② 靶DNA 片段的分离；③ 靶 DNA 片段标记；④ 待测样品 mRNA 的提取；⑤ 标记 cDNA 探针对待检样品的杂交；⑥ 放射自显影或显色分析。近年来出现的 RT - PCR 检测特异性 mRNA 的方法也广泛用于造血调控因子研究领域。该法具有灵敏、快速等优点，甚至从 1～10 个细胞中就可检出其中的特异 mRNA。

(周　浩　宋善俊)

第六节　造血干/祖细胞培养技术

自从 20 世纪 60 年代初 Till 和 McCμlloch 建立小鼠的脾集落形成单位(CFU - S)的培养技术以来，人们相继建立了人各系统造血祖细胞的培养方法。近年来，随着造血细胞分选技术不断改进和各种细胞生长因子的克隆成功，造血干祖细胞的培养技术也产生了极大的发展。目前，这些技术已经广泛应用于细胞生物学、遗传学、药理学、免疫学和肿瘤学等基础研究上，以及细胞治疗、生物治疗等临床研究上。

体外造血干/祖细胞的基本培养条件、培养过程等大致相同。

一、造血干/祖细胞培养的基本条件

造血细胞培养是模拟造血细胞在体内环境生长的过程，所以对培养温度、pH 值、湿度、营养物质和渗透压等要求都与人体正常的生理条件类似。只是细胞培养的体系中需要假入抗菌素防止污染。

1. pH 值和气体环境　体外细胞培养 pH 值要求在 7.2～7.4，pH 值低于 6.8 或高于 7.6 则对细胞有害，甚至退变或死亡。但某些细胞在偏酸环境对生长更有利。氧气和二氧化碳是造血祖细胞生长所必需的气体，并且后者与 HCO_3^- 构成了维持培养体系 pH 平衡的重要缓冲对。二氧化碳浓度一般为 5%～7%。

2. 温度和湿度　细胞培养的最适温度一般为 35～37 ℃，而长期液体培养的温度则为 33 ℃。当温度为 20～30 ℃时，细胞生长缓慢；45 ℃以上一个小时细胞就会死亡；0 ℃时细胞内就会结冰，导致细

胞损伤而死亡。为了保持环境的湿度一般在培养箱内放置装有水的器皿。

3. 无菌环境　体外培养的细胞因为不具有抵抗和清除外来异物的能力，因此在培养过程中要严格无菌操作，并且在体系中加入抗菌素。

4. 实验室基本要求　细胞培养室要求环境整洁、通风、布局合理，无菌操作间要与准备间、观察间隔离。实验室应具备超净工作台、倒置显微镜、普通生物显微镜、二氧化碳培养箱、冰箱、离心机、无菌过滤装置、加样器、高压蒸汽消毒设备等。

二、细胞培养的常用试剂及其配制

常用的细胞培养试剂包括细胞培养液、小牛血清、马血清、牛血浆、细胞条件培养液、无血清培养液，以及各种造血细胞生长因子等。

1. 细胞培养液的配制　用于造血细胞培养的培养基有 IMDM、RPMI 1 640、McCOy'S～5A、TC199、Fischer、MEM、DMEM 等，多数不含有碳酸青钠。各种集落的祖细胞的培养对培养基的要求不尽相同，RPMI1 640 主要用于 GM - CFU、F - CFU以及白血病细胞系等的培养；Fischer、MEM 主要用于红系祖细胞的培养；IMDM 可用于各系祖细胞的培养，而 TC199 等多用于细胞的保存。

配制时按照各产品说明书取粉剂，按照需要加入 HEPES、丙酮酸钠等，用双蒸水或去离子水溶解，调整 pH 值到 7.0～7.2，再使用滤器(滤膜孔径 $<$0.045 μm)过滤，在滤菌过程中少量培养液做无菌试验。配制好的培养基放置于 4 ℃保存。

2. 血清和血浆　血清中含有丰富的营养物质，包括大分子的蛋白质和核酸等，对促进细胞生长繁殖、黏附及中和某些毒性物质的毒性起一定的作用。造血祖细胞培养常用的血清有胎牛血清、新生牛血清、马血清以及人血清等。其中以胎牛血清效果最好。自己制备或购买的血清都应该在用前进行严格的检测，并做无菌试验，另外还需进行灭活处理(56 ℃，30 min)，以消除补体活性。

优质血清的外观应为透明无溶血、淡黄色、无沉淀物，灭活后颜色稍微深一些。血清总蛋白为 3.5～4.5 g/100 mL，球蛋白不高于 2 g/100 mL。球蛋白在补体等其他物质的作用下，对细胞有损害，所以血清中球蛋白含量越低，质量越好。

有些细胞的培养常需用到新鲜的、无血小板的人 AB 型血浆，血浆不仅可以用来支持培养组织块，而且还可供给细胞生长的营养物质。其制备方法如下：

(1) 60 mL 的 AB 型全血或脐血，加入 3 mL 2%的甲基纤维素用来分离血浆。

(2) 将血置于 10～15 mL 的离心管中，1 500 r/min离心 10 min，用注射器取出上层血浆。

(3) 血浆再以 3 000 r/min 离心 20 min，凝集物沉于离心管底弃除；上层血浆再通过 0.45 μm 和 0.22 μm的膜过滤，储存在 4 ℃或－20 ℃冰箱中备用。

3. 10%牛血清白蛋白的配制

(1) 称取纯度较高的牛血清白蛋白 10 g，轻轻加入无菌双蒸水 40 mL 左右，在 4 ℃下放置 24 h，使之完全溶解。

(2) 加入 io - Rad 离子交换树脂 AG501 - X8(D)1.5 g，在 4 ℃下轻轻搅拌直到树脂完全变色，再在 1 500 r/min 离心 15 min，取上清。然后重复上过程直到树脂不变色为止。

(3) 将所得的溶液加无菌双蒸水至 50 mL，然后加入等量的 2 倍浓缩的 IMDM 混匀。

(4) 先用纸粗滤，再用 0.22 μm 的滤膜过滤。分装后在- 20 ℃保存。

4. 2.7%甲基纤维素溶液的配制　甲基纤维素可用于各种造血细胞集落培养的半固体支持物。

(1) 在一个 1 L 的烧杯中加入 500 mL 的无菌双蒸水，置于超净台中的可加热的磁力搅拌器上。

(2) 称取 7 g 甲基纤维素，在水热时(不必沸腾)加入烧杯中，并将磁棒放入进行搅拌，使甲基纤维素慢慢融解。

(3) 加热煮沸 10 min，然后使溶液在搅拌状态下冷却到 37 ℃左右。

(4) 加入 500 mL 已经在 37 ℃预热的 2 倍浓缩的 IMDM，继续搅拌 20 min。并且置于 4 ℃下搅拌过夜。

(5) 将上述溶液分装为 25 mL 每瓶，在－20 ℃冰箱冻存。并取少量做无菌试验。

5. 植物血凝素刺激的白细胞条件培养液(PHA - LCM)的制备　目前有些实验室为了使实验结果与过去有可比性，或是从节省开支考虑，仍然采用过去利用新鲜末梢血单个核细胞制备促进细胞生长活性物的方法。

(1) 人的外周血，用淋巴细胞分离液分离单个核细胞，用 RPMI 1 640 培养液洗涤 3 次。

(2) 有 1%的植物血凝素，5%的小牛血清，

200 U/mL 青霉素以及 0.2 mg/mL 的链霉素的 RPMI1 640 培养液。

(3) (1)中分离的单个核细胞按 10^6/mL 的浓度加入上述培养液中 37 ℃,5%～7% CO_2 全湿培养 7 d。

(4) 取上清液,过滤分装,置－20 ℃保存。

三、造血干细胞培养的方法分类

根据各系造血细胞的生长特点,其培养方法也不尽相同。目前国内外使用的培养方法有许多种,并且可以按照这些不同点对它们分类:① 按培养时间的长短分为短期培养和长期培养,长期培养一般在 5 周以上;② 根据培养基中有无血清可分为有血清和无血清培养;③ 按照培养基的形态则可以分为液体和半固体培养。

由于血清中营养物质丰富,并且含有各种活性物质,有利于细胞的生长繁殖,但同时也会因为其复杂的成分而影响实验结果的分析。无血清培养体系则成分明晰,对于研究细胞因子的分泌以及细胞因子的作用机理比较有利,另外也比较适合于对单克隆抗体的制备和纯化的研究。

造血干/祖细胞培养一般使用半固体培养基。半固体培养又可以根据半固体支持物分为琼脂法、血浆凝块法和甲基纤维素法等。3 种方法的优缺点,见表 5-1。

四、造血干/祖细胞的培养技术

造血祖细胞培养的完整过程包括细胞的制备、培养体系的配制、培养条件以及细胞的记数鉴定等。

1. 细胞的制备　造血干祖细胞集落培养分析可以采用不同的骨髓细胞群,包括未经分离的全骨髓细胞、单个核细胞以及纯化或高度浓缩的造血干细胞群。下面介绍单个核细胞的分离步骤:将外周血或骨髓用不含有钙镁的 PBS 或培养液按 1∶1%～2%或 1∶1.5%～7%稀释。然后缓缓加至淋巴细胞分离液上,1 500 r/min 离心 20 min,到时后立即取出中间界面的单个核细胞层,用 PRMI 1 640 洗涤 3 次,每次以 1 000 r/min 离心 10 min。最后根据细胞的数量制备为 2×10^6/mL 的细胞悬液备用。细胞制备后,在含有 2%血清的培养液中,4 ℃下或室温下可以保存 5 h。

2. 培养条件　将细胞按照一定的浓度接种到特定的条件培养体系中,一般的培养条件为 37 ℃、5%的 CO_2 以及全湿条件培养。

3. 集落细胞的鉴定

(1) 直接镜检观察:一般来说形态学就可将 CFU-GM、CFU-E、BFU-E 鉴别,后二者因含血红蛋白合成更易鉴别。在甲基纤维素培养法时,因其透光度较强,直接观察就可将 CFU-Meg 与 CFU-M 鉴别。

(2) 化学染色:可将整个培养体系或取单个集落细胞做 HE 或特殊的组化染色进行鉴定。

(3) 免疫学检查:干细胞定向分化为某一系祖细胞时,也伴随着某些特异型的分化抗原的出现,可以采用 APAAP、ABC 等酶联免疫学的方法测定抗原。如巨核细胞、T 淋巴细胞、B 淋巴细胞集落等。

(4) 细胞和分子遗传学的检查:当细胞的染色体或基因有特异标志时,可以对集落细胞做这些方面的检查。如白血病细胞的集落培养。

五、造血祖细胞的培养及其鉴定技术

(一) 多向性造血祖细胞(CFU-GEMM)

CFU-GEMM 是指在半固体培养基中形成有粒系、红系、巨噬系、巨核系细胞组成的集落。他们是由一个多潜能干/祖细胞发育成熟的多系细胞集落,也称为混合集落(CFU-Mix)。它具有造血干细胞的部分功能但比造血干细胞更趋向成熟。

表 5-1　3 种半固体培养法的优缺点

培养方法	优　点	缺　点
琼脂法	方法简单,容易掌握,细胞生长线形关系较好,可直接压片做原位染色镜检	难以做免疫组化等特殊检查
血浆凝块法	方法简单,容易掌握,标本保存时间较长	接种细胞数目要求高,而产率低,不易分离出单个集落做遗传、免疫等分析
甲基纤维素法	接种细胞少,集落产率高,容易取出单个集落做遗传学、免疫学等特殊检查	培养后的细胞不易保存,不能直接做原位染色镜检

1. 培养体系　采用甲基纤维素培养体系配制4 mL体系：

	加　量	总浓度
1×10^6/mL 的细胞悬液	0.1 mL	2.5×10^4/mL
IMDM 培养液	0.56 mL	
10^{-2}mol/L 的二巯基乙醇	0.02 mL	5×10^5 mol/L
0.2 mol/L 的 L～谷氨酰胺	0.04 mL	2×10^{-3} mol/L
脐血学浆	1.2 mL	30%
100 U/mL rhEPO	0.04 mL	1 U/mL
5 μg/mL rhCSF	0.04 mL	50 ng/mL
2%甲基纤维素	2 mL	1%

按上列顺序加入各种试剂，然后混旋均匀，分别种入 35 mm 的培养皿，每皿 1 mL。置于 37 ℃、5%的 CO_2 以及饱和湿度条件下孵育。

2. 观察记数　培养 7 d 即可看到有两系以上细胞的混合集落，14～18 d 达到高峰，此时可以各种组合的集落，如 GEM、GEm、GEeM、GMm（G：粒系 E：红系 e：嗜酸 M：巨核 m：巨噬）等。另外也有单独存在的各系集落细胞。

3. 各系细胞鉴定　详见各系集落培养内容。

（二）粒、单系造血祖细胞（CFU－GM）

粒、单系造血祖细胞的培养早期多采用白细胞、胎盘、胎肌和肺组织的条件培养液等做集落生长促进物，现多用重组的人生长因子代替。如 GM－CSF。

1. 培养体系　CFU－GM 可以用 RPMI 1 640、IMDM、MEM 等培养基，一般来说琼脂培养的结果较甲基纤维素好。

（1）琼脂体系

	加量（mL）	终体积浓度（%）
胎牛血清	0.66	20
RPMI 1640 培养液	1.65	50
100 U/mL 的 GM－CSF	0.33	10
2×10^6/mL 细胞悬液	0.33	10
3%的琼脂	0.33	10

（2）甲基纤维素体系

	加量（mL）	终体积浓度（%）
胎牛血清	0.66	20
2×10^6/mL 细胞 IMDM 悬液	0.66	20
100 U/mL 的 GM－CSF	0.33	10
2.7 的甲基纤维素	1.65	50

以上两种体系按顺序加样混匀后分别接种在直径为 35 mm 的培养皿，每皿 1 mL。置于 37 ℃、5%的 CO_2 以及饱和湿度条件下孵育 10～12 d。

2. 集落的观察及记数　培养 3～5 d 可以观察到多个细胞组成的细胞丛，5 d 后就可以看到有集落，7～10 d时集落明显增多，此时可以进行记数。14 d 后集落开始减少，细胞退化。CFU－GM 的形态可分为三种：① 致密型：细胞紧密成团，细胞小，以粒细胞为主；② 疏散型：多由个体较大单核巨噬细胞组成，细胞间较分散；③ 混合型：集落中间是较紧密的粒细胞，外围是较分散的单核细胞等。

3. 集落的鉴定　除了通过集落的观察可以对集落进行初步的判断还可对集落的细胞进行压片、染色及特异性检查。

（1）琼脂法　可取完整琼脂凝块压片：在培养皿中加入 2 mL 甲醇，用针头剥离凝块的边缘，固定 20 min 后倒掉甲醇，将皿置于蒸馏水中使凝块浮起，放在载玻片上，再在琼脂块上盖一张湿润的 0.45 μm的滤膜及 2 张滤纸，盖上另一块载玻片，待琼脂快干时依次揭去滤纸等，放室温干燥。做好的干片可以做 HE 染色观察。

（2）甲基纤维素法　则可吸取单个集落鉴定。用一根装有胶乳吸头的毛细滴管在倒置显微镜下吸取单个集落，吹到经多聚赖氨酸处理的玻片上，摊开晾干。将玻片浸入甲醇 10 min 固定。再做 HE 或其他染色检查。

（三）红系祖细胞（BFU－E、CFU－E）

BFU－E 为早期红系祖细胞，其形成的集落具有克隆性，每个红系集落是由一个祖细胞 BFU－E 增殖分化而来。CFU－E 是红系晚期的祖细胞。红系祖细胞的培养在甲基纤维素培养基中生长优于琼脂和血浆凝块法，而且甲基纤维素培养基透光性高，红系集落更易观察。CFU－E 的培养使用的细胞因子是 EPO；BFU－E 培养主要用 PHA－LCM。

1. 培养体系

	加量（mL）	终体积浓度（%）
胎牛血清	0.99	30
10%牛血清白蛋白	0.33	10
2×10^6/mL 细胞 IMDM 悬液	0.33	10
100 U/mL 的 EPO	0.066	2
PHA－LCM（做 BFU－E 集落培养时）	0.33	10
10^{-3}mol/L 的二巯基乙醇	0.033	1
2.7%的甲基纤维素	1.221	37

以上体系按顺序加样混匀后分别接种在直径为 35 mm 的培养皿，每皿 1 mL。置于 37 ℃、5%的 CO_2 以及饱和湿度条件下孵育 7～21 d。以上体系在培养 CFU－E 集落时用等量的 IMDM 培养液替代 PHA－LCM，其他不变。

2. 集落的观察及记数　CFU－E 培养 7 d 记数，8 个细胞以上的细胞团为一个集落形成单位。因为 CFU－E 组成的细胞浆内含有血红蛋白，所以集落的颜色越明显说明细胞越成熟。BFU～E 需要培养 14～20 d 才能形成集落，每个集落有 50 个以上的细胞组成，形状像炸开的礼花。

3. 集落的鉴定　在倒置显微镜下，CFU－E、BFU－E 集落呈现鲜红色，细胞个体小，比较容易和其他祖细胞相区别。当培养时间过短或 EPO 的活性不佳，血红蛋白化不完全的 EFU－E 集落有时呈现浅黄色，容易和嗜酸性细胞集落混淆。此时可以用利用血红蛋白联苯胺染色的方法进行鉴别。操作步骤如下：

(1) 在显微镜下用胶乳吸头的毛细滴管吸取单个集落细胞，吹打在经过 1%赖氨酸处理过的载玻片上，摊开室温晾干。

(2) 在细胞上滴加 1%的联苯胺溶液染色 3 min。

(3) 弃上液，立即加入等量的 2.5%过氧化氢乙醇液作用 2 min，自来水冲洗。

(4) 再用苏木素染液复染 5～10 min，1%的盐酸乙醇脱色 5 s，用水冲洗后晾干镜检。

红系集落细胞染色后，胞浆呈现棕黄色，胞核为蓝色。

(四) 巨核系祖细胞(BFU－MK、CFU－MK)

巨核细胞是产生血小板的细胞，在分化过程中造血干/祖细胞向 BFU－MK、CGU－MK 巨核祖细胞增殖和分化，进入巨核细胞阶段。在体外半固体培养时，细胞因子起着非常重要的作用，主要有 TPO、IL－3、IL－6 和 CSF 等，也可以用重型再障血清和 PHA－LCM 来代替。

1. 培养体系　人的 BFU－MK、CFU－MK 培养常用血浆凝块法和甲基纤维素法，而琼脂法则用于小鼠集落的培养。

(1) 血浆凝块法：(CFU－MK 集落培养)

	加量(mL)	终体积浓度(%)
胎牛血清	0.33	10
2×10^6/mL a－MEM 细胞悬液	0.33	10
10^{-3}mol/L 的二巯基乙醇	0.33	10
3.4 mg/mL IMDM 的氯化钙	0.33	10
PHA－LCM	0.33	10
人或牛血浆	0.99	30
a－MEM	0.66	20

(2) 甲基纤维素法：(CFU－MK 集落培养)

	加量(mL)	终体积浓度(%)
胎牛血清	0.33	10
2×10^6/mL 细胞 IMDM 悬液	0.33	10
10^{-3}mol/L 的二巯基乙醇	0.33	10
PHA－LCM	0.33	10
人或牛血浆	0.99	30
2.7%甲基纤维素	0.99	30

(3) BFU－MK 培养体系：

	加量(mL)	终体积浓度(%)
胎牛血清	0.33	10
2×10^6/mL 细胞 IMDM 悬液	0.165	5
10^{-3}mol/L 的二巯基乙醇	0.33	10
TPO、IL－3、IL－6 和 SCF 组合液	0.165	5
再障血清	0.33	10
人血浆	0.99	30
2.7%甲基纤维素	0.99	30

以上体系按顺序加样混匀后分别接种在直径为 35 mm 的培养皿，每皿 1 mL。置于 37 ℃、5%的 CO_2 以及饱和湿度条件下孵育 7～21 d。

2. 集落观察记数　人细胞培养 12 d，鼠细胞培养 5 d 就可开始记数 CFU－MK 集落；记数 BFU－MK 则分别需要培养 21 d 和 12 d。通常以 3 个以上的细胞团为 CFU－MK 集落，50 个以上的细胞记数为 BFU～MK 集落。

3. 集落的鉴定　取出单个集落细胞后用 PBS 洗细胞 2 遍，然后做进一步的鉴定。

(1) 形态学观察：将上述细胞离心涂片，做瑞氏姬姆萨染色后观察巨核细胞的特征。

(2) 免疫组化的方法检测 GPⅡb/Ⅲa(ABC 法)：将上述细胞晾干后丙酮固定 10 min，在用 PBS 漂洗，再用含 2%马血清的 PBS 室温 15 min 后吸去。滴加 1 滴鼠抗人 GPⅡb/Ⅲa 单抗，室温孵育 60 min，PBS 漂洗 2 次；再加一滴生物素结合的兔抗鼠血清孵育 30 min，漂洗 2 次；将标本浸入含 1%双氧水的甲醇中，室温 60 min，PBS 漂洗 2 次，滴加 ABC 试剂，室温 40 min 后洗涤 3 次，再用DBA显色10 min，PBS漂洗2次；最后用苏木素复染2 min，水冲洗后室温晾干，镜检阳性细胞呈棕黄色或棕黑色。

（陈建华　宋善俊）

第七节　血液免疫学

一、血液学与免疫学的关系

血液学与免疫学有着密切的关系，且两者的内容有相互重叠之处。因此，血液学的研究促进了免疫学的发展，而免疫学应用于临床工作又促进了对血液病发病机制的深入了解及诊断、治疗水平的提高。如在血液学研究白细胞的起源时，观察到淋巴细胞及单核细胞与其他血细胞一样，都是来源于同一个全能造血干细胞（totipotential hemopoietic stem cell）；幼稚淋巴细胞还需在骨髓及胸腺中发育成熟为B淋巴细胞及T淋巴细胞；单核细胞在血循环中短期停留后进入组织中成为巨噬细胞，即免疫反应中的抗原提呈细胞。另外，Landsteiner在1900年即发现了红细胞的ABO血型抗原及其天然抗体，开辟了免疫血液学的先河。Rh血型的发现及其免疫抗体可用抗人球蛋白试验（Coombs试验）检出，更充实了免疫血液学的内容。Coombs试验还可应用于其他免疫性疾病的诊断，进一步显示了血液学与免疫学的进展密切相关。

另一方面，由于近年来免疫学的突飞猛进，发现有些血细胞的减少，如红细胞的生成障碍、溶血性贫血、免疫性中性粒细胞及血小板减少等，都与不同的免疫反应因素有关（主要是免疫性破坏），并阐明了其免疫学发病机制。免疫学分型（immunophenotyping）及血清免疫球蛋白的各种检查的临床应用将淋巴细胞白血病、淋巴瘤及浆细胞病等淋巴增生性疾病诊断的精确性提高到一个新的水平。免疫抑制剂早已广泛地应用于许多血液病，而近年来的单克隆抗体如CD20也开始用来治疗血液病，并将有着光明的前景。

与免疫学密切相关的血液病大致可分为两大类：第一大类为淋巴细胞的异常增生，即淋巴增生性疾病，包括淋巴细胞白血病、淋巴瘤及浆细胞病；第二大类为异常免疫反应（主要是第Ⅱ型及第Ⅲ型超敏反应）所致的血液有形成分（红细胞、粒细胞及血小板）和凝血因子减少，表现为贫血，粒细胞、血小板减少及凝血障碍。惟一特殊的情况是当血中出现抗心磷脂抗体（anticardiolipin，见于原发性抗磷脂抗体综合征，primary antiphospholipid antibody syndrome）及“狼疮抗凝物”（lupus anticoagulant）时，不是表现为凝血障碍而是血栓形成。这种反常情况的机制不明，推测是血小板膜中的磷脂成分与抗体作用后，在没有血管创伤的前提下，使血小板促凝血功能亢进所致。但此机制尚待证实。

二、血细胞破坏的免疫学机制

参与免疫性血细胞破坏的抗体主要是自身抗体，在某些情况也可以是同种抗体，如血型不合的输血及妊娠等。在各种血细胞中，对红细胞受累的了解比较深入，其形式也较其他血细胞为多。现将免疫反应破坏血细胞的不同机制分述如下：

（一）自身抗体

自身抗体与血细胞膜结合，有时还有补体参加，使胞膜变性，在通过脾窦及其他部位的单核～巨噬细胞系统时被吞噬。红细胞与自身抗体的结合还有温度因素参与，如温抗体在常温时即可与红细胞结合，而导致其被吞噬；但冷凝集素只有在低温时才能使红细胞发生聚集，恢复常温后抗体可从红细胞游离，但被激活的补体使红细胞发生溶解（血管内溶血）。冷溶血素（Donath-Landsteiner同种溶血素）可在低温条件下与红细胞结合，在补体的参与下发生溶血。在慢性免疫性血小板减少性紫癜可检出自身抗体，但在中性粒细胞减少时其检出即较困难，因抗体与抗原结合后可能即被自身吞噬。

（二）免疫复合物

当血液中存在游离免疫复合物时，由于红细胞膜有C3b（CR1）受体，血小板有Fc（IgG）受体，中性粒细胞有Fc（IgG）及C3b（CR1）两种受体，可与免疫复合物及补体发生免疫黏附（immune adherence）后在脾脏内被吞噬，但血细胞并非免疫反应中的靶细胞，故常被称为“无辜旁立者”

(innocent bystander)。

(三) 补体

当血液中出现异常的细胞克隆,其胞膜缺乏某种蛋白成分,以致结合补体后不能阻止其替代途径(alternate pathway)的进展,至一定程度时即可发生细胞的溶解。这种类型的机制较少见,典型的病种是阵发性睡眠性血红蛋白尿(PNH),但仔细检查可发现中性粒细胞及血小板也有同样的异常。这一类型的疾病少见。

(四) 同种抗体

红细胞的 ABO 血型有天然抗体,为 IgM 型免疫球蛋白,可在血型不合的输血时引起溶血。抗体可在盐水中与红细胞结合后发生凝集反应,故称"完全抗体"。Rh 血型的抗体需在致敏后才出现,故称为免疫抗体,为 IgG 型免疫球蛋白。其检出需有抗球蛋白抗体的存在,否则红细胞不能在抗血清中发生反应,故又称为"不完全抗体"。一般 Rh 血型不合的溶血导致红细胞在脾脏内被吞噬。只有在极严重的反应时,才会出现血管内溶血。至于红细胞的其他血型抗原及白细胞、血小板的血型抗原亦可导致上述两种类型的输血反应,但这些抗原的抗原性不强,故反应也较轻。

三、免疫性血液病的分类

按发生病变的血细胞种类,免疫性血液病主要分为:免疫性红细胞病、免疫性中性粒细胞减少症、免疫性血小板减少症。

(一) 免疫性红细胞病

免疫性溶血性贫血、再生障碍性贫血(包括纯红细胞再生障碍,pure red cell aplasia PRCA)、阵发性睡眠性血红蛋白尿(paroxysmal nocturnal hemoglobinuria,PNH)。

其中免疫溶血性贫血有许多种类型,表 5-2 是一种分类方法。

(二) 免疫性中性粒细胞减少症

按其免疫作用机制的不同,免疫性中性粒细胞减少症分类如下:

1. 同种免疫性中性粒细胞减少症　包括发热性非溶血性输血反应和同种免疫新生儿中性粒细胞减少症。

2. 自身免疫性中性粒细胞减少症　包括特发性自身免疫性中性粒细胞减少症和症状性自身免疫性中性粒细胞减少症,其中后者常见于自身免疫性疾病(如系统性红斑狼疮,Felty 综合征)和肿瘤性疾病(如 T～γ 淋巴细胞增多症)。

3. 药物性中性粒细胞减少症　按药物作用方式,具体分为半抗原型、免疫复合物型和自身抗体型。

(三) 免疫性血小板减少症

按抗体来源,免疫性血小板减少症可分为自身免疫性血小板减少和同种异型免疫性血小板减少。具体分类见表 5-3。

表 5-2　免疫溶血性贫血的分类

分类		发病原因
自身免疫性溶血性贫血	温自身免疫溶血性贫血(WAIHA)	原发性(自发的,原因不明) 继发性(与淋巴瘤、系统性红斑狼疮、癌症或药物处理有关,症状性)
	冷凝集素综合征(CAS)	原发性(自发的,原因不明) 继发性(与淋巴瘤、支原体肺炎、传染性单核细胞增多症有关,症状性)
	混合型自身免疫性溶血性贫血(mixed～type AIHA)	原发性(自发的,原因不明) 继发性(与系统性红斑狼疮、淋巴瘤有关)
	阵发性寒冷性血红蛋白尿(PCH)	原发性(自发的,原因不明) 继发性(与梅毒、病毒感染有关,症状性)
	直接抗球蛋白试验阴性的自身免疫性溶血性贫血	原发性(自发的,原因不明) 继发性(与系统性红斑狼疮、淋巴瘤有关,症状性)
药物诱发的溶血性贫血		
同种免疫性溶血性贫血	新生儿溶血性贫血 输血反应	

表 5-3 免疫性血小板减少症分类

分　类	发 病 原 因
自身免疫性血小板减少	
	特发性血小板减少性紫癜(idiopathic thrombocytopenia purpura,ITP)
	继发性血小板减少性紫癜(secondary thrombocytopenia purpura)
	自身免疫性疾病
	妊娠期间的自身免疫性血小板减少性紫癜
	药物诱导性免疫性血小板减少症
	其他疾病,如感染、肿瘤、甲状腺病、淋巴系统增生性疾病等
同种异体免疫性血小板减少	
	新生儿同种免疫性血小板减少症
	输血后紫癜
	血小板无效输注

四、常用免疫学检测

(一) Coombs 试验与免疫性溶血性贫血

Coombs 试验(抗人球蛋白试验)仍是目前诊断免疫性溶血性贫血的最主要方法。现代 Coombs 试验分为直接抗球蛋白试验(DAT)和间接抗球蛋白试验,是为检测 RBC 表面抗体和/或补体及血清中抗体而设计的,其关键是 Coombs 试剂的制备。传统方法是将电泳分离的人血清 γ 球蛋白和 β 球蛋白,分别免疫兔(羊)生成抗人 γ 球蛋白抗体(抗 IgG)和抗 β 球蛋白抗体(含抗补体 C3、C4)作为 Coombs 试剂。现已有针对 IgG 各亚型或重链和补体成分 C3b、C3d、C4b 以及 IgM、IgA 等的单克隆抗体特异性试剂。

直接抗球蛋白试验用于检测血清中有无抗 RBC 不完全抗体或补体。DAT 阳性并不意味着一个人红细胞存活期的缩短。医院患者有 10%,献血员中有 1∶1 000 至 1∶9 000 的人会有阳性的 DAT,而没有免疫溶血性的临床表现。与红细胞存活期缩短有关联或无关联的阳性 DAT,在体内可由下列 9 种现象所引起。

1. 内源性红细胞抗原的患者所发生的同种抗体与献血员红细胞上抗原发生反应。

2. 新近接受输血的患者所发生的同种抗体与献血员红细胞上抗原发生反应。

3. 献血员血浆、血浆制品所存在的抗体与患者红细胞上的抗原发生反应。

4. 母亲的同种抗体通过胎盘附着于胎儿的红细胞上,此类抗体常与新生儿溶血病有关。

5. 抗药物(如青霉素)抗体与药物致敏的红细胞相结合。

6. 红细胞膜受某些药物(以头孢菌素类最多见)作用而改变,导致蛋白质(包括免疫球蛋白)非特异性的被红细胞膜所吸附。

7. 对给予药物(如奎尼丁及非那西汀)的反应形成药物/抗药物复合体,使补体成分及 IgG(占少数)与红细胞相结合。

8. 为减少器官及骨髓移植患者的 T 细胞群体,应用有嗜异性抗体存在的马抗人淋巴细胞球蛋白时。

9. 丙球蛋白过高血症患者的免疫球蛋白与红细胞发生非抗体介导的结合时。这种现象的 DAT 阳性也见于应用高剂量静脉用丙球蛋白治疗的患者。

要证实阳性 DAT 不是体外补体致敏的结果,应获取 EDTA 抗凝剂抗凝的标本。这种抗凝的标本可用于 DAT,并提供放散技术所需要的红细胞来源。需要一管新鲜收集的凝固的血液标本作血清研究之用。若怀疑冷抗体引起的 DAT 阳性,其血标本凝固应保持在 37 ℃,直到血清被分离出来为止。

若决定评估阳性 DAT 时,有三方面的调查对测定红细胞在体内被抗体附着的原因有所帮助:

1. 用抗 IgG 及抗 C3d 作试验,可测定附着在红细胞上的免疫球蛋白的类型。

2. 血清抗体筛选与鉴定。这种研究应在室温、37 ℃进行,并用未处理或酶处理的 O 型试剂红细胞做间接抗球蛋白试验(IAT)。

3. 用抗体附着的红细胞放散液作试验,以确认附着抗体的特异性。

进一步的研究：

4. 当血清内没有没有未知抗体存在，在放散液内只有自身抗体存在，且患者最近未曾输过血，不需要进一步做血清学试验。

5. 若在血清内与放散液中或二者有同种抗体发现时，则需进一步研究证实其特异性。若血清与放散液二者在所有试验阶段均无反应，而已知患者接受过高剂量静脉用青霉素，则应考虑用青霉素附着的红细胞作试验。若患者曾输过 ABO 不相合的血液成分，可用 A 型或 B 型红细胞作试验，以确定是否因被动获得的抗 A 或抗 B 而造成的阳性 DAT（图 5-1）。

表 5-4 列出 DAT 阳性的 AIHA 血清学结果。表 5-5 列出使用抗 IgG 和抗 C3 试剂，各种 AIHA 的 DAT 分型结果。

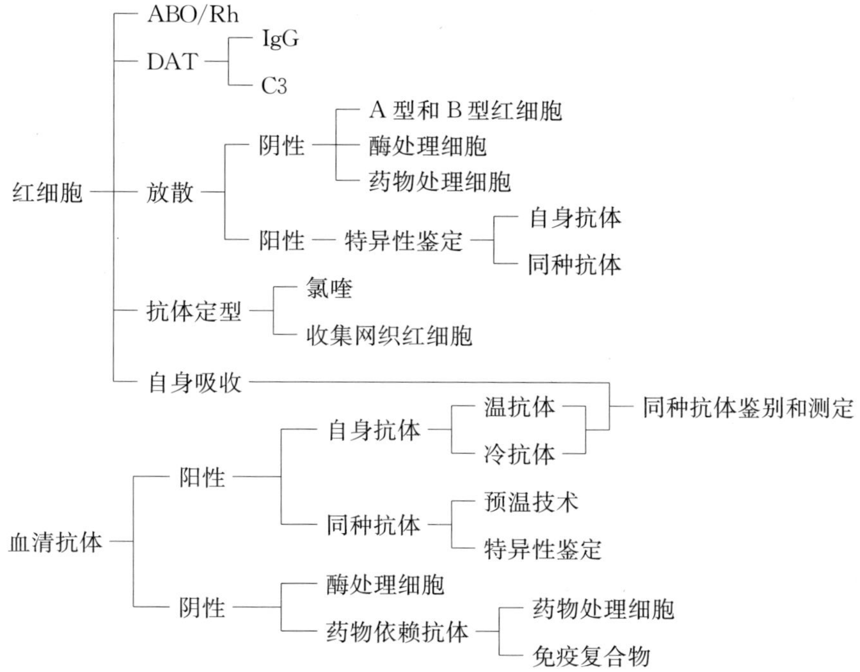

图 5-1　直接抗球蛋白试验阳性时的研究

表 5-4　DAT 阳性的 AIHA 血清学结果

	WAIHA	CAS	混合型 AIHA	PCH	药物诱发 AIHA
患者的%	48～70	16～32	7～8	成人中很少见，儿童中 32	12～18
DAT	20%～66% IgG，24%～63% IgG+C3，7%～14% C3	91%～98%C3	71%～100% IgG+C3	94%～100%C3	94%IgG，6%IgG+C3
免疫球蛋白类型	IgG	IgM	IgG，IgM	IgG	IgG
放散液	IgG	没反应	IgG	没反应	IgG
血清	57%在 IAT 中反应；90%在 IAT 中凝集酶处理红细胞	IgM 红细胞凝集性抗体；在 4 ℃滴度通常>1 000	IgG 反应性抗体；IgM 红细胞凝集性抗体，通常在 30～37 ℃盐水里有反应；滴度常<64	IgG 双相溶血素（DL 抗体）	IgG 抗体类似于 WAIHA
特异性	与 Rh 相关的特异性	通常为抗 I，但也可疑是抗 i；极少抗 Pr	通常的特异性不清楚；可能是抗 I、I 或其他冷凝集特异性	抗 P（与 p 和 p^k 红细胞不反应）	与 Rh 相关的特异性

表 5-5 各种 AIHA 的 DAT 分型结果

	WAIHA	CAS	混合型 AIHA	PCH	药物诱发 AIHA
患者的数目	355	275	61%	17	157
只有 IgG	67%	1	18%	0	94%
IgG+C3	24%	1	71%	0	6%
只有 C3	7%	91	9.8%	94%	0
多特异性阳性	1%	0.7	0	0	0
单特异性阴性	—	—	—	—	—
DAT～阴性	1%	6.3	1.2%	1.2%	0

注：近 80%AIHA 患者血清同时存在抗 RBC 抗体。间接试验的目的就是检测血清中有无抗 RBC 不完全抗体。

（二）具有自身抗体患者的血清学检测

输血前试验中可能存在的问题

1. 冷性反应性自身抗体能引起自身凝集反应，致使 ABO 及 Rh 分型试验结果发生矛盾。自身抗体亦凝集血清分型试验所用的 A 型和 B 型试剂红细胞。

2. 有球蛋白强力附着的红细胞，当其与某些厂商制造的抗 Rh 高蛋白质含量的血清相反应时，可发生自发性的凝集反应，致使 Rh 分型试验的结果发生错误。

3. 在血清里存在的游离自身抗体，实际上将难以获得在血清学上相配合的输血。这种情况特别要当心，因为自身抗体可能掩盖同种抗体的存在。倘若时间容许，在输血前应测定是否存在同种抗体。

在有温型反应性抗体存在时，可用以下方法检测同种抗体：

（1）自身吸附法：在有温型反应性自身抗体存在时，自身吸附法是测定同种抗体的最佳方法。在 37 ℃内患者由于自身抗体作用使自身红细胞上的所有抗原位点都可被封闭。因此，需要从红细胞上放散自身抗体，作为在体外自身抗体吸附试验可供利用的抗原部位。此外，自身红细胞用蛋白质分解酶处理，可增加自身抗体吸附的能力。一旦自身抗体被移去，经吸附的血清，既可用作同种抗体筛选。

（2）异体吸附法：异体吸附法的研究，适于最近曾输过血的患者，或用于自身吸附红细胞量不足的时候。当患者的 Rh 表型未知时，应选择三种 Rh 表型不同的 O 型红细胞标本（R1、R2 及 r）。所有 O 型红细胞应为 K～阴性，一个应缺少 Jk^a，另一个缺少 Jk^b，还有一个应为 s～阴性。这些红细胞需用酶处理，以除去 Fy^a、Fy^b 及 S 抗原的特性，而加强其吸附能力，并用以吸附小量分离的患者血清（对每个小量血清应用一个表型）。当应用酶处理红细胞时，应与试剂抗血清做试验，以显示它们缺乏 Fy^a、Fy^b 及 S 抗原。否则，若这些抗原的同种抗体存在，则将被吸附的程序所除去。对每个小量血清的吸附，可能需要 2 次或 3 次。在吸附以后，此小量血清可与一直常见抗原（Rh、MN，Kidd，Kell 及 Duffy 血型系统）的 O 型试剂红细胞作试验。应用不同的红细胞标本吸附血清，与一组能用于抗体筛选与鉴定的标本混合。例如，若用 K 阴性红细胞吸附的小量血清，其后只与 K 阳性红细胞发生反应，即能推知有无同种抗 K 存在。

（3）稀释技术：在有自身抗体存在时检测同种抗体不是最佳的方法，只是在同种抗体的效价比存在的自身抗体高时有用。

在有冷型反应性自身抗体时，强冷型反应性自身抗体和温反应性自身抗体一样，可掩盖血清内存在的具有临床意义的同种抗体。若此自身抗体在 32 ℃具有反应性。或若它们间接抗球蛋白试验中连接补体于红细胞时，此血清宜应用患者自身的红细胞在 4 ℃进行吸收试验。这样可显露为冷型反应性自身抗体所掩盖的具有临床意义的同种抗体。患者红细胞可用酶处理，便于除去自身抗体。

若自身吸附法的应用因为患者最近曾输过血而不适宜时，或若自身抗体的完全除去不可能时，同种抗体的检测必须严格在 37 ℃进行。在混合之前，患者血清与试剂红细胞应加温到 37 ℃。因为牛白蛋白及其他提高反应的介质能增强冷反应性自身抗体的反应性，所以这些介质不能使用。有些学者喜欢在这个阶段用抗 IgG 试剂替代多特异性抗球蛋白血清。EDTA～抗凝剂的血浆或曾加过 EDTA 的血清（2 mL 血清＋0.25 mL 4.45% EDTA）亦能用以避免自身抗体使补体连接的干扰。

（三）药物诱发抗体的实验室检测

在药物诱发的免疫性溶血性贫血中，某些药物诱发形成的抗体，既针对药物本身，又针对体内的红细胞，造成 DAT 阳性，免疫红细胞破坏。

药物诱发溶血的血清学评估，实行的基本方法和自身溶血性贫血症相同。

1. 单价特异性抗球蛋白血清的分类作用　以免疫复合物机制诱发阳性 DAT 的药物，主要是补体连接于红细胞，但由青霉素或甲基多巴诱发的阳性 DAT 则常为 IgG 致敏于红细胞。由头孢菌素药物相关而非免疫性吸附蛋白质的红细胞，可与某些或所有抗球蛋白血清（即抗 IgG、抗 IgM、抗 C3）及抗白蛋白试剂发生反应。

2. 加入药物检测未知抗体　若血清不与未处理的红细胞起反应，则需与有药物（患者曾接受过的）存在的红细胞作试验。若此药物是已报告过的一种免疫原性的药物，则可用该报告病例所述的试验技术。若无此类的讯息可利用时，可用该药物在磷酸盐缓冲液中的浓度约为 1 mg/mL 的溶液进行试验。

3. 用药物处理红细胞检测未知抗体　当青霉素或头孢菌素被疑为阳性 DAT 的原因时，用患者的血清及红细胞的洗脱液与药物处理的红细胞反应，以确定血清和洗脱液中存在抗体的特异性。

同理，药物抗体结合试验也可用于判断引起血小板破坏的药物或诊断药物诱导性免疫性血小板减少症。

（四）淋巴细胞亚群分析

再生障碍性贫血患者外周血或骨髓中 CD3＋、CD8＋T 细胞比例增高，CD4＋/CD8＋比值倒置。HLA～DR＋CD8＋、CD8＋Tac＋活化 T 细胞比例增高。RT～PCR 分析 T 细胞（抗原识别）受体（TCR）亚家族，可见克隆性 T 淋巴细胞增殖。NK 细胞比例下降，活性降低。但在纯红细胞再生障碍患者，NK 细胞比例增高，某一基因亚型克隆性 T 淋巴细胞增殖。

（五）CD34＋干细胞分析

不同致病因子可能通过不同途径影响造血干/祖细胞，使造血干/祖细胞自我复制和分化、成熟受阻，其中免疫调节机制异常在 AA 发生与发展中起重要作用。免疫调节紊乱与造血干/祖细胞或造血微环境异常在 AA 的发生和发展中的因果关系尚待进一步研究证实。其表现为 CD34＋细胞比例下降，CD34＋C－kit＋细胞比例下降，Fas（CD95）抗原表达增高，凋亡比例增高。

（六）细胞因子和 HLA 抗原检测

AA 中，IFN、TNF、IL－2、TGF－β 增高，GM－CSF、红细胞生成素（EPO）、IL－3、IL－6 等造血因子正常或增高，且 HLA－DR2＋。

（七）血清抗体检测

纯红再障患者血清 IgG 轻度增高，PRCA－IgG 阳性。

在特发性血小板减少性紫癜患者，用 ELISA 方法或者流式细胞术（FCM）可以测定抗血小板相关抗体（PA－Ig），包括 PA－IgG、PA－IgA 和 PA－C3，PA－C4 及抗 GPⅡb/Ⅲa、抗 GPⅠb/Ⅱa 抗体等。两种方法敏感性均较好，但特异性较差。采用抗血小板抗原单克隆抗体特异性固相化法（MAIPA）及改良抗原俘获酶免疫 ELISA 法（MACE），可提高检测的特异性。

同样的方法也用于新生儿同种免疫性血小板减少症和输血后紫癜、血小板输注无效、周期性血小板减少症、肝素相关性血小板减少症（HIT）、HIV 相关性血小板减少性紫癜的诊断和鉴别诊断。

（八）血浆抑制试验

PRCA 患者血浆能抑制自身和正常骨髓 RBC 系统祖细胞的集落形成，而对粒细胞系统、单核细胞系统祖细胞的集落形成无影响。

（九）补体溶血试验

包括酸化血清试验（Ham 试验）、蛇毒因子（COF）试验、蔗糖和热溶血试验等。在 PNH 患者，上述试验均为阳性。其中，Ham 试验特异性较高，有确诊价值，但可有 20%～30%假阴性。

（十）GKPI 连接蛋白检测

外周血和骨髓血细胞 CD59－、CD56－、CD16－（FcγRⅢ，存在于白细胞膜上，为 IgG Fc 结合点）＞5%～10%对于 PNH 具有确诊意义，其特异性、敏感性均高于补体溶血试验。

（十一）抗中性粒细胞抗体检测

常用放射性标记抗球蛋白法、金黄色葡萄球菌蛋白 A 试验、免疫荧光法、流式细胞术分析法和酶联免疫测定法检测中性粒细胞表面 Ig，同时以白细胞凝集试验、中性粒细胞微量凝集法、调理素作用、细胞毒性反应、抗体依赖型细胞毒性试验等判断抗体效应。上述抗中性粒细胞抗体的检测方法均有助于寻找白细胞减少的病因，从而用于诊断免疫性中性粒细胞减少症。

(十二) 血小板血型血清学检测

用固相血小板捕获试验(SPCPT)与血小板免疫荧光法，对患者进行血小板特异性抗原分析，可用于诊断新生儿同种免疫性血小板减少症和输血后紫癜等。

第八节 细胞遗传学和分子生物学技术在常见白血病诊断中的作用

染色体发生数量或结构改变可导致因基组增减和位置的转移，造成了基因间或遗传物质的增失即不平衡，影响物质代谢的正常进程而给机体造成严重的危害，白血病患者的造血细胞经常出现染色体的数目或和结构异常，导致患者造血功能的紊乱。1960 年，在美国费城发现慢性粒细胞性白血病患者的 ph 染色体，使白血病染色体的研究得到空前发展，白血病细胞染色体制备操作程序如下。

一、白血病细胞的收集

无菌抽取白血病患者骨髓约 1～2 mL(视白血病细胞多少而定)，迅速注入含肝素(约 100～300 U)的无菌小管，按常规白细胞计数，在 5 mL RPMI1 640 培养液(含 20%小牛血清)中接种 1×10^7 白细胞(当遇特殊情况时，患者外周血白细胞数达 10.0×10^9/L，且白血病患者外周血中含有 30%～40%以上的白血病原始或幼稚细胞时，可考虑用患者外周血替代患者骨髓标本)。轻轻摇匀培养基后置入 37 ℃温箱内培养。

二、白血病细胞的染色体制备

(一) 试剂

1. 培养基含 20%小牛血清(胎牛血清更好)的 RPMI1 640 培养液。

2. MTX(氨甲喋呤)，配制成 5.2 μg/mL 的使用液。

3. TdR(脱氧胸腺嘧啶核苷)，配制成 242 μg/mL的使用液。

4. 5～FdU(5-氟脱氧尿嘧啶核苷)，配制成 2.5 μg/mL的使用液。

5. U(尿嘧啶核苷)，配制成 100 μg/mL 的使用液。

6. Brdu(5-溴脱氧尿嘧啶核苷)，配制成 5 mg/mL的使用液。

7. AMD(放线菌素 D)，配制成 200 μg/mL 的使用液。

8. 有丝分裂阻滞剂 秋水仙素，配制成 4 μg/mL 的使用液。

9. 低渗液 0.075 mol/L KCl 溶液。

10. 固定液 3∶1 的甲醇和冰乙酸，临用前配制。

(二) 方法

1. 24 h 短期培养法 终止培养前 1～1.5 h，加入浓度为 4 μg/mL 的秋水仙素使用液 50 μL，使其终浓度达 0.04 μg/mL 培养液。

(1) 止培养后，将培养物倒入锥形离心管内，离心沉淀 10 min(1 200 r/min)，弃去上清液。加入预温至 37 ℃的低渗液 7～8 mL，轻轻打匀，置 37 ℃水浴箱中 13～15 min。

(2) 渗完毕后，直接加入固定液 1 mL，轻轻打匀，立即离心 10 min(1 200 r/min)。

(3) 弃去上清液，加入固定液 8 mL，置室温 10 min。

(4) 1 200 r/min 离心沉淀 10 min。

(5) 弃去上清液，再加入固定液 8 mL，室温固定 20 min。

(6) 1 200 r/min 离心沉淀 10 min。

(7) 尽量吸尽上清液，视管底剩下的细胞多少加入适量固定液(0.3～0.5 mL)，轻轻吹打成细胞悬液。

(8) 滴片，取保存在冰水中的冷湿载玻片 1 张，稍倾斜，用毛细滴管吸取细胞悬液，从 50～80 cm。高处滴 2～3 滴于玻片上，立即用口吹散细胞，然后在乙醇灯火焰上过一下(勿全干)，在空气中自然干燥。

2. 同步化培养法 为了获得较多的早中期染色体，可让培养的细胞同时分裂，即同步化，然后在适当的时机拦截住较多的处于分裂早中期的细胞，并制备成染色体。

(1) MTX(氨甲喋呤)法：① 同步处理：在 5 mL培养液中加入50 μL 浓度为5.2 μg/mL (1 ×

10^{-5} M) 的 MTX，使其终浓度为 0.052 μg/mL (1×10^{-7} M) 培养液，37 ℃继续培养 17 h。离心，弃上清，用预温的 RPMI1 640 10 mL 洗涤细胞 2 次，加入含 20%小牛血清（或胎牛血清）的 RPMI1 640 培养液。② 解除阻断：在 5 mL 培养液中加入 50 μL 浓度为242 μg/mL (1×10^{-3} M) 的 TdR，使其终浓度为2.42 μg/mL (1×10^{-5} M) 培养液，混匀，37 ℃继续培养5 h，终止培养前 30～45 min 加入浓度为 4 μg/mL的秋水仙素使用液 50 μL，使其终浓度达 0.04 μg/mL培养液。其余步骤同24 h短期培养法(1)～(8)。

(2) 5－FdU(5－氟尿嘧啶)法：① 同步处理：在 5 mL 培养液中分别加 5－FdU 和 U。加 50 μL 浓度为 2.5 μg/mL (1×10^{-5} M) 的 5－FdU，使其终浓度为 0.025 μg/mL (1×10^{-7} M) 培养液；加 50 μL 浓度为 100 μg/mL (1×10^{-3} M) 的 U，使其终浓度为1 μg/mL (1×10^{-5} M) 培养液，37 ℃继续培养 17 h。② 解除阻断：在 5 mL 培养液中加 10 μL 浓度为5 mg/mL (1×10^{-2} M) 的 Brdu，使其终浓度为10 μg/mL (1×10^{-4} M) 培养基，混匀，37 ℃继续培养6～9 h，终止培养前 30～45 min 加入浓度为4 μg/mL 的秋水仙素使用液 50 μL，使终浓度达0.04 μg/mL培养液。其余步骤同 24 h短期培养法(1)～(8)。

(3) 放线菌素 D 法：① 同步处理：向 5 mL 培养基中加入 100 μL 浓度为 200 μg/mL 的放线菌素 D，使其终浓度为4 μg/mL 培养液，同时加入浓度为 4 μg/mL的秋水仙素使用液50 μL，使其终浓度达 0.04 μg/mL培养液。37 ℃继续培养 1 h，收获细胞。其余步骤同 24 h 短期培养法(1)～(8)。

三、染色体 G 显带

(一) 试剂

1. 生理盐水。

2. 胰蛋白酶(Trypsin)：用生理盐水配成 2.5% 的贮存液，冰冻保存。

3. EDTA：用生理盐水配成 0.02%的浓度。

4. 0.5～1 N 氢氧化钠溶液。

5. Giemsa 染色液：以 pH6.8～7.0 磷酸缓冲液配成 5%浓度，临用前配制。

(二) 步骤

1. 将 25 mL 生理盐水和 25 mL 0.02%EDTA 溶液倒入立式染色缸内。

2. 取 2.5%胰蛋白酶溶液 0.5～1 mL 加入上液内混匀，滴入 1～2 滴氢氧化钠溶液至上液中，使 pH 值达 7.0～7.2。

3. 将配好的胰蛋白酶置 37 ℃水浴箱中预热。

4. 取染色体标本片，置入胰蛋白酶溶液中，轻轻摇动 5～20 s。

5. 立即在生理盐水中洗 2 次。

6. Giemsa 染色 5～10 min，水洗、待干，即可镜检。

四、荧光原位杂交(FISH)

(一) 原理

荧光原位杂交(fluorescence in site hybridization，FISH)是 1 种具有高度灵敏、特异性强的染色体和基因分析相结合的技术，具有直观、快速、敏感性高和方便灵活的特点。它通过荧光标记的探针与染色体在原位杂交，使观察基因在染色体上的精确位点成为可能。借助荧光显微镜可直接观察并确定染色体缺失、插入、易位以及扩增等结构异常，也可检测间期核确定染色体数目异常。双色 FISH 和多色 FISH 以及染色体涂染方法的应用，可进一步提高了异常染色体的检出率和准确性。

(二) 试剂

1. 白血病特异基因序列标记的 DNA 探针（绿色荧光或和橙色荧光标记）。

2. 变性液：70%去离子甲酰胺/2XSSC，50%去离子甲酰胺/2XSSC，2XSSC 溶液。

3. 2XSSC 0.1%NP－40 溶液。

4. 70%、85%和 100%无水乙醇。

5. DAPI　染料。

(三) 步骤

1. 玻片变性

(1) 新滴的或近期制备的染色体玻片。

(2) 将玻片在 60～80 ℃老化 10 min。

(3) 待玻片冷至室温，将玻片放入 70%去离子甲酰胺/2XSSC　73 ℃水浴 5 min。

(4) 置玻片于 73 ℃水浴 70%、85%和 100%乙醇中脱水各 2 min；并留在 100%乙醇中待用。

2. 探针变性

(1) 在 200 μL Ep 管中加 7 μL buffer，2 μL DW，1 μL probe，每增加一色探针，则减少 1 μL DW，离心 1～3 s。

(2) 混匀探针，将探针离心 1～3 s。

(3) 将装探针的 Ep 管放入 73 ℃水浴 5 min，之后保持 Ep 管温度不低于 45～50 ℃，直到与变性的玻片杂交。

3. 杂交

(1) 将变性的探针滴加在变性的玻片上(之后均需注意避光)，盖上盖玻片，用胶封片，37 ℃湿盒保温 4～16 h 或过夜。

(2) 去盖玻片，将玻片放入维持在 46 ℃水浴的 50%去离子甲酰胺/2XSSC 溶液中，摇动玻片 1～3 s后，再浸泡 10 min。

(3) 将玻片放入维持在 46 ℃水浴的 2XSSC 溶液中摇动 1～3 s 后，再浸泡 10 min。

(4) 将玻片放入维持在 46 ℃水浴的 2XSSC 0.1% NP－40 溶液中摇动1～3 s后，再浸泡10 min。

(5) 室温略干燥，滴加 10 μL DAPI，盖上盖玻片，待镜检。

五、常见白血病染色体的异常和受累基因

常见白血病染色体的异常和受累基因，见表 5－6、表 5－7。

六、常见白血病受累基因的意义

t(6; 9) (p23; q34)　累及 6p23 的 DEK 基因和 9q34 的 CAN 基因，常见于 AML(M_1，M_2或 M_4型)，在 AML 中的发生率低于 5%。t(6; 9)中 9q34CAN 基因的断裂点位于距 CML9q34 的 ABL 癌基因约 360 Kb，CAN 可能具有重要的转化能力。伴 t(6; 9)(p23;q34)的患者年龄一般较轻，且预后较差。

表 5－6　常见白血病染色体的异常和受累基因

疾病类型	涉及易位的染色体	受累基因	
AML M2,M4	t(6; 9)(p23; q34)	DEK; CAN	
AML M2b	t(8; 21)(q22; q22)	ETO; AML_1	见图 5－2,图 5－3
AML M3	t(5; 17)(q32; q21)	NPM; RARα	
AML M3	t(11; 17)(q23; q21)	PLZF; RARα	
AML M3	t(15; 17)(q22; q11～21)	PML; RARα	见图 5－4,图 5－5
AML M4Eo	inv(16)(p13; q22)	MYH_{11}; $CBF_β$	
AML M4	t (11; 19)(q23; p13)	MLL; ENL	
AML M5	t (11; 19)(q23; p13)	MLL; ENL	
CML	t(9; 22)(q34; q11)	ABL; BCR	见图 5－6,图 5－7
前～B～ALL	t(1; 11) (p32; q23)	AF1P; MLL	
前～B～ALL	t(9; 22) (q34; q11)	ABL; BCR	
B～CLL/ALL	t(8; 12)(q24; q22)	MYC; BTG	
B～ALL	t(2; 8)(p11; q24)	Igκ; MYC	
	t(8; 14)(q24; q32)	MYC; IgH	
	t(8; 22)(q24; q11)	MYC; Igλ	
T～ALL	t(8; 14)(q24; q11)	MYC; TCRα	
T～ALL	t(11; 14)(p15; q11)	TTG1; TCRδ	
T～ALL	t(1; 7)(p34; q34)	LCK; TCRβ	
T～CLL	t(14; 14)(q11; q32)	TCRα; TCL_1	

表 5－7　常见白血病涉及染色体数目的异常

疾病类型	涉及染色体数目的异常
AML	+X, －X, －Y, +4, －5, 5q～, －7, +8, del(8)(p21), del(16)(q22), +17, －17
T～ALL	+X, del(14)(q11), add(14)(q32), 9p～, +21
B～ALL	+X, del(6)(q21～25), 9p～, del(12)(p12), +21,
CML～BC	－Y, +9, i (17)(q10), del(17)(p12), add(17)(p13), +17, +19, +20, －20, del(22)(q11), －22
CLL	+12, del(13)(q14～23), 14q+, i (17)(q10)

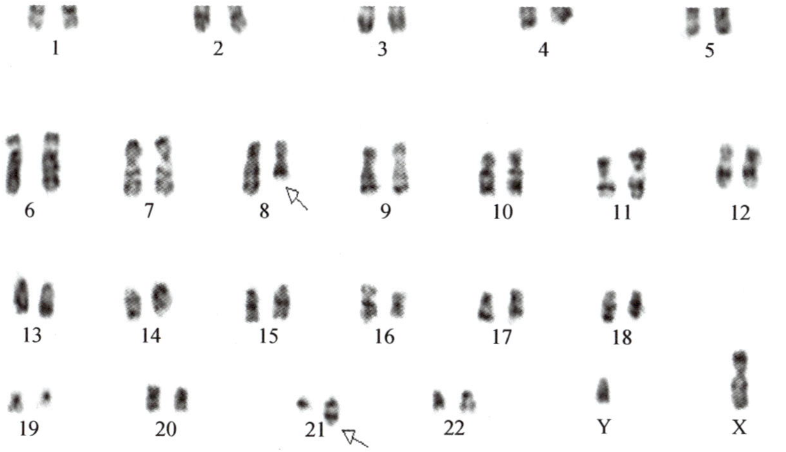

图 5-2　AML 46，XY，t(8；21)(q22；q22)

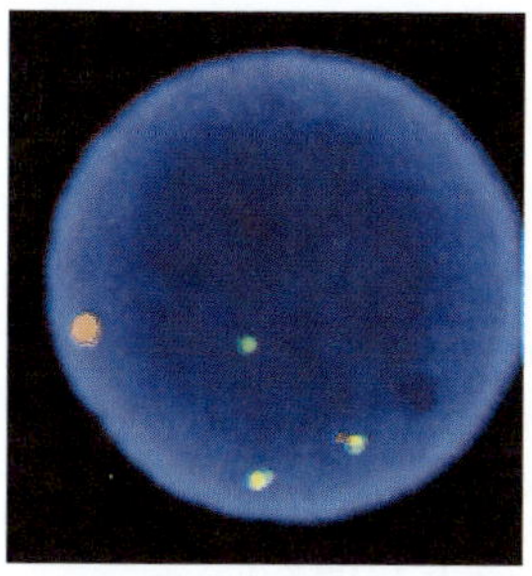

图 5-3　nuc ish 8q22(ETOx3)，21q22(AML1x3)

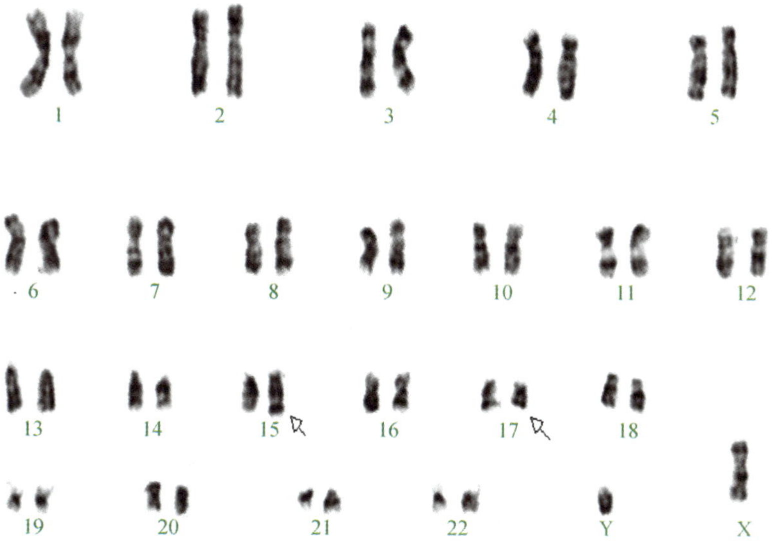

图 5-4　AML 46，XY，t(15；17)(q22；q11-21)

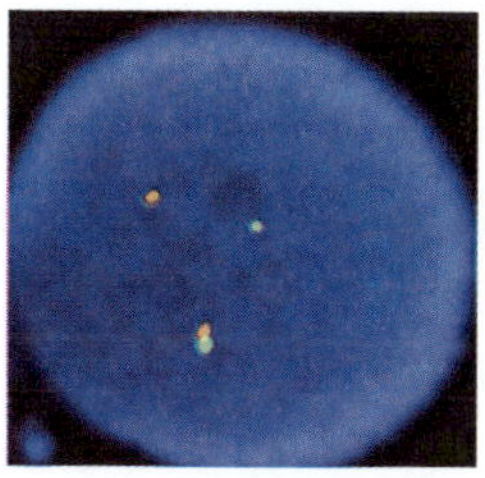

图 5-5　nuc ish 15q22(PMLx2)，17q11-21(RARαx2)

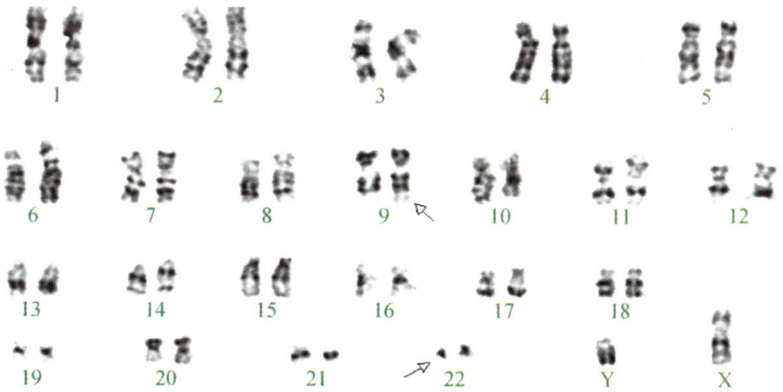

图 5-6　CML 46，XY，t(9；22)(q34；q11)

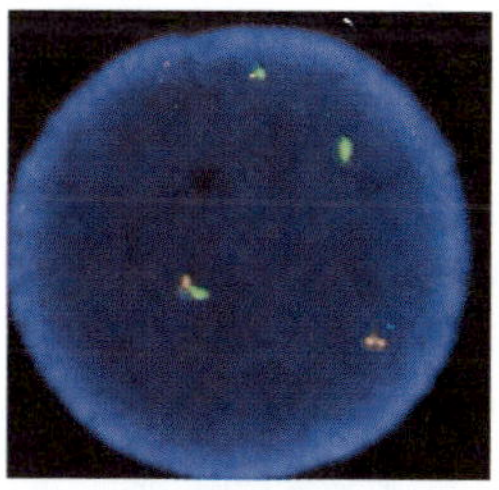

图 5-7　nuc ish 9q22(BCRx3)，22q11(ABLx3)

t(8; 21)(q22; q22)累及8q22的ETO基因和21q22的AML_1基因，见于12%的AML，主要为M_2型。ETO基因包括$NHR_{1\sim4}$ 4个结构域，只要NHR_1存在，就能mSin3共抑制物相互作用通过核受体抑制转录。$NHR_{1\sim4}$ 4个结构域与白血病的发生相关。AML_1主要功能是促使粒系分化，AML_1基因和16q22的CBF_β基因所形成的异二聚体AML_1/CBF_β是正常造血细胞发育所必需的调节复合物，AML_1/ETO所形成的融合基因仍然能与CBF_β形成异二聚体，因此ETO基因起到了抑制AML_1/CBF_β的转录作用。伴t(8; 21)(q22; q22)的成人CR达90%，中位生存期52个月。

t(15; 17)(q22; q11-21)、t(5; 17)(q32; q21)和t(11; 17)(q23; q21)见于95%的AML-M_3患者，其中以t(15; 17)(q22; q11-21)最常见，另2种为其变异型。17q21的RARα基因是维A酸受体基因，RARα和RXR通过形成异二聚体发挥转录调节作用。RARα/RXR与其特异的反应元件RARE结合，募集辅助抑制物(CoR)使组蛋白去乙酰化而发挥转录调节抑制作用。t(15; 17)(q22; q11-21)易位所形成的PML-RARα、t(11; 17)(q23; q21)易位所形成的PLZF-RARα，t(5; 17)(q32; q21)易位所形成的NPM-RARα融合基因与野生型RARα竞争结合RXRα，干扰ATRA的信号传递。只有t(15; 17)(q22; q11-21) AML-M_3患者对全反式维甲酸治疗有效。

16p13的MYH_{11}基因编码平滑肌肌球蛋白重链的基因，MYH_{11}基因可通过尾部形成同二聚体或多聚体。MYH_{11}与16q22的CBF_β融合所产生的融合蛋白形成了同二聚体或多聚体，使CBF_β不再与AML_1形成的异二聚体AML_1/CBF_β，抑制AML_1的转录活性。伴inv(16)(p13q22)的AML-M4Eo对化疗效果好，CR接近100%，中位生存期长达5年以上，但易并发脑膜白血病。

11q23的MLL基因可能具有反式激活功能，在急、慢性白血病中均可见异常。19p13的ENL基因，其功能不甚清楚。

9q34 ABL癌基因，其蛋白产物具有特异性酪氨酸蛋白激酶活性，22q11的BCR基因的蛋白产物定位于胞浆，BCR与ABL癌基因融合形成BCR/ABL融合基因后，其酪氨酸蛋白激酶活性较ABL要高。BCR/ABL融合基因产生的高活性酪氨酸蛋白激酶可能激活了细胞有丝分裂信号途径，促进细胞增殖和分裂。在新的WHO分型中，CML被认为是一种特殊的骨髓增殖性疾病，以一致的Ph染色体和BCR/ABL融合基因为特征；不典型慢性粒细胞白血病-aCML则缺乏典型慢粒的标记Ph染色体和BCR/ABL融合基因。有Ph染色体的CML患者对化疗敏感，预后好，中位生存期长。

8q24的MYC癌基因，具有促进细胞分裂和转化，控制细胞正常生长的重要功能，除了调节细胞增殖外，MYC还有诱导细胞凋亡的作用，但它对细胞分化却有抑制作用。2p11、22q11和14q32位点上的免疫球蛋白轻链Igκ、Igλ和重链IgH基因活性较高，MYC癌基因与免疫球蛋白轻或重链基因发生易位后，使MYC癌基因异常表达。MYC癌基因异常常见于ALL，而CLL以12三体、14q+和del(13)(q14-23)多见。单纯+12患者预后好于+12合并其他染色体异常，而14q+或i(17)(q10)预后较差。

7q34的TCRβ和14q11的TCRα/TCRδ基因在T淋巴细胞中属于高表达基因。TTG1、LCK、TCL_1、MYC等与细胞生长和分化有关的转录因子基因，一般在正常T细胞中不表达，这些基因一旦与T淋巴细胞中于高表达的免疫球蛋白基因发生易位，这些基因将导致正常T细胞的异常增殖。

(田　虹　宋善俊)

参 考 文 献

1 卢兴国. 现代血液形态学理论与实践. 上海：上海科学技术出版社，2003

2 王鸿利. 实验诊断学. 北京：人民卫生出版社，2005

3 陈万平. 血液学检验. 北京：人民卫生出版社，2003

4 邓家栋，杨崇礼，杨天楹等. 邓家栋临床血液学. 上海：上海科学技术出版社，2001

5 浦权，杨梅如. 血液病骨髓病理诊断. 北京：科学出版社，2003

6 李家增，王鸿利，韩忠朝. 血液实验学. 上海：上海科学技术出版社，1997

7 anu N, Wang JF, Deng B, et al. Modμlation of megakaryocytopoiesis by throbopoietin: The c～Mplligand. Blood, 1995; 86: 1331～1338

8 Tocci A, Parolini I, Gabbianelli M, et al. Dual action of retinoic acid on human embryonic/fetal hematopoiesis: blockade of primitive progenitor proliferation and shift from mμltipotent/erythroid/monocytic to granμlocytic differentiation program. Blood, 1996; 88:2 878～2 888

第6章　红细胞病的实验诊断

红细胞病是血液学的重要组成部分。它的诊断需结合临床作实验室检测。本章就红细胞病的基础理论、红细胞病的检测和红细胞病检测的临床应用等三方面作一阐述。

第一节　基础理论

本节从造血原料(铁、叶酸、维生素 B_2)的代谢及其在造血中的作用、红细胞膜的结构与功能、红细胞酶的功能、血红蛋白的结构及其功能,以及抗体与补体在溶血中的作用等方面阐述红细胞病的基础理论。

一、造血原料的代谢及其在造血中的作用

(一) 铁代谢及其在造血中的作用

铁是人体最丰富的必需元素之一,所有具有功能的细胞均含有铁。它广泛参与机体内的代谢过程,如氧的运输、DNA 合成及电子的传递等。缺铁可引起血红素合成障碍导致缺铁性贫血,缺铁也会影响含铁酶包括线粒体中细胞色素系统的活力以及肌红蛋白的合成,从而广泛影响机体细胞的电子传递能力和能量代谢。同时,机体还必须防止游离铁的毒害作用,体内铁过多可促发产生大量的自由基,引起神经系统退行性变及许多老年相关的疾病发生。因此,人体存在严格的铁代谢调节机制,可以确保体内铁处于正常生理水平,即机体铁稳态。

1. 铁的分布与铁稳态　正常成人体内含铁量为 3～5 g(男性约为 50 mg/kg,女性约为35 mg/kg)。人体内血红蛋白铁约占铁总量的 67%,肌红蛋白铁的结构类似血红蛋白,它见于所有的骨骼肌和心肌。其他以储存铁、易变池铁、组织铁和转运铁形式分布。储存铁包括铁蛋白和含铁血黄素,是体内重要的备用铁来源。易变池铁指铁离开血浆进入组织或细胞间,结合于细胞膜或细胞间蛋白的短暂期间的铁容量。正常人易变池中铁含量约为 80～90 mg。组织细胞内的细胞色素和过氧化氢酶、过氧化物酶及黄素蛋白所含的铁,总量约为 6～8 mg,被称为组织铁。转运铁是与血浆中转铁蛋白结合并被转运到全身组织细胞以供利用的一部分铁。正常人体内铁的分布,见表 6-1。

表 6-1　正常人体内铁的分布

铁存在的形式	铁含量(mg)		约占全部的%
血红蛋白	2 000		62.1
贮存铁	1 000(男)	400(女)	32.0
肌红蛋白铁	130		4.0
易变池铁	80		2.5
组织铁	8		0.3
转运铁	4		0.1
	3 222(男)	2 622(女)	100

2. 铁的吸收　在正常情况下,人体铁的主要来源是从食物中铁吸收的,食物中的铁和总热量的摄入有关,一般约为 6 mg 元素铁/1 000 卡路里。中国医学科学院卫生研究所制定的铁正常供给标准,成年女性 12～15 mg/d,青少年为 12～25 mg/d。据调查我国国人膳食中铁供给量平均达 26.3～30.2 mg/d。铁的生物利用度与食物种类有关,血红素铁极易被吸收,非血红素铁的吸收将受食物成分的影响。

铁的吸收部位主要在近端小肠(十二指肠和空肠),铁吸收是维持铁稳态的一个重要环节。近年来对铁吸收机制的研究有了重要突破。由于小肠肠腔表面的吸收上皮细胞不存在运铁蛋白受体(trans ferrin receptor,TFR)的表达,因此铁穿过小

肠进入机体不可能通过运铁蛋白-运铁蛋白受体(TF－TFR)的经典途径实现。最新的研究已经证明,小肠吸收铁主要依赖 4 种新发现的铁代谢蛋白:肠细胞色素 B(Dcytb)、二价金属离子转运蛋白 1(DMT1)、膜铁转运蛋白 1(FP1)和膜铁转运辅助蛋白(HP)。当机体铁减少时,在小肠近端有 1 种细胞,即十二指肠隐窝细胞,它被认为是一种感受器,它可感受这一信息,分化成熟为子代细胞-肠上皮细胞,同时使这 4 种蛋白的表达增加,进而铁吸收量增加,以满足机体对铁的需要或恢复铁稳态。相反,如体内铁过多时,十二指肠隐窝细胞也能感受这一信息,引起成熟肠上皮细胞上述 4 种铁摄取蛋白减少,相应的铁吸收量减少。不论何种原因导致隐窝细胞铁含量减少,就会促进隐窝细胞分化成肠吸收上皮细胞,使 4 种铁吸收蛋白表达增加,从而使铁吸收增加。

铁的吸收受许多生理因素的影响,但主要受两方面因素的调节,一方面是贮存铁的情况,另一方面是骨髓红系造血情况。隐窝细胞可以从上述两方面获得体内铁需的信息。贮存铁缺乏可以从食物中吸收大量铁,无效性红细胞生成性贫血患者虽然铁正常或增多,仍可以从食物中吸收大量铁,以至造成铁过多。机体铁稳态的关键是依赖于小肠铁吸收和机体需要之间的平衡。近年来,新发现的 1 种由肝脏产生的富含半胱氨酸的抗菌多肽,称为肝脏表达的抗菌多肽,它很可能是一种控制小肠铁吸收及调节铁稳态的重要的铁调节激素。炎症和感染可导致肝脏合成大量的这种激素,它经血液运输到达十二指肠隐窝细胞,隐窝细胞内铁池增大,从而抑制肠上皮细胞 4 种铁吸收蛋白的表达,铁吸收减少。这很可能是炎症性贫血或慢性病贫血发病的机制之一。

3. 铁的循环和运转　吸收的铁与血液内的转铁蛋白结合进行运输。除月经丢失铁以及胃肠道、泌尿道及皮肤上皮细胞脱落丢失少量铁外,人体铁一旦进入血液循环,是在一个“封闭”的系统内反复循环,重复被利用。人体铁的来源除肠道吸收铁外,还有衰老的红细胞被单核巨噬系统吞噬,血红蛋白分解,珠蛋白进入蛋白池,铁回到巨噬细胞表面进入血循环,从衰老红细胞回收铁是充分的、快速的,红细胞被吞噬 10 min 后,重新被利用的铁就出现在循环中。从肠道吸收的铁经与血液内运铁蛋白结合后,首先通过门脉系统到达肝脏,肝脏和单核巨噬细胞系统是铁储存的主要部位。

转铁蛋白由肝脏细胞和巨噬细胞合成。每个转铁蛋白有两个结合铁的位点,可结合 1 个或 2 个铁离子(Fe^{2+})。带高价铁的转铁蛋白在幼红细胞表面与转铁蛋白受体(TFR)结合,通过胞饮作用进入细胞内。高价铁在 pH 呈酸性时再度还原成 Fe^{2+},与转铁蛋白分离。在线粒体上与原卟啉、珠蛋白结合,合成血红蛋白,多余的铁以铁蛋白的形式存于细胞内,可用亚铁氰化钾染成蓝色,这类细胞称为铁粒幼细胞。与铁分离后的转铁蛋白及转铁蛋白受体接着被排出细胞外。转铁蛋白回到血浆后可再度行使转运铁的功能。

转铁蛋白受体是 1 种细胞膜受体,在调节细胞铁的摄取中发挥着关键作用。正常人 80％的转铁蛋白受体存在于骨髓红系细胞上。目前已知的参与对转铁蛋白受体调节的因素有:细胞的分化状态、细胞内的血红素含量以及细胞内的铁代谢。首先,细胞的分化状态:干细胞很少表达转铁蛋白受体,BFU－E 和 CFU－E 所表达的 TFR 均较少,而 CFU－E 的 TFR 较 BFU－E 为多。在细胞上出现血红蛋白合成后,TFR 明显增多;到成熟红细胞时,TFR 消失。其次,红细胞的血红素含量:在细胞内游离血红素含量高时,可抑制 TFR 的表达。反之,则 TFR 表达增加。最后,细胞内铁代谢:当细胞内铁过多时,细胞浆内的铁调节因子(IFR)与 TFRmRNA3’端非翻译区的铁反应元件(IRE)亲和力下降,TFRmRNA 减少,TFR 合成减少,使细胞摄取铁减少;当细胞处于铁缺乏时,IRF 与 IRE 结合增强,使 TFRmRNA 稳定,不被降解,TFRmRNA 数量增多,细胞摄取铁增多。目前对 IRE 与 IRE 结合后如何稳定 TFRmRNA、避免降解以及细胞内铁是如何调节 IRF 的机制尚不清楚。

当红细胞衰老后,被肝、脾及骨髓中的单核巨噬细胞吞噬。血红蛋白被氧化为高铁血红蛋白,血红素与珠蛋白离解。从衰老红细胞中释放出来的 80％以上的铁被重新利用。

4. 铁的贮存　铁以蛋白和含铁血黄素形式贮存在骨髓、肝和脾的单核巨噬细胞中。铁蛋白存在于体内各种组织细胞内,特别在肝脏、脾脏和骨髓中含量最高,脑组织中也有一定含量,外周血细胞包括红细胞、白细胞和血小板都含有铁蛋白。不同组织来源的铁蛋白有明显的异质性,人体铁蛋白有 20 余种,总称异铁蛋白,是由两种不同的亚单位按不同比例构成的，总的来说分为酸性铁蛋白和碱性铁蛋白，前者主要见于心肌、肾脏、胰腺和胎肝中，后者主要见于肝细胞及肝、脾、骨髓等单核巨噬细胞中。血清铁蛋白主要由单核巨噬细胞系统的巨噬细胞释放出来，由碱性铁蛋白和微量酸性铁蛋白组成。正常人外周血细胞内铁蛋白含量甚微，红细胞内含有碱性和酸性铁蛋白，后者比前者高10倍；白细胞中碱性铁蛋白以单核细胞中含量最高，血小板含量甚微。铁蛋白的生理功能主要是为储存铁以及将铁保存在中空的球形蛋白中以防止细胞内游离铁过多而产生有害作用。成熟红细胞内铁蛋白是幼红细胞残留下来的，其碱性铁蛋白和储存有关，酸性铁蛋白则起转运铁的作用。铁幼粒细胞中铁颗粒即为聚合的铁蛋白，含铁血黄素是变性或部分去蛋白质的铁蛋白聚合形成的不溶性含铁复合物，骨髓可染铁即分布于骨髓小粒的含铁血黄素。

在铁代谢平衡的情况下，贮存的铁很少动用。每天进入和离开贮存池的铁量很少。当机体需要时，铁蛋白的铁（Fe^{3+}）先还原成Fe^{2+}，与络合剂结合后，从铁蛋白中释放出来。当体内铁负荷过多时，则以含铁血黄素的形式存在。含铁血黄素内的铁是以缓慢而不规则的方式重新返回细胞内铁代谢循环。

5. 铁的丢失与排泄　铁每天主要随胃肠道上皮细胞、胆汁等排出，泌尿生殖道及皮肤、汗液、脱落细胞亦可丢失极少量的铁，总量约为1 mg。生育年龄妇女平均每天排出约1.5～2 mg铁。当体内铁负荷过多时，每天可排出4 mg铁。而在缺铁时，铁的排泄可减少50%。

（二）叶酸和维生素B_{12}代谢及其在造血中的作用

1. 叶酸的代谢　叶酸亦称蝶酰谷氨酸，是由蝶啶、对氨基苯甲酸和谷氨酸组成，属水溶性B族维生素，其性质极不稳定，容易被光和热分解。正常人每天需要叶酸200 μg，体内叶酸的总量为5～20 mg，仅供人体4个月之用，如补充不足，易致叶酸缺乏。叶酸广泛存在于植物制品中，绿叶蔬菜含量尤为丰富，水果中的柠檬、香蕉和瓜类及动物内脏、酵母和香菇中也有大量叶酸存在。但叶酸可被过度烹煮而破坏。

天然食物中的叶酸聚合成多谷氨酸盐，溶解度低，需先在小肠内被γ-谷氨酰羟基肽酶分解为单谷氨酸盐后，才能在空肠的近端被吸收。大多数叶酸是以单谷氨酸形式的N^5-甲基四氢叶酸存在于血清中且与血清蛋白松散地结合，吸收较迅速。叶酸容易与全身各处细胞上的叶酸受体结合。N^5-甲基四氢叶酸进入细胞后，必须先由依赖钴胺的甲硫氨酸合成酶催化生成四氢叶酸后，再转变为多聚谷氨酸盐，才能在细胞内储存，并参与其他叶酸依赖酶的反应。叶酸结合蛋白对于叶酸的吸收、转运和贮存具有重要意义。它分为可溶性及膜结合蛋白两类。前者的功能可能是：转运叶酸至各靶细胞、贮存叶酸、参与叶酸的清除。目前对叶酸结合蛋白的基因组成及其调控机制仍不十分清楚。

叶酸通过一碳基团的转运参与体内许多生化反应，在其中充当辅酶。在叶酸参加的各种生化反应中，最主要的是胸腺核苷的合成和组氨酸分解。胸腺核苷的合成即脱氧尿苷酸需在叶酸的参与下提供一个亚甲基和两个氢离子，使之转变为脱氧胸苷酸。如果叶酸缺乏，胸腺核苷的合成受阻，DNA合成受到影响，细胞形成巨幼改变。发生巨幼改变的机制是因为叶酸缺乏时上述正常生化反应被抑制，细胞内脱氧尿苷三磷酸（dUTP）的浓度增高，参加正常DNA合成需要的脱氧腺苷三磷酸（dTTP）被dUTP代替，机体为了修复这种异常的DNA而增加合成DNA片段，如此反复不已，造成DNA复制的起点多，在重新螺旋化时，易受机械损伤及酶的破坏，促成染色体的断裂。组氨酸的分解即组氨酸转变为谷氨酸的反应中需要THP参加，当叶酸缺乏时，其中间产物——亚胺甲基谷氨酸增多，尿中的排泄量亦增多。

叶酸及其代谢产物主要由肾脏排泄，排泄量的多少与口服剂量有关，胆汁及粪便中也可有少量排出。

2. 维生素B_{12}的代谢　维生素B_{12}为含钴的维生素，化学名为钴胺，仅由某些微生物合成，人体获得维生素B_{12}的途径主要是食入动物性食物，如肉类、肝、鱼、蛋和乳类等。成人需要量为2～5 μg/d。人体内约有钴胺4～5 mg，可供3～5年之用，故一般情况下不会有维生素B_{12}的缺乏，除非为素食者。在生长发育、高代谢状态及妊娠时需要量增加。

和细胞代谢有关的钴胺有4种：氰钴胺、羟钴胺、腺苷钴胺和甲基钴胺，后两种是辅酶形式。腺苷钴胺是肝脏内的主要贮存形式，是甲基丙二酰CoA变位酶的辅酶，催化甲基丙二酰CoA变为琥珀酰CoA；甲基钴胺是血清中的主要形式，是催化同型半胱氨酸转变为蛋氨酸的辅酶。

食物中的维生素 B_{12} 在胃内通过盐酸和胃蛋白酶的作用与结合的蛋白质分离后先与胃内来自唾液的 R-蛋白在酸性环境中结合，到十二指肠后，在胰蛋白酶的参与下，与胃壁细胞分泌的内因子结合成维生素 B_{12}-内因子复合体，这个复合体在钙、镁离子及适当的 pH 条件下，在回肠末端与肠黏膜绒毛上的特殊受体结合，以后进入门静脉。维生素 B_{12} 吸收入血后，和血浆中的结合蛋白-转钴蛋白（TC）相结合。TC 有 3 种，它们均可防止钴胺的丢失，TCI 和 TCII 均参与血浆中维生素 B_{12} 的运输。和 TCII 结合的维生素 B_{12} 大部分进入肝脏储存，TCII 可促进维生素 B_{12} 通过细胞膜进入细胞内。TCIII 来源于粒细胞，其作用不明。影响维生素 B_{12} 吸收和转运的因素很多，如维生素 B_{12} 的肠肝循环、胃酸和胃蛋白酶的影响、内因子的影响、内因子抗体的存在以及促进维生素 B_{12} 吸收的其他因子的影响等。

维生素 B_{12} 的生化反应主要有：腺苷钴胺素参与多种分子间的氢离子的转移。甲基钴胺在半胱氨酸转变为甲硫氨酸过程中提供甲基。氰钴胺在组织中利用 ATP 的参与，得到 5′-脱氧-5′腺苷酸而转变为腺苷钴胺。除参与体内的生化反应外，氰钴胺还参与体内的氰化物代谢，使某些含氰化合物的食物、烟草变成无毒的物质。

维生素 B_{12} 主要从尿中排出，在唾液、泪液及乳汁中也可少量排出。肌肉注射剂量与尿中的排出量成正比。经过胆汁入肠的维生素 B_{12} 约 90％可被再吸收，余下的随粪便排出体外。

二、红细胞膜的结构及其功能

（一）红细胞膜的结构

人的红细胞膜由蛋白质、脂质、糖类及无机离子等组成。其中蛋白质占 49.3％、脂质 42％、糖类 8％，红细胞膜的特点是脂质含量高，蛋白质与脂质的比约 1∶1。比值的变化常与膜的功能密切相关。红细胞膜上的糖类除中性糖（葡萄糖、半乳糖、甘露糖）外，含量较多的是氨基糖类。膜上的糖都与蛋白质或脂质结合以糖蛋白或糖脂蛋白形式存在，糖蛋白的糖链大多数存在于膜外，有多种功能，如受体反应、抗原性、信息传递等。膜脂质包括 3 种成分：磷脂、胆固醇和糖脂。其中磷脂占 60％，胆固醇和中性脂肪占 33％，其余为糖脂。红细胞膜上的蛋白质大多数是与脂质或糖类结合在一起的脂蛋白、糖脂蛋白。这些蛋白质既有维持红细胞结构的作用，又有一定的功能，仅起结构作用的蛋白质很少。膜蛋白有骨架蛋白和跨膜蛋白 2 种。骨架蛋白由收缩蛋白、锚蛋白、肌动蛋白、原肌球蛋白、肌球蛋白、加合素、4.1 蛋白、4.2 蛋白、4.9 蛋白等构成，这些蛋白在膜的胞浆侧表面相互连接构成一层具有五边或六边形网格的网络状结构，膜骨架的组装依赖于收缩蛋白与 4.1 蛋白及肌动蛋白、4.1 蛋白与血型糖蛋白、2.1 蛋白与收缩蛋白及带 3 蛋白、肌动蛋白与凝溶蛋白之间的相互作用，肌醇磷脂对骨架蛋白的调节作用以及骨架蛋白的磷酸化等。跨膜蛋白包括带 3 蛋白、血型糖蛋白。带 3 蛋白是红细胞膜中含量最多的一种含糖蛋白，占膜蛋白总量的 25％，它除了可转运 $HCO3_3^-$ 及 Cl^- 之外，还具有转运硫酸、磷酸、乳酸和丙酮酸等多种物质的功能。血型糖蛋白在红细胞膜中共有 5 种。

红细胞膜的结构是以脂质双分子层构成膜的支架，内外两层脂类分子分布是不对称的，蛋白质镶嵌在脂质双层中。红细胞膜的结构具有不对称性及流动性的特点。

不对称性是指红细胞膜脂双层中的内外两层脂类分布的不均一及其物理性质的不同，膜蛋白在膜内外两侧分布也是不对称的。红细胞膜脂质双层中脂类分子呈不对称性分布，其外层脂类富含胆碱磷脂（PC）和鞘磷脂（SM），内层脂类以丝氨酸磷脂（PS）和乙醇胺磷脂（PE）为主，膜脂质双层的外层脂类密度大于内层，流动性也大于内层。脂质的不对称分布与膜结构与功能密切相关，如果脂质双层的某一层发生变化，都会使红细胞形态发生变化，脂质的不对称分布是维持红细胞正常形态的基础。现知有 3 个酶维持细胞膜脂质双层的正常不对称性，即氨基磷脂转移酶、依赖 ATP 的翻转酶、脂质移行酶。氨基磷脂转移酶可使 PS 及 PE 从脂双层外层转入内层，而对 PC 无此作用。依赖 ATP 的翻转酶它可使脂双层内层的脂质翻到外层，与氨基磷脂转移酶作用正好相反，但速度慢 10 倍，通常依赖这 2 个酶的作用维持细胞膜的不对称性。脂质移行酶首先在血小板上发现，后发现在红细胞上也有。它依赖于钙离子的活化，可于数分钟内在脂双层内双相翻转。红细胞膜蛋白在脂质两侧的分布也是不对称的，有的膜蛋白位于脂质双层的内侧，有的位于外侧；有的蛋白虽是跨膜的，但没有 1 种蛋白位于脂质双层的内侧与外层是相等的。更重要的是糖蛋白的糖链都位于蛋白的一侧。膜蛋白结构上两侧的不对称性保证了膜的方向性功能。

膜的流动性也是红细胞膜结构的基本特征，适当的流动性是膜正常功能所必需的。流动性是指膜内部分子运动性，主要是脂质和蛋白质的运动。脂类分子具有不同形式的运动，如侧向扩散、旋转、伸缩震荡、左右摇摆及翻转运动等。影响膜脂流动性的因素除了温度、pH、离子强度、药物等外，主要是膜脂的组成成分。胆固醇对膜流动性起调节作用，在高于相变温度下能增加双分子层的有序性，降低膜流动性；低于相变温度时，防止晶态的形成，增加膜脂流动性。膜脂的脂肪酸链不饱和键能降低膜脂分子排列的有序性，增加膜流动性。脂肪酸链长度也与流动性有关，短链能减低脂肪酸链尾部彼此相互作用的倾向，在相变温度以下不易凝集，链长使流动性降低。由于脂质双层的流动性，膜蛋白也在运动之中，可在脂质双层中作侧向扩散和旋转运动。膜脂质流动性与红细胞形态和功能密切相关，膜骨架蛋白变化又是影响膜脂质流动性的重要原因，膜骨架在维持红细胞正常形态和磷脂不对称性分布方面起重要作用。某些因素如钙离子增加，氧化损伤等可使膜骨架蛋白特别是收缩蛋白发生聚集、交联等变化，破坏膜骨架稳定性，使膜脂流动性降低。

（二）红细胞膜的功能

红细胞膜具有重要的生理功能，如物质运输、免疫功能、抗原性、表达受体、变形性以及维持凝血/抗凝血平衡等。

1. 物质运输　红细胞内外物质交换必须通过细胞膜，红细胞膜对各种物质的通透性不同。现认为带3蛋白是阴离子通道，有运输阴离子、水和葡萄糖等代谢物质的作用，主要介导 HCO_3^-/Cl^- 穿过红细胞膜，以1∶1交换，在组织 CO_2 运输和肺 CO_2 排出过程中起重要作用。红细胞膜上存在 Na^+-K^+ ATP酶和 $Ca^{2+}-Mg^{2+}$ ATP酶，起主动转运作用。人红细胞内 K^+ 含量是血浆中的30倍，这是由于 Na^+-K^+ ATP酶作用的结果。$Ca^{2+}-Mg^{2+}$ ATP酶也是需ATP转运 Ca^{2+} 的酶，它通过磷酸化与脱磷酸化的变构过程，将 Ca^{2+} 运出细胞外，使细胞内 Ca^{2+} 浓度维持恒定。红细胞依赖这些ATP酶的作用维持细胞内外渗透压平衡，使红细胞不致破溶。膜脂质是疏水的，因此水分子和离子一样也有自己的通道。红细胞依赖水通道维持细胞内外水的平衡，保护红细胞不被破溶。红细胞对葡萄糖的转运也需要葡萄糖转运体，即GLUT，它是一个家族，共有5种，均有特殊的结构，其转运方式与阴离子通道相似，通过变构将葡萄糖从细胞外转运至细胞内。

2. 免疫功能　红细胞通过多种免疫物质多层次地参与机体的非特异性免疫反应，主要表现在：①红细胞通过CR1、膜攻击复合物抑制物（membrane inhibitor of reactor of reactive lysis，CD59）、衰变加速因子（decay accelerating factor，DAF、CD55）、同种限制因子（HRF）参与补体系统活化的调节。这些物质都是补体系统的调节蛋白，对血液细胞、上皮细胞具有保护作用。②红细胞通过CR1、趋化因子受体（EKR）参与调控炎症反应，红细胞通过释放游离的CR1可使因不同原因受损细胞释放抗原旁路激活补体产生的C3b降解而失去致炎性，有阻断继发的组织炎性损伤作用。红细胞膜上的EKR可吸附血液循环中游离的IL-8等趋化因子，使血循环中的中性粒细胞等吞噬细胞更易向致病原处趋化，产生炎症反应，可及时清除病灶。红细胞对炎症反应有正负调节作用。③红细胞通过CR1和过氧化物酶等可起效应细胞样作用。许多抗原可旁路激活和黏附补体C3b，而红细胞CR1通过C3b黏附这些致病原，黏附处过氧化物酶活化可杀伤这些致病原。④红细胞通过CR1、SOD酶和吞噬功能抑制因子（PIF）对吞噬功能有正负调节作用。红细胞通过CR1将抗原上的C3b降解为iC3b、C3dg，从而可加强单核细胞、中性粒细胞通过CR1、CR2、CR3对抗原的免疫黏附和吞噬作用，而红细胞SOD酶的释放可消除吞噬过程中产生的阴离子对吞噬细胞的氧化作用，增强吞噬细胞的免疫功能。近年来还发现红细胞有小分子量的吞噬功能抑制因子可抑制中性粒细胞等吞噬细胞的吞噬功能。⑤红细胞通过NK细胞增强因子参与NK细胞活性调控。NK细胞毒性增强需要完整的红细胞的存在，并与二者之间的比例有关，当红细胞与NK细胞的比例为2.5∶1～20∶1之间时，最为明显，此外，红细胞增强NK细胞的毒性还依赖 Ca^{2+} 离子的存在。

其次，红细胞参与T、B淋巴细胞免疫反应过程，主要表现在：①红细胞通过CR1（补体C3b的受体）、CD58、CD59和HRF调控T淋巴细胞免疫功能，红细胞 CR1 可黏附已通过旁路激活和黏附有 C3b 的抗原。携带抗原的红细胞又通过 CD58、CD59 黏附 T 淋巴细胞 CD2。这种双重黏附机制可增强 T 淋巴细胞干扰素等细胞因子，增强 T 辅助细胞上的 IL－2R 的活性。② 红细胞通过 CR1 和 Er 抑制细胞调控 B 淋巴细胞免疫功能，红细胞 CR1 降解抗原上的 C3b 为 iC3b、C3dg、C3d，加强 B 淋巴细胞 CR2 对抗原的免疫反应。当 CR1 被多个配体交联时可激活 B 淋巴细胞；反之，则产生抑制效应。③ 红细胞通过 CR1 携带和清除循环免疫复合物对免疫网络起调节作用，这对防止免疫复合物在组织沉积具有重要作用，由于先天性或后天获得性因素导致红细胞表面 CR1 数量或活力下降，引起免疫复合物在组织中沉积，可产生免疫复合物疾病。④ 红细胞通过 CD58、CD59 与淋巴细胞 CD2 黏附而增强 LAK 细胞的增殖和杀伤活性。

目前认为，影响红细胞免疫功能的因素有：① 神经内分泌的调控；② 血清中存在调节红细胞免疫功能的因子；③ 红细胞免疫和淋巴细胞免疫互为调控；④ 年龄的影响，衰老可使红细胞免疫功能下降；⑤ 免疫缺陷对红细胞免疫功能的影响；⑥ 疾病的影响。

3. 膜抗原性　红细胞膜的抗原性物质是由遗传基因决定的，其化学组成为糖蛋白或糖脂。在红细胞系统，已发现 400 多种抗原物质，分属 20 多个血型系统，如 ABO 抗原、Lewis 抗原、P 抗原、I 及 i 抗原、Rh 抗原等。此外，在红细胞表面除了血型抗原之外，还有老化抗原，已知衰老或有病变的红细胞主要在其通过脾脏时被吞噬细胞吞噬，吞噬细胞能对它们进行识别主要是由于这些异常红细胞膜表面存在“老化抗原”，这些老化抗原可被血浆中的自身抗体识别并结合，吞噬细胞有 IgG Fc 受体，可以识别结合在异常红细胞上的 IgG，从而将这些异常红细胞吞噬。

4. 表面受体　细胞外的信息物质只有通过与细胞上或胞浆中的相应受体结合才能引发一系列反应，现已知红细胞膜上至少有四类受体：第一类为激素受体，如胰岛素受体；第二类为递质受体，如去甲肾上腺素受体；第三类为丙种球蛋白受体，如血型抗原可与相应的抗体结合；第四类为病毒、细菌和寄生虫受体，如流感病毒受体、疟原虫受体等。这些均为非特异性受体，此外，红细胞上还有两种特异性受体，即红细胞生成素（erythropoietin，EPO）受体和转铁蛋白受体。

EPO 受体数目因红细胞发育的阶段不同而异，在 BFU－E 阶段，受体开始形成，CFU－E 时达到最高峰，到早幼及成熟红细胞阶段逐渐减少，以至消失。EPO 特异地作用在 CFU－E 阶段，当干细胞培养到 CFU－E 阶段，加入 EPO，与受体作用后，使 Ca^{2+} 通道开启，细胞内 Ca^{2+} 浓度增高，染色体结构发生变化，产生 1 种激活因子，促进珠蛋白基因的转录，数小时后血红蛋白开始合成。

转铁蛋白受体最早是在胎盘和网织红细胞上提取到的，成熟红细胞上无此受体。转铁蛋白受体与转铁蛋白结合完成铁的转运。转铁蛋白与受体的亲和力很强，其次序为：带 2 个铁的转铁蛋白＞带 1 个铁的转铁蛋白＞载脂蛋白铁，转铁蛋白受体有重要的生理功能，它如同吞饮信号，当转铁蛋白与受体结合后，以吞饮方式转入细胞内，供血红蛋白的合成。

5. 变形能力　红细胞的变形性与红细胞的功能及寿命密切相关，变形性有利于红细胞通过微循环而不致破坏。此外红细胞的变形性还具有以下功能：① 有助于机体对异常红细胞的清除，因为衰老或有病变的红细胞变形能力均下降，在通过微循环时受挤压而破溶，或是受阻于狭小脾窦裂隙，从而被脾窦吞噬细胞吞噬清除。② 防止未成熟细胞进入血液循环，红细胞从骨髓进入血循环必须经过骨髓血窦裂隙。成熟红细胞无核，变形性好，易通过，未成熟有核红细胞变形性差，不易通过。③ 红细胞变形性还影响血液黏稠度，变形性好，血液黏稠度低，从而血流通畅。

影响红细胞变形能力的因素有：① 膜骨架蛋白的组分和功能状态：骨架过于僵硬则不易变形，过于松散易于碎裂；② 膜脂质流动性大有利于变形；③ 细胞表面积与细胞体积比值，比值大变形性好，反之变形性差；④ 血红蛋白的质与量，细胞内血红蛋白浓度高，或有变性的血红蛋白附着在膜上，均可使变形能力下降。

6. 维持凝血/抗凝血平衡　红细胞在维持机体正常生理状态下凝血/抗凝血平衡也起着一定作用。早在 20 世纪初，就有人报道，血小板减少的患者，输血后虽然血小板数目未增加，但出血时间有改进，提出可能红细胞对凝血有作用。后经各种实验证实红细胞确与凝血有关。在体外，将红细胞加到血小板中，可促进血小板对玻璃柱的黏附性，在电镜下还可观察到它们的聚集。此外还观察到红细胞的游离脂肪酸及类花生酸代谢产物可诱导血小板的活化，促使血小板脱颗粒，释放 ADP、5-羟色胺、β血小板蛋白，从而促使血小板发生聚集。此外，研究显示红细胞有多种隐蔽的黏附因子，它们在正常生理情况下，是非黏附性的，当病态时（如球形、口形等）转化为黏附性的。红细胞膜上尚有爬行酶，它可维持磷脂双层的不对称性结构，当出血时爬行酶在钙离子的作用下活化，促使丝氨酸磷脂外翻，后者又是凝血因子的活化剂，可引起凝血的瀑布反应。

红细胞还有抗凝血作用。机体在无外来刺激时，出/凝血机制处于动态平衡，当有微小变化时可随时纠正。当血红蛋白脱氧时，结构发生转换，NO 释放，NO 可使微血管扩张及抑制血小板活化。同样，在酸性条件下，氧分压降低时，也可活化内皮细胞的嘌呤能受体，促进 NO 的产生。此外，红细胞还可表达外酶，ADP 降解成 AMP，以避免 ADP 对血小板的激活。

三、红细胞酶的分类及其功能

红细胞要维持正常的生理功能，必须保证一定的能量代谢，这个能量代谢过程由多种酶促反应构成。

（一）红细胞酶的分类

根据所参与的代谢途径不同，将红细胞酶分为以下几种。

1. 无氧酵解途径的酶类　无氧酵解是红细胞内主要的糖代谢途径，葡萄糖通过此代谢途径产生 ATP，维持红细胞的正常代谢与生理功能，如己糖激酶（HK）、葡萄糖磷酸变构酶（GPI）、磷酸果糖激酶（PFK）、磷酸果糖醛缩酶（PFA）、磷酸丙糖异构酶（TPI）、3 磷酸甘油酸脱氢酶（G3PD）、磷酸甘油酸激酶（PGK）、烯醇化酶（ENO）、丙酮酸激酶（PK）、二磷酸甘油酸变位酶（DPGM）等。

2. 己糖磷酸旁路和谷胱甘肽代谢的酶类　己糖磷酸旁路的主要功能是形成 NADPH，为红细胞提供正常代谢所需的还原动力。谷胱甘肽代谢途径的功能上保证 GSH 的生成。GSH 对维持红细胞巯基和红细胞膜的稳定性有重要作用，此类酶有葡萄糖-6-磷酸脱氢酶（Glucose 6 - Phosphate dehydrogenase，G6PD）、谷胱甘肽还原酶（GR）、谷胱甘肽过氧化物酶（GSHpx）、谷胱甘肽合成酶（GSHsyn）、γ-谷氨酸半胱氨酸合成酶（γ-GCS）、谷胱甘肽硫转移酶（GST）等。

3. 核苷酸代谢的酶类　红细胞成熟过程中，RNA 被核糖核酸酶降解为各种核苷酸。这些核苷酸绝大部分为可利用的腺嘌呤核苷酸，其中 ATP 占 85%～90%，ADP 占 10%～15%，AMP 占 1%～3%；有少许部分是不能被红细胞利用的嘧啶核苷酸，需经过嘧啶 5′核苷酸脱磷酸化成为嘧啶核苷后，才能透出红细胞，不至于在红细胞内积聚，从而保证红细胞膜正常的通透性及可塑性。此类酶有嘧啶 5′核苷酸酶（P5′N）、腺苷酸激酶（AK）、腺苷脱氢酶（AD）等。

（二）红细胞酶的功能

要了解上述红细胞酶的各种功能必须通晓红细胞的全部代谢过程。

1. 能量代谢　葡萄糖为红细胞提供能源。红细胞膜以主动转运方式摄取血糖，进入其中的血糖约有 90%～95%经无氧酵解途径被利用，约有 5%～10%通过磷酸己糖通路。

在葡萄糖的无氧酵解途径中，葡萄糖分解为丙酮酸或乳酸。在这一途径中，葡萄糖的利用率主要受限于己糖激酶和磷酸果糖激酶所催化的反应。这 2 种酶对 pH 的要求非常严格，若高于生理 pH 时，磷酸甘油醛脱氢酶催化的反应为限速反应。

葡萄糖酵解产生的 ATP 主要用于维持红细胞“钠泵”的正常功能，以保持红细胞的离子平衡。如 ATP 缺乏则红细胞膜内外的离子平衡失调，Na^+ 进入红细胞多于 K^+ 的排出，结果使红细胞膨大以至破裂。ATP 还用于维持红细胞的结构与功能。缺乏 ATP 的红细胞可塑性下降，脆性增加，易被脾脏破坏。少量的 ATP 还用于合成脱氢辅酶。

葡萄糖无氧酵解过程中，在 1，3 二磷酸甘油酸（1，3-DPG）形成后，存在另一条代谢支路，称之为 2，3-二磷酸甘油酸（2，3-DPG）支路。这是红细胞糖代谢的一个特点。红细胞中存在 2 种特殊的酶，即 DPG 变位酶及 2，3-DPG 磷酸酶。前者以 3 磷酸甘油酸为辅酶催化 1，3 二磷酸甘油酸转变为 2，3-DPG，后者催化 2，3-DPG 水解生成 3 磷酸甘油酸。这一支路的意义有二：一是消耗糖酵解过程中部分能量，使 ATP、1，3-DPG 不致堆积，ADP、磷酸不致过少，从而使酵解能不断进行；另一意义是 2，3-DPG 可降低血红蛋白对氧的亲和力，促使氧合血红蛋白释放氧以适应组织对氧的需要。

在红细胞葡萄糖代谢的磷酸己糖通路中，6-磷酸葡萄糖在第一步反应中氧化生成 6-磷酸葡萄糖酸和二氧化碳，同时 $NADP^+$ 被还原为 NADPH。葡萄糖脱羧基后形成的磷酸戊糖经一系列的分子重排，最终形成丙糖、3-磷酸甘油酸、己糖和 6-磷酸果糖，这些都是糖无氧酵解途径的中间产物，因而可以重新加入无氧酵解途径进一步代谢。

除葡萄糖外，红细胞也可利用其他能源物质作为能源，包括腺苷、肌苷、果糖、甘露糖、半乳糖、二羟丙酮、乳酸等。在血循环中，红细胞主要利用葡萄糖作为能源；在某些情况下，如血液储存时，则利用其他物质作为能源。

2. 红细胞的氧化还原系统　红细胞的氧化还原系统有 NAD/NADH，NADP/NADPH 及 GSSH/GSH 等，它们具有抗氧化、维护巯基酶及其他膜蛋白正常状态的功能。

(1) 谷胱甘肽和辅酶Ⅱ系统：人红细胞中含谷胱甘肽最多，而且几乎全是 GSH，它可在红细胞内合成。磷酸己糖通路的一个重要功能在于还原 $NADP^+$，进入该通路的葡萄糖的多少由因 NADPH 被氧化形成的 $NADP^+$ 的多少来调节。NADPH 的一个主要功能是在谷胱甘肽还原酶(GR)的作用下，作为还原红细胞内含谷胱甘肽二硫化合物的供氧体。GR 催化氧化型谷胱甘肽(GSSH)还原为还原型谷胱甘肽(GSH)的反应和还原血红蛋白及含 GSH 二硫化合物的反应。GSH 的主要生理作用是抗氧化剂，保护细胞膜中含巯基的蛋白质及含巯基的酶不被氧化。

(2) 高铁血红蛋白(MHb)的还原：由于各种氧化作用，红细胞内经常有少量的 MHb 产生，但因其中有一系列的酶或非酶促还原系统，故正常红细胞内 MHb 仅占总量的 1%～2%。红细胞内催化 MHb 还原的酶主要是 NADH 脱氢酶，其辅酶为 NADH，其中虽然也有 NADPH 脱氢酶，但作用较小。

3. 核苷酸的代谢　红细胞代谢需要嘌呤核苷酸-ATP 系统和吡啶核苷酸-NAD 和 NADP 系统的参加。嘌呤核苷酸在红细胞中的代谢活动不很清楚，肝脏可能是某些核苷酸合成原料的来源。

成熟红细胞缺乏其他细胞固有的重新合成途径来合成腺苷酸，仅存在这个途径中最初合成磷酸核糖焦磷酸(PRPP)和最终几个步骤。在 PRPP 的参与下可利用细胞中代谢产物或中间产物次黄嘌呤、腺嘌呤、黄嘌呤和鸟嘌呤合成腺苷酸、黄苷酸和鸟苷酸，此即所谓补救途径。在这个途径中有多种酶的参与，如肌苷酸脱氢酶，它参与肌苷和鸟苷酸代谢；肌苷三磷酸激酶，此酶缺乏时肌苷三磷酸堆积；腺苷酸激酶，它使 AMP 磷酸化为 ATP；腺苷三磷酸酶，与细胞内外钠、钾离子平衡和红细胞的变形能力有关；腺苷酸环化酶、3,5-环腺苷酸和磷酸二酯系统，在红细胞中的作用尚不清楚。

NAD 和 NADP 分别为红细胞 EMP 和 PPP 的辅酶。在体外成熟和不成熟的红细胞与烟酸、谷氨酰胺均可合成 NAD，即为 NAD 合成的烟酸途径。合成的 NAD 需 EMP 参加，但无需 PPP。合成 NADP 是在 ATP 和镁离子的参与下经 NAD 激酶的催化进行的。

四、血红蛋白的结构及其功能

血红蛋白(hemoglobin，Hb)是人和各种动物红细胞内 1 种重要的结合蛋白，也是目前了解的最清楚的 1 种红细胞内的运输蛋白，它属于色素蛋白中的血红素蛋白类，它的蛋白部分为珠蛋白，其辅基部分为亚铁血红素。人类血红蛋白的珠蛋白是由 2 种(4 条)多肽链组成。人和各种动物的血红蛋白，其血红素部分是相同的，而珠蛋白是不同的。血红蛋白在红细胞内结合氧或释放氧，在肺部与氧结合形成氧合血红蛋白，转运到全身各组织并释放出氧，然后将 CO_2 从组织中运出，从而完成在肺和组织之间进行 O_2 和 CO_2 的交换，以维持动物体的正常新陈代谢。故科学家称血红蛋白是“双向呼吸载体”。

(一) 血红素的结构及功能

血红素也称亚铁血红素，它是血红蛋白的辅基，相对分子量为 614。血红素由原卟啉Ⅸ亚铁原子组成，原卟啉分子中含有 4 个吡咯环，借助四甲炔键相连形成四吡咯化合物。因此它是铁卟啉的衍生物。卟啉由四个吡咯环组成。实验证明甘氨酸参与血红素中卟啉环的合成。甘氨酸与活化的琥珀酰辅酶 A 缩合，形成血红素前体 δ-氨基 γ-酮戊酸(ALA)。此步反应发生在线粒体内，催化此步反应的酶是 ALA 合成酶，它是血红素合成的限速酶。然后 2 个分子 ALA 在脱水酶作用下缩合，形成胆色素原。四个胆色素原在胆色素原脱氢酶催化下首尾相接，缩合成直线状的四吡咯。线型四吡咯失去 NH_4^+ 而环化，其环状产物是尿卟啉原Ⅲ。

尿卟啉原Ⅲ再经脱羧酶催化成粪卟啉原Ⅲ，然后经脱羧氧化为原卟啉Ⅸ，最后经血红素合成酶作用，与 Fe^{2+} 螯合形成血红素。

血红素具有可逆的氧合作用，血红素存在于血红蛋白分子的每个亚基的裂缝之中，它的极性侧链处于血红蛋白分子的表面而其余部分均在分子内部而被非极性的氨基酸包围，只有两个组氨酸(His)除外。一个 His 与铁原子直接键合，占据铁原子的第 5 个配位键，称作近侧 His。而氧结合位点位于血红素平面的第 6 个配位键的位置。第 2 个 His 称作远端 His，它靠近血红素，但并不与之键合。在生理情况下，血红蛋白有三种构象：脱氧血红蛋白、氧合血红蛋白和高铁血红蛋白，它们的主要区别就在于血红素的第 6 个配位键。在脱氧血红蛋白中，它空缺；在氧合血红蛋白中，它被氧分子占据；而在高铁血红蛋白中，它结合水分子。

血红素也是细胞色素 C 分子的辅基，但其功能与在血红蛋白中完全不同。细胞色素 C 是所有嗜氧生物细胞线粒体呼吸链中的蛋白质，它是可逆的电子载体，而不是氧载体。此外，血红素在酶促反应中的另一种功能是催化过氧化氢转变为水和氧。

(二) 珠蛋白基因的组织结构及珠蛋白基因的开关

组成血红蛋白的各种珠蛋白肽链分为 α 类和 β 类两大类，分别是 α 类和 β 类珠蛋白基因表达的产物。珠蛋白基因表达过程呈现高度的红系组织特异性和发育阶段特异性以及两大类珠蛋白基因表达量的相对平衡性。也就是说人体从胚胎-胎儿-成人各个不同发育阶段，合成珠蛋白肽链是不同的，因而在红细胞中由这些多肽链组成不同种类血红蛋白。

人类珠蛋白基因分为 α 类和 β 类两大基因簇，α 类珠蛋白基因簇包括 4 个功能基因和 2 个无功能基因(又称假基因)，位于 16 号染色体短臂上。β 类珠蛋白基因簇包括 5 个功能基因和 1 个假基因，位于 11 号染色体短臂上。所谓假基因是一些有功能缺陷的基因，它们的 DNA 序列与珠蛋白功能基因的序列有 75%～80%的同源性。但不能编码正常功能的珠蛋白多肽链。最近假基因序列分析表明有数处阻止其正常表达的结构变异。

人珠蛋白基因是 1 个典型的真核基因。其各种珠蛋白结构基因均被两个不编码的核苷酸序列隔开，将之分为三段，不编码的序列称为内含子，三段编码部分称为外显子。内含子的功能还不十分清楚，可能与基因表达有关。这一共同的结构特点提示各珠蛋白基因来自单一祖先珠蛋白基因，经过长期的分化与重复，演变为现在的 α 和 β 基因簇。

人类珠蛋白基因外显子的核苷酸序列是非常固定的，仅其中编码部分有些变化，在正常情况下，某些核苷酸位点发生中性突变，这种变化称为珠蛋白基因的多态性。这种现象在 β 类珠蛋白基因中表现明显。多态性是 1 种遗传标志，它对珠蛋白基因表达并不产生影响，利用这种性质，可对某些遗传性疾病进行基因诊断。

所谓珠蛋白基因开关是指珠蛋白基因表达在不同发育阶段的开启和关闭。α 类和 β 类珠蛋白基因表达分别从各自基因簇的 5′开始，随着发育过程的演变 5′端关闭即 3’开启，开启和关闭是渐进的。具体来说，人 β 类珠蛋白基因的表达有两个开关：从胚胎到胎儿的开关和从胎儿到成人的开关，前者在胚胎早期出现，后者主要出现在出生前后。人 α-珠蛋白基因只有从胚胎到胎儿期的一个开关，开关后不再关闭而终生表达。

第一个开关，即从胚胎到胎儿期的开关，主要发生在卵黄囊和肝组织。胚胎第 4 至第 5 周主要合成 ζ 和 ε 肽链及少量 γ 链，第 6 周至第 7 周开始合成 α 链，第 7 至第 8 周不再合成 ζ 和 ε 肽链，此后主要合成 α，G_γ，A_γ 和 β 链。α 链高水平合成持续存在于整个发育过程，始终不变。

第二个开关是指从胎儿到成人的开关。胚胎第 32 至 36 周，β 合成量开始增高而 γ 链合成量渐下降，出生时 γ 链合成量占 β 珠蛋白的 80%。出生后 3 个月内，β 合成速度急速加快，γ 链合成量急速下降；出生后 1 年时，γ 链合成基本停止，β 链合成达到成人的最高速度，而此时的 γ 链合成一般已减少至占非 α 链总量的 1%左右，G_γ/A_γ 链比例从胎儿型的 7:3 变为成人型的 4:6。在成人此比例变化较大。γ 链和 α 链组成 HbF，含 HbF 的红细胞成为 F 细胞。δ 珠蛋白基因紧接着 β 基因的开启而开启，但合成速度很低。一般认为 δ 链合成可能始于妊娠的 30 周之后，出生后合成逐渐增加，到出生后 1 年时达到成人水平，即占血红蛋白总量的 2.5%。这个时期肽链的合成主要发生在肝脏和骨髓组织。

(三) 血红蛋白结构

血红蛋白的分子结构分为一、二、三级和四级结构。所谓一级结构是指氨基酸残基在珠蛋白肽链上的线性排列顺序，二个相邻氨基酸之间以肽键相连。一级结构对血红蛋白的立体结构起决定性的作用，对于了解血红蛋白的分子病理学是很重要的。肽链中的氨基酸可分为亲水的极化氨基酸（其侧链为羧基、氨基）与非极化氨基酸（其侧链是芳香族）。肽链中的各种氨基酸的侧链相互拉紧形成 α 螺旋，称为二级结构。肽链中没有侧链的氨基酸形成折叠，使肽链的氨基酸分成 8 段。血红素中的铁原子有 6 个配位键，其第 5 个配位键结合在肽链 F 段第 8 位氨基酸上，即 α 链第 87 位或 β 链第 92 位组氨酸的咪唑基上。第 6 个配位键结合氧分子，并间接结合在肽链 E 段的第 7 位氨基酸上，即 α 链第 58 位或 β 链第 63 位组氨酸咪唑基上，使肽链形成螺旋状蛇形盘曲的立体空间，称为血红蛋白的三级结构，其内部多为疏水的氨基酸，为血红素提供了必要的疏水环境，而外部多为极性氨基酸，使血红蛋白具有高度的溶水性，具有稳定的立体结构。组成血红蛋白的四条多肽链（亚基）在三级结构的基础上，借助亚基间的次级键，按照一定的空间关系相互组成一个完整的呈椭圆性的四聚体，即为血红蛋白的四级结构，也即真正有功能的血红蛋白分子。血红蛋白有两个不同形式的四级结构：一种是和氧结合，高亲和力的 R 型（松弛型）；另一种是易于释放氧，低亲和力的 T 型（紧张型）。T 型构象的血红蛋白中各亚基之间有较多盐键和其他相互作用，它们将各单位束在一起，对结合氧有阻力。R 型结构与此相反，盐键断裂，亚单位间的联系比较松弛，对氧的亲和力增加。

总之，血红蛋白分子的外部结构必须完整，带有电荷，α、β 链结合部位要固定，包围血红素腔的氨基酸顺序排列应完整，否则血红蛋白就不能维持正常的生理功能，并遭到破坏。

（四）血红蛋白的功能

如前所述血红蛋白是 1 种双相呼吸载体，它既能将氧气由肺运送到组织，又能将二氧化碳由组织运送到肺。血液中的氧气的运输有两种形式，1 种是以物理形式运输的氧气，由于氧气在血液中的溶解度很低，因此只有极少部分的氧气是以这种形式运输的；另 1 种是氧气和红细胞中的血红蛋白结合而运输的，占血液中氧气运输的绝大部分，约 96%。此外，人体在代谢过程中产生的二氧化碳，其中 30% 是由血红蛋白运输到肺部排出体外的。

血红蛋白与 O_2 结合形成氧合血红蛋白，二者既能迅速结合，也能迅速解离，结合与解离取决于氧分压的高低。在肺部，血液 O_2 分压增高，血液中大部分血红蛋白与 O_2 结合生成氧合血红蛋白。在组织中，O_2 从血液弥散进入组织细胞，血液氧分压降低，是一部分氧合血红蛋白解离成血红蛋白和 O_2 供组织和细胞利用。如前所述，结合了氧和未结合氧的血红蛋白分子在空间构象和性能上是有所不同的。当血红蛋白氧合时，分子发生若干盐键的断裂、某些小分子化合物的出入和亚单位的移动，血红素平面中央的铁原子半径减小，比脱氧时体积减少 13%，从而使铁原子进入卟啉平面内，导致血红蛋白分子空间上构象发生变化，这样就引起了这条肽链的空间四聚体在氧和作用中 T 构象逐步变成 R 构象。R 构象比 T 构象对氧的亲和力要大 300 倍。组成血红蛋白分子的 4 个亚单位并非同时与氧结合，而是有先后顺序的。一般认为首先结合的是 α 珠蛋白链，然后才是 β 珠蛋白链。当氧与血红蛋白分子的一部分上的一个部位结合时也会改变血红蛋白分子别的部位的构象，而分子构象的改变又会引起分子性能的改变，这即血红蛋白的变构效应。氧与血红蛋白的结合和解离的变化并不呈直线的比例关系，而是呈 S 形曲线。这种特征具有重要的生理意义。曲线的两端较平坦，曲线中段较陡直，这说明血红蛋白与氧的结合随氧分压的增高而增快；氧和血红蛋白释放氧随氧分压的下降而加快，其机制可用血红蛋白的变构效应来说明。

血红蛋白与氧的亲和力也随着血液中 H^+ 浓度增加和二氧化碳分压的增高而减弱，血红蛋白分子由 R 型转化为 T 型，促使氧合血红蛋白释放氧气；反之亦然。当氧分压增高时，由于氧和血红蛋白结合使血红蛋白分子由 T 型转变为 R 型，促使血红蛋白释放 H^+ 和二氧化碳。此现象称为 Bohr 效应。Bohr 效应对于二氧化碳的运输具有重要的生理意义。

此外血红蛋白尚存在 2，3－二磷酸甘油酸（DPG）效应，2，3－二磷酸甘油酸是红细胞无氧酵解途径支路的中间产物，红细胞中 DPG 浓度是调节血红蛋白对氧亲和力的重要因素。DPG 和氧结合的原则是 1 个 DPG 分子专一地与 1 个分子血红蛋白结合。由于脱氧的低亲和力的血红蛋白比氧合的血红蛋白的间隙大，DPG 结合部位就在这个间隙内，荷负电强的 DPG 和每条 β 链上 3 个荷正电基团结合。因在这个间隙中配体 DPG 的存在而倾向于固定血红蛋白分子在低亲和力 T 构象，从而降低了血红蛋白与氧的亲和力。相反，在 DPG 浓度降低时，可使血红蛋白与氧的亲和力增高。DPG 与血红蛋白的结合降低对氧的亲和力这一现象具有重要的生理意义。因为人体可通过红细胞内 DPG 浓度的改变来调节组织的获氧量，这对人体在某些缺氧情况下的代偿有重要意义。

(五) 正常人体血红蛋白

人体由不同发育阶段和不同场所合成的 α 和 β 类珠蛋白肽链组成血红蛋白四聚体至少可分为 6 种，胚胎型 3 种：HBGowerⅠ，HBGowerⅡ，HbProtland；胎儿型 1 种：HbF；成人型 2 种：HbA、HbA_2。每种血红蛋白都含有两条 α 类珠蛋白肽链和两条 β 类珠蛋白肽链。呈现 α 类珠蛋白基因与 β 类珠蛋白基因的表达始终保持平衡，如果这一平衡失调就导致 α 地中海贫血和 β 地中海贫血。

(1) 血红蛋白 A(HbA)：是成人中主要的血红蛋白，由一对 α 链和一对 β 链组成($\alpha_2\beta_2$)组成。新生儿中 HbA 占所有血红蛋白的 20%左右，出生后迅速增加，出生 6 个月后成为血红蛋白的主要成分，占所有血红蛋白的 90%以上。这种血红蛋白是目前所知最多的一种。

(2) 血红蛋白 A_2(HbA_2)：是正常人红细胞中的次要血红蛋白，它是由一对 α 珠蛋白链和一对 δ 珠蛋白链($\alpha_2\delta_2$)组成。在整个正常人血红蛋白中，HbA_2的含量少，出生 6 个月后，HbA_2仅占所有血红蛋白总量的 2%～2.5%，但它在各红细胞中分布上均匀的。HbA 和 HbA_2在氨基酸组成、化学结构和理化性质方面各有不同，各具特点。但二者在生理功能上的特性几乎是一样的，例如对氧的亲和力、与 DPG 的结合能力、Bohrn 效应等没有显著差别。成人体内由于 HbA_2 含量低，行使生理功能的主要是 HbA。

(3) 血红蛋白 F(HbF)：又称胎儿血红蛋白，由一对 α 链和一对 γ 链组成($\alpha_2\gamma_2$)，是胎儿第二个月后和新生儿血液中的主要血红蛋白。脐带血中 HbF 的含量占总血红蛋白的 70%～80%，出生后很快减少，至 6 个月后，绝大部分被 HbA 替代。成人中 HbF 约占总 Hb 的 1%左右。这种血红蛋白有许多性质与 HbA 不同，它具有明显的抗酸性和抗碱性，抗原性也强，最重要的是它在生理条件下对氧的亲和力明显高于 HbA，这就意味着在任何一定的氧分压情况下，HbA 取向放出氧到 HbF 上，将氧从母体转移至胎儿的环境中，这对处于低氧状态的胎儿是极其有利的。

(4) 胚胎血红蛋白：在早期胚胎中 ζ-珠蛋白链和 ε 珠蛋白链首先合成，其后 α 珠蛋白链和 γ 珠蛋白链开始合成，于是由这些肽链组成 3 种胚胎期血红蛋白。最早出现的血红蛋白是由两条 ζ 珠蛋白链和两条 ε 珠蛋白组成的 HBGowerI($\delta_2\varepsilon_2$)和由 2 条 α 珠蛋白链和 2 条 ε 珠蛋白链组成的 HBGowerⅡ($\alpha_2\varepsilon_2$)，随后出现了由 2 条 ζ 珠蛋白链和 2 条 γ 珠蛋白链组成的 HbProtland($\zeta_2\gamma_2$)。

五、抗体和补体在溶血中的作用

(一) 抗体介导的溶血反应

由抗体参与的溶血反应称为免疫性溶血。这种特异性免疫反应是由于红细胞本身的抗原或其与外来抗原接合后，与相应的抗体作用，在有或无补体的参与下，引起红细胞的聚集和溶解而发生溶血；吸附有抗体的红细胞也可通过脾或肝内巨噬细胞的吞噬作用而被破坏。

根据病因不同，免疫性溶血又可分为三类：一是同种免疫引起的溶血，即红细胞抗原或针对患者红细胞的抗体从他人转移给患者而发生的溶血，例如输不合型血引起的反应或母婴血型不合引起的溶血病。二是自身免疫引起的溶血，即由于人体免疫反应发生变异而产生了自身抗体，结合于红细胞表面，导致红细胞破坏引起的溶血。三是药物免疫引起的溶血，即药物性免疫导致的有抗体参与的溶血反应。

1. 同种免疫导致的溶血　此型最具代表性的是新生儿溶血症，它是一组由于母婴之间血型不合而导致的新生儿同种免疫性溶血，表现为新生儿严重的溶血性贫血，高胆红素血症，部分患儿可因新生儿胆红素脑病(核黄疸)而死亡，或留有终身残疾。临床上以 ABO 血型不合最多见，大约占新生儿溶血症的 2/3 以上，Rh 血型不合者次之。

其发病是由于胎儿由父亲方面遗传来的显性抗原恰为母亲所缺少，此抗原侵入母体后产生免疫抗体，通过胎盘绒毛膜进入胎儿血循环与胎儿红细胞凝集，使之破坏而出现溶血。

ABO 血型不合多发生于父亲 A 型或 B 型或 AB 型，母亲 O 型，少数发生于母亲 A 型或 B 型的杂合子，由于妊娠期少量胎儿血可进入母体(例如胎盘轻微损伤)使母体致敏，产生抗胎儿血型的抗体(IgG, IgM),此抗体再通过胎盘进入胎儿体内,破坏胎儿红细胞,发生溶血性贫血,由于母体可能从自然界中接触类似抗原物质而产生抗 A 或抗 B 抗体,因此第一胎亦可发病。虽然成人由于输入 ABO 不相合的血液会引发危及生命的溶血过程,但由 ABO 不合引发的新生儿溶血病情明显较 Rh,或其他形式的溶血症为轻,主要原因有以下几点:① 胎儿红细胞表面只有少量的 A 和 B 抗原位点,而且抗-A 和抗-B 抗体一般在红细胞表面不结合补体;② 抗 A 和抗 B 抗体多数为 IgA 不能通过胎盘;③ 少量的通过胎盘的抗 A 和抗 B IgG 在其他细胞上有大量的结合位点,而在红细胞上结合位点较少。因此由于上述种种原因,只有极少量的抗-A 和抗-B IgG 通过胎盘结合在红细胞表面的抗原上,对红细胞的破坏因而较轻且由于抗体量很少,脐血直接抗人球蛋白试验只呈现弱阳性或阴性。

Rh 血型不合引起溶血的机制是:由于 Rh 阴性母亲第一次妊娠 Rh 阳性胎儿时,诱发母体产生抗体,此时的抗体为 IgM, IgM 很难通过胎盘,所以第一胎极少发生新生儿溶血。当再次妊娠 Rh 阳性的胎儿时,短期内即可产生大量 IgG 型抗体,并可通过胎盘进入胎儿体内,结合于红细胞表面,若结合补体,将立即引发红细胞的破坏,发生血管内溶血出现血红蛋白血症、血红蛋白尿症,红细胞残片被肝脏及微循环中的其他网状内皮细胞吞噬。当红细胞表面未结合补体时,红细胞的破坏机制有所不同,当血流过脾脏时,多个红细胞聚集在一个巨噬细胞周围,电镜下可见巨噬细胞伸出多个伪足至红细胞表面,破坏红细胞膜支架,使细胞发生球形变,变形能力下降,这种红细胞在脾脏中即使"侥幸"逃脱了巨噬细胞的吞噬,也将由于不适的生存环境而死亡。另有发现,被杀伤细胞破坏的胎儿致敏红细胞的溶解与新生儿溶血程度呈明显相关。杀伤细胞表面有 IgG 的 Fc 受体,当红细胞表面的 IgG 与该受体结合后即可引发细胞毒作用。现有学者指出,吞噬作用与细胞毒作用是两种相互独立的机制,细胞毒作用是由于免疫细胞内释放一种溶菌酶作用于致敏红细胞将其破坏。

此外,新生儿溶血症溶血的程度还与 IgG 抗体亚型有关,实验证明,IgG 亚型 IgG3 与吞噬细胞表面 Fc 受体的亲合力,较其他亚型(IgG1 和 IgG2)更强,因此应该致病性更强,但临床却发现,单独由 IgG3 引起的新生儿溶血症大多为轻型,与单独由 IgG1 引起的溶血程度上无明显差别,而由 IgG1 和 IgG3 2 种抗体共同引发的溶血其程度往往最严重,临床过程最凶险。

2. 自身免疫导致的溶血　此型溶血即自身免疫性溶血,是由于人体异常的免疫反应产生了抗自身红细胞的抗体,该抗体通过某种机制破坏红细胞,从而发生溶血。目前认为这种自身抗体的产生机制有三种学说:一是抗原变异,即当某些病毒、药物、化学毒物或射线等作用于造血细胞或成熟红细胞,或红系造血细胞导致基因突变,最后引起红细胞(有时是全血细胞)膜抗原成分的变异,进而刺激机体的免疫系统产生识别此类变异抗原的自身抗体,即所谓抗自身红细胞(或其他血细胞)抗体。二是抗体产生异常,即某些病理因子(如病原微生物感染等)刺激机体的免疫系统使之发生功能紊乱,或淋巴细胞系统肿瘤使免疫器官失去了识别自身血细胞抗原的能力,进而产生抗自身血细胞抗原的抗体。三是交叉免疫,即某些病原微生物具有与人体血细胞相似的抗原成分,当其侵入人体后会刺激机体产生交叉抗体,这些抗体在抗病原微生物的同时也会抗人体的血细胞,即相当于人体产生了抗自身血细胞的抗体。

依据自身红细胞抗体的特性,可将抗体分为三大类,即温抗体型、冷抗体型和温冷双抗体型。每类中又有不同的亚型(表 6-2)。温抗体型是指自身红细胞抗体与红细胞结合的最佳反应温度为 37 ℃的自身免疫性溶血性贫血(auto immune hemolytic anemia,AIHA),其中包括在体外需加抗人球蛋白抗体才能致红细胞凝集的不完全型温抗体、无需加抗人球蛋白抗体即能引起溶血的温型溶血素和两亚型的混合。冷抗体型是指自身红细胞抗体与红细胞结合的最佳反应温度为 30 ℃以下(特别是 4 ℃)的 AIHA,其中也包括 3 个亚类:① 自身红细胞抗体在 4 ℃最大量地凝集红细胞(冷凝集素)并激活补体,破坏红细胞(冷溶血素)的冷凝集素综合征;② 4 ℃最大量地结合红细胞并固定补体,而在 37 ℃激活全补体导致溶血的双相溶血素(又称 D-L 抗体)型和冷凝集与 D-L 抗体的混合型;③ 温冷双抗体型,即在同一患者身上既有温型自身红细胞抗体(多为 IgG),又有冷型自身红细胞抗体(多为 IgM)。近年有人报道"宽温幅的冷凝集素综合征",即自身红细胞抗体为 IgM 型冷凝集素,但在体外除了能在 4 ℃最大量地凝集自身红细胞外,尚能在

30 ℃以上继续凝集。

表 6-2 2 390 例 AIHA 患者自身红细胞抗体分类

类　型	患者数	%
温抗体	1 989	83.2
不完全型温抗体	1 649	69.0
温型溶血素不相识	263	11.0
与正常红细胞反应	4	0.2
与酶处理大红细胞反应	259	10.8
混合型	77	3.2
冷抗体	391	16.4
冷凝集素和冷溶血素	325	13.6
双相溶血素(D-L 抗体)	59	2.5
混合型	7	0.3
温冷双抗体	10	0.4
不完全温抗体+冷抗体	7	0.3
温型溶血素+冷抗体	3	0.1

自身抗体引起的溶血根据发生部位分为血管外溶血和血管内溶血。血管外溶血即自身血细胞抗体(主要是温型抗体)与红细胞(有时包括白细胞和血小板)结合,使抗体的 Fc 端构型发生变化,并同时激活少量补体使红细胞膜上黏附一定量的 C3b/C4b,构型发生变化的 Fc 端及 C3b/C4b 分别与单核-巨噬细胞上的 Fc 受体及 C3b/C4b 受体结合,最后导致红细胞被单核-巨噬细胞吞噬、溶解、破坏;当破坏的红细胞量超过骨髓产生的红细胞量时,机体就发生贫血;当单核-巨噬细胞释放出较多破坏红细胞的代谢产物——间接胆红素时,就会引起胆红素代谢紊乱,发生高胆红素血症(黄疸,血清间接胆红素增高,尿胆原/尿胆素增高,胆结石/胆囊炎,严重时甚至可发生"核黄疸"等);当此型溶血反复、长期发生时,单核-巨噬细胞系统就会反应性增殖,出现肝、脾肿大。血管外溶血受以下三方面因素影响:① 自身抗体的种类:自身抗体分 IgG、IgA 和 IgM 三类,IgG 又分 IgG1、IgG2、IgG3 和 IgG4 四种亚型。发生血管外溶血的几率以 IgG 最高,IgA 和 IgM 较低;IgG 类中又以 IgG1 最多,其次是 IgG3,IgG2 和 IgG4 很少见。溶血的程度以 IgM 和 IgG3 型为重;溶血发生的主要部位,IgG 和 IgA 型在脾脏,而 IgM 型在肝脏。② 红细胞膜上吸附的抗体数量:对于同一类型自身抗体来说,吸附在红细胞膜上的抗体愈多,红细胞愈易被单核-巨噬细胞吞噬,发生溶血的程度愈重。③ 红细胞膜是否同时被抗体和 C3"致敏":由于单核-巨噬细胞膜上既有 Fc 受体,又有 C3 b/C4 b 受体,故当红细胞同时被抗体和 C3"致敏"时,被吞噬、破坏的概率就大,发生溶血的程度就重。血管内溶血即某些自身红细胞抗体(主要为冷型抗体)在血管内与红细胞结合,引起红细胞凝集并同时结合、激活补体;补体直接破坏红细胞,进而引起血管内溶血。当溶血超过骨髓的代偿能力时,机体就会发生贫血。血管内溶血同时导致高游离血红蛋白血症:血浆游离血红蛋白(FHb)升高、结合珠蛋白(HP)降低、高铁血红素白蛋白升高、高铁血红素结合蛋白降低、高铁血红素结合珠蛋白-高铁血红素结合物增高。增多的 FHb 超过 HP 的结合能力时就会发生血红蛋白尿、含铁血黄素尿,出现尿潜血试验阳性和尿 Rous 试验阳性。反复发生血红蛋白尿还会引起机体缺铁、缺锌,并进一步加重贫血。被 HP 结合的 FHb 要在单核-巨噬细胞内代谢分解,故也有可能引起黄疸和肝脾肿大。在血管内被抗体凝集的红细胞还会影响末梢循环,使皮肤出现雷诺现象等。

自身红细胞抗体的种类及滴度影响血管内溶血的程度。当冷抗体为冷凝集素时,多数激活全补体而导致血管内溶血,仅少数致敏红细胞不激活补体。当冷抗体为 D-L(Donath-Landsteiner)抗体时,极易在低温下固定补体,37 ℃时激活全补体,发生较严重的血管内溶血。当然,对于同 1 种抗体来说,一般滴度高者溶血就重。

3. 药物诱发的免疫性溶血　药物引起的免疫性溶血系指某些药物通过免疫机制对红细胞产生免疫性损伤,按照免疫原理可以分为三类,即半抗原型、免疫复合物型、自身抗体型。

(1) 半抗原型:代表药物是青霉素。药物作为半抗原与红细胞膜及血清内蛋白质形成全抗原,所产生的抗体与吸附在红细胞上的药物发生反应,进而损伤破坏有药物结合的红细胞,而对正常红细胞无作用。一般均在超大剂量(约 1 200 万～1 500 万 U/d)或是肾功能较差时发生,通常于用药后 7～10 d 内发作。发生溶血的患者过去都有服药史,也可能在长期用药过程中发生。部分患者在发生溶血前有药物过敏反应,如皮疹及发热等。溶血通常呈亚急性、轻度,主要是血管外,停药几天或几周后即缓解。抗体通常为 IgG 型。除青霉素外,头胞菌素类由于可跟青霉素抗原产生交叉反应，因此可诱发相同病变；此外尚有四环素、甲苯磺丁脲、非那西丁和磺胺类药物等也可作为半抗原与膜蛋白质结合。

(2) 免疫复合物型：系指药物首次与机体接触时与血清蛋白结合形成抗原，刺激机体产生抗体，当重复应用该药后，导致药物-抗体(免疫)复合物吸附在红细胞膜上并激活补体，破坏红细胞，产生血管内溶血，称为免疫复合物型溶血性贫血。属于此种类型的药物多达十余种，但发生率都不高。主要有睇波芬、异烟肼、利福平、奎宁、奎尼丁、非那西丁、对氨水杨酸、柳氮磺吡啶及胰岛素等。患者常有急性发作的血管内溶血，伴有寒战、高热、呕吐及腰痛，部分患者可发生急性肾功能衰竭、休克及弥漫性血管内凝血。抗体为IgM、IgG型，常需结合补体。

(3) 自身抗体型：系指血清中抗体可与自身红细胞相互作用，但与药物存在与否无关。代表药物是甲基多巴，其作用机制可能是药物改变了红细胞膜Rh抗原的蛋白，形成能与Rh蛋白起交叉反应的抗体。临床发现经甲基多巴治疗后，发生无症状的抗人球蛋白试验阳性者高达15%，一般在用药3～6个月，多数在半年后，也有报告在用药3年后才发生阳性反应者。停止用药后抗人球蛋白试验转为阴性大约需要半年至1年。但是甲基多巴服用后发生溶血性仅有1%，由于IgG吸附的红细胞为体内脾脏吞噬细胞所破坏。抗体常为IgG型。此外引起此类溶血的药物还有左旋多巴、甲灭酸、普鲁卡因酰胺、氯丙嗪等。

(二) 补体介导的溶血反应

补体介导的溶血反应最具代表性的阵发性睡眠性血红蛋白尿症(PNH)。PNH是1种后天获得性的疾病，但其发病原因不清楚。现在认为在某种因素作用下，PNH患者的多能造血干细胞发生了PIG-A基因突变，PIG-A基因突变导致GPI锚(糖化磷脂酰肌醇)合成减少或缺失，锚异常进而导致锚连蛋白的缺失，而抑制补体活化的调节蛋白(如CD55、CD59)缺失后，可导致该细胞对补体超敏，易被活化补体破坏。当这种异常的造血干细胞不断增生、分化，形成具有PNH缺陷的细胞群，达到一定数量时即可引起溶血等临床表现。由于异常的造血干细胞可以分化成各系血细胞，故PNH患者不仅红细胞，其粒细胞、淋巴细胞以及血小板也有锚连蛋白缺陷。

PNH的特点是异常的红细胞对补体介导溶血的敏感性增加。Ham和Dingle于1937年和1939年分别观察到：当酸化的血清与PNH的红细胞共孵育，PNH的红细胞可被溶解。酸化血清可导致PNH的红细胞溶解，是诊断PNH的标准技术，称为Ham's实验。Rosse于1974年进一步研究发现，这种溶解作用是补体依赖性的：当体外激活补体活化的经典或旁路途径时，PNH的红细胞较正常的红细胞可结合更多的活化的补体C3，这种情况在用酸化的血清激活旁路途径时更明显。随后的研究表明：PNH的红细胞缺乏抑制补体C3转化酶的形成和稳定的能力，从而导致活化C3的大量结合。同时，PNH的红细胞也不能抑制补体细胞膜溶解攻击复合物。这些研究表明PNH红细胞有两种补体调节缺陷：一种影响到C3转化酶的调节；另一种影响到膜攻击复合物的调节。在生理状态下，补体通过旁路途径有一持续的低水平的活化，正常红细胞由于膜表面具有抑制补体活化的蛋白而不被溶解；而PNH细胞表面缺乏两种重要的补体调节蛋白导致了体内的慢性溶血。由于不能有效的抑制补体的旁路活化途径，PNH的红细胞寿命缩短，其半寿期仅为6 d左右。

PNH患者体内正常红细胞和异常红细胞共存。不同患者中，对补体敏感的细胞和不敏感的细胞的比例各不相同；同时，同一患者体内可存在对补体介导溶血敏感性不一样的细胞群，根据对补体敏感度不同，可将PNH患者细胞分为三群，见表6-3。

表6-3　PNH细胞的表型

表型分类	补体敏感程度	GPI锚连蛋白的表达	PIG-A基因突变的类型
PNHⅠ	正常	正常	无
PNHⅡ	中敏(正常的3～5倍)	弱阳性	错义(PIG-A基因部分失活)
PNHⅢ	高敏(正常的15～25倍)	阴性	无义、移码、缺失、插入(PIG-A基因完全失活)

PNHⅠ型细胞对补体敏感度正常或接近正常，而PNHⅢ型细胞对补体的敏感度为正常的15～25倍。PNHⅡ型细胞对补体中敏，大约为正常的3～5倍。利用补体溶解敏感实验的方法发现78%的PNH患者体内PNHⅠ型和Ⅲ型细胞共存。9%的患者PNHⅠ型和PNHⅡ型细胞共存，另外9%的患者3种细胞共存，3%的患者PNHⅡ、PNHⅢ型细胞共存。在个别病例，只存在PNHⅡ型细胞。

通常对补体显著敏感细胞数的比例同患者溶血程度相关。当PNHⅢ型细胞比例少于20%时，无血红蛋白尿的表现或表现较轻；当PNHⅢ型细胞比例在20%～50%时，可出现较明显的血红蛋白尿；当PNHⅢ型细胞比例大于50%时，可立即发生血红蛋白尿。对于PNHⅡ型细胞，即使其比例较高，临床表现也不一定明显，溶血的程度可以很轻。

第二节　红细胞病的检测

红细胞疾病的检测实验主要包括造血原料检测、红细胞膜、酶、血红蛋白异常检测、抗体和补体所致溶血的检测等。

一、铁缺乏所致贫血的检测

（一）血清铁检测

主要采用双吡啶法和亚铁嗪法检测。

原理　双吡啶法：亚铁离子(Fe^{+})在酸性环境中和适宜的温度下从转铁蛋白中游离出来，与双吡啶结合成络合物，在一定浓度范围内，Fe^{+}的多少与颜色呈正比。亚铁嗪法：在酸性环境下，用还原剂将从转铁蛋白复合物游离出来的三价铁离子还原成二价铁离子，后者可与亚铁嗪反应，生成有色复合物，颜色的深浅与二价铁的浓度成正比。

参考范围　0.7～1.5 mg/L。

临床意义及评价　血清铁降低见于生理性铁需要量增加、缺铁性贫血、慢性病贫血、转铁蛋白缺乏症、特发性含铁血黄素沉着症等。血清铁增高常见于急性肝炎、恶性贫血、铁粒幼细胞性贫血、维生素B_6反应性贫血、铅中毒、再生障碍性贫血、溶血性贫血以及巨幼细胞性贫血等。

（二）血清总铁结合力检测

主要采用双吡啶法和亚铁嗪法检测。

原理　双吡啶法：总铁结合力是指血清中转铁蛋白能与铁结合的总量。在血清中加入过量的铁，使之与血清中未带铁的转铁蛋白结合并达到饱和。多余的铁用轻质碳酸镁吸附除去，然后按照血清铁检测同样操作，检测铁的量，并计算出总铁结合力和饱和度。亚铁嗪法原理同血清铁检测。

参考范围　0.3～0.4 mg/L。

临床意义及评价　血清总铁结合力增高见于缺铁性贫血。降低见于慢性病贫血、铁粒幼细胞贫血及肝功能不全引起的贫血。通过血清总铁结合力和血清铁可以计算出转铁蛋白饱和度(%)(＝血清铁/总铁结合力×100%)。

（三）血清铁蛋白检测

血清铁蛋白反应体内铁的贮存量，通常采用放射免疫法检测。

原理　人血清铁蛋白和放射性元素标记的铁蛋白与兔抗人铁蛋白抗体竞争结合，平衡后形成抗原抗体复合物，再用驴抗兔血清作为第二抗体与复合物进行反应，经离心得到沉淀的复合物，在γ计数器上检测放射强度，通过绘制标准曲线，计算出待测标本的血清铁蛋白。

参考范围　目前无统一的参考值，可根据各实验室健康人调查而定。

临床意义及评价　血清铁蛋白水平降低见于缺铁性贫血。血清铁蛋白水平增高见于慢性病贫血、珠蛋白生成障碍性贫血、铁粒幼细胞贫血、铅中毒、各种感染和肿瘤、免疫系统疾病。

（四）骨髓铁染色

原理　骨髓细胞外铁和幼红细胞内铁颗粒与酸性亚铁氰化钾作用，生成亚铁氰化铁，呈蓝色。

参考范围　阳性反应为蓝色颗粒。

细胞外铁分级：先用低倍镜寻视染色片，再用油镜判断铁的多少。

－：无颗粒可见。

＋：有少数颗粒，或偶见铁小珠。

＋＋：有较多铁颗粒和小珠。

＋＋＋：有很多铁颗粒、小珠和少数小块。

＋＋＋＋：有极多铁颗粒、小珠和许多小块，并密集成堆。

铁粒幼细胞分型：油镜下计数 100 个幼红细胞，各型的铁粒幼红细胞所占百分率。

0 型：无铁颗粒。

Ⅰ型：仅含 1 个铁颗粒。

Ⅱ型：含 2～5 个铁颗粒。

Ⅲ型：含 6～9 个铁颗粒。

Ⅳ型：含 10 个以上铁颗粒。

临床意义及评价　细胞外铁减少见于缺铁性贫血。细胞内铁减少见于缺铁性贫血、慢性病贫血。细胞外铁增多见于慢性病贫血、珠蛋白生成障碍性贫血、铁粒幼细胞贫血、铅中毒、某些溶血性贫血、营养性贫血、再生障碍性贫血等。细胞内铁增多见于珠蛋白生成障碍性贫血、铁粒幼细胞贫血、铅中毒、某些溶血性贫血、营养性贫血、再生障碍性贫血等。

（五）血清转铁蛋白受体检测

采用 ELISA 双抗体夹心酶联免疫吸附法。

原理　将对转铁蛋白受体特异的多克隆抗体包被在 96 孔板上，用标准品和未知样本与转铁蛋白受体的多抗进行反应，然后加入酶标记的对转铁蛋白受体特异的多抗，使之与抗原抗体复合物进行反应，再加入底物使之与酶联复合物发生颜色反应。颜色的深浅与转铁蛋白受体的多少成正比。

参考范围　以不同浓度标准品的吸光度值在普通坐标纸上绘制点到点的标准曲线，或用四参数 logistic 的标准修正曲线。以吸光度值为 Y 轴，转铁蛋白受体的浓度为 X 轴。通过标准曲线查出未知标本的转铁蛋白受体水平。

临床意义及评价　转铁蛋白受体增高见于缺铁性贫血和溶血性贫血。降低见于各种骨髓增生低下的疾病，如再生障碍性贫血、慢性病贫血及肾功能衰竭患者。此外，转铁蛋白受体在临床上还可用于观察某些情况下的骨髓增生情况和治疗反应，如观察化疗后骨髓受抑制的程度和恢复情况，以及用 EPO 治疗各类贫血过程中，观察治疗效果和调整 EPO 的用量。对于骨髓纤维化者，转铁蛋白受体的水平可提示骨髓红系造血的状况。

（六）转铁蛋白检测

原理　血清中转铁蛋白与兔抗人转铁蛋白结合发生特异性抗原抗体反应，形成颗粒状抗原抗体复合物，用比浊法检测其含量。

参考范围　2.65～4.30 g/L。

临床意义及评价　转铁蛋白增高见于缺铁性贫血。转铁蛋白减少见于严重的营养不良、慢性腹泻、肾病综合征、遗传性转铁蛋白缺乏症、溶血性疾病以及某些炎症。

（七）血浆铁半衰期检测

原理　通过注入 ^{59}Fe，由血浆进入骨髓、实质性器官、血管外间隙，应用核素技术观察铁的动力学变化，以了解铁的摄取、循环和再利用、储存等。

参考范围　铁半衰期：70～120 min，平均 80 min。

临床意义及评价　主要用于了解骨髓造血细胞自血浆中摄取铁的速率。骨髓铁缺乏时，铁的需要量增加，当血浆铁半衰期在 20 min 时提示供铁不足，血浆铁半衰期在 3～6 h，提示骨髓造血功能减低。

（八）铁吸收率检测

原理　口服放射性 ^{59}Fe，部分被吸收形成铁蛋白，转运至红细胞内，部分经胆汁、粪便排出，但大部分为肠黏膜所吸收，故肠道组织放射性 ^{59}Fe 含量高。体内缺铁时，由于铁蛋白被很快利用，肠黏膜吸收 ^{59}Fe 加快。口服 ^{59}Fe 3 h，大部分被吸收入大肠，24 h 后基本排尽。根据口服 ^{59}Fe 前后的放射性量比率可推测铁吸收率。

参考范围　铁吸收率：26%～35%。

临床意义及评价　吸收率增高见于缺铁性贫血。吸收率减低见于肠道吸收不良综合征。

（九）血浆铁转换率检测

原理　经口服或静脉注入血循环的放射性 ^{59}Fe，经一定时间后呈指数下降，其下降速度可反映铁转运至红细胞的速率。利用 ^{59}Fe 进入人体后，检测单位时间内铁被转运至红细胞或其他造血组织的速率，即为血浆铁转换率。

参考范围　血浆铁转换率：3.58～66.23 mmol/L·d。

临床意义及评价　增高见于缺铁性贫血和溶血性贫血。减低见于慢性病贫血等。

（十）红细胞内游离原卟啉检测

1. 荧光分析法

原理　红细胞内原卟啉为一荧光物质。在激发光 450 nm 时，发射光 605 nm 处显示出原卟啉荧光光谱峰值，根据其荧光强度而定量。

参考范围　男性：0.097～0.90 μmol/L 全血，女性：0.114～0.90 μmol/L 全血。

临床意义及评价　红细胞内游离原卟啉是构

成血红素的主要成分。由于血红素合成受阻，影响血红蛋白的合成，导致贫血。因缺铁，原卟啉不能与铁结合成血红素，因此红细胞内游离原卟啉增多，有助于缺铁性贫血的早期诊断。铅中毒所致的贫血，因铅能抑制血红素生成，故游离原卟啉增多。巨幼细胞贫血及红白血病时游离原卟啉较低。

2. 分光光度计法

原理　以醋酸乙酯及醋酸混合液将红细胞破坏，再用盐酸、乙醚重复抽提，纯化原卟啉，用分光光度计检测。

参考值　0.76±0.32 μmol/L 红细胞。

临床意义　同荧光分析法。

二、叶酸和维生素 B_{12} 缺乏所致贫血的检测

（一）血清叶酸检测

通常采用放射免疫法或微生物法。

原理　① 放射免疫法：用抗氧化剂和氰化钾在酸性环境下，将人血清的叶酸从载体中释放出来，加入放射性元素标记的叶酸，与固定在微晶纤维上纯化的叶酸结合物竞争结合，经离心得到沉淀的结合物。然后通过标准曲线查出叶酸的浓度。② 微生物法：干酪乳酸杆菌的生长需要叶酸。加入一定量的未知血清标本到无叶酸的培养基中，接种干酪乳酸杆菌，由细菌生长的情况同已知浓度的叶酸标准曲线相比较，从而得知血清中的叶酸浓度。

参考范围　血清叶酸＜6.91 nmol/L(＜3 ng/mL)。

临床意义及评价　血清叶酸水平降低见于叶酸摄入不足或吸收障碍所致的体内叶酸绝对缺乏，同时也见于由于细胞过度增殖如白血病、慢性溶血及各种肿瘤时由于叶酸的需要量增加引起的叶酸相对缺乏。血清叶酸水平增高见于摄入过多，维生素 B_{12} 缺乏时叶酸无法进入细胞内也可出现血清叶酸水平增高。

（二）红细胞叶酸检测

采用放射免疫法或微生物法。

原理　同血清叶酸检测。

参考范围　红细胞叶酸(放射免疫法)＜317.8～363.2 nmol/L(＜140～160 ng/mL)。

临床意义及评价　红细胞内叶酸水平可反映体内叶酸的贮存情况，且不受短期内叶酸摄入量的影响，因此其诊断价值较血清叶酸检测更大。在叶酸和维生素 B_{12} 缺乏时，红细胞叶酸均降低。

（三）血清维生素 B_{12} 检测

采用放射免疫法或微生物法。

原理　基本同血清叶酸检测。

参考范围　血清维生素 B_{12}（放射免疫法）＜4～103 pmol/L(＜100～140 ng/mL)。

临床意义　血清维生素 B_{12} 水平降低见于维生素 B_{12} 摄入不足及各种原因导致的吸收障碍。

（四）血清内因子阻断抗体检测

采用放射免疫法。

原理　维生素 B_{12} 的吸收要靠胃壁细胞分泌的内因子。内因子阻断抗体能阻断维生素 B_{12} 与内因子的结合而影响维生素 B_{12} 的吸收。当患者血清与固态内因子结合体一起温孵时，游离维生素 B_{12} 和结合维生素 B_{12} 保持动态平衡状态，内因子阻断抗体可阻滞结合，使结合的维生素 B_{12} 减少。用 ^{57}CO 标记的维生素 B_{12} 与血清中的内因子结合，形成 ^{57}CO 标记的维生素 B_{12} 内因子结合物。当存在内因子抗体时，结合物的量减少，由 γ 计数仪可测得减少的数量，而得知内因子抗体的存在。

参考范围　正常为阴性。

临床意义及评价　阳性见于恶性贫血、某些自身免疫性疾病等。

三、红细胞膜缺陷所致溶血的检测

（一）红细胞渗透脆性试验

原理　将红细胞悬浮于不同浓度的低渗盐水中，由于红细胞内液渗透压较大，水分子向膜内渗透致使红细胞肿胀、破裂。观察红细胞在不同浓度盐水中溶血的程度，可以初步判断其对低渗盐水的抵抗力，这种抵抗能力与红细胞表面积/体积比值有关，比值小者抵抗力较小，反之抵抗力较大。

参考范围　开始溶血 71.8～78.6 mmol/L，溶血程度 0.42%～0.46%；完全溶血 54.7～58.1 mmol/L，溶血程度 0.32%～0.34%。

临床意义及评价　渗透脆性增加见于遗传性球形红细胞增多症、自身免疫性溶血性贫血。渗透脆性减低见于珠蛋白生成障碍性贫血、异常血红蛋白病、小细胞低色素性贫血。

（二）红细胞温育渗透脆性试验

原理　将血液置于 37 ℃温育 24 h，由于红细胞代谢使葡萄糖消耗，ATP 减少，导致需要能量的红细胞对阳离子的主动转运受阻，钠离子在红细胞

内聚集，细胞肿胀，温育渗透脆性增加。

参考范围　见表 6－4。

表 6－4　温育渗透试验参考值

氯化钠浓度(mmol/L)	溶血程度(%)
51.3	80～100
59.8	75～100
68.4	65～100
76.9	55～95
85.5	40～85
94.1	15～70
102.6	10～40
111.1	0～10
119.7	0～5
128.3	0

临床意义及评价　脆性增高见于遗传性球形红细胞增多症、椭圆形红细胞增多症以及其他非球形红细胞溶血性贫血。渗透脆性减低见于珠蛋白生成障碍性贫血、异常血红蛋白病、小细胞低色素性贫血。

（三）酸化甘油溶解试验

原理　红细胞在甘油缓冲液中发生缓慢溶血，伴随吸光度下降；记录吸光度下降至起始吸光度的 50%的时间，即为酸化甘油溶解时间（$AGLT_{50}$）。$AGLT_{50}$缩短可能与红细胞膜表面积/体积比值变小，膜脂质成分减少或异常有关。

参考范围　$AGLT_{50}$＞290 s。

临床意义　$AGLT_{50}$ 缩短：见于遗传性球形红细胞增多症及其携带者以及部分自身免疫性溶血性贫血。

（四）高渗冷溶血试验

原理　温度变化可影响细胞膜脂质的流动性，并能累及膜磷脂与骨架蛋白结合位点，继而发生溶血。

参考范围　最大溶血率：66.3%～74.1%（9 mol/L或 12 mol/L 蔗糖溶液）；7 mol/L 蔗糖溶液溶血率：0.1%～16.9%。

临床意义及评价　7 mol/L 蔗糖溶液溶血率增加见于遗传性球形红细胞增多症。最大溶血率减低见于珠蛋白生成异常性贫血和异常血红蛋白病、某些酶缺陷性疾病。

（五）自身溶血试验

原理　血液经 37 ℃温育 48 h 会产生轻度溶血；某些红细胞膜和酶缺陷患者溶血程度增高，若溶血可被葡萄糖和/或腺苷三磷酸（ATP）所纠正，有助于鉴别贫血的类型。

参考范围　加生理盐水溶血率小于 4%；加葡萄糖管溶血率小于 0.6%；加 ATP 管溶血率小于 0.8%。

临床意义及评价　遗传性球形红细胞增多症和遗传性非球形红细胞溶血性贫血的自身溶血率增高，前者能被葡萄糖纠正；后者Ⅰ型能被葡萄糖和 ATP 纠正；Ⅱ型不能被葡萄糖纠正，但能被 ATP 纠正。

（六）红细胞膜蛋白电泳分析

原理　膜蛋白样品经煮沸解链，形成亚单位并与 SDS 结合，带有大量负电荷，这基本掩盖了 SDS 存在时样品所带有的任何电荷。继而进行 SDS－PAGE 时，其迁移率主要取决于相对分子质量的大小；在一定范围内与相对分子质量的对数成直线关系。

参考范围　各种膜蛋白组分百分率的正常参考值依实验方法和凝胶类型以及不同地区、种族人群各自制定；或由于带 3 蛋白通常较稳定，故膜蛋白含量可以与带 3 蛋白的比例来表示。

临床意义及评价　许多溶血性疾病伴有红细胞膜蛋白异常。如遗传性球形红细胞增多症大多有膜收缩蛋白缺失及/或四聚体含量异常；某些血红蛋白病和 PNH 骨架蛋白可有明显异常。

（七）红细胞膜腺苷三磷酸酶活性检测

原理　红细胞膜上有 3 种 ATP 酶：Na^+－K^+－ATP 酶，Ca^{2+}－Mg^{2+}－ATP 酶和 Mg^{2+}－ATP 酶。在基质中加入 ATP，Na^+，K^+和 Mg^{2+}时，Na^+－K^+－ATP 酶和 Mg^{2+}－ATP 酶水解 ATP 产生无机磷，检测磷的含量，即知这二种酶的活性；若加入 Na^+－K^+－ATP 酶的抑制剂乌本苷之后，则仅显示 Mg^{2+}－ATP 酶活性，二者活性之差即为 Na^+－K^+－ATP 酶的活性。

参考范围　Na^+－K^+－ATP 酶 0.24～0.50 μmol/L；mg 膜蛋白/h。Ca^{2+}－Mg^{2+}－ATP 酶 0.4～2.5 μmol/L；mg 膜蛋白/h。

临床意义及评价　遗传性球形红细胞增多症 Na^+－K^+－ATP 酶活性增高，Ca^{2+}－Mg^{2+}－ATP 酶活性降低；原发性高血压 Na^+－K^+－ATP 酶活性降低；蚕豆病 Ca^{2+}－Mg^{2+}－ATP 酶活性降低；许多药物作用于 Na^+－K^+－ATP 酶和 Ca^{2+}－Mg^{2+}－ATP

酶，使其活性改变，为药物作用于红细胞的观察指标之一。

（八）红细胞膜补体受体检测

原理　红细胞膜补体受体CR1是一种单肽链蛋白，可与C_{3b}致敏的酵母多糖黏附形成花环，花环形成率与CR1活性和数量有关。本方法结合红细胞免疫复合物（IC）花环检测，常作为红细胞免疫黏附的指标。

结果判断及参考范围　以一个红细胞结合2个或2个以上酵母菌为花环阳性细胞。每管计数200个红细胞，计算百分率。如加补体致敏酵母管测红细胞膜CR1花环率；另一管测红细胞IC花环率。各实验室有各自的参考值。

临床意义及评价　二种花环率都减低为原发性红细胞免疫功能低下，为膜补体受体受到破坏和干扰所致；如果CR1花环率降低而IC花环率增高为继发性红细胞免疫功能低下，为循环免疫复合物增加，红细胞黏附IC过多所致；如2项都高，为红细胞免疫功能亢进和紊乱。这2项试验可作为临床免疫性疾病的辅助诊断，判断预后，观察疗效的指标。

（九）红细胞膜磷脂组分检测

原理　以异丙醇-氯仿使膜蛋白变性，并抽提脂质，采用薄层色谱分离磷脂各组分，并检测其无机磷含量以计算个磷脂组分的比例。

参考范围　磷脂酰丝氨酸（PS）：15.2%±3.7%，磷脂酰乙醇胺（PE）：25.4%±5.0%，磷脂酰胆碱（PC）：29.4%±3.6%，鞘磷脂（SM）：29.7%±4.8%。

临床意义及评价　① 遗传性球形红细胞增多症膜脂质减少，棘形红细胞SM含量增高，PC含量减低。② 珠蛋白生成障碍性贫血、遗传性非球形红细胞溶血性贫血和肝病患者PE含量下降，PC含量增多。

（十）红细胞膜两侧分布的磷脂组分检测

原理　磷脂酶A_2专一水解位于膜外层的磷脂组分中脂肪酸与甘油结合的β-酯键，使甘油磷脂形成溶解甘油磷脂。通过水解（外测）和未水解（内测）磷脂含量的比较，即知磷脂组分不对称分布的状况。

参考范围　75%PC和20%PE位于膜外侧，25%PC、80%PE和100%PS位于膜内侧。

临床意义及评价　遗传性球形红细胞增多症和镰状细胞贫血患者红细胞膜外层PE和PS增高，PC降低。

（十一）红细胞膜胆固醇和磷脂检测及其比值

原理　以异丙醇-三氯甲烷抽提脂质，胆固醇与三氯化铁反应生成紫红色的胆固醇-铁复合物，磷脂检测则参照磷脂组分定量法，从而计算胆固醇与磷脂的摩尔比值（C/P）。

参考范围　C/P：0.8～1.0。

临床意义及评价　① 正常C/P比值是维持红细胞膜流动性的重要因素之一，如果胆固醇含量增加，C/P值增高，膜流动性减低。② 在有脂质代谢紊乱，血清胆固醇增加的疾病，如动脉粥样硬化、高胆固醇血症、糖尿病和肾病综合征等可有C/P值增高。

四、红细胞酶缺陷所致溶血的检测

参与红细胞代谢的酶主要有参与无氧酵解的酶，如丙酮酸激酶；参与己糖磷酸旁路的酶，如葡萄糖6-磷酸脱氢酶以及参与核苷酸代谢的酶，如嘧啶-5-核苷酸酶等。

（一）G6PD荧光斑点试验

原理　G6PD催化6磷酸葡萄糖（G6P）转化为6磷酸糖酸（6PGA）。此反应形成的还原型尼克酰胺嘌呤二核苷酸（NADPH）在长波紫外线（365 nm）下可发出可见的荧光，G6PD缺乏时，不出现荧光。

参考范围、临床意义及评价

正常人：5～10 min出现很强的荧光。

G6PD部分缺陷者：5～10 min出现很弱荧光。

G-PD缺陷者：5～10 min甚至10 min以后均无荧光。

G6PD缺乏：见于蚕豆病和伯氨喹啉型药物性溶血性贫血。

（二）G6PD高铁血红蛋白还原试验

原理　亚硝酸盐作用于红细胞可使血红蛋白变成高铁血红蛋白，后者在NADPH的作用下通过亚甲蓝的递氢作用还原为亚铁血红蛋白。G6PD缺乏的红细胞由于NADPH生成减少或缺乏，高铁血红蛋白不被还原或还原速度显著减慢，仍保持高铁血红蛋白的褐色。通过颜色的变化，应用比色计来反映红细胞G6PD的活性。

参考范围　G6PD活性正常：大于或等于0.75。

中间缺乏值：0.31～0.74。

严重缺乏值：小于或等于 0.30。

临床意义及评价　同荧光斑点试验。

（三）G6PD 四唑氮蓝纸片法（NBT 纸片法）检测

原理　NADPH 通过 1-甲氧吩嗪二甲基硫酸盐的递氢作用，使浅黄色的硝基四唑氮蓝还原为紫色。

参考范围　G6PD 活性正常：滤纸片呈紫蓝色，中间缺乏者呈淡紫色或淡紫蓝色，严重缺乏者呈仍为红色。

临床意义及评价　同荧光斑点试验。

（四）G6PD 细胞化学染色法检测

原理　在 G6PD 催化的反应中所生成的 NADPH，通过递电子体的传递电子，而使四唑氮蓝还原，产生可见的颜色改变。

参考范围、临床意义及评价

G6PD 活性正常：阴性细胞（未染色细胞）小于 20%。

G6PD 缺乏杂合子：阴性细胞为 40%～60%。

G6PD 缺乏半合子或纯合子：阴性细胞78%～96%。

（五）G6PD 与血红蛋白同步电泳检测

原理　在适当条件下，用溶血素进行电泳，可把血红蛋白及 G6PD 分离出来，采用合适的染色，即可显示血红蛋白和 G6PD 的区带。

参考范围　在醋酸纤维膜上，血红蛋白和 G6PD 均由阴极向阳极泳动。正常红细胞 G6PD 电泳带为一浓染区带，属 $G6PDB^{+}$ 型，其酶活性在正常范围内。电泳时，每一条醋酸纤维膜均应有一已知红细胞 G6PD 正常的标本作为其他标本的标准。电泳区带与 $G6PDB^{+}$ 相同但较浅者为 $G6PDB^{-}$ 型，其酶活性多在杂合子范围；G6PD 区带缺失者的红细胞 G6PD 酶活性很低，为 G6PD 活性缺乏的纯合子或半合子。

临床意义及评价　同荧光斑点试验。

（六）G6PD 活性定量检测（改良 WHO 推荐法）

原理　G6PD 催化葡萄糖-6-磷酸转化为 6-磷酸葡萄糖酸。红细胞溶解的溶血素中存在 6-磷酸葡萄糖脱氢酶，可催化生成的 6-磷酸葡萄糖酸进一步转化为核糖-5-磷酸，这两步反应伴有 $NADP^{+}$ 还原为 NADPH。

参考范围　红细胞 G6PD 活性：12.1±2.09 IU/gHb。

（七）G6PD 活性定量检测（四唑氮蓝定量法）

原理　同四唑氮蓝纸片法。

参考范围　正常：13.1～30.0 NBT 单位。

中间缺乏值：6.1～13 NBT 单位。

严重缺乏值：0～6 NBT 单位。

（八）G6PD 活性定量检测（快速分光光度法）

原理　与 WHO 推荐方法相同，通过检测反应体系中在一定时间内生成的 NADPH 的量，从而反映红细胞 G6PD 活性。

参考范围　成人：男性：5.0±1.31 IU/gHb；女性：4.6±1.01 IU/gHb。

新生儿：男性：7.0±0.55 IU/gHb；女性：6.9±0.76 IU/gHb。

（九）G6PD 活性定量检测（G6PD/6PGD 比值法）

原理　同 WHO 推荐方法。因 6PGD 缺乏极罕见，因此在一般情况下，用 G6PD 和 6PGD 总的活性即可反映 G6PD 活性。通常同时 G6PD 和 6PGD 活性来计算 G6PD/6PGD 比值。若此比值减低，即可较敏感地反映出 G6PD 活性降低，可提高对 G6PD 缺乏杂合子的检出率。

参考范围　G6PD/6PGD 比值小于下值可诊断 G6PD 缺乏：

改良 WHO 法：G6PD/6PGD 小于 0.95。

NBT 法：成人：G6PD/6PGD 小于 0.98；新生儿：小于 1.09。

临床意义及评价　上述四种定量试验的临床意义均同筛选试验。

（十）红细胞丙酮酸激酶（PK）缺陷筛选试验（PK 荧光斑点试验）

原理　丙酮酸激酶催化磷酸醇丙酮酸转化为丙酮酸，生成的丙酮酸在乳酸脱氢酶的催化下可转变为乳酸，同时 NADH 被氧化为 NAD^{+}。丙酮酸生成的速率与 PK 活性成正比，而丙酮酸生成的量与随后的反应中 NADH 的氧化的量相关。NADH 在长波紫外光下发出可见荧光而 NAD^{+} 没有荧光，通过观察一定时间内荧光的消失情况可判断 PK 的活性。

参考范围　每次检查均应采用一已知 PK 活性正常的标本作为对照有助于结果的判断。

PK 活性正常：25 min 荧光消失；PK 活性缺乏：25 min 荧光不消失。

临床意义及评价　阳性结果：见于红细胞丙酮

酸激酶缺乏症。

(十一) 红细胞丙酮酸激酶活性定量检测

原理　同荧光斑点试验，由于 NADH 在 340 nm中有一吸收峰，反应过程中 NADH 氧化引起的吸光度的降低，可在 340 nm 波长中测出。

参考范围　成人：15.0±1.99 IU/gHb。

临床意义及评价　同 PK 荧光斑点试验。

(十二) 葡萄糖磷酸异构酶(GPI)筛选试验(荧光斑点试验)

原理　GPI 催化果糖-6-磷酸转变为葡萄糖-6-磷酸，后者在葡萄糖-6-磷酸脱氢酶催化下，转变为6-磷酸葡萄糖磷酸。在此反应中，氧化型烟酰胺腺嘌呤二核苷酸转变为还原型烟酰胺腺嘌呤二核苷酸，在长波紫外线照射下，氧化型烟酰胺腺嘌呤二核苷酸不显荧光，而还原型烟酰胺腺嘌呤二核苷酸则显荧光。待检标本与含各种底物的反应液经一定温度、时间作用后，如 GPI 活性正常，则产生应有的反应产物，试验结果显示荧光。

参考范围　GPI 活性正常时，30 min 内出现荧光。

临床意义及评价　超过 30 min 不出现荧光则见于 GPI 缺乏症。

(十三) 葡萄糖磷酸异构酶(GPI)活性定量检测

原理　与葡萄糖磷酸异构酶(GPI)筛查试验的原理相同，通过紫外分光光度计在 340 nm 波长时检测吸光度变化来反映 NADPH 的生成量，从而反映 GPI 活性。

参考范围　GPI 活性正常值：60.8±11.0 U/gHb。

临床意义及评价　减低提示 GPI 缺乏症。

(十四) 嘧啶 5′-核苷酸酶筛选试验

原理　正常红细胞的核苷酸大部分是可利用的腺嘌呤核苷酸，而红细胞的嘧啶核苷酸的水平是很低的，并且不能被利用，只有靠嘧啶 5′-核苷酸酶的降解。当红细胞嘧啶 5′-核苷酸酶缺乏时，嘧啶核苷酸积聚。在酸性环境中，胞嘧啶核苷酸的最大吸收光谱波长为 280 nm，而腺嘌呤、鸟嘌呤和尿嘧啶核苷酸的最大吸收光谱为 260 nm。用紫外分光光度检测在 260 nm 和 280 nm 吸光度的比率(R)，可反映胞嘧啶核苷的相对含量。这个比率低，表示胞嘧啶核苷酸积聚，从而提示红细胞嘧啶 5′-核苷酸酶缺乏。

参考范围　嘧啶 5′-核苷酸酶活性正常：$R=3.11\pm0.41$。

嘧啶 5′-核苷酸酶缺乏：R 大于 2.29。

临床意义及评价　阳 R 大于 2.29 见于嘧啶5′-核苷酸酶缺乏症。

(十五) 嘧啶 5′-核苷酸酶活性定量检测

原理　在红细胞的核酸降解过程中，嘧啶 5′-核苷酸酶催化单磷酸嘧啶类核苷的水解脱磷酸反应。本方法的原理是以生成无机磷量的多少来间接反映嘧啶 5′-核苷酸酶活性的高低，通过经典的磷钼酸法检测 Pi 的生成量。

参考范围　成人：12.15±2.52 μmol/(Lpi. h. gHb)。

新生儿：19.18±3.62 μmol/(Lpi. h. gHb)。

临床意义及评价　减低见于嘧啶 5′-核苷酸酶缺乏症。

(十六) 己糖激酶(HK)荧光斑点试验

原理　HK 在 ATP、镁离子存在时，催化葡萄糖转变为6-磷酸葡萄糖，后者再在 G6PD 催化下转变为6-磷酸葡萄糖酸。在此反应中，$NADP^+$ 转变为 NADPH，在长波紫外光照射下，前者不显荧光，后者显荧光。待检标本与含各种底物的反应液在一定温度、时间作用后，如 HK 活性正常，则产生应有的反应产物，试验结果显示荧光。

参考范围　HK 活性正常：10 min 之内出现荧光。

HK 活性部分缺乏：15～30 min 出现荧光。

HK 活性完全缺陷：超过 30 min 不出现荧光。

临床意义及评价　活性部分及完全缺乏见于己糖激酶(HK)缺陷。

(十七) 丙糖磷酸异构酶(TPI)荧光斑点试验

原理　根据 TPI 所催化的反应中 NADPH 和 NAD^+ 的转变，产生的荧光变化来反映 TPI 的活性。

参考范围　TPI 活性正常：30 min 荧光消失。

TPI 活性缺乏：反应 30 min 后的斑点仍有荧光。

临床意义及评价　活性缺乏见于丙糖磷酸异构酶缺陷。

(十八) 谷胱甘肽还原酶(GR)荧光斑点试验

原理　根据 GR 所催化的反应中 NADPH 和 $NADP^+$ 的转变，产生的荧光变化来反映 GR 的活性。

参考范围　GR 活性正常：反应 15 min 荧光消失。

GR 活性缺乏：反应 15 min 后的斑点仍有荧光。

临床意义及评价　GR 活性缺乏见于谷胱甘肽还原酶缺陷。

五、血红蛋白异常所致溶血的检测

（一）红细胞脆性试验（一管法）

原理　红细胞在低渗溶液中，水渐渗入细胞内，使其膨胀、破裂引起溶血。溶血与红细胞形态、大小、膜的结构、抵抗性有关。

参考范围　红色澄清表示完全溶血为阳性，正常人不溶血溶液呈浑浊为阴性，介于二者之间呈云雾状为弱阳性。

临床意义及评价　珠蛋白生成障碍性贫血、缺铁性贫血呈阳性；正常人呈阴性；HbE，HbS 等杂合子可呈弱阳性。

（二）抗碱血红蛋白检测（1 min 碱变性试验）

原理　HbF（胎儿血红蛋白）及某些异常血红蛋白，其抗碱变性的能力比 HbA（正常人血红蛋白）强。取少量血红蛋白溶液加入一定量的 0.083 mol/L 氢氧化钠混匀，在 20 ℃条件下，准确作用 1 min，使对碱抵抗力的血红蛋白变性，然后用半饱和硫酸铵终止反应，将变性的血红蛋白用分光光度计测量、计算出百分率。

参考范围　2 岁以上至成人，一般低于 2%；新生儿可达 40%以上，出生 3 个月迅速下降。

临床意义及评价　增高见于胎儿血红蛋白持续增高症、某些异常血红蛋白病、β 珠蛋白生成障碍性贫血、再生障碍性贫血、白血病以及肿瘤等。

（三）血红蛋白醋酸纤维薄膜电泳

原理　血红蛋白分子带有电荷，在电场作用下发生移动，移动的速率和蛋白质的分子量及带电的多少有关。由此可以区分不同的血红蛋白。

参考范围　通过与正常人的血红蛋白电泳图谱进行比较，可发现异常血红蛋白区带。同时对酶条区带进行电泳扫描，以确定各种血红蛋白的含量。

临床意义及评价　正常血红蛋白溶液电泳结果显示出四种区带，从阳极端起，依次为 HbA、HbF、HbA_2 及碳酸苷酶。

（四）血红蛋白 A_2 检测

原理　也采用醋酸纤维薄膜电泳法。直接洗脱电泳后的各部分血红蛋白，在波长 413 nm 下，检测各部分的光密度值，计算出血红蛋白 A_2 含量的百分数。

参考范围　HbA_2　2.5%～3.5%，1 岁以下小儿约 1%。

临床意义及评价　① HbA_2 增高至 4%～8%，多数为轻型 β 珠蛋白生成障碍性贫血，若增高 10% 以上为 HbE，其他一些血液系统疾病、肿瘤、肝病等也可增高。② HbA_2 减少见于 α 和 δ 珠蛋白生成障碍性贫血，重度缺铁性贫血以及遗传性 HbF 持续存在综合征等。

（五）异丙醇试验

原理　异丙醇是 1 种非极性溶剂，能使血红蛋白分子内部的氢键结合力减弱，导致血红蛋白的稳定性降低。当不稳定血红蛋白在 37 ℃的 17%异丙醇溶液中混合后，5 min 出现浑浊沉淀，正常人血红蛋白 40 min 后开始沉淀。

参考范围　（－）20～40 min 溶血液清澈者。

（＋）20 min 内呈现浑浊。

（＋＋）或（＋＋＋）为介于（＋）和（＋＋＋＋）之间。

（＋＋＋＋）5 min 即出现沉淀，20 min 内出现大块沉淀。

临床意义及评价　阳性见于不稳定血红蛋白病；HbE、HbF 含量增高；α 珠蛋白生成障碍性贫血；G6PD 缺陷者。

（六）变性珠蛋白包涵体检测

原理　不稳定血红蛋白容易氧化变性沉淀。应用煌焦油蓝等氧化剂与含不稳定血红蛋白的红细胞孵育，使细胞内的血红蛋白氧化变性、沉淀，形成变性珠蛋白包涵体。

参考范围　HbH 包涵体为深蓝色小颗粒，大小一致，均匀分布在整个红细胞内，细胞基膜模糊不清。不稳定血红蛋白及 HbF 明显增高者的包涵体较 HbH 包涵体颗粒细小、孵育的时间较长。判断：偶见：

平均每个油镜视野可见包涵体 1～2 个。

＋：平均每个油镜视野可见包涵体 3～10 个。

＋＋：平均每个油镜视野可见包涵体 11～30 个。

＋＋＋：平均每个油镜视野可见包涵体 31 个以上。

临床意义及评价　变性珠蛋白包涵体对诊断

HbH病是1项简便的方法，但有时可出现假阳性。

（七）珠蛋白肽链聚丙烯酰胺凝胶电泳分析

原理　用尿素将血红蛋白分子的珠蛋白解离成多肽链，通过丙烯胺凝胶电泳将其分离成不同的区带，当被检样品中各种血红蛋白的比例或其珠蛋白氨基酸结构发生变异时，其珠蛋白肽链的电泳带相互间的含量比例或电泳迁移位置可出现与正常不同的改变。

参考范围　与正常或已知样品作对照。

临床意义及评价　可检出在一般Hb电泳与HbA不易分离的潜在性异常血红蛋白及绝大部分α珠蛋白生成障碍性贫血患者，并能明确区别$\beta^0\beta^+$珠蛋白生成障碍性贫血。同时通过各区带间含量比例的检测，可了解各珠蛋白基因表达的信息。

六、抗体异常所致溶血的检测

（一）抗人球蛋白试验（Coombs试验）

原理　温抗体溶血的自身抗体为IgG，在AIHA的患者中，此抗体能与表面覆有相应抗原的红细胞结合，使红细胞致敏而不发生凝集，待加入抗人球蛋白血清后，则与红细胞上黏附的IgG相结合，使红细胞发生凝集，此为直接抗人球蛋白试验（DAT）。如患者血清中存在游离的自身抗体，则可用Rho(D)阳性O型正常人红细胞加以吸附，然后用此已吸附有自身抗体的红细胞与抗人球蛋白血清作用而发生凝集反应，此即间接抗人球蛋白试验（IAT）。

参考范围　正常人为阴性。

临床意义及评价　温抗体型导致的AIHA，DAT强阳性；IAT多为阴性，但亦可阳性。

(1) 药物诱发的溶血，可二者均阳性，也可某一项阳性。因药物种类不同而不同。

(2) 冷凝集素综合征：用抗人全血清的抗人球蛋白血清与在37 ℃洗涤过的患者红细胞做试验，DAT阳性。37 ℃作IAT结果阴性，温度下降则IAT阳性。

(3) 阵发性冷性血红蛋白尿症（PCH）患者在溶血发作时，DAT强阳性，发作过后转阴，IAT多为阴性。

(4) 新生儿同种免疫溶血病：因Rh抗体引起的溶血，DAT呈强阳性。因ABO血型不合引起的溶血，DAT多为阴性或弱阳性。

(5) 其他：风湿性疾病、自身免疫性疾病、淋巴增殖性疾病等DAT可呈阳性。

（二）胰蛋白酶试验

原理　红细胞上富有唾液酸，使其带有负电荷，因同性相斥，故红细胞在生理盐水中保持一定距离而不发生凝集。不完全抗体的相对分子质量小，不能使红细胞发生凝集，加入胰蛋白酶后，红细胞表面的唾液酸被消化，降低了红细胞表面的电位，使之排斥力减低，使红细胞之间的距离缩短，此时，不完全抗体可发挥作用，使红细胞发生凝集。

参考范围　－　无凝集现象。

＋　弱阳性。

＋＋　小块状凝集。

＋＋＋　大块状凝集。

＋＋＋＋　完全凝集。

临床意义及评价　自身免疫性溶血的温抗体型，多呈阳性反应。

（三）流式细胞术检测红细胞膜表面结合的抗体

原理　根据抗原抗体反应的原理，利用1种在紫外线能发生强烈荧光的荧光素-异硫氰酸荧光素或藻红蛋白与兔或羊抗人IgG、IgM、IgA抗体以共价键结合，且结合后并不损伤其特异性抗体的活性，用这种荧光标记的抗体与红细胞膜上的相应的抗原发生特异性抗原抗体反应，使抗原存在部位有荧光抗体附着，利用流式细胞检测红细胞上自身抗体IgG、IgM、IgA的结合率。

参考范围　无统一的参考值，每次实验均应做正常人对照。

临床意义及评价　同DAT，但较之更敏感。

（四）放免法红细胞相关IgG定量检测

原理　葡萄球菌蛋白A（SpA）是IgG的配位体，性能稳定，特异性强，对人IgG1、IgG2、IgG4有高亲和力。采用放射免疫的方法可检测出抗体的量。SpA与红细胞相关IgG（EAIgG）结合后二者之比摩尔比值是0.72±0.044/1，比值依EAIgG量而变动。因此用同位素标记的SpA结合量可反映EAIgG的量。

参考范围　因实验室不同而各异。

临床意义及评价　同DAT，敏感性和精确度比DAT高，但特异性并未增高。

（五）免疫荧光法定量检测红细胞抗体或补体

原理　根据抗原抗体反应的原理，利用1种在紫外线能发生强烈荧光的荧光素-异硫氰酸荧光素与兔或羊抗人 IgG、IgM、IgA、抗体或补体 C3 以共价键结合，且结合后并不损伤其特异性抗体的活性，用这种荧光标记的抗体与定量的红细胞膜上的相应的抗原发生特异性抗原抗体反应，使抗原存在部位有荧光抗体附着，利用荧光分光光度计检测其强度，按荧光光度计读数与浓度关系的工作曲线中找出相应的浓度值即为红细胞结合的 IgG、IgM、IgA、抗体或补体 C3 值，间接反映了红细胞抗体或补体的含量。

参考范围　因实验室不同而各异。

临床意义及评价　本方法敏感性高，同时可将自身免疫性溶血性贫血进一步分型，因而在不久的将来可以取代 DAT。

（六）自身抗体血型抗原的特异性鉴定实验

原理　采用加热法或乙醚法可使红细胞上的抗体脱落，放散到基质液中，然后利用含这种自身抗体的基质液与各种已知抗原组的红细胞（标准红细胞）孵育。如若自身抗体与标准红细胞的膜抗原相对应，则可使对应的红细胞致敏，并可在直接 DAT 中发生凝集。由此可测知对血型抗体的特异性。

临床意义及评价　可进一步鉴定出自身免疫性溶血性贫血中自身抗体所针对的特异性血型抗原。

（七）冷凝集素试验

原理　自身抗体 IgM 为完全抗体，可使自身红细胞发生凝集，而凝集反应常需温度低于 30 ℃，最高温度多在 4 ℃左右出现，而当温度上升（37 ℃）后凝集现象消失。

参考范围　正常人冷凝集素效价小于 1∶40。

临床意义及评价　效价增高提示冷凝集素综合征。为进一步确定及提高诊断价值，可进行以下 2 项试验。

（八）30 ℃白蛋白酶解凝集试验

原理　冷凝集素在白蛋白酶中比单纯生理盐水中有更强的凝集力，正常皮肤温度一般在 32 ℃，因此如果冷凝集素能在 30 ℃反应就有病理意义。

参考范围、临床意义及评价　同冷凝集素试验，较之更敏感。

（九）冷凝集素滴度试验（I，i 特异性试验）

原理　同冷凝集素试验。

参考范围、临床意义及评价　冷凝集素在 4 ℃滴度小于或等于 1∶32。反应温度小于 20 ℃特异性 I。病理性凝集在 4 ℃滴度一般大于或等于 1∶256，反映温度大于或等于 25 ℃，特异性为 I 或 i，罕见为 Pr。若反应温度高于 4 ℃滴度更有病理性意义。如抗体有 Pr 特异性，则不与酶预处理红细胞反应。有 I 特异性抗体则脐血红细胞滴度最高，有 I 特异性抗体一般对他人红细胞的反应滴度比自身红细胞的反应滴度更高。此试验对冷凝集素综合征可进一步提高诊断的准确性。

（十）冷热溶血试验

原理　冷热溶血抗体（D－L 抗体）为 IgG，为冷反应性抗体，此抗体在 37 ℃时不能与红细胞牢固结合，当温度降低至 20 ℃以下时，D－L 抗体始结合于红细胞表面，如有补体存在可加强其结合。当温度再升高至 37 ℃，补体被激活并参与反应，致使红细胞膜破损而发生溶血。

参考范围、临床意义及评价　正常为阴性，阳性见于阵发性冷性血红蛋白尿症。

（十一）骨髓单个核细胞抗人球蛋白分型试验（BMMNC-Coombs 试验）

原理　应用经典的直接 Coombs 试验的原理，即自身抗体能与表面附有相应抗原的 BMMNC 结合，使 BMMNC 致敏而不发生凝集，待加入抗人球蛋白血清后，抗人球蛋白抗体与 BMMNC 上结合的抗体结合，使 BMMNC 凝集。

参考范围　按照经典的 Coombs 试验常规进行结果判断。正常为阴性。

临床意义及评价　弥补常规 Coombs 试验仅检测成熟红细胞的自身抗体的不足，对不明原因的血细胞减少的患者的诊断提供了又一检测手段。若阳性则提示该患者存在自身抗体介导的骨髓造血细胞的破坏。

（十二）骨髓造血细胞自身抗体的流式细胞术检测

原理　根据抗原抗体反应的原理，利用 1 种在紫外线能发生强烈荧光的荧光素-异硫氰酸荧光素和藻红蛋白与兔或羊抗人 IgG、IgM、IgA 抗体以共价键结合，且结合后并不损伤其特异性抗体的活性，用这种荧光标记的抗体与骨髓造血细胞上的相应的抗原发生特异性抗原抗体反应，使抗原存在部位有荧光抗体附着，利用流式细胞术双色免疫荧光法检测不同种类的骨髓细胞上自身抗体 IgG、IgM、IgA 的结合率。

参考范围　因实验室不同而各异，每次实验均应做正常对照。

临床意义及评价　此流式细胞术双标法检测骨髓造血细胞的敏感性高于 BMMNC-Coombs 试验。且可确定不同类型自身抗体的分布(即结合在何种造血细胞上)。对自身抗体介导的骨髓造血细胞的破坏有确诊意义。

七、补体异常所致溶血的检测

(一) 酸化溶血试验(Ham's 试验)

原理　阵发性睡眠性血红蛋白尿症(PNH)患者,因其部分红细胞对补体敏感而易于溶解,从而产生溶血。将红细胞置于酸化血清中的补体下,正常人红细胞不溶解,而 PNH 的部分患者可见其红细胞溶解。若所用血清系患者本身的血清,红细胞溶解更为显著。

参考范围　正常人为阴性。

临床意义及评价　酸化溶血试验阳性主要见于 PNH。

(二) 蔗糖溶血试验

原理　因蔗糖溶液的离子强度低,加强了补体成分与红细胞的结合,是敏感红细胞的细胞膜破裂,导致蔗糖溶液通过缺损进入红细胞内,引起渗透性溶血。正常红细胞不会发生。

参考范围　正常人为阴性。

临床意义及评价　阳性可诊断阵发性睡眠性血红蛋白尿症。

(三) 热溶血试验

原理　本实验利用患者的红细胞与患者的血清(含补体),在 37 ℃下温育后,由于葡萄酸分解使血清酸化,此时可使 PNH 患者有内在缺陷的红细胞溶解。

参考范围　正常人为阴性。

临床意义及评价　阳性见于 PNH 患者。

(四) 蛇毒因子溶血试验

原理　眼镜蛇毒中可纯化出 1 种溶血因子,即 C3b。此因子可以与备解毒素系统中的 B 因子结合,形成旁路途径的 C3 转化酶,进之活化补体系统,使之对补体敏感的红细胞溶解。

参考范围　溶血度小于 5%。

临床意义及评价　溶血度大于 5% 提示有 PNH 的可能。

(五) 微量补体溶血敏感试验

原理　用抗 I 抗体(冷凝集素)或抗人红细胞膜抗体致敏红细胞,通过经典途径激活补体,观察能使红细胞溶破所需的补体量,判断红细胞对补体的敏感程度。

参考范围　正常人为阴性。

临床意义及评价　可将 PNH 红细胞分为Ⅰ、Ⅱ、Ⅲ型。Ⅲ型红细胞对补体最敏感。

(六) 红细胞膜表面乙酰胆碱酯酶活性检测

原理　乙酰胆碱酯酶可水解乙酰胆碱成为硫胆碱。其硫胆碱形成率可用 5,5′-二代双硝基苯甲酸(DTNB)作用后显出黄色物质,在分光光度计上 412 nm 处测出。

参考范围　乙酰胆碱酯酶活动度为 10.25±1.91 IU/10^{10} RBC 或 34.3±7 IU/gHb。

临床意义及评价　低于正常值表示有 PNH 的可能,尤其是Ⅲ型细胞,其活动度明显降低。

(七) 流式细胞术检测红细胞膜乙酰胆碱酯酶

原理　采用荧光素-异硫氰酸荧光素或藻红蛋白标记的抗乙酰胆碱酯酶单克隆抗体与红细胞膜表面的乙酰胆碱酯酶发生反应,最后用流式细胞仪进行检测,测出红细胞上乙酰胆碱酯酶的结合率。

参考范围　因实验室不同而不同。每次实验均应做正常对照。

临床意义及评价　PNH 患者结合率明显减低。

(八) 流式细胞术检测外周血成熟红细胞膜表面衰变加速因子(CD55)和反应性溶血的膜抑制物(CD59)

原理　CD55 和 CD59 是存在于红细胞膜上的锚连蛋白。前者可阻止补体系统的组装,它在 PNH Ⅲ型细胞上完全缺失。后者可抑制攻击复合物的形成,二者均可保护细胞免受自身补体的攻击,利用荧光素-异硫氰酸荧光素或藻红蛋白标记的抗 CD55 单克隆抗体和 CD59 单克隆抗体与红细胞膜表面的 CD55 和 CD59 发生反应,最后用流式细胞仪进行检测,测出红细胞上 CD59 和 CD55 的结合率。

参考范围　因实验室不同而不同。每次实验均应做正常对照。

临床意义及评价　CD55(+)和 CD59(+)红细胞明显减少是 PNH 的确诊指标。

(九) 流式细胞术检测骨髓淋巴细胞和成熟红细胞膜表面衰变加速因子(CD55)和反应性溶血的膜抑制物(CD59)

原理、参考范围　同上。

临床意义及评价　对 PNH 也有确诊意义,特别是不发作性 PNH。

第三节　红细胞病的实验诊断

一、贫血筛选试验的临床应用

(一) 贫血筛选试验的临床应用

贫血是指外周血单位容积内血红蛋白浓度(Hb)、红细胞计数(RBC)及(或)红细胞比容(Hct)低于相同年龄、性别和地区的正常标准。贫血可由不同原因或疾病引起,即它可以原发于造血系统疾病,也可能是某些其他系统疾病的表现。对其正确的诊断,有助于提高贫血治疗的针对性和有效性。诊断贫血主要从三个方面着手:一是详细地询问病史;二是仔细地体格检查;三是必要的实验室检查。最后若有必要可佐以试验性治疗。必要的实验室检查是其中的一个重要的环节和手段。

筛选试验有关贫血的筛选试验主要包括以下内容:

1. 红细胞计数(RBC)　可用人工或自动血细胞计数仪计数红细胞数量,并以单位体积内红细胞量表示,即为红细胞计数。红细胞增多可见于血液浓缩、缺氧状态,以及各种红细胞增多症等。红细胞数量减少见于血液稀释、骨髓造血功能障碍、各种贫血、红细胞丢失或破坏增多等。

参考范围　男:$4.0 \sim 5.5 \times 10^{12}/L$;女:$3.5 \sim 5.0 \times 10^{12}/L$;新生儿:$6.0 \sim 7.0 \times 10^{12}/L$。

2. 血红蛋白检测　采用氰化高铁血红蛋白比色法或血细胞计数仪,检测血红蛋白浓度,并以单位体积内血红蛋白含量表示,即为血红蛋白检测。血红蛋白检测的临床意义同红细胞计数。

参考范围　男:120～160 g/L;女:110～150 g/L;新生儿:170～200 g/L。

3. 红细胞比容(Hct)检测和红细胞平均值计算　通过高速离心法分离红细胞和血浆,或测量一定数量的细胞体积,计算出所有红细胞体积占血液总体积的百分比,即为红细胞压积,又称红细胞比容。然后根据红细胞数、血红蛋白浓度、红细胞压积的检测结果,通过公式计算出平均红细胞体积、平均红细胞血红蛋白含量、平均红细胞血红蛋白浓度,这些参数可用于贫血的形态学分类。

(1) 平均红细胞体积(MCV)是指每个红细胞体积的平均值。

MCV(fl)=每升血液中红细胞压积(L/L)$\times 10^{15}$/每升血液中红细胞数量(个)

(2) 平均红细胞血红蛋白含量(MCH)指每个红细胞内所含的血红蛋白平均量。

MCH(pg)=每升血液中血红蛋白浓度(g)$\times 10^{12}$/每升血液中红细胞数量(个)

(3) 平均红细胞血红蛋白浓度(MCHC)指平均每升红细胞中所含的血红蛋白克数。

MCHC(g/L)=每升血液中血红蛋白克数(g/L)/每升血液中红细胞压积值(L/L)

参考范围

红细胞比容:男:0.42～0.49;女:0.37～0.43。

红细胞平均值:MCV:80～98fl;MCH:28～32pg;MCHC:320～360 g/L。

4. 网织红细胞检测　可采用煌焦油蓝活体染色显微镜计数法、Miller 窥盘计数法、自动网织红细胞分析仪或流式细胞仪检测网织红细胞。网织红细胞增加,常表示骨髓红系造血功能旺盛。网织红细胞减少常表示骨髓红系增生减低或衰竭。

参考范围　成人:0.5%～1.5%;儿童:2.0%～6.0%。绝对值:$17.5 \times 10^9/L \sim 82.5 \times 10^9/L$。

5. 成熟红细胞的形态学观察　外周血和骨髓涂片中的成熟红细胞的形态变化,对于贫血的诊断具有重要的参考意义。如① 正常红细胞:见于正常人及某些原继发骨髓造血功能衰竭症。② 球形红细胞;见于遗传性球形红细胞增多症、某些免疫性溶血性贫血、烧伤后。③ 椭圆形红细胞增多见于遗传性椭圆形红细胞增多症。④ 口形红细胞:见于遗传性口形红细胞增多症、乙醇中毒和肝病。⑤ 镰状红细胞:见于镰状红细胞病。⑥ 靶形红细胞:见于珠蛋白生成障碍性贫血、脾切除术后。⑦ 刺形红细胞:见于刺形红细胞增多症、无 β-脂蛋白血症。⑧ 棘形红细胞:见于红细胞暴露于高渗盐水、碱性 pH 液或在胆碱、脂肪酸等溶液中。也可见于尿毒症、肝病或烧伤等。⑨ 盔形红细胞:多见于 DIC、血栓性血小板减少性紫癜、微血管病性溶血性贫血等。⑩ 泪滴状红细胞:见于骨髓纤维化。⑪ 红细胞呈缗钱状排列:见于多发性骨髓瘤或各种原因导致的球蛋白增多症。⑫ 异形红细胞或红细胞碎片常提示有微血管病性溶血性贫血存在。⑬ 红细胞大小不等、呈多嗜性提示红细胞发育不完全成熟。

6. 骨髓涂片及活组织检查　骨髓检查对贫血的诊断有重要的参考价值，特别是多次多部位的骨髓穿刺有助于判断骨髓造血机能异常的范围和进展，有时可弥补1次骨穿的不足。骨髓活组织检查可看到骨髓组织的结构，并能从中粗略估计造血组织与非造血组织的相对面积，弥补骨髓涂片的不足。总之，骨髓检查既可了解骨髓有核细胞的增生程度、各系血细胞形态、各种细胞和各阶段细胞所占的比率，又可了解骨髓内有无异常组织细胞和寄生虫，这些均对各种贫血的诊断具有重要的意义。

临床分析　血红蛋白和红细胞计数是确定贫血的最可靠的指标。根据血红蛋白浓度、红细胞计数和红细胞压积算出的 MCV、MCHC、MCH 这 3 个指标可以使我们从红细胞的大小对贫血在更小的范围内进一步明确诊断。网织红细胞是诊断贫血不可缺少的指标，它不但可以反应骨髓红系的增生情况而且可以作为考察贫血疗效的指标。一般来说网织红细胞增加反映造血功能亢进，这多见于溶血性贫血、失血性贫血等，得到有效治疗后，网织红细胞可降到正常。营养性贫血治疗后网织红细胞升高，说明治疗有效；如网织红细胞降低，表示红细胞生成不足，则需要检查有无再生障碍性贫血及其他骨髓红系受抑的疾病。外周血涂片检查可以发现血细胞形态的变化，从而帮助确定贫血的病因及病理机制，特别对于某些遗传性贫血。骨髓检查对于贫血的正确诊断也是不可缺少的。通过骨髓增生程度的了解，可以进一步判断贫血为增生性贫血还是增生不良性贫血，从而使贫血的诊断范围又趋于局限。

（二）血管内溶血筛选试验的临床应用

溶血性贫血是指红细胞破坏多于生成导致的一类贫血。根据溶血发生的场所，可将其分为血管内溶血和血管外溶血。血管内溶血是指红细胞破坏的场所主要在微血管或小血管内，主要见于阵发性睡眠性血红蛋白尿症、冷抗体型溶血性贫血（如阵发性寒冷性血红蛋白尿症、冷凝集素综合征）、行军性血红蛋白尿、血型不和输血后溶血、各种原因导致的微血管病性溶血性贫血等。此时红细胞在循环中破坏，由于血红蛋白释放入血常引起相应的临床症状，患者常起病较急，有腰背酸痛、血红蛋白血症和血红蛋白尿等。慢性时常有含铁血黄素尿。对于此类溶血的诊断，除详细的病史询问和体格检查之外，必要的实验室检查可为诊断提供有力的依据。

筛选试验

1. 血浆游离血红蛋白检测　正常人和大多数遗传性溶血性疾病患者如遗传性球形红细胞增多症，血浆中只有微量的游离血红蛋白，约 10～100 mg/L。镰状细胞性贫血、珠蛋白生成障碍性贫血时可升至 150～600 mg/L，严重的获得性自身免疫性溶血性贫血达到 1 000 mg/L，血管内溶血急性发作时可升至 10 g/L。

2. 血浆结合珠蛋白检测　血浆结合珠蛋白是血液中的一组糖蛋白，作用似血红蛋白的转运蛋白，在肝内产生，正常血清含量为 0.5～1.5 g/L。当游离血红蛋白进入血浆后，立即与结合珠蛋白结合成复合物，此种复合物很快地被肝实质细胞从血浆中清除，因此当溶血发作时大量游离血红蛋白释放入血，结合珠蛋白水平因而下降。

3. 尿中血红蛋白检测　游离血红蛋白与珠蛋白的结合产物，分子量大，不能通过肾脏排出，但当血浆中游离血红蛋白超过了结合珠蛋白的结合能力（大于 1.3 g/L）时，多余的血红蛋白即可从肾小球滤出，出现血红蛋白尿，尿色呈粉红色至深红色，甚至黑色或咖啡色，颜色取决于血红蛋白的浓度以及血红蛋白的氧化程度。

4. 尿含铁血黄素检测　游离血红蛋白被肾小管重吸收后在肾小管上皮细胞内分解为卟啉、铁和珠蛋白。铁以含铁血黄素形式沉积在上皮细胞内，当细胞脱落时随尿排出，即成为含铁血黄素尿。含铁血黄素尿是血管内溶血的重要指标，但它并不能准确地反映近期溶血的有无，因为在急性血管内溶血时，含铁血黄素尿要在溶血发作几天后才阳性，并可持续数天。

5. 血清高铁血红素白蛋白检测　血浆中游离血红蛋白很易被氧化为高铁血红蛋白，接着分解为高铁血红素，后者与血浆白蛋白结合形成高铁血红素白蛋白，它是1种溶血的指标但不敏感。

6. 血清血结素检测　肝细胞合成的血结素可结合循环中由高铁血红蛋白分解的游离血红素，最后被肝脏清除。正常血清中含 5～10 g/L，血清低血结素水平常提示严重的血管内溶血。

临床分析　溶血性贫血的实验室检查主要分为三大方面，一是有关红细胞破坏的实验室检查；二是提示骨髓红细胞系代偿性增生的实验室检查；三是一些用于某些疾病鉴别诊断的特殊实验室检查。上述各项试验常提示有血管内红细胞的破坏，即血管内溶血的存在，然后应进一步做有关检查寻找病因以确定是阵发性睡眠性血红蛋白尿症（Ham 试验、蛇毒溶血试验、微量补体敏感试验、血细胞 CD 55/CD 59 及 PIG－A 基因检测）抑或冷抗体型自身免疫性溶血性贫血（冷凝集素试验、D－L 抗体检测）等。

（三）血管外溶血筛选试验的临床应用

血管外溶血是由单核-巨噬细胞系统（主要是脾脏）破坏红细胞所致。主要见于：一是红细胞内在异常，包括先天性红细胞膜异常（如遗传性球形红细胞增多症、如遗传性椭圆形红细胞增多症等）、先天性红细胞酶异常（如 G6PD 缺乏症、PK 缺乏症、P5′N 缺乏等）、血红蛋白异常（如不稳定血红蛋白病、地中海贫血等）；二是红细胞外在异常，如温抗体型自身免疫性溶血性贫血等。血管外溶血除具备所有溶血的共性外，尚有其自身的特点，这类患者往往起病缓慢，可引起脾脏肿大，血清游离胆红素升高，多无血红蛋白尿。实验室检查也有其特点。

筛选试验

1. 血清胆红素检测　血清胆红素的水平决定于胆红素的生成及肝脏排泄胆红素的能力。因此血清胆红素水平检测不能作为考察红细胞破坏程度的特异性指标，因为临床上经常发现有些严重溶血性贫血患者其血清胆红素水平是正常的。据报道 172 例球形红细胞增多症患者中有 20％血清胆红素水平正常，剩余的 75％患者其血清胆红素水平波动于 1.0～4.8 mg/dL 之间。120 例自身免疫性溶血性贫血患者中的 55％血清胆红素水平升高而剩余的 40％则正常。一般来说当血清胆红素超过 5 mg/dL时常提示合并肝功能的异常。单纯溶血性贫血仅有间接胆红素的升高，直接胆红素正常或轻度升高。

2. 粪胆原检测　正常人每天便排出粪胆原量为 68～473 μmol/L。当溶血发生，血红蛋白大量分解时，每天粪胆原排泄量可增至 680～1 700 μmol/L，甚至高达 2 550 μmol/L。由于粪胆原的排泄也受其他因素的影响，例如腹泻、便秘或抗生素等，且每天波动幅度较大，因此临床上通常使用“纠正的粪胆原排泄量”，并根据公式计算出纠正值和溶血指数。

3. 尿胆原检测　正常人 24 h 从尿中排出的尿胆原为 0～5.9 μmol/L。急性大量溶血时，尿胆原可明显增高。慢性溶血时尿胆原并不增高，仅在肝功能减退不能利用从肠道重吸收的粪胆原时，尿中尿胆原才会增多。

临床分析　上述检查可帮助确定是否有血管外溶血，一旦确立应进一步通过其他实验室检查确定溶血的原因和机制，对于先天性血管外溶血病因的确定包括红细胞膜异常的检测、红细胞酶异常的检测、珠蛋白的检测。而对于后天性血管外溶血应进一步检查红细胞温抗体，以确定温抗体型自身免疫性溶血性贫血抗体的种类，如 IgG 型、IgM 型、IgA 型或混合型。

二、常见红细胞病的实验诊断

（一）再生障碍性贫血

再生障碍性贫血是以外周血中一系、二系或全血细胞减少，伴骨髓中相应细胞系增生低下为特征的一组综合征。它是由于化学物质、生物因素、电离辐射及不明原因引起的骨髓造血功能衰竭，以及造血干细胞损伤和骨髓脂肪化。临床上常出现贫血、出血和感染。

再生障碍性贫血的实验检测主要包含三个方面，即外周血象、骨髓形态学检查，有关骨髓增殖和分化功能以及有关造血负调控因素的检测。

1. 血象及骨髓象

（1）急性型：血象：① 血红蛋白及红细胞：为正色素性正细胞贫血。本型血红蛋白最低可为 10 g/L，最高可为 50 g/L，多数在 30 g/L 上下。② 网织红细胞：网织红细胞在周围血液中的数值可反映骨髓红细胞的生成功能，对再障的诊断和观察治疗反应均有重要意义。急性型网织红细胞最少为 0，多数病例在 1％以下。③ 白细胞及分类：白细胞计数多在（1～2）$\times 10^9$/L；淋巴细胞比例明显增高，白细胞大部分为小淋巴细胞，淋巴细胞的比例多在 60％以上，最多可达 90％以上。但淋巴细胞和单核细胞绝对值并未增高。④ 血小板：多数在 10×10^9/L 以内。骨髓象：红髓有较广泛的病变，多部位骨髓象显示下列变化：① 增生减低或重度减低，粒、红细胞系多减少，淋巴细胞相对增多（可达 80％）；或增生活跃但以淋巴细胞为主。② 粒细胞系中以成熟粒细胞为最多见。③ 有核红细胞中以晚幼红细胞为最多见，成熟红细胞形态多无明显变化。④ 浆细胞、组织嗜碱细胞、网状细胞等增多。

⑤ 绝大多数患者骨髓找不到巨核细胞。

(2) 慢性型：血象：① 血红蛋白及红细胞：为正色性正细胞贫血或大细胞性贫血。血红蛋白最低可达20～30 g/L，最高可达100 g/L，多在30～40 g/L左右。② 网织红细胞：多数>1%。③ 白细胞及分类：多数在(2～3)×10^9/L，分类计数淋巴细胞的比例增高，最高可达60%～70%以上。④ 血小板：多数在(10～20)×10^9/L。骨髓象：骨髓呈灶性造血，大部分骨髓增生不良（涂片后于玻片上也有很多油滴，不易干燥）。小部分骨髓增生良好。增生不良部位似急性型的骨髓表现，但一般浆细胞、组织嗜碱细胞及网状细胞不似急性型之增多。增生良好部位，粒细胞系正常或低于正常。红细胞系增多，以晚幼红细胞为主。成熟红细胞轻度大小不均，有少量多嗜性红细胞。淋巴细胞轻度增多。网状细胞及浆细胞等非造血细胞异常增多。巨核细胞减少或缺如。

2. 细胞化学染色　最有意义的是成熟中性粒细胞碱性磷酸酶染色积分增高。

3. 骨髓活组织检查　由于骨髓涂片易受周围血液稀释的影响，有时一、二次涂片检查难以正确反映骨髓真实的造血情况，而骨髓活组织检查对估计骨髓增生情况优于涂片，可提高诊断的正确率。

4. 造血干/祖细胞培养　造血祖细胞培养可以间接反映骨髓造血干祖细胞是否存在质或量的异常。再障患者造血干/祖细胞在长期骨髓培养(LTBMC)体系的正常基质上不能增殖或增殖能力显著降低。在甲基纤维素半固体培养基上加入相同的造血刺激因子，再障患者爆式红系集落形成单位(BFU-E)，以及粒、巨噬细胞集落形成单位(CFU-GM)集落产率较正常显著降低（可降低10～100倍）。

5. 有关T淋巴细胞及其亚群数量和功能的检测

(1) T淋巴细胞亚群的检测：再障患者可见骨髓和外周血CD4+/CD8+比值明显降低，CD4+T淋巴细胞中TH1细胞比例明显增高。

(2) 血清淋巴因子水平的检测：再障患者血清中IL-2、IL-1、IFN-γ等造血负调控因子水平明显增高。

有关T淋巴细胞及其亚群数量和功能的检测以进一步证实T淋巴细胞亚群失衡和功能异常可能是导致AA骨髓衰竭的重要环节，这也是AA区别于其他全血细胞减少症的标志之一。

6. 放射性核素骨髓扫描　硫化^{99m}锝或氯化^{111}铟全身骨髓γ照相可反映全身功能性骨髓的分布，再障时在正常骨髓部位的放射性摄取低下甚至消失，这项检查可以间接反映骨髓造血组织减少的程度和部位。

7. 其他实验检查　如血清溶菌酶活力减低、抗碱血红蛋白活力增高、染色体检查除先天性再障Fanconi贫血染色体畸变较多外，一般再障均正常。

诊断标准

1. 全血细胞减少，网织红细胞绝对值减少。

2. 一般无肝脾肿大。

3. 骨髓至少一个部位增生减低或重度减低（如增生活跃，须有巨核细胞明显减少），骨髓小粒非造血细胞增多（有条件者做骨髓活检等检查，显示造血组织减少，脂肪组织增加）。

4. 能除外引起全血细胞减少的其他疾病。如阵发性睡眠性血红蛋白尿症、骨髓增生异常综合征中的难治性贫血、急性造血功能停滞、骨髓纤维化、急性白血病、恶性组织细胞病等。

5. 一般来说抗贫血药物治疗无效。

（二）巨幼细胞性贫血的实验诊断

巨幼细胞性贫血是由于脱氧核糖核酸(DNA)合成障碍所引起的一组贫血，主要是体内缺乏维生素B_{12}或叶酸所致，亦可因遗传性或药物性DNA合成障碍引起。其特点是细胞核发育障碍、细胞分裂减慢、与胞浆的发育不同步，即细胞的生长和分裂不平衡。细胞体积增大，呈现形态与功能均不正常的巨幼改变。这种改变可涉及红细胞、粒细胞及巨核细胞，且细胞未发育到成熟就在骨髓内破坏，为无效性生成。除造血细胞外，在更新较快的细胞，如胃肠道上皮细胞中也存在这种改变，故在临床上常表现为全血细胞减少及伴胃肠道症状。维生素B_{12}缺乏时，除上述表现外，神经系统的细胞和髓质也常发生改变，可出现神经系统症状。

巨幼细胞性贫血的实验室检查主要包括血象、骨髓象、确定叶酸或维生素B_{12}缺乏的一些实验、其他各种生化指标的检测以及有关细胞动力学方面的检查。

1. 血象　叶酸、维生素B_{12}缺乏可累所有细胞系统。部分严重患者可出现全血细胞减少。

(1) 红细胞：呈现大细胞正色素性贫血，红细胞平均体积(MCV)增大，红细胞平均血红蛋白量

(MCH)及红细胞平均血红蛋白浓度(MCHC)增高，红细胞体积分布宽度(RDW)曲线右移并扩大，RDW 值上升。血片中可见红细胞大小不等，形态不整，易见巨红细胞、大卵圆形红细胞、泪滴样红细胞和嗜多色性红细胞，可见少数中、晚幼红细胞，红细胞碎片。网织红细胞减少，其百分率可正常或稍高，但其绝对值减少。当红细胞比积小于 20%，即可在外周血中看到典型的巨幼红细胞。红细胞轻度的巨幼样改变常常是巨幼细胞性贫血的最早期表现。

(2) 粒细胞：粒细胞数目一般正常，病情严重时可减低，有感染时可增高。中性粒细胞核分叶过多，大于 5%的患者可有 5 叶或 6 叶以上的分叶。当血中 5 叶以上的中性粒细胞超过 3%，或找到 6 叶以上的中性粒细胞，或计算 100 个中性粒细胞的核叶平均数超过 3.5 叶或 5 叶以上和 4 叶以下的中性粒细胞的比率超过 0.17，均具有诊断价值。对营养性巨幼细胞性贫血，这种中性粒细胞核分叶过多是其早期征象之一，它可持续存在至治疗后。近年有粒细胞碱性磷酸酶下降的报道。

(3) 血小板：偶可见到巨大血小板，血小板计数大多正常或减低。

2. 骨髓象

(1) 骨髓呈增生象，增生活跃至明显活跃，粒：红比值降至 1∶1 或更低。

(2) 红系细胞明显增生，幼红细胞百分率常大于 40%，以早幼和中幼红细胞为主。铁粒幼红细胞明显增多。各系细胞均可呈现巨幼样变，以红系细胞最为显著，巨幼红细胞常大于 10%，其形态特点为：胞体增大，胞浆比胞核成熟(核浆发育不平衡)，染色质疏松，呈颗粒状似海绵，着色浅淡。核有丝分裂相较易呈扭曲状，核的形状不规则，表面凹凸不平，有似花生状、有似发芽状、有似花瓣状。胞浆中易见 Howell－Jolly 小体。成熟红细胞形态同外周血，可见嗜碱性点彩红细胞和 Cabot 环。电镜下可见各阶段巨型红细胞核内均以常染色质占优势，异染色质分布明显减少且缺乏浓集现象，呈现疏松的结构。

(3) 粒细胞系统总百分率相对减低，可见各阶段巨粒细胞，以巨晚幼粒、杆状核粒细胞为多见，成熟粒细胞可见核分叶过多现象，且早于巨幼红细胞出现。

(4) 巨核细胞系数量大致正常，但也可见巨型变，部分巨核细胞核呈分叶状。

以上所描述的为典型的巨幼细胞性贫血的形态学特点，而临床所见的患者往往病情非常复杂，由于某种并发症的存在常常掩盖了病情，呈现出不典型的形态学特点。常见的有以下两种可能：① 与小细胞性贫血同时存在：患者此时往往出现正细胞正色素性贫血，血片既可见到小红细胞，又可见到大的卵圆型红细胞，如果小细胞性贫血更为严重，则只能看到小红细胞。骨髓中则可见到呈“中度”巨幼样改变的红细胞，胞体较一般的巨幼红细胞偏小，巨幼样改变的细胞特点不显著。临床上这种情况最常见于巨幼细胞性贫血合并缺铁性贫血、珠蛋白生成障碍性贫血或慢性病贫血。但是此时仍可见到血片中的多分叶粒细胞，骨髓中的巨大晚幼粒细胞，髓系过氧化物酶水平也是增高的。当合并缺铁性贫血时，若只予补铁治疗，随着缺铁情况的好转，典型的巨幼样形态改变则变的十分突出。② 不完全性巨幼细胞性贫血：当巨幼细胞性贫血患者在行骨髓穿刺之前接受了叶酸和维生素 B_{12} 的治疗，尽管贫血尚未纠正，但典型的巨幼样改变的形态学特点将会消失。这种情况还常出现于早期的巨幼细胞性贫血合并感染或输血之后。

3. 叶酸或维生素 B_{12} 缺乏的相关试验

(1) 血清叶酸和维生素 B_{12} 水平检测：常用放射免疫法，维生素 B_{12} 正常值为 200～900 ng/mL，叶酸正常值 2.5～20 ng/mL。由于部分正常人可有血清维生素 B_{12} 水平减低；又因为这两类维生素的作用均在细胞内，而不是在血浆中；巨幼细胞贫血患者也有血清维生素 B_{12} 或叶酸在正常范围的。所以此项检查仅可作为初筛实验。单独的血清叶酸和维生素 B_{12} 水平检测不能确定叶酸或维生素 B_{12} 缺乏的诊断。

(2) 红细胞叶酸检测：红细胞叶酸可反映体内叶酸的贮存情况，且不受短期内叶酸摄入量的影响，因此其诊断价值较血清叶酸检测更大。正常值为 150～600 ng/mL，小于 100 ng/mL 提示叶酸缺乏。

(3) 血清高半胱氨酸(MMA)和甲基丙二酸(HCYS)水平检测：用以鉴别叶酸缺乏还是维生素 B_{12} 缺乏。前者在叶酸和维生素 B_{12} 缺乏时均升高，可达 50～70 μmol/L。后者水平升高仅见于维生素 B_{12} 缺乏，因为维生素 B_{12} 缺乏时使甲基丙二酰 CoA 转变为琥珀酰 CoA 受阻，因此体内甲基丙二酸水平增高，严重时可达 3 500 nmol/L。这两项指标的检测是目前诊断维生素 B_{12} 缺乏，鉴别叶酸缺乏还是维生素 B_{12} 缺乏，以及随访维生素 B_{12} 缺乏治疗效果的最有价值的指标。

(4) 尿甲基丙二酸检测：体内甲基丙二酸水平增高从尿中大量排出。因此也用来诊断维生素 B_{12} 缺乏，正常人只排出极少量(0～3.5 mg/24 h)。

(5) 尿亚胺甲酰基谷氨酸(FIGlu)排泄试验：给患者口服组氨酸 15～20 g，收集 24 h 尿检测排出量。正常成人尿 FIGlu 排泄量为 9 mg/24 h 以下。叶酸缺乏时，组氨酸的中间代谢产物 FIGlu 转变为谷氨酸发生障碍，大量 FIGlu 在体内堆积从尿中排出。

(6) 血清 Hollo-TCII(即 TCII－B_{12}复合物)检测：水平下降是维生素 B_{12}缺乏的早期表现之一。

(7) 脱氧尿嘧啶核苷抑制试验：方法是取骨髓细胞(或植物血凝素激活的淋巴细胞)加入脱氧尿嘧啶孵育后，再加入^{3}H 标记胸腺嘧啶核苷(^{3}HTdR)。一定时间后，检测掺入细胞核中 DNA 的^{3}H 量。当叶酸或(及)维生素 B_{12}缺乏时，脱氧尿嘧啶核苷利用障碍，^{3}H－胸腺嘧啶核苷掺入量增多。如事先加入叶酸或维生素 B_{12}来纠正其抑制率的减弱，则有助于区别叶酸或维生素 B_{12}的缺乏。

(8) 内因子抗体检测：在恶性贫血患者的血清中，内因子阻断抗体的检出率在 50%以上，故内因子阻断抗体检测为恶性贫血的筛选方法之一。如阳性，应做维生素 B_{12}吸收试验。

(9) Schilling 试验(检测维生素 B_{12}吸收试验)：主要用来判断维生素 B_{12}缺乏的病因。空腹口服^{57}钴标记的维生素 B_{12}，2 h 后肌注未标记的维生素 B_{12}，收集 24 h 尿检测排出的^{57}钴标记的维生素 B_{12}的量，低于 7%表示维生素 B_{12}吸收不良，恶性贫血常在 5%以下。如吸收不良，间隔 5 d 重复上述试验，且同时口服内因子，如排泄转为正常，则证实为内因子缺乏，否则为肠道吸收不良。如给患者服用抗生素后吸收有改善，提示肠菌过度繁殖与宿主竞争维生素 B_{12}所致。

4. 其他生化检查　血清间接胆红素、血清铁、铁蛋白偶有升高；血清 LDH－1、LDH－2 水平明显增高，与贫血的严重程度呈一定相关性，特别是 LDH－1 水平增高更为明显，这是由于无效造血造成。而在其他类型贫血中，LDH－2 水平较 LDH－1增高显著；血清溶菌酶水平升高，而谷草转氨酶水平正常；血清促红细胞生成素(EPO)水平升高，但与同等程度的其他类型的贫血相比，水平偏低。且升高的 EPO 在给予叶酸和/或维生素 B_{12}治疗后的 24 h 内即可降至正常。

5. 胃液检查　恶性贫血患者胃液量减少，黏度大，胃酸缺乏。胃液中无内因子。空腹血清胃泌素显著增高。叶酸缺乏者可有继发性胃酸减少。

6. 有关细胞动力学的检查　巨幼细胞贫血与两种病理现象密切相关，即无效造血和溶血。红系无效造血可导致骨髓红系祖细胞/网织红细胞比值升高，血浆铁更新加快；粒系无效造血，造血前体细胞崩解，致血清溶菌酶水平增高；巨核系无效造血导致巨核细胞数量增多，但产生血小板减少。髓外溶血可致红细胞寿命缩短 30%～50%。

诊断标准

• 叶酸缺乏性巨幼细胞贫血

1. 临床表现

(1) 贫血症状。

(2) 常伴消化道症状，如食欲不振、恶心、腹泻及腹胀等。舌质红、乳头萎缩、表面光滑。

2. 实验室检查

(1) 大细胞性贫血。MCV＞100fl。多数红细胞呈大卵圆形。

(2) 白细胞和血小板亦常减少，中性粒细胞核分叶过多。

(3) 骨髓明显增生，红系呈典型巨幼红细胞生成。巨幼红细胞＞10%，粒细胞及巨核细胞系统亦有巨形变，特别是晚幼粒细胞改变明显，核质疏松、肿胀，巨核细胞有核分叶过多、血小板生成障碍。

(4) 特殊检查：① 血清叶酸检测＜6.91 nmol/L；② 红细胞叶酸检测＜227 nmol/L。

具备上述实验室检查中的特殊检查①及②者，诊断为叶酸缺乏。这类患者可能同时具有临床表现的(2)。如加上贫血的临床表现及实验室检查(1)及(3)[或(2)]项者，诊断明确。

• 维生素 B_{12}缺乏性巨幼细胞贫血

1. 临床表现

(1) 贫血症状。

(2) 消化道症状及舌痛、色红、乳头消失、表面光滑。

(3) 可有神经系统症状，如脊髓后侧束变性，表现为下肢对称性深部感觉及振动感消失。严重的可有平衡失调及步行障碍。亦可同时出现周围神经病变及精神忧郁。儿童患者可表现为精神障碍和智力低下。

2. 实验室检查

(1) 大细胞性贫血。MCV＞100fl。红细胞呈大卵圆形。

(2) 白细胞和血小板亦常减少，中性粒细胞核分叶过多。

(3) 骨髓呈典型巨幼红细胞生成。巨幼红细胞＞10%，粒细胞及巨核细胞系统亦有巨形变。

(4) 特殊检查：① 血清维生素 B_{12} 检测＜74～103 pmol/L；② 红细胞叶酸检测＜227 nmol/L。

具备上述实验室检查第(1)(2)项者，诊断为维生素 B_{12} 缺乏，这类患者可同时伴有临床表现的第(2)(3)项。如加上贫血症状及实验室检查第(1)及(3)[或(2)]项，诊断为维生素 B_{12} 缺乏的巨幼细胞贫血。

(三) 缺铁性贫血的实验诊断

缺铁性贫血是指由于体内贮存铁减少而不能满足正常红细胞生成需要时发生的贫血。其临床特征是由贫血、缺铁的特殊表现及造成缺铁的基础疾病所组成。

缺铁性贫血实验检测主要包括血象及骨髓象的检查；血清铁、转铁蛋白铁饱和度、总铁结合力的检测、血清铁蛋白和红细胞铁蛋白的检测；红细胞内游离原卟啉和锌原卟啉的检测；血清转铁蛋白受体的检测；网织红细胞血红蛋白含量的检测；铁吸收试验；铁耐受试验；铁动力学和红细胞生存时间的检测等。

1. 血象

(1) 红细胞：红细胞大小不等是缺铁性贫血最早期的形态学改变。当贫血较轻时，则出现轻度的正细胞正色素性贫血，MCV 和 MCH 正常或仅轻度下降。当贫血加重后，则呈现典型的小细胞低色素性贫血。在婴幼儿及儿童，低色素性贫血可发生在贫血的最早期。血片可见红细胞大小不等常伴有卵圆形红细胞形成，偶见靶形红细胞。红细胞中心淡染区扩大，严重时胞质变成很狭的一圈，如环状。网织红细胞大多正常或减低，也有轻度增高者。红细胞分布宽度(RDW)增大，平均达 16%(正常＜14%)。过去常常被认为是鉴别缺铁性贫血和其他小细胞低色素性贫血较敏感的指标。但后来发现 RDW 在溶血性贫血、异常血红蛋白病和珠蛋白生成障碍性贫血中均明显增高。红细胞的渗透脆性大多正常，严重时可轻度下降。

(2) 白细胞：白细胞计数一般正常，大约有 14%左右的患者出现轻度的白细胞减少，白细胞计数在 $3.0～4.4×10^9/L$。白细胞减少的程度与贫血的严重的程度无关。白细胞分类大多正常，但若贫血继发于近期严重的大量出血，则中性粒细胞可增多；若是钩虫病患者，则嗜酸粒细胞增多。

(3) 血小板：大约有 50%～75%的因慢性失血导致的缺铁性贫血成年患者伴有血小板增多。严重的缺铁性贫血的成年患者或是补铁治疗起效的初期也可出血小板减少。但婴幼儿及儿童患者，血小板增多和血小板减少大约各占一半左右。

2. 骨髓象

(1) 骨髓增生程度不一，与贫血的严重程度无相关性。粒：红比值减低。红细胞系统轻至中度的增生，百分率常＞30%，以中晚幼红细胞比例增多为主。在严重的病例，幼红细胞体积偏小，核染色质致密，胞质较少，边缘不整齐，有血红蛋白形成不良的表现，甚至有些红细胞核染色质已固缩，但胞浆仍被染成淡蓝色，即核浆发育不平行，胞浆发育迟于胞核。成熟红细胞中心淡染区扩大，呈环状。粒系总百分率相对减低，各阶段百分率及细胞形态大致正常。巨核细胞及血小板大致正常。

(2) 骨髓铁染色(骨髓涂片须有足够的骨髓小粒)：骨髓可染铁的检查是反映机体储存铁的一项敏感和可靠的金指标。即骨髓涂片用亚铁氰化钾(普鲁士蓝反应)染色后，在骨髓小粒中看不到含铁血黄素的沉积颗粒。红细胞内铁小粒减少、淡染或消失，即骨髓铁粒幼细胞减少，常＜15%。骨髓活检标本铁染色可提高骨髓可染铁检查的准确性。

3. 血清铁检测　未经治疗的缺铁性贫血患者血清铁大多减低，也可正常。其正常值因检测手段的不同而各异，常用比色法。中国协和医科大学血液学研究所血清铁检测正常值：男性为 10.74～28.64 μmol/L，女性为 8.95～26.85 μmol/L。血清铁浓度受多种生理和病理因素的影响。在生理情况下，其变化呈现昼夜节律性，清晨 7 时至 10 时达最高峰，自午后开始下降，晚 9 时降至最低值。女性患者月经期间血清铁浓度下降。在病理情况下，如急慢性炎症、恶性肿瘤、急性心肌梗死时血清铁下降，相反，在恶性肿瘤患者化疗期间，血清铁浓度显著上升。因此血清铁不能作为诊断缺铁的指标。

4. 铁结合力和血清铁饱和度检测　铁结合力是检测循环中转铁蛋白数量的指标。正常情况下每100 mL血清中的转铁蛋白可结合约4.4～8.0 μmol/L的铁，大约有2/3的转铁蛋白处于饱和状态。未饱和铁结合力(UITC)通常采用放射免疫扩散法或免疫沉淀法测得。血清铁浓度和UITC之和即为总铁结合力(TIBC)，TIBC也可直接测得。中国协和医科大学血液学研究所TIBC正常值：男性为40.28～64.44 μmol/L，女性为47.44～72.49 μmol/L。UIBC正常值：男性为29.54～53.8 μmol/L，女性为38.49～63.54 μmol/L。缺铁性贫血是TIBC和UIBC均增高，而转铁蛋白饱和度显著下降，常常<15%，血清铁饱和度可作为缺铁性红细胞生成的指标之一应用于临床，而不宜用于缺铁的早期诊断。

5. 血清铁蛋白检测　实验证明：血清铁蛋白是最能反映机体储存铁的检测指标，它与体内储存铁的相关性极好，是诊断缺铁的最敏感和最准确的指标。可用于早期诊断缺铁。如用于人群普查诊断单纯缺铁则以血清铁蛋白<12 μg/L为标准，但用于鉴别诊断，由于临床情况复杂，诊断缺铁的标准可提高，可按<30 μg/L作为标准。

6. 红细胞内铁蛋白检测　红细胞内铁蛋白与血清铁蛋白呈平行关系，过去认为其不受许多病理因素，如慢性炎症、感染、肿瘤等的影响，因此认为其准确度高于血清铁蛋白。后根据临床实验和观察，在慢性炎症时红细胞内铁蛋白仍可升高，因此认为其单独应用的诊断价值不比血清铁蛋白为高，故现常将二者结合起来可提高诊断的准确度。

7. 红细胞游离原卟啉检测　红细胞原卟啉，主要是锌原卟啉，在血红素合成异常性疾病中明显增多，包括缺铁性贫血、铅中毒和铁粒幼细胞性贫血。它可作为铁缺乏症诊断的敏感指标，特别是诊断儿童缺铁或是铅中毒。但是它的诊断特异性不强，特别是不能鉴别缺铁性贫血、慢性铅中毒以及一些慢性病性贫血。

8. 血清转铁蛋白受体检测　采用单克隆抗体应用酶联免疫吸附法(ELISA)检测可溶性从红细胞膜表面脱落的转铁蛋白受体(sTfR)。参考值为2.8～8.5 mg/L。它是1种可靠的诊断红细胞内缺铁的指标，不受其他因素和其他疾病的影响。单个指标也能诊断早期缺铁的存在。

诊断标准

1. 小细胞低色素贫血：男性Hb＜120 g/L，女性Hb＜110 g/L，孕妇Hb＜100 g/L；MCV，80fl，MCH＜26pg，MCHC＜0.31；红细胞形态可有明显低色素表现。

2. 有明确的缺铁病因和临床表现。

3. 血清铁＜10.7 μmol/L，总铁结合力＞64.44 μmol/L。

4. 运铁蛋白饱和度<0.15。

5. 髓铁染色显示骨髓小粒可染铁消失，铁粒幼红细胞<15%。

6. 红细胞游离原卟啉(FEP)＞0.9 μmol/L，或血液锌原卟啉(ZPP)＞0.96 μmol/L，或FEP/HB＞4.5 μg/gHb。

7. 血清铁蛋白(SF)<14 μg/L。

8. 铁剂治疗有效。

符合第1条和2～8条中任何2条以上者可诊断缺铁性贫血。

(四)慢性疾病性贫血

慢性病贫血是继发于感染、炎症、创伤和恶性肿瘤等慢性病所致的贫血，它不包括肾脏、肝脏和内分泌疾病伴随的贫血，此称为慢性系统疾病性贫血，后者的铁代谢是正常的。慢性病贫血具有共同的铁代谢异常特点，即尽管巨噬细胞内铁贮存丰富但血清铁水平却过低。其发病机制目前认为主要是红细胞寿命缩短和骨髓对贫血的反应迟钝等。

实验检测主要包括血象及骨髓象的检查、铁代谢和铁动力学检测等。

1. 血象　血红蛋白及红细胞计数呈轻、中度减少，多为正细胞正色素性贫血，约1/3～1/2患者为小细胞低色素性贫血，网织红细胞可正常或轻度增多，红细胞形态大致正常。白细胞及血小板计数大多正常，也可随原发病而有所改变。

2. 骨髓象　骨髓增生程度不一，幼红细胞百分率在正常范围内，即骨髓代偿能力不足。可见嗜酸粒细胞、浆细胞、淋巴细胞反应性增多。骨髓细胞外铁明显增多，但铁粒幼细胞明显减少，仅占有核细胞的5%～20%，即细胞内铁减少。

3. 铁代谢和铁动力学检测　血清铁减少，总铁结合力降低，转铁蛋白饱和度正常或降低。血清铁蛋白增高，红细胞游离原卟啉增高。

4. 其他　血清急性反应物水平增高，如血浆纤维蛋白原、血浆铜蓝蛋白、肝珠蛋白、C-反应蛋白、补体C3等增加，血沉增快。继发感染时，中性粒细胞碱性磷酸酶活性可显著增强。

诊断标准

1. 临床表现

(1) 多为轻度至中度贫血。

(2) 常伴有慢性感染、炎症或肿瘤的相应症状。

2. 实验室检查

(1) 多为正细胞正色素性贫血。30%～50%为小细胞低色素性贫血，但 MCV 很少<72fl。

(2) 红细胞形态正常或呈轻度中心淡染，网织红细胞正常。

(3) 骨髓细胞铁染色示红系细胞内铁粒减少，而在巨噬细胞内铁粒增多。

(4) 红细胞游离原卟啉增多。

(5) 血清铁及总铁结合力均低于正常，转铁蛋白饱和度正常或稍低。

(6) 血清铁蛋白水平高于正常。

(五) β-珠蛋白生成障碍性贫血

珠蛋白生成障碍性贫血是由于遗传性珠蛋白基因缺陷，致使血红蛋白中 1 种或 1 种以上珠蛋白链合成缺如或不足所导致的贫血或病理状态，曾名“地中海贫血”。由于其基因缺陷的复杂性和多样性，缺乏的珠蛋白链在类型、数量及临床特征也就表现不一。β-珠蛋白生成障碍性贫血是β-珠蛋白链合成不足所致。其发病率最高，地理分布最广。临床分为重型、轻型和中间型。

实验检测主要包括血象及骨髓象的检查等。

1. 血象　呈小细胞低色素性贫血。有脾功能亢进时则有全血减少。网织红细胞计数轻度增加，重度溶血患者网织红细胞可明显增高。血片中红细胞大小不均，异形，有低色素和嗜碱性点彩红，亦可见靶形红细胞，约占 10%～30%。有核红细胞或泪滴形红细胞也可见到。血液和骨髓的红细胞经煌焦油蓝温育后可见 α 链包涵体，比变性珠蛋白小体大而不规则。

2. 生化检测　血清总胆红素和间接胆红素增高，血清铁和铁饱和度增高。

3. 尿　尿胆原和尿胆素增加，尿中二吡咯化合物增多，使尿呈棕色。

4. 骨髓象　增生性贫血骨髓象，红系显著增生，铁染色显示含铁血黄素颗粒增多，铁粒幼细胞增多。

5. 红细胞渗透脆性试验　红细胞渗透脆性降低是诊断本病的一条重要线索。患者的红细胞在盐水浓度 0.48%～0.36%时才开始溶血，到 0.28%～0.22%时才完全溶血。

6. 血红蛋白电泳　HbF 含量大多在 30%～60%，HbA_2可以减少、正常或增多。

诊断标准

• 重型

1. 临床表现　可有贫血、黄疸、肝脾肿大。儿童患者发育不良、智力迟钝、骨骼改变。

2. 实验室检查　Hb < 60 g/L，呈小细胞低色素性贫血；红细胞形态不一、大小不均，有靶形红细胞(10%以上)；网织红细胞增多。骨髓中红细胞系统极度增生。血红蛋白电泳：HbF > 30%，常为 30%～60%。

3. 家系调查可证明患者的父母均为轻型β-珠蛋白生成障碍性贫血。

凡符合上述临床表现、有重度溶血性贫血、HbF > 30%，并能除外 HbF 增加的其他珠蛋白生成障碍性贫血，便可诊断。

• 轻型

1. 临床表现　无症状或轻度贫血症状，肝脾无肿大或轻度肝大。

2. 实验室检查　血红蛋白稍降低或正常，末梢血中可有少量靶形红细胞，红细胞轻度大小不等。HbA_2 > 3.5%，HbF 正常或轻度增加(不超过 5%)。

3. 遗传学　父或母为β-珠蛋白生成障碍性贫血杂合子，患者为杂合子。

4. 除外其他珠蛋白生成障碍性贫血和缺铁性贫血。

凡符合上述条件者均可诊断本病。

• 中间型

1. 症状和体征介于重型和轻型β-珠蛋白生成障碍性贫血之间。

2. 实验室检查同重型β-珠蛋白生成障碍性贫血。

3. 遗传学：父或母均为β-珠蛋白生成障碍性贫血杂合子；或父或母均为β-珠蛋白生成障碍性贫血杂合子，但其中一方 HbF 持续存在；或父母中一方为β-珠蛋白生成障碍性贫血杂合子，而另一方为α-珠蛋白生成障碍性贫血。

凡符合上述条件者可诊断本病。

(六) 遗传性球形红细胞增多症

遗传性球形红细胞是一种家族遗传性溶血性疾病，临床特点为程度不一的溶血性贫血、间歇性

素。另外，吞噬细胞分泌的IL－1是T细胞活化的必要信号；② 负调节功能：实验证明巨噬细胞中存在抑制性M_{φ}亚群（suppressor macrophage，SM_{φ}），通过分泌前列腺素E_2（PGE_2）而抑制淋巴细胞的功能，对免疫应答进行负反馈性调节，此活性为非特异性抑制作用。

4. 抗微生物感染　巨噬细胞能识别和吞噬病原微生物，被吞噬的微生物在吞噬细胞内形成吞噬小体和吞噬溶酶体，并发生脱颗粒现象。吞噬细胞的杀菌活性主要依赖于溶酶体，并发生脱颗粒现象。吞噬细胞的杀菌活性主要依赖于溶酶体内的溶菌酶及由呼吸爆发产生的各种活性氧或氧化物，多种淋巴因子可明显增强吞噬细胞对胞内寄生菌的杀灭清除作用。单核细胞阳离子蛋白具有杀真菌活性。但是，结核杆菌、麻风杆菌被吞噬细胞吞噬后仍能存活。HIV亦可感染单核细胞和吞噬细胞，并能在细胞内进行复制。

5. 抗肿瘤活性　通过抗体依赖性细胞毒机制杀灭肿瘤细胞。

6. 对白细胞生成的调节　分泌可溶性因子如CSF、IL－1、PGE_2、干扰素等。

四、白细胞抗原

（一）HLA抗原系统

人类白细胞抗原（human leukocyte antigen，HLA）是HLA基因的表达产物。HLA基因是一组呈高度多态性的基因家族，是人体主要组织相容性复合体（MHC），其编码基因定位于第6号染色体短臂，是调控人体特异性免疫应答和决定疾病易感性个体差异的主要基因系统。

（二）白细胞膜受体

是细胞表面能与一定成分相结合的特殊化学基团，由蛋白质、脂蛋白、核酸等大分子或酶构成。重要的膜受体有中性粒细胞膜表面受体（调理素受体、趋化因子受体、细胞因子受体），单核-巨噬细胞表面受体（Fc受体、C3b补体受体、肽生长因子受体），T细胞膜受体分子（TCR、多系分裂原受体、白细胞介素受体），B细胞膜表面受体分子（SmIg、Fc受体、补体受体、细胞因子受体）。

（三）白细胞分化抗原

白细胞分化抗原（leukocyte differentiation antigen，LDA）是在不同白细胞、及其在分化、发育不同阶段的细胞膜表面或胞质（Cy）出现或消失的标记分子。在红细胞系、巨核细胞系及非造血细胞系亦有表达。1982年国际上统一使用分化群（cluster of differentiation，CD）作为白细胞分化抗原和相应McAb的命名，至目前已命名了从CD1～CD166。以下介绍各系细胞主要的免疫标记。

1. 巴细胞系

（1）T细胞：T祖细胞的表型为$CD34^+$、TdT^+、$CD10^+$、$CD7^+$。在T细胞发育过程中，CD7是最早出现的T细胞标志，且贯穿表达在整个T细胞分化发育过程中。胸腺细胞要分化发育为有功能的成熟T细胞，细胞表面标志的变化过程是从$CD7^+$、$CD2^-$、$CD3^-$、$CD4^-$、$CD8^-$、TCR^-→$CD7^+$、$CD2^+$、$CD3^+$、$CD4^-$、$CD8^-$、TCR^-（即CD4、CD8双阴性）→$CD7^+$、$CD1^+$、$CD2^+$、$CD3^+$、$CD4^+$、$CD8^+$、TCR^+（即CD4、CD8双阳性），最后发育成$CD7^+$、$CD2^+$、$CD3^+$、$CD4^+$、$CD8^-$、TCR^+和$CD7^+$、$CD2^+$、$CD3^+$、$CD4^-$、$CD8^+$、TCR^+单阳性的两群成熟胸腺细胞，然后进入外周淋巴器官和血液。但在正常外周血中通常存在$CD3^+$、$CD4^+$、$CD8^-$（T_H/T_I），$CD3^+$、$CD4^-$、$CD8^+$（T_S/T_C），$CD3^+$ $CD4^+$ $CD8^+$和$CD3^+$ $CD4^-$ $CD8^-$四种表型不同的T细胞，它们分别占T细胞总数的60%～70%，20%～30%，1%～3%，1%～10%。前三种表型细胞的TCR主要为TCRαβ，而$CD4^-$ $CD8^-$ T细胞主要表达TCRγδ，它们都执行细胞免疫功能。

（2）B细胞：B细胞特异性抗原CD19、CD20、CD21、CD22、CD77、CD79和B细胞表面受体SIg是B细胞重要的特征标志。不同阶段的免疫标记：① B祖细胞：最早识别特异性抗原是CD19，同时表达CD34、细胞核TdT、HLA－DR、CD40、CyCD22；② 前B细胞：CD34和TdT消失，出现CyCD79、CD10、CD20、CD9、CDw78、CD74，$c\mu^+$（胞浆IgM重链）；③ 未成熟（早期）B细胞：CD9、CD10消失，出现SIgM、CD22、CD20、CD24、CD40、CD72、CD74、CDw78、CD79表达增加；④ 成熟B细胞：SIgM和IgD同时表达，并出现CR、FcR和丝裂原受体，上述B细胞抗原继续存在；⑤ 活化B细胞：表达B细胞激活抗原CD23、CD77、CD80、CD86和其他激活相关抗原如CD25、CD26、CD30、CD69、CD70、CD71、CD38等；⑥ 浆细胞（plasma cell）：这时获得PC－1、PCA－1和CD138浆细胞特异抗原，CD85表达增加，CD38抗原再出现。而SIg和上述B抗原消失。

CD79 仍可存在于胞质中。

2. 髓系细胞　从髓系祖细胞→终末分化的成熟细胞(粒细胞、单核细胞、血小板和红细胞)间各阶段细胞特征性标志还不十分清楚。

(1) 粒-单核细胞　① 粒细胞和单核细胞上都有较强表达的抗原有:CD13、CDw17、CD32、CD87、CD88、CD89、CDw92、CD93、CD156、CD157、CD163,其中 CD13 在原粒细胞质中表达比膜上早。② 以粒细胞为主,但也存在于单核细胞的抗原有:CD15 和 CD65。CD65 是特异性髓系抗原,强表达在成熟粒细胞,弱表达在单核细胞上。③ 以单核细胞为主,但也表达在粒细胞的抗原有:CD14 和 CD33。CD14 主要强表达在单核-巨噬细胞,弱表达在粒细胞上。CD33 抗原分布只限于造血系统内,表达在髓系祖细胞以及相应的白血病细胞上。CyCD33 先于 mCD33 表达。④ 基本只表达在单核细胞上的抗原有:CD16、CD64、CD68、CD91、CDw136 和 CD65。CD68 是可靠的单核-巨噬细胞系统的特异标志。⑤ 造血干、祖细胞抗原有:CD34 和 CD90。CD34 和 CD90 都属于造血干、祖细胞抗原。HLA-DR 属非特异性抗原,它可表达于干细胞、祖细胞、各分化阶段的 B 细胞和激活的 T 细胞。

(2) 巨核细胞系　在巨核细胞系发育过程中依次出现 PPO、CD41a(Ⅱb/Ⅲa)、CD41b(Ⅱb)和 CD61(Ⅲa)、CD42(Ⅰb),还可表达 CD36(强)。抗血小板静止单抗有 CD9、CDw17、CD31、CD36、CD41a、CD41b、CD42a、CD42b、CD61。

(3) 红细胞系:血型糖蛋白 A、血型糖蛋白 H。

3. 造血干、祖细胞　$CD34^+$ 抗原在造血干细胞、早期造血祖细胞内呈高水平表达,是造血干细胞标记,无系列特异性,随着细胞成熟其表达呈进化性下降,继而消失。现知更早期的干细胞为 $CD34^-$,$CD90^+$ 细胞是 $CD34^+$ 细胞较早亚群。CD38 为造血祖细胞,故 $CD34^+$、$CD38^+$ 为祖细胞。HLA-DR 非特异性抗原,它可表达于干细胞、祖细胞、各分化阶段的 B 细胞及激活的 T 细胞。

第二节　白细胞病的检测

检测是诊断疾病的重要手段。本节就白细胞功能实验、白细胞代谢产物实验和白细胞抗体、标记物等检测作一阐述。

一、白细胞功能检测

(一) 墨汁吞噬试验

原理　血液中中性粒细胞及单核细胞对细菌、异物等具有吞噬作用。在一定量的肝素抗凝血中,加入一定量的墨汁,经 37 ℃温育 4 h,涂片染色镜下观察吞噬细胞对墨汁的吞噬情况,并计算吞噬率及吞噬指数。

参考范围　成熟中性粒细胞平均吞噬率 74%±15%,平均吞噬指数 126±60;成熟单核细胞平均吞噬率 95%±5%,平均吞噬指数 313±86。

临床评价

1. 本实验是检测成熟粒细胞、幼稚和成熟单核细胞的吞噬能力,方法简便、易行,可作为机体免疫功能的一种指标;可做为吞噬功能缺陷病的指标。

2. 可作为白血病某些亚型的鉴别,急性单核细胞白血病 M5a 型为弱阳性,M5b 型吞噬指数明显增高。急性粒细胞白血病(M2 型)、急性淋巴细胞和急性早幼粒细胞白血病的原始及幼稚细胞多无吞噬能力,吞噬试验为阴性。急性粒-单核细胞白血病呈阳性反应,对鉴别有一定价值。慢性粒细胞白血病的成熟中性粒细胞吞噬能力明显减低。

(二) 中性粒细胞吞噬杀菌功能试验

原理　分离白细胞悬液,将待测的中性粒细胞与某种可被吞噬而又易于查见计数的颗粒物质如葡萄球菌混合、温育一定时间后,涂片染色,细菌被中性粒细胞吞噬并杀死可被美蓝染料着色(蓝色)。可在油镜下计数 200 个中性粒细胞检测吞噬细菌的吞噬率和杀菌率,根据吞噬率和杀菌率即可反映吞噬细胞的吞噬功能。

参考范围

1. $噬率(\%)=\dfrac{吞噬细胞的中性粒细胞数\times 100}{200}$;

正常人为 62.8%±1.4%。

2. $菌率(\%)=\dfrac{200个中性粒细胞中有染成蓝色微生物的细胞总数\times 100}{200}$;

比较对照组结果。

临床评价　本实验参考范围有一定差异,各实验室应建立自己的参考范围。本试验可了解中性粒细胞的吞噬及杀菌功能。如吞噬率和杀菌率增高，反映中性粒细胞吞噬和杀菌功能的增强，常见于细菌性感染。对疑有中性粒细胞吞噬杀菌功能低下者，吞噬和杀菌率均降低，有帮助确诊的价值。

（三）血清溶菌酶活性试验

原理　溶菌酶能水解革兰氏阳性球菌的细胞壁乙酰氨基多糖成分，使细胞失去细胞壁而破裂。以对溶菌酶较敏感的微球菌悬液为作用底物，根据微球菌的溶解程度来检测血清或尿中溶菌酶的活性。

参考范围　血清(5～15)mg/L，尿(0～2)mg/L。(比浊法)

临床评价　在人体血清中的溶菌酶，主要来自血中的单核细胞、粒细胞和巨噬细胞，单核细胞和巨噬细胞的溶菌酶位于细胞表面，能直接释放入血；中性粒细胞中，其酶主要位于细胞溶酶体中，当胞体崩解时才释放入血。从中幼粒到成熟粒细胞酶活性可随细胞的成熟程度而增高；嗜酸性粒细胞，除中幼阶段外，均无此酶活性。淋巴细胞中则含量极低。正常尿中不含此酶。

1. 血清溶菌酶含量增高　可见于部分急性髓细胞白血病。① 急性单核细胞白血病的血清溶菌酶含量明显增高，由于成熟单核细胞溶菌酶的含量很多，因而在周围血中成熟单核细胞的多少，直接影响血清溶菌酶的检测值。② 急性粒-单核细胞白血病血清溶菌酶含量也有明显增高，其增高程度与白细胞总数有关。在治疗前其含量明显高，表示细胞分化程度较好，预后亦较好。③ 急性粒细胞白血病的血清溶菌酶的含量可正常或中度增高。

2. 血清溶菌酶含量减低　急性淋巴细胞白血病多数减低，少数正常。慢性粒细胞白血病血清溶菌酶含量正常，但急变时下降。再生障碍性贫血明显降低。

（四）硝基蓝四氮唑还原试验

原理　硝基四氮唑蓝(nitroblue tetrazolium，NBT)是1种易于还原的水溶性淡黄色的活性染料。当被吞入或渗入中性粒细胞后，有产生过氧化物酶的作用，可接受葡萄糖中间代谢产物葡萄糖-6-磷酸在已糖磷酸旁路代谢中NADPH氧化脱下的氢，而被还原成非水溶性的蓝黑色甲臜颗粒，呈点状或片状沉着在胞浆内有酶活性的部位，可在显微镜下计数100个中性多核粒细胞中NBT阳性细胞数。

参考范围　正常时的阳性细胞数在10%以下，本实验为阴性。若有10%以上中性粒细胞能还原NBT，即为NBT还原试验阳性。

临床评价　NBT还原试验表明吞噬细胞的杀菌能力。

1. 用于中性粒细胞吞噬、杀菌功能异常的诊断，如儿童慢性肉芽肿(CGD)，髓过氧化物酶缺乏症和Job氏综合征，上述疾病NBT还原试验阴性。如在涂片中能查出几个出现甲臜沉淀的中性粒细胞即可排除CGD。故本试验可用于这些疾病的过筛试验和辅助诊断。如在涂片中未查出有甲臜沉淀的中性粒细胞而又不能确定是CGD时，可作细菌内毒素激发试验。若NBT阳性细胞仍在10%以下，即可诊断为中性粒细胞吞噬杀菌功能异常。若NBT还原阳性细胞超过29%，即可排除CGD。

2. 用于细菌感染的诊断　全身性细菌感染时，患者的NBT还原阳性细胞增多在10%以上，而病毒感染则在10%以下。但若局部细菌感染而无内毒素等激发白细胞还原NBT的物质入血时，也可在10%以下。此外与是否接受治疗有关，当抗生素和激素治疗后阳性率可降低。

（五）白细胞趋化性试验

原理　在微孔滤膜的一侧放入粒细胞，另一侧放入趋化因子(细菌毒素、补体C3a、淋巴因子等)，检测离体粒细胞潜过滤膜到达趋化因子这一侧定向移动的能力。

参考范围　趋化指数3.0～3.5。

临床评价　趋化性是粒细胞到达炎症局部所必需的。本试验是体外检测粒细胞趋化性强弱的方法。趋化运动功能缺陷或低下可见于Wiskot-Aldrich综合征、幼年型牙周炎、糖尿病、烧伤、新生儿、慢性皮肤黏膜白色念珠菌病、高IgE综合征、肌动蛋白功能不全症、Chediak－Higashi综合征。

（六）吞噬细胞吞噬功能试验

原理　活体巨噬细胞、单核细胞在体内外均有吞噬细菌、异物的功能，在体外将细胞与异体细胞或细菌混合孵育后，染色观测其吞噬异体细胞或细菌的数量，可了解其吞噬功能。利用中药斑蝥在人的前臂皮肤上发疱，造成非感染性炎症，诱使单核细胞游出血管大量聚集于疱液内，抽取疱液则成为天然提纯的吞噬细胞悬液。以鸡红细胞为靶细胞，在体外37℃条件下观察吞噬细胞对鸡红细胞的吞噬消化活性，取试管内的细胞进行涂片染色和镜检并计算吞噬百分率和吞噬指数。

参考范围　吞噬百分率(62.77±1.38)%，吞噬指数1.058±0.049。

临床评价　吞噬细胞在机体免疫监视系统中发挥主要作用。吞噬细胞功能检测对基础理论研究和临床治疗都有重要意义。此法可检测吞噬细胞的非特异性吞噬功能。

1. 吞噬细胞吞噬功能低下主要见于各种恶性肿瘤，吞噬率常低于45%，手术切除好转后可以上升，故可作为肿瘤患者化疗、放疗、免疫治疗疗效的参考指标。

2. 免疫功能低下的患者，吞噬率降低，可作为预测感染发生的概率，并观测疗效、判断预后的指标。

二、白细胞代谢及其产物检测

(一) 末端脱氧核苷酰转移酶(TdT)检测

1. 酶标免疫细胞化学显示法

原理　末端脱氧核苷酰转移酶(terminal deoxynucleotidyl transferase，TdT)是一种DNA聚合酶，它不需要模板的指导，就可以催化细胞的脱氧核苷酸，使其转移到低聚核苷酸或多聚核苷酸的3′-OH端，合成单链DNA。兔抗牛TdT抗体能和人细胞的TdT产生交叉反应，可采用免疫荧光技术或酶标免疫细胞化学技术用辣根过氧化物酶-抗酶复合物(PAP immuncomplex)在细胞涂片上定位，显示细胞内的TdT。

参考范围　阳性反应为棕黄色颗粒，定位在细胞核上。TdT为早期T淋巴细胞的标志，在正常情况下不成熟的胸腺淋巴细胞出现阳性反应，正常人外周血细胞中极少或无活性。

临床评价　有助于白血病类型的鉴别，急性髓细胞白血病TdT阴性；95%以上急性淋巴细胞白血病和大约30%慢性粒细胞白血病急淋变患者，外周血细胞TdT活性有明显的升高；在急性淋巴细胞白血病中，由于细胞表面标志不同，TdT活性也有变化，T-ALL，早B前体-ALL细胞的阳性率很高，病情缓解后阳性率逐渐减弱，B-ALL细胞阴性。当外周血中此酶活性升高，就预示着血细胞的恶性变。因此TdT的检测对急性白血病的鉴别和治疗都有一定价值。

2. 同位素检测法

原理　以^{3}H或^{14}C标记的脱氧腺苷三磷酸等的dXTP为基质，用低聚脱氧核苷(dA)等人工同聚物作为引物，由于酶反应与引物重合，使基质不溶于三氯醋酸，可用玻璃纤维盘将其吸附，从未被放射性同位素标记的反应基质中分离出反应的生成物，计测放射活性。除去不加引物所检测的内源性反应所引起的活性之后，可测算酶的活性。

参考范围　正常人骨髓细胞的活性为dGTP掺入1×10^{8}个细胞的量为(0～0.09)mmol/L。

临床评价

1. 急性淋巴细胞白血病(B-ALL除外)可检出较高的TdT活性，慢性粒细胞性白血病急性变时，约有1/3的病例在原始细胞中能检出高活性的TdT。

2. 恶性淋巴瘤中，原始淋巴细胞性淋巴瘤的淋巴结细胞中能检出高的TdT活性。

3. 此酶检查在研究造血细胞的分化与白血病的关系、白血病细胞的起源、白血病的治疗药物选择上都有较重要的价值。

(二) N-碱性磷酸酶(N-Apase)检测

原理　用P-硝基酚磷酸盐(P-NPP)作为细胞N-碱性磷酸酶(N-Apase)总活性检测的基质，在反应中生成P-硝基酚，测量400 nm时的吸光密度，借以检测出细胞N-Apase的总活性。也可以巯基乙胺-S-磷酸盐作为基质来检测N-Apase的活性。

参考范围　正常人的粒细胞、淋巴细胞中不能检出N-APase的活性。

临床评价

1. 在AML及CML慢性期、CML急性变的原粒细胞中，均不能检出N-APase。

2. ALL和CML急淋变时，原始淋巴细胞能检出N-APase，此酶被认为是从未成熟的白血病性原始淋巴细胞向T细胞、B细胞分化过程中，未成熟的淋巴系统的细胞标志酶。

3. 鼻咽癌、喉癌等(被认为是病毒感染的肿瘤细胞中)；传染性单核细胞增多症(EB病毒有关)；Burkitt淋巴瘤等，均可检出此酶。

(三) 酸性α-醋酸酯酶检测

原理　血细胞中的酸性α-醋酸酯酶(α-acid naphthyl acetate esterase，ANAE)，在弱酸性(pH 5.8)条件下能将基质液中的α-醋酸萘酯水解，产生α-萘酚。产生的α-萘酯酚再与六偶氮副品红偶联形成不溶性暗红色偶氮副品红萘酚沉淀，定位于胞质内酶活性处，呈现单一的或散在的红色点块状或颗粒状。

参考范围

T 细胞 ANAE 阳性：胞质内有大小不等、数量不一的紫红色颗粒或斑块。

B 细胞 ANAE 阴性：胞质呈黄绿色，胞质内无红色斑块。

单核细胞为 ANAE 阳性，其胞质内有细小红褐色颗粒斑块。

红系细胞、巨核细胞、血小板阴性。

临床评价

鉴别急性白血病类型　急性 T 细胞白血病细胞为点状或块状阳性，局限分布；急性粒细胞白血病细胞 ANAE 大部分呈阴性或弱阳性反应，颗粒增多的早幼粒白血病细胞阳性反应较强，为弥散性分布；急单呈强阳性反应，胞质为均匀一致的弥散样淡红色或深红色，无点状颗粒。

三、白细胞动力学检测

（一）氚标记脱氧胸苷检测

原理　分离的粒细胞并在培养过程中加入 PHA 或特异性抗原刺激后，进入有丝分裂期，此时加入氚标脱氧胸苷（$^{3}H-TdR$），可被细胞摄入参与 DNA 合成，其掺入量与 DNA 合成的量以及增殖细胞数成正比，用液体闪烁计数器检测$^{3}H-TdR$ 的掺入量，即可判定粒细胞的增殖水平。

参考范围　刺激指数（SI）＜2；SI≥2 为阳性。

临床评价　在正常情况下，体内粒细胞在增殖池（骨髓）、循环池（血液）及边缘池（组织）之间处于平衡状态，末梢血中成熟粒细胞数为（2.5～5.5）×10^{9}/L。在罹患血液等病理情况下，这种平衡状态受到不同程度的破坏，即可能出现异常。

研究白血病细胞动力学时给急性白血病患者连续静脉输入$^{3}H-TdR$，8～10d 后观察到仍有 8%～10% 的白血病细胞未被标记，这一小部分白血病细胞增殖相当缓慢。说明白血病细胞是一群非同步化增殖的细胞。

（二）泼尼松刺激试验

原理　正常时骨髓中粒细胞储备量大于外周血中的 10～15 倍，泼尼松具有刺激骨髓中性粒细胞由储备池向外周血释放的功能。如果受检者骨髓的粒细胞储备池正常，服用泼尼松后经过一定时间储备池大量释放至血流而使外周血中性粒细胞的绝对值明显增高。反之，则无此作用或作用不明显。可间接检测骨髓粒细胞池的粒细胞的储备功能。

参考范围　服药后中性粒细胞最高绝对值＞20×10^{9}/L（服药后 5 h 为中性粒细胞上升到高峰的时间）。

临床评价　泼尼松试验可反应骨髓中性粒细胞储备池的容量。中性粒细胞减少患者，如服用泼尼松后外周血中性粒细胞最高绝对值＞20×10^{9}/L，表明患者中性粒细胞的储备池正常，粒细胞减少可能是由于骨髓释放障碍或其他因素所致。这对于某些骨髓受损引起粒细胞减少的轻微病例有一定参考及诊断价值。反之，则反映储备不足。

（三）肾上腺素激发试验

原理　白细胞（主要是指中性粒细胞）进入血流后，约半数进入循环池，半数黏附于血管壁成为边缘池的组成成分。注射肾上腺素后血管收缩，黏附于血管壁上的白细胞脱落，从边缘池进入循环池，致外周血白细胞数增高，其作用持续时间为 20～30 min。分别在注射前和注射后 20 min 取血，计数中性粒细胞数。

参考范围　粒细胞上升值一般低于（1.5～2）×10^{9}/L。

临床意义　白细胞减少者，注射肾上腺素后，如外周血白细胞能较注射前增加 1 倍以上或粒细胞上升值超过（1.5～2）×10^{9}/L，如无脾大表示患者白细胞在血管壁黏附增多，提示患者粒细胞分布异常，即边缘池粒细胞增多，可诊断为“假性”粒细胞减少。如果增高低于上述值，则应进行其他检查，进一步确定白细胞减少的病因。

（四）二异丙酯氟磷酸盐标记检测

原理　二异丙酯氟磷酸盐标记（diisopropyl fluorophosphate，$DF^{32}P$）是利用含有放射性磷的二异丙酯氟磷酸作为胆碱酯酶的抑制剂，与粒细胞和单核细胞上的胆碱酯酶结合而被标记。即使标记细胞崩解，已结合的 $DF^{32}P$ 不能再被利用，避免了重复标记。故对检测血液循环中细胞池的大小（pool size）以及滞留的时间均非常方便。用于粒细胞动力学研究时，一旦采血制成离体标记物后，即作静脉注射。经过一段时间再次采血。分离粒细胞，通过追踪观察其放射活性的变化，可测知外周血中有关粒细胞池的参数。

参考范围

1. 粒细胞总数的检测

标记粒细胞半衰期($T_{1/2}$):4～10 h;血中滞留时间:10～14 h。

全血粒细胞池(total blood granulocyte pool, TBGP):(35 ～ 70) × 10^7/kg。

循环粒细胞池(circulation granulocyte pool, CGP):(20 ～ 30) × 10^7/kg。

边缘粒细胞池(marginal granulocyte pool MGP):(15 ～ 40) × 10^7/kg。

粒细胞周转率(granulocyte turnover rate, GTR):(60 ～ 160) × 10^7/(kg. d)。

2. 单核细胞总数的检测

标记单核细胞半衰期:4.5～10.0 h。

全血单核细胞池(total blood monocyte pool TBMP):(3.9 ～ 12.7) × 10^7/kg。

循环单核细胞池(circulation monocyte pool CMP):(1.0 ～ 2.7) × 10^7/kg。

边缘单核细胞池(marginal monocyte pool MMP):(2.4 ～ 11.7) × 10^7/kg。

单核细胞周转率(monocyte turnover rate MTR):(7.2 ～ 33.6) × 10^7/kg。

临床评价　在慢性白血病、真性红细胞增多症和骨髓纤维化时,TBGP 及 GTR 显著增加。粒细胞半寿期明显延长。急性粒细胞白血病时有轻微的延长,而再生障碍性贫血时各指数检测值均偏低。

(五) DNA 合成及含量的检测

流式细胞仪(flow cytometer, FCM)是对单细胞快速定量分析和分选的新技术。当被测细胞被制成单细胞悬液,经特异性荧光染料染色后加入样品管中,在气体压力推动下,流经 100 μm 的孔道时,细胞排成单列,逐个匀速通过激光束,被荧光染料染色的细胞受到强烈的激光照射后发出荧光,同时产生散射光。荧光被转化为电子信息,在多道脉冲高度分析仪的荧光屏上,以一维组方图或二维点阵图及数据表或三维图形显示,计算机快速而准确地将所测数据计算出来,结合多参数分析,从而实现了细胞的定量分析。

1. DNA 合成的检测

原理　与氚-胸腺嘧啶标记法的原理一样,用 5-溴脱氧尿嘧啶(5 - bromodeoxyurine, 5 - BrdU)掺入 S 期细胞的 DNA,然后用抗 5 - BrdU 抗原的特异性抗体,通过免疫荧光技术,用 FCM 准确检测 DNA 合成速率。

结果　快速提供有关细胞周期各时相分布的动态参数,间接了解 DNA 的合成情况。

临床评价　可直接用于白血病患者体内细胞增殖的动态研究,据此按化疗药物对细胞动力学的干扰理论设计最佳治疗方案,静止期肿瘤细胞对化疗不敏感而增殖期(SG_2M)敏感,可将 G_0 期细胞分化诱导进入 SG_2M 期,再予以细胞杀伤药物,以达到最佳杀伤瘤细胞效果。

2. DNA 含量的检测

原理　碘化丙啶(propidiumiodide, PI)荧光染料可嵌入到双链 DNA 和 RNA 的碱基对中与之结合。用 PI 染 DNA 后能在指定波长的光波激发下产生红色荧光,利用 FCM 可将细胞按不同的荧光强度即 DNA 含量分类并绘出 DNA 直方图。细胞在增殖周期的不同阶段,其 DNA 含量是不同,从 DNA 直方图中可以得出细胞周期不同阶段的细胞百分数。

结果

1. 细胞 DNA 含量　V1 细胞中 DNA 含量多少用 DNA 指数(DNA index, DI)来表示。根据 DI 值来判断细胞 DNA 倍体的方法是:以正常同源组织细胞作为样品 2C(2 componets)DNA 含量细胞的内参标准。DNA 倍体的判断标准为 DI=0.1±2CV。二倍体(diploid):DI=1.0±2CV(直方图上仅 1 个 $G_0/_1$ 峰)。非整倍体(aneuplid, AN):DI 值 <0.91, >1.10。

$$\text{DNA 指数(DI)}=\frac{\text{样品 } G_0/G_1 \text{ 期 DNA 量平均数}}{\text{标准二倍体 DNA 量平均数}}$$

2. 细胞周期各时相细胞比率　包括 $G_0/_1$ 期、S 期和 G_2M 期,计算各时相细胞的百分比。其中 S 期细胞百分比也叫 SPF(S-phase fraction)。

$$\text{SPF}(\%) = [\text{S} (G_0/_1 + \text{S} + G_2\text{M})] \times 100\%$$

细胞增殖指数 (Proliferous index PI)(%) = $[(\text{S}+G_2\text{M}) \div (G_0/1+\text{S}+G_2\text{M})] \times 100\%$。

临床评价

1. 血细胞增殖动力学研究　纵坐标表示细胞数,横坐标表示 DNA 相对含量,可绘出 DNA 不同含量血细胞分布曲线,得到 G 期、S 期和 G_2M 期细胞的百分比,尤其对白血病患者血细胞动力学的了解更为重要。急性白血病患者在未经治疗时其骨髓细胞(大多数为白血病细胞)S%(S 期细胞 DNA 的百分含量)明显低于正常骨髓。

2. 白血病细胞增殖动力学的研究　DNA 非整倍体细胞是肿瘤的特异性标志,从 FCM 的 DNA

图形分析，可得知血细胞和骨髓细胞DNA的相对含量，从而了解白血病细胞的倍体水平及增殖活动。

3. 化疗药效的观察　用流式细胞仪对白血病化疗后监测药效是目前较为灵敏的方法，对比化疗后的细胞内DNA含量表化，可迅速得出是否敏感的结论，从而指导临床对初治或复发白血病患者选用和及时更换化疗方案。

4. 白血病患者外周血白血病细胞多处于G_0或G_1期。S期细胞百分率(S%)高者对常用周期特异性药物较为敏感，患者的完全缓解率高，但容易复发。S%低者对化疗不敏感，但一旦缓解，不易复发。根据增殖期细胞对周期特异药物比静止期细胞为敏感，应用G-CSF来复苏G_0期白血病细胞，有利于提高化疗效果。

四、粒细胞抗体检测

(一) 荧光免疫法检测

原理　受检血清中的抗体和粒细胞结合后，加标记荧光物质的羊抗人IgG血清，可使粒细胞膜显示荧光，然后在荧光显微镜下观察阳性比率和荧光强度。

结果　阳性反应表示受检血清中存在粒细胞抗体。

临床评价　本法敏感性较好，特异性强，临床上常作为确诊免疫性粒细胞减少症的方法。

(二) 化学发光法检测

原理　用化学发光技术检测单个核细胞与抗体被覆的粒细胞相互作用产生的代谢反应，间接检测抗粒细胞抗体。

结果　用发光仪检测增强的化学发光反应，用发光指数表示结果。

临床评价　本法比间接荧光免疫法更灵敏，可用于确诊免疫性粒细胞减少症。

(三) 流式细胞术检测

原理　采用正常人"O"型抗凝血分离出单核细胞和粒细胞，经1%多聚甲醛固定，两者再等量混合制成细胞悬液，加受检血清孵育，再加结合异硫氰酸荧光素(fluoresion isothiocyanate, FITC)和抗人F(ab)2IgG，采用流式细胞分析仪进行分析来检测同种反应性粒细胞抗体。

结果　荧光强度与粒细胞抗体量呈线性关系，根据荧光强度的大小即可得出粒细胞抗体的量。

临床评价　本法不但可对粒细胞抗体作半定量检测，还可以对抗体类型进行分析，以确定是否存在免疫复合物。

五、白细胞免疫标记检测

内容见第二篇第五章第七节。

第三节　白细胞病的实验诊断

常见白细胞病，如白血病、骨髓增生异常综合征(MDS)、淋巴瘤、多发性骨髓瘤、白细胞增多/减少症和恶性组织细胞病等，都以临床为基础，结合血象、骨髓象、细胞化学染色、免疫学、遗传学、分子生物学等检测作出诊断、鉴别诊断。

一、急性白血病

急性白血病(acute leukemia, AL)　是造血干细胞克隆性(clonal)疾病，是一组高度异质性(heterogeneous)的恶性血液病(malignant hematonosis)，其特点为白血病细胞异常增生、分化成熟障碍，并伴有凋亡(apoptosis, AP)减少。细胞成熟障碍可阻滞在不同阶段，阻滞发生在较早阶段称为急性白血病，阻滞在较晚阶段称为慢性白血病(chronic leukemia, CL)。白血病细胞有明显的质(形态和功能)和量(增多或减少)的异常，而正常造血功能受抑制，由于增殖与分化过程失衡，致使白血病细胞在骨髓中大量积聚、骨髓腔内压力增高，以及白血病细胞浸润，使窦样隙屏障被破坏，各阶段不成熟的细胞进入血液，进入血液的白血病细胞留在血液中的时间也较正常细胞要长，白血病细胞离开血管进入组织也不像正常成熟细胞那样在短期内死亡，而保持继续分裂的能力，形成脏器内白血病细胞浸润。临床出现不同程度的贫血、出血、发热、胸骨压痛及肝脾、淋巴结肿大，可危及生命。

我国各类白血病的发病率为2.67/10万人，急性白血病多于慢性白血病，在全国各年龄恶性肿瘤死亡率(mortality)中白血病占第六位(男性)和第八位(女性)，在儿童和35岁以下的人群中占第一位。

白血病的病因尚不完全清楚，许多因素与其发病有关。其中，病毒可能是主要因素，此外尚有放射、化学因素、遗传等综合因素。目前，白血病的病因学已从群体医学、细胞生物学进入分子生物学的研究领域。

急性白血病的正确分型对白血病的诊断、确定治疗方案、判断预后、观察疗效均有十分重要意义。根据 FAB 的形态学分型方案及诊断标准，将急性白血病分为急性淋巴细胞白血病（acute lymphocytic leukemia，ALL）和急性髓细胞白血病（acute myeloid leukemia，AML）两大类及其亚型。

近年来，国际上在白血病的 FAB 形态学分型的基础上开展了白血病的 MICM（Morphological，Immunological，Cytogenetics，Molecular biology）诊断及分型。使白血病的诊断从细胞水平上升到亚细胞水平及分子水平。

2001 年 3 月里昂会议上，国际血液学及血液病理学专家推出一个造血和淋巴组织肿瘤 WHO 新分型方案的建议。该分型应用了 MICM 分型技术，结合临床综合进行分型，力求反映疾病的本质，成为国际上一种新的分型诊断标准。

（一）急性淋巴细胞白血病的实验诊断

急性淋巴细胞白血病（ALL）　简称“急淋”，是由于原始及幼稚淋巴细胞在造血组织（特别是骨髓、脾脏和淋巴结）异常增殖并浸润全身各组织脏器的一种造血系统恶性克隆性疾病。本病可发生在任何年龄，多见于儿童及青壮年，是小儿时期最常见的白血病类型，在成人白血病中 ALL 明显低于 AML，男性多于女性。临床上起病多急骤，发热、中至重度贫血，皮肤黏膜及内脏出血，全身淋巴结无痛性肿大，轻、中度肝脾肿大较其他白血病为多见，骨关节疼痛及胸骨压痛较明显，并发中枢神经系统白血病（central nervous systematic leukemia，CNSL）的发病率较高，可发生在病程的任何阶段，但完全缓解期发病率较高，是白血病复发及死亡的主要原因。睾丸白血病及高尿酸血症发病率也高。

实验诊断

1. 血象

（1）红细胞及血红蛋白低于正常，一般为正细胞、正色素性贫血，血片中可见少量幼红细胞。

（2）白细胞计数多数增高，少数可高达 $100 \times 10^9/L$，分型中原始及幼稚淋巴细胞增多，可高达 90%，此称为“白血性白血病”（leukemic leukemia）。1/3 的成人急淋白细胞数可正常或减少，未发现幼稚细胞可称为“非白血性白血病”（aleukemic leukemia）。蓝细胞易见，中性粒细胞减少或缺如。

（3）血小板计数低于正常，晚期明显减少，可伴血小板功能异常。当低于 $20 \times 10^9/L$ 时，可引起严重出血。

2. 骨髓象　有核细胞增生极度活跃或明显活跃，少数病例呈增生活跃，以原始和幼稚淋巴细胞为主，大于 30%可诊断本病，亦可高达 50%～90%。伴有形态异常，如胞核形态不规则，可有凹陷、折叠、切迹及裂痕，核染色质呈泥浆状或咖啡色颗粒状，核仁大，胞质内有空泡，这类细胞称为副原始淋巴细胞或 Rieder's 细胞，成熟淋巴细胞较少见。粒细胞系统增生受抑制，粒细胞减少，甚至少见。红细胞系统增生也受抑制，幼红细胞少见或不见。巨核细胞系多数显著减少或不见，血小板减少。退化细胞明显增多，蓝细胞（涂抹细胞）多见，这是急淋的特征之一。

FAB 形态学分型按照白血病细胞大小、核浆比例、核仁清楚与否及胞浆嗜碱程度将急淋分为 L1、L2、L3 三种亚型（表 7-2）（图 7-1，图 7-2，图 7-3）按上述分型允许有不符合条件的细胞可高至 10%。

3. 细胞化学染色

（1）过氧化物酶（POX）与苏丹黑（SBB）染色：各阶段淋巴细胞均阴性（图 7-4），阳性的原始细胞小于 3%，可能是残存的正常原始粒细胞。部分患者成熟中性粒细胞内该酶的活性明显增高，依此 ALL-L1、L2 型可与 AML-M1 型鉴别。

（2）糖原（PAS）染色：约 20%～80%的原淋巴细胞呈阳性反应，显红色颗粒状、块状或呈环状排列，而其胞质背景清晰。

（3）酸性磷酸酶（ACP）染色：T 细胞阳性，B 细胞阴性。

（4）α-丁酸萘酚酯酶（α-NBE）染色：呈阴性反应。

（5）NAP 积分：往往增高。

4. 免疫学检验　用白细胞免疫标记检测技术首先用 TdT 及第一线单克隆抗体将 ALL 分为 T 系 ALL（占 20%）或 B 系 ALL（占 80%）与 AML 相鉴别（见表 7-3），再进一步结合二线单克隆抗体确定 ALL 各亚型（表 7-4）。

表 7-2 急性淋巴细胞白血病的 FAB 分型

细胞学特征	第 1 型(L1)	第 2 型(L2)	第 3 型(L3)
细胞大小	小细胞为主,大小较一致	大细胞为主,大小不一致	大细胞为主,大小较一致
核染色质	较粗,每例结构较一致	较疏松,每例结构较不一致	呈细点状均匀
核形	规则,偶有凹陷或折叠	不规则,凹陷或折叠常见	较规则
核仁	小而不清楚,少或不见	清楚,1 个或多个	明显,一个或多个,呈小泡状
胞质量	少	不定,常较多	较多
胞质嗜碱性	轻或中度	不定,有些细胞深染	深蓝
胞质空泡	不定	不定	常明显,呈蜂窝状

注:小细胞:直径≤12 μm;大细胞:直径>12 μm。

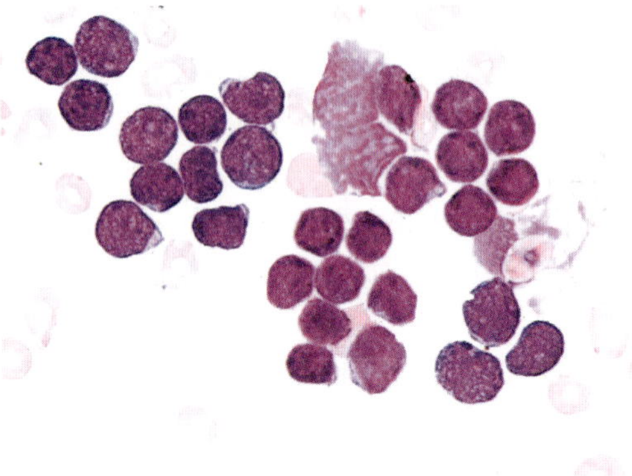

图 7-1 急性淋巴细胞白血病 L1 型

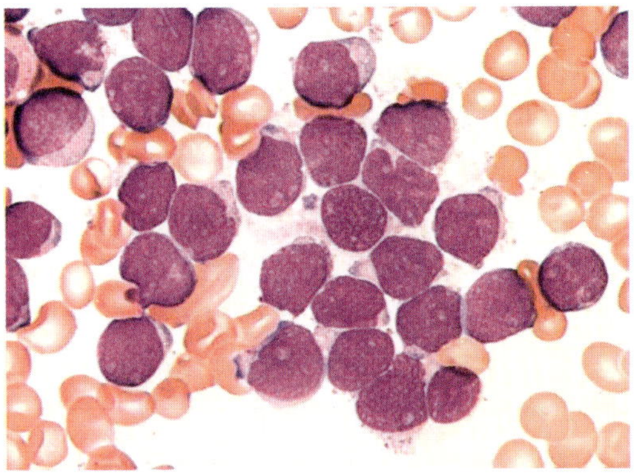

图 7-2 急性淋巴细胞白血病 L2 型

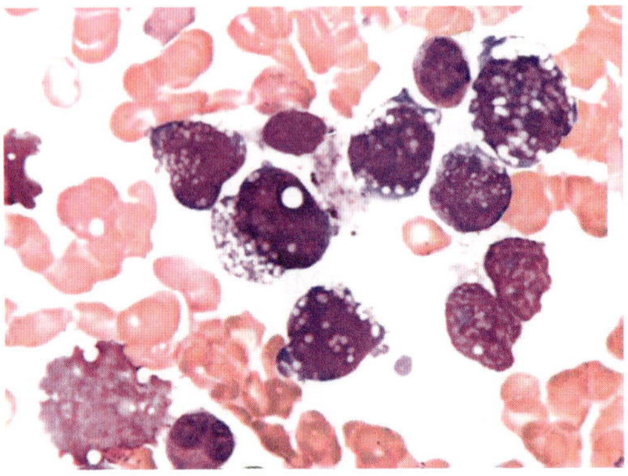

图 7-3 急性淋巴细胞白血病 L3 型

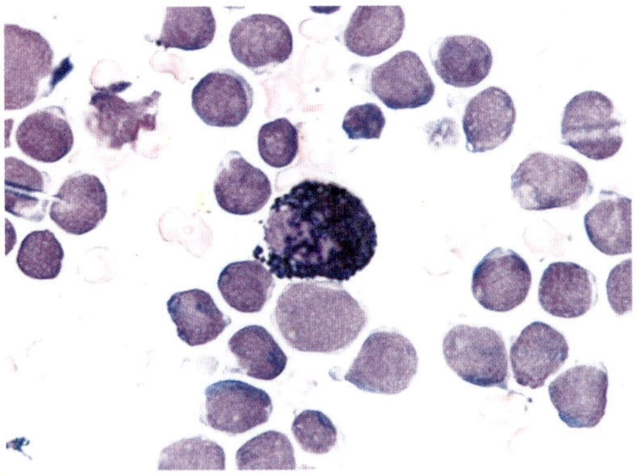

图 7-4 ALL-POX 染色

表 7-3 筛选急性白血病的免疫标志

	CD10	CD19	CD22c/m *	TdT	HLA-DR	CD3c/m	CD7	CD13	CD117	MP0
B 系-ALL	+1)	+	+/-	+2)	+	-	-	-	-	-
T 系-ALL	-	-	-	+	-3)	+/-	+	-	-	-
AML	-	-	-	-4)	+5)	-	-6)	+	+	+7)

注:* c/m 为胞质或细胞膜。1) 急性早期 B 前体细胞白血病为阴性,2) 急性 B 细胞白血病为阴性(SIg 阳性),3) 少于 10%的 T-ALL阳性,4) 某些 AML-Ml 型阳性,5) AML-M3 型阴性,6) 少部分(<10%)AML 阳性,7) AML-M7 型阴性。

表 7-4　急性淋巴细胞白血病 MIC 分型

类别及核型	CD7 (P40)	CD2[1] (E-受体)	CD19 (B4)	TdT	Ia	CD10 (CALLA)	CyIg	SIg	FAB 分型
早 T 前体-ALL	+	−	−	+	−	−	−	−	L1　L2
早 T 前体-ALL，t 或 del (9p)									
T 细胞 ALL[2]	+	+	−	+	−	−	−	−	L1　L2
T 细胞 ALL，t(11；14)									
T 细胞 ALL，$6q^-$									
早 B 前体-ALL[3]	−	−	+	+	+	−	−	−	L1，L2
早 B 前体-ALL，t(4；11)									
早 B 前体-ALL，t(9；22)[4]									
普通型 ALL	−	−	+	+	+	+	−	−	L1，L2
普通型 ALL，6q-									
普通型 ALL,近单倍体									
普通型 ALL，t 或 del(12p)									
普通型 All，t(9；22)									
前 B-ALL	−	−	+	+	+	+[5]	+	−	L1
前 B-ALL，t(1；19)									
前 B-ALL，t(9，22)									
B-ALL	−	−	+	−	+	+/−	−/+	+[6]	L3
B-ALL，t(8；14)									
B-ALL，t(8；22)									
B-ALL，t(2；8)									
B-ALL，$6q^-$									

注:1) 采用单克隆抗体或采用 E-花环检测 E-受体,2) 部分病例的皮质胸腺标志(CDl 或 T6)也可阳性,3) 以前称为 null-ALL，4) 在极少数 T 细胞系 ALL 亦可有 t(9;22),5) 极罕见的病例可无 CALLA 抗原,6) 单轻链。

目前较常用将 ALL 分为 T 细胞系 ALL(占 20%)和 B 细胞系 ALL(占 80%)两大型(表 3-4)。T 细胞系 ALL 又分为两亚型:早 T 前体-ALL(early T-precursor ALL)和 T 细胞 ALL(T-cell-ALL);也有将 T cell-ALL 分为三个亚型:Ⅰ型幼稚胸腺细胞型(Prothymocytes)、Ⅱ型中间胸腺细胞型(intermediate thymocytes)、Ⅲ型成熟胸腺细胞型(mature thymocytes);B 细胞系 ALL 分为四亚型:早 B 前体-ALL(early B-precursor ALL)、普通型-ALL(C-ALL)、前 B-ALL(pre B-ALL)和 B 细胞 ALL(B cell-ALL)。最近将 C-ALL 归类于早 B 前体-ALL，增加转化型前 B 细胞 ALL(“Transitional”pre-B-ALL),白血病细胞胞质和表面 μ 链表达阳性,但无轻链表达,此型是前 B-ALL 与 B-ALL 间的过渡型。

大约有 10%～15%的儿童 ALL 和 25%～30% 成人 ALL 其白血病细胞可同时表达髓系抗原(my^+ ALL),常见 CD13 或 CD33 表达。

5. 遗传学及分子生物学检验　大约 70%～90%的急淋有克隆性核型异常,其中 66%为特异性染色体重排。

(1) 染色体数目异常,急淋按染色体总数可分为五型:>50 的超二倍体,见于 25%～30%的儿童急淋,免疫学标记示 CD10 阳性的早期前 B 细胞表型,患儿年龄 2～10 岁,白细胞计数不高,化疗效果好;47%～50%的超二倍体,见于 10%～15%的急淋,预后居中;假二倍体,见于 40%的急淋,详见结构异常部分;正常二倍体,见于 10%～15%的急淋，T 细胞急淋中正常核型者高达 30%,预后居中;亚二倍体/近单倍体,前者见于 7%～8%的急淋,后者见于不到 1%的急淋。

(2) 染色体结构异常可见非特异性结构重排 $6q^-$、t/del(9p)、t/del(12p)和特异性结构重排。特异性结构重排和白血病细胞免疫学亚型相关，见表7-5。

6. 骨髓细胞培养　正常CFU-CM严重受抑或不生长，而白血病祖细胞集落生成单位(CFU-L)却明显增多。缓解时，CFU-L不生长或极少生成集落，而CFU-CM恢复到正常水平。

7. 其他实验检测　① 血清溶菌酶：活性明显增高见于急性粒-单核和单核细胞白血病。在急性粒细胞白血病也可增高，但在急性淋巴细胞白血病正常或减低；② 末端脱氧核苷酸转移酶：活性增高见于所有急性淋巴细胞白血病，而急性髓细胞白血病通常正常或轻度增加；③ 电解质与酸碱平衡检测：白血病治疗过程常可出现低钠血症、高钙血症、低钾血症伴酸中毒，血、尿酸增高，可出现乳酸性酸中毒。

8. 脑脊液检查　脑脊液的改变是诊断CNSL的重要依据，诊断标准，见表7-6。

实验诊断评价　依据急性淋巴细胞白血病的临床特征结合骨髓细胞MICM综合诊断，可作出正确的诊断和分型。

细胞形态学的FAB分型标准明确，国内外分型基本统一，对急性白血病的诊断、治疗、预后及生物学特性的研究起到重要的作用，是目前应用最多和最广的分型及诊断方法，也是今后诊断白血病不可缺少的基本方法之一。但FAB分型对ALL有明显缺陷，ALL-L1型与ALL-L2型的分型对临床治疗无帮助，也没有免疫学和遗传学差异。而大颗粒型ALL又不包括在FAB分型中，其胞浆中有大量嗜碱性颗粒，形态上易与AML-M3混淆。

免疫学检验是利用单克隆抗体检测相应白细胞表面抗原或胞质内的分化抗原进行白血病类型的鉴别、细胞发育阶段的鉴别，从而指导治疗，判断预后。免疫学分型与FAB分型相比，不仅更客观、准确、重复性好，还可鉴别白血病细胞的起源、分化

表7-5　急性淋巴细胞白血病MIC分型及分子标志

FAB、免疫分型	核　型	分子标志	MIC建议名称
T系-ALL			
早、前-T-ALL	t/del(9p)		早、前-T-ALL/t或del(9p)
(L1、L2)			
T-ALL	t(11; 14)(p13; q11)	RHOM2-TCRδ(DNA)	T-ALL/t(11; 14)
(L1、L2)	t(1; 14)(p34; q11)	TAL1-TCRδ(DNA)	
	t(10; 14)(q24; q11)	HOX11-TCRδ(DNA)	
	t(8; 14)(q24; q11)	MYC-TCRδ(DNA)	
B系-ALL			
早、前-B-ALL	t(4; 11)(q21; q23)	MLL-AF4(RNA)	早、前-B-ALL/t(4; 11)
(L1、L2)	t(9; 22)(q34; q11)	BCR-ABL(RNA)	早、前-B-ALL/t(9; 22)
普通型-ALL	t(9; 22)(q34; q11)	BCR-ABL(RNA)	C-ALL/t或del(12p)
(L1、L2)	t/del(12p)		
	$6q^-$，近单倍体		
前-B-ALL	t(1; 19)(q23; p13)	E2A-PBX1(RNA)	前-B-ALL/t(1; 19)
(L1)	t(9; 22)(q34; q11)	BCR-ABL(RNA)	前-B-ALL/t(9; 22)
	t(5; 14)(q31; q32)	IL-3-IgH(DNA)	
	t(17; 19)(q23; p13)	E2A-HLF(RNA)	
	t(11; 19)(q23; p13)	MLL-ENL(RNA)	
B-ALL	t(8; 14)(q24; q32)	MYC-IgH(DNA)	B-ALL/t(8; 14)
(L3)	t(8; 22)(q24; q11)	MYC-Igλ(DNA)	B-ALL/t(8; 22)
	t(2; 8)(p11; p12)	Igκ-MYC(DNA)	B-ALL/t(2; 8)
	t(12; 21)(p13; q22)	TEL-AML1	

表 7-6　中枢神经系统白血病诊断标准

1. 有中枢神经系统症状和体征(尤其是颅内压增高的症状和体征)
2. 有脑脊液的改变
   (1) 压力增高，>1.96 kPa(200 mmH_2O)，或>60 滴/min
   (2) 白细胞数>0.01×10^9/L
   (3) 涂片见到白血病细胞
   (4) 蛋白>450 mg/L，潘氏试验阳性
3. 排除其他原因的中枢神经系统或脑脊液有相似改变的疾病

注：1. 符合 3 加 2 中任何一项者，为可疑中枢神经系统白血病(CNSL)；符合 3 加 2 中涂片见到白血病细胞或任何 2 项者可诊断 CNSL；2. 无症状但有脑脊液改变，可诊断为 CNSL。但如只有单项脑脊液压力增高，暂不确定 CNSL 的诊断，若脑脊液压力持续增高，而经抗 CNSL 治疗压力下降恢复正常者可诊断 CNSL，应严密进行动态观察；3. 有症状而无脑脊液改变者，如有颅神经、脊髓或神经根受累的症状和体征，可排除其他原因所致，且经抗 CNSL 治疗症状有明显改善者，可诊断为 CNSL。

阶段及基因克隆的特点，提高了白血病的诊断，可将 99%的 AML 与 ALL 鉴别开；可明确对 ALL 进行免疫分型。急淋免疫学分型不同，临床表现与预后亦有差异，C-ALL 和前 B-ALL 预后良好，早期 B 前体-ALL 预后较差，B-ALL 及 T-ALL 预后差。成人早期前 T-ALL 较其他 ALL 更凶险，儿童前 B-ALL(表达 μ 链，无轻链)较其他 B-前体-ALL 有较高复发危险。总之，免疫表型补充了形态学的不足，提高分型正确性，故已经成为 ALL 诊断、治疗及基础研究的重要手段。由于白血病细胞具有“异质性”和“非同步性”，且常伴有抗原表达紊乱现象，有时免疫分型的分化抗原在单抗表达上会出现一些差异，故免疫标记诊断需要综合分析。随着研究的深入，目前已涉及到分化抗原的分子结构和功能的领域，研究证明，造血系统某些分化抗原代表细胞因子受体、黏附分子、表面酶等，并发现一些分化抗原参与重要细胞过程，因此，白血病分化抗原的功能亚群分类可能代表一种更有应用前景的方法。所以免疫标记不仅用于白血病的分型，而且参与白血病的发生、发展全过程的表型检测。

特异性染色体的异常是恶性血液病发生过程中的重要环节，更代表疾病的本质，细胞染色体分析已成为研究和诊断白血病的重要方法之一。近年来，采用改良的细胞培养和染色体分带技术、高分辨技术及姐妹染色单体互换(SCE)的研究，特别是采用 FISH 技术、多元 FISH 和多色频谱核型(spectral karyotyping, SKY)，克隆性染色体异常的检出率明显增高，染色体异常表现与某些急性白血病之间的关系愈来愈清楚，非随机特异性染色体重排的发现有助于白血病的分型。白血病细胞对化疗的反应与细胞核型有关，特异性染色体异常可作为监察病情缓解和复发的重要指标。但由于细胞数低，中期分裂相少，原始细胞正常分裂相掩盖等原因易出现染色体分析困难，加之该方法敏感性低，耗时长，使其临床应用受到限制。

细胞分子生物学诊断，白血病的这些特异性染色体易位在分子水平的改变，表现为与白血病发病机制有关的基因重排(gene rearrangment)及各种融合基因(fusion gene)的形成，在病程中比较稳定，是可靠的分子标志(molecular target)。ALL 为单克隆淋巴细胞的恶性增殖，产生大量单一和特定的 DNA 重排片段，故可显示与胚系带位置不同的独特的重排带型，成为该恶性克隆的分子基因标志。特异性免疫球蛋白重链(IgH)及轻链基因重排可作为 B 系 ALL 的特异性克隆标志，并可对 B 系 ALL 进行分型，细胞分子遗传学异常可能对白血病危险程度及预后的评估提供重要信息，如 ALL 中已证实 t(9; 22)/BCR-ABL 和 t(4; 11)/ALL-AF4 预后较差。表达 P-糖蛋白(MDR1 基因产物)预后差，表达 Bcl-2 癌蛋白，即抑制细胞程序化死亡的蛋白同样预后差等。

总之，对异质性很强的白血病诊断及分型已发展到多学科、多手段、多参数的综合判断的新水平，MIC 加分子生物学(MICM)诊断代表了当今乃至今后的发展方向，得到了国际广泛的接受，并为研究诱导分化或基因移植治疗白血病奠定了基础。

(二) 急性髓细胞白血病的实验诊断

急性髓细胞白血病(AML)或称急性非淋巴细胞白血病(acute nonlymphocytic leukemia, ANLL)，是造血组织恶性克隆性疾病。发病率为 1.67 万/10 万，占成人急性白血病发病率的 8%，儿童中为 15%～20%，新生儿白血病绝大多数为 AML。

FAB 形态学分型将 AML 分为 M0～M7 亚型(见表 3-7)，绝大多数亚型起病急、病情重、进展快，进行性贫血、出血、发热、感染常见，1/3 患者肝脾肿大，除了 M4、M5 型外淋巴结肿大不常见，M1、M2 型可见绿色瘤(chloroma)，M3 型易并发 DIC，

M4、M5型髓外浸润较常见。

实验诊断

1. 血象 白细胞计数高低不一，白血性白血病多见，少数病例白细胞可达 100×10^9/L，而M3型约50%病例发病时白细胞低于 3.0×10^9/L，中性粒细胞绝对值低于 1.0×10^9/L。分类中原始细胞占30%～90%，约1/3病例1%～10%原始细胞中可见棒状(Auer)小体，此系粒系和单核系白血病细胞特有。血中性粒细胞分叶过多或颗粒减少。

红细胞和血红蛋白常有中度减少，可见有核红细胞，以中晚幼红细胞多见，在M6型可见到原始红细胞。血小板明显减少。

2. 骨髓象 是诊断本病的主要依据。骨髓增生明显活跃或极度活跃，红细胞系(M6除外)及巨核细胞系(M7除外)增生减低白血病性原始细胞≥30%(ANC)，多伴有恶性肿瘤细胞形态学特征，具有形态异常或成熟障碍，细胞大小相差较大；胞核大，形态不规则，常有扭曲、折叠、切迹、分叶或双核等，核染色质粗糙，核仁明显、数目多，核质发育不平衡，胞核发育往往落后于胞质；胞质量少，胞质内易见空泡，出现Auer小体有助于AML的诊断。核分裂相多见。蓝细胞(basket cell)等退行性变多见。AML可出现“白血病裂孔”(hiatus leukemicus)现象，即较成熟的中间阶段细胞缺如，亦残留少量成熟粒细胞。少数病例骨髓增生低下，但白血病性原始细胞仍≥30%，可诊断为低增生性急性白血病。

FAB分型诊断按骨髓原始细胞的数量和形态特征将AML分为M0～M7亚型(表7-7)。

各亚型骨髓细胞形态学特征如下：

M1型：可见小原粒细胞，胞体小，与淋巴细胞相似，胞核圆形；核染色质呈细颗粒状，较正常原粒细胞密集；核仁1～2个；胞质可有伪足(图7-5)，应与淋巴细胞鉴别。在少数病例白血病细胞内可见Auer小体，核分裂细胞较多见。

表7-7 急性髓细胞白血病FAB分型

分 型	分 型 标 准
AML	
M0	急性髓细胞白血病微分化型，原始细胞≥30%，无T、B淋巴系标记，至少表达一种髓系抗原，免疫细胞化学或电镜MP0阳性
M1	急性粒细胞白血病未成熟型，骨髓中原始粒细胞≥90%(NEC)
M2	急性粒细胞白血病部分成熟型，骨髓中原始粒细胞占30%～89%(NEC)，早幼粒细胞及以下阶段粒细胞>10%，单核细胞<20%
M3	急性早幼粒细胞白血病，骨髓中异常早幼粒细胞≥30%(NEC)，胞质内有大量密集甚至融合的粗大颗粒，常有成束的棒状小体(Auer body)。M3v为变异型急性早幼粒细胞白血病，胞质内颗粒较小或无
M4	急性粒单核细胞白血病，骨髓及周围血中有粒系及单核细胞增生，骨髓中的原始细胞≥30%，单核细胞为20%～80%，其余为粒细胞；外周血单核系细胞≥5×10^9/L，或溶菌酶为正常的3倍和骨髓前体细胞中单核细胞酯酶阳性细胞>20%。M4Eo为伴嗜酸粒细胞增多的急性粒单核细胞白血病，除M4特征外，骨髓中异常嗜酸粒细胞增多，常≥5%(NEC)，此类细胞除有典型的嗜酸颗粒外，还有大的嗜碱(不成熟)颗粒，还可有不分叶的核
M5	急性单核细胞白血病，依据分化成熟程度分为二型
M5a	原始单核细胞型，骨髓原单核细胞≥80% (NEC)
M5b	单核细胞型，骨髓原单核细胞<80% (NEC)，其余为幼稚及成熟单核细胞等
M6	急性红白血病，骨髓有核红细胞≥50%，骨髓原始细胞≥30%(NEC)或周围血原始细胞≥30%
M7	急性巨核细胞白血病，骨髓原巨核细胞≥30%，电镜PPO阳性，血小板膜蛋白Ⅰb、Ⅱb/Ⅲa、Ⅲa或因子Ⅷ相关抗原(vWF)阳性

注：原始细胞：指不包括原始红细胞及小巨核细胞。原始细胞包括Ⅰ型和Ⅱ型，Ⅰ型为典型原始细胞，Ⅱ型胞质可出现少许细小嗜天青颗粒。核质比例稍低，其他同Ⅰ型原始细胞。

NEC：非红系细胞计数，是指不包括浆细胞、淋巴细胞、组织嗜碱细胞、巨噬细胞及所有有核红细胞的骨髓有核细胞计数。ANC：指所有有核细胞中的比例。

诊断标准

1. 临床表现

(1) 多为轻度至中度贫血。

(2) 常伴有慢性感染、炎症或肿瘤的相应症状。

2. 实验室检查

(1) 多为正细胞正色素性贫血。30%～50%为小细胞低色素性贫血,但MCV很少<72fl。

(2) 红细胞形态正常或呈轻度中心淡染,网织红细胞正常。

(3) 骨髓细胞铁染色示红系细胞内铁粒减少,而在巨噬细胞内铁粒增多。

(4) 红细胞游离原卟啉增多。

(5) 血清铁及总铁结合力均低于正常,转铁蛋白饱和度正常或稍低。

(6) 血清铁蛋白水平高于正常。

(五) β-珠蛋白生成障碍性贫血

珠蛋白生成障碍性贫血是由于遗传性珠蛋白基因缺陷,致使血红蛋白中1种或1种以上珠蛋白链合成缺如或不足所导致的贫血或病理状态,曾名“地中海贫血”。由于其基因缺陷的复杂性和多样性,缺乏的珠蛋白链在类型、数量及临床特征也就表现不一。β-珠蛋白生成障碍性贫血是β-珠蛋白链合成不足所致。其发病率最高,地理分布最广。临床分为重型、轻型和中间型。

实验检测主要包括血象及骨髓象的检查等。

1. 血象　呈小细胞低色素性贫血。有脾功能亢进时则有全血减少。网织红细胞计数轻度增加,重度溶血患者网织红细胞可明显增高。血片中红细胞大小不均,异形,有低色素和嗜碱性点彩红,亦可见靶形红细胞,约占10%～30%。有核红细胞或泪滴形红细胞也可见到。血液和骨髓的红细胞经煌焦油蓝温育后可见α链包涵体,比变性珠蛋白小体大而不规则。

2. 生化检测　血清总胆红素和间接胆红素增高,血清铁和铁饱和度增高。

3. 尿　尿胆原和尿胆素增加,尿中二吡咯化合物增多,使尿呈棕色。

4. 骨髓象　增生性贫血骨髓象,红系显著增生,铁染色显示含铁血黄素颗粒增多,铁粒幼细胞增多。

5. 红细胞渗透脆性试验　红细胞渗透脆性降低是诊断本病的一条重要线索。患者的红细胞在盐水浓度0.48%～0.36%时才开始溶血,到0.28%～0.22%时才完全溶血。

6. 血红蛋白电泳　HbF含量大多在30%～60%,HbA_2可以减少、正常或增多。

诊断标准

- 重型

1. 临床表现　可有贫血、黄疸、肝脾肿大。儿童患者发育不良、智力迟钝、骨骼改变。

2. 实验室检查　Hb < 60 g/L,呈小细胞低色素性贫血;红细胞形态不一、大小不均,有靶形红细胞(10%以上);网织红细胞增多。骨髓中红细胞系统极度增生。血红蛋白电泳:HbF > 30%,常为30%～60%。

3. 家系调查可证明患者的父母均为轻型β-珠蛋白生成障碍性贫血。

凡符合上述临床表现、有重度溶血性贫血、HbF > 30%,并能除外HbF增加的其他珠蛋白生成障碍性贫血,便可诊断。

- 轻型

1. 临床表现　无症状或轻度贫血症状,肝脾无肿大或轻度肝大。

2. 实验室检查　血红蛋白稍降低或正常,末梢血中可有少量靶形红细胞,红细胞轻度大小不等。HbA_2 > 3.5%,HbF正常或轻度增加(不超过5%)。

3. 遗传学　父或母为β-珠蛋白生成障碍性贫血杂合子,患者为杂合子。

4. 除外其他珠蛋白生成障碍性贫血和缺铁性贫血。

凡符合上述条件者均可诊断本病。

- 中间型

1. 症状和体征介于重型和轻型β-珠蛋白生成障碍性贫血之间。

2. 实验室检查同重型β-珠蛋白生成障碍性贫血。

3. 遗传学:父或母均为β-珠蛋白生成障碍性贫血杂合子;或父或母均为β-珠蛋白生成障碍性贫血杂合子,但其中一方HbF持续存在;或父母中一方为β-珠蛋白生成障碍性贫血杂合子,而另一方为α-珠蛋白生成障碍性贫血。

凡符合上述条件者可诊断本病。

(六) 遗传性球形红细胞增多症

遗传性球形红细胞是一种家族遗传性溶血性疾病,临床特点为程度不一的溶血性贫血、间歇性

黄疸、脾肿大和脾切除治疗能显著改善症状。血液学特征为外周血中可见到许多小球形红细胞和红细胞渗透脆性显著增高。

实验诊断　实验检测主要包括血象及红细胞渗透脆性试验等。

1. 外周血可见细胞胞体小、染色深、中心淡染区消失的小球形红细胞，数量可从1%～2%到60%～70%，大多在10%以上。

2. 红细胞渗透脆性试验(OF)　多于0.50%～0.75%开始溶血，0.40%完全溶血。如开始溶血在0.50%以下，但高于对照管0.08%以上也有诊断意义。如常温下试验结果正常，经24 h温育后脆性增加，开始溶血浓度较正常对照高出0.08%以上，也可认为有诊断意义。

3. 自溶试验(48 h)　溶血>5%，温育前加入葡萄糖或ATP可明显减少溶血细胞。

4. 酸化甘油溶血试验　阳性(150 s以内)。

5. 应用SDS聚丙烯酰胺凝胶电泳进行红细胞膜蛋白分析　部分病例可见收缩蛋白等膜骨架蛋白缺少。

诊断标准

1. 临床表现　贫血轻重不等，于再生障碍危象或溶血危象时加重，多表现为正细胞高色素性贫血；黄疸或轻或重；脾脏可轻至中度肿大，多同时有肝肿大，常有胆囊结石；半数以上病例有阳性家族史，多呈常染色体显性遗传。

2. 实验室检查　除具备溶血性贫血的实验室检查特点外，尚具备以上实验诊断中特异性实验阳性。

若外周血有较多的小球形红细胞，红细胞渗透脆性增加，有阳性家族史，无论有无症状，诊断均成立；若外周血有较多的小球形红细胞，红细胞渗透脆性增加，但家族史阴性，须除外免疫性溶血性贫血、不稳定血红蛋白病等原因产生的球形红细胞增多，方可诊断；若有阳性家族史，但外周血小球形红细胞不够多，须做红细胞渗透脆性试验、温育后的红细胞渗透脆性试验、自溶试验、酸化甘油溶血试验等加以证实；若外周血小球形红细胞不够多，又无阳性家族史，则诊断本病须借助较多试验，包括红细胞膜蛋白分析、基因分析等，并须除外先天性非球形红细胞溶血性贫血等方可确诊。

(七) 阵发性睡眠性血红蛋白尿症(PNH)

阵发性睡眠性血红蛋白尿症(paroxysmal nocturnal hemoglobinuria，PNH)是一种后天获得性造血干细胞基因突变引起的溶血病。异常血细胞缺乏一组通过糖肌醇磷脂连接在细胞表面的膜蛋白，导致红细胞性能发生变化。临床上常有慢性贫血及血管内溶血发作，溶血加重时有血红蛋白尿。

实验诊断

1. 溶血试验

(1) Ham's试验(酸溶血试验)：本试验特异性高，但敏感性不高，易出现假阴性。

(2) 糖水溶血试验：本试验利用蔗糖发酵，改变氢离子浓度，增强补体与红细胞膜的结合，引起溶血。本试验敏感性较酸溶血试验高，但特异性不强，故一般来说溶血度超过30%才属阳性。

(3) 蛇毒因子溶血试验(CoF)：其原理是蛇毒因子能通过旁路途径激活补体，因而对补体敏感的红细胞发生溶血，本试验溶血度在一定程度上能反映PNH Ⅲ型的红细胞的多少，与临床上溶血程度成一定相关性。此法特异性强，敏感性优于酸溶血试验，稍低于糖水试验。

(4) 微量补体溶血敏感试验(mCLST)：用抗I抗体(冷凝集素)或兔抗人红细胞膜抗体致敏红细胞，然后通过经典途径激活补体，观察能使红细胞溶解所需的补体量，可测知被检红细胞对补体敏感的程度，此方法能直接测出3种类型PNH红细胞的量，诊断价值高。

2. GPI锚连蛋白检测　近年来，检测血细胞上糖化肌醇磷脂-锚(glycosylphosphatidylinositol anchor，GPI-A)连蛋白的表达已成为诊断PNH的更灵敏的指标，甚至作为“金指标”。通常使用流式细胞仪进行检测，最常检测的GPI锚连蛋白是CD55、CD59。相对来说，CD59的检测较CD55更为灵敏一些。在未输血和无血红蛋白尿发作的情况下GPI锚连蛋白检测结果是最可靠的。

诊断标准

1. 临床表现符合PNH。

2. 实验室检查：酸化血清溶血实验、糖水试验、蛇毒因子溶血试验、尿潜血(或尿含铁血黄素)等项试验中凡符合下述任何一种情况，即可诊断。

(1) 2项以上阳性。

(2) 一项阳性，但须具备下列条件：① 2次以上阳性，或一次阳性，但操作正规、有阴性对照、结果可靠，即时重复仍阳性者。② 有溶血的其他直接或间接证据，或有肯定的血红蛋白尿出现。③ 能除外

其他贫血，特别是遗传性球形红细胞增多症、自身免疫性溶血性贫血、葡萄糖-6-磷酸脱氢酶(G6PD)缺乏症所致的溶血和阵发性冷性血红蛋白尿症(PCH)等。

(八) 葡萄糖-6-磷酸脱氢酶(G6PD)缺乏症

G6PD缺乏症是指红细胞G6PD活性降低和/或酶性质改变导致以溶血为主要表现的疾病。临床上主要表现为先天性非球形红细胞溶血性贫血、新生儿黄疸、蚕豆病、药物性溶血、感染诱发溶血等。在我国，红细胞G6PD缺乏症是遗传性红细胞酶缺乏症中最常见的1种。

实验诊断　G-6-PD缺乏的实验检测方法有许多种，大体上分为G-6-PD活性筛选和活性定量检测两大类：

1. 高铁血红蛋白还原试验　由于G-6-PD缺陷，红细胞不能生成足够的NADPH，试管中加入美蓝时，高铁血红蛋白还原小于正常值(正常为75%以上，脐血在78%以上)。杂合子(中间型为74%～31%，脐血为77%～41%)，G-6-PD严重缺乏时(纯合子为<30%，脐血<40%)。本方法简便易行，适于过筛和群体普查。

2. 荧光斑点试验　NADPH在长波紫外线照射时能显出荧光，正常人在10 min内出现荧光，G-6-PD缺乏细胞内NADPH减少，所以荧光出现延迟或不出现。中间型10～30 min之间出现荧光；严重纯合子不出现荧光。

3. 硝基四氮唑蓝纸片法　G-6-PD活性正常者滤纸片呈紫蓝色，中间型呈淡紫蓝色，严重型纸片仍为红色。

4. 氰化物-抗坏血酸盐试验　血红蛋白与抗坏血酸盐接触时能产生过氧化氢，后者将G-6-PD缺陷的血红蛋白氧化为高铁血红蛋白，产生棕色。本方法敏感性高，易产生假阳性，例如不稳定血红蛋白症及丙酮酸激酶缺乏症也可出现阳性。

5. 变性珠蛋白小体(Heinz小体)生成试验　G-6-PD缺乏的红细胞，在氧化剂(如甲紫蓝)的作用下形成高铁血红蛋白，呈圆形折光的淡紫色小体分布于细胞膜周围。大于25%为阳性，本病阳性率可达80%以上，但非特异性，在不稳定血红蛋白病、脾切除术后，地中海贫血及早产儿均可阳性。

6. G-6-PD活性定量检测　为一种定量检测，最可靠，用于鉴定，有确诊价值。但方法较为复杂。G-6-PD缺乏者酶活性为正常的10%～60%，但在溶血高峰期及恢复期，酶活性可正常或接近正常。

除以上方法外，我国学者又改进和建立了一系列新的检测方法，如现在建议和推广的G-6-PD/6PGD比值法，能检出约70%的杂合子，具有明显的优点。此外，根据WHO推荐改进的酶动力学检测方法也已推广应用。

诊断标准　红细胞G6PD缺乏症的诊断主要依靠检测红细胞G6PD活性的实验室检查，在有G6PD所致的临床类型任何1项的基础上，加上以下各条中任何1项均可作出诊断。① 1项筛选试验活性属严重缺乏值；② 1项筛选试验属中间缺乏值，加上Heinz小体试验阳性，并排除其他溶血的病因；③ 1项筛选试验活性属中间缺乏值，伴有明确的家族史；④ 2项筛选试验活性均为中间缺乏值；⑤ 1项G6PD活性定量检测其活性较正常平均值降低40%以上。

(九) 温抗体型自身免疫性溶血性贫血

自身免疫性溶血性贫血(AIHA)是一组B淋巴细胞功能异常亢进、产生抗自身红细胞抗体、使红细胞破坏增加而引起的贫血。有时红细胞的破坏能被骨髓红细胞生成所代偿，临床上不发生贫血，即仅有自身免疫性溶血(AIH)。也有人仅可测及抗自身红细胞抗体(AI)，而无明显溶血迹象。由温抗体介导的自身免疫性溶血性贫血，称为温抗体型自身免疫性溶血性贫血。临床表现除溶血和贫血外，可有脾脏肿大、肝肿大和黄疸。继发性者常有原发疾病的临床表现。

实验诊断

1. 直接抗人球蛋白试验　抗人球蛋白(Coombs)试验是检测温抗体型自身免疫性溶血性贫血(WAIHA)的经典方法，尤其是直接抗人球蛋白试验(DAT)更有价值。本试验能较敏感地检测吸附在红细胞膜上的不完全抗体和补体，但其试验结果与溶血严重程度无关，不少患者可在溶血减轻之后DAT仍呈阳性，而另一些患者有很重的溶血而DAT可为弱阳性。

作为筛选最初的DAT需用多种特异性抗球蛋白抗血清同时检测IgG和补体C3，如DAT阳性，则应用兔抗人IgG、兔抗人C3的单抗血清，将AIHA患者红细胞上结合的成分进行分型，有IgG、IgG+C3、C3三型，这三种类型可相互转化，甚至转为阴

性。各型造成红细胞破坏的能力各不相同，IgG+C3型对红细胞破坏最为显著，IgG型居中，C3型危害最小。故分型可作为提供临床判断疾病严重程度的依据。红细胞膜上的自身抗体的滴度积分，与疾病严重程度相关，有自身对照价值，可作为追随某一特定患者病情变化及疗效的参考指标，而个体间无比较意义，也不作为诊断指标，即阳性即可分型。此外，C3型尚多见于系统性红斑狼疮（SLE），常无明显的溶血反应。由甲基多巴引起的溶血性贫血多属IgG型。在冷抗体型，尤其是冷凝集素综合征，仅有C3结合在红细胞膜上，而IgG阴性。

WAIHA的抗体除IgG外，近年来不断有IgM型、IgA型的病例报道。此种温反应IgA型和IgM型介导的溶血用常规的DAT检测多为阴性，如用特异性抗IgM或抗IgA抗血清则可以被诊断。温反应IgM型AIHA患者的预后较差，尤其在儿童患者中较为突出。

2. 对于Coombs试验阴性的AIHA病例的检测　DAT主要用于检测红细胞表面的Ig，尤其是IgG系列和（或）补体成分。然而，临床上仍有少数患者具有AIHA的典型临床特征，其确切的发病率尚无足够的统计资料，文献报道为2%～43%。有的病情严重，Hb<30 g/L，甚至呈溶血危象，但常规Coombs试验却呈阴性。其原因除试剂或操作技术因素外，一般认为由于红细胞上抗体浓度过低，未达到Coombs试验所能检测的阈值范围。Gilliland通过实验认为，一般需要500个以上IgG分子/RBC，Coombs试验才出现阳性，如在35～500个IgG分子/RBC，就处于Coombs试验阈值以下。有人认为即使红细胞上有相当数量抗体足以使溶贫发生发展，但由于抗体位置或分布不同，Coombs试验也可能阴性。也有推测可能是急性溶血后大量致敏红细胞被破坏，使Coombs试验敏感性下降所致。对于Coombs试验阴性的AIHA的检测方法的探讨已逐步深入。

（1）单抗Coombs分型试验：在不同的温抗体IgG型AIHA患者中，抗人球蛋白的反应率和红细胞的破坏程度的相关性也不一致。应用抗IgG单克隆抗体进行抗人球蛋白试验，可将IgG型温性不完全抗体进一步分为多种亚型，主要为IgG_1及IgG_3，IgG_2及IgG_4少见。

（2）红细胞相关IgG定量检测：葡萄球菌蛋白A(SpA)是IgG的配位体，性能稳定，特异性强，如用^{125}I标记SpA与红细胞反应，SpA的结合量可反映红细胞相关IgG（EAIgG）量。参考值为21±3agSpA/红细胞。用倍比稀释的抗D血清致敏红细胞，以试验阴性的最大稀释度为终点比较DAT与^{125}I－SpA检测EAIgG方法，后者的敏感性比前者高20倍。此法可在半数以上的DAT阴性的AIHA患者中发现抗体或补体，其敏感性与精确度比DAT高，而特异性无增高。然而，SpA对人IgG_1、IgG_2、IgG_4有高亲和力，而不能与溶血力较强的IgG_3抗体反应。大系列AIHA病例报道2.9%～3.1%患者的红细胞膜上只有IgG_3抗体。用抗IgG单克隆抗体检测可克服此问题。

为了提高AIHA的诊断率，有人用竞争抑制法原理，建立亲和素生物素化酶复合物酶联免疫吸附检测（ABC－ELISA），定量检测EAIgG，其正常上限为0.5fg/红细胞。44例WAIHA的Coombs试验假阳性率为13.6%，而EAIgG值全部增高，其诊断敏感性为100%，采用本法检测红细胞相关IgG（EAIgG），对于Coombs试验阴性的WAIHA更具有诊断价值。此外，应用流式细胞仪（FCM）检测EAIgG也是一种精确、可靠、灵敏度高的方法，尤其适用于Coombs试验阴性的WAIHA患者。

（3）骨髓Coombs试验：临床上有一类血细胞减少患者，以骨髓增生活跃及明显活跃为主，尤其是红系比值偏高。溶血方面检查均阴性。部分患者血清间接胆红素偏高，试用糖皮质激素有快速、明显疗效。为寻找该类患者血细胞减少的原因，中国医学科学院血液学研究所应用经典DAT的原理和方法，以骨髓单个核细胞（BMMNC）取代外周血红细胞（PBRBC）做Coombs分型试验（BMMNC－Coombs），检测吸附在BMMNC上的抗体。结果证实在BMMNC的确有自身抗体的结合。

3. 间接抗人球蛋白试验　间接抗人球蛋白试验（IAT）用以检测游离抗体。当体内自身抗体大量合成，红细胞膜上抗原位点全被占用，抗体不能再吸附时；或致敏红细胞在体内大量崩溃时，血清中出现游离的抗体。IAT的检测方法是以正常人“Rh”基因型的“O”型红细胞标准试剂，分别与患者血清相孵育，然后将吸附过“O”型红细胞作直接抗人球蛋白试验。阳性结果说明患者血清中存在游离抗体或补体。这类患者溶血往往较严重。虽然在临床上常常同时申请DAT和IAT，但只有前者才能提供免疫性溶血的明确依据；而IAT在考虑给

患者输红细胞时，检测血清抗体能否和正常红细胞结合较为重要。

4. 酶处理红细胞凝集试验　也是用来检测血清中游离自身抗体的实验室方法。将酶（胰蛋白酶、木瓜蛋白酶等）处理的“Rh”基因型的“O”型红细胞分别与患者血清相孵育，发生凝集反应为阳性结果。酶处理红细胞的作用机制推测是由于蛋白水解酶能水解红细胞表面的唾液酸，减低了红细胞膜的 Q 电位，缩短了红细胞之间的正常间距，提高了不完全抗体致敏细胞凝集敏感性。温性自身溶血素，主要是 IgM，可使酶处理红细胞直接溶解。

IAT 试验阳性者，可将患者血清分别在20 ℃及 37 ℃与胰蛋白酶处理红细胞进行溶血及凝集试验，以与冷抗体相区别。即 WAIHA 仅在37 ℃时溶血试验呈弱阳性反应而凝集试验则为强阳性反应；而冷凝集综合征者仅在 20 ℃时，溶血及凝集试验均为强阳性。因此可利用 IAT 及酶处理红细胞凝集及溶血试验以鉴定自身抗体的性质。

诊断标准

1. 近 4 个月内无输血或药物服用史，如直接抗人球蛋白试验阳性，结合临床表现和实验室检查，可诊断为温抗体型自身免疫性溶血性贫血。

2. 如抗人球蛋白试验阴性，但临床表现较符合，肾上腺皮质激素或脾切除治疗有效，除外其他溶血性贫血（特别是遗传性球型红细胞增多症），可诊断抗人球蛋白试验阴性的自身免疫性溶血性贫血。

（十）真性红细胞增多症

真性红细胞增多症是克隆性造血干细胞疾病，其特征为红细胞系、粒细胞系及巨核细胞系三系无节制地增生，其中尤以红细胞系增生显著。临床上以三系增生伴脾肿大为特征，可发生血栓形成或出血。晚期可发生骨髓纤维化、骨髓衰竭，也可发展为急性白血病。

实验诊断

1. 血红蛋白、红细胞计数、红细胞比容检测　通常要求未治前多次血红蛋白≥180 g/L（男性），或≥170 g/L（女性），红细胞数≥6.5×10^{12}/L（男性），或 6.0×10^{12}/L（女性）。红细胞容量绝对值增加，男性>39 mL/kg、女性>27 mL/kg。红细胞比容增高，男性≥0.54，女性≥0.50。

2. 骨髓涂片检查　对真性红细胞增多症和继发性红细胞增多症的鉴别有一定意义。二者的骨髓增生均明显活跃。真性者三系细胞均增生，但以红系增生为主；继发性者只有红系明显增生，粒系和巨核系无异常。骨髓活检对二者的鉴别意义更大，真性者显示三系细胞均明显增生，全部脂肪细胞被造血细胞所代替，约 10%～20%的患者有网状纤维的增生，此为重要的诊断依据；继发者主要是红细胞系统的增生，无网状纤维的增生。

3. 血沉　血沉减慢，约 1～2 mm/h。

4. 全血黏度　为正常人的 5～8 倍。全血相对密度增加，在 1.061～1.083 之间。

5. 动脉血氧饱和度　真性红细胞增多症者正常；继发性者低于正常。

6. 中性粒细胞碱性磷酸酶积分常大于 100。

7. 血清 EPO 水平　由于真性红细胞增多症是 1 种克隆性疾病，红系祖细胞的分化为自主性，不依赖 EPO，因而血清 EPO 水平是正常或降低的；继发性者是由于 EPO 过度生成的结果，因而血清 EPO 水平是增高的。血清 EPO 水平的检测对诊断有参考价值。

8. 内源性红系集落检测　如前所述，真性红细胞增多症患者红细胞集落生成单位（CFU－E）体外培养不依赖于 EPO，称这种自发性红系集落生成为内源性红系集落（EEC）。而在继发性红细胞增多症者无这种 EEC 特性，红系集落生成必须在培养基中加入一定量的 EPO。近年来，EEC 的检测作为真性红细胞增多症的重要生物学特征已得广泛认可，并已将之作为其最具特异性的诊断手段。

诊断标准　① 临床有多血症的表现、脾脏肿大；② 男性血红蛋白>180 g/L、红细胞计数>6.5×10^{12}/L，女性血红蛋白>170 g/L，红细胞计数>6.0×10^{12}/L；③ 红细胞容量：男性>39 mL/kg、女性>27 mL/kg；④ 红细胞比容男性≥0.54，女性≥0.50，白细胞计数>11.0×10^{9}/L，血小板计数>300×10^{9}/L，中性粒细胞碱性磷酸酶积分>100，骨髓三系增生增生显著；⑤ 除外相对和继发性红细胞增多症。凡符合上述条件中的①、②、③项，并除外继发性红细胞增多症者，可诊断为真性红细胞增多症。若无条件检测红细胞容量，则需具备①、②、④、⑤项方可诊断为真性红细胞增多症。

（付　蓉　邵宗鸿）

参 考 文 献

1 邓家栋,杨崇礼,杨天楹等.邓家栋临床血液学.上海:上海科学技术出版社,2001

2 张之南,李蓉生.红细胞疾病基础与临床.北京:科学出版社,2000

3 李家增,王鸿利,韩忠朝.血液实验学.上海:上海科学技术出版社,1997

4 钱林生.贫血.北京:科学出版社,2004

5 达万明等.现代血液学.北京:人民军医出版社,2003

6 张之南,沈悌.血液病诊断及疗效标准.北京:科学出版社,1998

7 邵宗鸿.溶血性贫血的诊断思路.诊断学理论与实践,2002.1:74

8 和虹,邵宗鸿,曹增等.骨髓单个核细胞抗人球蛋白分型试验.中华血液学杂志,2000.21:550

9 付蓉,邵宗鸿,刘鸿.与免疫相关的血细胞减少患者骨髓造血细胞自身抗体的研究.中华血液学杂志,2003.24:177

10 Bottomely ss & lee GR,Porphyia. In: lee GR, Foesster J, et al. Wintrobe's Clinical Hematology, 10th ed. Lippincott Williams & Wikns, Philadephia, 1999

第 7 章　白细胞病的实验诊断

本章重点叙述白细胞病实验的基础理论、白细胞病的检测、常见白细胞病的实验诊断以及造血和淋巴组织肿瘤 WHO 分类和诊断标准。

第一节　基础理论

理论是各种实验的基础。本节叙述粒细胞、淋巴细胞和单核-巨噬细胞等的动力学、生物化学、细胞代谢、细胞功能和细胞免疫等的基础理论。

一、粒细胞

(一) 粒细胞的动力学

粒细胞包括中性、嗜酸性和嗜碱性粒细胞，在临床上粒细胞一般是中性粒细胞的代称。粒细胞产生于骨髓，来自于多能造血干细胞，经分化为定向干细胞→粒单核祖细胞，进一步分化为原始粒细胞，再经增殖、发育成熟、释放入血液，而后进入组织，依其分化、发育、成熟进程分为几个阶段(几个池)，见表 7-1。1 个原粒细胞经 4～5 次细胞分裂并同步发育产生 16～32 个晚幼粒细胞。晚幼粒细胞无分裂能力，继续成熟为成熟粒细胞(杆状核、分叶核)蓄积于储备池中，部分释放入血液。粒细胞平均生成速度为每天 1.6×10^{9} 个细胞/kg 体重。粒细胞不但在骨髓、血液和组织之间，也在边缘池(附于毛细血管壁)与循环池之间呈动态平衡。粒细胞以随机方式离开血管进入组织，主要进入毛细血管丰富的脏器，如肺、肝、脾和胃肠道。粒细胞进入组织后不再返回血液中，而在局部逐渐衰亡(由单核-巨噬细胞清除)或经呼吸道、消化道黏膜表面随分泌物排出。临床上检查白细胞及粒细胞数量，仅能了解在血液循环池中的粒细胞量的多寡，而不能反映粒细胞在体内的全貌。调节粒细胞生成的因素主要有 IL-3、GM-CSF、G-CSF 等，详见造血的调控。

(二) 粒细胞的生物化学

1. 胞质颗粒的组成　粒细胞有两类颗粒，即嗜苯胺蓝颗粒和特异性颗粒。嗜苯胺蓝颗粒初见于原粒细胞晚期和早幼粒细胞，其量随着细胞的成熟而逐渐减少，其中存在过氧化物酶、酸性磷酸酶、脂酶、β-葡萄糖醛酸酶、β-半乳糖苷酶、芳基硫酸酯酶、5′-核苷酸酶等。自中幼粒细胞开始出现特异性颗粒，其中含有碱性磷酸酶而无酸性磷酸酶，不含过氧化物酶或含量极少。早幼粒细胞以下各期粒细胞的萘酚 AS-D 氯乙酸酯酶含量较单核细胞为高。髓过氧化物酶使没有染色的粒细胞呈绿色，脓液的绿色即由此而来。嗜苯胺蓝颗粒和特异性颗粒中均有溶菌酶，但后者含量约为前者的 2 倍。

表 7-1　粒细胞生成和分布

	骨髓						血液	组织
干细胞池	增殖池			成熟储备池			循环池 ⇌	边缘池
祖细胞(CFU-C)	原粒 →	早幼粒 →	中幼粒 →	晚幼粒 →	杆状核 →	分叶核 →→→→→→→	→→	→→凋亡
细胞数($\times10^{9}$/kg)	0.14	0.51	1.95	2.7	3.6	2.5	0.4	0.3
增殖时间(h)	15	20	51	—	—	—	—	—
通过时间(h)	15	24	104	40	66	95	6～12	1～4 d

吞噬素仅见于粒细胞的颗粒物质，具有抗革兰氏阳性和革兰阴性细菌的广谱活性。嗜苯胺蓝颗粒的异染性染色认为是由于酸性磺化黏多糖所致。

嗜酸粒细胞颗粒含有相类似的磺化黏多糖，并含有大多数的溶酶体酶。这些颗粒也含有强力的磷脂酶D和高浓度的芳基硫酸酯酶B，后者能灭活过敏性的慢反应物质，这可能是嗜酸粒细胞在过敏反应中的主要作用。

2. DNA和RNA含量　正常成熟粒细胞和骨髓中幼稚白细胞的DNA含量相同。急性白血病细胞DNA含量通常较正常白细胞高，这与急性白血病染色体数常为超二倍体有关。在粒细胞的成熟过程中胞质嗜碱性逐渐减轻，反映RNA含量逐渐减少。

3. 氨基酸　大多数氨基酸在粒细胞中的浓度较之血浆或红细胞中高几倍，惟有精氨酸的浓度较低，可能是由于粒细胞内存在精氨酸酶之故。谷胱甘肽和其他非蛋白巯基成分也存在于粒细胞中。

4. 糖原　血液中糖原主要来自粒细胞，原粒细胞中糖原微量或无法测出，自中幼粒细胞开始出现糖原，随着细胞的分化其含量逐渐增多。原淋细胞与原粒细胞不同，常含有足够量的糖原。

5. 脂类　脂类约占人粒细胞湿重的5%。磷脂约占总脂类的35%，中性脂类(主要为三酰甘油和游离胆固醇)约占1/3，糖脂约占1/6。分叶核粒细胞的脂类含量约为红细胞的5倍，而糖脂含量为其400倍。脂类浓度越高，粒细胞寿命越短。

6. 微量金属元素　白细胞含有高浓度锌。慢性贫血、急性和慢性白血病患者的白细胞锌含量低。白细胞也含有铜、镁、钴、铁。急性白血病的白细胞铁蛋白含量较正常白细胞高5倍。

7. 维生素和辅酶　白细胞含有叶酸、维生素B_{12}、维生素B_1、维生素C。白血病还原型叶酸盐增加，维生素B_{12}含量无明显差异，维生素B_1浓度约为正常白细胞的3倍。坏血病患者无论有无症状，维生素C浓度均降低。

(三) 粒细胞代谢

1. 核苷酸合成

(1) 嘧啶核苷酸：嘧啶生物合成需氨基酸及其他分子化合物，其主要途径和补救途径均能在白细胞中进行。催化嘧啶合成的天冬氨酸氨甲酰转移酶、二氢乳清酸酶、二氢乳清酸脱氢酶和乳清酸核苷酸脱羧酶均见于正常白细胞(主要是粒细胞)，一般来说，酶活性的增加与形态的幼稚程度相一致。补救合成途径是通过激酶催化的ATP与核苷和脱氧核苷相互作用。脱氧胞嘧啶核苷激酶亦见于粒细胞，其活性随粒细胞成熟而减少，与胞嘧啶核苷脱氨酶相反。

(2) 嘌呤核苷酸：正常白细胞及白血病细胞不能合成嘌呤的早期阶段，但嘌呤核苷酸的合成在白细胞中发生。嘌呤补救合成途径的酶也存在于粒细胞中。

2. DNA合成　DNA聚合酶催化单脱氧核糖核苷酸的聚合。此酶在幼稚型白细胞最为活跃，其活性随细胞成熟而减弱，在成熟粒细胞其量仅可测及。中幼粒细胞是进行核分裂的最晚期粒细胞。

末端脱氧核苷酰转移酶(TdT)能在没有DNA模板时催化脱氧核糖核苷酸的聚合，在急性淋巴细胞白血病和慢性粒细胞白血病急淋变患者细胞中，其活性很高。

3. RNA合成　正常白细胞，DNA指导RNA合成。RNA在胞核内合成后再转移到胞质中。白血病细胞^{14}C尿嘧啶核苷酸的掺入较正常粒细胞或淋巴细胞高5倍。

4. 蛋白质合成　在急性白血病原始细胞约为正常细胞的6倍，幼稚和成熟粒细胞均有合成蛋白质的能力。幼稚型较成熟粒细胞对氚标记的亮氨酸利用率高。

5. 叶酸代谢　几种叶酸依赖的酶存在于粒细胞。特别引人注意的是二氢叶酸还原酶，它催化叶酸还原为四氢叶酸，且是叶酸拮抗剂的靶蛋白。在正常粒细胞或淋巴细胞，仅有微量的二氢叶酸还原酶活性。

6. 核酸和蛋白质的分解代谢　粒细胞溶酶体颗粒中存在核糖核酸酶和脱氧核糖核酸酶，提示这些细胞器参与外源性或内源性核酸的分解。在成熟粒细胞中，这些酶的活性比在原始细胞中高10倍。

粒细胞碱性磷酸酶(NAP)是一种磷酸单酯酶，能催化多种磷酸酯底物的水解。该酶仅限于中性粒细胞，自中幼粒细胞时期开始出现，随细胞成熟而增加。

7. 能量代谢　糖酵解是粒细胞能量产生的主要途径。粒细胞仅含有少量线粒体，故三羧酸和氧化磷酸化在粒细胞的能量产生中仅占次要地位。

环磷酸腺苷(cAMP)存在于人类粒细胞中，它

参与白细胞糖原磷酸化酶的激活。腺嘌呤环化酶催化 cAMP 的合成，磷酸二酯酶催化 cAMP 的降解，这 2 种酶在正常粒细胞中均存在。

白细胞中糖原的大部分存在于粒细胞。大多数糖原来自葡萄糖，当这些细胞缺乏葡萄糖时糖原含量减少。糖原首先出现于中幼粒细胞，并随细胞的成熟而增加。

溶菌酶存在于粒细胞和单核细胞。溶菌酶活性随细胞成熟而增加。血浆和尿中的溶菌酶大多来自白细胞的分解，或可作为白细胞更新的指征。

8. 脂类代谢　脂类的生物合成在正常和白血病粒细胞中进行。在粒细胞中有几种磷脂酶，磷脂酶 A2 能增加细菌的透过性，并于降解期发生吞噬作用。

9. 前列腺素和血栓烷　中性粒细胞受调理素作用的酵母多糖或趋化因子等刺激后，由磷脂酶 A2 介导细胞膜磷脂释放花生四烯酸(AA)。AA 能导致中性粒细胞脱颗粒，而且是粒细胞中环氧化酶或脂质氧化酶反应类型的前体。环氧化酶催化前列腺素内过氧化物(PGG 和 PGH2)的形成。

AA 在脂质氧化酶作用下，形成不稳定的 5-过氧化氢花生四烯酸，后者再还原为一种主要产物5-烃花生四烯酸和一种次要产物 12-烃花生四烯酸。这 2 种产物均有趋化性并能使粒细胞释放溶菌酶。

(四) 粒细胞的功能

主要指成熟的中性分叶核粒细胞的功能，是血液中主要的吞噬细胞。它们在机体防御和抵抗病原菌的侵袭过程中起重要作用。当体内有一细菌性感染病灶时，成熟的中性分叶核粒细胞在趋化因子的作用下，通过其富含肌动蛋白和肌浆蛋白的伪足，以手镜式移动方式趋向病灶区，与细菌接触后，通过吞噬作用形成吞噬体。在吞噬过程中，中性粒细胞发生一系列代谢的改变，并释放若干酶类物质和蛋白质，起到杀菌的作用。

1. 趋化作用　中性粒细胞有目的地向细胞炎症区域单向移动称趋化作用。能吸引中性粒细胞移动的物质称为趋化因子(chemotactic factors)。趋化因子有来自于组织损伤所激活的某些蛋白质片段如补体、激肽及凝固途径都有趋化活性；趋化性寡肽；趋化性脂质如脂质及含脂质的多肽中，有些也有趋化活性。淋巴细胞、单核细胞的淋巴因子也是重要的趋化因子。

2. 黏附作用　中性粒细胞有黏附于天然表面如玻璃、人工表面(尼龙面)和损伤的血管内皮细胞等的作用。后者是中性粒细胞进入组织的关键环节。免疫球蛋白族、选择蛋白族和整联蛋白组参与黏附作用。

3. 吞噬作用　中性粒细胞可吞噬微生物及其他小粒。当病原菌与中性粒细胞接触时，附着病原菌的局部胞膜内陷形成饮液泡，进而将病原菌吞入胞浆并形成吞噬体(phagosome)。

4. 杀菌作用　中性粒细胞的杀菌作用有非氧杀菌和依氧杀菌两类。吞噬体与中性粒细胞胞浆中的溶酶体颗粒接触后相互融合，颗粒中的各种酶和某些蛋白质倾入吞噬体内，此过程称为脱颗粒，病原菌乃在吞噬体内被杀灭。

二、淋巴细胞

(一) 淋巴细胞的动力学

淋巴细胞的祖细胞来自多能干细胞，进入中枢淋巴器官(胸腺或骨髓)，即在该器官内进行增殖、分化、发育成 T 淋巴细胞和 B 淋巴细胞。

1. T 细胞(胸腺依赖性淋巴细胞)　前胸腺细胞或前 T 细胞在胸腺微环境和胸腺激素作用下，由皮质到髓质分化发育为成熟的胸腺细胞，即 T 细胞。在胸腺中淋巴细胞的增殖与分化不依赖于抗原的刺激。大约 1%的胸腺细胞离开胸腺，每天约 30%的胸腺细胞在成熟前发生凋亡(apoptosis)。T 细胞最终分化为能与异物抗原发生反应的 $CD4^+$ 或 $CD8^+$ 的单阳性细胞(SP)，随后经外周血循环进入外周淋巴器官的胸腺依赖区，进一步分化成不同的 T 细胞亚群。

2. B 细胞(囊依赖性淋巴细胞)　B 细胞发育分为两个阶段。第一阶段为抗原非依赖期，在造血组织内进行，由 B 祖细胞发育成前 B 细胞、幼稚 B 细胞和成熟 B 细胞。由于大量的前 B 细胞没有特异性的 SmIg，所以不能接受抗原刺激而进行分裂或分化为成熟的 B 细胞，结果大部分在原位死亡。第二阶段 B 细胞离开造血组织后，进入外周淋巴组织，并在抗原刺激下活化、增殖、分化为浆细胞，分泌特异性抗体。

前 B 细胞胞质最早出现 IgM 的 μ 链，而 SmIg 阴性，即($C\mu^+$ $SmIg^-$)B 细胞，随后细胞膜表面出现 SIgM，此时前 B 细胞发育为幼稚 B 细胞，再进一步表达膜 SIgD，标志着已分化为成熟 B 细胞，具有免疫活性。新生成的 B 细胞离开骨髓进入外周淋巴

器官，如脾和淋巴结，受抗原刺激后活化、增殖分化为浆细胞，部分B细胞分化为记忆性B细胞。

3. 淋巴细胞再循环 成熟淋巴细胞多储存于脾、淋巴结和其他淋巴组织中，外周血循环的淋巴细胞不足全身所有淋巴细胞总数的5%。淋巴细胞再循环(lymphocyte recirculation)是指淋巴细胞在血液与淋巴组织之间的反复循环并保持动态平衡。血循环中的淋巴细胞可经组织进入淋巴结，经过输出淋巴管和胸导管后，又进入血液循环，周而复始地再循环。参与再循环的以T细胞为主，约占70%～80%；B细胞占20%～30%。T细胞和B细胞均有长寿和短寿，但T细胞寿命可长达数月、数年或终身，而B细胞为数天至数周，称为免疫记忆B细胞寿命较长，可存活数月至数年。

(二) 淋巴细胞的生物化学

T细胞糖原储备贫乏，DNA含量和其他二倍体细胞相同，而RNA含量较低。淋巴细胞的溶酶体中包含多种不同的酸性水解酶，如酸性磷酸酶、β-葡萄糖醛酸酶和α-糖苷酶等。一般T细胞酸性水解酶活性高于非T细胞。

淋巴细胞膜由蛋白、脂类和碳水化合物组成。淋巴细胞外表面的酶类有5′-核苷酸酶、Na^+-K^+-ATP酶及碱性磷酸酶，B细胞的5′-核苷酸酶要比T细胞高3～4倍。淋巴细胞膜蛋白在B细胞主要是膜表面免疫球蛋白(SmIg)，而在T细胞主要为细胞受体(TCR)。细胞基质极发达，微丝、微管和中间丝构成其骨骼结构，参与淋巴细胞的激活、抗原的处理、免疫球蛋白的分泌和细胞介导的细胞毒反应等。

(三) 淋巴细胞的代谢

1. 核酸的合成 血液中静止的淋巴细胞含有与DNA复制、修复等功能有关的酶，如DNA多聚酶Ⅰ和Ⅱ，还有嘌呤和嘧啶合成的酶等。另外，皮质胸腺细胞和一少部分正常骨髓中的淋巴细胞含有末端脱氧核苷酰转移酶(TdT)。淋巴细胞核内发现有RNA多聚酶，静止的小淋巴细胞中RNA/DNA的比率接近32%，淋巴细胞RNA含量少主要是由于胞质中tRNA和rRNA含量少。

2. 脂肪酸和脂类代谢 静止淋巴细胞能将^{14}C-醋酸盐掺入长链脂肪酸，这些细胞含有磷脂酶C及参与磷酸肌醇代谢循环的脂类。

3. 糖类代谢 静止的淋巴细胞含有多种参与糖代谢的酶，其能量主要来源于糖酵解途径和三羧酸循环，一少部分来源于磷酸戊糖途径。静止淋巴细胞依靠膜结合的ATP酶维持其离子环境，替换降解的蛋白质和脂类及淋巴细胞的再循环过程等都需要消耗相当量的ATP。

4. 蛋白质合成(和氨基酸代谢) 淋巴细胞蛋白质合成与其存活和功能有关。激活的B细胞和浆细胞可合成免疫球蛋白，T细胞能合成IL-5、7干扰素和淋巴毒素等。

5. 浆细胞 成熟浆细胞是B细胞分化的终末细胞，能专一合成、组装和分泌免疫球蛋白，其粗面内质网和高尔基体相当发达；DNA合成速率低；含有糖酵解和三羧酸循环代谢途径的酶，磷酸戊糖途径的酶活性偏低。

(四) 淋巴细胞的功能

淋巴细胞的主要功能包括参与体液免疫、细胞免疫和分泌淋巴因子。

1. T细胞的功能

(1) 细胞免疫：T细胞所有的功能都与细胞表面的免疫应答有关，TCR与抗原的作用实际是细胞-细胞间的作用。成熟的T细胞表达CD4和CD8，前者又称辅助性T细胞(T_H)，为促进免疫应答的细胞，有Ⅱ类MHC分子限制性，后者为细胞毒性或杀伤性T细胞(cytotoxic T lymphocyte, CTL)，破坏呈现外来抗原的细胞，有Ⅰ类MHC分子限制性。参与细胞免疫的还有K细胞(killer cell)、NK细胞(natrural killer cell)、巨噬细胞等，能够直接破坏肿瘤细胞。

参与免疫调节的T细胞亚群主要包括T辅助细胞(T_H)和T抑制细胞(Ts)。人类CD4细胞(T_H)既辅助B细胞，促进体液免疫；又可通过分泌IL-2等淋巴因子促进细胞免疫。此外，CD4细胞中还有一种能诱导抑制性T细胞活化、抑制免疫应答的诱导性T细胞(T_I)。人类Ts细胞带有CD3抗原，Ts细胞通过分泌可溶性介质对体液免疫和细胞免疫进行免疫调节。另外，还有一群具有反抑制作用的Ts细胞亚群，称为反抑制性T细胞(T contrasuppressor, Tcs)。Tcs细胞通过分泌反抑制性T细胞因子，直接作用于T_H细胞，解除了T_S细胞对T_H细胞的抑制作用。

(2) 体液免疫：B细胞介导体液免疫，可由TD抗原或TI抗原引起。TI抗原可直接激活B细胞。多数情况下，TD抗原在辅助性T细胞和吞噬细胞的辅佐下，B细胞被激活，一小部分转变为记忆性B

细胞，不再进行分化，在再次免疫应答中起重要作用。多数增殖分化的 B 细胞最终发展成为 B 细胞的终末细胞，即浆细胞，合成、组装并分泌免疫球蛋白。抗体的合成受 T 细胞抗体的反馈抑制及独特型—抗独特型网络的调节。这些抗体参与直接效应、激活补体、抗体依赖性细胞介导的细胞毒性作用等多种多样的效应。现已证明 B 细胞可通过抑制作用和抗原递呈作用两种方式参与免疫调节作用。① 抑制性 B 细胞：抑制性 B 细胞（suppressor B cell，Bs）的主要表面标志是带有 IgG 的 Fc 受体，Bs 细胞受细菌脂多糖（1ipopo1ysaccharide，LPS）和免疫复合物等刺激和结合后，被活化并分泌抑制性 B 细胞因子（suppressor B cell factor，SBF）和其他非特异性抑制因子，从而产生明显的抑制效应。Bs 除对细胞免疫有影响外，对体液免疫也有抑制作用。另外，SBF 也有抑制肿瘤细胞增殖的作用。② 抗原递呈作用：B 细胞可将抗原递呈给 T 细胞，表明在免疫应答的早期阶段，B 细胞可通过抗原递呈作用，对免疫应答进行调节。

三、单核-巨噬细胞

单核-吞噬细胞系统（mononuclear phagocyte system，MPS）包括血液中的单核细胞和组织中固定的和游走的巨噬细胞。单核细胞起源于骨髓中的祖细胞，自原单核细胞至幼单核细胞，发育成熟为单核细胞后释放到血流中，进入组织为吞噬细胞。本系统的细胞广泛分布于全身血液、骨髓、胸膜、肺泡腔、淋巴结、脾、肝和其他实质器官，具有很强的吞噬能力和防御能力。

（一）单核-吞噬细胞的动力学

1. 骨髓　骨髓中有单核细胞的干细胞池、生成池和贮存池。生成池中原始单核细胞分裂为幼单核细胞，再继续分裂成为成熟单核细胞需 30～48 h，成人骨髓中单核细胞总数约为 7.3×10^9。成熟的单核细胞多数 24 h 内进入血流，成为血液中的单核细胞，因此，骨髓中几乎不存在单核细胞的贮存池。

2. 血液　骨髓中的单核细胞进入血流后，在循环池（20%）与边缘池（80%）之间进行交换，成人循环内单核细胞总数估计为 1.7×10^9。单核细胞在血液中停留数小时至数天不等，平均为 71 h（36 h 至 104 h）。大多数处于 G1 期，少部分处于 S 期，循环中的单核细胞随机离开血液进入组织，正常成人每小时达 1.6×10^7。正常单核细胞的更新率平均约为每小时 7×10^6/kg 体重。

3. 组织巨噬细胞　血液中单核细胞移向全身各组织，分化为各种组织的巨噬细胞，并具有不同的名称。组织中巨噬细胞主要分布在肝，其次是肺、腹腔及机体其他组织。巨噬细胞的寿命长短不定，在正常情况下，吞噬细胞处于休止（Go）状态，有的甚至可存活数年。巨噬细胞在体内发挥吞噬作用后，或在体内崩解，被其他巨噬细胞所清除，或通过各种途径被排出体外。

（二）单核-巨噬细胞的生物化学与代谢

在单核细胞的不同分化水平，其生物化学、形态和功能特征有明显不同。单核细胞转变为巨噬细胞的过程中，细胞迅速增大，可达原细胞直径的 5～10倍，胞质中溶酶体颗粒增多。溶酶体酶主要包括 β-葡萄糖醛酸酶、酸性磷酸酶、组织蛋白酶、溶菌酶、硫酸酯酶、酯酶、糖甙酶、弹性蛋白酶、胶原酶、脱氧核糖核酸酶、精氨酸酶等多种变性酶，这与该细胞吞噬、杀死和消化微生物及清除受损伤和衰老的血细胞的功能密切相关。线粒体、线粒体酶（如细胞色素氧化酶）的活性及细胞呼吸率也增加。单核细胞和吞噬细胞都具有活跃的有氧和无氧糖代谢，后者为吞噬活性等需要的主要能量来源，因此在远离氧合血液的脓腔或肉芽肿中也能发挥其作用。

（三）单核-巨噬细胞的功能

1. 趋向性　单核细胞和巨噬细胞在内、外源性的趋化因子作用下能定向移动。具有趋化作用的物质包括细菌产物、激活的补体成分（C3I、Cs、Cs67）和致敏淋巴细胞释放的可溶性因子等。结果，吞噬细胞在炎症感染或免疫反应部位迅速聚集，发挥其吞噬、杀菌等多种生物功能。

2. 吞噬功能　单核-巨噬细胞具有较强的吞噬功能。病原微生物、衰老损伤的细胞和异物颗粒等固体物质及液态物质分别经吞噬和胞饮作用摄入细胞内，特别是结合有抗体（IgG）和补体（C3b）的抗原性物质，由于调理作用，更易于被吞噬细胞所吞噬。

3. 诱导及免疫调节反应　① 正调节功能：在诱导免疫反应时，吞噬细胞摄取并处理抗原，并结合 MHC 分子（在人为 HLA－DR 抗原，在小鼠为 Ia 抗原），被 CD4＋T 细胞识别。同时吞噬细胞表面表达的 Ia 分子的数量也是一个调节免疫反应的因

素。另外，吞噬细胞分泌的IL－1是T细胞活化的必要信号；② 负调节功能：实验证明巨噬细胞中存在抑制性M_{φ}亚群（suppressor macrophage，SM_{φ}），通过分泌前列腺素E_2（PGE_2）而抑制淋巴细胞的功能，对免疫应答进行负反馈性调节，此活性为非特异性抑制作用。

4. 抗微生物感染　巨噬细胞能识别和吞噬病原微生物，被吞噬的微生物在吞噬细胞内形成吞噬小体和吞噬溶酶体，并发生脱颗粒现象。吞噬细胞的杀菌活性主要依赖于溶酶体，并发生脱颗粒现象。吞噬细胞的杀菌活性主要依赖于溶酶体内的溶菌酶及由呼吸爆发产生的各种活性氧或氧化物，多种淋巴因子可明显增强吞噬细胞对胞内寄生菌的杀灭清除作用。单核细胞阳离子蛋白具有杀真菌活性。但是，结核杆菌、麻风杆菌被吞噬细胞吞噬后仍能存活。HIV亦可感染单核细胞和吞噬细胞，并能在细胞内进行复制。

5. 抗肿瘤活性　通过抗体依赖性细胞毒机制杀灭肿瘤细胞。

6. 对白细胞生成的调节　分泌可溶性因子如CSF、IL－1、PGE_2、干扰素等。

四、白细胞抗原

(一) HLA抗原系统

人类白细胞抗原（human leukocyte antigen，HLA）是HLA基因的表达产物。HLA基因是一组呈高度多态性的基因家族，是人体主要组织相容性复合体（MHC），其编码基因定位于第6号染色体短臂，是调控人体特异性免疫应答和决定疾病易感性个体差异的主要基因系统。

(二) 白细胞膜受体

是细胞表面能与一定成分相结合的特殊化学基团，由蛋白质、脂蛋白、核酸等大分子或酶构成。重要的膜受体有中性粒细胞膜表面受体（调理素受体、趋化因子受体、细胞因子受体），单核-巨噬细胞表面受体（Fc受体、C3b补体受体、肽生长因子受体），T细胞膜受体分子（TCR、多系分裂原受体、白细胞介素受体），B细胞膜表面受体分子（SmIg、Fc受体、补体受体、细胞因子受体）。

(三) 白细胞分化抗原

白细胞分化抗原（leukocyte differentiation antigen，LDA）是在不同白细胞、及其在分化、发育不同阶段的细胞膜表面或胞质（Cy）出现或消失的标记分子。在红细胞系、巨核细胞系及非造血细胞系亦有表达。1982年国际上统一使用分化群（cluster of differentiation，CD）作为白细胞分化抗原和相应McAb的命名，至目前已命名了从CD1～CD166。以下介绍各系细胞主要的免疫标记。

1. 巴细胞系

(1) T细胞：T祖细胞的表型为$CD34^+$、TdT^+、$CD10^+$、$CD7^+$。在T细胞发育过程中，CD7是最早出现的T细胞标志，且贯穿表达在整个T细胞分化发育过程中。胸腺细胞要分化发育为有功能的成熟T细胞，细胞表面标志的变化过程是从$CD7^+$、$CD2^-$、$CD3^-$、$CD4^-$、$CD8^-$、TCR^-→$CD7^+$、$CD2^+$、$CD3^+$、$CD4^-$、$CD8^-$、TCR^-（即CD4、CD8双阴性）→$CD7^+$、$CD1^+$、$CD2^+$、$CD3^+$、$CD4^+$、$CD8^+$、TCR^+（即CD4、CD8双阳性），最后发育成$CD7^+$、$CD2^+$、$CD3^+$、$CD4^+$、$CD8^-$、TCR^+和$CD7^+$、$CD2^+$、$CD3^+$、$CD4^-$、$CD8^+$、TCR^+单阳性的两群成熟胸腺细胞，然后进入外周淋巴器官和血液。但在正常外周血中通常存在$CD3^+$、$CD4^+$、$CD8^-$（T_H/T_I），$CD3^+$、$CD4^-$、$CD8^+$（T_S/T_C），$CD3^+$ $CD4^+$ $CD8^+$和$CD3^+$ $CD4^-$ $CD8^-$四种表型不同的T细胞，它们分别占T细胞总数的60%～70%，20%～30%，1%～3%，1%～10%。前三种表型细胞的TCR主要为$TCR\alpha\beta$，而$CD4^-$ $CD8^-$ T细胞主要表达$TCR\gamma\delta$，它们都执行细胞免疫功能。

(2) B细胞：B细胞特异性抗原CD19、CD20、CD21、CD22、CD77、CD79和B细胞表面受体SIg是B细胞重要的特征标志。不同阶段的免疫标记：① B祖细胞：最早识别特异性抗原是CD19，同时表达CD34、细胞核TdT、HLA－DR、CD40、CyCD22；② 前B细胞：CD34和TdT消失，出现CyCD79、CD10、CD20、CD9、CDw78、CD74，$c\mu^+$（胞浆IgM重链）；③ 未成熟（早期）B细胞：CD9、CD10消失，出现SIgM、CD22、CD20、CD24、CD40、CD72、CD74、CDw78、CD79表达增加；④ 成熟B细胞：SIgM和IgD同时表达，并出现CR、FcR和丝裂原受体，上述B细胞抗原继续存在；⑤ 活化B细胞：表达B细胞激活抗原CD23、CD77、CD80、CD86和其他激活相关抗原如CD25、CD26、CD30、CD69、CD70、CD71、CD38等；⑥ 浆细胞（plasma cell）：这时获得PC－1、PCA－1和CD138浆细胞特异抗原，CD85表达增加，CD38抗原再出现。而SIg和上述B抗原消失。

M2a型：约50%病例的白血病细胞内可见Auer小体。核分裂细胞较其他类型多见。此型白血病细胞的特征是形态变异及核质发育不平衡，表现为细胞大小异常，形态多变，胞体畸形有瘤状突起，核形畸变，如凹陷、折叠、扭曲、肾形、分叶等，也可表现为核发育迟缓，胞质出现少数嗜苯胺蓝颗粒(图7-6)。有些病例出现小原始粒细胞。细胞退行性变多见，胞核与胞质内可出现空泡变性，可有胞体模糊、结构紊乱、胞核固缩或胞膜消失，只留裸核。

M2b型：异常中性中幼粒细胞增生，其形态特点是胞核与胞质发育极不平衡，核染色质细致疏松，核仁大而明显，胞质丰富，含多量细小粉红色中性颗粒，呈弥散分布，常见空泡和双层胞质，内胞质量多，呈粉红色，外胞质量少，呈浅蓝色，且呈伪足状，Auer小体常见(图7-7)。

M3型：颗粒增多的早幼粒细胞形态异常，这种细胞大小不一，一般直径为15～30 μm，外形常呈椭圆形或不规则。胞核略小，常偏于一侧，有的可见到双核，核染色质疏松且有明显的核仁1～3个，有的被颗粒遮盖而不清楚。胞质丰富，染蓝色或灰色，含多量大小不等的嗜苯胺蓝颗粒，紫红色而密集，多分布于胞质的一端、核周围或遮盖胞核。有的胞质可分为内外两层，于细胞边缘部位的外胞质层颗粒稀少或无颗粒。有的胞质含短而粗的Auer小体，几条、十几条或几十条，可呈束状交叉排列，酷似柴捆样，故有人称之为“柴捆细胞”(faggot cell)(图7-8)。按胞质颗粒的不同又分为两个亚型：①粗颗粒型(M3a)：胞质丰富，蓝色外胞质呈伪足状突出，其中布满粗大、深染、密集或融合的嗜苯胺蓝颗粒，或含较多的Auer小体，有时呈“柴捆”状，胞核常被颗粒遮盖而轮廓不清。②细颗粒型(M3b)：胞质中的嗜苯胺蓝颗粒密集而细小。核扭曲、折叠或分叶，故易误诊为单核细胞。部分患者的早幼粒细胞胞质呈强碱性，颗粒稀少，胞核分叶明显。

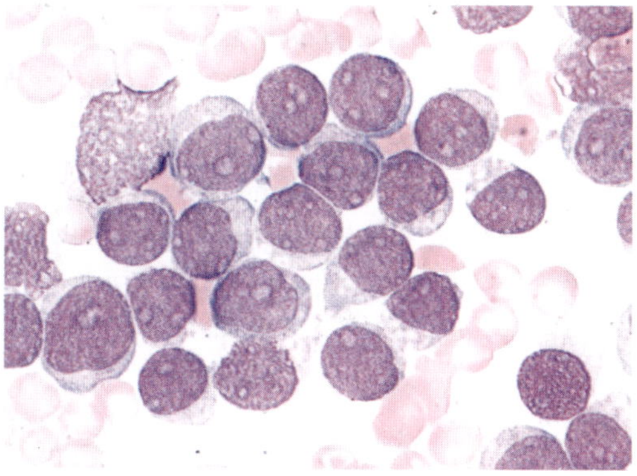

图7-5　AML-M1型

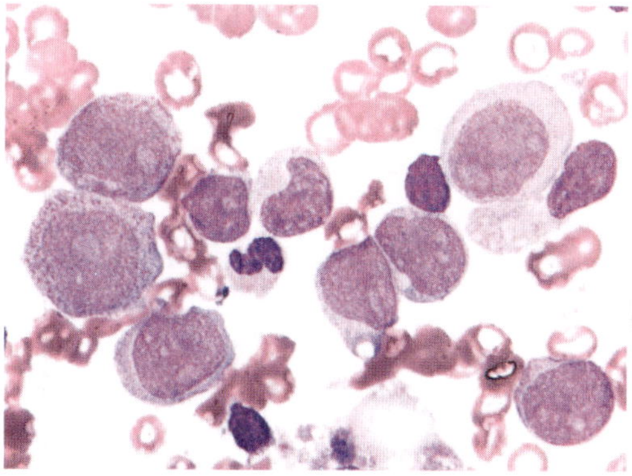

图7-6　AML-M2a型

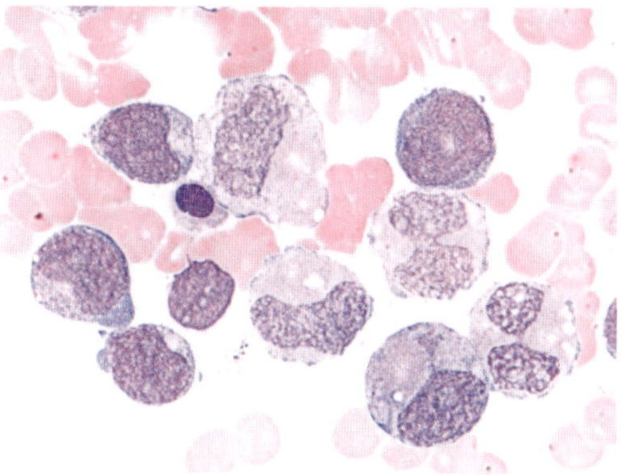

图7-7　AML-M2b型

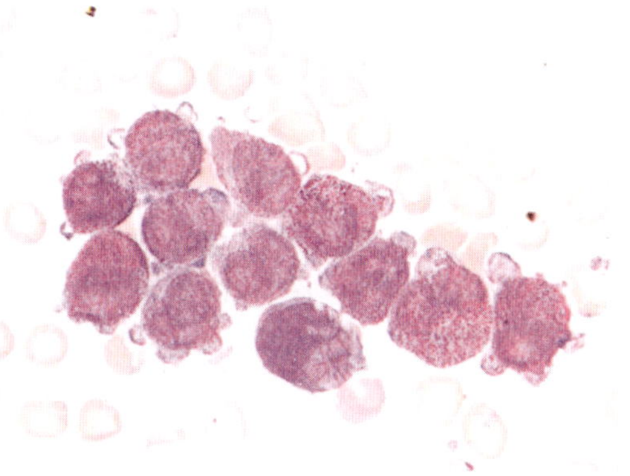

图7-8　AML-M3型、faggo^{+} cell 7-8

M4 型：本病是一组异质性很强的疾病，至少包括两种类型：① 异质性白血病细胞增生型：白血病细胞分别具有粒系、单核系形态学特征；② 同质性白血病细胞增生型：白血病细胞同时具有粒系及单核系特征。此型部分细胞中可见到 Auer 小体，浆细胞常增多。依据增生细胞特征及数量，本病可分为 4 亚型：M4a、M4b、M4c 及 M4Eo。

原粒单和幼粒单细胞的特征为核染色质细网状，核圆，易见凹陷（图 7-9）、扭曲、折叠及分叶，核仁较明显，胞质丰富，呈浅蓝色或蓝灰色，有的可见大小不一的嗜苯胺蓝颗粒，部分可见特异性中性颗粒，成熟粒单细胞在形态上类似正常成熟单核细胞，但胞质内可见中性颗粒。

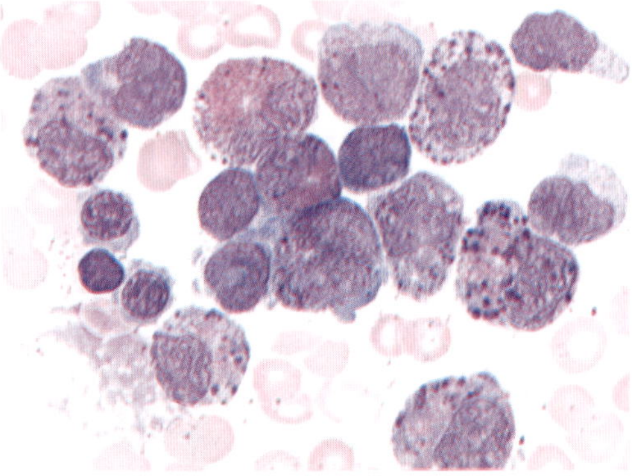

图 7-9　伴嗜酸细胞增多的 AML-M4 型

M5 型：白血病细胞形态特点：① 原单及幼单细胞体积较大，形态变化多端；② 胞核较小，常偏一侧，呈笔架形、马蹄形、S 形、肾形或不规则形，核染色质疏松，排列似蜂窝状，着色较淡；② 胞质量相对较多，常出现内外双层胞质，有明显伪足突出，边缘清晰，颗粒的粗细和数量不一，外层胞质呈淡蓝色，常透明，无颗粒或颗粒甚少，内层胞质呈灰蓝色并略带紫色，不透明，似有毛玻璃样感。胞质内常有空泡和被吞噬的细胞。有时可见到 1～2 条细而长的 Auer 小体（图 7-10）。

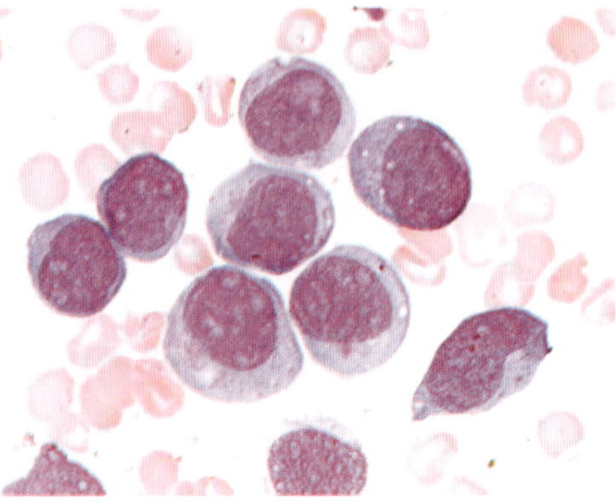

图 7-10　AML-M5a 型

M6 型：① 红血病期：有核细胞中以红系增生为主，多数病例＞50%，粒红比例倒置，原红及早幼红多见，常有中幼红细胞阶段缺如的“红血病裂孔”（hiatus erythremicus）现象或中幼红细胞阶段减少的“红血病亚裂孔”（subhiatus erythremicus）现象，且常有形态学异常，如类巨幼样变、核碎裂、多核及巨型核等。丝状分裂细胞增多。若异型红细胞超过 10%，而骨髓中红系细胞占 30% 即有诊断意义。② 红白血病期：红系和粒系（或单核系）细胞同时呈恶性增生。大部分病例以中晚幼红细胞为主，原红、早幼红细胞次之，但有的病例原红、早幼红细胞多于中幼红、晚幼红细胞。本病幼红细胞的形态学特点是类巨幼样改变（胞体巨大，核染色质细致、胞质丰富、常有突起）和副幼红细胞改变（核形不规整、核凹陷、扭曲、双核、多核、核碎裂和巨型核等）明显。此外尚有幼红细胞核质发育不平衡和同一阶段细胞大小不均等特点（图 7-11）。白细胞系统明显增生，原粒（或原单核＋幼单核）细胞占优势，＞30%（NEC），部分原始和幼稚细胞中可见 Auer 小体。粒系细胞也有巨幼样和形态异常的改变。丝状分裂细胞多见。巨核细胞显著减少。

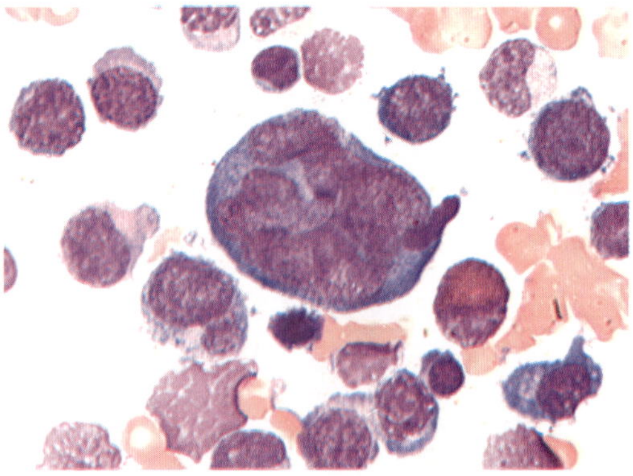

图 7-11　AML-M6 型

M7 型：粒系及红系细胞增生均减低，巨核细胞系异常增生，全片巨核细胞可多达 1 000 个以上，以原始及幼稚巨核细胞为主，其中原始巨核细胞＞30%，可见到巨型原始巨核细胞及小巨核细胞，小巨核细胞体积小，多数直径约 10 μm，少数达20 μm，胞体圆形或椭圆形，边缘不整齐，呈云雾状或毛刺状，胞质蓝色不透明，着色不均，周围可有伪足样突起，核染色质较粗，偶见蓝染小核仁；幼稚巨核细胞也增多，体积较原始巨核细胞略大，胞质易脱落成大小不一的碎片；巨核细胞分裂象多见；成熟巨核细胞少见。现根据白血病巨核细胞的分化程度分两种亚型：① 未成熟型：以原始巨核细胞增多为主；② 成熟型：原始巨核至成熟巨核细胞同时存在。血小板易见，成堆或分散分布于涂片上，畸形明显，颗粒较多(图 7－12)。骨髓穿刺常为“干抽”，可进行骨髓活检诊断，可见原始巨核细胞增多，网状纤维增加。

M0 型：骨髓有核细胞增生程度较轻，白血病细胞较小，亦可较大，核圆形，核仁明显。胞质少，嗜碱性，无颗粒，亦可透明。无 Auer 小体(有 Auer 小体，就诊断为 M1)，易误诊为 ALL 的 L2 或 L1 型。红系、巨核系有不同程度的增生减低。

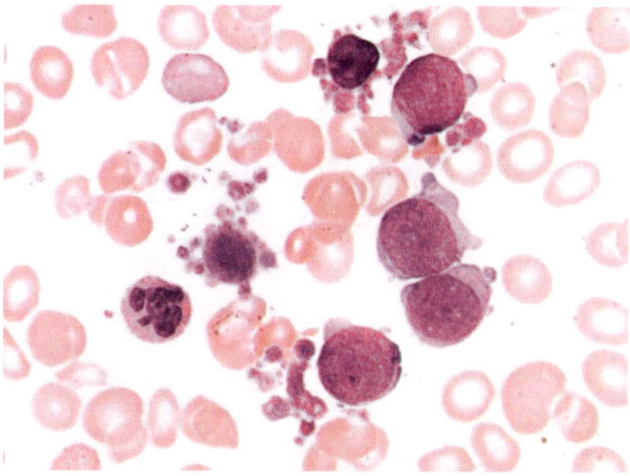

图 7－12　AML-M7 型

3. 细胞化学染色　细胞化学染色有助于 AML 各亚型的诊断，见表 7－8，图 7－13，图 7－14，图 7－15。

中性粒细胞碱性磷酸酶(NAP)阳性率和积分明显降低，但在 M5 型其积分可减低、正常或增高，在 M7 型伴发骨髓纤维化时可增高。

表 7－8　各型急性髓细胞白血病细胞化学染色特征

FAB 分型	过氧化酶	糖原	特异性脂酶	非特异性脂酶	非特异性脂酶＋氟化钠
M0	0	0	0	0	—
M1	＞3%＋	0～1＋	0～2＋	0～1＋	不抑制
M2	0～2＋	0～1＋	0～3＋	0～1＋	不抑制
M3	3～4＋	1～3＋	2～4＋	1～2＋	不抑制
M4	0～3＋	0～2＋	1～2＋	1～3＋	部分抑制
M5	0～1＋	0～2＋	0～1＋	2～4＋	抑制
M6(幼红细胞)	0	1～3＋	0	0	—
M7	0	1～3＋	0	0	—

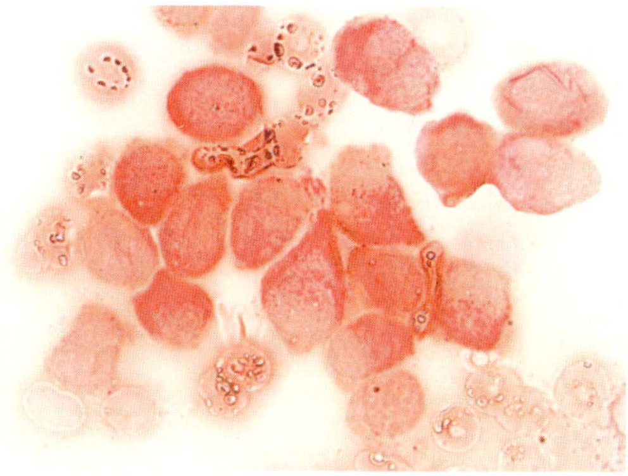

图 7－13　急性早幼粒细胞白血病 HAS-DCE 染色

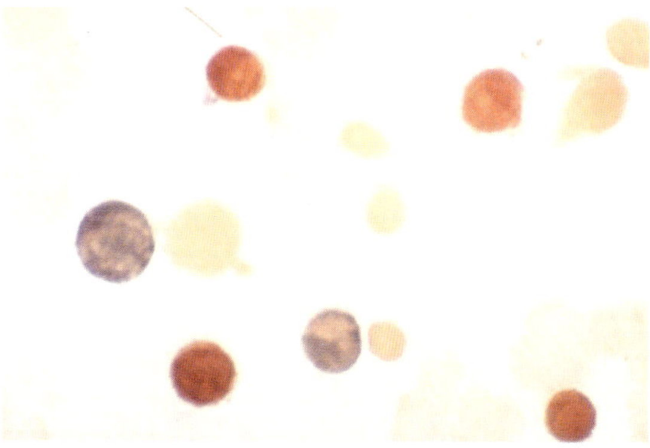

图 7－14　AML-M4 型酯酶双染色

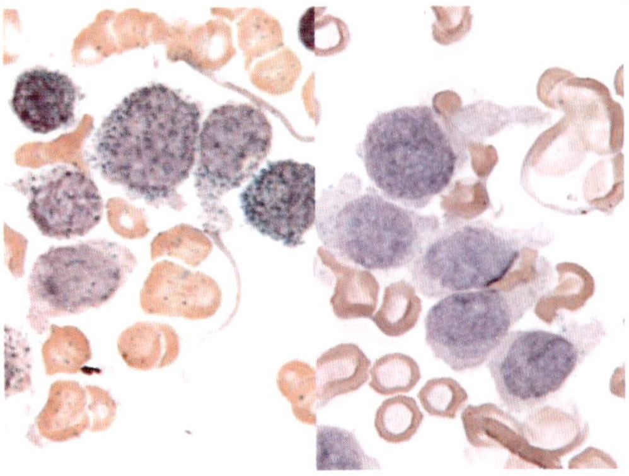

图 7-15 AML-M5 型 NAS-DAE 染色及 NaF 抑制试验

4. 免疫学检验 髓系相关抗原的表达反映了细胞的起源，但常不能严格代表细胞的成熟阶段。目前，已初步建立了 FAB(M0～M7)与免疫学二者的联系(表 7-9)，CD34 为造血干细胞标志，CD34 抗原表达与低分化形式的 AML 相关，在 M0、Ml、和 M5a 型中往往有较高表达率，而白血病细胞较成熟的亚型 M2b、M3 及 M5b 则极少表达或不表达；CD13、CD15 和 CD33 与分化程度相对较高的 AML 相关，50% M3 可阳性；CD14 与单核细胞白血病相关(M4、M5)；抗髓过氧化物酶(MPO)单抗为 AML 所特有，比 CD33、CD13 更敏感。新发现单抗 CD117 对髓系的特异性比 CD13 和 CD33 更好，且有较高的敏感性；抗血型糖蛋白 A 或 H 单抗和抗血小板 GPⅡb/Ⅲa(CD41a)、Ⅱb(CD41b)、Ⅲa(CD61)、Ⅰb(CD42b)的单抗被认为是分别鉴定 M6、M7 的敏感而特异的单抗，但不常表达 CD11b、CD14、CD15。

表 7-9 急性髓细胞白血病 FAB 各型细胞表面抗原表达特征

亚 型	典型的免疫标记
M0	CD34,CD33,CD13,CD15,CD14
M1	MP0,CD34,CD33,CD13
M2	MP0,CD33,CD15,CD13
M3	MP0,CD33,CD13(HLA-DR 阴性)
M4	MP0,CD33,CD13
M5	MP0,CD33, CD14,CD13
M6	CD33,血型糖蛋白
M7	CD33,CD41,CD42b,CD61

5. 细胞遗传学检验 AML 核型异常检出率达 90%，AML 核型异常可分为两类，一类是平衡型畸变，是和 FAB 亚型相关的特异性染色体结构重排(表 7-10)，主要是相互易位或倒位，其结果产生融合基因，约占 60%。另一类是和 FAB 亚型不相关的异常，多数为数目异常的不平衡畸变，表现为染色体整条或部分增加或丢失，最多见是+8，其次为-5/del(5q)，-7/del(7q)和+21。

表 7-10 急性髓细胞白血病 MIC 分型及分子标志

FAB、免疫分型	核 型	分子标志	MIC 建议名称
AML-M1	t(9; 22)(q34; q11)	BCR-ABL(RNA)	M1/t(9; 22)
	inv(3)(q21; p26)		M1/inv(3)
M2a	t(9; 22)(q34; q11)	BCR-ABL(RNA)	
	t(6; 9)(p23; q34)	DEK-CAN(RNA)	M2/t(6; 9)
	t/del(12)(p11～13)		M2Baso/t(12p)
M2b	t(8; 21)(q22; q22)	AML1-MTG8(RNA)	M2/t(8; 21)
M3	t(15; 17)(q22; q11-12)	PML-RARα(RNA)	M3/t(15; 17)
	t(11; 17)(q23; q21)	PLZF-RARα(RNA)	
	t(5; 17)(q23; q21)	NPM-RARα(RNA)	
	t(11; 17)(q13; q21)	NuMA-RARα(RNA)	
M4Eo	inv/del(16)(q22)	CBFβ-MYH11(RNA)	M4Eo/inv(16)
M4	t(6; 9)(q23; q34)	DEK-CAN(RNA)	
	+4		M4/+4
M5	t(11; 19)(q23; p13)	MLL-ENL(RNA)	
M5a	t(9; 11)(p21～22; q23)	MLL-AF9(RNA)	
	t/del(11)(q23)	MLL(HRX)	M5a/t(11q)
M5b	t(8; 16)(p11; p13)	MOZ-CBP(RNA)	M5b/t(8; 16)
M6	t(3; 5)(q25; q34)	MLF1-NPM(RNA)	
M7	inv/del(3)		

6. 分子生物学检验诊断　AML 特异的染色体易位为疾病的诊断和特异治疗提供了依据。目前，大部分易位累积的白血病相关基因已被克隆，可以通过检测这些融合基因作为分子标志对白血病进行分子水平诊断。AML 的分子标志与其 MIC 分型的相关性见表 7－11。

在 AML 中，如 AML－M3 型，90％以上患者可见到 t(15；17)(q22；q12)的特异性染色体异常(图 7－16)，17q 上的维甲酸 α 受体(retinoic acid alpha receptor，RARα)基因和 15q 上的早幼粒细胞白血病(promyeloblastic leukemia，PML)基因发生互相易位，形成 PML－RARα 及 RARα－PML 2 种融合基因，是 M3 型的特异性分子基因标志，不但有助于 M3 确诊且便于及早采用维甲酸治疗。也有少数核型正常未检出 t(15；17)而发现有 PML－RARα 融合基因，提示融合基因检测更敏感，更具特异性。约 90％的 AML－M2b 有 t(8；21)(q22；q22)，这种易位导致 21q 的急性粒细胞白血病基因(AML1)重排和 8q 上的 MTG8(ETO)基因融合形成 AML1－MTG8 融合基因，有些核型正常的 M2b 型病例也可检出上述融合基因，故 AML1 基因重排是 M2b 型的基因标志，以此可与形态学上易混淆的 M4Eo 相区别，这种白血病细胞有一定分化能力，对化疗反应较好。M4Eo 常有非随机 16 号染色体异常，主要表现为 inv(16)、del(16)和 t(16；16)三种类型，伴 inv(16)的 M4Eo 患者 CR 率较高。染色体 inv(16)导致 CBFβ－MYH11 融合基因，此融合基因的检测为 M4Eo 的诊断、疗效监测提供一个新的特异的敏感标志。髓过氧化物酶基因(MPO)位于 17 号染色体(17q22)。MPO 基因表达在大多数髓系白血病能测到，在 AML－M2、M3 表达最高，在 AML－M0，M5 及 ALL 中不表达，可作为急性白血病分类中的一个有用指标，且在髓细胞分化早期出现，便于确定白血病的类型。抑癌基因 P53 功能失活在淋巴细胞白血病发病可能起一定的作用。此外，还有 RB 基因的失活及 myc、ras、bcl－2 等基因的激活。bcl－2 基因能抑制细胞凋亡减少，AML 造血细胞凋亡减少，其减少与 bcl－2 表达增高和 c－myc

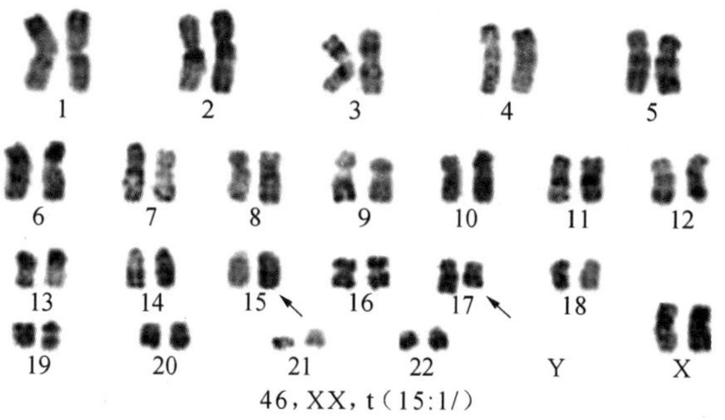

图 7－16　AML-M3 型染色体 t(15；17)

表 7－11　急性髓细胞白血病 WHO 分型建议

急性髓细胞白血病	WHO 分型
1. 伴重现性遗传学异常的 AML (recurrent genetic abnormalities)	1) AML 伴 t(8；21)(q22；q22)；(AML1/ETO) 2) AML 伴有骨髓异常嗜酸性粒细胞增生[inv(16)(p13；q22)或 t(16；16)(p13；q22)；(CBFβ/MYH11)] 3) APL [AML 伴 t(15；17)(q22；q11－12)；(PML/RARα)及变异易位] 4) AML 伴 11q23(MLL)异常
2. 伴多系增生异常的 AML (multilineage dysplasia)	1) 有骨髓增生异常综合征(MDS)或 MDS/骨髓增生性疾病(MPD)病史 2) 无 MDS 病史
3. 治疗相关性(therapy related)AML 和 MDS	1) 烷化剂(alkylating agent)相关 AML 和 MDS 2) 拓扑异构酶Ⅱ(Topoisomerase Ⅱ)抑制剂相关的 AML(有些可能是淋巴细胞性) 3) 其他
4. 不能按上述分类的 AML (not otherwise categorized)	1) AML 微分化型 2) AML 未成熟型 3) AML 部分成熟型 4) 急性粒单细胞白血病 5) 急性原始单核细胞白血病和急性单核细胞白血病 6) 急性红白血病 7) 急性巨核细胞白血病 8) 急性嗜碱性粒细胞白血病 9) 急性全髓白血病伴骨髓纤维化 10) 髓细胞肉瘤(myeloid sarcoma)

和 bcl－2 的比值降低有关。

实验诊断评价　细胞形态学检验是目前确诊 AML 最重要、最基本的方法。当临床出现白血病的可疑症状和体征，应及时做血象和骨髓象检查，血象检验必须要进行显微镜下血细胞分类计数，以便及早发现白血病细胞。因形态学诊断存在主观性，加上白血病细胞的异质性和多态性，判断符合率低(64％～77％)。细胞化学检验应列为常规检验，以便进行准确分型以补充单凭形态学对细胞辨认的不足，对 ALL 和 AML 的鉴别，尤其对 AML 亚型之间的鉴别诊断较形态学更为可靠，随着细胞化学染色方法增多，采用多项染色、双(多)重染色(对 M4 型诊断最有价值)和超微细胞化学染色等技术，使大多数白血病的诊断及分型得以明确，使诊断符合率明显提高(可达 86％)，已成为 MICM 分型中的一项重要的检验手段。但此项技术尚存在试剂及方法的质量控制、半定量判断、标准化等环节问题，又不能鉴别 AML－M0、M7 及急性混合细胞白血病(mixed acute leukemia, MAL)。必要时用电镜、电镜细胞化学观察血细胞超微结构。

免疫学检验可识别血细胞类型，可确定形态学不能或很难区分的白血病类型如 M0 型、M7 型、混合细胞白血病(图 7－17)。同时，重点研究某些抗原表达与临床预后的关系，CD34 阳性的 AML 缓解率明显低于阴性的 AML，CD13 阳性的预后差、生存期短。AML 白血病细胞表达淋系相关抗原(ly^{+} AML)如 CD2、CD7、CD4 和 CD10，一般预后较差。如近年来随着方法学的发展，现已以免疫细胞染色法过渡到免疫荧光流式细胞计量术(FCM)检测，是一种快速率细胞定量分析、细胞分选技术，具有精确、客观、重复性好及信息量大等优点，促进了白血病细胞免疫分型研究的进展。

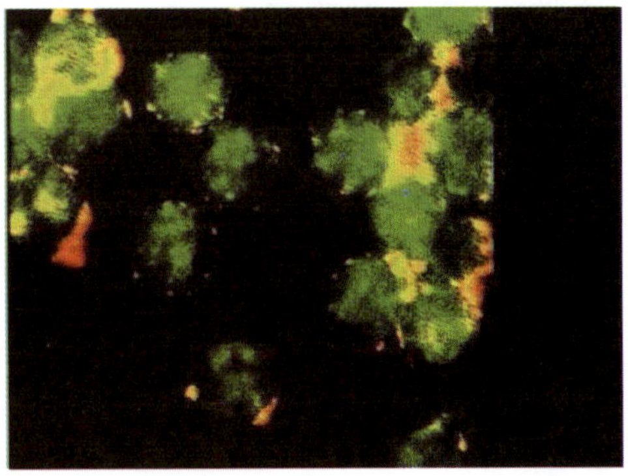

图 7－17　混合细胞白血病 CD13(黄)、CD19(红)荧光标记

遗传检验采用常规显带技术可发现 50％～80％的病例有克隆性染色体异常。若采用高分辨率技术则异常检出率高达 93％，染色体异常有助于白血病及白血病分型的诊断，并与白血病的发病及病程进展有关，预后较好的有 t(8;21)、inv(6)、t(15;17)；如有特征性的染色体 5q、7q 缺失或单倍体，3 号染色体的易位或倒位，t(6;9)，t(9;22)及染色体 11q23 异常，均提示 AML 患者化疗后的预后特别差。儿童 AML，t(1;22)预后很差。分子生物学研究进一步揭示异常染色体断裂点涉及到已知的或新的原癌基因，从而肯定了染色体异常在肿瘤发病机制中举足轻重的地位。白血病的发生需要有多种癌基因的协同作用，基因诊断及分型是更新、更敏感及特异的白血病诊断分型手段，可利用多种特异性基因标记检测白血病、白血病的亚型及微量残留白血病。近年来，由于基因诊断技术的进展，尤其是 PCR 技术的问世，有力地促进了临床基因诊断技术的发展，使白血病的基因诊断方法更为灵敏、快速、简便、易于临床应用及推广。若采用核型分析、RT－PCR、FISH 技术三者结合可大大提高白血病诊断的准确性。

2001 年，造血组织肿瘤新的 WHO 分类方案建议中将骨髓原始细胞数＞20％作为诊断急性白血病的标准，并且将骨髓原始细胞＜20％、但伴有重现性遗传学异常者均诊断为急性白血病。新分型方案结合临床、结合染色体核型改变及其受累基因的异常表达，将急性白血病分类与发病机制、靶基因治疗相结合，具有重要的临床和研究价值。新方案比 FAB 分型更为全面、合理，对治疗的选择与预后判断有更大的指导意义。开展新方案每例白血病均要进行遗传学和分子生物学检验，全面普及有一定难度，此外还有些看法，专家们尚未统一，值得进一步商榷。附急性髓细胞白血病 WHO 分型建议，见表 7－11。

二、慢性白血病

慢性白血病包括慢性髓细胞白血病(chronic myeloid leukemia, CML)和慢性淋巴细胞白血病(chronic lymphocytic leukemia, CLL)。CML 中以 Ph 染色体阳性的慢性粒细胞性白血病(chronic myelogenous leukemia, CML)为最常见，此外还有 Ph 阴性的不典型慢性髓细胞白血病(aCML)、慢性粒-单细胞白血病(CMML)、幼儿型 CML 及慢性中性粒细胞白血病(CNL)。

(一) 慢性粒细胞白血病

慢性粒细胞白血病简称慢粒,是起源于造血干细胞的克隆性增殖性疾患,以粒系增生为主。本病在亚洲发病率最高,占成人白血病总数的 40%及儿童白血病的 3%,占慢性白血病的 95%以上,国内统计资料表明,慢粒仅次于急粒和急淋,占第三位,以 20～50 岁多见。

本病的自然临床过程是慢性期进展为加速期,最后发展成急变期,一旦急变,往往在 3～5 个月内死亡。慢性期起病隐匿,病程缓慢,初期症状不明显,逐渐出现乏力、盗汗、消瘦及低热。最突出的体症是脾脏明显肿大,胸骨压痛也较常见;随病程进展出现贫血并逐渐加重。发病 1～4 年内有 70%患者转变为加速期及急变期,总的病程平均为 3.5 年,常规治疗不能延长生命。

本病在细胞遗传学上有恒定的、特征性的 Ph 染色体及其分子标志 BCR/ABL 融合基因。

实验诊断

1. 血象

(1) 红细胞和血红蛋白早期正常,少数甚至稍增高,随病情发展渐呈轻、中度降低,急变期呈重度降低。贫血呈正细胞正色素性,可见有核红细胞、多染性红细胞和点彩红细胞。

(2) 白细胞数显著升高,初期一般为 $50\times10^9/L$,多数在 $(100\sim300)\times10^9/L$,最高可达 $1\,000\times10^9/L$。可见各阶段粒细胞,其中以中性中幼粒及晚幼粒细胞增多尤为突出,分别可占 15%～40%及 20%～40%,杆状核和分叶核也增多,原始粒细胞(Ⅰ型＋Ⅱ型)低于 10%,嗜碱性粒细胞可高达 10%～20%,是慢粒特征之一。嗜酸性粒细胞和单核细胞也可增多。随病情进展,原始粒细胞可增多,加速期可＞10%,急变期可＞20%。

(3) 血小板增多见于 1/3～1/2 的初诊病例,有时可高达 $1\,000\times10^9/L$,加速期及急变期,血小板可进行性减少。

2. 骨髓象　有核细胞增生极度活跃,粒红比例明显增高可达 10～50∶1。粒细胞分类类同于周围血象,这是慢粒慢性期的特点。显著增生的粒细胞中,以中性中幼粒、晚幼粒和杆状核粒细胞居多。原粒细胞和早幼粒细胞易见,原粒细胞小于 10%。嗜碱和嗜酸性粒细胞增多,有时可见到与葡萄糖脑苷细胞(Gaucher Cell)和海蓝细胞(Blue sea cell)(图 7-18)相似的吞噬细胞。幼红细胞早期增生,晚期受抑制,巨核细胞增多,骨髓可发生轻度纤维化。加速期及急变期时,原始细胞逐渐增多(表 3-12)。慢粒是多能干细胞水平上突变的克隆性疾病,故可向各系列急性变,以原粒细胞增多者为急粒变,约占 50%～60%,以原始淋巴细胞(原淋＋幼淋)增多者为急淋变,约占 30%。此外还可有慢粒急变为原始单核、原始红细胞、原始巨核细胞、早幼粒细胞、嗜酸或嗜碱粒细胞等急性白血病。急变期红系、巨核系均受抑制。

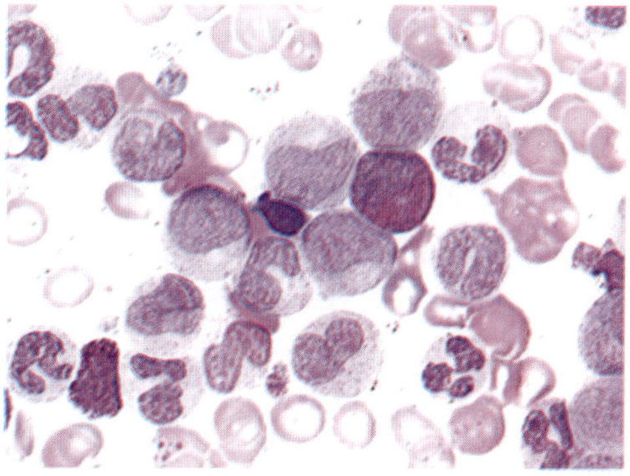

图 7-18　慢性粒细胞白血病

慢粒的粒细胞有形态异常,细胞大小不一,核质发育不平衡,有些细胞核染色质疏松,胞质内有空泡或呈细胞破裂现象,偶见 Auer 小体,疾病晚期可见到 Pelger-Huët 异常,分裂细胞增加,可见异常分裂细胞。

3. 细胞化学染色　NAP 阳性率及积分明显减低,甚至为 0 分。慢粒合并感染、妊娠及急变期,NAP 积分可升高。治疗获得完全缓解时,若 NAP 活力恢复正常,预示预后较好。

4. 免疫学检验　CD34 和 HLA-DR 的阳性对慢粒急变有意义。慢粒急变后标记表达较复杂。慢粒髓细胞变多表现 CD33、CD13、CD15、CD14 及 HLA-DR 阳性;淋巴细胞变往往有 CD3、CD7、CD2、CD5、CD10、CD19、CD20、CD22、SIg 及 HLA-DR 阳性;巨核细胞变可现 CD41a、CD41b 及 PPo 阳性。

5. 血液生化　血清维生素 B_{12} 浓度及其结合力显著增高是本病特点之一,血及尿液中尿酸含量增高,血清乳酸脱氢酶、溶菌酶和血清钾亦增高。

6. 遗传学及分子生物学检验　Ph 染色体是

CML 的特征性异常染色体(图 7－19),检出率为 90%～95%,其中绝大多数为 t(9; 22)(q34; q11),称为典型易位。它不仅出现于粒细胞,也出现于幼红细胞、幼稚单核细胞、巨核细胞及 B 细胞,提示 CML 是起源于多能造血干细胞的克隆性疾病。几乎所有 CML 患者 22 号染色体长臂都有断裂点族区重组,基因分析发现,其正常位于染色体 9q34 上的癌基因 c－abl 移位至 22q11 的断裂点丛集区 bcr 基因组成 BCR(break-point cluster)和 ABL(abesine mouse leukemia 同源基因)融合基因,该嵌合基因编码合成 1 种新的 210K 的酪氨酸蛋白激酶(TPK),该蛋白在本病发病中起重要作用可能与 CML 转化有关。此外少数 CML 可有不典型易位,包括① 简单变异易位,即 22 号与非 9 号(2、10、13、17、19、21 号)之间的易位;② 复杂变异易位:除 9 和 22 号外,还涉及 1～3 条或更多条染色体易位,如 t(2;9;22)(q15;q34;q11);③ 隐匿 Ph 易位:来自其他染色体的物质易位到 Ph 染色体上,以致掩盖了其典型标志。以上不典型易位和典型 Ph 与位点相同的 BCR 基因重排。Ph 染色体存在于 CML 的整个病程中,治疗缓解后,Ph 染色体却持续存在,因此采用骨髓移植,消除 Ph 阳性克隆,才可能达到最终治愈。

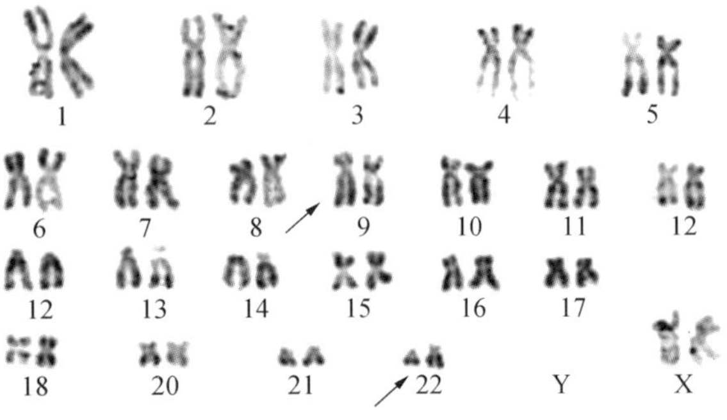

46,XX,Ph

图 7－19 慢性淋巴细胞白血病 染色体

Ph 阴性的 CML 约占 5%～10%。分子水平研究证明,部分 Ph 阴性 CML 同样存在 bcr/abl 融合基因,但仍有小部分不能发现任何 Ph 染色体的分子学证据。此类患者年龄较大,外周血单核细胞相对增多,骨髓病态造血更趋明显,染色体核型异常多见,ras 原癌基因突变发生率高,治疗效果差,有人认为与慢性粒单细胞白血病有一定关系。在 CML 慢性期,出现新增加的染色体异常,如 2Ph、i(17q)、＋16、＋8、＋19、＋21 等常预示急变,核型改变可以在临床急变前 2～4 个月、甚至 18 个月之前出现,并发现急变类型与 bcr 断点亚区有关,bcr 断点亚区 2 多见于急粒变,断点亚区 3 多见于急淋变。有报道降钙素(CT)基因甲基化异常同 CML 的进展有关。

实验诊断评价　血象和骨髓象是诊断的依据。本病早期临床症状不明显,往往在健康查体或诊治其他疾病做常规检查是白细胞明显增高而被发现。CML 诊断不困难凡有不明原因的持续的细胞数增高、有典型的血象和骨髓象变化、NAP 阴性、脾肿大、骨髓细胞 Rh 阳性或检测到 BCR－ABL 基因,诊断即可确定。确诊后应予以准确的分期以予以不同的治疗方案。慢性粒细胞白血病的临床分期及诊断标准,见表 7－12。

NAP 染色在 CML 的诊断、鉴别诊断以及疗效判定上均有重要临床价值。在慢性期 NAP 阳性率和积分明显减低,甚至可达到 0,此可与 NAP 积分明显增高的慢性中性粒细胞白血病、骨髓纤维化、原发性血小板增多症及真性红细胞增多症等慢性骨髓增生性疾病(MPD)和类白血病相鉴别,当 CML 缓解 NAP 可恢复正常。

Ph 染色体和 BCR－ABL 重组可见于 95% CML 患者,故常被认为是本病的标记染色体和分子标志,据此可和 MPD、MDS 和类白血病等疾病相鉴别。但 Ph 染色体也可见于其他恶性白血病,因此当 Ph 阳性者被诊断为 CML 时仍需结合临床及其他检查。

在 CML 临床急变时,往往出现额外染色体异常,且急变类型和 bcr 断裂亚区有关,因此疗程中连续染色体复查有助于急变的早期诊断。

(二) 慢性淋巴细胞白血病

慢性淋巴细胞性白血病(CLL)简称"慢淋",是单克隆性小淋巴细胞恶性增生性疾病,这类细胞形态上类似成熟淋巴细胞,然而是一种免疫学不成熟、功能不全的细胞,慢淋绝大多数为 B 细胞性(占 95%以上),T 细胞性者较少。本病是欧美各国最常见的成人白血病,在美国的发生率为 2.7/10 万,在我国较少见。本病主要发生于 60 岁以上的老年男性,起病缓慢,早期无症状,以后有乏力、疲倦、消瘦、盗汗、食后饱胀。较为突出的体征是全身淋巴结进行性肿大,但肝、脾仅轻度肿大,50%病例有皮肤病变。贫血及出血于晚期出现。常因正常免疫球蛋白的产生减少,而易并发各种感染,感染是常

表 7－12　慢性粒细胞白血病的临床分期及诊断标准

分　期	诊　断　标　准
慢性期	具下列 4 项者诊断成立： (1) 贫血或脾大 (2) 外周血白细胞≥30×10^9/L，粒系核左移，原始细胞（Ⅰ型＋Ⅱ型）＜10%。嗜酸粒细胞和嗜碱粒细胞增多，可有少量有核红细胞 (3) 骨髓象：增生明显活跃至极度活跃，以粒系增生为主，中、晚幼粒和杆状粒细胞增多，原始细胞（Ⅰ型＋Ⅱ型）≤10% (4) 中性粒细胞碱性磷酸酶积分极度降低或消失 (5) Ph 染色体阳性及分子标志 BCR/ABL 融合基因 (6) CFU－GM 培养示集落或集簇较正常明显增加
加速期	具下列之二者，可考虑为本期： (1) 不明原因的发热、贫血、出血加重和/或骨骼疼痛 (2) 脾脏进行性肿大 (3) 不是因药物引起的血小板进行性降低或增高 (4) 原始细胞（Ⅰ型＋Ⅱ型）在血中及/或骨髓中＞10% (5) 外周血嗜碱粒细胞＞20% (6) 骨髓中有显著的胶原纤维增生 (7) 出现 Ph 以外的其他染色体异常 (8) 对传统的抗慢粒药物治疗无效 (9) CFU－GM 增殖和分化缺陷，集簇增多，集簇和集落的比值增高
急变期	具下列之一者可诊断为本期： (1) 原始细胞（Ⅰ型＋Ⅱ型）或原淋＋幼淋，或原单＋幼单在外周血或骨髓中≥20% (2) 外周血中原始粒＋早幼粒细胞≥30% (3) 骨髓中原始粒＋早幼粒细胞≥50% (4) 有髓外原始细胞浸润 此期临床症状、体征比加速期更恶化，CFU－GM 培养呈小簇生长或不生长

见的死亡原因。病程长短悬殊，短至 1～2 年，长至 5～10 年，甚至 20 年。

实验诊断

1. 血象　红细胞和血小板减少为晚期表现。约 10%～20%的患者可并发自身免疫性溶血性贫血，此时贫血加重。持续性淋巴细胞增多为特征，白细胞总数＞10×10^9/L，少数＞100×10^9/L，淋巴细胞≥60%，晚期可达 90%～98%。淋巴细胞绝对值＞5×10^9/L，其形态与正常小淋巴细胞难以区别。偶见大淋巴细胞，其形态无明显异常。有时可见少量幼淋和原始淋巴细胞。幼稚淋巴细胞核染色质疏松，核仁较明显。血片中蓝细胞明显增多，这也是慢淋特点之一。

2. 骨髓象　骨髓增生明显活跃或极度活跃。淋巴细胞显著增多，占 40%以上，细胞大小和形态基本上与外周血一致。在疾病早期，骨髓中各类造血细胞都可见到，但至后期，几乎全为淋巴细胞。原淋巴细胞和幼淋巴细胞较少见（5%～10%）。粒细胞系和红细胞系都减少，晚期巨核细胞也减少（图 7－20）。当发生溶血时，幼红细胞可显著增生。

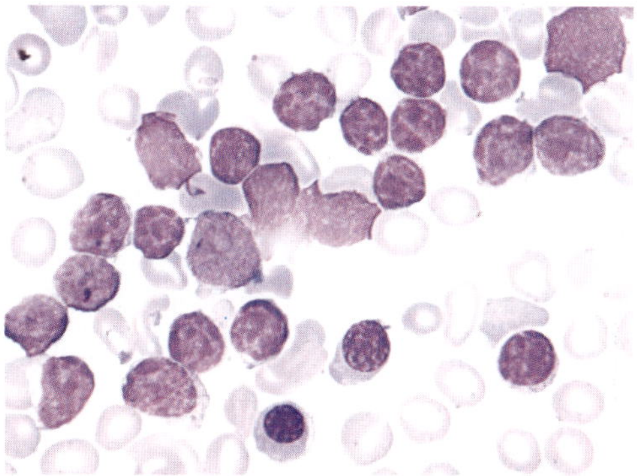

图 7－20　慢性淋巴细胞白血病

白血病性淋巴细胞形态学特点：形态异常常不明显，胞体略大，易碎，易见蓝细胞，核染色质稠密，核仁不明显或无，核可有深裂隙，多数胞质丰富、嗜碱、无颗粒，少数胞质量少，仅在核裂隙或切迹处见到，无 Auer 小体。

3. 细胞化学染色　PAS 染色淋巴细胞呈阳性反应或粗颗粒状阳性反应；ACP 可为阴性反应，也可呈阳性，但能被酒石酸抑制；NAP积分往往增高。

4. 免疫学检验 淋巴细胞具有单克隆性。大多数为B细胞异常增生(B-CLL)，少数为T细胞异常增生(T-CLL)。B-CLL其轻链只有κ或λ链中的1种。小鼠玫瑰花结试验阳性，SIg弱阳性，CD19、CD20、CD21、CD24、CD5、HLA-DR阳性，而缺乏全T细胞标志。T-CLL表型繁杂，主要表现成熟T细胞标记，T细胞性的绵羊玫瑰花结试验阳性，CD2、CD3、CD4、CD6、CD8阳性，CD5阴性。$CD8^+$者预后较好。直接抗人球蛋白试验有20%～30%的病例阳性。

5. 遗传学与分子生物学检验 大约半数B细胞慢淋有克隆性核异常，数目异常以12号三体(+12)检出率最高，可有+12伴额外异常或结构异常，单纯+12多见于早期，14q多见于晚期且对治疗有抵抗，以t(11；14)(q13；q32)、t(14；18)(q32；q21)和t(14；19)(q32；q13)三种较多见，14q32是IgH基因位点。20%的慢淋可见13q14异常，13q14带是Rb抑制基因所在位点，提示Rb基因可能参与慢淋的发病机制。核型异常和预后及生存期也有关。单纯+12者预后较其他异常者为好。

14%患者有p53基因突变，常与疾病进展期、晚期相关。40%患者多药耐药基因(mdr)Ⅰ表达增高，T细胞慢淋特征性染色体异常为inv(14)(q11；q32)，已知TCRα、δ基因位于14q11。因而14q11抑或14q32受累可决定慢淋的免疫表型是T细胞性还是B细胞性。

实验诊断评价 慢淋确诊需要单克隆淋巴细胞持续增多，绝对值$>6\times10^9$/L(正常$<4\times10^9$/L)且持续增高时间≥3个月，骨髓中淋巴细胞≥40%，并排除病毒感染、结核、伤寒、传染性单核细胞增多症等其他引起淋巴细胞增多疾病者。且在长期连续观察下，仍无下降，结合临床、血象、骨髓象和免疫表型和遗传学改变，可诊为本病及其免疫亚型。

近年来，由于多克隆B细胞激活的应用，CLL的染色体研究取得突破性进展，和慢粒不同，慢淋的染色体常呈现较大程度的异质性，染色体异常较常见于不典型慢淋，很少发生核型演变，一旦发生提示预后不良。有关核型异常及异常类型影响慢淋的预后，故遗传学诊断具有重要的临床意义。

三、少见特殊类型白血病

(一) 嗜酸粒细胞白血病的实验诊断

嗜酸粒细胞白血病(eosinophilic leukemia)是以嗜酸粒细胞恶性克隆性增生为特征，有人将其视为慢粒的一个类型。可分为急性型、慢性型两型，青、中年为多。临床症状与慢性白血病相似，此外由于嗜酸性粒细胞浸润各器官而引起心脏、肺、中枢神经系统及皮肤损害。

实验诊断

1. 血象 白细胞计数明显增高，可达$(50\sim200)\times10^9$/L，各阶段嗜酸性粒细胞明显而持续增多，多数高达20%～90%，绝对值$>1.5\times10^9$/L，细胞内常有空泡形成，颗粒少而粗大，原始及早幼粒细胞少见。常有血红蛋白及红细胞数轻度至中度减低。血小板减少。

2. 骨髓象 骨髓增生明显活跃。以粒系增生为主，嗜酸性粒细胞增多，有各阶段幼稚嗜酸性粒细胞，可有白血病裂孔现象、核左移及形态异常，原粒细胞大于5%。本病可分为三型原始细胞型、幼稚细胞型和成熟细胞型，应与良性嗜酸粒细胞鉴别。

3. 细胞化学染色 氰化物抗过氧化物酶染色阳性，其他如糖原染色可呈强阳性，酸性磷酸酶染色也可呈强阳性反应。

4. 遗传学与分子生物学检验 染色体异常中以8三体、iso(q17)较为常见，其他还发现有t(5；12)(q33；q13)、t(1；5)(q23；q33)、t(2；5)(q23；q35)、t(5；9)(q32；q33)、t(5；16)(q33；q13)、10三体、21三体等染色体核型异常。这些染色体异常不出现在良性的嗜酸粒细胞增多症。

实验诊断评价 细胞形态学检验是诊断的依据，血象及骨髓中幼稚及嗜酸粒细胞增多，形态异常，原粒细胞>5%，及特征性细胞化学染色有助于本病诊断。但诊断本病要慎重，必须排除慢性粒细胞白血病及其他原因所致良性嗜酸粒细胞增多。

(二) 嗜碱粒细胞白血病的实验诊断

嗜碱粒细胞白血病(basophilic leukemia)分急性及慢性急变型两型。急性型与急粒症状相似，病程短于半年，常死于颅内出血；慢性急变型与一般慢粒急变期相似，肝、脾肿大显著，且常有巨脾，病情进展迅速，有Ph染色体，故有人认为本病是慢粒终末期的一种类型。

实验诊断

1. 血象　白细胞数高低不一，可超过 $100\times10^9/L$，嗜碱性粒细胞增多，可达 30%～80%，形态可异常，且可见到幼稚型嗜碱性粒细胞。

2. 骨髓象　① 急性型：骨髓内嗜碱性粒细胞可高达 80%，以原粒细胞及嗜碱早幼粒细胞为主，胞质中可见粗大的嗜碱性颗粒，偶见 Auer 小体。可出现不典型嗜碱早幼粒细胞，对本病的诊断有一定的意义。其特点是胞核扭曲，嗜碱颗粒稠密，呈暗紫罗蓝色，常遮盖胞核；② 慢性急变型：嗜碱性粒细胞增生，可出现嗜碱性中、晚幼粒细胞，原粒及早幼粒细胞也增多。

3. 细胞化学染色　PAS、SBB、POX、ACP 及 AS-D-NCE 染色均呈阳性反应。甲苯胺蓝染色及闪光蓝(astia blue)染色呈强阳性反应，有一定的特异性。

4. 遗传学和分子生物学检验　尚未发现特异性染色体异常，以 8 三体和 7 单体为常见。

实验诊断评价　诊断本病应慎重，嗜碱粒细胞数量及细胞形态学特征是诊断依据，甲苯胺蓝染色及闪光蓝染色强阳性有助于诊断。但要排除其他原因所致的嗜碱粒细胞增多。

(三) 组织嗜碱细胞白血病的实验诊断

组织嗜碱细胞白血病(tissue basophilic leukemia)又名肥大细胞白血病(mast cell leukemia)，是一种罕见的组织嗜碱细胞恶性增生性疾病。临床表现与一般急性白血病类似，但由于肥大细胞浸润，引起肝脾、淋巴结肿大；骨损害、骨压痛、骨质破坏；胃肠道症状；如组织胺等过敏反应物质和激肽物质释放过多，可突然出现面部潮红、头痛、气短、心悸、荨麻疹和休克等变态反应性症状，称为肥大细胞增生综合征。

实验诊断

1. 血象　中到重度、正细胞正色素性贫血，血小板减少，白细胞总数多在 $30\times10^9/L$，幼稚和成熟肥大细胞可达 10%～50%以上。

2. 骨髓象　幼稚和成熟的肥大细胞明显增生，嗜碱性粒细胞亦可增高，其他各系细胞受抑制。本病常与骨髓纤维化或骨硬化症并存，故骨穿时易致“干抽”现象，需要做骨髓活检以确定诊断。

3. 细胞化学染色　肥大细胞的异染性颗粒 POX 与 SB 染色均阴性，而甲苯胺蓝及 PAS 染色可呈阳性反应，后者不为唾液消化。

4. 其他　尿液检验组胺异常。

实验诊断评价　血象及骨髓中肥大细胞明显增多是本病诊断依据，结合临床白血病的临床表现及肥大细胞增生综合征的表现诊断本病并不困难，当骨髓干抽或有皮肤浸润时需做活体组织检查确诊。

(四) 浆细胞白血病的实验诊断

浆细胞白血病(plasma cell leukemia，PCL)是外周血和骨髓中出现大量异常浆细胞，并广泛浸润各器官和组织。本病临床表现与其他急性白血病相似，病情发展迅速，晚期可发生心肺功能不全，肾功能不全，黄疸甚至昏迷。本病可分为原发性浆细胞性白血病(PPCL)及继发于多发性骨髓瘤、淋巴瘤、慢淋、巨球蛋白血症等的继发性浆细胞白血病(SPCL)。继发于多发性骨髓瘤的 SPCL 临床上有多发性骨髓瘤病史，骨损害重于 PPCL。

实验诊断

1. 血象　中度贫血，一般为正细胞正色素型，也可是低色素型，或血细胞呈缗钱状排列。白细胞总数多升高，可达 $(10\sim90)\times10^9/L$。血片内可见大量浆细胞，>20%或绝对值 $\geq2\times10^9/L$，可见原始和幼稚浆细胞，形态异常。血小板数多减少，血沉明显增快。

2. 骨髓象　各阶段异常浆细胞明显增生，可达 10%～92%，包括原浆细胞、幼浆细胞、小型浆细胞和网状细胞样浆细胞。浆细胞成熟程度和形态极不一致，形体一般较小，呈圆形、长圆形或卵圆形，胞核较幼稚，核仁明显，核染色质稀疏，核质发育不平衡。浆细胞性白血病须与多发性骨髓瘤、反应性浆细胞增多症鉴别。

3. 超微结构检验　电镜下可见异常浆细胞的核质比例增高，核仁明显，胞质内粗面内质网和高尔基体不甚发达，胞质内亦可见大量平行排列的纤维细丝。

4. 免疫学检验　白血病浆细胞除具有浆细胞相关抗原外，还表达有早期 B 细胞相关抗原，如 CD10、CD20 及表面免疫球蛋白。

5. 遗传学检验　部分患者可出现染色体数量和结构异常的复杂核型，可出现 1 号染色体异常(多倍体或缺失)，t(11；14)，$14q^+$。

6. 其他　血中出现异常免疫球蛋白，以 IgG、IgA 型多见。多数患者尿中可查出凝溶蛋白，血清 β_2-微球蛋白及 LDH 水平明显升高。骨骼摄片约半数患者可见骨质脱钙及溶骨现象。

实验诊断评价　外周血白细胞分类中浆细胞>20%或绝对值≥2.0×10^9/L；骨髓象浆细胞明显增生，原始与幼稚浆细胞明显增多，伴形态异常，是诊断本病的实验依据。要与反应性浆细胞增多症鉴别。

（五）多毛细胞白血病的实验诊断

多毛细胞白血病（hairy cell leukemia，HCL）简称“毛白”，是慢性淋巴组织增殖性疾病，1966年Schreck命名为毛白。HCL来源于B细胞系，发病以中、老年居多，男女比例约为4～6∶1。临床特点为：起病隐袭，慢性病程，反复感染，显著脾脏肿大，终末期脑膜可受累。近年来亦有HCL变异型（HCL-V）的报道。

实验诊断

1. 血象　全血细胞减少者多见，部分患者初诊时仅有一系或二系减少。轻到中度贫血。血小板多数减少，尤以巨脾者更加明显。90%的病例有特征性的多毛细胞出现，其特点为胞体大小不一，呈圆或多角形，直径为10～20 μm（似大淋巴细胞）；胞核居中或稍偏位呈圆形、卵圆形或有凹陷和轻度折叠；核染色质呈点状，较淋巴细胞细致，核膜清楚，核仁1～3个或不明显；胞质丰富，核质比例约2∶1，胞质呈蓝色或淡蓝色云雾状，无天青胺蓝颗粒，常有空泡。多毛细胞突出的特点是边缘不整齐，呈锯齿状或伪足状，有许多不规则纤绒毛突起，也称“毛发”状突起，但有时不显著，而在活体染色时更为明显。

2. 骨髓象　骨髓增生活跃或增生减低。红细胞系、粒细胞系及巨核细胞系均受抑制，但以粒细胞系抑制更显著，淋巴细胞相对增多，浆细胞增多，可见到较多的典型多毛细胞（图7-21）。约有

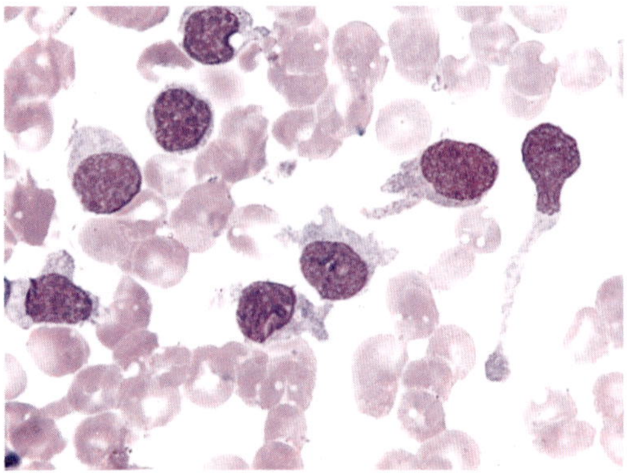

图7-21　毛细胞白血病

48%～60%的患者骨髓穿刺呈“干抽”，其原因是与赘生性毛状突起相互交织及受累的骨髓内网硬蛋白量增加有关。有时所见毛细胞以疏松海绵样形式互相连接，这与其他浸润骨髓的恶性细胞不同，也是诊断特点之一。

3. 超微结构检验　扫描电镜（SEM）示毛细胞表面有较多的散射的细长毛状突出，最长可超过4 μm，延伸的“毛”有交叉现象，部分细胞表面呈皱折状突起。透射电镜（TEM）示毛细胞表面有长绒毛和伪足，胞质内可见到特异性包涵体核糖体板层复合物（ribosome lamellae complexes，RLC），呈管状结构，出现率50%，线粒体较多而大，高尔基体中等发育。

4. 细胞化学染色　POX、NAP和SBB染色呈阴性反应，非特异性酯酶呈阴性或弱阳性，不被NaF抑制，半数病例PAS染色阳性。具有特征性的染色是ACP染色阳性，不被左旋（L）酒石酸抑制（TRAP），阳性率达41%～100%。

5. 骨髓组织病理检验　增生活跃或低下，多毛细胞呈散在或簇状分布。胞质丰富、透明，胞核间距宽，成“蜂窝”状。核染色质细，呈毛玻璃样。

6. 免疫学检验　多数病例表现为一致和独特的B细胞的表型，即SIg大部分阳性，CD11c、CD22、CD25和CD103等表面抗原高表达。同时可有泛B细胞表面抗原协同表达，如CD19和CD20，而CD21等均阴性。少数病例具有T淋巴细胞的特性（能和绵羊红细胞形成花环），也有B、T杂交型毛白的报道。

7. 遗传学检验　常见$14q^{+}$、$6q^{-}$、del(14)(q22；q23)、IgH基因重排等异常。

实验诊断　外周血和/或骨髓中存在典型的多毛细胞，酸性磷酸酶（同工酶5）染色阳性，不被酒石酸抑制，这是诊断本病的主要实验依据；可进一步确定细胞的免疫表型；必要时可进行电镜检查以证实多毛细胞（SEM）及胞质中可见RLC（TEM）；也可进行骨髓组织病理检验。

HCL变异型诊断标准　① 白细胞计数升高；② 骨髓不发生“干抽”；③ 多毛细胞的胞浆呈短绒毛及宽大皱折，核染色质较浓，核仁清晰，电镜下胞浆中无RLC，少数细胞表面有球状突起；④ TRAP阴性，CD25和CD2阴性；⑤ 疗效不佳。

（六）幼淋巴细胞白血病的实验诊断

幼淋巴细胞白血病（prolymphocytic leukemia，

PLL)是一种特殊类型的淋巴细胞白血病。一般认为,属罕见的慢淋变异型,但也有人认为是急淋的一种亚型。

本病病程较慢淋为短,以 50 岁以上的男性居多,男女之比约为 4:1。临床特点为起病较缓,可无明显的自觉症状;无明显淋巴结肿大;脾肿大常为巨脾,肝可轻度肿大。

实验诊断

1. 血象　有不同程度的贫血。白细胞总数多数>100×10^9/L,以幼淋巴细胞占优势,有时几乎全为幼淋巴细胞。其形态学特点:细胞体积较淋巴细胞略大,直径为 12～14 μm,胞质丰富,浅蓝色,无颗粒,核/质比率低;胞核圆形或卵圆形,有些有切迹或呈锯齿状、不规则形;核染色质较原淋巴细胞为粗,但又比成熟淋巴细胞细,为粒状或块状,核膜周缘染色质相对增多;大而显著且多为单个的核仁是幼淋巴细胞的突出特征,核质与核仁发育不同步。此类细胞应与急淋和淋巴肉瘤白血病细胞相区别。

2. 骨髓象　骨髓增生明显活跃,有核仁的幼淋巴细胞可占 17%～80%,其他血细胞成分因受抑制而减少。

3. 细胞化学染色　PAS 阳性的幼淋巴细胞占 0%～19%。阳性颗粒大小不等,弥散分布于胞质中。SBB、POX、NAP 等染色均呈阴性反应。ACP 染色阳性,但 TRAP 阴性。T 细胞性幼淋细胞酸性非特异性酯酶(ANAE)为强阳性。

4. 免疫学检验　本病多数病例属 B 细胞型(B－PLL),此型幼淋巴细胞表面带有 SIgM,少数病例也可同时查到 SIgD(即多型表面膜标志)。单抗 FMC7(成熟 B 细胞抗原)几乎 100%阳性(而 CLL 只有 10%表达),CD19、CD20、CD22 阳性率达 90%以上,CD103、CD11c、CD5、CD10 阴性。某些 B 细胞幼淋患者可有少量 E 玫瑰花结形成细胞存在,可能是正常 T 淋巴细胞的残余。T 细胞型 PLL(T－PLL)较少见,CD2 阳性,CD5 阳性或阴性,CD19 阴性。

5. 遗传学检验　60%病例可见异常核型。B－PLL常见有 $14q^+$,t(6;12)(q15;p13),del(3)(p13),del(12)(p12－13)异常。T－PLL 主要有 inv(14)(q11;q32)和 $14q^+$ 异常。

实验诊断评价　临床上中至重度脾大,而淋巴结不大,以及外周血和骨髓中幼淋巴细胞明显增多为本病诊断要点。免疫表型诊断发现约 3/4 为 B－PLL:SIg^+、$CD19^+$、$CD5^-$、$CD10^-$、$FMC7^+$,其中 SIg 高表达具鉴别诊断意义;可见少数 T－PLL 呈 $CD2^+$,$CD19^-$。

(七) 成人 T 细胞白血病

成人 T 细胞白血病(adult T-cell leukemia, ATL)是一种特殊类型的 T 细胞受累的淋巴细胞白血病。本病有明显地区性,日本西南部、加勒比海地区和非洲中部三大地区流行,1985 年国内首次报道福建沿海地区存在流行区。本病好发于成年人,以中、老年为主,男性多于女性。临床可分急性型(最多见,即典型 ATL)、慢性型、隐袭型及淋巴瘤型。病情进展快,病程短,特征性表现为全身淋巴结及脾脏肿大(无纵隔肿块或胸腺肿瘤)、皮肤骨髓受损,外周血出现花瓣状核淋巴细胞,有溶骨损害及高钙血症。

I 型人类 T 细胞白血病病毒(human T cell leukemia virus type I, HTLV－1)与本病发生、发展密切相关。确诊有赖于血清 HTLV 抗体阳性及整合的 HTLV－1 原病毒基因序列的检出。

实验诊断

1. 血象和骨髓象　白细胞总数增高,在(10 ～ 500)$\times10^9$/L,外周血和骨髓出现多形核淋巴细胞,可占 10%以上,此类细胞大小不等,胞核呈多形性改变,扭曲、畸形或分叶状,核凹陷很深呈二叶或多叶,或折叠呈花瓣状,也称花细胞(flower cell)(图7－22)。贫血及血小板减少程度较轻。

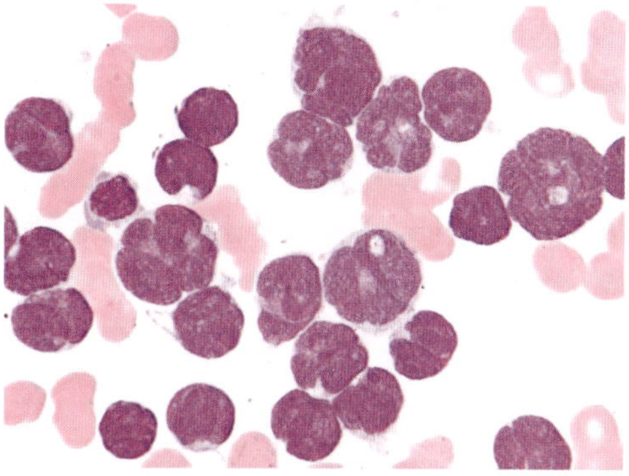

图 7－22　成人 T 淋巴细胞白血病

2. 细胞化学染色　ATL 细胞 POX 呈阴性;ACP 及 β-葡萄糖醛酸酶均呈阳性;非特异性酯酶阳性,但不被 NaF 抑制。

3. 免疫学检验　ATL细胞有成熟T细胞标志，表现为辅助T细胞（TH），其免疫学标志为$CD5^{+}$、$CD2^{+}$、$CD3^{+}$、$CD4^{+}$、$CD7^{-}$、$CD8^{-}$，还不同程度表达T细胞激活标记$CD25^{+}$，绵羊红细胞受体（Es）阳性。

4. 血清免疫学检查　患者血清抗HTLV抗体阳性，这是诊断ATL及HTLV-1健康携带者（无症状者）的重要依据。ATL细胞体外培养可出现HTLV，是C型病毒颗粒。

5. 遗传学及分子生物学检验　常见染色体异常是3q、6q、14q、inv(14)，还可有X染色体的缺失、t(9;21)、5p、$2q^{+}$、$17q^{+}$和18三倍体等。

有TcRβ基因重排、整合的HTLV-1原病毒基因序列的检出可确诊。

实验诊断评价、实验室诊断的主要依据是外周血白细胞数常增高，多形核淋巴细胞（花细胞）占10%以上；属T细胞型，有成熟T细胞表面标志（CD2、CD3、CD4阳性）；血清抗HTLV-1抗体阳性。

本病应与其他成人T细胞恶性增殖性疾病相鉴别，可通过形态学、抗HTLV-1抗体等加以鉴别。应用PCR技术检测HTLV-1基因序列，具有良好的敏感性和特异性。

（八）急性混合细胞白血病

急性混合细胞白血病（mixed acute leukemia，MAL）又名急性杂交性白血病（hybrid acute leukemia，HAL），是髓细胞系和淋巴细胞系共同累及的具有独特的临床生物学特征的一组急性白血病。

本病依白血病细胞来源及表达不同分三种类型：① 双表型（biphenotype）　确定有大于或等于10%的恶变细胞，同时表达淋巴细胞系和髓细胞系的特征。② 双系列型（bilineage）　白血病细胞一部分表达髓系特征，另一部分表达淋巴系特征，可同时发生，也可在6个月之内先后发生，这两部分白血病细胞均来自同一克隆，亦称镶嵌型（mosaic）。当这两部分白血病细胞分别起源于各自不同的克隆称双克隆型（biclone）。③ 系列转换型　指白血病细胞由一个系列向另一系列转化，且多在6个月以上病程时发生。

实验诊断

1. 血象和骨髓象　具有急性白血病的特征，注意有无Auer小体、胞质内有无颗粒及白血病细胞学特征。

2. 细胞化学染色　应用淋巴系列标志如PAS、TdT染色，同时应用髓系标志如POX、SBB、特异性酯酶、非特异性酯酶，同时要采用双标记染色检测发现既有淋系又有髓系特征的恶性细胞。

3. 免疫学检验　进行免疫标记检测，可行双标记检测，如荧光标记或双色流式细胞仪等方法。可发现表达一种细胞系以上的免疫学标记：可表达B、髓系标记；T、髓系标记；T、B、髓系标记或一个细胞同时有髓系及淋系标记。

4. 遗传学与分子生物学检验　90%的患者有克隆性染色体异常，其中以t(4; 11)和Ph染色体多见。具有Ph染色体的成人MAL预后差，其他异常还有$6q^{-}$、t(9; 12)、t(8; 21)等。

实验诊断评价　单纯形态学特征不能诊断MAL，免疫表型检验是诊断本病最重要的手段。近年来多采用积分法：急性混合细胞白血病的积分系统（Catovsky，1992修订），见表7-13。

急性混合细胞白血病的积分系统（EGIL，1994年）。

诊断双表型时必须一个细胞同时有髓系及淋系标志。T细胞以CD3为最具特异性，特别是CyCD3。CyCD22现认为是B系ALL最敏感的单抗，且急非淋均不表达，用于检测早期B细胞。同时要指出B细胞和T细胞同时存在者目前不列入急性混合细胞白血病，因为B、T淋巴细胞是起源于同一淋巴细胞系祖细胞的。

表7-13　急性混合细胞白血病的积分系统

积　分	B淋巴细胞系	T淋巴细胞系	髓细胞系
2	CyCD22	CyCD3	MPO
1	CD10，CD19	CD2，CD5	CyCD13，CD33
0.5	TdT	TdT，CD7	CD11，CD14，CD15

注：积分必须>2.5分才能诊断。

四、骨髓增生异常综合征

骨髓增生异常综合征（myelodysplastic syndrome，MDS）是一组获得性的、造血功能严重紊乱的、造血干细胞克隆性疾病。这种异常的干细胞克隆以高凋亡及失调低效的方式分化成熟，导致终末血细胞数量减少、功能及形态异常，这一克隆最终可丧失分化成熟能力而演变成急性白血病（绝大多数为 AML，很少数为 ALL）。

本病主要发生于老年人，临床表现为不明原因的难治性慢性进行性血细胞（可一系、二系或三系）减少，伴骨髓增生及病态造血，病程中常易发生致死性感染和出血。部分患者病情较稳定，表现为长期"良性病程"，1/3 以上的患者在数月至数年，或更长时间发展为急性髓细胞性白血病。MDS 可分为两类，一类为原发性，病因不明；另一类为继发性，射线、生物和化学毒物可能是主要诱因，发病年龄可较轻，也称治疗相关的 MDS。原发性 MDS 又分为五个亚型（分型标准见表 11－23）：难治性贫血（refractory anemia，RA）；环形铁粒幼细胞难治性贫血（refractory anemia with ringed sideroblasts，RARS）；原始细胞过多难治性贫血（RA with excess blasts，RAEB）；转化中的原始细胞过多难治性贫血（RAEB in transformation，RAEB－T）；慢性粒-单核细胞白血病（chronic myelomonocytic leukemia，CMML）。以上分型实质是白血病前的不同阶段，最后以 AML 告终。但由 MDS 转变成的 AML 对诱导化疗耐药，预后差。

实验诊断

1. 血象　本病初期血液学异常主要有贫血、血小板和中性粒细胞减少，多数病例同时有 3 项，也有 1～2 项减少，伴有 MDS 病态造血，见表 7－14。

2. 骨髓象　多数病例骨髓增生明显活跃，有少数增生正常或减低，伴明显病态造血（表 3－14）。

（1）红细胞系：多为明显增生，少数增生减低，原红和早幼红细胞增多，各阶段有核红大小不等，有类巨幼样变，可见核碎裂、核畸形、核分叶、双核或多核幼红细胞，核质发育不平衡，胞质嗜碱着色不均（图 7－23）。幼红细胞造血岛多见。

（2）粒细胞系：粒细胞系增生活跃或减低，原粒和早幼粒细胞可不同程度增高，伴成熟障碍，有的早幼粒细胞核仁明显、颗粒粗大，有的类似单核细胞，核凹陷或折叠。可有巨晚幼粒、杆状核及分叶过多的中性粒细胞，而吞噬功能降低（图 7－24）。

（3）巨核细胞系：巨核细胞数正常、减少或增多，且多为小巨核细胞，其特点是体积小、畸形，含单个核、双核、多核及分叶过多，核仁明显等（图 7－25），此有助于早期诊断。

骨髓增生减低型 MDS 约占 MDS 的 10％～15％，常有全血细胞减少，骨髓增生低下（骨髓穿刺 2 个部位以上），原始细胞增多，伴/不伴病态造血，或原始细胞不增多伴显著病态造血。常有 7 号染色体异常，转白率与典型的 MDS 无差别，中位存活时间较典型 MDS 长。

3. 细胞化学染色　骨髓铁染色常显示细胞外铁丰富，大多数病例的铁粒幼红细胞增多，有的可见环形铁粒幼红细胞（ringed sideroblast）。

4. 骨髓组织病理检验　多数病例骨髓造血组织过度增生，主要发现为不成熟粒细胞增多，并有未成熟前体细胞异常定位（abnormal localization of immature precursor，ALIP）（图 7－26），正常情况下，原始粒细胞、早幼粒细胞位于骨内膜表面。MDS 时此二种细胞聚集成簇，并位于骨髓中央。还可见到巨核系形态、定位异常和网络纤维增生等改变。

表 7－14　MDS 病态造血

	红　系	粒　系	巨 核 系
骨髓	过多或过少	核分叶过多或过少	小巨核细胞
	巨幼样变	Pelger 样核异常	多个圆形巨核
	幼红细胞多核	颗粒过多或过少	单圆核巨核
	核可畸形、分叶、碎裂	成熟细胞胞质嗜碱	
	环形铁粒幼红细胞	双核或畸形核中幼粒	
外周血	有核红细胞	幼稚或原始细胞	巨大血小板
	巨大红细胞	其他同骨髓	小巨核细胞
	异形红细胞		

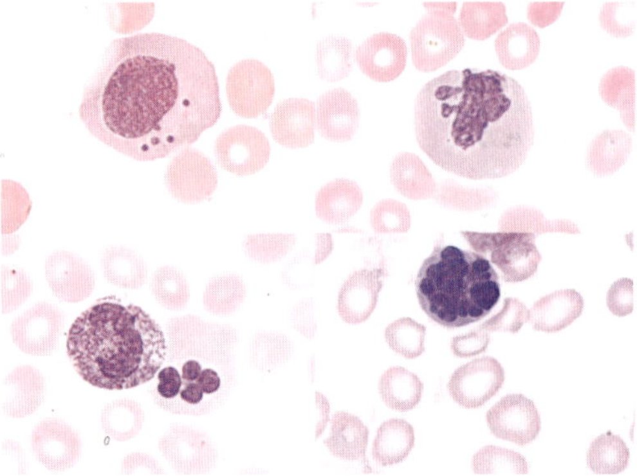

图 7-23　MDS 红系病态

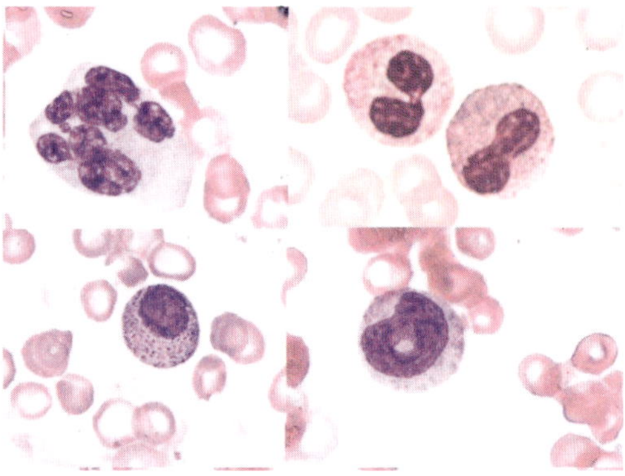

图 7-24　MDS 粒系病态

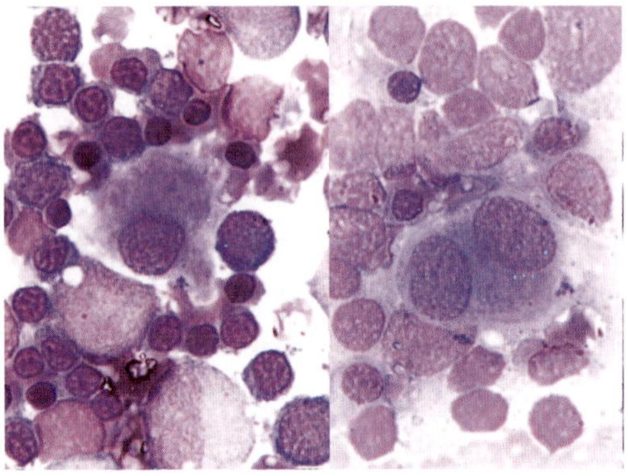

图 7-25　MDS 巨系病态

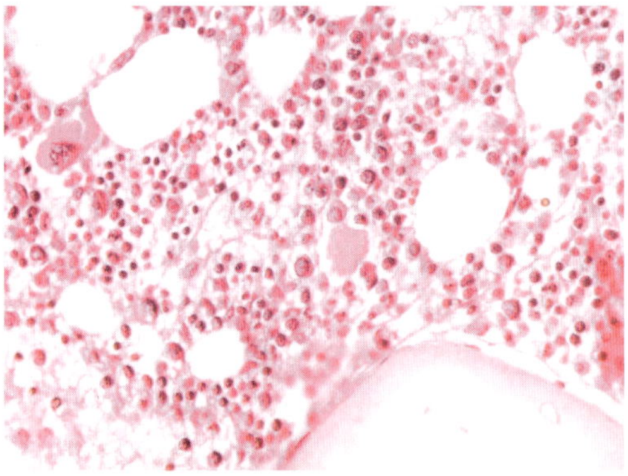

图 7-26　MDS 骨髓切片 ALIP 现象

5. 免疫学检验　髓系细胞表面抗原及淋巴细胞亚群分布异常是 MDS 病态造血的另一种表现，外周血 $CD3^+$、$CD4^+$ 细胞减少，CD4/CD8 比值减低或倒置，与 MDS 病态发育相关。早期 B 系细胞标志 CD19，HLA-DR 及 $C\mu$ 链阳性细胞依 RA、RAEB、RAEB-T 顺序增多，表明 MDS 存在淋巴细胞发育障碍。CD11b 细胞减少提示成熟粒细胞减少。文献报道 $CD34^+$ 细胞在外周血出现的 MDS 易进展为 ALL。

6. 体外造血祖细胞培养　细胞集落(CFU-GM)形成的能力减低，集落密度减少、"流产"或无生长，形成许多小细胞簇，集簇/集落比值升高，集落细胞成熟障碍。能形成集落和小簇者预后较好，无集落和形成大簇者易演变为白血病。

7. 遗传学与分子生物学检验　35%～70%患者有染色体异常，而 80%以上的继发性 MDS 患者有核型异常。骨髓细胞克隆性染色体核型改变以 $-5/5q^-$、$-7/7q^-$，+8，$20q^-$，-Y 等较为常见，此外还有 $11q^-$，$13q^-$，$17q^-$ 等。

用 PCR 和 DNA 直接测序法检测 N-ras 点突变常发生在 12、13 位密码子，可见于临床各型(40%)，ras 点突变预示向白血病的转化的标志(或转化成 AML 的几率高)。ras 基因活化发生于 MDS 早期，erb 基因扩增与其接近 7 号染色体易位断裂有关，有 P53 基因突变者都有 $17p^-$，现已明确 P53 基因位于染色体 17p13.1。MDS 演变为 AML 时，仍带有原来异常核型，表明在 MDS 时白血病克隆已经建立。

实验诊断评价　外周血和骨髓象原始细胞及病态造血是 MDS 诊断的关键，原始细胞比例、环形铁粒幼细胞的多少及外周血中单核细胞的绝对值是 MDS 分型(表 7-15)的依据。

1986 年天津会议，提出了原发性 MDS 的诊断建议草案：① 骨髓至少有两系病态造血；② 外周血一系、二系或三系血细胞减少，偶有白细胞增多，可见病态造血；③ 病态造血非 MDS 所特有，应除外其他引起病态造血的疾病；④ 建议将 MDS 分四期：RA、RARS、RAEB 和 RAEB-T。各期诊断标准同

表 7-15　MDS 的诊断及分型标准(FAB)

亚　型	原始粒细胞		骨髓中环状铁粒幼细胞(%)*	外周血中单核细胞×10^9/L	Auer 小体#
	骨髓	外周血			
RA	>5	<1	<15	不定	(—)
RARS	>5	<1	>15	不定	(—)
RAEB	5～20	<5	±	<1	(—)
RAEB-T	21～30	≥5	±	<1	(±)
△CMML	5～20	<5	±	>1	(—)

注：*　占红系细胞的%；#　见到 Auer 小体，即使其他条件不符合，亦诊断为 RAEBT。△CMML 现已不列入 MDS。

FAB,CMML 已为白血病不列入 MDS。若外周血中单核细胞大于 1×10^9/L，则分别诊断为单核细胞增多。RAEB-T 可按早期白血病处理。

WHO 建议取消 RAEB-T 类型，将原始细胞>20%作为 AML 诊断标准，同时对于那些有细胞遗传学异常的患者，如 AML 伴 t(8; 21)(q22; q22), AML(CBFα)/ETO;急性早幼粒细胞性白血病[AML 伴 t(15; 17)(q22; q11-22),(PML/RARα)];AML 伴异常的骨髓嗜酸细胞增生[inv(16)(p13; q22)或 t(16; 16)(p13; q22),CBF/MYH11]; AML 伴 11q23(MLL)等异常者，尽管骨髓原始细胞<20%，在以前的 FAB 分类中分为 MDS,但现在应诊断为 AML。将 MDS 分型如下：

(1) 难治性贫血：伴有环形铁粒幼细胞(RARS);不伴有环形铁粒幼细胞(RA)。

(2) 难治性血细胞减少伴有多系增生异常(RCMD)。

(3) 难治性贫血伴有原始细胞过多(RAEB)。

(4) $5q^-$综合征。

(5) 骨髓增生异常综合征，不能分类。

五、白细胞增多症及类白血病

白细胞增多(leukocytosis)是指循环池中的白细胞计数>10×10^9/L。通常以某一种白细胞增多为主，最常见嗜中性粒细胞增多，其次为嗜酸粒细胞增多。当白细胞数显著增高并出现类似白血病表现的血象改变，称类白血病反应。

(一) 中性粒细胞增多症的实验诊断

中性粒细胞增多症(neutrophilia)是指中性粒细胞计数绝对值>7×10^9/L(成人)。其增多的机制有白细胞生成增多；白细胞由骨髓释放入血加速；白细胞由边缘池向循环池转移；中性粒细胞从外周血游走进入组织减少或上述某些原因的综合作用。中性粒细胞增多的病因有感染、组织坏死、非感染性炎症、代谢紊乱、某些药物与毒物、急性失血、急性溶血、肿瘤性疾病、遗传性疾病及生理性原因等。临床上分为急性型和慢性型。

实验诊断

1. 血象　白细胞升高，以成熟中性粒细胞增多为主，绝对值>7×10^9/L。当严重感染时细胞质可见中毒颗粒、空泡、Dohle 小体，胞核固缩。亦可出现幼稚红细胞和幼稚粒细胞，见于重症急性溶血性贫血、骨髓病性贫血等。

2. 骨髓象　不明原因中性粒细胞增多或血象发现幼稚细胞就必须进行骨髓穿刺检查或活检以明确病因。

3. NAP 检测　细菌感染 NAP 积分和阳性率增高或明显增高，急、慢性髓细胞白血病 NAP 降低或明显降低。

4. 硝基四氮唑蓝(NBT)还原试验　细菌感染时 NBT 升高，病毒感染是 NBT 在正常范围。

5. 其他检验　根据临床和实验所提供线索，可作细胞遗传学及有目的选择对疑似原发病诊断有价值的检验项目。

实验诊断评价　外周血中性粒细胞升高即可诊断本病。但引起中性粒细胞增多的病因很多，必须尽早对原发病作出诊断，特别是区分良性和恶性病因，以免贻误治疗。要详细结合病史，如家族史、药物史、感染史、长期吸烟史及潜在恶性病症状和体征加以鉴别。以血象和 NAP 检测为基本实验方法，依法进一步做相关检验，以尽早明确原发病诊断。

(二) 嗜酸性粒细胞增多症的实验诊断

嗜酸性粒细胞增多症(eosinophlia)是外周血分类嗜酸性粒细胞超过 4%或绝对值超过 0.45×10^9/L。嗜酸性粒细胞增多可见于多种疾病，可统称为嗜酸性粒细胞增多综合征(eosinophilic syndrome)。本症的病因以寄生虫感染和变态反应性疾病最为常见，此外，还可见于青霉素等药物过敏、剥脱性皮炎等皮肤病、淋巴瘤、多发性骨髓瘤与血液病、肺浸润、嗜酸性淋巴肉芽肿、类风湿等结缔组织病和特发性高嗜酸粒细胞综合征。

实验诊断

1. 血象　白细胞总数可增高，嗜酸性粒细胞增多。按程度分为轻、中、重三级：① 轻度：嗜酸性粒细胞<15%，直接计数在 1.5×10^9/L 以下；② 中度：嗜酸性粒细胞 15%～49%，直接计数在 $(1.5\sim5.0)\times10^9$/L；③ 重度：嗜酸性粒细胞 50%～90%，直接计数在 5.0×10^9/L 以上。嗜酸性粒细胞胞质量较多，有空泡或脱颗粒嗜酸性粒细胞。部分病例可见幼稚细胞，甚至原始细胞。约半数病例有贫血。

2. 骨髓象　骨髓增生活跃或明显活跃，嗜酸性粒细胞增多，可见幼稚型，以嗜酸性晚幼粒多见。红细胞系及巨核细胞系多属正常。骨髓检查对确定嗜酸性粒细胞增多症的病因帮助不大，但有助于排除嗜酸性粒细胞白血病。

实验诊断评价　本症的诊断主要依据多次的血常规检查及嗜酸性粒细胞绝对计数，外周血嗜酸性粒细胞如分类超过 4%或绝对值超过 0.45×10^9/L 时，诊断成立。但外周血嗜酸性粒细胞计数也有昼夜生理变异，夜间尤以清晨 3 时为最高，比上午 8 时高 30%，上午 9～11 时最低，比上午 8 时低 20%。因此，临床上以上午 8 时为采血检测嗜酸性粒细胞的最佳时间，所得数值可作为基础水平。

(三) 类白血病反应的实验诊断

类白血病反应(Leukemoid reaction)是指机体对某些刺激因素所产生的类似白血病表现的血象反应，类白血病反应简称类白反应。其特点：① 血象类似白血病表现但非白血病，白细胞数显著增高，或有一定数量的幼稚细胞出现；② 绝大多数病例有明显的致病原因，以急、慢性感染和恶性肿瘤多见，其次是中毒、出血、溶血及急性组织损伤；③ 在原发疾病好转或解除后，类白反应也迅速自然恢复；④ 本病预后良好。

根据外周血白细胞总数的多少可将类白反应分为白细胞增多性和白细胞不增多性两型，临床以增多性类白反应多见。若按病情的缓急可分为急性和慢性两型。

实验诊断

1. 血象　外周血白细胞计数除少数病例不增多外大多显著增加，常 $>50\times10^9$/L，一般不超过 120×10^9/L，按增加细胞类型分类分为中性粒细胞型、淋巴细胞型、嗜酸性粒细胞型、单核细胞型以及浆细胞型等。不同类型的白细胞呈现形态异常如胞质中常见中毒颗粒、空泡、胞核固缩、分裂异常等。红细胞和血红蛋白无明显变化，血小板正常或增多。

2. 骨髓象　类白反应患者骨髓象一般改变不大，除增生活跃及核左移外，常有毒性颗粒改变。少数病例原始和幼稚细胞增多，但形态正常。通常红细胞系和巨核细胞系无明显异常。

3. 其他检查　中性粒细胞碱性磷酸酶活性和积分明显增高，Ph 染色体阴性以及组织活检、病理学检查有助于排除白血病。

实验诊断评价　类白反应诊断必须结合临床，应存在原发疾病。原发病治疗或好转，此类反应迅速消失。有明确的病因，如严重感染、中毒、恶性肿瘤、大出血、急性溶血、过敏性休克、服药史等。实验室检查必须排除相应的白血病。红细胞和血小板计数一般正常，严重者亦可下降，一般出现感染性血象和骨髓象特征。而没有白血病细胞的形态畸形等，没有染色体异常。NAP 积分则明显增高。

六、白细胞减少症和功能异常疾病

(一) 白细胞减少症的实验诊断

白细胞减少症(Leukopenia)是由各种病因引的外周血白细胞持续低于正常值(成人 4.0×10^9/L)的一组综合征。当中性粒细胞绝对数低于 2.0×10^9/L 时称为粒细胞减少症(granulocytopenia)；低于 0.5×10^9/L 时称为粒细胞缺乏症(agranulocytosis)。多数情况下，白细胞减少症是由于中性粒细胞减少所致。粒细胞缺乏症是粒细胞减少症发展到严重阶段的表现。中性粒细胞减少的程度常与感染的危险性有明显相关，因此粒细胞缺乏症所发生的感染更严重。

引起粒细胞减少的病因和发病机制是，① 粒细胞生成障碍：有先天性和获得性，如化学药物、放射线、严重感染及恶性疾病等引起；② 粒细胞破坏和消耗过多：粒细胞在抗感染中消耗或破坏过多以及免疫性机制所破坏；③ 释放障碍：粒细胞从骨髓向血内释放障碍（见于惰性白细胞综合征 lazy leukocyte syndrome）；④ 混合型：以上 2 种病因合并存在；⑤ 分布异常：边缘池粒细胞增多，循环池粒细胞减少，称为转移性或假性粒细胞减少。

少数白细胞减少患者可以无明显症状，只是检查中偶尔发现，多数患者有头晕乏力、肢软、疲倦、食欲减退及低热等。可有或无反复感染征象，如口腔炎、上呼吸道感染等。粒细胞缺乏症极易发生严重感染，起病急骤，畏寒高热、乏力及周身不适，肺、泌尿系、口咽部和皮肤是最常发生感染的部位，黏膜可有坏死性溃疡，死亡率可高达 25%。

实验诊断

1. 血象　外周血白细胞计数＜4.0×10^9/L，外周血中性粒细胞绝对值＜2.0×10^9/L，其细胞核常固缩，胞质内出现空泡、中性颗粒。淋巴细胞相对增多，有时单核细胞及浆细胞亦相对增多。当恢复期时，血涂片中可出现中幼或晚幼粒细胞。红细胞及血小板大致正常。

2. 骨髓象　增生减低可见生成障碍型或成熟障碍型。其主要表现为粒系细胞明显减低，幼粒细胞可出现颗粒、空泡及退行性变化。淋巴细胞、浆细胞、网状细胞可相对增加。红细胞系及巨核细胞系多为正常。当骨髓增生活跃，粒系各期细胞增生良好，形态正常，表明粒细胞减少非骨髓生成障碍所致。

3. 泼尼松龙实验　口服泼尼松龙 40 mg，正常者在口服 5 h 后中性粒细胞数上升达高峰，应＞2.0×10^9/L，以检测骨髓细胞储备能力。

4. 肾上腺素试验　一般采用皮下注射 0.1% 肾上腺素溶液 0.1 mL，中性粒细胞从边缘池进入循环池，其作用持续时间为（20～30）min。粒细胞上升值一般低于 $(1\sim1.5)\times10^9$/L，若超过此值或增加 1 倍，则提示患者粒细胞分布异常，即边缘池粒细胞增多，循环池粒细胞减少，如无脾脏肿大，则可考虑为“假性中性粒细胞减少症”。

5. 血清溶菌酶试验　患者血清中溶菌酶浓度及（或）溶菌酶指数，是反映粒细胞破坏有否增加的指标。

6. 中性粒细胞特异性抗体检测　① 白细胞聚集反应：主要检测中性粒细胞同种抗体；② 免疫荧光粒细胞抗体检测法（immunofluorescent granulocyte antibody assay）：用荧光标记抗免疫球蛋白血清及流式细胞仪检测；③ ^{125}I 葡萄球菌 A 蛋白结合法（binding of ^{125}I-staphylococcal protein A）：葡萄球菌 A 蛋白能与 IgG 亚型 1、2、4 的 Fc 分段结合，从而可对粒细胞结合的 IgG 抗体进行定量检测；④ 依赖抗体的淋巴细胞介导粒细胞毒（antibody-dependent lymphocyte-mediated granulocyte toxicity）检测。

7. 骨髓 CFU－GM 培养及粒细胞集落刺激活性（CSA）检测　可鉴别干细胞缺陷或体液因素异常。

8. DF^{32}P 标记中性粒细胞动力学检测　可了解中性粒细胞的细胞动力学，检测各池细胞数、转换时间及粒细胞寿命，有助于粒细胞减少的发病机制分析及病因诊断。

实验诊断评价　血象检测白细胞数及其分类是诊断白细胞减少症的依据，由于白细胞数的生理性变异较大，必须反复几次查血象方能确定有无白细胞减少。采血部位以手指采血较耳垂采血来得稳定，住院患者提倡静脉血检查。采血的部位及采血时间要固定，手工或自动细胞计数器应每天进行质控标准检查。

同时应注意观察有无异型淋巴及异常细胞。诊断成立后要进一步鉴别病因及其发病机制，首选肾上腺素试验（无心脏病者）以排除假性粒细胞减少症。骨髓检查可观察粒细胞增生程度，可除外其他血液病。关于中性粒细胞特异性抗体的检测，用荧光标记抗免疫球蛋白血清及流式细胞仪方法所得的结果较精确，而以白细胞聚集反应来检测的方法难于标准化，特异性亦差。

（二）中性粒细胞功能异常的实验诊断

中性粒细胞功能异常（neutrophil dysfunction）是一组少见病。本病有先天性缺陷和获得性缺陷，见表 7－16。功能异常可由以下原因造成：抗体/补体缺陷、胞浆运动异常、脱颗粒异常、杀微生物活性异常。

实验诊断

1. 血象　白细胞总数及分类可先明显异常，注意白细胞胞质内巨大包涵体和颗粒，这是诊断 Chedick-Higashi 综合征的重要依据。

2. 白细胞吞噬功能试验　吞噬率和吞噬指数降低，对疑有中性粒细胞吞噬功能低下者有诊断价值。

表 7-16 中性粒细胞功能异常的原因和机制

原因	机制
先天性缺陷	
白细胞黏附功能缺陷	缺乏白细胞黏附蛋白中介素 B-2(CD11/CD18)的表达
惰性白细胞综合征	中性粒细胞随意、趋化运动缓慢
Chediak-Higashi 综合征	细胞趋化、脱颗粒、杀微生物活性异常
抗体/补体缺陷	吞噬功能缺陷
Kartagener's 综合征	趋化异常 胞浆运动异常
特异性颗粒缺陷	趋化异常，杀微生物活性异常
慢性肉芽肿	中性粒细胞超氧化物生成减少，杀微生物活性明显减弱
获得性缺陷	
药物诱发(糖皮质激素)	抑制趋化移动、吞噬功能
乙醇中毒	趋化运动缓慢、杀微生物活性异常
代谢性疾病(糖尿病、营养不良、免疫性疾病、肾炎等)	黏附、趋化运动和吞噬功能异常
HIV 感染	趋化运动、吞噬、杀微生物功能异常
骨髓增生性疾病	吞噬和杀微生物功能异常

3. 硝基四氮唑蓝(NBT)还原试验　可作为中性粒细胞吞噬、杀菌功能异常的过筛试验。儿童慢性肉芽肿、髓过氧化酶缺乏症、HIV 感染等中性粒细胞吞噬、杀菌功能异常患者，其中性粒细胞不能将 NBT 还原成一种蓝黑色甲臜。

4. 白细胞趋化性试验　趋化指数降低表示趋化功能异常，可见于 Kartagener's 综合征、Chediak-Higashi 综合征等。

5. 白细胞黏附功能检验　白细胞的杀菌和吞噬功能与其黏附功能有关。

6. 中性粒细胞免疫表型分析　特别检出 CD11/CD18 的表达。表达阴性，表示黏附功能异常。

实验诊断评价　经常发生细菌感染的患者，应该考虑到中性粒细胞缺陷的可能性。许多检测中性粒细胞功能的实验都是活性检测，因此有很大的可变性，在下结论时要慎重，通常要结合临床。对中性粒细胞功能异常的可疑患者，应做免疫系统检查(特别是血清免疫球蛋白水平)，因抗体缺乏最终也能导致调理素作用以及吞噬作用的低下。另外要作中性粒细胞表型分析，特别要检测 CD11 和 CD18 复合物的表达。

七、传染性单核细胞增多症

传染性单核细胞增多症(infectious mononucleosis, IM)简称传单，是一种急性或亚急性淋巴细胞反应性增生的自限性传染病。多由 EB(Epstein-Barr)病毒感染所致。本病好发于儿童及青少年，我国各地均有发病，以南方较多，多呈散发型，秋末冬初多见。主要通过经口的密切接触或通过飞沫传播，也可通过性传播，偶可经血传播。本病传染性低，甚少引起流行，病程常具有自限性。其发病机制尚未完全阐明。病毒侵入体内，经 5～15 d 的潜伏期后发病。典型的临床表现为不规则发热、咽峡炎(angina)、颈淋巴结肿大为特征，亦可出现肝脾肿大和皮疹等。有时临床变化较多。少数可出现溶血性贫血、心肌炎、心包炎、肺炎、肾炎、腹水、睾丸炎等。

实验诊断

1. 血象　早期白细胞计数正常，一周后逐渐增加，大多在 20×10^9/L 以下，高者可达 $(30\sim60)\times10^9$/L，少数白细胞数可减低。淋巴细胞>50%，异型淋巴细胞大多超过 10%～20%。后者于疾病第 4、5 d 开始出现，第 7～10 d 达高峰，可持续存在 4～8周。红细胞和血小板多为正常。

异型淋巴细胞的形态分为三型，① Ⅰ型(泡沫型或浆细胞型)：胞体中等大，核偏心，椭圆，肾形或分叶形，染色质呈粗颗粒状或粗网状。胞质少，嗜碱性强，呈深蓝色，含有空泡或呈泡沫状，可有少量颗粒。② Ⅱ型(不规则型或单核细胞样型)：细胞大小较一致，较Ⅰ型大，形态不规则，核呈圆形、椭圆形或不规则型，核染色质较Ⅰ型细致，亦成网状，胞质丰富，较不均匀，嗜碱性较轻呈浅灰蓝色，边缘深染而不齐，无空泡，可有少量颗粒。③ Ⅲ型（幼稚型）：胞体较大，直径 15～18 μm，核圆形或卵圆形，染色质细致、均匀，呈网状排列，可见核仁 1～2 个，胞质呈蓝色，一般无颗粒，可有分布较均匀的小空泡。

周围血中的异型淋巴细胞，主要是 T 淋巴细胞（83%～96%），少数为 B 细胞（4%～7%）。

2. 骨髓象　淋巴细胞增多或正常，可见异形淋巴细胞，但不及血中所见者多，原淋巴细胞不增多，组织细胞可增生。

3. 嗜异性凝集试验（Paul-Bunell test，P－B 试验）　患者血清中存在嗜异性抗体，该抗体属于 IgM，能使绵羊和马的红细胞凝集，故称嗜异性凝集素。它不被含有 Forssman 抗原组织（例如豚鼠肾、马肾）所吸收，本试验用于检测受检者血清中绵羊红细胞凝集的滴定度，正常人为 1∶100，本病患者 ≥1∶224。试验的阳性率达 90%，起病后第 1～2 周出现，第 2～3 周凝集素滴定度最高，一般能在体内保持 3～6 个月或更长时间。少数病例（约 10%）的嗜异性凝集试验始终阴性，大多属轻型，尤以儿童多见。

本试验是一种非特异性血清学反应，在部分人注射马血清后，以及血清病、风疹、病毒性肺炎等也可呈阳性反应，可对阳性血清进行鉴别吸收试验予以鉴别。IM 患者的红细胞凝集素不被或不完全被 Forssman 抗原吸收，但可被牛红细胞吸收，而其他疾病及血清病的绵羊红细胞凝集素可被 Forssman 抗原吸收。

4. 单点试验（monospot test）　为检测嗜异性抗体的快速玻片凝集法。本法以甲醛化的马红细胞代替嗜异性凝集试验的绵羊红细胞，以牛红细胞抗原取代牛红细胞。具有较强特异性和敏感性，试验仅用一滴血即可，是诊断本病最常用的快速试验。

5. EBV 抗体检测　通过免疫荧光试验及电子显微镜作抗 EBV 的特异性抗体检测对本病具有诊断价值，尤其对鉴别巨细胞病毒所致单核细胞增多症者有用。抗 EB 病毒膜壳抗原（VCA）的 IgM、IgG 抗体于急性期阳性率高，是本病急性期诊断的重要指标。IgM 可持续数月，IgG 可持续终身。早期抗体（EA）出现时间稍晚于抗 VCA 的 IgG，可持续数年。抗 EB 核心抗体（EBNA）在急性感染后出现，持续终身。故诊断 EBV 感染引起的 IM 时抗 VCA 抗体阳性，抗 EBNA 抗体阴性。

6. 其他检验　从疾病第二星期开始多见肝功能异常（胆汁淤积所致），部分患者可有蛋白尿，出现红细胞、白细胞及管型。腹泻时大便稀或水样，可有黏液，少数含脓血，显微镜见多少不等白细胞。中枢神经受累时，脑脊液葡萄糖量正常，蛋白质可轻度增高，细胞数可增加，多为淋巴细胞。

实验诊断评价　IM 的诊断除临床发热、咽峡炎、淋巴肿大特征外，外周血中淋巴细胞增高，异型淋巴细胞（>10%），而骨髓象大致正常是本病的基本特征。嗜异性凝集试验阳性，嗜异性凝集素可被牛红细胞吸附而不被豚鼠肾吸附，是重要诊断及鉴别诊断的依据。抗 EBV 抗体检查，抗病毒壳抗原（VCA）IgM 抗体出现早、阳性率高，而抗 EBNA 阴性是急性期重要的诊断指标。

八、恶性组织细胞病

恶性组织细胞病（malignant histocytosis，MH），简称恶组，是恶性组织细胞异常增生性疾病。本病任何年龄均可以发病，以青壮年多见，男女之比约 3∶1。恶性组织细胞浸润，常累及多个脏器，除常见的肝、脾、淋巴结、骨髓等处侵及以外，其他许多器官和组织如肺、胸膜、心、消化道、胰、胆囊、肾、皮肤、乳房、神经系统及内分泌腺等也可受累。恶性组织细胞呈斑片状浸润，有时也可成粟粒、肉芽肿样或结节状改变，一般不形成肿块，很少见纤维组织增生。有吞噬血细胞现象。病灶的多形性、异形性及吞噬性是恶组病理组织学的共同特点。

临床起病急骤，以高热、贫血、肝、脾、淋巴结肿大、全血细胞减少、出血和进行性衰竭为主要特征。患者多在几个月内死亡。由于临床表现的多样性，因此本病极易造成误诊和漏诊。

实验诊断

1. 血象　大多有全血细胞进行性减少，贫血为正细胞、正色素性；白细胞计数早期高低不一，疾病中、晚期减少。血小板多数减少。分类中少数可有中、晚幼粒细胞和有核红细胞，部分病例在片尾可找到异常组织细胞和不典型单核细胞。浓缩白细胞层涂片，可提高异常组织细胞的检出率。

2. 骨髓象　骨髓多数增生活跃，常可发现数量不等、形态异常的恶性组织细胞，其中，以异常组织细胞和/多核巨组织细胞是本病的最重要的诊断依据。由于病变分布不均，多次多部位骨髓穿刺可提高阳性检出率。

根据恶性组织细胞的形态学特征，可有以下五个类型。① 异常组织细胞：细胞大小不等，一般体积较大，直径可达 20～30 μm，形态畸异。核圆形、椭圆形或不规则形，有时有分枝状，偶有双核者，染色质呈细致网状，核仁常较大而清楚。胞质较丰富，带有伪足伴突起，着色深蓝或浅蓝，可有细小的嗜苯胺蓝颗粒，空泡常见(图 7-27)。② 多核巨组织细胞：胞体巨大，直径为 50～95 μm。通常含核3～6个，彼此贴近或呈分叶状，核仁显隐不一。胞质浅蓝，无或有少数嗜苯胺蓝颗粒。③ 吞噬型组织细胞：胞体大，外形可不规则，核椭圆形，单核或双核，偏位，染色质疏松，核仁大而清楚。胞质丰富含有被吞噬的成熟红细胞或其碎片、幼红细胞、血小板及中性粒细胞等，一个吞噬性细胞最多可吞噬 20 余个红细胞。④ 淋巴样组织细胞：细胞大小、外形和大淋巴细胞或内皮细胞相似。胞核常偏于一侧，染色质较细致，偶见核仁。胞质浅蓝色，有时可含细小颗粒。⑤ 单核样组织细胞：形似单核细胞，但核染色质较粗，胞质浅蓝色，有时含细小颗粒。

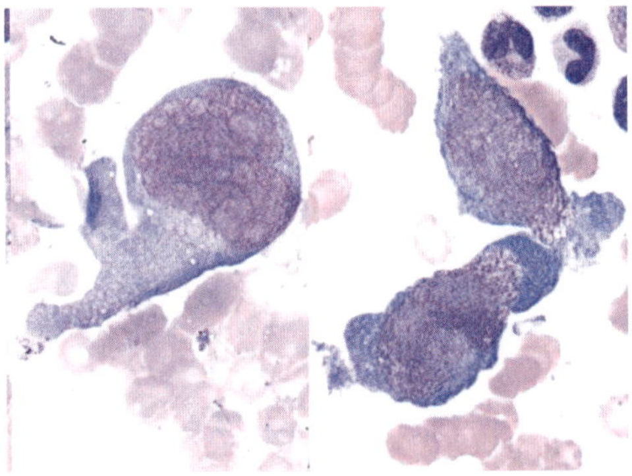

图 7-27 恶性组织细胞病

3. 细胞化学染色 恶性组织细胞过氧化物酶染色为中度或强阳性，苏丹黑 B 和 β-葡萄糖醛酸酯酶呈阴性反应；酸性磷酸酶染色为中度或强阳性可被酒石酸抑制；非特异性酯酶呈弥漫性中度到强阳性，以醋酸 α 萘酚为基质的特异性酯酶染色，单核细胞和异常组织细胞都为阳性，如改用 AS-D萘酚作为基质，单核细胞可被氟化钠所抑制，而恶性组织细胞非特异性酯酶染色仍为阳性；胞浆溶菌酶阳性；NAP 阳性率及积分均明显低于正常值。

4. 其他检查 恶性组织细胞免疫标记检查为 $CD68^+$、Ia^+、$LeuM_3^+$，提示恶性组织细胞起源于单核-吞噬细胞系统。恶性组织细胞病染色体核型变化常以多倍体为著，有较高比例的亚三倍体和超二倍体，此外可有染色体易位，恶性组织细胞在第 5 对染色体长臂有恒定破裂点(5q35bp)。这可能是一种与本病有关的重要标志。本病 62%患者有血清谷丙转氨酶增高，54.3%尿素氮增高；47.6%血沉增快，部分患者乳酸脱氢酶、碱性磷酸酶升高。另外其血清铁蛋白含量也明显高于正常人。

5. 组织活检 肝、脾、淋巴结及其他受累组织病理切片中可见异常组织细胞的浸润。

实验诊断评价 本病的病理特点和临床表现多样性使临床诊断常常较困难，误诊率可达 50%，故除强调临床表现的重要性外，细胞学检验是诊断的关键，全血细胞进行性减少，检出异常组织细胞及多核巨组织细胞可确定诊断。外周血白细胞层涂片检验，及多部位多次骨髓穿刺检查或胸骨穿刺检验以提高诊断率。如仍不能确诊应尽早作淋巴结穿刺及活检，脾活检(脾大者)阳性率较高。亦可对疑有累及的脏器做病理检查，可对痰液涂片及浆膜腔积液浓缩涂片找恶性组织细胞。本病确诊时要排除反应性组织细胞增多症者。

此外，过去已诊断为“恶组”的部分病例，现在看来多属于 Ki-I 阳性间变性大细胞淋巴瘤、T 细胞性、B 细胞性或尚不能确定细胞类型的淋巴瘤。特别是小肠“恶组”，真正的“恶组”只占少数。随着细胞表面标志物检测的广泛开展，使医务工作者对“恶组”的诊断有了新的认识。总之，恶性组织细胞病诊断的相关检验，只有在对组织细胞组织化学、免疫表型、生物学及病理学更深入的研究和提高的基础上，才能逐步完善其诊断方法，提高诊断水平。

九、恶性淋巴瘤

恶性淋巴瘤(malignant lymphoma，ML)是一组原发于淋巴结或淋巴组织的恶性肿瘤。淋巴瘤发病率为男性 1.39/10 万，女性 0.84/10 万。本病的病因尚不清楚，迄今较重要的有病毒病因学说。EB病毒可能是其病因。人类 T 细胞白血病/淋巴瘤病毒(HTLV-Ⅰ)被证明是某类 T 细胞淋巴瘤的病因。另一逆转录病毒 HTLV－Ⅱ近来被认为与 T 细胞皮肤淋巴瘤-蕈样肉芽肿的发病有关。组织病理学上将淋巴瘤分为霍奇金病和非霍奇金淋巴瘤两大类。

(一) 霍奇金病的实验诊断

霍奇金病(Hodgkin disease，HD)是 1 种淋巴系统恶性增殖性疾病。本病见于任何年龄，但以青壮年居多，其发病率较非霍奇金淋巴瘤低。

霍奇金病的特征性恶性细胞，即 R－S(Reed-sternberg)细胞，其恶性增生主要发生在淋巴结构内。表现为体表单侧性的一组或单个淋巴结肿大，以颈部为常见，其次是腋下，深部淋巴结肿大较少见。以后可累及其他部位淋巴结和/或淋巴器官和组织。起病隐匿、进展缓慢。临床表现为无痛性进行性淋巴结肿大，可伴有肝脾肿大、盗汗、乏力、皮肤瘙痒等。

实验诊断

1. 组织病理学检验　霍奇金病的组织学诊断必须发现 R－S 细胞。其典型形态为巨大双核或多核细胞，直径 25～30 μm，最大可达 100 μm，细胞呈圆形或椭圆形、肾形或不规则形。胞核较大，直径 15～18 μm，呈圆形、分叶状或扭曲形，多为 2 个，也有单个或多个。呈对称性双核者称为“镜影核”，这样的细胞也称为“镜影细胞”，核仁巨大而明显，1 个或多个，核膜清晰，染色质呈颗粒状或网状，胞质较为丰富，染蓝色或淡紫色，有不规则的胞质突起，无或有少数嗜天青颗粒。典型的 R－S 细胞在霍奇金病的诊断上有重要意义。有的可见到一种变异型的 R－S 细胞，胞体较大，呈腔隙型，称腸窝细胞(lacunar cell)。但若病理组织学已证实为恶性淋巴瘤，而缺乏 R－S 细胞，结合临床亦可做出霍奇金病的诊断。霍奇金病组织学分型，见表 7－17。

2. 血象　多数患者早期无贫血，以后约 30% 患者有小细胞低色素性贫血，也可为正色素正细胞性贫血。仅少数白细胞数轻度或明显增加，伴中性粒细胞增多。约 20% 患者嗜酸性粒细胞升高。骨髓被广泛浸润或发生脾功能亢进时，可有全血细胞减少，晚期患者常有严重贫血。

3. 骨髓象　病变早期正常，晚期仅 3% 病者骨髓涂片可找到 R－S 细胞(图 7－28)，骨髓活检发现 R－S 细胞阳性率高于涂片，达 9%～22%。

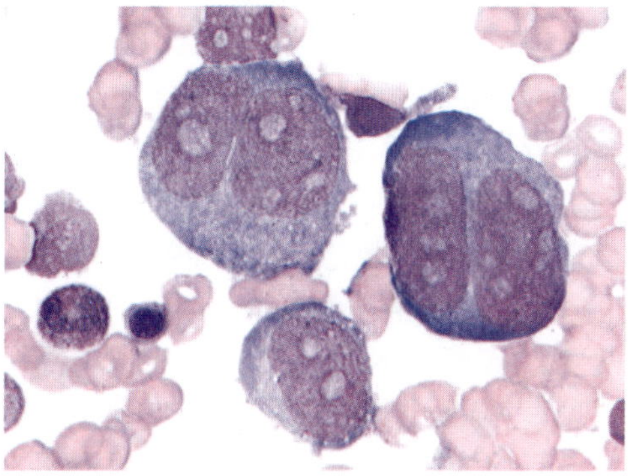

图 7－28　霍奇金淋巴瘤

4. 其他检验　疾病活动期有血沉加快。血清乳酸脱氢酶活力增高，血清碱性磷酸酶活力或血钙增加，前者提示预后不良，后者提示骨骼受累。患者偶见抗人球蛋白试验阳性，提示贫血为自身免疫参与所致。本病检查结核菌素试验，淋巴细胞转化或玫瑰花瓣形成试验均可阴性，提示细胞免疫功能低下。其他尚有血清 α_2 球蛋白，结合珠蛋白及血清铜浓度增高。晚期有低丙种球蛋白血症和 C3 增高。

表 7－17　霍奇金病组织学分型

类　型	病理组织学特点	临 床 特 点
淋巴细胞为主型	结节性浸润，主要为中小淋巴细胞，R－S 细胞少见	占 4%～55%，病变局限，预后较好
富含淋巴细胞典型型	大量成熟淋巴细胞，少量典型 RS 细胞或腸窝细胞	占 5%～10%
结节硬化型	交织的胶原纤维，将浸润细胞分隔成明显结节，腸窝细胞是特征。淋巴细胞、浆细胞、中性及嗜酸性粒细胞多见	占60%～80%年轻发病，诊断时多为Ⅰ、Ⅱ期，预后相对较好
混合细胞型	纤维化伴局限性坏死，浸润细胞明显多形性，伴血管增生和纤维化。淋巴细胞、浆细胞、中性及嗜酸性粒细胞与较多的 R－S 细胞混同存在	占15%～30%，儿童老年人常见，有播散倾向，预后相对较差
淋巴细胞消减型	主要为组织细胞浸润，弥漫性纤维化及坏死，RS 细胞数量不等，多形性	<10% 多为老年，病变较严重，预后极差

实验诊断评价 霍奇金病的确诊依靠组织病理学检查,并可进一步进行组织学分型(表11-22)。有意义的相关实验室检查有:① 可有中性粒细胞增多及不同程度的嗜酸粒细胞增多;② 血沉加快及粒细胞碱性磷酸酶活性增高,往往反映疾病活跃;③ 疾病过程中,骨髓穿刺可能发现R-S细胞或单个核类似细胞;④ 少数患者可并发Coombs试验阳性或阴性的溶血性贫血。总之,病检、临床征象、实验室检查三者中以病理组织学检查为主要诊断依据。

以上检查并没有特征性,R-S细胞也并非霍奇金病所有,其他一些疾病,如传染性单核细胞增多症、EB病毒感染、使用苯妥英钠等,亦可能出现R-S细胞。但通常经临床特点结合实验室检查进行全面分析作出诊断并不困难。

(二) 非霍奇金淋巴瘤的实验诊断

非霍奇金淋巴瘤(non-Hodgkin Lymphomas, NHL)是较霍奇金淋巴瘤更常见的一种淋巴系统恶性增殖性疾病。本病见于任何年龄,但以老年人为多见。NHL的原发病灶可在淋巴结,也可在结外的淋巴组织为结外淋巴病,如中枢神经系统、扁桃体、鼻咽部、胃肠道、脾、肝、骨骼、骨髓或皮肤等产生相应的临床症状。NHL结外淋巴组织原发病变较霍奇金淋巴瘤更多见,NHL还可以多中心起源,因此一旦临床确诊,病变常常已布及身体各处。

实验诊断

1. 组织病理学检验 NHL的病理学诊断有赖于活体组织切片、淋巴结穿刺涂片或印片。本病特定表现为淋巴结正常结构消失,而被肿瘤组织取代;恶性增生的淋巴细胞形态呈异形,无R-S细胞;淋巴结包膜被浸润。根据组织学特点而进行NHL分型。多年来,国际常用国际工作组分类(IWF)、1994欧美修订淋巴病分类(Revised European American Classification, REAL)和近年WHO分类,后2种分类较接近,除依据形态学特征外,还有免疫学表型和细胞遗传学等特点。分类比较见表7-18。

2. 血象和骨髓象 NHL患者就诊时白细胞计数多为正常,可伴有淋巴细胞增多。病情进展时可有淋巴细胞减少。偶可出现自身免疫性溶血性贫血或血小板减少。约20%的弥漫性原淋巴细胞型淋巴瘤晚期可转化为白血病(图7-29)。此时血象及骨髓象均类似白血病。

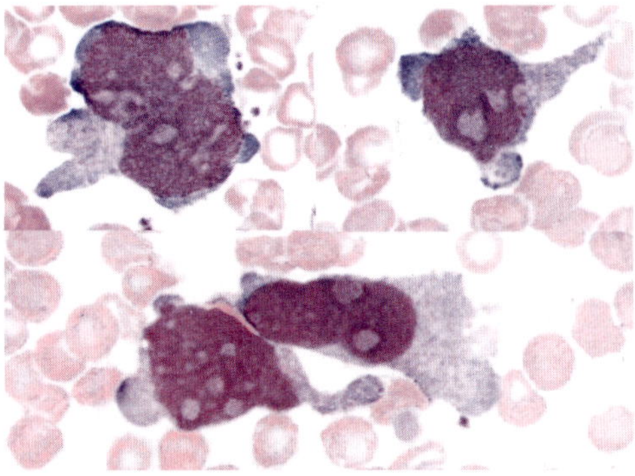

图7-29 非何杰金淋巴瘤

3. 组织化学检验 酸性磷酸酶染色有助于T淋巴细胞瘤的诊断。

4. 免疫学检验

(1) 免疫荧光或免疫酶方法:目的是检测细胞表面的免疫球蛋白。用抗κ、抗λ以及抗IgM和抗IgD抗体分别检测,细胞表面膜Ig阳性的细胞为B细胞来源。用此方法并可证实增生的细胞系单克隆性增生,从而证实肿瘤的诊断。

(2) 单克隆抗体检测:通过对细胞表面抗原的检测,可以确定T细胞或B细胞,也可以确定细胞的亚型。

5. 遗传学及分子生物学检验 目前相关研究在不断进展和完善。已知90%非霍奇金淋巴瘤病例具有某些染色体异常。最常见的染色体畸变为某一阶段的相互易位。如90%的Burkitt淋巴瘤可见t(8; 14)(q24; q32), t(8; 22)(q24; q11)或t(2; 8)(p11; p24);而70%~90%的滤泡性淋巴瘤显示t(14; 8)(q32; q21)。可以看出,最常见的遗传学变化是与14号染色体免疫球蛋白重链基因有关的易位,即“$14q^{+}$”。染色体片段易位的结果常影响到免疫球蛋白基因和癌基因。例如,伯基特淋巴瘤8号染色体断点附近有癌基因C-MYC。易位癌基因蛋白的过度表达导致细胞的异常增生。

6. 其他检验 非霍奇金淋巴瘤可有IgG缺乏,部分弥漫型淋巴瘤患者可出现IgG或IgM单克隆免疫球蛋白。本病还可检测到Coombs'试验阳性的自身免疫性溶血性贫血。

实验诊断评价 病理组织学检查是确诊本病的主要依据,尚需结合免疫学检验确定T、B细胞及亚型。骨髓受累时,可发生血细胞减少。某些类型非霍奇金淋巴瘤易侵犯中枢神经系统,有脑脊液异常。血清乳酸脱氢酶水平升高可作为预后不良的指标。

表 7 - 18　淋巴瘤分类比较表

国际工作分类(1982 年)	REAL 分类和 WHO 分类	
	B 细胞肿瘤	T 细胞肿瘤
1. 低度恶性		
小淋巴细胞型	B 细胞 CLL/SLL	T 细胞 CLL
	临界区低度恶性 B 细胞(MALT)	大颗粒淋巴细胞
	胞膜细胞	成人 T 细胞淋巴瘤/白血病
浆细胞样	淋巴浆细胞	
	MALT	
	胞膜细胞	
滤泡型,小裂细胞	滤泡型,Ⅰ度和Ⅱ度	
和混合细胞型	胞膜细胞	
	MALT	
2. 中度恶性		
滤泡型,大细胞为主型	滤泡型,Ⅲ度	
滤泡型,小裂细胞型	胞膜细胞	T 细胞 CLL
	中心滤泡型,弥漫小细胞	大颗粒淋巴细胞
	MALT	成人 T 细胞淋巴瘤/白血病
		血管性免疫母细胞性
		血管中心性
弥漫型,混合细胞型	大 B 细胞淋巴瘤	外周 T 细胞淋巴瘤
	中心滤泡型,裂隙小细胞	成人 T 细胞淋巴瘤/白血病
	淋巴浆细胞病	血管性免疫母细胞性
	MALT	血管中心性
		肠 T 细胞淋巴瘤
弥漫型,大细胞型		外周 T 细胞淋巴瘤
		成人 T 细胞淋巴瘤/白血病
		血管性免疫母细胞性
		血管中心性
肠 T 细胞淋巴瘤		
3. 高度恶性		
大细胞、免疫母细胞型	弥漫性大 B 细胞淋巴瘤	外周 T 细胞淋巴瘤
		成人 T 细胞淋巴瘤/白血病
		血管免疫母细胞
		血管性
		肠 T 细胞淋巴瘤
		退行性大细胞
淋巴母细胞型	前 B 细胞淋巴母细胞	前 T 细胞淋巴母细胞
Burkitt's 淋巴瘤	Burkitt's 淋巴瘤	外周 T 细胞淋巴瘤

注:MALT:黏膜相关淋巴组织。

临床上大淋巴细胞型淋巴瘤易与单核细胞性和组织细胞性恶性肿瘤相混淆。此时可通过溶菌酶检测和(或)非特异性酯酶活性以及 CD14、CD64 和(或)CD68 阳性进行鉴别。另外 Ki - 1^{+}(CD30)间变性大细胞淋巴瘤,其多形性的变异型常有多核 Reed-Sternberg 样细胞,易误诊为“多核巨组织细胞”,故以往类似病例极易误诊为“恶性组织细胞病”或“霍奇金病”,Ki - 1(CD30)抗原阳性是本病肿瘤细胞最突出的免疫表型特征。

十、多发性骨髓瘤

多发性骨髓瘤(multiple myeloma, MM)是骨髓内单一浆细胞株异常增生的一种恶性肿瘤。病因未能确定。骨髓瘤细胞的起源主要为 B 细胞和前

B细胞的细胞恶变。近年发现c-myc基因重组，部分有高水平的N-ras基因蛋白质表达。被激活的癌基因蛋白质产物可能促进一株细胞无限制地增殖。已知白细胞介素6(IL-6)是促进B细胞分化成浆细胞的调节因子。骨髓内的骨髓瘤细胞异常增生可引起骨质破坏；同时分泌“副蛋白”或“M蛋白”。M蛋白或M成分(monoclonal component)有三种类型：① 完整的免疫球蛋白分子，其轻链具有1种抗原性，不是κ链即为λ链；② 个别免疫机制异常时，即可出现一株浆细胞合成某一链的过剩，体内有过剩的重链，而无相应的轻链，重链可从尿中排出，产生“重链病”；③ 轻链过剩时，如果轻链脱落从尿中排出，即为Bence-Jones蛋白(B-J蛋白、本-周蛋白)。MM主要的临床表现有：① 骨髓浸润引起的骨骼疼痛，出现病理性骨折或骨性肿块；② 由瘤细胞分泌M蛋白引起反复感染、高黏滞综合征、肾功能不全和出血倾向；③ 骨髓瘤细胞增生引起贫血、中枢神经系统症状、高钙血症，甚至发生浆细胞白血病(plasma cell leukemia)。

实验诊断

1. 血象　绝大多数患者有不同程度的贫血，多属正常细胞正常色素性。贫血随病情的进展而加重。血片显示成熟红细胞呈缗钱状排列，可伴有少数幼粒-幼红细胞。血沉明显加快。晚期患者有全血细胞减少。骨髓瘤细胞可在外周血出现，当>2.0×10⁹/L时，应诊断为浆细胞白血病。

2. 骨髓象　骨髓象示骨髓瘤细胞计数占有核细胞总数的10%～15%以上。该细胞在骨髓内可呈弥漫性分布，也可呈灶性、斑片状分布，因而有时需多部位穿刺才能诊断。骨髓活检可提高检出率。典型的骨髓瘤细胞较成熟浆细胞大，直径为30～50 μm，细胞外形不规则可有伪足。胞核为长圆形、偏心，核染色质疏松，排列紊乱，可有1～2个大而清楚的核仁。胞浆较为丰富，呈灰蓝色或呈火焰状不透明，常含有少量嗜苯胺蓝(嗜天青)颗粒和空泡。细胞作过氧化酶染色呈阴性反应。有些瘤细胞含嗜酸球状包涵体(Russel小体)或大量空泡(桑椹细胞)或排列似葡萄状的浅蓝色空泡(葡萄状细胞)(图7-30)。

3. 超微结构检验　在透射电子显微镜下，瘤细胞的显著特征是内质网的增多和扩大，高尔基(Golgi)体极为发达，扩大的粗面内质网内含无定形物、椭圆形小体，这些物质与血清中M蛋白有关。

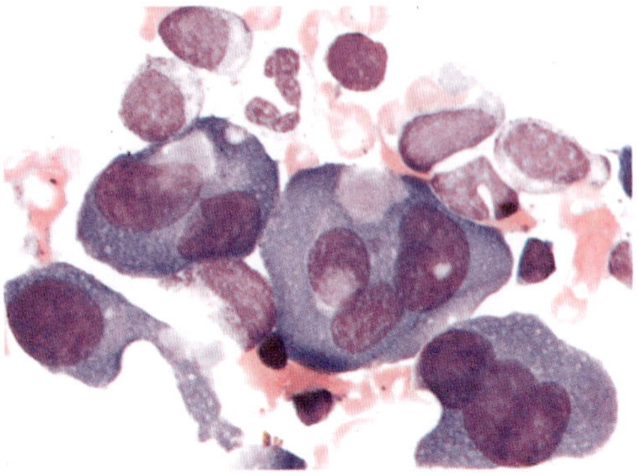

图7-30　多发性骨髓瘤

4. 血清及尿液蛋白检测

(1) 血清蛋白电泳：血清总蛋白增高，可达80%～120 g/L，是M蛋白增高所致，血清白蛋白正常或轻度减少。在γ区带之前或α_2、β之间可见单峰，是单克隆球蛋白(即M蛋白)，而正常的γ球蛋白比例减少。少数病例电泳带未见M蛋白，仅γ球蛋白减少而尿中有大量B-J蛋白，此属轻链型骨髓瘤。约1%患者血与尿中无异常蛋白，属于不分泌型多发性骨髓瘤。

(2) 尿蛋白电泳和免疫电泳：可检出B-J蛋白和鉴别κ链和λ链，与血清电泳结果相符。此项检查敏感性高、特异性强，除不分泌型外，几乎所有患者均为阳性。

经血清和尿免疫电泳，可将M成分分为以下几型：① IgG型：约占70%，呈现典型MM临床表现；② IgA型：此型约占23%～27%，电泳的M成分出现在α_2区，有火焰状瘤细胞、高血钙、高胆固醇；③ IgD型：含量低，不易在电泳中出现，多见于青年人，常出现M蛋白(多为γ链)、高血钙、肾功能损害及淀粉样变性；④ IgE型：罕见，骨损害少见，易并发浆细胞白血病；⑤ 轻链型：约占20%，尿中出现大量B-J蛋白，而血清中无M成分，瘤细胞生长快，病情进展迅速，常有骨损害，较易出现肾功能不全；⑥ 双克隆或多克隆免疫球蛋白型：约占20%，本型瘤细胞分泌双克隆、三克隆或四克隆免疫球蛋白，它们属于同一免疫球蛋白；⑦ 不分泌型：此型偶见，仅占1%，血清中无M成分，尿中无B-J蛋白。

5. 其他检测

(1) 血清钙磷和碱性磷酸酶：血钙升高，升高幅度可达12%～16%，血磷一般正常，当肾功能不全时，血磷可升高。碱性磷酸酶可正常、降低或升高。

（2）血清 β_2 微球蛋白及血清乳酸脱氢酶活力：本病该 2 项指标均示增高，β_2 微球蛋白增高可作为判断预后与治疗效果的指标，其水平高低与肿瘤的活动程度成正比；乳酸脱氢酶增高亦与疾病的严重程度相关。

（3）肾功能检验：由于 B－J 蛋白沉淀于肾小管上皮细胞，蛋白管型阻塞而导致肾功能受累，因此酚红排泄试验、放射性核素、肾图、血肌酐及尿素氮测定多有异常，晚期出现尿毒症。

（4）血液流变学检测：少数患者血清粘滞度增高，一般见于 M 蛋白明显增高者。

（5）血清白血病介素－6（IL－6）及可溶性 IL－6 受体（sIL－6R）：MM 患者血清 IL－6 及 sIL－6R 水平增高。

（6）聚合酶链反应（PCR）检测：用以检测免疫球蛋白重链基因重排作为单克隆 B 细胞-浆细胞恶性增生的标记，用于本病的诊断与良性反应性免疫球蛋白增多的鉴别诊断。

6. X 线检查　X 线骨骼平片可见弥漫性骨质疏松，典型的凿孔样溶骨性损害和骨折。常见于颅骨、骨盆、脊柱、胸廓、长骨的近端受累。有骨痛而 X 线摄片未见异常应进行 CT 或 MRI 检查。

实验诊断评价　① 骨髓中浆细胞＞15％，并有异常浆细胞（骨髓瘤细胞）或组织活检证实为浆细胞瘤；② 血清中出现大量单克隆球蛋白（M 蛋白）：IgG＞35 g/L；IgA＞20 g/L；IgD＞2.0 g/L；IgE＞2.0 g/L；IgM＞15 g/L 或尿中单克隆免疫球蛋白轻链（B－J 蛋白）＞1.0 g/24 h，少数病例可出现双克隆或三克隆；③ 无其他原因的溶骨病变或广泛性骨质疏松。如仅有①、③项者属不分泌型。如仅有①、②项者须除外反应性浆细胞增多及意义未明单克隆免疫球蛋白血症。

骨髓形态检查中，对分化良好的瘤细胞与正常浆细胞难以区分时，可进行浆细胞标记指数（PCLI）测定或采用免疫过氧化物酶染色加以鉴别。

（谭齐贤）

第四节　造血和淋巴组织肿瘤的 WHO 分类和诊断标准

造血和淋巴组织肿瘤的世界卫生组织（World Health Organization，WHO）分类是将以前以形态学为主的分类系统与新近出现的科学资料结合起来，将已经证明具有临床、形态学、生物学和遗传学信息关联的，既能为病理学家所识别又能反映临床特征的各个疾病，纳入一个实用的命名系统，并随着新证据的发现可对任一肿瘤（类型）鉴定的特征进行回顾和修正。

一、WHO 分类

造血和淋巴组织肿瘤 WHO 分类，由 1995 年美国血液病理学学会和欧洲血液病理学家协会的多学科专家共同参与，在原来修订的欧洲-美国淋巴组织肿瘤分类（Revised European-American Classification of Lymphoid Neoplasms，REAL）分类的基础上分别制定了髓系细胞肿瘤、淋巴系细胞肿瘤、肥大细胞增生症以及组织细胞和树突细胞肿瘤，共四大类（图 7－31）。在每一大类中，结合形态学（包括外周血液常规检查、骨髓涂片、骨髓切片、细胞化学和细胞或组织免疫化学）、免疫表型、（分子）细胞遗传学和临床特征鉴定不同疾病。

二、诊断标准

（一）髓系肿瘤

1. 慢性骨髓增殖性疾病（CMPD）

（1）定义　CMPD 是克隆性干细胞紊乱疾病，以“有效”造血导致外周血一系或多系细胞增多以及肝脾肿大为特点，骨髓有核细胞增多，细胞可以向终末细胞成熟，无（明显）病态造血或细胞发育异常。

（2）诊断标准　CMPD 包括慢性粒细胞白血病（chronic myelogenous leukeima，CML 或 chronic granulocytic leukemia，CGL）、慢性中性粒细胞白血病（chronic neutrophilic leukemia，CNL）、慢性嗜酸粒细胞白血病（chronic eosinophilic leukemia，CEL）/高嗜酸粒细胞综合征（idopathic hypereosinophilic syndrome，HES）、真性红细胞增多症（polycythemia vera，PV）、慢性特发性血小板增多症（essntial thrombocyemia，ET）和（慢性）特发性骨髓纤维化（chronic idiopathic myelofibrosis，CIMF），慢

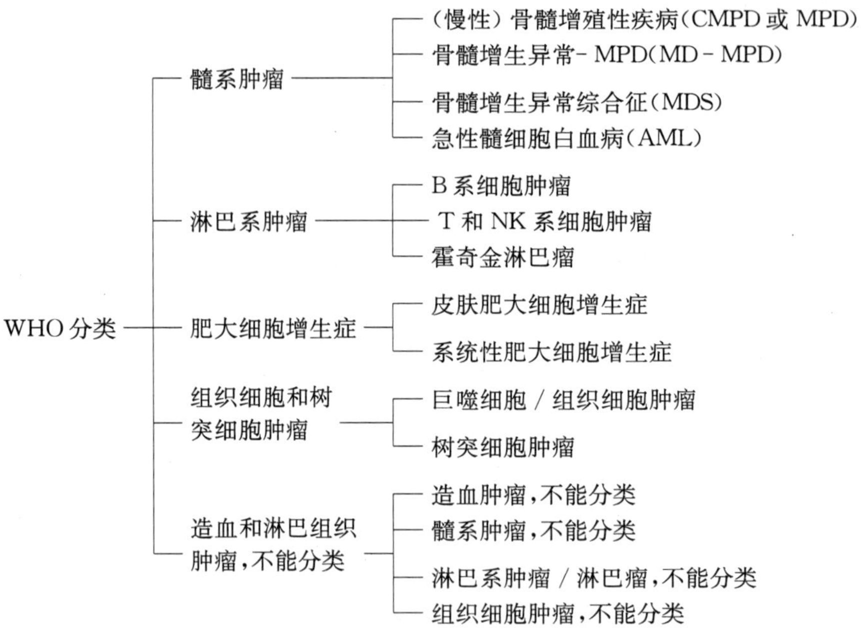

图7-31　造血和淋巴组织肿瘤WHO分类框架(1999，2001)

性骨髓增殖性疾病不能分类型（chronic myeloprolifeerative disease，unclassifiable，CMPD-U或CMPD，U CMPD-U）七个类型。前六型诊断标准见表7-19、表7-20、表7-21、表7-22、表7-23、表7-24。

CMPD-U诊断要点：外周血三系细胞有不同程度增多，可见幼稚细胞，单核细胞＜10％；骨髓多系细胞增生，无明显病态造血（＜10％），原始细胞＜10％，无Ph染色体或BCR-ABL。当原始细胞＞10％而＜19％时诊断为MPD-U加速期。

2. 骨髓增生异常综合征

(1) 定义：骨髓增生异常综合征（myelodysplastic syndromes，MDS）被定义为克隆性造血干细胞疾病，以髓系为主的一系或一系以上细胞增生异常（dysplasia）和无效造血（ineffectvie hematopoiesis）为特征。增生异常可伴有原始细胞增多，但＜20％；病态造血细胞出现和（或）无效造血（细胞凋亡增加）致使外周血细胞减少。

表7-19　慢性粒细胞白血病(CML)加速期和急变期诊断条件(WHO,2001)

分　期	诊断标准
加速期（符合下列1项或1项以上者）*	外周血白细胞中或骨髓有核细胞中原始细胞占10％～19％
	外周血嗜碱粒细胞≥20％
	与治疗无关的血小板持续性减少（＜100×10⁹/L）
	对治疗无反应的血小板持续性增多（＞1 000×10⁹/L）
	进行性脾肿大和对治疗无反应的白细胞渐进性增多
	有克隆演变的细胞遗传学证据（出现额外的染色体异常）
急变期（符合下列1项或1项以上者）	外周血白细胞中或骨髓有核细胞中原始细胞≥20％
	髓外原始细胞增殖
	骨髓切片中原始细胞呈大的局灶性状或簇状增生

注：*另外，骨髓切片有小的或病态的巨核细胞呈较大的片状和簇状增殖，伴有显著的网硬蛋白增多或胶原纤维化和（或）显著的粒细胞病态造血时，也应考虑为CML加速期。这些所见虽未经大系列临床研究分析，尚不明确是否为加速期独立指标，但常与1～6项中的1项或1项以上特征同时出现。

表 7－20　慢性中性粒细胞白血病(CNL)诊断标准(WHO,2001)

所具指标	不具指标
1. 外周血白细胞增高≥25×10⁹/L,杆状核与分叶核粒细胞>80%,幼稚粒细胞(早幼、中幼和晚幼)<10%,原始细胞<1% 2. 骨髓活检细胞增生,中性粒细胞增加,原始粒细胞<5%,中性粒细胞成熟正常 3. 肝、脾肿大	4. 无中性粒细胞增高的原因:无感染、炎症、肿瘤,如有肿瘤髓系细胞应有细胞遗传学或分子生物学的克隆性依据 5. 无 Ph 染色体和 BCR－ABL 融合基因 6. 无其他骨髓增殖性疾病的证据:无 PV(红细胞正常),无特发性骨髓纤维化(无异常巨核细胞增生、无网硬蛋白或胶原纤维化、无明显红细胞形态异常),无 ET(血小板<600×10⁹/L,无胞体大型的成熟巨核细胞增多) 7. 无MDS 或 MD－MPD 表现:无粒系及其他髓系异常增生,单核细胞<1×10⁹/L

表 7－21　慢性嗜酸粒细胞白血病(CEL)和高嗜酸粒细胞综合征(HES)的诊断标准(WHO,2001)

项目	内容
必须条件	外周血嗜酸性粒细胞持续增多≥1.5×10⁹/L 骨髓嗜酸性粒细胞增多 外周血或骨髓原始细胞<20%
排除疾病	除外继发于下列疾病所致的嗜酸性粒细胞增多:过敏、寄生虫病、感染、肺部疾病(超敏性肺炎和 Loefflers 病等)、血管性胶原病 除外伴有继发性、反应性嗜酸性粒细胞增多的肿瘤性疾病:T 细胞淋巴瘤(包括蕈样霉菌病和 Sezary 综合征)、霍杰金淋巴瘤、ALL/淋巴瘤、肥大细胞增生症 除外伴嗜酸性粒细胞肿瘤性克隆的其他肿瘤:CML(Ph＋或 BCR－ABL＋)、AML[包括伴有 inv(16),t(16;16)(p13;q22)]、其他 MPD(PV、ET、CIMF)和 MDS 除外伴有异常表型和细胞因子产生的 T 细胞增生
诊断	符合第 1 项,但无证据可证明嗜酸性粒细胞增多的原因疾病,无异常 T 细胞增生以及不能提供克隆性髓系疾病证据者,诊断为 HES 符合第 1 项和第 2 项(所有排除疾病),并有髓系细胞克隆性染色体异常的证据或其他方法证明为克隆性,或外周血原始细胞>2%或骨髓原始细胞增加(>5%而<20%)者,诊断为 CEL

表 7－22　真性红细胞增多症(PV)诊断标准(WHO, 2001)

A 类指标	B 类指标
A1　红细胞容量较正常平均预期值>25%,或 Hb 男>185 g/L,女>165 g/L	B1　血小板>400×10⁹/L
A2　无继发性红细胞增多原因,包括无家族性红细胞增多症和无促红素(Epo)增高的原因[缺氧(动脉血 PO_2≤0.92),高氧亲和力 Hb 病,给予截短 Epo 受体以及肿瘤不适当分泌促红素]	B2　白细胞>12×10⁹/L
A3　脾肿大	B3　骨髓活检示全髓增生,以红系和巨核细胞为主
A4　骨髓细胞中,除了 Ph 染色体和 BCR－ABL 融合基因外,可检出其他克隆性遗传学异常	B4　血清 Epo 水平降低
A5　体外培养有内源性红系集落形成	

注:符合 A1、A2 及 A 类其他项中任何项目者,或者符合 A1、A2 及 B 类中任何 2 个项目者,诊断为 PV。

表 7-23 慢性特发性骨髓纤维化(CIMF)诊断条件(WHO,2001)

分期	内容
骨髓纤维化前期	临床:无或轻度脾大或肝肿大,血液学所见变化大,但常见轻度贫血、轻度至中度白细胞增多、轻度至中度血小板增多 形态学:外周血无或有少量幼粒细胞和幼红细胞,无或轻度多形性红细胞,偶见泪滴形红细胞 骨髓:有核细胞增多,中性粒细胞增多,巨核细胞增殖和异形性(簇状、多形性核叶、裸核),轻度或缺乏网硬蛋白纤维化
骨髓纤维化期	临床:中度或显著的脾大和肝肿大,中度至显著的贫血,白细胞增减不定,血小板计数不定 形态学:外周血出现幼粒细胞和幼红细胞,伴有泪滴形细胞的显著多形性红细胞 骨髓网硬蛋白和(或)胶原纤维化,造血细胞减少,髓窦扩大伴管腔内造血,显著的巨核细胞增殖和多形性形态(簇状、异常核叶和裸核),新骨形成(骨髓硬化)

表 7-24 特发性血小板增多症(ET)诊断标准(WHO, 2001)

标准	项目内容
确诊标准	持续性血小板计数≥600×10^9/L 骨髓切片显示巨核细胞系为主的增殖,伴有成熟巨核细胞数量增多和胞体增大
排除性标准	无PV证据:红细胞容量正常或Hb男<185 g/L,女<165 g/L;骨髓可染铁或血清铁蛋白正常或MCV正常;如无前项,用试验性铁剂治疗不能使红细胞容积或Hb升至PV范围 无CML证据:无Ph染色体和BCR-ABL融合基因 无CIMF证据:无或缺乏胶原纤维化,无网硬蛋白或仅轻微存在 无MDS依据:无5q-、t(3;3)(21;q26)、inv(3)(q21q26);无明显的粒细胞病态造血,无或偶见微小巨核细胞 无反应性血小板增多依据:无炎症或感染,无肿瘤和脾切除

(2) 诊断标准:MDS类型诊断标准,见表7-25。

3. 髓增生异常-骨髓增殖性疾病

(1) 定义:髓增生异常-骨髓增殖性疾病(myelodysplastic/myeloproliferative disease, MD-MPD或MDS-MPD)是克隆性干细胞异常的造血组织肿瘤,初诊时临床、实验室或形态学既有不稳定的"有效造血"增殖异常特征又有增生异常(病态造血)特点,即骨髓增生异常综合征(MDS)与慢性骨髓增殖性疾病(CMPD或MPD)交迭(重叠)的特征,而将其归入MDS或MPD都比较困难的慢性髓系肿瘤。

(2) 诊断标准:MD-MPD包括慢性粒单细胞白血病(chronic myelomonocytic leukemia, CMML)、不典型慢性粒细胞白血病(atypical chronic myeloid leukemia, aCML)、幼年型粒单细胞白血病(juvenile myelomonocytic leukemia, JMML)和髓增生异常-骨髓增殖性疾病不能分类型(myelodysplastic/myeloproliferative disease, unclassifiable, MD-MPD, U),诊断标准,见表7-26~7-29。

3. 急性髓细胞白血病(AML)

(1) 定义:AML是髓系原始细胞在血液、骨髓和其他组织的克隆性扩增(expansions)的急性髓系肿瘤。

(2) 诊断标准:外周血或骨髓中原始细胞≥20%。急性早幼粒细胞白血病(acute promyelocytic leukemia, APL)中异常早幼粒细胞和伴单核细胞成熟AML中的幼单核细胞的诊断意义与原始细胞等同;纯红系细胞白血病为惟一基于异常幼红细胞诊断的。推荐原始细胞计数见表12。AML分为六个大类:重现性细胞遗传学异常AML、MDS相关特征AML、治疗相关AML和MDS、不另作分类

表 7-25 骨髓增生异常综合征(MDS)类型诊断标准(WHO, 2001)

分 型	外 周 血	骨 髓
难治性贫血(RA)	贫血 无或罕见原始细胞	仅红系病态造血 原始细胞<5% 环状铁粒幼细胞<15%
伴环状铁粒幼细胞的难治性贫血(RARS)	贫血 无原始细胞	仅红系病态造血≥15% 环状铁粒幼细胞 原始细胞<5%
伴多系病态造血的难治性血细胞减少症(RCMD)	血细胞减少(≥2 系减少) 无或罕见原始细胞 无 Auer 小体 单核细胞<1×10^9/L	≥2 系病态造血 (病态细胞各占≥10%) 原始细胞<5% 无 Auer 小体 环状铁粒幼细胞<15%
伴多系病态造血和环状铁粒幼细胞的难治性血细胞减少症(RCMD-RS)	同 RCMD	同 RCMD 环状铁粒幼细胞≥15%
伴原始细胞增多的难治性贫血-1(RAEB-1)	血细胞减少 原始细胞<5% 无 Auer 小体 单核细胞<1×10^9/L	1 系或多系病态造血 原始细胞 5%~9% 无 Auer 小体
伴原始细胞增多的难治性贫血-2(RAEB-2)	血细胞减少 原始细胞 5%~9% 有或无 Auer 小体 单核细胞<1×10^9/L	单系或多系病态造血 原始细胞 10%~19% 有或无 Auer 小体
MDS,不能分类(MDS-U)	血细胞减少 无或罕见原始细胞 无 Auer 小体	1 系病态造血 原始细胞<5% 无 Auer 小体
伴单独 del(5q)MDS	贫血 血小板计数常正常或增高 原始细胞<5%	巨核细胞正常或增加 伴核分叶减少 原始细胞<5% 单独 del(5q)遗传学异常 无 Auer 小体

表 7-26 慢性粒单细胞白血病(CMML)诊断标准(WHO, 2001)

标 准	内 容
诊断 CMML 的条件	持续性外周血单核细胞增多(>1×10^9/L) 无 Ph 染色体或 BCR-ABL 融合基因 外周血或骨髓中原始细胞*<20% 骨髓中一系或一系以上细胞病态造血(增生异常)。 如果无病态造血或轻微增生异常,但符合以下条件者仍可诊断:骨髓细胞有获得性细胞遗传学克隆性异常,或单核细胞增多持续 3 个月以上并能除外引起单核细胞增多的所有其他原因
CMML-Ⅰ型、Ⅱ型和嗜酸性粒细胞增多型标准	CMML-Ⅰ型:外周血原始细胞<5%,骨髓原始细胞<10% CMML-Ⅱ型:外周血原始细胞 5%~19%,骨髓原始细胞 10%~19%;或检出 Auer 小体,外周血或骨髓原始细胞<20% CMML 伴嗜酸性粒细胞增多型:符合 CMML-Ⅰ型或Ⅱ型标准,外周血嗜酸性粒细胞≥1.5×10^9/L

注:* 包括原始粒细胞、原始单核细胞和幼单核细胞(幼单核细胞有丰富的浅灰或轻度嗜碱性胞质,少许分散的细小淡紫色颗粒,细疏的核染色质,多形而明显的核仁,清晰的曲折胞核,在此分类中意义与原始细胞相当)。

表 7－27 不典型慢性粒细胞白血病(aCML)诊断标准

所具内容	不具内容
外周血白细胞升高，幼粒细胞（早幼、中幼和晚幼粒细胞）＞10％，原始细胞＜20％，嗜碱粒细胞＜2％，单核细胞＜10％，有明显的粒系病态造血细胞 骨髓中有核细胞增生，粒系病态造血明显，红系和巨核细胞有或无病态造血，骨髓原始细胞＜20％	无 Ph 染色体和 BCR－ABL 融合基因

表 7－28 幼年型粒单细胞白血病(JMML)诊断标准(WHO,2001)

所具内容	不具内容
外周血单核细胞计数＞1×10^9/L 外周血和骨髓中原始细胞(包括幼单核细胞*)＜20％ 其他条件 (1) 血红蛋白 F 随年龄增加 (2) 外周血出现幼稚粒细胞 (3) 白细胞计数＞10×10^9/L (4) 克隆性染色体异常(如 7 单体) (5) 髓系祖细胞培养对 GM－CSF 有高敏感性	无 Ph 染色体或无 BCR－ABL 融合基因

注:符合第 1～3 项并符合第 4 项中≥2 项者诊断为 JMML,* 幼单核细胞形态和意义同 CMML。

表 7－29 MD－MPD 不能分类型诊断标准(WHO, 2001)

1. 有 MDS(RA、RARS、RAEB、RCMD)中一个类型的临床、实验室和形态学特征，外周血和骨髓中原始细胞＜20％
2. 显著的骨髓增殖性特征，如血小板计数＞600×10^9/L，骨髓巨核细胞增殖，或 WBC ≥ 13×10^9/L，伴或不伴显著的脾肿大
3. 没有潜在性慢性 CMPD 或 MDS 病史和没有近期使用细胞毒性药物或细胞生长因子的病史，没有可以解释骨髓增生异常或骨髓增殖异常的特征，并且无 Ph 染色体或 BCR－ABL、del(5q)、t(3;3)(q21;q26)或 inv(3)(q21q26)
4. 或者，患者具有混合的骨髓增殖和骨髓增生异常的特征而不能归类于 MDS、CMPD 或其他 MD－MPD 任何类型

表 7－30 急性髓细胞白血病(AML)原始细胞的若干标准和要求(2002)

标准	要求
原始细胞基数标准	≥20％*(可诊断为 AML 的任一亚型)
原始细胞的范围	指骨髓粒系、单核系和巨核细胞系的原始细胞，包括 M3 的颗粒过多早幼粒细胞，而且不限于 CD34 阳性细胞
计数原始细胞的有核细胞数	如有可能，外周血涂片应计数 200 只白细胞;骨髓涂片中应计数 500 只有核细胞
原始细胞的百分比	指除 M6 外骨髓所有有核细胞中原始细胞的百分比，若同时患有髓系外肿瘤时，计数原始细胞是不包括非髓系肿瘤细胞;髓系细胞是指来源于骨髓的粒系细胞、单核系细胞、红系细胞和巨核细胞
髓系肿瘤的依据	MPO 阳性，非特异性酯酶阳性，髓系相关抗原阳性(如 CD117、CD13、CD33)，有特征的形态学(如 Auer 小体)等
与骨髓切片的联系	骨髓原始细胞计数应与骨髓切片中估计的原始细胞数量相联系，同时分析或评估肿瘤原始细胞伴随的成熟程度以及有无病态造血

注:* 有重现性染色体异常，原始细胞比例可以不足 20％。

AML、未明系列或双系急性白血病和不能分类型。前四个大类 AML 为主要类型，诊断的大体程序，见图 7－32。

(3) AML 分类类型

1) 重现性分子遗传学异常 AML。这组 AML 的特征是重现性(recurrent)染色体异常，并与形态学有关。目前确认 4 种：t(8; 21)(q22; q22); AML1(CBF－α)－MTG8(ETO)的 AML, inv(16)(p13q22)或 t(16; 16)(p13; q22); CBFβ－MYH11 的 AML, t(15; 17)(q22; q12); PML－RARα 和变

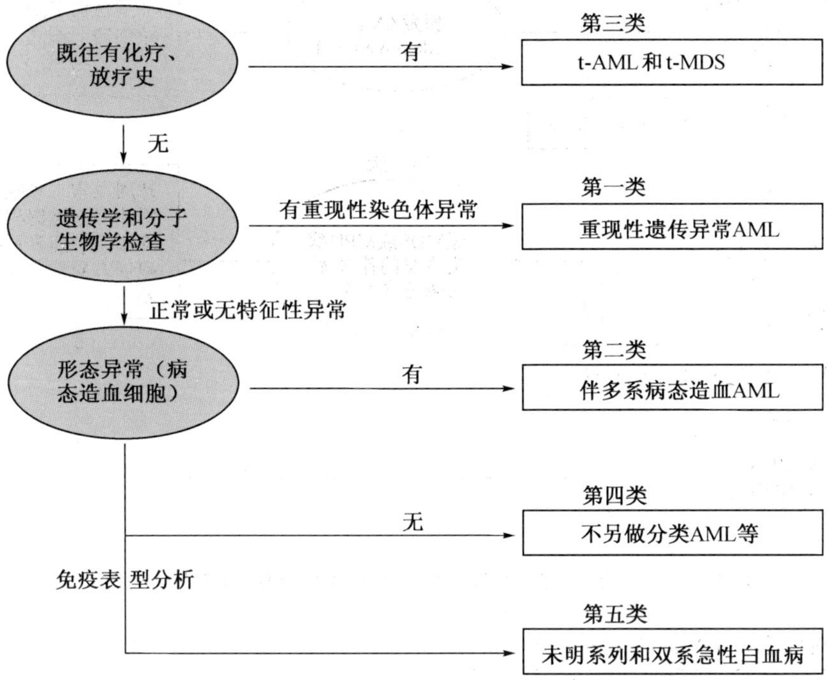

图 7－32　髓系肿瘤 AML 分类诊断的大体程序

异的 AML——急性早幼粒细胞白血病和 11q23 异常 AML。前 3 种类型常有高的化疗缓解率和良好的预后，后一种化疗和预后差，常见的形态学表型依次为 FAB 分类的 M2、M4Eo、M3 和 M5a。

2）多系病态造血 AML。是以多系病态造血为特征的形态学定义的 AML，为外周血或骨髓中原始细胞＞20％，二系或多系（一般都有巨核细胞）髓系细胞病态造血，外周血或骨髓涂片中病态造血细胞达到该系细胞的 50％以上。这一形态学性特征可以发生在一开始便是（原发）的 AML 或者发生于 MDS 或 MDS－MPD 经过的患者中（图 7－33）。有 MDS 或 MPD 的 AML 至少存在病史 6 个月以上，确诊比较容易；无先期 MDS 而一开始便是 AML 的形态学标记是多系病态造血细胞的存在。

3）治疗相关 AML（t－AML）和 MDS（t－MDS）。治疗相关 AML（acute myeloid leukemia, therapy-related, t－AML）和 MDS（myelodysplastic syndromes, therapy-related, t－MDS）是由于细胞毒药物化疗和（或）放疗的结果。已被认识的诱突变制剂有两个主要相关类型：烷化剂/放疗相关和拓朴异构酶Ⅱ抑制剂（表鬼臼毒素，包括阿霉素等）相关（有一些可能发生为淋系细胞白血病）。临床经过中，在初诊时常见骨髓衰竭的 MDS 证据：先出现一系（孤立的）血细胞减少或全血细胞减少的 MDS 病变；随后出现明显的多系细胞病态造血特征，骨髓原始细胞通常＜5％。MDS 期的 2/3 病例符合多系病态造血难治性贫血（RCMD）细胞学标准，其中又有约 1/3 病例环形铁粒幼细胞＞15％；约 1/4 病例符合 RAEB－1 和 RAEB－2 标准。MDS 期向 AML 或高危 MDS 发展中，部分患者在疾病进展中死亡，少数患者发展成急性白血病（原始细胞≥20％）。

4）不另做分类 AML。不另做分类 AML 亚型是基于白血病细胞的形态学、细胞化学和骨髓细胞的成熟性进行分类的，多为 FAB 分类中不符合前面所述三类类型诊断标准的类型。包括微分化 AML（M0），不伴成熟 AML（M1），伴成熟 AML（M2），M3v（见于 2000 年 WHO 分类），急性粒单细胞白血病（M4），急性原始单核细胞白血病（M5a）和急性单核细胞白血病（M5b），急性红白血病（M6），急性巨核细胞白血病（M7）。这些亚型仍按 FAB 分型描述（表 7－31）。还有急性嗜碱性粒细胞白血病，急性全髓增殖症伴骨髓纤维化和髓系肉瘤。

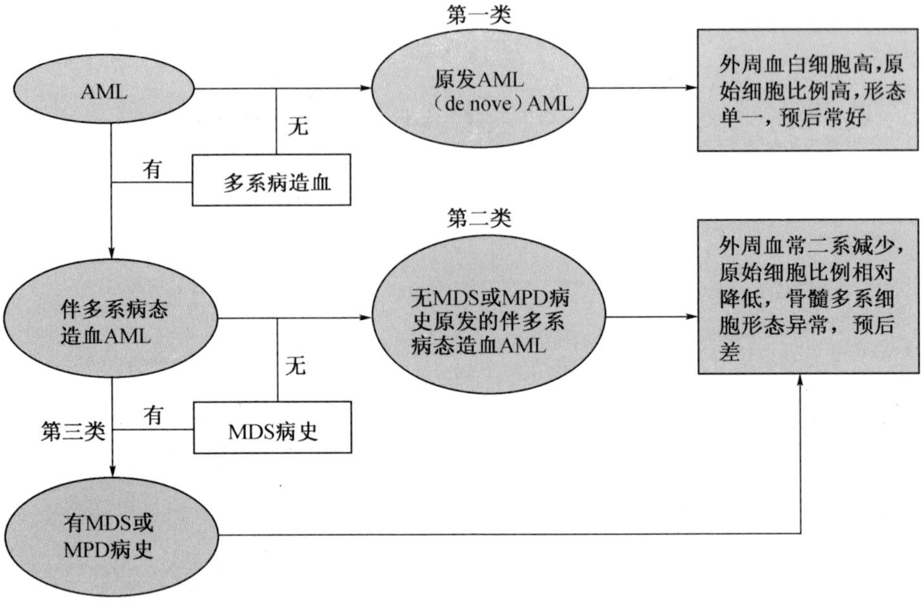

图 7-33 按有无病态造血和 MDS 病史分类的 AML 及其形态学特点

表 7-31 急性髓细胞白血病(AML)的形态学/免疫学分型

亚型	描述标准
M0	MPO 阴性*，髓系标记阳性**
M1	原始细胞>90%，MPO>3%阳性
M2	原始细胞 20%～90%，单核系细胞<20%
M3	早幼粒细胞样细胞，M3v***
M4	原始细胞 20%～90%，单核系细胞 20%～80%
M5	单核系细胞>80%，粒系细胞<20%
M6	骨髓幼红细胞>50%(ANC)，原始细胞>20%(NEC)
M6a：	骨髓中>20%细胞为原始(粒)细胞△
M6b：	骨髓中>80%细胞为幼红细胞△
M7	原始巨核细胞>20%，巨核细胞标记阳性**

注：* 细胞化学染色，** 细胞免疫化学染色等方法，*** 2001和 2002 年 WHO 分类介绍中无此亚型，△2000 年介绍的 WHO 标准 M6a 与 M6b 相反。

5）未明系列和双系急性白血病。未明系列和双系急性白血病（acute leukemia of ambigous lineage）是增殖的原始细胞，在形态学、细胞化学和免疫表型上均缺乏足够证据将它归类于髓系还是淋系起源的急性白血病——急性未分化细胞白血病(acute undifferentiated leukemia，AUL)，或者是形态学和(或)免疫表型所见有髓系和淋系特征的原始细胞，或 T、B 两系同时存在——急性双系白血病(bilineal acute leukemia)和急性双表型白血病(biphenotypic acute leukiemia，BAL)。

诊断按欧洲白血病免疫分类协作组(European group for the immunologic classification of leukemia，EGIL)制定的积分标准(表 7-32)。

表 7-32 欧洲白血病免疫分类协作组积分标准*

积分	B 系细胞标记	T 系细胞标记	髓系细胞标记
2	CyD79a** CyIgM CyCD22	Cy/mCD3 抗 TCR	抗 MPO
1	CD19 CD10 CD20	CD2 CD5 CD8 CD10	CD117 CD13 CD33 CD65
0.5	TdT CD24	TdT CD7 CD1a	CD14 CD15 CD64

注：* 髓系细胞和 B、T 淋巴系细胞特异抗原表达阴性诊断为急性未分化细胞白血病，髓系和淋巴系(T、B 两系中任何一系)标记各积 2 分以上确诊为双表型急性白血病。** CD79a 可在部分前 T 原始淋巴细胞白血病/淋巴瘤中表达。

(二) 淋巴系肿瘤

分为 B 细胞肿瘤、T 和 NK 细胞肿瘤、霍奇金淋巴瘤(Hodgkin lymphoma，HL)以及移植后淋巴组织增殖性病变(post-transplant lymphoproliferative disorder，PTLD)四类。B 细胞肿瘤又分为前 B 细胞肿瘤(原始淋巴细胞)白血病/淋巴瘤、成熟 B 细胞肿瘤(包括众多类型的淋巴瘤、白血病和浆细胞肿瘤及其亚型或变异型)和不确定潜在恶性B细胞增殖性病变;T和NK细胞肿瘤也分为前T细胞肿瘤(原始淋巴细胞)白血病/淋巴瘤、成熟T细胞肿瘤(包括众多亚型或变异型);HL分类与传统相同,NHL多为异质性(distinct)疾病,常有不同的流行病学、病因、临床特征和治疗反应,故归类于B、T细胞肿瘤中。

1. 前B、T淋巴组织肿瘤(ALL/淋巴瘤)

WHO将急性淋巴细胞白血病(acute lymphoblastic leukemia, ALL)归类于B、T细胞肿瘤,ALL与淋巴母细胞淋巴瘤是前B(T)细胞肿瘤系同一病的不同病期的临床表现。FAB分型的L1和L2不能很好预示免疫表型和临床行为,而L3相当于Burkitt淋巴瘤白血病期,建议不再使用这些名称,尤其是ALL-L1和L2。考虑ALL是前B(T)细胞型白血病期,且大多前B(T)细胞肿瘤是以白血病出现的,故保留ALL这一病名。

(1) 前B原始淋巴细胞白血病/淋巴瘤:前B原始淋巴细胞白血病/淋巴瘤(precursor B lymphoblastic leukemia/lymphoblastic lymphoma,前B-ALL/前B-LBL)是原发于B系原始淋巴细胞性肿瘤。累及骨髓和血液为前B-ALL,原发于结内或结外浸润为前B-LBL。前B-ALL和前B-LBL的生物学特征是一致的。当疾病过程被界定为瘤块浸润,无或微小血液和骨髓(原始淋巴细胞≤25%)累及者诊断为淋巴瘤;骨髓和血液弥散性浸润诊断为急性原始淋巴细胞白血病。FAB分类ALL-L1和L2为其同义名。

(2) 前T原始淋巴细胞白血病/淋巴瘤:前T原始细胞淋巴细胞白血病/淋巴瘤(precursor T lymphoblastic leukemia/lymphoblastic lymphoma,前T-ALL/前T-LBL)是T细胞系原始淋巴细胞性肿瘤,由小至中等大小原始细胞组成,原始细胞胞质量少,较浓集而分散的核染色质和不明显的核仁。累及骨髓和血液为T-ALL,原发于结内或结外浸润为T-LBL。前T-ALL和前T-LBL的生物学特征是一致的。当疾病过程被界定为大的瘤块浸润,无或微小血液和骨髓(原始淋巴细胞≤25%)累及者诊断为淋巴瘤;广泛的骨髓和血液累及者适用急性原始淋巴细胞白血病术语。FAB分类ALL-L1和L2以及卷曲T细胞淋巴瘤为同义名。

2. 成熟B细胞肿瘤

(1) 定义:成熟B细胞肿瘤是处于不同分化阶段的B细胞克隆性增殖(图7-34)。许多B细胞肿瘤具有正常B细胞[由未接触过抗原的循环前体细胞——初始(或幼稚)B细胞(naïve B cell)至成熟的浆细胞]分化特性,根据相应的正常B细胞分化阶段作出一些宽广的分类。可是,一些B细胞肿瘤,如多毛细胞白血病(hairy cell leukemia, HCL)还不清楚正常B细胞分化的对应期;而慢性淋巴细胞白血病则表现为异质性起源。因此,有时肿瘤细胞对应的正常分化阶段也不惟此分类。

成熟B细胞肿瘤与正常B细胞分化的阶段相类同,是肿瘤分类和命名的依据。正常B细胞分化源自前B原始淋巴细胞(全B系的前B原始细胞),经免疫球蛋白VDJ基因重排而分化为表达成熟的表面免疫球蛋白(surface immunoglobulin, sIg)阳性(IgM+、IgD+)并常表达CD5的初始B细胞(图7-35)。初始B细胞是一种小型静止的淋巴细胞,循环于血液,也可源自初级淋巴滤泡和滤泡套层(也称再循环B细胞),由它们构成的肿瘤细胞通常为组织学上低级,临床上惰性且常为广泛的和白血病性,与正常的幼稚B细胞再循环行为相一致。有两个相应的CD5+B细胞肿瘤:CLL(约占50%)和常见的套细胞淋巴瘤。

(2) 诊断标准

1) 慢性淋巴细胞白血病。慢性淋巴细胞白血病(chronic lymphocytic leukemia, CLL)诊断时外周血和骨髓均已受累,外周血淋巴细胞$>10\times10^9$/L,若$<10\times10^9$/L需要提供形态学和免疫表型典型的所见。外周血幼淋巴细胞(有明显核仁的大细胞)常<2%。伴有幼淋巴细胞增多的CLL变异型(CLL with increased prolymphocyttes, CLL/PL)为幼淋巴细胞>10%而<55%。

2) B幼淋巴细胞白血病。B幼淋巴细胞白血病(B-cell prolymphocytic leukaemia, B-PLL)为B幼淋巴细胞累及血液、骨髓和脾的恶性肿瘤,不包括转化中的CLL和伴幼淋巴细胞增多的CLL。B幼淋巴细胞为中等大小、有明显核仁的圆形淋巴细胞,在血液中占淋巴系细胞的55%以上。

3) 浆细胞骨髓瘤及其变异型。诊断标准,见表7-33、表7-34。

3. 成熟T和NK细胞肿瘤

(1) 定义　成熟T细胞肿瘤是源自成熟或胸腺后(post-thymic)T细胞(图7-36),NK细胞则是与T细胞的免疫表型和功能接近的一类细胞。

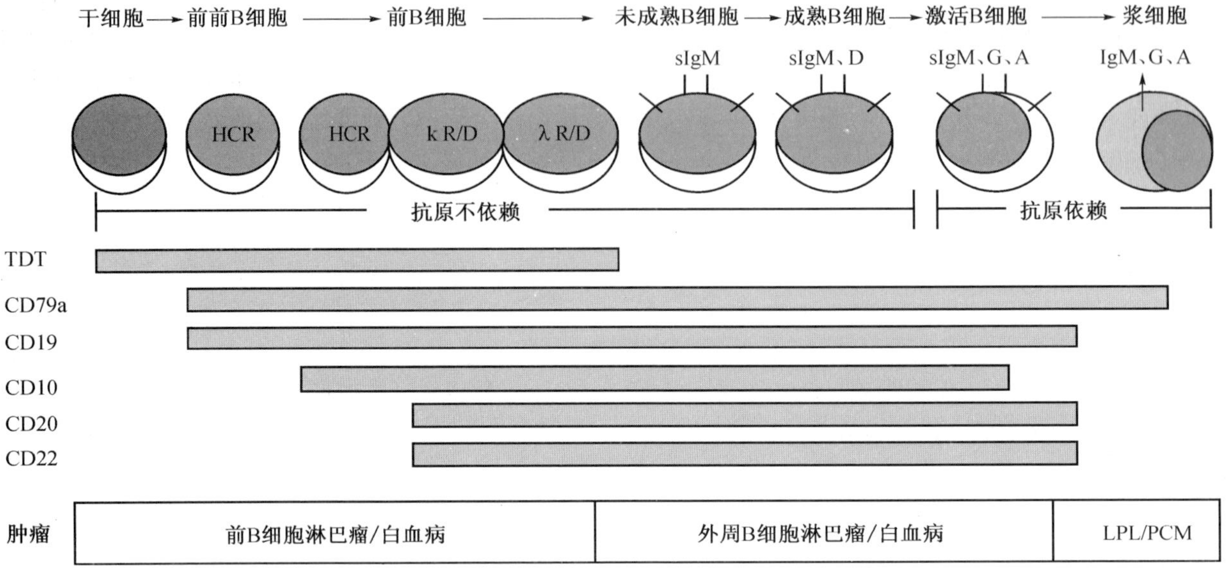

图 7－34　B 细胞分化抗原表达序列(LPL 为淋巴浆细胞淋巴瘤,PCM 为浆细胞骨髓瘤)

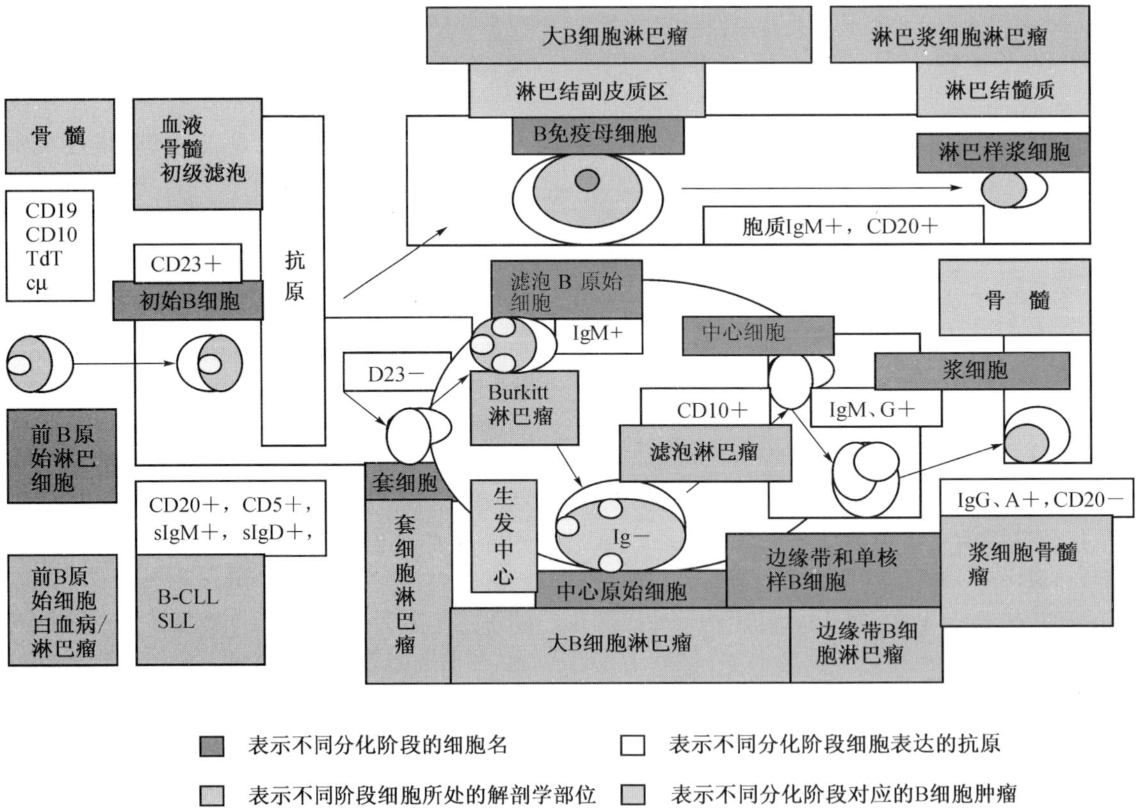

图 7－35　B 细胞分化模式图(B－CLL 为慢性 B 淋巴细胞白血病,SLL 为小淋巴细胞淋巴瘤)

表 7-33　浆细胞骨髓瘤(PCM)诊断标准(WHO, 2001)

标　准	内　容
主要标准	(1) 骨髓中浆细胞增多(>30%) (2) 组织活检证实为浆细胞瘤 (3) M 蛋白:血清 IgG>35/L,或 IgA>20 g/L,或尿 B-J 蛋白>1g/24 h
次要标准	(1) 骨髓浆细胞增多(10%~30%) (2) M 蛋白存在,但低于主要标准项 M 蛋白水平 (3) 溶骨性病变 (4) 正常免疫球蛋白减少 50%以上: IgG < 5 g/L, IgA < 1 g/L, IgM < 0.5 g/L
诊　断	PCM 最低诊断标准是符合主要标准中的 1 项和次要标准中的 1 项;或者符合 3 项次要标准中第 1 项和第 2 项,且应是疾病进展有症状者

表 7-34　MGUS、SM 和 IM 诊断标准(WHO, 2001)

疾病名称	标 准 内 容
MGUS	有 M 蛋白但低于骨髓瘤水平 骨髓浆细胞<10% 无溶骨性病变 无骨髓瘤相关症状(如贫血、肾损害和高血钙等)
SM*	符合以下条件,其他同 MGUS 所见 血清 M 蛋白达到 PCM 水平 骨髓中浆细胞增多(10%~30%)
IM	符合以下条件,其他同骨髓瘤所见 M 蛋白中等水平 (IgG < 70/L, IgA < 50 g/L) 罕见溶骨性病变(≤3 处),无压迫症状和骨痛 Hb、血钙和肌酐浓度正常 无感染症象

注:MGUS 为意义未明单克隆免疫球蛋白血症(monoclonal gammopathgy of undeter mined significance),SM 为冒烟性骨髓瘤(smoldering myeloma),IM 为惰性骨髓瘤(indolent myeloma);* 符合 PCM 诊断的最低标准,但无症状(无骨髓瘤的溶骨性损害或其他临床特征)。

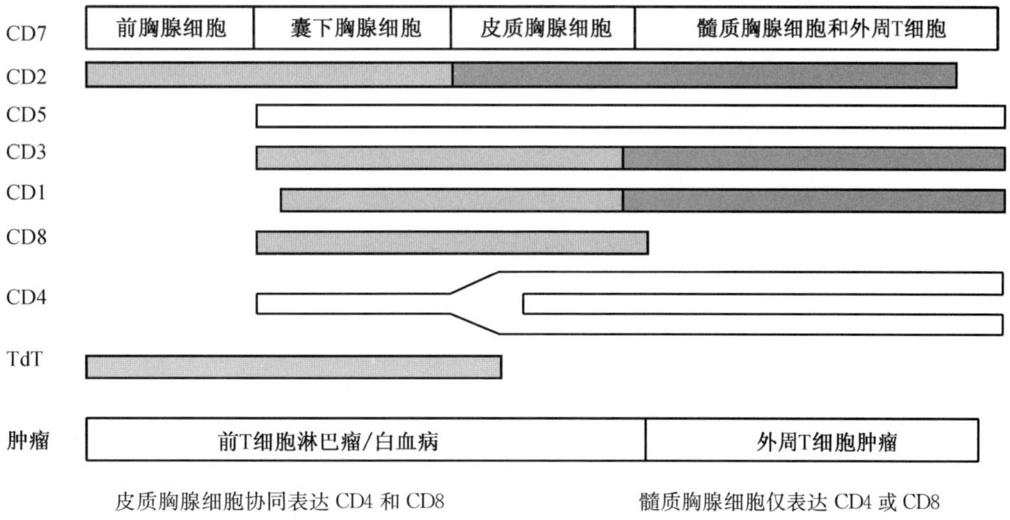

图 7-36　T 细胞分化与抗原表达变化模式

(2) 诊断标准

1) T幼淋巴细胞白血病。T幼淋巴细胞白血病(T-cell prolymphocytic leukemia, T-PLL)。T-PLL是以成熟的胸腺后(post-thymic)T细胞表型,小至中等大小的幼淋巴细胞增殖并累及血液、骨髓、淋巴结、肝、脾和皮肤为特征的侵袭性T细胞肿瘤。肝、脾和淋巴结常见肿大,贫血和血小板减少常见,淋巴细胞增高,常高达 100×10^9/L,血清免疫球蛋白正常,无M蛋白,HTLV-1血清学阴性。外周血幼淋巴细胞为小至中等大小,嗜碱性胞质无颗粒,圆形、卵圆形和明显不规则的胞核,有较明显的核仁。

2) T大颗粒淋巴细胞白血病。T大颗粒淋巴细胞白血病(T-cell large granular lymphocytic leukemia, T-LGLL)是异质性疾病,外周血大颗粒淋巴细胞(large granular lymphocyte, LGL)持续增多(>6个月),常在 $2\sim20\times10^9$/L之间,无明显原因。T细胞慢性淋巴细胞白血病、Tγ-淋巴增殖性疾病、LGL白血病为其同义名。

血片和骨髓涂片LGL为丰富胞质有明显粗大的嗜天青颗粒,超微结构可见特征的平行管状排列和含有溶解细胞的蛋白(如穿孔素,粒酶B)。诊断的主要条件是淋巴细胞增多($>5\times10^9$/L),其中LGL $>2\times10^9$/L。骨髓浸润多样性,常见LGL(淋巴细胞占骨髓细胞的50%以上)呈间质性浸润。

3) Sezary综合征 Sezary。综合征以多脏器浸润的全身性疾病定义的,表现为红皮病和全淋巴结肿大,诊断中肿瘤细胞需要达到多少量(%)尚未获得一致意见,一般认为最低限度的Sezary细胞应达到 1×10^9/L。CD4+T淋巴细胞组分增加,CD4/CD8比率度升高和TCR基因克隆性重排有助于诊断。骨髓受累时,肿瘤细胞浸润主要为间质型。

(三) 组织细胞和树突细胞肿瘤

组织细胞和树突细胞肿瘤起源于吞噬细胞和辅佐细胞(accessory cells)的恶变,这些细胞的主要作用是递呈和加工抗原给淋巴细胞。组织细胞和树突细胞肿瘤分类,见表7-35。这组肿瘤与正常细胞对应的有两个主要亚型:抗原递呈细胞或树突细胞;抗原加工细胞或吞噬细胞。这些细胞大多数起源于骨髓干细胞,吞噬细胞和抗原递呈细胞被认为是两个平行和独立的分化体系。

表7-35 组织细胞和树突细胞肿瘤分类(WHO, 2001)

名 称	内 容
巨噬细胞/组织细胞肿瘤	组织细胞肉瘤
树突细胞肿瘤	Langerhans细胞组织细胞增多症(LCH) Langerhans细胞肉瘤 交叉性树突细胞肉瘤/肿瘤 滤泡性树突细胞肉瘤/肿瘤 不另作说明的树突细胞肉瘤

现在对组织细胞性恶性肿瘤的普遍认识是:既往诊断的组织细胞性结内和弥散性淋巴瘤为弥散性大B细胞淋巴瘤,滤泡性淋巴瘤3级和外周T细胞淋巴瘤,组织细胞性髓性网状细胞增多症或恶性组织细胞病(malignant histiocytosis, MH)为噬血细胞综合征(haemophagocytic syndrome, HPS or HS),MH为间变性大细胞性淋巴瘤(anaplastic large cell lymphoma, ALCL),退行性间变性组织细胞增多症为原发性皮肤ALCL,肠型MH为肠型T细胞淋巴瘤,组织细胞性吞噬细胞性脂膜炎为伴HS的皮下脂膜炎样T细胞淋巴瘤。因而认为源于单核-巨噬细胞系的真正MH可能不存在。

(四) 肥大细胞增生症

1. 定义 肥大细胞增生症是肥大细胞增殖并在一个或多个器官系统积聚。由于肥大细胞起源于造血祖细胞,因此肥大细胞增生症是造血系统疾病,病变范围广,从可以自发缓解的皮肤损害到有多系统累及和短暂生存期的高侵袭性肿瘤。皮肤肥大细胞增生症(cutaneous mastocytosis, CM)为肥大细胞增生局限于皮肤;系统肥大细胞增生症(systemic mastocytosis, SM)是以一个皮肤外器官累及为特征,有或无皮肤浸润的证据。

2. 诊断标准 WHO(2001)将肥大细胞增生症分为7种疾病,实际上分为两大类,即皮肤肥大细胞增生症和系统性肥大细胞增生症,其他为变异型。系统性肥大细胞增生症(SM)包括惰性系统性肥大细胞增生症(indolent systemic mastocytosis, ISM)、系统性肥大细胞增生症伴克隆性非肥大细胞性造血系统疾病(systemic mastocytosis associated clonal hemopathy non mast cell diseases or systemic mastocytosis with associated clonal, hematological non-mast cell lineage disease, SM-AHNMD)和侵袭性系统性肥大细胞增生症(aggressive systemic mastocytosis, ASM)、肥大细胞白血病(mast cell laukemia, MCL)、肥大细胞肉瘤(mast cell sarcoma, MCS)和皮外肥大细胞瘤(extracutaneous mastocytoma)6种变异疾病。SM及其变异型的诊断标准,见表7-36、表7-37。

表 7-36　系统性肥大细胞增生症(SM)诊断标准(WHO, 2001)

标　准	内　容
主要标准	骨髓切片和(或)其他皮外组织切片有多灶性致密性肥大细胞簇状浸润(≥15 个肥大细胞聚集),并经类胰蛋白酶或中性蛋白酶(tryptase)免疫组织化学染色或其他特殊染色方法证明为肥大细胞
次要标准	骨髓切片或其他皮外组织切片有>25%肥大细胞(梭形或不典型形态)浸润,或骨髓涂片肥大细胞中,有>25%为幼稚型或不典型肥大细胞 骨髓、外周血或其他皮外组织检出 C-KIT[816]密码子点突变 骨髓、外周血或其他皮外组织肥大细胞表达 CD2 和(或)CD25,表达 CD117 血清类胰蛋白酶总水平持续升高> 20 ng/mL(正常<14 ng/mL),如无其他相关的髓系克隆性疾病则此项参数无意义
诊　断	符合主要标准和次要标准中的各 1 项,或符合次要标准中≥3 项者确诊 SM

表 7-37　系统性肥大细胞增生症(SM)变异型诊断标准(WHO, 2001)

疾病名称	标准内容
惰性肥大细胞增生症(ISM)	除了符合 SM 标准外需符合以下标准: (1) 无"B、C"项所见(见下) (2) 无证据伴有血液肿瘤或疾病 (此型变异肥大细胞负荷低,皮肤损害几乎不见) 变异亚型* 骨髓肥大细胞增生症——如前所述,骨髓受累但无皮肤损害 冒烟性肥大细胞增生症——如前所述,但有"B"项中的≥2 项所见,"C"项缺乏
SM 伴克隆性非肥大细胞系造血系统疾病(SM-AHNMD)	除了符合 SM 标准外需符合以下标准: 伴有克隆性造血系统非肥大细胞性造血系统疾病(MDS、CMPD、AML、淋巴瘤或其他造血系统肿瘤,且需符合 WHO 分类的有关标准)
侵袭性系统性肥大细胞增生症	除了符合 SM 标准外需符合以下标准: (1) 有"C"项中的≥1 项所见 (2) 无克隆性造血系统肿瘤或疾病 (3) 无 MCL 证据 变异亚型* 淋巴结病性肥大细胞增生症伴嗜酸性粒细胞增多——进行性淋巴结肿大伴外周血嗜酸性粒细胞增多,常有广泛的多骨性浸润和肝脾肿大,但常无皮肤损害
肥大细胞白血病	除了符合 SM 标准外需符合以下标准: (1) 活组织检查示不典型、幼稚的肥大细胞弥散性(常见簇状、片状)浸润 (2) 骨髓涂片肥大细胞≥20% (3) 外周血涂片肥大细胞≥10% 变异:非白血病性 MCL——符合上述条件,但外周血涂片肥大细胞<10%
肥大细胞肉瘤	(1) 单灶性肥大细胞肿瘤 (2) 无 SM 证据 (3) 无皮肤损害 (4) 破坏性浸润象 (5) 高级细胞学所见
皮外肥大细胞瘤	(1) 单灶性肥大细胞肿瘤 (2) 无 SM 证据 (3) 无皮肤损害 (4) 无破坏性浸润象 (5) 低级细胞学所见

续 表

疾病名称	标准内容
B项所见	1. 骨髓切片肥大细胞(局灶性、密集性簇状)浸润>30%和(或)血清总类胰蛋白酶总水平>200 ng/mL 2. 在非肥大细胞系疾病中,骨髓单系增生异常或骨髓增殖,但不符合WHO确认的造血系统肿瘤标准,血细胞计数正常或轻度异常 3. 不伴肝功能损害的肝肿大,和(或)不伴脾功能亢进的明显脾肿大,和(或)明显的淋巴结肿大或脏器淋巴结肿大
C项所见	1. 骨髓造血减低,≥1系血细胞减低(有核细胞<1×10^9/L,Hb<100 g/L,血小板<100×10^9/L),但不是非肥大细胞造血系统肿瘤 2. 有肝功能损害的明显肝肿大、腹水和(或)门静脉压增高 3. 大而多发的溶骨性破坏和(或)有病理学特征病变 4. 有脾功能亢进的明显脾肿大 5. 胃肠肥大细胞浸润所致的体重减轻和吸收不良

注:* 暂定为变异亚型。

(卢兴国　熊树民)

参 考 文 献

1 邓家栋,杨崇礼,杨天楹等主编. 邓家栋临床血液学. 上海:上海科学技术出版社,2001
2 王鸿利,朱明德,赵月林主编. 现代检验医学与临床实践. 上海:上海科学技术文献出版社,1999
3 张之南主编. 血液病诊断及疗效标准. 第2版. 北京:科学出版社,1998
4 谭齐贤主编. 临床血液学和血液检验. 第3版. 北京:人民卫生出版社,2003
5 Emest Beutler. Williams Hematology. 6th ed. 北京:人民卫生出版社,2001
6 Ronald Hoffman. HEMATOLOGY Basic principles and Practice. 3th ed. 北京:科学出版社,2001
7 Roberts Hillman. HEMATOLOGY in Clinical Practice. 3 th ed. 北京:人民卫生出版社,2002

第 8 章　血栓与止血的实验诊断

生理性止血与凝血平衡的失调，会导致出血病和血栓病。这些疾病的诊断和鉴别诊断很大程度上依赖实验室检查。本章就血栓与止血的基础理论、检测方法及其临床应用作一叙述。

第一节　基础理论

正常情况下，血液在血管内流动，不会溢出血管外引起出血，也不会在血管内凝固引起血栓，这有赖于血管壁、血小板、凝血因子、抗凝因子、纤维蛋白溶解系统的完整性以及它们之间的生理性的平衡和调节。

一、血管壁及血管内皮细胞的止血作用

完整的血管壁对防止出血或血栓有着重要作用。当血管壁的结构存在缺陷或受到损伤时，不是引起出血就是导致血栓。血管内皮细胞(endothelia cell, EC)是血管壁与血液之间的屏障细胞。正常的血管内皮细胞通过抑制血液凝固和血小板聚集，调节血管的收缩及通透性，以及避免血液与血管内皮下组织的接触来维持血液的正常流动。

(一) 血管壁的结构

参与止血作用的血管主要是小动脉、小静脉、毛细血管和微循环血管，见表 8－1。其基本结构可分为内膜层(内皮细胞、基底膜)、中膜层(弹力纤维、平滑肌、胶原)和外膜层(结缔组织)，见图 8－1。以维持血管的舒缩性、通透性和脆性等功能。

1. 内皮层　由内皮细胞和基底膜组成，前者呈单层扁平状连续排列。它含各种细胞器，其中棒管状小体(weibel-palade)是内皮细胞特有的细胞器，它是血管性血友病因子(von willabrand factor, vWF)和组织型纤溶酶原激活物(tissue plasminogen zctivator, t－PA)的产生和贮存场所。内皮细胞还可合成多种其他的活性蛋白。基底膜是一种胶原蛋白，起支持内皮细胞及诱导血小板黏附的作用。

2. 中膜层　界于内皮细胞和外膜层之间的血管壁结构，包括微纤维、胶原、平滑肌和弹力纤维等。微纤维和胶原能促使血小板黏附和聚集，并启动凝血过程；平滑肌和弹力纤维参与血管的舒缩功能。

表 8－1　小动脉、小静脉和微循环血管的结构和调控

名　称	厚度(μm)	内径(μm)	血管壁结构	神经调控	体液调控
小动脉	5～6	20～25	丰富平滑肌、弹力纤维、胶原	+++	+
微循环血管					
微动脉	3～4	18～20	中等平滑肌、少量弹力纤维、胶原	++	+
中间微动脉	2	12～25	少量平滑肌、其他同真毛细血管	+	++
前毛细血管	2	10～12	疏松平滑肌、其他同真毛细血管	－	+++
真毛细血管	1	8～10	单层内皮细胞	－	+
微静脉	1	20～30	疏松平滑肌、内皮细胞、胶原	－	+
动静脉短路	4～5	25～35	同微动脉	++	+
小静脉	5～6	30～50	少量平滑肌、其他同微动脉	+	+

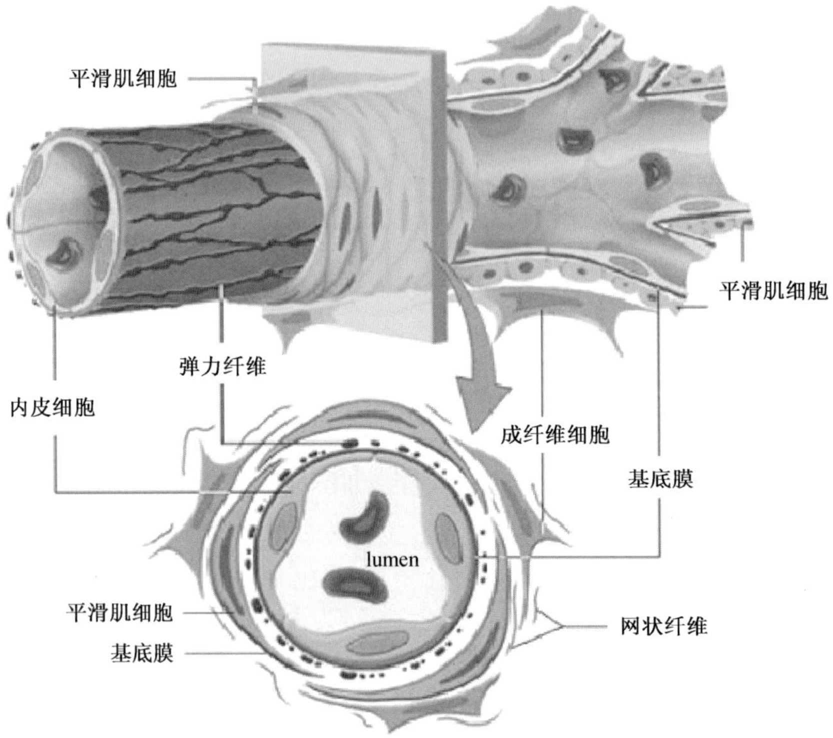

图 8-1 血管壁的结构

3. 外膜层 由结缔组织构成，是血管壁与组织之间的分界线。

（二）血管的舒缩功能

血管的收缩、舒张反应受神经和体液的调控。

1. 神经舒缩功能 血管壁中的平滑肌受神经的支配。当神经张力增强时，血管收缩；张力减弱时，血管舒张，这些都是通过神经轴突反射来实现的。

2. 体液舒缩功能 内皮细胞产生的内皮素-1(endothelia-1, ET-1)和血管紧张素血管紧缩素(angiotensin, AGT)等有收缩血管的作用。内皮细胞产生的前列环素(prostacyclin, PGI)和皮细胞衍生的松弛因子(endothelium-derived relaxing factor, EDRF)等有舒张血管的作用。此外，还有其他调控血管舒缩反应的体液活性物质，见表 8-2。

表 8-2 调节血管舒缩功能的体液活性物质

缩血管活性物质	舒血管活性物质
儿茶酚胺	乙酰胆碱
去甲肾上腺素	激肽
血管紧张素	核苷酸(腺嘌呤)
血管加压素	前列环素(PGI2)
内过氧化物(PGG_2、PGH_2、PGD_2)	低血氧
血栓素(TXA2)	H^+增高
纤维蛋白肽 A(FPA)	CO_2 增高
5-羟色胺(5-HT)	K^+增高
内皮素-1(ET-1)	NO

（三）内皮细胞的抗凝功能

生理情况下，血管内皮细胞合成和分泌某些具有抗凝功能的生物活性物质。例如，内皮细胞表面的硫酸乙酰肝素、硫酸皮肤素和硫酸软骨素等有类肝素的抗凝活性。多数血管的内皮细胞可表达凝血酶调节蛋白(thrombomodulin, TM)，它与凝血酶结合形成复合物，后者激活蛋白 C(protein C, PC)成活化的 PC(APC)并灭活因子 VIIIa 和因子 Va。内皮细胞还产生腺苷二磷酸酶、前列腺环素(prostacyclin, PGI_2)和一氧化氮(nitric oxide, NO)，即内皮细胞衍生的舒张因子(endothelium-derived relaxing factor, EDRF)，可扩张血管和抑制血小板的聚集。内皮细胞还合成组织型纤溶酶原激活剂(tissue plasminogen activator, t-PA)和尿激酶型纤溶酶原激活剂(urokinase plasminogen activator, u-PA)，它们启动纤溶系统。组织因子途径抑制物(tissue factor pathway inhibitor, TFPI)，可以抑制组织因子与 FVIIa 复合物(TF/FVIIa)的促凝活性。见表 8-3。

表 8-3　内皮细胞主要的促凝和抗凝活性物质

	分子量(kD)	氨基酸数	血浆浓度(mg/L)	半减期(h)	合成部位	基因定位	外显子数	基因(kb)	mRNA(kb)	功　能
主要促凝物质										
vWF	500～10 000	5 626	1～10	2	内皮/巨核	12q	52	178	8.7	促进血小板黏附、聚集
TSP	45	1 170			内皮/平滑肌	5.8				血小板聚集，血栓形成
FV	330	2 196	1～10	12～15	肝/血小板	1q21-25	25	80		凝血酶形成
FX	59	448	6～8	48～72	肝	13q34	8	25	1.5	凝血酶形成
TF	45	263		50～90 min	多种细胞	1p21-22	6	12.4	2.1	激活 FX，FIX
PAI	52	379	0.01	8 min	内皮	7q22.1	9	12.2	2.4/3.2	抑制 t-PA，u-PA
主要抗凝物质										
PC	62	459	4	8～10	肝	$2q^{13}$～q^{14}	8	12	1.8	抗 Va，FVIIIa
PS	69	635	20～25	42	肝	3	15	80	3.5	抗 Va，FVIIIa
AT	58	432	125	61～72	肝，内皮	$1q^{23}$～q^{25}	7	13.5	1.5	抗凝血酶，FXa
TFPI	42	276	0.01～0.15	1～2 min	肝，内皮	$2q^{31}$～$q^{31.1}$	9	85	1.4	抗 FVIIa/TF，FXa
TM	75	575	20 ng/mL	19.2	内皮	20p11		3.7	3.7	抗凝血酶
t-PA	68	530	0.005	4 min	内皮	8p12～p11	14	32.7	2.7	激活纤溶酶原
u-PA	54	411	0.002	7 min	内皮	10q24	11	6.4	2.4	激活纤溶酶原

注：vWF　血管性血友病因子；TSP　血小板敏感蛋白；TF　组织因子；PAI　纤溶酶原激活物抑制物；PC　蛋白 C；PS　蛋白 S；AT　抗凝血酶；TFPI　组织因子途径抑制物；TM　凝血酶敏感蛋白；t-PA　组织型纤溶酶原激活物；u-PA　尿激酶型纤溶酶原激活物。

（四）内皮细胞的促凝功能

最迅速的止血反应来源于血管收缩，但对绝大多数组织来说，血管收缩作用是较弱的，也是暂时的，其中静脉和毛细血管因为缺乏平滑肌而依赖于其他止血因素的参与。

1. 收缩血管　当小血管受损时，通过神经轴突反射和收缩血管的活性物质，如儿茶酚胺、血管紧张素、血栓素 A_2（thromboxane A_2，TXA_2）、5-羟色胺（5-hydroxytryptamine，5-HT）和内皮素-1（endothelin-1，ET-1）等使受损的血管发生收缩，见表 8-3。损伤血管壁相互贴近，伤口缩小，血流减慢，凝血物质积累，局部血黏度增高，有利于止血。

2. 激活血小板　小血管损伤后，血管内皮下组分包括胶原、纤维连接蛋白（fibronectin，Fn）、层素、微纤维以及血管性血友病因子（von Willebrand factor，vWF）暴露，促使血小板发生黏附、聚集和释放反应，结果在损伤血管的局部形成血小板血栓，堵塞伤口，有利于止血。当内皮细胞受损时，vWF 从内皮细胞的棒管状（Weibel-Palade）小体中分泌到血浆或血管内皮细胞下。vWF 通过血小板膜糖蛋白（GP）Ib-X-V 介导血小板与内皮下胶原的黏附，成为血小板与内皮下黏附和聚集的桥梁。内皮下基质、纤维连接蛋白、层素、胶原及蛋白多糖等物质相互结合在一起，构成错综复杂的基质网，以促进细胞的黏附、生长和与纤维蛋白的结合。内皮细胞损伤时也分泌血小板活化因子（platelet activating factor，PFA），它是迄今最强的血小板聚集诱导剂，能够促使血小板在局部损伤处发生聚集。

3. 活化凝血机制　当血管壁受损，或受到刺激后，内皮细胞表面的组织因子（TF）的表达和活性均明显升高，TF 与 FⅦ结合可启动外源凝血系统和参与因子Ⅸ的活化。另外，血管损伤后，内皮下组分暴露，激活 FⅫ，启动内源凝血系统；最后在损伤血管的局部形成纤维蛋白，堵塞伤口，达到止血目的。

4. 增高局部血黏度　血管壁损伤后，通过激活 FⅫ和激肽释放酶原（prekallikrein，PK），生成激肽（kinin，K），激肽有扩张血管、增加血管通透性和降低血压的作用。激活的血小板释放血管通透因子，使局部血管通透性增加，血浆外渗，血液浓缩，血黏度增高，血流减慢，有利于止血。

血管壁的促凝和抗凝作用，见图 8-2。

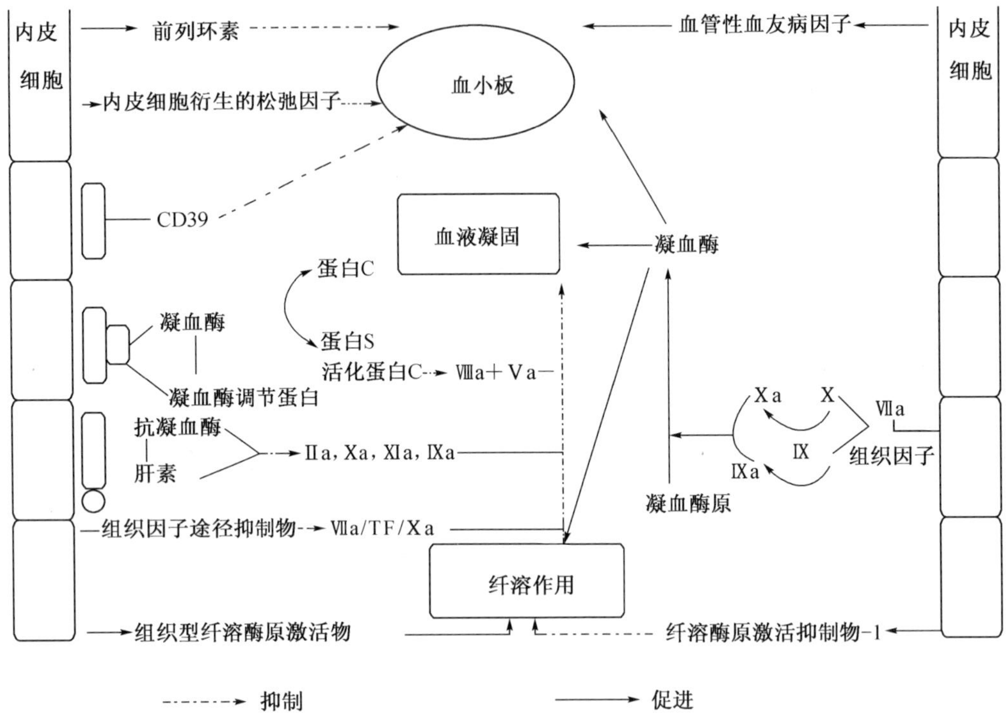

图 8-2 血管壁的促凝和抗凝作用

二、血小板的止血作用

血小板由巨核细胞胞浆颗粒生成，含有许多与结构、代谢和信号传递有关的成分。血小板不仅与正常止血过程相关，而且在某些病理过程中起重要作用。

(一) 血小板结构

正常血小板由血小板膜(糖蛋白、磷脂)、血小板颗粒(致密颗粒、a颗粒)、血小板通道(开放管道、致密管道)系统、血小板收缩蛋白(肌动蛋白、肌球蛋白)等构成，见图 8-3。

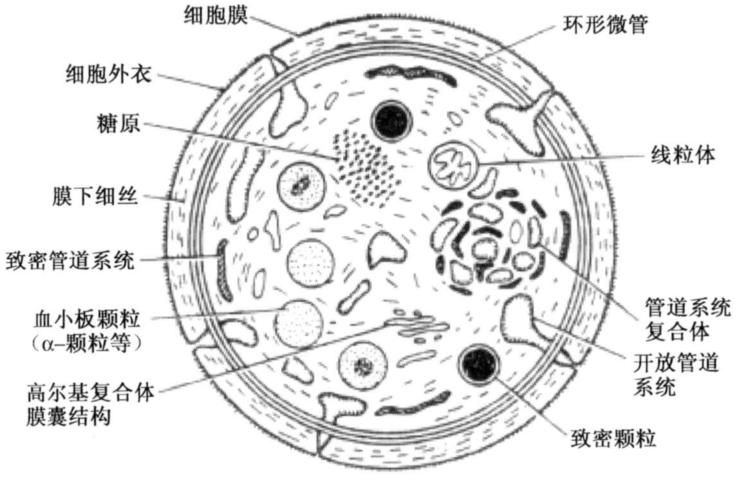

图 8-3 血小板结构模式图

1. 血小板膜　有双层脂质和多种糖蛋白(glycoprotein,GP)组成。

(1) 膜脂质:磷脂占总脂质量的 75%～80%,胆固醇占 20%～25%,糖脂占 2%～5%。磷脂主要由鞘磷脂(sphingomyelin, SPH)和甘油磷脂组成,后者包括磷脂酰胆碱(phosphatidylcholine, PC)、磷脂酰乙醇胺(phosphatidylethanolamine, PE)、磷脂酰丝氨酸(phosphatidylserine, PS)、磷脂酰肌醇(phosphatidylinositol, PI)以及少量溶血卵磷脂等。各磷脂在血小板膜两侧呈不对称分布。在血小板未活化时,SPH、PC 和 PE 主要分布在质膜的外侧面,而 PS 主要分布在内侧面;血小板被激活时,PS 转向外侧面,可能成为血小板第 3 因子(platelet $factor_3$, PF_3)。

(2) 膜蛋白:血小板膜含有多种蛋白质,主要是糖蛋白有:① GPⅠb-Ⅸ复合物:它由 GPⅠb 和 GPⅨ两个亚单位组成,其基因位于第 17 号染色体短臂上。GPIb-Ⅸ对血小板黏附功能有着重要作用。② GPⅡb-Ⅲa 复合物:它由 GPⅡb 和 GPⅢa 所组成。其基因位于第 17 号染色体长臂上。GPIIb 由 α 链和 β 链以二硫链相连接而成,GPIIIa 为单一肽链,它们与血小板聚集功能有关。GPIa-Ⅱa 复合物,由 GPIa 和 GPIIa 组成,是胶原的受体。GPIc-Ⅱa复合物,由 GPIc 和Ⅱa 结合而成,可能是 Fn 的受体。GPIV 是单一肽链,是凝血酶敏感蛋白(thrombin sensitive protein, TSP)的受体。GPV 与 GPⅠb-Ⅸ相似,参与血小板黏附功能发挥。③ 其他:血小板质膜上还有 Na^+-K-$^+$ ATP 酶(钠泵)、Ca^{2+}-Mg^{2+}-ATP 酶(钙泵)和其他阴离子泵,它们对维持血小板膜内外的离子梯度和平衡起着重要作用。

2. 血小板骨架　电镜下,血小板的胞质中可见微管、微丝及膜下细丝等。它们构成血小板的骨架系统,在维持血小板的形态、释放反应和收缩中起重要作用。

(1) 微管(microtubes):呈束状排列于血小板的包膜下。它由微管蛋白(tubalin)排列成细丝状微丝,再由后者围成微管,对维持血小板的形状有着重要作用。

(2) 微丝(microfilaments):微丝主要由肌动蛋白细丝及肌球蛋白粗丝组成。肌动蛋白和肌球蛋白构成血小板收缩蛋白,其作用是参与血小板收缩活动、伪足形成和释放反应。

3. 细胞器和内容物　电镜下血小板内有许多细胞器,其中最为重要的是 α 颗粒、致密颗粒和溶酶体颗粒 3 种。

(1) 致密颗粒(δ 颗粒)含有:① ATP 和 ADP:血小板被激活时,ADP 由致密颗粒中释放至血浆,是促进血小板聚集和释放的重要物质;ATP 是维持血小板形态、功能和代谢活动所需能量的来源。② 5-HT:5-HT 贮存于致密颗粒中,当血小板受到凝血酶刺激时,5-HT 释到血浆,促进血小板聚集和血管收缩。

(2) α 颗粒内含下列活性物质有:① β-血小板球蛋白(β-thomboglobulin, β-TG)是血小板特异的蛋白质。它抑制血管内皮细胞产生 PGI_2,间接促进血小板聚集和血栓形成。当血小板被激活,β-TG 从 α 颗粒中释出,使血浆 β-TG 含量升高。② 血小板第 4 因子(platelet factor 4, PF_4)是血小板又一特异的蛋白质。PF_4的作用是中和肝素的抗凝活性,促进血栓形成。③ 凝血酶敏感蛋白(thrombin sensitive protein, TSP)是 1 种糖蛋白,主要存在于血小板 α 颗粒、血管内皮细胞、巨噬细胞、平滑肌细胞及纤维细胞等,故 TSP 不是血小板特异蛋白质,它有促进血小板聚集的作用。④ 血小板衍生生长因子(platelet derived growth factor, PDGF)是一种碱性糖蛋白,来自巨核细胞,存在于血小板 α 颗粒中。PDGF 的作用是刺激 DNA 合成和细胞增殖,促进细胞生长;促进细胞内胆固醇脂化,增强细胞对低密度脂蛋白的反应性,最终可导致动脉粥样硬化斑块的形成。

(3) 溶酶体颗粒(λ 颗粒):内含多种酸性水解酶及组织蛋白酶,是血小板的消化结构。

4. 特殊膜系统和生化组成　血小板的特殊膜系统主要包含开放管道系统及致密管道系统。

(1) 开放管道系统(open canalicular system, OCS):是血小板膜凹于血小板内部形成的管道系统。它是血小板内与血浆中物质交换的通道,在释放反应中血小板贮存颗粒内容物经 OCS 排至细胞外。

(2) 致密管道系统(dense tubular system, DTS):散在分布于血小板胞质中,不与外界相通。它参与花生四烯酸代谢、前列腺素合成、血小板收缩活动和血小板释放反应。

血小板的主要成分及其特性和作用,见表 8-4。

表 8-4 血小板的主要成分及其特性和作用

名称(CD)	分子量(kD)	特性和作用
膜糖蛋白(GP)		
GPⅠa(CD49b)	160	与GⅡa形成复合物,是胶原的受体
GPⅠb(CD42c)	165	与GPⅨ形成复合物,是vWF受体
GPⅠc(CD49f)	148	与GPⅡb形成复合物,是Fn和层素的受体
GPⅡa(CD29)	130	与GPⅠa和Ⅰc形成复合物,胶原和Fn受体
GPⅡb(CD41a)和GPⅢa	Ⅱb 147	GPⅡb与Ⅲa形成复合物,Fg、vWF和Fn受体
(αIIbβ_3)	Ⅲa 105	
GPⅣ(CD36)	88	是TSP受体
GPⅤ(CD42d)	82	是凝血酶受体
GPⅨ(CD42a)	22	与GPⅠb形成复合物,是vWF受体
骨架蛋白		
微管蛋白(二聚体)	110	组成微管,使血小板变形
肌动蛋白	42	组成微丝,使血小板收缩
α-辅肌动蛋白	110	连结肌动蛋白,辅助血小板收缩
肌动蛋白结合蛋白(二聚体)	25	使肌动蛋白交联成束,参与血小板收缩
外廓蛋白	16	稳定肌动蛋白
原肌球蛋白	16	稳定肌动蛋白
贮藏颗粒及其内容物		
致密颗粒		血小板能量代谢场所
ADP		促血小板聚集
ATP		维持血小板能量代谢
5-HT		促血小板聚集和收缩血管
Ca^{2+}		参与血小板的释放反应
a-颗粒		血小板分泌蛋白的贮存场所
β-TG、PF4	35.8, 35	血小板特异蛋白,促进血栓形成
TSP	45	参与血栓形成
PDGF	30	使成纤维细胞和肌细胞生长,参与动脉粥样硬化形成
FV, Ⅷ, Fg, vWF		参与血液凝固和血栓形成
溶酶体颗粒		
酸性水解酶		血小板的消化系统
组织蛋白酶		

注:β-TG　β-血小板球蛋白;PF4　血小板第4因子;TSP　血小板敏感性球蛋白;PDGF　血小板衍生的生长因子;vWF　血管性血友病因子。

(二) 血小板的止血功能

血小板的主要生理作用是参与正常的止血功能,防止血管损伤后的血液丢失。血小板的黏附、聚集和释放反应,以及血小板的促凝功能是完成正常止血的基本因素。除外,血小板还参与炎症、免疫反应和保护内皮细胞的功能。

1. 黏附功能　血小板黏附(platelet adhesion)是指血小板粘着于血管内皮下组分或其他异物表面的功能。当受损血管内皮下成分暴露时,血液中血管性血友病因子(von Willebrand factor, vWF)、内皮下组分(主要是胶原)和血小板膜糖蛋白(glycoprotein, GP)Ib-Ⅸ-Ⅴ复合物(GPIb-Ⅸ-Ⅴ)结合,导致血小板黏附反应。其中vWF在血小板与内皮细胞下组分的黏附中起桥梁作用;其次,多种血浆蛋白如vWF纤维连接蛋白及玻璃连接蛋白等也有增强血小板在初期止血中的作用;血小板也可以通过其表面的GPⅡb/Ⅲa与结合在血管壁上的纤维蛋白和纤维蛋白原结合而发生黏附作用。

2. 聚集功能　血小板聚集(platelet aggregation)是指血小板与血小板之间相互黏附形成血小板团的功能。在Ca^{2+}存在的条件下,激活的血小板以其GPⅡb/Ⅲa与纤维蛋白原(Fg)结合,血小板发生聚集。

血小板聚集有两种类型：① 一相聚集(初级聚集)：指由外源性致聚剂诱导的聚集反应；② 二相聚集(次级聚集)：指由血小板释放的 ADP 等诱导的聚集。常用血小板聚集的诱导剂有 ADP、肾上腺素、5-HT、花生四烯酸、凝血酶、胶原等。

3. 释放反应　血小板释放反应(platelet release reaction)是指血小板贮存颗粒中的内容物通过开放管道系统(open canalicular system, OCS)释放到血小板外的过程。血小板黏附到内皮细胞表面后，使血小板变形、伸展和伸出伪足而活化。通过细胞内的信号传递使胞浆中的 Ca^{2+} 浓度增加，Ca^{2+} 促进肌球蛋白聚合形成微丝。肌动蛋白微丝和肌球蛋白微丝相互作用，收缩蛋白使贮存颗粒移向中央，与 OCS 膜融合，颗粒内容物经 OCS 向外释放。使血小板发生释放反应。

4. 促凝功能　血小板的活化和血液凝固在正常止血和血栓形成过程中是相互依赖、相互作用的。在血栓形成的过程中，聚集的血小板和纤维蛋白构成了血栓的主要成分。

(1) PF_3 的促凝活性：血小板激活时，PF_3 参与因子Ⅸa-Ⅷa-Ca^{2+} 复合物和因子Ⅹa-Ⅴa-Ca^{2+} 复合物的形成，这 2 种复合物分别参与因子Ⅹ的活化及凝血酶原酶的形成。

(2) 接触产物生成活性(contact product-forming activity, CPFA)：血小板受 ADP 或胶原刺激时，CPFA 从血小板膜磷脂成分释出，激活因子Ⅺ，参与始动凝血反应。

(3) 胶原诱导的凝血活性(collegen induced coagulant activity, CICA)：血小板受 ADP 或胶原刺激时，CICA 从血小板膜磷脂成分中释出，激活因子Ⅺ，参与内源凝血途径。

(4) α 颗粒中凝血因子的释放：血小板激活时，α 颗粒中所含的 FⅤ、Fg 和 FⅧ等均可释至血浆，参与凝血过程。

5. 血块收缩功能　激活的血小板由于肌动蛋白细丝和肌球蛋白粗丝的相互作用，使血小板伸出伪足。当伪足向心性收缩，纤维蛋白束弯曲，存留在纤维蛋白网间隙内的血清被挤出，血凝块缩小并得以加固。

6. 维护血管内皮的完整性　血小板能充填受损血管内皮细胞脱落所造成的空隙，参与血管内皮细胞的再生和修复过程，减低血管壁的通透性和脆性。

血小板止血功能，见图 8-4。

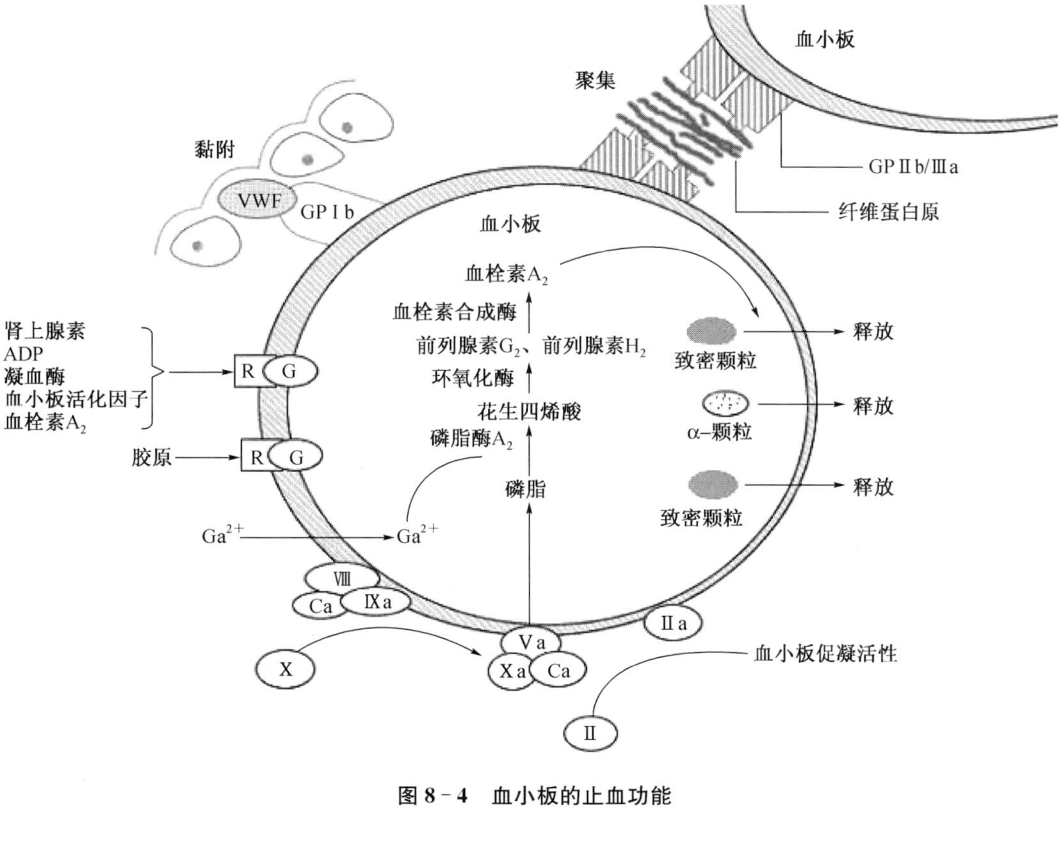

图 8-4　血小板的止血功能

三、血液凝固机制

血液由流动的液体状态转变成不流动的凝胶状态称为血液凝固。血液凝固是生理性止血功能的重要组成部分。

(一) 凝血因子及其分类

凝血因子(coagulable factor, CF)目前所发现的凝血因子共有 14 种。除 FⅣ 是无机钙离子(Ca^{2+})外，其余均是蛋白质；除组织因子(tissue factor, TF)存在于组织外，其余均存在于血浆中。凝血因子的理化特性，见表 8-5。

(二) 凝血机制

20 世纪 60 年代初期 Davis 与 Ratnoff 等提出了凝血瀑布学说(coagulation cascade)，认为血液凝固是一系列活化凝血因子的酶促反应过程，每个凝血因子都被其前面因子所激活，最后生成纤维蛋白。血液凝固一般分为三条途径。

1. 内源性凝血途径　是指由 FⅫ 被激活到 FⅨa-FⅧa-Ca^{2+}-PF_3 复合物形成的过程。参与内源性凝血过程的所有成分均存在于血液中，内源性凝血系统有两种激活途径：一种为凝血酶激活 FⅪ，FⅪa 活化 FⅨ，提供了一个不依赖 FⅫ 的凝血过程；另一种为外源性宁学系统中的 TF/FⅦa 复合物激活 FⅨ，为内源性和外源性凝血系统架起了桥梁。这两种凝血激活途径的区别在于 XIa 对 FⅨ 的活化只需要钙离子存在；而 FⅦa 对Ⅸ的活化除需要钙离子外，还需要镶嵌在细胞膜中的辅因子即组织因子(tissue factor, TF)的存在。内源性凝血途径的激活如下：

(1) 因子Ⅻ的激活：① 固相激活：FⅫ与带负电荷的物质，如体内的胶原、微纤维、基底膜、长链脂肪酸或体外的玻璃、白陶土、硅藻土等，接触后，分子构型发生改变，活性部位暴露，成为 FⅫa。② 液相(酶类)激活：在激肽释放酶的作用下，FⅫ被激活(FⅫa)；FⅫa 的主要作用是激活 FⅪ、激肽释放酶原(PK)和纤溶酶原(PLG)，也可反馈激活 FⅫ。

(2) 因子Ⅺ的激活：在 FⅫa 的作用下，FⅪ被激活为 FⅪa。FⅪa 激活 FⅨ。

(3) 激肽释放酶原(prekallikrein, PK)的激活：在 FⅫa 的作用下，PK 被激活成激肽释放酶(kallikrein, K)。K 的作用是激活 FⅫ、FⅪ和 FⅦ，使高分子量激肽原(high molecular weight kininogen, HMWK)转变成激肽，使纤溶酶原转变成纤溶酶。

(4) 高分子量激肽原(HMWK)的作用：HMWK 为接触反应的辅因子，参与 FⅫ、FⅪ的激活，生成的激肽(kinin, K)有扩张血管、增加血管通透性及降低血压的作用。

(5) 因子Ⅸ的激活：FⅪa 激活 FⅨ，此外，TF-FⅦa-Ca^{2+} 复合物也能激活 FⅨ。

表 8-5　凝血因子的组成和特性

因子	名　称	合成部位	分子量 (10^4)	氨基酸	基因长度 (10^3)	基因的染色体定位	血浆中的浓度 (mg/L)	半减期 (h)	功　能
Ⅰ	纤维蛋白原	肝	34	2 964	50	4q31	2 000～4 000	90	结构蛋白
Ⅱ	凝血酶原	肝	7.2	579	21	11p11～q12	150～200	48～96	凝血酶原
Ⅲ	组织因子	各种细胞	4.5	263	12.4	1p21～22			辅因子
Ⅴ	易变因子	肝，血小板	33	2 196	>80	1q23	5～10	12～15	辅因子
Ⅶ	稳定因子	肝	5	406	12.8	13q34	0.5～2	6～8	凝血酶原
Ⅷ	抗血友病球蛋白	肝	33	2 332	186	Xq28	0.1	8～12	辅因子
Ⅸ	Christmas 因子	肝	5.6	415	34	Xq26.3～q27.1	5	12～24	凝血酶原
Ⅹ	Stuart-Prower 因子	肝	5.9	448	25	13q34	6～8	48～72	凝血酶原
Ⅺ	血浆凝血酶前质	肝	16	1 214	23	4q35	4～6	48～84	凝血酶原
Ⅻ	Hageman 因子	肝	8	596	12	5q33～qter	30	48～52	凝血酶原
ⅩⅢ	纤维蛋白稳定因子	肝	32	2 744	>160(a) 28(b)	6p24～25(a) 1q31～32.1(b)	29	72～120	转谷氨酰胺酶原
PK	激肽释放酶原	肝	8.5,8.8	619		4q35	1.5～5	35	凝血酶原
HMWK	高分子量激肽原	肝	12	626	2.7	3q26～ter	7	144	辅因子

(6) 因子Ⅷ的作用：被凝血酶激活成 FⅧ，后者与 FⅨa、Ca^{2+} 和磷脂(PF_3)结合，形成 FⅨa－FⅧa－Ca^{2+}－PF_3 复合物，该复合物能激活 FⅩ。

新近报道，在无 FⅫ、PK 和 HMWK 参与的情况下，FⅪ也可直接被凝血酶活化。

2. 外源性凝血途径　是指从 TF 释放到 TF－FⅦa－Ca^{2+} 复合物形成的过程。它是体内凝血的主要起始因子。在外源性凝血途径中最关键的成分是组织因子(tissue factor, TF)，为一种单链膜糖蛋白；组织因子途径抑制物(tissue factor pathway inhibitor, TFPI)与 FX 结合后抑制 TF/FⅦa 复合物的活性。参与外源性凝血途径的凝血因子如下：

(1) 组织因子(TF，FⅢ)：是一种跨膜糖蛋白，N 端位于胞膜外侧，是 FⅦ的受体，可与 FⅦ或 FⅦa 结合，C 端插入胞质中，提供凝血反应的催化表面。

(2) 因子Ⅶ的激活：① 构型改变激活：当组织损伤时，TF 被释放到血液中，FⅦ与其结合，分子构型发生改变，活性部位被暴露，成为活化因子Ⅶ(FⅦa)；② 酶激活：FⅦ还可被 FⅩa、Ⅸa、Ⅻa、凝血酶、K 等激活成 FⅦa。

(3) TF－FⅦa－Ca^{2+} 复合物形成：TF 与 FⅦa 和 Ca^{2+} 结合形成 TF－FⅦa－Ca^{2+} 复合物，后者可激活 FⅩ和 FⅨ，使内源及外源性凝血途径相沟通，具有重要生理和病理意义。

3. 共同凝血途径　是指从 FⅩ的激活到纤维蛋白形成的过程，它是内源性和外源性凝血途径的共同凝血阶段。其中 FⅩa、FⅤa、磷脂及钙离子组成凝血酶原酶，极大的加速了凝血酶原的活化。

(1) 凝血酶原酶的形成：① FⅩ的激活：在 FⅨa－FⅧa－Ca^{2+}－PF_3 和/或 TF－FⅦa－Ca^{2+} 复合物的作用下，FⅩ被激活(FXa)；② FV 的激活：在凝血酶的作用下，FⅤ转变成活化的 FⅤa。FⅤa 为 FⅩa 的辅因子。在 Ca^{2+} 的参与下，FⅩa、FⅤa、PF_3(磷脂)结合形成 FⅩa－FⅤa－Ca^{2+}－PF_3 复合物即凝血酶原酶(prothrombinase, PT)。

(2) 凝血酶的生成：凝血酶原酶裂解凝血酶原，释出凝血酶原片段 1＋2(prothrombin fragment 1 and 2, F1＋2)和中间产物；凝血酶原酶又裂解中间产物生成由 A 和 B 两条肽链组成的凝血酶。F1＋2 由凝血酶自身水解片段 1(F_1)和片段 2(F_2)。

(3) 纤维蛋白的形成：① FⅩⅢ的激活：FⅩⅢ在凝血酶和 Ca^{2+} 的作用下，生成有转谷氨酰胺酶(transamidase)活性的 FⅩⅢa，后者可使可溶性纤维蛋白单体(sFM)发生交联变成不溶性的纤维蛋白。② 纤维蛋白的形成：纤维蛋白的形成至少进行三个步骤。其一，FM 的形成：在凝血酶作用下，Fg 的 α(A)链上精(16)－甘(17)键和 Fg 的 β(B)链上精(14)－甘(15)键先后被裂解，分别释出纤维蛋白肽 A(fibrinopeptide A, FPA)和纤维蛋白肽 B(fibrinopeptide B, FPB)。此时原来的 Fg 分别转变成纤维蛋白Ⅰ(Fb－Ⅰ)和纤维蛋白Ⅱ(Fb－Ⅱ)；其二，可溶性纤维蛋白单体(sFM)的聚合：Fb－Ⅰ和(或)Fb－Ⅱ形成可溶性纤维蛋白单体聚合物(sFMC)。这种聚合物以氢键聚合，很不稳定，可溶于 5 mol/L(30%)尿素或 1%单氯(碘)醋酸溶液中，故称为 SFMC；其三，交联纤维蛋白形成：sFMC 在 FⅩⅢa 和 Ca^{2+} 作用下，形成不溶性 FM 聚合物，此即纤维蛋白(fibrin, Fb)。

外源性凝血系统即外源性凝血途径加共同凝血途径；内源性凝血系统即内源性凝血途径加共同凝血途径。血液凝固机制，见图 8－5。

四、抗凝系统

正常的抗凝机制是由细胞和体液两方面因素来完成，它是血液凝固的调节系统。

(一) 细胞抗凝作用

1. 单核-吞噬细胞系统　进入血循环中的组织因子、免疫复合物、内毒素、红细胞溶解产物、凝血酶原酶、纤维蛋白(原)的降解产物等物质可被单核-吞噬细胞系统细胞吞噬和清除。

2. 肝细胞　被激活的凝血因子，如 FⅨa 和 FⅦa等可被肝脏摄取和灭活。此外，肝细胞合成的 a_2-巨球蛋白(a_2－MG)、抗凝血酶(AT)和 a_1－抗胰蛋白酶(a_1－AT)等抗凝蛋白具有重要的抗凝作用。

3. 血管内皮细胞　血管内皮细胞合成和释放 PGI_2，抑制血小板的聚集和释放反应；血管内皮细胞表面的硫酸乙酰肝素和凝血酶调节蛋白(TM)具有抗凝作用。

(二) 体液抗凝作用

1. 体液抗凝系统的组成　抗凝因子的组成，见表 8－6。

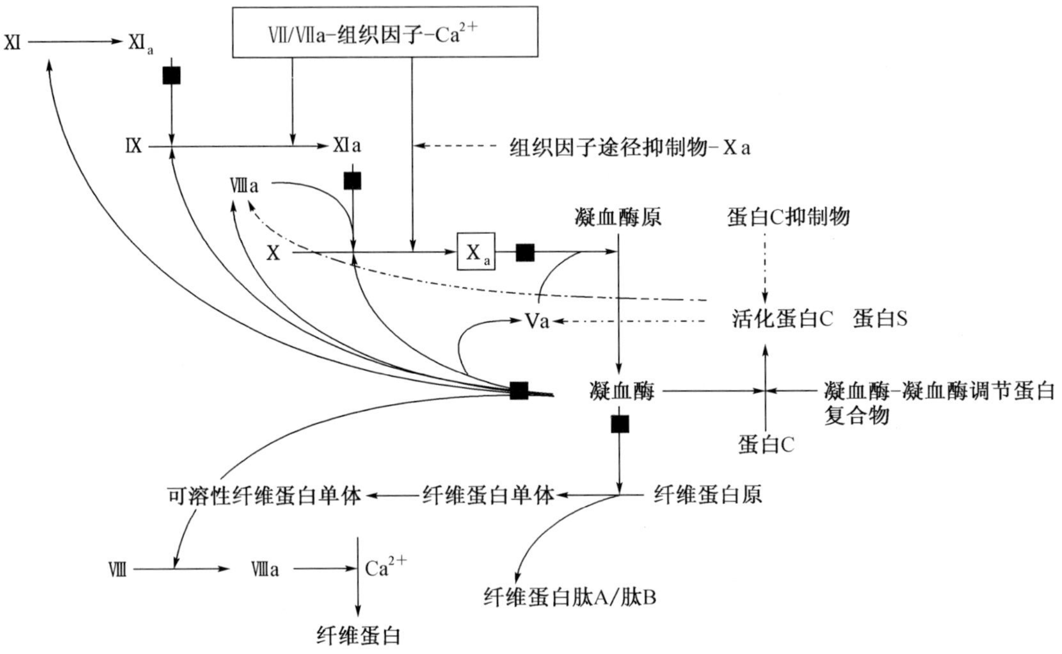

"→"活化；"--→"抑制 "■"AT抑制部位

图 8-5 血液凝固机制

表 8-6 抗凝因子生化及分子生物学特点

因子名称	分子量 (kDa)	合成部位	染色体定位	基因 (kb)	MRNA (kb)	血浆半减期 (h)	血浆浓度 (mg/L)	功 能
PC	62	肝	2q13 - q14	11	1.8	8～10	4	灭活 Fa、VIIIa
PS	75	肝	3p11.1 - 11.2	80	3.5	42	20～25	PC 的辅因子
AT	58	肝,内皮	1q23 - q25	16	1.5	61～72	125	灭活 FIIa,Xa 等
PZ	62	肝	13q34		1.6	60	1.8～3.9	ZPI 的辅因子
ZPI	72	肝				50 s	1.2～2.2	灭活 FXa,XIa
PCI	57	肝	14q32.1	11.5		24	5.0	灭活 APC
EPCR	46	内皮	20q11.2	6			0.098	与 PC 结合
TFPI	34	肝,内皮	2q31 - q32.1	85	1.4	1～2 min	0.01～0.15	灭活 TF/FVIIa
HC - II	65	肝,内皮	22q11	16	2.3		33～90	灭活 FIIa
Ci - INH	104	肝	20p11.2		1.2		170	灭活 FXIIa/k
α_1- AP	53	肝	14q32.1	12		6d	1 300	多种灭活作用
α_2- MG	725	肝	12p12 - p13	48	1.5		2 000～3 000	多种灭活作用
PAI - 1	50	肝,内皮	7q21.3 - 22	12	2.3, 3.0		0.02	抑制 t - PA, u - PA

注:PC 蛋白 C;PS 蛋白 S;AT 抗凝血酶;PZ 蛋白 Z;ZPI 蛋白 Z 依赖的蛋白酶抑制物;PCI 蛋白 C 抑制物;EPCR 内皮细胞蛋白 C 受体;TFPI 组织因子途径抑制物;HC - II 肝素辅因子 II;Ci - INH Ci -抑制物;α_1- AP α_1-抗纤溶酶;α_2- MG α_2-巨球蛋白;PAI - 1 纤溶酶原激活抑制物- 1。

2. 抗凝血酶(antithrombin, AT)　由肝脏、血管内皮细胞和巨核细胞合成,为依赖肝素的丝氨酸蛋白酶抑制物家庭成员。肝素(heparin)或硫酸乙酰肝素(heparin sulfate)与 AT 的赖氨酸残基结合,导致 AT 的构型发生改变,暴露活性中心丝氨酸,后者与凝血酶、FXa 或 FⅫa、Ⅺa、Ⅸa、纤溶酶、K 等丝氨酸蛋白酶以 1∶1 的比例共价结合,形成复合物,从而使这些酶失去活性。另外,AT -肝素复合物可有效的抑制 VIIa - TF 复合物,FX 及 FXI 可加强此作用,使 AT 成为一种非常重要的抗凝因子,这种抗凝作用占体内总抗凝作用的 50%～67%,见图 8 - 6。

2. 蛋白 C 系统　主要由蛋白 C(protein C, PC)、蛋白 S(protein S, PS)、凝血酶调节蛋白(thrombomodulin, TM)及活化蛋白 C 抑制物(activated protein C inhibitor, APCI)组成。

(1) 蛋白 C 系统的组成与特性:PC、PS 均为肝脏合成的维生素 K 依赖的抗凝蛋白。PS 在血液中以两种形式存在:60%的 PS 以非共价健与 C4b 结合蛋白 S(C4b binding protein S, C4bP)结合成复合物,称结合 PS(binding protein S, BPS);40%的 PS 以游离形式存在,称游离的蛋白 S(free protein S, FPS);BPS 与 FPS 称总 PS(total protein S, TPS)。蛋白 S 为活化蛋白 C(activated protein C, APC)的辅因子。TM 由血管内皮细胞合成,它与凝血酶结合后可促进 PC 的活化。内皮细胞蛋白 C 受体(endothelial cell protein C receptor, EPCR)能够增加蛋白 C 活性,与 PC 和 APC 具有相同的结合力。活化蛋白 C 抑制物(activated protein C inhibitor, APCI)由肝脏合成单链蛋白质,抑制 APC 的活性。

(2) 蛋白 C 系统的作用:内皮细胞分泌凝血酶调节蛋白(thrombomodulin, TM)存在于其细胞膜上。凝血酶(thrombin, T)与 TM 以 1∶1 结合形成了激活蛋白 C(T/TM)的复合物,当 PC 结合到 EPCR 上时,T - TM 复合物即可激活 PC,使其转变为 APC。与 EPCR 结合的 APC 不能灭活 FVa,只有在其与 EPCR 解离并与 PS 结合时,才能灭活 FVa 和 FVIIIa,使凝血酶生成的正反馈机制受到抑制,阻止血液进一步凝固(见图 8 - 7)。另外,APC 还能够促进组织因子途径抑制物(tissue factor pathway inhibitor, TFPI)的活化。

3. 肝素(heparin)　是一种酸性黏多糖,由分布在肠胃黏膜的肥大细胞合成。正常人血液中含量极少,生理情况下其抗凝作用很小。它可通过加速抗凝血酶对凝血因子的灭活作用而起抗凝作用,对 TFPI 和蛋白 C 系统也有影响。天然肝素呈不均一性,其分子量在 3～57 kDa 之间。血浆中肝素的半减期为 60～120 min。

4. 肝素辅因子-Ⅱ(heparin cofactor -Ⅱ, HC -Ⅱ)　是一种由肝脏合成单链糖蛋白,氨基酸序列与 AT 及其他丝氨酸同源。与 AT 相似,HC -Ⅱ可以灭活凝血酶,但与 AT 不同的是 HC -Ⅱ不是一种广谱的凝血相关酶的抑制物,它不能抑制 FXa 和其他的凝血因子,仅限于凝血酶。HC -Ⅱ与肝素的相

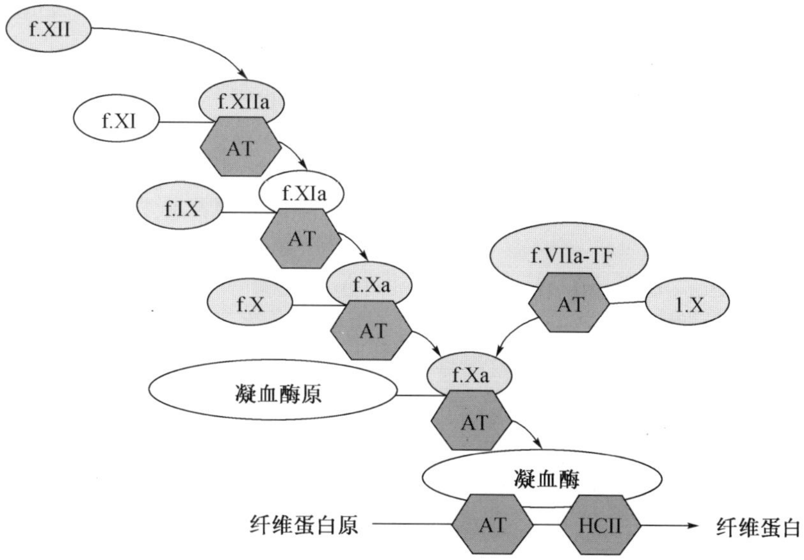

图 8 - 6　AT 灭活内源、外源及共同途径凝血因子机制

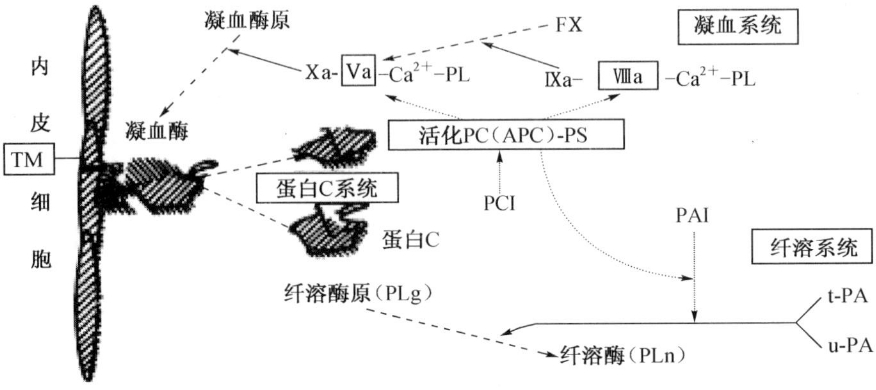

图 8－7　蛋白 C 抗凝途径机制

互作用与 AT 相似，与肝素结合后，其对凝血酶的抑制增加 1 000 倍。HC－Ⅱ与凝血酶以 1∶1 比例形成复合物，使凝血酶失去活性。

5. α_2-巨球蛋白(α_2－macroglobulin，α_2－MG) 是一种大分子糖蛋白，主要由肝脏合成，其他细胞如淋巴细胞和内皮细胞也能合成。α_2－MG 抑制蛋白酶的机制也是通过形成复合物，但这种结合并不封闭丝氨酸蛋白酶的活性中心，因此，在某种条件下，复合物中的酶活性可能恢复。α_2－MG和 C$_1$ 抑制物共同抑制 90％的 FXIIa 和激肽释放酶的活力，其中，α_2－MG 的作用约占 35％～50％。

6. α_1-抗胰蛋白酶(α_1－antitrypsin，α_1－AT) 是分子量 55 kDa 的单链糖蛋白，血浆含量 2.5～3 g/L，由肝细胞合成。体外实验证明它对凝血酶有缓慢灭活作用，但在体内对凝血酶的灭活作用不明显，而对 FXa 有强大的灭活作用。此外，α_1－AT 对激肽释放酶和纤溶酶也有抑制作用，还是活化蛋白 C 的抑制物。

7. C$_1$ 抑制物(C$_1$inhibitor，C$_1$－INH)　是一种在肝脏合成的单链糖蛋白，含糖量达 35％，分子量 105 kDa，血浆中含量 180 mg/L。它能灭活内源性凝血因子Ⅺa、Ⅻa 和激肽释放酶。

8. 蛋白酶连接素Ⅰ　是一种具有抗凝活性的蛋白质，由内皮细胞分泌，在循环中含量甚微，对凝血的影响限于分泌它的细胞周围，通过与凝血酶形成共价复合物而将其灭活。这种抑制作用可被内皮细胞外基质中的硫酸乙酰肝素增强。其灭活过程为：连接素-凝血酶复合物与内皮细胞结合，然后“内化”入溶酶体中降解。

9. 蛋白 Z 和蛋白 Z 依赖的蛋白酶抑制物　蛋白 Z(protein Z，PZ)是分子量 62 kDa 的依赖维生素 K 的血浆蛋白，作为蛋白 Z 依赖的蛋白酶抑制物(ZPI)的辅因子，参与抑制因子Ⅹa 和 FⅪa。如果有磷脂和钙离子，PZ 可使 ZPI 抑制因子Ⅹa 活性的速率提高 1 000 倍。在含有磷脂、钙离子、因子Ⅴ和凝血酶原的混合体中，PZ 和 ZPI 联合作用可使凝血酶的生成显著延迟并降低其速率；若前述混合体中因子Ⅴ换成因子Ⅴa，PZ 和 ZPI 则对凝血酶的生成无影响。这提示 PZ 和 ZPI 的抗凝作用可能在因子Ⅴ被激活以及形成凝血酶原酶复合物前，也可能发生于局部凝血酶原消耗后。

10. 组织因子途径抑制物(tissue factor pathway inhibitor，TFPI)　是一种能与脂蛋白结合的生理性丝氨酸蛋白酶抑制物，成熟的 TFPI 含有 276 个氨基酸残基，分子 N 端为带负电荷的酸性区，中央为 3 个 Kunitz 结构的功能区，C 端为带正电的碱性区。含 18 个半胱氨酸残基，3 个糖基化位点。由于与脂蛋白结合，因此，血浆的 TFPI 的分子量不尽相同，36～43 kDa 不等。血管内皮细胞、血小板、单核细胞和肝细胞均可合成 TFPI。TFPI 通过其第 3 个 Kunitz 结构及其 C 端与 FⅩa 的活性中心结合，形成二元复合物 TFPI－Ⅹa，然后在 $C\alpha^{2+}$ 存在下与 TF－Ⅶa 形成多元复合物，从而对 FⅩa 及 TF－FⅦa 产生抑制，见图 8－8。

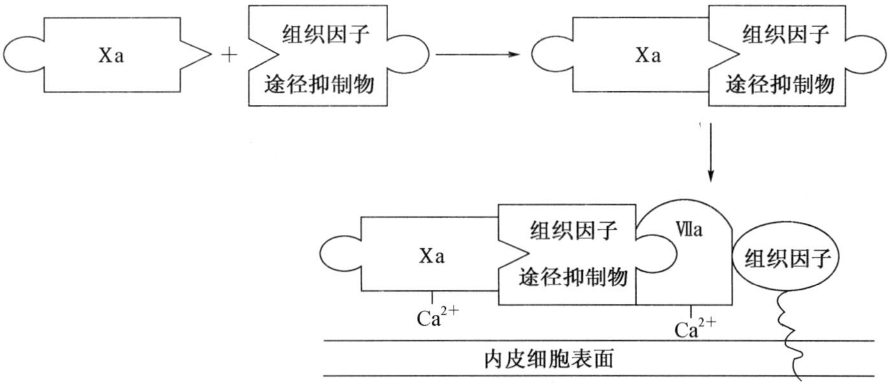

图8-8　组织因子途径抑制物的作用机制

五、纤维蛋白溶解(纤溶)系统

纤维蛋白溶解系统(fibrinolysis system)简称纤溶系统，是指纤溶酶原(plasminogen，PLG)转变成纤溶酶(plasmin，PL)，以及纤溶酶降解纤维蛋白(原)[fibrin/fibrinogen，F(g)b]和其他蛋白质的过程。在血块形成过程中限制止血过程的进一步放大，以此重建正常血流，该作用是靠局部的纤溶酶原-纤溶酶系统(又称纤溶系统)的激活来完成的。既不能过早的破坏止血块的稳定性以保证受损血管的愈合，又要将PLG系统的激活限制在病变局部，这种止血和纤溶的动态平衡是非常重要的。如过量的局部或全身凝血激活可导致微血管血栓或消耗性凝血病；而过量的局部或全身的纤溶亢进可以导致反复发生的或持续性的出血。纤维蛋白的沉积对止血、伤口愈合及炎症反应均有重要作用。但纤维蛋白形成必须及时限制，纤维蛋白在履行完其作用后，必须及时被清除。

(一)纤溶系统的组成及其特性

1. 纤溶系统的组成　纤溶系统的组成，见表8-7。

(1) 组织型纤溶酶原激活物(tissue type plasminogen activator，t-PA)：是一种丝氨酸蛋白酶，主要由血管内皮细胞合成，野生型t-PA为一种单链的糖蛋白，由527个氨基酸组成，血浆的纤溶酶(PL)或尿激酶(urokinase，UK)裂解单链t-

表8-7　纤溶系统主要成分的生物学及基因特性

因子	分子量	氨基酸数	血浆浓度(mg/L)	半减期	染色体定位	基因(kb)	外显子数	mRNA(kb)	功　能
PLG	92	791	200	2.2d	6q26～27	52.5	19	2.9	酶原
t-PA	68	527	0.005	4 min	8p12～p11	32.7	14	2.7	激活PLG
u-PA	54	411	0.002	7 min	10q24	6.4	11	2.4	同上
PAI-1	52	379	0.01	8 min	7q22.1	12.2	9	2.4/3.2	抑制t-PA
PAI-2	46/70	393	<0.005	-	18q22.1	16.5	8	1.9	抑制u-PA
FⅫ	80	596	30	2-3d	5q33～q^{ter}	12	14	2.6	激活PLG
PK	88	619	40	-	4q35	22	15	2.4	激活PLG
HMWK	110	626	70	5d	3q27	27	11	3.2	参与激活PLG
α_2-AP	70	452	70	3d	17p13	-	10	2.2	抑制PL
α_2-MG	725	1 451	2 500	-	12p	-	36	4.6	抑制PL
TAFA	60	401	5	10 min	13q14、11	48	11	1.8	抑制PL

注：PLG　纤溶酶原；t-PA　组织型纤溶酶原激活物；u-PA　尿激酶型纤溶酶原激活物；PAI-1　纤溶酶原激活抑制物-1；PAI-2　纤溶酶原激活抑制物-2；PK　激肽释放酶原；HMWK　高分子量激肽原；α_1-AP α_1-抗纤溶酶；α_2-MG α_2-巨球蛋白；TAFA　凝血酶可激活的纤溶抑制物。

PA(single chain tissue type plasminogen activator, sct－PA)的 Arg275-Ile276 肽键，转变成以二硫键连结的双链 t－PA(two chain tissue type plas minogen activator, tct－PA)。sct－PA 不是酶原而是一种酶，在纤维蛋白存在的情况下，它的酶活性与 tct－PA 相似。t－PA 可以裂解 PLG Arg561－Val562 肽键，使其活化为 PL。在无纤维蛋白存在时，t－PA 对 PLG 的激活作用很弱，在有纤维蛋白存在时，其活性明显升高。这表明 t－PA 对 PLG 的激活作用发生在纤维蛋白的表面。当它与纤溶酶原激活物抑制剂(plasminogen activator inhibitor, PAI－1)结合形成 1∶1 比例的复合物时，使 t－PA 失活。

(2) 尿激酶型纤溶酶原激活物(urokinase type plasminogen activator, u－PA)：是一种单链糖蛋白，由肾小管上皮细胞和血管内皮细胞等多种细胞生成。由三个功能区组成：① 表皮生长因子样区，该区与许多细胞的表面的 u－PA 受体相互作用，促进细胞的分裂与分化；② K 区(kringle domain, K)，功能不详；③ 催化区，同其他的丝氨酸蛋白酶一样，含有 His204、Asp255 和 Ser356 催化三联体。分为两种类型，单链 u－PA(single chain urokinase type plasminogen activator, scu－PA)和在 Lys158－159 Ile 肽键裂解的有活性的双链 u－PA(two chain urokinase type plasminogen activator, tcu－PA)。纤溶酶(plasmin, PL)或激肽释放酶(kallikrein, K)可使 scu－PA 转为 tcu－PA。u－PA 可直接激活 PLG 而不需要纤维蛋白作为辅因子。在生理和病理情况下，u－PA 还可以通过降解细胞外基质而使细胞迁移。伤口愈合、炎症反应、胚胎发育、肿瘤细胞的浸润和转移等均需要将细胞周围的障碍物酶解，u－PA 在上述过程中发挥重要作用。

(3) 纤溶酶原(plasminogen, PLG)：主要由肝合成的一种单链糖蛋白。但在其他细胞和组织的血管外也有 PLG 的合成，如嗜酸性粒细胞和肾脏细胞也合成 PLG。在 N 末端为谷氨酸(Glu)的 PLG(Glu-PLG)其半减期为 2.2 d；而在 N 末端为赖氨酸(Lys)的 PLG(Lys-PLG)其半减期只有 0.8 d。PLG 与赖氨酸有很强的亲和力。当血液凝固时，PLG 在 t－PA 或 u－PA 的作用下，激活成 PL，后者促使纤维蛋白溶解。

(4) 纤溶酶(PL)：在 t－PA 或 u－PA 的作用下，单链 PLG 的精氨酸(560)-缬氨酸(561)肽键断裂成重链和轻链，二硫键连接成双链 PL。PL 是一种活性较强的丝氨酸蛋白酶。其作用为：① 降解纤维蛋白原(fibrinogen, Fg)和纤维蛋白(fibrin, Fb)；② 水解多种凝血因子(FⅤ、FⅧ、FⅩ、FⅦ、FⅪ、FⅫ)；③ 水解补体等。

(5) 纤溶抑制物：① 纤溶酶原激活物抑制剂(plasminogen activator inhibitor, PAI)：其中以纤溶酶原激活物抑制剂 1 (PAI－1)和纤溶酶原激活物抑制剂 2 (PAI－2)最为重要。PAI－1 的主要作用是灭活 t－PA，与 sct－PA、tct－PA 及 tcu－PA 形成 1∶1 的复合物，使其活性丧失。PAI－2 能有效地抑制 tcu－PA，在结缔组织的动态重建中也起重要作用。② 纤溶酶抑制物：包括 α_2－AP、AT、α_2－MG 和 α_1－AT 等。其中 α_2－AP 是主要的纤溶酶抑制物，可以阻碍 PLG 与纤维蛋白结合，同时，在凝血过程中，与纤维蛋白的 α 链交联，使纤维蛋白对纤溶酶作用的敏感性减弱。③ 凝血酶可激活的纤溶抑制物(thrombin activatable fibrinolytic inhibitor, TAFI)：血浆中 TAFI 是以酶原的形式存在，凝血酶－TM复合物、胰蛋白酶或激肽释放酶可将 TAFI 在 Arg92 及 Arg330 位点处裂解，变成活化的 TAFI (TAFIα)。在血块形成后，通过正反馈机制生成大量的凝血酶。凝血早期形成的凝血酶激活 FⅪ。FⅪα 通过内源性凝血途径激活凝血酶原(Ⅱa)。大量的凝血酶生成有利于 TAFI 的激活。TAFIα 具有抑制纤溶系统活化的作用。全长的 PLG 在氨基端以谷氨酸(Glu)起始，即 Glu-PLG，在 PL 的作用下，以 PLG 氨基端谷氨酸 1－赖氨酸 76 整段多肽被水解，形成氨基端以赖氨酸(Lys)起始的 PLG，即赖－PLG(Lys-PLG)。TAFIα 抑制 Glu-PLG 的活化，在 t－PA 和 PLG 介导的纤溶过程中，TAFIα 通过抑制 Glu-PLG 转化为 Lys-PLG 而抑制纤溶活性。在较高浓度时，TAFIα 还能抑制血块中 PL 的活性，阻止纤溶进程，见图 8－9。

(二) 纤维蛋白溶解的机制

纤溶过程也是一系列蛋白酶催化的连锁反应，指纤溶酶原在激活物作用下转变为纤溶酶和纤溶酶水解纤维蛋白(原)及其他凝血蛋白(如 FⅤ、FⅧ 和 FⅫ等)的过程，见图 8－10。

1. 内激活途径　主要是内源凝血途径的有关因子参与的激活。当内源凝血途径的 FⅫ与带负电荷的表面接触时，激活为 FⅫa，后者使激肽释放酶原(PK)转化为激肽释放酶(K)。纤溶系统的内激活途径在生理情况下的意义尚不清楚；在病理情

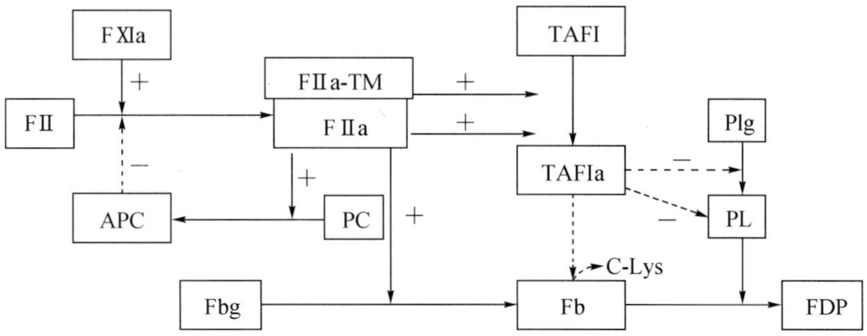

图 8－9　TAFI 的抗纤溶机制

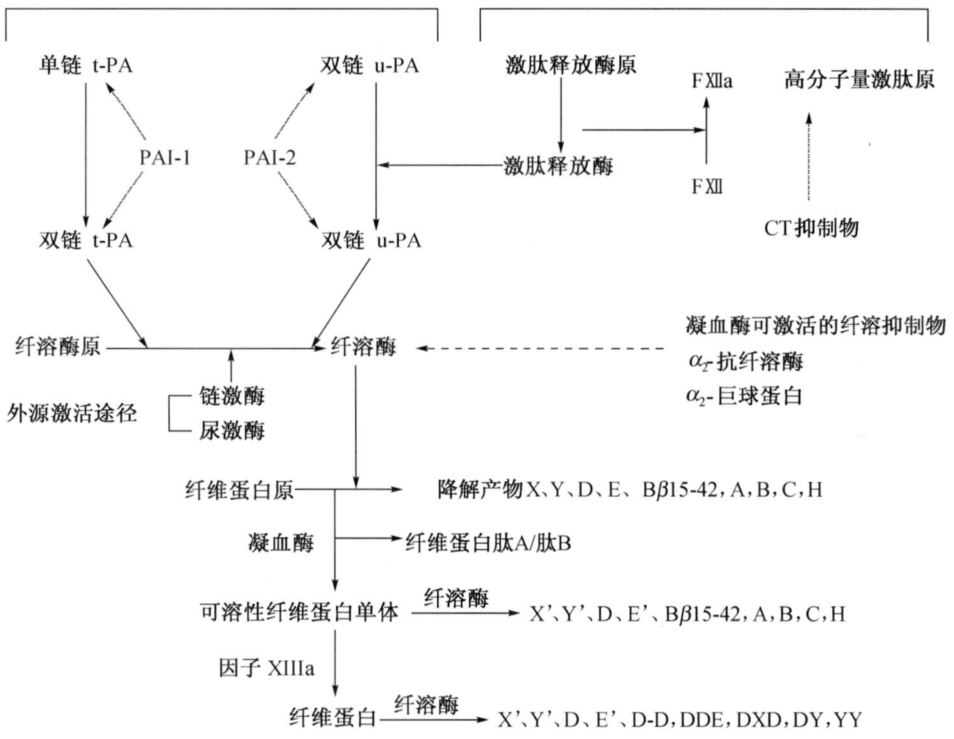

图 8－10　纤溶激活和降解产物

况下，FⅫ缺乏可引起血栓，可能与此途径的激活障碍有关。

2. 外激活途径　主要是指 t－PA 和 u－PA 使 PLG 转化为 PL。t－PA 和 u－PA 又受 PAI－1 及 PAI－2 的抑制，它们之间的激活和抑制作用，调节着纤溶活性，具有重要的病理和生理意义。

3. 外源激活途径　主要是指激活纤溶系统的制剂如链激酶（streptokinase，SK）、尿激酶（urokinase，UK）重组 t－PA（rt－PA）注入体内，激活纤溶系统，达到溶栓的目的。

（三）纤维蛋白（原）降解机制

1. PL 对纤维蛋白原的降解作用　PL 通过对纤维蛋白原精-赖氨酸的裂解作用，先从纤维蛋白原 Bβ 链上裂解下来一个小肽 Bβ1～42，在 Aα 链上裂解下来一种极附属物。附属物由碎片 A、B、C 及 H 组成，留下的片段称为 X 片段。后者在 PL 的作用下，裂解为 D 片段及 Y 片段。Y 片段在进一步裂解为 D 片段和 E 片段。因此，纤维蛋白原在 PL 的作用下所产生的降解产物是包括 X、Y、D、E 和 Bβ1～42、Aα 链羧基端的附属物（A、B、C 及 H 碎片)组成,统称为纤维蛋白原降解产物。

2. PL对纤维蛋白的降解　纤维蛋白原在凝血酶的作用下,先从Aα链裂解下FPA(Aα1～16),然后从Bβ链上裂解下FPB(Bβ1～14),先后形成纤维蛋白Ⅰ和纤维蛋白Ⅱ(或非交联的纤维蛋白)。PL作用于非交联的纤维蛋白时,除形成X'、Y'、D、E'片段和Aα链羧基端的附属物外,再从Bβ链上裂解下Bβ15～42小肽。经FⅩⅢa作用而产生的交联的纤维蛋白,在纤溶酶作用下,形成X'、Y'碎片,D-二聚体(D-dimer,DD),γ-γ二聚体,Aα链羧基端的极附属物(A、B、C及H碎片)及其他复合物等。统称为纤维蛋白降解产物,见图8-10。

3. 纤维蛋白(原)降解产物的作用　FgDP和FDP统称为纤维蛋白(原)降解产物(FDPs),它们具有抗血小板聚集和抗血液凝固的作用。① 碎片X(X')由于与Fg与FM的结构相似,故可与Fg竞争凝血酶,并可与FM形成复合物,阻止FM的交联。② 碎片Y(Y')可抑制FM的聚合及(或)抑制FM形成不溶性纤维蛋白。③ 碎片D和E(E')碎片D抑制FM的聚合,碎片E(E')竞争凝血酶而具有抗凝作用。

4. 极附属物A、B、C、H　可延长活化部分凝血活酶时间(activated partial thromboplastin time,APTT)和凝血时间(coltting time,CT)。

综上所述,凝血、抗凝和纤溶三个系统的相互关系,见图8-11表示。

六、血液流变学

血液流变学(hemorheology,HR)是主要研究血液在血管中流动的规律,血液中有形成分(血液细胞)的变形性和无形成分(血浆)的流动性对血液流动的影响,以及血管和心脏之间相互作用的学科。流动性和黏滞性是血液及其有形成分的基本物理性能,是保证组织和器官得到足够血流量,执行其生理功能的重要因素。如果血液的流动性和黏滞性发生异常,如血流缓慢、停滞和阻断,便可导致全身性或局部性血液循环障碍,组织缺血、缺氧可引起一系列的病理变化。因此,血液流变学检测对疾病的诊断、防治和发病机制的研究均有重要意义。

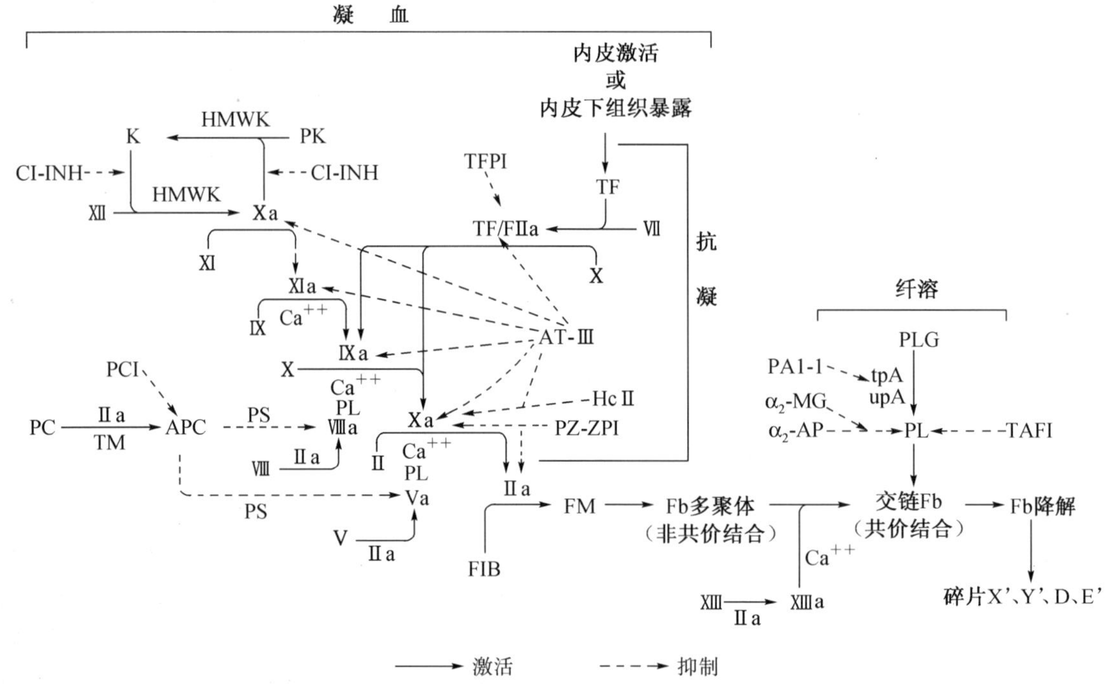

K:激肽释放酶; PK:激肽释放酶原; HMWK:高分子量激肽原; C1-INH:补体C1抑制剂; PL:磷脂; PC:蛋白C; PCI:蛋白C抑制物;APC:活化蛋白C; PS:蛋白S; TM:血栓调节蛋白; AT-Ⅲ:抗凝血酶Ⅲ;FIB:纤维蛋白原;FM:纤维蛋白单体;Fb:纤维蛋白;IF:组织因子;TFPI:组织因子途径抑制物;PLG:纤溶酶原; PL:纤溶酶;PAI-1:纤溶酶原激活剂抑制物-1;α_2-AP:α_2-抗纤溶酶;α_2-MG:α_2-巨球蛋白; t-PA:组织型纤溶酶原激活剂;u-PA:尿激酶型纤溶酶原激活物;HCⅡ:肝素辅因子Ⅱ; PZ-ZPI:蛋白Z-Z蛋白依赖的蛋白酶抑制物; TFPI:凝血酶可激活的纤溶抑制物。

图8-11　凝血、抗凝和纤溶系统之间的关系

(一) 血液流动性和黏滞性的特性

1. 液体的流动性、黏滞性和流度、黏度　在一定外力作用下所有液体都可流动，即为流动性。液体流动的难易程度用“流度”来表示。液体流度的快慢是由其内部对流动起着阻抗作用的内摩擦力决定的。液体的内摩擦力又称液体的“黏度”。黏度是测量液体黏滞性的指标，它与流度之间呈负相关，即液体的黏度愈小，其流度愈大，反之则流度愈小。

2. 牛顿液体和牛顿黏度　在外力作用下，液体在管中作稳定流动时液流可分为许多平行于管壁的液层，但每层的流速不同，呈一抛物线分布，见图 8－12。液体在管中心的流速最大，距管中心越远处，流速越小；在管壁处，由于液层附于管壁上，故流速为零。流速大的液层给流速小的以拉力，流速小的液层给流速大的液层以阻力，结果在流速不同的两层液体的接触面上产生一对相互作用的力，称为内摩接力。牛顿首先提出以下公式表示内摩接力的大小，称为牛顿黏度定律。

$$F = \eta \cdot \Delta V/\Delta X \cdot A$$

F：为内摩擦力；V/X：为速度梯度，即切变速度，单位是 sec^{-1}（cm/sec/cm）；ΔV：为两液层之间的速度差；ΔX：为两液层间的距离；A：为两液层之间的面积，单位为 cm^2；η 为黏度系数，简称黏度，单位为泊，实际使用单位为厘泊。

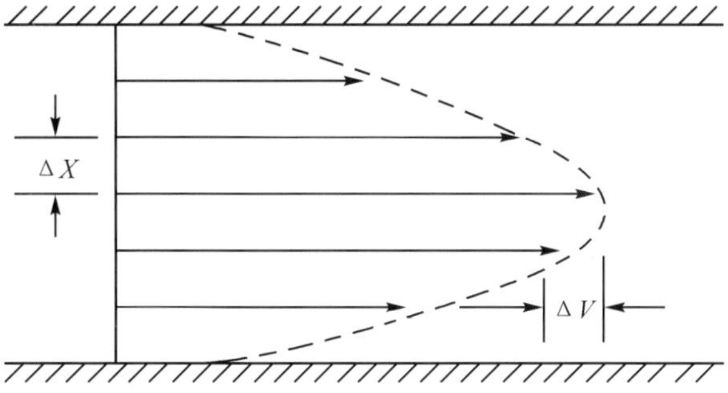

箭头长短表示流速的大小；ΔV 表示相距 ΔX 的两层液体速度差；ΔX 表示距离。

图 8－12　血管中血液流动分布图

在一切流体中，切变应力（ι 或 F/A）、切变速度（$\Delta V/\Delta X$ 或 γ）与黏度（η）三者之间的关系，可用牛顿黏度定律表示：

$$\iota = \eta \cdot \gamma$$

液体的黏度愈大，为维持某一稳定流速所需切变应力也愈大。对一定的黏度来讲，切变应力愈大，各层间彼此的相对移动就愈多，切变速度也就愈大。在切变应力不变的情况下，黏度愈大，切变速度则愈小。

对于水和大多数低分子溶液来说，其切变应力和切变速度呈正比关系，其黏度与切变应力及切变速度无关（$\eta = \iota/\gamma$）。液体的黏度是一个恒定常数，也就是说液体的黏度不随着切变速度的变化而变化，这种液体称为牛顿液体，这种液体的黏度称为牛顿黏度。如果液体的黏度与切变应力或切变速度有关，液体的黏度随切变速度的变化而变化，其黏度不是一个恒定常数，则这种液体称为非牛顿液体，这种液体的黏度称为非牛顿黏度。

3. 血液的黏度　血液是一种由红细胞、白细胞、血小板、水和各种蛋白质、脂质等高分子化合物组成的复杂液体。实验证明，血液是属于非牛顿液体和非牛顿黏度。

血液黏度随其切变速度的改变而改变。在低切变速度下，全血黏度高；在高切变速度下，全血黏度低。血流量的大小主要与心脏、血管和血液三者有关。血液在血管内流动，其流量（Q）与血管两端的压力差 $\Delta P(P_1 - P_2)$、血管半径（R）成正比，与血管的长度（L）和液体的黏度（η）成反比关系，可用下列公式表示：

$$Q = \frac{\pi R^4 (P_1 - P_2)}{8\eta L}$$

切变速率（γ）的大小与平均血流速度（V）和血管半径（R）大小密切相关。切变速率的公式：

$$\gamma = 4V/R$$

在人体的各个不同部位，由于血管半径和平均血流速度的不同，血液的黏度也随之而不同。

在某些病理情况下，随着血管内，主要是毛细血管内出现红细胞聚集或“泥流”，使血流缓慢，切变速率变低，而血液黏度增高，这是微循环障碍发生的血液流变学基础。

4. 血液的相对黏度、比黏度和还原黏度　相对黏度是指用于描述溶液对溶剂或悬浮液对悬浮剂的黏度比值，是一无量纲的量。血液的相对黏度是指血液黏度与该血液血浆黏度在相同温度和压力条件下之比。

比黏度一般指某液体的黏度与标准参照液黏度的比值，是广义上相对黏度的又一名称。血液的比黏度等于血液与生理盐水在相同条件下的黏度之比。

还原黏度系指血液黏度与血液比容浓度之比，

其含义是当血细胞比容浓度为 1 时血液黏度值。这样使血液黏度都校正到相同血细胞比容浓度的基础上，以利于比较。

（二）影响血液黏度的因素

血液是由多相系统组成的悬浮液，包括血细胞及血浆成分。血液为非牛顿液体，这主要取决于血液中悬浮的血细胞（主要是红细胞）的数量、大小及形态在血液中的分布特点（处于分散或聚集状态）以及血细胞表面分子结构、内部理化状态，趋向性和变形性。血细胞的相互作用、血浆与血细胞间的作用以及血液与血管之间的作用等均对血液的非牛顿液体特性产生重要影响。上述诸多因素中的一种或几种的变化均可导致血液黏度的改变并对血液的流速、流量以及组织器官正常的血液灌注产生影响，见图 8－13。

1. 血细胞影响因素

（1）红细胞因素：① 红细胞的数量：血液的黏度与红细胞的数量或红细胞比容（Hct）有密切关系，并随着 Hct 的增加而增加。当 Hct 在 40％以下时，血黏度增加的幅度较小；当 Hct 超过 45％时，血黏度随 Hct 的增高而呈指数增高，见图 8－14。② 红细胞的大小：不同大小的红细胞对血液的黏度有明显影响。实验证明，平均红细胞体积（MCV）愈高，血液的黏度也愈大。③ 红细胞的变形能力：血液黏度受红细胞变形能力的影响，变形能力减低时，血液黏度增高。④ 红细胞的聚集性：悬浮于血液中的大量红细胞是处于相互作用之中，其结果使得红细胞在血液中可处于 2 种不同的分布状态，即分散状态和数量不等的红细胞相互叠合在一起，形成“缗钱状聚集体”，红细胞的这 2 种分布状态对于血液的黏度有着很大的影响。红细胞的分散与聚集，与血液本身沿着血管流动的状态有密切关系。在低切变率范围内，血液作为一种非牛顿液体，其黏度随切变力的降低而增高；而在高切变率范围，

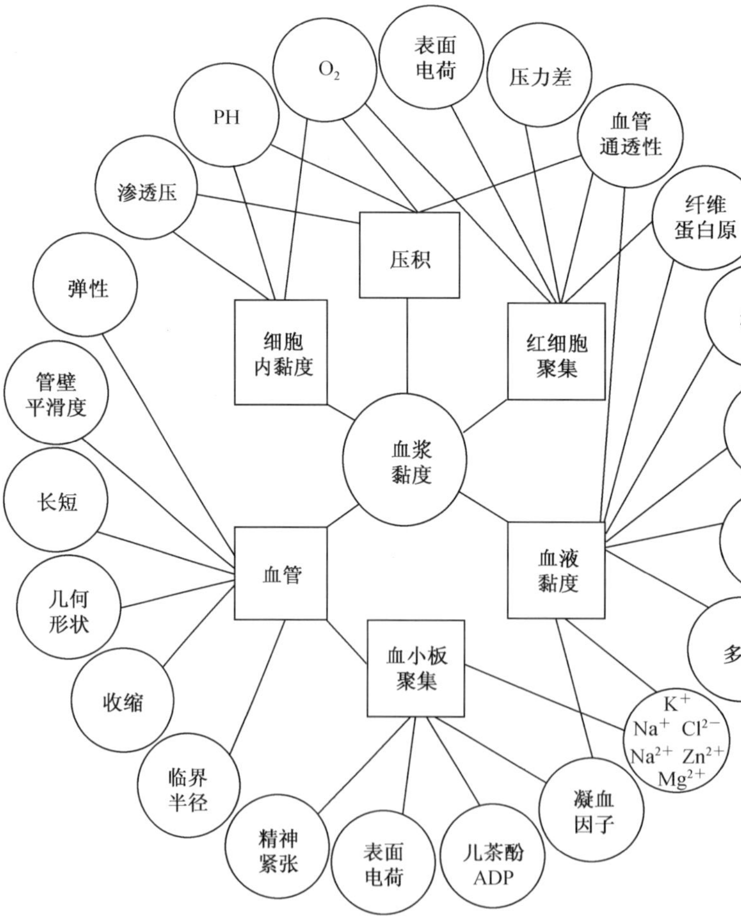

图 8－13　影响血液黏度的诸因素

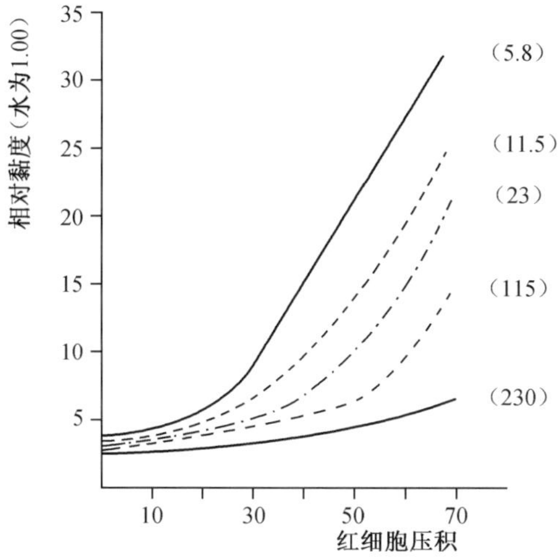

图 8-14　不同切变力下红细胞比容对血液黏度的影响

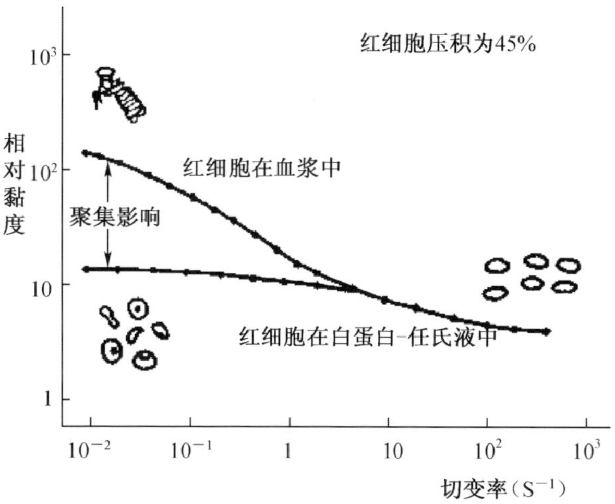

图 8-15　红细胞聚集对低切变率下血液相对黏度的影响

血液表现为牛顿液体，其黏度与切变率无关，为一恒值。可见，红细胞聚集性是低切变率下血液黏度的主要影响因素之一，见图 8-15。其次，正常红细胞表面带负电荷，它们之间的相互排斥使红细胞在血浆中处于悬浮状态而不发生聚集。当红细胞表面负电荷减少时，红细胞相互之间的静压静电斥力也减少，因而红细胞的聚集性增大，容易形成串状或堆积，使血液黏度增高。

（2）血小板因素：血小板的内黏度比红细胞大。血小板数量的增加、黏附性和聚集性的增高以及释放产物的增多，均使血黏度增高。影响血小板聚集性的因素与影响红细胞的因素相同。但在低流变状态下，血小板更易聚集。此外，血管内皮细胞受损以及免疫复合物增加均可使血小板聚集性增高，导致血黏度增高。

（3）白细胞因素：白细胞的内黏度比红细胞高。正常情况下由于血循环中白细胞的总数不高，故对血液黏度无影响。但在白血病时，由于白血病细胞无限制地恶性增殖，并裂解释出大量 DNA、RNA 及其他大分子物质进入血流，此外白血病细胞的变形能力减弱，其细胞膜上吸附着大量血浆蛋白，因而使血液黏度增高。

2. 血浆影响因素　血浆是红细胞悬浮的介质，本身即有一定的黏度，并与其中所含的各种蛋白质、脂类和糖类等高分子化合物有关。

（1）纤维蛋白原：纤维蛋白原是不对称的长链状高分子化合物，是影响血浆黏度的主要成分。血浆纤维蛋白原增高时血浆黏度增高。多见于心肌梗死、恶性肿瘤、肾移植排斥反应和慢性白血病等。

（2）球蛋白：球蛋白特别是 γ-球蛋白对血黏度的影响很大。IgG、IgM 和 IgA 的增加可使血浆黏度增高。纤维蛋白原和免疫球蛋白使血黏度增高的原因可能与红细胞膜的电荷改变、红细胞的相互作用以及红细胞聚集性增高等因素有关。

（3）血脂质：血浆 β 脂蛋白、胆固醇和三酰甘油增高均可使血黏度增高。冠心病、高脂血症、紧张、焦虑、应激时血液黏度的增高，可能与血中脂质含量增高有关。

3. 其他影响因素

（1）温度：温度过高或过低均可使血黏度增高。温度过高时血浆蛋白成分可发生改变，红细胞变形性减低；体温低于 32 ℃时，血细胞在体内易聚集，均使血黏度增高。

（2）性别和年龄：男性血黏度比女性高，可能与男性红细胞比容高于女性有关。新生儿由于红细胞比容可高达 50％以上，红细胞变形性减低，故血黏度较成人高。

（3）pH 和渗透压：pH 和渗透压异常对血浆蛋白、红细胞变形性和聚集性均有直接作用，故也能影响血液黏度。

（4）切变速度：血液属于非牛顿型液体，其黏度随着流动的切变速度的改变而改变。在高切变速度下，全血黏度低；在低切变速度下，全血黏度高。这是因为在低切变速度时红细胞间处于聚集状态，而在高切变速度时红细胞间处于分散状态。

(5) 血管壁及血管管径:血液流动性还受血管壁光滑度的影响,血管内壁光滑,血液流动性好;血管壁毛糙,血液流动性差。血液在血管内流动时,其黏度与小血管管径有关。Fabraeus 发现,当管径大于 1 mm 时,测得的黏度与管径大小无关;当管径小于 1 mm 时,黏度随管径变小而降低。这是因为血液在小血管中流动时,管内血液红细胞比容随管径减小而降低,血细胞靠近轴心集中,与管壁接触部位几乎是纯净血浆,黏度小,流动好。但当血管小至 3～4 μm 时,全血黏度随着管径的缩小而增大。这就是所谓黏度与血管壁关系的"反跳现象"。

(丁秋兰　王鸿利)

第二节　血栓与止血的检测

在血栓发生和发展的病理进程中,通常分为血栓前期、血栓形成期和血栓栓塞期三个连续的阶段。血栓与止血的实验室检查,对研究血栓的发病机制、明确诊断、了解病情、观察疗效、监测用药、估计预后以及对出血性疾病的诊断、鉴别诊断等都有重要的意义。

一、血管壁和内皮细胞的检测

(一) 毛细血管抵抗力实验(capillary resistance test, CRT)

原理　毛细血管的完整性与其本身的结构、功能及血小板的质、量以及一些体液因素有关。用加压的方法来部分地阻止静脉血液回流,可以根据新出血点的数目及大小来估计毛细血管的脆性。

参考范围　5 cm 直径圆圈内,新出血点的数目:正常男性少于 5 点,正常女性及儿童少于 10 点。

临床意义　阳性反应表示由于毛细血管脆弱,功能不佳或血小板质、量缺陷。可见于血小板减少、血小板功能缺陷性疾病、遗传性毛细血管扩张症、血管性血友病、过敏性紫癜、老年性紫癜、坏血病、某些异常蛋白血症、糖尿病、高血压病、风湿性关节炎。偶见于严重的凝血障碍、感染、肝脏疾病及慢性肾炎等。

(二) 出血时间(bleeding time, BT)检测

原理　检测在皮肤受特定条件的外伤后,出血自然停止所需要的时间。此过程反映了皮肤毛细血管与血小板相互作用,包括血小板黏附、血小板活化和释放以及血小板聚集等反应。当与这些反应相关的血管与血液因素,例如 PGI_2 与 TXA_2 之间的平衡和 vWF 等血浆黏附蛋白有缺陷时,出血时间可出现异常。出血时间检测器法的检测原理是在肘部加压的条件下,用标准化的出血时间检测器刀片(长度、宽度及刺入皮肤的深度恒定)在肘部皮肤制造一个标准化的伤口,检测伤口血液自然停止所需要的时间。

参考范围　出血时间测定器法:6.9±2.1 min。

临床意义及评价　① BT 延长:见于血小板数量异常,如血小板减少症和血小板增多症;血小板质量缺陷,如先天性和获得性血小板病和血小板无力症等;某些凝血因子缺乏,如血管性血友病(vWD)、低(无)纤维蛋白原血症和 DIC 等;还见于血管疾病,如遗传性出血性毛细血管扩张症等。② BT缩短:见于某些严重的高凝状态和血栓形成时。

出血时间检测有 Duke 法、IVY 法、出血时间检测器法等方法,由于前两种方法影响因素较多,操作不易标准化等原因,目前已很少应用。出血时间测定器法由于刀片刺入皮肤的深度和长度均作固定,且有加压因素,故本法较为敏感、所以检测值较为准确。在怀疑血管性血友病(vWD)和血小板功能缺陷所致出血时,可用此检测作为筛选试验。

(三) 阿司匹林耐量试验(aspirin tolerance test, ATT)

原理　阿司匹林不可逆抑制花生四烯酸代谢中的环氧化酶,从而使前列腺素内过氧化物(PGG_2、PGH_2)和 TXA_2 的生成受阻,故使 PGI_2-TXA_2 平衡失调。此时,PGI_2 的作用强于 TXA_2,使血管呈扩张状态,血小板不能正常聚集,BT 延长。

结果判断　服药后 BT 较服药前延长超过 2 min 者为阳性。

临床意义及评价　同出血时间测定。本试验有助于轻型血小板病和血管性血友病的诊断,使用出血时间测定器可以使增加敏感度和特异性。

(四) 血管内皮细胞 Weibel-Palade 小体鉴定试验

原理　内皮细胞含有独特的贮存 vWF 的 Weibel-Palade 小体。用抗 vWF 的单抗加荧光标记

的抗鼠 IgG 抗体与待测细胞温育后，单抗与内皮细胞的 vWF 特异结合，即可在荧光显微镜下观察到荧光染色的 Weibel-Palade 小体。

结果判断　阳性结果是在细胞质内有点状的荧光颗粒，呈均匀散布；阴性结果则无特异性荧光染色。

临床意义　是鉴别内皮细胞较实用的方法。

（五）血浆血管性血友病因子抗原（von Willebrand factor antigen，vWF：Ag）检测

原理　① Laurell 免疫火箭电泳法　含 vWF 抗体的琼脂凝胶板中加入一定量受检血浆，在电场作用下，血浆中的 vWF（抗原）在含抗体的琼脂板上泳动一定时间，出现抗原—抗体反应形成的火箭样沉淀线，其高度与受检血浆中 vWF 的浓度成正相关。混合正常人血浆用缓冲液稀释成不同浓度，不同稀释度混合正常人血浆在同样条件下泳动，根据正常血浆的稀释度及其沉淀线的高度绘制标准曲线。受检血浆所测得的沉淀线高度从标准曲线中计算出血浆中 vWF：Ag 的含量。② 酶联免疫吸附法　固相化的抗 vWF 单抗与 vWF 的相应抗原决定簇结合后能将后者固相化。然后加入酶标记的另一种抗 vWF 单抗与固相化的 vWF 上的相应位点结合并予显色。显色的深浅与 vWF 的浓度呈正相关。

参考范围　Laurell 免疫火箭电泳法：94.1%±32.5%；单抗酶联免疫吸附法：107.5%±29.6%。

临床意义和评价　① 血浆 vWF：Ag 减低：见于血管性血友病（von Willebrand disease，vWD），是诊断 vWD 及其分型的重要指标。② 血浆 vWF：Ag 增高：见于血栓性疾病，如心肌梗死、心绞痛、脑血管病变、糖尿病、妊高征、肾小球疾病、大手术后等。

出血时间（BT）及血管性血友病因子抗原（vWF：Ag）检测可以作为血友病与血管性血友病（vWD）的鉴别试验。vWD 时，BT 延长，vWF：Ag 降低。

（六）血浆 vWF 瑞斯托霉素辅因子（vWF ristocetin cofactor，vWF：Rco）检测

原理　在瑞斯托霉素存在的条件下，vWF 与血小板膜 GPIb－Ⅸ相互作用，使血小板发生凝集。凝集的强度与受检血浆中 vWF 的量和（或）质有关。将混合正常人血浆作为 100%瑞斯托霉素辅因子，用缓冲液稀释成不同稀释度，不同稀释度混合正常血浆代替受检血浆在同样条件下检测血小板凝集反应。根据正常血浆的稀释度及其相应的透光度，绘制标准曲线。受检血浆的透光度从标准曲线中计算出受检血浆中瑞斯托霉素辅因子的含量。

参考范围　50%～150%。

临床意义及评价　不同类型 vWD 血浆中瑞斯托霉素辅因子的含量是不同的，I 型和 III 型患者减低，IIB 型正常，而 II 型的其他亚型可减低。因此，本试验可作为诊断 vWD 及其分型的指标。

（七）瑞斯托霉素诱导的血小板聚集试验（ristocetin induced platelet agglutination assay，RIPA）

原理　血小板聚集法。将不同浓度的瑞斯托霉素（0.5～1.5 g/L）和患者富血小板血浆混和后，血小板聚集仪检测血小板凝集程度。

参考范围　50%～150%。

临床意义和评价　RIPA 是 vWD 的辅助诊断和分型实验。多数 vWD 患者 RIPA 的检测值降低，只有ⅡB 型和血小板型 vWD 因为 vWF 和 GP Ib/IX/V 复合物相互作用增强，因此低浓度（0.5 g/L）瑞斯托霉素时可发生凝集。RIPA 还可以用于区分Ⅰ型和Ⅱ型 vWD，ⅡM 型 vWD 患者的 RIPA 值降低，因此可用以与Ⅰ型 vWD 区分开。

（八）vWF 胶原结合试验（vWF collagen binding assay，vWF：CB）

原理　ELISA 法。vWF：CB 是以胶原为包被抗原，以抗 vWF 抗体为检测抗体，主要检测可与胶原结合的大、中分子量的 vWF。

参考范围　62%～165%。

临床意义和评价　vWF：CB 反映 vWF 的黏附功能。多数 vWD 患者 vWF：CB 降低。由于与胶原结合的主要是大、中分子量的 vWF，而多数Ⅱ型患者缺乏的是大、中分子量 vWF，因此该试验可用于区分Ⅰ型和Ⅱ型 vWD（Ⅱ型 vWF：Ag/vWF：CB 比值>2.0）。vWF：CB 还可用于检测血栓性血小板减少性紫癜（TTP）患者或者 DDAVP 治疗过的患者血中存在的超大分子 vWF，后者可被利用来作为监测患者对 DDAVP 治疗的反应性。

（九）vWF－FⅧ结合试验（vWF－FⅧ binding testing，vWF－FⅧ BT）

原理　用抗 vWF 多克隆抗体包板，加入一定量的血浆 vWF，并用高浓度的 $CaCl_2$ 去除结合的内源性的 FⅧ，再加入重组 FⅧ（rFⅧ），通过酶标记的抗 FⅧ单抗显色，可以检测 vWF 与 FⅧ的结合量。

再与 vWF:Ag 含量比较,从而计算出 FⅧ的结合率(FⅧ:BC)。

参考范围 FⅧ:BC 为 924±216 U/L;FⅧ:BC/vWF:Ag 比值为 1.10±0.34。

临床意义和评价 在血友病 A 和 vWD 的 I 型、III 型中,FⅧ:BC/vWF:Ag 比值正常。ⅡN 型 vWD 的 FⅧ:BC/vWF:Ag 比值降低。本试验是鉴别ⅡN 型 vWD 和血友病 A 的重要指标。

(十) vWF 多聚体检测(vWF multimeric assay, vWF MA)

原理 琼脂糖凝胶电泳法。在 SDS-琼脂糖凝胶电泳中,vWF 多聚体按其分子量的大小分成不同的区带,然后转移至膜上,再与酶标记的特异性抗 vWF 抗体反应后,以化学发光法显示区带。

结果判断 正常人可见大,中和小分子量的 vWF 条带。

临床意义 是 vWD 分型的主要依据。Ⅰ型 vWD 各分子量 vWF 条带均存在,但颜色较浅,表明各种分子量的 vWF 分子浓度平行下降;ⅡA 型患者大、中分子量缺乏,ⅡB 型大分子量缺乏,ⅡM 型多聚物分布基本正常,多数ⅡN 型患者多聚物分子量分布正常,但也有例外;Ⅲ型则各种分子量的 vWF 条带均缺如或极少。化学发光法替代核素,使用上比较方便。

(十一) vWF 裂解蛋白酶(vWF cleaving protease assay, vWF-CP)检测

原理 ELISA 法。vWF-CP 为金属蛋白酶 ADAMTS 亚家族中的一个成员(ADAMTS-13)。生理情况下,vWF-CP 作用于 vWF Try842-Met843 之间的肽键,将超大分子量 vWF 裂解成中、小分子 vWF,从而抑制血栓形成。根据胶原可以选择性与大分子量 vWF 结合的特性,将稀释的待测血浆加入到基质血浆(热灭活的正常血浆,vWF-CP 失活)中,前者的 vWF-CP 可以裂解混合血浆中的大分子 vWF 成小分子 vWF,残余的大分子 vWF 以 vWF:CB 原理检测出,以此反应待测血浆中的 vWF-CP 活性。

参考范围 2.1%~40.5%。

临床意义 本试验是 TTP 的诊断试验。① 血栓性血小板减少性紫癜(TTP)由于患者的 vWF-CP 基因缺陷或患者血浆中存在抗 vWF-CP 自身抗体,使 vWF-CP 血浆水平显著降低,不能裂解超大分子量的 vWF,导致机体血栓形成。② 恶性肿瘤 恶性肿瘤患者的 vWF-CP 活性水平显著低于正常人,伴有远处转移患者的 vWF-CP 活性水平更低,接受手术治疗后患者的 vWF-CP 可升高,可能与患者血栓形成倾向有关。

(十二) 血浆 6-酮-前列腺素 F1a(6-Keto-PGFla)检测

原理 ELISA 法将抗原(6-Keto-PGFla-牛血清白蛋白连接物)包被酶标反应板,加入受检血浆或 6-Keto-PGFla 标准品和一定量的抗 6-Keto-PGFla 抗血清,作用一定时间后,再加入酶标记第二抗体,最后加入底物显色。标准品或受检血浆中的 6-Keto-PGFla 与包被抗原竞争性地与抗体结合,抗体与包被抗原结合的量与受检血浆或标准品中 6-Keto-PGFla 的量呈负相关,如受检血浆中抗原的量越高,抗体与包被抗原结合的量也越少。根据显色程度(A 值)从标准曲线中计算出受检血浆中 6-Keto-PGFla 的含量。

参考范围 17.9±7.2 pg/mL。

临床意义 血浆 6-Keto-PGFla 减低:见于血栓性疾病,如急性心肌梗死、心绞痛、脑血管病变、糖尿病、动脉粥样硬化、肿瘤转移、肾小球病变、周围血管血栓形成及血栓性血小板减少性紫癜等。本试验可以用于衡量体内血栓形成与抗血栓形成的力量对比。

(十三) 去甲基-6-酮-PGF1α(DM-6-Keto-PGFla)的检测

原理 本实验用鼠抗兔 IgG 包被固相载体,加入兔抗体、样品或标准品,及酶标记的 DM-6-酮-PGF1α,最后加入底物(OPD)显色。通过检测吸光度(A 值),可从标准曲线上推算出样品中 DM-6-Keto-PGFla 的含量。

参考范围 尿中 150±11 pg/mg 肌酐。

临床意义及评价 DM-6-Keto-PGFla 是体内 6-Keto-PGFla 经肝氧化酶作用后代谢的一种主要产物,由尿中排泄。检测尿中 DM-6-Keto-PGFla 的含量可以准确地反映体内前列环素(PGI2)的生成情况。在血管内皮细胞损伤时,如急性心肌梗死、心绞痛、糖尿病伴血管病变、深静脉血栓形成(DVT)、急性呼吸窘迫征、DIC 时,尿中 DM-6-Keto-PGFla 水平升高。但是,在血管内皮细胞严重变性或坏死时,如动脉粥样硬化,尿中 DM-6-Keto-PGFla 水平则可不升高或减低。因此,本试验有观察病情和判断预后的价值,且较血浆 6 - Keto - PGFla 检测更为稳定和准确。

（十四）血浆内皮素- 1（endothelin - 1，ET - 1）检测

原理　抗内皮素- 1 抗体包被固相载体，游离抗原（标准品或待测样品）与包被的抗体结合，洗涤后加过量酶标抗体，后者使底物显色。根据显色程度即可从标准曲线上计算出待测样品的 EF - 1 含量。

参考范围　<5 ng/L。

临床意义及评价　① 内皮素- 1 是体内已知的最强的缩血管物质，可刺激心钠素释放，提高全身血压、抑制肾素释放等。② 各类型心绞痛和心肌梗死发作期、冠状动脉手术患者，内皮素- 1 水平可超过正常 3～5 倍；在原发性高血压、肺动脉高压、醛固酮增多症时，血浆内皮素- 1 水平也明显增高；急慢性肾衰时可达正常人 10 倍以上；细菌毒素引起的休克患者或 DIC 血管内皮广泛受损时，内皮素- 1 明显升高。

（十五）凝血酶调节蛋白抗原（thrombomodulin antigen，TM：Ag）检测

原理　以抗人凝血酶调节蛋白单抗包被聚苯乙烯放免小杯，样品中的 TM 结合于包被的放免小杯，加入^{125}I -抗人 TM 单抗，根据结合的^{125}I -放免性强度计算出样品中 TM 含量。

参考范围　20～35 μg/L。

临床意义　系统性红斑狼疮、风湿性关节炎、系统性硬化症、稳定性糖尿病、闭塞性脉管炎、肺栓塞、血栓性血小板减少性紫癜（TTP）、急性心肌梗死、脑栓塞、一过性动脉炎、肾小球肾炎、DIC、白血病等患者的血浆 TM 水平均升高，且与内皮细胞的受损程度呈正相关。TM 缺乏或降低，多有血栓形成的倾向。

（十六）血栓调节蛋白活性（thrombomodulin activity，TM：A）检测

原理　在体外，凝血酶激活蛋白 C（PC）的速度非常缓慢，当加入 TM 后，凝血酶激活 PC 的速度约 1 000～20 000 倍，在一定范围内活化的 PC 生成量与 TM 的多少成正比。活化蛋白 C（APC）可分解发色底物 S - 2 366，释放出 PNA 呈黄色。根据 405 nm显色程度可计算出 TM 的活性（TM：A）。

参考范围　正常人血浆 TM：A 为 100%±13%。

临床意义及评价　同 TM：Ag 检测。

（十七）血管内皮细胞膜表面血栓调节蛋白分子数检测

原理　血栓调节蛋白（TM）在血管内皮细胞合成后表达在细胞膜表面，由于 1 分子 TM 仅结合 1 分子抗 TM 单克隆抗体（IgG），因而可根据单克隆抗体的结合分子数推算出每个内皮细胞膜 TM 分子数。

参考范围　每个内皮细胞膜表面 TM 分子数为 35 000～55 000。

临床意义及评价　目前认为 TM 是反映血管内皮受损的最好指标，而正常情况下，血浆中 TM 水平很低。因此，一旦血浆 TM 水平升高，即可考虑内皮受损伤。在 DIC 病理生理过程中，TM 水平的改变还能了解其预后和疗效。

（十八）内皮细胞微颗粒检测（endothelial microparticles，EMP）

原理　流式细胞术法。来自内皮细胞的微颗粒膜上具有内皮细胞相同的表型，可准确表达内皮细胞表面标记的分子。选择针对特异标记分子的单克隆抗体，在流式细胞术中的前向散色角可反映颗粒的大小，颗粒外露的磷脂酰丝氨酸（PS）可应用荧光标记的 AnnexinV 显示。

参考范围　各实验室需自行建立。

临床意义和评价　可以用于冠心病、高血压、先兆子痫时内皮细胞损伤的判断。① 冠心病：Bernal - Mizrochi（2003 年）对 84 例患者和 42 例正常人，用 CD31 作流式细胞术分析。结果显示，CD31（+）的 EMP 依次是心肌梗死>不稳定性心绞痛>稳定性心绞痛。② 高血压：未经治疗高血压患者的 EMP 显著升高，严重持久的 CD31（+）提示弥漫性内皮细胞凋亡。③ 先兆子痫：患者的 CD31 和 CD62 均（+），提示患者的 EMP 显著升高。

二、血小板的检测

（一）血小板计数（platelet count，PC）

原理　全血经过稀释后，使混悬于导电稀释液中的血小板通过一定直径（60 μm）的微孔，并根据血小板通过微孔时产生的电阻变化来计算血小板数量。

参考范围　（100 ～ 300）$\times 10^9$/L。

临床意义及评价　生理性变化：正常人血小板每天有 6%～10%的波动，剧烈运动和饱餐后升高，月经期偏低，晚期妊娠偏高，新生儿 3 个月后才达正常人水平。病理性变化　血小板减少见于① 生成减少：如再生障碍性贫血、急性白血病、放射病和应用某些药物等；② 破坏过多：如免疫性血小板减少性紫癜、脾功能亢进；③ 消耗过多：如DIC、血栓性血小板减少性紫癜（TTP）等。血小板增多见于原发性血小板增多症、慢性粒细胞白血病、真性红细胞增多症、急性化脓性感染、急性大出血、急性血管内溶血，以及脾脏切除术后等。

（二）平均血小板体积检测（mean platelet volume，MPV）

原理　全血经过稀释后，使混悬于导电稀释液中的血小板，由于水动力聚焦作用，呈一束湍流状态通过微孔，此时产生电阻。体积不同的血小板产生的电阻不同，根据电阻的不同可以测量血小板的体积，并绘出体积分布图。

参考范围　8.75±1.38 fl。

临床意义　① 平均血小板体积增大　见于特发性血小板减少性紫癜、巨大血小板综合征（正常血小板大小的2倍或与红细胞大小相当）、慢性粒细胞白血病或血栓性疾病。② 平均血小板体积减小　见于再障、脾亢、急性白血病化疗期。

（三）网织血小板检测（reticulated platelet，Ret－PLT）

原理　网织血小板上1种新生的血小板，存在于骨髓和血液中。荧光染料噻唑橙（TO）具有透过活体细胞膜特异结合RNA的特性。荧光标记的百分率和强度可以反映Ret－PLT的百分率和血小板内RNA的量。

参考范围　5%～12%。

临床意义和评价　Ret－PLT增多，见于ITP、TTP和原发性血小板增多症等；Ret－PLT减低，见于再生障碍性贫血、MDS和白血病等。

流式细胞检测较为理想。Ret－PLT对鉴别巨核细胞增生和巨核细胞减少所致血小板减少价值较大，其敏感性和特异性＞95%，其阳性和阴性预测值分别为95%和100%。

（四）血小板微颗粒检测（platelet microparticles，PMP）

原理　流式细胞术法。来自血小板的微颗粒膜上具有血小板相同的表型，可准确的表达血小板表面标记的分子。选择特异标记的单克隆抗体，在流式细胞术中的前向散射角可反映颗粒的大小，颗粒外露的磷脂酰丝氨酸（PS）可应用荧光标记的AnnexinV显示。

参考范围　各实验室需自行建立。

临床意义　研究发现，经皮冠状动脉内成形术（PTCA）和冠状动脉搭桥患者术后外周血动脉中PMP水平升高，患者外周血动脉中PMP内组织因子（TF）的水平也增高。PMP可促进血栓形成，因此，PMP的水平可反映血栓形成的活动度。

（五）血小板生存时间（platelet survival time，PST）检测

原理　TXB_2是血小板花生四烯酸代谢途径环氧化酶的主要产物之一，阿司匹林不可逆性抑制血小板环氧化酶，直至骨髓巨核细胞产生新的血小板。因此观察服用阿司匹林后血小板TXB_2恢复情况可以推断血小板的生存时间。

参考范围　9.3±1.7 d。

临床意义　血小板生存时间缩短，见于血小板破坏增多或消耗过多性疾病，如特发性血小板减少性紫癜、输血后紫癜、脾功能亢进、弥散性血管内凝血、各种血栓性疾病（心肌梗死、糖尿病、外科手术、恶性肿瘤等）。

（六）血小板相关抗体和补体检测

包括血小板相关免疫球蛋白（platelet associated IgG，PAIgG、PAIgM、PAIgA）和血小板相关补体3（PAC_3）的检测。现以PAIgG检测为例说明。

原理　ELISA法。血小板表面的抗原与包被在微孔板的血小板相关抗体结合，标记辣根过氧化酶的抗人IgG与血小板IgG结合。底物邻苯二胺在辣根过氧化酶作用下生成发色基团，显色强度与结合在血小板表面的抗体量相关，从标准曲线中可查得抗体的量。

参考范围　PAIgG：0～78.8 ng/10^7血小板；PAIgM：0～7.0 ng/10^7血小板；PAIgA：0～2.0 ng/10^7血小板；PAC_3：0～129 ng/10^7血小板。

临床意义　① 增高：见于同种免疫性血小板减少性紫癜、药物免疫性血小板减少性紫癜、胶原性疾病。② 血小板相关抗体增高。也有助于对其他疾病的免疫机制研究，如系统性红斑性狼疮、多发性骨髓瘤等。③ 为免疫性血小板减少性紫癜诊断、疗效及预后估计的有用指标。

（七）血小板抗原单抗特异性固相化检测（monoclonal antibody specific immobilization of platelet antigen，MAIPA）

原理　将待测抗体样本与单克隆抗体和完整

血小板共同温育，得到膜糖蛋白、待测标本和单克隆抗体三分子复合物，在这种三分子复合物中加入酶联抗体并以微孔包被抗体固化于微孔中显色，显色深浅与待测抗体水平呈正比。

参考范围　抗 GPⅡb/Ⅲa 阳性，A 值＞0.133；抗 GPⅠb 阳性，A 值＞0.209。

临床意义与评价　MAIPA 方法是检测血小板相关抗体的参考方法，其特异性和敏感性都高于双抗体夹心 ELISA 法和其他抗体检测方法。在急性和慢性 ITP 诊断中其有较高的价值。检测抗体阳性见于 ITP 和同种免疫血小板减少症。

（八）血小板膜糖蛋白 IIb/IIIa（glycoprotein IIb/IIIa，GPIIb/IIIa）自身抗体检测

原理　免疫性血小板减少性紫癜是一种自身免疫性疾病，其抗体主要为抗血小板糖蛋白Ⅱb/Ⅲa（GPⅡb/Ⅲa）抗体。以抗 GPⅡb/Ⅲa 单克隆抗体包被于酶标反应板，加入待测血清（或血浆），再加酶标抗人 IgG，底物显色。如待测血清中有抗 GPⅡb/Ⅲa 自身抗体则呈阳性。

参考范围　阴性。待测样本的 A 值与阴性对照血浆（正常人混合血浆）A 值比，若大于正常值加两个标准差（SD）则为阳性。

临床意义及评价　① 为免疫血小板减少性紫癜（ITP）辅助诊断指标之一。② 有助于判断 ITP 患者的疗效和预后。ITP 患者抗 GPⅡb/Ⅲa 如持续阳性则疗效差或易复发，发病半年内不能转阴者大多为慢性 ITP。③ 血小板同种抗原、PLA、YUK 及 BAK 系统均位于 GPⅡb/Ⅲa 上，故此检测亦适用于血小板同种抗体的检测，为诊断新生儿同种免疫性血小板减少与输血后紫癜的主要指标。

（九）血小板黏附试验（platelet adhension test，PAdT）

血小板黏附试验常用玻球法、玻璃滤器法和玻珠柱法，现以玻珠柱法为例。

原理　受检血液以一定速度通过一定量玻璃珠的塑料管，检测通过玻璃珠柱前后血液中血小板数的差，此为粘着于玻珠和塑料管的血小板数，由此可计算出血小板黏附率（%）。

参考范围　62.5%±8.6%。

临床意义　① 血小板黏附率降低：可见于血管性血友病（vWD）、巨血小板综合征（Bernard-Soulier 综合征）、Ehlers-Danlos 综合征、骨髓增生综合征、尿毒症、服用抗血小板药物等。② 血小板黏附率增高：可见于糖尿病、心肌梗死、脑梗死、深静脉血栓形成、肾小球肾炎、妊娠高血压综合征等。③ 采血要求一针见血，血液经过玻璃珠柱的速度要求恒定。

（十）血小板聚集试验（platelt aggregation test，PAgT）

原理　特定的搅拌条件下，在富含血小板血浆（PRP）中加入诱导剂后，由于血小板发生聚集，悬液的浊度随之下降，仪器光电池将光浊度的信号转换为电讯号，在记录仪上记录下电讯号的变化。根据描记曲线可以计算血小板聚集程度及速度。

参考范围　各实验室应该建立自己的参考范围。

临床意义　① 血小板聚集率降低：见于血小板无力症、巨血小板综合征、贮存池病、原发性血小板减少性紫癜、May-Hegglin 异常、低（无）纤维蛋白原血症、肝硬化、尿毒症、细菌性心内膜炎、抗血小板抗体、服用血小板抑制药物等。② 血小板聚集率增高：见于糖尿病、急性心肌梗死、静脉血栓形成、高 β 脂蛋白血症、抗体-抗原复合物反应、人工瓣膜、口服避孕药、高脂饮食或吸烟等。

（十一）血浆 β－血小板球蛋白（β－thromboglobulin，β－TG）和血小板因子 4（platelet factor4，PF_4）检测

原理　ELISA 法。β－TG 和 PF_4 存在于血小板颗粒内，当血小板激活时，释放到血浆中。检测 2 种蛋白血浆浓度，可作为检测血小板体内激活的指标。

参考范围　β－TG：25.3±3.0 μg/L；PF_4：3.2±0.8 μg/L。

临床意义及评价　① 增高：见于各种血栓栓塞性疾病及血栓前状态，如急性心肌梗死、脑梗死、尿毒症、妊高症、糖尿病、弥散性血管内凝血、静脉血栓形成以及肾病综合征等。② 减低：在血小板 α 颗粒缺乏症中，血浆 β－TG 及 PF_4 含量下降。③ 注意采血过程中避免血小板体外活化。④ 同时检测血浆 β－TG 及 PF_4 的含量及两者的比值有助于血小板体外活化的鉴别。⑤ 由于肝素可以与 PF_4 结合，因此接受肝素治疗的患者对后者测定影响较大。

血小板释放产物的检测有一定的仪器设备要求，需注意要避免血小板在体外的激活，如 β－TG 和 PF_4 检测时在抗凝剂中加入消炎痛、茶碱等以稳定血小板；在分析结果时也须辨别血小板的体外活化。

(十二)血小板P-选择素(P-selectin)检测

包括血小板表面及血浆P-选择素检测。

原理　P-选择素能够表达到受刺激而激活化的血小板膜表面,也可进入血浆。用核素标记的抗P-选择素的单克隆抗体能与血小板膜表面及血浆内的P-选择素结合,两者的量可通过放射强度的检测而获得。

参考范围　正常全血中血小板表面P-选择素含量为780±490分子数/血小板;血浆中P-选择素含量为$(1.61\pm0.72)\times10^{10}$分子数/mL。

临床意义　①血小板表面的P-选择素升高:见于血小板被激活时,如急性心肌梗死、脑梗死。②血浆内P-选择素升高:可判断体内血小板活化程度,在自身免疫性疾病、糖尿病、心肌梗死、脑梗死时,血浆P-选择素浓度增高。

(十三)血小板因子3有效性(platelet factor 3 availability test, PF3aT)检测

血小板因子3是血小板膜的磷脂组分,当血小板聚集时,由于膜磷脂的重新排列,磷脂组分暴露于膜表面,形成促凝活性。

原理　将受检者和正常人的富血小板血浆(PRP)和乏血小板血浆(PPP)交叉配合成两组混合血浆,分别加入白陶土悬液和适量钙溶液,检测复钙时间,比较两组血浆的凝固时差,可以了解受检者PF_3是否缺陷。

参考范围　复钙时间I组较II组延长低于5 s。

临床意义及评价　I组的复钙时间比II组延长超过5s为PF3有效性减低,见于先天性PF_3缺陷症、血小板无力症、肝硬化、尿毒症、弥散性血管内凝血、异常蛋白血症、血小板减少等。本试验对于PF_3缺陷症的诊断有重要意义,但需要注意富血小板血浆($PLT>250\times10^9/L$)和乏血小板血浆($PLT<20\times10^9/L$)的制备。

(十四)血块收缩试验(clot retractiontest, CRT)

原理　在富含血小板血浆中加入钙和凝血酶,使血液凝固形成凝块,血小板收缩蛋白使血小板伸出伪足,伪足前端连接到纤维蛋白束上。当伪足向心性收缩,使纤维蛋白网眼缩小,检测析出血清的体积可反映血小板血块收缩的能力。

参考范围　血块收缩率:56%±14%。

临床意义　①减少:见于血小板无力症、低纤维蛋白原血症、重度血小板减少。②增高:见于纤维蛋白原增高、遗传性凝血因子XIII缺陷症。③正常:见于血小板阿司匹林样缺陷、贮存池疾病及巨血小板综合征。④本试验条件比较简单,主要用于判断血小板的收缩功能。

(十五)血栓素B_2(thromboxane B_2, TXB_2)检测

原理　ELISA法。待测样品中的TXB_2和放射性标记的TXB_2与不足量抗TXB_2抗体竞争性结合,根据与抗体结合的放射性TXB_2的量推算出待测样品中TXB_2抗原的含量。

参考范围　男性:132±55 ng/L;女性:116±30 ng/L。男女平均值:127±48 ng/L。

临床意义　①TXB_2增高:见于糖尿病、动脉粥样硬化、急性心肌梗死等疾病。②TXB_2减少:见于服用阿司匹林类非甾体抗炎药物或先天性血小板环氧化酶缺陷患者。③本试验用于判断血小板的花生四烯酸代谢,需要避免人为因素导致的血小板活化。

(十六)2,3-去二甲基-血栓素B_2(2,3-dedimetho-thromboxane B_2, 2,3-DM-TXB_2)检测

原理　采用酶免疫法。用鼠抗兔IgG包被固相载体,加入兔抗体、样本及酶标记抗2,3-DM-TXB_2,再加底物(OPD)显色。根据A值可从标准曲线上算出样品中2,3-DM-TXB_2的含量。

参考范围　尿中2,3-DM-TXB_2为206±19pg/mg肌酐。

临床意义　2,3-DM-TXB_2是血小板TXB_2经肝、肺、肾中的氧化酶催化后而生成,由肾排出体外。2,3-DM-TXB_2增高表明血小板被激活先于血栓前状态和血栓性疾病,如心肌梗死、心绞痛、脑梗死、一过性脑缺血发作、糖尿病等。2,3-DM-TXB_2的尿中浓度不受体外和操作因素的影响,故稳定、敏感、特异,是反映血小板活化的可靠指标之一。

(十七)11-去氢-血栓烷B_2(11-dehydro-thromboxane B_2, 11-DH-TXB_2)检测

原理　ELISA法。酶标板以纯化的羊抗兔IgG包被,加入倍比稀释的11-DH-TXB_2标准品或待测血浆。在11-DH-TXB_2抗体量不足的情况下,酶标11-DH-TXB_2与标准品11-DH-TXB_2或待测血浆中11-DH-TXB_2竞争性的与之结合。加酶底物,显色,用酶联免疫检测仪($\lambda=$

410 nm）检测吸光度。在半对数纸上绘制标准曲线，样品含量从曲线中查得。

参考范围　4.5±2.5 pg/mL。

临床意义及评价　同 2,3－DM－TXB_2。11－DH－TXB_2 是血小板 TXB_2 经肝、肺、肾中脱氢酶的催化后而生成，由肾排出体外。

（十八）血小板环核苷酸检测

原理　在抗体（抗 cAMP 抗体或抗 cGMP 抗体）不足情况下，标准品和被检样品中的环磷酸腺苷（cAMP）或环磷酸鸟苷（cGMP）与一定量的放射性标记的 cAMP 或 cGMP 和抗体发生竞争性结合，根据放射性抗体结合的量推算出标本中 cAMP 或 cGMP 的量。

参考范围　cAMP：15.18±7.24pmol/10^9 血小板；cGMP：0.46±0.24 pmol/10^9 血小板（上海交通大学医学院附属瑞金医院）。

临床意义　① 血栓性疾病中，血小板 cAMP 降低，cGMP 升高。② 有助于抗血小板药物的研究。

（十九）血小板钙流检测

原理　利用荧光探针标记血小板内钙离子，在诱导剂作用下，血小板的钙离子通道打开，使用共聚焦显微镜观察血小板荧光的强弱变化并经计算机控制系统及图像分析系统观察血小板中钙离子浓度和钙流的变化。

参考范围　正常细胞内游离钙浓度[Ca^{2+}]为20～90 nmol/L，胞外钙离子浓度为1.1～1.3 nmol/L。

临床意义　胞外钙流和胞内钙库动员形成的钙震荡（钙峰或钙波），在各种生理过程中起重要作用。病理状态下细胞内钙超负荷将造成一系列代谢紊乱，直至细胞坏死或凋亡。血小板钙流的检测有助于了解 Ca^{2+} 在血小板活化和血小板各种止血功能中的作用，也可用于判断钙通道阻滞剂的药理作用。

（二十）5-羟色胺的检测

原理　荧光光度法。血浆或血小板中的 5-羟色胺（5－HT），在强酸中与邻苯二甲醛（OPT）进行缩合反应，产生荧光发色团。用荧光分光光度计进行检测，与同样处理的标准物比较，求得血小板或血浆中 5－HT 含量。

参考范围　5－HT 含量血浆中为 54 ± 1.8 ng/L；血小板中为 603±14 ng/10^9 血小板。

临床意义　① 肿瘤血浆中 5－HT 水平增高：见于甲状腺髓样癌、胰岛细胞瘤、血小板增多等。② 血小板中 5－HT 含量降低：见于各种贮存池病和某些花生四烯酸代谢障碍性疾病。

临床意义及评价　① 症血浆中 5－HT 水平增高：见于甲状腺髓样癌、胰岛细胞瘤、血小板增多等。② 血小板中 5－HT 含量降低：见于各种贮存池病和某些花生四烯酸代谢障碍性疾病。③ 反映血小板对 5－HT 的摄入和释放功能。

（二十一）血浆纤维连结蛋白（fibronectin，Fn）检测

原理　火箭电泳法。纤维连结蛋白（Fn）与抗纤维连结蛋白抗体在电场中相遇，彼此结合，产生沉淀反应而出现类似火箭样的沉淀峰。当抗体浓度恒定在某一水平，沉淀峰的高度（或面积）与抗原的浓度成正比。根据火箭峰的高度推算出样品中 Fn 的含量。

参考范围　130～430 μg/mL。

临床意义　① 血浆 Fn 浓度增高：见于急性及慢性肝炎、脂肪肝早期和代偿期肝硬化、原发性胆汁性肝硬化、阻塞性黄疸、脑血管病变、胰腺癌、癌性腹水、肾病综合征、妊娠晚期、妊娠高血压综合征。② 血浆 Fn 浓度降低：见于急性白血病、DIC、暴发性肝衰竭、烧伤、创伤、休克、细菌性或病毒性感染、急性呼吸窘迫综合征、糖尿病并发酮症酸中毒、尿毒症、急性循环衰竭、绝经期妇女。

原理　酶联免疫吸附试验。用抗 Fn 抗体包被酶标板，样品中 Fn 结合于酶标板上，加辣根过氧化物酶标记抗 Fn 抗体和 OPD 液显色。显色深浅与样品中 Fn 量成正比。

参考范围　277～513 μg/mL；130～430 μg/mL。

临床意义　同火箭电泳法。

（二十二）血小板活化因子（platelet activating factor，PAF）检测

原理　PAF 广泛存在于血小板等组织细胞中，除有强烈的致血小板聚集作用外，尚有其他的生物活性。可以采取生物学、物理化学和免疫学等方法进行检测。

参考范围　各种检测法所得参考范围不同。常用的生物学法的参考范围成人为（47.94±32.48）μg/L；儿童（58.62±41.72）μg/L。

临床意义和评价　在脑梗塞应激期、哮喘发作期、急性肾小球肾炎、内毒素休克、糖尿病和恶性肿瘤等患者，血浆 PAF 水平显著升高；当患者处于缓解期，血浆 PAF 水平降低。

由于 PAF 的来源广泛，故本试验缺乏特异性；由于检测方法学较多，故最常见的是生物学法，最敏感的是气相色谱/质谱联合检测。

（二十三）流式细胞术检测血小板数（experiment of flow cytometry）

原理　运用一系列静息的或激活的血小板标记物，如抗 CD42、CD41 和 CD61 等抗体，可以标记循环血液中的所有血小板。用缓冲液稀释 EDTA 抗凝全血，用特异荧光标记单抗染血小板，溶液中被染色的血小板稀释成计数浓度，在流式细胞仪上根据荧光浓度和散射光计数血小板（PLT）和红细胞（RBC）。根据 RBC/PLT 比值；可得出 PLT 计数值。

参考范围　RBC/PLT 比值（R）＝RBC/PLT；PLT 计数值＝RBC 计数值/R。经 357 例健康人检测，R 值为 21.572±5.134。

临床意义和评价　同血小板计数。本法虽是 ICSH 推荐的方法之一，也常受红细胞碎片、大量红细胞、背景噪音和单抗染色等影响。

（二十四）流式细胞术检测血小板功能（platelet function of cytometry）

原理　采用荧光抗体检测血小板膜糖蛋白（GP）。与血小板相关的单克隆抗体有：CD9（P24）反映血小板聚集和活化；CD31（GP140，GPⅡa）反映黏附分子；CD3b（GP88，GPIV）反映凝血酶致敏蛋白（TSP）和血小板黏附；CD41（GP120/23，GPⅡb）反映血小板聚集和活化，与 CD61 组成 GPⅡb/Ⅲa；CD42a/b/c/d（GPⅨ/Ⅰbα/Ⅰbβ/Ⅴ）反映血小板黏附，结合 vWF，凝血酶；CD49b（GP160，VLAα 即 GPⅠα）反映胶原受体；CD49e（GP160，VLA25 即 GPIe）反映纤维连接蛋白（Fn）；CD49f（GP150，VLA2b 即 GPIf）反映层素受体；CD61（GP150，GPⅢa）反映血小板聚集和活化；CD62p（GP140，P-选择素）反映血小板黏附于内皮细胞；CD63（GP53）反映血小板活化；CD107a/b（GP110，LAMP1/2）反映血小板激活；CDw109（GP170/150 即 GPI 连接）反映血小板活化因子等。检测结果可用平均颗粒荧光强度和荧光标记血小板百分率分别表示抗原含量和血小板数量。

参考范围　各实验室需自行建立。

临床意义　选用各种 CD 单抗，可以反映血小板的相应功能。例如血栓前状态、血小板激活、遗传性血小板膜糖蛋白缺陷、血小板功能异常、血小板生成减少、血小板生成增多以及血小板消耗增多等。这种检测敏感、特异、准确率高，有广泛的临床应用前景。

（二十六）同型半胱氨酸（homocysteine testing，Hcy）检测

原理　ELISA 法。血中氧化型 Hcy 经二硫苏糖醇（DDT）还原为游离的还原型 Hcy，后者经 S-腺苷同型半胱氨酸（SAH）水化酶水解为 SAH，SAH 与包被在微孔板上的 SAH 竞争性与鼠抗 SAH 单克隆抗体结合，去除未结合的 SAH 单抗，加入辣根过氧化物酶标记的兔抗鼠单抗，用 TMB 显色，硫酸终止反应。在 405nm 处读吸光值，吸光值与样本中总的 Hcy 含量成反比。

参考范围　4～12 umol/L。

临床意义　增高见于同型半胱氨酸血症、缺血性心脏病、缺血性脑血管病、高脂血症基 II 型糖尿病等。

三、凝血因子的检测

（一）全血凝固时间（cloting time，CT）检测

原理　离体静脉血与普通玻璃试管接触后，因子 XII 和内源性凝血系统被激活，最后生成纤维蛋白使血液凝固，此即 CT。它是内源性凝血系统的一种筛选试验。

参考范围　普通玻璃试管法需 5～12 min，硅化试管法 15～30 min，塑料试管法 10～20 min。

临床意义及评价　CT 延长　① 因子Ⅷ、Ⅸ和Ⅺ血浆水平减低，如血友病 A、B；因子Ⅷ减少还见于部分血管性血友病患者。② 严重的凝血酶原、因子Ⅴ、因子Ⅹ和纤维蛋白原缺乏，如肝脏疾病、阻塞性黄疸、新生儿出血症、肠道灭菌综合征、吸收不良综合征、口服抗凝剂、应用肝素以及纤维蛋白原缺乏血症等。③ 纤溶活性增强，如继发性、原发性纤溶亢进及循环血液中有纤维蛋白（原）降解产物（FDP）。④ 血循环中有抗凝物质，如抗因子Ⅷ或Ⅸ抗体，狼疮抗凝物质等。

CT 缩短　① 高凝状态，如弥散性血管内凝血的高凝血期、促凝物质进入血流以及凝血因子的活性增高等。② 血栓性疾病，如心肌梗死、不稳定性心绞痛、脑血管病变、糖尿病伴血管病变、肺梗死、深静脉血栓形成、妊娠高血压综合征和肾病综合征，以及严重的灼伤等。本试验较为简单，但检测的敏感性较差。较难实施质量控制。

（二）激活的凝血时间（activated cloting time，ACT）检测

原理　同试管法 CT 检测。试管中加入白陶土-脑磷脂的混悬液以充分激活凝血因子Ⅻ、Ⅺ，并为凝血反应提供充分的催化表面，以提高本试验的敏感性。它是内源性凝血系统敏感的筛选试验之一。

参考范围　2.8±0.5 min。

临床意义及评价　见试管法 CT 检测。本试验可用于高浓度的肝素浓度检测，如在体外循环术中肝素浓度超过一般方法的检测范围时可用本法进行监测。

（三）活化部分凝血活酶时间（activated partial thromboplastin time，APTT）检测

原理　在 37 ℃下，以白陶土（激活剂）激活因子Ⅻ和Ⅺ，以脑磷脂（部分凝血活酶）代替血小板提供凝血的催化表面，在因子Ⅳ的参与下，观察贫血小板血浆凝固所需要的时间。激活部分凝血激酶时间（APTT）检测是内源凝血系统较为敏感、简便和常用的筛选试验。

参考范围　男性：37±3.3 s；女性：37.5±2.8 s。受检者的检测值较正常对照值延长超过 10 s 以上才有病理意义。

临床意义及评价　见试管法 CT 检测。本检测是目前最常用的内源凝血系统的筛选试验。

（四）血浆凝血酶原时间（serum prothrombin time，PT）检测

原理　在受检血浆中加入过量的组织因子（兔脑、人脑、胎盘、肺组织等）浸出液和 Ca^{2+} 使因子Ⅱ转变为凝血酶，后者使纤维蛋白原转变为纤维蛋白，以观察血浆凝固所需要的时间。它是外源凝血系统常用筛选试验之一。

参考范围　平均值为 12±1 s，男性 11～13.7 s；女性 11～14.3 s。超过正常对照值 3 s 作为异常。

临床意义　① PT 延长：先天性见于因子Ⅱ、Ⅴ、Ⅶ、Ⅹ缺乏和纤维蛋白原缺乏血症；获得性见于弥散性血管内凝血、原发性纤溶症、维生素 K 缺乏症、肝脏疾病；血循环中有抗凝物质，如肝素，FDP，以及抗因子Ⅱ、Ⅴ、Ⅶ、Ⅹ的抗体等。② PT 缩短：见于因子Ⅴ增多症、口服避孕药、高凝状态和血栓性疾病等。③ 口服抗凝剂的监测：凝血酶原时间是监测口服抗凝剂的常用指标，在 ISI 介于 2.0～2.5 时，凝血酶原时间比值在 1.5～2.0，INR 在 2.0～2.5 用药较为合理和安全，不超过 3.0。④ 本检测是目前最常用的外源凝血系统的筛选试验。

（五）简易凝血活酶生成试验及纠正试验（simple thromboplastin generation test，STGT）

原理　受检者稀释的全血溶液中含形成凝血酶原酶的各种凝血因子和红细胞溶解产物（代替 PF3），按一定时间加入正常基质血浆（提供凝血酶原和纤维蛋白原），检测凝血活酶生成所需的时间，以检查内源凝血系统凝血活酶生成有无障碍。纠正试验：在 STGT 延长的受检稀释全血溶血液中分别加入 1/10 容量的正常 $BaSO_4$ 吸附血浆（提供 FⅧ、Ⅺ、Ⅻ）、正常血清（提供 FⅨ、Ⅺ、Ⅻ）和正常新鲜血浆（提供 FⅧ、Ⅸ、Ⅺ、Ⅻ），分别检测正常基质血浆的最短凝固时间，以检查内源性凝血活酶生成缺陷的因子。

参考范围　最短的凝固时间＜15 s（10～14 s）。

临床意义及评价　见表 8-8。

（六）血浆蝰蛇毒时间（russell viper venom time，RVVT）检测

原理　蝰蛇毒是一种强烈的Ⅹ激活剂。它只需要与因子Ⅴ、Ⅹ和 PF3 结合，即可生成外源性凝

表 8-8　STGT 的纠正结果和临床意义

试剂与标本	缺乏因子Ⅷ	缺乏因子Ⅸ	缺乏因子Ⅺ或Ⅻ	循环中存在抗凝物质	备　注
受检者全血溶血液 0.5 mL	异常	异常	异常	异常	因子Ⅺ及Ⅻ的鉴别需借助于因子活性测定
加正常吸附血浆 0.005 mL	纠正	不纠正	纠正	不纠正	
加正常血清 0.005 mL	不纠正	纠正	纠正	不纠正	
加正常吸附血清 0.005 mL	不纠正	不纠正	纠正	不纠正	
正常新鲜血浆 0.005 mL	纠正	纠正	纠正	不纠正	

注意事项：同凝血酶原消耗时间检测。

血酶原酶，而勿需因子Ⅶ的参与。在富含血小板的受检血浆(PRP)中，加入蝰蛇毒试剂和钙溶液，记录通过共同凝血途径形成纤维蛋白的时间。

参考范围　13～14 s。

临床意义及评价　受检血浆RVVT比正常对照延长超过3s为延长(上海交通大学医学院附属瑞金医院，$n=40$)。① 延长：见于凝血酶原、FⅤ、Ⅹ和纤维蛋白原缺乏；血小板减少和PF3缺陷循环中存在抗凝物质(如肝素、FDP增高)等。② 缩短：见于血小板增多症、血栓前状态和血栓性疾病。

(七) 蝰蛇毒磷脂时间(russell viper venom cephalin time, RVVCT)检测

原理　蝰蛇毒磷脂时间(RVVCT)检测基本与RVVT相同。在试管中加入充分的脑磷脂悬液，观察蝰蛇毒使缺乏血小板血浆凝固所需的时间。

参考范围　9.5±1.2 s。

临床意义　详见RVVRT。

(八) 蝰蛇毒复钙时间(russell viper venom recalcification time, RVVRT)检测

原理　蝰蛇毒复钙时间(RVVRT)，与RVVCT相同。但本试验是观察富含血小板的受检血浆在蝰蛇毒作用下的复钙时间。

参考范围　19.2±2.8 s。

临床意义及评价　① RVVCT与RVVRT均延长，PT延长，提示因子Ⅹ缺乏。② RVVCT正常而RVVRT延长，表示PF_3缺乏。③ RVVCT与RVVRT均正常，而PT延长，则表示缺乏因子Ⅶ。④ RVVCT和(或)RVVRT延长，见于先天性或获得性纤维蛋白原缺乏症，以及因子Ⅱ、因子Ⅴ和因子Ⅹ缺乏。⑤ 本试验与PT结合可以鉴别凝血因子Ⅹ、Ⅶ、纤维蛋白原缺乏症，以及因子Ⅱ、因子Ⅴ缺乏。由于可以直接检测上述因子缺陷，目前蝰蛇毒时间、蝰蛇毒磷脂时间、蝰蛇毒复钙时间的检测使用范围有限。

(九) 血浆因子Ⅷ、Ⅸ、Ⅺ和Ⅻ的促凝活性(coagulation factor Ⅷ、Ⅸ、Ⅺ and Ⅻ activaty)检测

原理　一期法。稀释受检血浆中分别加入乏FⅧ、FⅨ、FⅪ和FⅫ的基质血浆、白陶土脑磷脂悬液和钙溶液，分别记录开始出现纤维蛋白丝所需的时间，从各自的标准曲线中分别计算出受检血浆中FⅧ:C、FⅨ:C、FⅪ:C和FⅫ:C相当于正常人的百分率(%)。

参考范围　FⅧ:C　103%±25.7%；FⅨ:C　98.1%±30,4%；FⅪ:C　100%±18.4%；FⅫ:C　92.4%±20.7%。

临床意义　① 增高：主要见于血栓前状态和血栓性疾病，如静脉血栓形成、肺栓塞、妊高征、晚期妊娠、口服避孕药、肾病综合征、恶性肿胸等。② FⅧ:C减低：见于血友病A、血管性血友病、血中存在因子Ⅷ抗体、DIC；FⅨ:C减低：见于血友病B、肝脏病、维生素K缺乏症、DIC、口服抗凝药物；FⅪ:C减低：见于因子Ⅺ缺乏症、肝脏疾病、DIC等；FⅫ:C减低：见于先天性因子Ⅻ缺乏症、肝脏疾病、DIC和某些血栓性疾病等。③ 评价：见血浆因子Ⅱ、Ⅴ、Ⅶ和Ⅹ的促凝活性检测。

(十) 血浆因子Ⅱ、Ⅴ、Ⅶ和Ⅹ的促凝活性检测

原理　一期法。在受检血浆中分别加入乏FⅡ、FⅤ、FⅦ和FⅩ的基质血浆、脑粉浸出液和钙溶液，分别记录开始出现纤维蛋白丝所需的时间，从各自标准曲线中分别计算出受检血浆中FⅡ:C、FⅤ:C、FⅦ:C和FⅩ:C相当于正常人的百分率。

参考范围　FⅡ:C　97.7%±16.7%；FⅤ:C　102.4%±30.9%；FⅦ:C　103%±17.3%；FⅩ:C　103%±19.0%。

临床意义　① 增高：见于血栓前状态和血栓性疾病。② 减低：见于相应的先天性因子Ⅱ、Ⅶ和Ⅹ缺乏症或获得性减低，如维生素K缺乏症、肝脏疾病、DIC、口服抗凝剂、血中存在抗凝物质等。③ 由于一期法凝血因子检测具有操作简单，结果明确，敏感、特异且易于进行自动化等"纠正试验"无法比拟的优势，目前已经为多数医疗机构采用。

(十一) 血浆凝血因子抗原检测

原理　免疫火箭电泳法。在含特异凝血因子抗血清的琼脂板中，加入一定受检血浆(抗原)，在电场的作用下，定量的抗原和特异抗体反应形成火箭样的沉淀峰，此峰高度与抗原浓度成正比，因而可以计算凝血因子的含量。因子Ⅱ、Ⅴ、Ⅶ、Ⅷ、Ⅸ、Ⅹ、Ⅺ、Ⅻ的抗原检测均可用此法。

参考范围　FⅡ:Ag　98.5%±15.5%；FⅤ:Ag　102%±24%；FⅦ:Ag　106%±21%；FⅧ:Ag　96.1%±28.3%；FⅨ:Ag　98.2%±29.5%；FⅩ:Ag　96%±18%；FⅪ:Ag　97.2%±25.1%；FⅫ:Ag 100%±22%。

临床意义及评价　① FⅧ:Ag水平增高：与FⅧ:C的意义相一致。② FⅧ:Ag水平减低：主要见于血友病A和血管性血友病(vWD)。③ 因子活性和因子抗原含量：呈平行性减低或缺如，属于 CRM^- 型；因子活性和因子抗原含量正常或偏高，属于 CRM^+ 型。前者是由于因子的合成量减少所致，后者是由于因子的结构异常所致。④ 由于特异性凝血因子抗血清价值昂贵，多用于研究工作中。临床疾病的诊断与鉴别诊断，一期法凝血因子活性检测可以完成。

(十二) 血浆因子ⅩⅢ定性试验(identify factor ⅩⅢ test)

原理　受检血浆中加入钙溶液，使纤维蛋白原转变成纤维蛋白凝块，将此凝块置入 5 mol/L 尿素溶液中。如果受检血浆缺乏因子ⅩⅢ，则形成的可溶性纤维蛋白凝块易溶于尿素溶液中。

参考范围　24 h 内纤维蛋白凝块不溶解。

临床意义　若纤维蛋白凝块在24 h内，尤其2 h内完全溶解，表示因子ⅩⅢ缺乏，见于先天性因子ⅩⅢ缺乏症和获得性因子ⅩⅢ明显减低，如肝脏疾病、系统性红斑狼疮、DIC、原发性纤溶症、恶性淋巴瘤等。

本检测操作简单，不需要特殊的仪器，结果可靠。

(十三) 凝血因子ⅩⅢ活性(FⅩⅢ activity, FⅩⅢ:C)检测

原理　FⅩⅢ经凝血酶激活后，FⅩⅢa 可催化纤维蛋白分子间和分子内 γ 谷氨酰胺基和 ε 赖氨酸氨基之间的脱氨反应，使纤维蛋白原与生物素化的戊胺发生脱氨反应形成化合物，吸附于板底，FⅩⅢa 的活性与掺入的生物素化戊胺成正比，显色后测 A 值，用 FⅩⅢ标准品建立标准曲线进行活性检测。(瑞金医院)

参考范围　100%。

临床意义　活性减低见于先天性或获得性ⅩⅢ缺乏症。获得性者见于肝脏病、系统性红斑狼疮、类风湿性关节炎、淋巴瘤、转移性肝癌、恶性贫血、弥散性血管内凝血及原发性纤溶等。

(十四) 凝血因子ⅩⅢ亚基抗原(FⅩⅢ subunit antigen, ⅩⅢ:Ag)检测

原理　火箭免疫电泳。以人血小板和血浆中分别提纯的因子ⅩⅢa 亚基(ⅩⅢa:Ag)和 $ⅩⅢ_B$ 亚基($ⅩⅢ_B$:Ag)免疫家兔，产生相应的抗体。在含抗因子ⅩⅢa 亚基和抗因子 $ⅩⅢ_B$ 亚基的琼脂糖凝胶中，加入受检样本，分别进行火箭免疫电泳。测量火箭峰高，并作计算，求得样本中因子ⅩⅢa:Ag 和 $ⅩⅢ_B$:Ag 的水平。

参考范围　因子ⅩⅢa:Ag 为 100.4%±12.9%；因子 XIII_B:Ag 为 98.8%±12.5%。

临床意义　① 先天性因子ⅩⅢ缺乏：纯合子型者，因子ⅩⅢa:Ag 为 0 或小于 1%，因子 $ⅩⅢ_B$:Ag 正常或减低；杂合子型者，因子ⅩⅢa:Ag 常小于 50%，因子 $ⅩⅢ_B$:Ag 正常。② 获得性因子ⅩⅢ减少症：见于肝脏疾病、DIC、原发性纤溶症、急性心肌梗死、急性白血病、恶性淋巴瘤、免疫性血小板减少性紫癜、系统性红斑狼疮等。

本试验有助于了解因子ⅩⅢ减少症的发生机制。

(十五) 血浆纤维蛋白原含量(fibrnogen, Fg)检测

1. 双缩脲法

原理　用 12.5% 亚硫酸钠溶液将血浆中的纤维蛋白原沉淀分离，然后以双缩脲试剂显色。

参考范围　2～4 g/L。

临床意义　① 纤维蛋白原增高(超过 4 g/L)：见于糖尿病和糖尿病酸中毒、动脉粥样硬化(急性心肌梗死发作期)、急性传染病、结缔组织病、急性肾炎和尿毒症、放射治疗后、灼伤、骨髓瘤、休克、外科大手术后、妊娠晚期和妊高征、轻型肝炎、败血症、急性感染和恶性肿瘤等。② 纤维蛋白原减少(低于 2 g/L)：见于弥散性血管内凝血和原发性纤溶症、重症肝炎和肝硬化等，也见于蛇毒治疗(如抗栓酶、去纤酶)和溶栓治疗(UK，t-PA)，故是它们的监测指标之一。

纤维蛋白原测定的方法学众多，目前临床上常用免疫比浊法检测抗原含量，用 Clauss 法(凝血酶法)检测含量与活性。上述两种方法操作简单，快速，结果可靠。演算法尽管不需要额外的检测试剂，但因不是直接测定血浆纤维蛋白原的含量与活性，若 PT 的检测结果异常或纤维蛋白原的含量不在正常范围之内，其结果应用上述两种方法核实。

2. Clauss 法(凝血酶法)

原理　根据纤维蛋白原与凝血酶作用最终形成纤维蛋白的原理。以国际标准品为参比血浆制作标准曲线，用凝血酶来检测血浆凝固时间，所得凝固时间与血浆中纤维蛋白原浓度呈负相关，从而得到纤维蛋白原的含量。

参考范围　2～4 g/L。

临床意义　同上双缩脲法的内容。

3. 导衍法

原理　根据热沉淀比浊法的原理，血浆经 pH6.3 的磷酸二氢钾-氢氧化钠缓冲液稀释，加热至 56 ℃，使纤维蛋白原凝集，比浊法检测其含量。

参考范围　2～4 g/L。

临床意义　同上双缩脲法的内容。

4. 免疫火箭电泳法

原理　同凝血因子抗原检测。

参考范围　2.9±0.70 g/L。

临床意义　同上双缩脲法的内容。

5. 酶免疫分析法

原理　酶联免疫双抗体夹心法

参考范围　3.0±0.82 g/L。

临床意义　同上双缩脲法的内容。

6. 演算法

原理　凝血酶原时间检测过程中，纤维蛋白形成的时间在一定范围内与纤维蛋白原的含量呈反比。自动化仪器可以据此得出受检血浆纤维蛋白原的含量。

参考范围　2～4 g/L。

临床意义及评价　同上双缩脲法的内容。

7. 免疫比浊法

原理　抗原、抗体免疫比浊检测原理。

参考范围　2～4 g/L。

临床意义及评价　同上双缩脲法的内容。

（十七）异常纤维蛋白原的筛选试验

联合检测纤维蛋白原、凝血酶时间、爬虫酶时间和蕲蛇酶时间，有助于异常纤维蛋白原血症的筛检。

1. 血浆纤维蛋白原（fibinogen，Fg）检测见前。

2. 凝血酶时间（thrombin time，TT）检测见前。

3. 爬虫酶时间（reptilase time，RT）检测。

原理　Bothrop tararace（属响尾蛇科）蛇毒内有爬虫酶（reptilase），它有类凝血酶的作用，能使纤维蛋白原凝固，但对抗凝血酶因子不敏感。爬虫酶时间是在一定量的爬虫酶的作用下，血浆凝固所需要的时间，但它对肝素不敏感，故对接受肝素治疗的患者检测纤维蛋白形成的情况非常有用。

参考范围　18～22 s，超过正常对照 3 s 以上异常。

临床意义及评价　① 循环血液中存在肝素时，TT 延长而 RT 正常；② TT、SRT 均延长见于低（无）纤维蛋白原血症、异常纤维蛋白原血症和纤维蛋白（原）降解产物（FDP）增多。

4. 蕲蛇酶时间（acutulase time，AT）检测

原理　蕲蛇酶（acutulase）是由巴西矛头蛇的毒业中提取，具有类凝血酶的作用。它仅水解纤维蛋白原 α(A)链精（16）-甘（17）之间的肽键，释放出纤维蛋白肽 A（FPA），剩下的纤维蛋白 I[$(\alpha B\beta\gamma)_2$]在因子ⅩⅢa 的作用下使血液凝固。但它不受肝素的影响，即在肝素存在的情况下蕲蛇酶时间正常。

参考范围　14.8±1.5 s。

临床意义和评价　① TT 延长可被甲苯胺兰/鱼精蛋白纠正，同时蛇酶时间正常，提示受检血浆中有肝素或类肝素存在。② TT 延长不被甲苯/鱼精蛋白纠正，同时蕲蛇酶时间延长，提示受检血浆中有异常纤维蛋白原或 FDP 存在。

在血浆纤维蛋白原含量正常的情况下，TT 延长不被甲苯胺兰或鱼精蛋白纠正，而爬虫酶时间或蕲蛇酶时间延长，提示受检血浆中有异常纤维蛋白原存在。若纤维蛋白原抗原检测正常或接近正常，活性检测降低，基因检测发现缺失、插入及突变等缺陷，诊断可以确立。

（十八）凝血酶原片 1＋2（prothrombin fragment 1＋2，F1＋2）检测

原理　以抗 F1＋2 抗体包被酶标板，加入标准品或样本后，再加入过氧化物酶标记的第二抗体，与游离 F1＋2 抗原决定簇结合。H_2O_2 与发色基质间的酶促反应用硫酸终止，溶液颜色的深浅与样本中 F1＋2 含量呈正比。

参考范围　0.4～1.1 nmol/L。

临床意义及评价　① F1＋2 升高：见于血栓前状态和 25%～50%的易栓症（AT、PC、PS 缺乏症）患者。在 DVT 中升高，灵敏度为 47%，特异性为 80%，阳性预测值 50%，阴性预测值 78%。DIC 患者 F1＋2 水平升高者达正常人的 3～5 倍以上，升高阳性率为 98%。其他疾病，如急性白血病（尤其是早幼粒细胞白血病）也见 F1＋2 的水平升高。F1＋2与 TAT、FⅦ、Fg、高血脂、FPA 等有明显相关抗凝性，是血栓形成和凝血活化的重要指标。② 作为抗凝和溶纤治疗的检测：口服抗凝剂后，原来升高的 F1＋2 均可降低，且与抗凝程度和凝血酶原时间延长的程度一致。应用溶栓剂后，F1＋2 可升高，提示溶栓治疗可能伴有凝血活性的增强。F1＋2 也可作为观察肝素的指标，但抗血小板药对其无影响。

（十九）纤维蛋白肽 A（fibrinpeptide A，FPA）检测

原理　用皂土处理待检血浆以除去纤维蛋白

原，含 FPA 标本先与已知过量的兔抗人 FPA 抗体结合，部分液体被移至预先包被 FPA 的酶标板上，上步反应中剩余的未结合 FPA 抗体可与 FPA 结合，结合于固相的兔抗人 FPA 抗体被羊抗兔（带有辣根过氧化物酶）IgG 结合，在过氧化氢存在的条件下可以使 OPD 基质显色，颜色的深浅和 FPA 含量呈负相关关系。

参考范围　男性：1.83±0.61 μg/L；女性：2.24±1.04 μg/L。

临床意义及评价　在纤维蛋白原转变为纤维蛋白的过程中，凝血酶先裂解纤维蛋白原分子的 A(a)链的 Arg(16)-Gly(17)键，释放出纤维蛋白肽 A(FPA1～16)，剩下部分称纤维蛋白Ⅰ(FbⅠ)；凝血酶继续裂解纤维蛋白肽 B(FPB1～14)，剩下部分称纤维蛋白Ⅱ(FbⅡ)。FbⅠ与 FbⅡ可以自行聚集成可溶性纤维蛋白单体复合物(FMC)，后者在因子ⅩⅢ的作用下，转变成不溶性、稳定的纤维蛋白。因此，血液中出现 FPA 表明有凝血酶生成。在恶性肿瘤转移、冠心病、缺血性中风、深部静脉血栓形成、DIC、肺栓塞、肾病综合征、大面积烧伤、尿毒症、系统性红斑狼疮、妊娠晚期、妊娠高血压综合征、肾小球肾炎时 FPA 明显升高。恶性肿瘤未发生转移 FPA 多为正常，转移时 95% 的患者升高，可作为鉴别恶性肿瘤是否转移的指标之一。

（二十）组织因子(tissue factor, TF)检测

原理　双抗体夹心法。以鼠抗 TF 的单克隆抗体包被实验孔板。样品中的 TF(抗原)与包被抗体结合后，再以生物素标记的第二抗体(检测抗体)识别已结合的 TF。然后加入亲和素结合的辣根过氧化物酶。利用生物素与亲和素将特异性结合的特性，即可形成双抗体夹心酶联免疫复合物。加入 TMB 底物后辣根过氧化物酶与之反应。以硫酸终止反应。释放生物基质的量与 TF 含量成正比，故可利用在 450nm 处的吸光度值，求得 TF 的含量。

参考范围　141±27 ng/L。

临床意义及评价　在炎症、败血症、内毒素血症、严重创伤、休克、恶性肿瘤、急性白血病(尤其 M3 型)、急性呼吸窘迫综合征、DIC、AMI、心绞痛和组织坏死等，血中 TF 含量明显升高，TF 愈增高，其预后愈严重。此外，免疫性血管炎、糖尿病微血管病变、尿毒症、血栓性血小板减少性紫癜(TTP)、高血压、高血脂、脑卒中等，TF 也升高。

（二十一）可溶性纤维蛋白单体复合物(soluble fibrin monomer complex, sFMC)检测

纤维蛋白单体是凝血酶水解纤维蛋白原而生成的，它们自行或与纤维蛋白原(Fg)、纤维蛋白降解产物(FDP)形成的可溶性复合物。

原理　用包被纤维蛋白单体的人红细胞通过凝集反应可以判定可溶性纤维蛋白单体复合物的存在。利用酶免疫分析法和免疫放射分析法可以提高精密度和灵敏度。

参考范围　凝集法：阴性；酶免疫分析法：48.5±15.6 mg/mL；放射免疫分析法：50.5±26.1 mg/mL。

临床意义及评价　反应凝血酶的活性。血栓前状态和血栓性疾病，如急性心肌梗死、肺梗死、糖尿病、脑梗死、DVT、DIC 等患者 SFMC 血浆水平升高。本检测在急性心肌梗死诊断时出现异常结果较早，敏感性与特异性均比较理想，可以用于与不典型性心绞痛等症的鉴别。

（二十二）血浆激肽释放酶原活性(prekallikrein activity, PK: A)检测

原理　用白陶土激活因子 XIIa，FXIIa 使 PK 活化激肽释放酶(KK)，KK 使发色底物 S-2302 在精氨酸(Arg)-对硝基苯胺(PNA)裂解，释放出 PNA。PNA 显色程度 PK 含量呈正比关系。

参考范围　PK：A 为 98%±14.3%。

临床意义及评价　① PK：A 降低：见于遗传性和获得性 PK 缺陷症，后者多见于肝病、感染、肾衰、肾性高血、恶性肿瘤、DIC、产后和 II 型高脂血症。② PK：A 升高：高凝状态和血栓病，如妊高征、脑血管病、原发性高血压、恶性肿瘤化疗后等。

四、抗凝系统的检测

（一）抗凝血酶抗原(antithrombin antigen, AT: Ag)检测

原理　双抗体夹心法。将抗 AT 抗体包被在固相板上，标本中的 AT 与固相的抗 AT 抗体相结合，再加入酶标的抗 AT 抗体，则形成抗体-抗原-酶标抗体的复合物，加入显色基质后，根据发色的深浅多少来判断标本中的 AT 含量。

参考范围　290±30.2 g/L。

临床意义　遗传性 AT 缺乏：可分为两型，① 交叉反应物质(cross reaction material, CRM)阴性型(CRM^-)，即抗原与活性均下降。② CRM^+ 型，抗原正常，活性下降。遗传性 AT 缺乏是 1 种常染色体显性遗传性疾病，本病患病率约 1/5 000，发病多在 10～25 岁，患者常在手术、创伤、感染、妊娠或产后发生静脉血栓，并可在多处反复发生血栓。CRM^- 患者血浆中 AT 生物活性与抗原性约为正常人 50%左右。CRM^+ 其 AT 结构与功能异常的类型较多，现已报道近 10 种结构异常，如第 47 位精氨酸被半胱氨酸取代（即 Arg47Cys47）。共同表现是对肝素的亲和力降低，从而对丝氨酸蛋白酶的灭活能力明显减弱。获得性 AT 缺乏：① AT 合成降低，主要见于肝硬化、重症肝炎、肝癌晚期，常与疾病严重度相关，可伴发血栓形成。② AT 丢失增加，见于肾病综合征。报道 AT 活性低于 76%的 101 例患者，其中 60%发现有血栓形成。③ AT 消耗增加，见于血栓前期和血栓性疾病，如心绞痛、心肌梗死、脑血管疾病、弥散性血管内凝血、外科手术后、口服避孕药、深部静脉血栓形成、肺梗死、妊高征等。有人观察到败血症弥散性血管内凝血存活者，AT 活性在正常的 50%左右，逐渐恢复至正常值；死亡者，则 AT 持续于低水平，并且进行性下降。AT 水平增高：在血友病 A 和血友病 B、口服抗凝药物、使用黄体酮类药物时，有报道 AT 水平增高。

（二）抗凝血酶活性（AT∶A）（antithrombin activity，AT∶A）检测

原理　发色底物法。在待测血浆中加入过量的凝血酶，凝血酶与血浆中的 AT 形成 1∶1 的复合物，剩余的凝血酶作用于显色肽 S2 238，裂解出显色基团对硝基苯胺（pNA），显色程度与剩余凝血酶的量呈正相关，而与血浆 AT∶A 呈负相关。

参考范围　108.5±5.3%。

临床意义　同 AT∶Ag 检测。已知肝素是 AT 的辅因子，两者结合后，AT 的生物效应，即灭活凝血酶的速率可提高 1 000～2 000 倍，但最终抑制丝氨酸蛋白酶的效应还是取决 AT 的量。有研究报告，当 AT 的活性为 70%时，肝素的作用约降低 65%；当 AT 的活性为 50%时，肝素的作用只有原来的1/5。说明当体内 AT 活性明显降低时，单纯应用肝素治疗，其疗效受到明显影响。所以当检测发现 AT 活性低于 50%，肝素效应不与预见相一致时，要考虑补充 AT。

抗凝血酶的抗原与活性同时检测，可以了解体内主要抗凝物质的改变。对血栓性疾病的诊断、治疗均有重要意义。

（三）凝血酶-抗凝血酶复合物（thrombin-antithrombin complex，TAT）检测

原理　本法为酶联免疫双抗体夹心法进行体外检测人 TAT 含量。抗凝血酶包被于固相，待测血浆中的 TAT 以其凝血酶与固相上的 AT 结合，然后加入过氧化物酶标记的抗 AT，后者与结合于固相的 TAT 结合，并与底物显色。反应液颜色的深浅与 TAT 浓度呈正相关。

参考范围　正常成人枸橼酸钠抗凝血浆（$n=196$）：1.0～4.1 μg/L(平均 1.5 μg/L)。

临床意义　血浆 TAT 含量增高，见于血栓形成前期和血栓性疾病，如 DIC、深静脉血栓形成、急性心肌梗死等。本试验敏感性、特异性较高，阳性代表体内有凝血酶生成，是实施抗凝治疗的依据。

（四）肝素辅因子Ⅱ活性（heparin cofactor－Ⅱ activity，Hc－Ⅱ∶A）检测

原理　受检血浆中肝素辅因子Ⅱ（HC－Ⅱ）能被硫酸皮肤素（dermantan sulphate，DS）激活。实验中加入过量的凝血酶，凝血酶与肝素辅因子II(HC－Ⅱ∶A)形成 1∶1 的复合物，剩余的凝血酶有酰胺酶活性，能使合成发色底物 S2 238 中的 Arg 与对硝基苯胺连接处的键断裂，游离出发色基团 pNA，显色程度与 HC－Ⅱ∶A 量呈负相关。

参考范围　（100±15.3）%。

临床意义及评价　先天性 HC－Ⅱ缺陷少见。获得性 HC－Ⅱ缺陷见于弥散性血管内凝血和重型肝炎，且与 AT 有平行关系。

（五）蛋白 C 活性（protein C activity，PC∶A）检测

原理　① APTT 法。由于 PC∶A 具有灭活因子Ⅴa 和Ⅷa 的作用，从而使 APTT 延长，其延长的程度与 PC∶A 呈直线关系，由此可计算出 PC 活性。② 发色底物法：Protac（由蛇毒中提取）为 PC 特异激活剂，可使 PC 转化为 APC。APC 作用于发色底物（Chromozym-PCA）释放出发色基团（PNA），PNA 显色深浅与 APC 呈线形关系。

参考范围　APTT 法：(100.24±13.18)%；发色底物法：64%～147%。

临床意义及评价　① 先天性 PC 缺陷：患者表现为反复的无明显原因的血栓形成。Ⅰ型者 PC∶Ag 含量与活性均降低；Ⅱ型者 PC∶Ag 正常，而活性降低。② 获得性 PC 缺陷：弥散性血管内凝血、呼吸窘迫综合征、肝功能不全、手术后及口服双香豆素类抗凝剂均可导致 PC∶Ag 减少。③ PC∶Ag 及活性增加：冠心病、糖尿病、肾病综合征、妊娠后期等常呈代偿性增加。

凝固法检测条件较为简单，但需要控制反应条件，保证激活蛋白 C 过程中凝血酶和血栓调节蛋白的稳定并做好质量控制；发色底物法检测比较容易控制反应条件，结果比较稳定。

（六）蛋白 C 抗原（protein C antigen，PC∶Ag）检测

原理　Laurell 免疫火箭电泳。见 FⅧ∶Ag 的检测。

参考范围　(102.5±20.1)%。

临床意义及评价　同 PC∶A。

（七）蛋白 C 活化肽（protein C peptide，PCP）检测

原理　人工方法合成蛋白 C 活化肽得 12 个氨基酸，通过免疫家兔得到特异性抗体，可用放射免疫和双抗体夹心法测得样品中 PCP 含量。

参考范围　RIA 双抗体法检测血浆 PCP 为 6.47 pmol/L（$n=16$）

临床意义及评价　PCP 减低见于先天性或获得性 PC 缺乏症。PCP 升高见于心绞痛、心肌梗死、冠心病、DVT、DIC 等。PCP 理论上是蛋白 C 活化的分子标志物，但由于方法学上的局限，尚未在临床广泛开展。

（八）蛋白 S 抗原（protein S antigen，PS∶Ag）检测

原理　Leurall 免疫火箭电泳法　同 FⅧ∶Ag 的检测。血浆总 PS（TPS）包括游离 PS（FPS）和与补体 C_4 结合蛋白结合的 PS（C_{4bp}-PS）。火箭电泳法在琼脂板上同时检测 TPS 和 FPS。后者则在待测血浆中加一定量聚乙二醇 6 000，则 C_4bp-PS 会沉淀下来，上清部分即为 FPS。

参考范围　TPS(96.6±9.8)%；FPS(100.9±11.6)%。

临床意义　① PS 作为 PC 的辅因子，对因子Ⅴa、Ⅷa 有加速灭活作用，先天性 PS 缺陷者常伴发严重的深静脉血栓。② 获得性 PS 缺乏，见于肝功能障碍、口服双香豆素类抗凝药物。③ 因为与补体 C_4 结合蛋白结合的 PS 不能发挥抗凝活性，因此检测游离的 PS 比总 PS 更有临床意义。

（九）抗活化蛋白 C 抵抗（activated protein C resistance，APCR）检测

原理　凝血过程中，因子Ⅷa 和因子Ⅴa 参与凝血酶的形成过程而促进凝血。蛋白 C 由凝血酶激活成活化蛋白 C（APC）后可以灭活因子Ⅷa 和因子Ⅴa，防止凝血过程的进一步扩大。在 APTT 检测的试剂中，加入外源性的 APC，可以使 APTT 值延长。如果凝血系统存在有抗 APC，则 APTT 延长程度较正常者为轻。

参考范围　国外文献报道加入外源性的 APC 后的 APTT 值/原 APTT 值之比值 95%范围大于 2.15。国内结果（上海交通大学医学院附属瑞金医院）两者比值 95%范围大于 1.96，平均 2.36。

临床意义　① 实验中得出的 APC 比值表示对 APC 的敏感性，比值偏低表示敏感性差，可能是因子Ⅷ或因子Ⅴ的 APC 作用位点突变所致。② APC 比值偏低，为血栓性疾病的一个好发性指标。国外文献报道，APC 比值低于正常值范围下限的患者深部静脉血栓发生率比正常者高 5～7 倍。

（十）蛋白 Z 抗原（protein Z antigen，PZ∶Ag）检测

原理　PZ 在肝内合成需依赖维生素 K，PZ 与蛋白 Z 依赖性蛋白酶抑制剂（protein Z dependent protease inhibitor，ZPI）结合形成复合物。该复合物可抑制因子 Xa 和凝血酶原酶的生成和活性。以抗 PZ 抗体包被固相载体，固相抗原由可与酶标记的 PZ 抗体结合。加入酶标记的特异性显色底物，显色深浅与待测血浆中的 PZ 抗原呈正相关关系。

参考范围　据潘学谊等的报道，60 例健康中、老年人（男 40 例，女 20 例）的血浆 PZ 含量为（2 258±480）μg/L（枸橼酸钠抗凝血浆）。

临床意义及评价　PZ 的临床意义各家报道不一，尚无定论。Muillemin 等研究 157 例脑缺血性卒中和一过性脑缺血发作的患者的 PZ 水平升高，而 Heeb 等和潘学谊等分别研究了 154 例和 170 例缺血性脑卒中患者的 PZ 水平比正常对照组明显减低。Sofi 等和潘学谊等分别报道 140 例和 40 例急性冠脉综合征患者的 PZ 水平明显低于健康对照组。Usalan 等发现终末期肾衰血透患者的 PZ 水平高于正常人，Kemkes Mattht s 等认为随着肝病的加重 PZ 水平减低。

（十一）ProC Global 试验

原理　将待检血浆与 Agkistrodon contortrix

蛇毒温育，后者使PC的激活剂，可以将待检血浆中的PC激活为活化PC(activated protein C，APC)；随后在检测系统中加入APTT试剂以检测依赖于蛋白C活性的血浆凝固时间(protein C activity-dependent clotting time，PCAT)，若待检样本的PC系统的功能正常，则加入钙离子后血浆凝固时间显著延长。为避免凝血因子缺乏、较高浓度的肝素、狼疮抗凝物质等所造成的影响，本试验设计了对照组，即在试验过程中以缓冲液代替PC激活剂，检测样本不依赖于蛋白C活性的血浆凝固时间(PCAT/0)，其结果应不超过60 s。

参考范围　范围(n = 234) PCAT：85～200 s；PCAT/0：33～55 s；NR：0.69～1.56。Proc Global的批间CV值为2.0%～6.6%，批内CV值为1.6%～2.2%。敏感性及特异性：PCAT：PCAT/0比值小于0.8，可见于PC系统的缺陷如PC、PS缺乏，凝血因子Ⅴ Leiden突变等。

临床意义及评价　对PC活性低于正常值70%的检出率为90%，PS活性低于正常值60%的检出率为89%，凝血因子Ⅴ Leiden突变的检出率为100%(杂合子或纯合子)，对检查凝血因子Ⅱ 20210G→A突变的敏感性为84%。本试验的检出特异性为79%，假阳性可见于凝血因子Ⅴ、Ⅷ的活性异常升高、口服双香豆素类抗凝药物或狼疮抗凝物质存在等情况。用缺乏因子Ⅴ的血浆进行试验，可以提高检测的敏感性，且具有特异性。

(十二) 组织因子途径抑制物抗原(tissue factor pathway inhibitor antigen，TFPI∶Ag)检测(截短形式抗原检测)

原理　截短形式抗原检测可分别检测所有形式或全长形式TFPI；其差别在于截短形式TFPI含量的不同。两种方法均以抗Kunitz 1结构域单克隆抗体作为捕获抗体。Western印迹分析法证实捕获抗体与天然的或截短形式TFPI具专一性，结果有34 kD及21 kD两条条带，分别对应于完整天然的及截短形式的TFPI。首先将稀释的血浆样品或细胞培养上清液加到预先包被有捕获抗体的微量检测板中，并温育，然后以抗Kunitz 1或3结构域多克隆抗体与各种形式或全长形式TFPI反应，继以辣根过氧化物酶(HRP)标记抗体作为三抗，HRP催化底物TMB(四甲基联苯胺)反应，结果溶液呈蓝色，并以0.5 mol/L H_2SO_4增加敏感度，反应液最后呈黄色，最后置于450nm波长处测反应液吸光度值，并根据全长形式TFPI标准曲线求得待测样品中的TFPI的浓度。

参考范围　应用本试剂盒测得枸橼酸处理的健康志愿者血浆(n = 40) TFPI浓度为40～85 ng/mL，平均浓度为55 ng/mL。此外，正常血浆中截短形式TFPI占总TFPI的40%左右。

临床意义及评价　老年人血浆中TFPI含量较高。妊娠时血浆TFPI也增高，但胎儿血浆TFPI含量较低。先天性TFPI缺乏易患血栓形成，然而常见的TFPI减少大多数是获得性的。大手术、脓毒血症与DIC时可见血浆TFPI减少，主要是过分消耗所致。致死性败血症时往往血浆中TFPI增多，可能与广泛性血管内皮受损使之释放增加有关。此外，慢性肾衰竭时血中TFPI也增多。

(十三) 组织因子途径抑制物抗原(tissue factor pathway inhibitor antigen，TFPI∶Ag)检测(总抗原检测)

原理　兔抗人TFIP多克隆抗体作为捕获抗体。本法不仅检测TFPI的完整形式，也可以检测截短形式的TFPI及与组织因子(TF)及因子VIIa形成的三元复合物(TF/Ⅶa/TFPI)。此外尚可检测到TFPI/Ⅹa及TF/Ⅶa/TFPI/Ⅹa四元复合物，只是敏感度略低，检测的敏感度为0.36 ng/mL，试剂盒采用酶联免疫双抗体夹心法。

参考范围　75～120 ng/mL，平均浓度为89.5 ng/mL。

临床意义及评价　同截短形式组织因子途径抑制物抗原检测。

(十四) 组织因子途径抑制物活性(tissue factor pathway inhibitor activity，TFPI∶A)检测

原理　发色底物法。TFPI∶A检测，可反映TFPI对TF/FⅦa复合物激活FⅩ的抑制能力。待测样品用TF/FⅦa和FX温育后，TF/FⅦa复合物的剩余活性可用PECTROZYME®的FⅩa来检测。后者是一种高度特异性的发色底物，仅在检测过程中由FⅩa裂解出发色基团对硝基苯胺(PNA)，测出反应液中PNA在波长405 nm处的吸光度值，并与由已知TFPI活性制得的标准曲线比较，得出TFPI活性。本测试可用终点法或动力法检测。

参考范围　用枸橼酸钠抗凝人血浆测得TFPI含量为40～70 ng/mL(n = 300)，活性0.2U。参比血浆中含TFPI约55 ng/mL，或1 U的TFPI活性。

临床意义及评价　同TFPI∶Ag检测。

(十五) 游离肝素时间检测

原理　甲苯胺蓝可中和肝素的抗凝作用。当凝血酶时间延长,可在受检血浆中加入甲苯胺蓝,若延长的凝血酶时间恢复正常或明显缩短,则表示受检血浆肝素或类肝素增多,否则为其他抗凝血酶类物质。

结果判断　在凝血酶时间(TT)延长的患者,加入甲苯胺蓝后 TT 明显缩短,两者相差>5s,提示患者血浆中有肝素或类肝素增多;如 TT 并不因为加入甲苯胺蓝而缩短,提示 TT 延长不是由肝素或类肝素物质所致。

临床意义及评价　在过敏性休克,使用氮芥或放疗后,严重肝病,弥散性血管内凝血或肝叶切除后或肝移植后等患者的血浆中可能有类肝素物质的增多。

(十六) 复钙交叉试验(cross recalcification test, CRT)

原理　延长的复钙时间,如果能被 1/10 量的正常血浆所纠正,则表示受检血浆中缺乏凝血因子;如果不能被等量的正常血浆所纠正,提示受检血浆中有抗凝物质。

参考范围　若第三管的复钙时间不能恢复至正常值(2 min 18 s～4 min 17 s),则表示受检血浆中有抗凝物质存在。

临床意义及评价　本试验可区别复钙时间延长的原因,是血液循环中有无病理性抗凝物质的一项筛选试验。

(十七) 凝血因子Ⅷ抑制剂(factor Ⅷ inhibitor assay)检测

原理　将受检血浆与正常人血浆混合,温育一定时间后,检测剩余因子Ⅷ的活性,以 Bethesda 单位来计算抑制物的含量,1 个 Bethesda 单位相当于灭活 50%因子Ⅷ的量。

参考范围　正常人体内应无抑制物。

临床意义及评价　本法仅限于血友病 A 患者出现抗因子Ⅷ:C 抗体者,对其他原因所致的抗因子Ⅷ:C 抗体者,不甚敏感。

(十八) 其他凝血因子抑制物检测

原理　根据血浆因子Ⅷ:C 抑制物的检测原理和方法,同样可以检测血浆因子Ⅱ:C、Ⅴ:C、Ⅶ:C、Ⅸ:C、Ⅹ:C、Ⅺ:C、Ⅻ:C 抑制物。

参考范围　正常人体内应无抑制物。

临床意义及评价　血循环中偶见存在抗因子Ⅱ:C、Ⅴ:C、Ⅶ:C、Ⅸ:C、Ⅹ:C、Ⅺ:C、Ⅻ:C 的抗体,在上述因子缺乏者应用血液或血液制品替代治疗时可以发生,也偶见于免疫性疾病,如系统性红斑狼疮、恶性淋巴瘤、多发性骨髓瘤和巨球蛋白血症患者等。

(十九) α_2-巨球蛋白抗原(α_2- macroglobulin antigen, α_2-M:Ag)检测

原理　Laurell 免疫火箭电泳法。同凝血因子Ⅷ抗原检测。

参考范围　2.25±0.84 g/L。

临床意义及评价　① α_2-巨球蛋白抗原增高:见于慢性肾炎、肾病综合征、肝脏疾病、糖尿病、炎症反应、恶性肿瘤以及自身免疫性疾病等。② α_2-巨球蛋白抗原减低:见于弥散性血管内凝血、急性胰腺炎、系统性红斑狼疮和急性肾小球肾炎等。

(二十) α_1-抗胰蛋白酶(α_1-AT)抗原检测

原理　Laurell 免疫火箭电泳法。同凝血因子Ⅷ抗原检测。

参考范围　3.8±0.6 g/L。

临床意义　① α_1-AT 抗原增高:可见于恶性肿瘤、病毒性肝炎、肝硬化、组织损伤或坏死、局部炎症或全身性感染等。② α_1-AT 抗原减低:可见于弥散性血管内凝血、肺气肿、胆汁性肝硬化、十二指肠球部溃疡与甲状腺功能亢进等。

(二十一) C_1^--抑制剂抗原(C_1^-- inhibitor antigen, C_1^- INH Ag)检测

原理　Laurell 免疫火箭电泳法。同凝血因子抗原检测。

参考范围　232.8±39.9 mg/L。

临床意义　① CI-INH 抗原增高:见于免疫性血小板减少性紫癜、白血病、恶性肿瘤及慢性肾炎等。② CI-INH 抗原降低:见于血管神经性水肿、系统性红斑狼疮、皮肌炎和自身免疫性疾病等。

(二十二) 狼疮抗凝物质检测(lupus anticoagulant test, LAT)(蝰蛇毒时间法)

原理　蝰蛇毒在磷脂和 Ca^{2+} 存在下,直接激活因子Ⅹ,最终形成纤维蛋白,使血液凝固。由于直接激活绕过接触因子和内源凝血系统的凝血因子,因此当 FⅧ、Ⅸ、Ⅺ、Ⅻ缺陷及其抑制物存在时,该试验不受影响。由于试剂中含特定类型和稀释度的磷脂,使该试验对狼疮样抗凝物(LA)检测的敏感性和特异性增强。

参考范围　各实验室须建立各自的参考范围。

ACL 3 000 血凝仪：28～48 s，检测值与正常人混合血浆的比值为 0.76～1.23（因方法不同而异，仅供参考）。

临床意义及评价　如果检测值在实验室建立的正常参考范围内（均值±2SD），提示狼疮抗凝物质 LA 阴性；如大于 2SD，提示 LA（+）或 FⅡ、Ⅴ、Ⅹ缺陷或在抗凝治疗中。用待检血浆与正常人血浆 1∶1 混合后重测蝰蛇毒时间，将检测值除以正常人混合血浆蝰蛇毒时间值，若结果在正常人均值±2SD 范围内，说明患者系先天性或获得性因子Ⅱ、Ⅴ或Ⅹ缺乏；若结果超出 2SD，说明患者体内存在狼疮抗凝物质。

（二十三）狼疮抗凝物质检测（Lupus anticoagulant test，LAT）（Lopu 和 Lucor 试验）

原理　Lopu 和 Lucor 试验是改良的 Russell 蝰蛇毒稀释试验，包括 2 个试验内容：① Lopu 试验，即当蝰蛇毒试验延长时，加正常混合血浆后，蝰蛇毒试验仍然延长，提示被检血浆中存在狼疮抗凝物质。② Lucor 试验，内含过量的磷脂，磷脂能中和狼疮抗凝物质，从而使凝血时间延长或正常。更特异简便的证明狼疮抗凝物质的存在。

参考范围　Lopu 试验为 31～44 s；Lucor 试验为 30～38 s；Lopu 试验/Lucor 试验比值为 1.0～1.2。

临床意义及评价　① Lopu 试验与 Lucor 试验均比正常值延长 20%，提示有狼疮抗凝物质存在。② Lopu 试验/Lucor 试验比值>2.1，表示有大量狼疮抗凝物质存在；Lopu 试验/Lucor 试验比值为 1.5～2.0，表示中等量狼疮抗凝物质存在；Lopu 试验/Lucor 试验比值为 1.3～1.4，表示有少量狼疮抗凝物质存在。③ Lopu 试验和/或 Lucor 试验凝固时间延长，Lopu 试验/Lucor 试验比值<1.2，也可出现于因子Ⅱ、Ⅴ、Ⅹ缺乏的患者。

（二十四）狼疮抗凝物质筛选和确诊试验（Lupus anticoagulant material screen and conform test）

原理　狼疮抗凝物质筛选和确诊试验同样是经改良的。一期法的 Russell 蝰蛇毒稀释试验，但该试验不受接触因子异常或凝血因子Ⅷ缺乏的影响，检测血浆中肝素低于 1 U/mL 时对结果没有影响。

参考范围和结果判断　最终结果的判断必须以狼疮抗凝物质筛选试验检测值/确诊试验检测值表示。正常人的检测比值为 0.8～1.2。若比值>2.0，提示狼疮抗凝物质强阳性；比值为 1.5～2.0，提示狼疮抗凝物质中等程度阳性；若比值为1.2～1.5，提示狼疮抗凝物质弱阳性；若比值<1.2，但筛选试验和确诊试验的结果均延长，需进一步检测因子 II、V、X 的活性或其抗体。

临床意义　同 Lopu 和 Lucor 试验。

（二十五）普通肝素浓度检测（heparin concentration test）

原理　抗凝血酶（AT）是血浆中凝血酶、FⅩa 和其他丝氨酸蛋白酶的抑制物。正常情况下，AT 的抑制作用较慢。而肝素可使之提高数千倍。低相对分子质量肝素（LMWH）制品对 FⅩa 和 AT 间反应的催化作用较其对凝血酶和 AT 间反应的催化更容易，而标准肝素对两者的催化作用相同。FⅩa 抑制试验是了解肝素制品疗效最有效的试验。当 FⅩa 和 AT 都过量存在时，肝素对 FⅩa 的抑制速率直接与其浓度成正比。剩余 FⅩa 活性可用特异性 FⅩa 发色底物来检测，该值与肝素浓度呈负相关。

参考范围　正常人用本法检测肝素含量为 0。根据普通肝素治疗的强度不同，本检测值有相应变化。本法检测肝素的浓度范围是 0.2～0.5 U/mL。

临床意义　在过敏性休克、使用氮芥、放疗后、严重肝病、DIC、肝叶切除后、肝移植后等患者血浆中肝素增多。

（二十六）抗活化因子Ⅹ检测（antiactivated factorⅩ test，AFⅩa）

原理　低分子量肝素（LMWH）加抗凝血酶（AT），再加入过量的因子Ⅹa 形成 LMWH+AT+Ⅹa 复合物，剩余因子Ⅹa 发色底物 S-2732，生成产色基团，即对硝基苯胺（PNA），显色程度与剩余 FⅩa 深度呈正相关，据此测定未被中和的因子Ⅹa 的量，最后根据预先制备的标准曲线求出标本中肝素的浓度。

参考范围　各实验室自行建立。

临床意义　用于低分子量肝素治疗监测，维持 AFⅩa 在 0.4～0.7 U/mL；预防 DIC，维持 AFⅩa 在 0.2～0.4 U/mL。

（二十七）组织因子途径抑制物-因子Ⅹa 复合物检测（tissue factor pathway inhibitor-factor Ⅹa complex，TFPI-FⅩa）

原理　利用双抗体夹心法检测血浆中 TFPI/FⅩa 二元和 TF/Ⅶa/TFPI/FⅩa 四元复合物。将稀释的血浆样本加至预先用特异性抗 TFPI 抗体包被的酶标板中温育，抗原抗体结合后用生物素标记的纯化鸡 IgY 来检测，后者可以识别 TFPI/FⅩa 复合物表面的新抗原决定簇。加辣根过氧化物酶标记的链酶亲和素，形成双抗体夹心酶联免疫复合物。加底物 TMB，与过氧化物酶反应生成蓝色溶液，最后加 0.5 mol/L H_2SO_4 终止反应，溶液将变成黄色。在波长 450 nm 处测得吸光度值，根据标准曲线，测出待测样品中 TFPI 复合物的含量。

参考范围　有待建立。

临床意义及评价　定量检测。TFPI 的二元及四元复合物有助于了解 DIC 对组织因子启动血液凝固的机制。已有实验证实输入 TFPI 可以逆转 DIC 和预防由损伤导致的纤溶后的血管再阻塞。相反，若动物体内祛除 TFPI，可使之产生 DIC。在一些由于组织因子释放引起的血栓形成如败血症、感染性疾病和器官移植排异等，TFPI 的治疗非常有效。由于 TFPI 的抗凝作用，早期检测 TFPI/FⅩa 有助于血栓前状态的诊断。

(二十八) 蛋白 Z 依赖的蛋白酶抑制物(protein Z-dependent protease inhibitor, ZPI)检测

原理　用抗 ZPI 的多克隆抗体包被酶标板，待测血浆中的 ZPI 与固相抗体结合。生物素化抗 ZPI 单抗与 ZPI 抗原结合多形成固相多抗-抗原-生物素单抗夹心物。后加入链霉素亲和素-辣根过氧化物酶复合物，其中的辣根过氧化物酶作用于其特异性底物甲基联苯胺(TMB)生成有色物质，显色程度与 ZPI 含量呈正比。

参考范围　各实验室有待自行建立。

临床意义和评价　ZPI 缺陷可致血栓形成。

(二十九) 抗凝血酶-肝素复合物(antithrombin-heparin complex, ATHC)检测

原理　ELISA 法。兔抗人凝血酶包被于固相，待测血浆中的 ATH 以其凝血酶与固相上的 AT 结合，然后加入酶标的 AT；其中的 AT 与结合于固相的 ATH 结合，再与底物显色，与 ATH 标准比较，可计算出标本中 ATH 的含量。

参考范围　(14.5±0.4)μg/L。

临床意义　血栓性疾病、血栓前状态、DIC 以及肝素抗凝治疗过程中，ATH 的血浆水平升高。

五、纤溶系统的检测

(一) 优球蛋白溶解时间(euglobulin lysis time, ELT)检测

原理　血浆经稀释后，加稀醋酸使 PH 降低至 4.5 时优球蛋白组分即沉淀，经离心可除去纤溶抑制物。而沉淀的优球蛋白组分中含有各种凝血因子、纤溶酶原和纤溶酶原激活物等。将此沉淀物溶解于缓冲液中，再加氯化钙使其凝固，置 37 ℃下观察凝块完全溶解所需时间。

参考范围　溶解时间：加钙法：>120 min；加凝血酶法：123±24 min。

临床意义　① ELT 缩短(<70 min)：表明纤溶活性增强，见于原发性或继发性纤溶亢。② ELT 延长：表明纤溶活性减低，见于血栓形成前期和血栓形成性疾病。

(二) 总纤溶活性(total fibrinlysis activity, TFLA)检测

原理　通过在反应体系中加入一定量的外源性 t－PA 和标准量的纤维蛋白原，导致 D－二聚体产生。根据胶乳法或 ELISA 法检测的 D－二聚体量推算出总纤溶活性(TFLA)。

参考范围　总纤溶活性受多种因素的影响，有很大的变异。女性 TFLA 大于男性，月经期 TFLA 降低；运动后 TFLA 上升。建议各个实验室建立自己的参考范围。

临床意义　反映机体的纤溶活性。

(三) 组织型纤溶原激活物抗原(tissue plasminogen activator antigen, t－PA：Ag)检测

原理　根据双抗体夹心法原理，即将纯化的 t－PA单克隆抗体包被在固相载体上温育，然后加含有抗原的标本，标本中的 t－PA 抗原与固相载体上的抗体形成复合物。此复合物与过氧化物酶标记的 t－PA 单克隆抗体起抗原抗体结合反应，形成双抗体夹心免疫复合物，后者可使邻苯二胺基质液呈棕色反应，其反应颜色深浅与标本中 t－PA 含量呈正比关系。

参考范围　1～12 μg/L。

临床意义　① t－PA 抗原/活性增高：表明纤溶活性亢进，见于原发性及继发性纤溶症，如弥散性血管内凝血；也见于应用纤溶酶原激活剂类药物。② t－PA 抗原/活性减低：表示纤溶活性减弱，见于高凝状态和血栓性疾病。

(四) 组织型纤溶酶原激活物活性(tissue plasminogen activator activity, t－PA：A)检测

原理　在组织型纤溶酶原激活剂(t－PA)和共价物作用下，纤溶酶原转变为纤溶酶，后者使发色底物 S 2 251 释放出发色基团 pNA，pNA 显色的深浅与 t-PA:A 呈正比关系。

参考范围 0.3～0.6 U/mL。

临床意义 ① 同 t-PA:Ag 检测。② t-PA 抗原/活性增高:表明纤溶活性亢进,见于原发性及继发性纤溶症,如弥散性血管内凝血;也见于应用纤溶酶原激活剂类药物。③ t-PA 抗原/活性减低:表示纤溶活性减弱,见于高凝状态和血栓性疾病。

(五) 尿激酶型纤溶酶原激活物抗原(urokinase plasminogen activator antigen, u-PA:Ag)检测

原理 双抗体夹心 ELISA 法。本法以鼠抗人 u-PA 单克隆抗体作为捕获抗体包被于固相,与样本中的 u-PA 结合,用生物素标记的第二抗体(检测抗体)识别已结合的 u-PA 分子,加入辣根过氧化物酶标记的链霉亲和素形成双抗体夹心酶联免疫复合物。加入底物 TMB,溶液将呈蓝色。反应在加入终止液硫酸后敏感性将增强,且溶液将变为黄色。检测波长 450 nm 处的吸光度值,与标准曲线比照后即可得 u-PA 抗原总含量。

参考范围 ① 乳腺组织提取液:良性组织 0.02～1.22 ng u-PA/mg 蛋白(中数为 0.23 ng u-PA/mg蛋白);恶性或原发性肿瘤 0.13～15.17 ng u-PA/mg 蛋白(中数为 2.32 ng u-PA/mg 蛋白)。② 胃组织提取液:正常黏膜组织 0.06～0.35 ng u-PA/mg蛋白(中数为 0.14 ng u-PA/mg 蛋白);肿瘤完全切除后 0.14～30.2 ng u-PA/mg 蛋白(中数为 1.57 ng u-PA/mg 蛋白)。

临床意义及评价 在使用尿激酶治疗血栓性疾病时,血液中尿激酶含量升高,血浆尿激酶的检测,可指导合理用药。在乳腺癌患者,u-PA 可作为判断预后的独立指标。其含量的高低对高、低危患者的鉴别有一定意义。当提取液中 u-PA 含量＞2.97 ng u-PA/mg 蛋白或从常规制备的细胞液中其含量＞1.15 ng u-PA/mg 蛋白,提示有复发的危险。在胃癌患者,u-PA 含量增高表明预后较差。如肿瘤患者 u-PA 含量＞1.5 ng u-PA/mg蛋白,提示患者生存时间将缩短。

(六) 尿激酶型纤溶酶原激活剂活性(urokinase plasminogen activator activity, u-PA:A)检测

原理 纤维蛋白原和纤溶酶原在凝血酶和 Ca^{2+} 的作用下,形成富含纤溶酶原的纤维蛋白多聚体。检测时使用琼脂糖凝胶,使该多聚体固定在琼脂糖凝胶平板之中,然后加纤溶酶原激活剂如尿激酶于凝胶板孔中。尿激酶立即作用于纤溶酶原,激活的纤溶酶使纤维蛋白多聚体溶解,形成圆形透明斑,空斑直径大小和纤溶酶原激活剂活性的对数值成正比。

参考范围 ＜1 000 U/L。

临床意义及评价 见 u-PA:Ag 检测。

(七) 纤溶酶原抗原(plasminogen antigen, PLG:Ag)检测

原理 同 t-PA:Ag 检测。

参考范围 0.22±0.03 g/L。

临床意义 纤溶酶原含量减低,表明其激活物的活性增强,见于原发性纤维蛋白溶解、重症肝炎、肝硬化、肝叶切除术、门脉高压症、肝移植、大型手术、前置胎盘、胎盘早剥、肿瘤播散、严重感染以及弥散性血管内凝血等。

(八) 尿激酶型纤溶酶原激活物受体的抗原(urokinase plasminogen activator receptor, u-PAR:Ag)检测

原理 本法以兔抗妊尿激酶型纤溶酶原激活物受体(u-PAR)多克隆抗体作为捕获抗体包被于固相,与样本中的 u-PAR 结合,用生物素标记的第二抗体(检测抗体)识别已结合的 u-PAR 分子,加入辣根过氧化物酶标记的链霉亲和素形成双抗体夹心酶联免疫复合物,加入底物 TMB,溶液将呈蓝色。反应在加入终止液硫酸后敏感性将增强,且溶液将变为黄色。检测波长 450 nm 处的吸光度值,与标准曲线比照后即可测得 u-PAR 抗原总含量。

参考范围 尚未确定,最初的检测提示如果 u-PAR存在,则其水平应低于 0.1 ng/mL。

临床意义及评价 尽管在结直肠癌、卵巢癌、乳房癌及某些实体瘤患者体内均发现有 u-PAR 的表达增高,但到目前为止,对 u-PAR 与疾病预后的评价并不多。近来的研究显示,结直肠肿瘤患者肿瘤组织 u-PAR 水平增高(＞4.1 ng u-PAR/mg 蛋白)。该指标可作为一个评判预后的独立因素,且对 5 年存活率和 Duke 分期中 C 和 B、C2 和C1 的比较有一定的价值。

(九) 纤溶酶原活性(plasminogen activity, PLG:A)检测

原理 发色底物法。纤溶酶原在过量链激酶的作用下转变为纤溶酶,纤溶酶作用于发色多肽 S 2 251的酰胺键,使发色多肽释放出对硝基苯胺(pNA)而显色,颜色的深浅与纤溶酶的量呈正相关。

参考范围　(85.55±27.83)%。

临床意义及评价　见 PLG:Ag 检测。

(十) 纤溶酶-抗纤溶酶复合物(plasmin antiplasmin complex, PAP)检测

原理　采用特异的鼠抗人 PAP 单克隆抗体包板,用双抗体夹心法检测血浆中 PAP 浓度。

参考范围　0～150 ng/mL。

临床意义及评价　用于高纤溶酶血症和溶栓治疗的临床检测。α_2-抗纤溶酶在溶栓治疗过程中被消耗。PAP 复合物的检测结果可提供了解纤溶酶血症的程度和出血的可能性。伴随纤维蛋白形成增加和高纤溶酶血症的疾病,PAP 复合物含量也增加。所以,对于许多疾病,纤维蛋白降解产物的水平和 PAP 的水平呈现相关。除溶栓治疗外,一旦 PAP 浓度高于 150ng/mL,则可视为血栓形成倾向或纤溶亢进的预示。

(十一) 血浆硫酸鱼精蛋白副凝固试验(plasma protamine paracoagulatin test, 3P)

原理　在凝血酶作用下,纤维蛋白原释出肽 A、B 后转变为纤维蛋白单体(FM),纤维蛋白在纤溶酶降解下产生纤维蛋白降解产物(FDP)。FM 与 FDP 形成可溶性复合物,硫酸鱼精蛋白可使该复合物中 FM 游离,后者又自行聚合呈肉眼可见的纤维状、絮状或胶冻状,反映 FDP 尤其是碎片 X 的存在。

参考范围　正常人为阴性。

临床意义　① 阳性:DIC 的早期或中期。本试验假阳性常见于大出血(创伤、手术、咯血、呕血)和样品置冰箱等。② 阴性:正常人、DIC 晚期和原发性纤溶症。

(十二) 凝血酶时间检测(thrombin test, TT)

原理　在血浆中加入"标准化"的凝血酶溶液后,血浆凝固所需要的时间。

参考范围　16～18 s,超过对照 3 s 以上为异常。

临床意义及评价　凝血酶时间延长见于,① 肝素增多或类肝素抗凝物质存在,如系统性红斑狼疮、肝病、肾病等;② 低(无)纤维蛋白原血症,异常纤维蛋白原血症;③ FDP 增多等。

(十三) 纤维蛋白(原)降解产物[fibrinogen (fibrin) degradation production, FDP]检测

原理　用抗 FDP 抗体包被的乳胶颗粒与 FDP 形成肉眼可见的聚集物。

参考范围　<5 mg/L。

临床意义　① 原发性纤溶亢进时,FDP 含量可明显升高。② 高凝状态、弥散性血管内凝血、肺栓塞、器官移植的排异反应、妊高征、恶性肿瘤、心病、肝病、肾病,静脉血栓、溶栓治疗等所致的继发性纤溶亢进时 FDP 含量升高。

(十四) 尿纤维蛋白(原)降解产物[urine fibrinogen (fibrin) degradation production, FDP]检测

原理　双抗体夹心法。将抗纤维蛋白原抗体(多抗或单抗)包被于固相载体上(聚苯乙烯反应板),加入含有 FDP 等与纤维蛋白原有共同抗原决定簇之受检尿液,即发生抗原-抗体反应,再加入酶标记的抗纤维蛋白原抗体,即形成抗体-抗原-抗体复合物,按常规酶标法,使底物生色,颜色深浅与标本中 FDP 含量成正比。

参考范围　尿 FDP　28±17 μg/L。

临床意义及评价　同乳胶凝集试验。

(十五) D-二聚体检测(D-dimer test)

定性试验

原理　D-二聚体是交联纤维蛋白降解产物之一,为继发性纤溶之特有代谢物。抗 D-二聚体单克隆抗体包被于乳胶颗粒上,受检血浆中如果存在 D-二聚体将产生抗原抗体反应,乳胶颗粒发生凝集。

结果判断　乳胶颗粒较阴性对照明显粗大者为阳性。正常人为阴性。

临床意义　① D-二聚体是交联纤维蛋白降解中的一个特征性产物,在深静脉血栓、弥散性血管内凝血、心肌梗死、重症肝炎、肺栓塞等疾病中升高。② 也可作为溶栓治疗有效的观察指标。③ 陈旧性血栓中 D-二聚体并不升高。

定量检测

原理　双抗体夹心法。一种单抗包被于聚苯乙烯塑料板上,另一株单抗标记辣根过氧化物酶,加入样品后在孔内形成特异抗体-抗原-抗体复合物,可使基质显色,生色深浅与标本中 D-二聚体含量成正比。

参考范围　0～0.256 mg/L。

临床意义及评价　同 D-二聚体定性试验。

(十六) 血浆纤维蛋白(原)降解产物 E 碎片(fibrin degration products E fragment, FDP-E)检测

原理　采用单抗 ELISA 双抗体夹心法定量检

测血清 FDP－E 含量。

参考范围 0.45±0.3 mg/L。

临床意义 ① 作为诊断和观察原发性和继发性纤溶的指标，如肾小球肾炎、肾病综合征、尿毒症、急性心肌梗死、急性白血病、重症肝炎或严重肺炎时增高。② 作为溶栓治疗（SK，UK，t－PA）的监测指标。

（十七）血浆纤溶酶原激活物抑制物－1 抗原（plasminogen activator inhibitor－1 antigen，PAI－1∶Ag）检测

原理 同 D-二聚体定量检测双抗体夹心法。

参考范围 4～43 ng/mL（平均 18±10 ng/mL）。

临床意义 ① PAI－1∶Ag 含量增高：见于深静脉血栓、心肌梗死和败血症等。在正常妊娠后期，PAI－1∶Ag 含量可呈 3～6 倍增高。② PAI－1∶Ag 含量减低：见于原发性和继发性纤溶。

（十八）血浆纤溶酶原激活抑制剂一1 活性（plasminogen activator inhibitor activity－1 PAI－1∶A）检测

原理 过量的纤溶酶原激活剂（t－PA）加入到待测血浆中，与血浆中的纤溶酶原激活物抑制剂（PAI）作用，形成无活性的复合物，剩余的 t－PA 作用于纤溶酶原，使其转化为纤溶酶，后者水解发色底物 S2 251，释放出对硝基苯胺，生色强度与 PAI 活性成反比。

参考范围 0.1～1 AU/mL。

临床意义 ① PAI 活性增高：见于高凝状态和血栓性疾病。② PAI 活性减低：见于原发性和继发性纤溶。

（十九）α_2-纤溶酶抑制物抗原（α_2－antiplasmin inhibitor，α_2－AP∶Ag）检测

原理 采用双抗体夹心 ELISA 法。

参考范围 66.9±15.4 mg/L

临床意义及评价 同 α_2－AP∶A 检测。在判断 α_2－AP 缺乏症的类型上，将 α_2－AP∶Ag 与 α_2－AP∶A 联用，可将其分为两类：CRM^+ 和 CRM^-，当活性和抗原性同时下降为 CRM^-，说明 α_2－AP 合成、分泌减少或消耗增多；当 α_2－AP∶Ag 正常而 α_2－AP∶A 下降则为 CRM^+，说明 α_2－AP 分子上存在着影响其功能的基因改变。

（二十）α_2-纤溶酶抑制物活性（α_2－antiplasmin inhibitor activity，α_2－AP∶A）检测

原理 发色底物法。在待测标本中加入过量的纤溶酶，纤溶酶与标本中的 α_2－AP 结合形成复合物，剩余的纤溶酶水解发色底物 S 2 251，使底物释放出对硝基苯胺，生色的深浅与 α_2－AP 的活性呈反比。

参考范围 （95.6±12.8）%

临床意义 ① α_2－AP∶A 见于动脉和静脉血栓形成、产后、恶性肿瘤等。② α_2－AP∶A 见于肝病、术后、弥散性血管内凝血、先天性 α_2－AP 缺乏症。

（二十一）Bβ 1～15 与 Bβ 15～42 检测（Bβ 1～15 and Bβ 15～42 test）

原理 蛋白质或多肽依相对分子量的大小可在层析中进行重新分配或分离。多肽在层析中进行有机相和无机相洗脱和分配，在与标准品对照，以确定待测标本中多肽的位置和含量。若将待测物质用荧光物质衍生，则可大大提高检测的敏感性。本试验以上述原理为基础，用高压液相色谱仪将预处理后的受检样品中不同的纤维蛋白多肽分离，并与标准品比较，从而检测纤维蛋白肽 Bβ 1～15 与 Bβ 15～42 的含量。

参考范围 Bβ 1～15∶0.74～2.24 nmol/L；Bβ 15～42∶0.36～2.76 nmol/L。

临床意义 血浆中 Bβ 1～15 与 Bβ 15～42 的含量增高反映纤溶活性增强，见于高凝状态、血栓性疾病以及原发性纤溶、DIC 等。

（二十二）凝血酶可激活的纤溶抑制物（thrombin activated fibrinolysis inhibitor，TAFI）检测

TAFI 是近来新发现的一种血浆蛋白酶原，经凝血酶-血栓调节蛋白复合物（T－TM）激活后，抑制纤溶活性。

原理 用 ELISA 法检测。用鼠抗兔 IgG 包被固相载体，加入兔抗体、样品或标准品，及酶标记的 TAFI，再加入底物（OPD）显色。显色程度可得出吸光度（A 值），可由标准曲线上推算出样品中 TAFI 的含量。

参考范围 22%～132%（上海交通大学医学院附属瑞金医院，$n=34$）

临床意义及评价 TAFI 与 α_2-抗纤溶酶（α_2－AP）相似，都属于纤溶系统的抑制物，对纤溶活性有抑制作用。① TAFI 升高：见于纤溶活性减低状态，如血栓性疾病、某些易栓症和肝脏疾病等。② TAFI减低：见于纤溶活性增高状态，如原发性纤溶症、DIC 继发性纤溶等。

(二十三) 血栓前体蛋白(thrombus precursor protein, TpP)检测

纤维蛋白原(Fg)经凝血酶作用，丢失 FPA 和 FPB，剩余的纤维蛋白单体可以相互聚合，形成多聚物，统称为 TpP。

原理　双抗体夹心法。以鼠抗可溶性纤维蛋白多聚体单抗包被板孔。样品中的可溶性纤维蛋白单体多聚体(抗原)与包被抗体结合，再以生物素标记的第二抗体(检测抗体)识别已结合的可溶性纤维蛋白单体。然后加入亲和素连接的辣根过氧化酶，利用生物素和亲和素特异性结合的特性，即可形成双抗体夹心酶联免疫复合物。加入 TMB 底物后，辣根过氧化物与之反应。以硫酸终止反应。样品中 TpP 的浓度与显色深度呈正比，读出吸光度 A 值，求得可溶性纤维蛋白单体多聚体的含量。

参考范围　TpP≤6 μg/mL。

临床意义及评价　TpP 值升高，见于血栓前状态和血栓性疾病，如急性心肌梗死(AMI)、脑卒中、DIC、深静脉血栓形成(DVT)、肺梗死(PE)、糖尿病等。

据一组 115 例有胸痛症状的患者，TpP 值升高。结果：胸痛发作 6 h 内的早期 AMT 占 88%，发作 6 h 后的晚期 AMI 占 25%，不稳性心绞痛患者占 63%，心绞痛者 50%，房颤者占 60%，心衰者占 67%，非心脏病胸痛者占 50%。因此，据称 TpP 是一种敏感而特异的指标。

六、血液流变学的检测

(一) 全血黏度(whole blood viscosity detection)检测

血液黏度是衡量血液流动性的指标，黏度愈高流动性愈小，反之愈大。然而由于血液中的血细胞具有变形性、聚集性和黏附性，而且这些特性又具有切变依赖性，故使血液具有非牛顿流动特性。血液黏度主要由血细胞比容、血浆黏度、红细胞聚集性和变形性等内在因素决定，但在高白细胞计数(白血病)和血小板增多时，白细胞和血小板的影响不可忽视。血液黏度除由血液的内在因素决定外，还与测量条件有关，例如温度、标本存放时间、抗凝剂及采用的仪器等都影响测量结果，因此测量方法和仪器必须规范化。目前国内外用于血液黏度测量的仪器主要分两大类：旋转式黏度计和毛细管黏度计。血液属非牛顿型流体，黏度随切变率升高而降低，最好采用切变率范围较宽的旋转式黏度计。一般认为血浆为牛顿型液体，其黏度与切变率无关，2 种黏度计均可采用。目前，国外测量血液黏度大多采用旋转式黏度计，国内很多单位采用毛细管黏度计有逐渐被旋转式黏度计取代的趋势。

原理　用旋转式黏度计检测。在样品槽中有一个同轴的锥体，当样品槽旋转时，血样越粘，通过血样传入到锥体的扭矩越大，故检测锥体受力的大小可得出样品的黏度。

参考范围　血液黏度是血浆黏度、血细胞比容、红细胞的聚集性和变形性、血小板及白细胞等这些内在因素在一定测量条件下的宏观表现，而这些因素又在一定范围内波动。因此，血液黏度也有一定波动范围(表 8-9)。在病理状态下，血液流变性会发生复杂变化。不同地区的人群生活水平和习惯不同，对血液黏度也有影响。因此，没有普遍适用的正常值，即使采用通用的仪器和标准化的操作方法也是如此。因此，不同地区和实验室应具有自己的参考范围。

表 8-9　不同切变速率全血黏度的正常值

转速(r/min)	切变速率(s^{-1})	黏度值	
		男	女
10	38.4	8.4±1.0	7.8±0.8
40	153.60	6.2±0.6	6.0±0.5
80	307.20	5.6±0.6	5.4±0.6

临床意义　① 血液黏度增高：见于冠心病、心肌梗死、高血压病、脑血栓形成、深静脉栓塞、糖尿病、高脂血症、恶性肿瘤、肺源性心脏病、真性红细胞增多症、多发性骨髓瘤、原发性巨球蛋白血症、烧伤等。② 血黏度减低：见于贫血。

(二) 血浆黏度(plasum viscosity detection)检测

原理　毛细管黏度计法。通过一定体积的受检血浆流经一定半径和一定长度的毛细管所需的时间与该管两端压力差计算出血浆黏度值。

参考范围　1.64±0.05 mPa·s。正常值随所用仪器的不同而异，应建立所用仪器和本实验室的正常参考范围。

临床意义　增高见于血浆球蛋白和(或)血脂增高的疾病，如多发性骨髓瘤、原发性巨球蛋白血症、糖尿病、高蛋白血症等。

(三) 血液黏弹性检测

原理　弹性仪的工作原理是当试样杯作震荡或周期性运动时，试样发生应变，便产生切应力作用于内圆筒或弹簧片，并将此应力传递至测力传感器，将机械能转变成电能，该信号经放大器、相位检波器和运算系统，将应力分解成弹性和黏性分量。最后，由记录器描记出G(表征液体的弹性)、G′(表征液体的黏性性质)随时间的变化曲线。

参考范围　Hct：男性0.46±0.03；
女性0.40±0.03。
η'(mPa·s)：男性12.99±1.49；
女性9.86±1.47。
η''(mPa·s)：男性2.22±0.40；
女性2.02±0.45。
G：男性1.06±0.19；
女性0.96±0.21。
λ：男性12.46±1.46；
女性10.45±1.48。

(四) 红细胞变形性(erythrocyte deformation detection)检测

原理　微孔滤过法。微孔滤过法是目前国内外广泛采用的方法。在正常状态下红细胞很容易通过比自身直径小的孔道，在病理状态下由于变形能力下降，其通过微细孔道的阻力增加。用缓冲液将受检血液配制成一定容积的10%红细胞悬液，检测通过5 μm核孔膜所需的时间，与对比液通过的时间比较，计算出红细胞滤过指数，即红细胞变形性。红细胞滤过指数愈高，变形性愈差。

参考范围　红细胞滤过指数：0.29±0.10。

临床意义　增高：见于红细胞变形性减低的疾病，如遗传性球形红细胞增多症、地中海贫血、心肌梗死、脑血栓形成、高脂血症、高血压及糖尿病等。

(五) 红细胞电泳(erythrocyte electrophoresis detection)检测

原理　红细胞表面带负电荷，在电场中向正极移动，此即红细胞电泳。按SPM＝U/E公式计算出红细胞电泳率(EPM)，式中E为电泳强度(V/cm)，U为电泳速度(μm/s)。

参考范围　红细胞自身血浆电泳时间：16.5±0.85 s。

临床意义及评价　红细胞电泳检测广泛勇于红细胞表面结构，药物对红细胞作用的观察，以及细胞分离和细胞免疫的研究。

(六) 血液流变学检测的评价

血液循环的功能是向机体各种组织和器官输送氧和营养物质，同时带走代谢的废物以维持细胞的正常代谢。血液流变性异常会导致血流阻力升高、血流量和氧输送速度降低，这正是血液流变性异常对机体危害的基本环节。然而血液黏度是血细胞与血浆相互作用的宏观表现，同时还受血流状态的影响，因此血液黏度及红细胞的变形性、聚集性的异常变化对疾病的诊断并无特异性，在一些疾病中可以是因，也可以是果，必须作多因素的综合分析。例如血液黏度升高、红细胞变形性降低和聚体作用增强，可以引起血流阻力增加、血流缓慢，这有利于血栓形成；然而如果血液凝固系统正常、血管内皮无损伤，则血栓不易形成。疾病的病理变化是复杂的，试图由检测的血液流变性参数作中风预报是缺乏科学依据的。但是将血液的宏观流变性和微观流变性参数与其他生理、生化检测结果结合起来分析，则对疾病的预防、诊断和治疗无疑是十分有益的。

(丁秋兰　王学锋)

第三节　血栓与止血的实验诊断

血栓与止血的实验室检测已广泛应用于出血病、血栓病的诊断和鉴别诊断以及抗凝、溶栓治疗的监测，现分别叙述如下。

一、一期止血缺陷所致出血

一期止血缺陷包括血管壁异常和(或)血小板异常引起的出血，其诊断需辅以血栓与止血的实验室检测。

(一) 一期止血缺陷筛选试验的判断

选用血小板计数(PLT)和出血时间(BT)作为筛选试验，根据筛选试验的结果，大致可从以下四种情况(图8-16)加以判断。

1. BT和PLT都正常　除正常人外，多数是由于单纯血管通透性和(或)脆性增加所致的血管性紫癜。临床上常见于过敏性紫癜、单纯性紫癜和其他血管性紫癜等。

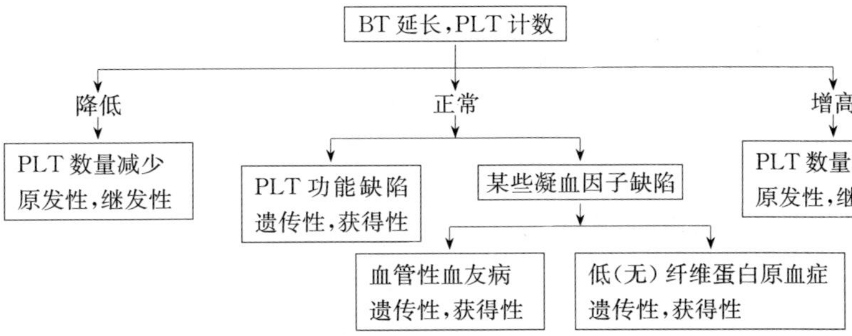

图 8－16　一期止血缺陷筛选试验的判断

2. BT 延长伴 PLT 减少　多数是由于血小板数量减少所致的血小板减少性紫癜。临床上多见于原发性或继发性血小板减少性紫癜。

3. BT 延长伴 PLT 增多　多数是由于血小板数量增多所致的血小板增多症。临床上多见于原发性或继发性血小板增多症。

4. BT 延长伴 PLT 正常　多数是由于血小板功能缺陷或某些凝血因子缺乏所致的出血性疾病。如血小板无力症、贮存池病以及低(无)纤维蛋白原血症、血管性血友病(vWD)等。

(二) 血小板数量减少的应用

正常人血循环中血小板的数量(PLT)在 $(100\sim300)\times10^9/L$，若 PLT $<100\times10^9/L$ 称为血小板减少，PLT 在 $(50\sim75)\times10^9/L$ 可有损伤性出血，PLT $<20\times10^9/L$ 则有自发性出血倾向(如颅内出血等)。

1. 血小板减少症　临床常见的血小板减少症，见表 8－10。

2. 血小板数量减少　血小板减少可按图 8－17 的次序进行诊断。

表 8－10　常见血小板减少症

类　型	疾　　病
原发性	多见。原(特)发性血小板减少性紫癜(ITP)
继发性	常见。免疫性血小板减少性紫癜(ATP)、再生障碍性贫血(AA)、急性白血病(AL)、放疗/化疗后、肝脏疾病、脾功能亢进、弥散性血管内凝血(DIC)、血栓性血小板减少性紫癜(TTP)、溶血尿毒综合征(HUS)等

注：先天性：罕见。巨大血小板综合征、灰色血小板综合征等。

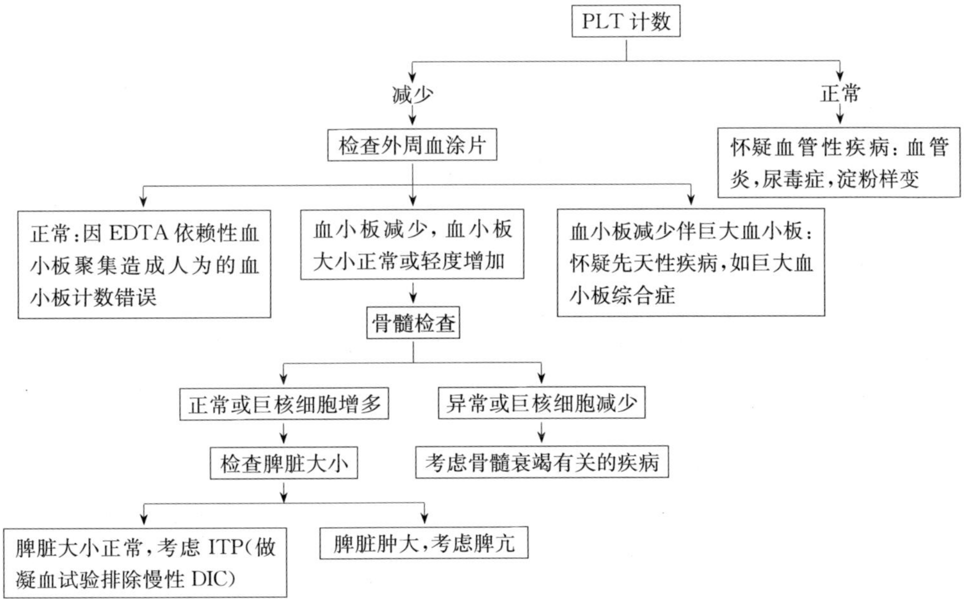

图 8－17　血小板减少的判断

(三)血小板功能缺陷的应用

1. 血小板有黏附、聚集、释放、促凝血以及血块收缩等功能。当这些功能异常时,可导致如表 8-11 中遗传性血小板功能缺陷症。

表 8-11 遗传性血小板功能异常性疾病的分类

功能异常种类	疾 病
血小板黏附功能异常性疾病	巨血小板综合征(GPⅠb-Ⅸ-Ⅴ异常) 血管性血友病(vWD) 对胶原反应异常(GPⅠa/Ⅱb、Ⅳ或Ⅵ异常) 血小板型 vWD(GPⅠb)异常
血小板聚集功能异常性疾病	血小板无力症(GPⅡb/Ⅲa 异常) 无纤维蛋白原血症
血小板释放功能异常性疾病	贮存池病(δ-颗粒缺陷、灰色血小板病) 花生四烯酸代谢异常(环氧化酶缺乏、TXA2 合成酶缺乏) 钙转运异常(钙动员缺陷)
血小板凝血活性异常性疾病	血小板第 3 因子异常

2. 血小板功能异常 表 8-11 中所列的大多数遗传性(先天性)血小板功能缺陷症,可按图 8-18 中的次序进行判断。

(四)血管性血友病的应用

血管性血友病(von Willebrand disease, vWD)是由于血管性血友病因子(vWF)合成数量减少和(或)质量缺陷所致的常染色体显性或隐性遗传的出血性疾病。vWD 的发生率仅次于血友病 A,居遗传性出血病的第二位。

1. 血管性血友病(vWD) 可按图 8-19 的程序进行筛选判断。

2. vWD 的分型诊断 由于 vWD 的表型非常复杂,1994 年国际血栓与止血学会提出了 vWD 分型的修订方案(表 8-12)。新的分型主要根据 vWD 的分子致病机制和 vWF 量或质的缺陷,分为 1、2、3 型,2 型又分为四种亚型 2A、2B、2N、2M。1 型和 3 型表现为 vWF 量减少,3 型为 vWD 重型,vWF:Ag 重度减少,主要是由于基因缺失、无义点突变或者 RNA 表达缺乏所致。2 型是 vWF 质的改变。2A 型血浆中无大、中分子量的多聚体,多聚体合成减少,降解增多,突变多在 A2 区域。2B 型血浆中无大分子量的多聚体,多聚体与血小板自发结合清除增多,突变在 A1 区域。2N 型血浆中 FⅧ明显减少,多聚体正常,vWF 与 FⅧ的结合区域发生点突变。在 2 型 vWD 中 2A 型最常见,迄今已报道了 25 种 2A 型 vWF 的基因突变。此外 2N vWD 的研究亦受到人们的注意,这类患者的临床表现和实验室结果与血友病 A 非常相似,应注意鉴别。

二、二期止血缺陷所致出血

二期止血缺陷是指凝血因子缺陷或病理性抗凝物质存在所致的出血,它们的诊断需辅以凝血的实验室检查。

(一)二期止血缺陷筛选试验的应用

选用 APTT 和 PT 作为筛选试验,根据筛选试验的结果大致有以下四种情况(图 8-20)。

1. APTT 和 PT 都正常 除正常人外,仅见于遗传性和继发性因子ⅩⅢ缺陷症。获得性者常由于严重肝病、肝脏肿瘤、恶性淋巴瘤、白血病、抗因子ⅩⅢ抗体、自身免疫性溶血性贫血和恶性贫血等引起。

2. APTT 延长伴 PT 正常 多数是由于内源性凝血途径缺陷所引起的出血性疾病,如血友病 A、血友病 B、因子Ⅺ缺陷症;血循环中有抗因子Ⅷ、抗因子Ⅸ或抗因子Ⅺ抗体存在;DIC 时可见因子Ⅷ、Ⅸ、Ⅺ减低;肝脏疾病时可见因子Ⅸ、Ⅺ减少,口服抗凝剂时可见因子Ⅸ减少等。

3. APTT 正常伴 PT 延长 多数是由于外源性凝血途径缺陷所引起的出血性疾病。如遗传性和获得性因子Ⅶ缺陷症,获得性者常见于肝脏疾病、DIC、血循环中有抗因子Ⅶ抗体存在和口服抗凝剂等。

4. APTT 和 PT 都延长 多数是由于共同途径凝血缺陷所引起的出血性疾病。如遗传性和获得性因子Ⅹ、Ⅴ、凝血酶原(因子Ⅱ)和纤维蛋白原(因子Ⅰ)缺陷症,获得性者主要见于肝脏疾病和 DIC,口服抗凝剂时可以出现因子Ⅹ和凝血酶原减低。此外,血循环中有抗因子Ⅹ、抗因子Ⅴ和抗凝血酶抗体存在时,其也相应延长。临床应用肝素治疗时,APTT 和 PT 也都相应延长。

(二)凝血因子缺陷症的应用

遗传性凝血因子缺陷症见表 8-13,临床常见的是血友病 A 和血友病 B,它们可按图 8-21 的次序进行判断。

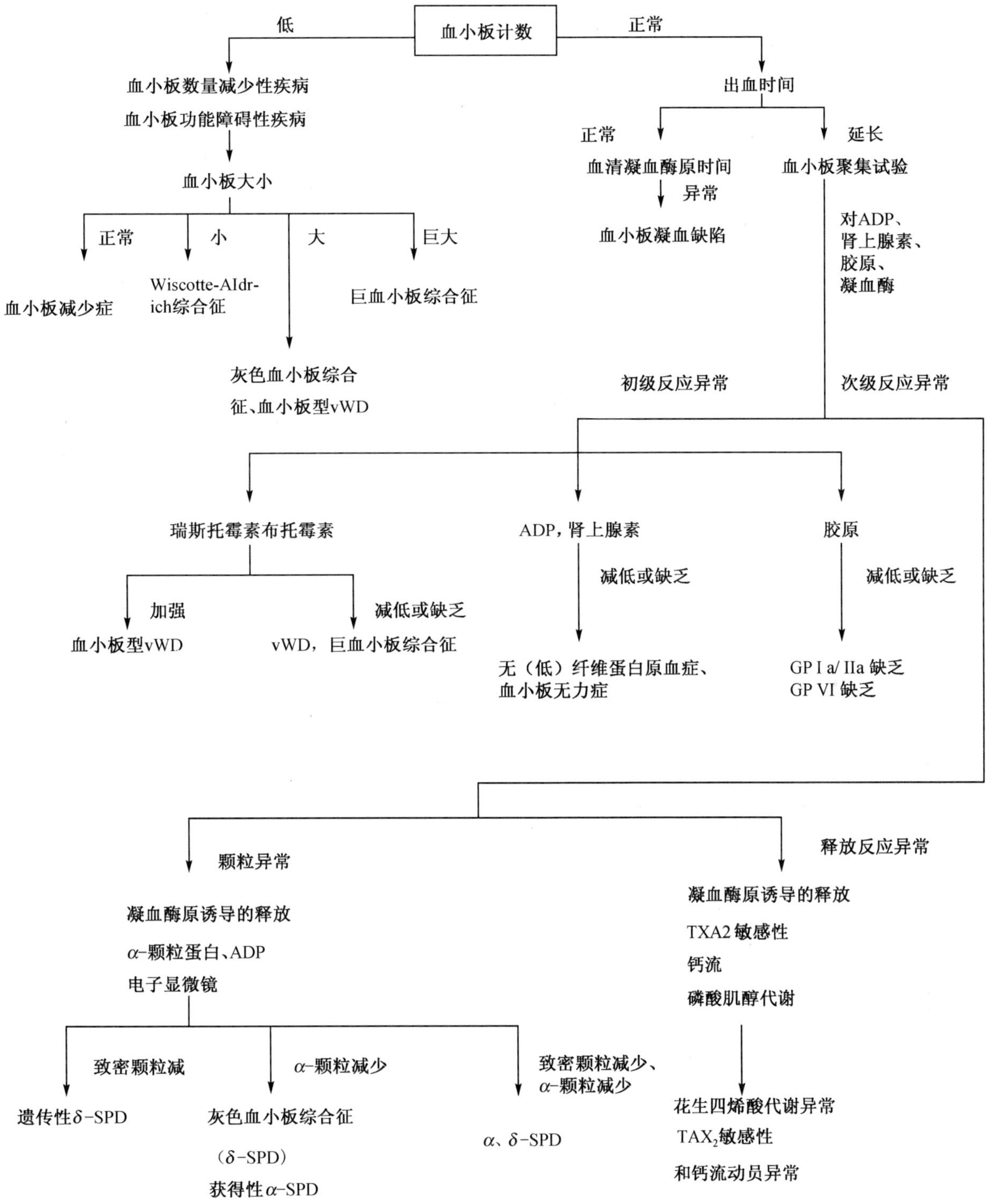

图 8-18　血小板功能缺陷试验结果判断

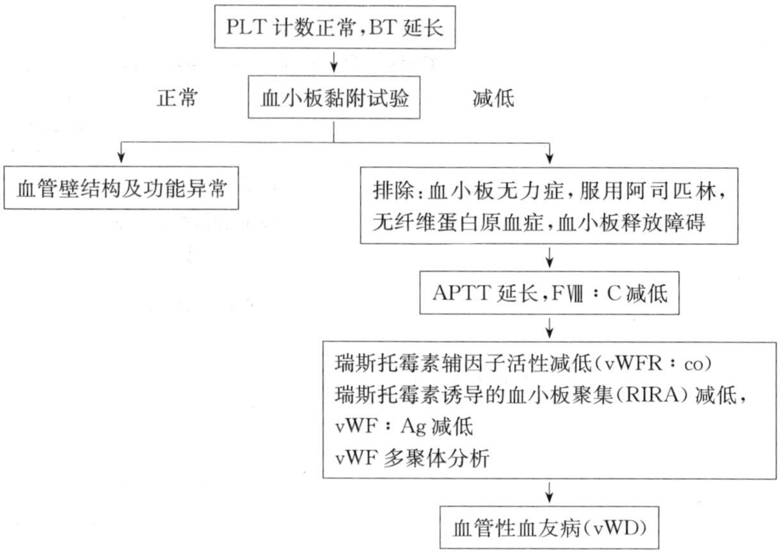

图 8－19　vWD 诊断试验的判断

表 8－12　vWD 新的分型

vWD	遗传方式	因子Ⅷ	vWF 抗原	瑞斯托霉素辅因子活性	RIPA*	多聚体结构	分子基础
1 型	显性	↓	↓5%～30%	↓	↓	血浆，血小板聚集体正常	未知
2A 型	显性	↓或正常	↓或正常	↓↓	↓↓	血浆中缺乏大的和中等大聚体	多聚体生物合成缺陷或对小的多蛋白溶解的敏感性增加，突变主要位于 A2 区域
2B 型	显性	↓或正常	↓或正常	↓或正常	↑	血浆中缺乏大的聚合体，多聚体类型正常	血浆中大的聚合体与血小板自发结合，清除加速，突变主要位于 A1 区域
2M 型						多聚体分布正常，卫星条异常	vWF A1 区域突变影响与带类型可血小板糖蛋白 Ib 结合的亲和力
2N 型	隐性	中度↓	正常	正常	正常	血浆、血小板中多聚体正错义突变	与因子Ⅷ结合的区域发生常
3 型	隐性	中度↓或很少	缺乏	缺乏	缺乏	血浆或血小板中无或少量	少数患者 vWF 基因全部至明显或部分缺失，或 mRNA 表达缺陷

注：* RIPA，restocetin induced platelet aggregation，瑞斯托霉素诱导血小板聚集。

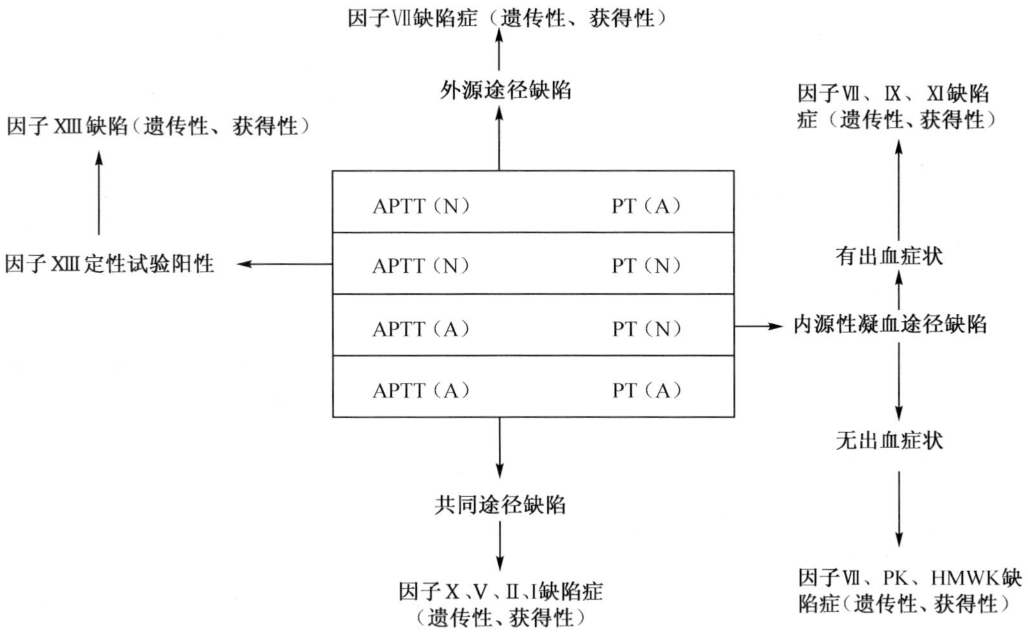

图 8－20　二期止血缺陷筛检试验的应用

表 8－13　遗传性凝血因子缺陷症

内源性凝血途径	外源性凝血途径	共同凝血途径	其　他
血友病 A(FⅧ缺陷)	因子Ⅶ缺陷症(FⅦ缺陷)	因子Ⅹ缺陷症(FⅩ缺陷)	因子 FⅩⅢ缺陷症
血友病 B(FⅨ缺陷)		因子Ⅴ缺陷症(FⅤ缺陷)	(FⅩⅢ缺陷)
因子Ⅺ缺陷症(FⅪ缺陷)		凝血酶原缺陷症(FⅡ缺陷)	
因子Ⅻ缺陷症(FⅫ缺陷)		纤维蛋白原缺陷症(FⅠ缺陷)	
激肽释放酶原缺陷症			
(PK 缺陷症)			
高分子量激肽原缺陷症			
(HMWK 缺陷症)			

三、纤维蛋白溶解亢进症所致出血的判断

包括原发性纤溶和继发性纤溶两种，可从筛选试验、原发性纤溶症和 DIC 继发性纤溶等方面加以判断。

（一）纤溶亢进筛选试验的应用

可选用 FDP 和 D－D 作为纤溶系统活性的筛选试验，根据其结果，大致可从下列四种情况加以判断：

1. FDP 和 D－D 均正常　表示纤溶活性正常，临床的出血症状可能与原发性或继发性纤溶无关。

2. FDP 阳性而 D－D 阴性　理论上只见于纤维蛋白原被降解，而纤维蛋白未被降解，即原发性纤溶。实际上这种情况多数属于 FDP 的假阳性，见于肝病、术后大出血、重症 DIC、纤溶初期、剧烈运动后、类风湿因子阳性、抗 Rh(D)抗体存在等。

3. FDP 阴性而 D－D 阳性　理论上只见于纤维蛋白被降解，而纤维蛋白原未被降解。实际上这种情况多数属于 FDP 的假阴性，见于 DIC、静脉血栓、动脉血栓和溶栓治疗等。

4. FDP 和 D－D 均阳性　最为常见，表示纤维蛋白原和纤维蛋白同时被降解，见于继发性纤溶，如 DIC 和溶栓治疗等。

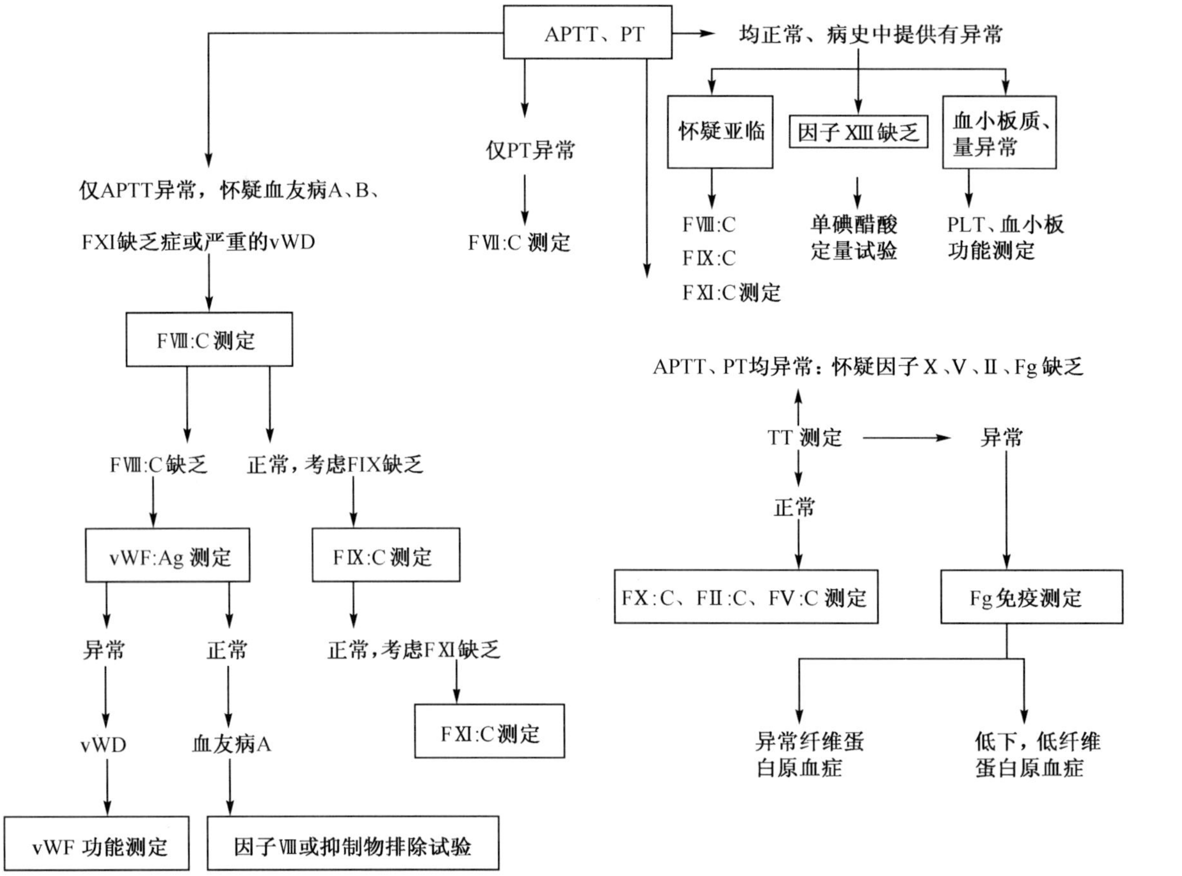

图 8-21　遗传性凝血因子缺陷症的判断

（二）原发性纤溶(primary fibrinolysis)亢进症的应用

原发性纤溶(primary fibrinolysis)是由于纤溶酶原激活物(t-PA，u-PA)含量增多或活性增强所致的出血病。虽称“原发性”，但常见于：① t-PA和u-PA增多的疾病：如胰腺、前列腺、甲状腺、卵巢等脏器手术或过度挤压时；② 引起纤溶抑制物($PAI-1$，a_2-AP)减少的疾病：如严重肝病、恶性肿瘤、中暑、冻伤和某些感染等。PL降解纤维蛋白原(Fg)产生大量的降解产物(FgDP)。FgDP具有较强的抗凝血作用，导致临床出血症状。因此原发性纤溶有别于DIC继发性纤溶。

除APTT、PT、TT可那能延长外，重要的是血浆纤维蛋白原(Fg)含量明显降低，优球蛋白溶解时间(ELT)明显缩短，血、尿FDP含量明显增高，血浆纤溶酶原明显减低和(或)纤溶酶活性明显增高；PAI和(或)a_2-AP活性减低，t-PA和u-PA活性增高；但是血小板计数正常或略减低。3P试验阴性和D-D正常。其他鉴别见表8-14。

表 8-14　DIC与原发性纤溶亢进症的鉴别

检 测 项 目	DIC	原发性纤溶亢进症
β-血小板球蛋白(β-TG)	+	−
血小板第4因子(PF4)	+	−
P-选择素	+	−
纤维蛋白肽A、肽B(FPA、FPB)	+	−
可溶性纤维蛋白单体复合物(SFMC)	+	−
蛋白C活化肽(PCP)	+	−
$B\beta_{15-42}$	+	−
D-二聚体(D-D)	+	−
$B\beta_{1-42}$	−	+

（三）DIC继发性纤溶(secondary fibrinolysis)的应用

主要见于弥散性血管内凝血(disseminated intravascular coagulation，DIC)的继发性纤溶期(表

8－15)。目前研究的重点是DIC前期(pre－DIC)即代偿性(非显性)DIC的诊断,其指有DIC的病因存在和凝血-纤溶反应的异常,但尚未达到DIC的确诊标准。此对DIC的早期诊断和早期治疗甚为重要。它的判断列于表8－16。其中以代表凝血酶活性增强的sFMC和TAT以及代表纤溶活性增强的PAP和D－D最为重要。

1999年,第七届全国血栓与止血学术研讨会提出DIC诊断标准如下:

1. 一般病例的诊断标准,同时有下列三项以上异常:

(1) PLT进行性下降至低于 100×10^9/L(肝病、白血病 $<50\times10^9$/L),或有两项以上血小板活化分子标志物血浆水平升高:① β－TG; ② PF_4; ③ 血栓烷 B_2(TXB_2); ④ P－选择素。

(2) 血浆Fg含量低于1.5 g/L(肝病为少于1.0 g/L,白血病为少于1.8 g/L)或大于4.0 g/L,或呈进行性下降。

(3) 3P试验阳性,或血浆FDP > 20 mg/L(肝病 > 60 mg/L)或血浆D-二聚体水平较正常增高4倍以上(阳性)。

(4) PT延长或缩短3 s以上(肝病>5 s),APTT

表 8－15　DIC 和 pre-DIC 的积分诊断标准

	失代偿性(显性)	记分	代偿性(非显性)	记分
原发疾病				
存在		2		2
不存在		0		0
PLT(10^9/L)	>100	0	>100	
	<100	1	<100	1
	<50	2	动态检测:上升为－1分,稳定为0分,进行性下降为1分	
sFMC/FDP	未增高	0	未增高	0
	中度增高	2	增高	1
	重度增高	3	动态检测:降低为－1分,稳定为0分,进行性增高为1分	
PT(s)	未延长或延长<3	0	未延长或延长<3	0
	延长3～6	1	延长>3	1
	延长>6	2	动态检测:缩短为－1分,稳定为0分,进行性延长为1分	
Fg(g/L)	≥1.0	0	特殊检查:AT:正常－1,降低1	
	<1.0	1	PC:正常－1,降低1	
			TAT:正常－1,降低1	
			PAP:正常－1,降低1	
			TFPI:正常－1,降低1	
判断标准:	≥5分符合显性DIC,每天重复检测记分,以观察动态变化		累计记分<5分(一般应≥2分)提示非显性DIC,随后定期重复检测、记分,以了解病情变化	

表 8－16　DIC 前状态的判断标准

1. 组织因子活性(TF:A)阳性
2. 纤维蛋白单体(FM)试验阳性
3. 纤维蛋白肽A(FPA)增高(>2.0 pmol/mL)
4. 凝血酶-抗凝血酶(TAT)复合物增高(>4.0 ug/mL)
5. $B\beta_{15\text{-}42}$增高(>1.0 pmol/mL)
6. 纤溶酶-抗纤溶酶(PAP)复合物增高(>1.0 ug/mL)
7. D-二聚体(D－D)增高(>3.0 ug/mL)
8. 抗凝血酶活性(AT:A)减低(<60%)
9. 随病情进展,诊断积分增加,尤其数天内PLT和Fg急剧减低及FDP急剧升高
10. 应用肝素后积分减低,上列1～9项改善以至恢复正常

延长或缩短 10 s 以上。

(5) AT：A＜60%（不适用于肝病）或蛋白 C（PC）活性降低。

(6) 血浆纤溶酶原抗原（PLG：Ag）少于 200 mg/L。

(7) 因子Ⅷ:C 活性少于 50%(肝病必备)。

(8) 血浆内皮素-1(ET-1)水平＞80 pg/mL 或凝血酶调节蛋白(TM)较正常增高 2 倍以上。

2. 疑难病例的诊断标准，应有以下两项以上异常。

(1) F_{1+2}、TAT 和 FPA 水平增高。

(2) sFMC 水平增高。

(3) PAP 水平升高。

(4) TF 水平增高(阳性)或组织因子途径抑制物(TFPI)水平下降。

3. 特殊病例的诊断标准

(1) 白血病 DIC 诊断标准：① BPC＜50×10^9/L 或进行性下降，或有下列两项以上血浆血小板活化产物水平升高：β-TG、PF_4、TXB_2、P-选择素；② Fg＜1.8 g/L 或进行性下降；③ 3P 试验阳性或血浆 FDP＞20 mg/L 或 D-二聚体水平升高(阳性)；④ PT 延长 3 s 以上或进行性延长，或 APTT 延长 10 s 以上；⑤ AT：A＜60% 或 PC 活性降低；⑥ PLG：Ag＜200 mg/L；⑦ 血浆凝血因子激活分子标志物(F_{1+2}、TAT、FPA、SFMC)水平升高。

(2) 肝病 DIC 诊断标准：① BPC＜50×10^9/L 或进行性下降，或有下列两项以上血浆血小板活化产物水平升高：β-TG、PF_4、TXB_2、P-选择素；② Fg＜1.0 g/L 或进行性下降；③ 血浆因子Ⅷ：C 活性＜50%(必备)；④ PT 延长 5 s 以上，或 APTT 延长 10 s 以上；⑤ 3P 试验阳性或血浆 FDP＞60 mg/L 或 D-二聚体水平升高(阳性)；⑥ 血浆凝血因子激活分子标志物(F_{1+2}、TAT、FPA、SFMC)水平升高。

(3) 慢性 DIC 的诊断标准：① 临床存在易致慢性 DIC 的基础疾病，如恶性肿瘤、慢性肾病及肺部疾病等。② 有下列一项以上异常：a. 反复出现的轻度微血管栓塞症状及体征如皮肤、黏膜的灶性缺血性坏死及溃疡形成等；b. 反复出现的轻度出血倾向；c. 原因不明的一过性肺、肾、脑等脏器功能障碍；d. 病程超过 14 d。③ 实验检查符合下列条件：a. 血小板黏附或聚集功能或有两项以上血浆血小板活化产物(β-TG、PF_4、TXB_2、P-选择素)水平升高；b. 血浆两项以上凝血激活分子标志物(F_{1+2}、TAT、FPA、SFMC)水平增高；c. 3P 试验阳性或血浆 FDP＞60 mg/L 或 D-二聚体水平较正常升高(阳性)4 倍以上；d. 血小板、纤维蛋白原半减期缩短或转换速度加快；e. 血管内皮细胞损伤分子标志物(ET-1 和 TM)水平增高。

(四) 肝移植出血的应用

肝移植是终末期肝病的首选治疗手段，围手术期和术后异常出血是常见的并发症之一。其出血机制为：多数肝移植患者在术前有不同程度的凝血功能障碍，移植器官的异体抗原造成血管内皮免疫性损伤，继而激活血小板，使其发生黏附、聚集、释放反应；手术造成组织损伤，使组织因子大量释放入血，激活凝血系统。广泛的机体内凝血，可消耗大量凝血因子，血小板消耗性减少，继发纤溶，导致 DIC 或因肝移植反应直接引发原发性纤溶亢进，造成异常出血。

上海交通大学医学院附属瑞金医院对 31 例肝移植患者围手术期(术前、无肝前期、无肝期及新肝期)进行了止凝血检验指标的动态观察。发现患者的凝血活性逐渐降低，新肝期达最低水平；纤溶活性逐渐升高，新肝期最高；手术过程中多数患者并发 DIC。

肝移植患者围手术期常用的反映凝血、抗凝及纤溶的治疗监测指标有：PLT 计数、APTT、PT、Fg、TT、FDP、D-D 等。根据各种指标的变化指导临床出血的治疗。方法如下：PLT＜30×10^9/L，输注单采血小板悬液；APTT 延长，输注因子 VIII 浓缩剂和(或)冷沉淀；PT 延长，输注凝血酶原复合物制品(PCC)；Fg 低于 1.5 g/L，输注纤维蛋白原制剂及冷沉淀；TT 延长，注射硫酸鱼精蛋白；FDP 和 DD 升高，注射抗纤溶剂；同时，适当输注新鲜全血和新鲜冰冻血浆。

四、易栓症

易栓症(thrombophilia)包括易引起血栓栓塞的抗凝因子缺陷、纤溶因子缺陷以及代谢障碍等疾病。临床常见易栓症的分类及其特征，见表 8-17。

(一) 易栓症筛选试验的判断

目前常用的筛选试验是 ProC Global 试验。本试验对蛋白 C(PC)缺陷症、蛋白 S(PS)缺陷症、凝血因子Ⅴ Leiden 突变和凝血酶原 20210G→A 具有筛选判断作用。对 PC 活性低于 70%的患者，其检

表 8－17 易栓症的分类及其特征

	发生率(%)*	遗传方式	血栓特征	血栓形成机制
抗凝活性缺陷				
AT 缺陷	2.6～2.8	AD	静脉血栓	不能抑制凝血酶和因子Ⅹa
HC－Ⅱ缺陷	<1	AD	静脉血栓	不能抑制凝血酶
蛋白 C 缺陷	2～5	AD	静脉血栓	不能生成 APC 和灭活因子Ⅴa、Ⅷa
蛋白 S 缺陷	5.6	AD	静脉和动脉血栓	不能生成 APC 和灭活因子Ⅴa、Ⅷa
APC 抵抗 FⅤa 缺陷	20～60	AD	静脉血栓	异常因子Ⅴa 不被 APC 灭活
血块溶解减弱				
异常纤维蛋白原血症	0.6	AD	静脉血栓>动脉血栓	形成不易纤溶的异常纤维蛋白
纤溶酶原缺乏	1～2	AD/AR	静脉血栓	不能生成纤溶酶
t－PA 缺乏		AD	静脉血栓	不能激活纤溶酶原
PAI－1 过多		AD	静脉和动脉血栓	过度中和 t－PA
因子Ⅻ缺乏		AD	静脉和动脉血栓	不能激活纤溶酶原
代谢缺乏				
高半胱氨酸血症		AR	静脉和动脉血栓	内皮细胞中毒，止血作用增强
富组氨酸糖蛋白血症		AD	动脉血栓>静脉血栓	结合纤溶酶原，降低纤溶活性

注：* 血栓形成中的发生率；AD，常染色体显性遗传；AR，常染色体隐性遗传；HC－Ⅱ，肝素辅因子－Ⅱ。

出率为 90%；对 PS 活性低于 60%的患者，其检出率为 89%；对凝血因子Ⅴ Leiden 突变的患者，检出率为 100%；对凝血酶原 20 210G→A 突变的敏感性为 84%，特异性为 79%。

此外，尚可按图 8－22 的次序进行筛选判断。

(二) 易栓症诊断试验的应用

各种易栓症的诊断试验不同，根据筛选试验的结果，进一步做针对性强的诊断试验非常必要，见表 8－18。

五、静脉血栓形成

静脉血栓是体内三大血栓(心肌梗死、脑梗死和静脉血栓)之一，临床最常见的是深静脉血栓(DVT)和肺梗死(PE)。目前推荐用 D－二聚体(D－D)测定作为排除 DVT 和 PE 的筛选试验，见表8－19、图 8－23。

六、动脉血栓

动脉血栓包括血栓闭塞性脉管炎、动脉粥样硬化继发血栓形成、急性动脉栓塞等。血栓闭塞性脉管炎以炎症及血栓形成引起血管闭塞为特征，临床特点为患肢缺血、疼痛、间歇性跛行，受累动脉搏动减弱或消失，伴游走性血栓性浅表静脉炎，严重者有肢端溃疡或坏死。动脉粥样硬化好发于大、中型动脉，亦可累及股，国动脉等处，常伴有高脂血症、高血压、糖尿病等。急性动脉栓塞的血栓大多来源于心血管系统，以风湿性心脏病最常见，其症状和体症为栓塞部位的无脉、溃疡、苍白、麻木、运动障碍等“5P”征。剧烈疼痛是主要症状，部分患者可仅感酸痛或肢体麻木，严重时常伴发休克等全身症状。

反映血管壁受损和血小板活化的指标在诊断动脉血栓形成时有一定的诊断价值，内皮细胞损伤的检测指标(vWF:Ag、TM、ET－1)的增高和血浆6－酮-$PGF_{1\alpha}$的降低。血小板的黏附性和聚集性(PAdT、PAgT)增高，血小板释放的产物如β－TG、PF_4、P－选择素和 TXB_2 水平增高。AT 活性减低，纤溶活性由一过性增高可转为常期降低。但是，较有价值的诊断、观察指标是分子标志物检测。

七、抗栓和溶栓治疗监测

临床上常用抗凝药、抗血小板药、降低血黏度药预防血栓形成(抗栓治疗)，用溶栓药物溶解已形成的血栓(溶栓治疗)。在用药过程中，必须选用简便、敏感、快速和实用的指标，作实验室监测试验，以指导和调整临床合理用药。

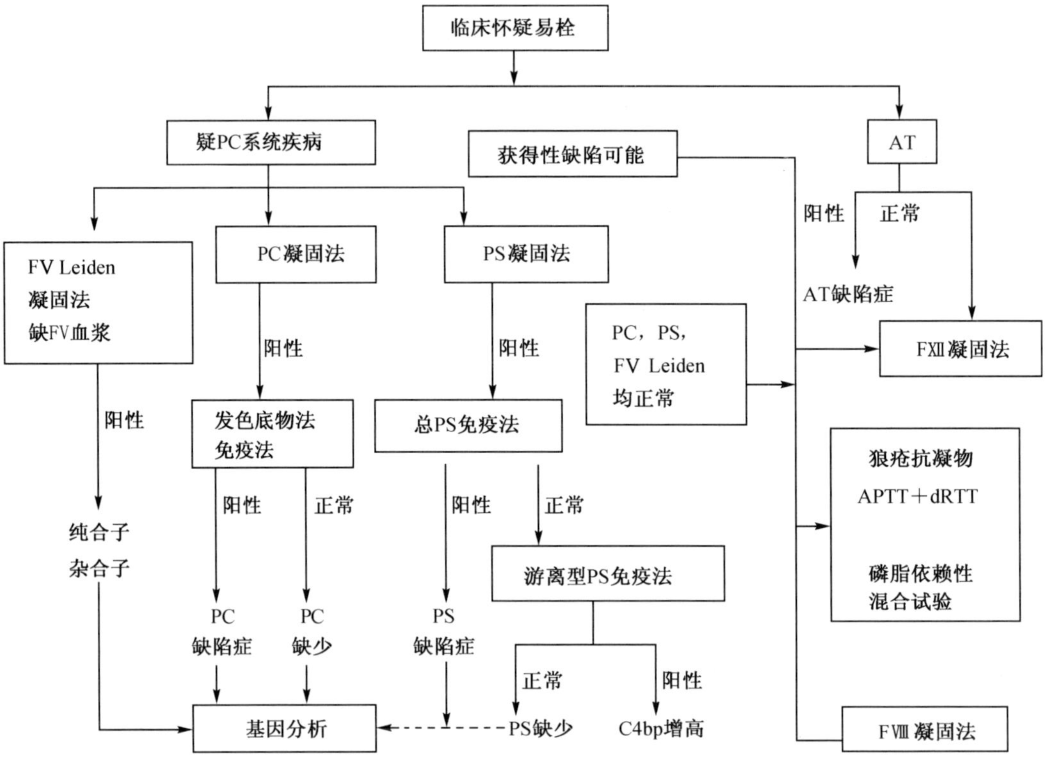

图 8－22 易栓症的筛选判断

表 8－18 易栓症的检验结果和分型

易 栓 症				检验结果与分型
AT 缺陷症		AT∶A	AT∶Ag	肝素结合活性
Ⅰ型	Ⅰa	↓	↓	N
	Ⅰb	↓↓	↓	N/aN
Ⅱ型	Ⅱa	↓	N	↓
	Ⅱb	↓	N	N
	Ⅱc	N	N	An
蛋白 C 缺陷症		PC∶A	PC∶Ag	PC∶A/PC∶Ag
Ⅰ型		↓	↓	＞0.75
Ⅱ型	Ⅱa	↓	N	＜0.75
	Ⅱb	N	N	＜0.75
蛋白 S 缺陷症		PS∶A	TPS∶Ag	EPS∶Ag
Ⅰ型		↓	↓	↓
Ⅱ型	Ⅱa	↓	N	N
	Ⅱb	↓	N	↓
APC 抵抗 FⅤa 缺陷症		APC－SR	诊断值	参考范围
纯合型		＜0.45	＜0.70	＞0.84
杂合型		0.45～0.70	＜0.70	＞0.84
HcⅡ缺陷症		HcⅡ∶A	HcⅡ∶Ag	
Ⅰ型		↓	↓	
Ⅱ型		↓	N	
异常纤溶酶原血症		PLG∶A	PLG∶Ag	
Ⅰ型		↓	N	
Ⅱ型		↓	↓	

注：↓减低；↓↓明显减低；APC－SR：活化蛋白 C 抵抗敏感性比值；N：正常。

表 8－19　D－D 检测诊断可疑 DVT 或 PE 的特点

疾病名称	方　法	患者例数 (n)	发生率 (%)	敏感度 (%,95%CI)	特异性 (%,95%CI)
可疑 DVT 患者	经典 ELISA 法	1 337	34.7	97(95～98)	35(32～38)
	VIDAS D－D 法	311	45.7	98(94～100)	54(47～62)
	经典乳胶法	733	36.7	83(78～87)	68(63～72)
	Simplired 法	612	39.1	82(77～87)	71(66～75)
可疑 PE 患者	经典 ELISA 法	1 579	34.1	98(96～99)	43(40～46)
	VIDAS D－D 法	195	23.6	100(92～100)	38(29～45)
	经典乳胶法	364	45.9	92(88～96)	55(48～62)
	Simplired 法	140	25.0	97(85～100)	63(54～72)

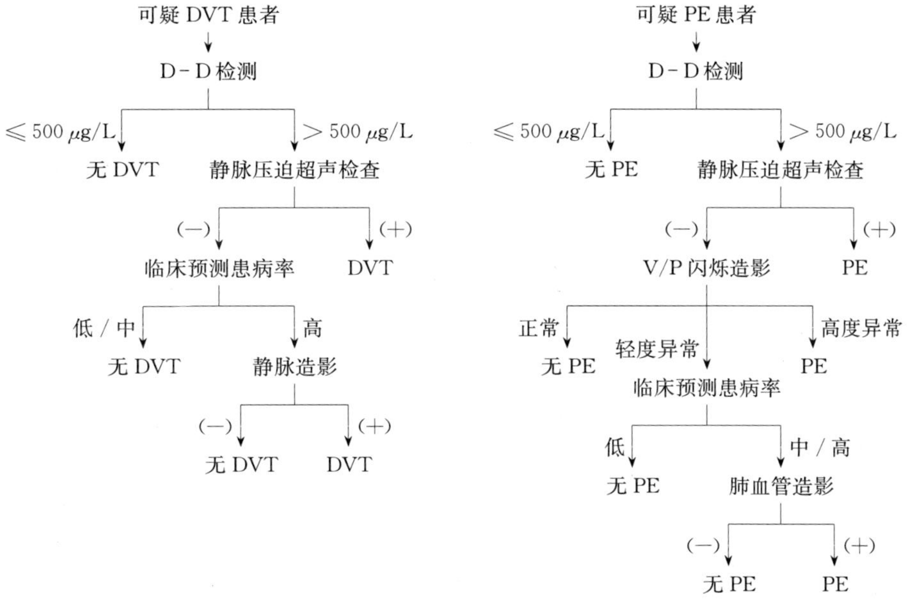

DVT:深部静脉血栓;PE:肺栓塞

图 8－23　D－D 检测在可疑 DVT 或 PE 诊断中的地位

(一) 肝素

肝素并发出血的发生率平均为 7%～10%。为了防止出血,可选用下列指标作为监测判断试验。

1. 活化部分凝血活酶时间(APTT)　它是监测普通肝素治疗的首选指标。据报道,应用小剂量肝素(5 000～10 000 U/24 h)可以不作实验室监测试验。但是,在应用中等剂量肝素(10 000～20 000 U/24 h)和大剂量肝素(20 000～30 000 U/24 h)时,必须作实验室监测试验,使 APTT 较正常对照值延长 1.5～2.5 倍,这既可取得最佳的抗凝疗效,又无严重的出血问题。

2. 血浆肝素浓度检测　它是肝素检测又一较为理想的指标。在 APTT 为正常对照值的 1.5～2.5倍时,血浆肝素浓度为 0.2～0.5 U/mL。因此,这一血浆浓度是肝素治疗的最佳选择。

3. 低分子肝素(LMWH)的监测　目前多用抗因子Ⅹa 活性作为监测 LMWH 的指标。一般认为,LMWH 的抗因子Ⅹa 活性维持在 0.5～1.0 个抗因子Ⅹa 国际单位/mL(AFXa I U/mL)为佳。

作为实验室监测的时间:持续静滴者,每 12 h 一次;间歇静注和皮下注射者,于每次注射前监测一次;长期应用肝素可致血小板数减少,也应进行血小板计数观察,使其维持在>(50～60)×10^9/L 为宜。

(二) 口服抗凝剂

由于应用剂量过大或个体的耐受性不同,口服抗凝剂的出血发生率可达7.1%～20.5%。可以选用下列指标作为监测试验。

1. 凝血酶原时间(PT)　它是监测口服抗凝剂的首选指标。据报道,在口服抗凝剂的过程中,使PT维持在正常对照值(12.0±1.0 s)的1.5～2.0倍;使凝血酶原时间比率(prothrombin time ratio, PTR)即PTR＝患者PT(s)÷正常参比血浆PT(s),维持在1.5～2.0为佳。若PTR＞2.0时,其出血发生率为22%;若PTR＜2.0时,其出血发生率仅为4%。

然而,目前国内外多采用“国际正常化比值(international normalized ratio, INR)”作为监测口服抗凝剂的可靠指标。$INR=PTR^{ISI}$,式中ISI称为“国际敏感度指数(international sensitivity index, ISI)”。国际血液学会标准化委员会(ICSI)和国际血栓和止血委员会(ICTH)要求生产组织凝血活酶试剂的厂家,必须标明所售试剂的ISI值,ISI值愈低,表明其敏感性愈高。上海交通大学医学院附属瑞金医院提出:口服抗凝剂时,国人以1.8～2.5为宜,不超过3.0。

2. 凝血酶原片段1+2(F_{1+2})检测　在口服抗凝剂的起始阶段,首先是半减期短的因子Ⅶ活性迅速减低,随后才是因子Ⅹ和Ⅱ的活性减低。因此,当PT开始延长时,仅反映因子Ⅶ活性的减低,而不能全面地反映其他因子的活性。这也意味着尽管PT测定值在“有效治疗范围内”,患者不一定达到足够的抗凝目的;此外,应用小剂量口服抗凝剂治疗时,PT也不够敏感。为了克服上述缺点,最近建立了检测F_{1+2}的方法,临床实践证明,F_{1+2}为0.10～0.5 nmol/L作为口服抗凝剂的监测范围较为理想(酶联免疫双抗体夹心法的正常值为0.40±0.23 nmol/L)。

(三) 溶栓治疗监测的应用

溶栓治疗的主要并发症是出血,轻度出血的发生率为5%～30%,重度出血为1%～2%。可以选用纤维蛋白原(Fg)、凝血酶时间(TT)和纤维蛋白(原)降解产物(FDP)作为实验室监测指标。目前多数作者认为,维持Fg在1.2～1.5 g/L、TT在正常对照的1.5～2.5倍、FDP在300～400 μg/mL是最有效的溶栓治疗指标。然而,提示溶栓治疗过程中可能会发生出血的指标有:① 治疗开始数小时后,血浆Fg水平低于1.0 g/L;② 治疗3 d后,血小板数低于50×10^9/L;③ APTT延长到正常对照值的2.0倍以上。

在溶栓治疗过程中,上述检测指标以每天检测1次为好。

(四) 抗血小板治疗监测的判断

目前认为,应用阿司匹林剂量75～325 mg/d(多数100～150 mg/d)或潘生丁100～150 mg/d治疗,已能达到较好的疗效而不会引起出血并发症,故无须作实验室监测试验。但是,临床上越来越多地应用噻氯吡啶(ticlopidine)或波立维,在口服前者250～500 mg/d或后者20～400 mg/d时,在开始用药的1～2周内,需每周检测血小板聚集试验(PAgT)1次,使PAgT抑制率维持在正常值的30%～50%;出血时间(国际标准出血时间测定器法)延长为正常值(6.9±2.5 min)的1.5～2.0倍,血小板数减低到正常值低限(100×10^9/L)的40%～50%为宜,且注意本药对骨髓的抑制和对肝功能的损害。

(五) 降纤治疗监测的判断

本类药物属蛇毒抗栓酶,其可以降低血浆纤维蛋白原的含量,从而有降低血液黏度的作用。临床上常以纤维蛋白原含量(Fg)和血小板计数(PLT)作为监测指标,使Fg和PLT分别维持1.2～1.5 g/L和(50～60)$\times10^9$/L为宜。若Fg＜1.0 g/L、PLT＜50×10^9/L时,出血并发症高出4倍。此外,也有人选用APTT、PT和TT作为监测指标,依次维持在正常对照值的1.5～2.5倍、1.5～2.0倍和2.0～2.5倍为宜。

由于各种蛇毒抗栓酶药物分解Fg的时间不同,故在用药后12 h检测1次,连续3 d;以后改为每天1次,连续3 d;再后根据情况决定即可。

（丁秋兰　王鸿利）

参考文献

1　王振义,李家增,阮长耿等主编. 血栓与止血基础理论与临床. 第三版. 上海:上海科学技术出版社,2004. 3～125

2　王鸿利主编. 实验诊断学. 北京:人民卫生出版社,2005. 125～153

3 王学锋,王鸿利主编. 血栓与止血的检测及应用. 上海:世界图书出版公司. 2002. 106～306

4 王鸿利,王学锋. 血栓病临床新技术. 北京:人民军医出版社, 2002. 144～201

5 王鸿利. 止凝血异常的实验室检查及其判断. 北京:人民卫生出版社,2003. 1 118～1 133

6 李家增,王鸿利,贺石林主编. 现代出血病. 上海:上海科学技术出版社,2004. 9～403

7 de Gaetano G. Historical overview of the role of platelets in hemostasis and thrombosis. Haematologica, 2001; 86(4): 349～356

8 Sumpio BE, Riley JT, Dardik A. Cells in focus: endothelial cell. Int J Biochem Cell Biol, 2002; 34(12): 1 508～1 512

9 Dahlback B. Blood coagulation. Lancet, 2000; 355(9 215): 1 627～1 632

第三篇

肝脏病和肾脏病实验诊断

本篇分肝脏疾病实验诊断和肾脏疾病的实验诊断两章，均按基础知识、实验检查和临床应用三个部分进行阐述。其中实验检查和临床应用为重点；有关的基础知识主要是为了帮助读者更好地了解检查的应用原理和临床意义。

第 9 章　肝脏病的实验诊断

本章主要内容为肝脏疾病的实验诊断。包括肝脏疾病有关的肝脏基础知识、实验诊断项目及其临床应用，按肝脏的基础知识、肝功能检查实验项目、肝脏病免疫学检查实验项目、肝脏病实验检查项目临床应用的选择原则和肝脏病的实验诊断等五节分别进行叙述。

第一节　基础理论

肝脏是人体的重要脏器，具有独特的形态结构和特殊的生理生化功能，在维持机体正常生理功能，保证人体健康方面起着极其重要的作用。肝脏的损伤会引起人体的一系列病理变化，导致疾病的发生。因此，了解肝脏的正常结构和代谢特点，对肝脏疾病及其有关疾病的诊断、治疗、病情和疗效观察、预后判断和某些相关疾病的预防，均有十分重要的意义。

一、肝脏的组织结构

肝脏是人体最大的腺体，成人肝组织重量约为 1 500 g，占体重的 2.5%。肝脏形态结构方面的显著特点是具有肝动脉和门静脉双重血液供应，即一方面可以通过肝动脉接受体循环血液从肺及其他组织运来的氧和代谢产物，另一方面又同时可以通过门静脉血液接受由消化道吸收的营养物质；肝脏还有两条输出通道，即一方面通过肝静脉与体循环相连通，另一方面又通过胆道系统与肠道相连，从而可以使肝脏代谢产物、助消化作用物质、有毒物质和解毒产物等可以随胆汁分泌排入肠道，一些有毒物质、解毒产物和代谢产物等可以随粪便排出体外。

肝脏的微细结构，亦很有利于肝细胞和血液之间的物质交换。肝脏约含 2.5×1 011 个肝细胞，组成了 50 万～100 万个肝小叶。肝小叶为多边棱柱体，它以中央静脉为中心，单排的肝细胞形成肝细胞索，呈放射状排列，若干肝细胞索相连成网，网眼之间为肝血窦，血窦和肝细胞间存在狄氏(Disse)间隙，血窦和狄氏间隙呈开放式循环。再加上肝细胞的微绒毛伸入狄氏间隙，能直接与血液接触；而且由于肝细胞膜的通透性较大(蛋白质分子量超过 1 万者较难通过毛细血管壁及一般组织的细胞膜，而肝细胞膜能让分子量 4 万以上的蛋白质通过)，所以肝细胞中所含多种物质的浓度与血液中的所含者基本相同。另外，由相邻肝细胞的胞膜局部凹陷形成的毛细胆管，彼此吻合形成网状，走行于肝细胞索间，对肝细胞分泌、排泄胆汁非常有利。这一系列结构特点，均成为肝细胞与血液进行活跃的、有效的物质交换的形态学基础。

肝细胞的亚细胞结构也有很多特点，如肝细胞质中含有丰富的线粒体、粗面及滑面内质网，还有很多的游离的核蛋白体及多聚核蛋白体。这些特点与能量的充分供应，与肝脏能够合成大量的蛋白质、糖元和脂类，以及对药物等异物的转化功能都有密切关系；肝细胞质中还有大量溶酶体和高尔基复合体，溶酶体在某些破损组织细胞、代谢废物和吞噬产物的分解过程中起重要作用；高尔基复合体与一些蛋白质在合成后的加工和成熟，与胞浆中脂类的运输及胆色素的排泄等关系密切；肝细胞内还有很多过氧化物酶体，它来源于内质网，含有过氧化氢酶、过氧化物酶及多种氧化酶，能分解代谢过程中产生的过氧化氢，有解毒作用。

肝细胞微细结构见图 9-1 及表 9-1。

二、肝脏生化学功能

肝小叶间血管在相邻的 2 个肝小叶间形成相

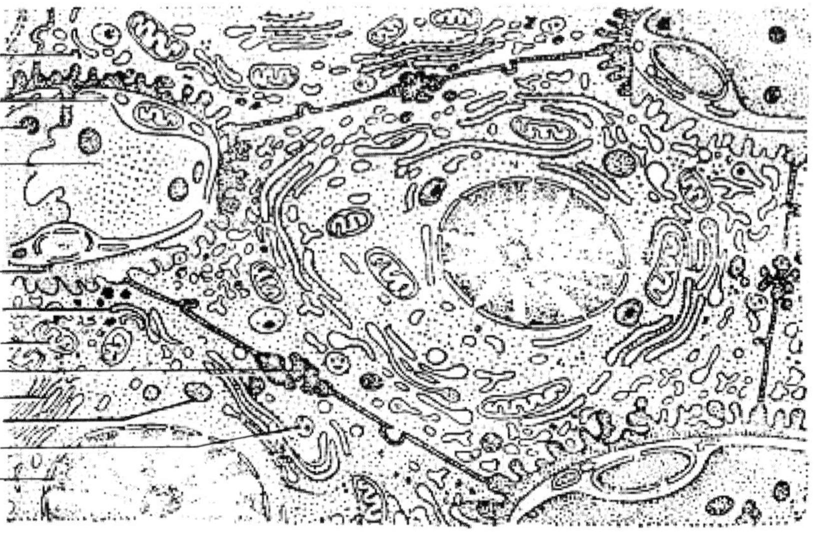

图 9-1 肝细胞微细结构

表 9-1 肝细胞的细胞器及内含物

细胞器	部 位	功 能
粗面内质网	肝细胞质内	是合成多种蛋质(清蛋白、凝血酶原、各种载体蛋白)的中心
滑面内质网	肝细胞质内	合成胆汁； 参与脂质代谢(产生能量或形成脂蛋白)； 参与激素代谢(类固醇激素的灭活)； 解毒作用(使毒化物质毒性减弱或水溶性增高)
高尔基复合体	肝细胞核附近(尤其胆小管与核之间)	对粗面内质网合成的蛋白进行加工； 与胆汁分泌有密切关系； 与脂类的运输有关
溶酶体	多在胆小管周围	对外源性的物质，衰老的细胞，包涵物等有消化、分解作用，其部分被肝细胞利用作为能源或修复的原料； 参与胆色素代谢、转化和铁的贮存
线粒体	遍布于肝细胞内	为肝细胞代谢提供能量
微体	肝细胞质内	内含过氧化氢酶、过氧化物酶及其他氧化酶，参与氧化代谢过程，以消化过氧化氢对细胞的毒性
包涵体 ——糖原脂滴色素	肝细胞质内	主要有糖原、脂滴、色素等。机体处于不同生理状态时，内涵物的数量也有变化，进食后糖原增多，饥饿时减少；正常时脂滴较少，肝病时增多；随年龄增高脂褐素增多

应的终末门微静脉和终末肝微动脉，它们的分支与肝细胞索间的血窦相连。含营养物质的血液由终末微血管沿肝血窦流向中央静脉的过程中，其营养物质不断被肝细胞吸收，并形成浓度梯度。因而，肝小叶中不同部位的肝细胞由于上述浓度梯度的原因，所获得的氧和营养物质是不同的，从而形成不同部位的肝细胞其结构和功能有异质性。由于肝小叶的结构特点和肝脏血运的特殊性，可将肝小叶中的肝细胞分为三条带，其区域分类及肝细胞代谢的区域化特点，见表 9-2 及表 9-3。

表 9-2　肝小叶的区域分类

区域	组织解剖部位	营养状态	亚细胞结构特点
Ⅰ带	门管周围部	是终末微血管周围的肝细胞。能首先从血液中获取充足的氧和营养物质	含微量的高尔基复合体，对胆汁分泌起重要作用
Ⅱ带	位于Ⅰ带与Ⅲ带中间	介于Ⅰ带与Ⅲ带之间	——
Ⅲ带	肝小叶中心部	是接近中央静脉的肝细胞，其营养条件最差	含有大量溶酶体和滑面内质网。与胆固醇及胆汁合成有关。是生物转化的重要场所

表 9-3　肝细胞物质代谢的区域化

	Ⅰ带	Ⅱ带
糖代谢	葡萄糖释放	葡萄糖摄取
	糖原分解	糖原生成
	糖异生	糖酵解
		脂类生成
氧化供能	氧化供能代谢	
	脂肪酸氧化	
	三羧酸循环	
	氧化呼吸链	
氨基酸代谢	氨基酸利用	解氨毒作用
	氨基酸转化为糖	从氨氮生成尿素
	氨基酸分解	
	氨基酸氮生成尿素	
其他	氧化保护作用	
	胆汁酸排泄	生物转化作用
	胆红素排泄	

(一) 肝脏在物质代谢中的作用

肝脏有丰富的血液供应和独特的形态结构，使肝脏的物质代谢非常活跃。肝脏不仅在蛋白质、糖、脂质、维生素和激素等代谢方面与全身各组织器官密切相关，同时还具有重要的生物转化、分泌和排泄等功能。

1. 肝脏在蛋白质代谢中的作用　合成与分泌血浆蛋白质是肝细胞的重要功能。除 r-球蛋白外，所有血浆蛋白质几乎均由肝脏合成，如清蛋白、纤维蛋白原、凝血酶原等凝血因子和部分血浆球蛋白，见表 9-4。肝分泌蛋白质的速度主要取决于合成蛋白的速度。清蛋白是主要血浆蛋白质，成人肝脏每天约合成清蛋白 12 g，约占肝蛋白质合成总量的 1/4，占全身清蛋白总量的 1/20，清蛋白从合成到分泌仅需 20～30 min。清蛋白是主要血浆载体蛋白，并在维持血浆胶体渗透压上起重要作用。若血浆清蛋白低于 3.0 g/L，常会出现水肿或腹水；严重肝病时清蛋白合成障碍，造成清蛋白/球蛋白（A/G）比值减低或倒置。

表 9-4　肝脏分泌的部分血浆蛋白

蛋白质	英文缩写	分子量(kD)
清蛋白	ALB	66
α_1-酸性糖蛋白	α_1- AG	40
α_1-抗胰蛋白酶	α_1- AT	54
甲胎蛋白	AFP	72
α_2-巨球蛋白	α_2- MG	720
铜蓝蛋白	CP	134
C-反应蛋白	CRP	105
结合珠蛋白	HP	100
血红素结合蛋白	HX(Hx 或 Hpx)	57
转铁蛋白	TF	79
抗凝血酶Ⅲ	AT-Ⅲ	65
凝血酶原	Pt(prothrombin)	70
纤维蛋白原	Fg	340
纤维结合蛋白	FN	——

甲胎蛋白（α-fetoprotein，αFP 或 AFP）是胎儿肝脏合成的与血浆清蛋白分子量相似的球蛋白，胎儿出生后其合成受到抑制，因而正常人血浆中 AFP 定性检查应阴性。但肝癌时癌细胞中 AFP 基因失去抑制又可以合成 AFP，故血浆中又可以检测出 AFP，此对肝细胞癌诊断有一定意义。

肝脏对除清蛋白外的血浆蛋白质的清除有重要作用。肝细胞膜有特殊的酶和特异性受体，使含糖基的血浆蛋白通过肝细胞的胞吞作用予以清除。肝脏有一系列的酶，通过活跃的转氨基、脱氨基、脱硫、脱羧基、转甲基等作用，对能引起大脑神经活动紊乱的假神经递质——芳香族胺类进行清除。严重肝病时不能完成该清除作用，会引起大脑神经活动紊乱。

肝脏还是清除血氨的主要器官。氨是氨基酸代谢的重要产物，氨是有毒物质，肝脏通过将氨合成尿素来解氨毒。严重肝损害时，肝合成尿素能力下降，血氨浓度过高，会出现神经系统中毒症状，甚至出现昏迷。

2. 肝脏在糖代谢中的作用　肝脏糖代谢主要为自身的生理活动提供能量，同时也为其他器官的能量需要提供葡萄糖。肝脏通过糖原的合成与分解、糖的异生作用，维持血糖浓度的稳定，以保证大脑、红细胞和全身所有组织的能量供应。饱食状态下，大量的葡萄糖被合成糖原贮存起来；空腹状态下，肝糖原被分解释放出血糖；饥饿状态下，肝糖原几乎被耗尽，此时糖异生便成为肝脏供应血糖的主要途径，一些非糖物质（甘油、乳酸、丙氨酸等）在肝内经过糖异生途径转化为糖，肝脏还能动员脂肪释放脂酸氧化成酮体供给大脑利用，以节省葡萄糖。空腹24～48 h后，糖异生达最大速度。

肝细胞物质代谢的区域化中，Ⅲ带是糖酵解的主要区域，其葡萄糖激酶和丙酮酸激酶活性明显高于Ⅰ带；Ⅰ带是糖异生的主要区域，其磷酸稀醇式丙酮酸羧激酶、果糖1,6-二磷酸酶和葡萄糖6-磷酸酶的活性高于Ⅲ带。所以肝脏病变时，由于肝小叶受损部位不同，可能会引起糖代谢的不同变化。

3. 肝脏在脂质代谢中的作用　人体内脂质的消化、吸收、合成、分解等过程，均与肝脏有密切关系。

肝和脂肪组织间不断进行脂酸交换。肝内脂酸的代谢主要有2个途径，即内质网中的酯化作用和线粒体中的氧化作用。肝能根据机体需要不断调节脂酸的酯化与氧化的关系，并不断调节乙酰辅酶A进入三羧酸循环氧化分解与生成酮体的关系（肝是体内产生酮体的惟一器官）。饥饿时脂库脂肪动员，释放出的脂酸进入肝内代谢；饱食后肝又合成脂酸，以三酰甘油的形式贮存于脂库。肝脏合成三酰甘油、磷酯、胆固醇并以脂蛋白形式（特别是以极低密度脂蛋白，即VLDL形式）分泌入血供组织利用，但其三酰甘油的合成量超过VLDL的合成及分泌量，过剩的三酰甘油会积存于肝内，形成脂肪肝，在糖尿病和肥胖者脂肪肝较多见。

肝脏与胆固醇的代谢关系密切。肝脏对胆固醇的合成、酯化、运输、排泄、降解等均起重要作用：① 肝是合成胆固醇最活跃的器官，其合成量占全身总合成量的75%以上；② 肝合成和分泌的卵磷酯胆固醇酰基移换酶（LCAT）使血浆中游离胆固醇酯化为胆固醇酯，以利于胆固醇的运输；③ 肝利用胆固醇合成胆汁酸，是胆固醇降解的重要途径；④ 肝脏还通过胆汁把体内的胆固醇排入肠道，成为胆固醇排泄的重要器官。

肝脏与脂蛋白代谢的关系也十分密切。脂蛋白中的载脂蛋白几乎绝大部分都合成于肝脏；高密度脂蛋白（HDL）在肝脏合成，HDL能将周围组织中的胆固醇转运到肝进行代谢；低密度脂蛋白（LDL）是富含胆固醇的脂蛋白，其65%～75%通过肝细胞的LDL-R（LDL受体）途径进行降解和清除。因此肝脏损害时常发生高LDL血症和高胆固醇血症，并常有动脉粥样硬化、冠心病和心肌梗死的发生。

4. 肝脏在维生素代谢中的作用　肝脏对维生素的吸收、贮存、运输、转化等均起重要作用，肝脏是人体维生素代谢的主要场所。主要表现在：① 肝是人体维生素A、B_1、B_2、B_6、B_{12}、K、泛酸、叶酸含量最多的器官；② 肝是维生素A、E、K和B_{12}的主要贮存场所；③ 维生素A通过与肝脏合成的视黄醇结合蛋白，与维生素A、前白蛋白以1∶1∶1结合进行运输；④ 维生素D通过与肝脏合成的维生素D结合蛋白相结合进行运输；⑤ 肝脏能将维生素D转化为25-羟维生素D；⑥ 多种维生素在肝脏转变为辅酶的组成成分，如维生素PP转变为辅酶Ⅰ（NAD^+）和辅酶Ⅱ（$NADP^+$）的组成成分，将泛酸转变为辅酶A的组成成分等；⑦ 肝细胞将胡萝卜素转变为维生素A；⑧ 凝血因子中的维生素K依赖因子（Ⅱ、Ⅶ、Ⅸ、Ⅹ因子）合成于肝脏；⑨ 肝脏分泌胆汁酸盐有利于脂溶性维生素的吸收。

因此，肝脏疾病时常引起维生素代谢紊乱，造成血浆维生素A、D等水平降低，维生素K依赖性凝血因子缺乏（引起凝血障碍）和脂溶性维生素吸收障碍等，导致临床出现相应的维生素缺乏性疾病。

5. 肝脏在激素代谢中的作用　激素在发挥其调节作用后需要灭活，即需要转化、降解或失去活性，这一过程需要在肝脏完成。一些水溶性激素、类固醇激素、蛋白及多肽类激素均在肝脏灭活。严重肝病时，由于激素灭活功能降低，会出现体内雌激素、醛固酮、抗利尿激素、胰岛素等水平增高，导致出现男性乳房女性化、蜘蛛痣、肝掌、水及钠贮留、低血糖等临床表现。

6. 肝脏在胆汁和胆汁酸代谢中的作用　胆汁是由肝细胞分泌的液体，生成和分泌胆汁是肝脏的基本功能之一。肝脏初形成的胆汁为肝胆汁，肝胆汁进入胆囊后被浓缩形成胆囊胆汁，再经过胆管系统进入十二指肠。胆汁中除了水分外，主要成分有三部分：① 胆汁酸盐（含量最多）；② 多种酶（脂肪酶、淀粉酶、磷酸酶等）；③ 需排出体外的排泄物（药物、毒物、染料、重金属盐等）。成人正常每天分泌胆汁 300～700 mL。

胆汁酸是由肝脏合成的，并经肝脏代谢。胆汁酸按其结构分为游离胆汁酸（包括胆酸、脱氧胆酸、鹅脱氧胆酸和少量石胆酸）及结合胆汁酸（是游离胆汁酸和甘氨酸、牛磺酸结合形成的甘氨胆酸、牛磺胆酸、甘氨鹅脱氧胆酸、牛磺鹅脱氧胆酸等）；按其来源胆汁酸又分为初级胆汁酸（为肝细胞合成的胆汁酸，包括胆酸、鹅脱氧胆酸及其与甘氨酸和牛磺酸结合的产物）及次级胆酸（是初级胆酸在肠道中受细菌作用后生成的脱氧胆酸和石胆酸及其在肝中生成的结合产物）。胆汁酸在胆汁中主要以胆汁酸盐形式存在。胆汁酸的代谢及肠肝循环，见图 9－2。

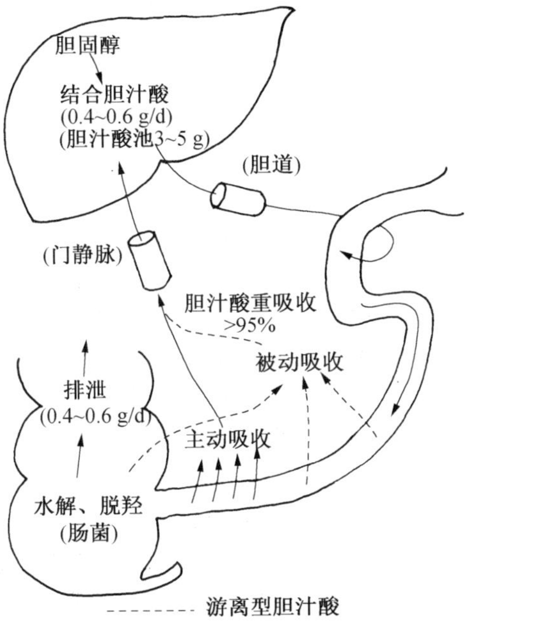

图 9－2　胆汁酸的肠肝循环

肝脏是人体利用胆固醇合成胆汁酸的惟一器官。正常情况下人体每天合成胆固醇 1～1.5 g，其中 2/5(0.4～0.6 g)在肝内转化为胆汁酸。胆固醇向胆汁酸的转化反应及转化的量受肝细胞内的复杂的酶系统控制，同时也受体内激素的调节，如甲状腺素能促进胆固醇的转化，从而使血浆胆固醇水平减低。肝细胞利用胆固醇为原料首先合成初级胆汁酸及结合胆汁酸，正常情况下分泌到胆汁中的天然胆汁酸 99%为结合胆汁酸；它们随胆汁进入肠道，在帮助肠道内脂类物质消化吸收的同时，在肠道细菌的作用下，转变成次级胆汁酸；进入肠道的各种胆汁酸（初级与次级，游离型与结合型胆汁酸）95%以上被肠壁重吸收，其中结合型胆汁酸主要在回肠部主动吸收，游离型胆汁酸则在肠道各部被动吸收，胆汁酸的重吸收以主动吸收为主。经肠道重吸收的胆汁酸经门静脉回到肝脏，肝细胞将其游离型胆汁酸再合成为结合型胆汁酸，重吸收的及新合成的结合型胆汁酸再随胆汁进入肠道，此即胆汁酸的肠肝循环。人体每天合成胆汁酸的量为 0.4～0.6 g，肝胆的胆汁酸池为 3～5 g，但以上胆汁酸即使全部进入肠道也满足不了餐后脂质消化的需要。可是人体的胆汁酸肠肝循环每天进行 6～12 次，使有限的胆汁酸能发挥最大限度的作用，弥补了肝脏胆汁酸合成能力的不足并可解决肠道对脂质消化的需要，这就是胆汁酸肠肝循环的重要生理意义。

胆汁酸的主要生理功能有两方面：① 促进脂类物质的消化吸收（作为强乳化剂使脂类在水中乳化成极细小的微团，以利于消化酶作用和吸收）；② 抑制胆汁中胆固醇的析出（胆汁中的胆汁酸盐和卵磷酯能使难溶于水的胆固醇形成分散的可溶性微团，使胆固醇不形成结晶沉淀而被析出）。如果胆汁酸生成、排泄、吸收等发生异常，临床常可出现脂类消化吸收障碍或有胆固醇结石等胆石形成。常见于：① 肝脏疾病肝合成胆汁酸能力下降；② 消化道丢失胆汁酸过多；③ 胆汁酸肠肝循环中肝摄取胆汁酸过少；④ 高胆固醇血症患者排入胆汁中的胆固醇过多，使胆汁酸、卵磷酯和胆固醇比例失调等。

7. 肝脏在胆红素代谢中的作用　胆红素与胆绿素、胆素原、胆素等被统称为胆色素。胆红素是胆汁的主要色素。肝脏是胆红素代谢的重要器官。血液中的胆红素能引起大脑的不可逆性损害，但也有研究认为胆红素具有抗氧化剂功能。

(1) 胆红素的形成和转运：正常人每天可生成胆红素 250～350 mg，其中 80%～85%以上来自于衰老破坏的红细胞，其余来自含铁卟啉的酶类及肌红蛋白等，为旁路胆红素。红细胞平均寿命为 120 d，衰老的红细胞在单核-吞噬细胞系统破坏释放出血红蛋白；血红蛋白再被分解成珠蛋白和血红素（亚铁原卟啉），血红素经过一系列酶的作用，先生成胆绿素，再生成胆红素，(即游离胆红素或非结合胆红素)。1 g 血红蛋白约产生 34～36 mg 胆红素，正常情况下每天网状内皮系统最多可将 45～50 g 血红蛋白转化为胆红素。在血浆中胆红素与清蛋白紧密结合进行运输。胆红素的形成及转运见图 9-3。

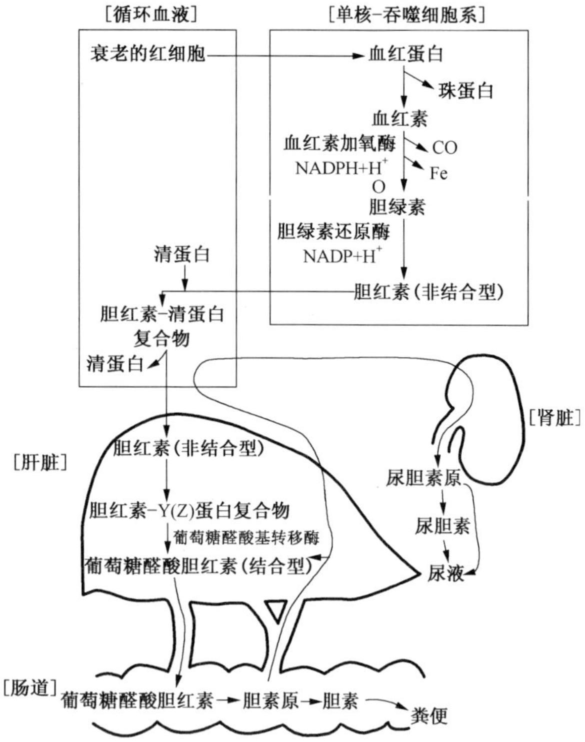

图 9-3 胆红素的生成、代谢及胆素原肠肝循环

β胆红素与清蛋白结合后其水溶性增高，其透过细胞膜对大脑等组织的毒性作用受到了限制；如果清蛋白减少，或其与胆红素结合的部位被其他物质所占据，或其结合部位对胆红素的亲合力下降，均可减低胆红素的水溶性，促进胆红素从血浆向组织转移，导致胆红素的毒害作用。如磺胺类药物、镇痛药、抗炎药、某些利尿剂和食品添加剂等，均可因上述机理干扰胆红素与清蛋白结合，造成胆红素毒性作用(如胆红素脑病)，因此对新生儿和有黄疸倾向者应用上述药物应十分慎重。

(2) 胆红素在肝脏的代谢：在血浆中运输的胆红素-清蛋白复合体，进入肝脏前先分离出清蛋白。胆红素进入肝脏后肝细胞对胆红素有很强的亲和力很快被肝细胞表面特异受体主动摄取，并与肝细胞内的载体蛋白 Y、Z 结合形成复合物进入肝细胞内质网，再在一系列酶的作用下，与葡萄糖醛酸结合，生成水溶性强的葡萄糖醛酸胆红素(以双葡萄糖醛酸胆红素为主)，即结合胆红素，然后进一步代谢。因此，血浆中的胆红素通过肝细胞膜特异受体、肝细胞浆内载体蛋白和内质网的葡萄糖醛酸基转移酶联合作用，不断被肝细胞摄取、结合、转化、排泄，从而不断被清除。见图 9-2。

(3) 胆红素在肠道中的转化与胆色素的肠肝循环：在肝脏生成的葡萄糖醛酸胆红素(结合胆红素)随胆汁经胆道进入肠道后，在肠道细菌作用下分解形成尿胆素原等胆素原，进而被氧化成尿胆素、粪胆素等黄棕色的胆素，随粪便排出体外。但肠道中形成的胆素原有 10%～20%被肠黏膜细胞重吸收入血，经门静脉入肝，其中大部分仍随胆汁再入肠道，此即胆素原的肠肝循环；回到肝脏的胆素原还有少部分经体循环进入肾脏，由尿排出，即为尿胆素原。尿中的尿胆素原被氧化后变为尿胆素，是尿的主要色素。胆红素及胆素原的肠肝循环见图 9-3。

(4) 血清胆红素与黄疸：人体内胆红素以游离型(非结合型)与结合型两种形式存在。游离型胆红素是未与葡萄醛酸结合的胆红素，在血浆中与清蛋白结合进行运输；结合型胆红素是在肝脏与葡萄糖醛酸结合形成的葡萄糖醛酸酯(以双葡萄糖醛酸酯为主，仅有少量为单葡萄糖醛酸酯，另外亦有极少量与硫酸结合形成硫酸酯)，又称为肝胆红素。血浆中胆红素正常时含量甚微，以游离胆红素为主(占 4/5)，其次为结合型胆红素。因胆红素为脂溶性有毒物质，尤其是对富含脂类的神经细胞有很强的亲和力，能引起神经细胞中毒而严重影响神经系统的功能。因此，肝脏对胆红素的解毒作用具有十分重要的意义。

正常时肝脏对胆红素有强大的处理能力：① 肝脏对胆红素有强大的摄取、结合、转化和排泄能力；② 在肝脏形成的葡萄糖醛酸胆红素增强了水溶性，使胆红素易于排泄和清除，减低了胆红素的毒性作用。正常人每天从单核-吞噬细胞系统产生胆红素 200～300 mg，肝脏每小时能清除胆红素 100 mg，因此，正常情况下人体内(特别是血浆中)不会有大量的胆红素存在。造成血浆胆红素水平增高(即高胆红素血症)的原因主要有：① 胆红素生成过多(如溶血性疾病)；② 肝脏对胆红素摄取、转化功能降低；③ 肝脏对胆红素的排泄清除功能障碍；④ 胆道和肠道的阻塞。

因为胆红素是金黄色物质，由于上述原因，一旦胆红素的正常代谢被破坏，血清胆红素水平升高，大量胆红素进入组织，就会造成组织黄染，即出现“黄疸”。

(二) 肝脏的生物转化作用

生物转化作用是指将人体内有一定生物学效应或有毒性作用的非营养物质进行各种代谢转变的过程。生物转化的意义是：① 使体内的非营养物质的生物活性降低或消除（灭活）；② 使有毒物质的毒性降低或消除（解毒）；③ 提高这些具有生物活性或毒性的非营养物质的溶解性，使其易于从胆汁或尿液中排出体外。但是，不能简单地把肝的生物转化作用等同于解毒作用，因为有些物质经肝脏转化后其活性或毒性反而增加、溶解性反而降低（不易排出体外）。如环磷酰胺、百浪多息、硫唑嘌呤、水合氯醛、大黄等经肝的生物转化作用才能成为有活性的药物，才能在体内发挥其药效。

需要进行生物转化的非营养物质分为两大类：① 内源性物质，包括有强烈生物学活性的物质（激素、神经递质和其他胺类等）和有毒性的物质（胆红素、氨等）；② 外源性物质，包括日常生活中接触到的外来化学物质（食品添加剂、色素、药物、化学制剂等）和肠道中由细菌作用产生的腐败产物（胺、酚、硫化氢、吲哚等）。肝脏是人体非常重要的生物转化器官，能将上述物质按机体需要进行生物转化。

肝脏有丰富的酶，通过这些酶系统巧妙地完成生物转化作用。肝脏的生物转化作用包括许多化学反应，常将其归为两相反应：第一相反应包括氧化、还原、水解反应；第二相反应主要是结合反应。参与催化生物转化的酶类，见表 9－5。肝脏生物转化反应的主要类型及其意义，见表 9－6。

影响肝脏生物转化作用的体内、外因素主要是：年龄、性别、疾病、诱导物和抑制物等。

(1) 年龄的影响：新生儿酶体系尚未完善，对药物和毒物的耐受性较差；老年人肝的重量和肝细胞数均明显减少，肝微粒体代谢药物和毒物的酶不易被诱导，对药物的耐受性明显下降，故易出现药物中毒现象，如消炎镇痛药保泰松的半寿期青年人为 81 h，老年人为 105 h，故老年人用药剂量应比青壮年低。但老年人非微粒体酶活性不下降，如醇脱氢酶（能氧化乙醇）、乙酰化酶（能结合肼苯达嗪和普鲁卡因）在体内的代谢并不减慢。

表 9－5　肝内参与肝生物转化反应的酶

酶　类	辅酶或结合物	肝细胞内定位
第一相反应		
氧化酶类		
细胞色素 P450	NADPH, O_2	内质网
胺氧化酶	黄素辅酶	线粒体
脱氢酶类	NAD^+	线粒体或胞液
还原酶类	NADH 或 NADPH	内质网
水解酶类		胞液或内质网
第二相反应		
转葡萄糖醛酸酶	活性葡萄糖醛酸（UDPGA）	内质网
转硫酸酶	活性硫酸(PAPS)	胞液
谷胱甘肽转硫酶	谷胱甘肽(GSH)	胞液与内质网
乙酰基转移酶	乙酰 CoA	胞液
酰基转移酶	甘氨酸	线粒体
甲基转移酶	S-腺苷甲硫氨酸	胞液与内质网

(2) 性别的影响：某些药物在体内的生物转化是有性别差异的，如氨基比林，在体内半寿期男性为 13.4 h，女性为 10.3 h，说明其转化能力女性高于男性。

(3) 疾病的影响：肝脏疾病时由于肝功能降低，肝脏的生物转化功能亦降低，对药物和毒物的灭活和解毒作用下降，容易出现药物的蓄积中毒，药物的治疗剂量与毒性剂量之间的距离缩小，容易产生药物的肝脏损害。因此，对肝脏患者的临床用药必须十分慎重。

(4) 服药时间长短的影响：由于药物和毒物可诱导相关酶的合成，长期用药时，可出现耐药性。

(5) 饮酒的影响：长期大量饮酒可诱导微粒体乙醇氧化系统乙醇 P450 加单氧酶(MEOS)，使卤烷和四氯化碳代谢活性极度升高，引起脂质过氧化，造成肝脏损害加重。

(6) 药物之间的作用：同时应用几种药物时，会发生药物之间对酶的竞争性抑制作用，影响生物转化作用。如应用抗凝药物双香豆素时，如果同时应用了抗炎药物保泰松，则保泰松会抑制双香豆素的生物转化，增强双香豆素的抗凝作用，甚至会引起出血。

表9-6 肝脏生物转化反应的主要类型及其意义

生物转化反应类型	主要意义
第一相反应	
氧化反应	
微粒体依赖P450加单氧酶系 ——生成羟基化合物或环氧化合物	是人体重要的代谢药物和毒物的酶系统 ——外来化合物1/2以上经此系统处理 羟化作用增强药物或毒物水溶性易于排泄 对致癌物质灭活、V_{D3}活化
线粒体单氨氧化酶系	使胺类氧化脱氨生成醛→酸(使其丧失活性) 人体吸收后的乙醇90%～98%在该酶作用下 在肝脏代谢清除
醇脱氢酶与醛脱氢酶系 ——使醇→醛→酸	大量饮酒时诱导加单氧酶系→加重肝脏(Ⅲ带)损害
还原反应	
硝基还原酶 偶氮还原酶	百浪多为无活性的药物前体,还原反应后生成氨苯磺胺具有抗菌活性
水解反应	
肝细胞液和线粒体中含多种水解酶	使脂类、酰胺类、糖苷类水解,减低或消除其生物活性水杨酸的生物转化是先水解,再结合反应
第二相反应	
结合反应	含有羟基、羧基和氨基的药物、毒物、激素通过结合反应灭活、解毒
葡萄糖醛酸结合反应 (葡萄糖醛酸基转移酶)	醇、酚、胺、羟基化合物解毒
硫酸结合反应 (硫酸转移酶)	雌酮灭活
酰基化反应 (乙酰基转移酶)	抗结核药、磺胺药的灭活
谷胱甘肽结合反应 (谷胱甘肽转移酶)	与卤代化合物、环氧化合物结合生成谷胱甘肽结合物随胆汁排出;或经γ-GT等酶作用分解后随尿排出
甘氨酸结合反应 (酰基转移酶)	与胆汁酸代谢有关(形成结合胆汁酸)
甲基化反应 (甲基转移酶)	体内胺类生物活性物质和药物的灭活

(张丽霞　褚云卓　年　华)

第二节　肝脏功能检测

肝脏具有特殊的组织结构和独特的生化、免疫功能。在人体蛋白质、糖、脂质、胆汁酸和胆红素、维生素和激素等代谢过程中起重要作用;同时,体内物质代谢中产生的各种生物活性物质、代谢终产物及外界进入人体的异物、毒物,或从肠道吸收的非营养物质,也都是在肝脏进行生物转化和解毒;另外,肝脏还通过分泌胆汁,将毒物、药物和代谢产物等经胆道和肠道排出体外。当肝脏发生病变时,肝脏的上述各种功能均发生相应的变化,因此,通过肝脏代谢功能、生物转化和解毒、排泄功能等的实验室检查,可以帮助临床了解是否有肝脏病变和肝脏的受损情况及肝脏的功能状态。临床常将了解肝脏功能状态的试验称为“肝功能试验”(liver function test)。

一、蛋白质代谢功能检测

(一) 血清总蛋白、清蛋白、球蛋白和白蛋白/球蛋白比值检测

血清总蛋白(total protein, TP)为血清所含的各种蛋白质的总称,包括清蛋白(albumin, Alb)和球蛋白(globulin, Glb)。除 γ-球蛋白外,所有血浆蛋白几乎均在肝脏合成。

清蛋白是主要血浆(清)蛋白,主要功能为:① 维持血液胶体渗透压;② 是机体的内源性营养物质;③ 是主要血浆载体蛋白,有运输和贮存作用。清蛋白分子量(66 kD)较小,其在血管外液中的浓度常可作为各种膜屏障完整性的良好指标。肝脏每天合成清蛋白约 150～250 mg/kg・体重,清蛋白的半寿期为 15～19 d,属于非急性时相蛋白。

血清(浆)球蛋白是指血清(浆)总蛋白减去清蛋白以外的蛋白质,亦称总球蛋白。球蛋白是多种蛋白质的混合物,包括含量最多的由 B 淋巴细胞-浆细胞产生和分泌的免疫球蛋白和由肝细胞产生的具有生理功能的补体、各种糖蛋白、各种脂蛋白、金属结合蛋白、酶类等。γ-球蛋白由单核-巨噬细胞系统(非肝细胞)合成,由肝细胞合成的球蛋白可参见第三章第一节,表 9-4。球蛋白与机体的免疫功能和血浆黏度密切相关。

血清总蛋白检测多用双缩脲法(biuret method),白蛋白检测多用溴甲酚绿(dye bromcresol green)法。球蛋白含量常用血清总蛋白量减去血清清蛋白含量求得。根据清蛋白和球蛋白含量,可以计算出清蛋白/球蛋白比值(albumin/globulin, A/G)。

影响检测结果的因素常见的有:① 激烈运动(激烈运动后数小时血清总蛋白可增高 4～8 g/L);② 体位(卧位比直立位总蛋白浓度约低 3～5 g/L);③ 标本溶血(标本中每存在血红蛋白 1 g/L 可引起总蛋白测定值增加 3%);④ 乳糜标本(因含脂类较多的脂血使试剂浊度增加,导致结果偏高;对于此类标本应先予处理,使其澄清后再测)。因此,做血清蛋白质检测时,应在静止、空腹、卧位状态下采血,应避免标本溶血。

有时为了诊断泌尿系统、神经系统疾病或其他有关疾病,除做血清或血浆蛋白质测定外,还常做尿液、脑脊液和浆膜腔积液的蛋白质测定,它们的参考范围和血液不同。

参考范围　血清总蛋白与白蛋白含量与性别无关,但与年龄相关,新生儿、婴幼儿和 60 岁以上老人稍低。参考范围见表 9-7。

临床意义　血清总蛋白中白蛋白所占比例比球蛋白高,血清总蛋白和白蛋白检测是反映肝脏功能的重要指标。由于肝脏有很大的代偿能力和白蛋白半寿期较长,只有当肝脏损害达到一定程度或至一定病程后才能出现血清总蛋白和白蛋白的变化;而急性或局灶性肝损害时它们多为正常。因此,血清总蛋白和白蛋白检测主要用于反映慢性肝损害,并可反映肝实质细胞的储备功能。总蛋白减低常与白蛋白减低平行,总蛋白增高常同时有球蛋白增高。临床最常见的情况是:① TP 与 ALB 增高;② TP 与 ALB 减低;③ TP 与 GLB 增高;④ TP 与 ALB、GLB 均减低。血清蛋白含量的病理性变化及常见的临床疾病,见表 9-8。

表 9-7　血清、尿液和脑脊液蛋白质测定参考范围

年　龄	血　清*			尿　液	脑脊液
	TP (g/L)	Alb (g/L)	A/G	TP (g/L)	TP (g/L)
成人	60～80	36～50	(1.5～2.5):1	>0.15	0.2～0.4
新生儿	46～70	28～44	—	—	—
7 m～1 y	51～73	36～50	—	—	—
1～2 y	56～75	37～51	—	—	—
3～14 y	62～76	38～54	—	—	—
>60 y		34～48	—	—	—

注:* 血液标本除用血清外,还可以用肝素抗凝血(100～125 U/mg 的肝素 0.1 mg/1 mL 血液)的血浆。
* 该测定值的方法:总蛋白用双缩脲法、白蛋白为溴甲酚绿法。

表 9-8 血浆蛋白的病理变化及其常见情况

	减低	增高
总蛋白	· TP<6.0 g/L(低蛋白血症) 蛋白合成减少 严重肝损害(中毒、坏死等) 先天性抗体缺乏症(AbDS) 营养缺乏和营养不良 蛋白丢失过多 肾病综合征 肾小球肾炎 大面积烧伤 外科造瘘 慢性消耗性疾病 血液稀释	· TP>8.0 g/L(高蛋白血症) 蛋白(免疫球蛋白)合成增多 多发性骨髓瘤 巨球蛋白血症 血液浓缩(脱水) 肝硬化 γ-球蛋白增高 慢性感染性疾病 γ-球蛋白明显增高所致 自身免疫性肝炎 脓毒症、梅毒、麻风、疟疾等
白蛋白	· Alb<25 g/L(低白蛋白血症) 蛋白摄入不足(营养不良) 白蛋白合成减少(肝细胞损害) 蛋白消耗增多(消耗性疾病) 恶性肿瘤 甲状腺功能亢进 重症结核 蛋白丢失增多 肾病综合征 严重烧伤 蛋白丢失性肠病 急性大失血 血液稀释(妊娠)	· Alb 增高常伴 γ-球蛋白增高 血液浓缩 严重脱水 饮水量不足 休克 艾迪生(Addison)病
球蛋白	· 与肝脏疾病关系较少 先天性 B 淋巴细胞缺陷、先天性无免疫球蛋白血症 用免疫抑制剂及抗肿瘤治疗 严重肝、肾疾病晚期 3 岁以下婴幼儿(生理性减少)	· 肝脏病变时 Alb 减低,Glb 增高 肝脏慢性炎症、纤维化 M 蛋白血症(多发性骨髓瘤、巨球蛋白血症) 自身免疫性疾病(SLE、风湿病等) 肝外的慢性炎症和感染(结核、麻风等)

因为清蛋白和球蛋白在血清中常因增减相加或抵消而不易从总蛋白含量测定中判定其意义,因而通过计算清蛋白/球蛋白比值对诊断更有参考意义,特别是清蛋白减低或/和球蛋白增高时,该比值更有意义。

(二) 血清蛋白电泳

血清蛋白电泳(serum protein electrophoresis, SPE)的原理是根据血清蛋白是由多种蛋白质组成,蛋白质在溶液中为具有两性的胶体,在碱性环境中,血清蛋白均带负电荷,在电场中均会向阳极泳动。因各种蛋白质粒子大小、等电点及所带的负电荷多少不同,它们在电场中泳动速度不同,白蛋白分子量小,带负电荷相对较多,在电场中迅速向阳极泳动;γ-球蛋白分子质量大,泳动速度最慢。因此,血清蛋白电泳后分出至少五个区带,从阳极开始依次为:白蛋白、α_1 球蛋白、α_2 球蛋白、β 球蛋白和 γ 球蛋白。血清蛋白电泳方法有多种,临床应用最多的是醋酸纤维素膜法和琼脂糖凝胶法,电泳结果常用光密度计扫描图表示(见图 9-4)。正常血清蛋白电泳扫描图形及其详细的组分位置见表 9-9 及图 9-5。

参考范围（醋酸纤维膜法）

清蛋白	0.62～0.71。
α_1球蛋白	0.03～0.04。
α_2球蛋白	0.06～0.10。
β球蛋白	0.07～0.11。
γ球蛋白	0.09～0.18。

临床意义　几种常见的病理的电泳图形，见图 9-6 及表 9-10。

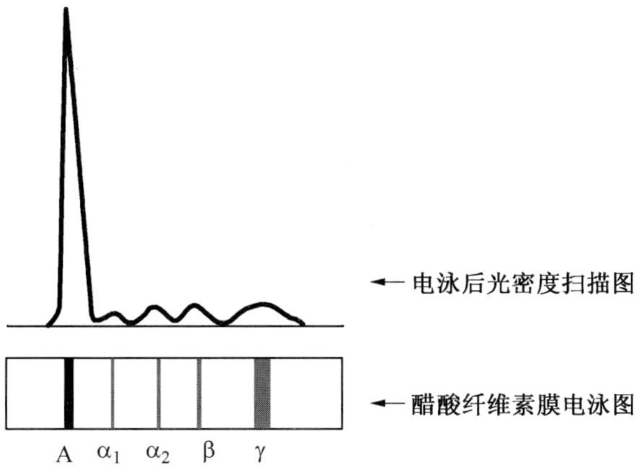

图 9-4　正常血清蛋白电泳图

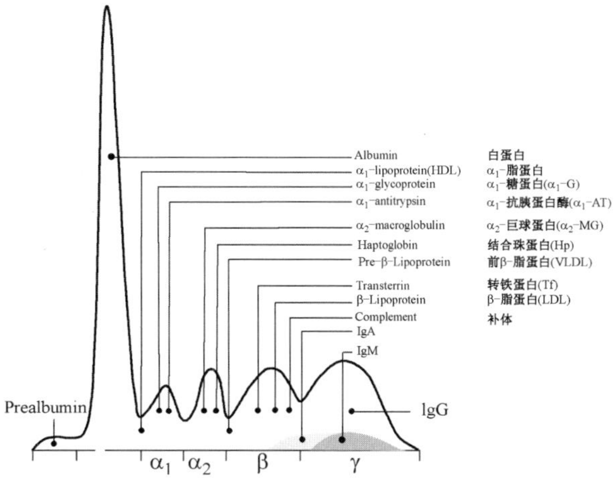

图 9-5　血清蛋白电泳

表 9-9　血浆蛋白电泳主要组分位置

前白蛋白区	白蛋白区	α_1球蛋白区	α_2球蛋白区	β球蛋白区	γ球蛋白区
前白蛋白（pre-A）	白蛋白（A）	α脂蛋白（HDL）	α_2巨球蛋白（α_2-MG）	转铁蛋白（Tf）	免疫球蛋白
				β脂蛋白（LDL）	IgA
		α_1酸性糖蛋白（α_1-AG）	结合珠蛋白（Hp）	C-反应蛋白（CRP）	lgD
			前β脂蛋白（VLDL）	补体	lgE
		α_1抗胰蛋白酶（α_1-AT）	胆碱酯酶（CHE）	纤维蛋白原（Fib）	lgG
			铜蓝蛋白（Cp）	血红素结合蛋白（Hpx）	lgM
				抗凝血酶Ⅲ（AT-Ⅲ）	

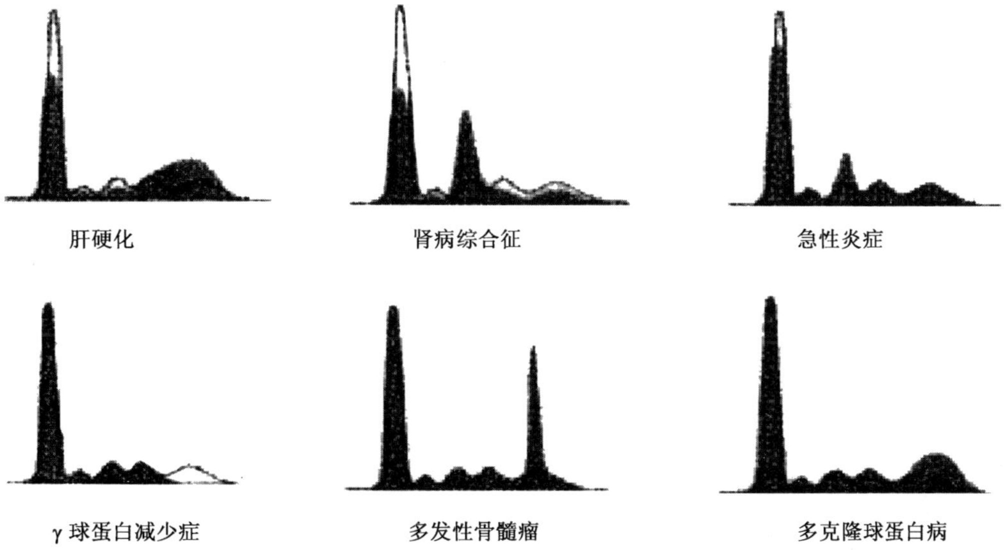

图 9-6　常见病理的电泳图形

表 9-10　常见疾病的血清蛋白电泳图形特点

疾　　病	A	α_1	α_2	β	γ
低蛋白血症	↓↓	N，↑	N，↓	↓	↓，N
肝炎	↓	N	N	N	↑
肝硬化	↓↓	N	N	N	↑↑
重症肝损伤	↓↓	↓	↓	↓	↑
急性感染	↓	↑	↑	(↑)	N
慢性感染	↓	N	↑	N	↑
肾病综合征	↓↓	N	↑↑	↑↑	↓
多发性骨髓瘤、巨球蛋白血症	↓	N	N	N	↑↑
高脂血症(高 β 脂蛋白血症)	N	↑	↑	↑	N
恶性肿瘤	↓	↑	↑	↑	↑

注：↑：增高；↓：减低；N：正常。

1. 肝病型　表现为白蛋白减低，α_1、α_2 和 β 球蛋白有减少倾向(高血脂时 β 球蛋白亦可增高)，球蛋白增高。见于慢性肝炎、肝硬化、肝细胞癌(常合并肝硬化)。

2. M 蛋白血症型　表现为白蛋白轻度减低，单克隆 γ 球蛋白(亦有 β 球蛋)明显增高，偶有 α 球蛋白增高；在 γ 区带、β 区带或 β 与 γ 区带之间出现致密浓集、峰型明显的 M 蛋白区带。见于多发性骨髓瘤、原发性巨球蛋白血症等。

3. 肾病型　表现为白蛋白及 γ 球蛋白减低，α_2 及 β 球蛋白(为脂蛋白主要成分)增高。见于肾病综合征和糖尿病肾病时。

4. 炎症型　表现为 α_1、α_2、β 3 种球蛋白均增高。见于各种急、慢性炎症和应激反应。

5. 其他型　结缔组织病常伴有 γ 球蛋白增高；先天性低(或无)γ 球蛋白血症时 γ 球蛋白减低(或消失)；蛋白丢失性肠病表现为白蛋白及 γ 球蛋白减低，α_2 球蛋白增高。

临床常见的几种疾病血清蛋白电泳图形变化，见表 9-10。

(三) 血清前白蛋白测定

血清前白蛋白(prealbumin，PAB)由肝细胞合成，分子量(为 62 kD)比白蛋白小，醋酸纤维膜电泳时向阳极泳动速度比白蛋白快，电泳图谱上位于白蛋白前方，为一染色很浅的区带。前白蛋白为一载体蛋白，能运输维生素 A，与甲状腺素结合，故又称其为甲状腺素结合前白蛋白(thyroxine binding prealbumin)。在醋酸纤维膜血清蛋白电泳时，多数正常人不显示前白蛋白。但前白蛋白半寿期较其他血浆蛋白短(约为 2 d)，因此比白蛋白更能早期反映肝细胞损害，其血清浓度明显受营养状况和肝功能改变的影响，被视为肝脏损害的早期灵敏指标。其测定有放射免疫扩散法和琼脂凝胶电泳法。

参考范围

成人　280～360 mg/L。

1 岁　100 mg/L。

1～3 岁　168～281 mg/L。

临床意义

1. 减低　见于：① 营养不良、慢性感染、恶性肿瘤晚期；② 肝胆系统疾病(肝炎、肝硬化、肝癌及阻塞性黄疸)，尤其早期肝炎和急性重症肝炎时有特殊诊断价值，其减低早于其他血清成分。

2. 增高　见于：Hodgkin 病。

(四) 与肝脏功能有关的特殊蛋白检测

血清中的球蛋白成分复杂，它是一组来源、结构、氨基酸成分和功能各不相同的不同球蛋白的混合体。其中在肝外合成的是 γ-球蛋白，还有部分球蛋白是在肝细胞合成，如 α_1 酸性糖蛋白、α_1 抗胰蛋白酶、α_2 巨球蛋白、结合珠蛋白、铜蓝蛋白、转铁蛋白、血红素结合蛋白、C 反应蛋白等。这些由肝细胞合成的球蛋白，属于急性时相反应蛋白(acute phase reactants 或 acute phase protein response)，当机体发生炎症、中毒和组织损伤，如细菌感染、烧伤、出血、溶血、心肌梗死、组织坏死、外伤和手术等时，血清中这些蛋白会发生相应的变化；同时，这些蛋白的变化，一定程度上也反映了肝脏的功能和状态。

1. 血清 α_1-抗胰蛋白酶(α_1- antitrypsin，α_1-

AT 或 AAT)测定　α_1-AT 为糖蛋白,分子量为 54 kD,主要合成于肝脏,广泛存在于血清和体液中,半寿期为 1 周。是血清中最主要的糖蛋白酶抑制剂,也是 1 种急性时相蛋白,对急性炎症性病变有一定限制作用,是机体内环境稳定的内在因素,调节内源性蛋白水解,防止炎症引起的不恰当生化反应。

其测定主要用免疫学方法。测定标本为血清,采样后应尽快测定,必要时 4 ℃可保存 5 d,但怀疑 α_1-AT 缺乏症的标本应保存于－20 ℃以下。

参考范围　2.0～4.0 g/L。

临床意义

增高见于:细菌性和病毒性炎症、肿瘤、急性胰腺炎、急性心肌梗死、外科手术后、妊娠和雌激素治疗后。

减低见于:α_1-AT 缺乏症、重症肝炎、肝硬变、新生儿肝炎、阻塞性肺气肿等。

2. 血清 α_1-酸性糖蛋白(α_1-acid-glycoprotein, α_1-AG 或 AAG)测定　α_1-AG 是分子量 40 kD 的糖蛋白,是血浆蛋白中含糖量最高的蛋白,其含糖量高达 40%。合成于肝脏和白细胞。是主要的急性时相蛋白,能干扰类固醇和碱性药物浓度。

其测定主要用免疫学方法。

参考范围　0.5～1.4 g/L。

临床意义

增高见于:各种急性时相反应时、妊娠、肝细胞癌、胰腺癌、胆道系统急性炎症和伴有白细胞增生的疾病。

减低见于:严重肝病和营养不良。

3. 血清 α_2-巨球蛋白(α_2-macroglobulin, α_2-M)测定　α_2-M 是血浆中分子量最大的蛋白质(分子量为 620～800 kD),合成于肝细胞和网状内皮系统,半寿期为 5 d。具有蛋白酶抑制剂作用,抑制纤溶,增强正常人外周血促凝活性,能与胰岛素结合并起活化作用,是锌的主要转运蛋白之一。

其测定主要用免疫学方法。

参考范围　1.5～3.5 g/L。

临床意义

增高见于:① 炎症性疾患、肝病、肾病综合征、糖尿病(早期糖尿病肾病等);② 妊娠及口服避孕药;③ 更年期妇女及 2～4 岁小儿;④ 巨球蛋白血症。

减低见于:① DIC;② 类风湿性关节炎;③ 骨髓瘤;④ 恶性肿瘤(晚期和进行期)时。

4. 血清结合珠蛋白(haptoglobin, HP)测定　结合珠蛋白又称为触珠蛋白,是一种 α_2 糖蛋白,分子量为 100 kD,由肝细胞合成,具有结合游离血红蛋白的能力,在血红蛋白代谢中起重要作用。HP 与血红蛋白结合后形成稳定的大分子复合物,防止了血红蛋白从肾小球滤出从尿液中丢失,也防止了血红蛋白从细胞外分解,并以此种形式储存了铁和蛋白质。

HP 测定目前多应用免疫学方法。

参考范围　0.5～2.2 g/L。

临床意义　HP 测定不仅是溶血的实验室指标,而且也是一种急性时相蛋白。减低见于:各种溶血性疾病、严重肝病、先天性无结合珠蛋白血症等;增高见于:各种急性时相反应,如感染、烧伤、组织坏死、心肌梗死、恶性肿瘤等。

5. 血清血红素结合蛋白(hemopexin, Hpx)测定　血红素结合蛋白由肝细胞合成,分子量为 57 kD,电泳时位于 β 球蛋白区带。其主要功能是与血液中血红蛋白降解后形成的高铁血红素结合,形成结合紧密的复合物后再被肝细胞摄取和降解,使带铁的小卟啉分子不被排泄,从而防止体内铁的丢失。Hpx 与 Hp 不同,Hpx 只能与血红素结合但不与血红蛋白结合,Hpx 不属于急性时相蛋白。

参考范围　0.5～1.2 g/L。

临床意义　其减低有临床意义。减低见于:血管内溶血(诊断早期溶血的参考指标)、严重肝损害(肝衰竭)等。

6. 血清转铁蛋白(transferrin, Tf)测定　转铁蛋白是能结合三价铁离子(Fe^{3+})的糖蛋白,(每 mg Tf 能结合 1.25 mg Fe^{3+}),分子量为 79 kD,为 β 球蛋白,主要合成于肝脏,分布于血液、淋巴液、脑脊液和其他细胞外液。其主要功能为将结合的铁转运并释放给需要铁的组织(如骨髓幼红细胞),而转铁蛋白本身并不改变。由于细胞内的许多酶类需要铁作为辅基,因此 Tf 对细胞的生长和存活十分重要。正常情况下只有 1/3 Tf 与绝大部分的血浆铁结合并进行转运,此为“结合铁”(即“血清铁”),Tf 与铁结合的量称为“总铁结合力”,未与铁结合的 Tf 处于不饱和状态,血清铁与总铁结合力的百分比为“转铁蛋白饱和度”。临床常以转铁蛋白浓度及总铁结合力作为贫血的实验室检测指标。

Tf 测定目前主要应用免疫化学方法。

参考范围　血清转铁蛋白浓度为2～4 g/L。

血清转铁蛋白饱和度为33%～35%。

临床意义

增高见于：① 缺铁性贫血（妊娠中、晚期，反复出血、铁缺乏、口服避孕药等）；② 肝细胞坏死（贮存的Tf从单核-吞噬细胞系统释放）。

减低见于：遗传性转铁蛋白缺乏症、营养不良、严重蛋白质缺乏、腹泻、肾病综合征、尿毒症、肝硬化、溶血性贫血、慢性感染、恶病质等。

7. 血清铜蓝蛋白（ceruloplasmin，CP）测定　铜蓝蛋白又称为铜氧化酶，是含铜的α_2-糖蛋白（血清铜有90%与CP结合）。由肝脏合成，30%～80%由胆汁排出，每分子含6个铜原子，具有酶活性，能催化亚铁原子氧化成高铁原子，又称为亚铁氧化酶，纯品呈蓝色。CP是铜和生物源胺类氧化酶的载体，血清中铜90%以上与CP结合运输，通过CP对铜原子的结合和释放，调节铜在机体多个部位的分布；细胞利用CP提供的铜合成铜的氧化酶（如单胺氧化酶、抗坏血酸氧化酶）。CP具有氧化酶活性，有抗氧化剂作用，是脂质自身氧化的强有力的抑制剂，也是血清氧化物阴离子基团的消除剂。

其测定有化学法和免疫学方法，血清标本4 ℃稳定3 d，－20 ℃稳定4周。

参考范围　化学法为62～140 IU/L。

免疫学方法为210～530 mg/L。

临床意义

CP减低主要见于：肝豆状核变性（Wilson氏病）、严重肝病和严重低蛋白血症。

增高见于：各种炎症等急性时相反应、各种胆道阻塞性疾病等。

8. 血清C-反应蛋白（C-reactive protein，CRP）测定　CRP是一种能与肺炎球菌C多糖体反应的急性时相反应蛋白，分子量为105 kD。能激活补体，促进白细胞运动、吞噬和其他免疫调理作用，对血小板聚集和血块退缩有抑制作用。广泛存在于胸水、腹水、心包液、关节液和血液中，主要合成于肝脏，不耐热，65 ℃ 30 min即破坏。其分子量为129 kD，不能通过胎盘。

CRP测定主要用免疫学方法（单向免疫扩散及免疫比浊法）。

参考范围

免疫比浊法：新生儿　0.1～0.6 mg/L；

幼儿　0.15～1.6 mg/L；

学龄儿童　0.17～2.2 mg/L；

成人　0.42～5.2 mg/L。

一般应＜8 mg/L，10 mg/L以上为诊断临界值。

临床意义　CRP含量变化对炎症、组织损伤、恶性肿瘤等疾病的诊断、病情及疗效观察有一定意义。

（1）是各种急性时相反应的指标。各种感染、组织损伤、恶性肿瘤、手术创伤、急性心梗、射线损伤等，于发病后数小时即迅速增高，但病变好转后又迅速下降，如手术恢复后CRP又升高，提示继发感染和深静脉血栓形成。此反应不受化疗、放疗和皮质激素治疗的影响。

（2）可作为细菌性感染和病毒性感染的鉴别诊断指标。前者CRP升高非常明显，后者CRP升高不明显。

（3）风湿热活动期、器官移植排斥期CRP升高。

（4）孕妇CRP血清含量甚高，可达4.4～46.8 mg/L。

9. 血清纤维结合蛋白（fibronectin，FN）测定　是广泛存在于血液、体液和细胞表面的高分子量糖蛋白，主要合成于肝细胞、内皮细胞和巨噬细胞，存在于血浆的FN为可溶性的，存在于结缔组织、组织基质、血管基质和细胞表面的FN为不溶性的。其生物学功能复杂，与细胞间黏附、细胞迁移和趋化有关，在对抗炎症、组织修复和创伤愈合、纤维化和硬化过程中发挥作用；有非特异性的FN调理素活性，对清除免疫复合物和肿瘤基因转化有重要意义；存在于血小板α颗粒中的FN，在凝血最末阶段对稳定的纤维蛋白形成起重要作用。FN耐热、不耐碱。FN测定主要用免疫学方法。

参考范围　血浆为0.3～0.4 g/L。

血清含量比血浆低（为血浆含量的67%）。

临床意义　血清FN减低见于：多种严重疾病，如多脏器衰竭、严重感染、重症肝炎、失代偿性肝硬化、肝癌转移、严重营养不良等。血清FN持续性减低提示预后不良。

（五）血浆凝血因子测定

人体的凝血因子，除组织因子和钙离子外均产生于肝脏，因此，血浆凝血因子的水平能反映出肝脏的蛋白合成功能。凝血因子的半衰期（$T_{1/2}$）比起肝脏其他蛋白的半衰期相对较短，如因子Ⅶ的$T_{1/2}$为1.5～6 h，血浆清蛋白的$T_{1/2}$为15～19 d，因此，血浆凝血因子水平检测比其他蛋白质检测，更能敏锐地反映肝脏的蛋白合成（储备）功能。维生素 K 依赖因子（Ⅱ、Ⅶ、Ⅺ、Ⅻ因子）半衰期均较短，在肝功能受损的早期，这些因子的活性就会很明显地降低，所以，肝脏疾患的初期，因子Ⅶ的有关检测可以作为肝脏损伤的过筛试验。阻塞性黄疸时由于维生素 K 吸收障碍或因使用维生素 K 拮抗剂，肝脏不能合成维生素依赖因子，常可导致止、凝血障碍性疾病的发生。

肝疾患时关于凝血因子检查的过筛试验主要是：

1. 凝血酶原时间（PT）测定：是以因子Ⅱ为中心，反映因子Ⅴ、Ⅶ、Ⅹ活性水平。目前 PT 测定均按标准化要求进行，不仅测定 PT，而且要计算出 PTR（凝血酶原时间比值）和 INR（国际标准化比值）。PT 延长是失代偿性肝损伤的指标。

2. 活化部分凝血活酶时间（APTT）测定：是反映内源性凝血系统因子的试验，严重肝损害时 APTT 亦延长。

3. 凝血酶凝固时间（TT）测定：主要反映纤维蛋白原含量或结构异常等，也受因子Ⅶ、Ⅺ、Ⅹ影响。重症肝炎和肝硬化时 TT 延长。

4. 纤维蛋白原（Fg）测定：通过 Fg 定量检测了解血浆 Fg 水平。重症肝炎、肝硬化、肝坏死时血浆 Fg 水平减低，可出现出血倾向。

（六）蛋白质代谢产物检查

肝脏在蛋白质代谢过程中，在一系列酶的作用下，发生脱氨基、转氨基、脱羧基、转甲基、脱硫等生化学反应。经过以上反应，会产生许多蛋白质代谢的中间产物和终末产物，这些产物的量的正常与否，也可以反映出肝脏的蛋白质代谢功能是否正常。关于蛋白质代谢产物检查项目，临床常用的有：血清氨基酸、血氨、尿素和肌酐（尿素和肌酐一般被归入肾功能检查项目）等。

氨基酸测定临床常用项目有：

1. 氨基酸总量测定　氨基酸（amino acid，AA）为小分子含氮化合物之一，是组成蛋白质的最小单位。氨基酸有 20 多钟，但作为非蛋白氮类化合物的临床测定，通常测定血浆氨基酸总量，主要用化学方法进行测定。临床为了诊断某些代谢性或遗传性疾病，亦常用各种层析法和化学法分离鉴定个别氨基酸，如苯丙氨酸、酪氨酸、胱氨酸等。

参考范围　血浆氨基酸总量的参考范围随测定方法不同而异。成人血浆氨基酸氮 2，4-二硝基氟苯显色法为 36～70 mg/L，β-奈醌磺酸钠法为 40～60 mg/L。

临床意义

（1）血浆氨基酸氮：增高见于：急性黄色肝萎缩、肝癌、甲状腺功能亢进、尿毒症、子痫及白血病等。减低见于：应用胰岛素、生长激素和雄性激素。

（2）尿中氨基酸氮：增高见于：苯丙酮酸尿症、胱氨酸尿症、重症肝病（如急性黄色肝萎缩、肝硬化）、肝豆状核变性、Fanconi 综合征、半乳糖血症等。

2. 血清苯丙氨酸测定　正常情况下苯丙氨酸在苯丙氨酸羟化酶作用下生成酪氨酸并进一步代谢。在苯丙酮酸尿症时，由于丙氨酸羟化酶缺乏或不足，使苯丙氨酸不能变为酪氨酸，于是大量的苯丙氨酸在转氨酶作用下生成苯丙酮酸。大量的苯丙酮酸可自尿内排出，并在体内蓄积，对患者神经系统造成损害（患儿智力发育不全）并影响体内色素代谢（患者皮肤及毛发颜色变浅）。因此血清苯丙氨酸测定对苯丙酮酸尿症有诊断价值。其测定常用荧光法，标本采取后如不能立即测定时，必须及时分离血清（或血浆）冰冻保存。

参考范围　荧光法：成人 8～18 mg/L，新生儿 12～34 mg/L，早产儿 20～75 g/L。

临床意义　增高见于：先天性苯丙酮酸尿症。本病多见于小儿，患病的新生儿血清苯丙氨酸不仅超过正常，而且逐日增高，生后 10 d 内可达 150～300 mg/L。

3. 尿液胱氨酸测定　胱氨酸尿症时尿液中胱氨酸增多，会出现胱氨酸结晶，引起尿路复发性胱氨酸结石。因此，尿中胱氨酸测定对胱氨酸尿症诊断有帮助。其测定多应用化学方法。

参考范围　10～100 mg/L。

临床意义　增高见于：胱氨酸尿症，为一种先天性代谢性疾病。

4. 酪氨酸测定　酪氨酸症时，由于缺乏对-羟苯丙酮酸氧化酶和酪氨酸转化酶，体内对-羟苯丙酮酸和酪氨酸增多，致使尿液中上述两种氨基酸也显著增多。因此，测定血清和尿液中酪氨酸有助于酪氨酸症的诊断。常用化学法做尿液定性试验，用荧光法做血清定量测定。血清标本长期保存于 −20 ℃对结果无影响；30 ℃保存可稳定 4 d；加入氟化钠 30 mg/L 可保存 7 d；如为滤纸采血在密闭玻璃容器中可保存 1 个月。

参考范围　尿液定性试验：阴性；

血清定量测定：

早产儿 3.9～13.3 mmol/L。

新生儿 0.88～2.04 mmol/L。

成 人 0.44～0.72 mmol/L。

临床意义 增高见于：① 新生儿及早产儿(10%足月新生儿及30%不足月新生儿在出生后1周内有短暂性的血酪氨酸增高，为对-羟苯丙酮酸氧化酶缺乏所致)；② 遗传性高酪氨酸血症(罕见，有肝硬化及肾小管功能障碍等症状，限制酪氨酸摄入可控制症状)。

(七) 血氨测定

正常人体中含有少量游离的氨(ammonia, NH_3)，主要来源于肠道中未被吸收的氨基酸，未消化的蛋白质及由血液中渗入的尿素，经大肠杆菌作用脱氨基生成的氨，以及蛋白质代谢过程中生成的氨。氨是有毒物质，通过以下途径解毒：① 肝内经鸟氨酸循环合成尿素，经肾脏排出体外；② 转变为氨基酸上的氨基；③ 在肾脏泌氨中和肾小管腔中的H^+形成铵盐，随尿排出体外。其中肝脏将氨合成尿素，是保证血氨正常的关键。当肝脏功能严重损害(80%肝组织遭破坏)时，氨不能被解毒。氨在中枢神经系统聚集，会引起肝性脑病。

血氨测定目前以酶法为多用。由于血氨浓度很低，且标本中氨又极不稳定，易被外界污染，因此血氨测定标本应采集于经处理的无氨玻璃器皿中，采取后应立即置冰水中，并尽快送检。

参考范围 谷氨酸脱氢酶法为 11～35 μmol/L (140～490 g/L)。

临床意义 病理性增高见于：① 严重肝损害(肝性脑病、肝硬化、肝癌、重症肝炎等)；② 尿毒症；③ 上消化道大出血；④ 肝外门脉系统分流形成。生理性增高见于：过多进食高蛋白饮食和运动后。减低见于：低蛋白饮食和严重贫血等。

二、糖代谢功能检测

肝脏是调节糖代谢的重要器官。肝脏在糖代谢中主要通过糖原的合成与分解、糖的异生作用来维持血糖浓度，为机体的生理活动提供能量，必要时肝脏还能动用脂肪释放脂肪酸氧化成酮体供大脑利用以节省葡萄糖。虽然胰岛素等内分泌激素和神经因素参与血糖水平调节，但肝脏是调节糖代谢的最重要的器官，肝脏的病变会直接影响血水平及血糖的时相变化。

血清葡萄糖测定及葡萄糖耐量试验，主要用于糖尿病及某些代谢性和内分泌疾病的诊断和治疗监测(见血糖代谢紊乱的实验诊断)，但肝脏疾病时上2项检测也会出现特征性改变。

主要表现为：

1. 血糖增高 严重的肝脏损害导致肝功能障碍时，肝脏不能及时地将葡萄糖转化为肝糖原贮存，造成餐后高血糖，此为肝源性高血糖。

2. 血糖减低 重型肝炎、肝硬化、肝癌等严重肝病变时，由于肝糖原贮存缺乏，也会出现血糖减低(血糖低于 3.9 mmol/L)。

3. 糖耐量试验异常 表现为肝源性低血糖。即糖耐量试验结果为：空腹血糖常低于正常，服糖后血糖水平超过正常(餐后高血糖)，服糖后 2 h 仍不能降到正常，出现尿糖阳性。主要见于广泛性肝损伤时，如中毒性肝炎，爆发性病毒性肝炎，胆管炎，胆汁淤滞，肝肿瘤等所致的肝组织大量受损时。此时即使是没有糖原消耗增加，也可以因肝脏对肝糖原降解为葡萄糖的作用和糖异生作用的减弱而导致低血糖。

三、脂质代谢功能检测

肝脏是脂质代谢的重要器官，人体脂质的消化、吸收、合成、分解等过程，均与肝脏有密切关系。肝脏合成胆固醇及胆固醇酯化所需要的卵磷酯胆固醇酰基转移酶(LCAT)，肝脏还是胆固醇降解和排泻的重要器官；肝脏还能合成脂肪酸、三酰甘油和磷酯；肝脏与脂蛋白代谢关系也十分密切。所以，脂质代谢的检查，也能反映肝脏的功能状态，肝脏的各种损害也表现出血清脂质检测的异常。

1. 血清胆固醇(cholesterol, CH)检测 体内的内源性胆固醇主要由肝脏合成，血浆中的 LCAT 则全部由肝脏合成，在 LCAT 作用下，使胆固醇生成胆固醇酯。当肝细胞严重损害时由于胆固醇和 LCAT 合成减少，会使血清总胆固醇和胆固醇酯水平减低。

参考范围

总胆固醇 2.9～6.0 mmol/L。

胆固醇酯 2.34～3.38 mmol/L。

胆固醇酯：游离胆固醇＝ 3∶1。

临床意义

(1) 肝细胞受损时，胆固醇酯化障碍，血清胆固醇酯减少；严重肝细胞损害(肝硬化、暴发性肝功衰竭等)时，血清总胆固醇也降低。

(2) 胆汁淤滞时，由于胆汁排出受阻，胆固醇逆流入血，血清总胆固醇增加。

2. 脂蛋白-X(lipoprotein-X, Lp-X)测定 Lp-X为胆汁淤积时出现的大颗粒的异常脂蛋白，脂蛋白电泳时向阴极泳动为其特征(与其他脂蛋白泳动方向相反)，是胆汁淤积的具有重要诊断意义的生化学指标。其检测方法有脂蛋白电泳法，沉淀分离化学测定法和超速离心法等。以超速离心法可将其分为两类——$Lp\text{-}X_1$(其蛋白部分以白蛋白为主，肝外性胆汁淤积时增加)和$Lp\text{-}X_2$(其蛋白部分除白蛋白外，还有apoE等，在肝内性胆汁淤积时增加)。其组成中以磷酯和游离胆固醇成分多为其特征(磷酯占66%，游离胆固醇占22%，胆固醇酯占3%，三酰甘油占3%，蛋白占6%)。其蛋白质成分中40%为白蛋白，60%为apoC。Lp-X测定可用电泳法和化学测定法。测定Lp-X的标本不宜存放，采集送检后应立即测定，因为血液中含有磷酸酯酶能分解Lp-X，会使测定结果减低。

参考范围 定性为阴性；定量<140 mg/L。

临床意义

(1) Lp-X是胆汁淤积的灵敏的生化指标，其敏感性及特异性优于总胆红素，碱性磷酸酶和Y-谷氨酰转肽酶。

(2) Lp-X含量与胆汁淤程度相关，可用于鉴别胆道阻塞类型，肝外性阻塞时高于肝内性阻塞，恶性阻塞高于良性阻塞。

3. 三酰甘油和磷酯检测 严重肝病时，由于脂质代谢异常，大量的三酰甘油在肝内贮存，则形成脂肪肝，并且会出现血清三酰甘油水平增高；另外，由于肝细胞合成磷酯的障碍，会造成脂肪运输障碍，导致肝细胞内脂肪沉积，也造成脂肪肝。

四、胆红素代谢功能检测

胆红素是胆汁的重要成分之一，是各种含血红素蛋白中血色素的分解产物，其中大部分(80%～85%)来自于衰老的红细胞的血红蛋白，少部分(15%～20%)为旁路胆红素，来源于血红蛋白以外的肌红蛋白，游离血红素等。上述胆红素为非结合胆红素(unconnect bilirubin, UCB，又称为间接胆红素)，在循环血中与清蛋白结合转运；非结合胆红素在肝脏被肝细胞摄取并与葡萄糖醛酸结合后，形成葡萄糖醛酸酯，即结合胆红素(connect bilirubin, CB，又称为直接胆红素)；结合胆红素随胆汁进入肠腔后，被肠道细菌作用还原成尿胆原(urobilinogen)，大部分随粪便排出，少部分经门静脉回肝，其大部分被肝细胞摄取再转变为结合胆红素并再排入肠腔(此即胆红素的肠肝循环)，另一部分从门静脉入体循环，进入肾脏，随尿排出。血清总胆红素(serum total bilirubin, STB)为非结合胆红素和结合胆红素的总量。

用高效液相色谱(HPLC)法可将胆红素分为4条带，即α胆红素(非结合胆红素)、β胆红素(单葡萄糖醛酸酯)、γ胆红素(双葡萄糖醛酸酯)和δ胆红素(胆素蛋白)。δ胆红素仅来源于高结合胆红素血症时，此时STB＝UCB＋CB＋δ胆红素，所以δ胆红素＝STB－(UCB＋CB)。胆红素临床测定主要采用化学方法。

正常情况下进入血中的胆红素与被清除的胆红素处于动态平衡状态，见图9-7；当胆红素代谢发生障碍时：① 非结合胆红素或/和结合胆红素生成增加；② 肝细胞摄取非结合胆红素能力降低；③ 肝细胞转化胆红素能力降低；④ 肝细胞及肝内外胆红素分泌排泄功能障碍等，均会引起血、尿胆红素和尿胆原发生变化。高胆红素血症时会出现黄疸。根据引起黄疸的原因不同，临床常将黄疸分为三型(见图9-8～10)：

(1) 溶血性黄疸(肝前性黄疸)：是由于单核-巨噬细胞系统对红细胞破坏过多，或红细胞的缺陷，造成游离胆红素增多，超过了肝细胞对胆红素的摄取，转化和排泄清除能力，造成血液中游离胆红素明显增高，而结合胆红素和尿胆原虽较正常增多，但不如游离胆红素增高明显，多见于各种溶血性疾病、输血反应、大面积烧伤、大血肿吸收等。

(2) 肝细胞性黄疸(肝性黄疸)：是由于肝脏损伤，肝细胞对胆红素的摄取、转化和排泄清除能力下降所致。此时血液中不仅游离型胆红素增高，而且由于肝细胞肿胀、坏死及毛细胆管等病变造成结合胆红素和胆素原逆流入血，使血液及尿液中结合胆红素及胆素原均升高。见于各种肝实质性损伤，如急、慢性肝炎、肝硬化、药物性、中毒性或胆汁淤积性肝实质损害等。

(3) 阻塞性黄疸(肝后性黄疸)：是由于胆汁排泄通道受阻，导致结合胆红素逆流入血；同时胆红素肠肝循环被阻断，结果引起血中结合胆红素明显增高，尿液中胆素原减少或消失。见于胆道阻塞性疾病，如胆石症、胰头癌、胆道肿瘤、胆管炎、胆道闭锁等。

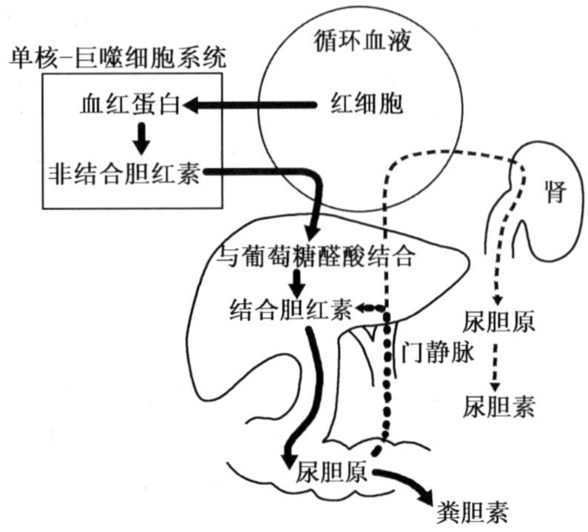

图 9－7　正常胆红素代谢

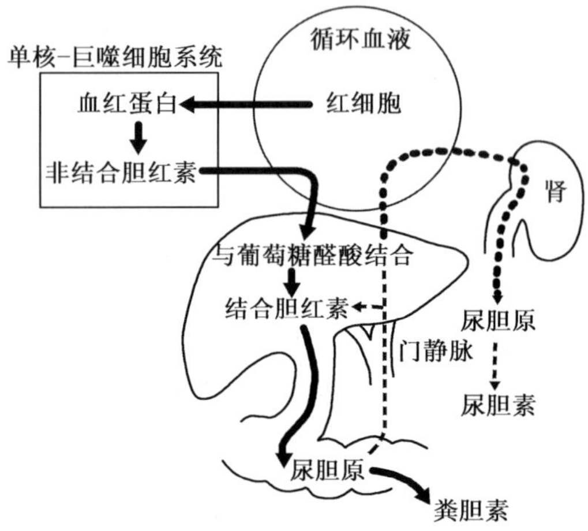

图 9－8　溶血性黄疸时胆红素代谢

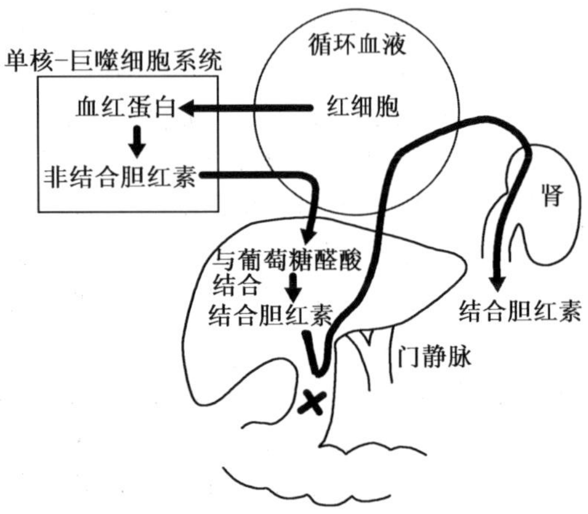

图 9－9　梗阻性黄疸时胆红素代谢

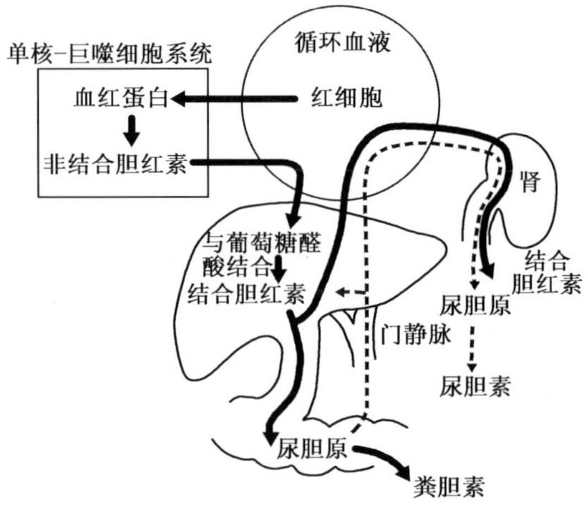

图 9－10　肝细胞性黄疸时胆红素代谢

测定血清总胆红素、非结合胆红素、结合胆红素及尿胆红素、尿胆原，对黄疸的诊断和鉴别诊断、病情观察及指导治疗有重要意义。

胆红素测定临床多用化学方法，但测定标本应避免光线照射。有报道，标本日光照射 1 h 后，STB 测定值增高 30%，室温下避光保存其稳定性可达 3 d。

（一）血清总胆红素、结合胆红素与非结合胆红素测定

参考范围

STB：新生儿0～1 d　34～103 μmol/L。

1～2 d　103～171 μmol/L。

3～5 d　68～137 μmol/L。

成人　3.4～17.1 μmol/L。

CB：　6～0.8 μmol/L。

UCB：1.7～10.2 μmol/L。

CB/STB：0.2～0.4。

临床意义　临床 STB、CB 和 UCB 测定主要用于黄疸的诊断和黄疸类型的鉴别。

1. 判断有无黄疸及黄疸的程度　STB＞17.1～34.2 μmol/L 为隐性黄疸或亚临床黄疸；STB＞3.42 μmol/L 为临床肉眼可见黄疸（显性黄疸）：STB34.2～171 μmol/L 为轻度黄疸，STB171～342 μmol/L 为中度黄疸，STB＞342 μmol/L 为重度黄疸。

2. 根据黄疸程度推断黄疸原因　溶血性黄疸通常为轻度黄疸，STB＜85.5 μmol/L；肝细胞性黄疸为轻、中度黄疸，STB 为 17.1～171 μmol/L；梗阻性黄疸通常为中、重度黄疸，STB 增高较前两者明显，不完全梗阻为 171～342 μmol/L，完全梗阻常

＞342μmol/L。

3. 根据 CB 及 UCB 增高情况及 CB/STB 比值判断黄疸的类型　溶血性黄疸时以非结合性胆红素增高明显，CB/STB＜0.2；梗阻性黄疸时以结合胆红素增高明显，CB/STB＞0.5；肝细胞性黄疸时 CB 及 UCB 均增加，CB/STB 比值＞0.2，但＜0.5。见表 9-11。

4. 血清 δ 胆红素测定解决了临床上出现的难以解释的现象　由于 δ 胆红素是与清蛋白牢固结合的胆红素，分子量大，不被肾小球滤过，故临床可出现血清中 STB 及 CB 增高，尿中却不出现 CB；δ 胆红素半寿期长（同清蛋白，为 21 d），代谢慢，故肝炎恢复期等患者尿胆红素已消失，而血清 CB 仍很高。

（二）尿胆红素测定

非结合胆红素不能透过肾小球滤膜，不能出现于尿液中；结合胆红素为水溶性，可以透过肾小球滤膜出现于尿液中，所以尿胆红素是结合胆红素，尿胆红素阳性表示血清结合胆红素增高。正常时尿中含有微量胆红素，用通常的检查方法不能被发现；当血中胆红素浓度增高，超过肾阈值（＞34 μmol/L）时，结合胆红素可从尿中排出，尿胆红素定性为阳性。尿胆红素用化学法（加氧法或重氮法）测定，做胆红素测定的尿液标本必须新鲜，应避免阳光直接照射。尿胆红素测定结合血清胆红素测定对临床黄疸的诊断，鉴别诊断及提示是否有肝胆损害有一定意义。

参考范围　定性试验阴性。

临床意义　尿胆红素阳性表明血胆红素增高，见于：

1. 胆汁排泄受阻　肝外胆管梗阻（胆石症、胆道肿瘤、胰头癌等）和肝内小胆管压力增高（门脉周围炎症、肝脏纤维化、肝细胞炎症和肿胀坏死、肿瘤等）。

2. 肝细胞损害　病毒性肝炎，药物性及各种原因引起的中毒性肝炎、急性乙醇性肝炎等。病毒性肝炎出现黄疸前或血胆红素已升高黄疸不明显时，尿胆红素阳性为较早出现的阳性实验指标，有利于早期诊断。

3. 黄疸　梗阻性及肝细胞性黄疸尿胆红素阳性，溶血性黄疸尿胆红素阴性；梗阻性黄疸比肝细胞性黄疸时尿胆红素增高明显，持续时间相对较长，肝细胞性黄疸时尿胆红素出现时间早，持续时间相对较短（多数少于 4 周）；先天性黄疸中 Dubin-Johnson 和 Rotor 综合征尿胆红素阳性，Gilbert 和 Crigler-Najjar 综合征尿胆红素阴性。

4. 碱中毒时胆红素分泌增加，可出现尿胆红素阳性。

（三）尿液尿胆原测定

在肠道内形成的尿胆原（urobilinogen）大部分经粪便排出体外，经肠肝循环回到肝脏的尿胆原也只有很少部分（＜10%）从肾随尿排出。因此，尿液中尿胆原正常时虽可查出，但含量较低，当发生胆红素代谢障碍时，尿液中尿胆原含量会发生变化。尿胆原通常用化学方法进行定性、半定量及定量测定，被检尿液必须新鲜，久置可致假阴性。尿液尿胆原测定结合其他胆红素代谢检测，对肝胆疾病及黄疸的诊断和鉴别诊断有重要意义。

参考范围　定量　0.84～4.2 μmol / 24 h 尿。

半定量　1∶20 倍稀释度以下阳性。

定性　弱阳性。

临床意义　尿中尿胆原在生理情况下可有少量，但受饮食和尿液酸碱度影响，其尿液中含量可有生理性变化。如餐后或碱性尿时尿液尿胆原增多（肾小管对尿胆原重吸收减少及尿胆原生成增多所致），酸性尿时则减少。若晨尿 40（1∶40）倍稀释

表 9-11　正常人和三种黄疸时胆红素代谢测定结果

	血清				尿液		粪便颜色
	STB (μmol/L)	CB (μmol/L)	UCB (μmol/L)	CB/STB	尿胆红素 (定性)	尿胆原 (μmol/L)	
正　常	1.7～17.1	0～6.8	1.7～10.2	0.2～0.4	（－）或弱（＋）	0.84～4.2	浅黄色
溶血性黄疸	↑	↑	↑↑↑	＜0.2	（－）	↑↑↑	变深
梗阻性黄疸	↑↑～↑↑↑	↑↑↑	↑	＞0.5	（＋＋）	↓或（－）	变浅或白色
肝细胞性黄疸	↑～↑↑	↑↑	↑↑	＞0.2 但＜0.5	（＋）	↓或正常	变浅或正常

注：↑：轻度增加；↑↑：中度增加；↑↑↑：明显增加；（－）：阴性；（＋）：阳性；（＋＋）：强阳性。

尿胆原仍阳性，即为尿胆原增多。

病理性尿胆原增多见于：

1. 肝细胞损害时 病理性肝炎、药物或中毒性肝炎及门脉性肝硬化时，肝细胞受损时肠肝循环回肝的尿胆原不能正常转变为结合胆红素，而大量入体循环进入肾脏，使尿内尿胆原增多。尿中和血中尿胆原增高是反映肝细胞损害比尿中胆红素更敏感的指标，是早期发现肝炎的简易而有用的方法。黄疸高峰期由于胆汁淤积尿胆原可暂时性减少，可与黄疸不平行；恢复期又升高；黄疸消退后又恢复正常。故尿内尿胆原暂时缺乏后又出现，是肝内胆汁淤积减轻的早期证据。

2. 胆红素产生增多 溶血性贫血或巨幼细胞性贫血时，循环血中红细胞破坏增加或骨髓中红细胞前体细胞破坏增多所致；也可见于旁路胆红素产生增多(旁路性高胆红素血症)。

3. 其他 ① 内出血时(胆红素生成增多)；② 顽固性便秘时(肠道对尿胆原回吸收增多)。③ 肠道和胆道感染时(细菌作用于胆红素转变为尿胆原增多)。

病理性尿胆原减少或缺如见于：

1. 肝内、外胆道梗阻 胆道结石、胆道肿瘤、胰头癌、Vater壶腹癌等时。完全性梗阻时尿胆原缺如，不完全梗阻时尿胆原减少，均同时伴有尿胆红素增加。

2. 新生儿及长期服用抗生素 因肠道细菌缺乏或细菌受抗生素抑制，使尿胆原生成减少。

3. 其他 ① 小肠排泄过快；② 胆红素产生减少(严重再生障碍性贫血)；③ 肾功能不全(尿胆原排泄减少)。

(四) 粪胆原和粪胆素检查

结合胆红素随胆汁排入肠腔，经肠道细菌作用还原成胆素原(尿胆原和粪胆原)，粪便在肠道下段或排出体外后，粪胆原因接触空气而被氧化成黄棕色的粪胆素，使粪便成黄棕色。但粪胆原和粪胆素每天形成量波动较大，其测定值波动亦很大，故临床常常测定 4 d，求其测定值的平均值。测定粪胆原或粪胆素时，为了避免抗生素对肠道细菌的抑制作用对该测定的影响，测定期间应暂停用广谱抗生素。实际上，临床上和实验室通常未把粪胆原或粪胆素测定列为常规，通过对患者粪便颜色的观察，即可了解粪胆素产生的情况。粪便颜色越深，反应粪胆原和粪胆素产生量增多；粪便颜色变浅(变为浅黄、灰色或白色)，反应粪胆原和粪胆素产生量减少或缺如。

参考范围 粪胆原为 68～473 μmol/d(40～200 mg/d)。

临床意义 测定目的和意义基本同血清胆红素、尿胆红素和尿胆原，对黄疸的诊断和鉴别诊断有一定意义。

(1) 增加见于：胆红素产生过多，主要为溶血性贫血，某些旁路性高胆素血症。有人认为反映溶血测定粪胆原比测定尿胆原更灵敏，提出用溶血指数表达溶血的程度(溶血指数＝每天粪胆原量(mg)/总循环血中血红蛋白量(g)×100，参考范围为 10～20)，严重而大量溶血时，粪胆原每天排出量可超过 1 g。

(2) 减少见于：各种原因引起的胆道梗阻、肝细胞损害引起的胆汁分泌功能减退、严重贫血和应用广谱抗生素使肠道细菌减少等。胆道完全梗阻时阴性，持续阴性为恶性肿瘤；间断性、波动性阴性或减少多见于结石。

(五) 胆红素代谢检查的项目选择和应用

临床关于胆红素代谢功能检测项目正如前面所述，主要包括：① 血清总胆红素(STB)；② 血清结合胆红素(CB)；③ 血清非结合胆红素(UCB)；④ 血清结合胆红素/血清总胆红素(CB/STB)比值；⑤ 尿液胆红素(UB)；⑥ 尿液尿胆原(URO)；⑦ 粪便颜色观察。

临床通过对血清总胆红素、结合胆红素、非结合胆红素、尿胆红素和尿胆原测定，并结合患者的临床表现，主要对黄疸进行诊断和鉴别诊断。见表 9-11。

五、胆汁酸代谢功能检测

胆汁酸(bile acid，BA)是胆汁的主要成分。由胆固醇在肝脏合成，随胆汁排入肠道，经肠道细菌分解后由小肠重吸收，经门静脉入血回肝，再由肝细胞摄取，少量进入血液循环，90%～95%再分泌入胆汁，形成胆汁酸的肠肝循环。因此，胆汁酸的测定能反映肝细胞的合成，摄取及排泄功能，并可反映胆道的排泄功能。肝脏损害、肠道疾病和胆道梗阻时，均可引起胆汁酸代谢紊乱。

BA是胆汁中一大类胆烷酸的总称，人类 BA 主要有胆酸(cholic acid，CA)，鹅脱氧胆酸

(chenodeo-xycholic acid，CDCA)，脱氧胆酸(deoxycholic acid，DCA)、石胆酸(lithocholic acid，LCA)及熊脱氧胆酸(ursodeoxycholic acid，UDCA)，其中以 CA、CDCA、DCA 为主。游离 BA 分泌到胆小管前均形成结合胆酸，如甘氨胆酸(glycocholic acid)等。

胆汁酸是天然的离子化去垢剂，表现出极强的界面活性，能降低脂、水两相间的表面张力，对脂类物质能较稳定的溶解于胆汁中起重要作用。因此，BA 具有以下生理功能：① 促进脂类的消化吸收；② 调节胆固醇的代谢(肝脏由胆固醇合成 BA 是胆固醇从体内清除的重要途径，体内 50%胆固醇以 BA 形式排泄，胆汁酸合成减少时会导致肝内胆固醇性和胆色素性胆石形成)；③ 促进胆汁分泌(有利胆作用)。

BA 测定主要用化学方法(酶法、高效色谱法)和放射免疫分析法，方法不同结果差异较大。可作空腹或餐后 2 h 血清总胆汁酸(TBA)测定，后者比前者更灵敏。

参考范围

TBA　0～10 μmol/L(酶法)。

CA　0.08～0.91 μmol/L(气-液相色谱法)。

DCA　0.23～0.89 μmol/L(气-液相色谱法)。

CDCA　0～1.61 μmol/L(气-液相色谱法)。

甘氨胆酸 0.05～1.0 μmol/L(气-液相色谱法)。

CA/CDCA 比值　0.5～1.0。

临床意义　血清总胆汁酸测定可反映肝细胞的合成、摄取和排泌功能，是比其他指标更敏感的肝功能试验指标，因此临床主要用于肝细胞损伤的诊断。又因肠道、胆道和门脉系统疾病时也可引起胆汁酸代谢紊乱，因此胆汁酸测定也可用于反映肠道、胆道及门脉系统病变。

1. 血清 TBA 增高见于：

(1) 肝细胞损害：急性肝炎、慢性活动性肝炎、乙醇肝、中毒性肝病、肝硬化和肝癌时 TBA 显著增高，尤其对肝硬化时 TBA 阳性率明显高于其他指标。文献报道，对 21 例急性肝炎随访调查发现，血清 TBA＜10 μmol/L 者，1 年后无 1 例转为慢性，而 5 例 TBA 增高，ALT 恢复正常者中有 4 例转为慢性；亦有报道，肝硬化病例中，TBA＞20 μmol/L 者 1 年病死率为 7%，＞50 μmol/L 者 1 年病死率高达 67%。因此，TBA 测定不仅是肝细胞损害的敏感指标，还有助于估计预后和提示病情复发。

(2) 胆道梗阻：胆石症、胆道肿瘤等肝内、肝外胆管阻塞时 BA 排泄受阻、使血 TBA 增高。

(3) 门脉分流：门脉分流时，肠道中次级胆酸经分流的门脉系统直接进入体循环，使血 TBA 升高。

(4) 生理性增高：进食后血清胆汁酸可一过性增高，此为生理现象。

2. 血清胆酸/鹅脱氧胆酸(CA/CADA)比值测定，有助于判断肝损害程度及肝损害类型。肝损害时 CA 合成减少 75%，而 CDCA 变化不大，因此 CA/CADA 比值常＜1.0，而且 CA/CADA 比值降低程度与肝损害严重程度相一致；阻塞性黄疸时，CA 增高程度大于 CDCA，CA/CDCA 比值常＞1.5。故肝胆疾病时，如以肝实质细胞损害为主，则 CA/CADA 比值常＜1.0；如以胆汁淤滞为主，则 CA/CADA 比值常＞1.0。药物性肝病、中毒性肝病等测定该比值可以帮助判断肝损害情况及其类型。

3. 肠道疾病引起 BA 代谢异常时，可出现脂肪消化不良，轻者水样腹泻，重者则可出现脂肪痢。

4. 胆汁中 BA、卵磷酯和胆固醇的比例失调是胆固醇结石形成的重要原因。大多数胆结石是由胆固醇构成的，BA 和卵磷酯含量降低或胆固醇含量增高，使胆汁中的胆固醇不能分散溶解于胆汁中，而呈饱和状态，从而以结晶形式析出，在胆汁中形成胆固醇结石。

六、肝脏酶学检测

肝脏是人体含酶最丰富的器官，酶蛋白含量占肝脏总蛋白的 2/3。肝脏具有复杂的生物转化和物质代谢功能，这些功能多是在一定的酶的作用下经一系列酶促反应而完成的。有些酶具有一定的组织特异性，肝脏的一些病理状态常导致一定的酶血清浓度发生变化，因此，根据酶活性测定可以对肝脏的某些疾病进行诊断、鉴别诊断、病情观察、疗效判断和预后评估。酶学检测是肝脏实验室检查中最常用的项目。

用于肝脏疾病诊断的血清酶的浓度变化的主要机理见表 9－12。

肝脏所含酶种类达数百种，但常用于临床诊断的酶主要有十几种。根据临床应用目的不同，可将其分为以下四个方面的酶，见表 9－13。

下面对临床常用的几种与肝脏疾病有关的酶

做以下介绍。

表 9－12 肝病血清酶浓度变化机理

变化机理	常见血清酶
• 酶存在于肝细胞内，肝细胞受损后酶从细胞内释放入血，使血清酶活性升高	ALT、AST、ALD、LDH、GDH
• 酶由肝细胞合成，肝脏疾病时肝细胞合成酶减少，使血清酶活性减低	CHE、LCAT、各种凝血因子
• 维生素 K 依赖性凝血因子，因胆汁淤滞，胆汁酸盐不能进入肠道使维生素 K 吸收障碍，肝脏不能合成这些酶因子	凝血因子Ⅱ、Ⅶ、Ⅸ、Ⅹ
• 胆道梗阻，酶排泄受阻，使血清酶浓度升高	ALP、GGT
• 肝脏纤维组织增生时某些酶活性升高	MAO、pH、PⅢP、HA

表 9－13 肝脏疾病诊断酶分类

分类	代表酶
反映肝细胞损害为主的酶	丙氨酸氨基转移酶(ALT) 门冬氨酸氨基转移酶(AST) 谷氨酸脱氨酶(GDH 或 GLDH) 乳酸脱氢酶(LDH) 谷胱甘肽 S 移换酶(GST) 胆碱脂酶(CHE) 卵磷酯胆固醇酰基转移酶(LCAT)
反映胆汁淤滞为主的酶	碱性磷酸酶(ALP) γ-谷氨酰移换酶(γ-GT 或 GGT) 亮氨酸氨基肽酶(LAP) 5′-核苷酸酶(5′-NT)
反映肝脏纤维组织增生为主的酶	单胺氧化酶(MAO) 脯氨酰羟化酶(pH) 胶原酶(collagenase) γ-谷氨酰移换酶同工酶Ⅱ(γ-GTⅡ)
协助诊断肝细胞癌的酶类	α-L-岩藻糖苷酶(AFU) 碱性磷酸酶同工酶Ⅰ(ALP-Ⅰ) 5′-核苷酸磷酸二脂酶同工酶Ⅴ(5′-NPDV) 醛缩酶同工酶 A(ALD-A)

(一) 肝细胞损害为主的酶

1. 丙氨酸氨基转移酶（alanine aminotransferase，ALT）和门冬氨酸氨基转移酶（aspartate aminotransferase，AST） 转氨酶(transaminase)即氨基转移酶(aminotransferase)，是一组催化氨基酸与 α-酮酸之间氨基转移反应的酶类。用于肝脏疾病检查的转氨酶主要是丙氨酸氨基转移酶(alanine aminotransferase，ALT，过去按反应产物命名，称为谷氨酸丙酮酸转移酶，即 GPT）和天门冬氨酸氨基转移酶（aspartate aminotransferase，AST，过去以反应产物命名，称为谷氨酸草酰乙酸转移酶，即 GOT)。在氨基转移反应中，它们以磷酸吡哆醛(Vit B6)和磷酸吡哆胺为其辅酶催化氨基转移，即：

$$\text{L-丙氨酸}+\alpha\text{-酮戊二酸}\xrightarrow{ALT}\text{L-谷氨酸}+\text{丙酮酸}$$

$$\text{L-门冬氨酸}+\alpha\text{-酮戊二酸}\xrightarrow{AST}\text{L-谷氨酸}+\text{草酰乙酸}$$

ALT 广泛存在于机体组织细胞内，但以肝脏细胞含量最多，其次为心肌、脑和肾脏组织中；在肝细胞中 ALT 则主要存在于肝细胞质中，少量存在于线粒体内，其肝内活性较血清高 100 倍，其肝内含量是心肌、骨骼肌中含量的 10 倍；ALT 分子量为 110 kD。AST 主要分布于心肌，其次为肝脏、骨骼肌和肾脏等组织中；在肝脏细胞中 AST 大约有 70%～80% 以上存在于线粒体中(分子量为 91 kD)，只有 20%～30%存在于胞质中(分子量为 93 kD)。ALT 和 AST 的半寿期分别为47 h和17 h。ALT 和 AST 均为非特异性细胞内功能酶，正常时它们的血清含量很低，当肝细胞等损伤时，它们的血清浓度会发生变化。在轻、中度肝损伤时，由于肝细胞通透性增高，胞质内的 ALT 和 AST 释放入血，导致血液中 ALT 和 AST 升高，此时以 ALT 升高为明显，ALT 升高远大于 AST 升高；当严重肝细胞损伤时，肝细胞线粒体受损，可导致线粒体内的酶被释放入血，此时以 AST 升高更明显，血清中 AST/ALT 比值升高。有文献报道，ALT 对肝脏疾病诊断敏感性为 83%，特异性为 84%(与健康人群的鉴别特异性为 97.8%)；AST 对肝胆疾病诊断敏感性为 71%，低于 ALT。

虽然全身很多组织都含有转氨酶，这些组织的损伤都可使血清转氨酶升高，但肝脏转氨酶含量最丰富，肝脏是机体最大的单一实质脏器，血流丰富，且其弥漫性损伤常见。因此，肝脏损伤后转氨酶易进入血内，肝脏损伤是血清转氨酶升高的最常见原因。结合临床症状、体征及其他有关资料，血清转氨酶升高仍被视为肝细胞损害的敏感指标。

ALT 和 AST 测定主要用化学方法。ALT 和 AST 测定应用血清或血浆标本(可用 EDTA、枸橼酸盐、草酸盐和肝素抗凝，但肝素抗凝可使反应混合物混浊)，推荐用血清标本。血清 ALT 和 AST 测定值还可受以下因素影响：

(1) 标本贮存：ALT 测定血清标本室温(20 ℃)及 4～8 ℃稳定 1 周；AST 测定血清标本 4～8 ℃稳定 1 周，室温下不断轻度减低。

(2) 溶血：红细胞内的 AST 含量为血清的 40 倍以上，当血清血红蛋白＞1.5 g/L 时，血清 AST 活性升高；当血清血红蛋白含量＞2.5 g/L 时，可导致血清 ALT 活性升高 10%。

(3) 巨大 AST：是 AST 和免疫球蛋白形成的复合物(可通过血清电泳查出)。特别是细胞胶质的 AST 与 IgG 结合形成的巨大 AST，能导致血清 AST 升高至参考范围上限的 30 倍以上。

参考范围　连续监测法(37 ℃)：
ALT　8～40U/L。
AST　5～40U/L。
AST/ALT≥1(约为 1.15)。

临床意义　血清 ALT 和 AST 增高有临床意义，主要见于：

(1) 急性病毒性肝炎：ALT 与 AST 均显著增高，常可达参考范围上限的 20～50 倍以上(甚至达 100 倍)，但以 ALT 升高更明显，AST/ALT＜1。通常在肝炎病毒感染后 1～2 周转氨酶达高峰，3～5 周逐渐下降，AST/ALT 比值恢复正常；如急性病毒性肝炎恢复期 ALT 和 AST 仍不能恢复正常或再上升，提示急性肝炎转为慢性；急性重症肝炎，病程初期即表现出 AST 和 ALT 同时升高，AST 升高比 ALT 更明显，说明肝细胞损伤严重(有线粒体损伤)；急性重症肝炎病情恶化时，可出现黄疸加重胆红素明显升高，但转氨酶却减低，即“胆酶分离”现象，提示肝细胞严重坏死，预后不佳。所以 ALT 和 AST 不仅是急性病毒性肝炎诊断指标，也是其监测的参考指标。

ALT 和 AST 升高多与肝细胞受损程度有关，但转氨酶的变化与肝细胞损伤程度间并非为平行关系。通常黄疸型肝炎转氨酶升高幅度大于无黄疸型，有胆汁淤滞时常伴有 γ-GT 升高。

有报道认为，ALT 增高达参考范围上限 15 倍以上，AST 增高达参考范围上限 10 倍以上，作为急性病毒性肝炎与肝内、外胆汁淤滞性肝病的鉴别诊断的阳性预测值急性病毒性肝炎诊断率达 78%，而作为阴性预测值，可除外肝内、外胆汁淤滞性肝病 99%。

(2) 慢性病毒性肝炎：血清转氨酶轻度升高或正常，ALT 一般高于 AST，AST/ALT＜1；如 AST 升高较 ALT 明显，AST/ALT＞1 则提示慢性肝炎可能转为活动期。慢性活动性肝炎在门脉周围区、肝小叶中央部发生坏死时，不仅 AST 增高，AST/ALT＞1，而且可以伴有 GLDH 增高。如果转氨酶长期不正常或反复波动(有时正常，有时不正常)，持续数月或数年之久，说明是慢性迁延性肝炎。慢性肝炎时 ALT 增高幅度不同，轻者 ALT 增高达正常上限的 2 倍以上，较重者达 3～9 倍以上，严重者达 10 倍以上，但 ALT 正常并不能代表不是活动性肝炎。

(3) 非病毒性肝炎：药物性肝炎、脂肪肝和肝癌等非病毒性肝病时，转氨酶轻度升高或正常，并且 AST/ALT＞1。乙醇性肝病时因乙醇有线粒体毒性使线粒体破坏及乙醇能抑制吡哆醛活性，使 AST 升高明显，ALT 可能正常，AST/ALT＞1；肝素治疗引起的药物性肝病，ALT 和 AST 均升高，并可伴有 γ-GT 升高，有报道：应用肝素 5 000～15 000 U 8 h以后，ALT 升高 89%，AST 升高 82%，γ-GT 升高 37%，高峰期出现于用药治疗的第 8 天，ALT 升高达参考范围上限 3 倍以上，AST 升高达参考范围 2 倍以上。

(4) 肝硬化：此时转氨酶活性取决于肝细胞坏死和肝脏纤维化程度。肝硬化静止期转氨酶正常或轻度升高，病毒引起的肝硬化活动期转氨酶常轻度或中度升高，终末期血清转氨酶活性可能正常或稍低。转氨酶升高情况还与肝硬化的原因和类型有关：① 慢性活动性肝炎和亚急性重症肝炎引起的坏死后性大结节性肝硬化，转氨酶持续而明显的升高；② 乙醇性肝硬化，转氨酶正常或轻度升高，而 γ-GT升高比转氨酶明显，γ-GT/AST＞2；③ 胆汁淤滞性肝硬化，转氨酶活性升高与胆汁淤滞程度相平行；④ 营养不良引起的门脉性小结节性肝硬化，转氨酶升高不明显，多数为正常或轻度升高；⑤ 进行性肌营养不良 ALT、AST 均升高，但 AST/ALT>1。

(5) 肝细胞癌：ALT 和 AST 可轻、中度升高或正常；出现肝细胞坏死时可显著增高；少数开始即有 ALT 和 AST 明显升高，常常病程进展很快。特别是转移性肝癌 γ-GT 和 GLDH 升高可早于和高于转氨酶。

(6) 胆汁淤滞：肝内、外胆汁淤滞时，转氨酶排泄受阻，血清转氨酶轻度升高或正常，此与肝细胞损伤所致的转氨酶明显或较明显升高不同，可作为两者鉴别诊断的参考。

(7) 急性心肌梗死(AMI)：此时是 AST 升高。发病后 6～12 h 开始升高，24～48 h 达高峰(AST 值可达参考范围上限的 4～10 倍，升高程度与心肌梗死范围及程度有关)，3～5 d 后可恢复正常；如 AST 下降后又再次升高，提示梗死范围又有扩大或又有新的梗死出现。但目前 AMI 诊断化学指标多以灵敏性和特异性更强的心肌肌钙蛋白为首选。

(8) 其他疾病：因 ALT 和 AST 为非特异性细胞内功能酶，其血清浓度增高也可见于肝病和心肌疾病以外的其他疾病。如：

1) 骨骼肌损伤。皮肌炎、进行性肌萎缩等骨骼肌疾病时。

2) 病毒感染。传染性单核细胞增多症(EB 病毒感染)和流感(流感病毒感染)时。

3) 中毒性肝病。环境中毒可引起肝炎、肝纤维化甚至到肝癌，导致酶的改变。四氯化碳中毒导致严重的大块肝坏死，即刻出现转氨酶的变化；食入毒蕈类所致的中毒，早期(12 h 左右)表现为胃肠道改变，至 3 d 后出现转氨酶增高。

4) 妊娠肝病。发生率很低，但可有转氨酶升高；子痫前期肝脏受累时也显示出转氨酶升高(通常低于参考范围上限 10 倍)。

5) 肺梗塞、肾梗塞和胰腺炎时，也可有转氨酶升高。

2. 谷氨酸脱氢酶(glutamine dehydrogenase, GLDH 或 GDH)　血清谷氨酸脱氢酶是仅存在于细胞线粒体内的酶，可使 L-谷氨酸和其他氨基酸脱氢。以肝脏含量最多，是肾、脑、肺含量的 10 倍，是骨骼肌含量的 80 倍以上。血清 GDH 主要来源于肝。在肝脏 GDH 主要分布于肝小叶中央区肝细胞线粒体中，其活性测定是反映肝实质(线粒体)损害的敏感指标，反映肝小叶中央区的坏死。其测定是利用其使谷氨酸脱氢的逆反应的连续监测法。氟化钠是 GDH 的抑制剂，使其活性减低；测定标本在室温(20 ℃)放置 24 h，GDH 活性下降 10%，4 ℃放置 3 d，GDH 活性下降 5%。

参考范围　连续监测法(37 ℃)：
男性 0～8 U/L。
女性 0～7 U/L。

临床意义　GDH 是肝细胞线粒体损伤的敏感指标。正常人血清 GDH 活力很低，肝脏疾病肝细胞线粒体受损害时其活性显著增高，其活性升高程度与线粒体受损程度有关。GDH 是肝脏的特殊酶，但对肝脏疾病的灵敏性只有 47%，因此，GDH 不适合作肝胆疾病的筛选试验，一般的肝脏炎症性疾病和病毒性肝炎，GDH 并不释放入血，当肝实质细胞大量坏死、缺氧性肝病或中毒性肝损害时，GDH 大量释放入血。GDH 与 ALT 联合应用更有意义。因为 GDH 局限在肝小叶中央部肝细胞线粒体中，门脉周围区肝细胞内很少，而 ALT 主要在肝细胞质中，AST 则肝细胞质和线粒体内都有，因此，(ALT+AST)/GDH 的比值对评估肝细胞损伤更有价值。

(1) 肝细胞坏死：可高达 2 000 U/L 以上(37 ℃)，如卤烷致肝细胞中毒坏死时，GDH 升高最明显(可达参考范围上限的 10～20 倍)；乙醇中毒伴肝细胞坏死时，GDH 增高比其他指标敏感。此时转氨酶也升高，但 ALT+AST/GDH<20。

(2) 急性肝炎：急性肝炎弥漫性炎症期无并发症时，GDH 向细胞外释放较少，GDH 不升高或轻度升高，其升高不如 ALT 升高明显。急性爆发型肝炎，虽无临床症状出现，GLD 和 AST 亦明显升高。

(3) 慢性肝炎：慢性病毒性或自身免疫性肝炎无进展时 GDH 一般不升高，个别病例 GDH 升高 2～4 倍，特别严重的慢性肝炎 GDH 升高至参考范围上限 5 倍以上。

(4) 肝硬化：肝硬化时 GDH 通常轻微升高；但如果开始时 GDH 轻微升高或正常，之后又出现 GDH 升高，说明肝硬化进展，提示发生肝癌；原发性胆汁性肝硬化时 GDH 明显升高。

(5) 肝癌及肿瘤肝转移：肝癌时 GDH 升高与 γ-GT 和 ALP 相似；有报道，对肿瘤肝转移 GDH

诊断敏感性约为 52%。

（6）其他疾病：脂肪肝时 GDH 升高与转氨酶相似，如果伴有 γ-GT 升高，则可能为乙醇摄取过量所致；缺氧性肝损伤（如右心衰竭、肝静脉血栓和肝动脉闭塞、肝移植排斥危期等）可导致 GDH 上升高达 1 000 U/L（37 ℃）；在肝淤血时 GDH 仅轻度升高或正常。

表 9-14　（ALT＋AST）/GDH 比值在鉴别诊断中的意义

（ALT＋AST）/GDH	常见疾病
＜20	阻塞性黄疸、胆汁性肝硬化、转移性肝癌、急性肝缺氧
20～50	慢性肝病急性发作、胆汁淤滞性肝病
＞50	急性病毒性肝炎（伴有胆汁淤滞）、急性乙醇性肝病

3. 谷胱甘肽 S 移换酶（glutathione S-transferase，GST）　GST 主要存在于肝细胞质内，仅微量存在于肾、小肠、卵巢等组织中。GST 分子量比转氨酶小，因此，当肝细胞损伤后，GST 更易透过肝细胞膜，能迅速从肝细胞内释放入血，是肝细胞损伤的灵敏指标。GST 是与肝脏解毒功能有关的酶。

GST 测定有酶法、酶联免疫法和放免法，但以酶法测定较为常用，适宜大批量标本临床检测。

参考范围　各家报道不一。酶法血清 GST 参考范围，陈国政等报告为 3.92±1.12 U/L，毛丽英等报告为 4.23±1.52 U/L，王宵伟等报告为＜21 U/L。

临床意义　血清 GST 升高是肝细胞损伤的标志。急性肝损害时 GST 升高与 ALT 升高呈正相关；重症肝炎和慢性活动性肝炎时 GST 升高比 ALT 升高显著，有报道重症肝炎血清 GST 升高达正常人的 5～8 倍，急性重症肝炎时可达正常人的 10 倍以上。GST 与 ALT 同时监测可提高肝损害的诊断率。

4. 胆碱脂酶（cholinesterase，CHE）　胆碱脂酶分为两类：① 分布于红细胞和脑灰质中的乙酰胆碱脂酶（AchE，又称真胆碱脂酶或乙酰胆碱乙酰水解酶）；② 分布于肝、脑白质和血清中的酯酰胆碱脂酶（SchE，又称为假胆碱脂酶或酰基胆碱酰基水解酶）。两种 CHE 均可催化酰基胆碱水解，有机磷对它们有强烈的抑制作用。SchE 是由肝细胞内质网合成，肝细胞合成后以一定速度释放入血，并受血中酶水平的反馈调节，使血中 SchE 水平较稳定。SchE 是肝脏合成功能的标志，其活力高低能反映肝脏合成功能的变化，凡是能引起肝脏合成功能降低的疾病，血清 CHE 水平均可降低。CHE 测定多用化学方法（比色法和连续监测法），主要用于肝脏损伤和有机磷中毒诊断。

参考范围　SchE：比色法为 30 000～80 000 U/L，连续监测法（37 ℃）为 620～1 370 U/L；AchE：比色法为 80 000～120 000 U/L，连续监测法（37 ℃）为血清的 1.5～2.5 倍。

CHE 参考范围范围较大，但个体参考范围较恒定。

临床意义

（1）血清 CHE 减低主要见于：

1）肝实质损害。肝脏具有合成胆碱脂酶的功能，肝实质损伤时，CHE 合成减低；当肝功能恢复后，CHE 合成亦随之逐渐转为正常。如急性病毒性肝炎、大面积肝坏死、中毒性肝病、肝硬化、肝癌、肝脓肿等肝功能不全时，CHE 明显降低。

2）恶性肿瘤、严重的营养不良、恶性贫血、进行性播散性硬化症和某些药物，也可引起 CHE 减低。

3）有机磷中毒。两种 CHE 活性均减低，一般以 SchE 活力降低作诊断依据：① 有急性接触史而无明显临床症状者，SchE 常降至正常均值 70%；② 急性轻度中毒，CHE 活性在 50%～70%；③ 急性中度中毒 CHE 活力一般在 30%～50%；④ 急性重度中毒 CHE 活力一般在 30%以下；⑤ 亚急性及慢性中毒，SchE 可降至 0，而症状体征不明显或不严重，此时应结合病史及临床表现综合判断。

（2）血清 CHE 增高见于：

1）肾脏疾病（排泄障碍或合成亢进）。

2）脂肪肝（营养过度性或乙醇性）。

3）肥胖、甲亢、高脂血症Ⅳ型、遗传性高 CHE 血症等。

（二）胆汁淤滞为主的酶

1. 碱性磷酸酶（alkaline phosphate，ALP）　ALP 是血清中来源于不同组织（肝、骨、肾、小肠、胎盘等）中的一组酶的总称。它们是一种膜结合酶，在碱性环境下能水解多种磷酸单酯化合物，因而称其为碱性磷酸酶。血液中 ALP 主要以游离形式存在，极少量与脂蛋白和免疫球蛋白结合，形成大分子量的巨碱性磷酸酶。正常情况下，体内 ALP 是来源于肝（肝 ALP）和骨（骨 ALP）各半；也有 25% 的健康人血清中有来源于小肠的 ALP（小肠 ALP），在空腹血浆中大约占总 ALP 的 10%；某些 O 型和 B 型血的人，由于餐后有血型物质 H 分泌，他们饱餐后血中可有小肠型 ALP。

不同组织来源的 ALP，虽都能水解磷酸单酯化合物，但它们具有某些不同的理化及免疫学特性，电泳时分布于不同区域。ALP 同工酶分型见表 9-15。

表 9-15　ALP 同工酶分型及其组织来源

组织来源	琼脂糖电泳名称	聚丙烯酰胺凝胶电泳名称
ALP_2与脂蛋白结合（正常无）	ALP_1（泳动最快）	ALP-Ⅶ（泳动最快）
肝		ALP-Ⅰ
肝（占总 ALP90%）	ALP_2	ALP-Ⅱ
骨（儿童发育期可占 60%）	ALP_3	ALP-Ⅲ
胎盘（妊娠晚期可占 40%～65%）	ALP_4	ALP-Ⅳ
小肠（B 型、O 型者可有微量）	ALP_5	ALP-Ⅴ
ALP_2与 IgG 结合（巨型 ALP）	ALP_6（泳动最慢）	ALP-Ⅵ（泳动最慢）

在肝细胞内 ALP 主要与肝细胞膜紧密结合而不易释放，而且肝内 ALP 浓度仅比血中浓度高 5～6 倍，所以，肝病时通常 ALP 升高不明显；但当胆汁流动不畅或发生胆汁淤滞时，ALP 明显升高，其原因是：① 因为 ALP 主要分布于肝细胞的血窦侧和毛细胆管侧的微绒毛上，经胆汁排入小肠，当胆汁排泄不畅或胆道梗阻、胆汁淤滞时，ALP 逆流入血增多；② 因为当胆汁排泄不畅，毛细胆管内压升高时，可诱发 ALP 产生增多。因而 ALP 是胆汁淤滞的酶学指标。在骨组织中 ALP 由造骨细胞产生，骨疾患（尤新骨生成时）ALP 增高。

ALP 测定主要用化学方法（连续监测法和比色法）。ALP 测定标本为血清或肝素抗凝血浆，不能用 EDTA、拘橼酸盐和草酸盐做抗凝剂；应禁食12 h 后空腹采血，脂血可导致结果偏低；血标本采集应注意避免溶血，溶血也可导致测定结果假性偏低；当血清（浆）胆红素浓度增高时对 ALP 测定产生干扰作用。血清（或血浆）置室温（20 ℃）3 d，ALP 活性下降 3%；置 4～8 ℃ 1 周内，ALP 活性稳定。

参考范围　连续监测法（磷酸硝基苯酚为底物，37 ℃）：

成人　40～110 U/L。

儿童　<350 U/L（儿童参考范围比成人高 1～2 倍）。

临床意义　血清 ALP 水平改变，可以为病理性原因，如各种肝、骨等疾病，所引起，也可为生理性原因，如儿童生长发育期、妊娠 2 m 后，B 型和 O 型血饱餐后等，所引起。临床 ALP 增高最为常见，且主要为肝脏和骨骼疾病所引起；ALP 减低临床很少见到，在医院患者中 ALP 水平减低者仅占 0.2%。

血清 ALP 增高主要见于：

（1）肝胆疾病：血清总 ALP 病理性增高，几乎 60%是由肝脏和胆道疾病所引起。各种肝内、外胆汁阻塞性肝病 ALP 检测（ALP 升高）敏感性为 80%～100%，因此，ALP 是胆汁淤滞性疾病的敏感指标；对肝炎等累计肝实质细胞的肝胆疾病，ALP 反映并不敏感（ALP 水平仅轻度增高）。

1）肝外胆管阻塞。血清 ALP 活性早期即升高，且其升高的程度与胆管阻塞的程度及时间有关，可有黄疸，但 ALP 活性增高与胆红素水平增高不一定相平行。临床常见的情况有：① 胰头癌、胆管癌等所致的恶性梗阻，由于胆管的持久而完全梗阻，ALP 活性呈显著性升高；② 胆道结石和炎症所致的良性梗阻，通常为间断性和不完全性梗阻，ALP 活性增高呈波动性，其增高程度比恶性梗阻时低；③ 胆囊炎、胆石症、硬化性胆管炎时，虽可无黄疸、但 ALP 可单项增高。

2）肝内胆汁淤滞。见于胆汁淤滞性肝炎及药物和乙醇引起的肝内胆汁淤滞，其 ALP 增高程度与肝外良性梗阻相似，但往往低于恶性胆道梗阻。

3）肝内占位性病变。肝内占位性病变（原发性肝细胞癌、转移性肝癌等）时，由于癌细胞合成 ALP 增多，或因肿瘤压迫或/和合并肝内胆管阻塞，会导致血清 ALP 增高。其增高程度与癌肿范围及其所致的肝内胆管阻塞程度有关。原发性肝细胞癌时 ALP 升高比转氨酶升高明显。转移性肝细胞癌时可出现大分子量的巨 ALP。

4）病毒性肝炎、肝硬化等肝实质性病变。肝实质性病变如无胆管系统阻塞、无胆汁淤滞发生，ALP一般正常或轻微增高；如果肝实质病变同时有胆管系统阻塞和胆汁淤滞发生，则出现黄疸的同时有ALP明显增高。

5) ALP与ALT及胆红素同时测定有助于黄疸的鉴别诊断，见表9-16。

表9-16　黄疸鉴别诊断

	阻塞性黄疸	肝细胞性黄疸	溶血性黄疸	肝　癌
ALP	↑↑↑	正常或↑	正常	↑↑↑
BIL	↑↑↑	↑↑	↑～↑↑	↑或正常
ALT	↑	↑↑↑	正常	↑

注：↑：增高；↑↑：较明显增高；↑↑↑：明显增高。

表9-17　血清ALP增高常见原因

肝胆疾病		骨骼疾病		其　他	
阻塞性黄疸	↑↑↑	变形性骨炎	↑↑↑	妊娠后期	↑
胆汁性肝硬化	↑↑↑	骨肉瘤	↑↑↑	儿童生长期	↑
肝内胆汁淤滞	↑↑↑	骨软化症	↑↑		
占位性病变(肉芽肿、脓肿、转移癌)	↑↑	骨转移癌	↑↑		
		成骨不全	↑↑		
传染性单核细胞增多症	↑↑	佝偻病	↑↑		
病毒性肝炎	↑	甲状旁腺功能亢进	↑↑		
乙醇性肝硬化	↑	骨折愈合	↑		

注：↑：增高；↑↑：较明显增高；↑↑↑：明显增高。

(2) 肝胆疾病以外的其他疾病：ALP增高也见于肝胆疾病以外的其他疾病，如① 骨骼疾病(变形性骨炎、骨软化症、成骨不全、骨肉瘤、骨转移癌、骨折愈合期等)；② 佝偻病和甲状旁腺功能亢进症；③ 风湿病；④ 遗传性高碱性磷酸酶血症。

血清ALP水平减低见于：

(1) 某些严重的疾病时：心肺旁路手术、蛋白供给不足、镁缺乏、严重贫血和甲状腺低功时。

(2) Wilson氏病时：有文献报道，Wilson氏病时，特别是伴有爆发性肝病和溶血性贫血时，由于骨ALP产生减少及由于铜氧化酶的缺乏，引起氧原子激活，ALP半寿期明显缩短(由22～66 h缩短为6 h)，因而导致血ALP减低。

(3) 家族性低碱性磷酸酶血症。

2. γ-谷氨酰基转移酶(γ-glutamyltransferase, γ-GT或GGT)　γ-谷氨酰基转移酶是催化γ-谷氨酰基转换的酶，与肽和蛋白质合成有关。主要分布于分泌和吸收功能强的细胞膜，如肾、肝、胰腺的细胞膜和微粒体上，参与谷胱甘肽代谢。Orlowski测定一些组织的γ-GT活力(U/g湿重)显示：肾(2 000)＞胰(180)＞肝(85)＞脾(35)＞小肠(20)＞心肌(1)。胚胎期肝组织γ-GT活力为出生肝γ-GT活力的10倍以上，因而新生儿肝细胞合成γ-GT能力最强，出生后逐渐降低；生后肾γ-GT合成量大于肝。如果正常人肝脏γ-GT合成量明显增高(出现"返祖现象")，应考虑是否有肝脏恶性肿瘤的发生。血清中γ-GT主要来源于肝胆系统。肝脏中的γ-GT主要分布在肝细胞毛细胆管侧和整个胆管系统，部分γ-GT经胆汁排泄。因此肝内γ-GT合成增多或胆管系统病变胆汁排泄受阻时，均可引起血清γ-GT增高。所以，γ-GT是肝胆疾病的敏感指标。有人报道：γ-GT的临床敏感性为95%，特异性对健康者为95.6%，对非肝病为74%。

γ-GT测定方法主要有连续监测法和比色法。测定标本为血清或血浆(以肝素或EDTA抗凝；枸橼酸盐、草酸盐、氟化钠不适宜做γ-GT测定的抗凝剂，因其导致测定结果偏低)；应避免标本溶血(血红蛋白≥2 g/L时，可使γ-GT活性减低)；一些药物对γ-GT测定有一定干扰作用。血清标本置室温(20 ℃)可稳定1周。

参考范围 测定方法及基质不同，γ-GT参考范围有一定差异。

连续监测法（硝基苯酚为底物，37℃）＜50 U/L。

临床意义 血清γ-GT增高的原因主要有以下几个方面：① 合成γ-GT的细胞数增多（如肝细胞癌、胆管癌等）；② 在病理情况下肝、胆等细胞合成和分泌γ-GT能力增强；③ 胆道梗阻，胆汁淤滞，γ-GT排泄受阻；④ 肝实质性损伤（肝细胞受损害），γ-GT释放增多。血清γ-GT临床最常见于：

（1）胆道阻塞性疾病：如原发性胆汁性肝硬化、硬化性胆管炎等胆汁淤滞，肝癌时肝内阻塞、诱发肝细胞生成γ-GT，加之癌细胞合成γ-GT增多，均使血清γ-GT升高。胆汁中γ-GT活性比血中γ-GT高好多倍，而且胆汁淤滞过程中，胆汁酸的去垢作用使γ-GT（膜结合酶）从肝、胆道细胞膜上分离，使血γ-GT增高。肝内胆汁淤滞时γ-GT升高与ALP升高接近且相平行；98％的肝转移癌、胆管炎、原发性胆汁性肝硬化者γ-GT升高＞参考范围上限3倍。临床资料表明，γ-GT升高恶性阻塞＞良性阻塞、肝外阻塞＞肝内阻塞、黄疸型阻塞＞非黄疸型阻塞。

（2）肝占位性病变：原发性肝癌和转移性肝肿瘤时γ-GT均升高。其升高程度取决于癌肿的大小、生长情况、时间长短和压迫肝细胞及胆管等情况。肿瘤切除后γ-GT可下降，如下降后又升高，提示肝癌复发。原发性和继发性肝癌时，血清γ-GT同工酶γ-GTⅡ和γ-GTⅡ′增高，阳性率为50％～90％；γ-GT与AFP、CEA联合检测可提高肝癌检出率；转移性肝癌γ-GT增高占90％，大于其他肝酶，但因其特异性不强，不适宜做转移性肝癌的筛选试验。

（3）急慢性病毒性肝炎：急性肝炎时γ-GT轻、中度升高，其变动常与ALT平行，但增高幅度小于ALT，恢复期γ-GT可正常，但恢复正常时间晚于ALT；γ-GT持续升高，提示发展为迁延性肝炎；慢性肝炎γ-GT可正常，慢性肝炎活动期γ-GT升高，临床常将γ-GT升高作为慢性肝炎活动性的标志。肝炎有胆汁淤积时γ-GT升高明显。

（4）肝硬化：稳定型肝硬化γ-GT可正常，进行性肝硬化γ-GT可轻、中度升高。肝炎后肝硬化γ-GT升高可达参考范围上限的2倍以上；胆汁性肝硬化γ-GT升高为参考范围上限的5～10倍；乙醇性肝硬化γ-GT升高可达参考范围上限的10倍。

（5）乙醇性肝病：乙醇可诱导肝细胞生成γ-GT，长期饮酒可使血清γ-GT升高。有人报道，成人中乙醇所致的γ-GT升高占1/3，戒酒后γ-GT很快下降。长期过量饮酒所致乙醇性肝损害或乙醇性肝硬化时，γ-GT明显升高。所以γ-GT可作为戒酒及乙醇性肝损伤的监测指标。

（6）其他

1）药物。临床应用苯妥英和苯巴比妥等药物时可出现γ-GT升高。

2）脂肪肝。最常见于肥胖、糖尿病、药物、乙醇中毒、隐性遗传性肝脂肪浸润等，血清γ-GT亦可升高。

3）胰腺癌、胰腺炎、前列腺癌、急性心梗、脏器移植排斥、糖尿病、脑瘤、脑出血、急性肾衰、肾病综合征等时，亦可有γ-GT轻度增高。

4）肾脏虽γ-GT含量丰富，但肾脏疾病时血清γ-GT升高不明显，有报道肾单位病变时γ-GT经尿排出，认为尿γ-GT测定可能有助于肾脏疾病诊断。

近年来，有许多报道表明，γ-GT/ALT比值在不同的肝胆疾病中不同，认为计算γ-GT/ALT比值，对肝胆疾病的诊断和鉴别诊断有一定意义。见表9-18。

表9-18 不同肝脏疾病时γ-GT/ALT比值所占比例(％)

疾　病	γ-GT/ALT		
	＜1	1～6	＞6
急性病毒性肝炎	＞98	＜1	＜1
慢性肝炎	～95	～25	＜1
肝内胆汁淤滞(药物引起)	～35	～45	～20
原发性胆汁性肝硬化	0	～60	～40
肝硬化(除外原发性胆汁性肝硬化)	～10	～65	～25
脂肪肝	0	～90	～10
肝外闭塞性黄疸	0	～40	～60
肝转移癌	0	～20	～80

另外，在非黄疸性胆汁淤滞性肝病时，有时可出现与脂蛋白（HDL、LDL）结合的γ-GT，其活性不超过总γ-GT活性20％。

3. 亮氨酸氨基肽酶（leucine aminopepridase，LAP） LAP为蛋白水解酶，广泛分布于人体组织中，以肝、胆管、胰、小肠、肾和子宫肌层内含量较丰富。肝、胆管和胰腺疾病时血清 LAP 升高。

LAP 测定用比色法和连续监测法。测定标本主要用血清。应避免标本溶血，因重度溶血可使高活性血清测定值偏低；轻度脂血和黄疸不影响测定值。血清标本室温稳定 1 d，2～8 ℃冷藏稳定 1 周，冷冻贮存稳定 3 周。

参考范围　比色法　27～50 U/L。
连续监测法　11～30 U/L。

临床意义　大致与 ALP 相似。但骨骼疾病时 ALP 增高，LAP 正常。LAP 增高主要见于：

(1) 胰腺癌、原发性胆汁淤滞性肝癌、肝内胆汁淤滞、阻塞性黄疸等，LAP 明显增高。

(2) 急性肝炎、脂肪肝时，LAP 中度增高。

(3) 慢性肝炎、肝硬化时，LAP 轻度增高。

(4) 妊娠 2 m 开始 LAP 增高，分娩后恢复正常。

4. 5′-核苷酸酶(5′-nucleotidase，5′-NT)　5′-NT 是 1 种特殊的碱性磷酸单酯酶，专一水解核苷酸。广泛存在于肝、胆、肠、脑、心、胰等各种组织的细胞膜上。特别是存在于肝脏和胆道系统组织中，当肝、胆系统病变时血清 5′-NT 活性增高。

5′-NT 测定应用比色法和连续监测法，同工酶测定用电泳分离法。测定标本为血清，4 ℃贮存稳定 1 d，−20 ℃稳定数月。

参考范围　比色法　2～17 U/L。
连续监测法(37 ℃)　0～11 U/L。
电泳分离法　可见到同工酶Ⅰ、Ⅱ、Ⅲ、Ⅳ区带。

临床意义　与 ALP 相似。胆道阻塞、肝内占位病变或浸润性病变时 5′-NT 和 ALP 测定值有较高的相关性。5′-NT 增高大于参考范围上限 2～3 倍时，对鉴别肝细胞性黄疸和肝内、外阻塞性黄疸有一定参考价值。

(1) 阻塞性黄疸、肝内胆汁淤滞、原发性或继发性肝癌、急性肝炎时，5′-NT 明显升高。

(2) 妊娠时 5′-NT 升高(可能与胎盘释放 5′-NT 有关)。

(3) 骨骼疾病时正常。

(三) 肝脏纤维化为主的酶

1. 单胺氧化酶(monoamine oxidase，MAO)　单胺氧化酶是一组含铜的酶，能作用于单胺类化合物，在有氧条件下催化其氧化脱胺反应。该酶体内分布较广，以肝、肾、脑组织中含量较多。肝中 MAO 存在于线粒体中，少量存在于细胞质可溶成分中。血清中 MAO 为水溶性的，与结缔组织中 MAO 相似。MAO 能促进结缔组织的成熟，参与胶原成熟最后阶段架桥形成，使胶原与弹性硬蛋白结合。血清 MAO 活性和体内结缔组织增生成正相关，因此，MAO 测定能反映纤维化的生化过程，是肝脏纤维化的诊断参考指标。亦有人认为 MAO 活性增高反映肝脏纤维化已形成，但不能反映纤维增生的活跃程度。

MAO 测定主要用化学方法(色素直接比色法和合成基质法)。测定标本用血清。

参考范围　比色法　12 000～40 000 U/L(12～40 /Uml)。

临床意义　MAO 主要用于诊断肝硬化(肝硬化阳性率达 80%)。MAO 增高见于：

(1) 肝硬化：重症肝硬化及肝硬化伴肝癌时，MAO 活性明显增高，其活性与腹腔镜观察肝脏表面结节形成过程相平行，与组织学检查所见肝脏结缔组织增生和肝小叶结构扭曲密切相关，提示 MAO 活性增高与肝脏纤维化程度呈正相关；但 MAO 对早期肝硬化反映不敏感，早期肝硬化 MAO 增高不明显。

(2) 肝炎：暴发性重症肝炎时 MAO 明显升高(MAO 从坏死的肝细胞中逸出)；一般急性肝炎时 MAO 正常；慢性肝炎轻度时 MAO 正常，中、重度时有 50%患者 MAO 增高(表明有肝细胞坏死和纤维化形成)。

(3) 严重脂肪肝时 MAO 亦可增高。

(4) 其他疾病：甲状腺功能亢进、糖尿病、肢端肥大症、结缔组织病、慢性充血性心力衰竭肝淤血时亦可见 MAO 活性增高。

2. 脯氨酰羟化酶(prolyl hydroxylase，pH)　脯氨酰羟化酶能将胶原 α-肽链上的脯氨酸羟化为羟脯氨酸，是胶原纤维合成酶，与脏器和组织纤维化的发生及纤维增生活动度有关。肝脏纤维化时胶原纤维合成亢进，pH 在肝组织中及血清中活性均增高，因此 pH 测定是肝纤维化的生化指标。其测定用化学方法和免疫学方法。

参考范围　39.5±11.87 μg/L。

临床意义

(1) 用于肝脏纤维化的诊断：肝脏纤维化及伴有纤维化的肝脏病变均有 pH 活性增高：① 肝硬化

及血吸虫性肝纤维化，pH 明显增高；② 原发性肝癌因多伴有肝硬化，pH 增高，转移性肝癌 pH 正常；③ 急性肝炎及轻型慢性肝炎，pH 多数正常，如肝坏死加重并出现胶原纤维合成亢进，则 pH 增高；④ 中、重度慢性肝炎因伴有明显肝细胞坏死及假小叶形成，pH 增高。

（2）用于肝脏疾病随访及预后判断：因 pH 活性增高与肝细胞坏死及纤维化程度平行，所以可用 pH 活性测定对肝脏疾病进行疗效观察和预后判断。慢性肝炎、肝硬化患者如 pH 进行性增高，提示肝细胞坏死和纤维化加重；如进行治疗后 pH 逐渐下降，提示治疗有效，病情好转。

（四）协助诊断原发性肝细胞癌的酶类

肝肿瘤时许多酶可以升高，用于肝癌诊断的酶和同工酶亦较多，但作为特异性强、敏感性好的肝癌诊断标志物，却不是很多。因此，为了提高肝癌诊断的灵敏性和特异性，提高肝癌的阳性检出率和符合率，必须多项组合联合检测（多项酶、多项免疫学指标等），而且必须密切结合临床资料，做全面综合分析。

1. α-L-岩藻糖苷酶（fucosidase，AFU） AFU 为溶酶体酸性水解酶，存在于人体组织（肝、脑、肺、肾、胰、白细胞、纤维组织等）细胞溶酶体中，血清和尿液中含有一定量。其主要生理功能是参与含岩藻糖苷的糖蛋白、糖脂等生物活性大分子物质的分解代谢。该酶缺乏时，上述生物大分子中岩藻糖苷水解反应受阻，引起岩藻糖苷蓄积病。AFU 活力测定采用分光光度法。

参考范围　大约为 100～160 nkat/L（分光光度法）。

临床意义

（1）用于肝细胞癌和其他肝占位性病变的鉴别诊断：肝癌时血清 AFU 活性升高，其灵敏度为 75%～87%，特异性为 70%～90%。Ishizuka H 等对 73 例肝硬化患者随访 42 个月，其中 27 例最后诊断为肝癌，27 例中的 23 例在诊断为肝癌前 AFU 明显升高（占 85%）。其他肝占位病变时 AFU 阳性率远低于肝癌，肝细胞癌手术切除后 AFU 减低，复发后 AFU 又升高。特别是 AFU 活性与肿瘤大小无关，这对甲胎蛋白（AFP）阴性的肝癌和小肝癌的诊断和鉴别诊断有价值；在肝癌诊断上 AFU 与 AFP 无相关性，但有很大的互补性。

（2）用于岩藻糖苷蓄积病的诊断：如遗传性岩藻糖苷酶缺乏症时 AFU 减低，出现岩藻糖苷蓄积，患儿多于 5～6 岁死亡。

（3）AFU 活性升高也见于肝炎、肝硬化等其他肝病，但其升高远低于肝癌时，而且其他肝病时 AFU 升高与 ALT 升高呈正相关，肝癌时 AFU 升高与 ALT 升高无相关性。

（4）妊娠期间 AFU 可升高，分娩后下降。

2. 5′-核苷酸磷酸二酯酶同工酶 V（5′-NPD-V） 5′-NPD 广泛存在于机体各组织中。5′-NPD 同工酶用于肝癌的诊断。其同工酶测定采用电泳分离法。

参考范围　正常 5′-NPD 同工酶电泳可见到 5′-NPD-Ⅰ、Ⅱ、Ⅲ、Ⅳ，4 条区带，病理情况下出现Ⅴ带。

临床意义　出现 5′-NPD-V 对原发性肝癌诊断有价值。原发性肝癌时 5′-NPD-V 阳性率为 83%～90%；AFP 阴性的原发性肝癌，5′-NPD-V 阳性率为 79%，提示 5′-NPD-V 比 AFP 敏感性高，在原发性肝癌诊断中可与 AFP 互补。继发性肝癌其阳性率为 70%～98%，阳性率亦高于 AFP。部分 HBsAg 阳性的乙型病毒性肝炎患者可以检出 5′-NPD-V。

3. γ-谷胺酰基移换酶同工酶Ⅱ（γ-GTⅡ） γ-GT 总活力在肝癌时也升高，但因 γ-GT 在机体内分布较广，存在于多种组织，所以 γ-GT 总活力升高缺乏组织特异性，肝内的非癌性病变和肝外组织病变均可引起 γ-GT 总活力升高。而利用同工酶电泳分离出 γ-GT-Ⅱ为肝癌的特异性区带，提高了肝癌的阳性检出率，增强了诊断特异性。有文献报道，用改良的聚丙酰胺凝胶垂直板电泳使 γ-GT-Ⅱ肝癌阳性率提高到 90%，特异性达 97.4%，阳性预测值为 94.7%，阴性预测值为 94.4%，总正确率为 94.5%，非肝癌疾病和肝外肿瘤的假阴性率低于 5%，正常人和孕妇 100%阴性；用聚丙烯酰胺凝胶梯度电泳分离出的 γ-GT-Ⅱ，肝癌阳性率为 27%～54%。Kawase 等研究结果为：γ-GT-Ⅱ能诊断出 50%肝癌患者，40%AFP 低水平的患者可测到肝癌特异性 γ-GT-Ⅱ，认为对不产生 AFP 或 AFP 低水平的患者，γ-GT-Ⅱ是一种良好的肿瘤标志物。

还有报道，原发性和继发性肝癌时，血清 γ-GT-Ⅱ和 γ-GT-Ⅱ′增高，阳性率为 55%～90%；AFP 阴性的肝癌中 γ-GT-Ⅱ和 γ-GT-Ⅱ′阳性率

达38%～84%。

4. 碱性磷酸酶同工酶Ⅰ(ALP-Ⅰ) ALP-Ⅰ仅在聚丙烯酰胺凝胶电泳时出现，为泳动速度快的同工酶区带。ALP-Ⅰ几乎仅见于肝癌患者。

ALP的其他同工酶，如ALPⅦ(ALP_1)、ALPⅡ(ALP_2)，肝癌时也可以出现，但并非仅在肝癌时出现，亦可见于其他疾病，因此，不是肝癌的特异性同工酶。

5. 醛缩酶同工酶A(ALD-A) 醛缩酶有3种同工酶：即ALD-A、B、C。胚胎期肝内的ALD同工酶为ALD-A和ALD-B，随着胚胎发育，ALD-A逐渐减少；出生后，正常肝内ALD同工酶为ALD-B。在肝细胞癌时，癌细胞中ALD-A增加并取代了ALD-B，因而肝癌患者血清中ALD-A明显增高。有人报告，肝癌患者血清ALD-A明显增高，阳性诊断率为90%～94%。但ALD-A增高也见于肝癌以外的其他疾病，因而ALD-A对肝癌诊断的特异性并不高。

另有报道表明：肝癌时ALD-A阳性率高于AFP，所以认为ALD-A对肝癌诊断上有与AFP一样的价值；还有的研究发现，AFP阴性及组织学上小肝癌的患者血清ALD-A也升高，认为ALD-A在一定程度上可补充AFP对肝癌诊断的不足。

另外，ALD-A也可作为肝癌术后治疗效果的观察指标。

七、肝脏纤维化标志物检测

肝脏纤维化是指肝内结缔组织的异常增生，是由多种原因引起的肝损害的慢性病理过程，是慢性肝病发展到肝硬化的必经过程。肝纤维化的进展常为慢性、隐匿性的，早期尚有逆转为正常的可能，晚期则为非可逆性的。因此，从实验诊断的角度找出肝纤维化的标志物，从而帮助临床早期发现肝纤维化或肝硬化并及时治疗，十分重要。

肝脏纤维化的病理过程包括免疫学机制和生化学机制，因此，作为肝纤维化标志物也包括免疫学标志物，如转化生长因子(TGF)、肿瘤坏死因子(TNF)、白细胞介素-1(IL-1)、血小板衍生生长因子(FDGF)、γ-干扰素(γ-IFN)等；同时也包括化学标志物，如胶原蛋白(主要是Ⅰ型、Ⅲ型和Ⅳ型胶原及其有关产物)、非胶原蛋白、蛋白多糖和参与胶原及其基质代谢有关的酶。关于免疫学标志物和肝脏纤维化有关的酶已分别于免疫学检验及本章酶学检测中述及，这里仅就肝脏纤维化的其他化学标志物予以阐述。

(一) 胶原、前胶原及其代谢产物

胶原蛋白占人体总蛋白的1/3，占肝内总蛋白的4%～10%，在体内细胞间以纤维形式存在。肝脏纤维化时随着肝脏纤维化的形成，胶原蛋白将增加到正常肝的5倍以上，此时胶原蛋白可占肝总蛋白的50%左右，每克鲜肝胶原含量可达16～30 mg，主要为Ⅰ型和Ⅲ型胶原。各种胶原具有3条多肽链组成，是细胞外间质成分中的大分子物质。在致病因子作用下，于粗大的内质网内先合成前胶原，经微管由肝细胞内分泌到细胞外，在细胞外经酶的作用前胶原变成原胶原，原胶原纤维相互交联再形成胶原。所以，检测血清中前胶原及其末端肽和胶原的分解片断，能够从胶原代谢水平反映肝脏纤维化情况。

1. 血清Ⅲ型前胶原末端肽(procollagen-Ⅲ-peptide, PⅢP) Ⅲ型胶原主要与肝纤维化早期增加，Ⅰ型胶原主要在肝硬化晚期增加，所以测定Ⅲ型胶原的代谢产物对肝纤维化早期诊断有意义。Ⅲ型前胶原由肝细胞分泌到细胞外进入血液后，变成原胶原的过程中，其氨基端和羧基端的肽被内切酶切下后游离在血液中，并且其血液中含量随胶原合成活跃而增加。因此，血液中PⅢP主要是肝纤维化早期的标志物；另外，PⅢP水平也与肝门脉周围的炎症、坏死有关，因此，PⅢP也反映肝内炎症。

参考范围 均值为100 ng/L，>150 ng/L为异常。

临床意义 PⅢP是反映Ⅲ型胶原代谢情况，即反映纤维化的动态过程，与肝内已沉积的胶原量无关，是肝硬化早期化学指标；又因其与肝细胞炎症和灶性坏死有关，因此，PⅢP增高也见于肝纤维化以外的肝病。PⅢP升高无器官特异性，但其中以肝纤维化时升高幅度最大。临床常见的情况是：

(1) 肝纤维化时血清PⅢP升高：是敏感的肝纤维化化学指标，诊断阳性率为90%。尤其用免疫学方法同时测定PⅢP(Fab段)抗体后，可以同时从Ⅲ型胶原合成和降解两个方面表达肝纤维化的程度。通过电镜和光镜对肝纤维化的对比观察证明，血清PⅢP升高早于光镜下形态学观察到的肝脏纤维增生发生之前。而且PⅢP升高只发生在肝硬化早期，肝硬化晚期由于Ⅲ型胶原合成率减低(以

Ⅰ型胶原合成为主），PⅢP减低或正常。

(2) 急性肝炎、慢性活动性肝炎、慢性乙醇性肝炎时血清PⅢP升高：此升高是由于肝脏炎症坏死所引起，不反映肝纤维化，随肝细胞炎症坏死的好转，血清PⅢP也下降。慢性迁延性肝炎和脂肪肝时血清PⅢP多正常或轻度升高，如慢性肝炎PⅢP持续升高，提示有肝硬化的趋势。

(3) 血清PⅢP水平随年龄增长有较大的变化，儿童至青少年由于发育期蛋白合成旺盛，血清PⅢP水平高于成年人。由于在儿童期血清PⅢP水平较高，肝炎患儿见到血清PⅢP升高通常无诊断价值。

2. Ⅳ型胶原(collagen type Ⅳ, CIV)及其分解片段(7S片段和NC_1片段)　CIV分布于肝窦内皮细胞下，是肝基底膜的主要成分。7S片段是CIV氨基末端的四聚体，NC_1片段是CIV羧基末端的二聚体。血清CIV、7S及NC_1均主要从肝基底膜降解而来，而不是由胶原合成而产生，所以它们可作为反映胶原降解的指标。肝脏纤维化时，CIV的合成和降解均处于较高水平，CIV量不断增加，7S和NC_1均增高。

参考范围　RIA法：血清CIV NC_1片段，5.3±1.3 μg/mL。

临床意义　肝病时CIV、7S和NC_1均增高，慢性迁延性肝炎、慢性活动性肝炎和肝硬化时三者水平均依次递增；血清7S、NC_1水平升高与血清PⅢP、LN(层粘连蛋白)水平升高相平行，但仍以7S和NC_1增高更明显。有研究报道肝纤维化早期7S升高早于PⅢP，认为7S在反映肝细胞坏死和肝纤维化趋势上优于PⅢP；在肝硬化时NC_1增高也比PⅢP更明显。

(二) 非胶原性糖蛋白

1. 层粘连蛋白(Laminin, LN)　LN为基底膜的特有成分，是基质中非胶原性糖蛋白。肝脏纤维化时血清LN增高反映其更新率增加，也反映肝窦毛细血管化程度。

参考范围　RIA法：血清LN　370±70 ng/mL。

临床意义　血清LN水平与肝脏纤维化活动程度、门脉压高低、炎症细胞浸润及肝坏死程度有良好的正相关。因此，肝硬化、肝炎、原发性肝癌及其他癌症时，LN均可升高。但其特异性、敏感性和诊断率不同，有关报道见表9-19。

表9-19　LN对肝病诊断的特异性、敏感性和诊断率

	特异性(%)	敏感性(%)	诊断率(%)
作为鉴别诊断慢性肝病与正常人指标	98	90	92
对单纯性肝纤维化	98	63	92
对肝硬化	98	91	96

认为LN可以作为诊断早期肝硬化的指标之一，但因其他疾病时亦有升高，所以其测定仍有一定局限性。

2. 纤维结合蛋白(fibronectin, FN)及其受体(FNR)　FN分布在血浆和细胞表面。肝脏FN主要在肝窦壁内，是由肝内皮细胞和窦内皮细胞产生(枯否氏细胞、成纤维细胞等均可产生)，是构成基底膜的成分，与Ⅰ、Ⅱ、Ⅲ、Ⅳ型胶原共存，起支架作用。FN在调节细胞外间质成分沉积与细胞分化等方面起重要作用。

参考范围　血浆为300～400 μg/L。

血清为血浆的含量的67%。

临床意义

(1) 早期肝纤维化时FN明显增高，晚期(特别是有大块肝坏死肝功能严重受损时)FN明显降低。但由于多种疾病时均可引起血液中FN发生变化，所以FN能否作为早期肝纤维化的诊断指标，尚未定论。

(2) 纤维结合蛋白受体即FNR，是整联蛋白受体中的1种，其β亚单位在肝细胞窦周围浆膜和纤维增生区有过量表达，与肝纤维化程度呈正相关，有人认为可能成为有价值的肝纤维化诊断指标。

3. 波状蛋白(undulant protein, UN)　UN为细胞外糖蛋白，与FN共属一个超基因家族。参与胶原形成，与成熟的胶原微纤维相关，对胶原纤维的降解有某种调节作用。循环中UN的升高主要来源于胶原的降解，肝硬化等肝病时UN可升高。

(三) 蛋白多糖

透明质酸(hyaluronic acid, HA)是蛋白多糖的一个组成成分，是最单一的糖胺多糖，为双糖多聚体，其分子量在糖胺多糖中最大。肝脏HA主要来源于间质细胞合成的蛋白多糖，内皮细胞参与HA的降解。蛋白多糖为细胞外基质的主要成分，HA来源于蛋白多糖，所以，血清中HA含量对判断肝病的严重程度、鉴别有无肝硬化及预测肝病预后等有一定意义。临床资料表明，急性肝炎向慢性迁延性肝炎、慢性活动性肝炎和肝硬化发展时，随病变进展血清 HA 逐渐升高。其机制可能为肝损害累及内皮细胞和间质细胞，使其对 HA 的摄取和降解能力下降，导致血浆（清）内 HA 升高。

HA 在肝硬化早期不一定升高；肝硬化晚期虽为陈旧性肝纤维化，但肝损害严重，血清 HA 可显著升高。肝硬化时血清 HA 的上述变化，与血清 PⅢP 的变化正相反（肝硬化早期肝脏有活动性肝纤维化，PⅢP 升高；晚期为陈旧性肝纤维化，血清 PⅢP 可以不升高）。因此，血清 HA 与血清 PⅢP 联合检测，对肝硬化诊断可以起互补作用，能提高肝硬化诊断率，有利于了解肝硬化的进程和分期。

八、肝脏摄取排泄功能检测

肝脏特殊的结构特点之一是具有双输出通道，即① 通过肝静脉与体循环联系；② 通过胆道系统与肠道连接。肝细胞间有毛细胆管（即胆小管）互相连接成网，并与小叶间胆管相通；肝细胞分泌的胆汁排入毛细胆管，再进入小叶间胆管和肝胆管。体内代谢的终末产物、由外界进入体内的药物、染料、毒物、从肠道吸收的非营养物质及肝内代谢产物胆色素、胆汁酸盐、胆固醇等，进入肝脏后均经过肝细胞摄取、代谢、转运，最后随胆汁分泌而排入肠腔，再随粪便排除体外。通过上述生理过程实现肝脏的摄取、排泄和解毒功能。肝脏排泄和清除上述物质的速度主要取决于三个方面的因素：① 肝实质（肝细胞）功能；② 胆道的通畅程度；③ 肝血流情况。

因为肝脏具有摄取和清除某些外源性色素并将其排出体外的功能，所以外源性色素进入机体后，绝大部分经肝脏迅速排出，而从其他组织排出量极少。据此，临床常将无毒的人工色素（如靛氰绿、磺溴酞钠）和药物（如利多卡因）静脉注入人体，以此来了解肝脏的摄取、排泄功能。

（一）靛氰绿（indocyainine green，ICG）滞留率试验

ICG 是一种感光材料，几乎无毒性和过敏性，注入人体后很快与血液中清蛋白和 α 脂蛋白结合，90% 以上被肝细胞选择性的迅速摄取，再以原形同未结合的 ICG 一起排入胆汁，从胆道排出。ICG 在胆汁中的排泄率达 97%。ICG 无肠肝循环，不参与生物转化，不经过肝外组织清除，毒副作用极低，能准确地反映肝脏的摄取排泄功能，是较好地肝功能试验。

试验方法及注意事项

1. 试验前必须做皮肤过敏试验（以除外个别过敏者）。

2. 从一侧静脉快速注入 ICG（5 mg/kg 体重，30 s 内注完）。

3. 注射后 15 min 从对侧静脉采血 3 mL，用分光光度计测定 ICG 血中滞留率。血浆中 ICG 可以通过色谱分析法直接测定，不受溶血影响，不需多次采血。

参考范围　15 min 内血 ICG 滞留率 0%～10%。

随年龄增加 ICG 滞留率增加（每增加 5 岁，增加 0.2%～0.6%）。

临床意义

1. ICG 滞留率增加见于：

（1）肝功能损害：① 对肝硬化有诊断价值，肝硬化时 ICG 滞留率平均为 35% 左右；② 慢性肝炎、慢性职业中毒性肝炎 ICG 滞留率增高，为 15%～20%，慢性活动性肝炎时更高；③ 慢性肝炎进展时如定期观测 ICG 滞留率，发现 ICG 滞留率有明显增高，提示有肝硬化可能；④ 急性肝炎、轻型肝功能异常患者 ICG 滞留率试验反映不敏感。

（2）胆道阻塞：各种原因引起的胆道阻塞、胆汁不流畅，都会导致 ICG 滞留率增高。

2. 用于先天性黄疸的鉴别诊断：

（1）Dubin-Johnson 综合征 ICG 滞留率正常。

（2）Gilbert 综合征 ICG 滞留率正常或轻、中度升高。

（3）Rot 综合征患者 ICG 滞留率增高，多 >50%。

（二）磺溴酞钠（bromsulfaphthalein，BSP）试验

BSP 是一种毒性很低的磺酞类色素，BSP 试验原理基本同 ICG 滞留试验。BSP 静脉注入体内后，绝大部分水溶性 BSP 与血浆清蛋白结合，被肝细胞摄取后，在细胞内再与谷胱甘肽结合，分泌到胆汁中，排入肠道，排出体外；少部分从肾脏排出和被单核细胞系统破坏。BSP 的清除取决于其血中的浓度、肝血流量、肝细胞摄取及与色素结合的能力、胆道通畅程度等。肝细胞摄取、结合、排泄功能障碍、胆道受阻时，BSP 在体内滞留会增加。

方法及注意事项

1. 试验前必须做皮肤过敏试验。

2. 按 BSP5 mg/kg 体重，从一侧静脉注入。

3. 注入 30 min 或 45 min 时，从另一侧静脉采

血 3 mL。

4. 分离血清，与标准管比色。

5. 为鉴别先天性黄疸，有时需于 BSP 注入 90 min时再采一次静脉血。

参考范围　BSP 滞留率上限　30 min<10%。
45 min<5%。

临床意义　肝细胞对 BSP 的摄取率大于最大排泄率(Tm)，导致 BSP 在肝内积聚，BSP 在肝内的最大积聚能力为肝储备能力(S)。注入 BSP 后间断定时采血测定 BSP 浓度，可得出 BSP 清除曲线及 Tm、S 值。

根据 45 min、90 minBSP 滞留率及 Tm、S 值等可帮助诊断和鉴别诊断先天性黄疸和某些肝硬化。见表 9-20。

表 9-20　某些疾病时 BSP 试验结果

	S	Tm	BSP 滞留率	
			45 min	90 min
Roter 病(先天性肝贮存障碍)	↓↓		30%～40%	无第二高峰
Dubin-Johnson 综合征(先天性排泄障碍)		↓↓	正常或稍高	为特征性最大值
继发于肝病的获得性排泄障碍				
肝硬化(95%肝硬化患者)			>50%	

BSP 试验受影响因素多，有注入 BSP 后局部组织损伤和过敏反应死亡的报道；加之试验成本高，操作麻烦，目前临床已少用。

(三) 利多卡因试验

肝细胞对利多卡因摄取率较高。利多卡因经静脉注入体内后，由肝细胞摄取，经肝脏细胞色素 P450 酶系作用，氧化脱乙基代谢生成乙基甘氨酰二甲苯(MEGX)。因利多卡因主要由肝清除，肾清除率低，所以血中 MEGX 浓度不受肾功能状态的影响，测定利多卡因代谢产物 MEGX 浓度能够反映肝脏摄取排泄功能。

参考范围　100±18 μg/L。

临床意义

1. 肝功能损害(慢性肝炎、肝硬化、原发性肝癌等)时，肝细胞对利多卡因摄取率减低，血中 MEGX 浓度下降。

2. 利多卡因试验还可用于肝移植手术前选择供肝的依据和预测移植后移植肝存活情况。

(张丽霞　叶千红　褚云卓)

第三节　肝脏病免疫学检测

一、病毒性肝炎血清免疫标志检测

病毒性肝炎是由肝炎病毒(嗜肝病毒)感染引起的传染病。肝脏的主要病变为炎症损伤和坏死。其临床表现除消化道症状外，伴全身性症状，其病程长短不一，有急性、慢性、慢性迁延性和慢性活动性等。按肝炎病毒种类不同，又将病毒性肝炎分为甲、乙、丙、丁、戊、己、庚型肝炎，日本还发现一种输血后肝炎病毒 TTV，我国又发现了辛型肝炎病毒。但确认的肝炎和肝炎病毒仍以甲、乙、丙、丁、戊型肝炎和 HAV、HBV、HCV、HDV 和 HEV 为主。目前仍有 5%的感染型肝炎尚无法归类。

病毒性肝炎是威胁人类健康的重要疾病之一。全世界已有几亿人感染肝炎病毒，每年均有几百万人直接或间接死于肝炎及其有关的疾病，仅乙型肝炎病毒感染和带毒者就超过 3 亿人。我国是患病毒性肝炎多的国家，乙型肝炎表面抗原(HBsAg)携带者已达 1 亿以上。病毒性肝炎在全世界和我国均为流行面广、传染性强、合并症多、严重影响社会劳动力和严重威胁人类生命和健康的疾病。因此，对病毒性肝炎的及时发现和早期诊断意义十分重大。

诊断病毒性肝炎的最基本方法是实验室检查，即对病毒性肝炎的血清免疫标志物进行检查，包括病毒本身、病毒成分、抗病毒抗体及病毒产物等。

(一) 甲型肝炎病毒血清标志物

甲型肝炎是由甲型肝炎病毒(hepatitis A virus, HAV)感染所引起,是发现最早的病毒性肝炎。HAV 为小核糖核酸病毒科的一种,被归类为嗜肝 RNA 病毒,为直径 27～30 nm 的 20 面体、无包膜、有蛋白外壳的球状颗粒。HAV 存在于被感染者肝细胞、血浆、胆汁和粪便中;HAV 经口传染,进入肝脏在肝细胞内复制,大量 HAV 从肝随胆汁排入肠道,随粪便排出,但同时病毒也被释放入血液中,所以粪—口传播为 HAV 感染的主要途径。HAV 抵抗力较强,能耐受 56 ℃30 min,室温 1 周;25 ℃干燥环境下存活 30 d;在贝类动物、淡水、海水、污水和泥土中能存活数月。HAV 感染后引起的病毒血症持续时间较短,一般为 2～3 月,多不超过 6 月;感染早期粪便中可查出 HAV,2～3 周后明显减少;感染后所获得的免疫力持久,与其他型病毒性肝炎无交叉免疫性。

常用检测项目

1. 甲型肝炎病毒抗体(抗 HAV)　为特异性保护性抗体,血清中有抗 HAV-IgM、IgG、IgA 三型。

2. 甲型肝炎病毒抗原(HAVAg)和 RNA (HAV-RNA)

参考范围　ELISA 法:抗 HAV-IgM 和抗 HAV-IgA 阴性。

抗 HAV-IgG 阳性可见于部分成年人。

ELISA 法:HAVAg 阴性。

RT-PCR 法:HAV-RNA 阴性。

临床意义

1. HAV 检测的临床意义　见表 9-21。

目前已有 HAV 疫苗,接种后抗体阳性率达 90%以上。

2. HAVAg 及 HAV-RNA 检测的临床意义　血中如查出 HAVAg 阳性,即可确诊为甲型病毒性肝炎,见于 70.6%～87.5%的甲型病毒性肝炎患者;甲型病毒性肝炎发病前 2 周 HAVAg 可从粪便中排出,发病第 1 周粪便 HAVAg 阳性率为 42.9%,1～2 周为 18.3%,2 周后消失。

HAV-RNA 阳性对甲型病毒性肝炎早期诊断意义更大,对诊断有特异性。

(二) 乙型肝炎病毒血清标志物

乙型肝炎病毒(hepatitis B virus, HBV)是嗜肝性 DNA 病毒,由 3 200 个核苷酸组成,完整的 HBV 颗粒直径 42 mm,称为 Dane 颗粒,其结构见表 9-22 及图 9-11。

表 9-21　抗 HAV 抗体检测及其临床意义

抗 HAV	出现时间	消失时间	意义
抗 HAV-IgM	感染 HAV1～2 周(为早期抗体,发病 2 周 100%阳性)	3～6 月	阳性为早期诊断急性甲型病毒性肝炎的特异性指标
抗 HAV-IgG	感染 HAV 后 3 周(比 IgM 稍晚)	几乎终身存在(可降低,不消失)	高滴度可作诊断参考,低滴度为曾感染过 HAV 的指标
抗 HAV-IgA	感染 HAV 早期和急性期粪便中(为肠道黏膜细胞分泌的局部抗体)	1～2.5 月	是早期诊断甲型病毒性肝炎的指标

表 9-22　乙型肝炎病毒结构及组成

结构	包含内容	英文缩写	英文全称
包膜部分	表面抗原	HBsAg	hepatitis B virus surface antigen
核心部分	核心抗原	HBcAg	hepatitis B virus core antigen
	e 抗原	HBeAg	hepatitis B virus e antigen
	双股 DNA		
	DNA 聚合酶	DNAP	

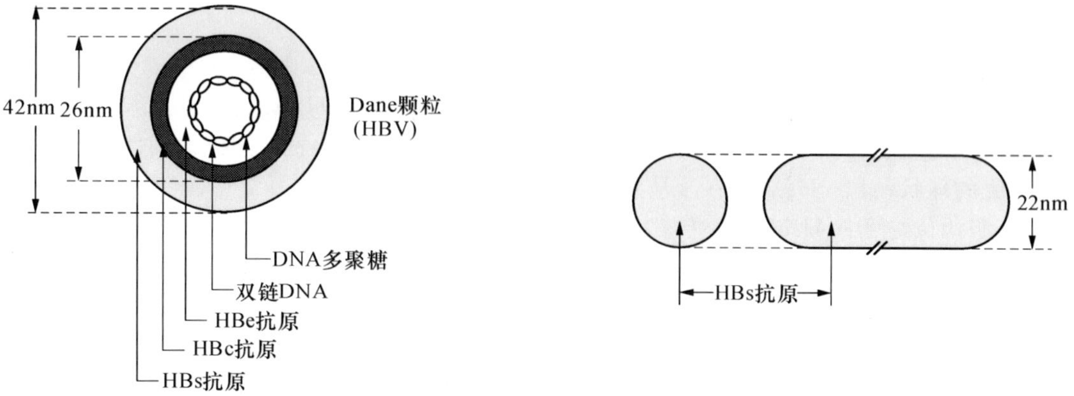

图 9-11 乙型肝炎病毒的构造

HBV包膜为病毒的外壳，是糖蛋白，其所含有的HBsAg由肝细胞质合成，可大量释放入血，HBsAg除与HBV核心部分一起装配成完整的病毒（Dane颗粒）外，还可有过剩的小球型和管型颗粒（本质为HBsAg）存留于血液中。HBsAg本身无传染性。HBV核心部分是病毒复制的主体。

HBV蛋白基因编码区是S、C、P、X，它们的表达产物各不相同：① S基因编码表达是HBV包膜蛋白，其基因为前S_1、前S_2和S，表达产物是HBsAg、前S_1抗原和前S_2抗原；② C基因编码表达是HBV包膜的核心蛋白（C蛋白），分为C区和前C区，表达产物为HBcAg和HBeAg；③ P区编码表达产物为DNAP；④ X编码表达产物为HBxAg（因指导产生的蛋白质尚未肯定，故称X区）。

检测项目

现在临床实验室可检查的HBV血清标志物有：抗原——HBsAg、HBcAg、HBeAg、前S_1蛋白、前S_2蛋白、DNAP、HBxAg及它们的相应抗体——抗-HBs、抗-HBc、抗-HBe、抗-前S_1抗体和抗-前S_2抗体。但实际工作中，实验室常规检测的主要是HBV的基因产物HBsAg、HBeAg和机体对他们产生的特异性抗体抗-HBs、抗-HBc、抗-HBe。HBV血清标志物检测，临床实验室最常用的方法为ELISA方法。

参考范围　除抗-HBs可以通过疫苗接种获得以外，健康者HBV血清标志物为阴性。

临床意义

1. HBsAg　HBsAg最早于1963年由Blumberg在澳大利亚土著人血液中发现，被称为“澳大利亚抗原”（即“澳抗”），后又称为肝炎相关抗原，主要分布于血液、体液和分泌物中。HBsAg含有五种不同的抗原表位，即a、d、y、w、r，其中a为特异性（共同性）抗原决定簇，d/y和w/r是2对亚抗原决定簇（d与y、w与r，一般不同时出现）。HBsAg亚型有明显的地域差别（见表9-23）。HBsAg亚型调查对乙型肝炎流行病学观察和预防（疫苗制备等）有一定意义。HBsAg在HBV感染后1～2 m（ALT升高前2周）血清中出现，可持续数周～数年或长期存在。虽HBsAg本身无传染性，但因其常与HBV同时存在，所以HBsAg常被作为乙型肝炎早期的标志物。

HBsAg阳性主要见于：

(1) HBV感染后的潜伏期。

(2) 乙型病毒性肝炎急性期。

(3) 慢性乙型病毒性肝炎的活动期和迁延期。

(4) 乙型病毒性肝炎后肝硬化或肝癌。

(5) HBsAg携带者（可为长期或一生。我国正常人中占10%）。

表 9-23 HBsAg主要亚型及其地区分布

HBsAg亚型	世界分布	我国分布
adr	东南亚和远东地区	为我国的主要亚型
adw	东非、北欧、北美、澳洲	为我国的次要亚型
ayw	非洲西北部、欧洲东南部、地中海东部、中东、伊朗、巴基斯坦、印度次大陆	我国的新疆、西藏、内蒙等少数民族区之亚型
ayr	为较少见的亚型	

2. 抗-HBs　为机体针对HBV产生的特异性中和抗体，为保护性抗体，表明机体有一定免疫力。

HBV 感染或 HBV 疫苗注射后均可产生抗-HBs；慢性 HBsAg 携带者，常因免疫耐受形成抗体缺陷，不产生抗-HBs。抗-HBs 分 IgM 和 IgG 两型，抗-HBs-IgM 产生于感染早期，抗-HBs-IgG 产生稍后于抗-HBs-IgM。抗-HBs 一般于 HBsAg 转阴后出现，表明疾病开始恢复。如果抗-HBs 与 HBsAg 同时阳性，常说明可能是感染了不同亚型的 HBV；在爆发性肝炎和慢性活动性肝炎有时也可见到抗-HBs 与 HBsAg 同时阳性，常提示预后不良。

抗-HBs 阳性主要临床意义是：

(1) 表示既往曾感染过 HBV，现在已经恢复，对 HBV 有一定免疫力。

(2) 接种乙肝疫苗后（一般只抗-HBs 单项阳性）。

(3) 被动获得抗-HBs 抗体（如接受输血和免疫球蛋白治疗者）。

3. HBeAg　存在于 Dane 颗粒的核心部分，是 HBcAg 肽链的一部分，为一种可溶性抗原。HBeAg 由感染 HBV 的肝细胞分泌入血，在血清中可游离存在。HBeAg 存在于 HBsAg 阳性的患者血清中，其出现时间稍后于 HBsAg。

HBeAg 阳性的主要临床意义是：

(1) 表明正患乙型病毒性肝炎，HBV 量较多，是病毒复制活跃、传染性强的指标。

(2) HBeAg 持续阳性时，易转为慢性肝炎。

(3) HBeAg 与 HBsAg 同时阳性的孕妇，可将 HBV 垂直传给新生儿，感染阳性率为 70%～90%。

4. 抗-HBe　抗-HBe 为 HBeAg 的相应抗体，但不是中和抗体。出现于 HBV 急性感染的恢复期，持续时间比 HBeAg 长，但 HBeAg 和抗-HBe 一般不会同时阳性，抗-HBe 阳性时，HBeAg 转为阴性。

抗-HBe 阳性的临床意义是：

(1) 表明 HBV 部分被清除或抑制，病毒复制减少，传染性降低（但不是保护性抗体），多病情好转，预后良好。

(2) 部分慢性乙型肝炎、肝硬化、肝癌患者血清中可查出抗-HBe 阳性。

(3) 抗-HBe 和抗-HBc 两项阳性，也表明有近期 HBV 感染。

5. 抗-HBc　HBcAg 存在于 Dane 颗粒核心部分。主要在受感染的肝细胞核内，复制后移入肝细胞质中，被肝细胞质合成的 HBsAg 包被后，形成完整的病毒进入血液。HBcAg 有很强的抗原性，HBV 感染后出现免疫反应最早，能产生高效价的抗-HBc。因 HBcAg 存在于肝细胞核内及 HBV 核心部分，血液中无游离 HBcAg，所以在血液中很难检测到 HBcAg，临床也未将 HBcAg 检测作为常规。抗-HBc 作为 HBcAg 的对应抗体（但不是中和抗体），是反映肝细胞受损害的一种指标，主要有 IgM 和 IgG 两型，前者产生早于后者。目前临床实验室检测抗-HBc 主要是测总抗-HBc（主要为 IgG 型），也有分型测定的。

抗-HBc 阳性的临床意义是：

(1) 抗-HBc-IgM：是机体感染 HBV 后血液中最早出现的特异性抗体，肝炎急性期滴度最高，是诊断急性乙型肝炎和判断病毒复制活跃的指标；抗-HBc-IgM 阳性说明病毒复制活跃、传染性强，也见于慢性活动性肝炎。

(2) 抗-HBc-IgG：机体感染 HBV 后 1 月左右其滴度开始上升，在体内持续时间长。阳性高滴度，表明正患乙型病毒性肝炎，正在感染 HBV；阳性低滴度，表明既往感染过 HBV。

6. 乙型肝炎病毒前 S_1(Pre-S_1)蛋白及抗-前 S_1 抗体　前 S_1 蛋白是 HBV 的外膜蛋白成分，在 S 基因编码区，由 108～110 个氨基酸组成，与前 S_2 蛋白的氨基端相连。前 S_1 蛋白的第 21～47 位氨基酸是肝细胞膜受体，HBV 通过该受体黏附在肝细胞膜上，然后侵入肝细胞。前 S_1 蛋白抗原性较强，HBV 侵入机体后，前 S_1 蛋白能诱导机体产生抗-前 S_1 抗体。

前 S_1 蛋白及抗-前 S_1 抗体的临床意义主要是：

(1) 前 S_1 蛋白阳性，提示病毒复制活跃，传染性强。

(2) 抗-前 S_1 抗体是 HBV 中和抗体，能阻止 HBV 侵入肝细胞，其较早出现提示预后良好，是观察乙肝病情、疗效和乙肝疫苗接种效果的指标。

(3) 抗-前 S_1 阳性表示 HBV 正在清除或已被清除，见于急性乙肝的恢复期。

7. 乙型肝炎病毒前 S_2(Pre-S_2)蛋白与抗-前 S_2 抗体　前 S_2 蛋白和前 S_1 蛋白一样是 HBV 的外膜蛋白成分，在 S 基因编码区，由 55 个氨基酸组成，其 N 末端与前 S_1 蛋白相连，其 C 末端与 HBsAg 的 N 末端相连。前 S_2 蛋白 N 末端 109～133 位氨基酸为聚合人血清清蛋白受体（PHSA-R），可与聚合人血清清蛋白(PHSA)结合；肝细胞膜上也有 PHSA-R，也可以与 PHSA 结合。因此，HBV 可以通过前 S_2 蛋白上的 PHSA-R-PHSA-肝细胞膜上的 PHSA-R 方式黏附到肝细胞膜上，从而侵入肝细胞，成为乙肝病毒侵入肝细胞的主要结构组分之一。前 S_2 蛋白(及前 S_1 蛋白)比 HBsAg 抗原性强，故侵入机体后可诱导机体产生抗-前 S_2 抗体。

前 S_2 蛋白及抗-前 S_2 抗体的临床意义与前 S_1 蛋白及抗-前 S_1 抗体相似：

(1) 前 S_2 蛋白阳性，提示病毒复制活跃，具有较强的传染性。

(2) 抗-前 S_2 抗体是 HBV 中和抗体，能阻止 HBV 侵入肝细胞。

(3) 抗-前 S_2 抗体阳性，表明病情好转，趋向痊愈，其早期出现提示预后良好。抗-前 S_2 抗体检测对急性乙型病毒性肝炎病情、疗效和预后观察有重要意义。

8. HBV-DNA 用聚合酶链反应(PCR)和荧光定量 PCR 等方法，可直接检测出 HBV-DNA，检测范围为 10^2～10^8 copy/mL。但检测中应避免污染，否则易有假阳性。正常人血清 HBV-DNA 为阴性。

HBV-DNA 阳性是 HBV 感染的直接、敏感、特异的标志物，是急性乙型肝炎诊断的直接证据。但对 HBV-DNA 检测结果与 HBV 血清免疫标志物检测结果之间的关系，应做全面性的综合评价。

(1) HBV-DNA 与 HBsAg 检测结果的关系：一般 HBsAg 阳性时，HBV-DNA 测定常常阳性。但实际工作中常遇到 HBV-DNA 阳性，HBsAg 却阴性，其原因可能是：① PCR 法灵敏性极高，HBV-DNA 含量极低亦可检测出来，而 HBsAg 检测用 ELISA 法，其灵敏度远低于 PCR 法，对极低浓度的 HBsAg 检测不出来；② 在 HBV 感染早期，HBV 含量可能很低，用 PCR 法可查出 HBV-DNA，但此时尚未产生乙肝的血清免疫标志物，所以用 ELISA 法查不出 HBsAg。

(2) HBV-DNA 与抗-HBs 关系：在 HBV-DNA 感染恢复期，抗-HBs 阳性，血清 HBV-DNA 一般为阴性，少部分为阳性，而肝组织 HBV-DNA 测定有很高的阳性率，表明 HBV 还未从肝脏中完全清除。说明只有 HBV-DNA 测定阴性才是 HBV 病毒完全消除的指标。

(3) HBV-DNA 与 HBeAg、抗-HBe 和抗-HBc 的关系：血清 HBeAg 阳性时，HBV-DNA 几乎 100%阳性；HBeAg 阴性，而抗-HBe、抗-HBc 阳性时，仅表明 HBV 复制减弱，但 HBV 并未完全消失，此时 HBV-DNA 检测阳性率仍可高达 80%。因此，HBV-DNA 检测才是评价 HBV 传染性的最好方法。

(4) HBV-DNA 检测可用于对献血员 HBV 感染筛查，血制品传染性和乙肝疫苗安全性的监测。

9. HBV-DNAP HBV-DNAP(乙型肝炎 DNA 聚合酶)存在于 HBV 核心部分，可以修复病毒的双股 DNA，HBV 复制时其活性增高。HBV-DNAP 阳性出现早于 HBsAg，是诊断乙型肝炎的早期标志物；乙型病毒性肝炎 HBV-DNAP 活性持续升高，提示转为慢性肝炎。

乙型肝炎 5 项血清免疫标志物变化及联合检测的临床意义。见表 9-24 及图 9-12。

(三) 丙型肝炎病毒血清标志物

丙型病毒性肝炎是由丙型肝炎病毒(hepatitis C virus, HCV)感染引起的。HCV 属于黄病毒科，直径为 30～60 nm，由核心及包膜两部分组成。核心为单股正链 RNA，由近一万个核苷酸组成；包膜部分由结构蛋白和非结构蛋白区域组成，其结构蛋白区较保守，非结构蛋白区易发生变异。HCV 感

表 9-24 HBV 5 项血清标志物联合检测的临床意义

HBsAg	抗-HBs	HBeAg	抗-HBe	抗-HBc	临床意义
+	−	+	−	+	急性或慢性乙型肝炎、高传染性
+	−	−	−	+	急性、慢性乙型肝炎或慢性 HBsAg 携带者
+	−	−	+	+	急性乙肝趋向恢复或慢性乙肝，弱传染性
−	+	−	−	+	急性 HBV 感染康复期或有既往感染史，目前保持免疫力
−	−	−	+	+	乙肝恢复期、弱传染性
−	−	−	−	+	急性 HBV 感染“窗口期”或既往曾感染过乙肝，有流行病学意义

续　表

HBsAg	抗- HBs	HBeAg	抗- HBe	抗- HBc	临 床 意 义
−	+	−	−	−	疫苗接种后或 HBV 感染后康复
−	+	−	+	+	急性乙肝康复期,开始产生免疫力
−	−	−	−	−	非乙肝感染

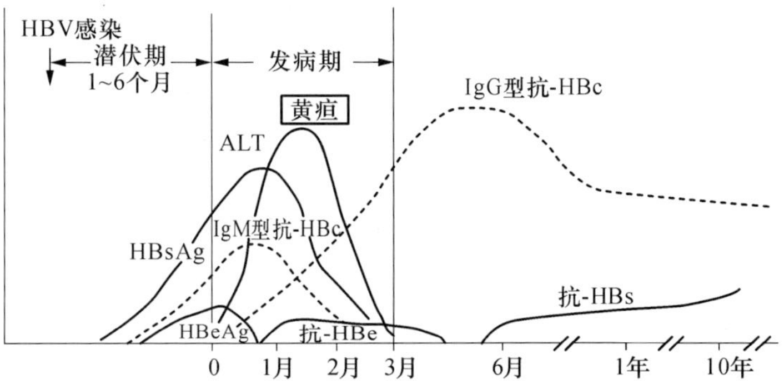

图 9－12　乙型肝炎 5 项血清标志物的变化

染后,在肝细胞内复制。血中浓度较低,抗体产生较晚。丙型肝炎虽病情较轻,但易转为慢性,其肝硬化发生率较高,部分可发生癌变,且易与非消化道传播的肝炎病毒发生重叠感染。HCV 传播途径主要是输血和注射感染,因而丙型肝炎也称为输血后肝炎,但亦可通过性接触和母婴垂直传播。

临床通过实验室检测抗- HCV(IgM、IgG)及 HCV－RNA 诊断 HCV 感染。其检测方法分别为 ELISA、RT－PCR 和核酸探针法,但因病毒易发生变异,且不同患者抗- HCV 出现时间早晚差异较大(早者 1 m,晚者 1 y),因此,抗- HCV 阴性也不能除外 HCV 感染,同时更应注意排除测定上的假阴性和假阳性的问题。

1. 抗- HCV 检测

参考范围　ELISA 法:阴性。

临床意义

(1) 抗- HCV 为非保护性抗体,阳性是 HCV 感染的重要依据。

(2) 抗- HCV-IgM 阳性:① 见于急性 HCV 感染,是丙肝诊断敏感的早期指标;② 见于慢性 HCV 感染,是慢性感染活动指标;③ 说明有传染性,是判断传染性的指标。

(3) 抗- HCV-IgG 阳性:其出现晚于抗- HCV-IgM,阳性只表明体内有 HCV 感染,但不能作为 HCV 感染的早期诊断指标;其阴性也不能完全排除 HCV 感染,必要时应做 HCV-RNA 检测。

2. HCV-RNA 检测　血液中 HCV-RNA 存在,是 HCV 感染的最直接、最灵敏、最特异的指标,是 HCV 存在的标志物。通过核酸探针和 RT-PCR 技术能检测出血中极少量的 HCV,并可进行定量和基因定型。

参考范围　PT-PCR 法、荧光定量 PCR 法:阴性。

临床意义

(1) HCV-RNA 阳性,提示 HCV 复制活跃,传染性强。

(2) HCV-RNA 和抗- HCV 同时阳性,提示血中有 HCV 存在,为活动性 HCV 感染。

(3) HCV-RNA 阴性,抗- HCV 阳性,提示可能为 HCV 既往感染。

(4) 连续观察 HCV-RNA 定量检测结果的动态变化,对判断病情、监测干扰素等疗效和血制品安全性有重要意义。

(四) 丁型肝炎病毒血清标志物

丁型肝炎病毒(hepatitis D virus, HDV)是丁型病毒性肝炎的病原体。HDV 是一种 RNA 病毒,又称为 δ 病毒,直径为 35～37 nm。是一种缺陷性病毒,只有在和 HBV 共存的条件下才能复制和感染患者。存在于 HBV 感染的肝细胞内,以 HBsAg 为外壳，其核心部有 HDAg 和 HDV-RNA。只有感染了 HBV 才能使 HDV 感染，因此 HDV 与 HBV 同时感染或 HDV 感染是继发于 HBV 感染。HBV 与 HDV 双重感染时肝细胞损伤重于 HBsAg 单独感染，而且常会引起暴发性肝炎、慢性活动性肝炎、肝硬化和肝癌。但 HBsAg 阳性者只有 5% 感染 HDV，我国虽然 HBsAg 携带者多，但 HDV 感染率并不高。

诊断 HDV 感染的主要依据是检测 HDAg 和抗- HDV(IgM 和 IgG)，也可用 PCR 和核酸探针技术直接检测 HDV-RNA。

1. HDAg 检测　HDAg 是 HDV 的惟一的特异性抗原，存在于感染的细胞核和细胞质中，在 HDV 病毒核心部分，病毒复制后可进入血液中。

参考范围　IFA、RIA、ELISA 法：均为阴性。

临床意义

(1) HDAg 阳性见于急性 HDV 感染早期，持续 1～2 周后消失。是急性 HDV 感染的证据。

(2) HDAg 和 HBsAg 同时阳性，表示 HDV 和 HBV 同时感染，并可迅速发展为重症肝炎或慢性肝炎。

2. 抗- HDV 检测　HDV 感染后机体产生抗 HDV 抗体。感染持续存在时抗- HDV 呈高滴度，感染终止后抗- HDV 滴度下降或消失。

参考范围　IFA、RIA、ELISA 法：均为阴性。

临床意义

(1) 抗- HDV-IgM 阳性：为 HDV 急性感染(急性丁型肝炎)的早期诊断指标，持续时间短(2～20 周)。与 HBV 同时感染时，抗- HDV-IgM 与抗-HBc-IgM 同时阳性。

(2) 抗- HDV-IgG 阳性：只能存在于 HBsAg 阳性血清中，其出现晚于抗- HDV-IgM，是慢性丁型肝炎的可靠证据。HDV 感染急性期其滴度低，慢性期滴度高，HDV 感染终止后，有时抗- HDV-IgG 可持续数年存在于血清中。

(3) HBV 和 HDV 重叠感染时，抗- HBc-IgM 可阴性，而抗 - HDV-IgM 和抗 - HBc-IgG 同时阳性。

3. HDV-RNA 检测

参考范围　RT-PCR 法：阴性。

临床意义

(1) HDV-RNA 阳性可确诊丁型病毒性肝炎。

(2) HDV-RNA 阳性的 HDV 与 HBV 重叠感染者，易发展为肝硬化和肝癌。

(五) 戊型肝炎病毒血清标志物

戊型肝炎病毒(hepatitis E virus, HEV)是戊型病毒性肝炎的病原体。HEV 属杯状病毒科，是 RNA 病毒，病毒颗粒直径为 27～38 nm，其表面结构不稳定，4 ℃以下易断裂。虽不同地区分离出的 HEV 核苷酸序列有差异，但它们之间有强交叉反应，故认为 HEV 可能仅有一个血清型。HEV 与 HAV 的传播方式和临床表现均相似。HEV 感染后，机体产生的抗- HEV 抗体(IgM 和 IgG)，可以作为 HEV 感染的标志物。虽可以从胆汁和粪便中检出 HEVAg，但其阳性率太低，不适宜作为 HEV 感染常规检测。

参考范围　ELISA 法：抗- HEV 抗体阴性。

临床意义

(1) 抗- HEV-IgM 阳性：见于戊肝急性期，持续 2～3 月后消失。95% 的戊肝急性期患者抗-HEV-IgM 阳性。

(2) 抗- HEV-IgG 阳性：见于戊肝恢复期，可持续 1 年。抗- HEV-IgG 虽于 HEV 感染后持续时间较长，但不能持久，说明患戊肝后不可能长久免疫。

(3) HEV 与 HBV 重叠感染和妊娠后期的 HEV 感染，易发展为重症肝炎。

(六) 关于己型肝炎病毒感染

1994 年 Deka 用一名患者的粪便提取物感染恒河猴和 Hep－2 细胞系，发现了一种新的非甲至非戊型肝炎病毒，命名为 HFV(hepatitis F virus)，即已型肝炎病毒。HFV 为双股 DNA 病毒，直径为 27～37 nm，DNA 长度为 20 kb。但关于 HFV 的本质尚须进一步研究，关于 HFV 与 HBV 是否同属一个科，尚有争论。有人用 PCR 法在肠道型非甲至非戊型肝炎患者的粪便提取物中检出了 HFV-DNA，阳性检出率为 60%；但关于己型肝炎的完整临床资料尚未见报道。

(七) 庚型肝炎病毒血清标志物

庚型肝炎病毒(hepatitis G virus, HGV)在 1995 年被发现，其感染途径同 HBV 及 HCV。HGV 经常与 HBV 和 HCV 重叠感染，此时临床症状较重；但也有无症状 HGV 携带者。目前已能用 PCR 法检测 HGV-DNA 和用 ELISA 法检测抗- HGV 抗体。

参考范围　ELISA 法：抗- HGV 抗体阴性。

PCR 法：HGV-DNA 阴性。

临床意义　HGV 侵入人体后，机体产生相应的抗体，即抗- HGV 抗体。因此，抗- HGV 抗体阳性，表示曾感染过 HGV，多见于输血后肝炎、应用血液制品、毒品成瘾注射引起的 HGV 合并 HCV 感染的患者。目前关于 HGV 感染和庚型肝炎的报道还不是很多。

二、肝脏疾病的其他免疫学检测

肝脏不是特殊的免疫器官，也没有特殊的专一的免疫反应，可是某些肝脏疾病的发生也与某些免疫反应有关，特别是有些原因不明的肝实质性损害，常常与免疫病理过程有关。因此，一些免疫学检查对某些肝脏疾病的诊断和鉴别诊断，仍有一定意义。

（一）抗核抗体（antinuclear antibody，ANA）

ANA 是以细胞的核成分［脱氧核糖蛋白（DNP）、DNA、可提取的核抗原（ENA）和 RNA 等］为靶抗原的自身抗体的总称。ANA 的性质主要是 IgG，也有 IgM、IgA，无器官和种属特异性，许多由于自身免疫而发生的自身免疫性疾病，都可能有自身抗体产生，ANA 即为自身免疫性疾病时常做的一项自身免疫检测。

参考范围　IFA 法：阴性。
血清滴度>1∶40 为阳性。

临床意义　ANA 阳性的肝脏疾病主要是自身免疫性肝炎，其Ⅰ型者 74% ANA 阳性。另见于狼疮性肝炎（95%～100%）、原发性胆汁性肝硬化（95%～100%）；慢性活动性肝炎时也可见阳性。正常人有 5%ANA 阳性，随年龄增加，阳性率也增加，70～80 岁老年人 ANA 阳性率达 20%（但滴度低）。

（二）抗平滑肌抗体（smooth muscle antibody，SMA）

SMA 是针对肌动蛋白或非肌动蛋白成分的自身免疫抗体，主要为 IgG，也有 IgM，无器官和种属特异性，一般认为不结合补体。SMA 自身靶抗原有三组骨架蛋白：① 微纤维（F 型肌动蛋白和 G 型肌动蛋白）；② 中级纤维（波状蛋白和 Desmin）；③ 微管，其中 F 肌动蛋白与肝细胞膜密切相关，抗- F 肌动蛋白抗体可能与自身免疫性肝炎、原发性胆汁性肝硬化、自身免疫性胆汁淤积性肝硬化相关。

参考范围　间接荧光抗体法：阴性。
滴度>1∶10 为阳性。

临床意义　SMA 阳性主要见于自身免疫性肝炎，是Ⅰ型自身免疫性肝炎的基本标志抗体，多与 ANA 同时存在；但也有 26% 的自身免疫性肝炎 SMA 为其惟一的血清标志物。狼疮性肝炎时 SMA 阳性率达 80%；急性肝炎时阳性率约为 70%，发病 1 周时出现，3 月后消失。

（三）抗线粒体抗体（anti-microchondria antibody，AMA）

AMA 是一组以线粒体内膜和外膜蛋白为靶抗原，无器官及种属特异性的自身抗体，主要为 IgG；不同组织其线粒体膜上靶抗原不同，已发现的有 9 种 AMA（AMAM_1～M_9），M_1～M_9可以单独出现也可以几种同时出现。常用免疫荧光法（IFA）、ELISA 法和斑点免疫法进行检测。

参考范围　IFA 法：阴性（血清滴度<1∶10）。

临床意义　AMA 是原发性胆汁性肝硬化（PBC）的血清标志物。当血清效价>1∶80 时，对 PBC 特异性为 97%，敏感性为 98%，AMA 检测对 PBC 与继发性肝硬化、肝外胆道阻塞性肝硬化的鉴别有重要意义。见表 9－25。

表 9－25　几种肝脏疾病时血清 AMA 检测结果

疾病名称	AMA 检测结果
原发性胆汁性肝硬化	阳性率 90.5%～92.5% 抗体效价甚高 M_4、M_8常与 M_2同时出现
胆总管阻塞性肝硬化	阴性
肝外胆管阻塞性肝硬化	阴性
继发性胆汁性肝硬化	阴性
药物引起的自身免疫性肝病	阳性率 20% 抗体效价较低 M_3、M_6出现

（四）抗肝肾微粒体抗体（liver-kindney microsomal antibody，LKM）

LKM 是针对肝、肾微粒体抗原的抗体。其相应抗原主要位于肝细胞的粗面和滑面内质网的细胞质侧和肾脏的近曲小管；LKM 主要识别肝微粒体内分子量 50 000 的蛋白质（细胞色素氧化酶 P4502Db，CY2Db）。LKM 有三个亚型：① LKM1（靶抗原为 CY2Db，主要为 IgG1 型抗体，在肝主要分布在肝门管区以外的肝细胞质中）；② LKM2（靶抗原是细胞色素氧化酶 P450 的同工酶，在肝主要分布在门管区肝细胞中)；③ LKM3(靶抗原是 UDP 葡萄糖醛酸转移酶，肝、肾中均阴性，存在于灵长类动物睾丸细胞质中)。

临床意义 LKM1 主要见于自身免疫性肝炎，为Ⅱ型自身免疫性肝炎的血清标志，如见于妇女、儿童，慢性丙型肝炎时；LKM2 仅见于应用替尼酸药物治疗时；LKM3 与丁型肝炎病变性肝炎有关。

(五) 抗肝细胞质 1 抗体 (liver cytoplasm 1 antibody, LC1)

LC1 抗体只见于非丙型肝炎病毒感染的年轻人(多不超过 20 岁)，主要是Ⅱ型免疫性肝炎的补充标志。在 LKM1 抗体阳性但不伴有丙型肝炎病毒感染患者中的阳性率为 32%。

(六) 抗可溶性肝抗原抗体 (anti-soluble liver antigen antibody, SLA)

SLA 的相应靶抗原是存在于肝细胞质内的蛋白质-细胞角蛋白，该抗原无器官及种属特异性。抗 SLA 抗体检测一般用荧光免疫法。

临床意义 抗 SLA 抗体阳性，见于自身免疫性肝炎，是Ⅲ型自身免疫性肝炎的血清学标志。约 25%的自身免疫性肝炎患者仅该抗体阳性，故对自身免疫性肝炎诊断和鉴别诊断有意义，并对其免疫抑制剂治疗有指导意义。

(七) 抗肝细胞膜特异性脂蛋白 (liver-cell membrance specific lipoprotein antibody, LSP) 抗体和抗肝细胞膜抗原 (liver-cell membrance antigen, LMAg)

肝细胞膜特异性脂蛋白(LSP)是肝细胞膜的成分，是分子量$>20\times10^6$的大分子脂蛋白，定位于肝细胞膜表面，免疫电泳时在γ球蛋白区带。抗 LSP 抗体参与 HBsAg 的慢性病理过程，可能参与肝细胞的病理损伤过程。抗 LSP 抗体经血循环进入肝小叶，首先在肝小叶周围导致片状或架桥状坏死。

LMAg 是肝细胞膜的可溶性抗原，其分子量比 LSP 小，免疫电泳时在前清蛋白区带。抗 LMAg 抗体主要为 IgM，小部分为 IgG。

临床意义 HBsAg 阳性的慢性活动性肝炎和肝硬化时，抗 LSP 抗体阳性率及滴度均较高，且与肝功能受损程度相平行；急性肝炎和慢性迁延性肝炎，LSP 阳性率也较高，急性肝炎如抗 LSP 抗体出现早、滴度高、持续时间长，提示易转为慢性。

抗 LMAg 抗体主要见于 HBsAg 阴性的慢性活动性肝炎(如自身免疫性肝炎)，可能也与肝细胞的碎片状和架桥状坏死有关。

(张丽霞　叶千红　褚云佐)

第四节　肝脏病检测项目的选择原则

肝脏是人体的重要脏器之一，具有多种复杂而具体的功能。肝脏疾病时，肝脏的功能会发生某些变化，机体的某些疾病和某些病理变化也会对肝脏产生一定的影响。

进行肝脏疾病实验检查时，必须考虑到以下几个方面：

1. 肝脏有多种多样的物质代谢、生物转化和排泄、解毒等功能，不可能通过某一个单方面或单项的试验反映肝脏的全面功能或肝脏功能的全貌。

2. 肝脏有强大的贮备、代偿和再生能力，往往肝脏损害到一定程度才可以反映出来，加之实验检查方法本身有一定的灵敏性和特异性方面的限制，因此，实验检查结果正常也不能完全排除肝脏有损伤和肝功能有变化，另外还应注意肝外因素的影响；反之，实验检查结果有变化也不一定就能完全肯定就是肝脏损伤。

3. 肝脏疾病实验检查除应包括反映肝脏功能的试验外，还应包括病原学(如肝炎病毒血清标志物等)及病理学(如肝活检等肝脏病理学)检查；除化学检查外，还应包括免疫学(如自身抗体、肝癌免疫标志物等)检查。

4. 实验检查项目选择及检查结果分析，都必须密切结合患者的临床资料(病史、症状、体征及其他检查资料)，进行全面、综合性分析，从而对肝脏疾病的诊断、鉴别诊断、病情变化、疗效观察和预后判断等，做出正确而全面的结论。

肝脏疾病实验检查项目选择，应遵循以下原则：

1. 要尽量选择灵敏性和特异性较强的指标　理想的肝脏疾病实验检查项目应该具备的条件是：① 敏感性高(有高的试验阳性率或异常率)；② 特异性强(对疾病诊断有针对性)；③ 阳性预测的正确性高(当结果阳性时即有某种疾病的可能)；④ 阴性预测的正确性高(当结果阴性即可排除某病的可能)。虽然实际工作中难以达到上述要求，但也应结合实验项目性质和临床要求，尽量选择灵敏性好、特异性强的实验项目。

2. 根据临床需要，有的放矢地选择实验检查项目　肝脏疾病的实验检查项目很多，不能千篇一律地所有患者都选择所有项目，这样既浪费了资源和时间、不必要的增加了工作量，又会给患者增加了负担。临床医生一定要结合临床有关资料，根据患者的实际需要，有目的地选择实验检查项目。

3. 将反映肝脏基本功能状态的常规检查项目与特殊检查项目结合起来进行选择　如怀疑是原发性胆汁性肝硬化(PBC)时，首先应选择常规检查项目：① TAG、A/G 和蛋白电泳(反映蛋白质代谢)；② STB、CB、UCB(反映胆红素代谢)；③ ALT、GDH、γ-GT(反映肝细胞损害及胆汁淤滞情况)；④ MAO、pH(反映肝纤维化)。另外，有条件时还要选择对 PBC 有诊断价值的特殊检查项目：如 AMA(抗线粒体抗体，是 PBC 的敏感而特异的血清标志物)。

4. 应遵循因地而异的原则，根据本地区、本实验室的具体条件，尽量选取诊断价值高、操作简便、费用省、便于推广的检查项目。

关于肝脏疾病常用实验检查项目的应用：如表 9-26。

表 9-26　肝脏疾病实验检查项目应用

应用目的	项目选择
健康体检	ALT 、TP、ALB、A/G、肝炎病毒标志物、必要时做蛋白电泳
怀疑肝炎	
急性无黄疸性肝炎	ALT、前清蛋白、胆汁酸、尿胆原、肝炎病毒标志物
慢性无黄疸性肝炎	除急性期项目外，加查 AST、ALP、γ-GT、TAG、A/G、血清蛋白电泳
黄疸的诊断和鉴别诊断	STB、CB、尿胆原、尿胆红素、ALP、γ-GT、Lp-X、胆汁酸，疑为先天性非溶血性黄疸时加查 ICG
怀疑肝纤维化或肝硬化	ALT、AST、STB、TP、ALB、A/G、蛋白电泳；MAO、pH、PⅢP
怀疑为原发性肝癌	ALT、AST、γ-GT、STB、CB；AFP、γ-GT 同工酶、ALP 同工酶、LDH 同工酶
疗效判断和病情观察	
急性肝炎	ALT、AST、前清蛋白、STB、CB、尿胆原、尿胆红素
慢性肝病	ALT、AST、STB、CB、TP、ALB、A/G、蛋白电泳，必要时加查 MAO、pH、PⅢP
原发性肝癌	AFP、γ-GT、ALP、γ-GT 同工酶和 ALP 同工酶
怀疑自身免疫性肝炎	一般肝炎检查项目外加查血清自身抗体

(张丽霞　年华　茅利明)

第五节　肝脏病的实验诊断

本节对临床常见肝脏疾病的实验诊断项目应用及在肝脏疾病中这些实验检查的表现和一般变化规律，进行重点讨论和阐述。

一、病毒性肝炎

(一) 甲型病毒性肝炎

甲型病毒性肝炎是由HAV引起，发病有明显的流行性，可暴发或散在发病，病程较规律，分期明显(潜伏期—发病期—恢复期)。没有无症状的病毒携带者和慢性发病过程，一般发病较急，症状明显，但除重症肝炎可有急性肝细胞坏死外，一般预后均较好。

实验诊断

1. 抗-HAV-IgM阳性可诊断急性甲型病毒性肝炎　感染HAV-1周后产生，3～6月血清中消失。

2. 抗-HAV-IgG阳性　低滴度阳性表明曾感染HAV；高滴度阳性对HAV感染者有参考价值。一般HAV感染3周后血清中可检出，2～5月后消失。

3. ALT和AST明显升高　可达参考范围上限20～50倍以上，一般以ALT升高更明显，ALT/AST>1。急性重症肝炎时AST升高比ALT升高明显，表明有肝细胞坏死，线粒体损伤。一般于HAV感染后1～2周ALT和AST升高达高峰，3～5周逐渐下降。

4. 血清胆红素可升高　急性重症肝炎病情恶化时，可出现"胆酶分离"现象，即黄疸加重，胆红素升高，但转氨酶下降。

(二) 乙型病毒性肝炎

乙型病毒性肝炎是由HBV感染所引起。由于HBV有较大的变异性，故乙型病毒性肝炎临床表现较复杂，除具有一般肝炎症状外，其转归亦比较复杂。可有无症状携带者，发病者分为潜伏期—发病期—恢复期，虽其临床表现不明显，但可转为慢性肝炎(迁延型或活动型)、肝硬化、原发性肝癌及病后带毒者。

实验诊断

1. HBV感染血清标志物检查　因感染情况不同及病期等不同，各血清标志物出现的情况及其意义亦不相同。通常对HBsAg、抗-HBs、ABeAg、抗-HBe和抗-HBc 5项指标联合检查结果进行综合性分析。见本章第三节表9-24及图9-12。

2. 血清酶检查　急性期ALT、AST等血清酶变化基本同甲型病毒性肝炎，但比甲型肝炎重，ALT回到正常稍晚，为6～12周。慢性期ALT和AST升高或正常，ALT/AST>1，慢性活动期ALT和AST均升高。AST升高>ALT升高；γ-GT、ALP不同程度升高；如MAO、pH和PⅢP升高，提示有肝脏纤维化。

3. 血清胆红素检查　可正常或升高。尤其有肝内胆汁淤积时可明显升高。

4. 血清蛋白质检查　慢性迁延性乙肝或转为肝硬化时，血清白蛋白减少、球蛋白升高，血清蛋白电泳时可有γ球蛋白升高。

5. 慢性乙肝时可有贫血、白细胞和血小板减少。

6. 肝功能障碍时可出现凝血因子Ⅱ、Ⅴ、Ⅶ、Ⅸ、Ⅹ等减少。

(三) 丙型病毒性肝炎

丙型病毒性肝炎是由HCV感染引起的，欧美人群感染率为1%，我国为5%左右。因最初是从输血后的黄疸性肝炎患者血液中检出，所以曾被称为输血后肝炎。其传播方式同HBV，主要为经输血、注射器、胎盘母婴传播和性接触传播。多无明显临床表现，病程轻缓，暴发型者少见。急性丙型肝炎易转为慢性(占80%)，发展为肝硬化比例较高(占20%～35%)，部分可发展为肝癌，易发生与非肠道传染的肝炎病毒(HBV、HDV和HGV)重叠感染。对丙型病毒性肝炎的诊断主要靠结合临床的实验室检查，而实验诊断又主要靠HCV血清标志物检查。

实验诊断

1. HCV感染血清标志物

(1) 血清抗HCV抗体检查：抗-HCVIgM阳性是急性丙型肝炎早期诊断的指标。急性丙肝早期抗-HCVIgM阳性率近70%。输血后HCV感染时，抗-HCVIgM阳性率可达90%，持续时间为3～4月；急性丙肝如果抗-HCVIgM持续阳性不转阴，可转为慢性肝炎。抗-HCVIgG在发病后较长时间才能检出，急性丙肝的检出率仅为50%，故抗-HCVIgG对急性丙肝诊断有局限性，常用做献血员筛选实验。

(2) HCV-RNA检查：HCV-RNA阳性并有临床表现者即可确诊为丙型病毒性肝炎。

2. 血清酶检查　基本同乙型病毒性肝炎，但不如乙肝明显。

3. 血清胆红素　25%的丙型肝炎有黄疸，可有胆红素增高。

4. 可以出现ANA、LKM、类风湿因子等。

(四) 戊型病毒性肝炎

戊型病毒性肝炎是HEV感染所引起的肝炎。

其流行病学和临床表现与甲型肝炎相似，为经口感染(粪口途径)，为暴发流行或散发发病。发病时临床症状较重，多有黄疸、肝大和转氨酶升高，死亡率较高(为 0.5%～4%)。但戊肝一般为急性病程(约 2～9 周)，无慢性病程。妊娠后期发生的戊肝，易发展为重型肝炎，死亡率高。

实验诊断

1. 肝炎血清标志物检查　急性期抗- HEVIgM 阳性，恢复期抗- HEVIgG 阳性。

2. 血清酶检查　ALT 和 AST 升高(可超过参考范围上限 20 倍)；有胆汁淤滞时 γ - GT 和 ALP 升高。

3. 血清胆红素检查　多数戊肝患者血清胆红素升高。

二、自身免疫性肝炎

自身免疫性肝炎(autoimmune hepatitis，AIH)是一种病因不明的肝实质损害性疾病。其特征为：女性发病多、高球蛋白血症、有多种自身抗体、肝汇管区有碎屑样坏死为主的炎症性病变。于 1992 年由国际自身免疫性肝炎小组会议提出，以自身免疫性肝炎这一名称取代以前的自身免疫性肝病和自身免疫性慢性活动性肝炎。AIH 在西方国家发病较多，我国较少见。

AIH 的发病机制尚不清楚。目前认为遗传是 AIH 的主要发病因素，遗传易感性可以影响机体自身抗原的免疫反应性及其临床表现。HLA(人类白细胞抗原)DR_3 和 DR_4 是 AIH 的独立危险因子，病毒感染药物和环境因素可作为 AIH 的促发因素。因而认为 HAV、HBV 和 HCV 等病毒感染能激发机体自身免疫，促进自身抗体的产生，引发 AIH。通过临床表现、实验检查、肝穿刺活检可对 AIH 进行诊断。诊断 AIH 时需注意：① 排除所有活动性病毒感染；② 临床无输血及血制品应用史；③ 无过度引酒及肝毒性药物应用史；④ 需排除胆道疾病、肝肉芽肿、肝脏铁和铜沉积。

实验诊断

1. 自身抗体检查　ANA(抗核抗体)、SMA(抗平滑肌抗体)、AMA(抗线粒体抗体)、LKM(抗肝肾微粒体抗体)、LCI(抗肝细胞质抗体)、SLA(抗可溶性肝抗原抗体)、LMAg(抗肝细胞膜抗原)和 LSP(抗肝细胞膜特异性脂蛋白抗体)检测，在 AIH 时有不同表现。见表 9 - 27。

2. 血清蛋白质检测和电泳分析　球蛋白和 γ - 球蛋白明显增高。

3. 病毒性肝炎血清标志物检测　应能除外病毒性肝炎。

4. 肝脏穿刺活检　细胞病理学诊断证明有肝汇管区碎屑状坏死，中至重度浆细胞浸润和小叶性肝炎，无胆管损害、脂肪变和汇管区淋巴样聚集。

5. 血清酶检测　转氨酶(ALT、AST)明显升高，可达参考范围上限 8 倍；谷氨酸脱氢酶(GLDH)亦可升高。可伴有胆红素增高。

三、乙醇性肝病

乙醇性肝病(alcoholic liver disease)是因长期、大量饮用各种含乙醇的饮料所致的肝脏损害性疾病。其主要表现是：① 乙醇性脂肪肝；② 乙醇性肝炎；③ 乙醇性肝硬化；④ 个别可见肝细胞癌。它们可以单独存在，也可以混合存在。乙醇性肝病在欧美等国家多见，近年来我国亦有上升趋势。乙醇性肝病的发生和病情进展等，与乙醇的摄取量、饮酒时间长短、酒的种类等有关。据报道，威士忌 3 mL、葡萄酒 10 mL、啤酒 25 mL 含乙醇 1 g；长期饮酒可导致脂肪肝，短期反复大量饮酒可引起乙醇性肝炎，持续 10～15 年每天摄取乙醇 80 g(相当于威士忌 240 mL、葡萄酒 800 mL、啤酒 2 000 mL)有可能导致乙醇性肝硬化。

乙醇性肝病的发病机理，主要是因为饮酒后 80%的乙醇被迅速吸收，其中 90%的乙醇在肝脏代谢，此代谢过程及其代谢产物引起肝脏的脂质和蛋白质代谢紊乱及肝脏的中毒性损害。见图 9 - 13。

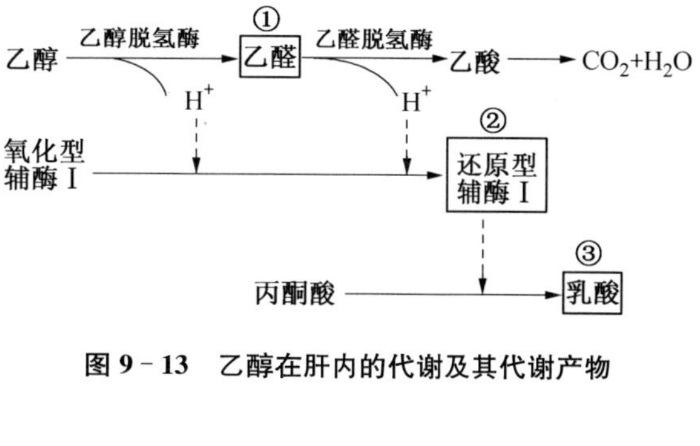

图 9 - 13　乙醇在肝内的代谢及其代谢产物

图 9 - 13 中：① 乙醇代谢产生的大量的乙醛，对肝细胞有多种毒性作用，如抑制谷胱甘肽合成，使机体除自由基功能减退，影响肝脏蛋白合成功

能，促进肝细胞的变性、坏死和炎性细胞浸润，导致乙醇性肝炎；② 乙醇代谢脱氢，产生大量还原型辅酶Ⅰ，使肝脏正常的氧化还原反应失调，使脂肪酸氧化减少、合成增加，促进了三酰甘油的合成增多并在肝细胞内大量沉积，从而导致乙醇性脂肪肝；③ 乙醇代谢过程中产生大量乳酸，在脂肪肝和乙醇性肝炎的基础上，长期乳酸增多，使脯氨酸增加，促进了胶原合成和纤维化，最终导致乙醇性肝硬化。

表 9-27 AIH 不同分型中血清标志的检测结果

AIH 分型	临床特点	自身抗体							HCV	AST
		ANA	SMA	LC1	SLA	LP*	LKM1	P450ⅡD6		
Ⅰ型	占 AIH 大部分 女性占 70% 占两个年龄段 （10～20 岁和 45～70 岁）	+	+		+ （占 11%）					
Ⅱ型	占 AIH4% 西欧高发 儿童多见	−	−	+			+			
Ⅱa	年轻女性多见	−	−	+			+	+	−	↑↑↑
Ⅱb	老年男性多见	−	−	+			+	−或非特异性	+	↑
Ⅲ型	30～35 岁的女性多见	−	+		+	+	−			
Ⅳ型	具有 AIH 临床特征（与Ⅰ型类似），但缺乏 AIH 血清标志（无自身抗体）									

注：* LP(liver-pancreas antibody)为抗肝胰抗体。

也有研究认为，乙醇性肝病的发生，也有免疫紊乱的参与，认为细胞毒 T 细胞和肝细胞的相互作用，在发病机理中起重要作用。

实验诊断　由于乙醇性肝病的程度及其表现形式各不相同，所以其血清化学改变和免疫学改变等也各不相同。其基本改变分别与一般脂肪肝、肝炎和肝硬化相似，但其诊断必须实验诊断与临床（特别是有饮酒史及相应的临床表现等）密切结合。慢性嗜酒者 γ-GT 升高占大多数，成人 γ-GT 增高有 1/3 来自乙醇性肝损害。

1. 乙醇性脂肪肝　γ-GT 增高可超过参考范围上限的 5 倍，AST 和 ALT 正常或轻度增高（为参考范围上限 2 倍）或正常。戒酒 3 个月后 γ-GT 和 ALT、AST 有可能恢复正常。

2. 乙醇性肝炎　AST 和 ALT 升高比脂肪肝明显，AST 升高＞ALT 升高，AST/ALT＞2；γ-GT 和 ALP 明显升高，γ-GT 升高比 ALP 和 AST 升高更明显。有报道，乙醇摄入量＞100g/d，连续 3 年，发生乙醇性肝炎，其 AST 升高达参考范围上限 10 倍，AST/ALT＞2；γ-GT 升高显著的高于 AST 升高；有 GLDH 升高（有肝小叶中央部坏死性损伤）；平均红细胞体积（MCV）＞95fl，可见少量口型红细胞和棘刺状红细胞，中性粒细胞增多；血清 IgA、尿酸、乳酸盐、三酰甘油、胆红素增高，凝血酶原时间（PT）延长，血糖、血镁、清蛋白、胆固醇减低。

3. 乙醇性肝硬化　慢性乙醇性肝硬化发生率为 25%～30%。γ-GT 明显升高可达参考范围上限 10 倍，γ-GT 升高＞AST 升高，γ-GT/AST＞6；晚期 γ-GT 降低，IgA 增高；MAO、pH、PⅢP 增高；血浆蛋白检测和蛋白电泳分析，球蛋白和 γ-球蛋白增高、A/G 降低。

四、中毒性肝病

中毒性肝损伤（toxic liver damage）是由于工作或家庭环境导致的肝脏的损害，如四氯化碳、氯烷、氯乙烯等异常的毒性的制剂和食入有毒的蕈类等造成的中毒性肝损害，会引起血液中有关的酶类等指标的改变，根据中毒程度和时间不同，可发生中毒性肝炎、肝纤维化和肝硬化、肝癌。

1. 四氯化碳中毒　导致大块肝坏死，会立即出现转氨酶升高，AST 升高＞ALT 升高；GLDH 明显升高，可达参考范围上限的 10～20 倍。有人报道，此时（AST＋ALT）/GLDH＜20。

2. 蕈类中毒　食入有毒的蕈（蘑菇）类，早期（12 h 以内）出现恶心、呕吐、腹泻等中毒症状，但血清酶可能没有明显改变；12 h 以后，出现 GLDH、转氨酶(ALT、AST)和胆红素升高、凝血酶原时间(PT)延长。而且GLDH、转氨酶和胆红素水平的升高同中毒的严重程度相关。

五、药物性肝病

多数药物均在肝脏排泄和解毒。但这些药物本身或其代谢产物,也能对肝脏造成药物性损害。如:

1. 苯妥英、巴比妥药物　80%的患者可见γ-GT升高,其中50%的患者γ-GT升高<参考范围上限的2倍,30%~50%的患者呈γ-GT孤立的升高。

2. 抗甲状腺药和类固醇代谢药　γ-GT升高,ALP轻度升高。

3. 肝素　有文献报道,应用肝素5 000~15 000 IU,治疗6 h后:有89%的患者ALT升高,82%的患者AST升高,37%的患者γ-GT升高;用药8 d后:ALT升高3倍,AST升高2倍;继续用药后,这些酶的活性水平又可以回到其用药前的基础水平。

六、肝硬化

肝硬化(cirrhosis of liver)是一种以肝组织弥漫性纤维化、假小叶和再生结节形成为特征的慢性肝病。临床主要表现为多系统受累、肝功能损害和门静脉高压,晚期并发症主要有消化道出血、继发感染和肝性脑病等。肝硬化是我国常见疾病和死亡原因之一,因此对肝硬化的早期诊断和预防极为重要。肝硬化的病因很多,在我国以病毒性肝炎所致的肝硬化为主,欧美等国家常以乙醇中毒所致的肝硬化为主。肝硬化常见病因,见表9-28。

表9-28　肝硬化常见病因

病因归类	常见疾病
病毒性肝炎	乙型、丙型和丁型肝炎病毒重叠感染 经过慢性肝炎阶段发展而来
乙醇中毒	长期大量饮酒所致乙醇中毒性肝病 经过乙醇性肝炎进一步发展为乙醇性肝硬化
胆汁淤积	持续性肝内、外胆管阻塞 胆汁淤滞导致胆汁性肝硬化
循环障碍	慢性充血性心衰、缩窄性心包炎、肝静脉下腔静脉阻塞,最终演变为淤血性(心源性)肝硬化
毒物及药物	长期接触四氯化碳、磷、砷等工业毒物 服用双醋酚酊、甲基多巴、四环素等药物 引起中毒性肝炎进而形成肝硬化
代谢障碍	肝豆状核变性(铜沉积)、血色病(铁沉积)等
其他	免疫性肝炎、营养障碍、隐源性肝硬化(原因不明)

实验诊断

1. 血常规检查　代偿期多正常;失代偿期可不同程度贫血(红细胞、血红蛋白、MCV、MCHC等可不同程度减低),脾功能亢进者白细胞和血小板减少。

2. 尿液检查　代偿期一般无变化;有黄疸出现时,尿中胆红素阳性,尿胆原增加,有时可见到尿蛋白、管型和血尿,部分患者尿糖阳性。

3. 粪便检查　代偿期正常;失代偿期粪便中可见脂滴,部分患者可见淀粉颗粒和肌纤维,有上消化道出血时便潜血阳性。

4. 临床化学检查　代偿期肝硬化血液化学检查可正常或仅有轻度改变;失代偿期肝脏有较严重的全面损害时,肝功能发生障碍,血液化学检验可出现明显改变。

(1) 血清蛋白质测定和蛋白电泳分析:血清总蛋白正常、降低或升高,清蛋白减低,球蛋白增高,清蛋白/球蛋白(A/G)比值降低(A/G≤1);血清蛋白电泳分析γ-球蛋白明显增高,清蛋白减低,α-球蛋白和β-球蛋白亦可增高。见图9-14。

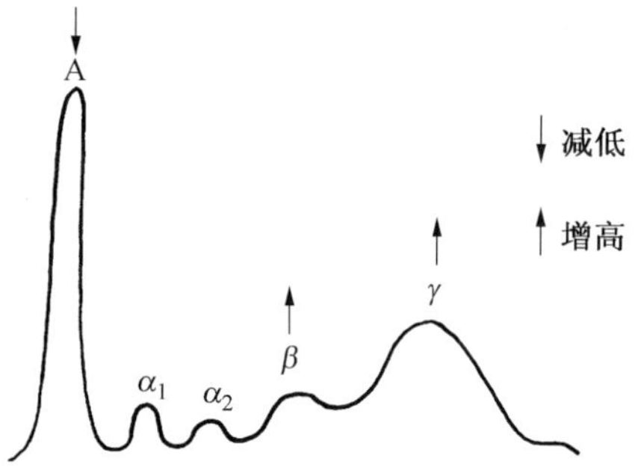

图9-14　肝硬化蛋白电泳图型

(2) 血清胆红素检查:重型肝硬化胆红素有不同程度增高。有文献报道,高胆红素血症在出现症状之前不发生,只发生在肝硬化晚期,原发性胆汁淤积性肝硬化患者有36%是住院治疗的患者;乙醇中毒性肝硬化血清总胆红素平均23 umol/L(3~128 umol/L)。

(3) 血清胆汁酸检查:总胆汁酸(TBA)不仅可反映肝细胞损害,还有助于评估预后和提示病变复发。文献报道,肝硬化病例中,TBA>20 umol/L者,病死率为7%;TBA>50 umol /L者,病死率为67%。

(4) 血清酶检查

1) 转氨酶。ALT和AST常有轻、中度改变,一般以ALT增高较明显,伴有肝细胞严重坏死时AST升高。因ALT和AST主要反映肝细胞损害及病变的活动性,所以,代偿期肝硬化或不伴有活动性炎症的肝硬化,ALT和AST多为正常。

2) MAO和pH。随肝脏纤维化和肝硬化的进展,MAO和pH这些反映肝脏纤维化和肝硬化的酶的活性不断增高。在重症肝硬化和伴肝癌的肝硬化时MAO明显增高,阳性率为80%,早期肝硬化时MAO升高不明显;pH在肝硬化时亦明显升高,而且其活性升高与肝细胞坏死及纤维化程度相平衡。

3) γ-GT和ALP。它们是胆汁淤滞酶,在胆汁淤滞性肝硬化明显升高。γ-GT、ALP的升高程度与血清胆红素、5′-核苷酸酶相平衡。肝炎后肝硬化γ-GT可增高2倍以上,但乙醇中毒性肝硬化γ-GT显著升高,可大于参考范围上限10倍;ALP活性可增高2倍,主要是肝型和小肠型ALP。

(5) 纤维化的血清指标:肝硬化时肝脏假小叶和再生结节形成的同时伴有纤维组织弥漫性增生,引起血清PⅢP、CⅣ、7S片段、NC_1片段及LN、FN、UN、HA等指标均可出现不同程度的改变。

(6) 凝血酶原时间(PT):代偿期可正常,失代偿期延长,注射维生素K不能纠正。

(7) 靛青绿滞留实验(ICG):随肝细胞受损程度及胆汁受阻情况的加重,ICG滞留率有不同程度增加。

5. 免疫学检查

(1) IgG、IgA增高,以IgG增高最显著,与γ-球蛋白增高相平行。

(2) 部分患者可出现非特异性自身抗体阳性。如ANA、SMA、AMA等阳性。

(3) 半数以上患者可出现T淋巴细胞数低于正常,CD3、CD4、CD8细胞均有不同程度减低。

(4) 肝炎病毒血清标志物检查。假如肝硬化是由病毒性肝炎慢性化后演变来的,则HBV、HCV和HDV病毒血清标志物检测可为阳性;亦可在上述基础上与HAV和HEV重叠感染,病情加重。

6. 腹水检查　失代偿期肝硬化常伴有腹水。一般腹水检查结果为漏出液,外观多清晰透明,淡黄色,比密<1.018,不自凝,黏蛋白定性阴性,总蛋白<25 g/L,有核细胞数<100×10^6/L,以淋巴和间皮细胞为主,细菌检查阴性。如果并发自发性腹膜炎,则腹水透明度减低,可变混浊,比重可>1.018,有核细胞计数增加,常>500×10^6/L,以多形核白细胞为主;合并化脓菌感染时可查到化脓菌;合并结核性腹膜炎时,细胞学检查以淋巴细胞为主,但必须查到结核菌(涂片与培养)。怀疑细菌感染时做腹水细菌培养可提高阳性诊断率,同时做药敏实验有利于指导临床治疗抗生素的选用。

7. 肝穿刺活组织检查　有肝组织弥漫性纤维化、假小叶和再生结节形成。根据结节形态可分为三型:① 小结节性肝硬化(最常见);② 大结节性肝硬化;③ 大小结节混合性肝硬化(亦较常见)

七、原发性胆汁性肝硬化

胆汁性肝硬化是指任何原因引起的肝内、外胆管疾病,导致胆汁淤积所引起的肝硬化,分为原发性胆汁性肝硬化(primary biliary cirrhosis, PBC)和继发性胆汁性肝硬化(secondary biliary cirrhosis)。继发性胆汁性肝硬化是由肝外胆管长期阻塞引起。原发性胆汁性肝硬化是一种原因未明的胆汁性肝硬化,是一种自身免疫性疾病,因细胞毒T细胞浸润胆小管上皮,并造成胆道上皮损伤,被激活后的T淋巴细胞释放细胞因子,对肝细胞造成损害;其主要病变是肝内胆小管的慢性非化脓性破坏性炎症,有长期持续性胆汁淤积,最后形成再生结节不明显性肝硬化;临床上,病情缓解与恶化交替出现,常伴有其他自身免疫性疾病;40～60岁女性发病者比男性多6～10倍。发病率为120/百万人口。

实验诊断　具有肝硬化实验诊断的一般特点外,更具有以下特点:

1. 尿胆红素阳性,尿胆原减少。

2. 粪便颜色变浅。

3. 血清胆红素升高(一般中度升高),以直接胆红素升高为主,复合阻塞性黄疸特点。

4. 血清ALP和γ-GT平行增高。

5. 血清胆固醇和磷酯增高,三酰甘油增高不明显或正常。

6. 免疫球蛋白IgM显著增加,90.5%～92.5%的患者抗线粒体抗体(AMA)阳性,且滴度很高(常在1∶128以上),AMA是PBC的血清免疫标志物；部分患者可见 ANA、SMA 抗体阳性及类风湿因子阳性。

八、肝癌

肝癌有原发性肝癌和继发性肝癌，后者是肝外脏器和组织的癌转移到肝脏，而不是肝细胞和肝内胆管发生的肝细胞癌和肝内胆管细胞癌。

原发性肝癌（primary carcinoma of the liver）是指肝细胞或肝内胆管细胞发生的癌。为我国常见恶性肿瘤之一，其死亡率在消化性肿瘤中排第三位，我国每年死于肝癌者约 11 万人，占全球肝癌死亡人数 45%；国外以非洲和亚太沿海地区发病率高，欧美国家肝癌发病率低。但目前全球原发性肝癌发病率有上升趋势。肝癌可发病于任何年龄，但以 40～49 岁为多，男女比例为（2～5）∶1。

原发性肝癌发病原因，见表 9－29。

表 9－29　原发性肝癌发病原因

原因归类	常见原因
病毒性肝炎	1/3 原发性肝癌者有慢性病毒性肝炎病史 肝细胞癌患者 5%～8%血清抗 HCV 阳性 肝癌高发区肝癌患者 HBV 血清标志物阳性者 90%
肝硬化	原发性肝癌合并肝癌者占 50%～90% 多为乙肝和丙肝后的肝硬化发展为肝癌
黄曲霉毒素	黄曲霉毒素 B_1 有强烈的致癌作用 食用黄曲霉菌污染的玉米和花生后肝癌发生率高
饮用水污染	池塘中的蓝绿藻产生的藻类毒素有致癌作用 饮用池塘水（地面水）者肝癌发生率和死亡率相对高
化学毒性物质	亚硝酸胺类、偶氮芥类、有机氯农药类有致癌作用
华枝睾吸虫感染	刺激胆管上皮增生，导致原发性胆管细胞癌

实验诊断

癌细胞产生和释放的抗原、酶、激素和代谢产物等存在于肿瘤细胞内和宿主体液内，根据其生化或免疫特性，可以识别或诊断肿瘤，这些物质被称为肿瘤标志物。作为实验诊断的肿瘤标志物必须是特异性强，有较好的灵敏性，适于人群普查。肝癌的肿瘤标志物很多，其中特异性最强的肝癌诊断标志物为甲胎蛋白，另外还有一些酶和同工酶。后者主要对甲胎蛋白阴性的肝癌的诊断有辅助意义。

1. 甲胎蛋白（alpha-fetoprotein，AFP）　是胎儿发育早期由肝脏和卵黄囊合成的一种血清糖蛋白，分子量为 70 000，电泳时位于清蛋白和 α_1 球蛋白之间。胎儿出生后 AFP 很快消失。最早于 1964 年 Tatarinov 报道肝癌患者血清 AFP 含量升高，现已广泛应用于肝细胞癌的普查、诊断、疗效判断和复发预测。普查结果发现，肝细胞癌时 AFP 阳性率为 70%～90%，AFP 阳性早于临床症状出现前 8～11 个月；虽妊娠、肝硬化、肝炎及某些其他肿瘤有时亦可见到 AFP 阳性，但其 AFP 升高均远不如肝细胞癌时明显，而且 AFP 水平常与肝癌大小呈正相关。约有 77.1% 原发性肝细胞癌患者 AFP＞300 mg/L，但也有 18%的原发性肝细胞癌患者血清 AFP 不升高。

AFP 测定目前主要用 ELISA 法和 RIA 法，这两种检测方法适用于临床检测和肝癌普查，AFP 参考范围为＜25 mg/L。AFP 诊断肝细胞癌的标准是：① 必须除外妊娠和生殖腺胚胎瘤；② AFP＞500 mg/L 持续 4 周以上；③ AFP 浓度水平呈逐渐升高不降趋势；④ AFP＞200 mg/L 的中等水平持续 8 周以上。

2. AFP 异质体　该项检查对良性肝病 AFP 明显升高（＞400 mg/L）和原发性肝癌 AFP 呈低值（＜400 mg/L）时的鉴别诊断有价值。AFP 异质体是采用扁豆凝集素 LCA 亲和双向放射免疫电泳方法进行检测，人血清中 AFP 可分成两种类型 AFP 异质体，即 LCA 结合型与非结合型，两者同时存在，但在不同疾病时两型所占总 AFP 的比值不同。肝癌时血清中 AFP 异质体＞25%，良性肝病时结合型 AFP 异质体＜25%。根据血清中两型 AFP 异质体的比值，对肝癌的诊断率达 87.2%，假阳性仅为 2.5%，并且其诊断不受 AFP 浓度、肿瘤大小及病期早晚的影响。

3. γ－GT 及其同工酶　原发性肝癌时，由于肝细胞合成 γ－GT 亢进（γ－GT 的返祖现象）和 γ－GT 排泄受阻，血清 γ－GT 呈中、高度升高，可高于参考范围上限几倍或几十倍，但 γ－GT 的升高与肝癌大小及其严重程度并不完全成正比，并且虽然原发性肝癌时 γ－GT 的升高与转移性（继发性）肝癌时 γ－GT 的升高机制不同，但二者 γ－GT 升高的情况难以区别。γ－GT 与 AFP 联合检测肝癌诊断阳性率可达 95%。

γ-GT同工酶检查对肝癌诊断有意义。γ-GTⅡ和γ-GTⅡ′在原发性和继发性肝癌时均升高，诊断阳性率达90%，特异性达97.1%；对非癌肝病和肝外疾病假阳性率<5%；在AFP阳性的肝癌中，γ-GTⅡ和γ-GTⅡ′的阳性率为38%～84%，在AFP低浓度的肝癌及假阴性肝癌中，也有较高的阳性；在小肝癌中γ-GTⅡ和γ-GTⅡ′阳性率为78.6%。

4. ALP和ALP同工酶　肝癌时，由于胆管受压ALP排泄受阻，肝细胞合成并分泌ALP亢进，血清总ALP升高，常与黄疸、胆红素增加同时存在，但ALP增加与胆红素增加不一定平行。

ALP同工酶在肝癌时可以见到的主要是：①ALPⅠ(仅在聚丙烯凝胶电泳时被检出，几乎仅见于肝细胞癌，特异性强，对肝细胞癌，尤其是AFP阳性的肝癌有诊断价值，但阳性率低，仅为24.8%)；②ALPⅦ(即ALP_1，肝癌所致的胆汁淤滞时100%出现，且$ALP_1 > ALP_2$)；③ALPⅡ(即ALP_2，肝癌时亦增高)。ALP同工酶对肝癌诊断阳性率及其特异性似不如γ-GT同工酶。

5. ALT、AST和GLDH　肝癌时ALT和AST可以增高，ALT/AST比值为1左右，当出现肝细胞坏死时，ALT、AST与GLDH同时增高，以AST和GLDH增高明显。通常肝癌时ALT、AST增高均不如γ-GT和ALP增高明显，尤其是转移性肝癌时。

6. α-L-岩藻糖苷酶(AFU)　肝细胞癌时AFU活性显著增高，可用于肝细胞癌与其他肝占位病变的鉴别诊断。肝细胞癌时AFU活性常>110 nkat/L，诊断敏感性为75%，特异性为90%，尤其对AFP阴性肝癌及小肝癌，AFU阳性率可达70%以上；而其他肝占位病变时AFU增高阳性率远低于肝癌。

7. 其他检测　(1) 5′-核苷酸磷酸二酯酶同工酶V(5′-NPV)：肝癌时增高，特异性强，AFP阴性的肝癌亦可升高，肝癌阳性检出率>70%。

(2) 异常凝血酶原(abnormal prethrombin, AP)：是肝癌时由肝细胞合成并分泌的具有凝血酶原免疫性而无凝血活性的异常的凝血酶原。用RIA法测定，AP>250 μg/L为阳性，肝细胞癌时阳性率为67%，而良性肝病及转移性肝癌时仅少数为阳性。认为AP对亚临床肝癌有早期诊断价值。

(3) 血清胆红素：肝癌时胆红素可增高，以直接胆红素增高为主，尤其临床出现黄疸时，血清胆红素明显增高。

九、脂肪肝

脂肪肝(fatty liver)属于肝脏代谢障碍性疾病，是指肝内脂肪含量超过肝脏湿重的10%～15%，或在组织学上超过50%，主要脂质是三酰甘油。少数遗传性脂肪肝，如Tanger病、Walman病、Caroli-Schiff病等，主要是胆固醇在肝内贮积。

脂肪肝的发生，与各种原因所造成的肝脏脂质代谢障碍有关，由于三酰甘油(TG)合成和分解代谢不平衡所致。其病因常见的是：乙醇中毒、高脂血症(摄入脂肪过多、营养不良、肥胖、动脉硬化等)、糖尿病、小肠旁路手术、皮质激素治疗、药物和毒物(四环素、环已胺、铅、砷等)损害、某些先天性及获得性脂质代谢异常(β-脂蛋白缺乏症、Tanger病、Walman病、Reye综合征)等。其主要病变为肝脏弥漫性肿大，肿大的肝细胞内充盈着脂肪颗粒，进一步可演变为肝纤维化、肝硬化。

实验诊断

1. 血清蛋白测定及蛋白电泳分析　多数表现为清蛋白减少、球蛋白增多，以γ-球蛋白增多为主，也可见α_1、α_2和β-球蛋白增多。治疗有效时，治疗后3～6个月蛋白检测结果可恢复正常。

2. 血脂测定　半数以上患者血清总胆固醇增高(常>13 mmol/L)，血清三酰甘油增高。

3. 血清胆红素测定　约有30%患者总胆红素增高(>17.1 μmol/L)主要以结合胆红素增高为主。

4. 血清酶检测　ALT、AST、ALP和γ-GT多正常或轻度升高。乙醇中毒引起脂肪肝时，ALT可升高2倍，γ-GT可升高5倍，但戒酒3个月后可恢复正常；80%的糖尿病脂肪肝，上述血清酶轻微升高。

5. 凝血酶原时间(PT)测定　40%脂肪肝患者PT延长，但应用维生素K治疗后3 d内能恢复正常。

十、肝性脑病

肝性脑病(hepatic encephalopathy, HE)是肝细胞功能衰竭的表现之一，常于爆发性或亚爆发性肝衰竭、肝硬化失代偿期和门脉分流术后，因肝功能损害而发生的一系列代谢紊乱，产生的多种脑毒性物质，影响中枢神经系统的正常功能所致，是一种以精神症状为主要临床表现的综合征。临床常将HE分为四型，即① 亚临床型(为肝硬化无临床症状，但严格心理测试和诱发电位检查异常)；② 急性型(多发生于爆发性或亚爆发性肝衰竭中)；③ 慢性复发型(多见于慢性肝病和门脉分流术后，血氨常增高，为氨性脑病)；④ 肝脑变性型(脑组织受毒性物质作用发生变性，出现不可逆性精神、神经症状)。

实验诊断

1. 肝功能检测　急性 HE 肝功能损害严重，ALT 和 AST、胆红素、前清蛋白、α_1-酸性糖蛋白、凝血酶原时间等均异常；慢性 HE，以低清蛋白血症及高血氨为主要特征。

2. 血氨测定　75％HE 患者血氨不同程度增加，尤其慢性复发型 HE(氨性脑病)时，血氨增高明显。动脉血血氨比静脉血更有意义。空腹静脉血血氨参考范围为 29～50 μmol/L，空腹动脉血血氨为静脉血血氨的 0.5～2 倍。

3. 血浆色氨酸测定　肝衰竭时血中色氨酸特异性地增高，并通过血脑屏障大量进入脑内，脑利用色氨酸合成 5-羟色胺(5-HT，为抑制性神经递质)，导致 HE。故 HE 时色氨酸增高。血浆色氨酸参考范围为 49～174 μmol/L(1～1.5 mg/dL)，HE 时可达 98～245 μmol/L(2～5 mg/dL)。

十一、肝衰竭

肝脏有许多功能，当肝脏受损时，会引起肝脏的许多功能发生障碍，但肝脏具有强大的再生的代偿能力，轻度或局部性肝损害，肝脏能通过其代偿作用不引起肝功能障碍；只有严重的肝损害，超过肝脏代偿能力时，才会表现出肝功能障碍。肝衰竭(hepatic failure)是严重肝功能不全的表现。从发病到出现肝性脑病，肝衰竭的病程包括：爆发性肝衰竭(fulminant hepatic failure，FHF。从发病到出现肝性脑病<10 d)和亚爆发性肝衰竭(从发病到出现肝性脑病时间>10 d)。

肝衰竭的原因很多，最常见的病因为肝炎病毒感染(约占 85％～95％)所引起的重症肝炎或爆发性肝炎。引起爆发性肝衰竭的病毒主要是 HBV、HCV 和 HDV，HAV 和 HEV 少见，其他病毒(如巨细胞病毒、单纯疱疹病毒等)偶见，但其他病毒与 HBV、HCV 和 HDV 重叠感染并伴免疫紊乱时，能促进爆发性肝衰竭的发生，使病情加重。另外还有药物、毒物等化学物质也可引起爆发性肝衰竭(约占 2.9％)。病毒感染引发的 FHF 主要通过免疫反应导致肝损伤，最后引起 DIC 致循环障碍和出血；药物、毒物等化学物质引发的 FHF 主要是通过代谢的毒性产物的毒性作用及其形成的免疫复合物造成肝细胞损害。

实验诊断

1. 胆红素测定　肝衰竭时临床出现黄疸，血清总胆红素、直接胆红素、间接胆红素均增高。通常胆红素增高程度与肝细胞损害程度相关。

2. ALT 和 AST 测定　ALT 和 AST 均为非特异性肝细胞内功能酶，肝衰竭时均可升高。ALT 主要存在于肝细胞质中，AST 大部分在线粒体中(为 ASTm)，少部分在肝细胞质中(为 ASTs)，所以肝细胞膜受损时，ALT 升高＞AST 升高，AST/ALT＜1；当肝细胞严重损伤，肝细胞核、线粒体均有损伤时，AST 升高＞ALT 升高，AST/ALT＞1，当 AST/ALT＞1.2 时，提示肝细胞损害严重、预后差；当严重肝坏死时，由于肝细胞不能合成转氨酶，虽临床黄疸加重，血清胆红素明显升高，但 ALT 却下降，即出现“胆酶分离”现象，常提示病情危重。

3. 蛋白质检测　FHF 早期蛋白质改变不明显或无改变，随着病情进展，可出现血清清蛋白进行性下降；血清前清蛋白(PA)因其半寿期短(半寿期为 1.9 d)，肝脏损伤时反映灵敏，早期即明显下降，是早期肝损害的化学指标。

4. α_1-酸性糖蛋白(α_1AG)测定　肝损害时 α_1AG降低，急性和亚急性肝坏死时明显降低(与肝细胞及胆汁淤积有关)。

5. 凝血因子测定　肝损害时肝脏生成凝血因子功能受影响，特别的维生素 K 依赖因子(Ⅱ、Ⅶ、Ⅸ、Ⅹ因子)和Ⅴ因子生成障碍，致使 50％～70％的患者临床发生出血。严重时补充维生素 K 也不能止血，说明肝细胞合成凝血因子功能严重障碍。凝血酶原时间(PT)延长，反映外源性凝血系统和维生素依赖因子缺失。肝衰竭时 PT 延长越明显，说明肝损害越严重。

6. 血氨测定　肝衰竭到肝性脑病期，血氨明显升高。

7. 血红素结合蛋白(Hpx)测定　Hpx 由肝细胞合成，肝衰竭时肝脏功能严重损害，Hpx 减低。

(张丽霞　褚云卓　叶千红)

参 考 文 献

1 朱忠勇. 实用医学检验学，第 3 版. 北京：人民军医出版社，1998. 405～422

2 江绍基. 临床肝胆系病学，第 1 版. 上海：上海科学技术出版社，1998. 65～74，91～115

3 池肇春. 实用临床肝病学，第 1 版. 北京：中国医药科技出版社，2001. 144～698

4 孙荣武、王鸿利. 临床实验诊断学，第 1 版. 上海：上海科学技术出版社，2002. 21～31

5 王鸿利. 实验诊断学，第 1 版. 北京：人民卫生出版社，2002. 134～181

6 周新、涂植光. 临床生物化学，第 3 版. 北京：人民卫生出版社，2003. 229～253

7 陈文彬. 诊断学，第 6 版. 北京：人民卫生出版社，2004. 391～409

8 沈阳、李稻. 临床免疫学与临床免疫学检验新技术，第 1 版. 北京：人民军医出版社，2002. 65～99

9 Sherlock S. Disease of the liver and biliary system. 8th. Oxford: Blackwell，1989；95～128

10 Lothar Thomas，M. D. Clinical Laboratory Diagnostics. First Edition，Frankfurt/ Main：TH-Books-Verl-Ges.，ISBN3-9805215-4-0，1998；167～176，641～685，1 263～1 285

第 10 章　肾脏病的实验诊断

肾脏是人体重要的生命器官，其主要功能是生成尿液，以维持体内水、电解质、蛋白质和酸碱等代谢平衡；肾脏还具有内分泌功能，生成生物活性物质，调节血压和钙、磷代谢。肾病常用实验诊断主要包括尿液和肾功能检测，必要时可做肾活检病理检查。

第一节　基础理论

本节主要概述肾脏的解剖及组织结构、肾脏的生理功能等基础知识，从而可以帮助正确理解肾脏疾病实验检查项目的原理、临床应用及其意义。

一、肾脏的解剖及组织结构

（一）肾脏解剖

肾脏是人体最主要的排泄器官，它以尿形成的方式排除体内的代谢废物，同时对人体的水盐代谢和离子平衡起调节作用，以维持机体内环境理化性质的相对稳定，此外，肾脏还有分泌多种生物活性物质的功能。

形似蚕豆，内缘中部凹陷为肾门，输尿管、血管、神经和淋巴管经此出入。肾表面包以结缔组织构成的被膜，称肾纤维膜，正常新鲜肾的被膜容易剥离，而肾病时此膜易与肾实质粘连难以剥离。肾实质分为皮质和髓质。新鲜肾的冠状剖面上，皮质呈红褐色，颗粒状，髓质由 10 余个肾锥体（renal pyramid）组成，肾锥体呈浅红色条纹状，尖端钝圆，突入肾小盏内，称肾乳头，尿液由此排至肾小盏内。肾锥体的底与皮质相连接，从肾锥体底部呈辐射状伸入皮质的条纹称髓放线（medullary ray），位于髓放线之间的肾皮质称皮质迷路（cortical labyrinty）。每个髓放线及其周围的皮质迷路组成一个肾小叶，皮质迷路中央部分为小叶间，有小叶间动脉和静脉穿行。肾锥体与相连的皮质组成肾叶。成人的肾叶分界不清，胎儿和婴儿可见明显肾叶轮廓。肾锥体之间的皮质部分，称为肾柱（图 10－1）。

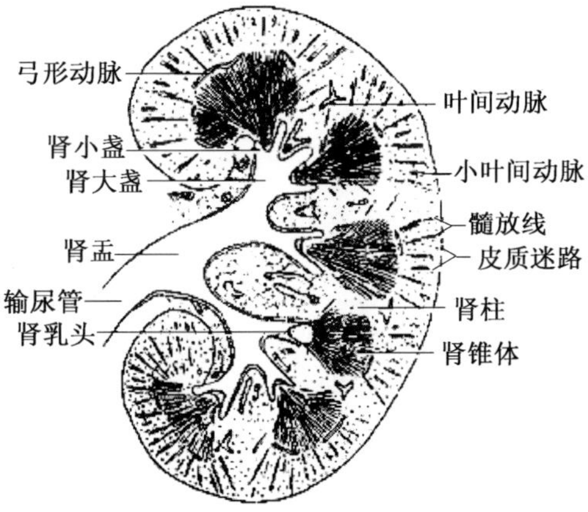

图 10－1　肾脏解剖图

肾实质由大量泌尿小管组成，其间有少量结缔组织、血管和神经等构成的肾间质。泌尿小管（uriniferous tubule）是由单层上皮构成的管道，包括肾小管和集合小管系两部分。肾小管是长而不分支的弯曲管道。每条肾小管起始端膨大内陷成双层的囊，即为肾小囊，其与毛细血管球丛共同构成肾小体；肾小管的末端则与集合小管相延续。每个肾小体以及与其相连的肾小管是尿液形成的结构和功能单位，称肾单位。泌尿小管各段在肾实质内的分布是有规律的，肾小体和蟠曲走行的肾小管位于皮质迷路和肾柱内，肾小管的直行部分与集合小管系共同位于肾锥体和髓放线内（图 10－2）。

（二）肾脏组织学

1. 肾单位　肾单位是肾脏结构与功能的基本单位，它由一个肾小体以及与其相连的肾小管组成。

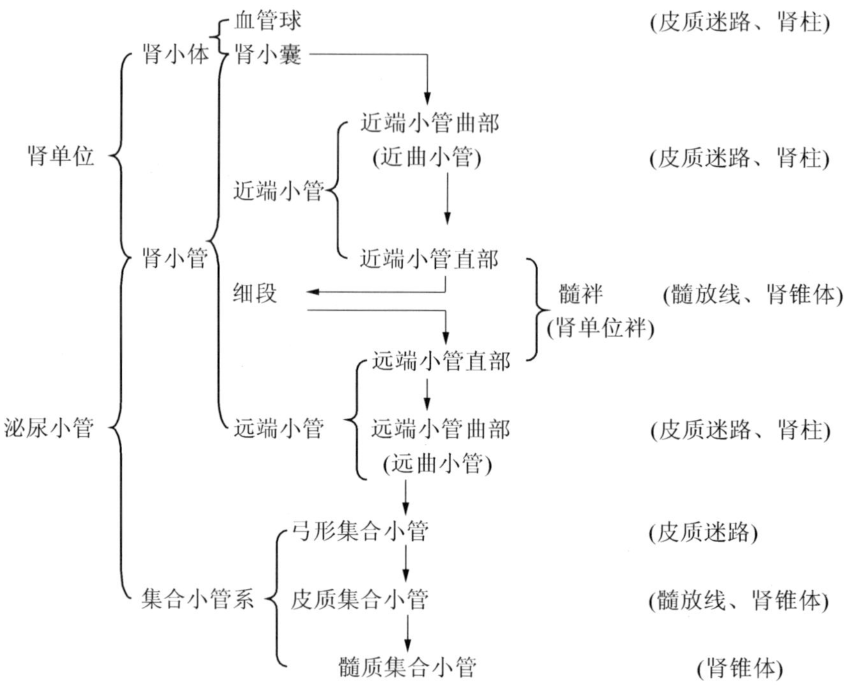

图 10－2　泌尿小管组成和各段的位置

人类每个肾脏约有一百万个肾单位。肾小体 90%以上分布在肾皮质区。肾小体是由肾小球毛细血管球丛及包围在其周的肾小球囊组成。肾小球毛细血管球丛的两端分别与入球小动脉及出球小动脉相连。肾小球囊的壁层上皮细胞则与肾小管上皮细胞相延续,其囊腔与肾小管腔相通。

肾单位按其在肾脏部位的分布,可分为皮质肾单位和髓旁肾单位。皮质肾单位主要位于皮质髓质浅层,髓袢较短,一般只伸达髓质外带,其血液循环丰富,主要功能在于肾小球滤过;髓旁肾单位主要位于皮质深层,髓袢较长,伸入到髓质深层,甚至可达肾乳头部,其长髓袢对尿液的浓缩和稀释起重要作用。髓旁肾单位占肾单位总数的 0%～20%左右。

2. 肾小球滤过膜　是指肾小球毛细血管袢的管壁。它由三层构成,最内层是毛细血管内皮细胞,中层为基底膜,外层为上皮细胞(也称足细胞,即肾小球囊的脏层)。① 内层:毛细血管内皮细胞上有许多直径 50～100 nm 的小孔,称为窗孔(fenestration),其可防止血细胞通过,但对血浆蛋白的滤过可能不起阻留作用。② 中层:基底膜是滤过膜的主要滤过屏障,其主要为水合凝胶(hydrated gel)构成的微纤维网结构,水和部分溶质可以通过微纤维网的网孔。有人把分离的基膜经特殊染色证明有 4～8 nm 的多角形网孔。微纤维网孔的大小可能决定着可滤过物质的大小。③ 外层:肾小球上皮细胞具有很多足状突起,相互交错的足突之间形成裂隙。裂隙上有一层滤过裂隙膜(filtration slit membrane),膜上有直径 4～14 nm 的孔,它是滤过的最后一道屏障。通过内、中两层的物质最后将经裂隙膜滤出,裂隙膜在超滤作用中起着很重要的作用。

此外,滤过膜各层还含有许多带负电荷的物质,主要为糖蛋白。这些带负电荷的物质可帮助构成肾小球滤过膜的电荷屏障,其可排斥同样带负电荷的血浆蛋白,限制它们的滤过。肾脏在病理情况下,滤过膜所带负电荷常会发生减少或消失,从而导致血浆蛋白滤出增加,临床上出现蛋白尿。

3. 肾小球系膜　系膜是位于肾小球毛细血管袢之间的一种特殊间充质,由系膜细胞和系膜基质组成。系膜细胞的作用可能有:① 收缩作用,入球小动脉和出球动脉的收缩作用可受系膜细胞的调节,从而影响毛细血管袢的内压和滤过率。② 支持作用,它填充于毛细血管袢之间,支持毛细血管的位置。③ 吞噬作用,能吞噬被阻留在基膜内的大分子物质和蛋白质。④ 内分泌作用，如分泌肾素，在肾缺血或免疫复合物沉积时，系膜细胞增生且分泌肾素增加。

系膜基质位于系膜细胞之间，其可让大分子物质通过并能协助系膜细胞进行吞噬作用。

4. 肾小球旁器　肾小球旁器由球旁细胞、致密斑和球外系膜细胞所组成。上述 3 种成分均位于入球小动脉和出球小动脉构成三角区上，致密斑构成三角区的底边，肾小球旁器对入球动脉的压力变化及肾小管中的钠浓度变化反应敏感，借此可调节肾素—血管紧张素—醛固酮系统。

5. 肾小管和集合管　肾小管为肾小球囊的延续，有近曲小管、髓袢与远曲小管三部分。肾小管主要通过其重吸收和分泌作用，参与尿液的浓缩和稀释以及水、电解质代谢的平衡调节。肾小管汇合成集合小管，后者又汇合成集合管，穿过肾髓质至肾乳头顶端开口肾盂。

6. 血管　肾动脉进入肾实质后，分成 4～5 支叶间动脉，行于肾柱中，叶间动脉在皮、髓交界处分出弓形动脉，由弓形动脉再发出许多小叶间动脉分支，伸向皮质。入球小动脉由小叶间动脉分出。每个入球小动脉在进入肾小球囊后，反复蟠曲缠绕形成毛细血管球丛，即肾小球毛细血管网。继而汇集成出球小动脉。出球小动脉离开肾小球后，形成第 2 次毛细血管网以供应肾小管区域，并发出直小血管分支随肾小管降支、髓袢及升支走行，最后汇入小叶间静脉、叶间静脉。在有效循环血量不足或交感神经兴奋时，由于入球小动脉收缩，血液可经旁路途径直接进入出球小动脉，再经直小血管进入髓质区，这样可造成皮质区明显缺血，而髓质区相对充血现象。

7. 肾间质　在肾小管和血管间含有少量的结缔组织，称为肾间质，肾间质在皮质区甚少，而在锥体乳头处则甚丰富。间质内含有纤维、基质和间质细胞。肾间质具有分泌前列腺素等的自分泌、旁分泌功能、吞噬功能和促进尿液浓缩的功能。

(三) 肾脏循环

1. 肾脏的血循环　肾血液循环与肾的泌尿功能密切相关，其特点是：① 肾动脉直接分支于腹主动脉，短而粗，血流量大，约占心输出量的 1/4，即每 4～5 min 人体内的血液全部流经肾内而被滤过。② 肾小球丛的毛细血管两端皆为动脉性质，入球小动脉管径比出球小动脉粗，使得肾小球丛内血流量大，血压高，有利于滤过。出球小动脉的平滑肌收缩可主动调节血管球丛内的压力。③ 肾血管通路中出现 2 次毛细血管网，即肾小球毛细血管网和球后毛细血管网。由于血流经肾小球毛细血管网时大量水分被滤出，球后毛细血管内血液的胶体渗透压甚高，如此有利于肾小管上皮细胞重吸收的物质返入血流。④ 髓质内直小血管袢与肾小管髓袢相伴行，有利于肾小管和集合小管的重吸收和尿液浓缩。⑤ 肾内不同区域的血流分布各有差异：皮质区血流量大，流速快；而髓质区血流量小，仅占肾血流量的 10%，流速亦慢。在急性肾功能衰竭时常由于小叶间动脉痉挛收缩，致使皮质浅部供血减少甚至中断，大量血液流经髓质直小血管袢旁路途径进行循环，致使浅表肾单位的肾小球滤过功能严重低下，甚至发生缺血性坏死，患者出现少尿、无尿等急性肾功能衰竭症状。

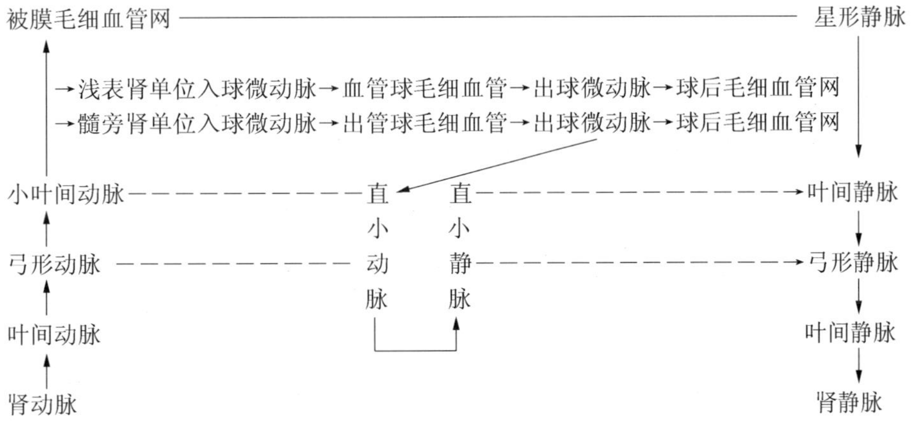

图 10 - 3　肾脏的血循环

2. 肾内的淋巴管和神经　肾脏有两组淋巴丛，即肾内淋巴丛和被膜淋巴丛。肾内的毛细淋巴管分布在肾小球和肾小管周围，沿血管逐级汇成小叶间、弓形和叶间淋巴管，经肾门淋巴管离开肾脏。被膜内的毛细淋巴管，汇合而成淋巴管，或与肾内淋巴丛吻合，或汇入邻近器官的淋巴管。

肾内神经来自于肾丛，包括交感神经和副交感神经，神经纤维伴随肾动脉入肾，分布于肾血管、肾间质和肾小球旁器。

(四) 肾脏生理学

1. 肾小球的滤过功能　循环血液经过肾小球毛细血管时，血浆中的水和小分子溶质，包括少量分子量较小的血浆蛋白，可滤入肾小球囊腔而形成滤过液。用微穿刺方法证明，肾小球滤液就是血浆的超滤液。分析发现滤液中除了蛋白质含量甚少之外，各种晶体物质，如葡萄糖、氯化物、无机磷酸盐、尿素、尿酸和肌酐等的浓度都与血浆中的非常接近，而且渗透压及酸碱度也与血浆类似。

评估肾小球滤过功能的重要参数是肾小球滤过率(glomerular filtration rate, GFR)。GFR 为单位时间内(每分钟)两肾生成的超滤液总量。据测定，体表面积为 1.73 m^2 的个体，GFR 为 125 mL/min 左右。照此计算，两侧肾每一昼夜从肾小球滤出的血浆总量高达 180 L。此值约为体重的 3 倍。

肾小球滤过率和肾血浆流量的比例称为滤过分数(filtration fraction, FF)。经测算，肾血浆流量为 66 mL/min，因此 FF 为：$125/660 \times 100 = 19\%$。滤过分数表明，流经肾的血浆约有 1/5 经肾小球滤入球囊腔中。

肾小球滤过率的大小取决于滤过系数(K_f)(即滤过膜的面积及其通透性的状态)和有效滤过压，即肾小球滤过率$=K_f \times P_{UF}$，P_{UF}表示有效滤过压。下面将详细介绍各影响因素：

(1) 滤过膜及其通透性：人体两侧肾脏全部肾小球毛细血管的总面积估计在 1.5m^2 以上，如此大的滤过面积极有利于血浆的滤过。在正常情况下，肾小球的滤过面积保持相对稳定。但在急性肾小球肾炎时，由于肾小球毛细血管管腔变窄或完全阻塞，以致有滤过功能的肾小球数量减少，有效滤过面积也因而减少，肾小球滤过率将明显降低，临床上出现少尿以致无尿。

不同物质通过肾小球滤过膜的能力决定于被滤过物质的分子大小及其所带的电荷。表 10-1 表示被滤过物质的分子量和有效半径对滤过的影响。一般来说，有效半径<1.8 nm 的物质，如葡萄糖(分子量 180、有效半径 0.36 nm)可以被完全滤过。有效半径>3.6 nm 的大分子物质，如血浆白蛋白(分子量约 69 000)则几乎完全不能滤过。有效半径介于葡萄糖和白蛋白之间的各种物质，随着有效半径的增加，它们被滤过的量逐渐降低。

表 10-1　物质有效半径与肾小球滤过能力的关系

物　质	分子量	有效半径(nm)	滤过能力
水	18	0.10	1.0
钠	23	0.14	1.0
尿素	60	0.16	1.0
葡萄糖	180	0.36	1.0
蔗糖	342	0.44	1.0
菊粉	5 500	1.48	0.98
肌球蛋白	17 000	1.95	0.75
卵白蛋白	43 000	2.85	0.22
血红蛋白	68 000	3.25	0.03
血浆白蛋白	69 000	3.55	<0.01

注：滤过能力(filterability)值为 1.0 表示该物质可自由滤过，0 则表示不能滤过。

滤过膜的通透性能还取决于被滤过物质所带的电荷。用带不同电荷的右旋糖酐进行实验可以观察到，即使有效半径相同，带正电荷的右旋糖酐较易被滤过，而带负电荷的右旋糖酐则较难通过(图 10-4)。以血浆白蛋白为例，虽然其有效半径为 3.5 nm，但由于带有较多的负电荷，因此较难于通过肾小球滤过膜。

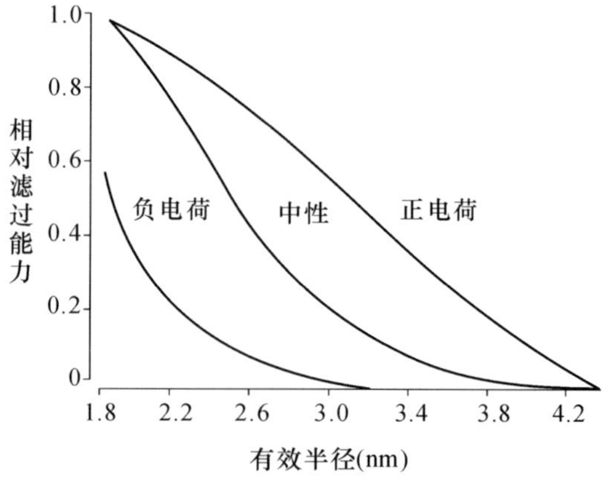

图 10-4　不同有效半径和所带电荷不同对右旋糖酐滤过能力的影响

(2) 有效滤过压：肾小球滤过作用的动力是有效滤过压。如同其他器官组织液生成机制一样（图 10－5），肾小球有效滤过压＝（肾小球毛细血管压＋囊内液胶体渗透压）－（血浆胶体渗透压＋肾小囊内压）。由于肾小囊内液中的蛋白质浓度较低，其胶体渗透压可忽略不计。因此，肾小球毛细血管血压是滤出的惟一动力，而血浆胶体渗透压和肾小球囊内压则是滤出的阻力，即上式简化成：肾小球有效滤过压＝肾小球毛细血管压－（血浆胶体渗透压 ＋肾小囊内压）

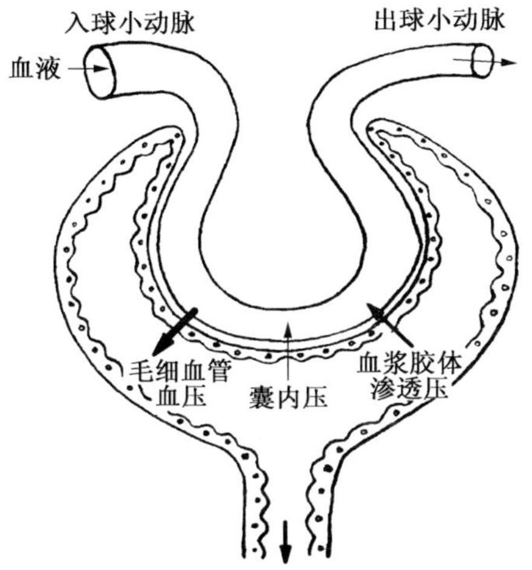

图 10－5　有效滤过示意图

皮质肾单位的入球小动脉粗而短，血流阻力较小，而出球小动脉细而长，血流阻力较大。因此，肾小球毛细血管内压力较其他器官的毛细血管内压均较高。用微穿刺法测得肾小球毛细血管内压平均为 6.0 kPa(45 mmHg)（相当于主动脉平均压的 40%左右）；同时还发现，自肾小球毛细血管的入球端到出球端，血压下降不多，也即出、入球两端的血压几近相等。据测定，大鼠肾小球毛细血管入球端的血浆胶体渗透压约为 3.3 kPa(25 mmHg)左右。肾小球囊内压与近曲小管内压力相近，约 1.3 kPa (10 mmHg)。

入球端，肾小球有效滤过压约＝6.0－(3.3＋1.3) ＝ 1.4 kPa。然而，肾小球毛细血管内的血浆胶体渗透压并不是固定不变的。当血液流经肾小球毛细血管时，由于滤过液不断生成，血浆中蛋白浓度逐渐增加，血浆胶体渗透压也随之升高。此时，肾小球有效滤过压便逐渐下降。当肾小球有效滤过压下降至零点时，达到滤过平衡（filtration equilibrium)，肾小球滤过便停止了（图 10－6）。由此可见，并非肾小球毛细血管全段都有滤过作用，实际上滤过作用仅发生在从入球小动脉端到滤过平衡这一段。滤过平衡越靠近入球小动脉端，有效滤过的毛细血管长度就越短，有效滤过面积越小，有效滤过压和肾小球滤过率越低。相反，滤过平衡越靠近出球小动脉端，有效滤过的毛细血管长度越长，有效滤过面积就越大，有效滤过压和肾小球滤过率便越高。如果达不到滤过平衡，全段毛细血管便都有滤过作用。

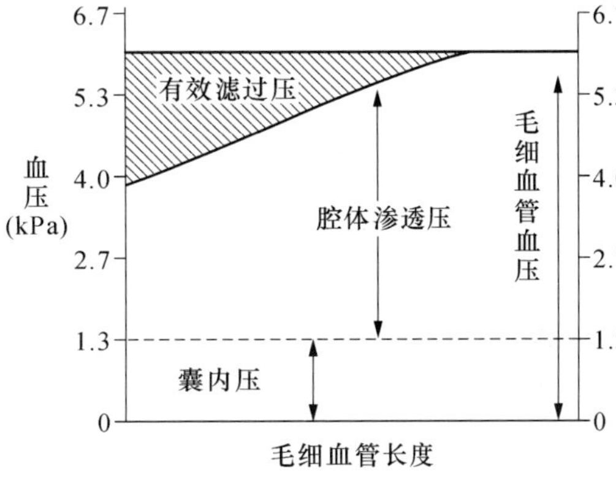

图 10－6　肾小球毛细血管血压、胶体渗透压和囊内压对肾小球滤过率的影响

(3) 影响肾小球滤过的因素：滤过膜通透性和滤过面积改变对肾小球滤过功能的影响前已述及。下面将进一步分析肾小球毛细血管血压、血浆胶体渗透压、肾小球囊内压及肾血浆流量变化对肾小球滤过功能的影响。影响肾小球滤过的因素主要有以下几个方面：

1) 肾小球毛细血管血压。全身动脉血压发生变化，理论上会影响肾小球毛细血管血压。但由于肾血流量具有自身调节机制，动脉血压变动在 10.7～24.7 kPa (80～180 mmHg) 范围内时，肾小球毛细血管内压可维持相对稳定，因而肾小球滤过率也基本保持不变。但当动脉血压降到10.7 kPa (80 mmHg) 以下时，肾小球毛细血管内压将相应降低，并明显影响有效滤过压，导致肾小球滤过率降低。当动脉血压降到 5.3 ～ 6.7 kPa (40～50 mmHg) 以下时，肾小球滤过率将降低至零，导致无尿发生。如在高血压病晚期，入球小动脉由于硬化而狭窄，肾小球毛细血管血压可明显降低，肾小球滤过率也因此而减少，临床出现少尿症状。

2) 肾小球囊内压。在正常情况下，肾小球囊内压是比较稳定的。当肾盂或输尿管受结石、肿瘤压迫或其他原因导致输尿管阻塞时，均可引起肾盂内压显著升高，肾小球囊内压也随之增加，有效滤过压降低，肾小球滤过率因此而减少。某些药物浓度太高，可在肾小管液的酸性条件下析出结晶；某些疾病导致溶血，血红蛋白管型可堵塞肾小管，这些情况均可能导致肾小球囊内压升高而影响肾小球滤过。

3）血浆胶体渗透压。人体血浆胶渗透压在正常情况下不会有很大变动。但如果全身血浆蛋白浓度明显降低时，血浆胶体渗透压也随之降低，此时有效滤过压将出现升高，肾小球滤过率也随之增加。例如由静脉快速注入生理盐水时，肾小球滤过率会明显增加，其原因之一就可能是血浆胶体渗透压降低所致。

4）肾血浆流量。肾血浆流量对肾小球滤过率有很大影响，其主要影响达到滤过平衡的位置。如果肾血浆流量加大，肾小球毛细血管内血浆胶体渗透压的上升速度减慢，滤过平衡就靠近出球小动脉端，有效滤过压和滤过面积增加，肾小球滤过率便随之而增加。如果肾血流量进一步增加，血浆胶体渗透压上升速度进一步减慢，肾小球毛细血管的全长都不足以达到滤过平衡，则全长均有滤过，肾小球滤过率将进一步增加。相反，肾血浆流量减少时，血浆胶体渗透压的上升速度加快，滤过平衡就靠近入球小动脉端，有效滤过压和滤过面积减少，肾小球滤过率也将减少。在严重缺氧、中毒性休克等病理情况下，由于交感神经兴奋，肾血流量和肾血浆流量将显著减少，肾小球滤过率也因此而显著降低。

2. 肾小管的转运功能　人体两侧肾脏每天所生成的滤液（即原尿）达 180 L，而终尿仅为 1.5 L。在终尿的形成过程中，约 99%的水分被肾小管和集合管重新回吸收，只有约 1%被排出体外。不仅如此，滤过液中的葡萄糖也被全部重吸收入血；Na^+、尿素等被不同程度地重吸收；同时，肾小管还分泌部分肌酐、尿酸和 K^+ 进入小管液中。

(1) 肾小管与集合管的转运方式：肾小管和集合管的转运包括重吸收和分泌两种方式。重吸收是指物质从肾小管液中转运至血液中，而分泌则是指上皮细胞本身产生的物质或血液中的物质转运至肾小管腔内。

物质通过细胞的转运过程包括被动转运和主动转运。被动转运是指溶质顺浓度梯度、渗透压梯度、电化学梯度等通过肾小管上皮细胞的过程，不需要耗能。如水的转运过程中，渗透压之差是水转运的主要动力，在渗透压的驱使下，水由低渗通过细胞膜进入高渗一侧。主动转运是指溶质逆浓度梯度、渗透压梯度、电化学梯度等通过肾小管上皮细胞的过程。主动转运需要消耗能量。

根据主动转运过程中能量来源的不同，分为原发性主动转运和继发性主动转运。原发性主动转运（简称为主动转运）所需要消耗的能量由 ATP 水解直接提供。例如 Na^+ 和 K^+ 的主动转运是靠细胞膜上的 Na^+ 泵水解 ATP 直接提供能量的。继发性主动转运所需的能量不是直接来自 Na^+ 泵，而是来自其他溶质顺梯度转运时所释放的能量。例如某些物质继发性主动转运的动力直接来自 Na^+ 顺电化学梯度转运时释放的能量。释放的这些能量归根到底也是来自 Na^+ 泵。由于上皮细胞基侧膜上存在有 Na^+-K^+ 泵，其可将细胞内的 Na^+ 泵至细胞外，造成细胞内 Na^+ 浓度明显低于细胞外，细胞外 K^+ 则被泵回细胞内，造成细胞内 K^+ 浓度明显高于细胞外，并维持了细胞内的负电位。如此，小管液中的 Na^+ 便顺电化学梯度通过管腔膜进入细胞内，并释放能量提供其他物质的转运。许多物质的转运都与 Na^+ 的主动转运相耦联，例如小管液中的葡萄糖、氨基酸、有机酸和 Cl^- 等物质的重吸收都与 Na^+ 的同向转运（cotransport）有关。同向转运是指两种物质与细胞膜上的同向转运体（cotransporter, symporter）特殊蛋白质结合，以相同方向通过细胞膜的转运；肾小管细胞分泌 H^+ 却是与 Na^+ 转运相耦联的逆向转运。逆向转运（antiport）指的是两种物质与细胞膜上的逆向转运体（antiport）又称交换体（exchanger）结合，以相反方向通过细胞膜的转运。如此可见，Na^+ 的主动转运在肾小管上皮细胞的物质转运中起着关键作用（图 10-7）。一个带正电荷和另一个带负电荷的两种物质的同向转动，或电荷相同的两种物质间的逆向转运都不会造成小管内外电位的改变，这种转运称为电中性转运。如果一个物质是离子，另一个是电中性物质，这种转运就会使小管内外出现电位差，此被称为生电性转运。如 Na^+ 与葡萄糖在近端小管的同向转运便是如此。葡萄糖是电中性物质，Na^+ 和葡萄糖被重吸收后将会造成小管内外的电位差出现。又如在近端小管的后半段，小管液中 Cl^- 浓度高于小管外，Cl^- 顺浓度差的被动重吸收会造成小管内带正电位。

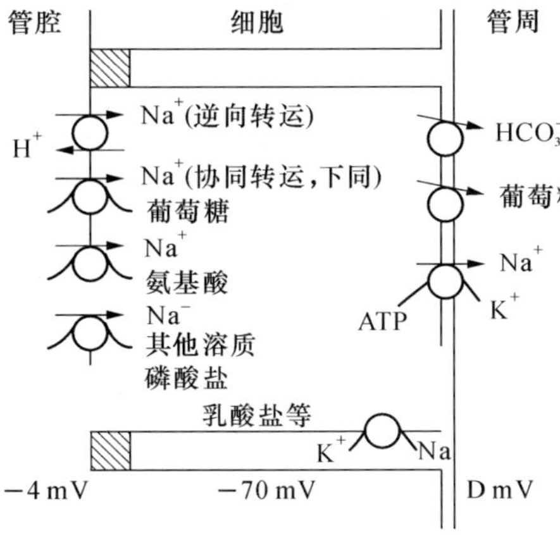

图 10-7　Na^+ 转运与其他溶质转运之间的耦联关系

(2) 各段肾小管和集合管的转运功能

1) 近端小管。肾小球滤液流经近端小管后，滤液中 67% 的 Na^+、Cl^-、K^+ 和水、85% 的 HCO_3^- 被重吸收，葡萄糖、氨基酸全部被重吸收；H^+ 则分泌到肾小管中。近端肾小管重吸收的关键动力是基侧膜上的 Na^+ 泵；许多溶质，包括水的重吸收都与 Na^+ 泵的活动有关。

• Na^+、Cl^- 和水的重吸收：在近端小管前半段，大部分 Na^+ 与葡萄糖、氨基酸同向转运、与 H^+ 逆向转运而被主动重吸收；近端小管后半段中，Na^+ 和 Cl^- 主要通过细胞旁路而被动重吸收。水则随 NaCl 等溶质的重吸收而被重吸收。因此，该段肾小管液与血浆渗透压相同，是等渗重吸收。小管液中的 Na^+ 和葡萄糖与管腔膜上的同向转运体结合后，Na^+ 顺电化学梯度通过管腔膜的同时，释放的能量将葡萄糖同向转运入细胞内。进入细胞内的 Na^+ 即被细胞基侧膜上的 Na^+ 泵泵至细胞间隙。如此，一方面降低细胞内 Na^+ 的浓度，使小管液中的 Na^+-葡萄糖可不断转运进入细胞内，进入细胞的葡萄糖再由易化扩散通过细胞基侧膜回到血液中；另一方面，细胞间隙中的 Na^+ 浓度升高后，渗透压也随之升高，通过渗透作用，水可伴随进入细胞间隙中。由于细胞间隙在管腔膜侧的紧密连接是相对密闭的，Na^+ 和水进入后可升高其静水压，这一压力可促使 Na^+ 和水通过基膜进入相邻的毛细血管而被重吸收，部分 Na^+ 和水也可通过紧密连接回漏(back-leak)至小管腔内(图 10-8)。

另一部分的 Na^+ 可通过 Na^+-H^+ 交换而主动重吸收。小管液中的 Na^+ 和细胞内 H^+ 在与管腔膜上的交换体结合后进行逆向转运，使小管液中的 Na^+ 顺浓度梯度通过管腔膜进入细胞的同时，将细胞内的 H^+ 分泌到小管液中；进入细胞内的 Na^+ 随即被基侧膜上的 Na^+ 泵泵至细胞间隙而主动重吸收。分泌到小管液中的 H^+ 将有利于小管液中的 HCO_3^- 的重吸收。

在近端小管后半段，NaCl 是通过细胞旁路(即通过紧密连接进入细胞间隙)和跨上皮细胞两条途径而被重吸收的。小管液进入近端小管后半段时，绝大多数的葡萄糖、氨基酸已被重吸收。由于 HCO_3 重吸收速率明显大于 Cl^- 的重吸收，Cl^- 滞留在小管液中，造成近端小管后半段的 Cl^- 浓度比管周组织间液高出 20%～40%。因此，Cl^- 顺浓度梯度经细胞旁路而重吸收入血。由于 Cl^- 被动重吸收是生电性的，其可使小管液中正离子相对较多，造成管内外电位差，即管腔内带正电，管外带负电。

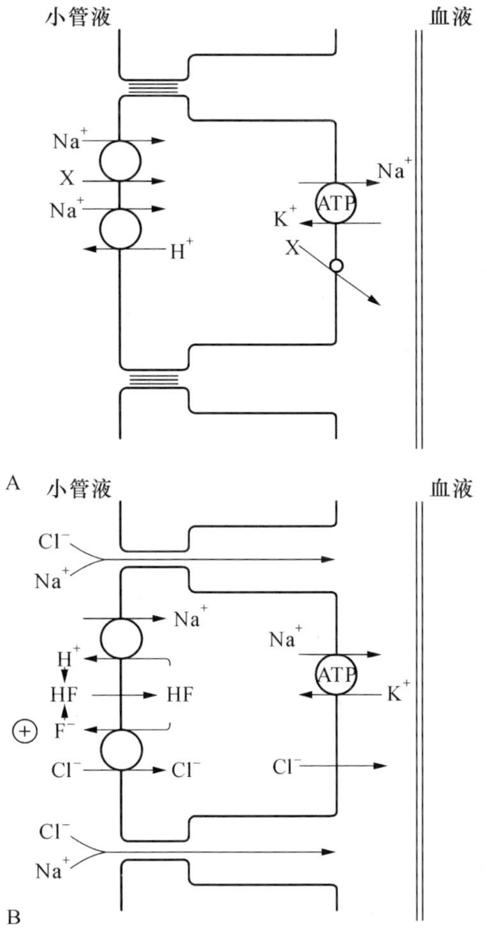

A：近端小管的前半段 X 代表葡萄糖、氨基酸、磷酸盐 Cl^-；
B：近端小管的后半段 F^- 代表甲酸盐 HF、甲酸

图 10-8　近球小管重吸收 NaCl 的示意图

在这种电位差作用下，Na^+顺电位差通过细胞旁路被动重吸收。Cl^-通过细胞旁路重吸收是顺浓度梯度进行的，而Na^+通过细胞旁路重吸收是顺电位梯度进行的，因此，总的说来NaCl的重吸收都是被动的(图10-8)。

NaCl跨上皮细胞重吸收与H^+和甲酸盐(formate, F^-)的再循环有关，其通过管腔膜上相互耦联的Na^+-H^+交换和Cl^-甲酸根交换。在正常肾小管液中含有低浓度的甲酸根，通过Na^+、H^+交换，Na^+进入细胞，H^+分泌到小管液中，并与小管液中的甲酸根结合形成甲酸(formic acid, HF)。甲酸是脂溶性的，可迅速通过管腔膜进入细胞，在细胞内分解为H^+和甲酸根。甲酸根和小管液中的Cl^-进行逆向转运，结果，Cl^-进入细胞内并通过基侧膜而被重吸收，而甲酸根则由细胞内进入小管液。细胞内的H^+则与小管液中的Na^+进行逆向交换，Na^+进入细胞，并被Na^+泵至细胞间隙，然后进入管周毛细血管而被重吸收；H^+分泌至小管液中，再与小管液中的甲酸根结合，形成甲酸再进入细胞。因此，H^+和甲酸根可再循环使用，Cl^-和Na^+则被重吸收回血。

水的重吸收是被动的，是靠渗透作用进行的。水重吸收的渗透梯度存在于上皮细胞和细胞间隙之间。这是由于Na^+顺电化学梯度通过管腔膜进入细胞后，细胞内的Na^+被基侧膜上的Na^+泵至细胞间隙，使细胞间隙渗透压升高。在渗透作用下，水便不断由小管液进入上皮细胞内，并由细胞再不断进入细胞间隙中，造成细胞间隙的静水压升高；加之管周毛细血管内静水压较低，胶体渗透压较高，水便通过周围组织间隙进入毛细血管而被重吸收。

• HCO_3^-重吸收与H^+的分泌：HCO_3^-的重吸收与小管上皮细胞管腔膜上的Na^+-H^+交换有着密切的关系。HCO_3^-在血浆中以钠盐($NaHCO_3$)的形式存在，滤液中的$NaHCO_3$进入肾小管后可解离成Na^+和HCO_3^-。通过Na^+-H^+交换，H^+由细胞内分泌到小管液中，Na^+则进入细胞内，并与细胞内的HCO_3^-一起被转运入血(图10-9)。由于小管液中的HCO_3^-不易通过管腔膜，它与分泌的H^+结合生成H_2CO_3，在碳酸酐酶作用下，H_2CO_3迅速分解为CO_2和水。CO_2是高度脂溶性物质，能迅速通过管腔膜进入细胞内。在细胞内，碳酸酐酶又可使进入的CO_2与H_2O结合重新生成H_2CO_3。H_2CO_3可进一步解离成H^+和HCO_3^-。H^+通过Na^+-H^+交换从细胞内分泌到小管液中，HCO^{3-}则与Na^+一起转运入血。因此，肾小管HCO_3^-的重吸收不是直接以HCO_3的形式，而是以CO_2的形式进行的。如果滤过的HCO_3^-量超过了分泌的H^+，HCO_3^-就不能全部(以CO_2形式)被重吸收。由于HCO_3^-不易透过管腔膜，所以余下的便随尿排出体外。可见肾小管上皮细胞分泌一个H^+就可使一个HCO_3^-和一个Na^+重吸收入血，这在体内的酸碱平衡调节中起重要作用。乙酰唑胺可抑制碳酸酐酶活性，因此，使用乙酰唑胺后，Na^+-H^+交换就会明显减少，因而$NaHCO_3$、NaCl和水的排出增加，可引起利尿。由于近端小管的Na^+-H^+交换，小管液中HCO_3^-与H^+结合并生成CO_2，CO_2透过管腔膜的速度明显高于Cl^-的速度。因此，HCO_3^-的重吸收率明显大于Cl^-的重吸收率。

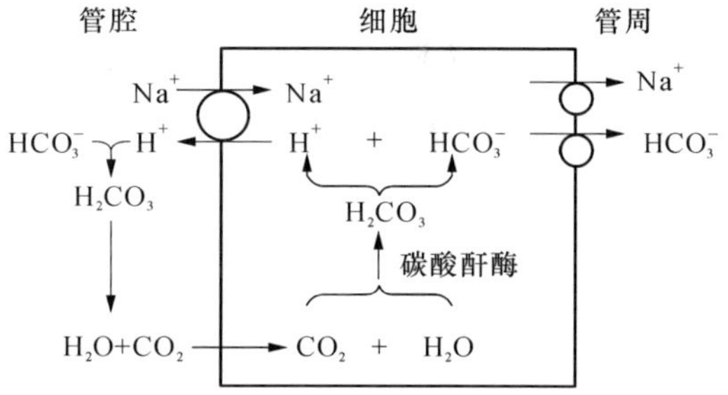

图10-9 肾小管上皮细胞生成和分泌H^+示意图

• K^+的重吸收：微穿刺实验表明，肾小球滤过的K^+，67%左右在近端小管重吸收入血，而尿中的K^+主要是由远曲小管和集合管分泌的。有人认为，近端小管对K^+的重吸收是一主动转运过程。小管液中K^+浓度为4 mmol/L，大大低于细胞内K^+浓度(150 mmol/L)。因此在管腔膜处K^+重吸收是逆浓度梯度进行的。目前管腔膜对K^+主动重吸收的机制尚不清楚。

• 葡萄糖重吸收：肾小球滤液中的葡萄糖浓度与血糖浓度相同，但尿中几乎不含葡萄糖，这说明葡萄糖已全部被重吸收入血。微穿刺实验表明，重吸收葡萄糖的部位仅限于近端小管，尤其是在近端小管前半段，其他各段肾小管都没有重吸收葡萄糖的能力。因此，如果在近端小管之后的小管液中仍含有葡萄糖，则尿中将出现葡萄糖。葡萄糖是不带电荷的物质，它的重吸收是逆浓度梯度进行的，是通过Na^+继发性主动同向转运而被重吸收的。在兔肾近端小管微灌流实验中观察到，如果灌流液中去除葡萄糖等有机溶质时，Na^+ 的重吸收率降低；而如果灌流液中的 Na^+ 全部去除，则葡萄糖有机溶质的重吸收将完全停止，说明葡萄糖的重吸收与 Na^+ 同向转运密切相关。其转运机制在于葡萄糖和 Na^+ 分别与管腔膜上的同向转运体蛋白相结合而发生同向转运（见前述 Na^+ 重吸收）。近端小管对葡萄糖的重吸收有一定的限度。当血液中葡萄糖浓度超过 160～180 mg/100ml 时，有一部分肾小管对葡萄糖的吸收已达到极限，尿中开始出现葡萄糖，此时的血糖浓度称为肾糖阈。血糖浓度若继续升高，尿中葡萄糖含量将随之不断增加；当血糖浓度超过 300 mg/100 mL 以上时，所有肾小管对葡萄糖的重吸收均已达到极限，此值即为葡萄糖吸收极限量。这时，尿葡萄糖排出率将随血糖浓度的升高而平行增加。人肾（体表面积为 1.73m^2 的个体）的葡萄糖吸收极限量，男性为 375 mg/min，女性为 300 mg/min。肾脏之所以有葡萄糖吸收极限量，可能与同向转运体的数目有限相关，当所有同向转运体的结合位点都被结合而达到饱和时，葡萄糖转运量便无从增加，而达到极限。

• 其他物质的重吸收和分泌：小管液中氨基酸的重吸收与葡萄糖的重吸收机制相同，也与 Na^+ 的同向转运有关。然而，转运葡萄糖和转运氨基酸的同向转运体可能有所不同，同向转运体可能各具特异性。此外，HPO_4^{-2}、SO_4^{-2} 的重吸收也与 Na^+ 的同向转运有关。通常情况下，进入滤液中的微量蛋白质则主要通过肾小管上皮细胞吞饮作用而被重吸收。体内代谢产物和进入体内的某些物质如青霉素、酚红、大部分的利尿药等，由于它们可与血浆中的蛋白结合，故不能由肾小球滤出，因此它们均主要在近端小管被主动分泌到小管液中而排出体外。

2）髓袢。在小管液流经髓袢的过程中，约 20%的 Na^+、Cl^- 和 K^+ 等物质被进一步重吸收。髓袢升支粗段对 NaCl 的重吸收在尿液浓缩和稀释机制中具重要意义。髓袢升支粗段中 Cl^- 是逆电化学梯度被小管上皮细胞重吸收的。微穿刺实验证明，兔髓袢升支粗段管腔内为正电位（+10mV）。如果灌流液中不含 K^+ 时，管内的正电位基本消失，Cl^- 重吸收率极低，这说明管腔内正电位、Cl^- 的重吸收和小管液中的 K^+ 有密切关系。此外，如果在髓袢升支粗段管周的浸溶液中加入选择性 Na^+ 泵抑制剂哇巴因（ouabain），Cl^- 的转运将明显受阻，这说明 Na^+ 泵是 Cl^- 重吸收的重要因素。

根据上述实验，有人提出 Na^+：$2Cl^-$：K^+ 同向转运模式来解释升支中 NaCl 的继发性主动重吸收。该模式认为：a. 髓袢升支粗段上皮细胞基侧膜上的 Na^+ 泵，将 Na^+ 由细胞内泵向组织间液，使细胞内的 Na^+ 下降，造成管腔内与细胞内 Na^+ 出现明显的浓度梯度。b. Na^+ 与管腔膜上的同向转运体结合，形成 Na^+：$2Cl^-$：K^+ 同向转运体复合物，Na^+ 顺电化学梯度将 $2Cl^-$ 和 K^+ 一起同向转运至细胞。c. 进入细胞内的 Na^+、$2Cl^-$ 和 K^+ 的去向各不相同。Na^+ 由 Na^+ 泵至组织间液，$2Cl^-$ 由于浓度梯度之故经管周膜上的 Cl^- 通道进入组织间液，而 K^+ 则顺浓度梯度经管腔膜而返回管腔内，再与同向转运体结合，继续参与 Na^+：$2Cl^-$：K^+ 的同向转运，循环使用。d. 由于 $2Cl^-$ 进入组织间液，K^+ 返回管腔内，这就导致管腔内出现正电位。e. 由于管腔内正电位，使管腔液中的 Na^+ 等正离子顺电位差从细胞旁路进入组织间液，这是不耗能的 Na^+ 被动重吸收。这个模式说明，通过 Na^+ 泵的活动，继发性主动重吸收了 $2Cl^-$，同时伴有 $2Na^+$ 的重吸收，其中一个 Na^+ 是主动重吸收，另一个 Na^+ 是通过细胞旁路而被动重吸收的，这样为 Na^+ 的重吸收节约了 50% 能量消耗（图 10-10）。

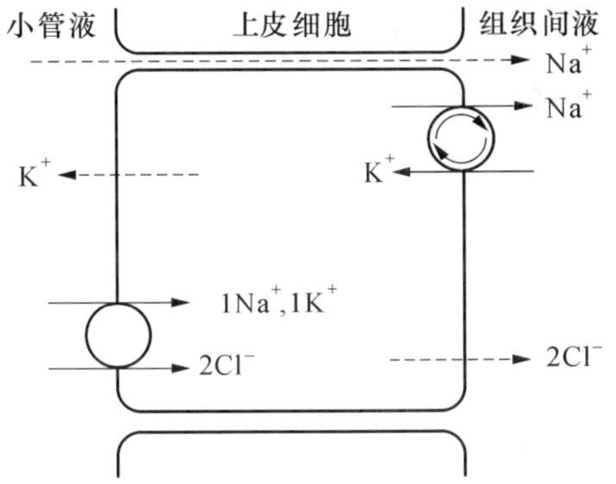

图 10-10　髓袢升支粗段继发性主动吸收 Cl^- 示意图

髓袢升支粗段对水的通透性很低，水不被重吸收而保留在小管内。由于 NaCl 被上皮细胞重吸收至组织间液，从而造成小管液低渗，组织间液高渗。这种水和盐重吸收的分离，有利于尿液的浓缩和稀释。Na^+：$2Cl^-$：K^+ 同向转运对速尿、利尿酸等利尿剂非常敏感，它们与同向转运体结合后，可抑制其转运功能，管腔内正电位消失，NaCl 的重吸收受抑制，从而干扰尿的浓缩机制，导致利尿。

3）远端小管和集合管。远曲小管和集合管可重吸收大约12%滤过的Na^+和Cl^-，分泌不等量的K^+和H^+，重吸收不等量的水。水、NaCl的重吸收以及K^+、H^+的分泌可根据机体内的水、盐平衡状况来进行调节。当机体缺水或缺盐时，远曲小管和集合管可增加水、盐的重吸收；当机体水、盐过剩时，则水、盐重吸收明显减少，并从尿中排出增加。因此，远曲小管和集合管对水、盐的转运是可被调节的。水的重吸收主要受抗利尿激素调节，而Na^+和K^+的转运主要受醛固酮调节。

远曲小管和集合管上皮细胞间隙的紧密连接对离子如Na^+、K^+和Cl^-等的通透性低，这些离子不易通过紧密连接回漏至小管腔内，因此，所能建立起来的管内外离子浓度梯度和电位梯度较大。在远曲小管初段，对水的通透性极低，但其尚能主动重吸收NaCl，继续产生低渗小管液。Na^+在远曲小和集合管的重吸收是逆较大的电化学梯度进行的，是一主动重吸收过程，这可能与远曲小管的Na^+泵在肾单位中活性最高有关。有人认为在远曲小管初段的小管液中，Na^+是通过Na^+-Cl^-同向转运进入细胞的，然后再由Na^+泵将Na^+泵出细胞而主动重吸收入血(图10－10)。NaCl同向转运体可被噻嗪类利尿药所抑制。

远曲小管后段和集合管中含有两类细胞，即主细胞和闰细胞。主细胞重吸收Na^+和水，分泌K^+，闰细胞则主要分泌H^+，主细胞重吸收Na^+主要通过管腔膜上的Na^+通道。管腔内的Na^+顺电化学梯度通过管腔膜上的Na^+通道进入细胞，然后再由Na^+泵至细胞间液而被重吸收(图10－10)。

• K^+的分泌：尿中K^+的排泄量视K^+的摄入量而定，高钾饮食可排出大量的钾，低钾饮食则尿中排钾量减少，使机体的钾摄入量与排出量保持平衡，维持机体K^+浓度的相对恒定。

K^+分泌的动力包括：① 在远曲小管和集合管的小管液中，Na^+通过主细胞的管腔膜上的Na^+通道进入细胞，然后，由基侧膜上的Na^+泵将细胞内的Na^+泵至细胞间隙而被重吸收，因而是生电性的，其可使管腔内带负电位(－10～40mV)。这种电位梯度也成为K^+从细胞分泌至管腔的动力。② 在远曲小管后段和集合管的主细胞内的K^+浓度明显高于小管液中的K^+浓度，K^+便顺浓度梯度从细胞内通过管腔膜上的K^+通道进入小管液。③ Na^+进入主细胞后，可刺激基侧膜上的Na^+泵，使更多的K^+从细胞外液中泵入细胞内，提高细胞内K^+浓度，增加细胞内和小管液之间的K^+浓度梯度，从而促进K^+分泌，因此，K^+的分泌与Na^+的重吸收有密切关系。(图10－11)。

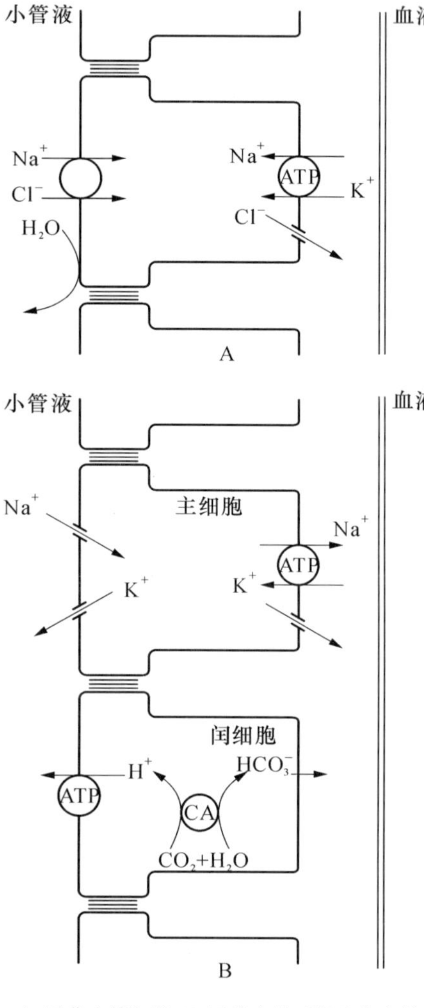

A：远曲小管初段；B：远曲小管后段和集合管

图10－11 远端小管和集合管重吸收NaCl、分泌K^+和H^+的示意图

• H^+的分泌：除了近端小管细胞通过Na^+－H^+交换分泌H^+，促进$NaHCO_3$重吸收外，远曲小管和集合管的闰细胞也可分泌H^+。H^+的分泌是一个逆电化学梯度进行的主动转运过程。有人认为管腔膜上有H^+泵，能将细胞内的H^+泵入小管腔内。细胞内的CO_2和H_2O在碳酸酐酶催化下可生成H^+和HCO_3^-，H^+由H^+泵泵至小管液，HCO_3^-则通过基侧膜回到血液中，因而H^+的分泌和HCO_3^-的重吸收与酸碱平衡的调节有关(图10－9)。闰细胞分泌的H^+与HPO_4^{-2}结合形成H_2PO_4，这是可滴定酸；分泌的 H^+ 可与上皮细胞分泌的 NH_3结合，形成 NH_4^+。可滴定酸和 NH_4^+ 都不易透过管腔膜进入细胞而留在小管液中。因此，它们是尿液酸碱度的决定因素。

• NH_3的分泌：远曲小管和集合管的上皮细胞在代谢过程中不断地生成 NH_3，这些 NH_3 主要由谷氨酰胺脱氨而来。NH_3 具有脂溶性，能通过细胞膜向小管液周围组织间液和小管液自由扩散，扩散量取决于两种液体的 pH 值。小管液的 pH 较低（H^+ 浓度较高），所以 NH_3 较易向小管液中扩散。分泌的 NH_3 能与小管液中的 H^+ 结合并生成 NH_4^+，小管液中 NH_3 浓度因而下降，于是管腔膜两侧形成了 NH_3 浓度梯度，此浓度梯度又加速了 NH_3 向小管液中扩散。由此可见，NH_3 的分泌与 H^+ 的分泌密切相关；H^+ 分泌增加促使 NH_3 分泌增多。NH_3 与 H^+ 结合并生成 NH_4^+ 后，可进一步与小管液中的强酸盐（如 NaCl 等）的负离子结合，生成酸性铵盐（NH_4Cl 等）并随尿排出。强酸盐的正离子（如 Na^+）则与 H^+ 交换而进入肾小管细胞，然后和细胞内 HCO_3^- 一起被转运入血。所以，肾小管细胞分泌 NH_3，不仅由于铵盐形成而促进了排 H^+，而且也促进了 $NaHCO_3$ 的重吸收。

3. 尿液浓缩与稀释功能　尿的渗透浓度可由于体内缺水或水过剩等不同情况出现大幅度的变动。当体内缺水时，机体将排出渗透浓度明显高于血浆的高渗尿，此时尿液被浓缩。而当体内水过剩时，将排出渗透浓度低于血浆的低渗尿，尿液被稀释。正常人尿液的渗透浓度可在约 50～1 200 mOsm/kgH_2O之间波动。所以，根据尿的渗透浓度可以了解肾的浓缩和稀释能力，其对维持体液平衡和渗透压恒定有极为重要的作用。

（1）尿液的稀释：尿液的稀释是由于小管液中的溶质被重吸收而水不易被重吸收所造成的。这种情况主要发生在髓袢升支粗段。前已述及，髓袢升支粗段能主动重吸收 Na^+ 和 Cl^-（图 10－10），而对水的通透性极低，故水不被重吸收，如此造成髓袢升支粗段小管液明显低渗。当体内水过剩而抗利尿激素释放被抑制时，集合管对水的通透性非常低。此时髓袢升支中的小管液流经远曲小管和集合管时，NaCl 继续重吸收，使小管液渗透浓度进一步下降，可降低至 50 mOsm/kgH_2O，形成低渗尿，造成尿液的稀释。如果抗利尿激素完全缺乏时，如严重尿崩症患者，每天可排出高达 20L 的低渗尿，相当于肾小球滤过率的 10%左右。

（2）尿液的浓缩：尿液的浓缩是由于小管液中的水被重吸收而溶质仍留在小管液中造成的。水重吸收的动力来自肾髓质渗透梯度的建立，即髓质渗透浓度随着髓质外层向乳头部的深入而不断升高。用冰点降低法测定鼠肾的渗透浓度观察到肾皮质部的组织间液（包括细胞内液和细胞外液）的渗透浓度与血液渗透浓度之比为 1.0，说明皮质部组织间液与血浆是等渗的。而髓质部组织间液与血浆的渗透浓度之比，随着由髓质外层向乳头部深入而逐渐升高，分别为 2.0、3.0、4.0（图 10－12）。这表明肾髓质的渗透浓度由外向内逐步升高，具有明确的渗透梯度。在抗利尿激素存在时，远曲小管和集合管对水通透性增加，小管液从外髓集合管向内髓集合管流动时，由于渗透作用，水便不断进入高渗的组织间液，使小管液不断被浓缩而形成高渗液，最后尿液的渗透浓度可高达 120 mOsm/kgH_2O，形成浓缩尿。髓质的渗透梯度是否存在是尿液浓缩的必要条件。髓袢是形成髓质渗透梯度的重要组织结构，髓袢愈长，浓缩能力就愈强。例如沙鼠的肾髓质内层特别厚，它的肾能产生 20 倍于血浆渗透浓度的高渗尿。猪的髓袢较短，只能产生 1.5 倍于血浆渗透浓度的尿液。人的髓袢具有中等长度，最多能产生 4～5 倍于血浆渗透浓度的高渗尿。

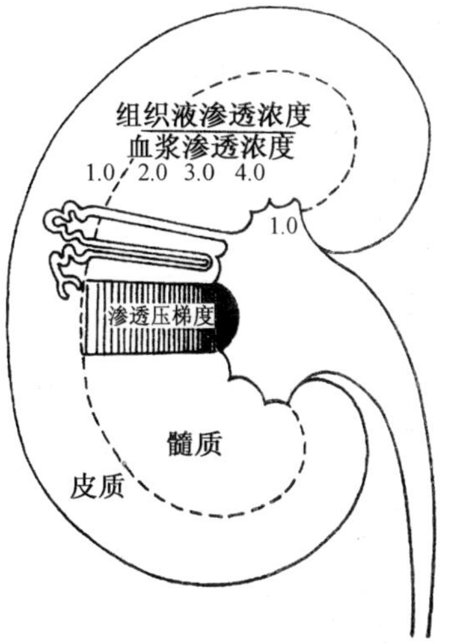

线条越密，表示渗透浓度越高

图 10－12　肾髓质渗透浓度梯度图

（五）肾脏内分泌

肾脏具有分泌肾素、前列腺素、促红细胞生成素和形成 1,25－$(OH)_2$－D_3等内分泌功能。

1. 肾素-血管紧张素系统（renin-angiotensin system，RAS） 是机体内调节血压和体液容积的重要因素之一。它可以通过内分泌、自分泌或旁分泌等不同的作用方式，作用于心血管及肾脏等不同的靶组织或靶器官，对机体血压、体液容量及肾脏的多种生理过程进行调节和控制。

血液中的肾素主要来源于肾内的肾素生成细胞。由这种肾内细胞合成的肾素分泌释放入血后，可以直接作用于血管紧张素原（angiotensinogen，Ag）而使之转化为血管紧张素Ⅰ（angiotensinⅠ）；血管紧张素Ⅰ再在血管紧张素转化酶（angiotensin converting enzyme，ACE）的作用下，水解释放出一段8肽片段，即血管紧张素Ⅱ（angiotensin Ⅱ）；血管紧张素Ⅱ一旦形成，即可以作用于心血管、肾脏及肾上腺等多种靶组织或靶器官，导致肾素-血管紧张素系统的多种生物效应。除了这种内分泌的作用方式外，肾内、肾外的肾素全盛分泌细胞，还可以在局部组织中构成自分泌或旁分泌的肾素-血管紧张素系统，从而对分泌细胞自身或周围邻近的细胞发生作用。

2. 前列腺素 肾髓质间质细胞可形成前列腺素E2（prostaglandin E2，PGE2）、前列腺素A2（porstaglandinA2，PGA2）和前列腺素F2α（porstaglandinF2α，PGF2α），其中PGE2、PGA2具有扩张肾血管和促进排钠、排水的作用。因此有人认为肾内PGE2、PGA2形成不足可能是引起肾性高血压的发病因素之一。它们对体内钠、水潴留可能也起一定的作用。

3. 促红细胞生成素（erythropoietin） 是由肾脏皮质形成的一种激素，具有促进骨髓造血干细胞分化成原始红细胞，加速幼红细胞增殖分化，促进血红蛋白合成等作用。因此当肾脏疾病使这种激素形成减少时，易导致贫血，这是慢性肾炎引起贫血的重要原因之一。但在两侧肾脏切除后依赖透析疗法生存的患者中，其血红蛋白浓度仍可保持在10%左右。因此有人认为，肾脏以外的组织也可能产生促红细胞生成素。

4. 维生素D_3 其本身并无生物学活性，它首先必须在肝细胞微粒体中经25-羟化酶系统在C-25中羟化而生成25-(OH)-D_3，然后25-(OH)-D_3在肾脏近曲小管上皮细胞线粒体中，经1-羟化酶系进一步羟化生成1，25-$(OH)_2$-D_3，才具有生物学活性。1,25-$(OH)_2$-D_3进入血液循环后，便能作用于远隔靶组织而显示其生理功能，例如促进肠道对钙、磷的吸收，促进成骨作用等等。因此可以把肾脏形成1,25-(OH)-D_3看成是肾脏的内分泌功能。在慢性肾功能衰竭时，由于肾脏生成1,25-(OH)-D_3减少，故肠道对钙的吸收减少，因而可发生低钙血症。这种低钙血症用维生素D治疗并无效果。故肾脏生成1，25-$(OH)_2$-D_3减少是慢性肾功能衰竭患者具有抗维生素D作用的重要原因。

（六）水、电解质代谢调节

水、电解质的平衡，受神经系统和某些激素的调节，而这种调节又主要是通过神经特别是一些激素对肾脏重吸收、排泌水和电解质的影响而得以实现的。

1. 渴感的作用 下丘脑视上核侧面有一口渴中枢。导致该中枢兴奋的主要刺激是血浆晶体渗透压的升高，其可使口渴中枢的神经细胞脱水而引起渴感。饮水后血浆渗透压回降，渴感乃消失。此外有效血容量减少和血管紧张素Ⅱ的增多也可以引起渴感。

2. 抗利尿激素的作用 抗利尿激素（antidiuretic hormone，ADH）主要是下丘脑视上核神经细胞所分泌并在神经垂体贮存的激素。ADH能提高肾远曲小管和集合管对水的通透性，从而使水的重吸收增加（图10-13）。

促使ADH释放的主要刺激是血浆晶体渗透压的增高和循环血量的减少。当机体失去大量水分而使血浆晶体渗透压增高时，可刺激下丘脑视上核或其周围区的渗透压感受器，使ADH释放增多，而血浆渗透压可因肾重吸收水分增多而有所回降。大量饮水时恰好相反，由于ADH释放减少，肾排水增多，血浆渗透压得以回升。血量过多时，可刺激左心房和胸腔内大静脉的容量感受器，反射性地引起ADH释放减少，引发利尿而使血量回降。反之，当失血等原因使血量减少时，ADH可因容量感受器所受的刺激减弱而释放增加，尿量减少从而导致血量恢复。

此外，动脉血压升高可通过刺激颈动脉窦压力感受器而反射性地抑制ADH的释放；疼痛刺激和情绪紧张可使ADH释放增多；血管紧张素Ⅰ增多也可刺激ADH的分泌。

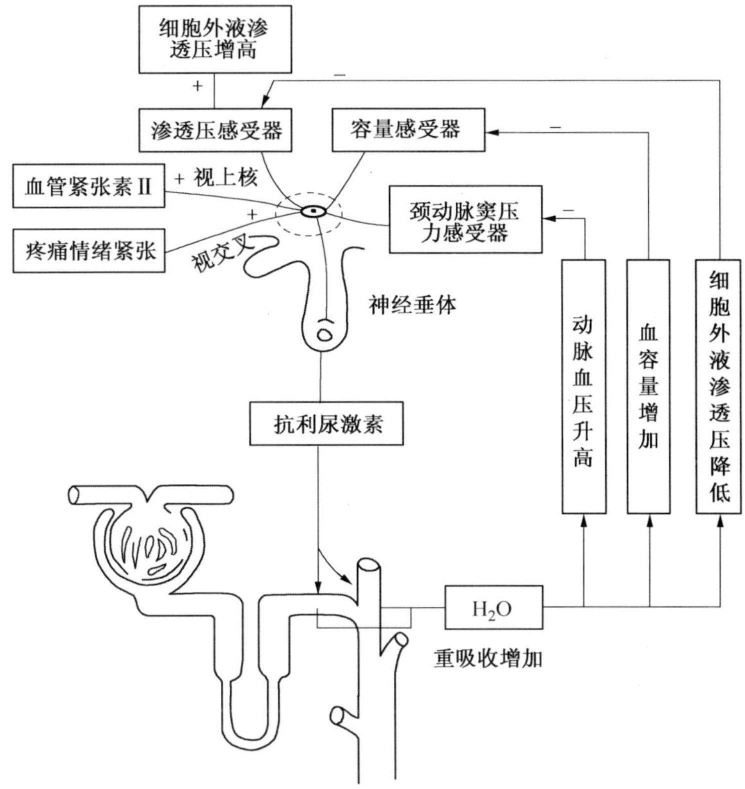

图 10－13　抗利尿激素的调节及其作用图

3. 醛固酮的作用　醛固酮(aldosterone)是肾上腺皮质球状带分泌的盐皮质激素。醛固酮的主要作用是促进肾远曲小管和集合管对 Na^+ 的主动重吸收，同时通过 Na^+－K^+ 和 Na^+－H^+ 交换而促进 K^+ 和 H^+ 的排出，因此，醛固酮具有排钾、排氢、保钠的作用。随着 Na^+ 主动重吸收的增加，Cl^- 和水的重吸收也增多，因此醛固酮也有保水的作用(图 10－14)。

醛固酮的分泌主要受肾素—血管紧张素系统和血浆 Na^+、K^+ 浓度的调节。当失血等原因使血容量减少，动脉血压降低时，肾入球小动脉管壁的牵张感受器受到刺激，球旁细胞的肾素分泌增多。同时由于肾小球滤过率相应减少，流经致密斑的 Na^+ 亦因此而减少，同样刺激球旁细胞的肾素分泌增加。另一种理论认为，血容量降低时，远曲小管起始部分肾小管液中 Na^+ 浓度可能增加，其可刺激致密斑使肾素分泌增多。肾素分泌增加后，血管紧张素Ⅰ、Ⅱ便相继增多，后者可刺激肾上腺皮质球状带，导致醛固酮的合成和分泌增加。

此外，球旁细胞处的小动脉管内有交感神经末梢支配，肾交感神经兴奋时能使肾素的释放量增加。肾上腺素和去甲肾上腺素也可直接刺激球旁细胞，使肾素释放增加。

血浆 K^+ 浓度升高或 Na^+ 浓度降低，可直接刺激肾上腺皮质球状带，导致醛固酮分泌增加；反之，当血浆 K^+ 浓度降低或 Na^+ 浓度升高时，醛固酮的分泌减少。

4. “第三因子”的作用　有人在用狗进行实验时观察到，当细胞外液容量增加时，血浆中出现一种抑制肾小管重吸收 Na^+，从而导致尿钠排出增多的物质，该物质目前性质未明，被称为“利钠激素”(natriuretic hormone)或“第三因子”。有关这方面的许多问题尚待阐明。有些研究也未能证实这种物质的存在。

5. 心房利钠因子的作用　20 世纪 80 年代初以来，哺乳动物心房中心房利钠因子(atrial natriuretic factor, ANF)的发现和随后一系列的研究，为人们理解体液容量和血压的调节开辟了一个

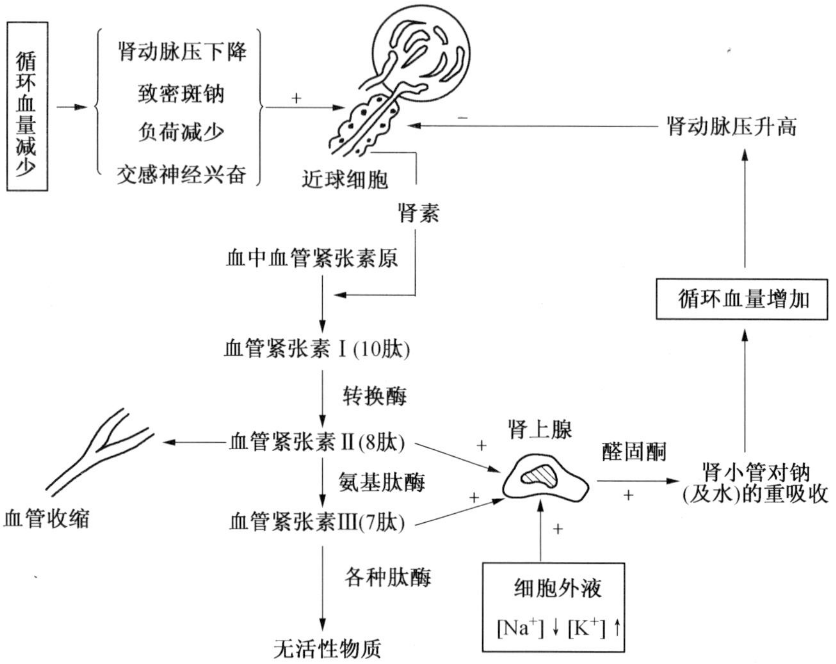

图 10－14 醛固酮分泌的调节及其作用图

新的时代。ANF 也被称为心房利钠多肽(atrial natriuretic polypeptide, ANP)因为已经证明它是一种多肽物质。ANP 主要存在于哺乳动物,包括人的心房肌细胞的细胞浆中。ANP 已经分离提纯,并且可被人工合成,氨基酸序列亦已确定。从动物心房肌获得的这类多肽称为心钠素(cardionatrin)或心房肽(atriopeptin),而从人的心房肌获得的被称为人心房利钠多肽(human atrial natriuretic polypeptide, hANP),ANP 则是它们的统称。动物实验证明,急性的血容量增加可使 ANP 释放入血,从而引起强大的利钠和利尿作用。血容量增加可能是通过增高右心房压力,牵张心房肌而使 ANP 释放的。反之,限制钠、水摄入或减少静脉回心血量则能减少 ANP 的释放。已经证明,一些动物的动脉、肾、肾上腺皮质球状带等均含有 ANP 的特异受体,ANP 通过其受体作用于细胞膜上的鸟苷酸环化酶,以细胞内的环鸟苷酸(cGMP)作为第二信使而发挥其效应的。

目前发现,ANP 对水、电解质代谢调节有重要影响,如:① 强大的利钠、利尿作用:其机制在于抑制肾髓质集合管对 Na^+ 的重吸收。ANP 也可能通过改变肾内血流分布、增加肾小球滤过率而发挥利钠、利尿的作用。② 拮抗肾素—醛固酮系统的作用:实验证明,ANP 能抑制体外培养的肾上腺皮质球状带细胞合成和分泌醛固酮,体内试验也证明 ANP 能使血浆肾素活性下降,有人认为 ANP 可能直接抑制球旁细胞分泌肾素。③ ANP 能显著减轻失水或失血后血浆中 ADH 水平增高的程度:ANP 与肾素、血管紧张素、醛固酮系统之间的相互作用,对于精密调节水、电解质平衡起着重要作用。此外,ANP 尚有舒张血管,降低血压等作用。

6. 甲状旁腺激素的作用 甲状旁腺激素是甲状旁腺分泌的激素。它能促进肾远曲小管的集合管对 Ca^{2+} 的重吸收,抑制近曲小管对磷酸盐的重吸收,抑制近曲小管对 Na^+、K^+ 和 HCO_3^- 的重吸收。甲状旁腺激素还能促进肾小管对 Mg^{2+} 的重吸收。关于 Mg^{2+} 重吸收的部位,尚无一致的看法。有人报道 Mg^{2+} 在近曲小管和髓袢升支被重吸收,而另一些报道则认为,Mg^{2+} 主要在髓袢特别是髓袢升支的粗段被重吸收,近曲和远曲小管基本上不能重吸收 Mg^{2+}。甲状旁腺激素的分泌主要受血浆 Ca^{2+} 浓度的调节,Ca^{2+} 浓度下降可使甲状旁腺激素分泌增加,反之则使甲状旁腺激素分泌减少。

第二节　肾功能检测

肾脏疾病常用实验检查项目，主要有尿液分析、尿液的生化学和免疫学检查、肾小球功能检查和肾素-血管紧张素测定等。本节中将对以上问题分别予以介绍。

一、尿液分析及生化、免疫学检测

(一) 尿液分析

尿液分析是肾脏病诊断的最重要手段之一。临床上，尿液分析看似简单，却不可忽视，许多肾脏病患者均表现有血尿、蛋白尿、管型尿等。尿液异常经常是肾脏或尿路疾病的首诊指标，也是提供病理过程本质的重要线索。并且对肾脏病患者进行尿液分析也是判断其预后和疗效的一项重要指标。

1. 标本采集　尿液的采集方法和要求，应根据所检查的项目和目的而定。

(1) 清洁尿标本：一般采集新鲜尿液 100～200 mL放置于清洁塑料容器，立即送检。

(2) 中段尿标本：主要用于尿液细菌培养。需在医护人员指导下，清洁外阴，先排去至少 200 mL尿液后用无菌试管接取。无法排尿的危重患者，则需插导尿管或耻骨上抽吸留取尿液。

(3) 24 h尿标本：为正确测定某些化学物质的排出情况，需要收集 24 h 尿液。嘱患者当日上午 8 时排空膀胱，留取此后所有尿液至次日上午 8 时止。需要放置 24 h才进行检测的标本，应加防腐剂甲苯或二甲苯 2～3 mL，放置冷暗处。

2. 一般性状检查

(1) 颜色：正常情况下为尿液为淡黄色。随饮水及出汗多少，色泽深浅可有不同。尿色异常有：① 深红带黄如浓茶样尿，多见于胆红素尿；② 尿色为浓茶色或酱油色，可见于血红蛋白尿；③ 尿色呈淡红色云雾状/洗肉水样或混有血凝块，见于血尿；④ 白色乳样尿液多为乳糜尿，常见于血丝虫病或肿瘤等原因引起的肾周围淋巴管引流受阻；⑤ 白色尿也可见于尿内磷酸盐和碳酸盐沉淀，儿童及寒冷天气多见，系正常现象，必要时可作进一步鉴别。

许多药物也可引起尿液颜色的改变。使尿液变黄的药物有：黄连素、阿的平、复合维生素 B、四环素、维生素 B_2、利福平、磺胺嘧啶、痢特灵、一粒丹、复方大黄片等。使尿液变赤黄或棕色的有：呋喃妥因、扑疟喹宁、伯喹、磺胺类药物。使尿液变红的有：氨基比林、酚肽、苯妥英钠、利福平、冬眠灵。使尿液变绿色的有：消炎痛、亚甲蓝、阿米替林。使尿液变暗黑色的有：灭滴灵、甲基多巴、左旋多巴、雷米封、山梨醇铁。使尿液变棕黑色的有：非那西丁、奎宁等。

(2) 透明度：正常新鲜尿液多透明，放置后可混浊。主要与盐类物质沉淀有关。碱性尿液易出现磷酸盐和碳酸盐沉淀；酸性尿液易出现尿酸盐沉淀；细菌的大量繁殖也可致尿液混浊。新鲜混浊尿多见于血尿、脓尿、菌尿、脂肪尿、乳糜尿或上皮细胞尿。

(3) 气味：新鲜尿液正常情况下无特别气味。若刚排出的尿液便有氨臭味，多见于慢性膀胱炎及慢性尿潴留；有苹果样气味时可见于糖尿病酸中毒；有些药品和食物如蒜、葱等亦可使尿液呈特殊气味。

(4) 酸碱度：正常尿液多呈弱酸性，pH 约为 6.5。尿 pH 持续增高可见于肾小管酸中毒(Ⅰ型)、素食者或存在尿变形杆菌、分解尿素细菌的感染。碱性尿可沉淀磷酸盐结晶。酸性尿常见于尿酸结石患者、代谢性酸中毒和高蛋白质饮食者。酸性尿可沉淀尿酸和胱氨酸结晶。因此，临床上常用碱性药物调节 pH 来处理尿酸或胱氨酸结晶患者。尿 pH 测定值变动很大，一般晨尿 pH 值升高，至中午达最高点(碱性)，随后逐渐降低。

(5) 尿比重：尿比重可反映单位容积尿中溶质的质量。受饮水量、出汗量及饮食的影响较大，蛋白质、糖、矿物质、造影剂等均可使尿比重升高。尿液标本温度较标准温度每升高 3 ℃，尿比重增加 0.001，反之减少 0.001；尿蛋白 10 g/L，可增加尿比重 0.003；尿糖 10 g/L，可增加尿比重 0.004。正常人 24 h 总尿比重为 1.015～1.030，单次尿最高与最低尿比重之差应＞0.008，且必有一次尿比重＞1.018。尿比重降低反映了远端肾小管的功能减退，多见于慢性肾盂肾炎、高血压性动脉硬化症、慢性肾功能衰竭等。

(6) 尿渗透压：尿渗量反映的是肾脏对溶质和

水的相对排泄速度，由于不受溶质微粒大小和性质的影响，只与溶质微粒的数量有关，故尿渗量更能切实反映肾浓缩与稀释功能。常用冰点下降法，以 osm/kg・H_2O 为单位来表示。

(7) 尿量：正常人每昼夜尿量平均 1 500 mL，与摄水、失水量密切相关。超过 2 500 mL/24h 者为多尿；少于 400 mL/24 h 者为少尿；低于 100 mL/24 h 者为无尿。多尿可见于：大量饮水、利尿作用食物、肾炎晚期、肾小管间质疾病、急性肾小管坏死、高血压肾病、糖尿病、尿崩症和神经性多尿。少尿和无尿见于：肾前性原因，如休克、失水、心衰、电解质紊乱、肝肾合征等；肾性原因，如急性或急进性肾炎、慢性肾炎、急性肾衰、慢性肾衰、肾移植排异；肾后性原因如尿路梗阻等。

3. 尿干化学检查

(1) 蛋白质：尿蛋白检查是肾脏病诊断的可靠指标。正常成人每天排出白蛋白少于 80 mg，尿干化学蛋白质检测阴性。尿蛋白测试持续异常时，考虑为病理性蛋白尿。根据临床症状，参考尿比重、尿沉渣检查等结果，可判定肾脏的损伤程度。然而值得注意的是，尿干化学对白蛋白较为敏感，而对球蛋白、本-周蛋白、黏蛋白及血红蛋白则不甚敏感。因此，当尿干化学阴性时并不能完全排除其他蛋白质的存在。假阳性结果可能发生于强碱性尿液或存在某些防腐剂和清洁剂的尿液。

病理性蛋白尿可见于：① 肾小球性蛋白尿，由于肾小球滤膜的损伤以致基底膜孔径增大或由于肾小球毛细血管壁负电荷量的改变，使蛋白质滤过增加，蛋白尿形成，通常以白蛋白尿为主。常见于慢性肾小球肾炎、肾病综合征、肾小球硬化、肾肿瘤等。② 肾小管性蛋白尿：由于近曲小管上皮细胞受损，对蛋白质的重吸收能力降低或丧失所致，肾小球滤膜基本正常。此型尿中蛋白质含量较少，约 1 g/24 h左右，尿中比白蛋白分子量小的 β-微球蛋白，溶菌酶、轻链等低分子物质增加，白蛋白含量正常或轻度增加。临床上，多见于汞、铅、镉中毒、磺胺药物、抗生素中毒、肾移植排斥等。混合性蛋白尿，上述二者兼而有之。尿中大、中、小分子的蛋白质含量均增加。临床上，多见于肾缺血或充血及慢性肾功能衰竭。③ 溢出性蛋白质，由于血浆中某种蛋白质含量过多，大量进入原尿，超过了肾小管的重吸收能力，导致蛋白尿产生。临床上，多见于骨髓瘤、溶血性贫血、药物、血型不合等。④ 组织性蛋白尿：尿液中蛋白主要来自肾组织本身，为肾小管代谢产生的蛋白质和肾组织破坏分解的蛋白质，如 Tamm-Horsfall 蛋白。临床上，多见于肾小管间质损伤、同种肾移植排斥反应等。⑤ 肾盂以下的泌尿系感染，如肾盂肾炎、输尿管炎、膀胱炎、前列腺炎、尿道炎，也可出现尿蛋白阳性。⑥其他原因引起的蛋白尿，常见有充血性心力衰竭、肾静脉压迫、甲亢、黄疸、严重贫血等。

(2) 血红蛋白：血红蛋白试纸对尿液内游离的血红蛋白和肌红蛋白均呈阳性反应，如遇某些尿路病原菌产生的过氧化酶或过氧化氢则可能产生假阳性结果。然而，若尿沉渣中找到红细胞且同时伴有上皮细胞和管型时，应考虑为肾脏炎症。尿中出现红细胞管型时，常常是肾实质出血的指征。

(3) 亚硝酸盐：大肠杆菌、副大肠杆菌、变形杆菌、产气杆菌和绿脓杆菌等均具有还原硝酸盐为亚硝酸盐的能力，当感染肾脏时，尿干化学检查可呈阳性反应。值得注意的是，不具备还原硝酸盐为亚硝酸盐能力的某些细菌也是肾盂肾炎的致病菌，但干化学检查多为阴性。

(4) 胆红素：正常尿液胆红素试验阴性。胆红素尿在黄疸的鉴别诊断中有较大价值。尿胆红素阳性主要见于阻塞性黄疸及肝细胞性黄疸，且常可出现于血清胆红素升高之前。

(5) 糖：正常人尿内含葡萄糖量 100～900 mg/24 h，干化学检查呈阴性反应。尿糖增多可见于糖尿病、甲状腺功能亢进症、肢端肥大症、嗜铬细胞瘤、柯兴综合征；也见于慢性肾炎、肾小管-间质疾病、肾病综合征、家族性肾性糖尿及妊娠；还见于生理性糖尿和应激性糖尿，如外伤、脑血管意外、急性心肌梗死及烧伤等。

4. 尿沉渣显微镜检查　尿沉渣中可含有各种有形成分，尿沉渣显微镜检是肾脏病诊断的重要手段之一。必须按正确的方法进行，不能任意简化。

供尿沉渣检查的尿液以晨尿最为适宜，因为其浓缩程度好，沉渣成分多，阳性结果可靠。尿液不宜放置过久，否则因尿素分解产氨等使尿液呈碱性，许多有形成分如红细胞、白细胞、上皮细胞和管型等均被破坏，从而影响检验结果的正确性。如尿液需放置 24 h 以上时，每 100 mL 尿液中则需加中性甲醛 0.5 mL 防腐，并保存于冰箱。成年女性尿液，常混入来自外阴或阴道分泌物中的大量白细胞、上皮细胞及细菌，因此应在清洗外阴后，留取中段尿进行检查。检查前应充分摇匀尿液，取 10 mL 放入离心管内，以 400×g 的转速离心 5 min。弃去上清液，留取 0.2 mL，混匀置于特制的尿沉渣定量分析板（如 FAST-READ 10）上，并以每 ul 尿沉渣中各种有形成分的定量结果报告之。当沉渣中含有大量尿酸盐时，应加温（50 ℃）去除之。如为磷酸盐时，可加入醋酸使之溶解，再离心镜检（但此法可使红细胞溶解）。若标本为明显血尿或脓尿时，可直接涂片镜检，报告结果应注明"未离心"。

（1）红细胞：通常从新鲜尿液中红细胞的形态特征，可粗略判断红细胞的来源。来自肾实质病变的红细胞形态常有变异，尿畸形红细胞可表现为：皱缩的红细胞、芽孢状红细胞、红细胞碎片、大型红细胞、古钱状红细胞伴有芽孢状突出或细胞膜有间断的位相致密物呈颗粒状沉积等。来自肾盂、输尿管、膀胱的红细胞形态完整，多为均一性，在位相显微镜下较易区别。如每毫升尿中红细胞超过 8 000 个，畸形红细胞占 80％以上，对肾小球性血尿有一定诊断价值。本方法存在有 8％～10％假阳性和约 10％假阴性，需结合其他临床和实验室检查综合判断。

（2）白细胞：在正常人尿液中含极少量白细胞。新鲜尿液中白细胞形态完整，以中性粒细胞为主，亦可有淋巴细胞及单核细胞。在炎症过程中破坏或死亡的中性粒细胞，外形多不规则，结构模糊，易聚集成团，此被称为脓细胞。当白细胞在每高倍镜下超过 5 个时称为脓尿。脓尿表示泌尿系统或其邻近器官有感染性病变，多见于急性或慢性肾盂肾炎、膀胱炎、尿道炎、肾多发性脓肿、肾脓肿（并发于结石或积水）、肾结核、霉菌或寄生虫感染等。急性肾小球肾炎也可出现白细胞轻度增多的短期白细胞尿，系免疫反应所致。肾移植术后 1 周内，尿中可出现较多的中性粒细胞，随后可逐渐减少而恢复至正常。若出现排异反应，尿中可见大量淋巴细胞和单核细胞。成年妇女生殖系统有炎症时，常有阴道分泌物混入尿中，其特点是除成团脓细胞外，尚可见大量扁平上皮细胞，借此可帮助与泌尿系炎症鉴别。男性患者性要考虑与前列腺炎相鉴别。

（3）上皮细胞：a. 肾小管上皮细胞：较白细胞略大，圆形或多边形，核大而圆，核膜清楚，有时与单核细胞、淋巴细胞难以区别。这类细胞如黏附在管型上，则可确定来自肾脏。观察前若加一些冰醋酸，则更易清楚分辨该细胞。急性肾小管坏死时，尿液中可见大量肾小管上皮细胞，伴颗粒散片，此特征十分有助于急性肾衰患者的诊断。当肾小管上皮细胞胞浆内充满脂肪滴时，其体积增大，被称为"圆形脂球"，常见于肾病综合征患者。肾移植后 1 周内，尿中可出现较多的肾小管细胞，随后逐渐减少至消失。当发生排异反应时，尿中可再度出现成堆的肾小管上皮细胞。b. 扁平上皮细胞：大而扁平，主要来自于膀胱和尿道。当感染或器械刺激时其可大量出现，亦可见于阴道细胞分泌物的污染，因此在诊断妇女是否患有尿路感染时应注意鉴别。

（4）管型：管型是蛋白质在肾小管、集合管内凝集而成的长条形圆柱体，也可以由肾小管上皮细胞病理性脱落后变性融合而形成。正常人尿中一般无管型，有时偶见到少许透明管型。尿中出现管型是肾脏病变的主要指征。见表 10－2，表 10－3。

表 10－2　管型的种类及尿中出现各类管型的临床意义

管型名称	临　床　意　义
透明管型	正常人晨尿偶见，运动后少许。明显增多见于急性肾小球肾炎、充血性心力衰竭
肾上皮细胞管型	肾小管的退化病变
细粒管型	正常人偶见，大量见于慢性肾炎和肾病
粗粒管型	慢性肾炎和肾病
蜡样管型	肾炎末期，表示肾小管长期阻塞和无尿
红细胞管型	急性肾小球肾炎、肾出血
白细胞管型	肾盂肾炎
脂肪管型	肾病综合征、类脂性肾病
巨大管型	集合管内形成，提示严重的肾脏病变

表 10-3 各种肾脏病时尿沉渣镜检特征

肾脏疾病	尿沉渣镜检
新月体肾小球肾炎	大量肾小球性红细胞及红细胞管型，常超过 10^6/mL，可见颗粒管型，也常见脂肪颗粒
增生性肾小球肾炎	肾小球性红细胞，可少于 10^5 或超过 10^6/mL
薄基底膜肾病	红细胞计数常在 $1\sim2\times10^5$/mL
膜性肾病	红细胞计数 5×10^4/mL 左右。大量脂肪颗粒及充满脂肪颗粒和卵圆脂肪体的管型
狼疮性肾炎	各类管型
慢性肾小管、间质病变	可正常，活动性炎症时常见白细胞、肾小管上皮细胞、颗粒管型、肾小管上皮管型及其散片
急性肾小管坏死	多见肾小管上皮细胞及各种大小、形状的颗粒管型、肾小管上皮细胞管型和小管细胞散片

（二）血、尿蛋白质电泳

1. 血清蛋白质电泳 血清蛋白电泳为获得有特异性电泳图形和异常蛋白筛选试验的必须方法，电泳图形及分类的对比，能显示各种病情变化的特征（详见第九章第二节中"血清蛋白电泳"部分）。肾脏疾病时，血清蛋白电泳可出现其特征性改变。

在急性肾炎时，血清蛋白质成分变化不大，γ-球蛋白可略有增高；肾病综合征患者由于大量白蛋白从尿中丢失，血清白蛋白明显减少，导致低蛋白血症、胶体渗透压降低，出现严重水肿，血清蛋白电泳时血清 α_2-球蛋白明显增高，β-球蛋白亦可增高，而白蛋白和 γ-球蛋白的浓度显著降低；慢性肾小球肾炎患者表现为白蛋白降低和 α_2-球蛋白轻度增高，而其他球蛋白浓度可在正常范围。

2. 尿蛋白质电泳 正常人肾脏滤过的血浆量约占心输出量的 25%左右。正常情况下，分子量 40 000 以下的血浆蛋白质可透过肾小球毛细血管壁进入小管腔，但其中大部分为肾小管重吸收，故正常人尿液中仅有微量蛋白质。

分析尿蛋白质的组成成分，可以大致推断肾单位损伤的部位（如是以小球还是小管性损伤为主）、肾功能情况、病变性质及粗略地估计蛋白质的选择性。若发现有特殊类型的蛋白质，则对诊断和鉴别诊断更有帮助。

尿蛋白十二烷基磺酸钠-聚丙烯酰胺（SDS-PAGE）凝胶电泳能分析尿中蛋白成分的分子量范围，从而为肾脏疾病的诊断提供依据。尿蛋白电泳多采用 SDS-PAGE 盘状电泳或 SDS-PAGE 垂直平板电泳进行。

正常情况下，只有小分子血浆蛋白可通过肾小球滤过膜，大分子血浆蛋白不能通过。尿蛋白以中、小分子为主者，称为选择性蛋白尿；尿中大、中、小分子蛋白均有者，称为非选择性蛋白尿。① 大、中分子量尿蛋白出现与肾小球病变有关，如急性肾小球肾炎、慢性肾小球肾炎、肾病综合征、妊娠中毒等。② 小分子量蛋白尿主要反映肾小管、间质疾病，如慢性肾盂肾炎、小管间质性肾炎、重金属中毒及药物毒性引起的肾小管间质病变、肾移植排异等。③ 多发性骨髓瘤患者尿中可排出本—周蛋白，属溢出性蛋白尿。④ 混合性蛋白尿提示病变波及肾小球、肾小管及肾间质。

（三）血免疫球蛋白、补体测定

1. 血清免疫球蛋白测定 机体 B 淋巴细胞经抗原刺激后，先转化成产生抗体的浆细胞，遂产生具有抗原特异性的免疫球蛋白。免疫球蛋白由 2 条重链及 2 条轻链组成，根据重链的不同分为五类，即 IgG、IgA、IgM、IgD、IgE。其中 IgG、IgA、IgM 与肾病关系较为密切，而 IgD、IgE 与肾损害的关系尚待进一步研究。

血清中 IgG、IgA 及 IgM 含量较高，过去主要采用单向免疫扩散法，也采用免疫比浊法测定。近些年来，基于速率散射比浊原理的自动化免疫分析仪正逐步取代传统检测方法。而血清中 IgD、IgE 含量很低，需采用敏感性更高的酶联免疫技术或放射免疫技术测定。

临床意义

（1）血清免疫球蛋白增高：多株球蛋白增高见于结缔组织病，如狼疮性肾炎、冷球蛋白血症肾损害、干燥综合征肾损害；慢性肝病、肝硬化性肾小球病；感染、感染性心内膜炎肾损害；淋巴组织肿瘤性肾损害等疾病；单株性蛋白升高可见于浆细胞病肾损害，如多发性骨髓瘤、良性原发性单株球蛋白血症肾病、巨球蛋白血症肾病；狼疮性肾炎时，可有 IgG 增高明显；IgA 肾病时，30%～50%患者有血清 IgA 增高；过敏性紫癜性肾炎也常伴有 IgA 增高；肝硬化性肾病患者也可有单株 IgA 的增高；肾病综合征时有IgE与IgM的增高;IgM肾病时可有IgM的增高。急性肾炎时可伴IgG和IgA的增高。急性链球菌感染后肾小球肾炎患者,由于抗原刺激之故,常可在患者血中检测到IgG及IgA增高,且与疾病严重程度相关。

(2)血清免疫球蛋白降低:微小病变性肾病、重症肾病综合征患者均有IgG的降低;各类先天性和获得性体液免疫缺陷病、长期应用免疫抵制剂、慢性肾功能衰竭、尿毒症患者,均有血清免疫球蛋白的降低。

2. 血清补体测定　补体系统至少由13个成分及8个调节蛋白构成。在正常循环中以非活化状态存在,经活化后方具有活性,活化的补体可参与免疫防御反应,起到杀菌、灭活病毒、增加血管通透性、免疫黏附、加强吞噬等作用,同时又可引起组织损伤、炎症和过敏反应。

补体激活途径有2种:a. 经典途径:IgM、IgG等成分形成的免疫复合物及某些RNA病毒等可组成补体激活物,按C1q、C1r、C1s、C4、C2、C3顺序激活,再使C5～C9活化。b. 旁路途径:革兰阴性杆菌内毒素、聚合免疫球蛋白、C3肾炎因子、酵母多糖及眼镜蛇毒等组成补体激活物,有B因子、D因子参与,先使C3活化,再激活C5～C9。

血清总补体的测定主要采用50%红细胞溶解试验;补体C3、C4、C1q及B因子多采用单向免疫扩散、火箭免疫电泳、免疫比浊法等测定。补体C5b～C9多采用单克隆抗体以ELISA方法测定。

临床意义

(1) 血清总补体降低:常见于急性链球菌感染后肾小球肾炎、播散性系统性红斑狼疮或亚急性感染性心内膜炎所致的肾小球肾炎,以及低补体血症性膜增生性肾小球肾炎、同种异体肾移植排斥反应等。

(2) 补体激活途径:播散性红斑狼疮肾小球肾炎时,血清前段及后段补体成分都降低,表明经典和旁路两条途径都被激活;大部分急性链球菌感染后肾小球肾炎的后段补体成分的降低多于前段成分,C3下降,而C4基本正常(仅于早期有轻度下降),故认为主要是通过旁路途径激活的;低补体血症性膜增生性肾小球肾炎Ⅰ型,主要为经典途径激活,血清中C4降低,而C3下降较少;Ⅱ型多由旁路途径激活,故血清中C3下降明显而C4基本正常。

(3) 补体C3降低:多见于急性感染后肾炎、膜增殖性肾炎、狼疮性肾炎、乙肝相关性肾炎、感染性心内膜炎肾损害、分流性肾炎、肝硬化性肾小球病、冷球蛋白血症性肾炎和新月体性肾炎Ⅱ型等。

(4) 补体C3降低,伴补体C1q及C4降低:表明补体系统从经典途径活化。可见于急性感染后肾炎、新月体性肾炎Ⅱ型、膜增殖性肾炎Ⅰ型、狼疮性肾炎、感染性心内膜炎肾损害、乙肝相关性肾炎和冷球蛋白血症性肾损害。

(5) 补体C3降低,C1q和C4正常:表明补体旁路途径活化。见于急性感染后肾炎、膜增殖性肾炎Ⅱ型及狼疮性肾炎。

(四) 尿酶测定

肾脏和泌尿道疾病常伴有尿酶的增加,虽无特异性,却可以作为肾脏受损和病变活动的敏感指标。尿酶有几十种,常用于肾脏疾病诊断的尿酶有:

1. 丙氨酸氨基肽酶(AAP)　AAP是一种刷状缘酶,主要通过肾近曲小管释放至尿液中。由于刷状缘表面蛋白质较易分离,因此,凡引起近曲小管明显损伤的疾患均使尿AAP排量增加,例如中毒性和缺血性急性肾小管坏死(ATN)、肾新生物、急性肾小球肾炎、急性肾盂肾炎、急性肾移植排异、肾功能衰竭等。但在肾实质完全丧失、终末期肾衰和不可逆肾移植排异者,尿AAP排量低于正常。

2. 溶菌酶(Lys)　是一种低分子量蛋白质,易被肾小球滤过,被近曲小管上皮细胞重吸收。Lys增高见于:肾小管损伤,如重金属中毒、急性肾小管坏死及抗生素引起肾毒性损害;肾盂肾炎或急性肾小管一间质肾炎;肾小球疾病引起近曲小管功能障碍;肾移植早期排异反应。

3. N-乙酰-β-D-氨基葡萄苷酶(NAG)　NAG广泛存在于各组织器官的溶酶体中,是一种大分子量溶酶体酶。其在近曲小管上皮细胞中含量最高,尿路上皮细胞含量极少,不能通过肾小球滤过膜。NAG增高:见于缺血或中毒引起的肾小管损伤、肾小管间质炎、肾移植排异、梗阻性肾病、肾盂肾炎、肾小球肾炎等。

4. 亮氨酸氨基肽酶(LAP)　在肾脏近端小管上皮细胞中含量最多,分子量大,不能经肾小球滤过膜滤过。LAP增高:见于肾毒性损伤,如重金属、生物毒素、药物所致急性肾小管损害、缺血性肾损伤、肾盂肾炎活动期、急性肾小球肾炎、肾移植排异、肾肿瘤等。

5. γ-谷氨酰转肽酶(γ-GT) 肾脏组织中含量最高，主要存在于近端小管上皮细胞刷状缘及髓袢。正常情况下不能经肾小球滤过。γ-GT升高：见于肾小管损伤，如重金属中毒、氨基甙类抗生素肾损伤、急性和慢性肾盂肾炎等、肾移植排异、急性肾小球肾炎、狼疮性肾炎。

6. 乳酸脱氢酶(LDH) 广泛存在于各种器官、组织细胞及体液中，分子量大，正常情况下不能由肾小球滤过。LDH升高：见于活动性肾小球肾炎和急性肾小管坏死、肾移植排异反应、肾和泌尿系恶性肿瘤、泌尿系感染。

7. β-葡萄糖醛酸苷酶(β-Glu) β-Glu主要存在于肾小管细胞溶酶体内，分子量大，尿中β-Glu不受血清β-Glu影响。β-Glu增高：见于活动性肾小球肾炎、肾盂肾炎、急性肾小管坏死、肾移植急性排异反应、肾肿瘤和膀胱癌。

8. 碱性磷酸酶(AKP) AKP主要来自肾小管上皮细胞。AKP增高：见于急性肾小管坏死、急性肾小球肾炎、狼疮性肾炎、肾盂肾炎、肾肿瘤、药物性肾损害、肾外因素如妊娠、产褥期、心肌梗死和高胆红素血症等。

(五) 尿微量蛋白质测定

尿液中一系列微量蛋白质(Alb、IgG、Ig A、IgM、SigA、TRF、α_1-M、β_2-M、RBP、THP等)的检测，为原发性肾小球疾病、继发性肾小球疾病、肾小球间质病变、药物性肾损害、中毒性肾病等提供了敏感、可靠的生化指标，并能早期发现亚临床肾脏病。

1. 尿微量白蛋白(Alb) 尿Alb是一种中分子蛋白质，正常情况下尿中排量极微。尿Alb通常是肾小球滤过膜滤过的一种最小的蛋白质，其占肾小球滤过蛋白质的40%左右，滤过后几乎完全被肾小管重吸收。当肾小球病变时，Alb滤过量超过肾小管重吸收量，则导致尿中Alb含量升高，检测尿Alb可帮助发现早期肾小球疾病，是肾小球早期损害的可靠标志物。

各种肾病特别是肾小球受损时，首先出现尿Alb升高，此后方出现BUN、Scr水平的异常。尿Alb升高往往与疾病的严重程度有关，同时检测尿IgG、尿α_1-M、尿β_2-M有助于对肾损伤的部位进行鉴别。临床上，尿Alb增高：可见于急性或慢性肾小球肾炎、间质性肾炎、肾功能衰竭、继发性肾小球疾病，如狼疮性肾炎、紫癜性肾炎、糖尿病性肾病、乙肝相关性肾炎、高血压等引起的肾损害。

2. 尿微量免疫球蛋白IgG、IgA、IgM 正常情况下，人尿液免疫球蛋白含量极微，IgG、IgA、IgM不能通过肾小球滤过膜。只有当肾小球受损严重，滤过膜通透性明显增加时，尿中IgG、IgA、IgM的排量方明显增加。因此，尿IgG、IgA、IgM的出现常提示为非选择性蛋白尿，预示肾小球病变严重。临床上常将其作为监测肾小球选择通透性异常的指标。

3. 尿微量转铁蛋白(TRF) TRF与Alb分子量相近，但所带负电荷较Alb明显减少，因而更易通过带负电荷的肾小球滤过屏障。它的升高更能反映肾小球基底膜电荷和机械屏障的损伤，是一种新的肾小球早期损害的敏感标志物。

4. 尿α_1-微球蛋白(α_1-M) α_1-M广泛存在于体液中，主要为淋巴细胞和肝脏产生，由于其分子量小故可自由通过肾小球基底膜，且大部分被近端肾小管重吸收和分解。尿α_1-M浓度升高可作为近端肾小管损伤的标志，是能较早反映肾功能损害的一项敏感指标，此项检查不受尿液酸碱度的影响，较β_2-M测定更为优越。

5. 尿β_2-微球蛋白(β_2-M) β_2-M是一种小分子量蛋白质，为主要组织相容性抗原的组成成分。β_2-M可经肾小球自由滤过，99.9%经近端肾小管重吸收。尿β_2-M的测定可作为反映肾小管功能受损的敏感指标。此外，观察尿液中Alb/β_2-M比值可用来鉴别肾小球或肾小管性肾脏损害。若尿中Alb/β_2-M>1 000，高度提示原发性肾小球性疾病，若此比值<40，则提示为肾小管性疾病。尿β_2-M增加主要反映近端肾小管病变、重吸收障碍。临床上常见的病因主要有：中毒性肾损害，如重金属、环孢素A等；缺血性肾损害，如休克、肾缺血、肾小管坏死、肝肾综合征、外科创伤等；肾小管病变，如Fanconi's综合征、肾小管酸中毒伴肾钙化、先天性半乳糖尿症、低钙(钾)血症和Bartter's病；全身性疾病，如糖尿病肾病、类风湿性关节炎、干燥综合征等；其他，如止痛剂性肾病、特发性间质性肾炎、肾盂肾炎、肾移植术后等。

6. 尿视黄醇结合蛋白(RBP) RBP是一种低分子量蛋白。它的主要功能是将视黄醇从肝脏转运到上皮细胞。游离的RBP很快被肾小球滤过，并在近端肾小管重吸收而分解。RBP排量增加是一种敏感的肾近曲小管损伤的诊断指标，且较β_2-

M 能更敏感地反映近曲小管的损伤程度。

尿 RBP 排量增加主要见于以下肾脏病变：肾小管损伤尤以近曲小管损伤为主；药物的肾毒性作用，如氨基甙类抗生素、止痛剂肾病、造影剂肾病等；重金属（如汞、镉、铅）中毒等；化学制剂中毒，如杀虫剂、有机溶剂等；糖尿病肾病时尿 RBP 的改变早于尿 Alb 的改变，且和尿 Alb、NAG、β_2－M 等呈显著正相关，故被认为是早期糖尿病肾病的一个敏感诊断指标。

7. 尿分泌型免疫球蛋白 A（SIgA）　尿液中 SIgA 是泌尿系统黏膜浆细胞与上皮细胞共同合成与分泌的，对尿路局部黏膜能起抑制细胞黏附，防止病原体侵入，进行免疫保护的作用。在反复发作尿路感染的急性感染阶段尿 SIgA 含量明显升高，而非发作期尿 SIgA 含量明显低于正常。因此，肾病患者尿中 SIgA 测定有助于判断疾病的活动性和评定疗效，尿中 SIgA 含量降低，可能成为反复感染的易感因素之一。

8. 尿 Tamm-Horsfall 糖蛋白（THP）　THP 为大分子糖蛋白。当肾小管受损时，尿 THP 含量可发生显著变化。尿 THP 下降：常见于各种慢性肾脏病，包括慢性肾小球肾炎、返流性肾病、狼疮性肾炎、糖尿病性肾病、多囊肾等；尿 THP 排量增加：可见于肾病综合征、镉中毒性肾病、重铬酸钾中毒、肾结石、肾小管性酸中毒及肾移植急性排异等。

（六）尿纤维蛋白（原）降解产物和凝血因子

1. 尿纤维蛋白原和/或纤维蛋白降解产物（FDP）　凝血系统的激活在多种肾脏疾病的发病机制中起重要作用。如纤维蛋白沉积于血管可参与肾微血管病的损害；动物及临床肾活检的免疫荧光检查都发现在肾炎的发生发展过程中，有纤维蛋白沉积于肾小球基底膜和肾小球囊中，其可促进肾小球上皮细胞/巨噬细胞的增生，导致新月体性肾炎的形成。目前，尿纤维蛋白原和/或纤维蛋白降解产物（FDP）的测定已广泛应用于肾脏疾病的诊断中。

尿 FDP 的来源，一方面来自于肾炎过程中纤维蛋白的沉积，并继发激活纤溶系统，经分解后从尿中排出，即受血凝支配；另一方面则为血中的纤维蛋白原经损伤的基底膜滤出，在尿中纤溶系统的作用下分解为 FDP。肾小管和肾小球毛细血管内外沉积的纤维蛋白也能被溶解。尿液中 FDP 的增加可提示肾脏内有凝血和纤溶现象，也提示了炎症反应的发生。尿 FDP 的排泄程度与疾病的活动有关。

测定尿 FDP 的二聚体清除率（CD－d）和尿 IgG 的比值有助于鉴别肾性和肾外性病变，若 CD－d/CIgG＜1 提示肾内无纤维蛋白沉积如微小病变型肾病，反之则提示肾内有纤维蛋白沉积如新月体性肾炎、链球菌感染后肾炎、紫癜性肾炎和系膜增生性肾炎。

目前临床尚测定纤维蛋白肽 A（FDA）来诊断肾静脉栓塞和肾病综合征高凝状态，FDA 被认为是一项有价值的实验指标。FDA 是一种小分子多肽，该多肽的存在提示活性纤维蛋白的形成，血浆 FDA 测定已用于诊断栓塞性血管病变并估价抗凝疗效。因 FDA 分子量小且易从肾小球滤过，FDA 在血浆中的半衰期仅 3～5 min，因此尿 FDA 较血浆 FDA 更为可靠和稳定。

2. 抗凝因子和有关蛋白质　在大量蛋白尿的患者中，各种凝血因子和抑制性蛋白质可从尿中丧失，从而导致凝血因子的缺乏，患者出现出血素质或高凝状态。如肾病综合征患者的尿液中，就常可见Ⅻ因子、Ⅸ因子、Ⅶ因子、抗凝血酶Ⅲ、纤维蛋白溶酶原等的排出。

（七）非酶性胞质蛋白质

所谓非酶性胞质蛋白质指的是由于各种损伤引起细胞严重损害后释放的一类蛋白质。

1. 配体（Ligandin）　配体能与许多基质相结合，包括各种有机的阴离子，如药物、激素、尿酸盐，有认为它与有机离子的转移有关。已证实配体存在于近曲小管和髓袢厚壁的升支中，尿中有大量的配体出现与严重细胞损害和坏死有关。尿配体增加可见于氯化汞、二铬酸钾、庆大霉素和顺铂中毒，也见于肾移植术后、急性肾小管坏死、大剂量静脉造影剂的应用等。

2. 腺苷脱氨酶结合蛋白（ABP）　ABP 是一种近曲小管刷状缘上皮糖蛋白。肾小球病变时，尿 ABP 排量无增加；只有当肾近曲小管受损时，尿 ABP 排量方增加。尿 ABP 排量的明显变化常发生于血清肌酐浓度变化之前或同时发生，故尿 ABP 可作为肾小管损伤的标志物。与其他一些小管损伤标志物相对比，尿 ABP 的增加通常提示急性肾小管间质病变而非慢性病变。此外，尿 ABP 的测定有助于鉴别原发性肾小球疾病抑或是肾小管损害；肾前性氮质血症与缺血性急性肾小管坏死；急性肾盂肾炎与单纯性膀胱炎。

3. 尿激肽释放酶 激肽释放酶和激肽对肾的作用包括肾脏血管扩张、利钠和利尿效应。尿激肽释放酶排量与钠摄入量呈负相关，与钾摄入量呈正相关。尿激肽释放酶增加多见于非肾性疾病，下列情况可引起尿激肽释放酶的减少：如抗肾小球基膜性肾炎、伴有肾衰竭的肝硬化、单肾切除术、原发性高血压、肾血管性高血压、慢性肾功能衰竭、同种肾移植排异、药物如氨氯吡咪等。

（八）尿红细胞形态检查

1. 血尿和病因 血尿是指尿中红细胞排泄异常增多，其常常是泌尿系统可能有严重疾病的讯号。离心沉淀尿中每高倍镜视野≥3 个红细胞，或非离心尿液超过 1 个或 1 h 尿红细胞计数超过 10 万，或 12 h 尿沉渣计数超过 50 万，均提示尿液中红细胞异常增多，称为血尿。轻者仅在显微镜下发现有红细胞的增多，称为镜下血尿；重者则外观呈洗肉水样或含有血凝块，称为肉眼血尿。通常每升尿液中有 1 mL 血液时即可为肉眼所见，尿呈红色或呈洗肉水样。

血尿的原因 95％以上是由于泌尿系统本身疾病所致，其中以肾小球疾病（急性肾炎、急进性肾炎、膜增殖性肾炎、系膜增生性肾炎、局灶节段性肾小球硬化症等）、肾囊肿、结石（肾、输尿管、膀胱、尿道结石）、前列腺增生、尿路感染性疾病（结核、肾盂肾炎、膀胱尿道炎、前列腺炎）及肿瘤（肾、输尿管、膀胱、前列腺肿瘤）最为多见。其他如凝血异常的疾病（特发性或药物性血小板减少、血友病、坏血病等）、全身性疾病（再障、白血病、系统性红斑狼疮、皮肌炎、钩端螺旋体病、流行性出血热等）也可引起血尿。

2. 血尿来源 发现血尿时首先应确定是否为真性血尿，即排除某些原因引起的假性血尿和红颜色尿，前者如由于月经、痔出血或尿道口附近疾患所产生的血液混到尿液中所致；后者如接触某些颜料或内服利福平等药物及某些毒物（酚、一氧化碳、氯仿、蛇毒）、药物（磺胺、奎宁），挤压伤、烧伤、疟疾、血型错配性输血等原因所致的肌红蛋白尿或血红蛋白尿。而一过性血尿可由花粉、化学物质或药物过敏引起，月经期、剧烈运动后、病毒感染亦可发生，一般无重要的临床意义。当排除了上述各种情况，并做多次检查均为血尿时才应重视。临床上需通过病史、体检、实验室检查和其他辅助检查作出诊断。

确定为真性血尿后，首先应进行血尿的定位诊断，以区分血尿究竟来自于肾实质还是来自于尿道。如发现以下情况可帮助诊断：① 如在尿沉渣中发现管型，特别是红细胞管型，常提示出血来自肾实质；② 血尿伴有较严重的蛋白尿，其几乎是肾小球性血尿的典型征象；③ 如尿中能发现含有免疫球蛋白的管型则多为肾实质性出血；④ 肾小球疾患导致的血尿，其红细胞绝大部分是畸形的，形态各异，大小悬殊。而非肾小球性血尿，其红细胞绝大多数大小正常，仅少部分为畸形红细胞。非肾小球性血尿的病因十分复杂，应特别警惕泌尿生殖系统的恶性肿瘤。

用以鉴别血尿来源的方法很多，但都不尽完善，目前主要用于血尿定位的初步筛选。

（1）相差显微镜检查：取新鲜中段尿 10 mL，1 500 rpm 离心 5 min，弃去上清液，留下约 0.5ml 尿沉渣混悬液，取样滴于计数盘内，先用相差显微镜在低倍视野计数，后换高倍视野观察红细胞形态。

（2）扫描电镜：尿处理同上。留下沉渣 0.5 mL，以 3％戊二醛固定，置 4 ℃1 h，后用磷酸缓冲液洗涤 3 次，再将沉渣置于盖玻片上风干后用 1％锇酸置室温固定 30 min，于 4 ℃条件下经乙醇或丙酮系列脱水，再将标本置醋酸、异戊酸中置换 30～60 min，即可用临界点干燥仪干燥。标本制备完善后，用 Hifachi-S-450 型扫描电镜观察。

（3）红细胞活体染色法镜检：在缺乏相差显微镜和扫描电镜等设备时，可应用红细胞活体染色法增加染色的色差、对比度，然后在普通显微镜下观察红细胞形态。

染色液：① Ⅰ液：甲紫 0.3 g，草酸胺 0.08 g，95％乙醇 2 mL，双蒸水 8 mL。② Ⅱ液：番红 O（saframin O） 0.25 g，95％乙醇 40 mL，双蒸水 400 mL。

将Ⅰ液 3 份和Ⅱ液 97 份混合，滤纸过滤后，置室温备用。取新鲜晨尿 10 mL，1 500 rpm 离心 5 min，弃上清，沉淀物加入上述活体染色液 1～2 滴混合后静置 1 min，取混悬液 1 滴于载玻片上，加盖玻片于普通显微镜下观察。

（4）尿流式分析：1995 年，日本推出以流式细胞技术为原理的尿液分析仪 Sysmex UF－100、UF－50，可将尿中成分行荧光染色后进行仪器识别。分析仪除可报告红细胞的定量值（参考范围：

男性 0～12 个/μl，女性 0～24 个/μl）外，尚可报告均一性红细胞百分比（isomorphic RBC%）、非均一性红细胞百分比（dismorphic RBC%）非溶血性红细胞数（non-lysed RBC #）及百分比（non-lysed RBC%）、平均红细胞前向荧光强度（RBC-MFI）、平均红细胞前向散射光强度（RBC-MFsc）及红细胞荧光强度分布宽度（RBC-FI-DWSD）等参数。借此可对尿红细胞的数量值、形态变化、血尿来源等进行初步确定。

在以上方法中，目前仍以相差显微镜观察为首选。

二、肾小球功能检测

（一）肾小球滤过功能测定

肾小球滤过功能是肾小球的主要功能之一。肾小球滤过率（GFR）是衡量肾小球功能的最重要的参数，是反映肾脏疾病患者双侧肾脏功能单位总量的指标。由于目前在技术上尚无法在活体内直接测定 GFR，因此在临床实践和科研活动中只能根据肾脏对某一物质的清除率间接测定 GFR。

肾“清除”率是 1928 年 Van Slyke 提出的，其表示了肾脏在单位时间内（每分钟）将多少毫升血浆中的某物质清除出去的能力。清除率对于了解肾脏各部位的功能很有帮助。以公式表示如下：

C＝UV/P；

C—清除率（mL/min）；

V—每分钟尿量（mL/min）；

U—尿中测定物质的浓度（mmol/L）；

P—血中测定物质的浓度（mmol/L）。

由于此公式计算得到的清除值是被测者个体的结果，但个体大小、高矮、胖瘦、年龄等差异很大，必须标准化，因此采用标准的体表面积 1.73 m^2 加以校正。A 代表个体的体表面积。

校正后的清除值：C＝UV/P×1.73/A

体表面积的计算：

$$\log A(m^2) = 0.425\log[\text{体重 kg}] + 0.725\log[\text{身高 cm}] - 2.144$$

利用清除率可分别测定肾小球滤过率、肾血流量、肾小管对各物质的重吸收和分泌作用，见表 10-4。

若血浆中所含的某物质只有小部分经肾小球滤过，不被肾小管重吸收，并且血中剩余的部分又可全部由肾小管所分泌。如此这一物质通过肾脏后，即几乎全部排出。那么这一物质的清除率既代表了肾血浆流量（RPF），又可反映肾小管的分泌功能。这类物质有对氨基马尿酸、碘锐特、酚红和青霉素等。

若某物质能全部经肾小球滤过，肾小管对其不吸收、不排泄，则其清除率可完全反映肾小球的滤过率（glomerular filtration rate，GFR），这一类物质如菊粉、肌酐等。

若某物质经肾小球滤过后，可完全被肾小管重吸收，则其清除值等于 0，如葡萄糖。当血浆浓度接近肾糖阈时，利用清除值公式，可计算出滤液中被重吸收的葡萄糖量即肾小管葡萄糖最大重吸收量（TMG），借此可反映近端肾小管的重吸收功能。

1. 菊粉清除率测定　菊粉（inulin）是一种植物多糖，相对分子量为 5 200 左右，完全由肾小球滤过，不被肾小管重吸收或分泌，是测定 GFR 的理想物质，其清除率（125 mL/min）可准确反映肾小球滤

表 10-4　肾清除试验及其临床意义

肾脏对物质的清除方式	物　质	清除值的临床意义
可从肾小球滤过，肾小管对它既不重吸收又不分泌	肌酐、菊粉	反映肾小球滤过功能
小部分从肾小球滤过，大部分从肾小管分泌	甘露醇、硫代硫酸钠对氨基马尿酸酚红、青霉素	反映肾小管分泌功能，代表肾血流量
经肾小球滤过后，相当一部分被肾小管重吸收	尿酸	尿量多少可影响重吸收，尿量减少时，尿素重吸收增加，清除值变异较大，不是理想的肾功能试验
经肾小球滤过后，在近曲小管几乎完全被重吸收，远曲小管可以分泌	钾离子	清除值无意义
经肾小球滤过后，大部分被肾小管重吸收	各种电解质 氨基酸	清除值很低，C＜10 mL/min
经肾小球滤过后，完全被肾小管重吸收	葡萄糖	清除值为 0

过率。其他类似的物质有肌酐、甘露醇、硫代硫酸钠和 51Cr－EDTA 等,在这些物质中菊粉最为适合,但菊粉是外源性物质,测定方法麻烦。临床上多测定内生肌酐清除率来代替之,后者具有测定方法简便的优点。

2. 内生肌酐清除率(Ccr) 人体肌肉以每分钟 1 mg速度将肌酐排入血中,血浆肌酐浓度比较稳定,受外界因素如蛋白质的摄入等影响较小。从肾小球滤过后,不被肾小管重吸收和分泌,只要同时测定血和尿中肌酐浓度,并记录每分钟尿量就可计算出内生肌酐清除率。

每分钟肌酐清除率:

$$\text{Ccr}=\frac{\text{尿肌酐浓度}(\mu\text{mol/L})\times\text{每分钟尿量}(\text{mL/min})}{\text{血肌酐浓度}(\mu\text{mol/L})}=\frac{\text{Ucr}\times\text{V}}{\text{Pcr}}$$

$$\text{校正清除率}=\text{Ccr}\times\frac{\text{标准体表面积}(1.73\text{m}^2)}{\text{实际体表面积}}$$

参考范围:根据体表面积校正后,清除率范围为 80～120 mL/min/1.73 m^2。

在严格控制条件下,尿中肌酐排泄量相当稳定,故可将 24 h 法改用 4 h 法测定 Ccr。

用测定内生肌酐清除率来估计肾小球滤过率,从理论来上说不如菊粉清除率测定。因为当血中肌酐明显增高时,可有一小部分肌酐由肾小管分泌到尿中。此时测出的肌酐清除率高于实际的肾小球滤过率。又由于血浆中肌酐浓度较低,常用的碱性苦味酸试剂显色法(Jaffe 反应)有一些干扰因素存在,常使血浆测定值偏高,从而使清除值低于菊粉清除值。

另外,肾小球病变时,一部分肾小球破坏,滤过面积减少,肾小球滤过率可明显下降,但由于肾脏有强大的贮备能力,余下的肾单位仍能排出日常机体所产生的尿素和肌酐等代谢产物,血浆中这些物质浓度变化不大。如图 10－15,说明肾小球滤过率与血中尿素、肌酐浓度变化间的关系。

从图 10－15 可以看出,只有当肾小球滤过率下降到正常的 50%以下时,血浆中尿素及肌酐浓度才出现增高,当肌酐高达 618.2～707.2 μmol/L 时,肾小球滤过率已明显下降到仅及正常的 10%。说明测定肾小球滤过率比测定血浆尿素和肌酐含量更为灵敏可靠。

3. 血肌酐和尿素氮浓度测定 血肌酐(serum creatinine,Scr)和血尿素氮(blood ureanitrogen,BUN)的浓度取决于机体氮的分解代谢与肾脏的排泄能力。在摄入食物及体内分解代谢比较稳定的情况下,其血浓度取决于肾排泄能力,因此,Scr 和 BUN 浓度在一定程度上可反映肾小球滤过率功能的损害程度,是常用的肾功能指标。

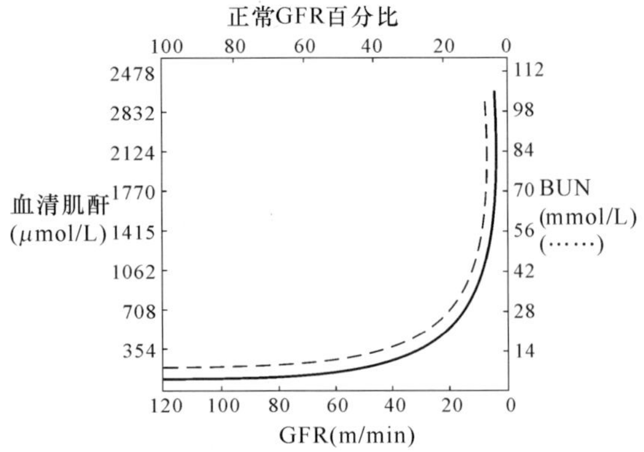

图 10－15 肾小球滤过率与血肌酐、尿素浓度的关系

(1)尿素的测定方法:可分为两大类:一类为尿素酶法,利用尿素酶催化尿素水解生成氨,氨可用纳氏试剂直接显色、酚-次氯酸盐显色或酶偶联反应显色来测定。尿素酶法的优点是反应专一,特异性强,不受尿素类似物的影响,缺点是操作费时,且受体液中氨的影响。另一类为直接法,尿素直接和某试剂作用,测定其产物,最常用的为二乙酰一肟法。

1) 尿素酶法。目前多采用尿素酶偶联法:用尿素酶分解尿素产生氨,氨在谷氨酸脱氢酶的作用下使 NADH 氧化为 NAD^+时,通过 340 nm 吸光度的降低值可计算出尿素含量。

$$\text{尿素}\xrightarrow{\text{尿素酶}}2NH_3+CO_2$$

$$NH_3+\alpha-\text{酮戊二酸}+NADH\xrightarrow{\text{谷氨酸脱氢酶}}\text{谷氨酸}+NAD^+$$

此反应是目前自动生化分析仪上常用的测定原理。此外,尿素酶水解尿素产生氨的速率,也可用电导的方法进行测定,其电导的增加与氨离子浓度有关,反应只需要很短的时间,适用于自动分析仪。

2) 酚-次氯酸盐显色法。尿素酶水解尿素生成氨和酚及次氯酸盐,在碱性环境中作用形成对-醌氯亚胺，亚硝基铁氰化钠催化此反应：

$$\text{氨}+\text{次氯酸钠}+\text{苯酚}\xrightarrow[\text{亚硝基铁氰化钠}]{NaOH}\text{对-醌氯亚胺}$$

对-醌氯亚胺同另一分子的酚作用，形成吲哚酚，它在碱性溶液中产生蓝色的解离型吲哚酚：

$$\text{苯酚}+\text{对-醌氯亚胺}\xrightarrow{NaOH}\text{吲哚酚（蓝色解离型）}$$

此反应敏感，血清用量少（10μl），无需蛋白沉淀，一般用于手工操作测定中。

3）纳氏试剂显色法。尿素经尿素酶作用后生成氨，氨可与纳氏试剂（HgI_2. 2KI 的强碱溶液）作用，生成棕黄色的碘化双汞铵。

4）二乙酰一肟法（直接法）。尿素可与二乙酰作用，在强酸加热的条件下，生成粉红色的二嗪化合物（Fearom 反应），在 540 nm 比色，其颜色强度与尿素含量成正比。二乙酰不稳定，用二乙酰一肟代替，后者遇酸水解成二乙酰。

$$\text{二乙酰一肟}+\text{水}\xrightarrow{H^+}\text{二乙酰}+\text{羟胺}$$

$$\text{二乙酰}+\text{尿素}\xrightarrow{H^+}\text{二嗪化合物（粉红色）}$$

试剂中加入 Fe^{3+} 或 Cd^{2+} 及硫氨脲，可提高灵敏度，增加显色稳定性，其中 Fe^{3+} 和 Cd^{2+} 有氧化作用，还能消除羟胺的干扰作用。提高酸的浓度可增加灵敏度。二乙酰一肟与尿素的反应不是专一的，与瓜氨酸也有显色。本法灵敏、简单，产生的颜色稳定，缺点是加热时有异味释放，一般临床已很少使用此方法。

尿素测定用血清或血浆，体液中尿素的浓度常用尿素中含有的氮来表示，称为尿素氮。如欲换算成尿素，可根据 60 g 尿素含有 28 g 氮计算，即 1 g 尿素相当于 0.467 g 尿素氮，或是 1 g 尿素氮相当于 2.14 g 尿素。正常参考范围：血清尿素氮为 2.2～7.1 mmol/L，相当于尿素 1.2～6.8 mmol/L。

（2）肌酐与碱性苦味酸试剂反应产生红色（Jaffe 反应），仍是目前常用的测定方法。为提高其准确性现已改为动力学测定法。

1）Jaffe 反应法。测定肌酐最常用的方法是尿、血清中的肌酐与苦味酸盐作用，生成黄红色的苦味酸肌酐复合物。此法的缺点是特异性不高，维生素 C、丙酮酸、丙酮、葡萄糖、乙酰醋酸、果糖、氨基马尿酸、蛋白质、胍基醋酸酰胺及许多化合物也能与碱性苦味酸盐生成红色。这些不是肌酐而能起反应的物质称为假肌酐，相当数量的假肌酐存在于红细胞中，故在测定血液肌酐时用血清和血浆较好。

为去除假肌酐的影响，现在常用速率法来测定血肌酐。速率法亦称动力学方法，它是根据肌酐与碱性苦味酸形成复合物的速度与假肌酐不同，且肌酐的反应速度与浓度成正比的原理。如乙酰乙酸在 20 s 内已与碱性苦味酸反应完成，其他多数干扰物则在 80 s 后才与苦味酸有较快的反应，而 20～80 s之间主要是肌酐的反应。因此，血清与苦味酸混合后，分别读取 510 nm 在 20 s 及 80 s 时的吸光度 Ao 和 At，At－Ao 除以间隔时间的值与肌酐浓度成正比，借标准液与样品同样测定即可求取样品中的肌酐量。现在速率法逐渐成为常规分析法，因为它不需去蛋白，方法简单、快速，可自动扣除血清及试剂空白吸光度。

2）酶联法。肌酐经肌酐水合酶催化生成肌酸，肌酸与肌酸激酶、丙酮酸激酶、乳酸脱氢酶偶联反应，使 NADH 变成 NAD＋，测量在 340 nm 处吸光度的降低，其降低程度与肌酐含量呈正比例，反应式如下：

$$\text{肌酐}+H_2O\xrightarrow{\text{肌酐水合酶}}\text{肌酸}$$

$$\text{肌酸}+ATP\xrightarrow{\text{肌酸激酶}}\text{磷酸肌酸}+ADP$$

$$ADP+\text{磷酸烯醇式丙酮酸}\xrightarrow{\text{丙酮酸激酶}}\text{丙酮酸}+ATP$$

$$\text{丙酮酸}+NADH+H^+\xrightarrow{\text{乳酸脱氢酶}}\text{乳酸}+NAD^+$$

此法特异性高，标本不需去蛋白，特别适用于自动分析。但工具酶过多、价格昂贵。正常参考范围：血浆肌酐 44～133 μmol/L。

血尿素浓度除受肾功能影响外，还受到蛋白质分解代谢引起的变化，如高蛋白饮食、胃肠道出血、口服类固醇激素等都可使血尿素浓度增高。而肌酐摄入、生成量恒定，故血肌酐测定较血尿素测定更能准确地反映肾小球功能，但反应较迟钝。

肾功能不全的代偿期可见 BUN 轻度增高（＞7.0 mmol/L），肌酐可不增高或轻度增高；肾功能衰竭失代偿期，BUN 中度增高（17.9～21.4 mmol/L），肌酐也中度增高（442.0 μmol/L）；尿毒症时 BUN＞21.4 mmol/L，为尿毒症诊断指标之一，肌酐可达 1.8 mmol/L。

4. 血清尿酸(serum uric acid, SUA) 尿酸是嘌呤类的终末产物，血尿酸主要从肾脏排出，肾功能减退时SUA增高。尿酸从肾小球滤过后在肾小管中重吸收和分泌，最后排出滤过量的8%，在严重肾功能衰竭时，肾小管分泌明显增加，可有滤过量的85%被排出，慢性尿毒症时SUA的增高程度不甚明显。

尿酸测定方法可分为两大类：磷钨酸还原法和尿酸酶法，目前以尿酸酶法为主。

(1) 磷钨酸法：是利用在碱性环境中尿酸具有还原性，无蛋白血滤液中的尿酸可使磷钨酸还原生成蓝色的钨蓝，可进行比色测定，反应如下：

$$\text{尿酸}+\text{磷钨酸}\rightarrow\text{尿囊素}+CO_2+\text{钨蓝}$$

此法的不足之处是特异性不高，显色褪色速率变化不定，灵敏度低。

(2) 尿酸酶法：尿酸酶测定方法可分为三种类型：

1) 紫外分光法。尿酸在282~292 nm处有特异吸收峰，当其经尿酸酶作用后，产物在此波长范围无吸收峰，测定酶作用前后的吸光度之差，经标准品、测定样品同时处理，可计算出尿酸的含量。该法灵敏度高，特异性强，其他物质无干扰，可用血清直接测定，不需沉淀蛋白，易于自动化，具有简单、快速的优点。

2) 酶联比色法。尿酸经尿酸酶作用生成的H_2O_2，可用偶联的过氧化物酶(POD)使H_2O_2氧化还原色素原，成为氧化型而显色，用酚和4-氨基安替比林作生色原。反应如下：

$$\text{尿酸}+2H_2O+O_2\xrightarrow{\text{尿酸酶}}\text{尿囊素}+CO_2+H_2O_2$$

$$H_2O_2+\text{酚}+4\text{-氨基安替比林}\xrightarrow{POD}\text{醌亚胺}$$

反应生成的红色醌亚类化合物，在500 nm处有最大吸光度，吸光度的增加与样品中酸含量呈正比，可进行比色测定。此法敏感，反应所产生的颜色比用酚作色素原时产生的颜色强度大4倍，可用血清直接测定。

3) 酶联-紫外分光法。尿酸酶将尿酸氧化时生成的H_2O_2的存在下同乙醇作用生成乙醛，后者被偶联的醛脱氢酶(ALDH)进一步氧化生成乙酸，伴随着NAD^+变成NADH，在340 nm测定由NAD^+还原产生的光吸收增加与样品中尿酸含量成正比。反应式如下：

$$\text{尿酸}+2H_2O+O_2\xrightarrow{\text{尿酸酶}}\text{尿囊素}+CO_2+H_2O_2$$

$$H_2O_2+\text{乙醇}\xrightarrow{POD}\text{乙醛}+2H_2O^+$$

$$\text{乙醛}+NAD^++H_2O\xrightarrow{ALDH}\text{乙酸}+NADH+H^+$$

此反应第一步是特异的，但后面的氧化还原反应易受干扰，因体内有许多脱氢酶反应，它们亦可氧化内源性底物而伴有NAD^+还原生成NADH，导致结果偏高。除以上方法外，固相酶技术的发展使测定更简单，更易自动化。尿酸酶的固相化有以下几种类型：① 固相尿酸酶与氧电极相联，测定尿酸氧化时的耗氧量；② 固相尿酸酶及过氧化物酶与显色法结合；③ 夹心固相酶-荧光法，使产生的H_2O_2与对羟基苯乙酸反应产生荧光，此法具有酶反应的特异性及荧光法的灵敏度。参考范围：血尿酸：男性148.7~416.4 μmol/L，女性89.2~356.9 mol/L。

(二) 肾血流量测定

测定对氨基马尿酸(PAH)清除率或碘锐特清除率均可反映肾血流量。对氨基马尿酸(PAH)主要由近端小管分泌排出。当血浆中PAH浓度很低时流经肾脏，90%从肾脏清除而排入尿中，即流经肾脏的PAH大部分被清除。PAH清除率相当于流经肾脏的血浆量，称为有效肾血浆流量(ERPF)。PAH为外源性物质，操作复杂，临床上多不采用。放射性核素(同位素)肾图能比较敏感地反映肾的血浆流量，目前临床上将其列为肾功能的常规检查。

(三) 肾小管功能检查

肾小管的功能较多，除了具有强大的重吸收水分及某些物质的能力外，还具有选择性分泌与排泄某些物质的能力。然而，到目前为止还没有理想的肾小管功能试验适用于临床。生理研究中，肾小管葡萄糖最大重吸收率(TmG)和对氨基马尿酸最大排泄率(TmPAH)，可较好地代表肾小管的重吸收与排泄功能，但实验操作繁琐，不适合临床应用。临床上一直以来多以尿液浓缩-稀释试验和酚红排泄试验作为肾小管的功能试验。近年来，尿酶的测定和自由水清除值等测定已逐步使肾小管功能试验简单、灵敏、快速，更适用于临床。

1. 近端小管功能检查 酚红排泄率可作为判断近端肾小管排泄功能的粗略指标。酚红注入体内后，94%由近端小管上皮细胞主动排泄，从尿液排出。由于酚红排泄试验受肾血流量及其他肾外因素影响较大,对肾小管功能敏感性不高,故已基本不用。目前临床上常采用尿 β_2-微球蛋白及溶菌酶等的测定来估计近端肾小管功能。

2. 肾浓缩稀释试验　肾浓缩和稀释功能主要在远端肾小管和集合管进行。在日常或特定饮食条件下观察患者尿量和尿比重的变化,称为肾浓缩稀释试验,其可作为判断远端肾小管功能的指标。(以上两个试验在临床检验中已详尽叙述,本章略。)

3. 尿渗透压测定　液体的渗透压是由溶液中溶质的毫摩尔浓度决定的,尿液渗透压反映了尿液中溶质的摩尔数。尿比重和尿渗透压均能反映尿中溶质的含量,但尿比重易受溶质微粒大小和性质的影响,如蛋白质、葡萄糖等均可使尿比重增高;而尿渗透压则反映尿中各种溶质微粒的总数目,而与溶质分子相对重量、微粒体积大小无关,因而测定尿渗透压较测定尿比重更能反映肾脏的浓缩和稀释能力。

目前多采用尿液冰点下降法测定渗透压,也可用蒸气压渗透压计算法测定。溶液的渗透压增加,使其冰点降低。以纯水的冰点0 ℃为标准,任何溶液的冰点都比纯水为低,均为负值。冰点愈低,负值愈大,表明溶液中的渗透浓度越大。1渗量的溶质可使1 kg水的冰点下降1.858 ℃,因此溶质渗透压等于冰点下降数除以1.858。

渗透压(O sm/kg・H_2O)=测得溶液冰点下降度(℃)/1.858

测定尿渗透压(Uosm)的方法有三种:① 直接测定尿渗透压;② 测定尿、血浆渗透压(Posm)的比值;③ 自由水清除率。

正常尿渗透压为600～1 000 m Osm/kg・H_2O。尿渗透压和血浆渗透压相比,当尿渗透压高于血浆渗透压时,表示尿液已被浓缩,称为高渗尿;低于血浆渗透压表示尿液已被稀释,称为低渗尿;若与血浆渗透压相等的为等渗尿,反映了肾脏浓缩功能的严重受损。

4. 自由水清除率　自由水清除值指的是单位时间内使尿液达到等渗,而应从尿中减去或加入的纯水量。在尿浓缩时,排出的尿量等于渗透尿量减去被总吸收的纯水量;在尿稀释时,排出的尿量等于等渗透尿量加上血浆中清除的纯水量。等渗尿量实际上就是渗透性溶质清除率,又称渗量清除率(Cosm)。它表示单位时间内肾脏能够将多少血浆中的渗透性溶质清除出去。

Cosm=Uosm/Posm×V(单位时间尿量)

由于V=Cosm+CH_2O,因此CH_2O的计算公式是:

$$CH_2O = (l/Uosm/Posm) \times V$$

自由水清除率正值代表肾稀释能力,负值代表肾脏浓缩能力;若CH_2O等于或接近于0,则表示肾不能浓缩和稀释尿液,是肾功能严重损害的表现。因此,进行尿液浓缩试验时,自由水清除率的正值变小而接近于0,表示肾稀释功能受损,正常人常为-25～-100 mL/h。因在急性肾功能衰竭早期CH_2O趋于0,CH_2O呈现负值大小可反映肾功能恢复的程度,所以此测定对急性肾功能衰竭的早期诊断及病情变化有一定价值。

5. 肾小管对尿液的酸碱调节功能—H^+总排泄量测定　正常饮食情况下,每天代谢产生50～100 mL非挥发性酸,并从尿液中排出,主要经过肾小管分泌。若如此大量的酸都以游离H^+的方式排除,则尿液的pH应<2,但实际上正常尿液的pH在5～6之间,因此大部分H^+是被缓冲后排出的。

肾小管以三种方式排酸:① 直接排H^+,这部分可用pH计进行测定;② H^+和磷酸根、硫酸根及其他有机化合物结合,如 HPO_4^{3-} + H^+ → $H_2PO_4^{2-}$。当pH达4.5时,尿中磷酸盐几乎全部以$H_2PO_4^{2-}$存在,这部分酸加上游离H^+可通过酸碱滴定来测定,称为可滴定酸度(UTA);③ 以NH_4^+形式排出,NH_3在肾小管腔中与H^+结合为NH_4^+排出体外。假定尿中无HCO_3^-排出,则H^+总排泄量(UH)为:UH=UTA+UNH_4^+;当尿中有HCO_3^-排泄时,则机体每排泄1 mmol HCO_3^-,必回收1 mmol H^+。所以肾的H^+总排泄量应为:UH=UTA+UNH_4^--HCO_3^-在肾脏某些疾病时,肾小管排酸能力可能出现障碍,血液中有磷酸盐、硫酸盐、有机酸滞留,导致代谢性肾性酸中毒,主要见于各型原发性肾小管酸中毒症。

6. 尿钠的测定　尿钠浓度可作为估计肾小管坏死程度的指标。尿钠排泄量多少取决于细胞外液量及肾小管重吸收的变化,在鉴别急性肾功能衰竭和肾前性氮质血症时有意义。肾前性氮质血症是由于肾血流量灌注不足引起的肾功能损害,若缺血严重或持续时间延长(超过2 h),则可引起急性肾小管坏死,是急性肾功能衰竭的前奏。在急性肾衰时,肾小管功能受损,不能很好地重吸收钠,故尿钠浓度>40 mmol/L；而肾前性氮质血症的肾功能没有明显受损，由于血容量不足，肾小管最大限度地重吸收钠，以维持血容量，故尿钠浓度<20 mmol/L；若尿钠在20～40 mmol/L之间，则表明患者正在由肾前性氮质血症向急性肾衰发展。

滤过钠排泄分数(FeNa)对鉴别肾前性氮质血症和急性肾衰有特别意义。尿钠浓度与自由水清除值呈反比，醛固酮和抗利尿激素可使尿钠浓度向相反方向转变。FeNa则不受上述因素影响，故能正确地反映肾小管的功能。FeNa的定义为肾小球滤过的钠经肾小管重吸收后，由肾排出的百分率。

$$\text{FeNa}(\%)=\frac{\text{尿钠}/\text{血钠}}{\text{尿肌酐}/\text{血肌酐}}\times 100\%$$

尿钠和血钠的单位为mmol/L，尿肌酐和血肌酐单位为μmol/L。尿标本、血标本应为同一时间采集的。在急性肾衰时，FeNa>1(主要是根据急性肾衰时，尿钠浓度增高和尿肌酐/血肌酐比值下降的原理)。肾前性氮质血症时，FeNa<1。

三、肾素-血管紧张素检测

肾素是一种水解蛋白酶，由肾脏入球小动脉的近球细胞合成，贮存并释放到血液中，它直接作用于肝脏所分泌的血管紧张素原(α_2球蛋白)，使血管紧张素原转变成血管紧张素Ⅰ。血管紧张素Ⅰ是1种10肽物质，在正常血浆浓度下无生理活性，经过肺、肾等脏器时，在血管紧张素转换酶的作用下，形成血管紧张素Ⅱ(8肽)，此酶又称激肽酶Ⅱ。血管紧张素Ⅱ可经酶作用，脱去一个天门冬氨酸，转化为血管紧张素Ⅲ(7肽)。

血管紧张素Ⅱ具有很高的生物活性，有强烈的收缩血管作用，其加压作用约为肾上腺素的10～40倍，而且可通过刺激肾上腺皮质球状带，促使醛固酮分泌，潴留水钠，刺激交感神经节增加去甲肾上腺素的分泌，增加交感神经递质和提高特异性受体的活性等，使血压升高。它还可反馈性地抑制肾脏分泌肾素和刺激肾脏分泌前列腺素，使血压保持在正常水平。这个从肾素开始到生成醛固酮为止的调节机制，称为肾素-血管紧张素-醛固酮系统，具有调节血压的作用。

(一) 肾素测定

1. 周围循环肾素活性的测定　肾素-血管紧张素系统的加压作用已得到公认，但体内肾素水平和活性与血压高度之间并非简单的平行关系。这种不平行现象，主要与机体对肾素分泌的调节功能有关。因为周围循环中肾素活性存在着较大的“假阳性”和“假阴性”率，使确诊困难。但近年来认为：若周围循环肾素值<5nGAI/(mL·hr)时可基本上除外肾血管性高血压；若大于此值则提示有肾血管性高血压的可能，应进一步作分侧肾静脉肾素的活性或作血管紧张素阻滞剂试验。

2. 分侧肾静脉肾素测定　测定两侧肾静脉肾素活性的比值(患侧肾素/对侧肾素，RVRR)以及周围循环肾素的水平或对侧肾静脉肾素与周围血肾素的比值。目前，一般认为周围血肾素活性高而两侧肾静脉肾素的活性差别大于2倍时，外科疗效良好。Kaufman报道有效率达93%；周围血肾素活性正常或对侧肾静脉与周围血肾素的比值低于1.3，而两侧肾静脉肾素活性差别大于1.4倍时，术后血压亦多恢复正常或明显下降；若两侧肾素活性的比值<1.4，手术效果不佳。假阳性率约为7%。Vaughan(1985年)也认为肾静脉肾素比值为1.5∶1时，90%的肾血管性高血压可获手术良好效果，但阴性比值并不能排除手术后满意反应，其假阴性率约为15%(62/412)。另一方面，阳性RVRR也不能排除双侧性病变，纠正一侧病变因不能完全纠正基本病理变化，故高血压仍不能得到有效控制。为此，Vaughan指出诊断肾血管性高血压的指标，应符合几点：① 应用肾素钠指数，即用巯甲丙脯酸(Captopril)刺激示有肾素的高分泌；② 证实对侧无肾素分泌，$V_2-A_2=0$(分别代表肾静脉和肾动脉肾素值)；③ 在单侧高肾素型肾血管性高血压V-IVCV/IVC≥0.5(IVC指下腔静脉肾素值)，而原发性高血压则不同，不论其周围肾素是否正常或升高，两侧V－IVC/IVC均等于0.25。

近年来，有不少学者认为两侧肾静脉肾素比值的假阳性率和假阴性率较高，提出修正和补充。Dean等指出左肾静脉血液并不仅限于来自左肾静脉，尚来自其他的分支，如肾上腺静脉、精索或卵巢静脉及腰静脉。若导管误插入其他分支或在肾静脉的近端则取得的血标本内包括有其他静脉的回流，致使肾静脉内血浆肾素稀释而出现假象。他还认为采用一条导管收集两肾静脉作肾素活性测定常会出现错误。在动脉造影正常的病例中，用一条导管收集两肾静脉血液作肾素测定，有24%肾静脉肾素活性比值超过1.5到1.0；在39例已经手术证实为单侧肾血管性高血压病例中，其肾静脉肾素活性的比值超过 1.5 者仅为 79%。Whelton 亦报道有 22%的假阳性率(>1.5)。Smith 提出用一条导管非同步收集两肾静脉标本测定肾素活性是不正确的。Smith 在 12 例动脉造影正常的病例中采集 L_1/R_1、L_2/R_2、L_3/R_3 比值，由于时间上的差异各不一致，因此主张采用两条导管同步采集 3 次肾静脉标本。若其中 2 次肾素活性值相似，则认为可靠，在单侧肾动脉狭窄性高血压病例中阳性率超过 90%。

(二) 血管紧张素阻滞剂试验(angiotesinbloc blockade test)

1. 肌丙抗增压素试验(saralasin test)　本试验是将血管紧张素Ⅱ的 1 位上的天门冬氨酸及 8 位上的苯丙氨酸分别为肌氨基酸和丙氨酸所代替，其具有与血管紧张素Ⅱ争夺受体的作用，使血压下降而体内的血管紧张素Ⅰ并不减少。阳性指标：① 在 10 min 内出现血压下降 4.0/2.6 kPa(30/20 mmHg)；② 舒张压降低≥9.3%；③ 血浆肾素活性≥14 ng(AⅠ/mL・hr)；④ 肾素活性反应值/对照值≥2.2，表示患者属于高肾素型高血压。90%～95%肾血管性高血压患者显示阳性，手术效果良好。但少数高肾素型原发性高血压患者注射肌丙抗增压素后也有降压反应，应加注意。

2. 肌氨酸 1，苏氨酸 8AⅡ试验　Novick(1983 年)认为肌丙抗增压素试验出现假阳性和假阴性较多，因此提出一个新的 AⅡ阻滞剂，称为肌氨酸 1，苏胺酸 8AⅡ试验，较之肌丙抗增压素试验有以下优点：① 对主动脉收缩作用小；② 不刺激肾上腺髓质致儿茶酚胺分泌增多；③ 周围循环阻力降低；④ 不使心脏排出量减少而使血压降低等。

(三) 转化酶抑制剂试验(converting enzymeinhibitor test)　SQ20 881(壬肽抗压素，teprotide)是一种转化酶抑制剂，是从蛇毒中提出的一种九肽物质，现已能人工合成。在动物实验中，切除肾上腺皮质并控制钠的摄入。开始时主动脉压平均维持在 9.6 kPa(72 mmHg)，给以 SQ20 881，血压立即下降 5.3 kPa(40mmHg)，血浆肾素活性从 6 ngAⅠ/(mL・hr)增高至 120。由于细胞外液限制，血压的高度有赖于肾素及 AⅡ，应用转化酶抑制剂可使AⅡ缺乏，导致血压下降至极低水平。肾素的上升是因血压下降刺激了肾脏中的压力感受器，也可能是抑制了 AⅡ的负性反馈机理。注入 AⅡ和转化酶抑制剂，可使血压维持在一定水平，说明转化酶抑制剂本身不刺激肾素的分泌。阳性结果为：① 舒张压减低≥9.3%，② 血浆肾素活性≥18Aing/(mL・hr)；③ 肾素活性反应值/对照组≥3.3。

第三节　肾脏病的实验诊断

在本节中，主要介绍最常见的血尿诊断、蛋白尿的诊断及肾小球和肾小管功能测定的临床应用。

一、血尿

血尿可见于肾小球至尿道任一部位的病变，如急、慢性肾小球肾炎，泌尿系统肿瘤或结石，肾盂肾炎，肾结核，膀胱炎等，也可见于邻近器官疾病波及泌尿系统或全身性出血性疾病，如急性阑尾炎、血小板减少性紫癜、过敏性紫癜、血友病。

血尿的诊断主要包括：血尿的确定、血尿的定位诊断、血尿的病因诊断及随访追踪。

(一) 血尿的确定

1. 首先要排除假性血尿　一些食物(如辣椒、甜菜)、药物(如利福平、苯妥英钠)、血红蛋白、肌红蛋白等均可使尿液呈红色，其与血尿的鉴别在于尿沉渣镜检未发现红细胞。

2. 排除非尿路的出血情况　阴道、直肠等部位的出血有可能因收集标本操作不当，造成污染而影响血尿的诊断。有时人为的污染也可能造成血尿的假象。

3. 血尿的诊断标准　目前认为血尿的诊断标准是：① 10 mL 尿液低速 500 r/min 离心 5 min 后取沉渣镜检，每高倍视野下红细胞>3 个，或≥8 000/mL；② 12 h 尿 Addis 计数>50 万，或 1 h 尿红细胞数>10 万个。

(二) 血尿的定位检查

血尿可为多种原因引起，但血尿的来源不外乎有两大类：肾小球性血尿、非肾小球性血尿。明确血尿的来源有利于确定血尿产生的病因。

1. 尿常规分析　如在尿常规分析中发现伴有

明显的蛋白尿，尤其是肾小球性蛋白尿常提示为肾小球来源的血尿。值得注意的是，新鲜尿标本即使发生溶血，尿蛋白量也不会很大，因而肉眼血尿的蛋白量若＞1 g/24 h或镜下血尿的蛋白量＞500 mg/24 h，常提示为肾小球性血尿。

如在尿常规分析中发现伴有管型，尤其是红细胞管型，常高度提示为肾小球性血尿。

2. 尿红细胞形态学检查　肾小球来源的红细胞因受肾小球基底膜的机械损伤、肾内渗透压梯度变化的影响等，常出现形态学的畸变；而非肾小球性血尿的红细胞形态则呈均一正常形态，借此可以帮助鉴别肾小球抑或是非肾小球性来源的血尿。

目前可以采用的方法有：位相显微镜观察、普通光镜染色检查、扫描电镜检查、尿红细胞电泳、尿红细胞平均容积与尿红细胞容积分布曲线、尿沉渣流式分析等。

3. 其他定位检查　① 尿三杯试验：初血尿：血尿仅见于排尿的开始，病变多在尿道；终末血尿：排尿行将结束时出现血尿，病变多在膀胱三角区、膀胱颈部或后尿道、前列腺、精囊出血；② 全程血尿：血尿出现在排尿的全过程，出血部位多在膀胱、输尿管或肾脏。③ 尿色变化：在诊断时判断尿色变化也有一定的帮助。上尿路出血时，尿色常呈深棕色或烟雾状且无膀胱刺激征，并伴有蠕虫样血块；下尿路出血时，尿色常呈淡红色或红色。伴有血块者通常不是肾实质出血。

（三）尿的病因学检查

1. 肾小球性血尿的病因学检查　根据血尿的定位诊断，若考虑为肾小球性血尿需进一步行肾功能检查，并根据临床表现进行下列有针对性检查以明确病因：如检查血清自身抗体系列（如抗核抗体、抗双链DNA抗体、抗SM抗体等）以鉴别狼疮性肾炎、干燥综合征及硬皮病等的肾损害；检查肝炎病毒标志物（如HBsAg、HBeAg、HBcAg、HBsAgHBeAg、HCV等）以鉴别肝炎相关性肾损害。在可能的情况下，要进行肾活检检查，以进一步明确原发性肾小球肾炎、继发性肾小球肾炎、间质性肾炎、遗传性肾炎、薄基膜性肾病等。

2. 非肾小球性血尿的病因学检查　在非肾小球性血尿中，青少年以泌尿系统感染和先天性异常最为多见；中年人以感染、结石、肿瘤为多见；老年人以肿瘤和结石为多见。临床上应根据病史和体检结果进行针对性检查。例如腹部平片是诊断血尿的主要手段，90％以上的结石不被X光穿透；膀胱镜检可帮助明确上尿路病变；超声波、CT及静脉肾盂造影对一些未能明确部位者极有帮助。

临床出现单纯性血尿时，常应考虑以下病因：IgA肾病、局灶节段性肾小球硬化、系膜增生性肾小球肾炎、薄基膜性肾病、腰痛血尿综合征、高钙尿症、肾血管病变及变异、泌尿系统肿瘤等。

（四）随访追踪

临床上有一些经详细检查仍不能明确血尿来源及病因的患者，应定期随访，追踪观察。一般认为，对不明原因的青少年应每月进行1次尿液检查，如镜下血尿持续存在或尿蛋白≧500 mg/24 h，或出现肾功能减退者，可能提示为肾小球疾病；而老年人若出现上述情况，应密切注意肿瘤发生的可能。建议患者每3～6个月进行1次尿常规和尿细胞学的检查，每年进行1～2次静脉肾盂造影和/或肾脏B超检查，必要时重复膀胱镜检查。

如果血尿持续存在，追踪5年以上未发现有严重疾患时，恶性肿瘤的可能性较小。有些患者血尿可自行消失，然而即使血尿消失后仍建议追踪观察1年以上。

二、蛋白尿

蛋白尿是肾脏疾病的重要临床症状。蛋白尿的诊断主要包括真性蛋白尿的确定、判定蛋白尿是生理性抑或是病理性的、蛋白尿的病因诊断。

（一）确定是否为真性蛋白尿

在确定真性蛋白尿之前首先排除假性蛋白尿的可能。临床上假性蛋白尿常见于下列情况：① 尿中混入血液、脓液、炎症或肿瘤分泌物以及月经血、白带等。这些在常规尿蛋白定性检查中也可呈阳性反应。然而，这类尿的沉渣中可以见到多量红、白细胞和扁平上皮细胞，而无管型，将尿离心沉淀或过滤后，蛋白定性检查会明显减少甚至转为阴性。② 尿液长时间放置或冷却后，可析出盐类结晶，使尿呈白色混浊，易误认为蛋白尿。检测时可加温或加少许醋酸，即可使混浊尿液转清，借此以助区别。③ 尿中混入精液、前列腺液或下尿道炎症分泌物等，尿蛋白反应可呈阳性。此时患者常伴有下尿路或前列腺疾病的其他临床表现，尿沉渣中可发现较多的精子、扁平上皮细胞等。④ 含淋巴液的尿中所含蛋白较少，且不一定呈乳糜状。⑤ 某些药物如利福平、山道年等从尿中排出时，可使尿色发生混浊，呈现类似蛋白尿样的改变。然而，尿蛋白定性反应仍呈阴性。

(二) 判定蛋白尿是生理性或病理性

1. 生理性蛋白尿　某些生理情况下也可有蛋白尿的产生，临床上分为功能性和非功能性(体位性)两类。

(1) 功能性蛋白尿是一种轻度、暂时性、良性的蛋白尿。肾实质无器质性损害，机体内也无异常的蛋白质排出，蛋白尿的主要成分为白蛋白，24 h 尿蛋白含量一般在 0.5 g 以下，甚少超过 1 g。

功能性蛋白尿的常见原因有：a. 发热性蛋白尿；b. 寒冷性或高温性蛋白尿；c. 运动性蛋白尿；d. 淤血性蛋白尿等。当原因去除后，蛋白尿即可消失。

(2) 体位性蛋白尿指的是直立位或脊椎前凸位时出现的蛋白尿。特征为晨起前尿蛋白检查阴性，起床活动后逐渐呈阳性，平卧休息后又可转为阴性。体位性蛋白尿多见于瘦长型年轻人，尿蛋白含量一般不超过 1 g/24 h，不发生低蛋白血症。大部分体位性蛋白尿为双侧性的，仅少数为单侧性的。尿蛋白成分分析显示，其多为非选择性蛋白尿。

诊断时，需对夜间卧床后/晨起前尿液和站立行动 4～6 h 后的尿液行尿蛋白定性检查比较，连续 3 d。如前者尿蛋白为阴性，而后者为阳性，则可确定为体位性蛋白尿。值得注意的是，部分体位性蛋白尿患者可能存在潜在性的肾小球疾病，因此诊断时需极其慎重，并宜长期追踪观察。若蛋白尿呈持续性，或伴有血尿、浮肿或高血压等表现，则不论其蛋白量多少，均应视为病理性，须积极找出病因。

2. 病理性蛋白尿　各种原发或继发性肾脏疾病所致的蛋白尿均统称为病理性蛋白尿，病理性蛋白尿常呈持续性、含量不一、可伴血尿、高血压、肾功能减退等多种临床表现，也可无任何临床症状和体征，呈单纯性蛋白尿。

(三) 蛋白尿的病因诊断

临床上多种疾病均可能引起蛋白尿的产生。根据所产生蛋白尿的不同特点有：① 肾小球性蛋白尿：可发生于各种类型的原发性肾小球疾病中，如微小病变、系膜增生性肾小球肾炎、局灶节段性肾小球硬化、IgA 肾病、膜性肾病、膜增殖性肾小球肾炎、毛细血管内增生性肾小球肾炎及新月体性肾小球肾炎等。此外，也可见于多种继发性肾小球疾病中，如自身免疫性、代谢性、先天遗传性、血管性、感染性、过敏性、药物性、放射性、肿瘤性疾病、移植性肾病、返流性肾病及妊娠高血压性肾病等。② 肾小管性蛋白尿：主要发生于肾小管间质性损害，如药物与毒物性肾损害、过敏性、感染性、梗阻性、自身免疫性肾小管间质损害。③ 溢出性蛋白尿：常发生于多发性骨髓瘤、轻链病、淀粉样变性、血红蛋白尿、肌红蛋白尿、胰腺或结肠癌等。④ 组织性蛋白尿：常见于急性泌尿道感染、尿道上皮细胞肿瘤等。

诊断时需根据病史、体检及实验室检查等资料，进行综合分析，方可得出初步诊断。临床上若存在有大量蛋白尿(＞3.5 g/24 h 尿)，且伴有低蛋白血症、浮肿或高脂血症，则提示为肾病综合征；伴有水肿、高血压、血尿的蛋白尿多为各种原因引起的肾小球疾病；继发性肾小球疾病，常存在有一些特殊的临床表现及继发于全身性疾病的其他征象，如蝶型红斑、发热、关节肿痛、肝炎病毒阳性等；伴有高血压或其他器官动脉硬化时表现的蛋白尿，多为肾小动脉硬化性肾损害；伴有尿路刺激症状、脓尿、菌尿的蛋白尿，多为肾或尿路感染所致；应用氨基甙类抗生素、二性霉素 B 或镇痛剂(长期)等药物后产生的蛋白尿，多为药物性肾小管间质炎；伴有氨基酸尿、葡萄糖尿和大量磷酸盐尿的蛋白尿，则考虑为先天性肾小管疾病如 Fanconi 综合征、脑-眼-肾(Lowe)综合征的可能；肾区若接受过放射治疗方出现的蛋白尿，应考虑为放射性肾炎；若伴有不可解释的肾功能衰竭、贫血、高血钙、体重下降或骨疼痛，尿蛋白以单克隆轻链免疫球蛋白为主，尿本周氏蛋白阳性，则考虑为多发性骨髓瘤；伴溶血性贫血常为血红蛋白尿；伴多发性肌炎或广泛挤压伤，常为肌红蛋白尿；遗传性肾炎常伴有家族史，有的伴有神经性耳聋和眼部异常，可帮助诊断。

除了临床症状和体征外，尚需进一步行实验室检查，以帮助确诊，如：① 尿常规检查，着重观察尿液中的有形成分，并行 24 h 尿蛋白定量、尿蛋白电泳等检查，明确尿蛋白含量及尿蛋白成分的性质，区分蛋白尿是属于肾小球性抑或是肾小管性。② 血常规检查，包括血红蛋白，红、白细胞，血小板计数以及白细胞分类，帮助筛查病因。③ 血生化：肌酐、尿素氮、白蛋白、球蛋白、总蛋白、电解质、阴离子间隙、钙、磷、尿酸、胆红素、碱性磷酸酶、转氨酶、胆固醇、三酰甘油、乳酸脱氢酶等，以了解全身情况。④ 测定尿液中一些小分子蛋白的含量变化，观察肾脏的损伤程度和性质。⑤ 测定尿酶的变化，着重判断是否存在肾小管的损伤和损伤程度。⑥ 检测尿单克隆轻链免疫球蛋白，帮助诊断多发性骨髓瘤。⑦ 测定自身抗体(包括抗核抗体、双链DNA、SM抗体、类风湿因子、RNP抗体等)，判断引发肾脏损害的病因，是否为自身免疫性肾损伤。⑧ 检测肝炎病毒抗体，以排除肝炎相关性肾脏损伤的可能。⑨ 检测抗中性粒细胞胞浆抗体，以排除血管炎相关性肾损伤的可能；⑩ 其他：B超、CT、X线、肾活检等。

三、肾小球和肾小管疾病

广义的肾功能检查包括很多项目，如尿蛋白和有形成分的检查；肾素、醛固酮等的测定。通常临床提及的肾功能检查主要包括：① 反映肾小球滤过功能(狭义的肾功能)的检查，如血中含氮代谢物的测定，与肾小球有关的肾脏清除率测定。② 反映肾小管分泌、重吸收、浓缩、稀释以及酸碱平衡功能的检查，如尿比重及渗透压测定、浓缩和稀释试验、纯水清除率测定、肾小管葡萄糖最大重吸收量试验和对氨马尿酸最大排泄试验、肾小管酸碱平衡功能检查等。③ 反映肾血流量的检查，如对氨马尿酸清除率的测定、酚红排泄试验等。肾功能检查的目的在于对疾病的早期诊断、观察病情、制定治疗方案及了解预后。

临床上，常根据患者的临床病史及体征，选择性地进行各种肾脏功能试验。例如：① 临床表现为急性起病，以血尿、蛋白尿、高血压、水肿为特点，可伴有少尿和氮质血症。临床判断可能为急性肾小球肾炎时，主要行尿液检查，检测肾小球的滤过功能。② 临床呈慢性经过，常先有一个相当长的无症状尿异常期，然后出现高血压、水肿及(或)氮质血症、肾功能衰竭。临床判断为慢性肾小球肾炎时，主要检测肾小球滤过功能、肾小管浓缩/稀释功能及排泌功能。③ 临床经过隐匿，有或无尿路感染表现和(或)间歇性低热，常伴有多尿、夜尿，可有脱水、肾小管性酸中毒，临床判断为慢性肾盂肾炎时，主要检测肾小管的浓缩功能。④ 临床表现有水、电解质紊乱、酸碱平衡失调及全身各系统受累，临床判断为慢性肾功能不全时，主要检测肾小球滤过功能及肾小管浓缩功能；⑤ 临床呈快速进展，出现明显少尿，甚至无尿，临床判断为急性肾功能不全时，主要检测肾小球滤过功能及肾小管浓缩功能。

在选用肾功能试验及评价结果时需特别注意：① 肾脏有很大的贮备力，肾功能试验结果正常并不意味着肾功能未受损害。另则，肾脏病变时也并不一定均伴有肾功能的受损，某些肾功能异常往往在肾脏损害明显时方才出现。②肾脏的功能非常复杂、繁多，它具有很多的酶及转运系统，因此在检测肾脏功能时，常须有目的地综合采用几个方面的功能试验，以求尽可能早地反映其功能损害的状况。尿常规是非常重要的指标之一，不可忽视。临床上除了追踪尿液常规的变化外，最常联合采用的是肌酐清除率、酚红排泌试验和尿液浓缩试验。③ 在判断肾脏功能试验结果时，必须注意有无肾外因素的影响，如心力衰竭、休克、水肿、输尿管梗阻、药物等，且需注意追踪观察有关检测指标的动态变化。分析结果时需配其他临床资料密切配合，进行全面综合分析。④ 如需判断是否为肾小管性酸中毒，需在专家的指导下，慎重选择酸负荷或碱负荷试验。

(万建新　姜　傥)

参考文献

1 徐涛、王荣廷编. 临床检验基础. 第一版. 北京：人民卫生出版社，1991

2 熊旭明，梁剑波，潘巧红，等. 尿视黄醇结合蛋白与糖尿病肾病. 中华肾脏病杂志，1997. 4(3)：215

3 Stim J, et al. Factors determining hemoglobin carbamylation in renal failure. Kidney Inter, 1995; 48:1 605

4 Bokenkamp A, Dieterich C, Dressler F, et al. Fetal serum concentrations of cystatin C and beta2 - microglobulin as predictors of postnatal kidney function. Am J Object Gynecol, 2001; 185:468～475

5 Brian G, Keevil ES, Kilpatrick SP, et al. Biological variation of cystatin C: implications for the assessment of glomerular filtration rate. Clinical chemistry, 1998; 44(7):1 535

6 Bricon TL, Thervet E, Benlakenal M, et al. Changes in plasma cystatin C after renal transplantation and acute rejection in adults. Clinical Chemistry, 1999; 45(12):2 243

7 Mouriquand PD, Whitler M, Pracros JP. Pathophysiology, diagnosis and management of prenatal upper tract dilatation. Prenatal Diagn, 2001; 21:942～951

第四篇

临床化学实验诊断

糖和脂是体内能源物质,其代谢紊乱与人体多种疾病有关;酶促反应能否正常进行也涉及到疾病的方方面面;激素是内分泌调节的物质基础,内分泌有关疾病很多,以前提供的准确实验参数又很少,因此,漏诊、误诊率很高,近十年已引起医学界的重视;心肌损伤疾病的病理过程是人体生理生化代谢紊乱的反映;水盐酸碱平衡紊乱几乎覆盖临床所有疾病的诊治过程。以上内容均由本篇予以介绍。

第 11 章　酶学异常的实验诊断

酶是由组织细胞合成的具有特殊功能的蛋白质，是一种具有极高效率的生物催化剂。临床诊断酶学始于 20 世纪之初，至今已有百年的历史。早在 1900 年，就有学者发现脂肪酶（LPS）活性升高对急性胰腺炎有特异的诊断价值。随后又发现某些骨疾患或梗阻性黄疸的患者血清碱性磷酸酶（ALP）活性升高；前列腺癌发生转移的患者，血清酸性磷酸酶（ACP）活性增强。1959 年，Karmen、La Due Wroblewski 等人先后证实转氨酶对心肌梗死和肝炎有诊断价值；肝病及冠心病心肌梗死患者其血清乳酸脱氢酶（LD 或 LDH）活性亦有明显改变。以后，又逐个地开展了血清中的重要代谢酶类与某些特定组织器官病变联系的研究工作，从而使诊断酶学得到了极大的发展。80 年代以后，诊断酶学飞速发展，进入了一个全新的时代。随着酶检测试剂盒的生产和普及，自动和半自动生化分析仪的引进和应用，现今我国的临床诊断酶学水平已达到或接近国际水平。

目前已有百余种酶广泛应用于临床诊断和研究，其中常用的、有重要临床价值的有数十种之多。临床上根据需要可检测血清、尿液及胸水、腹水、脑脊液等体液中的酶，以检测血清酶活性应用最为常用。本章重点介绍除常用的肝脏酶、心肌酶以外的其他临床上应用较多的酶的检测技术，并分析这些酶在临床诊断、疗效判断和预后评估中的应用价值。

第一节　基础理论

由于酶的作用与发酵时酵母的作用相似，故曾被称为“酵素（ferment）”。1878 年，Kohne 正式以酶（enzyme）相称，已为各国所采用，但酵素一词仍被某些国家（如德国、日本）所沿用。

一、酶学特性

（一）酶的本质和特征

酶的本质是蛋白质，具有蛋白质的一切理化性质，由氨基酸组成。酶对化学反应具有强大的催化性，对作用物有严格的选择性。

由酶所催化的反应称为酶促反应，酶加速化学反应的能力称为酶的活性（activity）；受酶催化的作用物称为底物（substrate）或基质；酶促反应的生成物称为产物（product）；酶对作用物的选择性称为酶的特异性（或专一性，specifity）；能加速酶促反应的物质称为激活剂（activator）；能减慢甚至终止酶促反应的物质称为抑制剂（inhibitor）。

1982 年以前，纯化的酶都被证实是白蛋白类或球蛋白类物质，但之后又发现核酸分子也可具有酶活性，具有生物催化功能的 RNA 称为核酶（ribozyme），主要参与 RNA 的加工和成熟。所以，准确地说，绝大部分的酶是蛋白质，有些酶是核酸和酶蛋白组成的复合体，极少数酶是核酸。

酶是生物大分子，根据其化学组成可分为单纯酶和结合酶两大类。单纯酶只含酶蛋白，能直接起催化作用，对底物的特异性较低，多由一条肽链组成，各种水解酶多属此类。结合酶对底物的特异性较高，常由偶数条肽链组成。细胞内催化代谢反应的酶多数属于此类。结合酶含酶蛋白和非蛋白部分，非蛋白部分称为辅助因子，只有二者结合组成全酶时才具有催化活性。根据非蛋白部分与酶蛋白结合的松散程度，又可分为辅酶和辅基两种：在酶促反应中与酶蛋白疏松或瞬时结合的辅助因子称为辅酶（co-enzyme），如尼克酰胺腺嘌呤二核苷酸（NAD^+）、尼克酰胺腺嘌呤二核苷酸磷酸（$NADP^+$）；另一类辅助因子称为辅基（prosthetic group），与无活性的酶蛋白紧密或持久结合成全酶后，参与酶活性中心的组成，并在酶促反应中反复发生变化，如黄素单核苷酸(FMN)、黄素腺嘌呤二核苷酸(FAD)。

酶的催化作用取决于那些与酶的活性密切相关的基团，即为酶的必需基因(essential group)。这些必需基团在一级结构上可能相距很远，但在空间结构上彼此靠近，组成能与底物结合并起催化反应的特定空间结构区域，称为酶的活性中心(active center)。酶蛋白分子的一级结构提供组成活性中心的氨基酸残基及必需基团，并决定酶蛋白特定的二级结构和三级结构。根据功能又可将活性中心分为底物结合部位和催化部位。有些酶蛋白含有2条或2条以上的肽链，还具有四级结构。

(二) 酶的催化作用机制

一般化学反应进行的速率取决于反应体系中作用物分子所含的能量。所含能量达到能参与反应的分子称为活化分子。使作用物分子由一般状态转化为活化状态所需的能量称为活化能。在化学反应中，活化能用于克服分子与分子、电子与电子、核与核之间的排斥，并用于破坏原来分子中的一些化学键。因此，活化分子的数量和反应所需活化能的多少决定化学反应进行的快慢。

酶通过与底物形成一种或多种中间复合物来降低反应的活化能。在酶促反应中，底物首先和酶分子上的活性中心结合，形成酶-底物中间复合物(ES)。酶与底物在构象改变上相互诱导，致使活性中心与底物完全紧密结合，这一过程称为诱导契合学说。

(三) 酶的命名、分类与编号

1. 酶的命名

(1) 习惯命名法　根据酶所催化的底物、反应的性质以及酶的来源等进行命名。此法简单而直观，但缺乏系统性，易造成混乱，常出现一酶数名或一名数酶的情况。

(2) 系统命名法　国际生化学会酶学委员会于1961年采用统一的酶分类与命名标准，提出了酶的系统命名法(又称EC命名法)，规定每一种酶均有一个习惯用名和一个分类名。分类名的组成包括：正确的底物名称、构型的类型、反应性质和一个“酶”字。分类名虽全面而正确，但过于冗长而繁琐，使用起来颇为不便。

2. 酶的分类与编号　根据酶所催化反应的类型可将酶分为氧化还原酶、转移酶、水解酶、裂解酶或裂合酶、异构酶和合成酶(或连接酶)六大类。

国际生化学会酶学委员会根据上述分类法，将每种酶用4个数字加以编号：第一个数字表示“类”，第二个表示“亚类”，第三个表示“亚亚类”或“组”，第四个为酶的具体编号顺序。在“酶”作主题的论著(文)时，应该把酶的编号、分类名和惯用名在第一次叙述时全部写出，后文可采用习惯名称。现将临床诊断酶学分析时常用酶的名称和编号列表如11-1所示。

二、酶促反应动力学

酶促反应动力学是研究各种因素，如酶浓度、底物浓度、pH、温度、抑制剂和激活剂等，对酶促反应速度的影响，探究酶促反应的规律以及从底物到产物的中间过程。影响酶促反应的因素主要有酶浓度、底物种类和浓度、缓冲液的种类、pH和离子强度、温度、激活剂与抑制剂等。

(一) 酶浓度的影响

当底物浓度远远大于酶浓度时，酶促反应速度与酶浓度成正比。在绝大多数情况下，初速度与酶浓度呈严格的比例关系。当酶浓度过高时(如病理血清)，底物过早地被转化为产物，易影响酶活性测定，这时需用蒸馏水、生理盐水或其他缓冲液进行适当的稀释。

(二) 底物种类和浓度的影响

有些酶专一性不强，可作用于多种底物，须根据需要选择合适的底物。研究酶的生理作用时，一般选择Km最小的最适底物。临床酶学测定时，首先考虑有较高诊断价值的底物。底物专一性强的酶，如其所催化的为可逆反应，则和专一性不强的酶一样，需要从测定技术和实用性方面考虑并选择速度较快的正向或负向反应。

(三) 缓冲液的种类、pH和离子强度

临床测定酶活性时发现，用不同种类的缓冲液配成相同pH介质时，所测的酶活性并不相同。如测谷胱甘肽还原酶时，用磷酸盐缓冲液较用Tris缓冲液时所得结果大2倍。

催化活性最强的pH称为酶的最适pH。几乎所有的酶都有一个最适pH，植物及微生物酶的最适pH多在4.5～6.5左右，动物酶多在6.5～8.0之间。最适pH并非酶的特征性常数，易受多种因素影响。在测定酶活性时，常以最适pH作为检测条件。但酶贮存于最适pH时，并不一定比其他pH稳定。因此，最适pH不能用作酶的贮存条件。

表 11-1　临床常用酶的名称和编号

习 惯 用 名	英文缩写	EC 编号	系　统　名
乳酸脱氢酶	LD(LDH)	1.1.1.27	L 乳酸:NAD 氧化还原酶
α-羟丁酶脱氢酶	α-HBD	1.1.1.30	
异柠檬酸脱氢酶	ICD(ICDH)	1.1.1.42	异柠檬酸:NADP 氧化还原酶
6-磷酸葡萄糖脱氢酶	G6PD(G6PDH)	1.1.1.49	葡萄糖-6-磷酸:NADP 氧化还原酶
谷氨酸脱氢酶	GLD(GLD)	1.4.1.3	L 谷氨酸:NADP 氧化还原酶
单胺氧化酶	MAO	1.4.3.4	单胺:氧化还原酶
超氧化物歧化酶（又称过氧化物歧化酶）	SOD	1.15.1.1	过氧化物:过氧化物　氧化还原酶
亚铁氧化酶（又称铜蓝蛋白、铜氧化酶）	CP	1.16.3.1	亚铁:氧　氧化还原酶
γ-谷氨酰转移酶	γ-GT/GGT(GGTP)	2.3.2.2	γ-谷氨酰肽:氨基酸 γ-谷氨酰转移酶
糖原磷酸化酶	GP	2.4.1.1	1,4-α-D-葡萄糖:磷酸 α-D-葡萄糖基转移酶
谷胱甘肽转移酶	GST	2.5.1.18	RX:谷胱甘肽 R-转移酶
门冬氨酸氨基转移酶（原称谷草转氨酶）	AST(GOT)	2.6.1.1	L(天)门冬氨酸:α-酮戊二酸转氨酶
丙氨酸氨基转移酶（原称谷丙转氨酶）	ALT(GPT)	2.6.1.2	L 丙氨酸:α-酮戊二酸转氨酶
肌酸激酶	C,K(CPK)	2.7.3.2	三磷酸腺苷:肌酸转磷酸酶
脂肪酶	LPS(LIP)	3.1.1.3	三酰甘油酰基水解酶
胆碱酯酶	ChE	3.1.1.8	酰基胆碱酰基水解酶
碱性磷酸酶	ALP(AKP)	3.1.3.1	正磷酸单酯磷酸水解酶
酸性磷酸酶	ACP	3.1.3.2	正磷酸单酯磷酸水解酶
5′-核苷酸酶	5′-NT	3.1.3.5	5′-核糖核苷酸磷酸水解酶
β-半乳糖苷酶	GAL	3.2.1.23	
α-淀粉酶	AMY(AMS)	3.2.1.1	1,4-α-糖苷水解酶
β-N-乙酰-D-氨基葡萄糖苷酶	NAG	3.2.1.30	2-乙酰氨基-2-脱氧-β-D-葡萄糖苷乙酰氨基脱氧葡萄糖苷水解酶
α-L-岩藻糖苷酶	α-FU(AFU)	3.2.1.51	α-L-岩藻糖苷岩藻糖水解酶
亮氨酸氨基肽酶	LAP	3.4.23.1	α-氨基酰-肽水解酶
腺(嘌呤核)苷脱氨酶	ADA	3.5.4.4	腺(嘌呤核)苷氨基水解酶
醛缩酶	ALD	4.1.2.13	1,6-二磷酸果糖:3-磷酸甘油醛裂合酶
精氨(基)琥珀酸裂解酶	ASAL	4.3.2.1	L-精氨(基)琥珀酸精氨酸裂解酶

溶液的离子强度及介电常数可通过影响酶蛋白的分子构象、必需基团的离解、酶-底物复合物的解离状态或反应性而最终影响酶的活性。各种盐类也能影响酶促反应速度，其机制可能通过与底物形成络合离子发生沉淀，降低底物的有效浓度；或者通过改变弱酸弱碱反应物的离子平衡；或者导致其他影响。因此，必须小心地消除有害的外来离子，严格控制离子浓度。

在反应体系中，由于各种体液本身就是缓冲液，所以样品的用量也与酶活性的测定有关。样品用量和底物用量比例一般不宜超过 10%。

（四）温度

在 0～5 ℃之间，温度每升高 10 ℃，酶活性增加 2～3 倍，但温度过高则酶蛋白变性而丧失活性。当温度增至供给底物的活化能量最多、降低反应能阈值作用最强，又未导致酶蛋白变性时，酶促反应最快，此时的温度称为最适温度。人体内大多数酶的最适温度在 37 ℃左右，一般动物酶的最适温度不超过 50 ℃，植物酶多在 50～60 ℃之间，少数嗜热性细菌所含的酶最适温度可达 90～100 ℃。

酶的最适温度不是一个恒定的常数，可受多种因素的影响而改变。测定酶活性的温度长期未统一。过去国际临床化学协会(IFCC)推荐 30 ℃为酶测定温度，但临床实验室由于实际工作方便多使用 37 ℃，在 37 ℃所测结果肯定显著高于 30 ℃。近年来，IFCC 已将酶测定温度改为 37 ℃。为保证测定结果的准确性，所用温度的误差不能大于±0.1 ℃。

酶活性随温度降低而减弱，但低温度并不能使酶破坏，温度回升后，酶便恢复其活性。为防止酶蛋白因温度影响而被破坏，酶制剂或临床样品最好立即测定，否则须贮于冰箱中冷藏，但反复冻融也可致酶蛋白变性而使活性下降。

(五) 激活剂与抑制剂

通常所说的激活剂是指能够使活性低的酶转变为活性高的酶，提高酶催化效率的物质。其本质可以是无机离子(如 Mg^{2+}、Mn^{2+}、Cl^- 等)、小分子有机物，也可以是大分子的蛋白质。激活剂的浓度对酶促反应初速度的影响和底物浓度的影响相似。当激活剂浓度低时，反应速度随激活剂浓度的增加而加快；当酶被极大地激活时，则反应速度与激活剂浓度无关。激活剂在临床酶学中被广泛应用，以提高酶活性测定的灵敏度。

在酶促反应中，能直接或间接地对酶的必需基团发挥作用，导致酶活性降低或消失的物质称为酶的抑制剂。抑制剂所产生的抑制作用分为不可逆性和可逆性两类。前者抑制剂与酶共价结合，使酶丧失活性，此类抑制剂多为非生物源性物质；后者抑制剂通过非共价键与酶可逆性结合。

三、血清酶学

通常，临床上习惯用“血清酶”来指存在于血清中的酶，而非血清产生的酶。因此，严格地说，应当用“血清中酶”这一说法。

(一) 血清酶的分类

根据酶的来源及其在血浆中发挥催化功能的情况，血液中的酶可划分为血浆特异酶和非血浆特异酶两大类。

1. 血浆特异酶　主要指作为血浆蛋白的固有成分，在血浆中发挥特定催化作用的酶，也称血浆固有酶。典型例子有：凝血酶原、Ⅹ因子、Ⅻ因子等参与凝血过程的酶及与纤溶有关的纤溶酶原、纤溶酶原活化因子等。它们大都由肝脏合成后以失活或酶原状态分泌入血，在一定情况下可被活化，引起一系列的病理或生理变化。正常情况下，肝脏以恒定速度合成并分泌此类酶，它们在血中浓度往往很高，甚至超过大多数器官细胞内浓度。肝实质病变时，此类酶的血浓度常明显下降，因此血浆特异酶的检测在临床上常作为肝功能试验的一部分。这类对临床有价值的酶还包括：CHE、CP、脂蛋白脂酶等。

2. 非血浆特异酶　可进一步分为分泌酶和代谢酶。① 分泌酶是指一些外分泌器官分泌的酶，可有小部分入血，如 AMY、LPS、胃蛋白酶原、ALP、ACP 等等。该类酶在血中一般以失活状态存在，疾病时可以升高；如分泌细胞破坏，血中浓度也可下降。② 代谢酶：(其余绝大多数酶都参与细胞内代谢)此类酶细胞内外浓度差异悬殊，随正常细胞的新陈代谢极少量被释放入血，故血中浓度很低，且无任何功能。病理情况下极易升高，浓度下降多无临床意义，如 ALT、AST、LD、CK 等等。

(二) 血清酶变化的病理生理机制

不同组织或器官中酶进入血液的途径不一，清除方式也有差异，从而导致不同疾病酶变化的多样性和复杂性。

1. 细胞酶的释放　酶从细胞内向外溢出，其速度和数量受多种因素影响，主要有：

(1) 细胞内外酶浓度的差异：对于非血浆特异酶，细胞内外浓度差可达千倍以上，当有少量细胞坏死或者细胞有轻度病变时，血中酶浓度就可能明显升高。但对于血浆特异酶而言，细胞内外浓度差异小，细胞病变很少引起血中酶浓度明显升高。

(2) 酶在细胞内定位与存在形式：最容易释放入血的是胞质中游离的酶，如 ALT、LD 等。存在于细胞亚显微结构中的酶较难溢出，特别是线粒体酶，由于有两层致密的线粒体膜，往往当细胞出现坏死病变时，才开始释放入血。在一个典型的 AMI 病程中，线粒体 AST 是最后一个出现升高的酶，且到达峰值时间也最晚。另外，肝细胞中 AST 大部分存在于线粒体，虽其绝对量超过 ALT，但在急性肝炎时细胞病变较轻，以胞质中的 ALT 的释放为主，故血中 ALT 往往超过 AST；而肝硬化时主要病变为肝细胞坏死，线粒体中 AST 大量溢出，血中往往出现 AST 大于 ALT。细胞膜上也含有多种酶，如 GGT 大量存在于肝脏毛细胆管上皮膜上。当胆道梗阻、胆汁淤积于肝脏时，胆汁酸盐有表面活性剂作用，可将 GGT 从细胞膜上洗脱下来，此时不一定伴有细胞膜病变。因此，酶在细胞内的定位与存在形式差异会导致发生某一疾病时各种酶的变化不一致。

（3）酶蛋白分子量的大小：实验证实酶的释放速度大致与酶的分子量成反比。临床上经常检测的十余种酶分子量差异并不太大，所以此因素对血中酶浓度影响不会太大，但对酶在血中出现升高时间会有较大影响。例如 AMI 时，分子量为 85 000 的 CK 出现升高时间明显早于分子量为 125 000 的 LD。

2. 酶在细胞外间隙的分布和运送　细胞中的酶通过三种途径进入血液：① 直接进入血液，如血细胞和血管内皮细胞中的酶；② 大部分直接入血，另有小部分进入组织间隙，如肝脾组织释放的酶既和组织间隙又和血液直接接触；③ 小部分通过毛细血管壁进入血液，大部分进入组织液，经淋巴系统进入血液，大多数组织或器官中由于存在结构致密的毛细血管，所释放的酶大部分经组织液入血。通过第三种途径进入血液的往往是一些分子量小的单纯酶蛋白，酶量增高程度较低，且在血中出现增高时间也较迟。通过前两种途径入血的不仅有单纯酶蛋白，还有大分子量的酶多聚体与抗体的复合物，以及一些和细胞碎片结合的酶。

剧烈运动后血中酶浓度升高与酶在不同体液中重新分布有关，而非细胞损伤所致。运动引起血压升高，血浆容量减少，血液浓缩。更重要的是运动加速了淋巴液回流入血，促使大量组织液中的酶进入血液，即使细胞中酶未明显释放入血，血液中酶浓度也会增高。

3. 血中酶的清除　有关酶从血中清除的机制，目前还不清楚。酶失活至原来活性一半时所需时间称为酶的半寿期（$T_{1/2}$）。通常以半寿期来代表酶从血中清除的快慢。酶虽然也是蛋白质，但它们的半寿期明显比一般血清蛋白质短，说明酶蛋白除遵守普通的蛋白质代谢规律外，还有其特殊的清除机制。不同的酶、甚至同工酶之间半寿期长短不一，进而导致同一疾病不同酶升高持续时间有差异。通常半寿期长的酶在血清中持续时间长。表 11－2 显示的是一些常用酶的半寿期数据。

另外，一小部分分子量＜60 000 的酶，如 AMY，可经肾小球滤过一部分（约 24％）而从尿中排出。因此在肾脏严重疾病时，AMY 可因排泄障碍而在血液中滞留，导致血清 AMY 活性升高。当然，大多数酶并不存在这种清除机制。

表 11－2　血浆中酶的半寿期

酶	半寿期
AST	17±5 h
ALT	47±10 h
GLD	18±1 h
LD_1	113±60 h
LD_5	10±2 h
CK	约 15 h
CK－MM	17±4 h
CK－MB	12±4 h
CK－BB	约 5 h
ALP	3～7 d
肠 ALP	＜1 h
骨 ALP	约 40 h
胎盘 ALP	约 170 h
GGT	3～4 d
CHE	约 10 d
AMY	3～6 h
LPS	3～6 h

4. 酶合成异常

（1）合成减少：对于血浆特异酶，细胞内酶合成下降是引起血中酶变化的重要因素。这些酶大多在肝脏合成，当肝功能障碍时，会引起此类酶在血中的浓度下降。酶合成减少和变异还见于不少遗传病，由于酶基因变异，可引起特定的酶合成减少乃至消失，如肝豆状核变性患者，血中 CP 活性可明显下降乃至为零。

（2）合成增多：发生增生性骨骼病时，因骨细胞大量增生，合成分泌更多的 ALP，引起血中 ALP 升高。恶性肿瘤患者血中酶升高有一部分可能与肿瘤细胞中酶合成增加有关，如前列腺癌细胞可产生大量 ACP。药物的诱导作用也可引起血中一些酶浓度增高，最典型的例子是服用苯巴比妥后常可引起肝脏 GGT 合成增加，停药后 GGT 就降至正常，肝细胞并未发生病变。乙醇、巴比妥类、杜冷丁类以及双苯丙酰脲类药物都有此种诱导作用，除 GGT 外，ALP 也可被诱导。

5. 其他　实验室所检测的酶活性浓度值还受到抑制剂和活化剂的影响。在病理情况下，应考虑有无抑制作用，因为某些药物和毒物有抑制酶的作用，此时血中酶量不一定下降，只是活性受到抑制。

例如，当使用某些药物治疗肝炎后，所测 ALT 结果明显下降，除考虑药物有减轻肝细胞病变的作用外，还应考虑此药物有无可能抑制 ALT 活性。有机磷中毒时所测的血清假性 CHE 和红细胞真性 CHE 活性可以很低，此时并不是酶含量降低，而是因为有机磷是 CHE 的不可逆抑制剂，有机磷和 CHE 结合后，致使酶活性无法发挥。

（三）血清酶的生理变异

临床上多将血清酶的测定值与实验室提供的参考范围进行比较来判断结果是否异常。但要注意，除病理因素外，一些生理因素也能引起血清酶的变化，这些变异并无临床或病理意义。

1. 性别　大多数酶在男女之间无大差异，但少数酶（如 CK、GGT）在男女之间有明显差异。这可能是因为 CK 大量存于在肌肉组织中，在肌肉收缩中起重要作用，从总体上说男性肌肉要比女性发达。建议 CK 正常参考范围为：女性 0～100 U/L，男性 0～130 U/L。雌激素抑制 GGT 的合成可能是男性血清 GGT 水平高于女性的原因所在。另外，乙醇可诱导 GGT 合成，嗜酒者中男性多于女性也是一个原因，建议 GGT 正常参考范围女性 0～30 U/L，男性 0～50 U/L。

2. 年龄　不少血清酶水平儿童与成人有差异，如新生儿 CK、LD、苹果酸脱氢酶（MD）、CP 和 GLD 等常为成人的 2～3 倍。新生儿出生 24 h 内 CK 可为成人的 3 倍，婴儿时降为成人的 2 倍，青春期降至成人水平。LD 在婴儿出生时是成人的 2 倍，以后逐渐下降，14 岁时和成人一致。同时 LD_1 儿童期也比成人高，正常儿童也可出现 $LD_1>LD_2$。因此，不能简单地以正常成人参考范围作为诊断标准，否则易造成儿童心肌炎误诊。随年龄变化最明显的酶是 ALP，新生儿期略高于成人，至周岁增至成人水平的 2～3 倍，然后逐渐下降，10 岁左右 ALP 又明显升高，可达成人的 3～5 倍。这可能与该时期软骨细胞、成骨细胞代谢活跃密切相关，切勿认为有肝脏病变，必要时应测 ALP 同工酶加以鉴别。另外，新生儿 AMY 比成人低。老年人的 ALP、GGT 可有轻度升高。

3. 进食　大多数血清酶活性不受饮食影响，故酶学检查不一定需要空腹采血。

酗酒常引起 GGT 明显升高，如未累及肝脏，戒酒一周后 GGT 可降至正常。禁食数天可导致血清 AMY 下降。

4. 运动　剧烈运动可引起血清中多种酶升高，如 CK、LD、ALT、AST 和醛缩酶（ALD）等肌肉中含量丰富的酶，升高程度与运动量及持续时间有关，也与运动者是否经常锻炼有关。训练有素的运动员，血清酶升高幅度较小。从临床角度看，抽血化验前不宜过度运动，以免造成对结果解释的困难。

5. 妊娠及分娩　妊娠期出现一系列生理变化，也可引起一些酶升高。例如，由于胎盘产生耐热的 ALP 可引起血中 ALP 超过正常，LAP 也会明显升高，但都无临床诊断价值。妊娠期妇女 CP 升高，若胎儿死亡，此酶很快降至正常。分娩时由于子宫收缩，肌肉剧烈活动，可导致 CK、CK－BB、AST、LD 等升高，这些变化与心肌损伤无关。

6. 其他　血清中有些酶及同工酶还存在种族差异，如 CK－BB 在黑人血清中水平明显高于白人。G6PD 缺陷和变异在不同种族间有显著差异，美国黑人的发生率为 11%，土耳其南部犹太人可高达 60%，而我国仅为 3.3%～8.6%。此外，一些酶活性还与个体的身高增长、体重、体位、昼夜变化及家庭因素有一定关系。

第二节　酶的活性检测

血液或体液标本酶浓度的测定在临床上具有重要意义，是临床医师对疾病进行诊断、治疗及判断预后的有力依据。

一、酶活性检测

正常人血清中大部分酶多在 pg～ng 水平，要直接测定这些微量酶蛋白是十分困难的。临床上常利用酶有加速化学反应（催化）的特性，通过测定被加速化学反应的速率，根据酶促反应中底物的减少量或产物的生成量来计算酶活性浓度的高低，确切名称应为“酶的催化活性浓度”。

酶浓度的测定可分为相对定量和绝对定量两大类。相对定量法是根据酶的催化活性和酶促反应速度测量酶的浓度。因影响酶促反应速度的因素非常复杂，不同实验条件下测得的酶活性单位差异很大。所以，根据酶的催化活性测得的酶浓度只是一个相对量。这类方法又称酶活性测定法，在临床检验中被广泛应用。绝对定量法是测定酶蛋白含量或酶分子的浓度，例如免疫化学测定法和活性中心滴定法。相对定量法仍是目前酶浓度测定的主要方法。

(一) 酶活性浓度测定方法

酶活性浓度测定是在酶促反应的初速度(v)达到最大速度($v$max)，即在过量底物存在下的零级反应期的速度，此时反应速度与酶浓度[E]之间有线性关系。按反应时间可将酶活性浓度测定方法分为定时法(fixed time assay)、连续监测法(continuous monitoring assay)、平衡法。

1. 定时法　定时法是指测定酶反应开始后在某一时间内(t_1到t_2)产物或底物浓度的总变化量来求取酶反应初速度的方法。t_1到t_2是整个反应过程的两个点，故又称"两点法"。这种方法往往需在酶反应一定时间后(一般 30 min 左右)加抑制剂终止反应，然后测定底物或产物的变化量。用这种方法测定酶活性浓度必须了解不同酶促反应速率和时间的关系，先做预试验找出速率恒定的时期，确定线性时间，还应保证酶和底物在所选定的温度下作用时间精确，否则会引起较大误差。

20 世纪 50 年代以前的酶学检查大多采用这类"固定时间法"，其优点是比较简单，因测定时酶促反应已被终止，故比色计或分光光度计无需保温设备，选择显色剂时也无需考虑对酶活性的影响。

2. 连续监测法　连续监测法是指连续测定(每 15 s～1 min 监测 1 次)酶反应过程中某一反应产物或底物的浓度随时间的变化来求出酶反应初速度的方法，又称"动力学法"或"速率法"。

20 世纪 50 年代中期，国际临床实验室开始采用"连续监测法"，即"动态法"。与定时法不同的是这类方法无需停止酶促反应，不需添加其他呈色试剂就可测定反应物的变化，很容易观察到反应的整个过程。采用此类方法需要使用生化分析仪，可以测酶反应的初速度，其结果远比"定时法"所测的平均速度准确，尤其是对高浓度标本。因此，同一患者的标本用两种方法所测酶的结果并不一定平行一致。连续监测法测定结果常较定时法高，且因在酶促反应初始阶段底物最充裕，产物的抑制作用、可逆反应、酶变性等均很小，因而测定结果也较定时法准确。在发达国家中，新法几乎取代了老法，我国也已广泛应用新法。连续监测法是目前临床实验室测定酶活性浓度最常用的方法，又可被分为直接法和间接法。

(1) 直接法：在不终止酶促反应的条件下，直接通过测定反应体系中底物或产物理化特性的变化，如吸光度、荧光、旋光性、pH、电导率、黏度等，从而计算出酶活性浓度。其中以分光光度法应用最为广泛，也是方法学上最成熟的一种。NAD(P)H 在260 nm 和 340 nm 波长处有吸收峰，而氧化型 $NAD(P)^+$ 只在 260 nm 波长处有吸收峰，340 nm 波长处吸光度的变化可以反映反应体系中 NAD(P)H 量的增减。利用 NAD(P)H 在 340 nm 波长处的吸光度的变化测定各种脱氢酶的方法是临床上应用最广泛的一类方法。还可利用一类人工合成的所谓"色素原"底物，其本身为无色或微黄色，经酶作用后生成有色化合物，如应用硝基苯酚和硝基苯胺的衍生物进行水解酶和一些还原酶的测定。直接法虽然简单，但只有当底物与产物之间在理化性质等方面有显著差异时，才能使用直接法，故只有很少一部分酶能用直接法进行测定。

(2) 间接法：间接法又可分为两类：一类方法是在原来反应体系中加入一些试剂，这些试剂只和酶反应物迅速作用，产生可被仪器检出的物质变化，但同时又不和酶作用，也不影响酶活性；另一类是目前应用最多、最为广泛的酶偶联法，即在原反应体系中加入另一些酶试剂，将所进行的酶促反应与被测酶反应偶联起来。

3. 平衡法　通过测定酶反应开始至反应达到平衡时产物或底物浓度总变化量来求出酶活力的方法称为平衡法或终点法。定时法是酶反应动态期进行测定，而平衡法是酶反应平衡期任何一点进行测定，不需终止反应。目前此法已少使用。

(二) 酶质量测定法

20 世纪 70 年代以来，随着免疫技术发展，出现了第四种测定酶的方法，即利用酶的抗原性，通过抗原抗体反应直接测定的质量，结果直接用 ng/mL、μg/L 等报告酶蛋白含量的高低。与经典的测酶活性的方法相比，用免疫学方法测酶质量灵敏度更高，且可测定一些以往不易测定的酶，尤其是可测定一些不表现酶活性的酶蛋白，如各种酶原、去辅基酶蛋白以及灭活的酶蛋白裂解产物；免疫学方法另一特点是特异性高，且不受体液中其他物质，特别是抑制剂、激活剂的干扰。免疫学方法测酶质量时,临床意义有可能与测酶活性方法有差异。例如,目前国内外公认用免疫学方法测定 CK－MB 诊断价值最高,明显优于测活性方法。

二、酶活性的表示法和计算法

(一) 酶单位

酶活力的大小以酶单位数来表示。所谓酶单位是反映在某一特定条件下,使酶反应达到某一速度所需要的酶量,而速度是指单位时间(s、min、h)内反应物的变化量(μg、mg、μmol、mol 等)。酶单位一般有以下三种表示方法。

1. 惯用单位　任意选择时间与量的单位,不同的酶甚至同 1 种酶不同的测定方法有不同的单位定义,没有统一的标准,临床应用十分不便。对于某些尚无统一测定方法的酶类目前仍延用惯用单位。

2. 国际单位　1961 年国际生化学会(IUB)酶学委员会建议使用统一的国际单位(IU)。一个国际单位为在实验规定的条件下(如温度 37 ℃,最适底物浓度时)每分钟催化 1 μmol 底物变化所需要的酶量。酶的浓度可以用 IU/L 或 IU/mL 来表示。

由于不同的实验室采用不同的温度(25 ℃、30 ℃、37 ℃等)、测定条件的不同都可能引起结果明显差异。最突出例子是 ALP 测定,用二乙醇胺为缓冲液测得的 ALP 结果比用氨基甲基丙烷为缓冲液的高 2～3 倍。又如在 ALT 测定时,在底物中加入磷酸吡哆醛比不加者结果可增高 20%～100%。因此,即使都用连续监测法,都用 IU/L 报告结果,不同实验室测定结果仍可出现较大差异。这也是目前国内外临床上仍采用惯用单位的原因之一。所以,建议实验室以 U/L,而不以 IU/L 向临床报告,以免造成临床医生产生 IU/L 结果在国际上应一致的错觉。总之,临床医师在分析酶测定结果时应以所发报告实验室的参考范围为准,套用文献结果或与其他实验室结果相比较,都是不科学的做法。

3. Katal 单位　1972 年,国际酶学委员会又提出一种新的酶单位 Katal,简称 Kat,即在确定的最适反应条件下每秒钟催化 1 mol 底物变化所需要的酶量为 1 Kat 单位。$1\ \text{Kat} = 60 \times 10^6\ \text{IU}$,$1\ \text{nKat} = 0.06\ \text{IU}$,$1\ \text{IU} = 16.67\ \text{nKat}$。

(二) 酶活力单位的计算

酶活力单位的计算实际上就是单位时间内反应物变化量的计算。单位时间用惯用单位或国际单位所要求时间,反应物变化量可根据单位定义的要求计算重量单位或摩尔单位。由于酶活力测定目前多用速率法,有关速率法酶活力的计算有多种主张。有的学者主张不进行校准而使用固定的因数 K 值;但多数学者认为应进行校准。速率法酶活力可用下面的公式计算 IU/L:

$$\text{IU/L} = \Delta A/\min \times TV \times 10^6/(\varepsilon \times SV \times L)$$

式中:ΔA/min:线性范围内的每分钟吸光度变化。

TV:反应系统总体积。

SV:反应系统中样品体积。

ε:被测物(产物或底物)的摩尔吸光系数。

L:比色杯光径(cm)。

10^6:将 mol 换算成 μ mol。

如令 $K = TV \times 10^6/(\varepsilon \times SV \times L)$,则 $\text{IU/L} = \Delta A/\min \times K$。

常用 K 值的种类有以下几种。

真实 K 值:根据测定系统实际性能设定的 K 值。

理论 K 值:根据理论摩尔消光系数(ε)设定的 K 值。

实测 K 值:根据实测 ε 设定的 K 值。

校准 K 值:利用酶校准物直接校准得到的 K 值。

真实 K 值因目前实验室条件所限还无法得到;理论 K 值与实测 K 值之间存在一定的差距,多数情况下实测 K 值大于理论 K 值,这一现象说明分析仪的测光系统存在一定的误差,如波长、波的纯度以及测光过程等偏差,使仪器达不到理论上的最佳状态。校准 K 值与实测 K 值之间也存在一定的差距,即使指示物和仪器相同,其差异也有较大不同。这部分差异主要是由试剂、校准品造成的。所以实际工作中使用校准 K 值,必须具备两个先决条件,一是要使用高质量的试剂,最好与仪器配套;二是要使用高质量的校准品,且其校准值应适合所用分析系统。

(三) 正常上限值倍数的应用

对所用酶学测定结果判读时,要十分注意其单位和参考范围,避免张冠李戴。近来有不少学者建议,在分析酶学报告时,不应局限传统测定的报告方式(U/L),而改以正常上限值(upper limits of normal,ULN)倍数作为酶活性浓度的表示法。

所谓正常上限值倍数是指把酶测定值转换为

正常上限值的倍数。简单地说，就是测定值除以正常上限值。例如 AST 测出 400 U/L，而正常值测定 40 U/L，则 AST 可报告为 10 ULN，直接可看出该指标增加了正常值的 10 倍，比传统观念上的 400 U/L报告来得直观清楚。不难发现，使用不同的方法，其单位、测定值和参考范围均不一致，在解释来自不同方法的结果时，几乎很难看出其间的差异，但如果将各测定值分别转换成 ULN 值，则比较容易多了。由于酶学测定中，一般以酶增加的异常较多，故不取正常下限值作为倍数指数。如将 ULN 进一步适当分级，制定出轻度、中度及极度增加的范围，则更一目了然。有些酶测定值达数百、数千，数字特别大，若转换成 ULN 后，数值一般为 0.3～10，至多也不超过 100。数值小，容易看，而意义完全一样。

三、影响酶活性检测的干扰因素

临床测定酶活性浓度标本都是体液，其中除被测定的酶外，还存在其他各种酶及物质。因此，实测反应体系中可能出现一些副反应或旁路反应，从而对测定反应产生干扰。

(一) 其他酶和物质的干扰

反应体系各成分除可能引起测定酶反应外，有可能引起其他酶的反应而干扰测定，例如红细胞中腺苷酸激酶(AK)对 CK 测定的干扰。在测定 CK 的酶偶联体系中，ADP 是 CK 的底物，但它又同时是 AK 的底物，2 个酶反应都会产生 ATP。ATP 在试剂中与己糖激酶(HK)和磷酸葡萄糖脱氢酶(G6PD)作用会形成 NADH，引起 340 nm 波长处吸光度的上升，导致 CK 活性偏高。为避免此干扰，一般需在反应体系中加入 AK 的抑制剂——AMP 和二腺苷五磷酸(AP_5A)。

(二) 酶的污染

因试剂用酶多从动物组织或细菌中提取，易污染其他酶，如不设法除去，将引起测定误差。如组织匀浆中往往含有 NADH-细胞色素 C 还原酶，它会干扰各种还原酶的测定。因此，酶制剂必须提纯方能使用。

(三) 非酶反应

有些底物不稳定，没有酶的作用也会自行反应。例如很多硝基酚的酯类衍生物在水溶液中不稳定，放置一段时间可自行水解释放出硝基酚。类似情况还可见于一些内部因素，如因 pH 变化引起的空白对照的变化。又如测定醛缩酶时，其底物醛类化合物可以和 NAD^+ 发生非酶反应，产生一种具有类似 NADH 的吸收光谱的衍生物，给测定带来困难。

(四) 分析容器的污染

如分析容器或管道被污染而混杂有其他一些物质时，可能会影响酶的活性。如微量重金属可使酶失活，残留的表面活性剂可能抑制酶活性。

(五) 沉淀形成

使用分光光度法测定酶活性时，有沉淀形成或组织匀浆中颗粒的下沉都会引起吸光度变化，常加入表面活性剂以防止颗粒从匀浆中析出。有些酶反应需镁离子作为辅因子，如反应液中含有多余磷酸根时将有沉淀出现。

对于上述这些干扰，可通过作标本对照管、试剂空白管加以校正。

四、工具酶

在酶学分析中，作为试剂用于测定化合物浓度或酶活性浓度的酶被称作工具酶。近年来，在临床生物化学检验中，许多项目的测定往往使用工具酶参与的类似的反应，即所谓共通(或通用)反应途径。在利用工具酶的反应中，主要的限速因子是待测化合物或待测酶，工具酶和其辅助底物应过量。工具酶要求一定的比活性和纯度，对杂酶、抑制剂的含量有所限制，尽量减少或避免一些会干扰测定的不必要的副反应。为降低试剂成本，工具酶的纯度不必要求太高。氧化还原酶类的产物最易被直接监测，故而是临床上最常用的工具酶、指示酶。

临床上最常用的有两类分光光度法：一类是利用较高特异性的氧化酶产生过氧化氢(H_2O_2)，再加氧化发色剂比色；另一类是利用氧化-还原酶反应使其连接到 $NAD(P)^+$-NAD(P)H 的正/逆向反应后，直接通过分光光度法或其他方法测定 NAD(P)H的变化量。

(一) 偶联 H_2O_2 的工具酶及其指示反应

在临床化学测定中，可利用葡萄糖氧化酶、尿酸酶、胆固醇氧化酶、甘油氧化酶、丙酮酸氧化酶等工具酶分别用于葡萄糖、尿酸、胆固醇、甘油、丙酮酸的测定，可使相应底物被氧化生成 H_2O_2。H_2O_2 主要通过以氢(或电子)为受体的指示酶和以 NAD(P)H为辅酶参与的两类指示反应进行检测。

前者主要有两类工具酶参与反应：过氧化氢酶或称触酶（catalase）及过氧化物酶（peroxidase，POD），二者均为含三价铁的指示酶，临床上以指示酶POD最为常用。

（二）$NAD(P)^+$或NAD(P)H偶联的脱氢酶及其指示反应

在许多氧化还原反应中，尤其是脱氢酶，如LD、GLD、G6PD等，作为工具酶参与时，常将底物的氢原子去除后传递给$NAD(P)^+$而形成NAD(P)H。因NAD(P)H在340 nm有特征性光吸收，可借此用分光光度法进行检测。

此外，酶循环法（enzymatic cycling methods）采用两类工具酶进行循环催化反应，使被测物放大扩增，从而提高检测灵敏度。目前酶循环法已被用于总胆汁酸的测定。目前有许多研究将水溶性的酶通过吸附、包埋、载体共价结合或通过酶分子间共价交联等方法固定在支持物上，并保持其原有的活性，这样制备的酶称为固相酶（或固定酶，immobilized enzymes）。近年来，固相酶技术迅速发展，特别是固相酶膜的应用使临床生物化学检验进入了干化学时代。另外酶电极、酶探针等也在不断研制开发中，此类技术将成为临床生物化学发展的一个新方向。

五、血清酶活性检测条件的优化

（一）方法选择

应尽可能采用连续监测法，少用或不用定时法。尽量减少操作步骤，避免因吸量过多或接触太多的容器表面而引起的误差。

（二）仪器和设备

应明确规定仪器和设备的各种性能规范，推荐使用半自动或全自动生物化学分析仪及其他相应的配套设备。所用仪器应有全面的性能规范。任何接触标本、试剂或反应混合物的表面都必须经化学清洗，去除干扰酶活性测定的一些物质，如极少量的酸、金属、去垢剂或其他复合物等。

（三）试剂

化学试剂必须具有一定的纯度，不含影响反应速度的杂质。试验用水最好是纯水或双蒸水。如果水中含有酶的抑制剂，其浓度应低于最小抑制浓度。如果所配试剂需保存较长时间，则应使用无菌水。选用符合临床实验室要求的试剂，建议用液体双试剂。

（四）自动生物化学分析仪参数

自动生化分析仪参数的设置应参考仪器和试剂说明书给出的方法和参数进行。

1. 方法类型　终点法或连续监测法。反应方向分正向/向上/＋（吸光度增加）或负向/向下/－（吸光度减低）。

2. 波长　应选择酶促反应体系吸光度最大的波长。因双波长能有效消除干扰的影响而常被采用，如用双波长，应写明主波长/次波长。

3. 样品量与试剂量　应概括测定的灵敏度和测定上限，选用合适的样品与试剂体积比，一般推荐1∶10。如样品所占比例过小，会降低灵敏度；样品量过大，则测定线性下降，且样品需稀释后复检的机会也增多。

4. 稀释水量　添加样品稀释水的目的是为了洗去黏附在采样针内壁上的微量血清，减少加样误差。添加试剂稀释水是为了避免试剂间的交叉污染。2种稀释水的量应在复溶试剂时按比例扣除。在用液体试剂时，因不再加水而无法扣除稀释水量。所以，2种稀释水的量应尽量减少，以免试剂被过量稀释。

5. 反应时间　观察反应进程曲线，测出预孵育时间、延迟时间及连续监测时间，求出反应线性时间范围。线性时间范围越宽，实用性越强。

6. 孵育时间　终点法或两点法用。测定葡萄糖、总胆固醇、三酰甘油等都是酶法的Trinder反应，37℃酶反应较慢，必须测定这点些酶试剂反应达到终点的时间，所以应选择分析仪的最大反应时间。

7. 延迟时间　连续监测法与两点法用。酶与底物混合后需要一定的时间让酶被激活，直至线性反应期才能开始监测，有的项目需要用工具酶将内源性代谢产物耗尽，测定ALT、AST与CK－NAC时需要特别注意。

8. 监测时间　测定酶活性时连续监测至少90～120 s或至少4点（3个ΔA），少于3个ΔA不能称为连续监测法，因为不能计算线性度（不知是否为线性反应）。监测时间过长则容易发生底物耗尽，可测范围变窄。

9. 试剂吸光度上、下限　试剂吸光度上限为正向反应时，可参考试剂盒说明书要求数值折算成所用比色杯的光径。如试剂盒要求上限为0.5，比色杯光径0.7 cm者设置0.35。试剂吸光度下限为负向反应时，设置法同上，如 ALT 试剂吸光度下限为 1.2，0.7 cm 比色杯设置 0.8。

10. 底物耗尽限额　连续监测法和两点法用。不同型号分析仪的设计不一样，有的为零点与监测第一点吸光度的差额；有的为 MAX OD/MIN OD，即吸光度上升或下降至指定吸光度的数值；超过限额说明样品的酶活性非常高，底物将要耗尽，随后监测的吸光度已不可靠，不打印结果而只打印出底物耗尽警号，样品应稀释 5～10 倍后重测。

11. 线性度　连续监测法用。线性度百分比(%)大，说明 ΔA 之间已不成线性；或为各个读数点最小二乘法的均方差限额。超过限额说明底物不足，检测结果会变低，打印警号，应稀释后重测。线性度一般设为 15%，线性度限额定义见相关仪器说明书。各测试点最小二乘法的均方差限额计算法见仪器说明书。

12. 试剂空白速率　连续监测法用，试剂在监测过程中底物自动降解得到的结果，此结果将会在样品测定结果中自动扣除。

13. 线性范围　按试剂质量而设置，超过范围应增加样品量或稀释后重测。不同试剂公司的试剂质量不一样，不同样品试剂比的线性范围也不一样，应实测试剂盒的线性范围。终点法可配制系列浓度的标准液，按分析项目的波长、样品量与试剂量、孵育时间，测定各浓度的吸光度，绘制标准曲线，在线性内的最高浓度为线性上限。

14. 计算因子 F 值(或系数 K)　连续监测法。凡属吸光度下降的指示反应，F 为负数，如测定 NADPH 为辅酶的各种还原酶。

(五) 标本的采集、处理与贮存

实验室检测之前，标本要经过采集、分离血清及贮存等一系列处理过程。酶在血中处于一个动态变化过程，血液离体后，也会有一定变化。因此，其中任一环节处理不当，都有可能引起测定值的变化。如果在测定活性之前所贮存的样品酶活性已经有所降低，无论使用的仪器如何先进，也不能获得准确的结果。因而必须强调在收集样品之后应尽快测试酶活性，最好当天进行测定。关于酶样品的贮存与处理应注意以下几点：

1. 酶活力测定最常用的样品是血清或血浆制备血浆所用的大多数抗凝剂都在一定程序上影响酶活性，所以除测定凝血或纤溶有关的酶外，一般都以血清作为测定标本，而不用血浆。EDTA 是金属离子整合剂，在去除 Ca^{2+} 同时也去除了 Mg^{2+}、Mn^{2+} 等离子，Mg^{2+} 是 ALP、CK 和 5′-核苷酸酶(5′-NT)的激活剂，故而会对血清酶有一定程度的抑制。其他抗凝剂，如草酸盐、枸橼酸盐、肝素，也都对一些血清酶有抑制作用，其中肝素对酶的影响最小，必要时可考虑使用肝素为抗凝剂。

2. 多数血清酶以较高浓度存在于红细胞、白细胞或血小板中，分离血清时应注意避免溶血。采集标本时抽血不当，实验室急于分离血清而造成的体外溶血，最容易引起实验室误差。这时因为大部分酶在细胞内外浓度差异明显，少量血细胞的破坏就可能引起血清中酶明显升高。最典型的例子是 LD，红细胞内的 LD 约为血清的 100 倍，只要有轻度溶血，如 1%红细胞被破坏，就可使血清中 LD 升高 1 倍。溶血还会影响 CK 的检测结果，虽然红细胞中不含 CK，但含有丰富的腺苷酸激酶(AK)，溶血后 AK 进入血清，使某些用“连续监测法”测定 CK 的值假性升高。

3. 除溶血外，采血后如未及时将血清和血凝块分离，血细胞中酶可透过细胞膜进入血清，所以采血后 1～2 h 内必须及时分离血清。

4. 光照对 CK 活性有抑制作用，因此，建议 CK 测定的血清应贮存于 4℃的暗处，测定时应该注意避光。

5. 酶蛋白不稳定，易失活，ACP 是最典型的一个例子。ACP 在中性或碱性环境中极不稳定，37℃放置 1 h，ACP 活性可下降 50%。大多数酶在低温中比较稳定，分离血清若不能及时检测，应放冰箱保存。

有些酶由于自身的特性，在贮存时需加以注意。例如 LD 同工酶(LD_3、LD_4、LD_5)在冰箱中保存不稳定，室温下反而稳定时间较长，即所谓“冷变性”。所以测定 LD 活力的血清样品，应置于室温下，2～3 d 内可保持稳定，不能存放冰箱过夜。ALD、ALT 等酶不耐融化，在融冻时易被破坏。对于此类酶，−25℃冻存意义不大。现将有关酶在不同温度下保持稳定的时间，见表 11-3。

6. 由于酶很容易发生表面变性，因此在操作时应避免形成泡沫。

7. 巯基(-SH)对于大多数酶来说是十分重要的，可能起以下几方面的作用：① 参与催化；② 和底物结合；③ 组成变构部位；④ 维持酶的三级或四级结构。因此，使巯基保持天然状态是使许多酶稳

表 11-3 酶在不同温度储存的稳定性(活性变化<10%)

酶	室温(25℃)	冰箱(0~4℃)	冰冻(-25℃)
ALD	2 d	2 d	不稳定*
ALT	2 d	5 d	不稳定*
AST	3 d	1 周	1 月
ALP	2~3 d	2~3 d	1 月
GGT	2 d	1 周	1 月
CHE	1 周	1 周	1 周
LAP	1 周	1 周	1 周
CK	1 周	1 周	1 周
LD	1 周	1~3 d	1~3 d
ICD	1 d	2 d	1 d
AMY	1 月	7 月	2 月
LPS	1 周	3 周	3 周
ACP	4 h¥	3 d§	3 d§
CP	1 d	2 周	2 周

注:* 酶不耐融化;¥ 标本未酸化;§ 标本加枸橼酸到 pH5。

定化的最重要的条件之一,基于这个理由,在酶的活性测定、抽提、制备以及保存过程中,常可添加-SH保护剂,如半胱氨酸、谷胱甘肽、2-巯基乙醇、二硫苏糖醇、二硫赤藓糖醇等。

六、血清酶活性检测的选择和评价

在诊断某种疾病时,应该测定哪些血清酶是临床上一个十分重要的问题。除方法简便易行,试剂价廉稳定外,临床灵敏度和特异性,以及 ROC 曲线是选择酶活性测定的几项准则。

酶测定的临床灵敏度是指该项测定检出阳性患者的百分率;酶测定的临床特异性系指该项检查确定未患本病者的阳性百分率,令 TP 为真阳性,FN 为假阴性,TN 为真阴性,FP 为假阳性。

$$临床灵敏度(\%)=\frac{TP}{TP+FN}\times 100$$

$$临床特异性(\%)=\frac{TN}{TN+FP}\times 100$$

以灵敏度对特异性绘制 ROC 曲线,以曲线下的面积作为选择和评价血清酶在诊断某种疾病时的性能。

七、酶活性检测方法的标准化和质量控制

目前临床酶学检查项目日益增多,所用仪器与方法日趋复杂多样,所用试剂种类繁多,规格不一,工作量大,而且在样品的贮存与检测过程中,酶常常失活。因此,在解释具体患者或文献报道的不同实验室的数据时,存在着较大困难。这一切都要求对酶活性测定实行标准化并进行质量控制。

酶活性测定标准化的方法有两种:一是酶活性测定所用的校准品;二是将酶活性测定的条件标准化,即建立标准化的酶活性测定方法。所选用的标准化方法要求足够灵敏、特异性高、重复性好及准确度高,而且必须简便,适于常规应用。一般认为,应以速率法作为标准化方法。

适合于其他血清成分测定的质量控制方法,原则上也可用于酶活性测定的质量控制。由于酶本身所固有的不稳定性,使得酶活性测定的质量控制存在较大难度,必须建立有效的质量保证体系。

八、同工酶及其亚型检测

1964 年,国际酶学委员会首次将同种生物体内催化相同反应的有关酶类称为"同工酶"。以后又多次对其定义进行了修改。目前认为,同工酶应该是同一种属中由不同基因或等位基因所编码的多肽链单体、多聚体或杂化体,具有相同的催化功能,但其分子组成、空间构象、理化性质、生物学性质以及器官分布和细胞内定位却不同的一类酶。某些酶或同工酶从组织进入体液后,可进一步变化为数个不同类型,即所谓"亚型",也称为"同工型(isoform)",是指基因在编码过程中由于翻译后修饰的差异所形成的多种形式的一类酶。亚型往往在基因编码产物从细胞内释放入血浆时因肽酶作用降解而形成。目前 50%以上的酶类都发现有同工酶存在,已发现有百余种同工酶。表 11-4 显示的是人体中较为重要的一些同工酶。

(一) 分类

根据同工酶的来源和结构不同,从基因角度可以将其分为:单基因决定的同工酶、复等位基因同工酶、多基因决定的同工酶和修饰的同工酶等四类。

以往曾把同工酶分为原级同工酶和次级同工酶两类,其实只有由不同基因产生的原级同工酶才属于同工酶范畴,而翻译后再经修饰(如磷酸化修饰)或加工(如结合上多糖类)后形成的次级同工酶,只是酶的多态性而非真正的同工酶。同工酶的命名至今尚无确切的方法,常以组织名称、亚基的数目和组成或发现地的地名等命名。

表 11-4　人体中重要的同工酶

酶	同工酶种类	相关疾病
CK	CK-BB,CK-MB,CK-MM(CK_1、CK_2、CK_3)	心梗、肌病、颅脑损伤、肿瘤
LD	LD_1,LD_2,LD_3,LD_4,LD_5	心梗、肌病、肺梗死、肝病、肿瘤
ALP	肝型,小肠型,骨型,胎盘型,肾型	肝胆疾病、骨病、妊娠、结肠炎、肿瘤
ACP	红细胞型,前列腺型,溶酶体型	前列腺癌、血液病、骨肿瘤
γ-GT	$\gamma-GT_1$,$\gamma-GT_2$,$\gamma-GT_3$,$\gamma-GT_4$	肝癌、梗阻性黄疸
AMY	P-AMY(P_1、P_2、P_3),AMY(S_1、S_2、S_3、S_4)	急(慢)性胰腺炎、腮腺炎
ALT	ALTs,ALTm	心梗、肝病
AST	ASTs,ASTm	心梗、肝病
GP	GP-BB,GP-LL,GP-MM(GP_1、GP_2、GP_3)	心梗、脑损伤、肾病、肌病
GST	GST_1和GST_2($GST-\alpha$),GST_3($GST-\mu$),GST_4和GST_5($GST-\pi$)	肺癌、肝炎
ALD	ALD-A,ALD-B,ALD-C	肝癌、肝炎、神经细胞癌
NAG	NAG-A,NAG-B,NAG-I	肝病、肾病

(二) 分析方法

由于同工酶(及其亚型同工型)一级结构的不同,导致其在理化性质、催化性质、生物学等方面有明显的性质差异,这些差异为同工酶的分析和鉴定提供了理论基础。临床同工酶的分析大致分为两步,即首先精确地分离出某种酶的各个同工酶组分,然后测定酶的总活性及各同工酶组分的活性。

1. 电泳法

(1) 方法:在研究同工酶的所有的方法中,电泳法的使用最为广泛。因为此法简便、快速、分离效果良好,且一般不会破坏酶的天然状态。以往实验室多用醋酸纤维薄膜(简称醋纤膜)作为电泳支持介质,目前国内外的一些自动化电泳分析系统则多采用分辨率更高的琼脂糖凝胶作为支持介质,在高压或常压下电泳,进行各种同工酶及其亚型的分离与鉴定。此外还可以采用聚丙烯酰胺凝胶电泳、等电聚焦电泳及毛细管电泳等技术进行分析。用电泳法进行同工酶区带分离的原理与其他蛋白电泳相似,检测步骤主要有区带分离、活性显色和检测结果等。

(2) 显色染料:常用显色染料有偶氮染料的四唑蓝等。偶氮染料是离子型化合物,易溶于水,难溶于一般的有机溶剂。各种偶氮染料因结合的偶氮基团数目不同(1～4 个)而大不相同,酶学中只是利用所进行的偶合反应(偶氮结合),根据生成不同颜色的偶氮色素进行同工酶谱检测。如将四唑盐及双四唑盐分别还原成紫红色的甲臜(formazan)和紫蓝色的双甲臜。常用的四唑盐有:硝基氮蓝四唑(NBT),碘化硝基四唑盐(INT)、甲基噻唑四唑盐(MTT)等。其中 NBT 生成的色素难以溶解,在局部区域染色良好,使用最多。

(3) 扫描定量:显色后的区带一般用光密度计或荧光计扫描定量分析。也可将薄膜或凝胶切割成小条或小薄片,分别浸泡在含缓冲液的试管中,在低温下将酶条带洗脱,再进行比色分析,并计算出各同工酶或亚型区带的活力。

(4) 注意事项:用电泳法进行同工酶分析时,如显示的区带数与同工酶数目不一致时,要特别注意巨分子酶的存在。巨分子酶形成的原因主要有:① 酶与免疫球蛋白形成的复合物,如 CK-BB-IgG、CK-MM-IgA、LD-IgA 等;② 酶与其他蛋白质形成的复合物,如 LD-β-脂蛋白等;③ 酶亚基或酶分子之间形成的聚合物,如 CK-Mt 聚合物、LD 亚基自身聚合等。现已有关于 CK、LD、AST、AMY、γ-GT 和 ALP 等巨分子酶的报道。如患者血清酶活性不正常但临床表现却不典型,同工酶图谱异常时要特别警惕血清中有无巨分子酶,以免造成对酶测定结果的错误判断和误诊。采用免疫抑制法测定 CK-MB 时,如出现 CK-MB 高于总 CK 的现象,应怀疑是否存在巨 CK。

2. 色谱法　柱色谱,如离子交换色谱和亲和色谱等常用于同工酶的提纯与制备,但该法耗时长,操作繁琐,通常不适合临床同工酶的常规检测。目前国外已有供临床同工酶分析用的商品化微型色谱柱。此外,阴离子交换色谱结合免疫化学法、聚焦色谱结合电化学检测法也被用于同工酶的分析与研究。

3. 免疫分析法　由于同工酶的一级结构不同，因而免疫化学性质也不同。利用纯化的同工酶免疫动物制备特异性的抗血清，此抗体只与该同工酶产生特异性免疫反应。因此，抗原决定簇不同的同工酶可用特异的免疫反应来识别。应用较多的免疫分析法有免疫抑制法、免疫沉淀法等。

（1）免疫抑制法：利用同工酶的 1 种亚基与相应的抗体结合后，酶活性受到抑制，测定加与不加抗体前后样品中酶活性的变化，可以计算出该型同工酶的活性。以往临床常规测定血清中 CK－MB 同工酶就采用此法。本法操作简单，适合于急诊及大批样品的自动化测定。

（2）免疫沉淀法：利用分离提纯的同工酶作抗原制备的抗体与含该型同工酶的待测样品混合，在一定条件下抗原抗体复合物形成沉淀，离心后测定上清液中其他型别的酶活性。将加入抗体前测得的总活性减去上清液酶活性，即可求出被沉淀的同工酶的活性。与免疫抑制法不同，沉淀的形成过程一般很缓慢，37℃常需 1 h，低温时则需过夜甚至几天才能沉淀完全。这类方法可用于检测前列腺 ACP(PAP)和胎盘 ALP。

（3）其他免疫学方法：酶是蛋白类抗原，但由于含量极微，常使用免疫电泳、RIA、EIA 和 CLIA 等灵敏度较高的方法。这类方法的最大特点是与酶活性无关，已用于检测 CK－MB、LD_1、PAP、骨－ALP、P－AMY 等。

4. 动力学分析法　测定动力学参数是同工酶研究中不可缺少的步骤，并且有些动力学分析法因其简便易行而用于临床实验室。如底物特异性分析法、抑制剂分析法、pH 分析法、热失活分析法等。动力学分析法虽然简单，但困难是不易找到只作用于同型同工酶的抑制剂、激活剂或其他条件。

（1）底物特异性分析法：不同的同工酶对底物的 Km 及亲和力有差别。如人的 LD_1 对 α－羟丁酸的亲和力较大，Km 为 0.84 mmol/L；而 LD_5 对它的亲和力较小，Km 为 10 mmol/L。

（2）抑制剂分析法：根据同一抑制剂对不同同工酶有不同的抑制作用而进行同工酶的分析。

（3）pH 分析法：不同同工酶可有不同的最适 pH。如 AST 同工酶对 L－天冬氨酸的亲和力不同，ASTm 的 Km 为 0.7 mmol/L，ASTs 的 Km 为 5.07 mmol/L。在 pH6.5，5 mmol/L L－天冬氨酸的条件下，ASTs 活性大大下降，而 ASTm 活性不受影响。故测定 AST 总活性后，再测 pH6.5 时的活性，二者之差即为 ASTs 活性。

（4）热失活分析法：利用不同同工酶的耐热性不同进行分析与鉴定。如 ALP 同工酶对热反应差异很大，胎盘 ALP 在 70 ℃高温下酶活性也无变化，而骨 ALP 在 55℃ 10 min 活性丧失过半。

5. 蛋白酶水解法　根据不同同工酶对蛋白水解酶的敏感度不同，选择合适的蛋白酶浓度和反应时间，可将某些同工酶水解而失去活性，而有些同工酶不受影响。如 LD 同工酶、AST 同工酶等。此法简便、快速、易于自动化。

第三节　酶学异常的实验诊断

本节重点叙述除常用的肝脏酶、心肌酶以外的其他临床上应用较多的酶的检测及诊断。

一、α－羟丁酸脱氢酶

乳酸脱氢酶(LD)是由 M、H 两种理化性质、催化功能和免疫反应性均不相同的亚基按不同比例组成的聚合体，共有 5 种多聚体：即 H_4(LD_1)、H_3M(LD_2)、H_2M_2(LD_3)、HM_3(LD_4)和 M_4(LD_5)。H 亚基对作用物的特异性差，可催化乳酸、含 α－羟基的丁酸或戊酸等脱氢。用 α－羟丁酸作底物，测定 H 亚基的活性（主要为 LD_1 与 LD_2 之和，LD_3 和 LD_4 因含 H 亚基少而活力较低，惟独不包括 LD_5），称为 α－羟丁酸脱氢酶（α－hydrooxybutyrate dehydrogenase，α－HBD；EC1.1.1.30）活力。所以，α－HBD 并不是一种独特的酶，而是 LD 的 H 亚基作用于另一种底物的反映，以心、肾和红细胞的含量最高。在无条件测定 LD 同工酶时，测定 α－HBD 可反映临床上 LD_1 和 LD_2 升高的病变。但因采用的底物不同，并不等于以乳酸为底物时测得的 LD_1 和 LD_2 活性。

α－HBD 测定方法有荧光法、比色法和速率法等。

参考范围　33～135 IU/mL。

临床意义　肝脏和心脏疾病均能引起 LD 活性升高，而 α－HBD 活性在肝脏疾患时无明显变化，心脏病患者血清 α－HBD 明显升高，急性心肌梗死时血清 α－HBD 活性显著增高。心包炎或胆囊炎都不引起 α－HBD 活性变化。

二、单胺氧化酶

单胺氧化酶（monoamine oxidase，MAO；EC 1.4.3.4）是一种具有多个结合部位的单一分子酶，对底物特异性不高，可使多种胺类如苯乙胺、多巴胺、色胺等氧化脱氨。MAO 广泛分布于体内各组织器官的线粒体中，尤以肝、肾、胃和小肠含量最多。MAO 能促进结缔组织形成，其增高程度与肝脏结缔组织增生密切相关。

MAO 测定方法可分为分光光度法、荧光法和免疫抑制法。一般多采用分光光度法，以苄胺和对苯甲胺-β-偶氮萘酚为底物，也可应用 MAO 催化胺类释放出的 H_2O_2 氧化发色剂，如 10－N－甲基氨基甲酰基－3，7－二甲氨基－10－氢－吩噻嗪（MCDP）。

1. 对苯甲胺-β-偶氮萘酚苄胺法

参考范围　12～40 U。

2. MCDP 比色法

参考范围　0.4～0.8 U/L。

临床意义　临床上测定 MAO，主要用于诊断肝硬化。肝硬化时，MAO 阳性率可达 80%以上。几乎所有的肝假小叶形成的病例，血清 MAO 活力都会增高，且增高幅度最大。急慢性肝炎时，MAO 多正常，慢性肝炎活动期 MAO 显示增高倾向。MAO 增高还可见于糖尿病、甲状腺机能亢进、肢端肥大症、心力衰竭引起的肝淤血等疾病。

三、超氧化物歧化酶

超氧化物歧化酶（superoxide dismutase，SOD；EC1.15.1.1）是一类广泛分布于组织细胞内的金属酶，是体内重要的自由基-超氧自由基 O_2 的天然清除剂，是免除自由基损伤的主要防御酶。SOD 的作用是特异催化超氧基 O_2 发生歧化反应，从而清除 O_2 的毒性作用。SOD 广布于全身各组织，以肝含量最高，其次为肾和红细胞，尿、脑脊液、浆膜腔积液、精液、支气管肺泡灌洗液等各种体液中也含有 SOD。

目前测定 SOD 方法可分为三类：化学比色法、化学发光法和免疫法。其中邻苯三酚自氧化法微量、快速、操作简单、敏感度高、重复性好。其原理为：SOD 在碱性条件下（pH8.2）能抑制邻苯三酚的自氧化反应，25℃温育 4 min，用 HCl 终止反应，在 420 nm 处，0.2 mmol/L 邻苯三酚自氧化速率为 0.060 min，以抑制邻苯三酚自氧化率 50%的酶量为 SOD 的 1 个活性单位。

参考范围　人红细胞 SOD 活性为：1 850.0±64.7 U/gHb。

临床意义　SOD 与抗氧化、抗衰老和抗辐射损伤有关。增高见于高血压、高血脂、冠心病等；降低见于老年人、肝硬化、肝癌、免疫复合物病。

四、铜蓝蛋白

铜蓝蛋白，又称铜氧化酶（ceruloplasmin，CP；EC1.16.3.1）是一种具有氧化酶活性的含铜的 α_2-糖蛋白，含 7.5%碳水化合物，每个分子中含有 6 个铜原子，分子量 51 000。纯化的蛋白为强蓝色，是人体内特殊的、惟一的蓝色蛋白质。CP 的主要生理功能是将亚铁（Fe^{2+}）氧化成高铁（Fe^{3+}），利于铁吸收后在肠黏膜中化合成铁蛋白，从而在血浆中转化成运铁蛋白，促进铁的吸收、运输和贮存，故 CP 实际上是 1 种含铜的亚铁氧化酶。CP 还可参与胃肠道对铜的吸收和铜的代谢，促进铜自肝转运至各组织以供利用，促进铜从胆道排出，因此又被称为铜氧化酶。肝脏是合成 CP 的惟一器官，合成部位在细胞核周围的微粒体上。CP 经脱去部分的唾液酸后，在肝细胞溶酶体内被进一步分解代谢。

测定血清铜浓度可间接估计铜蓝蛋白的水平，但酶法和免疫化学法是较为理想的直接测定方法。

参考范围　52.9～167.7 IU/L。

临床意义　临床上检测 CP 的含量对于 Wilson's 病（肝豆状核变性）的诊断最有价值。肝豆状核变性是一种常染色体隐性遗传病，CP 水平减低是该病的特征，患者因体内 CP 缺乏而引起铜代谢障碍，铜在机体组织中积累，病变常累及肝、脑及角膜。另外，胆石症及肿瘤引起胆道阻塞、传染病、白血病、缺铁性贫血、何杰金病患者 CP 可有增高；肾病综合征时，CP 降低。

CP 是 1 种急性时相蛋白，感染或炎症可引起其水平的增加，多种炎症刺激下可增加 50%，妊娠的最后 3 个月可增加 100%，服用避孕药也可增加 100%。

五、脂肪酶

脂肪酶(lipase,LPS;EC3.1.1.3)系分解脂肪的酶,人胰脂肪酶分子量为48 000,由胰腺腺细胞合成。该细胞合成、贮存并调节LPS的含量,合成量的99%以上进入胰导管,仅不到1%的LPS弥散到淋巴管和毛细管中,然后进入血液。故胰腺中LPS含量最丰富,其浓度为肝脏、十二指肠、小肠中的100倍。健康人胰腺中的LPS约是AMY的4.5倍。LPS在血中仅存少量,主要来自胰腺,少量来自胃、肺和小肠黏膜组织的分泌。健康人血清LPS活性保持恒定,性别之间无差异,但60岁以后可能升高20%。

LPS测定推荐的反应条件是:在乳化的含长链脂肪酸的三油酸甘油酯的底物中应含有胆汁酸盐、辅脂酶(又称共脂肪酶)和Ca^{2+}。胆汁酸盐的作用是清除底物-水界面的蛋白,包括有干扰作用的酶。辅脂酶可与胆汁酸形成胆汁酸盐-辅脂酶复合物,便于LPS与辅脂酶结合;胆汁酸盐-辅脂酶复合物中的辅脂酶与LPS结合后,LPS方可催化底物反应;Ca^{2+}在胆汁酸盐的存在下,促进酶对底物的吸附,并可缩短酶促反应的延迟期,轻度增加酶对底物的分解作用。

1. DGGMR基质法　采用1,2-o-dilauryl-rac-glycero-3-glutaric acid-(6′-methylresorufin)-ester (DGGMR) 基质法,在580 nm波长下,测定脂肪酶水解的产物6′-甲基苯间二绛(6′-methylresorufin)作为该酶活性测定的依据。

2. 干化学法　在胆汁盐的作用下,利用辅脂肪酶促进脂肪酶吸附于底物颗粒,随后脂肪酶催化不溶于水的三乙酰甘油酯水解。

参考范围　13～42 U/L(DGGMR法)。

临床意义　测定血清、血浆、浆膜腔积液LPS的活性或含量,主要用于辅助诊断胰腺疾病,特别是急性胰腺炎的诊断。因血清LPS组织来源比AMY少,所以急性胰腺炎时LPS检查的特异性高于AMY,约90%,而AMY约85%。另外,LPS的灵敏度与AMY相似,LPS在血中可持续10～15 d;而血清AMY持续时间较短,同时测定AMY时,敏感度可高达95%。

胰腺癌与胆管炎时,也常见血清LPS活性增强。骨折、软组织损伤、手术引起脂肪组织破坏时,LPS可稍增高。慢性胰腺炎、肝癌、乳腺癌均有10%病例血清LPS增高。通常LPS降低无临床意义。

六、胆碱酯酶及其同工酶

胆碱酯酶(CHE)是一类催化酰基胆碱水解的酶类,又称酰基胆碱水解酶。根据底物的专一性、水解速度、对抑制剂的敏感性以及组织分布特点,体内CHE又可分为两种:即乙酰胆碱酯酶(acetylcholinesterase,AChE;EC3.1.1.7),又称真性胆碱酯酶、CHE-Ⅰ;丁酰胆碱酯酶(butyrylcholinesterase,BuChE;EC3.1.1.8),也称假性胆碱酯酶、CHE-Ⅱ。

人AChE主要分布于神经组织,如脑白质和灰质、脊髓、神经节内的神经细胞和神经肌肉接头,还分布于红细胞、血清等非神经组织中。AChE是膜结合蛋白,主要定位于细胞膜或突触前后膜,某些细胞的亚细胞结构中也有AChE。红细胞膜结合的AChE活性与红细胞成熟程度有关,幼稚红细胞中AChE(RBC-AChE)活性明显高于衰老红细胞。不同年龄不同性别之间,RBC-AChE活性无明显差别。

BuChE由肝细胞合成后,以一定速度释放入血,在血中含量较稳定,受血中酶水平的反馈性调节。主要分布于肝、胰、心、肠黏膜及血浆,神经组织(如脑白质、神经细胞髓鞘)中有分布。因为血清中主要含有此酶,故被称为血清CHE(S-BuChE)。血浆BuChE男性比女性高10%～15%,新生儿BuChE活性约为健康成人的50%,以后随年龄增长逐渐升高。BuChE是血清蛋白固有组分,是肝脏合成蛋白功能的标志物之一,其活力高低反映了肝脏合成功能的好坏。常见引起肝脏合成功能降低的疾病,血清CHE活力都可出现下降。

两种CHE存在底物专一性的差别。AChE催化胆碱酯的水解速度以ACh最快,依次为ACh>丙酰碱酯>丁酰碱酯;BuChE水解几种胆碱酯的速度则正好与AChE相反,为丁酰碱酯>丙酰碱酯>ACh。

RBC-AChE和S-BuChE测定方法主要有pH指示剂试纸法,pH差示法,放射化学测量法,比色法,免疫分析法,荧光测定法,连续监测法以及WHO推荐的RBC-AchE简捷测定箱。目前临床生化检验中以连续监测法和比色法应用最多,pH差示法由于方法简单也较常用。

1. DTNB 比色法全血 CHE 测定　全血 CHE 活性主要是指 RBC - CHE 活性，AChE 占全血 CHE 的 80%，测全血 CHE，即指此酶。

参考范围　健康人全血 CHE 活性 36～86 U，男女间无明显差别。

2. 干化学法测定血清 CHE

参考范围　女性 4 650～10 440 U/L；男性 5 900～12 220 U/L。

临床意义　世界范围内有机磷（OP）和氨基甲酸酯类杀虫剂在农业上的广泛应用，造成每年都有大批人员中毒。OP 和氨基甲酸酯类农药中毒后，胆碱能神经末梢 AChE 受抑制，引起一系列严重的神经功能紊乱，严重时发生抽搐、惊厥、呼吸麻痹，甚至窒息死亡。工作中长期接触而引起慢性中毒时，RBC - AChE 和 S - BuChE 活性明显降低。检测血清中 CHE 活性仅间接反映有机磷中毒程度，而直接表现肝脏损伤情况。

常见 S - BuChE 降低的肝脏疾病有慢性活动性肝炎和肝硬化，肝昏迷时最为显著，但阻塞性黄疸时无改变，严重营养不良时 S - BuChE 也降低。阿米巴肝脓肿时，此酶下降明显，接受治疗后在短期内迅速恢复正常，故检测此酶对阿米巴肝病的诊断有一定帮助。

S - BuChE 升高的疾病有肾病综合征、脂肪肝、高脂蛋白血症和糖尿病等。其机制可能与肝脏对 CHE 灭活能力降低、更新延长和尿蛋白丢失使肝细胞合成增加有关。

七、酸性磷酸酶及其同工酶

酸性磷酸酶（acid phosphatase，ACP；EC3. 1. 3. 2）是一类在酸性环境下催化磷酸单酯水解的酶类，其作用类似于 ALP，不同的是 ACP 最适 pH 偏酸（pH4. 5～7. 0），而 ALP 最适 pH 偏碱。ACP 主要存在于细胞的溶酶体中，是溶酶体的标记酶之一。目前发现 ACP 有四类同工酶：① 前列腺 ACP，有特异抗原性，其他组织中含量很少；② 溶酶体 ACP，存在于细胞的溶酶体中；③ 红细胞 ACP，不仅存在于红细胞中，还广泛存在于其他细胞质中；④ 另一类 ACP 存在于破骨细胞和一些吞噬细胞中，如肺泡的巨噬细胞，病理时还存在于高雪氏细胞和白血病的“毛细胞”中。ACP 的生理作用尚未阐明，可能参加细胞中的分解代谢。

ACP 几乎存在于所有细胞中，主要组织来源是前列腺、红细胞和血小板。正常情况下，男性血清中 1/3～1/2 的 ACP 来自前列腺，其余部分可能来自血小板或破骨细胞，女性血清中 ACP 主要来自血小板和破骨细胞。

男、女性血中 ACP 含量无差异。新生儿 ACP 活性与成人相似，出生后 1 个月中血清 ACP 活性甚高，然后随年龄增长而逐渐下降，青春期又可出现一活性峰值，20 岁后降至成人水平。

血清 ACP 测定方法可分为两种：一种是测定底物释放的磷酸，另一种是测定底物释放磷酸根后所生成的化合物。采用的底物主要有磷酸麝香草酚、α - 奈磷酸酯等，其共同点是底物经 ACP 水解后的产物在酸性条件下摩尔消光系数小，故必须采用终点法加入碱性液以提高产物的摩尔消光系数进行测定。国外多推荐使用磷酸麝香草酚为底物的方法，因为前列腺 ACP 对此底物亲和度高，测定结果基本能反映 ACP 含量高低。近年来又开展了免疫学方法，对流免疫电泳可测到 2. 5 ng/0. 1 mL，放射免疫分析可测到 0. 1 ng/0. 1 mL，其敏感性明显高于酶学方法。

1. 磷酸麝香草酚酞法。

2. α - 奈酚磷酸法（连续监测法）。

3. 干化学法。

参考范围　女性 0. 2～0. 6 U/L；男性 0. 3～0. 7 U/L。

临床意义　临床上检测 ACP 主要用于诊断前列腺癌。前列腺癌变时，癌组织和癌周组织 ACP 活性正常或降低，但血清 ACP 活性明显增高，主要是 PAP 升高，早期阳性率 30%～50%，进展期可达 70%～80%，随病情进展而升高。溶血性疾病、变形性骨炎、急性尿潴留及近期做过直肠检查者，此酶亦可轻度增高。因 ACP 不稳定，临床上准确测定较为困难，目前正逐步被前列腺特异抗原（PSA）等前列腺癌标记物所取代。

八、5′- 核苷酸酶

5′- 核苷酸酶（5′- Nucliotidase，5′- NT；EC3. 1. 3. 5）是 1 种特殊的水解酶，能特异性地水解核苷 - 5′- 磷酸或脱氧核苷 - 5′- 磷酸分子中连接于戊糖的 5′- 磷酸，生成相应的核苷或脱氧核苷和磷酸。

5′- NT 是一种膜蛋白，广泛分布于人体各组织中，尤其以内分泌和生殖器官以及动脉壁内活性最强，但以总含量计，心、肝、脑、肌肉、肾和肺内为最多。5′-NT在肝内分布于胆小管、肝窦和枯否细胞，与ALP在肝内的分布相似。

血清5′-NT的活力在正常的儿童、青少年与成人的水平相近，且无性别差异，老年人随年龄增加而增加。妊娠期5′-NT也无变化。

5′-NT没有参考方法，各实验室可以根据自身的设备和工作条件选择较为理想的方法。测定此酶的活性常用的底物为一磷酸腺苷（AMP）和次黄嘌呤核苷酸（IMP）。

1. 定量磷酸释放比色法。
2. 偶联酶紫外分光光度法。

参考范围　0～11 U/L。

临床意义　检测5′-NT有助于鉴别肝胆疾患和骨疾患。血清5′-NT活力异常增高主要见于肝脏系统疾病，此时与ALP的变化常常平行一致。ALP对肝胆疾病的诊断更敏感，但特异性稍低，骨病等其他一些疾病患者血清ALP也升高。5′-NT对肝胆疾病也不是绝对特异的，约有10%的骨病患者5′-NT活性升高。因5′-NT活性无生理性升高，故在诊断妊娠性肝内胆汁淤积、儿童和婴儿肝病时比ALP敏感。

九、淀粉酶及其同工酶

人体内的淀粉酶（amylase，AMY或AMS；EC3.2.1.1）为α-淀粉酶，是一种不均一性的钙依赖金属蛋白酶，可随机作用于多糖化合物内部的α-1,4-葡萄糖苷键，产生一系列分子大小不等的糊精、麦芽四糖、麦芽糖和葡萄糖等产物。而植物中的β-淀粉酶仅作用于多糖化合物的末端。人体内含有两种结构和抗原性有明显差异的AMY同工酶：一种由胰腺分泌，习惯上命名为胰腺淀粉酶（P-AMY），另一种主要来自唾液腺，常命名为唾液腺淀粉酶（S-AMY），此外肺、骨、卵巢和甲状腺组织也能生成S-AMY。在琼脂糖凝胶电泳上，P-AMY可分出P_1、P_2、P_3三个亚型，S-AMY又可分出S_1、S_2、S_3和S_4四个亚型。P-AMY分子量为54 kD，S-AMY分子量为55～60 kD。二者的氨基酸组成均以天门冬氨酸、甘氨酸和异亮氨酸为丰富，氨基酸顺序仅有7%的差异；其结构上的主要差别在于它们的糖基化部分。

人体内胰腺含AMY最丰富，AMY由腺泡细胞合成后经胰管分泌入小肠。正常成人（75 kg）每天约产生2～3 L胰液，其中AMY浓度比血中约高10 000倍。因此，即使极少量胰液进入血液，也可使血清AMY显著升高。唾液腺也分泌大量AMY进入口腔，唾液中AMY含量至少比血中高10 000倍。

成人血中AMY水平与性别、年龄、进食关系不大。新生儿AMY缺乏，满月后血清中方出现此酶，以后逐渐升高，约5岁时达到成人水平。老年人AMY水平约下降25%。

迄今为止，血清（血浆）和尿AMY测定方法有200种以上。这些方法依所用底物类型，可分为天然底物和人工底物两大类。早期的AMY测定法多以天然淀粉为底物，通过测量一定量的淀粉经AMY水解后的消耗量测定酶的活性。例如：黏度测量法（淀粉黏度降低的程度与酶活性成正比）、比浊法（AMY浊度降低的程度与酶活性成正比）、碘-淀粉复合物法（碘-淀粉呈色深浅与酶活性成反比）。由于天然淀粉分子结构和葡萄糖组成的不确定性，不同来源、不同批号淀粉的组成和质量不尽相同，难以标准化，因此准确性差，测定误差大。这类方法除碘-淀粉法目前尚有应用外，其余均被淘汰或极少应用。

人工合成底物可以分为麦芽寡糖苷、对硝基苯酚修饰的麦芽寡糖苷和邻氯对硝基苯酚修饰的麦芽寡糖苷三类。用组成确定的带色原的寡聚糖作底物及辅助酶与指示酶系统测定AMY，可改进反应的化学计量关系，有利于实现连续监测及应用国际单位。α-淀粉酶水解小分子寡糖所得产物比水解淀粉更为确定。例如，麦芽戊糖和麦芽庚糖是极好的α-淀粉酶底物，试剂稳定，产物恒定，化学计量关系明确。目前较多用对硝基苯酚与4～7分子葡萄糖的寡聚糖还原性末端共价结合形成的底物，如用对硝基苯麦芽戊（或庚）糖苷为底物，经α-淀粉酶催化水解为葡萄糖聚合体和对硝基麦芽糖，后者被α-葡萄糖苷酶水解为葡萄糖和对硝基酚，在405 nm测定对硝基酚的吸光度，根据E_{405} nm及$\Delta A/min$计算AMY活力。但这种方法因为试剂成本高，目前还不能完全取代碘淀粉比色法，较适合于试剂用量少的生化分析仪及大批量标本。急诊及基层实验室仍以碘淀粉较方便，尽管其精密度及准确度均不如带色原的寡糖法。

目前，全国临床检验操作规程推荐采用碘-淀粉比色法和对硝基麦芽庚糖苷（4NP-G_7）法测定血清AMY活性。

1. 碘淀粉比色法。

2. 对-硝基苯麦芽庚糖苷（4NP－G_7）法。

3. 干化学法。

参考范围　血清　400～1 800 U/L；

　　　　　尿　<3 000 U/平均 1 h。

临床意义　AMY 水平可作为评价胰腺外分泌功能的一种辅助诊断指标，实验室检测血清 AMY 主要用于急性胰腺炎的诊断与鉴别诊断。急性胰腺炎时腹痛后 2～12 h 之内，血清 AMY 可升高，20～30 h 达到高峰，一般为正常上限值的 4～6 倍，最高可达 40 倍。血清 AMY 的水平与预后关系不大，但 AMY 越高，急性胰腺炎的可能性愈大。原本 AMY 已升高，却发生与症状不相应的降低时，常为凶险的坏死性胰腺炎的预兆。AMY 水平正常也不能完全排除急性胰腺炎。

由于 AMY 分子量较小，易经肾脏排出，正常情况下，尿 AMY 活性浓度常高于血。急性胰腺炎时，尿 AMY 活性显著升高。但由于尿液浓缩或稀释会影响尿 AMY 的浓度，随机尿测定 AMY 的诊断价值有限，建议留取 6 h 或 24 h 尿液测定更佳。另外，还可检测胸水或腹水中 AMY 活性，显著升高则说明急性胰腺炎病变累及胸、腹腔。

其他急腹症时 AMY 也可有不同程度升高，但一般不超过正常上限的 4 倍，个别急腹症患者 AMY 超过者属例外。胰腺、腮腺组织损伤时，血及尿中 AMY 可显著增高。其他组织，如骨骼肌、输卵管、子宫、睾丸、小肠、胃、胆囊、肺等，发生损伤时，AMY 活性也可有一定程度的升高，但其水平远不及胰腺、腮腺组织病变时。进一步测定 AMY 同工酶，不同组织损伤时，血清中会有不同的同工酶水平升高。

十、β－D－半乳糖苷酶

β－半乳糖苷酶（β－D－Galactosidase，GAL；EC3.2.1.23）是细胞溶酶体中的水解酶，催化糖苷键水解，使 β－D－半乳糖苷末端非还原性 β－D－半乳糖残基水解，是糖代谢复合酶系中的一组酶。GAL 分布于人体肝、肾、骨、脑、睾丸和胃肠等组织，在肾近曲小管上皮细胞中含量较高，此酶在血中含量甚微。

临床上测定 GAL 的方法有：荧光分光光度法、PNP－GAL 法（以对硝基苯半乳糖苷为底物）、CNP－GAL 法（速率法，以 2－氯－4－硝基酚－β－半乳糖苷为底物）等。荧光分光光度法灵敏度高，但受设备限制。PNP－NAG 法操作繁琐，需设空白管以消除尿液中尿色素的干扰。CNP－GAL 法实现了速率法分析，且可用于生化自动分析仪，其原理是：样品中 GAL 在规定温度和 pH 下作用于底物 CNP－GAL 的糖苷键，使其水解，生成色原 CNP，可在400～405 nm 波长测定每分钟吸光度变化（ΔA），即 CNP 生成速度，据此计算 GAL 活性。

参考范围　2.5～14.3 IU/gCr。

临床意义　尿液 GAL 活性可反映肾实质，特别是肾小管的早期损伤。在肾实质损伤的不同阶段，GAL 和 NAG 的排出率曲线有一定差异，同时检测作尿酶谱分析，有助于病程观察和预后评价。

测定尿液 GAL 活性可用于确诊 GM_1 神经节苷脂贮积病和 Krabbe 病。前者是 GAL 缺陷所致的常染色体隐性遗传病；后者是一种家族性婴儿脑硬化病，本病缺乏 GAL，而 GAL 参与脑苷脂的降解。

十一、N－乙酰－β－D－氨基葡萄糖苷酶

β－N－乙酰－D－氨基葡萄糖苷酶（β－N－Acetyl－D－glucosaminidase，NAG；EC3.2.1.30）是细胞溶酶体中的酸性水解酶，其本质是糖蛋白，催化糖苷键水解，是体内糖蛋白、糖脂等降解过程的重要酶系之一。NAG 广泛分布于人体肝、脑、肾、肺、胎盘等组织，在肾单位中相对集中分布于近曲小管上皮细胞。NAG 分子量约为 130～140 kD。在正常情况下，血清中 NAG 不能通过肾小球滤过而从尿中排出。当肾小管损伤时，尿 NAG 排出增多，因而尿 NAG 活性测定对肾损伤的早期发现和病程观察是一项有效指标。

尿液 NAG 总活性是目前临床上最常用的测定指标，测定方法有：荧光分光光度法、PNP－NAG 法、MCP－NAG 法、CNP－NAG 法等。荧光分光光度法灵敏度高，但因需荧光分光光度计而不能普及。PNP－NAG 法所用底物廉价，适合于手工操作，但测定时要作标本空白管以消除尿液中尿色素的干扰。PNP－NAG 法测定原理是：对硝基苯－N－乙酰－β－D－氨基葡萄糖苷在样品中 NAG 作用下，释放出游离的对硝基苯酚，后者在 405 nm 处有强吸收峰，测定对硝基苯酚生成量即可计算 NAG 活性。尿 NAG 人群分布呈正偏态，用上述方法测尿 NAG/克肌酐比值，用百分位数法统计：中位数 9.13 IU/gCr，P_{95} 16.1 IU/gCr（参考范围上限）。

临床意义　尿NAG活性反映肾实质病变，对急性损伤和活动期病变尤为敏感，对病因无特异性，主要用于早期肾损伤的监测和病情观察，不同于一般的肾功能试验。

1. 肾小管疾患　重金属（镉、汞、铅等）中毒、药物毒性、烧伤、缺氧、失血、休克等引发的肾小管病变均能引起尿NAG排出增加。氨基甙类抗菌素及顺铂等抗肿瘤药物有明显的肾毒性作用，NAG能敏感反映这类损伤，比血药浓度监测更简便实用。

2. 肾病综合征　尿NAG常有明显增高，缓解期下降，复发时迅速回升，可作为临床观察指征。肾小球肾炎急性期变化较大，但与肾小管损伤相比，变动幅度较小。

3. 尿路感染的定位诊断　急性及慢性活动性肾盂肾炎时尿NAG上升，可与单纯性膀胱炎区别，可用于早期上尿路感染的诊断。

4. 肾移植排异反应的早期发现　NAG等尿酶检测比尿蛋白、血肌酐、肌酐清除率等敏感，有助于早期发现排斥反应。

5. 糖尿病肾病的早期诊断　NAG对糖尿病肾病的早期诊断是一项有效而简便的手段。肾病变是糖尿病主要合并症之一，过去缺乏早期发现的手段，发展成临床蛋白尿时往往已到疾病的晚期。

6. 在环境保护、预防医学中的应用　检测尿NAG可用于职业病和地方病防治工作中肾毒性污染情况的调查，有助于监测肾毒性物质污染对人群的影响、污染范围和程度。在社会保健方面也可用于青少年隐性肾病的筛查。

7. 还可用于肾动脉狭窄的观察、产后肾盂肾炎的监测、新生儿窒息损伤的监测等。

十二、亮氨酸氨基肽酶

亮氨酸氨基肽酶（leucine aminopeptidase，LAP；EC3.4.11.1）是指能水解肽链末端为亮氨酸所形成的肽键的酶，定位于细胞溶胶中，参与组织蛋白及某些肽类的降解或更新。LAP广泛分布于人体各组织中，以肝、胰、胆、肾、小肠及子宫肌层内含量最多。血清LAP活性无明显年龄及性别差异，不受进食影响，妊娠期血清中该酶活力升高。

丙氨酰氨基肽酶（AAP）、胱氨酰氨基肽酶（CAP）都能水解LAP的底物L-亮氨酰胺、L-亮氨酰氨酸等，长期被混为一谈。LAP、AAP、CAP是一组分子不同、活性相似的氨基肽酶类同工酶。以L-亮氨酰胺为底物测定的总活性远高于真正的LAP活性。将血清先进行电泳分离后，由球蛋白部位所显示的活性才是其真正的活性。

检测LAP的方法有比色法和连续监测法，其中比色法操作繁琐、耗时长，试剂毒性大或含致癌物，不宜长期广泛应用；连续监测法可应用全自动生化分析仪测定，操作简便、结果准确，是较为理想的方法。

连续监测法测定LAP的原理是：样品中的酶水解亮氨酸对硝基苯胺，产生对硝基苯胺，于405 nm处测定对硝基苯胺的生成量，根据其摩尔吸光度系数和吸光度再求得此酶活力单位。

参考范围　11～30 IU/L。

临床意义　急性肝炎和肝肿瘤时，血清LAP明显增高，可达正常值的8倍。慢性活动性肝炎的患者血清LAP呈轻度增高，梗阻性黄疸患者仅稍高于正常。在各型肝细胞损伤的患者中，血清LAP活性升高与ALT、AST及LD_5的升高水平相平行。在各种胆管梗阻的患者的GGT虽然明显增高，但LAP活性正常。

十三、腺苷脱氨酶

腺苷脱氨酶（adenosine deaminase，ADA；EC 3.5.4.4）全称水解腺嘌呤核苷氨基水解酶，是嘌呤核苷代谢中重要的酶类，属疏基酶，每分子至少含2个活性疏基。ADA催化腺嘌呤核苷转变为次黄嘌呤核苷，再经核苷磷酸化酶作用生成次黄嘌呤，其代谢终产物为尿酸。该酶广泛分布于人体各组织中，以胸腺、脾和其他淋巴组织中含量最高，肝、肺、肾和骨骼肌等处含量较低。肝脏中的ADA90%位于细胞质中，细胞核中含量少，但却是细胞核内有关核酸代谢酶中含量最高的一个。血液中ADA主要存在于红细胞、粒细胞和淋巴细胞中，其活性约为血清的40～70倍。ADA是一种与机体细胞免疫活性有重要关系的核酸代谢酶类，该酶在T淋巴细胞中的活性较B淋巴细胞更高，其缺乏可导致核酸代谢障碍，影响胸腺发育，从而引起免疫功能缺陷。

ADA测定方法有生化法和放射性核素法。生化法在临床上应用较多，放射性核素法虽灵敏度高，但因需使用放射性核素而受到限制。在生化法中，氨显色法通过测氨的产生率和次黄苷生成率反映ADA活性。所需试剂易配制，仪器简单，但灵敏度低，易受外源性NH_3影响。氨偶联酶测定法可应用全自动生化分析仪测定，结果准确、灵敏度高。

氨比色法测定 ADA 的原理是：ADA 催化腺嘌呤核苷水解，产生次黄嘌呤核苷和氨，然后用波氏显色反应测定反应过程中产生的氨的量，从而计算出 ADA 活性单位。

参考范围　0～25 U。

临床意义　肝实质性损伤时，血清 ADA 和 ALT 同时升高。阻塞性黄疸时，血清 ADA 活性一般不升高，故测定血清 ADA 有助于黄疸的鉴别诊断。慢性活动性肝炎和肝硬化时，血清 ALT 阳性率较低；而血清 ADA 阳性率可达 90%左右，增高较为明显。

50%的重症联合免疫缺陷病（SCID）患儿有 ADA 缺陷，属常染色体显性遗传。但获得性免疫缺陷综合征（AIDS）时，红细胞 ADA 活性特别高，血清 ADA 活性也较高。HIV 感染早期，患者血清 ADA 活性即增加，且与 AIDS 相关逆转录病毒抗体的存在有相关性。

十四、醛缩酶

醛缩酶（aldolase，ALD；EC4.1.2.13）通常指糖酵解途径中的 1,6-二磷酸果糖醛缩酶，系果糖-1,6-二磷酸-D-甘油醛-3-磷酸裂解酶。ALD 广泛存在于组织中，所以很多疾病时都会增高，主要用于诊断肌肉和肝脏疾病。

ALD 的活性不能通过反应底物的消耗量或反应产物的生成量直接进行测定，必须偶联一个指示反应才能进行。指示反应有两类：一类是呈色反应，即酶促反应产物磷酸丙酮，在碱性溶液中脱去磷酸基团后，与 2,4-二硝基苯肼反应生成红棕色苯腙；另一类酶偶联指示反应，在 340 nm 用分光光度法测定。酶偶联法又分两种：一是 3-磷酸甘油脱氢酶偶联法（340 nm 波长监测吸光度下降速率），二是 3-磷酸甘油脱氢酶偶联法（340 nm 波长监测吸光度上升速率）。

参考范围　成人为 5～27 U，新生儿的酶活力约为成人的 4 倍；儿童约为成人的 2 倍。

临床意义　血清 ALD 测定对于肌肉疾患的诊断和鉴别诊断有很大价值。进行性肌营养不良时，ALD 可升高达正常值的 5～10 倍。急性肌肉坏死时，ALD 也明显增高。因神经病变引起肌肉萎缩时，ALD 活力一般正常，如脊髓灰白质炎、多发性神经炎、多发性硬化症、重症肌无力时均不增高。心肌梗死时，血清 ALD 活力增高，其变化与 AST 平行，发病后 24～56 h 出现高峰，4～6 d 下降到正常水平。急性病毒性肝炎患者 ALD 活力可比正常值高 5～20 倍，与 ALT 活力呈平行变化。慢性肝炎、肝硬化、阻塞性黄疸时，ALD 常出现边缘性增高。另外，使用可的松、促肾上腺皮质激素治疗时，可引起血清 ALD 明显增高，在评判结果时应引起临床医师的高度重视。

十五、精氨酰琥珀酸裂解酶

精氨酰琥珀酸裂解酶（argininosuccinate lyase，ASAL；EC4.3.2.1）是尿素合成代谢中的一种酶，肝脏中含量丰富，属肝脏特异性酶之一。另外，ASAL 少量分布于小肠和肾，心、肺、脾含量甚微，肌肉中几乎无此酶活性。

此处重点介绍比色法测定 ASAL，其原理是：以精氨酰琥珀酸作基质，在一定的反应条件下，血清 ASAL 作用于基质，产生精氨酸和反丁烯乙酸。加入三氯乙酸停止酶反应，沉淀蛋白质，通过测定无蛋白滤液中精氨酸的量来测知酶活力。

参考范围　0.2～5.3 U。

临床意义　当肝脏发生病变时，随着肝细胞的破坏 ASAL 被释放入血。所以此酶比转氨酶对肝脏疾病的特异性更高，但灵敏度略次。急性黄疸型肝炎时阳性率可达 90.2%，升高幅度可超过正常值的 30～40 倍，持续时间较 AST 略长。对病程长、血清 ALT 升高不明显的 HBsAg 阳性患者，血清 ASAL 是一项及时诊断和随访病情的有用指标。先天性 ASAL 缺陷的患者，全身各组织及血清中 ASAL 活性极低或缺如。在另一类疾病中，患者血清 ASAL 含量升高，并大量从尿液排出，称为精氨酰琥珀酸（血）尿症。

（李　艳　邵　华）

参考文献

1　张克坚，杨振华. 临床酶学标准化的新途径. 北京：中华检验医学杂志，1999. 22(1)：56

2 周爱儒主编. 生物化学. 第五版. 北京：人民卫生出版社，2000. 52
3 王坤，施前主编. 临床诊断酶学. 第二版. 上海：上海科学技术出版社，2000
4 孙荣武，王鸿利主编. 临床实验诊断学. 上海：上海科学技术出版社，2001
5 曾照芳等. 临床检验仪器学. 北京：人民卫生出版社，2001. 102
6 周新，涂植光主编. 临床生物化学和生物化学检验. 第三版. 北京：人民卫生出版社，2003. 136
7 Devlin TM. Textbook of Biochemistry: with clinical correlation. 4th ed. New York: Wiley-Liss, 1997;345

第 12 章　糖代谢紊乱的实验诊断

糖代谢紊乱是以糖类物质及相关的酶、受体和基因突变所致的代谢障碍综合性疾病。糖代谢紊乱会涉及到蛋白质、脂肪、水及电解质等代谢紊乱，其中以糖尿病为代表的代谢紊乱综合征属于临床常见多发病。本章以糖代谢紊乱为中心介绍相关疾病的实验诊断。

第一节　基 础 理 论

糖代谢概述

(一) 糖的重要生理作用

糖类(主要是淀粉)是食物的主要成分。食物中的淀粉、糖原、蔗糖和乳糖等，在肠道经消化成为单糖后再被吸收，然后由血液运送到全身各组织器官，供细胞利用或合成糖原贮存。糖的生理作用主要体现在两方面。

1. 氧化供能　糖的主要生理功能是氧化供能，每 1 g 糖完全氧化可释放 16 750 J(4 kcal)能量。我国一般膳食中，糖类所供给的能量约为总能量的 75%左右，糖也是最易被消化吸收的能源物质。要避免酮症的发生必须保证每 100 g 的膳食中至少要含 5 g 糖类物质，要阻止因饥饿或高脂膳食引起的酮症，每天膳食中须有 50～100 g 糖类。

2. 人体的主要组成成分之一　糖和蛋白质结合形成的糖蛋白，是某些激素、酶、血液中凝血因子和抗体的成分，细胞膜上某些激素受体、离子通道和血型物质等也是糖蛋白。结缔组织基质的主要成分—蛋白多糖，是由氨基多糖和蛋白质所结合组成的。糖和脂类结合则形成糖脂，糖脂是神经组织和生物膜的重要组分。糖在体内可以转化成为脂肪、非必需氨基酸，并以核糖形式参与核酸的组成。

在整个人体重量中，糖占人体干重的 2%。所以，糖既是人体重要的供能物质，又是人体重要的组成成分之一。糖代谢障碍，首先导致机体能量供给障碍，由此可以产生一系列代谢变化，最终造成多方位的代谢紊乱，重者将危及生命。

(二) 糖代谢的调节

血糖(blood suger)浓度能维持相对恒定是由于机体内存在一整套高效率的调节机制，精细地控制着血糖的来源与去路，使之达到动态平衡。在动态平衡的调节中，神经、内分泌因素及某些体液调节因子起着决定性作用，见表 12－1。

表 12－1　体内调节血糖的因素

升高血糖的因素	降低血糖的因素
胰高血糖素	胰岛素
肾上腺素	运动(体力活动)
糖皮质激素(皮质醇等)	
生长激素	
交感神经兴奋	

1. 神经系统的调节作用

神经系统对血糖浓度的调节作用主要通过下丘脑和自主神经系统来控制激素的分泌，后者再通过影响血糖来源与去路中关键酶的活性来实现。神经系统的调节最终通过细胞水平的调节来达到目的。

生理状态下，神经系统的调节效应取决于血糖水平的变化。当血糖高时可以降低血糖，反之则可升高血糖。餐后血糖升高时，下丘脑的神经核感受血糖变化，可通过兴奋副交感神经，使胰岛 β 细胞分泌胰岛素；同时还可直接作用于肝脏，使肝细胞内糖原合成酶活化，促进肝糖原合成；此外还抑制糖异生，促进糖的氧化利用。总体效应是血糖去路增加、来源减少，血糖水平保持稳定。空腹血糖降低时，下丘脑一方面通过内脏神经作用于肾上腺髓质，刺激肾上腺素的分泌；另一方面也作用于胰岛α-细胞，使其分泌胰高血糖素；同时还可以直接作用于肝。三方面共同作用的结果是使肝细胞的磷酸化酶活化，使肝糖原分解加速；糖异生关键酶的活性增加，糖异生作用增加，从而使血糖浓度升高。

2. 激素的调节作用　调节血糖浓度的激素可分为两大类，即降低血糖浓度的激素和升高血糖浓度的激素。

(1) 胰岛激素及其多肽：胰岛是胰腺中的内分泌组织，由α、β、D及胰多肽(pancreatic polypeptide，PP)细胞等构成，可分泌胰高血糖素、胰岛素、生长抑素(somatostatin 或 somatotropin release inhibiting hormone，ss或SRIH)等激素，对糖代谢具有重要的调节作用。其中，胰岛组织中还存在多种多肽类物质，参与糖代谢的调节。

1) 胰岛素。是胰岛β细胞分泌的一种蛋白质激素，由51个氨基酸组成。血中葡萄糖或氨基酸浓度增高时，可促进胰岛素分泌。胰岛素是调节糖代谢过程中惟一的降糖激素，在肝脏内通过使细胞内环磷酸腺苷(cyclic adenosine monophosphate，cAMP)含量减少，激活糖原合成酶和丙酮酸脱氢酶系，抑制磷酸化酶和有关糖异生关键酶，进而抑制葡萄糖异生和糖原分解，减少血糖来源；另外还可以刺激某些外周组织特别是骨骼肌和脂肪组织对葡萄糖的摄取，诱导葡萄糖激酶、磷酸果糖激酶和丙酮酸激酶(pyruvate-kinase，PK)的合成，加速细胞内糖的分解利用，最终使血糖降低，保持其水平的相对稳定。一般情况下，低胰岛素水平能够抑制肝糖原产生，而较高的胰岛素水平可刺激外周组织摄取葡萄糖(通过葡萄糖转运子1～4来完成)。胰岛素分泌受自主神经、血糖、血氨基酸水平、胰高血糖素等因素调节。

2) 胰高血糖素。由胰岛α细胞中160个氨基酸残基构成的胰高血糖素原转化而来，为29个氨基酸残基组成的多肽，分子量为3 485。而小肠中相同的胰高血糖素原却进行着不同的翻译加工处理过程，形成了肠道类胰高血糖素、胰高血糖素样肽-1及其他产物。

胰高血糖素的分泌受营养物质、自主神经、胰岛和胃肠道激素的调控。诱发胰高血糖素释放的典型因素为低血糖及由应激引起的交感神经兴奋。在进食时，由于氨基酸和脂肪酸对α细胞的直接刺激作用、与进食相关的副交感神经活动所介导的间接作用和包括抑胃肽(gastric inhibitory peptide，GIP)在内的胃肠道激素的释放，都可在进食时引起胰高血糖素分泌增加。胰高血糖素可以强有力地刺激胰岛素分泌，在β细胞中通过激活腺苷酸环化酶引起cAMP产生来发挥作用。这一作用是通过胰高血糖素及其特异性受体结合介导的。该生理过程可使餐后血糖控制在一定范围内。而当发生低血糖时，胰高血糖素分泌增加，其主要生理效应为升高血糖。升高血糖的作用也是通过提高靶细胞内cAMP含量而实现的。细胞内cAMP可激活依赖cAMP的蛋白激酶(protein kinase，PKA)，PKA可激活糖原分解和糖异生的酶，抑制糖原合成和糖氧化的关键酶，进而使血糖升高。PKA还可激活脂肪组织的激素敏感性脂肪酶，加速脂肪动原和氧化供能，减少组织对糖的利用，从而进一步升高血糖。目前认为，胰高血糖素是使血糖升高的最重要激素。

3) 生长抑素。胰岛中的生长抑素(SRIH)是D细胞合成和分泌的，为含有14个氨基酸残基的多肽，主要通过细胞旁分泌方式作用于相邻近的β、α细胞，抑制胰岛素及胰高血糖素的分泌。对于胰岛素分泌的抑制是通过降低β细胞内cAMP水平而完成的。通过上述调节作用，间接调整血糖的变化。SRIH存在于许多组织中，除存在于胰岛D细胞内之外，还存在于神经末梢和胃肠道中的内分泌细胞，在前者中的存在形式为SRIH14(14肽)，在后者中的存在形式为SRIH28(28肽)。SRIH的分泌受营养物质、内分泌和神经因素的联合调控，它在多部位发挥其内分泌和外分泌抑制因素的功能。

4) 胰多肽。胰多肽(PP)为含有36个氨基酸残基的多肽，由PP细胞产生。PP细胞主要在自主神经的调控下进行PP的分泌，进食后及低血糖期间可引起PP的分泌，但PP的生理功能不明。研究发现，PP不影响胰岛素、胰高血糖素及SRIH的分泌。

5) 胰岛淀粉样多肽。胰岛淀粉样多肽(amylin)又称胰淀素。为含有37个氨基酸残基的多肽，与胰岛素共同存在于β细胞的分泌颗粒中，与胰岛素以1∶7的比例从β细胞中同时分泌出来。研究发现，胰岛淀粉样多肽可抑制胰岛素刺激物引发的胰岛素分泌，是一种新发现的胰岛素拮抗物质，其详细作用机制有待进一步探讨。另外，有些胰岛淀粉样多肽未被包含在分泌颗粒中，而是进行联合，形成不溶性的淀粉纤维，这些物质在β细胞内的沉积可能是某些 2 型糖尿病（β细胞功能不足）的发病因素。

6）c 肽。含有 31 个氨基酸残基，分子量为 3 021。c 肽也存在于β细胞的分泌颗粒中，与胰岛素以等分子方式同时分泌。过去认为 c 肽不具有生物活性，但是近期的某些证据表明，c 肽可能有非常重要的胰腺外作用。有报道称，c 肽具有抑制胰岛素和胰高血糖素分泌的作用。

（2）其他反调节激素：一些激素在生理上可以拮抗胰岛素的作用，统称为胰岛素反调节素，除上面讲述的胰高血糖素外，还有下列几种激素具有升高血糖的作用。

1）肾上腺素及去甲肾上腺素。促进肝糖原分解，促进肝糖原异生，增加肝糖原输出；同时亦可促进肌糖原酵解，其产物乳酸上升等增加糖异生能力。促进肾上腺素及去甲肾上腺素释放的主要因素有交感神经兴奋、低血糖等。

2）糖皮质激素。促进肝外组织蛋白质分解生成氨基酸，进而促进肝内糖异生，但不引起甘油途径的糖异生增加。此外，糖皮质激素可增加血循环中的胰高血糖素水平，减少周围组织对糖的利用，其最终生理效应是拮抗胰岛素、升高血糖。调节糖皮质激素释放的主要因素是应激。

3）生长激素。由于生长激素水平升高，可诱发胰岛素抵抗，这种情况常伴有胰岛素受体数量的减少，以及未被占用受体亲和力的增高。这些变化将导致在基础胰岛素水平下有正常的胰岛素结合力及胰岛素效应；而在餐后高胰岛素浓度下，则出现胰岛素与受体结合的降低，胰岛素的生理效应发生相对不足，血糖升高。

3. 其他调节因素

（1）胰岛素样生长因子：胰岛素样生长因子（Insulin-like growth faetors，IGF，又称 sonmatomedin）是近年来从血清中分离出来的生长调节因子，有多种异构体（IGF－1、IGF－2），其化学结构和生物学特性类似于胰岛素。其中 IGF－1 和 IGF－2 为一单链蛋白质，与胰岛素的 A 链、c 肽以及半条 B 链的氨基酸序列相似，它们与胰岛素的核心结构区域具有十分相近的同源性。但 IGF 的免疫学性质与胰岛素完全不同。IGF 通过 IGF 受体和胰岛素受体发挥作用。IGF 的主要生理功能为调节生长，其异常表达亦可见于肿瘤发生中。对糖代谢的影响远低于胰岛素：促进脂肪细胞摄取氧化葡萄糖、促进脂肪合成，其强度仅为胰岛素的 1%～2%；促进心肌细胞摄取葡萄糖的作用为胰岛素的 20%～50%；对骨骼肌摄取氧化葡萄糖及合成糖原的作用只有胰岛素的 5%。

（2）葡萄糖转运子：在基础状态下，全身葡萄糖利用量等于葡萄糖产生量[1.8～2.2 mg/(min·kg)]。在组织对葡萄糖摄取、利用过程中，葡萄糖跨细胞膜转运是葡萄糖利用的限速步骤，亲水性的葡萄糖必须借助特异转运蛋白的帮助才能进入细胞内，这类转运蛋白称为葡萄糖转运子（glucose transporter，GLUT）。目前已研究认识了 5 种 GLUT 异构体。GLUT 对葡萄糖的转运不消耗能量，而且在基础情况下，70%的葡萄糖转运不依赖于胰岛素。GLUT－1、GLUT－2、GLUT－3 及 GLUT－5 位于细胞膜内，而 GLUT－4 通常位于胞质中的囊胞内，在发挥生理作用时才移位至细胞膜内。

1）GLUT－1。广泛分布于组织中，尤其是大脑中，可能介导了机体大部分的基础葡萄糖转运以及非胰岛素介导的葡萄糖摄取。GLUT－1 最早从红细胞中被分离出来，但却是最后一个被明确生理结构特征的转运子。GLUT－1 是大脑摄取葡萄糖的主要因子。

2）GLUT－2。存在于胰岛β细胞中，其葡萄糖的转运能力与细胞外液中葡萄糖浓度呈正相关，细胞外液中葡萄糖水平愈高，GLUT－2 对葡萄糖的跨膜转运能力愈强，它是β细胞感受葡萄糖的先决条件，与葡萄糖激酶协同作用，完成高血糖刺激胰岛素分泌的生理过程。肝脏中也有 GLUT－2 的表达。

3）GLUT－3。在神经元中表达，与 GLUT－1 共同存在于血脑屏障中，可允许葡萄糖进入大脑。

4）GLUT－4。由胰岛素敏感性组织，特别是骨骼肌、心肌和脂肪组织表达。其生理效应受胰岛素调控，而胰岛素对其他转运子较少有作用。GLUT－4 可以极大地增强胰岛素诱发的肌肉及脂肪组织摄取葡萄糖的效应。胰岛素以各种方式刺激葡萄糖转运。首先从胞质中补充 GLUT－4，移位至细胞膜并与细胞融合，此时 GLUT－4 可发挥对葡萄糖的跨膜转运功能。其中，胰岛素可能增强单个 GLUT－4 单位的生理活性，并且对维持肌肉与脂肪中正常GLUT-4的水平是非常重要的,总之,GLUT-4活性的升高可以成倍增加肌肉及脂肪摄取葡萄糖的效率,但这种效应依赖于胰岛素。

5) GLUT-5。存在于骨骼肌中,主要功能是将果糖转运至细胞内。

(3) 脂肪酸:有证据表明,脂肪酸可以在各种环节干扰葡萄糖代谢,称为“葡萄糖-脂肪酸”或者“Randle循环”。在基础及胰岛素刺激的条件下,非酯化脂肪酸(non-esterified fatty acid, NEFA)产生增加,可以抑制肝脏和肌肉中的糖酵解及葡萄糖氧化。糖酵解在磷酸果糖激酶水平受到抑制,而葡萄糖氧化则在丙酮酸脱氢酶水平受到抑制。在基础状态下,NEFA有可能抑制葡萄糖的摄取;但在胰岛素水平较高时,这种作用相对较弱。对人与大鼠的研究均表明,如果增加脂肪氧化以抑制胰岛素刺激的葡萄糖摄取,则肌肉中的糖原沉积也必须减少,这将使6-磷酸葡萄糖升高到抑制己糖激酶的水平,进而抑制了葡萄糖的摄取。

(4) 肝脏的糖代谢调节作用:如前所述,肝脏在血糖的来源与去路方面均发挥重要作用,是维持血糖相对稳定的关键器官。肝内糖代谢的途径很多,多受激素及某些体液因素的调节,如胰岛素、胰高血糖素、脂肪酸等,但有些代谢途径为肝脏所特有。

餐后,食物中糖类经消化、吸收后以葡萄糖等单糖形式进入血液,使血糖水平暂时升高,此时葡萄糖可直接刺激肝脏等组织摄取葡萄糖,直接增加糖原合成酶活性,肝糖原合成增加,同时也抑制肝糖原分解,减少肝糖原输出。结果是餐后血糖水平仅轻度升高。

空腹或饥饿时,低血糖可激活磷酸化酶,肝糖原降解为葡萄糖,补充血糖水平。同时糖异生途径的关键酶(丙酮酸羧化酶、磷酸烯醇式丙酮酸羧激酶)活性增高,肝糖原异生过程增强,肝糖原输出进一步增加。以上两方面因素以前者为主,共同协调、维持空腹时的血糖稳定。

第二节　糖代谢的检测

糖代谢紊乱的生化检测主要包括四个方面的内容:即直接反映代谢紊乱程度的血、尿糖水平测定,调节糖代谢的激素水平测定,急性代谢紊乱的指标测定,间接反映糖代谢紊乱程度的糖化蛋白测定。

一、血糖检测

血糖测定是临床生化检验中历史最久、占日常工作量比重较大的项目之一。过去测定血糖多采用全血,但目前多采用血清或血浆。测定血糖的方法很多,包括化学法及酶法。

(一) 酶法

酶法有3种:葡萄糖氧化酶法、己糖激酶法、葡萄糖脱氢酶法。国际上推荐的参考方法是己糖激酶法,但试剂比较昂贵,不适用于常规分析,我国推荐的方法是葡萄糖氧化酶法。

1. 葡萄糖氧化酶法　葡萄糖氧化酶(glucose oxidase, GOD)利用氧和水将葡萄糖氧化为葡萄糖酸,并释放过氧化氢。过氧化物酶(peroxidase, POD)在色原性氧受体存在时将过氧化氢分解为水和氧,使色原性氧受体4-氨基安替比林和酚去氢缩合为红色醌类化合物,即Trinder反应。红色醌类化合物的生成量与葡萄糖含量成正比。

2. 己糖激酶法　葡萄糖和三磷酸腺苷(ATP)在己糖激酶(hexokinase, HK)催化下,发生磷酸化反应,生成葡萄糖-6-磷酸(Glucose-6-phosphate, G-6-P)与二磷酸腺苷(ADP)。G-6-P在葡萄糖-6-磷酸脱氢酶(Glucose-6-phosphate dehydrogenase, G-6-PD)的催化下脱氢,生成6-磷酸葡萄糖酸(6-phosphogluconic acid, 6-PGA),同时使$NADP^+$还原成NADPH+H^+,还原型NADPH的生成速度与葡萄糖浓度成正比,在波长340 nm监测吸光度升高速率,可计算血清中葡萄糖浓度。

3. 葡萄糖脱氢酶法　葡萄糖脱氢酶(glucose dehydrogenase, GlucDH)催化葡萄糖氧化成为葡萄糖酸内酯。NADH产生的量与反应混合物中葡萄糖浓度成正比。GlucDH仅仅还原β葡萄糖。在水相溶液中葡萄糖有α和β型。在葡萄糖消耗期间两型之间平衡转化。反应混合物也包含变构酶,以便平衡反应不会成为GlucDH反应中的限速步骤,缩短了达到平衡的时间。

（二）化学法

邻甲苯胺法：在加热的强酸溶液中，葡萄糖的醛基与邻甲苯胺缩合，生成的葡萄糖基胺脱水成为蓝色席夫碱。其颜色深浅与葡萄糖含量成正比。

（三）快速血糖测定

研究表明血糖控制在理想范围可减少发生糖尿病慢性并发症，因此糖尿病患者个体的血糖监测在治疗中相当重要。为方便患者，现在已生产了许多快速而取血量小的血糖仪。目前常用的有光感应型，如 Lifescan Surestep（美国强生公司，One Touch）、Accu-Chek Instant (Boehringer Mannheim) 和生物感应型血糖测定仪，如 Accu-Chek Advantage (Boehringer Mannheim)、Precision QID (Medisemse Inc, Bedford)。这些方法均是将葡萄糖氧化酶固定在固相携带体上，如染料-试剂试纸条，这些试纸条含有支撑材料（如塑料制品）、色素或箔叶反射区以及纸或合成纤维的试剂区，可能还包括捕获层和分离层。通过反射光度计对产生的颜色进行测定，或者与颜色板进行比较求得结果。在阳电极下，通过电化学方法，同样可以检测过氧化氢，这种原理构成了某些分析仪的操作基础（如 Yellow Spring Instruments Analyser）。通过使用负电荷氧电极，氧耗量可作为葡萄糖浓度的量而被检测出来（Beckman 葡萄糖分析仪）。葡萄糖氧化酶同样也被用于笔式或者卡式分析仪所使用的生物传感器试纸条上：有些介质和铁离子使电子穿梭于酶和下面的电极之间，因此在葡萄糖氧化中不再有氧的参与。这些血糖仪给血糖监测带来了革命性的改变，取血量少，患者自己可获取指尖毛细血管血液测定，出结果快（一般为 1 min），但在操作过程中，如血滴太小易使测试结果偏低。最近又推出了毛细血管吸引采血法，避免了采血量不等带来的误差。血糖仪检测血糖的结果一般较准确，可满足临床需要。王煜非用 Medisense Precision QID 检测的毛细血管血糖（capillary blood glucose, CBG），静脉全血葡萄糖（veno-blood glucose, VBG）浓度与葡萄槽氧化酶方法检测的静脉血浆葡萄糖（veno-plasm glucose, VPG）浓度进行了比较，发现当静脉血浆葡萄糖 ＞11 mmol/L 时，CBG 较 VPG 平均低 7.7%～8.2%，VBG 与 VPG 较为接近；而当血糖 ＜11 mmol/L 时，CBG 与 VPG 较为接近，VBG 平均较 VPG 高 5.8%～9.1%；血量在 5、10、30 μL 时血糖检测值完全一致，而血量 2 μL 时，仪器不启动，30 s 内追加第二滴血后仪器才启动，可显示准确的检测结果，表明这种血糖仪具有良好的准确性、重复性与稳定性。Brunner 等比较了 6 种快速血糖测定仪（One Touch Ⅱ，Glucocard Memory，Precision QID，Haemo Cue，Acutrend Alpha，Glucose Analyzer Ⅱ）的准确性能。在 1 794 份血糖标本的 2.2～18.2 mmol/L 范围内测定，6 种仪器的差异是值得重视的。血糖仪的优点是快速，也可反映血糖的变化情况，个人使用可准确反映血糖变化，但不能用来诊断糖尿病或用于研究。

（四）无创血糖测定法

血糖测定是最普通的糖尿病检测手段，也是判断糖尿病病情和疗效的主要指标。目前使用的血糖测定方法是有创的，对于需要长期监测血糖的患者，反复采血是很痛苦的，也很不方便，因此，寻找无创或微创方法检测血糖具有十分重要的意义。

近红外无创血糖检测技术是目前研究最多、最有应用前景的无创血糖检测技术之一。该技术的基础是使用近红外光，当可见的近红外光通过组织例如手指端时会衰减的原理，无创地对血液进行分析，研究者当初的目标是检测血糖，但这一技术也可用于其他地方，包括无创检测分析物，临床实验室中的自动血液筛查，食物质量分析，废物的环境安全筛查，药物、石油和农产品的质量分析等。

使用红外技术的原理有两种，一种即是 CME 那样的穿透法，一般情况下，用强的红外光（通常是用激光）通过手指或身体的其他部分（如前臂），然后在另一面进行检测。用这种办法的装置成本高，装置尺寸也大，由于穿过手指或前臂的光很少，所以精确度受到限制。另一种是检测人体放射出来的红外线，像夜视仪那种原理。这种办法对检测器的灵敏度的要求甚高，要能检测出因葡萄糖的细微改变引起的细微变化。

除了上述方法外，采用无线电波和微波技术测量葡萄糖含量也在进行研究。

血糖检测领域里的技术竞争方兴未艾，相信人们所希望的使用方便、快速准确、价格便宜、无需抽取血样的无创检测仪不久会问世。

（五）临床意义

血糖测定是诊断糖尿病和低血糖症的惟一指标，其血糖参考范围见表 12－2。餐后 2 h 血糖测定既可作为糖尿病诊断的标准,又可作为判断糖尿病病情控制程度和监测治疗的可靠指标。

表 12-2 血糖参考范围(mmol/L)

年 龄	标 本	血糖参考范围
新生儿	脐带血	3.5～8.8
	1 h	2.0～5.5
	2 h	2.2～4.9
	5～14 h	1.9～4.3
	20～28 h	2.6～4.5
	44～52 h	2.7～4.4
空腹血糖		
儿童	1～6 岁	4.1～7.0
成人	7～19 岁	3.9～5.9
	毛细血管全血	3.9～5.5
	静脉全血	3.5～5.5
	静脉血浆	3.9～6.4

1. 血糖升高

(1) 糖耐量异常:常是糖尿病前期状态。

(2) 糖尿病:各种类型的糖尿病均以高血糖为特征。

(3) 内分泌疾病:甲状腺功能亢进、生长激素腺瘤(巨人症或肢端肥大症)、肾上腺皮质功能亢进、嗜铬细胞瘤、胰高血糖素瘤等。

(4) 妊娠高血糖:妊娠时拮抗胰岛素的雌激素、胎盘催乳素等激素水平过高,可发生血糖升高。

(5) 肝源性高血糖:严重肝病时,肝功能障碍,糖原合成能力降低,可发生餐后高血糖。

(6) 胰腺疾病:如坏死性胰腺炎、胰腺手术、原发胰腺癌或转移癌组织破坏等,可致胰岛 β 细胞功能不足,发生高血糖。

(7) 应激性高血糖:各种应激状态,如大面积烧伤、颅脑损伤、急性脑血管病,由于儿茶酚胺和糖皮质激素水平增高,可引发高血糖。

(8) 生理性高血糖:高糖饮食、胃倾倒综合征等,可发生餐后一过性血糖升高;剧烈运动或情绪紧张后亦可发生血糖水平升高。

2. 血糖降低

(1) 胰岛 β 细胞瘤或增生。

(2) 内分泌疾病:如垂体前叶功能减退症、肾上腺皮质功能减低等。

(3) 肝源性低血糖:各种肝病致肝功能衰竭,肝糖原异生能力不足,可致空腹低血糖。

(4) 胰外肿瘤性低血糖症:间质组织肿瘤,如纤维肉瘤、横纹肌肉瘤、平滑肌肉瘤、神经纤维瘤及纤维肉瘤、间皮细胞瘤等;上皮组织肿瘤,如肝癌、肾上腺皮质癌、消化道肿瘤等,均可引起低血糖。与胰岛素水平无关,可能是因肿瘤分泌一种胰岛素类似物而发挥类胰岛素样作用所致。

(5) 自身免疫性低血糖:某些自身免疫相关性疾病,如系统性红斑狼疮等。体内存在胰岛素或胰岛素受体的自身抗体,胰岛素受体的自身抗体与胰岛素受体结合后有时可发挥类胰岛素样效应,引发低血糖。

(6) 糖尿病性低血糖:包括降糖药(磺脲类药、外源性胰岛素)引起的低血糖反应、糖尿病夜间低血糖及早期糖尿病性反应性低血糖。低血糖反应系由于胰岛素水平过高所引发,多为空腹时发生。夜间低血糖多为无症状性,系由于神经系统识别调节异常所致。反应性低血糖多见于 2 型糖尿病早期肥胖者,系由于胰岛素分泌迟缓、高胰岛素血症所致,为餐后低血糖。

(7) 耗竭性低血糖:严重营养不良、恶病质状态等可发生空腹低血糖。

(8) 乙醇性低血糖症:有两种情况:一种为餐后乙醇性低血糖,系由于饮酒后刺激胰岛素分泌过多所致;另一种为大量饮酒后不吃食物,肝糖原耗竭后出现空腹低血糖。

(9) 糖原贮积症:其中Ⅰ型、Ⅲ型、Ⅵ型、Ⅸ型等可发生低血糖。

(10) 果糖代谢异常:如遗传性果糖不耐受症及 1,6-二磷酸果糖酶缺乏症,均可发生低血糖。

(11) 半乳糖代谢异常:如 1-磷酸半乳糖尿苷转移酶缺乏症,可伴有低血糖。

(12) 滋养性低血糖症:常见于胃大部切除术后,餐后高血糖致胰岛素水平迅速升高,进而使血糖迅速下降,发生低血糖。

(13) 妊娠空腹低血糖症:妊娠时,胎儿对葡萄糖摄取增加,可发生空腹低血糖,但多无症状。

(14) 新生儿低血糖症。

(15) 儿童期饥饿性功能性低血糖(又称酮症性低血糖):可能与饥饿时脂肪酸水平过高及 Randle 循环作用有关。

(16) 特发性低血糖症。

(17) 某些非降糖药物亦可诱发低血糖,如磺胺药、水杨酸、吲哚美辛(消炎痛)等。

二、尿糖检测

(一) 定性检测法

1. 试带法　尿试带法测定尿葡萄糖是采用酶法,其膜块中含有葡萄糖氧化酶、过氧化物酶和色原。不同厂家采用的色源有异,主要有两类:① 采用碘化钾做色原,阳性反应呈红色;② 采用邻甲联苯胺作色原,阳性反应呈蓝色。其测定原理是葡萄糖氧化酶把葡萄糖氧化成葡萄糖醛酸和过氧化氢,后者再由过氧化物酶催化释放出[O],而使色原呈现颜色。以此类方法最常用。

2. 薄层层析法　薄层层析法是鉴别、确证尿糖种类的特异、敏感的实验方法,但操作复杂,仅在必要时应用。

(二) 定量检测法　同血糖的测定。

参考范围　无论是空腹尿或餐后尿均定性为阴性。定量小于 0.5 g/d。

临床意义　尿糖检查主要是作为糖尿病筛检和判断病情的指标。尿糖一般与血糖升高的结果相平行,致血糖升高的疾病都可使尿糖升高。在病理状态下,当血糖浓度超过 8.9～10 mmol/L 时,血糖经肾小球滤过,因超过肾小管再吸收极限(即肾糖阈)而进入尿液,形成尿糖,尿糖定性才呈现阳性反应多见于以下几种情况。

(1) 糖尿病:病情控制不良。

(2) 滋养性糖尿:进食后血糖升高过快,超过肾糖阈时出现糖尿。

(3) 内分泌疾病:如甲状腺功能亢进、皮质醇增多症、胰高血糖素瘤、生长激素瘤、嗜铬细胞瘤等,可引起糖耐量异常及糖尿。

(4) 肝源性糖尿:餐后血糖转化障碍,血糖升高,出现糖尿。

(5) 应激性糖尿:在某些应激状态下出现应激性高血糖,进而出现糖尿。

(6) 肾性糖尿:肾脏功能缺陷可致肾糖阈降低,即使血糖不高,仍可经肾脏滤过形成糖尿。

(7) 妊娠糖尿:某些人在妊娠期间肾糖阈降低,可出现少量糖尿,分娩后恢复正常,须与妊娠糖尿病鉴别。

(8) 非葡萄糖糖尿:如半乳糖尿症、果糖尿症等,现有尿糖测定方法不易测出这些物质。因此一般尿糖定性检查为阴性,而斑氏试剂法可检出上述物质,同时亦可检出尿液中的维生素 C、水杨酸等,呈假阳性反应,又称假性糖尿。假性糖尿是针对葡萄糖尿而言的。

三、葡萄糖耐量试验

葡萄糖耐量试验(glucose tolerance test,GTT)常用方法有静脉葡萄糖耐量试验(injection glucose tolerance test,IGTT)、口服葡萄糖耐量试验(oral glucose tolerance test,OGTT)及馒头试验等。现多采用 WHO 推荐的 75 g 葡萄糖标准 OGTT。用以了解机体对葡萄糖代谢的调节能力,是重要的糖尿病和低血糖症的诊断性试验。

(一) 口服葡萄糖耐量试验

OGTT 是检查人体血糖调节功能的一种方法。正常人 1 次食入大量葡萄糖后(国际标准剂量为 75 g,儿童剂量 0.75 g/kg,最大 75 g。我国部分医院用 100 g 葡萄糖或用 100 g 的标准面粉馒头代替葡萄糖),其血糖浓度略有升高。一般不超过 8.88 mmol/L(160 mg/dL),于 2 h 内恢复正常,这种现象称为耐糖现象。若内分泌失调(如应激与某些内分泌疾病等)或神经系统功能紊乱而引起糖代谢失常时,食入大量葡萄糖后,血糖浓度可急剧升高,2 h 内不能恢复到正常水平者即称为糖耐量减低。

检测方法　分标准 OGTT 和简化 OGTT。试验前的准备方法相同。试验前 3 d,每天摄入碳水化合物不低于 150 g,维持正常活动,并停用各种影响糖代谢的药物,如可升高血糖的避孕药、皮质醇类、吲哚美辛等,可降低血糖的磺胺药、水杨酸、乙醇等。试验前至少禁食 10 h 以上。成人取 75 g 葡萄糖加入 250 mL 水中,儿童按 0.75 g/kg 体重给予葡萄糖,最高不超过 75 g 葡萄糖,口服。

(1) 标准 OGTT:空腹取血后,5 min 内饮入含有 75 g 葡萄糖的糖水,饮完后开始计时,分别于糖负荷后 30 min、1 h、2 h、3 h 取血送检,其间禁止饮茶、吸烟或进食。必要时可适当延长试验时间,并增加取血次数(间隔时间仍为 1 h),例如用于低血糖症的鉴别诊断时,可将试验延长至糖负荷后 6 h。

(2) 简化 OGTT:1985 年 WHO 对 OGTT 进行了简化,即只取空腹及糖负荷后 2 h 内的血样,同时修正了糖尿病诊断标准。

参考范围　① 正常糖耐量曲线:空腹血糖 3.9～6.1 mmol/L,血糖高峰浓度出现于负荷后

0.5～1 h，一般应<9.4 mmol/L，也有人主张应<10 mmol/L，2 h后恢复正常或<7.2 mmol/L，3 h时降至正常；② 糖尿病糖耐量曲线：与正常糖耐量曲线比较，表现为高水平血糖曲线，糖尿病及葡萄糖耐量降低（impaired glucose tolerance，IGT）的诊断标准见表3-8。患者空腹血糖常≥7.8 mmol/L，负荷后血糖高峰时间多在0.5～1 h，有时可延迟至2 h，峰值>10 mmol/L，并出现糖尿。即使在糖负荷后3 h，血糖仍远高于正常；③ IGT糖耐量曲线：也表现为高水平血糖曲线，但程度界于正常与糖尿病之间；④ 低血糖症糖耐量曲线：多表现为低水平血糖曲线，但有些情况下亦可表现为先高后低的血糖曲线，见表12-3。

表12-3 糖尿病及IGT的诊断标准

血 样	全血(mmol/L)		血浆(mmol/L)	
	静脉	毛细血管	静脉	毛细血管
糖尿病				
空腹	≥6.7	≥6.7	≥7.8	≥7.8
负荷后2 h	≥10.0	≥11.1	≥11.1	≥11.1
IGT				
空腹	<6.7	<6.7	<7.8	<7.8
负荷后2 h	6.7～10.0	7.8～11.1	7.8～11.1	7.8～11.1

临床意义 OGTT作为一种葡萄糖负荷试验，通常用以了解机体对葡萄糖代谢的调节能力，是重要的糖尿病和低血糖症的诊断性试验。其临床应用价值如下：① 用于糖尿病的诊断：有两种情况需借助OGTT确诊糖尿病：a. 无糖尿病症状，而又怀疑有糖尿病时；b. 有糖尿病症状，而空腹血糖<7.8 mmol/L时。② 用于IGT的判定：OGTT 2 h血糖在7.8～11.1 mmol/L时称为IGT。③ 用于糖尿病的鉴别诊断：尿糖阳性并不能诊断糖尿病，例如肾性糖尿、妊娠性糖尿、滋养性糖尿等与糖尿病的鉴别，可借助OGTT。④ 用于低血糖症的鉴别诊断：如胰岛β细胞瘤、功能性低血糖、肝源性低血糖均有不同的糖耐量曲线特点，OGTT可资鉴别。⑤ OGTT同时可利于施行胰岛素及c肽释放试验。糖耐量减低常见于各种类型的糖尿病及某些高血糖状态。糖耐量增强常见于各种类型的低血糖症。

(二) 静脉葡萄糖耐量试验

由于缺乏肠道的刺激因素，因此IGTT是不符合生理条件的，血液葡萄糖浓度波动时间很短，血糖水平变动很快。故IGTT仅用于有胃肠功能紊乱者。

葡萄糖的负荷量为0.5 g/kg(标准体重)，配成50%溶液，在2～4 min内静注完毕。注射前采血，然后从开始注射时起，每30 min取血1次，共2～3 h，或从开始注射到注射完毕之间的任何时间作为起点，每5～10 min从静脉或取毛细血管血，共50～60 min。将10～15 min到50～60 min的血糖对数值绘在半对数表上，以横坐标为时间，计算从某一个血糖数值下降到其半数值的时间作为$t_{1/2}$，例如10～31.5 min间的血糖从200 mg/dL下降到100 mg/dL，则$t_{1/2}$为21.5 min。

该方法用K值代表每分钟血糖下降的百分数作为糖尿病诊断标准。$K = 69.3/t_{1/2} \times 100\% \cdot min^{-1}$。50岁以下者若K值<0.9则可诊断为糖尿病，若在0.9～1.1之间则为IGT。正常人血糖高峰出现于注射完毕时，一般为11.1～13.88 mmol/L(200～250 mg/dL)，120 min内降至正常范围，2 h血糖仍>7.8 mmol/L者为异常。

Dreval等根据IGTT结果用葡萄糖代谢动力学的“二维参数”来分析和鉴别高血糖的原因。所谓“二维参数”是指血糖的清除率和肝糖的生成率两种参数，这种动力学模型的诊断可信度高，仅8%假阴性。

也有推荐每30 min测血糖1次，共2～3 h或分别于3、5、10、20、30、45、60和90 min测血糖，后一种方法用K值代表每分钟血糖下降的百分数作为诊断标准。血糖值在半对数纸上绘图，血糖从最高值降至50%值的时间为$t_{1/2}$(半衰期时间)，以下列公式计算K值。

$$K = 100(\ln 血糖 - \ln 血糖/2)/t_{1/2} = 100(\ln 2/t_{1/2}) = 69.9/t_{1/2}$$

K值>1.5为正常，1.0～1.5为可疑糖尿病，<1.0可诊断为糖尿病。如1 h静脉血糖为21.1 mmol/L(380 mg/dL)，1/2静脉血糖为10.6 mmol/L(190 mg/dL)，$t_{1/2} = 50$ min，$K = 100 \times \ln 2/t_{1/2}$，$K = 69.9/50 = 1.40$。

Porte等提出$K值 = (0.693/t_{1/2} \times 100\%) \cdot min^{-1}$，正常人平均K值为1.72，如K值在0.9～1.1为临界性糖尿病，低于此值为临床糖尿病。K值受胰岛素水平、肝糖输出率和周围组织糖利用率的影响，故少数正常人的K值也可降低。

(三) 皮质醇-葡萄糖耐量试验

皮质醇有促进蛋白质分解，增加糖异生，拮抗胰岛素等作用，皮质醇增多可使血糖升高，利用外源性皮质醇来观察用药前后的血糖变化，协助诊断，适用于怀疑有 IGT，而 OGTT 曲线又正常者，也适用于糖尿病患者的家族调查。试验前准备同 OGTT，于试验前 8.5 h 和试验前 2 h 各口服可的松 50 mg(或泼尼松 10 mg)。继之口服葡萄糖 75 g，于服糖前及服糖后的 60、120 min 分别取血测血糖，并作尿糖测定。正常人空腹血糖 <6.66 mmol/L(120 mg/dL)，60 和 120 min 的血糖分别低于 9.99 mmol/L(180 mg/dL)和 7.80 mmol/L(140 mg/dL)，糖耐量减低者服皮质醇后空腹血糖可小于 6.66 mmol/L，而服糖后 60 min 和 120 min 的血糖分别达到 11.1 mmol/L(200 mg/dL)和 7.8～11.1 mmol/L(140～200 mg/dL)。OGTT 阳性者不必做此试验。

四、糖化蛋白质检测

糖化蛋白(glycated protein)是糖类物质通过非酶促作用将糖基加到蛋白质的氨基酸基团上形成的糖基化产物。测定糖化蛋白可为较长时间段的血糖浓度提供回顾性评估，而不受短期血糖浓度波动的影响。因此，糖化蛋白浓度主要用于评估血糖控制效果，对判断糖尿病病情有重要价值。

(一) 糖化血红蛋白

糖化血红蛋白(glycohemoglobin，GHb)是血红蛋白 A 组分的某些特殊分子部位和葡萄糖经过缓慢而不可逆的非酶促反应结合而形成的，它反映 4～8 周前体内血糖的平均水平，并可能是造成糖尿病慢性并发症的一个重要致病因素。

检测方法　目前有许多方法用于测定 GHb，其中包括凝胶电泳、等电聚焦、低压和高压液相离子交换层析，免疫分析、亲和层析以及比色法等。亲和方法基于固化的苯硼酸与糖化血红蛋白上的糖反应。尽管是共价键连接，但是可逆的。结合的糖化血红蛋白可以被含有山梨醇的层析液洗脱下来。如用硫巴比妥酸法测定，蛋白质结合的糖类可以被转化成羟甲基糠醛，并且产生热量及酸，根据与 TBA 的颜色反应进行定量。以免疫分析为基础的仪器(DCA200)在最近几年得到推广，大约在数分钟内就能读取数据，并且仅使用少量的毛细血管血标本。方京冲等用层析法作为标准，用乳胶免疫凝集抑制法测定糖化血红蛋白，其准确度为 90%，敏感度为 94%，特异度为 80%，而且对环境温度要求低，用血量小，采血方便，测定速度快，为临床工作者和患者在治疗糖尿病方面提供了一种快速、简便、可靠而较为准确的检测方法。

到目前为止，测定糖化血红蛋白的方法主要有四种：① 普通亲和层析法：如长柱层析法、微柱层析法，后者较为常用。② 低压或高压液相色谱法：受条件限制，临床少用。③ 比色法 GHbALc 测定，特别适合于门诊应用，结果准确，重复性好，6 min 即可出结果。④ 电泳法及 RIA：临床已少用。测定的具体操作方法已有数十种之多，而测定的糖化血红蛋白组成也各不相同，但以高压液相分析(high pressure liquid chromatography，HPLC)为最可靠。

由于临床上使用的测定方法各异，结果的可靠性各不相同，可比性较差。国际临床化学和实验医学联盟(International Federation of Clinical Chemistry and Laboratory Medicine；IFCC)于 1996 年发布了糖化血红蛋白测定的统一方法和评价参考系统。各实验室必须根据 IFCC 的规定，严格控制检测质量。

为提高糖化血红蛋白的测定可靠性，要先将血液中的不稳定糖化血红蛋白清除或仅测定稳定的糖化血红蛋白量，并用糖化血红蛋白的标准值(如 JDSGHb 标准)校正，并注意如下四点：① 根据 IFCC 和美国临床化学学会(AACC)的建议，糖化血红蛋白的名称统一用“糖化血红蛋白”(glycohemoglobin，GHb)表述；② GHb 以 HbAlc 所占的百分率(%)表示，避免使用 HbAlc 占总 GHb 的百分率(%)或 HbAlc 占总 HbAl 的百分率(%)；③ 其他报告也要转换成 HbAlc%来表述；④ 生产厂商产品的批间变异系数要<5%，最好是<3%。

参考范围　按 GHb 占总 Hb 的百分比计算：

电泳法 5.6%～5.7%；

微柱法 4.1%～6.8%；

比色法 GHb 含量为 1.41±0.11 nmol/L。

临床意义　GHb 水平与血糖水平、高血糖持续时间呈正相关。GHb 的代谢周期与红细胞的寿命基本一致，GHb 水平可反映近 2～3 个月的平均血糖水平。其主要临床应用价值为：① 可作为糖尿病长期病情控制程度的指标。GHb 升高提示近 2～3 个月来糖尿病控制不良。GHb 愈高，提示血糖水平愈高，病情愈重。② 亦可作为糖尿病的预测筛选指标。GHb<8%，基本排除糖尿病。GHb>9%，预报糖尿病准确度约为78%、灵敏度为68%、特异性94%。但GHb(GhbAlc)检测价格较贵,不适合于大规模流行病学调查。③ 有些学者指出,GHb还可协助判断预后,但价值有限。

(二)糖化血清蛋白

糖化血清蛋白(Glycated Serum Protein, GSP),又称果糖胺(Fractosamine, FA)的测定,与GHb相类似。血清中蛋白质大多为白蛋白,可与葡萄糖、其他糖类进行糖基化反应,随后进行重新排列,以形成稳定的酮胺类化合物。果糖胺是蛋白质-酮胺产物的一般名称,不仅包括糖化白蛋白,还包括其他血清糖化蛋白质。果糖胺的半减期为12 d,可反映近2~4星期内的平均血糖水平。果糖胺水平与GHb具有良好的相关性。

检测方法

(1) 比色法:测定的是酮胺-脱氧单体果糖,某些因素(如血脂、胆红素、维生素C、溶血、尿酸、白蛋白浓度等)影响测定结果。在试剂中加入1种去垢剂,可消除蛋白质-基质的影响及脂血症的干扰,加入尿酸酶可消除尿酸的干扰。

(2) 亲和层析分析:用于血清总的糖化蛋白质及糖化白蛋白的分析,目前临床已少用。

(3) 免疫分析:应用价值同亲和层析分析。最近在分析上有一些改良。使用糖化白蛋白的一个二级标准,并在试剂混合物中加入去垢剂,以增强线性关系,并且消除蛋白质-基质作用,消除由于脂血症引起的干扰。加入尿酸酶可以消除尿酸的干扰。

果糖胺测定方法准确、可自动操作,故有人建议用此法代替GHb(GHbAlc)检测,但GHb(GHbAlc)与果糖胺分别反映了不同时间内的糖尿病代谢控制情况,各有优点,需视不同的临床需要而决定检测项目。GHb(GHbAlc)检测对实验条件要求较高,而果糖胺测定简便易行,基层医院可首选果糖胺测定。

参考范围 1.9±2.5 mmol/L 或 2.1 ~ 2.8 mmol/L。

临床意义 果糖胺测定主要用于糖尿病代谢控制好坏的判定。果糖胺水平升高,提示糖尿病控制不良;反之,则提示控制良好。

(三)其他糖化蛋白

糖化纤维蛋白原可以通过亲和层析被分离测定,它反映了测定前2~3 d内的平均血糖水平。血糖长期升高,还可导致酶蛋白、受体蛋白、细胞和细胞间质中的结构蛋白糖化。脂蛋白如LDL被糖化后,易于氧化,致动脉硬化的作用增强,碱性磷酸酶(ALP)被糖化后改变了原有的生物特性。细胞因子、离子转运蛋白被糖化后,细胞发生氧化应激性损害,这可能是糖尿病肾病的发病因素之一。

五、1,5-脱水葡萄糖醇(山梨醇)检测

检测方法 血清1,5-脱水葡萄糖醇(1,5-anhychroglucito, 1,5-AG);1,5-AG是葡萄糖的自然产物,血循环中的1,5-AG来源于食物。在健康人中,其水平为90~200 μmol/L。糖尿病患者的血1,5-AG水平下降,其原因可能是因为AG的结构与葡萄糖相似,在肾脏重吸收时的转运亲和能力较弱。因此,大量尿糖排出时,1,5-AG的重吸收因竞争性抑制造成原尿中AG大量丢失而引起血1,5-AG降低,故在尿葡萄糖排泄与血浆1,5-AG之间存在曲直线相关关系。有作者提出使用血浆或血清1,5-AG作为糖尿病控制的指标。但是在大多数国家中,还没有得到验证和接受。1,5-AG水平可能与血糖浓度超过肾脏阈值的倍数相关,可能是血糖代谢的指数指标。柳洁等报告2型糖尿病(87例)血中1,5-AG水平降低,血1,5-AG水平与FPG、HbAlc呈负相关,与血肌酐、尿白蛋白排泄率无关,因此认为在没有严重肾功能损伤时,血1,5-AG的水平仍主要受糖代谢的影响,可作为监测血糖及可逆性肾损害的指标。糖尿病患者在使用口服降糖药物治疗后,血1,5-AG可恢复正常。1,5-AG是糖原代谢过程中的1种产物,肝糖原首先分解为1,5脱水果糖醇(1,5-anhydrofructose; AnFru)和1,5-AG。其中由AnFru转变为1,5-AG的过程受葡萄糖的反馈抑制。当葡萄糖充足时,反应向糖原合成方向进行,但有少量AnFru生成(约1/1 000糖原量);当缺乏葡萄糖,机体需要利用糖原时,AnFru被迅速转变成1,5-AG,后者可促进糖原的进一步降解。这说明在糖原的代谢中还存在AnFru/AG的调节机制。肝硬化患者的血1,5-AG亦明显下降,同时伴Ⅳ型胶原蛋白升高(而糖尿病时不升高),故二者结合分析可反映肝损害的严重程度,血清1,5-AG明显下降,血1,5-AG水平与血白蛋白及血胆碱酯酶呈正相关。

1,5-AG的分析测定方法还有待修改。有时在分析系统中的非特异性反应物对结果有一定影

响。有些药物对 1,5－AG 的代谢可能有干扰。Kato 等报道，服用日本草药 Kampo(“Ninjin-Youei To”处方中含有包括人参皂甙等 12 种化学成分)中的 1,5－AG 含量高达 8.8 mg/g。

参考范围　>13 mg/L。

临床意义　糖尿病时血清 1,5－AG 水平减低，其水平与血糖、GHb 及果糖胺呈负相关。血清 1,5－AG测定是糖尿病的筛选、诊断和疗效评估的新指标。

六、胰岛素检测及其释放试验

胰腺 β 细胞胰岛素分泌功能对糖尿病诊断、分型、治疗和预后估计甚至预测高危人群是否发生糖尿病均有重要参考价值。

(一) 血浆胰岛素浓度测定

检测方法

血浆胰岛素(insulin; Ins)浓度测定主要用于糖尿病的分型诊断，也可协助诊断胰岛素瘤。目前常用的方法有放射免疫法(RIA)、磁分离酶免疫法、酶联免疫吸附法(enzyme-linked immunosorbent assay; ELISA)、化学发光法。RIA 法的测定值以免疫活性胰岛素(immuno reactive insulin; IRI)来表示，因重复性差，易致放射污染，已被逐步淘汰，代之以磁分离酶免法、ELISA 及化学发光法。根据临床不同需要，可分别测定空腹血浆胰岛素或进行胰岛素释放试验(insulin releasing test)。空腹血浆胰岛素测定用于了解胰岛 β 细胞基础功能状况。

正常人血糖上升刺激 β 细胞分泌胰岛素，血胰岛素浓度升高。血胰岛素的测定对区分 1 型、2 型糖尿病及指导治疗具有重要意义。2 型糖尿病在糖负荷后，胰岛素释放缓慢，胰岛素分泌曲线呈现不同程度的升高，但是与血糖的增高不成比例，表明患者的外周组织对胰岛素不敏感并存在相对性胰岛素缺乏，葡萄糖利用障碍。多数 2 型糖尿病属于这一类。1 型糖尿病在葡萄糖负荷后血糖上升很高，但胰岛素的分泌很少或不对血糖刺激发生反应，胰岛素水平仍基本处于空腹时的状态，青年起病或某些严重的成年人糖尿病属于此类表现，胰岛素缺乏是病情严重和血糖不稳定的主要原因之一。

目前 IRI 的 RIA 测定受胰岛素原和胰岛素抗体的免疫交叉反应干扰，因此对已用过胰岛素治疗的患者应测定 C 肽。

从 20 世纪 80 年代起人们开始寻求测定“特异性”或称“完整”胰岛素的方法。除常用的 RIA 法(须选用与胰岛素原不起反应的抗胰岛素抗体)外，尚有免疫放射法(immunoradiometricassay; IRMA)和 ELISA 等。后两者均需使用两株识别胰岛素分子不同表位的抗体，故又称为双抗体夹心法(double antibody sandwich technique)。无论是特异性 RIA、IRMA 还是 ELISA，因排除了非特异抗原的干扰，其测得值均较 IRI 为低(以 IRMA 及 ELISA 更明显)，最近用其他更灵敏和更特异的方法测定，已经基本上解决了这个问题。

参考范围　因测定方法不同，空腹血浆胰岛素测定的结果也不同。RIA 5～20 μU/mL。

临床意义　用于糖尿病的分型诊断及低血糖的鉴别诊断。

(1) IRI 升高：常见于胰岛 β 细胞瘤、自身免疫性低血糖症、肥胖者及 2 型糖尿病患者，其他继发性因素亦可致 IRI 升高。

(2) IRI 降低：见于 1 型糖尿病、严重的 2 型糖尿病。

(3) IRI 正常：正常健康者 IRI 均正常，IRI 正常亦可见于某些 2 型糖尿病及低血糖症者，如肝源性低血糖、乙醇性低血糖症等。

(二) 胰岛素释放试验

葡萄糖不仅可直接激发 β 细胞释放胰岛素，而且还可增强其他非葡萄糖物质的胰岛素释放作用。因此葡萄糖激发胰岛素释放试验是了解 β 细胞分泌功能有无障碍、β 细胞数量和有无胰岛素抵抗的重要方法。

检测方法

试验方法同 OGTT。在采血测血糖同时分出血标本测定胰岛素(或 C 肽)。正常人空腹 IRI 5～25 μU/mL，糖刺激后胰岛素分泌增多，其高峰与血糖高峰一致，一般在服糖后 30～60 min。约为基础值的 5～10 倍，180 min 恢复到基础水平。1 型糖尿病患者血基础胰岛素水平降低，服糖刺激后胰岛素分泌不增加或增加甚微，呈低平曲线；2 型糖尿病可呈现与正常人相似的反应，呈延迟曲线，但胰岛素分泌高峰与血糖高峰不平行，其高峰时间可延至 120～180 min，因此有些早期 2 型糖尿病患者可表现为餐后低血糖症。

糖负荷后 30 min 血 IRI 净增量(ΔIRI μU/mL)与血糖净增量(ΔBS mg/dl)的比值 ΔIRI/ΔBS (30 min)称为胰岛素初期反应指数，在鉴别诊断上有重要意义。ΔIRI/ΔBS(30 min)正常参考范围：1.49±0.62(100 g葡萄糖，OGTT)，0.83±0.47(50 g葡萄糖，OGTT)。1型糖尿病患者低于0.5，如已确诊的糖尿病患者作2次糖耐量试验，计算胰岛素指数，可见其变化极少。而非糖尿病患者伴糖耐量减低时(如甲亢、肝硬化、胃切除术后，脑卒中，服用糖皮质激素等)，比值不降低。胰岛素瘤患者的IRI一般升高，但对OGTT的反应在各个病例中并非一致，良性和恶性肿瘤间的区别也不明显。

一些消化道疾病患者可用静脉注射葡萄糖的方法排除消化道因素的影响，其方法与IGTT相同，每次采血测定血糖同时测胰岛素，IRI反应为OGTT的30%～40%。正常人血浆IRI在静注葡萄糖后3～10 min达到最高峰。1型糖尿病曲线低平，继发性糖尿病(如肝脏疾病、甲亢、肢端肥大症、类固醇性糖尿病等)的结果可正常或升高。

参考范围　糖负荷1 h，IRI达最高峰，为空腹的5～10倍；2 h后开始下降；3 h后达到空腹时水平。

临床意义　用于糖尿病分型诊断及低血糖症的诊断、鉴别诊断：① 胰岛素低平曲线：常提示1型糖尿病。② 低水平或延迟曲线：可见于2型糖尿病。③ 胰岛素高水平曲线：常见于胰岛β细胞瘤。

七、C肽检测及其释放试验

(一) 血尿C肽测定

β细胞分泌的胰岛素原可被相应的酶水解生成胰岛素和C肽(C-Peptide, C-P)。C肽作为评价β细胞分泌胰岛素能力的指标比胰岛素更为可信，其理由是：① C肽和胰岛素均系胰岛素原经蛋白酶和羧肽酶分解而成的等克分子浓度的2种肽类物质，因此在门静脉血中的当量浓度是相等的。② 胰岛素可被肝、肾组织中的胰岛素酶灭活，其半衰期仅4～8 min，而C肽被胰岛素靶器官利用很少，仅被肝内的酶灭活，其半衰期长，约为10～13.5 min。在周围血中C肽与胰岛素的克分子比相对恒定，约为5∶1～10∶1。③ C肽从尿中排泄，其清除量为5.1±0.6 mL/L，而胰岛素仅为1.1±0.2 mL/L；前者在尿中的排泄量可占分泌总量的5%，而后者仅为0.1%，因此也可测定尿C肽来反应β细胞的分泌功能。④ 由于胰岛素抗体和C肽无交叉免疫反应，外源性胰岛素中不含C肽，故C肽测定的特异性高，能反映用胰岛素治疗患者的β细胞合成和分泌能力，同时对糖尿病的分型、治疗和预后估计也有意义。如1型糖尿病患者血和尿中C肽含量很低，甚至测不出，葡萄糖刺激后血清C肽浓度明显低于正常。

检测方法

目前的试验方法主要有RIA、磁分离酶免法、ELISA等。因测定方法不同，参考范围也不同，故各实验室应结合使用的方法，建立各自的参考范围。

参考范围　RIA法：空腹0.3～0.6 nmol/L；服糖后30～60 min出现峰值(为空腹值的5～6倍)；24 h尿C肽：RIA 36±4 μg。

(二) C肽释放试验

检测方法

在OGTT中，C肽的分泌反应与IRI相同，文献报道用100 g馒头餐兴奋后，1型糖尿病C肽的曲线下面积为0.465±0.447 pmol·h^{-1}·mL^{-1}，2型糖尿病用胰岛素治疗者为1.25±0.47 pmol·h^{-1}·mL^{-1}，未用胰岛素治疗的2型糖尿病者为3.90±2.09 pmol·h^{-1}·mL^{-1}，正常人为3.43±1.77 pmol·h^{-1}·mL^{-1}。

过去认为，C肽无生理作用。但人们观察到某些1型糖尿病患者发病数年后，β细胞尚残留部分功能，这些患者与β细胞无残留功能者相比，一般血糖控制良好，同时，无残留功能者的糖尿病微血管病变和神经病变比有残留β细胞功能者多而严重。受以上观察结果的启发，从20世纪90年代开始研究C肽对葡萄糖利用及其对糖尿病慢性并发症的作用。在体外，C肽增加肌肉组织葡萄糖的转换率和糖原含量，而且这种作用在糖尿病患者肌肉组织更加明显(但Ido等未发现C肽对糖代谢的作用)。Shashkin等也发现C肽对小鼠骨骼肌葡萄糖的摄取、糖原合成及糖原合成酶活性均无影响。目前认为C肽能改善糖尿病病情或高血糖引起的微血管和神经功能异常，增强Na^+/K^+ ATP酶活性。

参考范围　正常情况下，糖负荷后1h C肽水平为空腹的5倍左右。高水平曲线及低水平曲线均为异常。

临床意义　空腹C肽水平降低，常见于糖尿病。C肽释放试验常用于判定胰岛β细胞的储备功能。糖负荷后1 h，C肽水平降低，常表示β细胞储备功能不足。低平曲线常提示1型糖尿病；低水平曲线或延迟曲线常提示2型糖尿病。24 h尿C肽水平降低常提示糖尿病。空腹血清 C 肽高水平、C 肽释放试验高水平曲线、24 h 尿 C 肽水平升高常提示胰岛 β 细胞瘤。

八、胰高血糖素检测

胰高血糖素(glucagon) 为 29 个氨基酸残基组成的多肽,是由胰岛 α 细胞分泌的 160 个氨基酸残基构成的胰高血糖素原转化而来,胰高血糖素的分泌受营养物质、自主神经、胰岛和胃肠道激素的调控。诱发胰高血糖素释放的典型因素是低血糖以及由应激引起的交感神经兴奋。在进食时,食物中的氨基酸和脂肪酸均可引起胰高血糖素分泌增加,这是因为① 对 α 细胞的直接刺激作用;② 引起相关的副交感神经活动;③ 包括抑胃肽(gastric inhibitory peptide,GIP)在内的胃肠道激素的释放等因素综合作用的效应。

检测方法

胰高血糖素是调节糖代谢的重要激素,与胰岛素相互作用,维持糖代谢平衡。清晨空腹血样测定(一次法)或行葡萄糖抑制试验可测定胰高血糖素。抑制试验方法基本同 OGTT,分别取空腹,服糖后 30、60、120、180 min 的血样测胰高血糖素、血糖、胰岛素及 C 肽。

参考范围　RIA 法,空腹血浆胰高血糖素 70～180 ng/L。

抑制试验时,正常人空腹胰高血糖素正常,而血糖升高时则降低,120 min 时降至最低,180 min 时恢复至正常水平。

临床意义　测定胰高血糖素有利于高血糖的鉴别诊断。

(1) 升高

1) 胰岛 α 细胞瘤。系分泌胰高血糖素过多所致,临床极少见。

2) 糖尿病。某些控制不佳的 2 型糖尿病,其胰高血糖素水平可升高。可能与胰岛内胰岛素—胰高血糖素反馈调节失常有关。

3) 其他。如生长激素、肾上腺皮质激素等,饥饿及运动等,均可使胰高血糖素水平升高。

(2) 降低

1) 慢性胰腺炎等疾病。胰腺功能严重受损时,α 细胞功能受累。

2) 肥胖无糖代谢异常者。常伴有胰高血糖素水平降低。

3) 先天性 α 细胞功能障碍。此病罕见。

九、胰岛素原检测

胰岛素原(proinsulin)是胰岛素的前身物,由 86 个氨基酸残基组成,分子量为 9 000,测定胰岛素原有利于判断血清胰岛素水平。胰岛素原是胰岛素在体内的贮存形式,胰岛素原的生物学活性相当低,约为胰岛素的 10%。通常仅有少量的胰岛素原进入血循环。因为肝脏清除胰岛素原的能力仅为清除胰岛素能力的 25%,所以胰岛素原的半寿期比胰岛素长 2～3 倍,并且在禁食后其血浆浓度可达胰岛素血浆浓度的 10%～15%。胰岛素原既具有胰岛素免疫反应性,又具有 C 肽免疫反应性。

检测方法

前文所述的 IRI 测定,有部分成分为胰岛素原。胰岛素原测定主要应用放射免疫法。

参考范围　空腹　<3 pmol/L。

临床意义　升高见于:① 胰腺 β 细胞肿瘤,大多数 β 细胞瘤患者都有胰岛素、C 肽和胰岛素原浓度的增加。部分患者只有胰岛素原升高,此时肿瘤使得胰岛素原不能转变为胰岛素。尽管胰岛素原生物学活性很低,但是胰岛素原在大量增加后仍可能导致低血糖。② 罕见的家族性高胰岛素原血症,其原因是胰岛素原转化为胰岛素的能力减弱。③ 存在可能与抗体起交叉反应的胰岛素原样物质。④ 2 型糖尿病患者,胰岛素原比例和胰岛素原转化中间体都会增加,并且与心血管危险因子关联。⑤ 妊娠期糖尿病(GDM)有明显高浓度的胰岛素原。另外,胰岛素原在胰岛素样物质中所占的比例增加可作为 GDM 筛查预测的指标,其预测效果比年龄、肥胖和高血糖更好。在慢性肾功能衰竭、肝硬化和甲状腺功能亢进患者也可见胰岛素原浓度增加。⑥ 其他:如胰岛素自身免疫综合征等。

十、胰岛素受体检测

胰岛素受体(insulin receptor,INSR)是一跨膜大分子糖蛋白,属于酪氨酸激酶家族的受体,有两个 α 亚基和两个 β 亚基,彼此间以二硫链相连,α-亚单位分布于胞外,而 β-亚单位附着于胞膜上,由胞外延伸到胞内,当胰岛素与其受体 α-亚单位结合后,位于 β-亚单位内的酪氨酸特异性激酶被激活,随之 β-亚单位上一些酪氨酸残基发生自动磷酸化。

胰岛素受体由定位于19号染色体短臂上的Ins受体基因编码，由22个外显子和21个内含子所组成。第1～11外显子编码α亚单位，第12～22外显子编码β亚单位。现已发现至少30种以上胰岛素受体基因点状突变或片断缺失可引起胰岛素抵抗(insulin resistance，IR)。Ins受体基因突变可导致：① Ins受体的生物合成减少；② 削弱了Ins受体向膜的转运；③ 受体降解加速，再利用障碍；④ Ins受体酪氨酸激酶活性低下；⑤ Ins与受体的亲和力下降。从而导致细胞表面Ins受体数目减少或削弱胰岛素受体正常功能而导致IR。Masaham等研究表明日本NIDDM患者Ins受体基因突变的频率至少为6%。

对既往发现的发生于胰岛素受体基因酪氨酸激酶活性区突变的患者资料的研究显示，这些突变不仅可导致酪氨酸激酶本身活性下降，还造成联级瀑布样酶促激活过程下行步骤的一系列障碍。

(一) 胰岛素受体基因突变的检测

1. PCR-单链构型多态性分析　应用PCR-单链构型多态性(PCR single strand conformation polymorphism，PCR-SSCP)对胰岛素抵抗患者胰岛素受体基因酪氨酸激酶域外显子17、18基因突变进行检测，并对突变的外显子进行核苷酸序列分析。其方法如下：① 空腹晨起采血测定空腹血糖、空腹胰岛素并计算敏感性指数。② 采用裂解液法，经紫外分光光度计进行质量测定OD260/OD280>1.70。采用PCR扩增反应。利用聚合酶链式反应，参照Seino等人的引物设计，对胰岛素受体基因酪氨酸激酶域17、18外显子进行体外扩增。③ 将正常对照和高血压伴胰岛素抵抗患者的胰岛素受体基因酪氨酸激酶域17、18外显子单链构象经聚丙烯酰胺凝胶电泳分离银染后观察检测结果。

2. DNA直接测序　所有经PCR-SSCP筛选分析，显示条带异常的患者及其一级亲属均进行PCR产物直接测序，并重复1次测序过程，以确保结果的准确。测序前先对PCR产物进行纯化，测序使用Dye Teminator Ready Reaction Kit(PE公司产品)。在PE公司7 130型自动测序仪上进行。

(二) 红细胞膜胰岛素受体的测定

红细胞膜胰岛素受体测定包括INSR数目和INSR对INS的亲和力的检测。目前主要采用受体放射配体法测定INSR亲和力及INSR数目，已有试剂盒出售(华西糖尿病科技开发研究所)，其方法如下：空腹时静脉血肝素抗凝，立即离心分离红细胞，制成4.0×10^{12}/L红细胞悬液，测定INSR亲和力及INSR数目。高、低亲和力INSR数目(R1、R2)及高、低亲和力结合常数(K1、K2)通过Scatchard分析法计算得出。以A_{14}^{-125}I单碘猪胰岛素为标记物，计算出结合/游离比值以及结合胰岛素总量(mol/L)。根据绘出的Scatchard曲线求出红细胞的高亲和力、低亲和力胰岛素结合位点数及其亲和常数，并计算出每个红细胞的胰岛素受体位点数。

十一、胰岛素自身抗体检测

胰岛素自身抗体(Insulin Autoandibody，IAA)有多种，常用于临床诊断的项目，主要有如下几种。

(一) 谷氨酸脱羧酶抗体

谷氨酸脱羧酶(glutamic acid decarboxylase，GAD)是抑制性神经递质-γ氨基丁酸(gamma-aminobutyric acid，GABA)的合成酶，在人脑及胰岛中均有表达，1990年，由Beakkeskov等首次证明GAD是1型糖尿病的自身抗原。大量文献报道，胰岛细胞胞浆自身抗体(ICA)至少存在于0.2%～0.3%正常人和90%～80%的初发1型糖尿病患者中，在先证者的非1型糖尿病亲属中ICA阳性率为1%～5%。在2型糖尿病中为5%～7%。ICA阳性提示以后可产生严重的β细胞损害，即ICA是1型糖尿病的免疫标志物。1982年，Beakkeskov用核素标记的胰岛细胞溶解产物与1型糖尿病患者的血清经免疫沉淀后，得到分子量为64 000的蛋白质，进一步研究发现，这些64 000蛋白质的反应性自身抗体在1型糖尿病发病前就已出现。

GAD分子存在两种形式(65 000和67 000)，这两种蛋白质由不同的染色体的不同基因编码(65 000 GAD基因位于第2号，67 000 GAD基因位于第10号染色体)。二者有70%的氨基酸序列同源性，免疫原性也基本相同。GAD主要位于细胞的胞浆中，在胰岛内具有抑制生长抑素和胰高血糖素分泌的作用，并可调节胰岛素的分泌及胰岛素原的合成。GAD的表达有明显种族差异，大鼠可表达两种GAD而人类胰岛细胞仅表达65 000或以表达65 000 GAD为主。

重组的人GAD(rhGAD)已用于GAD抗体的测定。检测GAD抗体有免疫沉淀酶活性法、放射免疫法(^{125}I标记或^{35}S标记)、酶免疫法等，检测天然或重组 GAD 抗原均有一定难度，目前以放免法较敏感特异而实用。谷氨酸脱羧酶抗体(Glutarnic Acid Decarboxylase Antibody，GADAb)可于发病前 10 年测出，且在此期间呈高滴度持续存在。在诊断后的 10～20 年仍可测出抗体，仅滴度有所下降。在新发 1 型糖尿病患者中，胰岛细胞抗体(ICA)有较高的阳性率。新发 1 型糖尿病患者中 GAD－Ab 的阳性率为 74%，病程长者为 67%，而 ICA 的阳性率分别为 64%和 14%。在 2 型糖尿病患者中，GAD－Ab 的阳性率约为 10%，且在发生磺脲类降糖药继发性失效的 2 型糖尿病患者中有更高的阳性率(25%)。在正常人中有 2%左右的阳性率，在 1 型糖尿病一级亲属中的阳性率为 15%，其中 1/3 在 6～8 个月发展成 1 型糖尿病。董维平等检测 913 例成年糖尿病患者中 GAD－Ab 阳性率为 10.5%，71 例青少年糖尿病患者的阳性率为 31.0%。胰岛素缺乏组的抗体阳性率高于非胰岛素缺乏组(分别为 34.9%和 6.1%)。CADAb 水平与血清 C 肽水平呈负相关。

1 型糖尿病 CTLA4 基因的多态性与自身免疫性甲状腺疾病和 ICA512 Ab 等有关，GADAb 除主要见于 1 型糖尿病外，亦见于正常人、糖尿病亲属、2 型糖尿病、妊娠糖尿病、Graves 病、甲减、类风湿性关节炎等患者。

(二) 胰岛细胞抗体

胰岛细胞抗体(Insulin Cell Antibody，ICA)是针对胰岛细胞内多种抗原的一组抗体，ICA 检测常用免疫沉淀化学法，国际标准化 ICA 阳性血清不易获得，进口 ELISA 试剂盒所测正常对照组阳性率较高。ICA 能早于 1 型糖尿病发病前 8 年被检测出来，提示可作为早期预报指标，在新发现 1 型糖尿病中，ICA 阳性率平均为 70%左右，后随病程延长而降低，5 年后降至 20%，10～20 年后降至 5%～10%，可能与抗原刺激减少有关。在 2 型糖尿病中，ICA 阳性率较低(约 5%)。在正常人群中仅有 0.1%～0.2%的阳性率，在 1 型糖尿病的一级亲属中阳性率为 2%～5%，故在高危人群中筛查 ICA 可作为预测 1 型糖尿病的指标，董维平报道 2 型糖尿病 ICA 阳性率为 7%。较 GAD－Ab 低，1 型糖尿病中 ICA 阳性率为 46.5%，较 GAD－Ab 高，胰岛素缺乏组 ICA 抗体的阳性率高于非胰岛素缺乏组(分别 27.4%和 5.0%)。2 型糖尿病者无论男女，也无论病期，出现高滴度的 GAD－Ab 和 ICA 阳性反应，均是提示其进展为胰岛素依赖的高危信号。

(三) 酪氨酸磷酸酶 IA－2 自身抗体

酪氨酸磷酸酶 IA－2 自身抗体(IA－2 Autoandibody，IA－2A)，抗 IA－2 和 IA－2β 这 2 种酪氨酸磷酸酶家族成员的自身抗体与以往所描述的针对分子量分别为 40×10^3 和 37×10^3 的 2 种胰岛细胞多肽的抗体是一致的。胰岛细胞抗原 ICA512 是缺失 C 末端区域的 IA－2 片段。IA－2 和 IA－2β 的生理作用尚待阐明。

检测方法　常用放免法或放射性配体法，方法与 GAD 自身抗体的检测类似。

新近出现临床症状的 1 型糖尿病患者中 50%～70% 可检出 IA－2A，且与年龄相关，儿童和青少年患者中的检出率高，而成人则低于 50%。在健康儿童和青少年，检出 IA－2A 高度提示将迅速发展为临床症状明显的 1 型糖尿病。

IA－2A 阳性的 1 型糖尿病患者一级亲属出现糖尿病临床症状的平均期仅 1.5 年。然而，在最终将发生 1 型糖尿病的患者中只有半数能检测到这些抗体。在 IA－2A 阳性的糖尿病前期和显性糖尿病部分患者中可检出 IA－2β(同 37×10^3 抗原)抗体。这些抗体的确切作用有待进一步阐明。最近研究表明 IA－2β 抗体是糖尿病发展过程中的一个晚期免疫学标志，常出现在有明显的糖尿病临床症状前夕。

(四) 胰岛素自身抗体

胰岛素自身抗体(IAA)可在 1 型糖尿病的亚临床期和临床期出现。这些抗体和人胰岛素反应，同时与其他物种的胰岛素有交叉反应生。

在少数胰岛素依赖性糖尿病病例中，患者体内的胰岛素抗体由外源性胰岛素引起，称为胰岛素抗体 IA。

检测方法　常用放免法和 ELISA 法。放免法：采用 ^{125}I 标记的人胰岛素。将血清分别与含和不含竞争性非标记胰岛素的试剂，在 4℃下孵育 7 d。用聚乙二醇沉淀后，含和不含过量非标记胰岛素中的结合差异即可转换为抗体单位。ELISA 法：采用胰岛素包被的微滴定板；或将血清与液相生物素标记的胰岛素孵育，生成的免疫复合物吸附至链酶生物素包被的微滴定板上。通过过氧化物或碱性磷酸酶标记的抗人 IgG 检测自身抗体。

与 IA－2 抗体相比，IAA 与患者年龄的相关性更大。在小于 5 岁的糖尿病患者中，90%～100%

的患者可检出IAA，而大于12岁的患者其阳性检出率仅为40%，成人则更低。

IAA(用放免法检测)作为额外指标对预测儿童糖尿病有特殊意义。在1型糖尿病患者的一级亲属中IAA的检出率约为2%。若同时出现ICA，高效价IAA与1型糖尿病的发展密切相关。如果仅IAA阳性，而ICA、IA－2A或GADA阴性，糖尿病危险性仅轻度增高。

上述几种抗体联合检测具有互补性，特别在成人迟发型自身免疫性糖尿病(LADA)或成人隐匿型自身免疫性糖尿病，GAD－Ab有更大的诊断价值。其原因有：① GAD－Ab有较ICA更高的敏感性和特异性。② 可在发病前较早被检出，并于诊断后长期稳定存在。③ GAD－Ab的检测方法相对简便，易于推广。④ GAD－Ab和ICA不都是一致出现的，1型糖尿病者GAD－Ab阳性，但ICA可为阴性。1型糖尿病的儿童患者，往往仅出现一种自身抗体(ICA或GAD－Ab或其他抗体)。

同时测定ICA、GADA、IA－2A和IAA能显著提高预测1型糖尿病的临床敏感性和特异性：1型糖尿病患者的一级亲属，三种或三种以上的上述标记物阳性者80%～100%将发生1型糖尿病。两种抗体阳性者在其后10年中将有25%发生糖尿病，而只有1项阳性者则发病仅为10%。

十二、血尿酮体检测

酮体(Retone bodies)是一组脂肪代谢中间产物的通称，包括丙酮、乙酰乙酸、β羟丁酸等。系由于胰岛素缺乏或严重饥饿状态，体内葡萄糖代谢障碍，脂肪组织动员分解增加，所产生的一组酸性中间代谢产物，这些物质积聚过多，可发生代谢性酸中毒。

血、尿酮体测定的方法很多，但要达到方便可靠的测定目的的方法并不多。由于糖尿病酮症酸中毒(diabetic ketoacidosis，DKA)时，以β-羟丁酸/乙酰乙酸的比值明显升高为特征，故最好是直接测定β-羟丁酸含量。Oster等用酮体试剂(Ketostix, Ames, Miles, Lab Inc, Elkhart, Indiana)加过氧化氢(H_2O_2)可在床旁进行β-羟丁酸的测定。此法的β-羟丁酸可测低限为50 mmol/L(一般溶液或尿液)，如血清β-羟丁酸<100 mmol/L，结果与临床的符合率低，则不适宜于血清标本的测定。此外，30%的H_2O_2有一定危险性，应注意发生意外。异丙醇中毒者的血丙酮明显升高，可致酮体阳性反应，但患者无酮尿，β-羟丁酸和乙酰乙酸不升高，血糖正常。

(一) 血酮体总量的测定

Siegel等建立了一种新的血酮体总量测量方法，D－β－羟丁酸用NAD^+氧化为乙酰乙酸，再将乙酰乙酸脱羧为丙酮，用气相色谱仪测定总丙酮含量。此法可靠，应用广泛。

尿酮体定性试验的方法较敏感，但假阳性高，半定量结果与临床症状及血酮体水平常不呈比例。近年来，采用尿酮体试纸试验(urine ketone dip test；UKDT)，据说其对DKA和酮症的酮血症诊断敏感率为97%～98%，但作者未报告血、尿酮体试验的假阳性结果。尿酮体测定与血酮体测定的方法相同，但影响因素更多，化学定性为弱阳性时，其意义不大。

参考范围　① 血酮体：<0.05 mmol/L(以丙酮计)，定性呈阴性；

② 尿酮体：血液中的酮体物质经肾脏滤过即成为尿酮体。正常情况下，尿酮体测定呈阴性反应，24 h尿酮体总量为20～50 mg。

(二) 乙酰乙酸的测定

检测方法　乙酰乙酸(AcAc)在β-羟丁酸脱氢酶(β－HBDH)催化下，还原成β-羟丁酸，同时NADH氧化成NAD，在340 nm处监测NADH的消耗，可测出乙酰乙酸的浓度。

参考范围　<0.3 mmol/L。

(三) β-羟丁酸的测定

在NAD存在下，β－HBDH催化β-羟丁酸(β-hydroxybutyric acid，β－HB)，使之氧化成乙酰乙酸和NADH，在340 nm处监测NADH的生成，可测出乙酰乙酸的浓度。

参考范围　<0.7 mmol/L。

临床意义　血、尿酮体阳性常提示糖尿病酮症或酮症酸中毒，尤其是血酮体定量>5 mmol/L或尿酮体＋＋以上时，强烈支持上述诊断。尿酮体＋或弱阳性时，亦可见于长时间饥饿状态，又称饥饿性酮体。

脂肪酸代谢过度之后、糖尿病、饥饿、急性乙醇中毒等均会使乙酰乙酸升高。糖尿病酮症酸中毒时，葡萄糖氧化作用障碍，β－HB/ AcAc比值可从正常人2∶1提高到1∶16，治疗后，该比值随着β－HB被氧化生成AcAc而降低。如果只监测

AcAc，会出现病情好转，AcAc 反而升高的错觉，只有同时跟踪 β-HB 和 AcAc，才能得到酮症的真实情况。

十三、血尿乳酸检测

糖尿病时，糖的有氧氧化受抑制，糖酵解加强，肌糖原消耗增加，乳酸(lactic acid, LA)生成增多。另一方面，糖尿病大小血管病变微循环障碍，均可导致细胞缺氧。ATP/ADP 比值下降，糖酵解酶被激活，6-磷酸葡萄糖和 6-磷酸果糖浓度下降，葡萄糖的利用及酵解速度增加，亦使乳酸生成增加。长期以来，人们认为乳酸性酸中毒是机体不能进行有氧糖代谢的危险结果和疾病严重并发症的信号，因为其死亡率极高。但乳酸并非有毒物质，乳酸是糖分解代谢和糖异生的正常底物，乳酸转化为丙酮酸后可作为糖异生的底物，或经氧化后产能，或经转氨作用后形成丙氨酸。新近的一些资料表明，乳酸本身并非致病的因素，而更可能是机体在无氧酵解状态下，是 ATP 生成途经中的一种保护性适应反应。

检测方法　目前，已有用于乳酸和葡萄糖等测定的专用电极。EML105 分析仪(Radiometer Medical A/S, Copenhagen, Denmark)测定血乳酸的批间变异系数<3.1%，回收率 100%±10%(葡萄糖<1.9%)，使用无蛋白的标准液时，测得值偏低，在含有 4 g/dL 的血清蛋白的标准液中的回收率为 95%～100%。用蛋白标准液，当乳酸浓度很低时，回收率偶可高达 180%，因此，用生化感应原理自动检测乳酸的结果一般是可信的，可满足临床诊断和病情观察的需要。除 EML105 分析仪外，还有 Biosen 5 030 乳酸分析仪，YS 12 300 乳酸分析仪和 Kodak Ektachem DT Ⅱ 乳酸分析仪等。这些乳酸分析仪的性能和敏感性均无明显差异。

乳酸在血液中稳定。只要做好防腐处理，冰冻保存一周内的测定值无明显变化，但标本中如含有羟乙酸盐类(glycolate，见于乙二醇中毒时)，可使血乳酸值呈假性升高，这是由于羟乙酸盐与 L-乳酸盐结构类似，出现交叉反应所致。

参考范围

全血(肝素抗凝)

静脉血　0.5～1.7 mmol/L；

动脉血　0.36～1.25 mmol/L。

血浆(氟化钠抗凝)

静脉血　0.5～2.4 mmol/L；

动脉血　0.5～1.6 mmol/L。

尿　5.5～22 mmol/24 h。

脑脊液　<2.8 mmol/L。

临床意义

(1) 乳酸是糖代谢的一个中间产物，主要从骨骼肌，脑和红细胞中产生。血中乳酸的浓度主要取决于肝脏和肾脏的合成及其代谢速度。

(2) 运动可使血乳酸迅速增高。病理性血乳酸增加见于：① 低氧血症，组织氧利用减少。如休克，血容量减少，左心衰竭等。② 代谢性疾病，如糖尿病，肝脏疾病等。③ 药物中毒。常见于甲醇，乙醇或水杨酸中毒。④ 维生素 B_1 缺乏症时也可有增高。

重度高乳酸酸血症表明细胞氧化过程的恶化，与疾病的严重程度相关，提示预后较差。脑脊液乳酸增加见于脑血管病变，颅内出血细菌性脑膜炎，癫痫及其他中枢神经系统疾病。尿乳酸增高见于上尿道感染(下尿道感染时不增高)。

(3) 建议同时测定血丙酮酸，以得到乳酸/丙酮酸的比值。这有助于了解循环衰竭的严重程度。比值增高，组织缺氧越严重。该比值在对乙醇引起的酮症酸中毒程度的检测方面也有用处。

(4) 人体组织产生的乳酸为 L 型。肠道细菌产生的乳酸为 D 型。D 型乳酸的吸收积聚亦可引起酸中毒。常见于十二指肠捷径术后，临床可表现为神经错乱，共济失调，嗜睡等脑功能失调的症状。D 型乳酸的测定方法与 L 型是不同的。

十四、血清丙酮酸检测

丙酮酸(pyruvic acid, PYR)是糖代谢的中间产物，主要来自红细胞和肌肉。红细胞中经常产生丙酮酸，休息状态血中丙酮酸和乳酸呈平行关系；当肌肉收缩氧相对缺乏时，糖代谢以无氧糖酵解为主，乳酸增多，但乳酸/丙酮酸比值维持正常，它们均进入肝、脑和心脏等继续氧化。当组织严重缺氧时，三羧循环中丙酮酸需氧氧化障碍，丙酮酸无氧酵解还原成乳酸增多，使血乳酸明显增多，血乳酸/丙酮酸比值增高，可导致高乳酸血症。

其测定多用化学方法，根据乳酸测定的逆反应利用分光光度法测定丙酮酸含量。

参考范围　分光光度法，空腹安静状态下静脉血丙酮酸含量为 0.03～0.10 mmol/L。

临床意义 血丙酮酸测定同血乳酸测定临床意义相近(见乳酸测定临床意义)。其测定临床还用于维生素 B_1 缺乏症的诊断,因维生素 B_1 缺乏时体内丙酮酸氧化障碍,血丙酮酸增高;糖尿病、充血性心力衰竭、严重腹泻等消化性障碍、严重感染和肝病时也可有血丙酮酸增高,并伴有高乳酸血症。

十五、血清半乳糖检测

血清半乳糖的测定主要采用半乳糖氧化酶法,半乳糖氧化酶催化半乳糖被空气中的氧氧化生成的半乳已二醛糖和过氧化氢,后者被过氧化物酶催化放出氧,使色原性氧受体被氧化呈色。

参考范围 本法多用于半乳糖耐量试验,其方法为口服半乳糖 40 g(溶于 250 mL 水中),口服后的各步骤均与 OGTT 相同,只是判断结果的标准是将各次测得的结果的总和作为一个指数,正常人耐量指数不超过 8.9 mmol/L。

临床意义 正常成人血和尿中不含或仅含微量半乳糖,先天性半乳糖代谢障碍的患者血液及尿中可发现半乳糖。甲状腺功能亢进时指数增高,肝炎患者半乳糖指数升高,疾病缓解后指数下降。

十六、高度糖基化终产物检测

慢性高血糖是诱发糖尿病慢性并发症的始动因素。近年大量研究证明,在高血糖状态下蛋白质发生的非酶糖基化在糖尿病慢性并发症的发病中起重要作用。血清和组织中高度糖基化终产物(Advanced Glycosylation End Products, AGE)水平与糖尿病慢性并发症的程度明显相关,阻止糖基化反应可减少 AGEs 形成,减少或减轻并发症。血清或组织 AGEs 浓度已作为监视糖尿病,尤其是伴有肾脏损害及血管并发症患者治疗效果的一项新指标。因此,准确测定血清和组织中 AGEs 浓度,判断患者体内 AGEs 蓄积程度具有重要临床意义。

由于 AGEs 化学结构不明和呈多样性,而且无商品试剂盒可供临床使用,因此血清和组织 AGEs 水平的检测尚有一定困难。检测 AGEs 的主要方法有:① 放射免疫分析法。它检测 AGEs 的灵敏度高,但对抗 AGEs 抗体纯度的要求很严格;② 放射受体分析法。本方法的特异性、精确性和重复性均很好,但检测时须用较大量放射性同位素,易造成环境污染,故在普通实验室难以应用;③ 荧光光谱法。AGEs 在 Ex370/Em 440 nm 有特征性吸收光谱,故荧光光谱分析是测定 AGEs 较常用的方法,通过荧光测定可大致估计体内 AGEs 的实际水平,可能与 AGEs 的变化趋势,但有时会低估 AGEs 的实际水平,可能与 AGEs 的有些结构不具有荧光性质有关。由于体内尚存在其他荧光物质,可能影响 AGEs 的荧光测定,故荧光光谱法测定 AGEs 尚缺乏特异性。戊糖苷在 Ex338/Em385 nm 波长下有特征性光谱,可用以测定戊糖苷水平;④ 酶免疫法。本法是近年来发展起来的 AGEs 检测技术,具有特异性高、精确性好、简便、快速和可在普通实验室应用等优点,已成为目前检测 AGEs 的常用方法。但抗体制备和分析方法的标准化等问题尚有待提高。

糖基化反应在正常机体即缓慢进行,AGEs 水平随年龄增长而缓慢增加。但在老化过程,特别是在糖尿病持续高血糖情况下,这一反应的速度显著加快,AGEs 形成量明显增多。现已证实,AGEs 在动脉粥样硬化、糖尿病肾病、糖尿病视网膜病变、早老性痴呆(Alzheimer 氏病)和老化性病变的发生中起重要作用。体内 AGEs 慢性蓄积与动脉粥样硬化之间有明显因果关系,AGEs 能启动和/或加重动脉粥样硬化,而不取决于糖尿病或血脂异常。血清 AGEs 水平与糖尿病肾病早期肾小球形态改变即明显相关,并且血清 AGEs 浓度可预示本早期肾脏病变。给予 AGEs 的体内研究证明,AGEs 能直接损害肾脏功能和结构,引起类似人类糖尿病肾病的肾脏改变。皮肤 AGEs 水平与临床前期的糖尿病肾病及早期视网膜病变程度密切相关。近年研究还证明,在终末期肾脏疾病的糖尿病患者和非糖尿病患者,其血清和组织 AGEs 水平均明显升高,可能由于 AGEs 经由肾脏清除减少,致使体内 AGEs 蓄积。最近有人报道,类风湿性关节炎患者的血清戊糖苷水平明显增高。可见 AGEs 在体内蓄积并不仅仅见于糖尿病高血糖状态。

AGEs 在糖尿病慢性并发症和某些疾病发生中的作用已引起人们重视。作为 1 项新的临床指标,AGEs 检测对阐明这些疾病的发病机制和判定治疗效果有一定价值。

第三节　糖代谢紊乱的实验诊断

一、糖代谢紊乱的临床表现

（一）高血糖症糖尿病

高血糖症（hyperglycemia）是指空腹血糖高于正常上限 7.3 mmol/L(130 mg/dL)，血糖高于肾糖阈值 9.0 mmol/L(160 mg/dL)，则出现尿糖。在某些生理情况下，如情绪激动致交感神经系统兴奋，促使肾上腺素等分泌增加，使血糖浓度升高，出现尿糖，称为情感性糖尿，一次性食入大量糖，血糖急剧升高，出现糖尿，称为饮食性尿糖。上述两种暂时性高血糖及尿糖均为生理性高血糖及尿糖，受试者空腹血糖浓度均在正常水平，且无临床症状和意义。

临床上最常见的病理性高血糖症是糖尿病（diabetes mellitus）。糖尿病是一种以糖代谢为主要表现的慢性、复杂的代谢性疾病，系胰岛素相对或绝对不足，或利用缺陷而引起。虽然糖尿病的病因和生化缺陷尚未被彻底阐明，但目前较一致的认识是：该病是一种家族性疾病，其易感性有很大的遗传因素。糖尿病的临床特征是血糖浓度持续升高，甚至出现糖尿。重症患者常伴有脂类、蛋白质代谢紊乱和水、电解质、酸碱平衡紊乱，甚至出现一系列并发症，重者可致死亡。糖尿病是临床常见病之一，我国发病率为 1%以下。

1. 糖尿病分型　糖尿病的分型曾经较混乱，过去一般根据其临床表现分为三型：

（1）胰岛素依赖型糖尿病：胰岛素依赖型糖尿病（insulin dependent diabetes mellitus，IDDM，也称为 1 型糖尿病）好发于青春期（20 岁以下），对胰岛素治疗敏感。其发病和遗传因素密切相关，大多数（80%以上）患者属于自身免疫性疾病，患者血清中发现有胰岛素抗体，使胰岛素不能发挥其正常生物学活性。1 型糖尿病的突出特点是：从肠道进入体内的食物不论过多还是不足，各组织持续处于分解代谢状态，如同饥饿一样，其结果将直接威胁生命。

（2）非胰岛素依赖型糖尿病：非胰岛素依赖型糖尿病（noninsulin dependent diabetes mellitus，NIDDM，也称为 2 型糖尿病）常见于中壮年肥胖个体。患者血中胰岛素水平不低，甚至有所升高（但低于同等肥胖而无糖尿病的个体）。此型的病变在于靶细胞膜上胰岛素受体数目减少或缺陷，表现为激素-受体亲和力减弱，有的则为正常结合，但结合后反应异常。此种胰岛素受体缺陷所致靶细胞对胰岛素的反应差，不能将胰岛素信息转换为生物效应的现象，称为胰岛素抗性。2 型糖尿病患者临床症状一般较轻，不发生酮症酸中毒，且对胰岛素治疗不敏感，也不适于用胰岛素治疗。患者可通过控制饮食使症状减轻，通过减肥阻止病情发展。但是，若不能有效控制病情的发展，病情可发展成与 1 型一样，还将伴发神经、眼、肾和心血管系统的疾病。

（3）其他型糖尿病：即继发性糖尿病。凡是由于其他已知原因的疾病引起的胰岛素分泌受损，或胰岛素不能正常发挥作用而引起的高血糖症均属此型。如胰腺疾病（胰腺炎等）、胰岛素拮抗激素分泌异常（肢端肥大症、甲状腺功能亢进、皮质醇增多症等）、肝脏疾患（肝硬化等）和某些药物（糖皮质激素、雌激素等）等。

2. 糖尿病的诊断　随着近年来对糖尿病流行病学、病因学、发病机制及临床研究的不断深入和进展，1996 年 12 月 9 日至 13 日在英国召开了 WHO 糖尿病及其并发症诊断标准及分型咨询委员会议，会议仔细考虑了 1979 年 NDDG[1]、1980 年和 1985 年 WHO 提出的诊断和分型法的合理性，结合过去 17 年来的研究发现，对糖尿病的诊断和分型作出以下初步建议。新的糖尿病分型基于病因而不是根据其临床表现，更加科学合理。主要分为如下四大类型。

（1）1 型糖尿病：胰岛 β 细胞破坏导致胰岛素绝对缺乏。分为自身免疫性（包括急性发病及缓慢发病）和特发性（1 型特发性糖尿病，占少数，病因不明，体内缺乏胰岛 β 细胞自身免疫的证据，具强烈遗传倾向）。进一步肯定“成人隐匿性自身免疫性糖尿病（latent autoimmune diabetes in adults，LADA）”应属于 1 型糖尿病的亚型，其特点为：① 起病年龄大于 15 岁的任何年龄段，发病半年内不依赖胰岛素，无酮症发生；② 发病时多为非肥胖；③ 体内胰岛 β 细胞抗体（ICA、GAD 和胰岛素自身抗体等）常持续阳性；④ 具有 1 型糖尿病的易感基因(如 HLA - DR3、HLA - DR4、BW54 及 DQ - 131 - 57 - Non - Asp 等);⑤ 常伴有甲状腺和胃壁细胞等器官特异性抗体阳性。LADA 一经诊断应早期采用胰岛素治疗以保护残存的β细胞。欧美人资料报告 LADA 约占 2 型糖尿病 10%～15%,在非肥胖的 2 型糖尿病患者中有报道高达 50%;国内有文献报告 2 型糖尿病患者 GAD - Ab 的阳性率达 14.2%。

(2) 2 型糖尿病:胰岛素抵抗为主伴胰岛素分泌不足,或胰岛素分泌不足为主伴或不伴胰岛素抵抗。约占所有糖尿病患者的 90%以上,其病因不明,现认为由多基因遗传和环境因素(主要为运动不足和能量相对过剩)共同促发,种族、家族史、肥胖(尤其是腹型肥胖)、高脂血症和糖耐量减退是其危险因素,对上述人群应加强血糖监测。

(3) 特异性糖尿病:它包括一系列病因比较明确或继发性的糖尿病,主要有以下几类:

1) 胰岛β细胞功能基因异常。主要包括年轻起病成人型糖尿病(MODY)和线粒体糖尿病。MODY:根据基因异常的不同分三个亚型:染色体 12, HNF12(MODY3);染色体 7,葡萄糖激酶(MODY2);染色体 20, HNF - 4α(MODY1)。MODY 特点为:糖尿病起病常<25 岁;早期无需应用胰岛素可纠正高血糖,病史至少 2 年;非酮症倾向;显性遗传,其发生高血糖的机制尚不完全清楚,共同特征为胰岛β细胞对葡萄糖刺激存在胰岛素分泌障碍,胰岛β细胞的功能常随着病程的延长而渐衰退,胰鸟素抵抗不是其病因。线粒体糖尿病及其他:1992 年 venden Ouweland 及 Ballinger 分别确认线粒体糖尿病由线粒体基因突变引起,临床表现为糖尿病及耳聋家系。其一般特点为:多在 45 岁以前起病,最早者 11 岁,但亦有迟至 81 岁才发病;患者多无酮症倾向,无肥胖,多数患者在病程中甚至起病时即需要胰岛素治疗;常伴有轻至中度神经性耳聋,但耳聋与糖尿病起病时间可不一致,可间隔 20 年;呈母系遗传。线粒体基因突变致糖尿病的机制可能系胰岛β细胞葡萄糖氧化磷酸化障碍,ATP 产生不足,致胰岛素分泌障碍,胰岛素抵抗亦不是其发病的主要病因。

2) 胰岛素受体基因异常。胰岛素受体缺失或突变,其范围可以从高胰岛素血症和轻度的血糖到严重的糖尿病,可能有黑棘皮症,包括 A 型胰岛素抵抗、妖精症、Rabson-Mendenhall 综合征、脂肪萎缩性糖尿病等。

3) 内分泌疾病。包括皮质醇增多症、肢端肥大症、嗜铬细胞瘤、胰高血糖素瘤、生长抑素瘤、醛固酮瘤、甲状腺功能亢进症等。

4) 胰腺疾病。任何一种引起弥漫性胰岛损伤的病变,均可引起高血糖,这些病变包括纤维钙化胰腺病、胰腺炎、外伤或胰腺切除、肿瘤或肿瘤浸润、囊性纤维化、血色病等。

5) 药物或化学制剂所致。烟酸、肾上腺糖皮质激素、甲状腺素、α-肾上腺素能拮抗剂、β-肾上腺素能拮抗剂、噻嗪类利尿剂、钙离子通道阻滞剂(主要如硝苯吡啶)、苯妥英钠、戊双脒、灭鼠剂 Vacor(N - 3 吡啶甲基 N - P 硝基苯尿素)及α-干扰素等。

6) 感染。先天性风疹及巨细胞病毒感染等,但这些患者大部分拥有 1 型糖尿病特征性 HLA 和免疫性标记物。

7) 非常见型免疫调节糖尿病。胰岛素自身免疫综合征(胰岛素抵抗),黑棘皮病Ⅱ(胰岛素受体抗体,曾称为 B 型胰岛素抵抗),"Stiff Man"综合征,体内通常有较高的胰岛细胞抗体(ICA)和谷氨酸脱羧酶(GAD)自身抗体的滴定度,α 干扰素治疗后(多伴随有胰岛细胞抗体的出现)等。

8) 其他遗传病伴糖尿病。许多遗传综合征伴随有升高的糖尿病发病率,包括 Down 综合征、Friedreich 共济失调、Huntington 舞蹈症、Klinefelter 综合征、Lawrence Moon Beidel 综合征、肌强直性萎缩、卟啉病、Prader Willin 综合征、Turner 综合征、Wolfram 综合征等。

(4) 妊娠糖尿病:妊娠期间发生或首次发现的糖尿病,妊娠前正常或可能已有糖代谢异常但未能发现,建议其诊断与其他糖尿病标准相同,但尚未广泛采纳。筛查时间一般选择在妊娠 24～28 周之间,目前应用的筛查和诊断方法为:非空腹状态口服葡萄糖50 g,如1 h血糖≥7.8 mmol/L,再进行 100 g OGTT [空腹 5.8 mmol/L(105 mg/dL),1 h 10.5 mmol/L(190 mg/dL),2 h 9.2 mmol/L(165mg/dL)和 3 h 8.1 mmol/L(145 mg/dL)]。对全部满足下列 3 个条件者不必筛查:① 年龄<25 岁且体重正常者;② 无糖尿病家族史;③ 非糖尿病高发种族。对妊娠糖尿病(GDM)患者应在产后 6 周或更长一段时间重新进行糖耐量试验,大部分患者血糖可能恢复正常,一小部分可能表现为 IGT 或 IFG 或糖尿病(1 型或 2 型糖尿病),GDM 患者即使

产后血糖恢复正常，其在若干时间后发生糖尿病的机会明显增加，应注意加强监测。

3. 分型方法的比较　糖尿病新的分型法与以往分型相比有以下特点：

（1）取消“胰岛素依赖型糖尿病（IDDM）”和“非胰岛素依赖型糖尿病（NIDDM）”两个术语，因该分型是基于临床治疗，常给临床糖尿病的诊断和理解带来混乱。继续保留Ⅰ型和Ⅱ型糖尿病的提法，但建议改写为 1 型和 2 型糖尿病，因罗马字母Ⅱ可能会与 11 造成混淆。

（2）保留 IGT 的诊断，但它不作为一种分型，而是糖尿病发展过程中的一个阶段，同时增加“IFG”。IFG 和 IGT 有同等重要的临床意义，目前认为临床 2 型糖尿病的发病几乎 100%均经过 IGT 阶段，上述患者常同时伴有高血压、高胰岛素血症和高脂血症等，其心血管病症和早发死亡的发生率明显升高，同时其进展为显性糖尿病的机会亦显著增加，对其需加强管理和干预，并定期（半年至 1 年）随访。近年来国内外特别强调对 IGT 患者的检出和干预治疗，IGT 的干预治疗主要包括行为方式（加强运动和控制饮食）和药物（双胍类药物、拜糖平和胰岛素增敏剂等），将可能逆转或延缓其向临床糖尿病进展，并有利于降低大小血管并发症的发生。

（3）增加了“特异型”这个诊断名称：在特异型糖尿病中，根据病因和发病机制分为 8 个亚型，其中包括了 1985 年的分型中的继发性糖尿病，同时将病因和发病机制比较明了的及新近发现的糖尿病亦归属其中，如 MODY 和线粒体糖尿病等。

（4）营养不良相关性糖尿病（malnutrition-related diabetes mellitus，MRDM）被建议删除。因为：① 至今无 MRDM 流行病学的报道；② MRDM 在诊断上的特征无特异性，体重指数＜18，后改为 19，而发展中国家乡村人均体重指数是 18.5，缺医少药地区糖尿病控制差，糖尿病患者也是消瘦的；③ MRDM 的两个亚型：一是蛋白质缺乏所致糖尿病，目前尚无令人信服的证据证明蛋白质缺乏可引起糖尿病；二是胰腺纤维钙化糖尿病，这种患者常有慢性胰腺炎，也有报告其可发生于正常营养的人；④ MRDM 可影响其他分型的表达。

4. 糖尿病并发症　高血糖可致多种并发症，尤其是病程较长，控制较差。根据发症的病因，可分为急性并发症和慢性并发症两大类，其中急性并发症除常见的感染外，还有糖尿病酮症酸中毒、糖尿病非酮症高渗性昏迷或糖尿病乳酸酸中毒昏迷等；糖尿病的慢性病变主要是微血管病变，如肾脏、眼底和神经病变；大血管病变如动脉粥样硬化及心、脑、肾等的病变和高血压等。

（1）糖尿病酮症酸中毒昏迷（ketoacidosis diabetic coma）：糖尿病的一种严重急性并发症，是酮症酸中毒昏迷。常见于 1 型患者，诱发因素为感染、手术、外伤和各种拮抗胰岛素的激素分泌增加。当机体代谢紊乱发展到脂肪分解加速，血浆中酮体积累超过 2.0 mmol/L 时称为酮血症。当酮体进一步积聚，发生代谢性酸中毒时称为酮症酸中毒，此时可发生一系列代谢紊乱，主要表现在：严重失水、代谢性酸中毒、电解质代谢紊乱和各系统及器官功能紊乱。除尿酮体呈强阳性外，血酮体常＞5 mmol/L、HCO_3^- 降低、血 pH＜7.35，病情严重时可出现昏迷，称为糖尿病酮症酸中毒昏迷。

糖尿病酮症酸中毒的发病机制主要是由于胰岛素的绝对或相对不足，拮抗胰岛素的激素如胰高血糖素、皮质醇、儿茶酚胺及生长激素增多，肝糖原分解加速，糖异生加强，导致血糖增加；但机体不能很好地利用血糖，各组织细胞对于血糖的需求又处于饥饿状态，于是脂肪动员、分解加速，血浆中游离脂肪酸增加，导致酮体生成增加而利用减慢，血酮体累积引起酮血症。

（2）糖尿病非酮症高渗性昏迷（hyperosmolar nonketotic diabetic coma）：多见于 60 岁以上老年（2 型）糖尿病及少数儿童（1 型）患者。常见的发病诱因有：口服噻嗪类利尿剂、糖皮质激素、苯妥因钠；腹膜透析或血液透析；尿崩症；甲亢；严重烧伤；高浓度葡萄糖治疗引起失水过多血糖过高；颅内压增高的脱水治疗；降温疗法；急性胰腺炎；各种严重呕吐、腹泻等疾患引起的严重失水等情况。本症发病机制复杂，未完全阐明。本症血浆渗透压升高程度远比糖尿病酮症酸中毒明显，加上本症患者有一定量的内源性胰岛素，故在血糖极高的情况下，一般不易发生酮症酸中毒。而且脂肪分解和胰岛素拮抗激素增高程度不及酮症酸中毒突出。

（3）糖尿病慢性并发症：由于长期高血糖使蛋白质发生非酶促糖基化反应，糖基化蛋白质分子与未被糖化的分子互相结合交联，使分子不断加大，进一步形成大分子的糖化产物，这种反应多发生在那些半寿期较长的蛋白质分子上，如胶原蛋白、晶体蛋白、髓鞘蛋白和弹性硬蛋白等，引起血管基底膜增厚、晶体浑浊变性和神经病变一系列病理变化。由此引起的大血管、微血管和神经病变，是导致眼、肾、神经、心脏和血管等多器官损害的基础。

（二）低血糖症

低血糖症（hypoglycemia）是指空腹血糖浓度低于某一极限，临床出现一系列因血糖浓度太低引起的症候群。由于临床上出现低血糖症状时的血浆葡萄糖浓度极不一致，而且血糖浓度下降的速度比其绝对值对机体的影响更大，所以究竟血糖浓度降低到什么程度方可诊断为低血糖症一直存着不同的看法。一般认为成人血浆葡萄糖浓度低于2.8 mmol/L(50 mg/dl)，全血葡萄糖浓度低于2.2 mmol/L(40 mg/dl)，或空腹血浆葡萄糖浓度低于3.3 mmol/L(60 mg/dl)称为低血糖。也有人提出，以葡萄糖氧化酶法测定血浆葡萄糖浓度，低于2.2 mmol/L(40 mg/dl)作为低血糖的指标。因为在进餐前静脉血浆葡萄糖浓度也很少下降到2.2 mmol/L以下。

低血糖症是由于血糖的来源小于去路，即食入糖减少，肝糖原分解少，肝将非糖物质转化为葡萄糖少，也可以是组织消耗利用葡萄糖增多和加速所致。

引起低血糖的原因很多，较常见的有：① 胰岛β细胞增生和肿瘤等病变使胰岛素分泌过多，致血糖来源减少，去路增加，造成血糖降低；② 使用胰岛素或降血糖药物过多；③ 垂体前叶或肾上腺皮质功能减退，使对抗胰岛素的生长素或肾上皮质激素分泌减少，结果同胰岛素分泌过多；④ 肝严重损害时不能有效地调节血糖，当糖摄入不足时很易发生低血糖；⑤ 长期饥饿、剧烈运动或高烧患者因代谢率增加，血糖消耗过多。

低血糖症的诊断通过测定血中葡萄糖浓度即可确定，但要根本性治疗则需要进一步找出低血糖的发病原因。

低血糖症的分类常用临床分类法，即将低血糖症分为空腹性低血糖症和刺激性低血糖症两类。

1. 空腹性低血糖症　正常人一般不会因为饥饿而发生低血糖症，这是因为正常的调节机制可维持血糖浓度>2.8 mmol/L(50 mg/dl)。成年人空腹时发生低血糖症往往由于葡萄糖利用过多或生成不足。

若测得12 h空腹血浆葡萄糖浓度<2.8 mmol/L，可诊断为低血糖症。进一步检测胰岛素(I)与葡萄糖(G)的比值(I/G)，如I/G>0.3，提示为胰岛素瘤，如测其C肽和胰岛素原也会增高。若I/G<0.3，则提示引起低血糖的原因是胰外肿瘤，应进行肝、肾上腺和垂体的功能检查。对于I/G>0.3的低血糖者，还可做其他检测以进行鉴别诊断。胰外肿瘤患者血清中可以有类胰岛素活性物质，后者具有降低血糖的作用。空腹性低血糖预后比刺激性低血糖症差，且难以用食物控制。

2. 刺激性低血糖症　刺激性低血糖症空腹时血糖并无明显降低，其往往是给予适当的刺激，如进食才诱发，表现为反应性低血糖，临床上用胰岛素治疗糖尿病时最常见，也可由干扰糖异生或促进糖利用的药物、毒物或糖（半乳糖、果糖）引起。餐后低血糖症为刺激性低血糖症的一大类，低血糖发生于进餐后1～5 h，且可用OGTT诊断。

餐后低血糖症按病史与OGTT反应类型可分为三型：① 功能性低血糖症（反应性低血糖症）：为发生于餐后或OGTT 2～5 h的暂时性低血糖。多发于心理动力学异常的妇女。患者有交感和副交感神经兴奋的症状，患者耐糖曲线的前部正常或接近空腹水平，有的患者可见胰岛素延迟分泌。患者血浆胰岛素不高，甲状腺素、肾上腺皮质激素缺乏的患者可出现此型低血糖症。② 2型糖尿病或糖耐量受损伴有的低血糖症：患者空腹血糖正常，OGTT前2 h似糖耐量受损或2型糖尿病，但食糖后3～5 h，血浆葡萄糖浓度迅速降低达最低点。产生的原因可能是持续高血糖引起胰岛素延迟分泌，且表现出后期胰岛素高，致使血糖后期迅速下降。③ 营养性低血糖症：低血糖常发生于餐后1～3 h。患者大多有上消化道手术或迷走神经切除，由于胃迅速排空，使葡萄糖吸收增快，血浆葡萄糖明显快速增高，刺激胰岛素一时性过多分泌，致使血糖浓度迅速降低，出现低血糖症。

餐后低血糖症血标本一般采集服糖后5 h内或患者低血糖症状时的血液。对高度怀疑者，虽1次OGTT为正常，还是应该再次检测。

临床上同一患者既可发生空腹性低血糖，也可发生餐后低血糖。对于这类患者，治疗首先在于纠正空腹性低血糖症。早产儿比足月新生儿对低血糖更为敏感，且儿童对低血糖的敏感性也高于成年人。原因是儿童大脑占体重的比例比成人高；新生儿酮体生成能力低，很难以酮体作为大脑的有效能源；新生儿糖异生能力还未达到足以防止饥饿性低血糖的水平；早产儿肝糖原储量少于足月新生儿，空腹时糖原很快就消耗掉等。

(三) 糖代谢的先天性异常

糖代谢障碍并不都出现血糖浓度异常，糖代谢酶的先天性缺损所致糖代谢异常。

1. 糖原代谢先天性异常　最常见的是糖原贮积病（glycogen storage diseases），这是由于糖原生成和分解的酶系统先天性缺陷所引起的一组糖原合成或分解异常、使糖原在细胞中过多贮积、或糖原分子异常的遗传性疾病。肝是糖原贮积病的主要受累器官，其次是心脏和肌肉。

由于酶缺陷不同，故糖原贮积病分为许多型。1 型糖原贮积病是 1929 年由 Von Gierke 命名，所以也叫 Von Gierke 病，为最常见的糖原贮积病。本型是因肝、小肠黏膜和肾脏的葡萄糖-6-磷酸酶或 6-磷酸葡萄糖转位酶缺乏所致。前一种酶缺乏为Ⅰa 型，后一种酶缺乏为Ⅰb 型。该病为常染色体隐性遗传性疾病，发病率占人群比例为 1/200 000。

各型糖原贮积病的预后及治疗各不相同，故有必要对其进行鉴别。在检测糖原贮积病时最可靠的方法是用肝或肌肉的活检标本测定特异酶活性。临床上有的患者还可见到 1 种以上缺陷的酶。

2. 糖分解代谢途径的先天异常　糖分解代谢途径先天代谢异常可有丙酮酸激酶缺乏病，丙酮酸脱氢酶缺乏症和磷酸果糖代谢异常所致恶性发烧。

(1) 丙酮酸激酶（PK）缺乏病：在糖酵解过程中，丙酮酸激酶催化磷酸烯醇式丙酮酸生成烯醇式丙酮酸，同时产生 ATP，是酵解途径产生 ATP 的反应之一，PK 缺乏将导致成熟红细胞缺乏 ATP，进而发生溶血。

(2) 丙酮酸脱氢酶复合物缺乏症：丙酮酸脱氢酶复合物由丙酮酸脱氢酶、二氢硫辛酸转乙酰基酶、二氢硫辛酸脱氢酶及 NAD＋、FAD、CoASH、焦磷酸硫胺素、硫辛酸三个酶，五个辅助因子组成，其氧化的丙酮酸氧化脱羧生成乙酰辅酶 A 的反应是糖进入三羧酸循环、彻底氧化成 CO_2 和水、产生大量 ATP 的关键。

在儿童中发现有多种丙酮酸代谢异常的疾病，其中有些是由于丙酮酸脱氧酶复合物中某些组分先天性缺陷所致。该酶复合物中各种亚基（催化亚基和调节亚基）都可能发生先天性缺陷。这些缺陷都可使丙酮酸不能继续氧化产生 ATP，使脑组织不能有效地利用葡萄糖供能，进而影响了儿童大脑的发育和功能，严重者可导致死亡。丙酮酸不能进一步氧化，致使患儿血液中乳酸、丙酮酸和丙氨酸的浓度显著升高，出现慢性乳酸酸中毒。丙酮酸脱氢酶的缺陷可以通过皮肤成纤维细胞培养并进行酶学测定予以诊断。此类患者在一定程度上可通过进食生酮食物和限制糖的摄入使病情缓解或得到控制。

(3) 磷酸果糖代谢异常：磷酸果糖激酶与果糖 1,6-二磷酸酶是作用相反的的一对酶，它们所催化的化学反应是糖代谢途径中的一处无效循环（又称底物循环）。

由于酶的遗传性缺陷，该无效循环得不到控制，造成 ATP 大量分解产热。临床上可因服用氟烷而诱发恶性发烧。恶性发烧是一种罕见的遗传缺陷性疾病，其发病率占儿童的 1/15 000，成人的 1/50 000～1/100 000。患者常因服用某种药物，如吸入氟烷而在几分钟内突然发病，表现为体温骤然外高、代谢性和呼吸性酸中毒，以及高血钾症和肌肉强直。人们认为，氟烷可以促进肌肉中上述两个酶所催化的耗能无效循环，诱发恶性发烧的产生。

3. 其他糖代谢异常

(1) 红细胞中 6-磷酸葡萄糖脱氢酶遗传缺陷或变异：6-磷酸葡萄糖脱氢酶（G-6-PD）催化 6-磷酸葡萄糖脱氢生成 6-磷酸葡萄糖，脱下的氢由 NADP 接受。此步反应是磷酸戊糖途径的关键部位，所产生的 NADPH 在维持红细胞的正常形态与功能方面起了重要作用。

G-6-PD 缺乏病是伴性遗传性疾病，临床并不罕见。女性杂合子含有两族红细胞：一族酶活性正常，另一族缺乏 G-6-PD。轻型 G-6-PD 缺乏患者红细胞中 G-6-PD 活性比正常人低 10 倍。在一般情况下磷酸戊糖途径提供的 NADPH 还能维持还原型谷胱甘肽的水平，保证红细胞的正常形态与功能。当红细胞中 NADPH 的需要量增加，如服用抗疟疾药扑疟喹啉时，正常人不会有什么危害，而 G-6-PD 缺乏患者红细胞中磷酸戊糖途径的代谢速度则不能相应增加，提供的 NADPH 不能保证维持还原型谷胱甘肽所应有的水平，可引起严重的溶血性贫血，俗称蚕豆黄。

(2) 先天性家族性非溶血性黄疸：人类先天性家族性非溶血性黄疸（Grigler-Najjar 综合征）是由

于缺乏 UDP-葡萄糖醛酸基转移酶，使胆红素不能与葡萄糖醛酸结合，形成结合胆红素，使胆红素以不易运输和排泄的游离形式在体内堆积所致的先天性疾病。

正常人通过糖醛酸途径产生葡萄糖醛酸，后者在 UDP-葡萄糖醛酸基转移酶的催化下，可与内源性如类固醇、胆红素和外源性如药物等物质结合，生成相应的葡萄糖苷酸化合物。结合型的葡萄糖苷酸化合物具有较强的酸性，在生理 pH 下有较高的溶解度，易于运输排泄。这在体内类固醇激素的灭活和胆红素的代谢，以及许多生物转化作用中具有重要意义。而患者固先天缺乏此酶，使其不但对胆红素代谢造成异常，同时也缺乏结合外源性物质生成葡萄糖苷酸化合物的能力。

(3) 果糖代谢异常：果糖是食物中糖的一部分，主要来自蔗糖。从肠道吸收的果糖大部分在肝内通过 1-磷酸果糖(F-1-P)途径代谢。果糖代谢障碍是因与果糖代谢有关的酶缺乏所致。果糖代谢异常包括 4 种：

1) 实质性果糖尿。实质性果糖尿(essential fructosuria)又称为原发性果糖尿症，它是由于果糖激酶缺乏所引起的常染色体隐性遗传疾病。正常人血中果糖比葡萄糖代谢快，其半寿期果糖为 20 min，葡萄糖为 45 min，1 次服用 50 g 果糖后，通常在 2 h 之内血中果糖浓度就降至空腹水平(0～0.44 mmol/L)。果糖激酶缺乏者 1 次服用 50 g 果糖后，患者血中果糖浓度异常高，2 h 内果糖仍未消失，并出现果糖尿。此型果糖尿又称为 1 型果糖尿。患者无低血糖表现，这是因为患者机体内葡萄糖与乳糖代谢均正常。

2) 果糖不耐受。果糖不耐受(fructoseintolerance)为常染色体隐性遗传性疾病，杂合子无症状。多数患者在断奶后给予蔗糖饮食时才发病，严重病例可致死亡。有些病例可由于手术前后给予果糖或静脉注射山梨醇引起严重肝、肾损伤时才发现。果糖不耐受症的临床表现可明显不同。在婴儿可表现为呕吐、进食少、肝大、精神淡漠、生长停滞等。患者尿分析有果糖、葡萄糖等还原物质，多数患者有蛋白尿、非特异的氨基酸尿以及血浆转氨酶活性增高。有的病儿伴有其他肝、肾损害指标。在大龄儿童或成人则可无症状，只在进甜食后，可有腹部不适、呕吐或腹泻。果糖不耐受的一个重要特征是服用果糖后出现严重的低血糖，患者即使肝糖原储备丰富也会在此时发生低血糖，这是由于过量的 1-磷酸果糖抑制了肝磷酸化酶所致。

此症是由于 1-磷酸果糖醛缩酶(醛缩酶 B)缺陷引起，患者肝内 1-磷酸果糖醛缩酶活性几乎完全缺失，而 1,6-二磷酸果糖醛缩酶活性降低 50%以上，造成肝内 1-磷酸果糖的堆积及 Pi 和 ATP 的消耗。由于 Pi 大量消耗，肝线粒体氧化磷酸化减少，造成 ATP 缺乏。后者缺乏使肝细胞 ATP 依赖性离子泵功能障碍，膜内外离子梯度不能维持，细胞肿胀，细胞内容物外溢。

3) 1,6-二磷酸果糖酶缺乏症。此症为常染色体隐性遗传病，多在婴儿时发病。病儿表现为肌无力、呕吐、嗜睡、生长停滞和肝肿大等，感染可促使急性发作。若不治疗，在婴儿期就可死亡。实验室检查可见空腹血糖低，即空腹性低血糖、酮血症、乳酸血症和血浆丙氨酸水平增高。诊断依据低血糖症，确诊需用肝、肾、肠活检标本测定该酶活性。治疗主要通过食物疗法，食含果糖少的食物，少吃多餐，避免饥饿，一般疗效还可以，预后尚可。

4) 半乳糖血症。影响半乳糖利用的各种因素均可引起半乳糖血症(galactosemia)，但遗传性半乳糖血症主要有两种。1-磷酸半乳糖尿苷转移酶所致的半乳糖症是最多见的遗传性半乳糖血症，其为常染色体隐性遗传疾病。患儿半乳糖代谢终止于 1-磷酸半乳糖阶段。杂合子患者此酶仅活性低下，但如果不持续服用半乳糖饮食，酶活性还可以维持健康。而纯合子患者此酶完全缺乏，如食用富含半乳糖的食物，患者会出现严重病变，甚至死亡。如果及时停用含半乳糖的食物，患者除智力障碍外，其他的各种症状均可消失。此型半乳糖血症临床表现为生长停滞，喂奶后呕吐和腹泻，继而出现黄疸、溶血、肝大、智力障碍，检查中可见患儿血清半乳糖水平明显升高，尿中出现半乳糖，红细胞中 1-磷酸半乳糖尿苷酰转移酶缺乏。患儿进食半乳糖或乳糖后，常伴有低血糖和高半乳糖血症。另一种遗传性半乳糖血症是由于半乳糖激酶缺乏所致，此型症状较轻，新生儿期不表现症状，往往发生白内障后才被确诊。

半乳糖血症的危害不是由于缺乏某种必需物质，而是由于产生毒性物质所致。半乳糖还原产物—半乳糖醇，在细胞内高浓度，如贮积于晶体，将吸收水进入晶体，造成晶体肿胀、混浊，引起白内障。此外 1-磷酸半乳糖可能是某些毒性物质的前体，或者高浓度时本身就具有毒性作用。体外实验已证实，1-磷酸半乳糖可抑制磷酸葡萄糖变位酶和G-6-P酶的活性。

(4) 黏多糖沉积症：因蛋白聚糖降解酶先天性缺陷所引起的蛋白聚糖分解代谢障碍，将导致产生各种类型的黏多糖沉积症（mueopo-lysaccharidoses）。其特征是过多的寡聚糖堆积与排泄。各型黏多糖沉积症的代谢基础相似，但遗传类型和临床表现各不相同。遗传性黏多糖沉积症约占出生婴儿的1/30 000。

二、糖代谢紊乱的实验诊断

(一) 糖尿病实验诊断

1. 糖尿病的诊断标准　目前临床普遍采用的1985 年 WHO 糖尿病诊断标准为：① 有典型的糖尿症状（多饮多尿伴不能解释的体重下降）随机血糖≥11. 1 mmol/L(20 mg/dL)；或空腹血糖（fasting blood glucose，FBG）≥7. 8 mmol/L(1 400 mg/dL)；或口服葡萄糖耐量试验（OGTT）成人 75 g 葡萄糖，儿童1. 75 g/kg体重，总量不超过 75 g，2 h 血糖≥11. 1 mmol/L(200 mg/dL)，1 次血糖结果即可诊断糖尿病；若 2 h 血糖<7. 8 mmol/L，可排除糖尿病；若 2 h 血糖为 7. 8～11. 1 mmol/L 者诊断为糖耐量减退（IGT）。② 若无糖尿病症状，除 FBG≥7. 8 mmol/L 或 OGTT 2 h 血糖≥11. 1 mmol/L 之外，尚需另加一项标准以确定诊断，即 OGTT1 h 血糖亦≥11. 1 mmol/L，或另 1 次 OGTT 2h 血糖≥11. 1 mmol/L，或另 1 次 FBG≥7. 8 mmol/L。

1996 年，新的诊断标准提出了将糖尿病 FBG≥7. 8 mmol/L的诊断标准降到 7. 0 mmol/L(126 mg/dL)，继续保留 OGTT 或餐后 2 h 血糖（P2 hBG）≥11. 1 mmol/L的诊断标准不变。原因：① 据流行病学调查分析，FBG≥7. 0 mmol/L 时，糖尿病微血管并发症的危险性明显增加；② FBG≥7. 8 mmol/L和 OGTT 或 P2 hBG≥11. 1 mmol/L，二者在反映糖尿病血糖水平时存在明显的不一致，几乎所有 FBG≥7. 8 mmol/L 的患者其 OGTT 或 P2 hBG ≥11. 1 mmol/L，而 OGTT 或 P2 hBG ≥11. 1mmol/L者约有 25%其 FBG 未达 7. 8 mmol/L，说明 FBG ≥7. 8 mmol/L的标准反映高血糖的程度高于 P2 hBG 反映的水平，而修改后的 FBG≥7. 0 mmol/L与P2 h BG≥11. 1 mmol/L，二者基本一致；③ 新的标准强调以 FBG 诊断糖尿病的重要性，并可用于糖尿病的普查。来自美国年龄 40～70 岁的人群研究报告，在无糖尿病史的人群中仅应用 FBG 作为诊断标准所得的糖尿病患病率低于应用 1985 年 WHO 诊断标准（FBG＋P2 hBG）所得的患病率（4. 36%比6. 34%）；但其重复性优于 P2 hBG，且简便易行、经济并易于为患者所接受，在临床实践中更有利于糖尿病早期诊断、早期治疗和防治慢性并发症。

新的诊断标准（见表 10-4）进一步提出空腹血糖受损（impaired fasting glucose，IFG），即 FBG ≥6. 1 mmol/L(110 mg/dL)而<7. 0 mmol/L，IGT 的诊断标准为 OGTT 2 h 血糖≥7. 8 mmol/L 而<11. 1 mmol/L。值得一提的是 FBG 不十分适用于糖尿病高危人群（40 岁以上、肥胖、有糖尿病家族史、高血压和高血脂等人群）的筛查，因如仅查 FBG 可能使相当部分 IGT 患者漏诊，因一些 IGT 患者 FBG 可能正常，建议采用 OGTT 试验，但在临床背景中，推荐采用 FBG，因其较为快捷、方便且费用较低。最后需指出的是，将 FBG 诊断标准改为 7. 0 mmol/L尚未得到 WHO 糖尿病专家委员会的一致同意，因此在未被 WHO 专家委员会最后核准前，仍可沿用 1985 年的 WHO 诊断标准。

表 12-4　糖尿病诊断标准 *（静脉血浆：mmol/L）

	1985 年		1996 年	
	FBG	P2hBG	FBG	P2hBG
正常	<6. 1	<7. 8	<6. 1	<7. 8
空腹血糖受损	—	—	6. 1～7. 0	—
糖耐量减退	—	7. 8～11. 1	—	7. 8～11. 1
糖尿病	≥7. 8	≥11. 1	≥7. 0	≥11. 1

注：* 血糖测定采用葡萄糖氧化酶法。

(二) 低血糖症的实验诊断

低血糖症是多种病因引起的血葡萄糖（血糖）浓度过低的综合征。一般以血浆葡萄糖浓度低于 2. 8 mmol/L (50 mg/dL) 作为低血糖症的诊断标准，年龄不同可有差异（见表 12-5）。

低血糖症症状的发生不但与糖下降程度有关而且与下降速度以及机体反应性有关。以交感神经兴奋过多肾上腺素分泌所致症候群及中枢神经功能失常为主要症状。由于这些症状多为非特异性的，应与其他疾病所引起症状的相区别。低血糖神经症状可分两组，先发生的一组是交感神经系统

表 12－5 不同年龄低血糖症的诊断标准

年 龄	葡萄糖mmol/L(mg/dL)	
	全血	血清(血浆)
早产儿或低体重儿	<1.1(20)	<1.4(25)
足月新生儿<3 d	<1.7(30)	<1.9(35)
新生儿>3 d,儿童	<2.2(40)	<2.5(45)
成人,<60 岁	—	<2.8(50)
>60 岁	—	<3.0(55)

对低血糖的反应,包括出冷汗、烦躁、心悸、脉快、震颤,面色苍白等,此症候群称为急性神经性低血糖,仅见于血糖迅速降至阈值时。该阈值在健康人为2.8 mmol/L 左右,糖尿病患者则阈值较高,而长期血糖较低或血糖下降速度缓慢已适应者则此阈值要低些,甚至血糖低于 1.1 mmol/L 时可以在神志丧失前不发生这些症状。精神神经症状在不同患者或同一患者各次发作表现可不尽相同。继发于慢性器质性或代谢性疾患的低血糖,其症状往往于不知不觉中缓慢出现,称慢性低血糖症群。最常见为短暂的大脑功能损害,可表现为精神障碍、嗜睡、谵妄,甚至昏迷,及时给糖液等治疗可恢复。用胰岛素治疗的糖尿病患者常常是无任何前驱症状即神志丧失,称为未察觉的低血糖(hypoglycemia unawareness)。

1. 低血糖症的诊断　一般而言,明显的低血糖三联征(Whipple 三联征),即:① 空腹时或餐后3～4 h或体力负荷后发生低血糖症状;② 低血糖发作时查血糖 2.0～2.8 mmol/L 或以下;③ 静脉注射50%葡萄糖后,症状很快缓解。这三联症是低血糖症初步诊断的依据。当然,还应进一步探索病因诊断,以便根治。

这三联症中的所谓低血糖症状,主要是指中枢神经功能障碍的症状,如神志恍惚、头昏、乏力、嗜睡、震颤抽搐等以及植物神经功能失调症状,尤其是交感神经兴奋症状,如心悸、多汗、饥饿感,有时腹痛、腹泻等。这些临床症状启发临床医师考虑可能有低血糖症,并应立即测定血糖。目前市售多种简易血糖测定仪,针刺取血一滴涂于血糖试纸上放入血糖测定仪中,1 min 内自动展示结果,明确低血糖症的诊断,十分方便。最后一步,静脉注射 50%葡萄糖液 50 mL,立刻可使低血糖症状消退,进一步证实了低血糖症。当然,在抢救急诊低血糖以后,尚须参考上述病因和分类,选择性进行若干有关试验,探索低血糖的病因,进行病因治疗。

临床工作中,在症状发作时如血糖>4.0 mmol/L,可排除此诊断;如<4.0 mmol/L,>2.8 mmol/L,需重复血糖测定,<2.8 mmol/L(年龄>60 岁者其确诊标准可定为<3.0 mmol/L=且供糖后低血糖症状迅速缓解时,可肯定诊断。

未确定诊断而疑有低血糖症者,以下激发试验及有关激素的检测可供辅助诊断。

(1) 禁食:患者禁食过夜(18 h)后采血至少 3 次,血糖<2.8 mmol/L 者为阳性。

(2) 剧烈运动:进行试验时可在锻炼用的健身器上剧烈运动 30 min,每 5～10 min 抽血测葡萄糖及有关激素,在运动后发生低血糖,或不能坚持20 min的运动,即可协助诊断。若运动中发生低血糖者应立即停止运动。

(3) 饮食激发试验:用标准餐,即口服葡萄糖75 g 后观察症状,并测血糖及各种激素,如胰岛素及胰岛素原。如标准餐后血糖降到<28 mmol/L,并有症状,或其胰岛素峰值超过 150 IU/mL(为阳性),才能诊断。

(4) 血浆胰岛素及胰岛素原测定:正常空腹静脉血浆胰岛素浓度为 5～15 mL U/L,胰岛素释放指数(血浆胰岛素与同时测定的血糖之比)正常者<0.3,如>0.3 则为异常,胰岛素瘤者>0.4,且常在 1.0 以上。正常人胰岛素原占 15%以下,胰岛素瘤患者则高达 25%～100%。

(5) C 肽:C 肽是从胰岛素原产生,储存于 β 颗粒中,与胰岛素一起分泌。正常人空腹血清 c 肽为1.0 ng/mL,本病患者高于正常。

2. 低血糖症的鉴别诊断　低血糖症的鉴别诊断应包括明确低血糖症的病因,区分空腹低血糖症、餐后反应性低血糖症及无症状(或未察觉)低血糖症的各类病因,餐后反应性低血糖症大多发生在餐后 2～3 h,症状自发性地在每天一定时间内出现,常出现交感神经兴奋症状,多为功能性;空腹低血糖症可发生在 β 细胞瘤;糖尿病患者低血糖症与药物、饮食、运动的不匹配有关,对“未被觉察”的低血糖症经详细认真了解病史后,大多数可能“被察觉”。低血糖症常被误诊为精神病、癫痫,急性脑血管病、脑瘤等。故低血糖症还需与具有神经精神症状的其他疾病鉴别。

此外，尚有报道颈椎病，心绞痛等疾病误诊为低血糖症者。由于颈椎的骨质增生或骨关节炎等病变，可直接压迫或刺激邻近文感神经而引起交感神经兴奋症状群。其与低血糖症的鉴别：① 颈椎病发作多与颈部活动有关，可频繁发生，与饮食无关，其所引起的交感神经兴奋症状可自行缓解；② 低血糖症具有 Whipple 三联征。心绞痛则有心前区疼痛、心电图改变以及硝酸酯类制剂可缓解等特征。但冠心病可合并低血糖症，后者可促使心绞痛发作；严重的低血糖症其心电图变化酷似心肌梗死，在临床诊断及处理上要予以重视。

三、糖代谢紊乱实验诊断的应用

血糖及其代谢过程中的有关物质和代谢产物对糖代谢障碍有关疾病的诊断、鉴别诊断、病情观察和治疗监控等有重要临床价值。在实际应用中，必须结合患者的具体情况根据临床实际需要，有的放矢地选择检测项目和结合临床资料进行综合性判断分析。

1. 葡萄糖（血糖和尿糖）测定和 OGTT 是糖尿病和低血糖症诊断和鉴别诊断的重要的、必不可少的首选指标。

2. C-肽测定、胰岛素测定和胰岛素释放试验，是反映胰岛 β 细胞功能的重要实验室指标。C-肽与胰岛素等从胰岛素原被释放，但 C-肽比胰岛素更能较好地反映胰岛 β 细胞的合成和释放功能。C-肽和胰岛素释放试验对糖尿病（高血糖）和低血糖症的分型和原因判断有重要意义。

3. 血清糖化血红蛋白（GHb）和血清糖化血清蛋白（GSP）分别为血液中的血红蛋白和白蛋白与血液中的葡萄糖经非酶促反应形成的酮胺结构蛋白质。GHb 与氧亲和力强，其增高促使组织乏氧，促进糖尿病并发症的发生；GHb 形成缓慢且稳定，其测定可反映检测前 1～2 个月内平均血糖水平，是糖尿病长期控制的监测指标；GSP 半寿期比 GHb 短，可反映检测前 1～2 周内平均血糖水平，是糖尿病近期控制水平的监测指标。

4. 血果糖胺是长期高血糖时血中出现的葡萄糖与蛋白质的非酶促反应生成的酮胺类物质，其增高可反映检测前 2～4 周内的平均血糖水平。

5. 血乳酸和丙酮酸增高是机体乏氧和糖代谢无氧糖酵解过程增强的指标，标志细胞氧化过程恶化。高乳酸血症提示机体呈现低氧血症状态，常伴有代谢性酸中毒。

6. 血清 1,5-脱水山梨醇测定，为血糖监测的新指标。与血糖、GHb 和果糖胺血清水平呈负相关，糖尿病等高血糖时其水平减低。

7. 酮体虽为脂肪酸代谢产物，但血、尿酮体增多常因糖代谢障碍所引起，临床最常见于糖尿病酮症酸中毒等时。

（陈卫群　陈正炎）

参考文献

1 王鸿利等. 临床实验诊断学. 第一版，北京：人民卫生出版社，2001. 145

2 孙荣武，王鸿利. 临床实验诊断学. 第一版，上海：上海科学技术出版社，2001. 147

3 叶山东，程永福. 糖尿病诊断和分型新观点. 国外医学内科学分册，1999. 26(7)：290

4 陈文亮，崔厚欣，刘蓉等. 1 100～1 700 nm 近红外光谱无创血糖测量的 OGTT 实验研究。生物医学工程学杂志，2004. 21(5)：824

5 托马斯主编；吕元，朱汉民，沈霞等译. 临床实验诊断学. 第一版，上海：上海科学技术出版社，2004. 94

6 American Diabetes Association. Report of expert committee on the diagnosis and classification of diabetes mellitus. Diabete Care, 1997; 20:1 183

7 Zheng P, Kramer CE, Barnes CW, et al. Noninvasive glucose determination by oscillating thermal gradient spectrometry. Diabetes Technol Ther, 2000; 2(1):17

8 Stout PJ, Peled N, Erickson BJ, et al. Comparison of glucose levels in dermal interstitial fluid and finger capillary blood. Diabetes Technol Ther, 2001; 3(1):81

9 Stott A, Casson IF, Higgins GJ. Glycated haemoglobin assays, approaches to standardization of results. Diabet Med, 2001; 18(4);274

10 Higgins C. Diagnosing diabetes: blood glucose and the role of the laboratory. Br J Nurs, 2001;10(4);230

第 13 章　脂类代谢紊乱的实验诊断

脂类代谢紊乱是以脂质及相关的酶、受体和基因变异或突变所致的代谢障碍综合性疾病，涉及人体许多器管和组织，从而出现系列临床症状，如血管的动脉粥样硬化、肝功能障碍、内分泌失调、神经功能紊乱等，其中又以动脉粥样硬化性心脑血管疾病最为严重而又常见。

动脉粥样硬化是严重威胁亿万人民身体健康和生命的常见病，发病机制至今尚未阐明，目前所知的发病因素有高脂血症、高血压、遗传、内分泌失调和吸烟等诸多环境因素。本章以脂代谢紊乱为中心介绍相关疾病的实验诊断。

第一节　基 础 理 论

脂蛋白是由脂质和蛋白质组成的复合物。在脂蛋白内的脂质与蛋白质之间没有共价键结合，多数是通过脂质的非极性部分与蛋白质组分之间以疏水键相互作用而结合在一起。因此，脂蛋白的生物学特性与其所含的脂质组成和蛋白质性质密切相关。目前主要采用密度梯度法和电泳法分离血浆脂蛋白。

一、血浆脂蛋白

（一）脂蛋白的分类

正常人空腹血浆（血清）脂类浓度约为 4～8 g/L。脂类一般均不溶于水，然而含有相当量脂类的血浆或血清却仍是清晰的。1929 年 Macheboeuf 用半饱和$(NH_4)_2SO_4$沉淀出马血清中的脂质和蛋白质复合物，首次提出血浆中脂质是和蛋白质相结合成血浆脂蛋白（lipoprotein，LP），这是一类大分子复合物，可使非水溶性脂类分散在血浆中，使血浆清晰而不混浊。

1. 密度梯度分类法　根据脂蛋白颗粒的大小及其密度分类，即根据在特定的盐密度内的漂浮行为，用超速离心技术可把血浆脂蛋白分成四大族：乳糜微粒（chylomicron，CM），$d<0.95$ g/mL、极低密度脂蛋白（very low density lipoprotein，VLDL），$d=0.95\sim1.006$ g/mL、低密度脂蛋白（low density lipoprotein，LDL），$d=1.006\sim1.063$ g/mL、高密度脂蛋白（high density lipoprotein，HDL），$d=1.063\sim1.21$ g/mL。

用密度梯度分级分离、亲和层析、电泳等技术与浮选技术联合应用于脂蛋白的分离，发现上述 4 种脂蛋白还可以分成若干亚族：中间密度脂蛋白（intermedial density lipoprotein，IDL 或 LDL1），$d=1.006\sim1.019$ g/mL、低密度脂蛋白（LDL2），$d=1.019\sim1.063$ g/mL。

高密度脂蛋白也是一种不均一的脂蛋白混合物，用物理方法至少可以再分成两个主要的亚族：HDL2，$d=1.063\sim1.125$ g/mL、HDL3，$d=1.125\sim1.210$ g/mL。

另外，还有极高密度脂蛋白（very high density lipoprotein，VHDL），密度范围为 1.210～1.250 g/mL。

2. 电泳分类法

（1）根据脂蛋白的电泳迁移率进行分类：血浆脂蛋白是人体脂质代谢紊乱的敏感指针，因此在临床实践中，脂蛋白的分离分析已成为常规检验指标。少量血清标本可以用电泳方法快速分离出各类脂蛋白，常用的支持介质有醋酸纤维素薄膜、琼脂糖凝胶、聚丙烯酰胺凝胶。

（2）以载脂蛋白组成作脂蛋白颗粒分类：传统的脂蛋白分类是根据其密度和电泳行为分类，但是每一类脂蛋白不仅密度、大小、脂蛋白比是不均一的，而且载脂蛋白的组成也不同。载脂蛋白是惟一具有化学和免疫学独立特性的脂蛋白的组成部分，所以要进行准确的脂质运转研究，用传统的以物理性质分类的方法是有缺陷的。

Alaupovic 提出将载脂蛋白组成作为鉴定脂蛋白颗粒的标志及脂蛋白分类的基础。每个脂蛋白颗粒只含 1 种载脂蛋白称为单脂蛋白，如 LDL 中多数脂蛋白只含 ApoB100，称为脂蛋白 B(LPB)；若含有两种或两种以上不可分离的载脂蛋白叫复脂蛋白，如 LDL 中的脂蛋白颗粒含有 ApoB、CⅠ、CⅡ和 CⅢ，称为 LpB:CⅠ：CⅡ：CⅢ(LpB:C)。单脂蛋白和复脂蛋白是大颗粒脂蛋白体系中基本的化学实体，可以有不同的密度、大小、脂/蛋白比，但载脂蛋白的性质不变，具有特定的功能和代谢特征。

按 Alaupovic 提出的分类方法，ApoA 和 ApoB 组成不同两类主要的脂蛋白颗粒，前者主要存在于 HDL，而后者主要存在于 VLDL 和 LDL 中，每种都可分为单脂蛋白和复脂蛋白。含有 ApoA 的脂蛋白颗粒主要有 LpAⅠ和 LpAⅠ:AⅡ，含 ApoB 的脂蛋白颗粒有 LpB，LpB:E，LpB:C，LpB:C:E 和 LpAⅡ:B：C：D：E 等。分离脂蛋白颗粒的方法主要是免疫亲和层析。

(二) 脂蛋白的化学组成

脂蛋白的物理学特性与它们的脂质组成和含量密切相关。脂蛋白包含各种脂质分子，其内的中性脂质含量增高则脂蛋白颗粒的密度下降。而脂蛋白的化学和生物学特性与其所含的载脂蛋白密切相关。

1. 脂质　CM 和 VLDL 含有大量的三酰甘油和胆固醇酯，其密度相应较小。除乳糜微粒外，其他脂蛋白(VLDL、LDL、HDL)所含的极性脂质(磷脂)的百分比大致相近。高密度脂蛋白含有 25%～30%的磷脂，其中磷脂酰胆碱占磷脂总量的 75%，鞘磷脂占 13%，还有 12%是磷脂酰丝氨酸、磷脂酰肌醇和溶血卵磷脂；低密度脂蛋白含有 22%的磷脂，其中磷脂酰胆碱占磷脂总量的 65%，鞘磷脂占 25%，其他磷脂占 10%。LDL 是人血浆的主要脂蛋白，约占脂蛋白蛋白总量的 50%左右，这一族脂蛋白富于胆固醇及胆固醇脂，占其总脂质的 50%以上。LDL 携带的胆固醇量为血浆内胆固醇总量的 40%。新生儿血浆的 HDL 含量比成人高，VLDL 极少，随着年龄的增长，血浆内 LDL 和 VLDL 含量增加。

2. 载脂蛋白　1965 年 Eder 首次用载脂蛋白表示脂蛋白颗粒中的蛋白质。经超速离心浮选技术和差速区带超速离心技术结合柱层析技术分离出各种脂蛋白及若干脂蛋白亚族，再通过脱脂处理得到多种载脂蛋白的混合物，凝胶过滤、离子交换柱层析、等电点聚焦分离和凝胶切割等技术分离载脂蛋白。最大的乳糜微粒只含 2%或更少的载脂蛋白，而最小的 HDL 颗粒所含的载脂蛋白高达 50%以上。

(三) 脂蛋白的结构

对脂蛋白颗粒结构的研究有助于认识脂蛋白内载脂蛋白、脂类和糖类各成分之间的动力学交换，也是了解脂蛋白功能的关键。许多新的物理、化学、生物技术应用于研究血浆脂蛋白的结构：电镜和小角度 X 射线用于分析完整脂蛋白的形态；核磁共振、差示扫描量热学、圆二色性分析、旋光色散、荧光光谱及超速离心方法可以提供脂蛋白及亚结构的资料；酶学修饰和化学修饰也可提供不少线索。尽管目前对多成分的脂蛋白的错综复杂的精确结构尚未彻底了解，但有资料表明：血浆中各种脂蛋白具有大致相似的基本结构。

疏水性较强的三酰甘油及胆固醇酯均位于脂蛋白的内核，而具有极性及非极性基团的载脂蛋白、磷脂及游离胆固醇则以单分子层借其非极性的疏水基团与内部的疏水链相联系，覆盖于脂蛋白表面，其极性基团朝外，呈球状或准球形。CM 及 VLDL 主要以三酰甘油为内核，LDL 及 HDL 则主要以胆固醇酯为内核。大多数载脂蛋白均具双性 α-螺旋(α-helix)结构。不带电荷的疏水性氨基酸残基组成螺旋的非极性面，带电荷的亲水性氨基酸残基组成螺旋的极性面。这种双性螺旋结构有利于载脂蛋白与脂质的结合并稳定脂蛋白的结构。

1. VLDL 和 CM 的结构　VLDL 和 CM 都是运输三酰甘油的脂蛋白，前者运输内源性三酰甘油，后者运送小肠吸收的外源性三酰甘油。外周组织内的脂蛋白脂肪酶快速地不断作用于 VLDL 和 CM，使它们转变成为缺少三酰甘油而富含胆固醇酯的“残留”脂蛋白，载脂蛋白 CⅡ为脂蛋白脂肪酶的激活剂。VLDL 含有约 53%三酰甘油，18%磷脂，7%胆固醇和 12%胆固醇酯；蛋白质含量为 10%，其中 ApoC 和 CⅠ各占 10%，ApoCⅢ 30%，ApoB40%，ApoE5%～10%，还有痕量 ApoAⅠ和 ApoAⅡ。VLDL 的结构可以用“脂质核心”模型来描绘，这是根据组成、酶促反应和物理学特性的研究资料提出的模型，球形颗粒外壳约2 nm，含有ApoB、ApoC等载脂蛋白和极性脂质、磷脂和胆固醇。乳糜微粒是在脂肪吸收期间肠黏膜细胞产生的一种富含三酰甘油的脂蛋白，通常是靠它的漂浮特征与VLDL分离开来。乳糜微粒含有一个非极性脂质核心结构，被极性脂质和蛋白质组成的单层包围着，颗粒大小不等，其大小取决于颗粒内装载的脂肪量、饮食中脂肪的不饱和程度和肠内合成蛋白质的能力。肠吸收高脂食物的高峰期间，淋巴乳糜微粒颗粒大。CM颗粒较大，有强烈的光散射作用，故当其大量进入血液后，使血浆变混浊，此称乳糜血。把这种血浆放在4℃环境下静置过夜，CM飘浮到血浆表面，聚集而成一层“奶油”样物质。

2. LDL的结构　LDL的主要载脂蛋白ApoB在水溶液中容易聚集和不易溶解，它既不溶于4.2 mg/L的四甲基尿素(tetramethyl urea)，也不溶于水溶液。当用有机溶剂脱脂后，在SDS中ApoB可以以双聚体形式存在。LDL主要载脂蛋白为ApoB 100，ApoB 100的整个肽链含有许多疏水区，是它们与脂质结合所在。与其他载脂蛋白不同，其他载脂蛋白仅有1～2个脂质结合区，并很易在脂蛋白之间交换，在ApoB 100整个分子中有许多能与脂质的结合区域，这一结果可很好解释为什么ApoB从不在脂蛋白分子间转换。

LDL内含ApoB 20%～25%，磷脂约22%，胆固醇酯35%，胆固醇8%，三酰甘油8%，此外还含有痕量ApoA和ApoC。主要的磷脂为磷脂酰胆碱，占磷脂总量的65%，鞘脂占25%，其他磷脂10%。ApoB含有3%～4%的糖类，包括半乳糖、甘露糖、岩藻糖、葡萄糖、葡萄糖胺和唾液酸，糖类分布在LDL颗粒表面。非极性核心直径14～15 nm，富含胆固醇酯。

3. HDL的结构　在各种血浆脂蛋白中，HDL的结构研究受到极大的重视。HDL是一组不均一的脂蛋白家族，用差速区带超速离心方法和分析与制备型凝胶等电聚焦方法，可以把HDL分成若干亚族，具有不同的密度、颗粒大小、分子量及不同比例的脂质和载脂蛋白组成。HDL的三维形态和结构组织的资料是来自电镜观察和小角度X射线散射研究。小角度X射线散射研究报道提供各HDL亚族的特征性形态学参数，其中包括Alaupovic分类法从人HDL_3和HDL_2又分离出的LpA和LpC组分与按密度分类法分离的人HDL_2和HDL_3比较。

4. Lp(a)的结构　Lp(a)是脂蛋白的一大类，上浮密度1.05～1.10 g/mL，球形颗粒，直径23.5～26.0 nm，分子量为4.6～5.6×10^5。脂质成分与LDL极为相似，在琼脂糖电泳中位于前β位置。Lp(a)的性质很不稳定，很容易凝聚或被蛋白酶降解。

Lp(a)结构的蛋白质和磷脂在极性界面，而非极性脂质构成核心。但Lp(a)有两类载脂蛋白：ApoB 100和Apo(a)并以ApoB 100-Apo(a)复合体形式存在，前者与LDL的ApoB 100相同，后者是Lp(a)的独特载脂蛋白，分子量约300～800 kD。Lp(a)中的Apo(a)位于表面，仅与ApoB 100以一个二硫键相连接，并且与ApoB不同，Apo(a)与核心的脂质成分几乎无交联，故Apo(a)的结构暴露充分，含有丰富的多拷贝Kringle-4区域，均由80个氨基酸残基组成，它们富含半胱氨酸并含有3个内部二硫键，形成一种形状类似丹麦面糕的结构，称之为“Kringle”。Apo(a)含有一个疏水信号序列，其后为37个Kringle-4拷贝，相继为一个Kringle-5及一个胰蛋白酶样区，第36个Kringle-4含有一个额外未配对的半胱氨酸，推测此处可能是Apo(a)以二硫键与ApoB 100分子相连处。真正的连接位置及机制还不清楚。

(四) 载脂蛋白的种类与结构

脂蛋白中的蛋白部分称为载脂蛋白(apolipoprotein/apoprotein, Apo)。载脂蛋白在脂蛋白代谢中具有重要的生理作用：① 作为构成并稳定脂蛋白的结构是脂蛋白结构的支柱；② 修饰并影响脂蛋白代谢有关的酶活性；③ 作为脂蛋白受体的配体；④ 参与脂蛋白与细胞表面脂蛋白受体的代谢过程。

载脂蛋白种类很多，一般分为5～7类，其氨基酸序列大多数已阐明，载脂蛋白种类的命名是按1972年Alaupovic建议命名方法，用英文字母顺序编码，每一类还有亚类。人血浆中主要载脂蛋白特性如表13-1所示。

1. 载脂蛋白A族　载脂蛋白ApoAⅠ、AⅡ、Ⅳ、CⅠ、CⅡ、CⅢ和E基因结构非常相似。除Ⅳ缺少一个内含子外，其余的载脂蛋白基因均含有3个内含子和4个外显子组成。推测这些基因起源于一个共同的前体，通过部分或完全的基因重复的机制衍化而来。

表 13-1　人血浆主要载脂蛋白的特征

载脂蛋白	分子量(daltons)	氨基酸残基数	脂蛋白载体	功　　能	合成部位	血浆浓度(g/L)
AⅠ	28 300	243	HDL,CM	稳定 HDL 结构,LCAT 辅因子,识别 HDL 受体	肝、肠	1.00～1.60
AⅡ	17 500*	77×2	HDL	激活 HTGL,抑制 LCAT,参与识别 HDL 受体	肝、肠	0.30～0.40
AⅣ	46 000	371	CM,HDL	参与脂肪吸收,胆固醇酯逆向转运,活化 LCAT	肠	0.10～0.18
B100	512 723	4 536	VLDL,IDL,LDL	转运 TG、TC,识别 LDL 受体	肝	0.60～1.12
B48	264 000	2 152	CM	促进肠 CM 形成,转运外源 TG	肠	
CⅠ	6 500	57	CM,VLDL,HDL	激活 LCAT(?)	肝	0.03～0.07
CⅡ	8 800	79	CM,VLDL,HDL	LPL 辅因子	肝	0.03～0.05
CⅢ0～2	8 900	79	CM,VLDL,HDL	抑制 ApoCⅡ激活 LPL	肝	0.08～0.12
D	22 000	169	HDL	转运胆固醇酯	肝	0.02～0.04
E	34 145	299	CM,VLDL,HDL	促进 CM 残粒和 IDL 的摄取	肝	0.03～0.06
H	36 281	326	CM,VLDL,IDL,HDL	激活 LPL,抑制内源凝血旁路激活	?	
J	70 000	427	HDL,VHDL	溶解和转运脂质	肝	
(a)	187 000～662 000	4 529	Lp(a)	抑制纤维蛋白溶解酶活性	肝	0～0.3

注:* 二聚体。

载脂蛋白 A(apolipoprotein A,ApoA)可分为 ApoAⅠ、ApoAⅡ、ApoAⅣ和 ApoA5。ApoAⅠ和 ApoAⅡ大部分布在 HDL 中,是 HDL 的主要载脂蛋白。

(1) ApoAⅠ:ApoAⅠ是 ApoA 族最多的一种组分,是 HDL 中的主要载脂蛋白,经等点聚焦电泳证实人和动物的 ApoAⅠ都是不均一的,有 10 种不同的亚组分,至少有 6 种多态性。基因座定位于 11q23-qter,基因全长 1 863 bp,含有 3 个内含子与 4 个外显子。ApoAⅠ主要存在于 HDL 中,占 HDL_3 载脂蛋白的 65%,占 HDL_2 载脂蛋白的 62%。在 CM、VLDL 和 LDL 中也有少量存在。ApoAⅠ由肝和小肠合成,血浆中生物半寿期为 4.5 d。

ApoAⅠ的生理功能有:① 组成脂蛋白并维持其结构的稳定与完整性;② 可以激活磷脂胆固醇酰基转移酶(LCAT)的活性;③ 可作为 HDL 受体的配体;④ 含 ApoAⅠ脂蛋白可以和转铁蛋白及铜蓝蛋白形成大分子复合物以运输铁和铜离子。

(2) ApoAⅡ:ApoAⅡ是 HDL 中第二种含量多的载脂蛋白,人血浆中以二聚体形式存在,在 HDL_2 占载脂蛋白的 15%,在 HDL_3 中占载脂蛋白的 25%;CM 和 VLDL 中也少量存在。ApoAⅡ是由两条多肽链的 77 个氨基酸残基组成,单体分子量为 8 700 D。基因座定位于 1q21-q23。基因全长 1 863 bp,含有 3 个内含子与 4 个外显子,有多态性存在。

ApoAⅡ的生理功能是:① 维持 HDL 结构;② 激活肝脂酶,用以水解 CM 和 VLDL 中的 TG 和 PL,由肝脏和小肠合成。人血浆中的 ApoAⅡ生物半寿期为 4.4 d。

(3) ApoAⅣ:ApoAⅣ是最先从大鼠 HDL 和 CM 中发现的一种载脂蛋白。1979 年 Beisiegel 等人证实了人血浆中也有 ApoAⅣ存在,其主要分布于密度大于 1.211 8 g/mL 部分。ApoAⅣ蛋白质存在多态性,生物半寿期为 10 h。基因座定位于 11q21-q23,含有 2 个内含子与 3 个外显子。

ApoAⅣ的生理功能,推测在 HDL 逆向转运过程中起有重要作用。1985 年 Steinmets 等报道,在体外,ApoAⅣ可以促进 LCAT 的胆固醇酯化反应。Goldberg 报道,ApoAⅡ起有调节脂蛋白脂肪酶的激活作用,并推测可以促进 ApoAⅣ从 HDL 和 VLDL 中释放。ApoAⅣ由肝脏和小肠合成。

(4) ApoA5:LenA 等在比较小鼠和人类 DNA 时,发现了一种新的载脂蛋白 A5(ApoA5),又称为 ApoAⅤ。ApoA5 主要分布于 VLDL 中,HDL 和 CM 也有存在,在肝脏合成。人类 ApoA5 分子量为

38 905 D，由 366 个氨基酸残基组成，有 4 个色氨基酸残基、5 个酪氨酸残基和一个半胱氨酸残基。蛋白分子具有高度 α-螺旋结构和 β-折叠和 β-转角，疏水残基呈不对称分布，N 端无糖基化位点，而有输出信号肽。N 端到 85 号残基，C 末端 1/3 是强亲水区，而中间 85～220 是疏水区，有多个结构域，与脂质结合的可能由几个区域决定；171～188 是最佳候选区域。ApoA5 具有很强的表面排斥力，对脂质高亲和力、低弹性，正因为有这些特性，使它起有调控极低密度脂蛋白在肝脏内装配和分泌功能。ApoA5 基因定位于 11q23，在 ApoAⅣ下游—27 kb 的位置靠近 A1/CⅢ/AⅣ基因簇紧密相联，共同组成一个基因家族。ApoA5 有 49% 氨基酸与 Apo AⅣ相似，有 24% 氨基酸完全相同。据此应属于 ApoA 族，其基因长 2.5 kb，有 4 个外显子和 3 个内含子，具有基因多态性。研究表明，ApoA5 基因型的不同，与血浆 TG 的升降有一定相关性，目前对 ApoA5 与 TG 代谢相关性的研究很热门。

ApoA5 的生理功能还知知甚少。1995 年，LenA 等人为了研究该新基因功能，他们建立了两类基因工程小鼠，组建成转基因小鼠和基因剔除小鼠。比较两类小鼠血浆脂 TG 含量后，发现表达人类 ApoA5 转基因小鼠血浆 TG 浓度比剔除鼠减少了 2/3，而缺少 ApoA5 基因剔除小鼠，血浆 TG 浓度却增加了 4 倍，实验表明，人 ApoA5 与血浆水平有关，参于脂质转运。另外，通过模型鼠还发现 LPL 缺乏时，人 ApoA5 过晕表达能轻度改变血 TG 水平，降低 TG 水平，可能是通过增强 LPL 活性水解 TG 来实现的，并提示 ApoA5 对 TG 代谢的内环境稳定起有重要作用。切除部分肝脏的实验研究表明，ApoA5 在肝脏再生早期，对脂质吸起有抑制作用，以避免受损肝脏对脂质的超负吸收。目前认为，ApoA5 降低血 TG 水平的关系，对脂代谢乱紊的研究提出了一个有新课题。

2. 载脂蛋白 B 族　体外实验表明，载脂蛋白 B（apolipoprotein B，ApoB）是难溶于水的蛋白质。目前所知，ApoB 族可分为两个亚类，即 ApoB 48 和 ApoB 100。ApoB 主要成分是 B100，其次为 B48，其他形式如 ApoB 73、ApoB 41、ApoB 36 等均为 ApoB 100 的不同降解产物。

（1）ApoB 100：ApoB 100 是单链糖蛋白，分子量为 510 kD，主要在肝脏，少数在小肠合成。ApoB 100包括 27 个（或 24）氨基酸信号肽和 4 536 个氨基酸残基的成熟单体蛋白。基因座定位于 2p24－p23，基因全长 43 kb，含有 28 个内含子与 29 个外显子。

ApoB 的生理功能有：① 合成装配和分泌富含三酰甘油的 VLDL；② 是 LDL 的结构蛋白；③ 是 LDL 受体的配体，调节 LDL 从血浆中的清除速率。

（2）ApoB48：ApoB 48 分子量是 ApoB 100 的 48% 而得名。存在于 CM 中，不与其他脂蛋白分子交换。ApoB 48 在小肠合成，是组装 CM 所必需的载脂蛋白。由小肠细胞分泌后进入淋巴液，并通过胸导管再进入血液循环，CM 再分布到毛细血管的内皮细胞，主要是骨骼肌和脂肪组织的毛细血管内皮细胞，脂肪酶可水解 CM 中三酰甘油的 80%～90%，剩下的脂蛋白颗粒则称为 CM 残粒，再送到肝脏，被肝脂酶进一步水解代谢，最后被能识别 ApoE 的残粒受体摄取。该残粒受体是 LDL 受体，还是 LDL 受体相关蛋白或其他蛋白质，目前还不清楚。

ApoB 48 在血浆中生物半寿期仅 5～10 min。基因座定位于 2p23－p24。

3. 载脂蛋白 C 族　载脂蛋白 C（apolipoprotein C，ApoC）是目前所知载脂蛋白中分子量最小的一类。1969 年 Brown 等进一步确认 ApoC 有三种亚型，即 ApoCⅠ、ApoCⅡ、ApoCⅢ。

（1）ApoCⅠ：ApoCI 由 57 个氨基酸残基组成的单一多肽链，不含半胱氨酸、组氨酸和酪氨酸，分子量为 6 625 D，是 LCAT 的激活剂。基因座定位于 19q13.2，含有 3 个内含子与 4 个外显子。

（2）ApoCⅡ：ApoCⅡ由 79 个氨基酸残基组成的单一多肽链，氨基酸顺序已测出，分子量为 9 110 D，有两种多态型，等电点分别为 4.86 和 4.69，均不含半胱氨酸和丝氨酸。ApoCⅡ可激活多种来源的脂蛋白脂肪酶（LPL）。基因座定位于 19q 13.2，基因全长 3 347 bp，含有 3 个内含子与 4 个外显子。

（3）ApoCⅢ：ApoCⅢ由 79 个氨基酸残基组成单一多肽链，由于第 74 位苏氨酸残基所带唾液酸个数不同，又可分成 ApoC$Ⅲ_0$、C$Ⅲ_1$、C$Ⅲ_2$ 三个亚类，也是其多态性，等电点分别为 5.02、4.82 和 4.62。Brewe 等已测出 ApoCⅢ氨基酸序列，分子量为 8 764 D，其二级结构在不同状况下，α-螺旋约占 22%～54% 不等，α-螺旋结构极易与磷脂结合。基因座定位于 11q23.1－qter，基因全长 3 133 bp，含有

3 个内含子与 4 个外显子。

ApoC 族生理功能有：① 同磷脂相互作用，维持脂蛋白结构，由于其在溶液中呈特殊的立体双性离子，带负电荷的酸性氨基酸与带正电荷的磷脂基团作用，具有很强的磷脂结合活性。由于与磷脂交互作用，使 ApoC 族的 α-螺旋结构增加，而磷脂的单个酯酰链的运动则受到限制，从而影响磷脂从凝胶态到液晶态的转变，达到固系脂蛋白结构功能；② 对酯酶的激活作用。有人认为，HDL 的磷脂流动性增加时，ApoCⅠ通过 HDL 脂层表面后促进 LCAT 的催化作用；③ ApoCⅡ可以激活 LPL，其激活机制可能是，LPL 通常存在于外周循环与肝素样分子结合并附着于血管内皮上，当 LPL 接触 CM 或 VLDL 时，LPL 便同脂蛋白颗粒表面的磷脂发生作用，进而结合于脂蛋白颗粒上，其内的 ApcⅡ与 LPL 发生作用，改变 LPL 的空间结构，进而催化水解三酰甘油。ApoC 族主要由肝脏合成，小肠也合成少量。

4. 载脂蛋白 E

（1）载脂蛋白 E 的蛋白结构：载脂蛋白 E（apolipoprotein E，ApoE）是一种富含精氨酸的碱性蛋白，人 ApoE 由 299 个氨基酸残基组成，分子量为 34 145 D，含 32 个 Arg 和 12 个 Lys，存在于血浆的 CM、VLDL 及其残粒和 β-VLDL 中，部分 ApoE 在血液中与 ApoAⅡ形成复合体。ApoE 有 3 个等位基因异构体，基因座定位于 19q13.2，含有 3 个内含子与 4 个外显子。ApoE 主要由肝脏合成，近年来发现脑，肾，骨骼，肾上腺及巨噬细胞也能合成。

（2）ApoE 的生理功能：ApoE 生理功能有：① 是 LDL 受体的配体，也是肝细胞 CM 残粒受体的配体，它与脂蛋白代谢有密切相关性；② ApoE 具有多态性，决定个体血脂水平，并与动脉粥样硬化发生发展密切相关；③ 参与激活水解脂肪的酶类，参与免疫调节及神经组织的再生。

（3）ApoE 多态性：Utermann 等于 1975 年首先观察到 ApoE 多态性，利用等电聚焦电泳和 SDS-PAGE 可以确认 ApoE 的多态性，其后又被直接检测的 cDNA 序列所证实。ApoE 有三种异构一般认为，次要异构体是由主要异构体翻译后，经唾液酸糖化修饰后转变而来。ApoE3/3 型又称野生型。A 体（isoform）即 E2、E3 和 E4。含有一种主要异构体为纯合子；含 2 种主要异构体为杂合子。由此可见，人群中可有常见的 6 种不同的表型（phentype）。ApoE 的合成是由位于一个基因位点上的 3 个等位基因所控制，即 E2、E3 和 E4，每一个等位基因对应于一个主要异构体产生 3 种纯合子（E2/2，E3/3，E4/4）和 3 种杂合子（E2/3，E2/4，E3/4）共 6 种常见表型。另外，还有极少见的异构体，氨基酸序列的 112 位和 158 位 2 种氨基酸残基精氨酸（Arg）和半胱氨酸（Cys）的交换，决定了异构体的种类。ApoE4 在这 2 个位置上都是 Ard；E2 都是 Cys；112 位为 Cys 和 158 位是 Arg 者为 ApoE3 异构体。自然人群中，基因频率 ε3 分布最高，ApoE3/3 表型分布约 70%。由于 ApoE 多态性具有生物学重要性，对 ApoE 多态性的研究是目前医学的热门话题。ApoE 表型和基因型的检测方法很多，多年来先后采用等电聚焦电泳和基因分析术进行检测。目前从基因水平研究 ApoE 基因型显然优于其蛋白表型，因为 ApoE 翻译后修饰会影响蛋白分析。人群中 ApoE 多态性存在种族变异，不同人群中 ApoE 基因型高度不同。

在研究高脂血症评定心脑血管疾病的危险因素方面，以 ApoE 多态性为手段进行研究有重要的临床意义。有学者认为，基因型的“坏”（ε4）和“好”（ε2）的等位基因之间的平衡，可作为基因分析应用于医学检验领域，协助临床疾病的诊断。

5. 载脂蛋白（a）　目前采用更灵敏的方法发现，载脂蛋白（a）[apolipoprotein (a)，Apo(a)]几乎存在于所有人群中，仅是血浆浓度差异很大，波动范围很大。Apo(a)结构中有一蛋白酶区，推测其功能可能是一种酶。基因座定位于 6q26－27，含有 10～45 个内含子与 11～46 个外显子。

6. 载脂蛋白 D　载脂蛋白 D(apolipoprotein D，ApoD)是 HDL 中仅次于 ApoAI、AⅡ的一种载脂蛋白，在 HDL_2 中约占 21%，HDL_3 中占 43%，VLDL 中含有 36%。ApoD 化学本质是糖蛋白，其糖的组分中含有葡萄糖、甘露糖、半乳糖、葡萄胺和唾液酸。ApoD 又称为薄线肽（thinline peptide）。正常人血清含量为 100～120 mg/L。ApoD 的生理功能尚不清楚，流行病学调查表明，ApoD 与胆固醇酯尤其是 HDL 胆固醇之间存在着相关性，推测其可能是一种胆固醇转移蛋白，在胆固醇酯从 HDL 向 VLDL 的转移过程中起着重要的作用，也有不支持这一论点的实验依据，还有报道心肌梗死和冠心病患者血浆 ApoD 水平与 HDL-胆固醇水平呈正相关并同时降低。ApoD 水平可能与遗传因素有关，并与ApoAI共同作为心血管疾病的早期预测指标。基因座定位于3q27－qter，含有4个内含子与5个外显子。

7. 载脂蛋白H 人载脂蛋白H（human apolipoprotein H，ApoH），又称为β_2糖蛋白I（β_2－glycoprotein，β_2－GI），由Schultze等于1961年首先发现，它是人血浆中作为过氯酸可溶性部分存在的1种50 kD糖蛋白。ApoH是由326个氨基酸残基组成的单链多肽，其中含量最丰富的是脯氨酸（共31个），半胱氨酸共有22个，与二硫键的形成有关。ApoH分子量为50 kD。在人血浆中占总量60%的ApoH存在于离心后d>1.218 g/mL底层部分的游离脂蛋白中。基因定位于17q23－qter。

8. 载脂蛋白M 载脂蛋白M（Apolipoprotein M，ApoM）是1999年xu等研究发现的一种新型人类载脂蛋白，具有独特的N-末端氨基酸系列，主要存在于HDL中，也存在于富含三酰甘油的脂蛋白，其分子量为26×10 Da。与众不同的是，ApoM前20个氨基酸片段组成1个疏水的特征信号肽，并保留于其成熟蛋白质中。人ApoM基因座定位于6p21.3，邻接于主要组织相容抗原复合物Ⅲ（major histocompatibility complex classⅢ，MHCⅢ）区域。人类ApoM cDNA全长734碱基，编码188个氨基酸残基，单基因拷贝含有6个外显子和5个内含子，其结构与ApoD相似，同属脂质运载蛋白家族（lipocalin family）。

ApoM功能与体内脂质转运和机体防御机能有关。目前所知，其生理功能表现为：① 参与脂质代谢。有报道血中ApoM含量与体重指数和瘦素含量成正相关，而与血液中胆固醇水平呈负相关，因ApoM可能与血浆中疏水性活性分子结合、转运和代谢有关。LDL的ApoB也是疏水蛋白，与ApoM类似，参与体内肝脏脂蛋白装配。② 调节免疫防御过程，因为ApoM基因定位于与免疫应答相关的MHCⅢ区域。研究发现，肝细胞核因子－1α（hepatorcyte nuclear factor－1α，HNF－1α）基因杂合子突变患者（MODY3）血清ApoM水平降低，可能原因是，HNF－1α是ApoM基因表达的必需要素并有依赖关系，因此推测血清ApoM水平可能是诊断MOBY3的一种标志物。

二、脂类代谢有关酶

参与脂质代谢的酶有许多种，其中关键酶有LPL、HTGL、ACAT、HMGCoA还原酶，HMGCoA合成酶。

（一）脂蛋白脂肪酶

1. 脂蛋白脂肪酶 脂蛋白脂肪酶（lipoprotein lipase，LPL）是脂肪细胞、心肌细胞、骨骼肌细胞、乳腺细胞以及巨噬细胞等实质细胞合成和分泌的一种糖蛋白，分子量为60 kD，由475个氨基酸残基组成。活性LPL以同源二聚体形式存在，通过静电引力与毛细血管内皮细胞表面的多聚糖结合。肝素可以促进此结合形式的LPL释放入血，并可提高其活性。LPL生理功能是催化CM和VLDL核心的TG分解为脂肪酸和单酸甘油酯，以供组织氧化供能和贮存；LPL还参与VLDL和HDL之间的载脂蛋白和磷脂的转换，ApoC－Ⅱ为其必需的辅因子。基因座定位于8p22，基因全长35 kb，含有9个内含子与10个外显子。

2. 肝脂酶 肝脂酶（hepatic lipase或hepatil triglyceridase，HL或HTGL），是肝素化血浆中存在的另1种脂酶，属于与血液循环中内源性TG代谢有关的酶之一。与LPL在功能上有相似之处，然而却是两种不同性质的酶，其特点是：① HL活性不需要ApoC－Ⅱ作为激活剂；② SDS可抑制HL活性，而不受高盐及鱼精蛋白抑制；③ 主要作用于小颗粒脂蛋白，如VLDL残粒，HDL同时又调节胆固醇从周围组织转运到肝。HL共有2个N连接多聚糖链的糖蛋白，含有499个氨基酸残基，分子量53 kD，基因座定位于第15号染色体上，全基因含有4个内含子与5个外显子。LPL和HL的基因同属一组基因族，在进化上较为保守。HL、LPL和胰脂酶（PL）的性质有相似之处，也有不同点。

（二）卵磷脂胆固醇酯酰转移酶

卵磷脂胆固醇酯酰转移酶（lecithin-cholesterol acyl transferase，LCAT）由肝脏合成释放入血液中，是一种在血浆中起催化作用的酶，其作用是将HDL的卵磷脂的C2位不饱和脂肪酸转移给游离胆固醇，生成溶血卵磷脂和胆固醇脂。血浆胆固醇中几乎70%～80%是胆固醇酯，均是LCAT催化生成所致。LCAT常与HDL结合在一起，在HDL颗粒表面活性很高并起催化作用，对VLDL和LDL的颗粒几乎不起作用。LCAT由416个氨基酸组成，分子量为6.3 kD，属糖蛋白。LCAT由肝脏合成并分泌至血浆，以游离或与脂蛋白结合的形式存在。LCAT选择性底物是HDL，特别是新生盘状或小球

形 HDL_3。HDL 核心是 LCAT 酶反应产物胆固醇的贮存库，并通过胆固醇酯转移蛋白将 CE 转移至其他脂蛋白和细胞膜，并与其交换。基因座定位于16q22.1，基因全长 4.6 kb，含有 4 个内含子与 5 个外显子。LCAT 除细胞合成外，在小肠、脾、胰、胎盘、肾上腺等组织发现有 LCAT 的 mRNA，推测也可合成 LCAT。

（三）HMGCoA 还原酶

HMGCoA 还原酶（HMGCoA reductase，HMGCR）是胆固醇合成的限速酶，存在于小脑体膜。催化合成甲基二羟戊酸（mevalonic acid），并生成体内多种代谢产物，称之为甲基二羟戊酸途径。人内质网合成的 HMGCoA 还原酶分子量为97 kD，过氧化质体含成的酶为 90 kD，由 888 个氨基组成，基因座定位于 5q13.3－q14，基因全长 21 kb，含有19 个内含子与 20 个外显子。细胞内胆固醇水平调节主要依赖于内源性胆固醇合成途径和 LDL 受体摄取细胞外胆固醇的外因途径两条。Goldstein，Brown 阐明其抑制机制认为，细胞内酶作为HMGCoA 还原酶抑制剂使其活性降低，肝细胞膜上的 LDL 受体增加，从血中摄取胆固醇增加，使血中胆固醇水平降低，设想使 HMGCoA 还原酶活性降低的药物可使血中胆固醇水平下降，尤其是对FH 的杂合子患者，LDL 受体数锐减者可起治疗作用。

（四）溶酶体鞘脂酶类

溶酶体水解酶类很多，其中使鞘脂水解的酶也有许多种，如 β-葡萄糖苷酶、鞘磷脂酶等。水解鞘脂的酶一旦先天性功能缺陷，易产生脂质贮积症。以下仅介绍发病率较高临床疾病的两种缺陷酶。

1. β－葡萄糖苷酶　β－葡萄糖苷酶（β－glucosidase，β－glu）或 β－葡萄糖脑苷脂酶（β－glucocerebrosidase，GCB）是水解葡萄糖脑苷脂的酶类，作用于 β-葡萄糖苷键，参与溶酶体内鞘糖脂的降解。该酶为 60 kD 的糖蛋白，由 7%的碳氢化合物，13%的碱性残基和非极性氨基酸组成，紧紧黏附在溶酶体膜，需要胆汁酸盐，如牛磺胆酸钠才可溶解，其最适 pH 为 4.9～5.5。人类 GCB 基因定位于 1q21，全长 8 850bp，由 10 个内含子和 12 个外显子组成。β-葡萄糖苷酶缺陷可导致最常见的溶酶体疾病——高雪氏病（Gaucher disease，GD）。

2. 神经鞘磷脂酶　神经鞘磷脂酶（sphingomyelinase）是一类溶酶体水解酶之一，目前至少发现了 5 种鞘磷脂酶，均属于酸性磷脂酶的家族成员。人类的鞘磷脂酶是水解（神经）鞘磷脂（sphingomyelin）使之成为神经酰胺（ceramide，N－脂酰鞘氨醇）和磷酸胆碱，该酶是 1 种与膜相结合的糖蛋白，其最适 pH 值约是 4.5，亚单位分子量约72 kD，基因座定位于 p15.1－p15.4。鞘磷脂酶缺陷可导致神经鞘磷脂贮积，产生一种发病率较高的溶酶体疾病——尼曼匹克病（Niemann－Pick disease）。

三、脂蛋白受体

脂类在血液中以脂蛋白形式进行运送，并可与细胞膜上存在的特异受体相结合，摄取进入细胞内进行代谢。迄今为止，报道的受体已有很多种，研究最详细的是 LDL 受体，其次是清道夫受体，再是 VLDL 受体。这三种受体的氨基酸序列，构象及与配体的结合部位都已阐明，并且已成功地得到cDNA。且 Brown 和 Goldstein 于 1974 年研究家族性高胆固醇血症（familial hypercholesterolemia，FH）患者代谢缺陷时，在成纤维细胞膜上发现了LDL 受体（LDL receptor，LDL－R）的存在。以后相继发现有 VLDL 受体和清道夫受体。脂蛋白受体在决定脂类代谢途径、参与脂类代谢、调节血浆脂蛋白水平等方面起着重要的作用。

（一）低密度脂蛋白受体

Schneider 等于 1982 年从牛肾上腺分离出 LDL 受体，以后又分离出编码牛 LDL 受体羧基末端 1/3 氨基酸的 cDNA，并初步阐明了牛 LDL 受体cDNA，推导出人 LDL 受体的氨基酸序列，分子量45 kD。

1. LDL 受体结构　LDL 受体是一种多机能蛋白，由 836 个氨基酸残基组成的 36 面体结构蛋白。分子量约 115 kD。由五种不同的区域构成即：① 配体结合结构域；② EGF 前体结构域；③ 含糖结构域；④ 跨膜结构域；⑤ 胞液结构域。各区域有其独特的功能。人 LDL 受体基因由 18 个外显子和17 个内含子组成，共长达 2 535 bp，基因座定位于19p13.2。

2. LDL 受体功能　LDL 受体广泛分布于肝脏、动脉壁平滑肌细胞、肾上腺皮质细胞、血管内皮细胞、淋巴细胞、单核细胞和巨噬细胞。各组织或细胞的 LDL 受体活性差别很大。

含 ApoB 100 的脂蛋白可以与 LDL 受体以高

亲和力结合转运到肝脏，肠道分泌的 ApoB 48 不是 LDL 受体配体。所以肝脏不能清除完整的 CM。

LDL 或其他含 ApoB100，E 的脂蛋白如 VLDL、β- VLDL 均可与 LDL 受体结合，内吞人细胞使其获得脂类，主要是胆固醇，这种代谢过程称为 LDL 受体途径(LDL receptor pathway)，该途径依赖于 LDL 受体介导的细胞膜吞饮作用完成。如图 13 - 1 所示，当血浆中 LDL 与细胞膜上有被区域(coated ragion)的 LDL 受体结合(第 1 步)，使其出现有被(被膜)小窝(coated pit)(第 2 步)，并从膜上分离形成被膜小泡(coated vesicles)(第 3 步)，其上的网格蛋白(clathrin)解聚脱落，再结合到膜上(第 4 步)，其内的 pH 值降低，使受体与 LDL 解离(第 5 步)，LDL 受体重新回到膜上进行下 1 次循环(第 6、7 步)。被膜小泡与溶酶体融合后，LDL 经溶酶体酶作用，胆固醇酯水解成游离胆固醇和脂肪酸，三酰甘油水解成脂肪酸，ApoB 100 水解成氨基酸。LDL 被溶酶体水解形成的游离胆固醇再进入胞浆的代谢库，供细胞膜等膜结构利用。

胞内游离胆固醇在调节细胞胆固醇代谢上具有重要作用，若胞内浓度升高，可能出现下述几种情况：① 抑制 HMGCoA 还原酶，以减少自身的胆固醇合成；② 抑制 LDL 受体基因的表达，减少 LDL 受体的合成，从而减少 LDL 的摄取，这种 LDL 受体减少的调节过程称为下调(downregulation)；③ 激活内质网酰基 CoA 胆固醇酰基转移酶(acyl-CoA cholesterol acyltransferase，ACAT)，使游离胆固醇在胞浆内酯化成胆固醇酯贮存，以供细胞的需要。经上述三方面的变化，用以控制细胞内胆固醇含量处于正常动态平衡状态。血浆中胆固醇主要存在于 LDL 中，而 65%～70%的 LDL 是依赖肝细胞的 LDL 受体清除，用于细胞增殖和固醇类激素及胆汁酸盐的合成。肝脏的 LDL 受体还影响 LDL 的合成速率及 VLDL 代谢。实验研究表明，VLDL 仅有 15%以下转变为 LDL，人则有<50%的 VLDL 转变为 LDL，大部分 VLDL 是以 VLDL 或 VLDL 残粒的形式被肝脏摄取。VLDL 残粒被肝清除的速率比 VLDL 快。VLDL 残粒大部分被肝脏清除，一小部分在肝脂酶作用下水解除去三酰甘油而转变成 LDL。LDL 受体还在乳糜微粒代谢中起有一定作用，由于 CM 中的 ApoB 48 不能识别 ApoB 100，E 受体，所以肝脏不能清除完整的。但是血管中 CM 被脂蛋白脂肪酶水解去除其大部分三酰甘油核心后，同时丧失部分 ApoC、A，生成乳糜微粒残粒除去了阻碍 ApoE 与受体结合的因素，故可迅速被肝脏清除，其半寿期短。

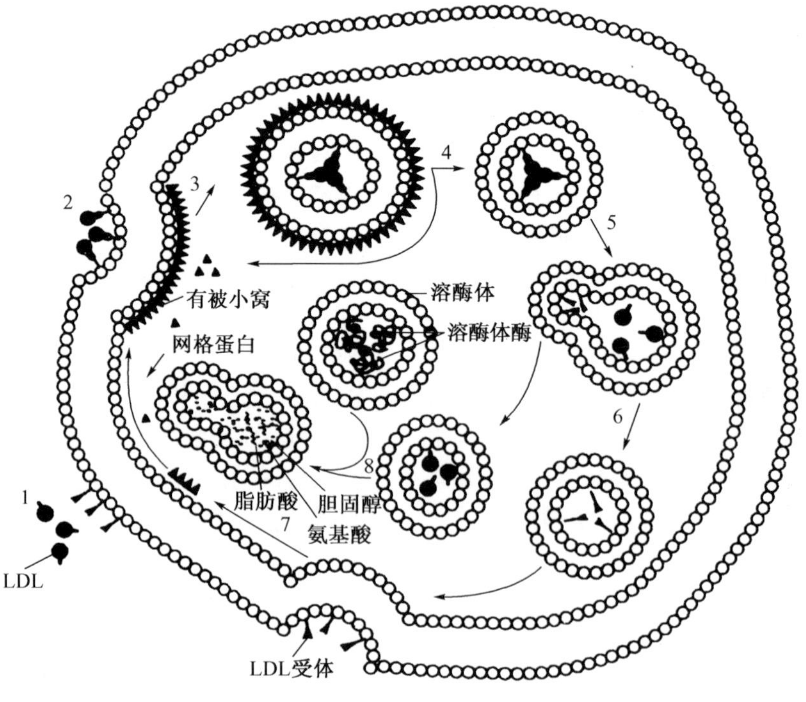

图 13 - 1 LDLR 胞吞作用示意图

(二) 极低密度脂蛋白受体

利用 cDNA 单克隆已证明有 VLDL 受体存在,其结构与 LDL 受体类似。有与 LDL 受体相同的五部分组成,即配体结合结构域、EGF 前体结构域、含糖基结构域、跨膜结构域和胞液结构域,然而并非完全相同。配体域结构,有 55%相同性;EGF 前体结构域有 52%的相同性;含糖基结构域仅有 19%相同性;跨膜域有 32%相同性;胞浆域有 46%的相同性,LDL 受体对含 ApoB 100 的 LDL,含 ApoE 的 VLDL,β- VLDL,VLDL 残粒有高亲和性。VLDL 受体仅对含 ApoE 的脂蛋白 VLDL、β- VLDL 和 VLDL 残粒有高亲和性结合并摄入细胞内,对 LDL 是低亲和性。VLDL 受体在能量代谢活跃的心脏、肌肉、脂肪等组织细胞存在,肝脏几乎未发现,VLDL 受体对富含 TG 脂蛋白代谢起有重要作用。

LDL 受体受细胞内胆固醇负反馈抑制,VLDL 受体则不受其负反馈抑制,当 VLDL 受体的 mRNA 量成倍增加时,不受 LDL 乃至 β- VLDL 的影响。这是因为 VLDL 的配体关系使 β- VLDL 的摄取不受限制。这一点,对由单核细胞由来的巨噬细胞的泡沫化在早期动脉粥样硬化的斑块形成中有重要意义。VLDL 受体在脂肪细胞中多见,可能与肥胖成因有关。

(三) 清道夫受体

在研究遗传性的 LDL 受体缺陷过程中,发现了清道夫受体(scavenger receptor,SR)。Brown 与 Goldstein 等使 LDL 乙酰化,从而导致不受细胞内胆固醇调节的限制,使过剩脂质也摄入,并出现异常胆固醇蓄积,推测存在一种 LDL 受体途径以外的脂质摄取途径,使巨噬细胞摄取乙酰化 LDL。Brown 等人提出这种设想并定名为清道夫受体,其后许多实验证明了这种推测。现在认为,人体内脂质过氧化反应导致的变性 LDL,可被巨噬细胞无限制地摄取入细胞内,这是因为变性 LDL 分子中带有多种分子的负电荷可与清道夫受体结合。

1. 清道夫受体结构　1990 年用配体亲、层析和免疫亲和层析,将牛肺巨噬细胞清道夫受体纯化,并由其部分氨基酸序列已克隆得到Ⅰ型(SR - BⅠ)、Ⅱ型(SR - BⅡ)清道夫受体 cDNA。以后相继有人、兔和小鼠的清道夫受体 cDNA 克隆成功,蛋白分子量 22 kD。该受体 C -末端为半胱氨酸的为Ⅰ型,具有短肽结构的为Ⅱ型,清道夫受体共有 2 种亚基,以三聚体形式存在,是分子量为 220 KD 的膜糖蛋白,N 末端在细胞膜内侧,C 末端在膜外侧存在,是内翻外"inside-out"型的受体。在以后的研究中,发现 SR 是一个大家族,按照分子结构的差别,SRs 至少可分为 SR - A、SR - B、SR - C、SR - D、SR - E 和 SR - F 六大类,其中 D、E 和 F 类于近年克隆和鉴定,在结构上与 A、B、C 有明显不同。目前研究最多的是两大类,即 SR - A 和 SR - B。

(1) A 类清道夫受体:A 类清道夫受体(SR - A)包括 SR - AⅠ、SR - AⅡ、SR - AⅢ和胶原样结构的巨噬细胞受体(macrophage receptor with collagenous structure,MARCO)。SR - AⅠ和 SR - AⅡ是最早分离纯化和克隆的 SR,其基因座定位于 8 号染色体,分别含 11 个外显子与 10 个内含子和 5 个外显子与 4 个内含子。SR - AⅠ由 6 个结构域组成,其中 C 端的第 344～453 氨基酸残基肽段,富含半胱氨酸,又称为清道夫受体富含半胱氨酸域(scavenger receptor cysteine rich domain, SRCR),该域长约 430 nm,犹如三朵郁金香的"花苞",由间隔域到 α -螺旋卷曲螺旋域构成的"花茎"为支撑,这一"花茎"约占总长度的 52%或胞外部分的 62%。SR - AⅡ型清道夫受体没有 SRCR 域,代之以 6 个氨基酸残基,所以是"截短"的清道夫受体,但Ⅱ型清道夫受体比Ⅰ型清道夫受体对内移修饰 LDL 更具有高亲和力与之结合。

(2) B 类清道夫受体:B 类清道夫受体(SR - B)包括 SR - BI、SR - BⅡ和 CD36。SR - B 和 SR - A 部分配体类同,可以参与修饰脂 oxLDL、AcLDL,对 LDL、HDL 以及 VLDL 也有较强的亲和性,并参与脂类代谢。

2. 清道夫受体配体　清道夫受体配体谱广泛,有:① 乙酰化或氧化等修饰的 LDL;② 多聚次黄嘌呤核苷酸,多聚鸟嘌呤核苷酸;③ 多糖如硫酸右旋糖酐;④ 某些磷脂,如丝氨酸磷脂,但卵磷脂不是配体;⑤ 细菌脂多糖,如内毒素等。这样广泛的配体谱的共同特点均为多阴离子化合物。Ⅱ型清道夫受体没有 SRCR 域,但仍具有与Ⅰ型相同的功能,显然配体结合域不在 SRCR 域,推测其结合域在胶原蛋白样域,C 末端的 22 个氨基酸残基作为配体识别位点,是结合多阴离子配体所必需的位点。

3. 清道夫受体功能　目前对于清道夫受体的

功能还不十分清楚，是人们在研究巨噬细胞转变成泡沫细胞的机制中发现的。近年来，大量实验证明LDL在巨噬细胞、血管内皮细胞和平滑肌细胞可被氧化成氧化LDL，并通过清道夫受体被巨噬细胞摄取，使其泡沫化成泡沫细胞，从而促进粥样斑块形成。这些研究无疑阐明了巨噬细胞的清道夫受体在粥样斑块形成机制中起重要作用；另一方面，也推测巨噬细胞通过清道夫受体清除细胞外液中的修饰LDL，尤其是氧化LDL，是机体的一种防御功能。清道夫受体还具有清除血管过多脂质和病菌毒素等其他多方面的功能。

清道夫受体分布于胎盘、肝、脾等单核吞噬细胞系统。清道夫受体不仅在组织巨噬细胞内存在，在单核细胞分化由来的巨噬细胞侵入内皮下的过程中也见有该受体。

四、脂类代谢有关的特殊蛋白质

脂类代谢过程中的非极性CE和TG以及载脂蛋白，在脂蛋白之间进行转运和交换。这种交换转运是否需要载体，如何转运，各脂蛋白之间的脂质和蛋白又如何达到平衡，早在20世纪60年代，人们已开始了饶有兴趣的研究。1968年Akenumz与Glomset等发现血浆中有LCAT能催化HDL上Ch变成CE，转运到CM及VLDL或其他脂蛋白上，并很快达到平衡。其后陆续有多种参与脂蛋白代谢的蛋白质因子被发现。从蛋白质的生物学性质及功能看，这类蛋白因子似乎是酶，但又不具备酶学特征；似乎是受体，也不具备作为受体的特点，这种似酶非酶，是受体非受体的特殊蛋白质，包括胆固醇酯转移蛋白（cholesterol ester transfer protein，CETP），LDL受体相关蛋白质（LDL receptot related protein，LRP），微粒体三酰甘油转移蛋白（microsomal triglyceride transfer protein，MTTP，MTP），胆固醇调节元件结合蛋白（sterol regulatory element binding proteins，SREBPs）等。

五、脂质代谢

脂质代谢包括脂蛋白代谢和个别脂质代谢。脂蛋白代谢可分为外源性脂质代谢和内源性脂质代谢，均以肝脏为中心，主要有LPL和LCAT两个关键酶和CETP参与。

（一）脂蛋白代谢

1. 外源性脂质代谢　从食物中摄取的脂质（主要是TG），在肠内被胰腺分泌的脂酶水解成脂肪酸（FFA）和一酰甘油（MG），由肠黏膜吸收进入细胞内，再重组成TG及磷脂。这些新产生的TG与少量的胆固醇、磷脂、ApoB48、ApoAI构成巨大分子CM，经淋巴管再集中至胸导管进入血液循环。CM在血液中得到从HDL转移获得ApoC和ApoE而变化成熟型CM。血液中CM的TG被微血管上皮细胞分泌的LPL水解产生一酰甘油及脂肪酸，被细胞摄取利用或贮存。CM经LPL作用后，剩下的残留物被称为CM残粒（CM remnant），随血液进入肝脏迅速被代谢。CM是食物由来的外源性脂质进入末梢组织的载体，如图13－2所示。

2. 内源性脂蛋白代谢

（1）VLDL和LDL代谢：肝脏是脂质代谢的主要器官，也是合成脂蛋白的起始部位。由内源性TG（体内合成）、ApoB 100、C、E等在肝脏合成大分子颗粒脂蛋白VLDL释放入血液。VLDL是内源性脂质进入末梢组织的脂质运输载体。

血液中富含TG的脂蛋白（CM、VLDL）的代谢途径基本类同。CM经LPL作用，其内TG被水解后变成残粒，由肝细胞的ApoE（残粒）受体结合摄取进入细胞内代谢。同CM一样，VLDL中的TG在血液中经血管壁的LPL水解生成脂肪酸被末梢组织利用。失去TG之后的VLDL转变成VLDL残粒（IDL）。IDL的去向有两条代谢途径：一是直接经肝脏ApoE受体结合摄取进入肝细胞代谢；二是再经HTGL作用转变成以ApoB 100和游离胆固醇为主要成分的LDL，经末梢组织的ApoB（LDL）受体（LDLR）结合进入细胞内，进行代谢。

（2）HDL代谢：HDL是含有ApoAⅠ、AⅡ、磷脂和胆固醇的小型HDL颗粒，在肝脏和小肠合成，属于未成形的HDL（nascent HDL）。HDL在CM、VLDL颗粒，经LDL作用分解其内部TG过程中，获取表层含有的磷脂和ApoAⅠ而产生新生HDL，再变成圆盘状。又从末梢组织细胞膜获得游离胆固醇（FC），再经结合在HDL中的LCAT作用有ApoAⅠ存在下，生成CE进入HDL内部形成成熟型HDL_3，尔后接受细胞膜FC再经LCAT作用后生成的CE进入内部，变成富含CE的球型HDL_2，一部分经肝受体摄取；另外，HDL_2在CETP介导下，与VLDL、LDL进行CE交换，同时也转运TG，以VLDL、LDL形式经肝脏摄取，最终使末梢组织的 FC 输送到肝脏（胆固醇逆转运）。HDL_2 中的 TG 经肝脏的 HTGL 作用，再变成 HDL_3，这一相互转变（$HDL_2 \leftarrow\rightarrow HDL_3$），使 HDL 在逆转运中再利用，可防止肝外细胞摄取过多的 LDL，从而防止动脉粥样硬化的发生。

脂蛋白代谢是血中脂质、脂蛋白、载脂蛋白及其受体和酶相互作用的代谢过程。在脂蛋白代谢过程中若有多种或其中任何一种环节受到障碍，有可能导致脂蛋白代谢紊乱。

（二）磷脂代谢

磷脂（phosphatide）是含有磷酸的脂类，按其组分不同，磷脂可分为以甘油为骨架的甘油磷脂（phosphoglycerid）和以鞘氨醇（sphingosine）为骨架的鞘脂（sphingolipid）。鞘脂又可分为鞘磷脂和鞘糖脂。

1. 甘油磷脂代谢　磷脂因取代基团不同，可分为若干种，如红细胞有 100 种以上不同的磷脂。全身各组织细胞内质网含有合成磷脂的系列酶作用下合成甘油磷脂，肝、肾及肠最为活跃。体内含量最多的磷脂酰胆碱（卵磷脂）和磷脂酰乙醇胺（脑磷脂）是经二酰甘油合成途径完成。肌醇磷脂（phosphalidyl inositol）、丝氨酸磷脂（phosphidtidyl serine）、心磷脂（二磷脂酰甘油，Cardiolipin）经 CDP-二酰甘油合成途径合成。磷脂在体内的降解是经各种磷脂酶类（phospholipase）分别作用于甘油磷脂分子中不同酯键而产生不同产物。作用于 1,2 位酯键的酶分别为磷脂酶 A_1、A_2，作用于 1,2 位脂的酶分别为磷脂酶 B、C。产生不同的产物。分别作用溶血磷脂 1 位和第 3 位酯键是磷脂酶 B_1 和 C，作用于磷酸取代基间酯键的称为磷脂酶 D。甘油磷脂经上述酶的催化作用，其产物分别为二酰甘油、一酰甘油、脂酸、磷酸胆碱、磷酸乙醇胺或含氮碱等。

2. 鞘脂代谢　鞘脂又称为鞘磷脂。人体内含量最多的鞘磷脂是神经鞘磷脂（sphingomyelin），由鞘氨醇、脂肪酸和磷酸胆碱构成。鞘氨醇中的氨基与脂肪酸结合相连生成 N-脂酰鞘氨醇，又称为神经酰胺（ceramide），再分别转变成神经鞘磷脂、神经节苷脂和脑苷脂，其代谢过程如图 13-3 所示。

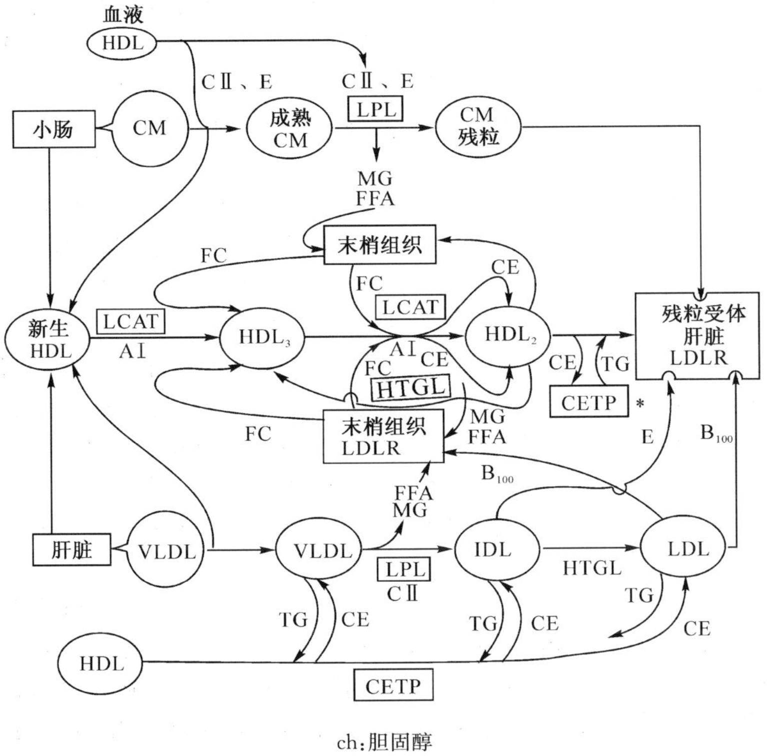

ch：胆固醇

图 13-2　脂蛋白代谢图

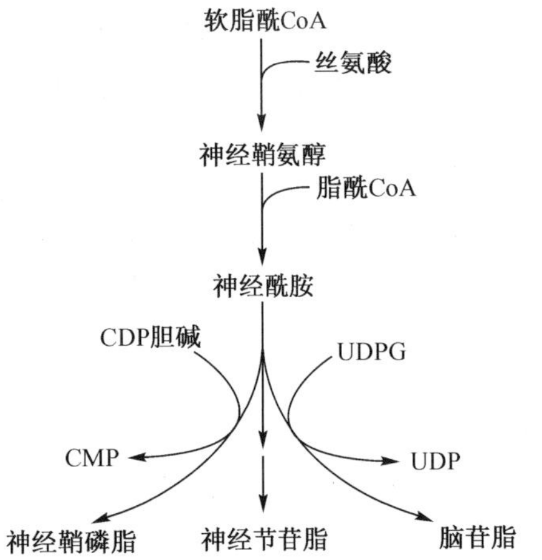

图 13-3　鞘代谢示意图

第二节 脂类代谢的检测

血浆脂蛋白和脂质测定是临床生化检验的常规测定项目，其临床意义主要是：早期发现与诊断高脂蛋白血症，协助诊断动脉粥样硬化症，评价动脉粥样硬化疾患如冠心病和脑梗塞等危险度，监测评价饮食与药物治疗效果。

中华医学会检验分会血脂专家委员会，于2003年发表《关于临床血脂测定的建议》一文，推荐了血脂7项指标的测定方法，规范操作规程，使临床实验室检测结果准确可靠，协助临床疾病的诊治。

一、血浆脂蛋白及其相关指标检测

血浆脂蛋白和脂质测定是临床生化检验的常规测定项目，其临床意义主要是：早期发现与诊断高脂蛋白血症，协助诊断动脉粥样硬化症，评价动脉粥样硬化疾患如冠心病和脑梗塞等危险度，监测评价饮食与药物治疗效果。高脂血症监测方案如图13-4所示。

（一）血浆脂质检测

1. TC检测 血清中总胆固醇（TC）包括CE和FC，酯型的CE占70%，游离型FC占30%。FC中的C3的-OH在LCAT作用下，可分别与亚油酸（43%）、油酸（24%）、软脂酸（10%）、亚麻油酸（6%）、花生四烯酸（6%）、硬脂酸（3%）等脂肪酸结合而成。血清中胆固醇在LDL中最多，其次是HDL和VLDL，CM最少。血清总胆固醇测定方法分为化学法和酶法两大类。

参考范围 按我国“血脂异常防治对策专题组”1997年提出的《血脂异常防治建议》规定，我国人TC在5.20 mmol/L以下为合适范围，5.23～5.69 mmol/L属于边缘性增高，5.72 mmol/L以上即为升高。

临床意义 血清胆固醇水平除受病理因素影响外，人群间胆固醇水平的高低主要取决于饮食性质、体力劳动的多少和环境因素、性别和年龄等。同样生活条件中青年组男性高于女性；女性绝经后会明显上升，高于同年龄组男性；新生儿胆固醇很低，哺乳后很快接近成人水平；随年龄增高胆固醇水平有增高趋势，70岁后下降，男性似稍明显。

2. TG检测 TG又称中性脂肪，由于其甘油骨架上分别结合了3分子脂肪酸、2分子脂肪酸或1分子脂肪酸，所以分别存在有三酰甘油（TG）、二酰甘油（DG）和一酰甘油（MG）。血清中90%～95%是TG，TG中结合的脂肪酸分别为油酸（44%）、软脂酸（26%）；亚油酸（16%）和棕榈油酸（7%）。血清TG测定方法一般分为物理化学法、化学法及酶法三大类。

参考范围 由于测试人群和方法不同，TG参考范围差异较大，为0.56～1.7 mmol/L。

临床意义 受生活条件和饮食方式、年龄、性别等影响，TG可有生理性变动。如高脂肪饮食后TG升高，一般餐后2～4 h达高峰，8 h后基本恢复空腹水平；运动不足、肥胖可使TG升高；成年后随年龄上升TG水平上升（中青年男性高于女性，50岁后女性高于男性）。病理性因素所致之TG升高为病理性TG升高，我国关于《血脂异常防治建议》中提出我国人TG合适范围为TG<1.7 mmol/L，TG升高是指TG>1.7 mmol/L。TG增高也是AS和冠心病的危险因素，高脂血症除Ⅱa型外，均有高TG血症，见表5-8。AS和冠心病时多有TG增高，特别是当高TG同时伴有TC、LDL-C增高，HDL-C减低，并同时存在冠心病其他危险因子（如冠心病家族史、饮酒、吸烟、肥胖等）时，对AS和冠心病诊断更有意义。低TG血症是指TG<0.56 mmol/L。原发性者见于无β脂蛋白血症和低β脂蛋白血症，为遗传性疾病；继发性者见于继发性脂质代谢异常，如消化道疾病（肝疾患、吸收不良症候群）、内分泌疾患（甲状腺功能亢进，慢性肾上腺皮质功能不全）、癌症晚期、恶病质及肝素等药物的应用。

3. PL检测 血液中的磷脂（phospholipid，PL）包括卵磷脂、溶血卵磷脂、神经磷脂、脑磷脂等。磷脂在肝脏合成最活跃，主要由胆汁和肠分泌，自粪便中排出。磷脂是脂肪代谢的中间产物，在血液中并非独立存在，而是与其他脂质一起参与脂蛋白的形成和代谢；另外，磷脂也是构成和维持细胞膜成分和功能的重要物质。

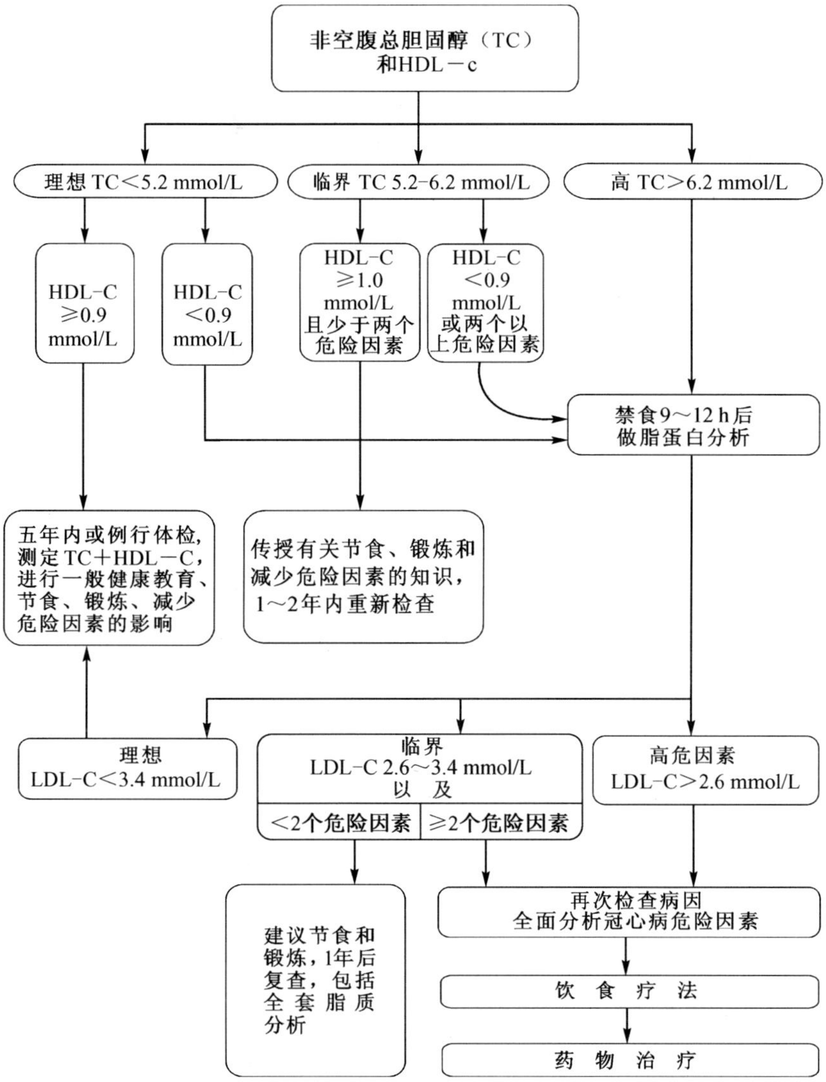

图 13－4　高脂血症监测方案

磷脂测定有化学(消化)法和酶法，前者适于常规检测，后者对临床医学研究有实用价值。

参考范围　1.3～3.2 mmol/L(以脂计)。

临床意义　血清磷脂与胆固醇密切相关，二者多呈平行变动，高胆固醇血症时也常有高磷脂血症，但磷脂的增高可能落后于胆固醇；三酰甘油增高时磷脂也会增高。临床磷脂增高常见于胆汁淤滞(可能与富含磷脂成分的 Lp－x 增高有关)、原发性胆汁淤积性肝硬化、高脂血症、脂肪肝、LCAT 缺乏症、肾病综合征等时。另外，磷脂及其主要成分的检测，对未成熟儿(胎儿)继发性呼吸窘迫症出现的诊断有重要意义。

4. FFA 检测　临床上将 C_{10} 以上的脂肪酸称为游离脂酸(free fatty acid, FFA)，在血浆中与清蛋白结合。正常血清中含有油酸($C_{18:1}$)占 54%，软脂酸($C_{16:1}$)占 34%，硬脂酸($C_{18:1}$)占 6%，是其主要的 FFA。另外，还有月桂酸($C_{22:0}$)、肉豆蔻酸($C_{14:0}$)和花生四烯酸($C_{20:1}$)等含量很少的脂肪酸。与其他脂质比较，非脂化脂肪酸(non-esterified fatty acid, NEFAA)在血中浓度很低，其含量水平极易受脂代谢、糖代谢和内分泌功能等因素影响，血中 FFA 半寿期为 1～2 min，极短。血清中的 FFA 是与清蛋白结合进行运输，属于一种极简单的脂蛋白，主要由贮存于脂肪组织中的 TG 被分解释放入血，在末梢组织以能源形式被利用。正常情况下，FFA 在血中含量极微，而且易受各种生理和病理变化的影响，尤其易受脂代谢、糖代谢和内分泌功能等影响，如饥饿、运动、情绪激动(精神兴奋)、糖尿病及某些内分泌的改变时，可使血中 FFA 水平升高；饭后及用葡萄糖后可使 FFA 减低，故 FFA 检测时必须注意各种影响因素，以早晨空腹安静状态采血为宜。正常人血浆中存在 LPL，可使 FFA 升高，因此采血后应注意在 4℃条件下分离血清并尽快进行测定；肝素可使 FFA 升高；故不可在肝素治疗时采血，也不可用肝素抗凝血作 FFA 测定。标本若不能立即测定时，可冷冻保存。FFA 测定方法有滴定法、光度法、酶法和高效液相色谱法和气相色谱法。

参考范围　0.4～0.9 mmol/L。

临床意义　因为血中 FFA 水平容易受各种因素的影响而变动，所以不能凭 1 次检测结果作诊断，要对 FFA 的水平做连续的动态观测。增高：见于糖尿病、甲状腺功能亢进、肢端肥大症、库欣病、肥胖、重症肝疾患、褐色细胞瘤、急性胰腺炎等。减低：见于甲状腺功能低下、胰岛素瘤、脑垂体功能减低、艾迪生病等。

5. LPO 检测　过氧化脂质(lipid peroxide, LPO)是指作为脂质成分的多价不饱和脂肪酸在酶和 Fe^{2+} 等触酶的存在下，结合了分子态氧而形成的过氧化脂质。过氧化脂质活性高，反应性强，易造成细胞和组织的氧化伤害，引起各种有关的疾病。因其与动脉硬化、老化及肝脏损伤有关，已引起了人们的关注。测定方法有荧光法、比色法及反相离子对色谱法，荧光法及比色法较适用，测定标本为清晨空腹静脉血，全血标本室温可保存 24 h，血浆(清)4～8℃冷藏可保存 3 d、冷冻可保存 1 周。脂血和黄疸血标本不宜检测 LPO，测定结果偏高。

参考范围　荧光法：2～4 μmol/L。

比色法：男性 4.14±0.78 μmol/L，

女性 3.97±0.77 μmol/L。

临床意义　血浆(清)LPO 水平有随年龄增高而增加的趋势，但 60 岁后又有降低的趋势；男性高于女性，此为生理性改变。LPO 病理性增高见于：① 动脉硬化、脑梗塞、心肌梗死和高脂血症；② 急性肝炎、慢性肝炎活动期、脂肪肝、肝硬化等肝脏疾病；③ 慢性肾炎和肾功不全；④ 糖尿病；⑤ 恶性肿瘤；⑥ 未熟儿视网膜症等。

(二) 血浆脂蛋白检测

脂蛋白是一种既有蛋白质又有胆固醇，还有磷脂的复合体，如何定量，尚无一种较为理想的方法。目前仅以测定脂蛋白中胆固醇总量的方法作为脂蛋白的定量依据，即测定 HDL、LDL 或 VLDL 中的胆固醇，并分别称为 HDL-C、LDL-C 或 VLDL-C。这类测定方法是目前临床广泛使用的方法，快速并较为准确。

1. HDL-C 检测　目前临床检验中推荐，用大分子多阴离子化合物及两价阴离子沉淀血清中含 ApoB 的脂蛋白(VLDL 和 LDL)，然后用酶法测上清液中 HDL-C。

参考范围　影响 HDL-C 水平的因素很多：加之测定方法和被测人群的不同，HDL-C 参考范围的报道差异较大。我国提出，HDL-C 合适范围为>1.00 mmol/L。

临床意义　影响血浆(清)HDL-C 水平调控因素很多，主要有以下几方面：① 年龄和性别，儿童时期男女 HDL-C 水平相同；青春期男性开始下降，至 18～19 岁达最低点，以后男性低于女性，女性绝经后与男性接近；② 种族；③ 饮食；④ 肥胖；⑤ 饮酒与吸烟，饮酒使 HDL-C 升高，而吸烟使 HDL-C 减低；⑥ 运动，长期足够量的运动使 HDL-C 升高；⑦ 药物；⑧ 疾病等。

2. LDL-C 检测　近年来采取化学法测定(沉淀分离后测胆固醇和用酶法直接测定)。

参考范围　LDL-C 水平随年龄增高而上升，青年与中年男性高于女性，老年前期与老年期女性高于男性。中老年男女平均值为 2.7～3.2 mmol/L。我国《血脂异常防治建议》规定，LDL-C 合适范围为<3.12 mmol/L，边缘升高(危险阈值)为 3.15～3.61 mmol/L，升高为>3.64 mmol/L。NCEP ATP Ⅲ(2001 年)明确要求，高脂血症患者血 LDL-C 的治疗目标值定为 2.6 mmol/L 以下。

临床意义　见于家族性高胆固醇血症(TC 增高，LDL-C 增高，伴有 HDL-C 减低)，Ⅱa 型高脂蛋白血症(TC 增高，LDL-C 增高，TG 正常或轻度增高)。

3. Lp(a)检测　Lp(a)的浓度可以多种方式表示，如总脂蛋白量、Apo(a)、ApoB-100 或脂质成分等。常用免疫学方法(酶联免疫吸附试验或免疫比浊分析)和自动化生化分析仪检测。目前尚缺乏中国人的正常参范围，推测血浆 Lp(a)的参考范围范与临床疾病医学决定水平严重交叉。

参考范围　健康成人血清 <300 mg/L(供

参考）

临床意义　一般认为 Lp(a)对同一个体相当恒定，但个体间差异很大，波动范围在 0～1.0 mg/L，群体含量呈偏态分。Lp(a)水平高低主要由遗传因素决定，并呈现家族聚集性，若一人血浆水平过高，往往会发现其几代人都是高 Lp(a)血症，值得重视。Lp(a)水平基本不受性别、年龄、饮食、营养和环境影响。亦有报道女性闭经后有上升趋势，新生儿为成人水平的 1/10，6 个月后达成人水平。妊娠期妇女 Lp(a)出现生理性变动。黑人 Lp(a)水平明显高于白种人和黄种人，但黑人 CHD 发病率并不高。LP(a)水平病理性增高见于：① 缺血性心、脑血管疾病；② 心肌梗死、外科手术、急性创伤和急性炎症，Lp(a)和其他急性时相蛋白一样增高；③ 肾病综合征和尿毒症；④ 除肝癌以外的恶性肿瘤。目前公认，高 Lp (a) 血症是致动脉粥样硬化的独立危险因素。

Lp(a)病理性减低见于：肝脏疾病（慢性肝炎除外），因为 Lp(a)合成于肝脏。

4. Lp－X 检测定　脂蛋白－X(lipoprotein－X，Lp－X)为胆汁淤积时出现的病理脂蛋白，电泳时向阴极泳动（与其他脂蛋白泳动方向相反），是胆汁淤积诊断的重要生物化学指标。检测方法有脂蛋白电泳法、沉淀分离化学测定法和超速离心法等。超速离心法可将其分为两类：Lp－X1（其蛋白部分以白蛋白为主，肝外性胆汁淤积时增加）和 Lp－X2（其蛋白部分除白蛋白外，还有 ApoE 等，在肝内性胆汁淤积时增加）。组成成分以磷脂和游离胆固醇为其特征（磷脂占 66%，游离胆固醇占 22%，胆固醇酯占 3%，三酰甘油占 3%，胆汁酸占 2%，蛋白占 6%）。蛋白质成分中 40%为白蛋白，60%为 ApoC。测定 LP－X 的标本不宜存放，采集送检后应立即测定，因为血液中含有磷酸酯酶能分解 LP－X，会使测定结果减低。采同琼脂糖凝胶电泳进行检测。

参考范围　定性为阴性。

临床意义　Lp－X 是胆汁淤积的灵敏的生化指标，其敏感性及特异性优于总胆红素、碱性磷酸酶和 γ-谷氨酰转肽酶。Lp－X 含量与胆汁淤积程度相关；可用于鉴别阻塞类型，肝外性阻塞时高于肝内性阻塞，恶性阻塞高于良性阻塞。

5. 脂蛋白电泳分型。　不同脂蛋白因蛋白质含量不同、其电荷量不同，故可用电泳方法进行分离，并根据血浆脂蛋白电泳迁移率不同予以判断确认。电泳支持物一般常用醋酸纤维薄膜、琼脂糖凝胶或聚丙烯酰胺凝胶。由于醋酸纤维薄膜要预处理，很繁杂，外加电泳时间过长，目前已很少使用。临床检验中主要采用琼脂糖凝胶电泳进行分离，快而较为准确，仪器设备要求不高，被广泛采用。聚丙烯酰胺凝胶作为支持物分离脂蛋白，值得推荐给临床使用。电泳分离法不论用何种支持物，血浆脂蛋白需用亲脂染料如苏丹黑 B 等进行预染再电泳，电泳完毕，脂蛋白根据电荷量不同，移动在不同的位置，再置于光密度计内进行扫描，计算出 α-脂蛋白、β-脂蛋白和前 β-脂蛋白百分比量，乳糜微粒停留在原点，无法测出其含量，正常空腹 12 h 后，血浆中无 CM 存在。

以琼脂糖凝胶为支持介质，先用脂类染料将血清进行预染，使血清脂蛋白着色，然后电泳，再用光密度计直接扫描测定各区带，计算出 α、β-和前 β-脂蛋白的相对百分比；还可通过全自动电泳仪进行脂蛋白检测，可在 1 h 内测出结果，快速准确，适用于临床实验室出急诊报告。最近通过电泳技术的改进，根据脂蛋白的电泳图谱，可对各组分的胆固醇、三酰甘油进行定量测定。脂蛋白电泳分型，对临床高脂蛋白血症的诊断有一定的临床意义。

参考范围　α-脂蛋白占 26～45%、β-脂蛋白占 43～58%和前 β-脂蛋白占 6～22%。

（三）Apo 检测

目前测定血清中 Apo 含量的方法是利用相应的特异抗体试剂进行测定。目前有羊抗人 ApoAⅠ、AⅡ、B100、CⅡ、CⅢ、E 和(a)等抗体试剂。测定原理是将某一特异抗体加到待测人血清中，与血清中相应抗原形成抗原抗体复合物，根据复合物的量，即可测出血清中某一 Apo 含量。例如在人血清中加入抗人 ApoAI 抗体，即与血清中 ApoAI(抗原)结合形成复合物，再定量即可测出血清中 ApoAI 含量。方法学包括：① 免疫扩散法；② 免疫火箭电泳法；③ 免疫比浊法。

参考范围　由于测定方法不同，加之其测定的标准化工作还未完善，载脂蛋白参考范围的报道亦不一致。

血清：ApoAⅠ 1.0～1.6 g/L，ApoB 0.6～1.12 g/L。

均值：ApoAⅠ＞1.2g/L，ApoB＜1.2g/L。

临床意义　与 AS 和 CHD 关系最密切的是 ApoAⅠ和 ApoB。ApoAⅠ随年龄波动较小，女性稍高于男性,但差异不明显;80岁以后男女ApoAⅠ均下降;ApoAⅠ为存在于HDL中的主要载脂蛋白,影响其血浆水平的因素同HDL。ApoB主要存在于LDL中,不论男性或女性,血浆中ApoB水平均随年龄增高而上升,至70岁以后ApoB不再上升或开始下降;正常情况下,ApoB水平随TC和LDL-C水平变动,故50岁以前男性高于女性,50岁以后女性高于男性。ApoAⅠ和ApoB测定直接反映HDL和LDL水平,反映HDL和LDL颗粒的多少。脂蛋白中的胆固醇含量在病理情况下可发生变化,因而HDL-C和LDL-C测定不能代替ApoAⅠ和ApoB。一般认为AS和CHD时ApoAⅠ下降、ApoB升高,待别是CHD时ApoB升高比TC、LDL-C升高更有意义;而脑血管病时以ApoAⅠ和HDL-C下降更为明显,而ApoB往往正常,脑出血时ApoB还可能偏低。有人主张ApoB/ApoAⅠ比值可以代替LDL-C/HDL-C比值作为AS的指标。

ApoAⅠ降低还见于乙醇性肝炎、高α-脂蛋白血症、Tanger症。ApoAⅠ升高还见于肝脏疾病、肝外胆道阻塞、人工透析。ApoB增高还见于Ⅱ型高脂血症、胆汁淤滞、肾病、甲状腺功能低下;ApoB减低还见于肝脏疾病和甲状腺功能亢进。

(四)相关代谢酶的检测

1. LPL检测　测定过程一定要与结构和机能类似的肝脂酶(HTGL)区别。HTGL是结合在细胞表面作为肝素受体的蛋白多糖,可用注射肝素竞争性地结合到细胞表面的蛋白质多糖分子后,酶被置换下来进入血浆。现在可采用LPL单克隆抗体的酶免疫方法进行检测,标本为血清或肝素抗凝血浆。

参考范围　136～321 mg/L(EIA,浓度)。

临床意义　血浆LPL在40 mg/L以下属LPL缺乏症,40～150 mg/L以上为健康水平。

2. LCAT检测　以往采用同位素或气相色谱法,需特殊仪器,操作繁杂,难以常规检测。现在可采用微脂粒底物法,即微脂粒被血清中HDL吸附后,成为LCAT底物,在37℃条件下,经一定时间反应,LCAT活性值可依据游离胆固醇的减少量进行定量。目前尚无统一参考检测方法。

参考范围　382～512 U/L。

临床意义　升高:原发性高脂蛋白血症,肝功能受损。

3. 溶酶体鞘磷脂酶检测

(1)鞘磷脂酶:分别采用酶法、核磁共振、高效液相色谱、气液色谱、质谱和光散射法进行定量法。酶法是对血浆中(神经)鞘磷脂和神经酰胺同步定量。

参考范围　健康成人:1 030～2 124 pmol/h/mL(HPLC, xingxuan. H)。

临床意义　活性降低或缺乏,是确诊尼匹病的依据之一。

(2)葡萄糖脑苷脂酶:分别采用高效液相色谱法、化学法和酶对血浆、绒毛、组织进行定量。化学法是以4-甲基伞形酮-β-葡萄糖苷(4-Methylumbelliferyl-β-D-glucoside)为底物,检测经荧光激发的4-甲基伞形酮定量。

参考范围　健康成人:14.91±6.6 nmol/h/mL(酶法, Kristiane. M)。

临床意义　活性降低或缺乏,是确诊Gaucher病的依据之一。

(五)CETP检测

利用CETP单克隆抗体进行酶联免疫法或免疫透射比浊法测定,标本必须是肝素抗凝血浆。以函数纸制作标准曲线再计算。目前尚无公认的检测方法和参考范围。

参考范围　目前尚无一致公认的参考范围,庄一义等报道:

男:1.49±1.37 mg/L(中位数1.00 mg/L)。

女:2.40±1.65 mg/L(中位数1.95 mg/L)。

(六)同型半胱氨酸检测

目前认为同型半胱氨酸血症(homocysteinemia)与动脉性粥样硬化性心脑血管疾病密切相关。临床诊断高同型半胱氨酸血症最重要的依据是测定血浆(清)同型半胱氨酸的浓度。考虑有关继发性疾病,同时检测同型半胱氨酸代谢的有关基因,如甲硫氨酸合酶和胱硫醚合酶是否有基因突变,同时考虑检测相关血脂、血栓止血和维生素B_{12}、维生素B_6、叶酸等指标。另外可以通过药物和饮食控制的疗效观察以便进一步确诊。

检测方法　HPLC法或分光光度法。

参考范围　血浆10～15 μmol/L,有报道,建议将血浆<16 μmol/L定为正常;16～31 μmol/L为中度升高,>100 μmol/L为重度增加。急性中风和缺氧者,其血浆浓度也比正常人高。

临床意义　Hcy血症的原因为内部遗传因素和外部环境因素所导致,目前所知的主要因素有:

① 胱硫醚合酶缺乏；② 甲硫氨酸合酶缺乏；③ 食物维生素 B_6 和维生素 B_{12} 缺乏；④ 饮食中甲硫氨酸含量过高等。

同型半胱氨酸在动脉粥样硬化发生中的作用还存在一定的争议。有报道，降低血浆同型半胱氨酸水平并不能达到预期的动脉粥样硬化的防治效果。同型半胱氨酸检测指标的临床应用价值还有待进一步证实。

二、脂代谢相关基因检测

高脂蛋白血症与动脉粥样硬化均有一定的家族性和遗传性，属于多基因病，是多微效基因协调作用并与环境因素共同作用的结果。因其发生涉及到两个以上基因或表达调控的改变，在家系分析难以获得的情况下，目前多采用以同胞对或人群为基础的关联分析方法研究候选基因多态性与疾病的关系，其中确定研究样本的代表性是最重要的一步，并应对目标对象进行详细的流行病学调查，通过分子生物学、遗传统计学和生物信息学技术，最终确定出易患基因。

对于基因突变分析，目前较为成熟的技术应该是基因型检测。人群中，不同个体的 DNA 序列间有差异，这种差异的遗传性发生率＞1%，所以称为多态性标记（polymorphic marker）。人类基因组 DNA 多态性有序列多态性和序列长度多态性两大类。序列多态性指在两条同源染色体上，同源 DNA 序列长度相等，但个别核苷酸存在差异。这类多态性包括限制性片段长度多态性（restriction fragments length polymorphisms，RFLPs）和单核苷酸多态性（single nucleotide polymorphisms，SNPs）。序列长度多态性主要表现为重复序列及其拷贝数的变异，称为短串联重复序列多态性（short tandem repeat polymorphisms，STRPs），包括小卫星多态性（minisatellite polymorphisms）又称数量可变的串联重复序列（variable number of tandem repeat，VNTP）和微卫星多态性（microsatellite polymorphisms）又称简单重复序列多态性（simple sequence length polymorphisms，SSLPs）。到目前为止，已先后使用了三代多态性标记：第一代多态性标记为限制性片段长度多态性（RFLP）；第二代多态性标记为短串联重复序列多态性（STRs）；第三代多态性标记为单核苷酸多态性（SNPs）。

载脂蛋白、酶蛋白和脂蛋白受体等基因缺陷的种类并非是单一的，而是多位点多类型，多种基因突变。不同种族，不同人群、基因缺陷的位点、性质及其突变点都可能不一样。目前还不能总结出这些基因变化与 AS 形成的确切关系，还未找到引起 AS 和高脂蛋白血症的关键基因及其关键基因缺陷、位置和性质。AS 有关基因多态性和基因突变分析方法在发病机制探讨和基因诊断方面，已有大量的文献报道。现将较为成熟的基因分析技术作一简介。

（一）基因突变类型

家族性高脂血症均由单基因的缺陷所导致，按突变在基因结构中发生变异的部位，不外乎以下几类：

1. 基因调控序列的变异　基因调控序列包括基因的启动子、操纵基因、增强子和衰减子的序列等，这些序列的完整性对结构基因表达与否与表达水平起着至关重要的作用。这些序列的变异会影响结构基因的表达。

2. 外显子部分的变异　外显子是基因的编码部分，其突变会直接引起蛋白质结构的功能的改变。

3. 内含子的变异　尽管内含子序列是不表达的，但它在基因的表达、转录以后的拼接加工中起着重要的作用，它的异常会影响基因的表达，或使其拼接异常，造成基因的异常表达。

4. 基因的终止信号或转录修饰信号的变异　它们对基因正常转录及转录产物的正确加工影响重大，其改变会使转录过长或过短影响其寿命，修饰信号的改变，也会最终引起基因表达障碍。

5. 前导序列（信号肽）基因序列的改变　分泌蛋白质和胞膜蛋白质初级产物的 N 端，却有 15～25 个氨基酸组成的前导序列（或称信号肽），其编码基因序列的变异会使这些蛋白质失去正常功能。

（二）常用基因分析方法

1. RFLP 分析方法　这一方法是利用限制性内切酶和特异性 DNA 探针是否存在致病基因。限制内切酶可以特异性地识别 DNA 链中特定的核苷酸序列并将它切断。当基因突变时，会改变原限制性内切酶的识别位点（使原来的位点消失，或产生新的位点或识别位点移走等）。用相应的限制性内切酶切割时，所得限制性片段会发生长度的改变，原有片段消失或产生新的片段等变异，据此可鉴定是否有致病基因。

设计出与遗传病缺陷基因完全互补的寡核苷酸探针，标记后，在高度严谨的条件下与固定在载体上的待测单链 DNA 杂交，并在严谨的条件下洗膜。如果表现出杂交信号，说明待测 DNA 是致病基因。

2. PCR 技术

(1) 扩增产物长度鉴定法：用于 VNTR 多态性如有大片段插入或缺失时。根据电泳检测的片段大小是否与理论推算的一致来判断。

(2) PCR-RFLP：可用于点突变的检测，原理与 RFLP 技术相同。

(3) PCR-ASO 分析法：将 PCR 产物与基因特异性寡核苷酸或序列特异性寡核苷酸探针进行杂交。

(4) PCR-序列分析法：将 PCR 产物直接克隆后测序。

(5) 引物特异性 PCR 分析法：对点突变引起的致病基因，为了快速准确地进行诊断，可在设计引物时下功能，使引物 3′端的最后一个碱基，与病变基因的突变碱基互补。用这一引物去扩增待测 DNA，只有与引物互补的致病基因才有相应的扩增产物，正常基因无扩增产物，从而鉴定致病基因。

此外还可就用 PCR-寡核苷酸酶连接测定法(OLA)、Invade 技术、分子灯塔、Snapshot 等技术鉴定点突变引起的致病基因。最近还可以用基因芯片技术一次大量地对疾病进行基因诊断。

(三) 常用的载脂蛋白基因型分析

1. ApoE 多态性分析　人群中 ApoE 多态性存在种族变异，不同人群中 ApoE 基因型高度不同。欧洲 ApoEε4 等位基因频率从北到南呈下降趋势的分布。亚洲人 ApoEε4 频率低，相比之下，非洲人及巴布亚和新几内亚 ApoEε4 频率高。

由于早期观察到 ApoE2/2 表型的Ⅲ型高脂蛋白血症患者在未成年即患冠心病，从此，对 ApoE 多态性进行了广泛研究。许多证据认为，ApoE 多态性是动脉粥样硬化早期及发展过程中个体差异的主要原因。大量人群调查发现 ApoEε4 等位基因的一般作用是可以显著地升高健康人的总胆固醇浓度，使之易患动脉粥样硬化。相反，ApoEε2 等位基因的一般作用是降低胆固醇浓度，其降低效应是 ApoEε4 升高胆固醇的 2～3 倍。ApoE 等位基因变异还与血浆 ApoB 浓度、三酰甘油及血管收缩压有关。现认为 ApoEε2 等位基因对冠状动脉硬化的发展有防护作用，经临床研究发现，患心血管疾病如心肌梗死幸存者，或血管造影证明有动脉粥样硬化者，比其对照组的 ApoEε4 等位基因频率高。ApoE4/3 杂合子比 ApoE3/2 和 ApoE3/3 基因型者发生心肌梗死年龄更年轻。ApoE 多态性变异还与肾病综合症、糖尿病有关。值得重视的是 ApoE 多态性与老年性痴呆病(AD)的关系。

ApoE 多态性按其蛋白分型称为 ApoE 表型，按基因分型称为 ApoE 基因型，二者检测结果应该是一致的。ApoE 蛋白表型分型法公认是等电聚焦电泳法(IEF)，这是一种从基因表达产物蛋白质水平进行分型。操作过程中，蛋白质的分离纯化，电泳染色及扫描定量等环节极易导致误差，现在较为少用。基因分型法是依据编码 ApoE 等位基因 299 个氨基酸残基的 EXON4 区，设计引物，利用 PCR-SSCP 或 RFLP 或者采用特异多重 PCR 技术(multiple amplification refractory mutation system PCR, multi-ARMS PCR)进行分型。利用基因分析技术进行分型较为简便易行，结果准确可靠，根据湖北人群调查(1 236 例)ApoE 基因型频率分布，ApoEε2/2 型占 0.5%，ApoEε3/2 型占 12.1%，ε3/3 型占 70.4%，ε4/3 型占 15.0%，ε4/4 型占 0.9%，ε4/2 型占 1.3%；等位基因频率分布，ApoEε2 占 8.1%，ε3 占 83.0%，ε4 占 8.9%。

在研究高脂血症评定心脑血管疾病的危险因素方面，以 ApoE 多态性为手段进行研究有重要的临床意义。有学者认为，基因型的"坏"ε4 和"好"ε2 的等位基因之间的平衡，可作为基因分析应用于医学检验领域，协助临床疾病的诊断。

2. ApoCⅡ微卫星 DNA 多态性分析　依据 ApoCⅡ基因内含子 1 区含有二核苷酸串联重复序列(TG)n(AG)m 为一复合微卫星 DNA 序列，具有高度多态性。研究表明，ApoCⅡ微卫星 DNA(TG)n(AG)m多态性与 AS 的发生具有一定的相关性。研究报道中国湖北人群 231 例健康人和 108 例冠心病基因型有 17、18、26～35 共计 12 种等位基因，其中，冠心病组等位基因 17 频分布明显高于健康对照组。

3. Apo(a)基因多态性分析　Apo(a)仅存在于 Lp(a)中，是一种高分子量的糖蛋白，其基因位点调控着 Lp(a)的浓度。在基因 5′端侧翼 1.5kb 内存在一个五核苷酸重复序列(pentanucleotide repeats, PNR)显示多态性即(TTTTA)n 串联重复。研究表明，Apo(a)PNR 基因多态性与血浆 Lp(a)浓度与

AS 发生有关。经 153 名湖北健康汉人(TTTTA)n 分析,检出等位基因有 4～11 共 7 种,脑梗死患者 82 例分析等位基因 5 频率分布高于健康人群,等位基因 9 分布频率则低于健康人群。

第三节　脂类代谢紊乱的实验诊断

脂蛋白代谢紊乱的常见现象是血中 TC 或 TG 升高,或者是各种脂蛋白水平异常增高。

高脂蛋白血症(hyperlipoproteinemia)是指血浆中 CM、VLDL、LDL、HDL 等脂蛋白有一种或几种浓度过高的现象。一般根据血浆(血清)外观、血 TC、TG 浓度以及血清脂蛋白含量进行高脂蛋白血症分型。

从脂蛋白代谢紊乱的原因分为原发性和继发性两大类。原发性是遗传缺陷所致,如家族性高胆固醇血症。继发性是继发于许多疾病所致,如糖尿病、肾病等疾患可继发引起高脂血症。

除高脂蛋白血症外,临床还可以见到低脂蛋白血症。

一、原发性高脂血症

(一) 高脂蛋白血症分型

1967 年 Fredrickson 等用改进的纸上电泳法分离血浆脂蛋白,将高脂血症分为Ⅰ、Ⅱ、Ⅲ、Ⅳ和Ⅴ五型。1970 年世界卫生组织(WHO)以临床表现型为基础分为六型,将原来的Ⅱ型又分为Ⅱa 和Ⅱb 两型,如表 13-2 所示。这一分型方案,除要求测定血脂指标外,还需要进行血清脂蛋白电泳图谱分析,并将血清置于 4℃过夜后,观察血清混浊程度,再确定分型。高脂蛋白血症分型只是描述异常脂蛋白表现的一种方法,并不提示特定的疾病,但是分型有助于临床选择治疗对策。

1. Ⅰ型高脂蛋白血症　患者血浆 TG 升高,TC 正常,CM、VLDL 含量升高,LDL 及 HDL 均降低。约有 2/3 的患者在 10 岁前发病。

患者新鲜血清外观呈乳白色混浊,4℃过夜,血浆上层出现“奶油样”上层。大部分患者伴有视网膜脂血症、急性胰腺炎及肝脾肿大。

本症为常染色体隐性遗传,家族性遗传性纯合子型患者除血脂改变外,临床症状明显,而杂合子除 TG 高外,其症状不明显。Ⅰ型高脂血症又称为家族性高 CM 血症。发病原因主要是 LPL 的 ApoCⅡ的遗传性缺陷,使 LPL 缺乏或者不能激活,CM 中 TG 不能水解转变成 CM 残粒,无法被 LDL 受体识别进行代谢,从而造成 CM 在血浆中堆积。

2. Ⅱa 型高脂蛋白血症　Ⅱa 型又称为家族性高胆固醇血症,血浆 LDL 和 TC 明显升高。血清脂蛋白电泳呈现浓染的 β-脂蛋白带,提示 β-脂蛋白含量升高,故又称为高 β-脂蛋白血症。纯合子患者在青春期即因动脉粥样硬化而死亡,这类患者除冠状动脉硬化外,还会出现黄色瘤和角膜弓状云等。

Ⅱa 型有明显家族史,其病因是 LDL 受体缺陷所引起。纯合子型患者 LDL 受体完全缺陷,杂合子型者 LDL 受体只为正常的 1/2。细胞不能通过膜上 LDL 受体从血中摄取 LDL,使血浆中 LDL 升高。近年,Goldstein 和 Brown 用纤维母细胞对遗传性高 TC 血症遗传分析发现,LDL 受体缺陷有 3 种不同的细胞表型:① 无 LDL 受体型;② LDL 受体缺陷型,细胞表面受体活性为正常人的 5%～20%;③ 入胞缺陷(内吞缺陷)型,即 LDL 受体可以与 LDL 结合,但是不能以正常速度内吞,从而导致 LDL 堆积于血浆中。目前所知,Ⅱa 型是因为编码 LDL 受体的基因突变所致。

3. Ⅱb 型高脂蛋白血症　Ⅱb 型又称为高 β-脂蛋白及高前 β-脂蛋白血症。血浆电泳图谱中,除 β-脂蛋白增高外,前 β-脂蛋白含量也升高,但二者并不融合。血浆中除 LDL 和 TC 升高外,VLDL 也升高,当然 TG 也升高,所以又称为混合型高脂蛋白血症。Ⅱb 型与Ⅱa 型的主要区别是前者 LDL 受体活性正常,患者多合并肥胖,糖代谢及胰岛素分泌异常,易伴发黄色瘤及动脉粥样硬化症。

Ⅱb 型为显性遗传性疾患,体内 VLDL 合成量过多,ApoB100 合成量比正常高 2 倍,LDL 也增高。另外 VLDL 合成增加的同时,其代谢分解速度并未增强,从而使过量合成的 VLDL 不能加速分解,造成血浆中 VLDL 蓄积,同时 LDL 代谢速度也减慢。

表 13－2　人高脂蛋白血症分型及其特征

	Ⅰ型	Ⅱ型 Ⅱa	Ⅱ型 Ⅱb	Ⅲ型	Ⅳ型	Ⅴ型
增加的脂蛋白	CM↑↑	LDL↑	LDL↑ VLDL↑	IDL↑	VLDL↑	CM↑ VLDL↑
血浆脂质	TC 正常或↑ TG↑↑↑	TC↑↑↑ TG 正常	TC↑↑ TG↑↑	TC↑↑ TG↑↑	TC 正常或↓ TG↑↑	TC 正常或↑ TG↑↑↑
Ch/TG	＜0.2	＞1.6	＞1.0	～1	＞0.6－1.6	＜0.6
病因	LPL 缺失 ApoCⅡ缺失(外因性高脂血症)	LDL 受体异常	不明	ApoE 异常(E2/2)等	不明(内因性高脂血症)	LPL 缺失(杂合子，部分)(外因性和内因性混合型高脂血症)
临床所见 发病时期 症状	儿童期 肝、脾大、腹痛、胰腺炎、网膜止血症	儿童期～成人 肝、脾大、角膜环		成人 肝、脾大(少见)、角膜环	成人 肥胖、腹痛、脾大	儿童期～成人 肥胖、肝、脾大、腹痛、胰腺炎比较稀少
冠状动脉疾患	稀少	发病率最高		发病率高	中等发病率	
合并黄色瘤	丘疹	黄色斑块、结节状、腱黄色瘤		手掌条状、结节状发疹		发疹
糖耐量	正常	正常		异常(多见)	异常(多见)	异常(多见)
高尿酸血症	无	无		少见	多见	多见
遗传	隐性遗传	显性遗传		隐性遗传	显性遗传	不明
出现频率	稀少	多见		少见	最多见	稀少
血清静置试验	上层混浊 下层透明	透明	少有混浊	混浊 偶呈乳浊	混浊	上层乳浊 下层混浊

4. Ⅲ型高脂蛋白血症　Ⅲ型属于家族遗传性高脂蛋白血症，血清电泳图谱上 β-脂蛋白带与前 β-脂蛋白带融合，呈现一个宽而浓染的色带，称为“阔 β 带”，因而出现 β-移动度的 VLDL，故也称为高 β- VLDL 血症。病因为 ApoE 异常，属显性遗传。正常人 ApoE 约 65%～75%为 E3/E3 型，患者则多见 ApoE2/E2 型，后者与受体结合力仅为前者的 20%～40%。临床症状常见冠状动脉粥样硬化、外周血管病和黄色瘤等。

Ⅲ型患者代谢性改变是：① β- VLDL 经肝的 ApoE 受体清除受阻；② 肝从 CM 残粒获得的外源性胆固醇减少，自身合成 TC 并分泌 VLDL 增多，使 VLDL 过量生成而堆积于血浆中；③ LPL 活性降低，VLDL 在体外不能转变成 LDL。Ⅲ型患者除 β- VLDL 出现外，TC 和 TG 均升高。Ⅲ型属于罕见类型。

5. Ⅳ型高脂蛋白血症　Ⅳ型又称为家族性高三酰甘油血症或高 VLDL 血症，仅血浆 TG 升高，LDL 正常，HDL 降低。Ⅳ型高 TG 症的患者属于常染色体显性遗传，发生动脉粥样硬化的危险性增加，但不如Ⅱ型、Ⅲ型严重。发病原因尚不清楚。

6. Ⅴ型高脂蛋白血症　Ⅴ型患者血清脂蛋白电泳图谱呈现 CM 及前 β-脂蛋白深染，属于高 CM 和高前 β-脂蛋白血症都存在的混合型高脂蛋白血症，故又称为高 CM 与高前 β-脂蛋白血症。将该型血浆置于－4℃冷藏 17 h，可见上层为“奶油样”，下层为混浊状，属于罕见的血清外观。血清 TG 远远超出正常，LDL-C 和 HDL-C 低于正常值，TC 在正常范围，VLDL-C 超出正常范围，该型患者，若仅是 LPL 活性降低属显性遗传；如既有 LPL 活性降低，又有 ApoCⅡ减少，则属于隐性遗传，常于 20 岁前发病。家族史明显的Ⅴ型者，丘疹状黄色瘤的发病率可高达 30%～50%，并伴有急性胰腺炎及肝脾肿大。ApoCⅡ缺乏、LPL 活性降低、VLDL 生成过多而代谢率降低等原因导致 VLDL 在血内堆积。

各类型的高脂蛋白血症表型的诊断指标的变化值如表 11－2 所示。

7. 高 HDL 血症　血浆 HDL 含量过高导致高 HDL 血症，也属于病理状态。HDL 具有抗动脉粥样硬化作用，是人们公认的，然而并非血浆 HDL 含量越高越好。血浆 HDL－胆固醇(HDL-C)含量超过 26.0 mmol/L，定义为高 HDL 血症。现已查明，高 HDL 血症是因为有 CETP 和 HTGL 等活性异常所致。高 HDL 血症分为原发性和继发性。原发性高 HDL 血症的病因有以下几种可能：① CETP 缺损；② HTGL 活性降低；③ 其他不明原因。继发性高 HDL 血症病因有：① 运动失调；③ 饮酒过量；④ 原发性胆汁性肝硬化；⑤ 治疗高脂血症的药物引起；⑥ 其他原因。总之，CETP 及 HTGL 活性降低是引起高 HDL 血症的主要原因。若 CETP 缺陷，HDL 内的 CE 蓄积，使 HDL 增多；若 HTGL 活性降低，HDL 被肝细胞摄取减少并使 HDL2→HDL3 转换过程减慢而停留在血液中，并使其浓度增加，出现高 HDL 血症。

高脂蛋白血症分为六型，在临床诊治疾病过程中有重要的意义；从临床实验室诊断方法学考虑，除作脂蛋白检测和电泳分离法分型外，目前可采用载脂蛋白基因分型以弥补按脂蛋白进行分型的不足。载脂蛋白的基因分型对目前研究脂质代谢及其探讨动脉粥样硬化发病机制的研究有重要意义。

（二）遗传性脂代谢载脂蛋白、受体和酶异常

1. ApoA Ⅰ异常症　Assmann 分析近 2 万人，发现每 500 人中有一例 ApoA Ⅰ结构基因杂合子出现，比野生型多一个或少一个正电荷或负电荷。大多数变异体无明显血脂的变化。仅有 ApoA Ⅰ Marburg 病在 107 位上的 Lys 缺失，引起轻度的 TG 升高。ApoA Ⅰ的 Milano 变异体（173Arg→Cys）血浆中 HDL 有所降低，然而冠心病发病率未见增加。ApoA Ⅰ和 ApoC Ⅲ基因重排导致的变异可引起家族性 ApoA Ⅰ和 ApoC Ⅲ缺乏症，用 EcroI 限制性内切酶分析 ApoA Ⅰ基因，发现家族性早发性冠心病患者都出现 6.5kb 片段纯合子，正常人为 13kb 纯合子，其杂合子为 13kb/6.5kb，推测纯合子 6.5kb与动脉粥样硬化发病有关。

ApoA Ⅰ与 ApoC Ⅲ缺陷者表现为血 HDL-C 水平降低，易出现早期动脉粥样硬化。有报道 ApoA Ⅰ减少会导致 LCAT 活性降低，使含 ApoC Ⅰ、ApoA Ⅳ的脂蛋白如 CM 置换发生障碍，从而在体内蓄积。

2. ApoB 异常症　ApoB 缺陷将出现无 β-脂蛋白血症或低 β-脂蛋白血症。无 β-脂蛋白血症是纯合子隐性遗传病，称为 Bassen-Kornzeig 综合征，有脂肪吸收障碍（脂肪泻）、红细胞变形（棘状红细胞症）和运动失调等症状。低 β-脂蛋白血症为显性遗传病，杂合子者血中 LDL-C 浓度低，与无 β-脂蛋白血症有区别。经三个家族分析，患者肠黏膜细胞的 ApoB 48 合成正常而不能合成 ApoB 100，即 ApoB 48 外显子以外的 ApoB 100 外显子区域异常，由于 LDL 受体区域附近的点突变（Arg3 500→Glu），使 LDL 受体结合能力降低。

ApoB 100 的 cDNA 中某一核苷酸的变异或缺失，均可引起家族性低 β-脂蛋白血症。迄今已发现有 25 种之多，血浆 LDL 浓度降低，杂合子患者血浆中 ApoB 和 LDL 浓度为正常的 1/4～1/2。一般无症状。纯合子症状较严重，包括脂肪吸收不良、棘形红细胞、视网膜色素沉着和神经性肌肉退变。

ApoB 100 在血浆脂蛋白中分子量最大，氨基酸链最长，因此在合成蛋白质和形成脂蛋白的过程中，任何部位或环节均可能发生变异，据此推测，今后发现的 ApoB 100 的变异将会更多。

3. ApoC Ⅱ异常症　ApoC Ⅱ缺陷导致 LPL 活性降低。因为 ApoC Ⅱ是 LPL 发挥催化作用不可缺少的辅因子。ApoC Ⅱ异常会出现高 TG 血症，高 CM 血症，发病率约 1/10 万，现已发现 ApoC Ⅱ有多种变异体的报道。

4. ApoE 异常症　ApoE 是 LDL 受体的配体，其表型不同，与 LDL 受体结合的能力也不同，E4 和 E3 几乎相同，E2 几乎无结合能力。E2 纯合子因为第 158 氨基酸残基突变，CM 残粒或 β- VLDL 滞留导致高 TC、TG 血症，高脂蛋白血症，易出现早期动脉粥样硬化。典型例子是家族性Ⅲ型高脂血症，ε2 基因纯合子人群分布频率为 1%，家族性Ⅱ型高脂血症发病率为 2/10 000～3/10 000。究其病因，ApoE2 纯合子遗传缺陷因素是主要的，还有环境及生理性因素等的影响，如甲状腺功能亢进、肿瘤以及家族性复合型高脂蛋白血症等。

5. LDL 受体异常　LDL 受体异常导致 FH 发生，属显性遗传，遗传频率约 1/500。杂合子的高 LDL 血症易导致动脉粥样硬化。FH 的 LDL 受体基因变异和 LDL 受体合成的过程中均可出现异常。

LDL 受体基因突变根据对受体蛋白表型的影响，可分为五类：① 受体合成缺乏型，因为 mRNA 转录障碍导致总体蛋白性质改变，生物学活性降低；② 细胞内运输缺陷型，是分子量为 12 万的受体前躯体异常，从内质网到高尔基复合体运送障碍，富含 Cys 领域阅读框的缺失（in—frame deletion）存在；③ 配体结合缺陷型，细胞表面的分子量 160 kD

的成熟受体数量显著减少，使LDL受体结合能力下降；④ 内吞缺陷型，为受体不能局部化使LDL无法结合而进入细胞内。这几种变化均与LDL受体结构有关；⑤ 受体循环损害型。

6. LPL与HTGL异常症　LPL与ApoCⅡ异常相同都是出现高CM血症，但是血中VLDL并不升高，常伴有胰腺炎产生。HTGL缺乏，有与Ⅲ型高脂血症类似的症状，CM残粒滞留。

7. LCAT异常症　LCAT缺乏者，HDL中CE比例增加，使HDL处于新生未成熟圆盘状态，与之相反，LDL的CE减少，TG增多。有角膜混浊、肾损害、溶血性贫血等症状，鱼眼病就是LCAT基因突变，使Cys替代Arg引起LCAT活性降低，致使HDL结构变化，并使血浆中ApoAⅠ、Ⅱ和HDL浓度仅仅是正常人的20%。

8. CETP异常症　CETP缺陷者或者活性受到强烈抑制则呈现高HDL血症，血浆LDL浓度降低，同时还有可能出现动脉粥样硬化症。

9. 高脂蛋白(a)血症　Lp(a)水平≥30 mg/dL为高Lp(a)血症，是冠心病的独立危险因素。

Apo(a)基因位于6号染色体926－27区。Apo(a)含有一个疏水信号肽序列，其后为37个拷贝数的kringle 4，相继为一个kringle 5及一个胰蛋白酶样区。由于Apo(a)分子中的kringle 4的数目在15～37之间波动，有多种异物体。而血浆中Lp(a)浓度与Apo(a)分子量呈高度负相关，而Apo(a)的分子量取决于其分子中kringle 4的数目多少。在Apo(a)基因中，每个kringle 4区有342个核苷酸，24个kringle 4区的核苷酸序列完全相同，另4个kringle 4区仅有3个核苷酸不同，其余的则有11～71个核苷酸的不同。Apo(a)蛋白的多态性取决于基因的多态性。Apo(a)基因多态性可以用KpnI限制性片段(含编码kringle 4的序列)作为探针，从Apo(a)中获取的进行杂交来分析。

Apo(a)基因5′末端非翻译区翻译启动点上游-1371部位的一个VNTR(TTTTA)的多态性及转录起始点＋93位占C→T的置换均会影响Apo(a)的翻译水平。

最近的报道又表明，无血缘关系的人，即使具有分子量大小一致的Apo(a)蛋白异构体，血浆Lp(a)的水平仍有巨大差异。这提示除kringle 4拷贝数对Lp(a)血浆水平影响外，还存在大量对Lp(a)水平有影响力的Apo(a)基因多态性。

10. 溶酶体脂质贮积病　溶酶体(lysosome)是细胞内的一种膜性细胞器，囊泡状结构，内含多种水解酶，担负起分解各种内源性和外源性物质的任务，也可誉为细胞内的消化器官。溶酶体形态大小不一，故也称为异质性细胞器，其内含有50多种水解酶，其中主要包括蛋白酶、核酸酶、糖苷酶、脂肪酶、磷酸酶、磷酸脂酶及硫酸脂酶等。溶酶体内的水解酶由结合于粗面内质网上的核糖体合成，属糖蛋白，均含有N-连接的糖链，可以对内吞入溶酶体的细胞外生物大分子和细胞内衰老的细胞器以及衰老损伤和死亡的细胞物质实施消化和转换作用。溶酶体还有消除陈旧性骨质的作用，参与激素合成和除去卵细胞屏障，协助受孕等生理功能。细胞的自溶作用(autolysis)有赖于溶酶体，细胞的自溶作用指在一定的内环境条件和代谢调节下，溶酶体的膜自行破裂，释放出其内的水解酶，进而引起细胞自身的蛋白质降解，最终导致死亡或凋亡，即整个细胞被释放的酶所消化。在某些正常机体的发育过程中，在器官和组织的重建和形成以及某些特殊生理条件下，溶液酶体的自溶作用具有重要的意义。

溶酶体因酶的缺陷或破裂或异常释放等病理过程中，均有可能使人类产生疾病。因为溶酶体水解酶先天性缺陷，使细胞内脂质代谢物不能被分解而贮积于次级溶酶体内，从而是引起贮积病(storage disease)。目前报道的有40多种溶酶体酶缺陷病。发病率较高的病种如表13－3所示。溶酶体因酶缺陷导致的疾病，主要是脂质代谢紊乱的疾病，以磷脂代谢紊乱为特点，发病率很低，约在1/万～1/10万。我国人口众多，基数很大，虽然溶酶体病发病率低，其病例总数仍然很大。目前报道较多的先天性溶酶体酶缺陷病如表13－3所示。

(三) 原发性高脂血症诊断标准

1. 原发性高CM血症　又称为Ⅰ型高脂蛋白血症。禁食12 h后，血中有CM的存在可确认为高CM血症，血清TG值一般在11.3 mmol/L。将血清48 h以上静置，其上层有奶油样上层形成，或经超离心或电泳检出CM者，即可确认为高CM血症。

(1) 家族性LPL缺乏症：① 肝素静脉注射后，血浆、脂肪组织、巨噬细胞中等LPL活性缺乏者；② ApoCⅡ存在；③ 高脂肪食物负荷后，血清TG显著增加，高糖负荷后，则无明显升高。其中，① 项为确诊指标，②、③项为可疑诊断指标。

表 13-3　人细胞溶酶体神经鞘磷脂贮积病类型

疾　病	缺 陷 酶	脂 质 贮 积	临 床 症 状
岩藻糖苷贮积病（Fucosidosis）	α-岩藻糖苷酶（Fucosidase） 基因座：1p34	Cer-Glc-Gal-GalNAc-Gal-↓Fuc H-同种抗原（H-lsoantigen）贮积	大脑退化，肌肉痉挛，皮粗
神经节苷脂贮积病（Generalized gangliosidosis）	GMl-β-半乳糖苷酶（GMl-β-galactosidase） 基因座：3pter—p21	Cer-Glc-Gal（NeuAc）-GalNA-↓Gal Gml 神经节苷脂（GmlGanglioside）贮积	精神痴呆，肝大，骨骼变形
泰氏-萨氏病（Tay-Sachs disease）	β-N-乙酰氨基半乳糖苷酶 A（Hexosaminidase A） 基因座：15q13.1	Cer-Glc-Gal（NeuAc）-↓-GalNAc GM2 神经节苷脂（GM2 Ganglioside）贮积	精神痴呆，失明，肌无力
泰氏-萨氏病变种或 Sandhoff 病（Tay-Sachs variant or Ssndhoff's disease）	β-N-乙酰氨基半乳糖苷酶 A 和 B（Hexosa minidase A and B） 基位座：3pter—p21＋15q13.1	Cer-Glc-Gal-Gal-↓-GalNAc 红细胞糖苷酯＋GM2 神经节苷脂（Globoside plus GM2 ganglioside）贮积	同泰氏-萨氏病，但进展更快
Fabry 病（Fabry disease）	α-半乳糖苷酶（α-Galactosidase） 基因座：Xq21.33→Xq22	Cer-Glc-Gal-↓Gal 三己糖神经酰胺（Globotriaosylceramide）贮积	皮疹，肾功能障碍（男性有所有症状）（X 连锁隐性遗传）
神经酰胺乳糖苷脂沉积病（Ceramide lactoside lipidosis）	神经酰胺乳糖苷酶（Ceramide lactosidase）	Cer-Glc-↓-Gal 神经酰胺乳糖苷脂（Ceramide lactoside）贮积	脑部进行性损伤，肝脾肿大
异染性脑白质病（Metachromatic leukodystrophy，MLD）	芳基硫酸酯酶 A（Arysulfatase A） 基因座：10q21.1	Cer-Gal-↓-OSO3 硫酸半乳苷糖神经酰胺（3-suffogalactosylceramide）贮积	精神痴呆，成年患者心理障碍，脱髓鞘
Krabbe 病（Krabbes disease）	β-半乳糖苷酶（β-Galactosidase） 基因座：14q31	Cer-↓-Gal 半乳糖苷神经酰胺（Galactosylceramide）贮积	精神痴呆：几乎无髓磷脂
Gaucher 病（Gaucher disease，GD）	β-葡萄糖脑苷脂酶（β-Glucosidase，β-glu） 基因座：1q21.1	Cer-↓-Glc 葡萄糖苷神经酰胺（Glucosylceramid）贮积	肝脾肿大，长骨腐蚀，婴幼儿患者精神发育迟缓
尼匹病（Niemann-Pick disease）	鞘磷脂酶（acid sphingomyelinase，ASM） 基因座：11p15.1—p15.4	Cer-↓-P-胆碱 鞘磷脂（Sphingomyelin）贮积	肝脾肿大，精神发育迟缓，早年死亡
Farber 病（Farber disease）	神经酰胺酶（Ceramidase）	Acyl-↓-鞘氨醇 神经酰胺（Ceramide）贮积	嘶哑声，皮炎，骨骼变形，精神发育迟缓，早年死亡

注：NeuAc，β-N-乙酰神经氨酸唾液酸（N-acetylneuraminic acid）；Cer，神经酰胺（ceramide）；Glc，葡萄糖（glucose）；Gal，半乳糖（galactose）；Fuc，岩藻糖（fucose）；-↓酶作用位点。

（2）ApoCⅡ缺乏症：① 血浆（血清）ApoCⅡ缺乏，得到确认；② 高脂肪食物负荷时，血清 TG 显著增加，高糖负荷后则增加不明显；③ 健康人血浆或添加 ApoCⅡ后 LPL 活性出现。其中，① 项为确诊指标，②、③项为可疑诊断指标。

（3）原发性Ⅴ型高脂血症检测指标：① 高 CM 血症者血清 VLDL 升高；② 高脂肪食物负荷或高糖负荷后，血清 TG 均升高；③ LPL 缺乏 ApoCⅡ缺损，ApoE 并非异常。这 3 项检测均为确诊项目。

2. 原发性高胆固醇血症

（1）家族性高胆固醇血症：主要指标：① 血清 TC 6.7 mmol/L 以上Ⅱa、Ⅱb 型；② 黄色瘤或皮肤纤维黄色瘤存在；③ LDL 受体分析活性降低。次要指标：① 眼睑黄色瘤；② 年轻者（＜50 岁）出现角膜环；③ 年轻者（＜50 岁）患缺血性冠心病。主要指标二项以上即可确诊；主要指标一项和次要指标一项可疑诊断；近亲有高脂血症者，一项主要指标即可确诊。

（2）家族性复合型高脂血症：主要指标：① Ⅱb 型、Ⅱa 型、Ⅳ型的表现型特征；② 近亲有一例确诊者、本人含至少为Ⅱb 型或Ⅱa 型；③ 除外高胆固醇血症者。次要指标：① 多数血清 TC 值在 7.8 mmol/L以下；② 发病过程中常有Ⅱa 型、Ⅱb 型、Ⅳ型之间的表型相互变化；③ 青春期以前高脂血症者；④ 偶伴有腱黄色瘤。所有主要指标阳性者可确诊，次要项目阳性者仅为可疑。

（3）特发性高胆固醇血症：参考高胆固醇血症（Ⅱa 或Ⅱb）有关指标，除去上述一、二类型外。

3. 内因性高三酰甘油血症

（1）家族性Ⅳ型高脂血症：主要指标：① Ⅳ型高脂血症的表现；② 近亲有Ⅳ型存在，无其他型出现。次要指标：① 肥胖，伴有高胰岛素血症；② 多出现为成年人；③ 血清 48 h 内静置仍为乳白混浊；无非奶油样上层。主要指标：①、②出现者可确诊，次要项目仅为可疑。

（2）特发性高三酰甘油血症：Ⅳ型高脂血症中，除外上述（1）和家族性复合型高脂血症，均可确诊。

4. 家族性Ⅲ型高脂血症　主要指标：① 血清胆固醇与三酰甘油升高；② 血浆脂蛋白电泳，从 VLDL 到 LDL 为连续性的宽 β 带；③ 等电聚焦电泳 ApoE 异常（E2/2、E 缺乏等）。次要指标：① 黄色瘤（手掌）；② 血清 ApoE 浓度升高（ApoE/TC ＞0.05）；③ VLDL-C/TG＞0.25；④ LDL-C 浓度降低；⑤ 伴有阻塞性动脉粥样硬化症，心肌梗死等。主要指标中 3 项阳性即可确诊；主要指标中的 2 项和小指标 1 项以上为可疑诊断。

5. 原发性高 HDL-C 血症　HDL-C 2.6 mmol/L 以上，高 HDL-C 血症的明确家族史，称为家族性高 HDL-C 血症。另外，CETP 活性缺乏症，肝性脂肪酶活性降低等，属于高 HDL 血症。

6. 谷固醇血症　谷固醇血症（sitosterolemia）首先由 Bhattacharyya 等报道于 1974 年。该病是血浆植物固醇，如 β-谷固醇（β- sitosterol）、菜油固醇、胆固烷醇，谷固烷醇和菜油固烷醇水平通常升高，而 TC 水平正常或降低，TG 水平正常。植物不含胆固醇但含有植物固醇，以 β-谷固醇为最多。β-谷固醇与胆固醇的结构类同，其区别是C24（C_{24}）侧链基团是 C_2H_5 基，共有 29 个碳原子（29C），而不是 27C 的胆固醇。细菌不含固醇类化合物。正常状态下，谷固醇在小肠吸收很少，又不能在体内合成，血中含量很微。谷固醇血症患者谷固醇吸收增加，排泄和分解减少，使体内谷固醇堆积，特别是谷固醇和 5a-固烷醇浓度很高，导致高谷固醇血症。

谷固醇血症是一种罕见的常染色体隐性遗传疾病，其特点为肠道吸收的植物甾醇增多，经肝脏排泄入胆汁的减少，血浆和组织中植物固醇水平升高。因常规的酶法检测胆固醇不能区分植物固醇和胆固醇，需采用毛细管气液相色谱或高效液相色谱法测定。患者典型的临床症状为腱黄瘤，尤以跟骨腱和双手伸肌腱多见。家系和遗传学分析显示该病基因座（STSL）定位于 2p21，由 ATP 结合盒（ATP - binding cassette，ABC）ABCG5 和 ABCG8 两个基因组成。这两个基因的杂合子或纯合子突变均可导致 ABCG5 和 ABCG8 蛋白功能变异，从而导致谷固醇血症。目前报道的有 Gly574Arg，D2S2174，D2S1761，D2S4009，D2S4014，D2S4015，D2S4016 等。

7. 溶酶体脂质贮积病　先天性溶酶体脂质贮积病的诊断：① 进行全面体格检查。② 骨髓和外周血细胞学检查，主要观察骨髓细胞的特大泡沫细胞的出现，如 Niemann - Pick 细胞、Gaucher 细胞（图 13-5）等，该类细胞比一般红细胞大到 5～10 倍，有 1～3 个偏于一边的细胞核，胞浆呈桑椹子状，具有诊断价值；采用电镜观察外周血巨噬细胞溶酶体形态的超微结构异常改变。细胞学形态特征仅能确认为溶酶体有关疾病，但属于何种缺陷病无法诊断，更无法精确到何种酶缺陷病症。③ 测定常规生化指标，特别是血脂水平、肝功能、肾功能等功能检查。④ 测定溶酶体的特种酶活性，具有确诊意义。⑤ 采用高效液相色谱技术，对血浆脂质成分进行定性或定量分析和酶的活性测定。⑥ 进行物理学检查，如 X 线、CT、ECT 等检查肝、脾、骨骼和脑部位的病理改变。⑦ 溶酶体缺陷酶的遗传基因分析，可分别采用聚合酶链反应（PCR）技术、限制性片段长度多态性（RFLP）、多重 PCR、斑点杂交、DNA 芯片技术、克隆和 DNA 测序等分子生物学技术进行基因分析，若分析确认有基因碱基突变导致氨基酸替换，或核苷酸片段缺失，或插入等均有确诊价值。根据目前的技术水平和条件，溶酶体脂质贮积病完全可以通过基因分析，得到明确的诊断。

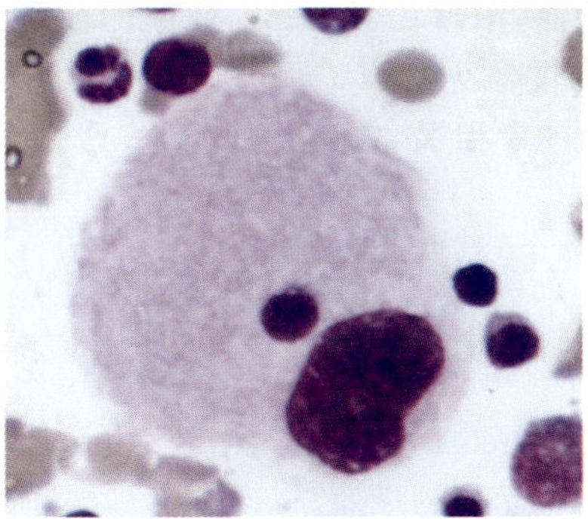

图 13-5 骨髓细胞像：高雪氏(Gaucher's)细胞

(四) 低脂蛋白血症

脂类代谢紊乱尤其是高脂蛋白血症与动脉粥样硬化性心脑血管疾病密切相关，一直是人们研究的热点。然而较为少见的低脂蛋白血症，近几年来，得到科学家的关注。在脂蛋白代谢中一方面因素因某种原因使脂蛋白合成减少，另一方面可能是分解代谢旺盛所致。目前所知前者是低脂蛋白血症的主要原因。

1. 血脂水平　血清总胆固醇(TC)在3.3 mmol/L以下，或 TG 在 0.45 mmol/L 以下，或 LDL-C 在 2.1 mmol/L以下者，属于低脂蛋白血症。

低脂蛋白血症分原发性和继发性两种。脂质如 TC 和 TG 同时降低者多见，脂蛋白中多见 HDL、LDL 和 VLDL 降低。

2. 病因　临床继发性低脂血症多见于内分泌疾患(甲状腺机能亢进血症、Addison 病等)、重症肝病、各种低营养、吸收障碍、恶性肿瘤(癌、白血症、淋巴瘤等)等疾患。

在无其他疾患的角膜混浊、扁桃体肥大、肝脾肿大、蛋白尿、慢性腹泻、脂肪便、有棘红细胞症、神经症状伴有等原发性脂代谢异常的原因常有：ApoAⅠ缺乏或变异、Tangier 病、无β-脂蛋白血症、家族性低β-脂蛋白血症、LCAT 缺乏症。

二、高脂血症与动脉粥样硬化

AS有关的代谢因素：脂代谢紊乱引起的疾病主要是动脉粥样硬化性疾病。在 AS 的发生与发展过程中，胆固醇起着重要作用，流行病学调查表明，冠心病的诸多发病因素中，只有高胆固醇(或高LDL)血症是一个必要的条件。在 AS 的动脉壁粥样斑块中沉积的化学物质主要是胆固醇及其酯，此胆固醇主要来自血浆脂蛋白，为要探索 AS 的发病机理，必须探讨何种形式将胆固醇送入动脉壁细胞内，何种类型细胞与胆固醇在动脉壁内堆积有关。系列研究表明凡是增加动脉壁胆固醇内流和沉积的脂蛋白，如 LDL、βVLDL、oxLDL 均是致 AS 性的；能促使胆固醇从动脉壁细胞外运的脂蛋白，如 HDL、ox-HDL 等，则具有抗 AS 发生的作用。正常情况下，二者的作用处于动态平衡，在人体内因和外因条件下，由于致 AS 性脂蛋白的作用明显增加，胆固醇内源和沉积明显地超过外运，从而促使 AS 的发生与发展。

(一) 动脉粥样硬化

动脉粥样硬化(atherosclerosis, AS)是指动脉内膜的脂质、血液成分的沉积，平滑肌细胞及胶原纤维增生，伴有坏死及钙化等不同程度病变的一类慢性进行性病理过程。AS 包括粥瘤(atheroma)和硬化(sclerosis)两层涵义，前者指脂质沉积和坏死所形成的粥样病灶，后者指胶原纤维增生。AS 是心脑血管系统中最常见的疾病之一。近年来，本病在我国亦有明显增加的趋势。

AS 主要损伤动脉壁的内膜，严重时累及中膜。最常受累的是主动脉、冠状动脉、脑动脉、肾动脉及周围动脉等。组织病理学的研究证明，AS 都有内皮细胞的损伤，平滑肌细胞的增生和内膜下迁移，单核/巨噬细胞的浸润和增生，成纤维细胞的增生和内膜下迁移，形成泡沫细胞，细胞坏死和大量的脂肪沉积。

AS 病变特点主要有以下几项：① 局灶性病变常发生于动脉分叉处；② 病变始发于内皮细胞功能性的改变；③ 病变最主要的细胞为平滑肌细胞；④ 病灶随严重程度不同在细胞内外有不同脂质，其中主要为胆固醇。根据病变的发展经过可将其分为以下 5 个时期：内膜水肿；脂纹和脂斑；纤维斑块；粥样斑块；粥样斑块的继发性变化(斑块内出血、粥瘤性溃疡、血栓形成、钙化、动脉瘤形成)。

根据对来自 AS 的缺血性心脏病、脑梗塞等患者生活习惯、生活方式及身体异常状态等方面调查，提示其主要危险因素有：① 高脂症；② 高血压；③ 吸烟；④ 内分泌因素；⑤ 遗传因素等。研究发现，上述危险因素中高脂血症、高血压、吸烟是促进 AS 发病全过程的三大主要因素。AS 病因绝非一种因素所致，可能为多种因素联合作用引起。目前认为炎症在 AS 发病机制中起有一定的作用，是个研究的热门话题。

目前就AS的发病机制较一致的看法包括：① 在易损部位内膜血浆脂蛋白的内流和聚集。② 局部内膜单核细胞—巨噬细胞修复。③ 在内膜通过平滑肌细胞、巨噬细胞和内皮细胞而形成一系列的活性氧或自由基团。④ 内膜脂蛋白通过活性氧形成氧化修饰，产生一系列氧化修饰脂蛋白，例如氧化LDL(ox-LDL)和Lp(a)。⑤ 通过非下调巨噬细胞清道夫受体或多种受体摄取氧化修饰的脂蛋白而形成泡沫细胞动脉粥样硬化。⑥ 泡沫细胞坏死最可能是由于氧化修饰的LDL的细胞毒作用。⑦ 平滑肌细胞移至动脉内膜并增殖，PDGF被认为起着化学吸引的作用。纤维母细胞生长因子可能调节平滑肌细胞增殖。⑧ 斑块破裂主要在巨噬细胞最密集部位。通过巨噬细胞释放的蛋白水解酶可激发斑块破裂，最终导致附壁的阻塞性血栓形成。⑨ 自身免疫炎症可能是由于ox-LDL顶端表皮的抗原性所致。

近年来，对于AS病因的发病机制的研究热点在于内皮细胞损伤因素，如何使动脉失衡导致动脉粥样硬化；各种细胞因子对病变发生发展的影响或调控；脂蛋白、载脂蛋白及脂蛋白受体相关基因的结构或表达的异常在AS发生发展中的作用等等。特别是从基因水平探讨其发生机理，必将对其预防或治疗产生重大突破。

(二) 引起AS的脂蛋白

血清脂蛋白代谢异常，通常是与脂蛋白量和质的异常有关，下述几种导致AS的脂蛋白引人注目。

1. CM和VLDL　CM和VLDL等富含TG的脂蛋白经LPL水解成CM残粒与IDL，使胆固醇脂和ApoE沉积于血管壁，易致AS。

2. 变性LDL　肝及末梢组织的LDL(ApoB)受体介导处理LDL过程中，可控制进入细胞内的过剩胆固醇的量。起有调节胆固醇在细胞内的正常平衡作用。然而体内经化学修饰的氧化LDL(ox-LDL)等变性LDL，经清道夫受体途经进入细胞内。使细胞内胆固醇过分蓄积而成泡沫化形成AS的早期病变。

3. 小而密LDL　LDL主要是ApoB 100以1当量与1分子之比存在，经PAGE电泳分出两种大小有别的分子，其中小而密LDL(small LDL, sLDL)比例高者，心肌梗死发病率显著增高。

4. Lp(a)　肝脏生成的Apo(a)富含有类似LDL的特异性，蛋白粒子呈多形性，其血中浓度与遗传有关，高浓度(300 mg/L)Lp(a)是促进AS生成在独立危险因素。

(三) AS相关的脂蛋白受体，蛋白质与酶类缺陷

1. CETP　血浆中CETP缺乏，从HDL进入VLDL、IDL、LDL的CE转运障碍，进而出现高HDL血症。

2. HMGcoA还原酶　测定该酶活性可用于监测抗高酯血症药的疗效。

3. LCAT　测该定酶活性除用于观察体胆固醇形成和磷脂代谢状态，还可作为肝功能检测项目。

4. ACAT　ACAT存在于粗面内质网，对调节细胞内游离胆固醇的量有关，并与血管壁细胞泡沫化密切相关，测定该酶活性，对探索AS形成早期预防的目的。

5. LDLR　LDLR受体是脂代谢中受体途径重要组成部分。LDLR缺乏或活性降低，导致严重的脂代谢紊乱，极易形成高脂血症，测定LDLR活性对诊断原发性高脂血症有重要的临床意义。

6. VLDLR　主要功能是运输内源性脂质发挥作用。还与肥胖成因有关。

7. 清道夫受体　是脂代谢清道夫途径中的重要组成部分。该受体可摄取变性LDL，并不受细胞内胆固醇水平的调节，使细胞过多摄取脂类，从而泡沫化。诸于以上多因素导致AS的原因，作为高脂血症或高脂蛋白血症、AS的血脂以及相关项目的实验检查是诊断、治疗监测和预防的重要手段，是AS性心脑血管病实验诊断必查项目和指标。

(四) 同型半胱氨酸与心血管疾病

流行病学研究表明，高同型半胱氨酸血症浓度升高，是动脉粥样硬化和血栓形成等心血管疾病的危险因素。同型半胱氨酸增加常与同型胱氨酸尿症相伴行。同型半胱氨酸水平还与性别和年龄等有关，如男性体内同型半胱氨酸比女性高，但绝经后妇女有明显上升趋势；随着年龄增长，同型半胱氨酸有增加的趋势，女性尤为明显。肾功能衰竭患者也较高。同型半胱氨酸正常血浆浓度约为10 μmol/L左右，浓度增加时，心血管疾病的危险性增加，可能与以下因素有关：① 同型半胱氨酸浓度增加；② 同型半胱氨酸可自发氧化；③ 同型半胱氨酸自发形成巯基内酯化合物等。

三、继发性高脂蛋白血症

某些原发性疾病在发病过程中导致脂质代谢紊乱，进而出现高脂蛋白血症，称为继发性高脂蛋白血症，引起继发性高脂血症或高脂蛋白血症的病因是多方面的，如糖尿病、肾病及某些内分泌紊乱等疾病。

某些疾病和药物等导致继发性高脂血症，原发性疾病治疗取得一定效果后，约有 40％的高脂血症者血脂水平恢复正常。继发性高脂血症主要有以下几种原因。

1. 糖尿病　在肝脏，由游离脂肪酸合成 VLDL 亢进，胰岛素缺乏的状态下，LPL 活性降低，CM、VLDL 的分解量减少，出现以高 TG 血症和低 HDL 血症为特征。另外，胰岛素依赖性糖尿病因为胰岛素的严重缺乏，可引起显著的高 TG 血症（1 000 mg/dL 以上）。

2001 年美国国家胆固醇教育计划（NCEP）的第三个成人治疗计划（ATPⅢ）中明确指出，糖尿病是视同冠心病危险因素之一。

2. 肥胖　游离脂肪酸增加与抗胰岛素作用促使胰岛素分泌亢进，出现 VLDL 增加。另外，因抗胰岛素原因，出现内脏、脂肪症候群等基础病因出现。另外，肥胖指标为 BMI（body mass index）中的体重单位为体重 kg/（自身 m）^{2}，BMI 20～24 为正常 24～26.4，属超体重；26.4 以上为肥胖。

3. 甲状腺机能低下症　肝脏 LDL 受体减少出现高胆固醇血症为特征、LPL 和 HTGL 活性降低，使 IDL 升高。

4. Cushing 症候群　糖皮质促进脂肪分解，使肝脏合成 VLDL 增加，血中 VLDL、LDL 浓度升高，多以Ⅱa、Ⅱb、Ⅳ型高脂血症出现。

5. 肾病及肾病综合征　因低白蛋白血症的原因，使白蛋白、ApoB 合成亢进，从而使 VLDL 合成也增加，血中 VLDL 及其代谢物 LDL 产生增加，多以Ⅱ型高脂血症出现。另外，慢性肾功能不全，因 LPL 活性降低，出现以 VLDL 升高为主的高脂血症，呈现Ⅳ型高脂血症。

6. 药物性高脂血症　少见。

四、代谢综合征

早于 1988 年报道，认为动脉粥样硬化与胰岛素抵抗性、糖耐量异常有关。高胰岛素血症、高 TG 血症、低 HDL-C 和高血压等四要素同时出现称为代谢综合征（metabolic syndrome），也称为高脂血症并发症，或称为综合征 X 等。Kaplan 等提出，上半身肥胖、糖耐量异常、高脂肪血症及高血压等为重症四重奏（deadly quartet）。这些因素相互作用、相互促进，可加快动脉粥样硬化的形成，单独从某一个因素来考虑则无统计学意义。例如仅有胰岛素抵抗，代谢综合征及重征四重奏的危险不一定存在。

单纯脂肪组织过剩堆积的代谢紊乱与高血脂、高血压无直接的关系，仅仅是属于脂肪分布异常症。只有在胰岛素抵抗出现的前提下，才考虑属于与动脉粥样硬化发生相关的代谢综合症及严重致命的四要素。

通过冠脉造影确认的冠心病的患者观察到，其中约 25％为肥胖患者，其内脏几乎都有脂肪过量堆积，并且表现为代谢综合征。代谢综合征个体特征是腹部肥胖、动脉粥样硬化性血脂异常（TG 升高、小而密 LDL 颗粒增多、HDL-C 降低）、高血压、胰岛素抵抗（伴有或不伴有葡萄糖不耐受）以及血栓形成和炎症状态，对肥胖的患者进行脂肪分布分析，测量身高、体重，进行折算，与皮下脂肪相同厚度的正常人相比，内脏脂肪面积平均增加了 2 倍。经个人单个分析表明，体重正常者，内脏脂肪的堆积也是动脉粥样硬化形成的危险因素。内脏脂肪细胞中脂肪储存有三条途径：① 以乙酰 CoA 为基质，经乙酰 CoA 合成酶（ACS）催化合成中性脂肪；② 由富含中性脂肪的脂蛋白在 LPL 参与下提供脂肪酸；③ 血浆葡萄糖经通道蛋白（channel protein）的葡萄糖转运蛋白（glucose transporter, Glu T4）被摄取进入细胞代谢成乙酰 CoA，再合成脂肪酸。内脏脂肪组织中，脂肪、糖的摄取、储存过程、能量代谢诸方面等更易受遗传因素的影响。代谢综合征应作为降低冠心病危险性治疗的二级目标处理。相关监测指标如下：

1. 肥胖有关指标　① 体重指标（BMI）；② 腰围长；③ 游离脂肪酸（FFA）；④ 瘦素（Leptin）。

2. 糖尿病相关指标　① 空腹血糖；② 糖耐量；③ 糖化血红蛋白（GHb）；④ 糖化血清蛋白（GSP）；⑤ 高度糖基化终产物（advanced glycosylation end product，AGE）；⑥ 胰岛素水平、C 肽、胰岛素释放实验；⑦ 尿糖、尿微量白蛋白；⑧ 血浆变性 LDL（oxLDL、糖化 LDL）。

3. 血脂指标 ① 常规 TC、TG、HDL-C、LDL-C、Lp(a)、ApoAⅠ、ApoB；② 酶、LCAT、LPL；③ CETP。

4. 高血压相关指标。

5. 遗传基因检测 ① 肥胖有关基因：Agouti 基因、Tubby 基因、羧肽酶 E 基因、Leptin 基因(ob)、Leptin 受体(obR)基因；② 胰岛素有关基因：胰岛素基因、胰岛素受体基因；③ 血脂相关基因有 ApoA Ⅰ、B100、C－Ⅱ、C－Ⅲ、E、CETP 基因、HDLR、VLDLR、LDLR 基因；④ HLA 基因(DQA1、DQB1、DRB1、DPB1)；⑤ 高血压相关基因。

五、高脂血症的预防

动脉粥样硬化可始发于胎儿。随着生活水平的提高，营养状况良好，我国肥胖儿童逐渐增多，对儿童的高脂血症要引起全社会高度关注，对儿童血脂的定期监测应引起足够的重视。在儿童高脂血症管理中，血清 TC 最佳值为＜4.4 mmol/L，临界值为 4.4～5.1 mmol/L，≥5.2 mmol/L 属于高值；血清 LDL-C 最佳值为＜2.8 mmol/L，临界值为 2.8～3.3 mmol/L，≥3.3 mmol/L 属于高值。

有高脂血症（含双亲中有一人血清 TC ＞6.2 mmol/L）或动脉粥样硬化家族史的儿童应从 2 岁开始监测，必要时对其家族全体成员应进行血脂监测，查明是继发性还是遗传性的可能原因，提倡改善生活方式(TLC)进行预防，必要时要进行药物治疗，治疗的理想目标值应是 LDL-C＜2.8 mmol/L。一般儿童可考虑从 10 岁开始检测。

结合我国国情，在中等以上城市，预防高脂血症和动脉粥样硬化病的发生，应该考虑从儿童时代开始，“从娃娃抓起”。

（周　新　刘松梅）

参考文献

1 王鸿利，叶裕春主编. 中华检验医学大辞典. 上海：上海科学技术出版社，2000. 640、776、938

2 孙荣武，王鸿利主编. 临床实验诊断学. 上海：上海科学技术出版社，2001

3 胡大一，马力生主编. 心脏病学实践. 北京：人民卫生出版社，2001

4 周新，涂植光主编. 临床生物化学和生物化学检验. 第三版. 北京：人民卫生出版社，2003

5 杨永宗主编. 动脉粥样硬化性心血管病——基础与临床. 北京：科学出版社，2004

6 叶平主编. 血脂的基础与临床. 北京：人民军医出版社，2002. 22

7 Kristicane M, Alessandro W, Fernanda T, et al. Application of a comprehensive protocol for the identification of Goucher disease in Braze, American journal genetics, 2005；136A：58

8 Burtis CA, Ashwood ER. Tiet2 Textbook of clinical chemistry. 3nd ed. Philadelphia; W. B. Saunders Company, 1999

第 14 章　水、电解质与酸碱平衡紊乱的实验诊断

正常人体体液组成成分有一定的波动范围，它保持着容量、电解质、渗透压和酸碱度的相对恒定，机体有许多非常精细的生理调控系统来维持体液成分的动态平衡，当疾病等因素破坏了机体的调节机制或超越了调节范围，会发生水、电解质、酸碱平衡失常，称为内环境紊乱综合征。它虽然不是一个独立性疾病，但却是许多疾病进程中，特别是急重症患者，几乎都伴有的过程。医疗活动中，了解机体的内环境情况非常重要，医学实验室可进行水、电解质与酸碱平衡紊乱的实验诊断，为疾病的诊断、监控提供重要的信息。

第一节　基 础 理 论

正常情况下，人体有许多精细的生理调控系统如各种缓冲体系和高效率的肺及肾脏器官功能协调工作，调节着细胞内与细胞外的水、电解质和 pH 的平衡，以维持内环境的动态平衡。

一、水与电解质代谢

（一）体液与内环境

1. 体液概念与分布　人体内的液体总称为体液(body fluid)。它包括身体的水和溶解于水的电解质，其总量相当于体重的 60%～70%。体液可分为两个主要部分：细胞内液(intracellular fluid，ICF)，指存在于细胞内的液体，约占体重 40%～45%；细胞外液(extracellular fluid，ECF)，指存在于细胞外的液体。后者又因其所在部位不同分为组织间液和血浆，组织间液存在于细胞间隙，占体重 15%～20%，血浆存在心血管系统内，占体重 4%～5%。一般男子的体液总量稍高于女子，而婴儿体液含量又超过成人很多。

2. 体液电解质组成与分布　体液中存在的离子称为电解质，它们都具有维持体液渗透压的作用，保持着体内液体的正常分布。其中主要阳离子有钠(Na^+)、钾(K^+)、钙(Ca^{2+})和镁(Mg^{2+})，主要阴离子包括氯离子(Cl^-)、碳酸氢根(HCO_3^-)、磷酸根(HPO_4^{2-}，$H_2PO_4^-$)、硫酸根(SO_4^{2-})以及有机阴离子如乳酸和蛋白质。

血浆中主要电解质有 Na^+、Cl^-、K^+。细胞间液是血浆的超滤液，其电解质成分和浓度与血浆极为相似，不同之处是血浆有较多的蛋白质，而细胞间液仅含少量蛋白质。细胞外液的主要阳离子和阴离子为 Na^+ 和 Cl^-，而 K^+ 却主要分布在细胞内液，这种分布主要依赖于细胞膜上的钠钾泵的主动转运功能。钠钾泵将 Na^+ 从细胞内泵出到细胞外，同时将细胞外的 K^+ 收回到细胞内。因此，钠钾泵在维持细胞内外电解质浓度的平衡起着重要的作用。

3. 内环境概念及维持　细胞生活的环境——细胞外液，为机体的内环境，其理化性质和各种化学成分经常保持相对恒定，称为稳态。内环境稳态的维持有赖于体内各系统的协同活动，是综合性生理机能活动的结果。稳态对维持细胞的功能极其重要，这种稳态若发生紊乱，轻则影响生理机能，重则导致病理变化。

4. 体液交流及其障碍　各部分体液是彼此隔开而又互相联系的，人体每天补充的水和电解质在体内不断地在各区间进行交换，其中包括血浆与细胞间液、细胞间液与细胞内液之间的交换。前者交

换的动力是血浆胶体渗透压与静水压(血压)之差,其中胶体渗透压不但在血浆与细胞间液之间起主要作用,同时还可影响细胞外液的总量。细胞间液与细胞内液之间的交换主要靠渗透压,水总是向渗透压高的一侧移动。正常体液的分布、组成及容量在神经体液等因素调节下保持动态平衡,以保证机体各生理活动的正常进行。

(二) 水代谢

水为保持体液容量相对恒定所必须。2/3 的总体水(total body water,TBW)分布在细胞内液,1/3 存在于细胞外液。人体内含水量的变化与年龄和疾病密切相关。婴儿出生时,水分约占总体重的 70%。1 岁以后至中年逐渐降至 60%,其后男性降至 50%,女性因脂肪而比男性约少 5%。

小儿每天水的摄入量(含体内氧化产生的水)略大于排出量,其中约有摄入量的 0.5%~3.0%保留在体内用以生长。成年人每天通过饮水(约 1 200 mL)、摄食含的水(约 1 000 mL)和体内氧化时释放的水(约 300 mL)以维持水的需要量,平均总进水量约 2 500 mL,摄入量等于排出量。小儿水交换速度比成人快,如体重 7.0 kg 婴儿每天排出水约 700 mL,占细胞外液的 1/3,但体重 70 kg 的成人水交换率只占细胞外液的 1/7,这就是小儿易引起脱水的原因。

机体对水的需要量与代谢热量成正比,每天需水散热量约占体内总产热量的 1/4,经体表面无形蒸发散失以维持体温,每散发 0.58 cal 热需蒸发水量约 1 mL。蒸发途径是由皮肤以所谓不显性出汗方式及呼出的水蒸气的形式排出,亦称为非显性失水。非显性失水量加上每天最低排尿量 500 mL,其总量约为 1 500 mL,这就是临床的每天“生理需水量”。当体温升高或疾病过程中,如气管切开、严重烧伤、腹膜炎等,生理需水量增加,相反,人工冬眠及手术后,应减少生理需水量。

水是机体中含量最多的组成成分,是维持人体正常生理活动的重要物质,它能促进物质代谢,调节体温,参与各种体液的润滑作用,而且体内的水有相当一部分是以结合水的形式存在,这些结合水与蛋白质、黏多糖和磷脂等结合,发挥其复杂的生理功能。

(三) 电解质代谢

1. 钠和氯分布与生理功能　钠和氯是细胞外液的主要阴阳离子。体内 Na^+ 约有 50%分布于细胞外液,约 40%存在于骨骼,约 10%存在于细胞内。机体通过膳食及食盐形式摄入钠和氯,成人每天需要量 5~9 g,一般是摄入体内 NaCl 的量大于其需要量,所以,一般情况下,人体不会缺钠缺氯。

Na^+、Cl^- 主要从肾排出,肾排钠量与食入量保持平衡。肾对保持体内钠的含量起很重要的作用。当无钠摄入时,肾排钠减少,甚至可以不排钠,而让钠保留在体内,以维持体内钠的平衡,肾对钠排泄的高效调节能力可概括为“多进多排,少进少排,不进不排”。钠的摄入与排出往往伴随有氯的出入,钠和氯还有少部分以出汗形式丢失。

钠是细胞外液最多的阳离子,对保持细胞外液容量、调节酸碱平衡、维持正常渗透压和细胞生理功能有重要意义。氯离子除有以上功能外,它还是唾液淀粉酶的激动剂、胃液的组成成分。

2. 钾的分布与生理功能　人体全身总钾量约为 50 mmol/kg。女性由于脂肪较多,体钾总量相对较少。约占总量 98%的钾分布在细胞内。人体钾的来源完全从外界摄入,每天摄入量 50~75 mmol/L,一般膳食每天可提供钾 50~100 mmol/L,足够维持生理上的需要,约 90%的钾由肠道吸收。肾是排泄钾的主要器官,80%~90%的钾经肾脏排泄,正常情况下排出量和摄入量大致相等,在摄钾量极少甚至不进钾时,肾仍排出一定量的钾,即“多进多排,少进少排,不进也排”;还有 10%左右的钾经粪排出,皮肤通常排出少量的钾,约5 mmol/L,大量出汗可排出较多的钾。

钾是维持细胞新陈代谢、调节体液渗透压、维持酸碱平衡和保持细胞应激功能的重要电解质之一。

二、酸碱平衡

(一) 酸碱物来源

体液中的酸性或碱性物质主要是细胞内物质在分解代谢过程中产生的,食物中也含有酸性或碱性物质,但量不多,在普通膳食条件下,酸性物质产生量远远超过碱性物质。

1. 2 种酸及其来源

(1) 挥发酸(volatile acid):机体在代谢过程中产生最多的酸性物质是碳酸。糖、脂肪和蛋白质在其分解代谢中,氧化的最终产物是 CO_2。CO_2 与水在碳酸酐酶(carbonic anhydrase,CA)作用下结合生成碳酸,碳酸可释出 H^+,也可以变成气体 CO_2,从肺排出体外，所以称为挥发酸。组织细胞代谢产生的 CO_2 量是相当可观的，成人在安静状态下每天可产生 300～400 L，如果全部与水合成碳酸并释放 H^+，相当于每天产 H^+ 15 mol 左右。运动时和代谢率增加时 CO_2 生成量显著增加，挥发酸可以通过肺进行调节，称酸碱的呼吸性调节。

(2) 固定酸(fixed acid)：是指不能变成气体由肺呼出，而只能通过肾由尿排出的酸性物质，又称非挥发酸(unvolatile acid)。如蛋白质分解代谢产生的硫酸、磷酸和尿酸；糖酵解生成的甘油酸、丙酮酸和乳酸，糖氧化过程生成的三羧酸；脂肪代谢产生的 β-羟丁酸和乙酰乙酸等。上述物质分解代谢产生的 H^+ 每天仅有 50～100 mmol/L，与每天产生的挥发酸相比要少得多。固定酸可以通过肾进行调节，称为酸碱的肾性调节。

2. 碱的来源　在体内代谢过程中也可产生碱性物质，如氨基酸脱氨基所产生的氨，这种氨经肝代谢后生成尿素。肾小管细胞泌氨以中和原尿中的 H^+。食物中特别是蔬菜、瓜果中所含的有机酸盐，如柠檬酸盐、苹果酸盐和草酸盐，均可与 H^+ 起反应，分别转化为柠檬酸、苹果酸和草酸，Na^+ 或 K^+ 则可与 HCO_3^- 结合生成碱性盐。人体碱的生成量与酸相比则少得多。

(二) 血液气体运输

1. 氧的运输

(1) 氧的运输与 HbO_2 解离曲线：氧气随空气一道经呼吸作用而进入肺部，目前认为大气中的氧进入肺泡及其毛细血管的过程为：① 大气与肺泡间的压力差使大气中的氧通过呼吸道流入肺泡；② 肺泡与肺毛细血管之间的氧分压差又使氧穿过肺泡呼吸表面而弥散进入肺毛细血管，再进入血液，其 O_2 的大部分与 Hb 结合成氧合血红蛋白(oxyhemoglobin，HbO_2)的形式存在，并进行运送，少部分以物理溶解形式存在，均随血流送往全身各组织器官。

血液中 O_2 和 CO_2 只有极少量以物理溶解形式存在，大部分 O_2 以 Hb 为载体在肺部和组织之间往返运送。Hb 是运输 O_2 和 CO_2 的主要物质，将 O_2 由肺运送到组织，又将 CO_2 从组织运送到肺部。在 O_2 和 CO_2 运输的整个过程中，均有赖于 Hb 载体对 O_2 和 CO_2 亲和力的反比关系：当 PO_2 升高时，促进 O_2 与 Hb 结合，PO_2 降低时 O_2 与 Hb 解离。

$$HHb + O_2 \underset{PO_2\downarrow(\text{组织})}{\overset{PO_2\uparrow(\text{肺部})}{\rightleftharpoons}} HbO_2 + H^+$$

肺部 PO_2(13.3 kPa)高，Hb 与 O_2 结合而释放 CO_2；相反，组织中 PO_2(2.66～7.32 kPa)低，PCO_2 高，CO_2 与 Hb 作用使 O_2 从 HbO_2 中释放到组织细胞供利用。

1 L 血浆仅能溶解 O_2 2.3 mL，而 97%～98% 的 O_2 是与 Hb 分子可逆性结合而运输，每克 Hb 能结合 O_2 1.34 mL，若 1 L 血液含 140 gHb，则能携带 O_2 188 mL，其携带 O_2 能力要比血浆溶解的量高 81 倍。若不是依赖 Hb 运送氧，单靠血浆溶解状态的氧运输，血液不得不循环 81 次才能达到与 Hb 载体同等的运输 O_2 能力，这是不现实的。

测定动脉血和静脉血中存在的这种形式的 O_2 含量及其差值，可以说明血液的 O_2 运输状况。

血液中 Hb 并未全部与 O_2 结合，如将血液与大气接触，因为大气 PO_2 为 21.15 kPa(159 mmHg)，远高于肺部气的 PO_2 13.57 kPa(102 mmHg)，此时血液中所含的 O_2 总量称为氧容量，其中与 Hb 结合的部分称为氧结合量，氧结合量的多少决定于 Hb 量的多少。

Hb 与 O_2 可逆结合的本质及解离程度主要取决于血液的 PO_2。血液与不同的 PO_2 的气体接触，待平衡时，其中与 O_2 结合成为 HbO_2 的量也不同，PO_2 越高，变成 HbO_2 量就越多，反之亦然。血液中 HbO_2 量与 Hb 总量(包括 Hb 和 HbO_2)之比称为血氧饱和度：

血氧饱和度 = $HbO_2/(Hb+HbO_2)$

若以 PO_2 值为横坐标，血氧饱和度为纵坐标作图，求得血液中 HbO_2 的 O_2 解离曲线，称为 HbO_2 解离曲线。血氧饱和度达到 50% 时相应的 PO_2 称为 P_{50}，如图 14-1 所示。

P_{50} 是表明 Hb 对 O_2 亲和力大小或对 O_2 较敏感的氧解离曲线的位置。P_{50} 正常参考范围为 3.19～3.72 kPa。

(2) 影响 O_2 运输的因素

1) pH 值。当血液 pH 值由正常的 7.4 降至 7.2时，Hb 与 O_2 的亲和力降低，氧解离曲线右移，释放 O_2 增加。pH 上升至 7.6 时，Hb 对 O_2 亲和力增加，曲线左移，这种因 pH 值改变而影响 Hb 携带能力的现象称为 Bohr 效应。反应式如下：

$$Hb(O_2)_4 + 2H^+ \underset{pH\uparrow}{\overset{pH\downarrow}{\rightleftharpoons}} 2HbH^+ + 4O_2$$

2) PCO_2。PCO_2 对 O_2 运输的影响与 pH 作用相同，一方面是 CO_2 可直接与 Hb 分子的某些基团

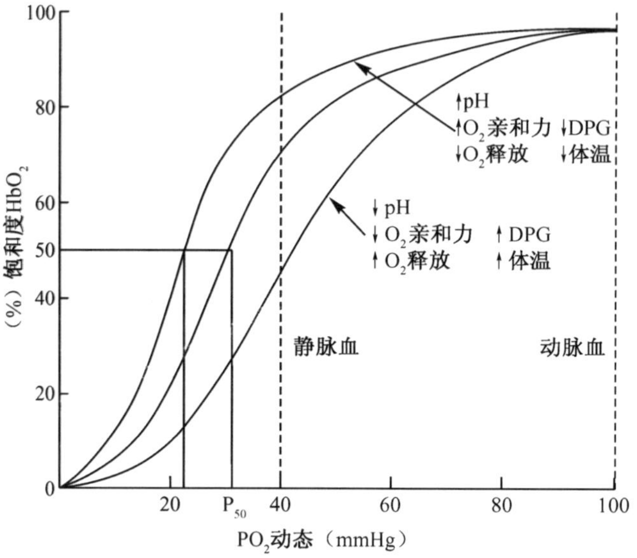

图 14 - 1　正常人血红蛋白氧解离曲线

结合并解离出 H^+：

$$R-NH_2+CO_2 \rightleftharpoons R-NHCOO^-+H^+$$

也可以是 CO_2 与 H_2O 结合形成 H_2CO_3 并解离出 H^+：

$$CO_2+H_2O \rightleftharpoons H_2CO_3 \rightleftharpoons HCO_3^-+H^+$$

上述两方面因素增加了 H^+ 浓度，产生 Bohr 效应，影响 Hb 对 O_2 的亲和力，并通过影响 HbO_2 的生成与解离，来影响 O_2 的运输。

3）温度。当温度升高时，Hb 与 O_2 亲和力变低，解离曲线右移，释放出 O_2；当温度降低时，Hb 与 O_2 结合更加牢固，氧解离曲线左移。

4）2，3 二磷酸甘油酸（2，3 - diphosphoglyceric acid，2，3 - DPG）。2，3 - DPG 是红细胞糖酵解中 2，3 - DPG侧支循环的产物。2，3 - DPG 浓度高低直接导致 Hb 的构象变化，从而影响 Hb 对 O_2 亲和性。因为脱氧 Hb 中各亚基间存在 8 个盐键，使 Hb 分子呈紧密型（taut 或 tense form，T form）即 T 型。当氧合时（HbO_2），这些盐键可相继断裂，使 HbO_2 呈松弛型（relaxed form，R form）即 R 型，这种转变使 O_2 与 Hb 的结合表现为协同作用（coordination）。Hb 与 O_2 的结合过程称为正协同作用（positive cooperation），当第一个 O_2 与脱氧 Hb 结合后，可促进第二 O_2 与第二个亚基相结合，依次类推直到形成 $Hb(O_2)_4$ 为止。第三个 O_2 与 Hb 的结合速度比第一个 O_2 的结合速度快百倍之多。同样，O_2 与 Hb 的解离也现出负协同作用，反应式如下：

$$HHb\begin{cases}2,3-DPG\\CO_2\end{cases}+O_2 \rightleftharpoons HbO_2+CO_2+2,3-DPG+H^+$$

上式表明，H^+、2，3 - DPG 或 CO_2 等物质浓度的变化对 Hb 氧合作用有相同的影响，其中任一物质浓度的变化都将影响 Hb 的 R 型与 T 型之间的平衡，从而改变 Hb 与 O_2 的亲和力，反应式如下：

Hb（T 型） ⇌	Hb（R 型）
+	+
2，3 - DPG	O_2
↑↓	↑↓
Hb - DPG（T 型）	HbO_2（R 型）

2. CO_2 的运输　血液中 CO_2 的存在形式有 3 种，即：① 物理溶解；② HCO_3^- 结合；③ 与 Hb 结合成氨基甲酸血红蛋白（$HbNHCOO_3^-$）。CO_2 在血液中的这 3 种存在形式，实际上也是其 3 种运输方式。动脉血中 CO_2 含量比静脉血低，二者之差为 2.17 mmol/L，与 O_2 恰好相反。因为组织细胞代谢过程中产生的 CO_2 自细胞进入血液的静脉端毛细血管，使血浆中 PCO_2 升高，其大部分 CO_2 又扩散入红细胞，在红细胞碳酸酐酶作用下，生成 H_2CO_3，再解离成 H^+ 和 HCO_3^-，并以 HCO_3^- 形式随循环进入肺部。因肺部 PCO_2 低，PO_2 高，红细胞中 HCO_3^- 按 $HCO_3^-+H^+ \longrightarrow H_2CO_3 \longrightarrow CO_2+H_2O$ 的方向生成 CO_2，并通过呼吸排出 CO_2 到体外。红细胞中一

部分 CO_2 以 R－NHCOO⁻ 形式运送，约占 CO_2 运输总量的 13%～15%，溶解状态运送的 CO_2 仅占 8.8%。

组织缺 O_2 时，糖酵解加强，致使红细胞中 2,3－DPG 增加，降低了 Hb 与 O_2 的亲和力，使 HbO_2 在组织中释放出更多的 O_2，以适应机体的需要。CO_2 可以通过 H^+ 参与 Bohr 效应，还直接与 Hb 结合形成 $HbNHCOO^-$，有助于稳定 T 型构象，并在运输 CO_2 中起有一定作用。

3. PO_2、PCO_2、pH、2,3－DPG 对 Hb 运输气体的影响　血红蛋白除作为 O_2 及 CO_2 的载体外，还控制 CO_2 运输过程中 H^+ 量的多少，作为缓冲 CO_2 产生的 H_2CO_3 中起有重要的作用。H_2CO_3 的 60% 是在 Hb 运载 O_2 及 CO_2 过程中释放出 H^+，进而成为弱碱以完成缓冲 H_2CO_3 的作用，即：

$$HbO_2 + CO_2 + H_2O \rightleftharpoons HHb + HCO_3^- + O_2$$

上式表明，Hb 与 O_2 或 CO_2 发生的反应相互协调，并通过 Bohr 效应恰当地处理了来自 CO_2 的 H^+，使 pH 值衡定在很狭小的范围。这一过程称为 CO_2 的等氢运输(isohydric transport)。如图 14－2 所示。

(三) 血液 pH 值及其运算

1. 溶液 pH 值　人体内的化学反应都是在体液中进行，不少化学反应受体液酸碱度的影响。任何溶液都有酸碱度，即使纯水也是一种微弱的电解质，因为纯水中亦有一小部分的水分子电离成 H^+ 和 OH^- 保持电离平衡，不管 H^+ 浓度与 OH^- 浓度如何改变，$[H^+]$ 与 $[OH^-]$ 的乘积仍等于水的离子积常数 kw。也就是说，向纯水中加酸时，H^+ 浓度增加多少倍，则 OH^- 浓度就降低多少倍。所以，对某种水溶液，只要知道 H^+ 浓度就必然可以求出 OH^- 浓度。习惯上采用 H^+ 浓度来表示溶液的酸碱度，纯水 H^+ 浓度为 1×10^{-7} mol/L，血液 H^+ 为 3.98×10^{-8} mmol/L。由于 H^+ 浓度太低，丹麦索楞逊于 1909 年首先使用 H^+ 浓度的负对数来表示溶液的酸碱度，称为 pH 值：

$$pH = -1\,g[H^+]$$

用 pH 值表示溶液或血液酸碱度使用方便。

溶液 pH 值可利用比色法(如 pH 试纸)和电位法(如酸度计)进行测定，前者一般可准确到 0.2～0.3pH，后者精确度一般可达 0.01～0.02pH 单位。

2. 血液 pH 值及运算　血液 pH 之所以能恒定在较狭窄的正常范围内，主要是体内有一整套调节酸碱平衡的措施。首当其冲的是血液的缓冲作用。血液缓冲体系很多，以血浆中 $[HCO_3^-]/[H_2CO_3]$ 体系最为重要。

血液 pH 主要是由 $[HCO_3^-]/[H_2CO_3]$ 缓冲对所决定，根据 H－H 公式运算：

$$pH = pKa + lg[HCO_3^-]/[H_2CO_3]$$

式中 pKa 值为 6.1(37℃)

当血浆 HCO_3^- 为 27.0 mmol/L，H_2CO_3 为 1.35 mmol/L 时，血浆 pH 值是：

$$\begin{aligned} pH &= 6.1 + lg27/1.35 \\ &= 6.1 + lg20/1 \\ &= 7.40 \end{aligned}$$

另外，血浆中 H_2CO_3 可通过 PCO_2 进行运算即：

$$pH = pKa + lg[HCO_3^-]/[\alpha PCO_2]$$

式中 α 为 CO_2 溶解常数，37℃ 时 α 为 0.03 mmol/L。已知上式中 pH、HCO_3^-、PCO_2 的任两个数值亦可算出第三个数值。

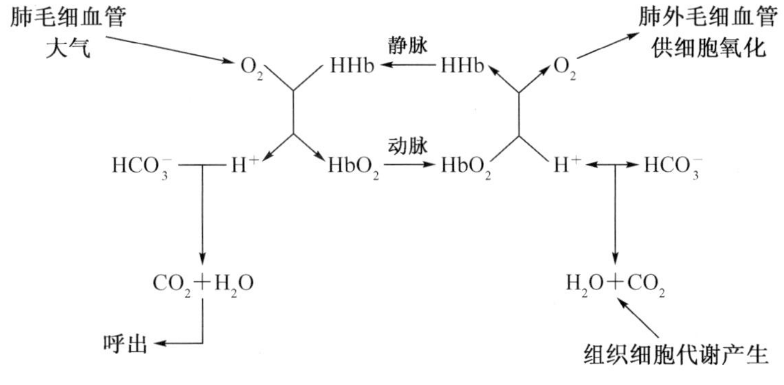

图 14－2　O_2 和 CO_2 的等氢运输

(四)酸碱平衡的调节

尽管机体不断生成和摄取酸碱性物质，但血液pH并不发生显著变化，这是由于体液中的缓冲系统以及一系列的调节机制的作用，保持了酸碱的稳态。

1. 血液的缓冲作用　血液缓冲系统由弱酸(缓冲酸)及其相对应的缓冲碱组成，血液的缓冲系统主要有碳酸氢盐缓冲系统、磷酸盐缓冲系统、血浆蛋白缓冲系统、血红蛋白和氧合血红蛋白缓冲系统五种。

血液缓冲系统可以缓冲所有的固定酸，其中以碳酸氢盐缓冲系统最重要，这是因为：① 碳酸氢盐缓冲系统含量最多，占血液缓冲总量的1/2以上；② 该系统可进行开放性调节。碳酸能和体液中溶解的CO_2取得平衡而受呼吸的调节，碳酸氢盐能通过肾调节。

但碳酸氢盐缓冲系统不能缓冲挥发酸，挥发酸的缓冲主要靠非碳酸氢盐缓冲系统，特别是Hb及HbO_2缓冲。

2. 肺在酸碱平衡中的调节作用　肺在酸碱平衡中的作用是通过改变肺泡通气量来控制挥发酸(H_2CO_3)释出CO_2的排出量的，使血浆中HCO_3^-与H_2CO_3比值接近正常，以保持pH相对恒定。

肺泡通气量是受延髓呼吸中枢控制的，呼吸中枢接受来自中枢化学感受器和外周化学感受器的刺激。呼吸之所以能调节PCO_2是因为呼吸中枢化学感受器对PCO_2变动非常敏感，PCO_2升高，可以改变脑脊液的pH，使H^+增加，从而兴奋呼吸中枢明显增加肺的通气量。PCO_2的正常值为5.32 kPa(40 mmHg)，若增加到8 kPa(60 mmHg)时，肺通气量可增加10倍，结果导致CO_2呼出量显著增加，从而降低血中H_2CO_3或PCO_2浓度，实现反馈调节。但如果PCO_2进一步增加到10.7 kPa(80 mmHg)以上时，呼吸中枢反而受到抑制，称CO_2麻醉。

呼吸中枢也能由外周化学感受器的刺激而兴奋，主动脉体特别是颈动脉体感受器，能感受缺氧、pH和CO_2的刺激，但较迟钝。

3. 肾在酸碱平衡调节中的作用　肾主要调节固定酸，通过排酸或保碱的作用来维持HCO_3^-浓度，调节pH使之相对恒定。

(1) 近端肾小管的Na^+-H^+交换：肾小管细胞泌氢的同时，常伴有HCO_3^-的重吸收，肾小管细胞内含有碳酸酐酶，能催化H_2O和CO_2结合生成H_2CO_3，H_2CO_3可部分解离出H^+和HCO_3^-，H^+由肾小管细胞分泌到肾小管腔内，H^+分泌与Na^+重吸收相关联，即泌H^+时需与管腔中的Na^+交换，二者转运方向相反，称H^+-Na^+交换或H^+-Na^+逆向转运。

(2) 远端肾单位的泌氢和HCO_3^-重吸收：远端肾单位是由皮质升支粗段末端的致密斑开始的。远端酸化作用(distal acidification)是由集合管的闰细胞承担的。此细胞又称泌氢细胞，它并不能转运Na^+，是一种非Na^+依赖性的泌氢，是借助于H^+-ATP酶泵向管腔泌H^+的，同时在基膜侧以Cl^--HCO_3^-交换的方式重吸收HCO_3^-。

(3) NH_4^+的排出：铵(NH_4^+)的生成和排出是pH依赖性的，即酸中毒越严重，尿排NH_4^+量越多。近曲小管上皮细胞是产NH_4^+的主要场所，主要由谷氨酰胺酶水解谷氨酰胺产生，酸中毒越严重，谷氨酰胺酶的活性也越高，产生氨和产生α-酮戊二酸也越多。NH_3与细胞内碳酸离解的H^+结合成NH_4^+，通过NH_4^+-Na^+交换进入管腔，由尿中排出。Na^+又与HCO_3^-同向转运进入血循环。

总之，肾对酸碱的调节主要是通过肾小管细胞的活动来实现的。肾小管细胞中的碳酸酐酶高效地催化CO_2和H_2O合成H_2CO_3，由H_2CO_3解离出来的HCO_3^-被回收到血浆，而H^+则通过H^+-Na^+交换分泌到肾小球滤液中。在近曲小管分泌的H^+与滤液中的HCO_3^-相结合，在刷状缘碳酸酐酶的作用下，滤液中的H_2CO_3全部形成CO_2和水，CO_2弥散入细胞，没有H^+排出，因而小管液pH改变不大。在远曲小管和集合管，肾小管分泌的H^+先和HPO_4^{2-}结合，形成$H_2PO_4^-$，尿的pH下降，随着酸中毒加重，近曲小管泌NH_4^+增加，集合管泌NH_3也增加并与H^+结合以NH_4^+的形式排出，可调节尿中的酸度，使排H^+保碱的功能前后呼应，达到相当完善的程度。

4. 组织细胞对酸碱平衡的调节作用　机体大量组织细胞内液也是酸碱平衡的缓冲池，细胞的缓冲作用主要是通过离子交换进行的，如H^+-K^+、H^+-Na^+、Na^+-K^+交换以维持电中性。此外肝可以通过尿素的合成清除NH_3调节酸碱平衡，骨骼的钙盐分解有利于对H^+的缓冲。

上述四方面的调节因素共同维持体内的酸碱平衡，但在作用时间上和强度上是有差别的。血液缓冲系统反应迅速，但缓冲作用不能太持久；肺的调节作用效能最大，缓冲作用于 30 min 时达到最高峰；细胞的缓冲能力虽较强，但约 3～4 h 后才发挥作用，肾的调节作用更慢，常在数小时之后起作用，3～5 d 才达到高峰，对排出非挥发酸及保留 $NaHCO_3$ 有重要作用。

第二节　水、电解质与酸碱平衡的检测

体液中水、电解质和酸碱平衡紊乱的检测是临床生化检验的常规测定项目，它不仅能反映机体的内环境情况，而且为很多疾病的诊断和治疗提供重要的信息。

一、体液检测

(一) 体液总量的测定(安替比林法)

安替比林不是体内天然成分，它被注入机体后可均匀地分布于各部分体液中。它的排泄较慢，在体内被破坏也慢。注射后经一定时间待其在体内平衡后，多次测定其血浆中的浓度，用外推法根据测定值及相应时间在半对数纸上求得 0 点时的浓度。从注射总量与 0 点时的浓度可以计算全身的体液总量。

(二) 细胞外液量的测定(硫氰酸钠法)

测定细胞外液要求注射一些不透过细胞膜的物质来衡量。主要有硫氰酸盐、菊糖、硫代硫酸钠、蔗糖及同位素等。从该物质的注射量及平衡后的血浆浓度，可以推算细胞外液容量。由于这些物质在体内不是绝对不透过细胞膜，在体内的分布也不是绝对均匀，排泄的速度又快慢不等，故所得结果并不完全一致。因此一般以“某某间隙”代表以某物质测得的细胞外液容量。例如，硫氰酸盐间隙法是将硫氰酸盐注入人体后，基本上能均匀地分布在细胞外液中，而不进入细胞中去。经过一定时间的平衡后，血浆中的浓度与细胞间液中的浓度相等。从注入量减去尿中排泄量与测得的血浆中的浓度，就可以计算出硫氰酸盐分布在多少容积的体液中，这就是全身细胞外液容量。

(三) 细胞内液量的计算

总体液量减去细胞外液量即得到细胞内液量。

(四) 组织间液量的计算

细胞外液量减去循环血浆量即得到组织间液量。

(五) 循环血浆量的测定(伊文思蓝法)

伊文思蓝是一种无毒的蓝色结晶染料，易溶于水，其水溶液十分稳定。伊文思蓝溶液被注入静脉后，不进入血细胞内，只留在血浆中，而被血浆所稀释，并与白蛋白结合，使其排泄甚慢。它在血流中仍保持原来颜色，对血细胞又无溶血作用。这许多特性使它适用于血浆容量的测定。注射以后待染料在血液中混匀后抽血分离血浆，以比色法直接求得血浆中染料的浓度。根据红细胞比积值可计算循环血浆量。

二、电解质检测

(一) 钾钠的测定方法

血清、肝素化血浆、汗、粪便、尿及胃肠液均可作为测定钠钾样品。

血清和血浆样品可在 2～4℃或冰冻保存。钠在红细胞中浓度为血浆中 1/40，但红细胞中钾比血浆钾高 25 倍，钾测定结果明显受溶血的干扰，若有 0.5%红细胞溶血会使钾水平上升 0.5 mmol/L。由于临床上钾钠同时测定，故样品应严格防止溶血。血浆钾比血清钾低 0.1～0.7 mmol/L，这种差别是由于凝血过程中血小板破裂释放钾之故。全血未及时分离或冷藏均可使血钾上升。

尿样采集时，由于尿液易腐败、变性，易受饮水和昼夜影响，故应收集 24 h 尿进行测定，并应加防腐剂。

1. 离子选择电极法　离子选择电极法(ion selective electrod，ISE)是采用灵敏的特定专用电极，在专用仪器上进行血清和尿等体液的 K^+、Na^+、Cl^- 的测定，因标本用量少，快速准确，几乎有取代其他方法的趋势。其仪器测定原理是离子选择电极与参比电极组合浸泡在待测标本溶液中，检测电极表面电位的改变，比较测定电极与参比电极表面电位变化的差值大小来估计样本中离子含量。分析系统的校准是使用含有 Na^+ 和 K^+ 的校准液来定出测定电极与参比电极表面电位变化的差值，作为计算因素贮存在微处理器记忆中，用作未知浓度样本的计算。

目前已有的电极种类为：① 玻璃膜电极，感应材料为玻璃薄膜的有 pH 电极、K^+ 电极和 Na^+ 电极；② 固相膜电极，由难溶性金属物质加压成型，以固体膜或单晶膜为感应膜的电极有 Cl^- 电极和 F^- 电极；③ 液态膜电极，将环氧树脂或内装聚氯乙烯为感应膜的 Ca^{2+} 电极；④ 用缬氨霉素膜制成的 K^+ 电极。上述电极均有一定的寿命，因为电极使用一段时间就会自动老化，有效期长短不一。

目前有 K、Na 和 K、Na、Cl 或 K、Na、Cl、Ca 或 K、Na、Cl、TCO_2、pH 组合的各种类型的电解质分析仪。标本用量少(100μL 全血)，约 1 min 出结果，快而准确，操作简便。ISE 法是目前所有方法中最为简便准确的方法。

2. 火焰光度法　火焰光度法(flame emission spectrophotometry，FES)是一种发射光谱分析法，具有精密度高、特异性好以及成本低廉等特点，被推荐为血清(浆)钠、钾测定的参考方法，长期、广泛地被临床所采用。

样本被含有锂或铯的溶液稀释后，被丙烷气(或乙炔等其他燃气)吸入雾化室雾化后燃烧，Na^+、K^+、Li^+ 或 Cs^+ 离子得到能量后，发射出特殊波长的光谱，分别为 589 nm、768 nm、671 nm 和 825 nm。各波长的光通过各自的滤光片，被光检测器接收。Li^+ 或 Cs^+ 的发射信号作为内标准(通常为 15 mmol/L)以便与 Na^+、K^+ 信号比较。系统是通过已知高、低浓度的各分析物来校准。校准品是用 NaCl、KCl 等价格低廉的物质配制。

血清(浆)钾、钠测定需要稀释样本，同时也可通过调节稀释倍数来测定尿液、汗液等其他体液的钾和钠，稀释倍数应调节到线性范围以内。

火焰光度法的最大不足就在于所使用的是丙烷等燃气，给实验室带来了安全隐患。

3. 分光光度法　分光光度法分为两类：一类是酶法，另一类是 Na^+、K^+ 被结合到一类大环发色团时发生光谱的改变。

(1) 酶法：酶法测定 Na^+ 的原理是在 Na^+ 离子存在下 β-半乳糖苷酶水解邻-硝基酚-β-D-半乳吡喃糖苷(o-Nitrophenyl-β-D-galactopyranoside，ONPG)，在 420 nm 波长可测定产物邻-硝基酚(发色团)颜色产生的速率。

酶法测定 K^+ 的例子是利用色氨酸酶，一定量的 K^+ 会增强酶的活性，用测定该反应酶活性的改变来判断 K^+ 浓度。酶法的精密度和准确度可以与火焰光度法比较，但胆红素及溶血有一些影响，脂血标本因影响大而不能测定。

(2) 大环发色团法：大环离子载体分子由各原子按规律排列形成空腔，空腔中可高亲和力地固定或结合金属离子。这些化合物又被称为多环、冠、穴状配体，如穴冠醚和球冠醚等。不同的大环空腔大小不一样，可固定或吸附不同的元素。当阳离子被固定时，发色团发生颜色改变，颜色深浅与固定的离子多少有关。较早将大环类化合物用于 K^+ 的检测是离子选择电极表面膜上的缬氨霉素。后来推出利用缬氨霉素与一种 pH 指示剂结合测定血清钾，指示剂颜色的改变与钾相关。该方法结果与 FES 及直接、间接 ISE 法结果有可比性。

参考范围

血清钠	130～150 mmol/L。
尿钠排泄量	130～260 mmol/d。
血清钾	3.5～5.5 mmol/L。
尿钾排泄量	25～100 mmol/d。

(二) 氯的测定方法

氯测定可用血清、血浆、尿液、汗液等样本，Cl^- 在血清、血浆中相当稳定，肉眼可见的溶血不会造成有意义的干扰，因为红细胞中 Cl^- 的浓度只是血清或血浆中的一半。

1. 汞滴定法　该法是最早测定 Cl^- 的方法之一。样本被钨酸去掉蛋白后，用硝酸汞溶液在有二苯卡巴腙指示剂存在下滴定，游离的 Hg^{2+} 与 Cl^- 结合形成可溶性的但不解离的氯化汞，过量的硝酸汞与二苯卡巴腙指示剂反应形成一个蓝紫色复合物，滴入硝酸汞的量与氯浓度相关。滴定法需要熟练的操作，终点要准确，尽可能排除主观因素的干扰，否则误差很大。该法有淘汰的趋势。

2. 分光光度法　在 Fe^{3+} 存在的情况下，采用 $Hg(SCN)_2$ 与 Cl^- 反应生成与 Cl^- 等当量的 SCN^-，再与 Fe^{3+} 结合成 $Fe(SCN)_3$ 的红色化合物，进行比色，定量标本中 Cl^- 的含量。该法测定时，血清中其他因素如 F、Br 和 I 也可以起反应，其量少于 1 mmol/L，故可忽略不计。某些药物及胆红素均对其有影响。这种比色法消除主观因素的影响，并可以在自动化分析仪上进行批量测定，属临床常用的一种方法。

3. 电量分析法　属于物理学方法。在恒定的电流下，以银电极置于标本中，从电极释放的 Ag^+ 与 Cl^- 反应开始生成不解离的 AgCl 沉淀开始计时，

当 Cl^- 全部与 Ag^+ 作用完毕，游离的 Ag^+ 出现，其溶液电导明显增加，使仪器传感器和计时器立即切断电流并计算滴定所需时间作为完成测定过程。氯的浓度用法拉第常数(9 648 库仑/摩尔氯化物)计算，库仑与滴定时间和电流的乘积成正比，以此计算出标本中 Cl^- 的含量。标本中 Br^- 和 I^- 对其有一定干扰，其量很少，可忽略不计。该法简便，快速，在控制好电流条件下，是个较好的方法。

4. 离子选择电极法　离子选择电极法(ISE)是目前测定 Cl^- 最好的方法，因为 Cl^- 电极总是与 Na^+、K^+ 电极配套使用，仅需要 50～100 μL 血清、血浆或全血就可测出 Na^+、K^+、Cl^- 的含量。简便、快速、准确，是临床使用最多的方法。氯电极是由氯化银、氯化铁-硫化汞为膜性材料制成的固体膜电极，对标本中 Cl^- 有特殊响应。标本中 Br^- 和 I^- 有一定干扰，因量少可忽略不计。

参考范围

血清氯化物　96～108 mmol/L。

脑脊液氯化物　120～132 mmol/L。

尿液氯化物　170～250 mmol/d。

三、阴离子间隙

阴离子间隙(anion gap，AG)是指细胞外液中所测的阳离子总数和阴离子总数之差，计算为：$AG=(Na^+ + K^+)-(Cl^- + HCO_3^-)$。在疾病过程中，因代谢紊乱，酸性代谢产物增多，导致酸中毒，表现为 AG 增加。临床上 AG 升高多见于：① 肾功能不全导致氮质血症或尿毒症时，引起磷酸盐和硫酸盐的潴留；② 严重低氧血症、休克、组织缺氧等引起的乳酸堆积；③ 饥饿时或糖尿病患者，因脂肪动员分解增强，酮体堆积，形成酮血症和酮尿症。

参考范围　12±4 mmol/L。

四、血清(浆)渗透压

渗透压是指支配生物膜两侧水穿过膜，使其达到一定平衡的 1 种压力。溶液的渗透压与溶解在其中带电荷或不带电荷的颗粒数成比例。尿素、葡萄糖等非离子状态的溶质，1 mol 固体物质产生 1 mol的溶质颗粒数。由于 NaCl 分子解离成两个带电荷的颗粒，故 1 mol NaCl 的渗透压就包括 Na^+ 和 Cl^- 两个颗粒所起的作用。因此溶质颗粒的浓度与溶液的渗透摩尔浓度相同。

渗透压的测定通常是用冰点渗透压仪，通过测定溶液冰点下降来计算渗透压。由于血浆中主要渗透物质是 Na^+、Cl^-、葡萄糖和尿素，因此血浆渗透压可以通过以下公式计算：

mOsm/kg(水)＝1.86(Na^+[mmol/L])＋葡萄糖[mmol/L]＋尿素[mmol/L]＋9

其中 9 mOsm/kg 为一经验值，代表血浆中其他渗透物质如 K^+、Ca^{2+} 和蛋白质等。

参考范围　275～300 mOsm/kg(水)。

五、血气检测

(一) 血液标本的采集和保存

血气分析标本的收集是极为重要的，若处理不当，将产生很大的误差，甚至比仪器分析的误差还大，因此必须引起足够的重视。

血气标本以采集动脉血或动脉化毛细血管血为主，静脉血也可供作血气测定。只有动脉血才能真实反映体内代谢氧化作用和酸碱平衡状况，对 O_2 检测的有关指标必须采集进入细胞之前的动脉血，也就是血液中从肺部运氧到组织细胞之前的动脉血，才能真实反映体内氧的运输状态。动脉血液的气体含量几乎无部位差异，从主动脉到末梢循环都是均一的。

对 PCO_2 和 pH 的检测也以采集动脉血为好。血液循环无障碍的患者，静脉血的这 2 项指标基本也可反映体液酸碱状况。

1. 动脉血取血法　用 2 mL 或 5 mL 消毒注射器，按无菌手术抽取肝素(1 mL＝100 U，用生理盐水配)0.2 mL，然后将肝素来回抽动，使针管全部湿润，将多余肝素全部排出。注射器内死腔残留的肝素即可抗凝。皮肤消毒后，穿刺股动脉、肱动脉或桡动脉，取 2 mL 动脉血，不能有气泡。抽出后用一块小橡皮封针头，隔绝空气。将注射器放在手中双手来回搓动，立即送验。填写申请单，要求写出病史、诊断和用药情况、抽血时的体温、是否用氧及其流量，以便分析。

隔绝空气是极重要的，因空气中的氧分压高于动脉血，二氧化碳分压低于动脉血。根据气体规律，高分压流向低分压，从而使血液中 PO_2 及 PCO_2 都改变而无测定价值。要及时送检，血液不得放置过久。因为血细胞还在继续进行新陈代谢，使 pH 及 PO_2 下降、PCO_2 上升，影响数据的准确性。如不能及时送检，应放入冰水中保存(注意切勿用冰块，以避免细胞破坏而溶血)。

2. 毛细血管采取法　采血部位常为耳垂或手指，婴儿取足跟、大趾或头皮，局部应先用热毛巾敷或轻轻按摩，使毛细血管血充分动脉化。

毛细玻管长 120 mm 左右，容量 100 μL。毛细玻管先彻底洗净，然后灌以肝素液(50 U/mL)，在 60～70℃干燥后即可用。针刺深度以使血液自然流出为宜，收集时切忌气泡引入毛细玻管。血装满后，从玻管的一端放入一小铁针，然后用塑料塞或橡皮泥封住两端，以磁铁在玻管外来回移动，带动玻管内铁针，达到血液与肝素与肝素混合的目的。如正确而熟练的掌握本采血法，测得数据与动脉血接近。但应注意如局部循环不好、局部水肿及休克等情况下，所取血液不能代表动脉血。

(二) 血液 pH、PCO_2、PO_2的测定原理

1. 血液 pH 电极的基本结构和工作原理　pH 是氢离子浓度的负对数，因此测定 pH 实际上是测量 H^+的有效浓度(即氢离子活度)。测定 H^+活度的电极是一个对 H^+敏感的玻璃电极。但是单个电极的电位无法测量，而须用另一个电位恒定的甘汞电极作参比电极。这样由玻璃电极(指示电极)和甘汞电极(参比电极)及两个电极间的液体介质所组成的测量系统即可实现血样品中 pH 的检测。

在此测量系统中玻璃电极是关键部位，早期的玻璃电极是直径 0.5 mm、膜厚约 0.1 mm 的毛细管型，1973 年以后改为平面型 pH 玻璃电极。玻璃电极对 pH 值的响应与玻璃组分有直接关系。实际上石英(主要成分是 SiO_2)玻璃对 pH 值的改变不够敏感，而由 22%NaO、6%CaO 及 72%SiO_2(均为摩尔百分比)组成的软玻璃对 pH 值的变化有极好的响应(在 pH<9 范围内很敏感；在 pH>9 时易受 Na^+或其他金属离子的干扰，产生所谓"钠误差"或"碱误差")。若使用含有 Li_2O 的锂玻璃电极，则可测至 pH 13.5，而不产生误差。

平面型 pH 玻璃电极为一支密封的、具有膨大部分的细管型，其顶端为玻璃膜，对 H^+产生选择性响应。电极的玻璃膜极薄(厚度仅有 0.05～0.1 mm)。电极玻璃管内充满"内参比溶液"(为 pH 恒定含 Cl^-缓冲液)，其中浸泡着 Ag/AgCl 内参比电极以测定膜电位的变化。当与水溶液接触后，玻璃膜表面的 Na^+会与水溶液中的 H^+交换，而形成 10^{-4}～10^{-5}mm 的硅酸水化层(即硅胶层)。如将这样的电极浸入血样品中，玻璃处于 H^+活度恒定的内参比液和未知 pH 的样品之间，玻璃膜内外侧就产生一个跨膜电位差。此电位差与血样中的氢离子浓度成正比，二者之间存在着对数关系。

由玻璃电极产生的电位，可用甘汞参比电极组成的原电池来测量。甘汞电极由装在玻璃管中的铂丝、铂丝伸进 Hg、Hg_2Cl_2糊及浓度恒定的 KCl 溶液中组成。玻管一端有脱脂棉芯，维持甘汞糊和玻丝接触，使 KCl 溶液可以透过。参比电极与血标本之间为液接，即电极里的 KCl 溶液通过一个渗透性瓷芯逸出与血标本接触而使电路接通。因 KCl 浓度很高，所以血液标本中离子组成的差异不会引起参比电极电位的波动。

2. 血液 PCO_2电极的基本结构和工作原理　测定 PCO_2的气敏电极是经过改进的 pH 玻璃电极，其性能特征是只对 CO_2发生响应，与 pH 玻璃电极比较，PCO_2电极在结构和功能上有以下几个特点：① 选用一种可允许 CO_2透过、但 H^+及 HCO_3^-离子不能透过的透气膜包在电极顶端，使血液标本不直接接触玻璃电极的玻璃膜。此种透气膜由聚四氟乙烯或硅橡胶制成。② 在透气膜内侧与 pH 电极玻璃膜之间充满一层 5 mmol/L 碳酸氢钠溶液。当血样与透气膜接触时，血浆中溶解的 CO_2透过此膜，扩散到碳酸氢钠溶液中与水发生反应：

$$CO_2+H_2O \longrightarrow H_2CO_3 \longrightarrow H^+ + HCO_3^-$$

使透气膜内侧 $NaHCO_3$溶液中的 pH 发生改变，通过玻璃 pH 电极测定 pH 的变化。因为透气膜不允许 H^+透过，血样的 pH 并不影响 PCO_2电极内的 pH。因此，由 CO_2扩散到 PCO_2电极中引起 pH 的改变只与样品中 PCO_2有关。

PCO_2电极不仅广泛用于血液标本的测定，而且也已用于经皮测定。当经皮电极及皮肤表面由仪器加热到 42～44℃，经皮测得的 PCO_2与动脉血的 PCO_2之间相关性良好。

3. 血液 PO_2电极的基本结构和工作原理　PO_2电极由铂丝阴极和银/氯化银阳极组成。阳极与阴极之间有一层磷酸盐缓冲液，借以使两极沟通。其外包一层聚丙烯膜，膜外为样品池，此膜能阻止血液中各种离子透入膜内侧，但允许血液中的氧自由透过。银/氯化银阳极为零电位，铂阴极施以负电位(－0.6～－0.7V)。当样品中的 O_2透过聚丙烯膜到达铂阴极表面，O_2不断被还原，如下式所示：

$$O_2+2H^+ +4e \longrightarrow H_2O_2+2e \longrightarrow 2OH^-$$

同时在阳极产生 Ag^+，并与 Cl^- 结合成 AgCl 沉积在电极上。

上述氧化还原反应在阴阳极之间产生电流，其强度与 O_2 的扩散量或 PO_2 成正比，即：

$$I = S \cdot PO_2 + I_0$$

式中 S 为电极灵敏度，I_0 为 $PO_2 = 0$ 时的电流（一般将 I_0 调作零点，故只用一点定标法标定氧电极）。

（三）血气分析仪

1. 血气分析仪测定原理　目前血气分析仪型号很多，但都是由专门的气敏电极分别测出血液 pH、PCO_2 和 PO_2 三项基本数据，再参考 Hb 及体温的数据计算出其他一系列诊断参数。其结构组成基本一致，一般包括电极（pH、PCO_2、PO_2 和参比电极）、进样室、CO_2 空气混合器、微处理器元件、数字运算显示屏和打印机等部件，进行自动化分析，所需样品少，检测速度快而准确。

分析仪操作是由操作者将血标本从样本入口送入，以键盘输入样本信息，蠕动泵吸入 60～150 μL 血液进入检测室，测定完后又用冲洗液将检测室血液排入废液瓶。测定数据通过微处理器转换并计算后显示，结果可被打印或传入实验室信息系统保存。

仪器设计如图 14－3 所示，可通过手动或电磁阀启动使校正气体、标准缓冲液或样本进入一个小的检测室，检测室被液体或金属套包裹以保持温度在 37±0.1℃，测定电极和参考电极被安装在检测室。当 pH 校正时，高 pH 缓冲液和低 pH 缓冲液交替进入检测室，电极通过对高、低缓冲液的响应得出 pH 的线性曲线。气体校正时，混有高、低分量的 O_2 和 CO_2 混合气体进入检测室，同样得到 PO_2、PCO_2 的线性曲线。测定样本时，样本进入检测时，与三种曲线比较得到检测结果。大多数仪器设计有自动校正，在微处理器的控制下，校正气体或缓冲液在一定循环时间内被自动送入，持续监测校正物的 pH、PO_2、PCO_2。一般循环校正时间设为每 30 min 进行 1 次一点校正和每 8 h 进行 1 次两点校正。

2. 血气检测的质量控制

(1) 血气检测数据的校验：血气分析仪检测的数据是否准确是判断酸碱紊乱的先决条件，为此，首先应核实血气分析报告单上的数据是否可靠。可以用 H－H 公式进行核实：$pH = 6.1 + \lg([HCO_3^-]/PCO_2 \times 0.03)$，已知其中任意两个数据，即可计算出另一个数据。

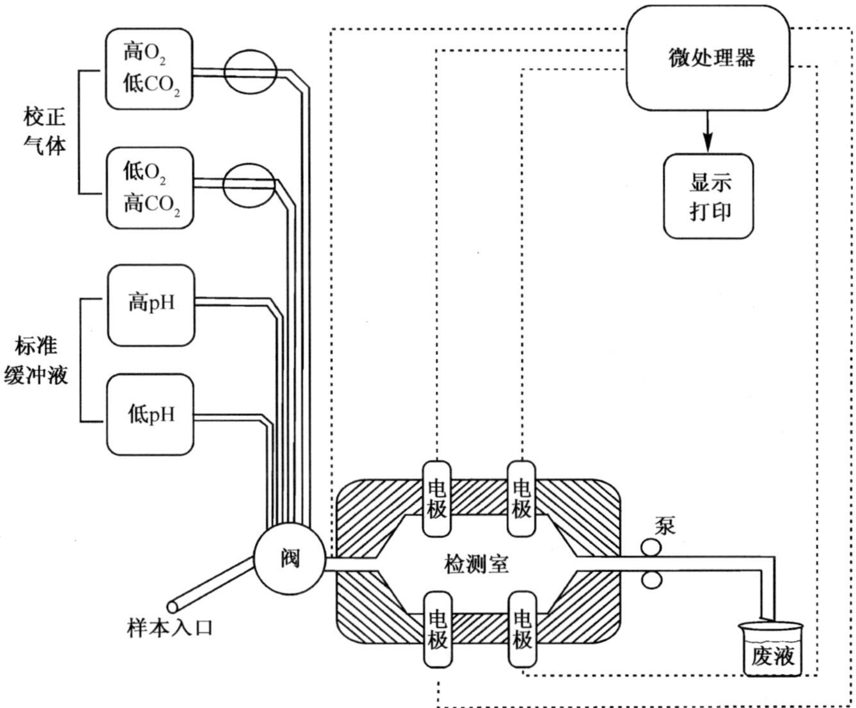

图 14－3　血气分析仪示意图

(2) 质量控制:目前使用的血气分析的参考试剂按基质不同分为水剂缓冲液、全血、血液基质、人造血氟碳化合物 4 种,使用最多的是水剂缓冲液,该质控物用安瓿封存,具有稳定、使用方便等优点。

水剂质控物是 Na_2HPO_4、KH_2PO_4 及 $NaHCO_3$ 配成不同的 pH 缓冲剂,再与不同浓度的 CO_2 和 O_2 平衡,以提供 pH、PCO_2 和 PO_2 及其换算的参考范围。加入防腐剂贮存,有高、正常、低三种水平规格,以三颜色予以标记:酸血症、低氧血症为红色标记,碱血症、高氧血症为蓝色标记,正常酸碱水平为黄色标记。质控物数据由多种型号仪器的几个实验室反复多次测定,再取 X±S 而确定一个参考范围。每种或每批质控物均附有规定参考数据,不能通用。

质控物用安瓿装,液体并未充满整支安瓿,因安瓿中一定会出现一个液相,一个气相。液相为水及缓冲物质,气相则由 O_2、N_2、CO_2 及汽水组成。根据物质运动规律,气相与液相之间不停地作分子交换,任一物质特别是气体不断地由气相进入液相,又从液相进入气相,这些物质处于两相间由平衡→不平衡→平衡的不断变化状态。这种平衡受温度因素影响很大。因此在使用血气质控物时应注意:① 质控物在室温平衡后,再用力振摇 2~3 min,使气相与液相重新平衡;② 开启安瓿后,应立即注入仪器中检测,再观察所测结果是否落在质控物范围内,如在范围内,表明该仪器处于正常动转状态,可以用于标本检测;③ 如果检测数据偏离参考范围,应检查原因,分别检查 CO_2 纯度、标准缓冲剂是否被污染、电极套是否要更换,电极是否过期等故障,有待一一排除,以确保仪器检测结果的准确性。④ 过期的质控物不能使用,无参考范围说明书的质控物也不能用,因为每一个批号的质控物的参考范围存在一定的差异。

(四) 酸碱平衡紊乱的诊断指标

临床常用的酸碱平衡紊乱的诊断指标及临床意义列于表 14-1。另外需根据造成患者酸碱失衡的可能病因,进行相应的检测。

第三节 水、电解质与酸碱平衡紊乱的实验诊断

水、电解质和酸碱平衡紊乱不是一个独立性疾病,它是许多疾病进程中,特别是急重症患者几乎都伴有的过程。主要有水平衡紊乱、钠平衡紊乱、钾平衡紊乱和酸碱平衡紊乱见表 14-1。

一、水平衡紊乱

水平衡紊乱可表现为总体水过少或过多或总体变化不大,但水分布有明显差异,即细胞内水增多而细胞外水减少,或细胞内水减少而细胞外水增多。水平衡紊乱往往伴随有体液中电解质的改变及渗透压的变化。

(一) 脱水

人体体液丢失造成细胞外液的减少,称为脱水。脱水因血浆钠浓度变化与否,又可将脱水分为高渗性、等渗性和低渗性脱水。

1. 高渗性脱水　脱水以水丧失为主,与水比较电解质丢失较少,即每丧失 1L 体液的同时,丢失约 300 mOsm 以下的电解质,使细胞外渗透压升高,多见于饮水不足,如高温作业大量出汗,或患者的非显性失水仍在进行,从而使水排出量增多。高渗性脱水的特点是:① 体液电解质浓度增加,血浆 Na^+ 浓度>150 mmol/L 或 Cl^- 与 HCO_3^- 浓度之和>140 mmol/L;② 细胞外液量减少;③ 细胞内液水向细胞外液转移,造成细胞内液明显减少。临床症状表现为口渴、体温上升及各种神经症状出现,同时还有尿量减少,进而体重明显下降等症状。

2. 等渗性脱水　主要是导致细胞外液的丢失。由于丢失的水和电解质基本平衡,即每丧失 1L 体液的同时约丢失 300 mOsm/L 电解质,因而细胞外液渗透压保持正常,故称为等渗性脱水。常见于呕吐和腹泻等丧失消化液,此时患者体液电解质浓度无改变。正常时,血浆 Na^+ 浓度为 130~150 mmol/L 或 Cl^- 与 HCO_3^- 浓度之和为 120~140 mmol/L;但细胞外液量减少,细胞内液量正常。等渗性脱水对机体损害在于细胞外液量减少而导致血容量不足,血压下降,外周血液循环障碍等。

3. 低渗性脱水　以电解质丢失为主,与水相比,电解质的丢失较多,即每丧失 1L 体液,同时丢失约 300 mOsm 以上的电解质,因而细胞外液的渗

表 14-1　成人血气分析参考范围及临床意义

指　　标	参 考 范 围	临 床 意 义
酸碱度(pH)	7.35～7.45(A)* 7.33～7.43(V)*	<7.35 酸中毒，>7.45 碱中毒，在 7.35～7.45 之间，机体可能是①正常或②代偿型酸碱中毒
二氧化碳分压(partial pressure of carbon dioxide, PCO_2)	4.66～6.0 kPa(A) 5.05～6.65 kPa(V)	反映肺泡 PCO_2 值，PCO_2 增高示肺通气不足(原发性或继发)，CO_2 潴留；PCO_2 降低示肺通气过度(原发或继发)，CO_2 排出过多
氧分压(partial pressure of oxygen, PO_2)	9.98～13.30 kPa(A) 3.99～6.65 kPa(V)	判断缺氧程度及呼吸功能，<7.3 kPa 示呼吸功能衰竭
血红蛋白(hemoglobin, Hb)	120～160 g/L(男) 110～150 g/L(女)	与氧含量、氧容量有密切关系的一项参数，Hb 降低携 O_2 减少，缓冲酸碱能力降低，氧含量也降低，参与 BE、SB 及 $SatO_2$ 的运算
P_{50}	3.19～3.72 kPa(A)	P_{50} 增高，氧解离曲线右移，Hb 与 O_2 亲和力降低；P_{50} 降低，氧解离曲线左移，Hb 与 O_2 亲和力增高
标准碳酸氢盐(standard bicarbonate, SB)	22.0～27.0 mmol/L	表示血液 HCO_3^- 的储备量，SB 增高为代谢性碱中毒；SB 降低为代谢性酸中毒
实际碳酸氢盐(actual bicarbonate, AB)	22.0～27.0 mmol/L(AB=SB)	血液中实测 HCO_3^- 量，AB>SB 为呼吸性酸中毒，AB<SB 为呼吸性碱中毒，AB 增高和 SB 增高为代偿型碱中毒；AB 降低和 SB 降低为代偿型酸中毒
缓冲碱(buffer base, BB)	Bbb 45～54 mmol/L(全血) BBP41～43 mmol/L(血浆)	BB 降低为代谢性酸中毒或呼吸性碱中毒，BB 增高为代谢性碱中毒或呼吸性酸中毒，BB 降低而 AB 正常则提示 Hb 或血浆蛋白含量降低
碱剩余(碱超)(base excess, BE)	-3～+3 mmol/L	BE 为正值，表示 BB 增高，为代谢性碱中毒；BE 为负值，表示 BB 降低，为代谢性酸中毒；呼吸性酸碱中毒，因代偿关系，BE 也可能升高或降低
总 CO_2(total CO_2, TCO_2)	23～27 mmol/L(A) 24～28 mmol/L(V)	与代谢因素及呼吸因素有关，主要说明代谢因素影响酸碱平衡，因 TCO_2 的 95%为 HCO_3^- 量
阴离子间隙(anion gap, AG)	AG = [Na^+] + [K^+] - [Cl^-] - [HCO_3^-]为 18±4 mmol/L(V) AG=[Na^+]-[Cl^-]-[HCO_3^-]为 12±4 mmol/L(V)	AG 增高是代谢性酸中毒，AG 正常的酸中毒可见于高氯性代谢性酸中毒
氧含量(oxygen content, O_2 Cont)	7.6～10.3 mmol/L(A)	判断缺氧程度和呼吸功能的指标
氧和度(O_2 saturation, O_2 Sat)	95%～98%(A) 60%～85%(V)	判断 Hb 与氧亲和力的指标；H^+，2,3-DPG，PCO_2 和 PO_2 均影响 O_2Sat 值

注：*：(A)为动脉(arteria, A)，(V)为静脉(vein, V)。

透压较正常低，所以叫低渗性脱水。病因多见于丢失体液时，只补充水而不补充电解质所引起，如胃肠道消化液的丧失(腹泻，呕吐等)以及大量出汗情况下，仅补充水分而不补充从消化液和汗液中所丧失的电解质，从而导致低渗性脱水。此时，血浆 Na^+ 浓度<130 mmol/L 或 Cl^- 与 HCO_3^- 浓度之和<120 mmol/L。细胞外液量减少，细胞内液量增多，体重稍有减轻。

各型脱水的鉴别诊断要点，见表 14-2。

(二) 水中毒

当机体摄入水过多或排出减少，使体液中水增多、体重增加、血容量增多以及组织器官水肿，称为水肿或水中毒。一般是水增加致使体液超过体重的 10%以上时，可出现水肿症状。引起水肿常见的原因有血浆蛋白浓度降低，或充血性心力衰竭，或水和电解质排泄障碍，使体液增多出现水肿。水肿后，由于血浆渗透压出现不同的变化，又可分为高渗性、等渗性和低渗性水肿。

表 14-2 脱水分类表

	高渗性脱水	等渗性脱水	低渗性脱水
特点	水丢失多于电解质丢失，血浆渗透压升高	丢失的水和电解质基本平衡，血浆渗透压变化不大	电解质丢失多于水的丢失，血浆渗透压降低
原因	水摄入不足或丢失过多	为消化液丢失；大面积烧伤；反复放出胸水、腹水等	丢失体液时，只补充水而不补充电解质
临床表现	口渴、尿少、体温上升及出现各种神经精神症状	血容量不足，血压下降、外周血循环障碍等	无口渴感，患者易恶心、呕吐，四肢麻木、无力以及神经精神症状
实验室检查	血浆 Na^+ >150 或 Cl^- + HCO_3^- >140(mmol/L)	血浆 Na^+ 为 130～150 或 Cl^- + HCO_3^- 为 120～140(mmol/L)	血浆 Na^+ <130 或 Cl^- + HCO_3^- <120(mmol/L)

二、钠平衡紊乱

(一) 低钠血症

机体摄入 Na^+ 过少造成血浆 Na^+ 浓度降低，<130 mmol/L，称为低钠血症。血浆 Na^+ 浓度是决定血浆渗透浓度的主要决定因素，所以低钠血症通常是低渗透浓度的反映，故又称为低钠性低渗透综合征。血浆渗透浓度降低导致水向细胞内转移，使细胞内水量过多，这是低钠血症产生症状和威胁生命的主要原因。

血浆钠浓度并不能说明钠在体内的总量和钠在体内的分布情况。低血钠可见于缺钠、多水或水与钠潴留等不同情况，是一个复杂的水与电解质紊乱。

引起低钠血症原因很多，可分为肾性和非肾性原因两大类。

1. 肾性原因　肾功能正常情况下，机体很少是因为摄钠过少引起低钠血症的，因为肾脏有较强的保钠能力。肾功能损害引起低钠血症有渗透性利尿、肾上腺功能低下、肾素生成障碍以及急、慢性肾功能衰竭等疾患。

2. 非肾性原因　如呕吐、腹泻、肠瘘、大量出汗和烧伤等疾病过程，除钠丢失外还伴有不同比例水的丢失。低钠血症使细胞外液渗透压降低，引起水分向细胞内转移，进而出现细胞水肿，严重者可能出现脑水肿和消化道紊乱。

(二) 高钠血症

因进钠过多或水丢失过多所致，临床较少见。水的丢失大于钠的丢失的疾患有尿崩症、水样泻、出汗过多等，以及糖尿病患者由于水随糖以糖尿的形式排出体外造成高钠血症。

高钠血症使细胞外液渗透压升高，细胞内水分向细胞外转移，患者出现口渴等细胞内脱水症状。

三、钾平衡紊乱

(一) 低钾血症

血清钾低于 3.5 mmol/L 以下，称为低血钾症。临床常见原因有：

1. 钾摄入不足的慢性消耗性疾病，术后较长时间未进食。因为人体钾来源全靠食物提供，长期进食不足或者禁食 3～4 d，由于钾来源不足，而肾仍照常排钾，很易引起体内缺钾造成低钾血症。

2. 钾排出增多，常见于严重的腹泻、呕吐、胃肠减压和肠瘘。因为消化液丢失，消化液本身含有一定量钾，外加消化功能障碍，吸收减少，从而导致机体缺钾。肾上腺皮质激素有促进钾排泄及钠潴留作用，当长期应用肾上腺皮质激素时，均能引起低血钾。如心力衰竭，肝硬化患者，在长期使用利尿剂时，因大量排尿增加钾的丢失。

3. 细胞外钾进入细胞内，如静脉输入过多葡萄糖，尤其是加用胰岛素时，促进葡萄糖的利用，进而合成糖原，都有钾进入细胞内，很易造成低血钾，代谢性碱中毒或输入过多的碱性药物，形成急性碱血症，H^+ 从细胞内进入细胞外，取而代之，细胞外 K^+ 进入细胞内，造成低血钾症。

4. 血浆稀释时，也可能造成低血钾症，低血钾改变了细胞内外 K^+ 含量的比例而影响了神经肌肉的兴奋性，也影响细胞膜的功能，使患者出现了低血钾的临床症状。最重要的是影响到心肌功能，表现为室上性心动过速、心传导阻滞、室性期外收缩和室性心动过速，严重者心跳停止于收缩期。血钾低于 3.0 mmol/L 时可能有明显的神经症状，表现为胃肠管蠕动减少所致的便秘、腹胀以及骨骼肌功能出现肌无力、易激惹和麻痹。心电图变化为：当血钾开始降低时，T 波降低并增宽，Q－T 时间延长，随着血钾进一步降低，伴有 U 波并呈双峰，再严重者，出现 T 波倒置，ST 段下移等低血钾心电图的特殊表现。

(二) 高钾血症

血清钾高于 5.5 mmol/L 者，称为高血钾症，临床引起高血钾症的原因有：

1. 钾输入过多，多见于钾溶液输入速度过快或量过大，特别是肾功能不全、尿量减少时，又输入钾溶液，尤其容易引起高血钾症。

2. 钾排泄障碍，各种原因的少尿或无尿，如急性肾功能衰竭的肾排钾障碍。

3. 细胞内的 K^+ 向细胞外转移，如大面积烧伤，组织细胞大量破坏，细胞内钾大量释放入血。代谢性酸中毒，血浆的 H^+ 往细胞内转移，取而代之，细胞内的钾转移到细胞外液；与此同时，肾小管上皮细胞泌 H^+ 增加，而泌 K^+ 减少，使钾潴留于体内。

高血钾症状主要是神经肌肉症状，如肌肉酸痛、苍白和肢体湿冷等一系列类似缺血现象。神经及神经肌肉联接处的兴奋性抑制，可发生心内传导阻滞，出现心跳变慢及心律不齐，引起循环机能衰竭，甚至引起纤维性颤动，最后，心脏停跳于舒张期。

高血钾时，当其他症状不明显时，心电图呈现显著的改变，血钾高于 6～7 mmol/L 时，T 波高耸而基底较窄，Q－T 间期延长；当血钾升高达 10 mmol/L时，会出现异常增宽的 QRS 波群。有时心电图变化与血钾浓度不一定完全一致，甚至血 K^+ 高达 8 mmol/L，而心电图仍无明显变化者也有之。

四、酸碱平衡紊乱

(一) 单纯性酸碱平衡紊乱

单纯性酸碱平衡紊乱主要靠血气分析诊断：

根据 pH 或 H^+ 的变化，可判断是酸中毒还是碱中毒。凡 pH<7.35，则为酸中毒；凡 pH>7.45，则为碱中毒。

根据病史和原发性失衡可判断为呼吸性还是代谢性平衡紊乱。如原发 PCO_2↑引起 pH↓称为呼吸性酸中毒；如原发 PCO_2↓引起 pH↑称为呼吸性碱中毒；如原发 HCO_3^-↓引起 pH↓称为代谢性酸中毒；如原发 HCO_3^-↑引起 pH↑称为代谢性碱中毒。

根据代偿情况可判断为单一性酸碱平衡紊乱还是混合性酸碱平衡紊乱。代偿的规律是代谢性酸碱平衡紊乱主要靠肺代偿，而呼吸性酸碱平衡紊乱主要靠肾代偿，单一性酸碱平衡紊乱继发性代偿变化与原发性失衡同向，但继发性代偿变化一定小于原发性失衡，其代偿公式，见表 14－3。

1. 呼吸性酸中毒

(1) 原因：肺排出 CO_2 减少，可以由于通气的机械性梗阻（如肺气肿、呼吸肌运动的中枢或周围性抑制），肺部的血液供应障碍（如肺淤血及栓塞），但弥散功能不好（如肺水肿）是次要的，因为 CO_2 易于弥散。

(2) 原发的变化：动脉血 PCO_2 升高，pH 下降。

(3) 代偿作用：在几分钟内即出现缓冲反应，血浆 HCO_3^- 可以升高。在 1～3 d 内逐渐发生肾代偿作用，3～5 d 达最大程度，故在慢性呼吸性酸中毒时起主要作用，结果血浆 HCO_3^- 明显升高，pH 回到正常范围内，急性呼吸性酸中毒不是由肾代偿的，主要依靠缓冲系统，同时高碳酸血症可刺激呼吸中

表 14－3　常用单纯性酸碱平衡紊乱的预计代偿公式

原发失衡	原发化学变化	代偿反应	预计代偿公式	代偿时限	代偿极限
代谢性酸中毒	[HCO_3^-]↓↓	PCO_2↓	$PCO_2=1.5\times[HCO_3^-]+8\pm2$	12～24 h	1.33 kPa
代谢性碱中毒	[HCO_3^-]↑↑	PCO_2↑	$\triangle PCO_2=0.7\times\triangle[HCO_3^-]\pm5$	12～24 h	7.32 kPa
呼吸性酸中毒	PCO_2↑↑	[HCO_3^-]↑	急性：代偿引起 HCO_3^- 增高 3～4 mmol/L 慢性：$\triangle[HCO_3^-]=0.4\times\triangle PCO_2\pm3$	几 min 3～5 d	30 mmol/L 42～45 mmol/L
呼吸性碱中毒	PCO_2↓↓	[HCO_3^-]↓	急性：$\triangle[HCO_3^-]=0.2\times\triangle PCO_2\pm2.5$ 慢性：$\triangle[HCO_3^-]=0.5\times\triangle PCO_2\pm2.5$	几 min 3～5 d	18 mmol/L 12～15 mmol/L

注：① 有“△”者为变化值，无“△”表示绝对值；② 代偿极限：指单纯性酸碱失衡代偿所能达到的最小值或最大值；③ 代偿时限：指体内达到最大代偿反应所需的时间。

枢，使呼吸加快，但慢性病例则习惯于高碳酸血症，而低氧血症成为呼吸的主要刺激因素。

(4) 代偿程度：急性病例不能充分代偿，慢性病例可以部分或完全代偿。

2. 代谢性酸中毒

(1) 原因：代谢性酸的产生增多（如长期饥饿，糖尿病等出现的酮血症，低氧血症，休克等情况下的高乳酸血症），肾脏排出 H^+ 离子减少（如慢性肾功能衰竭与远端型肾小管性酸中毒）及比较少见的 HCO_3^- 从细胞外液中丢失（如慢性腹泻，胆道或胰管瘘）与肾近端小管 HCO_3^- 再吸收障碍（近端型肾小管性酸中毒）。

(2) 原发的变化：血液 pH 下降，HCO_3^- 及 BE 减少。

(3) 代偿作用：H^+ 增加刺激呼吸，使 PCO_2 低于正常，即呼吸的代偿，肾脏的代偿只在非肾病性酸中毒时起作用，结果是增加 HCO_3^- 再吸收，尿可滴定酸度增加，NH_4^+ 分泌增加，尿 pH 通常<5.3。

阴离子间隙是临床上估计代谢性酸碱平衡变化的粗略指标，正常人约 8～16 mmol/L，如>17 mmol/L则提示有机阴离子增加，可能为代谢性酸中毒。

(1) 代偿程度：取决于原发性病因。呼吸代偿不完全。

3. 呼吸性碱中毒

(1) 原因：呼吸过度使 CO_2 排出过多，有精神性的呼吸过度，或低氧血症（高山缺氧、贫血、肺部疾病、心力衰竭等）刺激氧的化学感受器，导致呼吸中枢兴奋，或药物中毒与肝性昏迷等。

(2) 原发性改变：动脉血 PCO_2 下降，pH 上升。

(3) 代偿作用：肾脏的代偿是减少 H^+ 离子分泌，减少 HCO_3^- 再吸收，尿可滴定酸度及 NH_4^+ 减少，尿液可呈碱性，血乳酸也可增多，血中 HCO_3^- 与 BE 降低。

(4) 代偿程度：急性者肾脏不能完全代偿，慢性者可以完全代偿（如高原适应）。

4. 代谢性碱中毒

(1) 原因：H^+ 离子损失或 HCO_3^- 的贮积增多，如见于慢性呕吐（胃液丢失），服用碱性药物过多（如重碳酸钠）或代谢性酸中毒的过度纠正。特殊原因有低钾血症。

(2) 原发性改变：血液 pH 上升，HCO_3^- 及 BE 升高。

(3) 代偿作用：呼吸减慢使 CO_2 上升，但由于体内 O_2 的需要，此种降低呼吸的办法受到限制。如果不是由于肾排钾过多而引起的碱中毒，则肾脏可以减少 H^+ 的分泌与 NH_3 的产生，尿中滴定酸度及尿氨减少，尿可呈碱性。

(4) 代偿程度：呼吸代偿不足。

(二) 混合性酸碱平衡紊乱

由于血气分析在临床的广泛应用，并有明确的代谢因素指标和呼吸因素指标，因此可以发现有些患者不是单一的原发酸碱平衡紊乱，而是在两种以上混合性的酸碱平衡紊乱（mixed acid-base disorders），如混合性代谢性酸中毒（高 AG 性加正常 AG 性）、高 AG 代谢性酸中毒合并代谢性碱中毒，三重性酸碱平衡紊乱（triple acid-base disorders），即一种呼吸失衡，再同时有高 AG 的代酸和代碱。临床混合性酸碱平衡紊乱的主要类型见表 14-4。

表 14-4 临床混合性酸碱平衡紊乱的主要类型

混合性类型	因 素 指 标
双重性酸碱平衡紊乱	呼酸合并代酸，呼酸合并代碱
	呼碱合并代酸，呼碱合并代碱
	高 AG 代酸合并代碱
三重性酸碱平衡紊乱	呼酸合并高 AG 代酸+代碱
	呼碱合并高 AG 代酸+代碱

1. 双重性酸碱平衡紊乱　双重性酸碱平衡紊乱（double acid-base disorders）可分为两类：一类为呼吸性和代谢性混合型；包括呼吸性酸中毒合并代谢性酸中毒；呼吸性碱中毒合并代谢性碱中毒；呼吸性酸中毒合并代谢性碱中毒；呼吸性碱中毒合并代谢性酸中毒。另一类为代谢混合型：主要有高 AG 型代谢性酸中毒合并代谢性碱中毒。

(1) 呼吸性酸中毒合并代谢性酸中毒：① 原因：常见于心跳和呼吸骤停、急性肺水肿、慢性阻塞性肺疾患严重缺氧、严重低血钾累及心肌或呼吸肌、药物及一氧化碳中毒。② 特点：由呼吸性和代谢性因素指标均朝酸性方面变化，因此 HCO_3^- 减少时呼吸不能代偿，PCO_2 增多时，肾也不能代偿，二者不能相互代偿，呈严重失代偿状态，pH 明显减低，并形成恶性循环，有致死后果，患者 SB、AB 及 BB 均降低、AB> SB，血浆 K^+ 浓度升高，AG 增大。

(2) 代谢性碱中毒合并呼吸性碱中毒：① 原因：常见于各种危重患者，引起呼碱的病因有机械通气过度、低氧血症、败血症、颅脑外伤、肝脏疾患、妊娠中毒症等，引起合并代谢性碱中毒的病因有呕吐、胃肠引流、大量输入库存血及碱性药物、频繁使用利尿剂等。② 特点：因呼吸性和代谢性因素指标均朝碱性方面变化，PCO_2降低，血浆 HCO_3^- 浓度升高，二者之间看不到相互代偿的关系，呈严重失代偿，不论原因如何，预后都极差。血气指标 SB、AB、BB 均升高，AB<SB，PCO_2降低，pH 明显升高，血浆 K^+浓度降低。

(3) 呼吸性酸中毒合并代谢性碱中毒：① 原因：常见于慢性阻塞性肺疾患或慢性肺源性心脏患者，在通气未改善之前滥用 $NaHCO_3$，或过急地过度人工通气，或大量使用利尿剂之后。② 特点：PCO_2和血浆 HCO_3^- 浓度均升高而且升高程度均已超过彼此正常代偿范围，AB、SB、BB 均升高，BE 正值加大，pH 变动不大，略偏高或偏低，也可以在正常范围内。

(4) 代谢性酸中毒合并呼吸性碱中毒：① 原因：可见于：糖尿病、肾功能衰竭或感染性休克及心肺疾病等危重人伴有发热和机械通气过度；慢性肝病、高血氨、并发肾功能衰竭；水杨酸或乳酸盐中毒，有机酸（水杨酸、酮体、乳酸）生成增多，水杨酸盐刺激呼吸中枢可发生典型的代酸合并呼碱的混合性酸碱失衡。② 特点：HCO_3^- 和 PCO_2均降低，二者不能相互代偿，均小于代偿的最低值，pH 变动不大，甚至在正常范围。

(5) 代谢性酸中毒合并代谢性碱中毒：① 原因：常见于：严重胃肠炎时呕吐加腹泻并伴有低钾和脱水；尿毒症患者或糖尿病患者剧烈呕吐。② 特点：由于导致血浆 HCO_3^- 升高和降低的原因同时存在，因此相互抵消，常使血浆 HCO_3^- 及血液 pH 在正常范围内，PCO_2也常在正常范围内或略高略低变动。对 AG 增高性的代谢性酸中毒合并代谢性碱中毒时，测量 AG 值对诊断该型有重要意义，AG 增大部分(△AG)应与 HCO_3^- 减少部分(△HCO_3^-)相等。但 AG 正常型代谢性酸中毒合并代谢性碱中毒则无法用 AG 及血气分析来诊断，需结合病史全面分析。

2. 三重性酸碱平衡紊乱　由于同一患者不可能同时存在呼吸性酸中毒和呼吸性碱中毒，因此三重性酸碱平衡紊乱只存在两种类型。

(1) 呼吸性酸中毒合并 AG 增高性代谢性酸中毒和代谢性碱中毒　该型的特点是 PCO_2明显增高，AG>16 mmol/L，HCO_3^- 一般也升高，Cl^- 明显降低。

(2) 呼吸性碱中毒合并 AG 增高性代谢性酸中毒和代谢性碱中毒　该型的特点是 PCO_2降低，AG>16 mmol/L，HCO_3^- 可高可低，Cl^- 一般低于正常。

三重性酸碱平衡紊乱比较复杂，必须在充分了解原发病情的基础上，结合实验室检查进行综合分析后才能得出正确结论。

（三）血气及酸碱平衡紊乱的分析步骤

1. 分清原发和继发（代偿）变化　在分析具体数字前，首先对临床情况有一初步印象。了解患者病史，按一般规律考虑该疾病如发生酸碱平衡紊乱将是什么性质，呼吸性还是代谢性；根据病情进展估计酸碱平衡紊乱持续时间，是急性还是慢性、是否有代偿、有无缺氧，以及患者用药、给氧与电解质情况；肾功能、肺功能等检查结果。通过一系列了解，进行综合分析，分清原发和继发（代偿）变化。

2. 主要指标分析　评价血液酸碱平衡状态的指标较多，其中 PCO_2作为判断呼吸性酸碱平衡紊乱的指标，pH 作为血液酸碱度指标的看法是一致的，然而对于判定代谢性酸碱平衡紊乱的指标尚无一致意见。有的学者主张用 HCO_3^- 的可信带(significance band)作为判断标准，有的学者主张用 BE 作为判断标准。不管使用哪几项指标，其判断结果基本上一致。酸碱平衡紊乱主要看 pH、PCO_2、BE(或 AB)这 3 项。缺氧及通气状况主要看 PO_2及 PCO_2。一般首先看 pH，若 pH 超出正常范围，即提示已存在酸碱平衡紊乱，可根据 pH 值大小诊断酸血症或碱血症。但 pH 正常也同样可能存在酸碱平衡紊乱，此点不能忽略。第二步分析酸碱平衡紊乱性质。根据临床资料来分析 PCO_2及 BE 值，若呼吸因素造成的酸碱平衡紊乱，先分析 PCO_2，再分析 BE；若代谢因素造成酸碱平衡紊乱，先分析 BE，再分析 PCO_2。当 PCO_2超出正常范围时，提示有呼吸性酸碱平衡紊乱，BE 超出正常范围，常提示有代谢性酸碱平衡紊乱。

3. 分清单纯性和混合性酸碱平衡紊乱　在上述初步估计的基础上，再分析其他指标是否与这一诊断相符合。例如，呼吸性酸中毒有肾代偿时，除 BE 增加外，AB 也增加；BB 正常或增加。代谢性酸中毒有呼吸代偿时，PCO_2应降低外，AB、BB 也有降低。如果其他指标与初步诊断不符，此时要考虑是否存在混合性酸碱平衡紊乱。如呼吸性

酸中毒 PCO_2 升高，而 BE 并不是增加而是降低，则要考虑合并代谢性酸中毒可能。或 BE 增加之数超出代偿应有的程度，则提示有合并代谢性碱中毒可能。

4. 动态观察和综合分析　有时对酸碱平衡紊乱的诊断靠 1 次检测是不够的，必须多次复查或动态观察才能作出可靠诊断以及发现新的异常。例如：pH 下降、PCO_2 升高或 BE 增加，这可能是慢性呼吸性酸中毒。当第二次复查发现 PCO_2 改变不大，BE 在原增高的基础上较第一次明显下降，此时应考虑到呼吸性酸中毒的基础上，又合并了代谢性酸中毒。因此，不能单凭 BE 增高就是"碱"，BE 降低就是"酸"。在混合性酸碱平衡紊乱中，有时 BE 增高也可有代谢性酸中毒并存可能。同理，PCO_2 低于正常范围，有时也可考虑存在相对的通气不足，是呼吸性酸中毒的表现。

5. 熟悉肺和肾的代偿机理以及代偿所需时间　掌握代偿时间对分析酸碱平衡紊乱是急性还是慢性，是部分代偿还是最大代偿，是单纯性还是混合性失衡将有所帮助。一般来说，代谢性酸中毒的呼吸代偿即刻发生，24 h 内就可达最大代偿；代谢性碱中毒呼吸代偿要 12 h 后才开始，24 h 后才达最大代偿和稳定，这种代偿也不如代谢性酸中毒完全。呼吸性酸中毒的代谢代偿 1 d 后开始，3～5 d 才达最大代偿。呼吸性碱中毒的代谢代偿 6～18 h 开始，3 d 可达最大代偿。对于代偿时间还不到而达到代偿或超过代偿范围，或代偿时间已超过而未达到代偿或超过代偿范围的，在分析时，应注意这是混合性酸碱平衡紊乱的表现。此时应根据代偿的预计公式或查各种 95％置信限，这对诊断混合性酸碱平衡紊乱很有帮助。

6. 血气分析主要是指 PO_2 和 PCO_2　PO_2 是缺氧的敏感指标，当 PO_2 低于正常预期的最低限时，就应考虑有缺氧的可能。当 PO_2 为 7.98 kPa (60 mmHg) 时，已有临床意义的低氧血症。PO_2 数值只表示当时患者血液的氧合情况，并不代表肺的摄氧功能。PO_2 正常，甚至高于正常，同样可能有摄氧障碍，要进一步了解吸入氧浓度及肺泡-动脉氧分压差，才能真实反映肺换气功能状况。肺泡-动脉氧分压差增加，尽管患者在吸氧后 PO_2 正常，仍提示肺有病变。PCO_2 主要反映肺泡通气功能，PCO_2 升高是通气不足；PCO_2 降低是通气过度。

血气和酸碱平衡紊乱分析要结合实验室其他检查，结合临床动态观察，才能得到较正确的判断。

（柴红燕　鲁敏翔）

参考文献

1 周新，涂植光主编. 临床生物化学和生物化学检验. 第三版. 北京：人民卫生出版社，2003. 200～228

2 康格非主编. 临床生物化学和生物化学检验. 第二版. 北京：人民卫生出版社，1998. 88～117

3 叶应妩，王毓三主编. 全国临床检验操作规程. 第二版. 南京：东南大学出版社，1997. 289～305

4 金惠铭主编. 病理生理学(第五版). 北京：人民卫生出版社，2001. 56～77

5 曾照芳，翟建才主编. 临床检验仪器学. 北京：人民卫生出版社，2001. 323～352

6 Burtis CA, Ashwood ER. Tietz Textbook of Clinical Chemisry. 3rd ed. Philadelphia; W. B. Saunders Company, 1999; 1 056～1 124

7 Madias NE, Adrogue HJ. Cross-talk between two organs: how the kidney responds to disruption of acid-base balance by the lung. Nephron Physiol, 2003; 93: 61～66

8 Kraut JA, Madias NE. Approach to patients with acid-base disorders. Respir Care, 2001; 46: 392～403

第 15 章 心脏病的实验诊断

心血管疾病是发达国家的第一位死因。在我国，冠状动脉硬化性心脏病(coronary heart disease，CHD，简称冠心病)和脑血管病都是城市人口的前三位死因，是严重威胁人类健康的重要疾病。据统计，我国共有高血压患者 1.1 亿，每年新发病例 350 万；糖尿病患者 4 000 万，每年新患者 120 万，每年新发脑血管病 120 万～150 万，死亡数 80 万～100 万；每年死于心血管疾病的患者约 70 万。心脑血管病主要的病理组织学基础都是动脉硬化。心脑血管病诊断有多种手段：X 光影、CT 从解剖角度发现异常，心电图从电生理角度发现心脏变化。实验医学在预估和判断动脉硬化是否存在、严重程度以及诊断心肌损伤方面都为临床提供了重要而有用的信息，是心血管病学的重要组成部分。

第一节 基础理论

心脏是人体最重要的器官，犹如有效和耐久的泵，把血液送到全身，循环周始。一旦心脏停止跳动，人的生命也随即进入死亡。心脏的这种特殊的工作方式，基于心脏独特的解剖、组织结构和生理、生化特点，也是理解心脏疾病实验室诊断的基础。

一、概述

(一) 解剖和生理

1. 心脏解剖　心脏是一个由心肌构成的中空圆锥形器官，在心脏外壁，有供心脏能量和氧的血管，称为冠状动脉，前壁有两支，后壁有一支。

心脏主要由心肌纤维组成，每条心肌纤维直径 10～15 μm，长约 30～60 μm。每一肌纤维有一层薄的肌膜，若干细胞核，许多线粒体，中央是肌原纤维。肌原纤维由许多蛋白微丝组成，分粗细两种，粗丝由肌球蛋白(myosin)分子组成，肌球蛋白长约 200 nm，直径 2～3 nm，组成的粗丝长约 1.5 μm，直径 15 nm；细丝由三部分组成：肌动蛋白(actin)、原肌球蛋白(tropomysin)和肌钙蛋白(troponin，Tn)，细丝长约 100 nm，直径 6～7 nm，其中，肌动蛋白是由双螺旋形式的 G-肌动蛋白组成，原肌球蛋白是一细长的分子环绕在肌动蛋白外面，每隔 40 nm 有一组肌钙蛋白。在钙离子作用下，肌钙蛋白复合体构型变化拉动覆盖表面的原肌球蛋白，暴露肌动蛋白，使肌球蛋白的横桥在肌动蛋白表面移动，结果细丝在粗丝中滑动，肌节间距离缩短，肌肉收缩。

心肌细胞和骨骼肌细胞的主要区别在 T 管的排列和肌浆网上，肌动蛋白所依赖的钙离子主要来自于细胞外间隙而不是如骨骼肌来自肌浆，由于心肌需要不停搏动，要有持续的能量供应，所以线粒体占了肌浆容积的 40%，而骨骼肌中线粒体仅占肌浆容积的 2%。相对多核的骨骼肌，心肌往往只有一个核，至多 2 个核。

心脏富含蛋白和利用能量的酶，如肌钙蛋白、肌红蛋白(myoglobin，Mb)、肌酸激酶(creatine kinase，CK)、乳酸脱氢酶(lactate dehydrogenase，LD)，这些都成为心肌损伤的标志物。在心肌细胞中，CK 集中在 M 带，LD 见于胞液和线粒体，cTn 在肌浆中是细丝的一部分，肌球蛋白是粗丝的主要分子，由轻链和重链组成，糖原磷酸化酶(glycogen phosphorylase，GP)分布在肌浆网内层，脂肪酸结合蛋白(fatty acid-binding protein，FABP)和肌红蛋白散在分布于肌浆中。

2. 生理　心脏每次搏动，包括了收缩期和舒张期。在舒张期，含氧的血由肺至左心房，缺少氧的血由机体各部分经体静脉回到右心房，在舒张末期，心房收缩，心房内血通过房室瓣进入心室。在收缩期，心室收缩，血液泵入肺动脉和主动脉。健康成人每分钟心跳 60～100 次，搏出血液约3.6～6 L/min。

心脏有规律的收缩和舒张是由心脏的传导系统所控制，这种活动能用心电图记录下来，并且成为诊断心脏疾患的有用的工具。心电图实质是记录了离子在心肌中流入和流出所致的极化和去极化过程，这种离子活动和心肌活动相一致又称心脏电生理。

(二) 病理

心脏系统疾病有许多种，和临床实验室有关的疾病主要是冠心病、心肌疾病和心力衰竭。

1. 冠状动脉硬化和狭窄　冠心病是目前最常见、危害最大的心脏疾患。冠状动脉是供应心肌营养的主要血管，由于种种原因，冠状动脉发生粥样变，血管硬化，管腔狭窄，心肌供血减少。在动脉硬化初期，由于冠状动脉有较强的储备能力，患者可无症状；当冠状动脉狭窄＜70％时，心肌血供减少尚可代偿，休息时无症状，患者出现活动后心肌供血不足，表现为心绞痛(angina)，继而可出现不稳定性心绞痛，又称变异性心绞痛(unstable angina, UA)，这时患者休息时也会出现心绞痛，而且持续时间较长(＞20 min)，最近发现此时已有少数心肌纤维坏死。疾病继续进展，一旦血管完全堵塞或在动脉硬化基础上的血管痉挛，局部心脏无血供，大面积心肌坏死，称急性心肌梗死(acute myocardial infarction, AMI)，急性心肌梗死是严重的疾病，常致心源性猝死(sudden death)。UA 发生后一年内，20％发展至急性心肌梗死。

现认为原有的急性心肌梗死分类，如透壁梗死、非透壁梗死、心内膜下急性心肌梗死仅以心电图表现为依据，和实际病理改变不尽符合，伴 Q 波的急性心肌梗死和不伴 Q 波的急性心肌梗死诊断更带有回顾性质，不能完全反映患者的实际情况。最近，提出了急性冠状综合征(acute coronary syndrome, ACS)的新概念。这一概念的病理改变为斑块破裂和冠脉血栓导致冠脉严重狭窄或闭塞。临床把有典型胸痛史者，根据心电图分为 ST 段抬高的急性心肌梗死(STEMI)和 ST 段不抬高的急性心肌损伤，后者分为非 ST 段抬高性急性心肌梗死(NSTEMI)；不稳定心绞痛(UA)。

2. 心肌疾病　除了急性心肌梗死外，心脏还可因其他原因引起心肌肥厚、扩张、纤维化、甚至心肌小范围变性、坏死，称为心肌病；心肌细胞及其间隙的局部或弥漫性的急、慢性炎性病变，称为心肌炎。此时心肌常伴有脂样、颗粒样、玻璃样变性和局灶性的肌细胞的坏死、纤维化。心肌炎是儿童和青年人常见的心脏疾患，病情轻重差别很大，由于目前尚无金标准，临床不易确诊。

3. 心力衰竭　许多严重的心脏病(如急性心肌梗死)的归宿是心力衰竭(简称心衰)，又称心脏功能不全。心衰时心脏泵血功能大大减退，心脏射血分数降低，心脏不能有效地把心室内的血液送至全身。心输出量减少的后果是大量血液潴留在局部，无法满足组织代谢时的氧需要。心衰分为左心室衰竭和右心室衰竭。左心衰竭是心脏收缩力减弱，不能排出必需体积的血液以维持血压和人体组织代谢的需要；右心衰竭通常是右室病变或长期左心衰的结果，心脏无法接受回心血量，大量的血液潴留在静脉中。急性心肌梗死最常导致左心衰，血液积存在肺毛细血管，渗漏至肺组织，导致肺水肿，患者呼吸困难，最终因心源性休克而死亡。80％的急性心肌梗死死于心衰、心源性休克。

二、冠心病危险因素

有鉴于冠状动脉硬化导致一系列严重后果，学术界一直在寻找冠心病的病因，目前的共识是冠心病是多基因疾病，是遗传因素和环境因素共同作用的结果，并无单一的病因。至今为止，人们发现许多因素和冠心病发病有关，并把这些有关的因素称冠心病的危险因素。

(一) 危险因素的概念

危险因素(risk factor)是指个体固有的生理、心理因素或生活环境中的其他因素。它们的存在可促使疾病发生，去掉以后可减缓甚至阻止疾病的发生。现代实验医学的任务应是① 预示将来疾病发生(危险因素)，② 为临床诊治疾病提供依据，③ 评估疾病进程(预后)。冠心病危险因素的发现和研究也是实验医学的任务。流行病学和临床资料都表明，危险因素存在预示冠心病发生，有助冠心病的诊断。针对危险因素所采取的措施，使冠心病发病率和死亡率明显下降。

(二) 危险因素的认识和发展

目前对危险因素的共识有：① 危险因素并不等同于病因。慢性病如肿瘤和冠心病病程较长，往往在十年以上，都属多因素疾病，15％和遗传有关，60％和生活习惯有关，25％和环境有关，不可能有单一病因。危险因素是通过流行病学调查，长期前瞻性或大样本回顾性研究而来，证明某因素异常(升高或降低，以升高多见)和疾病有关。② 危险因素不是诊断指标。危险因素升高增加了患病可能性，通常把危险因素异常的人称高危人群，患者还应通过其他手段确诊，降低危险因素可减少发病。③ 同一疾病可能有多种危险因素，每种危险因素影响程度不一，临床常用相对危险度(relative risk，RR)表达其危险程度。RR 是指暴露于某一危险因素的人与未暴露于此危险因素或与危险因素低于某一水平者相比较，发病的概率的比值。随着医学现代化，危险因素概念应用日益广泛，成为临床医学的重要参数，对疾病早期诊断和一、二级预防有重要价值。

有关冠心病危险因素最早的系统研究可追溯到 1948 年，当时美国冠心病患者逐年增加，但对引起冠心病的病因缺乏足够的了解，Kannel 和 Dawber 在美国 Framingham 地区所作的前瞻性研究，他们随访了当地 5 209 名 30～62 岁的男性，每 2 年作全面体检，并对该人群中最后得心肌梗死的患者作了回顾性分析。1961 年首次发表研究结果，提出年龄、性别、高血压、高血脂、吸烟等为冠心病危险因素。这些危险因素被认为是冠心病的诱导因素也是冠心病发生的信号。以后 Keys 在 1965 年组织了七国联合调查，对 12 770 名 40～59 岁的男性，进行了严密的追踪调查。其研究结果丰富、发展了冠心病危险因素的学说，并得到了社会的公认，根据危险因素采取的措施使美国冠心病死亡率明显下降，而且成为了社会共识。迄今为止，提出的冠心病危险因素已达百余种，但程度有别，RR 不同，最有价值的并可及早预防和治疗的是高血脂、C-反应蛋白(C-reactive protein，CRP)和凝血因子异常。

(三) 与生化有关的冠心病危险因素

1. 血脂　学术界一直认为高血脂是冠心病的主要危险因素。最早的高血脂概念指三酰甘油(TG)和胆固醇(TC)水平升高。以后发现了根据电泳分类的脂蛋白和根据脂肪颗粒所含蛋白分类的载脂蛋白，有人建议用“脂质异常血症(dyslipidemia)”代替“高脂血症”。高胆固醇是重要的危险因素，也是促进动脉硬化的主要物质。Framingham 的研究证明，血胆固醇水平在 5.2～5.7 mmol/L 时冠心病发病危险性相对稳定，超过此值，冠心病危险将随胆固醇水平的增加而升高。大样本的多种危险因子干预试验(multiple risk factor intervention trial，MRFIT)通过随访 6 年的前瞻性队列分析指出，胆固醇为 5.2 mmol/L 时冠心病发病危险是 1.0，6.5 mmol/L 时的是 2.0，7.8 mmol/L 时为 4.0。为了寻找预示冠心病的标志物，根据判断冠心病的敏感性和特异性提出了十个脂类指标。其中 TC 和 HDL-C 敏感性和特异性都不很高，普遍认为 TC 和 HDL-C 不是很充分的预报因子，有人认为 TC/HDL-C 比值可更准确地预报冠心病的发生，TC/HDL-C>5，冠心病发病率急剧上升。在实际工作中，脂蛋白亚型测定操作耗时、手续多而繁杂，主要用于科研。我国 1997 年确定了血脂危险水平也认为临床首选 TC、HDL-C 和 TG 作为冠心病辅助诊断指标。

2. 炎症　炎症在心血管病的发生、发展中起重要作用，有人估计，不稳定性心绞痛炎症率约近 60%，稳定型心绞痛炎症率为 21%。

(1) 炎症与冠心病

1) 炎性细胞是早期动脉硬化形成的启动步骤。解剖发现动脉硬化斑块中有大量的中性粒细胞、单核细胞、巨噬细胞、T 淋巴细胞等炎性细胞，并随动脉硬化的进展，炎性细胞的活力增加，不稳定心绞痛周围的炎性细胞比稳定性心绞痛更多，并处于激活状态。特别在动脉硬化表面有许多糖蛋白 CD11/CD18，这是炎症诱导的白细胞活化的标志物。

2) 炎症产物促进了动脉硬化的进程。炎性细胞聚集在动脉硬化巢表面后释放多种酶和介质，这些物质如白三烯、白介素-6、肿瘤坏死因子、CRP、金属蛋白酶，都对血管壁内皮细胞、血管基底膜有损伤作用，加剧了动脉硬化的进程。

3) 慢性炎症导致平滑肌增生。炎症和其他重要的危险因素共同作用促进平滑肌增生、内膜下胶原纤维排列紊乱等组织学改变是动脉硬化的关键步骤。炎症还能导致斑块破裂和血栓形成，所以学术界认为对于冠心病临床表现，炎症状态是一个比狭窄更重要的决定因素。

4) 肺衣原体感染。能影响冠心病的慢性感染源有可能是来自于上呼吸道的革兰阴性杆菌-肺衣原体。肺衣原体是一种弱致病原，约半数健康人成肺衣原体抗体呈阳性，但冠心病肺衣原体抗体阳性率可达 80%～90%。人们已从粥样斑块中培养出肺衣原体菌，在动物模型中肺衣原体能诱发动脉粥样硬化。

(2) CRP与冠心病

1) CRP基本特性。CRP是含5个环状多肽链亚单位的球蛋白，其亚基由206个氨基酸组成，分子量在118 000，位于电泳$\beta\sim\gamma$区带间，是炎性淋巴因子刺激肝脏和上皮细胞合成的。任何感染、创伤、手术都可导致其升高。它是系统感染的重要标志物，在严重感染时，它的合成可以增加几十倍。CRP测定方法有放射免疫或免疫浊度试验法，也可用单抗ELISA法测定。

参考范围　上限为10 mg/L，严重感染时，CRP>100 mg/L；在呼吸道感染时，CRP>20 mg/L，肺炎时，CRP>60 mg/L。

CRP是急性时相蛋白，感染后6～8 h开始升高，24～48 h达高峰，病毒感染时CRP正常，临床借此和细菌感染相鉴别。

2) CRP和冠心病。多种危险因子干预试验在对12 866名中年男性长期随访中，发现98例发生心肌梗死，148例死于冠心病。分析各种影响冠心病的因素，其中CRP和冠心病密切相关，其高值的1/4与低值的1/4相比，冠心病死亡率增加4倍，被看作独立的危险因素。CRP激活补体系统和中性粒细胞黏附，吸引冠脉斑块中的补体，在动脉硬化的形成和发展中起重要作用。CRP的升高反映了动脉硬化存在低度的炎症过程和粥样斑块的脱落。和严重全身感染时的CRP不同，冠心病患者的CRP仅轻度升高，通过冠状动脉造影发现，造影阳性患者的CRP比阴性患者高，但始终处于基线水平。在早期，冠心病患者的CRP状态曾称为“基线CRP”，以后统一称为超敏C反应蛋白(high sensitivity CRP, hsCRP)，hsCRP参考范围上限为2 mg/L。

动脉硬化往往伴随出现急性时相蛋白，如CRP、淀粉蛋白、白介素-6等升高。利用多变量logistic回归分析，调整多项影响因素后，在诸多急性时相蛋白中，只有CRP和冠脉不良预后有关，比其他炎性因子更反映冠脉病变的进程，是冠心病一个长期或短期的危险因素。35%CRP升高的不稳定性心绞痛患者最终演化为急性心肌梗死。

CRP也是心肌损伤或脑中风的标志物。在AMI发生后3 h，中风后12 h在血中可测到升高的CRP，未经溶栓治疗AMI的CRP升高并与梗死范围和心衰发生密切相关，CRP不高的急性心肌梗死患者往往无并发症。

3) 多因素分析。对14 916名健康男性医务人员进行了9年随访，对发生急性心肌梗死的245例做了多因素分析，发现hsCRP和TC/HDL-C联合分析，大大提高了预测冠心病的准确性。图15-1显示一些危险因素和急性心肌梗死发生的关系，其中以TC/HDL-C的比例及hsCRP最有价值，相对危险度都达到了3，如二者同时升高，相对危险度更高。

3. 凝血因子　冠心病患者常见血小板活性增加，黏附、聚集于血管壁上，在斑块破裂后导致局部血栓形成。冠脉内血栓生成是冠心病发展加剧的

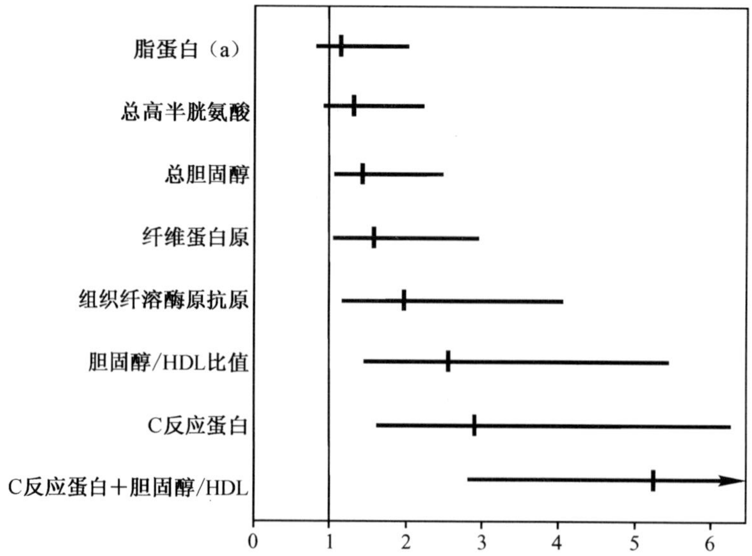

图15-1　预测发生心肌梗死的相对危险度

主要因素之一，是特发性冠脉事件的最重要的原因。动脉造影显示，90%的急性心肌梗死有血栓生成，溶栓疗法已为急性心肌梗死患者的主要治疗措施。临床希望了解哪些物质变化易致高凝状态（危险因素）以及血栓形成判断指标。血栓形成是复杂的生理、生化过程，而动脉血栓与静脉血栓发生机理上有明显差异。动脉血栓是在血流高黏滞状态时，发生在受损血管壁的含少量的纤维蛋白（fibrin）血小板血栓。许多实验和临床资料表明，当粥样斑块破裂后，暴露的粗糙面（内膜下层的结缔组织）常刺激血小板聚集，激活凝血系统，导致富含血小板的白色血栓形成和发展，直至血管完全堵塞。动脉血栓形成的主要危险因素是血浆纤维蛋白原（fibrinogen）、凝血因子Ⅶ和血浆纤溶酶原激活抑制剂（plasminogen activator inhibitor-1，PAI-1）异常。

（1）纤维蛋白原：多因素分析中，纤维蛋白原预测冠心病的能力强于 LDL-C。纤维蛋白原通过损伤血管壁内皮细胞、促进平滑肌的增生和迁移，影响动脉硬化的发生、发展。纤维蛋白原升高将增加血流黏滞度，增强血小板聚集性，促使血栓形成。冠心病患者血中纤维蛋白原＞3g/L 是发生恶性事件的预兆。急性心肌梗死后 1 年死亡者纤维蛋白原浓度（4.61g/L）高于幸存者（4.10g/L）。

目前，临床测定纤维蛋白原的方法有：纤维蛋白凝固法、化学沉淀法、免疫测定法。不同的方法都有较好的相关性，但绝对值不同，得到的危险性预测值也有较大差异，其中纤维蛋白凝固法除了测定纤维蛋白原含量外，还能反映其凝固功能。

至今尚无有效措施能降低纤维蛋白原。血浆纤维蛋白原水平一定程度上和遗传因素有关，现已发现至少有 10 个编码血浆纤维蛋白原 Bβ 链的 β 基因多态性位点，某些多态性位点通过影响纤维蛋白原水平而影响冠心病。

（2）凝血因子Ⅶ和 PAI－1：凝血因子Ⅶ又称血清凝血活酶转变加速素（SPCA Coagulation factor Ⅶ），是一种蛋白酶，分子量 63 kD。当组织损伤时，如斑块破裂后，将释放组织凝血活素，在血浆 Ca^{2+} 作用下和因子Ⅶ结合成复合体，激活因子Ⅹ，催化纤维蛋白原变成纤维蛋白，在动脉血栓的形成中起重要作用。

在中年男性中，因子Ⅶ的升高是冠心病独立的危险因素，因子Ⅶ水平升高 25%，5 年内发生冠心病的危险性增加 62%。这一观点已为大多数研究者认可。最近，发现因子Ⅶ基因中携带 Gln353 基因的个体因子Ⅶ水平低于携带 Arg353 基因的纯合子体。

从血栓形成的机理讲，PAⅠ-1 并非重要物质，但流行病学研究发现它在急性心肌梗死患者中活性增加，并把它看成冠心病独立的危险因素。由于 PAⅠ-1 受多种因素的影响，肥胖、胰岛素抵抗、高 TG 都能促使 PAⅠ-1 升高，其作用尚需进一步证实。PAⅠ-1 基因 4G/5G 多态性研究发现，4G4G 型 PAⅠ-1 高于 5G5G 型和 4G5G 型，而年轻急性心肌梗死患者 4G 等位基因频率高于对照组。

三、心血管疾病的分子生物学概述

随着医学的现代化，人类对许多慢性病的研究已深入到细胞和分子水平，在更深层次上阐述了心血管病的发病机理，在早期疾病的预估上有重大价值。许多心血管疾病和遗传有关，单基因遗传引起的心脏疾病，往往是先天性，但发病率不高；以下讨论多基因所致的心血管病。

多基因遗传有特点：① 多基因遗传病有家族倾向，患者家系成员的发病率显著高于群体发病率；② 双生子发病一致率，单基因遗传双生子发病一致率为 100%，多基因遗传双生子发病一致率＜100%；③ 两个极端变异的个体杂交后，子代为中间体；④ 多基因病较为常见，占人群的 15%～18%，单基因仅占 1%。

在分子生物学，相关基因的确认有一套特殊的方法，不能单纯靠分析发病率和基因多态的相关性，常用的方法有，① 全基因组扫描策略，以 DNA 多态性标志对全基因组逐点进行扫描，寻找与疾病相关的易感基因；② 关联分析，通过对无血缘关系的病例和对照组在某个候选基因多态性等位基因频率不同的分析，寻找因果关系或连锁不平衡；③ 连锁分析，分析受累同胞（affected sib-pair，ASP）或受累家系成员（affected pedigree member，APM）的基因或位点的重组率。必须强调的是相关基因的研究应有较大的样本量，独立评价单基因遗传因素的研究至少需要对照组和患者各 200 例，评价多基因遗传危险因素，至少需要对照组和患者各2 000 例以上。

（一）高血压的异常基因

1. 高血压是高度遗传病　高血压是个有家族集聚性（familial aggregation）的多基因疾病，遗传背景较强，收缩压和舒张压的遗传度为 0.178 和

0.283。血压变异30%～40%由遗传因素所决定。高血压同胞受累患者达20%～65%，父母之一患病，子女调整发病率25.9%（男性）、24.5%（女性），父母均患病，子女调整发病率31.5%（男性）、39.9%（女性），无家族史的人高血压调整发病率15.6%（男性）、15.5%（女性）。高血压遗传度（heritability）表明在高血压发生中遗传因素所起的作用大小，据估计国人高血压的遗传度在60%～86%之间。周雨生等认为在70%左右，高血压是高度遗传疾病。

2. 高血压候选基因　高血压的候选基因是指编码能调控血压的蛋白质的基因。理论认为，凡影响到血压的物质，其编码基因都可能是候选基因。这类和高血压有关的候选基因有近20个，但大量的关联分析和连锁分析尚未找出高血压单独的主基因。

目前，研究认为最可能成为原发性高血压相关基因的是血管紧张素原（AGT）基因，人AGT基因位于染色体1q42～1q42，长约12kb，包含5个外显子和4个内含子。高加索人群研究发现，在高血压时AGT基因，特别M235T突变与高血压有显著的联锁不平衡，高血压者M235T等位基因的频率为0.47，对照组频率为0.38。

血管紧张素转化酶（ACE）基因，人ACE基因位于17q23上，长21kb，由26个外显子和25个内含子组成，最有价值的是第16个内含子287bp的DNA片段插入（I）、缺失（D）多态性。不同人种基因频率不完全相同，高加索人群I频率为0.56，正常人为0.41。黑人D等位基因频率最高，白人次之，亚洲人最低。研究发现ACE基因（I/D）多态性和高血压、冠心病等多种疾病相关联。血管紧张素Ⅱ受体（ATR）基因　ATR有两个亚型，ATR1和ATR2。ATR1基因位于3q21～3q25上，常见5种基因多态性，其中A1166C点突变和人类高血压相关联。

（二）冠心病的遗传基因

冠心病也有明显的遗传倾向，但远不如高血压强。其一级亲属中有冠心病者，冠心病发生的危险性增加2～10倍，这一遗传特征主要表现在对脂质代谢紊乱、高血压、糖尿病、肥胖的易感性，至今尚未发现单独的冠心病易患基因。

1. 脂质代谢紊乱　众所周知，脂肪代谢紊乱和冠心病形成有密切关系，而脂代谢紊乱有些有很强的遗传倾向，如家族性高胆固醇血症（FH），是常染色体显性遗传病，由19号染色体LDLR基因突变所致，早至10岁即可发生冠心病。家族性apoB100缺陷症（FDB），也是单基因遗传病，是由第2号染色体上apoB基因突变所致，60岁前发生的冠心病1/3和此病有关。家族性混合性高脂血症（FCHL），是人群中最常见的遗传性高胆固醇血症（0.5%～2%）和早发性冠心病（10%～20%）的原因之一，11号染色体上apoAⅠ-CⅢ-AⅣ基因簇和该病连锁。

与人群的冠心病和血脂异常最有关是apoE的多态性，apoE基因位于19号染色体，有三种常见的等位基因：E3、E4、E2，E3是野生型，E2型是第158位的突变，E4型为112位氨基酸改变。研究证明，apoE的多态性与冠心病发生关系密切，尸检患者中发现，E3/2基因型与冠状动脉硬化斑块呈负相关。冠心病E4等位基因频率显著高于对照组，故常把E4等位基因看成冠心病的遗传易感基因。

HDL-C是冠心病正性因子，冠心病患者常见HDL-C降低。HDL-C是多基因遗传，ApoA1基因位于第11号染色体，其单基因突变可致HDL-C异常，16号染色体上的LCAT基因和CETP也和HDL-C水平有关。

血浆纤溶酶原激活剂抑制物-1（PAⅠ-1）基因　PAⅠ-1基因位于7q21.3～22，长约12.3kb，含9个外显子和8个内含子。常呈三种多态性：4G/5G插入或缺失多态性；在第3和第4号外显子之间有（C-A）n重复序列多态性；Hind Ⅲ限制性片段长度多态性。这些多态性明显影响血浆PAⅠ-1水平，使冠心病患者易形成动脉血栓。

2. 糖尿病基因　无论胰岛素依赖性糖尿病（IDDM）或非胰岛素依赖性糖尿病（NIDDM）都有明显的家族聚集性和较强的遗传性。IDDM是早发冠心病的重要因素，6p21和11p15是IDDM的两个易感基因，前者实际上是人类白细胞抗原（HLA）的D区，可以解释60%～70%的IDDM的遗传易感性和42%的家系遗传。后者是胰岛素基因区，可以解释10%的家系遗传。有关NIDDM至今提出了多个候选基因，但均无明确的研究结果。

3. 亚甲基四氢叶酸还原酶（MTHFR）基因，20世纪90年代以来，众多研究提出了同型半胱氨酸（homocysteine，HCY）是冠心病的独立危险因子，血中叶酸水平和HCY水平密切有关，MTHFR基因C677T突变所致的活性降低是HCY升高的常见原因。意大利的工作发现心血管患者和对照组相比，C677T突变率分别为62.1%和15.1%。

当前,世界学术界正在努力寻找心血管疾病的致病基因,已有了一大批候选基因,但确定相关基因的方法较一般确定单纯危险因子的要求严格得多,所以至今尚无定论。深信,随着基因组研究的深入,高血压和冠心病相关基因终会逐渐发现,这些相关基因不仅将帮助进一步了解发病机理,而且通过早期的基因多态性分析、基因治疗将从新的角度预防和治疗高血压、冠心病。

第二节　心脏病的检测

心脑血管病诊断有多种手段:X 光、CT 从解剖角度发现异常,心电图从电生理角度发现心脏变化。实验医学在预估和判断动脉硬化是否存在、严重程度以及诊断心肌损伤方面都为临床提供了重要而有用的信息,是心血管病学的重要组成部分。

急性心肌损伤标志物检测

急性心肌梗死是严重凶险疾病,能导致快速死亡。美国每年有 150 万 AMI 患者,其中 1/3 在发病后一年内死亡。有些 AMI 症状不典型,常导致误诊,美国每年有 7 万余 AMI 被误诊,20%没有得到及时治疗。1979 年 WHO 提出急性心肌梗死诊断标准:① 典型的持续的胸痛史,② 典型的心电图改变,包括 ST 段抬高和 Q 波出现,③ 心肌酶学的改变。并认为以上 3 项中的 2 项以上阳性可诊断为急性心肌梗死。

心肌损伤是指伴心肌细胞坏死的疾病,包括急性心肌梗死(心内膜下心肌梗死,穿透性心肌梗死,非 Q 波性坏死)、不稳定性心绞痛,心肌炎。最近,有人把由于冠状动脉狭窄所致的心肌损伤统称 ACS,包括不稳定性心绞痛(UA)、非 ST 段抬高的心肌梗死(NSTEMI)、常见的 ST 段抬高的心肌梗死(STEMI)和无 Q 波急性心肌梗死。由于心肌损伤的涵盖面更广,以下主要讨论心肌损伤标志物。

心肌梗死的主要临床症状是胸痛。美国的资料表明:每年因胸痛就诊的患者 800 万,最后确诊为心肌梗死的患者 100 万,占 12.5%,突然死亡 30 万,占 3.75%;变异性心绞痛 120 万,占 15%。近 1/3 的胸痛患者,是重症冠心病表现。

急性心肌损伤的临床诊断常依赖心电图和病史,但单一心电图还存在不足,心电图诊断急性心肌梗死的阳性率至多 81%,其余的 20%必须依靠生化标志物确诊。即使心电图阳性病例,也须生化标志物相配合提高诊断可靠性。生化标志物也是临床评估病情和预后的灵敏指标。最近国际社会通过了心肌梗死的新定义:临床局部缺血状态敏感和特异的生化标志物如心肌钙蛋白以及 CK-MB 在血液中水平升高。并且认为,ECG 变化如 ST 段升高、降低,T 波倒置,可以反映心肌缺血,但不足以定义心肌梗死,最终的诊断取决生化标志物的水平变化。

一个理想的心肌损伤标志物除了高敏感性和高特异性外,还应该具有以下特性:① 主要或仅存在于心肌组织,在心肌中有较高的含量,在正常血液中不存在,可反映小范围的损伤;② 能检测早期心肌损伤,且窗口期长;③ 能估计梗死范围大小,判断预后;④ 能评估溶栓效果。

(一) 历史演变

1954 年首先报告测定天门冬氨酸转氨酶(aspartate aminotransferase,AST)有助诊断 AMI,1952 年首先从牛心肌提纯乳酸脱氢酶(lactate dehydrogenase,LD),1955 年用于诊断急性心肌梗死。1963 年发现了肌酸激酶(creatine kinase,CK)在急性心肌梗死时快速升高,1966 年发表了 CK-MB 在急性心肌梗死诊断中作用的报告,CK 和 LD 的同工酶检测提高了诊断的特异性。1979 年 WHO 提出急性心肌梗死诊断标准,血清 AST、LD、CK 以及同功酶组成血清心肌酶谱,20 世纪 60、70 年代在诊断 AMI 中起过重要的作用。1985 年出现应用单抗测定 CK-MB 质量(CK-MB mass)方法,CK-MB mass 成为测定 CK-MB 的首选方法。1989 年诊断急性心肌梗死的心肌肌钙蛋白 T(Cardiac troponin T, cTnT)试剂诞生,1992 年 cTnT 首次用于诊断不稳定性心绞痛,同时出现了心肌肌钙蛋白 I(Cardiac troponin I, cTnI)。1994 年 CK-MB 亚单位开始用于临床患者的早期分筛,1996 年发表大样本的 cTnT 和 cTnI 的临床应用报告。近几年内,国内外分别或合作对心肌损伤标志物的应用提出了指南、准则,对实际工作有重要的指导价值。一致认为肌红蛋白是急性心肌梗死早期标志物，肌钙蛋白是心肌损伤的确诊标志物。

（二）传统的心肌酶谱

1. 天门冬氨酸转氨酶 天门冬氨酸转氨酶（AST），又称谷草转氨酶（GOT），广泛分布于人体各组织。肝脏、骨骼肌、肾脏、心肌内含量丰富，红细胞含的AST约为血清10倍，轻度溶血会使测定结果升高。AST由两条多肽链构成，分子量约为100 kD。

参考范围 <40 U/L（37℃）。

临床意义 AST在AMI发生后6～12 h升高，24～48 h达峰值，持续到第5 d或1周降低。由于AST不具备组织特异性，血清单纯AST升高不能诊断心肌损伤。AST诊断AMI敏感性77.7%，特异性仅53.3%。由于敏感性不高，特异性较差，当今学术界已不主张AST用于急性心肌梗死诊断。

2. 乳酸脱氢酶（LD）及其同工酶 乳酸脱氢酶是无氧酵解中调节丙酮酸转化为乳酸的极重要的酶，广泛存在于肝脏、心脏、骨骼肌、肺、脾脏、脑、红细胞、血小板等组织细胞的胞浆和线粒体中。LD是分子量135 kD的四聚体，由M型和H型亚单位构成5种同工酶：H_4（LD_1）、MH_3（LD_2）、M_2H_2（LD_3）、M_3H（LD_4）、M_4（LD_5）。LD不同组织有其特征性同工酶。心脏、肾脏和红细胞所含的LD同工酶比例相近，以LD_1和LD_2为主。LD同工酶谱常用电泳法测定，如测LD_1用电泳法、免疫抑制法结合生化法测定。当前许多厂家已开发了免疫抑制法的试剂盒，并能在自动生化仪上应用，使LD和LD_1广泛应用于临床。

参考范围 乳酸脱氢酶（LD或LDH）

连续监测法 104～245 U/L，

速率法 95～200 U/L。

乳酸脱氢酶同工酶（LDiso）

圆盘电泳法

LD_1 0.327±0.046（32.7%±4.6%），

LD_2 0.451±0.035 3（45.1%±3.53%），

LD_3 0.185±0.029 6（18.5%±2.96%），

LD_4 0.029±0.008 9（2.9%±0.89%），

LD_5 0.008 5±0.005 5（0.85%±0.55%）。

醋酸膜电泳法

LD_1 0.24～0.34（24%～34%），

LD_2 0.35～0.44（35%～44%），

LD_3 0.19～0.27（19%～27%），

LD_4 0～0.05（0%～5%），

LD_5 0～0.02（0%～2%）。

临床意义 当心肌损伤时，心肌细胞膜破裂，线粒体、胞浆内物质外漏到细胞间液及外周血中。LD和LD_1在急性心肌梗死发作后8～12 h出现在血中，48～72 h达峰值，LD的半寿期为57～170 h，大约7～12 d回复正常，如果连续测定LD，对于就诊较迟CK已恢复正常的AMI患者有一定参考价值。临床还常选用α-羟丁酸脱氢酶（HBDH）作为急性心肌梗死诊断指标，此酶本质还是LD，反映了以羟丁酸为底物时的LD_1和LD_2的作用。由于机体多处组织存在LD，非梗死所致的快速心律失常，急性心包炎、心衰都可使LD轻度升高，用血清LD活力升高诊断心肌损伤的特异性仅53%。LD的另一缺点是无法用于评估溶栓疗法，红细胞含丰富的LD，溶栓疗法常致溶血，使LD升高。LD同工酶测定可提高诊断特异性，有人认为急性心肌梗死时不仅LD_1升高，往往还有LD_2相对降低，故LD_1/LD_2比例（>0.76%）更敏感和特异，LD_1/LD_2的敏感性为75%～86%，特异性为85%～90%。

临床检测急性心肌梗死时LD和LD同工酶的应用原则：① 限制LD应用，不作为常规检查项目，对患者作个案处理，主要用于排除急性心肌梗死诊断；② 在胸痛发作24 h后测定LD同工酶，作为CK-MB补充；③ LD出现较迟，如果CK-MB或cTn已有阳性结果，AMI诊断明确，就没有必要再检测LD和LD同工酶。

3. 肌酸激酶（CK）及其同工酶

（1）CK概述：CK是心肌中重要的能量调节酶，在ATP提供的能量下，催化肌酸生成磷酸肌酸（CP）和ADP，CP可以运送至细胞质中并储存。这种能量的储存形式比直接储存ATP好，在线粒体可以通过氧化磷酸化获取能量。CK存在于需要大量能量供应的组织，除了肌肉外还常见于肾脏远曲小管、脑组织。CK分子量>80 kD，在肝脏被清除。

CK是一种二聚体，分子量86 kD，占骨骼肌干重的1%～2%，占心肌干重的15%～20%。由M和B两个亚基组成，形成CK-MM、CK-MB和CK-BB同工酶。CK-BB存在于脑组织中，CK-MM和CK-MB存在各种肌肉组织中，不同肌肉同工酶的比例不同，骨骼肌中98%～99%是CK-MM，1%～2%是CK-MB；心肌内80%左右也是CK-MM，但CK-MB占心肌总CK的15%～25%。各种CK同工酶还可根据电泳的不同的等电点分出若干亚型，如CK-MB可分为$CK-MB_1$和$CK-MB_2$。

(2) CK的检测方法：最常用的CK检测法为生化法，运用此法。

参考范围　男性80～200 U/L，女性60～140 U/L。

不同种族略有差异，儿童高于成年人。除了急性心肌梗死外，下述情况CK也可升高：肌肉创伤，各种神经肌肉疾病，服用海洛因、可卡因、抗抑郁药，怀孕，肿瘤和脑部疾病。

检测CK－MB的方法很多，早期应用的是离子交换色谱和电泳法，操作复杂、耗时较多，以后亦以免疫抑制法为主，降低了检测限，提高了临床敏感性。新一代的方法是用单克隆抗体测量CK－MB的质量（mass），用二株抗CK－MB的单抗测定CK－MB蛋白量，此法检测限为1 μg/L，诊断急性心肌梗死较酶法更敏感、更稳定、更快（10～40 min），而且可以自动化。

CK同工酶亚型不是临床常规项目，但在研究室开展很广。所用的技术包括等电聚焦电泳、层析聚焦、免疫印迹试验、阴离子交换高效液相色谱等，这些方法的主要缺点是技术设备要求高、耗时长、在低浓度时敏感性差。最近利用高压电泳分离CK同工酶亚型，快速、敏感，较为常用。

临床意义　CK早在20世纪60年代即用于诊断急性心肌梗死，1972年CK－MB首次用于临床。CK、CK－MB对于诊断AMI贡献卓著，是世界上应用最广泛的心肌损伤指标。既可以用于较早期诊断AMI，也可以用于估计梗死范围大小或再梗死。CK和CK－MB在AMI发生后4～6 h即可超过正常上限，24 h达峰值，48～72 h回复正常，CK半寿期10～12 h。

CK－MB和CK总酶常同时测定，当用免疫抑制法测定CK－MB时，CK－MB的正常上限为15 U/L，临床常用CK－MB/总CK的比值，当CK－MB为质量法此比值称为百分相对指数（percent relative index，%RI），如CK－MB用酶活性法，此比值称为百分CK－MB（%CK－MB）。如总CK＞100 U/L，CK－MB＞15 U/L，但%CK－MB＜4%，多考虑肌肉疾病，如总CK＞100 U/L，%CK－MB在4%～25%，急性心肌梗死诊断可成立，如总CK＞100 U/L，%CK－MB＞25%，考虑有CK－BB或巨型CK存在。CK升高和发作时间有关，传统测定为住院时、12 h后、24 h各测1次，现在倾向于住院时、3 h后、6 h后、9 h后各测1次。

1978年开始将CK同工酶亚型用于诊断急性心肌梗死，$CK－MB_2$在急性心肌梗死后出现较早，在急性心肌梗死发生2 h即上升，10～18 h达峰值，12～24 h下降。其中CK也常用于观察再灌注的效果，溶栓后几小时内，CK－MB还会继续升高，称“冲洗现象”，此后，CK即下降。

在急性心肌梗死发作后6～36 h内，CK－MB敏感性为92%～96%，在ECG阴性患者敏感性79.7%。如进一步测定$CK－MB_2$和$CK－MB_1$，以$CK－MB_2$＞1.0 U/L，$CK－MB_2/CK－MB_1$比例超过1.5为标准，该标志物出现早于CK－MB，诊断的特异性达95%。

CK作为急性心肌梗死标志物物有以下优点：① 快速、经济、有效，能准确诊断急性心肌梗死，是当今应用最广的心肌损伤标志物；② 其浓度和急性心肌梗死面积有一定的相关，可大致判断梗死范围；③ 能测定心肌再梗死；④ 能用于判断再灌注成功率。

其缺点是：① 特异性较差，特别难以和骨骼肌疾病、损伤鉴别；② 在急性心肌梗死发作6 h以前和36 h以后敏感度较低，只有CK－MB亚型可用于急性心肌梗死早期诊断；③ 对心肌微小损伤不敏感。

CK同工酶的特异性和敏感性高于总CK，目前临床倾向用CK－MB替代CK作为心肌损伤的常规检查项目。

（三）心肌肌钙蛋白

1. 总肌钙蛋白

(1) 肌钙蛋白（Tn）的特性：Tn复合体存在于各种骨骼肌胞浆的细丝中，由钙介导调节肌肉收缩。平滑肌无肌钙蛋白，由钙调素调节平滑肌收缩。1965年首次发现Tn，当时称为新的蛋白因子。1968年发现肌钙蛋白至少含2个蛋白的复合物：钙敏因子和ATP酶活性的抑制因子。1971年Tn电泳分离出3个组分，1973年将与钙结合的部分称肌钙蛋白C(TnC)，含抑制因子部分称为肌钙蛋白I(TnI)，和原肌球蛋白结合的部分称为肌钙蛋白T(TnT)。

TnT是收缩蛋白中调节蛋白的部分，与TnC、TnI组成复合体存在于心肌和骨骼肌细肌丝处，其分子量约33 kD，95%的TnT以结合形式存在，尚有少量（约6%～8%）以游离形式存在于胞浆内。TnT在心肌含量约10.8 mg/g，CK－MB为1.4 mg/g，肌红蛋白为23.6 mg/g，cTnI含量4.0～6.0 mg/g。在心肌中cTnT、cTnC和cTnI的半寿期分别为 3.5 d、5.3 d 和 3.2 d。但血清中 cTnT 半寿期为 120 min。

在不同的骨骼肌，由于 TnT 和 TnI 的基因在染色体的位置不同，编码的氨基酸顺序和分子量都不全相同。心肌 TnT 基因位于染色体 1q32，慢肌的 TnT 基因在染色体 19q13.4，快肌的 TnT 基因在染色体 11p15.5。在快型骨骼肌（简称快肌）、慢型骨骼肌（简称慢肌）、心肌中的分子量分别为：30.062 kD、30.549 kD、34.566 kD（TnT），21.190 kD、21.637 kD、23.980 kD（TnI）。在氨基酸组成上也有差别，快肌和心肌的 TnT 之间有 120 个氨基酸（占全部氨基酸的 56.6%）同源，慢肌和心肌 TnT58.8%同源；快肌和心肌 TnI 之间有 113 个氨基酸（41.4%）同源，慢肌和心肌 TnI46.2%同源，这不同基因编码的氨基酸序列差异，是筛选特异抗体的基础。

（2）肌钙蛋白的作用机理：肌钙蛋白复合体在钙离子作用下，通过构型变化调节肌动蛋白（细丝基本结构）和肌球蛋白（粗丝的基本结构）之间的接触。TnI 是主要的抑制因素，当钙离子进入细胞间隙后，钙离子和 TnC 结合，吸引 TnI 使其离开原肌球蛋白，消除抑制。TnT 刺激作用肌动蛋白的 ATP 酶，TnT 的羧基端位于球状头部，氨基端位于尾部，当头尾聚合时，原肌球蛋白重叠，形成三聚物，拉动原肌球蛋白，肌球蛋白和肌动蛋白接触，细丝在粗丝中滑动，肌肉收缩，见图 15-2。

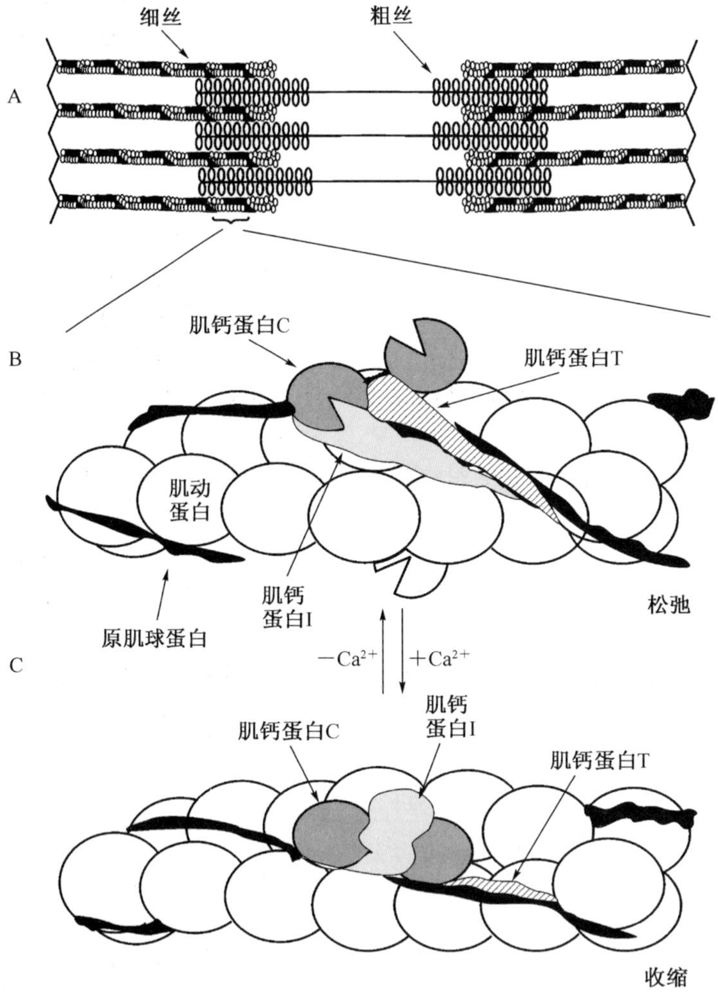

A：示一肌节，以肌球蛋白为主的粗丝和肌动蛋白为主的细丝的相对位置，在肌肉收缩时，在 ATP 提供能量和细胞内钙离子作用下，肌丝间沿纵轴滑动，肌节缩短。

B：在无钙离子时，肌纤维松弛状态时，肌钙蛋白-原肌球蛋白-肌动蛋白互相作用模式。

C：钙离子进入并和肌钙蛋白结合，导致肌钙蛋白复合物构象改变。

图 15-2　心肌超微结构图

急性心肌梗死患者 cTn 动态变化曲线和 CK－MB 很相近，急性心肌梗死后 4～8 h 在血清中高于决定值，这是细胞质中的 cTn 释放所致(3%～6% cTn 存在于肌细胞质中，而 100% CK－MB 都存在细胞质中)，出现晚于肌红蛋白，但其升高持续时间(窗口期)长，cTn 一旦升高往往持续 4～10 d，甚至可达 3 周，这不仅是 cTn 半寿期较长，主要还是局部坏死肌纤维不断释放 cTn 的结果。由于 cTn 窗口期长于 LD，在诊断发现较迟的急性心肌梗死时可替代 LD。和 CK－MB 比较，正常人血清中几乎测不到 cTn，因而它对急性心肌梗死有较高的分辨能力。cTn 是心肌特有的，因而特异性高。在怀疑急性心肌梗死的患者，一般在入院时和入院后 3 h、6 h、9 h 各测 1 次 cTn 和肌红蛋白。第 51 届美国心脏病年会上，有人提出重新定义心肌梗死的诊断标准，以肌钙蛋白阳性为主要诊断标准，由于这一标准扩大了急性心肌梗死范围，增加临床急性心肌梗死患者，学术界尚未最后定论。

2. 心肌肌钙蛋白 T

(1) 心肌肌钙蛋白 T(cTnT)的检测：自 1986 年推出 cTnT 检测试剂以来，世界多个国家已经广泛应用血清 cTnT 诊断 AMI。近年发现应用 cTnT 对不稳定心绞痛患者监测可以发现一些轻度和小范围心肌损伤。

最初的 cTnT 试剂是由生物素标记的鼠抗人 cTnT 单克隆抗体制备的，此抗体和慢肌的 sTnT 有 3.6% 的交叉反应，最低检测限 0.04 μg/L，第二代试剂减少了和慢肌的交叉反应，最低检测限为 0.02 μg/L，最近已有电化学发光试剂盒，该试剂盒所用的抗体和第二代相同，最低检测限为 0.01 μg/L，试验可在 9 min 内完成。第二代试剂 99.6% 非心脏患者＜0.1 μg/L，心肌损伤的判断值(cut-off)＞0.08 μg/L。

(2) 临床意义：临床常用敏感性和特异性比较各种标志物诊断价值，在急性心肌梗死患者还须结合时间一起考虑。图 15－3 是几种标志物在不同时间的 ROC 曲线，从图上可看到在发作时 cTnT 的敏感性只有 50%～60%，随时间延长，敏感性逐步提高，至 6 h，敏感性达 90% 以上，而且维持这一高敏感性直到 5 d 以上。从图中可见，心脏标志的敏感性和发作时间的关系。肌红蛋白敏感性最早达高峰，12 h 后很快下降，CK 和肌钙蛋白 T 同时达峰

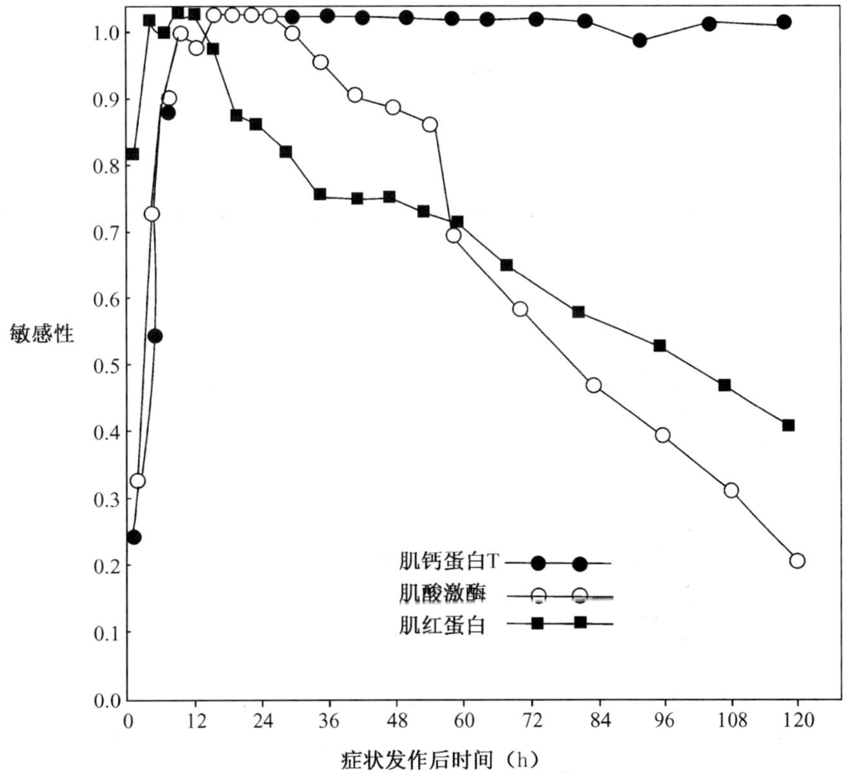

图 15－3　心肌梗死发作后肌钙蛋白 T、CK、肌红蛋白的诊断敏感度

值，CK 维持时间短，24 h 后下降，肌钙蛋白 T 在发作 120 h 后仍在峰值。对于单一的急性心肌梗死，cTnT 的特异性比 CK－MB 低，前者是 40%～60%，后者为 75%～80%，这是由于 cTnT 阳性的患者包括了不稳定性心绞痛、心肌炎，甚至稳定性心绞痛，见表 15－1。

cTnT 还可用于评估溶栓疗法的成功与否，观察冠状动脉是否复通。溶栓成功的病例 cTnT 呈双峰，第一个峰高于第二个峰（见图 15－4）。研究表明，用 cTnT 评估复通，90 min 时优于 CK－MB 和肌红蛋白，如果结合其他诊断 AMI 指标，如 12 导联心电图的 S－T 段变化，效果更好。

cTnT 还常用于判断急性心肌梗死大小，用同位素 ^{201}TI 和 ^{99m}Tn 确定急性心肌梗死面积并和心肌标志物比较，发现 CK－MB、cTnT 和同位素检测的结果相关系数分别为 $r=0.56$ 和 $r=0.75$。

不稳定性心绞痛是冠心病的一种，表现为休息期持续时间较长的心绞痛，是由于冠状动脉痉挛或不完全栓塞，伴或不伴小灶性心肌坏死，其严重程度介乎普通心绞痛和急性心肌梗死之间，对于这种微小的心肌损伤，CK－MB 常常不敏感，阳性率仅为 8%，cTnT 对不稳定性心绞痛阳性率达 39%。

对于心肌炎诊断，cTnT 是比 CK－MB 敏感得多的指标，有报道，84%心肌炎患者 cTnT 升高，但是 cTnT 阴性仍不能排除心肌炎的存在。

3. 心肌肌钙蛋白 I

（1）cTnI 的特性：cTnI 分子量比 cTnT 小，22 kD。由于基因编码的慢骨骼肌 TnI（sTnT），快骨骼肌 TnI（fTnT）和心肌 TnI 不全相同。cTnI 只有 46.2%、41.4%氨基酸序列与 sTnI、fTnI 同源。因此，恰当选择氨基酸序列，就可以制备出特异的抗 cTnI 单抗，只识别来自心肌的 TnI，可使识别特异性达 100%。cTnI 的基因位于 19p13.2～19q13.2，不同种系的哺乳类动物，如兔、牛、狒狒、猴、人，都是同一的 cTnI 基因。实际上，目前检测的 cTnI 多以复合物形式存在，在 AMI 中 90%是 cTnI－cTnC 复合物，在 AMI 患者血中仅见 5%的 cTnI－cTnT。cTnI－cTnC 复合物中由于 cTnC 的保护作用，cTnI

表 15－1 不同采样时间 cTnI 和 CK－MB 诊断 MI 敏感度

心脏标志物	发作后 0～4 h	5～11 h	12～23 h	24～47 h
	$N=74$	$N=123$	$N=178$	$N=108$
cTnI	18.9%	71.5%	91.6%	97.2%
95%可信限	10.8%～29.7%	62.7%～79.3%	86.5%～95.2%	92.1%～99.4%
CK－MB	37.5%	83.8%	92.7%	89.7%
95%可信限	26.4%～49.7%	75.8%～89.9%	87.8%～96.0%	82.4%～94.8%

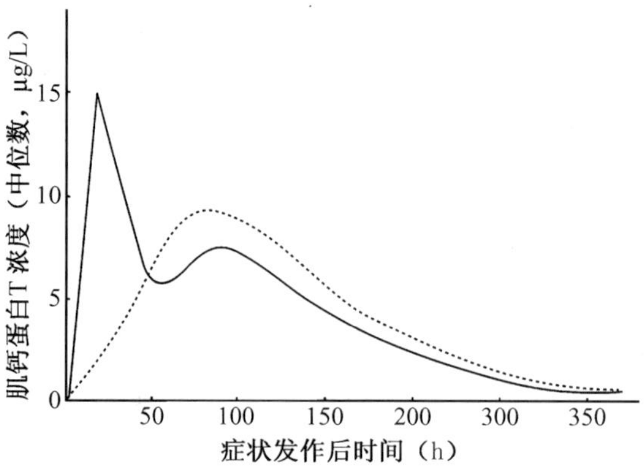

50 例心肌梗死后 5.8 h 内再灌注成功患者，其肌钙蛋白 T 浓度先出现一个高峰，然后迅速下降（黑线表示）；18 例心肌梗死后未行再灌注患者，肌钙蛋白 T 浓度呈缓慢升高的单峰（虚线表示）。

图 15－4 心肌梗死后溶栓成功与未再灌注病例肌钙蛋白 T 的动态变化

的中心区(第 28 位～110 位氨基酸)比较稳定，是制备抗体常选用的抗原决定簇区段。

第一个检测 cTnI 的报道见于 1987 年，用羊和兔的多克隆抗体放射免疫法测定人的 cTnI，检测限为 10 μg/L 和 sTnI 交叉反应 2%。

(2) cTnI 的临床意义：cTnI 是一个十分敏感和特异的急性心肌梗死标志物。心肌内 cTnI 很丰富，心肌损伤后 4～6 h 释放入血，达到诊断决定值。首先释放的是胞浆内 3%～6%的游离 cTnI，心肌缺血症状发作后 14～36 h 出现高峰，高峰出现时间与血中 CK、CK－MB 相似。持续 3～7 d，部分病例 14 d时仍可测到。血中 cTnI 的半寿期约为 2 h 左右。在 7 d 后，cTnI 诊断 AMI 敏感性超过 LD_1/LD_2。最近文献指出，测定血清 cTnI 诊断 AMI 的敏感性 97%、特异性 98%、预测值 99.8%。和 cTnT 一样，cTnI 可用于溶栓后再灌注的判断，在成功的溶栓疗法使冠状动脉复通后 30～60 min，cTnI 还会继续升高，其敏感性约为 80%，高于 CK－MB 和肌红蛋白。cTnI 可敏感地测出小灶性可逆性心肌损伤存在，不稳定心绞痛和非 Q 波 MI。不稳定心绞痛患者血中 cTnI 阳性率 20%～40%，这类患者属高危者，30 d 和 6 个月内发生 MI 和死亡率均明显高于阴性者，必须及时应用 PTCA 或溶栓治疗。

(3) 心肌肌钙蛋白的评价

1) 优点。① 由于心肌中肌钙蛋白的含量远多于 CK，因而敏感度高于 CK，不仅能检测出急性心肌梗死患者，而且能检测微小损伤，如不稳定性心绞痛、心肌炎；② 在恰当选择肌钙蛋白特异的氨基酸序列作为抗原决定簇，筛选出的肌钙蛋白抗体，其检测特异性高于 CK；③ 有较长的窗口期，cTnT 长达 7 d，cTnI 长达 10 d，甚至 14 d。有利于诊断迟到的急性心肌梗死和不稳定性心绞痛、心肌炎的一过性损伤；④ 双峰的出现，易于判断再灌注成功与否；⑤ 肌钙蛋白血中浓度和心肌损伤范围的较好的相关性，可用于判断病情轻重，指导正确治疗。胸痛发作 6 h 后，血中心肌肌钙蛋白浓度正常可排除急性心肌梗死。

2) 缺点　① 在损伤发作 6 h 内，敏感度较低，对确定是否早期使用溶栓疗法价值较小；② 由于窗口期长，诊断近期发生的再梗死效果较差。

(四) 肌红蛋白

1995 年国际"急性心肌梗死溶栓疗法"研究组(TIMI)，总结多中心的临床试验的结果，认为溶栓疗法治疗急性急性心肌梗死，大大改善了急性心肌梗死的预后，降低了急性心肌梗死的死亡率。但此方案的应用前提是必须在急性心肌梗死早期使用，有人认为最好在发作 3 h 内溶栓，并推算出每延迟 1 h，患者在 30 d 内存活机会减少 21/1 000。使用溶栓疗法越早，抢救 AMI 成功率越高。根据血栓的特性，首剂必须在急性心肌梗死发作 6 h 以内应用，超过 6 h，溶栓疗法无效。急性心肌梗死典型症状是胸痛，临床研究发现只有 32.5%急性心肌梗死患者有典型的梗死型心绞痛。在诊断急性心肌梗死中起重要作用的心电图在急性心肌梗死早期只有 73%呈典型的 Q 波和 S－T 段升高。实际上，在 20 世纪 80 年代，已有人用肌红蛋白(myoglobin，Mb)诊断急性心肌梗死，但由于当时尚无溶栓疗法，对诊断时间要求不迫切而放弃了，直到近 10 年来才又被重视。

从病理生理学角度讲，心脏标志物出现早晚与分子大小和其细胞中存在部位有关。标志物分子量越小，越易透过细胞间隙至血液，细胞质内高浓度物质比核内或线粒体内物质及结构蛋白更早在血中出现。但有些结构蛋白，如肌钙蛋白主要在肌球蛋白内，在细胞质也有少量(3%～7%)存在也可较早释放入血。

1. 生化特性　Mb 是一种氧结合蛋白，广泛存在于骨骼肌、心肌、平滑肌，约占肌肉中所有蛋白的 2%。Mb 分子量小，仅 17.8 kD，＜CK－MB (86 kD)更＜乳酸脱氢酶(134 kD)，且位于细胞质内，故出现较早。到目前为止，它是 AMI 发生后最早的可测标志物。

2. 临床意义　当 AMI 患者发作后细胞质中 Mb 释放入血，2 h 即升高。6～9 h 达高峰，24～36 h 恢复至正常水平。Mb 的阴性预测价值为 100%，在胸痛发作 2～12 h 内，如 Mb 阴性可排除急性心肌梗死。

心电图是临床诊断急性心肌梗死的主要工具，但据统计仍有 27%急性心肌梗死患者发病后无典型的特征性心电图表现。心电图结合 Mb 能提高急性心肌梗死早期诊断的有效率，从单独用心电图的 72%提高至 82%。溶栓成功者，Mb＜正常的 4.6 倍，并在溶栓后 2 h 明显下降。

临床上除急性心肌梗死以外，开胸手术、过度体育锻炼、骨骼肌创伤、进行性肌萎缩、休克、严重肾衰、肌肉注射等，血清 Mb 都会升高。当胸痛发作 2 h 前或 15 h 后测定 Mb，往往呈假阴性。Mb 临床应用的主要问题是特异性不高，约为 60%～95%，特别在早期心电图和其他标志物都未变化时，单凭 Mb 决定是否使用溶栓疗法有一定的风险，近年来有人提出了碳酸酐酶Ⅲ(carbonic anhydrase Ⅲ，CAⅢ)的新标志物。Brogan 提出的判断标准为：① 当间隔1 h 的 2 次测定，差值＞40 μg/L 或② 任何一次测定＞110 μg/L，即可判定为阳性，见图 15－5。

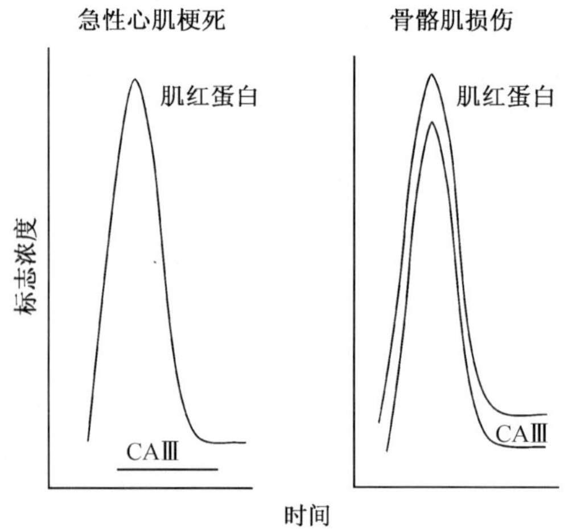

心肌梗死和急性骨骼肌损伤时，肌红蛋白升高，但 CAⅢ特异性较高，仅见骨骼肌损伤时，在心肌梗死时，始终正常。

图 15－5　心肌梗死患者和急性骨骼肌损伤患者的肌红蛋白和 CAⅢ的比较

由于 Mb 消除很快，因而是判断再梗死的良好指标。表 15－2 是 2 例再梗死患者的实测数据，病例 1 在 50 h 和 70 h 后出现再梗死，Mb 出现了 2 个新峰，CK－MB 仅 82 h 时升高，cTnT 未能反映先后出现的再梗死；病例 2 是有较多并发症的重症病号，在 28 h 和 96 h 时出现了再梗死，cTnT 只反映了第二次再梗死，Mb、CK－MB 在 28 h、96 h 时都有新峰。

3. 肌红蛋白的评价

(1) 优点：① 在急性心肌梗死发作 12 h 内诊断敏感性很高，有利于早期诊断，是至今出现最早的急性心肌梗死标志物；② 能用于判断再灌注是否成功；③ 能用于判断再梗死；④ 在胸痛发作 2～12 h 内，肌红蛋白阴性可排除急性心肌梗死诊断。

(2) 缺点：① 特异性较差，但如结合 CAⅢ，可提高诊断急性心肌梗死特异性；② 窗口期太短，回降到正常范围太快，峰值在 12 h，急性心肌梗死发作后 16 h 后测定易见假阴性。

表 15－2　心肌再梗死患者三种心肌标志物测定结果

发作时间(h)	cTnT(μg/L)	Mb(μg/L)	CK－MB(μg/L)
病例 1			
2	0.95	15	4.0
8	5.5	52	29
41	7.9	58	31
50	5.6	16	8.6
58	4.8	40	5.1
70	2.8	31	2.2
82	2.6	128	4.5
病例 2			
4	1.8	102	2.8
7	97	＞625	161
12	＞150	＞625	177
20	＞150	309	66
28	96	＞625	161
48	23	291	7.8
96	85	＞625	22

(五) 正在探索中的新标志物

急性心肌梗死新的治疗方案促进了新的心肌损伤标志物的诞生。20 世纪 90 年代以前在临床广泛应用的所有的标志物均在 4～6 h 后才出现阳性结果，临床溶栓需要促使对急性心肌梗死早期标志物的研究和开发。其次，新的标志物出现和技术的进步密切相关，先进的检测手段满足了标志物的开发需要。目前 Mb 已被公认为是早期心肌损伤指标，90 年代以后又出现了一批新心脏标志物。

1. 肌球蛋白轻链和重链

(1) 生化特性：肌肉收缩的基本结构单位是肌小节，它由精密排列的粗丝和细丝组成，粗丝的主要成分是肌球蛋白，肌球蛋白由两条重链(myosin heavy chains，MHC，分子量 220 kD)、两对轻链(myosin light chains，MLC，分子量 20～27 kD)组成，轻链又分为基本功能链 MLC1(分子量 27 kD)和起调节作用的 MLC2(分子量 20 kD)。

人心肌的 MHC 基因位于第 14 对染色体。由两个同种异构体 α 和 β 组成，形成一长的螺旋状链和两个球状的头，每一重链的头相对一条轻链。心脏的 β－MHC 和慢型骨骼肌 MHC 共同表达，α－MHC 是心肌所特有，骨骼肌 MLC 和心肌 MLC 的氨基酸序列有 20%不一致，这些是制造心肌特异单克隆抗体的结构基础。肌球蛋白是一个很大的可溶蛋白，平时稳定位于肌小节内，在心肌细胞浆中约有<1%的游离状的轻链，但无游离状的重链。

(2) 临床应用：1985 年首次用放射免疫测定 MHC，以后发现当时测定的实际是重链片段，由于这一片段分子量始终不清，所用单位至今仍是 μU/L。MHC 的特点是持续时间较长，在 AMI 第 2 d 患者血中 MHC 升高，第 5～6 d 呈峰值，至第 10 d 才消失。MHC 有如下特点：① 窗口期是至今为止发现的心脏标志物中最长的，检测 MHC 有助于 AMI 回顾性诊断；② MHC 变化很少受再灌注的影响，动物实验证明实际梗死面积十分接近通过 MHC 积分估算梗死范围；③ 可以用于检测术前梗死。其方法学存在的问题限制了 MHC 临床应用。

MLC 也是用免疫法测定，由于较稳定，血中半寿期 75 min。正常人群的血中 MCL_1 很低，现在临床上几乎都用 MCL_1，诊断决定值 1.0 μg/L。1978 年首次用于临床，发现其浓度-时间曲线很特殊，AMI 症状发作 3～6 h 即可测到 MLC，快速升高后，接着缓慢持续升高呈长期的平缓峰，第 4 d 达高峰，可持续 10 d 左右，其时间浓度曲线呈特殊的双峰状。

(3) 肌球蛋白轻链的评价：MLC 有以下特点：① 血清 MLC 升高幅度对诊断 AMI 和估计其预后很有价值，无论 MLC 升高峰值还是曲线下面积都与心肌梗死范围高度相关（$r = 0.818$），远高于 CK（见表 15-3），因而 MLC 是评估急性心肌梗死患者预后的理想指标。② 约有一半的不稳定心绞痛患者 MLC 可升高，其敏感性超过 cTnT 和 CK-MB 质量，冠状动脉造影证明，MLC 异常表明冠状动脉至少有一支阻塞>75%，其表现和心电图很一致。③ MLC 可早至 3 h 即出现，但不能作为判断 AMI 溶栓后血管是否再通的指标。由于以上特点，在 MLC 方法学改进和标准化后，MLC 有可能成为一个有价值的心脏标志物，见图 15-6。

表 15-3　心肌标志物和急性心肌梗死面积相关关系

标志物	相关系数(r)
MCL_2，释放	0.818
MCL_2，峰值	0.683
CK，释放	0.56
CK，峰值	0.462
cTnT，峰值	0.750
AST，峰值	0.492

2. 糖原磷酸化酶　心肌缺氧时，影响了能量的利用，这时局部组织为了保证重要功能如离子泵的能量供应，牺牲其他的生理功能，糖、脂肪酸和蛋白进行无氧代谢。心肌持续缺氧、缺血，细胞损伤，大分子物质释放出来，这种释放入血的物质可以成为心肌缺血的标志物。糖原磷酸化酶（glucogen phosphorylase，GP），催化、降解糖原，产生糖酵解必需的物质。GP 是两聚体，分子量 188 kD，位于心肌肌浆网（SR）上，有三种同工酶形式，脑和心脏的 GPBB，骨骼肌的 GPMM 和肝脏的 GPLL。心肌缺氧、缺血时，GPBB 随糖原降解加速进入胞浆，透过

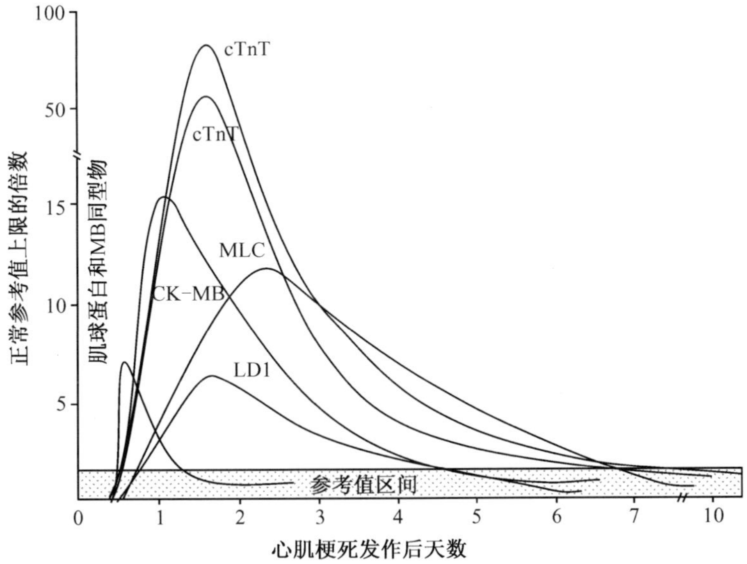

图 15-6　心肌梗死后血中主要心脏标志的动态变化

胞膜进入循环。它的出现意味着心肌缺血，处于糖原糖酵解状态。GPBB被认为是诊断心肌缺血的最为敏感指标之一。在急性心肌梗死时，GPBB在胸痛2～4 h开始升高，它的特异性与CK－MB相似。

3. 脂肪酸结合蛋白质　为了更早诊断AMI，寻找比Mb分子量更小的物质，学者们作了大量的研究，结果发现了脂肪酸结合蛋白(fatty acid binding protein，FABP)。FABP是一个家族，包括至少6种低分子量的同类物质，它能和脂肪酸结合，在心肌脂代谢中起重要作用，FABP是小分子量(14～15 kD)胞浆蛋白，心肌内FABP含量(0.46 mg/g)比骨骼肌组织内丰富许多。

一组结扎鼠冠状动脉实验表明，结扎后4 h血中即可测到FABP。临床研究显示，AMI胸痛发作后1～1.5 h血中即可出现FABP，20 h后消失。FABP诊断早期AMI的敏感性和特异性和Mb相近，比CK－MB高，报道165例胸痛发作6 h内患者FABP诊断AMI的敏感性81.8%、特异性86.4%、预测准确性83.6%。在0～3 h，FABP和CK－MB的敏感性分别为91.4%和20%。FABP在急性心肌梗死中的诊断价值和肌红蛋白相近。临床用Mb/FABP比例来诊断急性心肌梗死，增加特异性和使用价值。表15－4显示在多种情况下的二者比例，在心肌组织中，FABP多，比例低；在骨骼肌中，MB相对多，比例高；心脏手术时，先由心脏释放，比例低，后以骨骼肌为主，比例增高。

表15－4　在各种组织和疾病时Mb/FABP比例

组织和疾病	Mb/FABP比例	SD
心脏	4.5	1.0
骨骼肌	47	8.0
急性心肌梗死未溶栓，血中	6.2	1.0
急性心肌梗死伴溶栓，血中	4.4	1.4
心脏手术后，血中	—	—
0.5 h	11.3	4.7
8 h	6.7	3.7
24 h	32.1	13.6

4. 缺血修饰白蛋白(Ischemia Modified Albumin，IMA)　IMA是心肌缺血标志物，当任何器管呈现缺血状态时，由于自由基的产生、氧张力下降、酸血症以及其他的改变，都可使白蛋白的N－Asp－Ala－His－Lys片段变化，改变了的白蛋白称缺血修饰白蛋白。

IMA对于心肌缺血有较高的灵敏度，其敏感性82%，超过单纯心电图(敏感性45%)和cTn(敏感性20%)；但特异性较差46%<心电图(91%)更<cTn(99%)。对于ACS患者，IMA检出率是ECG的2倍，cTn的4倍。IMA阳性患者还见于缺氧、其他肌肉和脏器的缺血，脑缺血、肝硬化、某些肿瘤。如怀疑心肌缺血，IMA是一个较好的排除指标。由于IMA是一个新指标，其临床价值还有待于进一步研究。

目前临床诊断急性心肌梗死常用标志物动态变化趋势见图15－5，表15－5小结了这些指标的有关参数。

表15－5　临床常用的诊断急性心肌梗死常用标志物一览表

心肌标志物	分子量(kD)	判断值	出现时间(h)	达峰时间(h)	恢复时间	升高倍数
Mb	17.8	100 μg/L	0.5～2	5～12	18～30 h	5～20
CK	86	200 U/L	3～8	10～36	72～96 h	5～25
CK－MB	86	>25 U/L，3 μg/L	3～8	9～30	48～72 h	5～20
MB亚型	86	MB_2>2.6 U/L	1～4	4～8	12～24 h	3～5
		MB_2/MB_1>1.5	—	—		
LD	135	>200 U/L	8～18	24～72	6～10 d	3～5
LD_1	135	>40%总LD	8～18	24～72	6～10 d	5～10
		LD_1/LD_2>1	—	—		
cTnT	39.7	0.1 μg/L	3～6	10～24	5～10 d	30～200
cTnI	22.5	1.5～3.1 μg/L	3～6	14～20	7～14 d	20～50

第三节　心脏病的实验诊断

一、心脏病

根据临床病理，冠心病的自然病程分四个主要阶段：① 脂肪沉积、脂肪条纹形成，② 粥样斑块形成，冠状动脉血流减少，③ 粥样斑块破裂，冠状动脉内血栓形成，心肌缺血，④ 一支以上冠状动脉完全阻塞或痉挛，心肌坏死。前两个阶段患者无症状，在心肌缺血阶段可发生稳定性心绞痛（也有人称休息心绞痛）和不稳定性心绞痛（变异性心绞痛），最后发展为心肌梗死。不同阶段有其特有的指标。

1. 粥样斑块形成及冠状动脉血流减少　动脉硬化是一个渐进性疾病，病变进展缓慢、隐匿性强，从粥样斑块开始形成到心肌缺血长达数十年。动脉硬化的此阶段，静息心电图绝大部分正常，患者往往无心绞痛症状，仅有危险因素异常。在现代医学中，如何尽早识别冠心病是临床上的焦点。

(1) 应用危险因素评估冠心病：自从危险因素的学说为学术界所公认以来，经过全世界几十年的研究，已发现的危险因素上百种。目前用危险因素量化评估冠心病有两种体系：

1) PROCAM 预测方案。PROCAM(prospective cardiovascular munster study)是通过对 40～65 岁白人男性长达 8 年的随访，采用 logistic 模型得出预测方案。危险性 I 计算公式如下：

$$I=1/[1+e\times p(-y)]\%/\text{年}$$

$$y=-12.3199+0.1001\times1+0.0118\times2+0.0152\times3-0.045\times4+0.3346\times5+0.9266\times6+0.4015\times7+0.419\times8+1.319\times9$$

式中：×1 为年龄；×2 为收缩压(kPa)；×3 为 LDL－C(mmol/L)；×4 为 HDL－C(mmol/L)；×5 为 TG(mmol/L)；×6 为吸烟(是＝1，否＝0)；×7 为糖尿病(是＝1，否＝0)；×8 为心肌梗死家族史(是＝1，否＝0)；×9 为心绞痛史(是＝1，否＝0)；I 为发生冠状动脉事件的危险性。

危险性以 I 值分为 5 级：第一级≥0.11%/年，第二级 0.12%～0.18%/年，第三级 0.19%～0.45%/年，第四级 0.46%～0.95%/年，第五级≥0.96%/年。

2) Framingham 预测方案。根据研究结果，把危险因素设计成评分表，每个危险因素都根据程度有相应分值，计算结果为 5 年或 10 年冠心病危险近似值。其中涉及的危险因素有：年龄、性别、TC、HDL－C、收缩压、心电图、吸烟、糖尿病。

这些方案都反映了多种危险因素可能共同作用导致冠心病发生发展。提醒高危患者及早采取措施，减缓、推迟冠心病事件的发生。

(2) hsCRP：上述两个预测方案提出较早，因而没有包括了现代心血管病学所推荐的 hsCRP。资料表明冠心病患者 hsCRP 升高比较稳定，当初次测定升高时，建议首先寻找慢性感染灶或抗感染治疗，2～4 周后复查，在排除了感染因素以后，hsCRP 是一个良好的冠心病发生的预测指标。45 岁以上的男性如果 TC/HDL－C 和 hsCRP 持续升高，应常规定期复查，高度警惕冠心病事件。

(3) 缺血修饰白蛋白：缺血修饰白蛋白(Ischemia Modified Albumin，IMA)长期升高，又能排除其他影响因素，考虑心肌有缺血症状。

2. 冠状动脉内血栓形成期　血栓在冠心病发展中起重要作用，现在已有了一些正在研究的指标，观察动脉内是否有血栓形成。

(1) P－选择素：血小板的激活和聚集是形成不溶性凝血块的重要一步，首先血小板黏附到血管壁，并由凝血酶、ADP(二磷酸腺苷)、花生四烯酸等促血小板收缩物质所激活，通过纤维蛋白原，Ca^{2+} 和血小板膜上糖蛋白Ⅱb/Ⅲa 受体结合，结合血小板越来越多，即血小板聚集。P－选择素(P－selectin)是存在于血小板内的 α 颗粒膜蛋白质，当血小板被激活时，α 颗粒和质膜融合，在血小板表面表达，其功能是促白细胞黏附使血凝块稳定。血中出现 P－选择素意味血小板已被激活。有文献报道，不稳定性心绞痛患者在症状发作 1 h 后，血中 P－选择素增高，在急性心肌梗死发生的最初 3 h 内 P－选择素持续上升。P－选择素反映了血小板的激活，亦可用于评价抗血小板聚集药物的治疗效果。

(2) D－二聚体和血栓预示蛋白：D－二聚体(D－dimer)和血栓预示蛋白(Thrombus Precursor Protein，TpP)在机体凝血过程中，纤维蛋白原在凝血酶(因子Ⅱa)作用下变成不溶性纤维蛋白，最后形成纤维蛋白多聚体。纤维蛋白多聚体形成后在体内有一自动溶解过程，其首先被纤溶酶水解的是小分子多肽 A、B、C，和片段 D、E。降解的产物之一是 D-dimer。现在正在进一步研究由纤维蛋白多肽 A 分解的 desAA（纤维蛋白单聚体 Fibrin monomer）和由纤维蛋白多肽 B 分解的 desAABB（纤维蛋白多聚体）在诊断冠脉中血栓形成的价值。这两种物质商品名为血栓预示蛋白，参考范围＜6 mg/L，这一试验对冠心病并非特异性的，还可见于深部静脉血栓、肺血栓和脑血管意外，但如和临床结合，不难鉴别。不稳定性心绞痛常伴血栓形成，Ardissino 测定了 150 例不稳定心绞痛患者，发现有 50%患者 TpP 升高。这一标志物异常者极易发展成急性心肌梗死，是一个很有希望的冠心病预估指标。

3. 心肌缺血的标志物　动脉硬化和血栓共同作用下，管腔狭窄程度达 50%～70%时，患者或有心电图缺血变化，或有临床症状，如稳定心绞痛。无典型症状的患者，临床早期诊断冠心病主要依靠静息心电图或运动心电图（Holter）异常，结合血脂、hsCRP 等危险因素综合判断。有人建议，运动试验心电图和运动后 3～6 h 测血中的 BBGP 和 cTn，可提高诊断的阳性率。

大部分稳定性心绞痛患者不伴心肌损伤，但心绞痛出现意味冠状动脉阻塞加重，此时患者往往有典型的症状和心电图改变，临床诊断不难，如结合血小板异常指标和危险因素，更易确诊。一些灵敏的心肌损伤标志物，如 BBGP、cTnT、cTnI 的测定可帮助临床判断有无损伤，有人认为观察上述标志物的动态变化比观察绝对值更有价值。本阶段后期常发生不稳定性心绞痛或无 ST 段升高的急性心肌梗死，这两种情况都被看做急性心肌缺血，心肌损伤标志物如 cTn 常呈阳性，需要紧急处理。

急性心肌梗死是较大范围的心肌坏死，实际上即便稳定心绞痛，也有少量心肌细胞的坏死。Adams 用图形象表明了冠心病不同阶段仅是心肌坏死程度不同，见图 15-7。表 15-6 总结了早期冠心病的一些标志物。

4. 急性心肌梗死标志物应用中的几个问题

（1）急诊室的胸痛甄别：心肌梗死常表现为胸痛，为了使心肌梗死得到及时诊治，国内外许多大医院建立了胸痛中心（chest pain center），以处理相应的疾病。目前，强调只要休息时发生的胸前区不适，持续 20 min 以上，就应作紧急状态处理，作 12 导联的心电图和测定心肌损伤标志物。然而根据病史、体格检查、心电图和心肌标志物把患者分为：① 无心脏病；② 慢性稳定性心绞痛；③ ACS 可能；④ 确诊 ACS。

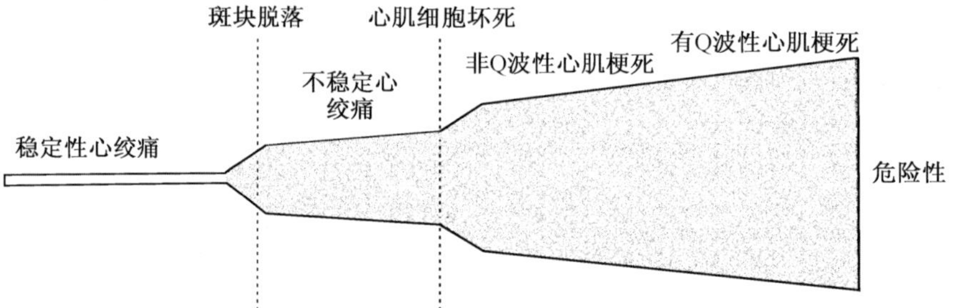

冠心病的各个阶段是一个连续的变化过程，阴影代表危险程度，阴影面积较大，危险程度较高。

图 15-7　冠心病各个阶段的危险度

表 15-6　冠心病早期诊断标志物一览表

心脏标志物	病理、生化作用	分子大小(kD)	临床作用
C 反应蛋白	急性时相蛋白	115～140	炎症标志物
血栓预示蛋白	不溶性纤维蛋白前期水解肽	＞300	检测早期血栓
P-选择素	血小板黏附活性	140	检测血小板聚集
糖原磷酸化酶 BB	促糖原分解	188	早期缺血标志物
脂肪酸结合蛋白	脂肪酸载体	15	排除急性心肌梗死

Braunwald 对非 ST 段抬高的 ACS 患者进行分层：高危组（具有下列特征之一），① 近 48 h 有加重的缺血性胸痛发生；② 静息时心绞痛持续 >20 min；③ 临床上有第三心音，奔马律，或左室功能不全（射血分数 EF<40%），二尖瓣返流，严重心律失常或低血压 SBP<12 kPa(90 mmHg)，或存在缺血所致的肺水肿，年龄>75 岁；④ 休息时心绞痛发作伴 ST 段改变>0.1 mV，或新出现束支传导阻滞或持续性室性心动过速；⑤ cTnT>0.1 μg/L。中危组：① 既往有心肌梗塞、外周血管或脑血管病变，或行冠状动脉旁路术；② 自发性心绞痛>20 min，已缓解，但有高或中度冠状动脉病变可能，或自发性心绞痛<20 min，经休息或用药缓解；③ 年龄<70 岁；④ ECG 有病理性 Q 波或 T 波倒置 >0.2 mV；⑤ 0.01 μg/L< cTnT<0.1 μg/L。低危组：① 近两周发生心绞痛伴高或中度冠状动脉病变可能，但无自发性心绞痛>20 min 持续发作者；② 胸痛时 ECG 正常或无改变；③ cTnT 阴性。

为了提高诊断效率，在发病后短时间内迅速作出诊断，目前强调：

1）缩短测定周期。缩短测定周期（turnaround time，TAT）的定义为从采集血样标本到报告结果的时间。研究结果表明，从起病到正确干预的时间与心肌坏死面积、并发症、生存率直接相关。缩短心肌标志物报告时间将有助尽早开始有效治疗、减少心脏患者的住院时间和实验室费用。有 Q 波的梗死患者早期使用溶栓疗法减低了死亡率，增加了冠状动脉复通率。对最终排除 ACS 的患者，早期的实验室报告将降低全部住院费用。IFCC 建议 TAT 控制在 1 h 内。

影响 TAT 的因素包括标本转送时间，分析前必要的标本预处理的时间，分析时间，以及送交结果到开单科室的时间。

送标本到实验室并非由实验室所掌握。实验室应尽量设在住院处附近工作，临床部门应缩短送标本的时间，建议实验室为做心肌标志物试验开通绿色通道。

标本预处理时间包括必需的血液凝固和离心时间，对于自动免疫仪，可用血浆或抗凝的全血代替血清，免去凝血所需的时间，降低全部分析前时间。心肌标志物的血清浓度和血浆浓度可能有很大的差别。厂家的应用指南应清楚表明所用抗凝剂种类和血浆、全血的参考值范围。

为急诊患者用的心脏标志物要仔细选择方法，在保证测定质量前提下，测定时间将成为选择试剂盒的重要依据。

依据临床常规收集送入急诊室和症状发作时的血液。必须强调，在做出排除急性心肌梗死结论时往往不能仅根据 1 次血样结果。当然，如果能应用十分特异的心肌标志物的话，单次血样的异常浓度能可靠诊断心肌损伤。

2）标志物的选择。目前倾向将心脏标志物分为：① 早期标志物：即急性心肌梗死发生 6 h 内血中即相对增加；② 确诊标志物：即在急性心肌梗死发生后 6～12 h 血中浓度增加，对心肌损伤有高的敏感性和特异性，在发作后数天仍异常。

每个患者从疼痛的发作到送到急诊室间期都不一样，所以上述两种标志物都需要，这样能保证检测出早到或迟到的急性心肌梗死患者。肌红蛋白是较有效的早期标志物。在急性心肌梗死发作 2～3 h，就能在血中测出肌红蛋白。特别它能有效地排除急性心肌梗死，入院后 4 h 肌红蛋白阴性预期值（negative predict value，NPV）为 100%。有助于快速甄别非急性心肌梗死的胸痛患者。肌红蛋白的自动免疫检测技术业已商品化。但必须注意肌红蛋白并非心肌所特有，除急性心肌梗死外，肾功能衰竭、骨骼肌损伤或外伤的患者，肌红蛋白也呈异常。肌红蛋白阳性患者需要结合确诊标志物、心电图变化进一步确诊。

心肌肌钙蛋白（这里指 cTnT 或 cTnI）是当前最好的确诊急性心肌梗死的标志物。肌钙蛋白在症状出现后 4～12 h 即出现在血清中，异常能持续至 4～10 d。肌钙蛋白阳性结果能确诊有心肌坏死的患者，无需等待一系列进一步检查结果，即送往较高水平的监护室。

（2）心脏标志物的检测频度：心脏标志物的敏感性往往和发作后的时间有密切关系，峰值浓度和判断梗死面积有关，这些都有赖于合理的检测频度。

1）排除急性心肌梗死的抽血频率。每个医院的采血频度都不一样，对于想尽快排除 AMI 的患者，在缺少决定性心电图依据时，推荐以下的抽样频率检测生化标志物以确定有无急性心肌梗死：入院时即刻，入院后 4 h，入院后 8 h，入院后 12 h 或第二天清晨各测 1 次。

2）对已有能确诊急性心肌梗死的心电图改变

者的抽血频度。有50%的AMI患者在送急诊室时已有急性心肌损伤的心电图依据，即心电图示2个或2个以上连续导联ST升高>0.1 mV。对这些患者应考虑应用溶栓疗法或经皮冠状血管成形术等应急治疗措施，没有必要为明确诊断再作过多的生化标志物检测。生化标志物的测试频率可减少(如一天两次，早8:00和晚8:00)，以进一步证实诊断、估计梗死范围以及确定有无再梗死。很快回到正常值的标志物如Mb和CK-MB质量能更有效地确定有无再梗死。

(3) 心脏标志物的决定限：ACS是一个包括动脉粥样斑块破裂、血栓形成、冠状血管完全和不完全阻塞复杂的多样的病理过程。其临床表现轻重不一，从完全无症状到不稳定性心绞痛直到大面积的心肌梗死。对肌钙蛋白那样的敏感、特异的心脏标志物，有必要设立两个决定限。低的异常值决定有无心肌损伤，高的异常值就是诊断AMI的传统的标准。

两个决定值在临床有其实际价值。不稳定性心绞痛的患者短期内发生严重心脏病危险性很高。但从社会的、心理的、社会-经济学角度考虑，一般不把患者归入急性心肌梗死类。人们曾把CK-MB参考值上限和AMI决定值之间称"灰色区"，即待观察区段。因为CK-MB对心脏来说并不特异，在有些骨骼肌异常的人也能在测到位于这一范围CK-MB浓度。

在对肌钙蛋白异常的诊断问题上，学术界曾有争议，国外有些学术团体曾提出诊断急性心肌梗死的新标准，即血中肌钙蛋白升高再加上有心脏缺血症状或其他缺血检查阳性即可诊断急性心肌梗死。新标准必将成倍增加急性心肌梗死患者数量和医疗费用，对临床工作、临床流行病学以及社会医疗费用支付和医疗保险制度可能会带来较大冲击。

按两个决定值理论，胸痛患者如果肌钙蛋白测定值在急性心肌梗死决定值和参考值上限之间，患者应标明患有心肌损害，根据治疗原则作合适的处理。对于有心脏缺血症状或心电图等其他检查证实心脏缺血而且心脏肌钙蛋白升高，但尚未符合WH0的MI诊断标准的患者，IFCC文件中将此类患者命名为微小心肌损伤(minor myocardial damage，MMD)。此类患者比无心肌肌钙蛋白升高ACS患者的预后危险性显著增加，应该进行积极的治疗。

第一个临界值由合适健康人群测定结果的第百分之97.5点(单侧试验)所决定。标准化的第二个值是通过WHO标准确诊的AMI患者在诊断时间窗内收集到的标志物的浓度，建立的标准化操作特性曲线(receiver operating characteristic curve，ROC)确定。建议，cTnT低临界值定在0.06 μg/L，0.06～0.5 μg/L表明轻度心肌损伤，≥0.5 μg/L为急性心肌梗死标准。然而2001年有人提出cTnT低临界值定在0.01 μg/L，其理由是cTnT<0.01 μg/L，12个月内急性心肌梗死发生率8.5%，cTnT>0.01 μg/L，12个月内急性心肌梗死发生率18.0%，$P<0.001$，但考虑到试剂本身的精度和假阳性增加，尚未被学术界接受。

(4) 再灌注：在急性心肌梗死发生后，临床常采取紧急的冠状血管置换术(俗称"搭桥"手术)、溶栓疗法和经皮冠状动脉成形术(PTCA)等治疗措施。这些措施目的是使阻塞的动脉复通(再灌注)，降低死亡率。再灌注的基准检测是冠状动脉造影，所测到的血流按照国际合作研究"急性心肌梗死患者的溶栓"(Thrombolysis in Myocardial Infraction，TIMI)的标准分级，0～2级表明血流不同状态阻塞，3级表明再灌注，成功再灌注往往出现在治疗开始的90 min钟内。

心肌标志物作为无创的再灌注成功与否的评估指标，广泛应用于临床。和持续阻塞的患者不同，建立了新的冠状循环的急性心肌梗死患者将释放大量的酶和蛋白质类物质进入循环(冲洗现象)，出现一个小高峰。

在对溶栓后的再灌注状态的检测时，至少采集0时间，即治疗开始时，1时间，治疗开始后90 min，比较标志物的浓度：根据测值，观察以下指标：

1) 斜率=(标志物浓度$_{时间1}$-标志物浓度$_{时间0}$)/90。

2) 时间1 h标志物的绝对值。

3) 标志物浓度$_{时间1}$/标志物浓度$_{时间0}$比值。

上述指标是再灌注成功和失败的辨别因子。

有些研究者建议在120 min再采样1次，这一观点已被初步认可；但这样势必延缓作出治疗决策的时间。有的研究者把峰时间的概念(标志物最高浓度时间)看作辨别因子。这需要更多的血样并且延缓了灌注未成功组的确认。

最近的研究证明选择早期标志物，如肌红蛋白结合临床资料或心电图改变可提高对治疗性再灌注的无创性评估价值。

(5) 手术前后的急性心肌梗死：心肌标志物还能用于检测接受非心脏手术患者在手术期有无急性心肌梗死。非特异标志物如肌红蛋白、总 CK、CK－MB 和乳酸脱氢酶(LD)由于非心肌组织也能释放在这些物质，不宜用于术中急性心肌梗死的诊断。心肌钙蛋白特异性较高，常被用于检测非心脏手术患者在手术期有无急性心肌梗死。

(6) 方法学研究：新心肌标志物正在不断被开发并用于评估 ACS 患者。方法学研究应包括：① 方法的参考范围和决定限；② 方法的不精密度；③ 分析前变异；④ 标本测定周期(turnaround time，TAT)；⑤ 经济分析(成本和预期效益间的关系)；⑥ 预后判断价值。

特别强调心脏标志物试验确定不精密度目标的重要性，并提出心肌标志物的商品化试剂在 AMI 决定值时，全部不精密度为：肌红蛋白＜6%、CK－MB 质量＜9.6%、肌钙蛋白＜10.0%。

(7) 心脏标志物应用原则：最近对心脏标志物应用取得了以下共识：

1) 心脏肌钙蛋白(cTnT 或 cTnI)取代 CK－MB 成为检出心肌损伤的首选标准。

2) 临床实验中只需开展一项心脏肌钙蛋白测定(cTnT 或者 cTnI)。没有必要同时进行 2 项心脏肌钙蛋白测定。如已经常规提供一项心脏肌钙蛋白测定，建议不必同时进行 CK－MB 质量测定。

3) 放弃所谓的心肌酶学测定，即不再将乳酸脱氢酶(LD)、天冬氨酸氨基转移酶(AST)和 α-羟丁酸脱氢酶(HBDH)用于诊断 ACS 患者。不考虑继续使用肌酸激酶 MB 同工酶(CK－MB)活性测定法和乳酸脱氢酶同工酶测定法来诊断 ACS 患者。如果因某些原因暂不开展 cTnT 或 cTnI 测定，可以保留 CK 和 CK－MB 测定以诊断 ACS 患者，但建议使用 CK－MB 质量测定法。

4) 肌红蛋白列为常规早期心脏标志物。由于其诊断特异性不高，主要用于早期除外 AMI 诊断。CK－MB 亚型虽有文献证实如同肌红蛋白一样也在 MI 早期迅速改变，但目前尚无简单可靠的测定方法，无法常规用于早期诊断 MI。

5) 如果患者已有典型的可确诊急性心肌梗死的 ECG 变化，应立即进行针对急性心肌梗死的治疗。对这些患者进行心脏标志物的检查有助于进一步确认急性心肌梗死的诊断，判断梗死部位的大小，检查有无合并症如再梗死或者梗死扩展。应减少抽血频度，如第一天抽血 2 次。

6) 对那些发病 6 h 后的就诊患者，不需要检测早期标志物如肌红蛋白。此时只需测定确定标志物如心肌肌钙蛋白。

二、心力衰竭

心血管病学是一门涉及面很广的学科，前节我们集中讨论了缺血性心脏病的种种标志物。本节我们将探讨和实验室关系密切的心力衰竭的生化改变。

(一) B 钠尿肽

1. 概述　充血性心力衰竭(congestive heart failure，CHF)，简称心衰，是许多心血管病如急性心肌梗死、扩张性心肌病、瓣膜病、先天性心脏病的后期表现，其中更以左心心衰更为常见。心衰的实质是心室功能的减退，表现为心脏射血分数(ejection fraction，EF)的降低，正常人 EF 一般＞60%，如射血分数低于 40%称心衰。有报道慢性心衰占总患病率的 0.3%～2%，65 岁以上老人的 2%～8%，55 岁以上超声显示左室收缩功能不全者约 0.2%～0.8%，其中半数无症状。

长期以来，心衰诊断依靠临床和物理仪器如超声心动仪和 X 线，无相应的生化标志物。最近发现：心钠肽(atrial natriuretic peptides，ANP)又称心钠素，B 钠尿肽又称脑钠肽(B－type natriuretic peptides 或 brain natriuretic peptides，BNP)，是调节体液、体内钠平衡、血压的重要激素，当心血容积增加和左室压力超负荷时即可大量分泌。

2. 尿钠肽的生物学特性

ANP 是由心房分泌的 28 个氨基酸的多肽，BNP 是来自脑和心室的 32 个氨基酸多肽，分子量 3 500。在血中，以 4 kD 和 10 kD 2 种形式存在，并以后者为主。它促进尿和尿钠的排泄和血管扩张。BNP 基因位于一号染色体短臂远端，为一断裂基因，由 3 个外显子和 2 个内含子组成。BNP 的 mRNA 首先翻译出含 134 个氨基酸残基的前 BNP 原(preproBNP)，N 端切去 26 个氨基酸的信号肽成为 BNP 原(proBNP)，无活性的 proBNP 存在于心肌细胞中，在蛋白酶作用下，proBNP 再分解为含 76 个氨基酸的无活性片段和 32 个氨基酸的 BNP 活性部分。正常人血中 BNP 浓度很低，半衰期约为 20 min。

当心房或心室张力增加时会促使BNP分泌增加。BNP通过抑制肾素分泌，增加尿液生成和钠离子排泄，减少血容量，缓解心肌张力。

BNP一般在细胞表面由内肽酶降解，或通过细胞摄取，由溶酶体分解。

3. BNP的临床应用价值

BNP主要用于心衰诊断和心衰患者的预后判断。

在心衰由于合成增加，ANP和BNP明显异常，而且其增加的程度和心衰的严重度成正比，和射血分数成反比，并随治疗有效而下降。目前认为在心衰中BNP作用强于ANP。

调查研究表明，单纯BNP诊断CHF的准确率83.4%，如结合其他实验室检查，诊断准确率可达90%以上。BNP有极高的阴性预测价值(96%)，根据BNP可排除96%的非心衰患者。最近有人提出在CHF时联合测定cTnT和BNP，可判断CHF的恶化程度。

BNP用荧光免疫分析法检测，定性试验仅需15 min，定量试验还有ELISA法，约需2.5 h，判断值为BNP＞22 pmol/L(100 pg/mL)。非CHF患者BNP平均水平111 pg/mL，心功能Ⅰ级患者BNP平均水平244 pg/mL，心功能Ⅱ级患者BNP平均水平389 pg/mL，心功能Ⅲ级患者BNP平均水平640 pg/mL，心功能Ⅳ级患者BNP平均水平817 pg/mL，总的急性充血性心衰BNP平均水平675 pg/mL。

BNP水平是预测CHF存在与否的单个较佳的指标。BNP在＞临界值100 pg/mL时的敏感性90%，特异性76%，高于既往常用于CHF的NHANES标准和弗雷明汉标准。多重logistic回归分析提示BNP是预测CHF的有效的指标，比值比达29.60。BNP已被认可。见表15-7。

表15-7 鉴别CHF患者因素的多重logistic回归分析结果

预测因素	*P*值	比值比(95% CI)
年龄	0.04	1.02(1.00～1.03)
CHF病史	＜0.001	11.08(6.55～18.77)
急性心肌梗死病史	＜0.001	2.72(1.63～4.54)
湿性罗音	＜0.001	2.24(1.41～3.58)
肺尖部血管增粗	＜0.001	10.69(5.32～21.47)
水肿	＜0.001	2.88(1.81～4.57)
颈静脉怒张	0.04	1.87(1.04～3.36)
BNP＞100 pg/mL	＜0.001	29.60(17.75～49.37)

临床重症心脏患者也可通过BNP判断预后，BNP水平越高，预后越差，据表15-8，对于呼吸困难患者，BNP也是一个重要的预示指标。BNP＞230 pg/mL，发生CHF相对危险性达7.0，BNP。在480 pg/mL时54%的患者在6个月内发生CHF。

总结上述，BNP有以下特性：

1) BNP是由心、脑分泌的一种含32个氨基酸的多肽激素，心室张力增加，心脏超负荷可促进其分泌，在机体中起排钠，利尿，扩张血管的生理作用。

2) BNP是一个较可靠的CHF诊断指标，其升高程度和CHF严重程度相一致。现学术界主张怀疑心衰者首选检查BNP，BNP阳性者，再做超声和其他进一步检查。

3) BNP有很高的阴性预测价值，BNP正常可排除心衰的存在。

4) 在呼吸困难患者，BNP是一个将来发生CHF的较强的预示因子。

5) 由于BNP分解很快，一般加入缓激肽抑制酶或精氨酸蛋白水解酶抑制剂可减少分解，亦建议临床应用N终端前钠尿肽(NT-proBNP)。

(二) 高血压病的生化改变

体循环动脉血压持续升高，多次而非同日测量血压均高于正常称高血压病。未能发现引起血压升高的其他疾病，称原发性高血压病。继发于某些疾病，如肾上腺疾病、肾脏疾病和甲状腺功能亢进

表15-8 BNP诊断CHF的评估

BNP(pg/mL)	敏感性(%)	特异性(%)	阳性预测值(%)	阴性预测值(%)	准确性(%)
50	97(96～98)	62(59～66)	71(68～74)	96(94～97)	79
80	93(91～95)	74(70～77)	77(75～80)	92(89～94)	83
100	90(88～92)	76(73～79)	79(76～81)	89(87～91)	83
125	87(85～90)	79(76～82)	80(78～83)	87(84～89)	83
150	85(52～88)	83(80～85)	83(80～85)	85(83～88)	84

等，称继发性高血压，约占所有高血压的 5%。高血压的主要危害是通过血流动力学改变和对内皮细胞的直接损害作用，促使动脉粥样硬化的发生和发展，诱发和加剧心脑血管疾病和肾脏疾。高血压病是冠心病和脑血管意外的主要危险因素。

高血压是一种多基因遗传性疾病，无论原发还是继发高血压都有机体生化异常的表现，实验室检查在高血压的机理研究、分类、指导治疗方面都有较大价值。

1. 盐类物质和高血压　早在 1904 年 Ambard 就提出了 Na 和高血压的关系假设。1961 年 Meneely、1972 年 Dahl 一再强调 Na 在高血压形成中的作用。流行病学调查发现，高血压发病率和钠摄入多少有较密切的相关，这一研究结果导致一些人群饮食习惯的改变。国际流行病学调查-INTERSAIL 曾对 32 个国家的 10 079 名 20～59 岁人群作了尿钠和血压关系的分析，当除去 4 个低盐中心结果后，尿钠和高血压发病率关系并不明确。Midgley 分析了从 1956 年至 1994 年的 56 个有关限盐的临床试验报告，发现仅 11 个涉及老年高血压的试验显示了限盐的降压作用。现在，比较普遍的观点认为在人群，特别高血压人群中存在着部分盐敏感者，我国的资料表明慢性盐负荷试验约有 1/3 在 3 d 后血压升高＞0.7 kPa (5 mmHg)，在有高血压家族史的人群中盐敏感者比例较高，盐敏感者往往肾素水平较低，交感神经活性增加，血清游离钙偏低，尿钙排泄相对或绝对增加。

进一步分析发现，在＜39 岁的年轻的高血压患者中，血压和机体总钾量和可交换钾呈显著负相关；在＞49 岁的中老年组，体内总钠量及可交换钠呈显著正相关。INTERSAIL 调查证明，钾的排泄量和个体血压呈稳定的负相关。动物实验表明，钠本身并不产生加压反应，有人认为只有钠和氯的结合才在血压调控中起重要作用。

2. 肾素-血管紧张素系统和高血压　肾素-血管紧张素系统（renin-angiotensin system, RAS）在血压调节中起重要作用。肾素（rennin）是由肾脏分泌的一种天冬酰基蛋白酶，可催化血管紧张素原（angiotensinogen, AGT）转化为血管紧张素Ⅰ（angiotensinⅠ，AngⅠ），后者在血管紧张素转化酶（angiotensin-coverting enzyme, ACE）作用下转化为 8 肽的血管紧张素Ⅱ（angiotensinⅡ，AngⅡ），血管紧张素Ⅱ是强血管收缩剂。机体可通过调节这一环节中的物质，调控血压。该系统有下列作用：① 使小动脉平滑肌收缩，外周阻力增加。② 使交感神经兴奋，儿茶酚胺分泌增加。③ 刺激肾上腺皮质，醛固酮分泌增加。

（1）血管紧张素原：AGT 是 RAS 的初始底物，是含 12 个氨基酸的多肽，其基因位于染色体 1q42～1q43。这是目前所有已研究过的可能和高血压有关的基因中，最有可能成为原发性高血压的相关基因。AGT 基因长约 12 kb，有 5 个外显子和 4 个内含子，该基因的第 235 位点的突变与高血压相关联。

（2）血管紧张素转化酶（ACE）：是含锌的二羧基肽酶，ACE 切割低活性的 AngⅠ为高活性的 8 肽 AngⅡ，是 RAS 系统调节血压的关键一步。人 ACE 基因位于染色体 17q23 上，长 21kb，由 26 个外显子和 25 个内含子组成，ACE 的基因多态性和高血压相关联。在临床抑制 ACE 能有效降低高血压。最近有不少报道讨论 ACE 和心衰诊治的关系。

3. 肾上腺素能神经和高血压　交感神经系统的兴奋状态在高血压在发病中的作用，一直受到关注。其递质儿茶酚胺在短期内使心输出量和外周血管阻力增加，血压升高，且能使血管平滑肌增生，维持高血压慢性状态。此类患者往往 24 h 尿儿茶酚胺（主要是去甲肾上腺素）长期处于较高水平。大脑皮层的长期兴奋和紧张，极易导致交感神经继发性兴奋。

交感神经释放的去甲肾上腺素（占 95%）和肾上腺素（占 5%）都有相似的结构，统称儿茶酚胺，由于血浆中的去甲肾上腺素和肾上腺素半衰期极短，约 15～30 min，所以常规测定其 24 h 尿中的代谢产物，甲氧去甲肾上腺素（又称变去甲肾上腺素）和甲氧肾上腺素（又称变肾上腺素）或终末代谢产物香草苦杏仁酸（VMA）。

原发性高血压定期检测 24 h 尿儿茶酚胺、肾素、血管紧张素、醛固酮、电解质有利于了解病情，治疗监测和药物的选择。

4. 继发性高血压诊断要点　继发性高血压约占全部高血压的 5%，但如能找到原发病，往往可以彻底治愈高血压。

（1）肾性高血压：大多数肾脏疾病都可因肾素分泌增加而伴高血压。包括急性肾炎（80%）、慢性肾炎(近100%)、糖尿病肾病(40%)、慢性肾盂肾炎(偶见)、痛风性肾病(60%)、多囊肾(60%)和肾血管病变。其中肾炎特别是慢性肾炎(肾病型)、肾功能衰竭常见,高血压尤以舒张压较高表现为主,临床有蛋白尿、浮肿、血肌酐升高等特征,临床不难诊断和鉴别诊断。

(2) 原发性醛固酮增多症(原醛):醛固酮(Ald)是由肾上腺皮质球状带分泌的1种类固醇激素,调节机体水盐代谢。肾上腺皮质球状带腺瘤,醛固酮分泌增加,血压升高。原醛占全部高血压病0.5%~2%,该病实验室有以下特点:① 血浆肾素活性和血管紧张素水Ⅱ平降低,且和体位变化无关,② 血浆醛固酮和尿醛固酮增加,③ 血、尿17羟皮质酮或尿皮质醇正常,④ 中、晚期有血钾偏低,⑤ 血浆醛固酮(ng/dL)/血浆肾素(ng/mL/h)>25,高度提示原醛,如比值>50,可确诊为原醛。

(3) 嗜铬细胞瘤:肾上腺髓质肿瘤,嗜铬细胞瘤占全部高血压的1%。该病临床常表现为阵发性高血压,或持续性高血压,阵发性加重。实验室特点如下:① 尿儿茶酚胺超过正常值两倍(正常591~890 nmol/d,患者>1 500 nmol/d)。香蕉、咖啡、巧克力、香草类食品、杏仁,阿司匹林会造成假阳性。② 甲氧基去甲肾上腺素(NMN)、甲氧基肾上腺素(MN)(正常尿MNM+MN<1.3 mg/d, MN<0.4 mg/d, NMN<0.9 mg/d),尿3-甲氧-4羟基苦杏仁酸(VMA)或高香草酸(HVA)明显增高(正常二者均<7 mg/d),嗜铬细胞瘤常超过正常2~3倍。儿茶酚胺其代谢产物诊断嗜铬细胞瘤阳性率:尿MN+NMN(97%)、VMA(88%)、儿茶酚胺(76%);诊断假阳性:MN+NMN(5%)、VMA(10%~29%)、儿茶酚胺(1%~21%)。③ 平卧20 min后血浆儿茶酚胺水平仍高(正常去甲肾上腺素<3.5 nmol/L,肾上腺素<545 pmol/L,大多数嗜铬细胞瘤去甲肾上腺素>9 nmol/L,肾上腺素>1.6 nmol/L)。④ 超声或CT可见肾上腺肿瘤,一般直径小于2.5 cm。

(4) 库欣综合症:肾上腺增生及肿瘤造成束状带激素分泌过多,该病实验室有以下特点:① 尿皮质醇上升,高于正常2~3倍;② 血皮质醇无昼夜节律,正常人早8时明显高于中午12时(8am: 276±58 nmol/L, 12am: 97±33 nmol/L),可差2倍,患者无此特点;③ 服用地塞米松2 mg,每天4次连续2 d,第三天晨皮质醇不受抑制;④ 血ACTH检测,正常人早上ACTH高,患者全天均高接近早上水平。

(5) 肢端肥大症:垂体肿瘤引起前叶分泌过多生长激素(GH),水钠潴留,醛固酮分泌增加,细胞外液容量增加,肾素相对较低,约有23%~40%的高血压。诊断标准:① 生长激素升高,肢端肥大症特有的外表畸形,泌乳素(PRL)长高,② X片呈蝶鞍区扩大,直径>10 mm,骨质破坏。

(邹 雄)

参考文献

1 Editorial, Myocardial. infarction redefined: Role of cardiac troponin testing, Clin Chemistry, 2001; 47(3): 377~381

2 杨振华,潘柏申,许俊堂.心肌损伤标志物的应用准则.中华实验医学杂志,2002.25(3):185~189

3 Mauro Pantaghini. International federation of Clinical Chemistry and laboratory Medicine (IFCC): scientific Division Committee on Standardization of Markers of cardiac damage, Clin Chem, 1998; 36: 887~893

4 ACC/AHA. guideline for the management of patients with unstable angina and non-ST segment elevation myocardial infarction: executivesummary and recommendations, Circulation, 2000; 102: 1 193~1 209

5 Alan H. B. Wu Cardiac Markers, NewJersey, Humana Press, 1998

6 IFCC scientific division, Committee on standrdivation of markers of cardiac damage: use of biochemical markers in acute coronary syndromes, Clim Lab Med, 1999; 37(6): 687~693

7 胡大一,马力生主编.心脏病学实践-2001.北京:人民卫生出版社,2001

8 Maisel AS, Krishnaswamy P, nowak RM et al. Rapid measurment of B-type natriuretic peptide useful in diagnosing heart failure, N Engl J Med, Vol 347, No. 3, 2002; 158~167

9 吴锡桂,顾东风编著.预防心脏病学.济南:山东科学技术出版社,2001

10 ESC/ACC. Myocardial infarction redefined - A consensus document of the joint European society of cardiology/American college of cardiology committee for the redefinition of myocardial infarction, JACC, 2000; 36(3): 959~969

11　Alan S. Maisel，Paul Clopton，Padma Krishnaswamy，et al. Impact of Age，Race，and Sex on the Ability of B－type Natriuretic Peptide to aid in the Emergency Diagnosis of Heart Failure：Results From the Breathing Not Properly（BNP） Multinational Study，Am Heart J 147（6），2004；1 078～1 084

第 16 章　内分泌病的实验诊断

内分泌(endocrine)是指机体通过内分泌腺或散在的内分泌细胞合成和分泌高效能的生物活性物质并释放入血液循环中，以调节机体的各项功能活动，维持内环境的相对稳定。此类活性物质称为激素(hormone)，它是细胞与细胞之间的化学信息物质。内分泌系统与机体的另一重要调节系统——神经系统密切联系，既相互影响又相互协调。内分泌系统疾病往往影响到机体多系统甚至全身性代谢失衡从而缺乏特征，临床实验检验对此类疾病的诊断、疗效评估上具有较高价值。

第一节　基 础 理 论

内分泌系统疾病的共同病理改变为内分泌调控障碍导致激素分泌过多或过少。激素的化学性质、功能及分泌调控机制，是内分泌疾病临床实验诊断的理论基础。

一、激素的分类

激素来源复杂，种类繁多，通常按其化学性质分为四类：① 含氮激素(蛋白质、肽类和胺类激素)；② 类固醇激素，又称甾体激素；③ 固醇类激素；④ 脂肪酸衍生物类激素。

按化学性质分类的主要激素见表 16 - 1。

二、激素作用的一般特征

激素虽然种类很多，作用复杂，但它们在发挥调节作用的过程中，具有某些共同的特点。

(一) 激素的信息传递作用

内分泌系统是机体的生物信息传递系统，依靠激素在细胞与细胞之间进行信息传递。激素只能调节靶细胞的生理生化过程，起加强或减弱的作用。在这些作用中，激素仅仅起着“信使”的作用，将生物信息传递给靶组织，它既不能添加成分，也不能提供能量。

(二) 激素作用的特异性

激素释放后被运送到全身多个部位，但只作用于特定的靶器官、靶组织和靶细胞，即激素作用具有特异性。此性质与靶细胞上所存在的激素特异性受体有关。通常肽类和蛋白质激素的受体位于靶细胞膜上，甲状腺激素和类固醇激素的受体位于细胞浆或细胞核内。激素与受体特异性识别并结合，经过胞内反应，从而激发出特定的生理效应。

(三) 激素的高效能生物放大作用

激素在血液中的浓度很低，一般在 nmol/L，甚至 pmol/L 数量级。激素与受体结合后，在细胞内通过一系列酶促放大反应将生物信息放大，形成一个效能极高的生物放大系统，故其作用显著。如一分子的胰高血糖素激活一分子的腺苷酸环化酶后，通过 cAMP -蛋白激酶，可使 1 万个分子的磷酸化酶激活。所以体液中激素浓度的相对稳定对发挥其正常调节作用非常重要。

(四) 激素间的相互作用

激素间的相互作用对维持机体功能活动的相对稳定起着重要作用。当多种激素共同参与某一生理活动的调节时，激素之间常存在着协同或拮抗作用。例如，胰高血糖素、生长素、糖皮质激素及肾上腺素，均能使血糖升高，虽然作用的环节不同，但在升糖效应上有协同作用；相反，胰岛素则能降低血糖，与上述激素的升糖效应有拮抗作用。激素之间相互作用的机制比较复杂，可以发生在受体水平，也可以发生在细胞内酶促反应的某一环节，或者是受体后信息传递过程。

另外，有些激素本身并不能直接对某些器官、组织或细胞产生效应，然而它可使另一种激素的作

表 16-1　按化学性质分类的主要激素

化学性质	激素名称	英文名	主要来源
含氮激素	生长素释放激素	growth hormone-releasing hormone (GHRH)	下丘脑
	生长素释放抑制激素(生长抑素)	growth hormone-release inhibiting hormone (GHIH), somatostatin (SS)	下丘脑
	促甲状腺激素释放激素	throtropin-releasing hormone (TRH)	下丘脑
	促肾上腺皮质激素释放激素	corticotropin-releasing hormone (CRH)	下丘脑
	促黑激素释放因子	melanophore stimulating hormone releasing factor (MRF)	下丘脑
	促黑激素释放抑制因子	melanophore stimulating hormone releasing-inhibiting factor (MIF)	下丘脑
	促性腺激素释放激素	gonadotropin-releasing hormone (GnRH)	下丘脑
	催乳素释放因子	prolactin-releasing factor (PRF)	下丘脑
	催乳素释放抑制因子	prolactin release-inhibiting factor (PIF)	下丘脑
	催产素	oxytocin (OXT)	下丘脑
	血管升压素(抗利尿激素)	vasopressin (VP) antidiuretic hormone (ADH)	下丘脑
	生长素	growth hormone (GH)	腺垂体
	促甲状腺激素	thyrotropin (TSH)	腺垂体
	促肾上腺皮质激素	adrenocorticotropin (ACTH)	腺垂体
	黄体生成素	luteinizing hormone (LH)	腺垂体
	卵泡刺激素	follicle stimulating hormone (FSH)	腺垂体
	催乳素	prolactin (PRL)	腺垂体
	促黑(素细胞)激素	melanophore stimulating hormone (MSH)	腺垂体
	甲状旁腺激素	parathyroid hormone (PTH)	甲状旁腺
	降钙素	calcitonin (CT)	甲状腺
	胰高血糖素	glucagon	胰岛
	胰岛素	insulin	胰岛
	心钠素(心房利尿钠肽)	cardionatrin, atrial natriuretic peptide (ANP)	心房
	促胃液素	gastrin	消化道
	促胰液素	secretin	消化道
	抑胃多肽	gastric inhibitory polypeptide (GIP)	消化道
	缩胆囊素-促胰酶素	cholecystokinin-pancreozymin (CCK-PZ)	消化道
	绒毛膜促性腺激素	chorionic-gonadotropin (CG)	胎盘
	胎盘催乳素(绒毛膜生长素)	placental lactogen (PL) chorionic somatoma motropin (CS)	胎盘
	卵泡抑制素	folliculostatin	卵巢
	松弛素	relaxin	卵巢
	抑制素	inhibin	睾丸
	胸腺素	thymosin (thymin)	胸腺
	内皮素	endorthelin (ET)	血管内皮细胞
	生长因子	growth factor (GF)	组织,细胞
	血管紧张素Ⅱ	angiotensin Ⅱ (AⅡ)	血
	血管紧张素Ⅲ	angiotensin Ⅲ (AⅢ)	血
	激肽	kinin	血、胰腺、唾液腺、肾、消化道等
	三碘甲腺原氨酸	triiodothyronine (T3)	外周组织、甲状腺

续 表

化学性质	激素名称	英文名	主要来源
	甲状腺素(四碘甲腺原氨酸)	thyroxine (T4)	甲状腺
	反-三碘甲腺原氨酸	reverse-triiodothyronine (rT3)	外周组织
	肾上腺素	epinephrine (E); Adrenaline (A)	肾上腺髓质
	去甲肾上腺素	norepinephrine (NE); Noradrenaline (NA)	中枢神经系统
	褪黑激素	melatonin	松果体
类固醇类	糖皮质激素	glucocorticoids	肾上腺皮质
	醛固酮	aldosterone	肾上腺皮质
	雌酮	estrone (E1)	男:睾丸 女:卵泡、黄体、胎盘
	雌二醇	estradiol (E2)	男:睾丸与外周组织 女:卵泡、黄体、胎盘
	雌三醇	estriol (E3)	外周组织(肝)
	孕酮	progesterone (P)	黄体细胞、胎盘
	睾酮	testosterone (T)	睾丸
	双氢睾酮	dihydrotestosterone (DHT)	对睾酮敏感组织
固醇类	维生素 D_3	vitamin D_3	皮肤、食物
	25-羟维生素 D_3	25-hydroxy vitamin D_3	肝脏
	1,25-二羟维生素 D_3	1,25-dihydroxy vitamin D_3	肾脏
脂肪酸衍生物类	前列腺素	prostaglandin (PG)	各种组织

用明显增强,即对另1种激素的调节起支持作用,这种现象称为允许作用(permissive action)。最典型的具有允许作用的激素是糖皮质激素,它本身无收缩心肌和血管平滑肌的作用,但是必须要有糖皮质激素存在的条件下,儿茶酚胺才能很好地发挥对心血管的调节作用。

三、激素分泌的调节

激素分泌的调节是在神经系统参与下的一个复杂而精细的调节过程,维持在与机体所处发育阶段及功能状态相适应的水平。其中下丘脑-腺垂体-内分泌靶腺轴的反馈调节是最主要的调控机制,见图16-1。该调节系统任何环节异常,都将导致激素水平紊乱,产生相应的内分泌病。在此内分泌调节轴中,有些激素在功能和分泌调节上存在一定交叉,如皮质醇除负反馈抑制垂体释放促肾上腺皮质激素(Adrenocorticotropin, ACTH)外,也可抑制垂体分泌促甲状腺激素(Thyrotropin, TSH);而促甲状腺激素释放激素(Throtropin-releasing hormone, TRH)除了可促进垂体分泌TSH外,还可促进垂体分泌生长激素和催乳素。在内分泌病的实验诊断中,必须注意这些现象。

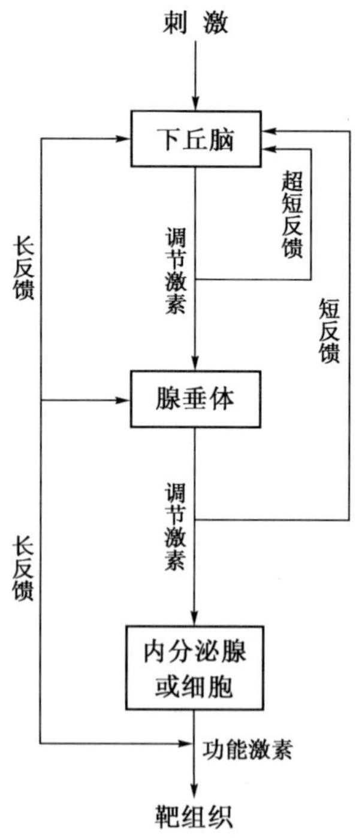

图16-1 激素分泌的下丘脑-垂体-内分泌腺(细胞)调节轴示意图

四、下丘脑激素

下丘脑一些特化神经细胞既具有典型神经细胞的功能，也可分泌多种控制腺垂体激素释放的调节性激素，它们可将从大脑或中枢神经系统其他部位传来的神经信息转变为激素信息，起着换能神经元（transducer neuron）的作用。这些分泌性神经细胞的轴突投射到正中隆起，轴突末梢与垂体门脉系统的第一级毛细血管网接触，借助门脉系统，下丘脑释放的激素可直接输送至腺垂体迅速发挥作用。这就是"门脉递质学说"（portal vessel chemo transmitter hypothesis）。这些调节激素均是多肽，统称为下丘脑调节肽（hypothalamus regulatory peptide，HRP）。这些调节肽的种类、功能，见表 16－2。

表 16－2　下丘脑分泌的主要调节肽

调节肽名称	调节的腺垂体激素
生长激素释放激素（GHRH）	GH
生长激素抑制激素（GHIH）	GH（主要）、TSH、ACTH、PRL
催乳素释放激素 PRH）	PRL
催乳素释放抑制激素（PRIH）	PRL
促甲状腺激素释放激素（TRH）	TSH（主要）、GH、FSH、PRL
促肾上腺皮质激素释放激素（CRH）	ACTH
促性腺激素释放激素（GnRH）	FSH、PRL
黑素细胞激素释放激素（MRH）	MSH
黑素细胞激素释放抑制激素（MIH）	MSH

五、垂体激素

垂体通过垂体柄与下丘脑相连，分为神经垂体和腺垂体两部分，分别分泌神经垂体激素和腺垂体激素，这些激素均为肽或糖蛋白。表 16－3 中概括了重要的垂体激素及主要生理功能。其中 TSH、FSH、LH 和人绒毛膜促性腺素（human chorionic gonadotropin，hCG）均是含 α 和 β 2 个多肽亚基的糖蛋白，且 α 亚基高度同源，氨基酸残基性质相近，不同激素的特异性取决于 β 亚基。在用免疫法检测这些激素时，应使用针对 β 亚基的特异性抗体，以避免交叉反应造成相互干扰。

（一）生长激素

1. 分子结构　生长激素（growth hormone，GH；somatotropin，STH）由 191 个氨基酸组成、分子量约 21.5 kD，由腺垂体嗜酸细胞分泌。其结构与 PRL 及人胎盘绒毛分泌的泌乳素（placental lactogen，hPL）相似，尤其与 hPL 的同源性高达 83％，三者间的抗原性有一定交叉。血液中有数种分子量不同的 GH 异构体存在，均有活性。

表 16－3　主要的垂体激素及生理作用

激素名称	主要生理作用
腺垂体激素	
生长激素（GH）	促进物质代谢和生长发育
促甲状腺激素（TSH）	促进甲状腺激素合成及释放
促肾上腺皮质激素（ACTH）	促进肾上腺皮质激素合成及释放
黄体生成素（LH）	促进排卵和黄体生成，刺激雄激素、孕激素分泌
卵泡刺激素（FSH）	促进卵泡或精子生成
黑素细胞刺激素（MSH）	刺激黑素细胞合成黑色素
催乳素（PRL）	刺激乳房发育及泌乳
神经垂体激素	
催产素（OT）	刺激子宫收缩，促进乳汁排出
抗利尿激素（ADH 或 VP）	收缩血管，促进肾脏远曲小管和集合管对水重吸收

2. 生理作用　GH 主要与血浆中的生长素结合蛋白（GH－binding protein，GHBP）结合，运送到各靶组织发挥作用。可促进物质代谢和生长发育，对全身各器官和组织均有作用，尤其对肌肉、骨骼以及肝脏等器官的作用更为显著。① 促进生长：促进骨、软骨、肌肉及其他组织细胞分裂增殖；② 蛋白质代谢：促进氨基酸进入细胞，加强 DNA 及 RNA 合成，加速蛋白质合成；③ 脂肪代谢：促进体脂水解，血游离脂肪酸升高并向肝脏转移，增强氧化，提供能量；④ 糖代谢：低浓度 GH 可降低血糖，高浓度 GH 反而升高血糖。GH 还参与性发育调节。血液中 GH 迅速被肽酶水解，半衰期仅 20 min。

生长素能诱导靶细胞产生 1 种具有促进生长作用的因子，称为生长激素依赖性胰岛素样生长因子（GH － dependent insulin-like growth factor，IGF），即生长调节素（somatomedin，SM）。IGF 的化学结构与胰岛素相近，具有促进生长作用和一定胰岛素样作用。GH 的促生长作用主要通过IGF－I介导。其中 IGF－I是在 GH 作用下，主要在肝细胞合成的多肽，分子量约 7.5 kD。血液中的 IGF－I

几乎全部和 IGF 结合蛋白等血浆蛋白结合，其中 80%左右与 IGF 结合蛋白 3(IGFBP-3)结合。

3. 分泌调节　GH 的分泌主要受下丘脑生长素释放激素(Growth hormone-releasing hormone，GHRH)和生长素释放抑制激素(Growth hormone-release inhibiting hormone，GHIH，又称生长抑素，somatostatin，SS)的双重调控。GHRH 促进 GH 分泌，而 GHIH 则抑制其分泌。除 GH 及生长介素可反馈性影响 GHRH、GHIH 释放外，一些神经递质和神经肽(如 5-羟色胺、多巴胺、中枢 α_2 受体激动剂)、激素(如甲状腺激素、雌激素、雄激素)以及低血糖、剧烈运动等，均可促性 GH 分泌。GH 的分泌呈脉冲式节律，并存在明显的昼夜节律，夜间熟睡后约 1 h 左右(睡眠脑电图时相 3、4 期)有数次较大的脉冲式分泌，白天仅在餐后 3 h 左右有一次较小的脉冲式释放，脉冲式分泌期外几乎无释放。

(二) 催乳素

1. 分子结构　催乳素(prolactin，PRL)是含 199 个氨基酸并有 3 个二硫键的多肽，分子量为 23 kD。在血浆中存在着四种免疫原性不完全相同的较大分子 PRL，为 PRL 的前体或 PRL 分子的聚合体。

2. 生理作用　主要为促进乳腺发育生长，发动和维持泌乳。PRL 与乳腺上皮细胞的 PRL 受体结合，产生一系列反应，从而促进乳汁的生成和分泌、刺激乳腺腺泡发育。妊娠期，孕妇体内高浓度的雌激素、孕激素抑制催乳素的泌乳作用；分娩后，雌、孕激素水平迅速下降，催乳素的分泌也大量增加，乳腺开始泌乳。哺乳期，规律性的哺乳可刺激垂体前叶分泌催乳素，从而维持泌乳。在孕妇体内，PRL 与皮质激素、胰岛素协同作用促进乳腺发育和正氮平衡，有利于妊娠期蛋白质的储积。PRL 还抑制脂肪沉积，促进脂肪分解使血中游离脂酸升高。当血中游离脂酸含量较高时，肌肉组织以游离脂酸作为主要能源，减少对葡萄糖的摄取，有利于胎儿从母血大量地摄取葡萄糖，促进胎儿迅速生长发育。PRL 在母血中含量与胎盘重量及胎儿体重相关，可直接反映胎盘的功能状态。

3. 分泌调节　PRL 的分泌受下丘脑 PRF 与 PIF 的双重调节，前者促进 PRL 分泌，后者抑制 PRL 分泌。多巴胺抑制 PRL 的分泌，下丘脑的 TRH 能促进 PRL 的分泌。吸吮乳头的刺激引起传入神经冲动，经脊髓传至下丘脑，使 PRF 神经元兴奋，PRF 释放增加，作用于腺垂体使 PRL 分泌增加，这是一个典型的神经内分泌反射。

(三) 神经垂体激素

神经垂体本身不合成激素，所谓的神经垂体激素是指在下丘脑的视上核与室旁核产生后贮存于神经垂体的抗利尿激素(antiduretic hormone，ADH，又名血管升压素，vasopressin，VP)和催产素(oxytocin，OXT)。

1. 分子结构　化学结构都是九肽，仅第 3 位与第 8 位的氨基酸残基有所不同。人 ADH 的第 8 位氨基酸为精氨酸，故又称为精氨酸血管升压素(arginine vasopressin，AVP)。ADH 在血浆中的半衰期为 6～10 min，OXT 为 3～4 min。

2. 抗利尿激素的功能　在正常情况下，血浆中 ADH 的浓度很低，几乎没有收缩血管使血压升高的作用，对正常血压调节无重要意义。但在脱水或失血情况下，ADH 释放增多，使皮肤、骨骼肌等血管明显收缩，对维持血压有一定作用。同时，ADH 可促进肾脏远曲小管和集合管对水的重吸收，即具有抗利尿作用。

3. 催产素的功能　促进乳汁排出和子宫平滑肌收缩。

因催产素与抗利尿激素的化学结构相似，它们的生理作用有一定程度的交叉，例如抗利尿激素对大鼠离体子宫的收缩作用为催产素的 1/500 左右，而催产素对犬的抗利尿作用相当于抗利尿激素的 1/200。

六、内分泌腺激素

通过下丘脑-腺垂体-内分泌腺调节轴，腺垂体分泌的各种激素作用于相应的内分泌腺，调节相应内分泌腺激素的合成和释放，这些内分泌腺激素再作用于靶器官、靶组织或靶细胞，从而产生特定的生理效应。本部分主要介绍甲状腺激素、肾上腺激素和性腺激素。

(一) 甲状腺激素

1. 合成、分泌和代谢　甲状腺激素包括四碘甲腺原氨酸(thyroxine，T_4)和三碘甲腺原氨酸(3，5，3′-triiodothyronine，T_3)两种，二者均为酪氨酸碘化物。血浆中 99.8%的 T_3、99.98%的 T_4 都和血浆蛋白可逆结合，主要与甲状腺素结合球蛋白(thyroxine binding globulin，TBG)结合，也有少部分与白蛋白、前白蛋白结合。含量甚微的游离部分才是具有生物活性的部分。游离 T_3 比 T_4 多，且 T_3 与 TBG 的结合不如 T_4 紧密，易由蛋白结合型变成游离型，这是 T_3 较 T_4 作用迅速强大的原因之一。

甲状腺激素的代谢主要为脱碘降解。在肝、肾等组织中的脱碘酶催化下，T_4 脱碘生成 T_3 和几无活性的反 T_3（reverse triiodothyronine，rT_3）。血液中近 80%的 T_3 来自 T_4 外周脱碘。T_3 及 rT_3 可进一步脱碘为二碘甲腺原氨酸。15%～20%的甲状腺素在肝脏内与葡萄糖醛酸或硫酸根结合，经胆道排入消化道，一部分经"肠-肝循环"重吸收，其余随粪便排出体外；少量 T_3 和 T_4 还可通过脱氨基、脱羧基而失去活性，经肾脏排泄。

2. 生理作用　特异性甲状腺激素受体存在于多种组织的细胞核上。该受体有激素结合区和 DNA 结合区，其对 T_3 的亲和力是 T_4 的 10 倍，这是 T_3 比 T_4 活性强大的又一原因。甲状腺激素和受体结合后，可使大量的基因核内转录，产生广泛的作用。

（1）对基础代谢率的影响：促进能量代谢，增加氧耗和产热，提高基础代谢率。

（2）物质代谢：甲状腺激素对蛋白质、糖、脂代谢的影响较复杂。① 生理浓度时可促进蛋白质合成而呈正氮平衡，但过高浓度又可加速蛋白质尤其是肌蛋白分解，出现负氮平衡。② 即可促进糖的吸收和肝糖原分解，又可促进组织细胞糖的有氧代谢。③ 调节胆固醇代谢，促进肝内合成胆固醇，但促进胆固醇代谢为胆汁酸的作用更强。

（3）对神经系统发育、骨骼生长发育的影响：甲状腺激素是维持正常生长发育必不可少的激素，特别是对神经系统和骨骼的发育，在胎儿期和新生儿期尤为重要。甲状腺激素可促进中枢神经元树突、轴突发育，神经胶质细胞增殖和髓鞘的形成。对成人尚有维持神经系统正常兴奋性的作用。甲状腺激素可增强未成年者长骨骨骺的增殖及蛋白质同化作用，在生长发育上和生长激素呈协同作用。

（4）其他作用：可产生类似肾上腺素受体激动样效应，如提高心肌收缩力、加快心率、增加心肌氧耗和扩张外周血管等；另外甲状腺激素对于维持性功能是必需的。

3. 分泌调节　甲状腺激素的合成和分泌受下丘脑-腺垂体-甲状腺轴调节。血液中游离 T_3、T_4 浓度改变可负反馈调节下丘脑 TRH 及垂体 TSH 释放。TRH 是三肽，是目前已知分子量最小的肽类激素，主要作用于腺垂体促进 TSH 的合成和释放，亦有弱的促进垂体释放生长激素和催乳素的作用。TSH 为糖蛋白，由 α 和 β 两个亚基组成的，其中 β 亚基为功能单位，可特异性地与甲状腺细胞膜上的 TSH 受体结合，促进甲状腺激素的合成、分泌，促进甲状腺血管生成及滤泡细胞增殖。此外，甲状腺还具有自身调节功能，当碘供应不足或浓度过高时，甲状腺可对碘的摄取、甲状腺激素的合成及释放进行调节，在缺乏 TSH 或 TSH 浓度不变的情况下，这种调节仍发生作用。

（二）肾上腺髓质激素

肾上腺髓质是节后神经元特化为内分泌细胞（嗜铬细胞）的交感神经节。髓质细胞的胞核位于细胞中央，胞质内可见被铬盐染成黄色的颗粒（嗜铬颗粒），故髓质细胞又称为嗜铬细胞。不同的嗜铬细胞可分别合成释放肾上腺素（epinephrine，E）、去甲肾上腺素（norepinephrine，NE）和多巴胺（dopamine，DA），三者均为儿茶酚胺类。

1. 合成、分泌和代谢　儿茶酚胺类均以酪氨酸为原料经酶促反应生成。由于不同组织细胞中酶的种类不同，合成产物各不相同。

$$\text{酪氨酸}\xrightarrow{\text{羟化}}\text{多巴}\xrightarrow{\text{脱羧}}\text{DA}\xrightarrow{\beta\text{-羟化}}\text{NE}\xrightarrow{\text{N-甲基化}}\text{E}$$

人体内约 85%的 E 来自肾上腺髓质；NE 主要由交感神经末梢释放，髓质仅分泌少量；DA 存在于髓质和脑、肺、肝、肠等器官中。NE 和 DA 亦是神经递质，绝大部分可被神经元末稍及其囊泡主动重摄取、贮存。肾上腺髓质合成的 E 和 NE 贮存于嗜铬细胞囊泡中，进入血液中的 E 和 NE 迅速被单胺氧化酶、儿茶酚胺氧位甲基转移酶等代谢灭活，或被去甲肾上腺素能神经摄取、贮存。NE 和 E 的主要降解产物为 3-甲氧-4-羟苦杏仁酸（香草扁桃酸，vanillylmandelic acid，VMA），DA 的主要降解产物为 3-甲氧-4-羟苯乙酸（高香草酸，homovanillic acid，HVA）。

2. 生理作用　E 和 NE 都具有交感神经兴奋样心血管作用及促进能量代谢、升高血糖等作用。

3. 分泌调节　其分泌受交感神经冲动、ACTH 及糖皮质激素的调节，尤其在应激情况下分泌明显增多。

（三）肾上腺皮质激素

肾上腺皮质激素包括：① 束状带和网状带合成的糖皮质激素（glucocorticoids，GC），主要是皮质醇

(cortisol)及少量的皮质酮(corticosterone);② 球状带合成的盐皮质激素(mineralocorticoid),主要是醛固酮(aldosterone)和脱氧皮质醇(deoxycorticosterone);③ 网状带合成的性激素,如脱氢异雄酮(dehydroepiandrosterone)、雄烯二酮(androstenedione)及少量雌激素。这三类激素及性腺合成的其他性激素均是胆固醇(类固醇)的衍生物,故统称为类固醇激素(steroid hormone),其基本结构为环戊烷多氢菲,而上述三类肾上腺皮质激素又合称皮质类固醇(corticosteroid)。

1. 合成、分泌和代谢　类固醇激素在人体内均以胆固醇为原料,经过一系列酶促反应合成。由于酶的种类或活性在不同内分泌腺或同一腺体不同组织间存在差异,从而生成不同的类固醇激素。

血液中的GC约75%～80%与皮质类固醇结合球蛋白(corticosteroid-binding globulin, CBG)可逆结合,15%与白蛋白可逆结合,仅5%～10%以活性游离形式存在。CBG为肝细胞产生的α_2—球蛋白,与GC有较强的亲和力,但每分子CBG仅有一个GC结合位点,且血浆浓度低,故其结合容量有限。白蛋白虽然与GC亲和力低,但有多个GC结合位点,血浆浓度又高,因此结合容量大。

GC主要在肝脏代谢,被加氢还原生成多种氢化代谢物。另一重要途径是皮质醇的C_{11}位脱氢生成无活性的皮质素(cortisone),该反应为可逆的,对调节皮质醇血浓度具有重要作用。上述代谢物及少量GC,与葡糖醛酸或硫酸根结合成相应酯化物后,主要从尿中排泄,少量随胆汁从粪中排出。皮质醇血浆半寿期约70～90 min。

2. 生理作用　游离的GC扩散入靶细胞内,与胞浆中受体结合形成复合物,再转运进入胞核,与靶基因启动子中GC反应元件结合,调节多种酶及细胞因子的表达,产生广泛作用。

(1) 调节蛋白质、糖、脂肪代谢:① 抑制蛋白质合成,促进除肝脏外多种器官组织内的蛋白质分解,从而升高血氨基酸、血浆蛋白及尿素浓度;② 促进糖原异生,减少除脑和心肌外的其他组织对葡萄糖的利用,从而升高血糖;③ 在脂肪代谢上,诱导四肢皮下组织脂肪酶表达,促进这些部位的脂肪分解,血脂肪酸升高,并使脂肪向心性重新分布。

(2) 参与应激反应:GC为体内主要的应激激素之一,在应激状态下GC大量释放。

(3) 与其他激素的协同或拮抗作用:需要一定浓度GC同时存在的条件下,肾上腺素、胰高血糖素才能正常发挥作用,这种协同作用又称GC的"允许作用"。但GC可拮抗生长激素、胰岛素的作用。

(4) 水、电解质代谢:GC有弱的醛固酮样保钠排钾和抗利尿激素样作用及促尿钙排泄作用。

(5) 其他:GC还具有抗炎、减少嗜酸性粒细胞和淋巴细胞、促进红细胞增生、抑制骨的生成、抑制胶原蛋白合成等作用。

3. 分泌调节　GC的分泌主要受下丘脑-腺垂体-肾上腺皮质调节轴控制。循环血中游离GC,主要是皮质醇水平的变化,可负反馈地调节下丘脑CRH和垂体ACTH的释放。CRH为下丘脑合成释放的41肽激素,可选择性地促进腺垂体合成和分泌ACTH。ACTH是一种39肽激素,分子量约4.5 kD,可作用于肾上腺皮质束状带和网状带,促进细胞增殖以及合成、分泌GC和性激素。ACTH亦负反馈地调节CRH释放。此外,任何应激状态都可通过高级神经中枢-下丘脑-腺垂体-肾上腺皮质轴的调节,促进GC大量分泌。生理情况下,ACTH和皮质醇的分泌存在明显的昼夜节律。分泌高峰出现于晨6时～8时,低谷出现于午夜10时～12时。

当腺垂体分泌ACTH时,有些化学结构类似的肽类也同时被分泌,包括γ-促黑素细胞刺激素(γ-melanocyte stimulating hormone, γ-MSH)、β-促脂解素(β-lipotropin hormone, β-LPH)等,它们均来自同一含265个氨基酸残基的前体肽,称阿片皮质素原(proopiomelanocortin, POMC)。

(四) 性激素

性激素属于类固醇激素,包括雄性激素(androgen)、雌激素(estrogen)和孕激素即孕酮(progesterone)三类,后两类合称雌性激素。男性性激素主要在睾丸产生,女性的性激素在非妊娠期主要由卵巢产生,妊娠期则主要由胎盘合成分泌。此外,肾上腺皮质也产生少量性激素。雌激素主要为雌二醇(estradiol, E_2)及少量雌酮(estrone, E_1)和雌三醇(estriol, E_3),其活性比为100∶10∶1。雄激素主要为睾酮(testosterone)、少量的脱氢异雄酮(dehydroepiandrosterone, DHEA)和雄烯二酮(androstenedione),其活性比为100∶16∶12。

1. 合成、分泌和代谢　雌激素中,E_2主要由卵巢、黄体及妊娠时胎盘产生,极少量由睾丸合成或为睾酮的代谢物,并为男性雌激素的主要来源;E_1

多来源于雄烯二酮，E_2在肝脏灭活后也生成E_1；正常女性的E_3均为E_2代谢产物，在除孕期胎盘可直接分泌。孕酮是合成一切类固醇激素的中间产物，血中孕酮几乎都由黄体或胎盘直接分泌。由于组织间某些酶活性的差异，男性睾酮95%是在睾丸间质细胞生成，女性血中少量睾酮则为DHEA的代谢产物；DHEA及雄烯二酮可在肾上腺皮质、睾丸及卵巢中生成，并为女性的主要雄性激素。

血浆中90%以上的性激素都和血浆蛋白可逆结合。雄性激素和雌激素主要与性激素结合球蛋白(sex hormone binding globulin, SHBG)结合，孕酮可与CBG结合，也有部分性激素可和白蛋白等结合。性激素主要在肝脏代谢，大多需经过类固醇环上的化学转化，再与葡萄糖醛酸或硫酸根结合成相应酯从尿或胆汁(少量)排泄。E_2在体内与E_1可相互转化，二者在肝脏内均可与葡萄糖醛酸结合，经尿排出。孕酮主要代谢为孕烷二醇，故测定尿孕烷二醇排泄量可作为了解黄体功能的指标。睾酮主要代谢成雄酮及初胆烷醇酮，为尿17－KS的主要来源。

睾酮可在睾丸及其他靶组织中的5α－还原酶作用下，生成5α－二氢睾酮(5α－dihydrotestosterone, DHT)，其与受体的亲和力高于睾酮，为睾酮的活性形式。特别是在诱导胚胎期及出生后男性生殖器官分化形成和发育上，起主要作用。DHT进一步代谢生成雄烷二醇。

2. 生理作用

(1) 雄激素的生理作用：① 诱导胚胎期及出生后男性内、外生殖器官的分化和发育，促进男性性功能及第二性征的出现并维持；② 促进蛋白质合成，特别是肌肉和生殖器官的蛋白质合成，使机体呈正氮平衡，促进骨骼生长及钙、磷沉积等，对男性青春期身材迅速长高起重要作用；③ 促进肾脏合成促红细胞生成素，刺激骨髓造血。

(2) 雌激素的生理作用：① 促进女性生殖器官的发育及成熟，促进女性第二性征的出现并维持，与孕激素协同形成月经周期。② 对代谢的调节作用。包括促进体液向组织间液转移，促进钠和水重吸收；促进肝脏合成多种转运蛋白如CBG、TBG、SHBG等；降低血浆胆固醇，促进HDL生成，减少动脉壁弹性硬蛋白，故绝经前女性的心血管病发生率比同龄组男性低，绝经后发病率则明显升高；促进钙盐骨沉积等。

(3) 孕激素的生理作用：主要是与雌激素协同作用于子宫内膜，形成月经周期，并在排卵后使基础体温升高；促进乳腺腺泡发育；松弛子宫及内脏平滑肌；促进水、钠排泄等。

3. 分泌调节　睾丸内分泌功能的主要调节机制为下丘脑-腺垂体-性腺轴，血液睾酮水平变化可对下丘脑GnRH及腺垂体卵泡刺激素(Follicle stimulating hormone, FSH)、黄体生成素(Luteinizing hormone, LH)的释放起负反馈调节。松果体释放的褪黑素对下丘脑-腺垂体-性腺轴有抑制作用，青春期的男孩因松果体释放褪黑素减少，可出现约每2 h 1次、夜间尤著的GnRH强脉冲式分泌，促使腺垂体FSH和LH大量释放，血睾酮水平急剧升高，从而产生青春期特有的性及体格发育和第二性征。LH主要作用于睾丸间质细胞膜上的受体，调节睾酮的合成释放。FSH则在适量睾酮参与下，作用于生精细胞促进精子形成。

女性雌激素的分泌在青春期前及绝经后主要通过血雌激素水平对垂体LH和FSH释放的负反馈调节。进入青春期，随着GnRH神经元的发育成熟，出现下丘脑GnRH及垂体LH、FSH的脉冲式分泌，卵巢功能开始活跃，呈现周期性的变化，表现为卵泡的生长发育、排卵及黄体生成。雌激素和孕激素的分泌亦出现相应的周期性变化，并由此导致子宫内膜的周期性改变形成月经。正常的周期性排卵及月经出现，标志着女性性发育成熟，并持续于整个生育期内。排卵前雌激素和孕激素分别由卵泡的内膜细胞和颗粒细胞分泌，排卵后则由破裂卵泡形成的黄体卵泡内膜细胞和颗粒细胞分泌。这种周期性变化亦受下丘脑-垂体-卵巢内分泌轴调节，但其反馈调节方式较复杂。

第二节　内分泌病的检测

激素在体液中浓度很低，常为nmol/l级，故测定较困难。20世纪50年代建立的放射免疫分析法将抗原-抗体反应的特异性和同位素的灵敏性有机地结合起来，实现了微量物质的准确定量，具有划时代意义。随着单克隆抗体及各种新型免疫技术如电化学发光免疫分析、微粒子酶荧光分析、荧光偏振分析等在临床中的应用，使激素测定方法不断更新换代，其灵敏性、特异性和准确性都不断提高。目前绝大多数内分泌疾病都有了灵敏可靠的实验室指标，同时各种具有诊断和鉴别诊断价值的动态功能试验也不断出现，为内分泌疾病的实验诊断提供了可靠的保证。

一、内分泌病常用检测方法及评价

内分泌病常用的实验诊断方法主要有以下四类：

1. 直接测定体液中某激素或其代谢物水平 可对判断有无某种内分泌病直接提供客观指标，最常应用。

2. 内分泌腺激素调节的特异性生理过程的产物、生化标志物检测 这类方法提供间接证据，有辅助诊断价值。如甲状旁腺功能紊乱时血钙的检测。

3. 动态功能试验 在激素分泌反馈调节轴的各个环节中，都有一些特异性的刺激物或抑制物，应用刺激物或抑制物，分别测定使用前后相应靶激素水平的动态变化，称为动态功能试验（dynamic function test）。此类试验对确定内分泌病的病变部位及性质具有重要价值。

4. 其他 对某些高血浆蛋白结合率激素，有时需检测其转运蛋白水平。对某些半衰期短的激素，可检测其前体物质如阿片皮质素原（促肾上腺皮质素前体物），或检测激素作用介导物如生长调节素（生长激素介导物）。由于现已证实多种内分泌病的发病机制中有自身免疫反应参与，因此对有关自身抗体的检测也广泛应用。

应重视的是，在内分泌系统疾病中异源性激素综合征占有相当比例。异源性激素综合征主要是因某些非内分泌组织肿瘤细胞可大量分泌异源性激素（ectopic hormone）而产生，但异源性激素的分泌具有不受下丘脑-垂体-内分泌腺轴调控，而呈“自主性”分泌的特点。这类肿瘤细胞和内分泌细胞，在胚胎发育上均起源于神经嵴外胚层，统称为胺原摄取及脱羧细胞（amine precursor uptake and decarboxylation cell，APUD细胞）。某些肿瘤组织的APUD细胞分化不完全，故可分泌异源性激素。内分泌干扰物（endocrine interaction）又称环境激素，是广泛存在于食物链中的一大类环境污染物。随着环境污染的加重，由环境激素导致的内分泌紊乱日益增多，是近年来内分泌病发病率呈上升趋势的原因之一。

二、生长激素功能的检测

（一）血清（浆）生长激素测定

多采用免疫法测定。清晨安静平卧时，采血检测作为基础值。

参考范围 婴幼儿为15～40 μg/L，2岁儿童约4 μg/L，4岁以上儿童及成人为0～5 μg/L，女性略高于男性。

临床意义 GH增高见于巨人症、肢端肥大症、应激状态和低血糖等，应作抑制试验明确诊断，GH分泌不被抑制提示GH自主分泌过多，见于巨人症和肢端肥大症；GH降低见于垂体性侏儒症和垂体前叶功能低下（如席汉综合征），应作兴奋试验明确诊断，兴奋后GH分泌无反应提示垂体功能低下。

（二）血清（浆）生长激素依赖性胰岛素样生长因子-1及生长激素依赖性胰岛素样生长因子结合蛋白-3测定

血液中生长激素依赖性胰岛素样生长因子-1（IGF-Ⅰ）几乎全部和血浆蛋白结合，半衰期可延长至2 h左右。生长激素依赖性胰岛素样生长因子结合蛋白（GH-dependent insulin-like growth factor binding protein，IGFBP）-3是IGF的结合蛋白，和IGF-Ⅰ一样都是在GH作用下由肝细胞合成。由于二者的合成均呈GH依赖性，并且血中半衰期长，无日分泌节律，因此单次检测其血清（浆）浓度可了解一定时间内的GH平均水平。现均推荐以免疫法检测血清（浆）IGF-1或IGFBP-3，作为GH紊乱诊断的首选实验室检查项目。

参考范围 IGF-1：1～2岁为31～160 μg/L，随年龄增加缓慢升高，至青春期（11～16岁）迅速达到180～800 μg/L峰水平，成人随增龄逐渐下降。IGFBP-3：新生儿0.4～1.4 mg/L，随年龄增加逐渐升高，青春期达到2～5 mg/L的成人水平。

临床应用 IGF-1或IGFBP-3异常升高对巨人症或肢端肥大症的诊断极为有用，此外妊娠、甲状腺功能亢进症和营养过剩时也可升高；显著降低时，应考虑GH缺乏症。严重肝功能损害、营养不良及消耗性疾病可致IGF-1、IGFBP-3降低，但对 IGFBP－3 影响较小。目前认为该两项指标的灵敏性和特异性均优于动态功能试验。

(三) 动态功能试验

兴奋试验用于生长激素缺乏症(GH deficiency, GHD)诊断,抑制试验则供巨人症或肢端肥大症的确诊。

1. GH 兴奋试验　需在清晨采血作为基础值后,进行药物刺激试验,一般均至少进行两种试验。① 胰岛素-低血糖试验:胰岛素静脉注射后可产生低血糖状态,从而刺激垂体释放 GH、ACTH 及 PRL 等。方法:胰岛素(0.05～0.1 U/kg)快速静脉输入后 2 h 内,每 0.5 h 采血 1 次。② 其他药物刺激试验:精氨酸(抑制下丘脑生长抑制素的分泌)0.5 g/kg用 200 mL 注射水溶解,在 30 min 内静脉滴入,或 L-多巴(促 GHRH 释放)10 mg/kg 一剂口服,或可乐定(促 GHRH 释放)150 μg/m^2体表面积一剂口服。分别在用药后 2 h 内每 0.5 h 采血 1 次,测定 GH 水平。③ 运动刺激试验:可合作年龄儿童分别抽取空腹基础血、及剧烈运动20 min后20 min左右的血样,比较血清 GH 变化。

参考范围　如两种试验 GH 峰值均＜5 μg/L 为 GH 完全缺乏,介于 5～9 μg/L 为部分缺乏,有任一种试验结果,GH 峰值≥10 μg/L 即为无 GH 缺乏。

临床意义　若 GH 基础水平低,伴两项以上刺激试验均＜5 μg/L,可诊断为 GHD。但 GH 受体缺陷等所致的遗传性 IGF－1 缺乏者,临床表现为 GHD,但 GH 水平多升高,刺激试验为正常反应,甚至更强,可通过 IGF－1 测定排除。

2. 生理性激发试验　包括两种:① 运动试验,适用于 4 岁以上儿童。不必空腹,运动前先采血测 GH,然后连续运动 20 min(踏脚踏车或跳跃、跑步、上下楼梯),在运动结束后 20～40 min 内采血测 GH。② 深睡眠试验,静室内睡眠时先留置静脉塑料管以便采血。入睡前先取血测 GH,入睡后 60、90 min分别采血测 GH。

参考范围　80%～90%正常小儿 GH 水平可达 7 μg/L 以上。

临床意义　0% 的 GHD 患者 GH 水平＜7 μg/L。此试验不易标准化,故结果常不恒定。如 GH 峰值＞7～10 μg/L 即排除 GHD。

3. GH 葡萄糖抑制试验　抽取基础血后,口服 100 g (1.75 g/kg)葡萄糖后,分别于 30、60、90 和 120 min 采血,测定 GH。

参考范围　正常人服葡萄糖后最低血清 GH＜2 μg/L,或在基础水平的 50%以下。

临床意义　不被抑制,提示 GH 呈自主性分泌,见于垂体腺瘤或异源性 GH 综合征所致巨人症或肢端肥大症。但严重肝、肾功能损害,甲亢,使用治疗高血压、高血糖的药物,以及能刺激 GH 释放的降糖药或降压药可乐定、甲基多巴等时,可干扰试验。宜停用上述药物 1 周后才进行本试验。

三、甲状腺功能的检测

(一) 血清 TSH 测定

血中甲状腺激素水平的微小变化可通过负反馈调节,使 TSH 出现显著的浓度改变,且 TSH 不和血浆蛋白结合,试验的干扰因素少。因此 TSH 在诊断甲状腺功能上是个较敏感的指标。目前均推荐以血清 TSH 测定作为甲状腺功能紊乱的首选筛查项目。常用放免法测定 STSH (sensitive TSH),酶免、荧光免疫、化学发光、电化学发光等也广泛应用。由于清晨 2～4 时为 TSH 的日分泌高峰,故一般在清晨起床前采血。试验时应选用较高灵敏度的试剂,抗体最好选择针对 TSHβ 亚基的单克隆抗体,以避免与 LH、FSH 及 hCG 的交叉免疫反应。因应激状态可刺激 TSH 分泌,故新生儿甲状腺功能筛查时,应避开刚出生的前 3 d,通常在出生 7 d 后采血检查。

参考范围　不同年龄段及妊娠期的血清 TSH 水平有所差异(见表 16－4。)

临床意义　TSH 升高最常见于原发性甲状腺功能减退症(简称甲减),常同时伴有甲状腺激素水平低下,TSH 是甲减最灵敏的指标,并可作为甲状腺激素替代治疗时调整药物剂量的指标;垂体 TSH 肿瘤及异源性 TSH 综合征(同时伴有甲状腺激素水平升高)、甲状腺损伤(伴甲状腺激素水平降低)时 TSH 也升高;TSH 及甲状腺激素水平均升高而临床表现为甲减者,应考虑存在抗甲状腺激素自身抗体或甲状腺激素受体缺陷。

TSH 降低最常见于各种原因所致的甲状腺功能亢进症,简称甲亢(伴有甲状腺激素水平升高)。亦见于继发性甲减(伴有甲状腺激素水平低下)。蝶鞍上部肿瘤压迫、大剂量的皮质激素或皮质醇增多症时,TSH 释放减少。

表 16-4 不同年龄段及妊娠期血清 TSH 和甲状腺激素参考范围

	TSH(IU/mL)	甲状腺激素			
		TT_3(nmol/L)	TT_4(nmol/L)	FT_3(pmol/L)	FT_4(pmol/L)
脐血	2.3～13.2	0.6～2.0	77～167	1.6～3.2	13～23
1～3 d	3.5～20	1.2～4.0	138～332	5.2～14.3	21～49
3 d～1 月	1.7～9.1	1.1～3.1	15～30	4.3～10.6	14～23
1 月～1 岁	0.9～8.1	1.7～3.5	11～18	5.1～10.0	12～22
1～13 岁	0.7～7.5	1.8～3.1	68～158	5.2～10.2	12～22
13～18 岁	0.5～6.8	1.5～2.8	63～138	5.2～8.6	12～23
成人	0.4～5.0	1.4～2.2	77～142	5.4～8.8	10～23
妊娠前 3 月	0.3～4.5	1.5～2.5	82～151	5.2～8.1	9～21
妊娠后 6 月	0.5～5.3	1.4～2.3	81～148	5.3～8.9	10～22

注：TT_4换算为μg/L 或 FT_4换算为 ng/L 惯用单位的换算因子为 0.77；TT_3换算为μg/L 或 FT_3换算为 ng/L 惯用单位的换算因子为 0.65。

（二）血清甲状腺激素测定

1. 血清总 T_3、总 T_4测定　血清总 T_3(total T_3，TT_3)、总 T_4(total T_4，TT_4)分泌无日节律，可在任何时间采血。采用免疫法测定。通常使用 T_4、T_3和白蛋白结合后所制备的相应抗体，这类抗体可识别游离及结合态的 T_4、T_3，但不能和与 TBG、前白蛋白结合的 T_4、T_3发生反应，故需先加入 8-苯胺-1-萘磺酸(ANS)和巴比妥酸缓冲液，将与 TBG 及前白蛋白结合的 T_4、T_3解离下来，从而检测到真正 TT_4、TT_3浓度。

2. 血清游离 T_3和游离 T_4测定　血清游离 T_3(free T_3，FT_3)和游离 T_4(free T_4，FT_4)浓度不受饮食、运动、应激影响，可在任何时间采血，采用免疫法测定。使用的抗体仅能与 FT_3或 FT_4发生免疫结合反应。因不受血浆蛋白浓度变化的影响，故能真正反映循环中甲状腺激素活性水平。

参考范围　见第 15 章表 15-4。

3. 反 T_3测定　可在任何时间采血，采用免疫法测定。反 T_3(revers T_3，rT_3)无生物活性，但在调节 T_3、T_4水平、维持最佳状态中起重要作用。

临床应用　血清 TT_4、TT_3、FT_3、FT_4、rT_3测定，对判断甲状腺功能紊乱的类型、病情评估、疗效监测均有重要价值，临床中常和 TSH 检测联合应用，可对甲状腺功能紊乱的类型和病变部位做出诊断(参见第 15 章表 15-4)。① 原发性甲减时 TSH 升高，TT_4、TT_3、FT_3、FT_4降低，而以 TSH 最敏感，其次为 rT_3，再次 TT_4；若 FT_3、FT_4正常，提示有亚临床性甲减；当有 FT_3和 FT_4降低时，病情已较明显。继发性甲减 TSH、TT_4、TT_3、FT_3、FT_4均降低。② 当 TSH 减低，FT_3单独或 FT_3、FT_4均升高，可确诊甲亢；FT_3、FT_4 正常，提示有亚临床性甲亢。③ 血浆蛋白特别是 TBG 浓度的改变，将导致 TT_4、TT_3水平产生相应的同向变化。④ 循环中的 T_3主要来自 T_4脱碘，故使用乙胺碘呋酮等脱碘酶抑制剂、严重心、肝、肾功能损害，可因干扰 T_4脱碘而出现血清 TT_4、FT_4升高，而 TT_3、FT_3降低，T_3/T_4比值下降的分离现象。

（三）血清甲状腺素结合球蛋白测定

测定血清甲状腺素结合球蛋白(TBG)可在任何时候采血，采用免疫法检测。

参考范围　220～510 mmol/L(12～28 mg/L)；儿童高于成人，14 岁后达成人水平。

临床意义　主要用于非甲状腺原因的 TT_4、TT_3水平变化和 TBG 异常疾病的评价。血清 TBG 升高见于甲低、遗传性高 TBG 症、孕妇、病毒性肝炎、肝癌、急性间歇性卟啉病、使用雌激素或含雌激素的避孕药、奋乃静等药物者。TBG 降低见于遗传性 TBG 缺乏症、甲亢、肾病综合征、严重营养不良、肝功能衰竭及使用雄激素、糖皮质激素、苯妥因钠等药物。

TBG 浓度改变会对 TT_4、TT_3水平产生影响，因此可用 TT_4/TBG 排除干扰。若此比值在 3.1～4.5，提示甲状腺功能正常；比值在 0.2～2.0，应考虑存在甲减；而比值在 7.6～14.8 时，则应考虑为甲亢。

（四）甲状腺功能动态试验

1. TRH 兴奋试验　TRH 可迅速刺激腺垂体

合成和释放贮存的 TSH，因此分别测定静脉注射 200～400 μg（儿童按 4～7 μg/kg 体重）TRH 前、后 0.5 h(必要时可加测 1 h 及 1.5 h)的血清 TSH 水平，可了解垂体 TSH 合成及贮备能力。

参考范围　注射 TRH 后 0.5 h，女性血清 TSH 较基础水平(注射前)升高 4～12 IU/mL，男性升高 3～9 IU/mL 为正常反应。若升高值远远超过正常阳性反应的上限，通常＞25 IU/mL，称强阳性反应，提示垂体合成和贮存 TSH 能力异常活跃。升高值＜2 IU/mL 为阴性反应，表明垂体无足够合成和贮存 TSH 功能。阳性反应不在 0.5 h 出现，而在 1 h 后才出现，则称延迟反应，表明垂体本身无病变，但因长期缺乏足够 TRH 刺激，TSH 贮存减少。

临床意义　TRH 兴奋试验较其他动态功能试验安全、简便，影响因素少，并且同时完成了 TSH 基础水平测定，在甲状腺功能紊乱，特别是病变部位的诊断上有较大价值，见表 16-5。

2. TSH 兴奋试验　皮下注射 TSH 10 U 后，观察甲状腺吸碘率。

参考范围　① 超过原值 13.3% 者为明显兴奋；② 第二次测定的 24 h 吸 ^{131}I 率比第一次的增加 1 倍以上者为明显兴奋；③ 兴奋值超过 10% 者为明显兴奋；5%～10% 者为轻度兴奋；小于 5% 者为无兴奋。

临床意义　可用于区分原发性和继发性甲状腺功能减退。注射 TSH 前甲状腺吸 ^{131}I 率低于正常，若注射后甲状腺兴奋明显者，为继发性甲状腺功能减退症；若注射后兴奋不明显者，为原发性甲状腺功能减退症。

3. TSH 分泌抑制试验　L-T_4(左旋甲状腺素)150 μg/d，分 3 次口服，连续 3 d；或甲状腺片 120 mg/d，分 3 次口服，连续 7 d。分别测定用药前后的 TSH 水平变化。心、脑血管病患者禁用。

参考范围　用药后比用药前 TSH 减少至少 0.19 IU/mL，说明负反馈机制正常。

临床意义　用于 TSH 分泌增多的病因鉴别。阳性反应见于原发性甲状腺功能减退症，阴性反应见于肿瘤性 TSH 自主分泌、垂体性 TSH 不反应症。

4. ^{131}I 摄取试验及 T_3 抑制试验　^{131}I 摄取试验(^{131}I uptake test)利用甲状腺主动摄取浓缩碘的功能，给予一定剂量 ^{131}I 后，定时连续观察甲状腺区的放射性强度。甲状腺摄取碘的速度和量可反映甲状腺的功能状态。但由于各地饮食、人群抽取差异、测定条件的不同，致使各地的正常值范围有较大差异，且该法粗糙，影响因素多，特异性低，已少用。T_3 抑制试验(T_3 inhibiting test)则是利用 T_3 对下丘脑-腺垂体-甲状腺调节轴的负反馈调节作用，给受试者口服 T_3，分别进行用药前后的 ^{131}I 摄取试验。甲亢者因长期受高甲状腺激素水平影响，外源性 T_3 将不会显著抑制其 ^{131}I 摄取率(＜50%)；而正常人和非甲亢性突眼症、单纯性甲状腺肿、高 ^{131}I 摄取率的缺碘者，用药后 ^{131}I 摄取率将减少 50% 以上。但本试验对甲亢者有诱发严重心脏反应的危险，应慎用。

(五) 自身抗体检测

自身免疫反应在甲状腺功能紊乱病理机制中起了重要作用，因此测定与之相关的自身抗体对诊断和观察这些疾病很有价值。

1. TSH 受体抗体　TSH 受体抗体(thyrotropin-receptor antibodies，TRAb)是一组在病理条件下产生的、抗甲状腺细胞膜上 TSH 受体的自身抗体，它是一类多克隆抗体，包括甲状腺刺激免疫球蛋白(TSI)、甲状腺功能抑制免疫球蛋白(TFII)、甲状腺生长促进免疫球蛋白(TGPI)和甲状腺生长抑制免疫球蛋白(TGII)。这些抗体之间存在着相对的平衡，平衡一旦破坏可引起疾病。

表 16-5　常见甲状腺功能紊乱主要临床生化检查所见

项　目	甲状腺功能亢进			甲状腺功能低下		
	甲状腺性原发性甲亢	垂体腺瘤	异源性 TSH	下丘脑性	垂体性	甲状腺性
血清甲状腺激素	升高	升高	升高	降低	降低	降低
血清 TSH	降低	升高	升高	降低	降低	升高
TRH 兴奋试验	阴性	阳性	阴性	延迟反应	阴性	强阳性

注：以血清 TSH 为观察指标。

2. 抗甲状腺球蛋白抗体、抗甲状腺微粒体抗体、抗甲状腺过氧化酶抗体　抗甲状腺球蛋白抗体(thyroglobulin antibody, TGAb)是甲状腺滤泡胶质中甲状腺球蛋白的自身抗体，抗甲状腺微粒体抗体(thyroid microsomal antibody, TmAb)是甲状腺细胞浆中微粒体的自身抗体，抗甲状腺过氧化酶抗体(thyroid peroxidase antibody, TPOAb)是甲状腺激素合成必需的过氧化酶的自身抗体，健康人尤其是老年人亦可检测出这3种抗体。

参考范围　但由于检测方法各不相同，很难制定统一参考范围。

临床意义　95%的Graves病患者可检出TRAb阳性，因此当TRAb阳性、临床符合甲亢时应首先考虑Graves病，同时TRAb水平是判定Graves病疗效和预测复发的重要指标；当TPOAb、TGAb和TmAb阳性而临床符合甲减时，应首先考虑桥本甲状腺炎；当TRAb阴性而临床上有甲亢症状时应考虑亚甲炎；患Graves的妊娠妇女，体内TRAb常为阳性，易通过胎盘引起新生儿甲亢，故可预测新生儿甲亢。

3. 甲状腺激素抗体　甲状腺激素抗体(thyroid hormone autoantibody, THAb)可结合循环中的T_3、T_4，干扰其发挥作用，并对以类似物法检测FT_3和FT_4造成干扰。血液中存在THAb者，临床往往表现为甲减，但血清TSH及甲状腺激素水平(特别是TT_3、TT_4)却升高。

四、肾上腺皮质功能的检测

(一) 血浆ACTH测定

多用免疫法测定，其中分别针对ACTH肽链C端和N端肽段的单克隆抗体的双抗夹心法，其灵敏度和特异性较高。因ACTH存在日分泌节律，故应分别在清晨和午夜取血。须注意的是，ACTH极易被玻璃器皿大量吸附，整个采血及分析中均不能使用玻璃器具，且ACTH易被血液中的肽酶水解，因此应将血样采集于预加有抗凝剂的冰冻聚乙烯试管中，迅速低温离心分离血浆，尽快测定。

参考范围　晨8时2.2～12.0 pmol/L(10～55.1 ng/L)，午夜12时<2.2 pmol/L (<10 ng/L)；二者的比值>2。

临床意义　血浆ACTH测定常配合皮质醇测定用于诊断肾上腺皮质功能紊乱的种类及病变部位，见第15章表15-6。肾上腺皮质功能紊乱时，会出现血浆ACTH水平异常。① ACTH及皮质醇均升高，提示为垂体病变(Cushing氏病)、下丘脑或异位ACTH综合征所致的肾上腺皮质功能亢进。可通过分别采集岩下窦及外周静脉血，测定ACTH来鉴别二者：岩下窦血与外周血ACTH比值≥2.1，可诊断为库欣病；若比值≤1.5，属异位ACTH综合征。② ACTH降低而皮质醇升高，应考虑原发性肾上腺皮质功能亢进或单纯性肥胖症，二者的鉴别可用地塞米松抑制试验。③ ACTH升高而皮质醇降低，见于Addison氏病或先天性肾上腺增生性征异常症。④ 二者均降低提示为下丘脑、垂体病变所致的继发性肾上腺皮质功能减退。

(二) 血清(浆)皮质醇测定

GC分泌有明显的昼夜节律，并且应激状态下明显升高，故血清(浆)皮质醇(plasma total cortisol, PTC)测定应在清晨起床前插入预置导管至少0.5 h后，晨8时左右采血(峰值)。如需观察昼夜节律，可保留导管，在23时左右再次采血(谷值)。多采用免疫法检测，因使用的是以保留其抗原性的皮质醇衍生物-蛋白复合物免疫动物制备的抗体，故检测的是血清(浆)中结合态和游离态的总皮质醇浓度。

参考范围　晨8时为165.5～441.6 nmol/L(60～160 μg/L)，午夜为55.2～165.6 nmol/L(20～60 μg/L)；峰值与谷值之比>2。

临床意义　在肾上腺皮质分泌的GC中皮质醇约占90%，因此，其血液浓度直接代表肾上腺皮质GC分泌功能，也是反映肾上腺皮质功能的可靠标志物。现主张以血清(浆)皮质醇水平及昼夜节律作为肾上腺皮质功能紊乱筛查的首选项目。

(三) 尿、唾液游离皮质醇测定

结合态皮质醇不能从肾小球滤过，只有游离皮质醇才能扩散入唾液和经肾小球滤过，且不再与蛋白质结合。当PTC增高时，超过CBG的结合限度，尿、唾液游离皮质醇浓度急剧上升，是一个较为敏感的指标。24 h尿游离皮质醇(24 h urine free cortisol, 24 h UFC)排泄量可间接反映全天血浆游离皮质醇浓度的状态，不受昼夜节律波动的影响；而唾液游离皮质醇(saliva free cortisol, SFC)浓度可代表血浆游离皮质醇浓度。为排除24 h尿收集不完全及肾小球滤过功能的影响，可同时检测尿肌酐，以UFC/g肌酐作为单位校正。唾液收集后宜迅速冷冻，测定时解融离心，除去被冷冻沉淀的黏蛋白，降低唾液黏度以便准确测定。

参考范围　成人 24 h UFC：55～248 nmol/24 h(20～90 μg/24 h)或 33～99 μg/g 肌酐，儿童年龄越小越低。SFC：晨 8 时为 4～28 nmol/L(1.4～10.1 μg/L)，午夜为 2～6 nmol/L(0.7～2.2 μg/L)。

临床意义　肾上腺皮质功能亢进者，血 PTC、SFC 水平，尤其是午夜水平异常升高，昼夜节律消失(峰、谷值之比<2)；24 h UFC>550 nmol/24 h。而肾上腺皮质功能减退者，血 PTC、SFC 水平，尤其是清晨水平显著降低，并常伴有 24 h UFC 低下及昼夜节律消失。但 24 h UFC 因 GC 分泌存在较大的天间变异，最好分别测定 3 d，综合考虑。在诊断肾上腺皮质功能亢进上，午夜血 PTC、SFC 及 24 h UFC 更有意义；而对肾上腺皮质功能减退，清晨血 PTC 及 SFC 较可靠。

需注意，一些非肾上腺皮质功能紊乱的情况下，亦可出现上述检测异常。低血糖反应及各种应激状态，可出现 ACTH 和 PTC 水平升高；妊娠、服用雌激素或避孕药可使 CBG 产生增多而使 PTC 浓度增高，但 ACTH、SFC 及 24 h UFC 多正常；降低 CBG 浓度的因素如严重肝肾功能损害、营养不良、恶性贫血等，可出现 PTC 减少而 ACTH、SFC 及 24 h UFC多正常。

(四) 尿 17-羟皮质类固醇、17-酮皮质类固醇测定

尿 17-羟皮质类固醇(17-hydroxycorticosteroid，17-OHCS)是 C-17 上有羟基的所有类固醇物质总称，尿中 17-OHCS 主要为 GC 及其氢化代谢物。17-酮皮质类固醇(17-ketosteroids，17-KS)则为 C-17 为酮基的所有类固醇物质统称，尿中 17-KS 主要为雄酮、脱氢异雄酮及其代谢产物，仅少量来自皮质醇脱氢氧化代谢物。尿 17-OHCS 和 17-KS 测定一般以化学光度法或色谱分析检测各自 24 h 尿排泄量。

参考范围　成年男性 24 h 尿 17-OHCS 为 21.3～34.5 μmol/24 h(7.7～12.5 mg/24 h)，女性为 19.3～28.2 μmol/24 h(7.0～10.2 mg/24 h)；儿童低于成人，在青春期达成人水平。成年男性 24 h 尿 17-KS 为 28.5～61.8 μmol/24 h(8.2～17.8 mg/24 h)，女性 24 h 尿 17-KS 的为 20.8～52.0 μmol/24 h(6～15 mg/24 h)，儿童低于成人，青春期达成人水平。尿 17-OHCS 和 17-KS 应受应激、活动、饮食、昼夜节律的影响，存在较大的天间差异，应分别测定 2～3 d，综合评价。

临床意义　见表 16-6。尿 24 h 17-OHCS 和 17-KS 可在一定程度上反映肾上腺皮质 GC 的分泌功能，但其浓度除受上述影响血皮质醇分泌因素的影响外，还受其他多种因素如外源性 17-OHCS 摄入量、有色食物(药物)、肝肾功能等影响。在肾上腺皮质功能紊乱诊断上，其灵敏度、特异性均不如直接检测 UFC、ACTH 及 PTC。而且，男性内源性 17-KS 约 2/3 来自肾上腺皮质，1/3 来自睾丸；小儿和女性几乎全部来自肾上腺皮质，少量来自卵巢。因此，仅小儿和女性可以用尿 17-KS 粗略反映肾上腺皮质内分泌功能，而男性则代表肾上腺皮质和性腺的内分泌功能。此外，21-羟化酶、3-羟化酶及 11-羟化酶缺陷的 CAH 者，尿 17-KS 亦显著升高。故在评估肾上腺皮质功能紊乱上，尿 17-KS 比 17-OHCS 特异性更差。但如果尿 17-KS 显著升高，并且不被地塞米松抑制，有助于肾上腺皮质腺瘤或腺癌的诊断。因为这两种情况，尤其是后者可产生大量 17-KS 类雄激素。

表 16-6　肾上腺皮质功能紊乱的临床生化检查结果比较

检测项目	肾上腺皮质功能亢进症				肾上腺皮质功能减退症	
	下丘脑垂体性	肾上腺皮质腺癌	肾上腺皮质腺瘤	异源性 ACTH 综合征	原发性	继发性
血皮质醇或 UFC	升高	显著升高	升高	显著升高	降低	降低
尿 17-KS	升高	显著升高	略升高	显著升高	降低	降低
尿 17-OHCS	中度升高	显著升高	中度升高	显著升高	降低	降低
血浆 ACTH	升高	降低	降低	显著升高	升高	降低
ACTH 兴奋试验	强反应	无反应	无或弱反应	强反应	无反应	延迟反应
DMT 抑制试验	无或有反应	无反应	无或弱反应	无反应	—	—

（五）血清 17-羟孕酮测定

21-羟化酶以孕酮和 17-羟孕酮（17-hydroxyprogesterone，17-OHP）为底物合成皮质醇和醛固酮，当 21-羟化酶缺陷时，可造成其前身代谢产物积聚，尤其是 17-OHP 显著增多，可采用免疫法或高效液相色谱法检测其含量。取血清或出生 3 d 后从足跟取血一滴于滤纸片上，室温干燥后制成直径 3 mm 圆片（disc）供检测。

参考范围 ELISA 法：1.61±0.86 ng/mL 或 11.0±9.2 ng/disc；RIA 法：4.87±1.61 ng/mL 或 3.4～27.6 ng/disc。

临床意义 用于 21-羟化酶缺陷症和 CAH 的诊断，特别是对新生儿的早期筛查简便、快速。21-羟化酶缺陷症的胎儿皮质醇合成障碍，由于可从母体获得供给，故能维持正常生长发育。出生后皮质醇来源断绝，一方面由于皮质醇对垂体的负反馈作用减弱，使 ACTH 分泌增多，刺激肾上腺皮质增生；另一方面由于 17-OHP 的积聚以致雄激素合成增多，表现为男性化。

（六）动态功能试验

1. 肾上腺皮质激素兴奋试验（ACTH 兴奋试验） ACTH 可刺激肾上腺皮质分泌皮质醇。分别检测静脉注射 25 IU ACTH 前及注射后 0.5 h、1 h 的血浆（清）皮质醇水平。

参考范围 正常人注射后 0.5 h 将出现血浆皮质醇浓度＞550 nmol/L（200 ng/L）的峰值，峰值在 1 h 出现者为延迟反应。

临床意义 主要用于原发性和继发性肾上腺皮质功能减退症的鉴别诊断：原发性肾上腺皮质功能减退症者无反应，继发性肾上腺皮质功能减退症者在大剂量 ACTH 作用下出现延迟反应；也可区别因垂体分泌过多而引起的皮质增生和皮质内可自主性分泌的腺瘤或腺癌所致的功能亢进，前者注射大剂量 ACTH 将使皮质醇出现比正常反应更显著的升高，后者则多无明显改变。

2. 美替拉酮（甲吡酮）试验 美替拉酮可抑制肾上腺皮质激素合成中所需的 11-α-羟化酶，从而抑制皮质醇、皮质酮等的合成，使 11-脱氧皮质醇等中间代谢产物聚积，以及尿中 17-生酮类固醇或 17-OHCS 排泄增多。方法：连续 2 d 分别收集 24 h 尿样后测定 17-OHCS，试验日上午 8 时至下午 4 时，分 6 次口服美替拉酮 500～700 mg。服药当天和次日留尿测定 17-OHCS。

参考范围 服药后 17-OHCS 应增加 2 倍以上或增加 7～10 mg/d。

临床意义 用于鉴别肾上腺皮质增生者和异源性 ACTH 及肾上腺皮质腺癌者，前者可出现与正常人同样的反应，而后二者因分泌呈自主性，故一般无反应。

3. 地塞米松抑制试验 地塞米松（dexamethasone，DMT）为人工合成的强效 GC 类药，可对下丘脑-垂体轴产生强大的抑制作用，从而抑制 GC 的分泌。临床中应用的方法较多，均分别检测使用 DMT 前、后血或尿中皮质醇、24 h UFC 或 17-OHCS 量的改变。常用的包括小剂量和大剂量地塞米松抑制试验，小剂量试验为前夜 11 时口服 DMT2 mg，次晨 8～9 时采血；大剂量试验为连续 2 d 分别收集 24 h 尿样后，第三天开始口服 DMT2 mg/6 h，连续 2 d，并分别收集这两日的尿，测定用药前后的皮质醇、24 h UFC 或 17-OHCS。

临床意义 正常人和伴皮质醇升高的肥胖症患者，小剂量试验时 UFC 或 17-OHCS 应被抑制约 50%以上，否则为库欣综合征；大剂量地塞米松抑制试验可鉴别库欣病和肾上腺皮质增生，被抑制超过 50%时为库欣病，低于 50%时为肾上腺皮质增生。

五、肾上腺髓质功能的检测

（一）血液和尿液儿茶酚胺测定

儿茶酚胺（catecholamine，CA）测定时，血液标本的采集需空腹 4 h 以上，48 h 内禁烟、香蕉、胡桃仁和甲基多巴，1 周内禁用拟交感药物如肾上腺素、去甲肾上腺素等，静卧 20 min 后用预冷的注射器采血 3～5 mL 肝素抗凝，置冰盒中转送，在 1 h 内冷冻离心，分离血浆－20～70℃冷冻，可稳定 2～3 个月。尿液标本需在高血压发作时留取标本，否则无意义；如高血压发作时间很短，可测定发作时尿与平时尿对比。6 mol/L 盐酸 20 mL 防腐，置 4℃保存，准确测量 24 h 尿量。

参考范围 血清：去甲肾上腺素（NE）591～1 773 pmol/L（100～300 pg/mL）.

肾上腺素（E）273.0～545.9 pmol/L（50～100 pg/mL），

多巴胺（DA）129.7～259.4 pmol/L（20～40 pg/mL），

总儿茶酚胺（NE＋E＋DA）大于 1 000 pg/mL

肯定为增高。

尿液：去甲肾上腺素（NE）59.1～295.5 nmol/d（10～50 μg/d），

肾上腺素（E）0～54.6 nmol/d（0～10 μg/d），

总儿茶酚胺 100 μg/d。

临床意义　用于嗜铬细胞瘤和交感神经母细胞瘤的诊断和疗效评价。增高见于嗜铬细胞瘤、成交感神经细胞瘤、甲减、糖尿病、特发性高血压、心绞痛发作时、急性心肌梗死、慢性肾功能不全（血浓度升高，尿浓度降低）、肝炎、肝硬化。减低见于甲亢（血浓度降低，尿浓度升高）、Addison 病、尿毒症、风湿性疾病等。NE 和 E 分别测定，对肿瘤发生部位的鉴别诊断有意义。NE 转变为 E 需要甲基转移酶，此酶在肾上腺髓质和 Zuckerkandl 体中，如 E 所占比例在 20% 以上，提示肿瘤在肾上腺髓质和 Zuckerkandl 体，如全是 NE 则可能在肾上腺或肾上腺以外。

（二）血液和尿液高香草酸测定

高香草酸（3－甲氧－4－羟基苯乙酸，homovanillic acid，HVA）是多巴胺及其前体多巴的代谢终产物。标本采集同儿茶酚胺。

参考范围　血浆：<109 nmol/L（20 ng/mL）。

尿液：<54.6 μmmol/d（10 mg/d）。

临床意义　用于多巴胺能神经异常疾病的评价，成神经细胞瘤、成神经节细胞瘤和嗜铬细胞瘤的诊断和治疗后随访监测。增多见于成神经细胞瘤等，由于多巴胺-β-羟化酶缺陷，DA 向 NE 和 E 转化障碍，致 DA 增多，其降解产物 HVA 增多，NE 和 E 减少。减少见于甲状旁腺功能亢进症、Parkinson 综合征、老年性痴呆症（Alzheimer 病）、先天性愚型（Down 综合征）、部分精神分裂症。

（三）尿香草扁桃酸测定

香草扁桃酸（3－甲氧－4－羟基扁桃酸，vanillylmandelic acid，VWA）是去甲肾上腺素和肾上腺素的主要代谢产物。定性检测时需留取高血压发作后 2 h 的尿液，定量检测时需留取发作当天 24 h 的尿液。一般应同时测定尿 HVA 和尿肌酐。

参考范围　定性：阴性。定量：10～45 μmmol/d（2～9 mg/d）或<3 mg/g Cr。当>50 μmol/d（10 mg/d）时，应怀疑嗜铬细胞瘤。

临床意义　VWA 增高可用于嗜铬细胞瘤诊断或成神经细胞瘤筛查。但原发性醛固酮增多症、皮质醇增多症、脑血管障碍、急性肝炎、先天性心脏病、糖尿病和甲状腺疾病时 VWA 也可增高。VWA 降低常见于苯丙酮尿症、脑肿瘤、特发性体位性低血压、慢性肝炎等。

六、性腺功能的检测

（一）血清促性腺激素 FSH、LH 测定

采用免疫法检测。为便于比较，一般均在晨 8 点取血。

参考范围　FSH 和 LH 正常值因性别和发育阶段不同而异，正常月经周期的不同时间也有很大差别（见第 15 章表 15－7）。

临床意义　增高常见于原发性性腺病变，如更年期、性腺功能减退症、完全性睾丸女性化等，由于性激素分泌减少，对垂体和下丘脑负反馈作用减弱，从而使 FSH 和 LH 分泌增多。降低提示由于垂体功能减退或继发于下丘脑功能障碍。二者也存在不一致改变的情况：① LH 升高，FSH 正常或降低见于肥胖症、甲亢和肝病。② FSH、LH 和睾酮均减低见于 Kallmann 综合征。③ LH 基础值增高，伴 LH/FSH 比值增大（>1.5 或 2）同时卵巢雄激素增高，见于成年妇女多囊卵巢综合征。④ LH 或 FSH 一高一低，可能存在产生 GnRH 的垂体肿瘤。⑤ FSH 升高见于 Klinefelter 综合征（先天性曲细精管发育不全）和青春期性早熟的某些个例；减低见于与青春期性早熟相关的肾上腺肿瘤或先天性肾上腺增生症患者。

（二）性腺激素测定

目前性激素大多采用免疫化学法测定。性激素分泌无明显的昼夜节律，但每天中仍有一定波动。通常清晨高，下午低，青春期这种波动更明显。一般均在晨 8 点取血以便于比较。在女性月经周期的不同时期及不同的发育阶段，血中性激素水平特别是雌性激素水平有较大差异，见表 16－7。单次测定结果并不一定能真实地反映性腺的内分泌功能，大多需进行必要的动态功能试验，才可对性腺内分泌功能状态做出诊断。

1. 血清（血浆）睾酮测定　血清（血浆）睾酮（testosterone，T）浓度增高见于真性性早熟、睾丸良性间质细胞瘤、多囊卵巢综合症、先天性肾上腺皮质增生症及女性特发性多毛症。降低见于性腺功能减低、垂体功能减低、男性假两性畸形 Klinefelter 综合征。

表 16－7 血清主要性激素水平参考范围

激素		男		女
睾酮	儿童	0.1～1.1 nmol/L		<0.7 nmol/L
	成人	14～25.4 nmol/L		1.3～2.8 nmol/L
雌二醇	成人	29～132 pmol/L	卵泡期	110～330 pmol/L
			排卵期	370～850 pmol/L
			黄体期	184～881 pmol/L
			绝经后	< 37 pmol/L
孕酮	成人	0.38～0.95 nmol/L	卵泡期	0.6～1.9 nmol/L
			排卵期	1.1～11.2 nmol/L
			黄体期	20.8～103.0 nmol/L
			绝经后	<3.2 nmol/L
LH	儿童	1.6～2.0 IU/L		1.5～2.3 IU/L
	成人	2～8 IU/L	卵泡期	3～15 IU/L
			排卵期	20～200 IU/L
			黄体期	5～10 IU/L
			绝经后	>20 IU/L
FSH	儿童	2.0～2.5 IU/L		2.1～2.9 IU/L
	成人	3～15 IU/L	卵泡期	2～10 IU/L
			排卵期	8～20 IU/L
			黄体期	2～8 IU/L
			绝经后	>20 IU/L

2. 血清(血浆)雌二醇测定　血清(血浆)雌二醇(estradiol，E_2)测定用于性成熟过程、卵泡发育状态、不孕症、月经紊乱等情况的卵巢和黄体功能评价，更年期综合症或雌激素肿瘤诊断。增高见于妊娠、卵巢癌、多囊卵巢、男性乳腺发育症、系统性红斑狼疮、肝硬化和女性性早熟。降低见于妊高症、性腺发育不全、皮质醇增多症(通过负反馈作用抑制垂体分泌促性腺激素)及更年期综合症。

3. 血清孕酮　血清孕酮(progesterone，P)浓度增高见于排卵前中后 3 d、妊娠、妊高症、先天性肾上腺皮质增生症原发性高血压等。降低见于先兆流产、早产、死胎、宫外孕、闭经、不孕症、严重妊高症、先天性卵巢发育不全、绒毛膜上皮细胞癌、肾上腺和甲状腺功能严重失调等。

(二) 性腺内分泌功能的动态试验

1. GnRH 兴奋试验　GnRH 可迅速地促进腺垂体合成并释放 FSH 及 LH。在抽取基础静脉血后，静脉注射 GnRH 100 μg，注射后 20 和 60 min 再分别取血，测定血清 FSH 及 LH。

参考范围　正常人受 GnRH 刺激后，应在 20 min左右出现 FSH 和 LH 峰值。FSH 的峰值判断标准为：青春期正常男、女性峰值均为基础值的 3 倍；成年男性约为基础值的 2.5 倍；成年女性卵泡中期约为 2 倍，黄体中期约为 2.5 倍，以排卵前期增加最显著。LH 峰值的判断标准为：正常男、女性青春期为基础水平的 3 倍以上；成年男性约为 8～10 倍，而成年女性卵泡中期约为 6 倍，黄体中期约为 8 倍，排卵前期增加更明显。

临床意义　本试验主要检测腺垂体促性腺激素的贮备功能，用于性激素功能紊乱的判断和定位诊断。垂体病变所致性激素功能紊乱者，GnRH 兴奋试验反应缺乏或低下；下丘脑病变所致者，反应正常或峰值延迟至 60 min 出现；单纯性青春期延迟者，虽然基础值低，但刺激后有正常反应。

2. hCG 兴奋试验　hCG 由胎盘分泌，其化学结构和生物学效应均类似 LH。hCG 可促进睾丸间质细胞合成、释放睾酮，故本试验可了解睾丸间质细胞睾酮合成和贮存状况。方法：每天肌肉注射 hCG 2 000 IU，连续 4 d，分别于注射前及注射的第 4、5 d晨 8 时取血，测定血清睾酮浓度。

参考范围　睾丸内分泌功能正常者，第 4 天血

清睾酮浓度为基础值的 3 倍左右，第 5 天更高。

临床意义　用于区分原发性和继发性睾丸功能减退，原发性者无或仅有弱反应，而继发性者则大多有正常反应。但本试验禁用于前列腺癌或肥大者。

3. 雌激素-孕激素试验　本试验通过使用雌激素和孕激素类药物，人工造成近似于月经周期中性激素水平的变化，观察有无月经出现。方法：受试者每晚 1 次口服已烯雌酚 1 mg，连服 20 d，并于开始服用已烯雌酚的第 16 天起，每日一次肌肉注射 1 mg黄体酮，连续 5 d，随后同时停药。观察 1 周内有无月经。

临床意义　协助诊断育龄期女性闭经原因。有月经提示闭经是子宫以外的病变所致；无月经则表明闭经原因是子宫内膜病变，如子宫内膜萎缩等。

第三节　内分泌病的实验诊断

内分泌系统疾病种类繁多，也较复杂，下丘脑-垂体-内分泌腺轴中任何一个环节发生异常，均可致病，许多神经体液代谢紊乱也可影响内分泌系统的功能，从而引起内分泌系统紊乱。内分泌疾病根据病因不同可分为原发性、继发性或异位性内分泌功能异常；根据内分泌腺的功能状态可分为内分泌功能亢进症或内分泌功能减退症。以下仅对临床中常见的几种内分泌疾病进行介绍。

一、生长激素缺乏症

生长激素缺乏症（GH deficiency，GHD）又称垂体性侏儒（pituitary dwarfism）。是各种原因导致生长发育期 GH 分泌不足或功能障碍所产生的儿童及青少年生长发育障碍。按病因可分为：① 遗传性 GHD：人 GH 基因缺陷所致，以遗传性单一 GH 缺乏症多见；② 特发性 GHD：下丘脑或垂体无明显病灶，但分泌功能不足是其主要原因，大多伴其他垂体激素缺乏症；③ 继发性 GHD：因下丘脑、垂体后天性病变、损伤或手术切除等所致。GHD 的典型临床表现是生长发育受阻，骨骼发育不全，性器官发育受阻及第二性征缺乏，但智力一般正常。

1. GH 兴奋试验　因 GH 呈脉冲式分泌，血中半衰期短，随机取血样所测的 GH 水平无诊断价值，故常用 GH 兴奋试验进行判断。试验方法包括胰岛素低血糖激发试验、左旋多巴激发试验、可乐定激发试验、精氨酸激发试验、运动试验等。由于各种激发试验激发 GH 释放的途径不同，且试验的特异性、敏感性亦有差异，故常出现同一个体对各试验的 GH 反应呈异质性，甚至与临床矛盾的现象。一般至少采用两种激发试验作为判断的依据，如有任 1 种试验结果 GH 峰值≥10 μg/L 即为无 GH 缺乏，2 种试验 GH 峰值均＜5 μg/L 为 GH 完全缺乏，介于 5～9 μg/L 为部分缺乏。过去曾将 GH 反应峰值＜3 μg/L 和＞7 μg/L 定为缺乏或不缺乏的界限。现认为该标准仅适用于过去采用来自于人垂体的 GH 治疗 GHD 时，而目前 GH 已可人工合成，如仍以过去标准则会使部分 GHD 漏诊，使患儿失去用 GH 治疗的机会。

2. 24 h GH 分泌相测定　每 30 min 左右采血测 GH，动态观察 GH 的平均浓度、峰值强度及峰数，是反映 GH 实际分泌最客观的指标，但亦存在评定标准的问题，且取材不便，需血量多，患者难以接受，故临床少用。

3. 24 h 尿液 GH 测定　可反映体内内源性 GH 的分泌。血液中的 GH 不到 0.01％自尿中排泄，故尿中 GH 含量甚微。用敏感、特异的固相放免法或酶联免疫荧光分析技术能有效地测出尿中 GH 的含量。本实验取材方便，可重复，便于随访，可作为对 GHD 的筛查手段或常规性检测的一种辅助诊断方法。

4. IGF－1 和 IGFBP－3 测定　IGF－1 和 IGFBP－3 在血浆内浓度稳定，无天分泌节律，且与血液中 GH 水平一致，故可用于筛查 GHD。但其浓度与年龄相关，一般 5 岁前检测 IGF－1 和 IGFBP－3 水平无筛查 GHD 意义。对鉴别诊断有价值。如矮小儿童，GH 激发试验正常，但 IGF－1 低下，当注射外源性 GH 后，IGF－1 值升高，生长加快，提示 GH 分子变异；如 IGF－1 值不升高，未见生长加快，则提示 GH 受体缺陷。

二、巨人症及肢端肥大症

本病为垂体前叶功能亢进症之一，发生在青春期后、骺部已融合者为肢端肥大症(acromegaly)发生在青春期前、骺部未融合者为巨人症(gigantism)。巨人症可发展为肢端肥大症。主要由于垂体生长激素细胞腺瘤或增生，分泌过多生长激素，引起软组织、骨骺及内脏增生肥大，以及内分泌代谢紊乱。在国内此病仅次于垂体无功能肿瘤及催乳素瘤，占垂体肿瘤的第三位。单纯巨人症以身材异常高大、肌肉发达、性早熟为突出表现。但生长至最高峰后，各器官功能出现衰老样减退。肢端肥大症者因生长发育已停止，GH的促骨细胞增殖作用表现为骨周生长，产生肢端肥大和特殊面容，全身各脏器肥大。病情发展至高峰后，亦转入衰退期。动脉粥样硬化及心衰为其主要死因。

1. 血浆GH测定　多次测血浆GH值均明显高于正常，大多>20 ng/L。需注意在不能确定是否正好在脉冲式分泌期、或脉冲式分泌后较长间隔后(血中GH已几乎全部被代谢)采血的情况下，GH水平再高或为零，均无多大价值。

2. GH葡萄糖抑制试验　巨人症和肢端肥大症患者因GH呈自主性分泌，口服葡萄糖后，GH水平不受抑制，可用于确诊巨人症和肢端肥大症。

3. IGF-1和IGFBP-3测定　巨人症和肢端肥大症患者IGF-1和IGFBP-3均明显增高，因其浓度稳定，无天分泌节律，有助于临床诊断。

4. 24 h尿液GH测定　优于单次血浆GH浓度测定，含量增高有诊断价值。

5. 其他实验室检查　单纯巨人症常同时存在高基础代谢率、高尿糖、血糖、糖耐量降低等改变；肢端肥大症者亦有高血糖、糖耐量受损、高脂血症高血钙等实验室检查改变。

三、催乳素瘤

催乳素瘤(prolactinoma，又称PRL瘤)是功能性垂体腺瘤中最常见者，患者因为瘤体自主分泌PRL，引起高PRL血症。本病好发于女性，多为微小腺瘤，往往以乳溢、闭经及不育为主要症状。男性则多为大腺瘤，以阳痿、性功能减退为主要症状。

1. 血清PRL测定　多显著升高。当血清PRL>100 μg/L时应高度怀疑本病，约60%可找到腺瘤；>200 μg/L时一般可以排除其他原因所致高PRL血症而确诊。

2. TRH兴奋试验　TRH可刺激PRL的分泌，注射TRH后观察TSH和PRL水平。若为催乳素瘤，可出现TSH分泌高峰，而PRL不出现分泌高峰。同时观察PRL的浓度变化情况，正常情况下，注射后30 min PRL值可达注射前的35%，若PRL上升100%，可排除腺瘤，若低于100%，腺瘤可疑。

3. 甲氧氯普胺试验　甲氧氯普胺(灭吐灵)为多巴胺受体拮抗药，能刺激PRL分泌。由于其口服方法简便、价廉、无副作用等优点，目前在国内已取代TRH法。口服10 mg灭吐灵，服药前和服药后1 h、2 h、3 h分别采血测定PRL值。一般正常人或功能性高PRL血症时，服药后血PRL值升高平均10倍左右，患PRL瘤时则升高不明显，易于鉴别。

4. 血清FSH，LH，E_2测定　各测定值均低于正常。

四、甲状腺功能亢进症

甲状腺功能亢进症(hyperthyroidism，甲亢)是常见的内分泌疾病。指各种原因所致甲状腺激素功能异常升高。以毒性弥漫性甲状腺肿伴甲亢即Graves病最常见，约占75%，为1种自身免疫性疾病。其次为腺瘤样甲状腺肿伴甲亢(近15%)、亚急性或慢性淋巴细胞性甲状腺炎早期(近10%)。

甲亢的临床症状与甲状腺激素功能异常增强密切相关，包括① 高代谢症候群：因能量及三大营养物质代谢亢进，出现基础代谢率升高，怕热多汗，多食、消瘦，血浆胆固醇降低。严重者可因肌蛋白大量分解，出现肌肉萎缩、血及尿尿素、肌酐升高等。② 心血管系统症状：心输出量增多，心率加快，收缩压升高和脉压差加大，严重时出现心律失常。③ 神经系统兴奋性升高，烦躁易激动，肌颤。④ 突眼症、甲状腺肿大。

一旦怀疑甲状腺毒症时，需要实验室检查来确定诊断、估计病情严重程度及辅助制定治疗方案。下面详细介绍Graves病的诊断。

1. 血清TSH测定　STSH(sensitive TSH)测定具有较高的特异性，可作为首选检查项目。典型患者的TSH值在0～0.1 μU/mL之间。故应选用高度灵敏的检测方法以检出STSH。当TSH值在正常范围内甚至升高时，需考虑是否为垂体性甲亢，包括垂体瘤(TSH瘤)所致的甲亢及垂体型TSH抵抗症。

2. 血清FT_3和FT_4测定　FT_3和FT_4是循环血中甲状腺激素的活性部分，它不受血中TBG变化的影响，直接反应甲状腺功能状态。近年来已广泛应用于临床，其敏感性和特异性均明显超过 TT_4 和 TT_3。Graves 病患者的 FT_3 和（或）FT_4 水平增高，且 FT_4 值的升高幅度可估计病情严重程度。

3. 血清 TT_4 和 TT_3 测定　甲亢与甲亢复发的早期，TT_3 上升往往很快，约 4 倍于正常；TT_4 上升较缓，仅为正常的 2.5 倍，故测 TT_3 为诊断本病较为敏感的指标，对本病初起、治程中疗效观察与治后复发先兆，更为敏感；特别是诊断 T_3 甲亢的特异指标。

4. ^{131}I 摄取试验　适用于以下患者：怀疑有甲状腺毒症但无明显症状和（或）短时间内出现症状、甲状腺肿较轻或缺乏眼征、无家族史或抗体检测呈阴性反应。对初发和未经治疗的患者，凡是符合下列 3 条中的 1、3 条或 1、2 条时可以提示为甲亢：① 最高吸 ^{131}I 率高于当地正常值上限；② 吸 ^{131}I 率曲线高峰前移；③ 2 h 与 24 h 吸 ^{131}I 率的比值＞80%，或 4 h（6 h）与 24 h 吸 ^{131}I 率的比值＞85%。需注意的是，甲状腺吸 ^{131}I 率的增高程度并不反映甲状腺功能亢进病情的严重程度。此外，患者经过治疗后甲状腺吸 ^{131}I 功能与甲状腺激素水平的恢复不一定平行，故不能用吸 ^{131}I 率来评价病情缓解和治愈。

5. T_3 抑制试验和 TRH 兴奋试验　有一定的诊断价值。但 T_3 抑制试验在非甲状腺毒症的 Graves 病中可能呈阳性，因为其检测的是甲状腺自主功能亢进而不是甲状腺功能亢进，故现已被 TRH 兴奋试验所替代。Graves 病患者对 TRH 兴奋试验通常无反应，但绝大多数患者依靠血清 FT_3 或 FT_4 水平的升高、TSH 受抑制来诊断，TRH 兴奋试验很少采用。由于基础 TSH 水平与其对 TRH 反应性存在显著的相关性，因此 TRH 兴奋试验也难以提供更多的信息。

6. 抗甲状腺自身抗体的检测　95%以上的 Graves 病患者 TRAb 阳性，故 TRAb 阳性可对本病诊断提供依据，对判断病情活动、是否复发也有价值，还可作为治疗停药的重要指标。

7. 其他实验室检查　基础代谢率升高，血浆胆固醇降低，血及尿尿素、肌酐升高等。

五、甲状腺功能减退症

甲状腺功能减退症（hypothyroidism，甲减）是由于甲状腺激素的合成、分泌或生理效应低下而引起的临床综合征。本症的严重程度有很大的差异：可为无明显临床症状的亚临床型甲减、黏液性水肿以及黏液性水肿昏迷。本症可发生于任何年龄，如功能减退起始于胎儿或出生不久的新生儿称呆小症（伴智力障碍）；功能减退始于儿童期为幼年性甲减；而功能减退始于成人期，则为成人甲状腺功能减退症。根据病因又可分为原发性和继发性甲减。其中以慢性或亚急性甲状腺炎中后期、抗甲亢药或放射性碘治疗过量、甲状腺切除、缺碘或高碘等原因，直接影响甲状腺合成和 T_4、T_3 分泌所致的原发性甲减最常见。其次为手术、肿瘤、放疗等损伤下丘脑或垂体所致的继发性甲减。

1. 血清 TSH 测定　是诊断原发性甲减最灵敏的指标，TSH 升高是原发性甲减最早的表现。而继发性甲减 TSH 低下或正常。TSH 测定还可为甲减患者替代治疗提供临床调整用药的客观依据。

2. 血清 TT_4 和 TT_3 测定　临床型甲减或黏液性水肿者常低于正常，部分轻型及亚临床型甲减者为正常。TT_4 降低早于 TT_3 降低，可能是因为外周组织中较多的 T_4 转化为 T_3 以及甲状腺在 TSH 刺激下或碘不足情况下合成活性较强的 T_3 相对增多之故。因而 TT_3 正常但 TT_4 降低有助于早期甲减的诊断。甲减后期或病重者 TT_3 也下降。

3. rT_3 测定　甲减时，T_4、T_3 合成减少，T_4 在外周组织脱碘为 rT_3 相对减少以便生成更多的 T_3，故 rT_3 常先于 T_4、T_3 而明显下降。原发性甲减者 rT_3 下降程度较 T_4、T_3 更明显；甲状腺素治疗后，T_4 首先恢复正常，然后是 T_3，rT_3 恢复最慢。故甲减诊断时 rT_3 测定比 TT_3、TT_4 更敏感。羊水中 rT_3 下降有助于先天性甲减的产前诊断。

4. 血清 FT_3 和 FT_4 测定　甲减患者均明显下降。FT_3 和 FT_4 不受 TBG 变化的影响，其敏感性和特异性均高于 TT_4 和 TT_3。

5. ^{131}I 摄取试验　明显低于正常，通常为扁平曲线，而尿中 ^{131}I 排泄量增大。

6. TSH 兴奋试验　注射 TSH 后，若甲状腺吸碘率明显升高，提示继发性甲减，病变来自下丘脑垂体部位。不升高者，则提示原发性甲减。

7. TRH 兴奋试验　静脉注射 TRH 后，若 TSH 升高延迟，提示病变在下丘脑，如 TSH 无反应，则病变在垂体，原发性甲减者 TSH 水平高于正常，注射 TRH 后 TSH 则更高。

8. 其他实验室检查　约 50%患者出现轻中度贫血和血清谷丙转氨酶升高；脑脊液蛋白常升高；近 80%甲减者血清肌酸激酶（CK）主要是 CK－MM

同工酶显著升高，平均达正常上限的5倍，原因不明；因甲状腺激素促胆固醇分解作用减弱，血浆胆固醇、三酰甘油及低密度脂蛋白多升高。

六、肾上腺皮质功能亢进症

肾上腺皮质功能亢进症(hyperadrenocorticism)又称库欣综合征(Cushing's syndrome)，是肾上腺皮质分泌过量的糖皮质类固醇(主要是皮质醇)所致。主要临床表现为满月脸，向心性肥胖，多血质外貌，皮肤紫纹、痤疮，高血压和骨质疏松等。按病因分为：① 垂体腺瘤及下丘脑-垂体功能紊乱，释放过量ACTH引起的继发性肾上腺皮质功能亢进症，又称库欣病，约占70%。② 原发性肾上腺皮质肿瘤自主性地大量分泌GC所致者，约占20%～25%。③ 异源性ACTH或CRH综合征。

1. 血浆皮质醇(PTC)测定　PTC水平增高且正常昼夜节律消失，峰、谷值之比<2，为库欣综合征的主要诊断指标之一，晚上及午夜浓度虽低于清晨，但不明显。

2. 24 h尿17-OHCS、尿17-KS测定　多明显增高，尤其是当17-OHCS>70 μmol/24 h时，诊断价值更大。

3. 唾液、尿游离皮质醇测定　肾上腺皮质功能亢进者，SFC水平，尤其是午夜水平异常升高，昼夜节律消失；24 h UFC多>550 nmol/24 h，因其能反映血中游离皮质醇水平，且很少受其他色素干扰，故诊断价值优于17-OHCS。

4. 血浆ACTH测定　ACTH水平正常或稍偏高时为库欣病；>200 pg/mL时为异源性ACTH综合征；低于正常多为肾上腺皮质腺瘤。为进一步明确诊断，可直接采取岩下静脉窦血(直接接受同侧垂体血的回流)测定ACTH：岩下窦血与外周血ACTH比值≥2.1，可诊断为库欣病；若比值≤1.5，属异位性。

5. 地塞米松抑制试验　小剂量地塞米松抑制试验可鉴别库欣综合征和单纯性肥胖症：测定值下降>50%属单纯性肥胖征，<50%属库欣综合征；大剂量地塞米松抑制试验可鉴别皮质增生和腺瘤：测定值下降<50%属垂体性，>50%属肾上腺性。

6. ACTH兴奋试验　库欣病及异源性ACTH综合征，因长期在高水平ACTH作用下，肾上腺皮质增生且皮质醇贮备多，注射大剂量ACTH将使皮质醇出现比正常反应更显著的升高；肾上腺皮质腺瘤或腺癌所致者，因肿瘤组织呈自主性分泌，注射ACTH后血浆皮质醇多无明显改变。

7. 其他实验室检查　常规临床生化检查可见血糖升高，葡萄糖耐量降低，血Na^+升高，血K^+、Ca^{2+}降低，甚至低钾性代谢性碱中毒的血气指标改变，血尿素、肌酐显著升高的负氮平衡表现。高浓度的GC还可影响造血功能，抑制免疫反应和炎症反应，实验室检查可见各种体液和细胞免疫功能检查指标低下，红细胞、血红蛋白、血小板及中性粒细胞均增多，而淋巴细胞和酸性粒细胞减少。

七、慢性肾上腺皮质功能减退症

慢性肾上腺皮质功能减退症(chronic adrenocortical insufficiency)较少见，包括原发性及继发性两种。是指各种原因致肾上腺皮质分泌GC持续不足产生的综合征。原发性者又称艾迪生病(Addison's disease)，是由于自身免疫、真菌、结核等感染或肿瘤、手术切除等破坏肾上腺皮质的绝大部分，导致GC分泌不足并常伴有盐皮质激素分泌不足所致疾病。继发性者则是因下丘脑、腺垂体病变，致CRH、ACTH释放不足而致。此时常表现为多内分泌腺功能减退，极少仅表现为肾上腺皮质功能减退。

1. 血浆皮质醇(PTC)测定　常显著低于正常。

2. 24 h尿17-OHCS、尿17-KS测定　17-OHCS和17-KS排出量明显低于正常，一般均在5 mg以下，而后逐渐减低，女性尤低。

3. 24 h尿游离皮质醇测定　常低于正常低限。

4. 血浆ACTH测定　可用于慢性肾上腺皮质功能减退症的病因学诊断。原发性肾上腺皮质功能减退者ACTH明显增高，继发于垂体功能减低者则明显降低。

5. ACTH兴奋试验　最具有诊断价值。注射ACTH后，原发性肾上腺皮质功能减退症者，皮质醇基础值低，并因肾上腺皮质破坏，功能丧失，故对ACTH刺激无反应；继发性肾上腺皮质功能减退症者因长期缺乏足够的ACTH刺激，皮质醇贮备少，亦可能发生一定程度的萎缩，但在大剂量ACTH作用下峰值推迟出现，呈延迟反应。

6. 其他实验室检查　血钠降低、血钾升高、血钠/血钾<30，血清氯化物减低，血糖减低，血钙升高。红细胞、血红蛋白、血小板、中性粒细胞减少，淋巴细胞和酸性粒细胞增多等。原发性者由于低

GC 水平可负反馈地促进 ACTH 和等分子 γ-MSH 释放，故出现特征性皮肤黏膜色素沉着，可借此与继发性者鉴别。

八、嗜铬细胞瘤

嗜铬细胞瘤(pheochromocytoma)起源于肾上腺髓质、交感神经节或其他部位的嗜铬组织，绝大多数为良性。瘤体持续或间断地释放过量的儿茶酚胺，引起持续性或阵发性高血压和多个器官功能及代谢紊乱。

1. 血浆和尿中儿茶酚胺类及其代谢物测定　血浆和尿中儿茶酚胺(CA)类及其代谢物如高香草酸(HVA)和香草扁桃酸(VWA)浓度均明显升高。尿 CA 超过正常值 2 倍以上才有意义，常需反复测定，尤其是阵发性血压升高时应立即排空膀胱，留 24 h 尿测 CA，常用的方法为荧光比色法。测定时最好停降压药，并禁用含荧光的食品及药物如胡桃仁、巧克力、香蕉、香草类食品等，维生素 B，阿司匹林等易产生假阳性。血浆 CA 测定比 HVA 和 VWA 诊断意义更大。

2. 胰高血糖素激发试验　阵发性高血压型非发作期可进行此试验。采取基础血后，静脉注射胰高血糖素 0.5～1 mg 后 1～3 min 内再次取血，分别测定用药前后血浆 CA。由于胰高血糖素可迅速刺激肾上腺髓质释放 CA，急剧升高血压。用药后血浆 CA 为用药前的 3 倍以上，则可诊断为嗜铬细胞瘤。本法对嗜铬细胞瘤诊断特异性几乎为 100%，灵敏度为 81%。但需注意本法禁用于基础血压超过 22.66/13.33 kPa(170/100 mmHg)和伴有糖尿病的患者。

3. 可乐定抑制试验　降压药可乐定可抑制递质性儿茶酚胺释放，但不影响嗜铬细胞释放 E 和 NE。对怀疑本病的高血压者，清晨起床前，分别采集口服 0.3 mg 可乐定前和 3 h 后的血样，测定血浆 NE 水平。嗜铬细胞瘤性高血压者，血浆 NE 仅轻度减少。非嗜铬细胞瘤性高血压者，用药后血浆 NE 将降低 50%以上。但对主要分泌 E 的嗜铬细胞瘤，本试验有时可出现假阴性。该试验诊断嗜铬细胞瘤的特异性达 93%，灵敏度为 87%。由于多种降压药、三环类抗抑郁药可干扰本试验，故需停用上述药物及可乐定 12 h 以上再进行本试验。

九、性激素紊乱性疾病

性腺功能紊乱性疾病种类较多，包括先天性性分化及遗传性性基因异常所致的各类畸形，后天性性发育异常及性激素紊乱性疾病。前一类疾病的诊断多根据临床表现及性染色体鉴定，本处仅讨论与临床生化诊断关系密切的性激素紊乱性疾病。

(一) 性发育异常

是各种原因所致后天性性腺、性器官及第二性征发育异常的统称。包括性早熟、青春期延迟及性幼稚症。

1. 性早熟　性早熟(sexual precocity)指性成熟开始的年龄显著提前，女孩 9 岁前出现包括第二性征在内的性发育或 10 岁前月经来潮，男孩 10 岁前出现性发育，即为性早熟。女性较男性多见。

(1) 分类：分为真性和假性性早熟两类。若下丘脑-腺垂体-性腺轴之间关系正常，但过早发动对性发育的促进者，称真性早熟，主要包括三类：① 特发性性早熟：多见，由下丘脑提前大量释放 GnRH、垂体提前释放 GnH 所致；② "激素重叠"性性早熟：某些原发性甲减及肾上腺皮质功能减退症的少儿，因 TSH 及 ACTH 释放增多可伴有 LH 和 FSH 释放增多，亦可引起真性早熟；③ 神经系统疾病(如肿瘤等)引发下丘脑、垂体提前产生青春期样 GnRH 及 LH、FSH 分泌所致性早熟。若性早熟不是依赖于下丘脑、腺垂体释放的促性腺激素所致者，称假性早熟，多为性腺肿瘤或肾上腺自主性大量分泌性激素，或其他分泌异源性促性腺激素、性激素的肿瘤所致。食用含性激素的食品或药源性而致者，现亦较多见。

(2) 实验诊断：① 血中性激素均显著升高，达到青春期或成人水平，甚至更高。② 促性激素 LH 及 FSH 水平测定：若仍在同龄同性别正常范围或更低，则提示为假性性早熟。③ 当性激素及促性腺激素水平均达到或超出青春期或成人水平，则应进一步作动态功能试验。如果 GnRH 兴奋试验或氯米芬间接兴奋试验出现正常成人样阳性反应或更强，提示为真性早熟；若上述兴奋试验无反应或仅有弱反应，则应考虑为异源性促性腺激素或性激素所致的假性早熟，须进一步确定并治疗原发病灶。

2. 青春期延迟及性幼稚症　青春期延迟(delayed puberty)指达到青春期年龄上限仍无性发育，我国一般指男性到 18 岁，女性到 17 岁以后才出现性发育者。性幼稚症(infantilism)则指达到青春末期或性成熟期(男性 20 岁、女性 19 岁)性器官及第二性征仍未发育或发育不全，为下丘脑-垂体-性腺轴病变所致。青春期延迟仅是性发育推迟，但最终仍可出现，而性幼稚症如不及时处置，则可能终身不会性发育成熟。二者的鉴别诊断主要依靠临床生化检查。

(1) 病因：青春期延迟多为特发性(体质性)，常有家族史，少数可由各种全身慢性消耗性疾病或营养不良引起。

性幼稚症包括由各种下丘脑或腺垂体损伤、疾患所致的继发性性腺功能不全，以及各种后天病变及先天缺陷所致的原发性性腺功能低下。二者的鉴别主要依靠实验诊断。

(2) 实验诊断：青春期延迟者性激素及促性腺激素 LH、FSH 测定均显著低于同龄同性别的正常值，但对 GnRH 和氯米芬兴奋试验均有正常反应。据此可与性幼稚症鉴别。

继发性性幼稚症者多表现为性激素及促性腺激素 LH、FSH 水平均低下，但有时也可表现为原因不明的 LH 和 FSH2 个项目中一个正常，一个降低。若出现后者，性激素水平可无明显降低甚至在正常水平。氯米芬间接兴奋试验和 GnRH 兴奋试验有助于病变部位诊断。若 GnRH 兴奋试验反应正常，而氯米芬间接兴奋试验无或仅弱反应，常提示病变在下丘脑；二者均无反应或反应低下，则提示病变部位在垂体。

原发性性幼稚症者，其垂体和下丘脑功能正常，故表现为性激素水平明显降低，低水平的性激素可负反馈地促进 LH 及 FSH 释放增多。故血清 LH、FSH 水平远远高出同龄同性别正常水平。男性若进一步作 hCG 兴奋试验，出现无反应或反应低下，则更有助诊断。

(二) 青春期后性功能减退症及继发性闭经

青春期后性功能减退症(postpubertal hypogonadism)指男性性成熟后出现雄性激素分泌不足所致的症候群。病因包括：① 原发性睾丸疾病：如睾丸炎症、外伤、Klinefelter 综合征(青春期因垂体-肾上腺皮质活动增强而出现青春发育，但最终在青春期后出现雄激素不足的症状)、特发性睾丸衰竭等；② 继发性：因靶组织中不能产生雄激素受体激动效应(雄激素抵抗综合征)或下丘脑病变、腺垂体病变所致。临床表现均为阳痿、第二性征减退甚至呈女性化等性功能低下表现。实验室检查时血睾酮水平均降低，原发性者 GnH 增高，而继发性者 GnH 降低。

继发性闭经(secondary amenorrhea)指已有规则月经的生育期女性，非孕期或哺乳期出现月经连续停止 6 个月以上。继发性闭经多为妊娠、哺乳等生理性因素所致，也有部分为子宫内膜、卵巢、腺垂体或下丘脑病变所致。雌激素-孕激素试验仍不能诱发月经，则提示可能为子宫内膜萎缩等宫内病变所致；若有月经形成，则病因为下丘脑-腺垂体-卵巢轴中某一环节发生病变或功能失调。可参照性幼稚症确定病变部位的方法，通过检测血清 LH、FSH、雌激素及孕激素水平，配合动态功能试验，协助诊断可能的致病环节，指导治疗。

(三) 酶缺陷性性功能紊乱

性激素在体内是以胆固醇为原料，经过一系列酶促反应合成的。若存在酶缺陷，则性激素的合成会受影响，缺陷酶催化的底物在血、尿中会大量出现。表 16-8 总结了活性主要存在于性腺的酶缺陷所致的性功能紊乱类型、主要临床表现和生化诊断标志物。其中 5α-还原酶未参与类固醇激素生物合成，主要分布于睾丸及其他睾酮的靶组织中，催化睾酮(T)加氢还原为有更高生物活性的 DHT。

表 16-8 酶缺陷性性激素紊乱的主要临床表现及临床生物化学诊断标志物

酶缺陷种类	主要临床表现	血生化标志物	尿生化标志物
17-β羟类固醇脱氢酶	仅见于男性，性幼稚症、假两性畸形	雄烯二酮、雌酮	同血生化标志物
C-17,20 碳链裂解酶	性发育障碍、性幼稚症、男性假两性畸形	17-羟孕烯醇酮、17-羟孕酮	同血生化标志物
5α-还原酶	仅见于男性，性幼稚症、假两性畸形、外生殖器女性化	T/DHT 比值>35(正常人为 8～16)	DHT 减少或无

(李 霞 杨 钢)

参 考 文 献

1 周新,涂植光主编. 临床生物化学和生物化学检验. 北京:人民卫生出版社,2003

2 姚泰主编. 人体生理学. 北京:人民卫生出版社,2001

3 孙龙安,李龙,林钢主编. 医学特种检验与实验室诊断. 人民军医出版社,2002

4 刘人伟编著. 现代实验诊断学检验与临床. 化学工业出版社,2002

5 胡仁明主编. 内分泌代谢病临床新技术. 北京:人民军医出版社,2002

6 Francis S, Greenspan, Gordon J. 基础与临床内分泌学. 上海:世界图书出版公司,2001

7 沈霞,李定国,姚建等主编. 上海:现代生物化学检验与临床实践. 上海科学技术文献出版社,1999

8 吴万龄,秦海峰主编. 实用内分泌疾病手册. 上海:上海科学技术教育出版社,1991

第 17 章　治疗药物监测

治疗药物监测（Therapeutic drug monitor，TDM）是一门医学领域的新学科。TDM 诞生和发展是近 20 年来现代医学的重大进展，是当前临床医学中极其活跃和具有良好前景的领域。TDM 利用仪器测定血中药物浓度，并根据药代动力学估计药物治疗效果，以制订合理的给药方案，减少毒副作用，达到最佳的治疗效果，提高医疗质量。在国外，TDM 已成为医院的常规工作，在我国，卫生部规定 TDM 是三级医院实验室必须开展的主要工作。

药物是治疗疾病的重要手段。临床上制定药物治疗方案主要依据药理学，由权威机构批准使用的每一种药物都经过了长期、大量的动物和临床试验，药理学书刊和经权威机构审定的使用说明书推荐的剂量是治疗的重要依据。但是这些毕竟是用药的一般规律，面对各种各样的患者，用药方案不可能一成不变。医生在药理学基础上积累的个人经验是宝贵的，有经验医师的用药，多数情况下比单纯照搬理论更为有效，但因为这种经验来自医疗实践，并未上升到理论，适用面窄，面对变化的病情，个体差异和药品之间不同特点，凭经验用药往往不够精确、科学，也难以上升到理论。

近 20 年来，临床药理学研究表明，药物在体内效果取决于血药浓度，只有在一定时间内维持一定的血药浓度才能有效治疗疾病。血药浓度过低或过高会导致无效或严重的毒副作用。血药浓度的高低既受药物的化学结构、理化性质和给药方式影响，也和药物在个体内代谢有关。对同一类患者使用相同剂量的药物，因个体间药物吸收、分布、代谢及消除的差异导致不同的血药浓度，有时甚至相差几十、上百倍。这种个体差异是内在的，医生凭经验难以估计。为了获得最佳疗效，只有根据每个人血药浓度用药，使用药个体化。个体化用药，特别适合于长期用药者，以及使用有饱和动力学特征，治疗剂量和毒性剂量十分相近的一类药物，保证患者安全和较佳疗效。

随着临床药理学发展，愈来愈多的医生已经认识到，了解和掌握药代动力学和患者的血药浓度是提高治疗水平的重要环节。现在，每一种药物的说明书都注明了详细的药物动力学数据，临床医生根据血药浓度可以制定精确、可靠、有效的治疗方案。人们常把血药浓度的测定称为治疗药物监测（TDM），这一工作已经成为临床实验室的常规项目。

滥用药物是近年来出现的新的社会问题，以前人们仅把吸鸦片看成吸毒，实际上滥用药物，药物成瘾的情况远比想象的严重。鸦片类、可卡因、类大麻是众所周知的毒品。除此之外，社会上滥用药物还包括兴奋药如苯丙胺（安非他明）、苯环啶、丙氧吩以及安眠药巴比妥酸盐类、苯二氮卓类、乙醇、美沙酮、安眠酮。为了打击毒品犯罪，治疗成瘾者，世界上近 10 余年前已经开展了对滥用药物的监测。

在某些特殊情况下，服药自杀或和用药物作案，往往也需要测定药物体内浓度。这些都包含在广义的药物浓度监测的范畴内，也是临床试验室有时必须做的工作。

第一节　基础理论

一、体内药物分析

体内药物分析又称生物药物分析（biopharmaceutic analysis），即采用一定方法分离、测定动物或人体的体液或组织中的药物浓度，重点是血液中的药物测定。

血液中药物的浓度是指给药后，未经代谢的原形药物在血浆或血清中的浓度。原形药物在血液中呈游离状态及与血浆蛋白相结合的状态，只有游离状态的原形药能进入组织，产生药理作用。血药浓度理应以游离状态的原形药浓度表示，但是游离状态的原形药在血液中的浓度较低且不稳定，目前临床应用的血药浓度还是包括了游离的和与血浆蛋白结合的原形药的总浓度。

药理学效应是由药物与控制某种功能的靶受体直接作用或者和介导调节此功能的靶受体间接作用而引起的。对大多数药物来说药理学效应的强度和持续的时间与结合在受体上的药物的浓度成正比。在一个组织中，药物与之反应导致特异性生物效应的位点称为这种药物的作用位点。

所有的治疗和毒性浓度范围都是建立在这个假设上的。有效治疗范围介于最小效应浓度(mini effect concentration，MEC)和最小毒性浓度(mini toxicity concentration，MTC)之间。最佳的用药方案应该确保每次用药前的最小浓度不低于 MEC，最高血药浓度不高于 MTC。要达到这种效果通常是每个半衰期用一次药。多次用药可以使药物浓度趋于稳定。此时机体摄入的药量和机体排出的药量趋于平衡。血药浓度高于 MTC，患者就有中毒的危险，而低于 MEC 又不能发挥治疗作用。所以 MEC 和 MTC 是治疗中非常有用的指标。MEC 和 MTC 越接近，治疗指数越小，越需要依靠 TDM。

二、药代动力学

药代动力学亦称药动学或药物动力，是应用动力学 (Kinetics)原理与数学模式，定量地描述通过各种途径进入生物体内的药物的吸收(Absorption)、分布(Distribution)、代谢(Metabolism)和排泄(Eliminations)，即 A、D、M、E 过程的“量一时”变化或“血药浓度即时”变化动态规律的一门科学。

药物动力学是一门用数学分析手段来处理药物在体内的动态过程的学科，能对现有药物作客观评价、指导新药的设计和药物剂型的改良，从而提供高效、速效或长效、低毒副作用的药剂，特别重要的是它是指导临床合理用药的重要理论基础。

在临床治疗时，通常是多次用药来达到治疗目的，以一定的时间间隔重复多次用药直到机体达到一个稳态。正常的间隔为每个半衰期用 1 次药。稳态是指进入循环的药量和消除的药量等时的状态。根据一级消除动力学，用药 5 到 7 个半衰期以后可以基本达到稳态。

三、影响药物利用的个体因素

影响药物在人体内分布、吸收、代谢的因素有如下几种：

1. 人类学因素　年龄、体重、性别、人种、遗传。

2. 疾病相关的因素　肝脏疾病，肾脏疾病，甲状腺疾病，心血管疾病，胃肠道疾病，癌症，手术，烧伤，营养状况。

3. 体外因素　血液透析，腹腔透析，心肺分流，高温或低温疗法。

4. 化学和环境因素　影响药物吸收程度和速率的食物或同时服用的药物，如服用影响药物与血浆蛋白或组织受体结合的药物，摄入的食物与服用的药物竞争代谢系统，同时服用诱导代谢酶的药物，同时服用抑制代谢酶的药物，同时服用竞争肾小管分泌途径的药物，尿流量的改变，同时服用增强小管重吸收的药物。

四、药物的吸收

药物由用药部位进入体内大循环的过程称药物吸收。大部分慢性患者是通过口服给药。吸收过程取决于药物剂型分解，在胃肠道内溶解并穿过生物膜屏障进入血液。药物吸收的速率和程度取决于药物本身的性质、剂型以及所处的物理环境。

药物吸收入血液循环所占的分数叫做生物利用度。药物的生物利用度通常用静脉注射用药和口服用药时血浆浓度-时间曲线的曲线下面积的比来计算。$f = AUC_{oral}/AUC_{civ}$。

药物的生物利用度要求在一定的时间内有足够的量的活性成分由肠道进入血液循环。一般口服药物的生物利用度达到 70%才能应用于临床。只有 1 种例外，就是药物的作用位点在胃肠道时，这时低生物利用度反而更有利。有些药物虽然吸收既快又完全，但吸收后经门静脉进入肝脏，在进入血液循环前就被肝脏代谢排出了，这种现象叫做首过消除或首过效应，对生物利用度也有影响。

除了吸收的程度外吸收的速率也是很重要的。药物的吸收一般看作是一级反应，吸收速率常数通常应比消除速率常数要大。影响药物吸收程度和速率的因素有胃肠蠕动不正常、胃病及大小肠疾病、胃肠道感染、辐射、食物以及在胃肠道中与其他物质反应。所以用药时一定要避免同时用直接影响肠道吸收的药物如制酸剂、白陶土、硫糖和消胆胺。

五、药物在体内的分布

药物进入血液以后转运到不同的器官和组织，这个过程叫做分布。决定药物分布的主要因素有：药物和血液成分、受体结合能力，穿过膜屏障能力以及在脂类中溶解度。药物的分子量、pKa 脂溶性和其他理化性质。

一旦药物进入血液循环就与一些血液成分结合，其中最主要的是血浆蛋白，游离药物和结合药物之间保持着动态平衡。通常认为只有游离的药物能够通过细胞膜或与药物受体反应从而引起生物反应。因此蛋白结合药物性质的改变就会影响到药物的分布和消除。每种药物都有特定的蛋白结合方式，这种结合方式是由其理化性质决定的。一般来说，酸性药物和白蛋白结合，而碱性药物多和球蛋白结合，尤其是 α_1-酸性糖蛋白。有些药物既能和球蛋白也能和白蛋白结合。

由于与血浆蛋白的亲和力不同，药物的结合有的紧密有的松散。结合力弱的药物可以被结合力强的药物置换下来。例如美芬妥英和丙戊酸同时用来抗癫痫，它们都结合于白蛋白。因为丙戊酸结合力较强就使得美芬妥英成为游离的药物从而发挥治疗作用。血浆蛋白与药物的结合也决定于血浆蛋白的物理性质以及血液中是否存在脂肪酸或其他药物。脂肪酸可以使药物从蛋白上游离出来，特别结合松散的会迅速的被游离出，由于药物与蛋白和分离使得游离的药物浓度上升。游离药物浓度的过度增加会导致毒副作用产生。

任何改变血浆中游离药物浓度的物质都影响到进入组织和受体结合的药物的量。疾病状态可以改变游离的血药浓度，例如尿毒症时血浆中非蛋白氮升高、酸碱平衡和电解质失调，往往伴有白蛋白减少，所以游离的药物浓度会增高。游离药物浓度的升高会对患者产生不良作用，虽然此时总的血浆药物浓度并无变化。美芬妥英在普通患者中 10％游离，在尿毒症患者则有 20％～30％是游离的。如果总的血浆药物浓度是 15 μg/mL，普通患者游离的美芬妥英浓度大约是 1.5 μg/mL。尿毒症患者游离的美芬妥英浓度可能就是 4.5 μg/mL。4.5 μg/mL 的美芬妥英足以产生严重的不良反应，包括嗜睡和癫痫发作频率增加。对于尿毒症患者建议作游离美芬妥英浓度定量并调整药物剂量使游离美芬妥英浓度保持在大约 2.0 μg/mL。

急性应激时蛋白浓度的改变会引起游离药物浓度的改变。例如心肌损伤时会有 α_1 酸性糖蛋白（AAG）浓度快速的上升，此时常选用利多卡因来控制损伤后的心率失常，当给予足够剂量后，只有短暂的作用，心率失常很快又会出现，这是因为利多卡因是 1 种碱性药物与 AAG 的亲和性很高，AAG 将游离的药物转移到了组织中。这时的总的药物浓度已达到毒性范围而实际上要增加药量才能保证最佳的游离药物浓度。

任何正常物理状态的改变都可以引起游离药物浓度的改变从而导致药物在血浆和组织分布的改变。老年病患者往往表现低白蛋白症伴随着蛋白药物结合位点的下降，药物总浓度不变，但游离药物浓度随着年龄的增加而升高。

TDM 应用超滤技术估计游离药物浓度。这种测定的血液中的游离药物浓度不十分精确，抽血、离心和贮存都会改变血液中有些药物的溶解平衡。尽管有这些不利条件，用超滤技术来测量游离药物浓度比用测定唾液来估计游离药物浓度要好的多。

六、药物的代谢

代谢是指药物进入机体后，在体内酶系统、体液的 pH 或肠道菌群的作用下发生结构转化或称生物转化过程。药物经代谢后，一般都失去生理活性，即灭活，但有时代谢物也可能有较强的生理活性。少数前体药物（Prodrug）无生理活性，进入体内被代谢后成为有活性物质，发挥其药效。药物代谢主要在肝中进行。

对于只通过肝脏代谢的药物来说，总体清除率（Cl_T）和肝脏清除率（Cl_H）相等。肝脏清除率可以用肝脏血流（Q）和肝脏浸出分数（E）来表示：$Cl_H = QE$，药物的肝脏浸出分数反应了这种药物和肝脏微粒体的亲和力。E 可以通过实验获得也可以用下式求得 $E=(Ca-Ce)/Ca$，其中 Ca 是进入肝脏的血液的药物浓度，而 Ce 是肝脏静脉流出物中的药物浓度。对于具有高肝脏浸出分数的药物来说肝脏清除率与肝脏血流（Q）接近。高肝脏首过效应的药物生物利用度较低，例如利多卡因。低的清除率对血流的依赖程度小一些而主要依赖于肝脏微粒体酶的数量和质量。这类药物的总体清除率受肝脏功能、酶诱导剂和抑制剂以及游离药物浓度的影响。

七、药物的生物转化

肝脏是外源性生物代谢的主要器官。其中主要功能是将脂溶性的非极性分子变成水溶性的极性分子。药物在第一相反应中被修饰，包括氧化、还原和水解，药物结合成水溶性的形式。药物的生物转化主要在肝细胞微粒体混合功能氧化酶的催化下进行，主要反应类型、该酶系的组成及催化过程，都与肝细胞对内源性物质的生物转化相同。

肝微粒体系统的酶可以被诱导或抑制。微粒体酶的诱导通过增加氧化酶的数量导致酶活性增加。不同的酶诱导药物可以对细胞色素 P450 同工酶产生不同的影响。

1. 巴比妥是具有广泛作用的酶诱导剂的代表。经过潜伏期以后细胞色素 P450、细胞色素 P450 还原酶和相关酶类生成增加。而且肝脏重量、肝血流量、胆汁流量、肝脏产生的蛋白质都增加，这种酶系统叫做细胞色素 P450－2D6。苯巴比妥的这种诱导作用对氨茶碱的清除率几乎没有影响，提示氨茶碱的代谢可能通过其他的机制。

2. 氨茶碱中的多环烃基是第二种类型的广泛还原效应的酶诱导物代表。它们诱导 P450－1A 和一种不同末端的氧化酶。

肝脏中代谢药物的酶都不是特异性的，而是广泛的与内外源性物质反应，所以一种药物的代谢常常影响同时用的另一种药物的代谢。这些现象可以用许多机制来解释。包括饱和竞争、竞争性和非竞争性抑制、产物抑制的酶生成减少或代谢加快。大部分药物-药物间反应是饱和竞争或竞争性和非竞争性抑制。由于酶的诱导，在患者的治疗中需要用到 TDM，通过增加或减少抑制性药物来调节效应药物的浓度。

对于通过肝脏代谢的药物，TDM 十分重要。由于肝脏的作用使相关药物的代谢速率在不同的患者中有所不同，在同一患者疾病的不同时期或不同环境下都会有所不同。这可能是年龄、体重、性别、遗传、暴露的环境、饮食、同时服用的药物以及疾病影响生物利用度的机理。现在还没有一种公认的内源性的生物标志用于评估肝脏对药物的清除率。

八、药物的排泄

体内的药物和代谢产物排除到体外的过程为排泄。体内药物通过胆道、肠道、肺和肾脏排泄，这些途径中的任何一种都可能是药物清除的机制，肾脏排泄对于大多数水溶性药物或其代谢产物来说都是清除的最主要的途径。肾功能的改变可能对药物的前体复合物或其活性代谢产物的清除和半衰期具有重要的影响；肾功能，主要是肾小球滤过率的降低常导致血药浓度的提高和药理学反应的增强。肾脏功能可以通过肌酐清除率来准确和方便的进行评估。肌酐是肌肉代谢的产物之一，在机体内以固定的比率产生，通过肾脏的肾小球滤过机制清除，常规测定肌酐清除率可以作为评估肾功能的有效手段，肾脏的肌酐清除滤正常为 90～130 mL/min。肌酐清除滤与以肾脏作为最主要的清除途径的药物的总体清除率或清除速率常数显著相关。通过计算肌酐清除率变化来调整治疗剂量的药物，包括庆大霉素、妥布霉素、阿米卡星、地高辛、万古霉素和环孢菌素。

根据上述理论，下列患者特别需要处于严密药物浓度监测：

1. 心、肝、肾病患者，肝和肾是体内药物主要的代谢和排泄器管，心脏病影响药物分布，这些器管患病往往改变药物动力学，应及时监测。

2. 同时服用多种药物的患者，特别同时服用互相影响的药物时，如苯巴比妥、苯妥英、卡马西品、利福平同时服用会诱导肝酶，加速药物代谢；反之保太松、灭滴灵同时服用会抑制药物代谢，使血药浓度升高，奎尼丁可使地高辛浓度增加 2.5 倍。

3. 老人、妇女妊娠期、儿童，此时药代动力学往往发生变化。

4. 需要长期服药的患者，探讨最小合理用药剂量，既经济又避免长期蓄积中毒。

5. 按常规给药方案给药，未达到预期效果或出现明显毒副作用者。

6. 可疑药物中毒者，作血药浓度监测，明确药物中毒诊断。

下述药物需严密监测血药浓度：

1. 治疗范围窄的药物，如庆大霉素治疗有效浓度为 4～8 mg/L，中毒浓度为 10～12 mg/L，地高辛的治疗有效浓度为 0.5～2 ng/L，中毒浓度为 3 ng/L，二者十分接近，稍不注意会造成药物剂量不足或中毒。

2. 有饱和动力学特性的药物，如苯妥英在治疗应用时，剂量和浓度之间常呈非线性关系，增加很小剂量，血药浓度有较大改变。

目前公认需要进行药物浓度测量的药物有：氨基糖甙类抗菌素、抗心律失常药、强心甙类药物，茶碱类药、抗癫痫药、抗精神病药、三环类抗抑郁药、麻醉类镇痛药等。

第二节 药物浓度检测

临床药理学的发展促进了体内药物分析方法的研究。国内外已形成了"生物药物分析"这门学科。它的首要任务是研究、比较、改进分析、测定方法，为临床开展药物动力学、药效学和毒理学的研究提供灵敏、准确、专一、可靠的血药浓度测定方法，为临床个体用药方案的调整创造了条件。

一、常用血药浓度的检测

测定血药浓度的常用方法有光学法包括可见紫外吸收光谱法（ultraviolet absorption spectrophotometry，UV）及荧光发射光谱法（fluorescence emission spectrophotometry，FL）；色谱法包括薄层色谱法（thin layer chromatography，TLC）、气相色谱法（gas chromatography，GC）及高效液相色谱法（high performance liquid chromatography，HPLC）；免疫法包括放射免疫法（radio irnmunoassay，RIA）、酶免疫法（enzyme，immunoassay，EIA）及各种荧光免疫法（fluorescence immunoassay，FIA）等。其他还有微生物测定法（micro biologica analysis）及放射性同位素测定法（radioisotopic method）等。

（一）自动免疫测定法

虽然所列的方法很多，但由于体内血药浓度很低，在 μg～pg/mL 级，大部分药物的实际测定方法多为气相色谱法和高效液相色谱法，特别是高效液相色谱法应用最广，美国的药典规定大部分药物的标准检测法为高效液相色谱法。由于 HPLC 技术要求高，测定费时，为满足临床作 TDM 需要，对一些常见的临床应用较广的 TDM 药物，开发了各种自动免疫测定法。

1. 分光光度法　包括可见光—紫外分光光度法及荧光分光光度法等，由于其专一性差，容易受血液中其他组分的干扰，在测定前必须进行粗分离、抽取、浓缩，即使这样，单独用于测定血药浓度时常常受到灵敏度的限制。如与层析法结合使用，可以大大提高其专一性，不易受其他药物或内源性物质的干扰。分光光度法操作简便，费用低廉，在一定条件下仍有其实用价值，尤其在我国，许多单位尚缺乏必要的仪器设备，积极开发与推广本法是有其积极意义的。

2. 层析法　包括定量薄层层析法、气相色谱法及高效液相色谱法等，其共同的特点是分离度好、专属性强，可以同时测定几种药物。选择不同的检测器，不仅能改善选择性，也能提高灵敏度。其中高效液相色谱法近年来发展很快，仪器性能的提高使其在血药浓度测定中的应用越来越广泛。气相色谱—质谱—电子计算机的联用，特异性、灵敏度、分离性能都好，在检测药物的代谢物有其独特的优点。本法缺点是：仪器比较昂贵，其专用性强，一台仪器在同一时间内只能测定一种或一类药物，使用的技术性要求高，熟练的操作者需要相当长时间的训练，测定样本的成本也较高。

3. 免疫学方法　包括放射免疫、酶免疫及荧光免疫等，其优点是灵敏度高，取样少，操作简单，样本不需要进行预处理。放射免疫法常用液体闪烁仪或 Y 计数仪来测量放射性强度，适用于批量测定，缺点是有同位素污染，需有防护设备，由于衰变和辐射自分解导致标记物有效使用时间缩短。酶免疫法，可以不用同位素，成本低，测定快速，几十分钟多至几小时能完成一个样品测定，但灵敏度较差，至今仅极少药物采用此法测定。

（二）发光技术检测法

近些年来，体内药物分析的方法学研究发展很快。为了满足快速、简便、准确的要求，在自动免疫荧光测定仪，开发了特定的 TDM 药物测定试剂，最早应用于临床的是 ABBOTT 公司生产的 TDX 药物分析仪，现在大部分自动免疫荧光仪都有测定 TDM 的专用试剂和专用通道，只是项目不同，多的已开发了 30 余种试剂，包括了临床最常监测的药物。新发展起来的荧光免疫法和荧光偏振免疫法较酶免法更稳定，备受关注。

1. 荧光偏振光免疫分析仪　荧光偏振光免疫分析仪（Fluorescence Polarization lmmunoassay FPIA）并非专为测定血药浓度而设计，但它是世界上第一台实际应用的自动化血药浓度监测仪。

Perrin 首先提出了荧光偏振光免疫分析，当时这项技术主要应用于抗原抗体的研究。1981 年 Jo1leg 等应用荧光偏振免疫分析法测定了血清中的氨基糖甙类抗菌素，美国雅培（ABBOTT）公司在此基础上研制成功荧光偏振免疫分析仪 TDX，而且有了测定药物的专用试剂盒供应，成了第一台可用于监测药物浓度的自动化分析仪，风靡全球。

FPIA 法灵敏度、精密度和准确性均佳。有人报道该法测定血清中地高辛的最低浓度为 0.2 ng/mL，日内 RSD 小于 5%，日间 RSD 小于 7%，在 389 d后制作的标准曲线仍与原标准曲线基本重叠。还有人报道应用不同免疫分析方法与 HPLC 法同时测定同一样本中的苯妥英，只有 FPlA 法和 HPLC 法相关性较好。另外应用 FPIA 法时，无需分离游离的和结合的荧光标记药物，再加上有 TDX 自动分析仪，使得测定非常方便，所以 FPIA 法应用日益普遍。

在临床应用中，除了 TDX 外，还有一款仪器也是和用 FPIA 原理（发射波长 515 nm），用于血药浓度监测的，这就是 Roche Diagnostic 公司生产的 COBAS INTEGRA 700。该机有以下几个特点：① 由分光光度法、透射比浊法、离子选择电极和荧光偏振光 4 种技术组合；② 试剂有 68 个卡式盒，上机后在 8℃时，可保持稳定 8～12 周；③ 24 h 待机，随时起动，急症药物浓度报告可在 6～8 min 获得；④ 工作速度 600 个 test/h。

荧光偏振免疫仪可监测的药物有：苯丙胺（安非他明）、巴比妥酸盐类、苯二氮卓类、可卡因、乙醇、美沙酮、安眠酮、鸦片类、苯环啶、丙氧吩、类大麻、对乙酰氨基酚、丁胺卡那酶素、卡马西平、地高辛、庆大霉素、利多卡因、乙—乙酰普鲁卡因胺、苯巴比妥、苯妥英、扑米酮、普鲁卡因胺、奎尼丁、水杨酰水杨酸、茶碱、妥布霉素、丙戊酸、万古霉素。

2. 微粒体发光技术　微粒体发光技术（Microparticle Luminescence lmmunoassay，MLIA）标记物的 dioxetanes［3 -（2′- spiroadamantane）- 4 -methoxy - 4 -（3′- phosphoryoxy）- phenyl - 1］中文称 3 -（2′-螺金刚烷）- 4 -甲氧基- 4 -（3′-磷酰氧基）-苯基- 1，又称环二氧乙烷或甲基伞型酮磷酸盐（AMPPD），具有反应快、发光连续稳定、线性范围大的特点，AMPPD 在碱性磷酸脂酶（ALP）的催化下迅速去除磷酸基，生成稳定的中介物（4 -甲基伞型酮，AMPD），AMPD 产生单线激发态产物，发生化学荧光（470 nm，并可持续几十分钟）。在二级动力学反应的一定时间内，AMPD 的生成与分解达到平衡时就产生持续稳定的发光，此时动力学反应从高能级激发态回到低能级的稳定态，每次稳定发光能持续数日，发射光所释放的能量以光强度被检测。微粒体化学发光是应用磁性铁珠作为载体，用以包被 Ab，因其表面积增大捕捉 Ag 多使标本量减少，反应时间缩短。此项技术可用于固相竞争技术。

法国巴斯德研究所将这项技术发展应用，设计的 ACCESS 微粒子化学发光系统，其试剂盒包括：激素、红细胞和铁代谢、药物浓度、蛋白质，微生物抗原抗体、肿瘤标志和酶等，全自动控制整个测定和数据分析处理。

最近，ABBOTT 公司用了这项技术，并结合 FPIA 技术，推出了第三代产品 AxSY～（第二代为 IMx），它用 MLIA 作大分子量药物分析，用 FPIA 作小分子量药物分析，AxSYM 采用了这 2 项技术获得满意的结果。

根据 ABBOTT 公司介绍，AxSYM 从放置第一个样到检测所需时间 8～30 min，急诊一般 15 min 可获结果；平均检测速度 80～120 个 test/h，机器有 90 个样品杯，一次可装 20 个带条码的试剂盒（每个试剂盒可测多达 100 个样品），因而可以任意编排项目，可采用自动连续运行、随机运行或紧急取样等多种测定形式。AxSYM 的试剂盒打开后可保证在机内 112 h 内稳定无变化，以便机器随时运行；其样本量由机器根据不同项目自动计算、自动吸取；6 点标准曲线，实验时用两点校正：机器还有自动稀释/重复检测功能；机内用超声波技术搅拌使微粒；悬浮混合均匀，以加速反应。用探针取样液面检查保证取样准确，有特殊洗涤系统以减少交叉污染。

目前，AxSYM 自动标记免疫发光分析仪可监测的药物有：卡马西平、地高辛、洋地黄、庆大霉素、托普霉素、苯巴比妥、苯妥英钠、普鲁卡因、奎尼丁、茶碱、丙戊酸、万古霉素、乙酰普鲁卡因酰胺、安非他明、卡马特灵、乙醇、环孢霉素、普乐可复 Tacrolimus、Sirolimus（新的抗移植排斥药物）、苯二氮卓类、美沙酮、可卡因、鸦片类药物、巴比妥类药物、大麻类药物、扑热息痛、水杨酸盐药、三环类抗抑郁药等近30种药物。

法国巴斯德研究所应用这一技术开发的新仪器ACCESS，1995年后已归属BECKMAN - COULTER公司。ACCESS也是全自动免疫分析仪，平均速度100 test/h，冷藏试剂盒可放24种试剂，探针吸取试剂后，试剂瓶能自动封闭，使试剂稳定期长，其余指标类似AxSYM。

采用微粒体化学发光技术自动免疫分析仪的还有DPC公司(Diagnostic Products Corporation)生产的IMMULITE。IMMULITE主要用丁测定体内生化物质，但DPC公司为IMMULATE配套的试剂盒包括有地高辛、洋地黄、茶碱、苯妥英钠、卡马西平、丙戌酸、巴比妥类、可卡因、鸦片和大麻等药物。

Biotrol Diagnostic公司生产的MAGIA120也属同类仪器(国内由华美集团 Wearmax holdings Ltd公司代理)，该机运用速度为120个test/h，30 min出第一个结果，60个样本位，30个联机试剂，条形码识别，可连续加样，自动清洗，可测地高辛、洋地黄、茶碱等药物。

3. 电化学学发光　电化学发光(ElectrchemilUinlnescence，ELC)不同于一般化学发光，它不是将发光物质标记在酶上，而是采用一种具有在发光中再循环的发光标记物三联吡啶钌Ru(bpp)。反应采用TPA(三丙胺阳离子自由基)来激发光反应，它能产生一个与标记物浓度相应的被放大至少6倍的信号。

德国Boehrigoer Mannheirn (DM)公司将ECL与链霉亲和素包被磁珠的微粒子技术以及链霉亲和素-生物素放入系统结合起来，为一种均相免疫分析技术，检测灵敏度<1 pmol，线性范网很宽，例如TSH检测的灵敏度<0.005 μU/mL，测定范围高达100 μU/mL：反应时间最长仅20 min；标准曲线储存在条形码中，每次测定只需一点定标，RU(bpp)为非放射性物质，稳定性极好，在室温半衰期达一年；标记物分子小，所以一分子Ab可标记多至20个标记物，使灵敏度增高而不影响Ab的免疫活性，发光时间长，强度更高。BM公司(现已改名为Roche公司)已有Elecsys系列仪器1010、1020和2010。

Elecsys也是高速的自动化免疫分析仪，其运行速度为60～88 test/h，首管运行9～18 min(急症)，检测的灵敏度和AxSYM相同。相对而言，Elecsys配置的药物浓度监测盒较少，有洋地黄、庆大霉素、茶碱等药物。

4. 时间分辨荧光免疫分析　非同位素免疫分析主要有酶免疫分析(FIA)、发光免疫分析(LIA)，荧光免疫分析(F1A)和时间分辨荧光免疫分析(Time-resolved Fluoroimmunoassay，TRFIA)。

1979年，芬兰Soini和Hemmia提出了"时间分辨荧光免疫分析"理论。Soini等合成1种可用来标记抗体的"Eu^{3+}、β二酮体和EDTA衍生物"的三元混合物作荧光标记。1983年Soini和Kojola首先报道以镧系元素标记为示踪整合物和时间分辨荧光测量技术相结合，建立了一种新的非放射性微量分析技术。同年，Pettersson和Eskola等先后报道了用TRFIA法测定人绒毛膜促性腺激素和胰磷脂酶A_2在临床医学研究中的应用。10多年来，TRFIA技术获得迅速发展。它因灵敏度高、操作简便、示踪物稳定、标准曲线范围宽、不受样品自然荧光干扰、无放射性污染等特点，成为公认的较最有发展前途的一种全新的非同位素免疫分析技术。

世界上，第一台时间分辨荧光免疫分析仪(DELFIA)是由EG&G WALLAC公司的前身LKB公司于1984年推出的，以后LKB公司为Phamacia公司所合并，最后形成了今天的EG& G WALLAC公司，1992年推出了第三代全自动DELFIA，成为该公司的拳头产品之一。

EG&GWALLAC公司目前有三款DELFIA仪，分别是1235自动DELFIA型仪、1234DELFIA型仪和1420 Victor 2型仪，以适应不同用户的需要。

(1) 1235型：AutoDELFI：该机型为全自动机型，由计算机控制仪器进行自动进样、检测、结果报道和质量控制。整个操作过程简单，自动化程度高。一次可以容纳432管血样，每管血样进行8项测试，并自动进行结果编辑和报告打印。试剂为封闭型，不能使用其他厂家的试剂，仪器价格昂贵，处理标本量大(1 152测试/批)，适合大中型医院和地区性检验中心进行定量免疫测定。

(2) 1234型：DELFIA：该机型为经济型半自动仪器，价格较为低廉。具有标准曲线绘制，结果计算，结果输出功能。仪器可使用DELFIA试剂盒或其他时间分辨试剂盒，为开放式测定系统。适合中小型医院进行定量免疫分析使用，可应用于产前筛选实验室。

DBLFIA 免疫分析系统（全自动 1235、全自动 1234）适合普通测定和大批量筛查测定。

(3) 1420 Victor2 型：该机型为 EG&G，WALLAC 公司在 1997～1998 年度推出的多功能测定机型。为半自动机型，通过计算机控制操作，可进行四种技术测定，包括时间分辨荧光技术、化学发光技术、酶免疫技术和普通荧光技术。开放式仪器设计，可兼容多种试剂盒，能配套多种消耗品测定，如 24 孔细胞培养板、96 孔高密度板、滤膜、培养皿等。可选配多至四通道自动加样装置，该机型为全功能机型，适合各级医院的综合免疫实验室和临床检验实验室使用，尤其是在不宜于使用放射性的实验室内使用。同时该机型还可以广泛用于免疫学。细胞学研究，药物筛选。

二、检测血药浓度的方法学指标

1. 灵敏度　衡量方法灵敏性的标准是灵敏度（sensitivity），灵敏度指使空白试剂发生有统计学意义的信号变化的最小测定物质的量，或测定物质的单位量所产生的信号变化大小，可用标准曲线的斜率计算，常用 S 表示。在实际工作中习惯用检测限（limit of detection）和最低检测浓度（minimal concentration of detection）表示一个方法的灵敏度，检测限决定于被测药物的特性、仪器的性能及测定条件。它可用 $(n \times N)/S$ 测得，N 为噪音或背景信号或基线宽度，S 是物质单位量的信号，n 为信噪比（S/N），可取 2 或 3。最低检测浓度一般指出现信号的强度为 2 或 3 倍噪音时被测药物的浓度。在光学法中，灵敏度是厚度为 1 cm 的吸收池中，一个截面为 1 cm^2 液面，可产生与 0.001 吸光度相当的药物 μg 数。最低检测浓度是单位体积试样中能检测药物的最低量。检测限愈小或最低检测浓度愈低，表示方法愈灵敏。

2. 专一性　方法的专一性（specificity）义称专属性、选择性或特异性，是指在所用仪器及在设定的测定条件下，测得的信号属于被测物质所特有，可用以评价杂质或药物代谢物及其他可能同时合用的药物对被测药物干扰的程度。方法的前处理若使药物和杂质分离得愈完全，则杂质干扰程度愈小，方法愈专一，为达到此目的，常研究最佳测定条件，并用其他手段证实所得信号是待测药物所专有。

3. 精密性　它是用精密度（precision）来衡量的。精密度是指多次测定值与其平均值间的偏差，常用偏差（Deviation，d）、标准偏差（Standard deviation，SD）或变异系数（Coefficient of variation，CV）表示。有时也比较测定差值范围（Range，R），即用测得的最大值和最小值之间的差值表示。这些偏差愈小表示方法愈精密。一个精密的方法，不仅在同一日内 或同一批内测得的结果比较一致；就是在不同日期内、不同批次间、甚至在不同的月份、不同的实验室中，测得的数据同样是比较一致的。因此，对方法精密性的考核，往往在不同时间、不同实验室中，测定几个不同浓度的同一标准试样，计算它们的变异系数，其数值变化若在允许范围内说明该方法是精密的。不同的血药浓度测定结果，对平均精密度的要求有所不同。对每 mL 血浆含原药在 μg 级时，要求 CV% 在 2%～5% 之内：血浆含原药为 ng 级时，要求在 10% 左右；血浆含原药在 pg 级以下时，CV% 可允许在 20%～30% 之内。

4. 准确性　准确性的程度用准确度（accuracy）来衡量。它是各次测量值或其平均值与真实值间的差值，此差值称误差（Error）。由于真实值往往测不到，故误差常用偏差表示。常用 X±SD 表示测量的真实值。SD 愈小，测量愈准确。测量方法的准确性常用方法的回收率衡量，在血药浓度的线性范围内，取大、中、小 3 种不同浓度，加至空白或将给药的动物血浆中，测得量与加入量比较，若回收率接近 100% 而变异系数又较低，说明方法既准确又精密。

5. 线性范围　在测定药物动力学参数时，从给药开始到药物消除期间，血药浓度相差甚大，因此，设计的方法其适用的线性范围愈宽愈好，一般要求有 2～3 个数量级。

标准曲线应有足够大的线性范围，以包括所有测定的结果，如以浓度分段作标准曲线，相关系数即使近似，不一定在整个浓度范围是线性的，不要用外推部分，回归方程常常以最小残差平方和法求得，在不等分散的情况低浓度的相对误差是被缩小了的。

6. 采样时间　所选择的测定方法必须灵敏、专一、精密、准确。由于实验室条件、试剂及操作者等的各种因素变化，即使选择到了符合这些条件的方法，也必须对所选方法再加以评价和考核，切忌不加考核而随便选用任一方法。

在用血药浓度计算药物动力学参数时，对选用方法的灵敏性及专一性要求特别高。在用血药浓度作临床用药监测时，要求所选用方法快速、简便。

测定前必须掌握药物的理化性质。例如了解待测药物的亲脂性及亲水性，以便选择合适的提取溶剂，明确待测药物的酸碱性(即 pKa 值)，以便选择提取溶液的合适值。知道待测药物的挥发性及稳定性，以便选择适当的测定方法及条件和标本的储存温度与时间。清楚待测药物的分子结构、光谱性质、电化学性质等，以便选择检测手段。掌握待测药物的代谢过程及已知的代谢产物以便考虑分离方法等。

随着临床医生对临床药理学深入了解和应用，每天检测的 TDM 标本数大大增加，成为临床检验的常规项目。而 TDM 本身特性决定了结果必需快速回复，常规的高效液相检测法操作复杂、耗时，不能满足临床需要，这些因素都要求血药浓度监测的自动化。

第三节　治疗药物的实验诊断

理论上，所有患者的所有药物都应该被监测。但在实际应用时，根据药物的毒性和体内代谢规律，下例药物作为重要而必需监测的药物，在此进行专门讨论。

一、抗癫痫药

抗癫痫药物用来治疗癫痫发作，其中大多能由 GLC 或 HPLC 分析，或者通过免疫测定来分析样本。前两种方法的优势是可以同时完成多个样本的分析，在测定单一样本时免疫测定通常比 GLC 和 HPLC 要快速、简便，多数临床实验室中是监测这些药物的主要方法，但同时测定多种药物或药物代谢产物时需要额外的试验。由于抗癫痫药是一类需长期服用的药物，且和肝、肾功能关系密切，所以是用药必需个体化药物。主要抗癫痫药物的药代动力学参数，见表 17-1。

1. 苯巴比妥　苯巴比妥(Phenobarbital)用于除癫痫小发作外的所有癫痫发作的治疗。它特别适用于治疗非特异性强直性阵挛、局灶运动性、颞叶性和发热性癫痫发作。它也被用于降低突触的传导，从而降低末梢神经细胞的兴奋能力，起到持续性镇静的效果。苯巴比妥通过激活 γ 氨基丁酸 A ($GABA_A$)受体来延长氯化物流入突触的持续时间来增强其突触抑制作用，最终结果是升高了癫痫

表 17-1　癫痫药物的药代动力学参数

药　物	最小有效浓度(μg/mL)	最小中毒浓度(μg/mL)	平均半衰期(h)	平均分布容积(L/kg)	平均口服生物利用度(%)	平均蛋白结合率(%)
溴化物	750	1 500	290	NA	NA	0
卡马西平	4	12	18	1.4	70	75
氯硝安定	0.015	0.06	25	3.2	98	85
乙琥胺	40	100	45	0.7	NA	0
非尔氨酯	40	120	18	0.8	90	25
加巴喷丁	2	12	8	0.8	60	0
拉莫三嗪	1	8	25	1.2	98	60
甲苯比妥	1	5	30	NA	NA	50
甲琥胺	0.01	0.04	3	NA	NA	NA
去甲甲琥胺	10	40	30	NA	NA	NA
苯巴比妥	15	40	85	1.0	90	50
苯妥英	10	20	～20	0.6	90	90
扑痫酮	5	12	15	0.7	92	20
丙戊酸	50	100	16	0.2	100	93

注：NA：缺相应数据。

发作的阈值，抑制从癫痫灶异常放电的扩散。

苯巴比妥的口服吸收较慢，但完全。达血浆浓度峰值的持续时间的较长，自服药后 4～10 h 不等。40%～60%的苯巴比妥与血浆蛋白结合。消除半衰期 70～100 h，并有年龄依赖性(儿童平均 70 h，老年患者约 100 h)。因为肝脏是其代谢的主要途径之一，肝功能损伤将延长其半衰期。

苯巴比妥的最佳治疗浓度为 15～40 μg/mL。成年人血药浓度超过 40 μg/mL 时的主要不良反应是镇静。

苯巴比妥在肝脏代谢物为 p-羟基-苯巴比妥，它和葡萄糖醛酸甙或硫酸酯结合后排泄。当肾功能和肝功能下降时，患者药物清除能力降低。在同时应用丙戊酸和水杨酸盐时可能由于尿液 pH 的降低而使苯巴比妥的清除减慢。在长期服用丙戊酸或水杨酸盐的患者中，苯巴比妥的浓度可以升高 10%～20%，所以需要调整剂量避免中毒。

苯巴比妥消除半衰期长，血药浓度变化较慢。因此服药间期后 6～8 h 收集的血清样本代表全部效应结果。服药后收集的样本时间过早(2～4 h)可能造成误解，因为他们可能被解释成为峰浓度，而实际上此时还没有达到峰值。

2. 苯妥英　苯妥英(Phenytoin)(二苯乙内酰脲)，最常见的有效形式是大仑丁，用于治疗原发或继发性非特异性强直性阵挛发作，局灶性或复合局灶性癫痫发作和癫痫持续状态，对癫痫小发作无效。苯妥英通过调节突触的钠通道，延长其灭活，从而降低神经元细胞高频率反应的能力。这一效应的生理作用在于降低中枢突触传导，协调控制异常神经元兴奋。

苯妥英水溶性很差，当肌肉注射时，大量沉积在注射部位，吸收缓慢。最近报道了一种被称作磷苯妥英(Cerebyx)的前体药。它增加了水溶性，注射后，迅速转化成苯妥英。口服苯妥英吸收缓慢，且不能完全吸收。一旦被吸收，药物就牢固的结合于蛋白上(90%～95%)。和其他所用药物一样，苯妥英的药理学作用直接和其游离状态的药量有关。只有游离苯妥英才能有效的穿过生物膜，和重要的生物学结合位点发生作用。能被其他药物的存在、贫血、低白蛋白血症(常发生在中老年人)能使蛋白结合程度降低，明显的表现出效应的升高。

控制癫痫发作的最佳治疗浓度是 10～20 μg/mL。Buchthal 和其同事发现，血浆浓度超过 10 μg/mL 的患者中有 50%出现治疗作用，当血药浓度超过 15 μg/mL 时，86%患者的癫痫发作被抑制，这一浓度也被作为治疗心律失常药时的基础浓度。游离苯妥英的浓度以 1～2 μg/mL 为佳，总苯妥英浓度超过 20 μg/mL 通常不能提高癫痫发作的控制，但常导致眼球震颤、共济失调，当总苯妥英浓度超过 35 μg/mL 时表现能诱发为癫痫发作。和血浆药物浓度无关的苯妥英的副作用是牙龈增生的发展。

苯妥英通过肝脏微粒体羟化酶来代谢。主要代谢产物是 5-(p-羟苯基)-5-苯基乙内酰脲，其主要作为葡萄糖苷酸酯被排泄。苯妥英在治疗范围内的肝脏代谢可能达到饱和。一旦代谢达到饱和，增加很小的剂量就可能导致血药浓度的显著性改变，这一现象部分的解释了为什么达到治疗效果的患者剂量差别较大。因为这一饱和现象，首次剂量要求苯妥英的血药浓度<5 μg/mL。

样本收集时间根据监测目的来确定。如果患者出现中毒症状，就应关注血浆峰浓度。这种样本需要在服药后 4～5 h 后收集，尽管峰值可能因为和一些能造成胃酸增多的药物共同服用而延迟到8 h。如果首要问题是适当的治疗，那么峰谷浓度就更有价值，样本可在下一次给药前收集。

药物的相互作用导致苯妥英应用的改变。乙醇、巴比妥类和卡马西平诱导氧化酶；这一诱导结果增加了苯妥英的代谢，降低了游离和总体的苯妥英的血清浓度，降低了药理学效应。氯霉素、西米替丁、戒酒硫、异烟肼、双香豆素和苯妥英竞争代谢，造成游离和总体的苯妥英的血清浓度的升高，增加其药理学效应。水杨酸盐、丙戊酸、保泰松、磺胺异恶唑和磺酰脲可以和苯妥英竞争血清蛋白结合位点，最终结果是减少总体血浆苯妥英浓度，但游离苯妥英浓度和药理学效应基本保持相同水平。

3. 扑痫酮　扑痫酮(Primidone)又名麦苏林，可以有效的治疗强直性阵挛发作和局灶性癫痫发作。其代谢过程与苯巴比妥相似，疗效部分的与其主要代谢产物苯巴比妥的积聚有关。其另一种代谢产物苯乙基丙二酰胺也有抗癫痫发作的活性。

口服扑痫酮可以快速完全的吸收。一旦吸收，其蛋白结合率不是很高，半衰期大约 10 h。这一药物是否受其他病理状态或其他药物的影响而发生显著性改变仍不十分清楚。

扑痫酮的最佳治疗浓度约为 5～12 μg/mL。因为苯巴比妥是其主要活性代谢产物，所以要清楚的解释结果需与之协同分析。苯巴比妥设定的治疗范围也适合于扑痫酮的应用。在治疗开始后的1～2周苯巴比妥浓度开始逐渐升高。当血清浓度超过15 μg/mL时，出现扑痫酮积聚所造成的毒性反应，通常与镇静症状、恶心呕吐、复视、眩晕、共济失调有关，这时苯巴比妥浓度一般超过40 μg/mL。

当服用扑痫酮时，服用乙酰唑胺可降低胃肠道对扑痫酮的吸收从而降低血浆浓度。扑痫酮和苯妥英共同服用可造成苯巴比妥/扑痫酮比率升高，苯妥英可以与苯巴比妥的代谢竞争肝脏羟化酶。和丙戊酸共同服用，如同对苯巴比妥影响一样，可以适当增加苯巴比妥和扑痫酮的血清浓度。

4. 卡马西平　卡马西平(Carbamazepine)又名氨甲酰苯卓，用于治疗非特异性强直性阵挛发作，局灶性或复合局灶性癫痫发作。也可以用于治疗三叉神经痛。像苯妥英一样，卡马西平药理作用也是调整突触钠通道，延长灭活，降低神经元高频反应能力，降低中枢突触传导，控制异常神经兴奋性。卡马西平还有抗利尿剂作用，降低抗利尿剂激素的浓度。

口服后，由于个体差异，卡马西平吸收缓慢而不规则，蛋白结合率为80%。短期治疗时消除半衰期约为24 h，长期治疗后，随着代谢反应的酶类的诱导产生，半衰期降低到15～20 h。由于肝脏代谢是主要的降低血浆浓度的途径，所以任何降低肝脏功能的影响都可以造成药物的积聚。

最佳治疗药物浓度范围是4～12 μg/mL。当浓度超过15 μg/mL将发生毒性反应，表现为视力模糊、感觉异常、眼球震颤、共济失调、复视和嗜睡。和血浆药物浓度无关的不良反应有风疹，当停止服药后可以消失；卡马西平还能在个别患者导致造血抑制(白细胞减少症、血小板减少症、再生障碍性贫血)。

卡马西平代谢活性产物是卡马西平-10,11-环氧化物，与卡马西平浓度等效。已经发现这一代谢产物能在儿童体内聚集，这可能与仍在有效的治疗浓度的儿童的发生中毒反应有关。卡马西平通过肝脏氧化酶系统代谢，所以能诱导这一系统能力的药物(苯妥英、苯巴比妥)都能增加了卡马西平的清除率。

苯巴比妥、丙戊酸、苯妥英共同服用可以增加卡马西平的代谢率，降低血液浓度。红霉素、右丙氧芬干扰代谢，可以增加卡马西平水平。

卡马西平的半衰期相应较长，峰浓度标本在口服药物后4～8 h收集，但服药前的峰谷浓度价值较大。

5. 乙琥胺　乙琥胺(Ethosuximide)又叫做Zarontin，用于治疗失神性小发作，典型表现是短暂的意识丧失。乙琥胺降低钙通过丘脑神经元T-型钙通道的流动；因为丘脑神经元是失神性小发作中3-Hz棘波节律主要的来源，降低钙流可以减慢这一发作的发生率。

乙琥胺易于胃肠道吸收。半衰期为33 h，可能在成年人有延长。该药物既可以通过羟乙基复合物形式也可以通过羟乙基代谢产物葡萄糖苷酸酯被代谢清除掉。根据治疗效果，峰底标本提供较有效的信息。有效治疗浓度是40～100 μg/mL。过高的血液浓度引起的中毒反应很少见。胃肠道症状、嗜睡、眩晕和欣快感可能在治疗早期发生，但很快患者将耐受这些症状。

6. 丙戊酸　丙戊酸(Valproate)，商品名叫Depakene或Depakote。用于治疗失神性小发作。它也可在和其他抗癫痫药物如苯妥英或苯巴比妥共同服用时用于治疗强直性阵挛发作，局灶性癫痫发作。它抑制GABA氨基转移酶，增加大脑内GABA浓度。GABA是中枢神经系统内有效的突触前和突触后放电的抑制物。丙戊酸也能调整突触钠通道，延长灭活，降低神经元高频反应能力；这一作用可以使其具有抗强直性阵挛发作的活性。

丙戊酸口服后可以快速和几乎完全吸收，在服药后1～4 h达峰浓度。单次服药半衰期在健康成人中是16 h，长期治疗后可以减少到12 h，儿童可能只有8 h。在婴儿和肝脏疾病中，当代谢降低时，半衰期可以延长。蛋白结合率是93%。在存在蛋白结合竞争增加的情况下，如在尿毒症、肝硬化、或服用其他药物共同治疗时，游离丙戊酸百分率增加。

丙戊酸的最小有效治疗浓度是50 μg/mL。当浓度超过100 μg/mL会产生肝脏毒性损害和急性中毒性脑病。已发现甘氨酸在服用丙戊酸治疗的患者中蓄积。丙戊酸的清除较快，显示剂量依赖性。服用剂量必须使血浆浓度超过40 μg/mL，但要避免超过100 μg/mL。合理的监测血浆浓度的样本是在下一次服药前抽取的，在睡前服用适当剂量的药物后，第二天清晨采样，儿童采样存在的问题是他们可能睡眠过长超过一个完整的药物半衰期。

丙戊酸能影响其他常用抗癫痫药物的作用。

它抑制非肾脏清除的苯巴比妥，升高苯巴比妥水平。它和苯妥英竞争蛋白结合位点，使总体苯妥英浓度下降，但游离苯妥英浓度保持基本不变，药理学作用也不变。其他常用能诱导肝脏氧化酶的抗癫痫药物增加了丙戊酸的清除，这时常需要提高剂量来保持有效治疗水平。

7. 非尔氨酯　非尔氨酯(Felbamate)，又名 Felbatol，1993 年被 FDA 指定作为部分性发作的首选或联合治疗用药，非尔氨酯对 lennox-gastaut 综合征的控制特别有效。它的应用限于那些其他药物治疗无效的患者，因为非尔氨酯具有引起与药物血液浓度无关的再生障碍性贫血和肝功能衰竭。为了防止毒副作用，建议每两星期测定一次全血细胞计数、血清转氨酶和胆红素。

胃肠道可完全吸收非尔氨酯。30%药物与血浆蛋白结合，最佳治疗浓度范围 40～120 μg/mL。通过肝脏代谢消除，半衰期 14～21 h。代谢饱和时血浆浓度超过 120 μg/mL。在这一浓度，代谢从一级动力学模式转变为零级动力学模式。

8. 加巴喷丁　加巴喷丁(Gabapentin)又名 Neurontin，是 GABA 的化学类似物，通过不明机制促进 GABA 的释放。它不直接作用于 GABA 受体，也不抑制谷氨酸脱羧酶，而这种酶是控制 GABA 细胞浓度的。加巴喷丁对于治疗药物依赖性部分性发作有效，1994 年被 FDA 推荐应用。

加巴喷丁口服吸收完全，血浆蛋白结合率 10%，半衰期 5～9 h。最佳有效治疗浓度 2～12 μg/mL。在成年人血浆浓度超过 12 μg/mL 时的主要副作用是嗜睡、眩晕、共济失调和疲劳。这种药物不经过肝脏代谢，不活化任何代谢酶类，所以和其他药物的协同服用不影响他们的浓度。和抗酸剂共同服用可以降低加巴喷丁的吸收约 20%。

9. 拉莫三嗪　拉莫三嗪(Lamotrigine)又名 Lamictal，不是 GABA 类似物，但与 GABA 受体结合；因此被认为是 GABA 的显效剂。拉莫三嗪作用类似苯妥英和卡马西平，阻止由脊髓神经元除极化引起的反复性神经冲动发放。研究还表明拉莫三嗪能有效的作用于失神性发作，1994 年 FDA 推荐用于成人部分性发作的辅助用药，现已证明该药在儿童也有效。

拉莫三嗪耐受性好，口服后胃肠道吸收完全。蛋白结合率 60%，最佳治疗浓度 1～2 μg/mL，峰浓度 5～8 μg/mL。半衰期 20～30 h。该药通过肝脏代谢，主要代谢产物是葡萄糖苷酸酯。细胞色素 P450 和其他诱导药物如苯巴比妥、苯妥英或者卡马西平能降低拉莫三嗪水平，所以同时服用上述药物时，拉莫三嗪剂量应该增加大约 30%以维持最佳治疗浓度。

拉莫三嗪是有效的二氢叶酸还原酶抑制剂。服药可以降低叶酸水平。如果没有及时补充叶酸，则在拉莫三嗪治疗剂量也可能发生贫血、皮疹。眩晕、共济失调、复视、视觉模糊、恶心，当血药浓度超过 10 μg/mL 可以发生呕吐现象。

二、强心剂药

大部分强心剂都有毒性，有些治疗浓度范围还很窄，由于心脏是人体重要器官，因而强心类药物是临床必需监测的药物。地高辛和其他强心药物的药代动力学参数总结，见表 17-2。

1. 胺碘酮　胺碘酮(amiodarone)用于控制室上性和室性过速心律失常。因为其消除半衰期长，所以胺碘酮作为其他Ⅰ类抗心律失常药物，如普鲁卡因胺、奎尼丁的替代物受到人们的关注。有效血清浓度范围确定为 1～2 μg/mL。临床应用该药治疗其他药物无效的室性心动过速和心室纤颤。

胺碘酮为甲状腺素的结构类似物，许多毒性反应与其和甲状腺激素受体结合有关。肺部纤维化是常见的不良作用，这与剂量有关，如果药物服用剂量每天小于 200 mg，峰浓度保持 2 μg/mL 能帮助避免这一致命的不良反应。

2. 地高辛　地高辛(digoxin)是从洋地黄植物中获取的强心甙类药物的一种(如毛花洋地黄)。它能恢复充血性心力衰竭的心肌收缩能力，也用于治疗室上性快速型心律失常。它与膜连接 Na,K-ATP 酶细胞质外侧的 α-亚基相连接，抑制心肌细胞 Na 离子流出和 K 离子的流入，降低心房 Purkinje's 纤维和心室的心肌的钠/钾梯度，从而降低了跨膜电压。Na,K-ATP 酶的抑制增加了细胞内钙离子的流动，钙离子的效用和增强了心肌收缩能力。

在低浓度，地高辛造成心房电激活能力下降。需要中等量的地高辛去降低自发除极传导纤维的除极率。需要接近中毒剂量的地高辛才能降低心室心肌细胞的除极。如果测定的地高辛的量与临床效果不一致，特别出现临床毒性作用所造成的心力衰竭，这大约与血清和组织中钠、钾、镁、钙浓度的异常有关。在低镁血症、低钾血症和低钙血症中地高辛的敏感性增强。

表 17-2　强心剂的药代动力学参数

药　物	最小有效浓度 (mL)	最小中毒浓度 (mL)	平均半衰期 (h)	平均分布容积 (L/kg)	平均口服生物利用度(%)	平均蛋白结合率(%)
胺碘酮	1.0 μg	2.0 μg	25 d	60	45	99
地高辛	0.8 ng	2.0 ng	40	5	70	25
丙吡胺	2.0 μg	5.0 μg	8	0.6	83	45～70
氟卡尼	0.2 μg	1.0 μg	14	5	70	45
利多卡因	1.5 μg	6.0 μg	1.8	1.1	35	70
美西律	0.7 μg	2.0 μg	10	5	90	60
普鲁卡因胺	4.0 μg	12.0 μg	6	1.9	83	20
N-乙酰基普鲁卡因酰胺	12.0 μg	18.0 μg	8	NA	NA	NA
普罗帕酮	0.2 μg	1.0 μg	6	2.0	40	90
普萘洛尔	20 ng	100 ng	4	4.0	25	90
奎尼丁	2.0 μg	5.0 μg	6	2.7	80	85
妥卡尼	6.0 μg	15.0 μg	12	3	90	10
维拉帕米	50 ng	250 ng	4	5	20	90

注：NA：缺相应数据。

地高辛的吸收变化很大，主要由药物形式决定。美国药典规定：在 60 min 内，地高辛片剂的溶解率应超过 65%。地高辛血浆蛋白结合率为 25%，在组织内浓缩，心脏组织内达稳态的浓度是血浆中的 15～30 倍。组织中的地高辛蓄积比血浆浓度要延迟，口服药物后 2～3 h 达到血浆峰浓度，但组织内的峰浓度需要 6～8 h 才能达到。药理学效应和毒性与组织内浓度的关系要大于血浆内浓度，有效且安全的治疗血浆浓度范围是 0.8～2.0 ng/mL。这一有效浓度不是在血浆峰浓度时测到的，而是在组织峰浓度时测到的。因此确定血浆浓度和组织浓度的相关性最佳的时间是在服药后 8 h 或更往后的时间内采集标本。此前采集的标本的结果可能引起误解，因为不能代表组织内浓度。

地高辛中毒的特点是非特异性的恶心、呕吐和黄视症、绿视症。心脏中毒症状包括多形性室性早搏、室性二联率、室性快速性心律失常和心室纤颤。传导的降低和自律性的升高可能造成突发性房性快速性心律失常伴随房室结阻滞，非突发性快速性心律失常。这些症状在成年人在血药浓度超过 2 ng/mL 后常出现。儿童能耐受高浓度地高辛，直到超过 4 ng/mL 才显示中毒症状。

地高辛的清除遵循一级动力学模式；50%～70%以原形或洋地黄毒甙配基单糖或二醣形式由尿中排出。少量代谢物二氢地高辛也通过肾脏排泄，剩余物作为洋地黄毒甙配基及其糖类通过粪便排出。肾脏损害的患者地高辛中毒的发生频率和持续时间均增加，所以此时应减少剂量，同时服用环孢霉素，奎尼丁和异搏定延长地高辛的清除率。

3. 丙吡胺　丙吡胺(disopyramide)主要用于保持心房纤颤和心房扑动患者的窦性节律，阻止心室快速性心律失常和心室纤颤。丙吡胺的作用机制和奎尼丁相类似，可以作为奎尼丁的替代药物在奎尼丁的不良反应不能耐受时应用。

丙吡胺几乎全部被吸收，一些小碎片经过肝脏首过消除作用代谢。血中的丙吡胺和血浆蛋白结合，个体差异大，且决定于丙吡胺的浓度；浓度越高，游离片断越多。因此，当浓度增加后毒性反应发生加快。消除半衰期 4～8 h。通过肝脏和肾脏代谢。在消除中代谢是次要作用，但是当肾脏损伤，清除延长，则会造成丙吡胺蓄积。

最佳抗心律失常效应浓度为 2.0～5.0 μg/mL。由于蛋白结合的降低所造成的血浆丙吡胺浓度的升高可以造成临床效应和最佳治疗浓度间相关性的混乱。血清蛋白结合率变化很大：在总血浆浓度为 2 μg/mL 时，从 45% 到 70%，当总浓度为 5 μg/mL 时则从 30%到 45%。

丙吡胺通过脱烃作用进行代谢。主要代谢产物是去甲基丙吡胺(单脱烃作用)。在正常条件下，去甲基丙吡胺蓄积浓度从 0.2 到 1.0 μg/mL，该复合物蓄积量不会由于肝肾功能损害超过相应的丙吡胺水平。所以，很少监测去甲基丙吡胺。

主要的不良反应是抗胆碱能效应（口干，尿潴留，便秘）。这些症状在浓度超过 4.5 μg/mL 后发生，当超过 10 μg/mL 会发生心脏毒性，主要表现为房室结传导阻滞，心搏徐缓，心脏停搏。因为蛋白结合的程度变化广，所以发生这些症状的个体间血药浓度差异极大。

4. 氟卡尼　氟卡尼（flecainide）是和丙吡胺类似心脏活性的钠通道拮抗剂。在心肌梗死患者中这种药物毒性显著，因此临床少用。只有在其他钠通道拮抗剂无效的患者，才可能最终求助此药。

氟卡尼完全吸收。消除半衰期 10～17 h，肝肾脏代谢。影响细胞色素 P450－2D6 酶的药物干扰氟卡尼的代谢。最佳治疗浓度范围 200～1 000 ng/mL。

5. 利多卡因　利多卡因（lidocaine）是治疗室性早搏和室性快速性心律失常的早期用药。利多卡因不能用于心肌梗死后的房室结阻滞和心搏徐缓。利多卡因能缩短这些纤维动作电位不应期，而且在其他位置如心室肌也可以在低于所需的药理学效应的剂量些发挥此作用。因为口服后的首过消除效应几乎全部将其代谢，所以只能静脉或肌肉注射用于治疗。一旦进入血液中，约 50%和血浆蛋白结合，主要是白蛋白和 AAG。利多卡因清除极快。分布半衰期是 0～0.5 h，消除半衰期是 1～1.5 h。降低肝功能影响清除，延长消除时间，产生药物蓄积。这一结果是由流过肝脏的血流减少和利多卡因代谢的降低所造成的。如果剂量不能调整以适应降低的代谢率，则会造成利多卡因中毒。

Rodman 阐述了最佳血药浓度和临床效果的关系，他建议利多卡因血液浓度根据治疗成功、治疗失败、或毒性反应的最大可能性来解释选择性的浓度增量。血液浓度小于 1.5 μg/mL 几乎无效。浓度在 1.5～6.0 μg/mL 通常有效，但几乎很少存在中枢神经系统和心血管毒性。浓度在 4.0～6.0 μg/mL能够抑制心律失常，但存在轻微的中枢神经系统抑制作用，心电图表现为轻微的 QRS 期增宽。浓度在 6.0～8.0 μg/mL 的情况只能在其他治疗不可能时采用，因为这一剂量可以产生明显的中枢神经系统抑制和房室结传导阻滞。浓度超过 8.0 μg/mL 可以造成癫痫发作、明显的低血压，致命的心输出量降低。

通常血浆中利多卡因的代谢产物有单乙基甘氨酸二甲代苯胺（MEGX）和甘氨酸二甲代苯胺（GX）两种。单乙基甘氨酸二甲代苯胺和利多卡因有着几乎相同的毒性作用，当二者的总浓度平均在 18.7 μg/mL（范围 17.9～28.0 μg/mL）可以发生类似于利多卡因诱导的惊厥。用单乙基甘氨酸二甲代苯胺代替利多卡因在相同平均浓度下发生惊厥的程度相同。GX 相对没这么重要，因为它不会蓄积到高浓度。MEGX 的测定已被推荐作为肝功能的标志。

因为利多卡因通常的使用是在负荷剂量后定量输入，所以采集标本的时间由监测要求来决定。如果想要证明治疗早期是否血药浓度是适量的，就要在负荷剂量后 30 min，或者在没有负荷剂量的开始治疗后的 5～7 h 收集（大约为治疗后的 5 个半衰期）。如果患者表现精神状态低落、QRS 期增宽、或其他中毒症状，血液标本采集需要尽可能的在发作时采集，立刻分析，因为这些症状显示潜在的威胁生命的状态（严重的利多卡因中毒发作）。

总的利多卡因血浆浓度是药物清除的结果，由肝脏功能调控。肾脏疾病几乎对清除没有影响。当器官灌注降低时，清除降低，血药浓度升高；这种状态下应该降低用药剂量。利多卡因主要与 AAG 蛋白结合，当心肌梗死后这种蛋白显示蓄积。这种蛋白的蓄积造成游离利多卡因的降低，从而降低药物的药理学作用。另一种影响清除的原因是和西米替丁或心得安联合使用。这种状态下利多卡因蓄积可以造成中毒。利多卡因可以通过 HPLC 和免疫试验分析浓度。

6. 美西律　美西律（mexiletine）用于控制心室性心律失常。其半衰期相对于其他抗心律失常药物要长许多（11～26 h），而且，肝脏的首过消除作用极小。其在肝脏内代谢受细胞色素 P450－2D6 酶系统的影响。治疗浓度范围 0.7～2.0 μg/mL。药物的口服生物利用度极高，蛋白结合率 60%，主要由肾脏排泄。美西律分布容积达 5 L/kg，说明其组织结合率高。心肌梗死和尿毒症降低肾脏清除，可延长其半衰期。当血药浓度超过 2 μg/mL 会发生中毒症状，表现为眩晕、共济失调、复视、低血压、震颤、构音障碍、眼球震颤等。

7. 普鲁卡因胺　普鲁卡因胺（procainamide）用于治疗多形性室性早搏 PVC_S、心室型快速性心律失常、心房纤颤、和突发性房性快速性心律失常。

作用机制类似于奎尼丁，通过抑制钾离子外流来增加膜电位的阈值，降低浦肯野氏纤维和心室肌纤维的兴奋性和收缩速率。

普鲁卡因胺吸收快速完全。在口服药物后达峰时间因药物剂型不同而不同，胶囊约 0.75～1.5 h，片剂约 1～3 h。吸收后的蛋白结合率是 20%。肝脏代谢，肾脏清除，因此任何一个脏器的功能变化都影响普鲁卡因胺的代谢和蓄积。健康人药物半衰期 3～4 h。

普鲁卡因胺阻滞 PVC_S、抑制心室型快速性心律失常的浓度范围是 4～12 μg/mL[64]，患者可以耐受短期的高于此剂量的药物浓度。Meyerburg 和其同事研究显示长期慢性 PVC_S 患者能够耐受达 16 μg/mL 浓度的普鲁卡因胺以降低 PVC_S 到理想水平。血浆最小剂量 8 μg/mL 用于抗持续性心室型快速性心律失常。

普鲁卡因胺最佳治疗浓度由于其 1 种代谢产物 N-乙酰基普鲁卡因酰胺（NAPA）（抗心律失常作用类似于普鲁卡因胺）而变得复杂化。这一复合物在肾功能损伤和快速乙酰化患者中蓄积。NAPA 最佳治疗浓度无法被确定。欧洲应用该药物在没有普鲁卡因胺时的最大耐受剂量是 30 μg/mL。普鲁卡因胺和 NAPA 共同分析是提供完全的治疗评估或确定代谢状态所必需的。在服药 3 h 收集的样本中快速乙酰化人群的 NAPA 含量相当于或超过普鲁卡因胺，而慢速乙酰化人群普鲁卡因胺含量比 NAPA 含量的 2 倍还多。因为普鲁卡因胺和 NAPA 效果可以叠加，所以普鲁卡因胺的峰浓度必须限定在 8～12 μg/mL，而且普鲁卡因胺加 NAPA 的浓度不能超过 30 μg/mL。测定结果的解释需要了解患者的心功能状态；设定的浓度可能在一些患者不能耐受，而在其他患者可能需要更高剂量来控制 PVC_S。

中毒症状包括心搏徐缓、QRS 间期延长，房室阻滞、诱导心律失常。这些症状在普鲁卡因胺和 NAPA 浓度超过 30 μg/mL。有时遇到低血压状况，这和过量的血浆浓度无关。SLE 的发生也和药物浓度无关，但和患者的乙酰化状态有关；慢性乙酰化患者在这一综合征群体中是主要成员。普鲁卡因胺和 NAPA 可以通过 HPLC 和免疫学试验测定。因为一定程度的红斑狼疮在许多患者中发生，由于该药半衰期短需要不断服药，所以普鲁卡因胺的应用仅限于那些对其他治疗反应差的患者。

8. 普罗帕酮　普罗帕酮（propafenone）是一种抗心律失常药物，具有 β 肾上腺素能受体阻滞剂的作用，和少量的钙离子拮抗作用。首过消除程度大，半衰期约 6 h。其代谢产物（主要是 5-羟普罗帕酮）保持其临床作用，且药理学活性比原型药还高，半衰期更长（11～24 h）。它有时可有效的用来评估血清普罗帕酮浓度已证明患者的顺应性。治疗浓度范围是 0.2～1.0 μg/mL。中毒浓度为超过 2.0 μg/mL，表现为胃肠道症状、中枢神经系统易激惹性和皮肤反应。

9. 心得安　心得安（propranolol）主要用于治疗房性、室性心律失常，心绞痛、心肌梗死和高血压。它是非选择性 β 受体阻滞剂，作用于心脏受体（β_1）和血管，支气管平滑肌受体（β_2）。心得安主要作用是降低心率，缓解心绞痛，降低房室结传导，降低心房纤颤的患者的心室率。这些代表了其他 β 受体阻滞剂的作用，如醋丁洛尔、美托洛尔、纳多洛尔、索托洛尔、氟司洛尔、艾司洛尔等。

尽管心得安吸收较好，但由于肝脏首过消除作用强，所以最终的生物利用度低（20%～40%），个体差异大，剂量依赖（高剂量，高生物利用度）。血浆中心得安蛋白结合率是 95%，主要于白蛋白和 AAG 结合。消除半衰期是 3～4 h。消除主要通过代谢完成，因此，降低肝功能或减少肝脏血流均能导致心得安蓄积。

心率的降低和血药浓度相关性强。40 mg q 6 h 服用药物 2 天，每次服药后 2 h 收集血样本，测定结果表明完全的 β 肾上腺素能受体阻滞时的血药浓度是 100 ng/mL。血浆浓度在服药后 8 h 收集的血样本中大约阻滞了 60% 的 β 肾上腺素能受体，浓度范围是 10～40 ng/mL。相同的试验也证实了血药浓度和心率降低程度相关，提示观察心率的变化可以作为一种有效的替代方法来监测治疗效果，从而减少创伤性检测。血浆浓度和药物的低血压效果之间不存在相关性。

10. 奎尼丁　奎尼丁（quinidine）常用的有硫酸奎尼丁和奎尼丁葡萄糖酸盐，主要用于治疗心房期前收缩，突发性室上性快速型心律失常，室上性心动过速，PVC_S，和室性快速型心律失常，以及心肌梗死后的预防性治疗。它也用于治疗心房纤颤和心房扑动，但用药时要特别小心，这一治疗通常和地高辛或者 β 受体阻滞剂一起应用，应用后二者的房室结阻断作用。这些药理学反应主要依赖于奎尼丁的活化代谢，包括阻滞胆碱能神经传递，这导致了异位冲动的产生被抑制或者完全禁止，窦房结细胞动作电位持续时间延长，而且，最重要的是延长了心房、心室和浦肯野氏纤维的有效不应期。

奎尼丁吸收快速完全。口服药物 1.5～2 h 后达血药浓度峰值，而慢性释放制剂（奎尼丁葡萄糖酸盐）达峰时间要延迟，一般在 4～5 h，其峰谷浓度在下次服药后 1～2 h 达到。奎尼丁的蛋白结合率是 80%。通过肝脏和肾脏共同清除。肾脏清除是尿液 pH 的功能。如果尿液呈碱性，或者患者发生肾小管性酸中毒，则奎尼丁清除降低。

奎尼丁血药浓度和最佳药理学反应之间存在极强的相关性，这已被许多报道所证实。奎尼丁的最佳治疗浓度范围是 2～5 μg/mL。奎尼丁浓度超过 8 μg/mL 表现毒性反应，主要有金鸡纳中毒、耳鸣、头晕目眩、眼花、和心血管中毒症状，包括 PVC_S、以及房室结传导阻滞。突出的中毒反应是胃肠道反应，如恶心、呕吐、食欲减退、腹部不适。超敏反应和血药浓度无关。

奎尼丁的清除主要靠肝脏内的细胞色素P450-2D6 酶系统。巴比妥类药物诱导这种酶，造成奎尼丁清除的升高。降低组织灌注能降低奎尼丁的清除。奎尼丁本身也能扩张外周血管，轻微造成低血压状态和短暂的降低清除率。奎尼丁能影响地高辛的清除率。可以通过 HPLC 和免疫学试验方法进行奎尼丁的测定；然而免疫学试验方法是奎尼丁分析的标准。荧光技术被认为是过时的技术。而且，没有合适的内源性生化标记物能够在药物治疗开始时常规的评价肝脏的功能和肝脏清除药物的能力。

药物的生物转化可以产生具有药理学活性的代谢产物。在这种状态下，该种代谢产物也应该被测定，因为它也是该药作用于患者的有效成分。扑痫酮和普鲁卡因胺就是这样的药物。如果代谢产物没有活性，就不需要测定，但是必须确定无活性的代谢产物在分析过程中是否存在干扰。

11. 妥卡尼　妥卡尼（tocainide），专有名词为 tonocard，其电生理学特性同利多卡因，用于控制以 QT 间期延长为特征的心律失常，妥卡尼可以口服且半衰期较长（13～16 h），这些都优于利多卡因。体内妥卡尼浓度在 6～15 μg/mL 时为最佳血药浓度，在治疗浓度范围内，妥卡尼与蛋白结合率是 10%，一般没有明显的首过效应，表观分布容积为 3 L/kg，但是有较明显的肝脏代谢和肾脏清除作用。当妥卡尼浓度超过 15 μg/mL 时，就会出现毒副作用，主要表现为胃肠功能紊乱，中枢神经系统高敏状态和心肺功能不全。可采用 HPLC 检测妥卡胺。

12. 维拉帕米　维拉帕米（verapamil），为钙离子通道阻滞剂，用于治疗各种心脏疾患，包括心绞痛（经典的和变异的），心律失常（阵发性室上速，室速），房扑，房颤，肥厚性心肌病（先天性肥厚性主动脉狭窄），高血压，充血性心力衰竭，以及预防先天性心脏病和周期性头痛的治疗。

心脏对药物的反应性与血药浓度有较好的相关性。维拉帕米的有效治疗浓度为 50～250 ng/mL，血药浓度超过 250 ng/mL，即会发生以窦缓和心脏猝停为特征的毒副作用，所有实验资料表明浓度超过 450 ng/mL，即会发生房室传导阻滞。

三、支气管扩张药

用于支气管扩张的药物包括 β-肾上腺素激动剂，咖啡因和茶碱。各种药物的药效学参数，详见表 17-3。

1. β-肾上腺素激动剂　β-肾上腺素激动剂（Adrenoceptor-β agonists），如舒喘灵、比妥卡罗、异丙肾上腺素、间羟喘息定、吡布卡罗和特布他林，吸入后可在短时间内有效缓解急性哮喘。这些药物能够有效的促进支气管扩张而无明显的心脏和系统反应。因为它们以气体形式吸入，作用时间短，毒副作用较小，故检测其血药浓度临床意义较小，可根据患者的反应来调控治疗方案。

表 17-3　支气管扩张药物的药效学参数

药　物	最小有效浓度（μg/mL）	最小中毒浓度（μg/mL）	平均半衰期（h）	表观分布容积（L/kg）	平均口服生物效能（%）	平均蛋白结合率（%）
咖啡因	3	15	5*	0.6	100	35
茶碱	8	20	7	0.5	95	55

注：新生儿为 30 h。

2. 咖啡因　已发现茶碱在成人体内的代谢产物咖啡因(Caffeine)在新生儿体内聚集达到可以检测的浓度。咖啡因本身是一种有效的呼吸暂停抑制剂,这也可以解释控制新生儿呼吸暂停只须较低浓度的咖啡因。单独使用咖啡因可以有效的治疗新生儿呼吸暂停,其半衰期较长(新生儿体内大于30 h),有效治疗浓度为8～14 μg/mL。

3. 茶碱　茶碱(Theophylline)能够松弛支气管平滑肌,缓解或预防哮喘,其治疗作用取决于平滑肌上肾上腺素受体的拮抗剂,毒副作用与循环中磷酸二酯酶抑制剂有关由于茶碱的毒副作用较大,现已被列为治疗持续性哮喘的二线药物。

茶碱口服或直肠给药后,可迅速而完全地经胃肠道吸收。空腹口服给药2 h后达峰浓度,若与食物同时口服,则需3～5 h达峰浓度。一旦被吸收,茶碱的血浆蛋白结合率50%,健康非吸烟成人茶碱的半衰期约9 h,在儿童和吸烟的成人中,茶碱被迅速消除,半衰期3～4 h。在新生儿及充血性心力衰竭患者体内,茶碱的半衰期可达20～30 h,这主要与肝脏的未成熟或损伤有关。联合服用红霉素、醋竹桃霉素和氟伏沙明可使茶碱消除减慢,西米替丁能减少肝脏代谢率而使茶碱血药浓度升高。

茶碱的血药浓度与其对慢性哮喘的控制之间的相关性已有较好的阐述。茶碱的血药浓度与限制性呼吸容积呈一定相关,最佳治疗浓度在8～20 μg/mL。治疗运动引发的支气管痉挛的缓解浓度大10 μg/mL,最佳浓度为15 μg/mL。治疗新生儿哮喘的血药浓度为5～10 μg/mL。支气管平滑肌的松弛作用与血浆中茶碱浓度成比例,当血药浓度大于20 μg/mL,其副作用就明显起来。

茶碱消除是剂量依赖的代谢过程。当血药浓度大于20 μg/mL时,服用小剂量的茶碱即可引发血药浓度的大幅度上升,引起毒副作用,主要表现为呼吸暂停、呕吐、头疼、腹泻、易怒和失眠。短暂的中枢神经系统刺激发生在早期,与血药浓度无直接关系。随着用药时间的延长,这种副作用即会慢慢消失。严重的毒副作用表现为心脏功能紊乱。癫痫发作时,血药浓度一般超过30 μg/mL。一旦发生癫痫,预后较差。

四、抗生素药

需要TDM的抗生素包括氨基甙类、氯霉素、磺胺类、万古霉素、甲氧苄胺、-内酰胺类和四环素类。其相应的药效学参数,见表17-4～表17-6。

1. 氨基甙类　氨基甙类是多聚阳离子复合物,广泛应用于多种需氧革兰氏阴性菌感染的治疗,通过与细菌的mRNA的30 s亚单位结合阻抑蛋白合成。在无氧环境下氨基甙类药物不发生作用,因为通过细菌的细胞壁是一种需氧的转运过程。氨基甙类药物包括阿米卡星、庆大霉素、卡那霉素、新霉素、奈普米星、西索米星和妥布霉素。

氨基甙类药物为强极性碱性药物,胃肠吸收差,主要通过肌肉注射和静脉注射而达到较高的生物利用度。静脉注射后药物迅速分布到细胞外液但并不通过细胞膜,与血浆蛋白的结合率也较低,故一般表观分布容积较小。大部分组织、肾脏以外的器官中该类药物的浓度不高,而在肾小球皮质内浓度较高,为药物聚集处。消除半衰期2～3 h,该类药物几乎全部以原型从肾小球滤过排泄,故肾功能的损伤可导致该类药物的排泄减慢。肝素与庆大霉素结合为复合物从而抑制庆大霉素的作用。这种复合物尽管生物活性丧失,但仍有一些结构与

表17-4　抗菌素的药效学参数

药　物	最小有效浓度(μg/mL)	最小中毒浓度(μg/mL)	平均半衰期(h)	表观分布容积(L/kg)	平均口服生物效能(%)	平均蛋白结合率(%)
阿米卡星	25	35	2.5	0.3	NA	5
氯霉素	10	25	3	0.9	75～90	53
庆大霉素	<5	8	2.5	0.3	NA	53
卡那霉素	25	35	2.1	0.25	NA	0
所有磺胺药	75	125	6～10	0.2	100	70～90
妥布霉素	<5	8	2	0.3	NA	<10
万古霉素	20	40	6	0.5	NA	<10

注:NA:缺相应数据。

表 17－5 抗菌素的最小抑菌浓度(μg/mL)

抗生素	敏感个体	均数	非敏感个体
阿米卡星	≤16	32	≥64
氯霉素	≤8	16	≥32
庆大霉素	—	—	—
检测肠球菌	≤500	—	>500
检测其他细菌	≤4	8	≥16
卡那霉素	≤16	32	≥64
妥布霉素	≤4	8	≥16
万古霉素	≤4	8～16	≥32

表 17－6 抗菌素的有效浓度(μg/mL)

药 物	峰浓度	谷浓度	中毒浓度
阿米卡星	25～35	4～8	>35
氯霉素	10～25	10	>25
庆大霉素	5～8	1～2	>10
卡那霉素	25～35	4～8	>35
磺胺药	75～125	>75	>300
妥布霉素	5～8	1～2	>10
甲氧苄氨嘧啶	5～8	—	>50
万古霉素	20～40	5～10	>80

氨基甙类药物相似,并与某些氨基甙类的抗体起交叉反应。收集血标本的试管中含有肝素(1 000 U/mL),可形成复合物,从而干扰免疫检测。

2. 磺胺药 磺胺药是抑菌药,它通过干扰细菌的叶酸代谢而抑制细菌的生长繁殖。对磺胺药敏感的细菌不能直接利用周围环境的叶酸,只能利用对氨苯甲酸和二氢蝶啶,在细菌的体内经二氢叶酸合成酶的催化合成二氢叶酸,再经二氢叶酸还原酶的作用形成四氢叶酸。四氢叶酸的活化型是一碳单位的传递体,在嘌呤和嘧啶核苷酸形成过程中起重要作用。磺胺药的结构与对氨苯甲酸相似,因而可以与对氨苯甲酸竞争二氢叶酸合成酶,妨碍二氢叶酸的合成,从而影响核酸的生成,抑制细菌的生长繁殖。

磺胺药几乎全部由胃肠道吸收,与血浆蛋白的结合率为 60%～90%,主要结合蛋白为白蛋白。吸收后迅速分布到各组织中,通过 *N* 端乙酰化发生生物转化,代谢产物无抗菌作用。磺胺药引起的血恶液质与给药剂量和血药浓度无关。磺胺药引起的不良反应主要是在肾脏和膀胱中形成晶体。磺胺药安全有效的血浆峰浓度为 75～125 μg/mL,此时不会在输尿管中形成晶体。血药浓度持续高于 300 μg/mL,则要警惕该毒副作用的发生。

3. 万古霉素 万古霉素(vancomycin)用于革兰氏阳性菌和一部分革兰氏阴性菌感染的治疗。口服万古霉素胃肠道的吸收率很低,每隔 12 h 静脉给药 1 g 可达到血药峰浓度 20～40 μg/mL,谷浓度为 5～10 μg/mL,消除半衰期为 5～6 h。血药浓度相关的副反应主要累及第八对脑神经,血药浓度低于 30 μg/mL 时一般不会发生该副反应。剂量非依赖的毒副作用较罕见,主要为发热、静脉炎、静脉注射部位疼痛。肾功能不全的患者由于对万古霉素的清除率降低而易发生副反应。

4. 合成抗菌药 甲氧苄氨嘧啶(trimethoprim,TMP)为磺胺药和抗生素的增效药。甲氧苄氨嘧啶的毒性较小,一般不会引起叶酸缺乏症。检测该药的血浆浓度的方法已用于临床。

β-内酰胺类抗生素的毒副作用一般不与剂量和血药浓度有关。一般按所需剂量的 10～100 倍给药来阻止细菌的生长。肾功能不全的患者须检测该类药物的血浆浓度。

四环素也是广谱抗生素,毒性不大。同 β-内酰胺类抗生素,肾功能不全的患者须检测血浆浓度。

五、抗精神失常药

抗精神失常药包括抗抑郁药、安定和碳酸锂。

抗抑郁药,如氨基酮、环己醇、二苯丙氧氮杂卓类等等。精神抑郁症患者没有器质性病变主要表现为情绪失落,感觉罪孽深重,失眠,体重改变,精力无法集中等,一些严重的患者会出现人格分裂、偏执狂甚至自杀。服用抗抑郁药后可以改善这些症状。药效学参数,详见表 17－7。

1. 盐酸安非他酮 盐酸安非他酮(amfebutamone hydrochloride)是 5-羟色胺、去甲肾上腺素和多巴胺的弱阻滞剂。口服后被迅速吸收,2 h 内达高峰。盐酸安非他酮的首过效应很明显,但由于该药不能静脉使用,故尚无证据加以证明。其生物利用度 5%～20%,半衰期 8～24 h。每天给药 100～250 mg 时,血药浓度(25～100 ng/mL)。

2. 氟西汀 氟西汀(fluoxetine)能阻止神经系统 5-羟色胺的摄入,对蕈毒碱,组胺和 α-肾上腺素受体的拮抗作用较小,半衰期长达 48 h,有效血药

表 17－7 抗精神失常药物的药效学参数

药 物	最小有效浓度(μg/mL)	最小中毒浓度(μg/mL)	平均半衰期(h)	表观分布容积(L/kg)	平均口服生物效能(%)	平均蛋白结合率(%)
amitriptyline	80	250	21	15	50	95
amoxepine	200	600	8	NA	NA	90
盐酸安非他酮	25	100	12	7	NA	84
clozapine	100	600	8	NA	NA	97
Doxepin	150	250	17	20	27	90
氟西汀	90	300	55	35	60	95
Haloperidol	1	10	18	18	60	65
Imipramine	150	250	12	18	40	90
Lithium	0.6 mmol/L	1.2 mmol/L	22	0.8	100	0
Maprotiline	200	600	40	NA	NA	NA
Nefazodone	25	2 500	3	NA	95	99
Nortriptyline	50	150	30	18	50	92
Olanzapine	10	1 000	30	15	90	93
Paroxetine	30	70	21	13	90	95
Protriptyline	70	260	80	22	75	92
Serraline	NA	300	26	76	NA	98
Trazadone	800	1 600	7	1	75	93
Trimipramine	100	300	NA	NA	NA	90
Venlafaxin	?	?	5	6.5	92	27

注：NA：缺相应数据。

浓度约为 90～300 μg/mL，代谢产物 norfluoxetine 的半衰期为 180 h，血药浓度与氟西汀相似。该药的肝脏代谢较明显。故肝功能不全时影响该药的血药浓度，而肾脏功能不全则影响较小。已有相应的临床检测方法。

3. 萘法唑酮　萘法唑酮(nefazodone)是一种抗抑郁药，可以抑制 5－羟色胺和去甲肾上腺素的摄入，为 5－HT2 的拮抗剂。口服后吸收迅速，但由于首过效应明显，其生物利用度较低(20%)。代谢产物是 hydroxynefazodone。每天给药 20 mg(bid)10 d 后稳定血药浓度 25～2 500 ng/mL，半衰期为 3 h，血浆蛋白结合率 99%。

4. 三环类抗抑郁药　三环类抗抑郁药是抗抑郁的一种重要药物。三环类抗抑郁药几乎全部经胃肠道吸收，在肝脏经首过效应后最终生物利用度不稳定。血浆蛋白和结合率较高。口服后 2～12 h 达血浆峰浓度。三环类抗抑郁药的临床治疗效应与血药浓度相关(盐酸去甲替林除外)。盐酸去甲替林有特异的治疗窗口，其血药浓度低于 50 ng/mL 或高于 150 ng/mL 时患者病情会恶化。三环类抗抑郁药的主要不良反应表现为口干，出汗或精神抑郁伴随的症状，故一般较难区分是用药的不良反应还是用量不足疾病本身的表现。更为严重的毒反应是窦房结阻滞，心电图表现为 QRS 波延长。随着时间的延长，药物渐渐分布到各组织中，其毒副作用随之减轻。

现已发表数种检测三环类抗抑郁药血浆浓度的方法，但仍有许多问题要注意：① 检测方法必须检出低于 25 ng/mL 的血药浓度；② 必须同时检测出药物的代谢产物；③ 这些药物与生理抗组胺药物结构相似，检测时要排除这些干扰。HPLC 是一种较为可行的方法。

5. 5－羟色胺释放抑制剂　抗抑郁药物阿莫沙平、氟西汀、舍曲林、曲唑酮、文拉法辛与三环类和四环类抗抑郁药的心脏毒性反应程度不同。给药略高于正常剂量不会引起较严重的毒性反应。因此并不要求检测这些药物的血药浓度预防毒性反应。但如果患者服药后临床效果不明显，就须检测血药浓度分析患者的不依从性。已有相应的临床检测方法测定体液中药物浓度。

其他抗精神失常药

精神病患者通常应用氯氮平、氟哌啶醇、锂、奥氮平、酚噻嗪类药物，或联合应用这些药物治疗。因为这些药物的机体反应不可预知，故检测血浆浓度可以帮助控制患者的病情。现已有许多方法检测各种安定药物的血药浓度。

现已有许多方法测定氟哌啶醇和酚噻嗪的血药浓度，但缺点是特异性太强，无法检测这些药物的各种有活性的代谢产物，这是需要解决的一个难题。

6. 氯氮平　氯氮平(clozapine)也称 clozari，是一种有效的抗精神失常药物，能够抑制多巴胺与 D1、D2 受体结合。氯氮平经过肝脏的一期代谢降解成许多无活性的代谢产物，半衰期为 4～12 h，每天 100 mg(bid)时，血浆蛋白的结合率为 97%，当血药浓度在 100～600 ng/mL 时发挥其药理作用。

氯氮平可引起 1%服用该药的患者出现粒性白血球缺乏症，这种不良反应是接触依赖性，与血药浓度无关。故服用该药的患者每 2 周须检查其白细胞计数。

7. 锂　锂，又称碳酸锂(lithium carbonate)，用于治疗躁狂症患者。假定其作用是促进儿茶酚胺的再摄取，减少突触间隙儿茶酚胺的浓度，从而发挥其中枢镇定作用。碳酸锂还可以调节神经细胞的钠、钙和镁的含量，从而减少葡萄糖代谢恢复神经功能。碳酸锂治疗躁狂症的机理仍属理论推断。

碳酸锂经胃肠道完全吸收，口服后 2～4 h 达血浆峰浓度。碳酸锂几乎不与蛋白结合，经过首过效应后，30%～40%的碳酸锂被清除，半衰期 20 h 在第二期锂逐渐蓄积于细胞内，半衰期达 48～72 h。锂主要自肾排泄，肾小球滤过率减少时，可导致体内锂潴留，引起中毒。

碳酸锂的治疗作用与血药浓度无直接关系，而其毒副作用与血药浓度相关，检测碳酸锂的血药浓度能保证患者的依从性避免中毒。Amdisen 经过对碳酸锂药效学的认真分析，建议口服后 12 h 检测血药浓度判断临床治疗效果。最佳治疗浓度为1.0～1.2 mmol/L，1.2～1.5 mmol/L 为警戒浓度，超过 1.5 mmol/L中毒可能性较大。碳酸锂的毒副作用包括恶心、呕吐、腹泻、疲乏、肌肉无力、肢体震颤、口干、多尿。常在继续治疗 1～2 周内逐渐减轻或消失。

锂的排泄参数与钠平行。锂透过肾小球膜在近曲小管被重吸收。在患者脱水情况下(发热、呕吐、禁食、天气炎热)碳酸锂中毒的可能性增加，因为脱水，近曲小管重吸收钠和锂而减少锂的排泄率，从而血浆锂浓度升高，严重的碳酸锂中毒表现为肌肉强直，腱反射增强，癫痫，一般此时血锂浓度大于 2.5 mmol/L。

可采用发光色谱法，原子吸收光谱和选择性离子静电计测定血浆、血清、尿液或其他体液的药物浓度。

8. 奥氮平(olanzapine)　奥氮平为 5 - HT 和多巴胺的拮抗剂，也是组胺受体的抑制剂。完全吸收后 6 h 达峰浓度 1 000 ng/mL，半衰期 35 h，蛋白结合率 93%，被肝脏细胞色素 P450 - 1A2 和 2D2 代谢为非活性代谢产物。

六、抗肿瘤药

治疗肿瘤的药物中需要 TDM 的主要有：甲氨喋呤、嘌呤和嘧啶。

1. 甲氨喋呤　甲氨喋呤(methotrexate)用于治疗儿童急性白血病、恶性葡萄胎、绒癌、乳腺癌、舌癌、食管癌及重度银屑病。大剂量的甲氨喋呤及亚叶酸的恢复疗法能够治疗肺癌和骨癌。表 17 - 8 列举了甲氨喋呤的药效学参数。

表 17 - 8　甲氨喋呤的药效学参数

参数名称	参考数值
表观分布容积(L/kg)	0.4 L/kg
平均口服生物效能(%)	65%
平均蛋白结合率(%)	45±14%
平均蛋白结合率(%)	—
>100 μmol/L	1.8 h
<100 μmol/L	8.4 h
<0.1 μmol/L	>10 h
平均蛋白结合率(%)	—
给药后 24 h	>10 μmol/L
给药后 48 h	>1 μmol/L
给药后 72 h	>0.1 μmol/L

甲氨喋呤对二氢叶酸还原酶有强大而持久的抑制作用，造成 5，10 -甲基四氢叶酸不足，脱氧胸苷酸合成受阻，影响 DNA 的合成。亚叶酸用于恢复甲氨喋呤造成的骨髓抑制作用。甲氨喋呤为非特异性细胞毒药物，除能杀死肿瘤细胞外，还能引起骨髓抑制，胃肠道黏膜损害及肝硬化。

当大剂量使用甲氨喋呤时(50 mg/mL)，一般须检测血药浓度选择使用亚叶酸的时机。以下情况提示可能发生毒副作用：

(1) 给药后 24 h 甲氨喋呤的血药浓度高于 10 μmol/L。

(2) 给药后 48 h 甲氨喋呤的血药浓度高于 1 μmol/L。

(3) 给药后 72 h 甲氨喋呤的血药浓度高于 0.1 μmol/L。

一般来讲，一次给药后 24 h、48 h、72 h 须检测其血药浓度，若高于正常限度，则要考虑应用亚叶酸。甲氨喋呤由肾脏排泄，在其血药浓度较高时要注意保持尿液的碱性状态。甲氨喋呤的 PKa 为 5.5，尿液 pH 值略微降低就能引起甲氨喋呤溶解度的大幅度减少损伤肾小管。使用甲氨喋呤要检测血药浓度决定何时使用亚叶酸并控制尿液 pH 值。

现已采用 RIA 和叶酸还原酶抑制技术测定该药的血药浓度，液相色谱分析技术也用于检测甲氨喋呤及其代谢产物。

2. 嘌呤和嘧啶 5-氟尿嘧啶(fluorouracil，5-FU)及其代谢产物 5-氟尿嘧啶脱氧核苷酸为抗代谢药。现已建立检测其血药浓度的方法，但尚无发现其治疗作用与血药浓度呈正相关的证据。烷基化物环磷酰胺可以代谢为有活性的产物，但由于寿命仅几秒钟，在进入组织前就已分解，检测寿命极短的产物比较困难。放射菌素和阿霉素有毒副作用(骨髓抑制和皮炎)，发生早且持续时间长，这种副反应与血药浓度无关而与药物总量和暴露时间有关，故限制用药剂量就相对更重要些。

七、免疫抑制药

为提高器官移植患者的存活率，现已应用许多免疫抑制药。需要 TDM 的有环孢毒素、麦考酚酸、Tacrolimus 和 Sirolimus。药效学参数，见表 17-9。

1. 环孢毒素 环孢毒素又称环孢素 A (cyclosporin A)，是霉菌 Tolypocladium inflatum 生成的一种脂溶性环状十一肽化合物。在临床上主要应用于防止异体器官或骨髓移植时排斥等不利的免疫反应。

环孢毒素可选择性的作用于 T 淋巴细胞活化初期。辅助性 T 细胞被活化后可生成 IL-2，环孢毒素可抑制其生成；但对抑制性 T 细胞无影响。此外，还抑制淋巴细胞生成干扰素，对网状内皮系统吞噬细胞无影响。因而环孢素仅抑制 T 细胞介导的细胞免疫而不致显著影响机体的一般防御功能。

环孢素以 Sandimmune 的形式吸收率波动较大 5%～40%。血浆浓度与服药剂量间无相关性，但其免疫抑制作用和毒性反应与血药浓度相关。环孢素以 Neoral 的形式吸收率在 40%左右，且服药剂量、血药浓度和免疫抑制作用间有较好的相关性。

发挥免疫抑制作用要求血药浓度至少在 100 ng/mL以上，Kahan 等人认为血药浓度在 600 ng/mL 时会引起肝脏、肾脏及神经损伤。Shaw 和同事曾讨论减少环孢素毒性反应的策略。

环孢素用于肾脏移植的血药浓度为 300 ng/mL，血药浓度在 200～350 ng/mL 时可用于心脏、肝脏和胰腺的移植。环孢素吸收较慢，4～6 h 后达血药峰浓度，蛋白结合率 90%，在红细胞中发生聚集。在体内红细胞内的浓度是温度依赖性的故检测时要注意标本的温度，以免出现大的误差。所以最好采用全血标本。首过消除期其半衰期为 3～7 h，第二消除期其半衰期为 18～25 h。表观分布容积为 17 L/kg。已知的 31 种环孢素的代谢产物大多数是非活性的。

Ketocosazole、Erythromycin、Melphalan，Amphotericin B 和氨基甙类抗生素能延长环孢素代谢期增加毒性反应的可能。联合应用苯妥英、苯妥英钠、利福平或卡马西平会以致 P450 酶，该酶可以加快环孢素的代谢。静脉联合应用甲氧苄胺可以降低环孢素的浓度。

表 17-9 免疫抑制药物的药效学参数

药 物	最小有效浓度 (μg/mL)	最小中毒浓度 (μg/mL)	平均半衰期 (h)	表观分布容积 (L/kg)	平均口服生物效能(%)	平均蛋白结合率(%)
环孢素 A	100	350	8.4	3～5	30	90
麦考酚酸	2	12	18	4	94	97
Sirolimus	10	60	13	2.6	NA	NA
Tacrolimus	2	40	21	0.85	15	85

注：NA：缺相应数据。

首先引入使用检测环孢素血药浓度方法是 Sandoz 发展的 RIA 法，但存在与代谢产物有 30% 的交叉反应。现 HPLC 已用于检测全血环孢素的浓度。

2. 麦考酚酸　麦考酚酸（mycophenolic acid, MPA）是 Pencillium 产物，可以抗肿瘤、抗病毒、抗细菌，发挥免疫抑制作用。MPA 以 Mofetil 形式给药，Mofetil 又称 RS－61 433，只有在肝脏水解为 MPA 时才能发挥免疫抑制作用。MPA 抑制一磷酸肌苷脱氢酶活性，该酶是嘌呤合成的关键酶，T 淋巴细胞只有这一种嘌呤合成途径，而其他细胞可以通过补救合成途径合成嘌呤。故 MPA 选择性的抑制 T 淋巴细胞的转录。MPA 与硫唑嘌呤免疫抑制作用相似但几乎没有不良反应。在许多临床应用中 MPA 会代替硫唑嘌呤。

Mofetil 吸收完全且几乎全部由肝脏 phase Ⅱ 酶水解为 MPA。消除半衰期大约 18 h，表观分布容积 4 L/kg，峰浓度 12 μg/mL，而有效浓度为 2 μg/mL。由于某些人先天性 phase Ⅱ 酶功能不全，故要检测 MPA 的血药浓度。推荐采用 HPLC 方法检测血药浓度。

3. 西罗莫司　西罗莫司（Sirolimus, Rapamycin）是 1 种有免疫抑制作用的抗生素，今后可应用于器官移植。它的结构与 tacrolimus 相似。静脉给药 0.8 mg/kg/d 达到谷浓度 10～60 ng/mL，半衰期为 10～15 h，表观分布容积 2.6 L/kg。血浆浓度高于 60 ng/mL 会引起肌肉萎缩等毒副作用。推荐采用 HPLC 方法检测血药浓度。

4. 他克莫司　他克莫司（Tacrolimus, FK－506）过去称为 Prograf，是 1 种有免疫抑制作用的抗生素。Kay 认为其作用机理是抑制白介素，通过白介素而阻止淋巴细胞的增殖，与环孢素相似，当 Tacrolimus 进入细胞与 FK 连接蛋白受体结合，抑制钙离子通道介导的白介素的转录。

Tacrolimus 是器官移植中 1 种有效的免疫抑制药，尤其是肝脏移植。Tacrolimus 尚未应用于心脏移植，但 FK－506 与环孢素联合使用是不恰当的。其毒副作用有恶心、呕吐、头疼。5% 的患者出现神经毒作用，表现为手掌麻木、耳鸣等。

Tacrolimus 的给药剂量要少于环孢素，一般为 0.3 mg/kg/d，神经毒作用也相对较少见。血药浓度 3～15 ng/mL 时临床疗效较好。现采用双步 ELISA 或免疫分析法测定其血药浓度。

（邹　雄）

参考文献

1. Koren G. Therapeutic drug monitoring principles in the neonate. Clin, Chem 1997; 43: 222～227
2. Tryding N, Hansson P, Tufvesson C, et al. EDS Drug effects in Clinical Chemistry, 6th, ed. Stockholm. Ab Realtryck, 1992
3. Young D S. Effects of drug on clinical Laboratory Tests. 4TH ed Washington. D. C AAcc Press, 1997
4. 邓树海，刘兆平. 药物动力学-理论与实践. 北京：人民卫生出版社，1998
5. Wolf B A. Overview of therapeutic drug monitoring and biotechnologic drugs, Ther. Dryg. Monit 1996; 18: 402～404
6. Tsunoda S M. Aweeka F T. The use of therapeutic drug monitoring to optimize immunosuppressive. Cli. Pharmacokinet 1996; 30: 107～140
7. Sonne J. Drug metabolism in liver disease: Implication for therapeutic drug monitoring, Ther. Drug monit 1996; 18: 397～401
8. 李家泰. 临床药理学，北京：人民卫生出版社，1999

第五篇

临床免疫学实验诊断

临床免疫诊断可分为细胞免疫诊断和体液免疫诊断二大类。传统免疫诊断技术包括凝集反应、沉淀反应、中和反应和补体参与的反应等。标记免疫技术如放射性核素标记、酶标记、荧光标记、金标记等。特殊免疫诊断技术包括化学发光免疫检测技术、时间分辨免疫检测技术、流式细胞检测技术和蛋白芯片检测技术等。免疫测定的应用范围已遍及检验医学的各个领域。免疫学检测技术越来越先进、准确和微量,使临床上与免疫相关的疾病的诊断、发病机制、基因治疗和免疫治疗等均成为现实。

第 18 章 体液免疫的实验诊断

免疫应答(immune response,Ir)是指机体免疫系统接受抗原刺激发生一系列反应，并以排出或分解该抗原为目的的反应过程，包括细胞免疫和体液免疫(humoral immunity)。体液免疫是指B细胞接受抗原刺激后活化，增殖和分化为浆细胞，浆细胞分泌特殊性抗体(antibody,Ab)，执行体液免疫功能的过程。通常将Ir人为分成识别阶段(recognition phase)，活化阶段(activation phase)，效应阶段(effector phase)。目前将B细胞分为B_1细胞和B_2细胞两个亚群。B_1细胞与机体的免疫调节，自身免疫病和B细胞源性肿瘤密切相关；而B_2细胞执行体液免疫的主要细胞，其通常在接受多数外来抗原刺激后经活化、增殖、分化以及伴随的体细胞突变和亲和力成熟的过程中，产生高亲和力抗体。主要的效应分子是免疫球蛋白(immunoglobulin,Ig)和补体(complement)等。抗原-抗体的特异性结合反应是体液免疫学诊断的基础。

体液免疫在机体的自我保护机制和一些疾病发生中起着重要作用，体液免疫的实验室检测结果对于浆评估以及疾病的治疗、预后评估等方面都起着重要意义。

第一节 基础理论

一、体液免疫

(一) 定义

抗原刺激机体可产生与相应抗原发生特异性结合的球蛋白，称为抗体。而由抗体介导的免疫应答称为体液免疫应答。参与体液免疫应答的细胞主要有B细胞、T_H细胞和巨噬细胞。体液免疫应答可以由胸腺依赖性抗原或胸腺非依赖性抗原引起，大多数情况由胸腺依赖性抗原引起。

(二) 体液免疫应答的组成

由胸腺依赖性抗原引起的体液免疫应答主要包括以下三个阶段：

1. 识别阶段(recognition phase) 抗原进入机体后几分钟内就被输送到周围淋巴器官，被巨噬细胞等抗原递呈细胞捕获，进而加工处理后将抗原传递给T_H细胞。巨噬细胞对所吞入抗原的加工处理不是一个单纯的消化过程。在加工处理过程中巨噬细胞既可消化过多的抗原避免引起过高的免疫应答或免疫耐受性，又可浓集有效的表位及贮存多余的表位，使免疫应答恰如其分。巨噬细胞除了在加工处理抗原时起到调节刺激剂量作用外，还可释放IL－1，IFN等细胞因子作用于其他细胞以调节免疫应答。

2. 活化阶段(activation phase)

(1) T_H细胞活化增殖阶段：静止的T_H细胞通过膜表面抗原受体识别、进而与抗原递呈细胞(巨噬细胞)表面的MHCⅡ类抗原及非己的表位结合，启动活化，表面出现IL－1受体，与此同时巨噬细胞接受T_H细胞的反馈刺激产生IL－1。当T_H细胞通过表面受体与IL－1结合后，细胞表面即能表达IL－2受体，并能产生IL－2、B细胞生长因子和B细胞分化因子。当T_H细胞通过表面IL－2受体与IL－2结合后，进一步增殖分化，同时产生更多的IL－2、B细胞生长因子和B细胞分化因子。

(2) B细胞活化、增殖、分化和成熟阶段：大多数抗原物质属于TD抗原。B细胞对这些抗原的应答需有T_H细胞的辅助，即在T、B细胞相互作用中，B细胞才能活化、增殖、分化为浆细胞，分泌特异性抗体。与巨噬细胞相同，B细胞也可通过抗原递呈作用与T_H细胞相互作用，即B细胞通过其mIg

受体与TD抗原特异性结合并将其摄取，经加工处理，与MHCⅡ类分子结合，形成抗原肽-MHCⅡ类分子复合物，并表达于细胞表面呈递给T细胞，因此B细胞与细胞间的相互作用也是MHC限制性的。B细胞和T_H细胞通过抗原呈递及黏附分子作用可彼此直接接触，并能相互诱导使B细胞活化，活化B细胞在T_H细胞产生的细胞因子作用下，不断增殖，并分化为浆母细胞，进而成熟为能够合成和分泌各类免疫球蛋白分子的浆细胞。在浆母细胞阶段，有部分B细胞不再进一步分化，而成为记忆B细胞，这些细胞在再次应答中起重要作用。在B细胞分化成熟的同时，T_H细胞受到IL-2的作用活化，它可产生抑制因子调节B细胞免疫应答。至于TI抗原，不需要T_H细胞的辅助便可直接刺激B细胞产生抗体。通常认为对TI抗原发生应答的细胞为B_1细胞，这种B_1细胞只能产生IgM，没有记忆功能，因此不能发生再次应答。

3. 效应阶段(effector phase)　B细胞通过上述复杂的过程被抗原激活，进行增殖和分化，形成浆细胞，由浆细胞合成并分泌抗体，发挥免疫效应。抗体产生的一般规律：

(1) 初次应答：抗原初次进入体内后，需要经一定潜伏期才能在血清中出现抗体，这种抗体效价低，产生维持时间短，此称初次应答。从抗原进入到抗体分子出现于血流所需的时间即为潜伏期，其长短与抗原的性质有关，通常5～14 d达高峰。然后缓慢下降。同一抗原可刺激产生特异性相同但免疫球蛋白类别不同的抗体，一般是IgM最先出现，滴度不高，消失也较快；IgG出现稍晚于IgM，当IgM接近消失时，IgG达高峰阶段，产生抗体的亲和力也随时间而增强。

(2) 再次应答：若在抗体下降以至消失后，再次以较少量相同的抗原刺激，则抗体产生的潜伏期明显缩短，抗体产生快，滴度高，亲和力强，而且维持时间较长。再次应答时，IgM产生的数量和在体内存留的时间与初次应答大致相同，而IgG类抗体出现则相对较快，且浓度显著升高，可较初次应答高出几倍至几十倍，为高亲和力抗体。用死疫苗预防接种，通常须注射2次以上，其原因就是刺激机体的再次应答，从而可以获得对该病原微生物的更强、更持久的免疫力。

(三) 体液免疫的生物学效应

体液免疫的生物学效应是通过抗体实现的，主要表现如下：

1. 直接效应　如中和毒素，抗体分子有特异性识别作用，它可与侵入机体的外毒素或病毒分子结合，中和外毒素的毒性作用或阻断病毒进入易感细胞内复制增殖，从而发挥抗体分子的保护作用。

2. 调理作用　单核-巨噬细胞系统以及中性粒细胞的表面均有IgG的Fc受体和补体受体。因此，由抗体与抗原形成的免疫复合物极易被这些吞噬细胞吞噬、杀伤或降解，并被排除。或在补体协同作用下溶解靶细胞。

3. 抗体依赖细胞介导的细胞毒作用　NK细胞、巨噬细胞和中性粒细胞等具有IgG Fc受体的效应细胞，通过IgG介导发挥ADCC(antibody-dependent cell mediated cytotoxicity)作用，以消灭病毒感染细胞或肿瘤细胞等靶细胞。

4. 引起免疫病理效应　异种、异体蛋白质或某些药物半抗原进入体内，刺激机体产生抗体与相应抗原反应的结果，常给机体造成功能异常或组织损伤，引起Ⅰ型、Ⅱ型、Ⅲ型超敏反应。

二、免疫球蛋白

(一) 定义

免疫球蛋白(immunoglobulin, Ig)是由浆细胞合成和分泌的具有抗体活性的蛋白质。一般认为抗体就是免疫球蛋白，但并非所有的免疫球蛋白都是抗体。免疫球蛋白的基本结构均由四条多肽链，即两条相同的重链(H链)和两条相同的轻链(L链)借链间二硫键连接组成。

(二) 分型

1. 根据H链的不同，免疫球蛋白可分为IgG、IgA、IgM、IgD和IgE五类。这五类免疫球蛋白的L链是共同的，有κ和λ两型。

2. 免疫球蛋白作为结构复杂的大分子蛋白，具备了抗原的条件。不同的免疫球蛋白分子可存在不同的表位(epitope)。用血清学方法对免疫球蛋白的表位进行鉴别分类称为免疫球蛋白的血清型。按种属分为：

(1) 同种型：是同一种属内每一个个体的免疫球蛋白都有的抗原特异性，表现在恒定区(C区)，这种抗原特异性决定簇是其他种属所不具备的。因此，免疫球蛋白的同种型可对异种动物表现出较强的抗原性。

(2) 同种异型：是同一种系内不同个体的免疫

球蛋白所具有的抗原特异性，主要反映在 C_H 区和 C_L 区上一个或数个氨基酸的差异。这是由不同个体的遗传基因所决定的。目前对动物的同种异型的研究较多。

(3) 独特型：是免疫球蛋白分子可变区（V 区）的抗原特异性决定簇，可位于抗原-抗体结合部位，亦可位于结合部位之外。不同的 B 细胞克隆产生的免疫球蛋白分子都可具有独特型，因此独特型的数量极多。

（三）各种免疫球蛋白的特点及功能

1. IgG　IgG 是血清免疫球蛋白的主要成分，含量最高，占血清 Ig 总量的 75%～80%，多以单体形式存在，相对分子质量为 150 000。IgG 主要由脾脏和淋巴结中的浆细胞合成，是机体重要的抗菌、抗病毒和抗毒素抗体，半衰期约为 23 d，故临床上使用丙种球蛋白（主要含 IgG）作治疗时，以 2～3 周注射 1 次为宜。IgG 是惟一能通过胎盘的抗体，对防止新生儿感染起重要作用。通常婴儿出生后 3 个月已能合成 IgG，3～5 岁时达成人水平，40 岁后逐渐下降。IgG 分四个亚类，其中 IgG_{1-3} 与相应抗原结合后可经传统途径激活补体，但各亚类与补体结合的能力不同，一般认为 $IgG_3 > IgG_1 > IgG_2$。IgG_4 不能结合固定补体（C1q），但其凝集物可经旁路途径激活补体。

IgG 可通过其 Fc 与吞噬细胞、NK 细胞等表面的 Fc 受体结合，从而对细菌等颗粒抗原发挥调理作用，促进吞噬，或产生 ADCC，有效杀伤破坏肿瘤和病毒感染的靶细胞。此外，还可通过与葡萄球菌蛋白 A（SPA）结合，此种生物学特性已在免疫学诊断中得到应用。一些自身抗体如抗核抗体、抗甲状腺球蛋白抗体以及引起Ⅱ型、Ⅲ型变态反应的抗体也属于 IgG。

2. IgM　IgM 是相对分子量最大的 Ig（900 000），故又称巨球蛋白。它是由五个 IgM 单体经 J 链连接组成的五聚体大分子 Ig。这种多聚体结构赋予 IgM 较高的抗原结合价，在补体和吞噬细胞参与下，其杀菌、溶菌、激活补体和促进吞噬等作用均显著强于 IgG。IgM 促进吞噬的作用比 IgG 大 500～1 000 倍，杀菌作用亦大 100 倍，凝集作用大 20 倍，但中和毒素、中和病毒的作用低于 IgG。脾脏是 IgM 的主要合成部位。IgM 主要分布于血液中，占血清 Ig 总量的 5%～10%，因此，它在防止发生菌血症方面起重要作用，若 IgM 缺乏往往容易发生败血症。此外，单体 IgM 也是 B 细胞膜表面的主要标志，作为抗原受体（SmIgM），能与相应抗原作用，引发体液免疫应答。

IgM 是种系进化过程中最早出现的 Ig，也是个体发育过程中最早出现的 Ig。IgM 不能通过胎盘，如果脐带血或新生儿血清中 IgM 水平升高，表明胎儿曾发生过宫内感染。风疹、巨细胞病毒等感染都能使胎儿产生 IgM。机体感染后，最早产生的仍是 IgM，其在血清中的半衰期（5 d 左右）比 IgG 短，所以血清中特异性 IgM 含量增高，提示近期有感染，临床上测定血清特异性 IgM 含量有助于早期诊断。目前已知天然血型抗体、冷凝集素和类风湿因子等自身抗体均为 IgM 类抗体。引起Ⅱ型、Ⅲ型变态反应的抗体有的也属于 IgM 类抗体。

3. IgA　IgA 有血清型和分泌型两种类型。血清型 IgA 主要为单体，相对分子量约为 159 659，有二种亚类，即 IgA_1 和 IgA_2，它们占 Ig 总量的 85%左右，占血清 Ig 总量的 5%～15%，具有一定的抗感染免疫作用。

分泌型 IgA（SIgA）为双体，广泛分布于黏膜表面（呼吸道，胃肠道，生殖道）及分泌液（唾液，初乳等）中，由 2 个单体 IgA、一条连接链（J 链）和一个分泌片借二硫键连接组成，相对分子量约 389 169（390 000 dalton）。IgA 单体和 J 链均是由呼吸道、胃肠道、泌尿生殖道黏膜固有层的浆细胞合成的，在分泌出浆细胞之前 2 个单体 IgA 和一个 J 链连接在一起，形成双体 IgA。而分泌片则由黏膜上皮细胞合成，当 IgA 双体经过黏膜上皮细胞时，与分泌片通过二硫键相连组成完整的分泌型 IgA，随分泌液排出至黏膜表面。分泌片本身无免疫活性，但能保护分泌型 IgA，使之不被分泌液中各种蛋白酶裂解灭活。分泌型 IgA 是机体防御感染的重要因素，它能阻止病原微生物对黏膜上皮细胞的黏附，具有抗菌、抗病毒和中和毒素等多种作用。

血清型 IgA 和分泌型 IgA 不能通过胎盘。婴儿在出生后 4～6 个月才能产生 IgA，但可从母亲乳汁中获得分泌型 IgA，这对婴儿抵抗呼吸道和消化道感染具有重要意义，因此应大力提倡母乳喂养。

4. IgD　血清中 IgD 以单体形式存在，含量很低，占血清中 Ig 总量的 1%，其分子结构与 IgD 类似，相对分子量为 184 606（180 000 dalton），不能通过胎盘，也不能激活补体。

血清中 IgD 的功能尚不能清楚，可能与变态反应及自身免疫性疾病有关。B 细胞膜上带有的 IgD，为 B 细胞表面的抗原识别受体，可接受相应抗原的刺激，有调节 B 细胞的活化、增生和分化的作用。出现在 B 细胞表面的 IgD(SmIgD)是成熟 B 细胞的重要表面标志，这些 B 细胞都难以产生免疫耐受性。B 细胞膜上只有 IgM 而无 IgD 时，容易因相应抗原作用而形成免疫耐受性。有证据表明，有些抗核抗体、抗基底膜抗体、抗甲状腺球蛋白抗体、抗青霉素抗体及抗白喉类毒素抗体均可为 IgD 类免疫球蛋白。

5. IgE　IgE 是种系进化过程中最晚出现的 Ig。在正常人血清中 IgE 的含量极低，仅占血清 Ig 总量的 0.002%，为五类免疫球蛋白中最少的一类。但在过敏性疾病和某些寄生虫感染患者血清中特异性 IgE 含量显著增高。血清 IgE 为单体，相对分子量约 189 595(190 000 dalton)。IgE 不能通过胎盘，不能激活补体的经典途径。IgE 易与皮肤组织中肥大细胞和血中嗜碱性粒细胞结合，引起Ⅰ型超敏反应。因此，特异性 IgE 类抗体是Ⅰ型超敏反应的反应素。

IgE 的产生部位与 SIgA 相似，主要由呼吸道，如鼻咽、扁桃体、支气管和胃肠道，黏膜固有层中的浆细胞产生。这些部位正是变应原(即引起Ⅰ型超敏反应的抗原)入侵和超敏反应的好发部位。近来研究表明，寄生虫抗原特异性 IgE 也可介导 ADCC，这对机体抗寄生虫感染具有一定意义。

三、补体及其成分、活化途径和生物学功能

(一) 定义

补体(complement, C)是存在于人和脊椎动物体液中的一组具有酶原活性的糖蛋白，可被抗原-抗体复合物或其他因素激活。目前已知补体是由多种蛋白质分子组成的多分子系统，其中包括直接参与补体激活的各种补体固有成分、调控补体活化的各种灭活因子和抑制因子，以及分布于多种细胞上的补体激活产物的受体等，又称为补体系统。补体系统可通过经典、旁路和甘露聚糖结合凝集素(mannan binding lectin, MBL)三条途径激活，激活后的补体可以表现出复杂的生物效应，作为抗体作用的补充，故称其为“补体”，既参与防御、免疫调控等正常免疫反应，也在某些疾病状态下，参与对组织的免疫病理损伤。它是体液免疫反应的主要效应机制之一。

(二) 分类及其组成

补体系统按其功能不同，可将其 30 余种蛋白分子分为三类：

1. 第一类　补体固有成分，它存在于体液中参与补体激活酶促连锁反应，包括 C1～C9(其中 C1 由三种亚组分 C1q、C1r、C1s 组成)及 B 因子、D 因子和 P 因子(备解素)。共 12 种蛋白分子。其中 C1、C4、C2 仅参与经典途径的活化；B 因子、D 因子、P 因子仅参与替代(旁路)途径的活化；C3、C5－9 则为两种活化途径的共同成分。

2. 第二类　调节和控制补体活化的蛋白分子，其中存在于体液中属于可溶性蛋白分子的有 C $\bar{1}$ 抑制剂、C4 结合蛋白、H 因子、I 因子、S 蛋白和血清羧肽酶 N 等，存在于细胞表面属于膜结合蛋白分子的有膜辅助因子蛋白、促衰变因子和同种限制因子等。在补体激活过程中，每种补体分子和每个活化阶段的反应程度，都受到第二类补体分子即各种调节分子的严格控制，借以维持体内补体水平稳定，达到既能有效清除病原微生物等抗原性异物，又能防止补体对正常自身细胞攻击破坏的作用。

3. 第三类　存在于细胞表面，介导补体活性片段或调节蛋白发挥生物学效应的各种补体受体，如 C1q 受体、C3b/C4b 受体(CRⅠ)、C3d(CRⅡ)、H 因子受体、C3a 和 C5a 受体等。

(三) 激活途径

补体系统激活是由某种启动因素的作用，使补体各固有成分按一定顺序，以连锁反应的方式依次活化而产生生物效应的过程。补体系统有三条不同的激活途径，一条是经典(传统)途径(CP)，一条是旁路(替代)途径(AP)，还有一条是甘露聚糖结合凝集素(MBL)途径。此途径始于急性期蛋白与病原体的结合，而不是抗原抗体复合物的形成。正常人血清中 MBL 水平极低，急性反应时明显升高。MBL 在结构上与 C1q 类似。MBL 先与细菌的甘露糖残基结合，然后与丝氨酸蛋白酶结合，形成 MBL 结合的丝氨酸蛋白酶(MBL-associated serine protease, MASP)，MASP 具有与活化的 C1q 同样的生物活性，可水解 C4 和 C2 分子，继而形成 C3 转化酶。其后的反应过程与经典途径相同，依次激活其他成分。

1. 补体激活的经典途径　以抗原-抗体复合物(免疫复合物)为主要刺激物，使补体固有成分 C1～

C9 发生酶促连锁反应，产生一系列生物学效应，最终发生细胞溶解作用的这一补体活化过程，称为经典途径。经典途径的激活过程大致可分为识别、活化、膜攻击三个阶段。

(1) 识别、启动阶段：即 C1 识别抗原抗体复合物而活化形成 C1 酯酶的阶段。IgG1－3 和 IgM 重链恒定区(CH/CH)具有补体 C1 结合点，当它们与相应抗原结合，形成免疫复合物(IC)时，抗体构形改变，使补体 C1q 结合点暴露，因此能被 C1 大分子聚合物中的 C1q 球形结构所识别，并通过 C1q 分子中两个球形亚单位对 Ig 补体结合点的"桥联"而启动 C1 活化。此过程即为补体激活的识别、启动阶段。活化 C1(C1)中的 C1s 具有酯酶活性，可酶解相应底物 C4 和 C2，进入活化阶段。

(2) 活化阶段：即 C3 转化酶和 C5 转化酶形成阶段。活化 C1 中的 C1s 具有酯酶活性，在 mg^{2+} 存在情况下首先将底物 C4 分子裂解为两个片段，其中小分子 C4a 游离于液相中，具有较弱过敏毒素活性。大分子 C4b 则以其非稳定结合部位迅速与邻近的细胞或抗原-抗体复合物共价结合，形成固相 C4b。C2 也是 C1s 作用的底物之一，但在液相中不能被 C1s 酶解。C2 对固相 C4b 有较高亲和力，在 mg^{2+} 存在时，能与细胞膜上的 C4b(即固相 C4b)结合，形成 C4b2a 复合物，即经典途径 C3 转化酶。在 C3 转化酶(C4b2a)作用下，体液中 C3 被裂解为两个片段。小分子 C3a 游离于液相中，具有过敏毒素活性和趋化作用，可被血清中羧肽酶 N 灭活。大分子 C3b 能通过其 N 端非稳定结合部位与细胞膜上的 C4b2a 结合形成 C4b2a3b 复合物，即经典途径 C5 转化酶。

(3) 膜攻击阶段：形成膜攻击复合物，使靶细胞溶解。在 C5 转化酶(C4b2a3b)作用下，C5 裂解为两个片段。其中小分子 C5a 游离于液相中，具有很强的过敏毒素活性和趋化作用。大分子 C5b 和 C3b 片段不一样，它并不立即与邻近细胞结合，而是首先与 C6 结合形成较为稳定的 C5b6 复合物。该复合物能与 C7 结合，并使其疏水基因暴露，进而通过这些疏水基团对细胞膜双层脂质的嵌入将 C5b67 复合物结合在邻近的细胞膜表面。C8 分子对 C5b67 复合物中的 C7 分子具有高度亲和性，与之结合后通过构象变化可插入细胞膜中，借此将 C5b678 复合物牢固地结合在细胞膜上，此时细胞膜出现轻微损伤。在此基础上，C5b678 复合物进一步使若干单链 C9 分子聚合，并与之结合，形成 C5b6 789 复合物，从而在细胞膜上形成一个贯通内外的"管道"结构—膜攻击复合物(memberane attack complex，MAC)。此时细胞膜发生严重损伤，胞质内容物外漏，最终导致细胞溶解破坏。

2. 补体激活的旁路(替代)途径　与经典途径不同之处在于不经 C1、C4、C2 活化，而是在 B 因子、D 因子和 P 因子(备解素)参与下，直接由 C3b 与激活物结合而启动补体酶促连锁反应，产生一系列生物学效应，最终导致细胞溶解破坏的补体活化途径，称为补体激活的旁路途径，又称为替代或第二途径。引起旁路途径激活的物质与经典途径不同，不是抗原抗体复合物，而是主要包括革兰氏阴性菌的内毒素即脂多糖(LPS)、革兰阳性菌的肽聚糖和磷壁酸、酵母多糖、葡聚糖及 IgG_4、IgA 或 IgE 凝集物等。C3b 结合于此类物质上不易被灭活，从而使后续反应得以进行。旁路途径的激活，在机体受到感染的早期起着重要的抗感染作用。在尚未产生相应的抗体难以激活经典途径的情况下，旁路途径的激活有利于及早消灭入侵的病原菌。旁路途径激活大致可分为以下几个步骤：

(1) C3 有限裂解和 C3bB 复合物形成：在正常情况下，在体液和组织炎症部位存在的蛋白水解酶(如丝氨酸、组氨酸蛋白水解酶)和溶酶体酶等能有限微弱裂解血浆中的 C3，产生少量 C3a 和 C3b 片段。新生的 C3b 可通过其 *N* 端非稳定结合部位与邻近的细胞、细菌或免疫复合物等非特异性结合。若 C3b 与旁路途径激活物质如细菌表面结合，则有助于体液中 B 因子对它的结合，而在 Mg^{2+} 存在条件下，二者结合后形成较稳定的 C3bB 复合物。

(2) C3 转化酶(C3bBb)形成和 C3b 正反馈途径：在液相中 B 因子不能直接被 D 因子袭击。在 Mg^{2+} 存在情况下，当 B 因子与激活物表面的 C3b 结合，形成 C3bB 复合物时，可被 D 因子裂解为 Ba 和 Bb 两个片段。小分子 Ba 片段游离于液相中。大分子 Bb 片段仍保留在激活物表面，与 C3b 结合而形成 C3bBb 复合物，即旁路途径 C3 转化酶。C3bBb 复合物半衰期短，不稳定，易被灭活，与 P 因子(备解素)结合可使其半衰期延长，并可封闭 H 因子和 I 因子对它的灭活作用，从而成为稳定态的 C3 转化酶[C3bBb(P)]。此种 C3 转化酶对 C3 有强大的裂解作用，能使之产生大量的 C3b，而新的 C3b 又可与 B 因子结合并在 D 因子作用下，形成更多新生的C3转化酶。如此循环就可在补体激活部位产生显著的扩大效应。

此过程即为C3b的正反馈途径。

(3) C5转化酶(C3bnBb)和膜攻击复合物(C5b6 789)的形成：C3转化酶作用于底物C3后所产生的C3b可进一步与激活物表面的C3bBb结合，形成C3bnBb复合物(n>1)即旁路途径C5转化酶。C3bnBb半衰期短，不稳定，易被降解，P因子(备解素)与之结合后可形成稳定态的C5转化酶[C3bnBb(P)]。此种C5转化酶与经典途径C5转化酶(C4b2b3b)一样，也能使C5裂解成C5a和C5b。此后，两条激活途径汇合，以同样的作用方式形成膜攻击复合物(C5b6 789)，最终使细胞溶解破坏。

(四) 补体系统的生物学功能

补体系统活化后，其主要生物学功能为：促吞噬(调理)作用和病毒中和作用，参与的成分为C4b、C3b及C3d(较弱)；类炎症介质(白细胞趋化、过敏毒素、增加血管渗透性)，参与的成分为C4a、C2b(激肽样作用)和C3a、C5a；溶细胞反应，参与成分为C5－9；调控免疫反应，参与成分为C3b，可能还有C3d。对免疫反应的调控与活化补体片段从液相转移到细胞膜受体上有关。目前发现补体受体有10种，即CR1(C3b、C3c、C4b)、CR2(C3d)、CR3(C3bi)、C19/BIH、C3e、C3a、C5a和Ba、Bb受体。

补体的上述的主要生物学功能，可联合介导以下反应：

(1) 通过引起吞噬或细胞溶解，破坏微生物、红细胞、血小板、粒细胞、淋巴细胞、肿瘤细胞，以及其他细胞或组织。上述情况，如系通过补体传统途径活化实现，则有赖于特异性抗体；旁路途径活化实现，则不需特异性抗体的参与。此外，某些病毒的囊膜可直接与C1q结合，引起传统途径活化，也不需抗体参与。

(2) 介导Arthus反应的血管炎和很多其他的临床血管炎综合征。

(3) 在实验引起的动物肾小球肾炎、免疫复合物介导的及其他低补体性肾小球肾炎，补体可能参与肾脏的免疫病理损伤和蛋白尿的形成。

(4) 导致组胺或其他血管活性胺的释放。

(5) 在动物，可促进血液凝固。

(6) 促进免疫复合物的清除、溶解和被吞噬细胞的摄入。

(7) 有助于抗原定位；是B细胞生成抗体(针对T细胞不依赖性抗原)的信号。

第二节 体液免疫的检测

体液免疫的检测指标很多、检测方法也有很多种，本节对其进行讨论。

一、免疫球蛋白检测

(一) 原理

免疫球蛋白是一类有抗体活性的球蛋白，是机体特异性体液免疫反应的物质基础与执行单位。它的主要功能是与入侵的病原微生物发生免疫反应(调理、中和、制动、促进吞噬或溶细胞反应)，保护机体免受病原体的侵害；清除体内自身抗原物质，参与免疫调控，保持机体内环境稳定。但在特定条件下，免疫球蛋白也参与体内的免疫病理过程(Ⅰ型、Ⅱ型、Ⅲ型变态反应，自身免疫性疾病)，引起正常机体成分的损伤。血清中免疫球蛋白含量过低或过高都不是正常的现象。免疫球蛋白的测定对免疫缺陷、M蛋白血症的诊断有确诊意义，但对其他一些疾病常只具有相对的参考价值，或只适用于免疫机制的研究。

(二) 检测方法

检测免疫球蛋白的方法：醋纤膜电泳法、免疫电泳法、免疫固定电泳法、单向免疫扩散法、双向免疫散法、免疫比浊法、高分辨双向电泳、对流免疫电泳、放射免疫分析法、酶免疫分析法和双缩脲法(测总蛋白)等。最常用的主要为免疫单向免疫扩散法、火箭免疫电泳法、免疫比浊法、放射免疫法和酶免疫法。其中血清中含量较高的IgG、IgA、IgM多采用前面三种方法，而标本中含量极微的IgD和IgE则采用敏感度较高的放射免疫法和酶免疫法等进行定量测量。

1. 单向免疫扩散法　此法是最常用的免疫球蛋白定量方法。其基本原理是将单价抗免疫球蛋白血清与溶化的琼脂混匀后制板，在板上打孔后加入抗原，抗原向4周扩散即形成白色沉淀环。环的直径与抗原浓度相关，因此用标准抗原可制成标准曲线，可从标准曲线上查出测定标本的浓度。单向免疫扩散法主要用于 IgG、IgA、IgM 的测定，IgD(浓度较高时)亦可用此法，例如 IgD 骨髓瘤。因为 IgE 血清浓度甚低，需采用其他方法测定，可用酶免疫法或放射免疫分析等。

结果判定：根据标本沉淀环直径大小，在相应的标准曲线上查出免疫球蛋白含量，乘以血清稀释倍数即为标本血清 Ig 浓度。

参考范围　健康成人血清中 IgG 平均含量为 12.0 g/L(7.6～16.6 g/L)，IgA 为 2.0 g/L(0.7～3.5 g/L)，IgM 为 1.3 g/L(0.4～2.2 g/L)。

临床意义

(1) 某些疾病期间，患者血清免疫球蛋白水平可能降低或者增高。各种传染病病程中，常出现各种免疫球蛋白量的变动，此外可用于对各种免疫缺陷、免疫球蛋白异常症、低丙种球蛋白血症、肿瘤机理的研究等。

(2) 低免疫球蛋白血症：① 先天性低 Ig 血症，主要见于体液免疫缺陷和联合免疫缺陷病。1 种是 Ig 全缺，如 Bruton 型无 Ig 血症。另一种是 3 种 Ig 中缺一或缺二(减少或无功能)，其中以 IgA 缺乏为多见，患者呼吸道易反复感染；缺乏 IgG 者易患化脓性感染；缺乏 IgM 者易患革兰氏阴性菌败血症。② 获得性低 Ig 血症，可能与下列疾病有关，严重胃肠道疾患、肾病综合征、恶性肿瘤骨转移、重症传染病(如先天性梅毒感染等)，以及一些原发性肿瘤(如白血病、淋巴肉瘤等)。

(3) 高免疫球蛋白血症：① 多克隆性 Ig 血症，可见于慢性感染、肝病、自身免疫病、恶性肿瘤等多种疾病。如化脓性脑膜炎可见 IgG 与 IgA 均增加；疟疾可见 IgG 与 IgM 均增加；慢性活动性肝炎和胆汁性肝硬化可见 IgG、IgA 及 IgM 均增加。② 单克隆性 Ig 血症，主要见于浆细胞恶性变，包括各类 Ig 多发性骨髓瘤、巨球蛋白血症和浆细胞瘤。

1) IgG 增高。见于各种感染性疾病和自身免疫性疾病，如慢性活动性肝炎、传染性单核细胞增多症、麻疹、结核病、麻风病、全身念珠菌感染、血吸虫病、黑热病、系统性红斑狼疮、类风湿性关节炎、亚急性甲状腺炎、多发性肌炎及原发性肾上腺皮质机能减退症等。某些恶性肿瘤亦可见 IgG 增高。

2) IgA 增高。主要为黏膜炎症和皮肤病变，如溃疡性结肠炎、乙醇性肝炎、类风湿性脊椎炎、曲菌病、组织脑浆菌病、过敏性紫癜、前列腺癌、皮肌炎及其他皮肤疾患，且皮肤病变范围愈大，IgA 愈高。

3) IgM 增高。多见于毒血症和感染性疾病早期，如原发性胆汁性肝硬化和急性肝炎的发病初期、传染性单核细胞增多症、婴儿肺囊虫肺炎、锥虫病、曲菌病、旋毛虫病、类风湿性关节炎、湿疹、肾小球肾炎和肾病综合征等。

注意事项

(1) 每次试验的抗血清批号应相对固定。

(2) 温育的时间和温度必须衡定。

(3) 加样后免疫琼脂板置湿盒内必须保持水平位，以防止沉淀环的偏移。

(4) 抗血清效价要校正，不能反复冻融，也不能让其蒸发或置室温太久。

(5) 参考品稀释方法要标准化，曲线要保证成线性。

(6) 量取沉淀环的直径一定要准确，最好用放大法。

(7) 画线用半对数纸，否则必须把测量直径数平方后画线，以保证曲线拉直。

(8) 曲线如不直可用直线回归，但相差太多不可回归。每次检测作一条曲线。

(9) 每次应加一个质量控制血清，以保证结果可靠。

(10) 用单向免疫扩散法不能检测出异常免疫球蛋白分子或聚合 Ig，因为它们的扩散系数不同于正常 Ig。应考虑用其他方法如免疫电泳等。

2. 免疫浊度测定技术　目前临床上大致有以下几种：免疫透射浊度测定法、免疫胶乳浊度测定法、免疫散射终点比浊法和免疫散射速率动态比浊法。其临床意义与单向免疫扩散法中的相同。

(1) 免疫透射浊度测定法

原理　抗原抗体在特殊的缓冲液中快速形成复合物，使反应液出现浊度，导致入射光在比色器光径中的穿透率下降，其光量减少的程度与复合物的含量成正比。使用比浊仪测定，与已知浓度的标准参考品抗原相比较，可计算出标本中的抗原含量。

注意事项　要保持抗体过量，但不能过浓，以免浪费抗血清；试验应设空白，一般以自身对照为佳，亦即在加入标本后先测定 1 次浊度，加抗血清并经温育后复测，以复测结果减去原先测定值。

(2) 免疫胶乳浊度测定法

原理　用包被了抗原或抗体的胶乳微粒与相

应抗体或抗原发生凝集反应，使可透射的入射光强度减弱，减弱程度与胶乳凝集程度或被测物浓度成正比。用一般分光光度仪或各种比浊仪均可测定。

(3) 免疫散射终点比浊法

原理　在抗原抗体反应基本达到平衡时测定其结果，其反应时间与反应温度和溶液离子 pH 等有关。

注意事项　本法反应时间一般需 30～120 min，而且随着时间延长，抗原抗体复合物再次相互聚合形成大颗粒沉淀，导致散射值降低，而得出偏低的结果，故需掌握好最适时间比浊。另外，当标本内抗原含量较低时，由于本底（空白管）的散射较高而使敏感性不够。

(4) 免疫散射速率动态比浊法

原理　速率法是一种动力学测定方法，即测定在抗原与抗体结合反应过程中二者在某单位时间内达到最快结合或最大反应速度（峰值）时的速率。峰值的大小与被测物含量成正比，峰值一般出现于反应开始后 10～45 s。因此，本法具有速度快、敏感性高、精确度高、稳定性好的优点。

3. 火箭免疫电泳法

原理　抗原在电场力的作用下，通过含有抗体的琼脂凝胶时，与相应抗体形成抗原—抗体复合物，在二者比例适当的部位沉淀下来，形沉淀峰，形似火箭，故又称“火箭电泳”。其峰的高度与抗原浓度成正比即抗原浓度愈高，“火箭”面积愈大。

结果判定　根据标本的火箭峰，量取小孔上缘至火箭顶峰的距离，在相应的标准曲线上找出相应的含量，再乘以稀释倍数，求出实际含量。

注意事项

(1) 用火箭电泳法测定 IgG，由于电渗作用，火箭峰往往有峰，这样会影响测定结果。为了避免上述现象，可将样本和参考标准用戊二醛处理。

(2) 加样时因标本较多或动作缓慢，造成先加样的标本有抗原扩散现象。故应在较弱的电场力作用下加样，如维持在 1 mA/cm 状态加样。

(3) 火箭峰扭曲，可能是桥和凝胶之间接触不良或凝胶厚度不均一。若出现几个峰形，可能与抗血清不是单价或电泳中途曾停过电有关。

(4) 影响定量免疫电泳的因素很多，主要有以下几方面：抗原含量与泳动距离；电泳时间的选择，电泳时间根据抗原含量而定；抗原与抗体浓度；抗原抗体的比例一定要恰当，一批新的抗血清应用前要预试。

(5) 测定沉淀峰以定量，方法很多，简述如下：测定沉淀峰长度。这种方法最简便，再从标准曲线中可求出标本之绝对值；用求积仪测沉淀峰的面积，这种方法较准确；电泳速度受离子强度影响，电泳槽内和琼脂内离子强度太大（如＞0.1 mol/L），则电泳极慢，一般以 0.05 mol/L 为好。其他电泳液也可应用，如 Tris-HCl 醋酸缓冲液等。

4. 酶标固相免疫法（ELISA）测定 IgD 含量

原理　本法为间接混合夹心法，先使样品中的 IgD 结合在固相马抗人 IgD 上（甲种动物第一抗体），共温和洗涤后，加入兔抗人 IgD（乙种动物第一抗体），经反应形成固相马抗 IgD－IgD－兔抗 IgD 混合夹心式复合物，再经洗涤后，加入羊抗兔 IgD 酶标记物（酶标第二抗体），最后洗涤加底物显色。其 OD 值与受检样品中 IgD 含量成正比。

参考范围　健康人血清中 IgD 含量为 30 mg/L（1～60 mg/L），妊娠末期 IgD 含量偏高。

注意事项　必须使用 2 种不同动物的特异性第一抗体，目的是避免酶标记抗体直接与固相抗体起反应形成假阳性。

临床意义　IgD 增高，多见于类风湿性关节炎、新生儿溶血病、系统性红斑狼疮、败血症、亚急性甲状腺炎、皮肌炎等。

5. 放射免疫法测定 IgE 含量

原理　双抗体法，先将 IgE 参考品和受检血清分别与固定限量的 ^{125}I－IgE 共同对兔抗 IgE 血清起竞争抑制反应，继加羊抗兔第二抗体，作用后离心分离沉淀，测得各管放射性，绘制竞争抑制曲线，根据标本测得的放射性在曲线上求得 IgE 含量。

参考范围　正常健康人血清中 IgE 含量为 150～850 μg/L。

注意事项　固相法虽较快速，但灵敏度和重现性较差，且有非特异性抑制作用，故目前多采用双抗体 EIA 法。

临床意义　IgE 增高，多见于支气管哮喘、旋毛虫病、血吸虫病、蛔虫病、钩虫病、湿疹、过敏性鼻炎、荨麻疹、肾小球肾炎及肾病综合征等。

二、血清 M 蛋白检测

(一) 原理

M 蛋白是由单株浆细胞异常增生，产生大量的分子结构相同的免疫球蛋白，属同质性免疫球蛋白，这些免疫球蛋白的独特型完全相同。正常人的免疫球蛋白如 IgG 则为多克隆浆细胞株产生的，是来自不同克隆的免疫球蛋白分子。M 蛋白产生的机制目前仍不清楚，现认为与环境、遗传因素有关。M 蛋白最初是在多发性骨髓瘤患者血中发现。现已知有多种疾病能出现 M 蛋白，甚至在正常人群普查时也发现 M 蛋白的出现，25 岁的青年人为 1%，70 岁老人为 3%。因此，鉴别良性、恶性，甚至正常人的 M 蛋白在临床工作中是极为重要的。

（二）检测方法

1. 血清蛋白区带电泳

原理　操作时，在醋酸纤维薄膜上定量滴加血样，置电泳缸电泳一定时间，取下薄膜经染色、脱色、烘干后，先肉眼观察结果，再以光密度计读取结果。新鲜正常血清可分出 5～7 条区带，即前白蛋白、白蛋白和 5 条球蛋白区（α_1、α_2、β_1、β_2 和 γ 球蛋白）。α_1 区带主要由 α_1 抗胰蛋白酶形成，α_2 由血清类黏蛋白和 α_2 巨球蛋白所组成，β_1 主要为转铁蛋白，β_2 主要由 C3 组成。单克隆 Ig 在蛋白区带电泳中呈现狭窄而浓集的所谓 M 区带（即 M 蛋白所在）。这是由于恶性增殖的单克隆浆细胞所分泌的 Ig 或 Ig 片段，在化学结构上高度均一，因而其电泳迁移度也十分一致。这种 M 区带较多见于 γ 或 β 区，偶尔也见于 α 区，当采用光密度计进行区带电泳图谱的扫描，则可计算出 M 蛋白的百分比和含量。

临床意义　常见的 M 蛋白阳性的疾病主要有以下几种：

多发性骨髓瘤为 M 蛋白的代表性疾病，99% 多发性骨髓瘤患者的血或尿或二者均出现 M 蛋白。骨髓瘤的常见类型为 IgG、IgA 和轻链型（亦称轻链病）。此外，也可见到 IgD、IgE、IgM、双克隆 M 蛋白、半分子型等。

（1）髓外浆细胞瘤：主要包括三种类型，即骨的孤立性浆细胞瘤、髓外软组织浆细胞瘤及浆细胞白血病。在前两型很少检测到 M 蛋白，浆细胞白血病的 M 蛋白的检出率高于前二者，但低于骨髓瘤；M 蛋白的类型多为 IgD 和 IgM。

（2）原发性巨球蛋白血症：是 M 蛋白的代表性疾病，属于慢性淋巴细胞-浆细胞的恶性肿瘤，特点是血中出现大量的 IgM 型 M 蛋白；但也有 IgA、IgG，甚至 IgE 型 M 蛋白巨球蛋白血症的报道。

（3）重链病：已知的类型有 γ、α、μ、δ 四型，以 α 重链病最为多见，δ 重链病罕见。μ 重链病常伴有大量的本-周蛋白尿，γ 重链病亦可见到本-周蛋白尿，但 α 重链病尚未见到本-周蛋白尿。

（4）冷球蛋白血症：可分为原发性、继发性与家族性 3 种。继发性冷球蛋白血症多继发于各种传染病、自身免疫性疾病与肿瘤等。

（5）良性 M 蛋白血症：亦称临床无症状 M 蛋白血症。患者血或尿中虽检测到 M 蛋白，却没有骨髓瘤、巨球蛋白血症等相关恶性疾病的临床表现。多见于慢性感染、炎症及风湿病等；M 蛋白水平大多保持恒定，病情好转或痊愈后 M 蛋白可消失。

（6）双克隆 M 蛋白血症：患者血中有 2 种 M 蛋白出现，常见组合为 IgG＋IgA 型。双克隆 M 蛋白血症多见于巨球蛋白血症或淋巴瘤。

注意事项

（1）IgA 和重链病时，Fc 段带型往往较宽，应注意与多克隆免疫球蛋白带型相区别。

（2）在某些情况下还可出现假的窄区带，易与 M 蛋白混淆。如在溶血标本中由血红蛋白所形成的部位 β 区带，陈旧血清中聚合 IgG 所形成的近点样位的窄区带，以及由类风湿因子形成的位于 γ 区中间的细区带等。

（3）易造成 M 蛋白假阳性的情况有：样品溶血造成的 α_2 或 β_1 区血红蛋白带，α_1 抗糜蛋白酶、血浆铜蓝蛋白及 C 反应蛋白在 α_2、β 和 γ 区的染色带，纤维蛋白原在快 γ 区的带型。多克隆丙种球蛋白图形的 γ 区带宽，呈弥散状，扫描峰基底部宽。低丙种球蛋白血症图的 γ 区 经染色后几乎看不到 γ 区带，扫描显示 γ 区带低平。遇到这些可疑情况应进一步作免疫电泳等分析。

（4）属非分泌型骨髓瘤患者在血清蛋白区电泳中则不能检测出单克隆 Ig，与上述不同，多克隆丙球蛋白病的血清蛋白电泳图谱是在 γ 区域呈现着色深、宽阔而不匀的区带，易与 M 蛋白相区别。

2. 免疫电泳

原理　此法将电泳技术与免疫扩散结合起来，由于血清中各蛋白组分所带电荷及分子量大小不同，在电场作用下有不同迁移率，从而可将血清中不同组分分开，电泳后在琼脂板中央挖槽，加入相应抗体，通常采用抗 IgG、IgA、IgM（重链）抗血清及抗 κ，抗 λ 轻链等五种抗血清进行试验，置湿盒内进行扩散，当二者比例合适时，会形成白色沉淀弧线，根据所采用的不同抗体所形成沉淀线位置、数量和形态可分析样品中所含成分及其性质。它在技术上分为两步：首先将样品在琼脂凝胶上行区带分离；然后再行扩散，用特异性的抗血清检测异常的抗原成分。该法是M蛋白鉴定不可缺少的常规检测，一般多在区带电泳和Ig定量发现异常（即存在M蛋白）或遇可疑情况时进行，可用此法进一步鉴定，并同时确定M蛋白的H链和L链型。除M蛋白检测外，免疫电泳还有助于鉴别多克隆丙种球蛋白血症及各种类型的伴有免疫球蛋白缺陷的疾病。

注意事项

（1）根据M蛋白在免疫电泳中所形成的特殊的呈现厚的弓形弯曲状的沉淀线，分析下列情况鉴别骨髓瘤的Ig类型和其轻链型：

1）待检血清标本仅与特异性抗血清中的1种（抗IgG、抗IgA、抗IgM）产生一条沉淀线，并与抗轻链血清中的一种（抗κ或抗λ）产生相同迁移度的特殊沉淀线，提示存在单克隆Ig(M蛋白)。单克隆Ig可以是IgG、IgA骨髓瘤或巨球蛋白血症，也可以是良性单克隆丙种蛋白病，这些可通过临床症状和尿中是否存在轻链（即本-周蛋白）加以区别。

2）用抗κ或抗λ血清进行免疫电泳，有时可观察到待检血清对其中的一种抗血清产生两条比邻的特殊沉淀线。其中一条为骨髓瘤蛋白所引起，另一条通常为弱酶沉淀线，在大多数情况下提示存在着游离轻链，偶尔表明同时存在2种类型的骨髓瘤蛋白，需进一步用抗IgD和抗IgE血清进行鉴定。还应同时测定尿中本-周蛋白。

3）患者血清仅与抗κ或抗λ血清中的一种产生一条特殊沉淀线，而与5种抗Ig血清（包括抗IgD和抗IgE）均未见特殊沉淀线，一般有以下几种可能性：伴肾功能衰竭的轻链病，因为游离轻链较少自尿中排出，而积聚于血液中（较常见）；存在4个分子多聚体的轻链（分子量为90 000），由于分子量较大，已不能从肾小球滤过（少见）；可能存在一种至今尚未发现的具重链特性的Ig。为了进一步阐明，需测定其分子量。

4）临床上诊断为骨髓瘤，但在免疫电泳中（包括采用IgD和IgE抗血清）无异常表现，可能是非分泌型骨髓瘤（占骨髓瘤中的1%左右）。

5）多克隆丙种球蛋白血症患者的血清在免疫电泳中的特点是：3种主要免疫球蛋白一般均有提高，有时IgG和IgA表现更为突出；两型轻链的沉淀均明显增加，这是M蛋白鉴别的关键。免疫球蛋白缺陷患者的免疫电泳图形一般易于辨认，与正常人对照血清相比，沉淀线的宽度与颜色深度有明显减低。

（2）在某些情况下，待检血清中IgA或IgM的四级结构会阻碍轻链决定簇与抗轻链抗体的反应，因而易误诊为重链病。此时需将待检标本的IgA或IgM先经过还原而不发生烃化，即按每毫升血清中加入10 μL 2-巯基乙醇，这样可以使IgA或IgM分子发生改变，有利于轻链的鉴定。

（3）某些待检血清在低离子强度时其蛋白质可发生沉淀。通常在加样孔周围产生异样图谱（如海鸥翅膀状），特别在IgM，有时可以影响沉淀线的产生。为解决这个问题，可将待检血清用4%氮化钠溶液作对倍稀释，使标本的离子强度增加，得以解决。

（4）单克隆Ig中大约有5%～7%可发生冷沉淀现象，以致漏诊，因此在电泳前，需先将凝胶板放在药记中保温一段时间，使其温度升高，防止冷沉淀。

（5）在免疫电泳时，待检血清中的M蛋白（抗原）与抗体二者之间的浓度比例要适当，否则可因抗原浓度过高，沉淀线偏近抗体槽而影响分析。可将待检血清作不同稀释后作试验，以作比较。

3. 免疫固定电泳

原理　与免疫电泳法一致，将待检标本在琼脂平板上作区带电泳，分离后于其上覆盖含抗血清（分别含抗κ、抗λ及各类型抗血清）的滤纸，当抗体与某区带中的单克隆Ig结合，便形成复合物而沉淀（固定）下来，通过漂洗去除未结合部分，经染色，呈现浓而狭的着色区带，即可判别单克隆Ig的轻链和重链型别。实验步骤简要如下：第一步将血清标本放在醋纤维膜上进行电泳分离；第二步将分离后的醋纤维膜条分别放入装有抗免疫球蛋白单价抗血清的小试管中孵育约半小时；然后用表面活化剂Tx-100洗掉滞留的血清蛋白，染色后即可清楚地观察结果。

4. 尿本-周蛋白的检测

原理　本-周蛋白的本质是免疫球蛋白轻链的聚合体。正常情况，在组合免疫球蛋白时，常可伴少量过剩的游离轻链。由于轻链的相对分子量较小仅2万左右，经肾小球滤出后，80%重吸收，10%在肾小管降解，10%随尿排出。正常尿中含量约4 μg/mL。每24 h总量也不会超过2 mg；而在

60%～80%骨髓瘤患者中，能从尿中测得。

常用的检测方法有化学法和免疫学法 2 种：

(1) 化学法是按照此蛋白在 pH 5.0 时，加热至 50%～60%出现沉淀，继续加热后又可以溶解的特点来进行鉴定。该法灵敏度较低，仅见于 30%～40%的骨髓瘤患者，因此作为 1 项诊断骨髓瘤的试验还容易漏诊，但较简便。

(2) 免疫学方法是将尿液经适当浓缩(200～300 倍)后，采用抗轻链(κ 和 λ 型)抗血清进行免疫电泳分析。游离轻链往往只与其中一型的抗轻链血清反应，在 β-γ 区附近形成一条致密的弓形沉淀线。单克隆 Ig(M 蛋白)虽也只与一型抗轻链血清起反应，但与某一类 Ig 抗血清也产生一条位置相同的沉淀线，而多克隆 Ig 往往同时与两型(κ 及 λ)抗轻链血清形成沉淀线。

临床意义　除个别原发性本-周蛋白尿或良性本-周蛋白尿外，尿本-周蛋白的存在一般标志着淋巴—浆细胞系统的恶性病变。

注意事项　多年来，检测尿本-周蛋白的传统方法为热凝溶蛋白试验，因该法敏感性差，常出现假阳性或假阴性，现已逐渐被血清蛋白电泳法、免疫固定电泳法所取代。但本-周蛋白应当与患者尿中可能存在的游离多克隆轻链蛋白相鉴别，个别病例可能出现两种单克隆轻链，即双轻链病，但很少见。

5. 冷球蛋白的检测

原理　冷球蛋白是血清中的一种特殊的蛋白质，在 4 ℃是自发沉淀，而在 37 ℃时又可溶解，故常用这种可逆性冷沉淀的特性对其进行测定。测定时采用温注射器抽取血液，在 37 ℃分离血清，等量分装两根细管，一支置于 4 ℃，另一支置于 37 ℃作为对照；由于血清冷球蛋白产生沉淀的时间不一，应放置 3 d 后再离心；比较两管中蛋白沉淀量，若 4 ℃管中出现沉淀，可判断为阳性。阳性血清需将冷沉淀物离心洗涤后作进一步的定量分析和免疫球蛋白类型分析，同时也排除其他类型冷球蛋白的可能性。定量冷球蛋白一般采用血球压积法，可以估算出冷球蛋白的血清百分比含量。亦可用分光度计法，此法可算出冷球蛋白的血清浓度。关于免疫球蛋白类型的分析，可用上述介绍的免疫电泳法和免疫固定电泳法。

参考范围　冷球蛋白的血清浓度应小于 8 000 μg/L。

注意事项　为了防止或减少冷球蛋白的丢失，采血时应预温注射器和试管；血样应在 37 ℃放置 2 h，使血液凝固后再分离。

三、血清补体蛋白检测

(一) 原理

补体是存在于人和脊椎动物体液中的一组具有酶原活性的糖蛋白，可被抗原-抗体复合物或其他因素激活。激活后的补体可以表现出复杂的生物效应，作为抗体作用的补充，既参与防御、免疫调控等正常免疫反应，也在某些疾病状态下，参与对组织的免疫病理损伤。补体活性与含量的测定，对很多疾病的诊断、鉴别、发病机制的研究具有重要意义。

(二) 检测方法

1. 补体的溶血活性测定　基本原理是利用补体的免疫溶细胞反应，当补体与靶细胞膜结合时，可引起靶细胞损伤、溶解。

(1) 传统途径的溶血活性测定

原理　将绵羊红细胞(SRBC)用特异性抗体包被(致敏)，此致敏 SRBC 与被测血清在体外混合时，通过使 C1 活化而激活补体传统途径，导致 SRBC 溶解。被测血清中的补体含量与溶血程度呈正相关，但并非直线关系，而是成一条 S 形曲线。在溶血率小于 20%或大于 80%时，补体量变化即使很大，溶血程度变化也不显著，故测定补体溶血活性时，均以 50%溶血为终点，以 CH50 U/mL 表示。1 个 CH50 U 是指在标准条件下裂解 5×10^{7} 个致敏 SRBC 的补体量。参考值为 170 ± 70 U/mL。C1～C9 任何一个成分缺陷均可使 CH50 水平降低。但单个补体成分的蛋白含量下降到正常水平的 50%～80%，CH50 不一定表现变化。

参考范围　50～100 kU/L。

临床意义　① 总补体活性测定反映补体(Cl～C9)经典途径活化的活性程度。活性增加：多见于心肌梗死、皮肌炎、结节性动脉周围炎、急性风湿热早期、多发性骨髓瘤、溃疡性结肠炎、甲状腺炎及糖尿病、急性炎症、感染等。活性减低：多见于急性肾小球肾炎、急性血清性肾炎、亚急性感染性心内膜炎合并肾小球肾炎、系统性红斑狼疮合并肾小球肾炎、病毒性肝炎、类风湿性关节炎、自身免疫性溶血性贫血、重症肌无力、阵发性睡眠性血红蛋白尿症，以及急性淋巴细胞性白血病、急性粒细胞白血病、某些肿瘤等使用免疫抑制剂治疗后。② 补体异常有原发性(遗传)和获得性两大类,临床最主要的是获得性补体异常。

血清病:由免疫复合物引起,在整个病程中,补体滴度显著下降。在家兔实验性血清病时发现,传统途径的所有九种成分均降低。补体降低发生于抗体刚合成之时,由于抗原过量,与循环中免疫复合物的形成相一致。当免疫复合物从血中清除时,补体下降最显著,同时发生肾小球肾炎。疾病的好转则与免疫复合物的消失和补体水平的恢复相一致。在病毒性肝炎前驱期发生的关节炎和荨麻疹,是目前常见的一种血清病样疾病,常有血清补体水平下降,提示传统途径活化。

1) 系统性红斑狼疮(SLE)。2/3 以上活动性 SLE 患者的补体水平降低。狼疮肾炎和抗 DKA 抗体阳性的患者,C3 和以水平下降。一般认为,核抗原、抗核抗体及其他抗原—抗体系统形成免疫复合物,结合 C1q,活化补体传统途径。用免疫荧光技术已证实,抗原—抗体—补体复合物沉着于肾小球、表皮与真皮结合部(所谓狼疮带)、中枢神经系统和其他有病损的器官。患者血清中 Clq、C4、C2、C3、B 因子、P 因子均可降低。最常见的情形是传统途径的早期成分和 C3 降低,B 因子浓度正常或略下降。SLE 患者补体水平下降的原因与免疫病理反应中消耗增多有关,有些患者可同时有合成减少。SLE 患者的滑膜液、胸腔积液、心包积液和脑脊液中的补体水平均可降低,提示补体系统在病变部位局部活化。

2) 类风湿关节炎(RA)。血清补体水平一般正常或略有升高,少数有血管炎的患者可能降低。在患者的关节液中,总的溶血补体水平、C4、C2、C3、C9、B 因子均显著下降,且与疾病的严重程度平行。关节液内补体水平降低,可能与 RF、IgG 形成的免疫复合物吸附补体系统有关。

在传染性或炎症疾病时,作为急性时相反应物,CH50、C1、C4、C2、C3、B 因子和 C3 抑制剂等均增加,有时可高于参考值的 2～3 倍。革兰氏阴性杆菌血症和内毒素血症患者旁路途径的 B 因子、P 因子和 C3～C9 各种成分显著降低,但传统途径成分无变化。由于旁路途径补体成分在菌血症或内毒素血症早期变化不明显,由于参考值范围较宽,故对于疾病的早期诊断意义较小。

免疫性溶血性贫血、血小板减少症、中性粒细胞减少症和淋巴细胞减少症发生这些疾病时,补体在相应细胞的细胞膜上,被 IgM 或 IgG 活化,结合 C3b 的细胞通过 C3b 受体集中于吞噬细胞而被破坏。发现补体能显著增强清除 IgG 致敏红细胞的作用,其他外周血中的细胞成分可能也是如此。

3) 阵发性睡眠性血红蛋白尿(PNH)。患者的红细胞和其他细胞不能表达膜结合调节蛋白如衰变加速因子(decay accelerating factor,DAF)、同源限制因子(homologous restriction factor, HRF)、膜反应性溶解抑制物(memberane inhibitor of reactive lysis, MIRL,CD59)等,以致自身细胞表面 C3 转化酶及 MAC 形成失控,导致细胞溶解加剧,可引起阵发性睡眠性血红蛋白尿。该病患者红细胞对膜结合调节蛋白缺乏特别敏感,故出现反复发作的血管内溶血。

4) 天疱疮。这是一种自身免疫性皮肤发疱性疾病。其特征是由于上皮细胞的皮肤棘层松解而发生表皮大疱。用免疫荧光技术证实,在皮肤病损处除有抗细胞间物质抗体(IgG)沉着外,还有 C3、C1q、C4 沉着,提示补体传统途径活化。偶有 B、P 因子沉着,可能是 C3b 放大环路参与之故。水疱液中总补体溶血活性、C1、C4、C2、C3 显著降低。最近发现,疱液中可能含有抗体因子,其沉淀系数大于 19 S。某些患者用 C1q 结合试验检查,发现血清中有免疫复合物存在。这些结果提示补体对本病的发病可能有促进作用。

5) 疱疹性皮炎。真皮乳头处除有 IgG 沉着外,尚有 C3 沉着。偶也可见 B 因子、P 因子。由于未发现传统途径的前端成分,故认为此病系补体旁路途径活化。

6) 肝脏疾病:急性乙型肝炎前驱期,C4、C3 均降低,C3 下降更为显著。慢性活动性肝炎、原发性胆汁性肝硬化、进行性肝硬化,C3、C4 均可降低,CH50 与 AP－H50 水平也低下。慢性肝病患者的血清中有一种冷球蛋白样物质,在 4～21 ℃可能聚合或结合于相应抗原上,形成可溶性免疫复合物,激活补体传统途径,故在低温条件下分离的血清,其 CH50、C4、C2 水平显著低于血浆。

7) 肾脏疾病:很多肾小球肾炎、肾移植患者,补体代谢亢进,消耗增加,致使血清含量降低。SLE 和很多低补体性膜增生性肾小球肾炎患者,补体合成减少。在狼疮肾炎,由于循环中有高浓度的免疫复合物,补体的活化是通过传统途径,C1、C4、C2 和后期补体成分均降低,免疫复合物水平和疾病活动性之间存在相关关系。活动性最高的患者，免疫复合物水平最高，补体水平最低。这类患者的血清 C4 水平是活动性最敏感的指标。在 C3 水平下降之前，C4 已下降。C3、C4 均低的患者，P、B 因子也可有中等程度降低，这可能是因为传统途径活化，C3b 产生，引起旁路途径补偿所致。在一些肾移植发生排斥反应、硬皮病、RA 管炎综合征的患者，虽然补体的消耗增多，但因合成也增加，故血清补体水平可正常。

链球菌感染后肾小球肾炎在病理生理学方面与狼疮肾炎显著不同，C3 显著降低，Cl 水平正常，以 C4、C2 水平轻度下降或可疑下降，提示补体传统途径轻度活化，特别是在发病早期。由于血清 P 因子显著降低，故认为旁路途径活化，但这些患者的 B 因子含量只轻度下降。慢性低补体性膜增生性肾小球肾炎，旁路途径所有成分均显著降低，但 C1、C4、C2 水平正常。B 因子下降程度较 P 因子显著。血清中常出现 C3 和 B 因子裂解产物。某些患者血清 C3 水平下降的程度较其他补体成分更为显著，部分原因是由于血清中含有 C3NeF 之故。C3NeF 是针对旁路途径 C3 转化酶(C3b，Bb)的一种 IgG 抗体，C3NeF，bb 相互反应，可阻止其衰变，稳定的 C3b，Bb 作用于液相中未衰变的 C3，使其裂解，导致循环中 C3 水平下降。

8）其他：抗原在体内持续存在或由微生物不断释放入细胞外液时可引起特异性抗体的产生，使抗原、抗体结合为免疫复合物。这一过程通常并不伴有明确的病理学表现；相反，可视之为有助于清除抗原和终止免疫反应的生理过程。在传染病和很多表现自身免疫性反应的病理生理过程时，经常可检出免疫复合物。妊娠期特别是妊娠后 3 个月，补体水平也增高。这些增高可能与补体的合成增加有关；少数免疫复合物介导的疾病，B 因子代谢增强，以致血清补体水平下降。

注意事项

1）在致敏绵羊红细胞时，应将细胞悬液放在烧杯或烧瓶中，以等体积适当浓度的溶血素加于细胞悬液内，随加随摇。反之，如将细胞悬液加于溶血素，则细胞不能均等地受到抗体的敏化。

2）为了防止补体效价的降低，各种试剂应在冰水中预先冷却。全部操作也应在冰水浴内进行。

3）用 50%溶血法测定，实验中人血清样品一般稀释 1∶50～1∶60。

4）由实验得知，1∶2 000 稀释之溶血素为最适致敏浓度。

5）为测定补体溶血活性用的血清样品，在采血后室温放置 30～60 min，再放 4 ℃，3～4 h 使血块收缩，在 4 ℃下离心，分离血清为最好。

6）本法灵敏度较高，但非特异性。

7）被检血清必须新鲜，如室温放置 2 h 以上则补体活性明显下降。

8）溶血活性是个系列试验，亦即羊红细胞、溶血素、补体和缓冲液、离心管各个环节都应严格标准，否则测定不可靠。如红细胞浓度增加 1 倍，则可增加 CH50 25%。

（2）旁路途径的溶血活性测定

原理　用含 Mg^{2+} 的 EDTA 稀释被测血清，螯合 Ca^{2+}，阻断传统活化途径；再用未致敏家兔红细胞(RE)激活旁路途径。RE 使旁路途径活化的机制不明，可能与其细胞膜上鞣酸含量低有关。将眼镜蛇毒因子包被于鞣酸处理的红细胞上，可激活旁路途径。C5～C9 附着于细胞膜上，导致溶血。溶血程度也与血清中旁路途径的活性呈正相关，但不是直线关系，也是 S 形曲线关系。故也用 50%溶血判定终点，以 AP－H50U/mL 表示。

参考范围　21.7±5.4 U/mL。

临床意义

1）增高。多见于某些自身免疫性疾病、甲亢、感染、肾病综合征、慢性肾炎、肿瘤等。

2）降低。急性肾炎、肝硬化、慢性活动性肝炎等。

3）单个补体成分的溶血活性测定。检测单个补体成分的溶血活性时，需在致敏 SRBC(EA)上结合补体成分，制成媒介细胞(intermediate cell)，再进行溶血活性测定。

2. 单个补体成分的免疫化学定量

将单个补体成分分离、纯化、免疫动物，制成单相抗血清，再用单向(环状)免疫扩散、火箭免疫电泳、免疫比浊法测定。目前 C1～C9、B、D、H、I、P 因子等均可进行定量检测。

（1）单向扩散法测定 C3、C4 含量

原理　抗原在相应抗体琼脂板的小孔中扩散后，形成沉淀环。制备含抗 C3 或 C4 血清的琼脂板，打孔后加入受检血清。根据沉淀环直径，查对标准曲线求知其含量。

临床意义　增高多见于某些急性炎症或传染

病早期，如风湿热急性期、心肌炎、心肌梗死、关节炎等。降低多见于活动性红斑狼疮、冷球蛋白血症、严重类风湿性关节炎、急性肾小球肾炎早期及晚期、基底膜增生型肾小球肾炎、慢性活动性肝炎、肝硬化、肝癌等。

注意事项 抗血清浓度过高，沉淀环密度大而直径小。浓度低密度小而直径大。应选择沉淀环的大小适中密度清晰易辨者作为实用浓度。

（2）火箭免疫电泳法测定 C3 含量

原理 补体成分 C3 在血清中含量最多，而且是重要的补体成分。用提纯的 C3 作为抗原免疫动物，取得抗血清，再用此抗血清测定血中的 C3 含量。其测定原理同免疫球蛋白火箭免疫电泳法。

结果判定

1）分别量取标准参考血清不同稀释度抗原含量的沉淀峰积患者血清抗原的沉淀峰高度。

2）制标准曲线。以标准参考血清不同稀释度抗原含量为纵坐标，沉淀峰的高度为横坐标制成曲线，然后根据患者沉淀峰的高度，从曲线中查得数字，乘以稀释度即为 C3 含量。

参考范围 0.799～1.614 g/L。

临床意义 同单向扩散法测定 C3、C4 含量。

注意事项

1）抗 C3 血清中，可能含有抗 18G 抗体及其他非特异性抗体，它影响电泳位置。可用 IgG 吸收。也可用丙种球蛋白及脐带血清吸收。

2）火箭免疫电泳法特异性强，灵敏度较扩散法高，所需时间 8～9 h。

第三节 体液免疫病的实验诊断

体液免疫病是临床常见疾病之一，实验室检查是协助其诊断治疗的有效手段之一，本节就常见体液免疫病及其实验室检测指标进行讨论。

一、免疫增殖病

（一）定义

免疫增殖性疾病（immunoproliferative diseases）是淋巴系统异常增殖的疾病，表现为免疫球蛋白（Ig）异常和免疫功能异常。常见的免疫增殖性疾病主要是浆细胞病。浆细胞病是指单克隆浆细胞异常增生并伴有单克隆免疫球蛋白或其多肽链亚单位合成异常增多的一组疾病。

（二）分类

浆细胞病在临床上分为两类：一类是单克隆浆细胞恶性增殖，分泌大量单克隆免疫球蛋白，引起一系列病理生理改变及临床症状，称恶性浆细胞病，包括多发性骨髓瘤、巨球蛋白血症、重链病、原发性淀粉样变性。另一类是单克隆浆细胞良性或反应性增殖，浆细胞分化良好，其增殖程度及分泌的单克隆免疫球蛋白量均有限，临床症状及病理生理改变主要与引起浆细胞良性或反应性增殖的原发病有关，而并非由浆细胞增殖或其分泌的单克隆免疫球蛋白引起。此类良性浆细胞病可继发于多种慢性炎症（如结核病、亚急性心内膜炎等）、结缔组织病（如类风湿性关节炎、SLE 等）、非单核-巨噬细胞系统肿瘤（如乳腺癌等）、脂肪代谢障碍疾病（家族性高胆固醇血症等）、慢性肝病、病毒感染、药物过敏以及原因不明的良性单克隆丙种球蛋白病。

临床常见的浆细胞病主要有：多发性骨髓瘤、巨球蛋白血症、重链病、良性单克隆丙种球蛋白病等。

（三）主要临床表现和特征

1. 多发性骨髓瘤 该病开始无特殊自觉症状，仅表现为原因不明的血沉增快、蛋白尿或血清蛋白异常，呈现单克隆 Ig。经数月乃至数年后出现症状。

（1）骨髓瘤细胞浸润或破坏所致表现：常见为骨痛，以腰背、肋骨处尤为明显，逐渐加重，可发生病理性骨折。髓外浸润也不少见。易发生中枢神经系统症状，如脑部损害、脊髓受压、脑神经或外周神经受损，或神经根等表现。瘤细胞浸润还会影响骨髓造血功能，致使贫血等。

（2）M 蛋白所致表现：由于 M 蛋白无抗体活性，因此使免疫功能低下，易发生呼吸和泌尿系反复感染。M 蛋白干扰凝血因子、血小板功能，常有皮肤紫癜等出血倾向。M 蛋白与钙结合，使血中非离子钙增多，加上骨质破坏，而易发生高钙血症。由于过量的轻链在肾小管分解，以及多种因素影响，本病并发肾脏病变高达 40%～50%，往往逐渐加剧，发生肾功能衰竭。在 2% 患者，当 M 蛋白为

IgM、IgA、IgG3，且在血中浓度＞30 g/L 以上时，可使血浆黏滞度明显上升，引致血液循环功能紊乱，出现脑、心等缺血性表现。15％的患者，由于 M 蛋白与糖类物质形成复合物在组织中沉积，发生淀粉样变性，致使多系统或脏器损伤，常有舌、心、胃肠道、皮肤、神经系统等症状。此外，可由于存在冷球蛋白，引起肢端缺血、雷诺现象，乃至肢端溃疡。

（3）实验室特征：贫血常见、血沉加快、红细胞呈缗钱状排列。骨髓片中出现骨髓瘤细胞是该病的骨髓象特征。常有蛋白尿，尿本-周蛋白阳性。尿素氮、肌酐、尿素、血钙可升高；蛋白电泳显示血清蛋白减少，球蛋白增高，出现 M 区带；血清中某一类 Ig 显著增高，其他 Ig，包括与 M 蛋白同类 Ig 的含量明显降低，κ/λ 比值发生明显改变；可能会存在冷球蛋白。

2. 巨球蛋白血症　该病起病隐匿，进展缓慢，就诊时往往已发病多年，可大体归纳为两组症状。

（1）细胞异常增殖所致症状：疲劳、乏力和体重减轻是该病最常见的症状，与多发性骨髓瘤不同，骨骼损害不常见，而与淋巴瘤比较相似，常有淋巴结、肝脾肿大。

（2）M 蛋白所致症状：由于血液黏滞度增加，常引起多种症状，如脑血管循环障碍、头痛、晕厥、嗜睡，乃至抽搐、昏迷。也可出现周围神经病变；视网膜静脉呈节段性扩张如腊肠样、乳头水肿出血等，引起视力损伤；高黏血及血浆容量增加，引起心力衰竭；IgM 还与几种凝血因子相互作用，干扰凝血因子，并包被血小板，引起出血倾向，如鼻血或皮肤紫癜；很多 19 sIgM 分子还具有冷球蛋白的特性，因而会导致冷敏感，发生雷诺现象、冷性荨麻疹和外周静脉血栓等。

（3）实验室特征：中度贫血、血沉加快、有显著的红细胞呈缗钱状。骨髓片显示有淋巴细胞样浆细胞浸润。尿中存在本-周蛋白，对浓缩尿进行免疫电泳检查常可显示单克隆轻链（通常为 κ）。蛋白区带电泳在 β-球蛋白区可出现一个典型的 M 峰；血清免疫电泳示单克隆 IgM 增高，一般＞10 g/L，是该病的特点；可能存在冷球蛋白。

3. 重链病　该病主要是血清和尿中出现大量游离的无免疫功能重链，患者易反复感染和恶性浆细胞侵犯组织的症状。且四种类型的重链病临床表现各异。

（1）IgA 重链病：为重链病中最常见的一种，主要累及胃肠和呼吸系统的分泌性 Ig 系统。分肠和呼吸 2 种类型。临床上主要表现为严重吸收不良综合征，如慢性腹泻、腹痛反复发作、消瘦，可触及腹腔肿大的淋巴结，但肝脾及浅表淋巴结肿大少见。晚期出现肠梗阻、肠套叠或穿孔。少数 IgA 重链病侵犯呼吸道，出现呼吸困难，但不伴咳嗽和咳痰及纵隔淋巴结大等。血清蛋白电泳可呈 M 区带，其特点是在 β 区至 α_2 区出现一宽峰，并不出现底窄高峰；80％的患者可在免疫电泳中显示游离的 α 链。尿中无轻链，轻到中度贫血，正常免疫球蛋白常低下。骨髓象显示淋巴细胞样浆细胞或不典型浆细胞淋巴细胞增生。

（2）IgG 重链病：临床上起病隐袭，以乏力、虚弱、发热、贫血、淋巴结及肝脾肿大为常见。约 1/4 的患者有腭部水肿，1/3 的患者合并自身免疫性疾病，如类风湿性关节炎、干燥综合征、系统性红斑狼疮、自身免疫性溶血性贫血、甲状腺炎等。一般多无骨骼破坏。常发生各种慢性细菌感染，尤以肺部感染和败血症为常见，且多是致死的病因。血清蛋白电泳在 β-α_2 区可见异常的 M 带；免疫电泳显示游离的 γ 链与抗 IgG 抗体可产生沉淀线，而与抗轻链抗体不产生沉淀线。尿中可排出 γ 重链，每 24 h 常可超过 1 g。骨髓象显示浆细胞无轻链合成。

（3）IgM 重链病：临床表现似慢性淋巴细胞白血病，肝脾多肿大，但浅表淋巴结肿的大者较少。可有淀粉样变或病理性骨折。血清蛋白电泳可见血清丙种球蛋白减低，在 β-γ 区可见 M 区带；免疫电泳可发现一移动快的成分，此成分与抗 μ 链抗体反应，而与抗轻链抗体不起反应，其分子比天然 IgM 小。κ 型本-周蛋白常见于尿中。2/3 患者骨髓中存有空泡的浆细胞。

（4）IgD 重链病：其临床表现与多发性骨髓瘤相似，有明显的颅骨溶骨性病损和肾功能受累。骨髓象如多发性骨髓瘤。血清蛋白电泳可在 β 与 γ 区出现小 M 区带；免疫电泳与抗 δ 抗体呈阳性，但与抗轻链抗体均无反应。尿中未查出本-周蛋白。

4. 良性单克隆丙种球蛋白病　该病主要是因浆细胞增殖血中出现单克隆丙种球蛋白，但不伴有浆细胞恶性增殖。一般患者无症状或体征，只是在健康体检或在其他疾病就诊时发现；部分患者有家属史。临床上不伴有淋巴细胞恶性增殖的症状，不出现骨损害和贫血等。血清中出现 M 蛋白，分类以 IgG 型最多见；血中单克隆免疫球蛋白升高不显著，且不呈进行性增加。尿中无游离轻链及重链。骨髓象浆细胞<10%，且形态正常。

（四）主要实验室检查

浆细胞病的实验室诊断主要依靠血液学和免疫学等手段，其中免疫学检测尤为重要。

1. 血液常规检查。

2. 骨髓涂片。

3. 尿液检查及尿本-周蛋白的检测　除个别原发性本-周蛋白尿或良性本-周蛋白尿外，尿本-周蛋白的存在标志着淋巴—浆细胞系统的恶性病变。所以，尿中本-周蛋白(游离轻链)检测是诊断轻链病是不可缺少的步骤，多发性骨髓瘤的预后判断也有一定的帮助。

4. 血液生化检查　尿素氮、肌酐、尿素、血钙等常规项目。

(1) 血清蛋白电泳：当临床上怀疑有低丙种球蛋白血症、多克隆丙种球蛋白血症、骨髓瘤、巨球蛋白血症、淀粉样变及其他有M蛋白出现可能的疾病时，应首先进行此项检查，因为该法不仅是M蛋白诊断的定性方法，而且也是M蛋白的半定量方法；但它不能完全确定M蛋白的Ig类别。

(2) 免疫单向扩散法：此法是常用的M蛋白及Ig的定量方法。

(3) 免疫电泳：该法是M蛋白鉴定不可缺少的常规检测，一般多在蛋白电泳和Ig定量提示可疑有M蛋白时，可用此法进行进一步鉴定，同时可确定M蛋白的类型及轻链的类型。

(4) 免疫固定电泳：当采用免疫电泳法检测M蛋白，碰到不典型的情况难以分析结果时；可用此法来检测M蛋白，判别单克隆Ig的轻链和重链型别。

(5) 冷球蛋白的检测：浆细胞病的标本中可能会存在冷球蛋白。

二、免疫缺陷病

（一）定义

免疫缺陷病是指在某些体内外因素影响下，免疫系统中的一个或几个环节发生故障，导致机体免疫应答和免疫功能低下所引起的疾病。临床特征表现为反复或持续感染，可伴发过敏性疾病和自身免疫病，并有发生恶性肿瘤的倾向。

（二）分类

免疫缺陷病按发生原因分为原发性免疫缺陷病和继发性免疫缺陷病两大类。原发性免疫缺陷病是由于免疫系统的组织、器官、细胞受遗传和发育因素的影响所引起的疾病；继发性免疫缺陷病是由于患其他疾病或由于治疗不当而使机体患病。临床常见的免疫缺陷病主要有：严重联合免疫缺陷病、性联无丙球蛋白血症、共济失调毛细血管扩张性免疫缺陷症、性联慢性肉芽肿病、补体系统缺陷病、获得性免疫缺陷综合征(艾滋病)等。

（三）主要临床表现和特征

1. 性联无丙球蛋白血症　该病多见于出生5～6个月男婴，当出生6个月来自母体的抗体消失后婴儿对细菌非常易感，可反复发生肺炎、鼻窦和中耳的化脓性炎症，病原菌为肺炎球菌、嗜血杆菌和链球菌。血清总Ig<2 g/L，IgG<1 g/L，IgA和IgM很低，在抗原刺激下不能制造相应的特异性抗体。骨髓象很少见浆细胞。

2. 严重联合免疫缺陷病　患者因严重的细胞及体液免疫缺陷，往往于出生后2个月起即有生长停滞，3个月起即有各种严重感染，如呼吸道感染、脓皮病、脑膜炎、败血症、念珠菌口炎、食管炎、肺炎、巨细胞感染、麻疹病毒感染等。患者不能预防接种，否则易致疫苗菌(如卡介苗、灰髓炎病毒)感染，若治疗不及时，则全身日渐衰弱，于2岁以内死亡。患者缺乏排异能力，易发生移植物抗宿主病(GVHD)，超急性、急性及慢性三型均有；常在输血或母体免疫活性细胞越过胎盘进入婴儿血循环后发生。患儿淋巴组织发育障碍，扁桃体小或缺如，即使存在严重感染，患者肝脾和淋巴结也不肿大(伴发GVHD时例外)。

此病的实验室特征是外周血淋巴细胞总数降低，T细胞减少或消失，迟发型皮肤过敏反应消失，对植物血凝素(PHA)刺激缺乏反应。多数患儿还有B细胞和免疫球蛋白缺乏，抗原刺激后缺乏特异性抗体反应，缺乏同种血型凝集素。

3. 共济失调毛细血管扩张性免疫缺陷症　该病多发生于婴儿期，少数也可在4～5岁发病。临床症状有以下特点：

(1) 神经系统表现：症状以小脑病变为主，发生在会走路时，也可迟至4岁时出现，随着年龄增长而缓慢加重。最初的表现为姿势和步态异常，后来出现手足徐动、舞蹈样动作、发音不清、智力发育障碍、精神迟钝。肌肉无力相对出现较晚，常伴有肌肉萎缩。

(2) 毛细血管扩张：发生在 1～6 岁儿童，主要见于球结膜、耳、肘窝及鼻两侧。

(3) 反复感染：是该病的首发症状，其中以呼吸道感染多见，易反复发生肺炎、支气管扩张以及慢性阻塞性和限制性肺疾病。

(4) 内分泌异常：存活到青春期患者，可能会出现男性睾丸萎缩，性功能减退；女性无月经或月经失调。还可发生糖尿病，特征为显著的高血糖，糖耐量曲线明显异常但无尿糖，血浆胰岛素含量增高。

(5) 易伴有恶性病变：该病最多见的是淋巴瘤。

(6) 实验室特征：免疫功能降低，70%～80%患者的血清 IgA 降低，IgE、IgG2 和 IgG4 减少；60%患者的细胞免疫异常，迟发型皮肤过敏反应降低，有不同程度的 CD3 细胞。内分泌功能异常，尿 17-酮类固醇排出量减少，尿中促卵泡刺激素（FSH）排出量增加。

4. 补体系统缺陷病　C1、C4、C2 的缺陷在临床上多表现为自身免疫性疾病。C3 缺陷临床上易发生反复细菌感染，多表现为皮肤感染、肺炎、中耳炎、脑膜炎、关节炎和败血症。C5～C9、旁路途径组分缺陷临床上多表现为反复感染。遗传性血管神经性水肿由 C1 抑制物（C1 INH）缺陷引起，患者常因外伤、应激反应、运动、感染、生理变化或初期妊娠等诱因，在面部、头部和四肢皮下，出现局部性轻度红肿，这种水肿呈持续性，无疼痛和瘙痒感，大约一星期后消退，但过些时间又可复发。患者在黏膜和咽喉处也会出现水肿，重者可窒息死亡。

补体缺陷病有以下实验室特征：

(1) C3 缺陷，血清 C3 值、血清总补体活性明显降低，其他补体成分基本正常，血清杀菌和调理作用显著降低。

(2) C1、C4、C2 缺陷，可见单个补体组分量减少，活性明显降低或缺陷。

(3) C5～C9、旁路途径组分缺陷，可见补体单个组含量降低，特别是活性降低或缺陷。

(4) C1 抑制物（C1 INH）缺陷，其特征是 C1 INH蛋白含量或活性降低。

5. 获得性免疫缺陷综合征（艾滋病）　该病主要是由人类免疫缺陷病毒（HIV）引起的继发性免疫缺陷综合征，特征是严重免疫缺陷，并以细胞免疫缺陷为主，可导致条件性感染、恶性病变和神经损害，而无免疫异常的既往史。其临床表现可分为以下三个阶段：

(1) 无症状病毒携带者：是指感染 HIV 4～6 个星期，产生抗体前后出现类似于单核细胞增多症的症状，表现为发热、不适、皮疹、关节痛及全身淋巴结病，接着在 1～3 个月内出现血清学抗体阳性。随后，上述表现消失（淋巴结病除外），患者为抗体阳性的无症状带病毒状态。

(2) 艾滋病相关症候群：上述无症状病毒携带者又经过一年左右，出现持续性的全身淋巴结肿、体重减轻、间歇热、不适、嗜睡、慢性腹泻、直肠肛门湿疣、淋巴细胞减少、白细胞减少、鹅口疮，患者还可出现一系列自身免疫性疾病症状，其中主要是血小板减少。血清中可查到抗血小板抗体、抗核抗体、抗红细胞抗体和抗心磷脂抗体，有系统性红斑狼疮（SLE）样免疫异常，可能是由于感染 HIV 引致淋巴细胞监视紊乱。

(3) 获得性免疫缺陷综合征：人体感染 HIV 后一般经过 5～6 年，或更长时间，经过以上两阶段发展成为 AIDS，此时出现机会感染和合并恶性肿瘤。

(4) 实验室特征：HIV 抗体阳性；CD3 细胞特别是 CD4 细胞减少明显，CD8 正常或增多，CD4/CD8 比值由正常的 2 倒转为<1；皮肤迟发型超敏反应减弱或消失、淋巴细胞对各种丝裂原的增殖反应性降低、自然杀伤细胞功能降低；免疫调节紊乱，包括多克隆 γ-球蛋白血症、循环中出现免疫复合物、α_1 胸腺素和 β_2 微球蛋白值增高。

(四) 主要实验室检查

1. 体液免疫缺陷检测

(1) Ig 定量测定：当怀疑存在免疫缺陷病时应首先考虑进行 Ig 浓度测定，通常测定其中血清中含量较高的 IgG、IgA、IgM 多采用免疫单向扩散法、火箭免疫电泳法、免疫比浊法，而标本中含量极微的 IgD 和 IgE 则采用敏感度较高的放射免疫法和酶免疫法等进行定量测量。

(2) B 细胞表面标志的检测

1) B 细胞表面膜免疫球蛋白（SmIg）的检测。SmIg 是 B 细胞最具特征性的表面标志。用相应的荧光标记的抗 Ig 抗体染色，经荧光显微镜、流式细胞仪测定总淋巴细胞中所含 B 淋巴细胞数，从而求得 B 细胞百分率。正常人外周血淋巴细胞中大约有 10%为 B 细胞。

2) 簇分化抗原（CD）的检测。B 细胞表面存在着 CD10、CD19、CD20、CD22 等抗原。CD10 只出现在B细胞前体细胞，CD19、CD20从原始至成熟的B细胞都存在，而CD22只在成熟B细胞表达，这些CD分子都是经常检测B细胞的标志。应用相应的荧光或酶标记抗CD10、CD19、CD20、CD22等单克隆抗体染色，经荧光显微镜、流式细胞仪测定总淋巴细胞中所含B淋巴细胞数，从而求得B细胞百分率。

(3) 抗体功能的检测

1) 同种血型凝集素测定。用同种血型凝集素滴度，抗A和/或抗B，估计IgM抗体功能。除婴儿和AB血型外，其他所有人均有1∶8(抗A)或1∶4(抗B)或更高的天然抗体滴度。同种血型凝集素，即ABO血型抗体，是出生后对红细胞A物质或B物质的抗体应答，因此检测同种血型凝集素滴度，可判断抗体的功能。

2) 特异性抗体产生能力的测定。正常人接种疫苗或菌苗后5～7 d可产生特异性抗体(IgM)，若再次免疫会使抗体效价更高(IgG)。因此在接种疫苗后检测抗体产生情况，也是判断以抗体为主免疫缺陷的一种有效方法。常用的抗原为伤寒疫苗和白喉类毒素，对注射前和注射后2～4星期所测定的抗体滴度进行比较，可了解抗体的反应性。

(4) 血清补体蛋白的检测：血清总补体活性(CH50)的检测。

定量C3、C4值：检查单个补体成分对某些患者还是很重要的，由于C3、C4在血清中含量高且很重要，因此临床上首先定量检测它们。

定量补体各个组分或检测其活性：在一些先天性补体缺陷症，补体某组分含量可正常，但其溶血活性会明显下降或无活性，因此需检测单个补体组分活性。

2. 细胞免疫缺陷检测

(1) T细胞表面标志的检测：可根据T细胞表面存在着的特异性的簇分化抗原(CD)和受体定量T细胞。

1) 簇分化抗原(CD)的检测。T细胞表面存在着特异性CD抗原，可通过特异性单克隆抗体进行检测，这是诊断细胞免疫缺陷最有价值的试验；常用的方法有间接免疫荧光法和酶免疫法两类。① 间接免疫荧光法：将肝素抗凝血的标本经密度-梯度离心法分离淋巴细胞后，分别与相应的特异性针对T细胞膜表面抗原的鼠单克隆抗体(CD3、CD4、CD8)结合，洗去游离的抗体，继加荧光素标记的羊或兔抗小鼠IgG抗体经温育并洗去多余的标记抗体。取样制片，用荧光显微镜或流式细胞仪测定总淋巴细胞中所含CD抗原阳性的T淋巴细胞数，并计算出百分率。CD3反映总T细胞值，CD4为T辅助/诱导细胞，CD8为T抑制/杀伤细胞。② 酶免疫法：与上述操作方法类同，所不同的是以酶标记的羊或兔抗小鼠IgG抗体取代荧光标记抗体，可用一般光学显微镜观察。

2) 特异性受体的检测。T细胞表面有特异性绵羊红细胞(E)受体和T细胞抗原识别受体(TCR)。

(2) T细胞功能的检测

1) 淋巴细胞增殖试验。该试验又称T细胞转化试验。将能刺激T细胞增殖的植物血凝素(PHA)、伴刀豆蛋白A(ConA)或患者过去接触过的抗原与淋巴细胞共同培养，在这些刺激下，T淋巴细胞的代谢和形态相继发生变化，这种增殖变化在48～72 h最为明显。淋巴细胞增殖和转化试验是判断T细胞功能的一项常用的体外免疫学检测指标，该试验有形态学方法和放射线核素方法2种。T细胞缺陷患者存在着与免疫受损程度一致的增殖应答低下，甚至消失的现象。① 形态法：主要是取培养的细胞做染色镜检。② 放射核素法：^{3}H胸腺嘧啶核苷加到细胞培养液中，并用液体闪烁器测定放射核素活性。

2) 迟发型皮肤过敏反应。是常用的反映机体细胞免疫状态的体内检测方法。其原则是将一定量的抗原注入皮内或涂抹于皮肤上，经48～72 h后观察注射或涂抹部位是否出现红肿、硬结浸润。无红肿、硬结或其直径<5 mm者均为阴性，表示受试者细胞免疫功能低下或有缺陷。可通过以下三种方法做检查：① 用致敏机体有关因子的检查，包括结核菌素(OT)和纯蛋白衍化物(PPD)、腮腺炎病毒、白色念珠菌等。② 用无关因子预先致敏机体，然后再检测其迟发型皮肤过敏反应，多用二硝基氯苯(DNCB)或二硝基氟苯(DNFB)。③ 不经致敏，直接检测机体的迟发型皮肤过敏反应，如植物血凝素(PHA)。临床上应用较多的是OT、PPD和PHA皮试。

3. 特异性检测　主要是针对获得性免疫缺陷综合征的检查。

(1) 病原体直接检查

1) 显微镜检查。用电镜观察形态。

2）抗原检测。检测由核心蛋白 P24 组成的循环 HIV 抗原，一般用酶免疫法（EIA）检测。

3）核酸的检测。采用逆转录酶-多聚酶链反应（RT－PCR）法检测 HIV mRNA，对该病作出诊断。

（2）分离培养和鉴定：从感染者外周血单个核细胞进行 HIV 分离并采用共培养的方法，即加入植物血凝素等促有丝分裂原；经过一段时间后，HIV 可在共培养条件下增殖。这是确定 HIV 感染的最重要依据，但一般不作为常规诊断。

（3）人类免疫缺陷病毒抗体检测：有胶乳凝集法、酶联免疫吸附试验、斑点金免疫渗透法（DIGFA）和免疫印迹法四种；前三种是筛查试验，后一种是确诊试验。

1）胶乳凝集法。这是一种间接凝集试验，所用的载体是 1 种直径是 0.8 μm 大小圆形的聚苯乙烯胶乳颗粒，这种颗粒带负电荷，可物理性吸附蛋白分子；这种致敏的胶乳颗粒当与血清中的 HIV 抗体反应时，由于抗体至少是二价，一个抗体分子可结合 2 个胶乳颗粒，这样相互联结成聚集体，形成肉眼可见的凝集。胶乳凝集法分试管法和玻片法，即分别在试管中或玻片上进行凝集试验。

2）斑点金免疫渗透法。又名滴金免疫测定法（简称滴金法）。此法是以有微孔膜的硝酸纤维素膜为载体吸附 HIV－1 和 2 抗原蛋白质；当滴加待测标本后，标本中所含的抗体与结合在膜上的抗原相结合，其余无关蛋白等则从膜片滤出，然后加入胶体金标记的抗人免疫球蛋白抗体也在渗透中与已结合在膜上的 HIV－1 和 2 抗体相结合，不被以后滴加的洗涤液所清除，因胶体金本身呈红色，阳性反应即在中央显示红色斑点。此法已作为艾滋病筛查的主要手段。

3）免疫印迹法。也称酶联免疫电转移印迹法。此法分三步，第一步为 SDS－聚丙烯酰胺凝胶电泳（SDS－PAGE），将灭活的 HIV 抗原经 SDS 处理使其带负电荷，在聚丙烯酰胺凝胶电泳中从阴极向阳极泳动，分子量越小，泳动速度就越快；第二步为电转移，将在凝胶中已分离的条带经通电转移至硝酸纤维素薄膜上；第三步为酶免疫显色定位，将上述带有蛋白质条带的硝酸纤维素薄膜纵向切成小条，依次与待测标本和酶标抗人免疫球蛋白作用，经 2 次洗涤后加入显色底物。阳性反应的条带清晰可见，并可根据 SDS－PAGE 时加入的分子量标准，确定显色条带的分子量。我国的判断标准为：① HIV 抗体阳性：至少有两条膜带（gp41/gp120/gp160）或至少一条膜带与 P24 带同时出现。② HIV 抗体阴性：无 HIV 抗体特异性条带出现。③ HIV 抗体可疑：出现 HIV 特异性抗体带，但带型不足以确认阳性者。

三、自身免疫病

（一）定义

所谓自身免疫（autoimmunity）指机体免疫系统对自身成分发生免疫应答。自身免疫的概念还包含对机体有益和有害双重内容，上述的部分是有害部分的内容。有益的地方是：维持机体的内部生理稳定，如衰老死亡的自体细胞清除，产生适量的自身抗体对这些无益细胞结合，使脾、肝及单核、吞噬细胞系统、巨噬细胞发生吞噬作用，实现新陈代谢、维持机体平衡。

自身免疫疾病（auto-immnune disease，AID），是机体对自身成分发生免疫应答而导致的疾病状态。自身免疫疾病（AID）的机理十分复杂，已发现的自身抗体有几十种，受多种因素（内因外因）影响，机体自身免疫应答失控，反应过度，直接与间接损伤自身组织所致器官病变。就免疫反应认为与抗原的隐蔽释放、抗原性的改变、免疫交叉性反应、机体免疫系统对自身组织细胞成分及产物发生免疫反应，识别“自我”与“非我”的能力紊乱，所引起的损伤，以及器官病变发生和免疫反应调节异常。

如何区分自身免疫和自身免疫疾病，当体内产生自身抗体，又致敏淋巴细胞（T 淋巴细胞）侵袭或破坏组织细胞，破坏免疫自稳功能，自身免疫机制紊乱，则为自身疾病，SLE 是最有代表性的病类。自身抗体（autoantibodies）就是机体 B 细胞受激活（刺激）条件下，对自身组织成分的抗体（Ab）。正常情况下自身抗体存在很普遍，可以是生理性的，也可以是病理性的。病理性的则为自身免疫疾病（AID），与免疫调节异常有关。因为免疫反应的调节异常，表现为 T 抑制细胞对自身反应性 B 细胞的控制失调而过量的自身有抗体形成。还有遗传因素，很多自身免疫疾病如 SLE、自身免性溶血、自身免疫性甲状腺病等都存在家族史，与 HLA，尤其 HLA－DR 抗原密切。上述免疫反应基因（Ir）位于 HLA 区，此 Ir 可促进针对自身抗原免疫反应。还有病毒感染，有些病毒基因可能掺合到宿主细胞的 DNA 中，引起本细胞变异，不能识别自我，而引起自身免疫反应。目前，自身抗体的存在已成为诊断自身免疫性疾病的重要标志物。

（二）分类

自身抗体已发现有几十种，分类方法也多，尚待统一。如按照自身抗原在体内分布的不同可分为器官/组织特异性自身抗体和非器官/组织特异性自身抗体；按照检测自身抗体所用基质的不同可分为细胞抗体（以游离的细胞为实验基质）和组织抗体（以动物组织切片为实验基质）。以下为常见的一种分类方法：

第一类是器官/组织特异性自身抗体，其与抗原的反应多数无种属和个体特异性，但具有与器官、组织及其成分抗原反应的特异性。且患者所患的器官特异性疾病与此种器官特异性抗体相关，虽然有时可能存在针对几种器官抗体，但对主要影响的器官抗体其滴度通常是最高的。如抗甲状腺抗体、抗心肌抗体、抗胰岛细胞抗体、抗肾上腺皮质细胞抗体等。

第二类是非器官/组织特异性自身抗体，又称为全身性或系统性自身抗体，是以细胞某一成分为靶抗原的自身抗体，其能与各器官、组织细胞的相应抗原反应。如抗核抗体、抗线粒体抗体、抗着丝点抗体、抗肝肾微粒体抗体等。

第三类是抗循环中的各有形成分的自身抗体，这类抗体包括白细胞和/或血小板的抗体，以及红细胞抗原的抗体。

自身免疫病根据有无明确的外因可分为：原发性和继发性两类。如一侧眼球的外伤性虹膜睫状体炎能诱发对侧眼球发生交感性眼炎，这就是1种继发性自身免疫病；但多数自身免疫病仍是原因不明的原发性自身免疫病。

根据其自身抗体的类型，自身免疫病又可分为器官特异性自身免疫病和系统性自身免疫病。前者的病变仅限于具有特异性自身抗原的靶器官，如自身免疫性甲状腺炎、自身免疫性慢性萎缩性胃炎、阿狄森氏病、肺出血肾炎综合征等。后者的病变则是多器官组织的损害，如系统性红斑狼疮、类风湿性关节炎、干燥综合征、多发性肌炎等。但这两种类型也可出现交叉现象，如原发性胆汁性肝硬化，病变虽局限于肝内小胆管，但血清中可检出抗线粒体抗体等非器官特异性自身抗体。

临床上常见的自身免疫病主要有：系统性红斑狼疮（SLE）、类风湿性关节炎（RA）、硬皮病、原发性胆汁性肝硬化、自身免疫性肝炎、桥本氏甲状腺炎、干燥综合征（SS）、皮肌炎及混合结缔组织病等。

（三）主要临床表现和特征

自身免疫病在临床、病理及免疫学方面具有以下共同点：

（1）多数自身免疫病是自发或特发性的，感染、药物等外因可能有一定的影响。

（2）患者血清中有高水平的 γ-球蛋白。

（3）患者血清中有高效价的自身抗体或出现与自身抗原反应的致敏淋巴细胞。

（4）病损部位有变性的免疫球蛋白沉积，呈现以大量淋巴细胞和浆细胞浸润为主的慢性炎症。

（5）病程一般较长，发作与缓解交替出现，仅有少数为自限性。

（6）女性多于男性，老年多于青少年。

（7）有遗传倾向。

（8）应用肾上腺皮质激素等免疫抑制剂治疗有效。

（9）常有其他自身免疫病同时存在。

（10）可复制出相似的动物疾病模型。

除以上共同点外，每种疾病还具有各自的特征性表现。如：

1. 系统性红斑狼疮　该病的临床表现常有面颊部红斑、盘状红斑、光敏性红斑、口腔溃疡、非侵蚀性关节炎、浆膜炎（胸膜炎、心包炎）、肾炎（尿蛋白>0.5 g/d，细胞管型）、神经系统异常（癫痫发作或精神异常）、血液学异常（溶血性贫血、白细胞减少或血小板减少）等表现。其免疫学的显著特点为出现抗核抗体，其中抗双链DNA抗体及Sm(Smith)抗体最为特异。除抗核抗体外，血清中还发现有抗其他细胞和细胞成分的自身抗体，如抗红细胞抗体、抗磷脂抗体、抗血小板抗体等。

2. 类风湿性关节炎　临床特点是，关节表现：起病时通常为侵犯手与足的小关节，呈向心性和对称性发展。年龄较大的患者可出现近端大关节受累，关节常变形；关节外表现：血管炎、皮肤和肌肉萎缩、皮下结节、淋巴结肿大、脾肿大、白细胞减少、胸膜炎、心包炎、间质性肺炎以及并发干燥综合征等。该病的免疫学特点之一是存在类风湿因子，通常测定的是IgM型类风湿因子；其他特异性较强的自身抗体有抗角蛋白抗体、抗核周因子等，但其阳性率较低。

3. 干燥综合征（SS）　临床特点：因泪腺、唾液腺分泌减少导致角膜和口腔干燥，另外，鼻、气管、支气管、阴道和皮肤均可发生干燥；其他表现有，关节（关节炎）、中枢神经系统（偏头痛、精神异常、外周神经功能紊乱）、肾脏（肾小管酸中毒、肾结石）、肺部（肺部炎症及纤维化）的病变以及淋巴瘤等。该病患者通常有抗 SS－A、抗 SS－B 等多种自身抗体；50％的患者有显著的高丙种球蛋白血症，通常这些免疫球蛋白为多克隆，但有时可见单克隆 IgM。

4. 硬皮病（SCL）　临床特点：雷诺现象（即指趾对冷的高度敏感反应，发生刺痛、胀感及颜色变化，见于疾病早期）；皮肤变化（指趾皮肤病损造成的溃疡和感染，口周皮肤病损造成张口受限，皮肤的蜡样感等）；关节表现（关节痛、轻度关节炎、关节活动受限）；食管表现（食管肌功能障碍、吞咽困难）；肠道表现（肠肿胀、扩张，便秘等）；肺部表现（干性咳嗽、呼吸减少、偶尔肺癌）；心脏表现（心率失常、晚期发生心衰）；肾脏表现（肾血管病变、肾衰）；神经（麻木、麻痹）；肌肉（常有肌炎）。免疫学特点：75％的进行性系统性硬化症患者存在抗核抗体；抗 Scl－70 抗体对该病特异；80％～95％的进行性系统性硬化症局限型患者存在抗着丝点抗体。

（四）主要实验室检查

自身抗体的检测：不同的疾病可有其特异性的自身抗体谱；免疫学检查已能确定某些特异性抗体与临床疾病间的关系，有些自身抗体具有相对的诊断疾病的特异性，如抗 dsDNA 抗体、抗 Sm 抗体对 SLE 的诊断具有高度特异性。因此，这些与疾病相关的自身抗体作为客观的血清学指标，有助于临床医生对疾病作出更准确的诊断和进行病情观察。但是，现在能检出的自身抗体虽很多，却只有少数可作为确诊的依据；有些诊断价值并不确切，不过可作为重要的参考。

对自身抗体的检测技术的发展是很快的，从简单的凝集反应，对流免疫电泳，免疫扩散分析发展到酶标、金标，免疫荧光测定法，化学发光免疫标记，核素标记等新技术。近年来，新进展有酶免疫斑点、免疫印迹法（IB）等，其特点是方便、快速、准确、直观地确认阳性结果，与传统经典的方法结合应用，较好地满足了临床需求。这些新技术的检测范围：抗人 IgG、IgA、IgM、IgG 亚类的 Fc 段。对 ENA 系统 nRNP/Sm、Sm、SS－A、SS－B、Scl－70、Jo－1、ANA、DNA、ds－DNA 等，有专用试剂盒供应，对开展这些工作提供了很大方便条件。

1. 对流免疫电泳及免疫双扩散法　对流免疫电泳及免疫双扩散法均需要在琼脂糖凝胶上进行。首先在铺好的琼脂糖板上打孔，然后按照一定顺序加入适量的可溶性抗原以及适当稀释的待测血清。对流免疫电泳法需在电流的作用下（电泳仪）进行，而免疫双扩散法在湿盒内放置于室温下反应即可；二者的阳性结果均为在已知抗原与待测血清之间出现沉淀线；对流免疫电泳法比免疫双扩散法快速、灵敏。在实际工作中，在用间接免疫荧光法对自身抗体进行初筛后，针对可溶性核抗原相应的自身抗体，往往采用上述这两种方法进行进一步的确认或鉴定。

2. 免疫荧光测定法　免疫荧光法分为直接免疫荧光法（DIFA）、间接免疫荧光法（IIFA 或 IIF）。间接免疫荧光法最为常用，特点是特异性强，阴阳性样本信号强度对比明显，显微镜能精确判断在细胞内荧光分布。基本原理是标本中若为阳性抗体（IgG、IgA、IgM）存在，将与实验制作的基质进行特异结合，当去除非特异结合部分之后，再与加入的荧光标记的抗人始抗体，进行温育特异性结合，去除游离的非特异荧光物，获得在基质上的特异免疫荧光复合物，显微镜下分辨，十分清晰，它具有普及性。在临床上主要用于对自身抗体进行初筛。

3. 酶联免疫吸附测定法　该法检测自身抗体快速、敏感及特异性高；但对抗原的要求很高，必须使用高质量的纯化抗原，故其在临床实验室的应用受到一定的限制。

4. 免疫印迹法　现已得到广泛应用，具有高度的敏感性与特异性，在自身抗体的研究中发挥着重要作用。但必须注意检测结果有时依赖所选用试剂盒的质量。

5. 放射性核素法　自身抗体的测定可采用直接结合法，即待测标本直接与放射性同位素标记的抗原进行反应；也可使用间接或竞争性测定法。尽管此法不作为测定自身抗体的首选方法，但在有些实验中仍然用它来检测自身抗体（如抗内因子抗体等）的相对水平。

6. 免疫沉淀法　该法通常是用放射性核素（如 ^{35}S、^{32}P 等）将细胞/抗原进行标记，破坏细胞获得混合抗原，然后与结合了蛋白 A（金黄色葡萄球菌蛋白 A）的琼脂糖珠的待测标本（血清）进行反应（免疫沉淀）。随后进行凝胶电泳，并将电泳后的凝胶对以X片进行曝光，与正常及标准品比较而得结果。该法高度敏感、特异，可用于Sm、U1-RNP、SS-A、SS-B等的检测，尤其是当其他方法的结果不理想时。但其缺点为需要使用放射性核素；单独使用不能区分Sm与RNP；细胞生长过程中代谢率低或与放射性核素不能结合的蛋白抗原，不能用此法。

7. 被动凝集试验

(1) 胶乳颗粒凝集试验：该法极为简便快速，最常用于类风湿因子的检测；但只能半定量测定IgM型的类风湿因子。

(2) 被动血凝试验：首先将合适浓度的抗原包被羊红细胞，在与不同稀释度的待测血清反应，观察96孔血凝板中血细胞凝集的终点孔，即为被检血清中某自身抗体的滴度。该法敏感性强，但实验程序繁琐，干扰因素多。

8. 酶免疫斑点(条带)实验-EUROASSAY™技术　该法是近几年兴起的特异性检测抗体(如ENA抗体)的一种新方法。将经亲和层析纯化的抗原分别包被在膜条上，然后将膜条固定在载片反应区。若是阳性标本，已稀释血清中特异性抗体将与固相上的抗原结合。第二步，碱性磷酸酶标记的抗人抗体与已结合的抗体反应；第三步，加入可产生颜色反应的底物溶液温育。若标本中含有特异性抗体，相应的抗原将呈现深色的条带。该法适合临床常规应用，其优点为：将经亲和层析纯化的抗原包被在固定的位置，每一种抗体只对应一条条带，不会产生非特异性条带，结果灵敏度高，特异性好，判断实验结果比免疫印迹法简单；每一个反应区均有质控带，可以显示操作是否正确；阳性与阴性结果的差别明显，容易判断，条带显色的强度与抗体的滴度相关；不需特殊仪器，实验结果用肉眼观察；反应过的载片可长期保存，结果易于存档。

另有几种新技术及临床应用介绍如下：

(1) 基质载片向科学化标准化，以及实用性方面跨跃式发展。如基质载片的化学活化技术(chemically activitated substrate slides)：利用固定可溶性抗原，抗体及酶的方法处理盖玻片，使盖玻片表面包被上活性醛基，然后贴入组织切片；组织中的自由氨基酸，尤其是胶原中的羟赖氨酸，以共价键结合在盖玻片上，克服了以往制片脱落难题。

(2) 生物薄片技术(produce automated and analyses standardized: BloCHIP technology)，采用现代化的类似电子工业中微芯片的生产工艺作荧光法的基质，机械化切割成毫米级的小片，可以在-190℃液氮中保存数年生物活性不变。如生物薄片马赛克技术(Substrate Combination BloCHIP Mosaic)：在载玻片同一血清反应区黏上贴附有不同基质的生物薄片，可以同时检测针对不同组织或病原体的抗体，根据不同的需要，一张载片可黏贴1～45种不同的基质，这就是新方法所谓的生物薄片马赛克。例如，为了测定抗核抗体、骨骼肌抗体、心肌抗体、肝特异性抗体、线粒体抗体及平滑肌抗体，可使用在一个反应区镶有6种实验基质(HEp-2细胞、猴骨骼肌、猴心肌、猴肝、大鼠肾及胃)的生物薄片马赛克。

(3) Hep-2细胞，该细胞含人类的抗原，更普遍适用于人类特异抗体识别基质抗原谱，所以，它能更好地替代用灵长类肝组织冰冻切片的ANA基质片。Hep-2可以通过细胞培养大量繁殖、核荧光清楚明亮、易标准化，对一份血清进行一次实验，不同基质获得的结果相互补充，就可显示出患者血清中自身抗体谱的详细信息，协助分析判断结果十分有利。

9. 其他有关的免疫学检测

(1) 血沉和C反应蛋白的检测。

(2) 血清免疫球蛋白的检测。

(3) 血清补体和循环免疫复合物的检测。

(4) 细胞和体液免疫功能的检测。

四、感染性疾病

(一) 定义

凡由病原生物包括微生物的细菌、支原体、螺旋体、真菌、立克次体、衣原体、病毒或寄生虫侵入人体所致的疾病，统称为感染性疾病。感染是致病生物与宿主在一定条件下相互作用而发生的病理过程，它包括一般所称的感染性疾病和传染性疾病；前者如临床最常见的各种化脓性疾病等，后者指具有传染力的一类疾病。

(二) 分类

感染根据病原体传播方式可分为传染性和非传染性。前者传播方式是外源性的致病微生物所引起的感染，使无免疫力的人群感染，是从一个宿主传至另一宿主。非传染性感染多为宿主自身携带或内源性感染，致病生物来自体内正常菌群；也可来自外环境"非致病菌"侵犯抵抗力低下的宿主而引起的。

(三) 主要临床表现和特征

感染性疾病临床上可表现为：血液感染，尿路感染，消化系统感染，上、下呼吸道感染，脑脊液感染，创伤和外科感染，厌氧菌感染及条件致病微生物的感染。

(四) 主要实验室检查

感染性疾病的实验室检查涉及临床实验诊断学的多种检验技术。其主要是病原检查，包括细菌、支原体、螺旋体、真菌、立克次体、衣原体、病毒、原虫、黑热病小体（利杜体）、肠蠕虫与各种人畜共患的寄生虫、虫卵等的染色或不染色显微镜形态检查、培养和鉴定、菌落观察、动物实验、代谢产物的化学、气相色谱与液相色谱分析，基因检测和各种药物敏感试验以及近年来兴起的分子生物学检查等。

1. 显微镜直接涂片检查是病原诊断最为简单易行的方法；且直接涂片常作为细菌培养的导向，为选用培养基和实验方法提供重要参考。

2. 临床细菌培养和鉴定能及早向临床治疗和预防信息。

3. 临床免疫血清学检查则广泛应用于病原生物体的检查，利用的原理和包括凝集、中和、沉淀、溶解、生物标记等。

(1) 伤寒和副伤寒血清凝集试验：即肥达氏(Widal's)试验，应用伤寒杆菌的菌体“O”抗原、鞭毛“H”抗原和副伤寒杆菌甲、乙、丙的鞭毛与患者血清进行凝集试验，检测血清中有无相应的抗体。本试验对诊断伤寒和副伤寒具有较高的特异性。

(2) 变形杆菌凝集试验：即 Weil-Felix 试验，应用变形杆菌 OX_{19}、OX_2、OX_K 等菌体抗原，与人血清进行凝集反应，用以协助对某些立克次体感染的诊断，如斑疹伤寒、洛矶山斑点、恙虫病等。

(3) 布氏杆菌凝集试验：以布氏杆菌为抗原检查血清中有无相应的抗体，以诊断布氏杆菌。

(4) 钩端螺旋体血清学检查：以检查血清中有无钩端螺旋体或其抗体的存在。

(5) 冷凝集试验：冷凝集素属 IgM 抗体。冷凝集试验的效价除支原体感染时升高外，在阵发性冷性血红蛋白尿、传染性单核细胞增多症、雷诺病和白血病等可有升高。

4. 分子生物学检查主要是应用 DNA 杂交技术和聚合酶链反应技术，在核酸分子水平上鉴定细菌。

五、肿瘤

(一) 定义

由于机体细胞遗传特性的改变，由具有相对自主性生长能力的细胞所构成的新生组织或新生物，可发生于许多器官组织。肿瘤细胞由正常细胞转变而来，正常细胞在各种诱因因素（除少数职业性癌外，大多数诱发因素不明）的长期作用下，遗传的稳定性发生改变，生长失去控制，最终在体内堆积形成肿瘤。

(二) 分类

肿瘤的分类方法很多，如，按生长特征性可分为：良性肿瘤、恶性肿瘤和交界性肿瘤。按组织来源可分为：间胚叶肿瘤，如纤维肉瘤；上皮组织肿瘤，如腺瘤、腺癌；神经组织肿瘤，如神经纤维瘤、神经纤维肉瘤；其他（来源不明确或多种组织来源），如畸胎瘤、恶性畸胎瘤（畸胎癌）、恶性黑色素瘤（黑色素癌）。

(三) 主要临床表现和特征

(1) 肿块及肿块引起的压迫、阻塞或破坏器官的症状，如肺癌阻塞支气管引起肺不张；甲状腺癌压迫气管、食管、喉返神经引起呼吸困难、吞咽障碍、声音嘶哑等；胃癌破坏胃底静脉引起呕血、便血。

(2) 疼痛：肿瘤初起一般无疼痛，但发生于神经干的肿瘤压迫邻近神经；或起源于实质器官（肝癌）以及骨骼内的肿瘤（骨肉瘤）生长迅速，引起所在器官包膜或骨膜膨胀；或肿瘤溃烂、感染等，可产生疼痛。肿瘤晚期侵犯神经丛或压迫神经根；或大出血、穿孔，均可发生顽固性疼痛或急性腹痛。

(3) 病理性分泌物：发生于口、鼻、消化道、呼吸道等器官的肿瘤，如向腔内溃破或合并感染，常有血性、脓性等分泌物排出。

(4) 溃疡：以皮肤癌较为多见。

(5) 发热：常见于恶性淋巴瘤、肝癌、肺癌、胰腺癌等或晚期肿瘤患者。

(6) 咳嗽：为肺癌患者常有的症状；侵犯或压迫支气管的肿瘤，也常出现咳嗽。

(7) 黄疸：胰头癌和胆总管下段、十二指肠乳头等处的肿瘤常会出现进行性无痛性黄疸。

(8) 消瘦、贫血、乏力：常为晚期肿瘤症状；若患者极度消瘦、贫血、乏力、衰弱，则称为恶液质。

(四) 主要实验室检查

肿瘤标志物是用现代生物学技术检测并能够区别肿瘤或非肿瘤的物质,包括肿瘤抗原、激素、受体、酶与同工酶、癌基因与抑癌基因及其产物等百余种。更确切地说,肿瘤标志物是反映细胞癌变各阶段表型及基因型特性/特征的物质,是与正常组织相比明显增高并有显著意义的化学成分。肿瘤标志物在肿瘤学中占有重要地位,可以用于对肿瘤的组织学诊断和分型;用于肿瘤的定位、确定肿瘤负荷和监察对治疗的反应;用于肿瘤的人群普查、总人群和高危人群中筛选肿瘤患者等。肿瘤标志物的连续动态测定还有助于良、恶性疾患的鉴别。许多公认的肿瘤标志物在血清中的含量往往和肿瘤组织的生长、消退或转移有直接的量的关系。因此,目前临床使用的肿瘤化学诊断(血清学、免疫学及分子生物学)、细胞学及组织学诊断多以肿瘤标志物为主要或辅助观察指标。检测肿瘤标志物的检测技术要求具有很高的敏感性和特异性,一般采用免疫学方法。常用技术有:

1. 免疫学技术　主要包括酶免疫测定技术,如ELISA、放射免疫测定等。该类技术具有特异、敏感快速等优点,可用于定量、定性检测,在检测肿瘤细胞分泌到体液中的各种具有免疫原性的肿瘤标志物时有较大的优越性。

(1) 酶免疫测定技术:主要有三种,过氧化物酶-抗过氧化物酶技术(PAP)法、生物素-亲和素(BA)法。斑点酶联免疫吸附试验(dot - ELISA)。

1) PAP法:主要用于免疫组织化学的检测。

2) 生物素-亲和素(BA)法:该法是利用生物素与抗体和酶可共价结合的特性,进行生物素标记。然后以与生物素有高度亲和力的亲和素与之结合。由于生物素可大量连结在酶标记物上,因而可起到多级放大效应,提高检测的敏感性。

3) BA - ELISA 比标准的 ELISA 方法的敏感性约高8倍。

(2) 荧光标记免疫测定技术(FIA):分为直接法、间接法、补体结合法、荧光双标记法和时间分辨荧光测定等五种。

1) 直接法荧光标记免疫测定技术。主要用在流式细胞仪的检测中。

2) 间接法荧光标记免疫测定技术。常用于细胞或组织切片的肿瘤标志物的检测。

3) 补体结合法。是间接法的一种改良,即在抗原抗体反应时加入补体,再用荧光标记的抗补体(C_3)抗体进行示踪,形成抗原—抗体—补体—抗补体—荧光复合物;该法敏感性高,只需要制备一种抗补体的荧光标记抗体,即可检测所有的抗原抗体复合物;缺点是容易出现非特异性的染色,而且补体不稳定,操作较为繁琐。

4) 荧光双标记法。即用两种不同的荧光素分别标记不同的抗体,于同一标本中同时检测两种不同的抗原;若有两种抗原同时存在,便会同时显示两种不同颜色荧光。

5) 时间分辨荧光测定(TR - FIA)。其原理是受检抗原与固相抗体相互作用,再与镧系元素铕(Eu)螯合物标记的抗体反应,生成的抗原—抗体—铕标记抗体复合物,在 pH2～3 的增强液中铕离子会解离出来,并与增强液中的β-二酮体生成新螯合物,经过时间分辨荧光计中的脉冲光源照射后会产生强烈的荧光。该检测仪的特点是能延长检测荧光的时间,待非特异性本底荧光衰退后,再测定样品中发出的长寿命镧系荧光,这样可避免本底荧光干扰,从而提高检测的敏感度。该法主要用于体液中肿瘤标志物的检测。

(3) 放射免疫检测(RIA)技术:免疫放射测定(IRMA)、固相放射免疫测定(SPRIA)3种。

免疫放射测定。其原理是以过量的放射性核素标记的抗体与标本中的抗原结合,再用固相抗原分离游离的标记抗体,然后测定总抗原量。优点是选用抗体作为标记物,因而稳定性较高,敏感性也较高。

固相放射免疫测定。其基本原理类似于固相EIA,只是标记物以核素替换了酶。在该反应体系中,以放射性核素标记的抗原或抗体与固相的抗原或抗体作为检测试剂,检测受检标本中的抗体或抗原。

2. 生物化学技术　常用方法包括电泳法、酶生物学活性法等,特别适用于各种酶及同工酶的测定。

3. 免疫组织化学技术　可从形态学上详细阐明细胞分化、增生和功能变化的情况,因而有助于确定肿瘤组织类型、预后判断及临床特征的分析。

4. 肿瘤免疫显像技术　它的价值是有助于确定肿瘤生长的部位,在外科手术中发现放射性标记的肿瘤标志物抗体积蓄的细胞、组织和器官。

5. 基因诊断技术　是指利用 DNA 杂交和基

因扩增等技术，通过分析基因结构和功能的改变，进行有关疾病（包括肿瘤）发病机制研究和诊断的一种方法。该技术以它特有的高灵敏度和高特异性，以及能直接查明在基因水平的变化等优点，已开始应用于肿瘤诊断和肿瘤病因学的研究。

6. 常见肿瘤标志物的推测及意义

（1）甲胎蛋白(AFP)：成人 AFP 升高与许多疾病有关，如原发性肝细胞癌、生殖腺胚胎性肿瘤（睾丸癌、卵巢癌、畸胎瘤）等。

（2）癌胚抗原(CEA)：血清 CEA 升高主要见于结肠/直肠癌、胰腺癌、胃癌、肝癌、肺癌、乳腺癌等，其他恶性肿瘤也有不同程度的升高；CEA 连续随访检测，可用于恶性肿瘤手术后的疗效观察及预后判断，也可用于对化学治疗患者的疗效观察。一般情况下，病情好转时血清 CEA 浓度下降，病情恶化时升高。

（3）前列腺特异性抗原(PSA)：PSA 的测定用于前列腺癌的辅助诊断，也可作为监测前列腺癌病情变化和疗效判断的指标。

（4）铁蛋白(ferritin)：很多恶性肿瘤包括霍奇金病、急性粒细胞白血病、肝癌、胰腺癌、乳腺癌、结肠癌、卵巢癌时，血清铁蛋白上升，灵敏度约为 5%～56%。但当肝癌患者 AFP 水平很低时，测定铁蛋白可起一定的辅助诊断作用。

（5）黏蛋白样相关抗原(MCA)：和 CAl5－3 相似，除乳腺癌外，卵巢癌和胃肠道肿瘤也可见血清 MCA 上升；对乳腺癌诊断的特异性虽高于 CAl5－3，但灵敏度远低于 CAl5－3。目前主要应用于乳腺癌的病情追踪。

（6）组织多肽抗原(TPA)：TPA 增多见于膀胱、胆道和乳腺等癌肿。TPA 一般不用于诊断，而用于已确诊患者的病情追踪。当和其他肿瘤标志合用时，临床价值较大，如 IPA 和 CEA、CAl5－3 合用追踪乳腺癌，TPA 和 CAl25 合用追踪卵巢癌等。在鉴别肝癌和胆管上皮癌时也有一定价值，因前者常阴性，而后者常阳性。

（7）胰癌胚抗原(POA)：血清 POA 诊断胰腺癌的阳性率为 48%～60%，其含量随疾病的进展而增高。癌肿切除后，POA 下降至正常范围，复发后则再次上升，说明 POA 对胰腺癌的病情追踪和疗效的观察有一定意义。但其他恶性肿瘤也可引起血清 POA 增高，故其特异性尚需进一步验证。

（8）α-抗胰蛋白酶(AAT)：只有在除外非肿瘤引起的应激情况下，才能被用作为肿瘤标志物。很多原发或已转移的恶性肿瘤，如胃、结肠、肝、胰、肺等部癌肿患者的血清中常见 AAT 升高，其程度与肿瘤大小或扩散范围有一定关系。

7. 其他常规检测

（1）血、尿、粪常规检查：如消化道肿瘤患者常有贫血表现；血液系统的恶性肿瘤，贫血程度更为严重，且有血细胞形态学的异常改变；尿液中出现大量红细胞是泌尿系肿瘤的重要指征之一；粪便带血可能是患胃肠道恶性肿瘤的早期信号。

（2）痰液检查：痰液直接涂片染色做脱落细胞检查，对肺癌的诊断有重要的实用价值，涂片中找到癌细胞即可确诊。

（3）胸、腹水检查：血性胸、腹水是肺癌、肝癌、胃肠癌及卵巢癌等有胸腔或腹腔转移时最常见的征象，涂片镜检时发现癌细胞可帮助确诊。

（4）胃及十二指肠液检查：胃和十二指肠的疾病，可致胃液和十二指肠引流液的质和量发生改变。检查此种分泌液，不仅可能帮助诊断胃的恶性疾病，同时也可帮助了解胆汁的分泌情况、胆道状态和胰腺功能，因此有助于胃、胆道和胰腺肿瘤的诊断。

（5）生化检查：如从患者血清中检测出异常的代谢物或过高的酶活性，有助于肿瘤的诊断。对肿瘤的诊断有参考价值的血清酶主要有：γ-谷氨酰转移酶(γ－GT，GGT)，有助于原发性肝癌、继发性肝癌、胰腺癌的诊断；乳酸脱氢酶(LDH)及其同工酶，有助于胃癌、肝癌、胆管癌、胰腺癌、大肠癌的诊断；碱性磷酸酶(ALP 或 AKP)，有助于肝癌、胆管癌、胰头癌、骨转移瘤等的诊断；α_1 抗胰蛋白酶(α_1－AT)，有助于肝癌、肺癌的诊断；α－L－岩藻糖苷酶(AFU)，有助于原发性肝癌的诊断。

（周　琳　仲人前）

参 考 文 献

1　王鸿利. 实验诊断学. 第 1 版. 北京：人民卫生出版社，2001.　217～221

2 陈文彬，潘祥林. 诊断学. 第 6 版. 北京：人民卫生出版社，2004. 451～454
3 朱立华. 实验诊断学. 第 1 版. 北京：北京医科大学出版社，2002. 421～424
4 John Bernard Henry, Clinical Diagnosis and Management by Laboratory Methods. 20th edition. America: A Harcourt Health Sciences Company, 2001; 817～849

第 19 章 细胞免疫的实验诊断

人类的免疫系统是由大量特殊的细胞所构成的，它们之间相互配合以保护我们的机体免受入侵的病毒、细菌和我们自身突变细胞的危害。细胞免疫是指 T 细胞是参与细胞免疫的淋巴细胞，受到抗原刺激后，转化为致敏淋巴细胞，并表现出特异性免疫应答，免疫应答只能通过致敏淋巴细胞传递，故称细胞免疫。T 淋巴细胞因功能不同可将其分为若干亚群，如 T 辅助/诱导细胞；T 抑制/细胞毒性细胞等。也可根据 T 细胞表面分化抗原(cluster differentiation，CD)不同划分为相应的亚群，如 CD4、CD8 等。同一 CD 表型的细胞功能可能不同。如 CD8 细胞中既有 T 抑制细胞，也有细胞毒性 T 淋巴细胞。T 细胞各亚群的相互协调，稳定地调节着机体的免疫应答反应。免疫过程通过识别、活化、效应三个阶段，在反应阶段致敏淋巴细胞再次与抗原接触时，便释放出多种淋巴因子(转移因子、移动抑制因子，激活因子，皮肤反应因子，淋巴毒素，干扰素)，与巨噬细胞，杀伤性 T 细胞协同发挥免疫功能。细胞免疫在抗感染，免疫监视，移植排斥和迟发型变态反应中起重要的作用。另外辅助性 T 细胞与抑制性 T 细胞还参与体液免疫的调节。

第一节 基础理论

特异性免疫又称获得性免疫，是获得免疫经后天感染(病愈或无症状的感染)或人工预防接种(菌苗、疫苗、类毒素、免疫球蛋白等)而使机体获得抵抗感染能力。一般是在微生物等抗原物质刺激后才形成的(免疫球蛋白、免疫淋巴细胞)，并能与该抗原起特异性反应。特异性免疫具有特异性，能抵抗同一种微生物的重复感染，不能遗传，分为细胞免疫与体液免疫两类。机体免疫系统是由多种特殊的免疫细胞所构成的，它们之间相互配合以保护机体免受入侵的病毒、细菌和机体自身突变细胞的危害。细胞免疫是由多种细胞相互作用的结果。免疫细胞间相互作用导致多种细胞因子的释放。因此细胞功能测定不仅涉及 T 细胞的数量和功能与包括各类细胞因子活性测定，因此评价机体的细胞免疫功能不仅程序复杂，且较难标准化。

第二节 细胞免疫的检测

一、迟发型过敏反应的体内检测

皮肤试验和接触性过敏的诱发是检测迟发型过敏反应(DTH)的两种常用方法。皮肤试验中诱发对曾经使患者致敏的抗原的再次应答，而接触性过敏是测试受者对从未接触过的物质发生致敏的能力。

(一) 皮肤试验

用皮肤试验诊断 DTH，常用的抗原有结核菌纯蛋白衍生物(PPD)、腮腺炎病毒、念珠菌素等，在人类试验时在前臂皮内注射少量可溶性抗原，24～48 h，测量红肿硬结的大小，硬结直径＞10 mm，即被看作为阳性。表明受试者对该病原菌有了一定的细胞免疫能力，若皮试无反应，可用更高浓度的抗原重复试验，若仍无反应即为阴性，需排除皮试技术误差，也可能受试者从未接触过此抗原，也可能由于细胞免疫功能缺损，或由于细胞免疫功能缺损，或由于严重感染（麻疹、慢性播散性结核）造成的无反应性。

（二）接触性过敏

常应用低分子量化合物如二硝基氯苯（DNCB）诱生接触性过敏。此类化合物与皮肤蛋白质结合而导致DTH反应。在动物试验时，初次皮肤上涂抹DNCB后间隔7～10 d再激发刺激，皮肤出现红肿即为阳性。此试验已用不用于人体。

二、细胞免疫的体外检测

细胞免疫主要是由T淋巴细胞介导的免疫应答。通过对细胞免疫功能检测可了解人体免疫功能受损情况和迟发型变态反应等。

（一）T淋巴细胞亚群测定（Determination of T cell subset）

体外检测淋巴细胞的数量和功能，最易采集的是血标本，应用抗CD抗原的单克隆抗体，如抗CD3、抗CD4、抗CD8等，对外周血单个核细胞进行检测，依据各单抗的阳性率，判定各T淋巴细胞亚群的百分率，并算出CD4/CD8的比值。测定方法有E花环法、免疫荧光测定法（immunofluorescence assays，IFA）、碱性磷酸酶抗碱性磷酸酶（alkaline phosphatase anti alkaline phosphatase，APAAP）免疫组织化学法、流式细胞仪（flow cytometer）法等，流式细胞仪法为主流方法。其中E花环法为传统检测方法，其检测首先需分离或纯化淋巴细胞，一般使用葡聚糖-泛影葡胺配成比重为1.077的淋巴细胞分层液，当将血液重叠于淋巴细胞分层液之上离心时，由于红细胞（1.092）、多形核白细胞（1.090）、淋巴细胞（1.070）的比重不同而相互分开。淋巴细胞和单核细胞在血浆和分层液交界处形成一薄层。仔细分出这一薄层的细胞，其中淋巴细胞约占80%，单核细胞约占20%，淋巴细胞中T细胞约占80%，B细胞约占4%～10%，其余为非T、非B细胞。其原理是人类T细胞表面有SRBC受体（CD2）能与SRBC结合形成玫瑰花环样结构，将经分层液分离现的RBM悬液与SRBC在含有血清的平衡盐水中混合，经37 ℃培养5～10 min放4 ℃过夜，取细胞悬液计数，外周血淋巴细胞中约70%～80%淋巴细胞结成花环即为T细胞。

1. 免疫荧光测定法（IFA） 总T细胞53%～88%；$CD4^+$细胞32%～60%，$CD8^+$细胞20%～40%，$CD4^+/CD8^+$：1.5～2.0。

2. 流式细胞仪法 总T细胞（$CD3^+$）：955～2 860/ul，$CD4^+$细胞：27%～51%，550～1 440/ul，$CD8^+$细胞：15%～44%，320～1 250/ul，$CD4^+/CD8^+$：0.64～2.85。

临床意义 T淋巴细胞亚群在许多临床疾病中可发生异常改变，特别是免疫功能受损的患者。测定T淋巴细胞亚群变化对了解疾病的发病机制、指导临床治疗、控制疾病的发生发展均有重要意义。

（1）在自身免疫病中，如SLE、RA、自身免疫性溶血性贫血，以及乙型肝炎患者常表现为$CD8^+$细胞的数量及功能低下，有时也有$CD4^+$细胞增高，$CD4^+/CD8^+$比值升高的现象。

（2）免疫缺陷病患者$CD4^+/CD8^+$比值减低，如AIDS患者，$CD4^+$显著减少，常出现$CD4^+/CD8^+$比值倒置。此项指标现常用于HIV感染者的监测。

（3）感染性疾病患者免疫抑制功能增强，表现为$CD8^+$细胞的数量及功能都异常增高。病毒感染时，总T细胞、$CD4^+$细胞减少，$CD8^+$细胞增多，$CD4^+/CD8^+$比值降低。

（4）肿瘤患者总T细胞，$CD4^+$细胞明显减少，$CD8^+$明显增加，$CD4^+/CD8^+$比值明显下降。据此，可了解机体的免疫状态，指导免疫调节剂及治疗药物的应用。

（5）支气管哮喘患者，在过敏原激发后，外周血$CD4^+$T细胞迅速降低，支气管肺泡灌洗液中总T细胞、$CD4^+$、$CD8^+$ T细胞增高。过敏性鼻炎患者总T细胞、$CD4^+$、$CD8^+$ T细胞均比正常人低。

（6）血液系统疾病T淋巴细胞亚群也有相应变化，如再生障碍性贫血、粒细胞减少症时$CD4^+$细胞减少，$CD8^+$细胞增多，$CD4^+/CD8^+$比值下降。

注意事项 T淋巴细胞亚群检测方法很多，参考值也不尽相同，在判断结果时要全面考虑，结合临床及其他检查。此外，利用上述方法也可测定B细胞、NK细胞等。流式细胞仪法，B细胞绝对值为90～560/ul，百分数为5%～18%，NK细胞绝对数为150～1 100/ul，百分数为7%～40%。黄种人较其他种族有较高的NK细胞值。

（二）T细胞活化试验

T细胞能被非特异的物质称为有丝分裂原所

激活而向淋巴母细胞转化。T 细胞转化过程可伴随有 DNA、RNA、蛋白质的合成增加，最终导致细胞分裂。在光学显微镜下可计数转化后的淋巴细胞数，也可用氚标记的胸腺嘧啶核苷(^{3}HTdR)掺入正在分裂的淋巴细胞，用液闪测定仪检查掺入正在分裂的淋巴细胞，用液测量仪检查掺入的^{3}H－TdR 的多少确定淋巴细胞转化率。最近有 1 种不用同位素，又可用仪器测量的淋巴细胞增殖反应的检查法，称为 MTT 检测法，MTT 是一种甲氮唑盐，它是细胞线粒体脱氢酶的底物，细胞内的酶可将 MTT 分解产生蓝黑色 formazan 产物。该产物的多少与活性细胞数正相关。结果可用酶标检测仪(595 mm)测量光密度，做为 MTT 法的检查指标。此法的结果与^{3}H－TdR 掺入法平行，并能反应试验中的活细胞数。

(三) 细胞毒试验

TC 细胞、NK 细胞、LAK 细胞、TIL 细胞对其靶细胞有直接的细胞毒(杀伤)作用。常用的检测细胞毒效应的方法是^{51}Cr－$Na2CrO_4$ 盐水溶液与靶细胞混合，于 37 ℃培养 1 h 左右，^{51}Cr 即可进入靶细胞，与胞浆蛋白结合，洗去游离的^{51}Cr 后，即可得到^{51}Cr 标记的靶细胞，将待检细胞毒性的细胞与^{51}Cr 标记的靶细胞混合(比例约为 50∶1 或100∶1)靶细胞被杀伤越多，释放到上清液中的液游离的^{51}Cr 越多，且不能被其他细胞吸收。用 γ 射线测量仪检测上清液中的 cpm 值，即可计算出待检细胞杀伤活性的高低。

细胞毒试验检测 Tc 细胞效应功能是否健全，及经 IgG 介导的 ADCC 效应，或 NK 细胞在抗肿瘤免疫中的作用是有意义的。

(四) 混合淋巴细胞反应

混合淋巴细胞反应(mixed lymphocyte reaction，MLR)是体外研究 T 细胞的较好的方法，双向 MLR 常被用来筛选骨髓移植的供体。来自不同供体的淋巴细胞分别与患者的淋巴细胞混合培养 4～5 d，在最后 8 h 掺入^{51}CrTdR 掺入法测 T 细胞的反应性。或用细胞毒法观察受刺激的 T 细胞与活的靶细胞混合(靶细胞来自与刺激细胞相同的个体)如果 T 细胞受刺激后产生了细胞毒 T 细胞，可杀死活的细胞，根据靶细胞释放^{51}Cr 的多少算出 T 细胞移动抑制因子和 LIF(白细胞移动抑制因子)来评估细胞免疫功能。

第三节　细胞因子与细胞因子受体

细胞因子在调节机体的免疫功能方面发挥着重大作用。新的细胞因子不断被发现。各种细胞因子需与各自的受体特异结合才能起作用。细胞因子受体存在于被作用的细胞膜上或细胞浆内，目前所知不是太多。迄今所发现的细胞因子近百种，其中多数仍处于研究和探索阶段。

一、细胞因子

细胞因子(Cytokines，CKs)都是通过与靶细胞表面高亲和力的特异性受体结合后才能发挥其生物学效应的。细胞因子受体与其他膜表面受体一样，均由 3 个功能区组成，即膜外区(细胞因子结合区)。跨膜区(疏水性氨基酸富有区)和膜内区(信号传导区)。细胞因子受体存在有单链、双链或三链不同形式的结构。最近的研究发现，有些细胞因子受体共同使用一条多肽链，如 IL－3、IL－5 和 GM－CSF 共同使用同一 β 链，IL－2、IL－4 和IL－7 共同使用同一条 γ 链。由于细胞因子在受体水平存在相似性，因而会使用共同的信号传导途径，发挥类似的生物学效应。

机体活化的免疫细胞和某些基质细胞能合成和分泌高活性、多功能的、小分子多肽类因子，它们可以调节多种细胞生理功能、决定免疫应答的性质，是免疫系统的重要介质之一，即是由多种细胞产生的免疫功能调节因子，这些因子统称为细胞因子。

细胞因子种类繁多，其中主要包括有：白细胞介素(InterleukinIL)、淋巴因子 (Lymphokine，LK)、单核因子 (monokine，MK)以及其他由非淋巴细胞及非单核细胞产生的细胞因子等。

细胞因子涉及免疫和炎症的每一个环节，包括抗原的递呈、骨髓的分化、细胞动员和激活、黏附因子的表达和急性时相反应。目前已知白细胞介素(interleukin，IL)、干扰素(interferon，IFN)、集落刺激因子(colony stimulating factor，CSF)、肿瘤坏死因子(tumor necrosis factor，TNF)、转化生长因子

(transforming growth foctor,TGF)等均是免疫细胞产生的细胞因子,它们在免疫系统中起着非常重要的调控作用,在异常情况下也会导致病理反应。目前最重要的细胞因子包括干扰素,白细胞介素家庭,肿瘤坏死因子等。细胞因子在肿瘤、感染、血液病、伤口愈合、胚胎发生等方面也均起重要作用,目前的工作仅仅是开端,更多的机理,相互影响和毒创作用等还有待于深入研究。

特异性细胞因子的发现和初期研究始于1950年至1960年末。当时由于对传染病抗原诱导免疫应答的研究,涉及到细胞产生的多肽因子,如干扰素、发热原及巨噬细胞激活因子等。20世纪70年代,人类不断发现新的细胞因子,而且制备了特异性抗体用于单个细胞因子的纯化和特性研究。80年代到90年代随着分子生物学的迅速发展,许多细胞因子的研究进入高潮,但多数是研究其在体外的效应,对各种细胞因子在体内的效用仍了解较少。近年来应用重组细胞因子、特异性细胞因子的单克隆抗体、转基因动物表达的细胞因子基因,以及缺乏特异性细胞因子的动物和基因敲除(gene knock-out)等技术推动了细胞因子的研究。

细胞因子的研究向分子、受体、基因水平的深入,有助于一些感染性疾病、变应性疾病、自身免疫性疾病、免疫缺陷病、肿瘤的预防、诊断、治疗及发病机制的研究,特别是利用细胞因子治疗肿瘤、感染、造血功能障碍、自身免疫病等,已收到初步疗效,具有非常广阔的应用前景。

(一)细胞因子的命名及功能

1. 白细胞介素 在1979年第二届淋巴因子的国际会议上,将介导白细胞间相互作用的一些细胞因子命名为白细胞介素(IL),并以阿拉伯数字排列,如IL-1、IL-2、IL-3。随着分子免疫学的研究进展,不断有新的IL被命名,迄今已正式命名到IL-31,可以预期,还会有更多的IL被发现。目前的研究发现,许多IL不仅介导白细胞相互作用,还参与其他细胞的相互作用,如造血干细胞、血管内皮细胞、纤维母细胞、神经细胞、成骨和破骨细胞等的相互作用。

(1) IL-2:主要是由活化的$CD4^+$细胞产生,通过自分泌和旁分泌作用于分泌IL-2的细胞本身或邻近的$CD4^+$和$CD8^+$细胞,是机体免疫网络中最重要的调节因子。因此,IL-2活性的检测已成为评价机体免疫功能的重要指标之一。但体液中IL-2含量甚少,难以直接测定。通常检测PHA和ConA等丝裂原诱导单个核细胞在体外产生IL-2的能力来反映。

IL-2产生或IL-2表达异常,与临床疾病有密切关系。IL-2产生低下的疾病有:系统性红斑狼疮、活动性类风湿关节炎、艾滋病(AIDS)、持续性全身性淋巴腺瘤、1型糖尿病、活动性内脏利什曼病、尖锐湿疣等。接收免疫抑制治疗者和老年人IL-2产生也明显下降。SLE患者的IL-2产生与IgG负相关。但用ELISA法测定重症SLE患者血清IL-2,反而呈高价,这可能是由于血清中有竞争结合物质造成的。器官移植后患者血清中大量出现可溶性IL-2R,就与IL-2竞争结合IL-2抗体,因而使ELISA法检查的血清IL-2值偏高。

(2) IL-6:是由多种淋巴类和非淋巴类细胞产生。具有多种生物学功能,在机体的免疫应答、骨髓造血及炎症反应中均起重要作用。检测方法有IL-6依赖细胞(MH6. BSF2细胞)增殖反应MTT测定法、金黄色葡萄球菌Coman-1株(SAC)协同刺激B细胞分化反应测定法(ELISA测定上清IgG含量)、ELISA等在许多疾病中IL-6水平升高。如多克隆B细胞激活或自身免疫性疾病:类风湿性关节炎、艾滋病、系统性红斑狼疮、Reiter综合征、硬皮病、乙醇性肝硬化、膜性增生性肾小球肾炎、银屑病;淋巴细胞系肿瘤:多发性骨髓瘤、淋巴瘤、霍奇金病、kaposi肉瘤、心脏黏液瘤、宫颈癌;其他:烧伤、急性感染、移植排斥反应。

(3) IL-8:是由单核-巨噬细胞、成纤维细胞、上皮细胞和内皮细胞等多种细胞产生,其主要生物活性是激活中性粒细胞。检测方法中有中性粒细胞趋化试验、多形核白细胞酶释放法、ELISA、原位免疫细胞化学测定法。

IL-8升高见于慢性斑状牛皮癣患者的鳞屑中、类风湿性关节炎和麻风患者的滑液中、自发性肺纤维化和急性呼吸窘迫综合征患者支气管灌洗液中。另外,IL-8还与败血症休克、内毒素血症、输血溶血反应等密切相关。

(4) IL-10:是由辅助性T细胞亚群TH1和TH2、核细胞、巨噬细胞、B细胞和角质细胞产生。其生物活性广泛,可选择性地抑制单核-巨噬细胞某些功能,对T细胞、B细胞等的功能亦有明显影响。测定方法有生物活性测定和ELISA等。

非霍奇金淋巴瘤及卵巢癌等患者血清中IL-10

水平升高，其病理生理及临床意义，见表 19-1。

2. 集落刺激因子　在进行造血细胞的体外研究中，发现一些细胞因子可刺激不同的造血干细胞在半固体培养基中形成细胞集落，这类因子被命名为集落刺激因子。根据它们的作用范围，分别命名为粒细胞 CSF(G-CSF)，巨噬细胞 CSF(M-CSF)，粒细胞和巨噬细胞 CSF(GM-CSF)和多集落刺激因子(multi-CSF，又称 IL-3)。不同发育阶段的造血干细胞起促增殖分化的作用，是血细胞发生必不可少的刺激因子。广义上，凡是刺激造血的细胞因子都可统称为 CSF，例如促红细胞生成素(erythropoictin, Epo)、刺激造血干细胞的干细胞因子(stem cell factor, SCF)、可刺激胚胎干细胞的白血病抑制因子(leukemia inhibitory factor, LIF)等均有集落刺激活性。此外，CSF 也作用于多种成熟的细胞，促进其功能具有多相性的作用。见表 19-2。

表 19-1　白细胞介素简表

IL	曾用名称	产生细胞	效应
1	淋巴细胞活化因子(LAF)	单核巨噬细胞，纤维母细胞	T 和 B 细胞的增殖和分化，刺激树突状细胞，激造血细胞，参与炎症内皮细胞反应
2	T 细胞生长因子	活化的 T 细胞	T 和 B 细胞的增殖分化，增强 NK 细胞，单核细胞杀伤活性
3	多集落刺激因子(multi-CSF)	活化的 T 细胞	多能造血干细胞增殖，促进肥大细胞，嗜酸，嗜碱性粒细胞增殖与分化
4	B 细胞刺激因子(BSF-1)	活化的 T 细胞	B 和 T 细胞增殖，刺激造血祖 B 细胞生长因子(BCGF-1)细胞增殖与分化，诱导 IgE、IgG 产生
5	B 细胞生长因子-Ⅱ(BCGF-Ⅱ)	活化的 T 细胞	促进 B 细胞增殖与分化，促进嗜酸性粒细胞增殖与分化，诱导 IgA 产生
6	B 细胞刺激因子-2(BSF-2)	淋巴细胞	促进 B 细胞分化、促进肝细胞
	B 细胞分化因子(BCDF)	单核细胞	产生急性期蛋白，抑制乳腺
		纤维母细胞	癌细胞、刺激骨髓瘤细胞、刺激造血细胞，参与炎症
7	淋巴细胞生素(LPO)	骨髓及胸腺基质细胞	促进前 T、前 B 细胞增殖，促进成熟 T 细胞生长，促进血小板生成
8	中性粒细胞趋化因子(NCF)	单核巨噬细胞	中性粒细胞活化和趋化作用
	粒细胞活化因子(NAF)	血管内皮细胞	T 细胞趋化作用，促进血管生成，参与炎症
9	肥大细胞生长增强活性 T 细胞生长因子(TCGFⅢ)	活化的 T 细胞	促进 TH 产生细胞因子，促进肥大细胞增殖，刺激造血细胞
10	细胞因子合成抑制因子(CSIF)	活化的 T 细胞，B 细胞单核巨噬细胞	抑制 TH 产生细胞因子，促进胸腺细胞增殖，促进 B 细胞增殖
11	细胞毒性淋巴细胞成熟因子(CLMF)	B 细胞	促进 TC，NK，LAK 细胞杀伤功能，诱导细胞免疫
12	P600	活化的 T 细胞	抑制细胞因子分泌和表达，刺激 B 细胞增殖和 CD23 表达，诱导 IgE 产生

表 19-2　集落刺激因子的特性

细胞因子	产生细胞	效应
Multi-CSF	活化的 T 细胞	刺激造血干细胞增殖，促进肥大细胞，嗜酸、嗜碱粒细胞增殖分化
GM-CSF	活化的 T 细胞，巨噬细胞，纤维母细胞等	刺激粒细胞，巨噬细胞集落形成刺激粒细胞功能
G-CSF	纤维母细胞，骨髓基质细胞，膀胱癌细胞株等	刺激粒细胞集落，刺激粒细胞功能
M-CSF	巨噬细胞	刺激巨噬细胞集落、刺激粒细胞功能，降低血胆固醇
SCF	纤维母细胞，骨髓和胸腺的基质细胞	刺激髓系、红系、巨核系及淋巴系造血祖细胞
Epo	肾细胞	刺激红系造血祖细胞
LIF	基质细胞、单核细胞	促进某些白血病细胞株的分化促进胚胎干(ES)细胞的增殖，抑制 ES 细胞的分化

3. 干扰素(IFN) 干扰素是最先发现的细胞因子,是一类低分子量、多功能蛋白质。早在1957年,lssacs等人发现病毒感染的细胞产生1种因子,可抵抗病毒的感染,干扰病毒的复制,因而命名为干扰素。根据其来源和结构,可将IFN分为IFN-α、IFN-β、IFN-γ,它们分别由白细胞、纤维母细胞和活化T细胞产生。IFN-α为多基因产物,有十余种不同亚型,但它们的生物活性基本相同。IFN除有广谱抗病毒作用外,还有抗肿瘤、免疫调节、控制细胞增殖及引起发热等作用。检测方法有MHC Ⅱ类抗原诱导法、双抗体夹心ELISA法等。临床意义与IL-2相似。

4. 肿瘤坏死因子(tumor necrosis factor,TNF) 肿瘤坏死因子是一类能直接造成肿瘤细胞死亡的细胞因子,根据其来源和结构分为2种,即TNF-α和TNF-β。前者由单核巨噬细胞产生,后者由活化的T细胞产生,又名淋巴毒素(lymphotoxin)。虽然两种TNF产生的细胞类型不尽相同,但能与相同的受体结合,故两者的生物学活性极其相似;此外,两者又有膜结合型和分泌型两种形式。TNF除有杀肿瘤细胞作用外,还可引起发热和炎症反应,大剂量TNF-α可引起恶液质,呈进行性消瘦,因而TNF-α又称恶液质素(cachectin)。检测方法有TNF敏感靶细胞毒性试验、免疫学试验、FACS检测跨膜型TNF。

正常人血清中通常检测不到TNF活性,但在慢性类风湿性关节炎、多发性硬化症、恶性肿瘤及肾移植患者血清中,可检测到TNF。肾移植排斥时TNF增高。革兰氏阴性杆菌或脑膜炎奈瑟氏菌引起的弥漫性血管内凝血、中毒性休克时可测出高水平的TNF-α。病毒性暴发性肝衰竭外周血细胞诱生的TNF活性升高,且与病情程度相关。艾滋病患者单核细胞培养上清液和血清中TNF-α水平升高。

5. 淋巴因子 由活化的淋巴细胞产生的细胞因子都可称为淋巴因子(lymphokine),如IL-2、3、4、5、6、7、8、9、10、11、12、13、TNF-β、IFN-γ等均为淋巴因子。

6. 单核因子 由单核已噬细胞产生的细胞因子统称单核因子(monokine),如IL-1、6、8,TNF-α、IFN-α等。

7. 其他细胞因子 干细胞因子、肝细胞生长因子、单核细胞趋化蛋白、血管生成素、抑瘤素M、白细胞抑制因子、血小板衍生的生长因子。

(二)细胞因子的分子结构

不同细胞因子之间的结构上有很大的差异,一般,多数细胞因子为小分子多肽,分子量不超过60 kD,多由100个左右的氨基酸组成。不同细胞因子之间无明显的氨基酸序列的同源性。

多数细胞因子以单体形式存在,少数因子如IL-5、IL-12、M-CSF、TGF-β等以双体形式存在。

大多数细胞因子带有糖基,但这些糖基多与细胞因子的生物活性无关,可能起延长细胞因子体内半衰期的作用。

(三)细胞因子的分类

细胞因子根据其的特异性功能,将其归纳为四大类:

1. 介导和调节固有免疫的细胞因子 包括抗病毒感染和抗细菌感染引起炎症反应的细胞因子。如干扰素、肿瘤坏死因子、IL-1、IL-6、趋化因子、IL-12、IL-15、IL-10等。

2. 介导和调节适应性免疫的细胞因子 通过T淋巴细胞对特异性抗原的识别和应答过程中产生,起到增强、聚集和限定炎症的作用。如IL-2、IL-4、转化生长因子-β、γ干扰素、淋巴毒素、IL-5、IL-13、IL-16、IL-17、MIF等。

3. 刺激造血的细胞因子 由受刺激的淋巴细胞和其他细胞产生的刺激造血干细胞生长和分化的细胞因子。如C-Kit配体、IL-3、粒细胞-巨噬细胞集落刺激因子、单核-巨噬细胞集落刺激因子、粒细胞集落刺激因子、IL-7、IL-9、IL-11、促红细胞生成素等。

4. 其他细胞因子 近年来陆续发现了许多细胞因子,与生长、分化、免疫创伤愈合、胚胎发育、神经损伤的复发和肿瘤的发生发展有关。如表皮生长因子、血管生成素、成纤维细胞生长因子、血小板衍生的生长因子、白血病抑制因子、抑瘤素M、肝细胞生长因子、单核细胞趋化蛋白和神经生长因子等。

(四)细胞因子的作用特点

目前发现并正式命名的细胞因子有数10种,每种细胞均有其独特的、起主要作用的生物学活性。尽管种类繁多、产生细胞和作用细胞多样、生物学活性广泛、发挥作用的机制不同,但众多的细胞因子具有以下共同的特性。

1. 天然细胞因子是由细胞产生的　正常的静息或休止(resting)状态的细胞必须经过激活后才能合成和分泌细胞因子。通常是由抗原、丝裂原或其他刺激物激活免疫细胞和相关细胞,6～8 h 后细胞培养上清中即可检测出细胞因子,于 24～72 h 期间细胞因子水平最高。但是有些细胞株不需外源刺激就可以自发地分泌某些细胞因子。

2. 细胞因子的产生和作用具有多向性(pleiotropism)　即单一刺激如抗原、丝裂原、病毒感染等可使同一种细胞分泌多种细胞因子,而一种细胞因子由多种不同类型的细胞产生可作用于多种不同类型的靶细胞。

3. 细胞因子的合成和分泌过程是一种自我调控、短暂的、自身限制的过程。可以自分泌、旁分泌或内分泌的方式发挥其作用:自分泌(autocrine)即分泌细胞是靶细胞本身或同类细胞,旁分泌(paracrine action)即分泌细胞所分泌的细胞因子作用于邻近的细胞,内分泌作用(endocrine action)类似于激素分泌进入循环,刺激远距离的细胞。通常情况下,细胞因子极少储存,即不以前体形式贮存在细胞内,而是经过适当刺激后迅速合成,一旦合成后便分泌至细胞外以发挥生物学作用,刺激消失后合成亦较快地停止并被迅速降解。某种细胞因子对靶细胞作用的强弱取决于细胞因子的局部浓度。

4. 细胞因子均为低分子量的分泌型蛋白质　常被糖基化。分子量大小不等,大多数为 15～30 kD,小者仅 8～10 kD,一般不超过 80 kD。多以单体形式存在,少数如 IL－5、IL－12、M－CSF 等为二聚体,TNF－α 为三聚体。

5. 细胞因子需与靶细胞上的高亲和力受体特异结合后才发挥生物学效应。

6. 细胞因子生物学效应具有高效性　细胞因子在 pM(10－12M)水平就能发挥显著的生物学效应。这与细胞因子与靶细胞表面特异性受体之间亲和力极高有关,其解离常数在 10－12～10－10 M 之间。

7. 单一细胞因子可具有多种生物学活性,但多种细胞因子也常具有某些相同或相似的生物学活性。

8. 细胞因子的作用具有多效性　可参与免疫反应和炎症等反应。影响反应的强度和持续时间的长短。涉及到感染免疫、肿瘤免疫、自身免疫、移植免疫等诸多方面。

9. 以非特异性方式发挥生物学作用且不受 MHC 限制。

10. 细胞因子的作用并不是孤立存在的,具有网络性。细胞因子相互诱生、通过合成分泌的相互调节,受体表达的相互调控、生物学效应的相互影响而组成交集的细胞因子网络(cytokine network)相互间可以叠加、协同或抵抗,甚至取得 2 种细胞因子单用时所不具有的新的独特的效应。

(五) 细胞因子的生物学活性

细胞因子具有非常广泛的生物学活性,包括促进靶细胞的增殖和分化,增强抗感染和细胞杀伤效应,促进或抑制其他细胞因子和膜表面分子的表达,促进炎症过程,影响细胞代谢等。

1. 免疫细胞的调节剂　免疫细胞之间存在错综复杂的调节关系,细胞因子是传递这种调节信号必不可少的信息分子。例如在 T－B 细胞之间,T 细胞产生 IL－2、4、5、6、10、13,干扰素 γ 等细胞因子刺激 B 细胞的分化、增殖和抗体产生;而 B 细胞又可产生 IL－12 调节 TH1 细胞活性和 TC 细胞活性。在单核巨噬细胞与淋巴细胞之间,前者产生 IL－1、6、8、10,干扰素 α,TNF－α 等细胞因子促进或抑制 T、B、NK 细胞功能;而淋巴细胞又产生 IL－2、6、10,IFNγ,GM－CSF,巨噬细胞移动抑制因子(MIF)等细胞因子调节单核巨噬细胞的功能。许多免疫细胞还可通过分泌细胞因子产生自身调节单核巨噬细胞的功能。许多免疫细胞还可通过分泌细胞因子产生自身调节作用。例如 T 细胞产生的 IL－2 可刺激 T 细胞的 IL－2 受体表达和进一步的 IL－2 分泌,TH1 细胞通过产生干扰素 γ 抑 T_{H2} 细胞的细胞因子产生。而 T_{H2} 细胞又通过 IL－10、IL－4和 IL－13 抑制 TH1 细胞的细胞因子产生。通过研究细胞因子的免疫网络调节,可以更好地理解完整的免疫系统调节机制,并且有助于指导细胞因子作为生物应答调节剂(biological response modifier,BRM)应用于临床治疗免疫性疾病。

2. 免疫效应分子　在免疫细胞针对抗原(特别是细胞性抗原)行使免疫效应功能时,细胞因子是其中重要效应分子之一。例如 TNFα 和 TNFβ 可直接造成肿瘤细胞的凋亡(apoptosis),使瘤细胞 DNA 断裂,细胞萎缩死亡;干扰素 α、干扰素 β、干扰素 γ 可干扰各种病毒在细胞内的复制,从而防止病毒扩散;LIF 可直接作用于某些髓性白血病细胞,使其分化为单核细胞，丧失恶性增殖特性。另有一些细胞因子通过激活效应细胞而发挥其功能，如IL2和IL-12刺激NK细胞与T_C细胞的杀肿瘤细胞活性。与抗体和补体等其他免疫效应分子相比，细胞因子的免疫效应功能，因而在抗肿瘤、抗细胞内寄生感染、移植排斥等功能中起重要作用。

3. 造血细胞刺激剂　从多能造血干细胞到成熟免疫细胞的分化发育漫长道路中，几乎每一阶段都需要有细胞因子的参与。最初研究造血干细胞是从软琼脂的半固体培养基开始的，在这种培养基中，造血干细胞分化增殖产生的大量子代细胞由于不能扩散而形成细胞簇，称之为集落，而一些刺激造血干细胞的细胞因子可明显刺激这些集落的数量和大小因而命名为集落刺激因子(CSF)。根据它们刺激的造血细胞种类不同有不同的命名，如GM-CSF、G-CSF、M-CSF、multi-CSF(IL-3)等。目前的研究表明，CSF和IL-3是作用于粒细胞系造血细胞，M-CSF作用于单核系造血细胞，此外Epo作用于红系造血细胞，IL-7作用于淋巴系造血细胞，IL-6、IL-11作用于巨核造血细胞等等。由此构成了细胞因子对造血系统的庞大控制网络。某种细胞因子缺陷就可能导致相应细胞的缺陷，如肾性贫血患者的发病就是肾产生Epo的缺陷所致，正因如此，应用Epo治疗这一疾病收到非常好的效果。目前多种刺激造血的细胞因子已成功地用于临床血液病，有非常好的发展前景。

4. 炎症反应的促进剂　炎症是机体对外来刺激产生的一种病理反应过程，症状表现为局部的红肿热痛，病理检查可发现有大量炎症细胞如粒细胞、巨噬细胞的局部浸润和组织坏死，在这一过程中，一些细胞因子起到重要的促进作用，如IL-1、IL-6、IL-8、TNFα等，可促进炎症细胞的聚集、活化和炎症介质的释放，可直接刺激发热中枢引起全身发烧，IL-8同时还可趋化中性粒细胞到炎症部位，加重炎症症状。在许多炎症性疾病中都可检测到上述细胞因子的水平升高。用某些细胞因子给动物注射，可直接诱导某些炎症现象，这些实验充分证明细胞因子在炎症过程中的重要作用。基于上述理论研究结果，目前已开始利用细胞因子抑制剂治疗炎症性疾病，例如利用IL-1的受体拮抗剂(receptor antagonist)和抗TNFα抗体治疗败血性休克、类风湿关节炎等，已收到初步疗效。

5. 其他　许多细胞因子除参与免疫系统的调节效应功能外，还参与非免疫系统的一些功能。例如IL-8具有促进新生血管形成的作用；M-CSF可降低血胆固醇IL-1刺激破骨细胞、软骨细胞的生长；IL-6促进肝细胞产生急性期蛋白等。这些作用为免疫系统与其他系统之间的相互调节提供了新的证据。

(六) 细胞因子的临床意义

正常情况下，细胞因子表达和分泌受机体严格的调控，在病理状态下、细胞因子会出现异常性表达，表现为细胞因子及其受体的缺陷，细胞因子表达过高，以及可溶性细胞因子受体的水平增加等。

因为当今大部分疾病都与免疫学相关，因此研究免疫系统细胞作用方式及其相互联系是非常重要的，而细胞因子在免疫系统中的中心地位已得到公认，例如：

(1) 在AIDS患者中测量细胞因子进一步了解患者的免疫状态对了解病情、掌握病程、确定治疗的效果是极有用的。因此美国AIDS临床试验计划要求所有实验室在试用抗AIDC药物时检测TNF-α_1。

(2) 类风湿关节炎研究已清楚地表明TNF-α、IL-β和IL-6水平在此类患者中有明显的相关性，类风湿性关节炎SIL-2R水平明显增加，这一结果有助于类风湿性关节炎的诊断和疗效的判定，因此许多国外有抗风湿类药物因子试剂盒检测其效果。

(3) 肝炎是我国最严重的传染病，研究表明TNF-α在肝炎中起重要作用，目前IL-2、干扰素等重组类药物已广泛用于肝炎的治疗，各类细胞因子的检测在确定用药(因为它们很昂贵)、追踪疗效、探查更深层的发病机理等方面将有非常广阔的前景。肝病血清SIL-2R水平明显高于正常人，且乙肝患者中CAH的SIL-2R明显高于CPH；丙肝患者中急性肝炎的SIL-2R明显高于慢性肝炎，乙肝患者血清HBV DNA阳性组SIL-2R水平显著高于阴性组，认为检测血清SIL-2R水平可作为思考病情变化和预后判断的监测指标，具有一定实用价值。

乙肝后肝硬化患者血清SIL-2R水平均高于正常，其水平高低与乙肝的活动程度呈平行关系，并与HBV的急性感染血清标志关系密切，经治疗急性HBV感染者SIL-2R水平较其他组下降快。说明乙肝患者SIL-2R检测对其疗效和预后判断有价值。

各类丙型肝炎的 SIL－2R 均明显增加，各肝病患者 SIL－2R 水平与肝损害程度相一致，阿米巴样肝脓肿患者血清 SIL－2R 水平显著高于正常对照组，（原发性肝癌，PCH），肺癌患者外周血 SIL－2R 水平明显高于正常人，对急性肝炎患者测血清 SIL－2R 含量，可作为观察病情变化，治疗效果及判断项后的一项指标。

肝病患者血清中 IL－2 及淋巴细胞分泌 IL－2 的能力下降，提示肝硬化，慢活肝及急性肝炎患者的细胞免疫功能低下。

慢性肝炎(CH)患者 IL－6，TNF－α 水平最高，恢复期或稳定期 TNF－α 和 IL－6 水平低于急性期或活动期，提示 IL－6 和 TNF－α 是肝脏损害重要的炎症介质。

恶性阻塞黄疸患者 SIL－2R 含量增加，与良性阻塞性黄疸组相比较，有显著性差异，这可能是恶性阻塞性黄疸患者极易发生感染的重要原因。

(4) 新生儿感染常可夺去初生的生命，及时治疗是惟一办法，大量研究发现 IL－6 是已知最早出现的感染指标，比常规的 C－反应蛋白要提前很多，因此国际上在新生儿室以 IL－6 代替 CRP 作为早期感染指标已有越来越普及的趋势。

(5) IL－4 可诱导 IgE 产生及细胞表面 IgE Fc 受体(CD23)表达，与变态反应性疾病关系密切，因此国际上正在研究用 IL－4 拮抗剂治疗此类疾病。

(6) IL－8 与类风湿关节炎，各种纤维化疾病，肝炎及其他许多炎症反应密切相关，这也是首个发现的化学因子(chemokine)。

(7) 急性脑血管病(ACVD)患者急性期血清 TNFα 和 SIL－2Ra 水平明显高于正常对照组，恢复期血清 TNF 和 SIL－2Ra 浓度较急性期均有不同程度下降，但与正常对照组仍有显著差异。

脑梗塞患者急性期和恢复期周围血 IL－1、IL－6活性及 TNF 水平较对照组明显增加，急性期又较恢复期高。癫痫(EP)血清 SIL－2R 水平显著增加。急性心肌梗死(acute myocardia infarction, AMI)患者的血清 SIL－2R 水平明显高于正常，可作为判断 AMI 病情严重程度和预后的指标之一。

AMI 血清 IL－6 浓度明显高于正常，IL－6 浓度在 AMl3 d 时达高峰，以后逐渐呈下降趋势，至 1 月时仍高于正常，表明 IL－6 在 AMI 的病理过程中有意义。

(8) 皮肤病患者血清 SIL－2R 均有不同程度改变，阳性率最高的为皮肤恶性肿瘤。带状疱疹患者急性期 SIL－2R 显著高于正常组，但 IL－l 无明显变化，银屑病患者 SIL－2R 增加，尖锐湿疣患者 IL－2 水平较低。

(9) 血液病患者血清 SIL－2R 增高与机体免疫异常及病情严重程度相关。

急性白血病患者血清 SIL－2R 水平的明显升高，化疗 CR 后血清 SIL－2R 水平明显下降，除 ALL 外可降至正常水平，通过本实验观察认为，测定 AL 患者 SIL－2R 水平，可以监测点者病程及治病效果，并且作为预后判断的重要指标。

ALL 患儿不论初发或复发，其血清 SIL－2R 及 TNF 均明显增高，ALL 合并 CNSF 时 SIL－2R 和 TNF 均升高，且出现在 CSF 常规检查等改变之前，揭示 CSF 中 SIL－2R 及 TNF 的检测可能有助于 CNSL 的早期诊断及疗效判定，急变期，加速期和慢性 CML 患者血清 SIL－2R 含量明显增高。

MM 患者血清 IL－2 含量明显增高，血清 IL－2＞5 mg/L 的患者，3 年存活率明显高于血 IL－2＜5 mg/L的患者；血清 IL－2＞5 mg/L 的所有患者，其血清 β_2-MG＜6 mg/L，并依据此 2 项指标将 MM 患者分成三组，结果血清 IL－2 增高而 β_2-MG 无明显升高的患者预后最好，血清 IL－2 不高但 β_2-MG升高的患者预后最差。认为，检测血清 IL－2的水平，能估计 MM 患者的存活期，血清 IL－2 的增高可作为 MM 患者预后良好的指标。

SLE 患者血清 SIL－2R、IL－2、IL－6 和 IL－8 水平显著高于健康人，且血清 IL－8 与 IL－6 浓度呈显著性正相关，揭示 SLE 存在免疫细胞活化，异常增高的细胞因子引起免疫紊乱和促发免疫损伤，血清细胞因子的变化有助于监测狼疮活动。ITP 患者 IL－2 活性显著低于对照；反复下呼吸道感染的患儿血清 SIL－2R 升高。川畸病儿急性期 IL－6 明显升高。

(10) 随着甲状腺水平的升高或降低，SIL－2R 水平呈相似变化趋势，可作为甲状腺疾病诊治监测的又一有用指标。

(11) 各组进展期癌症患者外周血 IL－2、IL－6 活性显著降低，而 IL－2R 水平却显著增高，各组癌症之间上述各项指标比较均无显著差异，手术后 1 个月时各组癌症患者外周血 IL－2、TL－6 活性有所恢复。IL－2R 水平有所下降，但仍低于正常人群，结果揭示，癌症患者外周血 T 细胞功能被严重抑制，这种变化与疾病的病情发展和治疗有关。肺癌患者单个核细胞产生 IL－2 能力增高。

肝癌、肺癌、乳腺癌患者干扰素水平显著降低。鼻咽癌患者急性期、口腔额面部恶性肿瘤患者血清 SIL－2R 水平显著升高。膀胱癌患者血清 SIL－2R 显著高于正常人，与肿瘤分期与预后有关。

二、细胞因子受体的分类

根据细胞因子受体膜外区的氨基酸序列，可将细胞因子受体主要分为以下几类：

1. 造血生长因子受体家族(HPR) 其典型结构特点是含有胱氨酸－丝氨酸－X－胱氨酸－丝氨酸(Trp-Ser-X-Trp-Ser，W-S-X-W-S)的五联保守序列，与细胞因子结合功能密切相关。代表是生长激素受体，另外大部分细胞因子，如 IL－2、IL－3、IL－4、IL－5、IL－6、IL－7、IL－9、IL－11、IL－13、IL－15、GM－CSF 及 G－CSF 等的受体均属于这一家族。

2. Ig 超家族 代表有血小板衍生的细胞因子或纤维母细胞生长因子受体，另外 IL－1 受体、M－CSF受体等也属于这一家族，IL－6 受体同时含有 Ig 超家族和 HPR 家族 2 个结构区。这一超家族的特点是均在膜外区含有 Ig 样的分子构型，每个 Ig 样功能区由 100 个左右的氨基酸组成，通过二硫键形成稳定的发夹样反平行的 β 片层折叠结构。

3. 干扰素受体超家族 干扰素 α 和 β 共用同一个受体，与干扰素 γ 受体的结构有类似之外，均含有一段 200 个氨基酸的保守序列，其中 4 个半胱氨酸是共有的。

4. 第四类细胞因子受体有 7 个转膜 α－螺旋，代表是趋化因子受体。

5. 另外细胞因子受体是 2 个或更多独立的转膜多肽链构成，如高亲和性的 IL－12 受体含 3 条独立的链(α、β、γ)。

三、细胞因子及其受体的检测

细胞因子在机体免疫应答过程中起着十分重要的作用。在某些疾病时，体内细胞因子及其受体表达可发生异常，与机体免疫功能低下或发生病理损伤有关。因此，在临床免疫学中越来越重视对细胞因子及其受体的检测，细胞因子及其受体检测是判断机体免疫功能的一个重要指标，因而具有重要的实验室研究价值，同时还可能在临床上有诸多实用价值、包括许多疾病的诊断、病程观察、疗效判断及细胞因子治疗监测等。但是，由于细胞因子在体内的含量甚微，给细胞因子的检测带来困维。在基础免疫研究中，常需检测不同条件培养液中细胞因子的活性，并探讨细胞因子产生水平与免疫细胞表型、增殖、杀伤及其他功能的关系。此外，原核细胞和真核细胞中表达的重组细胞因子或经过不同工艺纯化后的产品需测定其活性和含量。

从细胞因子及其受体检测的水平来说，可以分为基因组 DNA、mRNA 和蛋白三个不同的水平，后者又包括胞浆内、膜表面以及分泌到体液或细胞培养上清液等 3 种不同形式细胞因子。目前应用最多的是检测体液或细胞培养上清液中的细胞因子以及膜表面的细胞因子受体。

检测细胞因子及其细胞因子受体的产生和免疫细胞对其反应能力，可以了解淋巴细胞及其他细胞的免疫功能。目前临床上用于测定细胞因子及其受体的方法有生物活性测定法、RIA 法和 ELISA 等，并且已有试剂盒供应，如 IL－2、IL－4、IL－6、IL－8、TNFα、干扰素、粒细胞集落刺激因子、促红细胞生成素等细胞因子检测试剂盒。近来，DNA 分析法已经用于细胞因子的研究，可应用分子杂交法检测细胞因子的基因；应用 PCR 技术测定细胞因子的 mRNA 表达。目前，利用 PCR 技术已建立了定量测定转化生长因子、IL－2、IL－1、TNF 等细胞因子的方法。细胞因子包括淋巴细胞产生的淋巴因子和单核巨噬细胞产生的单核因子等。

细胞因子的检测无论是对免疫学、分子生物学的基础研究，还是对阐明某些疾病的发病机制，指导临床治疗均有重要意义。由于细胞因子种类繁多，各因子间存在网络调节，一种细胞因子往往具有多种功能，而同一种功能又可能由多种因子引起。因此，在检测细胞因子时，常采用多种方法综合分析。

(一) 生物学活性检测法

细胞因子生物学活性检测法是根据某些细胞因子特定的生物学活性，应用相应的指示系统和标准品来反映待测标本中某种细胞因子的活性水平，一般以活性单位来表示。生物学检测法一般敏感性较高，直接表示待测标本中的活性水平。但实验周期较长，如集落形成法需 10～14 d。易受细胞培养中某些因素的影响，如血清、pH、药物。易受生物学活性相同或相近的其他细胞因子的影响，如检测

IL－2 时可受 IL－4 的干扰，TNF－α 和 TNF－β(淋巴毒素)表现出极为相似的生物学作用。易受待检样品中某些细胞因子抑制物的干扰，如 IL－1 的活性可被 IL－1 受体拮抗物（IL－1ra）所抑制，TNF－α可被 TNF－BP 所阻断。不能区分某些细胞因子的型和亚型，如 IFN－α、β 和 γ，以及 IFN－α 中不同的亚型显示相同的生物学活性。某些指示细胞长期培养易发生突变；不同指示细胞对同一种细胞因子的敏感性不同，所获结果难于标准化。此外，某些人源的细胞因子如 hIL－2 对小鼠细胞起作用，但鼠源性的 IL－2 对人的细胞则无刺激作用。

生物学检测的方法大致可分为增殖或增殖抑制、集落形成、直接杀伤靶细胞、保护靶细胞免受病毒攻击、趋化作用以及抗体形成法等几类。

1. 增殖或增殖抑制法　其基本原理是应用某一细胞因子能特异地刺激或抑制某些指示细胞的增殖，通过^{3}H－TdR 掺入或 MTT 法显色，反映待检细胞因子的活性水平。

2. 集落形成法　其基本原理是应用骨髓干细胞体外半固体培养系统，根据不同造血因子能诱导干细胞或定向造血祖细胞形成某一种或某些种类细胞的集落，通过对形成集落形态学、酶学鉴定，计算不同种类集落形成的数量和比例，反映待测标本中 CSF 的种类和活性水平。

3. 直接杀伤靶细胞　在细胞因子中 TNF－α、TNF－β 具有直接杀伤某些肿瘤细胞的作用，采用 TNF 敏感的细胞株如小鼠成纤维细胞株 L929，以及 WEHI164 亚克隆 13 作为指示细胞，通过^{3}H－TdR 释放法或染料染色法等可检测待检样品中 TNF 的活性水平。

4. 保护靶细胞免受病毒的攻击　靶细胞受某些病毒感染后可发生明显病变和死亡。干扰素可保护靶细胞免受病毒的攻击，常用的病毒是水疱性口炎病毒（vesicular stomatitis virus，VSV），敏感的指示细胞为喉癌的上皮细胞株 Hep2 和羊膜的上皮细胞 WISH，通过干扰素（IFN－α、IFN－β、IFN－γ）抑制病毒致病变的程度，计算出待测样品中 IFN 的活性单位。

5. 趋化作用　IL－8 对多形核细胞、淋巴细胞具有趋化作用，可用小室法或软琼脂趋化法，PMN 或淋巴细胞作为指示细胞，以细胞趋化的程度来反映样品中 IL－8 活性水平。

6. 抗体形成法　IL－6 可在体外刺激某些 B 淋巴细胞系产生和分泌免疫球蛋白，常用的指示细胞有分泌 IgG 的 ARH－77、CESS 和分泌 IgM 的 SKW6、CL－4。在一定的条件下，待检样品中IL－6 的水平与细胞培养上清液 IgG 或 IgM 水平正相关，通过标准 IL－6 的对照可推算出待检样品中 IL－6 的活性。

（二）免疫学检测法

免疫学检测法的基本原理是细胞因子（或受体）与相应的特异性抗体（单克隆抗体或多克隆抗体）结合，通过同位素、荧光或酶等标记技术加以放大和显示，从而定性或定量显示细胞因子（或受体）的水平。这类方法的优点是实验周期短，少受抑制物或相似生物学功能因子的干扰，如抗体的特异性高可区分不同型或亚型的细胞因子（如 IFN），1 次能检测大量标本，易标准化。与生物学活性检测方法相比，免疫学检测法在许多情况下敏感性低于前者，所得结果不表示生物学活性，有的 McAb 只能识别重组的细胞因子，在检测天然的细胞因子中受到限制。

利用抗原抗体反应的原理，制备出抗细胞因子的单克隆抗体或多克隆抗体，可进行细胞因子的免疫检测。几年以前，大部分检测是通过生物方法，因此法耗时，使用困难，难以标准化，缺乏特异性，所以目前，ELISA 方法是最佳选择，因为这恰好可以克服以上缺点，而且，对于血清或血浆中的天然因子来说不存在失活的问题，所以 ELISA 法在检测这部分标本时将显示无比的优越性。国际上生物法已仅限于在药厂出质检报告时使用，ELISA 技术发展至今已有 20 多年历史，形成了一整套完善的理论与实验方案，并且已得到很好的普及。这种方法的优点是特异性强、操作简便，缺点是灵敏度不够，且不能代表活性测定的结果。从目前的国际发展趋势来看，已研制出了高灵敏度、特异性高、高度配套的细胞检测试剂盒，其应用范围正在扩大，有良好的发展前景。免疫学检测法多采用 ELISA 和 RIA 法，可以分为夹心法、竞争法和间接法。

1. ELISA(或 RIA)夹心法　根据抗体性质和特异性不同可有以下几种不同的夹心法 ELISA。

(1) PcAb 与 McAb 夹心法：用纯化的多克隆抗体(PcAb)包被板子，加待检细胞因子（或可溶性受体）和标准品，再加酶标记的 McAb。有时为了增加敏感性，加入 McAb 后再用酶标记第二抗体反应。

(2) McAb与PcAb夹心法：用McAb包被板子，加待检样品，再加酶标记的PcAb。有时为了增加敏感性，加PcAb后再用针对PcAb的酶标记抗体。

(3) 双McAb夹心法：选择和应用识别同一个细胞因子(或受体)分子上不同表位的两种McAb，其中1种包被板子，另1种McAb标记酶。由于单克隆抗体亲和力识别表位均一，从质量控制角度来看，一般比前两种夹心法易控制。如目前已商品化检测细胞因子(或其受体)的检测盒大多采用双单克隆抗体夹心法。

(4) 细胞、McAb夹心法：用表达IL-2R的MT-1细胞包被板子，加入待检IL-2或标准品，上层加^{125}I标记的McAb，根据γ计数cpm值推算出待检IL-2含量。

2. ELISA(或RIA)竞争法　有报道用竞争法检测IL-2的水平。用兔抗IL-2 PcAb包被板子，同时加入^{125}I标记的IL-2和待测IL-2，根据γ计数cpm值得知待检IL-2对^{125}I-IL-2与PcAb竞争结合的程度，从而推算出待测标本IL-2的含量。这种方法检测IL-2的敏感性可达50 pg/mL。

为了增加敏感性，在ELISA系统中可再连接上生物素，再用链霉亲和素(streptavidin)酶标记物进行放大。此外，还可用化学发光免疫测定和荧光免疫测定等方法提高检测的敏感度。

(三) 胞浆或胞膜细胞因子(或受体)的检测

许多细胞因子产生过程中，有一个从胞浆到胞膜，再释放到体液或细胞培养上清液中的动态变化。一般可采用免疫组织化学染色技术或免疫荧光技术检测细胞或组织切片中细胞因子(或受体)定位(胞浆、胞膜)，产生细胞的频数，以及胞浆、胞膜细胞培养、上清液中浓度改变的动态变化。目前已报道IL-2、TNF-α、IFN-γ等细胞因子以及几乎所有细胞因子的受体可用这类方法进行检测。流式细胞仪(FCM)与间接免疫荧光法相结合检测细胞膜表面细胞因子受体，可获得客观正确的结果。用同位素标记配体或标记抗细胞因子受体的抗体，进行竞争结合试验，可检测细胞因子受体表达的数量以及亲和力大小。

(四) 核酸技术检测法

核酸技术，即从组织中或细胞中提取RNA，与同位素或酶标记的该种细胞因子的cDNA探针作分子杂交试验，即斑点印迹(dot blotting)或Northern印迹，若查出有某种因子的mRNA存在，即说明该细胞在所处培养条件下有产生某种细胞因子的能力。利用分子生物学技术，制备出细胞因子的基因探针，可通过分子杂交技术检测细胞内细胞因子mRNA的表达，这是1种高度敏感和高度特异的检测技术，目前在实验室研究中使用较广，其缺点是操作较为繁琐，测定结果只能代表细胞因子mRNA水平的表达，而不能代表细胞因子蛋白水平的表达。

通过核酸标记技术可将细胞因子cDNA作为基因探针检测细胞内细胞因子基因组DNA或mRNA。主要有以下几种方法：

1. 应用同位素(或非同位素)标记的cDNA探针，用Northern blot斑点印迹法检测细胞因子mRNA水平。

2. 应用标记cDNA探针与细胞或组织切片进行原位杂交，然后进行放射自显影。

3. 将细胞mRNA反转录为cDNA，用特异性细胞因子引物经聚合酶链反应(PCR)扩增该细胞因子cDNA，用Southern blot法检测该细胞因子DNA。

(五) 依赖性细胞株

一些肿瘤细胞株必须依赖于细胞因子方能在体外增殖，如DTLL细胞株依赖IL-2；FDC-PL细胞株依赖于小鼠IL-3；TF-1细胞株依赖于人IL-3和人GM-CSF，因而可利用这些依赖细胞株检测相应的细胞因子。这种方法敏感性高，特异性也不错，但遗憾的是并非所有细胞因子都能找到相应的细胞株，因而限制了它的应用。

(六) 功能检测

利用一些细胞因子的功能特性，可建立相应的活性测定方法，如干扰素的抑制病毒感染效应，肿瘤坏死因子对L929细胞的杀伤作用等。这样的方法敏感性高，但特异性不够，容易受一些干扰因素的影响。

(七) 功能测定与抗体抑制

为解决功能测定特异性不够的问题，可先用中和抗体封闭，再行功能测定的方法进行验证，即可得到可靠的结果。所用的抗细胞因子抗体必须是具有中和活性的抗体。

(八) 多聚酶链反应技术

多聚酶链反应技术(polymerase chain reation, PCR)是一种高效的基因体外扩增技术，目前PCR

技术已用于细胞因子的检测中，首先将细胞因子产生细胞的 RNA 提取出来，再经逆转录合成 cDNA，以 cDNA 为模板，在细胞因子引物的引导下，即可进行 PCR 扩增。这种技术是迄今最敏感的细胞因子检测技术，操作也较简便，缺点与分子杂交技术类似，不能反映细胞因子蛋白表达水平，且当细胞因子翻译水平受阻时，RT－PCR 检测结果往往与 ELISA 方法或生物学活性检测结果不平行。

（王雅杰　康熙雄）

参考文献

1　王鸿利. 实验诊断学. 第 1 版. 北京：人民卫生出版社，2001. 221～226

2　陈文彬，潘祥林. 诊断学．第 6 版. 北京：人民卫生出版社，2004. 454～456

3　朱立华. 实验诊断学．第 1 版. 北京：北京医科大学出版社，2002. 425～426

4　John Bernard Henry. Clinical Diagnosis and Management by Laboratory Methods. 12th edition. America：A Harcourt Health Sciences Company，2001；850～877

第 20 章　感染免疫的实验诊断

微生物在自然界中分布极为广泛，人类生活的环境中到处都存在微生物，空气、水、土壤，甚至人体的皮肤和与外界相通的腔道如呼吸道、消化道和生殖泌尿道等都有很多微生物。在机体抵抗力下降或微生物致病力强时，机体可能发生感染。本章就感染免疫的基本理论、常见疾病及实验室检查进行讨论。

第一节　基 础 理 论

一、概述

微生物（microorganism）是存在于自然界中的一群体积微小、结构简单、具有一定形态结构和生理功能、肉眼看不见的微生物。必须借助光学显微镜或电子显微镜放大数百倍、数千倍，甚至数万倍才能观察到。微生物的种类很多，按其结构和化学组成，分为病毒、细菌（包括放线菌）、衣原体、支原体、立克次体、螺旋体和真菌等。不同微生物与机体保持各自不同的关系，大多数微生物对人类和动植物的生存是有益的，有些甚至是必不可少的，称为益生菌群，它们对维持机体正常生理状态必不可少，其作用包括：帮助消化食物、参与物质代谢、提供机体某些维生素和必需氨基酸、阻止有害细菌和致病菌的入侵或增殖、参与免疫系统形成和发育成熟等。少数微生物中有一些可在一定条件下引起疾病，称为条件致病菌，如微生物寄居部位改变、宿主局部/全身免疫功能下降或者菌群失调时正常菌群也可引起疾病；还有一些能引起人类疾病，称为病原微生物，如艾滋病病毒、狂犬病毒、结核杆菌、脑膜炎球菌等。

病原微生物侵入人体，与宿主相互作用，一方面病原微生物可导致感染的形成，即感染性疾病；另一方面机体免疫系统也可建立起对病原微生物感染的免疫，即抗感染免疫。感染的发生和转归，取决于这两方面作用的结果，感染过程大致分为 5 种：① 显性感染；② 隐性感染；③ 携带者；④ 潜伏性感染；⑤ 病原体被清除。感染的最终结局有三种形式：① 微生物的增殖和毒性物质的产生，使宿主死亡；② 微生物与宿主处于相持状态，形成慢性感染；③ 宿主的防御能力强，或在外力（如抗生素）帮助下，微生物被清除。值得注意的是，微生物被清除并不意味着疾病愈合，因为毒素作用或免疫反应，疾病仍可继续存在。

二、微生物的致病作用

病原微生物致病力的强弱称为毒力（virulence），微生物的致病能力与其毒力、侵入机体的数量、是否侵入到机体的适当部位、机体的免疫状态以及宿主对感染反应的程度有着密切的关系，是多种因素综合作用的结果。

微生物感染机体后，少数能在感染局部致病，多数会侵入组织进一步增殖，产生毒素等致病因子，刺激机体出现体液或细胞免疫反应（炎症反应），从而导致组织损伤和器官功能障碍，并出现明显的临床症状。

毒素一词从希腊语“toxikon”衍生而来，原意为希腊战士安放在箭头上的有害物质，现指细菌产生的一类物质，作用于宿主细胞，可造成宿主细胞和组织的损害。某些毒素仅加快疾病的发展，而另一些毒素则是造成疾病的必须条件，如白喉杆菌、霍乱弧菌、破伤风梭菌和肉毒梭菌的毒素。

细菌的毒性代谢产物包括外毒素（exotoxin）、内毒素（endotoxin）、毒性蛋白质和酶等。

1. 外毒素　多由革兰阳性菌和少数革兰阴性活菌合成和分泌，毒性强，尤以纯化的肉毒毒素毒性最强。这些毒素常常对热不稳定，因此可经加热灭活后用作类毒素接种来预防产毒素细菌性疾病，但由于许多细菌产生不止一种外毒素，因此使类毒素发展非常困难。

不同细菌产生的外毒素对宿主组织器官有明显的选择性作用，引起特殊的病变。如白喉毒素对外周神经末梢、心肌、肝肾等有很强亲和性而导致外周神经麻痹和心肌炎等疾病；肉毒毒素则能阻断胆碱能神经末梢释放乙酰胆碱，使眼肌及咽肌等麻痹，引起眼睑下垂、吞咽困难等。

毒素种类繁多，各自具有不同的生物学活性，见表 20－1。

2. 内毒素　内毒素与外毒素不同，见表 20－2，是革兰阴性菌细胞壁中的脂多糖(LPS)成分，少部分由活菌体释放，大部分只有当菌体死亡或用人工方法裂解细菌后才能释放出来。螺旋体、立克次体、衣原体含有 LPS，亦具有内毒素活性。革兰阳性菌中只有产单核细胞李斯特菌含有内毒素。

表 20－1 重要的外毒素及其效应

菌　名	毒　素	疾　病	作用机理	体内效应
革兰阳性菌				
白喉杆菌	白喉毒素	白喉	抑制细胞蛋白质合成	神经系统及心、肺、肝等坏死性损伤
破伤风梭菌	破伤风痉挛毒素	破伤风	阻断上下神经元间正常抑制性冲动传递	骨骼肌强直性麻痹
肉毒梭菌	肉毒毒素	肉毒中毒	抑制胆碱能神经末梢释放乙酰胆碱	神经麻痹
葡萄球菌	肠毒素	食物中毒	作用于呕吐中枢	恶心、呕吐、腹泻
	中毒性休克综合征毒素	中毒性休克综合征	增强对内毒素休克的敏感性	发热、腹泻、皮疹、休克
	表皮剥脱毒素	皮肤剥脱综合征	使表皮和真皮脱离	表皮剥脱性病变
溶血性链球菌	红疹毒素	猩红热	血管扩张	皮肤红疹
产气荚膜梭菌	肠毒素	食物中毒	激活肠黏膜腺苷酸环化酶，增高细胞内 cAMP 水平	呕吐、腹泻
炭疽芽孢杆菌	炭疽杆菌毒素	炭疽	血管通透性增高	水肿、出血、循环衰竭
革兰阴性菌				
霍乱弧菌	肠毒素	霍乱	激活肠黏膜腺苷酸环化酶，回肠黏膜高细胞内 cAMP 水平增高	小肠上皮细胞内水分和钠离子大量丢失
产肠毒素大肠杆菌	肠毒素	腹泻	LT 同霍乱弧菌、ST 使细胞内 cAMP 水平增高	同霍乱弧菌
志贺菌Ⅰ型	志贺菌毒素	细菌性痢疾	细胞毒性	在小鼠和兔中引起后肢弛缓性麻痹

表 20－2　内毒素与外毒素的主要差别

区　别	内　毒　素	外　毒　素
主要来源	革兰阴性菌	革兰阳性菌及部分革兰阴性菌
存在部位	细胞壁成分，菌体裂解后释出	从活菌分泌或细菌溶解后散出
化学成分	LPS	蛋白质
稳定性	160 ℃、2～4 h 才破坏	60～80 ℃、30 min 被破坏
毒性作用	较弱。各种菌内毒素作用大致相同，引起发热、微循环障碍、内毒素休克、DIC 等	强。各种菌外毒素对机体组织器官有选择性的毒害作用，引起特殊临床表现。
抗原性	弱。能刺激机体形成相应抗体，但无中和作用。甲醛液处理不形成类毒素	强。刺激机体产生抗毒素。经甲醛液处理可脱毒成类毒素

内毒素耐热，需加热 160 ℃ 2～4 h，或用强碱、强酸、强氧化剂加热煮沸 30 min 才能灭活，不能用甲醛液脱毒成类毒素。内毒素的毒性活性主要由类脂 A 引起，主要生物学活性是：① 发热反应；② 白细胞升高反应；③ 弥漫性血管内凝血(DIC)；④ 内毒素毒血症与休克；⑤ 其他作用如激活 B 细胞促进 T 细胞成熟等。

内毒素血清学决定因素是多糖，将内毒素注入机体，可产生针对其中多糖抗原的相应抗体。此抗体无中和内毒素的毒性作用，但可增强吞噬细胞直接地或固定复合物方式来溶解细菌。从免疫学观点来看，存在于一类细菌内的内毒素的多糖成分抗原性是不相同的，因此，一株细菌感染不能产生对同一类不同株细菌感染的保护免疫。IgM 和 IgG 型抗脂多糖类脂 A 成分抗体有不同的中和革兰阴性细菌感染的能力，IgM 型比 IgG 型更强，尤其是针对革兰阴性菌核心多糖或类脂 A 决定簇抗原成分的抗体。

3. 其他毒力因子　细菌产生的其他毒性蛋白质和酶，包括溶血素、杀白细胞素，透明质酸酶、链激酶及血浆凝固酶等。与毒素相比，单独对靶细胞毒力低，对宿主动物的作用甚微或完全无作用，不致死。大多数情况下，毒力因子需要在微生物其他各种产物的配合下发挥作用，具有干扰宿主的正常功能，以利于微生物的生长等生物学活性。根据具有的生物学活性列举主要的其他毒力因子，见表 20－3。

三、宿主对微生物的防御

人体内存在完整的免疫系统，由免疫淋巴器官、免疫组织、免疫细胞和免疫分子所组成。当病原微生物侵入机体后，各器官、细胞以及免疫分子之间相互协作、相互制约，共同完成复杂的抗感染免疫功能。机体抗感染免疫分为两大类：非特异性免疫和特异性免疫，在二者联合保护下机体维持正常生理功能。

(一) 非特异性抗感染免疫

非特异性免疫是人类在长期的种系发育和进化过程中逐渐建立起来的天然防御功能，是阻挡微生物入侵的一道防线，可阻碍微生物的侵入。宿主的非特异防御因子包括：天然屏障结构、益生菌群、遗传因子、自然抗体、吞噬细胞、NK 细胞、补体系统、非抗原特异性免疫应答、纤连蛋白、激素及营养等。

1. 天然屏障结构

(1) 皮肤和黏膜：完整的皮肤是抵挡微生物入侵的机械屏障，几乎能阻挡所有微生物的入侵，除非皮肤有损伤或通过节肢动物作媒介(如蚊子)。黏膜阻挡微生物的入侵，除机械作用外，黏膜表面具有抗微生物作用的分泌物，如呼吸道的溶菌酶、肠道的各种胰酶和胆汁、泌尿生殖道的子宫颈黏液或前列腺液、眼部的泪液以及局部分泌物中含有的 IgG 和分泌性 IgA 等对很多微生物有拮抗作用。

(2) 血脑屏障：主要通过脑毛细血管内皮细胞层的紧密连接和微弱的胞饮作用来阻挡细菌、病毒等及其毒性产物从血液进入脑组织或脑脊液，从而保护中枢神经系统。婴幼儿的血脑屏障尚未发育成熟，因此容易患脑膜炎、脑炎等。

(3) 胎盘屏障：由母体子宫内膜的基蜕层和胎儿绒毛膜组成。正常情况下，母体发生感染时，病原微生物及其毒性产物不能通过胎盘屏障感染胎儿。但若在妊娠 3 个月内此屏障未发育成熟时母体发生了感染，病原微生物就有可能突破此屏障，影响胎儿正常发育，造成畸形甚至死亡。

2. 益生菌群　益生菌群在保护宿主免受病原微生物侵害方面起着重要作用，保护机理为：① 与病原微生物竞争营养物；② 竞争宿主细胞受体；③ 产生细菌素；④ 产生挥发性脂肪酸和其他代谢产物；⑤ 持续刺激免疫系统，保持巨噬细胞和其他辅助细胞 MHC－Ⅱ类分子(DR)水平恒定表达；

表 20－3　主要其他毒力因子

能穿透天然屏障者	破坏或逃避体液因子	逃避或灭活吞噬细胞
细菌素	抗体降解酶	削弱吞噬作用的因子
直接穿透细胞因子	降解其他体液因子的酶(溶纤维素)	一些阻碍氧化爆发的因子
促进侵入黏膜因子	抗血清因子	阻碍吞噬小体和溶酶体融合的一些分子
结缔组织裂解酶		一些抵抗溶酶体酶作用的表面物质

⑥ 产生交叉免疫因子——自然抗体。正常菌群最重要的作用是使宿主免疫系统保持活性状态，DR 分子水平高表达，从而在微生物入侵时 $CD4^+$ T 淋巴细胞可迅速有效地识别病原微生物，作出免疫反应。

3. 吞噬细胞　一般情况下，当病原微生物通过皮肤和黏膜侵入机体后，吞噬细胞首先对其进行吞噬杀灭，吞噬细胞内含有多种降解酶，其溶酶体内的溶菌酶、髓过氧化物酶、乳铁蛋白、吞噬细胞杀菌素、碱性磷酸酶等可杀死病原微生物，而蛋白酶、多糖酶、核酸酶、脂酶等能将它们消化分解，不能分解的残渣被排出细胞外。

吞噬细胞吞噬病原微生物的结果随病原微生物的种类、毒力等因素和人体免疫反应程度的不同而异，主要有两种情况：① 完全吞噬，病原微生物被杀死破坏；② 不完全吞噬，病原微生物虽然被吞噬，但由于机体免疫缺乏或低下，病原微生物不被杀灭，反而在吞噬细胞内得到保护，免受体液中特异抗体、非特异抗体或药物的作用，甚至在吞噬细胞内生长繁殖，导致该细胞死亡，并可随之游走到其他部位，造成广泛病变。此外，在吞噬过程中，溶酶体释放出的多种酶，有时也能破坏邻近的正常组织，造成组织或器官功能受损。

4. 补体系统　补体系统介导非特异性免疫，在清除免疫复合物、调节免疫球蛋白的产生、调理病原体和杀死一些革兰阴性菌中起重要作用。免疫复合物可激活补体的经典途径，革兰阴性菌、酵母多糖、聚合 IgG、IgA 等则活化旁路途径。补体系统被活化后可产生多种生物活性物质，导致趋化、粘连、促进吞噬、促进炎症等反应，有扩大抗感染免疫的作用。而且补体旁路途径可在特异性抗体形成之前被活化而发挥防御功能，因此是一种重要的抗某些病原微生物的防御机制。

5. 非特异性免疫应答　存在于机体内的非特异性免疫应答的稳定组成成分，具有非特异对抗病原微生物的作用，包括纤连蛋白、白细胞介素、干扰素、肿瘤坏死因子、急性时相蛋白等成分。

(二) 特异性抗感染免疫

特异性抗感染免疫，又称获得性免疫，是个体在出生后与病原微生物及其毒性代谢产物等抗原物质接触后产生的免疫，具有明显的特异性和记忆性，在抗病原微生物感染中占据很重要的地位。特异性抗感染免疫包括体液免疫和细胞免疫两方面。

1. 体液免疫的抗感染作用　体液免疫应答是通过抗体(即免疫球蛋白)与微生物或其他抗原的特异性结合而介导的。这些抗体在循环中或黏膜表面可能有助于宿主直接或间接地消除微生物，使机体免受相同微生物的再次攻击，为免疫性效应；在疾病诊断中，抗体可作为某些微生物感染的特异性标志。

抗体由 B 淋巴细胞产生，当 B 淋巴细胞功能有遗传性或获得性缺陷时，即产生临床免疫缺陷，不能发挥正常功能，致使抗体产生低下，此时容易发生机会性感染，给这些患者输注免疫球蛋白制剂可起一定的预防或治疗作用，说明抗体系统在机体防御功能中的重要性。

输注放射性标记的免疫球蛋白，测定它们在体内的分布，发现约 50%的 IgG、IgA(血清型)和 IgE 以及 75% IgM 和 IgD 分布在血管内，另 50%的 IgG 分布于血管外，尤其是淋巴液、唾液、泪液、人初乳或牛乳，胃肠道分泌液中 IgA 较 IgG 多，IgG 是惟一能通过胎盘的免疫球蛋白。以上提示 IgA 在宿主抗感染中的主要作用部位在黏膜表面；IgM 参与最初的血管内防御作用；IgG 由于量大，分布广，容易进入炎症组织，能在感染的组织中发挥非常重要的抗感染作用。

抗体的抗感染保护作用体现在，抗体与特异性微生物结合后，根据免疫球蛋白的类别，有的可协助效应细胞，有的则活化补体系统，或二者同时参与清除感染的微生物。作用方式有：① 调理微生物，使之易被吞噬细胞吞入和破坏。如 IgG 抗体、人类中性粒细胞和吞噬细胞的细胞膜上有 IgG 的 Fc 受体，IgG 的 Fab 段与相应的病原微生物表位结合，而 Fc 段则与吞噬细胞上的 Fc 受体结合，如此在病原微生物和吞噬细胞间搭桥，促进吞噬细胞摄取和杀灭病原微生物。这种调理作用对化脓性细菌特别有效。② 通过补体系统使致敏微生物溶解。病原微生物与相应的特异性抗体(IgG 型或 IgM 型)结合后可激活补体经典途径，最终导致病原体裂解死亡。此作用主要见于霍乱弧菌、志贺菌、伤寒沙门菌等革兰阴性菌。③ 中和毒素，产外毒素的细菌如白喉杆菌、破伤风杆菌等侵入机体后，其产生的外毒素扩散入血可致毒血症，外毒素感染的免疫主要依靠特异性抗毒素的中和作用。抗毒素可以是血循环中的 IgG 抗体或黏膜局部的分泌型 IgA (SIgA)，它与外毒素特异性结合形成免疫复合物，然后被吞噬细胞吞噬杀灭。④ 抑制微生物吸附于宿主细胞。黏膜分泌的 SIgA 抗体能阻挡病原微生物黏附于黏膜上皮细胞表面，使之不能进入体内，从而中断感染的发生。⑤ 抑制细胞外病毒的感染性(中和病毒)。类似于抗毒素活性，特异性抗病毒抗体能与相应病毒结合形成免疫复合物，然后被吞噬细胞吞噬杀灭，例如预防乙型肝炎病毒感染的特异性高效价免疫球蛋白(HBIg)。

值得一提的是，细胞外的抗体或补体只能对抗位于细胞外的病原体，不能直接作用于细胞内微生物，若要抗细胞内病原微生物感染，则需通过 ADCC 途径来破坏隐匿有微生物的人体细胞。有些抗体具有预防细胞内病原微生物感染的作用，如免疫球蛋白中的 IgE 具有保护宿主，防止寄生虫感染的作用。

2. 细胞免疫的抗感染作用　细胞免疫是指 T 淋巴细胞和单核-巨噬细胞介导和调节的免疫，直接或间接影响其他免疫系统。细胞免疫在诱导和调节宿主免疫应答中有重要作用，特别是病原微生物在细胞内生存和繁殖时，细胞免疫是最早和直接的抗微生物因素，对防御细胞内繁殖的微生物非常重要，见表 20-4。

细胞内寄生的非病毒病原体感染宿主后，机体抗感染作用主要依靠细胞免疫。一是细胞的直接作用，巨噬细胞和单核细胞直接对病原微生物进行吞噬；二是机体产生免疫应答，包括抗原特异性和宿主特异性免疫应答，主要依靠巨噬细胞和 T 细胞相互作用，产生多种细胞因子，如 IL-1、IL-2、IFNγ、TNFα、GM-CSF 等，调节免疫反应或促进细胞发挥功能杀灭病原微生物。在细胞免疫中起着很重要的作用，去除该细胞易引起弓形体、衣原体等病原体的感染，如艾滋病患者缺乏 $CD4^+$ T 淋巴细胞，易发生中枢神经系统的弓形体感染。其他细胞如 NK 细胞也有抗病原体感染的作用，动物实验已证实 NK 细胞对新型隐球菌、利什曼原虫、疟原虫、克氏锥虫和弓形虫的感染有抵御作用，能裂解所感染的细胞及直接裂解后二者。抗体只能抗细胞外原虫，而对细胞内原虫无抵抗作用，如杜氏利什曼原虫。

细胞外蠕虫和病原菌感染宿主，细胞免疫也发挥很重要的作用。有关疟原虫的研究较多，IFNγ 可破坏肝细胞外的疟原虫，激活巨噬细胞杀灭红细胞内的疟原虫。而在蔓氏血吸虫严重感染患者中，IFN 激活巨噬细胞，使之具有抗血吸虫作用，同时还释放 TNF 增强嗜酸性粒细胞对血吸虫幼虫的杀灭，除细胞免疫外，嗜酸性粒细胞、中性粒细胞和 IgE 抗体也有抗血吸虫、巴西日圆线虫和旋毛虫的作用，可促使这些蠕虫从小肠排出体外。

抗感染细胞免疫中发挥作用的是多种细胞和因子，包括 T 淋巴细胞、单核巨噬细胞、树突状细胞等以及多种细胞因子：

(1) T 淋巴细胞：T 淋巴细胞通过表面受体识别特异抗原，参与特异的免疫应答，并调节免疫系统中其他细胞的作用。体外实验证实，T 淋巴细胞接受抗原刺激后就开始增殖，并参与以下作用：

1) 辅助作用。有辅助作用的 T 淋巴细胞主要是 $CD4^+$ 细胞，可促进 B 淋巴细胞产生抗体。一部分 $CD4^+$ 细胞对 B 淋巴细胞有调节作用，为辅助诱导细胞，其表面表达的抗原可用单克隆抗体 4B4、UCHL1 和 $CD4^+$ 检测，其特征是能对可溶性抗原起

表 20-4　细胞免疫起防御作用的病原感染

感染细胞部位	病原体名称
细胞内感染病原	布鲁菌属、猪红斑丹毒丝菌、土拉热弗朗西斯菌、产单核细胞李斯特菌、肺炎军团菌、结核杆菌、麻风杆菌、鸟结核分枝杆菌、星状诺卡菌、假鼻疽假单胞菌、鼻疽假单胞菌、沙门菌属、耶尔森菌属、布氏杆菌
	巨细胞病毒、单纯疱疹病毒、水痘-带状疱疹病毒、EB 病毒、麻疹病毒、HIV 等
	皮炎牙生菌、念珠菌属、粗球孢子菌、新型隐球菌、荚膜组织胞浆菌、巴西副球孢子菌等
	利什曼原虫、兔弓形虫、克氏锥虫
	衣原体、立克次体、梅毒螺旋体
细胞外感染原虫	铜绿假单胞菌、脆弱类杆菌等
	曲霉、接合菌等
	疟原虫、贾第鞭毛虫、溶组织内阿米巴
	血吸虫、粪类圆线虫、旋毛虫

反应，缺乏此细胞，则其他 $CD4^+$ 和 $CD8^+$ 细胞对这类抗原不反应，因此辅助诱导 $CD4^+$ 细胞是免疫应答中辅助其他 T 细胞和 B 细胞的关键；另一部分 $CD4^+$ 细胞通过产生不同细胞因子来调节 B 淋巴细胞生长与分化。$CD4^+$ 细胞对 B 细胞的辅助作用可以是特异性和非特异性的，特异性辅助需要 T 细胞和 B 淋巴细胞结合同一种抗原，非特异性辅助是依赖一些细胞因子的调节。$CD4^+$ 细胞还对 $CD8^+$ 细胞的分化、巨噬细胞成为抗原递呈细胞和效应细胞也有辅助作用。

2）抑制作用。机体免疫应答能有效地消灭病原微生物，而对自身组织的损害则减少到最低，这主要是因为 T 抑制细胞可减弱免疫应答，以防止对机体造成伤害。在体外细胞培养和实验性感染（分枝杆菌、真菌和原虫）的研究中已观察到 T 抑制细胞可抑制 Th 细胞对其他 T 细胞和 B 细胞的促进和分化作用；$CD8^+$ 细胞有调节抑制作用；巨噬细胞对淋巴细胞的作用取决于二者的比例：比例小促进淋巴细胞的反应，比例大则抑制淋巴细胞的反应。激活的巨噬细胞能增强淋巴细胞的促进或抑制作用。

3）细胞毒性作用。主要是通过 $CD8^+$ 细胞直接杀伤靶细胞。介导抗细胞内微生物免疫的效应细胞有抗原特异性细胞毒 T 细胞、NK 细胞、激活的巨噬细胞以及效应细胞产生的细胞因子。

（2）单核-吞噬细胞系统和树突状细胞：单核-吞噬细胞系统包括骨髓中的前体细胞、体循环中的单核细胞和巨噬细胞。静止的巨噬细胞能清除少量进入组织的微生物，还可清除受损的感染细胞和细胞间质。巨噬细胞表面有 IgG 受体、C_3 受体、细胞表面糖类受体以及糖蛋白受体，这些受体能使巨噬细胞通过胞饮作用和吞噬作用将细胞外的大分子物质和颗粒吞噬到细胞内，最后消化被吞噬的物质。巨噬细胞抑制和杀灭微生物的机理包括产生有毒的氧化性代谢物、溶酶体酶的作用、微生物营养被阻断等。能否将吞噬的微生物杀灭涉及到多方面因素，如微生物的性质、巨噬细胞是否被激活和其内在功能以及被吞噬微生物对宿主细胞杀菌作用和消化作用的敏感性等。树突细胞来源于骨髓前体细胞，表达Ⅱ类 MHC 抗原，是有效的抗原递呈细胞，参与细胞免疫过程。

（3）细胞因子：细胞因子是由多种细胞分泌的蛋白质或糖蛋白，作为免疫系统中细胞相互联系的信号，调节宿主对感染的免疫应答，其作用和神经递质或激素有些类似。细胞因子存在于体液中，调节细胞免疫。细胞因子在抗感染中的作用有：① IFN γ除激活巨噬细胞外，还促进抗原递呈，增加辅助 T 淋巴细胞和细胞毒 T 淋巴细胞的活性，对胞内寄生菌的作用很大，如抵抗弓形体。另外还能增加可固定补体（如 IgG2a）的抗体的产生，介导抗细菌、抗病毒免疫。② TNF 能增强巨噬细胞对克氏锥虫和鸟胞内分枝杆菌的作用。③ GM－CSF 能增强对克氏锥虫、杜氏利什曼原虫的杀灭作用。④ IL－4 在 B 淋巴细胞对细菌荚膜多糖抗原应答中很重要，多糖抗原的抗体主要是 IgG2 型和 IgG4 型；⑤ IL－2 促进 T 细胞的生长和细胞毒 T 细胞的功能，增强对病毒、细菌和原虫的杀灭作用。

细胞因子在细胞内均为前肽（IL－1 和 TNF α 可能除外），有 N 端序列，在高尔基体中合成为糖蛋白，分泌出来后经修饰成为细胞因子。细胞因子主要由单核巨噬细胞、T 细胞、B 细胞和 NK 细胞产生。

单核细胞和巨噬细胞可产生 IL－1、IL－2、IFN、TNF α、GM－CSF、G－CSF 和 M－CSF 等细胞因子。一般来说，适当刺激单核-巨噬细胞可诱导有关细胞因子的 mRNA 转录和蛋白质的合成，并很快分泌细胞因子。很多抗原能刺激单核巨噬细胞产生细胞因子，细菌及其产物如 LPS、TSST－1 可诱导产生 TNF α、IL－1、IL－6、IFN α/β、M－CSF 和 M－CSF 等细胞因子；病毒和多聚核苷酸可诱导 IFN α/β 和 IL－1 的产生；激活的补体成分和免疫复合物也能刺激产生细胞因子。微生物产物刺激巨噬细胞产生细胞因子对消除少量入侵的微生物甚为重要，但大量微生物的侵入有可能因产生过多的细胞因子而导致一些不良反应，幸亏宿主有负调节途径，可以减少这些细胞因子的释放或将它们局限在感染部位。

T 淋巴细胞是产生 IL－1、2、3、5、TNF β 和 IFN γ 的主要来源，并和巨噬细胞、NK 细胞一起产生 TNF α 和 IL－4。T 细胞只对有关的与 HLA 结合的抗原分子刺激产生免疫应答，可在几小时内合成和分泌细胞因子，并持续 24～72 h。CD4T 细胞 Th1 亚群产生 IL－2、IL－3、IFNγ、TNFα、TNFβ 和 GM－CSF，其中 IFNγ 能增强补体结合抗体的产生，在抗细菌感染中起很大作用；Th2 亚群产生 IL－3、IL－4、IL－5，可增加抗体的产生，这些抗体能致敏肥大细胞和嗜酸性粒细胞，并刺激骨髓产生肥大细胞和嗜酸性粒细胞，在抗寄生虫感染中起重要作用。$CD8^+$ T 细胞对外来抗原刺激产生细胞因子要依靠 $CD4^+$ T 细胞产生的 IL-2，从而产生 IL-1 和 IFN γ。这说明了 $CD4^+$ 细胞在 T 细胞产生细胞因子中的重要性，也可以解释艾滋病患者由于体内缺乏 CD4 细胞而造成的损害。

NK 细胞和 B 细胞产生的细胞因子较少，主要为 IL-6、TNF β、M-CSF 及低水平的 IL-1。NK 细胞和靶细胞结合后还可产生 TNFα，受 IL-2 和炎性的刺激可诱导产生 IFNγ。

四、不同微生物感染的免疫特征

（一）细菌感染免疫

细菌感染免疫由细胞免疫和体液免疫机制所介导，细菌表达很多不同的表面抗原和分泌多种能诱发免疫应答的病毒性因子（如毒素），机体主要有以下三种细菌免疫：

1. 产毒素细菌感染的免疫　细菌外毒素和内毒素在特殊疾病的致病机理中很重要，外毒素是某些产毒素细菌感染的主要致病性因子，如白喉杆菌、破伤风杆菌、肉毒杆菌等。外毒素感染的免疫主要是依靠特异性抗毒素的中和作用，抗毒素可为血循环中的 IgG 抗体或黏膜局部分泌的 SIgA，抗毒素和外毒素结合形成免疫复合物，随血液循环最后被吞噬细胞吞噬消灭。直接针对毒素的抗毒素中和作用能阻止疾病的发生与发展，但必须在外毒素与靶细胞表面受体结合之前，常用抗毒素有白喉抗毒素、破伤风抗毒素等。

2. 荚膜细菌感染的免疫　荚膜细菌可为革兰阳性或革兰阴性，这些微生物通过多聚糖包裹来逃避巨噬细胞和多形核细胞的吞噬，要对它进行有效的吞噬需要有抗体和补体的调理作用以及细胞具有 C3b 或 C3bi、IgG Fc 受体，干扰吞噬细胞与细菌的接触可抑制对荚膜细菌的吞噬作用。多聚糖是很弱的免疫原，结合佐剂可以制备疫苗，该疫苗接种能对机体产生免疫保护，尤其在新生儿，已证实有多聚糖的复合蛋白是很有效的疫苗，如流脑菌苗、流感疫苗等。

3. 细胞内细菌的免疫　细胞内细菌因生长于细胞内而逃避宿主体液免疫应答，不被血清抗体和补体作用，机体防御主要是靠特异淋巴细胞激活巨噬细胞介导的细胞免疫，重要免疫因子是致敏 T 淋巴细胞和活化的巨噬细胞。微生物抗原作用后表达于巨噬细胞表面，与主要组织相容性复合体连接，然后巨噬细胞和 T 淋巴细胞相互作用产生巨噬细胞活化因子，如巨噬细胞趋化因子（MCF）、巨噬细胞激活因子（MAF）、r 干扰素（IFN-r）等，激活巨噬细胞杀灭胞内寄生的病原菌。

（二）病毒感染免疫

由于病毒在其复制期间寄生于细胞代谢过程中，因此有特别的能力直接改变细胞的结构和功能。虽然曾经认为病毒基因只使那些在体外研究中确定的细胞内复制所必需蛋白质特殊化，但现在已明确许多病毒携带有细胞内复制不需要的但在体内致病作用中发挥很重要作用的基因。这些毒性因子通过调节宿主免疫应答或细胞分化和凋亡来发挥作用，使宿主免疫应答被抑制（如单纯疱疹病毒 ICP47 基因）或对病毒感染细胞的免疫应答有效性减弱（如 HIV-1 Nef 蛋白），同时病毒也能通过延缓凋亡和调节细胞分化来增强其复制。这些病毒蛋白在致病过程中的作用是值得进一步研究的课题。

病毒感染与其他感染不同的是其引起的病理损伤范围不仅是感染的细胞和器官，还由于宿主针对病毒抗原的免疫应答可导致另外的损伤（称为免疫病理效应），使未感染病毒的细胞或器官也受损。事实上，大多数的疾病死亡与一些病毒相关，其次是宿主免疫应答。

抗病毒感染主要是依靠细胞免疫，单独的或各种混合的致敏淋巴细胞对病毒均有作用，包括激活巨噬细胞，使之具有迁移性；直接对病毒感染的细胞产生杀伤作用；释放 IFN 等。

IFN 和 TNF 可增强 ADCC 和 NK 细胞的作用，能抑制病毒在细胞内的复制，并可溶解病毒感染的细胞。人单核细胞可吞噬病毒，清除细胞外病毒，阻止病毒感染。NK 细胞在感染早期特异性免疫未形成时起主要的抗感染作用，NK 细胞有细胞毒作用，是 ADCC 的主要效应细胞，并能限制病毒的扩散。T 淋巴细胞在控制单纯疱疹病毒和巨细胞病毒的感染中很重要，用放射或抗胸腺细胞血清破坏或去除 T 淋巴细胞后，会引起病毒严重感染。$CD8^+$ 细胞抑制人类免疫缺陷病毒在 $CD4^+$ 细胞中的复制，并可能导致 T_H 细胞减少。

体液免疫也参与抗病毒感染，特异性抗体能中和细胞外的病毒，也可与病毒感染的细胞结合，在补体和效应细胞的作用下，通过 ADCC 溶解破坏靶细胞。研究发现高效价抗单纯疱疹病毒抗体可以防止少量单纯疱疹病毒的感染，而无抗体或病毒量多时则易感染。

宿主抗病毒感染的机理，见表 20－5。

（三）真菌感染免疫

真菌是一类真核细胞微生物，由单细胞或多细胞组成，真菌的分类主要根据其有性生殖的各种器官和无性菌丝、饱子及菌落的形态。目前国内外较多应用的是 Answorth 氏分类系统，将真菌分为黏菌和真菌 2 个门。真菌对干潮、寒冷、日光、紫外线及化学药品均有较强的抵抗力，但对热敏感，加热 60～70℃短时间即可死亡。抗细菌的各种抗生素对真菌均无抑制作用，相反有的抗生素可促进某些真菌生长，而一些抗真菌的抗生素对某些真菌有抑制作用。

在自然界，可引起人类疾病的病原性真菌和条件致病性真菌已超过百种，绝大部分属于不完全菌亚门。应指出的是同一种疾病可由不同种类真菌引起，同 1 种真菌也可引起不同种类的疾病。真菌对人类的致病性主要表现在三个方面：① 真菌直接引起深部和浅部感染性疾病；② 接触真菌（尤其吸入真菌孢子）可引起变态反应性疾病；③ 真菌产生的毒素可引起真菌毒素中毒。其中前二者较为多见。

抗真菌感染包括非特异性免疫和特异性免疫。真菌感染与机体的非特异性免疫状态有关，如儿童皮肤腺体发育不完善，不饱和脂肪酸分泌量不足，易患头癣；成人手足汗多，促进真菌生长易引起手足癣；长期服用免疫抑制剂，机体免疫力降低，可引起继发性真菌感染。

抗真菌感染特异性免疫主要是细胞免疫，可引起机体产生迟发性变态反应，如临床常见的癣菌疹就是真菌感染引起的一种变态反应。真菌感染有时也可产生相应的抗体，但抗体效价低，大多无抗感染作用。

（四）寄生虫感染免疫

寄生虫在人类感染病中占重要地位，尤其在热带与亚热带的第三世界国家中，发病率和死亡率均很高。寄生虫寄生于宿主体内，依靠摄取机体内的营养而生。各种寄生虫在体内有其特定的寄生部位，均具有逃避机体防御作用的能力。就人与动物宿主而言，清除寄生虫主要是依靠机体免疫系统。寄生虫作为抗原可引起宿主产生免疫应答，特别是那些存在于寄生虫体表或分泌排泄物中的抗原，与宿主的免疫细胞直接接触，具有重要的免疫原性。寄生虫抗原的化学构成，包括多肽、蛋白质、糖蛋白、脂蛋白及多糖。目前按免疫学标准可将寄生虫抗原分为 3 种：① 功能性抗原，能够引起保护性免疫，包括宿主保护性抗原、寄生虫保护性抗原、免疫检测抗原、免疫病理抗原；② 在不同宿主的免疫原性抗原，包括自然抗原（见于自然宿主的感染或用于对自然宿主的免疫接种）和新抗原（异源抗原，见于非相容性宿主的感染或用于非自然宿主的免疫接种）；③ 在一定环境下存在的淋巴细胞类型，如刺激 T 淋巴细胞的载体决定簇、刺激 B 淋巴细胞的半表位、刺激抑制性 T 细胞的决定簇。

宿主对寄生虫的免疫表现为免疫系统识别和清除寄生虫的反应，包括非特异免疫和特异免疫。通常两种免疫反应协同作用清除寄生虫，但也可发生变态反应，产生免疫病理变化而导致组织损伤。

表 20－5　宿主防御病毒的机理

因　素	机　理	靶　目　标	
		细胞外病毒	感染细胞
体液			
抗体	中和作用 ADCC	＋	－
IFN	抑制病毒复制	－	＋
细胞		－	＋
单核-巨噬细胞	吞噬、清除病毒	＋	－
	抑制病毒复制、溶解感染细胞、ADCC	－	＋
	NK 细胞毒性	－	＋
NK 细胞	溶解感染细胞、ADCC、NK 细胞	－	＋
T 细胞	特异细胞介导细胞毒性	－	＋

非特异免疫受遗传基因控制，具有相对稳定性，对各种寄生虫感染均有一定程度的抵抗作用，但没有特异性，一般也不十分强烈。这种免疫，常包括皮肤黏膜的屏障作用、吞噬细胞的吞噬作用、体液因素（炎症反应等）对寄生虫的杀伤作用等。参与的细胞主要有吞噬细胞和嗜酸性粒细胞，涉及的体液因素有补体、高低密度脂蛋白、激素水平、性别等。

特异性免疫对寄生虫可发挥清除或杀伤的效应，对同种寄生虫的再感染也具有抵抗力。包括宿主对寄生虫的特异识别能力，即免疫系统与寄生虫抗原性物质相互作用的全过程并产生记忆反应。在此过程中有些寄生虫可出现免疫逃避（immune evasion）不受免疫效应的作用。特异性免疫一方面可对宿主有不同程度的保护作用，另一方面也可能会产生有害的免疫病理变化，损伤宿主组织。宿主对寄生虫的免疫应答包括体液免疫和细胞免疫，由多种免疫活性细胞和免疫分子参与作用，发生过程包括抗原的处理与递呈、T细胞激活、淋巴因子产生和免疫效应。涉及的细胞和因子很多，有T淋巴细胞、巨噬细胞、NK细胞、肥大细胞、嗜酸性粒细胞、白细胞介素、组胺、白三烯、IgE、IgG等。寄生虫初次感染宿主后引起免疫应答，再次感染后可能产生过度反应而导致机体组织损伤或功能紊乱，称为变态反应或超敏反应，可分为四种类型：① 速发型，又称过敏反应型，由IgE介导，主要见于蠕虫感染，表现为荨麻疹、IgE增高、嗜酸性粒细胞增多及速发型皮内试验阳性。② 细胞毒型，是机体与结合在细胞膜上的抗原或半抗原在补体、巨噬细胞和K细胞参与下，相互作用造成损伤的反应。③ 免疫复合物型，抗原抗体复合物引起机体组织受损，如疟疾、血吸虫病等引起的肾病。④ 迟发型或细胞介导型，由T淋巴细胞介导，如曼氏血吸虫病。同一种寄生虫感染可同时存在几种变态反应，如曼氏血吸虫病可有过敏反应型、免疫复合物型和细胞介导型变态反应。

第二节　感染免疫的检测

免疫学试验在临床微生物学检查中又称血清学试验。免疫学试验是根据抗体与相应的抗原在适宜条件下，能在体外发生特异性结合反应的原理，用已知抗体检测未知病原体抗原，或用已知病原体抗原检测患者血清及其他体液中的待测抗体，从而对感染性疾病作出诊断的一种实验诊断方法，具有高度的特异性和敏感性。

免疫学试验的方法有多种，临床上常用的有凝集试验、沉淀试验、血凝抑制试验、补体结合试验、中和试验等与各种免疫标记测定技术，包括酶免疫技术、荧光免疫技术、金标免疫技术和放射免疫技术等，以及基因诊断技术，如DNA探针技术和聚合酶链反应技术等。

在实际应用中，可根据临床要求、标本种类和检验目的的不同，选用合适的免疫学试验方法，既可用于检测抗原，又可检测抗体。

本节针对不同微生物感染，着重介绍一些较为常用的免疫学检测试验。

一、细菌感染的免疫学检测

（一）凝集试验（agglutination test）

参与反应的抗原为颗粒性抗原，如细菌、红细胞等或是与免疫无关的颗粒吸附可溶性抗原或抗体形成的致敏颗粒。用于细菌检测的主要有直接凝集试验和间接凝集试验。

1. 直接凝集试验（direct agglutination test）　细菌在适当电解质参与下直接与相应抗体反应，当二者比例适当时，即出现凝集现象。该法可用于检测伤寒和副伤寒（肥达氏试验）、斑疹伤寒等（外斐二氏试验）、波浪热、多种病原菌。

（1）肥达氏试验（Widal test）：用于检测伤寒和副伤寒，细菌感染后约1～2周即可在患者血清中出现抗体——凝集素（agglutinin），将其作一系列稀释后分别与伤寒杆菌菌体抗原（O）、伤寒杆菌鞭毛抗原（H）、甲型副伤寒杆菌鞭毛抗原（A）、乙型副伤寒杆菌鞭毛抗原（B）、丙型副伤寒杆菌鞭毛抗原（C）反应，以出现凝集的最高稀释度为抗体效价。被检者双份血清抗体效价递增4倍或以上者有诊断意义，单份血清抗体效价O≥1∶80及H≥1∶160也有诊断价值。由于伤寒和副伤寒杆菌都具有部分相同的菌体抗原，所以仅以有O抗体升高不能区分二者，必须依靠H、A、B、C抗体加以区别。

（2）外斐氏试验：用斑疹伤寒抗原检测患者血清，通常OX_{19}效价多数≥1∶160。

2. 间接凝集试验(indirect agglutination test)　将可溶性抗原或抗体吸附或偶联在与免疫无关大小适当的颗粒表面,使之成为致敏颗粒,然后与相应抗体或抗原作用,在适宜电解质条件下,出现特异性的凝集现象。由于载体颗粒增加了可溶性抗原的反应面积,因此敏感性比直接法高 2～8 倍,亦明显高于沉淀反应。以红细胞为载体的间接凝集试验(间接血凝试验)常用于检测病原微生物感染后产生的抗体,如伤寒沙门菌的多糖抗原致敏绵羊红细胞检测伤寒抗体。以聚苯乙烯胶乳微粒为惰性载体的间接凝集试验(胶乳凝集试验)可用于检测抗病毒螺旋体抗体。

3. 冷凝集试验(cold agglutination test)　凝集反应最适温度为 37℃,但某些凝集素(血清抗体)在低温(如 4℃)时反应最佳,而在 37℃时抗原抗体复合物却解离,此为冷凝集试验。支原体性原发性非典型肺炎病原体的检测就属于此种类型,阳性率可达 50%～70%,血清抗体效价与病情严重性及病变广泛程度成正比。恢复期血清抗体效价 4 倍增高更加具有诊断价值,正常人或其他疾病血清抗体效价一般不会超过 1∶40。

(二) 沉淀试验(precipitation test)

可溶性抗原与相应抗体在适当条件下发生特异性结合所出现的沉淀现象。

1. 环状沉淀试验(ring precipitation test)　在环状沉淀试管中,可溶性抗原与相应的抗体特异性结合,在二者交界面处可出现乳白色环状沉淀物。该方法可用于检测炭疽杆菌(Ascoli 试验),但由于敏感性和特异性不高,已被酶免疫等方法替代。

2. 絮状试验(flocculation test)　抗原与抗体溶液混合在一起,在电解质存在下,抗原和抗体结合形成絮状沉淀物。使用该方法的有检测梅毒的康氏试验(Kahn's test)、华氏试验(Wassermann's test)、补体结合试验以及试验性病研究实验室试验(venereal disease research laboratory, VDRL)。该法操作简便,敏感性较高,尤其是 VDRL 试验,是国内外应用最老和最普遍的非螺旋体抗原试验,所用抗原为心拟脂,系用镉盐沉淀法提取精制而成,较康氏反应所用类脂质体抗原纯净,加入卵磷脂和胆固醇更加强了敏感性和特异性,可作为初筛试验。

3. 双向扩散试验(double diffusion test)　在琼脂内抗原和抗体各自向对方扩散,在比例最恰当处形成抗原抗体沉淀线,观察沉淀线的位置、形状以及对比关系,可作出对抗原或抗体的定性分析。此法可用于支原体性原发性非典型肺炎的检测。

4. 对流免疫电泳(counter immunoelectrophoresis)　是一种将双向免疫扩散与电泳相结合的定向加速度的免疫扩散技术。电场中抗原因带负电向正极移动,抗体在电渗作用下向负极移动,在抗原抗体比例合适处出现乳白色沉淀线。该方法在流行性脑膜炎检测中较常应用。

(三) 补体结合试验(complement fixation test, CFT)

以绵羊红细胞及相应溶血素为指示系统,用已知抗原检测相应抗体或用已知抗体检测相应抗原,根据是否出现溶血现象来判断有无被检测的抗原或抗体。使用该方法进行检测的有梅毒螺旋体感染(华氏试验)、立克次体感染等。目前更常用于病毒性传染病诊断和流行病学的调查。

(四) 中和试验(neutralization test)

是细菌毒素或病毒体在活体内或体外被特异性抗体中和因而失去致病性的一种试验,可用来检查患病后或人工免疫后机体血清中抗体的增长情况,也可用来鉴定细菌毒素或研究其结构。对于风湿病(抗链球菌溶血素 O 试验)、细菌外毒素或某些病毒感染等引起的疾病可采用此方法。

(五) 荧光免疫试验(immuno fluorescence assay)

是结合荧光的敏感性和抗原抗体反应的特异性来进行抗原或抗体检测的一种方法,包括直接荧光免疫法和间接荧光免疫法。可检测多种病原微生物。自动化分析方面也有发展,1993 年 Jacobs 与其同事就利用在 ATP、Mg^{2} 存在的情况下,荧虫素酶能氧化底物荧虫素而产生可检测的荧光的特性,把编码荧虫素酶的基因置入分枝杆菌噬菌体 TM4,一旦 TM4 噬菌体侵入分枝杆菌,噬菌体 DNA 整合入菌体并开始表达,产生荧虫素酶,在 ATP 存在的情况下,加入底物荧虫素就能产生荧光,通过检测荧光可判读菌体是否生长。这种方法的优点是荧光检测系统仅需 2 h 就能确定细菌的生长状况,敏感性高,适合作自动化的药敏分析、多种病原菌的耐药分析、抗体效价测定或病原菌的分析。

(六) 酶免疫试验(enzyme immunoassay)

用酶标记抗体或细菌抗原,利用抗原抗体的特异性反应来检测相应的抗原或抗体,包括酶免疫斑点法、酶联免疫吸附试验(ELISA)、酶免疫印迹法等。此法操作简便、敏感性高,可以商品化供应,因此目前应用非常广泛。

（七）放射免疫试验（radioimmunoassay，RIA）

利用放射性核素可探测的灵敏性、精确性与抗原抗体反应的特异性相结合而创建的一类免疫测定技术。具有灵敏度高（可测定 10^{-9}～10^{-15} g/L 水平的超微量物质）、特异性强、重复性好、样品及试剂用量少、操作简便且易于标准化等优点，广泛用于各种微量蛋白质（病原微生物抗原或抗体）、激素、小分子药物和肿瘤标志物的定量分析。

（八）金标免疫分析（immunogold labelling technique）

利用还原剂将氯化金分子聚合成具有特定大小的胶体金颗粒，被生物大分子（IgG 等）包被后，成为一种特异性的探针，广泛应用于免疫细胞化学研究。胶体金颗粒因具有高电子密度、表面能结合生物大分子及具有一定颜色等特征，可用光镜或电镜对细胞内抗原进行定位、定性研究，或根据颜色的有无判断待检抗原的存在与否。该试验敏感性高，目前已有检测结核杆菌、嗜军团杆菌的金标免疫斑点试剂盒商品化供应。

（九）化学发光免疫分析（chemiluminescence immunoassay，CLIA）

把化学发光物质与免疫学反应结合起来，用光反应表现被测成分的浓度，即把高灵敏的光反应与特异性的免疫学反应相结合。电化学发光免疫分析（E－CLIA）为电促发光，其发光反应的物质基础三联吡啶钌[$Ru(bpy)_3^{2+}$]易与蛋白质、核酸、激素、半抗原等分子结合，能在 ECL 系统中循环利用，从而可延长发光时间，增强发光强度，具有灵敏、快速、准确、分析适应性广等特点。该方法可检测的物质有细菌细胞壁、A 型类毒素、伤寒杆菌、霍乱弧菌、C 反应蛋白、白色念珠菌、金黄色葡萄球菌肠毒素 B 等。

（十）核酸检测

核酸检测主要包括包括 DNA 杂交、PCR 和核酸指印检测三种技术。

1. DNA 探针　DNA 探针包括 cDNA 探针、全染色体核酸探针、基因克隆核酸探针及人工合成寡核苷酸探针：① cDNA 探针是以核糖体核糖核酸（rRNA）为模板，通过反转录合成 cDNA，然后标记成探针。其与 rRNA 基因互补，可杂交形成稳固的 DNA：RNA 双链复合物。商品用 cDNA 探针用于分离株的快速鉴定，其特异性和敏感性均可达 100％，检测灵敏度为 10^3 菌体细胞。② 全染色体探针制作方便，但多为群特异性，其灵敏度为 10^4～10^5 菌体细胞。③ 克隆核酸探针是通过核酸克隆技术将染色体上具有种、群和属特异性片段制备相应特异性探针，该型探针可作种特异性鉴定。

近年来，虽然已逐步建立起较完整的核酸探针技术体系，但由于制备种特异性探针比较困难，加上所需设备复杂，因此该方法尚未在临床上广泛应用。

2. 多聚酶链式反应技术　PCR 是 1 种体外特定核酸序列扩增技术。其原理是采用两条分别互补于特定 DNA 模板待扩增区域两端的引物，在聚合酶催化下，特异地合成两引物间 DNA 模板的互补链，新合成的 DNA 链又可作为模板合成另一新的 DNA 链，如此反复经若干次循环后最终导致两引物中间区域内的 DNA 大量复制。应用 PCR 方法检测细菌的首要条件是设计一对 DNA 引物。该引物所介导的 DNA 扩增序列应是该细菌独有的保守序列，这样才能保证检测结果的特异性。

假阳性是目前 PCR 技术中最棘手的问题，由于 PCR 敏感性极高，若检测过程中（包括标本收集、扩增及扩增后的各个环节）有少量污染就可能产生假阳性结果。防止办法有：设立严格的操作规范、避免标本和试剂污染、对样本处理一直到最终的检测均设立多组阴性对照，甚至用两套扩增系统，分别扩增不同的靶序列，用以检测产物污染。相反，虽然 PCR 敏感性高，但当存在对 Taq DNA 聚合酶有抑制性的物质（如肝素、血红蛋白、酚类及 SDS 等）或 DNA 在纯化过程中丢失等因素影响时，仍可导致假阴性结果。应用该技术进行检测的细菌已有很多种，如结核分枝杆菌等。

3. 核酸指印技术　核酸指纹图谱（DNA fingerprinting）是一种通过直接观察细菌染色体的限制性内切酶片段特征性带谱来鉴定分离株的基因诊断技术。通过凝胶电泳分析酶切后的 DNA 片断即限制性内切酶片段多态性分析（restriction fragment length polymorphism，RFLP），可鉴别被检细菌的 DNA 是否一致，从而可鉴别细菌。主要用于流行病学调查，另外还可对菌株进行分类。

（十一）皮肤试验（skin test）

皮肤试验是人活体内进行的免疫学试验。在人皮内注射减毒或灭活的细菌抗原，通过观察皮疹的大小及色泽等来判断机体内是否有相应的细菌感染发生。目前临床上常用的有结核菌素试验，包括结核菌素（OT）及纯蛋白衍化物（purified protein derivative，PPD），布氏杆菌（Brucella）皮肤试验、丝虫皮肤试验等，由于特异性较低，仅起辅助性诊断作用。

总的来说，诊断细菌感染原则上要求培养出特异的病原菌，免疫学试验主要用于其致病菌难以培养的疾病，如布氏杆菌很难从患者标本中直接分离培养出来，常采用高度敏感的皮肤试验；布鲁氏菌病（地中海热）也难于从患者标本中分离出来，故用流产胎儿抗原检测抗体的血清凝集试验协助诊断。因此，与病毒和菌类病原体比较，免疫学试验在细菌感染中主要是用于流行病研究或回顾性分析而不是临床诊断。但大多数细菌产生特异性抗体反应，在多数病例中均容易检测，因此特异性免疫学试验对细菌感染性疾病的诊断还是很有价值的。

二、病毒感染的免疫学检测

病毒感染检查的成功与否，关键在于标本是否正确采取和递送。用于分离病毒或直接检测其中的病毒抗原的标本，应注意在发病初期即急性期（1～2 d 内）从感染部位采取，以增加阳性检出率；不能即时送检的标本应放入装有冰块的保温瓶中尽快送检；免疫学诊断的标本，通常是采取患者的血浆或血清标本，检测抗相应病毒的抗体（IgG 或 IgM），应在患者急性期和恢复期各取一份标本对比检测抗体效价，通常恢复期血清抗体效价比急性期增高 4 倍或以上才具有诊断意义。

病毒感染的免疫学检测试验主要有标记免疫技术、中和试验、补体结合试验及核酸杂交技术等。

（一）荧光免疫技术

直接法是用标记荧光素的特异性免疫血清（即抗体）直接从标本中（脱落细胞、活检组织等）检查病毒抗原。间接法是未标记的特异性免疫血清与标本中可能存在的抗原结合，然后再与加入荧光素标记的抗体（一般为 IgG）特异性结合，阳性标本在荧光显微镜下呈现特殊的图形。间接法因中间抗体的放大作用，敏感性比直接法高。荧光免疫技术已广泛应用于病毒的检测，包括流感病毒、副流感病毒、疱疹病毒、巨细胞病毒、腺病毒、肝炎病毒、麻疹病毒及狂犬病毒等。

（二）酶免疫技术

主要是酶免疫组化技术和酶联免疫吸附试验。酶免疫组化技术用辣根过氧化物酶标记特异性抗体，经酶底物显色后可用光学显微镜观察。酶联免疫吸附试验是将各种病毒的可溶性抗原或抗体包被于微孔反应板，用酶标记的抗体或抗原与其特异性结合，经酶底物显色后用酶标仪测定，根据颜色的深浅来判断标本中有无特异性抗原或抗体。该方法简单、快速、特异性和敏感性都好，已被广泛用于病毒感染的快速诊断和血清流行病学调查。

（三）中和试验

是病毒在活体内或细胞培养中被特异性抗体中和而失去感染性的一种试验，可用来检查患病后或人工免疫后机体血清中抗体的增长情况，也可用来鉴定病毒或研究抗原结构。其方法是定量病毒（100 $TCID_{50}$ 病毒）与不同稀释度血清混合放置一定时间，然后接种细胞管，每天观察细胞病变，以能保护半数细胞管中的细胞不被 100 $TCID_{50}$ 病毒破坏的血清稀释度作为终点，亦即以能抑制细胞病变的血清最高稀释度作为终点效价。该方法特异性高，维持时间长，是病毒流行病学调查的常用方法。

（四）补体结合试验

用已知病毒的可溶性抗原来测定患者血清中有无相应的抗体。特异性较中和试验低，但由于补体结合抗体出现早，消失快，可用于早期诊断。此抗体的升高可作为新近感染的指标。

（五）血凝抑制试验

许多病毒能凝集鸡、豚鼠、人等的红细胞，称为血凝现象，这种现象能被相应抗体所抑制，即为血凝抑制试验。基本原理是相应的抗体与病毒结合后，阻抑了病毒表面的血凝素与红细胞的结合。本试验的优点是经济、简便、快速，且特异性高，可鉴定病毒型别与亚型，常用于黏病毒和副黏病毒感染的诊断和流行病学调查。

（六）凝胶免疫扩散试验

凝胶免疫扩散试验是在半固体（琼脂、明胶、果胶或琼脂糖）中测定抗原抗体反应的沉淀试验，有方法简便和特异性高的优点，但敏感性较差。

（七）病毒核酸杂交技术

核酸杂交技术是利用双链 DNA 经加热或碱处理可解离成两条单链，在一定温度和盐浓度条件下又可按碱基配对原则（A－T，G－C）重新组合成双链的性质，用一条已知的单股 DNA 标记上同位素制备成探针，与固定在硝酸纤维素膜上的变性单链 DNA 进行杂交，再用放射自显影技术检测有无同位素斑点，以确定有无与探针 DNA 同源或部分同源的 DNA 存在。该方法比电镜、免疫酶标等方法更为特异、敏感，且能定量和分型，已成为很有价值的病毒性疾病诊断新技术。目前常用的有：① 斑点分子杂交法：将待测的 DNA 直接点在硝酸纤维素膜上，经加热或碱处理变性后，用^{32}P 或^{125}I 标记的已知 DNA 探针与之杂交，滤膜上出现同位素斑点者，经放射自显影后可直接观察。此法简单、快速，已广泛用于检测血清或肝组织中 HBV－DNA 等。② Southern 印迹法：先分离病毒 DNA，经过或不经过核酸内切酶的切割，用琼脂糖电泳法使 DNA 按分子量大小移动分开，然后将凝胶中 DNA 转移至硝酸纤维素膜上，以^{32}P 标记 DNA 探针进行杂交。优点是可通过放射自显影直接观察血清或组织中病毒 DNA 的分子量大小。③ 原位分子杂交法：在不破坏细胞形态结构的条件下，用标记的 DNA 探针直接检测细胞中的核酸（DNA 或 RNA）。该法不需从细胞中提取核酸，可直接用于细胞内基因的定位、细胞内核酸的定性和定量。④ Northern 印迹法：主要检测 mRNA，各种 RNA 混合物经琼脂糖凝胶电泳，利用 RNA 与 DBM（diazobenzyloxymethyl）能共价结合的性质，将电泳分开的 RNA 从凝胶上转移至 DBM 膜或硝酸纤维素膜上，再用探针进行杂交。此法主要用于研究病毒基因表达。

（八）其他快速诊断方法

有放射免疫法、反相间接血凝法、免疫电泳等。

三、真菌感染的免疫学检测

大部分真菌引起的抗体效价很低，且真菌之间常有共同抗原或交叉抗原，限制了免疫学试验在诊断上的应用。但某些真菌病如隐球菌脑膜炎，可取脑脊液作反向血凝试验，其特异性和敏感性均较高，有早期诊断意义。下面介绍几种主要的有价值的免疫学检测试验。

（一）血清凝集试验

主要用于检测真菌感染后产生的抗体。单独 1 次结果阳性不能建立诊断，如念珠菌感染时 1 次阳性结果不能区别该抗体是深部感染产生的还是黏膜寄生或黏膜感染产生的，需要定期、间期、连续检测才有价值。当出现高滴度抗体或抗体滴度逐渐升高可提示近期有感染发生。对于某些患者因免疫功能低下而不能产生相应的免疫应答时，该试验无诊断价值。

（二）乳胶凝集试验（latex agglutination test）

主要用于检测真菌抗原。念珠菌感染时可检测出患者体内低浓度的甘露聚糖（细胞壁成分）；新型隐球菌感染者可检出脑脊液或血清中的荚膜抗原（隐球菌性多糖特异性抗原），阳性率可达 90％以上，滴度高低与感染的程度成正比，对诊断和预后判断均有价值；感染粗球孢子菌时也可有阳性检出，重症患者阳性持续较久，转阴后若再感染又可呈现阳性结果。

（三）沉淀试验

多用于检测真菌感染后机体产生的抗体。患者血清中查出含曲霉菌抗原的沉淀素对侵袭性曲霉菌感染有协助诊断价值；粗球孢子菌沉淀素（IgM）在感染早期即可阳性，有利于原发病变的早期诊断。

（四）补体结合试验

抗体效价明显升高或超过 1∶32，支持临床诊断。应用该法检测抗体的真菌有组织胞浆菌、皮炎芽生菌、粗球孢子菌及巴西副球孢子菌等，抗体效价明显增高有诊断意义。需注意的是前三者之间有交叉反应，但异种抗原反应效价较低。

（五）皮肤试验

是将真菌制成抗原作皮内试验，观察皮肤结节大小、色泽等的改变来判断机体内有无免疫学反应发生，阳性可协助诊断。目前采用皮肤试验协助诊断的真菌有组织胞浆菌及巴西副球孢子菌，前者是以 1∶100～1∶1 000 的组织胞浆菌素或 1∶1 000 的菌苗作皮内试验，在注射 48 h 后出现＞5 mm 直径的小结节者为阳性。皮肤试验敏感性和特异性不强，其阳性结果仅协助诊断。

（六）基因诊断

主要是 PCR 技术的应用，目前念珠菌的检测可用该方法，它所用引物包括通用引物、18sRNA 保守序列、白色念珠菌特异引物等，具有较高的特异性和敏感性，能检出标本中 10 个 CFU/mL 的致病菌。

（七）琼脂扩散法（agar diffusion test）

可用于检测患者血清中抗粗球孢子菌、荚膜组织胞浆菌及皮炎芽生菌等的抗体，其效价与病变范围及程度成正比。胸水和脑脊液中抗体效价低于血清。仍需注意粗球孢子菌、荚膜组织胞浆菌及皮炎芽生菌三者之间有交叉反应，异种抗原反应效价较低。

(八) 其他检测技术

有酶联免疫吸附试验、放射免疫试验、各种酶免疫试验等。

四、寄生虫感染的免疫学检测

寄生虫感染的免疫学诊断多为检查抗体,有间接荧光抗体试验、酶联免疫吸附试验、间接血凝法等,可以作为流行病学调查的一种方法。但要证明体内是否仍有存活的寄生虫,需要检测寄生虫抗原,主要采用对流免疫电泳试验、夹心酶联免疫吸附试验、夹心斑点免疫金银染色法、斑点酶联免疫吸附试验和基因检测(DNA 杂交技术、PCR 技术)等方法。

(一) 间接荧光抗体试验

可用于检测多种寄生虫的抗原或宿主感染后产生的抗体。

1. 贾第鞭毛虫　以滋养体为抗原检测患者血清中有无特异性抗体。以抗体效价 1∶32 为阳性,阳性率达 80%～90%。特异性和敏感性好,适用于流行病学调查。IFAT 抗体效价随年龄增加而增高,个别粪检阴性者 IFAT 可阳性,有人认为在儿童中可代替十二指肠引流液检测。

2. 疟原虫　含疟疾虫的红细胞表面表达特异性抗原(原虫诱导红细胞表面抗原,PIESA)可被已知抗体识别,用荧光素做标记可在荧光显微镜下观察,荧光反应阳性细胞即为含虫细胞,该法灵敏度高。

3. 锥虫　间接荧光抗体试验主要是检测患者血中克氏锥虫特异性抗体。

4. 隐孢子虫　应用单克隆抗体,用高度敏感和特异的间接荧光抗体试验检测患者血清中的隐孢子虫抗体,急性期抗体效价可达 1∶40～1∶2 560(正常人均<1∶40),近年来,报道用直接或间接荧光抗体技术检测粪便中的卵囊,在临床实践中更具价值。

5. 弓形虫　间接荧光抗体试验可检测血清中的特异性抗弓形虫抗体,抗体主要有两种类型:IgG 和 IgM,IgG 抗体在感染早期(1～2 周)就可检出阳性,抗体效价>1∶4,6～8 周达高峰,1～2 年内开始下降;IgM 抗体出现(感染 1 周内)和消失(感染后 4～6 个月)都较 IgG 早,因此检测患者特异性 IgM 抗体常用于诊断急性感染,阳性率为 80%～90%。注意:抗体阴性不能排除急性弓形虫感染,任何实验室检测 IgG 或 IgM 抗体,都应采取患者急性期和恢复期(4 周后)血清进行检测对比,同时需注意 RF 或 ANA 存在导致的假阴性反应。

6. 丝虫　早期免疫学检测方法常采用皮肤试验和皂土絮状试验。近年来,主要采用间接荧光抗体试验检测患者血清中的抗丝虫抗体。用马来丝虫成虫或微丝蚴抗原作间接荧光抗体试验,阳性率为 92.8%～99.1%。

(二) 酶联免疫吸附试验

随着单克隆抗体的开发应用,目前已有大量用 ELISA 方法检测寄生虫的商品化试剂盒供应,在大小医院应用非常广泛。绝大多数寄生虫感染都可用该方法进行检测,包括贾第鞭毛虫、滴虫、疟原虫、弓形虫、锥虫、绦虫等。该方法操作简便、快速,特异性和敏感性高,在有些寄生虫感染性疾病中已成为常规诊断方法。如用酶联免疫吸附试验检测人粪便悬液中牛带绦虫特异性抗原,特异性较高,与蛔虫/微小膜壳绦虫、钩虫、鞭虫等无交叉反应,阳性结果有助于临床诊断。

(三) 对流免疫电泳试验(CIE)

该方法可用于检测寄生虫抗原或抗体。对于贾第鞭毛虫,可用贾第鞭毛虫包囊和滋养体免疫家兔,使动物产生高效价抗血清,用于检测粪内贾第鞭毛虫抗原,在高效价抗血清与纯抗原或待检标本两孔间出现两条平行的纵形沉淀线者为阳性,新鲜粪或低温保存时间较短者阳性检出率高。该法与粪便涂片检查贾第鞭毛虫包囊和滋养体方法的阳性符合率高达 98.5%,敏感性和可靠性相似,但更客观、简便。对于绦虫,则可用新鲜绦虫非妊娠节片制备水溶性蛋白抗原,进行对流免疫电泳试验检测血清抗体,阳性率可达 73.7%～99.2%,缺点是各种绦虫间有交叉反应。

(四) 间接血凝法(IHA)

用于检测患者体内抗寄生虫抗体,特点是快速、敏感、简便、准确,为较好的一种免疫学诊断方法,可用于流行病学调查。应用该法进行检测的抗寄生虫抗体有抗贾第鞭毛虫抗体、抗弓形虫 IgG 抗体、抗锥虫抗体、抗囊虫抗体及抗血吸虫抗体等。

(五) 直接凝集试验

主要是检测寄生虫抗体,如抗弓形虫抗体。用改良直接凝集试验检测艾滋病的弓形虫脑炎患者血清或鞘内产生的特异性抗弓形虫抗体,其 IgG

抗体效价明显增高。眼弓形虫病患者 IgG 抗体效价较低，IgM 抗体通常不能检出，可用下列公式计算：

$$C=\frac{\text{眼房水抗体效价}\times\text{血清}\gamma\text{球蛋白浓度}}{\text{血清中抗体效价}\times\text{眼房水中}\gamma\text{球蛋白浓度}}$$

如 C≥8，即支持活动性弓形虫感染

（六）组织化学技术

主要用于弓形虫检测，在组织切片或活组织涂片以及各种体液细胞离心标本中发现游离的或细胞内的滋养体可确诊为急性弓形虫病。若是发现大量典型的包囊，仅提示近期感染，不能确诊为弓形虫病。对高度怀疑感染者可用荧光抗体、过氧化物酶-抗过氧化物酶技术及放射免疫技术可检测组织切片或活组织涂片中的弓形虫抗原进行确诊。

（七）抗原蛋白印迹技术

目前主要用于检测疟原虫抗原，方法是取患者受染红细胞经短期培养，使疟原虫达发育期，提取粗制可溶性抗原，经免疫印迹方法，用 125I－7H8 约氏恶性疟原虫单克隆抗体染色，经自显影可检出基因 Lys、Lyr 及 Pro 的表基核心氨基酸。

（八）分子生物学技术

DNA 杂交技术检测寄生虫是应用寄生虫 DNA 探针，检测待测标本中寄生虫 DNA 或 RNA，可检测疟原虫、利什曼原虫、锥虫、弓形虫、丝虫等。近几年又发展了一种新的敏感的检测方法——PCR 技术，比放射性标记 DNA 探针敏感性高约 100 倍。这两种方法已逐步应用于多种寄生虫的检测，具有敏感性和特异性均较高的特性。

1. 贾第鞭毛虫　用 PCR 技术对患者粪便 DNA 进行检测，可提供更快、更特异的诊断。

2. 疟疾　用 ^{32}P 标记的恶性疟原虫全基因组 DNA 探针可检出 0.0001%虫密度水平，用含 21bp 重复序列的重组质粒 DNA 探针 Rep2 和 pPF14 可分别检出 0.001%虫血症和 200 个原虫，用人工合成的寡核苷酸探针也可检出 0.001%虫密度水平。

3. 锥虫　来源于克隆 kDNA、克隆基因组 DNA 和全基因组 DNA 的探针，一个 195bp 重复序列探针可检出样品中 30 个 DNA。

4. 利什曼原虫　探针大多是克隆 kDNA 和全 kDNA，最近用全基因组 DNA 和互补 DNA，用接触印迹法加样，然后与探针 DNA 杂交，很容易检测到 10^3 个虫体。

5. 肺囊虫　近年来应用 PCR 技术等基因检测手段对患者痰液、支气管肺泡液、血液中的肺囊虫 DNA 进行检测，主要是卡氏肺囊虫的 5SrDNA，其阳性率可达 100%。

6. 弓形虫　已建立弓形虫人株基因组文库，筛选出一个弓形虫特异 DNA 片段的克隆，斑点杂交检测低限为 100 个弓形虫或 500 pg 弓形虫 DNA。

7. 丝虫　DNA 杂交技术和 PCR 技术已应用于微丝蚴血症检查，已克隆出 6 种丝虫的重复 DNA 序列，有些已用作种或株特异性探针，pBM68 和 pBM15 两种诊断探针很敏感，可检出 300～500 pg 的马来丝虫基因组 DNA，相当于检出 1 条感染性幼虫或 5 条微丝蚴。对血中微丝蚴数量很少或需要进行虫种鉴定者尤为适用。

第三节　感染免疫的实验诊断

感染性疾病的诊断是一个综合性的诊断过程，包括流行病学资料、临床症状和体征，再结合必要的检查，如肝功、肾功、B 超、心电图、免疫学检查及活体组织检查等，进行综合分析，才能得出正确的结论。大多数感染性疾病都有明确的病原体，因此病原体的分离、证实以及免疫学检查是明确诊断的可靠手段，特异性实验诊断具有极其重要的价值。关于病原微生物的培养、微生物学检查等见相关章节，本节主要介绍免疫学实验诊断在常见感染性疾病诊断和治疗中的应用。

一、细菌感染性疾病

（一）结核病（tuberculosis）

结核病是由结核分枝杆菌侵入机体，在机体免疫力低下时发病的慢性感染性疾病，有肺结核、结核性脑膜炎、结核性腹膜炎、肠结核等，其中肺结核最为常见。

（1）抗原检测：随着结核病抗原纯化技术的提高以及单克隆抗体技术的应用，在理论上结核病特异性抗原的检出对于诊断结核病具有确诊价值，目前常检测的抗原有：38kD 抗原（人型、牛型及非洲型分枝杆菌的特异性抗原）、30kD 抗原（分枝杆菌屑抗原）、16kD 抗原（热休克蛋白）、脂质阿拉伯聚糖（lipoarabinomannan，LAM）（结核分枝杆菌细胞壁上的糖脂复合物）。

文献报道用 ELISA、RIA 法检测脑脊液中的结核抗原诊断结核性脑膜炎，其敏感性和特异性较好，分别为 79%～100%和 95%～100%；检测痰和胸腹水的结核抗原，由于杂蛋白及杂细胞成分较多，常有很高的假阳性；血清中结核抗原可能以抗原抗体复合物的形式存在，检出率较低，在 50%以下。

聚合酶链反应用于检测患者痰液、血液、浆膜腔积液等的结核菌，阳性有助于结核病的诊断，但因不能鉴别死菌和活菌而不能作为考核结核病治疗效果的依据。该法敏感性高，但在临床标本制作及检测过程中可因发生污染而导致假阳性结果，或标本中存在抑制性物质而出现假阴性结果，因此尚需进一步规范实验室操作技术、完善检测方法。

(2) 抗体检测：用 ELISA 技术检测肺结核患者血清中的结核抗体，其效能相当于痰涂片。对临床或影像学疑为结核而又不易获得痰标本的儿童结核、肺外结核，以及痰涂片阴性肺结核患者有重要诊断价值。

(3) 免疫学反应：主要是皮肤试验（结核菌素试验），包括旧结核菌素试验和纯蛋白衍生物试验。国内临床实验室多采用 PPD 作为抗原，敏感性为 60%～80%，特异性接近 90%。阳性结果有助于结核病的诊断，阴性结果在排除了药品影响、实验操作误差以及细胞免疫缺陷等抑制免疫因素所致的假阴性后，可排除结核病。

结核病的免疫学诊断虽然简单快捷，但除了用于结核性脑膜炎诊断外仍然是低敏感性的方法，特异性也欠佳，不能作为病情发展、疗效判断的依据。结核分枝杆菌的检出是确定诊断的重要依据，并且与结核病治疗、预后及控制密切相关。

（二）流行性脑脊髓膜炎（epidemic cerebrospinal meningitis）

流行性脑脊髓膜炎简称流脑，是由脑膜炎奈瑟菌引起的一种流行性、化脓性的中枢神经系统的感染。

(1) 抗原检测：用 ELISA、RIA 等方法检测患者脑脊液中脑膜炎球菌特异多糖抗原，阳性率为 70%，阳性结果为确诊依据，若在血液或尿液中检出则提示预后较差。

(2) 抗体检测：恢复期血清抗流脑菌群特异抗体滴度较急性期呈 4 倍或以上升高有辅助诊断价值。但该方法主要用于临床流行病学分析，对于早期诊断的帮助不大。

（三）葡萄球菌感染（staphylococcal infections）

葡萄球菌感染是指由葡萄球菌引起的一组常见细菌感染性疾病，包括皮肤软组织感染、败血症、心内膜炎、肺炎、肠炎、脑膜炎及骨髓炎等。

免疫学检验主要是检测抗体。磷壁酸抗体一般于感染 7～12 d 出现，2～4 周下降，2～5 个月消失，阳性率较高（金黄色葡萄球菌阳性率为 90%），磷壁酸抗体检测的临床意义为：① 疑诊金黄色葡萄球菌性心内膜炎而血培养阴性者，如抗体阳性，可以确诊；② 深部金葡菌感染难以作培养者，抗体阳性可以确诊，但阴性不能排除；③ 判断抗菌药物对心内膜炎的疗效，有效时抗体滴度迅速降低；④ 判断复发，复发时抗体滴度骤然增高。

（四）百日咳（pertussis，whooping cough）

百日咳是由百日咳杆菌引起的儿童急性呼吸道传染病。病程长，可迁延 2～3 个月，故而得名“百日咳”。

(1) 抗原检测：细菌学检查目前仍是确诊百日咳的金标准。包括直接荧光抗体（DFA）染色（可用于早期诊断，阳性率可达 85%，但假阳性率较高）、中国仓鼠卵巢（CHO）细胞毒试验（与培养法联用可显著缩短诊断所需时间）、PCR 技术（敏感性为 10 个细菌/mL，防止污染情况下特异性高）。

(2) 抗体检测：如果能获得患者急性期和恢复期双份血清，免疫学检查可能是确诊百日咳最为敏感的方法。但由于该病起病隐蔽，难以获得血清抗体 4 倍增高的证据。对于血清或鼻咽分泌物中的抗体，哪一种抗体更具有临床意义，观点不一。Long 等认为联合检测血清 PT - IgG 和 FHA - IgA 及鼻咽分泌物 FHA - IgA 或 PT - IgA 可检出 100%的百日咳杆菌感染者。PT - IgA 和 PT - IgM 抗体联合检测可作出早期诊断。

（五）肠热症

肠热症由伤寒和副伤寒杆菌感染引起，约 50%患者出现玫瑰疹。患者通常发病 1～2 周就已产生抗体，此后的细菌培养有时阴性，因此免疫学检验就显得很重要，主要是检测抗体。

常规试验是肥达氏试验(Widal test),阳性率逐周递升,可达70%～90%。但要注意对试验结果进行正确解释:注意病程:肠热症患者1周后产生抗体,以后逐渐升高,故在感染初期抗体效价可能正常,但若在感染3周OH效价仍<1∶80,则肠热症感染的可能性不大。H和O抗体的分析:① H和O凝集价均超过正常值,表明伤寒感染的可能性很大。② H和O凝集价均低于正常值,表明伤寒感染的可能性甚小,或为发病一周以内的早期。③ O凝集价高于正常值而H凝集价低,则可能是感染的早期或其他沙门氏菌感染的交叉反应。④ H凝集价高而O凝集价低于正常值,则可能是以往曾经感染过伤寒或接种疫苗;若H凝集价虽高,但消失快则可能为回忆反应。⑤ 动态观察:单次效价增高的定论可靠性较差,必要时隔一定时间重复试验,若效价依次递增或恢复期效价增高≥4倍者则诊断意义较大。接种伤寒菌苗者可出现阳性反应。早期应用抗菌药物治疗可出现假阴性结果。

(六) 军团菌感染(legionellosis infection)

军团菌感染是由军团菌引起,以肺部感染伴全身多系统损伤为主要表现的急性细菌性传染病。通常在群居人群中暴发,病死率高。

(1) 抗原检测:用直接荧光抗体染色法(DFA)检测,特异性高但敏感性较低(30%);ELISA方法可检测尿Lp1抗原物质,敏感性高达90%且阳性持续时间长,但不足之处是只能用于Lp1感染;DNA探针杂交法敏感性高,可测出pg水平,特异性亦可达99%以上;PCR技术结合探针杂交法将敏感性更进一步提高到fg水平,现已能测出Lp所有血清型及L. micdadei,L. bozemanii,可有效地用于临床和环境标本的检测。

(2) 抗体检测:有多种方法,包括间接免疫荧光法、ELISA、血试管凝集试验、血微量凝集试验等。IFA较常应用,急性期和恢复期双份血清抗体滴度增高≥4倍且滴度≥1∶128可诊断本病,单份达1∶256以上可提示军团菌感染;ELISA检测特异性IgM抗体阳性可提示急性军团菌感染;TAT法双份血清抗体滴度增高≥4倍且滴度≥1∶160可诊断本病,单份达1∶320以上可提示军团菌感染;MAA法双份血清抗体滴度增高≥4倍且滴度≥1∶60可诊断本病。

(七) 霍乱(cholera)

霍乱是1种由霍乱弧菌污染水和食物引起传播的烈性肠道传染病。

(1) 抗原检测:荧光抗体技术可快速检出病原体;PCR技术也可快速准确地同时对致病性O1群霍乱弧菌进行鉴定和生物分型;血清凝集试验可用O139诊断血清确定O139霍乱弧菌。

(2) 抗体检测:抗霍乱弧菌抗体血清效价达到1∶80以上或有动态升高在排除预防接种的情况下具有非常重要的诊断意义。

(八) 厌氧菌感染(anaerobic infection)

厌氧菌感染是指由专性厌氧菌、微需氧厌氧菌和兼性厌氧菌所引起的各种感染,包括脑脓肿、腹腔内感染、女性生殖道及盆腔感染等。

(1) 抗原检测:特异性荧光抗体技术已应用于临床检测脆弱类杆菌和产气荚膜梭菌,该方法快速、准确;近年又发展了DNA探针技术检测脆弱类杆菌,敏感性和特异性分别为89.8%和97.3%。病原菌的检测目前仍是临床诊治的重要依据。

(2) 抗体检测:应用固相酶免疫法(EIA)测定产黑色素类杆菌、非解糖类杆菌等的多糖类抗体优于细菌学检查,并具有诊断意义。

(九) 巴西紫癜热(Brazilian purpuric fever, BPF)

巴西紫癜热是由流感嗜血杆菌埃及生物型(HIBA)引起的一种小儿急性传染病。

免疫学检验主要是检测抗原:① 酶免疫试验:用单克隆抗体IgM和IgG2b(只能识别BPF株特有的25kD抗原成分)检测HIBA抗原,敏感性达100%,特异性为94%;② 玻片凝集试验:用BPF株免疫家兔得到的多克隆抗血清,能识别BPF细菌表面的菌毛表位,而与非BPF株HIBA不反应,故而可用于本病抗原检测,敏感性为97%,特异性为89%,是快速、有效的鉴别方法;③ 乳胶凝集试验:用BPF株多克隆抗体或特异性单克隆抗体IgG致敏乳胶颗粒,直接检测标本中的BPF抗原,多克隆抗体的敏感性和特异性分别为92%和86%,而单克隆抗体分别为63%和89%。

(十) 布氏菌病(brucellosis)

是由布氏杆菌引起的人畜共患传染病,又称地中海弛张热、波浪热等。

(1) 抗原检测:反相单克隆抗体斑点酶免疫法(R-McAb-Dot-ELISA)、免疫酶斑点试验及免疫荧光抗体试验等检测布氏杆菌抗原,具有快速、安全、敏感性和特异性均较高等特点;分子生物学试验包括分子杂交试验和PCR技术,敏感性高,常用于现场调查。

(2) 抗体检测：① 血清凝集试验(Wright)检测抗体，患者多在第二周出现阳性反应，滴度>1∶100有诊断价值；病程中效价递增4倍及以上有诊断价值。注意：有假阳性出现，如兔热病及接种霍乱疫苗者假阳性率分别为30%和90%。② 补体结合试验主要检测IgG抗体，>1∶16为阳性，对慢性患者有较高特异性。③ 抗人球蛋白试验(Coombs' test)检测血清中的不完全抗体，>1∶160为阳性。④ ELISA检测抗体滴度>1∶320为阳性，该方法敏感性高、特异性强。

(3) 免疫学反应：以布氏杆菌抗原作皮肤试验，阴性有助于排除该菌感染，阳性仅反映过去曾感染过，接种过疫苗者也可呈阳性。

二、病毒感染性疾病

(一) 巨细胞病毒感染(cytomegalovirus infection)

巨细胞病毒感染是感染人巨细胞病毒(human cytomegalovirus, HCMV)的一种全身性感染综合征。

(1) 抗原检测：酶免疫试验用特异单克隆抗体从受检组织或细胞中检测HCMV抗原，阳性表明HCMV活动；用分子杂交或PCR技术从受检组织或细胞中检测到HCMV-DNA特异片断，表明有CMV感染，可为潜伏期或活动期。

(2) 抗体检测：可用IFA、RIA、ELISA等方法。血清抗HCMV-IgG抗体检测临床意义：① 阳性表明HCMV感染，6个月以内婴儿需排除通过胎盘传来的抗体；② 阴性转为阳性表明原发性感染；③ 急性期和恢复期双份血清抗体滴度4倍或以上增高表明HCMV活动；④ 严重免疫抑制患者可出现假阴性结果。血清抗CMV-IgG抗体检测临床意义：① 阳性表示HCMV活动，同时检测抗CMV-IgG抗体则为原发性感染；② 新生儿和幼儿免疫系统发育不成熟，产生IgM能力较差，可出现假阴性结果；③ 患者血液中若存在类风湿因子等干扰因素，可导致假阳性结果。

(二) 传染性单核细胞增多症(infectious mononucleosis)

传染性单核细胞增多症是由EB病毒引起的淋巴细胞增生性传染病。

(1) 抗原检测：① Southern印迹法可检测整合在宿主组织及血细胞DNA中的EBV-DNA；② 原位杂交法可以确定传染性单核细胞增多症患者口咽上皮细胞中EBV的存在；③ PCR技术能快速、敏感、特异地检出待检标本中的EBV。

(2) 抗体检测：① 嗜异凝集试验：可检出患者发病早期血清中的IgM嗜异性抗体，效价大于1∶56即具有诊断意义。Farhat等的改良方法敏感性为85%～90%，特异性可达100%。② EBV抗体的检测有多种检测方法，包括间接免疫荧光法、酶联免疫法、同位素自显影法等。主要检测IgM-抗VCA、IgG-抗VCA、IgG-抗EBNA抗体，结果分析如下：① IgM-抗VCA(+)IgG-抗VCA(-)IgG-抗EBNA(-)，为EBV初发感染；② IgM-抗VCA(+)IgG-抗EBNA(-)，为EBV近期感染；③ IgG-抗VCA(+)IgG-抗EBNA(+)，为EBV既往感染。

(三) 流行性乙型脑炎(epidemic encephalitis B)简称乙脑

流行性乙型脑炎是一种由乙脑病毒引起的虫媒传播的病毒性脑炎。

(1) 抗原检测：用单克隆抗体免疫金银染色法检测乙脑病毒抗原，阳性有助于早期诊断，近年发展的PCR技术检测血和脑脊液中病毒成分更敏感，可为本病的早期诊断提供快速可行的方法。

(2) 抗体检测：特异性IgM抗体于病后第4天即可出现，2～3周达高峰，单份血清检测(免疫荧光技术、反相被动血凝抑制试验)阳性即可作为早期诊断指标，阳性率达90%以上；IgG抗体出现较迟，双份血清检测(补体结合试验、中和试验)抗体效价增高≥4倍为阳性，一般作为回顾性诊断及临床流行病学调查分析。

(四) 病毒性肝炎(viral hepatitis)

病毒性肝炎是由肝炎病毒所致的全身性传染病，主要累及肝脏。包括甲、乙、丙、丁、戊(A、B、C、D、E)五型肝炎，其中乙型肝炎最为常见。

(1) 甲型肝炎：用ELISA方法检测血清抗HAV-IgM抗体，是早期诊断甲型肝炎的特异性指标。该抗体在病程恢复期出现，阳性持续时间长甚至终生，是机体获得免疫力的标志，一般用于流行病学调查。

(2) 乙型肝炎：目前主要是用ELISA方法检测六项乙肝病毒标志：乙肝表面抗原(HBsAg)、乙肝核心抗原(HBeAg)、乙肝表面抗体(抗HBs)、乙肝核心抗体(抗HBe)、乙肝C抗体(抗HBc)、乙肝C抗体IgM型(抗HBc-IgM)，其临床意义，见表20-6。

表 20-6 乙型肝炎血清病毒标志及临床意义

HBsAg	HBeAg	抗 HBs	抗 HBe	抗 HBc	抗 HBc-IgM	临床意义
+	+	−	−	−	−	急性 HBV 感染早期，HBV 复制活跃
+	+	−	−	+	+	急慢性 HBV 感染，HBV 复制活跃
+	−	−	−	+	+	急慢性 HBV 感染，HBV 复制中度
+	−	−	+	+	+	急慢性 HBV 感染，HBV 复制低度，异型慢性乙型肝炎
+	−	−	+	+	−	HBV 复制停止或极低
−	−	−	−	+	+	平静地 HBV 携带状态，HBsAg 极低测不出，HBsAg/抗 HBs 空白期
−	−	−	−	+	−	HBV 既往感染，未产生抗 HBs 抗体
−	−	−	+	+	+	抗 HBs 出现前阶段，HBV 复制低
−	−	+	+	+	−	HBV 感染恢复阶段
−	−	+	−	+	−	HBV 感染恢复阶段
+	+	+	−	+	+	不同亚型 HBV 再感染
+	−	−	−	−	−	HBV-DNA 整合
−	−	+	−	−	−	病后或接种疫苗后获得免疫

(3) 丙型肝炎：患者血清中依次出现的抗体为：HCV-RNA、抗 C22、抗 C33、抗 C100，后三者主要是应用 ELISA 方法、免疫印迹技术进行检测，能较早地发现感染，1～4 周内阳性率为 93%，有一定的早期诊断价值。而血清 HCV-RNA 最早出现，是早期诊断 HCV 病毒血症的“金指标”，其临床意义为：① 早期诊断急性丙肝，可在抗 HCV 阳性前检测到；② 可作为 HCV 有无传染性的指标；③ 可作为抗病毒疗效评判的指标。常用逆转录多聚酶链反应（RT-PCR）或巢式多聚酶链反应（nested PCR）技术进行检测，敏感性高，但检测程序复杂，容易因污染而出现假阳性结果。

(4) 丁型肝炎：病程早期都有 HDAg 血症，用酶免疫法或 RIA 法检测 HDAg，阳性率分别为 87% 和 100%，有助于早期诊断；DNA 杂交检测 HDV-RNA，阳性是 HDV 复制的直接证据。用酶免疫法或 RIA 法检测抗 HD 抗体是诊断丁型肝炎的常规方法，IgM 型抗 HD 有 2 种，一种见于急性感染，出现较早，可用于早期诊断；另一种在慢性感染时常呈高水平，是慢性感染最敏感的指标，一旦感染终止，其滴度迅速下降甚至转阴，连续检测可用于疗效和预后判断。IgG 型主要存在于慢性感染，且为持续性高滴度，故持续高滴度的抗 HD-IgG 是识别慢性丁型肝炎的主要血清学标志。

(5) 戊型肝炎：主要是检测血清戊型肝炎抗体（抗 HEV），但阳性率不高。

（五）柯萨奇病毒感染

由柯萨奇病毒感染引起的肠道传染病，有时也可累及心脏，出现病毒性心肌炎。

(1) 抗原检测：用病毒 cDNA 为探针通过分子杂交技术可检测出病毒特异性 RNA，阳性有助于临床诊断。

(2) 抗体检测：ELISA 试验检测患者血清和脑脊液中的 IgM 抗体阳性率为 67%，有早期诊断价值；中和试验主要检测 IgG 抗体，双份血清抗体效价 4 倍或以上增高有诊断意义。

（六）流行性出血热（epidemic hemorrhagic fever, EHF）

由汉坦病毒属某些病毒引起的以鼠类为传染源的自然疫源性疾病，也是一组以发热、出血和肾脏损害为主要临床特征的急性病毒性传染病。

(1) 抗原检测：直接荧光免疫法可检测细胞内的颗粒抗原，阳性率为血液白细胞大于 80%，尿沉渣细胞 71%；免疫组化技术可对组织细胞中的抗原进行定位分析；ELISA 检测尿液可溶性抗原阳性率达 93%；反相被动血凝抑制试验（RPHI）检测血清可溶性抗原阳性率为 67%（5 病日内）；核酸杂交、PCR 技术等可检测病毒 RNA，敏感性更高。

(2) 抗体检测：可用间接免疫荧光法、ELISA、RPHI、空斑减少中和试验等，IgM 抗体早期阳性率高达 97.7%，单份血清即具诊断意义；IgG 抗体则需双份血清效价有 4 倍或以上升高才有诊断价值。

（七）狂犬病（rabies）

由狂犬病毒侵犯神经系统引起的人类病死率最高的急性传染病，属人兽共患自然疫源性疾病，因有恐水表现，又称恐水症。

（1）抗原检测：荧光抗体技术和酶联免疫技术均可用于检测患者体液或组织中的病毒抗原，具有快速、敏感、特异的优点。

（2）抗体检测：可用中和试验、补体结合试验、血凝抑制试验、ELISA 等检测抗体，由于抗体的合成出现于临床症状之后，因此抗体检测用于疾病诊断的意义有限，而常用于流行病学调查。

（八）艾滋病（acquired immunodeficiency syndrome，AIDS）

艾滋病是人类免疫缺陷病毒（HIV）感染引起的严重传染病。

（1）抗原检测：用 EIA 或 ELISA 方法可在病毒感染 1～4 周内检测出 HIV 抗原（核心抗原 p24），以后逐渐消失，到 AIDS 的 C 阶段又重新出现。

（2）抗体检测：在病毒感染 3～12 周可检测到 HIV 核心抗体（抗－p24）和表面抗体（抗－gp41），抗－gp41 IgG 可持续终生。

（3）细胞免疫功能检测：当患者仅是 HIV 携带者时，其 T 淋巴细胞特别是 $CD4^+$ T 淋巴细胞数下降不明显；当疾病活跃时，其 T 淋巴细胞明显减少，$CD4^+$ 细胞逐渐下降至零，$CD8^+$ 细胞变化不明显，因此 $CD4^+/CD8^+$ 比例逐步倒置，比值＜0.5 应高度怀疑。免疫球蛋白、β_2 微球蛋白有不同程度的升高。

（九）疱疹病毒感染（herpesvirus infection）

疱疹病毒感染主要是指由人疱疹病毒或带状疱疹病毒等感染引起的传染病。

（1）抗原检测：可用荧光抗体法、中和试验、荧光免疫电镜、斑点杂交及 PCR 技术等进行病毒抗原的检测，阳性可作为确诊病毒感染的依据。免疫缺陷者血清学检查常为阴性，此时分子生物学检查对诊断就具有重要意义。

（2）抗体检测：可用中和试验、补体结合试验、被动血凝试验、间接荧光免疫试验等进行检测。新生儿感染时，单份血清 IgM 抗体效价增高即可诊断；复发病例则需要双份血清检查，抗体效价呈 4 倍或以上增高者有诊断价值。

（十）严重急性呼吸窘迫综合征（severe acute respiration syndrome，SARS）

严重急性呼吸窘迫综合征是一种由新型冠状病毒感染引起的严重急性呼吸窘迫综合征。

（1）抗原检测：使用分子诊断方法 RT－PCR 试验对不同类型的标本进行病毒抗原的检测，同一患者出现下列任一情况可判为阳性：① 至少 2 个不同部位的临床标本检测阳性（如鼻咽分泌物和粪便）；② 病程中同种标本至少 2 次阳性（如 2 份或多份鼻咽分泌物）；③ 同一标本两种方法检测或复查 PCR 方法检测为阳性。该方法可用于病毒感染的早期诊断及疑似病例的确诊。

（2）抗体检测：目前可用荧光免疫法（IFA）和 ELISA 试验检测患者血清特异性抗体，IgM 抗体诊断敏感性、特异性、PPV、NPV 及准确度分别为 65.6%、100%、100%、72.3%及 81.6%，表明 IgM 阳性可以诊断 SARS，阴性尚不能排除；IgG 抗体诊断 SARS 的敏感性、特异性、PPV、NPV 及准确度分别为 91.1%、97.0%、97.3%、90.1%及 93.8%，即阳性可诊断 SARS，阴性则患病可能性较小。

（3）细胞免疫功能检测：用流式细胞仪检测患者外周血 T 淋巴细胞亚群，大多数患者 CD3、CD4、CD8 亚群均降低，CD4 降低尤为明显。

三、真菌感染性疾病

（一）组织胞浆菌病（histoplasmosis）

组织胞浆菌病是由荚膜组织胞浆菌引起的传染性较强的深部真菌病。

免疫学检验包括免疫功能及血清抗体的检测：① 皮肤试验阳性有助于诊断，并且稀释滴度和观察滴度的上升或下降对诊断、判断预后和疗效有很大价值。不断升高的滴度提示播散进展，预后不良；稳定或滴度下降是好的迹象。② 补体结合试验检测血清抗体，效价明显升高或超过 1∶32，支持临床诊断。

注意事项有上述两种试验在严重病例或疾病早期可呈阴性反应，故强调真菌病原学检查的重要性。

（二）球孢子菌病（coccidioidomycosis）

球孢子菌病是由粗球孢子菌引起的全身性深部真菌病。

免疫学检验主要是检测抗体，可用沉淀试验、乳胶凝集试验、补体结合试验及琼脂扩散试验。IgM 抗体有利于原发病变的早期诊断；IgG 抗体出现较晚，阳性可持续数周，重症患者阳性持续较久，再感染时亦可阳性，其效价与病变范围及程度成正比。注意：粗球孢子菌、荚膜组织胞浆菌及皮炎牙生菌三者之间的免疫学试验有交叉反应，但异种抗原反应效价较低。

（三）念珠菌病（candidasis）

念球菌病是由念珠菌引起的急性、亚急性或慢性真菌感染。

血培养、影像诊断、活检组织病理及培养等是诊断系统性念珠菌感染的标准方法，但敏感性低，不利于早期诊断，免疫学和分子生物学实验诊断可弥补这些方法的不足。

（1）抗原检测：应用ELISA、RIA和乳胶凝集试验可检测出患者体内低浓度的甘露聚糖（细胞壁成分）。PCR技术具有较高的特异性和敏感性，能检出标本中10个CFU/mL的致病菌。

（2）抗体检测：血清凝集试验单独1次结果阳性不能建立诊断，因为不能区别抗体是深部感染产生的还是黏膜寄生或黏膜感染产生的，应定期、间期、连续检测才有价值。一般高滴度或滴度升高可提示感染。对于免疫抑制患者因免疫功能低下而不能产生相应的免疫应答，该试验无诊断价值。

（四）曲菌病（aspergillosis）

曲菌病是由曲霉菌侵犯人体皮肤、黏膜及内脏引起的慢性真菌感染病，也是临床上常见的深部真菌病。

免疫学检验主要是检测血清抗体，血清中查出含曲菌抗原的沉淀素及局部活检可协助诊断侵袭性曲菌感染。

（五）隐球菌脑膜炎（cryptococcal meningitis）

隐球菌脑膜炎是由新型隐球菌引起中枢神经系统的亚急性或慢性深部真菌病。新型隐球菌免疫学诊断有高度特异性和敏感性。

（1）抗原检测：应用吸附特异性抗体的胶乳作乳凝试验测定患者脑脊液或血清中的荚膜抗原（隐球菌性多糖特异性抗原），阳性率可达90%以上，滴度高低与感染的程度成正比，对诊断和预后判断均有价值。若体液中抗原效价持续升高，表示体内有新型隐球菌在繁殖，预后不良；抗原效价下降，预后良好。注意：有时从脑脊液中已不能分离出病原菌，但检测抗原仍可为阳性反应，这反映已死亡的细胞仍持续释放抗原，或荚膜抗原从脑脊液中清除缓慢，而并不提示感染仍存在。

（2）抗体检测：在疾病早期或感染局限时常可查出新型隐球菌抗体，但在未经治疗的脑膜炎患者或播散性感染患者则很少检出抗体，此时查抗原更有助于诊断。

（六）副球孢子菌病（paracoccidioidomycosis）

副球孢子菌病是由巴西副球孢子菌引起皮肤、黏膜、淋巴结和内脏器官的慢性肉芽肿真菌病。

免疫学检验是以巴西副球孢子菌制成抗原作皮内试验及补体结合试验和免疫扩散试验，阳性反应可协助诊断。

四、寄生虫感染性疾病

（一）贾第鞭毛虫病（giardiasis）

贾第鞭毛虫病是由蓝氏贾第鞭毛虫引起的腹痛、腹泻和吸收不良等症状的一种常见肠道原虫病。

（1）抗原检测：应用制备的高效价抗血清通过对流免疫电泳试验（CIE）检测粪内贾第鞭毛虫抗原，该法与粪便涂片检查贾第鞭毛虫包囊和滋养体方法的阳性符合率高达98.5%，敏感性和可靠性相似，但更客观、简便。另外，近年来运用PCR技术对患者粪便贾第鞭毛虫DNA进行检测，可提供更快、更特异的诊断。

（2）抗体检测：以滋养体为抗原检测患者血清中有无特异性抗体，检测方法有间接荧光抗体试验（IFAT）（适用于流行病学调查）、ELISA（常规诊断方法）及间接血凝法（IHA）（可用于流行病学调查），敏感性和特异性均好，阳性率分别为80%～90%、92%～98.9%和79.6%。

（二）阿米巴病（amebiasis）

阿米巴病是由溶组织阿米巴侵入人体所引起的1种寄生虫病。根据侵入的部位不同有肠阿米巴病、肝阿米巴病等。

（1）抗原检测：用单克隆抗体技术、DNA杂交技术或PCR技术检测患者血液、粪便及脓液中的病原物质和虫体，特异性和敏感性均高。

（2）抗体检测：应用阿米巴纯抗原可进行多种免疫学诊断试验检测阿米巴抗体或抗原：① 间接血凝试验：检测肠阿米巴病和肝阿米巴病阳性率分别为75%～95%和95%～100%，血清抗体效价<1∶128提示为非侵袭性阿米巴病；② 间接荧光抗体试验：检测肠阿米巴病阳性率为80%～90%，阳性者治愈后8～12个月血清效价可逐步降至阴性，因此动态观察可作为常规诊断和疗效考核的方法，也

可作流行病学调查；③ 酶联免疫吸附试验：检测侵袭型肠阿米巴病和肝阿米巴病阳性率分别为85%～90%和95%～100%，所检测抗体出现早，持续时间长，适用于诊断与流行病学调查。

（三）滴虫病（trichomoniasis）

滴虫病是滴虫寄生于人体引起的疾病，主要是指阴道毛滴虫引起的疾病。

免疫学检验主要是检测抗原，用抗滴虫单克隆抗体通过间接或直接荧光抗体染色技术、乳胶凝集试验和酶联免疫吸附试验检测宫颈阴道分泌物中的滴虫抗原，特异性好、敏感性高，可在实验室广泛开展。

（四）黑热病（kala－azar）

又名内脏利什曼病，是由杜氏利什曼原虫感染引起。

（1）抗原检测：斑点试验、ELISA 等方法阳性率均在 90%以上，极少假阳性。DNA 杂交技术敏感性高，很容易检测到 10^3 个虫体。测定抗原较测定抗体的优点在于：① 在抗体出现前即可能检测出抗原，有利于疾病的早期诊断；② 循环抗原的含量与宿主体内寄生虫数量相关，有助于预后的判断；③ 虫体死后，循环抗原迅速消失，可用于疗效考核。

（2）抗体检测：补体结合试验阳性率在 95%以上，患病一周即可阳性，治愈后 2～3 年逐渐转阴。

（五）疟疾（malaria）

是由疟原虫感染引起的疾病。

（1）抗原检测：用已知抗疟疾抗体检测疟疾抗原。酶联免疫吸附试验灵敏度约达每 10^6 红细胞有110 个原虫；DNA 杂交技术可检出 0.001%～0.000 1%虫密度水平；抗原蛋白印迹技术可检出基因 Lys、Lyr 及 Pro 的表基核心氨基酸；其他检测方法还有凝胶扩散法、间接免疫荧光法等。

（2）抗体检测：可用间接荧光抗体试验、ELISA、间接血凝试验等检测。患者在感染过程中可产生特异性 IgG、IgA 及 IgM 型抗体，IgG、IgA 抗体产生较晚，持续时间长，流行区域成人阳性率较高，因此对临床诊断意义不大；IgM 抗体产生早，但在复发及内脏损害患者均可再次升高，故不能用作初发诊断的依据。

（六）弓形虫病（toxoplasmosis）

弓形虫病是由弓形虫感染引起的疾病。

（1）抗原检测：组织化学技术、荧光抗体技术、过氧化物酶-抗过氧化物酶技术或放射免疫技术检测到组织切片或活组织涂片以及各种体液细胞离心标本中有游离的或细胞内的滋养体，可确诊为急性弓形虫病。若是发现大量典型的包囊，仅提示近期感染，不能确诊为弓形虫病。DNA 杂交技术应用于弓形虫抗原检测，低限为 100 个弓形虫或500pg 弓形虫 DNA。

（2）抗体检测：包括抗弓形虫 IgG 和 IgM 抗体，60%患脑弓形虫病的艾滋病患者脑脊液中可查到抗弓形虫 IgG 抗体，且大多数有鞘内抗体生成，这一发现只能说明患者曾感染过弓形虫，不表示有活动的弓形虫存在。IgM 抗体阳性率为 80%～90%，抗体阴性不能排除急性弓形虫感染，其出现（感染 1 周内）和消失（感染后 4～6 个月）都较 IgG早，因此常用于诊断急性感染。

（七）血吸虫病（schistosomiasis）

血吸虫病是指血吸虫寄生于宿主静脉而引起的疾病。

（1）抗原检测：用反向间接血凝试验和夹心酶联免疫吸附试验检测抗原，阳性有助于诊断。

（2）抗体检测：采用环卵沉淀试验、间接血凝试验、ELISA 等检测特异性抗体，诊断符合率在 95%以上，用尾蚴及成虫抗原检测 IgG 抗体中的 c/a（尾蚴/成虫）比率，急性期和早期感染时 c/a 比值高于慢性感染者，可作为血吸虫病早期诊断的重要指标。

（3）免疫功能检测：皮内试验准确率可达 95%，但该免疫反应出现较迟且有假阴性；细胞功能检测发现 T 细胞免疫水平降低且与病情平行相关，晚期患者细胞免疫功能显著降低；体液免疫功能检测发现晚期患者血清 IgG 及 IgM 明显升高，C3 下降。

（八）绦虫病（cestodiasis）和囊虫病（cysticercosis）

（1）绦虫病：可用对流免疫电泳、乳胶凝集试验及补体结合试验检测血清抗体，阳性率可达73.7%～99.2%，但各种绦虫间有交叉反应；用酶联免疫吸附试验检测人粪便悬液中牛带绦虫特异性抗原，特异性较高，与蛔虫/微小膜壳绦虫、钩虫、鞭虫等无交叉反应；PCR 技术可检测人体内牛带绦虫或猪带绦虫成虫，特异性和敏感性均较高。

（2）囊虫病：皮内试验阳性可辅助诊断，间接血凝试验和酶联免疫吸附试验检测患者血清或脑脊液，可检出特异性抗体，阳性率达 85%～95%。

（九）丝虫病（filariasis）

丝虫病是指丝虫寄生于淋巴系统、皮下组织、腹腔、心血管等部位所致的疾病。主要有班氏丝虫(Wucherria bancrofti)和马来丝虫(Brugia malayi)2种。

(1) 抗原检测:以单克隆抗体检测患者血清循环抗原,阳性率为97%,是一特异诊断方法,可检出大部分丝虫感染者。抗丝虫治疗后血中丝虫抗原浓度下降,根据其水平变化可进行疗效观察。分子生物学检查可检出300～500 pg的马来丝虫基因组DNA,相当于检出1条感染性幼虫或5条微丝蚴,对血中微丝蚴数量很少或需要进行虫种鉴定者尤为适用。

(2) 抗体检测:主要采用间接荧光抗体试验和酶联免疫吸附试验检测患者血清中的抗丝虫抗体,用马来丝虫成虫或微丝蚴抗原作间接荧光抗体试验,阳性率为92.8%～99.1%;用马来丝虫成虫可溶性抗原作酶联免疫吸附试验,阳性率为95.6%～99.1%;用马来丝虫成虫冰冻切片抗原作免疫酶染色试验,敏感性和特异性均较好,分别为94.3%～94.9%和97.1%～100%。

(彭晓东　王兰兰)

参考文献

1 翁心华,潘孝彰,王岱明. 现代感染病学. 上海:上海医科大学出版社,1998

2 李梦东. 实用传染病学(第2版). 北京:人民卫生出版社,1998

3 倪语星,洪秀华,姜昌斌. 现代病原学检验与临床实践. 上海:上海科学技术文献出版社,1999

4 林万明. PCR技术操作和应用指南. 人民军医出版社,1993. 163～170

5 洪涛. 医学病毒学基础及实验室技术. 科学出版社,1990

6 罗海波. 现代医学细菌学. 北京:人民卫生出版社,1995

7 李允鹤. 寄生虫病免疫学和免疫诊断. 江苏科学技术出版社,1991

8 沈一平. 寄生虫和临床. 北京:人民卫生出版社,1991

9 Peter D, Coplement, et al. Principles and practice of infectious diseases. 4th ed. New York: Churchill Livingstone Inc, 1995;58～77

第 21 章　肿瘤免疫的实验诊断

肿瘤是严重危害人类健康的重大疾病，随着人类寿命的平稳上升，许多肿瘤的发生率也在不断增加，肿瘤已成为谋害人类的头号凶手。不幸的是，除了肺癌（大部分由吸烟引起）以外，其他大多数肿瘤都不能事先预防。尽管我们在医学上取得了一些惊人的进步，但对肿瘤的发病机理仍不十分清楚。目前我们同肿瘤作斗争的最好选择是有效治疗和早期诊断。

第一节　基 础 理 论

人们早就设想肿瘤细胞可能存在着与正常组织细胞不同的抗原成分，通过检测这种不同的抗原成分或利用这种抗原成分诱导机体产生抗肿瘤免疫应答，可能会达到诊断和治疗肿瘤的目的。经过近几十年来的不断努力，肿瘤研究取得了长足的进步，在肿瘤学的基础理论上某些方面已达成共识。

一、肿瘤抗原

肿瘤抗原是指细胞癌变过程中出现的新的或过度表达的抗原物质总称。人类肿瘤细胞是由自身细胞衍生形成，以往对人类肿瘤是否缺乏肿瘤抗原一直争论不休。随着细胞培养技术、单克隆抗体技术和分子生物学技术的发展和应用，利用肿瘤特异性的细胞毒性 T 淋巴细胞（CTL）克隆技术，不仅在人类恶性黑色素瘤、结肠癌、乳腺癌、肺癌等肿瘤细胞表面检测到肿瘤特异性抗原的存在，而且对人类肿瘤抗原的性质、结构等方面都有了进一步的了解。目前认为产生肿瘤抗原的分子机制有六个方面：① 细胞癌变过程中合成了新的蛋白分子；② 糖基化等原因导致异常的细胞蛋白的特殊降解产物；③ 突变使正常蛋白质分子的结构发生改变；④ 正常情况下处于隐蔽状态的抗原表位暴露出来；⑤ 多种膜蛋白分子的异常聚集；⑥ 胚胎抗原或分化抗原的异常表达。

（一）肿瘤抗原的分类

人类肿瘤抗原包括转化相关抗原、共同抗原、分化抗原、病毒相关抗原、胚胎抗原。

1. 根据肿瘤诱发和发生情况来分类，可分为：① 化学或物理因素诱发的肿瘤抗原。这类抗原的免疫原性较强，表现出明显的肿瘤特异性，此类同一种诱发因素在不同宿主或同一宿主的不同部位诱发的相同组织类型的肿瘤，具有不同的抗原性，其抗原分子各具有独特的表位。其发生机制可能由于致癌剂与 DNA 有多个作用点，引起的基因突变有很大的差异，致使所诱发的肿瘤具有独特的肿瘤抗原。② 病毒诱发的肿瘤抗原。与化学诱发的肿瘤抗原相比，该类抗原的免疫原性很强，但个体特异性则不明显，同一种病毒诱发的肿瘤，无论其组织来源或动物种类有何不同，均可表达相同的抗原。发生机制可能为病毒基因整合入宿主细胞的 DNA 中，使细胞在基因结构或表达调控等方面发生了变化。③ 自发性肿瘤抗原。其免疫原性最弱，一些具有明显的个体特异性，另一些则拥有共同的表位。

2. 根据肿瘤特异性分类，可分为以下两类：

（1）肿瘤特异性抗原（tumor specific antigen, TSA）：肿瘤特异性抗原是指肿瘤细胞特有的或只存在于某种肿瘤细胞而不存在于正常细胞的新抗原。目前认为 TSA 是细胞癌变过程中，由原癌基因突变、缺失等导致的肿瘤细胞异常蛋白表达，例如，Ras 基因、p53 基因、DPC4、EGFRvⅢ、CDK4 - R24C 等。人体 Ras 基因在密码子第 12 和 61 位上发生的点突变，由此编码的 p21 能使细胞过度增殖并恶性转化。突变产生的 p21 可以肽片段的形式与 MHC－Ⅰ类分子形成复合物而表达在细胞表面，这种 TSA 能被 CTL 识别并诱发免疫杀伤效应。约有 20％的人类肿瘤发生 Ras 基因突变，其中 90％的胰腺癌、60％的甲状腺滤泡癌、50％的结肠癌及 40％的白血病均可检测到其突变。p53 基因突变可见于 50％的人类恶性肿瘤；DPC4 是新近发现的一种胰腺癌抑癌基因，检测发现 50％胰腺癌患者有 DPC4 特定位点的缺失或突变；EGFRvⅢ是表皮生长因子受体因受体胞外区外显子 2～7 缺失而形成的一种突变体，特异性表达于 50％～60％的脑胶质瘤、70％～80％的乳腺癌和卵巢癌以及 165 的非小细胞肺癌；CDK4－R24C 是依赖细胞周期蛋白激酶 4 的突变体，因在氨基酸残基第 24 位精氨酸取代半胱氨酸而特异地表达于 5％的黑色素瘤；MUC－1 基因编码的肿瘤细胞表面黏蛋白，因脱糖基化而暴露出其抗原表型，主要存在于乳腺癌、胰腺癌和卵巢癌细胞表面上。

(2) 肿瘤相关抗原(tumor associated antigen，TAA)：肿瘤相关抗原是指非肿瘤细胞所特有的、正常细胞和其他组织上也存在的抗原，只是其含量在细胞癌变时明显增高。此类抗原只表现出量的变化而无严格肿瘤特异性，大多数肿瘤抗原都属于此类抗原。TAA 包括胚胎抗原和正常基因过度表达产物。胚胎抗原是在胚胎发育阶段由胚胎组织产生的正常成分，在出生后即逐渐消失或仅有微量表达。当细胞恶性变及肿瘤生长时，这类抗原可重新合成或表达量明显增高。较为典型的是甲胎蛋白(AFP)和癌胚抗原(CEA)。胚胎抗原的免疫原性均极弱，由于曾在胚胎时期出现过，宿主已对其产生了免疫耐受性。

(二) 鉴定肿瘤抗原的方法

1. 细胞毒性 T 细胞克隆技术　1991 年 Boon 领导的小组通过自体 CTL 识别法鉴定了第一个 T 细胞识别的人类肿瘤抗原 MAGE－1。确定的技术路线为：① 建立黑色素瘤细胞系；② 通过自体外周血 T 淋巴细胞与自体肿瘤细胞共同培养刺激特异性 CTL 增殖；③ 通过有限稀释法建立 CTL 克隆；④ 应用分子生物学技术建立肿瘤 cDNA 和患者 HLA－Ⅰ类抗原分子的真核细胞共同表达载体；⑤ 应用肿瘤特异性 CTL 筛选阳性克隆；⑥ 测定阳性 cDNA 序列，获得基因组序列，推导出肽序列；⑦ 人工合成肽序列，通过杀伤实验确定 CTL 识别的短肽。

继 1991 年发现 MAGE－1 之后，BAGE、GAGE 等肿瘤-睾丸抗原，MART－1、P91－A、Melane－1 等黑色素瘤分化抗原，酪氨酸酶等黑色素细胞相关抗原被应用此方法鉴定出来。

CTL 克隆识别法需要两个基本条件：① 具有肿瘤细胞系；② 具有自体恒定的针对肿瘤细胞的 CTL 克隆细胞株。黑色素瘤建株很容易，成功率在 30％～70％之间，同一患者体内 CTL 前体细胞占淋巴细胞总数的 1％，在患者存活的情况下，建立 CTL 长期培养细胞株较为容易。Boon 小组的工作便是以长期存活的患者 MZ－2 为基础。上皮系统恶性肿瘤建立细胞株难度较大，成功率在 5％～10％之间，其外周血 CTL 前体细胞含量为 0.01％～0.001％之间，同时具备上述条件的概率极小。目前为止，仅有食管癌应用此法找到了肿瘤特异性抗原。

2. 重组克隆表达抗原的血清学鉴定技术　重组克隆表达抗原的血清学鉴定技术(SEREX)是一种应用自身血清抗体技术寻找肿瘤抗原的新方法。Pfreundschuh 小组于 1995 年首先建立了 SEREX，开创了血清学检测肿瘤抗原的新时代。SEREX 法的理论基础是人体 B 淋巴细胞可以识别自身肿瘤抗原，且部分抗原可以激发高价的 IgG 反应。cDNA 表达文库的应用，使抗原浓度成百倍的增加，解决了既往肿瘤抗原抗体反应中的关键问题。

SEREX 技术主要有以下几个步骤组成：① 抽取新鲜肿瘤标本中的 RNA，并纯化其中 polyA＋RNA，合成 cDNA 片段并转入 ZAP 并表达载体，经过体外包装，大约$(1～2)\times10^6$ 菌斑被获得。为了减少假阳性菌斑数，事先用 IgG CR1 区片段与肿瘤 cDNA 片段减数杂交，经过抽提去掉杂交片段。② 应用患者血清扫描 cDNA 表达文库。将患者的血清经过大肠杆菌列解产物吸收，最后将血清按照 1∶100 稀释，把噬菌体斑扩增后转至硝化纤维膜上，经血清室温孵育 24 h 后，应用碱性磷酸酶标记的羊抗人 IgG Fc 抗体孵育 1 h，进行显色反应。阳性克隆再次扩增进第二轮筛选。③ DNA 测序。阳性 DNA 克隆经过裂解被转换成 pBKCMV 的形式，噬菌体 DNA 被纯化过，经 EcoRI/xbal 严格限制的酶消化，噬菌体中的阳性 cDNA 插入片段被自动测序仪测序。④ 反转录 PCR 法检测阳性克隆在正常组织的表达。⑤ 应用 Northern Blot 分析阳性克隆 mRNA 的分子量，进一步证实阳性 mRNA 的存在。

SEREX 所需的 cDNA 文库既可来源于新鲜肿瘤标本，亦可来源于细胞系。检测用血清可以是自体血清，亦可是同种异体血清，其可成批发现肿瘤抗原，需要的各种技术已非常成熟，打破了 CTL 技术路线的诸多限制。自 Sahin 正式建立 SEREX 技术以来，对一系列的肿瘤，包括黑色素瘤、肾癌、脑胶质瘤、霍奇金淋巴瘤、食管癌、肺癌、结肠癌、胃癌、乳腺癌、前列腺癌进行了研究，400 多个肿瘤抗原基因被发现，其中 100 多个为新基因，但只对几个肿瘤抗原基因进行了深入的研究，如 SSX 抗原基因家族，NY－ESO－1 家族，消化道分化抗原 NY－CO－37、NY－CO－38 等。

二、机体抗肿瘤的免疫机制

自 20 世纪 60 年代末，Burnet 和 Thomas 提出免疫监视学说，认为肿瘤细胞出现后，宿主细胞免疫机制就可发挥监视作用，将肿瘤消灭。随后大量的实验研究表明，宿主对肿瘤确实存在免疫应答，包括细胞免疫和体液免疫，其中以细胞免疫为主。

（一）体液免疫机制

B 细胞存在着各种膜表面分子，如 B 细胞抗原识别受体(B cell receptor，BCR)、Fc 受体、补体受体、细胞因子受体、有丝分裂原受体、白细胞分化抗原、主要组织相容性抗原等，可识别抗原与其他免疫细胞和免疫分子相互作用，主要通过体液机制发挥抗肿瘤作用。在肿瘤免疫中，由 B 细胞介导的体液免疫反应不起主要的作用。抗体分子本身只具有识别作用，无直接杀伤作用，主要通过以下方式发挥抗肿瘤作用：① 补体依赖细胞毒作用(complement-dependent cytotoxicity，CDC)：抗体与肿瘤细胞表面抗原结合，激活补体系统而主要溶解分散悬浮的肿瘤细胞。② 抗体依赖细胞介导的细胞毒作用(antibody dependent cell-mediated cytotoxicity，ADCC)：抗体与肿瘤细胞表面抗原结合形成抗原抗体复合物，然后抗体的 Fc 段与效应细胞(如巨噬细胞、K 细胞等)的 Fc 受体结合激活效应细胞并杀伤肿瘤靶细胞。③ 抗体的调理作用：抗体与肿瘤细胞膜抗原结合后，可修饰其表面结构，改变瘤细胞的黏附特性，从而影响肿瘤细胞的生长与转移。

（二）细胞免疫机制

细胞免疫涉及多种免疫细胞：

1. T 淋巴细胞　在抗肿瘤免疫反应中，主要由 $CD4^+$ T 细胞和 $CD8^+$ T 细胞发挥效应。① $CD4^+$ T 细胞为辅助性 T 细胞，具有 MHC－Ⅱ类分子限制性，通过 TCR 和抗原肽－MHC－Ⅱ类分子复合物结合而被激活，分泌细胞因子调节肿瘤免疫，对肿瘤细胞无直接杀伤作用。例如，$CD4^+$ T 细胞可分泌 IL－2 促进 CTL 的增殖及抗瘤作用；分泌 IFN－γ 激活巨噬细胞、NK 细胞；分泌 IL－4、IL－5 等促进 B 细胞活化、分化和抗体形成；分泌 TNF－β 杀伤肿瘤细胞；分泌巨噬细胞活化因子(MAF)、特异性巨噬细胞武装因子(SMAF)、移动抑制因子(MIF)赋予巨噬细胞特异的细胞毒活性，增强抗瘤活性。② $CD8^+$ T 细胞，主要是 CTL，是体内重要的抗肿瘤效应细胞，对靶细胞的识别及杀伤具有高度的特异性，只能杀伤表面带有特异性肿瘤抗原和 MHC－Ⅰ类分子的肿瘤细胞。它通过表面上的 TCR 与靶细胞表面肽－MHC－Ⅰ类分子复合物结合，通过释放穿孔素和颗粒酶，导致肿瘤细胞膜破坏，最终引起细胞肿胀、破裂而发挥直接杀伤靶细胞效应。

2. 自然杀伤细胞(NK 细胞)　NK 细胞是一类对多种靶细胞有自发性细胞毒活性的效应细胞，其细胞毒作用不受 MHC 限制，是细胞免疫中的非特异性成分。NK 细胞作用的发挥无须抗原的刺激，无须致敏，不依赖抗体或补体的存在即可直接发挥抗肿瘤作用。它处于机体抗肿瘤的第一道防线。其抗肿瘤机制是：通过(killer inhibitory receptor，KIR) 表面受体识别靶细胞，并与之结合，释放穿孔素和颗粒酶引起肿瘤细胞渗透性溶解；分泌大量细胞因子，如 IFN－γ、IFN－α、IL－2、TNF、GM－CSF 等，通过这些细胞因子发挥抗肿瘤作用；通过 ADCC 作用杀伤肿瘤细胞，但由于与抗体结合力低，抗肿瘤作用较小。

3. K 细胞　K 细胞是一类缺乏 T 细胞、B 细胞标记的淋巴细胞样细胞，其细胞膜上没有与肿瘤抗原结合的受体，但存在抗体 IgG Fc 段受体和补体 C_{3b} 受体，不能直接与肿瘤细胞结合，只有当肿瘤特异性抗体与靶细胞表面的抗原结合后，同 ADCC 效应杀伤肿瘤细胞。

4. 巨噬细胞(MΦ)　巨噬是一类重要的抗原递呈细胞，在抗肿瘤免疫中亦可通过多种途径发挥作用：处理和递呈肿瘤抗原；通过其表面上 IgG Fc 段受体经 ADCC 效应杀伤肿瘤细胞；分泌 TNF，杀伤肿瘤细胞；巨噬细胞与靶细胞膜互相融合，激活巨噬细胞内溶酶体等直接进入靶细胞，溶解肿瘤细胞。其作用特点是只杀伤肿瘤细胞而不杀伤正常细胞。但是，巨噬细胞在肿瘤免疫中具有双重性，静息的或处于非活化状态的巨噬细胞对肿瘤细胞无杀伤作用。在某些情况下，浸润入肿瘤局部的一类巨噬细胞，非但不杀伤肿瘤细胞，反而通过产生表皮生长因子、转化生长因子β等能促进肿瘤细胞生长和转移的因子和酶类，促进肿瘤的生长和转移。

5. 树突状细胞(DC) 除了吞噬、处理和递呈肿瘤抗原外，还能分泌趋化因子，专一性地促进T细胞聚集，增强对T细胞的激发。

三、肿瘤免疫耐受

人类肿瘤是宿主自身衍生出的一种具有异常或恶性生物学行为的新生物。从这个意义上讲，肿瘤细胞是一种能不断表达“正常”抗原和“异常”抗原的宿主体内“自身”细胞。虽然大量的基础和临床研究显示T淋巴细胞能特异性识别某些肿瘤特异抗原，并在某些肿瘤病灶中存在明显的淋巴细胞浸润，然而肿瘤细胞依然增殖、转移或复发，这提示机体免疫系统对肿瘤细胞的识别以及有效攻击存在某些问题。

目前许多研究结果提示肿瘤是宿主体内所谓的免疫豁免组织，并且肿瘤细胞能恶性增殖不是通过诱导T淋巴细胞免疫无反应，而是得益于他们可能是肿瘤细胞通过多种主动或被动诱导机制获得的，其中Fas-Fas配体(FasL)介导表达Fas的细胞凋亡，抑制性细胞因子的分泌，可能是肿瘤获得免疫赦免的主要机制。此外，肿瘤抗原表达方式与免疫赦免关系虽不明确，但在肿瘤免疫耐受的发生中起了重要作用。另一方面，宿主免疫系统也表现出一些相应的功能“缺陷”，如T淋巴细胞免疫无反应和抗原识别与细胞因子信号传导阻碍等。总之，诸多因素影响肿瘤免疫耐受，但大致归为肿瘤因素和宿主因素。

(一) 肿瘤因素

1. 肿瘤抗原及表达 肿瘤细胞基因的不稳定常导致肿瘤基因组的缺失和扩增。单克隆起源的肿瘤在其恶性演进过程中，随着基因的不断修饰，子代单个肿瘤细胞会表达多种细胞蛋白或肿瘤抗原，与父本或起源细胞表达的抗原相比，二者无论在数量上或性质上都发生了很大变化，表现出肿瘤抗原具有多样性、高调变性以及异质性的特点。

尽管对人类肿瘤特异性抗原(TSA)以及肿瘤相关抗原(TAA)的性质与表面结构有了较深入的了解，但不可否认的是大部分常见肿瘤，如肺癌、肝癌、胃癌、鼻咽癌、食管癌等，其诱导特异性免疫反应的TSA并未确定。另外，确切的TAA也难以获得。目前许多明确的TAA也是特异性差，免疫原性弱。随着肿瘤进展，肿瘤细胞通过基因修饰表达出的新抗原常使T淋巴细胞难以识别或识别滞后，也就无法达到有效的免疫排斥。宿主T淋巴细胞缺乏有效反应可能与肿瘤细胞表达沉默肿瘤抗原有密切关系。沉默抗原是指在肿瘤生长期间，肿瘤细胞呈递无免疫原性的MHC-I类相关肽。实验表明，许多低免疫原性的肿瘤细胞表达的抗原是沉默抗原。但是在某些情况下，沉默抗原又表现出免疫原性。

有许多因素可能导致肿瘤细胞表达的抗原呈沉默状态，主要包含在T淋巴细胞激活过程。CTL能否激活取决于抗原信号强度与黏附和共刺激分子递呈强度，一个强的抗原信号仅需一个弱的黏附共刺激分子递呈第二信号即可活化CTL；若抗原信号弱，则要求第二信号强。这种信号平衡补偿若不能实现，就可能使肿瘤表达的抗原呈沉默状态。于是，肿瘤细胞通过自身因素干扰或封闭了T淋巴细胞的有效识别，也就阻碍了T淋巴细胞的有效杀伤。但是，自发性肿瘤并不是处于1种完全意义上的免疫豁免，肿瘤沉默抗原或其可能包含的亚显性或隐蔽表型并非绝对不变。就肿瘤抗原而言，引发的免疫耐受是相对的。

2. Fas与FasL功能异常 Fas与FasL属肿瘤坏死因子受体及配体家族成员之一，分布于包括T细胞、B细胞，自然杀伤细胞的巨噬细胞，以及非淋巴细胞等多种组织细胞中。Fas与FasL结合能传递死亡信号，诱导表达Fas的细胞凋亡。

肿瘤免疫逃逸涉及Fas与FasL功能异常。许多人类肿瘤高表达FasL，而Fas不表达或低表达，因而表现出对死亡信号的抗拒和利用FasL反向攻击的能力。这可能是肿瘤免疫逃逸的一个重要机制。利用Fas-FasL介导的凋亡效应以及在一些抑制性细胞因子如TGF-β的协同参与下，肿瘤细胞也就更容易诱导免疫耐受，并可能将这种耐受效应由局部扩展至全身。

肿瘤细胞抗拒Fas介导的凋亡不仅普遍存在，而且可能是肿瘤进展的基础。这种抗拒能力的获得涉及到肿瘤细胞 Fas-FasL 信号调节通道及编码基因的异常改变。

3. 其他抑制性细胞因子，如 TGF－β、血管内皮生长因子(VEGF)、IL－10，共刺激分子，如 B7 分子、CD40 及 CD40L 在肿瘤逃逸免疫中起了重要作用。近年来的研究发现许多人类肿瘤或肿瘤细胞株的 MHC－I 类分子表达缺失或下调，分化差的肿瘤细胞表达更弱，转移的肿瘤则最弱甚至消失，大多数实体瘤均不表达 MHC－II 类分子，这使人们认识到肿瘤细胞自身抗原加工及递呈环节中存在缺陷。

(二) 宿主因素

1. T 细胞免疫无反应　免疫反应的启动和调节是通过辅助性 T 淋巴细胞的激活来实现的。$CD4^+$ T 淋巴细胞 TCR 与 MHC－II－肽结合后，或是 T 细胞激活引起淋巴细胞克隆性增殖并分泌 IL－2，要么诱导 T 淋巴细胞无免疫反应。经典意义的免疫无应答是指 $CD4^+$ T 淋巴细胞仅有第一信号刺激而缺乏第二信号，导致不能产生 IL－2 或仅分泌低浓度 IL－2，使 T 淋巴细胞不能分化并克隆性增殖。其诱发机制大致有 4 种：缺乏共刺激分子信号刺激；CTLA－4 的拮抗或是"刹车"效应以及 IL－10 通过抑制 APC 而封闭共刺激分子的转运；改变的肽配体只产生部分刺激效应导致 TCR 信号传导通路中几个关键元件磷酸化水平明显降低；高浓度的可溶性配体对 T 细胞克隆的刺激，能诱导 CD28 和 TCR 表达下调。这些诱导方式虽各不相同，但最终事件都是因产生了两类抑制物而诱发了 T 细胞免疫无反应。一类抑制物封闭了 $p21^{ras}$ 活化，导致 ERK 和 JNK 激活下降；另一类则是封闭了细胞因子基因中一个关键转录因子(AP－1)的激活，从而阻断了 IL－2 及其他细胞因子的转录。当 T 细胞被再次刺激时，因增殖信号通道的封闭而无法呈现其反应。

T 细胞免疫无反应对表达自身抗原的正常组织维持一种免疫均衡状态有重要意义。就肿瘤而言，已往实验显示大多数肿瘤细胞是一种缺陷性的 APC，不表达或低表达共刺激分子而导致 T 细胞免疫无反应，但现已证实这种解释并不完善。

2. T 细胞受体信号传导　诸多研究显示 T 细胞 TCR 信号传导可能存在缺陷。对肿瘤患者的肿瘤浸润 T 淋巴细胞、外周 $CD4^+$、$CD8^+$ T 淋巴细胞及 NK 细胞检测，发现 T 细胞 TCRξ 链蛋白有不同程度的表达降低，其降低水平与肿瘤患者免疫功能抑制程度相关，表现为 T 细胞增殖反应减弱，CTL 效应下降以及 TH1 细胞因子分泌减少，此外还发现肿瘤进展与 ξ 链表达下降也相关。

四、肿瘤标志物

肿瘤标志物是指细胞癌变过程中出现的新抗原物质或过度表达的抗原物质，可用来区分肿瘤和正常组织，并且可根据血液或其他体液中的检测情况，判断是否发生肿瘤。

肿瘤的早期发现和诊断对肿瘤的预防和治疗至关重要。目前，包括 CT、核磁共振在内的图像诊断、化学诊断(血清学和免疫学)和细胞学与组织学诊断是肿瘤诊断的三大支柱，而后二者均以肿瘤生物学标志为主要或辅助观察指标。肿瘤标志物在诊断肿瘤、监测肿瘤复发与转移、判断疗效和预后以及人群普查等方面都有较大的实用价值，而且在肿瘤发生和发展机理研究、肿瘤的靶向治疗及免疫治疗中也具有重要意义。

(一) 概况

自 1846 年发现本周氏蛋白(Bence-Jones protein)可作为诊断多发性骨髓瘤的指标以来，在以后一段较长的时期内，由于没有理想的测定方法，对肿瘤标志物的研究和应用进展不大。直到 20 世纪 60～80 年代由于免疫学、生物化学、分子生物学及其相应技术，特别是单克隆抗体技术的发展，促使肿瘤生物学标志的研究和应用进入了一个崭新时代，发现了许多肿瘤标志物。肿瘤标志的发展可分为三个阶段。第一阶段：1963 年的前苏联发现甲胎蛋白(AFP)可用于肝细胞癌的诊断，1965 年从结肠癌组织中发现癌胚抗原(CEA)。自此以后，肿瘤抗原在肿瘤诊断中开始引人注目。第二阶段：1975 年以后由于单克隆抗体的应用，特别是一些与肿瘤有关的糖链抗原，又出现了一批可用于临床诊断的标志，如 CA 系列的单抗、CA19－9、CA125 等。第三阶段：1980 年发现癌基因，将肿瘤标志的研究提高到基因水平。肿瘤标志测定技术方面也有新发展，应用分子杂交、原位杂交及 PCR 技术检测癌基因(oncogene)、抑癌基因(tumor suppressor genes)及肿瘤相关抗原的基因异常表达，使肿瘤标志测定从分子水平发展到基因水平。此外，免疫、生化所测定的样品也从血标本扩展到尿与粪便标本等。肿瘤标志物的发展年史见表21－1。除重组 DNA 技术、PCR、自动测序等一些DNA、mRNA相关的分子生物学技术用于肿瘤的分子学诊断外，其他新发现、新技术，如芯片技术(microarray technology)、质谱分析(mass spectrometry)、人工神经网络(artificial neural networks)和生物信息学(bioinformatics)等其他工具，它们的潜力还未被完全认识。这些技术势必将肿瘤标志物这一领域抬到新的高度。见表21-1。

表21-1 肿瘤标志物研究进展的历史回顾

时间(年)	发生事件
1846	本周氏蛋白
1940	酸性磷酸酶
1960	放射免疫分析(获诺贝尔奖)
1963	甲胎蛋白
1965	癌胚抗原
1975	单克隆抗体技术(获诺贝尔奖)
1980	CA_{125}，PSA，CA系列抗原
1970～1980	癌基因，抑癌基因
2001	芯片技术，质谱分析，人工神经网络，多参数分析，生物信息学

许多生物前沿新技术已崭露头角，如人类基因组计划和蛋白组学，核苷酸和蛋白质芯片、微量多参数分析、质谱分析、模式识别和人工神经网络、遗传多态性和癌症危险因子(单核苷酸多态性，SNPs)、循环癌细胞和游离DNA，新的肿瘤标志物的临床研究，质量保证和质量控制。新技术的发展和应用会带来一些新的资源，如人类基因组序列、所有的基因与全新的拼接变异体、所有以重组形式出现的编码蛋白质、所有蛋白质在细胞中的定位、蛋白质功能、蛋白质的三维结构、抗体与抗体模拟体、人类基因所有的SNPs、肿瘤变异谱(体细胞和遗传上的)、高通量的筛选方法(全基因组范围)、生物信息学、人工神经网络等。当然，这些研究前沿并不是专门为研究肿瘤诊断而开发的，但我们也可把它们借用到肿瘤领域中来。我们怎样充分利用这些资源发现新的肿瘤标志物呢？寻找肿瘤标志物的策略基本上与寻找药物新靶点相似，利用人类基因组信息、芯片技术、差示基因表达(differential gene expression)和一些复杂的生物信息工具，对数据资料进行分析，筛选得到候选标志物。全基因组范围内发现新肿瘤标志物的通用路线如下：人类基因组→用芯片技术建立人类所有基因的组织表达→找出“组织特异性”基因→比较“正常”组织和“肿瘤”组织→筛选出高表达的基因→详细评价。一般从发现、评价到临床接受一种新的肿瘤标志物往往需要7～10年的时间。但是，我们必须认识到：① 并非所有肿瘤标志物在肿瘤组织中都是高表达。例如我们了解最深的前列腺特异抗原(PSA)，它在肿瘤组织中的mRNA和蛋白水平皆为下调的。② 一种生物学标志可以广泛表达于多种组织中，但是其血清水平改变只发生在一种或少数几种恶性肿瘤当中。如人舒血管素(kallikrein)6在多种组织都有表达，然而，其血清水平仅在卵巢癌中升高。③ 每个候选标志物都需要进一步证实，看它是否是一个真正的、新的生物学标志。

(二) 肿瘤标志物的分类

肿瘤标志物主要分为两大类，即由肿瘤组织产生的，及宿主在对肿瘤免疫应答中产生的两类。这些标志物就其来源、生化结构、代谢方式及参与肿瘤形成过程的部位的不同，使临床表现为复杂性和多样性。

随着研究的深入，人们将不断发现新的特异肿瘤标志物。现已发现有肿瘤抗原、激素、受体、酶与同工酶、癌基因与抗癌基因及其产物等100余种肿瘤标志物，最近几年有许多学者认为一些自身抗体和游离核酸也属于肿瘤标志物，目前临床常用的肿瘤标志物有20多种。大致分类如下：

1. 肿瘤细胞分泌的标志物　分化抗原(淋巴瘤标志物)，胚胎抗原(CEA、AFP、POA、TPA等)，糖脂或糖蛋白类(CA19-9、CA125、CA15-3、CA50、CA724、CA242等)，同工酶类(NSE、PAP、IRE、PLAP、CK-BB)，激素类(HCG、ACTH、CT)、肿瘤相关抗原(PSA、SCC、CyFRA-21-1)，基因类(P53基因、RB基因、游离核酸)，其他(多胺、唾液酸)。

2. 宿主产生的标志物　血清铁蛋白(SF)、β_2-微球蛋白(β_2-MG)、白细胞介素Ⅱ受体(IL-2R)、肿瘤坏死因子(TNF)、新喋呤(Neopterin)等。

3. 不进入循环体液的标志物　肿瘤细胞的细胞膜、细胞浆及细胞核具有强烈表现肿瘤的特性，但不能分泌到血液循环，因此不能从外周血、体液中得到检测。只有获取组织做免疫组化，或应用细胞病理学、放射免疫自显影、放射配体以及PCR等新技术才能识别。

(三) 肿瘤标志物的评价

理想的肿瘤标志物应是：① 特异性强；② 灵敏度

高；③ 表达量或血液含量与肿瘤组织发展或大小呈正相关。然而，目前所应用的肿瘤标志物均未达到上述要求，但如果合理使用，仍有很大的临床价值，关键是要正确评价肿瘤标志物在临床应用的意义。表 21－2 总结了目前的肿瘤标志物的应用及其局限性。

应用肿瘤标志物对人群进行普查的目的是预测个体发生癌的危险性及社会人群所处的危险程度和预防重点，而其临床检查目的是希望判断患者肿瘤发生的情况。为此设定了临界值，而临界值是肿瘤标志临床评价的生命线。因此需要建立我国各种肿瘤标志物的临界值，为正确评价各种肿瘤标志的临床意义打下基础。

目前，肿瘤标志物是否有效地应用于临床辅助诊断、疗效观察、随访以及预后判断等，主要决定于标志物对肿瘤的特异性和敏感性。单克隆技术的应用，使多种肿瘤的特异性诊断成为现实；近代分子生物学的发展，为恶性肿瘤的诊断提供了先进的科学手段。某些肿瘤标志物对特定的肿瘤有特异性，如甲胎蛋白（AFP）升高提示肝癌的存在，前列腺特异抗原（PSA）升高提示前列腺癌的存在。另一些肿瘤标志物，如唾液酸（SA）、β_2－微球蛋白（β_2－MG）等在多种恶性肿瘤存在时都可升高。然而尽管某些肿瘤标志物对特定肿瘤有特异性，如 AFP 对肝癌有特异性，但肝癌患者 AFP 升高者也只有 60％～80％，且肝炎、肝硬化、某些消化道肿瘤，如胃癌、胰腺癌等也可见 AFP 升高。目前尚无一种绝对特异的肿瘤标志物，更多的肿瘤标志物可存在于同一类组织学类型而不同性质的肿瘤中，甚至于与良性疾病及正常人的血清学水平有明显的交叉。

现代的医学技术手段，特别是标记免疫学的技术发展，大大提高了肿瘤标志物检测的灵敏度，但极其微量的肿瘤标志物检测，仍可能受到体液中其他多种物质和因素的干扰，所以寻找特异性强、灵敏度高的肿瘤标志物仍是十分艰巨的任务。多指标联合检测可以相互取长补短，提高肿瘤检测的灵敏度和特异性，结合临床和动态观察对恶性肿瘤诊断有重要价值。

要充分发挥肿瘤标志物的临床应用价值，必须与其他检测指标一样，需要一套评价指标，如：灵敏度，特异性，准确率，阳性预期值和阴性预期值。

表 21－2　肿瘤标志物的应用与局限性

应用	作用评估	总　评
肿瘤普查	有限	标志物若用于普查，则需要在疾病早期水平呈现升高，此时，病变是局灶性的，有可能治愈。但是，大多数循环中的肿瘤标志物（PSA 除外）都是在晚期才明显升高。因而，肿瘤标志物的诊断灵敏度在癌症早期比较低，除 PSA 外，大部分肿瘤标志物都不是对某一特殊组织特异，其他组织病变，包括良性、炎性病变亦可使其升高。因此，诊断特异性亦较低，会出现许多假阳性。普查则需要一个明确的诊断方法将真阳性与假阳性区别开来。如果所选的方法是创伤性的（如手术），或检查费用昂贵的话，患者也不会接受，即使普查对早期诊断有效，也必须结合生存期和其他临床终末点来考虑普查是否真正有利于受查人群
肿瘤诊断	有限	基本上与上述相同。特异性差、灵敏度低。不过对于高危人群，肿瘤标志物有助于临床医生开处更为详细的检查申请，如影像检查、剖腹探查
肿瘤预后	有限	大多数肿瘤标志物都有预后价值，但其准确性不够影响治疗干预
预测治疗效果	重要	尽管生物学标志在预测治疗效果上有重要作用，但目前没有几个肿瘤标志物有这样大的预测价值，如：淄类激素受体预测抗雌激素治疗乳腺癌的效果；用 Her－2/neu 扩增来预测 Herceptin 的治疗效果。我们需要更多的预测性指标来指导个性化治疗和扩大治疗效果
肿瘤分期	有限	同预后述评一样。现有的一些指标还不能达到准确分期
检测肿瘤复发和缓解	有争议	虽然利用生物学指标来检测肿瘤复发是非常重要的，但现有的指标仍有下列局限性：体内停留时间太短（数周至几个月），不能反映早期用药的转归结果，就目前来讲，控制复发的药物并不十分有效，由于有些患者体内不能产生某些生物学标志，因而不能依靠这些指标来检测疾病是否复发，有时候，生物学指标也不免提供错误信息，如临床上出现复发而指标不升高，病情没有进展但指标水平却非特异升高。这些都会导致治疗延长，或耽误治疗
肿瘤定位和指导放疗用药	作用有限	只有少数几个指标应用于这方面，成功率非常有限
监测肿瘤治疗	有重要作用	对于呈进展性并正在接受多种途径治疗的患者来说，了解的有效性治疗是否有效是非常重要的。就此而言，肿瘤标志物能提供这方面的消息（更经济、更灵敏、更安全）

第二节　肿瘤免疫的检测

肿瘤免疫的实验室检测对于肿瘤的诊断、治疗有重要意义，本节就具体检测项目进行讨论。

一、甲胎蛋白检测

甲胎蛋白是一种由胚胎细胞和卵黄囊合成的胎儿所特有的蛋白质，是胎血中的重要血清成分，由591个氨基酸组成，分子量约为70kD，等电点为4.75；AFP基因属于一超基因家族中的成员，编码基因位于4号染色体的长臂上(4q11－q13)。AFP中96%是蛋白质，4%是碳水化合物，分子是单一多肽链，半衰期为3～6 d。从妊娠第4周开始在胎儿血清中出现，12～15周达到高峰，32周以后逐渐减少，出生后1年内渐渐降至正常成人水平。孕28～32周妇女血清AFP升高，13周胎血中可达3 000 ng/mL，在正常孕期母体羊水中AFP是恒定状态。新生儿出生后20 d AFP急骤下降，3个月后为平常人血中的水平。正常成人血清中含量极微（<25 ng/mL），当肝细胞恶变时，含量可大大升高(>400 ng/mL)。

胚胎期AFP的生物学功能尚未完全了解，已知可抑制细胞免疫反应和体液免疫反应，结合或转运激素以及作为血清白蛋白的前体。多种哺乳动物胎儿的AFP之间有抗原的交叉反应性。成年人的AFP由肝脏产生，胎儿AFP和由肝细胞癌、生殖细胞肿瘤、胰腺癌分离的AFP在抗原上是一致的；但是，肝脏和卵黄囊分泌的AFP在糖类组成上有区别，用凝集素结合试验就可以区别究竟是睾丸癌还是肝病导致的AFP含量增高。

检测方法

1. 化学发光免疫分析　采用现代全自动控制，单克隆抗体标记发光物质吖啶酯(acridinium ester)或碱性磷酸酶促化学发光底物的最新微磁粒子包被反应的技术，包括免疫结合反应和发光系统，是化学发光的高灵敏性、单克隆抗体高特异性结合的自动化、智能化的现代免疫定量技术。化学发光分析系统是利用在化学反应中释放大量自由能产生激发态中间体，当其回到稳定的基态时同时也发射出光子，利用发光信号测量仪对所发出的光量子进行定量测量。其基本原理是标准液或待测样本中的AFP与标记有发光物质吖啶酯的AFP单克隆抗体发生抗原抗体反应形成复合物，通过发光测定仪检测，复合物的发光强度与AFP的浓度成正比。正常人参考值<20kIU/L。

2. 放射免疫分析　利用^{125}I-标记AFP抗原、血清中AFP与单克隆AFP抗体竞争结合原理。γ-免疫仪检测^{125}I-AFP-AFP抗体复合物的放射活性，血清中AFP浓度与γ-免疫仪测值呈反比关系。正常人参考值<25 ng/mL。

3. 固相免疫放射分析　应用夹心法完成免疫分相，^{125}I-标记单克隆抗体，用标准固相对称完成包被，再与被测AFP结合，^{125}I-抗体与固相珠球上的复合物结合，γ-仪cpm值与AFP浓度呈正比，按曲线来换算浓度。正常人参考值<25 ng/mL。

4. 酶标法检测　原理与一般双抗体夹心法相同，即用抗AFP抗体包被固相载体，样品或标准液中的AFP与AFP固相抗体结合，再依次加入酶标记抗AFP抗体和相应的底物，呈色反应后，成色强度在一定范围内与样品中的AFP含量呈正相关，可根据同法制备的标准曲线得出标本中的AFP浓度。

5. 金标快速检测　抗-AFP单克隆抗体交联在固相载膜上，AFP单克隆抗体与血清中AFP结合，再加上胶体金标记的AFP抗体，形成双抗体夹心一步法，若样品中AFP含量达到最低检出量，便出现颜色斑点/条带，为阳性；无颜色者为阴性。该法当前最简便的诊断方法。阴性表明AFP含量<25 ng/mL，为正常；阳性表示含量>25 ng/mL。

6. 火箭电泳检测　将AFP抗血清加在温热的琼脂溶液中浇在玻璃板上，冷却凝结后打孔，将标准溶液或者标本血清同标记的AFP加在小孔中，在电场中，使AFP、^{125}I-AFP向阳极泳动的路上不断与琼脂板中的AFP抗体结合而沉积。AFP量大的，跑得越远。电泳完后，将琼脂板烘干，再将X光胶片压在烘干了的琼脂板上，经过一定时间的放射性曝光，冲洗X光片后，AFP走的轨迹即在X光胶片上显示出“火箭”形状。标本的浓度可以根据“火箭”的高低与标准相比。

临床意义

1. 原发性肝细胞肝癌的诊断与鉴别诊断

AFP>200 ng/mL，持续8周，谷丙转氨酶正常，排除妊娠、生殖胚胎恶性肿瘤，则倾向于原发性肝癌的诊断。诊断阳性率在80%以上。AFP对原发性肝细胞癌的诊断有相当价值，但无特异性，AFP含量升高需结合临床加以判断，约15%～20%肝癌患者AFP含量在正常范围，所以，AFP含量正常并不能排除肝癌。肝炎、肝硬化患者AFP亦可一过性升高。肝炎一般<400 ng/mL，少数患者亦有超过1 000 ng/mL，持续时间大多数不超过2个月，发生在肝细胞再生和增殖期，病情好转，谷丙转氨酶下降，AFP亦随之下降。肝硬化患者AFP变化不明显，一般升高幅度不大。睾丸、卵巢、骶骨部及腹膜恶性畸胎瘤，某些消化道肿瘤，如胃癌，尤其是伴有肝转移者，AFP亦可增高。

2. 在原发性肝细胞肝癌监测中的应用　一般认为AFP值高者预后不佳。AFP浓度在一定阶段与肿瘤细胞数量呈线性相关，AFP浓度升高提示病情恶化。手术切除或介入治疗后，有效者AFP应降至20 ng/mL以下。若降低不多，或降而复升，提示切除不干净或局部有复发的可能性。

3. 在妇产科中的应用　卵巢内胚窦癌AFP明显升高。不仅用于诊断，而且可用于疗效观察与预后判断。用于鉴别正常妊娠与绒癌，后者不增高。先兆流产降低，预后不良的稽留流产，AFP值偏高。胎盘梗塞、剥离、羊水栓塞、高危妊娠、母儿血型不合、胎儿先天性开放性神经管畸形和糖尿病孕妇，血清AFP升高。肾病综合征、脐膨出、先天性食道或十二指肠闭锁、脑积水、骶尾骨畸胎瘤及胎儿染色体异常等，都会使羊水AFP升高。检查在分娩前30周进行，若诊断可靠，可以及时中止妊娠。

4. 睾丸肿瘤的诊断和分期　睾丸非精原细胞癌患者血清AFP和HCG均增高，根据AFP和HCG对睾丸肿瘤进行分期，较之临床方法更准确。如果睾丸原发肿瘤切除后，两者维持高水平，则预示病程已属II、III期。腹膜后淋巴结清除术后，AFP和HCG水平仍很高，提示为临床III期。故两者可作为治疗效果和预后的指标。

注意事项

1. AFP不同的检测方法　对肝癌的阳性检出率不同。琼脂扩散法55.7%，放射免疫分析80%以上。

2. 影响肝癌阳性检出率的因素　年轻患者阳性率较高；分化程度接近正常的肝细胞肝癌或变性坏死程度严重的癌组织、结缔组织成分多的肝癌，AFP阳性率低。

3. 首次测得AFP中、低度增高者应定期随访检测，必要时测定其他肿瘤标志物，如CA19－9、CA－125、CA72－4、CA－50等。

二、癌胚抗原检测

癌胚抗原（CEA）是具有人类胚胎表位的酸性糖蛋白，含有岩藻糖、甘露糖、半乳糖和唾液酸，血浆中的分子量180～200kD，而在尿中为90kD。共有5个非重叠性的表位，半衰期为3～11 d，沉降系数为7～8S，等电点为4.8，含糖量为40%～60%。CEA的肽链有约668个氨基酸（aa）组成，共分5个区，即108 aa的N端、26个aa构成的C端和各由178个aa构成I区、II区、III区。CEA糖链十分复杂，一个分子CEA可结合24～26个糖链，均为天门冬酰胺结合型。CEA可分为5个抗原部分，即NCA共同部分、NFCA共同部分、NFA－1共同部分、来源于糖链复杂结构的部分和CEA特异部分。

CEA生物学功能不明。CEA的碳水含量、物理化学性质和免疫学性质表明，他的组分不是单一的。以单聚体形式存在于胎儿肠、肝、胰等组织中，由细胞膜脱落进入血液，出生后下降。CEA是目前国际上公认的一种肿瘤标志物，正常人血清中浓度很低，发生癌变时含量升高。

检测方法

1. 化学发光免疫分析　检测原理同AFP－CLIA定量分析，采用的是非竞争性结合分析：标准液或待测样本中的CEA与标记有发光物质吖啶酯的CEA单克隆抗体发生抗原抗体反应形成复合物，通过发光测定仪检测，复合物的发光强度与CEA的浓度成正比。正常参考范围<10kIU/L。

2. 放射免疫分析　样品中的CEA与限量的抗体预先反应，然后加入^{125}I－CEA参与竞争剩余的抗体结合位。当样品中的CEA浓度高时剩余的抗体结合位就少，从而与抗体结合的^{125}I－CEA就少。用分离剂分离出抗原-抗体复合物，并测定复合物中的放射性。^{125}I－CEA的结合量与样品中CEA浓度呈函数关系。把标准点的数据绘成函数曲线后，便可查找血样中的CEA浓度值。血清正常参考值<15 ng/mL，阳性值>20 ng/mL。

3. 免疫放射分析　基本原理与IRMA分析

AFP 相同。采用固相珠对双位点夹心免疫放射方式测定。正常人血清 CEA 浓度为<13 ng/mL，正常值上限为 15 ng/mL。

4. 酶联免疫吸附分析（ELISA） 测定原理与 AFP ELISA 法相同。该检测体系将单克隆抗体 CEA 抗体固相于微孔表面，与样品 CEA 结合，再加入单克隆抗体 CEA 抗体-酶结合物，可做定性和定量分析。正常人参考值<5 ng/mL。

5. CEA 金标记测定 本法以胶体金作为指示标记，采用双抗体夹心法原理。具有使用方便、结果易读、反应迅速、准确可靠等特点。特别适合各级医院和医疗保健机构作为胃癌、结肠癌等早期辅助诊断及癌症术后有无复发的监测指标。正常人为阴性。

临床意义

1. 由内胚层分化来的恶性肿瘤，尤其是消化道腺体的肿瘤有较高的阳性检出率。对乳腺癌、肺癌、胃癌、结肠癌、直肠癌等有一定的检出率。病期较晚和肝转移的肿瘤，测得浓度可逐渐升高。

2. 某些良性肿瘤，如直肠息肉等，CEA 可轻度增高，且呈现一过性，会随病情好转而下降。

3. 判断恶性肿瘤的预后 在肺、乳腺、生殖系统恶性肿瘤时，当 CEA>20 ng/mL，应作进一步检查。术后或化疗后 CEA 复又升高，提示有转移可能。术前 CEA 浓度越低说明病程属较早期，则手术效果好，存活期长。

4. 其他体液 正常情况下，良性胸腹水中 CEA 含量低于血清；当有恶性肿瘤时，CEA 分泌明显增高，并可先于血清出现高值。胃癌患者血清 CEA 升高比结肠癌患者少。但许多早期胃癌胃液 CEA 异常升高。尿 CEA 水平在膀胱癌中比血浆 CEA 更能准确地反映疾病的进程；支气管灌洗液 CEA 检测与细胞学检查联合检测可将肺癌的阳性检出率提高到 75%；脑脊液 CEA 在发生脑膜转移的患者中的水平升高。

注意事项

1. CEA 不是一种癌的特异性抗原，而是一种相关性抗原，亦并非所有癌的相关抗原，检测结果的判断分析上必须考虑到这一点。吸烟者的 CEA 水平要高于非吸烟者。

2. 每种方法的线性范围、干扰因素不尽相同。实验室医生还须注意钩状效应，金标测定结果为阳性的，应进一步进行定量分析。

三、前列腺特异抗原检测

前列腺特异抗原是 1 种分子量为 32kD 单链糖蛋白，类似糜蛋白酶的丝氨酸蛋白酶，由前列腺上皮细胞分泌产生，半衰期为 1～2 d。正常情况下 PSA 泌入精液，在精囊包的分裂和精液的液化中起作用，其生理功能尚未完全弄清；正常血清含量恒定且微量，是精液中 PSA 的百万分之一，不具有功能活性。血液中大部分 PSA（55%～95%）较为稳定，与 α-1-抗胰凝乳蛋白酶（α-1-antichymotrypsin，ACT）或 α-2-巨球蛋白等抗蛋白酶以 1∶1 形成共价复合物，小部分以游离形式存在。它是肿瘤学中最为有用的肿瘤标记物之一，是前列腺癌患者的愈合疗效观察的一个重要指标。

游离 PSA 则不具有结合酶的活性，正常情况下游离 PSA 水平占总 PSA 的 1/10～1/5 左右。总 PSA、PSA 第二代（PSA_2）、游离 PSA（Free PSA，F-PSA）是目前协助前列腺癌临床诊断、治疗监测的有效指标。

检测方法

1. PSA 化学发光免疫定量分析 本法采用全自动控制系统，以吖啶酯标记法、为磁性颗粒 PSA 结合的固相试剂和单抗 PSA 液相试剂。标准液或待测样本中的 PSA 与标记有发光物质吖啶酯的 PSA 单克隆抗体发生抗原抗体反应形成复合物，通过发光测定仪检测，复合物的发光强度与 PSA 的浓度成正比。正常男性的 PSA 值<4 ng/mL。

2. PSA 酶标定量分析 本法基于直接夹心技术，是测定 PSA 总量的一种固相非竞争性检验。在链亲和素包被的微孔板上，标准液与患者标本和生物素化抗 PSA 单克隆抗体共同孵育，孵育期间，标准液/标本中的 PSA 被吸附到链亲和素包被的微孔板上。冲洗后，再经/与辣根过氧化物酶标记的抗 PSA 单克隆抗体孵育。显色反应后，标本中的 PSA 量的多少与颜色深浅成正比。患者标本中的 PSA 浓度从标准曲线上读出。正常参考值<4 ng/mL。

3. PSA 金标记分析 通常用板槽式和测试条法 2 种。板槽式法是利用单克隆染料结合物和多克隆固相抗体的特异结合，以选择性识别实验样品中的 PSA，当 PSA 浓度>4 ng/mL 时便出现阳性结果；测试条法则以胶体金作为指示标记，采用双抗体夹心法原理研制而成，操作简便、准确，适于健康普查。

4. PSA 放射免疫分析(PSA-RIA)　该方法采用^{125}I 标记的竞争抑制原理,基本上与 AFP 放射免疫分析原理相同。最后从标准曲线换算样本中的 PSA 的浓度。正常参考值<4 ng/mL;前列腺炎>4 ng/mL;前列腺癌 10～100 ng/mL。

5. 游离 PSA 化学发光定量分析　研究表明,PSA 可与不同的抗蛋白酶形成稳定的复合物,在患者血液中绝大部分 PSA 以 α1-抗糜蛋白酶复合物(PSA-ACT)的形式存在,然而在不同个体之间游离 PSA(F-PSA)和 PSA-ACT 复合物之间的关系还是有较大的差别。游离前列腺特异性抗原与前列腺癌密切相关,更具有早期诊断的价值。检测原理同其他化学发光分析。正常人参考值<2.5 ng/mL。

6. 游离 PSA 酶标记检测　本方法是 1 种固相非竞争性试剂,采用直接夹心技术检测游离 PSA。标准液或患者标本与生物素化的抗游离 PSA 单克隆抗体一起加入链霉亲和素包被的微孔板中孵育。此时,游离 PSA 与生物素的抗游离 PSA 单克隆抗体结合,复合物通过生物素与固化在板条壁的链霉亲和素相结合。然后,再与辣根过氧化物酶标记的抗 PSA 单克隆抗体一起孵育。显色后,测吸光度值,从标准曲线中得到相应的浓度。

7. 游离 PSA 固相免疫放射分析　本方法以包被固相珠球,标记单克隆抗体,建立游离 PSA 免疫放射分析,以(F/T)比值 0.16 作为界值,<0.16 为阳性。前列腺癌的诊断特异性为 78.6%,当总 PSA 介于 4～20 ng/mL 之间时,诊断特异性为94.7%。正常参考值<2.5 ng/mL。

临床意义

1. PSA 属器官特异性抗原,但不具备肿瘤特异性。良性前列腺疾病和前列腺癌患者的 PSA 有一定的重叠,特别是在 PSA 低水平增高时,要设定一个明确的界值来区分比较困难。临床上,一般认为前列腺癌的筛检和早期检测重要的阶段是 PSA 值在 10 ng/mL 以内的患者,因为在这一范围内是决定进行经直肠超声或活组织检查与否的关键。多少学者认为:总 PSA 低水平增高时(如在 4.0～10 ng/mL时),游离 PSA 低水平不成比例升高,总 PSA>游离 PSA 10 倍以上,前列腺癌的确诊机会明显增大。

2. 前列腺癌时有一定比例患者水平明显增高,检测血清中 PSA 对病情预后有一定参考价值,当病情缓解或完全消退时 PSA 值迅速下降,反之,当病情恶化时 PSA 值迅速上升。

3. 慢性前列腺炎和单纯前列腺肥大有时可出现轻度升高,这种情况下应结合临床情况综合判断。

注意事项

1. 采血前 48 h 内忌做灌肠及前列腺按摩等治疗。一般结合 PAP 检查可提高前列腺癌的阳性检出率。

2. 做 PSA 金标记检测时,类风湿因子会影响而出现非特异性阳性结果;检测为阳性时,应进一步进行定量检测和游离 PSA 检测。

3. 检测方法不同,正常参考值亦不一样;并且每个实验室应建立自己的正常参考范围。

四、CA 系统肿瘤相关抗原检测

20 世纪 80 年代,利用杂交瘤技术获得了能识别肿瘤特异性大分子糖蛋白抗原(carbohydrate antigen, CA)并研制了单克隆抗体识别系统。CA 是肿瘤细胞的相关抗原,目前在临床上常用的有 CA125、CA19-9、CA15-3、CA242、CA50、CA72-4、CA21-1 等。

(一) CA125

CA125 是一种高分子的糖蛋白,分子量 200-1000kD 不等,在癌变的卵巢上皮细胞膜上表达,并可释放到细胞间质中。CA125 乃是与上皮型卵巢癌相伴随的表面抗原,由用人类卵巢浆液性囊腺癌细胞给家鼠做免疫接种,通过淋巴细胞杂交而获得的,有单克隆抗体识别而得名。CA125 糖蛋白上有两个不相关的表位,一个是 OC_{125} 单抗识别位点,另一个是 M_{11}。瑞典 CanAg 公司研制的两株单克隆抗体 OV_{197} 和 OV_{185} 分别属于 OC_{125} 和 M_{11}。正常人组织中 CA_{125} 含量极低,在间皮细胞组织(胸腹膜、心包膜)、苗勒氏管上皮(输卵管、子宫内膜及子宫颈内膜)有微量存在,无特殊意义。CA_{125} 的半衰期仅 4.8 天,在血中很快代谢,所测的即时结果,反映肿瘤近期的变化状态。

检测方法

1. CA125 化学发光免疫定量分析　全自动化学发光免疫定量分析检测 CA125,是目前检测 CA125 的最新方法。标准液或待测样本中的 CA125 与标记有发光物质吖啶酯的 CA125 单克隆抗体发生抗原抗体反应形成复合物,通过发光测定仪检测，复合物的发光强度与CA125的浓度成正比。正常人参考值<35U/mL。

2. CA125酶标定量分析　本法依据CA125抗原上的不同表位可同时表达OC_{125}单克隆抗体系统的识别位点建立的、测定CA125抗原的异位点检测方法，也是1种利用直接夹心技术的固相非竞争性检测方法。基本原理是：标准液或患者标本中的CA125与生物素化的抗CA125单克隆抗体OV_{197}(鼠源)形成免疫复合物，再通过生物素与包被在微孔板上链亲和素结合将免疫复合物吸附到微孔板上。然后，再与辣根过氧化物酶(HRP)标记的抗CA125单克隆抗体OV_{185}发生抗原抗体反应。最后，通过相应的显色反应，吸光度测定，从标准曲线上读出CA125浓度。正常人参考值<35 U/mL。

注意事项　高浓度抗原标本时，底物颜色可由蓝色变为绿色(极高时，可变为黄色)，吸光度值可能落到标准曲线以外，导致错误结果。

3. CA125免疫放射分析　基本原理是标记的单克隆抗体与样本中的CA125结合形成免疫复合物，通过包被珠分离，最后以γ-免疫计数仪检测珠子的cpm值，放射活性与样本中的CA125含量成正比，根据标准曲线查出标本CA125的浓度。正常人参考值<35 U/mL。

4. CA125酶标免疫分析　采用双夹心原理，将CA125单克隆抗体做固相固定，待测样品(或标准品)中的CA125与CA125单克隆抗体形成复合物后，与后加入的酶标CA125抗体形成夹心复合物。最后显色、测定吸光度值，从标准曲线上得到标本CA125浓度。本方法可以作定性测试，也可定量分析。正常人参考值<35 U/mL。

注意事项　该方法适用于不抗凝血标本；若为抗凝血，则不能含EDTA、肝素或草酸(肝素可使测定值偏低，EDTA则使测定值偏高)。

临床意义

1. 升高见于：卵巢上皮细胞癌、浆液性囊性癌、内膜样癌、黏液性囊性癌、透明细胞癌、恶性纤维上皮癌、恶性间皮瘤、生殖细胞癌等妇科恶性肿瘤，CA125水平均可明显升高；子宫内膜瘤引起的子宫内膜异位、输卵管脓肿导致的输卵管卵巢炎、子宫肌瘤、良性卵巢上皮瘤等引起的骨盆肿块的患者，CA125水平亦可升高。但是，妊娠头3个月、月经期、子宫纤维变性、急性输卵管炎、肝疾患、腹膜炎、心包炎和胸膜炎，其血清水平都可能增高。

2. 对卵巢癌的监测也有重要价值，并可依据CA125的浓度变化，选用化疗药剂的疗程和全面监测病情变化。血清CA125持续增高常与进行性恶性疾病和治疗效果不佳有关；反之水平下降则视为预后良好和治疗有效的标志。

注意事项　CA125浓度高低与肿瘤大小无直接正相关，但与肿瘤发展和预后有关，浓度>1 000 U/mL常见于癌症晚期，居高不下则为不祥之兆。在血清浓度超过35 U/mL的患者中，证实有95%存在残余病变，但阴性结果并不能排除病变。

CA125的水平不能作为诊断恶性肿瘤的绝对证据；CA125也不宜用于普查，实验结果作为临床参考、协助诊断是有意义的。

(二) CA15-3

CA15-3是1种与人类乳腺癌相关的抗原，属糖蛋白，分子量约400kD。该蛋白分为跨膜区、胞内区、富含糖基的胞外区，胞外区有20个氨基酸纵向重复排列，因而具有多型的特征。该抗原是在1982年和1984年连续使用两个单克隆抗体被发现的，这两个单克隆抗体一个是人乳脂肪微粒外膜的小鼠抗体，另一个是由人转移性乳腺癌中的富含膜的组分所制备的单克隆抗体，都是膜蛋白抗体，编号分别为115D8和DF3。在正常人血清中含量极微，主要是非特异结合成分，无特殊临床意义，只有当乳腺、卵巢、子宫内膜等癌变时才呈高值。

检测方法

1. 化学发光免疫定量分析　该方法采用微磁粒包被的化学发光免疫定量分析技术。正常人参考值<31 ng/mL。

2. 酶联免疫定量分析　该方法是根据直接夹心技术而建立的一种固相非竞争性方法，将鼠单克隆抗体Ma552(针对蛋白核的7肽)作为示踪抗体，Ma695(识别黏蛋白分子中的唾液酸化的糖基决定簇)作为捕捉抗体。标准品或患者标本中的CA15-3与生物素化的捕捉抗体、酶标记的示踪抗体形成夹心复合物，通过链霉亲和素黏附到微孔板上，最后显色，测定吸光度值。吸光度值与CA15-3抗原的量成正比。从标准曲线上可查到相应的抗原浓度。正常人参考值<35 U/mL。

3. 免疫放射分析　采用夹心非竞争原理。标准液或样本中的CA15-3与包被在珠球上的

CA15－3单克隆抗体、碘标记的CA15－3抗体形成^{125}I－抗体-抗原-抗体复合物。分相后，经γ-免疫计数仪测定放射活性。cpm值与CA15－3浓度成正比，并且可从标准曲线查到相应浓度。正常人参考值＜35 U/mL。

临床意义

1. CA15－3主要是乳腺癌的标志，主要用于乳腺癌的监测和筛选。术后血清水平未能恢复正常提示尚有残留的肿瘤，而肿瘤复发在出现明显的临床症状之前通常都伴有血清CA15－3的升高。

2. CA15－3对乳腺癌的特异性要高于CEA，两者联合用于乳腺癌早期测定可增加敏感性、特异性。

3. 结肠癌、肺癌和肝癌患者也会出现血清CA15－3水平升高。

（三）CA19－9

CA19－9是1种黏蛋白型糖蛋白类肿瘤标记物，由鼠单克隆抗体199识别而得名。CA19－9是唾液酸化乳－N－岩藻戊糖II有关的低聚糖，分子量＞5 000kD，在碱性条件下37℃ 5 h其抗原性不变。在血清中以唾液黏蛋白形式存在，分布于正常胎儿胰腺、胆囊、肝、肠和正常人胰、胆管上皮等处，是存在于血循环中的胃肠癌相关抗原。正常人血清中含量甚微，只有采用免疫放射分析才能检测得到。癌组织中CA19－9浓度要高于正常组织或炎性组织。

检测方法

1. 化学发光定量分析　原理大致同AFP－CLIP。正常人参考值＜35 U/mL。

2. 酶标免疫定量分析　该方法是根据直接夹心法而建立的1种固相非竞争性技术，将鼠单克隆抗体C192作为捕捉抗体。标准品或患者标本中的CA19－9与生物素化的捕捉抗体、酶标记的抗CA19－9单克隆抗体C192形成夹心复合物，通过链亲和素黏附到微孔板上。最后显色，测定吸光度值。吸光度与CA19－9抗原的量成正比。从标准曲线上可查到相应的抗原浓度。正常人参考值＜35 U/mL。

3. 免疫放射分析　采用夹心非竞争原理。标准液或样本中的CA19－9与包被在珠球上的CA19－9单克隆抗体、碘标记的CA19－9抗体形成^{125}I－抗体-抗原-抗体复合物。分相后，经γ-免疫计数仪测定放射活性。cpm值与CA19－9浓度成正比，并且可从标准曲线查到相应浓度。正常人参考值＜35 U/mL。

临床意义

1. 血清CA19－9水平升高常见于各种胃肠道恶性疾病，如胰腺癌、结肠直肠癌、胃癌和肝癌。血清CA19－9值可用于对上述恶性疾病的监测，若在治疗后血清浓度仍居高不下，则说明可能存在着潜在转移或残余肿瘤；持续增高则与恶性疾病的发展和疗效低下有关；浓度下降则说明预后良好，疗效显著。

2. 胆囊癌、胆管癌、胆道癌的CA19－9阳性率为85%左右，故可帮助区别胰癌、胆管癌合并黄疸与阻塞性黄疸，后者的CA19－9一般＜100 U/mL。

3. CA19－9被认为是对胰腺癌诊断较好的标志。一般血清CA19－9＞70 U/mL，可作为胰腺癌的诊断指标之一。CA19－9还有助于区分胰腺癌与临床上极相似的慢性胰腺炎，前者血清CA19－9浓度显著升高，后者则不然。

注意事项　应用进口试剂因抗原纯度、抗体效价各异，测定方法不同，所测之值稍有差异，故各实验室评价结果以本单位正常值为依据。

（四）CA242

CA242是一种糖蛋白类型的糖蛋白，属唾液酸化的鞘糖脂类抗原，能被CA242单克隆抗体识别。研究发现，在人胰腺边缘顶端的细胞和结肠黏膜上皮和goblet细胞中CA242存在的部位与CA19－9、CA50相同，在恶性肿瘤中CA242表位的表达更为特异。CA242水平在健康人和非恶性肿瘤患者中较低，在胃肠癌患者中水平升高。

检测方法

1. 酶标定量分析　该方法是根据直接夹心法而建立的一种固相非竞争性技术，将鼠单克隆抗体CA242作为捕捉抗体。标准品或患者标本中的CA242与生物素化的捕捉抗体、酶标记的抗CA242单克隆抗体形成夹心复合物，通过链亲和素黏附到微孔板上。最后显色，测定吸光度值。若有抗原存在，则呈颜色反应，颜色的深度与CA242抗原的量成正比。从标准曲线上可查到相应的抗原浓度。正常人参考值＜25 U/mL。

2. 免疫放射分析　采用夹心非竞争原理。标准液或样本中的CA242与包被在珠球上的CA242单克隆抗体、碘标记的CA242抗体形成^{125}I－抗体-抗原-抗体复合物。分相后，经γ-免疫计数仪测定放射活性。*cpm* 值与 CA242 浓度成正比,并且可从标准曲线查到相应浓度。正常人参考值<35 U/mL。

临床意义 CA242 血清水平升高常见于胰腺癌、结肠癌、直肠癌,有时肺癌、乳腺癌也有一定阳性检出率;对恶性肿瘤治疗后的疗效判断、随访观察有一定的帮助。在良性消化道疾病中,CA242 的优越性表现在假阳性比率很低;若将 CA242 与 CEA 联检,可以明显提高敏感性,降低假阳性。

(五) CA50

CA50,由 Lindholm 从结肠癌、直肠腺癌 Colo-205 细胞株的一系列单克隆抗体中筛选出的一株抗原,对结、直肠癌细胞能强烈反应,而不与骨髓细胞反应。CA50 是一种以唾液酸糖脂和唾液酸糖蛋白为主要成分的糖类抗原,存在于结肠、直肠、空回肠、肺、胰、胆囊、膀胱、子宫以及肝脏等肿瘤组织中。正常人组织不产生 CA50,临床上测得极微的含量主要为非特异蛋白部分。在多种上皮类恶性肿瘤患者体液和组织中出现升高。

检测方法

1. 酶标定量分析 采用夹心法原理,待测样品中的 CA50 抗原先与包被在固相微孔上的 CA50 单克隆抗体结合,再通过抗原抗体反应与酶标记的 CA50 单克隆抗体形成抗体-抗原-抗体夹心复合物。显色反应后,颜色的深浅与抗原浓度成正比,可作定性或定量分析。正常人参考值<24 U/mL。

2. 免疫放射分析 采用夹心非竞争原理。标准液或样本中的 CA50 与包被在珠球上的 CA50 单克隆抗体、碘标记的 CA50 抗体形成 ^{125}I-抗体-抗原-抗体复合物。分相后,经 γ-免疫计数仪测定放射活性。cpm 值与 CA50 浓度成正比,并且可从标准曲线查到相应浓度。正常人参考值<20 U/mL。

临床意义

当结肠、直肠、胃、胰腺、子宫、卵巢、膀胱、肝脏、前列腺、肺、乳腺等组织发生癌变时,可测得不同程度的增高,其中以前列腺癌(76%~80%)、子宫癌(98%)和消化道肿瘤(69%)的阳性检出率较高。

五、铁蛋白检测

铁蛋白(ferritin)是人体内除血红蛋白以外第二含铁最丰富的蛋白质,含铁量 20%;是一种胶体状含铁蛋白质,分子量 45 万,一分子铁蛋白,有一圆形蛋白质壳和 45 000 个铁原子结合的混合型结构。铁蛋白颗粒由两部分组成,外层蛋白质壳由 24 个相同结构的亚单位组成;亚单位有两种类型,1 种为酸性铁蛋白,另一为碱性铁蛋白,因此可分为酸性同种铁蛋白和碱性同种铁蛋白。体内所有细胞均能合成并含有铁蛋白,主要分布于肝、脾、骨髓等处,以肝实质细胞含量最多,约占体内储存铁的 1/3 左右,储铁器官损伤以及肝功能的正常与否,均可影响铁蛋白的清除。

铁蛋白参与细胞内铁蛋白和血红蛋白合成,以及红细胞的生成。通过与游离铁结合参与细胞内代谢,防止高浓度游离铁的蓄积和中毒;还可作为铁运输的介导,将铁转运到线粒体,提供造血所必需的铁,合成血红蛋白。另外,碱性同种铁蛋白还可在霍杰金氏病中,通过抑制白细胞游走而参与免疫调控。铁蛋白的含量可反映体内储铁量水平,当机体患恶性肿瘤时,血清铁蛋白可明显增高。

检测方法

1. 微粒子酶标免疫定量分析 采用夹心法原理,待测样品中的铁蛋白先与包被在固相微粒子上的铁蛋白单克隆抗体结合,再通过抗原抗体反应与酶标记的铁蛋白单克隆抗体形成抗体-抗原-抗体夹心复合物。显色反应后,颜色的深浅与抗原浓度成正比,可作定性或定量分析。参考值范围:16~300 ng/mL。

2. 放射免疫分析、免疫放射分析 采用夹心非竞争原理。标准液或样本中的铁蛋白与包被在珠球上的铁蛋白单克隆抗体、碘标记的铁蛋白抗体形成 ^{125}I-抗体-抗原-抗体复合物。分相后,经 γ-免疫计数仪测定放射活性。cpm 值与铁蛋白浓度成正比,并且可从标准曲线查到相应浓度。

临床意义

1. 降低 缺铁性贫血时,血清铁蛋白显著降低,大多数学者认为当铁蛋白小于 12 ng/mL,为体内铁储存消耗指标,低于 50 ng/mL,提示有缺铁可能;女性则应结合生理周期和临床情况予以分析,当铁蛋白高于 100 ng/mL 是不支持缺铁诊断。血清铁蛋白与骨髓铁储存情况是基本吻合的。当铁蛋白<12 ng/mL,在排除其他疾患之后,可诊断为缺铁性贫血。

2. 升高 升高① 再生障碍性贫血、急慢性白血病、恶性淋巴瘤等恶性血液系统疾病，血清铁蛋白水平均可升高；急性白血病铁蛋白水平与外周血及骨髓中原始幼稚细胞数量显著相关，且随病情缓解而下降，完全缓解时可降至正常范围。但铁蛋白在正常人和恶性血液疾病间有重叠，可测定血清铁蛋白和血清铁比值加以区别，正常人为 0.3～1.7，恶性血液病均高于正常人，阳性率可达 90%。② 原发性肝癌患者 76%铁蛋白水平增高。③ 胃癌、直肠癌、食管癌、鼻咽癌、乳腺癌等，如无癌转移，血清铁蛋白不升高或很少升高，若转移至骨髓、肝、淋巴腺和脾脏后，血清铁蛋白显著增加，动态观察此项指标对判断有无转移，病程和预后有一定临床意义。④慢性感染、炎症、结缔组织疾病、恶性肿瘤等引起的贫血，铁代谢异常表现为血清铁降低伴铁蛋白正常或增高。

六、鼻咽癌 EB 病毒抗原检测

EB 病毒(EBV)属于疱疹病毒，是人类常见的病原体。目前已证实 EB 病毒感染淋巴细胞可激发 5 种相关抗原，除淋巴细胞决定性膜抗原外，以下 4 种均从人体内测出相应的抗体。① 核抗原(EBNA)：由 EB 病毒基因所决定，但与病毒繁殖无关，也不是病毒的结构抗原，可能是由病毒改变的染色体蛋白所形成，位于细胞核内，细胞分裂与染色体有关。人脐带血淋巴细胞由 EB 病毒转化后，很有规律地出现核抗原，故可用核抗原作为检查病毒转化的能力。② 膜抗原(MA)：分早期膜抗原(EMA)和晚期膜抗原(LMA)，定位于病毒的囊膜上，抗膜抗原抗体与病毒中和抗体相似。③ 早期抗原(EA)：在病毒开始增殖时形成早期抗原。EA 分 EA－D(弥漫地分布于细胞核内和胞浆内)和 EA－R(成团地分布于细胞浆内)。④ 壳抗原(VCA)：是病毒的结构抗原，位于细胞浆和细胞核内。

检测方法

1. EB 病毒壳抗原(EBV－VCA)抗体 IgG 酶联免疫吸附分析　在微孔表面包被纯化抗体，当结合到固相表面的抗原与患者的血清接触后，若血清中存在特异性的抗体，就能与固相上的抗原结合形成抗原-抗体复合物，多余的抗体经洗涤除去，然后加入辣根过氧化物酶标记的羊抗人 IgG 球蛋白，与抗原抗体 Ig 复合物结合，多余的酶标记结合物经洗涤除去，加入显色剂，颜色的深浅与血清中的抗体浓度成正比，最后通过酶标仪测定。

2. EBV－VCA－IgA 酶标分析　本法利用带 EB 病毒壳抗原(VCA)的类淋巴细胞作为抗原靶细胞，以辣根过氧化物酶标记的抗人 IgA 抗体作为酶标抗体，采用夹心法原理，酶免疫定位法检测人血清中 EB 病毒 VCAIgA 抗体。在低倍显微镜下观察结果：细胞不着色，或成浅棕色的背景颜色，为阴性细胞；阳性细胞，为细胞显示不同程度的棕色，表面可见棕色的颗粒，在胞膜周围染色较深，在阳性细胞周围有成片的阴性细胞；按阳性细胞的着色强度和数量，将阳性分为＋～＋＋＋＋共 4 级。

3. EB 病毒抗体酶标免疫分析　该方法采用夹心法原理，以分别属于 EB 病毒早期抗原(EA)和核抗原(EBNA)上的特异性表位的、人工合成的多肽为抗原(其中一个包被在微孔板上，另一个带有酶标记)，与 EB 病毒抗体(包括 IgA、IgG 和 IgM)反应形成抗原-抗体-抗原复合物；然后，经过显色、酶标仪检测，可作定性、定量分析。

4. EBV－VCA－IgM 酶联免疫吸附分析　本法应用酶标技术 ELISA 检测其抗体 IgM。包被纯化的抗原在微孔板，与患者血清特异抗体结合形成抗原-抗体复合物，游离的抗体清洗掉后，在加入酶标的单克隆抗体人 IgM 抗体，再与复合物体结合。显色后，颜色深浅与抗体量成正比。

临床意义　EBV 抗原检测对鼻咽癌诊断有较高的特异性。鼻咽癌是我国南方常见的恶性肿瘤，已知与 EB 病毒有密切相关。EBV 还和许多人类疾病也有关系，如传染性单核细胞综合征、伯杰氏淋巴病等。成年人感染 EBV 后常表现为喉痛、发热、淋巴腺体症状，称为传染性单核细胞综合征，一般在发病后 1～6 周后检测到 EBV－IgG 抗体并保持 3～6 个月。目前认为，测定 EBV EA－IgA 对鼻咽癌比测定 VCA－IgA 更特异，有早期诊断价值。

七、人绒毛膜促性腺激素(HCG)检测

人绒毛膜促性腺激素是滋养层细胞的分泌产物。受精卵植入子宫壁发育成胚囊，胚囊表面的滋养层细胞分泌 HCG，释入细胞外液并随后进入母体血液。因此，HCG 是最早出现的妊娠特异性物质。在滋养层细胞肿瘤和其他一些肿瘤时血中 HCG 也显著升高。完整的 HCG 是由 α 和 β 2 条多

肽链及碳水化合物组成的糖蛋白激素，约含糖30%。α链有92个氨基酸，分子量22kD。HCG与来自脑下垂体的一些糖蛋白激素，如促黄体生成素（LH）、促卵泡激素（FSH）、甲状腺刺激素（TSH）等，结构类似，特别是α链，氨基酸排列顺序基本相同。代表HCG特异性的仅是β链的羧基末端约30个氨基酸片段。HCG具有以下生理效应：维持黄体功能、延长卵巢的黄体期，从而使月经周期延长；刺激胎盘滋养层生成孕酮；在胎儿垂体分泌LH以前，可促使胎儿分泌睾丸酮；有促甲状腺功能活性；可降低淋巴细胞的活力，防止母体对胎儿的排斥反应。

检测方法

1. 胶乳凝集抑制试验　与HCG交联的胶乳颗粒遇抗HCG血清时可出现凝集。如同时与检样（含HCG）和抗HCG血清反应，则随检样中HCG含量的多少不同而出现程度不同的凝集抑制。出现明显的凝集者为阴性，未出现凝集、仍保持乳液状者为阳性。

2. 酶免疫法　双抗体夹心法是用抗HCG β亚单位的单抗包被，加检样后再加酶标记抗HCG多抗与之反应，加酶底物后呈色，对HCG作定量分析。二点酶免疫分析法的原理是先将抗HCG β亚单位单克隆抗体包被固相载体，再加入检样与酶标记的抗HCG α亚单位单克隆抗体，如检样中有HCG存在，则可形成夹心式结合物，加入底物后出现呈色反应。此法敏感性约50 IU/L。由于采用对HCG特异的β亚单位单克隆抗体，故特异性较高，与LH、FSH等无交叉反应。

3. 放射免疫法　基本原理是检样中HCG与同位素标记的HCG竞争性的与抗HCG结合，加入第二抗体，使与HCG-抗HCG复合物结合并沉淀。测总cpm和沉淀的cpm，计算B/F，再根据标准的竞争抑制曲线即可算出检样中HCG含量。正常参考值：血清HCG＜50U/L，β-HCG＜20U/L；尿液HCG＜120U/L，β-HCG＜50U/L。

临床意义

1. 早孕的诊断　用放射免疫法测血中β-HCG，在排卵后第8天即可测得，其值迅速上升，约1.3 d上升2倍，早孕的诊断率可达98%以上。

2. 宫外孕的早期诊断　异位妊娠时，HCG含量远较正常妊娠为低，一般仅为正常妊娠的50%。因此，对疑有异位妊娠者，测血β-HCG，如阳性可帮助明确诊断。

3. 先兆流产　对先兆流产者作HCG含量监测，不仅可以帮助了解胎盘滋养层细胞的分泌功能，还可以为临床提供采取保胎或人流的可靠依据。观察HCG含量，如连续上升，则可保胎，相反则应尽早人流。

4. 滋养叶细胞疾病的诊断及疗效观察　滋养叶细胞疾病时，HCG的浓度显著高于正常妊娠。一般而言，HCG的浓度水平按良性葡萄胎、恶性葡萄胎、绒癌而递增。葡萄胎清除后，HCG通常下降很快，一般需2～3个月才转阴，而绒癌、恶性葡萄胎治疗后的转阴率约为71%，转阴期为1～18个月。HCG值与病情基本平行，化疗效果的评价主要依据HCG的数值，若数值不降或下降缓慢则应考虑更换治疗方案。动态检测可反映癌细胞群生长、退化的动态过程，对滋养叶细胞疾病无论是手术还是化疗后都应定期随访，当HCG测定已转阴后又出现升高者，意味着复发或转移，因此，HCG的动态观察对滋养叶细胞疾病的疗效判断是一个很重要的指标。

5. 其他肿瘤　睾丸肿瘤偶有HCG的异常分泌，预后好的病例在睾丸切除术后，HCG值随之降为正常；肺癌约有65%的患者HCG出现阳性，且HCG浓度愈高，分期愈晚；子宫癌、卵巢癌、肝癌、乳腺癌、畸胎瘤等也可出现血HCG的升高。恶性肿瘤患者血清HCG升高的阳性率，见表21-3。

表21-3　恶性肿瘤患者血清HCG升高阳性率

恶性肿瘤(%)	HCG升高的阳性率(%)
绒毛膜上皮癌	100
睾丸恶性间质细胞瘤	100
睾丸非精细胞瘤	68
胚胎性肿瘤	56
胰癌	50
畸胎瘤	44
卵巢腺癌	40
子宫颈癌	31
子宫内膜癌	24
精细胞瘤	24
胃癌	24
膀胱癌	22
乳癌	21

第三节　恶性肿瘤的实验诊断

恶性肿瘤已成为严重危害人类疾病之一，本节就常见恶性肿瘤的实验室检查进行讨论。

一、大肠癌

大肠癌（colorectal cancer）是常见的十大恶性肿瘤之一，占所有肿瘤的 15%。在北美、西欧等国家发病率占第一、二位，在我国占第 4～6 位；随着年龄的增大而发病率逐渐上升，以 41～50 岁年龄组发病率最高，85 岁以上渐渐降低，目前有年轻化的趋势。大肠癌的发病因素多而复杂，目前尚未完全了解。与其有密切关系的有：环境因素、饮食习惯、遗传因素、大肠慢性炎症以及基因因素，如 ras 基因突变、p53 基因突变、DCC 基因突变和缺失、c-myc 基因的过度表达。现认为，大肠癌的癌前期疾病有：大肠腺瘤（尤其是绒毛状腺瘤）、遗传性结肠炎、肠血吸虫病肉芽肿、家族性息肉等疾病。在正常结肠黏膜向腺癌演变过程当中，5q 染色体和 15-ras 癌基因发生了变化，见图 21-1。

（一）分类

大肠癌包括直肠癌和结肠癌两种，从肿瘤的大体类型可分为以下几种：

1. 肿块型　肿瘤向肠腔内呈菜花状或结节状生长，易出血、溃烂，与周围分界清楚，生长慢，转移晚，预后较好，好发于右半结肠。

2. 溃疡型　是最常见的病理类型。肿瘤主要向肠壁肌层呈浸润性生长，并向周围浸润，溃疡边缘斜坡状隆起，呈碟状；与周围组织分界不清，溃疡底部深陷，易出血、穿孔，预后较差，多见于右半结肠。

3. 浸润型　肿瘤主要沿肠壁浸润性生长，具有明显的纤维组织反应，形成环状狭窄，易造成肠梗阻，发生转移早，预后最差，多见于左半结肠，特别是老年人。

4. 胶样型　肿瘤组织中含大量黏液，主要见于黏液腺癌，可呈巨块状、溃疡及浸润生长，穿透浆膜后易发生种植性转移。

组织学分型可分为腺癌、黏液腺癌、未分化癌，而其他腺鳞癌、鳞状细胞癌都很罕见。

（二）临床表现

1. 结肠癌主要有以下症状

（1）肿块型和溃疡型结肠癌：多见于右半结肠，主要表现为肠刺激和体液丢失。

1）腹痛。为首先出现的常见症状，腹痛部位长在病变部位，也可定位不确切。疼痛性质为间歇性隐痛、持续性隐痛，腹胀不适，产生梗阻时阵发性绞痛。疼痛的原因，可能由于癌肿侵及肠壁肌层和局部感染所致。

2）排便习惯及粪便形状改变。也常为早期症状，大便次数增多，稀便，带脓及血性黏液，与溃疡有关。轻度梗阻时，腹泻与便秘交替，梗阻加重则便秘加重。

3）腹块。多为癌瘤本身及癌肿向腔外浸润所形成肿块，有时也可为梗阻近端肠腔的粪块。肿块质地多坚硬，结节感，浸润至肠外，肿块固定，并发感染时有压痛。

4）营养状态的改变。由于癌瘤的慢性出血和

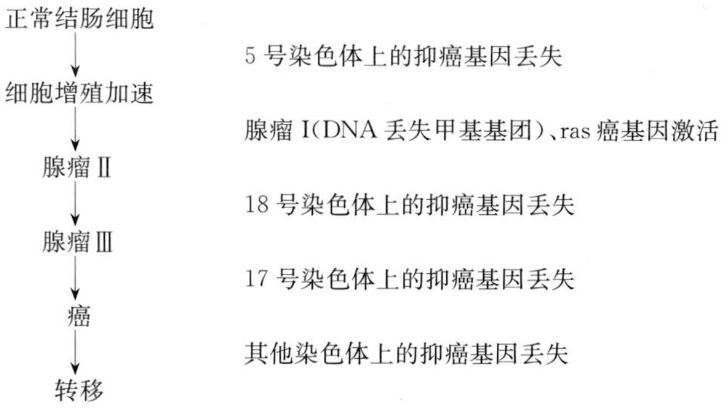

图 21-1　正常结肠黏膜向腺癌演变过程

肠分泌液的增多,感染及毒素吸收,使患者贫血、消瘦、乏力。有时贫血可达到严重程度。

(2) 浸润型结肠癌:多见于左半结肠,主要表现为肠梗阻症状,腹痛、腹胀、便秘、呕吐。由慢性不全性肠梗阻,渐至完全性肠梗阻,当完全性梗阻时,症状加重。结肠癌是结肠梗阻的常见原因,尤以老年人多见。晚期患者可出现远处转移,肝转移时肝肿大,大多有结节、黄疸、水肿,腹膜转移形成腹水,直肠前窝肿块,锁骨上淋巴结转移,恶病质等。

2. 直肠癌 直肠癌是指发生在齿状线到直肠、乙状结肠交界处的癌,大多是腺癌。常发生于腹膜反折以下的直肠壶腹部,直肠指检多能触及。直肠癌的早期病变仅为黏膜小结节时,可有出血,但可无自觉症状,只有在肛门指检时,才能触及。当癌肿发展,表面出现溃疡和感染时,症状才会明显。主要表现为:排便习惯改变、粪便性质改变、慢性肠梗阻症状和晚期症状,晚期症状有:肿瘤侵犯周围器官和组织,男性患者出现尿痛、尿频、排尿困难;女性患者出现阴道直肠瘘、阴道出血,骶前神经受侵则出现剧烈的持续性疼痛,也可出现肝大、腹水、黄疸、贫血、水肿及恶病质,有时出现急性肠梗阻和癌肿溃疡穿孔,导致急性弥漫性腹膜炎。

(三) 实验室检查

1. 大便隐血试验 该试验被广泛用于大肠癌的筛查,虽然不是特异性检查,但可作为初步检查,了解消化道有无出血及贫血。大肠癌患者,大便隐血试验常呈阳性,但有时会产生一些假阳性和假阴性结果。

2. 癌胚抗原(CEA) 正常值<5 μg/L。该指标用于大肠癌诊断达 20 多年之久,CEA 对大肠癌并不特异,在其他肿瘤中水平亦有升高,如乳腺癌、肺癌、肝癌、胰腺癌,在正常组织和良性肿瘤组织当中也存在有少量 CEA。尽管如此,由于缺乏特异性指标,CEA 检查对大肠癌的诊断、预后、治疗监测、是否复发和发生转移等各方面都有一定的辅助意义。

(1) 诊断:CEA 升高与肿瘤负荷量有关,只有极少数患者在癌症早期显示水平增高。处于 Dukes' A 期的患者有 4%表现为血清 CEA 水平升高,B 期为 25%,C 期 45%,发生肝、骨骼、肺转移的有 65%。

(2) 治疗效果监测、预后:在研究初期,CEA 似乎符合一个理想的肿瘤标志物的所有要求,随着时间的推移和临床验证,现在认为 CEA 不能用于癌症普查,但术前 CEA 检测有助于分期和制定手术治疗方案。美国国家癌症协会(National cancer institute consensus panel)认为"CEA 是监测术后复发现有的、最好的、非创伤性的指标"。虽然 CEA 水平升高可能会早于临床表现数月,总体说来,CEA 浓度下降说明治疗有效,持续上升则表示疾病活动。一般情况下,CEA 水平出现 25%～35%的变化才具有意义。对于癌症患者,应该在治疗前 2 个月内连续检测 CEA 至少 2 次,以建立患者的基础值。在这个基础值上发生变化是非常有价值的,那些治疗后 CEA 水平比基础值低的患者,其生存期明显延长。许多临床医生比较清楚:若治疗无效,CEA 会持续升高;治疗有效,则水平下降。可是,治疗后 CEA 出现上升、持续数周又再下降同样说明治疗有效;CEA 水平立即下降、而后又升高也提示治疗无效。CEA 监测应在开始治疗的前 3 年内每个月定期检查 1 次,随后两年每 3 个月查 1 次,往后每 2 或 3 个月复查 1 次皆可。

(3) 预后、转移:术前 CEA 浓度>10 μg/L,提示肿瘤发生转移;术后降至 5 μg/L,只有 18%的会复发;仍在 10 μg/L 以上的,复发率为 63%。CEA 升高与复发的间隔时间可长达 8 个月,并非所有的大肠癌转移患者都会表现出血清水平增高。值得注意的是,不同的检测方法可能会产生不同的结果,不同实验室之间的结果相差也较大。

3. CA72－4、CA195、CA50 和 CA19－9 对大肠癌诊断有一定的辅助意义,但都不如 CEA。

4. 酶类生化指标

(1) 葡萄糖磷酸异构酶:71%的大肠癌患者血清水平出现升高,60%Dukes'A 期、72%B 和 C 期、65% 发生转移的患者,该酶的水平都会异常增高。

(2) 乳酸脱氢酶(LDH):LDH 在癌性结肠或直肠组织当中浓度增加。有研究报道,LDH4/LDH2 比值在癌症患者中为 1.67,正常组织为 0.72,癌症复发者且最终死亡者为 0.92±0.13,复发且存活者为 0.66±0.07。正常肠黏膜的 LDH5 占总 LDH 的 4.0±5.7%,腺癌为 16.4±2.5%,良性息肉为 10.9±8.1%。有学者还认为,LDH 同工酶是癌变的早期指标,其改变要早于形态学上的变化。

(3) γ-谷氨酰转肽酶(γ－GT):该指标可早于临床表现 6～9 个月,与 CEA 联检,可预测是否发生肝部转移。

(4) 唾液酸转移酶：酶活性在结肠肿瘤组织中升高，可达 2 309±677U，正常组织一般为 1 105±413 U。

(5) 其他：乌氨酸脱羧酶(ODC)、脲芳基硫酸酯酶 B 异常增加；半乳糖基转移酶在结肠癌患者组织当中要低于正常人。

二、原发性肝癌

据统计，全世界每年原发性肝癌(primary liver carcinoma，以下简称肝癌)发患者数约为 31.5 万，以非洲东南部地区为最高，占当地恶性肿瘤第一位；其次为东南亚和我国。肝癌死亡率在农村仅次于胃癌，在城市仅次于肺癌；我国肝癌发病地理分布以东南沿海高于西北内陆，以江苏启东、福建通安、广西扶绥和广东顺德为高发地区，肝癌在任何年龄均可发生。我国高发年龄为 40～50 岁，男多于女，约 3～5∶1。肝癌的病因至今尚未确定，流行病学调查和实验室研究发现，可能主要与肝炎病毒(尤其是乙型肝炎病毒)、黄曲霉素和饮水污染有关，与酗酒、肝吸虫、遗传易感性和微量元素也有关系。

(一) 分类

肝癌从大体类型可以见有块状型、结节型、弥漫型和小癌型。从组织学角度，可分为肝细胞肝癌、胆管细胞癌、混合型肝癌和其他类型肝癌，如胆管囊腺癌、未分化癌、纤维板层型肝癌。

肝癌转移以肝内转移最常见，肝癌细胞极易侵犯门静脉分支形成癌栓，从而易导致肝内播散和引起门脉高压。肝外转移多见于晚期患者，血行转移以肺转移为最多，其次为骨、脑等；淋巴转移以转移至肝门淋巴结最多，其次为胰周、腹膜后、主动脉旁及锁骨上淋巴结，也可以向横膈及附近脏器(如胃、结肠)直接浸润或腹腔种植，引起血性腹水。

肝癌的自然病程大约 2 年，分为四个阶段：自甲胎蛋白出现至亚临床肝癌期；自亚临床期至有症状体征临床期；自临床至晚期；晚期至死亡。第 1、2 阶段病程约 10 个月，第 3 阶段约 4 个月，第 4 阶段约 2 个月。

(二) 临床表现

原发性肝癌起病隐匿，早期缺乏典型症状。常见的临床表现是肝区疼痛、肝肿大和纳差、腹胀、腹泻、发热、消瘦等全身及消化道症状。

1. 肝区疼痛　据统计，约 60%患者以此为首发症状，多为持续性上腹部胀痛、钝痛、隐痛。癌灶累及横膈和后腹膜时，可引起右肩胛骨区和右背部的放射痛。当肝癌灶结节发生坏死破裂出血时，则表现为突然上腹剧痛和压痛，并出现腹膜刺激征或休克等急腹症情况。

2. 肝脏肿大　为肝癌常见的主要体征。肝肿大呈进行性增大，质地坚硬，边缘不规则，表面凹凸不平，呈大小不等结节状或块状。癌灶位于肝右叶顶部可是膈肌抬高，肝浊音界上升。在不少情况下，肝肿大或右上腹肿块是患者自己偶然扪及而成为肝癌的首发症状。肝肿大显著者可充满整个右上腹或上腹部，右季肋区明显隆起，个别严重者肝肿大甚至伸及盆腔。

3. 全身和消化道症状　早期常不易引起注意，主要表现为乏力、消瘦、纳差、腹胀、腹泻、发热等症状。发热主要为不规则热型；消瘦、乏力为机体消耗性表现，可由纳差、肿瘤代谢物质引起。腹胀，初起多为上腹胀，往往进食后加剧。位于肝左叶癌灶因位置关系累及胃肠，腹胀则往往出现较早。腹水出现可加剧腹胀至全腹胀。腹泻的特点是不伴腹痛，一般进食后泻，排除的多为未消化的食物，无脓血，抗生素治疗无效，严重者每天大便可达 10 余次。

4. 晚期症状　晚期症状有黄疸、腹水、远处转移症状和恶病质。黄疸多为肝功能损害的肝细胞性黄疸，也可由肿瘤直接浸润压迫、肝门淋巴结肿大压迫胆管和胆管癌栓阻塞引起的阻塞性黄疸。腹水多因肝功能障碍、门静脉或肝静脉癌栓、门静脉高压引起，也可表现为肿瘤破裂或肿瘤浸润、种植所引起的血性腹水。

肝癌也可出现类癌综合征，如类白血病反应、低血糖、红细胞增多症和高钙血症等。

(三) 实验室检查

1. 甲胎蛋白　成年正常人＜20 ng/mL。AFP 是非常特异而敏感的肝癌标志物，在肝癌症状出现 8 个月以前就可能在患者血清中检测得到，故具有早期诊断价值，列为肝癌的首选指标。

肝细胞肝癌的阳性检测率约 80%，从 1～10 000 000 ng/mL，平均值为 1 000 ng/mL；良性肝脏疾病轻度升高，如肝炎、肝硬化成年患者平均值为 10～500 ng/mL，偶尔有超过 1 000 ng/mL，＞10 ng/mL 的阳性率分别为 20%和 40%。血清 AFP 在影像诊断发现肿瘤之前就会上升，因此，AFP 升高而未见肿瘤者，不一定是“假阳性”。AFP水平与肿瘤大小无明显的直接关系，不同的个体合成AFP情况也不相同。AFP浓度越高，预后则越差。手术完全摘除肿瘤或行肝移植术后，血清AFP水平会急骤下降，半衰期为3～4 d。半衰期长的，存活率低；如果AFP水平未能降至正常范围，可能残留小肿瘤，预示肿瘤复发。复发时，AFP可以不升高；有时，AFP升高，术后亦未见复发。AFP诊断肝癌的灵敏度与特异性因所选择的临界值而变化，见表21-4。

表21-4 AFP诊断肝癌的灵敏度与特异性

诊断标准(ng/mL)	灵敏度(%)	特异性(%)
AFP>615	56.4	96.4
AFP>530	56.4	94.5
AFP>445	56.4	94.5
AFP>100	72.6	70.9
AFP>20	87.1	30.9

2. 其他肿瘤标志物

(1) 铁蛋白：铁蛋白在肝细胞肝癌中的阳性率为97%，在诊断肝细胞肝癌时，该项指标要优于AFP。铁蛋白升高常出现在低AFP的肝癌患者中，因此，铁蛋白和AFP联合检测可提高灵敏度。对于AFP阴性患者而言，铁蛋白可用来监测治疗效果。与AFP不同的是，有效治疗后，铁蛋白水平下降之前，往往会有短暂的升高。

(2) γ-GT同工酶：肝细胞肝癌特异性γ-GT常常出现在AFP高水平的患者当中。有38%的AFP<400 ng/mL、27%的AFP<100 ng/mL的患者，该项指标为阳性。因此，肝细胞肝癌特异性γ-GT同工酶可作为补充AFP的诊断指标。

(3) 碱性磷酸酶(ALP)：ALP的灵敏度不如AFP、γ-GT，但具有较高的特异性。在其他类型癌症和良性肝胆疾病中呈阴性。由于ALP独立于AFP和γ-GT，它也可以作为AFP、γ-GT的一个补充性指标。

(4) Des-γ-羧基凝血酶原(DCP)：肝脏维生素K缺乏或存在维生素K拮抗剂，维生素依赖的羧化酶活性受抑，此时，这种异常的凝血酶原便释放入血。正常人血液中很难测得到。急性肝炎、肝硬化和转移性肝癌会出现DCP轻微升高。据文献报道，91%的肝细胞肝癌患者、57%AFP<400 ng/mL的肝细胞肝癌患者可检测到高浓度DCP。DCP还有助于监测手术后或化疗的效果。

(5) α-1-胰蛋白酶(AAT)：AAT是由肝脏合成的糖蛋白，分子量为54kD，是一单链多肽，由两种类型的4条低聚糖侧链所组成。AAT活性在肝细胞肝癌中显著升高，亦是AFP的一种补充性指标，有助于AFP阴性肝细胞肝癌的诊断。

(6) 醛缩酶A：醛缩酶A是糖代谢途径中负责催化分解1,6-二磷酸果糖和1-磷酸果糖的一个关键酶，在肝细胞肝癌患者中表现出高活性，在良性肝脏疾病的水平要低于肝细胞肝癌。11/17例肿瘤≤5 cm患者、23/29例Ⅰ期肿瘤患者的醛缩酶A水平升高，因此，该指标在早期诊断中有用。在肝细胞肝癌完全切除后，醛缩酶A水平恢复正常，复发时又升高。

(7) 5′-核苷酸磷酸酯酶(5′-NPD)：5′-NPD是催化核苷酸分解成核苷和磷酸的一种酶。83.2%肝细胞肝癌为阳性，硬化者为8.3%，肝炎者为13.3%，AFP阳性的肝细胞肝癌中85.7%为5′-NPD阳性。5′-NPD在低AFP或AFP为阴性的患者中诊断价值较高，但黄疸会引起假阳性，因而该指标不适用于黄疸患者。

(8) 组织多肽抗原(TPA)：以240U/L为cut-off值时，TPA对诊断肝细胞肝癌的特异性、灵敏度分别为85.6%和48.6%。要注意的是，肝衰竭会引起TPA升高。

(9) α-L-岩藻糖：血清α-L-岩藻糖在肝细胞肝癌中的平均值为575.76±272.86 nmol/mL/h，明显高于硬化组和其他肿瘤组。cut-off值为443 nmol/mL/h时，灵敏度和特异性分别为76%、90.9%。

(10) CA19-9：主要对胆管癌的诊断有用。

3. 肝功能和肝炎病毒标志　肝功能包括白球蛋白、胆红素、谷丙转氨酶、凝血酶原时间；肝炎病毒标志则包括HBV两对半、HBV-DNA、HCV抗体、HCV-RNA。肝功能和肝炎病毒标志虽然不能直接诊断肝癌，但对肝癌的鉴别诊断具有重要意义，肝癌90%以上都有肝病病史。

三、乳腺肿瘤

乳腺癌(breast cancer)是危害妇女健康的主要恶性肿瘤，全世界每年约有123万妇女发生乳腺癌，有50万妇女死于乳腺癌。我国以沪、京、津及沿海地区为乳腺癌的高发地区，尤其是上海为最高。乳腺癌的病因尚未完全了解，可能与性激素、生育因素、饮食、放射电离辐射以及遗传因素有关。

虽然发病率不断上升，但死亡率仍相对稳定。这可能由于发现早、治疗手段提高的缘故。原发性乳腺癌一般以手术或化疗进行治疗，除了手术，临床上亦不断使用辅佐治疗，如他莫昔芬和化疗。对于发生远出转移的，则采用化疗、激素治疗和放疗。大约 30%～50%的乳腺癌患者在临床诊断后 10 年内会再次复发。

（一）病理分类

世界卫生组织乳腺肿瘤组织学分类：

1. 上皮性肿瘤　① 乳腺良性肿瘤，包括管内乳头状瘤、乳头状腺瘤、腺瘤。② 乳腺恶性肿瘤，分为非浸润性癌和浸润性癌。非浸润性癌包括导管内癌、小叶原位癌；浸润性癌包括浸润性癌导管癌、有明显导管内成分的浸润性导管癌、浸润性小叶癌、黏液样腺癌、髓样癌、乳头状癌、腺管样癌、腺样囊性癌、分泌性癌、大汗腺癌和有化生的癌（包括鳞形上皮癌、梭形细胞癌、软骨和骨型癌以及混合型癌）。③ 乳头 Paget 病，即乳头晕湿疹样癌，很少见。

2. 结缔组织和上皮相混合的肿瘤　如纤维腺瘤、叶状囊肉瘤、癌肉瘤等。

3. 其他肿瘤　包括软组织肿瘤、皮肤肿瘤、淋巴造血系统肿瘤等。

4. 未分类肿瘤。

5. 乳腺结构不良或纤维囊性疾病。

6. 肿瘤样病变　有导管扩张、炎性假瘤、错构瘤、男性乳房发育等。

（二）临床表现

乳腺癌最多发生在乳房的外上象限（45%～50%），其次是乳头、乳晕区（15%～20%）和内上象限（12%～15%）。最早的表现是患乳出现无痛、单发的小肿块。肿块质硬，表面不光滑，与周围组织分界不很清楚，不易被推动。因无自觉症状，肿块常是患者在无意中发现。乳房的无痛性肿块常是促使患者就诊的主要症状。

1. 无痛性肿块　随着肿块体积的增大，侵及周围组织可引起乳房外形的改变，如肿块表面皮肤凹陷、橘皮样变。乳腺癌发展至晚期，可侵入胸肌筋膜、胸肌及胸壁，以致癌块固定于胸壁而不易推动；如癌细胞浸润大片皮肤下淋巴管，则可在皮肤表面出现多数坚硬的小结节，临床上称“卫星结节”；有时可使皮肤破溃而形成溃疡，外形有时凹陷似弹坑，有时外翻似菜花。

2. 乳头溢液　乳头溢液可以是生理性或病理性的。乳腺导管尤其是大导管上皮增生、炎症、出血、坏死及肿瘤等病变都可能发生乳头溢液。溢液可以是无色、乳白色、淡黄色、棕色、血性等；可以呈水样、血样、浆液性或脓性；溢液量可多可少，间隔时间也不一致。

3. 乳头和乳晕异常　当病灶侵犯到乳头或乳晕下区时，乳腺的纤维组织和导管系统可因肿瘤侵犯而缩短，牵拉乳头，使乳头偏向肿瘤一侧，病变进一步发展可使乳头变平、回缩、凹陷，直至完全缩入乳晕下，看不见乳头；有时因乳房内纤维组织挛缩，使整个乳房抬高，临床上可见两侧乳头不在同一水平面上。

4. 腋窝淋巴结肿大　乳腺癌的淋巴转移最初多出现于腋窝。肿大的淋巴结先为散在、数目少、质硬、无痛、可被推动；以后数目逐渐增多，互相粘连成团，甚至与皮肤或深部组织粘连而不可推动；如腋窝主要淋巴管被大量癌细胞所堵塞，可引起患侧上肢淋巴水肿；胸骨旁淋巴结因位置很深，通常在手术中进行探查时，才能确定有无转移；晚期，锁骨上淋巴结亦可增大、变硬、固定；少数患者对侧腋窝亦有淋巴结转移。

5. 远处转移症状　当肿瘤发生远处转移时出现相应症状。乳腺癌转移至肺时，开始并无明确症状，以后可出现胸痛、气急，此时多已有胸膜转移；骨转移时常伴有患处剧痛；肝转移时可引起肝脏肿大，甚至出现黄疸。

（三）实验室检查

1. 脱落细胞学检查　将乳头溢液做涂片细胞学检查，对早期导管内癌有乳头排液者阳性率为 50%，有时，在肿瘤尚不能被触及前，即可被检出。乳头怀疑 Paget 病时可做糜烂部位的刮片或印片进行细胞学检查，阳性率为 70%～80%。但，溢液涂片阴性者不能完全排除乳腺癌的可能。

2. 细针吸取细胞学检查　简单易行的方法，目前已被广泛采用。细针吸取是利用癌细胞黏着力低的特点，将肿瘤细胞吸出做涂片，其准确率较高。对较小或临床有怀疑的病灶即使细胞学检查为阴性时，亦应做活组织检查，以免延误诊断。

（四）肿瘤标志物

许多肿瘤标志物都与乳腺肿瘤有关，如 MUC-

1(如CA15－3)、CEA、癌蛋白、细胞角蛋白。但是，MUC－1基因家族，如MCA、CA549、BR27－29、BRMA，都与CA15－3的灵敏度、特异性相似，更多的指标也不能提供更多的信息。因此，EGTM指南推荐采用CEA和一个黏蛋白作为乳腺癌患者的血清学指标，最为常用的就是CA15－3。其他指标，包括细胞角蛋白(TPA、TPS、CYFRA21－1)和可溶性癌蛋白(c－erbB－2)都是比较有希望的指标，只是仍处于评估阶段。

早期乳腺癌缺乏特异、灵敏的肿瘤标志物，肿瘤标志物检出率在乳腺癌早期较低，为15%～35%。CEA>5 ng/mL，CA15－3>30 U/mL，c－erbB－2>15 ng/mL在乳腺癌患者中的阳性检出率分别是12%、12.7%和7%。怀疑为乳腺癌的，若肿瘤标志物为阴性，不能排除原发性或转移的恶性肿瘤；而肿瘤标志物为高水平的乳腺癌患者，提示很可能肿瘤已发生转移。c－erbB－2的血清水平与激素受体相关，ER或PgR阴性患者，c－erbB－2的水平很高。总之，CEA、CA15－3与其他MUC－1产物对乳腺癌的早期诊断没有用处，但可以提供有关肿瘤分期、复发、转移、治疗监测以及预后方面的信息。CEA和CA15－3异常者，往往有40%～60%要复发，c－erbB－2阳性的复发率是阴性的3.3倍。CEA、c－erbB－2预测肿瘤复发的特异性与所选择的cut－off值有关，以CEA>5 ng/mL、CA15－3>35 U/mL为cut－off值时，假阳性率分别为6%、6.5%；若将cut－off值提高到CEA>10 ng/mL、CA15－3>60 U/mL，特异性可提高到99.3%。CEA或CA15－3水平异常升高表明，淋巴结侵犯的可能性高(分别为65%，70%)，发生远处转移的概率是40%～60%和50%～75%，在时间上要早于临床表现。另外，发生肺部转移或腹膜扩散时，CA125浓度升高。

四、肺癌

肺癌是当今世界上对人类健康与生命危害最大的恶性肿瘤。近半个世纪以来，世界上许多国家和地区肺癌的发病率和死亡率都有所增加，有些工业发达的国家更为明显，我国许多地区肺癌亦呈增长趋势，在大城市中已占恶性肿瘤的首位。

几乎在所有国家和地区，肺癌的发病和死亡都是男性高于女性，但近年来在女性肺癌发病率增长度比男性快，男女比值下降；肺癌的发病率随年龄增长而上升，30岁以前肺癌很少见，40岁以后发病率逐渐增多，一般在65岁或70岁死亡率达到高峰。除了吸烟因素外，肺癌与其他别的因素也有关。

(一)分类与分期

世界卫生组织采用组织分类法，根据细胞型别分为两种：小细胞肺癌(SCLC)和非小细胞肺癌(NSCLC)。NSCLC约占肺癌的75%，又由三种组织学亚型组成：鳞状上皮细胞癌(SCC)、腺癌(AC)和大细胞癌(LC)。我国采用的分期方法是UICC分期方案。

非小细胞肺癌根据TNM系统进行分期。

T代表原发肺部病灶，根据肿瘤的大小、对周围器官组织的直接侵犯与否及范围又可分为以下七类：① Tx：仅可从支气管肺分泌物中查见癌细胞证明有癌存在，但X线片和支气管镜未见病灶；② T_0：根据转移淋巴结或远处转移能肯定来自肺，但肺门未能找到原发病灶；③ Tis：原发癌的病变局限于黏膜，未累及黏膜下层者；④ T_1：肿瘤最大直径≤3 cm，局限于肺，且不累及脏层胸膜，支气管镜检查无侵犯叶支气管近端的证据；⑤ T_2：肿瘤最大直径>3 cm，或肿瘤大小不限，但累及脏层胸膜，或累及肺门区伴不张或阻塞性肺炎，支气管镜检查，肿瘤范围必须局限在一个叶支气管内或肿瘤最少离隆凸2 cm以上，如有肺不张或阻塞性肺炎，必须小于一侧肺；⑥ T_3：肿瘤大小不限，只要它累及胸壁(包括未侵及椎体的肺上沟癌)、膈肌、纵隔、胸膜或心包，但不侵及心脏、大血管、气管、食管或椎体，或肿瘤在主支气管内，距隆凸<2 cm，但未累及隆凸；⑦ T_4：肿瘤大小不限，但有广泛的肺外侵犯，包括纵隔、心脏、大血管、气管、食管或椎体(包括肺上沟癌)、隆凸或出现恶性胸水。

N代表区域淋巴结的转移，根据受累淋巴结部位可分为四类：① N_0：未发现区域淋巴结转移；② N_1：转移或直接侵犯到支气管旁或(和)同侧肺门淋巴结；③ N_2：转移到同侧纵隔或隆凸下淋巴结；④ N_3：转移到对侧纵隔或对侧肺门淋巴结，或转移到同侧或对侧斜角肌下或锁骨上淋巴结。

M代表远处转移：① M_0：无远处转移；② M_1：有远处转移，要表明转移部位。小细胞肺癌的临床分期，现在一般采用美国退伍军人医院肺癌协作组推荐的方法，分为局限期和广泛期。局限期是指肿瘤局限一侧胸腔，有或无同侧锁骨上淋巴结转移；病变超出上述范围者，或胸水检查发现癌细胞则属广泛期。

(二) 临床表现

原发性肺癌以支气管黏膜及黏膜下腺体的上皮细胞为发生基地，88%的肺癌患者的临床表现，都是随着原发灶的发展过程及肿瘤所在部位，肿瘤大小，对支气管的影响，邻近气管是否受侵犯或压迫，远隔脏器是否有转移，是否有异位内分泌特性等因素的不同，而出现各种不同的临床表现。

早期表现常见的症状，有咳嗽、咯血和血痰、发热、胸痛、气急。晚期表现，有锁骨上淋巴结肿大、喉返神经麻痹和声音嘶哑、上腔静脉综合征、颈交感神经丛和臂丛神经受侵、膈神经麻痹、纵隔淋巴结受侵和压迫、心包受侵、胸膜转移、血行性转移。

(三) 实验室检查

1. 痰液脱落细胞学检查　是一种无痛苦、简便、有效的方法。痰脱落细胞检查阳性率为 85%，假阳性不及 1%，其阳性率与选择标本有关。标本满意时，1 次痰检阳性率可达 41%，2 次达 46%，3 次达 69%，4 次达 85%。因而，送检次数应不低于 3 次，必要时可送至 7 次。痰脱落细胞检查用于普查时，可以先于 X 线检查而确诊，痰细胞学诊断与病理符合率鳞癌为 91%，腺癌为 80%～95%，小细胞未分化癌为 79%。中央型肺癌，特别是伴有血痰者以及周围型肺癌伴有空洞者，由于接近大支气管和与其相通，痰中找到癌细胞的机会更多。

2. 鳞状上皮细胞癌抗原(SCC - Ag)　SCC - Ag 是一种有 NSCLC 分泌的糖蛋白，分子量约为 48kD，95%正常人的血清水平<3.0 ng/mL。SCC - Ag 水平升高出现在某些类型 NSCLC，也与肝功或肾功不全有关。吸烟不影响血清 SCC - Ag 浓度。35%的鳞状上皮细胞癌患者 SCC - Ag 水平升高；非鳞状上皮细胞癌的频率则降至 17%。不像 CEA、LDH，SCC - Ag 不能预测疾病是否发生转移。

3. p53 自身抗体　NSCLC 患者血清当中，p53 特异性自身抗体与 p53 突变有关，21%～32.1%的 NSCLC 患者 p53 自身抗体阳性，且滴度与 p53 免疫组化结果相关，可是与患者的临床表现关系不明显。p53 自身抗体是反映 p53 突变和高表达的指标，敏感性为 40%，特异性为 92%，但是，该抗体水平升高亦可出现在其他肿瘤当中。

4. 细胞角蛋白 19 片段和肺小细胞肺癌抗原(CYFRA21 - 1)　CK19 是 1 种酸性胞浆蛋白，分子量为 40kD，在细胞死亡之后，以可溶性片段形式释放入血。CYFRA21 - 1 则是 CK19 的碎片，半衰期为 12 h，在正常人当中最高可达 1.8 ng/mL。引起 CYFRA21 - 1 升高的原因有：肾功不全、肝硬化、富含 CK 组织的创伤、良性肺部疾病，如纤维化、结核、COPD，它们的 95%可信区间为 2.1～3.6 ng/mL。CYFRA21 - 1 水平主要在鳞状细胞和腺瘤中升高。对于肺癌来说，特异性和敏感性可分别达 92.3%和 52.2%，血清浓度在治疗后明显降低。

CYFRA21 - 1 是 NSCLC 的首选血清学指标，敏感性、特异性分别为 54%、96%(cut - off 值 = 3.3 ng/L)；水平在病程中居高不下者，预示转归不好。CYFRA21 - 1 对 SCLC 的敏感性则偏低。在接受肿瘤切除术或化疗的肺癌患者中，CYFRA21 - 1 水平升高是肿瘤复发的早期指标。

5. CEA 和 CA125　CEA 不是肺癌的特异性指标，CEA 水平升高也见于 13.6%的吸烟者，在非吸烟正常人当中只有 1.8%。CEA 对判断肿瘤是否转移非常重要，患者接受化疗后，CEA 一般会下降。CEA 和 CA125 也是一个有预后价值的指标。

6. 单克隆抗体 5E8，5C7，1F10　这三种抗体合起来的敏感性要超过 SCC - Ag 加上 CEA 的敏感性。就单个指标而言，5E8 最特异，5C7 最敏感，5C7 和 1F10 最准确。但是，分开与 CEA 比较，差异不明显。

7. NSE　NSE 是糖化神经特异性烯醇化酶的同工酶，由两条相同的多肽链组成，每条链的分子量为 39kD。NSE 是诊断监测 SCLC 的 1 项有用的指标，高 NSE 水平预示转归不良。另外，NSE 在敏感性、特异性上不足以区别 SCLC 和 NSCLC，还是不能替代组织学评估。在临床活检不能确诊的情况下，NSE 较为有用。由于它的半衰期为 1 d，因而是良好预后、有效治疗的一项重要指标。NSE 亦可出现在：溶血，神经内分泌疾病，如消化道、呼吸道类癌、嗜铬细胞瘤、胰腺癌和黑色素瘤。

8. LDH 和 CK - BB　通常认为是反映肝功能的指标，但是，近年来研究发现 LDA 水平亦是反映 SCLC 的治疗情况和肝转移的有效参数，LDH 正常往往预示肿瘤还未侵犯骨髓。SCLC 患者也能出现 CK - BB 浓度升高。研究表明，转移位点的多少与 CK - BB 相关性很强，例如单处转移患者 19%CK - BB 升高，而多处转移者 100%升高，对化疗的反应亦是如此。只是目前尚未有人对 NSCLC 和良性肺部疾病进行相关研究。上述几项指标总结，见表 21 - 5。

表 21-5 几种指标对于肺癌的诊断价值

标志物	正常范围	敏感性	特异性	预后价值		诊断价值		复发监测	
				SCLC	NSCLC	SCLC	NSCLC	SCLC	NSCLC
NSE	10～25 ng/mL	0.55～0.9	0.85～0.97	++	+	++	−	++	
CYFRA21-1	2.1～3.6 ng/mL	0.19～0.68	0.89～0.96	++	++	+	++	+	++
CEA	0～10 ng/mL	0.18～0.55	0.54	+	+	−	+	−	+
LDH	120～240 U/L			+	−	+	−	+	−
ProGRP	>100 pg/mL					+	−	+	−
TPA	>100 U/L			+	+	+	+	+	+
SCC	3.0 ng/mL			−	+	−	+	+	−

五、前列腺癌

前列腺癌在欧美国家是占第二位的男性恶性肿瘤，仅次于肺癌，占男性癌症死因的第二位。我国前列腺癌的发病率明显低于欧美国家，但近年来发病率呈增加趋势。一般认为，生活方式可以影响前列腺癌的发病率，但它究竟如何影响前列腺癌的发病率却知之甚少。另外，人口老龄化、寿命的延长也是发病率升高的原因。前列腺癌病因尚不清楚，可能与遗传、食物、职业、环境、性活动等有关。

（一）分型和病理分期

前列腺应包括潜伏癌和偶发癌。前列腺潜伏癌是指临床无症状，在尸检或其他原因检查时发现的前列腺癌，据统计，80 岁以上潜伏癌达 40%。前列腺偶发癌是指对良性前列腺增生症手术标本进行系统检查时发现的癌病灶，占良性前列腺增生症手术的 8%～22%，我国为 4.9%。

前列腺癌常发生于前列腺的外周带，98%为腺癌，大多数为多病灶，镜下显示为无序生长、形成腺体的双层细胞缺陷以及突出的核仁。前列腺癌的转移途径为：直接浸润、淋巴和血行转移，血行转移以脊柱和骨盆为常见。前列腺癌的 Whitmore-Jewett 分期：A 期，为前列腺切除标本中偶然发现的小癌灶，多数分化良好，又分为 A_1、A_2 两个亚期；B 期，为肿瘤局限于前列腺包膜内，又分为 B_1、B_2 两个亚期；C 期，表示肿瘤已穿破包膜，并侵及周围脂肪、精囊、膀胱和尿道，亦分为两个亚型；D 期，为肿瘤淋巴转移或远处血行转移。

（二）临床表现

前列腺癌早期无明显临床症状，常在直肠指诊、超声波检查或前列腺增生手术标本中偶然发现。当肿瘤发展长大使前列腺体增大到一定体积，以及膀胱颈部发生梗阻时才出现症状，如排尿困难、尿潴流、尿失禁、尿频、血尿等症状。当压迫或侵犯周围淋巴结或血管则可出现下肢水肿，有骨转移者则可发生腰背痛、下肢瘫痪、病理性骨折等。

（三）实验室检查

1. 前列腺特异性抗原（PSA） PSA 是重要的前列腺癌标记物，是一种只有前列腺上皮产生的酶，前列腺癌时，其值升高。PSA 对前列腺组织有特异性，但对前列腺癌并无特异性，因前列腺良性疾病时亦可升高。前列腺癌时有一定比例患者水平明显增高，检测血清中 PSA 对病情预后有一定参考价值，当病情缓解或完全消退时 PSA 值迅速下降，反之，当病情恶化时 PSA 值迅速上升。慢性前列腺炎和单纯前列腺肥大有时可出现轻度升高，这种情况下应结合临床情况综合判断。

2. 前列腺酸性磷酸酶（PAP） PAP 是一组在酸性环境中能水解骨磷酸酯的酶类，有 4 种同工酶：红细胞内的、溶酶体内的、前列腺的以及巨噬细胞酸性磷酸酶，新近还发现了第 5 种，命名为睾丸酸性磷酸酶。前列腺患者血清当中，酸性磷酸酶及其 3 种同工酶（PAP、ACPP、ACP3）皆升高，尤其是那些晚期和骨转移患者。但是 PAP 敏感性差，缺乏特异性，非恶性的前列腺疾患如良性前列腺肥大、前列腺炎、前列腺梗塞等中的某些病例血清酸性磷酸酶亦可增高。检测精液中的酸性磷酸酶有助于区别前列炎和前列腺癌：前列腺炎时，酸性磷酸酶含量下降；早期前列腺癌或良性前列腺肥大时，酸性磷酸酶增高。

3. 前列腺特异性膜抗原（PSMA） PSMA 是通过鼠单克隆抗体 7E11 发现的，单克隆 7E11 则是以人前列腺癌 LNCaP 细胞膜纯化物免疫小鼠得到。与正常或高分化的前列腺组织相较，PSMA 在恶性组织有高表达；非前列腺组织也有少量表达，如小肠上皮细胞和肾脏近端肾小管。分子量约为 100～120kD，在前列腺中的生理功能还不十分清楚。目前尚缺乏令人信服的、有关血清 PSMA 用来诊断、监测前列腺癌的证据，然而，高水平的 PSMA 是一种表示治疗失败的指标，非常敏感，因此 PSMA 对监测患者对治疗效果有一定帮助；也有人用人工 T 细胞受体和经 PSMA 刺激过的树突状细胞来尝试治疗前列腺癌。

六、胃癌

胃癌是常见的恶性肿瘤。近年来，胃癌的发病率略有下降，但是目前仍是严重威胁我国人民生命健康的恶性肿瘤之一，居我国消化道恶性肿瘤之首。但不同国家和地区发病率亦不同。在发达国家中约占恶性肿瘤的第 4 位，发展中国家占第 2 位。日本是胃癌的高发国家，但近年统计已呈下降趋势。流行因素主要是：① 饮食因素，多食高盐及熏制品、喜烫食、进食快、缺乏新鲜水果和蔬菜、用餐不定时者易患胃癌；② 环境因素，幽门螺旋杆菌感染、饮水中镍、钴含量高或饮用地表浅水者的发病率高；③ 社会经济状况，其常与胃癌死亡率呈负相关。

（一）分型及分期

不论早期癌还是进展期癌，其组织学类型基本相同，主要有以下几型。① 普通型：乳头状腺癌、管状腺癌、低分化腺癌、黏液腺癌、黏液细胞癌、未分化癌；② 特殊型，包括腺鳞癌、鳞癌、类癌等。

TNM 分期分为：① 原发肿瘤（T）：T_1，不管肿瘤大小，只要癌灶局限于黏膜或黏膜下；T_2，癌越过黏膜下层，但限于固有肌层或浆膜下组织；T_3，肿瘤侵及浆膜或穿破浆膜；T_4，肿瘤直接侵及其他脏器（侵透浆膜波及大、小网膜者不称为 T_4，侵及横结肠系膜达系膜后者称为 T_4）。② 淋巴结转移（N）：N_0，无淋巴结转移；N_1，第 1 站淋巴结有转移；N_2，第 2 站淋巴结有转移；N_3，第 3 站淋巴结有转移。③ 远处转移（M）：M_0，无远处转移；M_1，有远处转移。④ 肝转移（H）：H_0，无肝脏转移；H_1，有肝脏转移。⑤ 腹膜转移：P_0，无转移；P_1，有转移。⑥ 腹腔脱落癌细胞检查：CY_0，未找到癌细胞；CY_1，找到癌细胞。

（二）临床表现

1. 症状　早期癌或癌灶较小时多无明显症状，随着病情的进一步发展，逐渐出现非特异性的类似于胃炎、胃溃疡的症状，包括上腹部饱胀不适或隐痛、反酸、嗳气、食欲不振、恶心、呕吐等。发生于贲门部的进展期癌，可出现进行性吞咽困难；胃窦癌可造成幽门梗阻，表现为上腹饱胀、呕吐宿食；肿瘤破溃或侵及血管可出血造成呕血、黑便。但有大出血者并不意味着肿瘤已属晚期。肿瘤侵及胰腺或腹腔神经丛时，表现为上腹部的持续性疼痛，可放射至腰背部。胃结肠瘘者食后排出不消化的食物等。

2. 体征　绝大多数胃癌无明显体征，当病情已届晚期则往往出现一系列临床征象：如消瘦、贫血、上腹压痛及肿块，如已向周围侵润则肿块活动受限。女性患者下腹部的可推动的肿块，提示 Krukenberg 瘤的可能。肝转移时常可扪及增大的肝脏以及结节状肿物；幽门梗阻时可见胃型，可闻及振水音；有时可发现左锁骨上淋巴结肿大；直肠指检可扪及盆底结节；腹膜转移者可有腹水等。

（三）实验室检查

常用于监测胃癌的肿瘤标志物有 CEA、CA19－9、CA72－4，但这些指标仍然需要做进一步评估。

1. CEA　胃癌患者血清 CEA 阳性率是15%～35%，明显要比结肠癌的低。若与 CA19－9、CA72－4联检，阳性率显著提高。胃液中也可检测到 CEA，与血清 CEA 没有相关性，胃液 CEA 没有诊断价值。可将 CEA>10 ng/mL 视为一项重要的预后指标。

2. CA19－9　CA19－9 在体内是通过胆汁排除，有时即使轻微的胆道堵塞，也会导致 CA19－9 异常升高；>10 000 U/mL 时，往往表明有转移。与 CEA 一起可用于判断胃癌的预后、疗效监测、复发等。

3. CA72－4　CA72－4 是一项监测胃癌病情进展、治疗效果的有用指标，对胃癌的敏感性可达 30%～40%，与 CEA、CA19－9 联合，敏感性可提高到 64%。该项指标特异性却很高，有时高达 100%。对于胃癌复发，敏感性为 43%，特异性为 95%。

CEA、CA19－9 和 CA72－4 各自的敏感性都较低，最好三者联合使用；由于都不是胃癌的特异性指标，不能用于普查，因此，有待于发现新的胃癌肿瘤标志物。

七、胰腺癌

胰腺癌（pancreatic cancer）是一种主要来源于

胰腺导管的细胞的恶性肿瘤。近年来，发病率明显上升，由于早期诊断困难，恶性程度高，进展迅速，自然生存率一般不超过半年。临床上由于多数患者就诊时就已进入晚期，所以手术切除率仅10%～20%，总体术后5年生存率仅为1%～2%，是目前预后较差的恶性肿瘤。关于胰腺癌的病因目前尚无定论，但有不少学说，可概括为两个方面，即环境中的致癌物质作用于胰腺，以及在慢性胰腺疾病基础上发展成癌。

（一）病理学分类、分期

胰腺癌可发生于胰腺的任何部位，甚至全胰，临床上以胰头多见，占67.9%，体、尾26.3%(1/4)，全胰1.8%。1987年国际抗癌联盟(UICC)将胰腺癌分为：胰头癌、胰体癌、胰尾癌、全胰癌。UICC制定的分期标准，见表21－6

表21－6 UICC制定的分期标准

分期	T(肿瘤大小)	N(淋巴结转移)	M(胰周肿瘤浸润)
Ⅰ期	T_1	N_0	M_0
	T_2	N_0	M_0
Ⅱ期	T_3	N_0	M_0
Ⅲ期	任何T	N_0	M_0
Ⅳ期	任何T	任何N	M_1

（根据UICC倡导的分类法，其临床分级分为5级：① Gx，分化程度不能确定；② G_1，高分化；③ G_2，中分化；④ G_3，低分化；⑤ G_4，未分化。）

（二）临床表现

1. 临床症状

（1）腹痛：腹痛是胰腺癌的常见症状，可归纳为三种形式：阵发性剧烈腹痛、上腹部阵痛或持续性或间断性隐痛、上腹及腰背疼痛。

（2）黄疸：黄疸是胰腺癌的主要症状，临床上可分为四个类型：进行性加重的黄疸、持续性中等黄疸、持续性轻度黄疸、显著波动性黄疸。

（3）胃肠道症状：食欲不振、消化不良、恶心呕吐、便秘及陶土样大便等症状均可出现。如为壶腹癌，因肿瘤破溃可引起出血，表现为大便隐血或柏油样大便，并由此引起消瘦贫血。

（4）发热：胰腺癌临床上可有不规则发热其原因是肿瘤细胞释放致热物质及继发胆道系膜炎。

（5）特异性综合征：胰腺癌中晚期可并发血栓性静脉炎、关节炎、嗜酸性粒细胞增多症及脂膜炎。

2. 临床体征

（1）明显消瘦或恶病质，皮肤黏膜呈深黄或黄绿色。

（2）肝肿大，质地硬韧，系胆汁淤积或肝广泛转移癌所致。

（3）胆囊肿大：临床体检时70%可扪及肿大的胆囊，术中则可发现95%患者有胆囊增大以及胆总管增粗。

（4）腹块：胰腺癌早期一般不能扪及肿块，中晚期患者可在中腹部扪及结节状肿块，质地硬韧，活动差并有压痛感。

（三）实验室检查

用于胰腺癌的血清学指标总结，见表21－7。

表21－7 胰腺癌的血清学指标

	指标类型	敏感性	特异性	cut连off值
糖蛋白	CEA	16%～92%	49%～93%	5.0 ng/mL
	POA	17%～97%	65%～100%	不统一
细胞角蛋白	TPA	36%～96%	67%～92%	140～320 U/L
	TPS	50%～98%	22%～73%	40～630 U/L
酶类蛋白	Elastase－1	61%～100%	91%～96%	400 ng/mL
	TATI	41%～95%	58%～64%	20～31 ug/mL
黏附素	DU－PAN－2	49%～87%	63%～80%	150～200 U/mL
	SPAN－1	78%～93%	58%～82%	30 U/mL
糖类抗原	CA19－9	69%～93%	46%～98%	37 U/mL
	CA50	65%～96%	58%～73%	17 U/mL
	CA242	57%～83%	79%～90%	20～30 U/mL
	CA125	45%～60%	76%～86%	35 U/mL
	CA195	69%～83%	53%～92%	9 U/mL

1. 糖蛋白(CEA、POA)　CEA是正常存在于胎儿的肝、胰腺、胃肠道。吸烟能引起CEA假阳性升高,许多良性疾病,如肝病、心肌梗死,也会出现CEA水平上升。CEA作为胰腺癌的惟一一项血清学指标,已有10多年的历史。

胰腺瘤胎抗原(pancreatic oncofetal antigen,POA)是1种糖蛋白,是由人胎儿胰腺免疫家兔得到的多克隆抗体识别的抗原。15%～35%的胃肠道癌患者POA水平增高,胰腺癌的阳性检出率为17%～97%不等。该指标敏感性、特异性不高,加上检测方法很难进行标准化,POA在胰腺癌的早期诊断中较难有一席之地。

2. 细胞角蛋白(TPA、TATI)　组织多肽抗原是细胞分裂后S期和G2期合成的蛋白质,是指示肿瘤增生率的一项参数,不一定代表肿瘤负荷量。其诊断价值稍逊于CEA、CA50、CA19-9和CA242,与CA242联用,特异性、有效性可分别达到95%和87%,说明TPA具有补充作用。

肿瘤相关的胰蛋白酶抑制剂(TATI)是一条6kD的多肽,由几种肿瘤细胞分泌。经证实,它与胰腺分泌的胰蛋白酶抑制物是同一种物质。TATI诊断胰腺癌的敏感性是85%～95%,特异性较低。

3. 黏附素(DU-PAN2、SPAN-1)　DU-PAN2是用人胰腺腺瘤细胞进行免疫动物得到的,一种能识别黏附素样糖蛋白上的抗原的单克隆抗体。这种抗原亦可在胎儿胆小管上皮细胞、正常成年人胰腺、胆管上皮细胞以及胰腺癌当中检测到。DU-PAN2单独的敏感性和特异性不太理想,有相当比例的肝癌、良性肝胆疾病、胆管癌、胃癌患者也表现为DU-PAN2升高。据报道,DU-PAN2与CA19-9联用,可将诊断胰腺癌的敏感性提高至95%。最近研究表明,DU-PAN2的真正表位是LSTa(sialyllat-N-tetraose),而LSTa是CA19-9的前体。故,DU-PAN2可作为Lewis、CA19-9阴性而疑为胰腺癌的一项补充指标。SPAN-1是用人胰腺癌细胞系免疫动物得到的1种单克隆抗体,能与黏附素上具有CA19-9样结构的唾液酸化表位反应。敏感性要高于DU-PAN2。

4. 糖类抗原(CA19-9、CA50、CA242、CA195、CA125)

(1) CA19-9:广泛分布于正常胎儿、成年人的胰腺、胃、胆管上皮细胞。在正常人中只有0.6%超过cut-off值(37 U/mL)。急慢性胰腺炎患者中有4%～23%血清CA19-9升高;胰腺癌时,CA19-9的敏感性为69%～93%,特异性为46%～98%。

(2) CA50:浓度升高最初是在相当多的胃肠癌患者中发现的,后来还发现CA50在其他恶性肿瘤中也有高表达。65%～96%的胰腺癌患者CA50血清水平升高。若将cut-off值提高到137 U/mL,CA50诊断胰腺癌的敏感性、特异性则分别达77%、84%。

(3) CA242:的敏感性比CEA要高,但特异性稍差;在诊断胰腺癌时,CA242要比CA19-9好,与CA195差不多。

(4) CA125:主要表达在上皮性的卵巢癌组织中(>80%),在人胰腺癌组织中也有表达(59%),其诊断胰腺癌的特异性、敏感性见上表。由于肝硬化、肝炎、胰腺癌、其他肿瘤引起的黄疸患者也会出现CA125异常。因此,CA125的诊断价值有限。

5. 其他比较有希望的几项指标还有CA494、CAM17.1、ras gene、p53 gene,但有待进一步验证其临床应用价值。

八、鼻咽癌

鼻咽癌是我国最常见的恶性肿瘤之一,尤以中南方各省发病率更高。鼻咽癌易广泛侵犯邻近结构,并可通过淋巴液转移到颈部,通过血液转移到全身重要器官,如骨、肝和肺等。其临床表现复杂多变,极易被患者忽略或被医生误诊。放射治疗是目前最有效的治疗手段。放疗后5年生存率为34%～53%。

鼻咽癌在世界各地的发病率有明显的地区性差异。在欧美,鼻咽癌发病率在1/10万以下,在非洲肯尼亚、苏丹、摩洛哥和阿尔及利亚的医院资料中,鼻咽癌发病率约5/10万,在东南亚各国发病率较高。我国南方各省发病率约10～25/10万,广东珠江三角洲和两广西江流域,年发病率高达男性58.6/10万,女性22.8/10万,居恶性肿瘤之首位。

据广东省的调查,10%鼻咽癌患者有癌家族史,其中有56%鼻咽癌家族史,在广东、香港等高发区均发现鼻咽癌高发家族,说明鼻咽癌有明显家族聚集现象。特别一提的是,无论是高发区还是低发区,鼻咽癌的发病率和死亡率在较长的时间内虽有波动,但升降幅度都不大。鼻咽癌的病因尚未完全明确,可能相关的因素有:遗传、地理环境、微量元素、EB病毒感染、化学因素等。

(一) 病理类型

鼻咽癌95%以上是鳞癌,分为四种类型。

1. 高分化鳞癌　占10%以下,局部侵润广泛,多见颅底受害(上行型),淋巴结转移相对少见,放疗不敏感,局部难控制。

2. 低分化鳞癌　占85%~90%,其中包括泡状核细胞癌,淋巴结转移多见,早期常出现大而多的颈淋巴结转移(下行型)。对放疗较敏感,易局部控制,预后较好。

3. 未分化癌　约占5%,淋巴结转移及远地转移均多见,对放疗虽敏感,易远地转移,故预后差。

4. 其他类型的癌　约占5%,包括腺癌、囊性腺癌、黏液表皮样癌、基底细胞癌、恶性多形性癌、恶性混合癌等。

(二) 临床表现

1. 原发癌引起的临床表现　涕血或鼻出血、耳鸣、听力减退、鼻塞、头疼。

2. 脑神经损害的临床表现　鼻咽癌在向周围扩展过程中,可以使12对脑神经及颈交感神经受累或受压,产生不同的临床症状和体征。在确诊时有33.9%的患者有脑神经损害的表现。临床上常对脑神经相继或同时受累及,其中三叉神经、展神经、舌咽神经和舌下神经受累较多见,而嗅神经,面神经、前庭蜗神经受累很少。因鼻咽癌扩展的范围不同而产生不同的临床综合征,主要有:岩蝶综合征、垂体蝶骨综合征、眶上裂综合征、眶尖综合征、腮腺后间歇综合征、颈静脉孔综合征。

3. 淋巴转移的临床表现　鼻咽癌淋巴结转移多见,以颈部肿块为首发症状者占40%,初诊时上颈部有肿块者达60%~80%,逆流至耳前、颌下、颏下、淋巴结者占1%~2%。上颈淋巴结肿大时可能伴有后组脑神经(第Ⅸ至第Ⅻ对脑神经)及颈交感神经麻痹的症状,严重者有一侧头颈疼、突发性晕厥,甚至死亡(颈动脉窦压迫过敏综合征)。晚期可有腋下、纵隔、腹膜后淋巴结转移。后者表现为持续性高热、白细胞可升高或正常,伴腰痛,抗炎治疗无效。偶有腹股沟淋巴结转移。

4. 远处转移的临床表现　鼻咽癌血性转移多见,在死亡患者中有一半或半数以上伴远处转移,以骨转移多见,尤其是扁骨转移。其次是肺转移、肝转移,脑转移不到1%,偶见骨髓转移。

(三) 实验室检查

1. 活组织病理检查　是鼻咽癌最主要的诊断方法,具有确定诊断的意义,并可明确病变的组织学类型,有助于判断肿瘤的生物学行为,从而指导治疗方案的制订。

2. EB病毒抗体　EB病毒感染的细胞中,可有5种EB病毒特异性抗原:核抗原(EBNA)、早期抗原(EA)、膜抗原(MA)、壳抗原(VCA)和淋巴细胞发现性抗原(LYDMA)。这些EB病毒抗原在人体内产生的抗体水平与其他恶性肿瘤患者和健康人之间存在非常明显的差异,因而可用作鼻咽癌的辅助诊断方法。

(1) VCA-IgA:鼻咽癌患者血清抗EB病毒抗体VCA-IgA滴度增高,有时在临床症状出现之前即有所增高。在鼻咽癌高发区普查,对隐匿性鼻咽癌,或原发灶不明的颈淋巴结转移癌诊断和鉴别诊断具有重要参考价值。鼻咽癌患者治疗前的血清VCA-IgA抗体阳性率>92.5%;抗体滴度越高,鼻咽癌可能性越大;在鼻咽癌治疗后获得长期生存者中抗体阳性率仍明显高于正常人,滴度亦较高。

(2) EA-IgA:该抗体对鼻咽癌更具有特异性,但敏感性稍差于VCA-IgA。

3. 癌细胞的EBNA检测　应用抗补体免疫酶法检查鼻咽癌癌细胞和鼻咽部上皮细胞中EBNA,阳性率达100%;鼻咽活组织和颈部淋巴结转移灶穿刺细胞的EBNA阳性率分别为100%、91.7%。EBNA检测对确诊鼻咽癌无疑是有帮助的。

九、睾丸肿瘤

睾丸肿瘤比较少见,占泌尿生殖系统肿瘤的3%~9%,占男性恶性肿瘤的0.5%~1.0%。几乎均属恶性,常见于20~30岁的年轻人,在15~35岁年龄组中,睾丸肿瘤为最常见的恶性肿瘤之一,仅次于白血病、恶性淋巴瘤和脑肿瘤,居恶性肿瘤的第4位。世界各地睾丸肿瘤发病率有所不同。欧美地区发病率为2.0~6.3/10万男性,东欧和亚洲国家为1.0/10万男性左右,黑人很少发生睾丸肿瘤。

病因不清楚,可能与种族、遗传、接触化学致癌物、损伤及内分泌有关,但都缺乏足够证据。迄今为止,最具说服力的是睾丸下降不全(隐睾)与睾丸肿瘤发生的关系。大量资料证实,隐睾,特别是腹腔隐睾恶变率大大高于正常下降睾丸。目前认为,睾丸生殖细胞异常、温度升高、血供障碍、内分泌失调、性腺发育不全等因素可能与隐睾恶变有关。

(一) 分类

睾丸肿瘤分为原发性和继发性两大类，包括生殖细胞和非生殖细胞肿瘤，前者占 90%～95%，后者占 5%～10%。非生殖细胞肿瘤虽少见，但种类繁杂，主要包括支持细胞、间质细胞和支持细胞-间质细胞瘤等功能性肿瘤，和间皮瘤、腺癌、横纹肌肉瘤、黏液性囊腺瘤、纤维上皮瘤、黑素神经外胚瘤、淋巴瘤等附属组织肿瘤。生殖细胞肿瘤包括精原细胞瘤、胚胎癌、畸胎瘤和绒毛膜细胞癌四个基本组织类型。精原细胞瘤分三个亚型：典型精原细胞瘤、未分化精原细胞瘤以及精母细胞精原细胞瘤。除卵黄囊瘤好发于婴幼儿外，其他睾丸肿瘤多发生于 20～40 岁。睾丸肿瘤多数由多种成分组成。继发性睾丸肿瘤主要来自网状内皮组织肿瘤及白血病等转移性肿瘤。睾丸肿瘤多早期淋巴转移，最早转移到同侧肾蒂的淋巴结，绒毛膜上皮癌早期可有血行转移。

(二) 临床表现

睾丸肿瘤在早期症状不明显，典型的临床表现为逐渐增大的无痛性肿块，有半数患者常常觉得睾丸沉重，有时觉阴囊或下腹部、腹股沟牵拉感，在跳跃或跑步时明显，站立过久与劳累后始有局部症状加重下坠感或轻度疼痛，当遇有偶然碰及或挤压时，可使疼痛加剧，方引起患者注意而促使其就医。部分患者常有类似急性睾丸炎或附睾炎症状，抗炎治疗后，炎症虽已控制，但有不消失的肿块，此时应警惕睾丸肿瘤的可能。极少数睾丸恶性肿瘤患者的最初症状常为肿瘤转移所致。临床症状不明显，少数有疼痛，主要为睾丸肿大，质硬而有沉重感。

(三) 实验室检查

1. AFP　AFP 是睾丸卵黄囊瘤一项较为灵敏的指标，AFP 同样也是指示成人患含有卵黄囊瘤的混合肿瘤的一个可靠参数。一些胚胎瘤也表达 AFP。肝细胞肝癌以及少数胃肠道癌症也能引起 AFP 浓度升高。肝脏和卵黄囊分泌的 AFP 在糖类组成上有区别，用凝集素结合试验就可以区别究竟是睾丸癌还是肝病导致的 AFP 含量增高。不过，这种方法尚未推广应用。

2. HCG 和 hCGβ　HCG 由 hCGα 和 hCGβ 组成，α 亚基有 92 个氨基酸，为 hCG、黄体化激素(LH)、卵泡刺激素(FSH)、甲状腺刺激素(TSH)所共有；β 链只为 hCG 独有，β 链决定了 hCG 的生物活性。检测 hCGβ 对精原细胞瘤患者尤为重要：在所有合成 hCG 的精原细胞瘤患者中，有 30%～40%的患者其 hCG 和 hCGβ 血清含量增高，25%只表现 hCG 单项指标上升，35%的只 hCGβ 升高。

3. LDH　LDH 有 3 种亚型，即 LDH－A、LDH－B 和 LDH－C。LDH－C 只表达在睾丸和精细胞上，正常情况下在血清当中检测不到。根据 LDH－A、B 的不同组合，LDH 又有 5 种同工酶：LDH－1、2、3、4、5，其中 LDH－1 是睾丸癌中最为特异的同工酶。尽管 LDH 升高的原因有很多，但 LDH 是精原细胞瘤和睾丸非精原细胞性生殖细胞癌(NSGCT)的分期、监测中一个有用的指标。

4. PLAP(胎盘碱性磷酸酶)　精原细胞瘤患者中 60%～70%呈现 PLAP 水平升高，但缺乏商品检测试剂盒，使得 PLAP 的应用受限。PLAP 免疫组化染色有利于鉴别精细胞肿瘤。

十、卵巢肿瘤

卵巢肿瘤(ovarian tumor)是女性生殖系统常见的肿瘤，分良性、恶性和交界性，恶性类型又分为原发性和继发性。原发性卵巢恶性肿瘤的发病率占女性生殖系统恶性肿瘤的第三位，但其死亡率占妇科恶性肿瘤之首，5 年生存率仍徘徊在 25%～30%左右。

(一) 病理分类

卵巢肿瘤的组织类型是全身所有脏器肿瘤中组织类型最多的。世界卫生组织根据卵巢组织发生学，制定了国际统一分类法。临床上常见的卵巢肿瘤主要有以下几种类型：

1. 上皮性肿瘤　上皮性肿瘤占卵巢原发性肿瘤的 50%～70%，其中的恶性肿瘤占卵巢肿瘤的 85%～90%。该类肿瘤发生于卵巢表面覆盖的生发上皮，是一种变异的间皮，具有分化成多种组织的潜能，可分化形成浆液性肿瘤、黏液性肿瘤以及子宫内膜样肿瘤，常见的上皮性肿瘤主要有浆液性肿瘤和黏液性肿瘤。浆液性肿瘤包括卵巢浆液性囊腺瘤、卵巢浆液性囊腺癌；黏液性肿瘤包括黏液性囊腺瘤、黏液性囊腺癌。

2. 生殖细胞肿瘤　生殖细胞肿瘤是来源于原始性腺生殖细胞的一组卵巢肿瘤，占卵巢肿瘤的 15%～20%，好发于青少年和儿童。可分为无性细胞瘤、内胚窦瘤和畸胎瘤，畸胎瘤又分为成熟性和未成熟性。该组肿瘤除成熟性畸胎瘤外，均为恶性，且恶性程度高，病情进展快。

3. 性索间质肿瘤　性索间质肿瘤来源于原始性腺中的性索及间质组织，占卵巢肿瘤的5%～8%。常见的亚型有：颗粒细胞瘤、卵泡膜细胞瘤。

4. 转移性卵巢肿瘤　转移性卵巢肿瘤占卵巢肿瘤的1/5，常发生于双侧卵巢，肿瘤呈肾形或椭圆形，大小不等，多伴有腹水或盆腹腔其他部位转移灶。

（二）临床表现

卵巢肿瘤的临床表现取决于肿瘤的性质、组织类型、期别及有无并发症。常见的症状有 ① 下腹不适或盆腔下坠，可伴胃纳差、恶心、胃部不适等胃肠道症状。② 腹部膨胀感，卵巢癌即使临床早期也可以出现腹水，或肿瘤生长超出盆腔在腹部可以摸到肿块。③ 压迫症状。如横膈抬高可引起呼吸困难，不能平卧，心悸；由于腹内压增加，影响下肢静脉回流，可引起腹壁及下肢水肿；肿瘤压迫膀胱、直肠，可有排尿困难、肛门坠胀及大便改变。④ 疼痛：卵巢恶性肿瘤极少引起疼痛，如发生肿瘤破裂、出血或感染，由于浸润，压迫邻近脏器，可引起腹痛、腰痛等。⑤ 卵巢恶性肿瘤晚期患者可出现恶液质。⑥ 月经紊乱及内分泌症状。⑦ 因转移所产生的相应症状，如肺转移产生干咳、咳血、胸水及呼吸困难；骨转移可产生转移灶局部的剧烈疼痛，局部有明显压痛点；肠道转移者可有大便变形、便血，严重者因发生不可逆的肠梗阻而死亡。

体征：妇科检查可于盆腔一侧或双侧卵巢部位触及肿块或卵巢增大。良性肿瘤多为单侧，囊性，表面光滑，活动度好。恶性肿瘤多为双侧，囊实性或实性，表面高低不平，活动差，而且盆腔内多有种植结节。部分患者伴有腹水；当大网膜有转移时，有的患者上腹部可触及肿块；胸腔有转移时可出现相应的体征；晚期患者远处淋巴结增大。

（三）实验室检查

1. CA125　参考值为0～35 U/mL，停经后水平有所下降，不同的人种停经妇女之间有20%～50%的变化，非洲、亚洲妇女的浓度要低于高加索女性。CA125水平升高可见于：1%～2%正常人，5%良性疾病，28%的非妇科癌症。CA125还可作为子宫内膜癌的肿瘤标志物。80%的上皮卵巢癌妇女，其CA125水平>35 U/mL的占临床I期的50%，II期90%，III和IV期>90%。CA125浓度与肿瘤负荷量、分期有关。但由于敏感性、特异性低的缘故，至于CA125是否可用于早期检查还存有争议。临床上比较接受CA125作为鉴别妇女良、恶性肿瘤的指标，尤其对于那些患卵巢癌、停经的妇女。当CA125>95 U/mL，恶性肿瘤的阳性预测值可达95%。与CA72-4、CA153联用更好。术后或化疗后，CA125水平仍>35 U/mL，意味残留肿瘤组织（准确性>95%）。比较术前、术后水平对预后有一定的预后意义。

2. HCG　测定患者血清β-HCG，可帮助诊断卵巢绒毛膜癌和伴有绒毛膜癌成分的生殖细胞肿瘤，如卵巢纯无性细胞瘤。也可作为观察病情变化及抗癌治疗效果的指标。

3. LDH　同工酶谱对恶性肿瘤的诊断具有一定的意义。正常卵巢组织LDH同工酶谱是LDH2、LDH3及LDH4升高，卵巢癌组织是LDH3、LDH4及LDH5升高。这几种同工酶升高的来源可能是卵巢癌细胞，因此，LDH3、LDH4和LDH5可作为恶性肿瘤包括卵巢癌的非特异性同工酶谱，而卵巢无性细胞瘤都以LDH1、LDH2及LDH3升高为主，说明卵巢无性细胞瘤患者的血清中，存在一种特殊的同工酶谱，以其作为生殖细胞肿瘤的标志物，尤其对卵巢无性细胞瘤的诊断具有重要意义。

4. 表21-8总结了其他已发现的或正在研究之中的指标对卵巢癌有无普查、鉴别诊断、监测和预后方面的意义。这些指标包括：组织多肽抗原、溶血磷脂酸（lysophosphatidic acid，LPA），Prostasin，肿瘤相关的胰蛋白酶抑制剂（tumor-associated trypsin inhibitor，TATI），癌症相关血清抗原（cancer-associated serum antigen，CASA），血管舒缓素6、10、11（kallikerins 6，10，11），纤维蛋白溶解标志物（fibrinolytic marker）。

表21-8　一些指标对于肿瘤诊断、监测、预后的意义

血清标志物	普查	鉴别诊断	肿瘤监测	预后
CA125	无	?	有	?
CEA	无	无	有	无
TATI	无	无	有	?
Kallikerins 6，10，11	?	有	有	有
TPA	无	无	有	无
CASA	无	无	有	有
Frinolytic markers	无	?	?	有
IL-6	无	无	?	有
Prostasin	?	有	?	无
尿βhCG	无	无	?	有

（刘海英　仲人前）

参 考 文 献

1　王鸿利. 实验诊断学. 第 1 版. 北京：人民卫生出版社，2001. 221～226
2　陈文彬，潘祥林. 诊断学. 第 6 版. 北京：人民卫生出版社，2004. 454～456
3　朱立华. 实验诊断学. 第 1 版. 北京：北京医科大学出版社，2002. 450～466
4　John Bernard Henry，Clinical Diagnosis and Management by Laboratory Methods. 12th edition. America：A Harcourt Health Sciences Company，2001；850～877

第 22 章　器官移植免疫的实验诊断

20 世纪以来，由于器官移植技术、移植免疫基础研究以及各种免疫抑制剂的进展，器官移植已成为临床治疗器官功能衰竭的有效治疗手段。移植相关的实验室检查是移植成功重要保障。本章就器官移植及其实验室检测进行讨论。

第一节　基础理论

机体丧失功能的器官，可以通过器官移植重建其生理功能。器官移植应用于临床治病救人已有近半个世纪的历史，是 20 世纪外科领域的重大进展之一。移植乃应用健康的组织器官替换丧失功能的组织或器官。器官移植的实验研究则在本世纪初开始。Carrel 等首先发现，狗的自体肾移植可维持良好的功能，而同种异体肾移植则总是在移植后 1 周左右被排斥，器官移植排斥的机制不清。直到 40 年代，英国科学家 Medawar 应用家兔皮肤移植实验模型，进行了一系列研究，证实了移植排斥反应本质是受体免疫系统对移植器官的免疫排斥反应。进一步的研究证明，引起小鼠移植排斥的主要抗原存在于第 17 对染色体上的主要组织相溶性基因复合物（H－2）编码的抗原。这些移植排斥的免疫学基础研究，大大促进了临床器官移植的发展。

将正常的组织或器官替换受损或失去功能的组织或器官，或将正常的组织或器官从自体某一部位转移到另一部位，借以维持和重建机体的生理功能的方法称为移植（transplantation）。提供移植物的个体称为供体（donor），接收移植物的个体称为受体（recipient）。移植是现代医学发展的一个重要领域，移植免疫学（transplantation immunology）就是研究受体接收同体或异种移植物后，由于供体和受体的组织相容性抗原不同，移植物和受体免疫系统相互作用所产生的免疫应答及由此引起的移植排斥（transplantation rejection）反应机制及如何采用各种有效措施预防和减轻排斥反应，维持和延长移植物存活的科学。

常见的移植类型有：① 自体移植（autograft），在同一个体上将移植物从一个部位移植到另一部位。移植后不会发生免疫排斥，移植物可长期存活。如将烧伤患者的正常皮肤移植到烧伤区，由于移植物源于自身，受体对供体不会发生免疫排斥，从而可以使移植物存活。② 同基因移植（syngenic graft isograft），同系个体间进行的细胞、组织或器官移植，由于受体和供体的基因是一致，移植后不会发生免疫排斥，移植物可长期存活。如同卵双生的个体或纯系动物之间进行的移植。③ 同种异体移植（allograft），基因不同的个体之间进行的移植。移植后受体对移植抗原发生免疫排斥反应，即供体和受体组织不相容。只有降低或抑制宿主的免疫应答方可延长移植物存活时间。④ 异种移植（xenograft），供体和不同种受体间的移植。如将猩猩或猪的器官移植给人。由于供体和受体之间的组织不相容，发生强烈的移植排斥反应，移植物不易存活。

免疫排斥是人体对外来异物的反应，它对于因细菌、病毒等引起的疾病是一种非常有效的防御作用。在人的同种移植中，同卵双生子之间，由于遗传背景完全相同，互相之间移植的器官不会受到排斥，临床上进行的器官移植主要是遗传背景不完全相同的同种异基因移植（allogeneic transplantation）。1954 年美国医生 Murray 第一次施行同卵双生姐妹之间的肾移植获得长期生存，此后许多同种异基因肾移植也获得成功。肾移植已是临床治疗晚期肾功能衰竭的主要手段。1956 年,美国医生 Thomas 第一次给一位白血病患者进行骨髓移植获得成功,目前异基因骨髓移植已成为临床许多疾病,包括遗传病、血液系统疾病等重要治疗方法,Murray 和 Thomas 的工作标志着器官移植已成为临床疾病治疗的手段,对医学的发展具有重要的意义。为表彰他们的贡献,1990 年他们被授予诺贝尔医学奖。

20 世纪 60 年代后期起,由于 HLA 配型技术和免疫抑制药物的应用,使临床器官移植成功率大幅度提高。20 世纪 80 年代以后,由于环孢素 A 及 FK－506等高效免疫抑制的临床应用,进一步提高了移植器官的存活率,使临床器官移植进入了一个新的阶段。

由于供临床移植的器官严重缺乏,而且使用人体器官供移植也还存在各种伦理、法律问题,所以很久以来人们就试图使用动物的器官来替代丧失功能的人体器官。但一直无法克服跨物种间遇到的主要障碍即异种排斥反应,特别是超急性排斥反应,以及迟发性异种移植排斥反应,因此以往的一切尝试均未能成功。进入 20 世纪 90 年代以来,由于对异种移植超急性排斥反应的发生机理有了更深入的研究,此外,分子生物学、基因工程等相关学科也得到飞速地发展,有可能通过各种基因工程的手段对供体动物的某些基因进行修饰,使动物有可能作为人体异种移植的供体。在 21 世纪,将有越来越多的患者获益于器官移植,使生命得以延续。

要使器官移植获得较高的成功率,除了要不断提高手术技术和改进各种医疗器械,如使用体外循环的心肺机等,最重要的是要寻找免疫排斥反应的根源和解决器官移植中免疫排斥的方法。移植成功的关键即取决于供、受者间组织相容性抗原是否一致或相近。

一、器官移植排斥反应的类型

(一) 宿主抗移植物反应

受者对供者组织器官产生的排斥反应称为宿主抗移植物反应(host versus graft reaction, HVGR)根据移植物与宿主的组织相容程度,以及受者的免疫状态,移植排斥反应主要表现为三种不同的类型。

1. 超急性排斥反应　超急性排斥反应(hyperacute rejection)一般在移植后 24 h 发生,是一种不可逆性体液排斥反应。常发生在手术台上,表现为移植器官在灌注时,颜色迅速由正常转变为斑点状或暗红色,移植物出现肿胀,随后血流量减少,最后导致功能丧失。目前认为,此种排斥主要由于 ABO 血型抗体或抗Ⅰ类主要组织相容性抗原的抗体引起的。该反应一般是由于受者反复多次接受输血、反复血液透析、某些细菌或病毒感染、多次妊娠或既往曾做过某种同种移植等原因形成。受者预先已有抗原致敏,其体内就有可能存在这类抗体。在肾移植中,这种抗体可结合到移植肾的血管内皮细胞上,通过激活补体有直接破坏靶细胞,或通过补体活化过程中产生的多种补体裂解片段,导致血小板聚集,中性粒细胞浸润并使凝血系统激活,最终导致严重的局部缺血及移植物坏死。超急排斥一旦发生,无有效方法治疗,终将导致移植失败。因此,通过移植前 ABO 及 HLA 配型可筛除不合适的器官供体,以预防超急排斥的发生。

超急性排斥反应多数是由体液免疫介导。在移植的初期,往往是由于预先存在的“天然抗体”IgM 介导的,如典型的 ABO 血型抗体。目前临床更常遇到的超急性排斥反应是由 IgG 介导的抗同种异体蛋白抗原的抗体,如抗 MHC 抗体、抗内皮细胞和单核细胞抗原(E－M 抗原)的抗体。这些抗体在补体或 NK 细胞等参与下,通过溶细胞作用和 ADCC 效应可造成血管内皮细胞损伤。故受者应做常规筛选,检测是否存在抗供者器官抗原的特异性抗体,以防止超急性排斥反应的发生。

2. 急性排斥反应　急性排斥反应(acute rejection reaction)是排斥反应中最常见的一种类型。一般于移植后数天到几个月内发生,进行迅速。病变特征是以毛细血管和动脉内皮细胞坏死引起的脉管炎为主,故亦称急性脉管排斥反应(acute vascular rejection)。根据发病机理不同,可分为急性体液排斥和急性细胞排斥。例如肾移植发生急性排斥时,可表现为体温度升高、局部胀痛、肾功能降低、少尿甚至无尿、尿中白细胞增多或出现淋巴细胞尿等临床症状。细胞免疫应答是急性移植排斥的主要原因,$CD4^+$ T(T_{H1})细胞和 $CD8^+$ T_C 细胞是主要的效应细胞。即使进行移植前 HLA 配型及免疫抑制药物的应用,仍有 30%～50%的移植受者会发生急性排斥。大多数急性排斥可通过增加免疫抑制剂的用量而得到缓解。

(1) 急性体液排斥反应:此种排斥主要由受体循环中存在抗同种异型MHC等抗原的抗体或针对血管内皮细胞同种抗原的抗体并激活补体所致,其病理特征是沿血管内皮细胞表面有抗体和补体沉积、内皮细胞水肿、血管壁上有中性粒细胞浸润、内皮细胞坏死。

(2) 急性细胞排斥反应:此种排斥主要由同种异型反应中$CD8^+$和$CD4^+$/或CTL介导。激活的T细胞直接杀伤移植物,或通过分泌淋巴因子激活炎性细胞,引起内皮细胞死亡。比如在肾移植中,内皮细胞是急性排斥反应的最早靶体,微血管炎是急性排斥反应的最早表现。实验证明,$CD8^+$ CTL识别并杀伤表达异型抗原的移植物细胞是急性排斥反应的主要机制。因为多数脉管和细胞都表达MHC Ⅰ类分子,且对$CD8^+$ T细胞都敏感,且对活化的巨噬细胞和NK细胞的杀伤作用有抵抗能力。$CD4^+$ T细胞可能通过分泌因子或引起DTH样反应来介导急性排斥反应。

3. 慢性排斥反应　慢性排斥反应(chronic rejection reaction)一般在器官移植后数月至数年发生,引起移植器官功能不可逆的减退或丧失,可发生在急性排斥反应后,也可无急性排斥反应史。随着控制急性排斥反应治疗水平的提高,慢性排斥反应已成为移植失败的主要原因。主要病理特征是移植器官的毛细血管床内皮细胞增生,使动脉腔狭窄,并逐渐纤维化。慢性排斥反应的发病机理目前尚不明了,其中有细胞免疫应答,也有体液免疫应答。免疫损伤部位有单核、多形核细胞浸润和血小板黏附,随后纤维母细胞增生,并逐渐纤维化。慢性迟发型超敏反应也可引起这类排斥反应,在许多病例中,血管平滑肌细胞增生引起移植物血管阻塞,这一过程称为移植物动脉硬化。在失败的心脏、肾脏异体移植中,经常出现移植物动脉硬化。浸润的淋巴细胞释放IL-1、血小板源性的生长因子(PDGF),使单核巨噬细胞活化,纤维母细胞增生,活化的MΦ分泌平滑肌生长因子,引起肌动脉平滑肌增生,加速动脉硬化和脉管阻塞。

慢性排斥反应从病理表现上不易与长期药物治疗所造成的血管病变相区别,针对慢性排斥的药物学研究几乎处于空白状态,缺乏理想的研究慢性排斥反应的动物模型。慢性排斥反应由多种病理因素所造成,因而并非单一免疫抑制治疗所能克服。如非免疫因素象缺血、再灌注所造成的损伤、手术所造成的损伤等对移植物存活有着长远的影响,这些因素对免疫抑制治疗、免疫耐受的诱导亦有着不可忽视的阻碍作用。早期频繁发生的急性排斥所造成的组织损伤亦可成为晚期移植物功能丧失的病理学基础。因此,慢性排斥反应更确切地说应为晚期移植物功能丧失。由此可见,减少晚期移植物功能丧失,可以采取预防为主的方针,如尽量减少缺血和再灌注损伤、减少手术损伤、有效控制急性排斥反应等。慢性免疫性炎症是导致上述组织病理变化的主要原因,目前对慢性排斥尚无理想的治疗措施。

(二) 移植物抗宿主反应

如果免疫攻击方向是由移植物针对宿主,即移植物中的免疫细胞对宿主的组织抗原产生免疫应答并引起组织损伤,则称为移植物抗宿主反应(graft versus host reaction, GVHR)。GVHR的发生需要一些特定的条件:① 宿主与移植物之间的组织相容性不合;② 移植物中必须含有足够数量的免疫细胞;③ 宿主处于免疫无能或免疫功能严重缺损状态。GVHR主要见于骨髓移植后。此外,脾、胸腺移植时,以及免疫缺陷的新生儿接受输血时,均可发生不同程度的GVHR。

急性GVHR一般发生于骨髓移植后10~70 d内。如果去除骨髓中的T细胞,则可避免GVHR的发生,说明骨髓中T细胞是引起GVHR的主要效应细胞。但临床观察发现,去除骨髓中的T细胞后,骨髓植入的成功率也下降,白血病的复发率,病毒、真菌的感染率也都升高。这说明,移植物中的T细胞有抗白血病的作用,可以压倒残留的宿主免疫细胞,避免宿主对移植物的排斥作用;也可以在宿主免疫重建不全时,发挥抗微生物感染的作用。因此,选择性地去针对宿主移植抗原的T细胞,而保留其余的T细胞,不但可以避免GVHR,而且可以保存其保护性的细胞免疫功能。

二、器官移植排斥反应抗原的类型

移植中的排斥反应主要由移植物上的同种异体抗原或异种抗原引起,引起移植排斥的抗原为移植抗原(transplantation antigen),即组织相容性抗原，是移植排斥的分子基础。其中，能引起较强排斥反应的组织相容性抗原称为主要组织相容性抗原（Major Histocompatibity Complex，MHC）；引起较弱排斥反应的组织相容性抗原称为次要组织相容性抗原（mH 抗原）。这些抗原包括主要组织相容性抗原、次要组织相容性抗原、血型抗原等。

（一）主要组织相容性抗原

人类的主要组织相容性抗原是 20 世纪 20 年代 Little 等在肿瘤移植实验中首先发现的，又称为人类白细胞抗原（human leukocyte antigen，HLA 抗原），简称 HLA。HLA 是调节人体免疫反应和异体移植排斥作用的一组基因。MHC 抗原分为Ⅰ类抗原和Ⅱ类抗原。其中与移植排斥有关的主要为 HLA－Ⅰ类和Ⅱ类抗原。HLA－Ⅰ类抗原广泛表达于一切有核细胞表面，Ⅱ类抗原主要表达在活化的 MΦ、B 细胞、树突状细胞等抗原提呈细胞、血管内皮细胞及活化的 T 细胞表面。在群体中，HLA 等位基因及其产物具有高度多态性，故在随机人群中很难找到 HLA 基因型或表型完全相同的供者和受者。

1. MHC 抗原的特点

（1）Ⅰ抗原存在于所有的有核细胞上，但有些细胞，如抗原递呈细胞上表达量较低。

（2）Ⅱ类抗原主要表达在巨噬细胞、树突状细胞和 B 细胞上，在某些情况下也存在于激活的 T 细胞和血管内皮细胞上。

（3）Ⅱ类抗原的组织分布有种属差异，如啮齿类动物的血管内皮细胞不表达Ⅱ类抗原，而猪、猴和人类都是表达的，因此鼠类等小动物的移植模型不完全适用于人类。

（4）一般认为移植中，供体与受体Ⅱ类抗原的相配比Ⅰ类抗原相配更为重要。

2. MHC 抗原的多态性　MHC 呈现高度多态性，这种多态性是引起排斥反应的首要原因。现已知道，MHC 的每一个位点存在大量等位基因，而每一个个体至少有 6 个 MHC 位点（HLA－A、B、C、DR、DQ、DP），12 个 MHC 等位基因，通过排列组合，MHC 抗原表现型的数量是极其惊人的。尽管 MHC 等位基因之间存在连锁不平衡，但要在无关个体中找到 2 个 MHC 完全相同的个体仍是极其困难的。

（二）次要组织相容性抗原

任何自身蛋白，只要它被降解后的肽段带有同种差异，并能被 MHC 分子递呈，那么这种自身蛋白就能作为次要组织相容性抗原起作用，如男性的 H－Y 抗原。这类抗原称之为次要组织相容性抗原。

次要组织相容性抗原一般仅引起较弱的排斥反应，但某些次要组织相容性抗原的组合能引起强而迅速的排斥反应。

1. 次要组织相容性抗原的类型　次要组织相容性抗原包括非 ABO 血型抗原及性染色体相关抗原。例如男性 Y 染色体上有编码次要组织相容性抗原的基因，称为 H－Y 基因，女性受者可针对男性供者 H－Y 抗原产生排斥反应。另外，在不使用免疫抑制剂的情况下，即使主要组织相容性抗原完全相同的同胞兄弟姐妹间进行移植，仍会发生移植排斥，此乃由次要组织相容性抗原所引起，这些抗原可能定位在其他染色体上。由于组织配型技术的改进，在主要组织相容性抗原引起的排斥反应基本被控制后，次要组织相容性抗原引起的排斥反应将引起人们的关注。

2. 次要组织相容性抗原的特点

（1）很难检测到针对次要组织相容性抗原的抗体，因为它们不能单独表达在细胞表面。

（2）次要组织相容性抗原在体外不能刺激细胞介导的初次反应，它们必须在体内预先致敏 T 细胞，才能在体外检测到相应的 T 细胞反应（再次反应）。

（3）对次要组织相容性抗原的反应是受 MHC 约束的，再次反应时，递呈次要抗原的 MHC 必须和预致敏时的 MHC 相同。

（4）在众多不同的次要组织相容性抗原存在时，针对一个或某几个次要抗原的反应会占优势。这可能是因为抗原肽结构不同，在与 MHC 分子结合时，其结合能力有差异。

（5）一些研究者发现某些经典的次要组织相容性抗原（如小鼠的 H－3）实际上是由一个复合基因单位编码的，内含二种基因。一种基因的产物由 MHCⅠ类分子递呈，被 Tc 识别；另一种基因产物由 MHCⅡ类分子递呈，被 T_H 识别，这二种基因产物必须同时存在，才能构成完整的功能单位，引起移植物排斥。因此，一个有功能的次要组织相容性抗原必须同时产生二种类型的肽段，并且都具有同种差异。如果一个肽段没有同种差异，另一个即使有同种差异也不能引起排斥反应。

第二节 常见器官移植概述

迄今，组织器官移植已成为医学上重要的治疗手段之一，临床上已开展同种肝脏、心脏、肾、脾、胰岛、小肠移植，以及肝肾、肝胰、心肺等联合移植。本节就常见的几种器官移植进行讨论。

一、肾移植

自1954年同种异体移植获得成果以来，临床肾移植愈来愈多的用来治疗不可逆慢性肾功能衰竭，并取得了巨大成功。在临床各种器官移植中，肾移植开展得最多，效果也最好。自1998年止，全世界已实施了同种异体肾移植473 597例，而且每年还以3万例次在递增，亲属肾受者最长存活已达40年，尸体肾受者达34年。我国自20世纪60年代开展尸体肾移植以来，至1999年止已实施了近3万例，并且随着技术的改进及免疫抑制剂的应用，治疗效果更加明显，尸体肾移植1年存活率在先进的移植中心已超过85%，患者1年存活率超过95%。肾移植与透析疗法相结合已成为目前对不可逆性慢性肾功能衰竭的有效治疗措施。但也有诸多问题困惑着临床，有待进一步的提高。

首先，免疫排斥反应一直是导致移植肾功能丧失的主要原因，如何积极预防、早期诊断和正确治疗排斥反应仍是临床移植医师急需解决的课题。根据排斥反应发生的机理及发生排斥反应的时间不同，肾移植排斥反应可分为超急性排斥反应、急性排斥反应和慢性排斥反应。由于免疫检测技术的提高，ABO血型不相容及HLA抗原不匹配等介导的超急性排斥反应逐渐减少，近几年临床研究的热点主要在于有关亚临床排斥反应问题，部分患者在移植后早起过程平稳，但以后却出现慢性移植肾功能损害，由于未能早期认识及缺乏及时治疗，往往是造成慢性移植肾失去功能的独立高位因素，目前临床对其诊断和治疗尚存在争议。

其次，随着新型免疫抑制剂的不断发现和应用，如何选择理想的长期免疫抑制剂治疗方案，诱导免疫耐受，提高移植物长期存活率及预防慢性移植物丧失功能、术后感染及移植后肿瘤等也是临床医师急待解决的问题。

为了尽可能延长移植肾的存活时间，提高移植成功率，移植前应加强组织配型工作，将由于“天然抗体”及HLA配型所引起的超急性排斥反应和急性排斥反应减少到最低限度。同时提高亚临床排斥反应的早期诊断率，在移植全过程中尽量减少非免疫损伤，合理使用免疫抑制剂，加强基础免疫治疗，在降低免疫排斥反应的同时，减少感染及移植后肿瘤的发生率。

二、肝移植

自Starzl在1963年成功施行首例人体原位肝移植以来，经过近40年的不断发展，特别是20世纪70年代环孢霉素A(cyclosporin A，CsA)的出现，80年代的器官保存液和体外生物泵静脉转流技术的临床应用、90年代或提供肝移植的开展及显微外科技术吻合肝动脉、肝静脉的矫形吻合技术开展，使肝移植存活率显著提高，术后生活质量明显改善，移植肝功能存活最长的已超过27年，肝移植1年存活率在技术能力雄厚的移植中心已超过80%，目前肝移植已成为公认的治疗终末期肝病的惟一和最有效的办法。

移植排斥反应疑似肝移植所面临的问题，但肝移植术后排斥反应的发生率及程度远比其他实质性器官移植低。当受者体内存在有针对供者的预存特异性抗体时，移植的肾或心脏将会发生超急性排斥反应，而移植肝则不会发生超急性排斥反应，甚至在某些特殊紧急情况下，即使ABO血型不相容，也可施行肝移植。肝耐受淋巴毒抗体引起的超急性排斥反应的机理尚不十分清楚，可能与肝脏大小、双重血供等解剖功能及肝细胞分泌可溶性MHC Ⅰ类抗原中和抗体保护移植物等有关系。而对于肝移植HLA配型的作用，目前观点不一致，临床结果发现，HLA配型与肝移植存活关系不明显，尤其是应用CsA后，有人认为肝移植时无需进行供、受者HLA配型，而英国剑桥组则认为MHC Ⅰ类抗原错配与慢性排斥反应有关，Markus和Pittsburgh等认为HLA匹配不但不能提高移植物存活率，当HLA-A、B及DR相配对时。存活率反而降低，其机理有待于进一步研究。

肝移植手术复杂，难度较大，且围手术期的处理十分困难，自世界上首例肝移植手术成功后，肝移植手术技术不断提高和改进。日本在 90 年代首次推广应用显微外科技术吻合肝动脉，使死亡率达 50%的肝动脉栓塞并发症由 7.4%～26%减少到 1.7%，从而大大提高肝移植存活率。近几年来我国也不断改进和应用新的肝移植手术技术，如肝移植静脉-静脉转流术、减体积性肝移植、活体部分肝移植、劈离式肝移植及背驮式肝移植等技术相继展开，从而使移植肝存活率及成功率不断提高，与世界先进水平的差距日益缩小。

三、心脏移植

自 1967 年人类首例同种心脏移植成功后，心脏移植技术日益成熟，新的免疫抑制剂的应用及抗移植物排斥措施的不断改进，全球心脏移植 10 年存活率已达 56%。但供者的严重短缺，极大地限制了心脏移植的发展，也是当前困扰该领域的世界性难题。

心脏移植手术中，目前大多数采用 Lower 和 Shumway 介绍的原位心脏移植的标准术式，方法相对简便，操作时间短，但存在解剖和生理学上的不足。近年改进的双腔静脉吻合法心脏移植术日受重视，虽然手术吻合时间较长，但保存了完整的右心房，且移植后心脏存活率比标准法高。最近一种全心脏原位移植术式正在开展，它完整保留了供者心脏，临床效果有待进一步观察。

供体心脏短缺是限制移植进一步发展的重要因素，改善供体心脏保护，延长供体心脏有效保存时间，可拓宽供体心脏来源，同时，异种心脏移植，尤其是猪-人异种心脏移植的深入研究为供心来源提供了有效途径。20 世纪 90 年代国外科学家将转基因技术引入异种心脏移植研究中，成功培养出内皮细胞能表达 DAF、MCD 等的转基因猪，在动物模型试验中可有效阻止超急性排斥反应的发生，为人类异种心脏移植奠定了基础。近年来，随着分子生物学技术的不断发展和应用，利用基因工程的供体，诱导供、受者骨髓产生嵌和现象，使受体产生免疫耐受，为心脏移植开辟了较广阔的前景。

四、胰腺移植

自 1966 年美国明尼达大学 Kelly 和 Lillehei 等实施了首例胰腺移植手术后，经过近几十年的发展，特别是 UW 灌注液和 CsA 的应用，使胰腺移植手术的成功率不断上升，据统计至 1997 年底，全球共实施胰腺手术 1 万多人次，功能存活最长的已达 16 年。目前胰腺移植手术已被美国糖尿病协会接收为胰岛素依赖性糖尿病患者合并中末期肾病的标准治疗方案，成为继肾、肝和心脏移植后，又一进入临床应用阶段的器官移植。

排除胰腺移植手术并发症后，胰腺排斥反应仍是胰腺移植成功与否的重要因素，而胰腺排斥反应的早期诊断比较困难，因其变化缺乏特异性或表现隐匿。Traeger 等认为单纯胰腺移植的急性排斥反应是无法预测的。尽管目前临床采用多种方法监测移植术后胰腺内分泌腺及外分泌腺的变化，如血糖测定、血尿淀粉酶测定、通过胰腺导管直接检测胰液、C-肽水平测定及血管造影、放射性核素闪烁、移植胰腺活检等，但临床上要及时准确无误的诊断早期排斥反应，特别是单纯胰腺移植排斥反应非常困难。并且排斥反应一旦发生，往往无法逆转，即使抗排斥治疗，也常常无效，故一般也不主张再次使用大量免疫抑制剂，所以外分泌腺和内分泌腺的处理是胰腺移植的关键问题，特别是胰管处理更是胰腺移植手术中的难点，目前有三种基本方式，即胰管填塞式、胰液胃肠道转流式和胰液膀胱内转流式。其中胰液膀胱内转流式成为近几年来最常用的术式。

胰腺移植术后免疫抑制剂使用与其他器官移植的方案原则上相似，但由于胰腺移植手术方案的区别，至今尚无预防排斥反应的免疫抑制剂的统一方案，总的趋势是使用较小剂量的多种免疫抑制剂联合用药方案。相信随着新一代的免疫抑制剂的不断发现及应用，胰腺移植的治疗前景将会更加广阔。

五、骨髓移植

骨髓移植(bone marrow transplantation，BMT)的实质是造血干细胞移植。骨髓移植供受者之间 HLA 抗原的配型十分重要，在 HLA 相同的同卵双生者之间骨髓移植较同胞间移植更易成功，而后者又较非亲属供者间移植成功率高。目前 BMT 已被接收为治疗血液系统恶性疾病、骨髓衰竭、某些遗传病及免疫缺陷的有效手段。

移植物抗宿主反应(graft versus host reaction，GVHR)是异基因骨髓移植的主要并发症。它是由移植物中抗原特异性淋巴细胞识别宿主抗原而发生的排斥反应。异基因骨髓移植时，植入的骨髓中含有大量的免疫细胞，可识别受者细胞上的抗原，通过直接途径和/或间接途径，引起一系列的免疫反应。目前已发现植入骨髓中成熟T淋巴细胞可介导急性GVHD和慢性GVHD，去除或抑制T细胞可显著降低GVHD的发生率。

异基因骨髓排斥反应的机理是当供、受者间HLA不匹配时，受者$CD4^+$ T细胞识别HLA Ⅱ类抗原，被激活后分泌细胞因子如IL－2、4、5、6和IFN－γ等刺激T细胞增殖，引起炎性浸润及移植物中新的MHC分子的表达，造成免疫损伤；$CD8^+$ T细胞识别HLA Ⅰ类抗原，成为细胞毒细胞而杀伤移植物。由细胞免疫和体液免疫协同作用，通过T细胞分泌的细胞因子和B细胞激活后产生的抗体依赖性细胞毒作用、补体依赖性细胞毒作用等机制引起排斥反应，导致移植失败。因此，在异基因骨髓移植的研究中从HLA配型着手可以拓宽同种异体器官移植的供体选择范围和提高移植物存活率。

六、脑组织移植

由于将脑及其他神经组织移植到脑内修复或治疗某些因损伤或变性造成的中枢神经缺陷的实验和临床研究越来越深入广泛，神经组织移植物在受体脑内是否可以长期存活和再生这一问题已逐渐成为这项研究工作的焦点和热点。影响神经移植物是否可以长期存活的因素是多方面的，但其中一个重要因素是机体对于脑内移植物的免疫排斥问题。

（一）脑是移植的特殊免疫部位

关于脑的免疫学研究方面，目前仍存在着不同的学说和见解。过去人们一直认为脑是一个特殊免疫区域，称为“免疫豁免(privileged immunological site)”器官。然而近10年来，对于脑是否是特殊免疫器官存在分歧和争论。有的学者认为，在某些特定条件下，植入中枢神经系统的移植物可以存活很长时间；然而有更多实例表明，移植物在经历多种激惹或免疫性刺激机制后而被排斥。多数情况下，同种纯系动物间的组织移植，移植物可以长期存活；但跨种系间的神经移植，其移植物往往在1个月被完全排斥。同种系间组织移植在供体移植物致敏的情况下，排斥反应也会迅速出现。实验表明中枢神经系统确实具有一定的免疫应答能力，脑组织的胶质细胞附于脑血管内皮细胞的基础上，参与血脑屏障的构成，并与免疫活性细胞起协同作用，故移植成年异体或异种成年中枢神经组织至受体脑内，往往容易导致排斥反应发生。

早年，对于脑是属于特殊免疫器官的认识来源于1914年Ebclrng报道小鼠肿瘤细胞在同种脑内移植后的存活状况比在小鼠皮下部位好。故一些学者认为脑作为一个移植区，具有免疫排斥反应的“豁免特征”。Shrirai(1921年)和Marphy(1923年)重点对脑进行了免疫学方面的研究，认为脑像眼球的前房一样属于免疫学特殊区域，向脑内移植中枢神经组织的免疫排斥反应弱于肾移植引起的免疫反应。

20世纪70年代初，Lampson等发现脑内组织缺乏2种组织相容性复合体。组织相容性复合体阴性的神经细胞对T淋巴细胞不敏感，故脑移植物在受体脑内不易受到排斥。总之，脑是移植的特殊部位，但并非说脑不产生免疫应答反应或者脑内能允许不相容的移植抗原移植物在脑内永久存活；所谓特殊免疫部位仅仅是指同种异体或异种移植物在脑内存活的可能性较大，存活时间较长，较体内其他部位存活率高，脑的免疫排斥反应较体内其他器官弱。这种部分的相对的免疫豁免作用与脑组织的结构和功能特点相关。这些功能特点如下：

1. 一般常规的淋巴引流系统　脑内缺乏典型的淋巴管。脑脊液中含有的细胞多为单核细胞(1 000～5 000个/mL)，淋巴细胞仅占少数。血管周围间隙具有淋巴管作用，在血管内腔和血管间隙中(Virchow－Robin spaces)，淋巴细胞延此间隙进入蛛网膜下腔脑脊液中，然后回流入血液。正常情况下，这种淋巴循环及其微弱。实验证明，在脑池内注入印度墨汁，3 min后染料随脑脊液经鼻黏膜可到达颈淋巴结。由于脑内无典型的淋巴管并且免疫活性细胞较少，这可能是脑的免疫排斥反应较弱的原因之一。

2. 有血脑屏障　血脑屏障的解剖结构是指脑的毛细血管的内皮细胞间紧密相连，加上软膜、脉络膜上皮-脑室系统屏障复合物，使得脑组织不能直接与血液接触从而使由血液到脑脊液和细胞外液的物质必须经过血脑屏障的选择性通透。一般情况下免疫球蛋白及细胞不能通过血脑屏障，所以脑脊液中的免疫球蛋白IgG和IgA的浓度仅为血浆浓度的1/250。Nakashiama在异种脑移植中的动物实验中发现，移植区内有细胞浸润，大量是 T 杀伤和 T 抑制细胞及少量辅助诱导细胞，另外有星形细胞和小胶质细胞增生。她采用辣根过氧化物酶（HRP）注入受体动物体循环内，发现脑内移植物存活良好的受体。HRP 渗透较少，而脑内移植物受到排斥者，移植区内细胞浸润 HRP 扩散广泛；同种系的移植未见血脑屏障破坏，HRP 在移植区未见渗透。由此看来，免疫排斥反应强度与血脑屏障的受损相关，血脑屏障对于防止移植物受到免疫排斥反应有保护作用。

由于正常完整的血脑屏障将脑组织与免疫系统的活性细胞及免疫球蛋白活性免疫物质分隔开，如同眼球的前房和角膜一样脑组织不直接与血液相接触，加上脑细胞周围的脂类物质使血液中的抗体和免疫活性细胞不能与脑的组织抗原相接触，因此脑组织不易与受体发生明显的免疫排斥反应。

3. 脑组织的抗原递呈能力及主要组织相容复合物　免疫应答的一个重要过程是抗原递呈，即由于抗原递呈使淋巴细胞激活，抗原与免疫细胞相结合的过程。能辅助 T 淋巴细胞和 B 淋巴细胞发生免疫应答的细胞称为免疫辅助细胞，这些细胞的功能是捕捉和处理抗原并递呈给免疫活性细胞，并使这些淋巴细胞激活。所以这类捕捉和处理抗原的细胞又称抗原递呈细胞，是同种细胞移植的诱导成分。

研究表明，中枢神经系统内也有活跃的巨噬细胞和小胶质细胞，是脑的吞噬系统，还包括血管周围细胞、蛛网膜细胞和第三脑室室管膜上的室周细胞。但也有学者认为脑内的巨噬细胞系统从血管周围间隙侵入脑内，然后转化成小胶质细胞；还有学者提出脑内因有巨噬细胞，当脑实质损害后，渗出的细胞是属于单核-巨噬细胞系统。

树突状细胞（dendritical cell）是骨髓起源的非巨噬细胞，能递呈抗原给 T 淋巴细胞和 B 淋巴细胞。在移植免疫中，它是主要组织相容复合物（MHC）不相容的激发细胞。人脑白质中，小胶质细胞属于脑固有巨噬细胞，被激活后能够产生 IL－1，也是脑内能表达 MHC Ⅱ抗原的主要细胞。有学者提出，星形胶质细胞主要分布在脑血管与脑组织的界面上，而免疫应答反应也集中在血管周围，因此认为星形细胞可能是功能性抗原递呈细胞。同时，脑血管的内皮细胞在某种情况下也可起到抗原递呈细胞作用。

由于在脑组织中上述几类细胞可能起到抗原递呈细胞作用，因此在移植组织中仔细去除具有抗原递呈功能的细胞和组织，包括蛛网膜、软脑膜及脑血管组织，有可能降低免疫排斥反应，以延长脑移植物的存活时间。

人类主要组织相容性抗原是受第六号染色体短臂上高度密集的连锁基因群编码所控制，它们编码的是位于 T 淋巴细胞、B 淋巴细胞和巨噬细胞等有核细胞的表面、属于糖蛋白的靶抗原或主要组织相容性抗原。研究表明，主要组织相容性抗原复合物，包括 MHC Ⅰ类分子和Ⅱ类分子，在正常脑内及正常神经元、星形胶质细胞和少突胶质细胞内均未发现。由于脑内缺乏 MHC 分子，神经细胞不能与 T 淋巴细胞起作用，因而即使脑内有 T 淋巴细胞，也不能发生免疫应答反应。然而 Mason 和 Nicholas 等指出，胚脑组织移植至脑室后发生免疫排斥反应也表达抗原。总之，一般情况下脑实质不表达 MHC 分子，这对于控制脑内移植免疫的应答具有重要意义。

（二）脑内移植的免疫排斥反应

脑被认为是一个具有部分的免疫特殊性的部位。但是研究表明，免疫效应细胞及血清中的抗原以不同的选择性和通透性通过血脑屏障进入脑实质内，加上脑内的某些屏蔽的抗原，脑内移植仍然可能发生免疫排斥反应。Dete 等发现，主要组织相容性抗原（MHC）相容的受体小鼠接收脑内移植，虽然未用免疫抑制剂，但是移植物存活 6 个月，移植区内未见新生血管和细胞浸润；相反 MHC 不相容的受体小鼠在移植区内可见有 T 淋巴细胞浸润。由此可见，脑内移植与植入身体其他部位的移植物一样，主要组织相容性复合物和其他基因（非 MHC）编码的抗原在排斥中起重要作用。在脑内移植的免疫排斥反应中，MHC 抗原的作用强于其他的非 MHC 抗原。

实验表明同系的移植比同种异体或异种移植存活率高，同种异体移植又比异种异体移植存活率高。在一定条件下，同种异体移植和异种异体移植均有可能存活而又不出现排斥反应，并且可产生移植物的功能效应；脑内移植使用免疫抑制剂比不使用免疫抑制剂存活率高，短期使用免疫抑制剂不能有效地帮助移植物长期存活。

脑内移植的免疫排斥反应主要是 T 淋巴细胞的浸润，并且在移植后 3 周内达到高峰。有学者认为，脑内移植时，由于移植区因手术损伤而引起炎性反应，移植针造成的针道也会导致脑的暂时性局部水肿、局部血脑屏障破坏、小血管破裂及组织损伤，使得脑内固有的小胶质细胞、星形细胞以及来自血液的巨噬细胞和单核细胞发挥吞噬和清除功能；免疫活性细胞释放免疫活性物质如白介素以及来自血小板衍生的生长因子，使移植组织的MHC表达提高到高水平；移植物的抗原被捕获和递呈，激活的淋巴细胞到达移植区，释放活性物质可提高受体及移植物MHC抗原的表达；T杀伤细胞溶解移植区细胞，并由淋巴细胞和巨噬细胞释放的淋巴毒素杀伤那些淋巴毒素受体细胞，使移植组织崩解并被巨噬细胞所吞噬，移植物被排斥。

移植物在受体内，还会引起移植抗宿主的反应，这包括对受体的机械性外伤、诱导移植区内神经胶原细胞MHC抗原的表达、对受体造成的全身性致敏反应以及移植物附近灶性神经变性和神经轴突退行性变。

（三）影响脑内移植存活的免疫学因素

脑是免疫的特殊部位，同时脑又是具有一定免疫应答能力的部位，同种或异种移植在脑内的存活时间和存活率可能较体内其他部位优越一些，所以从免疫学的角度出发，促使脑的移植存活因素可做如下初步考虑：

1. 正确的组织配型　进行供体和受体组织相容性交叉试验和白细胞抗原(HLA)分型，以寻求免疫遗传学相近似的移植物。

2. 移植物选用早期的抗原性弱的胚胎组织，例如9～10周的流产胎儿组织又经超低温保存后，可降低抗原性。

3. 移植的过程尽可能地减少损伤，因为移植物附近的神经变性会加速对移植物的排斥。

4. 移植区不应有严重的神经变性而应接近脑脊液循环系统。

5. 移植的组织量应适当，不应太少或太多。量少不足以提供正常神经功能的细胞群，量多营养不足会使移植物中央部分变性坏死，同时生长空间受限出现机械性压迫。

6. 免疫抑制剂的使用

(1) 环孢霉素A(cyclosporinA，CSA)：应用剂量为20 mg/kg/d或者口服溶液成人每次0.8 mL，每天2次。1972年由Borel发现CSA具有免疫抑制活性后，引起国际上极大的关注。其机理是CSA可抑制T淋巴细胞及B淋巴细胞的活性及巨噬细胞形成和反应，Beinies认为CSA可阻断MQ释放白细胞介素1及胸腺T淋巴细胞释放白细胞介素2。

(2) FR900和FR506：该药可抑制白细胞介素2的分泌，以达到免疫抑制作用，对移植物无毒性作用，口服对胃肠道有刺激反应。

(3) Ciamexone：实验证明该药具有明显抗宿主反应作用，无毒性，不致癌，不影响宿主抗感染能力。

(4) NVQ－CSA：该药为环孢霉素A的同类药，维持免疫抑制作用剂量时，毒性较低。

(5) Thalidmide：特异性作用于T淋巴细胞，抗免疫排斥反应。

(6) 其他：皮质激素、硫唑嘌呤、抗淋巴细胞蛋白(ALC)、防线霉素C以及移植器官局部照射等。

神经病学和移植生物学研究表明，脑内移植是纠正脑变性疾病、中枢神经系统病损及先天性缺陷的最有希望的治疗方法之一。然而在免疫应答中，脑仅是相对的部分免疫豁免器官。移植物长期存活，则与脑细胞主要组织相容性复合物抗原表达水平、免疫遗传匹配、移植组织的选择及免疫抑制剂的应用密切相关。另外，神经生物与受体能否整合(integration)，能否真正的替代受损的神经环路且具有分泌神经化学物质的功能，尚需要与实验神经解剖学、神经生物学、分子生物学、细胞免疫学等研究相结合，脑的免疫学规律和特点还需要进一步深入研究和探索。

第三节　器官移植免疫的检测

器官移植免疫的检测是科研与临床应用相结合的以组织配型为核心的一系列检测。器官移植的成功不仅取决于熟练的外科技术，还受供、受者间免疫抗原相配程度的影响。引起移植物排斥反应的这些抗原称为组织相容性抗原，也称移植抗原。人类移植抗原主要由ABO血型抗原与人类白细胞抗原系统组成。采用组织配型选择移植物的主要目的在于尽量减少移植物与受者之间的组织相容性抗原的差异，力图避免排异反应的发生。为提高器官移植的存活效果，在施行同种异体器官移植手术前，除了 ABO 血型配型外，还必须对患者进行 HLA 位点进行快速、准确的检测（组织配型），如血清学和细胞学配型，有条件时，还应作 DNA 分型。对于高致敏的患者，移植区一定要做交叉配型，并寻找 HLA 配型相近者，以免移植后的排斥。

实验方法有血清学（单克隆抗体）、基因测定（PCR－SSP）等。还可采用了快捷方法提取淋巴细胞和 DNA，时间仅用 15 min，适合于大批量标本的检测。实验取材方面可多种材料来源提取淋巴细胞的程序，所有标本材料可随时送检。传统的血清学细胞分型工作是研究 HLA 的基础，但血清学的表型相同，DNA 的核苷酸序列不一定完全相同。HLA 的个体遗传学差异的本质不是血清学所检测的基因产物，而在编码基因产物的 DNA 水平上。不同的器官移植，对 HLA 相容性的要求也不同。骨髓、肾移植时要求最严，心、肝移植时则不然。对经产妇、多次输血或移植失败受者，移植前应定期检测其血清 HLA 受体，一般每个月至少 1 次。术后 1～2 周内，每天监测血清 HLA 抗体，以监测患者的免疫状态。实验方法最好采用国际通用的标准形式，以便与其他规范配型中心交流，供体资源可与其他医院交换共享，更好地满足临床需要。

一、组织配型检测

组织配型的目的是选择合适的供者，这是移植成功的关键。

1. ABO 血型　人红细胞血型抗原是重要的组织相容性抗原，ABO 血型抗原不仅存在于红细胞表面，也广泛存在于除中枢神经系统外的各种组织细胞表面，并可分布于体液及分泌液中。若供者与受者 ABO 血型不配合，则受者血清中天然血型抗体与移植物血管内皮细胞表面的血型抗原结合，可激活补体，造成血管内皮细胞损伤和血管内凝血，引起超急性排斥反应。移植前应检测供者与受者的血型是否相符，最佳选择是二者血型相同，或至少符合输血原则。此外，其他红细胞血型抗原系统（如 Rh 抗原）也可能影响移植物的存活时间。

2. HLA 型别　人类白细胞抗原（human leukocyte antigen，HLA）是由 HLA 基因复合体所编码的产物，是一个十分复杂的系统。HLA 复合体位于人第六对染色体短臂上，共有 6 个座位，即 HLA－A、HLA－B、HLA－C、HLA－DR、HLA－DQ 和 HLA－DP。每个座位上都有很多等位基因，为共显性复等位基因。目前已确定 HLA 复合体共有 372 个等位基因，每个基因编码一种特异性抗原，主要表达在细胞膜上，或以游离状态存在于血液和体液中。HLA－A、HLA－B 和 HLA－C 座位上的基因编码的抗原成分称为Ⅰ类抗原。Ⅰ类抗原是一种膜糖蛋白，存在于所有有核细胞的膜上，以淋巴细胞上的密度最大，是组织排斥反应的主要抗原。Ⅱ类抗原是由 HLA－DR、HLA－DQ 和 HLA－DP座位上的基因编码的抗原。它是由 2 条糖基化的跨膜多肽链构成，分别称为 α 链和 β 链，其抗原特异性主要与 β 链有关。Ⅱ类抗原主要表达在 B 细胞、巨噬细胞和其他抗原递呈细胞上，与免疫应答及免疫调节有关。

HLA 复合体在通过控制机体识别“自我”及“非己”中起着至关重要的作用，器官移植中，供体与受体 HLA 是否相容是移植物存活的关键因素。目前发生移植排斥的主要原因是供者与受者 HLA 抗原的差异。因此，HLA 分型是选择供体的重要指标。临床资料证明，移植肾长期存活与供受者 HLA 抗原密切相关，各 HLA 基因座位的重要性依次为 HLA－DR、HLA－B、HLA－A。骨髓移植物中含有大量免疫细胞，HLA 不匹配的移植易产生强烈的 GVHR，故要求供、受者 HLA 型别完全一致。

HLA 分型技术包括细胞学分型法、血清学分型法（微量淋巴细胞毒试验）和基因分型法。HLA Ⅰ类抗原、HLA－DR、HLA－DQ 抗原可用血清学方法分型，DP 抗原亦用细胞学分型方法。目前应用分子生物学技术，已能在基因水平对 HLA Ⅱ类抗原的等位基因进行精细的分型，以 PCR 为基础的 HLA 基因分型技术正逐渐代替传统的血清学分型方法。

（1）细胞学分型：用混合淋巴细胞反应（MLR）法测定特异性抗原，有两种方法：双相混合淋巴细胞培养和单相混合淋巴细胞培养。当组织抗原不同的 2 个人的淋巴细胞在一起做细胞培养时，由于淋巴细胞相互接触，彼此发生抗原的刺激作用。如果它们的组织相容性配合，则相互刺激作用小，细胞无明显增值；反之，则相互刺激使细胞活化而产生增值。增值程度与两个个体组织相容性不配合的程度成正比,即为双相混合淋巴细胞培养。如果一方是先用丝裂霉素C或致死量射线处理,使其失去应答力,但仍保持刺激能力,把未处理的淋巴细胞和经上述处理的淋巴细胞一起培养的方法即为单相混合淋巴细胞培养。经染色法或^3H-TdR标志法分别计算已转化淋巴母细胞的百分率的放射性脉冲信号来判定组织相容性是否一致。

1) HLA-D抗原的测定

原理　将已知型别的HLA-D纯合子分型细胞经过适当处理如放射线照射或丝裂霉素C使其失去免疫应答能力,但仍保持刺激能力,与受检细胞进行混合淋巴细胞培养。如受检细胞受到刺激后不发生增殖反应,说明它具有与纯合子分型细胞相同的HLA-D抗原。

结果判断　以反应细胞与刺激细胞反应低下者为阳性,首先以各反应细胞(对照组)的计数(横列3个复孔的平均cpm)的25%数值作为100,算出各反应细胞的RNV(responder normalized value)。再以纵列刺激细胞的RNV的75%数值为100,计算出各DNV(double normalized value),通常以DNV<30%为HLA-D阳性。

RNV=实验组cpm × 100/25 cpm

DNV=实验组RNV × 100/75 cpm

临床意义　供受体的HLA-D根据HLA-D纯合子分型细胞得以鉴定,HLA-D抗原是否一致,影响着器官移植是否成功。

2) HLA-DP抗原的测定

原理　以被检者淋巴细胞为刺激细胞,以预致敏的淋巴细胞为反应细胞,进行混合淋巴细胞培养,用^3H-TdR掺入法观察反应细胞的增殖情况。

结果判断　反应细胞与刺激细胞反应升高者为阳性,以RRR(relative reference response)为60%~80%为阳性。RRR的计算方法为:

[(试验组cpm-自身细胞cpm)/(参考组cpm-自身细胞cpm)] × 100

临床意义　选择相同的HLA-DP抗原的供受体,是器官移植成功的前提。

(2) 血清学分型法

1) 微量细胞毒试验

原理　HLA-A、B、C、DR和DQ抗原分型,目前普遍采用美国国立卫生研究院(NIH)标准微量淋巴毒技术,亦即补体依赖性细胞毒试验(Complement dependent cytotoxicity, CDC)。移植术前须检测受者体内是否存在抗移植物抗体。某些曾多次接受输血或移植的患者体内存在有抗多种HLA抗原的抗体,移植后可发生超急排斥反应。用于器官移植前判断受者对供者有无预存抗体,是移植前检查受者血清中有无抗供者淋巴细胞抗体,预防超急性排斥反应的必须实验。CDC分为微量法和半微量法,方法是将受者血清同供者淋巴细胞混合,孵育一定时间再加入补体,孵育后加入锥篮染色观察结果,根据淋巴细胞的死活判定其表面是否具有与分型血清中抗体相对应的抗原。

结果判断　分型板用倒置相差显微镜观察。阳性细胞(死细胞)呈暗红色,肿大,不折光;阴性细胞(活细胞)不着色,不肿大,有折光性。判定标准:8分:81%~100%或76%~100%阳性细胞;6分:40%~80%或51%~75%阳性细胞;4分:21%~40%或26%~50%阳性细胞;2分:11%~20%或11%~25%阳性细胞;1分:0%~10%或0%~10%阳性细胞。通常以>50%(即>6分)为阳性;>80%为强阳性。

临床意义　供受体相同的HLA-A、B、C、DR和DQ抗原,是防止移植器官排斥反应的基本条件。

2) 特定细胞群反应抗体测定

原理　特定细胞群反应抗体(panel reactive antibody, PRA)是将已知抗原的淋巴细胞与患者血清及补体孵育。如患者血清中含有与淋巴细胞表面特异性结合的抗体,在补体存在的情况下,可发生细胞溶解作用,从而判断患者的免疫状态及HLA抗体的特异性。

结果判断　PRA值=阳性孔数目/样品孔数目×100,如:细胞群包括了反应绝大部分HLA抗原的58个人的细胞,抗原抗体反应后有18个人的细胞溶解。其PRA为18/58×100=31%。正常值应低于10%。

临床意义　实体器官移植前应检测受体血清是否存在PRA及其敏感程度。PRA在11%~50%时为轻度致敏,PRA>50%时为高度致敏。PRA越高,移植器官的存活率越低。

3) 淋巴细胞毒交叉配型试验

原理　将分离纯化的供者细胞,加入受者的血清及兔补体,观察淋巴细胞死亡百分率。

结果判断　阳性者死细胞百分率必须比对照血清高出30%,而对照血清的死细胞百分率必须<30%。才可能判断存在淋巴细胞毒反应。

临床意义　在移植前检查受体血清中是否存在抗供体抗原的预成抗体极为重要，这种抗HLA抗体具有细胞毒性，能引起移植体的超急性排斥。

（3）基因分型法：分子生物学技术的发展，使HLA分型技术更加完善，并出现多种检测HLA高度多态性基因的分析技术。编码各种HLA抗原表型的等位基因均可用相应的序列特异性引物进行扩增，扩增产物可通过琼脂糖凝胶电泳检出（PCR－SSP）；或将扩增产物再用多种内切酶消化切割成不同大小片段，直接在凝胶电泳上分析（PCR－RFLP）；或将扩增产物在不含变性剂的中性聚丙烯酰胺凝胶电泳时，分析单链DNA因碱基顺序不同所形成的不同构象和不同电泳迁移率（PCR－SSCP）；或将扩增产物用标记的人工合成序列特异性寡核苷酸探针进行杂交分析（PCR－SSO）等技术进行检测。目前常用HLA基因分型技术有：

1）PCR－序列特异性引物（PCR－sequence special primers，PCR－SSP）。通过分析单个位点等位基因序列，设计一系列特异性引物，特异性扩增目的DNA序列。控制PCR反应条件，使特异性引物仅扩增与其特异性相应的等位基因，而不扩增其他等位基因。由于引物与模板完全吻合的扩增效率远远大于几个甚至单个基因不合的扩增，只要有一条引物序列与模板中一个碱基不配对，就不能扩增特异性产物，最后经凝胶电泳判定扩增序列的存在，分析基因的多态性。该方法适用于实体器官移植配型，特别是临床急诊和尸体器官移植。

2）PCR－限制性片断长度多态性（PCR－restriction fragment length polymorphism，PCR－RFLP）。由于限制型内切酶具有独特的识别位点，通过计算机分析，选择出能识别基因多态性序列的限制性内切酶，目的基因片断经PCR扩增后，利用该限制性内切酶进行酶切，电泳后产生不同的电泳图谱，分析后得出HLA的基因分型结果。方法灵敏、快速、结果可靠，是目前最常用的HLA分型方法之一。

3）PCR－序列特异性寡核苷酸探针（PCR－sequence specific oligonucleclide probes，PCR－SSOP）。该技术是核酸杂交的代表性技术。先用PCR方法扩增基因片段，用放射性同位素标记的探针与PCR产物在一定的条件下杂交，即将PCR产物固定于杂交膜上，与各种探针在不同的条件下杂交，通过放射自显影判定结果，阳性即表示有相应的特异序列。该方法分辨率高，特异性强，但分析时间过长，不适于快速分型。

4）PCR－单链构象多态性（PCR－single stand conformation polymorphism，PCR－SSCP）。将特异扩增的双链DNA在变性剂作用下打开双链，由于各等位基因间的核苷酸序列不同，其二级结构产生差异，自身折叠成具有一定空间结构的构象，在非变性聚丙烯酰胺凝胶电泳中，呈现不同的迁移率，经印染后表现为不同的泳动区带，以此来区别基因的多态性，是一种有效的基因变异检测技术。

5）PCR－指纹图谱（PCR－fingerprinting）。在特异性扩增的DNA最后一个循环阶段的退火期，其单链DNA除形成同一个体的完全互补的同质双链外，某些单链DNA还可以与不同个体的单链DNA形成不完全互补的异质双链。不同的个体有不同的分子构象，在非变性聚丙烯酰胺凝胶电泳中呈现特异的电泳图谱，即为PCR指纹。

6）PCR－测序（PCR－sequencing）。将特异扩增的DNA片断先克隆于MΦ噬菌体，然后从重组的MΦ噬菌体颗粒中分离得到单链DNA，以此作为模板进行DNA序列分析。此技术的建立，为HLA分型提供了新的方法。

根据以上的HLA DNA分型技术，分析器官移植的供体和受体之间的HLA位点的差异。如位点及碱基序列完全相同，位点相同但单个或数个碱基序列不同，位点不同。

供体和受体之间HLA位点及碱基序列是否一致，决定着移植器官是否能长期存活。位点不同可导致急性排斥反应，位点相同但单个或数个碱基顺序不同可导致慢性排斥反应或急性排斥反应。

3. mH抗原分型　男性个体组织细胞表面表达与性别相关的mH抗原。在HLA抗原匹配的情况下，女性受者可能排斥男性供者的移植物。因此，宜尽可能选择同性别的供者。某些情况下，mH抗原对GVHD的发生起重要作用。

4. 组织特异性抗原　表达在特定细胞、组织和器官表面的抗原称为组织特异性抗原。同种不同组织器官的组织特异性抗原不同，移植后发生排斥反应的强度亦各异。皮肤移植引起的排斥反应最强，其次为肾，肝脏移植物较易成活。血管内皮细胞（vascular endothelial cell，VEC）表达特异性VEC抗原，可诱导受者产生强的细胞免疫应答。

二、急性排斥的免疫学检测

急性排斥反应是同种移植的一大障碍。除单卵双生子和两个单元型完全相同的同胞兄弟姐妹间移植外，同种移植术后均可能发生急性排斥反应。若能及早诊断并采取有效的抗排斥措施，将有利于保护移植物功能并延长移植物存活时间。急性排斥反应的诊断除依据临床症状、组织活检及生化检测外，某些免疫学检测指标也可提供有意义的线索，例如：T细胞数量增多；$CD4^+/CD8^+$ T细胞比值上升；补体水平下降；溶菌酶升高；某些细胞因子（如TNF-α、IL-1、IL-4、IL-6、IFN-γ等）水平升高；某些可溶性细胞因子受体（如可溶性IL-2受体）及黏附分子受体（可溶性ICAM-1受体）水平升高等。

三、移植后的实验检测

移植后的实验室检测是非常重要的，通过一些项目的检测可以预防或尽早知道排斥反应。

1. 免疫抑制剂血药浓度的动态监测　器官移植后的患者多数要使用免疫抑制剂，现阶段所有正在应用或试用中的免疫抑制剂对人体正常的免疫防御功能均有负影响作用，只是严重程度及不良反应表现不同而已。若使用得当，则可以适当降低机体对移植器官的免疫反应性，避免或减少排斥反应的发生，使移植器官发挥其相应功能，从而维持受者生命，恢复正常的生活。若使用不当，一方面可过度抑制机体免疫反应性，引起各种严重的甚至致命性的感染或恶性肿瘤；另一方面，免疫抑制剂对机体及移植器官本身具有毒性作用，造成相应的器官功能障碍或移植器官丧失功能，导致患者死亡。现有免疫抑制剂的治疗剂量与产生毒性作用的剂量往往很接近，又由于移植患者的人种、年龄、术前病史、移植器官种类及其质量、术后个体反应性（包括胃肠道吸收功能、肝肾功能）等诸多方面因素的千差万别，使临床医生无法统一免疫抑制剂的使用方法，因此，更多地是依赖医生的经验来使用。经过几十年的临床经验积累，各移植中心总结制定了不同的治疗方案。同样，器官移植患者在术后不同时期，所应用的免疫抑制剂的种类及剂量也不一样。所以，肾移植的患者，无论是在医院，还是在出院后，都必须按照医生的要求按时、按剂量服药，并定期至医院复查，以便医生根据患者在不同时期及健康状态拟定不同的治疗方案。

目前临床上还离不开传统的非特异性免疫抑制剂的联合应用。因此继续开发新一代特异性免疫抑制剂，从而造就类似于免疫耐受结果便成了临床医师和医药界的共同愿望。免疫抑制剂主要划分为4代：第1代：以皮质激素、硫唑嘌呤、抗淋巴细胞球蛋白（ALG）为代表，主要作用为溶解免疫活性细胞，阻断细胞的分化，其特点为非特异性、广泛的免疫抑制。第2代：以环孢素A（CsA）和FK-506为代表，主要阻断免疫活性细胞的白细胞介素2（IL-2）的效应环节，因其以淋巴细胞为主而具有相对特异性。第3代：以单克隆抗体、雷帕霉素、霉酚酸脂为代表，其作用于抗原呈递和分子间的相互作用，与第2代制剂有协同作用。第4代：以抗IL-2受体单克隆抗体、FTY20等为代表，主要针对改变cytokine环境，如抑制TH1，增强TH2。

目前各器官移植中心最多采应用的治疗方案为二联或三联免疫抑制剂，主要免疫抑制剂包括以下几种：环孢素A（CsA）、FK-506、硫唑嘌呤（Aza）、骁悉（Cellcept）、强的松（Pred）。由于CsA与FK-506、Aza与Cellcept作用机理相似，故不同时使用。二联治疗方案为：CsA＋Pred FK-506＋Pred，三联治疗方案为：CsA＋ Cellcept＋Pred CsA＋Aza＋Pred FK-506＋ Cellcept＋Pred FK-506＋Aza＋Pred。

CsA与FK-506：二者作用机理相似，毒性大小相似，而FK-506似乎对移植器官长期成活更有利，二者的主要毒副作用均为肝毒性和肾毒性，且个体差异较大，都需定期检测其谷值浓度，并根据临床表现和术后时间来调整其剂量。此外，部分抗生素、抗真菌药物、抗痨药物等能影响二者在人体内的吸收、代谢，从而影响其血浓度，加重其肾损害。所以，器官移植患者最好能在专科医生的指导下用药。Cellcept是一种新型的免疫抑制剂，与CsA和FK-506、强的松等联合应用具有抗排斥反应的效果，而无明显的肝、肾及骨髓毒性作用。与CsA合用呈正相关，而未增加毒副作用。联合用药可减少CsA的用量，而保持足够的免疫抑制治疗效应，又可避免高剂量CsA所引起的肾毒性作用及其他并发症。由于其为可复性细胞抑制剂，不具致突变、致畸的作用，且可逆转排斥反应，随着应用经验的积累，已逐步取代Aza如FK-506、环孢霉素A等。

免疫抑制剂血药浓度的动态监测，可协助调节用药剂量，一方面可更好的预防排斥反应的出现；另一方面防治用药剂量过大导致的免疫力过低。

2. 外周血 T 细胞计数　可用流式细胞仪或单克隆抗体免疫荧光法测定 T 细胞及其亚群。在急性排斥的临床症状出现前 1～5 d，T 细胞总数和 CD4/CD8 比值升高，巨细胞病毒感染时比值降低；各家报道的比值不同，一般认为当比值＞1.2 时，预示急性排斥即将发生；比值＜1.08 则感染的可能性很大。如果能进行动态监测，对急性排斥和感染的鉴别诊断会有重要价值。另外，淋巴细胞转化试验对测定 T 细胞总数和功能状态也有一定意义。

3. 杀伤细胞活性测定　移植后因免疫抑制剂的应用，杀伤细胞的活性受抑制，但在急性排斥前会明显增高。取供者淋巴灭活后作为刺激细胞，分离患者淋巴细胞作反应细胞，将二种细胞混合直接做 CML，测得的结果是 Tc 细胞和 NK 细胞共同作用的结果，进行动态监测的意义更大一些。

4. 血清 IL－2R 测定　T 细胞激活后可释出 IL－2R，在急性排斥和病毒感染时 IL－2R 的血清含量升高，以巨细胞病毒感染时增高最明显。环孢霉素 A 肾毒性的肾功能减退时血清肌酐值增高，而 IL－2R 明显降低。血清肌酐值和 IL－2R 同时增高对急性排斥的诊断有意义。但个体间血清 IL－2R 的含量差别显著，无公认的诊断标准，限制了它的临床的应用，动态测定可克服这一缺点。

5. 抗供者 HLA 抗体的检测　利用交叉配合试验检测患者血清中是否存在抗供者 HLA 的抗体，抗体的存在预示着排斥反应的可能性。

6. 其他检测　血清补体测定等也有报道，但其意义不确切。

（王雅杰　康熙雄）

参 考 文 献

1 兰兰. 临床免疫学和免疫检验 第 3 版. 北京：人民卫生出版社，2004. 200～212

2 John Bernard Henry, Clinical Diagnosis and Management by Laboratory Methods. 12th edition. America: A Harcourt Health Sciences Company, 2001; 927～948

第23章 自身免疫病的实验诊断

自身免疫病是一类常见的临床疾病，其发生主要是由针对自身组织的免疫反应所引起的相应组织甚至全身性的损伤、功能障碍，且出现一组相应的免疫学异常与临床表现的一类疾病。自身免疫病的实验室检查，尤其是自身抗体的检测，对于自身免疫病的诊治有着重要意义。本章就常见自身免疫病及相关实验室检查进行讨论。

第一节 基础理论

自身免疫病是指机体对自身抗原发生免疫反应而导致自身组织损害所引起的疾病。自从Donath与Landsteiner提出此概念以来，许多疾病相继被列为自身免疫性疾病，值得提出的是，自身抗体的存在与自身免疫性疾病并非两个等同的概念，自身抗体可存在于无自身免疫性疾病的正常人特别是老年人，如抗甲状腺球蛋白、甲状腺上皮细胞、胃壁细胞、细胞核DNA抗体等。有时，受损或抗原性发生变化的组织可激发自身抗体的产生，如心肌缺血时，坏死的心肌可导致抗心肌自身抗体形成，但此抗本并无致病作用，是一种继发性免疫反应。因此，要确定自身免疫性疾病的存在一般需要根据：① 有自身免疫反应的存在，② 排除继发性免疫反应之可能，③ 排除其他病因的存在。

一、自身免疫性疾病的发病机制

自身免疫病的确切发病机制不明，可能与下列因素有关：

1. 免疫耐受的丢失　对特异性抗原不产生免疫应答的状态称免疫耐受。通常机体对自身抗原是耐受的，下列情况可导致失耐受：

(1) 抗原性质变异：机体对于原本耐受的自身抗原，由于物理、化学药物、微生物等因素的是影响而发生变性、降解，暴露了新的表位。例如变性的γ-球蛋白因暴露新的表位而获得抗原性，从而诱发自身抗体(类风湿因子)。或通过修饰原本耐受抗原的载体部分，从而回避了T_H细胞的耐受，导致免疫应答。这是由于大部分的自身抗原属于一种半抗原和载体的复合体，其中B细胞识别的是半抗原的表位，T细胞识别的是载体的表位，引起免疫应答时二种信号缺一不可，而一般机体对自身抗原的耐受性往往只是限于T细胞，如载体的表位经过修饰，即可为T细胞识别，而具有对该抗原发生反应潜能的B细胞一旦获得T_H的信号，就会分化、增殖，分泌大量自身抗体。

(2) 交叉免疫反应：与机体某些组织抗原成分相同的外来抗原称为共同抗原。由共同抗原刺激机体产生的共同抗体，可与有关组织发生交叉免疫反应，引起免疫损伤。例如A组B型溶血性链球菌细胞壁的M蛋白与人体心肌纤维的肌膜有共同抗原，链球菌感染后，抗链球菌抗体可与心肌纤维发生交叉反应，引起心脏组织的免疫损伤，从而导致风湿性心肌炎。

2. 免疫反应调节异常　T_H细胞和T抑制细胞(T_S)对自身反应性B细胞的调控作用十分重要，当T_S细胞功能过低或T_H细胞功能过度时，则可导致过多自身抗体形成。研究证明在NZB/WF1小鼠中随着鼠龄的增长，T_S细胞逐渐减少，由于T_S细胞的降低，分泌过多的自身抗体，从而诱发与人类系统性红斑狼疮(SLE)类似的自身免疫性疾病。

3. 遗传因素　自身免疫病与遗传因素有密切的关系。很多自身免疫病如SLE、自身免疫性溶血性贫血、自身免疫性甲状腺炎等均具有家族史。有些自身免疫病与HLA抗原表达的类型有联系，例如人类强直性脊柱炎与 HLA-B27 关系密切，已有报道将 HLA-B27 基因转至大鼠，转基因大鼠即可诱发强直性脊柱炎。

4. 病毒因素　病毒与自身免疫病的关系已在小鼠的自发性自身免疫病中得到一些证明，例如 NZB 小鼠的多种组织中有 C 型病毒及其抗原的存在，在病变肾小球沉积的免疫复合物中也有此类抗原的存在。病毒诱发自身免疫病的机制尚未完全清楚，可能是通过改变自身抗原载体的表位而回避了 T 细胞耐受性；也可能作为 B 细胞的佐剂（如 EBV）促进自身抗体形成；或感染、灭活 Ts 细胞，使自身反应性 B 细胞失去控制，分泌大量自身抗体。

二、自身免疫性疾病的基本特征

自身免疫性疾病往往同时具有以下特点：① 患者血液中可测到高效价自身抗体和（或）自身组织成分起反应的致敏淋巴细胞。② 自身抗体和（或）自身致敏淋巴细胞作用于靶抗原所在组织、细胞，造成相应组织器官的病理性损伤和功能障碍。换句话说，患者组织器官损伤的范围取决于自身抗体或致敏淋巴细胞所针对的自身抗原分布格局。③ 在动物实验中可复制出相似的病理模型，并能通过患者的血清或淋巴细胞使疾病被动转移。④ 病情转归与自身免疫反应强度密切相关。⑤ 除一些病因明了的继发性自身免疫性疾病可随原发疾病的治愈而消退外，多数原因不明的自身免疫常呈反复发作和慢性迁延。⑥ 疾病的发生有一定的遗传倾向。

三、自身免疫性疾病的分类

自从 60 年代初公认存着自身免疫性疾病以来，现已确认属于这种类型的疾病有 30 余种，其分类方法主要有二。其一是按疾病累及的系统区分（表 23-1）；其二是按器官特异性分为两类（表 23-2）。

表 23-1　按疾病累及的系统区分自身免疫性疾病

不同系统疾病	自身免疫病举例
结缔组织疾病	类风湿关节炎、系统性红斑狼疮、皮肌炎、硬皮病
神经肌肉疾病	多发性硬化症、重症肌无力、脱髓鞘疾病
内分泌性疾病	原发性肾上腺皮质萎缩、慢性甲状炎、青少年型糖尿病
消化系统疾病	慢性非特异性溃疡性结肠炎、慢性活动性肝炎、恶性贫血与萎缩性胃炎
泌尿系统疾病	自身免疫性肾小球肾炎、肺肾出血性综合征
血液系统疾病	自身免疫性溶血性贫血、特发性血小板减少性紫癜、特发性白细胞减少症

表 23-2　按器官特异性区分自身免疫性疾病

自身免疫病	自身抗原
器官特异性自身免疫病	
慢性甲状腺炎	甲状腺球蛋白、微粒体、细胞膜表面抗原、第二胶质抗原（CA2）
毒性弥漫性甲状腺肿（Graves 病）	甲状腺细胞表面 TSH 受体
原发性肾上腺皮质萎缩（Addison 病）	肾上腺细胞
恶性贫血	胃壁细胞、内因子
慢性溃疡性结肠炎	结肠上皮细胞
男性自了性不育症	精子
青少年型胰岛素依赖性糖尿病	胰岛细胞
伴共济失调-毛细血管扩张的胰岛素低抗型糖尿病	胰岛素受体
重症肌无力	乙酰胆碱受体
自身免疫性溶血性贫血	红细胞
特发性血小板减少性紫癜	血小板
干燥综合征（Sjogrens syndrome）	唾液腺管、细胞核、甲状腺球蛋白
非器官特异性自身免疫病	
类风湿关节炎	变性 IgG
系统红斑狼疮	核成分（DNA、DNA-核蛋白、RNA、Sm 抗原）、红细胞、血小板、细胞浆成分（线粒体、微粒体）

四、自身免疫病组织损伤机制

自身免疫病理损伤是由自身免疫应答的产物包括自身抗体和(或)自身致敏淋巴细胞引起的，后者造成病理损伤的机制与各型超敏反应相同(表23-3)，以Ⅱ型至Ⅴ型多见。Ⅱ型超敏反应中，自身抗体与细胞膜或基底膜自身抗原结合，在膜表面形成免疫复合物。后者通过结合并激活补体连锁反应，在膜表面出现补体活化反应产物C56789，对膜产生破坏性攻击，造成靶细胞裂解或基底膜损伤。此外，覆盖免疫复合物的靶细胞被吞噬细胞加速吞噬(免疫调理)以及K细胞进行非特异性杀伤。Ⅲ型超敏反应中，自身抗体与自身抗原在血循环中相遇，形成免疫复合物，在一定的物件下，沉积于相应部位的组织间隙。局部免疫复合物结合并激活补体，补体活化反应产物导致局部发生炎症反应。Ⅳ型超敏反应中，自身致敏淋巴细胞攻击局部靶组织，造成局部炎症。Ⅴ型超敏反应则由自身抗体结合并刺激靶细胞，使其功能亢进。

表23-3 自身免疫病与病理损伤机制

自身免疫病	自身免疫应答产物	超敏反应类型	病损特征
(Goodpasture综合征)	抗肾小球，肺泡基底膜N胶原	Ⅱ	肾炎，伴蛋白尿、肺出血
自身免疫性溶血性贫血	抗红细胞膜蛋白抗体	Ⅱ	溶血
自身免疫性血小板减少性紫癜	抗血小板膜蛋白、如gpⅡb/Ⅲa抗体	Ⅱ	血小板破环，减少
重症肌无力	抗神经肌肉接头处乙酰胆碱受体的抗体和自身致敏淋巴细胞	Ⅱ、Ⅳ(?)	乙酰胆碱受体破坏，神经冲动传递低下，肌无力
类风湿性关节炎	抗IgG抗体(类风湿因子)抗HSP致敏淋巴细胞(?)	Ⅲ、Ⅳ(?)	关节腔炎症
系统性红斑狼疮	抗DNA、核蛋白、各种血细胞膜抗原等抗体	Ⅱ、Ⅲ	血细胞减数，多部位(肾、关节、血管)炎症
实验性变态反应性脑脊髓炎	抗髓碱性蛋白之自身致敏T细胞	Ⅳ	脑脊髓炎症
实验性变态反应性神经炎	抗外周鞘碱性蛋白之自身致敏T细胞	Ⅳ	神经炎
某些自身免疫性甲状腺炎	抗甲状腺滤泡上皮细胞之致敏T细胞	Ⅳ	甲状腺炎
甲状腺功能亢进	抗TSH受体抗体	Ⅴ	甲状腺细胞分泌甲状腺素增加

第二节 自身免疫病的检测

自身免疫病的实验室检测项目对于临床疾病的诊断、治疗有重要意义。本节就自身免疫性疾病的检测项目进行讨论。

一、自身抗体检测

自身抗体是诊断自身免疫性疾病的重要指标，但在选择和应用时应注意：① 对疑有器官特异性自身免疫性疾病者，应同时做抗核抗体和器官特异性自身抗体检测；对非器官特异性自身免疫性疾病者，应做抗核抗体和抗细胞浆抗体检测。② 自身抗体阳性标本，应继续做滴度或定量检测，有助于对疾病进程和疗效观察。③ 正常人也可出现自身抗体，阳性率随年龄增大而增高。

(一) 抗核抗体检测

抗核抗体(anti-nuclear antibody，ANA)又称抗核因子，泛指血清中一类具有抗各种细胞核成分的抗体。它是一种免疫球蛋白，主要是IgG，属于自身抗体。

目前主要采用间接免疫荧光法进行检测，根据荧光核型可分为4种：① 均质型：此型与抗dsDNA和抗组蛋白抗体相关，以系统性红斑狼疮、类风湿关节炎等患者多见。② 周边型：此型对应的抗体为抗dsDNA抗体，以活动性红斑狼疮多见。③ 斑点型或颗粒型：此型相关抗体与多种自身抗体有关，如抗U1-RNP、抗Sm、抗Scl-70、抗SS-B/La、抗SSA/Ro等。④ 核仁型：此型与针对核糖体、U3-

RNP、RNA 聚合酶的抗体有关，以皮肌炎和硬皮病多见。

正常人抗核抗体为阴性。抗核抗体阳性可见于许多自身免疫性疾病患者，因此检查血清中抗核抗体可以作为自身免疫性疾病的诊断指标。在多种关节炎患者中可出现不同频率的抗核抗体。抗核抗体阳性率在类风湿关节炎可达 20%～50%，在幼年类风湿关节炎患者约为 15%～40%，而在强直性脊柱炎、赖特综合征、银屑病关节炎等疾病患者约为 5%～10%。大多数学者认为，关节炎患者抗核抗体滴度较低，一般不超过 1∶80，与关节炎病情轻重和活动度有相关性。

1. 抗双链 DNA 抗体检测　抗 DNA 抗体识别嘌呤和嘧啶碱基，可分为抗双链 DNA 抗体（double stranded DNA，dsDNA）、抗单链 DNA 抗体（single stranded DNA，ssDNA）和抗 Z－DNA 抗体。抗 dsDNA 抗体的靶抗原是细胞核中 DNA 的双螺旋结构，识别成双碱基对的 DNA，同时可与天然或单链 DNA 反应。

结果判断　间接免疫荧光法阳性时，Hep－2 细胞核浆均质着染，有丝分裂细胞中染色质均呈强均质性着染；肝细胞呈周边型核着染；短膜虫动基体均质性着染；核浆呈弱均质性着染。

临床意义　抗 dsDNA 抗体阳性见于活动性系统性红斑狼疮（SLE），阳性率 70%～90%。本实验特异性较高，达 95%，但敏感性仅为 30%～50%。抗 dsDNA 抗体的检测对于 SLE 的诊断和治疗监控极为重要，是 SLE 特征性标志抗体。抗 dsDNA 抗体在 SLE 的发病机制中起重要的作用，该抗体与核小体形式存在的胞外 DNA 形成免疫复合物，沉积于毛细血管导致血管炎。该抗体极少出现于药物诱导性 SLE、类风湿性关节炎、原发性干燥综合征中。

2. 抗 Sm 抗体检测　抗 Sm 抗体即抗 Smith 抗体，可识别所有 snRNP 核心蛋白 A 到 G，但用免疫印迹法主要识别 B(28 000)、B'(29 000)、D(16 000)多肽和 E 蛋白。B 多肽有 3 个不同的表位，D 抗原可被两类不同的 SmD 抗体识别，一类抗体是识别整个 D 抗原，另一类仅识别 D 抗原羧基端，与 EBNA－a(EB 病毒核抗原 1 型)有同源性。

结果判断　抗体阳性时，间接免疫荧光法中 Hep－2 细胞核浆呈粗颗粒型，有时伴细小核点，核仁呈阴性，有丝分裂细胞染色体阴性着染。

抗 Sm 抗体为 SLE 所特有，疾病特异度达 99%，不能反映疾病活动程度，灵敏度较低，平均为 20%。该抗体与中枢神经系统的累及、肾病、肺纤维化及心内膜炎有一定的关系。多数情况下，患者还出现抗 dsDNA 抗体或抗组蛋白抗体。

3. 抗组蛋白抗体检测　组蛋白是染色质基本结构核小体的重要组成部分，是一种与 DNA 结合的富含赖氨酸与精氨酸的碱性蛋白，由 H_1、H_{2A}、H_{2B}、H_3、H_4、H_5、$(H_{2A}-H_{2B})$－DNA 二聚体构成，常以四聚体形式存在，组成核小体，缺乏种属特异性和脏器特异性。相应抗体称抗组蛋白抗体（anti-histonic antibody，AHA）。抗组蛋白抗体即是以组蛋白为靶抗原的一种自身抗体。

参考范围　阴性。

结果判断　抗体阳性时，间接免疫荧光法中 Hep－2 细胞核浆呈均质型，分裂期细胞染色质呈强着染。

临床意义　抗组蛋白抗体可在多种自身免疫性疾病（DIL、SLE、RA、SSc）中出现，不具诊断特异性，主要与药物性红斑狼疮、系统性红斑狼疮、类风湿关节炎有关。SLE 和类风湿关节炎阳性率分别为 50%（活动期 SLE 可达 90%）和 23.1%。前者的 AHA 中 IgG－AHA 占优势且与抗 dsDNA 有关，其心包炎与关节炎病变率高于 AHA 阴性的 SLE。后者的 AHA 其 IgM－AHA 占优势，但 AHA 的 Ig 类型与关节病变表现无关。药物性狼疮（DIL）阳性率达 95%。

50%～70%的 SLE 及 95%以上的药物诱导性狼疮可出现抗组蛋白抗体。常见的药物有肼苯哒嗪、普鲁卡因酰胺、尼酸及氯丙嗪。组蛋白抗体的主要靶抗原为（H2A－H2B）－DNA 复合物，但不同的药物可诱导出不同组蛋白的抗体。该抗体与 SLE 或青少年型 SLE 没有特别的相关，但与疾病活动有关。在药物诱导性狼疮中，该抗体可持续很长时间，即使在缓解期。在类风湿性关节炎及原发性胆汁性肝硬化中抗组蛋白抗体阳性率为 5%～14%。IgG 和 IgA 型抗体有临床意义，而 IgM 型抗体则意义不大。

4. 抗核糖核蛋白抗体检测　核糖核蛋白（ribonucleoprotein，RNP），又称 U_1RNP，参与细胞内 mRNA 前体的剪接过程。经免疫沉淀法提示抗 RNP 抗体仅与 U_1RNP 反应，免疫印迹法则提示该抗体可识别 70 000，A(33 000)及 C(20 000)多肽。

后来认为该抗体与富含尿苷的 RNP 反应。

结果判断　抗体阳性时，间接免疫荧光法中 Hep-2 细胞核浆呈粗颗粒着染，核仁或胞浆阴性。

临床意义　抗核糖核蛋白抗体主要与混合性结缔组织病（MCTD）相关，也是诊断该病的指标之一。该抗体在 30%～40% 的 SLE 患者中可检测到，并常与 Sm 抗体相伴出现。抗 U1RNP 抗体阳性常与下列临床表现有关。如肾病较少累及、雷诺现象、手肿胀、食管运送不良等，还与非坏死性关节炎、干燥综合征及重叠综合征有关。

5. 抗 SSA/Ro 抗体检测　在干燥综合征患者体内有三种不同的自身抗体，命名为 SSA、SSB、SSC，前二者仅见于原发性干燥综合征，后者见于伴类风湿性关节炎的继发性干燥综合征中，SSC 后来又命名为 RANA（类风湿性关节炎核抗原），这种抗体是识别经 EB 病毒感染后细胞核抗原。四种小分子 RNA（hY1、hY2、hY3、hY5）相关的二种蛋白，60 000 SSA/Ro 和 52 000 SSA/Ro 是 SSA 抗体的靶分子。结果判断 阳性时，基质细胞（Hep-2 细胞，大鼠肝细胞）间期细胞核呈细小颗粒型着染，核仁不着染。

多数的 SSA/Ro 抗体见于干燥综合征（灵敏度 88%～96%），类风湿性关节炎（3%～10%），SLE（24%～60%）。而在以下几种疾病中抗体阳性率也很高：亚急性皮肤性狼疮（70%～90%），新生儿狼疮（>90%），补体 C2/C4 缺乏症（90%）。SSA/Ro 抗体阳性的 SLE 年轻患者常光过敏，而原发性胆汁性肝硬化及慢性活动性肝炎患者则很少出现光敏感现象。

6. 抗 SSB 抗体检测　抗 SSB 抗体也称抗 La 抗体、抗 Ha 抗体。此抗体的对应抗原也是 RNA-蛋白复合物，只存在于核内。抗体所结合的 RNA 种类比其核抗原多，包括 4.5S RNA、核糖体 5S RNA、tRNAs 前体、来自病毒的 RNA（腺病毒 VAIRNA，EB 病毒的 EBER RNA）等。抗 SSB/La 抗体靶抗原是 48 000 的 SSB/La。SSB 抗原的生物学作用可能与 RNA 多聚酶Ⅲ密切相关。

结果判断　抗体阳性时，间接免疫荧光法中的基质细胞（Hep-2 细胞，大鼠肝印片）间期细胞核呈点细小颗粒着染，核仁不着染。

临床意义　多数情况下 SSB/La 抗体与 SSA/Ro 抗体同时出现。抗体阳性率较高的疾病有干燥综合征（71%～87%）、新生儿狼疮综合征（75%）伴有先天性心脏传导阻滞（30%～40%）。阳性率较低的见于 SLE（9%～35%）、单克隆丙种球蛋白病（15%）。干燥综合征中的抗 SSA/Ro 抗体、SSB/La 抗体与临床中的紫癜、高丙种球蛋白血症、严重性唾液腺功能障碍、腮腺肿胀、高滴度类风湿因子、淋巴细胞及白细胞减少症等有关。

7. 抗核点抗体检测　抗核点抗体有两型：少核点型（a few nuclear dots）即 p 80 盘曲蛋白抗体（p 80-coilin antibody）；多核点型（multiple nuclear dots）即 Sp 100 抗体。抗原位于基质细胞（Hep-2 细胞），后者有时与核仁相分离，已发现一种分子量为 100 000 的蛋白质为其靶抗原，功能不明。

结果判断　抗体阳性时，基质细胞（Hep-2 细胞）间期呈特异性颗粒型核浆着染，少核点型每个细胞核有 1～5 点状颗粒随机分布；多核点型每个细胞核有 5～20 点状颗粒，大小不同分布于整个细胞。

临床意义　抗核点抗体见于干燥综合征、进行性系统性硬化症，偶见于系统性红斑狼疮核原发性胆汁性肝硬化患者中。常与抗线粒体抗体同时出现。

8. 抗核膜抗体检测　抗核膜抗体（anti-nuclear membrane antibody），又称抗核周因子（antiperinuclear factor，APF），主要有抗核孔复合物和抗板层素（lamin）2 种抗体。核孔复合物是一组位于核孔壁的蛋白质，具有调节物质进出细胞核的功能，板层素是一组与核膜内层构成核层的蛋白质，在核分裂时能使核膜溶解。

结果判断　细胞核边缘呈线形强着染，核内无或很少荧光。

临床意义　抗板层素抗体见于三联征：肝炎、血细胞减少和抗心磷脂抗体阳性、皮肤白细胞裂解性血管炎或脑血管炎。也可见于 SLE、线条型硬皮病和自身免疫性肝病。而抗核复合物抗体则较为少见。

9. 抗 Scl-70 抗体检测　抗 Scl-70 抗体识别的抗原是 DNA 拓扑异构酶Ⅰ，该酶参与超螺旋 DNA 的解螺旋，位于核仁和核仁组织区。其靶抗原为分子量 70 000 的碱性蛋白质。

结果判断　Hep-2 细胞核仁颗粒型着染，核浆内有致密颗粒型着染。分裂期染色体呈均质型着染。

临床意义　抗 Scl-70 抗体特异性地出现于进

行性系统性硬化症(PSS)的患者,并预示着预后不良。患者易出现早期严重的器官损害,如肾功能衰竭、间质性肺炎、肢端脂溶解及小肠病变。免疫印迹法检测该抗体时系统性硬化症的特异性为 93%。硬皮症中抗体阳性率为 20%～59%,弥漫型为 70%～76%,GREST 综合征为 13%,多发性肌炎/硬化病重叠综合征为 12%。

10. 抗原纤维蛋白抗体检测　抗原纤维蛋白(fibrillain)其命名起源于用电子显微镜提示这种抗原位于核仁的致密纤维成分中。靶抗原是 U_3RNP 中 34 000 碱性蛋白。原纤维蛋白参与 rRNA 的成熟、核糖体亚单位的形成及核糖体的装配。它是核仁 snRNP 及盘曲小体的重要成分,存在于染色体质之间,参与 mRNA 前体和 rRNA 前体的处理和运输过程。抗原纤维蛋白抗体,又称抗 Scl-34 抗体、抗 U_3RNP 抗体。

结果判断　Hep-2 细胞核仁均质型或成块型着染。

临床意义　抗原纤维蛋白抗体为硬皮病所特异,多见于无关节炎症状。但有骨骼肌和小肠累及的年轻人。

11. 抗增殖细胞核抗原抗体检测　抗增殖细胞核抗原抗体是针对增殖性细胞核抗原(proliferating-cell nuclear antigen,PCNA)是一种核抗体。PCNA 为 1 种酸性核蛋白,抗原为 DNA 多聚酶与辅助蛋白,是 DNA 复制所必需的分子,分子量为36 000,位于核内。只出现于增殖的与幼稚细胞(激活的 T 淋巴细胞、激活的 B 淋巴细胞、上皮细胞、未分化的精母细胞等)核中,在细胞周期不同时相的细胞 DNA 合成的位点不同,因而荧光免疫法检测时呈不同的着染。

结果判断　Hep-2 细胞呈多态性、与细胞周期相关,从核均质型到细小、粗大颗粒型着染,均可见。S 期细胞呈强阳性而 G_0 或 G_1 期细胞呈弱着染或阴性。约 50%的细胞强着染,而 50 弱或阴性。

临床意义　3%SLE 患者呈阳性。PNCA 很少见于其他疾病。

12. 抗 PM-Scl 抗体检测　抗 PM-Scl 抗体又称 PM-1 抗体,相应抗原位于核仁中的颗粒成分内。免疫沉淀法提示 PM-Scl 抗原至少有 10 种多肽组成,分子量从 20 000～110 000。免疫印迹法提示 75 000、100 000 二种反应最为常见。100 000 多肽与丝氨酸/酪氨酸蛋白激酶有同源性。

结果判断　Hep-2 细胞核浆呈弱均质型,而核仁则呈强均质型着染。

临床意义　抗原纤维蛋白抗体主要见于多发性肌炎/硬皮病重叠综合征(24%)、多发性肌炎(8%)、硬皮病(2%～5%)中。抗体阳性的硬皮病患者出现钙化症及关节炎的可能性明显高于抗体阴性者。在硬皮病患者中,PM-Scl 抗体阳性者预后较抗体阴性者为好,10 年后存活率为 100%,且常无严重内脏累及。

13. 抗着丝点抗体(ACA)检测　有丝分裂早期,染色体经着丝点(centromere)与微管结合而有序排列。着丝点是纺缍丝在染色体上的附着点。抗着丝点抗体的靶抗原是一种紧密集合在染色体着丝点上的 DNA 蛋白质,分子量约为 70 000。当细胞进入分裂时经微管与有丝分裂梭形小体相连。用细胞抽提物免疫印迹检测时呈现 3 个条带:16 000(CENP-A)、80 000(CENP-B)、140 000(CENP-C)。

参考范围　阴性。

结果判断　Hep-2 细胞间期细胞核浆呈散在颗粒着染,中期抗着丝点呈弱荧光着染。

临床意义　抗着丝点抗体是硬皮病的血清特异性抗体。硬皮病中的良性变异型 CREST 综合征阳性率可达 80%。抗着丝点抗体在不同疾病中的阳性率分别为:CREST 综合征(软组织钙化、雷诺现象、食道功能障碍、指端硬化、毛细血管扩张)为 17%～96%,弥散型硬皮病为 8%～12%,雷诺现象为 20%～29%,MCTD 为 7%,SLE 为<5%。

抗着丝点抗体的临床意义可概括为下列几点:① 在 CREST 中检出率高;② 有着丝点抗体的患者,肾、心、肺及胃肠受累较少(<5%);③ 有该抗体且有雷诺现象的患者可能是 CREST 的早期变异型或顿挫型,因为其中有些患者在数年后发展为完全的 CREST 综合征。④ 抗着丝点抗体与抗 Scl-70 是互相排斥的,同时具有二者的少见。可见于 50%～96%的局限性硬皮病的患者。在 CREST 综合征可达 98%,而且,一般认为该抗体是 CREST 综合征的标记抗体。在弥漫性硬皮病患者中,抗着丝点抗体的阳性率仅为 10%。该抗体可较早出现于患者血清中,仅有雷诺氏现象者也可阳性。临床研究发现,抗着丝点抗体与血管炎、肺受累有关,不随病情变化而波动,而且多提示预后相对较好。

(二)抗胞浆抗体检测

1. 抗线粒体抗体检测　抗线粒体抗体(anti-mitochondrial antibody,AMA)是一组以线粒体内膜和外膜蛋白为靶抗原,具有非器官特异性和非种属特异性为特点的自身抗体;该抗体主要是 IgG。不同组织其线粒体膜上靶抗原不同,至今为止,已发现 9 种 AMA(AMA M_1~M_9)。线粒体存在于全身各组织的细胞中,但以远曲肾小管最为丰富,故检查 AMA 所用的抗原基质多选用肾髓质。以肾切片为抗原载体,能看到 AMA M_1~M_9 可单独出现也可同时出现几种。

结果判断　AMA 检测目前仍主要用间接免疫荧光法,但近年来也有采用 RIA、ELISA 和斑点免疫等方法。阳性时:① Hep-2 细胞:胞浆内泥沙样颗粒型着染。② 肾:在近曲、远曲小管细胞的特点是颗粒聚集成团。M_3、M_6 在近曲小管荧光强,远曲小管为阴性。③ 肝:肝细胞浆内均匀着染,④ 胃:胃壁细胞浆着染。

需注意的是 AMA 效价过高(1∶160~1∶6 000)时,细胞浆呈均匀型荧光着染。30%以上的胞浆均质型着染是由 AMA 效价过高(1∶160~1∶6 000)引起,效价调整合适后,可变成胞浆颗粒型,分裂象阴性。

临床意义　许多肝脏疾病时可检出 AMA。原发性胆汁性肝硬化(PBC)时 AMA 阳性率可达 90%以上,且抗体效价很高。AMA 是 PBC 的血清学指标,当 M_2 效价>1∶80 时对 PBC 的特异性达 97%,敏感性达 98%,M_4 和 M_8 常常与 M_2 同时出现。药物引起的自身免疫病患者的 AMA 与 PBC 不同,通常为 M_3 和 M_6。胆总管阻塞性肝硬化、肝外胆管阻塞和继发性胆汁性肝硬化患者中的 AMA 都为阴性,据此,抗线粒体抗体的检查可作为原发性胆汁性肝硬化和肝外胆道阻塞性肝硬化症的鉴别诊断。

2. 抗肌动蛋白抗体检测　抗肌动蛋白抗体有几种不同的抗原,包括肌动蛋白、非肌肉肌球蛋白的重链(分子量 200 000)、原肌球蛋白。抗肌动蛋白抗体(actin antibody),又称抗致密纤维抗体(stress fiber antibody)、抗细胞骨架蛋白抗体、抗非肌肉肌球蛋白抗体、抗原肌球蛋白抗体。在间接免疫荧光法,当抗肌动蛋白抗体单独存在时,有时可在胞浆中观察到无数束状纤维结构,有时延伸到细胞核。肝细胞片可见围绕肝组织的胆小管有荧光,在某种程度上,它与抗平滑肌抗体相应,但不能称作抗平滑肌抗体,因为它们的靶抗原不是器官、细胞或组织特异性的。

结果判断　阳性时:① Hep-2 细胞:细胞浆内有密集纤维状着染不形成网状;② 胃、膈肌:平滑肌高度着染;③ 肾:肾小球基质细胞着染,肾小管上皮细胞基质部以及肾小管的刷状缘着染;④ 肝:多角形着染(蜂窝形),如是抗原肌球蛋白抗体,肝细胞浆内的纤维呈片装着染,抗 α-肌动蛋白抗体也可见这种荧光着染。

临床意义　抗肌动蛋白抗体见于各种慢性肝脏疾病,如慢性活动性肝炎、肝硬化、原发性胆汁性肝硬化、Ⅰ型自身免疫性肝炎,也见于重症肌无力、克隆氏病、长期血液透析。Ⅰ型自身免疫性肝炎 60%~90%有 IgG 型抗肌动蛋白抗体,且效价高。

3. 抗 Jo-1 抗体测定　抗 Jo-1 抗体的靶抗原是组氨酰-tRNA 合成酶。其生理功能是催化 tRNA 于组氨酸结合。Jo-1 抗体主要是 IgG 型抗体。免疫印迹法在分子量 52 000 处阳性。该抗体的同义词有抗合成酶抗体、抗组氨酰-tRNA 合成酶抗体,抗 PL-1 抗体。

结果判断　Hep-2 细胞浆内有斑点状荧光颗粒,细胞核的核浆内也可显示明显的斑点状颗粒。分裂期细胞,在染色质周围呈散在的细颗粒。

临床意义　Jo-1 抗体对肌炎和间质性纤维化有高度特异性,抗体的效价与疾病的活动性相关。多发性肌炎。Jo-1 抗体阳性及 HLA-DR/DRw52 标志称为"Jo-1 综合征"。Jo-1 抗体阳性也见于肺纤维化发病前期。

(三)抗组织抗体检测

1. 抗肾小球基底膜抗体　抗肾小球毛细血管自管腔向外,由内皮细胞、肾小球基底膜(glomerular basement membrane,GBM)和上皮细胞足突构成。GBM 是由内、外透明层及中间致密层构成的网状结构,由Ⅳ型胶原、层黏连蛋白、纤维黏连蛋白和蛋白多糖组成。肺泡基底膜与 GBM 化学成分相似,且二者具有交叉抗原性。

结果判断　抗 GBM 抗体阳性时,人肾冰冻切片有 3 种局限性弥漫性荧光图谱:① 在所有肾小球基底膜处显示非常尖锐、线状或花瓣状着染;② 颗粒状着染;③ 斑点状着染。

临床意义　抗 GBM 抗体是抗基底膜抗体型肾小球肾炎的特异性抗体,包括 Good-pasture 综合征、急进性肾小球肾炎及免疫复合物型肾小球肾炎。抗 GBM 抗体还见于药物诱导的间质性肾炎，但它在发病中的作用不明。抗 GBM 抗体阳性的患者约 50%病变局限于肾脏，另外 50%有肾脏和肺部病变，仅有肺部病变者非常少见。

2. 抗胃壁细胞抗体检测　抗胃壁细胞抗体(parietal cell antibody，PCA)是器官及细胞特异性自身抗体，其靶抗原是 94 000 的 ATP 酶。壁细胞的质子泵和主细胞内 41 000 的胃蛋白酶。抗体还可以直接与胃泌素受体结合。

结果判断　小鼠胃壁细胞胞浆内呈细小颗粒状着染，在顶级部位常常着染较强。大鼠肾片、刷状缘可呈阳性。

临床意义　90%的恶性贫血患者 PCA 为阳性，因而，抗体测定有助于恶性贫血与其他巨细胞贫血的鉴别诊断。PCA 的阳性率与胃黏膜病变的进展程度相关，但抗体效价与病变进展程度不相关，也不与治疗结果平行。PCA 也见于许多胃黏膜萎缩、某些缺铁性贫血、十二指肠溃疡、甲状腺疾病、原发性艾迪生病和青少年型糖尿病患者。大约 1/3 的甲状腺炎或突眼性甲状腺肿患者有抗胃壁细胞抗体。

3. 抗甲状腺抗体检测　甲状腺功能亢进、慢性甲状腺炎、甲状腺功能低下具有自身免疫病的性质，常可检测出抗甲状腺抗体，如抗甲状腺球蛋白抗体、抗甲状腺微粒体抗体、抗Ⅱ型胶原抗体、抗甲状腺细胞膜抗体，抗甲状腺刺激素受体抗体。前二者在临床实验中应用最广，诊断价值也较大。抗甲状腺球蛋白抗体是甲状腺炎引起的自身抗体。抗甲状腺球蛋白抗体与抗微粒体抗体的阳性率以慢性淋巴性甲状腺炎最高，其次为原发性甲状腺机能减退症。甲状腺抗体出现在甲亢和慢性甲状腺炎的临床症状出现之前，故有早期诊断的价值。甲状腺癌往往检不出抗甲状腺抗体。部分恶性贫血、糖尿病、阿狄森氏病、重症肌无力、慢性麻风病等，也可出现不同程度阳性。甲状腺抗体的检测可以代替甲状腺活检，以区别慢性淋巴性甲状腺炎和单纯性甲状腺肿、甲状腺瘤等非自身免疫性疾病。甲状腺抗体的检测是甲亢患者选用治疗方案的指标之一。抗体阳性且滴度高者可以保守治疗，暂勿行手术或放射性碘破坏性疗法。自身抗体阴性者手术时可多切一些，以防复发。

(1) 抗甲状腺球蛋白抗体：甲状腺球蛋白(thyroid globulin，TG)是由甲状腺滤泡细胞结合的一种糖蛋白，抗 TG 抗体(TGA)主要是 IgG。

结果判断　人或灵长类动物的甲状腺冰冻切片甲状腺滤泡内呈细小波浪状着染。

临床意义　血清 TGA 是诊断甲状腺自身免疫病的一个特异性指标，多见于甲状腺功能亢进、突眼性甲状腺肿、萎缩性或原发性甲状腺功能低下、慢性淋巴细胞性甲状腺炎、桥本氏甲状腺炎，较少见于甲状腺肿瘤。

(2) 抗甲状腺微粒体抗体(anti-thyroid microsome antibody，TMA)：抗甲状腺微粒体抗体是针对甲状腺微粒体的一种抗体，靶抗原为甲状腺过氧化物酶(thyroid peroxidase，TPO)，分子量为 84 000～105 000，基因重组 TPO 为 933 个氨基酸的多肽链。故又称抗甲状腺微粒体抗体为抗 TPO 抗体。

结果判断　人或灵长类动物的甲状腺冰冻切片甲状腺腺泡上皮细胞胞浆斑点状着染，核阴性。

临床意义　多见于甲状腺功能亢进和桥本氏甲状腺炎患者，也见于甲状腺肿瘤、单纯性甲状腺肿、亚急性甲状腺炎、SLE。正常人也有一定的阳性率。

TGA 和 TMA 联合检测可提高检出阳性率，作为临床诊断和鉴别诊断自身免疫性甲状腺炎的重要依据。

4. 抗平滑肌抗体(smooth muscle antibody，SMA)　抗平滑肌抗体主要为 IgG 类，也有 IgM 类。无器官和种属特异性，一般认为不结合补体。SMA 自身靶抗原为三组细胞骨架蛋白，包括微纤维(G 型肌动蛋白和 F 型肌动蛋白)、中级纤维(波形蛋白和 Desmin)和微管。

结果判断　鼠肝、肾平滑肌呈均质着染。

临床意义　抗平滑肌抗体主要见于自身免疫性肝炎、PBC、急性病毒性肝炎。F 型肌动蛋白与自身免疫性肝炎、自身免疫性胆汁性肝硬化相关。G 型肌动蛋白与乙醇性肝硬化相关。波形蛋白与病毒感染、系统性自身免疫病、类风湿性关节炎等相关。Desmin 可能与心肌炎相关。在药物引起的肝脏损伤、肝硬化、肝癌中，SMA 的检出率、效价均低，无诊断价值。

5. 抗胰岛细胞抗体(pancreatic islet cell antibody，ICA)　抗胰岛细胞抗体的靶抗原包括唾液神经节苷脂、胰岛素、谷氨酸脱羧酶(GAD)、37 000～40 000 的类胰酶片段和神经内分泌细胞颗粒中的38 000、52 000蛋白。其中胰岛素、GAD、38 000蛋白能引起T细胞反应,在疾病的发病中有一定的意义。

结果判断 间接免疫荧光法阳性时,胰腺组织中α、β、δ及PP细胞的胞浆内有分散的颗粒状着染。

临床意义 ① 在IDDM中阳性率最高;② 可作为IDDM早期诊断指标;③ 高效价抗体与胰岛β细胞功能破坏有关;④ ICA阳性预示着家族成员患病的危险性大。

6. 肝相关自身抗体测定

(1) 抗肝肾微粒体抗体(liver - kidney microsomal antibody,LKM):抗肝肾微粒体抗体可同时与肝和肾微粒体起反应,主要识别肝微粒体内分子量为50 000的蛋白质(细胞色素P450 2D6,CYP2D6)。相应的抗原主要位于肝细胞的粗、滑面内质网的细胞浆侧及肾脏近曲小管。最近的研究表明,LKM存在多种亚型。LKM - 1:靶抗原是CYP2D6,主要是IgG1型抗体;LKM - 2:靶抗原是细胞色素P450同工酶;LKM - 3:靶抗原是UDP葡萄糖醛基转移酶。

结果判断 阳性时,① LKM - 1:在肝脏中,肝细胞浆呈强着染,但近门脉区肝细胞阳性者少;在肾脏,近曲肾小管远端1/3段的上皮细胞浆着染,但较弱;② LKM - 2:在肝脏中门脉区的肝细胞阳性率比其他部位肝细胞高;在肾脏,近曲肾小管近端1/3段的上皮细胞阳性者多;③ LKM - 3:肝脏和肾脏阴性,灵长类动物睾丸细胞胞浆阳性。

临床意义 LKM - 1见于自身免疫性肝炎,主要是妇女、儿童,见于慢性丙型肝炎。LKM - 1仅见于应用药物替尼酸治疗的患者。LKM - 3与丁型肝炎相关。

(2) 抗可溶性肝抗原抗体(anti - soluble liver antigen antibody,SLA):抗可溶性肝抗原抗体相应靶抗原是一种存在于肝细胞浆内的蛋白质-细胞角蛋白。这种抗原既没有种属特异性,也没有器官特异性。

结果判断 间接免疫荧光法阳性时,在猴肝组织上肝细胞明显荧光,呈细颗粒到均质溶解状,大鼠肾组织为阴性。

临床意义 SLA对自身免疫性肝炎的诊断和鉴别诊断具有重要价值,大约25%的自身免疫性肝炎仅此抗体阳性。由于免疫抑制剂对自身免疫性肝炎有较好的治疗效果,故SLA的检测可指导正确的临床治疗。

7. 抗精子抗体测定 男性体内的血睾屏障可使精子与免疫系统隔离。但当此种屏障因疾病或创伤而受损时,精子或其可溶性抗原逸出,可导致机体产生自身抗精子抗体(antispermatozoa antibody,ASA)从而抑制精子产生,造成男性不育。女性生殖道具有酶系统,能降解进入的精子抗原,使其不能达到免疫系统。此种酶系统的缺陷可使精子抗原保持完整而刺激同种抗精子抗体产生。大约10%~30%原因不明的女性不孕症可能由于ASA所致。

结果判断 测定ASA的方法很多,各有利弊,都不能完全满足临床快速诊断的要求。

临床意义 ASA的检测率因采用的检测方法不同,结果也不一致。通常不育者血清中ASA检测率在10%~30%左右。尤其是梗阻性无精症患者,ASA阳性率可高达60%。ASA的出现以及滴度升高是造成免疫不育、不孕的根本原因。

8. 抗心肌抗体(myocardial antibody) 抗心肌抗体的自身抗体,包括线粒体内膜上的腺苷酸转移蛋白、心肌肌浆蛋白、原肌球蛋白(可能是A组链球菌M蛋白交叉反应)和热休克蛋白。间接免疫荧光法常用的基质为人或猴心肌的冰冻切片。

结果判断 阳性者,表现为心肌细胞内与肌纤维方向垂直的横向A带、I带着染。

临床意义 心肌炎、心肌衰竭、风湿热。重症肌无力、心肌病和心脏手术后患者均可测到抗心肌抗体。此外,0.4%的正常人和某些风湿性心脏病患者也可见此抗体。

9. 抗淋巴细胞抗体(antilymphocyte antibody) 抗淋巴细胞抗体是指淋巴细胞膜表面抗原的对应抗体,用淋巴细胞免疫动物方法产生的抗体(血清抗体)为多克隆抗体,用杂交瘤技术产生的抗体为单克隆抗体。淋巴细胞抗体在免疫抑制治疗中占有重要地位,与化学免疫抑制剂交替或联合使用,可弥补各自的毒副作用带来的不足。

10. 抗血小板抗体 抗血小板抗体阳性,多见于特发性血小板减少性紫癜。

急性型多发生于急性病毒性上呼吸道感染痊愈之后,提示血小板减少与对原发感染的免疫反应间有关,可能感染后,在体内形成抗原-抗体复合物,通过其抗体分子上的FC片段与血小板上FC受体相结合。附有免疫复合物的血小板易在单核噬细胞系统内被破坏，而导致血小板减少。这一现象在体外已得到证实，故可认为是一种免疫复合体病。另一种理论认为，感染因素改变了血小板膜的结构，使其具有抗原性，致产生抗自身血小板抗体（自身免疫性疾病）。或者抗病毒抗体对血小板膜抗原有交差免疫反应。这些假说尚待证实。

慢性型患者中约半数可测出血清中有抗血小板抗体，以IgG最多见。血小板表面亦可结合免疫球蛋白，称血小板表面相关免疫球蛋白（PAIg），一般认为PAIgG可能是真正的抗血小板抗体，通过其IgG分子上Fab片段与血小板特异性抗原结合，然后通过其FC片段与巨噬细胞受体结合，致血小板被吞噬和破坏。若血小板表面结合的IgG量多时，则可形成IgG双体，并激活补体，巨噬细胞上的FC和C3b受体起协同作用，血小板更易被破坏。PAIgG量与病情呈正相关。血小板和巨核细胞二者有共同抗原性，巨核细胞亦可直接受破坏。ITP患者产生抗血小板抗体的相关抗原，可能为血小板膜糖蛋白（GP）Ⅱb/Ⅲa。通过其抗体分子上的FC片段与血小板上FC受体相结合。附有免疫复合物的血小板易在单核噬细胞系统内被破坏，而导致血小板减少。这一现象在体外已得到证实，故可认为是一种免疫复合体病。另一种理论认为，感染因素改变了血小板膜的结构，使其具有抗原性，致产生抗自身血小板抗体（自身免疫性疾病）。或者抗病毒抗体对血小板膜抗原有交叉免疫反应。这些假说尚待证实。

11. 抗红细胞抗体　主要涉及ABO的Rh血型抗体及自身免疫性抗体，与输血、新生儿溶血症和自身免疫性溶血性贫血等相关。

（四）其他自身抗体检测

1. 红斑狼疮细胞　狼疮细胞最早是在骨髓中发现的，后在外周血中找到狼疮细胞。狼疮细胞是胞浆内含有大块状聚合DNA的中性粒细胞，狼疮患者血清中的抗核抗体可诱导狼疮细胞的形成，称狼疮因子。狼疮因子是一种抗核因子，是一种γ球蛋白。用患者血清与正常人中性粒细胞一起培养，可使后者变成狼疮细胞。狼疮细胞检查也是确诊红斑狼疮的一种方法，该试验要3 d连续重复进行，由于方法繁琐，目前已基本被抗核抗体检测如抗dsDNA抗体和抗Sm抗体等替代。

现已明确形成狼疮细胞需要四个因素：① 狼疮细胞因子，是1种抗核蛋白抗体，存在于外周血、骨髓、心包、胸腔和腹腔积液、疱液和脑脊液中；② 受损伤或死亡的细胞核，各种器官的细胞核均可与狼疮细胞因子起作用；③ 活跃的吞噬细胞，一般为中性粒细胞；④ 补体：在吞噬时需要补体的参与。狼疮细胞形成的过程，首先为狼疮细胞因子与受损伤或死亡的细胞核起作用，使细胞核胀大，失去其染色质结构，核膜溶解，变成均匀无结构物质，形成所谓“匀圆体”，细胞膜破裂，匀圆体堕入血液，许多吞噬细胞聚合来吞噬此变性的核，形成花瓣形细胞簇，随后此变性核被一个吞噬细胞所吞噬，就形成“狼疮细胞”，补体参与起促进吞噬作用。约40%～70%活动性系统性红斑狼疮患者，狼疮细胞检查阳性。其他疾病如硬皮病，类风湿性关节炎等病，约10%病例可查见该细胞。此外，慢性活动性肝炎，药疹（如普鲁卡因酰胺及肼酞嗪）等引起的药物性狼疮也可阳性。

2. 类风湿因子（rheumatoid factor, RF）　类风湿因子是血清中存在的一种非特异性免疫球蛋白，因于20世纪40年代初发现时，主要见于类风湿关节炎患者，至今仍一直沿用这一名称。是由于感染因子（细菌、病毒等）引起体内产生的以变性IgG（一种抗体）为抗原的一种抗体，即其靶抗原为变性IgG的Fc部分，故又称抗抗体，有IgG型、IgA型、IgM型、IgD和IgE五种类型。

人体内普遍存在着类风湿因子，并起着一定的生理作用。近年来，对IgM型类风湿因子的生物作用已有所了解，这些生物作用包括：调节体内免疫反应；激活补体，加快清除微生物感染；清除免疫复合物使机体免受循环复合物的损伤。只有类风湿因子的量超过一定的滴度时称类风湿因子阳性。由于IgM型类风湿因子是类风湿因子的主要类型，而且具有高凝集的特点，易于沉淀，故临床上主要测定IgM型类风湿因子。

测定RF的已有10余种，如乳胶凝集法、酶联免疫吸附法、酵素免疫吸附法、比浊法、间接免疫荧光法等。其中，乳胶凝集法为最常用之方法，原理为使用γ球蛋白吸附于乳胶颗粒上，与类风湿因子反应后出现凝集即为阳性，这种方法简单、敏感，但特异性不高。速率散射法或速率比浊法敏感性高，可自动化检测，但不能区分所测RF类别。RIA则需专用设备与放射性试剂盒，也难于推广。ELISA具有较高的特异性、敏感性及重复性，简便易行，且可定量测定不同类别的RF，有较高的应用前景。

参考范围　致敏胶乳凝集试验：阴性；间接血凝试验：<1∶40；酶联免疫吸附试验：P/N<2.1。

临床意义　约90%RA患者RF呈阳性，IgA-RF与骨质破坏有关，早期IgA-RF升高常提示病情严重，预后不良，RA患者血清中出现IgE-RF升高时，已属病情晚期。某些自身免疫性疾病，如冷球蛋白血症、进行性全身性硬化症、干燥综合征、系统性红斑狼疮等，患者都有较高的阳性率。一些其他疾病，如血管炎、肝病、慢性感染，也可出现RF。临床上常对关节炎患者进行此项检查，RF阳性者疗效差且多有并发症（如周围神经炎及动脉炎等）；RF阴性表示病症较轻，且并发症少，疗效好。将它作为诊断类风湿关节炎的指标之一，并用于和其他原因的关节炎进行鉴别。作为类风湿的诊断，滴度非常重要，一般1∶20以上才有价值。除类风湿关节炎患者可出现类风湿因子外，类风湿因子还可见于以下情况。

(1) 2%～5%的正常人及10%的60岁以上老年人可出现类风湿因子，但滴度多不高。

(2) 风湿性疾病：系统性红斑狼疮、干燥综合征及硬皮病等。

(3) 急性病毒感染：流感、肝炎、单核细胞增多症以及免疫（疫苗）注射后。

(4) 寄生虫感染：如疟疾及丝虫病等。

(5) 慢性炎性疾病：如结核病、麻风、雅司、梅毒及亚急性细菌性心内膜炎等。

(6) 肿瘤，尤其在放疗与化疗后更明显。

(7) 其他高免疫球蛋白血症状态：如冷球蛋白血症、慢性肺部或肝脏疾病，高丙种球蛋白血症性紫癜等。

(8) 接种疫苗后有可能出现暂时性的类风湿因子。

3. 抗中性粒细胞抗体（anti-neutrophil cytoplasmic antibody，ANCA）　血管炎是指以血管壁（主要是动脉）发炎和坏死为基本病理所引起的一组疾病。现已认识到ANCA是存在于血管炎患者血清中的自身抗体，是诊断血管炎的一种特异性指标。抗中性粒细胞抗体是指与中性粒细胞及单核细胞胞浆中溶酶体酶发生反应的抗体。ANCA当中性粒细胞受抗原刺激后，胞浆中的α-颗粒释放蛋白酶-3、髓过氧化物酶物质及白细胞抗原生成，刺激机体而产生ANCA。采用经典的间接免疫荧光技术（IIF），可将ANCA分为胞浆型ANCA（cytolasmic antineutrophil cytoplasmic antibody，cANCA）、核周型ANCA（peripheral antineutrophil cytoplasmic antibody，pANCA）和不典型型ANCA（xANCA）。ANCA常与疾病的活动性有关，疾病缓解期滴度下降或消失。

(1) cANCA：主要与丝氨酸蛋白酶类反应，其自身抗原是蛋白酶3（proteinase 3，PR3），故称抗蛋白酶3抗体或抗PR3抗体。

结果判断　阳性时，人中性粒细胞胞浆内有荧光颗粒，细胞核阴性。

临床意义　cANCA主要见于韦格纳肉芽肿（Wegener granulomatosis，WG），阳性率约占80%，且与病程、严重性和活动性有关。活动性WG患者在病变尚未影响到呼吸系统时cANCA灵敏度是65%，当患者已出现呼吸系统、肾脏损害时其灵敏度达90%以上。少数尚未治疗的活动性WG患者cANCA阴性，但随着病情的发展，cANCA终将转为阳性。非活动性WG仍有40%cANCA阳性。c-ANCA阳性也可见于少数显微镜下多动脉炎（MPA）、Churg-Strauss综合征（CSS）、结节性多发性动脉炎（PAN）、少数巨细胞动脉炎、过敏性紫癜、坏死性血管炎、微小多动脉炎、白细胞破碎性皮肤性血管炎和白塞病。

(2) pANCA：又称抗髓过氧化物酶（myeloperoxidase，MPO）抗体（抗MPO抗体），其靶抗原是髓过氧化物酶、乳铁蛋白（lactoferrin）、β葡萄糖苷酸酶（β-glucuronidase）、组织蛋白酶G（cathepsin G）、弹性蛋白酶（elsatase）。主要与丝氨酸蛋白酶类反应，其自身抗原是蛋白酶3，故称抗蛋白酶3抗体或抗PR3抗体。pANCA不如cANCA具有诊断特异性。

结果判断　阳性时，人中性粒细胞、H2-60白血病细胞株核周出现荧光着染，细胞核阴性。

临床意义　特发性坏死性新月体性肾小球肾炎（NCGN）、显微镜下多动脉炎（MPA）、Churg-Strauss综合征和自身免疫性肝炎中pANCA的阳性率较高，达70%～80%。pANCA主要与多发性微动脉炎相关，在WG患者中少见。PANCA的效价与疾病的活动性相关，pANCA还见于风湿性和胶原性血管炎、肾小球肾炎、溃疡性结肠炎、原发性胆汁性肝硬化等。在溃疡性结肠炎、克隆氏病和原发性硬化性胆管炎患者中可见非典型ANCA，其自身抗原包括组织蛋白酶G。在NCGN、MPA中

pANCA 和 cANCA 阳性率几乎相同。相对而言，pANCA 患者的血管炎病变程度重，常有多系统损害。

(3) xANCA：它代表了 pANCA 和 cANCA 的混合物。阳性见于溃疡性结肠炎、自身免疫性肝炎和慢性炎症疾病。

4. 抗磷脂抗体(ACLA)　磷脂质，是构成原浆膜、核膜、细胞内质网膜等细胞膜的主要脂质，广泛分布于生物组织之中，有着广泛的生理意义。被发现会产生问题的，是带负电荷的心肌磷脂、磷脂酰丝氨酸、磷脂酰肌醇、磷脂酸等磷脂质。因为一旦出现针对上述磷脂质的抗体(自体抗体)，就会由于抗体而引起血栓症。

抗磷脂抗体，主要分为抗心肌磷脂抗体(anticardiolipin antibody，ACA)和狼疮抗凝固因子两大类。尽管两种抗体部分重合，但仍是两种不同的抗体。循环抗磷脂抗体的存在可引起种种疾病，这些抗磷脂抗体的作用途径至今不清楚。可能通过与内皮细胞膜上磷脂的交叉反应防止花生四烯酸释放，致使前列环素合成减少，从而促进血小板凝聚；另一种机理是防止血纤维蛋白溶解酶原激活剂的释放，降低血纤维蛋白溶酶原转变成血纤维蛋白溶酶，致使血纤维蛋白裂解减低。ACLA 的存在常易发生静脉及动脉血栓形成。ACLA 对血小板膜上的磷脂具有交叉反应，导致网状内皮系统摄入血小板作用加强。ACA 是以心磷脂为靶抗原的一种自身抗体，能干扰磷脂依赖的凝血过程，抑制内皮细胞释放前列腺素；与凝血系统改变、血栓形成、血小板减少等密切相关，并与疾病的发生机制也有关联。医学上，将抗磷脂抗体呈阳性，并有血栓症以及习惯性流产或早产等的病例，称为“抗磷脂抗体征候群”。

抗磷脂抗体征候群，可分为原发型、继发型和暴发型三种类型。

(1) 原发型：出现于没有基础疾病的健康者。尽管血脂不高，也会在 20～30 岁时突发心肌梗死而倒下，或反复不明原因地流产早产，受不孕症的困扰。由于抗磷脂抗体阳性往往呈短暂性，即使阳性者 1 个月后就会始终呈阴性。因此，当由于不明原因的心肌梗死，病情随后趋于缓和时，即使测定结果为阴性，仍无法断定不属于抗磷脂抗体征候群。正是由于这一原因，为确认患者人数带来了困难。此外，抗磷脂抗体征候群患者年轻时就患有血栓症，最终几乎都会导致痴呆症状，应特别加以注意。

(2) 继发型：出现于患有某种基础疾病者，其中最多的是脸庞出现红斑等的全身性红斑狼疮。未生育孩子的女性全身性红斑狼疮患者，抗磷脂抗体大多呈阳性。据统计，原发型与继发型的比例为 6.7∶4.3，以原发型居多。

(3) 暴发型：是最近有增多趋势的一种类型。由血栓引起的肺梗塞和脑梗塞，最终导致全身脏器出现血栓症，最后往往不治而死。

目前抗磷脂抗体产生原因不清。感染疟疾等细菌、真菌和病原虫后，抗磷脂抗体会呈阳性。乙型肝炎病毒感染者接受干扰素治疗后，抗磷脂抗体呈阳性，部分患者会出现眼底出血。此外，受艾滋病病毒干扰，抗磷脂抗体也会呈阳性。产生抗磷脂抗体可能与病原微生物和遗传等多种因素有关。

临床意义　ACLA 阳性见于急性缺血性脑病、缺血性视神经病、脑血栓形成、偏头痛样头痛、肺源性高血压和习惯性流产。抗磷脂抗体综合征的实验室诊断主要是抗磷脂抗体测定。ACLA 在一些疾病中的阳性率不同，SLE 为 42.9%～48%，系统性硬化为 29.7%，类风湿性关节炎为 20%，原发性干燥综合征为 15%，梅毒为 85.7%。

5. 抗内因子抗体(IFA)　抗内因子抗体属于 IgG，主要存在于患者血清、胃液与唾液中，IFA 分两种类型：Ⅰ型和Ⅱ型。可通过胎盘传给新生儿，在生后 1～3 个月婴儿血液及胃液中可测出 IFA。IFA 可导致胃黏膜萎缩、无胃酸症、抑制内因子活性及血中维生素 B_{12} 浓度下降，从而引起恶性贫血及神经系统症状。

参考范围　竞争法检测Ⅰ型内因子抗体：阴性。饱和硫酸铵沉淀法检测Ⅱ型内因子抗体：阴性。

临床意义　抗内因子抗体阳性主要见于恶性贫血患者。其检出率Ⅰ型为 32.8%～70.1%阳性；Ⅱ型为 11.5%～42.9%阳性；两型同时阳性率为 24.0%～34.0%。恶性贫血患者，Ⅰ型 IFA 效价约为 221 单位左右，Ⅱ型为 53 单位左右。IFA 效价通常与疾病严重程度、病程长短无相关关系。

其他疾病 IFA 的检出率低：糖尿病为 1%～3%；甲亢为 0.7%～4.7%；慢性甲状腺炎约为 3%；缺铁性贫血为 2%。正常人阳性率<1%。

6. 抗染色体抗体　染色体有 3 个功能结构，即保持染色体个性的端粒，染色体分离功能的着丝粒和染色体复制功能的复制子。从自身免疫病患者的抗血清中就可筛选到多个抗不同细胞器的抗血清抗体，按照这些抗血清抗体在细胞器结构中的定位分成六个类型，即抗着丝粒，抗核仁，抗核质，抗异型染色质，抗染色体和抗中心体抗体。抗染色体抗体的分型与疾病有密切的相关性，通过检测这些抗体有利于疾病的分型诊断，病情转归和预后的推测。

二、其他检测

(一) 血沉

血沉又称为红细胞沉降率(ESR)。一般讲，自身的重力使红细胞下沉，但由于血浆产生对流对下沉的红细胞造成一定的阻力，这就形成了红细胞沉降的一定速度。但下降的速度亦受一些因素的影响，在红细胞沉降过程中发现先有红细胞与红细胞之间的聚集，即所谓钱串状形成现象；由于红细胞聚集后重量增加，红细胞密度降低，下降的阻力减低，因而随之沉降加快，最后沉积底部。由此可见红细胞钱串状形成对红细胞沉降是很重要的。平时，红细胞膜的表面，带有负电荷，互相间有排斥效应不易聚集；红细胞膜外又有一层水化膜亦不利于互相聚集。如负电荷减少，水化膜破坏，则红细胞就容易聚集而使血沉加快。故凡是能促使红细胞聚集的因素就可促使血沉加快。红细胞钱串状形成的内在因素，如纤维蛋白原、α2-巨球蛋白、C-反应蛋白、胆固醇等可加速钱串状形成加速血沉。血浆卵磷脂可使红细胞成为球形，不易聚集，而使血沉缓慢。其他如游离脂肪酸等有抑制血沉的作用。

血沉测定的是血浆中红细胞的沉降速率。用特定的玻管(魏氏管，内径 2.5 mm，长 30 mm，刻度 0～200 mm)，吸取应用 3.8%枸橼酸钠抗凝并稀释的静脉血，直立静置 60 min，读取弯月形液面的最低点到红细胞沉降层的最上限之间的毫米数，则为血沉的数值。上述该法为 ICSH 推荐的常规标准化方法，即魏氏法红细胞沉降率测定。

参考范围 健康人群中，血沉上限值在男性为 10 mm/1 h，女性为 12 mm/1 h，儿童为 10 mm/1 h。正常值随年龄的增加而升高，对于大于 60 岁的人来说，正常值上限在男性为 14 mm/1 h，女性为 20 mm/1 h。

影响因素 ① 进食可使血沉加快，故空腹采取标本较为适宜。② 应避免静脉穿刺时被所用的皮肤消毒物所污染。③ 血液中出现凝块时，测定结果无效。④ 如果标本保存于室温下，则在抽血后 2 h 内必须进行测定，否则红细胞变成球形，影响血沉结果；如果保存于 4℃下，在 6 小时内测定。如果血液是 EDTA 抗凝并保存于 4℃条件下，可在 24 h 内进行测定。⑤ ESR 值受测定过程中室温的影响。温度对血沉测定结果的影响较大，温度高使血沉加快，因此温度在 18～25℃，不必校正，超出此温度，应用 Man-Ley 校正图进行校正。⑥ 贫血对于血沉测定有较大的影响，贫血越严重，其血沉下降越快。为排除贫血的影响，应当应用三好和夫的血沉校正图进行校正。⑦ 振动对于血沉测定是有影响的。⑧ 血沉管必须垂直。如管倾斜 3°，可使血沉加快 30%。

生理学变异 新生儿因纤维蛋白原低血沉减慢，12 岁以下的儿童血沉可略快。妇女月经期和妊娠 3 个月后血沉可加快。老年人的血沉可加快，50 岁以后男性可达 20 mm/1 h(魏氏法)，女性可达 30 mm/1 h(魏氏法)。

临床意义 凡是纤维蛋白原、球蛋白增多而导致红细胞缗钱形状形成的疾病，如绝大多数急性或慢性感染(炎症可使血沉增快，这主要是由于血浆中急性期反应物质，如纤维蛋白原、C-反应蛋白等增加，使血沉增快。血中这些急性期物质主要由肝脏制造，在急性炎症等情况时肝脏合成和释放增加，一般在炎症发生 2～3 d 即会有血沉加快)，恶性肿瘤(其原因可能是多方面的。恶性肿瘤亦可有急性反应物质，如 α1-抗胰蛋白酶、铁蛋白等增加)、结缔组织病、高胆固醇血症(因胆固醇易使红细胞钱串状形成)、坏死性疾病(心肌梗死)等血沉都可以加快，所以血沉是一种非特异性试验不能用来单独诊断任何疾病。

血沉可鉴别器质性病变和功能性疾病，前者血沉加快。

临床上检测血沉常用于观察结核病和风湿病的病性变化和疗效。血沉加快，表示病症复发和活动，当病性好转或静止时血沉逐步恢复正常。

某些疾病的鉴别诊断：如心肌梗死和心绞痛(急性心肌梗死亦会有血沉加快，但心绞痛不出现血沉加快，故可作为二者鉴别的一种指标)，胃癌和胃溃疡，盆腔炎性包块和无并发症的卵巢囊肿等的鉴别。前者血沉明显增快，后者正常或略有增快。

但应注意不少疾病可继发红细胞形态改变，从而掩盖了原发性疾病血沉增快的本质。如胃癌患者常合并营养不良性贫血有时血沉增快并不明显。多发性骨髓瘤患者，血浆中出现大量异常免疫球蛋白，血沉明显增快，为重要诊断指标之一。健康查体血沉测定虽无特异性，但与体温、血压、白细胞计数一样可以了解机体健康状况的一般信息，血沉增高往往暗示疾病存在，可以提示临床注意。血沉减慢到 ＜ 1 mm/1 h，可见于血浆高黏状态时，例如巨球蛋白血症、真性红细胞增多症、播散性血管内凝血(DIC)等。

(二) HLA－B27 检测

HLA 抗原是人类主要组织相容性复合物的表达产物，在免疫系统中主要负责细胞之间的相互识别和诱导免疫反应，调节免疫应答的功能。某些疾病的发生率与一些特殊的 HLA 检出率有关，这些疾病大多是发病机理不明并伴有免疫功能异常和有遗传倾向性的疾病，因此，分析 HLA 抗原表达情况下仅有助于了解发病机理，对于疾病的诊断、预防和预后诊断都有重要的意义。HLA－B27 基因是人类第六对染色体上的 MHC Ⅰ类基因编码的 α 链，与 15 号染色体编码的链组成的糖蛋白，包括细胞外部分跨膜区以及细胞内部分。抗原结合沟的左侧为 B27 相对特异部分，由 6 个氨基酸形成复合体，抗原结合沟右侧反映 B27 各亚型的多态性。位于左侧的保守序列与关节炎发病易感性有关。

标本采集　用 K_3EDTA 或 hepatin 抗凝的真空管采集至少 1 mL 的外周血，不能使用固定保存、冷藏保存的样本和发生溶血的样本。

检测方法　微量细胞毒试验、流式细胞术定量分析、分子生物学检查法等。

临床意义　阳性可见于：强直性脊髓炎、雷诺氏症、银屑病性关节炎、葡萄膜炎(眼色素层炎)、溃疡性结肠炎伴有关节病等等。

评价与问题　强直性脊髓炎患者 HLA－B27 阳性率达 90％以上，但 HLA－B27 阴性时不能排除强直性脊髓炎。其他疾病时 HLA－B27 阳性率均低于强直性脊髓炎。

（王雅杰　康熙雄）

参 考 文 献

1　林文棠，朱平. 临床免疫学. 第 1 版. 西安：第四军医大学出版社，2002. 148～262

2　文彬，潘祥林. 诊断学. 第 6 版. 北京：人民卫生出版社，2004. 461～464

3　朱立华. 实验诊断学. 第 1 版. 北京：北京医科大学出版社，2002. 444～449

4　John Bernard Henry, Clinical Diagnosis and Management by Laboratory Methods. 12th edition. America: A Harcourt Health Sciences Company, 2001; 974～989

第六篇

临床病原学实验诊断

本篇介绍临床病原微生物和寄生虫检查方法，主要叙述病原学检查标本的采集、运送和保存；病原体实验诊断的基本原则和检测项目；临床各种感染的实验诊断方法；医院感染、性传播性疾病的检测项目和当今临床感染热点——细菌耐药性的检测。通过本篇阅读使读者对感染病实验诊断有全面、系统的了解。

第24章 病原学检测标本的采集、运送和保存

实验室的工作效率与标本的正确选择、采集和运送密切相关，在此过程中所涉及的医院各部门人员都必须了解保证标本质量的重要性，掌握正确方法。为此，实验室须提供相应的安全准则及标本选择、采集、运送、接收和标记的标准规范，且易于整合到各部门的操作手册中。本章为正确采集和处理标本并最终在临床微生物实验室进行分析提供规范的操作要求。

第一节 基础理论

一、生物安全性

医护人员不完全清楚运往实验室的标本中潜在的病原体，因此必须建立保护检验人员和其他有关人员免受意外接触病原体的规则，即标本采集、运送中的生物安全性(biosafety)。微生物实验室章程中应包含有关生物安全性的内容，如标本安全管理的操作规范及有关生物安全性的参考资料。

与标本管理直接相关的安全措施如下：① 标本采集过程中必须戴手套、穿工作服，必要时戴面具和护目镜；② 盛放标本的容器必须防漏，且应放于密封的有标记的塑料袋中运送；③ 禁止将带有针头的注射器直接送往实验室，应放于无菌容器中，或将针尖用无菌塞子堵住，放于密封防漏的塑料袋中；④ 禁止将渗漏的标本容器送往实验室或者进行处理，应将渗漏的容器消毒并丢弃，向医生解释情况及继续处理可能出现的安全问题，请临床重新采集新的标本。

二、标本的选择和采集

采集标本时，必须选择代表病情发展过程的采集部位，否则没有临床意义。此外，应注意病毒标本与细菌标本采集方法的不同。

一些常见标本的选择和采集原则如下：

1. 避免固有菌群的污染，许多感染部位标本采集可能受正常菌群污染。这些正常菌群(例如来自皮肤、黏膜或呼吸道)可能会干扰正常的检验结果，如采集尿液标本易被尿道或会阴部微生物污染；血液标本常被静脉穿刺部位的共生菌污染；子宫内膜标本可被无关的阴道菌污染；采集瘘道处标本可能受到胃肠道微生物污染；使用耳刷采集中耳标本可能被外耳道细菌污染；鼻咽部的细菌可能影响鼻窦标本的采集；皮下感染和表浅的伤口则易被皮肤和黏膜细菌污染。

2. 选择合适的解剖部位并以正确的方法和设备采集标本。

3. 如采集厌氧标本，应选择合适部位，采样方法首选组织活检或针吸，标本应置于室温，不能冷藏。可接收的用于厌氧培养的标本有：吸取液(用注射器和针头)、前庭大腺、胆汁、血液、骨髓、支气管镜保护性刷洗物、后穹隆穿刺术标本、输卵管、子宫内避孕装置(检测放线菌)、卵巢、胎盘(经剖腹产术取得)、窦内吸取物、粪便(检测艰难梭菌)、外科拭子、外科组织、气管内吸取物、尿液(经耻骨上穿刺吸取)、子宫内膜吸取物。不能用于厌氧培养的标本有：支气管肺泡冲洗液(未经保护的)、子宫颈、恶露、鼻咽拭子、会阴部、前列腺液或精液、唾液、粪便、直肠样品、咽拭子、气管切开吸取物、尿液、阴道或外阴部拭子。

4. 标本数量应充足，否则可能产生假阴性

结果。

5. 每个标本都要标上患者的姓名、住院号、来源、部位、采集日期、时间和采集者。将标本放在无菌、利于可疑病原菌生长的容器内，防止渗漏及其他可能的安全问题。

三、病毒、立克次体、衣原体及支原体的转运

病毒转运培养基(viral transport media, VTM)应防止干燥以在转运过程中保持病毒的活性。

液体转运培养基中往往含有小牛血清蛋白、凝胶或小牛血清，以及对病毒没有抑制作用的抗生素。用于病毒分析的组织也应该置于这种培养基中。2-SP是1种含蔗糖的液体运送系统，可用于运送病毒和衣原体。

含有新生儿阴茎包皮纤维原细胞的转运系统有助于巨细胞病毒和单纯疱疹病毒感染患者的恢复期和早期检测，已有商品供应，如果用Stuart′或Amies运送培养基，取样刷应转置于液体VTM中。不含钠的谷氨酸盐缓冲液中可促进立克次体繁殖。含有BSA的蔗糖-磷酸盐-谷氨酸盐运送培养基常用来运送立克次体、支原体和衣原体。

四、标本的运送

1. 所有的标本最好在2 h内送往实验室。如果不能及时运送，应将标本在适当条件保存。

2. 细菌标本放置一般不能超过24 h，病毒标本在4 ℃条件下则可保存2～3 d。

3. 正确运送临床标本包括厌氧培养标本首先取决于收集的数量。数量少时应在收集后15～30 min内送到实验室；活检组织在25 ℃厌氧运送系统中可保存20～24 h。

4. 脊髓液、生殖器、眼睛或内耳标本禁止冷藏，因其中可能含有对环境敏感的微生物如志贺菌(立即处理)、淋病奈瑟菌、脑膜炎奈瑟菌和流感嗜血杆菌(对冷敏感)。

5. 临床标本或传染性物质转运应正确标记、包装和保护；运送工具也应该有表明运送生物性材料的标记。

五、标本的接收和拒收原则

不规范标本的检查可能导致错误的诊断和治疗。实验室必须制定严格的标本接收和拒收标准，以下列举了一些标本拒收的特殊规则及相应的处理方法。

1. 无标签　不进行检测并与相应的医生和护士联系。如果是尿、痰、咽拭等无侵入性采集操作标本，要求重新采集；如果是侵入性采集操作标本(如体液或组织)，与医生商讨后再进行检测或重新采集，并对出现的问题及采取的更正措施予以记录。

2. 运送延误　不检测，提醒提交者重新采集，在报告单上注明：运送延误。

3. 不正确或渗漏的容器　不检测，提醒提交者重新采集，在报告单上注明出现的问题及采取的更正措施。

4. 标本不符合要求　不检测，联系提交者，讲明实验要求，指出差异，重新采集符合实验要求的标本。

5. 同一天内收到同一检测目的的相同标本(血标本除外)　不检测，将标本正确保存于合适温度。通知提交者，指出重复并在报告单上注明。

6. 临床意义不明确的标本　不检测。无菌体液标本可能提示严重的或危及生命的疾病，必须迅速正确处理。

六、标本优先处理的原则

根据标本处理的优先次序，标本可分为三类：紧急性、常规性和选择性。

1. 紧急性标本　需紧急处理的标本(血液、脑脊液、经气管吸取物、眼部标本、心包积液、羊水、下呼吸道标本)常提示疾病可能危及生命，需要立刻处理，以使初步信息能在标本到达30 min～1 h内及时告知临床医生。

2. 常规性标本　常规性标本(咽喉标本、腹水、烧伤、取自导尿管的尿液、女性生殖道标本)常来自短期内无生命危险的患者。

3. 选择性标本　除了上述的紧急性和常规性标本之外便是选择性标本。

4. 重复检验　初步诊断后，对同一类标本每天进行检测的临床意义通常不大。一般情况下，如果症状持续存在，应在3 d后重新采集标本，利于检测出可能已产生耐药性的病原菌或目前与感染有关的病原菌。

标本如果需要紧急处理，则必须进行快速和准确的检测，将结果电话告知临床医生，与医生联系

的信息也应该在报告单上注明。在电话号码簿或计算机标本记录或其他地方注明结果已电话通知，包括日期、告知的医生、通知的信息及打电话的实验室人员姓名。

第二节　各种种类标本的采集、运送和处理

一、体液标本

(一) 腹腔-腹膜的液体(穿刺液、腹水)

1. 采集

(1) 材料：腹腔穿刺包，应包括套管针和套管或透析导管和长针、解剖刀、皮肤消毒剂、局部麻醉药、消毒标本容器和缝合工具。

(2) 方法：① 常规消毒穿刺或切开部位的皮肤，患者应取坐位。② 穿刺点取腹中线脐下 3～5 cm处。③ 如果抽吸物为肉眼可见血液或肠内容物，需进行剖腹探查；如果没有，则用 1 L 生理盐水或平衡盐溶液冲洗。④ 如果条件可以则进行引流放液，腹水往往稠厚且流动缓慢，可引流数百毫升。

2. 标记

(1) 患者信息。

(2) 采集时间和诊断信息。

3. 运送

(1) 标本不得冷藏。

(2) 直接送往实验室。

(二) 血液标本

采集血液的方法和数量直接影响病原菌的检出和结果分析，应根据表 24-1 的原则采集血液标本；皮肤消毒的方法也是影响结果的关键因素。此外，从皮外或中心静脉导管采取血标本很可能被固有菌群污染，因此应在报告单中注明静脉采集标本更有助于结果解释的正确性。

1. 采集

(1) 材料：① 无菌手套；② 乙醇和碘酊；③ 双针筒采集系统；④ 需氧和厌氧血培养瓶；⑤ 止血钳。

(2) 方法：① 取掉培养瓶上的封条和瓶帽，用乙醇消毒橡皮塞，待干；② 用止血钳夹紧管子并将一个针头扎进需氧瓶中；③ 按常规消毒静脉穿刺部位皮肤。

2. 标记

(1) 标本应标记患者信息。

(2) 标明采集时间和部位(如左臂等)。

(3) 注明患者是否正在使用抗生素。

(4) 注明可疑的诊断。

3. 运送

(1) 将标本保持在室温或 35 ℃而不要冷藏。

(2) 迅速送往实验室。

4. 备注　新的资料表明厌氧血培养瓶对临床不是必需的，但一般采用 2 个需氧培养瓶，因为检测量的增加可提高阳性率，20～30 mL 血液量最为理想。从瓶或类似方法中获得的酵母菌培养信息可比厌氧培养更有价值。

(1) 在发热高峰前 1 h 内或开始时采集血液最理想。

表 24-1　采集血液标本的临床条件和原则

临　床	原　则	备　注
成人或青少年严重的败血症、脑膜炎、骨髓炎、关节炎、肺炎	治疗前做 2 次血培养	从两只手臂各取 10 mL 到 20 mL 2 份样品
亚急性细菌性心内膜炎	24 h 内做 3 次血培养	间隔采集；在第一次发热高峰时期采集 2 次血标本；若前 3 次培养阴性，24 h 后可再采集培养
急性细菌性心内膜炎 轻度血管内感染	治疗前，1～2 h 内做 3 次血培养 24 h 内做 3 次血培养	间隔采集，间隔时间≥1 h；首次发热发作采集 2 次血标本
不明原因的菌血症(处于治疗中)	48 h 内做 4～6 次血培养	在服用抗生素之前采集标本
发热发作期	不超过 3 次培养	菌血症可能已在发热前 1 h 发生
婴幼儿	1～2 mL 血标本	新生儿诊断菌血症两次培养即可

(2) 在使用抗生素之前采集血液。

(3) 除了急性败血症,每次采集间隔时间应不超过半小时。

(4) 每 24 h 3 次采集对诊断菌血症或心内膜炎已足够。样品量至少要有 10 mL 并分装于 2 个瓶中,量多则更有助于检测。

(5) 不应从留置静脉或动脉导管取血,因为导管易被固有菌群污染(除非无法静脉穿刺取血)。尽可能在静脉穿刺线以下取血以避免血液被输液稀释。

(6) 骨标本:① 将骨碎片置于液体培养基中;② 迅速送往实验室;③ 每一标本必须同时做一涂片和血培养;④ 患者的资料也很重要。

(7) 骨髓:① 接种于血培养瓶(如量很少可接种于琼脂培养基),与实验室联系(建议溶解离心);② 保证无菌操作;③ 报告单应附注可疑的初步诊断。

(8) 中心静脉留置导管:① 消毒,拔去导管盖,再次消毒针心;② 插入无菌注射器抽吸至少 0.5～1.0 mL 血液并弃去,以消除干扰因素及导管末端的污染;③ 另取一无菌注射器抽吸 0.5 mL 用于培养,将培养瓶的隔膜消毒,注入采集的血液;④ 将导管内注入肝素或生理盐水。

(9) 小儿:小儿的不依从性及适合穿刺的静脉少使采集困难,且采集量无法达到与成人相同的用量。因此对小儿来讲,虽然要求至少抽取 0.5 mL 血液,但在特殊情况下即使是仅采集 0.1 mL 的血液也应注于儿童血培养瓶中。皮肤消毒至关重要,穿刺前允许消毒剂待干 1 min。一般不需做厌氧培养,除非临床考虑确实有厌氧菌败血症的危险。

(三) 脑脊液标本

在第三和第四腰椎间隙或稍低处穿刺采集脑脊液,防止损伤脊髓。小儿则于第四和第五间隙。采集标本必须保证严格的无菌操作;若仅收集到 1 管脑脊液,首先送往微生物实验室。如果多于 1 管(每管 1 mL),微生物实验室应接收被血污染较少的脑脊液(如第二或第三管等)。

1. 采集

(1) 材料:① 托盘;② 皮肤消毒剂;③ 无菌手术巾;④ 0.5～1%普鲁卡因、注射器及针头;⑤ 2 个腰穿针、小钻孔(20～22 规格)及针头;⑥ 液体压力计;⑦ 3 个有螺旋帽的无菌试管。

(2) 方法:① 采集过程中保证患者安静,必要时约束其行动;② 向患者解释会有些痛感,局麻药难以到达脑脊膜,当针头抵达硬脑膜牵拉脊椎周围组织会产生疼痛;③ 嘱患者屈曲双膝,头向前胸部屈曲,紧贴膝盖;④ 如进行腰椎穿刺,消毒两髂后棘连线与脊柱相交处周围皮肤;⑤ 进针,使用套管针以避免植入皮肤,否则易导致脊管内皮样囊肿;⑥ 如见到液体流出说明针头已到达蛛网膜下腔,此时可测定压力;⑦ 采集 1 mL 于无菌螺旋帽试管中。

2. 标记

(1) 标记患者信息。

(2) 患者年龄。

(3) 标本采集时的治疗情况。

3. 运送

(1) 不要冷藏。

(2) 手拿标本送往实验室。

4. 备注

(1) 革兰染色,镜检,结果立即(电话)告知临床医生,以便尽早决定治疗方案。

(2) 患者的年龄有助于判断潜在的病原体。

(3) 儿童:① 儿童中枢神经系统感染可能不显现症状,常进行儿童脑脊液检查确珍感染。如果穿刺脑脊液肉眼可见血液或凝块,说明穿刺针位置不正确,应重新穿刺。但是病情严重的患儿不允许立即重做,而有必要先将混有血迹的脑脊液送往实验室培养,培养前应摇匀血块。② 某些患儿因有各种脑室旁路需引流过多的脑脊液,因此有必要注明"脑室旁路引流液"而不是"脑脊液"。一些经腰穿获得的脑脊液中可能被认为是污染的细菌,在脑室旁路感染中也许是重要的病原菌。

(四) 胸膜-胸腔穿刺液

胸腔穿刺引流可能导致疼痛、呼吸困难及其他压迫症状。漏出液可能出现于心脏(充血性心力衰竭)、肾脏或血管疾患;而渗出液可能与炎症(如类肺炎和肺结核脓肿等)有关。积液也可能由肺部感染引起,以抽取 10 mL 胸腔积液为佳。

1. 采集

(1) 材料:① 无菌手术巾;② 皮肤消毒准备;③ 0.5%～1%普鲁卡因、注射器及针头;④ 负压吸引设备(真空瓶);⑤ 机械或人工抽吸器;⑥ 不同口径穿刺针头(小口径适合浆液性液体、大口径适合化脓性渗出液);⑦ 其他:塑料导管、空芯针头等。

(2) 方法:① 患者半横侧卧位,手置于头上或头前，可用枕头支撑住上身，患者也可反坐在靠背椅上或靠在桌边；② 收集肋膈角的积液（不会累积肺脏）；③ 以 X 线和叩诊定位，消毒穿刺点皮肤；④ 局麻；⑤ 于患者吸气时刺入以避免损伤肋间血管，嘱患者不要咳嗽；⑥ 针头连接 1 个三向旋塞，防止空气进入；⑦ 接上注射器或带真空瓶的导管；⑧ 按医嘱旋开旋塞引流积液；⑨ 将标本直接放入带螺旋塞的培养瓶；⑩ 将漏出液（蛋白浓度较高）置于紫色试管用于细胞计数或鉴别。

2. 标记

(1) 患者信息。

(2) 注明液体类型及作何检查。

3. 运送

(1) 直接送往实验室。

(2) 标本不要冷藏。

4. 备注

(1) 积液不能自动流出则有必要使用引流装置。

(2) 观测是否有血痰。出现血痰常提示肺组织已损伤。

(3) 儿童要求同成人。

二、胃肠道标本

(一) 十二指肠内容物

十二指肠常是贾第鞭毛虫和类圆形线虫的寄生部位。常用插管吸取或胶囊（Entero-Test）法采集十二指肠标本。

1. 采集

(1) 插管法

1) 材料。① 合适长度的双腔管；② 镇静剂（戊巴比妥或其他）；③ 注射器或机械吸引装置；④ 大的无菌螺旋帽试管。

2) 方法。① 操作前 12 h 禁食，并服用镇静剂；② 将双腔管从口腔插入 45 cm 到达贲门；③ 患者左侧卧位，再插入 15 cm 到达胃大弯；④ 患者坐在桌边，身体前倾，使导管进入胃窦；⑤ 患者右侧卧位，脚抬高 5 min，胃蠕动使导管进入十二指肠；⑥ 最后，患者仰卧 5 min，导管缓进 10～15 cm；⑦ 最后通过内窥镜了解是否已到达目的地。

(2) 胶囊法（Entero-Test）

1) 材料。凝胶胶囊（包括一根带有砝码的、卷曲的尼龙纱线或细绳），纱线末端突出在胶囊顶部。

2) 方法。① 用胶布把外露的纱线粘在患者脸上；② 患者咽下胶囊后，凝胶溶解，蠕动将砝码线带入十二指肠；③ 4 h 后，从口腔拉出纱线，部分纱线粘有胆汁黏液，送实验室检测。

2. 标记

(1) 患者信息。

(2) 胶囊法检测中，应记录进入十二指肠时的胶囊纱线的长度。

(3) 初步诊断。

3. 运送

(1) 及时将纱线送往实验室以防干燥，如 1 h 内不能检测，应保存在福尔马林中。

(2) 插入法收集的十二指肠内容物不加任何保护剂，如果不能在 2 h 内检测，保存在福尔马林中。

(3) 标本不能冷藏。

4. 备注

(1) 必须迅速直接检测十二指肠内容物、纱线或者制成 1 mL 生理盐水乳剂。

(2) 防止纱线干燥。

(3) 检查纱线末端的 pH 值和颜色以验证是否正确到达十二指肠。正确选择寄生虫标本的保护剂。

(4) 小儿：胃内吸取物应置于无菌容器并迅速送往实验室。检查微生物要求早晨禁食，对于婴儿，医生和护士应在最后 1 次喂养后收集吸出液。应注意分析培养结果。

(二) 胃窦活检标本检测幽门螺旋杆菌

十二指肠溃疡和部分胃溃疡多数是由幽门螺旋杆菌引起的，它是一种弯曲的、革兰染色阴性的细菌。内窥镜活检取得的胃窦黏膜组织培养幽门螺旋杆菌有较大的临床意义。在进行创伤性组织活检之前可考虑先做酶联免疫筛选检测。

1. 采集

(1) 材料：① 纤维内窥镜装置及活检镊子；② 术前用药[哌替啶（德美罗）、地西泮（安定）及其他药物]；③ 带螺旋帽试管（内置 1 mL 无菌生理盐水）；④ 福尔马林液（常规病理检查所需）。

(2) 方法：① 患者术前用药；② 患者左侧斜卧位，润滑纤维内窥镜管后插入患者口中；③ 用右手缓慢插入内窥镜管。在经过环咽肌时，用左手食指将内窥镜管保持在中线上；④ 嘱患者作吞咽动作以利于内窥镜管径入食道；⑤ 用观察同时插入内窥镜；⑥ 插入胃内，保持胃小弯在内窥镜视野的上方；⑦ 辨清角度，将内窥镜管插入胃窦；⑧ 继续插入通过幽门直至十二指肠球部；⑨ 十二指肠探查完毕后取4块活检标本(用于不同检测方法)，退出内窥镜管；⑩ 活检标本置于培养基或快速筛选试验生理盐水，病理检查需置于福尔马林液内。

2. 标记

(1) 记录患者信息及标本来源，如“胃窦活检组织以检测幽门螺旋杆菌”。

(2) 记录活检时间。

3. 运送

(1) 迅速将标本送往实验室；进行快速的酶联免疫筛检。

(2) 如果标本超过1 h后处理，可冷冻标本。

4. 备注

(1) 一些快速的检测试验是将标本直接接种于尿素肉汤或琼脂并放于培育箱。

(2) 研磨组织标本以释放更多的病原体，进行革兰染色和培养，观察是否与筛检结果一致。

(3) 一些细菌可耐受胃内酸性环境，如果放置超过1 h，酶联免疫筛检试验中可能会产生尿素反应假阳性结果，因此需进行革兰染色和培养以进一步证实。

(4) 如标本采集后6～8 h内不能及时检测，应放于生理盐水增菌运送培养基(或胰蛋白酶大豆肉汤)中。

(5) 小儿要求：同成人。

(三) 胃内容物

早起未进食水前采集胃内容物，该方法常适用于7岁以下的患儿(但除外新生儿)。痰标本无法获取时也常采取此方法以检测结核分支杆菌。

1. 采集

(1) 材料：① 14或16号Levin管(经鼻腔插入)；② Rehfuss或Levin管(经口腔插入)；③ 局麻药(备用)；④ 注射器或机械吸引装置；⑤ 无菌标本容器。

(2) 方法：① 患者处坐位或左侧卧位，头仰起45°。② 患者抬起下巴，将Levin管向后轻轻插入，经过鼻咽部进入食管；鼻咽部不一定需要局麻，插管前可先将插管用冰冷却以减少恶心。③ 嘱患者张嘴并将下巴置于前上位。④ 将插管放在患者舌上，避免刺激悬雍垂，从咽后部推入。⑤ 插管持续进入到55 cm(离口距离)处的同时，鼓励患者闭口并作吞咽动作。⑥ 患者坐位时用内窥镜引导插管至胃窦，左侧卧位时则引导至胃大弯中线处。⑦ 用注射器或机械吸引装置吸取胃内容物。

2. 标记

(1) 患者信息。

(2) 患者年龄和需检测的病原菌。

(3) 采集时间。

3. 运送

(1) 尽快送往实验室。

(2) 如不能立即送检可将标本冷藏。

4. 备注　如果吸出的胃内容物同时带有痰液，这种混合标本检出分支杆菌的阳性率比单独胃内容物或痰液标本更高。

(四) 胶带法收集蛲虫标本

蛲虫穿过直肠在肛周(肛门或肛门周围)皮肤排卵，其特点为常在夜间患者熟睡时周期性的排卵。因此最好在早晨沐浴前采集标本。

1. 采集

(1) 材料：市场上有专门的标本收集装置出售，也可用以下材料采集：① 一张2～2.5 cm宽的透明纤维胶带；② 显微镜载玻片(2.5 cm×7.5 cm)；③ 压舌板。

(2) 方法：① 将一段长8～9 cm胶带中的0.5 cm部分粘于载玻片一端，再把胶带覆盖至玻片(涂胶部贴于玻片)距另一端1 cm处，留胶带末端小部分作标签(Tab)不粘贴在玻片上；② 将玻片靠在压舌板上，抓住标签将胶带大部从玻片上拉起；③ 裹住压舌板并将胶带涂胶面暴露在外面；④ 压舌板和玻片靠紧以固定胶带；⑤ 分开患者臀部并将胶带贴于肛周数处；⑥ 把胶带重新贴于玻片上；⑦ 用纱布或棉花涂擦玻片上的胶带。

2. 标记

(1) 患者信息。

(2) 收集时间和患者年龄。

3. 运送

(1) 尽快运送。

(2) 采集后即冷藏。

4. 备注

(1) 如暴露于热的环境中蛲虫幼虫会很快死亡。

(2) 在10 pm至午夜之间或者于凌晨采集以提高检出率，并采集多份样品。

(3) 蛲虫卵传染性很强，因此强调无菌操作，采集标本后不要碰触胶带涂胶处一侧。

(4) 小儿要求：这种标本往往来自小儿，采集方法如上所述。

(五) 直肠、肛门拭子标本

多数情况下，检测引起腹泻的病原菌一般用粪便标本做培养，而不用拭子标本。直肠拭子培养仅用于婴幼儿或急性腹泻的患者，采集时必须粘有粪便。培养常规检测沙门氏菌、志贺氏菌和弯曲菌，如需作其他病原菌检测，可向实验室咨询，如做 B 群链球菌检测，见后“生殖道标本：总论”部分。

1. 采集

(1) 材料：① 拭子；② 转运培养基。

(2) 方法：① 将拭子轻插到肛门括约肌外，旋转，移开并接种到运送培养基中，拭子上应该可看到粪便；② 淋病奈瑟氏菌培养时拭子应在肛环内的肛门陷凹取样，尽量避免受粪便污染，并立即放入运送培养基或在床边接种至特殊的淋球菌培养皿。相应培养基的使用方法可向实验室咨询。

2. 标记

(1) 患者信息。

(2) 指出需要检测的病原菌，尤其是淋病奈瑟氏菌。

(3) 申请单上注明采集时间。

3. 运送

(1) 待检淋病奈瑟菌标本不能冷藏，尽可能在采集后 30 min 内送往实验室。

(2) 常规培养如果预计将延误 6 h 以上，应冷藏运送培养基。

4. 备注

(1) 用于腹泻诊断应采集粪便标本。

(2) 淋病奈瑟菌对营养苛求，在冷藏温度、没有碳源或合适的培养基时都会死亡。

(3) 如果需检出的病原菌是大肠杆菌 O157∶H7、耶尔森氏菌、部分弧菌和气单胞菌等时，应通知实验室。

(4) 直肠拭子不推荐用于检测艰难梭状芽孢杆菌。

(5) 小儿要求：收集和转运方法同成人。考虑到局部需培养检测小肠结肠耶尔森氏菌和亲水气单胞菌，若能采集到粪便可使用酶联免疫吸附试验用的拭子取样。

(六) 检测阿米巴病的乙状结肠镜标本

寄生虫粪检阴性但怀疑阿米巴感染时常进行乙状结肠镜检查。乙状结肠镜检查前不能进行导泻、灌肠或钡餐。如果必须做导泻，应在 2～3 h 后再做乙状结肠镜检查。直接从小肠黏膜采取标本，因阿米巴原虫易于在小肠黏膜吸附聚集。

1. 采集

(1) 材料：① 带橡皮球的血清吸液管；② 刮匙；③ 内窥镜或乙状结肠镜。

(2) 方法：① 已润滑过的乙状结肠镜轻插入直肠，移至病变处；② 用血清吸液管从病变部位或结肠黏膜表面取样；③ 可用刮匙于结肠壁可疑部位刮取标本；④ 标本放置于无菌培养基并立即送往实验室。

2. 标记

(1) 患者信息。

(2) 注明准确的标本来源，例如“乙状结肠病变部位”或“乙状结肠镜”。

(3) 注明隐血或其他检测是否要做。

3. 运送

(1) 立即运送。

(2) 标本不能冷藏。

4. 备注

(1) 除非有其他检测要求，仅作阿米巴检测。

(2) 尽可能采集多份标本并防止干燥，立即运送到实验室可提高检出率。

(3) 需检测三份粪便标本才能确诊。

(4) 小儿要求：同成人。

(七) 粪便培养或寄生虫检查

一般选择腹泻粪便标本(疾病急性期)，细菌培养的直肠拭子必须有粪便，拭子仅建议用于婴儿。检测细菌，采集每天 3 次，连续 3 d；若是寄生虫检查则间隔 1 d 或 2 d 连续采集 3 次。避免在服用过硫酸钡、油、镁或结晶混合物后立即采集标本，服用这些物品至少在 5 d 后再采集标本。

1. 采集

(1) 材料：① 对于细菌培养或快速寄生虫检测需有防护盖的洁净蜡纸杯，或其他相同的容器。容器不要太小，否则患者很难提供充足的标本。② 拭子(适用于急性发病或粪便标本很难获得的患者)。③ 寄生虫转运包(内置两个固定剂瓶，1 个放福尔马林，另 1 个放乙烯聚合物的乙醇)或类似运送系统。

(2) 方法：① 向患者讲明直接排泄于收集容器，不能从厕所便器水中获取标本，也不能使尿液污染标本，将盖子盖紧，冷藏标本；② 或者从床上便盆、塑料裹巾或纸上收集 10～20 g 粪便放入容器；③ 进行寄生虫检测时，当粪便还温暖时立即按上述方法采集并直接送往实验室。如果延迟，放 0.5～1

匀的标本于每个固定剂容器中。

2. 标记

(1) 患者信息。

(2) 注明要求做何种检查：常规培养、卵或寄生虫及其他特殊检查等。

(3) 采集时间和日期。

(4) 注明患者的特殊病史(旅行、其他患病的家族成员等)。

(5) 对同一患者收集连续标本时应标记清楚。

3. 运送

(1) 细菌培养检测需延迟运送时需冷藏标本。

(2) 如标本用于检测艰难梭状芽孢杆菌以及预计延迟运送时间>48 h，4 ℃冷藏标本。

(3) 寄生虫研究时应提供新鲜标本。

(4) 对于检测其他细菌，如预计延迟 2～3 h 运送时，标本可置于 Cary-Blair 运送培养基中。

4. 备注

(1) 当引起腹泻的病原体怀疑是沙门氏菌、志贺氏菌、弯曲菌时，临床医生必须通知实验室，因为检测分离弧菌、耶尔森氏鼠疫杆菌、气单胞菌属或大肠杆菌 O157∶H7 需要特殊的实验室程序且代价较贵。

(2) 弯曲菌不常规做药物敏感性试验。

(3) 粪便标本不做厌氧培养。

(4) 运送胆汁、结肠造口术和回肠造口术标本的方法同其他粪便标本。

(5) 小肠吸出物可检测厌氧菌。在肠梗阻患者中，类杆菌和双歧杆菌可定植到小肠并引起小肠消化功能紊乱。

(6) 许多实验室采取初步寄生虫筛查以寻找贾第鞭毛虫或隐孢子虫。现代酶免疫检测寄生虫抗原仅用一份标本即可。

(7) 患者免疫力越低下，一些寄生虫越易于播散至身体其他部位。还需要采集其他部位的标本进行检测。

(8) 小儿要求同成人。由于小儿依从性差，用其他材料获取厕所粪便或从尿布上获取，如果标本量很少，调整运送溶液与标本的比例为 3∶1，直肠拭子标本则不建议用于寻找虫卵和进行寄生虫检查。

三、生殖道标本

(一) 总论

1. 生殖道常存在大量正常菌群，应特别注意标本挑选和采集方法。正常菌群常使结果很难解释，不建议进行常规检查。

2. 厌氧培养仅限于特定的标本，如胎盘(剖腹产术取得)、子宫内膜、后穹窿穿刺术、输卵管、子宫颈吸出物、卵巢和前庭大腺等标本。

3. 许多女性生殖系统感染局限于特定部位，如外阴、阴道子宫颈及上尿道等。

4. 在美国，沙眼衣原体感染比淋病奈瑟氏菌感染更为常见。实验室可采用直接镜检、酶免疫测定、专门培养或 DNA 探针检测沙眼衣原体。由于两种感染经常同时发生，建议每一份淋病奈瑟氏菌检测标本同时应作衣原体检测。

5. 前庭大腺囊肿的脓液可通过直接用手指触压或注射器吸取采集得到。

6. 子宫内膜标本最好用抽吸装置获取，不用拭子采取，因为易被子宫和阴道正常菌群(也可引起子宫内膜炎)污染。

7. 盆腔感染以非侵入性技术采集标本，如通过后穹窿穿刺术获取腹水标本。输卵管和卵巢标本可以外科方法直接获取。

8. 除了梅毒感染，检测外阴病变部位刮片、抽吸物及活检组织标本常无临床意义。仔细用干纱布擦拭梅毒病灶直到出现浆液性液体(避免出血以影响暗视野镜检)。采集液体并滴一滴于干净的载玻片，立即检查有无活动的梅毒螺旋体。

9. 子宫内避孕器以外科手法取出装置以避免子宫或阴道固有菌群的污染。将整个装置包括渗出液置于无菌容器并送往实验室。

10. 检测衣原体感染不能提交阴道分泌物，因为衣原体在阴道扁平上皮细胞中不能生长，故不引起阴道炎。衣原体可寄生于子宫柱状上皮细胞内，应在子宫颈内部位轻轻刮取细胞和分泌物，直接接种于衣原体运送培养基或涂片染色。

11. 新的公共健康指南建议用阴道口或肛门直肠拭子取一、二份标本检测女性 B 群链球菌。子宫颈培养或使用窥器的方法不能采用。拭子应安全的放于细菌运送培养基中。建议使用选择性肉汤或培养基。

12. 前列腺液(包括精液)标本可通过前列腺按摩取得。

13. 小儿用量：用含藻酸钙拭子采集儿童生殖道标本，通常是用来证实是否受到性虐待或诊断初潮前外阴阴道炎或尿道炎。由于这些标本很难重复采集，应尽可能做培养。对于女孩，许多性传播疾病累及阴道远多于子宫颈。

（二）子宫颈或子宫颈内标本

阴道分泌物会污染子宫颈或子宫颈内标本，影响检测淋病奈瑟菌及解释革兰染色结果的意义。因此子宫颈内采集标本必须借助窥镜。

1. 采集

（1）材料：① 子宫颈窥镜；② 拭子；③ 运送培养基；④ 温水。

（2）方法：① 用温水润湿窥器，滑润剂对奈瑟菌可能有毒害作用；② 查看子宫颈，拭去宫颈管内的黏液或阴道内容物；③ 用窥器轻压子宫颈，用含草酸钙、涤纶织物或无毒性棉花的拭子收集从子宫颈内流出物。也可以将拭子插在子宫颈管内，放置数秒钟，然后取出；④ 如怀疑是淋病奈瑟菌感染，应同时采集肛门标本做培养。将拭子插入肛门 2.5 cm，正好进入肛环，旋转擦拭后取出。拭子上不能有排泄物。

2. 标记

（1）患者信息。

（2）初步诊断。

（3）标本采集时间和来源。

3. 运送

（1）拭子上淋病奈瑟菌可存活 6 h，过长则会死亡。

（2）用于淋病奈瑟菌培养的标本必须迅速置于 CO_2 环境中培养。

（3）最好于床边直接接种于特殊的培养基，否则置于运送培养基迅速送往实验室。

（4）不要冷藏标本。

4. 备注

（1）由于可能受其他形态相似细菌的干扰，革兰染色不能有效地检测阴道和子宫颈标本的淋病奈瑟菌。

（2）小儿要求同成人。但只有成人才能采集子宫颈标本检测淋病奈瑟氏菌。

（三）生殖道疱疹涂片

在水泡液和病灶基底部取材。子宫颈内和阴道壁标本亦可用于检测。

1. 采集

（1）材料：① 病毒转运系统；② 拭子（含草酸钙拭子不适合）；③ 结核菌素注射器和 26 号针头；④ 解剖刀片（用于刮除病灶表面）。

（2）方法：① 水泡：直接用无菌注射器从水泡中抽取内容物。用拭子从病灶及底部收集标本；② 子宫颈：将拭子插入子宫颈内并轻轻地旋转几圈；③ 阴道：用拭子收集阴道壁标本。

2. 标记

（1）患者信息。

（2）如果是疱疹病毒感染，应注明检测疱疹病毒。

（3）采集时间。

3. 运送

（1）冷藏但不能冷冻标本。

（2）将拭子插入病毒运送培养基（不能用细菌运送培养基）再送往实验室。

4. 备注

（1）尽可能防止细菌污染。运送时标本保持冷藏温度而不能是冷冻温度或室温。可将盛标本容器浸没于冰水中。

（2）冷冻和解冻病毒标本可能损害病毒体，从而影响检出率。

（3）小儿要求：同成人。

（四）尿道和阴茎标本

男性生殖器标本常于尿道处采取，采集尿液标本前先消毒尿道外口，用拭子插入尿道 2 cm 处后或将脓液挤出尿道口后采集标本。

1. 采集

（1）材料：① 泌尿生殖道拭子；② 运送培养基；③ 用于染色涂片的玻片。

（2）方法：① 从尿道挤出渗出物，收集于拭子上并将后者置于运送培养基中。② 用另一拭子收集余下的渗出液并作涂片以备染色。在涂片表面滚动 2～3 cm，并在同侧标记。③ 如果不能挤出渗出液，将泌尿生殖道拭子插入尿道约 2 cm，轻轻旋转，取出。④ 尽快将标本接种于运送培养基，置于 CO_2、35 ℃环境中。接种后，准备一张涂片以备染色。如可采集两个拭子，一个用于培养，另一个准备涂片。

2. 标记

（1）患者信息。

（2）采集时间。

（3）初步诊断。

3. 运送

（1）标本不能冷藏。

（2）尽快送往实验室。

4. 备注

(1) 男性淋病常可通过尿道渗出液革兰染色确诊。对女性而言，仅凭阴道或子宫分泌物涂片革兰染色常不足以确诊，因为一些阴道非致病菌也可表现为淋病奈瑟菌的双球菌形态。

(2) 淋病奈瑟菌对营养和环境要求高，在低温和缺少 CO_2 的环境中不能生存。

(3) 检测淋病奈瑟菌的同时，应考虑检测衣原体，因为尿道炎的患者也常可检出衣原体。

(4) 严格选择拭子的类型，检查包装，与实验室联系以决定使用含藻酸钙、涤纶织物或无毒性棉花的拭子。

(5) 小儿要求：同成人。

四、呼吸道标本

(一) 总论

1. 上呼吸道感染

(1) 上呼吸道感染可分为咽炎、喉炎、会厌炎和鼻窦炎。

(2) 每种感染往往由特定的病原体引起，各具特点，因此要求不同的标本采集和运送方法。

(3) 咽炎：① 急性病例经培养可检出 β-溶血性链球菌或通过直接抗原检测(该法有其局限性)找到 A 群链球菌。② 淋病奈瑟菌培养不属于常规检测项目，在申请单上应注明要求，而标本应尽快接种，该菌低温时易死亡。咽喉标本革兰染色不能用于检测淋病奈瑟氏菌。③ 检查白喉棒状杆菌时，用棉拭子擦拭鼻孔后部或咽后部，置于常规运送培养基。④ 检查病毒，用棉拭子采集喉部或鼻洗液标本并将拭子置于病毒运送培养基。

(4) 喉炎：① 常由副流感病毒、呼吸道合胞病毒、流感病毒和腺等病毒引起。② 必要的话，用棉拭子采集喉部或鼻洗液标本，置于病毒运送培养基。

(5) 会厌炎：① 不建议做喉部标本培养，接触红肿的会厌可能使之突然下降从而完全堵塞呼吸道。② 可选择进行血液培养。

(6) 鼻窦炎：① 除去鼻腔污垢后，用针吸法从鼻窦中吸取标本。不要使用棉拭子。② 不推荐使用其他方法采集鼻窦标本。

2. 下呼吸道感染

(1) 仔细采集标本至关重要，因为标本易被口咽细菌污染而失去临床意义。

(2) 标本(吸出物或活检组织数量很少)不进行多次检测。

(3) 使用显微镜判断标本质量，正确的有临床意义的标本包括少量的扁平上皮细胞和大量的多形性核白细胞。

(4) 百日咳鲍特氏菌对环境很脆弱，需立即接种。选择鼻咽后部的黏液作标本并使用特殊的运送培养基(如 Regan-Lowe 培养基或 Jones-Kindrick 培养基)。

(二) 气管镜-支气管冲洗液

通过气管镜直接于下呼吸道采集标本，采样范围必须包括肺部病灶。气管刷标本因避免了稀释故优于冲洗液标本标本。

1. 采集

(1) 材料：① 2%利多卡因；② 林格氏液或生理盐水，用于气管刷标本；③ 双腔气管镜；④ Lukens 标本盛放器；⑤ 20 mL Luer 滑动注射器；⑥ 一次性细胞刷；⑦ 4%赛罗卡因。

(2) 方法：① 患者吸入麻醉并用利多卡因胶冻物润滑双侧鼻孔。患者也可能需要静脉输入镇静剂以耐受气管镜检查。② 患者取半 Fowler's 体位。③ 用 2%利多卡因胶冻物润滑气管镜，避开末端塞子。④ 经鼻插入气管镜，采集适合不同目的的标本，如气管冲洗物(对肺炎的诊断意义较少)；气管刷洗物(双腔管)；支气管肺泡灌洗液(选择性标本)；经气管肺组织活检(抗酸杆菌和真菌培养)。

2. 标记

(1) 患者信息。

(2) 检查方法和采集时间。

(3) 注明要求培养的类型：常规、抗酸杆菌或真菌。

3. 运送

(1) 不要冷藏标本。

(2) 立即送往实验室。

4. 备注

(1) 收集气管冲洗液的最大问题是麻醉液可抑制细菌，因为 90%以上标本中会带有麻醉剂，从而影响检出率。

(2) 气管刷大约只能获得 0.001 mL 的标本，而且标本应立即置于液体培养基，否则干燥会导致细菌很快死亡。

(3) 应由熟练的医务人员采集标本。

(4) 经气管镜采集的标本易被口腔细菌污染，

三腔气管镜可大大减少这种污染。

(5) 气管镜标本一般不用于采集厌氧菌标本，有特殊要求时请与实验室联系。

(6) 痰标本不合格时可考虑取支气管肺泡灌洗液标本。灌洗液标本定量分析比痰标本更有临床价值。

(三) 鼻部标本

将拭子插入鼻腔内至少 1 cm 后再采集标本，鼻腔内有病灶时应采集病灶边缘部分。

1. 采集

(1) 材料：① 拭子和运送培养基；② 鼻腔窥镜(需要时)。

(2) 方法：① 将拭子插入鼻腔内至少 1 cm 处；② 取样时先用力旋转拭子，然后停留 10～15 s；③ 退出拭子，放入运送培养基。

2. 标记

(1) 患者信息。

(2) 注明鼻内是否有病灶。

3. 运送

(1) 尽快送往实验室。

(2) 不要冷藏标本。

4. 备注

(1) 鼻腔前部标本，如没有病灶，仅常规检测金黄色葡萄球菌和 β-溶血性链球菌。

(2) 鼻腔标本不能用于检测鼻窦、中耳或下呼吸道感染。

(3) 鼻腔标本不作厌氧培养。

(4) 同时采集其他部位(如直肠)标本可提高耐甲氧西林金黄色葡萄球菌(MRSA)的检出率。如果这些部位连续 2～3 次培养阴性，提示可能不携带 MRSA。

(5) 小儿要求：如取鼻腔冲洗液，可将 4 mL 无菌生理盐水放入 1 盎司容量的锥形橡皮球内，嘱患者将头向后倾斜 70°，把橡皮球插入鼻腔直至塞住鼻孔，挤出生理盐水。数分钟后重新吸入液体，置于无菌容器内迅速送往实验室。病毒标本容器应放于冰上。

(四) 鼻咽部标本

采集鼻咽部标本可通过鼻咽拭子经鼻或喉采集，但应注意避免鼻腔或口腔正常菌群的污染。

1. 采集

(1) 材料：① 鼻腔窥镜(备用)；② 鼻咽拭子；③ 转运培养基，如怀疑百日咳，必须使用特殊的培养基如 Regan-Lowe 培养基，并及早通知实验室。

(2) 方法：① 清除鼻腔前部的分泌物或渗出液；② 需要时使用鼻腔窥器；③ 轻轻将拭子插入鼻腔到达鼻咽部；④ 在鼻咽黏膜上轻轻旋转拭子，并停留 10～15 s 以吸取病原菌；⑤ 小心取出拭子，放于运送培养基，不要冷藏；⑥ 移去窥器；⑦ 也可以将拭子柄弯成一定角度插到喉部，然后将拭子向上伸到鼻咽部。

2. 标记

(1) 患者信息。

(2) 注明初步诊断(尤其怀疑是百日咳时)。

3. 运送

(1) 不要冷藏标本。

(2) 迅速送往实验室。

4. 备注

(1) 鼻咽部标本不能用来检测引起鼻窦感染的病原体。

(2) 鼻咽部标本培养主要用于诊断脑膜炎球菌携带者或百日咳。

(3) 不建议用鼻咽部拭子标本作常规细菌培养。

(4) 无论标记的标本来源何处，大拭子(如 Culturette 型)上的标本一般认为来自鼻腔而非鼻咽部。

(5) 小儿要求：对于鼻咽部吸取物，可将无菌抽吸导管连于 Lukens 标本盛放器，将导管末端插入鼻腔直至感觉遇到阻力(即到达鼻咽部)，将导管后退 1～2 cm 然后抽吸标本。

(五) 痰标本

应采集清晨第一口痰，积痰不适合培养。没有上皮细胞而有大量白细胞的下呼吸道分泌物说明采集正确(因为出现上皮细胞提示可能已受到口咽部正常菌群的污染)。采集运送结核杆菌标本应特别注意安全防护。诊断细菌性肺炎时血液、灌洗液或经气管抽吸物等标本比痰标本更具诊断意义。

1. 采集

(1) 材料：带有螺旋帽的无菌杯。

(2) 方法：① 向患者说明痰与唾液的区别，记住清晨深咳收集第一口痰；② 漱口，有假牙的患者应先取下假牙；③ 将标本直接放入标本杯；④ 旋紧杯子，防止泄漏。

2. 标记

(1) 患者信息。

(2) 注明需作何种培养：常规、抗酸杆菌或真菌培养。

3. 运送

(1) 如预计将延迟 1～2 h，冷藏标本。

(2) 迅速送往实验室。

4. 备注

(1) 一份正确采集的标本足以诊断细菌性下呼吸道疾病。

(2) 对诊断真菌或分支杆菌疾病，应连续 3 个早晨采集标本。

(3) 痰标本不做厌氧菌检测。

(4) 也可进行 DNA 探针或其他分子生物学检测。

(5) 小儿要求：同成人。由于儿童常难以自行咳出痰液，故更常采用气管抽吸液作标本。

(六) 气管吸取物

通过气管切开或气管内插管采集标本。诊断肺炎应取血液或经气管抽吸物标本。检测方法同痰标本。

1. 采集

(1) 材料：① 聚乙烯导管；② 注射器(20 mL)或间歇抽吸装置。

(2) 方法：① 将导管插入气管；② 用注射器或抽吸装置吸取分泌物；③ 撤去导管，与注射器或抽吸装置分离。

2. 标记

(1) 患者信息。

(2) 标本的确切来源。

(3) 初步诊断及患者抗生素使用情况。

3. 运送

(1) 不要冷藏标本。

(2) 迅速送往实验室。

4. 备注

(1) 可能出现的问题同鼻咽部标本；导管插入时必须经过正常菌群聚集区域，从而增加了培养结果解释的难度。

(2) 革兰阴性杆菌会很快在气管切开部位定植，因此培养出现这些革兰阴性杆菌可能难以正确解释肺炎的病因。

(3) 防止生理盐水过分稀释标本。

(4) 小儿要求：吸氧后，将无菌抽吸导管连于 Lukens 标本盛放器，引导导管沿气管内插管管道进入气管直到感觉遇到阻力，将导管回撤 1～2 cm 然后抽吸液体。

(七) 气管穿刺吸取物

当培养结果会影响治疗、非侵入性检测没有效果、危及生命的感染、怀疑厌氧菌感染或患者处于昏睡状态时，采用气管穿刺方法采集标本，并应由外科医生操作。

1. 采集

(1) 材料：① 套管针(14 号)和聚乙烯导管(16 号)；② 注射器(20 mL)或间歇抽吸装置；③ 麻醉剂；④ 乙醇和碘酒。

(2) 方法：① 麻醉、消毒穿刺部位；② 将针头刺进环甲状软骨表面的皮肤；③ 通过针头插入导管抵气管下部，撤去针头；④ 用注射器或抽吸装置吸取分泌物，吸取尽可能多的液体；⑤ 如果分泌物很少，注入 2～4 mL 无菌生理盐水以诱导咳嗽，可采集足够的标本。

2. 标记

(1) 患者信息和确切的来源。

(2) 注明标本是否用来检测厌氧菌或不常见的病原体。

(3) 标本不能冷藏。

3. 运送

(1) 提交有吸出物的注射器或连有导管的抽吸装置。

(2) 防止空气进入容器破坏厌氧菌。

(3) 迅速送往实验室(包括苛求菌)。

4. 备注

(1) 对难以控制的咳嗽不能将导管插入口咽，可能产生假阳性。

(2) 除非患者患有慢性肺部疾病、有气管内插管或气管切开插管，喉部以下气管通常是无菌的。

(3) 小儿要求：同成人。

(八) 咽喉标本

采集时用压舌板压住舌头，观察喉后部和扁桃体区域，定位炎症和渗出物区域。急性咽炎时病原体往往富集于这些部位。

1. 采集

(1) 材料：① 含涤纶织物或藻酸钙拭子和运送培养基；② 压舌板。

(2) 方法：① 仔细但用力擦拭多个区域的渗出物或扁桃体及喉后部；② 拭子取出口腔时不要碰及脸颊、牙齿、齿龈；③ 将拭子放入装有培养基的运送容器内。

2. 标记

(1) 患者信息,采集时间。

(2) 注明患者目前抗生素使用的情况。

(3) 注明标本的检测要求:培养、直接抗原检测或链球菌筛查。

(4) 注明其他可疑的病原菌,如淋病奈瑟菌。

3. 运送

(1) 迅速送往实验室。

(2) 如延迟运送超过 1 h,冷藏标本。

4. 备注

(1) 通过培养试验筛查链球菌,只报告有无 β-溶血性链球菌,包括 A 群。喉标本培养,不仅检测 A 群链球菌,还可检测出 β-溶血性链球菌、嗜血杆菌和其他潜在的呼吸道病原菌,包括肺炎链球菌、铜绿假单胞菌、金黄色葡萄球菌等。

(2) β-溶血性链球菌急性细菌性喉炎的主要原因,不需要做抗生素敏感试验。

(3) 有时临床需要对患儿嗜血杆菌属检测结果,虽然后者是成人或小儿正常菌群的一部分。

(4) 可申请对喉标本进行淋病奈瑟菌检测,实验室对这种申请应提高警惕。

(5) 筛查 MRSA 携带者时需作药物敏感性试验,一般情况下喉部标本一般不需常规作药物敏感性试验。

(6) 小儿用量:同成人。

五、尿标本

(一) 总论

1. 尿液通常是无菌的或一过性有少量微生物,但是尿道内或尿道周围皮肤的菌群会污染尿液标本,从而可能导致错误的培养结果。

2. 症状明显患者(如尿急、尿频、尿痛),一份标本即可,治疗 48～72 h 后再采集第二份标本。症状不明显患者,需采集 2～3 份标本。怀疑肾结核时,应连续 3 d 采集晨尿。

3. 多次收集或 24 h 尿不能用作培养。

4. 申请单上必须注明患者症状是否明显,这对定量培养分析非常重要,尤其只有少量尿液标本。

5. 室温都有利于病原菌和污染菌生长繁殖,因此若 30 min 内不能及时培养尿液则必须冷藏,但也不能超过 24 h。

(二) 尿道导管尿液

插入尿道导管采集尿液标本可能将尿道口细菌带入膀胱,而导致菌尿症。尿袋内的尿液不能用作培养。导尿管末端的尿液也不能用于培养,以避免尿道菌群污染。除非是流行病学调查,长期留置导管患者常规尿液培养没有临床意义。在这类患者中常可检出大量的病原菌。留置导管尿液标本常通过专门的采样端口采集。

1. 采集

(1) 材料:① 21 号针头和注射器;② 乙醇拭子。

(2) 方法:① 必要的话,夹住导尿管采集尿液于试管中,但导管夹住时间不能超过 30 分钟;② 用乙醇拭子消毒清洁采样端口;③ 将注射器针头插入采样端口,抽吸出尿液;④ 收集的尿液置于无菌杯或试管中。

2. 标记

(1) 患者信息。

(2) 申请单上注明尿液采自留置导尿管。

3. 运送

(1) 30 min 内不能送往实验室,将标本冷藏。

(2) 实验室没有接收人员时可将标本置于实验室冰箱里。

4. 备注

(1) 不能把导尿管与尿袋拔开后收集尿液,也不能用尿袋里的尿液用于培养。

(2) 患者常在留置导管的 48～72 h 后有多种病原菌定植。

(3) 实验室必须知道标本以何种方法采集。

(4) 小儿要求:经耻骨上穿刺可尽量避免污染,但对膀胱内少量尿液的小儿难以实施。导尿时,应用小号的导尿管,润滑后轻轻插入尿道直至到达膀胱并流出尿液,弃去 1 mL 开始流出的尿液。尽管如此,在一些尿液标本中受污染情况仍很严重。

(三) 清洁中段尿液

尽量取早晨第一次尿液。弃去开始流出的尿液,以冲刷尿道口的细菌,取能代表膀胱部位病原菌的中段尿。对于患儿,使用一种有带子捆扎的收集尿包来采样,采集方法如下。

1. 采集

(1) 材料:① 无菌带有螺旋帽的杯子;② 消毒肥皂液;③ 纱布、海绵;④ 清洗液。

(2) 方法:告知患者以下的操作是取无其他细菌污染尿液的步骤,请予以配合。女性患者:① 取舒服位坐于马桶上并向一侧尽量伸展自己的膝部;

② 收集标本前用清洗液冲洗干净，从前向后仔细擦洗生殖器部位；③ 用手指握住杯子外面，但不要触及杯子边缘。舍弃开始小部分尿液，取后面的尿液，充满杯子的一半；④ 小心旋紧杯子的盖子。男性患者：① 退回包皮并清洗龟头；② 按上述步骤收集标本。

2. 标记

(1) 患者信息。

(2) 注明患者症状是否明显及抗生素使用情况。

3. 运送

(1) 检查杯盖是否旋紧，防止泄漏。

(2) 若 30 min 内不能送到实验室，可先冷藏标本。

4. 备注

(1) 小儿尿袋中的尿液取出后应立即培养，以减少污染的可能。

(2) 常规尿液标本不能用于厌氧培养。

(3) 小儿要求：3 岁以上儿童按成人采集的方法都可以成功取样。外尿道的仔细清洗同样重要。对婴儿，清洗后应立即将一无菌塑料袋覆盖于会阴部以回收下次排尿的尿液，以这种方法收集的尿液必须在 30 min 内送往实验室。尿布上的标本不能用于培养。

(四) 膀胱内窥镜标本

双侧尿道导管插入术：

1. 充分水化作用以后进行内镜检查。

2. 将内窥镜插到膀胱，通过打开的引流装置收集膀胱内尿液，并标记“CB”(经导管膀胱尿液)，冷藏。

3. 用 2～3 L 的无菌灌洗液冲洗膀胱。

4. 待膀胱排空后，通过膀胱内镜插入 5 号聚乙烯尿管到达膀胱。

5. 注入 100 mL 的灌洗液。关闭内窥镜开关从输尿管引流出灌洗液，收集标本用于培养，并注明“WB”(膀胱灌洗液)。

6. 将两侧导尿管延伸到两侧输尿管的中部或上部。

7. 弃去开始的 5～10 mL 尿液，然后从每个输尿管收集 5～10 mL 尿液于无菌试管，并注明“LK”和“RK”(左肾和右肾)和“1”、“2”或“3”，表明收集的前后次序。冷藏。

8. 将所有标本送往实验室培养。

9. 小儿要求：同成人。

(五) 耻骨上吸取尿液

这种方法可避免尿道或会阴细菌的污染。常用于患儿、泌尿道厌氧菌感染或脊柱损伤患者等。

1. 采集

(1) 材料：① 皮肤消毒用品；② 局麻药；③ 22 号针头和注射器；④ 无菌容器。

(2) 方法：① 消毒自脐以下至尿道之间区域的皮肤，局麻穿刺点部位；② 在耻骨联合与脐连线上，高于耻骨联合 2 cm 处进针刺入膀胱；③ 取 20 mL 尿液，置于无菌带螺旋帽尿杯中并送往实验室。

2. 标记

(1) 患者信息和年龄。

(2) 注明标本为穿刺获取。

(3) 注明是否要求厌氧检测。

(4) 采集时间。

3. 运送

(1) 30 min 内不能送往实验室，冷藏标本。

(2) 如实验室无人接收，请放于实验室冰箱内。

4. 备注

(1) 临床上要求时才做厌氧检测。

(2) 小儿要求：该方法可用于验证尿袋标本检测阳性结果的正确性。

(六) 膀胱冲洗尿液标本

膀胱冲洗液有助于鉴别膀胱感染还是肾脏感染。通过尿管冲洗膀胱以清除细菌，然后从导管获得标本并做定量培养。采自导管的后段尿液标本代表来自肾脏且没有受膀胱内病原菌的污染。如果病变累及肾脏，膀胱冲洗液后段尿液可找到大量的微生物；但如果仅仅是膀胱感染，则不应检出病原菌。

1. 将一根留置导尿管插入膀胱。

2. 收集最后部分的尿液用于培养，立即冷藏。

3. 注入定量的新霉素(0.1%～0.2%)。有的临床医生在溶液中加入胰肽酶(牛血清溶纤维蛋白酵素和脱氧核糖核酸酶的混合物)并将溶液留置于膀胱内 30 min。

4. 2 L 的灌洗液冲洗膀胱后排空。

5. 采集 3 次，每次间隔 10 min。标记每次的采集时间。

6. 小儿要求：同成人。紧急情况下，如不能采集足够的尿液标本，可将几毫升无灭菌作用的无菌生理盐水加入冲洗液中，也有助于诊断。

(七) 回肠造口导管尿液标本

回肠造口导管是指在膀胱全切除等情况后，移植一段回肠作导管并将输尿管与人工膀胱相连。该导管近端是封闭的，远端则开口于皮肤，尿液收集于一个回肠造口袋中。

1. 摘除相关的泌尿道脏器，弃去里面的尿液(不适合作培养)。

2. 用蘸有乙醇或碘液的拭子消毒导管皮肤开口处。

3. 按照无菌操作要求，将 14 号(亦可用 10 或 12 号)无菌 Robnel 导管通过开口插入回肠造口导管中。

4. 抽吸尿液，收集于一无菌容器内，立即送往实验室或冷藏。

5. 小儿要求：除了插入的导管尺寸不同外，其余要求与成人相同。

六、病毒、衣原体、立克次体和真菌

(一) 衣原体培养

如采集标本进行酶免疫或其他抗原检测，需按照厂商提供的操作手册，并使用其专门的拭子。建议采用细胞刷而不使用木质拭子。

为保证培养检出率，衣原体应使用特殊的运送培养基。尿液标本在不需培养的一些检测项目中，更适合于男性而不适合于女性。应将标本置于低温环境并立即送往实验室。

小儿要求：同成人。无菌拭子可用于采集新生儿结膜及鼻咽部标本或青春期前女孩阴道、男孩尿道标本作培养；也可用于采集青少年生殖道标本以检测衣原体抗原。表 24－2 列出了各种衣原体标本的采集方法。

(二) 支原体和脲原体标本

通常采集呼吸道或泌尿生殖道标本，有时可取血标本。咽拭子或晨痰标本对检测呼吸道支原体都有效，咽拭子应用力采样以获取黏膜细胞。拭子置于运送培养基中，用力振荡后弃去拭子，立即送检。支原体标本运送及存放时，可置于支原体生长培养基、加有血清的营养肉汤或蔗糖磷酸盐运送培养基(2－SP)中。2－SP 也可用作衣原体标本的转运培养基。4 ℃能保存 24 h(若需培养，最好在 6 h 内接种)，－70 ℃可长期保存。

脲原体和支原体都可从泌尿生殖道标本中分离到。尿道拭子常用于男性；而阴道、宫颈或尿道拭子用于女性。尿液标本也可用于检测但其效果不如拭子标本。运送和保存条件同呼吸道标本。

(三) 真菌标本

1. 说明

(1) 各种真菌培养标本：包括创伤或脓肿、血液(特殊的培养瓶)、体液(最多取 50 mL，不要使用拭子)、皮肤溃疡(病变部位环锥活检，用拭子擦拭疑有孢子丝菌侵袭病灶的边缘或底部)、痰、组织、尿液、生殖道等。

(2) 挑选受感染的头发、皮肤和指甲。

(3) 口腔或阴道黏膜可用压舌板刮取并置于生理盐水中送检。

2. 采集

(1) 材料：① 镊子；② 解剖刀；③ 70%医用乙醇；④ 无菌管或清洁封袋；⑤ 纱布；⑥ Wood's 灯。

表 24－2　各种衣原体标本的采集方法

标　本	采　集　方　法
直接镜检	用拭子擦拭病变部位后作涂片，可在上皮细胞内发现衣原体
培养检测宫颈	衣原体可感染柱状及鳞-柱状上皮细胞，所以采样部位必须选择在宫颈的移行部位。将拭子标本置于运送培养基中，用力搅动后，丢弃拭子。使用细胞刷也有效
眼	擦去分泌物，在结膜处用力擦拭
淋巴结吸取物	置于相同容量的运送培养基中
鼻咽吸取物	置于相同容量的运送培养基中
痰	置于相同容量的运送培养基中
组织	置于相同容量的运送培养基中
尿道	拭子伸入尿道 4～6 cm 处，旋转以获得上皮细胞，置于运送培养基中，用力搅动后弃去拭子
细胞学检测	空气干燥涂片。荧光抗体染色法用丙酮或甲醇固定而 Giemsa 染色法则用甲醇固定。如用 Macchiavello 或 Gimenez 染色须加热

(2) 方法:① 毛发:用镊子取至少10～12根感染的毛发放于干净的试管或小封袋中。不要使用带有塞子的试管,因为湿气会污染标本。选择那些在Wood's灯下发荧光的毛发;② 皮肤:用70%乙醇消毒皮肤,刮取病灶活动区域边缘的表面,注意不要刮出血,放于试管或信封中;③ 指甲:擦去指甲油,用70%乙醇纱布(非棉花)洗指甲,采集指甲下面的碎屑放入干净的封袋或玻璃管。将指甲外表面的刮片丢弃,从更深的病变部位刮取标本,与原来收集的碎屑放在一起。

3. 标记

(1) 患者信息。

(2) 仔细确认标本来源。

(3) 初步诊断。

(4) 保证封袋是密封的。

4. 运送　室温运送,不要冷藏。

5. 备注

(1) 真菌生长缓慢,因此培养需数星期,染色可较早出结果。

(2) 系统性感染应考虑检测急性恢复期血清。

(3) 常于皮肤病灶边缘取样品。

(4) 置于2块无菌浸湿的纱布中间以保持标本的湿度。

(5) 一般不用拭子采集真菌标本,除非用于检测阴道酵母菌等标本。

(6) 小儿用量:同成人。

(四) 立克次体标本(洛矶山斑疹热)

立克次体病可根据临床症状诊断,但也可通过直接检测患者组织找到立克次体、分离到立克次体、血清学检出其抗体而诊断。通常对急性期或恢复期患者的血清学检测是1种有效的方法。

此外,还可用荧光检测方法诊断立克次体病。对于活检组织,在斑疹或瘀点中心点1个1 mm厚的墨迹,取墨迹周围直径3 mm范围的全厚皮(包括真皮)用于荧光检测。在装有干冰的密封容器内冷藏标本。

病原体的分离和鉴定必须在保证安全防护的条件下进行。

小儿要求:同成人。

(五) 病毒标本

小儿要求:小儿病毒感染应采取的标本:包括鼻腔洗液和吸取物、鼻咽拭子、气管吸取物、气管肺泡灌洗液、脑脊液、粪便或直肠拭子、尿液、血液、组织、皮损部位(如水疱)。标本应置于运送培养基中,放到冰上送往实验室。大块的组织或液体标本可放于无菌容器内运送。

检测血液通常要做白细胞培养,因为健康宿主体内会产生相对短时间的病毒血症,对于免疫抑制患者的血液病毒培养检测效果最好。表24-3列出了各种病毒标本的采集方法。

表24-3　各种病毒标本的采集方法

标　本	采　集　方　法
气管肺泡灌洗液	纤维支气管镜(方法同细菌培养)
子宫颈	拭子插入子宫颈内,轻轻旋转,留置10 s
眼(结膜、角膜)	方法同细菌培养
胃肠道(粪便、直肠拭子等)	方法同细菌培养
生殖部位病灶	用结核菌素注射器和2号针头收集水疱液或挑破新鲜水疱后用拭子采集
鼻部冲洗液	用1盎司橡皮球吸取3～7 mL生理盐水。患者抬头向后仰70°角,冲洗后采集
鼻咽部	方法同细菌培养,置于病毒培养基中
皮肤病灶	用结核菌素注射器和2号针头收集水疱液或挑破新鲜水疱后用拭子采集
痰	方法同细菌培养
喉	方法同细菌培养
尿液	收集2～3次晨尿标本,方法同细菌培养
阴道	拭子插入阴道并擦拭阴道壁
血液	收集5 mL与肝素化试管;分离淋巴细胞和多形性核白细胞。急性期和恢复期血清用于血清学检测
组织	方法同细菌培养

七、伤口、眼、耳、皮肤组织标本

(一) 总论

1. 仅以“伤口”、“眼”、“耳”来描述标本来源是不充分的，还应注明采集标本的解剖部位。

2. 分清表面伤口、深部伤口或外科伤口，厌氧菌培养应从深部伤口采集标本。

3. 皮肤消毒非常重要。

4. 通过革兰染色评价伤口标本培养的质量。上皮细胞的出现提示标本已受皮肤菌群的污染，这可能使培养结果毫无意义。有少量鳞状上皮细胞(如：大约 5 个/100×高倍视野)的伤口标本中的病原菌不适合作厌氧菌培养。

5. 有代表性的标本应采自病灶活动区域而不仅仅是脓或渗出物。采集时应用力擦拭病灶边缘或脓腔囊壁。

6. 厌氧培养时应采取吸取标本的方法而不能用拭子擦拭，同时必须使用厌氧运送培养基。厌氧菌在有氧的环境下不能生存。

7. 操作时参考每类型拭子的说明书。

(二) 耳(中耳炎)标本

不用拭子采集标本，以避免被外耳道细菌污染。应采集鼓膜后的吸取物，因为内耳分泌液代表感染过程。如鼓膜破裂有液体流出时才可使用小拭子采集标本。

1. 采集

(1) 材料：① 鼓膜切开工具；② 耳窥镜；③ 耳镊子；④ 注射器和针头；⑤ 麻醉用品；⑥ 拭子和消毒剂。

(2) 方法(鼓膜穿刺术)：① 消毒溶液清洗外耳道；② 由于操作时可产生剧烈的疼痛，患者需要全麻；③ 切开鼓膜，用引流管收集尽可能多的液体。也可将 1 mL 结核菌素注射器的 22 号针头弯曲 30°角后刺入鼓膜吸取液体。收集时为防止外耳道细菌污染可用耳窥器；④ 引流管或注射器收集的标本注入厌氧运送培养基和直接封闭后送检。

2. 标记

(1) 不要仅标记“耳”，如果采集到液体，应记录“鼓膜穿刺液”。

(2) 患者信息。

(3) 患者年龄和相关病史如：慢性耳炎，治疗无效。

(4) 除非按厌氧采集方法操作，不要求厌氧培养。

3. 运送

(1) 不能冷藏。

(2) 室温下迅速送往实验室。

4. 备注

(1) 采取内耳标本之前，应将外耳道消毒并用生理盐水冲洗。用拭子将病灶部位表面擦拭干净后再进行取样。

(2) 鼓膜穿刺术不常采用，但也是一种采集培养所需标本的方法。

(3) 小儿要求：学龄前儿童中耳炎很常见，鼓膜穿刺术是适用于儿童的一种方法。

(三) 眼标本

眼标本来源应明确，如眼睑、结膜、角膜、房水和玻璃体标本，并注明左眼还是右眼。严重的眼部感染时，如化脓性角膜炎和眼内炎，临床医生和微生物专家应相互联系以使用正确的培养基和运送系统。标本采集的方法取决于感染部位，如为双侧结膜炎，仅取单眼标本即可。结膜标本最好取 2 份，一份用于培养，一份用于革兰染色，但较好的革兰染色标本为刮片。

1. 采集　必须由眼科医师进行。

2. 标记

(1) 标记实际的诊断。

(2) 标记是左眼还是右眼。

(3) 患者信息。

3. 运送

(1) 许多标本应放在标本采集的地方，如眼科门诊。量少的标本会很快干掉而降低检出率。

(2) 可用厌氧运送系统但不用于结膜标本。

(3) 病毒运送培养基运送时应冷藏。

(4) 小儿要求：同成人。

(四) 皮肤组织标本(损伤、脓肿、烧伤、渗出液)

皮肤组织标本的选择更大程度上依赖于感染的程度和性质而不是可疑的病原体。对大多数开放伤口，采集前应先去除表面菌群。除非有渗出物，干燥、结痂伤口一般不做培养。闭合脓肿应取渗出物和脓肿壁标本。开放脓肿处理同开放伤口。烧伤伤口应在广泛清洗和清创术后采集培养。建议取活检标本，伤口表面定量培养不一定有意义。代表性的标本应采自病灶活动区域或基底部而不仅仅是脓液。

1. 采集

(1) 材料：① 皮肤消毒剂；② 无菌拭子；③ 注射器和针头；④ 厌氧或需氧运送培养基。

(2) 方法：① 未破裂脓肿：不能用拭子。清洁覆于脓肿表面的皮肤，用注射器将脓肿内容物吸出。然后切出脓肿、引流，取部分脓肿壁送检。送检时，标本都置于厌氧培养基中。② 开放病灶和脓肿：清洁皮肤尽量去除表面正常菌落，用拭子采集病灶及底部或边缘的标本，置于需氧培养基中。也可对渗出液作需氧培养。开放病灶不能做厌氧培养。③ 烧伤伤口：清创，出现渗出液后以拭子用力采集，仅作需氧培养，也可送检活检组织标本。④ 脓疱或水疱：乙醇消毒使之干燥，(对于患儿用 23 号针头)挑破脓疱拭子采集脓疱液和基底细胞标本。⑤ 瘀点、紫癜或坏疽性疥疮在病灶外层刮取标本。⑥ 疥疮主要靠临床症状诊断。

2. 标记

(1) 不要只写“伤口”标记标本，应有专门的描述和解剖来源。

(2) 患者信息。

(3) 注明渗出液来自开放伤口还是闭合伤口。

(4) 申请单注明需氧还是厌氧培养要求：① 需氧，用需氧培养基运送。适用于：表浅病灶渗出液、开放伤口渗出液、撕裂伤口渗出液、开放脓肿渗出液。② 厌氧要求，用厌氧培养基运送。适用于：外科吸取物、闭合脓肿吸取物、活检组织。

3. 运送

(1) 迅速送往实验室。

(2) 1 h 内不能培养应将标本冷藏。

4. 备注

(1) 皮肤消毒对培养结果至关重要。

(2) 革兰染色对标本进行评估。涂片中如出现上皮细胞提示标本已被污染。没有上皮细胞而有白细胞说明标本采集正确。

(3) 不要仅送检脓液。脓液不能代表伤口特点，应在病灶活动区域或基底部采集标本。

(4) 小儿要求：小儿感染常出现皮疹如水泡等，应在这些地方仔细采集标本培养以发现病原体。创伤标本如没有炎性细胞可能说明采集了表皮正常菌群，与疾病过程无关，应重新采集。

（杨　莉　洪秀华）

参考文献

1 Patrick R, Murray, Ellen Jo Baron. Manual of CLINICAL MICROBIOLOGY. 8th ed. washington DC U. S. American Society for Microbiology, 2003

2 俞树荣. 微生物学和微生物学检验. 北京：人民卫生出版社，1997

3 刘锡光. 现代诊断微生物学. 北京：人民卫生出版社，2002

4 孙荣武，王鸿利. 临床试验诊断学. 上海：上海科学技术出版社，2001

5 李影林. 临床微生物学及检验. 吉林：吉林科技出版社，1991

6 朱忠勇. 实用医学检验学. 北京：人民军医出版社，1992

第25章 感染病原体的实验诊断

感染性疾病(infectious diseases)是由病原微生物(细菌,病毒,真菌等)和寄生虫原虫等感染人体后产生的疾病,至今,传染病仍是发病率最高、引起人类死亡的主要原因。

临床微生物实验室的工作主要是对感染病作出早期、快速、准确的诊断,从临床标本中分离出病原体进行准确鉴定同时指导临床合理应用药物,为临床诊断、治疗、预防和流行病学调查及医院内感染的监控提供可靠的依据。感染型疾病的病原学诊断仍以分离培养为核心,微生物的分离鉴定及确证试验作为诊断依据。为提供治疗方案,可以先进行临床标本的直接药敏实验,达到快速出结果的目的,然后再用分离出的病原菌进行药敏试验,达到确证结果,并依此修订治疗方案。

第一节 基础理论

一、感染病与感染病原体的实验诊断

(一)感染性疾病

感染性疾病是由病原微生物,如细菌、病毒、真菌等,和寄生虫原虫等,感染人体后产生的疾病,具有传染性的感染性疾病又称传染病(communicable diseases)。当今,传染病仍是发病率最高,引起人类死亡的主要原因。

由于感染性病原体的种类不断发生变迁,过去已经得到控制和消灭的病原体现在死灰复燃,又陆续发现了30余种新的病原体;由于微生物的变异,出现新亚型、新亚株、不典型株及耐药株的感染,给临床诊断和防治带来很大难度。感染性因子在非感染型疾病中所起的作用越来越明显(如幽门螺旋杆菌与消化性溃疡和胃癌、HBV,HCV和黄曲霉菌等与原发性肝癌、单纯疱疹病毒、伯氏螺旋体等,以及面肌麻痹、巨细胞病毒、肺炎支原体等与冠状动脉疾病)。

感染病原体的不断变迁,使人群具有普遍易感性,而且由于社会老龄化现象,又出现了一个免疫功能低下和易感的高危人群。激素、免疫抑制剂及抗肿瘤药物的大量长期使用,导致机体免疫功能低下与紊乱,广谱抗生素的不合理使用造成机体菌群失调,导致临床上内源性感染,条件致病菌的感染不断增加。由于新的医学诊疗技术的开展如内镜检查、导管介入疗法,器官移植、成分采血等导致医源性感染、医院内感染不断增加。由于国际间交往,人类活动交往的扩大和性行为畸形等导致性传播疾病和人兽共患病的不断增加。甚至还要警惕生物恐怖行动给人类带来的危害。

上述这些感染性疾病的发生需要有一个强而有效的诊断和防治系统,尤其是对感染型疾病能作出早期、快速、准确的诊断,是解决问题的关键。

(二)感染病原体的实验诊断

临床微生物实验室的工作主要是从临床标本中分离出病原体进行准确鉴定同时指导临床合理应用药物,为临床诊断、治疗、预防和流行病学调查及医院内感染的监控提供可靠的依据。感染型疾病的病原学诊断仍以分离培养为核心,微生物的分离鉴定及确证试验作为诊断依据。根据感染的部位和性质,采集合适的标本并经必要的处理后,选择合适的培养基接种,培养并观察生长情况,同时取分离菌做形态学检查,并与标本涂片中的菌体做比较,依其生长情况和细菌的形态染色作出初步鉴定,再以此为依据选择合适的试验进行细菌的生化鉴定和血清学试验做最后鉴定。以疾病的病原学诊断为目的,一般只需将分离菌鉴定到“种”,必要时再进一步鉴定;

为提供治疗方案为目的，可以先进行临床标本的直接药敏实验，达到快速出结果的目的，然后再用分离出的病原菌进行药敏试验，达到确证结果，并依此修订治疗方案。

二、感染病原体实验诊断的原则

（一）确保临床标本可靠

恰当的标本采集是感染性疾病诊断的最为重要的一个步骤。首先强调正确采集临床标本，广泛采用保护性拭子，合格容器及运送培养基，以免标本中微生物受毒性物质作用而死亡。其次，对运送的标本要了解其临床背景及抗生素等药物的使用情况，作为选择检测程序、试验方法和接受检验结果的重要参考。

（二）全面了解机体正常菌群

了解人体的正常菌群是细菌检验的必要知识，要了解正常菌群的概念、分布和种类，条件致病菌与内源性感染、菌群失调症与二重感染的概念，不要将标本分离出来的正常菌群当成致病菌，也不要将正常寄居菌所导致的内源性感染轻易放过。

（三）感染性病原体的分离鉴定

分离鉴定要做到定性、定量和定位分析，并结合病情（三定、一结合）。根据临床和标本，确定检验程序，选择培养基及合适的鉴定试验，根据检测结果首先定性和定量，判定分离细菌是致病菌、条件致病菌、还是非致病菌。在观察分离平板时要有一个细菌数量的大致估计，必要时进行定量测定。其次是定位分析，如在人体有菌部位分离的细菌，其意义大小要参考微生物的定性和定量分析作出判断，如在人体无菌部位（如血液、脑脊液）分离出细菌，无论是何种微生物和数量多少，均具有重要意义。在进行“三定”分析时，一定要结合病情，观察是否符合患者的临床症状。

（四）提供快速、准确的病原学诊断

在临床医生提供患者的临床诊断信息和适当的临床标本，并尽可能获得流行病学资料的情况下，进行微生物检验和抗微生物药物敏感性试验，及时全面分析检验结果，提供临床以准确的病原学诊断，以便对患者作出恰当的处理。尽管临床微生物检验是以分离培养为核心，微生物的分离鉴定及确证实验作为病原学检测的黄金标准，但这种“活菌”以往沿用传统的细菌学鉴定方法太慢，不能适应临床的需要，故临床微生物实验室必须尽可能把目标集中在快速诊断方面，以标本的直接检查为基础，如形态、染色、抗原检测及核酸检测，尤其侧重于基因型方法（核酸杂交、PCR 和 16S rRNA 分析），检测致病基因（致病性岛）和耐药基因，并将各种鉴定结果与计算机技术结合，发展微生物检验中的微量化与自动化技术。

（五）指导临床合理使用抗生素

临床微生物学工作者除完成病原学诊断外，还应当掌握抗微生物药物的最新进展，用标本直接进行或用分离的细菌进行药物敏感性试验，根据药敏结果参与对患者治疗方案的制订，提出进一步合理用药的建议。

（六）加强与临床联系

临床感染性疾病涉及很多病原体，没有任何单一的试验能够检出所有潜在病原体。因此，临床信息非常重要，是作为选择试验方法的重要参考依据。临床医生在开化验单时应告诉实验室人员有关患者的推测性诊断，以便使实验人员能据此选择合理的检验程序和试验方法，并能指导临床正确采集恰当的标本；当实验室开始有实验结果时，必须及时通知临床医生，以便让他们重新评价诊断和治疗方案。

（七）对医院感染进行监控

医院感染（nosocomial infection）是指患者在住院期间发生的感染，可来源于医患之间，患者之间或患者与探视人之间的交叉感染，也可来源于患者体内正常菌群引起的内源性感染，或来源于诊治活动中由于医务人员不当操作引起的医源性感染等。据 WHO 的调查，各国医院感染患病率约 3%～20%，平均约 9%。微生物实验室必须对医院感染进行监控并担负以下工作，① 感染性疾病的病原学诊断，作为判定医院感染的基础；② 药物敏感试验，以指导合理使用抗生素；③ 环境、器械等微生物学调查，以便达到卫生学指标的要求；④ 保证医院内消毒、灭菌的质量；⑤ 细菌学分型试验，追踪感染源以便控制。

（八）加强质量控制，保证检验质量

快速准确提供信息，选择快捷检验程序和合适的试验方法，保证各种标本的检验质量，提供可靠依据，满足临床需要的各种检验项目，并及时报告，利用实验室数据有效地转化为临床有用的信息并提供专业咨询。

第二节　感染病原体的检测

感染性疾病的病原体的实验诊断涉及临床医学、医学微生物学、免疫学、生物化学、临床抗生素学、医院感染学、流行病学等各方面的知识和技能，是一门多学科相互渗透的综合诊断技术。由于所致感染病原体的种类不同，其诊断实验的特点各有侧重，以下将分别叙述细菌、真菌和病毒感染的检验实验。

一、细菌感染的检测

（一）细菌形态学检查

1. 显微镜检查　细菌分为球菌、杆菌和螺旋形菌等三种形态，大小为 0.3～5.0 μm，需借助显微镜放大 1 000 倍左右方能看到，某些细菌还有荚膜、芽孢和鞭毛等特殊结构，经染色在显微镜下也可看到这些细菌特征。光学显微镜在细菌形态学检查中常用，如要观察细菌细胞内的超微结构，则需用电子显微镜放大数万倍以上才能看清楚。常用显微镜有以下几种：

（1）普通光学显微镜（light microscope）：通常以自然光或灯光为光源，其波长约 0.5 μm。在最佳条件下，显微镜的最大分辨率为 0.25 μm，在普通光学显微镜下用油镜放大 1 000 倍，故用普通光学显微镜均能清楚看到细菌。

（2）暗视野显微镜（darkfield microscope）：是用特制的暗视野集光器代替普通光学显微镜上的明视野集光器，此法多用于检查不染色的活细菌和螺旋体的形态及运动。

（3）相差显微镜（phase contrast microscope）：利用相差板的光栅作用，使光波穿过标本中密度不同的部位时，引起光相的差异原理，本法主要用于检查不染色活细菌的形态及细胞某些内部结构等。

（4）荧光显微镜（fluorescence microscope）：以紫外光或蓝紫光为光源，能激发荧光物质发光使之成为可见光。细菌经荧光色素染色后，置于荧光显微镜下，即可激发荧光，可见到在灰暗的背景下发射荧光的细菌。由于紫外光的波长较短（0.3～0.4 μm），故分辨率得到提高。荧光显微镜常用于细菌、支原体、衣原体等的快速检测，特别是用于免疫荧光技术中。

（5）电子显微镜（electron microscope）：以电子束代替光源，电子波波长极短（约为 0.038 7 nm），利用电磁透镜放大成像，分辨率可达 1～0.1 nm 以下，放大倍数可达数万至数十万倍，利用电子显微镜可观察细菌细胞的微结构，如菌毛、细胞壁、胞质膜及各种亚细胞结构。但更多用于在光学显微镜下看不到的更小的微生物，如病毒等检查。

2. 不染色细菌标本的检查细菌　不经染色直接镜检，主要用于检查生活状态下细菌的运动状况。常选用普通光学显微镜、相差显微镜和暗视野显微镜观察，方法有压滴法和悬滴法。如细菌有鞭毛能运动，可看到细菌在原处的有明显的方向性位移，此为动力阳性；如细菌无动力，因菌体受到周围水分子撞击，细菌呈现在原处的布朗运动。有动力的细菌和螺旋体等，在特异性抗血清的作用下，可使原先运动活泼的现象停止，称为制动试验；甚至在特异性抗血清中出现制动、菌体凝集，并在补体参与下出现菌体溶解现象，称为凝集溶解试验。前者如 01 群霍乱弧菌在加入 01 群霍乱弧菌诊断血清时出现制动试验阳性；后者如钩端螺旋体在特异性诊断血清作用下出现凝集-溶解试验阳性。这些方法不仅能观察形态、动力，还可做出初步鉴定。

3. 细菌染色标本的检查　细菌标本经染色后，除能清楚看到细菌的形态、大小、排列方式及胞内、胞外的分布外，还可根据不同染色方法及染色反应将细菌进行分类，如革兰阳性与阴性菌、抗酸菌与非抗酸菌等。

（1）革兰染色（Gram stain）：绝大多数标本在分离培养之前都要进行革兰染色、镜检。通过革兰染色可将所有细菌分为革兰阳性（G^+）菌和革兰阴性（G^-）菌两大类，有时可结合细菌特殊形态结构及排列方式，对病原菌可进行初步鉴定，如一脑脊髓膜炎患者，取其脑脊液涂片、革兰染色、镜检，如检到革兰阴性、肾形、凹面相对的双球菌，位于细胞内或细胞外，可报告“找到革兰阴性双球菌，形似脑膜炎奈瑟菌”，此结果为临床早期诊断及治疗提供了依据。革兰染色将细菌进行分类鉴定外，根据其病原菌的染色性尚可为临床诊断和用药等提供参考。

（2）抗酸染色（acid-fast stain）：本法只针对分

枝杆菌属和少数放线菌的检查。疑似结核分枝杆菌和麻风分枝杆菌感染的标本,经抗酸染色后,在显微镜下可查见红色的抗酸性菌,而临床上其他绝大多数病原菌都是非抗酸性菌。如疑似肾结核的患者,取其尿标本,经离心沉淀后作涂片2张,分别行萋-纳及潘本汉抗酸染色,如2张涂片均查见红色细长杆菌,不仅能报告为“找到抗酸菌”而且还可报告为“找到结核分枝杆菌”。

(3) 特殊结构染色法:这是针对细菌多种结构和部位的综合性染色方法。如霍乱弧菌的单端鞭毛、破伤风芽孢梭菌的鼓槌状芽孢、肺炎链球菌的荚膜等,都是具有代表性的特殊结构,分别进行鞭毛染色、芽孢染色和荚膜染色,具有形态学诊断意义。此外,在出现细胞壁缺陷型细菌(细菌L型)时,可进行细胞壁染色,在疑及白喉棒状杆菌感染时,可进行Albert异染颗粒染色等,这些方法均具有形态学诊断价值。

(4) 荧光染色:用荧光染料金胺O-罗丹明B或异硫氰基荧光黄等进行染色,在荧光显微镜下可检查到呈现荧光的菌球,此法快速、敏感、检出率高,易于观察,在临床细菌学鉴定中有很大使用价值,常用于结核分枝杆菌、麻风分枝杆菌、痢疾志贺菌、肺炎支原体和梅毒螺旋体等的检测。

(二)快速诊断与直接药敏试验

1. 原始标本染色和不染色涂片的显微镜直接镜检　取感染部位的分泌物或感染性患者的体液做革兰染色检查,根据染色性、形态特征并结合临床特点作出准确解释。不染色标本最好用相差显微镜观察,需要时用暗视野显微镜检查,如有荧光抗体试剂盒,用免疫荧光技术在荧光显微镜下见到菌球,则有初步鉴定的作用。标本直接镜检不仅能初步发现病原菌,而且对微生物检验的全过程起导航作用。

2. 检查病原体抗原　标本中的病原体抗原可用非培养的快速检验法,如免疫荧光(IF)、放射核素免疫检测(RIA)和酶联免疫吸附检测(ELISA)等,直接从标本中检查某种病原体的特异性抗原,多半有试剂盒商品提供,使用简便、方法敏感、特异快速。

3. 检查病原体核酸　可直接用裂解液或溶菌酶等裂解菌体,以化学法粗提病原体的核酸,然后用几种方法来证实所提取核酸的特异性,其一用核酸电泳,如聚丙烯酰胺凝胶电泳(PAGE),经溴乙啶染色分析其电泳的核酸条带;其二用已标记好的核酸序列(探针)与粗提的核酸进行杂交;其三,当标本中的病原体太少,以至于提取的核酸经电泳或核酸杂交均不能用常规方法检测出来,可用PCR法以提取的微量核酸为模板,用设计好的特异引物扩增出特异的核酸片段,再经电泳或杂交便可出现阳性结果。

4. 标本直接(初代)药敏试验　将标本直接做培养物,涂平板贴抗生素纸片进行孵育,次日可根据抑菌环的大小报告药敏初步结果。标本直接药敏的结果与纯菌药敏的符合率达90%～95%,争取了治疗时间,应强调和重视该法在临床应用的价值。

(三)细菌的分离培养

1. 培养基(culture medium)　培养基是提供微生物生长繁殖的一种营养环境,是由人工方法配制而成的,含有适合微生物生长的各种营养物,如氮源、碳源、无机盐类和生长因子等,按分离微生物的要求调整好pH,并加以灭菌处理后就可以使用了。按培养基的物理性状可分为液体、半固体和固体三种,按用途也可分为三类,如划线分离和药敏试验等用平板,纯培养用斜面,保存菌种用高层等。临床常用培养基的种类如下。

(1) 基础培养基(based medium):含有基础生长所需的基本营养成分,最常用的是肉浸液,俗称肉汤(broth),主要成分含牛肉浸液和蛋白胨等。被广泛用于细菌的增菌、检验,也是制备其他培养基的基础成分。

(2) 营养培养基(nutrient medium):在基础培养基中可加入葡萄糖、血液、生长因子等特殊营养成分,供营养要求较高的细菌和需要特殊生长因子的细菌生长。最常用的是血琼脂平板、巧克力血平板等。

(3) 鉴别培养基(diferential medium):由于不同细菌具有的代谢酶不同,因此分解糖类和蛋白质的能力及其代谢产物不同,利用这些特征,在培养基中加入特定的作用底物和指示剂,观察细菌生长过程中分解底物所产生的不同分解代谢产物,作用于指示剂而出现不同的反应来鉴别细菌。实验室常用的鉴别培养基有各种糖发酵管、克氏双糖铁琼脂(KIA)、伊红-美蓝琼脂(EMB)和动力-吲哚-尿素(MIU)培养基等。其中EMB琼脂也具有弱选择培养基的作用。

(4) 选择培养基(selective medium):在培养基中加入有利于选择菌生长的营养物,并加入某些抑制剂去抑制标本中的杂菌生长,这样可以有目的地选择某些病原菌。如分离结核分枝杆菌的罗氏(Lowenstein-Jensen)培养基,提供分枝杆菌生长所需要的卵黄、血液、马铃薯淀粉、烟酸、核黄素等营养成分,同时培养基中加入孔雀绿、青霉素等抑制杂菌生长。

(5) 特殊培养基(special medium):包括厌氧培养基和细菌 L 型培养基等。前者是培养专性厌氧菌的培养基,除含营养成分外,还加入还原剂以降低培养基的氧化还原电势,如庖肉培养基、巯基乙醇酸钠培养基等。后者是针对细胞壁缺损的细菌 L 型,由于胞内渗透压较高,故培养基必须采用高渗(3%～5% NaCl、10%～20%蔗糖或 7%聚乙烯吡咯烷酮等)低琼脂(1%琼脂)培养基。

2. 分离培养基的选择以及接种技术

(1) 依据卫生部临床检验中心推荐,细菌实验室应具有如下分离培养基:

1) 血平板。适于各类细菌的生长,一般细菌检验标本的分离,都应接种此平板。

2) 巧克力血平板。血平板加热处理使起释放Ⅴ因子和Ⅹ因子,适于接种疑有嗜血杆菌、奈瑟菌等的标本。

3) 中国蓝平板或伊红美蓝平板。可抑制革兰阳性细菌,有选择地促进革兰阴性细菌生长,是较好的弱选择性培养基。(EMB)发酵型革兰阴性杆菌因分解乳糖能力不同,在此平板上菌落颜色不同,便于鉴别菌种。

4) 麦康凯(Mca Con Kry,MAC)平板。具中等强度选择性,含有胆盐,抑菌力略强,有少数革兰阴性菌不生长。

5) SS 琼脂。用于沙门菌和志贺菌两种菌的选择培养,故称 SS 琼脂,因含胆盐量较高,有较强的抑菌力。因选择性过强,可影响检出率,所以,使用时最好加一种弱选择平板与之配对互补。

6) 碱性琼脂或硫代硫酸盐-枸橼酸盐-胆盐-蔗糖(TCBS)琼脂平板。培养基 pH 在 8.4～8.6,适于霍乱弧菌、副溶血弧菌及其他弧菌的分离培养。

7) 血液增菌培养基。用于从血液、骨髓中分离病原菌之前先进行增菌培养。

8) 营养肉汤。用于标本及各类细菌的增菌,尤其疑及标本中细菌太少,分离培养有难度。

(2) 细菌的接种与分离技术

1) 平板划线分离法。在被检标本中常混杂有多种细菌,平板分区划线相当于对标本进行连续地倍比稀释,可使多种细菌随划线而在培养基表面分散生长,形成单个菌落,我们可根据菌落的特征挑选可疑病原菌的菌落进行纯培养,然后再进行细菌的鉴定和药敏试验等。常用的平板划线方法有连续划线分离法和分区划线分离法两种。前者用于杂菌不多的标本,估计标本中杂菌量较多的标本(如粪便、呼吸道分泌物等)最好分区划线分离病原菌。

2) 斜面接种法。主要用于单个菌落的纯培养、保存菌种或观察细菌的某些特性(如接种克氏双糖铁培养基)。用灭菌的接种环挑取选中的单个菌落或少许细菌,从培养基斜面底部向上划一条直线,然后再从底部向上作连续蛇形划线,将直线上的细菌左右涂开,一直涂到斜面顶端。

3) 液体接种法。用灭菌接种环取菌或标本少许,在试管内壁与液面交接处的管壁上轻轻研磨,使细菌混合于培养液中,多用于一些液体生化试验管的接种。

4) 穿刺接种法。用接种针挑取细菌少许,从固体或半固体培养基中央,平行于管壁垂直刺入直抵试管底部,但不可接触管底,然后接种针沿原路退回。此法主要用于半固体培养基、明胶及双糖管的接种。用琼脂高层保存菌种也用穿刺法接种。

5) 倾注平板法。将标本经适当稀释后,取一定量加入已灭菌的平皿内,倾入已溶化并冷却至 45～50 ℃的一定量培养基,充分混匀,待凝固后倒置、培养。此法多用于测定牛乳、饮用水和尿液等标本,根据平板上生长的菌落数和标本稀释的倍数,可计算出标本中所含的细菌数量。

6) 涂布接种法。在平板上加定量的被检菌液,然后用灭菌的 L 型玻璃棒反复涂布,使被检物均匀涂满整个平板表面,可用于被检标本中的细菌计数;也可于涂布细菌液的表面贴上各种抗生素的纸片培养,用于纸片法药敏试验测定。此法简易、快速,临床实验室常用。

3. 细菌培养方法及培养结果观察

(1) 培养方法:根据临床初步诊断及待检细菌的种类,可选用不同环境条件进行培养。常用的培养方法有需氧法、二氧化碳法和厌氧法等。为了提高检验的正确率,同一标本常同时采用两种或三种不同的培养法。

1）需氧培养法。是临床细菌室最常用的方法，适于一般需氧和兼性厌氧菌的培养。将已接种好的平板、斜面和液体培养基等，置于35～37℃温箱中孵育18～24 h，一般细菌可于培养基上生长，但有些细菌的繁殖速度慢，需培养更长的时间才能看到生长，如结核分枝杆菌需培养15～30 d。另外，有的细菌最适生长温度是28～30℃，如鼠疫耶尔森菌，甚至少数菌在4℃也能生长，如李斯特菌。

2）二氧化碳培养法。某些细菌初次分离培养时须置5%～10% CO_2环境才能生长良好，如脑膜炎奈瑟菌、淋病奈瑟菌、牛布鲁菌等；微需氧菌除给一定氧分压外，也须放CO_2孵箱中。能提供CO_2的方法有制式CO_2孵箱、烛缸法和化学法（碳酸氢钠加盐酸），后两种方法都要将接种好的培养物放在密闭的干燥器内产生CO_2后再置孵箱中，操作繁琐且CO_2浓度不恒定，故目前多使用CO_2孵箱，既能自动调节CO_2含量，又能调节所需温度，使用方便可靠。

3）厌氧培养法。厌氧菌的分离培养较为困难，临床常见的有厌氧芽孢梭菌及革兰阴性无芽孢厌氧菌的培养，尤其后者要求严格的无氧环境，从临床取材和标本运送过程就应尽量避免接触空气，迅速送检，分离培养要选择适当的厌氧培养基，而且接种速度要快，尽量减少标本中细菌与空气的接触。经接种的培养基应立即放入无氧容器中进行培养。厌氧培养法有多种，但都必须降低氧化还原电势而构成无氧环境。常用方法有厌氧罐法、厌氧袋法、厌氧手套箱法和其他方法。前两种方法比较简便，在密闭的罐或袋中用气体发生器(gas pak)产生氢及CO_2，产生的氢在触媒（金属钯或铂）作用下，与罐中的氧结合生成H_2O，将氧消耗掉，造成无氧环境。产生的CO_2含量约为10%左右，也适宜厌氧菌的生长。另外厌氧罐也可用抽气换气法，最后充入罐内为为80% N_2、10% H_2和10% CO_2的混合气体即可。

由于厌氧罐法和厌氧袋法不需特殊设备，使用于小型实验室。而厌氧手套箱（anaerobic glove box）是培养厌氧菌最好的仪器，标本可以在无氧的操作箱内接种，接种后即可在操作箱内的小型恒温培养箱中孵育，这种仪器适用于在无氧环境中连续进行标本接种、培养和鉴定，厌氧菌的阳性检出率最高，但设备复杂而昂贵，适合较大型实验室应用。

除上述厌氧培养法外，尚有一些不需特殊设备，并能在有氧环境中进行厌氧培养的更为简便的方法，适用于基层实验室应用。如平皿焦性没食子酸法、庖肉培养基法、生物耗氧法、液体培养法与高层琼脂培养法等，但这些方法不适于严格厌氧菌的分离。

（2）培养结果的观察与分析

1）固体培养基。标本经划线分离培养后，观察平板表面是否长出分散的单个菌落。菌落是一个细菌繁殖后形成的肉眼可见的细菌集团，而每种细菌的菌落各有其特征，如菌落的大小，1 mm左右的为小菌落，2～3 mm为中等菌落，3 mm以上为大菌落。菌落有圆形、不规则形，边缘有整齐、有波状、锯齿状和卷发状等；菌落有扁平、有凸起的、也有中心凹陷的，表面有光滑（S型）、粗糙（R型），质地有黏液状、湿润还是干燥的，还可视其透明度、有无色素（分脂溶性与水溶性两种）、溶血性（在血平板上有无溶血环等）如溶血性链球菌菌落为小菌落、圆形、凸起，而肺炎链球菌接近中等大小菌落，有时在菌落中心出现凹陷，按链球菌的溶血情况可将其分为α溶血（草绿色溶血环）、β溶血（完全溶血）和不溶血，肺炎链球菌也出现草绿色溶血环。这些菌落特征有助于初步识别细菌，而识别菌落的能力则是检验人员极为重要的基本功。

挑取单个菌落在斜面上进行纯培养，在斜面上形成均匀的菌苔，是由无数菌落融合而成，如表面形成的菌苔不均一则表面菌种不纯。此外，还可观察菌苔表面光滑度、是否呈颗粒状、有无皱褶、透明度、色泽等。定量菌液在平板上经L棒涂布也形成菌苔，如做药敏试验可测量抑菌环的直径大小。

2）液体培养基。用于增菌或液体糖发酵管试验。首先观察有无生长，原透明的液体变得混浊不透明，或有颗粒状、絮状物，证明有细菌生长；有的呈沉淀生长，上层液体仍透明；有的细菌为表面生长，形成菌膜或环状，下层液体为透明，此外可嗅其气味，有无色素产生，如为糖发酵管，则主要观察是否有产酸产气。

3）半固体培养基。半固体穿刺培养主要鉴定细菌的动力，细菌沿穿刺线生长，线外培养基为清亮者表示细菌无动力，若穿刺线模糊不清，或沿穿刺线向外扩散生长，或整个培养基混浊者表示该菌有动力。

4）倾注培养法。倾注平板法主要用于标本中菌数测定。平板上菌落数在 30～300 个以内可直接计数出全平板上的菌落数，菌落数太多，可用菌落计数器计算菌落数，首先数 6 个大方格（每格为 1 cm^2）之菌落数，求出 1 个大方格的平均数，并测量平皿的直径（r），然后以下列公式计数：

全平板菌落数＝1 方格平均菌落数×πr^2

1 mL 标本中菌数＝全平板菌落数×稀释倍数

（四）细菌的生化鉴定

不同细菌具有各自独特的酶系统，因而对底物的分解和利用能力各异，其代谢的产物也不相同，这些就是细菌生化鉴定试验的设计依据。

1．碳水化合物的代谢试验

（1）糖（醇、苷）类发酵试验

1）原理。发酵糖类的细菌通常为兼性厌氧菌和厌氧菌。由于各种细菌含有发酵不同糖（醇、苷）类的酶，故分解糖类的能力各不相同，有的能分解多种糖类，有的仅能分解 1～2 种糖类，还有的不能分解。细菌分解糖的终末产物也不一样，有的产酸、产气，有的仅产酸，故可利用此特点以鉴别细菌，如产酸后引起培养基 pH 变化，可用 pH 指示剂的颜色变化来判定，产气可观察培养基中产生气泡。

2）材料与方法。培养基有液体、半固体和固体等几种类型的发酵管或微量生化管，加入 0.5%～1%的糖类（单糖、双糖或多糖）、醇类（甘露醇、肌醇等）、苷类（水杨苷、菊糖等）；以无菌操作将分离的纯种细菌分别接种到各种发酵管中，置培养箱中培养数小时至 2 周后，观察结果，若用微量发酵管或要求培养时间较长时，为避免培养基干燥，应保持培养箱的湿度。

3）结果及应用。接种的细菌若能分解培养基中的糖（醇、苷）类产酸时，培养基中的指示剂呈酸性反应，若产气可使液体培养基中倒置的小管内或半固体培养基内出现气泡，固体培养基内有裂隙等现象。产酸产气的反应报告为⊕，只产酸不产气的反应为＋，若不分解反应则为－。糖发酵试验是鉴定细菌最主要和最基本的试验，特别对肠杆菌科细菌的鉴定尤为重要。

（2）氧化-发酵试验（O/F）试验

1）原理。细菌在分解葡萄糖的过程中，必须有分子氧参加的，称为氧化型。氧化型细菌通常是需氧菌，在无氧环境中不能分解葡萄糖。细菌在分解葡萄糖的过程中，可以进行无氧降解的，称为发酵型，无氧型细菌通常为兼性厌氧菌，无论在有氧或无氧的环境中都能分解葡萄糖。不分解葡萄糖的细菌称为产碱型。

2）材料与方法。使用 Hugh-Leifson 二氏培养基，故本试验又称 HL 试验。将待检菌同时穿刺接种两支培养基，其中一支培养基滴加无菌的液体石蜡（或其他矿物油），高度不少于 1 cm，以使培养基与空气隔离，将两支培养基于 35 ℃培养 48 h 或更长。

3）结果与应用。两支培养基均无变化（保持原绿色）为产碱型或不分解糖型；两支培养基变黄色表示细菌分解葡萄糖而产酸，为发酵型；若仅不加液体石蜡的培养基变黄，表示产酸，另一支无变化的为氧化型。利用此试验可区分细菌的代谢类型，进而可鉴别细菌。如肠杆菌科细菌与非发酵菌的鉴别，前者均为发酵型，而后者通常为氧化型或产碱型。也可用于葡萄球菌与微球菌间的鉴别。

（3）β-半乳糖苷酶试验（ONPG 试验）

1）原理。有的细菌可产生 β-半乳糖苷酶，能分解邻-硝基酚-β-D-半乳糖苷（O-nitrophenyl-β-D-galactopyranoside, ONPG）生成黄色的邻-硝基酚（O-nitrophenol）与 β-D-半乳糖。试验极为敏感。

2）材料与方法。配制 ONPG 试剂。取 ONPG 80 mg 溶于 15 mL 蒸馏水中，再加入缓冲液（6.9 g NaH_2PO_4溶于 45 mL 蒸馏水中，用 30% NaOH 调整 pH 为 7.0，加水至 50 mL）5 mL，置 4 ℃冰箱保存。ONPG 溶液无色，如发现变黄色，则不应再用。ONPG 试验是从克氏双糖铁培养基上取菌，用 0.25 mL 无菌生理盐水中制成菌悬液，加入一滴甲苯并充分振摇，使酶释放。将试管置 37 ℃水浴 5 min，加入 0.25 mL ONPG 试剂，水浴 20 min～3 h 观察结果。

3）结果与应用。ONPG 试验一般在 20～30 min 内显色，菌悬液呈黄色为阳性反应。本试验主要用于迟缓发酵乳糖株的快速鉴定。

（4）七叶苷水解试验

1）原理。有些细菌可将七叶苷分解成葡萄糖和七叶素，七叶素与培养基中枸橼酸铁中的二价铁离子（Fe^{2+}）反应，生成黑色的化合物，使培养基呈黑色。

2）材料与方法。试验用七叶苷培养基或胆汁七叶苷培养基。将待检菌接种于上述培养基中，培养后观察结果。

3）结果与应用。七叶苷培养基变为黑色为阳性，不变色者为阴性。主要用于D群链球菌与其他链球菌的鉴别，前者阳性，后者阴性。也可用于革兰阴性杆菌及厌氧菌的鉴别。

（5）甲基红（methyl red，MR）试验

1）原理。某些细菌在糖代谢过程中，分解葡萄糖产生丙酮酸，丙酮酸可进一步分解，产生甲酸、乙酸、乳酸等，使培养基的 pH 降至 4.5 以下，当加入甲基红试剂出现红色，为甲基红试验阳性。若有些细菌分解葡萄糖产酸量少，或产生的酸进一步转化为醇、酮、醚、气体和水等其他物质，则培养基的 pH 仍在 6.2 以上，故加入甲基红指示剂呈黄色，为甲基红试验阴性。

2）材料与方法。该试验用葡萄糖蛋白胨水培养基和甲基红试剂。首先将待检菌接种于上述培养基中，培养 2～4 d，于培养基内加入甲基红试剂，立即观察结果。

3）结果与应用。培养基呈红色为阳性、橘红色为弱阳性、黄色为阴性。该试验主要用于鉴别大肠埃希菌与产气肠杆菌，前者为阳性，后者为阴性。此外肠杆菌科中沙门菌属、志贺菌属、枸橼酸杆菌属、变形杆菌属等为阳性，而肠杆菌属、哈夫尼亚菌属则为阴性。

（6）V－P（Voges-Proskauer）试验

1）原理。某些细菌在葡萄糖代谢过程中生成丙酮酸，丙酮酸进一步脱羧后可产生乙酰甲基甲醇，乙酰甲基甲醇在碱性溶液（KOH）中被氧化为二乙酰（丁二酮），二乙酰与培养基内蛋白胨中精氨酸所含的胍基[$HNC(NH_2)_2$]起反应，生成红色化合物，则为 V－P 试验阳性。若培养基中胍基含量较少时，可加入少量含胍基化合物，如肌酸或肌酐等。试验时加入 α-萘酚可加速此反应。

2）材料与方法。试验用葡萄糖蛋白胨水培养基，试剂分甲液（6％ α-萘酚乙醇溶液）和乙液（40％ KOH 溶液）。首先将待检菌接种于上述培养基中，于 35 ℃培养 48 h，后于 2.5 mL 培养液中加入甲液 0.6 mL，再进入乙液 0.2 mL，振摇后观察结果。

3）结果与应用。在数分钟内出现红色为 V－P 试验阳性；如无红色出现且于 35 ℃ 4 h 后仍无红色者为阴性。本试验常与甲基红试验一起使用。V－P 试验阳性的细菌，甲基红试验则为阴性；反之也一样。如大肠埃希菌、沙门菌、志贺菌等甲基红呈阳性反应，而 V－P 反应为阴性；相反，沙雷菌、阴沟肠杆菌等甲基红反应阴性，而 V－P 反应阳性。

2. 氨基酸或含氮物质的分解试验

（1）吲哚（靛基质）试验

1）原理。某些细菌如大肠埃希菌、变形杆菌、霍乱弧菌等具有色氨酸酶，能分解蛋白胨水中的色氨酸生成吲哚（Indol，靛基质），当加入吲哚试剂（对二甲基氨基苯甲醛）后形成红色的玫瑰吲哚。

2）材料与方法。蛋白胨水培养基及吲哚试剂。首先将待检菌接种于蛋白胨水中，于 35 ℃ 培养 24～48 h，沿培养管壁缓慢加入吲哚试剂，使其在培养基液体表面形成界面，观察结果。

3）结果与应用。于两者液面接触处出现红色为阳性，无色为阴性。主要用于肠杆菌科细菌的鉴定。

（2）硫化氢（H_2S）试验

1）原理。某些细菌能分解培养基中的含硫氨基酸（如胱氨酸、半胱氨酸）产生 H_2S，H_2S 遇铅（Pb^{2+}）或亚铁（Fe^{2+}）离子则形成黑褐色的 PbS 或 FeS 沉淀。

2）材料与方法。使用醋酸铅培养基或硫酸亚铁培养基，将待检菌穿刺接种于上述培养基中，于 35 ℃培养 24～48 h，观察结果。

3）结果与应用。培养基内见有黑色沉淀物为阳性，而且可嗅到 H_2S 刺鼻的气味。不变色为阴性。H_2S 试验主要用于肠杆菌科中属与种的鉴定。如沙门菌属、爱德华菌属、亚利桑那菌属、枸橼酸杆菌属、变形杆菌属等，绝大多数细菌为硫化氢试验阳性，在沙门菌属中也有硫化氢阴性菌种。

（3）脲酶试验

1）原理。某些细菌具有脲酶，能分解尿素产生大量的氨，氨与水反应生成氢氧化铵，使培养基呈碱性。

2）材料与方法。该试验用尿素培养基，将待检菌接种于上述培养基，于 35 ℃培养 18～24 h 观察结果。

3）结果与应用。培养基变为碱性时，使酚红指示剂变红为阳性，不变色为阴性。该试验主要用于肠杆菌科中变形杆菌属细菌的鉴定，奇异变形杆菌和普通变形杆菌脲酶试验阳性。该试验也用于普罗威登斯菌属和摩根菌属细菌的鉴定。另外对巴斯德菌属和假单胞属细菌的鉴定也有一定价值。

（4）明胶液化试验

1）原理。明胶酶是某些细菌产生的一种胞外酶，能使明胶分解为氨基酸，从而失去凝固力，致半固体的明胶培养基变为流动的液体。

2）材料与方法。使用明胶培养基，将待检菌穿刺接种于该培养基内，于 22 ℃培养 7 d，逐天观察结果。若用 35 ℃孵育或室温过高时，培养基在此温度可自行液化，故在观察结果前，可于 4 ℃冰箱内放置 30 min，不再凝固者为阳性。

3）结果与应用。培养基呈液态为阳性，仍保持半固体状态为阴性。该试验用于肠杆菌科细菌的鉴别，如沙雷菌、普通变形杆菌、奇异变性杆菌、阴沟杆菌等可液化明胶，而其他肠杆菌科的细菌很少液化明胶。有些厌氧菌如产气荚膜梭菌、脆弱类杆菌等能液化明胶。另外多数假单胞菌也能液化明胶。

（5）苯丙氨酸脱氨酶试验

1）原理。某些细菌可产生苯丙氨酸脱氨酶，使苯丙氨酸脱去氨基，形成苯丙酮酸和游离氨，加入三氯化铁（Fe^{3+}）试剂与苯丙酮酸螯合后产生绿色反应。

2）材料与方法。使用苯丙氨酸琼脂及 10％三氯化铁试剂。先将待检菌较浓厚地接种于苯丙氨酸培养基斜面上，于 35 ℃培养 18～24 h，滴加 10％三氯化铁试剂 3～4 滴，自斜面上方流下，观察结果。

3）结果与应用。出现绿色为阳性，应立即观察结果，延长反应时间会引起褪色。该试验主要用于肠杆菌科细菌的鉴定。变形杆菌属、普罗威登斯菌属和摩根菌属细菌均为阳性，肠杆菌科中其他细菌均为阴性。

（6）赖氨酸和鸟氨酸脱羧酶试验

1）原理。具有氨基酸脱羧酶的细菌，能分解氨基酸使其脱羧生成胺（赖氨酸→尸胺，鸟氨酸→腐胺）和二氧化碳，使培养基变碱，可用指示剂显示出来。

2）材料与方法。赖氨酸和鸟氨酸培养基以及氨基酸对照培养基（指示剂为溴甲酚紫，在非碱性条件下呈黄色，遇碱变紫）。首先将被检菌分别接种于赖氨酸和鸟氨酸两种培养基以及氨基酸对照培养基中，于 35 ℃培养 1～4 d，每天观察结果。

3）结果与应用。氨基酸对照管应呈黄色，试验管从黄色变为紫色为阳性，保持黄色不变为阴性。若对照管呈现紫色则试验无意义，需重做。该试验主要用于肠杆菌科细菌的鉴定。如沙门菌属中除伤寒和鸡沙门菌外，其余沙门菌的赖氨酸和鸟氨酸脱羧酶均为阳性，志贺菌属除宋内和鲍氏志贺菌外，其他志贺菌均为阴性。

（7）精氨酸双水解酶试验

1）原理。精氨酸经两次水解，先在精氨酸脱酰酶作用下生成瓜氨酸和氨，瓜氨酸又在瓜氨酸酶的作用下生成鸟氨酸和氨及二氧化碳。鸟氨酸又在鸟氨酸脱羧酶作用下生成腐胺及二氧化碳，氨及腐胺均可使培养基变碱性，用指示剂可显示。

2）材料与方法。用 Thornley 精氨酸培养基，将待检菌接种于该培养基上，肠杆菌科应在培养基表面封盖灭菌液体石蜡，若假单胞菌不要加。置 35 ℃培养 24～48 h 后观察结果。

3）结果与应用。培养基的指示剂用溴甲酚紫，则培养基变为紫色为阳性；如指示剂为酚红则培养基变红色为阳性。阳性结果通常在 24～48 h 之后出现，最后可观察至 7 d。该试验用于阴沟肠杆菌（阳性）和产气肠杆菌（阴性）等的鉴定。

3. 有机酸盐利用试验

（1）枸橼酸盐利用试验

1）原理。某些细菌能利用枸橼酸盐作为惟一碳源，并能以铵盐作为惟一氮源，可除枸橼酸盐外不含其他碳源的培养基上生长，分解枸橼酸盐生成碳酸钠，使培养基变碱，致指示剂变色。

2）材料与方法。使用枸橼酸盐培养基，将待检菌接种于该培养基上，于 35 ℃培养 1～4 d，每天观察结果。

3）结果与应用。培养基中的指示剂为溴麝香草酚蓝（BTB），呈淡绿色，遇碱性会变为深蓝色，而且有菌生长为阳性；不能利用枸橼酸盐作为碳源的细菌，在此培养基不生长，培养基不变色为阴性。该试验用于肠杆菌科各菌属间的鉴定。埃希菌属、志贺菌属、爱德华菌属和耶尔森菌属均为阴性，沙门菌属、克雷伯菌属通常为阳性。

（2）丙二酸盐利用试验

1）原理。某些菌可利用丙二酸盐作为惟一碳源，分解丙二酸盐生成碳酸钠，使培养基变碱，指示剂变色。

2）材料与方法。使用丙二酸盐培养基，接种待检菌后于 35 ℃培养 24～48 h 后观察结果。

3）结果与应用。培养基中以 BTB 为指示剂，有菌生长而且培养基由淡绿色变为深蓝色为阳性，无颜色变化为阴性。该试验用于肠杆菌科各属及种间的鉴定。克雷伯菌属为阳性，枸橼酸杆菌属、肠杆菌属和哈夫尼亚菌属中有些菌属也呈阳性，其他菌属为阴性。

4. 各种酶类试验

(1) 氧化酶试验

1) 原理。氧化酶或称细胞色素氧化酶，是细胞色素呼吸酶系统的终末呼吸酶。具有氧化酶的细菌，首先使细胞色素 C 氧化，再由氧化型细胞色素 C 使试剂对苯二胺氧化，生成有色的醌类化合物 (Wurster 氏蓝)使培养基变色。

2) 材料与方法。试剂用 1%盐酸四甲基对苯二胺或 1%盐酸二甲基对苯二胺。常用方法有三种：① 菌落法是直接将试剂滴加于被检菌的菌落上；② 滤纸法，取洁净滤纸一小块，沾取被检菌少许，然后滴加试剂；③ 试剂纸片法，用滤纸浸泡于试剂中制备试剂纸片，再取被检菌涂于试剂纸片上。

3) 结果与应用。细菌在与试剂接触 10 s 内呈深紫色为阳性。为保证试验的准确性，分别以铜绿假单胞菌和大肠埃希氏菌作为阳性和阴性对照。该试验主要用于肠杆菌科细菌与假单胞菌属的鉴别，前者为阴性，后者通常为阳性。奈瑟菌属和莫拉菌属也呈阳性。

(2) 过氧化氢酶(触媒)试验

1) 原理。具有过氧化氢酶的细菌能催化过氧化氢生成水和新生态氧，继而形成氧分子而出现气泡。

2) 材料与方法。试剂用 3%过氧化氢溶液。取待检细菌置于洁净的试管内或玻片上，然后滴加 3%过氧化氢液数滴，或直接滴加 3%过氧化氢液于不含血液的细菌培养物中，立即观察结果。

3) 结果与应用。产生大量气泡者为阳性，无气泡者为阴性。该试验常用于葡萄球菌属与链球菌属的初步分群。前者阳性，后者阴性。

(3) 脂酶试验

1) 原理。某些细菌产生脂酶，可分解脂肪生成游离的脂肪酸，从而使培养基中与脂肪结合形成无色化合物的维多利亚蓝释放出来，呈现深蓝色。

2) 材料与方法。用脂酶培养基(含维多利亚蓝)，将待检菌接种于上述培养基中，于 37 ℃培养 24 h。

3) 结果与应用。培养基变为蓝色为阳性，阴性者为无色或呈粉红色。该试验主要用于厌氧菌的鉴定。类杆菌属中的中间类杆菌产生脂酶。其他类杆菌则阴性。芽孢梭菌属中的产芽孢梭菌、肉毒芽孢梭菌和诺维梭菌也有此酶，而其他梭菌阴性。

(4) DNA 酶试验

1) 原理。某些细菌产生 DNA 酶，可使长链 DNA 水解成寡核苷酸链。因长链 DNA 可被酸沉淀，寡核苷酸短链则溶于酸，所以当在有菌落的平板上加入酸后，会在菌落周围出现透明环。

2) 材料与方法。用 0.2% DNA 琼脂平板及 1 mol/L 盐酸溶液，先将待检菌点种于上述培养基上，于 35 ℃培养 18～24 h，然后用盐酸液覆盖平板，观察结果。

3) 结果与应用。在菌落周围出现透明环为阳性，无透明环为阴性。在革兰阳性球菌中只有金黄色葡萄球菌产生 DNA 酶，在肠杆菌科中有沙雷菌和变形杆菌产生此酶，故该试验可用于这些菌的鉴定。

(5) CAMP 试验(Christis Atkin & Munch-Peterson test)

1) 原理。B 群链球菌能产生 CAMP 因子，可促进葡萄球菌的 β-溶血素溶解红细胞的活性，因此在 B 群链球菌和葡萄球菌的交接处出现溶血力增加现象，形成矢状(半月形)扩大的溶血区。

2) 材料与方法。选用血平板。先以产 β-溶血素的金黄色葡萄球菌在平板中央划一竖线，将血平板分为左右两区，在两区的 1/2 部位分别接种阴性和阳性对照菌，即垂直于金黄色葡萄球菌的划线分别划两条横线，再于两区的另 1/2 部位分别接种待检菌，也是垂直于葡萄球菌的划线，划两条横线，形成左右两区均有一条待检菌划线和一条对照菌划线，垂直划线不能与葡萄球菌的竖线相交，横线与竖线之间相距 0.5～1 cm，然后置于 37 ℃培养 18～24 h，观察结果。

3) 结果与应用。在阳性对照菌划线与金黄色葡萄球菌划线的交界处出现半月形溶血区，如待检菌划线与葡萄球菌划线交界处出现同样半月形溶血区，即为阳性。在链球菌中仅 B 群链球菌的 CAMP 试验阳性，可作为此群的特异性鉴定。

此外，产气荚膜梭菌能产生卵磷酯酶(α 毒素)可用卵磷酯酶试验鉴定；致病性葡萄球菌产生血浆凝固酶，可用凝固酶试验鉴定；肺炎链球菌能被胆汁或胆盐溶解，故可用胆汁溶解试验将两种极为相似的肺炎链球菌与甲型链球菌区分开。

5. 抑菌试验

(1) O/129 抑菌试验

1) 原理。O/129(二氨基喋啶)对弧菌属细菌有抑制作用,而对气单胞菌属的细菌无抑制作用。

2) 材料与方法。用碱性琼脂平板,先将待检菌均匀涂于该平板上,镊取 O/129 纸片(含药 40 μg)贴于平板上,35 ℃培养 18~24 h,观察结果。

3) 结果于应用。纸片周围出现抑菌圈为敏感,无抑菌圈为耐药。该试验用于弧菌科的属间鉴定。弧菌属、邻单胞菌属对 O/129 敏感,而气单胞菌属耐药。

(2) 杆菌肽试验

1) 原理。A 群链球菌对杆菌肽几乎全部敏感,而其他群链球菌绝大多数对其耐药。

2) 材料与方法。用血平板,将待检菌纯培养物(肉汤)均匀涂布于血平板上,稍干后贴上杆菌肽纸片(0.04 U/片),置于 35 ℃培养 18~24 h,观察结果。

3) 结果与应用。测量抑菌圈直径>10 mm 为敏感,抑菌圈<10 mm 为耐药。主要用于 A 群链球菌与其他群链球菌的鉴别。

(3) 奥普托欣(Optochin)试验

1) 原理。肺炎链球菌对 Optochin 敏感,而 Optochin 对其他链球菌无抑制作用。

2) 材料与方法。用血平板和 Optochin 纸片(5 μg/片)。先将待检菌菌落或肉汤纯培养物均匀涂布于血平板上。稍干后贴上 Optochin 纸片,置于 35 ℃培养 18~24 h,观察结果。

3) 结果与应用。测量抑菌圈直径。>14 mm 为敏感,若抑菌圈≤14 mm,对此菌株应再做胆汁溶菌试验,以证实是否为肺炎链球菌。该试验主要用于肺炎链球菌与其他链球菌的鉴别。

(五) 细菌感染的血清学检测

血清学检测是用免疫学方法进行感染性疾病诊断和病原菌鉴定的重要手段,可分为血清学鉴定和血清学诊断两方面,前者是用含有已知特异性抗体的诊断血清去鉴定标本中或分离培养物中未知的细菌,以进行病原学诊断;后者是用已知细菌或抗原去检测患者血清中有无相应特异抗体,作为某些感染性疾病的辅助诊断。

1. 血清学鉴定

(1) 凝集试验

1) 玻片凝集试验。试验在载玻片上进行,取诊断血清和生理盐水于玻片两边,再取待检菌少许分别与诊断血清和生理盐水混匀,反复转动玻片,1~3 min 后观察结果。生理盐水对照侧为均匀混浊的菌液,试验侧出现明显凝块,背景液体变清澈,为阳性。此法在临床细菌鉴定中常用,一般用于种或血清型的诊断。细菌室应常备志贺菌、沙门菌、埃希菌、弧菌及链球菌 Lancefield 等诊断血清,如需要时可再增备致病性、侵袭性和出血性等大肠埃希菌诊断血清以及耶尔森菌和脑膜炎奈瑟菌的诊断血清等。玻片上也可做胶乳凝集试验和协同凝集试验等。前者是将已知抗血清吸附在聚苯乙烯颗粒上,可与相应抗原结合产生胶乳颗粒凝集现象;后者是将已知抗血清(IgG FC 段)与金黄色葡萄球菌(细胞壁中的 A 蛋白- SPA)结合,使抗血清的 Fab 段伸出葡萄球菌表面,当已知抗血清与相应待检细菌或抗原结合,则出现协同凝集现象,观察结果同玻片凝集。

2) 微孔反应板凝集试验。此方法常用于反向间接血凝试验,将已知抗血清直接吸附或通过化学偶联而结合于红细胞表面,制成抗体致敏的红细胞,首先在微孔板中将标本进行倍比稀释,同时设阳性及阴性对照孔,然后各孔中加入抗血清致敏的红细胞悬液,置湿盒中 37 ℃温育 1 h,观察结果。阴性对照孔血球沉集于孔底中心成小圆点,而试验孔以出现"2+"以上的血凝集强度判为阳性。该试验常用于脑膜炎奈瑟菌、布鲁菌、霍乱弧菌、炭疽芽孢杆菌和鼠疫耶尔森菌等的快速鉴定。另外也用于金黄色葡萄球菌肠毒素、内毒素等细菌毒素的测定。

(2) 免疫荧光检测(IF):用荧光素标记已知特异性抗体或标记抗抗体(抗 Ig 抗体、如鼠抗人 IgG 等),如用荧光抗体结合涂布在玻片上的待检菌或抗原。在荧光显微镜下见到荧光现象是直接便宜免疫荧光法;涂布在玻片上的待检菌或抗原先于无荧光标记的抗体(Ig)结合,再用荧光标记的抗抗体(抗 Ig)去结合固定在抗原上的特异抗体,在荧光显微镜下见到荧光现象是间接免疫荧光法。免疫荧光检测被广泛应用于临床细菌标本的快速鉴定,如链球菌、脑膜炎奈瑟菌,致病性大肠埃希菌、志贺菌、霍乱弧菌,鼠疫耶尔森菌、沙门菌及炭疽芽孢杆菌等的检测,间接法的敏感度高于直接法。此外用荧光抗体直接染色法与增菌培养相结合,建立了一种新型的免疫荧光快速诊断技术,称免疫荧光菌球法，常用于检测肠道中的志贺菌。

（3）酶联免疫吸附检测（enzyme linked immuno sorbent assay, ELISA）是用辣根过氧化物酶等标记已知的抗体或抗原，与待检的相应的抗原或抗体结合并被固定在微孔反应板上，最后加入过氧化物酶的作用底物（如联苯二胺），该底物在酶的作用下水解成显色的产物，用肉眼或酶标仪检测其结果。根据微孔反应板上包被的物质及酶标记物质的设计不同，可将ELISA分为双抗体夹心法、竞争法等，目前临床上普遍采用成套的ELISA试剂盒进行检测，操作方法可按说明书进行。

2. 血清学试验

血清学试验是以已知细菌或其特异性抗原检测患者血清中有无相应抗体及其抗体效价的动态变化，可作为某些感染性疾病的辅助诊断，一次性抗体效价的升高不能作为诊断依据，如明显超出正常人水平很高可作为参考，一般需做双份血清，如恢复期抗体效价比急性期升高4倍或以上方有诊断意义。用免疫印记试验（Western blot, WB）检测抗体非常可靠，临床上可作为感染性疾病的确证试验。常用于细菌性感染的血清学试验种类，见表25-1。

表 25-1 细菌性感染的血清学诊断

血清学试验	疾病（举例）
直接凝集试验	伤寒、副伤寒（肥达试验）、斑疹伤寒（外斐试验）、钩端螺旋体病（显微镜凝集试验）、布鲁菌病等。
胶乳凝集试验	脑膜炎奈瑟菌、流感嗜血杆菌引起的脑膜炎
沉淀试验	梅毒（VDRL、RPR）、白喉毒素（EIek）
间接免疫荧光技术	各类微生物感染
补体结合试验	Q热
中和试验	风湿热（抗O试验）
ELISA	各类微生物感染

（六）分子生物学检测

随着分子生物学技术的发展以及微生物基因组计划的实施，推动了感染性疾病的基因诊断进程，使病原学诊断更加快捷、准确，尤其对那些难以培养或培养时间太长的细菌感染。诊断试验包括细菌核酸（染色体DNA、质粒DNA及各类RNA）提取、核酸电泳、核酸杂交、PCR和基因芯片技术等。

1. 核酸检测方法

（1）核酸杂交：为检测细菌DNA或RNA上某一段具有特征性的核酸序列，常设计一段与此特征序列互补的核酸片段，并用放射性或非放射性物标志物标记，作为核酸探针（probe），实验时先从标本中粗提细菌核酸，使其在一定温度下双链打开，称解链或变性，当温度恢复时两条打开的链又会互补结合，称复链或复性，当双链DNA解链尚未复链时，加入的探针就会与细菌核酸上具有特征性的序列互补结合，完成核酸杂交。通过检测杂交信号（探针标志物）确定是否发生杂交反应，从而鉴定标本中有无相应的病原菌基因。

临床上常用的核酸杂交技术为固相杂交，是将待检标本或粗提核酸固定在固相载体（如硝酸纤维素膜、尼龙膜、玻片）上进行杂交，其杂交方法有斑点杂交、菌落原位杂交、DNA印迹和RNA印迹等。

（2）聚合酶链反应（polymerase chain reaction, PCR）：当标本中细菌含量很少，提取的核酸量用常法检测不出的情况下，可选择一段具有特征性的核酸序列为模板，设计两条引物，在核酸多聚酶的作用下将此段特异序列在PCR扩增仪上进行大量复制，数量可达10^6～10^9拷贝，使其达到用常法足以检测到的水平。RNA进行扩增需用逆转录PCR（reverse transcriptase-PCR RT-PCR）技术。

（3）基因芯片（gene chips）：是按特定的排列方式固定有大量基因探针或已知基因片段的硅片、玻片或塑料片，这些基因片段可通过原位合成或直接点样的方法固定在芯片上。样品DNA/RNA在与芯片上的探针杂交之前必须进行扩增及标记，目前最常用的是荧光标记法，采用多种荧光素（红、黄、蓝色等）分别标记不同的扩增产物，以满足不同样品的平行分析。样品DNA/RNA通过PCR扩增、体外转录等技术掺入荧光标记分子，然后同基因芯片DNA微陈列杂交，通过高辨荧光扫描仪器扫描，即可获得结合于芯片上目的基因的荧光信号，经计算机处理即可显示目的基因的结构或表达信息。一张芯片上集成数百、数千甚至上万个密集排列的分子微陈列，能同时对多个标本进行多种病原菌的检测，仅用微量样品，可在短时间内提供大量的诊断信息。

2. 核酸检测的临床应用

（1）细菌分类鉴定：通过细菌核酸杂交，可以分析细菌之间DNA序列的同源性，对细菌种、属间的亲缘关系做出分类和鉴定。检测细菌 DNA 中 G+Cmol%含量，可以确定含有不同 G+Cmol%的细菌属于不同的种，但具有相同 G+Cmol%含量的两种菌也不能说明是同一种菌，但利用核酸杂交可以克服这一困难，尤其检测 16srRNA 来进行细菌的分类、鉴定，快速准确。

(2) 细菌的快速检测：利用 PCR 及核酸探针技术可直接检测临床标本中的病原菌，尤其对难以培养，培养时间需时很长，或目前尚不能人工培养的病原菌的检测具有特殊意义。如结核分枝杆菌、麻风分枝杆菌、弯曲菌、军团菌、支原体、立克次体、衣原体等的检测。

(3) 细菌耐药性的检测：检测细菌耐药性基因。

(七) 抗菌药物敏感试验

抗菌药物敏感试验(antimicrobial susceptibility test，AST)是测定抗菌药物在体外抑制细菌生长的能力，其意义在于：① 在循证检验医学的今天，药敏试验的结果是作为临床医生给患者选择治疗用药的依据；② 检测耐药性，分析耐药菌的变迁，掌握有关重要耐药微生物的流行病学资料。

常用药敏试验有稀释法、琼脂扩散法和 E 试验等。细菌对抗菌药物的敏感性可分为敏感、中介和耐药三种类型，"敏感"表示测试菌可被测定药物常规剂量给药后，在体内达到的血药浓度所抑制或杀灭；"耐药"则表示测试菌不能被体内感染部位可达到的抗菌药物浓度所抑制，临床治疗无效。"中介"表示抑菌作用介于敏感和耐药之间，提示该菌对常规用药在体液和组织中的药物浓度敏感性低于敏感株，但在某些部位(如尿液中的喹诺酮类)或通过提高剂量(如 β-内酰胺类)在临床上使用有效。可是由于微小的技术失控，又可能出现对结果的解释错误，故意义不明确，如果无其他可替代的药物，应复试或检测其最低抑菌浓度(minimal inhibitory concentration，MIC)，药敏试验除判断测试菌对药物的敏感、中介和耐药外，最好能测得抗菌药物抑制细菌生长所需要的最低浓度，即 MIC；以及抗菌药物杀灭细菌所需要的最低浓度，即最低杀菌浓度(minimal bacteriacidal concentration，MBC)。二者所用的单位均是μg/mL 或 U/mL。

1. 常规性药敏试验的药物选择　药敏试验选择用药的原则是根据药物的临床疗效、耐药菌株流行情况、预防耐药株产生和经济状况等综合因素。根据国际临床检验标准委员会(National committee for clinical laboratory standars，NCCLS)推荐的常规药敏试验标准，分为 A、B、C、U 等四个选药分组。其中 A 组所列出的抗生素为常规首选药敏试验药物并全部向临床报告；B 组为临床上重要的、尤其在医院感染时使用的抗生素，有选择报告的抗菌药物，如特定标本来源，三代头孢菌素对脑脊液中的肠杆菌，甲氧苄啶/磺胺甲恶唑对尿道分离的细菌等；C 组药物用于对 A 组药物耐药的流行菌株(如肠外分离的沙门菌属或耐万古霉素肠球菌)，有选择报告抗菌药物；U 组仅用于尿道中分离的细菌，不能作为尿道外分离菌的常规药敏试验。常规性选药分组，见表 25-2。

2. 稀释法敏感试验

(1) 原理：用肉汤或琼脂将抗生素稀释，然后接种测试菌，以最低浓度抑制细菌生长的，称为该菌剂的最低抑菌浓度(MIC)，再将 MIC 与机体血清或体液中可获得药物浓度相比较，来确定恰当的临床疗效。

(2) 肉汤稀释法

1) 材料与方法。培养基用 M-H 肉汤(Muller-Hintonbroth)、抗菌药物及测试菌。蒸馏水、生理盐水及麦氏系列管。① 先用蒸馏水或 pH 6.0 的 0.01 mol/L PBS 制备抗菌药物原液。浓度不低于 1 000 μg/mL 或 10 倍于最高测试浓度。按所需的溶液量或未分剂量可根据下述公式计算。

质量(mg)=溶剂(mL)×浓度(μg/mL)/ 分析效能(μg/mg)

容积(mL)=质量(mg)×分析效能(μg/mL)/浓度(μg/mL)

② 2 倍系列稀释药物原液，使其浓度(μg/mL)为 512、256、128、64、32、16、8、4、2、1、0.5、0.25、0.125。③ 配制 0.5 麦氏浓度测试菌液，用肉汤(常量稀释法)蒸馏水或生理盐水(微量稀释法)稀释菌液，使最终菌液浓度(每管或每孔)为 5×10^5 CFU/mL，将稀释菌液于 15 min 内接种于不同药物浓度管(或孔)内，35 ℃孵育 16～20 h 观察结果。当测试菌为嗜血杆菌属、链球菌属需孵育 20～24 h，当测试葡萄球菌属或肠球菌对苯唑西林和万古霉素的药物敏感试验需孵育 24 h 以上。

2) 结果。以在试管(或微孔)内完全抑制细菌生长的最低药物浓度为 MIC(μg/mL)。甲氧苄胺嘧啶或磺胺药物的肉汤稀释法药敏试验的终点判断，以细菌数为阳性对照的 80%即可作为判断细菌

表 25－2 临床微生物实验室非苛养菌常规药敏试验的抗菌药物选择

分 组	肠杆菌科细菌	铜绿假单孢菌和其他非肠杆菌科细菌	葡萄球菌属	肠球菌属
A 组：一级试验并常规报告的抗菌药物	氨苄西林 头孢唑啉 头孢噻吩 庆大霉素	头孢他啶 庆大霉素 美洛西林或替卡西林 哌拉西林	苯唑西林 青霉素	青霉素或氨苄西林
B 组：一级试验并选择报告的抗菌药物	阿米卡星 阿莫西林/克拉维酸 氨苄西林/舒巴坦 哌拉西林/他唑巴坦 替卡西林/克拉维酸 头孢孟多或头孢尼西或头孢呋新 头孢吡肟 头孢美唑 头孢哌酮 头孢替坦 头孢西丁 头孢噻肟或头孢唑肟或头孢曲松 环丙沙星或左氧氟沙星 亚胺培南或美罗培南或厄他培南 美洛西林或哌拉西林或替卡西林 甲氧苄啶/磺胺异恶唑	阿米卡星 氨曲南 头孢哌酮 头孢吡肟 环丙沙星 亚胺培南 美罗培南 妥布霉素	阿奇霉素或克拉霉素或红霉素 甲氧苄啶/磺胺甲恶唑 万古霉素	Linezolid 奎奴普丁/达福普丁 万古霉素
C 组：补充试验及选择报告的抗菌药物	氨曲南 头孢他啶(都是超广谱 B-内酰胺酶指示药) 氯霉素 卡那霉素 奈替米星 四环素 妥布霉素	头孢噻肟或头孢曲松 氯霉素 奈替米星	氯霉素 环丙沙星或左氧氟沙星或氧氟沙星 加替沙星 奎奴普丁/达福普丁 庆大霉素 利福平 四环素	庆大霉素(只用于筛选高水平耐药株) 链霉素(只用于筛选高水平耐药株) 氯霉素 红霉素 四环素 利福平(这些药可用于耐万古霉素的肠球菌)
U 组：补充试验和用于泌尿道的抗菌药物	羧苄西林 西诺沙星 洛美沙星或诺氟沙星或氧氟沙星 加替沙星 氯碳头孢 呋喃妥因 磺胺异恶唑 甲氧苄啶	羧苄西林 头孢唑肟 左氧氟沙星 洛美沙星或诺氟沙星或氧氟沙星 磺胺异恶唑 甲氧苄啶	洛美沙星或诺氟沙星 呋喃妥因 磺胺异恶唑 甲氧苄啶	环丙沙星 左氧氟沙星 呋喃妥因 四环素

生长的指标。当微量稀释法常借助于比浊计和计算机连网判定结果。有跳管或拖尾现象，需重复测试，不可勉强判定。

(3) 琼脂稀释法

1) 材料与方法。培养基用 M－H 琼脂、抗菌药物、测试细菌、麦氏系列管、多头接种器、水浴箱、CO_2孵箱等。① 制备含药琼脂平板，先将 M－H 琼脂加热熔解在 45～50 ℃水浴中，调整 M－H 琼脂 pH 为 7.2～7.4，将已稀释的抗菌药物按 1∶9(配置的药物溶液∶琼脂培养基)加入并混合，充分混和倾入平皿，琼脂厚度为 3～4 mm。室温凝固后的平皿装入密闭塑料袋中，置 4 ℃冰箱备用，可贮存日期为 5 d，对易降解药物如含头孢克洛，在使用 48 h 之内制备平板，使用前应在室温中平稳放于孵育箱或层流罩中 30 min 以使琼脂表面干燥。② 接种测试菌：将 0.5 麦氏比浊度菌液稀释 10 倍，以多头接种器吸取（约为 1～2 μL、含 10^4 CFU）接种于琼脂表面，稀释的菌液于 15 min 内接种完毕，接种后置 35 ℃孵育 16～20 h，耐甲氧西林葡萄球菌（MRS）、耐万古霉素肠杆菌（VRE）孵育时间需满 24 h，奈瑟菌属、链球菌属细菌应置于 5% CO_2、幽门螺杆菌置微需氧环境中孵育。

2）结果判定。将平板置于暗色、无反光表面上判断试验终点，在前后两个不同浓度梯度抗菌药物的平板上，细菌生长数量有 80%～90%的突然减少为结果终点，即 MIC 值。试验菌的结果报告可用 MIC（μg/mL）或用敏感（S）、中介（I）和耐药（R）报告。

3. 纸片琼脂扩散法

（1）原理：将含有定量抗菌药物的纸片贴在已接种测试菌的琼脂平板上，纸片中所含的药物吸收琼脂中水分溶解后不断向纸片周围扩散形成递减的梯度浓度，在纸片周围抑菌浓度范围内测试菌的生长被抑制，从而形成无菌生长的透明圈即为抑菌圈。抑菌圈的大小反映测试菌对测定药物的敏感程度，并与该药对测试菌的 MIC 呈负相关关系。

（2）材料与方法

1）培养基用水解酪蛋白（Mueller—Hinton，MH）培养基作为兼性厌氧菌和需氧菌药敏试验标准培养基，pH 为 7.2～7.4，对那些营养要求高的细菌，如流感嗜血杆菌、淋病奈瑟菌、链球菌等，需加入补充物质。琼脂厚度为 4 mm。

2）抗菌药物纸片。选择直径为 6.00～6.35 mm，吸水量为 20 μL 的专用药敏纸片用逐片加样或浸泡方法使每片含药量达规定量所示一致。含药纸片必须在有干燥剂的容器内低温（－10 ℃以下保存）。使用前将贮存容器移至室温平衡 1～2 h，避免开启贮存容器时产生冷凝水潮解。

3）试验方法。细菌接种采用直接菌落或液体培养物，用 0.5 麦氏比浊标准的菌液，校正浓度后的菌液应在 15 min 内接种完毕。接种步骤如下：① 用无菌棉拭子蘸取菌液，在管内壁将多余菌液旋转挤去后，在琼脂表面均匀涂片接种 3 次，每次旋转平板 60°，最后沿平板内缘涂抹 1 周；② 平板置室温下干燥 3 min，用纸片分离器或无菌镊将含药纸片紧贴于琼脂表面，各纸片中心相距＞24 mm，纸片距平板内缘＞15 mm；③ 置 35 ℃孵育箱 16～18 h 后阅读结果，对甲氧西林和万古霉素敏感试验结果应孵育 24 h。

（3）结果判定与报告：用精确度为 10 mm 的游标卡尺量取抑菌圈直径，根据 NCCLS 标准，对量取的抑菌圈直径作出“敏感”、“耐药”和“中介”的判断。抑菌圈的边缘应是无明显细菌生长的区域，当葡萄球菌对苯唑西林的药敏试验或肠球菌对万古霉素的药敏试验，在纸片周围只要有极少细菌生长均提示为耐药。

4. E 试验

（1）原理：E 试验（Epsilometer test）是一种结合稀释法和扩散法原理对微生物药敏试验直接定量的技术。E 试条是一条 5 mm×50 mm 的非活性无孔试剂载体，一面固定有一系列预先制备的，浓度呈连续指数增长稀释抗生素梯度，其反面有读数和判别的刻度。抗生素的梯度可覆盖有 20 个 MIC 对倍稀释浓度的宽度范围，其斜率和浓度范围对判别有临床意义的 MIC 范围和分界点值具有较好的相关性。

（2）材料与方法：培养基用厚度为 4 mm 的 M-H 琼脂平板，用 0.5 麦氏比浊浓度的对数生长期菌液涂布，待琼脂平板完全干燥后，用 E 试验加样器或镊子将 E 试条放在已接种测试细菌的平板表面（试条 MIC 刻度面朝上），试条全长应与琼脂平板紧密接触，浓度最大处靠平板边缘。采用 NCCLS2002 AST 执行标准推荐孵育条件。

（3）结果判断和报告：读取椭圆环与 E 试验试条的交界点 IC 值。E 试验 IC 值与 NCCLS 的稀释法 MIC 参考值高度相关，二者直接相对应，NCCLS MIC 折点值适用于 E 试验。当试条周围无抑菌圈时 MIC 应报告为大于读数刻度的最高值。

二、真菌感染的检测

（一）标本直接检验

1. 显微镜检查　直接镜检对真菌病的诊断较细菌更为重要。许多真菌标本不需染色即可直接镜检，如癣病标本多用 10% KOH 处理，使其溶解透明，直接在显微镜下观察到真菌的菌丝和孢子。有些标本需做染色镜检，常用的染色方法有乳酸酚棉蓝染色，也可用革兰染色、瑞氏染色、荧光染色等，脑脊液标本中的新生隐球菌需做墨汁负染色法镜检。真菌的菌丝与孢子的镜下形态具有特征性，如菌丝分有隔菌丝和无隔菌丝，从形态上区分又有螺旋状、球拍状、结节状、鹿角状和梳状等多种形态，孢子的形态也是多种多样，这些形态学特征在鉴别真菌时具有重要意义。

2. 抗原检测形　用免疫学方法直接检测标本中的真菌特异性抗原，可进行早期快速诊断。如用胶乳凝集实验检测标本中的白假丝酵母菌的甘露聚糖抗原；用胶乳凝集和ELISA法检测患者血清中和脑脊液中的隐球菌多糖荚膜抗原，特别在治疗前检测，方法敏感、特异。

(二) 真菌的分离鉴定

真菌培养是目前鉴定真菌的惟一方法。培养成功与否与临床标本的采集、培养基的选择、培养条件等密切相关。各类真菌病分离培养病原真菌的标本优选次序，见表25-3。

1. 培养基　真菌培养基一般采用葡萄糖蛋白胨琼脂即沙保弱(Sabourand)培养基，pH 4～6，一般细菌不易生长。也可加入氯霉素、放线菌酮抑制细菌和污染真菌的生长，多用于皮肤癣病的培养。隐球菌对这两种药物敏感，应避免使用。二相性真菌常需要营养更丰富的脑心浸液琼脂等。

为了选择性培养某些真菌，还使用一些选择性培养基，如皮肤真菌培养基(DTM)选择性培养皮肤真菌，其代谢产物呈碱性，使其培养基变红色。又如左旋多巴-枸橼酸铁和咖啡酸铁培养基选择培养新生隐球菌。因该菌具有酚氧化酶活性，此酶与左旋多巴-枸橼酸铁反应时，能氧化O-连苯酚形成黑色，或酚氧化酸或咖啡酸作用而使菌落呈棕色。用酵母浸液磷酸盐琼脂培养基可选择培养荚膜组织胞浆菌和皮炎芽生菌。

2. 培养方法及结果观察　真菌培养不同的菌等的培养，可分为平皿培养、大试管培养和玻片培养，后者也称小培养，因在玻片上特制的小室内培养，待生长后可直接于显微镜下观察菌丝和孢子，常用于真菌菌种的鉴定。大多数真菌的培养温度为28 ℃，但深部真菌为37 ℃。对二相性真菌培养时，28 ℃培养真菌的菌丝相(霉菌丝)，37 ℃培养为组织相(酵母型)。真菌菌落生长情况是鉴别真菌的主要方法之一。观察菌落形态时应注意：① 菌落性质，即属霉菌型还是酵母型；② 菌落大小，一般病原性真菌菌落小，而条件致病性真菌菌落大；③ 菌落颜色，一般病原性真菌颜色淡，污染真菌颜色深；④ 致病性真菌菌落下沉，并常现培养基开裂，而污染霉菌菌落不下沉也很少现培养基开裂。

表25-3　各类真菌病分离培养临床标本次序

标　本	优先选择的次序										
	念珠菌病	隐球菌病	芽生菌病	球孢子菌病	组织胞浆菌病	曲霉病	毛霉病	镰刀霉病	皮肤真菌病	着色真菌病	孢子丝菌病
血	1	2	—	6	2	—	—	2	—	—	✓
骨	—	✓	4	✓	—	✓	✓	—	—	—	✓
骨髓	✓	✓	—	✓	3	—	—	✓	—	—	—
下呼吸道	✓	1	1	1	1	1	1	3	—	—	3
脑	✓	✓	✓	✓	—	✓	3	✓	—	✓	—
脑脊液	✓	5	✓	✓	✓	—	—	—	—	—	✓
眼	✓	—	—	—	✓	✓	✓	5	—	—	—
鼻-鼻窦	✓	—	✓	✓	—	2	2	4	—	—	4
黏膜	4	✓	3	2	5	✓	✓	✓	—	✓	✓
皮下组织	✓	—	—	✓	—	—	✓	—	—	2	2
尿	2	3	5	5	4	✓	—	—	—	—	—
皮肤	✓	✓	2	3	✓	✓	4	1	1	1	1
毛发、指甲	✓	—	—	—	—	✓	—	6	2	—	—
播散感染多部位	3	4	6	4	6	3	5	✓	—	✓	✓

注：✓表示也曾在这些标本中培养阳性。

(三) 真菌的生化反应

真菌常用的生化鉴定试验同细菌相似，主要用于检验深部感染真菌如假丝酵母菌和隐球菌等。

1. 糖(醇)类发酵试验　常用的糖有单糖(葡萄糖、果糖、半乳糖)、双糖(麦芽糖、蔗糖、乳糖、海藻糖)、三糖(密三糖)和多糖(淀粉)等，醇类有甘油、甘露醇、山梨醇和肌醇等。接种各种发酵管置37 ℃孵育，观察试验结果。酵母菌发酵碳水化合物，产生 CO_2 和乙醇，全部试管中应放倒管，以见到气体产生才确定是发酵。凡是发酵碳水化合物都是同化，但所有同化未必皆发酵。

2. 同化碳源试验　将 1 mL 生理盐水真菌悬液与已融化(45 ℃)的固体同化碳源培养基混合，待凝后在各种培养基上加入各种糖少许，置25 ℃ 或 37 ℃孵育后观察结果。若 24 h 后无变化可重复加糖少许，继续孵育。如能同化碳源，在加入糖的周围有生长圈，否则无生长。固体平板培养基适用于生长快的真菌试验，而生长慢的真菌适用在液体培养基，若生长慢的能同化糖类(如半乳糖)，液体培养基变浑浊。

3. 同化氮源试验或利用硝酸钾试验　方法与同化氮源试验相同，但需用无氮源培养基，菌悬液与培养基混合后假如硝酸钾，经孵育后观察结果。其他生化反应，如半乳分解试验、明胶液化试验和尿酶试验等，操作方法同细菌试验。

(四) 核酸检测

1. G+C mol%分类鉴定法　以热变性温度法测定真菌细胞 DNA G+C mol%。DNA 在热变性中使碱基间氢键断裂，互补双链螺旋不断打开变成单链，导致核苷酸碱基在 260 nm 的紫外吸收光谱明显增加(增色效应)，当双链完全打开后，则紫外吸收停止增加。在此变性中，紫外吸收增加的中点值所对应的温度为热变性温度，即解链温度(Tm)。1 个 DNA 样品中的 Tm 可直接反映出该样品的 G+C碱基对的绝对含量，计算公式为 $G+C\,mol\% = (Tm - 53.9) \times 2.24$。

G+C mol%含量对鉴别真菌的菌属有一定参考价值。一般认为两株真菌的 G+C 含量差别在 4%～5%之间，可认为二者是同种内的不同菌株；差别在 10%～15%之间，二者可能是同属内不同真菌；如果差别在 20%～30%，则认为二者是不同属或不同科的真菌。

2. 真菌核型的脉冲电泳分析　脉冲凝胶电泳(pulsed field gel electrophoresis，PFGE)技术在普通琼脂糖凝胶方向电泳的基础上，增设垂直两个方向上的电场在设定的脉冲时间里交替变换，使大分子(如真菌等真核细胞的染色体)DNA 在脉冲凝胶电泳中不断改变自己的形状和迁移方向，从而能绕过凝胶孔隙而得以充分的电泳分离。另外，针对影响 DNA 电泳的诸多因素中，在分离真菌的大分子量 DNA 宜用较低的电压和较长的脉冲时间。

用 PFGE 分析真菌核型，一方面可读取其基因结构的基本数据，构建出核型分析的物理图谱；另一方面又可直接比较其遗传背景，从电泳核型的差异中进行分类鉴定。

3. 随机扩增多态性 DNA 分析　随机扩增多态性 DNA(randomly amplified polymorphic DNA，RAPD)分析是一种利用随机合成的单个寡核苷酸引物，通过 PCR 扩增靶细胞 DNA，扩增产物经凝胶电泳，分析其 DNA 片段大小和数量的多态性，从而比较靶基因差异的一种技术。此方法适用于真菌的鉴定与分类，由于病原性真菌基因组庞大，许多基因检测技术只能了解其局部情况，而 RAPD 分析却显示出独特优势，而且方法简便，便于推广。

三、病毒感染的检测

病毒感染在临床上为多发病和常见病。但病毒又是结构最简单和体积最小的微生物，必须借助于电子显微镜放大数万倍和数十万倍才能看见，病毒又属于严格细胞内寄生，抵抗力特殊，故病毒学诊断和抗病毒治疗均有很大难度，故应予以十分重视。

(一) 病毒分离与鉴定

病毒分离的成功与否在很大程度上取决于标本的采集和处理方式是否恰当合理(参看第六篇第 23 章)。

1. 病毒的分离　病毒属专性细胞内寄生，分离病毒必须用活细胞，实验室常用组织细胞培养、鸡胚和实验动物进行分离。

(1) 组织细胞培养：将离体的组织或器官，用机械和酶解作用制备成分散的活细胞悬液，模拟体内生理条件使其组织或细胞在培养器皿中生长繁殖，称广义的细胞培养，包括器官培养、组织培养和细胞培养等。实验室常用细胞培养，根据细胞的来源、染色体特性和传代能力等分为如下三种：

1) 原代细胞。细胞离体后的第一次培养称为原代细胞，原代细胞仅能传 1～3 代，如人胚肾细胞、兔肾细胞和鸡胚肌皮细胞等。对多种病毒敏感，但在实验室不易长期保存，而且细胞来源也难以获得。

2）二倍体细胞。原代细胞转化成能连续传代并保持二倍染色体特性的细胞，称二倍体细胞，此细胞可传代 50 代左右，故又称有限传代细胞，如人胚肺(WI38)实验室可较长期保存，二倍体细胞对多数病毒敏感，广泛用于病毒分离和病毒疫苗的制备。

3）传代细胞。来源于肿瘤细胞和正常细胞的突变株，细胞增殖特征和染色体（为异倍体）均类似于肿瘤细胞，获得了增殖快、无限传代的特征。常用的细胞有 Hela、Hep－2、地鼠肾(BHK21)细胞和人羊膜(FL)细胞等。由于细胞能无限传代，对大多数病毒具敏感性，故被广泛用于各实验室，但由于来源于肿瘤或其他突变细胞，故不宜用于疫苗制备。

(2) 鸡胚接种：少数病毒，如黏病毒、副黏病毒科、疱疹病毒、痘类病毒等，对鸡胚敏感，不同病毒接种于鸡胚不同部位，如流感病毒、腮腺炎病毒可接种于羊膜腔和尿囊腔，流行性乙型脑炎病毒适于接种卵黄囊。

(3) 动物接种：小鼠、乳鼠、家兔、猴、猩猩等动物常用于分离病毒，但临床实验室很少用。

2. 病毒鉴定　细胞培养或鸡胚、实验动物分离到病毒后，需进行病毒鉴定。鉴定需完成两方面工作，其一，证明有病毒生长；其二，鉴定病毒的种类。

(1) 证明病毒生长和存在的实验：标本接种细胞后如有病毒生长则出现细胞的变化，如细胞病变效应(cytopathic effect，CPE)，不同种类的病毒引起不同的 CPE，如肠道病毒致细胞溶解死亡出现空斑，腺病毒引起细胞团缩、聚集、堆成葡萄串样，有些病毒可在胞核和胞质内出现嗜酸性和嗜碱性包涵体。有些病毒生长致细胞代谢改变，引起 pH 变化等。

(2) 病毒鉴定

1）血凝试验及血凝抑制试验（或血球吸附或血吸抑制试验）。表面带有血凝素或血凝素样物的病毒，能与哺乳动物或禽类动物的红细胞产生血凝，以证实病毒的存在，同样在病毒感染的细胞膜上也表达病毒成分，与这些红细胞共育会出现血球吸附现象，如加入相应的抗血凝素抗体可抑制血凝（或吸附）抑制实验，此实验可作为病毒型别确定的依据。

2）中和试验。将病毒与特异性抗体共育，使病毒失去感染性，在细胞培养或活性机体内不出现病变，则为中和实验，如抗体能中和该病毒，使原先出现细胞病变的病毒，再与抗体共育后再感染细胞时不出现细胞病变，则该病毒为特异性抗体的同型病毒。用于病毒的分型诊断最具敏感性与确定性。此外，可用补体结合实验、免疫荧光抗体染色、病毒核酸类型鉴别及序列测定等方法进行鉴定。对有包膜病毒还可用耐酸和乙醚敏感实验等。

（二）病毒感染的快速诊断

1. 形态学检查　病毒的大小和形态必须借助电子显微镜观察，其目的除鉴别大小和形态外，还可在标本中尽早发现病毒颗粒。为达到此目的，可于标本中加入特异抗体，使病毒颗粒聚集成块，比直接电镜检查更易发现病毒，灵敏度可提高 100 倍。但电镜是昂贵的大型设备，一般单位并不具备。在光学显微镜下只能观察到大型病毒，如痘类病毒，但可用光学显微镜看到细胞感染后产生的 CPE 和包涵体等。（或酶免疫检测）

2. 免疫荧光检测：以标记抗体检测标本中相应抗原，在显微镜下观察标本中有无标记染色现象。分直接法与间接法，间接法具有放大作用，因而较直接法更灵敏。免疫标记检测适于病毒型别少，分离培养较困难的病毒，也适于活检组织中病毒的检测，如肝活检组织中的肝炎病毒，神经组织中的疱疹病毒等。免疫荧光检测易出现非特异性荧光导致出现假阳性，需严格设对照组并排除导致假阳性的各种因素。

3. 分子生物学技术检测　常用 PCR 或核酸杂交技术检测标本中特异病原体核酸，以助临床临床。

第三节　感染病的实验诊断

一、血液感染

正常人的血液是无菌的。当细菌侵入血液循环，不繁殖或繁殖，一过性或持续性在血中存在，均称为菌血症(bacteremia)。若从患者血中检出细菌，一般应视为病原菌，提示为菌血症，或有细菌性心内膜炎、心包炎、血源性骨髓炎等。常见的病原菌主要有金黄色或表皮葡萄球菌、链球菌（A、B群，肺炎链球菌）、肠球菌、产单核李斯特菌、脑膜炎奈瑟菌、大肠埃希菌、沙门菌、铜绿假单胞菌、厌氧菌及深部真菌等。血液感染是一种危重的全身感染，对其进行病原体的检查是极其重要的。

(一) 血液标本的微生物检验

1. 标本采集

(1) 采血时间和次数：血标本一般应在患者发热初期或高峰时在未用抗生素前采集做细菌培养，为提高阳性率常需连续 3 次/24 h 采血进行血培养。

(2) 采血部位及抽血量：以无菌方法从患者肘静脉或股动脉采血。采血量以培养基的 1/10 为宜，成人一次 5～10 mL，儿童为 3～5 mL，婴儿为 1～2 mL。抽取的血液立即以无菌要求注入血培养瓶中，迅速送检。

2. 检验程序：见图 25－1。

3. 标本直接检查

(1) 显微镜检查：标本直接涂片，革兰染色后镜检。需要时可再选用抗酸染色、姬姆萨染色、荧光染色和银染色等方法，镜检观察其染色性、形态特征等，以初步鉴定细菌并及时与临床医师联系。

(2) 抗原检测：常用免疫荧光法(IF)、酶联免疫吸附检测(ELISA)、间接血凝试验、胶乳凝集试验等快速诊断方法，检测细菌特异性抗原成分。

(3) 核酸检测：常用核酸杂交、PCR 等检测病原微生物 DNA 的特异序列或 16SrRNA 序列等。

4. 分离培养与鉴定

为提高血标本的阳性率，通常先做增菌培养，将血标本分需氧和厌氧培养。置 35 ℃孵箱，每天观察生长情况，或将血培养瓶置于全自动血培养仪中培养。根据培养瓶中出现不同变化，可提示有某种细菌生长，或全自动培养仪发出阳性警报的血培

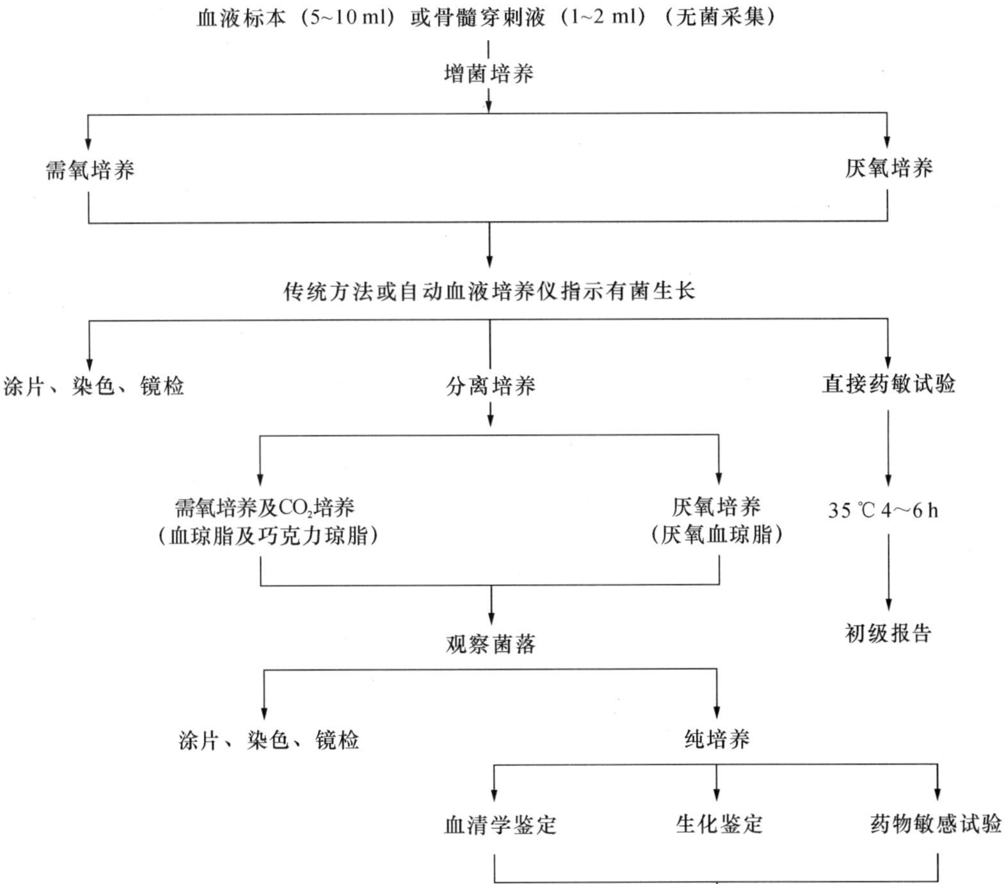

图 25－1　血液、骨髓标本的细菌学检查

养瓶应及时分别做如下检验:① 涂片作革兰染色等镜检,其结果及时与临床联系;② 分离培养,培养瓶疑有细菌生长时,及时接种血琼脂平板,麦康凯(或EMB、中国蓝)及巧克力琼脂等,置需氧、厌氧及二氧化碳环境分离培养,待获得纯菌后分别进行血清学和生化鉴定;③ 应同时做药物敏感试验,结果及时报告临床医师作为诊断治疗的参考。

除肉眼观察外,应在培养 5 d、7 d 时做盲目移种培养,以避免漏诊。对外观清晰的培养瓶,或全自动血培养仪不报警的培养瓶,培养 7 d 后也应做盲目移种,疑为亚急性细菌性心内膜炎、布氏菌病、厌氧菌血症、真菌血症时,血培养至少连续培养 2~3 周,仍无细菌生长者可报告为阴性。

5. 抗体检测 常用 ELISA、间接免疫荧光技术(IFA)、胶乳凝集试验等方法测定特异性抗体,常在发病 2 周后抗体效价上升。应在病程早期和晚期分别测双份血清,抗体效价呈 4 倍以上增长具有诊断价值。

6. 药物敏感性试验(详见本篇第 28 章)

(二) 骨髓标本的微生物学检验

正常人的骨髓是无菌的,若从患者的骨髓中检出细菌(排除污染),提示细菌性骨髓炎或菌血症。

1. 标本采集 一般用髂骨穿刺针从骨髓采集骨髓标本,应在用药前、发热初期或高热期采集。在严格无菌操作下,标本采集后应立即放入血培养瓶中送检。

2. 检验方法和操作流程同血培养(参考图 25-1)

(三) 临床意义

菌血症的诊断标准有,① 经 2 次血培养均出现同一种细菌;② 发病 2 周后血中特异性抗体效价上升。目前,由于临床上广谱与超广谱抗生素的广泛使用,使耐药菌、条件致病菌和非致病菌在血液感染中的发病率显著增多,并在各种感染中居首位,其死亡率高达 20%~50%。常见菌血症如下。

1. 葡萄球菌菌血症 由耐甲氧西林金黄色葡萄球菌(methicillin-resistant S. aureus, MRSA)及凝固酶阴性葡萄球菌(coagulase negative staphylococcus, CNS)引起的菌血症和脓毒血症逐年增多,占菌血症的 10%~15%,临床表现明显,发病急,中毒症状重。并常引起迁延性损害,合并心内膜炎等。常见于皮肤感染、烧伤及呼吸道感染的患者发生。

2. 肠球菌菌血症 此菌可对多种抗生素耐药,引起菌血症患者逐年增多,占菌血症的 10%。而且病情较重,易并发心内膜炎。常见于泌尿生殖道、消化道和腹腔感染的患者。

3. 革兰阴性杆菌菌血症 如大肠埃希菌、铜绿假单胞菌、克雷伯菌、肠杆菌、沙雷菌和变形杆菌等,主要犯及机体免疫功能低下的患者,引起菌血症或脓毒血症,感染严重者可引起感染性休克和弥漫性血管内凝血(DIC),甚至出现多脏器功能衰竭。常见于泌尿生殖道、胃肠道、胆道及呼吸道感染者,也可见于大面积烧伤及严重创伤患者。

4. 真菌血症 常由条件致病性真菌引起,有念珠菌、曲霉菌和毛霉菌等,以白假丝酵母菌最多见,真菌血症可播散累及肝、肺和心内膜等,主要见于发生菌群失调的患者,常伴有细菌感染。

近年来,随着医院感染的增多,而导致医院感染菌血症的发生率也不断增加,已占菌血症总数的 30%~60%,主要发生于急重症监护病房(ICU)和老年病房等已有严重疾病的住院患者,或继发于化疗、介入治疗和应用免疫抑制药物的患者,或进行气管切开、各类导管插管、透析疗法、器官移植等诊治措施的重病患者。此类患者常为严重感染,而且多为耐药菌株感染,情况复杂,治疗效果差,应引起高度重视。

另外临床还常见 L 型菌感染或厌氧菌感染引起的菌血症,详见本章第三节八、九所述。

二、尿路感染

尿路感染(urinary tract infection)是指大量微生物在尿路中生长繁殖而引起的尿路炎症。可分为上尿路感染(主要有肾盂肾炎)和下尿路感染(主要有膀胱炎和尿道炎)。尿路感染为最常见的感染性疾病,发病率约占人口的 2%。多见于成年女性。

(一) 尿路感染的微生物学检查

1. 常见病原菌 80%的尿路感染为革兰阴性杆菌所致,其中以大肠埃希菌最为常见,其次为变形杆菌、铜绿假单胞菌、克雷伯菌、肠杆菌、沙雷菌、产气杆菌、沙门菌等;20%为革兰阳性菌,其中以肠球菌为多见,其次为葡萄球菌、结核分枝杆菌,少数为厌氧菌等;另外支原体、衣原体、真菌所致的尿路感染呈上升趋势。

2. 标本采集

(1) 中段尿采集法

1）女性。成年女性外阴部先以肥皂水清洗，再以无菌水清洗，以无菌纱布擦拭，以中、食指将阴唇分开排尿，不要前段尿，接取中段尿 5～7 mL 于无菌试管内。

2）男性。翻转包皮，用肥皂水清洗尿道口，用无菌水冲洗，留取中段尿。

（2）导尿或膀胱穿刺采集法：导尿与膀胱穿刺必须在严格无菌操作下进行，而且是在必要的情况下才选用，如要检测厌氧菌时才用膀胱穿刺法。

3. 检验程序，见图 25－2。

4. 标本直接检查

直接显微镜检查：可用新鲜清洁中段尿 1 滴涂片做革兰染色，用油镜观察细菌。如平均每个视野≥1 个细菌（表示细菌定量培养≥10^5/mL），其敏感率达 90％以上，是一种快速诊断有意义细菌尿的方法。也可取尿液 10 mL，置无菌离心沉淀管内，以 3 000 r/min离心沉淀 15 min，倾去上清液，可取尿沉渣涂片、染色、镜检。

（1）一般细菌及淋病耐瑟菌：涂片镜检，如查出革兰阳性或革兰阴性细菌，即可报告。如查出革兰阴性双球菌，呈肾型，位于细胞内或外，报告“找到革兰阴性双球菌，存在于细胞内外，形似淋病奈瑟菌”。

（2）念珠菌：取尿液沉淀物，加盖玻片在高倍镜下观察。革兰染色后，如发现发亮的芽生孢子和假菌丝，可报告“找到酵母样细胞，形似念珠菌”。

（3）结核分枝杆菌：尿液经高压消毒后，取 10 mL左右经 4 000 r/min 离心 30 min 后取沉淀物做 2 张涂片，分别进行萋-尼及潘本汉染色，如 2 张涂片均查见红色杆菌，可报告为“找到结核分支杆菌”，如萋-尼染色片上查见红色杆菌，而潘本汉染色上未查见，则为耻垢分枝杆菌。也可用金胺“O”荧光法进行染色镜检。

5. 分离培养与鉴定

（1）培养基：血平板、EMB、中国蓝、麦康凯（MAC）等培养基，适于一般革兰阳性及阴性菌生长。特殊细菌和真菌等应使用特殊或选择培养基做细菌培养。

（2）一般细菌培养：取中段尿，离心沉淀后，取沉淀物接种血琼脂和麦康凯（或 EMB、中国蓝）琼脂平板上，35 ℃培养 18～24 h，观察有无菌落生长。根据菌落特征和涂片染色结果，选择相应的方法进一步鉴定。如培养 2 d 无细菌生长，即可弃去。

（3）定量培养

1）倾注平板法。将无菌的生理盐水 9.9 mL 分装于大试管内，加入被检尿液 0.1 mL，充分混匀后稀释 100 倍，取此液 1 mL 放入 9 mL 灭菌平皿内，倒入已熔化并冷却至 50 ℃的琼脂培养基 15 mL，立即与稀释尿液混匀，待琼脂凝固后置 35 ℃培养，计数菌落数，×100 即为 1 mL 尿中细菌数。

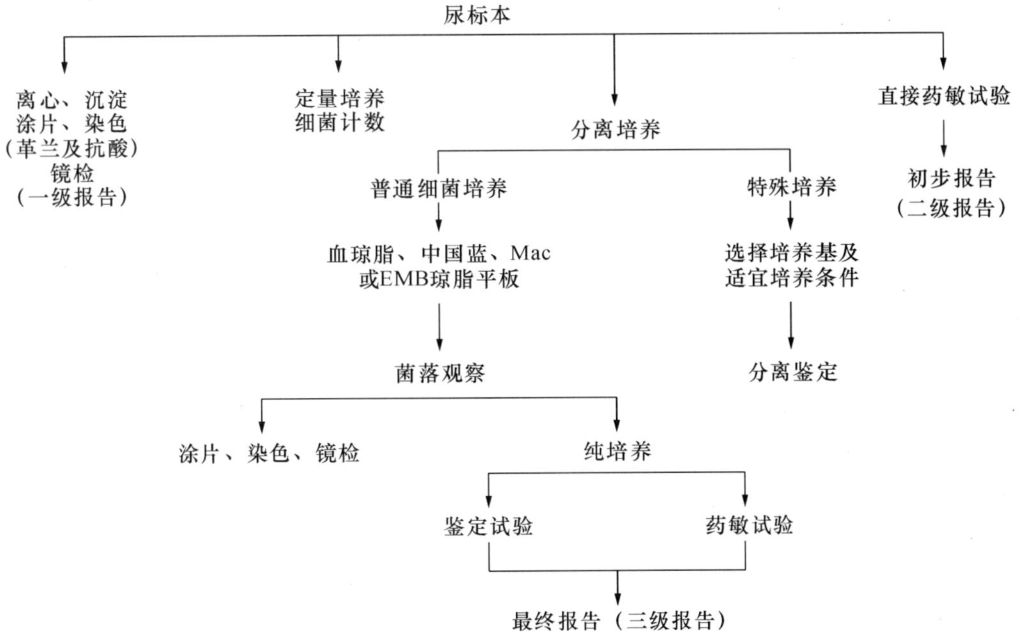

图 25－2　尿标本的细菌学检查

2) 平板接种法。用定量的加液器取尿液5 ul加在平板表面,用接种环均匀涂布,35 ℃培养18～24 h,计数生长菌落数,×200 即为 1 mL 尿中菌数。

3) 标准接种环法。用定量接种环(1 μL)取尿液,均匀划线接种于血琼脂平板上,置 35 ℃培养18～24 h,计数菌落数,×1 000 即为 1 mL 尿中细菌数。若整个平板上的菌落数>100 个,则不必计算,也报告为"菌落数>10^5/mL。"

4) Uricult 半定量法。尿培养浸片培养系列(Uricult),包括经典型(Uricult classic)、肠球菌型(Uricult pius)和大肠埃希菌型(Uricult trio)等 3 种,将浸片直接浸入收集的新鲜中段尿中,约吸取0.04 mL 的尿液形成薄膜,经培养每个活菌生长后形成菌落。将培养基表面的菌落密度,以及菌落形态、颜色与参考图表进行对照比较,即可得出含菌数(cfu/mL)。

尿细菌定量培养的诊断标准是以中段尿培养的细菌数≥10^5/mL 为真性细菌尿。如 10^4～10^5/mL 者为可疑阳性,表明有尿路感染存在,需再复查;如细菌数<10^4/mL 则可能是污染。如 2 次中段尿培养的细菌数≥10^5/mL,且为同一细菌时,则认为是病原菌。

(4) 特殊菌培养

1) 淋病奈瑟菌培养。选用巧克力琼脂平板,置二氧化碳孵箱中培养。

2) 厌氧菌培养。必须用穿刺尿进行培养,接种厌氧琼脂平板,置厌氧环境中培养。

3) 结核分枝杆菌。选用营养丰富的罗氏固体培养基,管口塞紧橡皮帽,于36 ℃培养 2～4 周观察结果。

6. 药物敏感性试验　分离菌做药物敏感试验,指导临床正确治疗(参见本篇第 5 章)。

(二) 临床意义

1. 尿路感染主要经尿道口上行感染所致,极少数为血行传播引起肾盂肾炎。尿液细菌学检验可反映肾脏、输尿管、膀胱、尿道、前列腺等处的炎症变化。临床表现主要有尿频、尿急、尿痛、排尿困难和腰痛等。

2. 尿路感染常见肾盂肾炎(急性和慢性)、膀胱炎(急性为主)、尿道炎(细菌性尿道炎、淋菌性尿道炎、非淋菌性尿道炎)、前列腺炎(慢性常见)。

3. 尿路感染需要明确部位、性质(细菌性、淋菌性、结核性等)及急性或慢性,主要依靠病原菌检测,还要紧密结合临床特征综合考虑做出诊断。

三、消化道感染

消化道感染见于肠道传染病(菌痢、霍乱等),细菌性食物中毒、细菌和病毒性胃肠炎等。由于引起消化道感染的病原体种类多,致病作用各不相同。粪便中常见的病原体,见表 25－4。

(一) 细菌感染的检查

1. 标本采集

(1) 腹泻者采集其脓血、黏液部分 2～3 g;液体粪便取絮状物 2～3 mL,盛于灭菌容器内,或置于保存液(运送培养基)、增菌培养基中送检。如不易获得粪便时可用直肠拭子采取,将粘取粪便的拭子插入卡-布(Cary-Blair)运送培养基内或无菌试管内送检。

(2) 食物中毒者采集可疑食物、呕吐物、胃液、粪便、血清等。

(3) 消化道溃疡、幽门螺杆菌标本可取胃窦和胃体等部位各 1 块胃黏膜活检组织块,至少取 2 块,1 块做快速诊断,1 块做细菌学检查。活检组织置入无菌生理盐水或运送培养基中,于 4 ℃保存,24 h 内送检。

2. 检验程序(见图 25－3)

3. 标本直接检查

(1) 涂片检查:因粪便中各种正常菌群含量甚多,仅以染色性和形态学检查无法分辨是否是病原菌,因此,一般不做涂片镜检。只有怀疑到一些特殊病原菌感染,如霍乱弧菌、副溶血弧菌、葡萄球菌、结核分枝杆菌、难辨梭菌、弯曲弧菌、真菌等感染时,才做直接涂片检查。

表 25－4　粪便中常见的病原体

肠毒素为主的病原菌	侵袭性为主的病原菌	病　毒
霍乱弧菌、志贺菌(福氏、宋内)、大肠埃希菌(ETEC、EHEC、EAggEC)、金黄色葡萄球菌、难辨梭菌、产气荚膜梭菌	沙门菌、大肠埃希菌(EPEC、EIEC)、志贺菌(鲍氏、志贺)、弯曲菌、副溶血弧菌、小肠结肠炎耶尔森菌、结核分枝杆菌、白假丝酵母菌	轮状病毒、埃可病毒、Norwolk 病毒、甲型肝炎病毒、戊型肝炎病毒、腺病毒

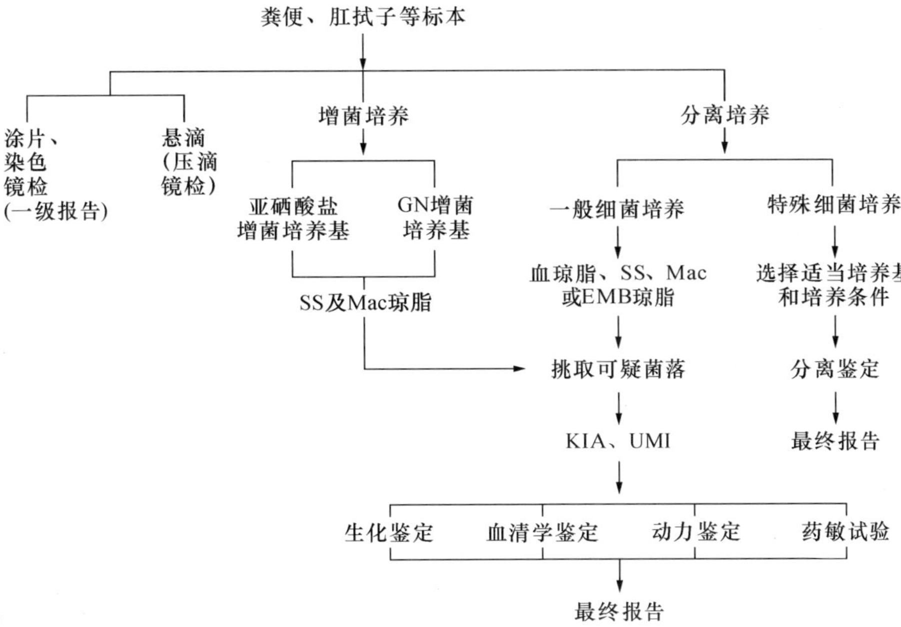

图 25-3　粪便、肛拭子等标本的细菌学检验程序

(2) 抗原检测和核酸检测：常用免疫荧光(IF)和 ELISA 法检测粪便或增菌培养物中的细菌抗原。PCR 法可检测细菌 DNA 及其毒素的编码基因。

4. 分离培养与鉴定

(1) 沙门菌和志贺菌：① 取脓血、黏液样粪便或肛拭子直接划线接种于强选择培养基(SS 或 HE、木糖赖氨酸去氧胆酸钠琼脂)和弱选择培养基(MAC、EMB、中国蓝琼脂平板)各一只，35 ℃培养 18～24 h；② 用接种针挑取 SS 和 MAC 平板上不发酵乳糖的无色、透明或半透明、中心黑色的菌落 2 个以上，分别接种于三糖铁(TSI)和尿素-动力-靛基质(UMI)培养基上，再进行培养；③ 如 TSI 和 UMI 上生化反应符合沙门菌特征，则用沙门菌 A～F 多价"O"血清和因子血清进行鉴定；如符合志贺菌属特征，用志贺多价及 5 种志贺因子血清进行鉴定，一般可做初步诊断，最终鉴定仍需进一步做生化反应证实。

(2) 致病性大肠埃希菌：致病性大肠埃希菌有 5 种类型，即产毒型大肠埃希菌(enterotoxigenic E. coli，ETEC)、肠侵袭型大肠埃希菌(enteroivasive E. coli，EIEC)、肠致病性大肠埃希菌(enteropathogenic E. coli，EPEC)、肠出血性大肠埃希菌(enterohemorrhagic E. coli，EHEC)、和肠凝聚型大肠埃希菌(enteroaggregative E. coli，EAggEC)。取标本接种于 MAC 或 EMB、中国蓝及血琼脂平板，35 ℃培养 18～24 h，挑取可疑菌落 5 个接种于 TSI 和 UMI 上，35 ℃过夜后，符合大肠埃希菌的生化反应者，继续进行生化试验、肠毒素及血清学试验，对上述五型进行分型鉴定。

(3) 霍乱弧菌与副溶血弧菌：取米泔水样便或黏胨状、血性或液状粪便，接种于碱性蛋白胨水中，35 ℃增菌 6 h，取表面生长物或菌膜划线接种于碱性琼脂平板、庆大霉素平板或硫代硫酸钠、枸橼酸盐、胆盐和蔗糖(TCBS)琼脂平板，35 ℃培养 18～24 h，观察菌落特征。前者在 TCBS 上可形成较大、黄色、微凸起菌落，后者形成直径 1.0～2.5 mm、绿色、隆起、湿润的菌落。疑及为霍乱弧菌者，挑取 5～10个菌落与霍乱弧菌多价"O"诊断血清做玻片凝集，对玻片凝集或不凝集的菌株，均应进一步做生化反应和种型鉴定。对疑及副溶血弧菌的，取菌落移种于 TSI 和 UMI 琼脂，以及无盐和高盐培养基上进行鉴定。

(4) 小肠结肠炎耶尔森菌：将粪便接种于耶氏菌选择培养基(NYE)，分别置 22～25 ℃及 35 ℃培养。患者的粪便或肛拭子可在 0.067 mol/L PBS (pH 7.4～7.8)中增菌(4 ℃)于 7、14 及 21 d 分别取 0.1 mL 增菌液移种于选择培养基上，35 ℃培养 48 h 后，小肠结肠炎耶尔森菌在 NYE 及 MAC 琼脂平板上呈乳糖不发酵菌落，较小、扁平、无色、稍隆起、透明或半透明。取此菌落移种于 TSI 和 UMI

等培养基，并做生化反应和血清学鉴定。

(5) 空肠弯曲菌与幽门螺杆菌：前者取液状和带血粪便或在Cary-Blair运送培养基中的标本立即接种于弯曲菌选择培养基，或先接种于增菌液经42 ℃微需氧(85% N_2、10% CO_2、5% O_2)环境中培养48 h后再划线接种于上述平板，在42 ℃微需氧下继续培养48 h，观察生长情况。后者取胃黏膜活检标本接种幽门螺杆菌选择性培养基，于35 ℃微需氧环境中培养4 d，观察菌落特征。弯曲菌属的鉴定要点为氧化酶阳性，革兰阴性，菌体弯曲呈S形；幽门螺杆菌的鉴定要点为脲酶强阳性，37 ℃生长、42 ℃不生长。

(6) 艰难梭菌：取液状粪便用生理盐水做10^{-2}～10^{-6}稀释后定量，划线接种于环丝氨酸头孢西丁果糖琼脂(CCFA)平板上，35 ℃厌氧培养48 h后，选择粗糙型黄色菌落，移种于葡萄糖庖肉培养基备毒素的测定。同时制备涂片，革兰染色镜检，见到卵圆形芽孢位于菌体次极端革兰阳性杆菌，悬滴法镜检可观察其动力。并进一步做生化鉴定和血清学鉴定。

(7) 葡萄球菌：取糊状带蓝绿色稀便划线接种于甘露醇高盐琼脂平板上，35 ℃培养18～24 h，挑取黄色菌落涂片染色、镜检，如见到革兰阳性葡萄串状排列的球菌，作凝固酶、厌氧甘露醇、耐热核酸酶等试验加以鉴定。

5. 药物敏感性试验(见有关章节)

(二) 真菌感染的检查

常见的真菌腹泻多见于念珠菌和毛霉菌等，而且又多继发于抗生素治疗之后，引起菌群失调所致。将稀便接种于含氯霉素的沙氏琼脂和血琼脂平板上，分别置25～30 ℃和35 ℃培养24～48 h，根据菌落特征、芽管形成试验和形态染色特点等进一步观察。(参见本章第二节之二)

(三) 病毒感染的检查

1. 标本采集　收集粪便1～2 g，轮状病毒腹泻的粪便呈米泔水样，用肛拭子取粪便标本后插入消毒试管中。应在发病早期采集，此时含病毒量最多，应立即送检，如不能及时检查，标本应置低温保存。

2. 标本直接检查

(1) 电镜或免疫电镜：主要检查标本中的典型病毒颗粒，如轮状病毒呈车轮状核心，腺病毒可见病毒呈20面立体对称，顶角上有纤维状突出物，顶粒有膨大的顶球，另外腺病毒可呈结晶排列。

(2) 病毒抗原检查：用ELISA、IF、乳胶凝集试验、化学发光免疫检测等检查病毒抗原，并鉴定其血清型。

(3) 病毒核酸检查：用斑点杂交、PCR等方法进行检测，方法快速、敏感、特异。

3. 病毒的分离与鉴定　可用人胚肾人羊膜细胞HeLa和绿猴肾等细胞分离各种腹泻病毒，但轮状病毒的培养很困难，肠道腺病毒需A549细胞分离。多数病毒可见CPE。分离的病毒可用ELISA法、血凝抑制中和试验及补体结合试验等进行血清型别的鉴定。

(四) 临床意义

1. 感染性腹泻　为常见胃肠炎的一种症状，可由多种病原体感染所致。常见的细菌有沙门菌属、致病性大肠埃希菌、结肠炎耶尔森菌、副溶血弧菌、葡萄球菌、弯曲菌等。真菌性腹泻多见于白假丝酵母菌，病毒性胃肠炎常见于轮状病毒，A组致婴幼儿腹泻，B组为成人腹泻，腺病毒也可引起儿童和成人的腹泻；Norwolk病毒引起学龄儿童和成人腹泻；埃可病毒也常引起婴幼儿腹泻。而且近年来病毒性胃肠炎的发生率呈上升趋势。

2. 肠道传染病　包括霍乱与细菌性痢疾等，均为法定传染病，霍乱是由古典生物型和ElTor生物型及O139型等霍乱弧菌引起的烈性传染病，腹泻严重时，每小时患者的失水量可达1 L，排出物为米泔水样，很快出现脱水、电解质紊乱、酸中毒、休克等，患者死亡率达60%。菌痢主要由志贺菌属引起，临床常有里急后重和脓血便，中毒性痢疾常见于小儿。

3. 细菌性食物中毒　因食入污染菌产生的肠毒素而引起的临床病症。常见于致病性大肠埃希菌、葡萄球菌、肉毒梭菌、腊样芽孢杆菌、副溶血弧菌、沙门菌等，多发生于夏秋季，以暴发和集体发病为特征，是1种严重的、可危及生命的病症。

4. 消化性溃疡　幽门螺杆菌(HP)是引起胃及十二指肠球部炎症与溃疡的病原菌。大量研究证明胃炎、消化性溃疡主要由HP引起，经抗感染治疗可取得好的疗效，而且，HP还可能参与胃癌的形成。

四、呼吸道感染

(一) 细菌感染的检查

呼吸道按解剖结构可分为上、下两部分，上呼吸道指喉及喉以上的呼吸道，下呼吸道指喉以下气管、支气管和肺泡。上呼吸道分泌物中有多种正常寄生菌，而下呼吸道的痰及支气管镜下采集的痰和洗液应是无菌的。但经口腔咳出的痰会带有上呼吸道的正常寄生菌，如从患者痰标本中或支气管镜下采集的痰或分泌物中查到致病菌或条件致病菌，提示有呼吸道的细菌感染，常见病原菌，见表 25－5。

标本采集用鼻咽拭子、自然咳痰法、气管镜下采集法、气管穿刺法、结核分支杆菌标本收集法。

检验程序，见图 25－4。

1. 标本直接检查

(1) 显微镜检查：痰涂片镜检的目的有，① 是为判定是否为下呼吸道痰，合格的痰也提示适合做培养，否则应另留标本。一般认为合格的痰标本应是含白细胞、脓细胞和支气管柱状上皮细胞较多，而受污染的痰标本则是来自颊黏膜的扁平鳞状上皮细胞较多。在低倍镜下(100×)，每视野白细胞＞25 个，鳞状上皮细胞＜10 个为合格标本。② 目的是初步判定是否有病原菌存在。

1) 一般细菌涂片。取脓性或血性痰液制成薄而均匀的涂片，染色后镜检。根据染色性和形态特征判定。

2) 结合分枝杆菌涂片。取干酪样或脓性痰制成厚膜涂片，进行萋-尼染色和“O”荧光染色后镜检，油镜检查抗酸杆菌呈红色；用荧光显微镜应查遍整个涂片，可见到黄绿色荧光者为阳性。根据所见结果报告“找到(或未查到)抗酸杆菌”。

表 25－5　呼吸道感染的常见病原菌及条件致病菌

种类	革兰染色阳性	革兰染色阴性
球菌	金黄色葡萄球菌、凝固酶阴性葡萄球菌、化脓性链球菌、肺炎链球菌、A 群链球菌、肠球菌	脑膜炎奈瑟菌、卡他球菌、黄色球菌
杆菌	白喉与类白喉棒状杆菌、结核分枝杆菌、炭疽芽孢杆菌、厌氧菌、麻风分枝杆菌、梭形杆菌	肺炎克雷伯杆菌、大肠埃希菌、类杆菌、流感嗜血杆菌、不动杆菌、肠杆菌、军团菌、百日咳鲍特菌、铜绿假单胞菌
其他	放线菌、奋森螺旋体	肺炎支原体、衣原体

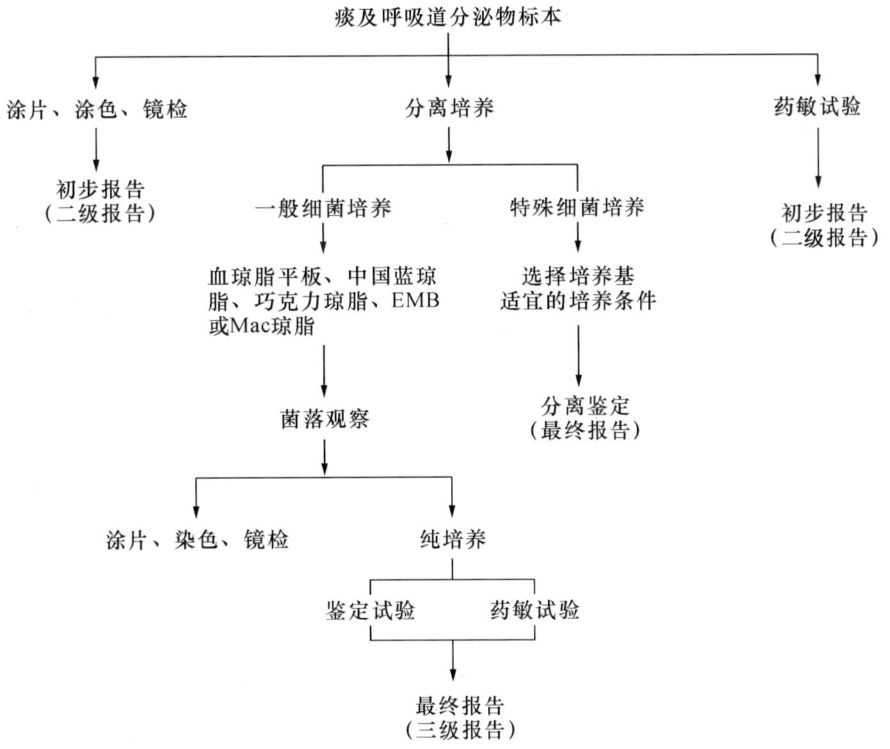

图 25－4　痰及呼吸道标本细菌学检验程序

3）放线菌及诺卡菌涂片。用生理盐水洗涤可疑痰液数次，然后挑取痰液中黄色“硫磺”颗粒或不透明的着色斑块，置载玻片上，覆以盖玻片，轻轻挤压，置高倍镜下观察其结构，颗粒呈菊花状，见中央为交织的菌丝，周围呈放线状排列，菌丝末端有胶质样物质组成鞘包围，且膨大成棒状体排列的末端为革兰阴性，取掉盖玻片，干燥后做革兰及萋-尼染色镜检。如查见中心的菌丝为革兰阳性，周围放线萋-尼染色为非抗酸性菌，可报告为“找到放线菌”；如查见革兰染色结果与放线菌相同，但萋-尼染色为抗酸性，可报告为“找到诺卡菌”。

（2）抗原检测和核酸检测（详见本节血液感染及有关章节）。

2. 分离培养与鉴定

（1）一般要求下呼吸道感染培养的细菌浓度应 $\geq 10^7$ CFU/mL，可视为病原菌，$<10^4$ CFU/mL 可视为污染菌。若介于二者之间（$10^5 \sim 10^6$ CFU/mL）时，要连续分离培养 2 次以上仍为 $10^5 \sim 10^6$ CFU/mL，亦认为是病原菌。

（2）标本的痰培养前处理：用无菌生理盐水将痰洗涤 3 次，除去痰液表面的常居菌，加入等量的（pH 7.6）1%胰酶溶液，放置 37 ℃ 90 min，使痰液均质化后备用。

（3）分离培养：用处理后的痰接种于血琼脂平板、巧克力琼脂平板 MAC（或 EMB、中国蓝）琼脂平板，置于 5%～10% CO_2 中，35 ℃培养 18～24 h，观察菌落生长情况，选不同菌落做涂片，染色镜检，根据菌落和细菌的染色性和形态做出初步判断，然后按各类细菌的特征做生化鉴定和药敏试验。

甲型溶血性（草绿色）链球菌为口腔和鼻咽部的正常菌群，痰标本培养 48 h 后仅有此菌生长而无致病菌生长，报告“正常菌群”；如从血液中分离出此菌则具有临床意义，可系拔牙等操作造成局部损伤使该菌进入血流，引起亚急性细菌性心内膜炎等感染。

分离培养当查出致病菌或条件致病菌时，除报告细菌的种、型名称和药敏结果外，同时可报告细菌的量化指标，如少量、中等或多量等，见表 25-6。

（二）真菌感染的检查

1. 标本直接检查

（1）显微镜检查：如支气管分泌物等先要离心沉淀，少许生理盐水稀释后直接涂片，固定、镜检。于高倍镜和油镜下观察酵母样单细胞真菌或菌丝、孢子等多细胞真菌的典型形态，也可染色后观察，常用革兰染色，苏木紫-依红染色（HE）、乳酚棉蓝染色、过碘酸锡夫染色（PAS）、噬银染色（GMS）等，如疑及隐球菌感染，可选用墨汁负染色镜检。真菌的形态学检查对其病原鉴定具有重要价值。

表 25-6 痰标本划线分离的菌落量化指标

分 级	划线区菌落数目（个/区）		
	第 1 区	第 2 区	第 3 区
少见（+）	<10	—	—
少量（2+）	>10	<5	—
中等（3+）	>10	>5	<5
多量（4+）	>10	>5	>5

（2）抗原检测及核酸检测（见本章第二节真菌感染的检测）。

2. 分离培养与鉴定

（1）培养基：常用沙氏（Sabouraud）培养基、改良沙氏琼脂、玉米琼脂或米粉培养基、察氏和马铃薯葡萄糖培养基（PDA）等，对其进行菌种鉴定时也可选用各种鉴别培养基。

（2）接种方法：根据标本性状不同，如有形固体状标本可直接与培养基表面点状接触，液体状标本用接种环直接划线分离。

（3）培养方法：培养真菌最适宜的酸碱度是 pH 4.0～6.0。培养方法有平皿培养、大试管培养和玻片培养等。大多数真菌培养的温度为 28 ℃，但深部感染真菌为 37 ℃，故分离培养或生化试验的培养均应分别置两种温度下培养。

（4）鉴定：观察菌落生长情况是鉴别真菌的主要方法之一，如菌落性质是酵母型还是霉菌，以及菌落大小、颜色，经涂片染色镜检，观察形态特征，必要时做生化鉴定和真菌毒素的检测。

（三）病毒感染的检查

1. 病毒感染的快速诊断　急性呼吸道感染症，主要依赖于快速实验室诊断技术，如用 ELISA 法检测病毒抗原，或用核酸杂交、PCR 等检测病毒核酸，用电镜观察典型病毒颗粒的形态特征。

2. 分离培养与鉴定　必要时使用鸡胚或传代细胞分离病毒，用中和试验、血凝与血凝抑制等血清学试验鉴定。

（四）临床意义

1. 呼吸道感染由于菌群复杂，正常菌群与过路菌种类繁多，从标本中分离出来的细菌不一定都与疾病相关，但鼻、咽拭子的分离鉴定有助于对猩红热、风湿热、肾小球肾炎的临床诊断，同时对检出化脓型链球菌、脑膜炎奈瑟菌、白喉棒状杆菌、百日咳杆菌、奋森螺旋体、口腔念珠菌的感染均有协助诊断的意义。当采集痰液标本时一定要注意采集来自下呼吸道的合格痰液，而且实验室的检查结果必须结合临床进行分析和判断。

2. 细菌性肺炎为下呼吸道感染最常见的类型，如肺炎链球菌引起的大叶性肺炎。但近年来由流感嗜血杆菌、金黄色葡萄球菌（MRSA）和革兰阴性杆菌所致的肺炎比例明显上升，军团菌肺炎也引起临床的关注。

3. 支原体肺炎近年来发生率上升，约占肺炎的10%～20%，而且临床上约 80%的慢性支气管炎患者合并有支原体感染。

4. 真菌性肺炎由致病性真菌或条件致病性真菌引起，目前后者呈上升趋势，以白假丝酵母菌为主，曲霉菌与隐球菌也常见，常发生于使用过量抗生素后而引起与耐药性细菌的双重感染，病情往往严重，给治疗带来很大困难。

5. 冬季急性呼吸道感染绝大多数（90%）由病毒所致，引起上呼吸道感染，常见副黏病毒中的副流感病毒、呼吸道合胞病毒、麻疹病毒及正黏病毒的流感病毒、腺病毒等。普通感冒多由鼻病毒、冠状病毒、呼肠病毒引起。这些上呼吸道感染也可发展为下呼吸道感染、引起支气管炎、细支气管炎和支气管肺炎、哮喘、胸膜炎等。病毒性感染常因错误地使用抗生素，而将耐药菌株选择出来，结果成为病毒与耐药性细菌的合并感染，加重病情的发展。

五、中枢神经系统感染

正常人体的脑脊髓液是无菌的。当病原体通过血脑屏障感染中枢神经系统，可在脑脊髓液中查见病原体（表 25－7），常见细菌、真菌和病毒感染。

（一）细菌感染的检查

由临床医生以无菌技术行腰椎穿刺，抽取脑脊液 2～5 mL 盛于无菌试管内送检。脑膜炎奈瑟菌易产生自溶酶迅速自溶，肺炎链球菌和流感嗜血杆菌也易死亡，因此脑脊液采集后必须立即送检。但检测病毒的脑脊液标本应放置冰块，于 4 ℃、15 min 内送到实验室，病毒标本可在 4 ℃保存 72 h。此外，可取血标本以检测抗原或做血清学试验。

检验程序：见图 25－5。

1. 标本直接检查

（1）显微镜检查：一般细菌涂片，脑脊液可直接涂片、革兰染色后镜检。无色透明的脑脊液，应离心取沉淀物涂片、染色镜检。根据细菌的染色性及形态特征，常可初步提示感染细菌的种类，如革兰阴性、肾形双球菌，可能是脑膜炎奈瑟菌；革兰阳性链状排列的可能是链球菌，革兰阴性呈球杆状或长丝状等多形态性的可能是流感嗜血杆菌。流行性脑脊髓膜炎患者还可取脑脊液和皮肤淤斑联合涂片检查，其总阳性率可达 90%以上。

结核分枝杆菌涂片检查：取脑脊液离心（3 000 r/min，30 min）的沉淀物涂片，抗酸染色后镜检。如有纤维团可直接取纤维团涂片。镜检必须非常仔细，因为往往在一张涂片上可能找到 1～2 个结核杆菌。

表 25－7　脑脊液感染常见病原体

革兰阳性菌	革兰阴性菌	病　　毒	真菌及其他
肺炎链球菌	脑膜炎奈瑟菌	乙型脑炎病毒	新生隐球菌
B 群链球菌	大肠埃希菌	柯萨奇病毒 A	白假丝酵母菌
A 群链球菌	铜绿假单胞菌	柯萨奇病毒 B	钩端螺旋体
消化链球菌	卡他布兰汉菌	脊髓灰质炎病毒	
结核分枝杆菌	拟杆菌	新肠道病毒 68～71	
产单核细胞李斯特菌	不动杆菌	狂犬病毒	
炭疽芽孢杆菌	肺炎克雷白杆菌		
葡萄球菌	流感嗜血杆菌		

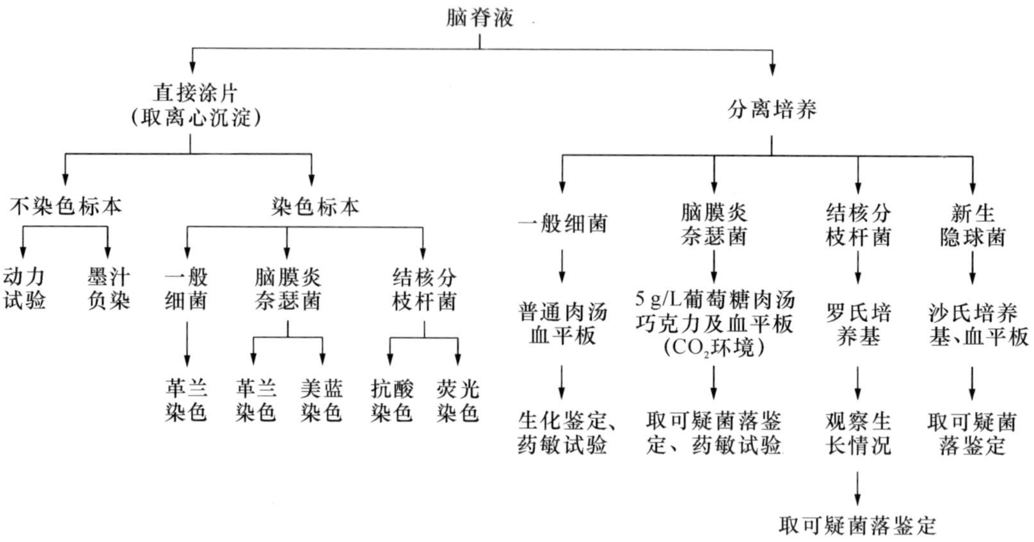

图 25-5 脑脊液标本的细菌学检验程序

(2) 抗原检测:用双抗体夹心法 ELISA 检测脑脊液中脑膜炎奈瑟菌,检出抗原最低浓度为 0.63 ng/mL,灵敏度高。

(3) 核酸检测:对婴幼儿不能采用腰穿抽取脑脊液时,可用外周血标本经 PCR 扩增,检测细菌核酸,对脑膜炎奈瑟菌感染者的阳性率为 100%,且不受抗生素药物治疗的影响。对结核性脑膜炎用 PCR 法检测脑脊液中结核分枝杆菌 DNA,其方法快速、灵敏和特异,检出率远远超过涂片镜检和分离培养。

2. 分离培养与鉴定

(1) 一般培养主要适用于脑膜炎奈瑟菌、链球菌、葡萄球菌、大肠埃希菌、流感嗜血杆菌等,用无菌接种环挑取混浊脑脊液或经离心沉淀后的沉淀物,分别接种于血液琼脂平板及巧克力琼脂平板上,置二氧化碳环境中 35 ℃ 24 h 培养,观察细菌生长情况。根据菌落特征、细菌形态及染色的特点可作初步判定细菌种类,再进一步作生化反应、血清学检查加以鉴定。

(2) 结核分枝杆菌可取脑脊液的离心沉淀物接种到罗-琴(Lowenstein-Jenson)等培养基上培养,观察菌落生长情况加以判定,如 6~8 周仍无菌落生长,发阴性报告,如有菌落生长则进一步鉴定。

(二) 真菌感染的检查

中枢神经系统的真菌感染常可见于恶性疾病或慢性消耗性疾病的患者,加之滥用抗生素,长期使用激素类及抗癌药等免疫抑制剂引起免疫功能低下的患者。常见病原菌主要为新生隐球菌,发病率占真菌性脑膜炎的首位,白假丝酵母菌、曲霉菌、球孢子菌、毛霉菌等。

1. 标本直接检查

(1) 显微镜检查:取脑脊液离心沉淀物做涂片,检测新生隐球菌可进行墨汁负染色,可在黑色背景下用高倍镜看到菌体出芽及肥厚荚膜等。白假丝酵母菌检查可直接取脑脊液涂片,革兰染色镜检,见到革兰性酵母样菌体。

(2) 抗原检测:可取患者脑脊液或血液做胶乳凝集试验,其抗原阳性率可达 90%以上,而且其效价高低与感染程度成正比,还可用 ELISA、RIA 法等检测其抗原。

(3) 核酸检测:PCR 扩增真菌的核酸,能检出标本中 10 个 CFU/mL 的病原性真菌,方法的敏感性和特异性较高。

2. 分离培养与鉴定

去脑脊液接种于含抗生素的沙氏培养基及血琼脂培养基上,分别于 22 ℃和 35 ℃下孵育 2~3 d,即可出现菌落,少数需孵育 2~4 周,进一步鉴定可做生化反应或动物试验。

(三) 病毒感染的检查

病毒性神经系统感染的主要病毒有乙型脑炎病毒、登革病毒、脊髓灰质炎病毒、柯萨奇病毒、埃可病毒、狂犬病毒、流感病毒、麻疹病毒等,常引起脑实质炎症及脊髓灰质炎等,其脑脊液一般是清亮透明的。

1. 标本直接检查

(1) 显微镜检查：用电镜或免疫电镜直接检查临床标本的病毒颗粒，或检测细胞培养分离的病毒颗粒。光学显微镜可检测细胞培养中的 CPE 或病变组织及脱落细胞中的病毒包涵体。

(2) 抗原检测：常用免疫荧光技术（IF）、ELISA、免疫酶斑点试验等，简易快速，敏感特异地检出多种病毒抗原。以期病毒感染的早期诊断。

(3) 核酸检测：感染神经系统的病毒多为 RNA 病毒，可用 RT－PCR 扩增法和核酸探针杂交技术，检测多种病毒特异性核酸序列，做到早期诊断。

2. 病毒分离与鉴定

(1) 分离培养：用猴肾细胞、乳兔肾细胞、鸡胚成纤维细胞，WI－38二倍体细胞株，Hela、Hep－2、Vero 等细胞均可用于病毒分离。对乙型脑炎病毒和狂犬病毒等可用小白鼠脑内接种；柯萨奇病毒可接种腹腔或脑内；对黏病毒或副黏病毒可用接种鸡胚接种，常用部位为羊膜腔、尿囊腔、卵黄囊等。

(2) 病毒鉴定：动物接种和细胞培养阳性时，以血凝与血凝抑制试验、中和试验、补体结合试验及 ELISA、IF 等方法做鉴定。PCR 或核酸杂交用于快速鉴定。

(3) 抗体检测

1) 特异性 IgM 抗体测定。IgM 抗体在病后 4 d 即可出现，2 周可达高峰，常用于早期诊断。用 ELISA、间接免疫荧光法等检测。

2) 中和试验。主要测中和性抗体 IgG，此抗体持续时间长，需检测疾病初期和恢复期双份血清，抗体效价有 4 倍或 4 倍以上的增高才有诊断意义。

另外用补体结合试验检测补体结合抗体，用血凝试验和血凝抑制试验及免疫印迹（WB）均可检测抗体用于诊断。

(四) 朊粒感染的检查

朊粒（Prion）是引起传染性海绵状脑病（transmissible spongiform encephalopathies, TSE）的病原体，临床可见人的 TSE 有克雅病（CJD），克雅病新变种（nvCJD）及库鲁（Kuru）病等，出现痴呆，共济失调和震颤等症状。朊粒的存在形式为朊粒蛋白（Prion Protein，PrP）是一种蛋白酶抗性蛋白（proteinase resistant protein, PrP^{RES}），包括羊瘙痒病（scrapie）和克雅病（CJD）的朊粒蛋白（如 PrP^{sc} 和 PrP^{CJD} 等）对人的 TSE 诊断，以检测患者脑脊液或脑组织中 PrP^{RES} 的为诊断标志。

1. 标本直接检查

(1) 神经病理检查：是目前诊断朊粒感染的主要依据，脑组织病理出现海绵状病变（海绵状空泡，淀粉样斑块），神经元消失，星状细胞增生等。

(2) 电镜检测：观察羊瘙痒病相关纤维（Scrapie associated fibrils, SAF），是由 PrP^{SC} 或 PrP^{CJD} 等组成，为朊粒诊断的标志之一。

(3) 抗原检测：用简易快速的免疫学方法去检测 PrP^{sc} 或 PrP^{CJD}。

(4) PrP 基因检测：此基因在第 20 号染色体短臂上检测是否有突变位点。

2. 朊粒的分离：可用转（PrP）基因的小鼠进行分离，但其特征是类似慢发病毒的感染，呈慢速度，约需 200 d 以上，故一般不用于诊断。

(五) 临床意义

1. 细菌性脑膜炎是中枢神经系统感染的常见类型，其中以流行性脑脊髓膜炎为常见，有的呈暴发型，病情严重，病死率较高；多发年龄在 5～29 岁，冬春季多发，可用磺胺类药物与抗生素治疗。近年来，肺炎链球菌脑膜炎、链球菌脑膜炎仍常见，流感嗜血杆菌脑膜炎以及其他革兰阴性杆菌性脑膜炎等均有增多趋势。结核性脑膜炎也常见，而且近几年呈回升趋势。

2. 真菌性脑膜炎以新生儿隐球菌脑膜炎最常见，其他如白假丝酵母菌、球孢子性脑膜炎日渐增多，特别是免疫功能低下和恶性疾病患者易并发，如 AIDS、恶性肿瘤，严重糖尿病、系统性红斑狼疮（SLE）等患者易发生。真菌性脑膜炎常合并其他病原菌的感染，诊断及治疗带来较大困难。

3. 流行性乙型脑炎和登革热等是 1 种人兽共患的感染症，通过蚊虫等昆虫传播，又称虫媒病毒，人群对这些病毒普遍易感，感染后多数人为亚临床感染并可获得持久免疫力，再次发病者极少见。但少数患者病情严重，病死率高，可留有严重后遗症。

4. 肠道病毒经粪口传播，但其靶器官却选择中枢神经系统，除脊髓灰质炎病毒引起脊髓灰质炎俗称“小儿麻痹”外，柯萨奇病毒和埃可病毒等可引起轻型脊髓灰质炎与无菌性脑膜炎。

六、创伤和外科感染

创伤是指人体受到各种机械性因子的作用所造成的各种损伤破坏以及续后带来的功能障碍，在损伤的基础上易发生感染；而外科感染是指需要以外科手段进行治疗的感染，包括创伤、手术、烧伤等并发的感染。

创伤和外科感染的病原菌种类很多，感染源是炎症局部周围器官中的正常菌群，由于损伤等原因使这些常居菌移位至损伤部位，此种感染为内源性感染；由于机体损伤使外界微生物通过体表进入人体所造成的感染为外源性感染。创伤与外科感染的常见病原菌，见表 25－8。

（一）微生物学检查

1. 标本采集

（1）开放性感染的脓液与分泌物：先以无菌生理盐水冲洗溃疡表面，用 2 支无菌棉拭取溃疡深处的脓液及分泌物插入斯氏（Stuart）运送培养基内送检，一支为涂片检查用，一支为培养用。

（2）大面积烧伤的创面分泌物：用无菌棉拭取多个部位创面的脓液和分泌物，置无菌试管内送检。

（3）封闭性脓肿常局部消毒后，用注射器抽取脓液于无菌试管内送检。疑为厌氧菌感染时，应做床边接种或置厌氧运送培养基内送检。

（4）放线菌标本：常用无菌棉拭子挤压瘘管，选取流出脓液中的“硫磺样颗粒”放置于无菌试管内送检。也可用无菌纱布条塞入瘘管，次日拔出置无菌容器内送检。

（5）穿刺液标本：严格无菌操作，用穿刺针头的注射器抽取可疑感染部位的液体（胸水、腹水、心包液、关节液及鞘膜液等），注入无菌试管内送检。如疑及厌氧菌感染，应做床边接种。

2. 检验程序，见图 25－6。

3. 标本直接检查

（1）显微镜检查：脓性标本直接涂片，浆液性标本先离心（3 000 r/min 离心 15 min），取沉淀物涂片 2 张。一张做革兰染色，观察其染色性及形态特征；另一张则做萋-尼氏染色，观察有无抗酸菌。

衣氏放线菌和诺卡菌涂片染色，染色相同，首先要检出标本中的硫磺颗粒，取硫磺颗粒置于载玻片上，盖上盖玻片轻压后，经革兰染色和抗酸染色后在低倍镜下或高倍镜下观察。

表 25－8　创伤和外科感染的常见病原菌

细菌种类	革 兰 阳 性	革 兰 阴 性
球菌	金黄色葡萄球菌、凝固酶阴性葡萄球菌、化脓链球菌、肺炎链球菌、肠球菌、消化链球菌、四联球菌	脑膜炎奈瑟菌、淋病奈瑟菌卡他布兰汉菌
杆菌	结核分枝杆菌、非结核分枝杆菌、破伤风杆菌、产气荚膜梭菌、炭疽芽孢杆菌	大肠埃希菌、铜绿假单胞菌、流感嗜血杆菌、拟杆菌、梭杆菌、肺炎克雷伯菌、变形杆菌
其他	放线菌（衣氏放线菌、诺卡菌）	

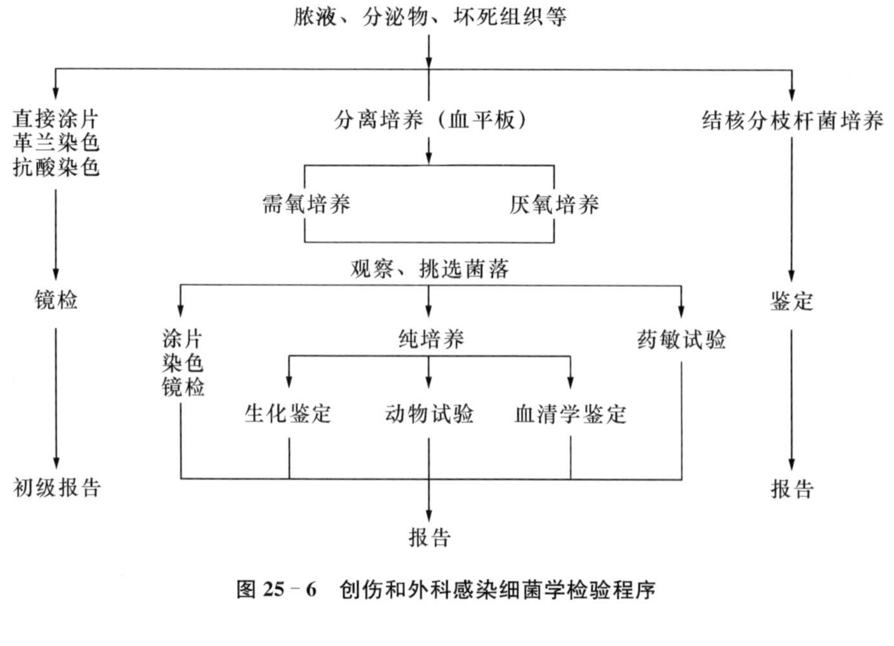

图 25－6　创伤和外科感染细菌学检验程序

(2) 抗原检测：见本节血液感染。

(3) 核酸检测：结核分枝杆菌等细菌 DNA 经 PCR 法扩增，通过核酸电泳和核酸杂交，方法快捷、敏感特异，用于早期诊断。

2. 分离培养与鉴定

(1) 普通细菌培养：取标本接种于血琼脂平板(或 EMB、MAC、中国蓝琼脂平板)，35 ℃培养 18～24 h 后，观察菌落特征和细菌形态染色，作出初步判断，然后进一步鉴定细菌种属，即可报告。

(2) 厌氧菌的培养：取标本接种于厌氧血琼脂平板或其他厌氧选择性培养基上，置厌氧环境中，35 ℃、24～28 h，根据生长情况及涂片染色结果，按厌氧菌生物学特性进行鉴定。

(3) 嗜血杆菌及奈瑟菌培养：取标本接种于巧克力琼脂平板，置 5%～10%二氧化碳孵箱，35 ℃培养 24～28 h，根据菌落及染色性、形态特征等作出初步判断。

(4) 结核分枝杆菌培养：一般将约 0.1 mL 脓液直接接种于或将浆液性分泌物离心取沉淀物接种于罗氏培养基，35 ℃下培养 3～4 星期，观察有无可疑菌落生长。

(5) 真菌培养：一般可将标本接种于沙氏培养基，分别于 22 ℃和 35 ℃培养，根据生长情况及真菌形态结构初步判断。

3. 药物敏感试验(参见本有关章节)

(二) 临床意义

1. 创伤感染以化脓性炎症为主，细菌造成伤口感染，一般认为需每克组织内细菌数达到 10^5～10^6 个以上。常见感染菌为葡萄球菌、链球菌，放线菌、大肠埃希菌、铜绿假单胞菌等，结核分枝杆菌也常见。且易发生混合感染。深部创伤极易引发生伤风梭菌和产气荚膜梭菌厌氧菌的感染。

2. 烧伤的创面感染常由革兰阴性杆菌所致，如铜绿假单胞菌、大肠埃希菌等，其次由革兰阳性的化脓性球菌引起，也可见混合感染者。

3. 急性化脓性骨关节炎常由化脓性球菌所致，慢性者和慢性骨髓炎等除由化脓性球菌所致，急性炎症发展而来以外，常由结核分枝杆菌和某些厌氧菌感染所致。

4. 放射线菌感染可发生于免疫功能下降时或由于拔牙、口腔黏膜损伤时引起的慢性肉芽肿或化脓性瘘管和窦道。引起内源性感染时的皮下软组织化脓性炎症，称放射线菌病。

七、细菌 L 型感染

细菌细胞壁遭受到(如溶菌酶或青霉素等的)破坏，或合成受到抑制，成为细胞壁缺陷的细菌，保持一定的生命力，但生长繁殖很慢，称细菌 L 型。细菌 L 型的生物学性状如形态、染色性、培养特性以及生化反应等均与原菌有明显不同。由于 L 型失去细胞壁的保护功能，在普通培养基上，相对菌体内的高渗透压是生存在低渗溶液中，水分可通过细胞膜内渗，引起菌体细胞的肿胀、破裂。故必须在高渗的培养基(细菌 L 型平板)中才能生长繁殖。另外对 β-内酰胺类和其他作用于细胞壁的抗生素具有抵抗力，因此细菌 L 型检测对细菌 L 型感染的确定及临床上合理选择抗生素有重要意义。

(一) 细菌 L 型的检查

1. 标本采集

(1) 血液、骨髓、胸水、腹水、脑脊液及其他穿刺液，尿等用无菌技术采取，即刻送检。

(2) 粪便、泌尿生殖道分泌物等标本，可用无菌生理盐水稀释 2～4 倍，摇匀，然后用 0.45 μm 的滤膜过滤，取其滤液接种培养基。

(3) 若标本不能及时接种，应加入等量无菌的 200 g/L 蔗糖溶液或高渗液体培养基中保存。

2. 检验程序：见图 25-7。

3. 标本直接检查

(1) 显微镜检查：将标本直接或离心取沉淀物涂片，革兰染色后镜检，多为革兰阴性，形态不一的

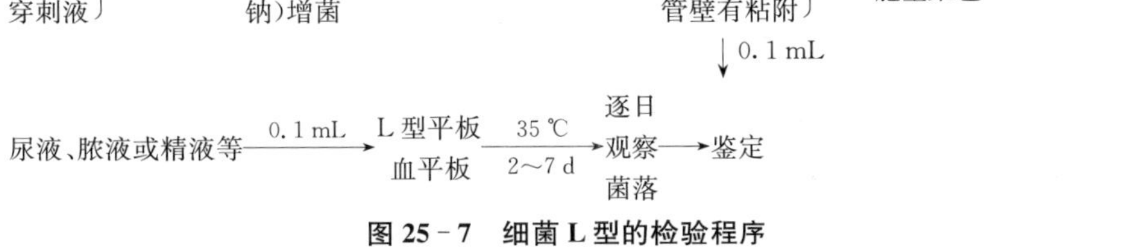

图 25-7　细菌 L 型的检验程序

圆球体及巨球体，也可见膨大杆状菌，长丝体等，呈明显多形状性。

(2) 细胞壁染色镜检：标本涂片上滴加 100 g/L 鞣酸固定（切勿火焰固定），15 min 后水洗，滴加 5 g/L 龙胆紫染液 3～5 min，水洗、印干镜检。有细胞壁的细菌，菌体周围的胞壁染成一圈紫色，胞质内无色，而 L 型菌的细胞壁缺陷，染料过通过胞膜渗入菌体内使整个菌体浓染呈紫色。

4. 分离培养

(1) 胸腹水、脑脊液、尿液直接取样本 0.1 mL，痰、脓液取标本少许直接分离接种于 L 型平板及血平板上，置 35 ℃培养 1～7 d，逐日观察生长情况。

(2) 血液、骨髓、脑脊液、穿刺液等，菌量极少，应先接种高渗肉汤增菌培养，当出现轻度混浊或沉淀时，再取 0.1 mL 增菌液接种于 L 型平板和血平板，置 35 ℃培养 1～7 d，逐日观察生长情况。

(3) 菌落特点，一般培养 1～7 d，于低倍镜或放大镜下可见细菌 L 型形成 3 种菌落类型。① 油煎蛋样菌落（典型 L 型菌落），菌落较小，中心致密并嵌入培养基内，4 周变薄，形状酷似“油煎蛋”或“荷包蛋”样；② 颗粒型菌落（G 型菌落），整个菌落全由透明颗粒组成，呈颗粒状，无致密的核心；③ 丝状菌落（F 型菌落）菌落中心同 L 型菌落相似，但周边为透明的丝状。

一般而言，革兰阳性菌多见典型 L 型和 G 型菌落，而革兰阴性菌多为 F 型。

5. 鉴定要点

(1) 形态染色特点：具有明显的多形态性，革兰染色性易变性，多为圆形巨球体，细胞壁染色可见缺壁浓染的细菌。

(2) 生长速度缓慢，需培养 1～7 d，增菌培养液可呈微混或呈颗粒样沉淀沿管壁生长。分离培养时，血平板上无菌生长（极少数细菌 L 型也可在血平板上生长），L 型平板上可长出 L 型菌落，多数为典型 L 型和 G 型菌落，少数为 F 型菌落，为易于发现 L 型菌落，可在培养基中加入氯化三苯四唑（TTC）试剂，使生长的 L 型菌落呈现红色。

(3) 返祖试验：临床分离 L 型菌常在做药敏试验时即可返祖，因此可取菌落，涂片染色镜检。若见细菌的形态规则典型，即可进行生化鉴定与血清学试验，以鉴定菌种；若细菌形态仍具有多形性，则需做返祖试验，即取菌接种于牛肉汤中，35 ℃培养 24 h 后，取菌落划线接种牛肉汤琼脂平板或 L 型平板，如此传代直至细菌返祖变为典型的形态为止。

细菌 L 型的鉴定只有完全符合上述三点才能被确定。各种细菌的 L 型其形态极为相似，故根据形态不能确定其种属。对不稳定型可通过返祖试验回复后按原细菌的种属进行鉴定，但较稳定的 L 型不易回复，则可经过免疫学和分子生物学方法进行鉴定。

（二）临床意义

1. 临床上遇到症状明显，标本染色镜检呈细菌阳性，但常规细菌培养阴性者，应考虑细菌 L 型感染的可能性，尤其在涂片镜检时发现多形态性及染色性易变的情况，更应怀疑，须做 L 型的专门分离培养并更换抗菌药物。

2. 细菌 L 型在体内形成后，可在各种组织、细胞内潜伏存在，从血液、胸水、腹水、穿刺液、呼吸道分泌物等标本中可分离出细菌 L 型。细菌 L 型感染的临床表现无明显特异性，患者多呈缓慢迁延和复发型，如尿路感染、骨髓炎、心内膜炎等，并常在应用某些抗生素（β-内酰胺类抗生素等）治疗过程中发生。

3. 细菌 L 型与泌尿生殖系统疾病具相关性。慢性肾盂肾炎的细菌培养阳性率偏低，细菌 L 型是造成漏检的原因之一；慢性宫颈炎的细菌学检查，可在宫颈组织中发现大量细菌 L 型，其感染率为 82%，并证实细菌 L 型的感染也是该患者久治不愈的重要原因。

4. 结核分枝杆菌 L 型的检查尤为重要。细菌 L 型的感染占老年肺结核的 43%，在病情相似的中青年患者中，细菌 L 型的感染率更高（高达 70%）。

八、厌氧菌感染

厌氧菌是指一类缺乏的细胞色素、细胞色素氧化酶，过氧化物酶和超氧化物歧化酶而无法利用氧，不能在有氧环境中进行代谢、生长和繁殖，必须在无氧条件下才能生长的细菌。根据能否形成芽孢分为两类，一类为有芽孢的厌氧梭菌，如破伤风梭菌、肉毒梭菌、产气荚膜梭菌和艰难梭菌等，常因创伤和误食而引起机体深部的厌氧菌感染；另一类为无芽孢厌氧菌，包括一大群革兰阳性和阴性的球菌和杆菌，多系人体的正常菌群，近年来由于广泛应用广谱抗生素、激素、免疫抑制剂和抗肿瘤药物等，致机体菌群失调和免疫功能紊乱，常引起无芽孢厌氧菌的内源性感染。

(一) 微生物检查

1. 标本采集

(1) 一般情况下，应从无正常菌群寄居的部位采取标本，用注射器无菌抽取血液、关节液、心包液、胸腔及腹腔液、膀胱穿刺液，或抽取深部脓肿的脓液或经气管抽取肺和细支气管渗出液等。

(2) 为避免和减少正常菌群的污染，对各种拭子(鼻咽、齿龈、痰、阴道和子宫、肛拭等)皮肤黏膜分泌物、褥疮溃疡、排出尿或导尿、前列腺分泌物等标本不宜做厌氧培养。从上述部位培养出厌氧菌，也不一定是真正的致病菌。

(3) 标本采集、运送中应尽量避免接触空气，结合标本特色及实验室条件采用① 针筒运送法；② 无氧小瓶运送法；③ 棉拭运送法；④ 大量液体隔瓶封口运送法；⑤ 厌氧袋运送法；⑥ 组织块厌氧罐运送法等。有条件者最好床边接种厌氧培养基。

2. 检验程序，见图 25 - 8。

3. 标本直接检查

(1) 显微镜检查：除血液标本外，其他标本在接种前均应涂片，革兰染色镜检，以了解细菌数量(用＋、2＋、3＋、4＋等作半定量记录)、形态(球菌、杆菌、荚膜、芽孢等)和染色性等，也便于选择培养基与培养法，同时也能验证培养结果是否与涂片检查结果、临床表现相一致。如标本有臭味，镜检发现染色不均匀、形态奇特者提示有感染菌存在。镜下见两端圆钝深染，中间着色浅而不均，且有空泡，长短不一的革兰阴性杆菌常为脆弱类杆菌。菌体细长，两端尖呈梭状，有时有紫色颗粒沿菌体长轴排列的革兰阴性杆菌常为具核梭杆菌。涂片发现极小的革兰阴性球菌，可能是韦荣球菌。涂片是革兰阳性杆菌，无芽孢，标本呈乳酸气味者可能是乳杆菌。涂片是革兰阳性芽孢杆菌，肯定是梭状芽孢杆菌属的细菌。用伤口渗出液或坏死组织进行直接涂片检查，有助于厌氧菌的鉴定，特别是怀疑有气性坏疽时，如涂片见革兰阳性大杆菌并伴有其他杂菌，形态不规则，可作为气性坏疽的早期诊断。涂片为革兰阳性芽孢杆菌，标本有异丁酸、异戊酸等气味，而且来自与抗生素相关的肠炎患者，大多是艰难梭菌。

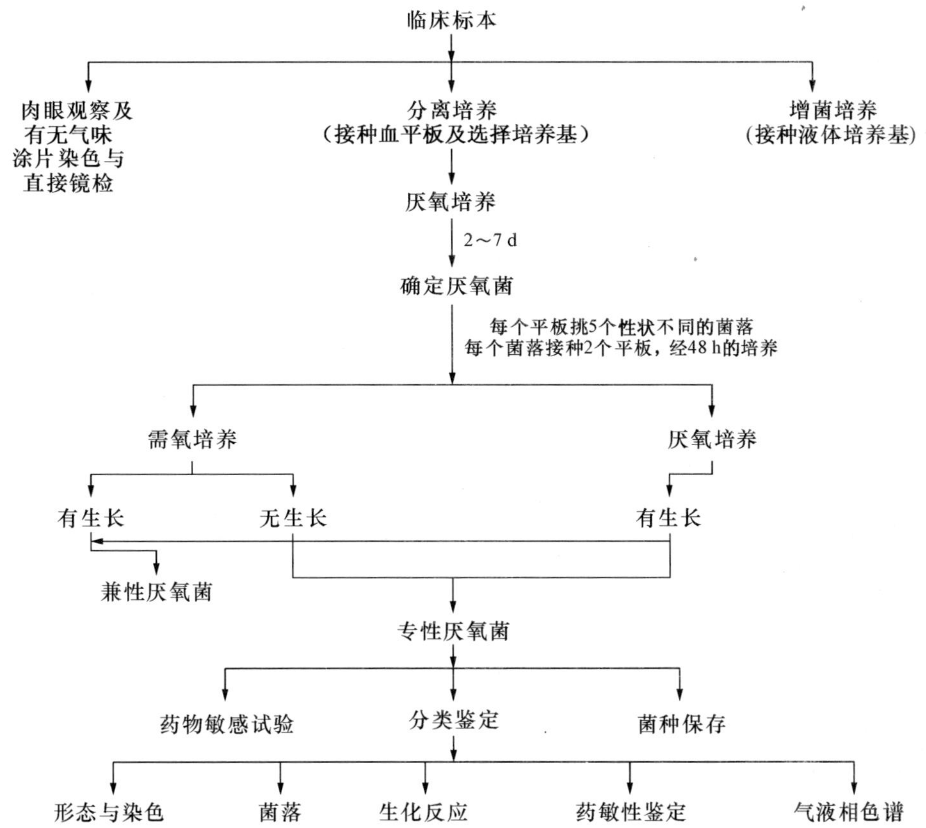

图 25 - 8　临床标本厌氧菌检验程序

(2) 核酸检测：提取细菌核酸用核酸杂交或PCR法检测细菌的特异性核酸片段，如用地高辛标记脆弱类杆菌的基因探针，检测标本中的脆弱类杆菌，其敏感性为89%，特异性为91.7%，检测灵敏度为10 pgDNA。又如用PCR法检测抗生素相关性腹泻患者粪便中艰难梭菌的毒素基因，阳性率可高达82.8%，与厌氧培养法结果的一致性达100%，但明显高于厌氧培养法的检出率19.2%($P<0.05$)。

4. 分离培养

(1) 初代培养：厌氧菌的初代培养较困难，针对分离的种类选择合适的培养基，而且要接种多个培养基分别置不同环境下培养以确定其厌氧性，建立可靠的厌氧培养条件，这些都是培养成功的关键。

1) 培养基的选择。根据标本的性状和镜检的结果进行选择。① 强化血琼脂平板(BAP)是一种适于几乎所有厌氧菌的非选择性培养基；② 卡那-万古霉素溶血琼脂平板(K-VLB)，适于大多数类杆菌属、普雷沃菌属和紫单胞菌属，常用于分离口腔、头颈部、上呼吸道感染的产黑色素普雷沃菌；③ 七叶苷胆汁平板(BBE)：适于脆弱类杆菌、可变梭杆菌和死亡梭杆菌的分离培养；④ 卵黄平板(EYA)和兔血平板：适于选择产气荚膜梭菌；⑤ 苯乙醇血琼脂平板(PEA)适于厌氧菌生长，CCFA培养基专用于选择艰难梭菌，乳酸钠培养基选择韦荣球菌等，还有其他适于需氧和微需氧菌生长的培养。

2) 标本的接种。每份标本至少应接种3个血琼脂平板，分别置于有氧、无氧和含5%～10% CO_2环境中培养，还应接种一种或几种选择性厌氧培养基，以抑制其他菌生长，常规还应同时接种一支液体增菌培养基，如平板无菌生长时，可用增菌液重新转种；如平板上已有菌生长，此增菌液可弃去。

3) 建立可靠的厌氧培养条件。经接种的培养基立即放入无氧容器进行培养，厌氧培养必须降低氧化还原电势而构成无氧环境，常用方法有厌氧罐法、气袋法和厌氧手套箱法，后者效果最好，但设备复杂而昂贵。某些创伤感染的厌氧菌如破伤风芽孢梭菌，产气荚膜梭菌等，要求厌氧条件不甚严格，可用庖肉基法，平皿焦性没食子酸法培养。除脆弱类杆菌和产气荚膜梭菌外，大多数厌氧菌的初次培养生长缓慢，一般于37 ℃至少应培养48 h，如疑为放线菌则应延长至72～96 h。

(2) 次代培养：初代培养后用放大镜观察平板上的菌落性状，每个平板上挑选5个不同性状的菌落，分别接种2～3个平板，每个平板划分4～6个区，分别作几个菌落的次代培养。2～3个平板分别放置有氧、无氧和含5%～10% CO_2环境中，37 ℃培养48 h，最后确定其厌氧菌。若在有氧和无氧环境中均能生长者为兼性厌氧菌；若在有氧下生长而无氧下不长者则为需氧菌；若在有氧下不长而无氧下生长者为厌氧菌；若在有氧和无氧下均不长或生长不好，而在二氧化碳环境中生长最好则为微需氧菌(或需二氧化碳菌)。

5. 鉴定试验　常规鉴定细菌的方法有形态学、生化及血清学特征等，对产色素厌氧菌在紫外线(360 nm)或Wood氏灯照射下产生荧光，以及对某些抗生素的敏感性作出初步鉴定。如应用甲硝唑(灭滴灵)可将厌氧菌和非厌氧菌加以区别；应用卡那霉素可将梭杆菌与拟杆菌加以区别，因后者大多对卡那霉素敏感。常用的鉴别试验还有耐氧试验、触酶试验，卵磷酯酶试验等。

临床检验常采用Finegold厌氧菌三级鉴定法。

一级鉴定是根据初代培养结果，耐氧试验、选择性培养基、标本来源、菌落和菌细胞特征报告。如七叶苷胆汁(BBE)平板上出现黑色带晕>1 mm菌落，革兰阴性杆菌，着色不均，菌体可见有空泡，呈多形态者，初步定为脆弱类杆菌；又如在卡那-庆大霉素血琼脂(K-VLB)平板上，菌落深陷生长可能是解脲类杆菌和纤维类杆菌。

二级鉴定的主要指标为形态染色性，触酶试验、卵磷酯酶、荧光性、20%胆汁敏感性及卡那霉素，万古霉素及粘杆菌素的敏感性等。三级鉴定是进一步对厌氧菌的生化特性及代谢产物进行分析鉴定，鉴定指标为20%胆汁敏感性、触酶试验，吲哚试验，海藻糖、鼠李糖、阿拉伯糖等。应用气液相色谱法(gas-liquid chromatography，GLC)对厌氧菌的终末产物等进行分析和鉴定，以达到快速和准确的目的。

6. 厌氧菌药敏试验(参见第28章第10节)

(二) 临床意义

1. 厌氧菌感染的因素　多数厌氧菌感染是由正常菌群引起，属机会菌感染，发生于菌群失调，机体免疫功能紊乱、低下所造成的内源性感染。特别当出现局部组织供血供氧不足，如血栓、血管损伤、栓塞、肿瘤压迫组织坏死等，造成组织缺氧而利于厌氧菌的生长；厌氧菌与需氧菌、兼性厌氧菌的混合感染，由于需氧菌耗氧，也可利用厌氧菌的生长。深部组织外伤尤其伤道狭窄并带入异物或使菌群寄居位置移位等均易引起厌氧菌感染。

2. 厌氧菌感染的可疑指征　厌氧菌感染的诊断较困难，而且需时较长，临床上这类感染所致疾病的病情常较凶险，发展快，等待实验室检查结果可能会延误诊疗，故凡有以下情况时应警惕有厌氧菌感染，可考虑按厌氧菌感染进行处理。如① 感染组织局部产生大量气体，造成组织肿胀和坏死；② 发生在黏膜附近的感染，口腔、肠道、鼻咽腔、阴道等黏膜，均有大量厌氧菌寄生；③ 分泌物有恶臭，或带暗红色或呈暗黑色，分泌物或脓液中有硫磺颗粒为放线菌感染；④ 分泌物涂片经革兰染色、镜检发现有细菌，而分离培养阴性者，或在液体和半固体培养基深部生长的细菌可能为厌氧菌感染；⑤ 长期应用氨基糖甙类抗生素治疗无效的病例，可能是厌氧菌感染；⑥ 深部外伤，人或动物咬伤后的继发感染；最近有流产史者，以及胃肠道手术后发生的感染，有可能为厌氧菌感染。

3. 常见的厌氧菌感染性疾病

（1）腹腔感染：腹腔的厌氧菌感染率为 60%～80%，多发生于创伤、内脏破裂、组织坏死、血管栓塞、腹膜炎、肿瘤和手术后，腹腔感染以混合感染为主。

（2）肝与胆管感染：大多数肝脓肿有厌氧菌感染，混合感染率较高，细菌可从周围直接扩散至肝脏，也可经血行和淋巴管感染肝脏。胆汁培养中可查到无芽孢厌氧菌的也在半数以上，最常见的是脆弱类杆菌。

（3）女性生殖系统和盆腔感染：厌氧菌感染在女性生殖系统盆腔炎症中约占 70%，多为内源性感染。盆腔感染，包括子宫内膜炎、子宫积脓、盆腔脓肿等也多为厌氧菌感染，阴道和盆腔处的厌氧菌主要是脆弱类杆菌，产黑色素杆菌和厌氧球菌。

（4）胸腔和肺部感染：口腔、鼻、咽、喉部存在大量类杆菌和厌氧球菌，此类细菌可通过吸入而引起感染，也与这类患者免疫功能低下及抗生素滥用造成的菌群失调有关。

（5）外源性感染：多由创伤等引起芽孢梭菌的感染引起破伤风、气性坏疽等，一般都有典型的症状和体征，应及时诊治。

（张卓然）

参 考 文 献

1 王宇明，顾长海. 感染病学新进展. 北京：人民卫生出版社，2001

2 孙荣武，王鸿利. 临床实验诊断学. 上海：上海科学技术出版社，2001

3 秦启贤. 临床真菌学. 上海：复旦大学出版社，上海医科大学出版社，2001

4 陆德源. 医学微生物学.（第五版）. 北京：人民卫生出版社，2001

5 张卓然. 临床微生物学和微生物检验. 北京：人民卫生出版社，2003

6 金奇. 医学分子病毒学. 北京：科学出版社，2001

7 Walter R，Wilson，Merle A. Sande，Diagnosis & Treatment in Infectious Diseases. International edition，北京：人民卫生出版社，2001

8 Geo F，Brooks，et al. Medical Microbiology. 22nd ed，北京：人民卫生出版社，2001

第26章 医院感染的实验诊断

医院感染（nosocomial infection）又称医院获得性感染（hospital acquired infection）。近年来，医院感染在国内外引起普遍重视，已成立了许多相应的管理机构，建立了医院感染监测的网络，制订了控制医院感染的方案和措施并在许多医院实施，使医院感染得到一定程度的控制。

我国医院感染控制工作起步较晚，近10年来，国内医疗机构及医务工作者逐渐认识到医院感染控制工作的重要性。1986年我国组建了医院感染监控系统，对医院感染实施监控，在全国形成了监控网。1988年卫生部颁发了《建立建全医院管理组织的暂行办法》，对医院感染的组织管理形式、任务、职责、组成人员等都作了具体规定和要求，制订了医院感染的诊断标准和各项质控标准等，对医院感染的情况进行了广泛地调查和监测，并进一步研究控制的方法和措施。目前许多医院针对医院感染问题已开展了计算机管理、抗生素使用监测、耐药菌趋势分析与控制、分子流行病学调查等工作，提高了医院感染管理的效率和质量。

第一节 基础理论

一、医院感染的概念

医院感染是指在医院内获得并发生的一切感染，即患者在入院时不存在，也不处于潜伏期，而是在入院后（一般指入院48～72 h后）发生的感染，包括在医院内获得而在出院后才发病的感染。

医院感染的对象包括住院患者、医院工作人员、门诊患者、探视者及陪同人员等。主要对象是住院患者及医院工作人员。其中住院特别是住ICU的危重患者、老年、伴有严重基础疾病的患者，长期应用激素或抗生素、免疫功能低下的患者最易发生医院感染。医院感染发生率国外约为5%～10%，我国为8.4%～9.7%。

二、医院感染的流行特点

医院感染按其感染来源分为内源性感染（endogenous infection）和外源性感染（exogenous infection）。内源性感染又称自身感染（self infection），是指病原体来自于患者自身体内，常由患者本身的正常菌群引起。容易发生在免疫功能低下的患者或由于侵入性的诊断、治疗措施使正常防御屏障受到损伤的患者。外源性感染是由患者自身菌群以外的微生物引起的感染。目前内源性感染的比重有不断上升的趋势。

医院感染的发生必须具备感染源、传播途径与易感宿主三个基本条件。

1. 感染源　医院感染的感染源是医院内的患者、医院工作人员、探视者及陪同人员；动物感染源（如鼠、蝇、蚊等）及环境；未彻底消毒灭菌的医疗器械、诊断、治疗用导管、血液制品等所携带的微生物均可成为感染源。其中患者是医院感染最重要的感染源。

引起医院感染的病原微生物种类很多，主要是细菌。多数是患者本身体内的正常菌群（条件致病菌），如患者长期使用抗生素，极易选择出耐药突变菌株。

2. 传播途径　在医院感染中，内源性感染是通过病原体在宿主体内移位定植而直接传播，有人称为“自身接触传播”。外源性感染的传播有以下途径：

（1）直接接触传播：是感染源直接将病原微生物传播给易感者，不需要外环境传播媒介的参与。

在医院内，患者之间或患者与医护人员之间、在母婴之间通过直接接触而发生的感染。

(2) 间接接触传播：主要指接触了带菌污染物而发生的感染，为常见的传播方式。即感染源的病原菌通过医护人员的手和被污染的医疗器械、插管及医护用品、病室内物品、日常生活用品及公用设施等传播给其他患者，使其受到感染。其中，医护人员的手在传播病原体上起着重要作用。

(3) 空气传播：是指以空气为媒介而导致的医院感染。有飞沫传播、飞沫核传播、尘埃传播及医源性气溶胶(如湿化器、雾化器和空调系统等)传播四种方式。如 SARS 主要是近距离飞沫传播。

(4) 共同媒介物传播：有食物与水、血液及血液制品、医院制剂(各种液体、药液，甚至消毒液)等媒介物受到病原微生物的污染，经饮用、注射和使用消毒不完全的器械，常可在短时间内引起多人同时感染，发生医院感染的流行或爆发。因此具有重要意义。

(5) 生物媒介传播：较少见。如果医院或病区的环境卫生差，又无有效的灭鼠消毒和杀虫等措施，可由鼠、蚊、蝇等生物媒介引起感染。

3. 易感宿主　住院患者一般比社会健康人群的易感性高。如健康人引起感染常需伤寒沙门菌 10^6 个，金黄色葡萄球菌 10^8 个，而对住院患者只需 10^3 个菌就能引起感染。

婴幼儿、老年人、营养不良者及由各种原发疾病引起机体免疫力低下的住院患者；接受各种免疫抑制剂(化疗、放疗、皮质激素及抗癌药等)治疗的住院患者；长期使用广谱抗生素的患者(可产生菌群失调)；接受外科手术或侵入性操作(如介入治疗、各类导管插管等)使天然屏障遭到损害和破坏的患者易感性增高。

三、医院感染常见的病原体

1. 常见病原体的种类　引起医院感染的常见病原体有细菌、衣原体、支原体、病毒、真菌和寄生虫等(表 26-1)，其中最主要的是细菌。

2. 常见病原体的特点　医院属于特殊环境，故医院感染可长年发生，随着时间的推移，近年来引起医院感染的病原体也随之发生变化，具有以下特点：

(1) 正常菌群的致病明显增多：常由于菌群失调，以条件致病菌为主要病原体。条件致病菌来自宿主自身的常居菌，也可来自外界环境。一般情况下不致病，仅在一定条件下才能致病。例如大肠埃希菌、克雷伯菌、铜绿假单胞菌等。条件致病菌已成为医院感染的主要病原体。

(2) 耐药菌株增多：由于抗生素的广泛应用，选择出某些特殊的耐药突变菌株。如耐甲氧西林金黄色葡萄球菌(MRSA)、产生超广谱 β-内酰胺酶(ESBL)的大肠埃希菌和克雷伯菌属、多重耐药的铜绿假单胞菌和不动杆菌等，对常用抗生素均存在不同程度的耐药。

(3) 新的病原体不断出现：近些年来，医院感染中新的病原体不断出现，发现新的病毒 15 种，细菌 11 种，寄生虫 6 种。常见的有病毒性肝炎、朊粒、HIV、SARS-CoV、嗜肺军团菌、幽门螺杆菌、隐孢子虫等。

3. 各系统医院感染的常见病原体

(1) 下呼吸道感染：为最常见的医院感染，病死率高。以革兰阴性菌为主，其中以铜绿假单胞菌和不动杆菌、肺炎克雷伯菌、大肠埃希菌为常见，与使用呼吸道机械通气和插管等有关。

表 26-1　医院感染常见的病原体

种　类	病　原　体
革兰阳性球菌	葡萄球菌属(金黄色葡萄球菌与表皮葡萄球菌)、链球菌属(溶血性链球菌、肺炎链球菌、草绿色链球菌等)、肠球菌属
革兰阳性杆菌	结核分枝杆菌、产单核细胞李斯特菌
革兰阴性杆菌	肠杆菌科(大肠埃希菌、克雷伯菌属、肠杆菌属、变形杆菌属、沙雷菌属、枸橼酸菌属、沙门菌属)、假单胞菌属(铜绿假单胞菌)、不动杆菌属、产硷杆菌属、嗜血杆菌属、军团菌属
真菌	念珠菌、曲霉菌、隐球菌、球孢子菌
厌氧菌	类杆菌、产气荚膜梭菌、核梭杆菌、丙酸杆菌、消化球菌
病毒	肝炎病毒、流感病毒、轮状病毒、单纯疱状病毒、水痘病毒、巨细胞病毒、腺病毒、SARS-冠状病毒
寄生虫	弓形体、蓝氏贾第鞭毛虫

(2) 泌尿系统感染：以大肠埃希菌、铜绿假单胞菌、肠杆菌、变形杆菌、克雷伯菌为常见，多与尿路器械操作和留置导尿管有关。

(3) 外科手术切口感染及烧伤感染：以金黄色葡萄球菌为主，铜绿假单胞菌、溶血性链球菌、大肠埃希菌也较常见。

(4) 胃肠道感染：以沙门菌、轮状病毒为常见病原体，有暴发流行的可能。

第二节 医院感染的监测

医院感染的监测是对医院感染的发生频率分布及其影响感染的相关因素进行有计划的、系统的、主动的日常观察和检验分析，为制订控制医院感染的措施提供科学依据，以降低或减少医院感染的发生，保障医院特殊环境中易感人群的健康。

一、医院感染监测的内容和类型

1. 医院感染监测的内容　主要包括发病情况(病原菌、传播途径、易感人群)和环境微生物的监测。我国一、二、三级医院的医院感染率控制指标分别为7%、8%和10%。

2. 监测的类型　可分为全面综合性监测和目标性监测两类。

(1) 全面综合性监测：是对医院各个科室、病房的工作人员和患者以及与感染有关的因素和环境进行全面综合性的检查和分析，摸清了解医院感染的情况，作为目标性监测的基础。

(2) 目标性监测：在全面综合性监测的基础上进行目标性监测，重点是对感染严重的科室、造成经济损失最大的感染部位进行监测，有效地控制医院感染。

医院中各临床科室及医技科室均可能发生医院感染，其中手术室、重症监护病房、产房、新生儿室、血液透析室、中心供应室等发生医院感染的机会多，危及患者的程度重和波及范围广，因此，必须定期对这些科室进行监测，加强预防控制医院感染的工作。

二、临床微生物学实验室在医院感染监测中的任务

临床微生物学实验室在医院感染监测中的任务是：

1. 为临床提供快速病原学(定位、定性、定量分析)诊断依据。

2. 进行药物敏感试验并进行动态分析，了解细菌耐药情况，及时反馈于临床，指导临床合理使用抗生素。

3. 感染源的追踪，对细菌进行分型、鉴定，明确感染来源。

4. 对医院环境污染(医院重点场所、医疗器械及用品、医护人员的手等)，进行细菌培养监测，了解病原菌在环境中的储源。

5. 加强与临床联系，指导正确采集标本、运送和处理。开展新的检测方法和技术，提高标本的阳性检出率。

6. 参加医院感染问题的研究和宣教培训活动等工作。

总之，要以患者为中心，为临床提供快速、准确的病原学诊断，及时定期向医院通报分离病原体的种类及其药敏试验的结果，有利于对医院感染患者进行及时有效的治疗。也可研究感染类型的变化和病原体的变迁，从总体上改进和提高医院感染的控制工作。

三、医院环境中细菌污染的监测

医院环境中细菌污染的监测包括对病房等医疗科室保洁制度执行情况的监测和对医院环境细菌学监测。

1. 环境监测中的重点科室

(1) 手术室和重症监护病房(ICU)：手术室应树立无菌观念，严格无菌操作技术，以保证手术的安全。如果手术室空气中有细菌，可直接沉降到手术切口上，或沉降到医务人员的手和器械上，能引起切口感染。监护病房中患者病情严重，机体免疫功能低下，可增加感染的机会，易引起呼吸道感染和导管插管相关的感染，或由于皮肤穿刺或皮肤切开引起局部感染。

(2) 新生儿室：新生儿对感染性疾病有高度的易感性，孕妇产前检查时所携带的病毒及阴道的B群链球菌常成为新生儿医院感染的重要感染源，因

此必须加强新生儿室的管理和监测，以保证新生儿不受感染。

(3) 血液透析室：周围环境常有血液污染，接受血液透析患者机体抵抗力极差，很容易发生感染。此处也是肝炎传播的重点区；医务人员常有较大被感染的危险，应定期进行采样监测。

(4) 中心供应室：负责向全院科室供应无菌器材和医疗用品，同时还要对大量污染的器材进行处理和消毒。因此一定要保证无菌器材的质量、安全可靠。要求供应室必须建立一套严格的消毒灭菌的管理制度和监测手段，工作人员要有严格的无菌观念，严格执行各种有关的规章制度，定期对消毒灭菌器材进行灭菌效果的监测和热原监测，以提供高质量的无菌器材。

(5) 血库：经输注污染的血液可导致严重的感染，常见感染为乙型肝炎、丙型肝炎、AIDS、疟疾等。因此必须建立一套非常严格的规章制度，严格管理和检测血液及血制品，控制输血感染的发生。

(6) 临床注射治疗室和临床实验室：是直接为患者提供诊治的场所，来往患者多，极易造成环境污染而引起患者交叉感染。因此必须要严格执行各种无菌操作制度和无菌操作技术，定期进行环境采样监测，以免引起患者感染。

2. 空气中细菌含量的监测

(1) 平皿沉降法：取普通琼脂培养基或血琼脂培养基 5 个，分别置于室内同一平面五个不同的点(室内四个角及中央)，打开皿盖，让平皿暴露 15～30 min 后盖好平皿盖，置于 35 ℃温箱中孵育，次日观察平皿菌落，计数五个平皿生长菌落数，根据 5 min内 100 cm^2 培养基中降落细菌数相当于 10 L 空气中所含细菌数，计算 1 m^3空气中的细菌数。计算公式为：

$$\text{细菌数 (CFU)/m}^3 = N \times \frac{100}{A} \times \frac{5}{T} \times \frac{1\,000}{10} = \frac{50\,000\,N}{AT}$$

A：平板面积(cm^2)；T：平板暴露时间(min)；N：平板平均菌落数(CFU)

(2) 空气采样器采样法：常用 LWC－1 型离心式空气采样器。用空气采样器进行室内同一平面五点采样法，采样后将条形琼脂培养基置于 35 ℃温箱中培养，次日观察菌落生长情况，计数五点平均菌落数。公式为：

$$\text{细菌数(CFU)/m}^3 = \frac{\text{平均菌落数}}{\text{每分钟采气量(L)} \times \text{采样时间(min)}} \times 1\,000$$

根据卫生部标准要求，普通手术室、产房、婴儿室等空气中细菌总数不得超过 200 CFU/cm^3。

3. 物体表面细菌污染监测　医院物体表面的污染与空气污染不同，特点为不均匀污染，采样检查时应注意：

(1) 采样标本要有代表性，可将物体分为污染、半污染和清洁三个区进行采样。

(2) 标本数量要足够，因评价环境污染状况是以污染率为指标的。

(3) 要仔细分析污染的来源，分析是直接污染还是空气的间接污染。在检测时应作定量分析和细菌分类，如检出革兰阴性杆菌多为直接污染，如革兰阳性球菌则不易区分来自患者或空气。

(4) 物体表面采样方法有棉拭子采样法和压印法，常用棉拭子采样法。

棉拭子采样法：用 5 cm×5 cm 的正方形无菌规格板放于物体(台面、地板、墙壁等)表面，用浸湿生理盐水的棉拭子在规格板内来回涂抹 10 次，将已采样的棉拭子放入盛有定量的无菌盐水的试管中，混匀后进行稀释，做倾注平板培养，计算每平方厘米的菌落数。计算公式为：

$$\text{菌落数(CFU)/cm}^2 = \frac{\text{平均菌落数} \times \text{稀释倍数}}{\text{采样面积}}$$

卫生部标准要求，各类病房物体表面细菌数不得超过 8 个/cm^2。

压印法：用直径 5 cm 的特制平皿(Rodac 平皿)，倾注于 16.5 mL 琼脂后可使培养基高出平皿口 1～2 mm，凝固后将平皿上的琼脂直接压贴于物体表面 10～20 s，接触面积为 19.63 cm^2，加盖后放 37 ℃温箱孵育 24 h，计算单位表面积上的菌落数。计算公式如下：

$$\text{菌落数(CFU)/cm}^2 = \frac{\text{平板上的菌落数}}{\text{接触面积}}$$

4. 医务人员手部细菌监测　医务人员的手常直接或间接地接触污染物品或患者，在医院感染传播中起着非常重要的作用。监测手部细菌的目的在于了解手部细菌污染情况和评价手的清洁和消毒效果。

采样的部位为右手每个手指掌面，用生理盐水棉拭子往返涂抹 1 次，将采样的棉拭子放于含有

10 mL无菌生理盐水的试管中，充分混匀后再稀释并接种培养，然后计算每平方厘米细菌数。手上细菌也可用 Rodac 平皿压印法检查。卫生部标准要求医护人员手部细菌数不得超过 8 个/cm^2。

5. 医院环境细菌污染监测　医院环境污染的监测主是要对重点场所或有选择的环境监测。我国对医院环境细菌监测控制标准，见表 26－2。

表 26－2　医院环境细菌监测控制标准

监测对象	细菌菌落总数
门诊候诊室(空气)	<4 000/m^3
手术室、产房、婴儿室(空气)	<500/m^3
病房物面、医护人员手	<8/m^2
婴儿室、儿科病房物面、食具和医护人员手	不得检出沙门菌
消毒后医疗用品	不得检出病原微生物
灭菌后医疗用品	不得检出任何微生物

四、消毒灭菌效果的监测

1. 压力蒸汽灭菌效果监测　常用生物指标法，生物指示剂以嗜热脂肪芽孢杆菌（Bacillus stearothermophilus NCTC 10003 或 ATCC 7953，$SSIK_{31}$）为指示剂，菌片含量为 $55\times10^{5\sim6}$/片，此菌在 121±0.5 ℃饱和蒸汽中存活时间≥3.9 min，杀灭时间<19 min。方法是于灭菌前将上述菌片放于灭菌器五点不同位置，灭菌 48 h，如培养基不变色，外观澄清则表示无细菌生长，如外观混浊且培养基变为黄色则表示有菌生长，为灭菌不彻底，要查找原因并重新灭菌。

2. 紫外线杀菌效果监测　常用紫外线强度计来测定。生物指示剂为枯草芽孢杆菌黑色变种（ATCC 9372），含菌量为 $10^{5\sim6}$/片。根据对照菌片和照射菌片的回收菌数，计算出一定照射时间的杀菌率，要求对试验微生物的杀菌率达到 99.9%以上。

3. 消毒剂及其效果的监测

(1) 消毒剂使用过程中细菌污染的监测：主要是为了解消毒剂在使用过程中细菌的污染情况，以决定继续使用还是予以处理(废弃、换配新液、查找污染来源等)。有稀释中和法和滤膜过滤法 2 种。

1) 稀释中和法(Kelsey 和 Maurer 法)。方法是① 用无菌吸管吸取消毒液 1 mL，加入装有 9 mL 含有中和剂的营养肉汤小瓶中混合；② 在 1 h 内进行检测，用每毫升 50 滴的无菌滴管吸取上述混合液滴于 2 个普通营养琼脂平板上，每个平板滴 10 滴，每滴之间隔一定距离，干燥后孵育，其中 1 个平板于 32 ℃或 37 ℃孵育 3 d，另一平板在室温(25 ℃)中孵育 7 d；③ 分别观察细菌生长情况并计算菌落生长数。如每个平板上菌落数超过 5 个，说明该消毒液含菌量超过 250(5×5×10)个/mL，判为不合格，不能再使用。

2) 滤膜过滤法。方法是取使用中的消毒液1～10 mL，用火棉胶微孔滤膜(孔径 0.22～0.45 μm)过滤，再用 200 mL 无菌蒸馏水过滤洗涤滤膜，除去细菌上所带的残留消毒剂。取出滤膜将过滤面向上贴在琼脂平板表面，经孵育后计算出单位容积消毒液中所含的活菌量，判断标准同 Kelsey 和 Maurer 法。

(2) 消毒剂效果的监测：常用菌种有：金黄色葡萄球菌 ATCC 6 538，大肠埃希菌 ATCC 8 099，铜绿假单胞菌 ATCC 9 027，枯草芽孢杆菌黑色变种 ATCC 9 372，白色念珠菌 ATCC 10 231。

1) 常用培养基：营养肉汤和营养琼脂，真菌用沙保培养基。消毒剂效果鉴定试验有定性和定量试验二种。

2) 消毒剂定性试验(MBC 测定)：方法是取 10 支试管，每支加入无菌蒸馏水 2.5 mL 放入 20 ℃水中，将消毒剂作倍比稀释，最后一支不含消毒剂。每管加用 0.03 mol/L PBS 配制的菌液 2.5 mL，使最终含菌浓度为 10^6 CFU/mL。加菌后 5、10、15、30、60 min，从每管各取出0.5 mL加入含中和剂的 4.5 mL营养肉汤内，摇匀后置 35 ℃孵育 2 h，观察细菌生长情况，无菌生长者继续培养 7 d。

以无菌生长的最低浓度为最低杀菌浓度(MBC)；以无菌生长的最短消毒时间为该浓度杀菌的最快有效时间。

10 min临界杀菌浓度是指消毒剂在作用10 min时杀灭试验菌的最大临界稀释度(MBC 10)，此数据可用于不同消毒剂杀菌效果的比较。若一个化合物没有杀菌作用，就不能用作消毒剂。

3) 消毒剂定量试验：要计算杀菌率和杀菌指数，了解消毒液的杀菌效果。方法是用 0.03 mL/L PBS 制备试验菌液，浓度约为 $10^{6\sim7}$ mL/L。取菌液 0.5 mL 加入 4.5 mL 测试浓度的消毒液中，混匀后于 20 ℃水浴作用 5 min，再取混合液 1 mL 和 9 mL

中和剂混合(对照组用 PBS 代替消毒剂),10 min 后做活菌计数。计算杀菌率(Killing rate, KR)和杀菌指数(Killing index, KI):

$$杀菌率(KR)=\frac{N_C-N_D}{N_C}\times 100\%$$

N_C为对照组菌数;N_D为消毒组回收菌数,以上步骤消毒剂作用时间为5 min,故其 KR 可用 KR_5 表示。

杀菌指数(KI)=lg N_C—lg N_D(KI 是用 10 的乘方来表示的)。

如消毒前有活菌 10^6/mL,消毒 5 min 后只剩下活菌 10/mL,则

$$杀菌率(KR_5)=\frac{10^6-10}{10^6}\times 100\%=99.999\%;$$

杀菌指数(KI_5)=$\lg 10^6-\lg 10=6-1=5$。要求中效消毒剂的杀菌率应达 99.9%以上,杀菌指数达 3;高效消毒剂要以细菌芽孢为指示菌,杀菌率应达99.999%,杀菌指数达到 5。要求定量试验一般要重复 5～10 次。

评价消毒剂效果的试验时,要遵循下原则:① 要使用国家规定的标准菌株;② 采用适宜于试验细菌生长的培养基和温度进行复苏培养;③ 应设置对照;④ 应用适合的中和剂去除残留的消毒剂;⑤ 用合理的生物负荷,如细菌量约 10^6CFU/mL。

4. 临床标本的微生物学监测　规范的标本采集、运送、分离和鉴定、药物敏感试验等是医院感染监控的一个重要环节,对引起医院感染的病原菌应做到菌株(型)的鉴定,如耐药类型、生化分型、噬菌体分型、质粒图分析、血清分型、细菌素分型等。

五、医院感染监测的措施

根据卫生部 1988 年颁发的《建立建全医院感染管理组织的暂行办法》规定,医院应成立相应的组织管理机构,1989 年卫生部颁布《院内感染控制标准》,要求各医院建立建全医院感染监测制度,并按月统计上报。按照卫生部的要求,要有必要的保证措施,才能把医院感染监测工作落到实处。

1. 医院建立建全三级管理机构　① 卫生部要求 300 张病床以上的医院要设立医院感染管理委员会,300 张病床以下的医院设立医院管理领导小组,在院长或主管的业务副院长领导下,全面负责医院感染的监控管理工作。② 医院感染管理科及专职人员:负责实施委员会的决定和组织进行监测控制和管理工作。③ 临床科室兼职监控员,负责本科室的监测工作。

2. 培训各类人员　讲授有关医院感染的防治知识,提高医师、护士、检验等有关人的知识和专业技术。培训内容有医院感染学、医院感染的诊断标准、医院感染监测、控制、管理等方面,对检验人员培训其专业技术,对护士要进行消毒灭菌的专业培训,对清洁工人也要进行有关的知识教育。

3. 医院感染病例的监测　专职人员既要向临床微生物学实验室获取感染信息,又要和病房医生护士观察及核对病例,填写医院感染病例登记表,送医院感染管理科。

4. 监测资料分析　医院感染管理委员会组织专职人员对收集的资料要定期进行分析,内容包括各科室、病房医院感染的发病率、各感染部位的发病率及其危险因素、病原体的种类、分布及其耐药性,发现管理中的问题,评价措施的效果等。也要分析外科医生各类手术的感染率,造成的经济损失等内容。

5. 汇报信息和研究对策　及时或定期向医院感染管理委员会及有关部门进行汇报,针对发现的问题研究对策。定期向医务人员书面传达监测信息,使他们及时了解情况并引起注意和重视,以改进医疗护理质量,做好控制医院感染工作。

第三节　医院感染的控制

医院感染的控制目标是以科学监测为基础,以医院管理为手段,对各种危险因素采取有效的对策和控制措施,预防医院感染的发生,保证住院患者的医疗安全。医院感染的控制工作主要有以下四个方面。

一、重视医护人员的医德及专业知识教育

医护人员在诊疗过程中的行为,在很大程度上影响医院感染的发生率。在医护人员和各级管理

人员中开展良好的医德教育和医院感染的专业知识培训，规范诊疗行为，使广大医护工作人员充分认识到医院感染控制工作的重要性，自觉地树立良好的医德医风，提高和掌握有关医院感染的基本知识和技术，促进医院感染的控制。

医院感染的最主要传播途径之一是经医护工作人员手的间接接触，手的清洗和消毒措施已证明是控制医院感染最重要方法之一，因此，要求医护工作人员必须坚持操作前后洗手，用肥皂和清水冲洗干净，可使手表面菌丛降低到 1/1 000，大多数情况可足以防止经手的交叉感染。有下列情况之一者，洗手后还必须消毒：① 被大量细菌污染，仅洗手达不到避免交叉感染的要求；② 水龙头、水池、肥皂、工作服可能同时被大量细菌污染者；手接触有高度致病性的微生物时。消毒剂可用 70% 乙醇或用碘伏。

二、消毒灭菌的质量控制

消毒灭菌的质量控制包括：高压蒸气灭菌效果的质量控制、化学消毒剂的质量控制，还有内窥镜及其他医疗器械的灭菌质量控制、医疗器械药品及血源污染控制等。

使用化学消毒剂要坚持“六要”：① 要正确用量杯量取足量的消毒剂（保证浓度）；② 配制溶液时，水的用量要正确（用量筒）；③ 要用清洁和干燥的容器盛放消毒液（防止污染）；消毒物品在消毒前要尽量先清洗干净（去除有机物）；要使用新鲜配制的消毒液（久储会变质失效）；④ 一定要牢记使用消毒剂若不细心，其中能生长细菌并散布感染。

严格执行消毒灭菌的无菌操作规程，以保证消毒剂的无菌。消毒灭菌要坚持：凡能用热力消毒者，要使用热力消毒和灭菌，化学消毒剂的杀菌效果不如热力灭菌法安全可靠，只在不适用热力灭菌时，才使用化学消毒剂。

三、抗生素的合理使用

抗生素的合理使用是控制医院感染的一项重要措施，细菌对抗生素的耐药是医院感染中非常重要的问题，因此，临床医生必须认真遵守抗生素的应用原则，严格掌握其适应证，全理使用抗生素。要做到合理使用抗生素，必须注意掌握如下三个方面：

1. 临床微生物实验室要及早确立病原学诊断，如进行涂片、培养、药敏等快速检验，把结果、信息提供给临床，临床要根据培养和药敏结果及治疗情况调整抗生素的用药。临床微生物实验室应对细菌耐药情况进行监测并定期公布，要教育临床医师掌握使用抗生素的指征，防止滥用，减少或控制耐药菌的产生。

2. 掌握抗生素的药理作用，要熟悉和掌握药物的抗菌谱、作用机制、抗菌活性、药物代谢动力学特性（吸收、分布、排泄、血半衰期、口服或肌注后的生物利用度等）、对不同机体的敏感性、毒副作用及不良反应等，以便科学地、有针对性地、合理使用抗生素。

3. 要根据患者的生理、病理、免疫状态合理使用抗生素。新生儿、老年人、孕妇等处在不同的生理时期，要区别对待。同时要注意患者肝、肾功能以及有无过敏体质等情况而选用不同的抗生素。

四、建立控制医院感染的制度

制度是执行各项措施的保证，因此必须要建立严格的医院感染的控制制度，医务人员只有严格执行控制医院感染的各项规章制度，才能保证各项措施的落实和执行。医院感染控制制度包括：各种诊疗手段的无菌操作制度，保护性隔离消毒制度，重点区域卫生保洁制度，合理使用抗生素制度等，凡在医院工作的各级各类人员，均必须严格执行控制医院感染的各项规章制度。

医院感染控制的三大环节：医院供应室的无菌质量保证；各病房严格执行消毒隔离制度和抗生素合理应用。临床微生物学在各个环节中发挥作用，如消毒灭菌的质量控制、环境微生物的监测、为临床提供病原学诊断和细菌耐药情况、指导临床合理使用抗生素等。

医院感染的管理系统由监测、控制、管理三大要素构成，三者相互联系、互相制约，缺一不可。目前国内各大医院均建立了医院感染监控的网络系统，大大地提高了工作质量和工作效率，也进一步为研究医院感染控制的评价和预测工作奠定了良好的基础。

（倪语星）

参 考 文 献

1 刘振声，金大鹏，陈增辉. 医院感染管理学. 北京：军事医学科学出版社，2000（第 3 版）

2 张卓然. 临床微生物学和微生物检验. 北京：人民卫生出版社，2003

3 Geo F, Brooks, et al. Medical Microbiology. 22nd ed, 北京：人民卫生出版社，2001

4 Walter R, Wilson, Merle A. Sande, Diagnosis & Treatment in Infectious Diseases. International edition, 北京：人民卫生出版社，2001

第 27 章 性传播疾病的实验诊断

性传播性疾病(sexual transmitted disease,简称性病)是主要通过已感染的性伴与未感染者之间的性接触而传播的疾病。性病(不包括 HIV 感染)是引起 14～44 岁年龄段的妇女发病和死亡的第二大病因,仅次于产科疾患;而且大多数女性感染性病后经常无症状或症状轻微,因此不能得到及时的治疗,进一步可导致并发症和后遗症的发生。因而,性传播性疾病实验室诊断是临床诊治性病的重要环节之一,而且还是性病疫情监测、行为干预、项目评估和科学研究的重要手段。

第一节 基础理论

一、性传播疾病的流行病学

20 世纪 70 年代末性传播性疾病在我国重新出现,并迅速蔓延。仅次于产科疾患;我国性传播性疾病患者中,淋病发病率最高,其他依次为尖锐湿疣、非淋菌性尿道炎、梅毒和生殖器疱疹等。性传播性疾病的病原体主要包括病毒、支原体、衣原体、螺旋体、细菌、真菌、原虫和体表寄生虫。

(一) 淋病

淋病(gonorrhea)是我国目前发患者数最多的性传播疾病,几乎都是通过性接触传播。其病原菌为淋病奈瑟菌(Nersseria gonorrhoeae,简称淋球菌),分类学上属于奈瑟菌属。淋病奈瑟菌为革兰阴性双球菌,无鞭毛、芽孢和荚膜。

淋病奈瑟菌侵犯人类泌尿生殖道的柱状上皮细胞,引起泌尿生殖道感染。男性淋病患者临床常表现为尿频、尿急、尿痛和尿道脓性分泌物等急性尿道炎症状;此时较易作出诊断。但淋病也可以不出现临床症状和体征(女性多见)或临床症状和体征不典型无法与衣原体、支原体感染引起的非淋菌性尿道炎区别,需要通过实验室检查来进行诊断。此外,实验室检测还可用于判愈和指导治疗。

(二) 生殖道沙眼衣原体感染

沙眼衣原体(chlamydia trachomatis)是衣原体属微生物,革兰染色阴性。它具有独特的生长周期,有两种不同的发育类型:原体和网状体。原体可在细胞外生存,有感染性。原体感染宿主细胞后在细胞内增大形成网状体,网状体在细胞膜覆盖的囊泡内(包涵体)通过二分裂方式增殖,这样包涵体内的网状体逐渐增多。感染 18～24 h 后,网状体浓缩形成原体,最后细胞破裂释放出原体,再感染其他细胞。

沙眼衣原体有 15 种血清型,D－K 型主要引起泌尿生殖道感染,其中 D、E 和 F 型最为常见;L 1、L 2、L 3型引起性病性淋巴肉芽肿。

生殖道沙眼衣原体感染临床表现为尿道炎,直肠炎,女性宫颈炎、盆腔炎,男性附睾炎、前列腺炎等。急性感染潜伏期 1～3 周,男性表现为尿痛或尿道分泌物增多,分泌物常为浆液性或黏液脓性、较稀薄,但较淋病症状轻;女性主要表现为宫颈内膜炎,宫颈充血、水肿、黄色黏性脓性分泌物增多等。但有相当数量泌尿生殖道沙眼衣原体感染症状轻微或无症状。

(三) 生殖道支原体感染

支原体(mycoplasma)是能在无生命培养基中生长繁殖的最小原核型微生物。无细胞壁,呈多形性,寄居于人的腔道黏膜上,当机体免疫力下降时成为致病菌。寄居在人体泌尿生殖道黏膜的支原体主要有解脲脲原体(ureaplasma urealiticum, Uu),人型支原体(M. hominis, Mh)和生殖道支原体(M. genitalium,Mg)。它们和人类非淋菌性尿道炎发生密切相关，还可引起前列腺炎、附睾炎、不育症及妇女生殖道炎症，其临床表现与泌尿生殖道沙眼衣原体感染类似。

（四）梅毒

梅毒（syphilis）病原体为梅毒螺旋体，又名苍白螺旋体（treponema pallidum），属密螺旋体属。梅毒主要通过性接触传播，也可通过胎盘、输血、哺乳等途径传播。

梅毒是一种慢性性传播疾病，几乎可侵犯全身各个器官。梅毒螺旋体在入侵部位增殖，经过 10 d 到 3 个月（一般为 1～3 周）的潜伏期，在入侵部位形成硬下疳，此为一期梅毒。硬下疳经 3～8 周可自行消退，硬下疳出现 6～8 周后梅毒螺旋体经局部淋巴结进入血液，出现二期梅毒的临床症状，表现为皮肤黏膜损害、淋巴结肿大、眼和神经系统损害等。二期梅毒 2～6 周可自行消退，进入无症状潜伏期。大约 10%～30%未治疗的梅毒患者可发生三期梅毒。先天梅毒是由梅毒孕妇通过胎盘传播导致胎儿感染，以 2 年为界，分为早期先天梅毒和晚期先天梅毒。

（五）生殖器疱疹

生殖器疱疹是由单纯疱疹病毒（herpes simplex virus，HSV）引起。引起生殖器疱疹的主要是 HSV－2，由 HSV－1 引起的只占 10%～40%，但近年来 HSV－1 感染有增加趋势。HSV 为有包膜的双链 DNA 病毒，其包膜糖蛋白与病毒吸附和入侵宿主细胞、刺激机体产生免疫反应有关。人类是 HSV 的惟一自然宿主。

生殖器疱疹的典型临床表现是簇集性丘疹、水疱、溃疡和结痂，皮损可自发愈合。生殖器 HSV 感染后病毒常潜伏于骶神经节中，潜伏感染是生殖器疱疹复发的根本原因，HSV－2 感染的复发率高于 HSV－1 感染。孕妇生殖器疱疹还可导致流产、早产、死产和新生儿疱疹。

（六）尖锐湿疣

尖锐湿疣是由人类乳头瘤病毒（human papillomavirus，HPV）感染所致。常见的生殖器型包括 HPV－6、11、16 和 18 型。人是 HPV 惟一的自然宿主，HPV 在体外的组织培养和细胞培养中均不能生长。

尖锐湿疣是一种常见的性传播疾病，发病率仅次于淋病。潜伏期 3 周至 8 个月，平均 3 个月，典型的临床表现为生殖器部位乳头状、菜花状丘疹。

（七）艾滋病

人类免疫缺陷病毒（human immunodeficiency virus，HIV）是艾滋病的病原体。HIV 属逆转录病毒科慢病毒属。其核心由两条相同的单链 RNA、逆转录酶和蛋白质构成，核心之外是病毒衣壳（含核衣壳蛋白），最外层是包膜，包膜上的糖蛋白是 HIV 与宿主细胞的结合位点和主要中和位点。HIV 的 RNA 包括 3 个结构基因：gag、env 和 pol，此外还有 6 个调控基因。已确认的 HIV 有两型：HIV－1 和 HIV－2，HIV－1 在全球范围内流行最广，HIV－2 主要局限在西非。

HIV 主要通过性接触在人群中传播，其他传播方式还有血液传播和母婴传播。临床以免疫缺陷为主要特征，分以下几个阶段：急性 HIV 感染、无症状 HIV 感染、艾滋病前期和艾滋病期。

（八）软下疳

软下疳（chancroid）是由杜克雷嗜血杆菌（Haemophilus ducreyi）引起的 1 种急性性传播疾病。临床表现为多发性、疼痛性生殖器溃疡，常伴有腹股沟淋巴结化脓性炎症。本病主要流行于热带或亚热带地区，在东南亚、非洲和拉丁美洲发病率较高。

杜克雷嗜血杆菌是革兰阴性短杆菌，无鞭毛，无荚膜和芽孢，常互相连接，呈链状或鱼鳞状。杜克雷嗜血杆菌大多数寄生在细胞内，分离培养时营养要求高。所有菌株都可将硝酸盐还原为亚硝酸盐，氧化酶和碱性磷酸酶阳性，生长时需 X 因子。

二、性病的实验诊断

检查是临床诊治性病的重要环节之一，而且还是性病疫情监测、行为干预、项目评估和科学研究的重要手段。它是以微生物学、生物化学、免疫学、分子生物学及病理学等领域的研究为基础，利用一定的试剂、仪器设备和相关的实验技术对性病进行病原学诊断的一门学科。

（一）实验室诊断的基本原则

性病实验室的检测方法主要包括病原体的检测方法和血清学试验，前者主要为病原体的分离培养、抗原检测和核酸检测等，后者为血清中病原体抗体的检测。但不是所有的病原体都能用上述方法进行检测。如人类乳头瘤病毒（HPV）和梅毒螺旋体目前不能进行体外培养；HPV 感染局限于皮肤黏膜，机体难产生有效的抗体反应，不能进行血清学检测。评价实验室检测方法的主要指标有试验的有效性、可靠性、可接受性和可操作性。一种好的实验室检测方法应具有较高的敏感性和足够的特异性。每种性病都有各自的实验室诊断方法和“金标准”。但事实上，没有任何一种实验诊断方法可以作为绝对的“金标准”，常需几种方法结合起来作为诊断该病的“扩大金标准”。

分子生物学方法结合了众多性病检测方法的优点，既有培养法的高敏感性和高特异性，又有非培养方法的方便性。而且这些技术还可以用来检测不能在体外培养的病原体。但是目前分子生物学试验方法还不能在大多数实验室开展，而且分子生物学试验易出现假阳性和假阴性，也不能用于抗生素的敏感性检测，这些都限制了分子生物学在性传播疾病检测中的应用。

（二）标本的采集和运送

采集标本是实验室诊断的第一步，正确取材可保证获得正确的实验室结果。采集标本的基本要求有：① 采集标本前应全面了解病史；② 采集标本所用的器材应对病原体和组织培养细胞无毒性，如藻酸钙拭子可灭活 HSV、因此不用于 HSV 检测；③ 采集标本以不损伤患者为好、尽量使用非侵入性采集方法；④ 标本量应足够，如女性宫颈分泌物中淋球菌的数量较少，因此从宫颈取材时棉拭子要停留一段时间；⑤ 若是分离病原体标本在采集之后，应立即接种于培养基，称之为“床边接种”。尽量缩短标本的离体时间，以提高分离的阳性率。若不能及时接种，应将标本放在运送培养基中。性病病原体种类繁多，各种病原体的性质和检测要求的不同决定了标本的种类、取材的部位、标本运送的方式和保存的条件等都有不同。常用的标本类型和取材部位包括以下。

1. 尿道或宫颈分泌物　常用于镜检和病原体分离培养。淋病奈瑟菌、沙眼衣原体、支原体主要侵犯柱状上皮细胞，因此对男性患者应将棉拭子插到尿道内 3～4 cm处，对女性患者则在宫颈口 1.0～1.5 cm处取材。对阴道毛滴虫、白色念珠菌和阴道加特纳菌则是从阴道后穹隆处取材。

2. 尿液　尿道是许多性病病原体的侵犯部位，但是由于尿中病原体浓度相对较小，用尿液作性病病原体检查的使用价值不大。但随着分子生物学方法如 PCR 和 LCR 方法的相继出现，从尿液中检查病原体的敏感性和特异性有了很大的提高。

3. 血清　一般用作血清学测定，测定发病早期及后期血清特异抗体是否有 4 倍以上增长。

4. 皮损　皮损常常是病原体集中的部位，从中取材可用于镜检、病原体分离培养和观察细胞形态。在疾病早期皮损中的病原体数量较多、活力较强，因此应尽量在疾病早期取材作病原体分离培养。

（三）性病实验室的质量控制

实验室检验的质量控制是利用现代科学管理方法和技术以减少实验误差，它包括从医师申请检验报告单到实验室发出检验报告单的全过程。

规范化性病实验室包括以下几个方面：不同层次的实验室应配备相应的受过性病实验检测技术培训的技术人员和管理人员；实验室的设置应科学合理，为防止相互污染，细菌检测和真菌检测应在不同的实验室、支原体和衣原体的检测也应在不同的实验室，PCR 检测的各步骤更要分开；各实验室要制订相应的管理规范、安全规范和统一的实验操作规范；二、三级实验室应定期检查实验室质量控制情况。

第二节　性传播疾病的检测

一、淋病的检测

目前淋病奈瑟菌的实验室诊断主要包括淋病奈瑟菌的显微镜检查、分离培养、抗原的检测和核酸的检测。

（一）分泌物涂片显微镜检查

采集患者尿道分泌物后将标本轻轻涂于载玻片上（注意不要用力涂擦，以免细胞破裂或变形），待自然干燥后加热（迅速通过火焰 2～3 次，避免加热过度使细胞变形）固定，做革兰染色或美蓝染色镜检。淋病患者分泌物涂片革兰染色常可见到大量多形核白细胞，在有些白细胞内可见 1 对至数对革兰染色阴性、肾形双球菌。病期较长或经过治疗的淋病患者分泌物中，淋病奈瑟菌数目较少，有时呈单个、四联和八叠状，且常位于细胞外。涂片检查方法简便快速、价格低廉。对男性急性淋菌性尿道炎具有诊断价值，其敏感性和特异性在 95%以上；但对女性患者敏感性仅 50%左右，主要受女性宫颈分泌物中形态类似淋病奈瑟菌的正常菌群影响，因此 WHO 不推荐将涂片法用于女性患者的诊断。另外，也不推荐用涂片检查来诊断淋病奈瑟菌的直肠和咽部感染，也不推荐用于判愈。

（二）分离培养与鉴定

将采集的标本接种于淋病奈瑟菌选择培养基上（常用血液琼脂或巧克力琼脂培养基、改良的 T-M 培养基、NYC 等），置于 35～36 ℃、3%～7%二氧化碳的潮湿环境中培养，18～24 h 后观察结果。如阴性需培养至 48 h。进一步可做氧化酶试验、过氧化氢酶试验、糖发酵试验及产色的酶底物试验。阳性者 18～24 h 后在培养基上可见圆形、凸起、湿润、光滑、半透明或灰白色、直径 0.5～1.0 mm 的菌落，边缘呈花瓣状，用接种环触之有黏性；如继续培养，菌落面积增大，表面变得粗糙，边缘出现皱缩。淋病奈瑟菌生化反应氧化酶试验阳性，过氧化氢酶试验阳性，发酵葡萄糖、不发酵其他糖，邻硝基苯 β-半乳糖苷酶（ONPG）和 γ-谷氨酰基肽酶（GLU-AMP）阴性、脯氨酸氨肽酶（PRO-AMP）阳性。培养法是 WHO 推荐的淋病筛查的惟一方法，也是实验室诊断的“金标准”。

（三）抗原检测

使用单克隆抗体的免疫荧光、协同凝集或酶系统试验对确证鉴定淋病奈瑟菌是高度敏感和特异的。这些试验不需要用纯的传代培养物，因此对分离株的鉴定比快速碳水化合物或酶底物试验提早 24 h。但免疫学试验价格较昂贵，一般只用于最终确证淋病奈瑟菌。

1. 直接免疫荧光试验　将待检标本（纯菌）制成菌悬液，取一环菌液放于载玻片的圆圈内；空气中干燥，加热固定；加入荧光素标记的淋病奈瑟菌单克隆抗体，放于湿盒内室温作用 5 min；用磷酸缓冲液轻轻冲洗，充分洗去未结合的血清；再将涂片在空气中干燥后，加 1 滴甘油封固液，盖上盖玻片，在荧光显微镜下观察结果。同时涂 1 张涂片做革兰染色作对照。阳性为在荧光显微镜下可见到发苹果绿色荧光的双球菌。本试验方法简便、快速，死菌也可用作试验；但某些抗淋病奈瑟菌荧光抗体可和其他奈瑟菌起交叉反应，因此敏感性和特异性都还不够高，不推荐用来诊断或筛查淋病奈瑟菌感染。

2. SPA 协同凝集试验　初步诊断为淋病奈瑟菌的菌落，接种于培养基中培养 16～24 h，在 0.5 mL 等渗盐水中制成 1×10^8 菌体/mL 的菌悬液，在沸水中水浴 5 min；在试验纸片上加协同凝集试剂和阴性对照试剂各 1 滴；在 2 种试剂上各加 1 滴经水浴的菌悬液；用 1 次性环充分混和菌悬液和试剂；倾斜摇动纸片，在 1 min 内判定结果。所检菌与凝集试剂起反应者（1+～4+）为阳性，与本试剂无反应者为阴性。本试验主要用作淋病奈瑟菌的鉴定以进一步确诊，亦可用于淋病奈瑟菌的初步血清学分型。但本试验的敏感性有限，一般只用于可疑菌的鉴定。

3. 固相酶免疫吸附试验　将淋病奈瑟菌的单克隆抗体吸附于塑料珠子上，标本中的淋病奈瑟菌抗原和抗体结合，加入兔抗淋病奈瑟菌的多克隆抗体，再加入结合有辣根过氧化酶的羊抗兔 IgG 抗体和反应基质邻苯二胺（OPD），作用一定时间后以硫酸溶液终止反应和显色。用肉眼或酶标仪检测吸光度。标本的吸光度≥阈值为阳性。本试验仅需 4 h；对男性尿道标本的敏感性和特异性分别为 87%～100%和 94%～100%，对女性宫颈标本分别为 78%～91%和 95%～100%。但不能用来检查非生殖器部位标本，也不能用于判愈。

（四）多聚酶链反应

本试验不作为常规诊断方法。目前常用的是淋病奈瑟菌、衣原体、支原体等一起的复合 PCR 引物，1 次检测可得到几种性病的结果，很方便，在科研上广泛使用。

（五）产青霉素酶淋病奈瑟菌菌株的检测

由于不规则用药和细菌变异，淋病奈瑟菌已出现耐药菌株。淋病奈瑟菌的药物敏感性测定可用于检测耐药趋势、指导临床治疗和新药研究。目前，常用的检测药物敏感性的方法有纸片扩散法和琼脂稀释法。纸片扩散法操作简便，但对流行病学及监测研究则远不如琼脂稀释法精确。琼脂稀释法是目前测定淋病奈瑟菌对药物敏感性最准确的方法，结果可靠。产青霉素酶淋病奈瑟菌菌株的检测有以下方法：

1. 青霉素琼脂法　将待检菌株培养过夜后接种于青霉素琼脂上，约绿豆大小，37 ℃ 孵箱孵育 30 min 后观察结果。产酶菌株培养基颜色由红变黄。

2. 碘定量法　制备青霉素-碘混合物，取培养基上待检菌落在玻片上与青霉素-碘混合物制成乳状液，加一滴淀粉溶液观察颜色变化。阳性者5 min内由深紫色变成无色。

3. 纸片酸度定量法　将待检菌落涂于含青霉素和溴甲酚紫的滤纸上，放入37 ℃孵育30 min后观察结果。产酶菌株10 min内可见滤纸颜色由紫变黄。

4. 产色头孢菌素法　将头孢硝噻吩纸片置于平皿中，将待检菌落涂于纸片上，3 min内观察颜色变化。产酶菌株3 min内颜色由浅黄变成粉红色。

二、生殖道沙眼衣原体感染的检测

衣原体感染的临床诊断相当程度上依靠实验室的检测。其传统实验室检测方法是细胞培养；抗原和核酸的检测从20世纪80年代开始发展，目前已广泛应用。

（一）细胞培养

沙眼衣原体是专性胞内寄生菌，选用该病原体敏感的McCoy细胞，使用化学物质或辐射处理细胞，使接种物进入细胞，在适宜培养条件下衣原体生长繁殖在细胞中形成胞浆内包涵体，染色后可在显微镜下观察。若进行碘染色，细胞胞质内有染成棕色的包涵体为培养阳性；姬姆萨染色，胞质内见柠檬黄色包涵体，带有荧光；免疫荧光染色，阳性者见苹果绿荧光的包涵体。

本实验可作确证实验和治疗后的判愈实验，其特异性可达100%，敏感性随各个实验室的技术水平而异，在70%～90%之间。但本实验需要一定的实验设备和技术，耗时、费钱。

（二）直接免疫荧光(DFA)法

将标本直接涂片，若为阳性标本，荧光标记的抗沙眼衣原体外膜蛋白或脂多糖单克隆抗体与标本中沙眼衣原体抗原结合，室温下孵育15 min后，在荧光显微镜下观察可见到单个、针尖大小、中等到高等强度的苹果绿色荧光颗粒(原体)，每片中多于10个。该法目前已基本取代了碘染色法和姬姆萨染色法，成为直接镜检的主导方法。

本试验特异性和敏感性低于培养法，尤其对无症状者敏感性差，判断结果时易受主观因素影响。但用商品化试剂盒操作简便、价廉，可用于快速诊断。

（三）酶联免疫吸附试验

用沙眼衣原体抗体与标本中的沙眼衣原体抗原结合，再与酶标记的抗抗体结合，通过酶联显色反应用酶标仪判断结果。A值≥阈值的标本为阳性，阈值为阴性对照A值的平均值加常数0.1。

此法适于检测大量标本，判断结果较客观。但敏感性和特异性低于细胞培养法，沙眼衣原体数量不足或标本采集不当等原因可造成阴性结果。

（四）抗原快速检测法

为乳胶免疫扩散试验。在2块长形塑板中衬有检测滤纸条，纸条上吸附有带色乳胶结合的沙眼衣原体单克隆抗体，在“样本窗”中加样，标本中的衣原体抗原及乳胶颗粒衣原体复合物通过毛细作用，渗入“结果窗”，此处有衣原体抗原制动抗体，如标本中含有衣原体抗原则被制动于此线，形成肉眼可见有颜色的线。阳性标本在“结果窗”见1条颜色细线，“质控窗”显示1条细线。目前已有商品化快速诊断试剂盒，包括Surecell衣原体试剂盒、Clearview衣原体试剂盒和Testpack衣原体试剂盒等。

此法有商品化试剂盒供应，操作简便，但必须在标本中有足够的沙眼衣原体抗原才能被检测到，仅用于诊断女性生殖道沙眼衣原体感染。敏感性为87%，特异性为98.8%。

（五）聚合酶链反应(PCR)

PCR电泳法和PCR杂交法是目前应用最广、最普遍的PCR技术。它是在寡核苷酸引物的引导下，对沙眼衣原体的DNA进行体外酶促反应，DNA扩增后可以通过扩增产物电泳分析或核酸杂交分析检测阳性结果。目前已有商品化试剂盒检测沙眼衣原体，如Amplicor C. trachomatis PCR试剂盒，其扩增产物先用探针杂交再与亲和素-辣根过氧化酶结合作酶联显色反应。PCR产物电泳后，在目的DNA相应分子量大小部位出现阳性条带；PCR产物核酸杂交可见阳性杂交结果；Amplicor C. trachomatis PCR试剂盒阳性结果为A_{450}≥0.8，0.2≤A_{450}≤0.8为可疑。

该方法敏感性和特异性都很高，且简便、快速。但因实验室条件、实验室环境污染、实验操作不当等因素可导致假阳性结果。

（六）血清学试验

沙眼衣原体感染后血清和泌尿生殖道分泌物可出现抗体，但血清学试验对无并发症的泌尿生殖道感染诊断价值不大；在沙眼衣原体附睾炎和输卵管炎时，血清抗体明显升高，有辅助诊断的作用。衣原体血清学试验包括补体结合试验、微量免疫荧光试验和 EIA 等。

三、生殖道支原体感染的检测

（一）分离培养

1. 解脲脲原体的分离培养　将标本接种至固体培养基及含酚红指示剂的液体培养基，置于 5%～10% CO_2、37 ℃孵箱中培养，每天观察液体培养基颜色变化，固体培养基 3～5 d 后观察集落形态。因 Uu 具有尿素酶，能分解尿素产氨，pH 值升高使含酚红指示剂的液体培养基由黄色变成红色；而固体培养基上能生长成有特征性的油煎蛋状集落，Dienes 染色集落呈蓝色。

2. 人型支原体的分离培养　将标本接种至固体培养基及含酚红指示剂的液体培养基。Mh 具有精氨酸脱氢酶，能分解精氨酸产氨，pH 值升高使含酚红指示剂的液体培养基由橙黄色变成红色。再将液体培养基转移到固体培养基上能生长成有特征性的油煎蛋状集落。

3. 生殖支原体的分离培养　Mg 能发酵葡萄糖使含酚红指示剂的液体培养基由红色变成黄色。合适条件下，在固体培养基上能生长成有特征性的油煎蛋状集落。试验方法同 Uu 培养。但 Mg 需要特殊的 SP－4 液体培养基和 SP－4 固体培养基，而且生长缓慢，阳性标本最长需 35～140 d 才能使培养基颜色变化。

分离培养法是检测支原体的最好方法，是诊断生殖道支原体感染的“金标准”。支原体检测阳性且有泌尿生殖道炎症的临床症状，其他病原体检查阴性的应考虑支原体感染。

（二）支原体数量测定

支原体为人体正常菌群，当其数量超过 10^4 CFU/mL 才具诊断价值，故菌落计数在诊断上具有意义。常用集落形成单位（CFU）和颜色改变单位（CCU）测定。前者是用液体培养基 10 倍系列稀释被检标本，滴加固体培养基，显微镜下计数，计算出每毫升内的集落数；后者是以在液体培养基中代谢活力的程度（即指示剂颜色变化）为指标，判定培养基颜色不发生变化的稀释度为 CCU。支原体感染患者 CFU 或 CCU≥10^4 CFU/mL。

本试验具有诊断价值。

（三）代谢抑制试验

将待检者血清加入含尿素的支原体培养基中，再接种入 Uu，37 ℃孵箱中培养，观察培养基颜色变化。特异性抗体能阻止支原体的生长和代谢。若待检者被支原体感染，则血清中含抗体，可抑制支原体代谢，从而阻止了培养基颜色的变化。

本试验有高度的敏感性和特异性，可作为临床辅助诊断。

（四）生长抑制试验

特异性抗体能阻止支原体的生长和代谢。以浸有抗支原体血清滤纸片置于涂布有支原体菌液的固体培养基，孵育 4～5 d 后低倍显微镜下观察纸片周围是否有支原体生长。滤纸片周围无菌落生长，出现抑菌圈大于 2 mm 者表示该支原体与抗血清同种。

本试验可作临床辅助诊断。

（五）间接血凝试验

抗原抗体复合物分子团较小时，不能形成肉眼可见的反应。而先将抗原吸附于红细胞表面后再与标本中抗体结合，通过红细胞作载体就可形成肉眼可见的凝集反应。当红细胞凝集在 2＋以上判断为阳性反应，滴度在 1∶32 以上有诊断意义。

本法可用于临床辅助诊断和流行病学调查。

（六）聚合酶链反应

对支原体的 DNA 片段进行体外扩增后可以通过扩增产物电泳分析或核酸杂交分析检测阳性结果。PCR 产物电泳后，在目的 DNA 相应分子量大小部位出现阳性条带；PCR 产物核酸杂交可见阳性杂交结果。

该方法敏感性和特异性都很高，且简便、快速。但易出现假阳性结果。

四、梅毒的检测

梅毒螺旋体体外不能培养，实验室检测主要为暗视野显微镜检查和抗体的检测，后者是最常用的梅毒检测方法。多聚酶链反应检测梅毒的敏感性很高，可检测出≤10 个的梅毒螺旋体，但目前还仅用于科学研究。

（一）梅毒螺旋体暗视野显微镜检查

侵入人体的梅毒螺旋体在皮肤黏膜下增殖，并迅速沿着淋巴管到达附近淋巴结，在侵入部位产生的炎症反应为硬下疳。当局部淋巴结中的病原体进入血液，沿血液播散至全身皮肤黏膜引起皮肤损害。上述损害处均有梅毒螺旋体。将标本制成涂片后立即镜检，在暗视野显微镜下寻找梅毒螺旋体。梅毒螺旋体在暗视野显微镜下表现为白色透明发光体、纤细、紧密螺旋、呈旋转、蛇行式和伸缩式运动。

标本阳性可确诊梅毒，特别对一期、二期梅毒和梅毒免疫缺陷患者有重要诊断价值；标本阴性不能排除梅毒诊断，可能由于标本中螺旋体数量不足、患者已治疗或皮损已接近消退。本试验简便、可靠，但敏感性不高。而且因为口腔中和肛门还有其他螺旋体，本试验不推荐检测口腔和肛门皮损标本。

（二）梅毒螺旋体镀银染色检查

梅毒螺旋体具有嗜银性，可被银溶液染成棕黑色，用普通显微镜即可观察。阳性结果为显微镜下见染成棕黑色的梅毒螺旋体。

标本阳性可确诊，阴性不能完全排除梅毒。

（三）荧光显微镜检查

标本中的梅毒螺旋体可与荧光素标记的抗梅毒螺旋体抗体结合，在荧光显微镜下见到苹果绿色的梅毒螺旋体。

标本阳性可确诊梅毒，而且可区分梅毒螺旋体和非致病螺旋体。本试验的特异性和敏感性均大于暗视野检测。

（四）梅毒螺旋体血清试验

本试验以梅毒螺旋体作为抗原检测机体血清中的抗梅毒螺旋体细胞成分的抗体。包括有荧光梅毒螺旋体抗体吸收试验（FTA－ABS）、抗梅毒螺旋体微量血球凝集试验（TPHA）、梅毒螺旋体明胶凝集试验（TPPA）和螺旋体 IgM 的检测。FTA－ABS、TPPA 和 TPHA 均以 1＋～4＋为判断结果。

本试验为诊断梅毒的确证试验，却不能用于抗梅治疗的疗效观察。FTA－ABS 是所有梅毒螺旋体血清试验中最敏感的，可用于梅毒早期感染的诊断，但操作困难；TPPA 和 TPHA 比 FTA－ABS 易操作而且稳定性好。

（五）非梅毒螺旋体血清试验

梅毒螺旋体感染人体后，宿主对病原体表面的脂类物质产生免疫反应，产生抗类脂抗体。用牛心肌磷酯作抗原，可与该抗体发生交叉反应，形成免疫复合物，加入载体颗粒（活性炭）则产生肉眼可见的颗粒沉淀。临床常用的有性病研究实验室试验（VDRL）和快速血浆反应素试验（RPR）。VDRL 阳性者出现 1＋～4＋；RPR 阳性者卡片圆圈中出现黑色颗粒沉淀物。

本试验方法简便、敏感性高。但由于使用的抗原为非特异的共同抗原，因此可出现假阳性，许多情况如患结缔组织病、自身免疫病、结核病、麻疹及孕妇、吸毒者均会出现假阳性；假阴性可由于操作不当或出现前带现象（因血清中抗体过多，稀释后可获阳性结果）。本试验仅用于梅毒的筛查试验，若阳性需用梅毒螺旋体血清试验证实；该试验可用于疗效观察；脑脊液 VDRL 实验有助于神经梅毒的诊断。

（六）IgM 的检测

梅毒螺旋体感染后机体最早产生的抗体是 IgM 抗体，而且由于 IgM 抗体分子量较大不能通过血脑屏障和胎盘屏障，因此可用于诊断活动性神经梅毒和先天性梅毒。目前检测血清 IgM 抗体的试验有 FTA－ABS 试验、IgM 固相层血球吸附试验（SPHA）、IgM 捕获 ELISA 和免疫印迹试验等。

（七）脑脊液的检查

脑脊液检查有助于神经梅毒的诊断，应包括细胞计数、蛋白测定和 VDRL 试验。

五、生殖器疱疹的检测

生殖器疱疹的诊断主要通过临床表现，实验室检查有助于临床诊断。生殖器疱疹的实验室诊断方法有 HSV 分离培养、HSV 抗原的检测、HSV 的 DNA 检测和血清学诊断等。

（一）细胞学检查

HSV 感染后可使细胞产生特征性细胞病变，取细胞作涂片，用显微镜观察细胞的变化和观察病毒包涵体。感染细胞呈气球样变或出现胞浆空泡，感染细胞相互融合成多核巨细胞，有时出现核内包涵体。

本试验有助于临床诊断。敏感性为病毒培养法的 50％～70％，特异性不高，目前不主张用此法作为生殖器疱疹的诊断。

（二）病毒分离培养

标本接种于贴壁生长的传代细胞（vero、Hela）、二倍体细胞系（MRC－5）或原代兔肾细胞。通过对细胞病变的观察，可确定病毒的存生。为了缩短检测时间和提高检测的敏感性，将培养与 HSV 单克隆荧光抗体相结合或在接种标本后离心以增加病毒感染细胞的概率，此为改良培养法。HSV 临床株引起的 CPE 在标本接种后 2～4 d 内出现。典型的 CPE 表现为初始时细胞浆颗粒增粗，细胞变圆，继而细胞肿胀、气球样变，可见融合细胞和多核巨细胞；改良培养法阳性结果见胞浆和细胞核内亮绿荧光。

细胞培养是 HSV 检测的"金标准"，是检测 HSV 最敏感的实验室方法；而且特异性强，标本中含有 1～10 个感染性病毒颗粒即可检出。

（三）免疫荧光试验检测抗原

将异硫氰酸（FITC）或罗丹明等荧光素与特异性抗 HSV 抗体结合，在一定条件下，与标本中相应的 HSV 抗原结合，形成荧光素标记的抗原-抗体复合物，通过荧光显微镜观察，若有荧光即表示标本中有 HSV 抗原存在。阳性为上皮细胞的胞浆和胞核内见亮绿色荧光。

免疫荧光试验的敏感性是病毒分离培养法的 70%～90%，由于方法简单，敏感性特异性高，是目前临床 HSV 检测的常用快速诊断方法。

（四）免疫过氧化物酶染色

待检标本制成涂片后加入 HSV 抗体，若为阳性标本，HSV 抗体和标本中的抗原结合，再与辣根过氧化物酶标记的抗抗体结合，通过二氨基联苯胺与过氧化物酶反应后在抗原抗体结合处形成红棕色。

本试验的敏感性和特异性与免疫荧光试验相当。

（五）酶联免疫吸附试验（ELISA）

用 HSV 抗体与标本中的 HSV 抗原结合，再与酶标记的抗抗体结合，通过酶联显色反应判断结果。包括抗原捕获法和抗原-抗体放大法。

对于有症状的患者，本试验的敏感性是病毒培养法的 70%～95%，特异性是 94%～100%；对于无症状者，其敏感性很低。

（六）单纯疱疹病毒的核酸检测

用核酸分子杂交技术和聚合酶链反应（PCR）等分子生物学方法检测 HSV－DNA。

核酸分子杂交技术的敏感性和特异性相当于免疫荧光试验；但操作较为复杂，实验要求较高。PCR 是成人及新生儿疱疹性脑膜炎的首选实验室诊断方法，较病毒培养法及脑脊液 HSV 抗体检测更为敏感，且可同时对 HSV 进行分型。

（七）血清学检查

用已知 HSV 抗原通过补体结合试验、中和试验和被动血凝试验、间接免疫荧光试验等方法检测血清中的抗 HSV－1 和抗 HSV－2 抗体。IgM 型抗体阳性具有诊断意义；恢复期抗体滴度较急性期增加 4 倍或 4 倍以上时有诊断意义。

本试验可用于证实既往 HSV 感染，对恢复期和复发性生殖器疱疹的诊断意义不大。HSV 型特异性血清抗体检测是发现亚临床 HSV 感染最可行的手段，对防止 HSV 性传播和母婴传播有重要意义。

六、尖锐湿疣的检测

目前 HPV 的实验室诊断方法主要有两大类，一是检查 HPV 感染的间接证据，如醋酸白试验、细胞学和组织学检查等，这些方法操作简便；二是 HPV 感染的直接证据，如免疫组化、核酸检测等，这些方法相对繁琐，临床不易开展。

（一）醋酸白试验

HPV 感染的皮损可产生异种蛋白，该蛋白可被 3%～5%醋酸凝固而呈白色，也有人认为是该蛋白被醋酸脱色所致。用棉拭子蘸取 3%～5%醋酸涂于皮损表面或用浸有醋酸的纱布敷于皮损上；湿敷 5 min 后观察结果，肛门皮损需 10～15 min。阳性者被检部位呈现白色。

本试验简便、经济、快速，敏感性较高。但特异性不高，非特异性外阴炎、包皮龟头炎和生殖器部位外伤等可引起假阳性，因此需结合临床分析。

（二）巴氏涂片镜检

HPV 感染后局部组织会出现形态学改变，取可疑部位做涂片镜检，HPV 感染时出现空泡化细胞，该细胞较大、核深染异型、核周有透明的空晕、细胞浆致密；还可见到成簇分布的角化不良细胞，核小致密，胞浆红染。

巴氏涂片敏感性不高；但简单，易行，尤适用于大样本的普查。该方法一般用于黏膜部位取材，是诊断宫颈上皮瘤最常用的方法；对于表皮、尤其角化的表皮临床诊断帮助不大。

（三）病理检查

HPV 感染后引起组织学改变，将标本制成病理切片后观察。HPV 感染的组织中典型表现为角化不全、棘层肥厚、乳头瘤或疣状增生等，特征性的改变是在表皮浅层出现空泡化细胞。

组织病理检查临床容易开展，镜下发现空泡化细胞对尖锐湿疣的诊断有特异性，但无空泡化细胞不能排除尖锐湿疣，如切片只有片状角化不全和乳头瘤样增生应怀疑为尖锐湿疣。

（四）免疫组织化学染色法检查 HPV 抗原

受检标本与 HPV 抗体（一抗）孵育，然后加入抗抗体（二抗）及 PAP 复合物，二抗与一抗＋抗原复合物相连又与 PAP 相连，在显色剂存在的情况下，用普通显微镜观察在抗原存在部位出现颜色反应。HPV 感染的细胞核呈褐色即为阳性反应。阳性结果主要见于空泡化细胞及某些角化不全细胞核。

该法敏感性不高，约 50％；但特异性强，阳性结果基本确定为 HPV 感染。

（五）核酸杂交试验

采用已知序列的单链 DNA 或 RNA，加上标记物后制备成探针，再与组织中的 HPV 核酸杂交，检测杂交信号，从而判断组织中是否有 HPV 感染。目前常用的核酸杂交方法有核酸印迹法、斑点杂交法、滤膜原位杂交法和组织学杂交方法。阳性标本核酸印迹法于固相载膜上见到阳性杂交条带；斑点印迹法和滤膜原位杂交法于固相载膜中出现斑点状阳性反应；组织原位杂交法于细胞核出现褐色。

杂交法有很高的特异性和敏感性，一般无假阳性。印迹法和组织原位杂交法阳性结果还可进行组织定位观察，采用不同的探针还能进行 HPV 分型研究。目前在 HPV 感染性疾病的诊断中，是一种敏感而可靠的方法，但操作繁琐，花费较大的缺点使其在临床的应用受到限制。应用较多的是斑点印迹法和滤膜原位杂交法，操作较简便，但易出现假阳性。

（六）聚合酶链反应

DNA 扩增后通过产物电泳分析或核酸杂交分析检测阳性结果。PCR 产物电泳后，在目的 DNA 相应分子量大小部位出现阳性条带；PCR 产物核酸杂交可见阳性杂交结果。

该方法是目前检测 HPV 感染最敏感的方法，且简便、快速，目前临床广泛应用。但因实验室条件、实验室环境污染、实验操作不当或引物不纯等因素可导致假阳性结果。

七、艾滋病的检测

HIV 的实验室检测主要包括病原学诊断和免疫学诊断，前者包括病毒分离培养、病毒抗原的检测和病毒核酸的检测。后者主要是检测病毒抗体。HIV 的检测要求十分严格，必须按照国家制定的检测工作规范进行。

（一）病毒分离培养

HIV 感染后终身携带病毒，广泛存在于人体的淋巴细胞、单核细胞、巨噬细胞、组织、血液和其他体液中。经植物血凝素活化的正常人外周血单个核细胞与标本共同培养，同时加入其他营养支持细胞生长。HIV 可在细胞中大量繁殖，然后进行病毒鉴定。HIV 感染者一般 2 周内可检测出逆转录酶活性或测到 p24 抗原含量，即可证实 HIV 的存在。HIV 分离阳性表明人体内有一定量的病毒；在潜伏期内不容易分离到病毒，在感染早期或发病期容易分离到病毒。

HIV 分离阳性可确诊艾滋病诊断。但由于操作繁琐，费时费力，临床上一般不采用分离方法。

（二）抗原的检测

单克隆抗 HIV－1p24 抗体包被在固相载体上，与标本中 HIV－1 抗原形成复合物，再加入酶标记的人抗 HIV 抗体，最后加入底物。在酶作用下产生显色反应，测定光密度值，与标准进行比较，判定结果。实验检测值大于或等于临界值为阳性。

本方法适用于 HIV 感染后的窗口期，在这段时间内，病毒抗体不能被检测出来，但可检测到抗原，可作早期诊断的一种试验。还可用于 HIV 阳性患者临床进展的预测指标、评价抗病毒药物的疗效及感染母亲所生婴儿的 HIV 感染诊断。

（三）核酸的检测

用一定方法提取 HIV 阳性者单个核细胞或血浆中病毒 RNA 或前病毒 DNA，通过核酸扩增或信号放大方法检测。临床上常用的是逆转录多聚酶链反应（RT－PCR），分支 DNA 信号扩大系统（bDNA 技术）和核酸序列扩增系统（NASBA）。三种方法均可获得被检样品核酸的具体数字，经过对数转换加以分析。

核酸检测敏感性高，但技术要求高，应避免造成假阳性反应。

（四）抗体的初筛检测

HIV 抗体初筛检测的方法很多，包括酶联免疫吸附试验（ELISA）、明胶颗粒凝集试验（PA）、乳胶凝集试验（LA）、各种快速检测试验、放射免疫试验等。目前在实际工作中较常用有酶联免疫吸附试验、明胶凝集试验和快速检测试验。

1. 酶联免疫吸附试验　本方法有间接法、夹心法和竞争法，目前使用最多的是夹心法。该方法是将标本中的 HIV 抗体与固相 HIV 抗原结合形成复合物，利用抗体的多价性，该复合物可与酶标记的同类 HIV 抗原结合，形成 HIV 抗原—抗体—酶标记的 HIV 抗原复合物，最后加入底物，在酶作用下产生显色反应，测定光密度值。目前已有商品化试剂盒。阳性为待检标本的 OD 值≥临界值。本方法敏感性高，特异性为 90%～100%。但可出现假阳性和假阴性，前者见于免疫受损患者及 HIV 感染早期(窗口期)，后者的发生与技术误差、透析、血友病和系统性疾病等多种因素有关。因此阳性者应做确证试验。

2. 明胶凝集试验　当待检血清或血浆中有 HIV 抗体时，可与 HIV 抗原致敏的明胶颗粒反应，形成肉眼可见的凝集反应。目前已有商品化试剂盒。以 1+～4+作为阳性结果判定。本试验操作简便，适用于大样本的成批检测。但可出现假阳性，因此阳性者应做确证试验。

3. 快速检测试验　目前快速诊断试剂很多，如 Determine 是将标本中的 HIV－1/2 抗体与硒胶体-抗原结合物结合，在试剂盒中迁移通过患者窗口时与固相包被的合成肽和重组抗原结合，形成一条红线。阳性结果为待检样品和质控条带均呈红色为阳性。本试验检测时间短。但可出现假阳性，因此阳性者应做确证试验。

(五) 抗体确证试验

包括蛋白印迹试验(WB)、间接免疫荧光法(IFA)、放射性免疫沉淀法等。其中蛋白印迹试验是最常用的确证试验，间接免疫荧光法是 WB 的替代试验。

蛋白印迹试验是将分子量大小不同的 HIV 抗原经凝胶电泳法分离后被固定在醋酸纤维素膜上，HIV 抗体可与抗原形成抗原-抗体复合物，再加入酶标记的抗人免疫球蛋白与抗原-抗体复合物结合，加入底物后发生显色反应，在醋酸纤维素膜上形成肉眼可见的条带。阳性为出现两条 env 带，伴有或不伴有 gag 或 pol 带；也可参照厂家制订的标准。本试验敏感性和特异性均高，是 HIV 抗体的确证试验。

(六) 唾液及尿液抗体的检测

目前已有用于唾液检查 HIV 抗体的诊断试剂。本检测方法标本采集容易，但应注意唾液中抗体的浓度远低于血浆。

因尿液中发现完整的 IgG 抗体，使尿液检测 HIV 抗体成为可能。本检测方法标本采集容易，但初筛阳性仍需做确证试验。

八、软下疳的检测

软下疳的实验室诊断主要依靠杜克雷嗜血杆菌的分离培养、抗原检测和 DNA 的检测。

(一) 显微镜检查

杜克雷嗜血杆菌引起多发性疼痛性溃疡和腹股沟淋巴结炎，溃疡基底部组织内含有大量菌。溃疡基底部取材或肿大淋巴结穿刺液涂片，革兰染色。阳性者镜检见革兰阴性短杆菌，呈链状排列或鱼群状。

本方法敏感性低于 50%；又由于生殖器溃疡中有许多微生物寄居，假阳性和假阴性率较高，故不推荐作为软下疳的诊断方法。

(二) 杜克雷嗜血杆菌的分离培养

患者软下疳中有大量病原菌。该菌为营养要求较高的兼性厌氧菌，生长时需要 X 因子，在合适的培养基上生长后根据菌落的特性和生化反应，可对分离菌作出鉴定。将标本接种于培养基上(常用 M－H 巧克力琼脂培养基和增养淋病奈瑟菌琼脂)，置于 5% CO_2 孵箱中孵育。孵育 48 h 后观察菌落形态，进一步做生化反应试验(β-内酰胺酶试验、氧化酶试验、过氧化氢酶试验、硝酸盐还原试验、碱性磷酸酶试验和卟啉试验)确证；若未出现阳性结果应培养至第五天。阳性者菌落浅灰色，针头大小，光滑坚实，用接种环可将菌落沿琼脂表面推动。菌落涂片革兰染色镜检为革兰阴性球杆状。生化鉴定 β-内酰胺酶试验阳性，氧化酶试验弱阳性，过氧化氢酶试验阴性，硝酸盐还原试验阳性，碱性磷酸酶试验阳性，卟啉试验阴性。

分离培养鉴定为软下疳实验室诊断的“金标准”，该试验敏感性为 56%～90%，特异性为 100%。

(三) 确证试验

1. 氧化酶试验　几乎所有的杜克雷嗜血杆菌产生细胞色素氧化酶。操作时取数滴盐酸四甲基对苯二胺于滤纸条上，用接种环挑取几个菌落涂在滤纸条上，1 min 内有蓝紫色出现即为阳性。

2. 过氧化氢酶试验　过氧化氢酶可分解过氧化氢产生水和氧，杜克雷嗜血杆菌不产生该酶。操作时将 5%过氧化氢溶液滴于菌落表面，阳性反应为立即出现大量气泡，延迟反应(3 s 或更长)，产生弱的气泡或无气泡的为阴性。杜克雷嗜血杆菌为阴性反应。

3. 硝酸盐还原试验 本试验检测细菌将硝酸盐还原成亚硝酸盐的能力。操作时将制好的细菌浓悬液移至一小管中，加 0.05%硝酸钠溶液和 0.025 mol/L的磷酸盐缓冲液(pH 6.8)，置于37 ℃水浴孵育 1 h，再加入 0.5%对氨基苯磺酸乙酸溶液和 0.5%萘胺乙酸溶液，摇匀，出现红色为阳性。杜克雷嗜血杆菌硝酸盐还原试验阳性。

4. 碱性磷酸酶试验 在含 0.03%无酚磷酸二钠试管中制备细菌浓悬液(10^9/mL)，将试管置于 37 ℃水浴孵育 4 h，滴加 0.5% 2，6-二溴醌-4-氯亚胺甲醇溶液，摇匀置室温 15 min，加正丁醇，摇匀静置 5 min。在丁醇层出现蓝紫色为阳性。杜克雷嗜血杆菌为阳性反应。

5. 卟啉试验 有些细菌可将 δ-氨基-γ-酮戊酸转变成卟啉。操作时在 0.5 mL、2 mmol/L δ-氨基-γ-酮戊酸盐酸盐溶液(含 0.8 mmol/L 硫酸镁)中制备细菌浓悬液，37 ℃水浴孵育 4 h，然后将试管于暗室中用伍德灯(波长 380 nm)照射。出现红色荧光表示有卟啉存在，即该菌不依赖血红素。杜克雷嗜血杆菌需要血红素为阴性反应。本试验是证实菌株是否需要血红素的可靠方法。

(四) 抗原检测

国外有报道用间接免疫荧光技术和酶免疫测定检测标本中的杜克雷嗜血杆菌。该试验敏感性和特异性均高，但目前尚没有商品化的试剂供应。

(五) DNA 检测

聚合酶链反应检测杜克雷嗜血杆菌 DNA 的实验研究正在进行中。本试验方法敏感性 77%～98%，特异性 98%～100%，且操作简便、诊断快速。

(六) 血清学试验

因为有关杜克雷嗜血杆菌感染后宿主免疫应答和抗原提呈的资料很有限，目前还没有建立有效的检查外周血抗体的试验。酶免疫分析法仅限于流行病学调查。

(七) 抗生素敏感性试验

近年来，杜克雷嗜血杆菌分离株的耐药性正逐渐增多。现已发现高水平质粒介导的对磺胺药物、青霉素、链霉素、卡那霉素、氯霉素、四环素和甲氧嘧啶的耐药性。因此药物敏感性的检测非常重要。现在多用琼脂稀释法测定最小抑菌浓度。将抗生素以 2 倍梯度浓度作倍比稀释，加到 M-H 琼脂培养基中，将细菌接种于含不同浓度抗生素的培养基中，测定最小抑菌浓度。培养 24 h 后观察结果。最小抑菌浓度为杜克雷嗜血杆菌不生长的最低药物浓度，而对照平皿上杜克雷嗜血杆菌生长良好且无污染。(常用的抗生素包括：甲氧苄胺嘧啶、头孢曲松、大观霉素、氯霉素、卡那霉素、四环素、红霉素和环丙沙星。)

第三节 性传播疾病的实验诊断

一、淋病

淋病奈瑟菌的分离培养是淋病实验室诊断的“金标准”。对于有症状的男性患者，涂片直接镜检有初步诊断价值。而淋病奈瑟菌抗原和核酸的检测在临床上并不常用。

二、生殖道沙眼衣原体感染

沙眼衣原体感染的实验室诊断主要依靠病原学的检测，包括细胞培养，抗原检测和核酸检测。衣原体培养和 PCR 是实验室诊断生殖道沙眼衣原体感染的“金标准”。血清学试验主要用于有合并症的生殖道沙眼衣原体感染。没条件做病原学检测而有临床表现的，排除淋球菌感染后可作出非淋球菌性尿道炎的诊断。

三、生殖道支原体感染

支原体的分离培养和鉴定是目前最简便和有诊断价值的检测项目，是诊断支原体感染的“金标准”；而定量计数集落单位或颜色变化单位的试验是判断支原体感染的不可缺少的一项。目前尽管有核酸检测法和抗体检测法，但在临床应用有一定困难。

四、梅毒

梅毒螺旋体暗视野检查加特异性血清学试验是实验室诊断梅毒的“金标准”。

一期梅毒当皮损不典型时诊断困难，出现典型皮损后首选梅毒螺旋体显微镜检查。暗视野显微镜检查皮肤黏膜损害或淋巴结穿刺液可见梅毒螺旋体；梅毒血清学试验可阳性也可阴性，如阴性应在感染 4 周后复查。

二期梅毒首选梅毒血清学检查，包括筛选和确证试验。梅毒血清学试验为强阳性；暗视野显微镜检查皮肤黏膜损害（尤其扁平湿疣、湿丘疹及黏膜斑）也可查到梅毒螺旋体。

潜伏梅毒梅毒血清学试验阳性，脑脊液检查阴性。

三期梅毒梅毒血清学试验大多阳性，也可阴性。神经梅毒脑脊液检查淋巴细胞≥10×10^6/L，蛋白>50 mg/dL，VDRL 试验阳性。

五、生殖器疱疹

生殖器疱疹的诊断主要通过临床表现，实验室诊断并不是主要的。但当临床不能确诊或需与其他生殖器溃疡进行鉴别时，实验室检查有助于临床诊断。此外，实验室诊断被推荐用于确定足月孕妇和新生儿是否感染 HSV，也用于流行病学调查。病毒的分离培养加 PCR 是实验室检测 HSV 的“金标准”。改良的培养法可缩短检测病毒时间，临床上对有症状患者首先使用该方法。

六、尖锐湿疣

根据典型的临床表现尖锐湿疣的诊断不难，实验室检查并不是必需的。当皮损不典型、亚临床感染或潜伏感染时可进行 HPV 感染的实验室检查，而聚合酶链反应是实验室诊断 HPV 感染的“金标准”。

七、艾滋病

HIV 感染的实验室诊断“金标准”是蛋白印迹试验加 HIV 抗原检测。抗体检测是目前艾滋病诊断中最常用的方法。急性 HIV 感染在急性感染症状出现 2～6 周后 HIV 抗体从阴性转为阳性，少数患者初期血清 p24 抗原阳性；无症状 HIV 感染抗 HIV 抗体阳性，确证试验阳性，血清 p24 抗原阴性；艾滋病期抗 HIV 抗体阳性，确证试验阳性，血清 p24 抗原阳性。

八、软下疳

软下疳的实验室诊断主要依赖杜克雷嗜血杆菌的分离培养，此为软下疳实验室诊断的“金标准”。目前没有可行的非培养方法，直接镜检不可靠、血清学方法只用于流行病学的调查研究。

（王大方　洪秀华）

参考文献

1 冉玉平. 常见皮肤性病诊断与治疗. 北京：人民卫生出版社，2002

2 孙荣武，王鸿利. 临床实验诊断学. 上海：上海科学技术出版社，2001

3 邵长庚. 性传播疾病的预防与控制. 北京：科学出版社，2001

4 秦启贤. 临床真菌学. 上海：复旦大学出版社，上海医科大学出版社，2001

5 陆德源. 医学微生物学.（第五版）. 北京：人民卫生出版社，2001

第 28 章　细菌耐药的实验诊断

抗生素的发现和应用提高了人类的平均寿命。尤其是在抗生素发现和应用的早期，几乎所有的细菌感染性疾病，只要使用其中的一种抗生素就能够容易地治愈这些疾病。但是，由于耐药菌的出现而很快地被改变这种乐观的局面。目前医院里死亡的大多数患者最终是由于耐药菌感染造成的。而这些细菌获得耐药性的途径或是通过染色体的改变、或是通过耐药质粒的传递、或是通过耐药性转座子的转移所获得。细菌在抗菌药物的选择压力下获得耐药性的循环。

本章研究细菌耐药性，其目的有两个：一是在于指导医生在医院内或医院外如何正确地使用抗菌药物以克服或减少细菌耐药性的出现或传播；二是在于指导医药工业界的研究人员如何根据细菌的耐药机制来研究和开发出能够克服不断出现和日益严重的耐药菌的新的抗菌药物。

第一节　临床常用抗菌药物的抗菌机制和细菌耐药的生化机制

抗菌药物（antibacterial agents）是指具有杀菌或抑菌活性的抗生素和化学合成药物。前者是真菌、放线菌、细菌等的代谢产物，在高度稀释下对其特定细菌或肿瘤细胞具有杀灭或抑制作用；后者指经化学改造的半合成抗生素和化学合成药物，它们不仅抗菌谱广、抗菌活性强，而且对某些降解酶稳定，在抗感染治疗中发挥着重要作用。

一、抗细菌药物

（一）β-内酰胺类

1. 青霉素类　青霉素类（penicillin）属于化学结构中具β-内酰胺环的抗生素。抗菌活性强、毒性低、临床疗效好。均为繁殖期杀菌剂。作用机制为抑制细菌转肽酶，阻止细胞壁黏肽合成中的交联桥形成，使正常繁殖分裂期细菌的细胞壁合成障碍，导致菌体细胞壁损坏，从而使细胞因渗透压等原因发生溶解死亡。这类药物除青霉素 G 之外，常用者还有苯氧青霉素中的青霉素 V；耐酶青霉素中的苯唑西林、氯唑西林、双氯西林、氟氯西林、甲氧西林等；广谱青霉素中的氨苄西林、阿莫西林、羧苄西林、替卡西林、哌拉西林、阿洛西林、磺苄西林、美洛西林等。

2. 头孢菌素类　头孢菌素（cephalosporins）分为第一、二、三、四代头孢类抗生素。其抗菌作用机制类似青霉素。抑制转肽酶而干扰细菌细胞壁合成、与某些蛋白质如β-内酰胺结合蛋白相结合，改变细菌细胞膜的通透性，抑制蛋白质的合成，并释放自溶素等是该类药物的作用机制。

第一代头孢菌素对革兰阳性菌（包括青霉素敏感或耐药的葡萄球菌）的抗菌活性较第二、三代强。由于易被革兰阴性菌的β-内酰胺酶分解，故对此类细菌的抗菌作用较弱，并易发生耐药性。第一代头孢菌素对肾脏有一定毒性作用，因此限制了其临床应用。第一代头孢菌素主要包括头孢唑啉、头孢拉定、头孢氨苄及头孢羟氨苄、头孢硫咪等。

第二代头孢菌素对革兰阳性菌的活性与第一代相似或略差，对多数革兰阴性菌的抗菌活性较强，但对铜绿假单胞菌无抗菌活性，对β-内酰胺酶较稳定，肾脏的毒性低于第一代头孢菌素。主要包括头孢克洛、头孢呋辛、头孢呋辛酯、头孢孟多、头孢替安及头孢雷特等。

第三代头孢菌素对革兰阳性菌的抗菌活性不如第一、二代头孢菌素，对革兰阴性菌，包括大肠埃希菌、铜绿假单胞菌和厌氧菌（如脆弱类杆菌等）均有较强的抗菌活性。对第一、二代头孢菌素耐药的细菌也较敏感。对β-内酰胺酶较稳定，组织穿透力较弱，半衰期较长，对肾脏基本无毒性。第三代头孢菌素主要包括头孢噻肟、头孢曲松、头孢他啶、头孢哌酮、头孢妥伦匹酯、头孢唑肟、头孢地嗪、头孢他美酯、头孢美唑、头孢布稀、头孢泊肟酯、头孢克肟、头孢磺啶及头孢匹胺等。

第四代头孢菌素与第三代相比，抗菌谱更广泛。对革兰阳性菌的抗菌活性增强，对 β-内酰胺酶更稳定，对革兰阴性菌的抗菌活性仍然较强。这类药物主要包括头孢吡肟、头孢匹罗及头孢克定等。

3. 碳青霉烯类　为一组新型 β-内酰胺类，超广谱高效能抗菌作用，对革兰阴性菌、革兰阳性菌、需氧菌、厌氧菌均有很强的抗菌活性，对 β-内酰胺酶稳定。对军团菌、沙眼衣原体、肺炎支原体及嗜麦芽窄食单胞菌、黄杆菌属均无抗菌活性。对产金属酶(MBL)细菌、MRS 感染效果差。个别品种易受肾脱氢肽酶(DHP-1)水解灭活，必须与该酶抑制剂合用，半衰期短。临床常用的有亚胺培南(impenem)、美罗培南、帕尼培南(panipenem)等。适用于治疗敏感细菌所引起的各种感染，尤其适用于多种菌混合感染，如需氧菌与厌氧菌的混合感染。

4. 头霉素类　头霉素类(cephamycins)包括头孢西丁、头孢美唑等。抗菌谱广泛，对革兰阴性菌、厌氧菌及需氧菌均有较强的活性，对质粒或染色体介导的 ESBL 具有稳定性。抗菌作用与第二代头孢菌素相似。对革兰阳性菌的作用较弱，对革兰阴性菌的抗菌活性较强。对大肠埃希菌、克雷伯菌、流感嗜血杆菌、淋球菌、奇异变形杆菌及吲哚阳性变形杆菌等均有抗菌活性。本品对消化球菌、消化链球菌、梭状芽孢杆菌及脆弱拟杆菌等厌氧菌有良好的抗菌活性。铜绿假单胞菌、阴沟肠杆菌、肠球菌的多数菌株对头孢西丁不敏感。产 AmpC 菌株、MRS 菌株对本品不敏感。适用于敏感的革兰阴性细菌和厌氧菌所引起的肺部感染、泌尿生殖道感染、腹膜炎、骨关节感染、皮肤软组织等部位感染，也可用于治疗败血症。

5. 单环类　氨曲南(aztreonam)对 β-内酰胺酶高度稳定。对革兰阴性菌具强大抗菌活性，但革兰阳性菌及厌氧菌无抗菌作用。高浓度从尿中排出，肾脏及前列腺中含量高。不良反应少。氨曲南抗菌谱广泛，主要包括革兰阴性菌，如大肠埃希菌、流感嗜血杆菌、克雷伯杆菌、肺炎杆菌、奇异变形杆菌、枸橼酸杆菌、沙雷菌、铜绿假单胞菌、其他假单胞菌、肠杆菌及淋球菌等。本品对肠杆菌属的抗菌活性强于头孢他啶，弱于庆大霉素；对铜绿假单胞菌的抗菌作用低于头孢他啶，与庆大霉素接近；对其他病原菌的抗菌作用均较头孢他啶、庆大霉素为强，对某些细菌的抗菌活性则与头孢他啶相似。适应于治疗敏感的革兰阴性细菌所引起的肺部感染、胸膜炎、腹腔感染、胆道感染、骨与关节感染、皮肤软组织感染等，尤其适用于泌尿系统感染，也用于败血症。本品耐酶性能强，对青霉素类、头孢菌素类及氨基糖苷类抗生素不敏感的细菌感染治疗常仍然有效。

(6) β-内酰胺类/β-内酰胺酶抑制剂　β-内酰胺酶抑制剂(β-Lactamase inhibitors)是一类新的 β-内酰胺类药物。β-内酰胺酶由细菌质粒或染色体编码产生，能水解 β-内酰胺类药物中的 β-内酰胺环，导致抗菌药物失活，是病原菌对临床常用 β-内酰胺类抗生素(青霉素类、头孢菌素类)耐药的重要机制。目前已发现 A、B、C、D 四类 β-内酰胺酶。开发 β-内酰胺酶抑制剂、保护 β-内酰胺类抗生素活性成为克服这类因产酶而耐药的最佳途径。迄今已开发上市 β-内酰胺酶抑制剂-克拉维酸、舒巴坦、他唑巴坦 3 种。已上市的复合制剂包括氨苄西林/舒巴坦(ampicillin/sulbactam)、阿莫西林/克拉维酸(amoxicillin/clavulanate)、替卡西林/克拉维酸(ticarcillin/ clavulanate)、哌拉西林/他唑巴坦(piperacillin/tazobactam)和头孢哌酮/舒巴坦(cefoperazone/sulbactam)。

(二) 糖肽类

1. 万古霉素及去甲万古霉素(vancomycin, nor-vancomycin)　万古霉素是由东方链霉菌产生的一种抗生素，主要含万古霉素，尚含少量 N-去甲基万古霉素，国内由放线菌万 23 号所得的产品主要含 N-去甲基万古霉素，也含少量万古霉素，称为去甲万古霉素，每 0.4 g 本品的抗菌作用相当于万古霉素 0.5 g。主要用于葡萄球菌(包括产酶株和耐甲氧西林株)、难辨梭状芽孢杆菌等所致的系统感染和肠道感染，如心内膜炎、败血症、伪膜性肠炎等。本品的结构特殊，与其他非同类的抗生素无交叉耐药性。

2. 替考拉宁(teicoplanin)　由放线菌产生，作用机制与万古霉素性质近似。对金葡菌，链球菌、李斯特菌、肠球菌等革兰阳性菌和一些厌氧菌有抗菌作用。对所有革兰阴性菌、分枝杆菌、真菌等均无效。用于耐甲氧西林葡萄球菌和耐氨苄西林肠球菌所致的系统感染(中枢神经系统感染无效)。

(三)磷霉素类

磷霉素(fosfomycin):阻碍细菌利用有关物质合成细胞壁的第一步反应,从而起杀菌作用。对于葡萄球菌、肺炎链球菌、大肠埃希菌、淋病奈瑟菌、奇异变形杆菌、沙雷菌属、大多数的铜绿假单胞菌、化脓性链球菌、粪肠球菌、部分吲哚阳性变形杆菌和某些克雷伯杆菌、肠杆菌属细菌等有抗菌作用。本品对耐甲氧西林金葡菌(MRSA)有抗菌作用。与其他抗生素间无交叉耐药。适于敏感菌引起的尿路、皮肤及软组织、肠道等部位感染。对肺部、脑膜感染和败血症也可选用。

(四)氨基糖苷类(aminoglycoside)

该类抗生素从其来源可分微生物产生及人工半合成两大类。由链霉菌产生的有:链霉素、新霉素、卡那霉素、巴龙霉素、大观霉素、妥布霉素等,及半合成的地贝卡星、阿米卡星、阿贝卡星;由小单胞菌产生的有:庆大霉素、西索米星、小诺米星、阿司米星及半合成的奈替米星、异帕米星、依替米星等。

氨基糖苷类具有快速杀菌作用,其抗菌机制为多环节的复杂过程。主要作用于细菌体内的核糖体,抑制蛋白质合成,同时还能破坏细菌细胞膜的完整性。

氨基糖苷类抗生素对革兰阴性杆菌和阳性球菌均有明显的抗生素后效应(post-antibiotic effect, PAE)。对细菌还有初次接触效应(first exposure effect, FEE),即细菌首次接触、暴露在有氨基糖苷类抗生素存在的环境里,能被这种抗生素迅速杀死,当再次或多次接触同一种抗生素时,抗生素的杀菌效果明显下降。这种初次接触效应曾谓之细菌对抗生素的快速耐受现象。PAE及FEE的存在为氨基糖苷类临床每天1次应用提供了理论依据。

链球菌、肠球菌的细胞壁具有对氨基糖苷类的通透屏障作用,呈天然耐药,该类细菌感染可用氨基糖苷类联合β-内酰胺类、万古霉素等影响菌细胞壁合成的药物协同治疗。

(五)大环内酯类

通过抑制细菌蛋白质合成而发挥抗菌作用。包括十四元环的红霉素(erythromycin)、罗红霉素(roxithromycin)、克拉霉素(clarithromycin)、琥乙红霉素等。十五元环的阿奇霉素(azithromycin)及十六元环的米欧卡霉素等。

对大多数革兰阳性细菌、革兰阴性细菌、螺旋体、立克次体及某些厌氧菌等均有抗菌作用。依药物浓度与病原微生物类型不同,本类药物可呈抑菌或杀菌作用。对包括耐青霉素的葡萄球菌在内的多数革兰阳性细菌,包括奈瑟菌、流感嗜血杆菌及百日咳杆菌等在内的某些革兰阴性杆菌均有较强的抗菌活性;对螺旋体、某些立克次体、衣原体及肺炎支原体也有效;对真杆菌、丙酸杆菌、乳酸杆菌、消化球菌、破伤风杆菌、产气荚膜杆菌及放线菌等革兰阳性厌菌均有较强的抗菌活性。

适用于耐青霉素细菌引起的感染,以及对青霉素过敏者的细菌感染。因此,本类药物是青霉素较好的替代药物。主要用于治疗链球菌感染、肺炎球菌感染、梭状芽孢杆菌感染、白喉、百日咳、淋病及梅毒等。也用于感染性心内膜炎和风湿热的预防等。长疗程对慢性前列腺炎也有一定效果。

阿奇霉素抗菌谱比红霉素扩大。适用于治疗流感嗜血杆菌等敏感细菌所引起的呼吸道感染、皮肤软组织感染及泌尿道感染。对耐红霉素的产β-内酰胺酶的菌株使用阿奇霉素也有效。也适用于治疗淋球菌和衣原体所致的尿道炎、宫颈炎等。对莱姆病的治疗效果与青霉素V相当,对免疫缺陷患者鸟分枝杆菌感染的治疗也有效。

(六)四环素类

四环素类(tetrocycline)由链霉菌产生或半合成。临床常用者包括四环素(tetracycline)、多西环素(doxycycline)、米诺环素(minocycline)。通过特异地结合核糖体30S亚基,阻止氨酰-tRNA与后者结合,影响肽链延长,使蛋白质合成受阻,而发挥抑制细菌生长的作用。四环素类为广谱快效抑菌剂,最大特点是对立克次体、衣原体、支原体、螺旋体及一些原虫等有明显的抗菌活性;另外,对临床常见需氧菌及厌氧菌有抗菌活性。四环素仅应用于临床非典型病原菌(立克次体、衣原体、支原体)及部分原虫所致感染。目前半合成四环素类如多西环素、米诺环素等由于抗菌谱广、抗菌活性较强、耐药菌株较少,且对部分耐四环素的菌株有效,已逐步取代四环素。该类抗生素抗菌活性以米诺环素最强,多西环素次之,四环素最差。

（七）林可酰胺类

有林可霉素（lincomycin）与克林霉素（clindamycin）2 种。化学结构与大环内酯类不同，但抗菌谱相似。本品可抑制细菌蛋白质合成而发挥其抗菌作用。对大多数革兰阳性菌及某些厌氧革兰阴性菌具有抗菌活性。对革兰阳性菌的抗菌作用与红霉素相似，敏感细菌有肺炎链球菌、化脓性链球菌、绿色链球菌、表皮葡萄球菌、白喉杆菌、金黄色葡萄球菌等。对林可霉素敏感的厌氧菌包括梭杆菌、拟杆菌、真杆菌、丙酸杆菌、双歧杆菌、消化链球菌、消化球菌、破伤风杆菌、产气荚膜杆菌及某些放线菌等。所有 G^- 细菌、大多数肠球菌、分枝杆菌和真菌对本品均不敏感。用于治疗敏感细菌所致的呼吸道感染、软组织感染、骨髓炎、关节感染、胆道感染及败血症等；对慢性骨髓炎，尤其是凝固酶阴性葡萄球菌所致的慢性骨髓炎疗效好；也可用于治疗厌氧菌感染等。

（八）恶唑烷酮类（oxazolidinine）、利奈唑胺（linezolid）

为合成的恶唑酮类（oxaxolidinones）。抗菌作用特点是对肠球菌和葡萄球菌起抑菌作用，对链球菌的多数株起杀菌作用。主要用于控制耐万古霉素屎肠球菌所致的系统感染，包括败血症、肺炎等。

（九）链阳菌素类（streptogramins）、森乐西德（synercid—quinupristin/ dalfopristin）

是 1999 年美国 FDA 批准的第一个链阳菌素类药物。由 150 mg 喹奴普丁与 350 mg 达夫普丁（3∶7）组成。作用于细菌核糖体，达夫普丁阻止蛋白质早期合成，喹奴普丁阻止蛋白质后期合成。对屎肠球菌呈抑菌活性，对粪肠球菌（E. faecalis）效果差。用于成人严重或危及生命的万古霉素耐药屎肠球菌（VREF）感染。

（十）氟喹诺酮类

临床常用的氟喹诺酮类（fluoroquinolones）包括诺氟沙星（norfloxacin）、氧氟沙星（ofloxacin）、环丙沙星（ciprofloxacin）、左氧氟沙星（levofloxacin）、加替沙星（gatifloxacin）、莫昔沙星（moxifloxacin）。诺氟沙星是最早用于临床的氟喹诺酮类药物，抗菌作用强，目前仍广泛应用。口服吸收不完全，主要用于治疗泌尿生殖道和肠道感染。氧氟沙星的抗菌活性比诺氟沙星及依诺沙星强，抗菌谱较广，尤其是对革兰阳性细菌的抗菌作用加强。广泛用于临床各科细菌感染的治疗。环丙沙星是氟喹诺酮类药物中抗菌作用较强者之一，除对革兰阴性杆菌具有高度杀菌作用外，对葡萄球菌、肺炎链球菌等革兰阳性细菌有较强抗菌效果，对部分分枝杆菌、沙眼衣原体、尿素和人型支原体也有抑制作用。加替沙星是新型氟喹诺酮广谱抗菌药物的代表之一。增强了对革兰阳性细菌和厌氧菌的抗菌活性，也降低了光毒性，提高了用药的安全性。

（十一）利福霉素类

临床常用利福平（rifampicin）、利福喷丁（rifapentine）。对结核分枝杆菌和其他杆菌（包括麻风杆菌等），在宿主细胞内、外均有明显的杀菌作用。对脑膜炎球菌、流感嗜血杆菌、金黄色葡萄球菌、表皮链球菌、肺炎军团菌等也有一定的抗菌作用。对某些病毒、衣原体也有效。主要应用于肺结核和其他结核病，也可用于麻风病的治疗。利福平还可考虑用于耐甲氧西林金黄色葡萄球菌（MRSA）所致的感染。抗结核治疗时应与其他抗结核药联合应用。

（十二）磺胺类

干扰细菌叶酸合成，间接抑制 DNA 合成发挥慢效抑菌作用。对临床常见阳性菌（包括 MRSA、VRSA）、阴性菌（包括嗜麦芽寡养单胞菌）具有抗菌活性。包括可用于全身感染的磺胺甲基异恶唑、磺胺嘧啶，用于溃疡性结肠炎的柳氮磺胺嘧啶银，局部应用的磺胺米隆、磺胺醋酰钠。

（十三）抗分枝杆菌药物

抗分枝杆菌病药分以下三类：① 抗生素：链霉素是主要的抗结核病药，利福霉素类中利福平已成为常用的抗结核病药，还可用于抗一些其他感染。② 合成药物：有异烟肼、乙胺丁醇、对氨基水杨酸、吡嗪酰胺、乙硫异烟胺及其类似物（丙硫异烟胺）等。③ 其他：抗菌药物，如大环内酯类等。

1. 异烟肼（isoniazid） 本品为一线抗结核药，对结核分枝杆菌有良好的抗菌作用，疗效较好，用量较小，毒性相对较低。主要用于各型肺结核的进展期、溶解播散期、吸收好转期，尚可用于结核性脑膜炎和其他肺外结核等。本品常需和其他抗结核病药联合应用，以增强疗效和克服耐药菌，此外对百日咳等也有一定疗效。

2. 吡嗪酰胺（pyrazinamide） 本品为一线抗结核药，属烟酰胺衍生物。吡嗪酰胺能进入含有结核分枝杆菌的巨噬细胞内，并进入结核分枝杆菌菌体内，被菌体转变成吡嗪酸而发挥作用。吡嗪酰胺的

白 PhoE。抗生素可以直接扩散进入膜内并到达菌体内相应作用部位，抗菌药物进入膜内的速度与药物的疏水性强弱和分子量大小有关。外膜蛋白的缺失可导致细菌耐药性的发生，如铜绿假单胞菌失去特异性外膜蛋白 D2 后对亚胺培南发生耐药。

革兰阳性菌外层是丰富肽聚糖结构，β-内酰胺类抗生素和糖肽类抗生素较容易进入肽聚糖层，但不同的细菌通透性不同。

(三) 抗生素的主动外排机制

在某些细菌的外膜上还有特殊的药物泵出系统，使菌体内的药物浓度不足以发挥抗菌作用而导致耐药。膜的主动外排机制是由各种外排蛋白系统介导的从细菌细胞内泵出抗生素的主动排出过程，外排系统具有能量依赖性、底物广泛性、系统多样性及功能复杂性的特点。

细菌细胞外膜上的药物泵出系统属于转运蛋白，现已发现的细胞外膜转运蛋白系统超过了 250 个家族，分为五大类：① 膜通道蛋白 115 个；② 次要主动转运体 78 个；③ 主要主动转运体 23 个；④ 组易位体(group translocator)6 个；⑤ 功能或机制不明的转运蛋白 51 个。细菌细胞外膜上的介导细菌耐药的转运蛋白有：主易化超家族(major facilitator superfamily, MFS)，耐药节结化细胞分化家族(resistence-nodulation-cell division, RND)，小多重耐药性家族(small multidrug resistance, SMR)，多重抗菌药物排出家族(multiantimicrobial extrusion, MATE)和 ATP 连接盒(ATP-binding cassette, ABC)5 个家族，属于次要主动转运体和主要主动转运体(见表 28-1)。除 ABC 族以 ATP 为能源外，其余均以质子驱动力为能量。

1. RND 家族　为革兰阴性菌独有，由 RND 蛋白、周质融合蛋白和外膜外排蛋白三联复合体构成(图 28-2)，将底物通过两层细胞膜直接泵到细胞外。大肠埃希菌 AcrA、AcrF 和铜绿假单胞菌 MexAB-Opr 均属于 RND 家族。

2. SMR 家族　蛋白质很小，仅约 110 个氨基酸残基，通常包含 4 个跨膜区，前 3 个跨膜区为双亲性，含有许多保守的谷氨酸、丝氨酸、酪氨酸及色氨酸残基，这些残基的侧链与底物的疏水区直接作用而介导底物的转运，金黄色葡萄球菌的 Smr (QacC)、产气克雷伯菌的 QacE 和大肠埃希菌的 EmrE 等即属于本家族。

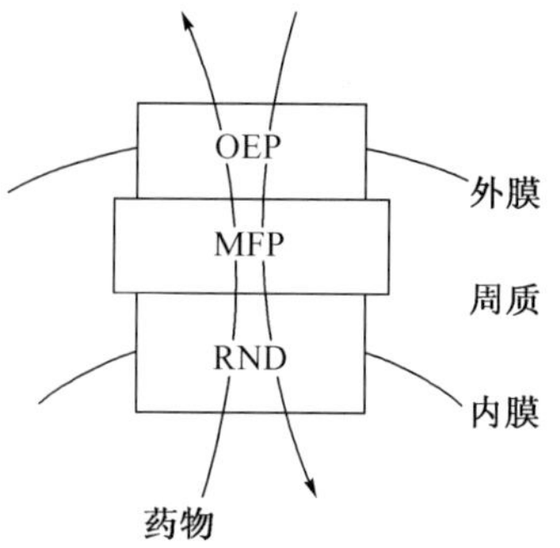

OEP 外膜外排蛋白　MFP 周质融合蛋白　RND 蛋白

图 28-2　RND 外排泵结构示意图

3. MFS 家族　MFS 蛋白包含 12 或 14 跨膜区，因此，此家族又可分为 12-TMS 和 14-TMS 型，大肠埃希菌的 Bcr、EmrB、EmrD，金黄色葡萄球菌 NorA、QacA 属于本家簇。革兰阳性菌与革兰阴性菌的 MFS 族外排泵的外排模式不同。

4. ABC 族　利用 ATP 转运系统中的 P-糖蛋白，它涉及肿瘤的多重耐药机制，金黄色葡萄球菌 MsrA 属于这个家族。

(四) 药物作用靶位的改变

菌体内有许多抗生素结合的靶位，细菌可通过抗生素结合靶位的改变使之不易结合抗生素，是耐药发生的重要机制。如核糖体靶位酶亲合力的改变导致对四环素、红霉素、喹诺酮、氨基糖苷类、甲氧嘧啶、磺胺类抗生素耐药；核糖体位点的改变引起对大环内酯类和林可霉素类抗生素耐药；对一些肠杆菌科细菌和铜绿假单胞菌而言，DNA 螺旋酶的改变是对喹喏酮类抗生素耐药的重要机制；核酸合成途径中某些酶的改变导致对磺胺甲氧嘧啶耐药，二氢叶酸还原酶改变致甲氧嘧啶耐药；PBP 发生改变与抗生素不能结合或亲和力降低导致细菌对 β-内酰胺类抗生素耐药。

(五) 代谢途径的改变

生长中需要加入胸腺嘧啶的营养缺陷型突变株，可通过得到的底物及改变代谢途径对甲氧嘧啶和磺胺耐药。例如在肠球菌培养基中加入亚叶酸，肠球菌利用叶酸后可对磺胺-甲氧嘧啶由敏感转为耐药。

细菌耐药机制非常复杂，许多细菌耐药往往由多种机制协同形成。

表 28 - 1　细菌的多药外排系统

外排蛋白	细　菌	作 用 底 物
SMR 家族		
EmrE(MvrC)	大肠埃希菌	溴脎三甲胺,结晶紫,甲基紫原,四环素,四苯基膦,溴乙锭
QacE	克雷伯菌	溴脎三甲胺,结晶紫,溴乙锭
Smr(QacC)	金黄色葡萄球菌	溴脎三甲胺,结晶紫,溴乙锭
MFS 家族		
AtrL	啤酒酵母	氨噻唑,4 -硝基喹诺酮- N -氧
Bcr	大肠埃希菌	bicyclomycin,磺胺噻唑
Blt	枯草芽孢杆菌	吖啶黄,氯霉素,溴脎三甲胺,氟喹诺酮类
Bmr	枯草芽孢杆菌	吖啶黄,氯霉素,氟喹诺酮类
BsTet	枯草芽孢杆菌	四环素
CmlA	铜绿假单胞菌	氯霉素
EmrB	大肠埃希菌	氰氯苯脎,萘啶酸,thiolactomycin
EmrD	大肠埃希菌	氰氯苯脎,乙酸苯汞
MdfA	大肠埃希菌	氟喹诺酮类,抗生素
NorA	金黄色葡萄球菌	氯霉素,氟喹诺酮类
PmrA	肺炎链球菌	氟喹诺酮类,抗生素。
TetA	大肠埃希菌	四环素
TetB	大肠埃希菌	四环素
TetC	铜绿假单胞菌	四环素
TetE	大肠埃希菌	四环素
TetK	金黄色葡萄球菌	四环素
RND 家族		
AcrAB	大肠埃希菌,鼠伤寒沙门菌	氯霉素,氟喹诺酮类,β-内酰胺类,新生霉素,红霉素,利福平
AcrB	流感嗜血杆菌	氟喹诺酮类,抗生素
AcrF	大肠埃希菌	氟喹诺酮类,放线菌素 D,万古霉素
AmrB	铜绿假单胞菌	氨基糖苷类
EnvD	大肠埃希菌	四环素,红霉素,丝裂霉素 C
MexB	铜绿假单胞菌	氟喹诺酮类,四环素,氯霉素,新生霉素,红霉素,利福平,β-内酰胺类
MexD	铜绿假单胞菌	氟喹诺酮类,四环素,氯霉素,cephems
MexF	铜绿假单胞菌	氟喹诺酮类,氯霉素,碳青霉烯类
MexY	铜绿假单胞菌	氟喹诺酮类,氨基糖苷类
MrtD	淋病奈瑟球菌	氟喹诺酮类,四环素,氯霉素,红霉素,利福平,β-内酰胺类
SmeB	嗜麦芽黄杆菌	氟喹诺酮类,四环素,氯霉素,红霉素,β-内酰胺类,氨基糖苷类
YhiV	大肠埃希菌	多重耐药
MATE 家族		
NorM	副溶血弧菌	氟喹诺酮类抗生素
YdhE	大肠埃希菌	氟喹诺酮类,抗生素
ABC 家族		
MsrA	表皮葡萄球菌	14 -大环内酯和 15 -大环内酯

第二节 β-内酰胺类药物耐药

一、β-内酰胺类抗生素作用机制

β-内酰胺类抗生素(β- lactams)系指化学结构中具有β-内酰胺环的一大类抗生素，包括临床最常用的青霉素与头孢菌素，以及新发展的头霉素类、硫霉素类、单环β-内酰胺类等其他非典型β-内酰胺类抗生素。β-内酰胺类抗生素耐药的机制主要有:产生β-内酰胺酶;青霉素结合蛋白(PBP)的作用位点改变或产生新的对β-内酰胺类抗生素不敏感的PBP;外膜通透性降低;主动外排系统将抗生素泵出胞外。其中产生β-内酰胺酶是革兰阴性细菌对β-内酰胺类抗生素耐药的最主要原因，而PBPs的改变在革兰阳性菌中更为多见。

二、β-内酰胺酶介导的细菌耐药

(一) β-内酰胺酶分类

β-内酰胺酶(β- lactams)的结构类似于PBPs，它们与β-内酰胺类抗生素结合导致相应的抗生素水解而灭活或由于抗生素与大量的β-内酰胺酶迅速、牢固结合，使其停留于胞质膜外间隙，因而不能进入靶位(PBPs)发生抗菌作用而耐药，后者是革兰阴性菌对β-内酰胺酶稳定的广谱青霉素和第二、三代头孢菌素耐药的机制，此种β-内酰胺酶的非水解机制又称为“牵制机制”(trappiing mechanism)。迄今在各种细菌中发现的β-内酰胺酶已经有几百种，其命名也较混乱，许多学者试图对其进行归纳和分类，其中较常用的是Ambler-Jaurin-Grundstrom分子结构分类法和Bush-Jacoby-Medeiros功能分类法，前者根据氨基酸序列将β-内酰胺酶分为A、B、C、D四类，其中A、C、D类酶以丝氨酸(Ser)为酶的活性作用位点;B类金属酶以金属锌离子为活性作用位点，称为金属酶。后者是结合酶的分子结构、抑制特性及水解底物特征来进行分类，是目前为止较为合理的一种分类方法(表28-2)

1组酶是头孢菌酶(又称C类酶、AmpC酶)，其优先水解底物是头孢菌素，它们水解头孢噻啶的的速率比水解青霉素的速率高30%，对三代头孢菌素和头霉烯耐药，但对碳青霉烯和四代头孢菌素较为敏感，对酶抑制剂克拉维酸和EDTA均不敏感，可被氯唑西林抑制。1组酶又分为染色诱导酶、持续

表28-2 β-内酰胺酶的结构和功能分类

分子结构(Ambler)	功能(Bush)	举例	最适底物							抑制剂		
			PEN	CARB	OX	CR	CTX	ATM	IPM	CLAV	CLOX	EDTA
丝氨酸酶												
A	2a	PC1, LEN-1	+++	+	-	±	-	-	-	++	-	-
	2b	SHV-1, TEM-1	+++	+	+	++	-	-	-	++	-	-
	2be	K1 , TEM-3,SHV-2,PER-1	+++	+	+	++	++	++	-	++	--	-
	2br	TEM-31	+++	+	+	+	-	-	-	-	-	-
	2C	PSE-1, BRO-1	++	+++	+	+	-	-	-	+	-	-
	2e	—	++	++	-	++	++	++	-	++	-	-
	2f	Sme-1, NMC-A, IMI-1	++	+	?	+	+	++	++	+	-	-
C	1	AmpC	++	+	-	+++	+	-	-	-	++	-
D	2d	OXA-1	++	+	+++	+	-	-	-	V	-	-
未定金属	4	AVS-1	++	++	++	V	V	-	-	-	-	-
B	3	IMP-1, 嗜麦芽L-1(染色体)	++	++	++	++	++	-	++	-	-	++

注:抗生素:+++,最好的底物;++,好的底物;+,能够水解;±,极少水解;-,稳定;V,不确定。

抑制剂:++,强;+,中等;V,不确定;-,无作用。

PEN,青霉素;CARB,羧苄西林;OX,苯唑西林;CR,头孢噻啶;CTX,头孢噻肟;ATM,氨曲南;IPM,伊米培南;CLAV,克拉维酸;CLOX,氯唑西林;EDTA,金属酶抑制剂。

高产酶和质粒介导 AmpC 酶。

2 组酶主要由质粒介导(A 类酶),优先水解青霉素类抗生素,其中水解青霉素的速率高于水解头孢噻啶的速率 30%者为青霉素酶,而两种水解速率者相等为广谱酶(2b 亚组)。2 组酶通常对酶抑制剂克拉维酸敏感,对 EDTA 和氯唑西林不敏感,对不同的 β-内酰胺类抗生素有不同程度的耐药性,但对碳青霉烯敏感(除 2f 亚组外)。

青霉素酶又可通过对羧苄西林、氯唑西林(苯唑西林)的水解速率不同进一步再分类:2a 亚组主要出现于革兰阳性球菌中,为典型的青霉素酶;水解氯唑西林或苯唑西林的速率大于水解青霉素的速率的 50%者为 2d 亚组,同其他 2 组酶相比,本组酶不能很好地被克拉维酸抑制;水解羧苄西林的速率大于水解青霉素的速率的 60%,同时水解氯唑西林或苯唑西林的速率小于青霉素的速率的 50%者为 2c 亚组。2f 亚组酶为 A 类碳青霉烯类水解酶,以能水解碳青霉烯类和安曲南为典型特征。

经典的超广谱 β-内酰胺酶(2be 亚组,ESBL)和耐酶抑制的广谱酶(2br 亚组,IRT)都是从广谱酶(2b 亚组)衍生而来,其中 2be 亚组酶水解超广谱 β-内酰胺类抗生素(头孢他啶、头孢噻肟或安曲南)的速度大于水解青霉素的速度的 10%,但对碳青霉烯和头霉素类没有影响;2br 亚组酶耐酶抑制剂而对第一代头孢菌素敏感。以后又发现了其他来源的 ESBL,如 K1 - like、PER -和 VEB -型 ESBL。

3 组酶又称金属酶,能灭活青霉素类、头孢菌素类和碳青霉烯类抗生素,但对安曲南敏感;酶活性可被 EDTA 抑制,但酶抑制剂克拉维酸和氯唑西林对它无作用。

4 组酶是染色体介导的耐抑制剂的青霉素酶,对头孢类抗生素的敏感性不定,对氨曲南和碳青霉烯敏感。

(二) A 类 β-内酰胺酶

A 类 β-内酰胺酶种类最多,也是临床上最常见的 β-内酰胺酶,包括 Bush 功能分类中除 2d 亚组外所有 2 组酶。其中又以超广谱 β-内酰胺酶 2be 最为重要。

1. 作用机制　A 类酶与催化细菌细胞壁肽聚糖合成酶-青霉素结合蛋白(PBPs)在空间结构上相似,作用方式相同。PBPs 和 β-内酰胺酶都可通过它们的活性作用位点 Ser - OH 对抗生素 β-内酰胺环上的羧基发生亲核攻击使环打开形成通过酯键相连的酰酶复合物中间体,而后进行去酰基化。二者去酰基化的速率不同,β-内酰胺酶抗生素酯酰基复合物能够快速去酰基化,使酶再生,并释放已失活的 β-内酰胺,导致细菌产生耐药性;而 PBPs 抗生素酯酰基复合物不能被水解或水解速率慢,从而使 PBPs 失活,图 28 - 3。

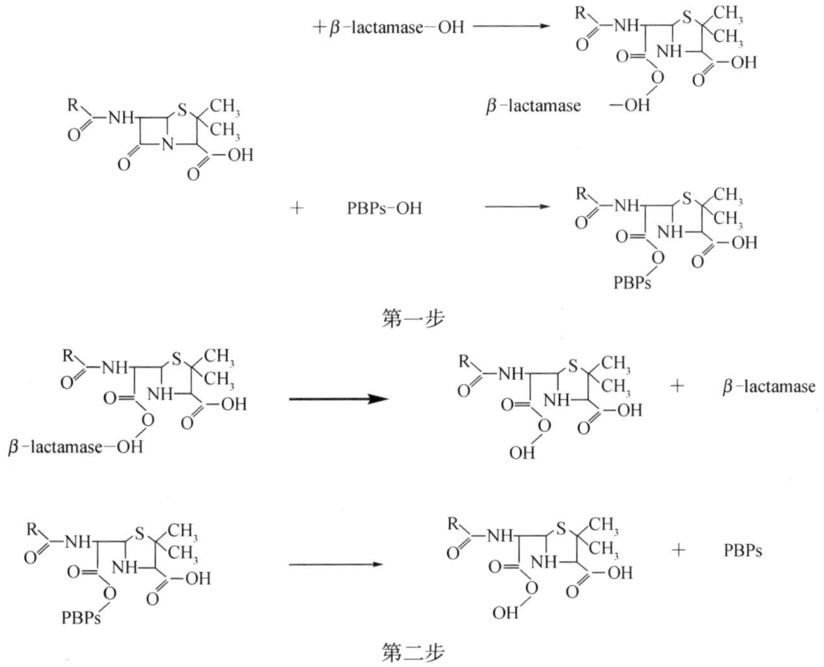

第一步　PBPs 或 β-内酰胺酶与 β-内酰胺类抗生素形成酰酶复合物;
第二步　去酰基化,β-内酰胺酶的去酰基化速度快,PBPs 的去酰基化速度慢或不能不酰基化

图 28 - 3　PBPs 和 β-内酰胺酶与 β-内酰胺类抗生素作用的差别

2. 空间结构　A 类酶的氨基酸序列有较大的同源性(如 TEM-1 和 SHV-1 有 68%的同源性),且在三级结构上非常相似,都有两个结构域:一个是 α-螺旋区,另一个是 α-螺旋和 β-片层混合区,这两个区围成一个催化腔。A 类酶共同的活性作用位点是 Ser-70,所有 A 类 β-内酰胺酶中参与酶识别底物和催化过程的主要有以下几个高度保守序列:第一个序列为氨基酸四联体 Ser^{70}-X-X-Lys^{73}(X 代表任何氨基酸),位于催化腔底部,其中 Ser 为活性位点;第二个序列为三联体 Ser^{130}-Asp-Asn^{132}(SDN),形成催化腔的 1 个侧面;第三个序列为 Lys^{234}-Thy-Gly^{236}(KTG),形成催化腔的另一个侧面;第 4 个序列为 Glu^{166}-X-X-Leu-Asn^{170},位于一个 16~19 个氨基酸残基的环上(通常称为 Ω 环),也形成催化腔的一个侧壁。另外 Ser-70 的-OH和-NH 基团同 Ala237 的-NH 基团形成一个"口袋"(称为氧亚胺口袋)。当酶和抗生素发生作用时,抗生素的 β-内酰胺部分位于此口袋子中。这些高度保守序列为酶发挥识别或催化作用所必需,因此当酶的氨基酸残基突变时,突变的位点一般不会发生在这些序列上,而是在这些序列的周围,见图 28-4。

3. 分类

(1) 革兰阳性菌 β-内酰胺酶(2a):目前 90%以上的金黄色葡萄球菌中的 β-内酰胺酶属于 Bush 分类的 2a 组(A 类),包括 4 个功能相似的亚型,由相关的可转移核苷酸序列编码。与革兰阴性菌 β-内酰胺酶不同,尽管面临着对 β-内酰胺酶稳定的抗生素的选择性压力,几十年来金黄色葡萄球菌中的 β-内酰胺酶一直没有发生进化,至少到目前为止,产 β-内酰胺酶、对青霉素耐药的金黄色葡萄球菌仍然对半合成青霉素(苯唑西林、甲氧西林、萘夫西林等)、头孢菌素及碳青霉烯类抗生素敏感。

金黄色葡萄球菌 β-内酰胺酶酶的产生通常是可诱导的,其合成的调控是负调控,共涉及 3 个基因:blaI、blaR1 和 blaR2。blaI 编码一种抑制因子,对 β-内酰胺酶结构基因 blaZ 的转录进行负调节;blaR1 编码的蛋白 BlaR1 包括 1 个细胞外区域用来感受 β-内酰胺类药物,1 个细胞内区域负责产生一种信号导致 blaZ 的去抑制;blaR2 基因下调 β-内酰胺酶的表达,其机制不明。

(2) 广谱 β-内酰胺酶(2b):包括 TEM-1、TEM-2 和 SHV-1。它们介导对所有青霉素类高度耐药,对第一代头孢菌素低度耐药,耐药程度与产酶量有关,但不能水解广谱的氧亚胺头孢菌(如头孢噻肟和头孢他啶)、单环 β-内酰胺类抗生素(氨曲南)、头霉素(头孢西丁)和碳青霉烯类抗生素(亚胺培南),即使这些酶高表达也不能介导细菌耐上述抗生素,但可导致细菌对酶抑制剂耐药。TEM-1 和 SHV-1 分别是大肠埃希菌和肺炎克雷伯菌中最主要和最多见的酶。

SHV-1 与 TEM-1 的三维结构极为相似(图 28-4),二者的重要氨基酸如 70、73、130、132 和 234 的原子骨架间的偏差小于 0.23A°。TEM-1 与 SHV-1 的重要差别在于:SHV-1 多了一个小 α 螺旋,即 218~224 位氨基酸;SHV-1β3 片层与对面的 104~105 环和 130~132 环间的距离为是 0.7~1.2A°,大于 TEM-1 结构中相应的距离;

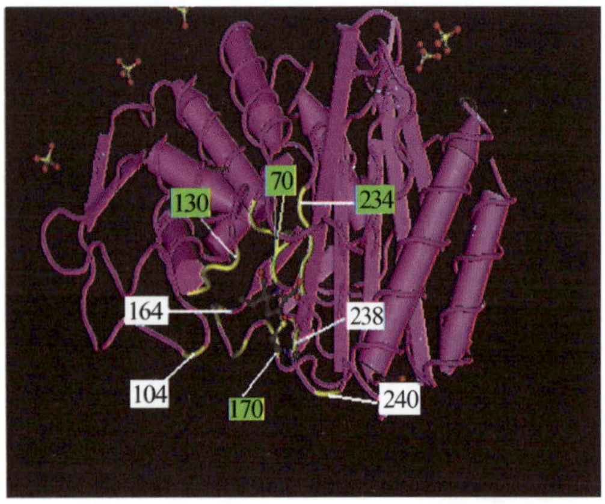

A

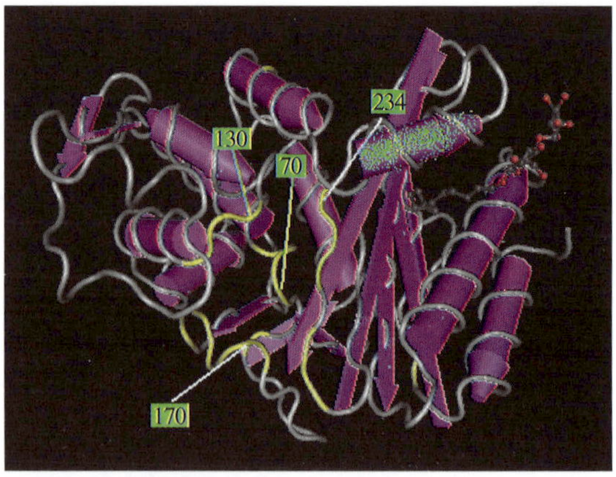

B

A. 大肠埃希菌 TEM-1 型 β-内酰胺酶的结构　B. 肺炎克雷伯菌的 SHV-1 型酶的结构

图 28-4

SHV－1 在 104 位是 Asp(TEM－1 是 Glu)，后两个差别使 SHV－1 催化腔的口张得更大，造成 SHV－1 及其衍生酶水解抗生素的能力高于 TEM－1/2 及其衍生酶水解相应抗生素的能力。

(3) 超广谱 β－内酰胺酶(2be)：最早由克雷伯菌属和大肠埃希菌等肠杆菌科细菌产生，由质粒介导，从 TEM－1、TEM－2 和 SHV－1 突变而来，对 β－内酰胺类药物耐药(包括青霉素类、第三代和第四代头孢、氨曲南)但对碳青霉烯类和头霉烯类药物敏感。体外药敏试验对酶抑制剂敏感，但临床治疗时酶抑制剂复合药不一定有效。SHV 型酶与 TEM 型酶的结构和性质十分相似，迄今，SHV－1 衍生的 ESBLs 的种类远少于由 TEM－1/2 衍生的 ESBLs，SHV 型 ESBLs 的分布也较 TEM 型 ESBLs 窄，主要出现于肺炎克雷伯菌中；SHV 型 ESBLs 水解超广谱 β－内酰胺类抗生素的效率较 TEM 型 ESBLs 高，SHV 型 ESBLs 常介导高耐 β－内酰胺类药物。

1) TEM 型 ESBLs。结构基因突变位点与酶的构效关系：TEM 型 β－内酰胺酶的结构基因长约 860 bp，编码 286 个氨基酸残基，前 23 个氨基酸残基为信号肽序列，引导穿过内质网膜和细胞质膜的脂质双层分泌于细菌的周质间隙中；而后被信号肽酶切除，生成功能性的蛋白质多肽。成熟的 β－内酰胺酶实际上是由 24～286 位氨基酸残基构成。与母体酶 TEM－1 比较，TEM 型 ESBLs 活性位点丝氨酸附近出现了 1～5 个氨基酸残基替换，改变了它们与底物间的空间构效关系，从而表现为 ESBLs 的酶动力学特征。TEM 型 ESBLs 的突变位点主要集中在 104、164、238 和 240，见图 28－5。

Glu_{104}→Lys 和 Glu_{240}→Lys 替换：Lys 含有一个较长的侧链，其末端的氨基可以与底物(如头孢他啶或氨曲南)亚氨基团的羧基形成静电引力，加

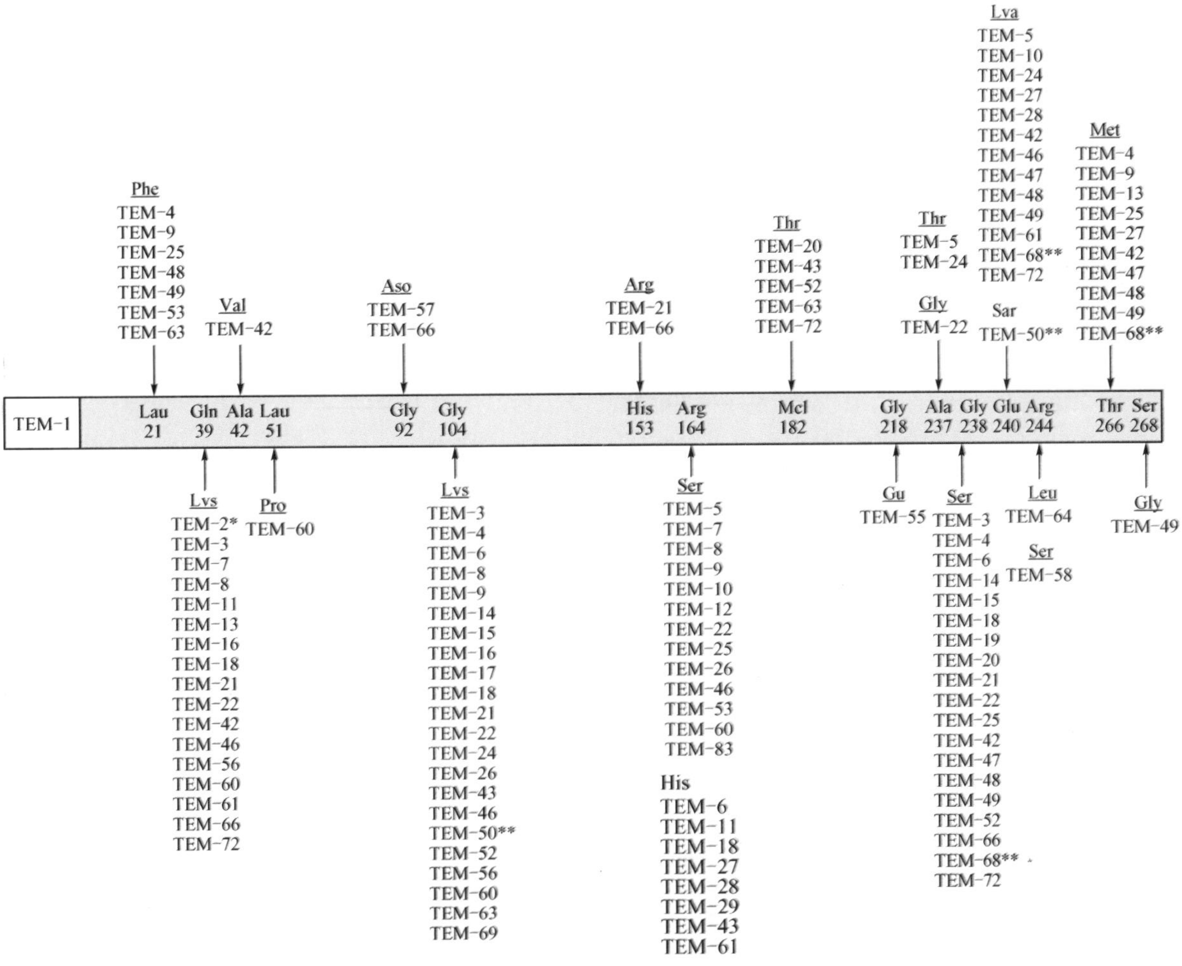

图 28－5 TEM 型 β－内酰胺酶突变位点示意图

强酶与底物的亲和力，促进上述两种抗生素进入催化腔，增强了对头孢他啶和氨曲南的水解；此外，Lys_{104}的替换还影响了SDN三联体在催化腔中的精确定位，改变了酶活性位点的空间构形，导致底物谱特征改变。

Arg_{164}→Ser或His替换：Arg_{164}以两条离子键与高度保守的Asp_{179}和Glu_{171}相互连接，共同维护着Ω环的结构和稳定性，Ω环与α-螺旋H_7共同构成β-内酰胺酶催化腔的狭窄入口，Ser_{164}的替换使离子键消失、Ω环松弛，催化腔入口散大，从而使具有更大空间位阻的氧亚胺基β-内酰抗生素得以进入催化腔，与活性位点接触，产生催化水解效应。发生这个位点突变的菌株往往对头孢噻肟敏感，而对头孢他啶耐药(如TEM-11和TEM-12)。

Gly_{238}→Ser替换：该位点变异介导耐药的机制较复杂，可能是Ser_{238}置换导致了KTG三联体位移，以及Ser_{238}与Asn_{170}间新的相互作用模式使得Ω环上Glu_{166}的侧链偏位，两种构象改变的综合效应使得TEM型酶催化腔空间扩大，使具有更复杂侧链结构的新型β-内酰酶抗生素得以与酶活性中心结合。本突变主要提高了对头孢噻肟的水解能力(如TEM-19)。

表达调控：TEM-1是TEM型ESBLs的母体酶之一，其核苷酸序列全长约1 070个碱基对(bp)，上游侧翼序列长约205 bp。Sutcliffe等(1978年)提出的核苷酸排序方案是：① 其侧翼调控元件弱启动子P3的-10区Prinbnow盒位于162～167位核苷酸处，序列为GACAAT，-35区位于139～143位，序列为TTCAA；② 核糖体结合位点(RBS)序列位于199～203位，序列为AAGGA；③ 翻译起始密码ATG起始于209位。

调控TEM型β-内酰酶转录的启动子有4种：P_3、Pa/Pb、P4和P5(图28-6)。P_3启动子见于bla_{TEM-1}的调控区，启动转录能力较弱；Pa/Pb见于bla_{TEM-2}的上游序列中，为TEM-2型酶32位核苷酸发生了C→T变异，使其在弱启动子P_3上游获得了2个在T_{32}位序列重叠的强启动子Pa和Pb。Pa的-35区和-10区序列分别为TTGAAG和TACGCT，而Pb的-35区和-10区序列分别为GTGATA和TAATGT，Pa-10区的前2个核苷酸与Pb-35区的最后2个核苷酸重叠。在含有P3启动子的基因中Pa和Pb序列没有启动子功能，但它们可以加强P3的功能。目前发现的TEM型ESBLs启动子结构大部分是由Pa/Pb和P3串连而成。

弱启动子P3还可以通过自身功能元件点突变而改善其转录效能。启动子P3最有效的变异为Prinbnow盒第一位核苷酸的G→T点突变，从而使其-10区更接近经典的Prinbnow盒序列TATAAT，增强了启动子与RNA聚合酶的亲和力，

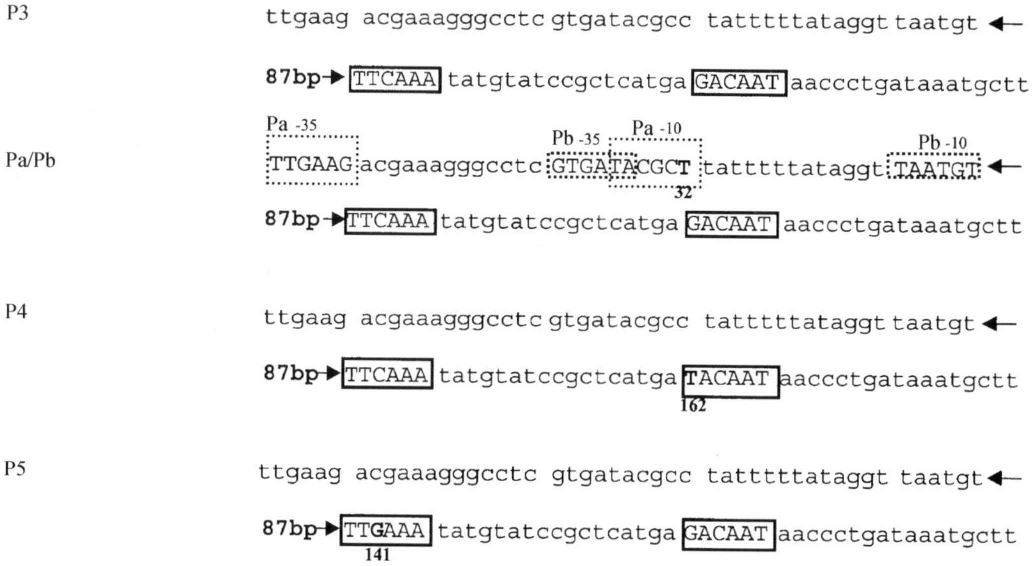

P3，P4和P5启动子的-35区和-10区序列用实线盒框住，重叠启动子Pa/P的-35区和-10区序列用虚线框住。粗体字母表示导致产生Pa/Pb，P4，和P5启动子的突变。

图28-6 bla_{TEM}基因的P3，Pa/Pb，P4和P5启动子的核苷酸序列

使 TEM 型 β-内酰酶的表达活性得到大幅提高。这种由 P3 变异而来强启动子称为 P4 启动子，最常见于耐酶抑制剂型酶的调控序列中。现已发现具有 P4 启动子的 ESBLs 包括：TEM-15、TEM-33 和 TEM-50 等，这类 ESBLs 的共同特征表现为对酶抑制剂轻中度耐受。

P5 启动子的-10 区序列与 P3 相同，但-35 区序列为 TTGAAA，与 P3 的-35 区序列 TTCAAA 不同而更接近经典的-35 区序列 TTGACA。这种启动子存在于 TEM-33c，-34，-35，-36，-37，-39 和-45。

某些 ESBLs 启动子还可以通过其最优序列的重新剪接来实现对结构基因的高效表达。如 TEM-20ESBLs 的高效启动子就是由 Pa 启动子-35 区的 TTGAA 序列与 P4 启动子-10 区的 TACAAT 序列拼接而成，与 Pa/Pb 和 P4 启动子相比，由于与经典的启动子-35 区序列 TTGACA 及-10 区序列 TATAAT 更加相似，因而对转录的正性调控作用能够得到最大优化。

高效启动子的获得是 TEM 型 β-内酰胺酶获得 ESBLs 功能特征的重要条件。然而，与母体酶比较几乎所有的 TEM 型 ESBLs 的结构基因区必然伴随着 1～数个错义突变的发生，从而导致 β-内酰胺酶活性位点丝氨酸附近功能域中氨基酸残基的替换。有些 ESBLs 启动子为弱启动子 P3，如 TEM-12C 和 TEM-13，却不乏对氧亚胺基 β-内酰胺类抗生素高效水解的特性；表明在介导 ESLBs 耐药的机制中，β-内酰胺酶结构基因变异可能发挥着更为重要的作用，见图 28-6。

2) SHV 型 ESBLs。结构基因突变位点与酶的构效关系：SHV 型 β-内酰酶的结构基因及其编码的氨基酸和信号肽长度与 TEM 型酶相似。SHV 型酶的突变也主要集中在 238、240 和 179 位（图 28-7）。与 TEM 型 ESBLs 相比，SHV 型 ESBLs 的种类和突变位点要少一些。根据突变位点发生的位置和酶性质可将 SHV 型 ESBLs 分成：SHV-2 型 ESBLs、SHV-5 型 ESBLs 和 SHVΩ 环突变型 ESBLs 3 种。

SHV-2 型 ESBLs：SHV 型酶 β3 片层末端的 Gly238 突变为 Ser，包括有 SHV-2a、SHV-3，称为 SHV-2 型 ESBLs。

SHV-2 中，当 Gly238 突变为 Ser 时，Ser238 的羟甲基推挤比邻的 Met69 和 Ω 环上的 Asn170 使催化腔扩大，具有较大侧链的底物如头孢噻肟就可进入催化腔被水解。与 TEM 型 ESBLs 一样，Gly238→Ser 突变主要提高水解头孢噻肟的能力。SHV-2a 与 SHV-2 相比，多一个突变 Leu35→Glu，35 位离活性中心太远，该点突变对提高 SHV 型酶的超广谱性质不明显。SHV-3 也仅比 SHV-2 多一个突变 Arg205→Leu，该点突变可提高

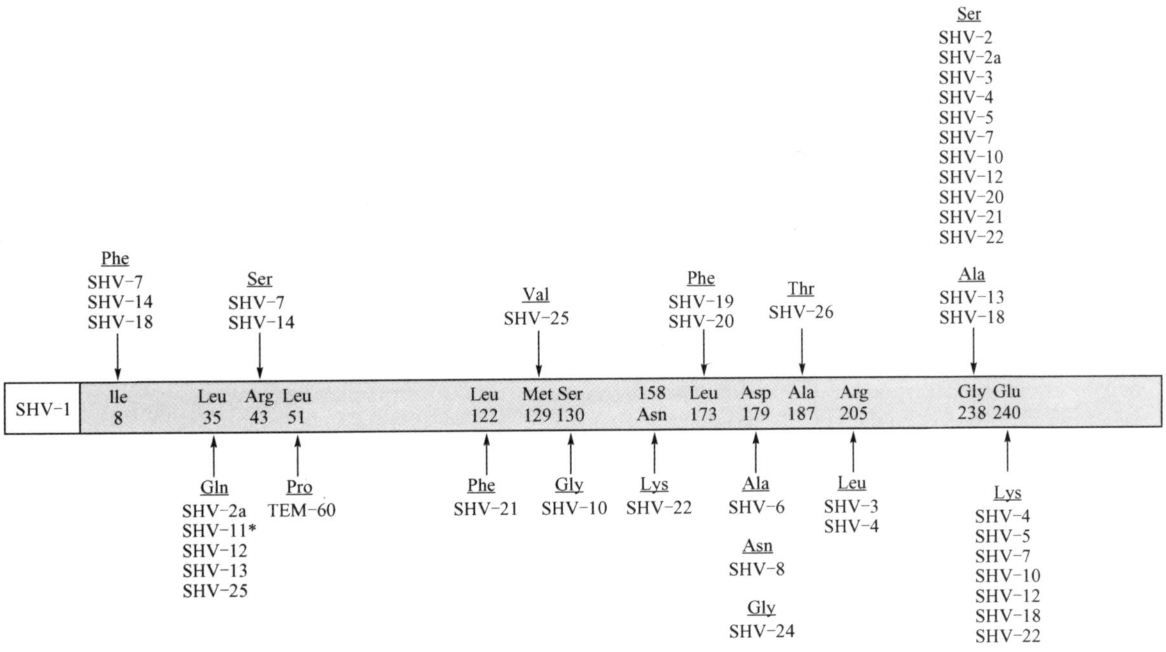

图 28-7　SHV 型酶突变位点示意图

Ser238 的超广谱性质，205 位残基位于 H9 螺旋，也远离活性中心，不直接参与酶-底物反应，但 205 位引入一带大脂肪侧链的残基可导致 H9 构形改变，增大催化腔空间，而容纳头孢菌素的 C-3 取代基。

SHV-5 型 ESBLs：同时具有 Gly238→Ser 和 Glu240→Lys 两个突变的 SHV 型 ESBLs 称为 SHV-5 型 ESBLs，包括 SHV-4、SHV-5、SHV-7、SHV-9 和 SHV-12。SHV-5 型酶中，Glu240→Lys 突变加强了 Ser238 的作用。

SHV-5 是功能最强的 SHV 型酶，SHV-5 能有效水解头孢他啶、氨曲南、头孢噻肟和头孢曲松。SHV-5 中，Lys240 可与头孢他啶的氧亚胺基侧链形成强静电引力，该作用不仅提高了头孢他啶与酶结合的能力，还可促进头孢他啶在催化腔中精确定位，Lys240 对其他抗生素无明显作用。

SHV-4 比 SHV-5 多一个 Arg205→Leu 突变，该突变可提高 SHV-4 对某些抗生素的作用；SHV-7 比 SHV-5 多一个 Arg43→Ser 突变，其引导肽中还多一个 Ile8→Ala 突变；SHV-9 也是在非关键位置上还有其他突变；SHV-12 在 35 位多一个 Leu35→Glu 突变。TEM 型酶中，Ser238/Lys240 的突变对酶的影响远小于 SHV 型酶突变的影响。

SHVΩ 环突变型 ESBLs：本组酶以 Ω 环上保守氨基酸残基 Asp179 突变成中性或碱性氨基酸残基为特征，包括 SHV-6 和 SHV-8（SHV-6 为 Asp179→Ala，SHV-8 为 Asp179→Arg）。A 类酶中高度保守的 Asp179 和 Arg164 靠离子键和氢键连接形成 Ω 环的颈，当 Asp179 突变 Ala 或 Arg 时，它们间的离子键消失，SHV-6 中还不能形成氢键，导致 Ω 环松弛，催化腔膨大，氧亚胺 β-内酰胺得以进入而被催化水解。SHV-6 选择性介导耐头孢他啶，对头孢噻肟作用很弱。

SHV 型 ESBLs 的表达为产 SHV 型 ESBLs 临床菌株的耐药水平主要依赖于产酶量、同时是否还有的其他耐药机制（如外膜渗透性降低）、是否产其他质粒介导 β-内酰酶如 TEM 型 ESBLs，因此三代头孢和氨曲南对产同种 SHV 型 ESBLs，但酶产量不同的菌株的活性可显著不同，其 MIC 可表现为 1～256 mg/L。多数产 SHV 型 ESBLs 的肺炎克雷伯和大肠埃希菌临床菌株表现为对头菌噻肟、头孢曲松和头孢他啶耐药，其 MIC 接近或远高于折点；对四代头孢菌素和青霉素/酶抑制剂复合药多表现为敏感；当高产 SHV 型 ESBLs，同时具有外膜渗透性降低时也可对四代头孢菌素和青霉素/酶抑制剂复合药耐药。

高产 SHV 型 ESBLs 的原因有三种：① 获得高效率启动子，如图 28-8 所示，当肺炎克雷伯菌 K. P15571的-10 区第二个核苷酸发生 C→A 突变，加上-35 区上游的突变，表达效率可提高 200 倍；② 菌株虽只含一个带有 bla_{SHV} 基因的质粒，但该质粒上有多个 bla_{SHV} 基因拷贝；③ 菌株有多个带 bla_{SHV} 基因的质粒拷贝。

3）其他超广谱 β-内酰胺酶。指 TEM-和 SHV-以外，由质粒介导的 CTX-M-、PER-和 VEB-等型别的 ESBLs。

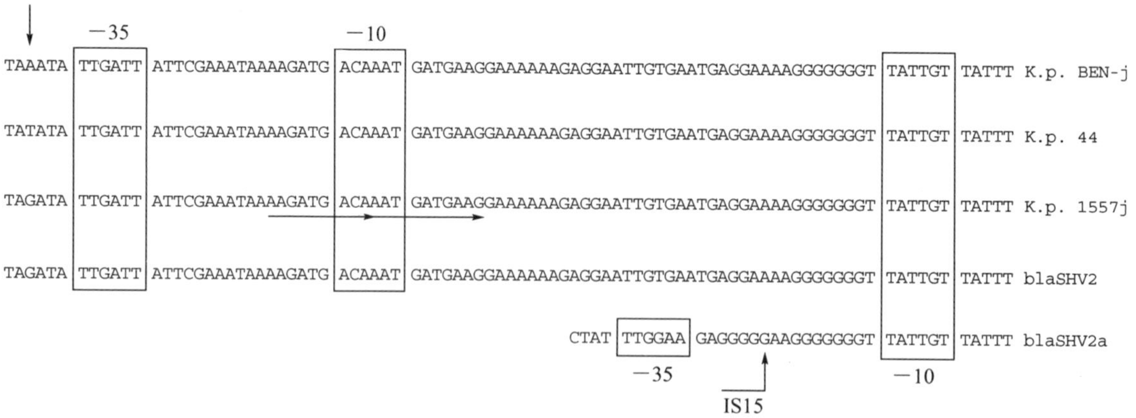

盒内序列代表-35 区和-10 区，水平箭头表示在-10 区序列处两段重复的序列；垂直箭头表示四种启动子在-35 区上游有不同的突变；星号表示转录开始部位

图 28-8 五种 SHV 型酶的启动子比较

CTX－M－型酶：CTX－M－型酶包括 CTX－M－1～CTX－M－26、Toho－1 和 Toho－2，分布于大肠埃希菌、肺炎克雷伯菌、奇异变形杆菌、黏质沙雷菌、沙门菌和弗劳地枸橼酸杆菌。该型酶与 TEM－和 SHV－型酶的同源性很低，仅为 40%，与催娩克雷伯菌、异型枸橼酸杆菌、普通变形杆菌和居泉沙雷菌染色体编码的 A 类头孢菌素酶的同源性分别为 73%～77%，与 Kluyvera ascorbata 染色体 AmpC 酶（称为 Klu－1 和 Klu－2）同源性最高，表明：CTX－M－型酶可能起源于 Klu－1 和Klu－2。

基因同源性分析可将 CTX－M－型酶分为五组：CTX－M－1 型（包括 CTX－M－1、－3、－10、－11、－12、－15 和 CTX－M－23）；CTX－M－2 型（包括 CTX－M－2、－4、－5、－6、－7 和 Toho－1 型）；CTX－M－9 型（包括 CTX－M－9、－13、－14、－16、－17、－18、－19 和 CTX－M－21）；Toho－2 型；CTX－M－8 型，后两组各只有 1 种酶。

酶动力学分析表明：CTX－M 型酶水解头孢噻吩和头孢噻啶的效率高于水解青霉素；优先水解头孢噻肟；某些酶虽可以水解头孢他啶，但不足以介导临床菌株耐头孢他啶；他唑巴坦抑制酶活性的效果优于舒巴坦和克拉维酸。结构分析表明：237 位的 Ser 在 CTX－M 型酶表现超广谱性质中起着重要作用；Arg276 也参与水解氧亚胺 β－内酰胺酶；Toho－1 的 β3 片层和 Ω 环要比其他 A 类酶松弛（图 28－9）；Ω 环区缺乏氢键，这些可能是 CTX－M－型酶表现为超广谱酶的原因。

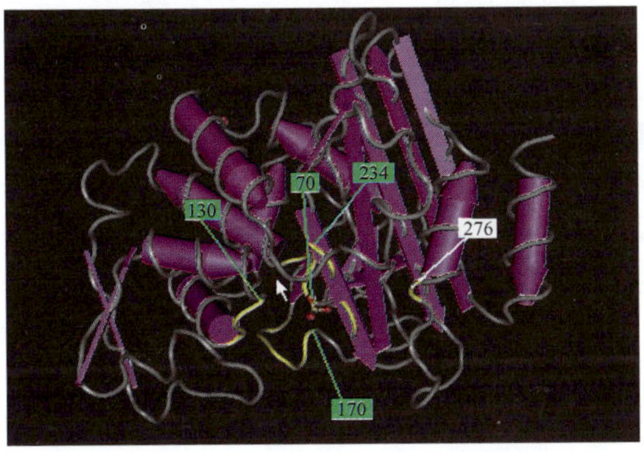

图 28－9　大肠埃希菌 Toho－1 型酶的结构

PER－1 及其相关 ESBL：PER－1 和 PER－2 由质粒介导，来源不明。对克拉维酸高度敏感。动物试验证实对产生 PER－1 的铜绿假单胞菌用碳青霉烯治疗最合适，用哌拉西林/他唑巴坦和四代头孢作用不强。PER－1 与 PER－2 较为相似（同源性为 86.4%）。可在大肠埃希菌、肺炎克雷伯菌、不动杆菌、奇异变形杆菌和伤寒沙门菌中出现。由于该类酶的 pI 为 5.4，从肠杆菌科来源的 PER－ESBL 与 TEM－和 K1 常以此区别，而从铜绿假单胞菌来源的 PER－ESBL 可根据头孢他啶加克拉维酸比单独使用头孢他啶时纸片药敏试验抑菌圈扩大检出。

VEB－1 型 ESBLs：介导高水平耐头孢他啶和氨曲南，对克拉维酸敏感。有典型的头孢他啶与克拉维酸协同现象。VEB－1 的氨基酸序列与现在已知的超广谱 β－内酰胺酶同源性很低，与 PER－1 和 PER－2 同源性最高，仅为 38%。此外 bla_{VEB-1} 基因是首个具有整合子基因盒特征的 A 类超广谱 β－内酰胺酶基因，提示它能在不同菌种中扩散。CME－1 发现于脑膜脓毒黄杆菌，TLA－1 发现于大肠埃希菌。PER－、VEB－、CME－1 和 TLA－1 型 β－内酰胺酶为相关 β－内酰胺酶，但它们的同源性仅为 40%～50%；这些酶都介导耐氧亚胺头孢菌素，尤其是头孢他啶和氨曲南；它们与类杆菌属染色体头孢菌素酶同源，提示这些酶可能起源于类杆菌。

特殊的非典型 ESBL：SFO－1 是一性质特殊的可转移 β－内酰胺酶，它与居泉沙雷菌的 A 类 β－内酰胺酶高度同源，可为亚胺培南诱导而高水平表达。携带 SFO－1 编码基因的质粒也携带 ampR 调节基因（ampR 是 AmpC 酶诱导表达必需基因）；与 AmpC 酶不同的是：SFO－1 不水解头霉素，可被克拉维酸抑制。GES－1 是另一种特殊的 ESBL，它与任何质粒介导的 β－内酰胺酶都低相关，但与奇异变形杆菌碳青霉烯酶有 36%的同源性。

4）耐酶抑制剂 β－内酰酶（2br）。酶抑制剂的 β－内酰胺环分子小，更易进入 β－内酰胺酶的活性位点，产生不可逆竞争性抑制。有许多 A 类酶对酶抑制剂复合药耐药，其原因之一是原本应该对酶抑制剂敏感的酶（如 TEM－1、TEM－2 或 SHV－1）大量产生。另一个机制是产生了来源于 TEM－1/2、SHV－1 的耐酶抑制剂的 β－内酰胺酶（IRT）。至今已经发现了至少 24 种 TEM 起源的和一种 SHV 起源的耐酶抑制剂 β－内酰胺酶。IRT 不是 ESBLs，由于它们也是由 TEM－1/2 或 SHV－1 衍生而来，所以常与 ESBLs 一起讨论。

TEM 型酶中，导致 IRT 表型的突变点集中于少数几点：Met－69、Arg244、Arg275 和 Asn276（图 28－10），这些位点与导致 ESBL 的突变点不同。

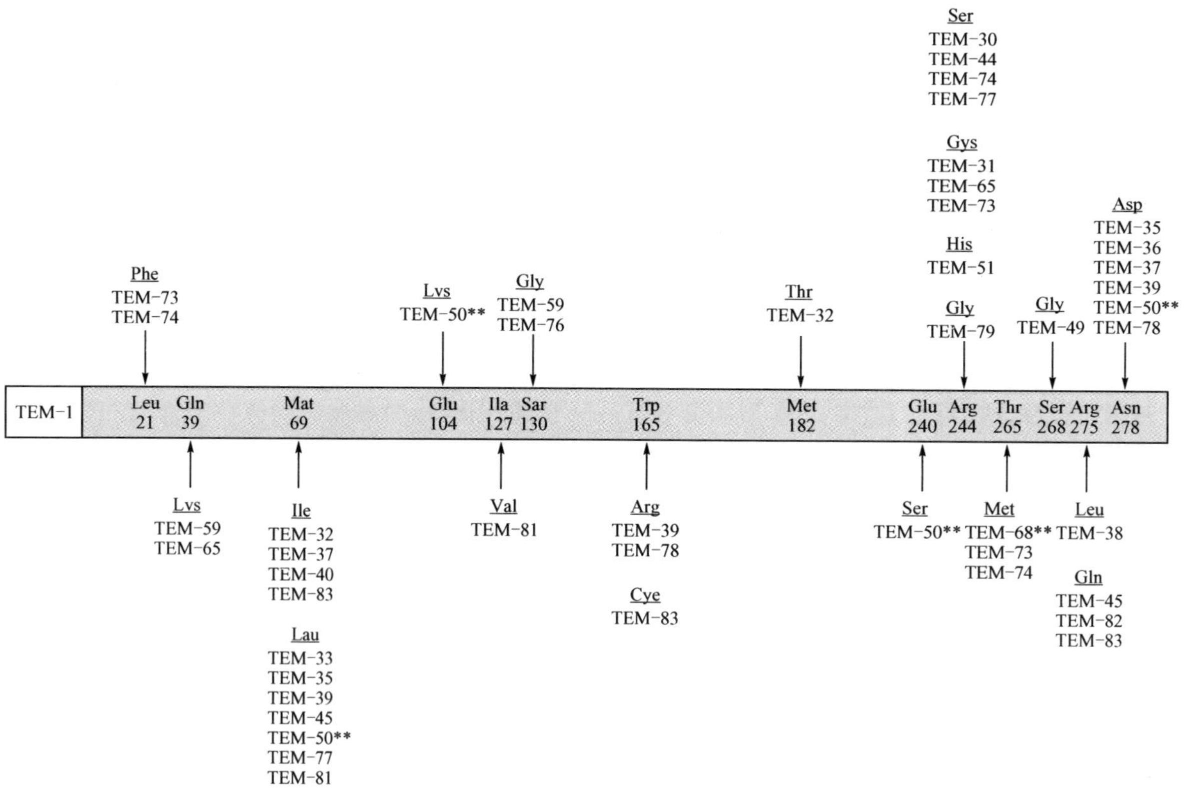

图 28-10 导致耐酶抑制剂 TEM 型酶的突变位点示意图

这些位点突变后，使酶与抑制剂之间的离子键减弱，而且酶抑制的 C-6 处无取代基，缺少其他氢键连接，所以不能很好地定位于氧亚胺口袋，竞争抑制作用减弱，SHV 型耐酶抑制剂 β-内酰胺酶 SHV-10只比超广谱β-内酰胺酶 SHV-9 多一个突变，该突变导致酶耐青霉素/酶抑制剂复合药。

5）ESBL 基因的转移

质粒：质粒在介导 ESLBs 基因在同种属或不同种属革兰阴性菌的转移中起着主要作用。耐药质粒分二类，通过细菌间的接合进行传递的称接合性耐药质粒，不能通过细菌接合而其它方式传递的为非接合性耐药质粒。

携带 ESBLs 编码基因的质粒多属于接合性质粒。接合性质粒的转移与 tra 操纵子有关，tra 操纵子由 23 个紧密相连的基因构成，分别称为 A～N 和 S～Z 基因，tra 操纵子受 traJ 基因正调控，受 finO 和 finP 基因负调控。traA、L、E、K、B、V、M、C、U、F、H、G 与接合传递起始过程的性菌毛形成有关，其中 traA 编码菌毛素，其他基因负责对菌毛素的修饰（如磷酸化和糖基化）；traN 和 traG 的产物与供受体菌之间配接的稳定性有关，只有形成稳定的配接才能发生 DNA 传递；traY、traZ 基因产物（特别性内功酶）使质粒 DNA 形成缺口单链，traM、traI 则促使该缺口单链按 5′→3′通过性菌毛的中空管道进入受体菌内，完成质粒 DNA 转移。少数介导 ESBLs 的质粒为非接合性质粒，自身没实现接合传递的基因，但含有诱动系统（oriT 及 mob 基因），能够接受接合性质粒 tra 基因产物的作用而被带动转移；有的还可以噬菌体为载体进行转移。如 SHV-12 ESBLs 就是由大小为 6 kb 和 14 kb 的 2 种小型非接合性质粒介导在肺炎克雷伯菌中传播的，接合传递实验表明：这两种小型质粒能够借助宿主菌的 tra 操纵系统迁移至受体菌-大肠埃希菌 K-12 内，并使后者获得对头孢噻肟、头孢他啶和氨曲南的抗药性。

转座子：为了进一步揭示质粒耐药基因的产生机制，国外学者对抗生素产生前后 75 年多种致病菌胞质中的质粒种类及其基因结构进行了详细的比较研究，发现：细菌所携带的质粒种类无明显变化，但许多耐药质粒的基因结构中出现了多种插入序列，其中一部分插入序列含有耐药基因，现称为转座子（Tn）或整合子（Int）。这些可移动的特殊

DNA 序列目前被认为是介导耐药基因在质粒之间或质粒与染色体之间转移及重排的重要工具。

转座子是一种转位因子，其结构和功能与插入序列相似，但携带有与插入功能无关的基因，如耐药基因等，其长度一般超过 2 kb。目前已知的原核转座子有 40 多种，有复合型的 IS 因子、TnA 转座子和一些尚未归类的转座子。已发现的转座子大多与耐药有关。转座子两端为具有插入功能而不编码蛋白质的反向重复序列（Inverted repeat，IR），两个 IR 之间包含有 3 个主要的功能基因：tnpA 基因负责编码转座酶，该酶能够特异识别 Tn 及受体靶位点两端的 DNA 序列，使 Tn 与靶点序列接合；tnpR 基因编码的蛋白质具有解离酶和抑制 tnpA 基因转录的蛋白酶和 tnpR 基因转录的阻遏蛋白的功能；结构基因决定细菌的抗药性及某些毒力因子。目前已发现 A、B、C、D 各组多种 β-内酰胺酶基因定位于质粒的转座子上，如 TEM 型 ESBLs 的母体酶 TEM－1/2 的编码基因位于 Tn1～Tn3 的结构基因上。有学者因而推测 TEM 型 ESBLs 的基因可能也在质粒的转座元件上，然而通过特异性探针杂交、基因测序、插入突变及高频接合性质粒等检测技术，均未能从这类基因中发现 Tn 的标志性结构，如 Tn 两端的反向重复序列、Res 位点 I 区 19bp 的高度保守序列；也未能证实其具有类似 Tn 的转座功能。类似地，目前绝大多数 ESBLs 基因及其邻近序列中均未发现 Tn 的特征性基因结构。尽管如此，富含插入序列的质粒携带 ESBLs 基因和多重耐药基因的概率显著高于无插入序列者，提示细菌基因转位元件可能还存在一种尚未认识而且更为复杂的机制介导着 ESBLs 编码基因在各种细菌的 DNA 上迁移。

整合子：整合子（Integron）是携带能识别并俘获移动性基因盒的位点特异性重组系统基因的 DNA 片段，是新近发现的介导细菌耐药基因转移的又一转位因子。整合子是一个遗传结构，具有整合独立的耐药基因盒（基因盒 Gene cassette）的能力，整合子通过位点特异的基因重组机制将一个或多个耐药基因盒重组插入到具有同源性的短序列（attI 或 attC）之间；整合子本身无法转移，但它常常出现在转座子及接合性质粒上，以转座子和接合性质粒为载体实现转移。

整合子由 5′-保守区、3′-保守区及中间的可变序列三部分组成。根据编码整合酶的基因 intI 基因的不同，可将目前发现的整合子分为六类，其中以一，二，三类整合子研究得较为细致，并已被证明与细菌耐药性的传递有关。临床分离菌株中发现的整合子大多属于一类整合子。两类整合子是在转座子 Tn7 及其相关片段上上发现的，Tn7 上的整合子携带一个不完整的整合酶基因及毗邻的 3 个基因盒，四类整合子缺乏 3′端的保守序列（3′-CR）。三类整合子目前仅报告一种。四类整合子是一种特殊的整合子，存在于霍乱弧菌菌株中，目前未发现这类整合子与抗生素耐药性有关。

大多数一类整合子具有 3′保守区，该区域由 3 个开放阅读框架组成，第一个是 qacEΔ1，介导细菌耐季铵类化合物（是一类防腐剂），是 qacE 基因的截断衍生物。第二个开放阅读框架是 sul1，介导细菌耐磺胺类药物。第三个开放阅读框架为 ORF5，目前未发现其功能。中间的可变区为携带耐药基因的基因盒（见图 28－11）。不同的基因盒有不同

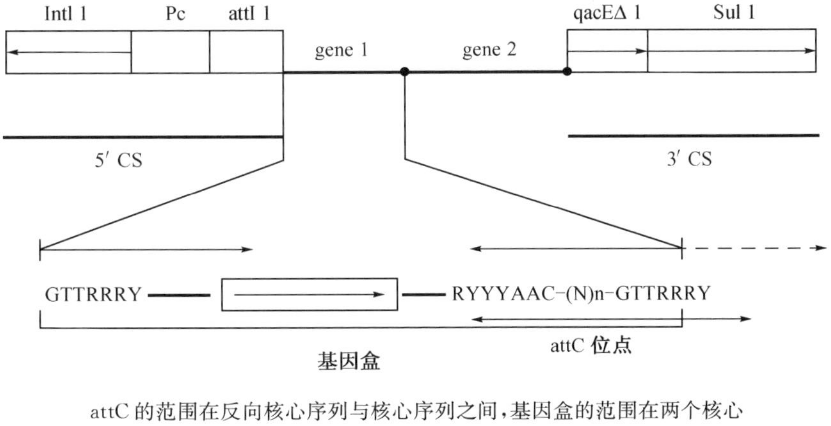

attC 的范围在反向核心序列与核心序列之间，基因盒的范围在两个核心序列之间。交叉点在一个核心位点的 G 碱基和下一个核心位点的 T 碱基之间。

图 28－11　整合子结构示意图

的结构和功能，但是其基本结构是一致的。每个基因盒由基因及3′末端毗邻的一个回文序列attC组成。attC由一个可被整合酶识别的特异性重组位点组成，由于第一个发现的attC位点有一个59个碱基长的片段，所以以前也称attC为“59－bp片段”。attC位点的长度从57bp到141bp不等。每个attC位点的两端分别为一个7个碱基对的片段，这两个片段分别被称为核心位点和反向核心位点。核心位点的共同序列为GTTRRRY(R：嘌呤，Y：嘧啶)，位于attC位点的右侧。互补的反向核心位点序列为RYYYAAC，位于attC位点的左侧。attC位点有很大的多样性，有些与赋予细菌耐药性的替代基因有关，但也有一些相关基因与不同的attC位点有关。在数种整合子中也发现一些与attC位点有关的开放阅读框架，这些开放阅读框架的功能尚不清楚。

5′-保守区携带编码整合酶的基因intI，重组位点attI和一个启动子。整合子上intI基因编码整合酶，负责介导位点特异性重组。整合酶IntI在DNA上的作用位点有两个，一是每个基因盒上的attC位点，另一个是整合子上的整合位点attI。一类整合子的attI位点非常保守，而attC位点的序列和长度却非常多样。就一类整合子而言，基因重组可在任何一对att位点上发生，但各个att位点上发生的频率差异很大。

位于5′保守区的Pc是负责转录整合酶和插入的耐药基因的启动子。整合子中插入的基因盒本身一般不带启动子，共用5′保守区的启动子，基因盒往往以同一个方向插入，这样有利于插入基因盒的表达。整合子上转录出的片段一般都比整合子短，转录终止的位点似乎在基因盒的末端，可能是基因盒3′末端的attC位点。所以重组总是发生在基因盒3′末端的核心位点，而不是反向核心位点。基因盒相关基因表达的水平与其在整合子上的位置有关，离启动子越近表达越强。

现已发现数种由整合子介导传播的ESBLs基因。如在东南亚地区流行的VEB－1酶的编码基因就定位于新型整合子Int－53的结构基因中，Int－53位于耐药质粒Tn－2000 3′端高度保守的序列中。除编码VEB－1的基因外，Int－53还另含有8个耐药基因，分别为aadB(耐氨基糖苷类)、aar－2(耐利福平)、aacA1b/orfG融合基因(耐氯霉素)、oxa10/aadA1融合基因(耐壮观霉素、链霉素)、新型的cm1A家族的耐氯霉素基因及可编码一种多重耐药蛋白的qac等位基因，因此携带Int－53的细菌均为多重耐药株。此外，新型ESBLs酶GES－1和IBC－1的基因则分别定位于Int－52及另一种新型的Int上，并各自携带另外2～6种耐药基因。目前发现通过整合子介导ESBLs基因迁移的致病菌有大肠埃希菌、克雷伯菌、肠杆菌属、变形杆菌属及枸橼酸杆菌属等多种细菌。

(4) A类获得性碳青霉烯水解酶(2f)：包括Sme－1、Sme－2、NMC－A和IMI－1四种。2种Sme型酶都发现于粘质沙雷菌，分别报道于美国和英国，这二种酶的序列仅相差1个氨基酸；IMI－1和NMC－A同源性高达96%，都发现于阴沟肠杆菌，分别报道于美国和法国，Sme型酶和IMI/NMC型酶的同源性为70%。A类碳青霉烯水解酶基因都位于染色体上，且不可转移。

A类碳青霉烯水解酶介导水解青霉素、氨曲南和碳青霉烯；水解亚胺培南的活性优于水解美洛培南的活性；对氧亚胺头孢菌素活性很低，不介导耐药；被克拉维酸和他唑巴坦抑制。由于该种产酶菌株临床分离率低，临床意义不大。

由于发现IMI－1的菌株收集于1985年，产Sme－1的菌株收集于1982年，早于亚胺培南引入临床使用的时间，而且它们至今仍十分罕见，其临床意义不大。

(三) B类β-内酰胺酶

又称金属酶，Ambler分子生物学分类中属于B类，在Bush－JM功能分类中归为三组。该类酶以能灭活青霉素类、头孢菌素类和碳青酶烯类抗生素而引起人们的重视，但它对安曲南敏感；酶活性可被EDTA抑制，酶抑制剂克拉维酸和氯唑西林对它无效。到目前为止至少已发现了28种金属酶。

1. 发现和分布　第一个见于报道的金属酶发现于蜡样芽孢杆菌(Bacillus cereus)。20世纪80年代初期日本从嗜麦芽窄食单胞菌中鉴定出第二种锌依赖青霉素酶L 1型酶，随后又从嗜水气单胞菌和脆弱类杆菌中鉴定出多种能水解亚胺培南的金属酶。它们都是由染色体基因编码，分布于蜡样芽孢杆菌、嗜麦芽窄食单胞菌、脆弱类杆菌、气单胞菌属和戈氏军团菌中，除嗜麦芽窄食单胞菌外，都是临床上极为罕见的菌种，而且都是单株散发的。

1991年日本在铜绿假单胞菌中发现了第一种

质粒介导的金属酶(IMP－1)，不久又从脆弱类杆菌中发现了另一种可转移金属酶，这 2 个酶的发现意味着金属酶已经从单株散发向随机分布过渡。现在已报道了 11 种可转移金属酶：IMP－1～8 和 VIM－1～3(见表 28－3)，分布在铜绿假单胞菌、不动杆菌和肠杆菌科菌中。从地域分布上已经不再局限于日本，现已分布至亚洲、欧洲和美洲的多个国家。

2. 功能亚分类和分子生物学亚型分类　1997 年 Rasmussen BA 和 Bush K 将金属酶按功能进一步分成三个亚组：3a、3b 和 3c。

(1) 3a 亚组：绝大多数金属酶属于 3a 亚组。其底物谱最广，水解青霉素的速度与水解亚胺培南的速度相近或更快，能有效水解头孢菌素。许多 3a 亚组酶需添加 Zn^{2+} 才能达到最大活性或被激活，提示该亚组酶与 Zn^{2+} 的亲和力低。

(2) 3b 亚组：主要包括来自于气单胞菌属的金属酶 CphA/CphA2、ACP、Imis、AsbM1、ASA－1 以及洋葱伯克霍尔德菌、芳香黄杆菌的金属酶。本亚组酶底物特异性高，优先水解碳青霉烯，弱水解青霉素(A2h 除外)和头孢菌素，不水解头孢硝噻吩(nitrocefin)，因此不能用 nitrocefin 纸片法检出。等电聚焦电泳和凝胶柱层析时必须用亚胺培南作底物才能检测到。能被 EDTA 抑制，加 EDTA 后，再加 Zn^{2+} 又可恢复酶活性。高浓度 Zn^{2+} 可增加酶活性，低浓度 Zn^{2+} 抑制酶活性。

(3) 3c 亚组：只有一种，来源于戈氏军团菌，它能高效水解头孢菌素和碳青酶烯。

3 个亚组的金属酶都不水解安曲南，不被克拉维酸、舒巴坦和他唑巴坦抑制。水解较新的碳青霉烯的能力比水解亚胺培南弱(3a 亚组的 Bacillus cereus Ⅱ 和 3b 亚组的 $AsbM_1$ 除外)。

根据氨基酸同源性，也可将金属酶分成三个亚组：B1、B2 和 B3。分子生物学亚分类与功能亚分类相关性好，但 B3 亚组(只含 1 个酶 L1)与 3c 亚组不同。

表 28－3　金属酶的发现、分布和分类

功能亚分类	分子生物学亚类	酶的型别	宿　主	发现国家	发现时间	分子量	等电点
3a	B1	BcⅡ	蜡样芽孢杆菌	未知	1967	25	8.3
3a	B1	CcrA3	脆弱拟杆菌	美国	1994	26	未测
3a	B1	CcrA4	脆弱拟杆菌	美国	1994	26	未测
3a	B1	CcrA	脆弱拟杆菌	美国	1986	26	5.2
3a	B1	PCM－1	洋葱假单胞菌	未知	1994	未测	8.5
3a	B1	IMP－1	铜绿假单胞菌	日本	1991	28	9.0
3a	B1	IMP－2	不动杆菌属	意大利	1999	26	8.1
3a	B1	IMP－3	铜绿假单胞菌	日本	2000		
3a	B1	IMP－4	不动杆菌属	中国香港	2001		8.0
			杨氏枸橼酸杆菌	中国大陆	2001	未测	未测
3a	B1	IMP－6	粘质沙雷菌	日本	2001	未测	未测
3a	B1	IMP－7	铜绿假单胞菌	加拿大	2002		
3a	B1	IMP－8	肺炎克雷伯菌	中国台湾	2001	未测	8.2
3a	B1	VIM－1	铜绿假单胞菌	意大利	1999		5.3
3a	B1	VIM－2	铜绿假单胞菌	法国	2000	未测	未测
3a	B1	VIM－3	铜绿假单胞菌	中国台湾	2000	未测	5.1
3b	B2	CphA	嗜水气单胞菌	意大利	1993	28	8.0
3b	B2	A2h	嗜水气单胞菌	美国	1990	28	8.0
3b	B2	ACP	嗜水气单胞菌	苏格兰	1996	31	8.2
3b	B2	AsbM1	简达气单胞菌	美国	1990	34	9.1
3b	B2	AsA－1	杀蛙气单胞菌	苏格兰	1994	19	>7.9
3b	B2	Imis	温和气单胞菌	英国	1995	未测	9.0
3c	B2		戈氏军团菌		1986	25	10.5
3a	B3	L1	嗜麦芽窄食单胞菌	日本	1982	118	6.9

（1）B1 亚组：绝大多数金属酶属于 B1 亚组，包括大多数染色体酶、IMP 型酶和 VIM 型酶。本亚组的各种酶大小相近（约为 28 kD），序列一致性大于 23%。B1 亚组金属酶都含有与酶的活性基团相关的 3 个组氨酸和一个半胱氨酸。

（2）B2 亚组：包括气单胞菌金属酶 CphA、CphA2 及 Imis。本亚组酶与 B1 亚组酶分子大小相近，但同源性低，两亚组间仅 23 个氨基酸相同（约 11%）。

（3）B3 亚组：只有一个来源于嗜麦芽窄食单胞菌的 L1 酶。本亚组酶只有 9 个氨基酸与其他金属酶相同。L1 酶是四聚体，与其他金属酶显著不同（其他金属酶都是单体），L1 酶的单体也比其他金属酶大 4 kD。

虽然各亚组金属酶之间的氨基酸序列同源性低，但是酶蛋白形成的立体结构却很相似，都表现为 $\alpha\beta/\beta\alpha$ 夹心结构，中间为 2 个 β-片层，两侧为 5 个 α 螺旋；酶分子氨末端和羧末端各有一 β-片层和 2 个 α 螺旋，构成 2 个半球，2 个半球结构相似，各有一个金属离子（图 28-12）。提示它们在进化上是相关的，但进化途径与丝氨酸活性 β-内酰胺酶不相同（丝氨酸活性 β-内酰胺酶进化于青霉素结合蛋白 PBPs）。金属酶中的关键残基，尤其是形成金属键的氨基酸残基高度保守，都有一个 HXHXD—H · Zn^{2+} 保守图形。L1 酶的结构与 Ba 亚组酶有一些显著不同：L1 酶缺乏第一股 β 片层，它最后 1 个 α 螺旋和一些环较膨大；L1 酶分子内部有 1 个二硫键桥。

3. 金属酶的构效关系　双 Zn^{2+} 活性中心位于 2 个 β 片层中间宽大的沟槽底部，能与各种结构不同的 β-内酰胺酶分子结合，因而具有广谱水解活性。Zn^{2+} 活性中心、底物结合位点以及底物结构上的细微差别决定了酶对不同底物不同的催化活性。各类 B 型酶的 Zn1 都是与三个 His 键合定位，Zn1 和 Zn2 以水/羟基桥连，但它们的 Zn2 结构稍有不同，Zn1-Zn2 间距可能是影响酶催化效率的重要因素。

4. 金属 β-内酰胺酶的催化机制　根据现已构建的金属 β-内酰胺酶的立体结构形成了 2 种较为成熟的酶催化反应机制。① 蜡样芽孢杆菌 BcⅡ 酶中的 Zn^{2+} 与酶结合松散，它催化水解底物时表现为单 Zn 活性中心催化机制。图 28-13 为 BcⅡ 酶催化水解青霉素的机制示意图，催化反应表现为分支途径，反应中形成了两个酶-底物中间产物 ES1 和 ES2，ES1 参与的途径速度快，而 ES2 参与的途径速度慢。其机制为：早已形成的 Zn-结合羟基亲核攻击底物青霉素 β-内酰胺环上的羰基，羰基与 Zn^{2+} 结合，随后由 Zn^{2+} 和 Asn180 稳定已形成的 O^-，Asp90 脱去羰基上的质子形成双 O^- 中间产物，再由 Asp90 促使 C-N 键断裂，形成最终产物。该模型中 Zn^{2+} 有下列作用：形成亲核攻击的羟基，联合 Asp90 和 Cys168 亲核攻击 β-内酰胺环，极化 β-内酰胺环上的羰基，促使水解。② 脆弱类杆菌 CcrA 酶和嗜麦芽窄食单胞菌 L1 酶表中的 Zn2 与酶结合紧密，其催化反应表现为双 Zn 活性中心催化机制。图 28-14 为 CcrA 酶催化水解 nitrocefin 的示意图。本机制为单反应途径，除 EP（酶-产物复合物）、ES（酶-底物复合物）外，反应中只形成了一个中间产

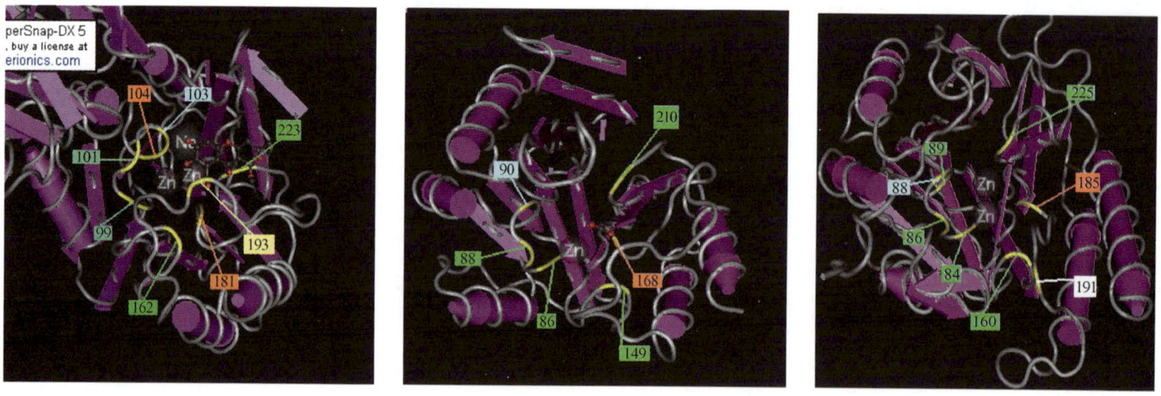

A　　　　B　　　　C

A　CcrA（脆弱拟杆菌）　B　BcⅡ（蜡样芽孢杆菌）　C　L1（嗜麦芽窄食单胞菌）

圆柱代表 α 螺旋，板片代表 β 片层　绿色数字为 His 残基，

兰灰色数字为 Asp 残基，橙色数字为 Cys 或 Ser 残基。

图 28-12　金属酶的三维结构图

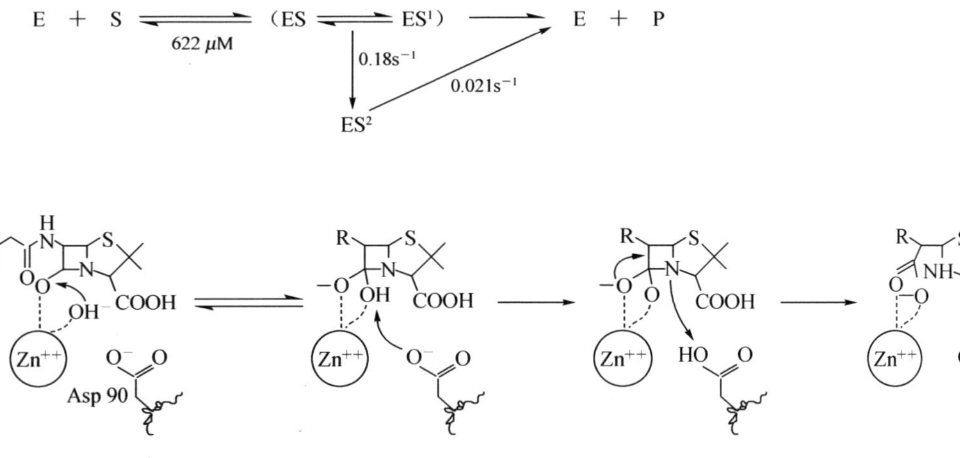

图 28-13　单 Zn 金属酶 β-内酰胺酶(BcⅡ酶,来自于蜡样芽孢杆菌)水解青霉素的作用机制

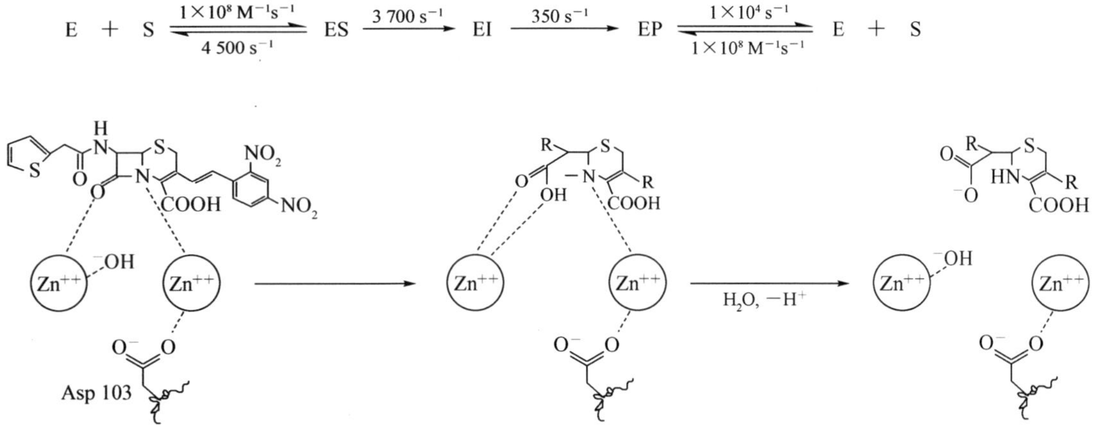

图 28-14　双 Zn 金属酶 β-内酰胺酶(CcrA 酶,来自于脆弱类杆菌)水解 nitrocefin 的作用机制

物 EI。EI 中 C—N 键已经断裂,其中的前 β-内酰胺 N 原子没被质子化,提示 C—N 键的断裂不需要质子化。其反应机制为:Zn1 预先形成 Zn1-羟基集团,当 nitrocefin 进入催化腔时,Zn1 与羰基上的 O 结合,Zn2 与内酰胺环上的 N 结合,Zn1-羟基集团亲核攻击羰基上的 O 形成 O^-,然后由 Zn1 和 Asn193 稳定;由于 N 原子带负电荷,被 O^- 排斥,带正电荷的 Zn2 起到了稳定 N 原子的作用,它们共同作用裂断 C—N 键。中间产物 EI 质子化是整个反应过程的限速步骤,该反应由 H_2O 提供 H^+。

5. 获得性金属酶　包括 IMP 型和 VIM 型金属酶,它们都属于 3a 亚组或 B2 亚组。

(1) IMP 型金属酶:迄今发现的获得性金属酶已超过 14 种(图 28-15)。比对见于文献的 IMP 型金属酶的序列表明:IMP 型金属酶大致可分为二组:① IMP-1、-3、-6、-4 和 IMP-7,但 IMP-7 与

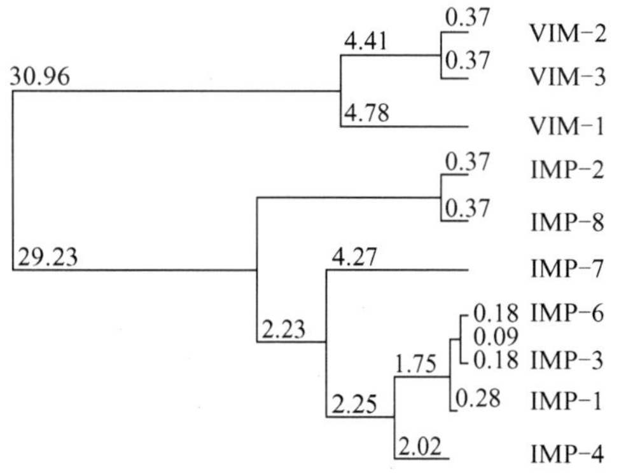

图 28-15　IMP 型金属酶和 VIM 型金属酶同源关系示意图

前述几种酶距离稍远;② IMP-2 和 IMP-8。IMP-3 可能是 IMP-1 的前体,它是一种头孢菌素酶,对青霉素和碳青霉烯类水解能力弱,与 IMP-1 相比只有 2 个氨基酸不同(Gly87→Glu,Gly196→Ser),主要是前者的突变导致酶具有水解碳青霉烯

的能力；IMP6 是 IMP－1 的突变体，其 87 和 196 位氨基酸残基分别为 Glu87 和 Gly196（IMP－3，Gly87 和 Gly196；IMP－1，Glu87 和 Ser196），IMP6 是 IMP－1 的活性最相近，但 IMP－6 水解头孢噻吩和美洛培南的活性强于 IMP－1，水解亚胺培南和青霉素的活性比 IMP－1 弱；IMP－2 与 IMP－1 有 36 个氨基酸不同，其中 10 个位于引导肽，参与结合锌离子的保守氨基酸（His86、His88、Asp90、His149、Cys168 和 His210）都相同，IMP－2 与 1 组 IMP 金属酶的活性有较大差异，但 IMP－2 对美洛培南和头孢噻啶的水解能力显著低于 IMP－1、－4、－6，说明 IMP－2 的某些氨基酸突变具有功能意义。

目前发现的 IMP 型金属酶基因都位于整合子中，编码 IMP－1、－3、－6、－8 和 IMP－4（中国大陆）的基因在质粒上，而编码 IMP－2、IMP－4（中国香港）的基因不在质粒上。

（2）VIM 型金属酶：首个 VIM 型金属酶是在意大利维罗纳发现于铜绿假单胞菌，因此命名为 VIM 型金属酶。随后在意大利、土耳其、希腊和法国相继发现 VIM－2 型金属酶。VIM－3 报道于中国台湾。

VIM 型酶的同源性≥90%，VIM 与 IMP 型之间氨基酸序列的一致性<40%，但两型酶的动力学性质相似，编码基因也都位于整合子中。其中 bla_{VIM-2} 位于质粒上，bla_{VIM-1} 和 bla_{VIM-3} 在染色体上。

目前，金属酶仍相对较少见，碳青霉烯类仍是最有效的 β 内酰胺类抗生素之一，但是由于产 ESBLs 和 AmpC 酶细菌引起的感染增加迫使碳青霉烯的使用量增加，使金属酶出现的风险不继增加。口服和长半衰期碳青霉烯的使用更加重了这种风险。金属酶引起的耐药性一旦出现就很难克服。而新药的开发周期长，投资大。因此在积极开发新药的同时，应加强细菌的耐药性监测，杜绝滥用抗生素。

（四）C 类 β－内酰胺酶

1. 发现和分布　最初发现于耐氨苄青霉素的大肠埃希菌，并根据其耐药特性而命名 AmpC β－内酰胺酶。AmpC β－内酰胺酶为一类革兰阴性菌产生的，不为克拉维酸抑制，可被氯唑西林抑制的“丝氨酸”头孢菌素酶，属于 Bush 1 组，Ambler 分子生物学类型 C 类。结构上，AmpC β－内酰胺酶与青霉素结合蛋白（PBP）在肽链折叠结构上很相似，相似程度超过了 A 类 β－内酰胺酶。耐药机制与 A 类β－内酰胺酶相仿（图 28－16）。

根据能否被 β－内酰胺类抗生素诱导，AmpC 酶又分为诱导型和非诱导型 AmpC 酶。诱导型 AmpC 酶主要分布于肠杆菌、柠檬酸杆菌、普罗威登斯菌、不动杆菌、黏质沙雷菌、小肠耶尔森菌、摩根摩根菌、吲哚阴性变形杆菌和铜绿假单胞菌；非诱导型 AmpC 酶主要分布于大肠埃希菌、克雷伯菌、奇异变形杆菌和沙门菌中。肺炎克雷伯菌染色体上缺乏 ampC 基因，大肠埃希菌染色体缺乏 ampR 基因或 ampR 基因功能失活，因此这两种菌天然缺乏 AmpC 酶。

2. AmpC β－内酰胺酶的类型　染色体编码的 AmpC β－内酰胺酶的表达和诱导受调控基因 ampD、ampR 和 ampG 等控制，根据其表达和诱导性的不同，可将 AmpC β－内酰胺酶分为野生型、去抑制突变型和高诱导型。由质粒编码的称为质粒 AmpC β－内酰胺酶。

（1）野生型：许多肠杆菌科细菌，如肠杆菌、柠檬酸杆菌、不动杆菌和铜绿假单胞菌等天然可产生少量的 AmpC β－内酰胺酶，其产量很低，不能用经典的 β－内酰胺酶检测方法检出。受某些 β－内酰胺

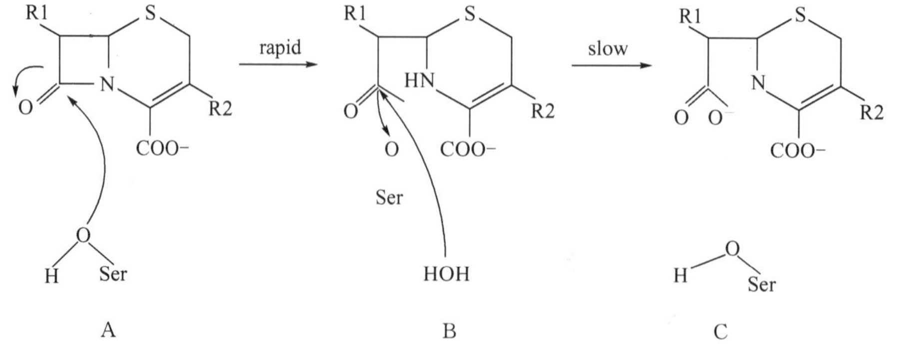

A：AmpC β－内酰胺酶 Ser64 攻击 β－内酰胺类的羰基 C 原子　B：酶底物酰化中间产物　C：β－内酰胺类水解，酶再生

图 28－16　AmpC β－内酰胺酶水解 β－内酰胺类的机理示意图

类抗生素诱导时，这些细菌的产酶量可提高 100 左右，导致对一些抗生素耐药。

（2）去抑制突变型：自然状态下，阴沟肠杆菌、弗劳地柠檬酸杆菌、铜绿假单菌等可有 10^{-5}～10^{-7} 的突变率，部分或完全丧失诱导产 AmpC β-内酰胺酶的能力，变为去抑制突型产酶菌株，酶产量比突变前大大提高。完全去抑制突变型产酶量可提高 1 000 倍，也称持续高产型 AmpC 酶。临床上使用的头孢菌素，尤其是三代头孢对去抑制突变型有强烈的选择作用，是造成伴随 β-内酰胺类抗生素应用而出现耐药性的主要原因。

（3）高诱导型：除上述野生型产酶株可受某些抗生素诱导而提高其产酶量外，某些突变可大大提高产酶菌株对诱导抗生素的敏感性，受诱导而提高酶产量 1 000 倍，达到完全去抑制产酶的水平，是为高诱导型。

（4）质粒介导的 AmpC β-内酰胺酶：质粒介导的 ampC 基因来源于几种肠杆菌科细菌的染色体 ampC 基因，如阴沟肠杆菌、弗劳地枸橼酸杆菌、摩根摩根菌和蜂房哈夫尼亚菌。根据 AmpC β-内酰胺酶的氨基酸序列同源性和 amp C 基因的来源，可将质粒 AmpC β-内酰胺酶分为 6 个不同的群：① ACC（源于哈夫尼亚菌）；② FOX（来源未知）；③ MOX（来源未知）；④ DHA（源于摩根摩根菌）；⑤ CIT（源于弗氏枸橼酸杆菌）；⑥ EBC（源于阴沟杆菌）。每个群内部的同源性分别为 ACC 94.3%、FOX 94.2%、MOX 89.4%、DHA 95.7%、CIT 98.6%和 EBC 84.2%。但是，并非所有具有染色体 AmpC β-内酰胺酶的肠杆菌科细菌都会成为质粒介导基因的来源，例如产气肠杆菌、黏质沙雷菌、吲哚阳性的变形杆菌和大肠埃希菌的 AmpC β-内酰胺酶从未在质粒中检出。大肠埃希菌和其他肠杆菌科细菌的区别在于其染色体 AmpC β-内酰胺酶是不能被诱导的，然而大肠埃希菌仍能表达高产染色体 AmpC β-内酰胺酶。肺炎克雷伯菌的染色体天然缺失 ampC 基因，如果检测到 AmpC 酶就是质粒型的。迄今发现的质粒 AmpC β-内酰胺酶已经超过 29 种。

质粒 AmpC β-内酰胺酶主要分布于肺炎克雷伯菌、大肠埃希菌、催娩克雷伯菌和奇异变形杆菌等细菌中，质粒 AmpC 酶的表达类似于持续高产 AmpC 酶，一般不受抗生素的诱导，酶性质也与染色体编码的 AmpC β-内酰胺酶相似。

3. AmpC β-内酰胺酶的特性

（1）AmpC β-内酰胺酶优先水解头孢菌素：因此又称为头孢菌素酶，但并非所有的头孢菌素都能为 AmpC 酶水解，根据能否被 AmpC 酶水解，可将头孢菌素分为 AmpC 酶水解性和 AmpC 酶非水解性头孢菌素。AmpC 酶水解头孢菌素的活性可被氯唑西林抑制，不被克拉维酸抑制（注：MOX-1、CYM-1 和 CYM-2 可被克拉维酸部分抑制）。

（2）AmpC β-内酰胺酶的物理学性质：AmpC β-内酰胺的分子量为 30～40 kD，pI 为 7.25～9.4 不等；为丝氨酸活性 β-内酰胺酶，有一段 19～21 个氨基酸的引导肽；其氨基酸序列具有三个保守序列：SXXK、YSN 和 KTG（S 为丝氨酸，K 为赖氨酸，Y 酪氨酸，N 天冬酰胺，T 苏氨酸，G 甘氨酸）；染色体编码 AmpC β-内酰胺酶的结构基因变异较少，变异常发生于基调节基因上。

（3）AmpC β-内酰胺与 ESBLs 的比较：见表 28-3。

4. 染色体 AmpC β-内酰胺酶的表达及调控：ampC 基因均可受某些抗生素诱导而表达具有下述一些特点：① 不同的 β-内酰胺抗生素在不同的细菌中诱导 ampC 基因表达的能力不同。一般说来，碳青霉烯类和头霉素类对任何具有可诱导表达 ampC 基因的细菌都是强诱导剂；② ampC 基因受β-内酰胺类抗生素诱导表达的强弱还与细菌生长的培养基有关。③ 与细菌菌种有关：阴沟肠杆菌、弗劳地柠檬酸杆菌黏质沙雷菌、变形杆菌、摩根摩根菌和铜绿假单胞菌有诱导表达的能力；大肠埃希菌、志贺菌虽具有 ampC 基因，但由于缺失 ampR 基因或 ampR 基因失活而不具有诱导表达的能力。

（1）诱导表达的调控机理：ampC 基因为 AmpC β-内酰胺酶的结构基因，参与 ampC 基因表达的基因有 ampR、ampD、ampG、ftsZ 和 gcvA，其中 ampR、ampD 和 ampG 是 ampC 基因诱导表达的必需基因。

1）ampR 基因。ampR 编码 AmpC β-内酰胺酶的转录调控因子。大多数肠杆菌科细菌中，ampR 基因位于 frdD 操纵子（延胡索酸还原酶）和 ampC 基因之间，见图 28-17；ampR 的启动子与 ampC 的启动子重叠并分别指导相向的转录。AmpR 属于细菌 LysR 调节子家族，与该家族其他成员一样

AmpR具有2个调节特性,① 在诱导剂β-内酰胺类抗生素存在时,AmpR激活ampC的转录;② 无论诱导剂是否存在,AmpR都对自身基因起抑剂作用。AmpR持续结合在ampR和ampC之间的DNA上,其结合可激活ampC基因,抑制ampR基因。自然状态下,AmpR是与一个抑制性配体UDP-N-乙酰胞壁酰五肽结合在一起的,该结合改变了AmpR与ampC启动子间的联系,削弱了AmpR对RNA聚合酶转录活性的促进作用。因些细菌天然产生的AmpC β-内酰胺酶量很少。诱导状态下,一无效配体N-乙酰胞壁酰酐三肽与抑制性配体竞争AmpR上的结合位点,通过竞争抑制作用解除抑制配体的抑制,恢复AmpR激活ampC转录的功能。AmpR中特定的氨基酸突变可产生不同的诱导表型,如非诱导型、持续高产型等,见表28-4。

2)ampD基因。ampD基因位于ampR/ampC基因外,编码N-乙酰葡糖胺-L-丙氨酸酰胺酶(即AmpD),其底物是带有1,6分子内糖苷键的黏肽(包括N-乙酰葡糖胺-N-乙酰胞壁酰酐三肽、N-乙酰胞壁酰酐三肽等),其作用是切断N-乙酰胞壁酸与L-丙氨酸之间的酰胺键,释放糖和小肽,以在肽聚糖合成中循环使用。N-乙酰胞壁酰酐三肽是AmpR的无效结合配体,它与AmpR结合可解除抑制性配体UDP-N-乙酰胞壁酰五肽对AmpR的抑制作用,促进ampC基因的转录表达。ampD突变造成AmpD酰胺酶功能全部或部分丧失,使其底物在胞质呈现不同程度堆积,导致AmpC β-内酰胺酶表达方式改变,产生持续高产型、高诱导型等表型。临床上染色体编码的AmpC β-内酰胺酶产量提高主要与ampD基因突变有关。

表28-3 AmpC β-内酰胺与ESBLs的比较

变 量	C 类 酶	A 类 酶
结构基因	常为染色体基因	常在质粒或转座子上
活性结合位点	Ser-64	Ser-70
主要催化氨基酸		Glu-166
抑制剂作用位点		Arg-244和Ser-70
高保守氨基酸	Lys-67, Tyr-150, Lys-315	Lys-73, Ser-130, Lys-234
多肽结构	疏松(类似PBPs)	紧密
催化效率	水解效率相对较低,主要限速步骤为酶-底物结合	水解效率高,难分离到中间产物
优先底物	头孢菌素	广谱青霉素、头孢菌素和卡巴培南
产物调节	常可诱导	罕见诱导
分子量	32~41 kD	22~35
细胞内定位	周浆间隙	周浆间隙分泌到细胞外
进化	可能衍生于PBPs或某一共同的祖先,三级结构和作用方式类似PBPs	可能进化于C类酶,但不是简单的突变;可能先发生于放线菌,再转移到革兰阳性菌,再到革兰阴性菌
菌种中分布	仅革兰阴性菌	革兰阳性菌和革兰阴性菌都有
受保护对象	保护单个细胞	分泌时可保护细胞群落
自然突变位置	常发生在调节基因(质粒AmpC酶可发生结构基因突变)	常发生在结构基因

表28-4 AmpR突变及其所导致表型模式

突变位置	结 果	表 型
Ser35→Phe	AmpR不能结合到ampR/ampC	非诱导,低表达
Tyr264→Arg	抑制AmpR与启动子结合	非诱导,低表达
Gly102→Glu	能与ampR/ampC结合,抑制ampR转录,并能弯曲DNA分子,使它无需辅助因子也可激活ampC启动子,导致持续高产AmpC β-内酰胺	持续高产

3）ampG 基因。ampG 基因编码膜结合转运蛋白 AmpG，如图 28－17 所示，该蛋白负责将周浆间隙肽聚糖分解的大分子黏肽转运至胞质内，以循环利用。在 AmpC β-内酰胺酶调控中起着向胞质内传递诱导信号的作用。AmpG 在黏肽循环和 AmpC β-内酰胺酶表达调控中非常重要，相当于“信息关卡”，其突变将引起细胞黏肽循环障碍和完全丧失 AmpC β-内酰胺酶诱导性。

AmpC β-内酰胺酶的调控机制可以用图 28－17 概括描述，在无 β-内酰胺类抗生素诱导的正常生长条件下，野生型细胞中 AmpR 主要以与 UDP－N-乙酰胞壁酰五肽相结合的失活状态结合在 ampR－ampC 间区，使 ampC 的转录处于受抑制状态，AmpR 这种失活状态可以通过 ampD 突变或 β-内酰胺类抗生素诱导解除。在 ampD 突变细菌中，AmpD 酰胺酶功能缺陷，致使细胞 N-乙酰胞壁酐三肽水平急剧升高，足以从 AmpR 结合位点上取代 UDP－N-乙酰胞壁酰五肽，而使 AmpR 恢复到活性状态。野生型细菌受到 β-内酰胺类抗生素诱导时，肽聚糖降解产物增多，带来的细胞内生理效应是 N-乙酰胞壁酰酐三肽升高（但远低于 ampD 突变株）以及 N-乙酰胞壁酰五肽水平的降低，两种配体的协同变化使 AmpC β-内酰胺酶表达激活。

5．产 AmpC β-内酰胺酶菌株感染的治疗对策

（1）治疗由有可能产诱导 AmpC β-内酰胺酶的细菌（阴沟肠杆菌、柠檬酸杆菌、吲哚阳性变形杆菌、黏质沙雷菌和铜绿假单胞菌等）所致的感染时，要严格控制头孢菌素等酶诱导剂的使用，且对上述菌株导致的感染应多次进行药敏试验以监测是否有酶的诱导。

（2）碳青霉烯类抗生素（亚胺培南、美洛培南和帕尼培南等）虽有很强的诱导作用，但在治疗浓度可完全将产酶菌杀死。

（3）酶抑制剂对其无效，且克拉维酸是很强的诱导剂。

（4）四代头孢菌素效果良好。

（5）其他（阿米卡星和环丙沙星）根据药敏试验结果选用。

（五）D 类 β-内酰胺酶

又称 OXA 型酶（苯唑西林水解酶），其活性中心也是丝氨酸，Bush 功能分类中属于 2d 组。本组酶水解氯唑西林或苯唑西林的速率大于水解青霉素的速率的 50%；同 2 组其他酶相比，本组酶不能地被克拉维酸抑制。

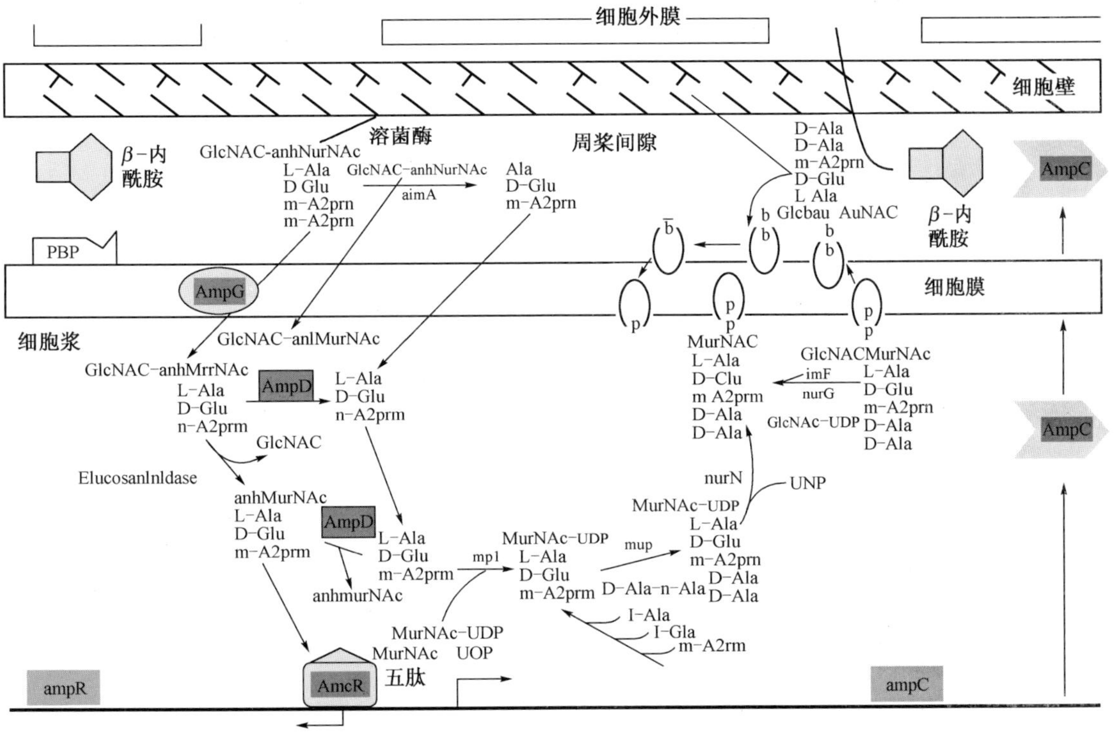

GlcNAC N-乙酰葡糖胺　MurNAC N-乙酰胞壁酸　m－A_2-pm 二按基庚二酸　amiA 酰胺酶

图 28－17　肽聚糖循环及染色体 AmpC β-内酰胺酶诱导机理

1. 分类　分析已知的34种D类β-内酰胺酶的氨基酸序列，构建一多基因树状图。本文的树状图是在网站 http://www.ebi.ac.uk/clustalw/构建（图28-18）。OXA型酶有5个主要分支。

2. 生化性质和表型特征　窄谱OXA型酶至少可以水解青霉素G、氨苄西林、阿莫西林、氯唑西林、甲氧西林、头孢噻吩中的一种，水解速度与水解苯青霉素的速度相同甚至更高，但对碳青霉烯、氨基噻吩头孢菌素和单环β-内酰胺酶抗生素无作用。此外，OXA型酶可被氯离子强烈抑制，100 mM的氯离子可以完全抑制OXA型酶的活性。

（1）1群：与其他窄谱OXA型酶相比，OXA-10的底物谱较宽，高产时可缓慢水解头孢噻肟、头孢曲松和氨曲南，对头孢他啶、碳青霉烯和头霉素无作用。它的衍生酶OXA-11有更高的头孢菌素活性，主要由于Km低。OXA-16体内对头孢菌素耐药性增强，但体内耐药性与体外水解效率不相关。因此，OXA-16不同于TEM或SHV型ESBLs，后者在体内和体外对头孢菌素的活性是平行的。Danel等认为这一异常现象可能是双相动力学造成的。其一般模式是：酶迅速从一种活性高的形态转变为低活性形态。假定β-内酰胺酶在细胞质的浓度比实验室能达到的浓度更高，那么，OXA型酶就有可能在细胞中表现为活性更高的形式。OXA-17的特点是高水解头孢噻肟，但对头孢他啶的作用弱。具有ESBL表型特征的OXA型酶称为ES-OXA型酶。OXA-10衍生的ESBLs必须具备下列2个突变中1个：Asn73→Ser或Gly157→Asp，尤其是后者，该突变是水解头孢他啶的关键。OXA-13对青霉素和头孢菌素的活性很低，但能有效水解头孢噻肟和氨曲南。OXA-19和OXA-28是从OXA-13衍生而来具有ESBLs表型的酶。

（2）2群：OXA-20的表型特征与OXA-2和OXA-3相似。表达OXA-20的大肠埃希菌耐所有的青霉素、头噻吩和头孢西丁。与OXA-2相比，OXA-15具有ESBL性质，能介导耐头孢他啶、头孢吡肟、头孢曲松、拉氧头孢和安曲南，但对碳青霉烯仍无作用。

（3）3群：OXA-1及其衍生酶OXA-4、-30、-31均为窄谱OXA型酶，它们的表型相似，仅介导低水平耐氨基组和脲基组青霉素，对头孢他啶和头孢噻肟无作用。但它们可选择性水解一些2-氨基-5噻唑头孢菌素，如头孢匹罗、头孢匹肟等。OXA-30为OXA-1发生Arg131→Gly突变衍生而来。

（4）4群：OXA-18是在系统分析耐头孢他啶铜绿假单胞菌Mus时发现的，它介导耐头孢他啶和安曲南，但却被克拉维酸抑制。OXA-18的氨基酸序列与OXA-9（1种窄谱酶）同源性最高，仅40%。

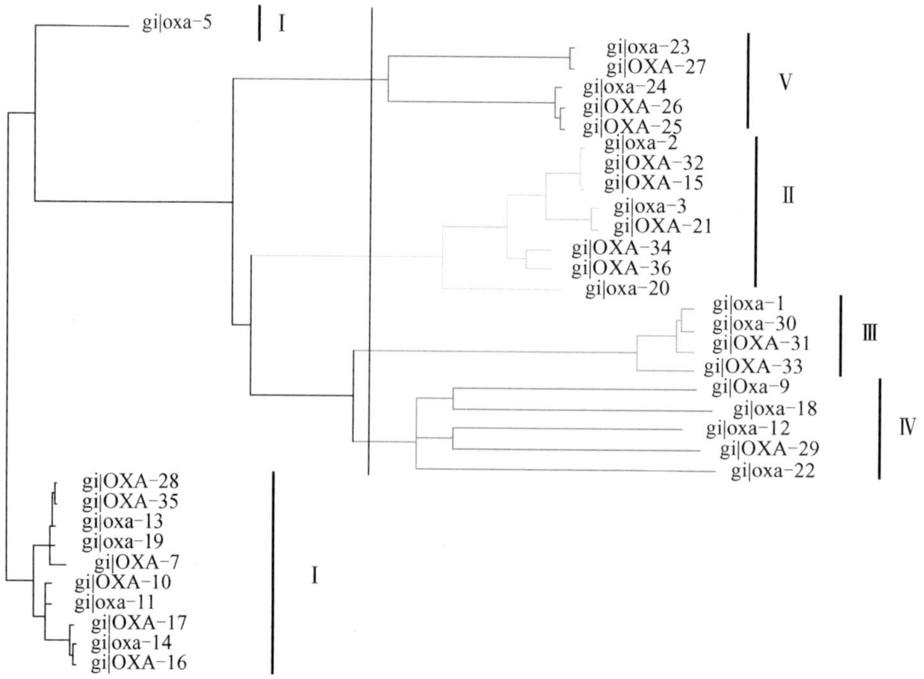

图28-18　OXA型酶同源关系示意图

产 OXA－18 株表型类似于 A 类酶，常规药敏试验中，可观察到头孢他啶和克拉维酸之间的典型协同作用。OXA－12 及其密切相关的酶 Amps 和 OXA－22 酶分别是在研究简达气单胞菌和 Ralstonia. Pickettii 临床菌株耐 β-内酰胺抗生素的性质时发现的，Amps 不被氯唑西林抑制，它代表了不显著水解氯唑西林的 D 类酶。

（5）5 群：Germán Bou 等通过系统分析耐亚胺培南鲍曼不动杆菌 RYC 52 763/97 发现了 OXA－24。Mariya Afzal－Shah 等通过系统分析从世界各地收集到的耐亚氨培南和美洛培能的鲍曼不动杆菌，发现了 oxa－25、oxa－26、和 oxa－27 等多种能水解碳青霉烯的 OXA 型酶。这些酶和 OXA－23（以前称 ARI－1，1985 年发现于英国，1999 年完成测序，并重新命名为 OXA－23）是 D 类酶的新变种，它们因能水解亚胺培南和美洛培南而引起人们的关注。产水解碳青霉烯酶的不动杆菌同时也耐青霉素和头孢菌素。上述酶可分为两类，OXA－24、－25、－26 能强烈水解苯唑西林；OXA－23 和 OXA－27 水解苯唑西林的能力很弱。本群酶与一群酶的同源性达 40%，所以有学者将它们也归为一群。

3. 结构、功能和表达　通过比较分析 31 种 A 类和 D 类酶的氨基酸序列，Conture 等提出了 D 类酶氨基酸序列标数方案。该方案即考虑了 A 类酶的三维结构、A 类酶标数方案，也考虑了 PBPs 的二级结构。这个标数方案称 DBL 方案（D 类酶标数方案）。

采用 DBL 方案，D 类酶在 DBL 70～73 位点有一个 S－T－F－K 的四氨基酸元件，它含有丝氨酸活性 β-内酰胺酶或 PBPs 特征性的保守丝氨酸和赖氨酸残基。D 类酶有 4 个不同于 A 类酶的结构特点：Y－G－N（DBL144～146）；W－X－E－X－X－L－X－I－S（DBL164～172）；Q－X－X－X－L（DBL176～180）和 K－T－G（DBL216～218）。D 类酶中，DBL 231～236 位点的氨基酸残基也高度保守。Sanchagrin 等认为 DBL118～120 的 S－X－V 三联图要比 Y－G－N 与 A 类酶的 S－D－N 图形更接近。新近发现的能水解亚胺培南和美洛培能的 OXA－23、－24、－25、－26 和 OXA－27 中，这些保守图形有所改变，这 5 个酶都有 STFK 和 SXV 保守图形，但 YGN 改变为 FGN。OXA－27 和 OXA－23 保留有 KGT 图形，在 OXA－24、－25 和 OXA－26 中改变为 KSG。后一个变化造成 OXA－25、－26、－24 能强烈水解苯唑西林，而 OXA－23、－27 的水解苯唑西林的能力很弱。一些不能水解亚胺培南的 OXA 型酶也有 YGN 改变，如 OXA－11，其变化不在第一个氨基酸残基 Y，因此由 Y 变为 G 具有重要的意义，而且，这一改变也意味着这个酪氨酸残基上的羟基在水解 β-内酰胺环的反应中不是必需的。

大多数肠菌科细菌和假单胞菌中的 OXA 型酶位于可转移质粒上，但 OXA－12、Amps、ORF－Bs、OXA－22 及一些铜绿假单胞菌中发现的 OXA 型酶，如 OXA－13、－17、－18、－19 和 OXA－20 可能不在质粒上。

大多数 OXA 型酶基因位于整合子的可变区（bla_{oxa-12}、bla_{oxa-22}、bla_{ORF-Sy}、bla_{ORF-Bs}、bla_{Amps} 和 bla_{LCR-1} 除外），并通常由一个其前有一核糖体结合位点的抗生素耐药基因和一个重组位点，如 59－碱基元件（59－be）或 Attc（在整合基因下游）组成。OXA11 和 OXA18 基因盒很特别，它们缺乏完整的 59－碱基元件，其基因盒功能也不完整；另外，在它们的基因盒中还有插入序列，在一端插入了 aac6′Ib（介导妥布霉素耐药的基因），另一端插入了一个未知的开放读码框。OXA－18 不是经典的基因盒，至今尚未弄清 OXA11 和 OXA18 是不是活动的基因盒。

整合子中 OXA 型酶的表达是构成性的，其表达水平随所含启动子的不同而不同。基因盒在整合子内的位置不同也会影响表达水平，离启动子越近，表达越强。

临床上大量使用含克拉维酸的 β-内酰胺复合药，有利于肠杆菌科菌出现 OXA 型酶；大量使用防腐剂也有利于 OXA 型酶基因的选择，因为耐防腐剂的基因 $qacE_{\triangle}1$ 是一类整合子的一部分。虽然 ES－OXA 型酶（extender spectrum oxacillinases）现在还很少见，但它们位于质粒或整合子上，对临床治疗的威胁较大。由于 OXA 型酶仅仅被克拉维酸轻度抑制，因此，实验室常规药敏试验几乎检测不到（除 OXA－18 外），ES－OXA 型酶介导耐头孢他啶，不被氯唑西林抑制，因此它的流行病学调查需要综合头孢他啶耐药表型、PCR 扩散及 PCR 产物测序或 PCR 产物限制性酶切分析。当同一菌株同时产多种 OXA 型酶时，会困扰本实验方案。实验还表明：绝大多数产 OXA 型酶菌株也同时产 PER－1——介导高耐头孢他啶。因此，A 类 ESBLs 和持续高产 AmpC 酶的存在会掩盖 ES－

OXA 型酶。

许多机制可改变 OXA 型酶基因的表达水平：染色体来源还是质粒来源（增加拷贝数）；基因盒在整合子中的位置；整合子内启动子的强弱等。与 A、C 类酶和某些 B 类酶不同，OXA 型酶常与整合子相关，其原因现在还不清楚。但为检查 OXA 型酶提供了另一手段。

三、PBP 改变介导的细菌耐药

青霉素结合蛋白（PBP）位于细菌细胞质膜外壁，是细菌细胞壁肽聚糖合成后期起转肽酶、转糖苷酶、肽链内切酶及羧肽酶等作用的一系列酶，它们也是 β-内酰胺类抗生素的作用靶位。几乎所有细菌都有 3～8 种 PBP，其命名以数字表示（如 PBP1、2、3 等）：分子量越大数字越小。需注意的是，在不同属或种的细菌中，尽管命名的数字相同，但它们并不一定相关。β-内酰胺类抗生素一般具有多个潜在的靶位，因为 2～4 个 PBP 是细菌生存所必需的。

（一）革兰阳性细菌

PBP 改变包括获得新的对抗生素低亲和力的 PBP 和本身发生修饰导致对抗生素的亲和力下降的 PBP，前者主要发生在葡萄球菌中，以耐甲氧西林金黄色葡萄球菌（MRSA）最为典型，后者主要发生在肺炎链球菌中，典型的例子为耐青霉素肺炎链球菌。

1. 耐甲氧西林葡萄球菌（MRS） 在体外抗菌药物敏感试验中，对 1 μg 苯唑西林纸片的抑菌圈直径≤10 mm，或其 MIC≥4 μg/mL 的金黄色葡萄球菌；对 1 μg 苯唑西林纸片的抑菌圈直径≤17 mm，或 MIC≥0.5 μg/mL 的凝固酶阴性葡萄球菌，称为耐甲氧西林葡萄球菌（methecillin resistance staphylococcus，MRS），若为金黄色葡萄球菌则称为耐甲氧西林金黄色葡萄球菌（methecillin resistance staphylococcus aureus，MRSA）。

甲氧西林或苯唑西林均为耐酶青霉素，因甲氧西林易降解，故在体外 AST 试验中常以苯唑西林检测，因习惯而言称为耐甲氧西林葡萄球菌。普通葡萄球菌应有三种 PBP，即 PBP1、2 和 3 催化肽聚糖交联，这些 PBP 的活性可被 β-内酰胺类抗生素抑制，耐甲氧西林葡萄球菌因为获得了一种与 β-内酰胺类抗生素亲和力很低的 PBP—PBP2a（或 PBP2′），而对所有 β-内酰胺类抗生素均耐药。PBP2′由 mecA 基因编码。mecA 基因为一外来基因，也存在于其他葡萄球菌中并高度保守。MRSA 对甲氧西林的耐药水平取决于 PBP2′的产量和染色体上有关因子对其表达的调节，依获得 mecA 的菌株的基因背景不同，菌株耐药水平可表现为敏感到高度耐药。大多数 MRSA 表现为异质性耐药。

SCCmec mecA 基因位于一可移动元件 SCCmec（staphylococcus cassette chromosome mec）上。SCCmec 大小为 21～67 kb，常紧邻 orfx 基因复制起始区的位置整合入 orfx 基因。迄今已发现了 4 种 SCCmec，它们具有相同的结构特点：至少有一段正向重复序列；一个编码重组蛋白的型特异的 ccr 复合体——负责特异性切除和整合 SCCmec 入葡萄球菌染色体；mecA 基因，负责编码 PBP2′；至少含一种插入序列，例如 IS431——它为 IS431 相关质粒和转座子整合了位点，介导积累其他耐药性。SCCmec 是一种与转座子、整合子及噬菌体不同的新型可移动元件，类似于毒力岛，可称为“耐药岛”。SCCmec 在体内的移动能力较差。SCCmec 和 mecA 的起源尚不清楚，序列分析提示：mecA 基因可能为 PBP 结构基因与 β-内酰胺酶的调节区重组而来。迄今发现的与 mecA 基因同源性最高的基因为赛氏葡萄染色体上的一个基因，它们的同源性高达 88%，但赛氏葡萄球菌的基因不介导耐甲氧西林。

mecA mecA 基因是 PBP2′的编码基因。PBP2′为 B1 类 PBPs，该组蛋白由一转肽酶区和一功能未知的非青霉素结合区构成，它们最大的特点为与 β-内酰胺的亲和力低，使细菌能在抑制其他所有 PBP 功能的药物浓度下生长。PBP2′有转肽酶活性，但活性较低，细菌本身的 PBPs 可形成高交联肽聚糖，PBP2′催化形成的交联主要为黏肽二聚体。

mecA 基因的转录可受两套相似的调节基因调控。如图 28－19，一为调控元件 mecR1－mecI，该调控元件位于 mecA 基因上游，转录方向与 mecA 相反；另一套为 blaR1－blaI，它是葡萄球菌青霉素酶的调控基因。MecI 和 BlaI 为抑制蛋白，均可抑制 mecA 和 blaZ 的转录，可互相替代；MecR1 和 BlaR1 为相应调控系统的信号转导分子，这 2 种蛋白是特异的不能相互代替。当诱导剂与跨膜受体的膜外感受器结合，引发切除受体的传感器，激活膜内金属蛋白酶，该蛋白酶切除阻遏子 MecI，分别激活 blaZ 和 blaR1－blaI 或 mecA 和 mecR1－

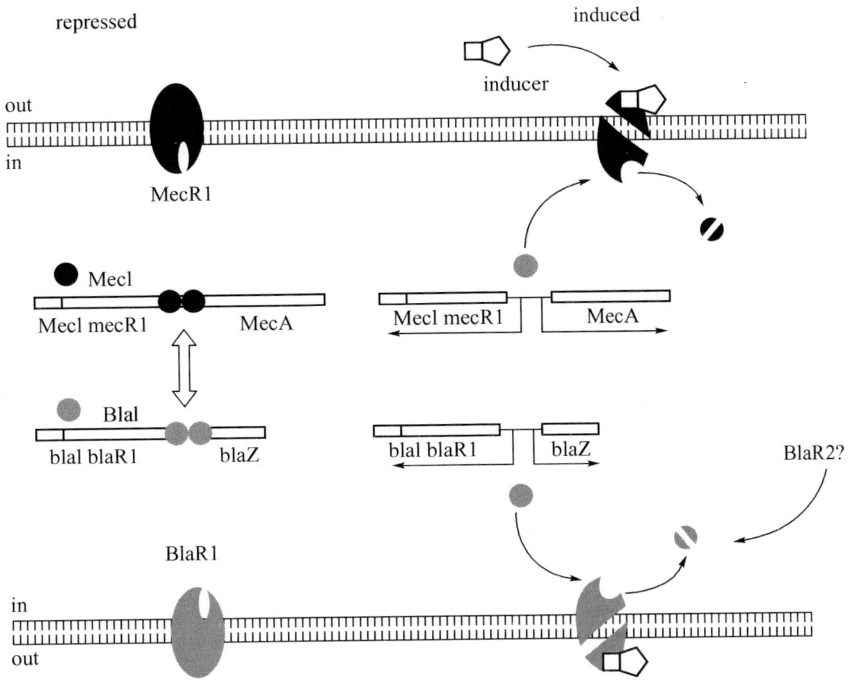

MecI 阻遏 mecA 和 mecR1－mecI 的表达，当诱因剂与传感器 MecR1 结合时，MecR1 自动裂解，激活跨膜锌肽酶，后者裂解调节元件上的阻遏子 MecI，解除 MecI 对 mecA 和 mecR1－mecI 的阻遏作用。BlaI 对 blaI 的调节与 mecA 调节途径相似，两条调节途径的阻遏子能相互识别相互转换，但 BlaR1 或 MecR1 对阻遏子的裂解作用是特异的

图 28－19 PBP2′和青霉素酶的表达调节

mecI 开始转录。这两套调节系统存在许多差异：mecR1－mecI 的诱导动力学速度比 blaR1－blaI 慢得多，MecR1 可被头孢西丁诱导，甲氧西林和苯唑西林诱导其表达的速度极慢，所以 mecR1－mecI 基因完整的菌株，其 mecA 基因的转录被 MecI 强烈抑制，仅表现为低耐甲氧西林，称为“前 MRSA”。在抗生素选择性压力下，“前 MRSA”菌株的 MecI 可失活或被删除或发生 mecA 基因启动子突变，持续产生 PBP2′导致菌株耐药性增加。细菌要表现为耐甲氧西林表型需要产生一定量的 PBP2′，但高产 PBP2′并不一定高度耐药。

2. 影响葡萄球菌耐甲氧西林水平的因素　大多数 MRSA 为异质性耐甲氧西林，特点为：大多数细菌细胞低度耐甲氧西林，仅小部分表现为高度耐药，高度耐药菌株的自然发生率为 10^{-7}～10^{-3}，由葡萄球菌基因组突变引起，与 SCCmec 无关。一般地，在没有抗生素选择性压力时高度耐药菌株也表现为高度耐药。高度耐药可能是由多种机制造成的，其中大部分尚未弄清。<1%的高度耐药的机制为 lyth 基因灭活，lyth 基因编码——与 N－乙酰胞壁酸－L 丙氨酸酰胺酶相似的酶。高表达 hmrA 或 hmrB 时也可导致高度耐药，前者编码——氨基水解酶，后者编码——乙酰转运蛋白。

葡萄球菌要表现为耐甲氧西林除需要产生一定量的 PBP2′外，还需要细胞壁合成过程处于良好的监控状态，并完整保持肽聚糖前体的化学结构。fem 基因族为细菌染色体上固有的基因，它们编码的蛋白直接或间接参与或调节肽聚糖的生物合成和循环，研究表明它们与葡萄球菌耐甲氧西林有关。迄今发现的 fem 因子已超过 20 种。其中以 fmhB、femA 和 femB 突变对耐药水平的影响最大，它们是金黄色葡萄球菌及其他革兰阳性菌惟一的指导肽聚糖侧链交联的基因。如图 28－20，FhmB、FemA 和 FemB 分别指导革兰阳性菌在肽聚糖侧链上加入第 1，2～3 和 4～5 位甘氨酸。保持五肽交联桥完整是细菌耐甲氧西林的必需条件，缺失上述基因可导致细菌对 β-内酰胺类及其他抗生素高度敏感。GlmM/femD 催化葡萄糖胺－6－磷酸形成 N－乙酰葡糖胺的前体葡萄糖胺－1－磷酸；FemF 指导 L－Lys 加入四肽侧链；GlnR/FemC 失活可在细

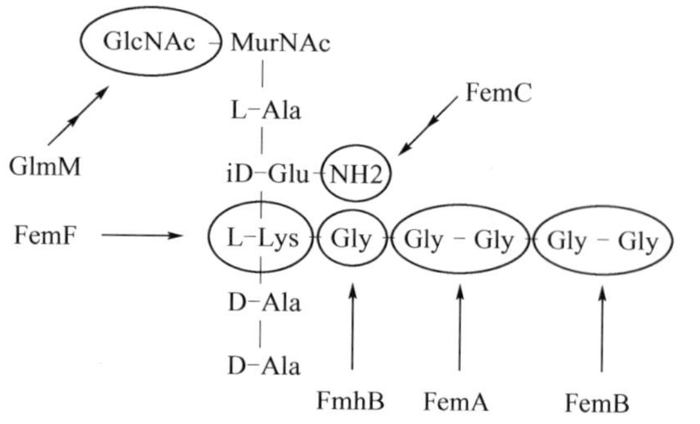

Glm 催化合成 GlcNAc 的前体 1-磷酸葡糖胺；FemF(MurE)参与加入 L-亮氨酸；FemC(GlnR)与谷氨酰胺的形成有关；FmhB、FemA 和 FenB 参与合成五肽甘氨酸侧链

图 28-20 金黄色葡萄球菌肽聚糖前体亚单位形成示意图

胞代谢水平上影响谷氨酰胺的合成，进而影响肽聚糖四肽侧链的形成。

除基因外，细菌耐甲氧西林的程度还受一些外部因素影响，包括温度、渗透性、2 价阳离子及培养基成分，这些因素已经在日常工作中广泛应用于检测 MRSA。

3. 耐青霉素肺炎链球菌　对青霉素的 MIC≥2 μg/mL的肺炎链球菌称为耐青霉素的肺炎链球菌(penicillin resistant strepttococcus paeumoni, PRSP) MIC 在 0.12～1.0 μg/mL 间判为中介，称为相对耐药(低耐)肺炎链球菌(PISP)。肺炎链球菌对青霉素敏感和对其他 β-内酰胺类抗生素敏感有平等关系，青霉素耐药菌株可能对一种或多种 β-内酰胺类抗生素耐药。

肺炎链球菌不产生 β-内酰胺酶，它们对 β-内酰胺类抗生素的耐药是由于 PBP(主要是 PBP2)发生改变而导致对 β-内酰胺的亲和力降低。肺炎链球菌有 6 种 PBP(1a、1b、2a、2x、2b 和 3)，青霉素敏感菌株染色体上的 pbp 基因高度保守(序列同源性>99%)；临床耐药和中介菌株编码低亲和力 PBP(1a、2x 和 2b)的 pbp 基因变异较大，这些基因是由敏感菌株相应部分基因和来自相近菌种的部分基因嵌合而成，称为“嵌合体基因”，例如某些耐青霉素肺炎链球菌菌株的 pbp2b“嵌合体基因”就是由敏感菌株的部分基因和缓症链球菌的部分核苷酸序列或/和其他未知菌株的核苷酸序列嵌合而成。

与敏感菌株相比，“嵌合体 pbp 基因”还包含有多重突变，单点突变可导致低水平耐药，高水平耐药是多个 pbp 基因连续突变的结果，如对广谱头孢菌素高度耐药与 PBP1a、2x 的改变有关。突变不一定必然导致耐药。另外，在不同抗生素的作用下其突变位点也不同，如头孢菌素的作用可导致 PBP2b 发生 Thr446→Ala 突变，而哌拉西林则导致 Thr550→Gly 突变。

粪肠球菌和屎肠球菌具有与青霉素亲和力较低的 PBP5，因而天然对青霉素低度耐药。粪肠球菌高度耐青霉素与 PBP5 过量产生和突变有关。

（二）革兰阴性细菌

PBP 改变介导细菌耐药在革兰阴性细菌中较少见，主要见于铜绿假单胞菌、流感嗜血杆菌、淋病奈瑟菌、脑膜炎奈瑟菌、乙酸钙不动杆菌和脆弱类杆菌中。在淋病奈瑟菌(非 TEM-1 产生株)中染色体介导的高度耐青霉素与产生了低亲和力 PBP1、2 有关，PBP2 是由 penA 基因编码的，其氨基酸序列的前 2/3 部分在敏感株和耐药株中几乎相同，而后面部分则差异很大，因此耐药株的 penA 基因可能与肺炎链球菌相似也属于“嵌合体基因”；脑膜炎奈瑟菌耐青霉素也与“嵌合体基因”PBP2 有关，这两种“嵌合体基因”的外源部分可能都来自金黄色奈瑟菌。

四、外膜通透性降低和主动外排导致的 β-内酰胺耐药

大多数革兰阳性细菌具有一层很厚的肽聚糖细胞壁，其机械强度高，但结构粗糙，筛孔大，很难阻止小分子物质如抗生素的扩散，而革兰阴性细菌却因外膜的存在而具有非常有效的通透屏障作用，因此外膜通透性降低介导的耐药主要见于革兰阴性菌。

革兰阴性菌的外膜对 β-内酰胺类抗生素是 1 种屏障，抗生素的内流和清除(水解或捕获)之间的平衡决定了细菌的敏感和耐药，但仅靠通透性减低很少能产生有意义水平的耐药。大肠埃希菌及其他革兰阴性菌中 β-内酰胺类抗生素主要由亲水的膜蛋白孔道通过外膜，前者至少产生两种膜蛋白孔道，OmpF 和 OmpC。由于突变导致 OmpF 和/或 OmpC 改变或表达减少将使细菌对多种 β-内酰胺类抗生素敏感性下降。铜绿假单胞菌对多种 β-内酰胺类抗生素呈现固有的耐药性，长期以来将这种耐药性归结为该菌具有异常低通透性外膜。现在已认识到这种耐药性是由于能量依赖的主动外排

系统(MexAB－OprM)和低通透性外膜协同作用的结果。铜绿假单胞菌对亚胺培南的耐药则是由于此抗生素进入细菌的特定膜蛋白通道 OprD 缺失造成。

第三节　氨基糖苷类抗生素耐药

氨基糖苷类抗生素(aminoglycosidic aminocyclitols)是由氨基糖分子和非糖部分的苷元结合而成,包括链霉素、庆大霉素、卡那霉素、西索米星以及人工合成的妥布米星、阿米卡星和奈替米星等。

细菌对氨基糖苷类抗生素耐药的主要机制为:① 细菌摄入药物减少;② 产生使抗生素失活的钝化酶;③ 核糖体蛋白靶位改变。天然氨基糖苷类耐药主要由摄入药物减少引起,而获得性耐药主要因产生质粒编码的钝化酶造成。此外,获得性耐药也可通过染色体变异引起核蛋白体靶位改变或抗生素摄入减少等产生。

一、摄入药物减少

抗生素摄入减少会引起细菌对所有氨基糖苷类天然或获得性低水平的交叉耐药。氨基糖苷类是一类分子量较大的复合物,它主要作用于细胞质核糖体,在作用于靶位前要经过细菌外膜(革兰阴性菌)和胞质膜(革兰阴性菌和阳性菌)。在革兰阴性菌中,首先须通过离子结合,破坏外膜上阴离子物质,包括脂多糖、外膜蛋白质和两端的磷酯。二价阳离子 Mg 离子和 Ca 离子是脂多糖和磷酯结合所必需,氨基糖苷类中的阳离子可取代二价 Ca 离子,使抗生素穿透胞膜进入胞质。某些菌株对氨基糖苷类敏感性降低,就是因为一些离子转移系统缺陷,造成药物摄入减少,如肠球菌、链球菌和革兰肠杆菌科细菌。

二、氨基糖苷类钝化酶

氨基糖苷类抗生素钝化酶作用于特定的氨基或羟基,使氨基糖苷类钝化,导致被钝化的抗生素不能与核蛋白体结合,并减少细菌对氨基糖苷类的摄入,从而导致高度耐药。已知的钝化酶有三类:(图 28－21)① 氨基糖苷磷酸转移酶(APH),作用于氨基糖苷类的 3′-和 2″-位,使该位点的游离羟基磷酸化;② 氨基糖苷核苷转移酶(ANT),作用于氨基糖苷类抗生素的 4′-和 2″-位;③ 氨基糖苷乙酰转移酶(AAC),作用于氨基糖苷的 3－、2′-和 6′-位。其中磷酸转移酶对抗生素的耐药性最高。根据酶作用位点的不同,每一类钝化酶又可分为不同的亚类。磷酸转移酶有 7 种[APH(3′), APH(2), APH(3″), APH(6), APH(9), APH(4), APH(7″)],其中 APH(3′)可使卡那霉素、阿米卡星、异米帕星等具有 3′－羟基的抗生素失活;核苷转移酶 4 种[ANT(6),ANT(4′),ANT(3″), ANT(2″)];乙酰转移酶 4 种[AAC(2), AAC(6′) AAC(9) AAC(3)]。后来还发现了一些复合双功能酶,如 AAC(6′)－APH(2″)和 AAC(6′)－ANT(2″)。每一亚类又包括不同型别,表现出不同的耐药表型,如 AAC(3)－Ⅰ介导耐庆大霉素,AAC(3)－Ⅱ介导耐庆大霉素、奈替米星和妥布霉,AAC(3)－Ⅲ介导耐庆大霉素、妥布霉素和卡那霉素,所以一种钝化酶可产生不同的耐药表型。一种氨基糖苷类药物能被一种或多种酶所钝化,而几种氨基糖苷类药物也能被同一种酶所钝化。因此,在不同的氨基糖苷药物间存在着不完全的交叉耐药性。

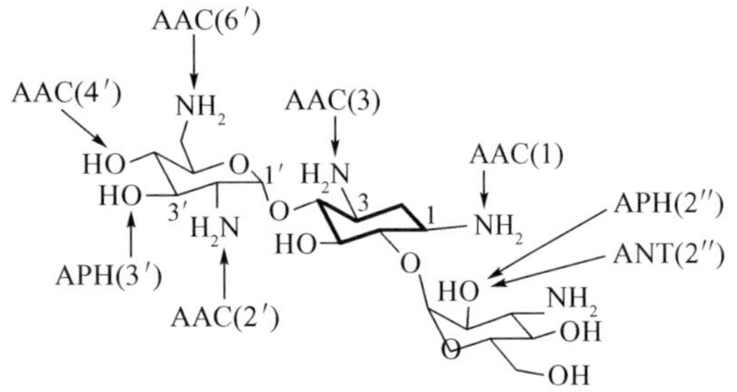

图 28－21　不同的氨基糖苷类抗生素钝化酶在卡那霉素 B 上的作用位点(箭头所指)黑体六元环为氨基糖类母环

编码氨基糖苷类钝化酶的基因存在于质粒上,可通过质粒接合的方式在细菌细胞间转移,使原来不耐药的细菌细胞产生耐药性。

三、核糖体靶位改变

大肠埃希菌 K－12 中编码核糖体蛋白的 S12 的基因 rpsL 基因突变可导致它的核蛋白体改变,造成对链霉素高度耐药。耐链霉素的结核分枝杆菌也是由于16SrRNA和核蛋白体基因S12基因突变引起。耻垢分支杆菌rpsL基因43位和88位密码子上赖氨酸→精氨酸突变可介导对链霉素耐药；16s rRNA基因(rrs基因) 1 408位点上的突变是造成耻垢分支杆菌对庆大霉素、卡拉霉素和妥布霉素耐药的重要因素；对卡那霉素和紫霉素高度耐药的耻垢分支杆菌中，分别存在rrs基因1 389位点上A→G和1 473位点上G→A或G→T的单碱基置换，rrs基因1 473位点G→A的突变比G→T突变引起的对卡那霉素和紫霉素耐药的程度更高。因核蛋白体靶位改变产生对链霉素耐药的菌株还有淋病奈瑟菌、金黄色葡萄球菌、铜绿假单胞菌和粪肠球菌。

（蒋晓飞　洪秀华）

第四节　大环内酯、林可霉素、链阳性菌素和酮内酯耐药

大环内酯、林可霉素、链阳性菌素和酮内酯(MLSK)抗生素在作用机制上相似，都通过与敏感细菌核糖体50s亚基中的23SrRNA的2 058—2 062结构域结合，使转位过程中肽酰基t-RNA与核糖体脱离，从而抑制蛋白质合成。细菌对该类抗生素的耐药表型可分为M型和MLS_B型：凡对14和15环大环内酯类呈低水平耐药而对16环大环内酯类、林可酰胺类和链阳性菌素B敏感的细菌称之为M型。细菌对大环内酯类、林可酰胺类和链阳性菌素(MLS_B)类抗生素呈现交叉耐药性，称之为MLS_B型。细菌对该类药物的主要耐药机制为：① 核糖体靶位修饰；② 细菌对大环内酯类抗生素的主动外排；③ 酶对抗生素的灭活(表28-5)。

一、核糖体靶位修饰

因大环内酯类及其结构相关的林可酰胺类和MLS_B类抗生素都通过与细菌的50S亚基结合而发挥作用，故核糖体的大亚基是该类药物作用的靶位。抗生素在大亚基上结合位点的修饰是临床MLS_B型耐药菌抗药机制中最重要的因素，它包括：① erm基因编码的甲基化酶使23SrRNA的特定核苷酸残基甲基化；② 23SrRNA和核糖体蛋白发生突变。

1. erm编码的甲基化酶使23SrRNA的特定核苷酸残基甲基化　甲基化酶由一组erm基因编码，erm基因能通过转座子和质粒传播。该酶能催化细菌23SrRNA的V区肽转移酶环的特异性腺嘌呤残基A2 058，使其N6位发生单甲基化或二甲基化，引起50S亚基构象变化，因而降低了核糖体和MLS_B类抗生素的亲和力。经过这一修饰可使细菌表现出对大环内酯类、林可酰胺类和链阳性菌素(MLS_B)类抗生素的交叉耐药性，即MLS_B型。erm基因介导的MLS_B型耐药可分为内在性($cMLS_B$：对所有大环内酯、酮内酯、林可霉素和链阳性菌素B交叉耐药)和诱导性($iMLS_B$：在没有大环内酯诱导的情况下，细菌对14和15环大环内酯耐药但对16

表28-5　葡萄球菌获得性大环内酯、林可霉素、链阳性菌素和酮内酯耐药

机制	基因型	表型	M14① M15②	M16③	林可霉素	克林霉素	链阳性菌素B	链阳性菌素A	链阳性菌素A+B④	KET⑤
靶位修饰	erm诱导性	$iMLS_B$	R	S	S	S	S	S	S	S
	erm内在性	$cMLS_B$	R	R	R	R	R	S	(S)⁽⁶⁾	R
灭活	Lin(A)	L	S	S	R	(S)	S	S	S	S
	Vat(L)	S	S	S	(I/R)	S(I/R)	S	S	(S)	S
	Vgb	S_B	S	S	S	S	R	S	S/I	S
未知	未知	LS_A	S	S	I/R	I	S	R	S/I	S
外排	Vga	S_A	S	S	S	S	S	R	(S)	S
	msr(A)	M	R	S	S	S	S	S	S	S

注：① M14：14环大环内酯，如红霉素、罗西霉素、克拉霉素、地红霉素；② M15：15环大环内酯，如阿奇霉素；③ M16：16环大环内酯，如乙酰螺旋霉素、交沙霉素、麦迪霉素，泰洛星；④ 普那霉素/奎奴普丁、达福普汀；⑤ 酮内酯；⑥ (s)=抗生素抑菌或杀菌活性减低。vgb尚未单独发现，总是与vga或vat共同存在

环大环内酯、酮内酯、林可霉素和链阳性菌素 B 复合物敏感；若经大环内酯的诱导，则产生高水平的核糖体甲基化作用，细菌产生对 MLSK 抗生素的交叉耐药）。

近几年，人们从不同微生物包括临床病原微生物和能产生抗生素的放线菌中分离和鉴定了大约 30 种不同类型的 erm 基因。多数编码甲基化酶 erm 基因的 DNA 序列及控制耐药性表达的序列均已被克隆并测序。erm 机制是金黄色葡萄球菌产生红霉素耐药性的主要原因，金黄色葡萄球菌主要靠 ermA、ermB、ermC 及 ermF 这 4 个基因的产物来甲基化修饰碱基而产生红霉素耐药性的。最近又在金黄色葡萄球菌中发现了一个新的 ermY 基因。许多大环内酯耐药的葡萄球菌有 ermB 介导的 MLS_B表型，在 MRSA 通常是内在性的，而在 MSSA 中常为诱导性。内在性耐药或诱导性耐药是由甲基化酶结构基因上游的调节区序列所决定的。

2. 23SrRNA 和核糖体蛋白突变　23SrRNA 的 V 区肽转移酶环含有 MLS_B类抗生素与核糖体发生物理结合的位点，该区的核苷酸残基发生突变会影响抗生素与核糖体的结合。核糖体大亚基的 23SrRNA 碱基突变主要集中在结构域Ⅱ和结构域 V2 个位置上。早在 1982 年，Fukuhara 等即发现，酵母实验株的线粒体 50S 亚基 rRNA 发生突变与其对大环内酯类抗生素的耐药性有关。大肠埃希菌实验株的 16S 和 23SrRNA 发生突变也会导致其对大环内酯类抗生素耐药。但直到近几年才开始有关于病原体临床株 23SrRNA 发生突变引起对大环内酯类抗生素耐药的报道。

核糖体蛋白 L4、L22 突变能引起红霉素耐药，在大肠埃希氏菌和肺炎链球菌的耐药菌株中均发现这一现象。对 L4 和 L22 蛋白突变所引起的耐药机制的解释是：一是结合在 23SrRNA 结构域 I 上的 L4 和 L22 突变会造成整个 23SrRNA 的整体结构变化，从而影响了红霉素作用的其他靶位点与红霉素的结合；二是 L4 和 L22 突变降低了红霉素与核糖体的结合作用，因为红霉素是通过结合在肽链释放隧道上 L4 和 L22 形成的狭小门缝位置，而促使肽链无法进入才抑制蛋白合成的。

二、主动外排系统

抗生素的主动外排机制是 1980 年由 Ball 和 Mcmurry在研究大肠杆菌对四环素耐药性的同时发现的。主动外排系统具有能量依赖性、底物广泛性和生物多样性的特点。现已发现的主动外排系统总计超过了 20 个家族，可分为五大类：① 膜通道蛋白；② 次要主动转运体；③ 主要主动转运体；④ 组易位体；⑤ 功能或机制不明的转运蛋白。介导主动外排耐药性的转运蛋白属于次要主动转运体和主要主动转运体，分别以质子移动力（proton motive force，PMF）和 ATP 为能量来源。

在大环内酯外排机制中，Mef（Macrolide efflux）泵是经常被提到的。Mef 泵能提供 14 环和 15 环大环内酯低、中等水平的耐药性，而对林可酰胺和链阳性菌素 B 敏感（即 M 表型）。mef 基因有 2 种，mefA 和 mefE，它们在核苷酸水平上具有 90％的同源性。mefA 来自于酿脓链球菌，而 mefE 来自于肺炎链球菌。近来研究发现 mefE 和 mefA 分别由 5.5 kb 的 MEGA 元件和 7.2 kb 的缺陷转座子 Tn1207.1 携带，二者血清型分布、耐药谱型和转移方式均有所不同，且有地区差异存在。mef 基因编码的外排蛋白能依靠质子移动力将 14 和 15 环大环内酯类抗生素泵出。Clancy 等在无乳链球菌中新发现了大环内酯类外排基因 mreA，它对 14、15 和 16 环大环内酯类抗生素都具有耐药性。

葡萄球菌、肠球菌中的 Msr 对大环内酯类抗生素有特异的外排作用。Msr 是 ATP 依赖性膜蛋白，对大环内酯类抗生素有外排作用，Msr(A)是葡萄球菌外源性外排泵，Msr(C)是屎肠球菌内源性外排泵。葡萄球菌对链阳性菌素 A 的耐药是由基因 vga 编码对该种抗生素的外排蛋白引起。

与大环内酯类耐药性有关的主动外排系统还有，如淋球菌的 mtrD、铜绿假单胞菌的 mexA－mexB－oprN 及大肠杆菌的 acrAB 和 acrEF 外排系统等。

三、抗生素的灭活

虽然大环内酯的外排机制能通过阻止药物在胞内积累达到有效浓度而抵制其抗菌作用，但是这种机制并未破坏药物本身的结构，被排出细胞外的抗生素还可能再进入细胞内起作用；细菌产生耐药性的另一途径就是通过菌体自身的酶破坏抗生素的结构使其失去抗菌的能力。已经知道使大环内酯失活的酶主要有：大环内酯 2′－磷酸转移酶（Mph）、红霉素酯酶和大环内酯糖基转移酶。这些酶使大环内酯失活的机制分别为：红霉素酯酶将红霉素的内酯环水解，大环内酯糖基转移酶将大环内酯的6-脱氧己糖2′-OH糖基化，而大环内酯2′-磷酸转移酶则将ATP上的γ-磷酸转移到大环内酯的2′-OH上。

ereA、ereB基因编码红霉素酯酶，由其编码的2种酯酶能灭活14环大环内酯的内酯环，但对16环大环内酯却无效。在对红霉素呈现高度耐药的肠杆菌属中，ereB常与编码核糖体甲基化酶的ermB相关联，2者通过协同作用使肠杆菌属对红霉素表现出较高的耐药性。大肠杆菌的临床分离株BM2506因有大环内酯2′-磷酸转移酶Ⅱ，而使其对大环内酯具有耐药性。研究认为，编码2′-磷酸转移酶Ⅱ的基因mphB位于该菌株的质粒（PTZ3 721和PTZ3 723）中，且能通过接合等方式传播给其他的大肠杆菌。

金黄色葡萄球菌对林可霉素耐药少见，但在凝固酶阴性葡萄球菌较为多见。获得性质粒介导酶linA和linA′可引起耐药的增加，这两种酶可核苷酸化（腺苷酰化）修饰林可霉素和克林霉素。vatA或vatB基因编码的链阳性菌素A乙酰转移酶导致对链阳性菌素A（喹奴普丁）耐药，vgb基因编码的链阳性菌素B水解酶可灭活链阳性菌素B。

（吴文娟）

第五节 甲氧苄氨嘧啶和磺胺类耐药

甲氧苄氨嘧啶（TMP）和磺胺类（SUL）是合成类抗菌药物。

TMP和磺胺类均有很广的抗菌谱，其中包括常见的尿路感染病原菌（大肠埃希菌和肠杆菌科其他细菌），呼吸道病原菌（链球菌，流感嗜血杆菌，TMP-SUL联合使用时也包括卡他莫拉菌），皮肤病原菌（金黄色葡萄球菌）以及某些肠道病原菌（大肠埃希菌和志贺菌）。由于有如此广泛的临床治疗指证，TMP-SUL使用范围很大。另外，这2种药物价格低廉也是在发达国家以外广泛使用的一个原因。细菌中TMP和SULs耐药性的产生和发展是对临床治疗一个威胁。为了应对细菌耐药性，了解耐药机制的分子背景是必要的。

一、甲氧苄氨嘧啶的耐药机制

（一）染色体介导的TMP耐药

二氢叶酸还原酶（DHFR；5、6、7、8-四氢叶酸-NADP 氧化还原酶；EC1.5.1.3）是所有活细胞所必须的酶，TMP是细菌二氢叶酸还原酶的竞争性抑制物。DHFR的结构基因总长达约160个密码子，多肽分子量为17 760 kD。人类的DHFR对TMP固有耐药，所以TMP可供临床使用。自然情况下，染色体介导的对TMP的耐药有三种机制：①与转座子Tn7在染色体上的定植有关；②对TMP的低度耐药是由于突变缺失造成细菌失去甲基化脱氧尿苷酸成胸腺嘧啶脱氧核苷酸的能力，使之依赖外源的胸腺嘧啶。该突变解除了细菌对DHFR催化四氢叶酸再生的作用的依赖。四氢叶酸参与N5，N10-次甲基四氢叶酸的合成，在脱氧尿苷酸甲基化过程中被氧化。在这种情况下，细胞能耐受相当量的DHFR被TMP失活。第三种染色体介导的TMP耐药由编码DHFR的基因发生突变所致，众多DHFR对药物的K_i值升高。这种改变结合调控突变，导致细胞酶的高水平表达和非常高水平的TMP耐药。

众多研究过的对TMP耐药性可解释为：靶位酶DHFR的过量产生，或酶的改变，或两个机制的协同作用。

（二）质粒介导的TMP耐药性

质粒介导的TMP耐药性可借助转座子的移动性，使酶的基因可暂时位于染色体上，但最终这些基因还是质粒介导的或可移动的DHFRs。

1. 质粒介导的DHFR的类型和特性　至1995年已在革兰阴性发现16种不同的DHFRs，其中的许多种已进行了氨基酸序列和/或核酸序列分析。这些DHFRs显示出不同的酶性质并赋予其宿主不同MIC值。TMP耐药基因最合理的分类方式是按照氨基酸的序列不同进行分族。

第一族包括的酶有Ⅰ，Ⅴ，Ⅵ，Ⅶ，和Ⅰb。这些DHFRs有64%到88%的同源性，且多肽的长度总为157个氨基酸。至少Ⅰ型酶是同型二聚体。所有第一族的酶蛋白都介导对TMP高水平的耐药（>1g/liter），但是IC_{50} s值变化非常大，其范围从10-6～10-4M TMP之间。

第二族 DHFRs 包括Ⅱa，Ⅱb，和Ⅱc 等型，第二族的多肽比其他的 DHFRs 短很多(78 氨基酸)，活性酶是同源四聚体。许多酶的性质与其他的 DHFRs 不同，这些酶对 TMP 非常不敏感(IC_{50} s＞1 mM)。Ⅱa 型 DHFR 的氨基酸序列及三维结构已研究清楚。

2. 基因水平转移的耐药性　致病菌中 TMP 耐药基因的出现非常可能是与尚未鉴定清楚的细菌水平交换代谢基因的基础上重整的结果。可以推测这些基因在其来源细胞中编码正常工作的 DHFR。细菌间染色体 DHFRs 的差异非常大，其中有对 TMP 低敏感的变种。TMP 耐药基因是经过位点特异性重组在内的复杂的转化机制而产生的。事实上，类似的复杂机制也在古老的进化现象如噬菌体溶源，表面抗原变异及环行染色体单体化等过程中发生。

3. 基因盒介导的耐药性　在革兰阴性菌中分布最广泛的辅助 DHFR 基因可能是 dhfrⅠ，主要原因是其载体转座子 Tn7 的播散。这种扩散是由于 Tn7 具有高频插入大肠埃希菌 glmS 终止子最佳位点的能力所致。Tn7 的相应的插入位点也在相当量的其他菌种的染色体中存在。在 TMP 耐药的临床菌株中 Tn7 一般位于染色体上，很少的情况下位于质粒上。dhfrⅠ基因本身位于基因盒上，这种基因盒可在不同整合子之间发生交换。由于其基因盒的可转移性，dhfrⅠ也可位于装在 Tn21 上的整合子中找到。非 dhfrⅠ的 TMP 耐药基因也可存在于 Tn－7 类似的转座子上。

整合子是能改变其中的微生物基因组分重组系统。整合子携带有一个到多个插入性的基因盒及一个邻近的一个编码整合酶的基因组成。基因盒侧面和一个 GTTPuPu 相连(Pu：嘌呤)，基因盒中包含一个结构基因和具有低或中等程度保守性的短反向重复系列组成。新基因的整合受整合酶的影响。整合酶的蛋白族是非常不同的，包含有具有四个不变的氨基酸的两个弱保守性的结构域。λ－噬菌体整合系统常被用作整合酶依赖的位点特异重组的一般模式。在 λ 噬菌体整合和去除时，DNA 链被打断然后以某个序列方式再连接起来。在连接位点的核心区域一小段同源性非常高的区域，以及不需要 DNA 修补合成(保守性)是位点特异性重组与转座不同的地方。在整合的基因盒末端的 GTTPuPu 被认为是同源杂交区。

在许多菌种当中都发现了整合子的存在，这是由于携带整合子的转座子移动的结果，如 Tn5090 和 Tn7。Tn5090 的末端截断或其他不完整的变种是广泛分布的且常常位于其他可移动载体上。一个例子是 Tn21 族，其携带了一个 Tn5090 类似的整合子片段，该片段连着一个汞离子耐药基因。

最早发现的基因盒中有两个携带有 TMP 耐药基因 dhfrIIb 和 dhfrⅤ。现在已发现 9 个不同的 TMP 耐药基因盒，在已发现的基因盒中占了很大的比例。位于基因盒上的 TMP 耐药基因与不在基因盒上的 TMP 耐药基因相比分布要广泛得多。所有的第一族都位于基因盒中，第二族的情况也如此。dhfrⅫ也位于基因盒中，而 dhfrX 位于一个质粒 pDGO100 的整合子中，但却不在基因盒中。通过检测整合子整合酶的探针技术可检测整合子的存在，用 PCR 技术可检测整合子基因盒的组成及结构。

转座子 Tn7 携带有二类整合子。该整合子携带三个相互毗邻的位点特异插入的基因盒。第一个基因盒携带 dhfrI 基因，第二和第三个基因盒携带链丝菌素乙酰转移酶(sat)和链霉素/大观霉素腺苷酰转移酶(aadA1)的基因。Tn7 整合子的整合酶基因与 Tn21 所携带的整合酶基因有 50%的同源性，但是它携带有一个内在的终止密码。还有一些 Tn7 类似的转座子携带有不同的基因盒。例如 Tn4132 携带有另一类 DHFR 基因，dhfrⅠb，可替代 Tn7 上的 dhfrⅠ。dhfrⅠb 与 dhfrⅤ有很高的同源性(88%的氨基酸同源性)。

4. 非基因盒的 TMP 耐药性　宿主广泛的小质粒是普遍存在的，且常常携带对磺胺和氨基糖苷类耐药的基因(sulⅡ和 strAB)。在 TMP 耐药基因中仅仅发现了 dhfrⅢ。尽管质粒 pAZ1 的 dhfrⅢ基因位于一串紧密相连的基因群中，但其中的单个基因是否可以增加或去除却是未知的。

Tn5091 是惟一已知与 IS26 侧连的携带有 TMP 耐药基因 dhfrⅧ的片段。在几个无关联的菌株中通过 PCR 作图法发现这个基因位于 Tn5091，这说明该基因是通过 Tn5091 进行传播的。IS26 属于一个插入序列家族，该家族的移动被认为完全是通过共整合形式完成。几个在侧面携带完全重复的 IS26 的转座子已见报道。金黄色葡萄球菌的 S1 基因同样存在于复合转座子 Tn4003，侧连着 IS257。

二、磺胺类药物的耐药机制

（一）质粒介导的SUL耐药性

临床上发现的对SUL耐药的革兰阴性肠道细菌大部分是质粒介导的，与大肠埃希菌及其它细菌的染色体dhps基因相比，这两型酶的基因与之有明显的不同。研究发现sulⅠ基因一般与其他耐药基因相连，且位于Tn21家族转座子上。

单独使用TMP或联合使用SUL是一种有效且廉价的抗生素治疗方案。最近几年TMP的耐药性急剧升高，同时SUL的耐药性也处在高水平上。病原菌的耐药机制及耐药性播散显示出明显的对TMP和SUL存在的进化适应过程。这一点反映在染色体介导的编码靶酶DHPS和DHFR的dhps和dhfr基因结构和调控发生的改变。

病原菌中质粒介导的对药物不敏感的DHFRs的数量明显升高，许多编码这些酶的基因通过整合机制进行传播。引人注意的是可转移的耐药的DHFRs在不断增加，但临床菌株中质粒介导对SUL耐药的基因只有sulⅠ和sulⅡ。尽管SUL的使用不断减少，但SUL耐药的基因决定子仍广泛存在革兰阴性细菌的质粒当中，这表明了非SUL选择因素的存在。再者，这种情况也可解释为耐药基因没有和非常高效的扩散载体连在一起；整合子常常携带sulⅠ基因，小的多拷贝质粒携带sulⅡ基因。

（二）染色体介导的SUL耐药

二氢叶酸合成酶（DHPS）催化细菌及某些真核细胞中二氢叶酸的合成，在人体细胞中不存在此酶活性。SUL药物作为DHPS的竞争性抑制物，阻碍了细菌中叶酸的生物合成。SULs是正常底物p-氨基苯甲酸的类似物，因此SULs可作为产生含磺胺的蝶呤类似物的底物。

在实验室分离到染色体dhps基因突变的菌株。大肠埃希菌染色体的dhps基因的核酸序列分析发现其中与野生菌株一个碱基对不同的两个相同的突变。这种改变后果是野生菌株28位点为苯丙氨酸残基转变为突变菌株的异亮氨酸。

临床上最常见的耐SUL的脑膜炎奈瑟菌携带有dhps基因，该基因与敏感菌株相比有10％的不同，这就说明耐药是由于基因重组而不是点突变引起的。

（韩立中）

第六节　喹喏酮类抗生素耐药

目前为止已开发出三代喹喏酮类抗生素，是一类以1，4-二氢-4-氧-3-喹啉羧酸为基本结构的全合成抗菌药，第一代主要有奈啶酸（nalidix acid）、新恶酸（cinoxacin）和恶喹酸（oxolinic），抗菌谱窄，对革兰阳性球菌无作用，主要用于治疗大肠埃希菌引起的感染，目前已很少用于临床。第二代包括环丙沙星（ciprofloxacin）、氧氟沙星（ofloxacin）、洛美沙星（lomefloxacin）、氟咯沙星（flerocacin）、培氟沙星（pefloxacin）、诺氟沙星等（norfloxacin，氟哌酸），这类抗生素对革兰阳性和阴性细菌均有作用。第三代有司帕沙星（sparfloxacin）、妥舒沙星（tosufloxacin）、左氟沙星（levofloxacin）、Gatifloxacin、Grepafloxacin、Clinafloxacin、Moxifloxacin、Trovafloxacin等，为超广谱类抗生素，对革兰阳性菌的作用高于第二代4～8倍，对MRS、PRSP和肠球菌的作用优于第二代，对脆弱类杆菌、艰难梭菌、普氏菌、卟啉单胞菌、梭杆菌、芽孢杆菌、厌氧革兰阳性菌等厌氧菌均有作用，已被广泛应用于住院及社区患者的泌尿生殖道、呼吸道、消化道和皮肤软组织等多种感染的治疗。由于不良反应的存在，temafloxacin、格帕沙星和曲发沙星等已不再使用或限制使用。

氟喹喏酮类抗生素耐药的机制包括药物靶位的改变、药物渗透性的改变及多重耐药外排系统的作用。在所有已研究过的菌株中，耐氟喹喏酮类抗生素菌株的耐药机制包括三类主要耐药机制中的一到两类。尽管在真菌中已发现可通过代谢途径降解氟喹喏酮类抗生素，但目前未发现特异的喹喏酮修饰或降解酶。

一、靶位酶的改变

研究最多的还是靶位酶的改变，一般来说这种改变集中在亚基特定的功能域上。这些改变是由于编码酶亚基基因的自发突变所致，自发突变可在大量菌株的一小部分中发生（约$1/10^6$到$1/10^9$）。耐药菌株GyrA和ParC亚基氨基酸的改变一般位于酶的氨基末端，该末端带有一个活性位点，该活性位点上的一个酪氨酸在酶作用时与打开的 DNA 链共价结合。三维结构上也能显示引发耐药的氨基酸改变，借助 X 线衍射技术对 GyrA 的一个片段结构进行了研究，结果表明这一区域为酶与喹诺酮结合位点的一部分。GyrA 上的一个常见耐药突变导致位点 83 上的丝氨酸转变为色氨酸从而引起诺氟沙星与旋转酶-DNA 复合物亲和力降低。

就耐药菌的 GyrB 和 ParE 亚基而言，如果发生氨基酸的改变，则改变往往发生在亚基中间部分，一个与其相应互补亚基（GyrA 或 ParC）交互作用有关的功能域上。当然 GyrB 和 ParE 亚基的突变率要远低于 GyrA 和 ParC 亚基上的突变率。对结构上与 DNA 旋转酶及拓扑异构酶Ⅳ类似的酵母拓扑异构酶Ⅱ的晶体结构研究表明，耐药决定功能域并不在 GyrA 和 ParC 亚基耐药决定域的附近；但是其他的酶构象结构表明在酶促反应的特定阶段两类亚基的耐药决定域可能是接近的，也许形成了与喹诺酮类结合的构象。目前未得到喹诺酮类与酶-DNA 复合物结合的晶体结构，因此药物、酶和 DNA 的结合位点还未直接检测到。不同氨基酸的改变如何影响氟喹诺酮耐药性还不很清楚。

二、氟喹诺酮类抗生素靶位和耐药性的差异

氟喹诺酮类抗生素与 DNA 旋转酶/拓扑异构酶Ⅳ-DNA 复合物的相互作用可阻断 DNA 合成并导致细菌死亡。喹诺酮类抗生素的抗菌活性部分是由其对二种酶靶位的活性所决定的；在一个细菌中二种酶中较敏感的酶为抗生素的主要靶位。许多氟喹诺酮类抗生素对 DNA 旋转酶及拓扑异构酶Ⅳ的活性是有差异的。喹诺酮类抗生素的一般特性已研究清楚：即在革兰阴性菌中 DNA 旋转酶是主要的药物靶位，在革兰阳性菌中拓扑异构酶Ⅳ是主要的药物靶位。这些差异和细菌与药物的相对敏感性有关，二种酶中较敏感者为主要靶位酶，这一点已得到基因实验的证实。药物靶位突变而产生耐药性的第一步一般是主要靶酶上一个氨基酸改变，伴随细菌 MIC 的升高，MIC 升高的水平可能由于突变本身或次级药物靶位（敏感性较低）的固有敏感性水平所决定。高浓度耐药往往由于第二步突变所引起，这种情况下，在次级靶酶上筛选出氨基酸改变。进一步的突变引起二种酶的任意一种上的氨基酸发生改变，这决定于在药物选择条件下的细菌中的哪一个酶的耐药性最低。在机制方面，靶酶中的逐步突变形式说明高水平固有的对一级靶位的作用能力及对二种靶位作用能力的相似性将影响第一步耐药突变选择的可能性。因此具有高治疗指数的氟喹诺酮类抗生素（在感染部位的药物浓度/目标细菌的 MIC），药物浓度超过第一步突变的 MIC，在感染菌群中不会自发选择出第一步突变；这种突变被该浓度抑制或杀死。此外，氟喹诺酮抗生素对二种酶靶位具有相似的活性的程度越高，第一步药物靶位突变所致的 MIC 的增量越低。因此对于第一步药物靶位突变所致耐药性具有低增量的药物，由于对二种靶酶具有相似的活性，药物浓度超过第一步药物靶位突变的 MIC 值的程度也许会提高。这个原理将表明氟喹诺酮耐药的选择性在环丙沙星治疗金黄色葡萄球菌和铜绿假单胞菌中迅速发生，单个突变引起环丙沙星的 MIC 值接近或超过可能的血清浓度。这一假设已被检测数据所证实。

三、药物渗透的改变

为了到达细胞质的作用靶位，氟喹诺酮类抗生素必须穿过细胞膜，在革兰阴性菌中也同时需要穿过外膜。氟喹诺酮类分子较小能通过孔蛋白形成的扩散通道穿过外膜；氟喹诺酮类亦能经扩散而通过胞质膜。革兰阴性菌对氟喹诺酮类抗生素的耐药性与孔蛋白减少及细菌菌体中药物蓄积的减少有关，但是对渗透率的检测表明单独孔蛋白的减少不足以解释细菌对氟喹诺酮类的耐药性。

近年来研究表明，菌体中药物蓄积量的减少所致的耐药性需要内源性外排系统的存在及表达提高，并导致药物从胞质被泵出。在革兰阴性菌中，这些系统一般由三个部分组成：胞质膜上的外排泵，外膜蛋白及可连接二者的膜融合蛋白。药物通过胞质和外膜时被细胞质或胞质膜排到外部；这一过程所需要的能量来源于跨膜的质子梯度。这种泵也存在于革兰阳性菌中，这种泵数量上的增加与氟喹诺酮类低水平耐药有关。这些外排系统可引起对多种结构抗生素的耐药性，因此可能推测其为多重耐药泵（MDR）。这种泵存在于许多细菌当中。这一系统的天然底物是未知的，目前推测这

一机制可能是从胞浆和胞浆膜中排出的毒素在起作用。尽管氟喹诺酮类抗生素是1种合成抗生素，但其中的一些抗生素是某些外排系统的底物。经研究，在一些致病菌中，如大肠埃希菌、铜绿假单胞菌、金黄色葡萄球菌和肺炎链球菌等，对氟喹诺酮类抗生素的耐药性主要是由外排系统引起。在多数情况下，外排系统组分的表达是受调控的，染色体突变所致的耐药性与泵组分表达升高相关。这些系统在生理条件下表达升高的原因还不清楚。在铜绿假单胞菌中已检测到4种外排系统，其区别在底物的不同。这表明许多细菌可能有多个MDR外排系统。

氟喹诺酮类抗生素是否受某种外排系统影响的结构特征尚未完全了解清楚，但与金黄色葡萄球菌的NorA泵的亲水性有关。外排泵的不适底物也许对喹诺酮类获得耐药的危险性降低了，因为这种泵的过度表达可能不会成为一种有效的耐药机制。泵功能被其他物质抑制还正在研究，这种方法可作为降低耐药选择的频率，并提高氟喹诺酮类的天然活性。另外，其他药物也可作为泵的底物。

四、其他耐药机制

氟喹诺酮类抗生素耐药的除主要机制外：染色体突变引起DNA旋转酶和拓扑异构酶对氟喹诺酮类抗生素的亲和力降低和内源性MDR泵的过度表达。目前已有1例在肺炎克雷伯菌中质粒介导的对氟喹诺酮类耐药的报道，在实验室条件下，此耐药可转移到大肠埃希菌中。这种可转移的耐药机制及其耐氟喹诺酮质粒在临床流行情况目前还不清楚。

五、氟喹诺酮耐药的临床情况

氟喹诺酮类抗生素用于临床不久就出现了耐药性，其中对金黄色葡萄球菌和铜绿假单胞菌2种细菌的影响最大。环丙沙星和氧氟沙星是早期最常用的氟喹诺酮类抗生素，其耐药性的出现位于分子水平，因为在这些菌种中，单个突变导致对环丙沙星的MIC值升高4～16倍，达到或超过了药物在血清中的最高浓度，单个突变是自发突变的第一步，使细菌在患者接受这种抗生素治疗的时候获得生存的机会。在金黄色葡萄球菌和凝固酶阴性葡萄球菌中，耐甲氧西林菌株产生氟喹诺酮类耐药的速度比甲氧西林敏感的细菌快。这种差异可部分用来解释院内感染传播及几种抗生素联合筛选的情况（由于耐甲氧西林菌株普遍存在多重耐药表型）。临床对照实验发现氟喹诺酮类抗生素使用是发生耐药性的一个危险因素。

在某些情况下，一些菌株，如空肠弯曲菌，大肠埃希菌和淋病奈瑟球菌，对氟喹诺酮类耐药性明显升高，在这些耐药菌中，普遍存在多个突变。在分子基础上未预测到这些菌株的出现，这说明可能有其他的流行因素在发挥作用。就空肠弯曲菌而言，在欧洲，在氟喹诺酮类用于人类，同时其他喹诺酮类用于家禽等食物动物产品后不久，在动物和人类同时发现了耐药性的存在。以后，美国也将喹诺酮类抗生素用于食用性动物，来源于家禽和食物产品的耐药空肠弯曲菌与引起人类疾病的空肠弯曲菌之间可能存在着联系。因此在弯曲菌属的动物宿主的选择性压力下空肠弯曲菌等动物来源的致病菌耐药性增大了。在欧洲出现的耐氟喹诺酮的大肠埃希菌，主要存在于泌尿系统感染、中性粒细胞减少性白血病患者引起的菌血症等及预防性使用氟喹诺酮类治疗的患者中。在西班牙健康成年人和儿童粪便标本中均分离到耐药的大肠埃希菌。在携带耐药菌株的儿童和成人中，很少甚至没有使用过喹诺酮类抗生素，表明耐药菌株很容易在人群中获得。这一情况说明从食物来源获得耐药菌株导致耐药大肠埃希菌在人群中定植，从而产生了耐药菌株的宿主。氟喹诺酮在人类中的使用，已被认为是产生耐药菌株的一个危险因素，在这种情况下已筛选出全耐药或中度耐药菌株，并导致高度的耐药性和多重突变的耐药菌株。

肺炎链球菌是社区获得性肺炎最常见的致病菌，由于肺炎链球菌对β-内酰胺类抗生素及其他抗生素的耐药性，较新的氟喹诺酮类抗生素已被编入治疗深部呼吸道感染患者的治疗原则中。最近这些菌株才出现对氟喹诺酮类抗生素的耐药性，尽管这种耐药性是低水平的。由于最新的氟喹诺酮类抗生素已用于治疗呼吸道感染，对耐药性的选择性压力的升高是可能的。

（韩立中）

第七节　四环素类抗生素耐药

细菌对四环素的耐药机制包括:由膜蛋白介导的四环素外排机制;可溶性蛋白对核蛋白体的保护作用;四环素的酶失活。在这三种机制中,第一种也见于其他抗生素耐药机制(请参阅本章有关章节);第三种机制很少见,本节主要讨论可溶性蛋白核蛋白体保护作用。

一、核糖体保护决定子的分布

目前发现的核糖体保护决定子分六类:Tetm, Teto, Tetp, Tetq Tets,和 Otra。Tetm 决定子最先发现于核糖体保护蛋白(ribsome protective protein, RPP)。决定子广泛分布于微生物中,耐药决定子可能来源于抗生素产生菌株,并向临床菌株扩散链球菌属细菌,常位于 Tn916 和 Tn1545 等接合转座子上。后来在许多革兰阳性和阴性细菌及支原体和脲原体中也检测到了 Tetm。Teto 主要存在于空肠弯曲菌和大肠弯曲菌中,大多数情况下是质粒介导的,但有几种革兰阳性细菌中该保护决定子可能位于染色体上。Tetq 来源于类杆菌,Tets 来源于单核细胞增生李斯特菌的质粒,随后在肠球菌中发现了可能是在染色体上的 Tets,Tetp 来源于产气荚膜梭菌质粒。Otra 决定子位于龟裂链霉菌染色体,该菌产土霉素,在分枝杆菌和链霉菌临床分离株中也发现了 Otra。

二、核糖体保护蛋白

核糖体保护蛋白(RPPs)分子量约 72.5kDa,最小的 Tet(O)由 639 个氨基酸残基组成,最大的 Otr(A)有 661 个氨基酸残基。Tet(M)和 Tet(O)有 75%的同源性,Tet(S)与其他 Tet 决定子也有较高的相关性,其中与 Tet(M)有 70%的序列同源性。Otr(A)和 Tet(P)之间的同源性较高(57%相似性,37%的同源性),但 Tet Q 与其他 RPPs 的亲源性较远,只有 44%的同源性。用十二烷基硫酸钠聚丙烯酰胺凝胶电泳检测表明,Tet(M)和 Tet(O)蛋白质的分子量均为 68kDa。

Tn916 的 Tet M 决定子通过转录衰减作用受到调控。Tet O 决定子无这种调控方式,四环素耐药性的完整表达需要 1 个上游 DNA 序列。Tet(O)上游序列的功能还不清楚,其他 RPP 决定子的调控尚无证据。

三、延长因子和 RPPs 的结构比较

通过比较 Tet(M)和 Tet(O)氨基酸序列的分析发现,Tet(M)和 Tet(O)的 N-末端区域与 EF-Tu 和 EF-G 的相应区域具有很高的同源性。EF-Tu 和 EF-G 是 GTPase,参与蛋白质的合成。这些蛋白质 N-末端的 GTP 结合区保守,由 G1 到 G5 五个高度保守的基序组成。G4 基序与核酸的鸟嘌呤部分相互作用,该基序有高度保守的天冬氨酸残基和天冬酰胺残基。Tet(O)128 位点上的天冬酰胺(Asn)残基被其他氨基酸残基取代会导致细菌四环素耐药性的降低,这表明四环素耐药性依赖于 GTP 结合。

目前已知嗜热栖热菌的 EF-G 三维结构。EF-G是 1 种易位酶,催化蛋白质合成过程中的易位步骤。在这一过程中,核糖体经过了一个从前易位状态到后易位状态的构象转变,mRNA 和所结合的 tRNA 相对于核糖体发生位移。这种构象改变为下一个 mRNA 密码子提供了位置,以便其在随后的延长循环中被翻译。通过 EF-G-GTP 复合物结合到核糖体,迅速发挥 GTPase 活性,EF-G 催化易位。在 GTP 水解后,EF-G 从核糖体上解离下来,GDP 被释放,EF-G 再次结合到 GTP 来完成循环。

嗜热栖热菌 EF-G 晶体结构检测表明,EF-G 有 5 个结构域,见图 28-22。N-末端结构域(G 结构域),由 1 到 280 个核酸组成,与 GTP-GDP 结合有关。尽管 RPP 的晶体结构尚未研究清楚,但氨基酸序列分析表明 EF-G,EF-Tu 和 RPP 的 G 结构域存在很大的同源性。在嗜热栖热菌 EF-G 的 G 结构域中的一个约 90 个氨基酸的区域(158 到 253 氨基酸残基)被称为 G′亚结构域。结构分析表明 G′功能上是一个内部的交换因子,调控鸟嘌呤核苷酸的结合,方便其交换。EF-Tu 没有此结构域,原因是它需要 EF-Ts 作为特异的鸟嘌呤核苷酸交换因子。RPPs 有 G′亚结构域,但也有一些 G′亚结构域发生缺失。

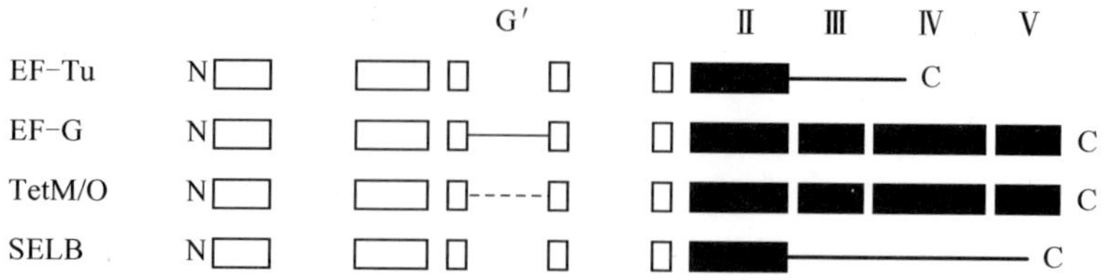

注：框，保守结构；框之间的粗线：一些 20 个残基以上的插入序列；空框：G 结构域；实框：EF－G 中Ⅱ到Ⅴ结构域

图 28－22 Tet(M)、Tet(O)、转位因子和延长因子序列的结构示意图

嗜热栖热菌 EF－G 的结构域Ⅱ(氨基酸残基 288 到 400)也是保守的，EF－Tu 和 RPP 中相应的位置也是如此。G 和Ⅱ结构域的这种保守水平表明，二者共同形成了与核糖体相互作用的结构。鼠伤寒沙门氏菌 EF－Tu 结构域Ⅱ上 280 位点缬氨酸代替甘氨酸会破坏连接在核糖体上的三联复合物(EF－Tu－GTP－氨基酸残基－tRNA)。保守的甘氨酸在所有的 RPPs 和 SELB 上存在，SELB 是一个转换因子，硒半胱氨酸掺入到蛋白质中。

嗜热栖热菌 EF－G 的结构域Ⅲ(氨基酸残基 405 到 482)和结构域 Ⅳ(氨基酸残基 606 到 673)类似于染色体蛋白，有一个特征性的环，或许参与与 rRNA 的相互作用。在 RPPs 上也存在类似的结构域。RPPs 也存在 EF－G 的结构域Ⅳ(氨基酸残基 483 到 605 及 674 到 691)，氨基酸序列非常保守。

EF－G 结构域Ⅲ中有一段氨基酸，据推测该段氨基酸在构象转变中发挥直接的作用(甘氨酸-X-甘氨酸-谷氨酸-亮氨酸-组氨酸，嗜热栖热菌的氨基酸残基 453 到 458)。RPPs 的检测表明氨基酸序列 X－X－甘氨酸－X－X－X，或仅存在 1 个甘氨酸。尽管某些替换是保守的，如在不包括 Tet(Q)的所有 RPPs 中亮氨酸均被缬氨酸替代，Tet(Q)携带着苏氨酸，在 EF－G 和 RPPs 之间，及在 RPPs 之中，有些氨基酸也表现出很大的差异。这种情况也存在于有效的易位酶功能所必需的第二个结构域之中(大肠埃希菌 EF－G 残基的 485 到 494)，存在氨基酸 485－PX1VXYRETX－494。在 Tet(M)、Tet(O)和 Tet(S)中，脯氨酸是保守的，但在 Otr(A)、Tet(P)和 Tet(Q)的异亮氨酸(无关的)却被苏氨酸所取代。只有谷氨酸是不变的。这些结果可以解释 RPPs 不会像 EF－G 那样发生构象改变。

EF－G 的几个区域与对夫西地酸(Fus)耐药有关，在 G 结构域的氨基酸残基 66 到 161 之间(嗜热栖热菌 EF－G)，在Ⅲ结构域的残基 413 到 471，及Ⅴ结构域的 628 到 681 残基之间有突变簇。Fus 通过形成核糖体－EF－G－GDP－Fus 复合物而抑制 EF－G。对嗜热栖热菌 EF－G 的 Fusr 突变子的检测发现，EF－G 上一些关键的氨基酸发生了替代。在 G 结构域上的 10 个氨基酸中，4 个在 RPPs 上是一样的，在Ⅲ结构域上 7 个中的 4 个是一样的或保守的替代，在Ⅴ结构域上 4 个中的 3 个是一样的或保守的替代。我们注意到在 RPPs 的结构域 G，Ⅲ，和Ⅴ中大段的与嗜热栖热菌和大肠埃希菌中对 Fus 的耐药性有关氨基酸的存在。这个发现说明由 RPPs 介导的四环素耐药也许会受到 Fus 的影响。但是值得注意的是嗜热栖热菌 EF－G 上许多单个氨基酸的替代，如 125 位上的缬氨酸被亮氨酸所取代，可导致对 Fus 的耐药。在大肠埃希菌 EF－G 的这个位点上的发现了缬氨酸残基；但是其他所有的 RPPs 上这个位点均为亮氨酸。

四、tRNA 修饰对四环素耐药性的影响

最近，大肠埃希菌 miaA 基因的突变干扰了 Tet(M)赋予四环素耐药性的能力。野生型大肠埃希菌菌株对四环素的 MIC 值为 25 μg/mL，由于有 miaA 突变子的存在，一些菌株对四环素的 MIC 值降低到 3.12 μg/mL，而这些菌株携带的低拷贝数质粒中有 Tn916[内含 tet(M)]。由于 miaA 基因突变，一个高拷贝数载体(pUC)上的来源于 pUOA466 的 tet(O)基因的影响降低了，对四环素的 MIC 值降低到突变菌株的 32 μg/mL，而大肠埃希菌野生株为 64 μg/mL。这些 MIC 值的降低或许说明了一些耐药机制的情况。

miaA 基因的产物是 Δ2－异戊烯焦磷酸转移酶，该酶是 tRNA37 位点腺苷修饰为 2－甲基硫－N6(Δ2－异戊烯)－腺苷第一步反应所必须的酶。在 miaA 基因突变子上，tRNA 反密码子 3′末端的 A37，以 U 开头的阅读密码的氨基酸，如半胱氨酸、

亮氨酸、苯丙氨酸、丝氨酸、色氨酸和酪氨酸，A37 不被修饰。miaA 基因突变有多种多效性影响，包括突变基因显型和改变翻译特性如 trp 操纵子脱抑制。A37 缺少修饰的 tRNA 显示与染色体的低亲和力。后一个特性也许可以解释大肠埃希菌 miaA 基因突变子中四环素耐药性水平的降低。如果氨酰基- tRNA 结合的核糖体 A 位点被 RPP 破坏，在 A37 位点上的无修饰的 tRNA 分子也许缺少连接的能力。这一点也许就是这些突变子四环素 MICs 值降低的原因。为了鉴别其他的妨碍四环素耐药性重要突变和分类 tRNA 修饰在染色体保护中的准确作用需要进一步的研究。

五、RPP 耐药性的机制

四环素通过与 30S 核糖体亚基的单个高亲和力位点结合抑制蛋白质的合成，这些单个高亲和力位点包括蛋白 S7，S14 和 S19 等。由于四环素结合在这一位点上，氨酰基- tRNA 结合到 A 位点的过程被阻断了。被四环素阻断的蛋白质合成循环的这一步是由 EF - Tu 催化的。然而 RPPs 与 EF - Tu 非常类似，在四环素结合之前可催化转位反应。

对 Tet(M)或 Tet(O)生物化学研究发现 RPPs 与 GDP 和 GTP 结合结合。Tet(M)和 Tet(O)均具有 GTPase 活性，被核糖体激活。这些性质与上面讨论的蛋白质的结构特点是一致的，同样也与 Tet(O)上的 GTP 结合结构域的诱变发生研究是一致的。纯化的 Tet(M)蛋白事实上，通过使用来源于敏感细胞的成分保护了转位作用免受四环素阻断的影响。

[3H]标记四环素与携带耐药和敏感的 Tet(O)菌株的单个核糖体的结合研究表明，在很广泛的浓度范围四环素与二者结合是一样的。然而，对耐药性最符合逻辑的解释是 RPPs 阻断了四环素与蛋白质合成中的功能性核糖体的连接。其他以前提出的四环素耐药性机制包括核糖体蛋白或 rRNA 的催化修饰或 RPPs 替代了 EF - G 或 EF - Tu。最后一种解释看来不太可能，因为 Tet(M)不能纠正大肠埃希菌的 EF - G 或枯草芽孢杆菌的 EF - Tu 突变的影响。当四环素存在时 RPPs 的能使氨酰基- tRNA 进入到 A 位点是一个可能的机制。

EF - G 和相关的 RPPs 的结构分析表明，它们都有构象改变的能力。也许这种能力和核糖体相互作用有关，也许在蛋白质合成的关键阶段驱除四环素。在四环素存在的情况下，RPP 也许还会使核糖体变形使氨基酰- tRNA 可与结合。如果后一种情况是正确的，miaA 突变子也许对变形更为敏感，未修饰的氨基酰- tRNA 也许更不可能结合从而导致四环素 MIC 值降低。不过 tRNA 处于未修饰状态时四环素的 MICs 值减低也许是一个非特异的结果。RPP 结构特征的知识与 EF - G 中的 RPP 相比引出了其他的问题，例如修饰的 RPP 的 G′亚结构域和 Fus 对染色体 RPP 介导四环素耐药性的影响等，这些问题均在研究当中。

（韩立中）

第八节　糖肽类抗生素耐药

万古霉素是第一代糖肽类抗生素，1956 年 Eli Lilly 等人在印尼土壤标本中分离出的东方链球菌(S. orientalis)中发现。以后的 40 多年里，又发现了 45 株产糖肽类抗生素的放线菌。目前应用于临床的糖肽类抗生素主要是万古霉素和第二代糖肽类抗生素肽可霉素，第三代糖肽类抗生素阿佛帕星主要用于畜牧业，作为动物饲料使用。万古霉素和肽可霉素对革兰阳性细菌具有广谱的抗菌活性，被认为是治疗革兰阳性菌引起的严重感染的最有效的抗生素。1986 年，在欧洲发现了第一例耐万古霉素的屎肠球菌。1996 年，日本报道了第一株对万古霉素和替考拉宁敏感率下降的金黄色葡萄球菌，不久，美国也报道了 2 株，但金黄色葡萄球菌与肠球菌对糖肽类抗生素的耐药机制是完全不同的。

糖肽类抗生素抑制革兰阳性菌细胞壁的合成。细胞壁(UDP -胞壁酸五肽)前体 D -丙氨酸- D -丙氨酸是糖肽类抗生素的作用靶位，糖肽类抗生素通过与肽聚糖前体的肽基 D -丙氨酸- D -丙氨酸末端在细胞表面形成复合物，以阻断肽聚糖合成中的转糖基酶，转肽酶及 D，D -羧肽酶的作用，从而阻断了细胞壁的合成，而导致细菌死亡。

一、耐糖肽类抗生素肠球菌(VRE)

(一) 耐万古霉素肠球菌(VRE)的分型

根据肠球菌对万古霉素的耐药水平可分为低水平耐药(MIC，8～32 mg/L)和高水平耐药(MIC，≥64 mg/L)。根据肠球菌对万古霉素和肽可霉素的不同耐药水平及诱导耐药，VRE分为四个表型，分别是VanA，VanB，VanC和VanD，其中VanA，VanB，VanD为获得性耐药，VanC为天然耐药。VanA对万古霉素和肽可霉素均呈高水平耐药，VanB对万古霉素低水平耐药，对肽可霉素敏感，VanD对万古霉素耐药，对肽可霉素敏感。VanC对万古霉素低水平耐药。最近，又有报道VanE型耐药(属于获得性耐药)。

(二) 肠球菌对糖肽类抗生素的耐药机制

肠球菌对糖肽类抗生素耐药的原因是细菌细胞壁肽聚糖前体与糖肽类抗生素的亲和力下降，研究发现这是由于细菌获得了一个编码连贯酶系统的基因从而导致肽聚糖合成途径发生改变所致。下面分别介绍不同型VRE的耐药机制。

1. VanA型耐药机制　主要发生于屎肠球菌，部分见于粪肠球菌和少量的鸟肠球菌等其他肠球菌中。在耐万古霉素的屎肠球菌BM4 147中，万古霉素可诱导质粒PIP816上转座子Tn1 546表达，Tn1 546为10.8×103bp长的可转移片段，编码VanA连接酶，VanH脱氢酶和VanX二肽酶等7个多肽，这7个多肽协同作用，使UDP-胞壁酸五肽的D-丙氨酸-D-丙氨酸被D-丙氨酸-D-乳酸所取代，结果D-丙氨酸-D-丙氨酸上的NH基被D-丙氨酸-D-乳酸的氧所取代，从而取消了肽聚糖前体与抗生素之间原有的一个氢键并使原来的空间构象发生改变，导致对万古霉素的高度耐药。D-丙氨酸-D-乳酸的产生主要依靠三种酶的作用，VanA连接酶，VanH脱氢酶，VanX二肽酶。VanH脱氢酶催化丙酮酸水解成乳酸，VanX二肽酶破坏D-丙氨酸-D-丙氨酸的连接键，VanA连接酶催化D-丙氨酸-D-乳酸形成。另外，VanR基因和VanS基因的产物VanR，VanS蛋白与VanA耐药调控有关，在万古霉素的诱导下可激活VanA，VanH和VanX共转录所需的启动子，VanY基因和VanZ基因编码生成辅助蛋白VanY和VanZ，VanY是一种D,D-缩肽酶，可解离肽聚糖前体的D-丙氨酸，但需由VanX共同参与。VanZ可能与肽可霉素低度耐药有关，具体机理不清。最近，又有报道带有VanA基因的转座子Tn1 546和IS1251，可将VanA基因从一个细菌的染色体中转移到另一个细菌染色体中。

2. VanB型耐药机制　VanB型耐药菌株产生39.5 kD的蛋白质与VanA有77%氨基酸同源性，编码转座子是Tn1547，包含VanB基因，其耐药机制的生化基础及编码的基因与VanA型相同，细胞壁前体的D-丙氨酸-D-丙氨酸同样被D-丙氨酸-D-乳酸取代，存在VanHB脱氢酶，VanB连接酶和VanXB二肽酶。但未找到类似于VanS-VanR的调控基因，这也许造成VanB型肠球菌对万古霉素MIC值的多样性及对肽可霉素的敏感性。VanB型耐药可以转移，耐药基因存在于质粒或染色体上，转移可能与转座子有关。

3. anD型耐药机制　VanD型耐药存在于屎肠球菌BM4339中，与VanA和VanB型一样，VanD型耐药株的细胞壁前体的D-丙氨酸-D-丙氨酸也被D-丙氨酸-D-乳酸取代，但基因转移的机理尚不清楚。

4. VanE型耐药　在粪肠球菌BM4405中，细胞壁前体中的D-丙氨酸-D-丙氨酸被D-丙氨酸-D-丝氨酸取代，使万古霉素与细胞壁结合亲和力下降。主要是D-丙氨酸-D-丙氨酸上的甲基被D-丙氨酸-D-丝氨酸上的乙基取代，使原来的空间构象发生了改变。

5. VanC型耐药机制　该型为天然耐药，其代表菌种为鹑鸡肠球菌、铅黄肠球菌和微黄肠球菌。表现为对万古霉素低度耐药，耐药基因可能存在于染色体上，由VanC连接酶催化合成D-丙氨酸-D-丝氨酸的合成，使其与万古霉素的亲和力下降，VanC型基因又分为VanC1，VanC2和VanC3。

(三) VRE的实验室检测

VRE的实验室检测主要有药敏方法，自动化仪器法和分子生物学方法。国外学者Hubert和他的同事比较了临床常用的几种筛选VRE的方法，分别是琼脂稀释法、纸片扩散法、Etest、琼脂筛选法、VITEK GPS-TA/GPS-101和MicroScan传统法/快速法等八种方法。结果在检测VanA，VanB，VanC1/C2不同基因型的VRE时，只有Etest和琼脂筛选法最好，敏感率为100%。在检测VanA型时，这八种方法敏感率均为100%。纸片法检测VanB型为93%，VanC1为52%，VanC2为63%，

VITEK GPS－101 是在 GPS－TA 基础上软件有所改进，因此在检测 VanB 型时敏感率为 100％，而 GPS－TA 只有 47％，MicroScan 传统法因检测时间比快速法长，所以在检测 VanB 型时敏感率为 100％，而快速法只有 53％。Etest 纸片的价格偏高，琼脂筛选法是临床筛选 VRE 最为简便，易行的方法。

另外，探针杂交或 PCR 扩增技术也可用于耐药基因的检测，但由于费用、时间和设备等方面的原因，DNA 探针很少在临床实验室中应用，而 PCR 则相对应用较广。在肠球菌耐药基因的检测方面，Dutka－Malen 及同事首先用多重 PCR 的方法进行耐药基因及菌种的鉴别工作。在此基础上，Robin Patel 改进了上述技术，可将菌落可直接加入反应体系，无需进行 DNA 的抽提，扩增结果用限制性酶切多态性（RFLP）进行判断。

（四）临床与流行状况

1. 肠球菌感染的易感因素　在健康人体中，＞90％肠球菌为肠道定植菌，肠球菌往往与其他毒力更强的致病菌一起存在，但在某些情况下，肠球菌也会引起很严重的感染，如某些患有胆囊炎、心内膜炎、脑膜炎、术后感染及免疫力低下患者易感染肠球菌。粪肠球菌是肠球菌中临床分离率最高的细菌。最近，屎肠球菌感染呈上升趋势，并出现对多种抗生素耐药。

近几年来，除了大肠埃希菌和金黄色葡萄球菌外，肠球菌是引起医院感染的第三位细菌，肠球菌感染主要是内源性感染，也可通过医护人员手传播。手传播是肠球菌引起交叉感染的主要原因，在肠球菌（包括 VRE，VSE）引起的医院感染期间，通过对病房物体表面采样，从医院电话机、病床、体温表、血压计和门把手等处都能分离到肠球菌。

使用多种抗生素也是引起肠球菌感染的主要因素，如使用头孢菌素、喹诺酮类、氨基糖苷类抗生素和 β-内酰胺类抗生素以及长期使用万古霉素的患者均易引起 VRE 感染。

2. 糖肽类抗生素耐药性的播散　最初对糖肽类抗生素产生耐药的屎肠球菌，现已对多种抗生素产生耐药，如氨基糖苷类、青霉素类和糖肽类。另外，对糖肽类抗生素的耐药性并不局限于某一菌种，在许多肠球菌的菌种中都可检测到 VanA 基因族。

对万古霉素的耐药性可由肠球菌向其他革兰阳性菌转移，在多种革兰阳性菌中不存在对耐药基因表达的抑制作用，例如，链球菌属的菌株，产单核李斯特菌及金黄色葡萄球菌等。在英国某些患者的粪便中分离到带有类似 VanA 基因的类似棒状杆菌的菌株，在法国一患者身上分离到类似 VanB 基因族的牛链球菌，这些发现便是这种耐药性转移的佐证。

3. 耐糖肽类抗生素治疗和预防　青霉素 G、氨苄青霉素或阿莫西林与氨基糖苷类联合使用为治疗耐糖肽类肠球菌首选方法，但并不是很有效的方法。万古霉素和 β-内酰胺类抗生素联合使用对耐糖肽类抗生素只有抑菌作用，而没有杀菌作用。氯霉素、喹诺酮类、四环素和利福平曾被用于对糖肽类敏感的肠球菌治疗，但这些抗生素均没有杀菌作用。许多屎肠球菌因产生低亲和力的 PBPs 而对氨苄青霉素耐药，肠球菌对 β-内酰胺类抗生素的耐药性正在不断上升。

现已出现耐糖肽类的金黄色葡萄球菌，所以人类将面临抗生素难以治愈的细菌，为了有效抑制耐万古霉素肠球菌的传播，必须减少广谱抗生素的使用，特别是三代头孢菌素、喹诺酮类和氨基糖苷类等抗生素。在欧洲，动物饲料中必须禁止使用阿佛帕星。为防止环境中 VRE 菌株的传播，对已感染 VRE 的患者须进行隔离治疗。最后，微生物工作人员要及时检测并报道耐万古霉素肠球菌，有利于控制 VRE 的传播。

二、耐万古霉素的金黄色葡萄球菌（VRSA）和万古霉素中介金黄色葡萄球菌（VISA）的耐药

过去的 20 年里，万古霉素一直被用于治疗耐甲氧西林的金黄色葡萄球菌（MRSA），特别是作为治疗多重耐药的 MRSA 较为有效的抗生素。但 1996 年，日本报道了一株对万古霉素和替考拉宁敏感率下降的金黄色葡萄球菌，不久美国也报道了 2 株。但目前金黄色葡萄球菌对万古霉素耐药与否尚无统一的标准，下面介绍几个相关的概念：VRSA，万古霉素耐药金黄色葡萄球菌，在美国，“VRSA”指金黄色葡萄球菌对万古霉素的 MIC≥32 μg/mL，而在其他国家如日本，“VRSA”指金黄色葡萄球菌对万古霉素的 MIC≥8 μg/mL，或该菌株在 24 h 内，能在含 4 μg/mL 万古霉素脑心浸液（BHI）筛选平板上生长。VISA，美国国家临床实验

室标准化委员会(NCCLS)的判断标准是：在万古霉素浓度 8～16 μg/mL 时方被抑制生长的金黄色葡萄球菌。hetero－VRSA，万古霉素异质性耐药金黄色葡萄球菌，hetero－VRSA 可在含 4～6 μg/mL 万古霉素 BHI 筛选平板上生长，一般指金黄色葡萄球菌经万古霉素筛选平板次代培养后，选择出耐万古霉素的子代菌株。其亲代菌株对万古霉素的 MIC 仅为 1～4 μg/mL，而子代菌株的 MIC 要比亲代菌株高 2～8 倍。

(一) 金黄色葡萄球菌对万古霉素的耐药机制

目前，对金黄色葡萄球菌耐万古霉素的耐药机制还不清楚，虽然在体外实验中 vanA 基因可从屎肠球菌转移到金黄色葡萄球菌，但未报道在 VISA 菌株中存在 VRE 中的 vanA、vanB、vanC、vanD 和 vanE 基因。VISA 耐药的可能机理是细胞壁前体的大量增加，导致非交联的 D-丙氨酸-D-丙氨酸侧链增加，这些 D-丙氨酸-D-丙氨酸侧链能在细胞壁外与万古霉素结合，从而使进入细胞内能与靶分子结合的万古霉素减少。总之，VISA/VRSA 的耐药机制还有待进一步研究，美国国立变态反应和感染性疾病研究所专门建立了"抗生素耐药的金黄色葡萄球菌网络(NARSA)"，详情可访问 http://www.narsa.net。

对万古霉素耐药/中介的金黄色葡萄球菌的检测。

(二) 实验室检测

1. VISA 的检测　纸片扩散法不是检测 VISA 的有效方法。自动化仪器如 MicroScan 快速板也不能鉴定这些菌株。有些自动化仪器，虽含有系统的数据资料，但不能报告 MIC 为 8 μg/mL 的金黄色葡萄球菌。利用最新的 Vitek 软件可检测出 VISA。美国 CDC 推荐 VISA 监测内容包括：① 受试菌株包括万古霉素 MIC≥4 μg/mL(hetero－VRSA 筛选)；按 NCCLS 标准，万古霉素 MIC≥8 μg/mL；所有 MRSA 菌株；所有金黄色葡萄球菌(因 VISA 耐药机制不清)；所有在筛选平板上生长的金黄色葡萄球菌菌株。② 确证试验条件包括万古霉素 MIC 检测须孵育足 24 h；纸片扩散法不能检测金黄色葡萄球菌对万古霉素药敏试验，对可疑菌株须作基因检测确证；MIC 药敏试验可用于检测金黄色葡萄球菌对万古霉素的 MIC，如微量稀释法、琼脂稀释法和琼脂梯度扩散法。

2. 异质性-VRSA 的检测　目前检测次代培养中万古霉素异质性耐药还很困难，没有常规筛选异质性耐药金黄色葡萄球菌的实验方法，有研究指出可否改变筛选条件，如提高接种菌株浓度至 108 cfu/mL，降低筛选平板中万古霉素浓度及延长孵育时间来进行异质性耐药菌株的筛选。

临床实验室还缺乏能明确检测 VISA 的试验方法，也缺少对临床感染患者治疗和流行病学数据。尽管由对万古霉素敏感性下降的金黄色葡萄球菌引起感染的病例在临床较少见，但为了使临床医生能够更好地治疗这类感染性疾病，研究 VISA 的耐药机制和建立实验室检测方法显得非常迫切。

(三) 临床及流行病学特征

真正第一例 VISA 感染是发生在 1995 年法国的一名 2 岁的白血病患者，用奎奴普汀-达福普汀治疗获得成功。VISA 患者多发生于腹透患者或使用静脉导管而引起 MRSA 感染，用万古霉素治疗时间较长者。VISA 菌株常常是从 MRSA 菌株转变过来，这些菌株经脉冲场凝胶电泳显示与 MRSA 菌株相似，有些菌株虽然对万古霉素敏感，但临床用万古霉素治疗无效。

1. 抗生素敏感试验　从美国分离的 VISA 来看，对甲氧苄啶/磺胺甲恶唑全部敏感，目前 VISA 至少对 2 种抗生素敏感。这些菌株对抗生素的耐药机制用常规试验不能检测出来。一般 VISA 对奎奴普汀-达福普汀、linezolid 和 everninomycin 的 MIC 均在 0.25～2 μg/mL。另一研究显示奎奴普汀-达福普汀对 VISA 的最低杀菌浓度在 0.25～1.0 μg/mL。

2. 治疗和预后　当临床医生认识到感染菌可能为 VISA 时，常常会用氨基糖苷类或利福平治疗，同时，也会使用万古霉素一段时间。值得注意的是所有分离株对甲氧苄啶/磺胺甲恶唑敏感。关于 VISA 感染患者的预后，据报告 5 名患者中有 2 名是由 VISA 感染后死亡，其中 1 人是在接受治疗后数小时内死亡，因此并不认为该患者是 VISA 治疗失败而引起。VISA 感染患者的主要致病机理不清，但很明显 VISA 具有很强的毒力，对 VISA 感染患者要立即进行处理治疗。最近，有报道一名 VISA 感染患者接受 linezolid、甲氧苄啶/磺胺甲恶唑和强力霉素治疗获得成功。CDC 报道对万古霉素 MIC 为 4 μg/mL 的菌株，虽用万古霉素治疗，但临床效果不好，这些患者可能对万古霉素的敏感率下降或存在其他原因。目前，还不能区分万古霉素

MIC 为 4 μg/mL 的菌株与 MIC 为 8 μg/mL 的菌株有何不同。关于 VISA 治疗的实验研究已取得一些进展，研究显示 β-内酰胺类抗生素和万古霉素对治疗 VISA 感染有协同作用。体外实验显示低浓度万古霉素和新青霉素Ⅲ或头孢唑啉一起对 VISA 亦有协同作用。有些菌株对万古霉素敏感，但也须联合治疗。在一个小鼠心内膜炎模型中，当万古霉素和新青霉素Ⅲ分别治疗时无效，而联合治疗时有效。

3. VISA/VRSA 流行　目前还没有 VRSA 菌株流行的报道，可能是因为临床实验室还不能检测 VRSA，更主要的是 VISA 本身的临床报道就较少。美国一家医院筛选了 243 株菌株，有 14 株(6%)为 MRSA，但没有 VISA 及异质性耐药 VISA。CDC 筛选了 33 家医院共 630 株临床分离金黄色葡萄球菌，结果也没有 VISA 菌株，但发现 2 株为异质性耐药。从 CDC 有关的流行病学调查发现，VISA 菌株感染将出现上升趋势，其理由是：① 实验室检测水平将不断提高；② 如果在 VISA 发现前，就有异质性耐药出现，那么许多临床分离的金黄色葡萄球菌为异质性耐药 VISA。一些在含 4～6 μg/mL 万古霉素的 BHI 琼脂平板上能生长的 MRSA 菌株可鉴定为异质性耐药。目前异质性耐药株尚少，但随着糖肽类抗生素的广泛使用，VISA 发生率也将上升。

4. 控制 VISA 的传播　虽然 VISA 的感染尚不多，但美国感染控制部门还是制订了一系列控制 VISA 传播的纲要。若患者怀疑为 VISA 或 VRSA 感染，就要有预防和控制感染的措施，并立即通知有关部门。若分离菌株为 VISA 或 VRSA，就要按健康感染控制委员会(HICPAC)制订的要求去控制感染。HICPAC 关于控制 VISA/VRSA 传播纲要的主要内容包括：进入病房时，应穿隔离衣及戴手套和面罩；离开病房前，须用含抗生素的肥皂洗手；对确证患者进行隔离，减少与患者接触次数，并进行一对一护理；做好实验室检测及流行病学研究，控制感染传播，并对 VISA/VRSA 进行有效监控；对有关部门进行 VISA/VRSA 流行病学及预防控制宣传；对发现可疑患者，及时通知有关部门；通知以下与 VISA/VRSA 患者有关的人员，如医生、急诊室部分人员及探望患者的家属等。此外，由于 MRSA 在医院内有很高的传播性，所以对多数 MRSA 患者也要进行预防。最后，合理应用抗生素，减少万古霉素使用，是预防 VISA 和 VRSA 感染的主要措施。同时选用合适的诊断技术、最大限度控制经验治疗、减少静脉导管等器械使用，以防止 VISA 和 VRSA 的产生。

临床已有报道低水平耐万古霉素凝固酶阴性葡萄球菌。其中溶血性葡萄球菌对万古霉素的 MIC 较高(2～8 μg/mL)。这些菌株对万古霉素敏感率降低的机理也不清楚，但 HICPAC 对这些葡萄球菌感染(MIC≥8 μg/mL)也提出了相似的感染控制纲要，临床上若发现这类菌株，须及时与有关部门联系。

目前，已有 VISA 感染的报道，VISA 菌株一般从 MRSA 转变而来。VISA 感染患者往往长期使用万古霉素或有慢性疾病，如慢性肾衰。若万古霉素治疗 MRSA 失败，临床医生应警觉是否为 VISA 感染。临床实验室尚还没有系统检测 VISA 的药敏试验。尽管体外实验显示 linezolid 和奎奴普汀-达福普汀对 VISA 有活性，但对 VISA 患者还须慎重选择有效的治疗方案。

某些革兰阳性菌对万古霉素天然耐药，如一些分枝杆菌、丹毒丝菌属、明串球菌属、链球菌属、乳酸杆菌属和一些产糖肽类抗生素的放线菌。

(韩立中)

第九节　结核分枝杆菌的耐药机制

20 世纪 80 年代末期艾滋病(AIDS)的流行使结核病猛然复活，如今世界上有 1/3 的人感染了结核分支杆菌(MTB)，每年有 800 万新患者出现，300 万人死于结核病，同时结核分支杆菌耐药菌株持续增加，对人类危害极大。

关于 MTB 耐药性的产生机制迄今尚不完全清楚，目前主要有如下三种观点：

一、细胞膜或壁结构及通透性改变

MTB 细胞壁脂质含量很高，占细胞壁干重 30%～60%，是 MTB 细胞壁外膜有效的通透性屏障。分枝杆菌的某些特性，如抗酸性、生长速率缓慢、对许多抗菌药物天然耐药等，在很大程度上与物质穿透脂质细胞壁困难有关。细胞膜或细胞壁的结构及通透性变化，导致药物不能或减少进入细胞内，也是 MTB 耐药的重要原因。

二、质粒或转座子介导的耐药

革兰阴性细菌中，质粒是介导细菌获得耐药性和耐药性播散的重要原因。国外研究发现，鸟分枝杆菌、胞内分枝杆菌、堪萨斯分枝杆菌等若干种非结核分枝杆菌(NTM)含有质粒，但国内外学者都未能从 MTB 中分离出质粒，因此，MTB 是否存在质粒介导的耐药机制尚未得到确切证据。

三、药物靶位编码基因突变

MTB 药物作用靶位编码基因突变是 MTB 耐药的主要机制。已知结核分支杆菌有自发的染色体突变可使其对抗结核药产生耐药，这种自发突变持续而分散、缓慢而频繁，细菌复制过程中引起耐 INH 或 RFP 自发突变的概率大约是 $1/10^{8\sim9}$，引起对 INH 和 RFP 同时耐药的概率大约是 $1/10^{16}$，结核患者甚至重症空洞的肺结核患者所带的结核分支杆菌远少于此，而且对不同药物耐药突变的染色体位点互不联系，对一个药物耐药一般并不伴有对另一个不相关药物的耐受性，因此导致耐药的双重突变危险性极小，自发 MDR-TB 的出现极不可能，化疗前结核分支杆菌偶然自发突变产生的药物耐受性与用药无关。

结核分支杆菌耐药的生物学机制被不适当化疗打破，由于单药治疗、药物剂量不足及不规则用药所引起的药物治疗不足可使结核分支杆菌敏感菌株在几个月内变为对多个药物耐药菌株，出现获得性 MDR-TB。

Musser 及其合作者分析了世界各地 800 多个结核分支杆菌 DNA，对其 25 个基因、200 万个化学碱基对进行研究比较后发现，结核分支杆菌 95%以上的基因变异是直接由于人们所接受的抗结核药物引起。已确定主要为染色体突变引起耐药的抗结核药物是异烟肼(INH)、利福平(RFP)、链霉素(SM)、吡嗪酰胺(PZA)、乙胺丁醇(EMB)、丙硫异烟胺(1 321th)、喹诺酮类、甲红霉素等。

四、耐药菌的基因改变

(一) INH

INH 是抗结核化疗的一线药物，INH 进入体内后被结核分枝杆菌内过氧化氢酶-过氧化物酶(catalase-peoxidase)激活，作用于 enoyl-乙酰基载体蛋白(ACP)还原酶，抑制分枝杆菌酸和细胞壁生物合成。结核杆菌对 INH 的耐药机制较为复杂，涉及多个基因：katG、inhA、kasA 和 oxyR-aphC 等。其中 katG 和 inhA 基因是一致认同的 INH 耐药基因，二者的突变约占临床 INH 耐药菌株的 80%，kasA 基因突变率较低，所占比例不到 10%，但仍有 10%～20%的菌株不能以目前已知的耐药机制来解释。

katG 是编码过氧化氢酶-过氧化物酶的基因，全长约 2 223bp，上游隔 44 个碱基与 furA 基因相连，下游相隔 2 794 个碱基与 embC 基因相连。katG 基因完全缺失可导致细菌丧失过氧化氢-过氧化物酶活性，引起对 INH 高度耐药，但完全缺失 katG 基因者只占不到 20%的临床分离 INH 耐药株，而大部分对 INH 耐药的 MTB 仍存有 katG 基因，katG 基因突变较完全缺失是 MTB 发生 INH 耐药更为常见的原因。图 28-23 总结了 INH 耐药结

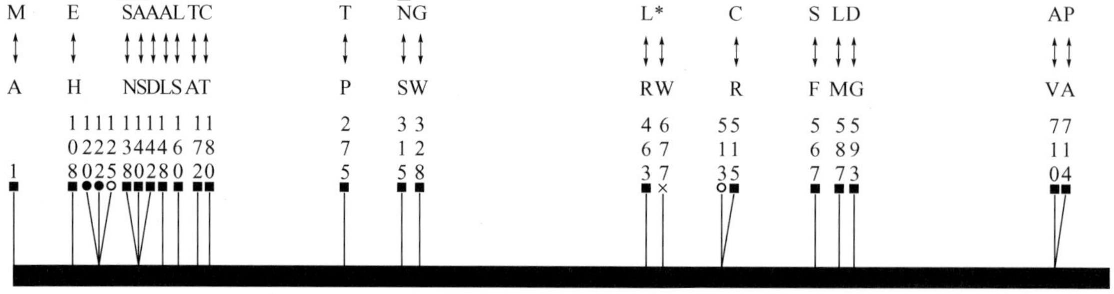

突变点以垂直的数字标出，其上为氨基酸残基。A 丙氨酸；C 半胱氨酸；D 天冬氨酸；E 谷氨酸；F 苯丙氨酸；G 甘氨酸；H 组氨酸；L 亮氨酸；M 蛋氨酸；N 天冬酰胺；P 脯氨酸；R 精氨酸；S 丝氨酸；T 苏氨酸；W 色氨酸；V 缬氨酸。

图 28-23 katG 蛋白多形性示意图

核杆菌 katG 蛋白突变的情况。在这些改变中，以 katG 蛋白在 315 位 Ser 替换最为多见，其中最常见的是 Ser315→Thr 突变，也可见 Ser315→Arg、Ser315→Asp 和 Ser315→Gly 突变。该位点突变可导致过氧化物酶活性下降，细菌耐 INH。katG 蛋白另一常见的突变是 Arg463→Leu 突变。该突变曾被认为与 INH 耐药有关。但研究表明多数含此突变的耐药菌株同时有其他 katG 结构改变，而且这一突变在许多 INH 敏感株中也存在，与野生菌株相比过氧化氢-过氧化物酶活性无明显差异，所以它更像一个自然发生的多态性现象而非导致耐药的突变。

InhA 基因编码 NADH 依赖的 enoyl-酰基载体蛋白(ACP)还原酶，该酶催化 NADH 依赖的脂肪酸链 2 位双键的还原反应，将△-不饱和脂肪酸转化为饱和脂肪酸，并参与长链脂肪酸的延长。InhA 优先还原长链 enoyl-硫酯烯酰基底物(≥16 个碳原子)。分枝杆菌利用 InhA 催化产物合成分枝菌酸的超长链(C40～C60)α-脂肪酸，后者是分枝杆菌细胞壁的重要组成部分。野生型 InhA 酶催化不饱和脂肪酸还原时优先与 NADH 结合形成一中间复合物，该复合物是活化的 INH 攻击的靶位，后者在 InhA 的活性位点上与 NADH 以共价键结合，阻碍不饱和脂肪酸还原反应的进行。Ser94→Ala 突变可导致 InhA 对 NADH 亲和力下降，而优先与 ACP 底物结合，从而保护了大多数酶不被活化的 INH 攻击。即使异烟酰-NADH 复合物已经形成，由于突变的 InhA 对 NADH 亲和力下降，可促使异烟酰-NADH 的释放，使底物反应得以进行，形成对 INH 的耐药。

kasG 基因编码的蛋白 kasA 和 kasB 可能属于 1 个丙二酰 CoA 和 ACP 依赖的脂肪酸生物合成系统，可能是脂肪酸合成酶体系Ⅱ的第一步。研究表明 kasA 蛋白 Asp66→Asn、Gly269→Ser、Gly312→Ser 和 Phe413→Leu 突变可能与结核分枝杆菌 INH 耐药有关。

ahpC 基因编码烷基过氧化氢酶，ahpC 基因突变一般发生在 katG 基因完全缺失的菌株中，可增强 AhpC 表达，是 katG 表达减少时的代偿性反应，但多数实验资料支持 ahpC 基因突变与细菌对 INH 耐药无关。

(二) RFP

RFP 属于一线抗结核药物，是快速杀菌剂。其作用机制是通过与 MTB 的 RNA 聚合酶的 β 亚基结合，干扰转录的开始和 RNA 延伸。编码 β 亚基的基因称为 rpoB。MTB 耐 RFP 的机制可能与药物作用于靶分子 RNA 聚合酶 β 亚基使空间构象发生变化，不能与 RFP 结合，从而导致 RFP 耐药。研究表明，95%左右的 rpoB 突变发生在 rpoB 的507～533 位(为了便于比较，均根据大肠埃希菌 RNA 聚合酶 β 亚基相应氨基酸的编号)27 个氨基酸密码子(81bp)组成的区域内，如图 28-24。突变率最高的是 531 位(Ser531→leu)，其次为 His526→Tyr，其他还有 516、521、527 位等。目前，rpoB 突变已作为 MTB 耐 RFP 的遗传标志。

(三) 链霉素

链霉素(SM)属于氨基糖苷类抗生素，是第一种有效的抗结核药物，也是目前治疗结核病的一线药物。它主要作用于 MTB 的 16SrRNA 和核糖体蛋白 S12，诱导遗传密码的错读，抑制 mRNA 转译，从而抑制蛋白质合成。结核杆菌临床菌株没有发现质粒，它们对氨基糖苷类耐药主要是由于编码 16SrRNA 和核糖体蛋白 S12 的基因 *rrs* 和 rpsL 突变而引起。细菌有多个 16SrRNA 拷贝，所以 *rrs* 突变一般不能引起细菌对氨基糖苷类耐药，而结核杆菌仅一个 16SrRNA 拷贝，*rrs* 突变导致的 16SrRNA 功能缺陷，就可以导致细菌耐氨基糖苷类抗生素。研究发现，SM 耐药菌株主要为 rpsL 基因上 43 位和 88 位密码子有一个单碱基置换(见图 28-25)。若将携带野生型 MTB 的 rpsL 基因导入这些耐药菌中，则可恢复其对链霉素的敏感性。*rrs* 基因突变主要是 513、516 位的碱基插入。少数 MTB 耐 SM 分离株中发现有双位点突变，如 rpsL43 位 Lys43→Arg 和 *rrs*513 位 A→C 突变，rpsL88 位 Lys43→Glu 和 *rrs*905 位 A→G 突变。

(四) PZA

其作用的生化机制还不完全清楚。目前认为 PZA 在细胞内酸性环境中经吡嗪酰胺酶作用转变成吡嗪酸而起杀菌作用。72%的 PZA 耐药菌株编码吡嗪酰胺酶的 pncA 基因突变，核苷酸丢失或氨基酸替换，使酶活性丢失导致耐药。另 28%的 PZA 耐药菌的耐药机制仍在研究中。Sreevatsan 发现，一旦结核分支杆菌对 INH、RFP、SM 耐药时，很可能出现 PZA 耐药。

(五) EMB

与分支杆菌细胞壁结构损害有关。EMB 是一

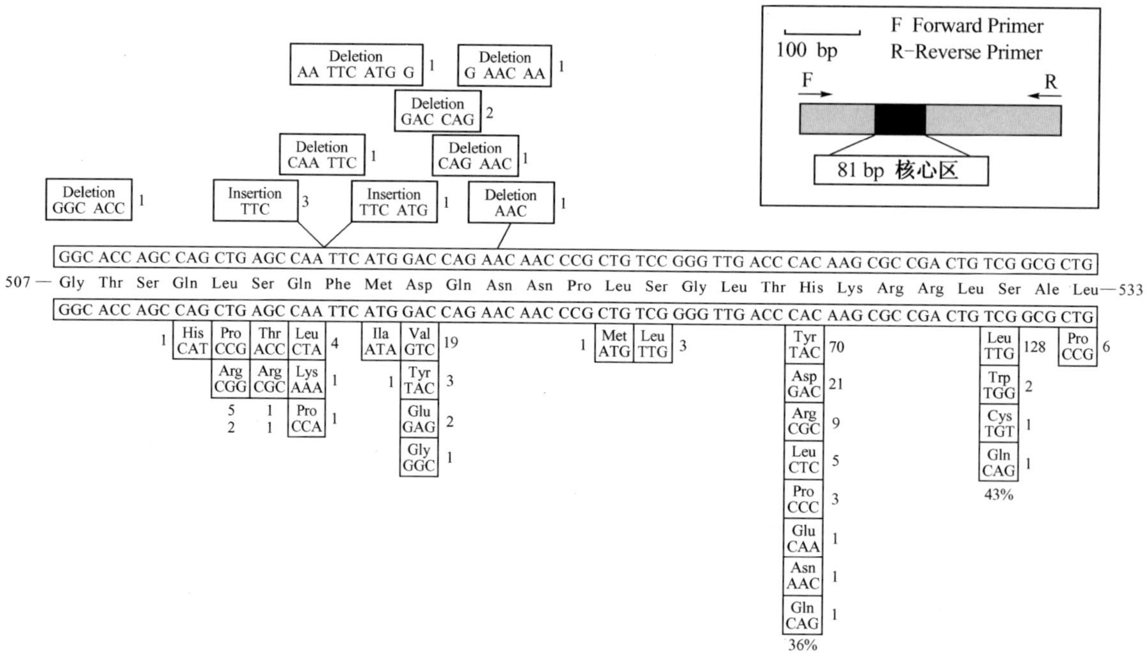

中间为野生株 DNA 序列，上部分为缺失和插入突变，下面为错义突变

图 28-24　307RIF 耐药结核分枝杆菌 rpoB 基因 507～533 密码子突变示意图

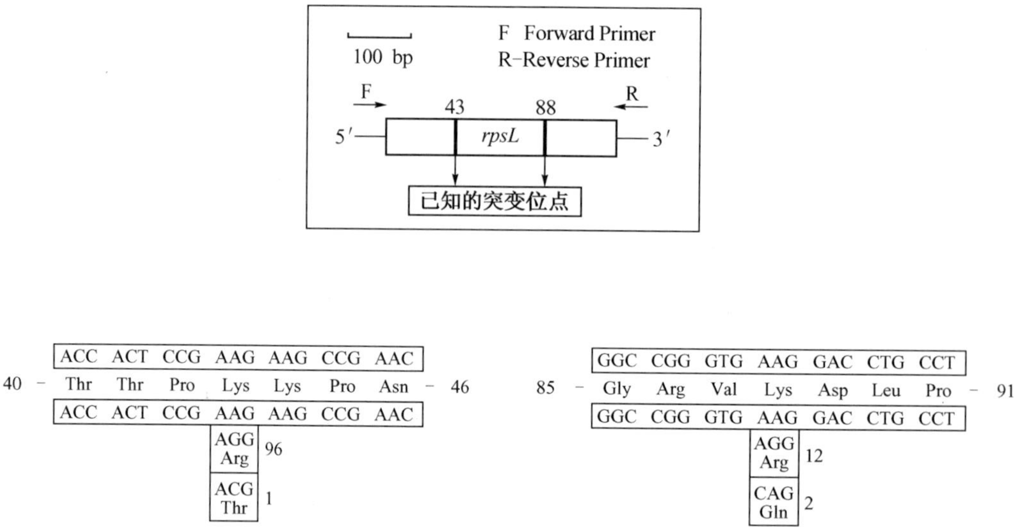

图 28-25　导致结核杆菌耐链霉素的 rpsL 基因突变位点

种阿拉伯糖类似物，作用于靶分子阿拉伯糖基转移酶，抑制阿拉伯糖基聚合入阿拉伯半乳糖聚糖，从而影响细胞壁分枝菌酸——阿拉伯半乳糖肽聚糖复合物的形成。使靶分子在细胞内的药物（如RFP）更容易进入细胞，因此 EMB 与 RFP 联合治疗结核病有协同作用。MTB 耐 EMB 与阿拉伯糖基转移酶编码基因（embABC）操纵子突变有关，该操纵子约 10.2 kb，由 embC、embB、embA 三个基因组成。研究发现，约 70％的 MTB 耐 EMB 分离株有 embB 基因突变，突变位点以 306 位多见。EmbB 基因约 3 246bp，编码一个糖基转移酶，embB 突变导致糖基转移酶结构改变，而影响了 EMB 和糖基转移酶的相互作用。但约 30％ EMB 耐药株无 embB 突变，说明可能还存在其他耐药机制。

(六) 喹诺酮类

喹诺酮类(FQ)主要作用靶是与 DNA 复制有关的 DNA 螺旋酶,由 gyrA 和 gyrB 编码的 2 个 A 亚单位和 2 个 B 亚单位组成。FQ 耐药菌里编码 DNA 螺旋酶 A 亚单位的 gyrA 基因发生突变是此类药物耐药的共同机制。gyrA 基因突变出现中-高度耐药,gyrB 基因突变出现低度耐药。

第十节　真菌的耐药机制

临床常用的抗真菌药物,如两性霉素 B 主要通过作用于真菌细胞膜上的麦角甾醇产生抗真菌作用;酮康唑、氟康唑、伊曲康唑等则主要抑制麦角甾醇的生物合成产生抗真菌作用。最新的研究发现,真菌耐药性的产生与多药耐药蛋白和药物作用靶位甾醇 14α 去甲基化酶的改变有密切的关系。

一、多药耐药蛋白

真菌对氟康唑、酮康唑、伊曲康唑等药物产生耐药性的一个重要机制是通过 MDR 蛋白介导抑制药物的摄取和增加其外排,降低细胞内的药物浓度。根据多药耐药蛋白的机能不同,可将其分为二大类:

(一) ATP 连接盒转运蛋白(ATP Binding Casstte Transporters, ABC 转运蛋白)

ABC 转运蛋白镶嵌于真菌细胞膜上,是细胞膜上的外排系统。ABC 转运蛋白上都含有一个 ATP 结合区,通过结合并水解 ATP 为膜转运提供能量。真菌中已鉴定出 4 个 ABC 转运蛋白家族。它们分别是 MDR、CFTR、YEF 和 PDR,在白色念珠菌中已鉴定出 8 个 ABC 转运蛋白基因,其中 HST6 属于 MDR 家族,YCF1 属于 CFTR 家族,ELF1 属于 YEF 家族,CDR1 至 CDR5 属于 PDR 家族。

Cdr1p 是一种镶嵌于细胞膜上的转运酶,由 cdr1 编码,属于 PDR 家族。在耐氟康唑的菌株中可以检测到 cdr1 的 mRNA 升高,STRAINFR2 中 cdr1 的 mRNA 也有升高。cdr1 的 mRNA 升高,表达过度,细胞膜上的 Cdr1p 增多,药物被从细胞内泵出增多,细胞内药物浓度下降,使真菌对药物形成耐药性。

Pdr5 为一种酵母菌中介导泵出多种不相关毒素的蛋白,由 pdr5 基因编码,该蛋白与 Cdr1 具有很大的同源性,也属于 PDR 家族,其作用机理同 Cdr1p。

多效耐药调控蛋白(Pleiotropic Drug regulators, PDR)由 pdr 基因编码,是调节多效耐药蛋白 PDR5 表达的调控子,包括 Pdr1、Pdr3、Pdr7 和 Pdr9。

耐药菌与敏感菌的检测对照实验结果表明,耐药菌 cdr1 和 cdr2 基因表达水平明显升高,药物被泵出到细胞外增多,细胞内药物浓度下降,因而真菌表现为对多药耐药。

(二) 主易化超家族(Major Facilitator Superfamily, MFS)

MFS 蛋白是以质子为能源的易化扩散载体,不含 ATP 结合区,其中 Mdr1p 是近年来研究的热点之一。

Mdr1p 由 mdr1 基因编码,具有抑制摄入氮唑类抗真菌药物的作用。在耐药菌株中,mdr1 过度表达,Mdr1p 增多,细胞膜对氮唑类药物摄入抑制增强,使药物摄入减少,细胞内药物浓度下降,菌株表现为耐药,如对氟康唑耐药的酿酒酵母 PDR5 变种可使氟康唑在细胞内的含量减少 75%。在耐药菌 Scerevisiae 中通过实验发现 mdr1 的表达有一定限制,其产物 Mdr1p 也仅位于细胞膜上一些特定的位点发挥作用,因此 Mdr1p 对药物摄入的抑制作用有限,耐药菌株仍可摄入部分药物。

mdr1 基因不是耐药必需的基因,这一原理通过破坏菌株的 mdr1 基因的实验得到证明。mdr1 基因被破坏了的菌株仍有耐药性存在,但是,这些菌株对 3/4 的实验用药变得超敏感,说明 mdr1 基因在真菌的耐药性形成中起了重要作用。

Cdr1p 与 Mdr1p 作用机制比较:Cdr1p 与 Mdr1p 均属多药耐药蛋白,近年来对真菌耐药性的研究业多集中在这两种蛋白上。Cdr1p 通过增加药物的外排降低细胞内药物浓度,Mdr1p 通过抑制药物摄入细胞内也导致了细胞内药物浓度的下降,二种蛋白通过不同的作用机制达到了同样的效果。在耐药菌株中二者并不一定同时增多。例如,在白色念株菌 FR2 中,Cdr1p 和 Mdr1p 同时增多;在耐氮唑类药物的 C albicans 中,Cdr1p 的含量并没有变化，而 Mdr1p 明显增多。在从一位 AIDS 患者分离得到的耐氟康唑 C albicans 中仅有 Cdr1p 的 mRNA 大量增加。

二、甾醇 14α-去甲基化酶

甾醇 14α-去甲基化酶(CYP51)是惟一在高等植物、真菌和哺乳动物中都存在的细胞色素 P450，是目前临床常用抗真菌药物的靶位。CYP51 催化羊毛甾醇于 14α-位去甲基化形成 14α-去甲基羊毛甾醇，后者是合成麦角甾醇的中间产物。CYP51 对氮唑类药物具有较强的亲和力，药物能抑制酶的催化活性，阻碍麦角甾醇的合成，破坏真菌的细胞结构，抑制真菌生长。耐药菌与敏感菌对比，CYP51 的数量和活性有很大差别。CYP51 由 cyp51 基因编码，此基因在酵母菌中称为 cyp51A1，在白色念株菌中称为 erg16。

(一) cyp51 基因过度表达

使真菌细胞内 CYP51 浓度升高，细胞内药物浓度相对降低，菌株呈现耐药性。在一例从 AIDS 患者分离的耐氮唑类药物的 C. giarata 中测得，cyp51 基因的拷贝增加了 3.7 倍，cyp51 基因的 mRNA 总量为敏感菌的 8 倍。染色体的杂交实验证明其拷贝数的增多是由于包括了 cyp51 基因的染色体片断重复引起的。cyp51 基因拷贝数增多导致的耐药表型由遗传决定，但不稳定，在没有氟康唑存在的环境中，染色体重复数逐渐降低，而转变为敏感型菌株。

(二) CYP51 的结构改变

与药物的亲和力下降，也可导致真菌耐药。CYP51 结构改变是由其编码基因突变引起的。在 C. aibicians 中，CYP51 有 5 个突变点：Gly129→Ala、Tyr132→His、Ser450→Phe、Gly464→Ser 和 Arg467→Lys，这 5 个突变点中，只有 Ser450→Phe 可以单独存在，其他突变多同时发生，例如 Gly464→Ser 与 Gly464→Ser，Ser450→Phe 与 Tyr132→His 等。实验也发现携带 cyp51 突变基因的菌株对一些氮唑类药物的 MIC 升高，研究者认为：① 突变可能发生于与底物直接接触的位点，导致酶蛋白与药物的亲和力下降。② 突变点虽不直接与底物接触，但可以改变结合位点的空间象构，导致了酶蛋白与药物的亲和力下降。

三、蛋白与 mRNA

以上几种耐药机理中，蛋白质和 mRNA 水平都发生了变化，但 mRNA 和蛋白质变化的水平并不平衡，mRNA 增加的数量比细胞膜上蛋白质增加的数量多，说明 mRNA 没有全部翻译。作者认为 mRNA 水平的升高不是单方面原因造成的，是 mRNA 从细胞核内向核外的转移，mRNA 的转录水平和 mRNA 的降解等多方面原因的综合结果，并认为 mRNA 水平升高并不一定会导致蛋白质水平升高。

第十一节　细菌耐药性的检测试验

临床微生物学实验室进行抗菌药物敏感试验(antimicrobial susceptibility test，AST)的指征是：① 对其敏感性不能预测的临床分离菌株必须常规进行药物敏感试验以供临床选择治疗药物时参考；② 临床因治疗的反应差而考虑更换抗菌药物时，应对拟药物先进行药敏试验；③ 了解所在医院或地区常见病原菌耐药性的变迁情况，定期通报临床，有助于临床的经验治疗选药；④ 评价新抗菌药物的抗菌谱和抗菌活性等药效学特性；⑤ 对细菌耐药谱进行分析和分型有助于某些菌种的鉴定，并作为医院感染流行病学调查的手段之一。

AST 的意义在于：① 可预测抗菌治疗的效果，即 AST 试验结果为“敏感”时，治疗可能有效；试验结果为“耐药”时，治疗肯定失败；② 指导临床医生选择使用抗生素，AST 的结果往往在给予患者经验性治疗 24～48 h 之后，若 AST 结果为“敏感”，该治疗为有效，若结果为“耐药”，即应更换药物；③ 提供所选择药物的依据。

AST 方法很多，按习惯分成以下二组：

1. 预测治疗效果的试验　① 测量药物最小抑菌浓度(minimal inhibitory concentration，MIC)的琼脂稀释法和肉汤稀释法；② 测量含药纸片周围抑菌圈直径大小的 K-B 纸片琼脂扩散法；③ 结合稀释法和扩散法原理特点的 E-试验；④ 最低杀菌浓度(minimal bactericidal cincentration，MBC)的测定；⑤ 自动化仪器；⑥ 联合药敏感试验，可为临床选用最有效的抗菌药物组合提供实验依据。

2. 监控治疗效果的试验　① 血清抗菌药物浓度；② 血清杀菌滴度的测定。

本文仅介绍预测治疗效果的试验。

临床微生物实验室选择哪一种方法受多种因素，如试验的难易、成本、抗菌药物的灵活性及准确性等影响。许多临床实验室在进行常规药敏试验时使用纸片扩散法，其优点主要有以下几个方面：① 技术上简单易行，重复性好；② 试验成本相对较低，而且不需要任何特殊设备；③ 抗菌药物的选择具有很大的灵活性；④ 药敏结果的解释性分类(敏感、中介和耐药)很容为临床医生所理解。纸片扩散法的主要缺点是不适用于较慢或生长速率不同的菌株(如除铜绿假单胞菌和不动杆菌以外的非发酵革兰阴性杆菌)及一些苛养菌。此外，纸片扩散法在检测对苯唑西林不均一耐药的葡萄球菌和对万古霉素低水平耐药的肠球菌等方面也有较大的困难。

稀释法是一种可靠的、已经标准化的方法，可作为评价其他药敏试验的参考方法，也可准确地检测一些纸片扩散法检测不出的苛养菌、非发酵菌和厌氧菌等。稀释法提供的定量 MIC 药敏结果在心内膜炎、骨髓炎及脑膜炎等的治疗中可能会提供更有益的帮助，而且 MIC 在评价细菌对不同抗菌药物的敏感程度和比较抗菌药物对各种不同菌种的相对活性方面也更有价值，MIC 值可更好地描述那些耐药性刚刚超过耐药折点的菌株的耐药程度(如对青霉素敏感性降低的肺炎链球菌对 β-内酰类的 MIC 值)。稀释法的主要不足是操作比较费时和费力。扩散法的抑菌圈直径和稀释法的 MIC 值之间有着直接的相关性，对于大多数可快速生长的细菌来说，目前并无证据支持稀释法的准确性要高于纸片法。

E-test 法也是一种定量的体外药敏试验方法，此法结合了纸片扩散法的操作方法的共同优点，用纸片扩散法的操作方法而读取的结果是稀释法的 MIC 值。但 E-test 法的成本太高，在常规试验中很难开展，目前主要应用在苛养菌或厌氧菌的药敏试验中。

最近几年，自动化仪器在细菌的鉴定和药敏试验中的应用不断增多，自动化检测方法操作简单、省力，能比手工操作法更快速地提供鉴定和药敏结果。许多仪器可通过本身所具有的计算机智能专家系统对鉴定和药敏结果进行分析、判断。最近的研究也证实这种快速的药敏试验和结果报告在临床治疗和经济效益方面都具有重要价值，但这种价值的体现需要实验室人员和临床医生之间更加积极、主动地进行交流，因为很多情况下临床医生并不能很快地得到药敏结果，以帮助选择合适的抗菌药物。自动化仪器的最大缺陷是其在抗菌药物选择上的不灵活。因为仪器厂家所设计的抗菌药物的选择组合是固定的，经常会与医院抗菌药物处方汇编中的药物不相匹配或不符合实际需要。此外，自动化仪器所进行的快速药敏试验往往不能检测出具有诱导耐药机制的菌株。

一、非苛养需氧菌和兼性厌氧菌的体外抗菌药物敏感试验

(一) 纸片扩散试法

纸片扩散法是将含有定量抗菌药物的滤纸片贴在已接种了测试菌的琼脂表面上，纸片中的药物在琼脂中扩散，随着扩散距离的增加，抗菌药物的浓度呈对数减少。在纸片周围抑菌浓度范围内测试菌的生长被抑制，而抑菌浓度范围外的菌株则继续生长，从而在纸片周围形成透明的抑菌。不同抗菌药物的抑菌圈直径因受药物在琼脂中扩散速率的影响而可能不同，抑菌圈的大小可反映测试菌的 MIC 呈负相关，即抑菌圈越大，MIC 越小。

1. 抗菌药物纸片　选择直径 6.35 mm，吸水量 20 μL 的专用药敏纸片，用逐片加样或浸泡的方法使每片的含药量达标准量(不同的药物其标准量不一定相同)，一个纸片只推荐使用一种抗菌药物，每个纸片中最理想的抗菌药物的量是对耐药菌株产生的抑菌圈直径至少为 10 mm，而对敏感菌株则不大于 30 mm(极少超过 40 mm)。含药纸片密封贮存于 2～8 ℃或 −20 ℃无霜冷冻箱内保存，β-内酰胺类抗生素药敏纸片应冷冻贮存，少量日常工作用纸片可冷藏保存，但时间不应超过 1 周。使用前将贮存容器移至室温平衡 1～2 h，避免开启贮存容器时产生冷凝水。纸片只有在有效期内才可使用，过期应该丢弃。

2. 培养基　水解酪蛋白(Mueller-Hinton，MH)琼脂是对生长较快的需氧和兼性厌氧菌进行药物敏感试验的标准培氧基，pH 为 7.2～7.4。对那些营养要求较高的细菌如流感嗜血杆菌、淋病奈瑟菌、链球菌等需加入补充物质(详见本节第二部

分）。培养基经高压灭菌后放入 50 ℃水浴中，冷却后制备平板，琼脂厚度为 4 mm。配制琼脂平板当天使用或置塑料密封袋中 4 ℃保存，使用前应将平板置于 35 ℃孵育，使其表面干燥。

3. 细菌接种　细菌接种采用直接菌落或细菌生长法。细菌生长法为用肉汤培养基培养待测菌至菌液浓度为 0.5 麦氏单位，15 min 内涂布接种于 MH 琼脂平板上；直接菌落法为直接从非选择性培养基（如血平板）平板上挑取单个菌落，用肉汤或盐水制备用 0.5 麦氏单位的菌液，15 min 内涂布接种于 MH 琼脂平板上。按 NCCLS 标准贴含药纸片，置 35 ℃孵育箱 16～18 h 后阅读结果，甲氧西林和万古霉素敏感试验应孵育 24 h。

4. 结果解释　用精度为 1/10 mm 的游标卡尺量取抑菌圈直径（抑菌圈的边缘应是无明显细菌生长的区域），当葡萄球菌对苯唑西林的敏感试验或肠球菌对万古霉素的药敏试验，围绕纸片周围只要有极少细菌生长均提示为耐药。对另外一些菌，在抑菌圈内有散在菌落生长提示可能是混合培养，必须再分离鉴定和试验，也可能提示为高频突变株。当试验菌为变形杆菌属的细菌，那么以抑菌圈边缘细菌生长丰富为界，向抑菌圈的迁移生长将忽略不计。对 TMP、磺胺或同类药抑菌圈内可容许细菌少量生长。

药敏试验中，“敏感”即表示测试菌可被测定药物常规剂量给药后在体内达到的血药浓度所抑制或杀灭；“耐药”即表示测试菌不能被在体内感染部位可能达到的抗菌药物浓度所抑制，临床治疗无效。“中介”者提示该菌对常规用药体液或组织中的药物浓度的反应率低于敏感株；但在一些部位（如尿液中的喹喏酮类及 β-内酰胺类）或者使用高于正常给药量时（如 β-内酰胺类）临床上使用有疗效，可自由选择抗菌药物；然而该试验，对那些耐苯唑西林的异质性葡萄球菌菌株和低水平耐万古霉素肠球菌株检测很困难。必须在严格控制与规范试验条件下进行，以避免抗生素扩散早期浓度不稳定性所产生的影响；同时必须在统计学上与产生判断标准的 MIC 测定相关，才能对结果作出临床意义的评价。

（二）稀释法

稀释法药敏试验可用于定量测定抗菌药物对某一细菌的体外活性，分为琼脂稀释法和肉汤稀释法。试验时抗菌药物的浓度通常经过倍比（lg2）稀释，能抑制待测菌肉眼可见生长的最低浓度称为最小抑菌浓度（minimal inhibitory concentration, MIC），一个待测定抗菌药物的测试浓度范围应包括能够检测细菌的解释折点（敏感、中介和耐药）的浓度，同时也应包括质控参考菌株的 MIC。

1. 抗菌药物原液的配制　配制各种抗菌药物原液的溶剂和稀释剂为蒸馏水、pH6 的 0.1 mol/L 的磷酸盐缓冲液等（参见 NCCLS）。原液浓度常为测定最高浓度的 10 倍以上。肉汤稀释法常用的原液浓度为 1 280 μg/mL，琼脂稀释法常用的原液浓度为 5 120 μg/mL。原液配制好后用过滤法除菌，小量分装备用。大部分抗菌药物原液在 −20 ℃以下可保存 3 个月，但在 4 ℃情况下只能保存 1 周。β-内酰胺类抗生素溶解后最好 1 次用完，或每次使用时新鲜配制。

2. 琼脂稀释法　琼脂稀释法是将药物混匀于琼脂培养基中，各个平板含不同浓度药物。使用多头接种器接种细菌，经孵育后观察细菌生长情况，以抑制细菌生长的琼脂平板所含药物浓度测得 MIC。每个平板可 1 次接种 32～36 个菌株。本法的优点是，可同时测定多株菌株的 MIC，结果可靠性优于肉汤稀释法，且易发现污染或耐药交叉株，是开发新药的体外药敏试验常用的经典参照标准；缺点是制备含药琼脂时费时费力。

（1）含药琼脂的制备：常见的需氧菌和厌氧菌药敏试验推荐使用 MH 琼脂培养基，配制时应将其 pH 调整在 7.2～7.4，若 pH 太低，某些药物（如氨基糖苷类和大环内酯类）会丢失药物效能，相反如青霉素则增加其活性。配制时按表 28-6 所示方案制备各种中间浓度的抗菌药物溶液，将 1 份抗菌药物溶液加入到 9 份加热溶解并冷却至 45～50 ℃的液体琼脂培养基中，充分混匀后倾入平皿，琼脂厚度为 3～4 mm。

（2）细菌接种：将 0.5 麦氏单位的菌液稀释 10 倍，用多头接种器吸取（约为 1～2 μL）接种于琼脂表面，每点菌数约为 10^4 CFU，稀释的菌液于 15 min 内接种完毕，形成直径为 5～8 mm 的菌液圈，接种后置 35 ℃下孵育 16～20 h（MRS、VRE 孵育时间需满 24 h），奈瑟菌属、链球菌属细菌置于 5% CO2，幽门螺杆菌置微需氧环境中孵育。

（3）结果判读：在质控菌株试验结果正确的基础上，将平板置于暗色、无反光表面上判断试验终点，以抑制细菌生长的药物稀释度为终点浓度，在

表 28-6　琼脂稀释法抗菌药物稀释方案

步骤	抗生素浓度(μg/mL)	来源	容量(mL)	加入蒸馏水(mL)	中间浓度(μg/mL)	琼脂中最终浓度浓度(μg/mL)	log 2
1	5 120	原液	—	—	5 120	512	9
2	5 120	1	1	1	2 560	256	8
3	5 120	1	1	3	1 280	128	7
4	1 280	3	1	1	640	64	6
5	1 280	3	1	3	320	32	5
6	1 280	3	1	7	160	16	4
7	160	6	1	1	80	8	3
8	160	6	1	3	40	4	2
9	160	6	1	7	20	2	1
10	20	9	1	1	10	1	0
11	20	9	1	3	5	0.5	−1
12	20	9	1	7	2.5	0.25	−2
13	2.5	12	1	1	1.25	0.125	−3

含甲氧苄胺嘧啶平板上磺胺可见少许散在细菌生长。如果出现有 2 个以上菌落在含药浓度高于终点水平的琼脂平板上，或低浓度药物琼脂不生长而高浓度药物琼脂平板生长的现象，则应检查是否为污染菌，应重复试验给予排除。

(4) 质量控制：每批或每次实验时应根据测试菌种类分别选用金黄色葡萄球菌 ATCC29 213、大肠埃希菌 ATCC25 922、粪肠球菌 ATCC29 212 和铜绿假单胞菌 ATCC27 853 等标准菌株在同一试验条件下进行测定，每个琼脂平板应同时接种标准菌株。虽然在琼脂表面易发现污染和混合生长，仍应在接种完毕后于接种器各孔内取一接种环的含菌肉汤划线接种于血平板上以检查有无污染或混合生长。

2. 肉汤稀释法　有常量稀释法和微量稀释法。前者含药肉汤含量每管≥1.0 mL(通常 2 mL)，后者每孔含 0.1 mL，商品化的微量稀释板使微量稀释法广泛应用于临床，板上含有多种经对倍系列稀释的冻干抗生素，使用者只需种入菌液孵育，随之解释结果，操作方便。

(1) 培养基：推荐使用阳离子校正 MH 肉汤(cation-adjusted Muller-hinuton broth，CAMHB)培养基，需氧菌和兼性厌氧菌在此培养基中生长良好，且对甲氧苄氨嘧啶、磺胺及四环素抑制作用小，对大多数病原体的生长较好。在该培养液中加入补充物质可支持流感嗜血杆菌、链球菌生长，培养基制备完毕后应 pH 为 7.2～7.4(25 ℃)。

(2) 稀释抗菌药物的制备：常量稀释法：取灭菌的(13 mm×100 mm)常规试管，按表 28-7 行 2 倍系列稀释；若为微量稀释法，方法同常量稀释法，不同者每一个小孔含肉汤 0.1 mL。

(3) 菌种接种：首先用生长法或直接菌落悬液法制成浊度为 0.5 麦氏单位的菌液，用肉汤(常量稀释法)、蒸馏水或生理盐水(微量稀释法)稀释菌液，使最终菌液浓度(每管或每孔)为 5×10^5 CFU/mL，例如微量稀释法每孔容量为 0.1 mL，那么接种的菌液量应为 0.005 mL，即将 0.5 麦氏单位的悬液(1×10^4 CFU/mL)稀释成 1∶10，加入 0.05 的菌液后，最终浓度为 5×10^5 CFU/mL。稀释菌液于 15 min 内接种完毕，35 ℃孵育 16～20 h，当试验菌为嗜血杆菌属、链球菌属时，孵育时间为 20～24 h，试验菌为葡萄球菌或肠球菌对万古霉素时，孵育时间必须满 24 h 以上。

(4) 结果判断：以在试管内或小孔内完全抑制细菌生长的最低药物浓度为 MIC。微量稀释法时，常借助于比浊计判别是否细菌生长，当阳性对照孔(即不含抗生素)内细菌明显生长，试验才有意义。甲氧苄胺嘧啶或磺胺药物的肉汤稀释法敏感试验的终点判断，以细菌数为阳性对照的 80%即可作为细菌生长指标。当在微量稀释法时出现单一的跳管，应记录抑制细菌生长的最高药物浓度，如多次出现跳管现象，则不应报告结果，需重复试验，一般来说，革兰阴性菌的 MIC 比常量稀释法的 MIC 低 2 倍。

表 28-7　肉汤稀释法的抗菌药物容积稀释法

步骤	抗生素浓度(μg/mL)	来源	容量(mL)	CAMHB 容积(mL)	终浓度(μg/mL)	log2
1	5 120	原液	1	9	512	9
2	512	1	1	1	256	8
3	512	1	1	3	128	7
4	512	1	1	7	64	6
5	64	4	1	1	32	5
6	64	4	1	3	16	4
7	64	4	1	7	8	3
8	8	7	1	1	4	2
9	8	7	1	3	2	1
10	8	7	1	7	1	0
11	1	10	1	1	0.5	−1
12	1	10	1	3	0.25	−2
13	1	10	1	7	0.125	−3

(三) E-试验

1. 原理　E-试验(Epsilometer test)　是一种对于微生物药敏试验直接定量的技术。它结合稀释法和扩散法原理、特点,克服了上述两种方法的缺点,能直接定量出药物对测试菌的 MIC,结果准确重复性好;操作同扩散法,简便易行。与纸片琼脂扩散法的主要区别在于 E-试验所用的是一条宽5 mm、长 50 mm,内含有干化、稳定的、浓度由高至低呈指数梯度分布的一种抗菌药物的商品化塑料试条,试条上面标出该抗菌药物的浓度刻度(μg/mL),浓度梯度范围一般为 15 个自然对数。当试条放在接种过细菌的琼脂平板上,孵育过夜后,围绕试条可见一明显椭圆型抑菌圈,圈的边缘与试条交叉的刻度即为抗生素抑制细菌的特定浓度,又称抑制浓度(IC),是特定的抗生素对某种微生物的一种药敏直接测量。

2. 试验步骤

(1) 培养基和菌种:同纸片扩散法,使用恰当琼脂平板,厚度为 4 mm,添加物随受试菌不同而异,用 0.5 麦氏单位的对数期菌液涂布,孵育后细菌呈融合或半融合菌落。

(2) 加样:确保已接种的待加试条琼脂平板完全干燥。用 E 试验加样器或镊子将试条放在平板表面,试条应与琼脂平板紧密接触,可用镊子轻压试条以驱赶其下的气泡。试条 MIC 刻度面朝上,浓度最大处靠平板边缘。试条一旦放平,不能再移动,因为此时抗生素已扩散进入琼脂。

(3) 孵育:选择合适气体条件,35 ℃孵育;非苛氧菌和兼性厌氧菌孵育 18 h;链球菌、肺炎链球菌和嗜血杆菌在 5% CO2 条件下孵育 18~24 h;厌氧菌在厌氧环境中孵育 24~72 h,孵育时间依各个受试厌氧菌菌株特性不同而异。

3. 结果解释

(1) MIC 的判读:于椭圆环与 E 试条的交界点读取 MIC 值。当细菌沿整个试条生长即无抑菌环可见时,MIC 应报告大于刻度最高值;当抑菌环伸至试条下方即环的边缘与试条无交叉点时,MIC 则小于刻度最低值。应读取所有生长包括薄雾状和散在菌落完全抑制处的数值。

(2) 敏感度的判定:E 试验 IC 值与 NCCLS 的稀释法 MIC 参考值高度相关,相关系数为 0.9,二者可直接相对应,因此 NCCLS 的 MIC 折点值适用于 E 试验。

(3) 特殊菌判读指南

1) 与细菌有关的判读问题。肠球菌,应仔细检查微小菌落,以出现微小菌落区带与 E 试条交界点为 MIC 值;变形杆菌,忽略变形杆菌迁徙现象;厌氧菌,读取氯霉素椭圆环内所有单个菌落以上的抑菌环与 E 试条交点处的浓度;肺炎链球菌,仔细排除所有微小菌落,可用倾斜平板或用放大镜观察,并注意是否有高耐亚群存在;溶血性细菌,忽略溶血,读取生长完全被抑制处;凝固酶阴性葡萄球菌,终点有拖尾现象，表示有对抗生素耐药的亚群存在，忽略拖尾。

2）与药物有关的判读问题。杀菌型药物产生清晰的椭圆形抑菌环，判读较易；抑菌型药物常产生弥漫型边缘，读取 80%抑菌处 MIC；β-内酰胺酶抑制剂由于内源性活性，常将椭圆环伸到 MIC 之下，应根据上方曲线弧度推测其与试条交点处读取 MIC。

3）与耐药机制有关的判读问题。如有耐药机制亚群存在，应于细菌完全被抑制处读取 MIC；低水平耐药可出现散在菌落，应于完全无菌落生长处读取 MIC；诱导性大环内脂类药物耐药常见“下沉”效应，此时应于推断的椭圆环与试条交界点读取 MIC 值。

4）与技术和处理有关的判读问题。交界点位于两刻度之间，读取邻近的上方数值；试条两边产生不同的交界点，读取较高数值的 MIC；如果两侧差大于 1 个稀释度，则须重复试验；试条周边的薄线生长常为细菌沿水线生长的结果，应予忽略。

(4) E 试验的局限性：不适用于生长缓慢的苛养菌，它们生长的时间超过了 E 试验梯度稳定的维持时间；对某些细菌/抗生素组合产生的抑菌环边缘和试条交界点的判读较为困难；由于技术原理不同，E 试验和肉汤稀释法以及自动化系统的 MIC 值由于技术原理不同会出现一些差异，对倍稀释的肉汤稀释法的 MIC 是在一个浓度范围内而 E 试验 MIC 值则明确为一个数值。

二、苛养菌体外抑菌试验

对苛养菌，如肺炎链球菌及链球菌属、流感嗜血杆菌、奈瑟菌属等细菌，进行药敏试验时需要更为复杂的生长条件，培养基、质控方法和结果解释标准将有所更动，下面介绍几种苛养菌的药敏试验的试验条件、质量控制和结果判断。

（一）嗜血杆菌属

1. 流感嗜血杆菌的耐药问题　① 对氨苄西林的耐药，主要由质粒介导的 TEM-1 型或另一种较少见的 ROB-1 型 β-内酰胺酶引起，不产生 β-内酰胺酶的耐氨苄西林菌株是由于染色体介导的 PBP 改变引起，后者除耐氨苄西林外，对超广谱和广谱头孢菌素的敏感性也降低（MIC 增加了 4～8 倍）；② 对氯霉素的耐药，大多数是由质粒介导的转乙酰酶造成，少数为染色体介导。几乎所有耐氯霉素的菌株均对四环素耐药，且大多产生 TEM-1 型 β-内酰胺酶。

2. 流感嗜血杆菌药敏试验　血液、脑脊液分离株常规仅需检测氨苄西林、一种三代头孢菌素、氯霉素和美洛培南。常规药敏试验对以下抗生素没有意义：① 活性不均一的抗生素，如较新的头孢菌素、亚安培南、氨曲南、氟喹诺酮和 β-内酰胺酶抑制剂；② 相对没有活性的抗生素，如红霉素和磺胺类药物；③ 对治疗缺乏临床指导意义的抗生素，如四环素、青霉素 G 和氨苄西林以外的青霉素；④ 尚无敏感性试验判读标准和原则的抗生素。某些情况下，下列药物的药敏试验对一些非致命性疾病的治疗或许有帮助，如磺胺、利福平和某些特定的头孢菌素（如头孢克罗、头孢孟多或头孢呋辛）。

（1）氨苄西林耐药的检测：不经治疗的话，侵袭性流感嗜血杆菌感染常可导致严重的后果，因此早期准确地检测细菌对氨苄西林、氯霉素及其他抗生素的耐药性非常重要。凡分离于脑脊液、血液和其他体液的菌株，以及与中耳炎、眼部感染和会厌有关的菌株均应用快速酸检测技术或快速碘检测技术或产色头孢菌素法检测 β-内酰胺酶，同时还要用琼脂纸片扩散法、肉汤或琼脂稀释试验检测细菌对氨苄西林的敏感性。产 β-内酰胺酶则表示耐药，需检测菌株对其他抗生素的敏感性。不产 β-内酰胺酶，但细菌又耐氨苄西林时，标本应送参考实验室确证。

（2）对氯霉素耐药的检测：检测流感嗜血杆菌对氯霉素的耐药性的方法有：快速试管法、氯霉素转乙酰酶纸片法及纸片扩散法或肉汤/琼脂稀释试验。前两个方法敏感性高，且简单易行，若结果阴性需用纸片扩散法或稀释试验进行复检。

（3）纸片扩散试验和肉汤稀释试验

1）培养基。纸片扩散试验使用嗜血杆菌属试验培养基（hemophilus test medium，HTM）琼脂平板（在 MH 琼脂中加 15 μg/mL 纯化牛血红素、15 μg/mL NAD 和 5 mg/mL 酵母提取物；稀释试验使用 HTM 肉汤（用阳离子增强的 MH 肉汤，加 15 μg/mL纯化牛血红素、15 μg/mL NAD 和 5 mg/mL 酵母提取物）。如检测对磺胺的敏感试验，应在培养基中无菌加入 0.2 μg/mL 胸腺嘧啶核苷磷酸化酶。

2）接种菌液。直接菌落配制悬液，中浓度为 5×10^5 CFU/mL。

3）孵育条件。35 ℃温箱孵育。肉汤稀释试验应于20～24 h观察结果；扩散法应培养在5%～7%的CO_2下孵育16～18 h。

4）质量控制。流感嗜血杆菌ATCC49 247、流感嗜血杆菌ATCC49 766、大肠埃希菌ATCC35 218（用于β-内酰胺抗生素/β-内酰胺酶抑制剂）为推荐参考菌株。

5）结果判读及注意事项。纸片扩散法，按照NCCLS 2002年22卷第1期M2－A7表2E HTM上的流感嗜血杆菌折点判读抑菌圈直径。稀释试验要按照该期的M7－A5表2E来判读MIC结果。多重耐药流感嗜血杆菌较少见，这些菌株以不同组合表现出耐氨苄西林、氯霉素、四环素或复方磺胺甲基恶唑。产β-内酰胺酶的多重耐药流感嗜血杆菌一般对β-内酰胺类抗生素/酶抑制剂敏感，对其他较新的头孢菌素（头孢曲松和头孢尼西）也敏感。而非产β-内酰胺酶的耐药菌株往往对β-内酰胺类抗生素/酶抑制剂敏感性降低，此时，不论其体外药敏试验是否敏感，均应考虑为阿莫西林/克拉维酸、氨苄西林/舒巴坦、头孢克罗、头孢孟多、头孢尼西和他唑新耐药。

（二）淋病奈瑟菌

1. 淋病奈瑟菌的耐药问题　治疗淋病奈瑟菌感染常用的抗生素有青霉素、头孢曲松、大观霉素和四环素等。淋病奈瑟菌对青霉素耐药大多由质粒介导的β-内酰胺酶（青霉素酶）引起，这种菌株称为产青霉素酶淋病奈瑟菌（PPNG），PPNG菌株对氨苄西林、阿莫西林也耐药；少数也可由染色体介导的PBP改变引起，称为染色体介导的淋病奈瑟菌（CMRNG），75%的CMRNG菌株表现出对四环素中度耐药，对红霉素、头孢西丁和复方磺胺甲基恶唑的敏感性也降低。从口服四环素治疗失败的患者身上可分离到对青霉素敏感，对四环素耐药的淋病奈瑟菌，它们对四环素的耐药是由质粒介导。目前尚未发现对头孢曲松耐药的淋病奈瑟菌。

2. 耐药淋病奈瑟菌的检测

（1）对青霉素的耐药：PPNG菌株可用快速β-内酰胺酶试验方便、准确检出，也可用琼脂稀释法检出，快速β-内酰胺酶试验优于琼脂稀释法。β-内酰胺酶阳性菌株应报告耐青霉素、氨苄西林和阿莫西林。纸片扩散法检出的对青霉素、氨苄西林和利福平的药敏结果不可靠；因淋病奈瑟菌在MH肉汤中有自溶作用，传统的肉汤稀释法也不能检出MIC。CMRNG菌株只能用纸片扩散法和琼脂稀释法检出，对10 U青霉素纸片的抑菌圈直径≤25 mm，或MIC≥1.0 μg/mL的菌株可能为CMRNG。

（2）对四环素的耐药：对四环素耐药的淋病奈瑟菌可用纸片扩散法和琼脂稀释法检出。对30 μg四环素纸片的抑菌圈直径≤19 mm表示为质粒介导的对四环素耐药，其结果需用琼脂稀释法证实（MIC≥16 μg/mL）。

（3）琼脂稀释法

1）培养基。GC琼脂加上1%生长补充剂（每升水中含1.1 g胱氨酸、0.03 g盐酸鸟嘌呤、3 mg盐酸硫胺、13 mg对氨基苯甲酸、0.01 g维生素B_{12}、0.1 g脱羧辅酶、0.25 g NAD、1.0 g腺嘌呤、10 g谷氨酰胺、100 g葡萄糖、0.02 g硝酸铁）。

2）种菌液。直接菌落配置悬液，浓度为10^4 CFU/点。

3）孵育条件。35 ℃、5% CO_2下孵育20～24 h。

4）质量控制。淋病奈瑟菌ATCC49 226为推荐菌种。

5）结果判断及注意事项。① 结果根据NCCLS（2002年22卷第1期）M7－A5表2F判读；② 有些抗生素栏目仅定义了"敏感"，若出现不敏感的结果，应重新鉴定细菌并复检其药敏结果，保存菌株，并送一份至参考实验室用NCCLS推荐的稀释法确证；③ β-内酰胺酶阳性表示菌株耐青霉素、氨苄西林和阿莫西林；④ 染色体介导的耐青霉素仅能用纸片扩散法和琼脂稀释法鉴定。

（4）纸片扩散法

1）培养基。用添加了1%添加剂（Iso Vitale X）的琼脂作基础培养基。

2）接种物。用新鲜的培养过夜的巧克力琼脂平板上的纯培养物接种5 mL MH肉汤（或无菌生理盐水），使其浊度达到0.5麦氏单位，立即接种，以防自溶而降低接种物的活性。

3）孵育条件。35 ℃、5% CO_2下孵育20～24 h。

4）结果判读。对青霉素（10 U纸片）和大观霉素（100 μg纸片），根据NCCLS（2002年22卷第1期）M2－A7表2F判读，见表28－8。

（三）脑膜炎奈瑟菌

目前脑膜炎奈瑟菌对青霉素、利福平和氯霉素仍很敏感，因此不必常规进行药物敏感试验。对细

表 28-8　淋病奈瑟菌的抑菌圈直径判读标准和相应的 MIC 分界点

抗生素	纸片含量	抑菌圈直径(mm)				相应的 MIC 分界点(μg/mL)	
		耐药	中介[①]	中度敏感[②]	敏感	耐药	敏感
头孢曲松[③]	30 μg	—	—	—	≥35	—	≤0.25
青霉素[④]	10 U	≤26	—	27～46	≥47	≥2	≤0.06
大观霉素	100 μg	≤14	15～17	—	≥18	≥128	≤32
四环素[⑤]	30 μg	≤30	—	31～37	≥38	≥2	≤0.25

注：① 某些抗生素的检测结果为中介，表示该结果可能是由于技术原因造成，应重做，或表示目前尚缺乏治疗有这种抑菌圈或 MIC 值菌株的临床经验。② 与敏感菌株相比(>95%)，中度敏感菌株的临床治愈率较低(85%～95%)。③ 就头孢曲松而言，目前的资料表明，药敏结果均为敏感，如果有非敏感的菌株，应送参考实验室进一步检测。④ 对 10 U 青霉素纸片产生≤19 mm 抑菌圈的淋病奈瑟菌可能是产生 β-内酰胺酶的菌株，需检测 β-内酰胺酶，目前 β-内酰胺酶试验仍然是这种质粒介导的青霉素耐药性的最佳检测方法。⑤ 对 30 μg 四环素纸片的抑菌圈直径≤19 mm 的菌株很可能是质粒介导的四环素耐药的淋病奈瑟菌，这些菌株应用稀释法(MIC 为 16 μg/mL)进行确认，或送公共实验室进行流行病学研究。

菌性脑膜炎经验治疗失败的所有细菌，应该进行 β-内酰胺酶筛选试验和 MIC 试验。耐青霉素的脑膜炎奈瑟菌分离株应送往国家公共卫生实验室和(或)CDC 进一步鉴定。

(四) 肺炎链球菌

检测肺炎链球菌对青霉素的敏感性的纸片扩散法常用 1 μg 的苯唑西林纸片或青霉素 MIC 法，但目前还没有可靠地检测肺炎链球菌对其他 β-内酰胺类药物的敏感性的纸片方法，需用 MIC 法检测它们的体外抗菌活性。

1. 琼脂纸片扩散法

(1) 抗生素纸片：用 1 μg 的苯唑西林纸片(使用青霉素纸片或甲氧西林纸片时常出现假敏感结果)作肺炎链球菌对青霉素及其他 β-内酰胺类抗生素的敏感性的预测药物；用红霉素纸片作肺炎链球菌对大环内脂类(如克拉霉素、阿奇霉素和地红霉素)的敏感性的预测药物；奥佛沙星可用作诺佛沙星的预测药物。

(2) 培养基：用加有 5%脱纤维羊血(DSB)、兔血或马血的 MHA 平板。

(3) 接种物：直接菌落悬液配制接种菌液，终浓度为 0.5 麦氏单位，配好的菌液应在 15 min 内接种。

(4) 孵育条件：35 ℃孵育 20～24 h。

(5) 结果判读：① 对苯唑西林的抑菌圈≥20 mm为青霉素敏感，并可认为对氨苄西林、阿莫西林、阿莫西林/克拉维酸、氨苄西林/舒巴坦、头孢克罗、头孢迪尼、多种三代、四代头孢菌素和亚安培南、美洛培南等也敏感；② 但不能仅凭对苯唑西林的抑菌圈≤19 mm 就报告对青霉素中介或耐药，因某些对青霉素敏感的菌株也可出现这一结果，此时应该用 MIC 法检测该菌株对青霉素、美洛培南、头孢噻肟(或头孢曲松)的 MIC 值；③ 目前还没有发现对万古霉素的抑菌圈<17 mm 的肺炎链球菌，如有发现，应送参考实验室确认；④ 从脑脊液、血液和其他深部组织及从临床治疗失败的患者身上分离到的肺炎链球菌菌株，应常规检测其对青霉素、头孢噻肟(或头孢曲松)、美洛培南及万古霉素的 MIC 值。

2. 稀释法检测 MIC 值　药敏试验应包括青霉素、氯霉素、四环素、红霉素、磺胺甲恶唑和万古霉素；从脑脊液及能经常分离到对青霉素耐药或低耐的地区分离到的肺炎链球菌菌株需用 MIC 法检测其对青霉素、头孢噻肟(或头孢曲松)、美洛培南和万古霉素的敏感性(万古霉素也可用纸片法检测)，常规只需检测和报告对上述药物的敏感性。

(1) 培养基：肉汤稀释法使用离子校正的马冻溶血培养基。马冻溶血(lysed horse blood, LHB)配制方法：用冻融法溶解马血，再加入等量的无菌蒸馏水，12 000 g 离心 20 min。将 LHB 加入肉汤培养基使其终浓度为 2%～5%即可。

(2) 接种菌液：直接菌落配制菌液，终浓度为 10^5 CFU/mL。

(3) 孵育条件：35 ℃孵育 20～24 h。

(4) 结果判读及注意事项：① 对青霉素敏感，则对氨苄西林、阿莫西林、阿莫西林/克拉维酸、氨苄西林/舒巴坦、头孢克罗、头孢迪尼、多种三代、四代头孢菌素和亚安培南、美洛培南等也敏感。对青霉素中介或耐药，则该菌株对氨苄西林、氨苄西林/舒巴坦、头孢布坦、头孢克肟、头孢噻肟、头孢唑肟也耐药，不必再行检测对这些药物的敏感性，并及时通知临床医生该肺炎链球菌菌株对上述药物的治疗疗效较低。应报告该菌株对头孢曲松（或头孢噻肟）和美洛培南的 MIC 值；② 静脉注射大剂量青霉素（肾功能正常成人每 4 h 至少 2 百万 U）或氨苄西林（每 6 h 2 g）可有效治疗青霉素中介肺炎链球菌引起的肺炎；治疗高耐株时需用头孢曲松针剂；治疗肺炎链球菌性脑膜炎时需用第三代头孢菌素，如为高耐株所致，需加万古霉素或利福平。利福平不能单独用于肺炎链球菌感染化疗。

（五）非肺炎链球菌链球菌属细菌

NCCLS 将非肺炎链球菌属链球菌分为 2 组：① β溶血组，包括血清 A（化脓链球菌）、C 或 G 及 B（无乳链球菌）群中能形成大菌落的菌种；② 草绿色链球菌组，包括血清 A、C、F 或 G 组中形成小菌落的 β溶血链球菌，也包括口腔链球菌、血链球菌、中间链球菌、星座链球菌、变异链球菌和牛链球菌。

β溶血组链球菌，目前尚未发现对青霉素的 MIC ＞0.12 μg/mL，对氨苄西林的 MIC＞0.25 μg/mL 的 β溶血组链球菌菌株，也未发现对青霉素及其他 FDA 批准的 β-内酰胺类抗生素耐药 A、B 群链球菌。因此，不必常规检测用于治疗 A、B 群链球菌感染的青霉素及其他 FDA 批准的 β-内酰胺类抗生素的敏感性。

草绿色链球菌组有对青霉素或氨苄西林中介或耐药的菌株，因此从正常无菌部位（如脑脊液、血液、骨髓）分离到的草绿色链球菌需用 MIC 法检测其对青霉素的敏感性（纸片法检测结果不可靠）。对青霉素敏感，则对氨苄西林、阿莫西林、阿莫西林/克拉维酸、氨苄西林/舒巴坦、多种头孢菌素、亚安培南和美洛培南也敏感，不必再检测该菌株对上述药物的敏感性。治疗对青霉素或氨苄西林中介的草绿色链球菌组细菌所致的感染需联合使用 β-内酰胺类抗生素和氨基糖苷类抗生素。“营养缺乏”的链球菌（NDS）为不能在无巯基或活性维生素 B_6（吡哆醛或吡哆胺）的培养基上生长的草绿色链球菌。现认为约 50％的心内膜炎是由草绿色链球菌引起，其中 5％～6％是 NDS。据推测，17％～30％的 NDS 对青霉素 G 的 MIC 值＞0.1 μg/mL，表明单独使用青霉素 G 治疗该菌引起的感染可能会失败，因此常联合使用青霉素（或氨苄西林）和氨基糖苷类抗生素来治疗。但后一治疗方案也有约 40％的失败率。牛链球菌及其他 D 群非肠球菌通常对青霉素、氨苄西林、头孢菌素、克林霉素和红霉素高度敏感，但有报道称与心内膜炎有关的某些牛链球菌菌株对青霉素、万古霉素和头孢菌素耐药。因此，从血液（尤其是从心内膜炎患者的血液）中分离到的 D 群非肠球菌，应该用肉汤稀释法检测其对青霉素的 MIC 值，如果对青霉素的 MIC ＞0.5 μg/mL，就不能单独使用青霉素或氨苄西林治疗，应改用青霉素或氨苄西林加氨基糖苷类抗生素或万古霉素加或不加氨基糖苷类抗生素。

肉汤稀释法检测 MIC：① 培养基：同肺炎链球菌肉汤稀释法培养基，使用离子校正的马冻溶血培养基；琼脂稀释法使用含 5％羊血的 MH 琼脂平板。② 接种菌液：直接菌落配制细菌悬液，终浓度为 5×10^5 CFU/mL。③ 孵育条件：35 ℃孵育 20～24 h。琼脂稀释法需要 5％ CO_2。④ 结果判读：根据 NCCLS（2002 年 22 卷第 1 期）M7 - A5　表 2H 判读结果。

三、厌氧菌的体外药敏试验

临床实验室一般不做厌氧菌体外药敏试验，NCCLS 厌氧菌敏感性试验工作组推荐以下四种情况必须进行厌氧菌的敏感性试验：① 为了确定新抗生素对厌氧菌的抗菌模式；② 定期监测当地医院的厌氧菌的药敏模式；③ 定期监测不同地区的厌氧菌的药敏模式和耐药趋势；④ 提供特异的药敏试验结果，指导医生治疗特定的厌氧菌感染。

特定的厌氧菌感染包括：① 明确系厌氧菌引起的严重感染，如败血症、心内膜炎、脑脓肿等；② 已确证的厌氧菌感染，单根据经验选药治疗失败；③ 需长期用药的厌氧菌感染，如骨髓炎等。

厌氧菌体外药敏试验有琼脂稀释法、肉汤稀释法、E 试验和 β-内酰胺酶检测试验，其基本原理和方法与需氧菌相同，只是培养基、操作环境和培养条件等应根据厌氧菌的特定需要变动。但标准的琼脂扩散试验不适合进行厌氧菌药敏试验，其判读标准也不能用于厌氧菌的结果判读。

琼脂稀释法是 NCCLS 推荐的厌氧菌药敏试验，但该方法存在操作繁琐、工作量大，β-内酰胺类抗生素在琼脂中不稳定，Wilkins - chalgren 琼脂培养基不能支持所有厌氧菌生长，某些细菌-药物的相关性不好等问题。

NCCLS在它发表的厌氧菌药敏试验方法学参考指南中同时还介绍了两种备选方法：肉汤纸片洗脱法和肉汤微量稀释法。肉汤纸片洗脱法虽然操作简单，适应性强，但是结果判读困难，假阴性、假阳性率较高等，已经被 NCCLS 放弃；微量肉汤稀释法是最好的厌氧菌药敏试验，但该方法也有下列问题：在现有的培养基中，有 15%～40%的临床菌株不能在肉汤中生长；不良生长会导致假敏感结果；接种量小，不能检测出低度耐药；甲硝唑药敏结果不可靠等。因此还需要进一步研究。需要解决的关键问题有：培养基、接种物的制备方法和接种量。

检测厌氧菌，如类杆菌属、梭杆菌属和产气荚膜梭菌等的 β-内酰胺酶可以预测细菌对青霉素的敏感性，但不能预测对头孢菌素的敏感性。而且不产 β-内酰胺酶的厌氧菌也可能通过其他机制对 β-内酰胺类抗生素耐药。

四、分枝杆菌的体外药敏试验

(一) 结核分枝杆菌

结核菌生长缓慢，营养要求高，传染性较强，进行体外药敏试验的指征为：① 首次从患者体内分离出结核杆菌；② 3 个月正规抗痨治疗后，痰或其他体液标本培养仍未转阴；③ 患者痰标本中的抗酸杆菌计数一度减少又大量增加；④ 播散性结核病和结核性脑膜炎患者；来自已知高耐结核分枝杆菌流行区的患者。

分枝杆菌体外药敏试验方法有：比例法、放射性同位素法、绝对浓度法、耐药率法和 E 试验法。这些方法又分为直接法和间接法。所谓直接法是直接采用涂片抗酸杆菌阳性的体液标本进行药敏试验，优点是可提前 3 周左右获得药敏结果，缺点是易污染其他病原微生物，测试菌的接种量不好控制；间接法是采用经分离纯培养后的次代培养菌进行药敏试验。不论是直接法还是间接法，接种的细菌应该是纯种，并避免接种的细菌数量过量或不足。

1. 放射性同位素法　用 BACTEC - TB 460 结核分枝杆菌检测系统，能检测待测菌株对所有一线和二线抗结核药及新的喹诺酮和利福霉素的敏感性。BACTEC 根据 ΔGI(生长指数)来判断药敏结果：ΔGI(对照)＞ΔGI(含药)为敏感；ΔGI(对照)＜ΔGI(含药)为耐药。放射性同位素法操作简单，出结果快(4～7 d 就可出结果)。但也存在污染率较高、仪器设备昂贵、放射性废弃物可造成环境污染等缺点。

2. 间接比例法　是目前国外普遍采用的方法，也是 WHO/IUATLD 全球结核病耐药检测方案中推荐的方法。方法如下：

(1) 培养基：定量 7H10 琼脂，50 ℃水浴平衡 20 min 后，加入待测抗结核药物原液使其含一定浓度的药物(表 28 - 9)。将配好的 7H10 琼脂倾倒入 4 格平板内，每格 5 mL，其中一格不含抗菌药物，另 3 格分别含不同的抗结核药物，4 ℃密封保存，保存期不超过 4 周。

表 28 - 9　比例法 7H10 琼脂中药物的浓度

药　物	培养基中含药浓度(μg/mL)
INH	0.2
SM	10.0
RFP	40.0
EMB	2.0

(2) 接种细菌：调整细菌浓度至 1 麦氏单位，再用 7H9 肉汤分别将菌液稀释成二种浓度(100 倍和 10 000 倍)，分别接种两套含同样药物的平板。每个平板的每一小个格用巴氏滴管滴加 3 滴菌液(约 100 μL)。

(3) 孵育条件：待菌液干燥后，密封于可透过 CO_2 的聚乙烯塑料袋中，于 35 ℃，5%～10%的 CO_2 的环境下孵育。

(4) 结果判读：每周观察 1 次，3 周后报告结果。

不含药物的生长对照格菌落数应为 50～150 个，少于 50 个应重做；对照格菌落数达标后，再观察含药格的细菌生长情况。含药琼脂格细菌生长情况用＋～4＋表示(＋：50～100；2＋：100～200；3＋：200～500；4＋：500 以上)。敏感为含药格内无测试菌生长，或药物格内菌落数≤1%对照格菌落数；耐药为含药格菌落数≥1%对照格菌落数。

(5) 质量控制：结核分枝杆菌 H37RvATCC 27 294 为一线、二线抗结核药的敏感质控株；结核分枝杆菌 H37RvATCC 35 820 链霉素耐药质控菌株；结核分枝杆菌 H37RvATCC 35 821 对氨基水杨酸耐药质控菌株；结核分枝杆菌 H37RvATCC 35 822 异烟肼耐药质控菌株；结核分枝杆菌 H37RvATCC

35 826 环丝氨酸耐药质控菌株；结核分枝杆菌 H37RvATCC 35 827 卡那霉素耐药质控菌株；结核分枝杆菌 H37RvATCC 35 828 吡嗪酰胺耐药质控菌株；结核分枝杆菌 H37RvATCC 35 830 乙硫异烟胺耐药质控菌株；结核分枝杆菌 H37RvATCC 35 837 乙胺丁醇耐药质控菌株；结核分枝杆菌 H37RvATCC 35 838 利福平耐药质控菌株。

3. E-试验法

近年来，国外已经将E试验法用于分枝杆菌的耐药性测定，并与 BACTEC 法、比例法作了比较，表明E试验是一种很好的结核分枝杆菌药敏试验方法，该方法具有下列特点：① 定量测定法，能准确测出 MIC 值；② 结果准确，它能最大限度地降低接种菌量对实验结果的影响；③ 操作简便，不需要特殊仪器设备；④ 出结果快，6～11 d 即可出报告；⑤ 可用于联合药敏试验；⑥ 易于标准化操作和质量控制。但E试验也有需要依赖进口试剂，检测费用高等缺点。

（二）快速生长分枝杆菌体外药敏试验

快速生长分枝杆菌是在合适的固体培养基上孵育 5～7 d 能形成肉眼可见的菌落的分枝杆菌，目前有 30 多种，但和人类感染密切相关的有 3 种：偶发分枝杆菌、龟分枝杆菌龟分枝杆菌亚种和脓肿亚种。它们是重要的医院感染病原菌，与伤口感染、溃疡性角膜炎、腹膜炎、脑膜炎骨髓炎等有关，尤其是免疫缺陷的患者。它们引起的感染常常是进行性的，严重时可危及生命。偶发分枝杆菌和龟分枝杆菌对常用的抗结核药物耐药，但是对四环素、红霉素、磺胺甲恶唑、复方磺胺甲恶唑、阿米卡星、卡那霉素和头孢西丁等药物表现出不同程度的敏感性。

原则上所有从伤口、骨髓或正常情况下无菌部位分离到的快速生长分枝杆菌均应进行鉴定和药敏试验。痰标本中检出偶发分枝杆菌-龟分枝杆菌临床意义不大，只有多次出现阳性且每次培养出大量细菌时才进行药敏试验。

目前用于偶发分枝杆菌-龟分枝杆菌的体外药敏试验有琼脂稀释法、纸片扩散法、肉汤稀释法、琼脂纸片洗脱法和E试验。

1. NCCLS 最近推荐使用阳离子增强的 MH 肉汤的肉汤稀释法　操作方法基本同需氧和兼性厌氧菌药敏试验。将纯培养待测细菌接种入加有 0.02% Tween 80 的 MH 肉汤中，培养过夜并调整其浓度到 0.5 麦氏单位，制成接种菌液。再接种到阳离子增强的 MH 肉汤中，35 ℃（来自皮肤的分离株为 30 ℃）孵育 3 d。根据 NCCLS M7 - A2 判读结果。

2. 琼脂纸片洗脱法　本方法具有操作简单、适应性强、能标准化等优点，可作为微量肉汤稀释法的备选方法。

（1）培养基：OADC（oleic acid albumin dextrose，and catalase）和融化（50 ℃）MH 琼脂。

（2）接种物：从血平板或 7H10 琼脂上挑取数个菌落种入加有 0.02% Tween 80 的阳离子加强 MH 肉汤中，培养过夜并调整其浓度到 0.5 麦氏单位。将菌液做 1∶100 和 1∶1 000 二种稀释。

（3）制备琼脂纸片洗脱板：按下表选定合适的抗生素纸片加入到 24 孔组织培养板的孔中央（其中一孔不加抗生素纸片，用作生长对照），每种纸片加两孔（表 28 - 10）。每孔加入 0.5 mLOADC 浸湿纸片，15 min。然后，每孔加入 4.5 mL 融化的 MH 琼脂，涡轮转动混匀洗脱液和 OADC。用无菌牙签将纸片置于孔中央，琼脂凝固后再进行下一步操作。

（4）接种：将 2 种稀释好的接种物（1∶100 和 1∶1 000）分别接种于一套相同的抗生素纸片洗脱琼脂孔表面。每孔 10 μL。35 ℃孵育 72 h。龟分枝杆菌的某些菌株需要在 30 ℃下孵育较长时间；海分枝杆菌需 30 ℃孵育 7～14d。

（5）结果判读：含药孔无菌生长（除磺胺外）或与对照孔相比 80% 的菌落受到抑制（磺胺类药物）为敏感。

表 28 - 10　快速生长分枝杆菌琼脂纸片洗脱试验抗生素浓度的制备

抗生素	纸片药物含量(μg)	每孔纸片数量	浓　度(μg/mL)
多西环素	30	1	6
阿米卡星	30	2	12
卡那霉素	30	2	12
头孢西丁	30	5	30
红霉素	15	1	3
磺胺甲二唑	300	1	60
复方磺胺甲恶唑	1.25/23.75	5	1/19
亚安培南	10	5	10
环丙沙星	5	2	2
妥布霉素	10	3	6

3. E 试验　操作简单、结果精确（可获得 MIC 值），可根据需要更改检测的抗生素种类，是一种较好的方法。最大的缺点是需依赖进口试剂，费用高。

E 试验使用含 5%羊血的 MH 琼脂平板。用生理盐水将培养 3 d 的纯菌落制成 1 麦氏单位的接种菌液，接种、贴 E 试条同需氧菌药敏试验。将贴好 E 试条的平板装入保湿塑料袋中，依据菌种孵育于 30 ℃或 35 ℃的环境中，培养 48～72 h 后判读结果。由于目前还没有快速生长分枝杆菌药敏试验结果判读标准，应根据相关文献来判读结果。

五、酵母样真菌的体外药敏试验

临床常用的抗真菌药物有三类：① 多烯类，如两性霉素 B，主要通过作用于真菌细胞膜上的麦角甾醇产生抗真菌作用；② 吡咯类，如酮康唑、氟康唑、伊曲康唑等，主要抑制麦角甾醇的生物合成产生抗真菌作用；③ 氟化嘧啶类，如 5－氟胞嘧啶。克柔念珠菌和光滑球拟酵母天然对氟康唑耐药。对两性霉素 B 的耐药较少见，但现已有耐两性霉素 B 的克柔念珠菌和白色念珠菌的报道。对氟化嘧啶类的耐药较常见，因此通常不单独使用这类药物。

下列情况下需要进行体外药物敏感性：严重的全身性感染患者分离到的菌株；从白细胞减少 AIDS、肿瘤患者和器官移植者体内分离到的菌株；调整毒性较大的药物的剂量，如两性霉素 B；需长时间用药的患者，监测其耐药性的发展。

用于检测酵母样真菌体外药物敏感性的试验有纸片扩散法、常量肉汤稀释法、微量肉汤稀释法和 E 试验。纸片扩散法可用于检测氟化嘧啶和氟康唑的敏感性，由于该方法问题颇多，只能用于耐药性的筛选试验，得出的结果需用 MIC 方法证实，因此不被 NCCLS 推荐。

常量肉汤稀释法重复性和可靠性较好，为 NCCLS 参考方法。E 试验的结果与 NCCLS 参考方法的结果相关性较好，操作简单，可直接从平板上区分污染菌落，并可根据菌种的不同更改培养基孵育条件等优点，是一较好的酵母样真菌体外药物敏感性。但费用高，限制了它的临床使用。下面仅介绍常量肉汤稀释法。

常量（试管）肉汤稀释法：

（1）药物稀释：用 1 640 培养基将待测的抗真菌药物进行系列稀释，稀释后浓度为待测浓度的 10 倍（原液浓度为 16 000 μg/mL），分别加入试管内，每管 0.1 mL。

（2）配制接种菌液：从沙保琼脂平板上挑取 5 个直径≥1 mm 的纯培养待测菌落混悬于 5 mL 生理盐水中，并调整浓度至 0.5 麦氏单位。接种前先用生理盐水稀释 100 倍，再用 1 640 培养基稀释 10 倍，使最终浓度为 1×10^3～5×10^3 CFU/mL。

（3）接种：取 0.9 mL 待测菌液加入各试管中，同时设生长对照和阴性对照管，混匀后置 35 ℃孵育 48 h。

（4）结果判读：肉眼观察各管的生长情况，二性霉素 B 的 MIC 为抑制测试菌肉眼可见生长的最低浓度，5－氟胞嘧啶和吡咯类常采用 80%MIC 判断标准，即抑制 80%检测菌生长的最低浓度为其 MIC。取无药生长对照管中的测试菌菌液 0.2 mL 加入含 0.8 mL 培养基的试管中，混匀后作为 80%检测菌抑制的比浊标准。

（5）质量控制：本试验采用的质控菌株为：近平滑念珠菌 ATCC90 018、白色念珠菌 ATCC 9 028 和 ATCC90 029、光滑球拟酵母菌 ATCC90 030、新型隐球菌 ATCC90 112 和 ATCC90 113。

六、抗菌药物体外抑菌试验质量控制

药敏试验质量控制的目的是保证检验结果的精确性、可靠性和可重复性，规范试验中使用的各种试剂，规范操作者的操作规程和对结果的判断。达到上述目的的最佳方法，即通过对已知的抗生素敏感的菌株进行测试。

（一）质量控制的职责

现代实验室要完成药物敏感性试验，还需依赖药物和诊断试剂生产商提供的试剂、培养液和检测系统。从职责应分成以下几部分：

（1）生产商应负责：① 抗生素的稳定性；② 抗生素的鉴定；③ 抗生素原液和效能。

（2）使用实验室应负责：① 药品的贮存，避免药物的降解；② 各个试验中抗生素的效能；③ 规范和建立操作步骤，如接种菌液的制备、接种条件、终点的判断等。

生产商应设计和推荐一套操作者能评价试验价值的质量控制程序，当操作者使用该程序操作时较易判断试验操作是否正确。

（二）质量控制参考菌株

1. 质控菌株稀释法药敏试验的 MIC 应位于整

个试验浓度范围的中部，若在一个有 7 管对倍稀释浓度的范围内，它的 MIC 值在第 4 管（位于第 3 管或第 5 管也可接受）。对于一些具有较强效力的新药而言，必须使用一些新的参考菌株以提供同水平的 MIC。

NCCLS2 002 AST 执行标准推荐下述参考菌株为稀释法 MIC 的测定，同样也适用于琼脂扩散法。

粪肠球菌 ATCC 29212，粪肠球菌 ATCC 51 299；大肠埃希菌 ATCC 28922，大肠埃希菌 ATCC 35 218；流感嗜血杆菌 ATCC 49 247，流感嗜血杆菌 ATCC 49 766；幽门螺杆菌 ATCC 43 504，肺炎克雷伯菌 ATCC 700 603；淋病奈瑟菌 ATCC 49 226，铜绿假单胞菌 ATCC 27 853；金黄色葡萄球菌 ATCC 29 213，金黄色葡萄球菌 ATCC 43 300；肺炎链球菌 ATCC 49 619。

金黄色葡萄球菌 ATCC 25 923 只用于琼脂扩散试验。大肠埃希菌 ATCC 35 218 仅推荐用于含 β-内酰胺酶抑制剂（如克拉维酸、舒巴坦或他唑巴坦的抗生素）药敏试验；金黄色葡萄球菌 ATCC 43 300 和 ATCC 29 213 使用于苯唑西林盐琼脂筛选试验；粪肠球菌 ATCC 51 299 和 ATCC 29 212 使用于万古霉素筛选试验和高水平耐氨基糖苷类肠球菌药敏试验；肺炎克雷伯菌 ATCC 700 603 使用于产 ESBLs 的试验。

（三）质控菌株的贮存和复苏

质控菌株需用临床分离株相同的培养基和方法进行标准法的药敏试验。贮存质控菌种应在菌种保存液（50%胎牛血清肉汤或 10%～15%胰大豆肉汤）中置于－20～－60 ℃或液氮中，也可冷冻真空保存。工作中的质控菌株在胰大豆琼脂（一般菌）或巧克力琼脂（苛养菌）斜面上每周传代 1 次，复苏菌种需在工作前 1 个月从冰箱或真空干燥管中取出传代备用。在试验前传代的菌株应在琼脂平板上分离取得单个菌落，冻存的或冷冻真空的培养物至少在试验前需传代 2 次。

（四）药敏试验批量平板、肉汤的质量控制

常量稀释法的含药肉汤试管、微量稀释法和稀释琼脂平板在使用前均应进行合适质控菌株的测试，观察其 MIC 是否在预期值范围，若不在预期值范围内，该批量的含药培养基均应丢弃。同时，必须将上述培养基作无菌试验，至少每批抽样一支，孵育过夜，观察细菌有无生长，以确保培养基无菌。

新配置用于稀释法的 MH 肉汤需测试其中离子含量，测试铜绿假单胞菌 ATCC 27 853 对庆大霉素的 MIC 值并与预期值比较；若 MIC 低于预期值，那么肉汤需补充离子。校正离子的方法如下：① 准备 Mg^{2+} 原液，即 8.36 g $MgCl_2 \cdot 6H_2O$ 溶于 100 mL 去离子水中，其中 Mg^2 含量为 10 mg/mL；② 准备 Ca^{2+} 原液，即 3.68$Ca\,Cl_2 \cdot 2H_2O$ 溶于 100 mL 去离子水中，其中 Ca^{2+} 原液含量为 10 mg/mL；③ 原液滤过除菌，贮存于 2～8 ℃；④ MH 肉汤高压灭菌冷却，2～8 ℃过夜或在冰溶液中冷却；⑤ 每升冷 MH 肉汤中加入 0.1 mL Ca^{2+} 原液和 0.1 mL Mg^{2+} 原液，终浓度为 1 mg/L Mg^{2+} 和 Ca^{2+}，该培养基即为离子浓度校正 MH 肉汤。当购买的 MH 琼脂含量为20～25 mg/L Mg^{2+} 时，即无需调整离子浓度。

MH 琼脂也可用铜绿假单胞菌 ATCC 27 853 作为质控菌株，用 10 μg 含药的庆大霉素纸片做药敏试验，其抑菌环直径应在 NCCLS 2 002AST 执行标准预期值范围内。

（五）质控试验频率

质控试验应每天进行，若每天测试结果在预期值范围内，则需做每周试验。

1. 日测试标准　每天进行质控菌株/特定抗生素药敏试验时，20 个连续样品中，MIC 在预期值范围外≤1 次（即 20 份随机样品中有 1 份在预期值范围外）即为 95%可信；若＞1，则需查找误差原因并予以纠正。

2. 周测试标准　在日测试标准满意的基础上进行周测试，连续 30 d 测试质控菌株/特定抗生素，30 d 连续测试中 MIC 不在预期值范围，应≤3 次，当＞3 次时，则需查找原因。使用新批量试剂或加入新的抗菌药物，甚至改变结果判读方法时，必须在连续 30 d 内进行测试，结果满意者，结果方有价值。当某些药物容易降解时，质控试验更需频繁，某些筛选试验（如 VRE 琼脂筛选试验）则应每日 1 次。

（六）误差原因

产生误差的原因包括：① 使用错误的质控菌株；② 菌株或培养基污染；③ 孵育温度或条件的差错。上述明显可导致质控结果不在预期值范围内。当在进行周质控测试时，如出现了 1 次 MIC 结果不在预期值范围内而又不能排除是上述 3 种的明显差错原因时，则需连续测试 5 d 质控株/特定抗生素的 MIC。当它们的 MIC 又精确在预期值范围内，周测试又可代替日测试。若 5 d 的质控测试中，有任何一天的 MIC 值不在预期值范围，则必须找原因并加以解决，重新开始 5 d 的每天质控测试，每天的质控测试一直延续到问题解决为止。误差的原因可能为下述质控试验的影响因素之一：① 细菌菌液浓度；② 培养基的保质期和贮藏温度；③ 孵育的温度和气体条件；④ 质控菌株或被污染；⑤ 培养基平板的厚度和浇注后保存时间。

（七）质量控制对照试验

在做抗菌药物敏感性试验时必须附加以下对照试验。

1. 生长对照　在微量稀释法、常量稀释法中设一个不加抗菌药物的培养基孔，观测细菌的生长情况，常以此为细菌生长判读终点。

2. 纯度对照　将接种的细菌悬液分离、划线接种在合适的琼脂平板上，孵育过夜，观察细菌是否为纯种。本对照试验对肉汤稀释法（该法无法识别细菌的纯度）尤为重要。

3. 接种对照　当接种于生长对照孔的细菌悬液接种完毕后，即定量接种于琼脂平板上，观察菌数，以保证 0.5 麦氏比浊度的菌量。

4. 结果终点判读对照　由实验操作者判读结果并作记录，再和由经验丰富的实验室人员判读结果相比，误差应在 1 个对倍稀释浓度范围内。

七、特殊耐药菌的检测

（一）耐甲氧西林的葡萄球菌

葡萄球菌是最常见的医院感染病原菌，是菌血症、肺炎、心内膜炎、脑膜炎、肌肉和腹腔器官、骨和关节等多种感染的重要病原菌。约 33% 的术后感染，30% 的 ICU 败血症的死亡是由葡萄球菌引起的。

葡萄球菌（包括金黄色葡萄球菌和凝固酶阴性葡萄球菌）对 β-内酰胺类抗生素的耐药可由 β-内酰胺酶介导，也可由 PBP 改变而引起。当葡萄球菌产生 β-内酰胺酶时，细菌对所有不耐酶青霉素耐药，但是对耐酶青霉素、β-内酰胺/酶抑制剂复合药、头霉素和碳青霉烯类药物敏感；当葡萄球菌的获得一对 β-内酰胺类抗生素低亲和力的青霉素结合蛋白 PBP25 时对所有 β-内酰胺类抗生素耐药（包括 β-内酰胺/酶抑制剂复合药、头霉素和碳青霉烯类抗生素）。前者的检出用青霉素作预测药；后者的检出用苯唑西林做预测药。甲氧西林或苯唑西林均为耐酶青霉素，因甲氧西林易降解，故在体外 AST 试验中常以苯唑西林检测，因习惯而言称为耐甲氧西林葡萄球菌，简称为 MRS。其中耐甲氧西林的金黄色葡萄球菌简称为 MRSA。

葡萄球菌对苯唑西林耐药的主要原因是获得了 PBP2a。PBP2a 由 mecA 基因编码，而 mecA 基因是由一可移动元件 SCCmec 携带（见本章第二节（二）.1）。另外，当金黄色葡萄球菌大量产生 β-内酰胺酶时，或获得另一种低亲和力 PBPs（不是 PBP2a）时也可表现出对苯唑西林边界值（2 μg/mL）或中介值（4 μg/mL）敏感。下面将分别介绍各种情况。

1. PBP2a（或 mecA 基因）介导的对苯唑西林耐药　PBP2a 对耐酶青霉素亲和力较低，且对所有 β-内酰胺类抗生素亲和力下降，导致苯唑西林抑制细菌生长的浓度远高于治疗浓度，引起细菌耐药，这类对苯唑西林耐药的细菌称为耐甲氧西林葡萄球菌（MRS）。

异质性耐药（heteroersistant）是 MRS 的一个重要特征，指葡萄球菌在耐药表型上的不均一性或异质性。MRS 对苯唑西林的耐药是遗传性的，即这一群体的所有细菌在遗传上都存在对苯唑西林耐药的可能性，但在 10^4～10^6 株细菌中仅有 1 株在 37 ℃时表达对耐酶青霉素的耐药性。异质性耐药不仅出现在耐酶青霉素中，也出现在头孢菌素和亚安培南中。这种耐药性表达的比例取决于温度、渗透性、孵育时间、是否生成 β-内酰胺酶等多种因素。降低孵育温度或使用高渗培养基能明显提高耐药性表达的比例。

准确检测 MRS 是当前的重要课题。由于异质性的存在，标准的纸片扩散法和肉汤微量稀释法，以及现有的经济实用的敏感性试验均不能可靠地检测出 MRS。因此，药敏试验改良的重点是提高基因表达。使用的方法包括降低孵育温度、提高接种量、提高培养基的渗透压等。最近，NCCLS 推荐了以下方法用于检测 MRS。

（1）纸片扩散法：按 NCCLS M2－A2 程序要求操作，尤其要注意严格遵守以下基本步骤：① 使用直接菌落悬液法制备菌液，接种 MHA 平板；② 使用 1 μg 苯唑西林纸片作检出 MRS 的指示药敏纸片；③ 35 ℃、空气中孵育 24 h（避免在 37 ℃孵育）；④ 结果判读：按 NCCLS 标准判读结果。金黄色葡萄球菌：对 1 μg 苯唑西林纸片的抑菌圈直径≤

10 mm为耐药，≥13 mm 为敏感，11～12 mm 为中介；凝固酶阴性葡萄球菌(CNS)：对 1 μg 苯唑西林纸片的抑菌圈直径≤17 mm 为耐药，≥18 mm 为敏感。纸片法判断为中介的葡萄球菌应该用肉汤法或琼脂稀释法进一步检测，或用筛选平板确认。应对光仔细检查抑菌圈内是否有微小菌落生长，抑菌圈内出现任何微小菌落或菌膜生长均应判断为耐药。

(2) 头孢西丁纸片扩散法：参照 NCCLs2004 标准。制备 MH 培养基；菌液采用孵育 18～24 h 的单个菌落悬液、浓度为 0.5 麦氏单位；接种后 35 ℃孵育 24 h。每次试验均以 ATCC25 923 作为质控菌株。判断标准是当抑菌圈直径≤19 mm 为耐药、确定为 MRSA，≥20 mm 为敏感、确定为 MSSA。头孢西丁纸片扩散法检测 MRSA 是 NCCLs2004 年推荐的新方法。头孢西丁抑菌圈直径和苯唑西林耐药有很好的相关性，这可能是由于其他各种 PBPs 和 PBP2a 相互作用的结果。头孢西丁属第二代头霉素，对 β-内酰胺酶稳定，对金黄色葡萄球菌 PBP4 有高亲和性。体外实验显示 PBP4 的过度表达可使表型对苯唑西林敏感的金黄色葡萄球菌转为耐药。Okonogi K 等早在 1989 年就发现金黄色葡萄球菌耐头霉素菌株在头霉素诱导下会产生 PBP2a，而非头霉素类头孢菌素却没有这种特点。头霉素和苯唑西林耐药的关系表明用头霉素检测 MRSA 是可行的。Annie Felten 等通过实验证实头孢西丁纸片扩散试验可用于检测各种表型的 MRSA，尤其对低水平、异质性耐药的 MRSA，其敏感性(100%)高于 MRSA 筛选试验、1 μg 苯唑西林纸片扩散法、苯唑西林 MIC 测定和 Vitek2 系统检测(敏感性分别为 97.6%、96.4%、91.6%和 94%)。目前临床上用于筛选 MRSA 的苯唑西林纸片扩散法当抑菌圈直径在 11～12 mm 时判断为中介，同时需加做 mecA 或 PBP2a 的检测以证实是否为 MRSA，因此该方法只能作为一个筛选试验。而头孢西丁纸片扩散法检测 MRSA 抑菌圈直径没有中介值，可直接判断敏感或耐药。

(3) 肉汤微量稀释法：按 NCCLS M7 - A2 程序要求操作，但要严格遵守以下基本步骤：① 使用直接菌落悬液法制备菌液；② 使用苯唑西林作检出 MRS 的指示药；使用阳离子增强并含 2% NaCl 的 MH 琼脂肉汤作培养基；③ 35 ℃、空气中孵育 24 h (避免在 37 ℃孵育)；④ 结果判读：按 NCCLS 标准判读结果。金黄色葡萄球菌：MIC≤2 μg/mL 为敏感，MIC≥4 μg/mL 为耐药；CNS：MIC≤0.25 μg/mL 为敏感，MIC≥0.5 μg/mL 为耐药。

用纸片法和肉汤稀释法检出 MRS 时应结合青霉素敏感试验，全面判断菌株对 β-内酰胺类药物的耐药性。对青霉素敏感则对所有 β-内酰胺类药物敏感；青霉素耐药，而苯唑西林敏感，菌株对 β-内酰胺类药物的耐药性是 β-内酰胺酶引起，菌株对所有不耐酶青霉素耐药，但对耐酶青霉素、β-内酰胺/酶抑制剂复合药、头霉素和碳青霉烯类药物敏感；当菌株对苯唑西林耐药时，表明菌株具有 PBP2a，对所有 β-内酰胺类药物均耐药。

金黄色葡萄球菌对青霉素的 MIC≤0.03 μg/mL 时常表示细菌不产生 β-内酰胺酶，MIC≥0.25 μg/mL时，表示细菌产生 β-内酰胺酶，对青霉素耐药，MIC 在 0.06～0.12 μg/mL 之间时，细菌可能产生也可能不产生 β-内酰胺酶，此时应用 β-内酰胺酶试验予以澄清。β-内酰胺酶阳性表示细菌耐青霉素，并对所有不耐酶青霉素耐药。

携带 mecA 基因或产生 PBP2a 者应报告为 MRS。CNS(除外表皮葡萄球菌)引起的严重感染，当苯唑西林抑菌圈中介或耐药时(或 MICs 在0.5～2 μg/mL 之间时)，检测 mecA 基因或 PBP2a 更恰当，不携带 mecA 基因或不产生 PBP2a 者应判断为苯唑西林敏感。

葡萄球菌菌株对苯唑西林耐药的一个重要线索是 MRS 往往还同时多重耐许多非 β-内酰胺类抗生素如红霉素、克林霉素、氨基糖苷类抗生素、四环素和氯霉素等。有的 MRS 也不表现多重耐药性。1985 年以前，基本上所有的 MRS 都对万古霉素、替考拉宁和环丙沙星敏感，但是现在 MRS 对万古霉素和环丙沙星的敏感性下降已见报道。因此有必要在 MRS 常规药敏试验中检测这些抗生素。

(4) 筛选试验：MRSA 菌株筛选试验采用的培养基为甲氧西林(10 μg/mL)、苯唑西林(6 μg/mL)、或奈夫西林(6 μg/mL)，含 4% NaCl 的 MH 琼脂平板。新鲜配制待测菌落悬液，用棉签醮取点种于培养基上，35 ℃孵育 24 h 后观察结果。有细菌生长即为耐药。该试验可靠、经济、简便易行，且筛选平板已有商品供应。

(5) 报告：无论体外药敏试验结果敏感与否，MRS 菌株均应报告对所有的 β-内酰胺类抗生素(包括头孢菌素和亚安培南)耐药。并在报告中提示 MRS 通常同时对氨基糖苷类、大环内脂类、克林霉素和四环素多重耐药。

MRS 轻度感染可选用利福平、复方磺胺甲恶唑和环丙沙星等治疗。严重的全身性感染只能选用万古霉素或替考拉宁。

2. 获得性耐苯唑西林金黄色葡萄球菌（AORSA）　当金黄色葡萄球菌通过质粒或转座子获得一编码 β-内酰胺酶的基因，大量生成 β-内酰胺酶时也可引起金黄色葡萄球菌对苯唑西林出现边界值或中介值敏感。这些菌株产生的 β-内酰胺酶能被 β-内酰胺酶抑制剂如克拉维酸和舒巴坦抑制。实验中可用阿莫西林/克拉维酸和苯唑西林区分高产 β-内酰胺酶导致的苯唑西林耐药与 PBP2a（mecA 基因）介导的耐药，高产 β-内酰胺酶菌株对阿莫西林/克拉维酸敏感，而 PBP2a 菌株对两者均耐药。

3. 其他 MRSA　1988 年 Sierra、Madero 等人还报道了另外两种对苯唑西林的 MIC 中介（2～4 μg/mL）的金黄色葡萄球菌。其中 1 个亚种的菌株产 β-内酰胺酶，但是克拉维酸不能降低苯唑西林的 MIC 值；另 1 个亚种不产 β-内酰胺酶，对青霉素敏感。它们对苯唑西林也表现出异质性耐药，并具有另一种对 β-内酰胺类抗生素低亲和力的 PBPs。这两个亚种和 AORSA 的耐药机理目前还不清楚，它们的临床、流行病学及治疗上的意义也尚未弄清，需作进一步的研究。除非临床治疗证明这些菌株是敏感的，否则应该报告为耐药。

4. 万古霉素中介的葡萄球菌（VIS）　万古霉素是治疗 MRS 的重要药物，现在已发现了对万古霉素/替考拉宁中介的 CNS 和对万古霉素中介的金黄色葡萄球菌（MIC 为 4～8 μg/mL），即 VIS。但至今尚未发现对万古霉素耐药的葡萄球菌。VIS 的耐药机制尚不清楚，可能涉及细胞壁和 PBPs 亲和力的改变。由于 VIS 往往出现在 MRSA 中，如果用万古霉素治疗 MRSA 失败，应考虑为万古霉素中介的金黄色葡萄球菌（VISA）。

检测 VIS 的方法有稀释法和含万古霉素的琼脂平板筛选试验。纸片扩散法不能区分对万古霉素敏感的菌株和敏感性下降的菌株。当抑菌圈直径≤14 mm 时，应测定其 MIC 值。对万古霉素的 MIC≥4 μg/mL 的菌株应送往参考实验室确认。检测 VIS 的万古霉素的琼脂平板筛选试验与检测 VRE 的方法相同（见 VRE 的筛选）。检测时用葡萄球菌 ATCC29 213 做阴性对照，用 VanC 型耐万古霉素的肠球菌作阳性对照。阳性结果需用 MIC 试验确认菌株对万古霉素的 MIC 值。

VIS 可用新型氟喹诺酮类药物，或万古霉素（与替考拉宁）与 β-内酰胺类抗生素联合使用。

5. 葡萄球菌对其他抗生素的耐药问题　用氟喹诺酮长期抗葡萄球菌治疗时，敏感菌株可发展为耐药株，即初次分离时为敏感的菌株，开始治疗 3～4 d 后可能转变为耐药菌株，因此，再次分离到的菌株需要重复检验其对氟喹诺酮的敏感性。

（二）耐万古霉素和高水平氨基糖苷类的肠球菌

粪肠球菌和屎肠球菌具有与青霉素亲和力较低的 PBP5，因而天然对青霉素低度耐药。肠球菌对头孢菌素、氨基糖苷类、克林霉素和复方磺胺三甲基异恶唑体外药敏试验可表现为敏感，但临床实际使用却无效。治疗肠球菌引起的感染常联合使用青霉素（或万古霉素）/氨基糖苷类来治疗。若肠球菌对青霉素（或万古霉素）或氨基糖苷类高水平耐药时，联合用药也无效。临床实验室需及时检测肠球菌对青霉素、糖肽类和氨基糖苷类的耐药性，以指导临床医生使用有效的抗生素。

1. 肠球菌对 β-内酰胺类抗生素的耐药　肠球菌除天然对青霉素低度耐药外，PBP5 过量产生和突变，获得质粒介导的 β-内酰胺酶可导致对青霉素、氨苄西林高度耐药。所有产 β-内酰胺酶的菌株均表现出对庆大霉素高度耐药，此时联合使用 β-内酰胺类抗生素/氨基糖苷类无效。肠球菌所产 β-内酰胺酶可被克拉维酸和舒巴坦抑制。β-内酰胺类/酶抑制剂有满意的治疗效果。

检测肠球菌对 β-内酰胺类抗生素的耐药性的体外药敏试验有纸片扩散法、琼脂和肉汤稀释法以及 β-内酰胺酶筛选试验。

纸片法和稀释法能精确地检出低亲和力的 PBP。对不产 β-内酰胺酶的菌株，青霉素敏感则对氨苄西林、阿莫西林、氨苄西林/舒巴坦、阿莫西林/克拉维酸、哌拉西林和哌拉西林/他唑巴坦敏感。此时，临床可用大剂量上述药物治疗严重的肠球菌感染。从血液或脑脊液标本分离到的粪肠球菌必须用稀释法精确测定出它的 MIC 值。低水平耐药（青霉素 MIC ≤ 64 μg/mL，氨苄西林 MIC ≤ 32 μg/mL）菌株对 β-内酰胺类/氨基糖苷类联合药敏感，高水平耐药（青霉素≥128 μg/mL）菌株对联合药也不敏感。治疗肠球菌心内膜炎或低度耐青霉素菌株的感染，需要联合使用氨基糖苷类抗生素。

当菌株产生β-内酰胺酶时，纸片扩散法和稀释法检出的青霉素或氨苄西林的药敏结果不可靠。NCCLS推荐使用nitrocefin β-内酰胺酶筛选试验来检测。β-内酰胺酶阳性，则对所有的青霉素耐药(包括氨基组-、羧基组-和脲基组青霉素)。

检测方法和结果判读可参考NCCLS M2－A7表2D。

2. 耐糖肽类抗生素肠球菌(GRE)　肠球菌对糖肽类抗生素的耐药有多种表型：VanA、VanB、VanD、VanC、VanE。其表型靶位改变的方式不一样，其中VanA、VanB、VanD靶位改变为D-丙氨酸-D-乳酸；VanC、VanE靶位改变为D-丙氨酸-D-丝氨酸。不同的表型对糖肽类抗生素的耐药水平也不一样。肠球菌对万古霉素的耐药可分为低水平耐药(MIC为8～32 μg/mL)和高水平耐药(MIC≥64 μg/mL)。VanA对万古霉素和替考拉宁均呈高水平耐药；VanB对万古霉素呈不同水平的耐药，对肽可霉素敏感；VanD对万古霉素耐药，对替考拉宁敏感；VanC对万古霉素呈低水平耐药，对替考拉宁敏感。其中VanA、VanB、VanD和VanE为获得性耐药；VanC为天然性耐药，主要出现在微黄肠球菌、卡氏黄色肠球菌和鸡肠球菌中。

检测VRE的方法有：纸片扩散法、稀释法、E试验和自动化仪器法(表28－11)。检测VanA、VanB、VanC1/C2时，E试验和琼脂平板筛选法法最好，敏感率为100%。纸片法检测VanB型的敏感率为93%，VanC1为52%，VanC2为63%。应用自动化仪器检测VRE，VITEK GPS－101检测VanB的敏感率为100%，MicroScan传统法因检测时间比快速法长，检测VanB型的敏感率为100%，而快速法只有53%。用纸片法和稀释法检测时，应孵育足24 h。检查结果要仔细，纸片法要对光检查，平板上出现任何微小菌落或菌膜生长应判为耐药，结果中介时，应该用稀释法测定MIC。当MIC值为中介(8～16 μg/mL)时，需用VRE筛选法，并观察细菌的动力和色素以区分天然耐药表型和获得性耐药表型(具有天然耐万古霉素VanC表型的微黄肠球菌、卡氏黄色肠球菌和鸡肠球菌均有动力，前两者还产生色素。其他肠球菌没有动力)。

3. 氨基糖苷类高水平耐药肠球菌(HLAR)　肠球菌对此类抗生素天然耐药，单独使用氨基糖苷类治疗无效。万古霉素或青霉素与氨基糖苷类抗生素结合使用可表现出协同作用。此时，青霉素或万古霉素破坏了细菌的细胞壁，使氨基糖苷类抗生

表28－11　NCCLS推荐的高耐氨基糖苷类肠球菌和VRE筛选试验

筛选试验	庆大霉素HLAR	链霉素HLAR	VRE
培养基	BHI肉汤或琼脂	BHI肉汤或琼脂	BHI琼脂
抗生素浓度	500 μg/mL	肉汤：1 000 μg/mL 琼脂：2 000 μg/mL	6 μg/mL
接种	生长法或直接菌落悬液法 配制0.5麦氏单位菌液 琼脂平板：10 μL点种琼脂表面 肉汤法：标准肉汤稀释法	生长法或直接菌落悬液法 配制0.5麦氏单位菌液 琼脂平板：10 μL点种琼脂表面 肉汤法：标准肉汤稀释法	生长法或直接菌落悬液法 配制0.5麦氏单位菌液 1～10 μL点种琼脂表面
孵育条件	35 ℃，空气	35 ℃，空气	35 ℃，空气
孵育时间	24 h	24～48 h(如果24 h时敏感，再孵育)	24 h
结果	琼脂：>1个菌落＝耐药 肉汤：任何生长＝耐药	琼脂：>1个菌落＝耐药 肉汤：任何生长＝耐药	>1个菌落＝可能耐药
	耐药：与细胞壁活性抗菌药物无协同作用(例如，氨苄西林，青霉素，万古霉素)敏感　与细胞壁活性抗菌药物有协同作用(例如，氨苄西林，青霉素，万古霉素)	耐药：与细胞壁活性抗菌药物无协同作用(例如，氨苄西林，青霉素，万古霉素)敏感　与细胞壁活性抗菌药物有协同作用(例如，氨苄西林，青霉素，万古霉素)	此时应检测菌株对万古霉霉素的MIC，并检测细菌的活动力和色素以区分能在筛选平板上生长的天然耐万古霉素的VanC型肠球菌。
质控	粪肠球菌ATCC 29 212敏感 粪肠球菌ATCC51 299耐药	粪肠球菌ATCC 29 212敏感 粪肠球菌ATCC51 299耐药	粪肠球菌ATCC 29 212敏感 粪肠球菌ATCC51 299耐药

素大量渗入菌细胞内，在体外药敏试验和临床治疗中均可表现出杀菌活性。因此联合使用抗生素的疗法是治疗严重的肠球菌感染的标准疗法。当肠球菌通过质粒获得 APH(2″)-AAC(6′)等氨基糖苷钝化酶时，对氨基糖苷类高水平耐药，联合用药治疗失效。故及时筛选测定出肠球菌氨基糖苷类高耐菌株(HLAR)，有助于临床及时调整和重新确定治疗方案。

筛选 HLAR 的体外药敏试验有改良琼脂或肉汤稀释法(见表 27-11)及改良纸片扩散法。琼脂稀释试验使用 500 μg/mL 的庆大霉素和 1 000 μg/mL 的链霉素；肉汤稀释试验使用 500 μg/mL 的庆大霉素和 2 000 μg/mL 的链霉素。应于 35 ℃环境中孵育足 24 h 观察结果，出现任何生长即为 HLAR。如果 24 h 时，结果敏感，则还需放 24 h，再读结果。纸片扩散法：测试菌的准备和接种方法同普通纸片药敏试验，选择 120 μg/片的庆大霉素或 300 μg/片的链霉素，5 ℃孵育 18～24 h 后，量取抑菌圈直径。抑菌圈直径≥10 mm 为敏感，≤6 mm为高水平耐药，7～9 mm需补做 MIC。

HLAR 筛选试验阳性，表示作用于细胞壁的抗生素/氨基糖苷类抗生素联合用药无效；阴性(对氨基糖苷类无高水平耐药)，表示这两类抗生素有协同杀菌作用，联合用药有效。当肠球菌对氨基糖苷类高水平耐药时，若菌株体外药敏试验对青霉素或万古霉素敏感，可改用高剂量青霉素、氨苄西林或万古霉素。

在美国，40%～60%临床分离肠球菌菌株对链霉素高水平耐药，其中约 25%～40%对青霉素(或万古霉素)与卡那霉素或阿米卡星没有协同作用。10%～50%对庆大霉素高水平耐药肠球菌菌株中有 25%～33%对链霉素仍敏感。因此，常规 HLAR 筛选试验至少要包括庆大霉素，最好庆大霉素和链霉素都筛选，编码 HLAR 肠球菌的氨基糖苷类钝化酶的基因是由质粒介导的，与革兰阴性杆菌中质粒介导的耐药性相似。因此，从血液、脑脊液及其他无菌体液、骨骼或软组织分离到的肠球菌菌株应常规进行 HLAR 筛选试验。

(三) 产 β-内酰胺酶的革兰阴性杆菌

从临床治疗的角度考虑，最为重要的 β-内酰胺酶是那些水解常用的 β-内酰胺类抗生素(包括口服头孢菌素、β-内酰胺/β-内酰胺酶抑制剂合药、超广谱头孢菌素和碳青霉烯类抗生素)的酶。包括 ESBLs、质粒介导的头孢菌素酶、耐酶抑制剂的 TEM 型和 SHV 型酶和金属酶。

1. 超广谱 β-内酰胺酶(ESBLs)

所有的 ESBLs 都可介导耐超广谱 β-内酰胺类抗生素和/或氨曲南。早期的 ESBLs 仅能优先水解头孢他啶或头孢噻肟中的一种，但一些新的 ESBLs 的水解底物更宽，能同时高效水解上述二种抗生素，如 SHV-7 和 VEB-1。另外，体外和体内实验都证明：产 β-内酰胺酶的菌株有接种效应，即接种的菌量增加时，菌株对超广谱 β-内酰胺类抗生素的 MIC 也增加。虽然许多三代头孢菌素体外药敏试验表现为敏感，但临床无效。因此加强对 ESBLs 的监测和控制刻不容缓。

(1) 检测 ESBLs 的微生物学方法

1) NCCLS 规定肺炎克雷伯菌、产酸克雷伯菌和大肠埃希菌 ESBLs 的筛选试验和确证试验(表 28-12，表 28-13)。

目前，NCCLS 推荐的纸片扩散法或 MIC 法是世界许多国家用于检测 ESBLs 的表型标准方法。这两个方法仅适用于肺炎克雷伯菌、产酸克雷伯菌和大肠埃希菌。当菌株产 ESBLs 时，不论其体外药敏试验是否敏感，均应报告为对所有超广谱头孢菌素和氨曲南耐药。有资料表明 NCCLS 所定的判断标准太高了，检测肺炎克雷伯菌和大肠埃希菌 ESBLs 有假阴性。最近 WHO 进行的一项调查发现 5.4% 的使用琼脂扩散法的实验室将一株产 ESBL 的菌株报为对所有的头孢菌素敏感。

除 NCCLS 推荐的方法外，用于检测 ESBLs 的还有双纸片协同试验、E 试验、三维试验和自动化仪器等方法。

2) 双纸片协同试验。挑取血平板上生长的细菌菌落，用无菌生理盐水配制成 0.5 麦氏单位的菌液，用无菌棉签取适量菌液涂布于 MH 平板，待平板稍干后，于中央贴一阿莫西林/克拉维酸纸片，然后在距纸片(中心间距)25 mm 处分别贴上头孢曲松、头孢他啶、头孢噻肟和氨曲南等药敏纸片，35 ℃孵育 16～18 h 观察结果。若头孢菌素在朝向阿莫西林/克拉维酸方向有抑菌圈扩大的现象(协同现象)，则说明待测菌产生 ESBLs。

用双纸片协同试验检测 ESBLs 时应注意纸片的距离，缩小纸片间的距离可提高试验的敏感性。

3) 三相试验。分为直接法和间接法。直接法：将待测菌液涂布于 MH 平板上，再在琼脂表面挖一

表 28-12 NCCLS 推荐的纸片扩散法 ESBLs 检测筛选和确证试验

检验方法	初筛试验		表型确证试验
培养基	MH		MH
抗菌药物浓度	头孢泊肟	10 μg 或	头孢他啶 30 μg
	头孢他啶	30 μg 或	头孢他啶/克拉维酸 30/10 μg
	氨曲南	30 μg 或	头孢噻肟 30 μg
	头孢噻肟	30 μg 或	头孢噻肟/克拉维酸 30/10 μg
	头孢曲松	30 μg	
	（同时使用一种以上抗生素可提高试验灵敏度）		（确证试验要求同时做上述四种纸片）
孵育条件	同标准纸片扩散法		
结果	头孢泊肟抑菌圈	≤22 mm	有一种抗生素出现加有克拉维酸纸片抑菌圈≥没有加克拉维酸纸片抑菌圈 5 mm=产 ESBL
	头孢他啶抑菌圈	≤22 mm	
	氨曲南抑菌圈	≤27 mm	
	头孢噻肟抑菌圈	≤27 mm	
	头孢曲松抑菌圈	≤25 mm	
	可疑产 ESBL		
质量控制	阴性对照 ATCC25 922(参考质控标准)		阴性对照 ATCC25 922 加有克拉维酸≤没有加克拉维酸抑菌圈 2 mm
			阳性对照 ATCC700 603
	头孢泊肟抑菌圈	9～16 mm	头孢他啶/克拉维酸抑菌圈≥头孢他啶抑菌圈 5 mm
	头孢他啶抑菌圈	10～18 mm	
	氨曲南抑菌圈	9～17 mm	
	头孢噻肟抑菌圈	17～25 mm	头孢噻肟/克拉维酸抑菌圈≥头孢噻肟抑菌圈 3 mm
	头孢曲松抑菌圈	16～24 mm	

表 28-13 NCCLS 推荐的 MIC 法 ESBLs 检测筛选和确证试验

检验方法	初筛试验		表型确证试验	
培养基	CAMHB		CAMHB	
抗菌药物浓度	头孢泊肟	1 μg/mL 或	头孢他啶	0.25～128 μg/mL
	头孢他啶	1 μg/mL 或	头孢他啶/克拉维酸	0.25/4～128/4 μg
	氨曲南	1 μg/mL 或	和头孢噻肟	0.25～64 μg/mL
	头孢噻肟	1 μg/mL 或	头孢噻肟/克拉维酸	0.25/4～64/4 μg
	头孢曲松	1 μg/mL		
	（同时用多于一种抗生素可提高试验灵敏度）		（确证试验要求同时做上述四种纸片）	
孵育条件	同标准 MIC 法		同标准 MIC 法	
结果	生长=可疑产 ESBL(例：MIC≥2 μg/mL)		有一种抗菌素生素出现加有克拉维酸的 MIC≥没有加克拉维酸的 MIC 3 个对倍稀释度=产 ESBL	
质量控制	阴性对照 ATCC25 922=无生长			
	阳性对照 ATCC700 603		阳性对照 ATCC700 603	
	头孢泊肟抑菌圈	≥2 μg/mL	有一种抗菌素生素出现加有克拉维的 MIC≥没有加克拉维酸的 MIC 3 个对倍稀释度	
	头孢他啶抑菌圈	≥2 μg/mLl		
	氨曲南抑菌圈	≥2 μg/mL		
	头孢噻肟抑菌圈	≥2 μg/mL		
	头孢曲松抑菌圈	≥2 μg/mL		

条槽，内加待测菌悬液，然后在距离槽 3 mm 处贴一头孢噻肟或头孢曲松或头孢他啶或氨曲南等纸片，35 ℃孵育 16～18 h 观察结果。抑菌圈被扭曲或打断，结果阳性。间接法：琼脂平板表面涂布的不是待测菌液，而是对超广谱抗生素敏感的 ATCC 25 922菌液。三相试验操作繁琐，敏感性也不高，其应用越来越受到限制。

4）E 试验。E 试验是近年开发的结合稀释法和纸片扩散法特点的方法。用于检测 ESBLs 的试条为两端含不同抗生素药物梯度的试条，一端为头孢他啶或头孢噻肟，另一端为头孢他啶或头孢噻肟加克拉维酸。当加克拉维酸时的 MIC 降低 3 个滴度时为 ESBLs 阳性。本法操作简便，也比双纸片协同试验更敏感。但是，克拉维酸的扩散可影响另一端的头孢他啶（或头孢噻肟）的 MIC 结果。E 试条价格昂贵，一般不用于常规检测。

5）自动化仪器 Microscan、Vitek 都有检测 ESBLs 的专用的试条和专家系统。仪器通过比较加克拉维酸后的 MIC 与未加克拉维酸时头孢他啶（或头孢噻肟）的 MIC，下降 3 个滴度以上为 ESBLs 阳性。

上述方法各有优点，其中以 NCCLS 推荐的肉汤稀释法费/效比最高，但目前还没有一种方法检出产生 ESBLs 的菌株能达到 100％敏感和特异。除假阴性外，ESBLs 表型检测试验还有假阳性，如肺炎克雷伯菌高产 SHV－1 时对头孢他啶的 MIC 可升高至可疑 ESBLs 的水平。此外，产 SHV－1，同时有外膜膜孔蛋白缺失时也可出现 ESBLs 表型。

（2）检测 ESBLs 的分子生物学方法：上述试验仅仅是推测性鉴定是否存在 ESBLs，准确鉴定为哪一种 ESBLs，早期的方法是测定等电点。但是，随着鉴定出的 ESBLs 种类大大增加，测定等电点的方法只能用于粗筛。采用 TEM 或 SHV 型 ESBLs 基因中目前尚未发现突变的区域内设计的特异性引物，通过 PCR 扩增，可检出 TEM 或 SHV 型 ESBLs。不过，PCR 技术不能检出 β-内酰胺酶基因内的突变，也不能区分检出的酶是广谱酶还是 ESBLs。

以 PCR 技术为基础，现在已经开发了数种辅助检测和区分 ESBLs 的技术：① PCR－RFLP 技术，PCR 扩增后，先用限制性内切酶消化 PCR 产物，然后电泳分离酶切片段，根据片段的大小区分 ESBLs 的型别；② PCR－SSCP 技术，如检测 SHV 型 ESBLs，先用一寡核苷酸引物扩增出一 475bp 的片段，然后用限制性内切酶 Pst I 消化，消化片段变性后用 20％的聚丙烯酰胺凝胶电泳分离，本法可区分 SHV－1、SHV－2、SHV－3、SHV－4、SHV－5。结合使用 PCR－RLFP 和 PCR－SSCP 技术可以检出 17 种 SHV 型 ESBLs；③ PCR－PCR 产物测序法是鉴定 ESBLs 的金标准。应当注意，核苷酸测序法也也会产生误差。

2. AmpC β-内酰胺酶的测定　Bush－JM 功能分类中，AmpC β-内酰胺酶属于一群 β-内酰胺酶，该酶水解头孢菌素，活性不被克拉维酸抑制，但可被氯唑西林抑制。肠杆菌、枸橼酸杆菌、普罗威登斯菌、不动杆菌、黏质沙雷菌等野生状态下能低水平分泌 AmpC β-内酰胺酶，其量不能为经典的 β-内酰胺酶检测测出，当细菌受到头孢西丁、亚胺培南等诱导性药物诱导时，酶产量可提高 100 倍，当细菌 AmpC 酶调节基因 ampR 或 ampD 发生突变，可持续高产 AmpC β-内酰胺酶。检测持续高产 AmpC β-内酰胺酶时，不仅要检测到 AmpC β-内酰胺酶，还要区分是持续高产酶还是诱导产酶。质粒介导 AmpC β-内酰胺酶性质与持续高产酶相似，可通过质粒在细菌间播散，对临床抗感染折治疗危害更大。

（1）初步筛选试验。用头孢西丁纸片扩散法初筛高产 AmpC 酶的肺炎克雷伯菌、大肠埃希菌、奇异变形杆菌，当用抑菌圈直径≤18 mm 作初筛标准时，特异性较差；采用抑菌圈直径≤14 mm 作入选标准，特异性提高，敏感性下降。

（2）双抑制剂平行抑制试验。联合应用克拉维酸和氯唑西林 2 种抑制剂作平行试验，可以区分不同结构类别的 β-内酰胺酶。

按常规纸片扩散药敏试验在 MH 平板上涂布受试菌，在平板上分别贴上头孢西丁、头孢西丁＋氯唑西林、头孢他啶、头孢他啶＋克拉维酸、头孢他啶＋氯唑西林、头孢他啶＋氯唑西林＋克拉维酸（或头孢噻肟、头孢噻肟＋克拉维酸、头孢噻肟＋氯唑西林、头孢噻肟＋氯唑西林＋克拉维酸）。

AmpC 酶产株可表现为头孢西丁耐药、头孢西丁＋氯唑西林抑菌圈扩大、头孢他啶耐药或敏感，头孢他啶＋氯唑西林（头孢噻肟＋氯唑西林）抑菌圈增大，头孢他啶＋克拉维酸（头孢噻肟＋克拉维酸）抑菌圈大小不变。

ESBLs 产株表现为头孢西丁敏感、头孢他啶

（或头孢噻肟）耐药、头孢他啶＋克拉维酸（头孢噻肟＋克拉维酸）抑菌圈增大 5 mm 以上。氯唑西林不影响酶活性。

克拉维酸和氯唑西林都不影响 3 群和 2d 群 β-内酰胺酶的活性。

本法不能区分所产 AmpC β-内酰胺酶是诱导产生的还是持续高产的。

（3）头孢西丁三相水解试验：冻融法或超声破碎法提取酶粗制液，滤过除菌。常规制备 MH 平板，上涂大肠埃希菌标准菌株 ATCC25 922 作指示菌，在平板中心贴头孢西丁纸片，然后在距纸片边缘 5 mm 处，等距离放射状向外挖三条槽，槽内分别加入酶粗制液、酶液＋氯唑西林、酶液＋克拉维酸。35 ℃孵育 18～20 h 后观察结果。

不产 AmpC 酶菌株抑菌圈呈正圆形，AmpC 酶产株可见指示菌沿槽向圈内生长，氯唑西林可抑制 AmpC 酶的活性从而抑制指示菌向圈内生长，抑菌圈呈正圆形。克拉维酸对 AmpC 酶无影响。

持续高产 AmpC 酶头孢西丁三相水解试验阳性，诱导产 AmpC 酶头孢西丁三相水解试验阴性。

（4）质粒 AmpC β-内酰胺酶的检测：酶的检测方法同持续高产 AmpC β-内酰胺酶，但需确认编码 AmpC 酶的基因是在质粒上还是在染色体上，并区分是何型 AmpC 酶。

1）确认编码 AmpC 酶是否在质粒上的方法有质粒结合试验和电转化试验。

• 质粒结合试验：AmpC 酶基因可位于染色体上或质粒上，或质粒和染色体上皆有。

原理　质粒分为可转移质粒和不可转移质粒，可转移质粒可经细菌接合，由供体菌传给受体菌，使后者也获得相应的耐药性。本实验的供、受体菌各自单独在含药（CAZ＋NA）的选择培养基 MH 平板上不能生长，只有经接合，供体菌把携带 AmpC 酶基因的耐药质粒传给仅携带 NA 耐药基因的大肠埃希菌后，受体菌获得了供体菌的 AmpC 酶基因，才能在选择培养基上长出菌落。

材料　① 肉汤培养基、MH 平板（含 CAZ 20 μg/mL 和 NA 100 μg/mL）；② 供体菌为携带 ACT－1型质粒 AmpC 酶基因的大肠埃希菌；受体菌为大肠埃希菌 NK5 449，F^- △(lac pro) Nal^r arg^- rif^r。

方法　① 细菌活化：将供、受体菌分别接种于血平板上，37 ℃培养 16～18 h。分别将两种细菌转种于 1 mL 肉汤中，37 ℃培养 5～6 h；② 接合：吸取供、受体菌液各 0.02 mL 于 0.5 mL 肉汤中混匀，37 ℃水浴中接合 2 h；在含 CAZ＋NA 的 MH 平板上，按图 27－25 涂布 0.05 mL 接合菌、受体菌和供体菌，置 37 ℃ 16～18 h。

结果　在 CZA＋NA 的 MH 平板上，供受体菌均不生长。只有接合菌长出较大、不透明的灰白色菌落。

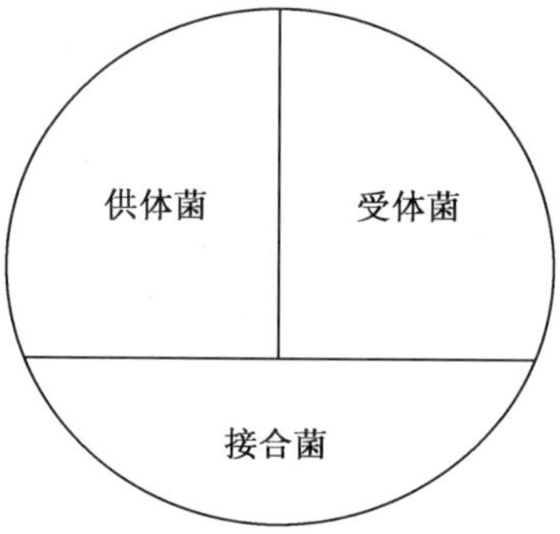

图 28－26　CAZ＋NA 的 MH　平板上接种细菌的范围

• 转化实验：质粒从一个细菌转移到另 1 个细菌还可由转化实验完成，转化实验包括电转化和化学转化，其中电转化实验转化效率高，对供体 DNA 的要求低，可转化分子量为 2～44 kb 的质粒。电转化方法适用于多种多样的细菌，包括用其他方法很难转化、或根本就不能转化的细菌。临床菌株质粒的转化多采用电转化。

细胞可通过电穿孔处理而摄取外源性 DNA。将细胞置于电场之中时，细胞膜被极性化，会产生跨膜电位差。若这种电位差超过阈值，在细胞膜上会暂时形成小孔。外源性 DNA 大分子就可以进入细胞。用电穿孔技术摄入外源性 DNA 的方法称为电转化。

其方法是先制备大量可冻存在的电感受态细胞，将电感受态细胞（electrocompetent cells）小量分装，在－70 ℃保存数月。如果需要，可将小包装电感受态细胞融化使用。感受态细胞制备方法为：① 取受体菌 DH5α 的新鲜培养物 2 mL，加入含有 200 mL LB 肉汤的 500 mL 烧瓶中。② 37 ℃剧烈振荡培养至对数生长中期。③ 将培养物倒入离心管中，用大转头 4 ℃ 6 000 r/min离心10 min。④ 用 200 mL预冷的无菌去离子水悬浮细胞，4 ℃ 6 000 r/min 离心 10 min。⑤ 用 100 mL 预冷的无菌去离子水悬浮细胞，4 ℃ 6 000 r/min 离心 10 min。⑥ 将细菌悬浮在 5 mL 预冷的无菌 10％甘油中。并将细胞悬液转移至 1 个无菌离心管中。⑦ 用 SS－34 转头在 4 ℃ 10 000 r/min 离心 5 min。⑧ 用 0.75 mL预冷的无菌 10%甘油悬浮细胞。最终细胞浓度应该大约为 1 010 mL。⑨ 小量分装。取 50 μL 细胞加入无菌离心管中，－70 ℃冻存待用。⑩ 使用前，将细胞从低温冰箱中取出，在室温下快速融化，置于冰上待用。

电穿孔方法是对沙门菌、大肠埃希菌和大多数相关的肠道细菌都是适宜的。对其他一些细菌来说，最佳电转化条件可能与此有些差异。出售电穿孔仪的公司的技术资料，为不同生物的电转化条件，提供了许多好的建议。① 2 μL 携带 AmpC 酶基因的质粒 DNA 和 40 μL 电感受态细胞，在一个无菌微量离心管中混匀。② 细胞和 DNA 的混合物转移至预冷的 0.2 mm 的电击杯中。③ 电穿孔仪的参数设置为 25 μL、200Ω 和 1.5 kV 进行电击。④ 1 mL质粒肉汤，加入电击杯中，将细胞悬液移到一个试管中，37 ℃通气培养 1～2 h。⑤ 为对照，取 1 mL质粒肉汤，加到 40 μL 的受体细胞而没有质粒 DNA 的管中(细胞对照)。取 1 mL 质粒肉汤，加到没有受体细胞而含有 2 μL 质粒 DNA 的管中(DNA 对照)。37 ℃通气培养 1～2 h。⑥ 用微量离心机，将电转化组和对照培养物离心 30 s，以沉降细胞。⑦ 去上清，将细胞沉淀悬浮于 50 μL 的 LB 肉汤中，将所有的样品均点种于选择性平板上，晾干后划线培养分离单个菌落。将其余的细胞悬液涂布到另外的选择平板上，37 ℃培养过夜。

2）质粒 AmpC β－内酰胺酶分型。常用 PCR 及 PCR 产物测序的方法分析，以确定其型别。遗传学分析对临床治疗方案的确定并无影响，但可以预测耐药性在不同细菌间播散的可能性。

3. 耐酶抑制剂广谱酶(IRT)的测定　IRT 结构上衍生于广谱酶 TEM－1、TEM－2 或 SHV－1，其典型表现为对 β－内酰胺酶抑制剂复合药敏感性降低，对第一代头孢菌素敏感。

(1) 表型检测：常规纸片扩散药敏试验中表现为阿莫西林和替卡西林耐药，对阿莫西林/克拉维酸和替卡西林/克拉维酸中介或耐药的菌株，约 87%的大肠埃希菌单独产生或与 TEM 同时产生 IRT，但此法不能区分 OXA 和 IRT。当 IRT 与 AmpC 等酶同时产生时，纸片药敏试验无法检出 IRT。

(2) 基因型检测：检测方法同检测 TEM、SHV 型 ESBLs。DNA 探针法(早期)工作量大，效果不稳定；用特异性寡核苷酸引物 PCR 扩增 β－内酰胺酶基因再用琼脂糖电泳分析扩增子的大小是最容易、最常用的方法，本法特异性高，但 PCR 不能区分 TEM 或 SHV 型 β－内酰胺酶基因中的突变；寡核苷酸分型、PCR－RFLP 和 PCR－SSCP 等方法可测出 TEM、SHV 型 β－内酰胺酶基因中已知的突变位点，但不能检出新的突变位点；测定 β－内酰胺酶基因核苷酸序列是分子生物学检测方法的金标准，但工作量大、价格昂贵。

(3) 临床意义：IRT 可介导高耐 β－内酰胺酶抑制剂复合药，但对头霉素和头孢菌素敏感，因此，检测 IRT 的临床意义不如检测 ESBLs、AmpC 酶、金属酶等大。当 IRT 与其 β－内酰胺酶同时产生时可造成临床抗感染治疗困难。

4. 金属酶的检测

(1) 表型检测

1）生化法。将亚胺培南和酶粗提液混合，用分光光度主计测定 299 nm 处的变化值，以代表酶的水解活性。在 EDTA 存在时，以酶活性是否被抑制来判断产酶株。该法还需要测定粗提液中的酶蛋白含量，方法繁琐，对低水平表达的产酶株不敏感。

2）生物菌指示法：以大肠埃希菌为指示菌，先涂布琼脂平板，在平板上打两孔，一孔加亚胺培南、酶粗提液和缓冲液，另一孔以 EDTA 代替缓冲液，37 ℃孵育 24 h，比较两孔的抑菌圈，若后者抑菌圈明显扩大，则判为产金属酶株。

3）纸片法。金属酶产株对 CAZ 耐药，因此以对 CAZ 的 MIC＞64 μg/mL 为细菌产金属酶的初筛标准。将初筛得到的菌株制成 0.5 麦氏单位悬液，涂布于 MH 平板上，上贴两张 30 μg CAZ 药敏纸片，二者相距 4～5 cm，再把含抑制剂的药敏纸片贴在其中一张 CAZ 的附近，两者相距 1～2.5 cm，37 ℃孵育 24 h，观察 CAZ 抑菌圈环，若靠近含抑剂纸片一端的抑菌环发生了改变，则判为产金属酶株。

(2) 基因型检测：PCR 及 PCR 产物测序是最可靠、最直接的方法，特异性和灵敏度都很高，能检测低水平表达或沉默型金属酶基因，更有利于耐药菌株的监控，但由于金属酶的异质性，同种细菌中可以存在不同的金属酶，因此需设计不同的引物来检测相应的金属酶，技术要求较高，费用较大，不利于实验室常规检测。

(蒋晓飞　洪秀华)

参 考 文 献

1 Karen Bush, Jacoby GA, Medeiros AA. A Functional classification Scheme for beta-Lactamase and Its Correlation with Molecular Structure. AAC, 1995; 39(6):1211～1233

2 Bush K. beta-Lactamase of Increasing Clinical Importance. Current Pharmaceutical Design, 1999; 5:839～845

3 Rasmussen BA, Bush K. Carbapenem-Hydrolyzing beta-Lactamases. AAC, 1997; 41(2):223～232

4 Cricco JA, Vila AJ. Class B beta-Lactamases: the Importantance of being Metallic. Current Pharmaceutical Design, 1999; 5:915～927

5 Wang ZA, Fast W, Valentine AM, et al. Metallo-beta-Lactamase: structure and mechanism. Current Opinion in Chemical Biology, 1999; 3:614～622

6 Bush K. Metallo-beta-Lactamase: A Class Apart. Clinical Infectious Diseases, 1998; 27(Suppl 1):S48～53

7 Livermore DM, Woodford N. Carbapenemases: aproblem in waiting? Current opininon in Microbiology, 2000; 3:489～495

8 马红霞，邓旭明，欧阳红生. 细菌多重耐药分子机制的研究进展. 国外医学抗生素分册，2002. 23(3):102～107

9 饶勇，曾振灵，陈杖榴. 抗生素耐药性的主动外排机制. 国外医学抗生素分册，2002. 23(3):109～113

10 吴伟元. AmpC 酶的研究进展. 中国抗感染化疗杂志，2001. 1(1):54～56

11 Page MI. The Reactivity of beta-Lactams, the Mechanism of Catalysis and the Inhibition of beta-Lactamases. Current Pharmaceutical Design, 1999; 5. 895～913

12 Massova I, Mobashery S. Structural and Mechanisitc Aspects of Evolution of beta-Lactamases and Penicillin-Binding Proteins. Current Pharmaceutical Design, 1999; 5. 929～937

13 陆坚，唐春英. 超广谱 beta-内酰胺酶分子生物学基础的研究进展. 中国抗生素杂志，2001. 26(6):401～405

14 王瑜. 大肠埃希菌的多重药物外排泵 Acr AB -TolC. 国外医药抗生素分册，2002. 23(3):115～117

第 29 章　致病性寄生虫的实验诊断

根据寄生虫学的分类可把寄生虫病分为原虫病、蠕虫病和昆虫病，这里主要涉及一些重要的寄生虫病的诊断。

第一节　基础理论

寄生虫病的诊断可依据医学寄生虫生长发育过程中对人体的感染阶段和感染方式所涉及的病史了解，以及寄生虫在人体内移行和寄生过程中所产生的临床症状和体征作出临床诊断。免疫学诊断对寄生虫病的确诊起到了重要辅助作用，而病原学诊断更有利于寄生虫病的进一步确诊。其中正确的病原学诊断主要依据，是对寄生虫在人体寄生过程中，其排离方式的认知和排离阶段的识别，并采用相应的实验诊断方法。

一、原虫病

（一）阿米巴病

阿米巴病（amebiasis）是由溶组织内阿米巴（*Entamoeba histolytica*）引起，临床上分肠阿米巴病和肠外阿米巴病。

其生活史中有滋养体和包囊两个阶段。滋养体为致病阶段，寄生于人体回盲部、结肠，溶解破坏肠壁组织，形成溃疡，并在黏膜下分裂繁殖，进一步破坏组织形成口小底宽的烧瓶样脓肿性肠阿米巴病。脓肿内的滋养体多数排入肠腔并随粪便排出体外，迅速死亡。部分滋养体可随血流进入肠系膜，经门脉到达肝脏，可引起阿米巴肝脓肿。在肝脏内的阿米巴滋养体可通过直接蔓延扩散或血行播散到肺或其他组织器官，造成肺、脑、皮肤等脓肿性的肠外阿米巴病。随粪便排出的滋养体，在无尿液等其他液体污染和保温的条件下，在镜下可见滋养体大小不一，多为 20～40 μm，最大为 60 μm。其外质透明，可作定向伪足运动，故形状不规则，内质颗粒状含有被吞噬的红细胞。含一泡状的圆形核，经碘液或铁苏木素染色后可见核仁居中、核膜内缘有大小一致的“核周染粒”。

在部分慢性肠阿米巴患者和带虫者肠腔内的滋养体随肠道下行时，滋养体经历囊前期逐渐变圆成囊而转化为包囊，囊内含有核，核的结构类同于滋养体的核。未成熟包囊含 1～2 个核，可见 1 个棕色的糖原泡（碘液染色）和蓝黑色棒状的拟染色体（铁苏木素染色）。成熟包囊含 4 个核，为溶组织内阿米巴的感染阶段，可随粪便排出体外，经污染食物和饮水被新宿主摄入而开始新一轮的生活史。

肠阿米巴病可分急性期和慢性期。典型的急性阿米巴病主要表现为腹痛、里急后重和异常粪便痢疾症状，大便次数每天 5～15 次，痢疾粪便呈果酱样的暗红色，有特殊腥臭，或为血性糊状黏液性便，也可为液状便。有时因大量水泻而脱水。如患者出现发热，有可能病变累及肝脏或继发细菌感染。在急性肠阿米巴患者的粪便中可查见滋养体。急性阿米巴病发作后可转变为慢性期，表现为间歇性腹泻、腹痛、胃肠胀气和体重下降，病程可持续 1 年以上。

在粪便检查中，查获到溶组织内阿米巴滋养体或包囊，即可确诊阿米巴病或溶组织内阿米巴感染。

（二）贾第虫病

蓝氏贾第鞭毛虫（*Giardia lamblia*）俗称贾第虫，引起贾第虫病（giardiasis）。虫体寄生于人体十二指肠和空肠，主要表现为慢性腹泻和小肠吸收不良等症状。

贾第虫有滋养体和包囊两个发育阶段。滋养

体为虫体生长繁殖阶段，也是致病阶段。大量滋养体吸附于肠上皮细胞，可形成阻碍吸收的机械屏障，也局限性损伤肠黏膜；虫体的寄生导致患者肠黏膜中乳糖酶、蔗糖酶和麦芽糖酶等二糖酶活性降低，并可引起脂肪代谢障碍，可导致患者腹泻和吸收不良。急性贾第虫病患者开始常为水性腹泻，有的可转为脂肪泻或带有黏液。虽然多数感染具有自限性，但有部分患者可发展为慢性贾第虫病，表现为慢性持续性或间歇性腹泻，大便恶臭，且常有脂肪泻。间歇期间的大便正常或便秘。在腹泻患者中，贾第虫的滋养体随稀便排出体外。滋养体呈纵切的半个梨形，大小约为(9～21)μm×(5～15)μm，背部隆起，腹部内陷成腹吸盘，一对细胞核位于虫体前端的腹吸盘内，虫体有一对轴柱和四对鞭毛。在糊状、半成形或成形的大便中，可查见包囊。包囊呈圆形，大小约(8～14)μm×(7～10)μm，囊壁较厚，用碘液或铁苏木素染色后，可见未成熟包囊含 2 个核，成熟包囊含 4 个核。无症状的带虫者，在贾第虫感染类型中是较为常见。一旦带虫者的免疫功能受到损害，肠黏膜抵抗力降低，虫体可加速成长繁殖而导致小肠病变。

在粪便检查中，查获滋养体或包囊即可确诊贾第虫病或贾第虫感染。

（三）黑热病

国际上统称黑热病（kala-azar）为内脏利什曼病（visceral leishmaniasis），其病原体主要是几种趋内脏的利什曼原虫（*Leishmania spp*），即杜氏利什曼原虫（*Leishmania donovani*）、婴儿利什曼原虫（*L. infantum*）和恰氏利什曼原虫（*L. chagasi*），3 种利什曼原虫在形态上难以区别。在流行病学上，由杜氏利什曼原虫引起的黑热病多见于较大的儿童和青壮年中；而由婴儿利什曼原虫和恰氏利什曼原虫所致的黑热病患者，主要是 5 岁以下的婴幼儿。

利什曼原虫生活史中有前鞭毛体和无鞭毛体两个阶段。寄生于人体单核巨噬细胞内的为无鞭毛体，在白蛉体内为前鞭毛体，当白蛉叮人吸血时，前鞭毛体即侵入人或狗等动物宿主体内。侵入人或动物宿主体内的前鞭毛体，一部分被血清中补体溶解，或被多核白细胞吞噬消灭；一部分被毛细血管和淋巴管内的巨噬细胞吞噬，并发育成为无鞭毛体。含有虫体的巨噬细胞随血流或淋巴到达人体各个部位，但在脾、肝、骨髓和淋巴结的巨噬细胞中较易繁殖，随着虫体繁殖数量增多，导致巨噬细胞破裂虫体逸出，逸出的无鞭毛体又侵入其他巨噬细胞，继续进行繁殖。如此周而复始，造成巨噬细胞大量破坏和不断增生，导致脾、肝、骨髓、淋巴结等器官产生一系列病变。

黑热病早期为不规则发热，以后多为下午发热，当发热至 39 ℃以上时，可伴有恶寒和头痛，夜间大都有盗汗。在初次发热半个月后即可及肿大的脾脏并逐渐变大。半数患者可有肝脏肿大，但常较脾脏肿大为迟，肿大也不如脾明显。患者也常有口腔炎、齿龈腐烂和出血，儿童患者易并发走马疳，患者也可出现食欲减退、恶心、呕吐和腹痛等症状。由于脾脏肿大和脾功能亢进，患者的血象中出现红、白细胞和血小板均减少，肝功能的失调和肝、脾内浆细胞的增生，导致球蛋白大量增加、白蛋白减少。

病原学检查一般常用骨髓穿刺，检出率为 85％左右，合并有 HIV 感染者检出率可达 98％。如果感染者出血时间(BT)不超过 5 min 可作脾脏穿刺，原虫检出率可达 95％左右。其他方法有淋巴结穿刺、皮肤括片和原虫培养。目前，免疫诊断新技术可用于检测感染者体内的循环抗体、循环抗原和循环免疫复合物，在辅助病原诊断方面起到重要作用。

（四）疟疾

疟疾（malaria）是由按蚊传播由疟原虫所致（*Plasmodium*）的一种寄生虫病。寄生于人类的疟原虫有 4 种：① 间日疟原虫（*P. vivax*），虫体在人体红细胞内裂体增殖完成一个发育周期的时间为 48 个 h；② 恶性疟原虫（*P. falciparum*），其在红细胞内的裂体增殖周期为 36～48 h；③ 三日疟原虫（*P. malariae*），在红细胞内的裂体增殖周期为 72 h；④ 卵形疟原虫（*P. ovale*），红细胞内裂体增殖周期与间日疟原虫相似。在我国主要流行的虫种为间日疟原虫和恶性疟原虫，南方山区也有少量三日疟原虫感染的病例。

感染疟原虫的雌性按蚊，在叮人吸血时，将疟原虫的子孢子注入人体血液中，子孢子随血流进入肝脏，虫体在肝细胞内进行裂体增殖，这个时期称为红细胞外期（红外期）。成熟裂殖体内含有数以万计裂殖子，造成肝细胞破裂，部分裂殖子进入血流很快侵入红细胞，进行红细胞内的裂体增殖，这个时期称为红细胞内期（红内期）。虫体在红细胞内经历环状体、大滋养体、裂殖体，当发育为含有一定数量裂殖子的成熟裂殖体后，被寄生的红细胞破裂，裂殖子释出，一部分裂殖子被巨噬细胞吞噬消灭；其余部分裂殖子再侵入其他红细胞，进入下一次红内期的裂体增殖。经过几个裂体增殖后，部分裂殖子侵入红细胞逐渐发育为雌、雄配子体，并经按蚊体内的发育，又可传播给其他人。

红内期成熟裂殖体胀破红细胞后，大量的裂殖子、原虫代谢产物及红细胞碎片进入血流，其中部分被单核巨噬细胞、中性粒细胞吞噬，并可刺激这些细胞产生 TNF-α、IL-1 等内源性致热原，它和疟原虫的代谢产物共同作用于宿主下丘脑的体温调节中枢，引起发热。疟疾的一次典型发作表现为寒战、发热和出汗退热，定时发作的间隔时间，就是一个红内期的裂体增殖时间。疟疾初发停止后，由体内残存的少量红内期原虫在一定条件下重新大量繁殖，又可引起疟疾的发作称为再燃；或红内期原虫已被消灭，由原先侵入肝细胞内迟发性子孢子，经过数月或年余的休眠后复苏，发育释放的裂殖子再进入红细胞繁殖引起疟疾的发作称为复发(仅见间日疟原虫和卵形疟原虫)。疟疾发作数次后，可出现脾肿大和贫血，甚至发展为凶险性疟疾，如脑型疟等，尤以恶性疟原虫感染者为甚。

疟疾的病原学诊断，主要是取患者外周血制作厚、薄血膜，染色后镜检找红内期阶段的疟原虫，薄血膜 4 种疟原虫和形态比较见表 29-1。注意选择适宜的采血时间：恶性疟原虫在发作开始时，间日疟原虫在发作后数小时至 10 余 h 采血。

(五) 弓形虫病

弓形虫病(toxoplasmosis)是由刚地弓形虫(*Toxoplasma gondii*)感染所致，大多数免疫正常者感染弓形虫后，表现为隐性感染，少数人可有轻微症状；但是，先天性感染的胎儿、儿童以及免疫功能受累的感染者，则会产生严重后果。

表 29-1　薄血膜中四种疟原虫的形态比较

	间日疟原虫	恶性疟原虫	三日疟原虫	卵形疟原虫
环状体	胞质淡蓝色，环较大，约为 RBC 直径的 1/3；核 1 个，偶有 2 个；RBC 内通常只寄生 1 个虫体	环纤细，约为 RBC 直径 1/5；核 1～2 个；RBC 内常有 2 个虫体寄生，虫体常位于 RBC 边缘	胞质深蓝色，环较粗状，约为 RBC 直径 1/3；RBC 内常含水 1 个虫体	形似三日疟原虫
大滋养体	一个核；胞质增多，形状不规则，有伪足伸出；疟色素棕黄色，细小杆状，分散在胞质内	一般不出现在外周血液内。体小，圆形，胞质深蓝色；疟色素黑褐色，集中	体小，圆形或带状，空泡小或无，亦可呈大环状；核 1 个；疟色素深褐色、粗大、颗粒状，常分布于虫体边缘	体较三日疟原虫大，圆形，空泡不显著；核 1 个；疟色素似间日疟原虫，但较大
裂殖体	核开始分裂；胞质随着核的分裂呈圆形，空泡消失；当发育为成熟裂殖体，裂殖子 12～24 个，排列不规则；疟色素集中	外周血不易见到。开始虫体似大滋养体，但核分裂成多个；当发育成熟时，裂殖子 8～36 个，排裂不规则；疟色素集中	体小，圆形，空泡消失，核开始分裂；当发育成熟时，裂殖子 6～12 个，常为 8 个排成一环；疟色素常集中在中央	体小，圆形或卵圆形，空泡消失；当发育成熟时形似三日疟原虫；疟色素集中在中央或一侧
雌配子体	虫体圆形卵圆形，占满胀大 RBC，胞质蓝色；核小致密，深红色，偏向一侧；疟色素分散	新月形，两端较尖，胞质蓝色；核致密，深红色，位于中央；疟色素黑褐色，分布核周围	小于正常红细胞，圆形；胞质深蓝色；核 1 个，较小致密，深红色，偏于一侧；疟色素多而分散	形似三日疟原虫；疟色素似间日疟
雄配子体	虫体圆形，胞质蓝而略带红色；核大，疏松，淡红色，位于中央；疟色素分散	腊肠形，两端钝圆，胞质蓝而略带红色；核疏松，淡红色，位于中央；疟色素分布核周	小于正常 RBC，圆形；胞质浅蓝色；核 1 个，较大疏松，淡红色，位于中央；疟色素分散	形似三日疟原虫；疟色素似间日疟原虫
被寄生红细胞变化	除环状体外，其余各期均胀大，色淡；常见较多鲜红色、细小的薛氏小点	正常或略小，可有数颗粗大紫红色的茂氏点	正常或略小；偶见少量、淡紫色、微细的西门氏小点	略胀大，色淡，部分长形，边缘呈锯齿状；常见较多红色、粗大的薛氏小点，在环状体期即可出现

弓形虫寄生于终宿主猫和中间宿主哺乳动物、鸟类和人类等体内。虫体在猫的肠上皮细胞内形成卵囊(又称囊合子),并从肠壁脱落随粪便排出体外,在外界经1～5 d发育为孢子化卵囊,呈卵圆形,大小约11.0 μm×12.5 μm,含2个孢子囊,每个孢子囊内含4个新月形子孢子。这种孢子化卵囊被中间宿主动物和人误食入后,在肠道内子孢子从卵囊逸出,侵入肠壁血管和淋巴管,并扩散到脑、心、肺、肝、淋巴结和肌肉等组织细胞内,并转化为速殖子。速殖子呈香蕉形或半月形,一端较尖,一端钝圆;大小约(4～7)μm×(2～4 μm);经姬氏染色后胞质呈蓝色,胞核呈紫红色,位于虫体中央。速殖子能主动侵入除红细胞以外的所有核细胞,但主要侵入单核细胞。速殖子在细胞内进行反复的内二芽和二分裂等方式增殖,使细胞内形成有数个或十多个虫体,这种有宿主细胞膜包绕的虫体集合体称为假包囊。当宿主细胞崩裂,逸出的速殖子又可侵犯邻近细胞,故对宿主细胞的破坏性较大。但在大多数情况下,被感染的机体很快产生免疫性,使虫体增殖减缓,并在虫体外产生一层囊壁而形成包囊(又称组织包囊)。包囊圆形或椭圆形,直径5～100 μm,内含数个或数千个称为缓殖子的虫体。缓殖子形态与速殖子相似,但虫体较小,核稍偏后。包囊可长期在组织中生存,在一定条件下可破裂,缓殖子又进入新的细胞。此外,人体因生食或半生食含有弓形虫包囊的动物肉食,及动物体内的速殖子经皮肤伤口均可感染弓形虫。人体内的弓形虫速殖子也可经输血感染受血者,或经胎盘传播给胎儿。

弓形虫病分为后天获得性弓形虫病和先天性弓形虫病两大类,二者的临床表现和预后很不相同。

人体后天获得性感染弓形虫后多数无症状,在8～10 d后机体可产生特异性抗体,从而阻止弓形虫对人体组织细胞的破坏作用。只有当严重感染或机体免疫功能缺陷时,弓形虫才可能大量进入脾脏、横纹肌、心肌和神经系统等,导致严重而永久性损害。根据临床症状可把获得性弓形虫病分为五型:① 隐匿型:多数感染者属这一型,无主诉症状,特异性血清学检查阳性,在横纹肌或中枢神经系统可能长期甚至终身含有弓形虫包囊,并可成为以后免疫功能受累时,机会致病的根源。② 淋巴结病型:为有症状者中最常见的,表现为枕部、颈深部、锁骨下、斜方肌区、腋下和腹股沟等处淋巴肿大,直径多在2 cm以下,无压痛,有时可有轻度触痛,外表无炎性表现,无化脓倾向,一般都能自愈;③ 脑膜脑炎型:多见于免疫功能受损的弓形虫感染者,主要表现为神经系统症状,有时颅内压增高或暂时性视神经乳头水肿等症状。如是原发性弓形虫脑膜脑炎,有时数周或数月可好转或痊愈;如是全身性弓形虫病伴有脑部受累,预后不良,并常可致死。④ 心肌炎型:表现为心前区疼痛和类似冠状动脉功能不全的心电图征象。⑤ 全身重症型:多见于成人,特别是实验室事故感染者,出现多脏器受累后的脑膜刺激症状、心肌炎、间质性肺炎、肝脾肿大、蛋白尿、严重贫血等临床表现,有时可在血液、横纹肌或其他病变组织中分离出弓形虫。如是免疫功能受损者感染弓形虫,容易造成全身多脏器受累的重症型弓形虫病,预后十分凶险,一般多在尸解后才确诊。

弓形虫病因无特征性临床症状和体征,必须借助于病原学检查和免疫学等其他生物学检查才能确诊。病原学检查主要采用患者的血液、体液、分泌排泄物或可疑的病变组织,进行涂片染色或病理组织切片镜检,也可用上述取材做细胞培养或动物接种。血清学检查为目前较为常用的诊断方法,主要检测特异性抗弓形虫IgG、IgM和IgA。

(六) 隐孢子虫病

由隐孢子虫引起隐孢子虫病(cryptosporidiosis)。隐孢子虫属(*Cryptosporidiosis*)有7个种,其中可使人体致病的虫种为微小隐孢子虫(C. parvum),该虫体寄生于人和其他脊椎动物消化道上皮细胞绒毛区,是引起人和动物腹泻的重要的机会致病原虫。

隐孢子虫寄生于宿主小肠上皮细胞膜与胞质间的纳虫泡内,在纳虫泡内进行生长繁殖,并发育为卵囊,卵囊有薄壁和厚壁两种类型。薄壁卵囊内子孢子可逸出后直接侵入肠上皮细胞,造成宿主自身体内重复感染;厚壁卵囊在肠上皮细胞或肠腔内经孢子化,在囊内形成4个子孢子后,随宿主粪便排了体外。卵囊呈圆形或椭圆形,直径4～6 μm,成熟卵囊含4个裸露的呈月芽形的子孢子和由颗粒物组成的残留体。未经染色的卵囊较难识别。经用改良抗酸法染色后,在染成蓝绿色背景标本中,卵囊被染成玫瑰色,囊内子孢子呈不规则排列,残留体呈暗黑色或棕色的颗粒状。

随粪便排出的卵囊即具感染性,如被人体摄入可造成隐孢子虫感染。感染者中约有 80%的人发病而表现临床症状，其余为隐性感染。在免疫功能正常的感染者中，其临床症状表现为自限性腹泻，粪便呈水样、量大，可有腹部痉挛性疼痛，胃肠道胀气，恶心、厌食、发热和全身不适等。病程约 10～14 d，病程在 1 个月或以上者较少见。临床症状消退后，患者粪便排卵囊现象仍可持续数周。免疫功能异常的患者，通常病情严重，病程迁延，每天腹泻达 2～3 L，严重者可达 5～10 L。如果患者免疫缺陷状况不纠正，感染可持续存在，腹泻也可长期或终身持续下去，并可导致营养吸收障碍，甚至引起肠外其他组织器官感染。艾滋病患者合并隐孢子虫感染，常表现为霍乱样水泻，每天腹泻次数可达数十次，每天的水泻量最高达 17 L，由此可引起患者严重脱水，电解质紊乱和营养不良，最终全身衰竭而死亡。由于，艾滋病患者常合并隐孢子虫，感染后常常危及患者生命。因此，国外已把检查隐孢子虫列为艾滋病患者的常规检查项目。从粪便中检获卵囊是确诊隐孢子虫感染的主要病原学诊断方法。

二、吸虫病

(一) 肝吸虫病

肝吸虫病(clonorchiasis sinensis)是由华支睾吸虫(*Clonorchis sinensis*)俗称肝吸虫寄生于肝胆管所致，主要是由于虫体或虫卵的机械性阻塞及成虫代谢产物对肝内胆管的损伤，造成肝胆管炎症和胆汁淤积。

成虫形似葵花子仁，前尖后钝圆，大小约(10～25)mm×(3～5)mm，具口、腹吸盘。消化道有口、咽、食管和肠管，生殖器官为雌雄同体。成虫寄生于人的肝内胆小管，少数也可寄生于胆总管、胆囊或胰腺管，产出的虫卵随胆汁入肠腔、并随粪便排出体外。虫卵形似芝麻，为黄褐色，大小约29 μm×17 μm；具卵盖，与卵盖交界处的卵壳稍有突起形成肩峰，卵后端钝圆，有一小疣状突起；卵内含有已发育成熟的毛蚴。虫卵入水被第一中间宿主淡水螺吞食，在螺内增殖发育为尾蚴并逸出，当进入第二中间宿主淡水鱼虾体内发育为囊蚴。人因生食或半生食含有囊蚴的淡水鱼虾而感染。食入的囊蚴至十二指肠在消化液作用下脱囊，脱囊后的幼虫循胆汁逆流方向到达肝内胆管，也可经血管或穿过肠壁到达肝胆管内，感染后约 1 个月发育为成虫。

虫体寄生在胆道，其机械性刺激和分泌代谢物的变应原作用，引起胆管内膜及胆管周围组织炎症反应，并造成胆管局限性扩张及胆管上皮增生。严重感染时可产生门脉周围纤维组织增生和肝细胞萎缩变性，甚至肝硬化。当虫体堵塞胆管时，可引发胆管炎、胆囊炎、阻塞性黄疸，并合并细菌感染。虫体寄生胆管也可并发结石。甚至诱发癌症。大多数感染者无明显临床症状，有时可出现以消化系统为主的症状，表现上腹不适、食欲不佳、消化不良、腹痛、腹泻、肝区隐痛等，以及肝肿大和肝区压痛，严重感染者晚期可出现肝硬化腹水。其他症状有营养不良、贫血、低蛋白血症、浮肿和发育不良等，外周血嗜酸性粒细胞比例明显增高。

一般在感染后 1 个月，可从粪便中检获虫卵，常用的检查方法有涂片法和集卵法。涂片法以改良加藤法最有效，检出率可达 95%以上；集卵法以粪便沉淀法为首选。十二指肠引流胆汁检查，也可查获虫卵。血清学免疫诊断可作为临床辅助诊断。

(二) 肺吸虫病

肺吸虫病(pulmonary distomiasis)又名卫氏并殖吸虫病(paragonimiasis)，是由并殖吸虫感染所致。对人体致病的并殖吸虫有 10 种，在我国危害较大的是卫氏并殖吸虫(*Paragonimus westermani*)和斯氏狸殖吸虫(又名四川并殖吸虫，*Pagumogonimus szechuanensis*)。

卫氏并殖吸虫成虫寄生于人体肺部，也可异位寄生于腹腔、脑脊髓、皮下组织等部位。斯氏狸殖吸虫一般不能在人体内发育为成虫，果子狸、猫、犬等为其终宿主。寄生于肺部成虫所形成的虫囊与支气管相通，或肠壁成虫寄生的虫囊与肠腔相连，成虫所产虫卵可随痰液或粪便排出体外，入水的虫卵约经 2～3 周发育成熟并孵出毛蚴，毛蚴侵入第一中间宿主川卷螺，经增殖发育至尾蚴并逸出，尾蚴侵入第二中间宿主淡水蟹和蝲蛄等，在其肌肉、肝或腮部形成囊蚴。人因生食或半生食含有囊蚴的淡水蟹和蝲蛄而感染。囊蚴进入消化道，在消化液作用下，虫体脱囊而出，童虫穿过肠壁进入腹腔，在腹腔各脏器间窜扰移行，向上穿过膈肌，经胸腔侵入肺脏，并移行至细支气管形成虫囊，在囊内发育为成虫并产卵。

童虫在腹腔内移行，引起线状隧道样损伤、点状出血和腹膜浆液性炎症，也可在腹腔内发育为成虫，并形成大小不等的囊肿。虫体如经颅底侵入颅内，在脑组织内移行并形成囊肿，产生占位和压迫性病变，严重时可引起失明、截瘫等症状。斯氏狸殖吸虫则在人体腹腔各脏器间，或皮下组织内移行，形成急性嗜酸性脓肿，或组织出血性坏死，及皮下组织包块等，称为幼虫移行症。

肺吸虫病常表现为胸痛、咳嗽、咳铁锈色痰、咯血等，并可出现畏寒、发热、盗汗、食欲减退、倦怠乏力等症状。如虫体引起腹腔脏器损伤，多表现为腹痛、腹泻，有时有恶心、呕吐，或可触及腹部包块。斯氏狸殖吸虫感染者可见有肝肿大，及皮下游走性包块，包块多见于腹胸部、四肢、腰部、腹股沟、阴囊、头部、颈部等，卫氏并殖虫皮下包块多不游走。脑型肺吸虫病表现有间歇性剧烈头痛、呕吐、癫痫、瘫痪、视力下降，甚至失明等症状。

卫氏并殖吸虫病原检查，可从痰液或粪便中检测虫卵；斯氏狸殖吸虫感染者，可从皮下包块活检中查见童虫和典型病变，予以确诊。免疫学方法、血液检验和其他影像方法都有助于肺吸虫病的诊断。

（三）日本血吸虫病

日本血吸虫病（schistosomiasis japonica）是由日本血吸虫（*Schistosoma japonicum*）感染所致，主要是由成虫寄生于肠系膜静脉，所产虫卵沉积于肝脏和肠壁组织，造成肝硬化和肠壁组织纤维化而产生一系列临床症状。

寄生于人体内肠系膜静脉的成虫产出虫卵在肠黏膜下沉积，当含卵细胞的胚卵发育为含毛蚴的成熟虫卵，卵内毛蚴所分泌的可溶性虫卵抗原（SEA）透过卵壳微孔而渗出，并刺激机体产生以T细胞介导为主的迟发性超敏反应，造成肠壁组织破坏，虫卵随破溃的肠壁组织进入肠腔，与粪便一起排出体外。成熟虫卵大小平均为89 μm×67 μm，椭圆形，淡黄色。卵壳厚薄均匀，无卵盖，卵壳一侧有一小棘，表面附着有宿主组织的残留物。卵内含有一成熟的毛蚴，毛蚴与卵壳之间可见有大小不等的圆形或椭圆形的油滴状的毛蚴分泌物。虫卵污染水源，孵出的毛蚴感染中间宿主钉螺，在钉螺体内经母胞蚴、子胞蚴发育为尾蚴，并从钉螺逸出浮游在水面。当与人体皮肤接触，尾蚴经皮肤或黏膜钻入发育为童虫。童虫经血流或淋巴液到右心、肺、左心，由体循环进入肝内门脉，雌雄虫体合抱，在肠系膜静脉发育为成虫并产卵。

尾蚴钻入皮肤可引起速发型和迟发型超敏反应性尾蚴性皮炎，表现为尾蚴侵入处出现瘙痒的小丘疹；童虫在体内移行因机械性损害和其代谢产物引起超敏反应，表现有胸背痛、咳嗽、食欲减退、腹泻和嗜酸性粒细胞增多等症状。成虫对宿主的损害不最明显，但其分泌代谢物等在宿主体内形成免疫复合物，引起Ⅲ型超敏反应性肾小球肾炎。沉积在宿主肝、肠组织中的虫卵引起的肉芽肿，不断破坏肝、肠组织结构，引起慢性血吸虫病。重度感染时门脉周围出现广泛的纤维化，阻塞窦前静脉，导致门脉高压，引起肝、脾肿大，腹壁、食道及胃底静脉曲张，上消化道出血及腹水等症状，并逐渐发展为肝纤维化门脉高压综合征的晚期血吸虫。重度感染时，可致成虫在门脉系统以外寄生，也可引起虫卵肉芽肿反应性的异位损害，常见损害部位在肺和脑，以及皮肤、甲状腺、心包、肾、生殖器和骨髓等。

粪检查获虫卵的病原学诊断方法是确认血吸虫病的依据，但对轻度感染者和晚期患者，应用病原学诊断方法容易发生漏检，可采用免疫学诊断方法，常用的方法有环卵沉淀试验，ELISA等。

三、绦虫病

（一）猪带绦虫病和囊虫病

猪带绦虫病（taeniasis solium）是由猪带绦虫（*Taenia solium*）引起，又称猪肉绦虫或有钩绦虫。成虫寄生于人体小肠，引起肠猪带绦虫病；猪带绦虫的幼虫猪囊尾蚴寄生于中间宿主猪的体内，也可寄生于人体的肌肉、脑、眼和心脏等组织，引起猪囊虫病（cysticercosis cellulosae）。

人因食入生的或未煮熟的含有猪囊尾蚴的猪肉，囊尾蚴在小肠内经消化液作用翻出头节，借助头节上的小钩和吸盘吸附于肠黏膜，头节之后的颈部生发区逐渐长出节片，2～3个月后发育为成虫。成虫扁长分节呈带状，前端较细，向后逐渐变宽，乳白色，长2～4 m。虫体分头节、颈部和链体。头节似球形，小米粒大小，具有两圈小钩和4个吸盘。颈部纤细。链体由700～1 000个节片组成，近颈部的节片为幼节，中部为成节，后部为孕节。成节中部的卵巢分左右两大叶和中间一小叶。孕节正中有一纵行的子宫干，向两侧分支，每侧7～13支，子宫内充满虫卵。虫卵呈球形或近似球形，直径31～43 μm；卵壳很薄，常破裂脱落；内为较厚的胚膜，棕黄色，在光镜下呈放射状条纹；胚膜内含球形的六钩蚴，直径约 14～20 μm，有 3 对小钩。末端的孕节单节或几节连在一起自链体脱落入肠腔，脱落的孕节可破裂，使虫卵散出，孕节和虫卵均随粪便排出。虫体的寄生可引起肠黏膜损伤和炎症，一般无显著症状，常因粪便中出现节片而求医。有的患者有腹部不适、腹痛、腹泻、食欲亢进、消化不良、乏力和消瘦等症状。猪带绦虫病患者容易因自身感染并发囊虫病，及时确诊和驱虫治疗可防止囊虫病的发生。从粪检和肛门周围查见带绦虫卵、并检获孕节片，从孕节子宫分支情况，可确诊猪带绦虫感染。

人经口误食入猪带绦虫卵，经胃和小肠消化液作用，卵内六钩蚴脱囊而出，并钻入肠壁血管，随血流至全身，经 9～10 周发育为囊尾蚴，囊尾蚴寄生于人体脑、皮下、肌肉、眼等部位，引起相应部位的病变。囊尾蚴的感染程度、寄生部位、寄生时间、虫体存活情况和宿主反应程度不同，临床症状各异。其中脑囊虫病对人体危害性最大，癫痫、颅内高压和神经系统症状为脑囊虫病常见病症。皮下肌肉型囊虫病多见有皮下囊尾蚴结节，一般无明显感觉。结节常分批出现，寄生虫体量多时，可引起假性肌肥大，表现四肢肌肉肥大，肌肉酸痛、无力、发胀，甚至行动困难。眼囊虫病可影响视力，甚至失明。皮下肌肉型囊虫病可采用组织活检进行确诊，其他深部的囊虫寄生，一般是借助于 X 线、CT 等影像或免疫诊断方法。

（二）牛带绦虫病

牛带绦虫病（taeniasis saginata）是由牛带绦虫（*Taenia saginata*）引起，又称牛肉绦虫或有钩绦虫。成虫寄生于人体小肠，引起肠牛带绦虫病；牛带绦虫的幼虫牛囊尾蚴寄生于中间宿主牛等的体内，但不寄生于人体。

人因食入生的或未煮熟的含有牛囊尾蚴的牛肉等，牛囊尾蚴在小肠内经消化液作用翻出头节，借助头节上的吸盘吸附于肠黏膜，头节之后的颈部生发区逐长出节片，2～3 个月后发育为成虫。成虫形状与猪带绦虫相似，乳白色，但比猪带绦虫长，为 4～8 m。头节有 4 个吸盘，无小钩。链体由 1 000～2000 个节片组成，也分幼节、成节和孕节，虫体的节片较猪带绦虫肥厚。成节中部的卵巢只有左右两叶。孕节正中也有一纵行的子宫干，向两侧分支，每侧 15～30 支，子宫内充满虫卵。虫卵与猪带绦虫卵难以区别。末端的孕节常单节自链体脱落入肠腔，脱落的孕节具较强的活动力，可主动从肛门逸出，常因受肛门括约肌的挤压，虫卵可从子宫前端逸出、或节片破裂使虫卵散出。由于虫卵黏附于肛周，可引起肛周异物感或瘙痒感。虫体的寄生可引起肠黏膜损伤和炎症，一般无显著症状，常因节片随粪便排出和从肛门逸出而求医。有的患者有腹部不适、腹痛、腹泻、食欲亢进、消化不良、乏力和消瘦等症状；当虫体扭曲成团可造成肠梗阻；也可因虫体吸取宿主大量营养物质，造成宿主维生素缺乏及贫血。牛带绦虫的感染可依据患者主诉："虫体从肛门主动逸出"，并从检获的孕节子宫分支数与猪带绦虫予鉴别，检测虫卵主要采用肛门拭子法。

四、棘球蚴病

棘球蚴病（echinococcosis hydatid disease）是由细粒棘球绦虫（*Echinococcus gyranulosus*）或多房棘球绦虫（*E. multilocularis*）的棘球蚴感染所致，又称为包虫病。最常受到损害是肝脏，患者表现为肝肿大；当累及肺部时，表现以咳嗽为主症状。但在棘球病早期通常为无症状，称为无症状性囊肿携带者。

细粒棘球绦虫成虫主要寄生于终宿主犬、狼等食肉动物消化道。其幼虫寄生于羊、牛、马、骆驼肝脏或肺脏，形成棘球蚴。多房棘球绦虫成虫主要寄生于终宿主狐、狗、狼等消化道，幼虫寄生于啮齿类动物，偶尔也寄生于人体，形成泡型棘球蚴。当终宿主体内排出的孕节或虫卵，造成对饮水或食物的污染，虫卵被人误食入胃，卵内六钩蚴孵出，进入肠壁血流并经门脉至肝脏，继而至肺部，逐渐发育为棘球蚴，随着棘球蚴的不断增大，囊肿可压迫周围肝脏或肺脏组织或邻近的器官。肝棘球蚴囊肿常可破裂入腹腔、胆总管或胸腔内；肺棘球蚴囊肿可破裂入胸膜腔、肺实质或支气管，均可造成继发性感染，并出现相应腹部或呼吸道症状。棘球蚴囊肿破裂后，囊液逐渐逸出，可致人体发生过敏反应，严重者会产生过敏性休克。细粒棘球蚴多以累及肝脏为主，多房棘球蚴原发于肝脏，泡状蚴外生性出芽生殖，囊芽脱落后，也可随血流扩散至远处脏器，但以肺、脑为主。

肝细粒棘球蚴病潜伏期较长，常为儿童期感染，青状年期发病，患者一般无症状。当囊肿较大时可触及肝脏肿大；如囊肿在肝门附近可并发门脉高压症；肝棘球蚴囊肿并发细菌感染，可产生类似肝脓肿或膈下脓肿的症状。囊肿一旦破入胆道可引起胆绞痛、黄疸和荨麻症三联症，重者发生急性化脓性梗阻性胆管炎。肝下部棘球囊肿破入腹腔，可出现急性弥漫性腹膜炎，表现有腹痛和腹膜刺激征等，有时可出现超敏性反应，轻者表现为荨麻症，重者会发生过敏性休克。肝顶部棘球蚴囊肿可穿通膈肌破入胸腔，患者可表现骤起右下胸持续性剧痛或右上腹反射性疼痛。如直接破入右下肺实质或支气管内，形成肝膈下支气管瘘，患者因剧烈咳嗽，可咳出染有胆汁的黄绿色痰，痰中带有棘球蚴碎屑。一旦肺囊肿破裂与胸腔相通，可发生液（气）胸、胆汁胸或脓胸，甚至引起进行性张力性气胸。

肝多房棘球蚴病以青状年为多，主要出现上腹部肿块、腹痛或黄疸等到症状。肝肿大表现为质地坚硬，呈结节状，小者可仅在右肋缘下或剑突下触及，大者可达脐部。如发生广泛纤维性变肝硬化，可出现门脉高压症病征；一旦形成肺、脑转移，可引起相应的呼吸系统和神经系统症状。

棘球蚴病的临床诊断主要依据影像学诊断和免疫学诊断，病原学诊断可在手术摘除棘球蚴后作病理活检进一步确诊。肺棘球蚴囊肿或肝细粒棘球蚴囊肿破入肺实质气管内的咳出物、或者胸腔穿刺液疑有棘球蚴原头蚴，可直接涂片染色后镜检。但是，通常对细粒棘球蚴囊肿禁忌做穿刺，以免囊肿破裂引起原头蚴外逸种植造成继发性感染。

五、线虫病

（一）蛔虫病

蛔虫病（ascariasis）是由似蚓蛔线虫（*Ascaris lumbricoides*）引起，又称蛔虫。成虫寄生于人体小肠，因幼虫在人体内移行和成虫的寄生引起疾病。

人经口误食含有幼虫的感染性蛔虫卵，虫卵在小肠环境条件的综合作用下，卵内幼虫破壳孵出。孵出的幼虫侵入肠壁血管，随血流入肝脏，再经右心到达肺部，并穿过肺毛细血管进入肺泡。幼虫在此完成 2 次蜕皮后，沿支气管、气管逆行至咽部，部分幼虫随人的吞咽经食管、胃进入小肠，并再次蜕皮后逐发育为成虫。从感染性虫卵进入人体至发育为成虫产卵约需 60～70 d，一条雌虫每天产卵约 24 万个，虫卵随粪便排出体外。虫卵分为受精卵和未受精卵。受精蛔虫卵呈宽椭圆形，大小约（45～75）μm×（35～50）μm，卵壳质层较厚。卵内有一个大而圆的卵细胞，与卵壳间有新月形空隙。卵壳外附有一层蛋白质膜，表面凹凸不平，呈现棕黄色。未受精卵多为长椭圆形，大小约（88～94）μm×（39～44）μm，壳质层和蛋白质膜均较受精蛔虫卵薄，卵内为大小不等的折光性颗粒。若虫卵蛋白质膜脱落，受精卵和未受精卵均为无色透明。随粪便排出体外的受精蛔虫卵，在适宜的条件（潮湿、荫蔽、氧气充足、25±℃）下，约经 3 周发育为含蚴的感染性蛔虫卵。

蛔虫幼虫在人体内移行、特别移行至肺部，可引起蛔蚴性肺炎，可表现畏寒、发热、咳嗽、痰中带血、嗜酸性粒细胞增多及荨麻症。如短期内大量吞入感染性虫卵，可引起蛔虫性哮喘。成虫寄生人体，虫体的机械性损害及其代谢产物的毒性刺激，可表现间歇性脐周疼痛或上腹部绞痛的肠蛔虫症；重度感染时，蛔虫病患者可伴有营养不良、维生素缺乏甚至发育障碍等。由于，蛔虫的钻孔习性，也可引起异位寄生性病症。如胆道蛔虫病，表现为突发的阵发性上腹钻顶样疼痛，并可向右肩、腰背或下腹部放射，间歇期如正常人；蛔虫性阑尾炎表现为突发的阵发性腹部绞痛，疼痛部位由起初全腹或脐周逐渐转移至右下腹，病程进展较快，易产生穿孔，继发腹膜炎，此病症多见于 10 岁以下儿童。当有大量蛔虫寄生，扭结成团堵塞肠管，可引起机械性肠梗阻，表现为阵发性腹绞痛，并且逐渐加重，疼痛持续数分钟，间歇短时间后可重复出现。

蛔虫病的确诊除了患者有呕虫或便虫，从虫体形态特征较容易识别外，主要是通过粪检查获蛔虫卵。但是，当体内仅有雄性虫体寄生或感染的早期，不能从粪检中查到虫卵时，应采用免疫诊断等方法，并结合临床症状，必要时可考虑作诊断性治疗给予驱虫。

（二）钩虫病

钩虫病（hookworm diseases）是由钩虫（hookworm）引起，主要包括十二指肠钩虫（*Ancylostoma duodenale*）和美洲钩虫（*Necator americanus*）。成虫寄生于人体小肠，除引起消化道功能紊乱外，可使人体长期慢性失血，导致贫血及与贫血相关的症状。

成虫寄生于人体十二指肠和空肠，雌雄成虫交配后产卵，卵随粪便排出体外。虫卵呈椭圆形，壳薄，无色透明。大小约（56～76）μm×（36～46）μm，卵内 2～4 个卵细胞，卵壳与细胞间有明显的间隙。便秘者或粪便放置过久，虫卵内细胞可继续分裂为多个细胞。两种钩虫卵非常相似，不易区别。虫卵在温暖(25～30 ℃)、潮湿、荫蔽、含氧充足的疏松土壤中，24 h 孵出幼虫，并经 2 次蜕皮发育为感染期幼虫，又称丝状蚴。人因生产或生活与含有丝状蚴的泥土或作物茎叶接触，丝状蚴钻入人体皮肤，经静脉移行入右心，再移入肺至肺泡，并沿支气管、气管移行至咽，随人的吞咽活动入食管、胃至小肠。在小肠再经 2 次蜕皮，发育为成虫。从丝状蚴侵入人体至发育为成虫一般约需 5～7 周，有的可达 250 多天，称为迁延移行。

寄生人体内的成虫以其口囊内的切器咬附于宿主肠黏膜上，吸取宿主血液为营养，并由头腺分泌抗凝素，防止咬附口血液凝固，有利于虫体吸血，同时也造成伤口不断渗血，而且，虫体是边吸血边排血。这些都是造成宿主长期慢性失血，最后导致产生贫血的原因，患者常表现为低色素小细胞性贫血。钩虫对肠黏膜的机械性刺激；虫体咬附形成的出血点和局部溃疡性损伤；及头腺分泌的乙酰胆碱酶对乙酰胆碱的破坏作用，降低成虫咬附点局部肠蠕动，造成肠道功能紊乱等。另外，幼虫侵入皮肤组织作曲折蜿蜒移行，造成局部组织超敏反应，表现为奇痒和炎症，称为钩蚴性皮炎。幼虫移行至肺部，也可造成肺间质和肺泡点状出血，粒细胞和成纤维细胞浸润性炎症，引起呼吸道症状。

粪检查获虫卵，可确诊钩虫感染，但不能区别虫种。如从粪便中或内窥镜检获成虫，可根据虫体形态特征予以鉴别(表 29－2)。

(三) 鞭虫病

鞭虫病(trichuriasis)是由毛首鞭形线虫(*Trichuris trichiura*)引起，又称鞭虫。成虫寄生于人体盲肠内，严重感染时可寄生于结肠、直肠或回肠下段等。雌雄成虫交配后产出虫卵，卵随粪便排出体外。虫卵呈纺锤形，大小为(50～54)μm×(22～23)μm，黄褐色。卵壳较厚，两端各有一个透明塞，刚排出的虫卵内含未分裂的卵细胞。在温度、湿度适宜的条件下，约经 3～5 周发育为含蚴的感染性虫卵。感染性虫卵随被污染的食物、饮水和蔬菜等经口进入人体，约经 1～3 个发育为成虫并产卵。

成虫以其细长的前端插入肠黏膜，甚至深入黏膜下层，以人的血液和组织液为营养。由于虫体的机械性损伤和分泌物的刺激作用，可引起肠黏膜慢性炎症。轻度感染多无明显症状，严重感染者可出现头晕、下腹部阵发性疼痛、慢性腹泻、大便隐血或带鲜血、贫血等症状。儿童重度感染时，可出现脱肛。少数患者可出现发热、荨麻疹、嗜酸性粒细胞增多等全身反应。

粪检查获虫卵、或驱虫后采用淘虫法检获成虫即可确诊，因虫卵较小、虫体细长，常不易被发现。应用纤维结肠镜检查，可提高鞭虫的检出率。

(四) 蛲虫病

蛲虫病(enterobiasis)是由蠕形住肠线虫(*Enterobius vermicularis*)引起，又称蛲虫。成虫寄生于人体盲肠、结肠和回肠下段，以肠腔内容物、组织液、血液为营养。雌雄成虫交配后，雄虫很快死亡。妊娠雌虫体内充满虫卵，并向肠下段移行。当宿主睡眠后，肛门括约肌松弛时，部分雌虫可自动从肛门逸出，在肛周和会阴部排出大量带黏液性的虫卵，或虫体在此处被挤压破裂使大量虫卵释放出来。虫卵为无色透明，两侧不对称呈柿核形，一侧较平，另一侧稍凸，大小约为(50～60)μm×(20～30)μm。卵壳较厚，玻璃状无色透明。卵刚排出时，卵细胞尚未分裂或在分裂早期阶段，在空气中或在肛周适宜温度、湿度条件下，很快发育为含蚴卵。

表 29－2　两种钩虫成虫形态鉴别

	十二指肠钩虫	美洲钩虫
大小(mm)	♀:(10～13)×0.6 ♂:(8～11)×(0.4～0.5)	♀:(9～11)×0.4 ♂:(7～9)×0.3
体　形	头、尾端向背面弯曲，呈“C”形	头端向背面弯曲，尾端向腹面弯曲，呈“S”形
口　囊	腹侧缘有 2 对钩齿	腹侧缘有 1 对呈半月形的板齿
交合伞	圆形，背肋在远端分 2 支，每支再分 3 支	扁形，背肋在基部分 2 支，每支再分 2 支
交合刺	两刺末端分开	一支末端呈倒钩，与另一支末端合并
阴　门	位于虫子体中部略后处	位于体前 1/3 与体中部之间
尾　刺	有	无

一般在6 h内，卵内幼虫发育成熟，并蜕皮1次，即为感染性卵。每条雌虫平均产卵约1万个，可在14～20 min内产完。多数雌虫产卵后即死亡，少数雌虫产卵后可再返回肛门内；或进入阴道、尿道等处引起异位寄生，尤以女性儿童较多见。雌虫的产卵活动引起肛周皮肤瘙痒，当患者搔痒时，虫卵污染手指，经口食入造成自身感染。感染期虫卵也可散落在衣裤、被褥、食物、玩具上经吞食或随空气吸入等使人感染。

粪检查获虫卵的率较低，一般采用肛门拭子法，如棉签拭子法或透明胶纸法。如发现患儿睡后用手抓搔肛周时，可注意肛门皱襞、会阴及衣裤等处有无白色线头状虫体。如发现虫体，可用镊子取下或透明胶纸黏附虫体用作鉴定。雌虫长8～13 mm，宽0.3～0.5 mm，虫体中部膨大，略呈长纺锤形，镜下可见头顶端有3个小唇瓣围绕一口孔，头端角皮扩大形成头翼。

（五）旋毛虫病

旋毛虫病（trichinosis）是由旋毛虫（*Trichinella spiralis*）成虫和幼虫分别寄生于人体小肠和横纹肌，对人体危害较大，严重感染时可致人死亡。猪、鼠、犬等哺乳动物可作为旋毛虫的宿主，人体的感染来自于猪等到动物，故旋毛虫病也称为动物源性寄生虫病。

人吃了含有活的旋毛虫幼虫囊包的动物肉类后，幼虫自囊包逸出，并钻入十二指肠或空肠上段的肠黏膜。幼虫在感染后48 h内发育成熟，在感染后5～7 d，雌虫子宫内幼虫发育为成虫，并开始产出幼虫。产于肠黏膜内的新生幼虫经肠淋巴管或小静脉，随淋巴或血循环到达全身各器官，但只有侵入横纹肌的幼虫才能进一步生长发育。虫体多侵入血供丰富的膈肌、舌肌、咽喉肌、胸肌和腓肠肌等，并刺激引起寄生部位周围炎症细胞浸润，纤维组织增生，约在感染后4周幼虫囊包逐形成，半年左右开始钙化，幼虫逐渐死亡，但有些幼虫可存活数年或更长时间。幼虫囊包呈梭形，大小约为(0.25～0.5)mm×(0.21～0.42)mm，一个囊包内通常含1～2条幼虫。囊壁由内外两层构成，外层薄，内层厚。

在约感染后1周，主要病变部位在十二指肠和空肠上段，称为肠型期，引起肠道广泛性炎症，患者主要表现恶心、呕吐、腹痛、腹泻等急性胃肠道症状。感染后2～3周，在幼虫移行所经之处发生炎症反应，可出现急性全身性血管炎，并表现有浮肿或水肿、发热等，眼睑水肿为最早出现的体征。幼虫侵入横纹肌后，可使虫体周围肌细胞坏死、崩解，肌间呈轻度水肿，全身肌肉疼痛，尤以腓肠肌肱二头肌、肱三头肌为甚，有的可表现吞咽困难或语言障碍。重者可出现恶病质、脱水、虚脱，以及毒血症、心肌炎、肺炎及脑炎，甚至死亡。感染后4周，为囊包形成期，此时除肌肉隐痛及四肢乏力外，一般不引起症状，下肢水肿消退后可触及结节。

旋毛虫病的早期诊断主要根据临床表现，结合流行病学史，以及外周血中嗜酸性粒细胞增高，血清学反应阳性结果。也可采用诊断性治疗，如特效性药物治疗2～3 d后，症状明显好转可初步作出诊断。在囊包形成期，可自患者疼痛的肱二头肌、肱三头肌、腓肠肌等横纹肌取样，压片、病理切片、人工消化后取沉渣等镜检查获幼虫囊包而确诊。

（六）淋巴丝虫病

淋巴丝虫病（lymphatic filariasis）主要是由班氏丝虫（*Wuchereria bancrofti*）和马来丝虫（*Brugia malayi*）寄生人体淋巴系统，引起反复发作的四肢淋巴管炎、淋巴结炎、淋巴液肿和象皮肿等。班氏丝虫还可引起精索睾丸炎、鞘膜积液、阴囊象皮肿及乳糜尿等。

马来丝虫成虫寄生浅部淋巴管和淋巴结，以下肢为多；班氏丝虫成虫除寄生于浅部淋巴系统外，大多寄生于人体深部淋巴管和淋巴结内。雌雄成虫交配后，雌虫产出微丝蚴，并自淋巴系统移行至血循环，运行于宿主的内脏或皮肤血管中。在我国流行的两种丝虫均为夜现周期型，即微丝蚴白天滞留于肺毛细血管中，夜间出现在外周血液。微丝蚴体细长，头端钝圆，尾端尖细，外被鞘膜，大小约为(177～296)μm×(5～7)μm。当蚊叮吸微丝蚴血症者血液时，微丝蚴随血液入蚊胃，脱去鞘膜并穿过胃壁经血腔侵入胸肌，形成腊肠蚴，经2次蜕皮发育为感染期幼虫（丝状蚴），进而离开胸肌移行至蚊下唇。当蚊再次叮人吸血时丝状蚴从蚊下唇逸出，经吸血伤口或正常皮肤侵入人体。丝状蚴进入人体后经组织内移行至大淋巴管及淋巴结，经2次蜕皮发育为成虫。

幼虫和成虫的分泌-代谢产物、虫体崩解产物等刺激机体产生局部和全身反应，在感染早期主要为急性期过敏和炎症反应，临床表现为急性淋巴管炎（离心型）、淋巴结炎及丹毒样皮炎等；班氏丝虫还可引起精索炎、附睾炎和睾丸炎。随着急性炎症反复发作，进一步发展为增生性肉芽肿性反应、纤维结缔组织增生和闭塞性淋巴管炎等慢性阻塞性病变，临床表现为象皮肿；班氏丝虫还可引起睾丸鞘膜积液、乳糜尿等。少数患者表现为夜间阵发性咳嗽、哮喘、持续性超度嗜酸性细胞增多和 IgE 水平升高，而外周血查不到微丝蚴的隐性丝虫病。

淋巴丝虫病的病原学诊断可从外周血检测到微丝蚴予以确诊，但两种微丝蚴经染色后可鉴别（表 29－3）。

表 29－3　2 种丝虫微丝蚴形态鉴别

	班氏微丝蚴	马来微丝蚴
大小	(244～296)μm×(5.3～7.0)μm	(177～230)μm×(5～6)μm
体态	弯曲柔和、自然	硬直，大弯中有小弯
头间隙	长与宽之比为 0.5～1∶1	长与宽之比为 2∶1
体核	圆形、大小一致，清晰可数	椭圆形、大小不一，常互相重叠，不可数
尾核	无	有

第二节　寄生虫病的检测

一、粪便检测

消化道寄生虫感染或寄生虫病的病原学诊断采用粪便检查，主要是根据虫体在消化道内寄生，其排离阶段可随粪便排出体外，如蠕虫的虫卵、幼虫、成虫或节片，原虫的滋养体、包囊、卵囊或孢子囊，以及某些节肢动物；有些寄生虫虽寄生在组织内，但其虫卵也可进入消化道随粪便排出，如肝吸虫、肺吸虫和血吸虫等。要取得粪便检查的准确结果，必须注意：① 保证粪便新鲜，送检时间一般不超过 24 h，如查原虫滋养体，必须在粪便排出后半小时内检查，或暂时保存在 35～37 ℃条件下待查；② 盛粪便的容器须干燥、洁净，无尿液或水混入，以及无药物、泥土和杂质污染；③ 容器外最好贴有标签，注明受检者姓名和受检目的等；④ 受检粪量一般为 5～10 g（约拇指末节大小），若作粪便自然沉淀或血吸虫毛蚴孵化，受检粪量一般不少于 30 g，检查蠕虫成虫或绦虫节片则留检一天内全部粪量；⑤ 要严格按照粪检程序进行操作，特别是镜检时要遵守顺序观察的原则，以免漏检。

常用粪便检查方法有以下几种：粪便直接涂片法、厚涂片透明法、定量透明法、饱和盐水浮聚法、自然沉淀法、毛蚴孵化法、钩蚴培养法和粪便虫体检查法。

（一）粪便直接涂片法

适用于检查蠕虫卵、原虫的包囊和滋养体。方法虽简便，由于取材较少，故检出率较低，若连续涂片 3 张，可提高检出率。粪便的稀释剂为生理盐水，能使病原体在等渗环境下保持原有的活力和形态。

1. 检查蠕虫卵　在洁净的载玻片中央，滴一滴生理盐水，用竹签或牙签挑取米粒大小的粪便，置于生理盐水中均匀涂抹。其厚度以载玻片置于报纸上，能透过粪膜隐约辨认玻片下的字迹为宜。一般在低倍镜下检查，如转用高倍镜观察时，需加盖玻片，以免污染镜头。镜检时光线要适当，过强的亮度会影响观察效果。应注意虫卵与粪便中的异物区别，可依据虫卵的形状、大小、颜色、卵壳（包括卵盖等）和内含物等特征加以鉴别。由于雌性蛔虫产卵量较大，该法特别适用于检查蛔虫卵，涂片 1 张的检出率约为 85%，涂片 3 张的检出率可达 90%～95%。

2. 检查原虫　可根据原虫不同的排离阶段，采用不同的方法。

（1）活滋养体检查：方法类同于检查蠕虫卵，但涂片要薄而均匀。要求粪便新鲜，不能混入尿液和水。若是检查溶组织内阿米巴，对其黏液血便标本，要取黏液部分。为使滋养体保持活动状态，便于观察，在气温较低时，要注意保温，必要时可用保温台保持温度，或先将载玻片和生理盐水略加温。

（2）包囊碘液染色检查：以碘液代替生理盐水滴加于载玻片上，挑取米粒大小的粪便置于碘液中，调匀涂片，加盖玻片。若需同时检查滋养体，可在玻片的另一侧滴一滴生理盐水，同上法涂抹粪便标本，再加盖玻片。这样可使一侧查活滋养体，而加碘液的另一侧查包囊。染色后的包囊呈黄色或棕黄色，糖原泡为棕红色，囊壁、核仁和拟染色体均不着色。

碘液配方：碘化钾 4 g，溶于 100 mL 蒸馏水中，再加入碘 2 g，溶解后贮于棕色瓶中即可使用。

（二）厚涂片透明法（改良加藤法）

厚涂片透明法适用于检查蠕虫卵。用大小约4 cm×4 cm的80～100目/英寸的尼龙网覆盖在粪便标本上，用塑料刮片在网上刮取粪便约50 mg，置于载玻片上，用浸透甘油-孔雀绿溶液的玻璃纸片覆于粪便上，以胶塞轻压使粪便展开约20 mm×25 mm。置于30～36 ℃温箱中约30 min，或25 ℃约1 h，待粪膜稍干并透明即可镜检。

本法要注意掌握粪膜的合适厚度和透明时间，若粪膜过厚，透明时间短，虫卵难以发现；若透明时间过长，虫卵则变形，也不易辨认。如检查钩虫卵时，透明时间一般不要超过30 min。

玻璃纸制备：将玻璃纸剪成大小约22 mm×30 mm的小片，浸于甘油-孔雀绿溶液（含纯甘油100 mL，水100 mL和3%孔雀绿1 mL）中，浸泡24 h以上，直至玻璃纸呈现绿色。

（三）定量透明法

此法适用于各种粪便内蠕虫卵的检查及计数，可测定人体内蠕虫的感染度（虫荷 worm burden），也可判断药物驱虫的效果。此法系在厚涂片透明法的基础上，定量刮取粪便，并检出粪内全部虫卵予以计数。应用改良聚苯乙烯作定量板，大小为40 mm×30 mm×1.37 mm，模孔为一长圆孔，孔径为8 mm×4 mm，两端呈半圆形，孔内平均可容纳粪样41.7 mg。操作时将定量板置于载玻片上，用手指压住定量板的两端，自筛网上刮取的粪便填满模孔，刮去多余的粪便。掀起定量板，载玻片上留下一长条形的粪样。将浸透甘油-孔雀绿溶液的玻璃纸（5 cm×2.5 cm）覆盖在粪样上，用胶塞轻轻加压，使粪样展平铺成一长椭圆形，在25 ℃经1 h后即可镜检，顺序观察并记录粪样中的全部虫卵数。将虫卵数乘以24，再乘以粪便性状系数（成形便1，半成形便1.5，软湿便2，粥样便3，水泻便4），即为每克粪便虫卵数（eggs per gram, EPG）。并根据排便量和常见蠕虫的每条雌虫每天的排卵数（表29－4）计算出虫荷。其他注意事项同厚涂片透明法。

（四）饱和盐水浮聚法

此法利用某些蠕虫卵的比重小于饱和盐水，虫卵可浮于水面的原理。此法适用于检查各种线虫卵，尤以检查钩虫卵的效果最好，也可检查带绦虫卵和微小膜壳绦虫卵，但不适宜检查吸虫卵和原虫包囊。

表29－4　常见蠕虫每条雌虫每天排卵数

虫　名	产卵数/日/条（平均数）
华支睾吸虫	1 600～4 000（2 400）
姜片虫	15 000～48 000（25 000）
卫氏并殖吸虫	10 000～20 000
日本血吸虫	1 000～3 500
猪带绦虫	30 000～50 000/孕节
牛带绦虫	97 000～124 000/孕节
十二指肠钩虫	10 000～30 000（24 000）
美洲钩虫	5 000～10 000（9 000）
蛔虫	234 000～245 000（240 000）
鞭虫	1 000～7 000（2 000）

用竹签挑取黄豆大小（约1 g）粪便置于盛有少量饱和盐水浮聚瓶内（高3.5 mm，直径2 cm的圆筒形小瓶），也可用青霉素小瓶代替，将粪便充分捣碎并与盐水搅匀后，加饱和盐水至瓶口，用竹签挑取浮于水面的粪渣，再慢慢加饱和盐水至稍高于瓶口而不溢出为止。在瓶口轻轻覆盖一载玻片，注意勿使产生气泡；如有较大气泡，应揭开载玻片加满饱和盐水后再覆盖之。静置15 min后，将载玻片提起并迅速翻转，置镜下观察。

饱和盐水的配制：烧杯中盛有清水煮沸后，慢慢加入食盐并不时搅动，直至食盐不再溶解为止，冷却后的液体即为饱和盐水。100 mL沸水约加食盐35～40 g。

（五）自然沉淀法

此法主要用于蠕虫卵的检查，蠕虫卵比重大于水，可沉于水底，使虫卵可集中，并经过水洗后，视野较清晰，易于检出，但较费时。比重较小的钩虫卵效果较差，但比重大的原虫包囊也可用此法。

取粪便20～30 g，加水调成混悬液，经60孔铜筛过滤于500 mL三角量杯内，用水冲散粪渣，再加水至离杯口2 cm处，静置20～30 min，缓缓倒去上液，加满清水后，再次沉淀，如此重复2～3次，最后倾去上液，吸取沉渣涂片镜检。若检查原虫包囊，则每隔6 h换水1次，使包囊充分沉于水底。

（六）毛蚴孵化法

此法适用于早期血吸虫病的病原学检查。取24 h内排出的粪便约30 g先用重力沉淀法获取含虫卵的粪渣，把粪渣放入三角烧瓶内，加清水或去氯水至瓶口1 cm处，将烧瓶置于25～30 ℃温箱或室内。4～6 h后毛蚴孵出，用肉眼或放大镜观察，观察时三角烧向着光源，背景衬以黑纸，眼齐瓶口，如水面下有针尖大小白色点状物作直线来往游动，即是毛蚴。必要时也可用吸管将毛蚴吸出镜检。如无毛蚴，每隔 4～6 h(24 h 内)观察一次。夏季气温高时，毛蚴可在短时间内孵出，因此，可用 1.2% 食盐水或冰水冲洗粪便，最后一次用室温清水。

毛蚴促孵法：用沉淀处理的粪渣放入三角烧瓶内后，不加水，或将粪便置于吸水纸上，放在20～30 ℃箱中过夜。检查时加清水，2 h 后毛蚴即可孵出。此法孵出毛蚴时间一致，数量也多，不易漏检。

（七）钩蚴培养法

亦称试管滤纸培养法。在适宜的温度和湿度的条件下，钩虫卵在数日内发育并孵出幼虫，冬天需要保温，一般在 3～5 d 后，可用肉眼或放大镜观察，检出率较直接涂片法 7 倍，也优于饱和盐水浮聚法，孵出的丝状蚴可作虫种鉴定。

取 1 cm×10 cmr 的洁净试管 1 只，加冷开水约 1.5～2 mL。将滤纸剪成与试管内径等宽略短于试管长度的“T”字型，上端用铅笔写上受检者姓名或编号、受检日期。用竹签挑取约 0.4g 粪便均匀涂于滤纸中 2/4 处，上、下各 1/4 处不涂粪便。将滤纸沿管壁插入试管内，使滤纸下端空白处的 1/2 浸入水中，勿使粪便接触液面，置于 25～30 ℃温箱中孵育。每天沿管壁添加少量清水，以保持液面高度。3 d后，可见试管底部有作蛇样运动的钩蚴。如无钩蚴，可继续培养观察至第 5 天。如需作虫种鉴定应从管底吸出钩蚴镜检，气温较低时可将试管放入温水(30 ℃左右)中数分钟后，再作检查。

此法亦可用于分离人体消化道内各种阿米巴滋养体和肠道滴虫滋养体，检出率较高，但每管粪便量提高到 1.0 g，培养 2～4 d。检查肠道各种原虫，仍应结合包囊碘液染色检查。

（八）粪便虫体检查法

此法包括淘虫检查法和带绦虫孕节检查法，前者常用于驱虫疗效考核，后者可作为带绦虫的病原检查和虫种鉴定。

1. 淘虫检查法　取患者服药后 24～72 h 的全部粪便，加水搅拌，用 40 目铜筛或纱布滤出粪渣，经水反复冲洗后，倒在盛有清水的大玻璃器皿中，器皿下衬以黑纸，检出混杂在粪渣中的虫体进行鉴别。

2. 带绦虫节片检查　猪带绦虫或牛带绦虫的孕节可从链体上脱落，随粪便排出体外或主动逸出肛门，或服药后驱出虫体。粪便中的虫体可采用淘虫法后，或直接取出节片用清水洗净，置于两载玻片之间，轻轻压平，对光观察虫体结构鉴定虫种。如是孕节片可根据子宫分支情况直接鉴定，也可用小号针头连接结核菌素注射器，从孕节后端正中处生殖孔的位置插入子宫，徐徐注入墨水汁或卡红染液，用手指轻压使染液分布于侧支中。拔出针尖后，洗去节片表面黏附的染液，子宫分支显现墨色或红色，便于观察、鉴别。

卡红染液配制：钾明矾饱和液 100 mL，卡红 3 g，冰醋酸 10 mL。混合液置于 37 ℃温箱内过夜，过滤后即可使用。

（九）铁苏木素染色法

此法主要用于各种阿米巴和蓝氏贾第鞭毛虫滋养体和包囊的染色鉴定。用竹签挑取粪便少许，按一个方向在洁净的载玻片上涂成薄粪膜，立即放入 60 ℃的肖丁固定液 2 min。依次将标本放入碘乙醇、70%及 50%乙醇中各 2 min，用自来水和蒸馏水各洗 1 次。再置于 40 ℃ 2%铁明矾溶液 2 min，流水冲洗 2 min，放入 40 ℃ 0.5%苏木精溶液中染色 5～10 min，再流水冲洗 2 min，放入冷 2%铁明矾溶液中退色 2 min。将载玻片置显微镜下检查退色情况(观察时勿使玻片干燥)，如核色偏深，应继续退色，直至核膜、核仁均清晰可见为止。然后，流水冲洗 15～30 min，至标本显现蓝色，再用蒸馏水洗 1 次。继而，依次在 50%、70%、80%、95%乙醇(2 次)中逐渐脱水各 2 min。在二甲苯中透明 3～5 min后用中性树胶封片。

染色后，原虫胞质呈灰褐色，胞核、包囊内的拟染色体及溶组织内阿米巴滋养体吞噬的红细胞均被染成墨色，糖原泡则被溶解呈空泡状。

苏木精染液的配制：苏木精粉 10 g，溶于 95% 乙醇 100 mL 中，装入 250 mL 大口玻瓶内，加塞置室温中 6～8 周，使之充分氧化。如将玻瓶晒于阳光下，每天振摇，可加速其氧化，便于应急使用。氧化成熟的染液滴于水中呈鲜艳紫色，未氧化成熟染液则呈淡红或红紫色。此为原液，使用时，按 1∶19 加蒸馏水配成 0.5%染液，此染液可保存 3～6 个月。

碘乙醇配制：先用碘化钾 10 g 溶于 100 mL 蒸馏水中，再加结晶碘 5 g，溶解后贮于棕色瓶中，该液即为卢戈碘液。在 70%乙醇中加数滴卢戈碘液数滴即为碘乙醇。

2%铁明矾溶液配制：硫酸铁铵2 g，溶于100 mL蒸馏水中，临用前配制。

肖丁固定液配制：饱和氯化高汞水溶液2份加95%乙醇1份配成100 mL，用前再加冰醋酸5 mL，并加热至40 ℃。

（十）溶组织内阿米巴培养

当受检者疑有溶组织内阿米巴感染，而直接粪便检查为阴性时，可作阿米巴人工培养，培养方法有常规培养、有菌培养和无菌培养。

1. 常规培养　取脓液、黏液处稀便0.5 mL，或黄豆大小的成形便，直接接种至试管内与培养液混匀；或将粪便自然沉淀后，取沉淀物0.5 mL接种至试管内。置试管于37 ℃温箱中培养，培养后24 h、48 h、72 h取培养液中的混浊部分涂片镜检，查出虫体即可确诊。

常用的培养基有营养琼脂双相培养基和洛克氏液鸡蛋血清培养基：

（1）营养琼脂双相培养基：分固相和液相两部分：① 固相部分：牛肉浸膏3 g，蛋白胨5，琼脂15，NaCl 8 g，蒸馏水1 000 mL；② 液相部分：NaCl 8 g，KCl 0.2 g，$CaCl_2$ 0.2 g，$MgCl_2$ 0.01 g，Na_2HPO_4 2 g，KH_2PO_4 2 g，蒸馏水1 000 mL。

配制液相部分时，KCl和$CaCl_2$各加少许蒸馏水分别另装小瓶，高压灭菌（103.4 kPa 20 min），冷却后再合并在一起。固相部分的各成分经沸水浴2～3 h完全溶解后（若有残渣，须经4层纱布过滤除渣），趁热分装试管，每管5 mL，加棉塞，高压灭菌后置成斜面，冷却后放入4 ℃冰箱备用。接种前每管加液相部分4.5 mL，灭活小牛血清0.5 mL，米粉20 mg（180 ℃烤箱消毒3次），青、链霉素各1 000 U/mL。

（2）洛克氏液鸡蛋血清培养基：　培养基成分：洛克氏液70 mL，灭活马血清0.5 mL（每管），米粉20 mg（每管），鸡蛋4个。先配制洛克氏液：NaCl 9.0 g、$CaCl_2$ 0.2 g、KCl 0.4 g、$NaHCO_3$ 0.2 g、葡萄糖2.5 g、蒸馏水1 000 mL，高压灭菌（55.1 kPa 15 min）。鸡蛋用肥皂水刷洗，再用70%乙醇抹洗后，破壳装入有70 mL洛克氏液烧瓶内，加玻璃珠充分摇动，分装至消毒试管内，每管约5 mL，斜置并加热至70 ℃ 1 h使之凝固为斜面，翌日再高压消毒素20 min。接种前每管加洛克氏液4.5 mL，马血清0.5 mL，无菌米粉20 mg，青、链霉素各1 000 U/mL。

2. 有菌培养　在含有琼脂斜面的6 mL有螺旋盖的培养管中加入10 mg米粉、120 μL红霉素液和足够遮盖斜面量的邻笨二甲酸氢钾（50 mmol，pH6.3，105 ℃ 20 min高压灭菌）和BRS液4∶1混合液，加入约50 mg粪便、混匀。37 ℃培养24 h，倾去培养上清液，再加入适量4∶1混合液、少量米粉和60 μL红霉素液。37 ℃再培养48 h后，取米粉与粪渣混合物一滴，以碘液染色或直接观察有无滋养体。若未发现虫体，再加入米粉后，继续培养24 h。若有虫体可将少量培养混合液转入新鲜培养基中继续转种培养。

这种有菌培养方法也可培养结肠内阿米巴、微小内延阿米巴和哈门氏内阿米巴等多种阿米巴。其培养基组成是：

（1）琼脂斜面：15 g琼脂和7.5 g氯化钠溶于1 000 mL蒸馏水中，取1.5～2 mL盐水琼脂置于6 mL培养管中高压灭菌（121 ℃，15 min），当冷却至75 ℃左右倾放使其形成斜面。

（2）红霉素溶液：在无菌容器中加入20 mL 70%乙醇、再加0.5 g红霉素粉剂溶解后，在4 ℃放置2 h以上，然后加灭菌水至50 mL。

（3）米粉：大米粉高压消毒（121 ℃ 30 min）或180 ℃干燥灭菌。

（4）BRS溶液：NaCl 50 g、$(NH_4)_2SO_4$ 10 g、柠檬酸（$2H_2O$）20 g、$MgSO_4$（$7H_2O$）0.5 g、KH_2PO_4 5 g、乳酸（90%纯度）4 mL，加水至950 mL，调节pH至7.0，最终调节容量至1 000 mL，分装高压灭菌，制备成贮存液。使用时将100 mL贮存液加入850 mL双蒸水，调节pH7.0分装高压灭菌，即为R溶液工作液。25 mL R溶液工作液与1个克隆大肠杆菌，37 ℃振摇培养48 h，即为BR溶液。在BR溶液中加入等量血清（56 ℃ 30 min灭活的牛或马血清），继续培养24～48 h，即为BRS溶液。

3. 无菌培养　无菌培养主要用于溶组织内阿米巴的克隆培养，其是在有菌培养的基础上，将虫体转种至无菌培养基中，使其逐渐转为无菌培养，并可进一步克隆化。由于虫体对培养基的要求甚高，难度较大，一般不用于临床检验，故不详解。

（十一）金胺-酚改良抗酸染色法

是目前用于隐孢子虫卵囊染色检查的最佳方法，该法是采用金胺酚染色法和改良抗酸染色法复染，以提高检出率和准确性。单用金胺-酚染色法或改良搞酸染色法，其效果均不如复染方法。检查时，取患者腹泻的新鲜粪便或经10%福尔马林固定保存(4 ℃ 1个月内)粪便，自然沉淀后用吸管尽可能取底部粪便，于载玻片上涂成粪膜，晾干后先用金胺-酚染色，再用改良抗酸染色法复染。

1. 金胺-酚染色法

(1) 染液配制 1 g/L 金胺-酚染色液(第一液)：金胺 1 g，石炭酸 5.0 g，蒸馏水 100 mL；3%盐水乙醇(第二液)：盐酸 3 mL，95%乙醇 100 mL；高锰酸钾液(第三液)：高锰酸钾 0.5 g，蒸馏水 100 mL。

(2) 染色步骤滴加第一液于晾干的粪膜上，10～15 min 后水洗；滴加第二液，1 min 后水洗；滴加第三液，1 min 后水洗；待干后置荧光镜下观察。

低倍荧光镜下，可见卵囊为一圆形小亮点，呈现乳白色荧光。高倍镜下卵囊呈乳白或略带绿色，卵囊壁为一薄层，多数卵囊周围深染，中央淡染，似环状；或深染结构偏位，有些卵囊全部为深染；但有些标本可出现非特异的荧光颗粒，应注意鉴别。

2. 改良抗酸染色法

(1) 染液配制：石炭酸复红染色液(第一液)：碱性复红 4 g，95%乙醇 20 mL，石炭酸 8 mL，蒸馏水 100 mL；10%硫酸溶液(第二液)：纯硫酸 10 mL，蒸馏水 90 mL(边搅拌边将硫酸徐徐倾入水中)；20 g/L 孔雀绿液(第三液)：20 g/L 孔雀绿原液 1 mL，蒸馏水 10 mL。

(2) 染色步骤：滴加第一液于粪膜上，1.5～10 min后水洗；滴加第二液，1～10 min 后水洗；滴加第三液，1 min 后水洗；待干后置显微镜下观察。

染色后，卵囊为玫瑰红色，圆形或椭圆形，背景为绿色。染色(1.5 min)和脱色(2 min)时间短，卵囊内子孢子边界不明显；染色时间长(5～10 min)，脱色时间相应延长时，子孢子边界明显，卵囊和子孢子均被染成玫瑰红色，子孢子呈月牙形，共 4 个，其他非特异颗粒则染成蓝黑色，容易与卵囊区分。

不具备荧光镜的实验室，可染色后先在光镜低、高倍镜下过筛检查，见有小红点时再转用油镜观察，这样可提高检出速度和准确性。

3. 金胺-酚改良抗酸染色法　先用金胺-酚染色后，再用改良抗酸染色法复染，然后置光镜下观察。卵囊同改良抗酸染色法所见，但非特异性颗粒被染成蓝黑色，二者颜色显然不同，极易区别，使检出率和准确性都明显提高。

二、肛门周围寄生虫检测

有些虫体如雌性蛲虫可在肛周产卵，牛带绦虫孕节片主动从肛门逸出过程中被挤破、虫卵可散落在肛周，因而可从肛周检获虫卵或虫体，这也是对某些消化道寄生虫病原检查的主要手段。

(一) 肛门拭子法

此法是根据雌性蛲虫在人体肛门周围及会阴部皮肤产卵，带绦虫孕节从肛门排出或主动逸出过程中破裂、虫卵黏附于肛门周围皮肤上的特性而设计的，其检出率远比其他粪便检查为高。一般在清晨醒后或午睡后、便前、洗澡前进行检查，如首次检查阴性，可连续检查 2～3 d。常用方法有棉签拭子法和透明胶纸法。

1. 棉签拭子法　先将棉签浸入生理盐水中，取出后挤去过多的盐水，用棉签在受检者肛门周围和会阴部皮肤擦拭，然后将棉签放入盛有饱和盐水的试管或青霉素小瓶中，充分搅动，使虫卵洗入盐水中，迅速提起棉签，在试管内壁挤去盐水后弃之。再加饱和盐水至管口，并按饱和盐水浮聚法操作检查。也可将擦拭肛周皮肤的棉签放入盛有清水的试管中，充分浸泡后，提起棉签在管壁内挤去水分后弃之。试管静置 10 min，或离心后，倒去上液，取沉渣镜检。

2. 透明胶纸法　用宽 1.8～2.0 cm 透明胶纸剪成长约 6 cm 的小段，一端向胶面折叠约 0.4 cm (易于揭开)后，再贴在洁净的载玻片上。载玻片的一端贴上标签，并注明受检者姓名或编号等。检查时揭下胶纸，用胶面粘贴肛周皮肤，然后将胶纸复位贴在载玻片上、镜检。如胶纸下有较多汽泡，可揭开胶纸加一滴生理盐水或二甲苯，覆盖胶纸后镜检。

(二) 肛周蛲虫成虫检查

雌性蛲虫常在宿主睡眠期间爬出肛门产卵，可在肛门周围被检获。对于儿童，可在睡眠 1 h 后或肛门瘙痒惊醒时，暴露其肛门，仔细观察肛门周围皮肤，若发现白色小虫，可用透明胶纸黏附后贴于载玻片上镜检。也可用镊子夹入有生理盐水的小瓶内，蛲虫会产卵于生理盐水中，再将此虫转入有70%乙醇的小瓶内，虫体被固定后作进一步鉴定，虫卵形态更有助于虫种鉴定。对疑有蛲虫感染的成人，可在晨醒后、便前，或肛门有异物瘙痒感时，暴露肛门，按上述方法进行检查。

三、血液检测

血液检查是诊断疟疾、丝虫病的基本方法，也可用于弓形虫病和锥虫病的诊断。涂制血膜的载玻片清洁与否直接影响到血涂片质量，用前需经洗涤液处理，自来水、蒸馏水冲洗，最后经95%乙醇浸泡后擦干，用干净无油的纸包好备用。

洗涤液配制：工业浓硫酸 60 mL，重铬酸钾 60 g，水 1 000 mL。先用冷水将重铬酸钾溶化，然后徐徐加入浓硫酸，同时用玻璃棒搅拌。切不能将水加入硫酸中，以免发生爆炸。

（一）检查疟原虫

1. 采血和血涂片的制作　先用手指揉捏耳垂（或指尖）下方，使其充血，再用75%乙醇棉球消毒耳垂，待干后，用左拇指和示指捏着耳垂下方，使局部皮肤绷紧，右手持一次性无菌取血针迅速刺破皮肤，挫出血滴即可涂片。厚、薄血膜涂在同一张玻片上。采血完毕，用棉球轻压伤口止血。间日疟原虫一般在疟疾发作后数小时采血；恶性疟原虫在发作初期采血。

一载玻片（边缘磨口）作为推片，用推片的一端的中央蘸取一小滴血（约 2～3 μL），使血液置于另一载玻片 1/3 处，此时推片与载玻片之间的保持 30°～40°夹角，待血液沿推片端缘扩散后，自右向左推成一个舌形的薄血膜，使血细胞间无间隙、分布均匀。再用推片的一端刮取一小滴血（约 10 μL），置于载玻片的另一 1/3 处，并以推片的一角将血滴自内向外顺一方向作螺旋形摊开，使之涂成直径约 0.8～1.0 cm、厚度均匀的圆形的厚血膜。

2. 固定与染色　待血膜充分自然晾干后，在载玻片的中间用玻璃铅笔划一直线。固定时用小玻棒蘸甲醇或纯乙醇在薄血膜上轻轻抹过；厚血膜固定前需先溶血，用滴管吸取蒸馏水加在厚血膜上，待血膜呈灰白色，将水倒去、晾干、固定。

常用染色剂有姬氏染剂和瑞氏染剂。① 姬氏染色法：先用 pH7.0～7.2 的磷酸二氢钠或磷酸二氢钾缓冲液将姬氏染剂按 15～20∶1 比例稀释，再将稀释的姬氏染剂滴于已固定的厚、薄血膜上，在室温条件下，染色半小后，用上述缓冲液或自来水轻轻冲洗，晾干后用显微镜观察。② 瑞氏染色法：瑞氏染剂含有甲醇，染色前厚血膜（溶血后）和薄血膜均不需固定，滴上染色剂 30 s～1 min后用滴管加等量蒸馏水，轻摇载玻片使蒸馏水和混保均匀，3～5 min 后用水缓慢从玻片一端轻轻冲洗（不能先倒去染液或直接对血膜冲洗），晾干后镜检。

（二）检查微丝蚴

1. 新鲜血片法　晚间 9 时至次晨 2 时，取耳垂或指尖血一滴滴于载玻片上，加盖片后用低倍镜观察，如发现有蛇形运动的虫体后，再作染色检查确定虫种。

2. 厚血膜法　厚血膜的制作、溶血、固定和染色方法与疟原虫检查时姬氏染色法或瑞氏染法相同，因一般取血为 3 大滴（约 60 μL），故血膜要涂成 2.5 cm×1.5 cm 大小的长方形。

（三）其他寄生虫检查

血液检查也适用于锥虫和弓形虫等检测，如检查锥虫一般与疟原虫检查类同，采用厚、薄血膜涂片，用姬氏或瑞氏染色法染色后镜检。弓形虫检查也可取患者血液涂片，但对弓形虫作血液检查只适用于感染的早期，而且容易发生漏检。

四、其他体液和分泌物的检测

（一）脑脊液检查

此法可用于检测弓形虫、疟原虫、耐格里属阿米巴、棘阿米巴、锥虫、广州管圆线虫幼虫，有时也可查见溶组织内阿米巴滋养体、棘球蚴的原头蚴或游离小钩、裂头蚴、蛔虫幼虫、粪类圆线虫幼虫、棘腭口线虫幼虫以及并殖吸虫卵和日本血吸虫卵。

取患者脑脊液 2～5 mL，以 1 000～2 000 r/min 离心 5～10 min，取沉渣直接涂片镜检。也可涂片晾干，用甲醇固定，再用姬氏或瑞氏染色后镜检。如脑脊液检查用于检测溶组织内阿米巴滋养体，取脑脊液后，在 37 ℃条件下，采用自然沉淀法，以保持滋养体的活力有利于识别。

（二）骨髓检查

此法为确诊黑热病的常规病原学诊断方法之一，也可用于检测弓形虫病或微丝蚴血症阴性的淋巴丝虫病可疑的患者。经髂骨前上棘部位穿刺抽取骨髓制成涂片，用甲醇固定，姬氏或瑞氏染色后镜检。

（三）十二指肠液和胆汁检查

此法可检查贾第虫滋养体、肝吸虫卵、肝片吸虫卵、姜片虫卵、粪类圆线虫和毛圆线虫等。用十二指肠引流管抽取各部分十二指肠液和胆汁，分别滴于载玻片，加盖片后直接镜检。也可将各部分引流液加生理盐水稀释后，分装于离心管内，以 2 000 r/min离心 5～10 min，取沉淀涂片镜检。如引流液过于黏稠，先加 10%NaOH 消化后离心，但检查原虫滋养体不可用消化法。引流物中的贾第虫滋养体常附着在黏液小块上，而虫体是聚集成絮片状物。

（四）鞘膜积液检查

主要用于检查班氏微丝蚴。以碘乙醇消毒阴囊皮肤后，用注射器抽取鞘膜积液，加适量生理盐水稀释离心，取沉淀涂片镜检。也可取鞘膜积液涂片后镜检。

（五）前列腺液检查

此法主要用于男性泌尿生殖道阴道毛滴虫检查。患者排空尿后，用前列腺按摩法取前列腺液一小滴置于载玻片上，并加生理盐水一小滴混匀后，加盖玻片，观察有无活动的阴道毛滴虫；也可涂片晾干后，用甲醇固定，姬氏或瑞氏染色后镜检。

（六）尿液检查

此法用于检查班氏微丝蚴，阴道毛滴虫、埃及血吸虫卵，也可检测肾膨结线虫成虫或虫卵等。取尿液 3～5 mL，2 000 r/min 离心 3～5 min，取沉淀镜检。如是乳糜尿需加等量乙醚，用力振荡使脂肪溶于乙醚，然后吸取脂肪层，离心后取沉淀镜检。

（七）阴道分泌物检查

主要用于检查阴道毛滴虫，有时还可查见溶组织内阿米巴滋养体、蛲虫成虫或虫卵。

1. 直接涂片法　用消毒棉签在受检者阴道后穹隆、子宫颈及阴道壁上取分泌物，将分泌物涂在滴有生理盐水的载玻片上，镜下观察有无作螺旋式运动的阴道毛滴虫。天气寒冷时要注意保温。

2. 悬滴法　在一盖玻片四周边缘涂一薄层凡士林，中间滴 1～2 滴混有阴道分泌物的生理盐水，翻转盖片小心盖在凹玻片的凹孔上，稍加压使盖玻片与载玻片粘合，悬滴即附在盖玻下，用显微镜观察有无活动的虫体。

3. 涂片染色法　将阴道分泌物加入含有 2～3 mL生理盐水的离心管中，以 1 000 r/min 离心 5～10 min，弃上清液，吸取少量沉淀置于载玻片上，并加入等量人血清，使之与沉淀混合后推成薄膜，自然晾干后，甲醇固定，用姬氏或瑞氏染色后镜检。

（八）痰液和肺部病灶抽出液检查

此法可查见溶液组织内阿米巴滋养体、卡氏肺孢子虫包囊、肺吸虫卵、细粒棘球蚴原头蚴或游离的小钩、蛔蚴、钩蚴和粪类圆线虫幼虫等。

1. 直接涂片法　检查肺吸虫卵时，取患者晨起用力咳出的痰液，挑取少许痰液，最好是带铁锈色痰，加 1～2 滴生理盐水后涂片镜检；如是检查溶液组织内阿米巴滋养体，取新鲜痰液或肺部病灶抽出液，滴加温暖生理盐水涂片，在高倍镜下观察活动的滋养体。

2. 消化离心沉淀法　对于黏稠的痰液不易直接涂片或沉淀时，收取患者 24 h 痰液倒入三角烧瓶中，加入等量 10% NaOH 溶液，充分搅匀后，放入 37 ℃温箱内，3～6 h 后痰液消化成稀糊状，分装数个离心管，以 1 500 r/min 离心 10 min，弃上液，吸取沉淀数滴涂片后镜检。此法可检查卫氏并殖吸虫卵、粪类圆线虫幼虫、蛔蚴、钩蚴和盘尾丝虫微丝蚴等。

（九）口腔内刮拭物检查

此法主要用于检测口腔毛滴虫和齿龈内阿米巴。用洁净牙签刮取齿龈边缘物、龈齿洞中残渣、牙缝间的牙垢或脓肿物，置于滴加有 1 滴生理盐水的载玻片上制成涂片，加盖玻片后镜检。也可待涂片自然晾干、固定后，用福氏快速苏木精染色检查；或将拭取物置于含有培养基的无菌试管内，37 ℃培养 1～2 d 再涂片镜检。

五、活组织检测

（一）皮肤活组织检查

可用于皮肤内寄生的多种寄生虫检查。

1. 皮下结节和包块检查　某些寄生蠕虫成虫或幼虫可在皮下形成结节或包块（如卫氏并殖吸虫成虫、斯氏狸殖吸虫童虫、曼氏裂头蚴、猪囊虫、腭口线虫幼虫、罗阿丝虫成虫、盘尾丝虫成虫和微丝蚴等）。检查时，先局部消毒，切开或摘除包块或结节，分离出虫体，置于生理盐水或固定后镜检。

2. 皮肤溃疡组织检查　此法可用于皮肤阿米巴病、皮肤利什曼病和麦地那龙线虫病的病原学检查。检查皮肤阿米巴病和皮肤利什曼病，取溃疡边缘的皮肤组织作病理切片或涂片，用姬氏染色后镜检。诊断麦地那龙线虫病时，取少量溃破水泡中的液体至载玻片上，在低倍镜下检查有无活动的 Ⅰ 期蚴；如为深部脓肿，用注射器抽吸少量无菌脓液滴在载玻上，镜下检查幼虫；如雌虫从伤口伸出，长约 60～120 cm，即为最可靠的诊断依据。

3. 疥螨和蠕形螨的检查　检查疥螨时，用消毒针尖挑破虫体寄生的皮肤隧道盲端，取出疥螨后镜检；或用消毒的矿物油滴于皮肤患处，用刀片轻刮局部，将刮取物置于载玻片上摊平后镜检。若检查蠕形螨，用刮器刮取或用手挤压皮脂腺丰富的鼻尖和鼻翼等处，将刮/挤出的皮脂腺挑至载玻片上，滴加1滴甘油（或花生油、乳酸、乙醚、生理盐水），加盖玻片轻压，置镜下直接观察虫体；但目前较普遍用透明胶纸黏贴法，于患者睡前用约5.0 cm×1.2 cm透明胶纸贴在鼻、鼻沟或额等皮脂腺分泌丰富的皮损处，用手压平，次晨揭下胶纸贴于载玻片上镜检。

（二）肌肉活检

1. 旋毛虫幼虫　用外科手术从患者腓肠肌、肱二头肌或股二头取一小块肌肉，剪至米粒大小，立即置载玻片上，加50%甘油1滴，盖上另一载玻片，均匀压紧后低倍镜观察幼虫囊包。也可取1份剪碎肌肉，加5份人工消化液（胃蛋白酶0.6 g，盐酸1 mL，蒸馏水100 mL），置于37 ℃温箱中过夜，次晨加蒸馏水自然沉淀后，取沉淀镜检。

2. 猪囊尾蚴　用外科手术摘取患者肌肉结节，剥去外层纤维被膜，将标本置于两载玻片之间后压平，再用线或胶布将两载玻片扎紧，在低倍镜下检查有无猪带绦虫头节。

如是检查曼氏裂头蚴、卫氏并殖吸虫或斯氏狸殖吸虫童虫，以外科手术摘除病变部位肌肉肿块内虫体，置于解剖镜或低倍镜下观察。

（三）肠黏膜活检

此法系用内窥镜，获取肠黏膜组织，检测病变组织中的病原体，常用于检查溶组织内阿米巴滋养体和日本血吸虫卵。前者系用乙状结肠镜观察溃疡形状，并自溃疡边缘或深层刮取的黏膜置于载玻片，加少许生理盐水制成涂片，再加上盖玻片，轻轻压平后镜检。检查血吸虫卵，用直肠镜或乙状结肠镜自病变部位夹取米粒大小黏膜1块，以生理盐水洗净后，置于两载玻片之间轻轻压平后，再用胶布将载玻片两端扎紧，在低倍镜下检查有无虫卵。如能在高倍镜下见到虫卵内毛蚴含活动的焰细胞，表明卵内有活的毛蚴；也可用四氮唑茚三酮染色法鉴别死活虫卵。

（四）肺组织活检

诊断卡氏肺孢子虫感染采用肺组织活检，检出率高于痰液或支气管冲洗液检出率。取一小块肺组织作涂片，自然干燥后用甲醇固定，再用姬氏染色后镜检。

（五）肝组织活检

此法可在病变的肝组织中查见溶组织内阿米巴滋养体、日本血吸虫卵、卫氏并殖吸虫、斯氏吸虫童虫、猪囊尾蚴、细粒棘球蚴、泡球蚴、蛔虫幼虫、粪类圆线虫幼虫等。但肝脏细粒棘球蚴和泡球蚴检查，禁忌作肝组织穿刺术，故作肝穿刺时要先排除细粒球蚴和泡球蚴感染的可能性。临床肝组织活检主要是检查溶组织内阿米巴滋养体，肝穿刺取脓肿腔壁坏死组织与正常组织交界处组织材料一小块，生理盐水涂片镜检，或作病理切片检查。

（六）淋巴结活检

此法用于检查淋巴丝虫成虫、杜氏利什曼原虫、弓形虫和锥虫。用外科手术取可疑淋巴结，制成病理切片后镜检。也可用直接查虫法检测丝虫成虫，在解剖镜下小心剥离组织，取出成虫后鉴定虫种。

六、动物接种

为寄生虫感染的病原诊断方法之一，对疑有寄生虫感染的活组织接种至敏感动物体内，观察虫体在动物体内生长发育情况，并分离病原体。

1. 旋毛虫检查　将疑有旋毛虫幼虫感染的肌肉组织剪成米粒大小，直接喂饲健康小白鼠，30 d后解剖小鼠检查肌肉中有无旋毛虫幼虫。也可将此肌肉加入人工消化液，37 ℃温箱中消化10～18 h，去上液，将沉淀物在生理盐水中洗涤2～3次，腹腔注射或喂饲健康小白鼠，30 d后剖解动物查之。

2. 弓形虫检查　取患者血液、骨髓、脑脊液、淋巴组织悬液，或死亡不久的畸胎儿脑组织悬液0.5～1.0 mL，经腹腔接种健康、体重18～20 g雌性小白鼠5只，一周后抽取小鼠腹腔液涂片，或离心沉淀后吸取沉渣涂片，固定，姬氏或瑞氏染色检查。如为阴性，于2～3周及4～5周各剖杀2只，检查腹腔液、肝、脾、脑组织有无虫体。如仍为阴性可盲传2～3次，即取接种小鼠肝、脾、脑组织研磨成匀浆，按1∶10比例加无菌生理盐水混匀，腹腔接种小白鼠，传代2～3次，再报告检查结果。

3. 杜氏利什曼原虫检查　取患者骨髓、淋巴结或皮损处刮取物，加适量无菌生理盐水稀释后，注入田鼠、金黄地鼠或长爪沙鼠腹腔内，每鼠注射0.5～1.0 mL。3～4周后剖杀动物，取脾、肝或骨髓作涂片，姬氏或瑞氏染色后镜检。

七、免疫学检测

免疫学诊断是利用寄生虫侵入人体，刺激机体产生免疫反应的原理，在体外进行抗原、抗体及免疫复合物的检测。免疫学诊断也是寄生虫病实验诊断的重要组成部分，尤其在寄生虫的感染早期、隐性感染，病原体尚未出现在排泄物、分泌物内，或感染晚期虫体寄生部位病理变化的原因，以及幼虫移行症等，使用病原诊断方法难于检获病原体时，免疫诊断方法起到重要的辅助诊断作用。另外，在寄生虫病流行病学调查中，特异性强、敏感性高的免疫诊断方法在相当程度上可反映人群的基础免疫水平和感染情况，而且方法简便、经济，在一定程度上优于病原学检测。寄生虫病的免疫学诊断方法有凝集反应、沉淀反应、免疫荧光法、免疫酶技术、放射免疫测定法和某些细胞免疫测定法等，其原理和方法与其他传染病的免疫诊断方法有许多类似的方面。而且，有些寄生虫病的免疫学诊断方法未经标准化，或并未被临床上广泛应用。因此，只介绍寄生虫病特有的免疫学诊断方法。

1. 环卵沉淀试验(COP)　此法主要用于血吸虫病的检测。利用成熟的血吸虫卵内毛蚴分泌排泄虫卵抗原可从卵壳渗出，与患者血清中的血吸虫抗体相结合，在虫卵周围形成特异性沉淀物进行判别。

(1) 操作方法：取一张 60 mm×25 mm 大小的双面胶纸，剪成 2 个相距 8 mm、孔径 16 mm 的圆孔，将一黏胶面紧贴在载玻片上，揭去另一黏胶面的纸，在圆孔内加入 50 μL 受检血清和 100～150 个干卵混匀后，圆孔上加上盖片，置 37 ℃温箱中孵育 48～72 h，在低倍镜下观察虫卵周围沉淀反应情况。也可采用石蜡封片法，取一凹玻片加受检血清 2 滴和干卵 100～150 个混匀，加上盖玻片后，4 周用石蜡或凡士林密封，按上法孵育和观察。

(2) 结果判定：阴性结果为虫卵周围无沉淀物；或出现小于 10 μm 的泡状沉淀物。如阴性结果全片中的虫卵数少于 60 个，结果无效应重测。阳性结果为虫卵周围出现大于 10 μm 的泡状、指状或带状沉淀物，且沉淀物有明显的折光、边缘整齐。阳性反应时需进一步观察和记录环沉率以计算出反应强度：①“+”：虫卵周围出现泡状沉淀物，累计面积小于虫卵面积的 1/2，或指状细长蜷曲样沉淀物小于虫卵的长径；②“++”：虫卵周围出现的泡状沉淀物面积大于虫卵面积的 1/2，或细长蜷曲沉淀物等于或超过虫卵长径；③“+++”：虫卵周围的泡状沉淀、指状沉淀物的面积大于虫卵的面积，或细长蜷曲沉淀物等于或超过虫卵长径的 2 倍。

$$环沉率=\frac{阳性虫卵反应数}{实际观察虫卵数}\times 100\%$$

凡环沉率≥5%为阳性。当用于疗效考核时，如距最后 1 次治疗已有 3 年时间，若环沉率≥3%，结合患者的临床症状，可考虑进行重复治疗。

2. 后尾蚴膜反应(MMR)　此法主要用于肺吸虫的免疫检测。利用后尾蚴的表皮及分泌排泄物与患者血清的特异性抗体相互作用后，在后尾蚴周围形成透明膜或套膜。

(1) 操作方法：取肺吸虫囊蚴置于 20 g/L 胆酸盐溶液中，在 40 ℃温箱中 1 h 使后尾蚴脱囊。取 5 条后尾蚴于凹玻片上，加受检血清 3 滴，加上盖玻片后，用凡士林 4 周密封，于 37 ℃箱中孵育 24 h，镜下观察后尾蚴体表出现沉淀反应情况。

(2) 结果判定：反应强度：①“+”：后尾蚴体表有颗粒状沉淀物或局部有薄膜形成；②“++”：后尾蚴体表周围有一层明显的胶状样套膜，膜间有一定的空隙；③“+++”：整条后尾蚴周围有明显胶状样膜或套膜，膜间有很大空隙。沉淀物呈泡状或环状，有时后尾蚴从前端外伸出或离开套膜。

3. 环蚴沉淀试验(CPT)　此法主要用于旋毛虫病早期诊断，感染后 3 周或病后 10～14 d，即可呈阳性反应，阳性率可达约 97%。其原理是当旋毛虫幼虫分泌的抗原性物质与患者血清中相应抗体结合后，在虫体的体表、口孔、肛门周围出现沉淀物。

(1) 操作方法：用滴管吸取旋毛虫脱囊后的幼虫悬液 1～2 滴(含幼虫约 10～30 条)于凹玻片上，加受检血清 2 滴混匀，加上盖玻片后，用凡士林 4 周密封，置于 37 ℃温箱内孵育 24 h，低倍镜下观察沉淀反应情况。

(2) 结果判定：阴性反应为幼虫口孔、肛门、体表无沉淀物附着。阳性反应为见到 1 条以上幼虫的口孔、肛周、体表或断体部位出现泡沫或透明凝块状沉淀物。

4. 皮内试验(ID)　本试验采用粗制抗原，交叉反应较多，假阳性率也较高，但肺吸虫病、囊虫病或包虫病等寄生虫病的流行病学调查或临床上辅助诊断上仍有一定参考价值。

(1) 抗原制备：先将成虫或幼虫冰冻干燥后研磨成粉，取虫粉 1 g 置于乳钵内干磨 15 min，加入少许 1/10 000 硫柳汞生理盐水研磨，再加至 100 mL 即为 1%抗原液。经超声处理或反复冰融 5～7 次后，离心、除菌，用Lowry改良酚试验法测定抗原的含氮量，按抗原含氮量2～4 μg/mL的浓度将抗原液用无菌生理盐水稀释，无菌分装即为皮内试验抗原。

（2）皮试注射：用1 mL注射器吸取皮试抗原，在受试者左手腕上方皮内注入0.03～0.05 mL抗原液，15 min后观察皮丘大小、是否出现红晕。

（3）阳性反应标准：阳性反应标准依据皮丘直径大小和丘疹周围出现红晕及局部痒感，但要根据不同的寄生虫种而有所差别。血吸虫以皮丘直径>3 mm为阳性，肺吸虫和肝吸虫则以皮丘直径>5 mm为阳性。

5. 间接血凝试验（IHA） 此法可用于多种寄生虫病的免疫诊断。

（1）抗原制备：制备抗原的材料因虫种而异，如弓形虫采用速殖子、血吸虫为虫卵抗原、猪囊虫采用囊液或囊尾蚴，旋毛虫是从肌肉分离出来的幼虫制备抗原。按一般制备可溶性抗原的方法，制成所需抗原并保存4 ℃冰箱备用。

（2）致敏红细胞的制备：按一般致敏红细胞制备的方法对红细胞进行醛化和鞣化后，将寄生虫抗原用pH6.4 PBS稀释到所需浓度，1份抗原稀释液加等量2.5%鞣化后红细胞悬液充分混匀，置于37 ℃水浴中不断摇动，30 min后离心去上清，用pH7.2 PBS洗涤1～2次，再用含有10%蔗糖和1%正常兔血清的pH7.2 PBS配制成5%红细胞悬液，经用标准血清测定效价合格、并对生理盐水无自凝现象，分装安瓿、低温冻干保存。

（3）操作方法：在90°V形微量血凝板上编号，各排第1孔加稀释液（ph7.2 PBS内含1%正常兔血清）0.09 mL（以后各孔加0.05 mL稀释液）和受检血清0.01 mL混匀后，去0.05 mL至第2孔，以后各孔均为倍比稀释。取致敏的冰干血细胞加蒸馏水溶化，使之成2.5%红细胞悬液，每孔加入2.5%红细胞悬液0.01 mL。将反应板放在微型振荡器上振荡2 min，然后在室温条件下静置1～2 h后判断结果。每次检测时设阴性、阳性和生理盐水对照组。

（4）结果判定

“－”：红细胞沉于孔底，呈纽扣状。

“＋”：红细胞沉于孔底，周围有轻微凝集小点。

“＋＋”：红细胞部分沉于孔底，边缘松散，面积较小。

“＋＋＋”：红细胞出现薄层凝块，面积较小。

“＋＋＋＋”：红细胞形成明显凝集块，甚至出现卷边。

待检血清≥1∶10，“＋＋”为阳性。

6. 间接荧光抗体试验（IFAT） 此法用于疟疾、囊虫病和丝虫病的免疫诊断，有较好的敏感性和特异性。

（1）抗原制备：可用患者体内收集的或体外培养的原虫，经pH7.2 PBS洗净后制成抗原片，或寄生虫成虫、幼虫的冰冻切片作为抗原。于－20 ℃以下保存，可使用1年，其抗原性基本不变。

（2）操作方法：从冰箱中取出抗原片置室温30 min，滴加预先稀释的受检血清50 μL于抗原片上，置于湿盒内并放入37 ℃孵育30 min，用pH7.2吐温-PBS洗涤3次，滴加工作液浓度稀释的荧光抗体，再37 ℃孵育30 min。洗涤后再加0.02%伊文思蓝染色1 min，洗涤后滴加20%缓冲甘油，封片后在荧光显微镜下观察结果。每次检测均设阴性、阳性和生理盐水对照组。

（3）结果判定

“－”：不呈现亮绿色荧光。

“＋”：呈现亮绿色荧光。

“＋＋”：呈现清晰的亮绿色荧光。

“＋＋＋”：虫体或组织内及虫体表面呈现非常清晰的亮绿色荧光。

7. 酶联免疫吸附试验（ELISA，间接法） 此法可用于检测弓形虫病、黑热病、血吸虫病、肺吸虫病、肝吸虫病、囊虫病和旋毛虫病等多种寄生虫病患者血清中的相应抗体，在寄生虫病防治现场和寄生虫病诊断上被推广应用。

（1）抗原制备和预固相：抗原采用成虫、幼虫或虫卵的可溶性抗原，或成虫、幼虫的排泄分泌抗原。抗原按蛋白质含量5～10 μg/mL的浓度、用0.05 mol/L pH9,6碳酸钠缓冲液稀释，加入PS或PVC载体孔中，每孔100～200 μL，置于37 ℃ 2 h后再放入4 ℃过夜。甩去抗原液，用蒸馏水洗涤3次，再用除湿风干机抽干，即为已包被的抗原反应板，密封包装后低温干燥保存，可使用1年以上。

（2）操作方法：在已包被抗原的反应板孔内滴加稀释液50 μL（2滴），再加受检血清5 μL，混匀后置于37 ℃孵育10 min。甩去血清，用蒸馏水洗涤3次，甩干。每孔加工作液浓度稀释的酶应用液1滴，于37 ℃孵育10 min，再用蒸馏水洗涤3次，甩干。每孔加底物A液1滴、B液1滴，置于室温5 min，加2 mol/L硫酸溶液终止反应后观察结果。

每批检测设阳性参考和阴性参考各 1 孔。

(3) 结果判定：采用比色法，选用 450 mm 波长测定 OD 值：测定样本＝测定孔 OD 值/阴性 OD 值≥2.1 即为阳性。用目测法时，阳性为亮蓝色，阴性为无色或与阴性对照同，并可根据显色深浅判为“＋～＋＋＋”。

8. 斑点 ELISA(Dot - ELISA)　此法适用于黑热病、血吸虫病、肝吸虫病、肺吸虫病、包虫病等多种寄生虫病抗体检测，敏感性较高，在寄生虫病的免疫诊断上也较为实用。

(1) 抗原制备及预固相：抗原制备与 ELISA 间接法相同。抗原预固相时，先将硝酸纤维素膜(NC)按所需规格切成小条，用铅笔画出 4 mm 见方的小格，然后用蒸馏水浸洗 1 次，吹干后将虫体抗原按最佳包被浓度稀释后，滴加 5 μL 于 NC 的每一小方格内，在室温晾干，然后在含 1% 牛血清白蛋白的 pH7.4 TBS(50 mmol/L Tris - HCl; 200 mmol/L NaCl)封密液中，室温条件下浸泡 1 h，晾干后密封，于－20 ℃冰箱干燥保存备用，有效期达 1 年以上。

(2) 操作方法：在已吸附抗原的 NC 上每一小方格中加 2～5 μL 已稀释的受检血清，置于 37 ℃孵育 10～30 min，用 TBS 洗涤 3 次，每次 3～5 min，然后吹干。加入工作液浓度稀释的酶结合物，如上法孵育和洗涤。加底物溶液(3′,3′-二氨基联苯胺，DAB 或 4 -氯- 1 -萘酚)在 NC 上，于 37 ℃ 10 min 后观察结果。

(3) 结果判定：若 NC 显示棕黄色(底物为 DAB)或蓝灰色(底物为 4 -氯- 1 -萘酚)的斑点即为阳性，不出现有色斑点为阴性。

该法也可用于检测患者血清中和循环抗原(C_{Ag})。采用直接法时，则加酶标记的抗寄生虫特异性抗体(单抗或多抗)，形成抗原-酶标记抗体复合物；间接法则先加寄生虫特异性单抗(或多抗)，然后加酶标记的第二抗体(抗 BALB/C 小鼠或抗兔的抗体)，形成抗原-特异性抗体-酶标记第二抗体的复合物，两法均用不溶性底物形成灰蓝色或棕色的斑点则表明血清中存在特异性的寄生虫循环抗原。

9. 斑点金免疫渗滤法(DIGFA)　此法可用于多种寄生虫特异性抗体的检测，也可检测寄生虫的循环抗原。

(1) 抗原制备及预固相：各种寄生虫抗原的制备方法与 ELISA 法相同。抗原预固相时，先在硝酸纤维素膜(NC)上滴加按最适抗原浓度稀释的抗原液 2～3 μL，室温干燥后置于微型(4 cm×3 cm×0.5 cm)的盖中央有直径 0.7 cm 小孔的塑料盒内，膜下垫有吸水性垫料，盖上盒盖后密封，置于 4 ℃冰箱干燥保存备用。

(2) 操作方法：在已预固相抗原的 NC 上滴加 0.02 mol/L pH7.4 PBS 封闭液(含 0.05%吐温- 20 和 1%牛血清白蛋白)100 μL，待其慢慢渗入。加受检血清 50 μL 待其渗入。加金标记抗人 IgG 结合物 100 μL，待其渗入。再加 0.02 mol/L pH7.4 PBS 100μ 洗脱。

(3) 结果判定：如膜中央出现边缘清晰的红色斑点则为阳性；如没有红色斑点，仅为淡红色背景则为阴性。

如检测寄生虫循环抗原时，在 NC 上先吸附抗虫体 C_{Ag} 特异性的单克隆抗体(McAb)或纯化抗体(PcAb)，再加受检血清，如有相应 C_{Ag} 就能与 NC 上的 McAb 或 PcAb 结合，然后加入胶体金标记的抗寄生虫不同表位的多株 McAb，形成抗体- CAg -胶体金标记的特异性 McAb 复合物。并以红色胶体金为标记显色，可鉴别检测结果。

10. 双抗体夹心法　此法已应用于疟疾、弓形虫病和血吸虫病等到寄生虫病的诊断上，具有一定的敏感性和特异性，主要检测寄生虫的循环抗原。

(1) 预固相抗体的制备：将寄生虫特异性抗体(单抗或纯化的多抗)，按最适工作浓度包被于 PS 或 PVC 载体上，每孔加 0.2 mL，37 ℃温箱放置 2 h 后，于 4 ℃过夜，用蒸馏水洗涤 3 次，除湿机抽干后，密封、干燥低温保存备用。

(2) 操作方法：在已包被抗体的反应板上每孔加稀释液 50 μL，再加受检血清 10 μL 混匀，在室温下放置 5～10 min，用 PBS 液洗涤 3 次后甩干。每孔加酶结合物 25 μL，在室温下反应 5～10 min 后，甩去酶结合物，用 PBS 液洗涤 3 次，每次甩干、并在吸水纸上轻拍。每孔加 TMB 底物液 2 滴，5～10 min后观察结果，比色法用 630 mm 波长测定。每次检测设阳性、阴性生理盐水对照。

(3) 结果判定：比色法测定时，测定样本＝测定孔 OD 值/阴性孔 OD 值≥2.1，则判定为阳性。用目测法时，阳性为亮蓝色，阴性为无色或与阴性对照同，并可根据显色深浅判为“＋～＋＋＋”。

11. 染色试验(DT)　此法主要用于弓形虫病的诊断，除肉孢子虫外，与其他寄生虫无交叉反应，且特异性强、敏感性高，在临床上已被广泛应用，也可用于弓形虫病流行病学调查。

（1）抗原制备：弓形虫经腹腔接种小鼠，3 d 后抽取小鼠腹腔洗出液，将洗出液用力振荡或用吸管反复吹打，再以 3 000 r/min 离心 10 min，弃上清液后，沉淀物以生理盐水洗涤 3 次。按沉淀物 10 倍的量加入辅助因子血清，再用生理盐水稀释至虫体量为 50/高倍镜视野，即为抗原悬液。

（2）试剂制备

1）碱性美蓝染液。临用时配制，取美蓝 10 g，加 95%乙醇制成饱和乙醇溶液，过滤后取 3 mL，再加 pH11 的碱性缓冲液 10 mL，即为碱性美蓝染液。

2）辅助因子血清。取健康人静脉血，置于 4 ℃离心分离血清，按抗原制备方法加入虫体后，进行美蓝染色筛选试验，并记录着色虫体（胞浆着蓝色）与未着色虫体的数目，若着色虫体比例大于 90%，此血清中辅助因子符合检测要求。

（3）操作方法：经 56 ℃、30 分灭活的受检血清用生理盐水倍比稀释后，每孔加 0.1 mL，再加入弓形虫抗原悬液 0.1 mL/孔，37 ℃水浴 1 h 后，加碱性美蓝染液 0.2 mL/孔，再 37 ℃水浴 15 min。从每孔取悬液 1 滴于载玻片上，加盖玻片后，高倍镜检查 100 个速殖子，计算出着色和不着色比例数。每次试验设阳性对照和阴性对照，阳性对照用已知弓形虫患者的高效价阳性血清，阴性对照用生理盐水代替受检血清。速殖子对人体具有感染性，要小心操作，慎防实验室感染。

（4）结果判定：以 50%或以上弓形虫速殖子不着色的血清最高稀释度为该血清染色试验阳性效价。阳性血清稀释度 1∶80 隐性感染；1∶256 为活动性感染；1∶1 024 为急性感染。

12. 快速免疫色谱测试法　此法具有快速、简便、敏感性高，用于寄生虫病诊断和疗效考核，已在疟疾、弓形虫病、丝虫病和囊虫病等寄生虫病诊断上应用，具有较大的发展前景，目前已有商品的测试卡。

（1）操作方法：取出测试卡，加受检血清 50 μL，至粉红色衬垫上。然后滴加 50 μL 缓冲液至白色薄膜条上，关闭测试卡 5～10 min 后，观察结果。

（2）结果判定：在观察窗出现对照区和试验区两条平行的粉红色线条即为阳性反应，只在对照区观察到期一条粉红色线条为阴性反应。

13. 检测抗原特异性 TCIC　此法采用捕捉 ELISA 法检测寄生虫双特异循环免疫复合物（TCIC），适用于寄生虫临床诊断和疗效考核。

（1）固相载体的制备：将寄生虫特异性单抗或纯化的多抗按最适包被浓度稀释后，滴加在反应板上，每孔加 0.2 mL，于 4 ℃过夜，用蒸馏水洗涤 3 次，用除湿风干机抽干，密封、低温干燥保存。

（2）操作方法：反应板每孔加稀释液 2 滴，再加受检血清 2 滴，置室温反应 30 min。甩去稀释液和血清，用洗涤液洗 3 次后甩干。加入按工作液浓度稀释的抗人免疫球蛋白酶结合物 2 滴，置室温反应 10 min，甩去酶结合物，用洗涤液洗 5～8 次，加 TMB 底物 A、B 液各 2 滴混匀后，室温下静置 5～10 min，滴加终止液，观察结果。每次检测设阳性、阴性对照各 1 孔。

（3）结果判定：同 ELISA（间接法）。

第三节　致病性寄生虫感染的实验诊断

寄生虫病的确诊主要依据病原学检查中检获病原体，从上述的寄生虫病诊断实验中，寄生虫的病原体可从宿主的粪、尿、痰、阴道分泌物、外周血液、骨髓、脑脊液和某些寄生部位组织等所检获。

一、寄生虫感染的病原学诊断

蠕虫的寄生虫卵主要从粪便中检出，当检获寄生虫卵时，主要根据虫卵的形状、大小、颜色、卵壳和内含物予以鉴别。从粪便中检出蠕虫的成虫、绦虫的节片，根据虫体的主要形态特征进行识别。由于原虫体积较小，从粪便中检获其病原体较困难，一般要结合临床表现，进行较有针对性的检查，可避免漏检或误检，如对隐孢子虫卵囊的检查，采用金胺-酚抗酸染色法，并根据卵囊的形态特征予以识别。溶组织内阿米巴或贾第虫感染时，急性或慢性患者表现有临床症状，实验诊断时是检查滋养体，并采用特有的染色方法；而对带虫者则检查包囊，采用浓集、染色法可提高虫体的检出率。由于溶组织内阿米巴与迪斯帕内阿米巴在形态上很难区分，WHO 专门委员会建议：显微镜下检获含有 4 核包囊应该鉴定为溶组织内阿米巴/迪斯帕内阿米巴；粪中检获含红细胞的滋养体应高度怀疑为溶组织内阿米巴;血清学检查结果为高滴度阳性,应高度怀疑溶组织内阿米巴感染;阿米巴病仅由溶组织内阿米巴引起。

血液检查时,主要用于疟疾、丝虫病和锥虫病等检测,由于淋巴丝虫微丝蚴寄生在血细胞外,在新鲜血片中可见虫体作蛇样运动比较容易识别,并通过染色后可以进一步鉴别虫种;疟原虫寄生于红细胞,锥虫寄生于单核细胞,通过姬氏染色后也可识别出虫种。

从人体各种组织和组织液检查寄生虫,必须首先了解寄生虫在人体内移行过程、寄居部位和寄生特性。如卫氏并殖吸虫正常寄生于肺部,从痰液中可检获虫卵;其异位寄生于皮下肌肉时,可从皮下结节活检查见虫体,而异位寄生深部组织时,只能通过免疫学诊断方法或影像诊断技术,并结合临床表现和流行病学史。而斯氏狸殖吸虫感染人体时,主要引起幼虫移行症,多见的是游走性皮下包块结节。囊虫病的皮下包块结节与周围组织无粘连、可移动、近似软骨状、略有弹性,通过组织活检可查获虫体;而囊尾蚴寄生深部组织时,也只能借助于免疫诊断方法或影像诊断技术,并结全临床症状作出诊断。旋毛虫幼虫寄生在人体横纹肌,并多见于腓肠肌、肱二头肌和肱三头肌,一般在感染 4 周后,通过肌肉组织活检可查获幼虫囊包,但在感染的早期主要依据免疫诊断方法和询问病史等。阴道分泌物检查,主要是用于对阴道毛滴虫的诊断,但蛲虫可异位寄生于泌尿生殖道,而溶解破坏直肠壁组织的溶组织内阿米巴滋养体也可直接扩散至阴道,所以也可从阴道分泌物中检获蛲虫或溶组织内阿米巴滋养体。对阿米巴肝脓肿穿刺液检查时,在镜下应注意与宿主组织细胞的鉴别:① 溶组织内阿米巴滋养体大于宿主细胞;② 胞核与胞质的大小比例小于宿主细胞;③ 滋养体为泡状核,核仁居中,核周染粒清晰;④ 滋养体胞质中可含有红细胞和组织碎片。

二、寄生虫感染的免疫学诊断

寄生虫病的免疫学诊断在临床上主要是起辅助诊断作用,其诊断结果往往需要与患者的临床表现相结合,有时也需结合相关的流行病学的知识。但某些机会致病的寄生虫,在免疫功能正常的宿主体内常常处于隐性感染状态,既不表现任何临床症状,用一般常规的寄生虫病原学诊断方法又检获不到病原体,这时就依靠免疫学诊断方法,通过观察感染者血清中相关抗体的动态变化作出结果判定,例如孕妇和胎儿先天性弓形虫病的诊断主要就依据血清学检测及其意义(表 29-5)。

表 29-5　孕妇弓形虫病血清学检测及其意义

孕前已知血清学结果						
血清学	再次血清学检查		意义		治疗	胎儿危险性
阳性	无必要		已获得保护		无必要	无
阴性	自怀孕起每 6 周复查 1 次		未获得保护		血清学转阳需治疗	血清学转阳则危险
孕前血清学情况不明						
第 1 次血清学检查(S1)		第 2 次血清学检查(S2)及其后的检查		意　义	治　疗	胎
IgM	IgG	日期	结果			
阴性	阴性	若阴性,4～6 周复查	阳性	可能被子传染,需要控制	经证实后需治疗	若证实血清学转化则有危险
			阳性	未被感染	不必	无
	弱至中度阳性	除非临床可疑,一般不必重复		陈旧性感染,可能已具保护性	不必	无
	强阳性	15～20 天后复查	IgS2>S1	被传染	需治疗	有危险性
			IgS2≤S1	可能陈旧性感染	有待观察研究	有待观察研究
阳性	阴性	15 天后复查	IgS2>S1	被传染	需治疗	有危险性
			IgS2≤S1	非特异性 IgM 结合	不必	无
	弱至中度阴性	15～20 天后复查	IgS2>S1	被传染	需治疗	有危险性
			IgS2=S1	新或老感染,IgGI 和 gM 共有	有待观察研究	有待观察研究
	强阳性	15 天后复查	IgS2>S1	被传染	需治疗	有危险性
			IgS2≤S1	可疑较新感染	有待观察研究	有待观察研究

三、寄生虫感染的分子生物学诊断

采用分子生物学技术检测寄生虫病，从理论上讲具有高的特异性和敏感性，目前，已使用 PCR 诊断疟疾、利什曼病、弓形虫病、贾第虫病等寄生虫病。由于各实验室采用的检测方法和应用的试剂缺乏统一的标准和技术上的差异，在检测的结果上也存在一定的差别，从而也影响对寄生虫病诊断的可靠性。但是应用分子生物学技术诊断寄生虫病，具有广阔的前景。随着研究水平的不断提高，实验技术的不断改进，操作程序和判断结果的标准化，有更多的寄生虫病实验诊断会采用分子生物学的技术。

（徐大刚）

参考文献

1 吴中兴，郑葵阳主编. 实用寄生虫病学. 南京：江苏科学技术出版社，2003. 209～241

2 薛纯良，许隆祺主编. 寄生虫病诊断与治疗. 长沙：湖南科学技术出版社，2002. 301～326

3 詹希美主编. 人体寄生虫学（第五版）. 北京：人民卫生出版社，2001. 303～316

4 Bogitsh BJ, Cheng TC. Human Parasitology 2th ed. London: Academic Press, 1998

第30章　TORCH感染的实验诊断

弓形虫(toxoplasma，TOXO)、风疹病毒(rubella virus，RV)、巨细胞病毒(human cytomegalovirus，CMV)、单纯疱疹病毒(herpes simplex virus，HSV)等感染妊娠妇女，易致胎儿宫内感染造成不良妊娠结局，称为TORCH综合症。“TORCH”一词系上述病原体英文名词的第一个字母组成，其中的字母“O”代表Other，即包括梅毒等在内的其他微生物感染孕妇。TORCH在英文中为“火炬”之意，提醒人们对于上述病原体在孕期感染予以足够的重视。

第一节　基础理论

弓形虫感染多与接触动物有关；风疹病毒感染常为呼吸道传播；巨细胞病毒与单纯疱疹病毒感染则与性接触有关。据有关报道，弓形虫在正常人群中的感染率在4%～9%；巨细胞病毒的感染率在40%～80%，10%左右的育龄妇女仍易感；风疹病毒的感染率在育龄妇女可达90%以上，其中15%～20%可初次感染；疱疹病毒的感染近年也有上升的趋势，感染率在3%～9%。这些感染除了有临床症状的显性感染以外，绝大多数可以是无症状或症状极轻的亚临床感染或隐性感染，即使在孕妇也是如此。因此，TORCH感染的实验诊断具有极重要临床价值。

由于TORCH是一组既有寄生虫又有病毒的感染，生物学性状存在显著差异，检测的方法也有所不同。如弓形虫可直接检测病原体，而在RV、CMV、HSV要检测病原体，就相当困难，缺乏实用性；在弓形虫由于虫体破裂后特异循环抗原可释放入血液，使得循环抗原的检测成为可能，而RV、CMV、HSV属于细胞内生存病毒，很少有循环抗原，即使利用细胞(白细胞、尿沉渣细胞等)作病毒抗原的测定，灵敏度也低，多需经过培养才能检测，比较麻烦。利用分子生物学技术制作的TORCH各病原体的DNA和cDNA探针，进行原位杂交等，虽然可以用于TORCH感染病原体DNA或RNA基因组序列的检测，但灵敏度仍不高，也不方便大样本的检测，临床应用不具普遍性。电子显微镜观察病毒颗粒，虽然可以用于病原体的诊断，但多用于研究，不具临床诊断的可行性。因此，在本节中，对上述方法不予赘述。只对临床普遍使用的方法，如RV、CMV、HSV特异性循环抗体的检测及其意义等作主要介绍。另对病原体特异DNA的检测也稍作介绍。以往曾认为用特异IgM、IgG的检测可以解决TORCH感染的诊断问题，但由于近年AIDS患者的增多，用DNA方法直接检测病原DNA显得日益重要。

第二节　TORCH感染的检测和实验诊断

一、弓形虫感染的实验诊断

在育龄妇女中，80%以上的人对弓形虫易感。妊娠前3个月感染弓形虫的危险性可达15%。感染后，胎儿的感染率为75%，其中50%死亡，幸存者中66%智能低下。由于90%的孕妇感染后无症状，且无特异性征，所以诊断弓形虫病必须靠实验室诊断。特别是单独IgM抗体阳性，多为急性原发感染。筛查时多选用IgM抗体测定，有报道IgG阳性者胎儿畸形发生率为1.9%，而IgM阳性者胎儿畸形发生率为10.34%。怀孕期初次感染弓形虫的很可能引起胎儿的感染。

弓形虫感染者虽有特异抗体产生，但主要靠细胞免疫，抗体对胎儿并无保护作用。因此，只要确诊孕期宫内弓形虫感染者，均应考虑作治疗性流产。

（一）病原体的直接检测

弓形虫的整个生活史中出现五种不同的形态，即滋养体、包囊（在中间宿主）裂殖体、配子体和囊合子（在终末宿主）。取急性患者的体液、腹腔渗出液、羊水、脑脊液等经离心沉淀，取沉渣作涂片，用姬氏液染色；或组织切片染色后镜检，可查到滋养体：长4～7 μm宽2～4 μm，呈香蕉形或半月形，一端较尖，一端钝圆，一边较平坦，一边较弯曲，细胞质呈蓝色，红色的细胞核位于虫体中央，虫体一端常可见一红色的副核。

（二）特异循环抗原检测

弓形虫破裂后其循环抗原释放入血液利用其特异的抗体，可用常规的放射免疫方法或酶免疫方法测定弓形虫循环抗原，多采用抗弓形虫抗体包被微孔板，通常灵敏度不高，需结合特异抗体测定等其他实验诊断方法。

（三）特异性抗体检测——TORCH感染最常用的检测方法

根据免疫原理，除免疫缺陷者外，在弓形虫感染后人体均会产生一定量的特异性抗体（IgM、IgG等），检测弓形虫特异性的抗体来诊断弓形虫感染，实际上是1种间接诊断法。

1. 酶联吸附免疫检测——抗原包被法　酶联吸附免疫检测——抗原包被法的原理是：① 用被检物的抗原包被微孔板；② 标本稀释液中含有抗人IgG或IgM抗体等，以灭活待测血清中的IgG或IgM和有干扰作用的类风湿因子（如要测定IgG时则灭活IgM，而要测定IgM时则灭活IgG）；③ 标本稀释后加入微孔板与抗原反应，洗去游离抗体；④ 加入酶标记的抗人IgM或IgG抗体，孵育后洗去游离抗体；加入底物显色反应；⑤ 测定光密度，确定阳性与阴性。

抗原包被法的缺点是易受血清中类风湿因子（RF）对IgM测定的干扰，因此目前所用的应用该原理试剂中，已有了对被测血清的预处理方法，以减少血清中类风湿因子对IgM测定的干扰，而对于特异IgG的测定一般仍用此法。

2. 酶联吸附免疫检测——抗体捕获法　自1983年Meurman O等发现RF干扰后，经过近10年时间才完善了抗体捕获法技术。1994年Matter. L等比较了四种酶免疫测定法（EIA）测定RV IgM的结果（3 437人份）。总体看，抗体捕获法准确性较高。目前使用的TORCH特异抗体IgM诊断试剂中，多数厂商的产品用的是抗体捕获法：如荷兰的ORGANON TEKNIKA N. V（阿克苏）公司，意大利的SORIN公司，美国的HOPE公司等。

因此，目前使用最广的试剂其原理基本相同（采用抗体捕获法）：① 用抗人IgM的抗体包被微孔板；② 人的被检血清标本中含有IgM类抗体，加入微孔板后，被包被在微孔板上的抗体所结合；③ 加入待测病原体的特异抗原，若该血清中存在待测病原体的特异抗体，则被特异抗体所结合，由于特异抗体的桥接作用，而被连接于固相载体（微孔板）；④ 加入酶标记的抗病原体抗体，与病原体结合再次通过桥接连接于固相载体（微孔板）；⑤ 洗去游离的抗原、抗体及酶标记物，加入底物作显色反应；⑥ 测定光密度，确定阳性与阴性。整个反应桥接过程：固相抗人IgM的抗体—IgM——病原体抗原—酶标记的抗病原体抗体→底物呈色→测定、判断。如果待测血清中不存在特异的抗待测目标病原体的抗体，反应中后续的桥接就无法实现，酶标记物将被洗去，加入底物，则成阴性反应。

抗体捕获法检测的特点是：① 特异性强，用抗体作包被可特异的捕获IgM、IgG抗体。用抗原作桥接使非检测特异性的IgM和IgG不被捕获，不易出现假阳性，特异性高。② 灵敏度高，酶学反应有放大效应。③ 可以鉴别是初次感染还是再次感染，初次感染时仅IgM升高，再次感染时IgG、IgM均升高。④ 技术在成熟，结果稳定。⑤ 操作简便，可以自动化，宜于大批量检测。

3. 结果判断时需要注意的问题

（1）感染早期（1周内）抗体测不到，但不能排除已有弓形虫感染。弓形虫感染后IgM抗体产生于感染后7～8 d，在此以前称为窗口期，是测不到抗体的，因此无法用于早期诊断。IgM抗体产生后，可持续4～6个月，但部分患者感染后3周内IgM会降至阴性水平，这些患者应检测IgG水平，可能有助于血清学评价。

（2）某些患者初次感染后低水平的IgM可维

持多至 1 年，应做 IgG 抗体测定，以得到血清学评价。

(3) 在免疫抑制患者或先天性弓形虫患者可能不产生弓形虫 IgM 抗体。

(4) 在自身免疫性疾病患者中，有可能产生假阳性。

(四) PCR 法

几年前曾认为用特异抗病原体的 IgM、IgG 的检测就可以诊断 TORCH 的感染。但由于近年 AIDS 患者的增多，即使感染了 TORCH，由于免疫缺陷，特异的 IgM、IgG 仍然呈阴性反应，用 DNA 分析方法直接检测病原 DNA 显得日益重要。应用 PCR 法检测弓形虫感染，可取患者的体液、腹腔渗出液、羊水、脑脊液等经离心沉淀，取沉渣提取 DNA，作 DNA 检测。引物序列设计的靶序列为弓形虫 P30 基因的一部分，用两对引物进行巢式 PCR 以提高灵敏度。也有以弓形虫基因组中线重复序列(25～50 拷贝)B1 基因的内含子下游部分为模板而设计引物的。

二、风疹病毒的检测

风疹病毒是 RNA 病毒。经呼吸道传染为主。有报道人群中 85％的人在 15 岁时已获得自然免疫，其余 15％～20％在 20～30 岁时获得免疫。

孕妇已获得自然免疫者，即使再次感染风疹病毒，其宫内感染导致胎儿畸形，损害的危险也极小。而孕妇在孕 12 周内初次感染 RV 则造成胎儿损害的可能极大。

因此，自 1969 年起欧、美等国已陆续普遍开始了风疹病毒疫苗注射，进行主动免疫。

风疹病毒感染后抗体的产生：RV 感染后 IgM 在 2 周左右产生，3 周达高峰，6～7 周就不能测出，IgG 在 3 周就能测出，且表明对 RV 获得了免疫力。

(一) 抗体的检测及意义

1. 抗体捕获酶标记免疫法　风疹病毒感染特异性抗体 IgM、IgG 的检测多采用抗体捕获酶标记免疫法，其原理如同弓形虫特异性抗体的测定。

2. 风疹病毒感染特异性抗体阳性的意义

(1) 孕前抗 RV：IgG 的检测阳性说明已获得免疫力，但 IgG 至少要 15 IU/mL 才具保护作用。

(2) 在孕早期检测：IgM 抗体，阳性表明有近期感染。由于 IgM 只持续 6～7 周，因此，第 8 周时 IgG 阳性，IgM 阴性。不能排除近期感染之可能。

(二) RT-PCR 法

除了上述采用抗体测定法来诊断 RV 的感染以外，RV 的检测包括组织培养直接测定病毒的存在，但是对临床标本的原代培养，细胞病变常常出现很慢，间接肠道病毒干扰测定法又较麻烦，难以满足临床的需要。利用 PCR 技术检测风疹病毒的感染，体外扩增特异 DNA(RNA)。检测特异性及灵敏度均很高。重要的问题是获得有代表意义的标本。如 HCMV、HSV-Ⅰ、HSV-Ⅱ可用宫颈拭子。而 RV 则主张用咽拭子。因风疹病毒属 RNA 病毒，因此需采用 RT-PCR 法。

三、HCMV 的检测

HCMV、HSV-Ⅰ、HSV-Ⅱ同属 DNA 病毒人类疱疹病毒科。

HCMV 的感染率 40％～80％，大多数育龄妇女在感染后已获得免疫力。孕妇感染是否导致胎儿畸形与是否处于免疫状态有很大的关系(见图 30-1)。

免疫状态
↓
0.5％～1.5％胎儿因再次感染或复发受感染
↓
0％～1％的新生儿有临床表现
包括：听力损害
智力发育滞后

无免疫情况下
1％～5％的孕妇被感染
↓
30％～40％的这些受感染者的胎儿被感染
↓
10％的受感染胎儿造成严重的病损
包括：肝、脾肿大，低下蛋白症中枢神经损等。
90％的患者和 5％～15％的无症状者可造成迟发性听力障碍，智力发育滞后，学习困难，行为紊乱等后遗症。

图 30-1　孕妇 HCMV 免疫状态与胎儿感染的关系

(一) HCMV 感染时抗原、抗体检测

HCMV 感染检测的重点是孕妇初次感染者。

1. HCMV 感染抗体的产生　初次感染后第2～3周开始产生 IgM 抗体，于第 8～9 周时迅速上升，5～6 个月后下降；IgG 于 6～8 周时出现，于第 10 周时迅速上升，IgG 持续较长的时间。再次感染时 IgG 立刻迅速上升，而 IgM 在再次感染时很少升高，甚至很少出现。

2. HCMV 抗体的检测与意义　初次感染后第 3 周时可用酶标记免疫法(抗体捕获法)测到 IgM 抗体，于第 10 周可用酶标记免疫法(抗体捕获法)测到 IgG 抗体，持续较长时间。酶标记免疫法测定 IgM 对于诊断初次感染比较有价值。IgM 阳性往往提示急性感染。测到 IgG 抗体时，血清中 IgM 抗体存在与否有助于判别是初次感染还是再发感染。

3. HCMV 抗原的检测　HCMV 抗原的存在提示有急性感染。由于感染后特异的抗体的产生往往出现于第 2～3 周后，无法应用血清特异抗体的测定来早期诊断巨细胞病毒的感染；而免疫缺陷者、新生儿通常不显示免疫应答，也无法应用血清特异抗体的测定来诊断巨细胞病毒的感染。因此抗原的检测可早期诊断 HCMV 感染者，或免疫缺陷者。但是如果不结合病史，单独抗原的测定不能区别是初次感染还是再次感染。

(二) 病毒的分离培养

从临床标本中分离培养病毒，并使用敏感的细胞培养分离法，这是传统的病毒学诊断方法。通常采用胎肺纤维细胞最有效，培养 1～2 周后培养中的细胞受到巨细胞病毒的作用变得大而圆，且斑块形成(plaque formation)；但是阴性结果须在 6 周时才能报告。尽管此方法相当准确，灵敏度也很高，但实际上几乎不用于常规的临床诊断，原因是标本易受污染，受其他快速生长的微生物的影响，如疱疹病毒(如 HSV)、真菌等。

(三) DNA 诊断

随着分子生物学的发展，HCMV 的一系列基因序列已被用作基因诊断的探针。Southern 杂交和斑点杂交技术在用尿沉渣和白细胞作检体时应用得不广；探针主要用于组织标本甚至石蜡切片中的原位杂交。

聚合酶链式反应是通过对病原体 DNA 特异序列的体外扩增以检测病原体的方法。理论上，在 10 μg的 DNA 就有可能检测出 1 个分子的 HCMV DNA。只要严格控制技术质量，防止污染，它是一种有效灵敏的诊断方法。

性接触是 HCMV、HSV 感染(传染)的主要途径。因此，在宫颈拭子或尿沉渣(HCMV 常在尿沉渣中存在)提取 DNA，作 HCMV 诊断是可靠的病原直接诊断方法。

四、HSV-1 和 HSV-2 的检测

HSV-1、HSV-2 病毒感染相对较少，但在孕妇感染也可造成宫内感染，引起胎儿畸形、病栓、流产等。HSV-1 经常造成口腔部和眼部的感染，而生殖器和新生儿的感染多由 HSV-2 造成，但是组织特异性并不是绝对的。HSV-2 偶而可以从口腔部分离出来，而 5%～10%的原发性生殖器感染可以是 HSV-1 感染。在感染者的生殖道可分离出相关病毒。因此，用 PCR 方法对宫颈管拭子标本，作 DNA 诊断是可靠的病原直接诊断方法。已有不少证据提示 HSV-2 感染与宫颈癌有关。HSV 感染后典型的抗体产生情况是：最初，大约在感染后 2 周时 IgM 升高，6 个月左右消失，再次感染再次升高，而 IgG 持续较长时间。IgM 阳性可以诊断近期感染。

(一) 病原体检查

1. 脱落细胞学检查　在疱疹病灶基底部刮片，经巴氏染色后查嗜酸性包涵体。此法阳性率可达 50%。

2. 病毒培养与分离　在疱疹出现 24～48 h 后，持续 2～4 d 取疱疹液，进行培养，其阳性率达 80%。

(二) 血清 HSV 抗体测定

常用酶联免疫测定法，测 IgM 采用抗体捕获法，于感染后 1～2 周可测到 IgM 抗体，抗体最高效价出现于第 3 周，此后慢慢下降，故对诊断有局限性，对复发型患者无意义。对于初次感染过于早期留取的标本 IgM 水平有可能达不到检测水平，在此情况下，应在第三周再次留取测定，以观察抗体的变化。单独一次一份标本的抗体阳性滴度一般不能确定是否确定感染，观察抗体的动态变化(急性期与恢复期)，诊断价值较高。在一些初次感染的患者中，可检出低水平 HSV-1 IgM 抗体，维持时间可长达 1 年。有时测孕妇血清中的特异 IgG 抗体的阳性率可达70%～80%，这是因为 HSV-1 和 HSV-2 具有许多的共同抗原。妊娠致使孕妇体内

的 HSV 病毒活化出现症状的诱发型，出现症状的同时，就可测出高抗体效价的血清特异抗体。新生儿感染者，从脐静脉血清测特异 IgM＞22n mol/L 可确诊。

（三）聚合酶链反应方法

检测病毒 DNA，具有快速、准确灵敏度高的特点。近年发展起来的荧光定量 PCR 技术，可在女性生殖器分泌物中检出疱疹病毒 DNA，此方法具有上述 PCR 技术的优点，同时因为具有 DNA 半定量的性质，可用来评价抗病毒药物的疗效。

荧光定量 PCR 技术原理的生物学基础是按 PCR 方式进行的体外基因扩增。在荧光定量 PCR 技术的反应体系中，不仅有两条普通的 PCR 引物，还有一条荧光标记探针。这条探针的 5′端和 3′端分别标记了荧光报告基团（R）和荧光淬灭基团（Q）。当这条探针保持完整时，R 基团的荧光信号被 Q 基团所淬灭；一旦探针被切断，淬灭作用消失，R 基团的荧光信号就可以被测定。荧光标记探针结合在 PCR 扩增区的中间，PCR 反应开始后随着链的延伸，Taq 酶将荧光探针切断，释放出 R 基团的荧光信号。被释放的游离的 R 基团的荧光信号强弱与 PCR 产物的数量成正比关系，测量出前者就可以计算出后者。

（吕时铭）

参 考 文 献

1 孔宪寿，程立，何开玲主编. 病毒肿瘤学（第一版）. 上海：上海医科大学出版社，1996. 23～24

2 Remington JS, Desmonts G. Infectious Diseases of the fetus and newborn infant. WB Saunders, Philadelphia, 1976; 191～132

3 Stewart JA, Herrmann KL. Manual of clinical immunology. ASM Press, Washington DC, 1986; 497～501

4 Aspock H, Pollak A. Prevention of prenatal toxoplasmosis by seroligical screening of pregnant women in Austria. Scand. J. Inf. Dis. Suppl, 1992; 84:32～37

5 Decoster A, Darcy F, Caron A, et al. AntiP30 IgA antibodies as prenatal markers of congenital toxoplasma godii. Clin Eep Immunol, 1992; 87:310～315

6 Hassl A, Auaer H, Hermentin K, et al. experimental studies on circulating antigen of Toxoplasma gondii in intermediate hosts: Criteria for detection and xtructural properties. Zbl Bakt A, 1987; 263:625～634

7 Stray-Pedersen B. Treatment of toxoplasmosis in the pregnant mother and mewborn child. Scand J Infect Dis, Suppl, 1992; 84:23～31

8 Gleaves CA, Mitarb. Rapid detection of cytomegalovirus in MRC—5 cells inoculated with urine specimens by using low-speed centrifugation and monoclonal antibody to an early antigen J Clin Microbiol, 1984; 19:917～919

9 Nodes JD, Jennings R. Longitudinal serological study of rubella immunity in South Yorkshire. The Lancet, 1987; 335:1156～1157

10 Miller E. Rubella infection in pregnancy; remaining problems. Brit J Obstet Gyn, 1989; 96:887～892

11 Cradok—Watson JE. Laboratory diagnosis of rubella: past, present and future. Epidemiol Infect, 1991; 107:1～1

12 Montoya JG, Parmley S, Liesenfeld O, et al. Use of the polymerase chain reaction for diagnosis of ocular. Ophthalmology, 1999; 106 (8):1554～1563

13 Lebech M, Andersen O, Christensen NC, et al. Feasibility of neonatal screening for toxoplasma infection in the absence of prenatal treatment. Danish Congenital Toxoplasmosis Study Group [see comments] Lancet, 1999; 353(9167): 1834～1837

14 Contreras A, Umeda M, Chen C, et al. Slots J Relationship between herpes viruses and adult periodontitis and periodontopathic bacteria. J Periodontol, 1999; 70(5): 478～484

15 Newton ER. Diagnosis of perinatal TORCH infections. Clin Obstet Gynecol, 1999; 42 (1):59～70; quiz 174～175

16 Cullen A, Brown S, Cafferkey M, et al. Current use of the TORCH screen in the diagnosis of congenital infection. J Infect, 1998; 36 (2):185～188

第七篇

遗传病实验诊断

由于遗传因素而罹患的疾病称为遗传性疾病或简称遗传病(inherited disease, genetic disorder)。遗传因素可以是生殖细胞或受精卵内遗传物质的结构和功能的改变,也可以是体细胞内遗传物质结构和功能的改变。随着传染病得到控制,我国人群的疾病谱(disease spectrum)已经改变,在各个年龄组中的重要性越来越显著。20 世纪 50 年代以来,由于生物化学、细胞遗传学、免疫学与分子遗传学实验技术的发展对研究遗传病的发病机制和遗传方式的医学遗传学的推动作用,医学遗传学有了迅猛的发展。20 世纪 70 年代初,随着限制性内切酶的发现及 DNA 分子杂交技术的建立,分子遗传学进入基因工程阶段,并为解决临床问题提供了新的手段。

20 世纪以来,医学遗传学领域里不断有新的成果和新的发现,以 DNA 芯片为代表的生物信息学技术的应用更为医学遗传学实验技术的发展增添了新的活力。发展至今,已经成为一门涉及基础与临床的综合性科学。

第31章 染色体畸变的实验诊断

以人类染色体为主要研究对象的人类细胞遗传学的研究早在19世纪已经开始，Arnold和Flemming分别在1879年和1882年报道了人类有丝分裂期的染色体。在此后的几十年中许多科学家对人类染色体数目做了大量的研究，但直到1955年前人们一直认为人类染色体数量为2n=48条。

1955年，Levan和徐道觉(Hsu)的工作首先打破了此前人们所误认的48条染色体数的概念。蒋有兴(Tjio)和Levan采用了低渗处理和秋水仙素使细胞分裂终止于中期的技术。他们用人胚胎肺组织进行培养，检查了261个人类细胞中期分裂相，发现人类细胞染色体数是46条而不是48条，人类染色体的正确计数，对临床细胞遗传学的发展作出了重大的贡献。之后3年，第一例人类核型的异常病例被报道。1959年Down综合征由Lejeune等报道为染色体总数是47条，其中21号染色体为三条(三体)；而在性染色体方面，此时亦发现了三体性和单体性的异常核型，例如Jacob和Strong(1959)描述了Klinefelter综合征个体其性染色体为XXY的三体性，Ford等(1959)描述Turner综合征个体的单体性X染色体。随后几次国际会议正式命名和分类了人类染色体，从此，人类染色体的研究与临床相结合，开创了新的局面。

第一节 基础理论

一、染色体的形态

染色体在正常情况下呈杆状，经秋水仙素处理后，破坏了纺锤丝的形成，使原来已纵裂的染色体在着丝粒处不能分开，故这时的染色体呈"X"型或"∧"型。细胞在低渗溶液处理下，细胞膜发生破裂，使染色体分散而便于观察和计数。此时的染色体形态为中期染色体(metaphase chromosome)，称之为秋水仙素染色体(colchicine chromosome)。

中期染色体图形中，每条染色体的形态主要由下列几部分所组成(图31-1)。

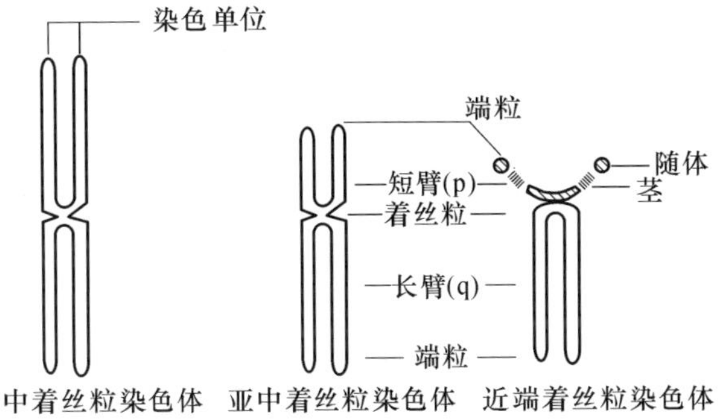

图31-1 染色体一般形态与着丝粒类型图

着丝粒呈现在中期染色体的一个收缩的区域，正常情况下，着丝粒把整条染色体分成两部分，较短的部分，称为短臂(short arm)，用p表示；而较长的部分，称为长臂(long arm)，用q表示。此时，每条染色体的长臂和短臂均已纵分为二，这其中的每一条称为染色单体(chromatid)，即是已复制好的新的染色体。所以在中期染色体中可以看到这种由2条染色单体(着丝粒未分开型)的染色体，经低渗处理后即呈"X"形或"∧"型。另外，在有些染色体的长臂或短臂上可见另有收缩凹陷处，称为次级缢痕(secondary constriction)(初级缢痕就是着丝粒区域)。次级缢痕亦常作染色体分类的一种依据。其次，在某些染色体的一端还可以看见有球形小体以细丝相连。称为随体(satellite)，这类物质多存在近端着丝型的染色体的短臂末端的异染色质小片段上，随体的有无也是染色体分类的依据之一。人类染色体的形态随着丝粒在染色体上的位置的不同而异。通常可以分成三类染色体类型；即中着丝粒型(metacentric)，亚中着丝粒型(submetacentric)及近端着丝粒型(acrocentric)。中着丝粒型是着丝粒位置在染色体中部或近中部，着丝粒两端的短臂(p)和长臂(q)的长度几乎相等，亚中着丝粒型是着丝粒的位置稍偏离中间，短臂和长臂有明显差异，如B组第4及第5号染色体，而近端着丝粒型是短臂极短，着丝粒位置几乎近于短臂的末端区域，因此短臂和长臂的长度有显著的差异。端粒(telomere)是在染色体末端所发现的DNA顺序，它是保持染色体个体的稳定性所必须的，染色体如果没有端粒就会倾向与其他的染色单体合并，并且一般来说易形成断片，继后发生融合或丢失的现象，端粒的存在保证了染色体结构的完整。

二、染色体的分析和分类

(一) 细胞的来源

制备染色体的材料可来自于某些病例中的经培养的细胞，或直接来自于高分裂活动的组织，例如骨髓细胞或肿瘤细胞等迅速分裂的细胞。

(二) 染色体制备方法

1. 经培养的淋巴细胞的染色体提供了迅速和方便的常规分析方法。能够在培养3 d以后制备中期染色体的图像。

2. 至于其他细胞类型的细胞培养，如成纤维母细胞、羊水细胞、绒毛膜胞、肿瘤细胞等，需要1～2个星期的时间。

3. 细胞的直接制备法：白血病患者骨髓细胞或者某些实体瘤细胞可直接制备染色体。但要求这类组织细胞中有较高的细胞分裂率。

(三) 染色体的分组

1956年，Tjio和Levan利用流产胎儿肺组织培养，改变了制片技术，终于确定人类染色体的数目为46条。其中22对(44条)是常染色体(autosome)，还有一对是性染色体(sex chromosome)(X和Y)。对于人类46条染色体的正式分类是在1960年在美国丹佛(Denver)会议上提出的，1963年在英国伦敦会议上进一步作了补充，1966年芝加哥会议上又依据放射自显影法进一步鉴别各组的染色体特征，1978年的人类细胞遗传学命名委员会上规定对非显带染色体分类的依据是：

1. 每条染色体的相对长度，即每1条染色体的长度与22条单倍体中常染色体的和(ΣL_A)加上一条X染色体长度(L_X)总和之比，用百分比表示。

$$即相对长度=\frac{Li}{\Sigma L_A+L_X}\times 100\%$$

2. 每条染色体长臂长度和短臂长度之比，即臂比率(arm ratio)。

$$臂比率=q/p$$

3. 每条染色体短臂的长度占该染色体全长的百分率，即着丝粒指数(centromere index)。

$$着丝粒指数=\frac{p}{p+q}\times 100\%$$

4. 随体的有无

根据上述规定，可把人类46条染色体分为7组(图31-2)。

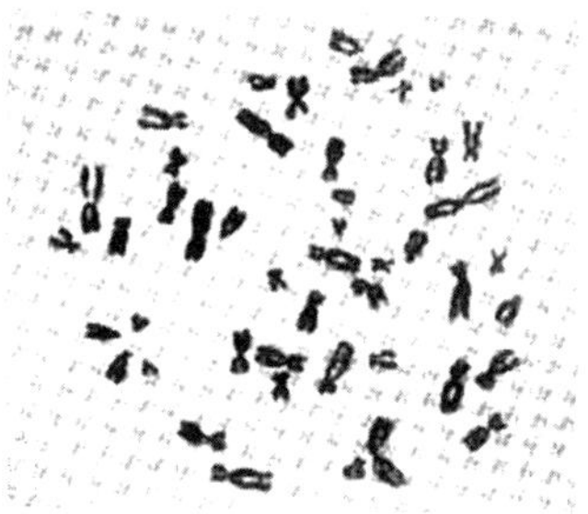

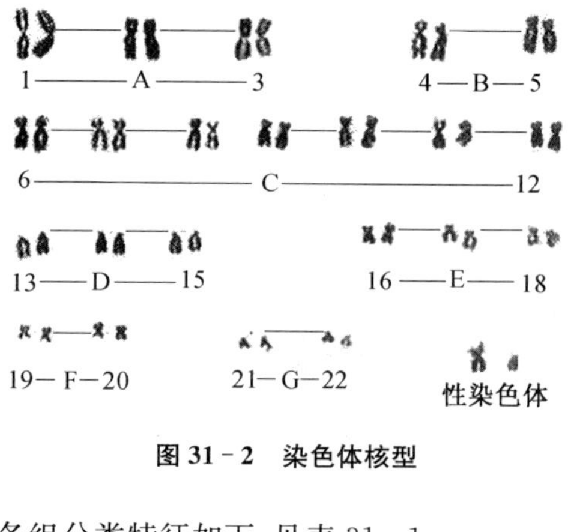

图31-2 染色体核型

各组分类特征如下：见表31-1。

把人体细胞秋水仙素中期显微照片上的各个染色体剪下来。按以上分组排列成一套染色体图像，叫做核型分析(karyotyping)。这一套染色体图像就叫核型(karyotyping)。

此后的20年发现了许多染色体畸变综合征，涉及到每一个组的染色体。但是由于技术的限制，到20世纪60年代末要精确鉴别一条染色体畸变还有困难。比如说G组第21号和第22号两条染色

表 31－1　人类染色体分组定义

组　别	染色体编号	区别特征
A	1,2,3	大型中着丝粒染色体
B	4,5	大型亚中着丝粒染色体
C	6,7,8,9,10,11,12,X	中型亚中着丝粒染色体
D	13,14,15	中型近端中着丝粒染色体，均有随体
E	16,17,18	中型亚中着丝粒染色体，但比 C 组染色体小
F	19,20	小型中着丝粒染色体
G	21,22,Y	小型近端着丝粒染色体除 Y 外，均有随体

体，原来认为 Down 综合征部分患儿那条额外染色体是第 21 号染色体，后来新的技术（荧光显带技术）发现在有些病例中那条额外染色体是 G 组中最小的一条，应该是第 22 号而不是第 21 号，只因长久沿用下来，故仍保留这早期的错误序号。这些新技术的应用就是显带或分带（banding），这些新技术的发现和应用，无疑地为临床细胞遗传学发展提供了更为精确的依据，对医学和人类遗传学的发展都作出了巨大的贡献。

（四）染色体分析的显带技术及其他的技术应用

1. 染色体的显带技术　中期染色体固定后直接用 Giemsa 染液染色，染色体着色均匀，没有显示深浅条纹，故此类的染色体称为非显带染色体，这是 20 世纪 60 年代早期的产物，对于识别个别染色体的正确性存在一定的缺陷。到了 20 世纪 60 年代末期由于发现荧光染料可使染色体显示亮暗相间的条纹结构，这种显示亮暗条纹的染色体标本，被称为显带染色体（banding chromosome），这种显带技术可以把人类染色体的个体特征都表示出来，这无疑使临床细胞遗传学的诊断技术提高了一步。

（1）常用的显带方法：1971 年巴黎会议确定的目前国际上通用的 4 种显带技术是：喹吖因荧光法（Q 带）、胰酶 Giemsa 法（G 带）、逆相 Giemsa 法（R 带）和着丝粒区异染色质法（C 带）。其显示方法见表 31－2。

表 31－2　人类染色体主要显带技术

显带技术代号	带型	处理方法	染色方法
QFQ	Q	荧光	氮芥喹吖因染液
GTG	G	胰酶	Giemsa 染液
RHG	R	加热	Giemsa 染液
CBG	C	$Ba(OH)_2$	Giemsa 染液

（2）高分辨 G 带：应用普通 G 显带技术，在单倍体（n）的人类中期染色体上清楚看到有 322～410 条深浅带纹。然而，这些带纹已远不能满足于目前人类细胞遗传学的研究工作和临床方面的应用。最新资料表明，人类染色体上的基因总数估计在 2～2.5万个左右，显然这样一种带型对于基因的定位和识别就显得很不适应，因此在显带技术基础上希望能出现更长的染色体和更多的带纹，随之高分辨带技术产生了。

Bigger 和 Savage 于 1975 年用低渗溶液获得了早中期的染色体制片，并且发现如果在细胞培养时加入某些化学物质，如放线菌 D（actinomycin D）、BrdU 等物质，可以阻止染色体进一步螺旋化。1978 年 Viegas-Pequigott 和 Dutrillaux 及 1981 年 Dutrillaux 和 Viegas-Pequigot 用 BrdU 获得了前期和早中期的染色体，为了使经培养的组织细胞更多地进入分裂期，因而往往采用一些特殊的方法，使各个细胞分裂同步化，常用的药品有氨甲喋呤（methotremte，MTX）或 BrdU，或经放线菌 D 等处理后，再加秋水仙碱类物质均可以使染色体长度比原先增长 50％以上，为显示更多的带型准备了条件。1977 年 Yunis 和 Chandle 制出高分辨的带型，在每套单倍体染色体组可显出深浅带纹达 850 条，目前的研究工作更提高了一步，显带可达 1 000～1 500 条左右。

染色体高分辨 G 带分析的开展，使每条带上可以分得更细致的亚带，这为鉴别某些遗传性疾病及细胞遗传学的研究提供了更为有效的工具。上述几种染色体显带技术的选用提示见表 31－3。

（3）利用 DNA 探针的原位杂交方法：此方法对于单拷贝基因，染色体特殊的着丝粒异染色质区的检测较为有用，利用特殊标志的 DNA 探针杂交

表 31-3　染色体显带技术的选用

染色体畸变	带型 Q	G	R	C	选用理由
X 畸变	+	+	+		与 C 组鉴别，识别异常
Y 畸变	+			+	Yq 为明亮 Q 带，C 带识别染色质区
三体性	+	+	+		识别额外染色体
CML ph^1(22q)	+	+	+		21q 大带，22q 小带
易位和大的缺失	+	+	+		识别断裂点
小的末端缺失和有些易位			+		R 带末端一般有深带，便于识别近末端断裂点及变异区
异常着丝粒区				+	识别着丝粒区
减数分裂异常配对或异常结构	+	+		+	Q 带和 G 带类似体细胞，C 带识别着丝粒区
近端着丝粒染色体随体和短臂变异	+		+		荧光亮度鉴别 D 组和 C 组的多态性
环形和结构的异常	+	+	+	+	识别结构异常和着丝粒区

到中期染色体或者间期染色质中去，DNA 分子探针是用显示剂标记的，像生物素，洋地黄毒苷(digoxigenin)和二硝基苯基(dinitrophenyl)等这些可在显微镜下直接看到，被检测部位与荧光的信号或者其他的染料结合，其中荧光染料应用得最广泛，缘起因于最初应用的荧光原位杂交(fluorescence in situ hybridization，FISH)。

FISH 是一种十分有用的检测工具，例如他们能用于确定小的标记染色体的来源，如与 Prader-willi 综合征有关的那些染色体或者用染色体特殊的着丝粒探针探察在间期肿瘤细胞中染色体的获得者和丢失者的确定时常用 FISH 的方法。

三、染色体的分类及其命名和书写原则

(一) 正常人类染色体核型

由 23 对染色体所组成的：包括 22 对常染色体和 1 对性染色体(XX 或 XY)，常染色体按照大小和着丝粒的位置进行排列可分成七组。(图 31-2)。

带的命名：数码自着丝粒起始编码，每个臂上可分为一个或多个区域，编码顺序自着丝粒起始而依次排列至末端，高分辨显带可把带再分成若干亚带，例如 18q22 表示第 18 号染色体长臂上的 2 区 2 带，可以在高分辨带中再细分为 18q22.1、18q22.2、18q22.3 等亚带，亚带的显示则需要原来带名之后加小数点，接着给予亚带的编号，亚带亦由着丝粒向外依次编号。因此经高分辨制备之后染色体上可见有更多更细微的分带。

一般来说，在显示一条染色体上的某一个带时，必须包括四种符号：① 染色体号数，② 臂的符号，③ 区号，④ 带号。这些符号依次联写，不必留间隔，也不用标点分开。例如 2p13 表示为第 2 号染色体短臂 1 区 3 带(图 31-3)，其他亦然。

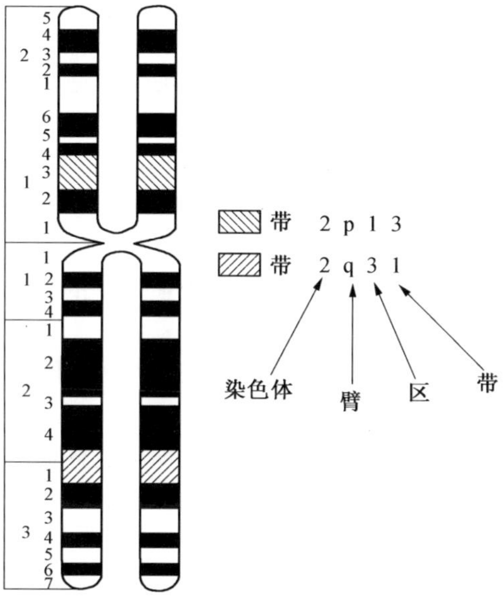

图 31-3　染色体区带的命名

随着染色体分带研究的深入，人们需要对染色体形态结构有一个国际统一的标准化命名。为此，自 1960 年以来细胞遗传学家召开了 6 次人类细胞遗传学标准化国际会议。1971 年巴黎会议公布了 350 条带的模式图，成为全世界细胞遗传实验室进行染色体分析的参考体系。1980 年巴黎会议及其常务委员会又公布了人类细胞遗传学命名的国际体制(International System for Cytogenetic Nomenclature，ISCN)高分辨染色体带，建立了 400 条带、550 条带和 850 条带的模式图。

(二) 正常和异常核型的命名

ISCN 能对任何染色体的组成进行书写和描述。表 31-4、表 31-5、表 31-6、表 31-7 提供了某些在人类细胞遗传学上常用的缩写符号和核型的书写方法。

表 31-4　细胞遗传学常用符号和编写术语

符　号	字　源	意　义
A-G		染色体组号
1-22		常染色体编号
X，Y		性染色体
+，-		符号前表示整条额外增加或丢失，符号后表示部分增长或缺失
/		嵌合体
→		从→到
?		识别没有把握，或为可疑者
:		断裂
::		断裂后重接
;		涉及结构重排的染色体
ace，f	acentric fragment	无着丝粒断片
cen	centromere	着丝粒
del	deletion	缺失
dic	dicentric	双着丝粒
dup	duplicaton	重复
end	endoreduplication	内复制
fem	female	女性
mal	male	男性
i	isochromosome	等臂染色体
ins	insertion	插入
inv	inversion	倒位
mat	maternal	母源
pat	paternal	父源
mar	marker	标记染色体
p	petie，petit	短臂
q		长臂
r	ring chromosome	环形染色体
rep	reciprocal translocation	相互易位
rob	Robertsonian translocation	罗泊逊易位
s	satellite	随体
sce	sister chromatid exchange	姐妹染色单体互换
t	translocation	易位
ter	terminal	染色体末端

注：符号书写次序：染色体总数，性染色体类型或畸变，常染色体畸变情况。例如：47，XXX：47 条染色体，性染色体为 XXY；46，XX/45，XO：两种细胞类型的嵌合体；一种是 46 条染色体，性染色体为 XX；另一种是 45 条染色体，性染色体为 XO；47，XX，+G：47 条染色体，性染色为 XX，G 组染色体中多 1 条；46，XY，t(15p+；21q-)：46 条染色体，性染色体为 XY，15 号与 21 号染色体易位，其结果使 1 条第 15 号染色体短臂增长，另 1 条第 21 号染色体长臂部分缺失。

表 31-5　染色体数目畸变符号

畸变类型	符　号	意　义
多倍性	69，XXY	总数 69，性染色体 2 条 X，1 条 Y，男性核型
多体性	47，XY，+21	多 1 条第 21 号染色体
	47，XXY	性染色体 2 条 X，1 条 Y，男性核型
单体性	45，X	性染色体只有 1 条 X
	45，XX，-C	C 组染色体中少 1 条
	45，XX，-？8	丢失的可能是 1 条 8 号染色体
假二倍体	46，XY，+18，-21	多 1 条 18 号染色体，少 1 条 21 号染色体，总数仍不变
嵌合体	45，X/46，XY	一个个体中一个细胞系性染色体只有 1 条 X，另一个细胞系性染色体为 XY
	45，X/46，XX/47，XXX	一个个体中具有三种细胞系；一个细胞系性染色体只有 1 条 X，一个细胞系有正常 2 条 X，另一细胞系有 3 条 X

表 31-6　非显带染色体结构畸变符号

畸变类型	符　号	意　义
部分增长	46，XY，1q+	1 号长臂部分增长
多体性及部分增长	47，XY，+14p+	多 1 条 14 号染色体，其短臂部分增长
易位	46，XY，t(Bp-；Dq+)	B 组 1 条染色体和 D 组 1 条染色体平衡相互易位，使 1 条 B 组的短臂部分缺失，1 条 D 组的长臂部分增长
	46，X，t(Xq+；16p-)	1 条 X 染色体和第 16 号染色体相互平衡易位，使 X 的长臂部分增长，而 16 号短臂部分缺失
	45，XX，-D，-G，+t(DqGq)	少一条 D 组和少一条 G 组染色体，多 1 条由它们的长臂相连而成的易位染色体
	46，XX，-D，+t(DqGq)	少 1 条 D 组染色体，多 1 条由其长臂和 G 组 1 条染色体的长臂相连而成的易位染色体
	46，XX，-D，-G，+t(DpGp)+t(DqGq)	少 1 条 D 组和少 1 条 G 组染色体，多出由其短臂和长臂各自相连而成的 2 条易位染色体
环形染色体	46，XX，r(16)	第 16 号染色体为环形染色体
等臂染色体	46，X，i(Xq)	一条正常 X，一条为 X 长臂等臂染色体
双着丝粒染色体	46，X，dic(Y)	一条正常 X，一条为双着丝粒 Y 染色体

表 31-7 显带染色体结构畸变符号

畸变类型	符号及其意义
环形	46,XY,r(2)(p21q31) 46,XY,r(2)(p21→q31) 第2号染色体短臂2区1带与长臂3区1带断裂点相接成环形
等臂	46,X,i(Xq) 46,X,i(X)(qter→cen→qter) 一条正常X染色体和一条X长臂等臂染色体,后者是从X长臂末端到着丝粒再到长臂末端止
末端缺失	46,XX,del(1)(q21) 46,XX,del(1)(pter→q21:) 第1号染色体长臂2区1带处断裂,其远端部分缺失,保留短臂末端到长臂2区1带处止
中间缺失	46,XX,del(1)(q21q31) 46,XX,del(1)(pter→q21::q31→qter) 第1号染色体长臂2区1带处和3区1带处断裂,中间部分缺失,它们又再重新相接,所以保留从短臂末端到长臂2区1带,再与3区1带相接到长臂末端止
相互易位	46,XY,t(2;5)(q21;q31) 46,XY,t(2;5)(2pter→2q21::5q31→5qter;5pter→5q21::2q21→2qter) 第2号染色体长臂2区1带断裂,其远端部易位到第5号染色体,而第5号染色体长臂3区1带处断裂,其远端部分易位到2号染色体上,重组形成2条新的染色体。一条是自2号短臂末端到2号长臂2区1带处,再接于5号染色体的长臂3区1带到5号长臂末端;另一条是自5号短臂末端到5号长臂3区1带处,再接于2号染色体的长臂2区1带到2号长臂末端
臂内倒位	46,XY,inv(2)(p13p24) 46,XY,inv(pter→p24::p13→p24::p13→qter) 断裂和连接发生于2号染色体短臂1区3带和2区4带处,这部分片段倒位后重接,使2区4带处和1区3带连接,而1区3带处则与2区4带处连接,造成这部分顺序颠倒,但其着丝类型未变。
臂间倒位	46,XY,inv(2)(p21q31) 46,XY,inv(2)(pter→p21::q31→p21::q31→qter) 断裂和连接发生在2号染色体短臂2区1带和长臂3区1带处,位于这些带间断片顺序颠倒后重接,使长臂3区1带连接于短臂的2区1带处,而另一侧短臂的2区1带则与长臂的3区1带处相接,造成2p21~2q31间的顺序颠倒了。由于该断片涉及着丝粒,因此重接后的染色体着丝粒类型可以有所变化

注:表31-5、表31-6和表31-7中对染色体总数和正常的性染色体均未加说明。例如46,XY是染色体总数为46,性染色体一条为X,一条为Y,或写为总数46,男性核型。

(陆振虞)

第二节 染色体分析技术

一、外周血培养染色体制备技术

(一)原理

外周血染色体制备是目前应用最广泛的细胞遗传学诊断技术,也是最基本的实验技术。外周血由于取材容易,培养过程比较简单,在短期内可以得到结果,所以其实用价值很高。

全血中主要含红细胞和白细胞,它们均是处于未分裂的间期细胞。红细胞没有核,无分裂能力;白细胞虽有细胞核,但是在外周血中已处于休止期,因此要使白细胞从间期进入分裂期必须加刺激药物。现在最常用的促使分裂的药物是植物凝集素(phytohemagglutinin,PHA),它能使白细胞中的淋巴细胞和单核细胞转化为具有分裂能力的母细胞,这就为染色体的制备创造了条件,因为只有在细胞分裂时才能出现具有一定形态、大小、便于我们识别的染色体。此外,染色体的形态在细胞分裂中期最典型,所以在培养过程中还需用秋水仙素类药物,这种药物可以破坏细胞分裂过程中纺锤丝的形成,使细胞分裂停止于中期,由于秋水仙素的作用破坏了纺锤丝的形成，造成了染色体着丝粒不能分开，但染色体的两臂却在 S 期时已复制了，这就构成了染色体的形态为“X”形或“∧”形，称之为中期染色体图形。为了便于观察和计数，因而在制作过程中还需采用低渗处理，低渗处理的目的在于使细胞膨胀，细胞膜破裂，染色体分散，这样可便于分析。

（二）操作过程

用无菌干针筒从静脉中取血，用肝素抗凝。在无菌条件下，生长培养液中加入肝素抗凝。将接种好的培养瓶置于 37 ℃恒温箱中培养 66～68 h 后加入秋水仙素液，摇匀后置于 37 ℃恒温箱中续培养 2～4 h。从恒温箱内小心取出培养好的标本（防止底物震荡、变混）此时可见培养瓶底有一层沉淀培养物，即是所需收获物。制成细胞悬浮液便可进行制片。用 Giemsa 染色后晾干即可镜检观察。

（三）核型分析

经染色好的玻片置于显微镜下进行观察，先用低倍镜观察，可见有许多大小不等的淋巴细胞核以及许多如葵花形的散在的中期染色体图形。镜下选择比较好的中期染色体图形，然后转置高倍镜或油镜下观察，首先计算每一个中期染色体图形中的染色体数，再进一步观察每一条染色体中是否有能见的畸变，如断裂、裂隙、双着丝点、随体联合等；并且对畸变染色体作一大体分析，如多一条染色体，应分析判断其是属于哪一组的，用这种方法统计和计算中期染色体图形，每份标本计数 50 个细胞，并将其结果统计于表中，最后作一个染色体众数分析统计。

核型分析在染色体计数之后按照国际会议 Denver 体制的标准，将人类染色体，分门别类地排列出来，以表示该个体染色体的情况（正常或不正常）。对于每个标本进行核型分析必须慎重，因为不可能将所观察计数的每个中期染色体图形进行核型分析，故必须选择具代表类型的数个细胞内的染色体，经显微照相之后冲洗放大成照片，然后依次将照片上染色体剪下，按染色体大小、着丝点位置、随体有无等特征分类排列，从而作出判断。

（四）注意事项

1. 生长培养液中 PHA 加入量可视不同产品的说明进行，以免过量或不足。

2. 制片之前，为了使染色体分散得更好，可将最后 1 次固定后的培养物再加入 10 mL 固定液将其打散制成细胞悬浮液，然后置于 4 ℃冰箱中过夜，效果更佳。

3. 固定液的使用，亦可以采用 3 份冰醋酸：1 份甲醇，但此固定液只能在细胞染色体分散不好的情况之下，借以改善一些效果。

4. 肝素抗凝剂不宜过量。

5. 固定液现配现用，要求新鲜，否则将形成脂类，从而影响固定效果。

6. 烤片用微火，且时间不宜太长，否则染色体形态变化会影响显带。

二、染色体 G 显带技术

（一）原理

G 显带机制有许多学说，但尚无定论。目前比较倾向于多因素决定论，即带型的形成主要取决于 DNA、核酸结合蛋白及染料三者的相互作用，主要是指 DNA 的碱基组成以其与结合蛋白形成的特定结构对染料分子的作用。Summer（1974 年）的实验表明，DNA 分子的螺旋及折叠非组蛋白蛋白质的分布在染色体上呈区域性差异，这些差异导致二硫键与硫氢键分布不同，深染区由许多二硫键交联，因为它易与染料结合；而浅染区则缺乏二硫键，多硫氢键，不易与染料结合而呈浅色。此外，由于染色体内 DNA 的碱基分布不同而造成 DNA 螺旋、折叠的程度也不同，继而影响到结合蛋白的分布与构型，与染料结合后呈现深浅不同的带纹。目前 G 显带常用的方法是 GTG 法（G-band by Trysin using Giemsa）

（二）操作过程

已制备好的染色体玻片在 65 ℃烘箱烤片 2～3 h，存放于 37 ℃温箱备用。一张标本片浸入胰酶液处理 15～25 s。取出玻片在蒸馏水中漂洗，洗去胰酶液后染色，用蒸馏水洗净染液、晾干后镜检分析。

（三）注意事项

1. 染色体标本 G 显带要求 3 d 左右片龄。且染色体长度适中（1 号染色体长度约 10±2 μm），分散良好、重叠少或无。如片龄较长，则胰酶处理时间适当延长。

2. 胰酶工作液应现配现用。随着处理标本片的增加，酶活性会随之下降，处理时间需延长。

3. 为了获得形态合适的染色体标本，秋水仙素处理浓度要低些或处理时间短些。

4. 显带时，可先取一片作试片，试片上分段以不同时间酶解，以确定较为合适的酶解时间。

5. 作用的时间与酶液温度及胰酶浓度成反比，温度高或浓度大则处理时间短。

6. 其他显带标本褪色后可作 G 显带，方法同前。

7. G 显带不足时，经固定液褪色后可重新显带，但效果差一些。

8. 胰酶溶液也可用无 Ca^{++}，Mg^{++} 的 Hank 液、ICN 液或 0.02% EDTA 液作溶剂。胰酶在 EDTA 中活性较强，标本酶解时间应适当减少。

三、染色体 C 显带技术

（一）原理

染色体标本经强碱[NaOH 或 $Ba(OH)_2$]热处理后，在着丝粒周围区域和异染色质区经 Giemsa 染成深色，而染色体两臂的常染色质部分仅有浅淡轮廓。这是 1 种染色体上不显示带纹的特殊显带法，主要显示着丝粒区和异染色质区的变化。这种技术称为着丝粒区异染色质法，故简称 C 带。常用的为 CBG 法（C-band by Barium hydroxide using Giemsa），即用 $Ba(OH)_2$ 处理后用 Giemsa 染色。

（二）操作过程

制片、烤片同 G 显带技术，染色体标本在室温下用 HCl 水解后用 $Ba(OH)_2$，65 ℃处理。冲洗冷却后用 Giemsa 稀释液染色。冲洗后晾干，镜检。标本经低倍镜选择后换油镜分析染色体上着丝粒和异染色质区的变化。选择典型分裂相经显微照相后放大扩印，按 C 带分析标准剪贴。

（三）注意事项

1. 染色体制片后可立即作 C 显带。片龄不宜太长，过长会影响 C 带质量。

2. 染色体标本质量较好，分裂相周围无细胞质等背景时免去盐酸水解。

四、染色体 R 显带技术

（一）原理

R 显带的机理目前并不完全了解，在高温（80～90 ℃）的处理下诱发了染色体蛋白质的变化。Comings（1978 年）认为在高温下 G 带中的 AT 丰富区变性而显出特别亲染，但在 R 带中正恰相反，AT 丰富区却并不显出亲染作用，故而显出浅染带区，电镜的观察进一步表明了这些带和间带区域的差异主要在于电子密度的不同，R 带所显示之深浅带纹区域正同 G 带之带纹区域相反，即 G 带深染区 R 带为浅染区，反之亦然，由于这种技术所显示深浅带纹正好与 G 带相反，故称逆相 G 带（Reverse G-band），故又称 R 带。在 G 带染色体的两末端都不显示深染，而在 R 带中则被染上深色，因此 R 带有利测定染色体长度以末端区域结构的变化。目前所用的 R 显带方法是 RBG 法（R-band by BrdU using Giemsa），即经 BrdU 处理后用 Giemsa 染色。

（二）操作过程

标本制作是在常规外周血培养 72 h 之后进行的，然后，加入胸腺嘧啶核苷继续培养 17 h。无菌条件下，用 Hank 洗去胸腺嘧啶核苷余液，随后将外周血培养物转移入另一新鲜的培养液中，同时加入 5-溴脱氧尿嘧啶核苷（BrdU），置于黑暗条件下在 37 ℃中继续培养 5 h。按常规外周培养量加入秋水仙素于 37 ℃中继续培养 2～4 h，随后按常规培养进行离心、低渗、固定、制片。用低倍镜转油镜观察计数，然后选好的分裂相，经显微摄影之后，按 R 带染色体特征进行分析，以检出异常。

（三）注意事项

1. 染色体玻片不能用火烘干，只能让其自然干燥，这样处理的效果较佳。

2. R 显带制片不需经过高温烘片，存放时间也不宜过长。

3. 紫外灯照射时间与 Earle 液处理时间呈反比，如紫外灯照射时间长，则在 Earle 液中处理时间则短。

五、染色体 Q 显带技术

（一）原理

Q 显带技术早在 1970 年为 Caspersson 及其同事们首先采用，他们用荧光染料染制染色体标本，在荧光显微镜下这些染色体呈现暗亮不同的条纹，为此有些学者（Coming 等，1975，1978；Miller 等，1973）认为主要是由于染色体中 DNA 内的 AT 丰富区对喹吖因荧光有增强作用，故显出亮带；反之，其 DNA 内 CG 丰富区对喹吖因荧光有减弱作用，故而出现暗带。此外亦有一些学者（Pachman 和 Riglev，1972，Weisblum 和 de Haech，1973）认为是沿着染色体长度所构成的 DNA 链中的碱基组成分的变化，以及染色体内蛋白质-DNA 间的相互作用对于染色体上荧光染料的反应不同而呈现不同暗亮的带纹亦起着作用。这些带纹的出现是由于荧光染料所致，故称为 Q 带。其非同源染色体上的带纹不一致，而同源染色体上的条纹是相同的，为此，可应用这一技术来鉴定和识别各条染色体的变异。目前常用的 Q 带技术是用喹吖因荧光染料染色，故又称为 QFQ 法（Q-band by Fluorescence using Quinacrine）。Q 带条纹与 G 带相对应，即 Q 带亮区为 G 带的深染区，反之，Q 带暗区为 G 带浅染区。

（二）操作过程

常规染色体制片，制片要求同 G 带。将玻片浸于 pH6.0 的磷酸缓冲液中，然后用荧光染料染色。制好玻片放置于荧光显微镜下观察，并用显微照相拍下所需的中期染色体图像，以便作核型分析。

（三）注意事项

1. 荧光染料染色之后，分色时间要掌握正确，这是关系到 Q 带是否清楚的关键，如果荧光太弱，可以小心取下盖玻片再用荧光染料重新染色，再依次分色，封片。如果荧光太强，带型不清楚，则去掉盖玻片，可再次放置于缓冲液中再分色 1 分钟。

2. Q 带的片子，片龄时间不能太长，一般在 1 周之内。

3. 荧光染色片子经褪色之后，仍可做 G 带染色用。荧光褪色可放于 pH 6.0 缓冲液中浸泡 12～24 h 后晾干，备用。

4. 根据光源的不同，荧光显微镜可分为直落式和透射式 2 种。一般以直落式为好，因为直落式光源来自于目镜和接物镜之间，而通过接物镜落于标本上，对眼睛的损害较少，其光源能发挥最大作用，故在荧光显微照相时摄片效果较佳。

5. 荧光显微镜所用光源用 HBO 220 周高压汞灯，BG12 激发滤片和 510 mm 栅栏滤片配合可得较佳效果。

六、高分辨 G 带技术

（一）原理

一般的 G 带技术在人类染色体的单倍体中仅能观察到 320 条带纹，这对于一些染色体细微结构异常的识别是不够的。近年来，用氨甲喋呤等药物使细胞同步化，另加某些药物如胸腺嘧啶核苷、BrdU 等阻止染色体收缩，并用有丝分裂抑制剂秋水仙素或秋水酰胺低浓度短时间处理，结果就能得大量晚前期、前中期和早中期的有丝分裂图像。这样在人类染色体的单倍体带纹数可增加到 400 条、550 条和 850 条，甚至可达 1 200～2 000 条之多。这对于进一步研究较细小的染色体缺陷和基因定位，具有重大意义。

（二）操作过程

常规外周血培养 54～56 h 后加入氨甲喋呤或胸腺嘧啶核苷继续培养 17 h。再加入 BrdU 后培养 6h 后加入秋水仙素或秋水酰胺。再培养 15～30 min。选分带清楚而又较长的染色体经显微照相后进行分析，以检出其中是否有异常。

（三）注意事项

1. 高分辨 G 带在制作过程中比较困难的就是染色体分散差、重叠多，难以做核型分析。因此采用的方法是增加固定次数（制片前固定 3 次），或用反固定（即用 1 份甲醇：3 份冰醋酸），或置于冰箱中存放 24 h 后制片，或用高距离（滴管距玻片在 1 m 以上）滴片，以促使分散均匀，减少重叠。

2. 制片后做 G 显带一般时间不宜太长，此情况同于一般染色体 G 显带制作。

3. 在低浓度胰酶处理时做 1 张试片，以确定显带最佳时间。

4. 在同步化培养的续培养中，如是加 BrdU 的话，则需进行暗培养，可用黑纸包扎或用暗纸盒盛放于培养箱中培养。

七、X 性染色质技术

（一）原理

在间期细胞中，在细胞核膜边缘可以看到一块染色极深，直径在 1 μm 左右的小丘状染色质块。一般认为它是由一条复制延迟的、失活的 X 染色体高度固缩而成。它的数目是 X 染色体数目减 1，故在正常女性（XX）个体中可以看到 1 块 X 性染色质，而在 XXX 超雌女性个体中可以看到 2 块 X 性染色质，在男性中因只有 1 条 X 染色体故而不能见到 X 性染色质，而在 XXY 的 Klinefelter 的男性中也可以看到有 1 块 X 性染色质。因而可以通过此技术作简易的核性别诊断。

（二）操作过程

用牙签从口颊里面刮下口腔黏膜表皮细胞。第一次丢之，用第二次刮下去的口腔黏膜作涂片。将上述细胞在干净载玻片上推成薄层细胞平铺片、晾干，于 0.1 N HCl 37 ℃中水解后用硫槿紫染色。镜检 200 个细胞，统计细胞边缘有 X 性染色质的细胞百分数。

正常值：男性：10%以下或无，女性：40%以上。

(三) 注意事项

1. 刮片伸入口腔颊部用力要均匀，不能太轻，否则取下来的表皮细胞均是角质层死细胞，无法看到X性染色质，但也不能太重以免刮破深层组织造成出血不止，影响细胞观察。

2. 取下细胞作涂片时一定要把细胞均匀涂在玻片，否则细胞成堆也不易观察和计数。

3. 细胞涂片在进行水解时一定要干透，否则易引起细胞脱落而看不到细胞。

4. 盐酸水解较为重要，应掌握时间和温度。

5. 染色用的染料还可以用猩红、醋酸洋红、苏木精和快绿等染液。

6. 在不同类型的细胞中其正常值略有差异。

7. 羊水细胞、阴道细胞及皮肤组织切片等均可作X-性染色质检查用材料。

八、Y性染色质技术

(一)原理

男性的间期细胞如用荧光染料染色，可在细胞核近中心处见一发亮小点，其直径约 0.5 μm，这就是Y性染色质。一般认为这一发亮荧光小点来自于Y染色体长臂异染色质荧光区。所以在正常男性的间期细胞中可见有一个Y性染色质荧光点，而在XYY个体中则可在其间期细胞中可见有2个Y性染色荧光点。

(二) 操作过程

用牙签或刮舌板从口腔颊部刮取一些口腔黏膜上皮细胞。将口腔黏膜上皮细胞平涂于玻片上，使其成薄薄一层细胞层，尽量使细胞平铺，减少重叠。固定液固定后用二盐酸喹吖因荧光染料染色，片子制好之后，静放半小时左右，然后在荧光显微镜下观察和计数。一般计数300～500细胞，统计Y性染色质所占比例。

(三) 注意事项

1. 所取材料，还可用血液细胞、羊水细胞和精子细胞等作涂片。头发根毛囊细胞经压片后也可作检查用材料。

2. 观察时必须注意核中其他荧光物质的干扰。特别是细菌的污染，或者在女性细胞中其他染色体强荧光物质在间期核中的反映，易造成假阳性，要注意鉴别。

3. 其他荧光染料，如0.005%氮芥喹吖因染液或 Hoechst-33 258 染液也可以作染色用。

4. 在Q带制作同时，可以从男性未分裂的淋巴细胞中观察Y性染色质。

九、羊水细胞染色体制备技术

(一) 原理

羊水细胞是羊膜和胎儿的脱落细胞。

羊水细胞主要来自于胎儿皮肤及消化道、呼吸道和生殖道上皮，这些细胞多数是已固缩的衰老细胞，只有部分是具有分生能力的活细胞。羊水细胞由于来自胎儿本身，因而通过对羊水细胞中活细胞的培养和染色体分析，便可确定胎儿本身染色体变化情况。因此，羊水细胞培养的染色体分析可作为一种产前诊断的手段，目的在于检出有染色体畸变胎儿，这样可及时采取措施防止有染色体异常患儿的出生，确保下一代的身体健康。

(二) 操作过程

羊水采自怀孕12～14周的妇女，在进行羊膜穿刺前可先用B型超生图像仪定位，这样可增加羊膜穿刺的可靠性和保证胎儿的安全。羊膜穿刺需在无菌条件下进行，最初取出的2 mL羊水应弃取。然后继续抽出羊水10～20 mL作培养用。抽出的羊水放置于无菌的离心管中，密封后，在室温下送实验室培养。

羊水细胞培养根据其过程可以分为原代培养和传代培养二种。

1. 原代培养　羊水细胞原代培养液可采用 Eagle(MEM)液、TC199液、RPMI 1 640液或HAM F10液均可，为了增加细胞的活力，可在培养液内加入L-谷氨酰胺。从医院中取出羊水标本先在低速中离心，使羊水细胞沉淀于离心管底部。在无菌室中，吸去上清羊水，留下少量于羊水细胞中，制成细胞悬浮液。经接种培养后，见细胞生长并铺满瓶壁呈单层时，便可考虑传代或作染色体制片。

2. 传代和染色体制片　羊水细胞传代数不能很多，因为该类细胞易退化，故羊水细胞是无法建株的。羊水细胞培养10 d后，便可有许多单层细胞小岛形成，由于各细胞小岛生长速度不一，因此如果此时作染色体制片效果不佳。羊水细胞传代的目的在于增加细胞量和使细胞铺开、分散，生长速度比较一致，处于“旺盛”阶段，这样作染色体制片时，可得较多的中期染色体图像。

3. 核型分析　羊水细胞中染色体图像比较少，

而且往往会有染色体数不全的现象存在，这与传代次数有关，此外在分析细胞时尽可能选完整的细胞计数并作显微摄影供染色体核型分析用，如因细胞少无法计数到 50 个细胞时，则至少要计算 20～30 个细胞，并作 5 个以上显微照相的核型分析才能确定，如少于此数则对临床诊断无意义。特别对于嵌合体的诊断应更加慎重。往往母体细胞混杂或细胞内本身染色体的丢失或合并，会造成诊断上的假象，需引起注意。

十、绒毛细胞染色体制备技术

(一) 原理

绒毛滋养层细胞是受精卵有丝分裂的衍生物，能正确地反映出胎儿的遗传本质。妊娠早期的绒毛细胞，正处于细胞生长旺盛期，因而其分裂相较多，可以作为染色体制备的材料。由于绒毛材料的取材时间比羊水早，大约在怀孕的 6～10 周左右便可进行，所以在早期对于胎儿有否染色体异常可以作出明确的诊断，这对于遗传病的早期预防和优生工作的开展具有一定的意义。

(二) 操作过程

从早期人工流产的胚胎以负压吸取胚胎种植部位的绒毛，或者在无菌条件下，以盲吸法直接从子宫中取得绒毛标本。将获取的绒毛放入含 Hank 液的平皿，用肉眼或在解剖镜下选取短小绒毛，以分叉均匀的鹿茸状或扇状，末端纯圆，结构整齐的为佳，在其周缘可见还有一层微绒毛。该绒毛所得分裂相将更多，一般在怀孕 40～45 d 期为最多。经过挑选后的绒毛，用 Hank 液漂洗，加入 RPMI 640 (pH=7.0)培养液，用眼科手术剪刀把绒毛剪成小块，加入秋水仙素或秋水酰胺培养 2 h，用固定液固定后，可见绒毛上皮组织的合体细胞和郎罕氏细胞纷纷从绒毛枝上脱落下来，用吸管小心将绒毛枝挑出，继续固定后制片、染色。

(三) 注意事项

1. 绒毛标本要求新鲜。
2. 在整个操作过程中动作要轻。

(陆振虞)

第三节 染色体畸变的实验诊断

一、染色体短臂缺失综合征

(一) 5p -综合征(Cri du chat syndrome，猫叫综合征)

1963 年 Lejeune 及其同事首先发现此征患者，新生儿的发病率为 1/50 000，受累个体中女孩多于男孩。在细胞遗传学的研究中表明，猫叫综合征染色体缺失的关键性区域是在 5 号染色体短臂的 5p15 附近，位于 p15.2～p15.3 边缘，经分析，病例的 85%到 90%是由于新生细胞的染色体畸变引起的，而 10%的结果是来自于亲代中之一个平衡易位的错误分离的结果，猫叫综合征关键区域近来已有基因定位作图，通过分子细胞遗传学技术，确定了这一片段包含在 5p15 处。

本征最主要的临床特征是猫叫样哭声，故称猫叫综合征(cat cry syndrome)；其次是智力落后，生长阻滞，小头，宽阔的鼻梁，满月形脸容，低位耳朵，并指(趾)，眼裂斜向下方，眼距过宽，内眦赘皮，斜视，拇指后屈；且有先天性心脏病，如心瓣膜缺损，动脉导管未闭，50%以上有心导管检查结果异常。

(二) 4p -综合征(Wolf 综合征)

1986 年 Wolf 等报道，一个患儿有一条 B 组染色体短臂缺失。经放射自显影证明是第 4 号染色体短臂缺失。本征有许多与 5p -综合征相同的症状，如智力落后，生长阻滞，小头，眼距过宽，眼裂倾斜，内眦赘皮，斜视，小颌和心脏畸形等。但本征还有一系列症状是 5p -综合征所没有的，最突出的是没有猫叫样哭声，其他如常为钩形鼻，虹膜缺损，鲤鱼嘴，耳前小窝，皮嵴发育不全，颅骨、颅顶发育缺陷，裂腭，骶部小凹，尿道下裂等。婴儿期根据面容即可加以区别，但年龄较大的患者难以根据面容鉴别。

对 4p -综合征患者的核型分析发现其具有非常细微的易位和缺失，在许多病例中，细胞遗传学研究基本正常，但有一个小的发生在 4p16 区域中的缺失被检出，这同时也被分子遗传学用 Southern blotting 法及 FISH 法加以证实。对于这类病的发病的关键性区域通过显带技术显示出位于 4p16.3处。

二、染色体长臂缺失综合征

(一) Prader-Willi 综合征

患儿出生时就有肌张力减退和吮吸困难,通常需要管饲。患婴面部平坦,上唇帐状。外生殖器发育不良,男婴通常睾丸未降,女婴则阴唇发育不全。患者 2～3 岁时转为饮食过量,永不满足的食欲,导致肥胖。特殊面容有:颞间径窄,杏仁眼,眼裂上斜,斜视。其他体征有矮小,手与脚均小,毛发肤色浅。60%患儿显示染色体微缺失部位在 15q11～q12,可用 15q11～q12 片段 DNA 探针检出微缺失。

(二) Angelman 综合征

患儿有严重运动和智力发育障碍,共济失调,肌张力减退,癫痫,无言语,不寻常的面容显示大颌和张口露舌的表情。患儿有急冲式动作,阵发不恰当的大笑,故有“快乐木偶综合征”(happy puppet syndrome)这个病名。约 50%患儿显示染色体微缺失部位在 15q11～q12,可用 15q11～q12 片段 DNA 探针检出微缺失。

特别需要指出的是,Prader-Willi 综合征与 Angelman 综合征缺失的染色体片段均相同,二者均为 15q11～q12,但他们的临床症状大不一样。现在知道二者微缺失的亲源不同,Prader-Willi 综合征的微缺失染色几乎一律为父源。而 Angelman 综合征的微缺失染色体几乎一律为母源。这是基因印迹(gene imprinting)带来亲代效应的一个最典型的例子。

三、三体综合征

常见的三体综合征为 21 三体综合征、18 三体综合征和 13 三体综合征。

(一) 21 三体综合征(Down 综合征)

Down 综合征,是一种常见的常染色体三体综合征,人群中的发病率约为 1/700,1866 年由 Down 首次发现。1932 年 Waardenburg 提示染色体异常是导致这一疾病的根源所在。1959 年 Lejeune 等证实本征系由于多了一条额外的第 21 号染色体所致。但是用细胞学和放射自显影方法都无法将第 21 号染色体与 22 号染色体相区别。近年来用分带技术已经证实这类患者主要为 21 三体(大约有 95%),故称为 21 三体综合征。

21 三体综合征的主要临床特征是:有特殊的面容,鼻梁低,内眦赘皮,两眼外眼角向上翘。耳小,常为低位。口常张开,流涎多,舌伸出口外,呈裂缝舌(fissured tongue,furrowed tongue),智力发育落后。50%的患者有先天性心脏畸形,并有裂唇、裂腭,及多指(趾),并指(趾)等畸形。手指短,小指呈指弯曲,单一指槽线,掌纹多呈通贯手(猿线),拇趾与第二趾间距大,呈草鞋脚(sandal foot),男性患者多为不育,少数女性患者能生育,也可将此病遗传给后代。

Down 综合征的早期诊断是重要的,当新生儿不足一岁时,出现上述症状在 6 个以上者,便可怀疑患有此征。当然确诊必须在做染色体核型分析之后才可下定论。Down 综合征的患儿中白血病发病率增高已为许多国家及实验室所证实,这可能与 Down 综合征患者免疫系统功能缺陷有关,现已证实 Down 综合征患儿的胸腺较正常对照组个体为小,它在组织学上的异常包括了皮质部分的减少。同时在 Down 综合征的个体中的 5%到 10%存在癫痫发作。

21 三体综合征患者因有明显的内眦赘皮,使白种人患者看起来也像黄种人,故本征曾被称为“蒙古人样白痴”(mongolian idiocy)。我国习惯称本征为先天愚型。

21 三体综合征患者核型可为游离型 21 三体或易位型 21 三体,易位型 21 三体可为 D/G 易位或 G/G 易位。易位型 21 三体患者可为新突变,其亲代核型正常,亦可来自平衡易位携带者亲代。

在 G/G 易位中,如亲代之一为 21/21 平衡易位携带者,由于 21 单体胚胎不能存活,存活子代将全部为 21/21 易位型 21 三体患者。

21 三体综合征的群体发病率大致在 1/800～1/600 之间,这是个群体的平均值,它取决于母亲的年龄。在年龄小于 30 岁的母亲中,发病率在 1/1 800～1/1 500;在年龄大于 35 岁的母亲中,发病率急剧增高。

(二) 18 三体综合征(Edwards 综合征)

1960 年 Edwards 和他的同事发现一个女孩有一个额外的第 17 号染色体。Patau 等人同时报道 3 个有额外第 18 号(或 E 组)染色体的孩子。1964 年 Yunis 用放射自显影方法证实为 18 三体。

这是一种常染色体综合征,在北美人群新生儿中的发病率是 1/35 000,患儿生长发育迟缓,通常在 6 个月内死亡,仅有少数患儿可活至数年。本征的主要临床特征是:手呈特殊的挛缩状态,第 3 和第 4

手指紧贴于手掌，并且第 2 和第 5 指相交在一起。有一凸出的枕骨，低位耳朵和小颏畸形，胸骨短小，臀部外展受限。并有先天性心脏病，常为室间隔缺损，肌张力亢进，智力发育落后，指纹和掌纹异常，呈通贯手。本征核型多为游离型 18 三体，偶见嵌合体，易位型比较少见。

（三）13 三体综合征（Patau 综合征）

1960 年首次由 Patau 等人报告，随后 Smith 等描述了临床症状。新生儿中发病率约为 1/7 000。本征患者的畸形比上面两种综合征更为严重。许多 13 三体综合征患儿的症状有唇裂、裂腭及眼异常（从小眼到无眼畸形）、低位耳朵、小颌、耳聋、先天性心脏病；通常还有多指（趾）畸形，拇指后屈，手的特征一般如同 18 三体综合征，指甲过分凸出，大脑无胼胝体，小脑小，有隐睾，肾脏异常，肠扭转、脐疝等。本征核型可以有游离型 13 三体及易位型。在北美人群中易位型的发病率可高达 1/1 000。本征还可以有嵌合体。D 三体综合征家族中不分离的再现率比一般群体高，大约为 1/3 500。如果在亲代中发现有 D 组平衡易位染色体，则子代的发病率也是高的。

四、X 和 Y 染色体异常综合征

人类性别决定于性染色体 X 和 Y，男性为 XY。在 Y 染色体短臂有一个与 X 染色体的同源配对区，其中含有决定男性生殖器官发育的基因位点。由于 Y 染色体短臂与性别发育有关，它的缺失便可导致 XY 女性的产生；如果决定男性生殖器官发育的基因易位到 X 染色体同源区，则可导致 XX 男性的产生。要对患者进行遗传性别（genetic sex）鉴别，取外周血培养作核型分析实属可行，但还有更简便的鉴定遗传性别的方法，那就是检查期间细胞核的 X 和 Y 性染色质。性染色质首先由 Barr 和 Bertram 于 1949 年在雌猫神经细胞核中发现。随后，1954 年 Davidson 和 Smith 在正常女性的多形核嗜中性粒细胞白血球中发现鼓槌（drumstick）。1970 年 Pearson 采用荧光技术发现了男性的性染色质。这些性染色质的发现使我们可能利用间期细胞作性别诊断。

X 性染色质又称性染色质小体（sex chromatin body），X 小体（X body）或 Barr 小体（Barr body）。在女性的间期细胞中可以在细胞核膜的边缘看到一块染色极深，直径在 1μ 左右的小丘状染色质块，一般认为系由一条复制延迟的失活的 X 染色体高度固缩而成。

X 性染色质的数目为 X 染色体数目减去 1。故在正常女性间期细胞可以看到 1 块 X 性染色质；而在 XXX 超雌女性中其间期细胞就有 2 块 X 性染色质，在 XXY 男性个体中有 1 块 X 性染色质；正常男性和表现型为女性的 XO 个体，因为只有 1 条 X 染色体，不应该出现 X 性染色质。

鼓槌（drumstick）见于女性外周血多形核嗜中性粒细胞中，大约 1.5 μm，有一细丝（柄）与多形核相连。鼓槌的大小和 X 染色体有关。例如在 X 染色体短臂缺失的患者中可见其鼓槌比正常女性小。

Y 性染色质又称 Y 小体（Y body）或 F 小体（F body）。男性 Y 染色体长臂可由喹吖因（quinacrine）染色诱发特别明亮的荧光。男性间期细胞如用荧光染料染色，可见核中有荧光发亮小点，其直径约 0.25 μm，一般认为来自于 Y 染色体。正常女性无 Y 性染色质。正常男性和 XXY 男性只有 1 个 Y 性染色质。多 Y 综合征男性可有 1 个以上的 Y 性染色质。

（一）先天性睾丸发育不全综合征（Klinefelter 综合征）

1942 年 Klinefelter 等发现此征。1956 年 Bradbury 等及 Plunkett 和 Barr 在这类患者中发现性染色质 X 小体为阳性（正常男性 X 小体为阴性）。1959 年 Jacobs 和 Strong 证实患者的核型是 47，XXY。此后，在 Klinefelter 综合征患者中还发现有嵌合体，如 46，XX/47，XXY 或 47，XXY/48，XXXY；或有更多的 X 染色体，如 49，XXXXY。本征患者 X 小体为阳性，Y 小体亦阳性。

本征患者的主要临床特征是：外表为男性，具有男性生殖器，但阴茎短小，睾丸极小或为隐睾，睾丸组织切片可见精细管呈玻璃样变形或为条索状睾丸，无精子产生，所以是不育的。部分患者到青春期乳房可以发育如女性乳房，称为男性乳房发育（gynecomastia），腋毛、阴毛稀少或无，胡须稀疏，喉结不显，皮下脂肪发达，皮肤细致如女性，其性情体态表现为趋向于女性化。患者至青春期进行尿检时可发现促性腺激素显著增加，这与因缺乏雌激素而引起生理性青春期延迟的男孩恰恰相反。少数患者有智力落后现象。患者身材瘦长，体力较弱。

本征男性群体发病率约为 1/1 000。由于本征患者在青春期前临床症状不明，因而常不易在儿童期发现，但如在儿童期发现睾丸特别小，阴茎特别小，可考虑进行性染色质检查或染色体核型分析以作早期诊断。

本征的产生主要是由于患者双亲中有一个亲代在生殖细胞形成过程中发生了性染色体不分离。1969年Race和Sanger估计男性患者的额外X染色体有40%的可能性来自父亲，60%的可能性来自母亲。成熟分裂过程中染色体不分离有5/6的可能发生在第一次减数分裂，1/6的可能性发生在第二次减数分裂。由于本征患者不育，因而患者不能将多余的性染色体传至后代。

（二）先天性卵巢发育不全综合征（Turner综合征）

1930年Ullrich首先发现一女孩有蹼颈、肘外翻及其他一些临床症状，1938年Turner发现有蹼颈、肘外翻的成年妇女，并伴有性发育幼稚，1954年Polani等和Wilkins发现Turner综合征许多病例X小体阴性。1959年为Ford等所证实，Turner综合征患者的核型是45，X。

本征主要的临床症状是：原发闭经（primary amenorrhea）（少数为继发性闭经），卵巢萎缩，有时呈条索状，成年时外生殖器发育不良，仍保持幼年状态，阴毛及腋毛稀少甚至缺如，患者身材矮小（身高一般不超过1.50m），并可有肘外翻（cubitus valgus），颈蹼（neck web），亦称颈翼（pterygiurn Colli）颈后发际较低，盾状胸（shield chest），乳房不发育，两乳头间隔较宽，可达锁骨中线与腋下线。有色素痣、指甲凸出、面容呆板、智力发育落后。部分患者可并发心、肾、骨骼等各种先天畸形。尿中雌激素明显减少，而有大量促性腺激素，此与继发与垂体功能不全者恰恰相反。若新生儿女婴脚背面明显淋巴水肿（lymphedema）则提示可能为本征患者。本征发生率在新生儿中约为1/5 000，在妇女中约为1/2 500。本征的产生与母亲年龄增长并不相关。1969年Brown等统计本症患者母亲年龄平均为27.6岁，属于正常范围；1969年Race和Sat1ger曾估计，此单一染色体约75%可能性来自母亲、25%来自父亲，有些病例为嵌合体，如45，X/46，XX；45，X/46，XX/47，XXX等。嵌合体的临床症状一般较轻。

本征用雌激素治疗，可改善第二性征发育，如乳房有所发育，有月经等，但由于无卵排出，因而终身不孕。近来已有报道45，X个体可以生育子代，但她们发生自发性流产、死产的危险发生率增大。此外还发现在头3个月发生的自发性流产中，45，X核型者有较高的发生率。

（三）XYY综合征

47，XYY综合征首先于1961年为Sandberg等所描述。1968年Jacobs等描述了具有第二条Y染色体的男性，从而引起人们极大的兴趣，因为在男性罪犯中，XYY发生率很高。在监狱和精神病院中约3%男性是此类患者，并且患者的身材很高。新生儿中发生率约为1/1 000。

本征主要临床特征是：外表男性，表现型多数正常，但身材特别高，激素分泌无显著改变。大多数患者通常能生育，子代一般正常，但已有出生47，XYY儿子的报道。对患者调查表明：① 性格严重受损，极端不安定和不负责，大多数有智力损害；② 犯罪行为通常是针对财产的暴力型犯罪（盗窃、抢劫、诈骗、放火等）；③ 犯罪年龄很小，据调查平均年龄为13.1岁；④ 并无明显的犯罪或智力缺陷的家族史。47，XYY的个体常与行为过火、精神变态或者犯罪行为有关。

XYY异常核型的产生主要是在父亲生殖细胞形成过程中第二次减数分裂时发生了不分离，由此产生YY精子。尚有一些XXYY和XXXYY等变异体，他们有类似于XYY和Klinefelter综合征的一部分特征。

（四）多X综合征

1959年Jacobs等首先发现一女性核型为47，XXX，并命名为超雌（superfemale）。继后，1964年Day等又发现多例。此种女性间期细胞核中可发现有2个X性染色质。1962年Carter等报道了48，XXXX女性，1963年Kesaree和Woolley报道了49，XXXXX的女孩。这些病例均称为超雌综合征（Superfemale syndrome）或多X综合征（poly－X syndrome）。

多X综合征女性的表现型与正常女性并无多大差异，大多数发育正常，但有些人可表现为性发育幼稚，原发性闭经，伴有智力落后。亦有报道患者可出现继发性闭经，第二性征发育差等症状。有些人性发育正常，亦有月经，并有生育能力，但智力发育较差。

Brown等1969年报告证明本征患者的母亲年龄高于对照组。Race和Sanger 1969年的研究认为此额外X染色体的来源不清楚。在能生育的患者中，她可能产生47，XXY(或47，XXX)的后代。一般群体发病率在新生儿中估计约为1.2/10，000。4个X染色体的个体一般引起生理和智力发育方面的障碍，而5个X染色体的个体通常有多方面的生理缺陷，严重的发育障碍。

(陆振虞)

参考文献

1 陈仁彪、冯波. 医学遗传学. 上海：上海科技文献出版社，1994. 50～99

2 Thomas D. Gelehrter，Francis S. Collins，David Ginsburg. Principles of Medical Genetics，2ed ed. Williams & Wilkins，1998

3 Thompson & Thompson，Genetics in medicine，sixth edition，W. B. Saunders Company，2001

4 Connor JM. Ferguson-Smith MA. Essential Medical Genetics，third edition，Blackwell，1991

5 Timothy M. Cox & John Sinclair，Molecular Biology in Medicine，Blackwell，1997

6 An International System for Human Cytogenetic Nomenclature(1995)(ISCN 1995)

7 Margaret W，Thompson，Roderick R，et al. Genetics in Medicine，sixth edition，W. B. Saunders Company，1995

第 32 章　单基因遗传病的实验诊断

单基因病(monogenic disorder)是指由单个突变基因引起的遗传病。突变基因可在常染色体上或性染色体上,呈显性或隐性,依照突变基因所在的染色体和基因显隐性质的不同,表现出不同的遗传方式。据美国 Victor A. Mckusick 所著《人类孟德尔遗传》1998 年第 12 版统计,已确定的单基因遗传性状和遗传性疾病达 8 587 种,已被定位克隆的与临床异常相关的基因也超过了 1 000 个,其中某些基因与常见的单基因遗传病有关(表 32-1)。截止 2004 年 6 月 29 日,被 OMIM 网站收录的基因数为 15 442,其中已知序列的基因为 9 717 个。单基因遗传病经典的遗传方式符合孟德尔定律,但在遗传病研究的实际情况也可能出现偏离常规理论的现象。

表 32-1　部分与单基因遗传病有关基因的名称及其在染色体的位置

疾　病	基　因	位　置
Huntington 舞蹈病	HD	4p16.3
家族性结肠息肉症	APC	5q21-q22
囊性纤维化	CFTR	7q31.2
Wilms 瘤	WT1	11p13
视网膜母细胞瘤	RB1	13q14.1-q14.2
肝豆状核变性	ATP7B, WND	13q14.3-q21.1
α 地中海贫血	HBA1	16pter-p13.3
β 地中海贫血	HBB	11p15.5
苯丙酮尿症	PAH, PKU1	12q24.1
白化症	TYR	11q14-q21
血友病 A	F8C, HEMA	Xq28
血友病 B	F9, HEMB	Xq27.1-q27.2
G6PD 缺乏症	G6PD, G6PD1	Xq28
低磷酸盐血症,维生素 D 抗佝偻病	HYP, HPDR1	Xp22.2-p22.1
神经纤维瘤病 I 型	NF1	17q11.2
强直性肌营养不良	DM	19q13.2-q13.3
神经纤维瘤病 II 型	NF2	22q12.2
Duchenne 肌营养不良	DMD	Xp21.2
脆性 X 染色体智力障碍综合征	FMR1	Xq27.3
睾丸决定因子	TDF, SRY	Yp11.3
慢性肉芽肿	CYBB	Xp21.1
视网膜成纤维瘤	RB1	13q14.1-q14.2
无脉络膜症	CHM	Xq21.2
Kallmann 综合征	KAL	Xp22.3
无虹膜症	PAX6	11p13
X 连锁无 γ 球蛋白血症	AGMX2	Xp22
Von Hippel-Lindau 病	VHL	3p26-p25
肌张力过度症	GLRA1, STHE	5q33-35
Marfan 综合征	FBN1, MFS1	15q21.1
肌萎缩性侧索硬化	SOD1, ALS1	21q22.1
X 连锁严重联合免疫缺陷	IL2RG, SCIDX1, SCIDX, IMD4	Xq13

第一节 基础理论

基因携带着遗传信息，它按一定方式从上代往下代传递，经过表达，形成一定的遗传性状或遗传病。遗传方式按致病基因所在染色体可分为常染色体遗传、X 伴性遗传和 Y 伴性遗传，依照突变基因显隐性又可分为显性和隐性遗传。

致病基因位于常染色体上，即为常染色体遗传。目前已知常染色体遗传病共有 8 000 余种。显性基因可以用大写的英文字母表示，如 A，其等位的隐性基因则用小写英文字母表示；如 a。与性状形成有关的遗传结构叫基因型(genotype)，体细胞中两条同源染色体，同一位点上有一对等位基因，基因成对存在，所以一个个体的基因型可能为 AA、Aa 或 aa。AA 和 aa 一对等位基因彼此相同为纯合子(homozygote)，Aa 一对等位基因互不相同为杂合子(heterozygote)。

伴性遗传致病基因在性染色体上，其遗传与受累者的临床严重程度在两性中表现不同。男性与女性性染色体构成有所不同，正常男性有一条 X 染色体，一条 Y 染色体，正常女性则有 2 条 X 染色体。若 X 染色体上有一对等位基因 H、h，女性有三种基因型 X^HX^H、X^HX^h 和 X^hX^h，而男性基因型只有两种 X^HY 和 X^hY。

Y 染色体上仅有少数基因，绝大多数伴性遗传的基因都在 X 染色体上，这些基因将随 X 染色体传递，故称为 X 伴性遗传。目前已知 X 伴性遗传性状和遗传病共有 500 多种。X 染色体上的基因当然也和常染色体上的基因一样，即可为显性或隐性。某种程度上说 X 染色体上基因显隐性只对女性有意义，因为女性有 2 条 X 染色体，基因的显隐关系与常染色体无异，使杂合女性致病者为显性致病基因。而男性只有 1 条 X 染色体，Y 染色体由于缺少同源节段而没有相应的等位基因，所以男性中只有成对的等位基因中的一个基因，称为半合子(hemizygote)。对于男性基因无所谓有显隐性之分，只要在 X 染色体上有突变基因，即使该基因是隐性致病基因，其病理作用仍可得到表现。

女性的两条染色体可以随机传给女儿和儿子，一般情况下，男性的 X 染色体一定传给女儿而决不传给儿子，因此在 X 伴性遗传中不会有男到男即父传子的现象，男性的 Y 染色体一定传给儿子。可见男性的致病基因只能从母系传来，将来只会传给他的女儿，疾病传递存在性别交叉，称为交叉遗传。

一、常染色体显性遗传

常染色体显性遗传(autosomal dominant inheritance，AD)致病基因为显性的 A 基因，基因型为 AA 的个体由于纯合的致病基因作用患病，基因型为 Aa 的杂合子中，致病基因 A 的作用得以表现，所以也是遗传病患者，基因型为 aa 的个体由于纯合的正常基因作用，是正常人。应该指出，基因本身实际上并不存在显性、隐性，而是基因控制的性状即表现型(phenotype)，在杂合子状态下若也能得到表现即为显性，因此显性、隐性是相对的。

人类的致病基因最初都是由正常基因(也称野生基因)突变而来，所以其频率很低，大多介于 0.001～0.01 之间。因此，对常染色体显性遗传病来说，很少见到纯合子(AA)患者。患者大多为致病显性基因杂合子(Aa)，而且纯合子状态病情严重，甚至胎死或婴儿早期死亡。如这一致病显性基因并非稀有，且并非致死，有可能出现纯合子(AA)患者。如家族性痛风，父母双方均为患者时，若受累孩子发病特别早而严重，可能就是纯合子。地中海贫血纯合子发生胎儿水肿(fetal hydrops)，常于妊娠 32 周内死亡。患者通常有亲代受累，但也可能在家族中突然出现。这种突变病例可能是由于虽有亲属受累但病情较轻，以致未被察觉，也可能是由于亲代生殖细胞中的新突变。如果这种疾病并不影响存活，常可上溯很多代。

二、常染色体隐性遗传

常染色体隐性遗传(autosomal recessive inheritance，AR)致病突变基因为隐性。其特点是在杂合子状态(Aa)时，由于显性基因 A 的存在，隐性基因 a 不能表达出相应性状。而只有隐性基因纯合状态(aa)时才能表现出相应的性状。因此常染色体隐性遗传病患者为致病基因纯合子，即在某一特定遗传位点上两个等位基因均为突变致病基因才得病。

常染色体隐性遗传病正常显性基因纯合子(AA)和杂合子(Aa)表现型均正常,没有临床症状的杂合子被称为携带者(carrier),致病基因纯合子(aa)为患者。

三、X伴性显性遗传

X伴性显性遗传(X-1inked dominant inheritance,XD)的致病显性突变基因在X染色体上,只要一条X染色体上有此突变基因即可致病,如女性纯合子 X^HX^H、杂合子 X^HX^h 或男性半合子 X^HY 为患者,而基因型为 X^hX^h 的女性和 X^hY 男性是正常人。

四、X伴性隐性遗传

X伴性隐性遗传(X-linked recessive inheritance,XR)的致病隐性突变基因在X染色体上,杂合女性(X^HX^h)不致病,而为携带者,只有当女性纯合子(X^hX^h)时才致病,而半合子男性(X^hY)即可致病。基因型为 X^HY 男性和 X^HX^H 女性则完全正常。

五、Y伴性遗传

Y染色体上仅有少数基因,致病基因位于Y染色体上,为Y伴性遗传。目前已知Y伴性遗传(Y-linked inheritance)性状和遗传病只有20余种。

(陆振虞)

第二节 单基因遗传病的检测技术

单基因遗传病的诊断方法很多,以往常采用生化的方法来检测酶或蛋白质的缺陷。1978年,Kan(简悦威)等人通过对胎儿羊水细胞的DNA作RFLP的分析,成功地作出了镰形红细胞贫血的产前诊断。使人类第一次在基因水平上对疾病作出诊断。已经明确致病基因序列的单基因遗传病理论上都能用基因诊断的方法加以确诊。所谓基因诊断就是利用DNA重组技术直接探查基因的存在和缺陷,从而对人体状态和疾病作出诊断。基因诊断方法由于不受细胞类型和发病时间的限制,也不受基因是否表达的限制,所以可以对疾病作出明确的早期诊断。近20年来随着新技术、新方法的不断涌现,基因诊断在深度和广度上都取得了相当大的发展。这表现在基因诊断方法学的不断更新,使得越来越多的导致遗传病发生的分子缺陷或突变本质被揭示。

一、DNA探针技术

所谓DNA探针(probe)技术,就是以已知核苷酸序列的DNA(基因)片段作为探针与待测样品DNA或片段进行核酸杂交,从而判断二者的同源性程度,根据杂交结果就可以分析待测DNA中有无该基因或该基因是否发生了变化,从而作出诊断。基因探针的制备主要有三种途径:一是通过提取细胞内相应的mRNA用反相转录酶制成互补DNA,这种探针称为cDNA探针;二是从人的基因组中分离相应的DNA片段作专一探针,称为基因组探针(genomic probe);三是用人工合成的寡核苷酸探针(oligonucleotide probe)。制备的探针经放射性同位素或生物素标记就可进行分子杂交,然后经放射自显影(autoradiography)技术或其他显色剂显示杂交情况,我们可据此作出判断。

目前常用人工合成的寡核苷酸探针作斑点杂交的方法检测突变,称为等位基因特异寡核苷酸(allele - specific oligonucleotide, ASO)探针分析。根据已知正常基因或突变基因的核苷酸顺序,制备17~30个核苷酸的正常ASO和突变ASO探针。分离出患者外周血淋巴细胞并使之变为单链,滴加于硝酸纤维或尼龙薄膜上,每滴分别与同位素标记的正常ASO探针和突变ASO探针杂交,经一定条件下放射自显影,便可判读结果。

在中国人β地中海贫血患者中有一种β-珠蛋白基因5′上游转录控制区(TATA区)碱基置换,不能由已知内切酶识别检出,于是就制备了下面两个ASO:

正常ASO探针:5′-GCTGGGCATA A AAGT-CAG-3′

突变ASO探针:5′-GCTGGGCATA G AAGT-CAG-3′

用这对探针对已生有一个β地中海贫血患者的家系进行检测,经家系分析证明父母均为携带者,而且证明他们的一个胎儿并非患者而为携带者,见图32-1。

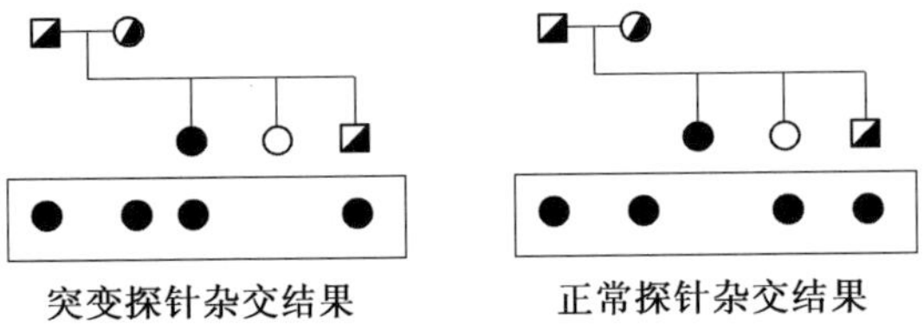

图 32-1 用寡核苷酸探针对 β 地中海贫血家系的检测

该技术的优点是探针容易人工合成和标记，但由于必须知道被测基因的碱基顺序，因此在应用上受到一定限制。

二、限制性片段长度多态性分析技术

群体当中的不同个体在 DNA 核苷酸序列上存在许多差异，尤其是非编码区域以及没有重要调节功能的区域表现得更为突出。但这种差异并无表型改变，这种现象称 DNA 多态性。在用一种限制性内切酶切割一组基因组 DNA 样本时，不同个体会产生不同大小的 DNA 酶切片段，这种由限制性内切酶酶切片段大小不同揭示的多态性，称为限制性片段长度多态性（restriction fragment length polymorphism，RFLP）。它可分为长度多态性和内切酶限制部位多态性两种不同的情况。

（一）长度多态性（DNA 指纹技术）

人类基因组中有 25% 的 DNA 为重复序列，这些重复序列含有高度多态性，这些重复序列可以是 15 bp～17 bp 的重复单位，也可以是 2 bp～5 bp 重复单位，后者称之为短串联重复序列（short tandem repeats，STRs），它们的重复次数具有高度的个体特异性，呈孟德尔式遗传，突变少，种类多，变异广，又称为可变数重复序列（variable number of tandem repeat，VNTR），由于不同个体或不同的染色体串联的重复序列拷贝数相差悬殊，而重复序列两侧限制性内切酶酶切位点是固定的，因此，酶切产生的片段长度有很大差异，可用来鉴别个体如亲子鉴定，称为 DNA 指纹（DNA finger print）。

（二）内切酶限制部位多态性

因为人基因组中存在内切酶酶切部位多态性（restriction-site polymorphism），有的染色体有这一酶切部位，有的染色体因碱基置换失去了这一酶切部位，二者的限制片段大小就不同了。图 32-2 表示 Taq Ⅰ酶切所形成的多态性。Taq Ⅰ酶识别 5′-TC ↓ GA-3′ 染色体 A 有 3 个切点，产生 2 kb 和 3 kb 2 个限制片段，染色体 B 因中间切点 C → T 转换而只有 2 个切点，只产生 5 kb 1 个限制片段。但是这样一个多态性在用不同的探针检测时会出现不同的限制性片段格局。图所示用 1、2、3 三个探针检测 AA、AB、BB 三个个体，出现的限制性片段格局因探针而异。这是因为一个限制性片段至少与所用探针有部分重叠，因而可与之相交时可被显示。所以，我们在描述 RFLP 时，必须指明所用内切酶和所用探针。

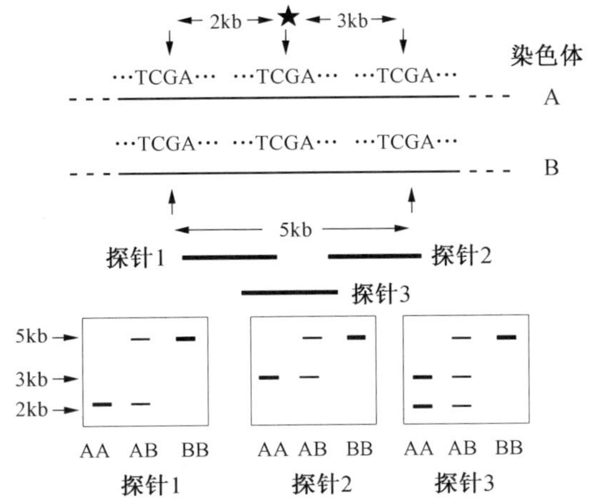

图 32-2 由内切酶酶切部位有无产生的 RFLP

三、聚合酶链反应技术

1985 年 Mullis 等设计出一种 DNA 试管内扩增新技术，又称无细胞分子克隆方法，在引物的引导下通过 DNA 聚合酶催化，使 DNA 或者 RNA 分子在体外大量扩增，这一方法被称之为聚合酶链反应（polymerase chain reaction，PCR）。它解决了科学家们长期以来一直追求的分子杂交中检测的敏感性和被检分子拷贝数问题。PCR 技术在基因检测方面具有快速、灵敏、简便、特异性高的特点。它能在体外快速简便地合成特异性 DNA 片段，并能得到足够分析的纯度和量，扩增产物可用于各种 DNA 分析，包括核苷酸顺序分析。PCR 技术应用于 DNA 诊断，包括遗传病的基因诊断，在基因诊断方法上包括下列几种：

（一）已知点突变的检测

在已经确定突变位点的情况下，PCR 扩增含有这一突变位点在内的一段 DNA 片段。如果点突变正好有用该限制酶切割 PCR 扩增产物，可以产生与正常不同长度的 DNA 片段，通过凝胶电泳就可能直接检测到。在点突变没有涉及限制性酶酶切位点的情况下，可以应用ASO探针斑点杂交进行检测。

（二）未知点突变的检测

1. 单链构型多态性（single－stranded conformational polymorphism，SSCP）　正常和突变的DNA样本经PCR扩增后变性使之成为单链，两样本平行地作非变性聚丙稀酰胺凝胶电泳（polyacrylamide gel electrophoresis，PAGE）；PCR产物变性后产生的两条单链DNA（single-stranded DNA，ssDNA）各按其核苷酸顺序形成三维构型。如样本DNA发生了突变，其三维构型将不同于正常ssDNA，从而使两条突变ssDNA中的一条或两条的电泳格局发生改变，这时就可取电泳格局发生改变的那个DNA片段进行检测，确定突变的具体部位。在小于200 bp的PCR产物中，SSCP的突变检出率为70%～95%。SSCP方法的优点是它的简便和相对敏感，缺点是随着DNA片段增长其敏感性下降。

2. 变性梯度凝胶电泳（denaturing gradient gel electrophoresis，DGGE）　经PCR扩增的正常和突变的DNA样本混合后变性再复性，这时可产生两种同源双链（homoduplex）即正常双链DNA（double-stranded DNA，dsDNA）和突变三维构型dsDNA及两种异源双链（heteroduplex）即顺反两种由正常ssDNA和突变ssDNA组成的异源双链DNA，将此复性后的DNA混合物在变性剂（尿素和甲酰胺）递增梯度凝胶中电泳。样本中异源双链DNA，随着它的泳动，其错配部分将渐次解离而形成局部单链，这时其泳动速度将突然变慢，显示与正常同源双链DNA不同的电泳格局。这时即可取出突变片段进行测序。在长达600 bp的PCR产物中，DGGE可检出95%的单一碱基的突变。

（三）基因缺失的检测

基因缺失的情况下，由于靶DNA的缺失，通过PCR扩增得不到应有的特异性扩增产物，因而可通过观察PCR产物的有无，直接检测是否有基因缺失。

（四）PCR－RFLP

通过PCR扩增产物进行RFLP连锁分析。PCR扩增含限制片段多态位点在内的一段DNA片段，扩增产物经限制性内切酶切割，判断多态位点的存在与否，再结合家系进行分析。

四、动态突变检测技术

经典的突变是静态的，突变是遗传物质从一种质态变为另一种质态。然而在有些遗传病中发现的突变不是这样，如脆性X染色体智力障碍综合征的遗传缺陷在于Xq27.3处新发现的基因（FMR-1）5′不翻译区有一段不稳定的（CGG）n三核苷酸重复序列。对正常人，重复拷贝数（n）在30±24（PCR法）和40±25（Southern印迹法）之间，对智力障碍综合征患者可高达230，甚至更高，称之为动态突变（dynamic mutation）检测技术。类似的动态突变还有肌强直性营养不良（CTG）n，脊髓延髓性肌萎缩（CAG）n，Huntington舞蹈病（CAG）n。这样，就可通过检测三核苷酸重复序列拷贝数的方法，来对这些动态突变的遗传病进行基因诊断。

五、核苷酸序列测定技术

核苷酸序列测定（nucleotide sequencing）是检测基因突变最基本、最重要的实验手段，同时也是基因诊断最直观、最可靠的技术。该技术的基本原理在反应液中加入双脱氧的核糖核苷三磷酸，DNA聚合酶不能将它与正常脱氧核糖核苷三磷酸相区别，但一旦“误用”，互补链合成就到此为止了，因此就会在反应液中出现长短不等的标记复制片段，可由电泳分开。比较A、T、G、C四种类似物所得的电泳结果，就可读出样本DNA的顺序（图32－3）。现在已经建立了PCR产物直接测序方法，而且发展了荧光标记自动测序技术，使测序变得较为简便，快速。

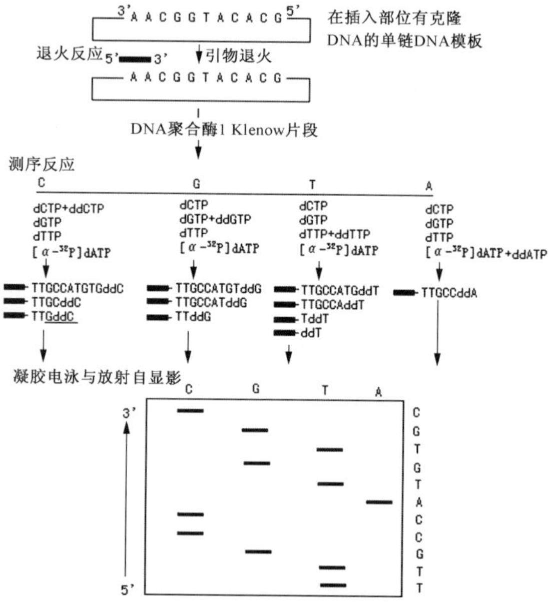

图32－3　DNA双脱氧链终止法测定核苷酸顺序的原理

（陆振虞）

第三节　单基因遗传病的实验诊断

单基因遗传病的种类繁多，实验诊断的技术复杂，但基因分析往往是确诊的关键。

一、Huntington 舞蹈病

Huntington 舞蹈病（Huntington disease，HD）又称遗传性舞蹈病（hereditary chorea），于 1872 年由 George Huntington 医生首先报导，它是一种常染色体显性遗传的基底节和大脑皮质变性疾病，主要表现为慢性进行性加重的舞蹈样动作、精神异常和痴呆。通常于成年期起病，舞蹈样动作始于颜面部及上肢，表现为不自主的张口、撅嘴、伸舌、扮鬼脸、耸肩膀、头前屈后仰、手舞足蹈等，后期可出现精神症状。

患者常于 30～45 岁时缓慢起病，也可更早或在儿童时期起病，一般多为青年和中年病员。

本病相关基因 IT15 已于 1993 年被克隆，定位于 4p16.3，长约 210 kb，编码的蛋白质 Huntingtin 由 3 144 个氨基酸构成。免疫组化研究表明，Huntingtin 广泛存在于脑的各部位，在人类的纹状体中较多。基因 5′端有不稳定的（CAG）n 重复序列，这个（CAG）n 重复序列以其长度多态性在正常人群中至少有 17 种等位基因，变动在 9～37 个拷贝之间，平均数为 19。在 Huntington 舞蹈病染色体上（CAG）n 重复序列长度显著增长，达 38～68 个拷贝，甚至可达 100 个。而且，（CAG）n 重复数的多少与发病年龄和病情进展密切相关。即（CAG）n 重复越多，发病年龄越早，病情进展越快，但 30 岁后起病者与（CAG）n 重复数目的关系不明显。检测该基因的（CAG）n 重复数有助于诊断，也可用于不典型患者、症状前患者的诊断及产前诊断。

二、Marfan 综合征

Marfan 综合征（Marfan syndrome，MFS）又称蜘蛛脚样指（趾）（arachnodactyly），为比较常见的一种常染色体显性遗传病，主要罹患器官为骨骼、心血管系统和眼。本症临床特征：患者身高、体瘦、肢长。躯体上半（头顶到耻骨联合）与下半（耻骨联合到脚底）的比例降低。两臂伸长的长度大于身高。颅骨长而细，硬腭弓高，常见鸡胸或漏斗胸。四肢细长，手指如蜘蛛脚样指。常伴有韧带松弛及脊柱侧凸。眼部典型损害为晶状体脱位。也可出现高度近视眼、视网膜剥离等。该病患者 60%～80%有心血管疾病，最常见的是二尖瓣机能障碍。心血管畸形常引起患者过早死亡。死于心血管病有关联的严重并发症是破裂性主动脉瘤，主动脉窦（valsalva 窦）破裂和二尖瓣腱索的破裂。

本综合征的产生在于原纤蛋白（fibrillin）异常，原纤蛋白基因 FBN1 已定位于 15q21.1，基因全长约 110 kb，有 65 个外显子。几乎所有 65 个外显子都被发现存在不同形式突变，最近研究提示没有心血管异常表现的轻型患者的突变多位于 5965 外显子，对于 Marfan 综合征来讲不同的患者和家系有其独特的突变方式。

三、α 地中海贫血

凡由于 α 链合成减少或不能合成者称为 α 地中海贫血（α-thalassemia）。根据 α 链合成速率降低的程度，α 地中海贫血又可以分为不同的类型：如果同一条染色体上的 2 个 α-珠蛋白基因均因突变或缺失而丧失了功能，使 α 链的合成完全受阻，我们把这种单倍型称为 α^0 地中海贫血或（α 地$_1$）；如果只有一个 α-珠蛋白基因因突变或缺失而丧失功能，使 α 链合成部分受阻，这种单倍型称为 α^+ 地中海贫血（或 α 地$_2$）。这 2 种地中海贫血基因可以组合成各种不同的综合征，因此在临床上 α 地中海贫血可以有四种类型。由于 α 地中海贫血的杂合子也有一定的临床表现，故本症属于常染色体显性遗传。

α 地中海贫血主要分布在热带和亚热带地区，在我国也相当常见，尤其在南方，发病率很高。据有关调查资料显示，α 地中海贫血的发病率在广西高达 14.9%，在广东达 4.11%。

1. 地中海贫血的临床表现

（1）Hb Bart's 胎儿水肿综合征（hydrops fetalis syndrome）：本症患者为 α^0 地中海贫血的纯合子。患本症的胎儿其 4 个 α-珠蛋白基因全部丧失功能（—/—），不能合成 α-珠蛋白链，于是其 γ 链便聚合为四聚体（γ_4）。胎儿 80%以上的血红蛋白为 Hb

Bart's ($^A\gamma_4$、$^G\gamma_4$)，其余为 HbH (β_4)和 Hb Portland ($\zeta_2^A\gamma_2$、$\zeta_2^G\gamma_2$)。Hb Bart's 有很高的氧亲和力，致使组织严重缺氧。这种胎儿全身严重水肿，肝脾肿大，四肢短小，腹部因腹水而隆起，故名 Hb Bart's 胎儿水肿综合征。Hb Bart's 水肿胎儿多自发性流产或早产，且早产儿于产后半小时内即死亡。

本症患儿的父母均为 α^0 地中海贫血单倍型杂合子，如果胎儿父母为 α^0 地中海贫血杂合子(—/aa)或已生育过一胎 Hb Bart's 水肿胎儿者，在妊娠中期孕妇有妊娠高血压和严重水肿，B 超检查见胎儿异常，常提示为本病胎儿。

(2) HbH 病：本症患者为 α^+ 地中海贫血和 α^0 地中海贫血的双重杂合子。患者有 3 个 α-珠蛋白基因丧失功能(—/α-)，使 α 链的合成受到严重影响，胎儿出生时 Hb Bart's 达 20%或更高，在从 γ 链到 β 链的转换完成后 HbH (β_4)达 4%～30%。HbH 的氧亲和力为 HbA 的 10 倍，在正常的生理条件下不易释放出氧。而且 HbH 是一种不稳定的四聚体，其 β 链上的巯基(-SH)易被氧化，导致 β_4 的解体，生成游离的 β 链。游离的 β 链不能稳定地存在于红细胞内，结果会沉淀聚集，形成包涵体(inclusion body)，附着于红细胞膜上，使红细胞膜受损，红细胞失去柔韧性，易被脾脏破坏，导致慢性低色素小细胞性溶血性贫血。

本症属中度地中海贫血(thalassemia intermedia)，患儿在出生时除了有轻度贫血几乎无明显的症状。至 1 岁左右出现 HbH 症状，患儿有贫血，且多数伴有肝脾肿大及轻度黄疸，病情较严重时会有骨骼变化及特殊贫血面容。

本症患儿的父母分别为 α^0 地中海贫血(—)和 α^+ 地中海贫血(α-)的携带者。

(3) α 地中海贫血性状：本症患者是 α^0 地中海贫血的杂合子(—/$\alpha\alpha$)，或者是 α^+ 地中海贫血的纯合子(α-/α-)。前一种类型在东方人中较多见，后一种类型则多见于黑人。无论何种类型，患者都有 2 个 α-珠蛋白基因丧失功能。由于尚能代偿性地合成相当数量的 α 链，本症属轻度 α 地中海贫血(thalassemia minor)，患者有轻度小细胞性贫血或无症状，血液学检查可见平均红细胞体积(MCV)和平均红细胞血红蛋白的降低。

(4) α 地中海贫血静止型携带者：本症患者为 α^+ 地中海贫血的杂合子(-α/$\alpha\alpha$)。受累者仅有 1 个 α-珠蛋白基因丧失功能，通常有正常血象，无临床症状，只是在出生时血液中含有 1%～2%的 Hb Bart's，可以通过血红蛋白电泳检测出。

2. α 地中海贫血发生的分子基础　α-珠蛋白链合成的减少或完全缺如是由于相应的 α-珠蛋白基因的种种突变所致，可分为非缺失型(包括微缺失型)和缺失型两大类。

非缺失型 α 地中海贫血是由于包括 5′转录控制信号、外显子密码、内含子(间隔顺序)拼接信号和共有顺序(consensus sequence)、外显子和内含子潜在的拼接部位、终止密码和 3′多聚腺苷化(polyadenylation)信号等处的碱基取代、缺失、插入、移码等而造成转录受阻或转录产物异常，使 RNA 加工拼接或翻译受阻，RNA 不稳定或翻译后异常肽链不稳定，最终导致患者 α-珠蛋白链减少或完全缺如。

缺失型 α 地中海贫血指的是涉及 α-珠蛋白基因簇较大范围的缺失，大部分都发生在 16 号染色体短臂 α 基因簇 5′端上游 60 kb 处，即所谓的 α 位点控制区(a-locus control region, α-LCR)。α-LCR 对 α-珠蛋白基因簇结构基因的表达具有十分重要的调控作用。此外，大多数缺失型 α 地中海贫血是缺失一个 α-珠蛋白基因，这是因为连续重复基因(tandemly repeated genes)易于在减数分裂时发生非同源配对而发生不等交换的结果。在一条染色体上只有 1 份的基因，其缺失较为少见，大约只占突变的 1%～5%。

引起 α 地中海贫血的 α-珠蛋白基因主要突变类型和主要缺失类型，见表 32-2。

四、β 地中海贫血

凡由于 β 链合成减少或不能合成者称为 β 地中海贫血(β-thalassemia)。我们把完全不能合成 β 链的单倍型称为 β^0 地中海贫血，能部分合成 β 链的单倍型称为 β^+ 地中海贫血。

本症属常染色体隐性遗传，纯合子呈现重型地中海贫血(thalassemia major)，杂合子表现为 β 地中海贫血性状。β 地中海贫血在世界范围内广泛流行，尤其好发于地中海沿岸国家和地区，如意大利、希腊、马耳他、塞浦路斯等，以及东南亚各国的广大地区。据统计，全世界至少有 1.5 亿人携带 β 地中海贫血基因。

1. β 地中海贫血的临床表现　临床上根据患者溶血性贫血的严重程度，一般可将 β 地中海贫血

表 32-2　α-珠蛋白生成障碍性贫血的 α-珠蛋白基因的突变类型

突变类型	分子缺陷	来源
核苷酸取代		
α_2 起始密码子 ATG→ACG	无功能 mRNA	地中海地区人
Hb Quong Sze ($\alpha^{125亮\to脯}$)	α-β 二聚体形成受阻	中国人
α_2 多聚 A 信号 AATAAA→AATAAG	RNA 切割和多聚腺苷化突变体	沙特阿拉伯人
Hb Constant Spring ($\alpha^{终止\to谷胺}$)	终止密码突变，肽链延长，但 mRNA 极不稳定	东南亚人
移码突变		
α_1 密码子 14TGG-T	无功能 mRNA	沙特阿拉伯人
核苷酸缺失		
α_2IVS-1 共有顺序缺失 5 个核苷酸	RNA 拼接缺陷	地中海地区人

分为重型、中间型和轻型三种类型。

重型β地中海贫血患者往往是β^+地中海贫血纯合子(β^0/β^0)、β^0和β^+地中海贫血双重杂合子(β^0/β^+)，以及部分β^+地中海贫血纯合子(β^+/β^+)。由于β链的合成受到抑制，过剩的α链会沉淀为包涵体，附着在红细胞膜上，损伤红细胞膜，使红细胞变得僵硬，并影响红细胞的通透性，使红细胞的寿命明显缩短。红细胞的无效生成和寿命缩短则会引起溶血性贫血。患婴一般出生时正常，半周岁后开始出现严重的小细胞性溶血性贫血，且呈进行性加重，生长发育不良，矮小迟钝，有肝脾肿大，腹部隆起，常有轻度黄疸及皮肤色素沉着，同时伴有骨骼改变，形成一种特殊的"β地中海贫血面容"：大头、颧骨突出、塌鼻梁、眼距过宽和脸浮肿。

中间型β地中海贫血患者一般是β^+地中海贫血的纯合子，也见于α-珠蛋白基因和β-珠蛋白基因的双重异常个体。患者症状较轻，一般能维持正常的生活，偶尔就医，许多人在体检或妊娠时才查出。患者骨骼变化较小，一般无特殊面容，但肝脾肿大；血红蛋白和红细胞数可维持在一定水平，一般不必输血。

轻型β地中海贫血(即β地中海贫血性状)发生于β^0或β^+地中海贫血的杂合子，一般无任何临床症状，需通过实验室检查才能确诊。虽然轻型β地中海贫血本身并不具有重要的临床意义，但其个体之间的婚配会有较高的机会(1/4)出生重型β地中海贫血的患儿。因此在β地中海贫血高发地区，检测和筛查轻型β地中海贫血个体对于计划生育和遗传保健具有重要意义。

2. β地中海贫血发生的分子基础　由于β-珠蛋白基因在一条染色体上只有1份，发生不等交换的机会极少，因此大约只有1%的β地中海贫血是由于基因缺失而引起的，且大部分都发生在11号染色体短臂β-珠蛋白基因簇5′上游的β位点控制区(β-locus control region，β-LCR)。大量研究表明，绝大多数的β地中海贫血都是因β-珠蛋白基因不同类型的点突变所致。这些突变分别导致转录受阻，mRNA前体剪接加工错误，翻译无效，或合成不稳定的珠蛋白链而阻碍α-β二聚体的形成，使珠蛋白链不平衡等。引起β地中海贫血的β-珠蛋白基因主要突变类型，见表32-3。

值得注意的是β-珠蛋白基因的突变类型以及分布频率具有明显的种族特征和地域差异，也就是说，每一民族或群体具有各自独特的β地中海贫血突变类型谱。不同人种最常见的β地中海贫血突变，见表32-4。

了解不同地区、不同民族的β地中海贫血基因的类型和分布频率，可以为制定基因诊断和产前诊断的策略以及遗传咨询奠定科学基础。

五、苯丙酮尿症

苯丙氨酸(phenylalanine)是人体必需的氨基酸，它被用来制造黑色素、甲状腺素和肾上腺素等。在苯丙氨酸代谢过程中，每一步代谢反应所需的酶缺乏均可引起相关的疾病。

表 32-3 β珠蛋白生成障碍性贫血的β珠蛋白基因的突变类型

突变类型	分子缺陷	来源
核苷酸取代		
β-28 核苷酸 A→C	TATA 区转录信号突变，β^{+}	中国人
βIVS-1 第 1 核苷酸 G→A	拼接接头突变，导致 RNA 加工缺陷，β^{0}	地中海地区人
βIVS-1 第 5 核苷酸 G→C	共有顺序突变导致 RNA 加工缺陷，β^{+}	印第安人
βIVS-2 第 654 核苷酸 C→T	内含子变化导致 RNA 加工缺陷，β^{0}	中国人
β第 17 密码子 A→T	无义突变导致无功能 RNA，β^{0}	中国人
Hb Knossos($\beta^{27丙\to丝}$)	编码区突变导致 RNA 加工缺陷，静止型 β^{+}	地中海地区人
β多聚 A 信号 AATAAA→AACAAA	RNA 切割和多聚 A 化信号突变，β^{+}	美国黑人
核苷酸插入		
β密码子 71-72 间插入 1 个核苷酸	移码突变导致无功能 mRNA，β^{0}	中国人
核苷酸缺失		
βIVS-1 缺失 25bp	拼接接头改变导致 RNA 加工缺陷，β^{0}	印度人
不等交换		
Hb Lepore	δβ联接 mRNA，不稳定，β^{0}	不明

表 32-4 不同人种群最常见的β-珠蛋白生成障碍性贫血突变

人种群	β-珠蛋白生成障碍性贫血突变	频率(%)
中国人	β密码子 71/72+1 移码	49
	βIVS-2 第 654 核苷酸 C→T	38
地中海地区人	βIVS-1 第 110 核苷酸 G→A	35
	β密码子 39 无义突变 C→T	27
美国黑人	TATA 区-29A→G	39
	多聚部位 T→C	26
印度人	βIVS-1 核苷酸 G→C	36
	部分缺失(619 核苷酸)	36

经典型苯丙酮尿症(phenylketonuria，PKU)是由于肝脏中缺乏苯丙氨酸羟化酶(phenylalanine hydroxylase, PAH)，使苯丙氨酸不能转变成酪氨酸，致使苯丙氨酸在体内累积而引起的，患者血清中的苯丙氨酸浓度增高，可达 50～100 mg/100 mL(正常为 1～3 mg/100 mL)。过量的苯丙氨酸使旁路代谢活跃，产生苯丙酮酸、苯乳酸、苯乙酸等。这些旁路代谢产物由尿液和汗液排出，使患儿的头发、皮肤和尿都带有特殊的气味。过量的苯丙氨酸会抑制酪氨酸脱羟酶的活性，影响去甲肾上腺素和肾上腺素的合成，也会减少黑色素的合成，使患者的毛发和肤色较浅。患者体内大量的苯丙氨酸竞争性地抑制色氨酸的羟化作用，同时其旁路代谢的产物抑制 5-羟色胺脱羟酶的活性，因此影响了色氨酸的正常代谢。旁路代谢产物的堆积还会抑制 L-谷氨酸脱羟酶的活性，使γ-氨基丁酸的生成减少，5-羟色胺(5-hydroxy-tryptamine, 5-HT)和γ-氨基丁酸(γ-amino-butyric acid)减少会使脑发育发生障碍。

人的 PAH 是由 2 个相同的亚单位构成的二聚体，相对分子量约为 100 kD，每个亚单位由 451 个氨基酸组成。PAH 在进化上相当稳定，人和大鼠的 PAH 在氨基酸排列顺序上有 96%相同。此外，PAH 和酪氨酸羟化酶的氨基酸序列也有很大程度的同源性，这表明两种蛋白质具有共同的起源。人的 PAH 基因定位于 12 号染色体长臂 12q22～q24.1，共约 100 kb，包含 13 个外显子和 12 个内含子，其转录本 mRNA 长约 2.4 kb。

绝大部分导致经典型苯丙酮尿症(PKU)的 PAH 基因突变都来自核苷酸的取代，见表 32-5。

表 32-5　苯丙氨酸羟化酶突变类型

苯丙氨酸羟化酶分子缺陷	患者人群
核苷酸取代	
甲硫 1 缬 *(A→G)	法裔加拿大人
精 111 终止(C→T)	中国苯丙酮基因 10%,未见于白人
精 158 谷(G→A)	白人
酪 204 半胱(A→G)	东方人
精 243 终止(C→T)	白人
精 243 谷胺(G→A)	东方人
精 252 色(C→T)	白人
精 261 谷胺(G→A)	白人
谷 280 赖(G→A)	白人
脯 81 亮(C→T)	白人
亮 311 脯(T→C]	德国白人
色 326 终止(G→A)	东方人
酪 356 终止(T/C→A/G)	东方人
精 408 色(C→T)	白人
精 413 脯(G→C)	东方人
酪 414 半胱(A→G)	白人
3′IVS-4 拼接受者部位(AG→AA)	东方人
5′IVS-12 拼接供者部位(GT→AT)	白人患者中最多见
缺失	
缺失外显子 3	也门犹太人

注:* 表示第 1 位甲硫氨酸突变成缬氨酸。

迄今为止,3/4 引起中国人经典型 PKU 的 PAH 基因突变位点已被查清,其中常见的有七种,即精 243 谷胺(G→A)、精 413 脯(G→C)、酪 204 半胱(A→G)、酪 356 终止(T/C→A/G)、精 111 终止(C→T)、色 326 终止(G→A)和 3′ IVS-4 剪接受者部位(AG→AA)。与 β 地中海贫血类似,中国人的 PAH 突变类型与白种人的明显不同,表明 PAH 基因的突变具有种族特异性。

本症属常染色体隐性遗传。患儿出生时无显著异常,3～4 个月后逐渐出现症状,智力发育迟缓,若得不到及时治疗,会出现不可逆的大脑损伤而导致白痴。半数患儿有锥体外系损害症状,易激动(irritability),好动(hyperactivity),肌张力高(hypermyotonia),共济失调(ataxia),震颤(tremor)。约 25%有惊厥(convulsion),大多数有脑电图异常,骨骼发育迟缓,门齿稀疏。患儿可有较严重的呕吐(vomiting),皮肤、毛发颜色变浅,虹膜色素减退。小便有特殊的臭味(鼠臭或霉臭)。

经典型 PKU 患儿出生时可以通过实验室检查来明确诊断。在新鲜尿液中加入 $FeCl_3$ 可与尿中的苯丙酮酸反应,形成绿色环。此法简单,可用于筛选,但往往可能漏检。较为准确的方法是检测血中的苯丙氨酸水平是否升高。由于 70%导致 PKU 的 PAH 基因突变类型已被阐明,故利用 PCR/ASO 探针杂交法直接检测 PAH 基因中的点突变是目前对 PKU 进行基因诊断和产前诊断的主要途径。对于 30%基因突变类型尚不明确的 PKU 患者,则可采用 RFLP、序列多态性和短串联重复序列等连锁分析法进行间接诊断。上海人群新生儿筛查结果表明,本症的发生率为 2/31 000,与欧美接近。在我国天津地区为本症的高发区,新生儿的发病率为 3/16 690。

如能得到早期明确诊断,对经典型 PKU 患儿给予低苯丙氨酸饮食可使患儿的智力发育正常,且宜终生维持这种低苯丙氨酸的饮食。

六、眼皮肤白化症

眼皮肤白化症(oculocutaneous albinism)有 I 型和 II 型两种亚型,I 型患者酪氨酸酶阴性,为常见型,系由于遗传性酪氨酸酶(tyrosinase)缺乏而引起的。II 型患者酪氨酸酶阳性,其生化病理机制不明,患者可合成褐黑色素(pheomelanin),但真黑色素(eumelanin)的生物合成被阻断。

酪氨酸酶基因定位于 11q14～q21。I 型和 II 型不是等位关系,二者受控于不同的位点,可以互补。Trevor-Roper (1952 年)正是在发现了一对夫妻均为全身白化者却有了 4 个肤色正常的孩子后,才证实了有酪氨酸酶阳性的眼皮肤白化症的存在。

本症为常染色体隐性遗传,发病率为 1/15 000～1/35 000。患者呈全身性白化。全身皮肤、头发、眼睛因缺乏黑色素,而使得皮肤白皙,头发呈淡黄色,眼呈浅蓝色、羞明(photophobia)、视物模糊、并可有眼球震颤(nystagmus)。日晒皮肤易灼伤,暴露的皮肤易感皮肤癌。

七、囊性纤维化

囊性纤维化 (cystic fibrosis, CF)是白种人种发病率较高的一种常染色体隐性遗传病,较少见于黑种人和黄种人。疾病累及的器官主要是胰腺和肺,临床表现不仅与胰腺外分泌功能破坏有关(胰腺功能不全），而且累及支气管腺体导致慢性支气管炎及肺部感染合并肺气肿。胆道系统阻塞会引起胆汁性肝硬化，累及肠道腺体时会出现胎粪性肠梗阻（青年或成年患者可表现为远端肠梗阻综合征）。炎热时因汗腺受累可由汗液排出大量电解质特别是氯离子，甚至可导致机体衰竭。男性患者由于输精管阻塞导致的退行性变而无生殖能力。15%的患者胰腺功能完全，轻型病例可直到中年才表现出症状。

此症患者氯转运异常，细胞膜表面氯离子通道缺陷是疾病发生的主要原因，氯转运对维持正常胰腺分泌功能是必须的，细胞对 Cl^- 的非通透性，盐和液体分泌减少导致胰腺外分泌受阻及气道内黏稠黏液堆积。汗腺中盐的重吸收障碍使得汗液里氯离子浓度大大高于正常值。

本症基因 CFTR 已定位于 7q31.2，有 27 个外显子，编码蛋白由 1 480 个氨基酸组成，此蛋白与 cAMP 依赖性细胞内、外分泌调节机制有关。70%患者基因 508 位密码子处 3 个碱基对特异缺失，使细胞膜表面氯通道缺陷，表现出典型临床症状。其他一些突变如 482 位核苷酸 G→A，仅会并发轻度疾患，因为仍可保留有效膜表面氯离子通道功能。

八、肝豆状核变性

肝豆状核变性（hepatolenticular degeneration, HLD）于 1912 年由英国神经病学家 Wilson 作了确切而详细的报道，故又称为 Wilson 病（Wilson disease, WD）。这是一种常染色体隐性遗传病，其特征是铜代谢障碍，铜蓝蛋白合成不足，胆道排铜障碍，导致铜大量蓄积在体内各器官尤其是肝、脑、肾和角膜等，主要表现为肝硬化，脑部尤其是基底节变性出现锥体外系症状，肾功能损害和角膜色素环（Kayser-Fleischer ring, K-F ring）。近年的研究发现，WD 基因突变可能是肝豆状核变性主要病因。WD 基因编码类 P 型 ATP 酶，该酶的功能主要是负责铜转运，若 WD 基因发生突变使其功能部分或全部丧失，就不能将多余的铜离子从细胞内转运出去，使铜离子在特定器官和组织的细胞内沉积而致病。

WD 基因位于 13q14.3，有 21 个外显子，转录本 7.5 kb，编码 1 465 个氨基酸。该基因与原核细胞金属离子转运有关的 P 型 ATP 酶有很高的同源性；主要分布于肝、肾和胎盘，心、脑、肺、肌肉、胰腺等则较少。研究表明，欧洲裔肝豆状核变性患者中，14 号和 18 号外显子为突变热点，而我国则多见于 8 号外显子，尤其是第 778 位密码子由精氨酸突变为亮氨酸最为常见。也有报道 5 号、7 号外显子突变的。目前，该基因已有近 200 种突变形式被报道。有条件的单位可采用 PCR-SSCP，或先做 PCR，然后经变性高效液相色谱法（取代 SSCP），筛选 WD 基因的突变，最后测序验证。一般先扩增具有突变热点的外显子，若不能发现突变再依次扩增较不常见的。该法对于诊断肝豆状核变性家系中的症状前患者及产前诊断有重要价值。

由于肝豆状核变性的发病主要为铜代谢障碍，患者肠道对铜的吸收超过正常，但肝脏仅能合成很少的铜蓝蛋白，血清铜和铜蓝蛋白也因此降低，尿铜却明显增多。因而对疑为肝豆状核变性患者，首先应进行血清铜蓝蛋白、血铜和尿铜的检测。

低血清铜蓝蛋白是诊断本病的重要依据之一，虽然血清铜蓝蛋白值与病情、病程及驱铜治疗无关。利用铜蓝蛋白的氧化酶活性，以邻联大茴香胺（O-dianisidine）法测得的正常值为 62～140 U/L。95%以上的患者所测得的数值都低于正常，也有少数不典型患者正常或接近正常。另外，血清铜蓝蛋白减少还可见于肾病综合征、某些吸收不良综合征等其他疾病。

正常人血清铜男性为 11～22 μmol/L（70～140 μg/dL），女性为 12.6～24.4 μmol/L（80～155 μg/dL）。约 90%的患者血清铜低于正常，10%患者在正常范围。在某些能导致血浆蛋白减少的情况下，如肾病综合征、严重营养不良和恶液质等，血清铜也降低。另外，由于饮食对血清铜的影响较大，故血清铜对该病的诊断价值比尿铜小。

高尿铜是本病的诊断依据之一，尿铜的测定对本病的诊断帮助较大，也可作为观察用药效果以及估算体内组织含铜量多少的参考指标。正常人尿铜排出量少于 100 μg/24 h，未经治疗的本病患者多为 200～400 μg/24 h，个别可达 1 600 μg/24 h，也有少数患者尿铜量正常或稍高。某些肝病如慢性活动性肝炎、原发性胆汁性肝硬化等，尿铜量可增高。另外，一般认为，青霉胺负荷试验测定尿铜量比单纯测定尿铜量对本病的诊断价值较大。方法是先测定 24 h 尿铜量，接着口服青霉胺 1 g，再测 24 h 尿铜，如超过 1 200 μg/24 h，则对本病有辅助诊断意义。

另外，高肝铜也是诊断 WD 的重要指标，但因患者不易接受肝穿刺，故不能成为常规检查方法。如经体检及生化检查仍未能确诊的病例，进行肝穿刺，测定肝铜量是必要的。据文献报道，无论症状出现与否的本病患者，其肝铜含量均增高，绝大部分在 250 ug/g 肝干重以上（正常＜50 ug/g 肝干重），只有小部分患者肝铜含量在 100～250 ug/g 肝干重之间。对于早期、临床表现不典型的患者以及症状前患者进行诊断时，如经铜生化检测不能确诊，可采用离体培养皮肤成纤维细胞，并观察其铜代谢变化的方法协助诊断。口服或静脉注射^{64}铜或^{67}铜，然后示踪观察其与 CP 结合的动力学变化，对 WD 的诊断、鉴别诊断、杂合子检测均有较大价值，但由于放射性铜对人体有一定危害，试剂来源不易，故一般不采用此种诊断方法。

九、遗传性共济失调

遗传性共济失调（hereditary ataxia，HA）是一组临床表现以共济失调为主的神经系统遗传性疾病。病变部位主要在脊髓、小脑和脑干。故也称为脊髓小脑共济失调（spinocerebellar ataxia，SCA）。神经系统其他部位也可受累，如脊神经、脑神经、交感神经、基底节、丘脑、丘脑下部和大脑等。有的还伴有其他系统异常，如骨骼畸形、眼部病变、前庭及听力障碍、心脏、内分泌及皮肤病变等。由于该类疾病既有常染色体显性遗传，又有常染色体隐性遗传，甚至还有 X 伴性隐性遗传；另外，各种局灶性病变的组合不同，使它在临床上表现为众多的类型和综合征，其中还有许多交叉重叠，造成该类疾病有多种分类方法。而且，除典型的少数几种类型外，大多数临床分型极其困难，惟有经过基因型分类才能最终解决这一问题。该类疾病大多无特定的生化异常，基因检测是最有效甚至是惟一的辅助诊断方法，但目前尚有一些类型致病基因未克隆。现仅介绍几种较常见的类型。

（一）常染色体隐性遗传性共济失调

常染色体隐性遗传性共济失调包括 Friedreich 共济失调（Friedreich ataxia，FRDA）、共济失调伴维生素 E 缺乏、共济失调毛细血管扩张症、保留腱反射早发性共济失调、以及婴儿期发病的脊髓小脑共济失调等多种类型。其中有的致病基因已经定位。

Friedreich 共济失调是最常见的常染色体隐性遗传性共济失调，多在 25 岁前发病，逐渐加重的共济失调伴心肌病和骨骼畸形，伴构音障碍、下肢本体觉丧失、全身或下肢腱反射消失，早期出现伸性跖反射，发病 9～16 年后丧失活动能力。致病与 FRDA 基因动态突变有关，该基因位于 9q13～q21.1，转录本 1.5 kb，编码一个 210 氨基酸性的 X25 蛋白，大多数患者 FRDA 基因的第一个内含子上三核苷酸（GAA）n 重复扩增，正常人一般重复 7～22 次，患者的重复范围为 200～900，个别可达 2 000次。但有极少数 Friedreich 共济失调患者，FRDA 基因为点突变或查不到突变。

（二）常染色体显性遗传性共济失调

常染色体显性遗传性共济失调包括的类型更多，目前已克隆的 SCA 基因已达 17 型，另外，还有齿状核-红核-苍白球-路易体萎缩（dentatorubral pallidoluysian atrophy，DRPLA）、发作性共济失调 I 型和 II 型（EA1 和 EA2）等。现仅介绍较常见的 SCA1～3 型。

1. 脊髓小脑性共济失调 I 型（SCA1）　常在 30～40岁发病，父系遗传者有遗传早现，临床特征是小脑性共济失调、协调障碍、舞蹈动作、锥体束征、延髓麻痹、进展性痴呆或精神症状。SCA1 基因编码的蛋白称为 ataxin-1，该基因与 HLA 基因连锁，位于 6p22，该基因约 450 kb，含 9 个外显子，转录本 10.66 kb，编码 816 个氨基酸。在编码区中出现 CAG 三核苷酸重复，正常人重复 6～36 次，SCA1 患者重复 39～83 次，迟发型患者至少重复 43 次，少年型患者重复 59～83 次。可应用 PCR 加测序的方法进行基因诊断。

2. 髓小脑性共济失调 II 型（SCA2）　临床表现与 SCA1 型相似，但眼球震颤不明显，慢眼动及小脑体征突出，很少伴智能障碍。SCA2 基因编码 ataxin-2 蛋白，定位于 12q24.1，基因长 130 kb，含 25 个外显子，转录本 4.5 kb，编码 1 312 个氨基酸。基因突变发生在 1 号外显子的 5′端编码区，为 CAG 三核苷酸重复扩增所致，正常人重复 15～31，患者可达 34～270。

3. 髓小脑性共济失调 III 型（SCA3）　也称为 Machado-Joseph 病（MJD），在所有 SCA 各型中它的发病率最高，达 42%～46%。多数 SCA3 型的临床表现难以同 SCA1 和 SCA2 区别。一般而言，SCA3 型智能不受损，眼睑后缩形成突眼，面肌颤搐，晚期有周围神经损害。MJD 基因定位于

14q32.1,基因约 48.24 kb,含 11 个外显子,Northern 杂交表明,该基因有 1.1 kb、1.8 kb、4.5 kb 和 7.5 kb 共 4 个剪接本。其中一个不稳定的 CAG 三核苷酸过度扩增与致病相关。正常人 CAG 重复扩增数为 12～40,SCA3 型患者重复扩增数为 60～86。有研究表明,正常和突变的 SCA3 蛋白在各组织上广泛表达,突变蛋白折叠错误而产生特殊构型,形成胞核包涵体、胞质空泡,导致神经元死亡。可在 CAG 重复序列的两端设计一对引物,如:MJD-F 5′-CCAGTGACTACTTTGATTCG-3′; MJD-R 5′-TGGCCTTTCACATGGAT-3′,采用 PCR,结合 DNA 直接测序的方法进行基因诊断。

十、抗维生素 D 佝偻病

抗维生素 D 佝偻病(Vetamin D-resistant rickets)又称低磷酸盐血症(hypophosphatemia)。本症是一种以低磷酸盐血症导致骨发育障碍为特征的遗传性骨病。患者由于肾小管对磷酸盐再吸收障碍,从而血磷下降,尿磷增多,肠道对磷、钙的吸收不良而影响骨质钙化,形成佝偻病。患儿多于 1 周岁左右发病,最先出现的症状为 O 型腿,严重的有进行性骨骼发育畸形、多发性骨折、骨疼、不能行走、生长发育缓慢等症状。从临床观察,女性患者的病情较男性患者轻,少数只有低磷酸盐血症,而无佝偻病的骨骼变化,这可能是女性患者多为杂合子,其中正常 X 染色体的基因还发挥一定的作用。

本病基因已定位于 Xp22,推测此基因编码循环的体液因子,调节肾脏对钙和磷的共转运。

十一、进行性肌营养不良症

进行性肌营养不良(progressive muscular dystrophy),是一组原发于肌肉组织的遗传性疾病,多有家族史。特点是隐袭起病、进行性加重的肌肉萎缩和肌无力;主要累及肢体近端肌肉,极少数为远端;腱反射消失,肌肉可有假肥大。从临床分型至少有九种类型:Duchenne 型肌营养不良(Duchenne muscular dystrophy, DMD)、Becker 型肌营养不良(Becker muscular dystrophy, BMD)、面肩肱型肌营养不良(facioscapulohumeral muscular dystrophy, FSHD)、肢带型肌营养不良(limb girdle muscular dystrophy, LGMD)、眼咽型肌营养不良(oculopharyngeal muscular dystrophy)、远端型肌营养不良(distal muscular dystrophy)、先天性肌营养不良(congenital muscular dystrophy)和 Emery-Dreifuss 肌营养不良(Emery-Dreifuss muscular dystrophy)。若根据基因型分类,则可分出更多的亚型。但 Duchenne 型和 Becker 型则都是 X 连锁隐性遗传,由同一基因——抗肌萎缩蛋白(dystrophin)基因突变所致。以第 50 号和第 51 号外显子缺失突变较常见。在此,仅介绍 Duchenne 型肌营养不良的实验诊断。Becker 型与之相似,但发病较晚,病情较轻。

Dystrophin 基因定位于 Xp21.2,基因全长约 2.3 Mb,含 79 个外显子,cDNA 长 14 kb,编码 3 677 个氨基酸。抗肌萎缩蛋白是一膜蛋白,位于细胞质膜的表面,除骨骼肌外,在平滑肌和脑中均有表达。抗肌萎缩蛋白的疏水肽段缺失是导致其膜功能缺陷的主要原因,而大多数(约 68%)DMD 患者 Dystrophin 基因突变的形式正是编码该肽段的第 50 号和第 51 号外显子缺失,病情较轻的 BMD 患者该基因突变则较少累及这 2 个外显子。当然其他外显子,甚至是内含子的突变也会影响该基因的功能,只是影响大小不同而已。

在基因诊断方面,主要应用 cDNA 探针(Southern 印迹)和外显子多重 PCR 方法来检测 Dystrophin 基因的缺失突变。可在所有患者中检测到 60%以上的 DNA 片段缺失及 5%的重复突变。一般使用 Hind III 或 Bg1 II 来降解基因组 DNA,必要时分别使用 2 种酶。位于缺失热区的基因组探针 p20 及 GMGX II 也常被用于检测该基因。另外,约 30%～40%的 DMD/BMD 患者不能检测到明显的基因缺失或重排,这时则须利用 RFLP 连锁分析或微卫星 DNA 序列- PCR 法来进行产前诊断或检出致病基因的携带者。少数非缺失型 DMD/BMD 患者,可用 PCR 结合 DNA 测序方法来检测该基因的多态位点。

由于 Dystrophin 基因突变,抗肌萎缩蛋白的构象发生改变,导致它不能与抗肌萎缩蛋白相关的糖蛋白以及肌动蛋白结合,破坏了肌膜结构的完整性,膜缺陷除可引起肌细胞内酶外漏,血清肌酶谱升高外,还可引起细胞外钙离子内流,激活内源性蛋白酶,导致肌纤维溶解。肌营养不良的早期阶段,血清中来自肌肉的那些可溶性酶,如 CK、LDH、AST、丙氨酸转氨酶、丙酮酸激酶等均升高,其中以 CK 和 LDH 升高较有特异性。而 CK - MM 同工酶则是最敏感和最有特异性的。因为 CK 主要存在于骨骼肌、心肌和脑,红细胞、肝脏或其他器官含量很少；而且它是由肌肉特异性(M)和脑特异性(B)单体构成的二聚体，形成三种同工酶：MM 型、BB 型和 MB 型。正常血清中绝大部分为 CK－MM，含有少量的 CK－MB，不超过总活力的 5％，CK－BB 则微乎其微。甚至在无症状的携带者，CK 也明显升高。当然，其他肌肉疾病，如多发性肌炎也会出现 CK 和 LDH 增高，多发性肌炎时，LDH_4 和 LDH_5 都增高。

十二、血友病

血友病(hemophilia)是一组因遗传性凝血功能障碍而致的出血性疾病，是由于血液中某些凝血因子的严重缺乏而引起的，在先天性出血性疾病中最为常见。根据所缺乏的凝血因子的不同，血友病可被分为血友病 A（又称血友病甲、凝血因子 VIII 缺乏症，即传统所称血友病)、血友病 B（又称血友病乙、PTC 缺乏症、凝血因子 IX 缺乏症）和血友病 C（又称血友病丙、PTA 缺乏症、凝血因子 XI 缺乏症)。其中血友病 A 和 B 发病率较高，病情较重，尤其是血友病 A，占先天性出血性疾病的 85％。而血友病 C 则较为少见。

（一）血友病 A

血友病 A（hemophilia A，HA)是由于凝血因子Ⅷ即抗血友病球蛋白(antihemophilic globulin，AHG)的遗传性缺乏引起的。

1．血因子Ⅷ的结构特征　天然的凝血因子Ⅷ(简称 FⅧ)是一条含有 2 332 个氨基酸残基的多肽链，相对分子量为 330 kD，是目前所知的人类最大的糖蛋白之一。FⅧ在体内由肝脏生成，其生理功能是在内源性凝血系统中，在 Ca^{2+} 及磷酸酯的存在下，以辅酶形式参与 FIXa 对 FX 的激活。在血浆中，FⅧ与 Von Willebrand 因子(VWF)形成复合物，VWF 是 FⅧ的相关抗原，是促凝活性部分的载体蛋白，对促凝活性起保护作用。对于血友病 A 患者来说，其 FⅧ促凝活性部分缺乏是发病的主要原因。

2．凝血因子Ⅷ的基因结构和突变　1984 年美国人 Wood 等成功地克隆了能表达 FⅧ促凝活性部分的人 FⅧ基因。FⅧ基因位于 X 染色体长臂末端 Xq28，与葡萄糖－6－磷酸脱氢酶(G-6-PD)基因非常接近。FⅧ基因长 186 kb，由 26 个外显子及 25 个内含子组成，外显子长度从 69 bp 到3 106 bp 不等，而最大的内含子长达32.4 kb。FⅧ mRNA大小为 9 kb，编码 2 351 个氨基酸，其中包括 N 端 19 个由疏水氨基酸组成的信号肽。

FⅧ基因的突变是引起体内 FⅧ缺乏的主要原因，这些突变涉及核苷酸的取代、缺失、插入和移码等，其中半数以上为各种程度的缺失(表 32－6)。近年来又发现 40％血友病 A 患者的基因缺陷是由于倒位引起的。上海交通大学医学院附属瑞金医院血液学研究所张宇舟等应用 Southern 印迹分析检测 66 例血友病 A，其中有 22 例呈现 FⅧ基因内含子 22 的 X 染色体长臂内倒位现象，且倒位重组患者均为重型，占重型血友病 A 患者的 46.6％。这对于明确血友病 A 的发病机制有着相当重要的意义。由于 FⅧ基因大，散发病例中新突变的频率又较高，增加了研究基因突变的难度。至 1994 年已报道的点突变有 174 种，缺失 117 种，插入 10 种。目前新的突变还在不断地被发现。

表 32－6　Ⅷ因子突变类型与血友病 A 临床严重程度

Ⅷ因子分子缺陷	血友病 A 临床
核苷酸取代	
谷 272 甘*(A→G)	中度严重
精 372 组(G→A)	
酪 1 680 苯丙(A→T)	中度
谷 1 686 终止(C→T)	严重
精 1 689 半胱(C→T)	中度严重
酪 1 709 半胱(A→G)	
精 1 941 谷胺(G→A)	中度
精 1 941 终止(C→T)	严重
精 2 116 终止(C→T)	严重
精 2 209 谷胺(G→A)	严重
精 2 209 终止(C→T)	严重
精 2 307 亮(G→T)	中度
精 2 307 终止(C→T)	严重
缺失	
IVS－1 缺失 7kb	正常
缺失外显子 1	严重
缺失外显子 1～26	严重
插入	
IVS－IO 插入 0.7 kb	正常
外显子 14 插入 3.5 kb	严重
移码	
外显子 8 密码子 360GAA 缺失 GA	严重

注：* 表示第 272 位谷氨酸突变为甘氨酸。

3. 血友病 A 的临床表现和遗传特征　血友病 A 的主要临床表现是反复自发性或在轻微损伤及手术后出血不止。体表、体内任何部分均可出血，可以涉及皮肤、黏膜、肌肉内或器官内，如关节腔出血可导致关节积血。重型患者可在出生后即发病，轻型患者的发病较晚，一般在 2 岁以后，有的甚至延至成年时才发病。

本症属 X 连锁隐性遗传性疾病，在男性中发病率为 1/6 000，女性则多为携带者。

4. 血友病 A 的诊断和治疗　近年来，随着分子生物学技术的飞跃发展，利用基因分析来检测疾病已成为一种有效、精确、快速的诊断方法。由于 FⅧ基因结构庞大、许多基因变异尚未被认识，因此目前主要采用 PCR 技术来作基因分析，可分为两大类：① 利用有缺陷的基因内或旁侧的 DNA 多态性位点进行分析，包括限制性内切酶片段长度多态性(RFLP)；可变数目的串联重复顺序(various number tandem repeat，VNTR)和短重复顺序(short tandem repeat，STR)。② 直接对致病缺陷进行检测，包括 a. 变性梯度凝胶电泳(DGGE)，这是利用双链解链来进行筛选点突变的方法；b. 单链构象多态性分析(SSCP)，这是一种用来分离未知点突变的好方法。PCR－DGGE 和 PCR－SSCP 均是检测轻、中型血友病 A 患者的良好过筛方法，但两种方法都需结合测序方法来加以证实。

本症是 1 种终身性疾病，其预后与临床分型，发作次数以及出血部位有关。替代疗法是治疗血友病 A 的有效方法，其目的就是将患者的血浆 FⅧ水平提高到止血水平。近年来，重组的人 FⅧ已经成为商品，为替代治疗血友病提供了有效途径。一般患者自儿童起就能获得较好的治疗，故严重出血、残废、夭折的情况日益减少。而患者的结婚、生育又使得携带者增多，发病率有所上升。近年来国内外已开展血友病携带者的咨询工作，对血友病胎儿终止妊娠，可以降低血友病 A 的发病率。

(二) 血友病 B

血友病 B (hemophilia B)，又称 Christmas 病，是由于凝血因子 IX 即血浆凝血活酶成分(plasma thromboplastin component，PTC)的遗传性缺乏引起的。本症由 Aggeller 于 1952 年最先从血友病 A 中区分出来，发病率为 1～1.5/10 万，占血友病类疾病总数的 15%～20%。

1. 凝血因子 IX 的结构特征　凝血因子 IX (简称 FIX)是 1 种相对分子量为 56 000 的糖蛋白，其含糖量约占整个分子的 17%。FIX 是一种维生素 K 依赖的凝血因子，主要由肝细胞产生，并在肝内经过一系列酶学修饰成为成熟的 FIX，然后再被分泌到血液中，以酶原的形式存在。在人体内源性凝血途径中，活化的 FIX 与 FⅧ、磷脂和钙离子相互作用，形成复合物，它能使因子 X 转变成活化的因子 X (FXa)，促进凝血酶生成，从而在凝血过程中起重要作用。

2. 凝血因子 IX 的基因结构和突变　人的 FIX 基因位于 X 染色体长臂末端 Xq26.3～q27.1，与 HPRT (次黄嘌呤-鸟嘌呤磷酸核糖转移酶)、Hunter 综合征、脆性 X、色盲等基因相邻。FIX 基因长 33.5 kb，由 8 个外显子和 7 个内含子以及侧翼顺序中的调控区所组成，FIX 基因的 cDNA 全长为 2 802 bp，编码 461 个氨基酸残基。

血友病 B 的发生主要是由于 FIX 基因结构的异常而导致 FIX 蛋白的量、结构和生物学特性改变的结果。与 FⅧ基因类似，FIX 基因的突变也涉及核苷酸的取代、缺失、插入和移码，所不同的是其中大部分为核苷酸取代，而基因大片段的缺失或重排一般则比较少见(表 32－7)。在目前所报道的 FIX 基因突变热点中，大多涉及 CpG 二核苷酸顺序，对此有人认为，CpG 顺序中的脱氧胞嘧啶在甲基化酶的作用下，绝大部分被转变为 5－甲基化胞嘧啶，后者极不稳定，在脱氨酶的作用下容易转变为 T，由于细胞内不存在对这种突变进行修复的机制，使得这种突变累积下来，故其频率要比其他非 CpG 顺序中的突变频率高得多。研究 FIX 基因结构上的变异对于认识其表达调控以及血友病 B 的发病机理是很有意义的。

3. 血友病 B 的临床表现和遗传特征　本症的主要临床症状与血友病 A 完全相同，无法鉴别。由于 FIX 基因的突变类型很多，突变的位置也可分布于整个基因内的任何区域，而且还可以发生双重突变，甚至三重突变，构成了突变情况的复杂性，因此在不同患者之间的表型效应有着很大的差异。

本症的遗传方式与血友病 A 一致，属 X 连锁隐性遗传。

4. 血友病 B 的诊断和治疗　由于 FIX 基因突变的种类繁多，几乎每个血友病 B 的家庭均可能具有独自的突变类型，因此在实际临床工作中运用直

表 32－7　XI 因子突变类型与血友病 B 临床严重程度

XI 因子变异体	分 子 缺 陷	血友病 B 临床
核苷酸取代		
F9(Seattle－3)	谷 27 赖 *(G→A)	严重
F9(Durham)	甘 60 丝(G→A)	严重
F9(Seattle-4)	精 248 谷胺(G→A)	严重
F9(Chongqing)	谷 27 缬(A→T)	严重
F9(Alabama)	天冬 47 甘(A→G)	轻度
F9(Cardiff)	精 145 半胱(G→T)	中度～严重
F9(Hilo)	精 180 谷胺(G→A)	严重
F9(London)	精 333 谷胺(G→A)	中度
F9(Bonn-1)	精 390 终止(C→T)	严重
F9(Niigata)	丙 390 缬(C→T)	中度～严重
F9(Vancouver)	异亮 397 苏(T→C)	中度～严重
F9	5′IVS－3 拼接供者部位(GT→GG)	严重
F9	3′IVS－7 拼接受者部位(G→A)	严重
缺失		
F9	缺失外显子 1～3	严重
F9	缺失外显子 2～8	严重
插入		
F9(El Salvador)	外显子 4 大片段插入	中度～严重
F9	外显子 5 插入 Alu 顺序	严重
移码		
F9(Seattle-2)	天冬 85 缬，86 终止(外显子缺失 A)	严重

注：* 表示 27 为谷氨酸突变为赖氨酸。

接法检测基因突变受到了限制，而利用 FIX 基因内 DNA 的多态性进行连锁分析则不失为对血友病 B 进行基因诊断、产前诊断和携带者检测的有效途径。

传统上治疗血友病 B 主要也是采用替代疗法，即定期对患者输注 FIX 或血浆等其他替代制剂，但费用贵，易感染肝炎及爱滋病病毒等。国外从 20 世纪 80 年代开始应用基因疗法，使血友病 B 成为世界上少数几种进入基因治疗临床试验的病种之一。我国复旦大学遗传学研究所和第二军医大学附属长海医院经过多年的努力成功地将人的 FIX cDNA 转入血友病 B 患者的皮肤成纤维细胞，经过体外培养扩增及安全鉴定，再以此治疗血友病 B 患者，使患者的 FIX 凝血活性与抗原均升高，临床出血症状得到改善，为我国基因治疗血友病 B 奠定了基础。

十三、G－6－PD 缺乏症

有些人对抗疟药伯氨喹啉(primaquine)是敏感的。在服药开头几天并无反应，继之则突然尿液变为暗黑色，出现黄疸。随着红细胞被破坏，红细胞计数和血红蛋白浓度下降。患者通常会逐渐恢复，但偶然由于大量溶血而致命。后来发现受累者对伯氨喹啉敏感是由于缺乏葡萄糖－6－磷酸脱氢酶(glucose-6-phosphate dehydrogenase，G-6-PD) G－6－PD 涉及到红细胞酵解过程中的旁路代谢，借以维持红细胞还原型谷胱甘肽(reduced glutathione)的浓度，这是维持红细胞稳定所必需的。G－6－PD 缺乏或活性过低时，导致还原型谷胱甘肽缺乏，使红细胞易被破坏而导致溶血。患者红细胞内可见 Heinz 小体。受累者在进食蚕豆或蚕豆制品时亦可引发溶血危象，故又称为蚕豆病(favism)。G－6－PD 缺乏者不仅对伯氨喹啉敏感，对其他很多药物也是敏感的，见表 32－8。

G－6－PD 缺乏是 X 伴性隐性遗传。女性杂合子有两群细胞，是 Lyon 假说在人体最早的证据

表 32－8　可诱发 G－6－PD 缺乏者发生溶血的药物

抗疟药
- 伯胺喹啉 (primaquine)
- 扑疟喹啉 (pamaquine, plasmaquine)
- 戊氨喹啉 (pentaquine)
- 杀疟喹啉 (quinocide)
- 奎尼丁 (quinidine)
- 喹宁 (quinine)

解热镇痛药
- 乙酰水杨酸 (acetylsalicylic acid, aspirin)
- 乙酰苯胺 (acetylphenylamine)
- 非那西丁 (phenacetin, acetophenetidin)
- 安替比林 (antipyrine)
- 氨基比林 (aminopyrine, pyramidon)

呋喃类药物
- 呋喃丹啶 (furadantin, furantoin)
- 呋喃西林 (furacilin, furacin)
- 呋喃唑酮 (furaxone)
- 呋喃它酮 (furaltadone)

磺胺类药物
- 氨苯磺胺 (sulfanilamide, aminobenzensulfonamide)
- 磺胺吡啶 (sulfapyridine)
- 磺胺异恶唑 (sulfisoxazole)
- 磺胺甲氧吡嗪 (sulfamethoxy-pyrazine, salfalene)
- 磺胺醋酰 (sulfacetamide)
- 水杨酸偶氮磺胺吡啶 (salicy-lazosulfapyridine)

砜类药物
- 氨苯砜 (dapsone, diaminodi-phenylfone)
- 硫氧二砜 (sulfoxone)

其他
- 萘 (naphthalene)
- 苯肼 (phenylhydrazine)
- 水杨酰胺 (salicylamide)
- 二巯基丙醇 (2, 3－mercaptopro-panol)
- 氯霉素 (chloramphenicol)
- 维生素 K (vitamin K)
- 蚕豆素 (favisin)

之一。两群细胞平均各为 50%，但可有很大变动，甚至达 99∶1。由于 X 染色体失活是随机的，如果造血组织来自 n 个细胞，则全部是有突变基因的 X 染色体失活或全部是有正常基因的 X 染色体失活的机会是 $(1/2)^n$ 如果全部有正常基因的 X 染色体失活，那个女性就会像带有突变基因的男性一样易感(显示杂合子)。大约有 1/3 女性杂合子，其体内突变细胞足以使她们在接触诱发药物时发生显著溶血。一般说溶血的严重程度与 G-6-PD 缺乏的程度相关。顺便提到，使 G-6-PD 缺乏者发生药物性溶血的那些药物也会使某些异常血红蛋白携带者发生溶血，如 Hb H，Hb Zurich 和 Hb Torino。

G-6-PD 缺乏症呈世界性分布，但比较集中在非洲、地中海沿岸、中近东及东南亚、美洲黑人，中美洲及南美洲某些印第安人。我国主要分布在黄河流域以南各省，尤以广东广西、贵州、云南、四川等省发生率较高，约 5%～20%。中国人群中 G-6-PD 基因突变型，见表 32-9。

表 32-9 中国人 G6PD 基因突变型

类型	碱基突变	氨基酸改变	发生的地区
C1	1376 G→T	459 精→亮	大陆、台湾
C2	1388 G→A	463 精→组	大陆、台湾
C3	1311 C→T	无	大陆、台湾
C4	392 G→T	131 甘→缬	大陆、台湾
C5	1024 C→T	341 亮→苯丙	大陆、台湾
C6	95 A→G	32 精→组	大陆、台湾
C7	592 C→T	198 精→半胱	大陆、台湾
CT1	835 A→T	297 苏→丝	美籍华人
CT2	1 360 C→T	454 精→半胱	大陆、台湾
CT3	493 A→G	165 冬胺→天冬	台 湾
	1 004 C→A	335 丙→天冬	大 陆

注：G-6-PD 基因位于 Xq28。

十四、脆性 X 染色体智力障碍综合征

脆性位点(fragile site)是一种在染色体特定位置上出现的断裂点，但是它并不完全断裂，而是呈一裂隙(gap)的现象，即在此断裂点上还可见有一细丝相连或者有不着色的染色体链相连接，脆性位点是在一定条件下出现的。如缺乏叶酸的培养剂或加入 5-氟脱氧尿苷(FudR)。脆性位点的真实性曾为人们所怀疑，但是近年来对某些智力落后、肿瘤等患者的研究已证实它的存在。这种脆性位点是可以遗传的，并按孟德尔遗传规律传递。

脆性位点是一种真实而稀有的细胞遗传学现象。纯合子(一对同源染色体在相同位点发生的脆性位点)中也并非所有细胞都能观察到。这种脆性位点似乎是无害的，因为他们大多数与个体表现型异常无必然的相关关系。现在已比较明确的是 X 染色体长臂上的脆性位点 fra(X)(q27.3)与智力落后有密切关系，而且是可遗传的。

Martin 和 Bell 在 1943 年首报本征家系，故本征又称 Martin-Bell 综合征。然而第一例脆性 X 染色体却是 1969 年由 Lubs 在一个家族性 X 连锁智力发育障碍家庭中发现的。1976 年 Giraud 等和 1977 年 Harvey 等在 10 个家庭 25 位男性患者、1 位女性患者和 13 位正常女性中证实了这种脆性 X 染色体与智力低下的关系。迄今为止已有许多学者在智力低下的患者中进一步确证，故而归纳为 1 种独立的综合征，称为脆性 X 染色体智力障碍综合征(fragile X chromosome mental retardation syndrome)。

本征主要发生于男性，由于男性是半合子，而女性多为携带者。男性患者最为明确的临床症状是大睾丸(50%患者睾丸体积达 30～50 mL，参考值为 20 mL)，大耳朵，长脸，头围比一般正常人大，突出的下颏和语言发音方面的障碍，智力发育明显落后，智商(IQ)在 20～50，平均为 30～40，男性群体中估计发病率为 1.8/1 000。

本征 X 染色体脆性位点在 Xq27.3。出现脆性 X 染色体的比例与培养液的成分有关。一般，在缺乏叶酸或低叶酸的培养液中，或在培养液中加入药物，如 FUdR、氨甲喋呤(methotrexate，MTX)，三甲氧苄氨嘧啶(trimethoprim，TMP)等都可使脆性位点出现的比例增高。此外，年龄因素、pH 值变化等均可影响脆性 X 染色体出现的比例。

本征在突变携带者 fra(X)(q27.3)的显示和受累者的临床表现之间有着比较复杂的关系。大多数半合子男性显示 Xq 末端脆性部位并有智力障碍。但约有 20%突变携带者半合子男性智力正常也不显示 Xq 末端脆性部位，被称为传带男性(transmitting male)。在女性杂合子携带者中 2/3 智力正常，1/3 可有智力障碍。在智力正常的女性携带者中，1/3 显示 Xq 末端脆性部位。而在有智力障碍的女性携带者中，绝大部分都显示 Xq 末端脆性部位，但不显示这个脆性部位者也可达 10%。这

些变异再加上脆性部位实验诱发方法和不同细胞有不同表达水平所带来的波动，使本征实验室诊断比较复杂。对此必须采取十分严格的科学态度。女性携带者出现智力障碍者，可从仅为学习困难到有严重智力障碍，也可有男性受累者那样的面部特征，如长脸、大耳、大下巴等，其体征表现程度与智力障碍的严重程度相关。关于本征的遗传方式，虽在绝大多数患者家系表现为X连锁隐性遗传，但在外显程度高低可变，呈现出一种不寻常的、独特的遗传格局。

本征绝大多数均由女杂合子携带者传于其子，携带者母亲是否有智力障碍将影响她子女在传得这个突变时智力障碍的外显可能性。按经典的X伴性隐性遗传，一个携带者女性的儿子和女儿各有50%的可能性传得母亲携带的突变。但在本征，一个有智力障碍的本症女性携带者的儿子如果传得了他母亲的突变，他是一定要发生智力障碍的；她女儿如果传得了这个突变，大约一半机会发病。

其次，传递本征突变的表现型正常父母的性别对他们子女智力障碍外显可能性的影响更大。智力正常的传带男性，他的女儿肯定传到本征突变，却几乎是正常的，其外显可能性为0(0%/100%)。但如果通过智力正常的女性携带者传递，则女儿中会有16%得智力障碍，外显可能性为0.32(16%/50%)。

第三，一个智力正常的女性杂合子携带者子女得智力障碍的风险还要看她子女中是否出现传带男性。前已述及，总的来说，一个智力正常女性携带者的子女的智力障碍的可能性，对儿子是40%，对女儿是16%。但在子女中出现传带男性时，其他子女得智力障碍的可能性也降低了，对儿子仅为9%，对女儿仅为5%，外显程度仅分别为0.18(9%/50%)和0.10(5%/50%)。

从理论上来说，对X伴性隐性遗传病，一个携带有突变X染色体的男性的母亲和这个男性的女儿有着同一条突变X染色体。可是对脆性X综合征，一个传带男性的母亲和这个传带男性的女儿，这母女二人出生智力障碍子女的风险却很不一样。这一自相矛盾的事实为Sherman在1984年所发现，被称为Shernan背论。

检查由群体筛查发现的本征散发性病例，几乎总是发现患者亲属中存在脆性X突变。这说明大多数本征散发性病例实在也是家族性的，而并非由于新突变。有人解释说，新突变可能存在于有传带男性的家系中，他们才会出现临床上显著的智力障碍。临床上出现本征可能需要在这个突变继续传递的过程中发生第二次遗传损伤。近年来对本征的分子遗传学研究已经揭示了本征这种独特遗传格局的分子机理。

1991年Verberk、Fu和Kremer等分别发现脆性X染色体智力障碍综合征的遗传缺陷在于Xq27.3处一个新发现的基因(FMR-1)5′不翻译区有一段不稳定的p(CGG)。三核苷酸重复序列。对正常人重复拷贝数(n)在30±24(PCR法)～40±25(Southern印迹法)之间，对智力障碍患者可高达≥230。在重复拷贝数高于正常变异范围时，这个序列就不稳定，会断裂而在电泳中显示若干DNA重复片段，并导致不同程度的智力障碍。这个p(CGG)n重复序列在通过女性传递时通常使拷贝数增高(也有减少的)，而在通过男性传递时通常保持原有拷贝数或有所降低。脆性X染色体综合征分子机理的揭示带来了一个新的突变概念经典的突变概念是静态的，突变是遗传物质从一种质态变为另一种质态。脆性X部位的突变却是动态的；一个家系的各个成员之间可以不一样，甚至一个个体的不同组织会是不一样的。这就导致了脆性X染色体综合征X连锁隐性遗传那种不寻常的、独特的遗传格局。至于p(CGG)n重复序列异常增长怎样导致智力障碍，新发现的这个FMR－1基因编码的是什么蛋白质(实验提示患者不表达)，遗传学家们正在深入研究之中。

迄今为止，在脆性X综合征之外已有肌强直性营养不良(myotonic dystrophy)、脊髓延髓性肌萎缩(spino-bulbar muscular atrophy)和Huntington舞蹈病(Huntington chorea)被检出也存在可遗传、不稳定的三核苷酸重复序列。它们构成一组有独特遗传特征的遗传病。

十五、XY型性腺发育不全

XY型性腺发育不全(XY female type gonadal dysgenesis)的患者出生时似乎都是女性外表，但核型为46,XY。青春期无第二性征发育，性腺呈条索状，性染色质阴性，但身材正常，没有其他类似于Turner综合征的表现。患者条索状性腺有很高的肿瘤发生率。

该症相关基因为睾丸决定因子(TDF)或称Y

染色体上的性别决定区(SRY),定位于Yp11.23,长约35 kb,仅有1个外显子,编码基因产物有促使中性性腺分化成睾丸的作用。如果基因突变或缺失就可导致XY型性腺发育异常。

(陈生弟、陆振虞、蒋建明)

参考文献

1 梁秀龄,王新德总主编. 神经系统遗传病学. 神经病学第19卷. 北京:人民军医出版社,2001. 36～178

2 王培林. 遗传病学. 北京:人民卫生出版社,2000. 1～139

3 孙荣武,王鸿利. 临床实验诊断学. 上海:上海科学技术出版社,2001. 156～232

4 朱忠勇. 实用医学检验学. 北京:人民军医出版社,1992. 294～363

5 李影林. 中华医学检验全书. 北京:人民卫生出版社,1996. 781～843

6 汤新之,崔乃杰. 临床生物化学. 天津:天津科学技术出版社,1999. 98～111

7 王康,王国相. 遗传性共济失调临床和基因诊断进展. 中华神经科杂志,2001. 34(6):378～381

8 张咸宁. 医学遗传学. 北京:科学出版社,2002. 328～349

9 Beryl J Rosenstein, Pamela L Zeitlin. Cystic fibrosis. Lancet 1998 Jan 24; 351(9098): 277～282

10 Margha A, Nance. Huntington Disease-another chapter rewritten. Am-J-Hum-Genet 1996; 59:16～22

11 Melvin G, Mclnnis. Anticipation: an old idea in new genes. Am-J-Hum-Genet 1996; 59:973～979

12 Monika Palz. Clusting of mutation associated with mild-Marfan-like phenotypes in the 3′ region of FBN1 suggests a potential genotype-phenotype correlation. Am-J-Med-Genet 2000; 91:212～221

13 Shirley M, Tilghman. The sins of the fathers and mothers: genomic imprinting in mammalian development. Cell 1999; 6:185～193

第 33 章　多基因遗传病的实验诊断

除由一对基因决定的人类单基因遗传性状或遗传病外，人类的许多性状、疾病或畸形是由许多对基因控制的。这些基因一般均为等显性基因，相互间不存在连锁关系。它们的作用均是微小的，故又称微效基因（minor gene）。但许多对相关微效基因的作用可以累加起来，形成较为明显的多基因性状或疾病，即所谓的累加效应（additive effect）。然而，多基因遗传（polygenic inheritance）或多因子遗传（multifactorial inheritance，MF）除受许多对微效累加基因的作用外，还必须有环境因素的参与。如果把遗传因素作为内因的话，环境因素这个外因在多基因性状、疾病或畸形的形成过程中也起着很重要的作用。由于遗传因素和环境因素之间的相互作用错综复杂，所以又将这类性状或疾病称为复杂性性状或疾病（complex trait or diseases）。

多基因遗传性状或疾病主要涉及一些常见性状、疾病或先天畸形。常见的性状包括身高、肤色、智力、血压、性格和肤纹等；常见病包括精神分裂症、哮喘、原发性高血压、糖尿病、冠心病、消化性溃疡、风湿性关节炎和癫痫等；先天畸形包括唇裂、腭裂、脊柱裂、无脑儿、先天性心脏病等。统计显示，常见病和先天畸形在群体中的总体发生频率超过600‰。二者之和远远高于染色体病的 3.8‰ 和单基因遗传病的 20‰。由此可见，多基因遗传病既是一类较难研究的遗传病，又是一类极具研究价值的遗传病。

多基因遗传的性状变异在一个群体中呈现出连续的数量级差的改变，不同个体之间的差异只有数量上的差异，没有质量上的变异，不符合孟德尔遗传的特点，因此又把这类变异称为数量性状（quantitative character）变异。比如人类身高的变异就呈现单峰性正态分布（normal distribution）的数量性状变异，即大部分人的身高接近群体的平均身高，特别高或特别矮的个体仅占少数。

目前对多基因病的遗传因素的研究，主要是寻找与多基因病发病相关的易感基因，并在糖尿病、高血压、哮喘和精神分裂症等疾病的研究中取得了一些进展，但与在基因的水平上诊断多基因遗传病的要求还相距甚远。

第一节　基础理论

一、多基因遗传病易感基因定位的策略和方法

随着分子遗传学研究的进展，多基因遗传病易感基因的定位和克隆逐步成为遗传病研究领域的热点。近年来已形成以候选基因法和全基因组扫描法为主的研究策略。实际研究时常用微卫星DNA（microsatellite，MS）或单核苷酸多态性（single nucleotide polymorphism，SNP）作为遗传标记，常用三代以上的大家系、同胞对或某些隔离群体等作为研究对象，常用被检者的全基因组 DNA 作为实验材料，常用自动化或半自动化的基因组扫描仪如ABI373 或 ABI377 作为实验仪器，常用连锁分析、关联分析与连锁不平衡分析等作为遗传分析的方法。下面重点介绍多基因遗传病易感基因定位的策略和遗传分析的方法。

目前，在多基因遗传病易感基因的定位研究中较多采用候选基因法和全基因组扫描法。

（一）候选基因法

将可能与某个多基因遗传病相关的一组已知基因作为候选基因，通过家系调查和连锁分析，找出易感基因。如对先天性心脏病的家系研究，发现

了一些可能与其发病有关的基因(表 33-1),第二步将候选基因座位的遗传标记与某个多基因遗传病进行连锁分析,确定该候选基因座位是否与某个多基因遗传病相连锁。第三步筛查与某个多基因遗传病存在连锁关系的候选基因变异体,比较变异体在疾患者群与正常人群之间的频率差异,最终确定相关基因。

表 33-1 先天性心脏病可能的易感基因(截止 2000 年 9 月)

疾病亚型	染色体定位	基因
房中隔缺损	5q34	NKX2.5
房中隔缺损,室中隔缺损	12q24	TBX5
肺动脉瓣狭窄:法氏四联症	20p12	JAGGED-1
闭管动脉化症	6p12	TFAP2B
瓣上主动脉狭窄	7q11	Elastin
主动脉瘤	15q21	Fabrillin
法氏四联症:持续性躯干动脉化症	22q11	?

选择正确的候选基因来进行复杂性疾病基因的研究是 1 项事半功倍的有效研究策略。通过对候选基因进行相应的连锁和关联分析,有利于缩小探讨的基因组范围,减少人力物力的支出;也有助于快速找到相关基因或排除无关基因。现在常用的挑选候选基因的思路有如下三条:

1. 依据现有的对疾病病理生理机制的认识来挑选候选基因。比如癫痫的发病与大脑神经细胞异常放电有关,人们就从参与神经细胞放电的各种离子通道着手进行研究,发现了伽马氨基丁酸(GABA)通道基因、K+离子通道基因等参与了多种癫痫的发病。

2. 利用成熟和精密 cDNA 微列阵技术对疾病患者进行分子生物学研究,寻找异常表达的基因作出候选基因。如对精神分裂症(SCZ,schizophrenia)患者死后的大脑组织进行分子生物学研究,结果表明死后的人类大脑组织能够提供可用于微列阵(microarrays)分析的高质量的 mRNA。到目前为止,使用这种技术发现一些基因如调节神经突触千功能基因、神经髓鞘形成相关基因等在 SCZ 患者大脑内出现了异常的表达(表现为升高或降低)。

3. 采用比较蛋白质组学分析的方法和技术,寻找异常表达的疾病相关蛋白质作为选择候选基因的依据。研究疾病蛋白质组学对于更好地理解疾病的病理过程,发展用于诊断和早期检测疾病的新的生物学标记、促进新要的开发等均有重大的意义。常用的蛋白质组学研究技术为质谱和双向凝胶电泳。如近来研究人员采用双向凝胶电泳,在对 SCZ 患者进行大脑蛋白质组的对比研究中发现,其蛋白质的表达与正常对照组之间有着显著性的差异。具体表现在:地西畔结合抑制蛋白(其编码基因位于 2q12～21)与锰-超氧化物歧化酶蛋白(其编码基因位于 6q25.3～26)的浓度出现下降,而 T-复合物蛋白-(其编码基因位于 6q25.3～26)的浓度则出现升高。上述蛋白质的编码基因作为精神分裂症候选基因进行深入研究提供了试验基础。由于比较蛋白质组学分析方法,不需要对疾病的遗传模式、病因和病理学有充分的认识,它主要分析与疾病有关的蛋白质的异常表达。因此,这是一种较好的研究复杂性疾病基因的辅助措施。

候选基因法针对性强、方法较简单。但也存在着一些不足,如未知功能的相关基因就不可能被选为某一多基因遗传病的候选基因;即使得到了某一候选基因与多基因遗传病之间存在连锁关系,也不能排除某一相关基因在该候选基因附近的可能性;候选基因法在选择对象时也存在着盲目性。

(二) 全基因组扫描

人类基因组中存在着大量可变数量的高度串联重复序列,如微卫星 DNA 多态性(MS)和单核苷酸多态性(SNP)。它们具有种类多、分布广、呈高度多态性和杂合度、易用 PCR 扩增等特点,已成为全基因组扫描和定位最常用的遗传标记。目前,多色荧光标记的微卫星 DNA 引物已经商品化,采用这些引物进行 PCR 扩增,将扩增产物在 DNA 自动测序仪上走电泳,采用基因组扫描和分型软件,对电泳结果进行图像及数据处理,计算出各个微卫星位点上的等位基因的大小和频率。一般用 300 多对覆盖整个基因组的微卫星引物,选择数个大家系或由 300 多个患者同胞对组成的样本进行连锁分析,就有可能将某一多基因遗传病的易感基因定位到染色体的区带上,分辨率可达 10 cM。进一步用该区域内的 DNA 遗传标记进行精细定位,就有可能将范围缩小到 1 cM 以内,以便直接进行大规模的 DNA 测序,分离并克隆出某种多基因遗传病的易感基因。

全基因组扫描的应用,为多基因遗传病的基因定位带来了希望。一些常见的多基因病如 2 型糖尿病、哮喘、精神分裂症、原发性高血压等都采用该法获得了一些易感基因。当然，最终确定致病基因及找到主基因尚有许多细致的工作要做。另外，该方法也存在着工作量大、费用昂贵等问题。改进技术是必须考虑的问题。

（陆振虞）

第二节　常用的遗传分析方法

人类基因组计划于 1990 年启动，2003 年 4 月宣布完成，标志着现代医学的发展逐步进入"基因组医学时代"。而人类疾病基因组学的研究，已经进入了多基因疾病这一难点。多基因疾病不遵循单基因病孟德尔遗传的一般规律，难以用一般的家系遗传连锁分析取得突破，需要在人群和遗传标记的选择、数学模型的建立、统计方法的改进等方面进行艰苦的努力。

一、关联分析

关联分析（association study）是在可能的候选致病基因附近选择遗传标志（等位基因片段多态性）在患者与正常个体之间进行比较，从而得到某一等位基因片段与引起疾病基因关联的相对危险度（relative risk，RR）。RR 通常取决于比数比（odd ratio）。

肯定存在标志与疾病关联的现象可以归纳为两种：一是致病基因座与标志（marker）存在很强的连锁不平衡（linkage disequilibrium），一是标志本身与疾病的病理发生有关。

连锁不平衡的基本原理是标志和致病基因座如果足够近，则在减数分裂时它们就不会随机重组分离。又由于被遗传隔离限制，染色体的一段小片段中突变致病基因可能引起标志等位片段的一种非随机分布，可通过比较患者与正常个体的标志等位片段频率得到连锁不平衡位点，这需要致病基因座与标志等位片段在 1 Mb 范围内，因此定位更加精确。

虽然连锁不平衡只能在一定条件下有效，例如低的突变率，标志与致病基因座足够近才能避免频繁的重组等，加上还要考虑到如何使疾病组与对照组相匹配（如人群、地理及社会环境因素等不同，等位片段的频率往往有很大差异），但对多基因病来说，关联分析可能比连锁分析（linkage analysis）更有效。因为连锁不平衡分析相对于连锁分析更易找到只有很弱效应的基因，并且多基因疾病家系较难寻找，连锁不平衡分析更适合于多基因遗传模式。

最典型的例子便是 HLA 与疾病的关联分析研究。HLA 是人类基因组中最复杂、多态性最高的遗传体系，其主要功能为参与自我识别、调节免疫反应和对异体移植的排斥作用。HLA 基因群位于人类第 6 染色体短臂（6p21.31），全长 3 600 kb，包含 128 个功能基因和 96 个拟基因，等位基因总数超过 500 多个。自 20 世纪 60 年代以来，人们研究发现许多人类白细胞抗原系统的编码基因与自身免疫性疾病存在关联。例如，携带 HLA－DR4 的人罹患类风湿关节炎的风险比正常人高 6 倍；携带 HLA－DR2 的人罹患多发性硬化症的风险比正常人高 4 倍；0.2%的美国人为 1 型糖尿病所困，而携带 HLA－DR3 和－DR4 基因的白人发病率是正常人的 20 倍。又如，HLA－B27 与强直性脊椎炎（ankylosing spondylitis），携带 HLA－B27 抗原与不携带 HLA－B27 抗原的人相比，罹患此病的风险至少要高 90 倍。HLA－B27 在不同种族和人群中的分布频率相差很大，可以从澳洲土著人的 0%到北美海达（Haida）印第安人的 50%。HLA－B27 共有 8 个等位基因：B＊2 701、B＊2 702、……、B＊2 708，其中 HLA B＊2 705 在强直性脊椎炎患者中最为常见，而 B＊2 703 则从未在患者中发现过。表明 HLA B＊2 703 是本病的保护基因。近年来在高加索人种中发现，HLA Ⅰ类基因 B＊35 和 Cw＊04 可能与 AIDS 病相关联。

迄今已发现 100 多种疾病与 HLA 基因多态性相关联，其中大多数的自身免疫性疾病与 HLA Ⅱ类基因关联。尽管从这种关联分析结果了解到的致病基因情况有限，但却促进了致病基因的定位步伐——连锁不平衡可以认为是对连锁分析的补充。

二、连锁分析

在疾病家系中，位于同一染色体上的两个位点

(致病基因与遗传标志)在减数分裂的过程中会发生交换与重组。重组率越高,两个位点在一起遗传给后代的机会就越小。通过用覆盖密度适当的遗传图中的标志在患病家系中进行连锁分析(linkage analysis),以此找到与某一遗传标志紧密连锁的致病基因座,从而确定该基因在染色体上的粗略位置。这就是连锁分析的基本原理。

用于致病基因定位的遗传标志有许多种,如传统的 ABO 血型系统、血清蛋白多样性、HLA 抗原等。由于这些系统在 DNA 上的位点太少,不能很好覆盖整个人类基因组,所以在基因定位上的应用十分有限,现已被弃用。

20 世纪 70 年代后期建立起来的限制性片段长度多态性(restriction fragment length polymorphism,RFLP)方法曾广泛被应用于致病基因的连锁分析,但终因更优越的多态性标志的发现使其也逐渐被淘汰。

20 世纪 80 年代后期,串联重复变异数(variable number of tandem repeats,VNTR)开始被用作遗传标志,主要是小卫星 DNA(minisatellite DNA)和微卫星 DNA (microsatellite DNA)遗传标志。它们都是由一些短的核苷酸串联重复序列组成,在人类基因组中分布较广泛、均匀,等位片段数目多,且符合孟德尔遗传规律,因而可以为连锁分析提供足够多的遗传信息,又加之利用 PCR 及电泳检测手段相对容易,成为目前在致病基因定位研究中应用最多的遗传标志系统。

单核苷酸多态性(single nucleotide polymorphism ,SNP)主要是指由基因组核苷酸水平上的变异引起的 DNA 序列多样性,包括单碱基的转换、颠换、插入或缺失等。SNP 几乎遍及整个基因组,人类基因组大约平均每 300 bp～500 bp 就会出现一个 SNP 位点,因而是目前受到高度重视的全新一代遗传标志,将构成今后基因组学研究的一大主要工具。

连锁分析的大致流程为:① 家系的收集与处理:尽可能收集经严格临床确诊的相对隔离封闭的大家系、患者同胞对家系,采集家系血样,抽提基因组 DNA;② 微卫星标志的选择:微卫星标志的选择一般应达到在染色体水平上平均覆盖 5－10 cM 左右的密度,然后合成这些微卫星标志的 PCR 引物,再利用多重 PCR 进行体外扩增;③ 电泳检测(基因分型);④ 自动等位片段分析:与测序仪相连的计算机可以直观地将每一产物的产量及分子量大小用曲线峰谱表示出来,使用相应的软件系统可将电泳检测到的数据进行处理;⑤ 基因组扫描综合分析:对经上述处理后的数据与家系分析得出的数据进行综合分析,计算每一个微卫星标志的 LODS 值,若 LODS>3,则可以肯定这一标志与致病基因连锁,即可将致病基因定位在某一染色体的某一区段内。从而进行进一步的基因克隆、分离工作。

这里还要介绍一种强有力的实验技术,即 DNA Pooling。DNA Pooling 就是进行多个样品一次 PCR 反应并对标志的等位片段频率进行定量,使在候选位点上使用密度更高的等位片段和进行全基因组连锁不平衡分析成为可能。

(陆振虞)

第三节　多基因遗传病的实验诊断

一、糖尿病

糖尿病是严重危害人类健康的全球性常见的内分泌-代谢疾病。在以高加索人种为主的欧美人群,糖尿病发病率达 2%～3%或更高。1994 年第 15 届国际糖尿病学术大会上曾提出全球糖尿病患者达 1 亿以上。在中国,糖尿病的发病率已达 2.5%,并还在不断增加。临床上将糖尿病分为两型:1 型或称胰岛素依赖型糖尿病(IDDM)和 2 型或称非胰岛素依赖型糖尿病(NIDDM)。还有 1 种 2 型糖尿病的变型称为青年型成年发病糖尿病(maturity-onset diabetes of young, MODY)。

(一) 1 型糖尿病的易感基因研究

1 型糖尿病是由于机体免疫系统破坏胰岛 β 细胞,导致胰岛素产生受阻所引起的一种疾病。免疫遗传学研究发现,定位于 6p21.3 的人类白细胞抗原(HLA)系统与 1 型糖尿病易感基因密切相关。采用基因组扫描和受累同胞对分析发现,以下基因座位为可疑 1 型糖尿病的易感基因所在区域,见表 33－2。

表 33－2　经遗传分析提示的 1 型糖尿病易感基因

基因座位	染色体定位区域	被选作的遗传标记	最高的 lod 值	相对风险	易感性(%)
IDDM1	6p21.3	HLA-DQB	7.3	3.1	42
IDDM2	11p15.5	INS VNTR	2.1	1.3	10
IDDM3	15q26	D15S107	?	?	?
IDDM4IDDM5	11q13	FGF3	3.4	1.3	?
IDDM5IDDM7	6q24q27	ESR	2.0	?	?
IDDM8	18q21	D18S64	—	—	—
IDDM9	2q21	D2S152	—	—	—
IDDM10	6q27	D6S264	—	—	—
IDDM11	3q21～q25	D3S1576	—	—	—
IDDM12	10p11.2～q11.2	D10S193	—	—	—
IDDM12	14q24.3	D14S48	—	—	—
IDDM14	2q33	D2S1391－	—	—	—
IDDM13	2q34	D2S301	—	—	—
IDDM14	未定	未定	—	—	—
IDDM15	6q21	D6S238	—	—	—

表中 IDDM1 与 HLA 多态性强烈易感，如 DQB1＊0301、DQB1＊0302、DQB1＊0201 与 IDDM 有关联。DRB1 的 DR3 与 DQB1＊0201 之间存在连锁不平衡，DRB1 的 DR4 与 DQA1＊0301 之间有连锁不平衡，所以 DR3、DR4 也显示与 IDDM 关联。此外，IDDM4 和 IDDM5 是两个可信的新确认基因座位。

(二) 2 型糖尿病的易感基因研究

2 型糖尿病的发病涉及胰岛 β 细胞数目减少，胰岛素分泌缺陷和/或终末器官对胰岛素产生抗性。通过基因组扫描和连锁分析，Hanis 等首先发现在墨西哥裔美国人中，2 号染色体上的微卫星标记 D2S125 为 2 型糖尿病的易感基因，并被命名为 NIDDM1。Mahtani 等发现在芬兰 Botnia 地区 2 型糖尿病家系的第 12 号染色体长臂上可能存在 2 型糖尿病的易感基因，并称为 NIDDM2。另外，载脂蛋白 A2 基因、丙酮酸激酶基因等也被认为是 2 型糖尿病的候选基因。我国人类基因组研究南方中心近年致力于 2 型糖尿病易感基因的筛选，已发现一些有意义的结果。

二、原发性高血压

高血压是以动脉压升高为主要特征，可并发心脏、血管、脑与肾脏等靶器官损害以及代谢改变的临床综合征。高血压按其病因可分为原发性与继发性两大类，其中原发性高血压占 90%以上。流行病学显示，我国高血压的总患病率达 11.88%(1991 年调查数据)，照此估计全国约有 9 000 万高血压患者。目前，肾素-血管紧张素系统在原发性高血压的发病中所起的作用已被证明。

正常情况下，肝脏分泌的血管紧张素原(AGT)经肾素的作用转变为血管紧张素Ⅰ，再在血管紧张素转化酶(ACE)的作用下转变为血管紧张素Ⅱ，然后分别通过血管紧张素Ⅰ、Ⅱ受体发挥缩血管作用及调节醛固酮的分泌，从而使血压升高。可见，肾素-血管紧张素系统对正常血压的维持以及高血压病的发生起着重要作用，同样，该系统编码的基因很可能就是高血压的相关基因。

(一) AGT 位点的突变

血管紧张素原基因(AGT)位于 1q42～q43，编码区由 5 个外显子和 4 个内含子组成。该基因有 15 种多态性，AGT 基因核心启动子区域位于 TATA 框与转录起始位点之间，对 AGT 基因转录表达起重要调控作用。目前发现 AGT 基因的突变，尤其是 M235T 及 T174M 的基因突变与原发性高血压的发病有关。我国学者叶琼等人的研究显示血管紧张素原 T235 等位基因频率在原发性高血压组中明显高于对照组，从而认为在中国人群中 AGT235 基因突变与原发性高血压发生有相关性。另外，按性别分组后，男性原发性高血压患者

M235T基因突变频率明显高于对照组，而在女性患者与对照组之间无差异。从而进一步认为，AGT235基因突变可能直接对男性存在高血压的危险，而对女性只起间接作用。

（二）ACE基因多态性与原发性高血压的相关性

血管紧张素Ⅰ转化酶（ACE）基因定位于17q23，共有26个外显子组成，基因全长21 kb。该基因的多态性与多种心血管疾病有关。D等位基因使血管的ACE水平增加，引起局部血管紧张素Ⅱ活性增加，缓激肽失活。缓激肽作用于内皮的β_2-激肽受体，使一氧化氮增加，有利于新生内膜和细胞间质增生。血管长期或暂时痉挛，使心肌梗死发生。因此ACE基因可能与局部循环密切相关，而对全身循环影响不大。在有家族史的高血压患者中，ACE-D等位基因频率高于正常对照组，可能与有家族史的患者遗传易感性增高有关。ACE基因DD型分布明显高于正常对照组及单纯高血压组。可见，ACE基因DD型和D等位基因可能是高血压的危险因子。

（三）AngⅡ受体多态性与原发性高血压的相关性

血管紧张素Ⅱ（AngⅡ）为内源性升压物质中作用最强的激素之一，在高血压发病中起着重要作用。AngⅡ绝大多数生物作用是由Ⅰ型受体介导的AT_1R基因，该基因位于染色体3q21～q25。人类AT_1R基因的DNA序列由2 268千碱基对组成，编码分子量为41 060的359个氨基酸。1994年，Bonnardeaux等发现在高血压患者中AT_1R基因C1 166等位基因频率高于正常者。中国福建汉族人群的AT_1R基因A1 166C多态性与原发性高血压有关。

此外，利用基因组扫描技术也已找到一些高血压的易感基因。最近国家人类基因组南方中心、复旦大学遗传所和上海市高血压研究所等单位通过对上海地区346个原发性高血压家系的1 500多名成员的基因样本进行基因组扫描分析，发现在2q14～q23区域存在一个高血压的易感基因。

三、支气管哮喘

支气管哮喘是1种常见的呼吸道慢性炎症性疾病，其临床表现是：以嗜酸性粒细胞为主的许多炎性细胞在气道内浸润，伴有气道上皮细胞脱落以及通气功能障碍。目前，多数人认为哮喘是1种多基因遗传病。哮喘相关基因的定位和分离主要从两方面着手进行。其一是从与哮喘相关基因的蛋白质产物入手，研究哮喘的候选基因及其在染色体的位置；其二是采用全基因组扫描技术，研究哮喘的易感基因。

（一）哮喘的候选基因及其在染色体上的定位

从哮喘的免疫反应和炎症反应中选择候选基因，并加以确认或排除，研究情况见表33-3。

表33-3 与哮喘相关的候选基因及其在染色体的位置。

染色体位置	候选基因	功 能
5q31	白细胞介素IL-3、4、5、9、13，GM-CSF	细胞因子上调肥大细胞嗜酸、嗜碱细胞的IgE表达
5q32	β_2肾上腺素受体基因	支气管扩张
6p21	HLA基因簇	抗原递呈
6p21.3	TNF_α	多效性炎症细胞因子
11q13	$FC_\varepsilon R1$	肥大、嗜酸和嗜碱细胞信号传导
12q	肥大细胞生长因子	炎症介质
14q	$TCR_{\alpha/\gamma}$复合物	T细胞激活

牛津大学的Cookson证实位于11q13的D11S97和特异反应性密切相关，而且表现出显著的母系遗传。5q31～33也是一个令人感兴趣的区域，不少细胞因子和$\beta 2$肾上腺素受体基因均在该区域。Marsh等发现IL-4基因簇、$\beta 2$肾上腺素受体和IgE与哮喘存在连锁关系（lods为3～5）。Wilkinson等发现哮喘、特异反应性与D12S366与D12S377之间的标记相关联，其中最强的关联发生在IFN_γ基因端粒端的D12S97。抗原识别基因也是重要的候选基因，如MHC簇中$TNF\alpha$的功能变异型与哮喘相关联，T细胞受体α链的变异型对尘螨免疫原DerP2的应答有关。

（二）全基因组扫描寻找易感基因

牛津大学的Cookson等对英国的80个哮喘家系（172个同胞对）进行基因组扫描研究发现4、6、7、11、13、16号染色体的遗传标记与哮喘、特异反应性、嗜酸性细胞增多等病症明显相关（$P<0.05\sim0.0005$），并确定了11、13、16号染色体上的遗传标记与哮喘存在连锁关系，而4、11、16号染色体上的遗传标记则存在母系遗传的倾向。多伦多大学的Slutsky和Sequana公司合作，从Tristan da Cunha

小岛上源于少数人的高度近亲结婚的家系出发，用 270 对遗传标记分析岛上所有的同胞对，发现以往没有报道过的两个很强的连锁基因座（Wheeze 1 与 Wheeze 2），P＜0.000 01。该连锁基因座在澳大利亚的双生子、60 个多伦多家系和中国浙江象山的一个哮喘高发家系中得到证实。目前，已将连锁基因座定位在 300～400 kb 的范围内，并估计在这段区域内存在数个哮喘的候选基因。

四、精神分裂症

精神分裂症（schizophrenia，SZ）是 1 种全球型的常见病，其发病率约为 1%，社会负担居各种疾病的第 4 位（据 WHO 统计数据）。家系调查，双生子以及寄养子研究已经证实，精神分裂症属多基因遗传方式（遗传率约为 70%～80%）。环境因素如病毒、产伤等也将导致精神分裂症的发病。

有关精神分裂症的染色体畸变与细胞遗传学研究早在 20 世纪 60 年代即已开展，已报道的精神分裂症染色体异常包括：5q11～q13 部分三体、t(2；18)(p11.2；p11.2)易位、t(1；7)(p22；q22)易位 9p11～9q13 倒位、4p15.2～q21.3 倒位、5p14.1 部分三体、8 号三体、8q24 脆性位点、10q24 脆性位点、22q11.1 缺失、5q21～q23.1 缺失以及非整倍型染色体等。这些染色体畸变只出现在个别精神分裂症案例中，并非精神分裂症特异性的变异。因而，精神分裂症与染色体畸变之间没有明显关联。但上述染色体畸变部位的发现，有助于确定精神分裂症易感基因。

在精神分裂症研究方面，采用全基因组扫描，进而进行遗传连锁分析、连锁不平衡分析，已经初步筛选到一些可能的易感基因位点和候选区。但是，由于各家实验室的基因组扫描结果相差较大，加上各种族或民族患者之间可能存在着遗传异质性，易感基因位点或突变型可能不同，使得精神分裂症相关基因的定位至今没有结论。截止 2000 年 4 月，在许多染色体上均发现了精神分裂症可能的易感基因候选区（表 33-4）。

表 33-4　精神分裂症可能的易感基因候选区（截止 2000 年 4 月）

染色体	易感候选区	研究者及文献出处
1	1q21～q22 (D1S1653-D1S1679)	Brzustowicz et al，1998；Science
13	13q32	Blouin et al，1998；Nat Genet
	13q12～14	Shaw et al，1998；Am J Med Genet
	13q32	Lin et al，1997；Hum Genet
	13q14.1～q32	Lin et al，1995；Psychiatr Genet
8	8p21～22	Blouin et al，1998；Nat Genet
	D8S560，8p22～21	Shaw et al，1998；Am J Med Genet
	8pter～8q12	Kaufmann et al，1998；Am J Med Genet
	8p23～21	Kendler et al，1996；Am J Psychiatry
	D8S133	SCLG，1996；Am J Med Genet
	8P22～21	Pulver，et al，1995；Am J Med Genet
22	22q11	Blouin et al，1998；Nat Genet
	22q	Shaw et al，1998；Am J Med Genet
	22q12	Gill et al，1996；Am J Med Genet
	D22S278	Wildenauer et al，1996；Cold Spring Harb Symp Quant Biol
	22q12～q13.1	Pulver，et al，1994；Am J Med Genet
6	6p23(D6S309～D6S1578)	Lindholm et al，1999；Am J Med Genet
	6q16～q24	Kaufmann et al，1998；Am J Med Genet
	6p	Wildenauer et al，1996；Nat Genet
	D6S470	SCLG，1996；Am J Med Genet
	6pter～p22	Wang et al，1995；Nat Genet
	6p22	Schwab et al，1995；Nat Genet
	6p24～22	Antonarakis et al，1995；Nat Genet

与此同时，实验动物模型和DNA芯片技术在寻找精神分裂症易感基因中逐渐得到应用。将实验动物应用于精神分裂症及其他精神疾病的研究，主要原因是：实验动物的某些特征与人类精神分裂症症状相似，而小鼠的某些脑功能区域与人脑的结构分布具有同源性；啮齿类动物的基因序列与人类高度同源，决定了小鼠可以用作人类疾病研究的动物模型；实验动物是人类药物药理学、毒理学实验的工具。因此，建立啮齿类动物精神分裂症模型，对揭示精神分裂症的分子病因有十分重要的意义。一个成功的范例是注意缺损多动障碍（ADHD）DAT1基因剔除小鼠（DAT1knockout，DAT-KO）模型的建立。

2001年，美国Pittsburgh大学的Mirnics等首次应用点布了7 800个基因转录本的cDNA微列阵（cDNA microarray）对精神分裂症进行了研究。结果发现精神分裂症患者的1种调空G蛋白信号转导的基因——RGS4（regulator of G-protein signaling 4）的表达明显降低（降幅达50%～84%），而RGS4基因位于1q21～q22，这与某些精神分裂症的全基因扫描研究（如Brzustowicz等，2000）结论一致。Mirnics等的报道，是人类第一次将DNA芯片技术用于精神分裂症的研究，是精神分裂症分子遗传学的一个新起点。可以预见，几年内将会出现越来越多的相关报道，这些研究必将最终定位和克隆精神分裂症致病基因，见表33-5。

表33-5 精神分裂症的遗传学研究(截止于2002年4月)

研究方法	染色体定位	候选基因	相关系统
连锁分析	1q 21 ～ q221, q32 ～ q42, 6p24, 8p21, 10p14,13q32,18p11,22q11～q13	未知	
染色体异常	22q11缺失(22qDS)平衡易位	COMT、DISC-1	多巴胺；工作记忆
关联研究		5HT2A	5-羟色胺
芯片技术		Synapsin II,NSF	动态的突触小泡

（陆振虞）

参 考 文 献

1 陈仁彪，冯波. 医学遗传学. 上海：上海科学文献出版社，1994

2 顾鸣敏. 多基因遗传病遗传分析的研究进展. 国外医学遗传学分册，1998. 2：60

3 李璞. 医学遗传学. 北京：北京医科大学中国协和医科大学联合出版社，1999

4 Rimion DL, et al. Principles and Practice of Medical Genetics. Churchill Livingstone (3rd Ed), New York, 1996

5 Lander ER, et al. Lander ES, et al. Genetic dissection of complex traits. Science, 1994; 265: 2037

6 Risch N. Linkage strategies for genetically complex traits. I. II. III. AM. J. Hum. Genet., 1990;46: 222

7 Weeks DE, et al. Polygenic disease: methods for mapping complex disease traits, TIG, 1995; 11:513

8 Todd JA. Genetic analysis of type 1 diabetes using whole genome approachs. Proc. Natl. Acad. Sci. USA, 1995; 92: 8560

9 Moises HW, et al. An international two-stage genome-wide search for schizophrenia susceptibility genes. Nature Genetics, 1995; 11: 321

10 Steven CE, et al. A genome-wide search for type 2 diabetes susceptibility genes in Utah Caucasians, Diabetes 1999; 48: 1175

第 34 章　产前筛查的实验诊断技术

产前筛查与产前诊断是遗传病预防的重要手段，涉及到多种实验诊断技术的应用与临床选择。产前筛查实验结果的解释必须密切结合孕妇的年龄、孕周等相关因素，作出综合分析。产前诊断除了实验技术应用以外，超声影像学诊断学占有十分重要的地位。

第一节　基 础 理 论

产前筛查：通过经济、简便和无创伤的检测方法，从孕妇群体中发现怀有某些先天缺陷胎儿的高危孕妇，以便进一步明确诊断，最大限度地减少异常胎儿的出生。目前所说的产前筛查通常是指通过母亲血清标志物的检测来发现怀有某些先天缺陷胎儿的高危孕妇，因此也可称作母亲血清产前筛查。

产前诊断：产前诊断又称宫内诊断，指在胎儿出生前对胎儿宫内感染和先天缺陷进行诊断，包括免疫学诊断、B 超影像学诊断、细胞遗传学诊断和基因诊断等。它与产前筛查不同，技术要求更高，要诊断的疾病也复杂，因此，不可能象筛查那样要求人人都做，只适合在一些经产前筛查或临床表现或家族史或既往妊娠史提示先天缺陷胎儿高风险的孕妇，有针对性地进行某项诊断性手术与实验。

目前产前筛查主要应用实验诊断技术，结合孕妇的病史作出风险分析。产前诊断技术中，宫内感染如 TORCH 的诊断应用免疫学方法结合分子生物学方法作出诊断，体表、内脏等的畸形采用超声诊断，染色体病采用细胞遗传学方法，基因病的基因诊断正在探索中。

（吕时铭）

第二节　实验检测与诊断

产前筛查中最常用的血清标志物是甲胎蛋白（α-fetoprotein, AFP）、人绒毛膜促性腺激素游离 β 亚基（Free β-subunit of human chorionic gonadotropin, F-β-hCG）、未结合雌三醇（unconjugated estriol, uE_3），以往的实验报告常常是只报告所测血清标志物的浓度值，如 AFP 报告通常表示为 ng/mL。由于 AFP 等血清标志物在不同的孕周有不同的值，而且孕妇个体间的差异也大，人群中呈非正态分布，虽然能用中位数表示集中趋势，但所谓的正常范围很大，用所测结果的绝对值来评价某一孕妇血清标志物水平是否正常不仅显得繁琐容易搞错，而且参考意义有限。因此近年已引入用 MoM 概念来评估某一孕妇某一孕周的 AFP、F-β-hCG 是否异常。此外在产前筛查中常用到检出率与假阳性率两个概念也在此节予以简述。

一、MoM 值

中位数值的倍数（Multiple of Median, MoM）指在产前筛查中，孕妇个体的血清标志物的检测结果是正常孕妇群在该孕周时该血清标志物浓度中位数值的多少倍。以 AFP 为例，某孕周测得某孕妇得 AFP 值为 500，而该孕周时正常孕妇群的 AFP 中位数值为 250，则该孕妇的 AFP MoM 为 500/250＝2.0 MoM，通常在孕 15～22 周筛查 NTD 时测 AFP≥2.5 MoM 即为高风险，MoM 的引入使判断更为直观、可靠。

二、检出率

检出率(Detect Rate, DR)是指通过筛查发现的、经过产前诊断证实的胎儿异常占整个孕妇群分娩的有被筛查疾病出生缺陷的新生儿的比例。

三、假阳性率

假阳性率(False Positive Rate, FPR)是指在筛查中为高风险孕妇但在产前诊断中未发现异常的孕妇数在整个参与筛查人群中的比例。

四、常用的筛查标志物

(一) 甲胎蛋白

正常孕妇血清中 AFP 是一种胎儿来源的糖蛋白,由胎儿肝脏和卵黄囊分泌,通过胎儿泌尿系统排泄到羊水中,羊水中 AFP 可通过血循环到达母体外周血中,在孕期血清 AFP 的浓度较非孕期明显增高。不同孕周时,母亲血清 AFP 的浓度是不同的。在开放性神经管缺陷(Neural tube defect, NTD)患儿中,由于神经管不能正常闭合,大量的 AFP 进入羊水后导致母血清中 AFP 的浓度大大升高,可达正常孕妇 AFP 浓度的 2 倍以上,在开放性脊柱裂及无脑儿中,甚至可达 8 倍以上,因此,在 NTD 的产前筛查中,运用 AFP 指标即可检出95%~100%的无脑畸形和 70~90%的脊柱裂胎儿。由于 AFP 的浓度在 24 周以后个体差异明显增加,在作 NTD 筛查时,孕 15~22 周时测得的 AFP 值更有意义,在孕早期,用 AFP 筛查 NTD 无效。在筛查 NTD 时,一般以≥2.5 MoM 为标准。

1984 年发现怀有染色体核型为 21-三体的唐氏综合征(Down Syndrome,DS)胎儿的母血清 AFP 值低,此后,人们便开始用 AFP 作为指标对 DS 进行筛查。若单独用 AFP 为0.5 MoM值为标准,检出率为 20%,假阳性率为 5%;若单独用母亲年龄 35 岁为标准,DR=31%, FPR=7.5%;两者结合后,DR=33%, FPR=5.1%。现一般用 AFP≤0.7 MoM 为标准。

必须注意的是:作为 DR 高风险的界定值。在胰岛素依赖性糖尿病患者(Insulin-Dependent Diabetes M, IDDM)中,AFP 浓度较正常值低 10%,黑人 AFP 高,母亲体重高者 AFP 值低,吸烟者 AFP 高 3%。在母亲肝功能异常的情况下,AFP 也会增高。

(二) hCG 和 F-β-hCG

hCG 是胎盘滋养层细胞分泌的,其 β 亚基是具有特殊性的氨基酸顺序,有不同于其他激素的免疫学特征,检测 F-β-hCG 可避免交叉反应,更能反应胎盘功能及胎儿状况。在怀孕时,母血清 F-β-hCG 的水平是总 hCG 水平的 1%,在妊娠早期,F-β-hCG 浓度升高很快,孕 8 周时达最高峰,后逐渐下降,至 18 周时维持在一定水平。在 DS 胎儿母血清中 hCG 和 F-β-hCG 均呈现持续上升趋势,分别为正常孕妇的 1.8~2.3 MoM 和 2.2~2.5 MoM。结合母亲年龄分别用 hCG 和 F-β-hCG 作指标进行 DS 筛查时发现,DR 分别为 50%和 59%,FPR 同为 5%。因此有报道认为,F-β-hCG 较 hCG 在筛查中更有特异性,在孕 14~16 周时尤佳,而且在早孕筛查时,F-β-hCG 更是一个高特异性的指标。在英国的 DS 筛查中,已用 F-β-hCG 代替 hCG。在 18 三体筛查中,F-β-hCG 表现为降低异常,一般以≤0.25 MoM 作为 18-三体的高风险界定值。

(三) uE_3

uE_3 主要由来自胎儿的类固醇前体在胎盘中合成的,是正常胎儿胎盘单位产生的主要雌激素,但多数 E_3 与性激素结合蛋白呈结合状态。母亲血清中 uE_3 约占总 E_3 的 9%,孕 7~9 周血中 uE_3 水平开始升高,并持续整个妊娠期。在 DS 胎儿的母亲血中 uE_3 表现为降低,一般为≤0.7 MoM。

(四) 妊娠相关血浆蛋白 A

早在 1974 年就报道妊娠期母体的血浆中存在妊娠相关血浆蛋白 A(Pregnant Associated Plasma protein A, PAPP-A),它是一种妊娠期在母体的血浆中逐渐增多的高分子糖蛋白,20 世纪 90 年代初分离出 PAPP-A 亚基。它是由胎盘合体滋养细胞分泌,孕妇血清中可能有因子刺激其合成,非孕妇子宫内膜、卵泡液、黄体、男性精液中也有少量存在,其基因定位于 9q33.1。生物学功能属于一种胰岛素样生长因子结合蛋白 4(IGFBP4)相关的蛋白酶,能协调细胞滋养层的增生分化并能影响母体免疫系统,保护胎儿免遭排斥,促进凝血过程,对早期配子发育、受精卵着床、妊娠保持、胎儿胎盘生长发育起至关重要的作用。

PAPP-A 在单胎受精后 32 d,双胎受精后 21 d 即可在孕妇血清中检出,孕 7 周时血清浓度上升比 hCG 显著,随孕周持续上升,足月时达高峰,产后开始下降,产后 6 周即测不到,整个妊娠期间的胎儿血中均测不到 PAPP－A，因为 PAPP－A 分子量大而不能透过血胎盘屏障进入胎儿血循环。母亲血清水平可反映胎儿宫内发育情况和胎盘功能，并对双胎妊娠的早期诊断有帮助。

在胎儿染色体核型异常（染色体核型为 21－三体）的早孕期孕妇血中，PAPP－A 水平明显低于正常孕妇水平，与 F－β－hCG 联合应用，检出率达 70％以上，是早孕期 DS 筛查的可靠指标。如加上胎儿颈部透明度（Nuchal Translucency，NT）检测将大大提高准确率，再结合年龄因素后 DR 可达 85％～90％，是早期筛查 DS 的最佳组合之一。

（五）抑制素 A

抑制素 A（Inhibin A）由合体细胞滋养层产生的肽类激素，在孕 10 周时升高，15～25 周时保持恒定的水平，期间无孕周差别，这与其他血清标记物不同。1992 年有人开始研究其与 DS 胎儿的相关性，发现孕妇血清中与 DS 胎儿相关的为二聚体抑制素 A（dimeric Inhibin A），被认为 Inhibin A 在孕早期和孕中期的 DS 筛查中均有意义。在筛查标志物的组合中加入 Inhibin A 后，肯定可提高 DS 的检出率。虽然在 DS 患儿母血清标本中，Inhibin A 的水平为 1.62 MoM值，但其单独应用的价值尚有争议。

五、血清筛查指标的选择与组合

根据多个实验室的研究，现认为在早孕期，多采用 PAPP－A＋F－β－hCG＋NT。由于 NT 在孕早期的检查需行阴道 B 超检查较准确，其临床可行性有待探讨，一般可选择 PAPP－A＋F－β－hCG 开始筛查。孕中期的选择则每个实验室有差别，根据目前的文献来看，多个实验室采用 AFP＋F－β－hCG（或＋uE_3）二联或三联法，两者之间的 DS 检出率相似。Cuckle 的统计结果表明，在 5％的阳性率的情况下，孕中期 AFP＋F－β－hCG 的筛查 DR 为 62.3％～64.1％，AFP＋F－β－hCG＋uE_3 的 DR 为 65.6％～67.3％。AFP＋F－β－hCG＋uE_3＋Inhibin A 的 DR 为 72.0％～73.4％。孕早期，AFP＋F－β－hCG＋PAPP－A 的 DR 为 73.7％，PAPP－A＋F－β－hCG 的 DR 为 69.1％。由于各个实验室的报道不尽相同，作者建议在刚开展产前筛查工作时，孕早期采用 PAPP－A＋F－β－hCG＋NT 法，孕中期采用 AFP＋F－β－hCG（或＋uE_3）二联或三联法，在积累一定的数据后，根据实际检出率来选择恰当的组合。

（吕时铭）

第三节　产前筛查的实验诊断

在母亲血清产前筛查各指标的检测中，可以采用放射免疫分析法、酶联免疫分析法、酶联免疫化学发光分析和时间分辨荧光免疫分析法（Time-resolved immunofluorometric assay，TRIFA），由于放射免疫分析法、酶联免疫分析法的结果变异较大，目前多采用时间分辨荧光免疫分析法，由于该分析方法专用仪器附带专用的风险率分析统计软件，且有较大的数据库数据可用作分析参照，在刚开始筛查尚未建立自己实验室数据库的情况下，参照使用可提高分析结果的可信度。

在产前筛查时，孕妇需要提供较为详细的个人资料，包括出生年月、末次月经、体重、是否有胰岛素依赖性糖尿病、双胞胎还是单胞胎、是否吸烟、异常妊娠史、前胎是否是 21 三体/18 三体等。由于筛查的风险率分析中，所检测到的血清标志物结果，需要根据上述因素作综合分析，方能对有关风险率作出估计。因此，在采集血标本前准确收集上述资料，并填写在化验单上显得十分重要与必要。

一、产前筛查血清标志物的检测与注意事项

（一）标本收集与存放

由于孕早期和孕中期的筛查方案选择较多，以孕早期行 PAPPA＋F-β-hCG 二联法及孕中期行 AFP＋F-β-hCG＋uE_3 三联法为例。

妊娠第 7 周至第 12 周进行 21－三体、18－三体筛查，为孕早期筛查，以 PAPP－A 及 F-β-hCG 作为筛查的标志物。取该孕期的孕妇外周血 2 mL，分离血清后可进行 PAPP-A 及 F-β-hCG 的检测。

孕中期 21－三体筛查时，血样的抽取从妊娠第 14 周至 22 周。如孕妇希望同时对神经管畸形筛查，由于 AFP 作为 NTD 标记物时，在孕 15 周以前不可靠，同时为了对高风险孕妇留出足够的时间作

进一步处理，因此作者建议孕妇在15周以后，20周以前进行产前筛查。标本为孕妇外周血2 mL，分离血清后，可进行AFP＋F-β-HCG＋uE_3的检测。

无法在当天检测的血清标本，应在－20 ℃保存，避免反复冻融。在标本冷藏前，必须将血清完全分离。由于hCG的遇热不稳定性，在运输及保存过程中要避免高温。标本采集、保存方法不当可能引起检测结果异常，特别是用于测定F-β-hCG的标本，在高于室温的条件下放置太久，会引起完整hCG的分解增多，使F-β-hCG的值升高。

注意：不能使用含EDTA或柠檬酸盐的抗凝的血浆，这些物质对检测试剂盒中的螯合剂有影响。溶血的（血红蛋白≥5 g/L）、脂血的（＞5 g/L）及黄疸的（胆红素＞5 μmol/L）血清标本对检测结果也有干扰。检测PAPP－A时不能使用肝素血浆标本。

（二）检测与注意事项

采用时间分辨荧光免疫分析法检测母亲血清标志物作产前筛查可选用WALLAC公司的产前筛查相关试剂盒进行实验，可手工操作然后在Victor 1 420仪上读取结果进行分析或用Auto DELFIA 1 235全自动仪进行全自动测定，对结果进行风险分析。不管用哪一种方法均应注意以下几点：

1. 不同批号试剂盒中的试剂不能混合使用，不使用过期的试剂盒。

2. 在样品准备之前所有的试剂必须回复到室温（20～25 ℃）。冷冻的样本回复到室温后应用手缓慢轻柔地混合，不要将标本剧烈地混合，以免产生微小气泡。同时检查一下有无残留的纤维蛋白，应小心将其除去。以免堵塞吸样针，甚至损害样品处理系统。

3. 洗板条时，必须保证每个微孔内都注满洗液。清洗完毕后检查每个微孔都吸干，如有液体残留，取出板条在吸水纸上拍干。

4. 洗板机不能长时间充满洗液，否则用于吸水和排水的针会堵塞。每天的工作结束后要用蒸馏水清洗洗板机。洗板机应用NaCl溶液（30 g/L）定期清洗，然后用蒸馏水清洗，再用50％的乙醇清洗，最后用蒸馏水清洗。

5. 为了避免铕污染和高本底现象的出现，应该使用高质量的移液器和洗板机。建议使用一次性的塑料容器来配制铕标记工作溶液。缓冲液不能碰到剩余的需再使用的铕标记浓缩液。

二、产前筛查的风险率评估

用于产前筛查的孕妇血清标志物结果测出后，即可根据孕妇的年龄、孕周、孕妇体重、种族、是否双胎、是否胰岛素依赖型糖尿病、是否抽烟等因素进行计算分析，得出个体风险率。即根据孕妇的个人资料计算出的生育患病儿的可能性。个体风险率以1/n的方式来表示，意味着出生某一患儿存在1/ n的可能性。群体风险率是筛查疾病的发病率。

在时间分辨免疫荧光法中，风险率的临界值（cutoff value）是1/250～1/350，如尚未建立自己实验室的临界值时，21－三体筛查可采用1/250和1/270为临界值；18－三体筛查可采用1/350为临界值。n的数值越大，表示风险率越低，越小则风险率越高。随着筛查病例数的积累，高风险率（需要进行产前诊断的临界值）的临界值可以根据各个实验室不同的假阳性率来调整，一般的假阳性率控制在5％～10％之间。使用较低的高风险率临界值，假阳性率会越高，检出率也可能升高。这是因为使用较低的高风险率临界值，则高风险孕妇在普通孕妇人群中的比例会增高，进行产前诊断的孕妇比例也增高，同时检出率也可能提高。当然太高的假阳性率大大地增加了产前诊断的工作量，也影响了产前筛查的工作质量与效率。

如前胎为21－三体，则再生育时，风险率要增加1％左右，必然为高风险孕妇。对于有自然流产史的孕妇来说，其再孕后胎儿发生染色体异常的风险率较正常人群提高0.34％，但这个因素尚未被考虑进风险统计中去。

在双胎妊娠的产前筛查中，有人认为在孕早期用NT指标来筛查较孕中期的母亲血清标志物更有意义。由于双胎或多胎妊娠时其血清标记物浓度比单胎妊娠高，目前尚无足够的双胎或多胎的正常血清标记物水平的资料参考。因此筛查结果不可靠。而患有胰岛素依赖型糖尿病的孕妇，其体内血清标记物浓度相对平均水平要低。

试管婴儿（IVF）孕妇群也是一个特殊人群，Frishman对69例IVF孕妇进行孕中期产前筛查时发现，阳性率是普通孕妇人群的2倍，认为IVF孕妇血清指标物的中位数值与普通孕妇群不同，其中AFP为0.95MoM，hCG为1.22MoM。这可能与IVF孕妇在IVF过程中多胚胎移植及激素应用等因素有关。由于IVF人群的特殊性，产前筛查在该人群中的可行性也有待探讨。

在对筛查结果进行评价时，作为产前筛查医生与实验人员需要充分认识到年龄在风险率计算中的重要性，同样的母亲血清指标物测定结果，如果孕妇年龄不同，则风险率也不同，因此掌握上述各因素对筛查疾病风险率评估的影响极为重要。举例：

假设孕妇甲与孕妇乙只是年龄的不同，其他与个体风险率计算的因素均相同，如孕妇甲 28 岁，孕妇乙 41 岁，根据末次月经推算孕周均为 19 周±3 d，B 超示孕周为 19 周±6 d，体重均为 84 kg，单胎，无糖尿病，不吸烟，无异常生育史。血清标志物检测结果为 AFP 为 25.1 u/L，0.6 MoM，F-β-hCG 为 3.78 ng/mL，0.51 MoM，筛查风险率计算结果显示 41 岁者为高风险，而 28 岁者为低风险，见表 34 - 1。

表 34 - 1　不同年龄孕妇出生患儿的风险

项　　目	孕妇甲（28 岁）	孕妇乙（41 岁）
该年龄群体中 21 三体风险率	1/580	1/40
AFP＋年龄计算 21 三体风险率	1/1 130	1/90
21 三体风险率	1/3 300	1/260
18 三体风险率	1/6 700	1/520
NTD 风险率	阴性	阴性

鉴于年龄直接影响孕妇怀先天愚型胎儿的风险率，因此，对 35 岁以上孕妇均应建议在孕中期作羊水胎儿脱落细胞染色体分析以排除染色体病。

准确地确定孕周也是风险率计算中的一个重要环节。由于国外实验室在计算风险率时多采用 B 超确定的胎龄，其统计软件的数据库也依据 B 超确定的胎龄建立，当 LMP 和 B 超确定胎龄同时提供给统计软件时，它首先认同 B 超提供的胎龄。由于我国计算孕周多采用 LMP 的方法，所以对一些月经不规则的孕妇，最好能用 B 超确定胎龄后再计算风险率，以减少孕周误差所致的风险率计算错误。

此外，标本的质量与检测结果的准确性是除了孕妇个人资料以外，能人为造成风险率误差的重要因素，实验室人员在工作中如发现 F-β-hCG 的数值偏高者增多，或 FPR＞10％的情况下，应排除上述因素的影响。

三、高风险孕妇的处理

筛查只是在孕妇人群中发现一些可能怀有异常胎儿的高风险孕妇。由于筛查方法本身的局限性，并不是 100％的异常胎儿均表现为高风险，根据检测方法不同，检出率各有差异，因此在产前筛查中应让孕妇及其家属知道产前筛查有漏检的可能，也并不是所有染色体病均会有高风险的筛查结果，应让孕妇及其家属作知情选择，以减少由此带来的医疗纠纷。另一方面，在筛查中发现的高风险孕妇的阳性率可能占整个筛查人群中的 5％～10％，但其中真正异常的胎儿占高风险孕妇的 1％～1.4％。因此，也应让孕妇及其家属知道产前筛查出的高风险者中也只有 1％左右的真正异常者，让孕妇及其家属作知情选择，以配合作好进一步的检查。

对于产前筛查结果胎儿可能为染色体核型21 - 三体、18 - 三体的高风险孕妇，在核对孕妇的年龄、孕周等因素无误后，建议其进行羊水胎儿脱落细胞染色体核型分析，以排除染色体病。对于年龄≥35 岁的高龄孕妇，由于发病率较普通孕妇明显升高，即使筛查风险率正常，也应告知产前筛查和产前诊断的区别，给孕妇提供选择羊水穿刺获取胎儿细胞进行直接诊断的机会。

对于 NTD 高风险孕妇，应首先应用 B 超检查，排除神经系统发育异常的可能性。AFP 升高也与死胎、双胎妊娠、孕妇肝肾功能异常、胎儿内脏畸形（如多囊肾、巨结肠、十二指肠狭窄、食管狭窄、内脏外翻）等有关，应建议临床医生对于上述异常情况予以足够的关注，即使暂时没有发现上述异常，医生仍应密切观察胎儿发育情况，有些胎儿畸形往往到孕中晚期才表现出来。在中孕晚期或晚孕期再行相关 B 超检查，有利于排除隐性脊柱裂等胎儿畸形。对于首次 B 超诊断未发现 NTD 的孕妇，还可建议孕妇行羊膜腔穿刺，取羊水作乙酰胆碱酯酶的检查，以排除闭合性神经管畸形及隐性脊柱裂的可能。

鉴于用于上述三种胎儿异常筛查的母亲血清标志物水平的高低还受到其他多种因素的影响，可能会提示了胎儿、胎盘、孕妇自身的多个脏器功能的变化，因此，母亲血清标志物的检测结果异常还有其他的提示价值。如筛查中 F-β-hCG 特别高，达 20 MoM 值就应考虑是否有滋养细胞疾病的可能，也有一些性染色体异常的染色体病可表现为 21 三体高风险，如 45，XO，47，XXY 等，因此对于高风险孕妇应在自愿的基础上尽量建议她们进行羊水染色体核型分析检查。（吕时铭）

参 考 文 献

1 Cunningham FG, Gant NF, Leveno KJ, et al. Editor Williams Obstetrics 21 Edition New York: McGraw-Hill Companies, Inc 2001; 958～990

2 Wald NJ, White N, Morris JK, et al. Serum markers for Down's syndrome in women who have had in vitro fertilistion: implications for antenatal screening. Br J Obstet Gynaecol, 1999; 106: 1304～1306

3 Wax J R, Guilbert J Mather, et al. Efficacy of community-based second trimester genetic ultrasonography in detecting the chromosomally abnormal fetus. J Ultrasound Med, 2000; 19(10): 689～94

4 Wald NJ, Densem JW, George L, et al. Prenatal screening for Down's syndrome using inhibin-A as a serum marker. Prenat Diagn, 1996; 16: 143～53

5 Spencer K, Macri JN, Aitken DA, et al. Free β-hCG as first trimester marker for fetal trisomy. Lancet, 1992; 339: 1480

6 Muller F, Dreux S, Oury JF, et al. Down syndrome maternal serum marker screening after 18 weeks' gestation. Prenat Diagn, 2002 Nov; 22(11): 1001～1004

7 Benn PA, Fang M, Egan JF, et al. Incorporation of inhibin-A in second-trimester screening for Down syndrome. Obstet Gynecol, 2003 Mar; 101(3): 451～454

8 Akbas SH, Ozben T, Alper O, et al. Maternal serum screening for Down's syndrome, open neural tube defects and trisomy 18. Clin Chem Lab Med, 2001; 39(6): 487～490

9 Beaman JM, Goldie DJ. Second trimester screening for Down's syndrome: 7 years experience. J Med Screen, 2001; 8(3): 128～31

10 Raty R, Virtanen A, Koskinen P, et al. Serum free beta-HCG and alpha-fetoprotein levels in IVF, ICSI and frozen embryo transfer pregnancies in maternal mid-trimester serum screening for Down's syndrome. Hum Reprod, 2002 Feb; 17(2): 481～4

11 Muller F, Thalabard JC, Ngo S, et al. Detection and false-positive rates of maternal serum markers for Down syndrome screening according to maternal age in women over 35 years of age. A study of the agreement of eight dedicated software packages. Prenat Diagn, 2002 May; 22(5): 350～353

12 Spencer K. Second trimester prenatal screening for Down's syndrome using alpha-fetoprotein and free beta hCG: a seven year review. Br J Obstet Gynaecol, 1999 Dec; 106(12): 1287～1293

13 Cuckle H. Biochemical screening for Down syndrome. Eur J Obstet Gynecol Reprod Biol, 2000 Sep; 92(1): 97～101

第八篇

体液实验诊断

为了归类的简便，本篇所指的“体液”实验诊断，包括尿液检查、粪便检查、脑脊液检查、浆膜腔积液检查、精液检查、阴道分泌物检查和羊水检查 。其中，尿液和粪便实属排泄物（excretions），而脑脊液、精液等其他各类则为分泌物（secretions）。现代体液实验诊断，在传统而有效的理学、化学和显微镜检查的基础上，增加了更深入、更高层次的特殊化学检查、免疫学检查、细胞学检查、分子生物学检查等，增强了临床实验检查的手段，扩展了实验诊断的疾病领域。同时，由于实验检查仪器自动化、智能化程度的日益增高，现代体液检查的结果精密度更高、可靠性更强，可为临床准确诊断疾病提供有效的客观证据。

第35章　尿液检测

尿液检验又称尿分析(urinalysis)是临床实验诊断最常用的重要检查项目之一，主要用于：① 泌尿系统疾病诊断、疗效观察和预后判断。② 其他系统如内分泌系统或代谢性疾病如糖尿病辅助诊断。③ 对治疗药物如庆大霉素等肾脏损害情况监测。④ 职业病如铅中毒等辅助诊断。⑤ 健康普查。

目前，尿液检查按照检验手段，大致分为四类：① 自动化仪器筛查：传统的尿液理化试验和部分尿沉渣有形成分的检查，现已被尿试剂条及其读数仪和尿沉渣分析仪所替代。自动化仪器的共同特点是操作简便、重复性好、多项目检测、结果易判断并自动打印和储存；但仪器对尿中有形成分的检查，只具有筛查作用，如想确证，还须结合显微镜直接形态检查。② 显微镜检查：对细胞、管型、结晶、细菌、真菌等有形成分，直接镜下观察，或并用半自动、全自动仪器进行检查，可作出肯定性诊断。③ 免疫学、分子生物学新技术检查：对尿中细胞、化学成分、免疫物质、DNA 等进行分析。④ 病理细胞学检查：主要是对尿液进行脱落细胞学检查。本章只叙述前三类尿液检查及其临床意义。尿液实验室检查不同类型的主要临床应用见表 35－1(有关尿液检查与肾脏疾病的诊断，可进一步参见第三篇第 9 章"肾脏病的实验诊断")。

第一节　基础理论

一、尿液形成

正常成人肾脏每分钟血液灌注量达 1 200 mL，经肾小球滤过的超滤液(原尿)约 180 L。超滤液进入 Bowman 囊，流经肾小管和肾集合管时，在逆流倍增机制及血管加压素等作用下，99%以上的水分和许多物质被重吸收，24 h 的尿排出量仅 1～2 L，约为原尿量 1/200～1/100。生理情况下，尿量多少还与饮水量及环境温度有关；过量饮水、摄入高盐、高蛋白食物，使用咖啡因、噻嗪类利尿剂等药物可引起生理性多尿。

病理性尿量改变及机制：① 多尿：肾脏疾病时，肾小管重吸收功能降低，尿浓缩功能减退。内分泌疾病如尿崩症，因抗利尿激素缺乏或肾脏对抗利尿

表 35－1　尿液实验室检查的临床主要应用

尿液检验类型	检测目标	临床应用			
		筛查	诊断	监测	预后
试剂条法化学检查	糖尿、蛋白尿、血尿、白细胞尿、感染	＋＋＋	＋/－	＋	＋
传统尿液理化和显微镜常规检查	糖尿病、蛋白尿、血尿、白细胞尿、感染、管型尿、结晶尿	＋＋＋＋	＋＋	＋＋	＋
微生物检查	感染	＋＋	＋＋＋＋	＋＋	＋
一般细胞学检查	肿瘤、炎症、病毒感染	＋	＋＋	＋	－
细胞学检查	肾小球和肾小管疾病、下泌尿道疾病、非细菌性感染	＋	＋＋＋＋	＋＋＋	＋＋＋
细胞测量和 DNA 分析	泌尿道肿瘤	－	＋＋	＋＋＋	＋＋
流式细胞术检查	泌尿道肿瘤	－	＋	＋＋＋	＋＋

注：＋＋＋＋～＋：表示临床应用价值大小　－：表示无临床应用价值。

激素不敏感，出现多尿；糖尿病，因葡萄糖滤过增多，引起渗透性利尿。② 少尿：肾前性疾病引起的肾缺血、脱水状态，低蛋白血症造成有效血容量减低，应激状态时抗利尿激素分泌增高、肾小管重吸收增强；尿路梗阻或肾脏本身各种疾病如急性肾小球肾炎等因滤过率减低引起少尿；肾脏因毒性物质损伤引起少尿。③ 无尿：其发生原因与少尿相同，无尿进一步发展称尿闭。

二、尿液颜色

（一）生理性尿液

生理性尿液呈淡黄色，主要因尿色素所致。尿色深浅，反映尿液浓缩或稀释的状态。尿量减少颜色加深，尿量增多颜色变淡。多种因素可引起尿液颜色改变（见表 35－2），如大量饮水，尿色淡；饮水少、出汗、发热、饥饿时尿少色深；食物色素、染料、多种药物可导致尿液颜色改变（见表 35－2）。

表 35－2　尿液外观和颜色

外　观	原　因
无色	极度稀释尿：多尿、尿崩症
雾状浑浊	磷酸盐、碳酸盐（溶于稀乙酸）、尿酸、尿酸盐（>60 ℃溶解，溶于碱性溶液）、白细胞（不溶于稀乙酸）、红细胞（在稀盐酸中溶解）、细菌、酵母菌、精子（不溶于稀乙酸）、前列腺液、黏蛋白、黏液丝（可呈絮状浑浊）、脓液、凝块、粪便污染（直肠膀胱瘘）、X 线造影剂（酸性尿中）
乳白色	脓尿、脂肪尿、乳化石蜡（外用阴道霜剂）
黄橙色	胆红素（尿泡沫呈黄色）、浓缩尿（脱水、发热）、尿胆素过量、药物（番泻叶、山道年、非尼汀、核黄素、呋喃唑酮、黄连素、牛黄、阿的平等）
红色	血红蛋白、红细胞、肌红蛋白、卟啉、视褐质、苯胺染料、甜菜、月经污染（凝块、黏液）、药物（去铁敏、酚酞等）
红棕色	高铁血红蛋白（酸性尿）、肌红蛋白、双吡咯、药物（酚红、番泻叶、芦荟、氨基比林、磺胺药等）

（二）病理性尿液

1. 红色尿　临床最重要的红色尿是血尿。血尿主要有两类来源：① 肾性血尿：又称非均一性肾性血尿，指尿液中可查见多种大小不一、异常形态的红细胞。这是因为血液红细胞通过病变的肾小球基底膜时，受挤压而损伤；还受到肾小管中尿酸碱度和渗透压的影响，使红细胞呈棘形突起、面包圈样或裂为碎片等异常形态。② 非肾性血尿：又称均一性非肾性血尿。由于红细胞未受肾小球基底膜的挤压，且受尿酸碱度及渗透压作用的时间短暂，故形态正常、大小均一。健康人的血液细胞不能通过肾小球，尿路也无出血，故尿中红细胞极少；但红细胞兼有正常和异常两种形态。

卟啉尿颜色不一，先天性红细胞生成卟啉症和迟发性皮肤卟啉症尿常呈红色，而铅卟啉尿症，尿色通常正常。急性间歇性肝性卟啉症，新鲜尿颜色正常，但久置尿色可加深，转为棕色、红色或黑色。

2. 棕红色尿　正常时，血浆中的血红蛋白与肝脏合成的结合珠蛋白（haptoglobin）结合，形成大分子复合物，不能从肾小球滤过。当血管内溶血时，过多的游离血红蛋白未能与结合珠蛋白结合，经肾小球滤过。当超过了肾小管重吸收能力时，即形成血红蛋白尿。因血红蛋白含量不同，尿可呈棕色、浓茶样或酱油样。

3. 暗褐色尿　可源自肌红蛋白尿。肌红蛋白因分子量较小（17 000），能通过肾小球滤过膜。健康人，血浆肌红蛋白含量低，尿含量甚微，不能检出。

4. 深黄色尿　尿振荡后产生的泡沫如仍呈黄色，显示含结合胆红素，即胆红素尿，而正常而色深的尿液，振荡后泡沫往往呈乳白色。

5. 乳白色尿　主要来源于：① 脓尿和菌尿：脓尿含大量变性坏死的白细胞尿呈黄白色、乳酪状，常含脓丝状悬浮物或絮状沉淀。菌尿含大量细菌，尿呈云雾状，静置后也不下沉。② 乳糜尿：从肠道吸收的乳糜液不能按正常淋巴系统至血液而逆流至泌尿系统的淋巴管中，或丝虫感染而引起淋巴管堵塞，淋巴管内高压、曲张、破裂，乳糜液渗入尿中，使尿呈不同程度的乳白色，乳糜的主要成分为三酰甘油（中性脂肪）、卵磷脂、胆固醇，及少量纤维蛋白原和白蛋白等。此外，尚含有多少不等的血液。若含血液较多呈粉红色，则为乳糜血尿；若合并泌尿系统感染，可呈乳糜脓尿。乳糜尿可形成凝块，如含足够淋巴液，尿液上层为乳糜微粒，其下为纤维蛋白和细胞。在沉淀物中有时可查见微丝蚴。

三、尿比重和尿渗量

1. 尿比重（specific gravity，SG）　反映尿液相对密度，主要决定于尿中所含电解质及可溶性代谢物的量。尿液中尿素、氯化钠、硫酸盐和磷酸盐等为构成尿比重的最主要成分。

2. 尿渗量(osmolality)　反映单位溶液中溶质颗粒数量,而受大分子颗粒物质如蛋白质和葡萄糖的影响较小。在评价尿稀释和浓缩功能方面,测定尿渗量优于测定尿比重。在尿分析中通常用毫(摩尔)渗量 mOsm 表示。

四、尿液管型

1. 尿管型(urine cast)形成　管型是蛋白、细胞、细胞破碎后的颗粒以及结晶等成分,在肾远曲小管和集合管部位凝固聚合而成的圆柱状体。尿蛋白质特别是 Tamm-Horsfall 蛋白(Tamm-Horsfall protein,THP)是形成管型的基础物质。由蛋白质形成的基质网,捕获肾小管滤液中的细胞、细胞碎片或颗粒物质等,构成管型的内含物。根据内含物的不同,可将管型分成不同类型。

正常尿液内蛋白质和 THP 含量甚微,形成管型的机会甚少。病理情况下,血液中大量蛋白质由肾小球滤出入肾小管,当肾小管重吸功能降低时,过多的蛋白质在肾远曲小管和集合管内积聚;THP 分子量较大,易聚合成大分子聚合体。由于尿浓缩、酸化,促进蛋白凝固、沉淀,使尿流速减慢。管型形成需要有交替使用的肾单位,使尿液在肾单位有足够的停留时间。

2. 管型的种类及临床意义　不同种类的管型,其外形、大小和稳定性均不同,可反映不同的病理机制。健康人偶可见到透明管型,在剧烈运动后可增多。① 透明管型:主要由 T－H 蛋白构成;通体透明,偶可含少量红细胞、白细胞和肾小管上皮细胞。② 红细胞管型:证实肾小球疾病和肾单位内有出血,提示出血来源于肾脏实质病变。③ 白细胞管型:表示肾实质有感染性病变,最常见为肾盂肾炎;由于补体的趋化作用,白细胞管型也可见于肾小球性疾病。④ 肾上皮细胞管型:肾实质病变时,由肾上皮细胞脱落形成。⑤ 颗粒管型:一般认为此管型中的颗粒是由肾小管上皮细胞和/或白细胞破碎后的残渣、蛋白沉淀物形成。有人认为,粗颗粒管型来自粒细胞,过氧化物酶染色呈阳性反应;细颗粒管型来自上皮细胞,酯酶染色阳性、过氧化物酶染色阴性。有些细颗粒管型可能是甲状旁腺亢进症的钙磷沉积物,提示肾脏实质性病变。⑥ 蜡样管型:由细颗粒管型或细胞管型进一步衍化、上皮细胞淀粉样变性的或透明管型演变而成,反映了晚期肾小管的萎缩和(或)扩张,肾脏疾病的终末阶段或尿流的停滞。免疫荧光染色研究发现其组成不同于其他管型,因未见 T－H 蛋白成分。以往认为,蜡样管型只见于慢性肾功能衰竭,事实上,可见于某些急性肾炎等。⑦ 脂肪管型:由肾小管上皮细胞脂肪变性崩解后,进入管型内形成。⑧ 宽大管型:反映了肾小管、集合管或乳头管的破损扩张。⑨ 细菌管型和真菌管型:出现细菌管型提示肾脏有病原体感染。⑩ 结晶管型:指透明管型基质中含尿酸盐、草酸盐类、药物等结晶。

五、尿结晶

1. 尿结晶(urine crystal)形成机制　人体摄入的食物、药物等在其代谢过程中,可产生各种酸,后者与钙、镁、铵等离子结合生成各种无机或有机盐,经肾滤过、重吸收及分泌,排入尿中。当这些物质浓度增高和/或溶解度减低,在一定尿液 pH、温度下形成结晶(或非晶形)析出。虽然大多数结晶(如较常见的草酸钙结晶和三联磷酸盐结晶)临床意义不大,但仍需仔细观察,以免遗漏重要的病理性结晶。

2. 尿酸结晶　是人体的核酸或其他含嘌呤类物质代谢的终末产物。正常时,肠中 1/3 尿酸被结肠细菌分解,当细菌缺乏时,尿酸的吸收增加;行回肠切除的患者,肠中丢失大量碱液,尿酸化、浓缩,易形成尿酸结晶;内源性尿酸生成与某些疾病有关。在痛风及其他高尿酸血症时,血尿酸急剧升高,从肾小球滤出的尿酸不能完全被肾小管重吸收,引起高尿酸尿,出现多量尿酸结晶;药物如大剂量水杨酸、造影剂及利尿剂等,可抑制肾小管对尿酸的重吸收,使尿中尿酸排出增多,也易引起高尿酸尿。

3. 胱氨酸结晶　胱氨酸尿病是一种常染色体显性遗传性疾病,是由于近端肾小管上皮细胞和空肠黏膜对二碱基氨基酸,包括赖氨酸、精氨酸、鸟氨酸以及胱氨酸等的转运障碍所致,胱氨酸是溶解性最低的氨基酸。

4. 酪氨酸、亮氨酸结晶　严重肝细胞损害时,因氨基酸不被利用,而由血循环排至尿中,使尿氨基酸增多,其中酪氨酸和亮氨酸增多形成结晶。

六、尿液蛋白质

(一) 尿蛋白来源

血浆中能通过肾小球滤过膜的中、小分子量蛋白质，如清蛋白（占尿蛋白总量30%左右）、微球蛋白（包括α-、β-、γ-球蛋白）、溶菌酶、远曲小管分泌的THPF（占尿蛋白总量30%或更多）以及分泌型IgA等，由肾小管重吸收入血，故终尿中蛋白质含量极微，总量低于150 mg/24 h或低于100 mg/L，一般蛋白定性试验为阴性。如尿蛋白量超过上述浓度，称为蛋白尿（proteinuria）。肾小管对蛋白质重吸收率较低，原尿中蛋白质增高时，肾小管蛋白质重吸收就迅速达到饱和，过多的蛋白质则从尿排出，形成蛋白尿。尿蛋白1/3是来自血浆的白蛋白，来自肾小管的T-H蛋白含量可达25 mg/L。健康人尿液蛋白质为40～80 mg/24 h，也可高达150 mg/24 h。由于尿蛋白浓度变化范围较宽，因此，如测定尿蛋白的方法不同，则检测结果可呈现生物学差异。

（二）尿蛋白类型

用尿液蛋白电泳法，可按分子量大小对尿蛋白进行分型。蛋白尿可分为肾小球性和肾小管性，分别表明受累的主要病理解剖部位，但随着疾病的进展，则变为混合性蛋白尿。

1. 肾小球性蛋白尿　由于肾小球滤过膜孔径加大，通透性增强或电荷屏障作用受损，使血浆蛋白（以清蛋白为主）滤出、超过肾小管重吸收能力而形成蛋白尿。① 选择性蛋白尿：以4～9万的中分子量清蛋白为主，以及相似分子量的蛋白质如抗凝血酶、转铁蛋白等。② 非选择性蛋白尿：以大、中分子量蛋白质同时存在为主，如免疫球蛋白、补体。

2. 肾小管性蛋白尿　肾小管受到感染或中毒损伤后，近曲小管对肾小球滤过液中的分子量小的蛋白质重吸收能力减低，尿蛋白以小分子量蛋白为主，如β_2-微球蛋白等。

3. 混合性蛋白尿　指肾小球和肾小管同时或相继受损而产生的蛋白尿。

4. 溢出性蛋白尿　指血液出现大量中、小分子量为主的异常蛋白质，如游离血红蛋白、肌红蛋白、溶菌酶等增多，超过肾小管重吸收最大能力所形成的蛋白尿。溢出性蛋白尿长期作用也可引起肾脏损伤。

5. 组织性蛋白尿　指肾组织代谢、破坏产生的蛋白质以及肾脏炎症或受药物等刺激泌尿道分泌的蛋白质等形成的蛋白尿。

6. 偶然性蛋白尿　指脓液、月经血、精液、前列腺液等混入尿液时，导致尿蛋白定性试验阳性，但肾脏本身无损害，故又称假性蛋白尿。

7. 生理性蛋白尿　指机体受到各种因素刺激，引起生理性反应所产生的尿蛋白增多。① 功能性蛋白尿：剧烈运动、发热、寒冷、精神紧张等可引起肾血管痉挛或充血，使肾小球毛细血管壁的通透性增高，导致轻度蛋白尿。② 体位性（直立性）蛋白尿：直立体位时，前突的脊柱压迫肾静脉，或直立过久，肾脏下移，肾静脉扭曲造成肾静脉淤血，淋巴、血流循环受阻形成蛋白尿，其尿蛋白检查特点是：卧位时阴性；起立活动或站立过久后阳性；平卧休息后又恢复为阴性。

七、尿液葡萄糖

糖尿形成形成的机制：生理情况下，原尿葡萄糖（glucose，GLU）浓度几乎与血浆相同，但98%被肾近曲小管重吸收；在远端肾单位，仍可继续重吸收，只有少量成为终尿中尿糖（<2.8 mmol/24 h），尿糖定性试验为阴性。尿糖阳性者称为糖尿（glucosuria）。

糖尿形成主要取决于以下因素：① 血糖浓度：当滤过液糖浓度超过肾小管最大重吸收能力时，就形成尿糖，其浓度与血糖成正比。② 肾血流量：尿葡萄糖与肾皮质血流量成正比。③ 肾糖阈：正常空腹血糖为3.9～6.2 mmol/L；超过8.88 mmol/L时，始出现尿糖，此时，血糖浓度称为肾糖阈值（简称肾糖阈）。当肾小球滤过率减低时，肾糖阈增高，即在血糖浓度较高时，也不一定出现尿糖；当肾小管重吸收能力减弱时，肾糖阈减低，即在血糖浓度正常时，也可出现尿糖。

八、尿液胆色素

尿胆色素（urochrome）包括胆红素（bilirubin，BIL）、尿胆原（urobilinogen，UBG）和尿胆素（urobilin，URB）。血浆中未结合胆红素（unconjugated bilirubin，UCB）不溶于水，不能通过肾小球滤过；结合胆红素（conjugated bilirubin，CB）溶解度高，可通过肾小球滤膜由尿排出，但正常血中CB含量很低，滤过量极少，定性试验为阴性。当血CB增高，超过肾阈值时，则呈阳性反应。结合胆红素排入肠腔经细菌的还原作用，转化为无色的尿胆原；经氧化及光线照射后转变成黄色的尿胆素。

九、尿液含铁血黄素

血管内溶血，血浆中游离血红蛋白浓度升高超过肾阈值时，经肾小球滤过，一部分被近端肾小管上皮细胞吸收，降解为卟啉、铁和珠蛋白。当血红蛋白含量超过肾小管上皮细胞所能输送铁的含量时，就以含铁血黄素形式沉积在上皮细胞内，后者脱落随尿排出时，就成为含铁血黄素尿（hemosiderinuria）。过多的含铁血黄素可引起上皮细胞内能量代谢紊乱和对线粒体酶的毒性作用，使肾小管上皮细胞死亡脱落，形成上皮细胞管型。

第二节　尿液检测

为了保证尿分析的可靠性，正确采集尿液标本非常重要，如应注明患者用药情况，避免采集时污染月经、阴道分泌物、前列腺液、精液、粪便等。标本容器须干燥、洁净；用一次性容器更好；作细菌培养的尿标本容器必须无菌。

标本类型：① 第1次晨尿（first voided morning urine）：最浓缩，最适用于硝酸盐、蛋白质和显微镜检查，如pH过高或尿比重过低，尿液中的有形成分可溶解和破碎。② 第2次晨尿（second voided morning urine）：是将第1次晨尿弃去，采集第2次尿液，此标本对有形成分的保存完整。③ 任意尿（random urine）：最方便最常用，适用于尿液化学成分的筛查和一般显微镜检查。④ 餐后尿：适用于尿葡萄糖测定，2 h尿适用尿胆原检查。⑤ 24 h尿：适用于尿液定量分析。

用浓缩的尿做尿液常规分析最理想，晨尿符合这一条件。无菌尿：中段尿和导尿法可达到此目的，但首选中段尿法，采尿前对阴部进行应彻底清洗消毒。

标本检测时间：标本采集后1 h，如不能及时送检，则应采取保存的措施。常规检查尿可置2～8 ℃储存，一般不超过6 h。必要时，标本需加防腐剂，防腐最好用冰箱。但为了获得最理想的检验结果，首选标本仍是新鲜尿液。

尿液临床实验室检查分为三大类：理学检查、化学检查和显微镜检查。化学检查，包括一般化学检查如尿蛋白、糖、酮体等，用于筛查，为常用检查项目；特殊化学检查，如尿微量清蛋白测定、尿蛋白电泳分析等，对某些疾病诊断有重要意义。

一、尿分析仪检测

（一）尿理化分析仪

1. 测定原理　尿理化分析仪包括试剂条（reagent strip）和试剂条读数仪两部分。多联试剂条是由10个左右含不同的试剂的垫块所构成；读数仪是一种反射式光度计，有半自动和全自动两种类型。全自动者除了试剂条外，还备有折射仪（用于测比重）和比色部分（用于测尿的浊度和颜色）。尿理化分析仪测定原理是：尿液中相应的化学成分使试剂条上含特殊试剂的膜块起化学反应，引起颜色变化，颜色深浅与尿液中相应化学物质的浓度成正比。各膜块经尿分析仪光源照射后，产生不同的反射光，转换为相应的电讯号，最终以定性或半定量方式打印出结果。

2. 检测参数　目前尿理化分析试剂条多由8～11个筛查垫块组成。包括尿酸碱度（pH）、蛋白（protein，PRO）、葡萄糖、酮体（ketone，KET）、胆红素、尿胆原、红细胞（erythrocyte，ERY）或血红蛋白（hemoglobin，Hb）或血液（blood，BLD）、亚硝酸盐（nitrite，NIT）、白细胞（leukocyte，LEU或white blood cell，WBC）、维生素C（vitamin C，VitC）等。尿液维生素C浓度增高可干扰隐血、胆红素、葡萄糖及亚硝酸盐等检测，检测维生素C的目的，主要是用于正确评估这些项目的检测结果，防止出现假阴性（表35－3）。

尿试剂条法检测应注意以下特点：

（1）亚硝酸盐测定：尿标本应是第1次晨尿，不加防腐剂，因为尿在膀胱中至少停留4 h以上，有助于提高检测阳性率。泌尿道感染的患者可以无症状，但可潜伏引起严重肾功能的损害危机，称为无症状菌尿症。这种无症状的高危人群包括妊娠妇女、学龄儿童尤其女孩、糖尿病患者、老年患者和有泌尿道感染史患者。试剂条法阳性，表明尿中含有还原性酶的致病菌，但阴性结果也不能肯定无菌尿症，这是因为：可能尿液在膀胱中停留的时间不够，致病细菌（如最常见的大肠埃希菌、其他如Kleb杆菌、变形杆菌、葡萄球菌、假单孢菌等）还未能将硝酸盐转化为亚硝酸盐，或是尿中为少见的无还原酶的细菌如粪链球菌属。亚硝酸盐试验阳性或阴性，都不能取代尿液细菌培养确证性检查。

表 35-3 常见尿试剂条检测产生假阳性、假阴性的原因

项　目	假 阳 性	假 阴 性
pH	酸碱度与食物有关。标本置久、细菌增殖则尿趋于碱性	试带浸尿时间过长
SG	尿蛋白、尿糖增高	尿素>10 g/L、尿 pH<6.5
PRO	喹宁、嘧啶、聚乙烯、吡咯酮、洗必泰、磷酸盐、季胺类消毒剂、湿润剂、造影剂、尿 pH>8	大量青霉素尿、pH<4
GLU	H_2O_2 污染、强氧化性清洁剂	L-多巴、大量水杨酸盐、维生素 C>500 mg/L、氟化钠、高尿比重、尿酮体>0.4 g/L
KET	酞、苯丙酮、L-多巴代谢物、甲基多巴	试带潮解、陈旧尿
BIL	酚噻嗪类或吩嗪类药物	维生素 C>500 mg/L、亚硝酸盐、大量氯丙嗪、盐酸苯偶氮吡啶、光照
URO	胆色素原、吲哚、吩噻嗪类、维生素 K、磺胺药	亚硝酸盐、光照、重氮药物、对氨基水杨酸
NIT	陈旧尿、亚硝酸盐或偶氮剂污染、含硝酸盐丰富的食物	尿胆原、尿 pH<6、维生素 C、尿量过多、食物含硝酸盐过低、尿于膀胱中贮存<4 h、非含硝酸盐还原酶细菌感染、非产生亚硝酸盐细菌、高比重尿
ERY	肌红蛋白、菌尿、氧化剂、不耐热的触酶、酸化物、大量精液、大量白细胞、细菌、月经血	蛋白质、糖尿、维生素 C >0.1 g/L、尿酸、亚硝酸盐
LEU	甲醛、毛滴虫属、氧化剂、高浓度胆红素、呋喃妥因	蛋白质、维生素 C、葡萄糖、大量庆大霉素、头孢氨苄、高比重尿

(2) 白细胞酯酶：由中性粒细胞释放，反应阳性表明尿中白细胞异常，提示菌尿或泌尿道感染。必须结合亚硝酸盐试验阳性和显微镜检查，以及微生物学培养，才可确证菌尿症。

(3) 隐血试验：试剂条法检查尿红细胞和血红蛋白的灵敏度高，但有较高的假阳性，因此，最适合筛查尿中本应无红细胞的健康人，而出现尿试剂条阳性者，则必须用显微镜检查确证。

3. 临床应用　尿理化分析仪主要用于尿液筛查，如果检测结果全部正常，则一般不需进一步复查，如有异常结果，需用其他化学方法和(或)显微镜检查进行复查。尿分析仪检测速度快、检测项目多，重复性好，适用于大批量筛查。其主要缺点是：对病理性尿标本中的管型、结晶、细胞等有形物质不能准确鉴定。另外，尿蛋白试剂条以检测清蛋白为主，对球蛋白不敏感。

中华医学会检验学会制定的尿分析仪筛查标准：试验结果中白细胞、红细胞、蛋白及亚硝酸盐全部为阴性时，可以免去对红细胞和白细胞的显微镜检查；但如其中有 1 项阳性，必须进行显微镜检查。对肾科和泌尿系统疾病患者、妊娠期妇女等都应进行显微镜检查。此原则能筛查出健康人标本，但不遗漏异常标本，避免出现假阴性；对出现假阳性的标本，可通过镜检进一步排除。

(二) 尿沉渣分析仪

1. 种类　目前，尿沉渣(urinary sediments)分析仪，依据检测原理和仪器主要组成，有三种类型：① 建立在半自动化带显示屏的显微镜基础上的尿有形成分分析仪，需人工显微镜检查和识别。② 建立在电阻抗和流式细胞术基础上的尿有形成分分析仪，类似血液分析仪。③ 建立在全自动流动视野、带智能显微镜自动尿有形成分分析仪。

(1) 第一种尿沉渣分析仪：定量尿标本经定时、定速离心，留取定量的沉渣，由动力装置将其吸至显微镜载物台上流动样品池内，经彩色摄像在电脑屏幕上显示尿沉渣画面，由操作者在屏幕上辨认统计有形成分类别和数目，并由电脑自动换算成每微升尿液中各种有形成分的数量。此仪器在吸样和沉渣计数方面比较方便，无需计数板，省时间，且视野清晰，结果定量报告；但有形成分的鉴定仍需人工识别，其准确性受操作者个人技术水平、责任心和识别能力的影响。

(2) 第二种尿沉渣分析仪：尿液中有形成分经荧光色素染色后，在鞘流液的夹带下，形成单列、快速通过检测区。经仪器检测荧光、散射光和电阻抗的变化，综合识别、计算得到了相应有形物质的大小、长度、体积和荧光强度等资料，作出红细胞、白细胞、细菌、管型等的判断，并以散点图等形式表示及发出定量报告。尿液不需离心，标本用量少，检测细胞多，精确度较高，易于质量控制和标准化。检测参数除了一般红、白细胞以外，还能提供：① 红细胞形态相关信息：对鉴别血尿来源具有一定的筛查作用。对尿非均一性红细胞的鉴别灵敏度可达100%,特异性可达92.54%。② 尿中细菌数量,但不能鉴别细菌种类。③ 能提供上皮细胞信息:但不能准确区分肾小管上皮细胞或移行上皮细胞。④ 管型:可以识别出透明管型和病理管型,但对病理管型须进一步用显微镜肉眼进行准确分类。⑤ 酵母细胞、结晶和精子信息:但仍需显微镜下进一步鉴别。此外尿中大量细菌、酵母菌还会干扰红细胞计数。目前,仪器只能作为尿有形成分的筛查,不能完全取代人工显微镜检查。

(3) 第三种尿沉渣分析仪:是一种采用平面流通视野,高速摄影成像原理设计的全自动智能显微镜。它采用类似流式细胞术液流进样的方法,将双层鞘液中夹带的尿样通过一平面流通池并进入一自动调节的显微镜视野,形成图像,再由高分辨力的CCD摄像头摄像和光电转换,得到各种有形成分的电子图像并由计算机自动识别和计数,全部结果显示在电脑屏幕上,并打印报告,一般无需人工观测和识别,但少数有形成分尚需人工辨认。

二、尿液理学检测

(一) 气味

尿液气味(urine odor)来自挥发性有机物或特殊物质。正常尿液有芳香气味;在进食蒜、葱等食物可有特殊气味。病理性尿液气味有:① 氨臭味:尿标本如置放过久,尿素分解则有氨味;但如新鲜排出的尿液呈氨味,可能为慢性膀胱炎或尿潴留。② 烂苹果味:见于糖尿病酮症酸中毒。③ 鼠臭味:见于苯丙酮尿症。④ 腐臭味:多见于泌尿系化脓性感染。泌尿道感染尤其是大肠埃希菌感染患者尿液有恶臭味,但这种气味并不具有特殊诊断意义。

(二) 尿量

尿量(urine volume)可反映肾小球滤过和肾小管重吸收的功能、也与饮水量、饮食种类、药物、环境温度有关。健康人尿量在1 000～2 000 mL/24 h,夜间尿量通常不超过750 mL。病理性尿量改变:

1. 多尿(polyuria,>2 500 mL/24 h)　见于肾脏疾病如间质性肾炎、进行性慢性肾衰竭;内分泌疾病,如尿崩症,可达15 L/24 h;糖尿病(渗透性利尿)、原发性甲状旁腺功能亢进症;精神性多尿(多为烦渴、饮水过多所致);药物性多尿,如用了利尿剂等。有利尿作用的饮料如咖啡、茶、酒,身体寒冷、紧张或焦虑。肢端肥大症、黏液性水肿、脊椎和脑部肿瘤等尿量增多。

2. 少尿(oliguria,<400 mL/24 h)　少尿可发生在临床脱水征象出现之前。见于:① 肾前性少尿,如休克、失血、肿瘤压迫、严重腹泻、呕吐、高热、充血性心衰、肾动脉栓塞、败血症;重症肝病、低蛋白血症;严重创伤。② 肾后性少尿,如泌尿系统结石、损伤、肿瘤、凝块或药物结晶、尿路先天性畸形或膀胱功能障碍、前列腺肥大等。③ 肾性少尿,如急性肾小球肾炎、急性肾盂肾炎、急性肾小管坏死、急性间质性肾炎等;高血压性或糖尿病性肾硬化,溶血,肾移植急性排斥反应等。

无尿(anuria,<100 mL/24 h),见于肾毒性物质,如汞、四氯化碳等的损害,引起急性肾小管坏死。水分过分丢失如呕吐、腹泻。由肾炎、中毒、心功能衰竭等引起的肾功能衰竭、尿道机械性阻塞。

(三) 透明度

尿液透明度(transparency)或浑浊度(turbidity)由尿内细胞、细菌、脂肪的量以及结晶溶解度等决定。健康人新鲜尿液透明,但久置后可因盐类结晶析出、细菌增殖或尿素分解导致pH改变,盐类析出而出现微混浊。只有新鲜尿,才有助于准确判断尿透明度;如刚排出的新鲜尿即混浊,必须进一步查明原因。尿液混浊的常见原因:① 盐类结晶析出:如尿酸盐见于酸性尿冷却后;草酸钙、磷酸盐和碳酸盐见于碱性或中性尿冷却后。② 菌尿、脓尿、管型尿、乳糜尿。③ 其他物质:红细胞、上皮细胞以及精液、前列腺液、月经排出物、手纸碎片和粪便、消毒剂等污染。此外,约有10%尿液标本在冷藏后发生浑浊,且重置室温后无法消失,应加以注意。

(四) 颜色

1. 生理性尿色变化　健康人尿多呈淡黄色。除了与饮水、饮食、运动状态等有关外,药物也是重要因素,如服用核黄素、痢特灵、黄连素、牛黄可见黄色尿;服用利福平、番泻叶、芦荟、氨基匹林、磺胺药,可见红色或红褐色尿;使用靛青红、亚甲蓝等,可见蓝色尿。

2. 病理性尿液

(1) 尿色浅或近无色:可见于糖尿病、尿崩症等。

(2) 红色尿:最常见原因是血尿。肉眼血尿指尿含血量超过1 mL/L,尿呈洗肉水样或血样或血凝块;镜下血尿指尿镜检红细胞数超过3个/高倍镜视野(high power field,HPF)。常见疾病:① 泌尿生殖系疾病：是血尿常见的原因，如肾或尿路结石、结核、肿瘤、肾小球肾炎、肾盂肾炎、前列腺炎、宫颈癌等。② 全身性疾病：如白血病、再生障碍性贫血、血小板减低性紫癜、血友病；败血症、肾综合征出血热；系统性红斑狼疮；高血压肾病、心力衰竭；痛风、糖尿病等。③ 泌尿系统邻近器官疾病：如急性阑尾炎、宫外孕、结肠或直肠恶性肿瘤等。④ 药物毒副作用：如磺胺类、某些抗生素类、环磷酰胺等。⑤ 其他：如器官移植排斥反应等。⑥ 卟啉尿：如先天性红细胞生成性卟啉症、先天性皮肤卟啉症尿等。

(3) 棕红色尿：主要是血红蛋白尿，多见于血型不合输血反应、阵发性睡眠性血红蛋白尿、溶血性疾病等。

(4) 暗褐色尿：多见于 ① 创伤：挤压综合征、烧伤。② 肌肉损伤：心肌梗死、多发性肌炎、缺血性肌损伤等。③ 其他：如惊厥等。

(5) 深黄色尿：多为胆红素尿，可见于阻塞性黄疸或肝细胞性黄疸。

(6) 乳白色尿：① 乳糜尿：现较少见，多为丝虫病所致，少数为腹膜结核、肿瘤、胸腹部创伤、手术以及肾病综合征、肾小管变性、脂肪组织创伤等所致。② 脓尿和菌尿：可见于泌尿生殖系统感染，如肾盂肾炎、膀胱炎、前列腺炎、尿道炎等。

(五) 尿比重和尿渗量

尿比重和尿渗量均反映了尿标本相对的浓缩或稀释程度，有助于评估肾脏的浓缩或稀释的能力。尿比重反映尿液与纯水的相对密度之比，现多用尿干化学试剂条测定；尿渗量反映尿中具有渗透活性粒子多少的1种测量指标。健康人尿比重(任意尿)为 1.003～1.035，尿渗量为 800～1 400 mOsm/kg·H_2O(mmol/kg·H_2O)，稀释尿渗量达 40～80 mOsm/kg·H_2O(mmol/kg·H_2O)。尿渗量/血浆渗量之比为(3.0～4.7)∶1。禁水 8 h 后，晨尿应在 700～800 mOsm/kg·H_2O。尿比重反映肾脏浓缩和稀释功能的相对程度。尿渗量测定是反映肾功能损害与否的灵敏试验。

尿比重受年龄、饮水量、出汗等因素影响 。尿比重计测定结果受到葡萄糖、蛋白、X 造影剂的影响，而试剂条法不受影响，可提供"真实" 尿比重。试剂条比重测定级别为1.000～1.030，间隔为 0.005，而折射仪(refractometer)法测定尿比重的读数较精确，其间隔小至 0.001。

1. 生理情况　健康人如每天任意尿比重至少有 1 次在 1.023 或以上，另有 1 次在 1.003 或以下，表明肾脏浓缩和稀释功能正常。任意尿如比重为 1.025 或以上，表明肾脏的浓缩稀释功能正常。

2. 病理情况　① 尿比重增高：如急性肾小球肾炎、心衰、脱水、肝病、高热、使用放射造影剂等；尿量多而比重高见于糖尿病、肾上腺功能不全。② 尿比重减低：见于慢性肾功能衰竭、尿崩症(尿量多而尿比重低，后者可低于 1.001)、肾盂肾炎或肾小球肾炎等；当各次尿比重固定在 1.010 时，表明双侧肾小管浓缩和稀释功能严重受损。

测定尿渗量和血渗量，比测定尿比重更有价值，如结合观察尿颜色深浅，可成为机体水合状态的可靠指标。尿渗量在 600～800 mOsm/kg·H_2O，为肾功能轻度损伤；在 400～600 mOsm/kg·H_2O，为肾功能中度损伤；＜400 mOsm/kg·H_2O，为肾功能重度损伤。当其他试验如肌酐、尿素还处于正常时，尿渗量即可异常，因此，测定尿渗量，尤其对于糖尿病和原发性高血压的肾脏损害程度的判断有价值。

三、尿沉渣显微镜检测

(一) 尿沉渣显微镜检查

虽然尿试剂条法可用于红细胞和白细胞筛查、流式细胞术可对尿中部分有形成分进行定性或定量检查，但只能起筛查作用。普通光学显微镜尿沉渣检查，仍是迄今为止最重要的参考方法。显微镜直接检查是尿沉渣细胞、管型等有形成分的确证试验。但现行的显微镜检查仍非标准化检查方法，因此，在进行细胞计数时应特别注意规范化。首先，要使用浓缩的新鲜尿标本，因为标本过于稀释，尿中细胞被溶解，尿沉渣结果不能代表真实情况。其次，整个操作过程要严格标准化，因为尿液检验影响因素较多，如取尿量、尿离心时间和速度、取尿沉渣量等，因此，只有标准化的检验，才能达到良好的重复性和可靠性。

尿液沉渣染色镜检，可提高有形成分细胞、管形的鉴别能力。例如，采用沙黄-结晶紫(S-M)染色法，则白细胞核呈红蓝色，浆红色；透明管型现蓝色，细颗粒管型为鲜红色，粗颗粒管型和蜡样管型为紫红色；红细胞为粉红色，血红蛋白管型为锈棕色；卵形脂肪体、霉菌不着色；滴虫不着色或蓝色，等等。

健康人尿液沉渣检查参考值：红细胞＜3 个/HPF 或＜5 个/μL；白细胞＜5 个/HPF 或＜10 个/μL；肾小管上皮细胞，无；移行和鳞状上皮细胞，少量；透明管型，0～1 个/低倍镜视野（low power power，LPF）；生理性结晶：少量；细菌：无。

1. 红细胞　通常从新鲜尿液中红细胞的形态特征，可粗略判断红细胞的来源。来自肾实质病变的红细胞形态多呈非均一性，有多种异常形态；来自肾盂、输尿管、膀胱的红细胞多为均一性、完整形态。非均一性红细胞，主要见于急性、慢性肾小球肾炎等；形态均一的红细胞多见于急性膀胱炎、肾结石、肾结核、肾盂肾炎等；尿红细胞也可见于出血性疾病、外伤、泌尿系肿瘤等。

2. 白细胞　尿中白细胞以中性粒细胞为主。脓尿如伴有白细胞管型或白细胞-上皮细胞混合管型，应考虑为肾源性。不管有无细菌，感染可发生于肾实质如肾盂肾炎或膀胱炎、前列腺炎、尿道炎。在女性急性尿道综合征，中性粒细胞常超过 8/μL，但细菌菌落数却低于期望值，病原多为葡萄球菌、大肠菌。肉眼脓尿提示肾脏或尿道脓肿的破裂。尿白细胞诊断尿道感染的可靠性，不如中段尿革兰染色或细菌培养。急性肾小球肾炎也可出现白细胞轻度增多；肾移植术后 1 周内，尿中可出现较多的中性粒细胞，随后可逐渐减少而至正常，若出现排异反应，尿中可见大量淋巴细胞和单核细胞；妇女生殖系统有炎症时，尿中除可见脓细胞外，尚可见大量鳞状上皮细胞，借此可与泌尿系炎症区别，而在男性患者，则需考虑与前列腺炎相区别。

3. 尿上皮细胞

（1）肾小管上皮细胞（renal tubular epithelium）：尿中出现此类细胞，提示肾小管实质病变，如急性肾小管坏死性肾炎（可见大量肾小管上皮细胞，伴颗粒碎片，此特征有助于急性肾衰的诊断）、肾小管间质性炎症、慢性肾小球肾炎、肾梗死、肾移植排斥反应等。当肾小管上皮细胞胞浆内充满脂肪滴时，其体积增大，被称为“圆形脂球”，常见于肾病综合征患者尿中。

（2）移行上皮细胞（transitional epithelium）：大量出现时提示肾盂、输尿管、膀胱和尿道近膀胱段等处相应部位的炎症或坏死性病变。

（3）鳞状上皮细胞（squamous epithelium）：在健康男性，尿沉渣偶见；在女性，可达 5 个/HPF。如大量出现、片状脱落或伴有多量白细胞，多见于尿道炎。当感染或器械刺激时可大量出现，亦多见于妇女尿被阴道细胞分泌物的污染。

4. 其他细胞　① 吞噬细胞：提示泌尿道急性炎症。② 柱状上皮细胞：提示慢性尿路炎症或导尿插管机械性刺激。③ 多核巨细胞：多见于病毒感染以及泌尿道系统炎症、肿瘤、放射治疗等。

5. 尿液管型

（1）透明管型（hyaline casts）：偶见于成人浓缩尿、激烈运动后；在碱性尿或尿稀释时，可溶解消失。见于发热、麻醉、心衰、脱水、利尿疗法、肾受刺激后、高血压、急性肾盂肾炎等。

（2）细胞管型（cellular casts）：① 红细胞管型（erythrocyte casts）：提示肾脏急性炎症的存在或肾小球血管损害引起的出血。见于急性肾小球肾炎、IgA 肾小球肾病、急性肾小管坏死、肾移植排斥反应、狼疮性肾炎、肾静脉血栓、恶性高血压、亚急性细菌性心内膜炎等。② 白细胞管型（leukocyte casts）：见于急性肾盂肾炎、间质性肾炎、狼疮性肾炎、肾移植排斥反应，甚至见于肾病综合征。但肾盂肾炎也可完全无症状，因此，应该仔细检查尿中的白细胞管型。③ 肾上皮细胞管型（renal tubular epithelial cell casts）：常见于急性肾小管坏死、病毒感染性疾病（如巨细胞病毒感染）、急性肾小球肾炎、间质性肾炎、肾病综合征、重金属及其他化学物质、药物中毒以及肾移植排斥反应。

（3）颗粒管型（granular casts）：增多提示肾脏实质性病变。见于急性肾小球肾炎、慢性肾小球肾炎、肾小管硬化症、肾盂肾炎、肾移植急性排斥反应、药物中毒等。也可见于应激或剧烈运动的非病理性状态。

（4）蜡样管型（waxy casts）：提示肾小管严重病变。见于慢性肾小球肾炎晚期、尿毒症、肾病综合征、慢性肾移植排斥反应等。

（5）脂肪管型（fatty casts）：提示肾小管上皮细胞脂肪变性。见于肾病综合征（主要特征之一）、亚急性肾小球肾炎、慢性肾小球肾炎、中毒性肾病等。

（6）宽大管型（broad casts）：又称肾衰竭管型，较普通管型宽 2～6 倍，见于重症肾病、急性肾功能衰竭患者多尿早期，但可随肾功能改善而逐渐减少、消失；如见于慢性肾炎晚期、尿毒症，示预后不良。

（7）细菌管型（bacterial casts）和真菌管型（fungus casts）：表示肾脏有病原体感染，常见于脓毒性肾疾病;出现真菌管型提示真菌感染。

(8) 结晶管型(crystal casts):较少见。可见于代谢性疾病、隐匿性肾小球肾炎、肾病综合征等;血尿时,可伴有结晶管型。

(9) 混合管型(mixed casts):指管型内同时含有不同细胞及其他有形成分。见于肾小球肾炎反复发作、肾梗死、肾移植后急性排斥反应、狼疮性肾炎、恶性高血压等。

(10) 其他:① 血红蛋白管型:见于急性肾小球肾炎、慢性肾炎急性发作、急性肾小管坏死、肾移植排斥反应、肾梗塞、肾静脉血栓形成、血管内溶血、恶性高血压,狼疮性肾炎等。② 血小板管型:见于弥漫性血管内凝血,但少见。③ 肌红蛋白管型:见于急性肌肉损伤、急性肾功能衰竭等。④ 胆红素管型:见于严重的阻塞性黄疸。⑤ 黏液丝:妇女尿液中较多。大量出现表示尿道受刺激或有炎症反应。⑥ 假管型:为非晶形尿酸盐、磷酸盐聚集形成的类似管型的条状体。

6. 尿结晶

(1) 生理性结晶(crystals):多来自食物代谢,一般无意义,但在新鲜尿液大量持续出现,为尿路结石诊断依据之一。① 草酸钙结晶(calcium oxalate crystals):在新鲜尿液中大量持续出现,又伴红细胞,可能为泌尿道结石的征兆。② 尿酸结晶(uric acid crystals):见于尿中尿酸浓度增高或肾小管对尿酸的重吸收发生障碍时;亦可见于急性痛风症、慢性间质性肾炎等尿中。③ 尿酸铵结晶(ammonium urate crystals):常见于陈旧尿液中,一般无临床意义。④ 磷酸盐类结晶(crystalline phosphate crytals):如长期出现,应注意有形成结石可能,考虑是否患有甲状旁腺功能亢进、肾小管性酸中毒、长期卧床骨质脱钙等;磷酸铵镁结晶(ammonium magnesium phosphate crystals),即三联磷酸盐(triple phosphate crystals),一般无临床意义。

(2) 病理性结晶:较少见。主要有:① 胆红素结晶(bilirubin crystals):见于各种黄疸患者,如黄疸性肝萎缩、溶血性黄疸、肝癌、肝硬化和有机磷中毒等。② 胱氨酸结晶(cystine crystals):大量持续出现,可能为遗传性胱氨酸尿症,该病易发生肾或膀胱结石。③ 亮氨酸结晶(leucine crystals)与酪氨酸结晶(tyrosine crystals):为蛋白分解产物,如急性肝坏死、急性磷中毒等。④ 胆固醇结晶(cholesterol crystals):见于膀胱炎、肾盂肾炎或有乳糜尿的患者,偶见于脓尿患者。⑤ 药物结晶(drug crystals):如放射造影剂(尿比重常超过 1.050)、磺胺类药物亦易析出结晶。

7. 细菌　正常尿中无细菌。如标本中同时见到大量细菌和白细胞有助于鉴别只来自污染的细菌。每高倍视野发现 20 个以上细菌时,提示泌尿道感染,但如仅见几个细菌,可能为污染,不能确证。

8. 酵母菌　尿道白色念珠菌感染,特别是见于糖尿病患者。注意女性阴道念珠菌感染污染尿液。

9. 寄生虫　阴道滴虫是尿液中最常见的寄生虫。

(二) 尿液沉渣定量检查

1. 1 h 尿有形成分排泄率测定　此法准确留取 3 h 时内的全部尿液,替代了原需留 12 h 尿的 Addis 计数法,留尿相对简便,除了不能大量饮水外,不限制其他饮食,尿液也不加防腐剂,故对有形成分影响小,适用于患者连续检查。参考值:1 h 尿有形成分计数:红细胞:男<30 000/h,女<40 000/h;白细胞:男<70 000/h,女<140 000/h。

2. 尿沉渣计数板计数　用特制的尿沉渣专用离心管和定量分析板计数,按不同计数板说明书的要求,在显微镜下用肉眼计数尿中各种有形成分,并按每微升尿中的数量报告。本法有手工法和半自动吸样法,检查器材和操作规范,符合尿液检验标准化的要求。参考值:红细胞男性<4/μL,女性<9/μL;白细胞男性<5/μL,女性<12/μL。

3. 尿沉渣分析仪法　为自动化仪器,一般无需离心,测定速度快,精密度高,可作为尿液有形成分筛查,但对于有疑问的结果仍需用显微镜检查确定。

参考范围(UF-100)　红细胞男性<10/μL,女性<24/μL;白细胞男性<10/μL,女性<26/μL。

(三) 尿乳糜液和脂肪检查

检查方法有:① 离心沉淀法:可初步区分乳糜尿(chyluria)、脓尿(pyuria)、高浓度结晶尿。乳糜尿经离心沉淀后,外观不变。② 有机溶剂抽提法:用乙醚抽提尿液后,如乳浊程度明显减轻或变为澄清可能为乳糜尿;将乙醚提取物蒸发后用苏丹Ⅲ染色,显微镜下观察,如见大小不等桔红色脂肪球为阳性。

参考范围　尿乳糜和尿脂肪均阴性。

临床意义　阳性见于:① 累及淋巴循环的疾

病：先天性淋巴管畸形；腹腔结核、肿瘤压迫或阻塞腹腔淋巴管或胸导管。② 丝虫病。③ 妊娠及分娩后、糖尿病脂血症等。

四、尿液一般化学检测

（一）尿酸碱度测定

尿酸碱度（urine pH）一般用试剂条法。① 晨尿：多偏弱酸性，pH 5.5～6.5，平均 6.0。② 随机（任意）尿：pH 4.5～8.0。临床应用：尿液酸碱度是反映肾脏调节机体内环境体液酸碱平衡能力的重要指标之一。要准确测量尿液酸碱度，标本必须新鲜。如果尿标本久置，又未正确保存，则可因细菌分解尿素，使尿呈碱性。

1. 生理性变化　尿酸碱度可受饮食和药物的影响，进食大量蔬菜和水果可呈碱性；进食肉类可呈酸性，尿液留置过久细菌分解尿素，尿变为碱性；过去曾认为餐后出现的碱性尿，即所谓的“碱潮”，是对胃酸分泌的代偿，但最新研究不支持这种观点。剧烈运动、饥饿、出汗、应激状态，体内酸性代谢产物增多等，尿呈酸性。药物如氯化钙、氯化铵等使尿液酸化；碳酸氢钠、碳酸镁、枸橼酸钠等使尿液碱化。

2. 病理性变化　① 尿酸度增高：见于酸中毒、慢性肾小球肾炎、发热；糖尿病、痛风、低血钾碱中毒；白血病、呼吸性酸中毒（因 CO_2 潴留等尿多呈酸性）。② 尿碱度增高：见于呼吸性碱中毒、严重呕吐、尿路感染、肾小管性酸中毒。

（二）尿蛋白质检查

1. 检查方法

（1）定性试验：① 试剂条法：定性或半定量检查尿蛋白，简便、快速、易于标准化，适于健康普查或临床筛查。试剂条对清蛋白的灵敏度高于球蛋白、本-周蛋白和黏蛋白。当试剂条法阴性而磺基水杨酸法阳性时，应考虑是否与尿中含造影剂或青霉素有关；尿 pH 值增高（强碱性）时可产生假阳性；尿 pH 值减低（强酸性）、高浓度盐类时，可导致假阴性。② 加热乙酸法：检查尿蛋白特异性强、干扰因素少，但敏感度较低，一般在 0.15 g/L 左右；本法能使含造影剂尿液变清，可用于鉴别试验。③ 磺基水杨酸（磺柳酸）法：在酸性环境中尿蛋白的氨基带正电荷，与带负电荷的磺基水杨酸根形成不溶性蛋白盐沉淀。敏感度达 0.05～0.1 g/L，美国国家临床实验室标准化委员会（NCCLS）将此法作为检查尿蛋白的确证试验，也有一定假阳性。

（2）定量试验：① 双缩脲比色法。② 染料结合法：如考马斯亮蓝法，丽春红 S 法等，对清蛋白、球蛋白的反应都有同样的灵敏度。③ 免疫法：利用单克隆抗体测定蛋白质，如酶联免疫法等，可分别检查清蛋白、球蛋白、Hb 等。④ 尿蛋白电泳法：可鉴别不同的蛋白质。

参考范围　定性试验：阴性。定量试验：<0.1 g/L 或<0.15 g/24 h。

临床意义　尿蛋白检查是肾脏病诊断的可靠指标。尿蛋白持续升高时，应考虑为病理性蛋白尿。尿蛋白测定结合尿沉渣显微镜检查是肾脏疾病鉴别诊断的基础。

1）生理性蛋白尿。一般尿蛋白定性试验不超过（+），定量低于 0.15 g/ 24 h。主要有功能性蛋白尿（2～3 d 后消退）、直立性蛋白尿（很少超过 1 g/d），绝大多数无肾病证据；摄入性蛋白尿（输注血浆等）。与中青年相比，老年性（60 岁以上）蛋白尿的发生率增高，但其他尿液检查及肾功能检查均可正常，故应每 6 个月随访检查血压等。妊娠性蛋白尿：妊娠时常有蛋白尿，应注意随访。

2）病理性蛋白尿。　① 肾前性：见于多发性骨髓瘤、巨球蛋白血症、浆细胞白血病、阵发性睡眠性血红蛋白尿、挤压伤综合征、急性单核性细胞白血病、胰腺炎、溶血性贫血、充血性心衰、急性细菌性心内膜炎、药物反应、血型不合的输血反应等。② 肾性：a. 肾小球性蛋白尿：通常以白蛋白为主。常见于肾病综合征、急性肾炎、慢性肾炎、肾功能衰竭等。继发性肾小球疾病，如糖尿病肾病（临床肾病期尿蛋白常>0.5 g/d）、狼疮性肾炎、妊娠中毒症等。b. 肾小管性蛋白尿：尿中蛋白质约 1 g/24 h，β-微球蛋白、溶菌酶等低分子量蛋白质增加，白蛋白含量正常或轻度增加，多见于间质性肾炎、肾盂肾炎、肾小管性酸中毒；汞、铋、砷、铀等重金属中毒；药物如庆大霉素、卡那霉素、多黏菌素、马兜铃、木通等中毒；有机溶剂如苯中毒等；器官移植如肾移植排斥反应等。③ 肾后性：a. 泌尿、生殖系炎症，如输尿管炎、膀胱炎、尿道炎、前列腺炎、精囊炎等。b. 泌尿系结石、结核、肿瘤等。c. 泌尿系邻近器官疾病如急性阑尾炎、慢性盆腔炎、宫颈炎、盆腔肿瘤等。

（三）尿糖检查

1. 检查方法

（1）试剂条法：葡萄糖氧化酶法是目前尿糖测

定主要定性筛查试验。特异性强、灵敏度高。假阳性可见于强氧化性物质如漂白粉、次氯酸盐污染等。假阴性可见于尿液含高浓度酮体、维生素C、阿司匹林，用氟化钠保存尿液、标本在室温久置。

(2) Benedict法(班氏法)：本法实际上是一种尿中总还原物质的测定。它利用葡萄糖的还原性，使试剂中铜离子还原，使颜色改变。尿中半乳糖、果糖和乳糖均呈阳性，并易受其他还原物质(如维生素C、尿酸、肌酐等)的干扰，现已少用。CLINITEST试剂片：简化了铜还原法，用于对葡萄糖、乳糖和果糖非特异性检测。

参考范围　定性：阴性。定量：<2.78 mmol/24 h。

临床意义

1) 血糖增高性糖尿：① 摄入性糖尿：静脉输注葡萄糖可引起血糖短暂性增高而导致糖尿。② 应激性糖尿：情绪激动、脑血管意外、脑溢血、颅脑外伤等导致肾上腺素等分泌增高，出现暂时性高血糖糖尿。③ 内分泌疾病：如糖尿病，由于胰岛素相对或绝对不足以及靶细胞对胰岛素敏感性降低，使组织对葡萄糖利用率减低所致尿糖增高(由于尿葡萄糖半定量不能准确反应血浆葡萄糖浓度，因此，目前已不推荐尿葡萄糖半定量试验用作糖尿病患者常规治疗的监测)；其他如甲状腺功能亢进症、Cushing综合征等。

2) 血糖正常性糖尿，又称肾性糖尿：见于先天性家族性肾性糖尿、新生儿糖尿(因肾小管对葡萄糖重吸收功能不完善)，以及妊娠(发生率约为1.7%)或哺乳期的妇女。

3) 其他糖尿：乳糖尿可见于妊娠或哺乳期妇女、半乳糖尿可见于遗传性半乳糖血症，果糖尿可见于遗传性果糖尿症。

五、尿液特殊化学检测

(一) 尿微量清蛋白测定

微量清蛋白尿(microalbuminuria，MAlb)通常由肾小球滤过，占肾小球滤过蛋白质的30%左右，滤过后几乎完全被肾小管重吸收。当肾小球病变时，其滤过量超过肾小管重吸收能力，则导致尿中清蛋白含量增高，是肾小球早期损害的可靠标志物。用放射免疫法(灵敏度和特异性高、但有放射性)、酶联免疫吸附试验(ELISA，灵敏度和特异性高，标记试剂稳定，无放射性危害)或免疫比浊法(灵敏度和精确度高、稳定性好、可应用于仪器自动分析)测定。

参考范围　成人(1.27±0.78)mg/mmol UCr或(11.21±6.93)mg/g UCr。

临床意义　微量清蛋白尿是指尿液中清蛋白浓度超过正常水平、但低于常规试剂条法可检出的范围，以区别于传统的临床蛋白尿概念。主要用于糖尿病肾病早期诊断和监测、高血压肾病诊断和系统性红斑狼疮等全身性疾病早期肾损害的监测。

(二) 尿液蛋白电泳

常用十二烷基硫酸钠-聚丙烯酰胺凝胶电泳法(SDS-PAGE)：将尿蛋白定性检查阳性的尿液标本，与已知蛋白质一起进行电泳，为肾脏疾病的诊断提供依据。

参考范围　以清蛋白区带为主。

临床意义　尿蛋白电泳主要用于尿蛋白分型。尿蛋白以中、小分子为主者，称为选择性蛋白尿；尿中大、中、小分子蛋白均有者，称为非选择性蛋白尿。① 中、高蛋白，见于以肾小球损害为主的疾病如急性肾小球肾炎、慢性肾小球肾炎、肾病综合征、妊娠中毒等。② 低分子量蛋白，见于以肾小管损害为主的疾病、间质疾病，如慢性肾盂肾炎、肾小管间质性肾炎、重金属中毒及药物毒性引起的肾小管间质病变、肾移植排异等。③ 混合性蛋白尿，见于整个肾单位受损疾病如慢性肾炎晚期、慢性肾衰竭。

(三) 尿酮体检查

检查方法：① 试剂条法，可测乙酰乙酸和丙酮，是最常用尿酮体筛查方法。② 片剂法，可检测全血、血浆、血清和尿液中的乙酰乙酸和丙酮。③ 化学试验，用Rothera亚硝基铁氰化钠法，Gerhardt法只对乙酰乙酸反应。新鲜尿标本和阴性阳性对照是获可靠结果重要保证。

参考范围　定性：阴性。定量：酮体(以丙酮计)3 mg/L (0.5 mmol/L)。

临床意义　尿酮体检查主要用于糖代谢障碍和脂肪不完全氧化疾病的诊断。强阳性试验结果具有医学决定价值，可用于糖尿病酮症酸中毒早期诊断和治疗检测的辅助指标。1型糖尿病更易发生酮酸症，患者尿中存在大量酮体和葡萄糖，2型糖尿病有时发生高渗性高血糖昏迷却无酮体尿。酮体尿也可见于应激状态、剧烈运动、饥饿、禁食、饮食缺乏糖类或高脂肪、严重腹泻、呕吐、全身麻醉后、总胆管结石等。

(四) 尿胆色素检查

1. 尿胆红素　① 试剂条法：操作简便，适于自动化分析；维生素 C 浓度达 1.42 mmol/L 和存在亚硝酸盐时，可抑制重氮反应。② 氧化法：常用 Harrison 法，灵敏度较高。尿液胆红素浓度约为 0.2 mg/L，用常规的定性和定量方法无法检测到。尿胆红素不稳定，排尿后应尽快测定。

2. 尿胆原　湿化学和试剂条法均用 Ehrlich 法：在酸性溶液中，UBG 与对二甲氨基苯甲醛呈色反应。试剂条 Chemstrip 法灵敏度约为 4 mg/L。最好使用午餐后 2 h 的尿液标本，因为此时所排出的尿胆原最高。尿防腐剂可抑制尿胆原测定，产生假阴性。

参考范围　尿胆原量为 0.5～2.5 mg/d。

3. 尿胆素　化学试验用 Schleisinger 法。

参考范围　尿胆红素定性：阴性；尿胆原定性：阴性或弱阳性（1∶20 稀释后阴性）；尿胆素定性：阴性。

临床意义　尿胆色素检测主要用于阻塞性黄疸、溶血性黄疸和肝细胞性黄疸诊断和鉴别诊断。在病毒性肝炎黄疸前期和肝内或肝外胆管阻塞时，当黄疸不明显时，尿胆红素为最早出现的阳性征象，并持续到黄疸消退。因此，检测尿胆红素的有利于肝脏损害的早期诊断。而溶血性黄胆的典型特征是：血清 UCB 增高、CB 正常，尿色深黄、粪便颜色加深，尿胆原强阳性、尿胆红素阴性，尿隐血阳性。肝细胞性与胆汁淤积性黄疸在鉴别上常有一定难度，共同特征是尿胆红素阳性。胆总管癌、胰头癌和胆管炎所引起的阻塞性黄疸，因胆汁排入肠腔障碍，尿胆原减低或阴性。长期使用抗生素，肠道菌群失调，尿胆原减低。

(五) 尿血红蛋白检查

检查方法：① 化学试验：红细胞血红蛋白（hemoglobin，Hb）的亚铁血红素具有弱过氧化物酶样活性，可催化过氧化氢和色原的反应，使后者氧化呈色而被测定。② 试剂条法：检测原理基于上述化学试验。大量维生素 C 等还原物质可导致假阴性，大量亚硝酸盐可延迟反应。试剂条法对血红蛋白和肌红蛋白均呈阳性反应。③ 胶体金单克隆抗体法：采用胶体金标记的抗人血红蛋白的单克隆抗体法测定尿液中血红蛋白。灵敏度高、特异性强、操作快速、使用方便。

临床意义　在正常情况下，尽管使用非常敏感的方法，尿液中也无可检测到的隐血。试剂条检测的灵敏度为血红蛋白量 0.15～0.6 mg/L 或完整红细胞 5～10 个/μL。尿血红蛋白测定有助于血管内溶血的诊断，如红细胞因机械损伤所致的溶血，如心脏瓣膜置换、修复术后，大面积烧伤，严重肌肉外伤和血管组织损伤，溶血性尿毒症综合征；生物因素如疟疾感染；红细胞酶缺陷如蚕豆病；免疫因素所致急性溶血如血型不合输血、温抗体或冷抗体型免疫性溶血性贫血（如阵发性寒冷性血红蛋白尿症）和药物性自身免疫性溶血性贫血等。

(六) 尿液肌红蛋白检查

肌红蛋白（myoglobin，Mb）是含亚铁血红素的单链蛋白质，分子量较小，可迅速通过肾小球滤过而由肾脏排出。① 隐血试验：Mb 有过氧化物酶样活性，尿 OBT 阳性。② 80%饱和硫酸铵法：此法使尿中 Hb 和其他蛋白沉淀，Mb 仍留在尿中，若 OBT 阳性，则为 Mb 尿。用酶联免疫吸附法（ELISA）测定，灵敏度和特异性较高。

参考范围　定性：阴性。定量：<4 mg/L。

临床意义　Mb 尿见于：阵发性肌红蛋白尿、挤压综合征、烧伤、手术创伤、心肌梗死早期、动脉阻塞缺血、皮肌炎、多发性肌炎、肌肉营养不良等。

(七) 尿本-周蛋白检查

本-周蛋白（Bence-Jones protein，BJP）是免疫球蛋白轻链，能通过肾小球滤过膜，当超过近曲小管重吸收极限时，即出现 BJP 尿。

检测方法：① 热沉淀-溶解法：基于 BJP 在 56 ℃凝固，至 100 ℃时又溶解的特性设计的凝固—溶解测定法。灵敏度较低，假阴性率高、标本需量较大。尿液中如存在其他蛋白质或磷酸盐，将会降低检测结果的准确性。可将加热后的尿液冷却至室温，过滤，将滤液重新试验。② 对-甲苯磺酸法：基于对-甲苯磺酸法能沉淀 BJP，而与清、球蛋白不起反应的原理。此法是操作简便、灵敏度高（BJP，3 mg/L）的筛查试验。③ 蛋白电泳法：是证实本-周蛋白的最好试验。基于血清蛋白电泳的检测原理。BJP 阳性检出率可达 97%。④ 免疫电泳：基于电泳、免疫学抗原抗体反应的原理，特异性强。⑤ 免疫浊度法：此法快速、灵敏度和精确度高、可定量分析 κ/λ 轻链浓度。

参考范围　定性试验阴性。

临床意义　尿 BJP 检测主要用于多发性骨髓

瘤(mutiple myeloma,MM)、原发性淀粉样变性、巨球蛋白血症及其他恶性淋巴增殖性疾患的诊断和鉴别诊断。

(八)尿液 β_2 -微球蛋白测定

β_2 -微球蛋白(β_2-microglobulin,β_2-M)分子量小(11 800),可经肾小球滤过,99.9 %由近曲小管重吸收、分解。用试剂条法筛查常为阴性,现多采用采用免疫学方法检测,如放射免疫法、酶联免疫吸附试验或免疫散射浊度法检测。

参考范围 <0.2 mg/gCr 或 0.3 mg /24 h。

临床意义 尿 β_2 - M 检测主要用于评估肾小球和近端肾小管功能,是肾小管功能受损的敏感指标。增高见于肾小管间质性疾病、药物如庆大霉素或毒物如汞所致早期肾小管损伤、肾移植术后。注意,当血 β_2 - M 小于 5 mg/L 时,尿 β_2 - M 增高才真正反映肾小管损伤。

(九)尿液 Tamm-Horsfall 蛋白测定

Tamm-Horsfall(THPF)蛋白是肾特异蛋白质,为大分子糖蛋白,由髓袢升支和远曲小管上皮细胞分泌,健康人可有少量 THPF 排入尿中。如尿中排量增多,与肾受损程度一致。常用放射免疫法和酶联免疫吸附试验检测。

参考范围 成人 29.8~42.9 mg/24 h 尿,任意尿 0.9~1.7 μg/μmol 肌酐。

临床意义 测定 THPF,可作为远端肾小管病变定位标志物;THPF 持续维持高水平,提示易于形成尿结石,故 THPF 又可用于泌尿系统结石形成机制的研究。尿 THPF 下降常见于各种慢性肾脏病,包括慢性肾小球肾炎、返流性肾病、狼疮性肾脏病等。

(十)尿液 α_1 -微球蛋白测定

α_1 -微球蛋白(α_1-microglobulin,α_1-M),α_1 - M 广泛存在于体液中,主要由肝细胞和淋巴细胞产生。血浆游离型 α_1 - M 可自肾小球滤过,而 99%被近曲小管重吸收并分解。常用酶联免疫吸附试验和免疫浊度法检测。

参考范围 成人:<15 mg/24 h 尿或 <10 mg/g UCr。

临床意义 α_1 - M 的检测主要用于评估肾脏早期损伤时肾小球和近端肾小管功能,是一种特异、灵敏的指标。与 β_2 - M 相比较,α_1 - M 不受恶性肿瘤的影响,酸性尿中不会出现假阴性,故结果更为可靠。根据 α_1 - M 的排泄方式,血清 α_1 - M 增高提示肾小球滤过率减低所致的血潴留;血清和尿 α_1 - M 都增高,表明肾小球滤过功能和肾小管重吸收功能均受损,故测定血清 α_1 - M 比检测 β_2 - M 在反映肾小球滤过功能和肾小管重吸收功能上更灵敏。

(十一)尿液纤维蛋白降解产物检查

尿液纤维蛋白降解产物(fibrin degradation product,FDP),可来自于肾炎过程中纤维蛋白在肾脏形成、激活纤溶系统,造成纤维蛋白溶解。也可为血中的纤维蛋白原经损伤的基底膜滤出,在尿中纤溶系统的作用下,纤维蛋白分解为 FDP;或肾小管和肾小球毛细血管内外沉积的纤维蛋白被溶解。可用酶联免疫吸附试验和胶乳凝集试验检查:操作快速、简便,结果判断容易,灵敏度、特异性均高,为纤溶系统筛查试验的推荐方法之一。

参考范围 胶乳凝集试验:阴性。ELISA:11~45 μg/L。

临床意义 尿液中 FDP 的增加,提示肾脏内有凝血和纤溶现象,也提示有炎症反应存在。尿 FDP 的排泄程度与疾病的活动有关。FDP 检测主要用于血栓与纤溶性疾病等的诊断。原发性肾小球疾病:尿 FDP 进行性阳性,提示肾小球有局部凝血、微血栓形成和纤溶。还见于:弥散性血管内凝血、原发性纤溶性疾病、泌尿系统感染等。

(十二)免疫球蛋白和补体 C_3 测定

有单向免疫扩散法和免疫速率比浊法。前者方法繁琐、费时、影响因素多、重复性较差,且灵敏度低,目前已趋向淘汰;后者快速、简便准确性较高。

参考范围 IgG、IgA、IgM 和 C_3:阴性。

临床意义 尿液 C_3 及 IgG、IgM 阳性,提示非选择性蛋白尿。尿 IgM 阳性,提示肾小球滤过膜损害严重、疗效及预后差。微小病变型肾炎及肾小管疾病,尿 C_3、IgG、IgM 多为阴性。

(十三)尿溶菌酶测定

溶菌酶(lysozyme,Lys)是一种小分子量蛋白质,易被肾小球滤过,被近曲小管上皮细胞重吸收。检查方法:① 比浊法:用一种细菌悬液作为底物,如标本有溶菌酶,则细菌被溶解,细菌悬液浊度减低。测定快速、操作简单。② 琼脂扩散平皿法,结果直观,但操作较复杂、时间长。

参考范围 0~2 mg/L。

临床意义 溶菌酶主要来自单核细胞和嗜中性粒细胞,可从肾小球滤出,但 90%以上被肾小管重吸收,尿中很少或无。主要应用:① 作为鉴别肾小管与肾小球病变的标志:前者尿溶菌酶增高。

② 判断肾移植排异：移植 7 d 内，尿溶菌酶减低至阴性，示肾小管重吸收功能已恢复。③ 急性肾小管坏死预后：尿溶菌酶渐进性增高则预后差，逐渐减低，预后好。④ 急性单核细胞白血病化疗后因大量白血病细胞被破坏而致血溶菌酶增高。

（十四）尿 N-乙酰 β-D-氨基葡萄糖苷酶测定

尿 N-乙酰 β-D-氨基葡萄糖苷酶（N-acetyl-β-D-glucosaminidase，NAG）是一种高分子量的溶酶体水解酶，其在近曲小管上皮细胞中含量最高，尿路上皮细胞含量极少，不能通过肾小球滤过膜，因而 NAG 是肾小管功能损害最敏感的指标之一。常用化学比色法测定。

参考范围　<18.5 U/L。

临床意义　检测尿 NAG 可用于监测药物的肾毒性和助于上尿路感染早期的定位诊断。NAG 增高：可见于肾小管性肾炎、肾移植排斥、急性肾小球肾炎、梗阻性肾病、急性肾盂肾炎、慢性肾盂肾炎活动期等。

（十五）尿淀粉酶测定

检测方法：① 碘-淀粉比色法（Somogyi 法）：测定淀粉酶（amylase，AMS）作用后剩余的淀粉与碘的反应，方法灵敏、简便。② 对硝基苯酚麦芽七糖法：特异性强、灵敏度高，特别适宜于自动分析。③ 染色法：是测定淀粉酶对结合色素的淀粉释放色素的活性，方法简单、快速，可测酶活性范围较宽。

参考范围　Somoggi 法：100～1 200 U/L。七糖法：120～1 200 U/L。

临床意义　尿淀粉酶检测主要用于急性胰腺炎诊断和其他急腹症的鉴别诊断。急性胰腺炎时，血淀粉酶的增高早，但持续时间短，为一过性；而尿液淀粉酶则出现较晚，一般于发病 12～24 h 开始增高，比血清淀粉酶迟 6～10 h，但持续时间较长，活性可高于血清 1 倍以上，多在持续 3～10 d。其他疾病：腮腺炎、胰腺管阻塞，如胰腺癌、急性胆囊炎等，均可使尿淀粉酶活性增高。

（十六）尿含铁血黄素检查

血管内溶血时，部分血红蛋白被肾小管上皮细胞重吸收，并在细胞内分解成含铁血黄素（hemosiderin，HS），随细胞脱落由尿中排出。一般用普鲁士蓝法检测。

临床意义　阳性见于：慢性血管内溶血、阵发性睡眠性血红蛋白尿、“行军”性肌红蛋白尿、自身免疫性溶血性贫血、恶性贫血、严重肌肉疾病等。当尿中血红蛋白量较少时，隐血试验可阴性，此时可进一步检测是否有含铁血黄素。溶血初期虽有血红蛋白尿，但因血红蛋白尚未被肾上皮细胞摄取形成含铁血黄素，故本试验可呈阴性反应。

（十七）尿卟啉检查

卟啉（porphyrin）是合成血红素的中间体。在血红素合成过程中，如果有某种酶遗传性缺陷（如遗传性粪卟啉症，遗传性 ALA 脱水酶缺陷）或毒物、药物中毒（如铅中毒）以及某些肝病时，会有一些卟啉及其他中间体从尿中排出，常见的有粪卟啉（corproporphyrin，CP，Ⅰ型和Ⅲ型）、尿卟啉（uroporphyrin，UP）及其前体 δ-氨基乙酰丙酸（δ-aminolevulinic acid，δ-ALA 或 DALA）及胆色素原（porphobilinogen，PBG）等。

定性筛查方法有：① Haining 法：尿中卟啉类化合物在酸性条件下用乙酸乙酯提取，在紫外线照射下显红色荧光。② Watson-Schwartz 法：尿中卟胆原与对-二甲氨基苯甲醛在酸性溶液中作用，生成红色缩合物，此法简便，但易发生假阳性。定量分析有高效液相色谱分析、荧光分析等。后者比较准确，但操作繁琐。

参考范围　① 定性：阴性。② 定量：ALA：儿童 38.2 μmol/L；成人 11.4～57.2 μmol/24 h。CP：儿童 0～120 nmol/24 h；成人 75～240 nmol/24 h。PBG：0～4 μmol/24 h。UR：0～36 nmol/24 h。

临床意义　阳性见于：急性间歇性卟啉症（一种常染色体显性遗传性疾病）、先天性红细胞生成性卟啉症（一种常染色体隐性疾病，由尿卟啉原Ⅲ合成酶缺陷引起，尿中以 UR 和 CP 为主，PBG 和 ALA 正常）、迟发性皮肤卟啉症（肝脏尿卟啉原脱羧酶缺乏引起），尿中 ALA、PBG 可轻度增高，以及见于慢性铅中毒、霍奇金病、肝硬变、HIV 感染、皮肤光过敏和损害者。

第三节　常见病的实验诊断

尿液检查对临床常见疾病的诊断和鉴别诊断具有重要意义，尤其对泌尿系统疾病及累及肾脏的系统性疾病。现举例常见疾病尿液一般检查的特点如下。

一、急性肾盂肾炎(acute pyelonephritis)

急性肾盂肾炎(acute pyelonephritis)尿外观浑浊，尿量正常，比重正常；红细胞极少(0～1)×10^6/24 h，白细胞和上皮细胞约为(20～2 000)×10^6/24 h，可见脓尿(++++)，菌尿(++++)，管型尿，以颗粒管型(+～+++)为主；白细胞管型(0～++)，出现白细胞管型和细菌管型有重要诊断意义。尿蛋白增多(0～++)，或(0.5～2)g/24 h，但一般低于2.0 g/d。Propp DA认为：尿试剂条检测白细胞的诊断灵敏度，当白细胞>50/HPF时，为100%，白细胞为21～50/HPF时，为90%，白细胞为12～20/HPF时，为60%，白细胞为6～12/HPF时，为44%。试剂条法脓尿测定，阴性预测值高于90%，而阳性预测值50%。检测细菌的灵敏度，大量细菌为73%，中等量细菌为46%。检测尿白细胞和亚硝酸盐可筛查菌尿，但不同方法，灵敏度和特异性不同，见表35-5。

表35-5中的检验项目用于：诊断泌尿道感染和确定致病菌对抗生素的敏感性。但须注意，尿液标本在室温下，每30～45 min增殖1倍。尿液菌落检查如出现假性减少，可见于高尿流率、低比重尿、酸性尿、已经使用抗生素、细菌培养不当等。高浓度维生素C可引起假阴性。而滴虫可引起阳性白细胞酯酶反应。

二、慢性肾盂肾炎(chronic pyelonephritis)

尿液外观清晰，尿量正常或减少，比重正常或减少，沉渣量少，晨尿pH增高。有少至中等量白细胞(++～+++)，白细胞和上皮细胞(0.5～50.0)×10^6/24 h，尿蛋白++～++++，(0～5)g/24 h，红细胞极少(0～1)×10^6/24 h；虽管型极少或无，或多为无菌尿，但可见透明管型和颗粒管型(+～+++)，见白细胞管型(0～+++)和细菌管型有重要诊断意义。菌丛中有多量白细胞，但可呈间歇性。1 h尿细胞排泄率，白细胞>300 000/L。

三、结核性肾盂肾炎

尿蛋白(0.1～3) g/24 h，(0～20)×10^6/24 h，白细胞和上皮细胞(1～50)×10^6/24 h，可见白细胞管型、透明管型和颗粒管型。可见结核杆菌。

四、急性肾小球肾炎(acute glomerulonephritis)

尿液外观异常，血尿者常呈烟雾状，为绿色、棕色或红色外观，沉渣量多，尿量减少，比重增高，蛋白(++～++++)，0.5～5.0 g/24 h，有大量异形RBC(+～++++)，(1～1 000)×10^6/24 h，WBC和上皮细胞(1～400)×10^6/24 h，管型(++～++++)；红细胞管型、肾小管上皮细胞管型和混合性红细胞、肾小管上皮细胞管型(0～++)有重要诊断意义。常在疾病早期可出现颗粒管型(+～++)和蜡样管型(0～++)。有时候可出现白细胞管型(+～+++)、卵圆脂肪小体(0～++)、脂肪管型(0～++)、血红蛋白管型(++～++++)。

1. 隐匿性肾小球肾炎　蛋白0.1～2.0 g/24 h，RBC(1～100)×10^6/24 h，WBC和上皮细胞(1～20)×10^6/24 h，可见透明管型、颗粒管型，见红细胞管型有重要诊断意义。

2. 肾病型肾小球肾炎　尿量减少，比重增高，蛋白(++++)，4～40 g/24 h，RBCO～极少，(0.5～50)×10^6/24 h，WBC和上皮细胞(20～1 000)×10^6/24 h，透明管型和颗粒管型，肾上皮细胞管型，脂肪管型和蜡样管型有重要诊断意义。

表35-5 不同检查方法尿白细胞和亚硝酸盐阳性与菌尿预测值

检验项目	灵敏度(%)	特异性(%)	菌尿阳性预测值(%)	菌尿阴性预测值(%)
白细胞>5/HPF	80	83	46	96
白细胞>10/HPF	63	90	53	93
亚硝酸盐试验阳性	69	90	57	94
试剂条法白细胞检测阳性	71	85	47	94
试剂条法白细胞检测和亚硝酸盐试验同时阳性	86	86	54	97

3. 终末期肾小球肾炎　尿量增加或减少，比重减低、固定，蛋白(＋～＋＋)，2～7 g/24 h，RBC(微量～＋)，(0.5～10)×10^6/24 h，WBC 和上皮细胞(1～50)×10^6/24 h，管型(＋～＋＋＋)，可见透明管型、颗粒管型、肾上皮细胞管型。见宽管型和蜡样管型有重要诊断意义。

五、慢性肾小球肾炎(chronic glomerulonephritis)

尿液外观清晰，沉渣量少，异形红细胞(10～50个/HPF)，常见红细胞或血红蛋白管型(0～＋＋＋)；当缺乏肾炎性成分(白细胞等)时，可出现肾病性成分(如卵圆脂肪小体和脂肪管型，0～＋＋)，常见蜡样管型(0～＋＋＋)，罕见结晶管型；疾病后期可仅见颗粒管型。

各种肾炎可转变为慢性肾炎。明显蛋白尿、血尿、少尿、进展性尿毒症、贫血，则可早期死亡。间歇性或持续性或偶发性蛋白尿、血尿，伴轻度或无氮质血症，正常肾功能，则可进入晚期肾衰。链球菌泌尿道感染后不久慢性肾炎加重，出现蛋白尿、血尿，肾功能减低。

六、肾病综合征(nephrotic syndrome)

尿液外观清晰，因含高浓度蛋白质使表面张力改变而出现泡沫，沉渣量少，可出现异形红细胞(0～＋＋)和肾小管上皮细胞(＋～＋＋＋)，但存有游离脂肪滴(＋＋＋＋)、卵圆脂肪小体和脂肪管型(0～＋＋＋＋)。出现肾小管上皮细胞管型(＋～＋＋＋)或红细胞管型(0～＋＋)，但比急性肾炎数量少。与肾盂肾炎相比，肾病综合征尿中脂肪滴、上皮细胞和红细胞管型，蛋白质更明显(＞2～3 g/d)，如有相当的氮质血症则预后差。血尿可见于 50%患者，但程度较轻。

七、急性肾小管坏死(acute tubular necrosis)

尿液外观清晰，沉渣量中等，细胞数量增加，尤其是肾小管细胞(＋～＋＋＋)。见大量颗粒管型(＋～＋＋＋＋)，有时有许多肾小管上皮细胞管型(＋～＋＋＋)或蜡样管型(0～＋＋＋)出现，伴有退变肾小管上皮细胞，是急性肾小管坏死的典型征象，罕见红细胞管型(0～＋)。急性肾小管坏死者常见有含棕色、灰色或黑色色素的颗粒管型(＋～＋＋＋)。亦可见血红蛋白或肌红蛋白管型，这表明是因血红蛋白尿、肌红蛋白尿所致的急性肾小管坏死。急性肾功能衰竭无尿期时沉渣可正常。

八、肾前性氮质血症(azotemia)

尿液外观清晰，沉渣量少，轻度肾前性病变时沉渣可正常，而严重时细胞数量会增加，尤其是肾小管上皮细胞(＋＋)，透明和颗粒管型数量增加(＋～＋＋＋)，偶见肾小管上皮细胞管型(＋)。

九、肝肾综合征(hepato-renal syndrome)

多发生于肝硬化腹水患者。黄疸者可致轻度蛋白尿，肾小管上皮细胞数量增加(＋～＋＋＋)，出现肾小管上皮细胞管型(＋～＋＋＋)。有时与急性肾小管坏死类似，有肾小管上皮细胞数量增加，伴有颗粒管型、肾小管上皮细胞管型，因出现胆汁而使许多管型和细胞染上黄色。明显少尿＜500 mL/d，尿浓缩比重增高，尿/血浆渗透量＞1.0，尿酸性，少量尿蛋白＜500 mg/d，红细胞＜50/HPF。

十、肾移植排斥反应(kidney transplant rejection)

见有红细胞管型和明显增多的肾小管上皮细胞、淋巴细胞，偶见粒细胞。应用激素治疗后，淋巴细胞数量可减少。尿渗量减低、出现蛋白尿、细胞或颗粒管型。

十一、糖尿病(diabetes mellitus，DM)

常致肾小球病变，可有重度蛋白尿和肾病性沉渣，偶见镜下血尿。尿糖阳性。糖尿病肾病早期可有尿微量白蛋白阳性。

十二、狼疮性肾炎(lupus nephritis，LN)

尿量不定，比重正常或减少，蛋白(＋～＋＋＋＋)，0.5～20.0 g/24 h，RBC (＋～＋＋＋＋)，(1～100)×10^6/24 h，WBC 和上皮细胞(1～100)×10^6/24 h，管型(＋～＋＋＋＋)，透明管型和颗粒管型，红细胞管型，脂肪管型和蜡样管型有重要意义。

有2/3系统性红斑狼疮可累及肾脏,可导致急性、隐性或慢性肾炎,肾病、无症状性白蛋白尿、血尿,尿液检验结果似慢性活动性肾炎。氮质血症或明显蛋白尿时,常1～3 d后死亡。

十三、妊娠中毒症(toxemia of pregnancy)

尿量减少,比重增高、蛋白(+++～++++),0.5～10.0 g/24 h,RBC(0～+),(0～1)×10^6/24 h,WBC和上皮细胞(1～5)×10^6/24 h,管型(+++～++++),可见透明管型和颗粒管型。

十四、急性发热状态(acute febrile state)

尿量减少,比重增高、蛋白(微量～+),0.5～5.0 g/24 h,管型极少,可见透明管型、颗粒管型、红细胞管型,肾小管上皮细胞管型和混合性红细胞肾小管上皮细胞管型有重要诊断意义。

十五、高血压(hypertention)

恶性高血压(malignant hypertention):尿量变化不定,比重减低、固定,蛋白(+～++),1～10 g/24 h,RBC (少～+),(1～100)×10^6/24 h,WBC和上皮细胞(1～200)×10^6/24 h,管型(+～++),可见透明管型、颗粒管型、红细胞管型、脂肪管型。可有明显血尿和蛋白尿。良性高血压(belign hypertention)尿量正常或增加,比重正常或减少、蛋白(0～+),RBC (0～微量),(1～5)×10^6/24 h,管型(0～+),可见透明管型和颗粒管型。

十六、充血性心力衰竭(congestive heart failure)

尿量减少,比重增高,蛋白(+～++),RBC(0～+),管型(+),可见透明管型和颗粒管型。

十七、尿道炎(urethritis)

如晨尿标本中白细胞超过15/HPF,并且,数量高于晨尿后尿标本中的白细胞数,则有助于诊断的成立;如2次检出的中性粒细胞数相等;如尿标本中未检出白细胞,则尿道炎可能性小。

十八、急性间质性肾炎(acute interstitial nephritis)

可少尿或无尿,低渗尿、低比重尿,尿液检查似急性肾小管坏死,可达100%患者尿中有嗜酸粒细胞;镜下血尿,轻度或中度蛋白尿(<1.0 g/m^2·24 h)。脓尿少或无,管型少见。出现非血糖增高性糖尿。

(熊立凡)

第36章 粪便检测

粪便检查主要用于诊断消化系统炎症、出血、寄生虫感染、恶性肿瘤等；了解肠道菌群比例是否正常、有无致病菌，协助诊断肠道传染病；了解胃肠、胰腺、肝胆系统的功能状况；鉴别黄疸类型等。

第一节 基础理论

粪便(feces，stool)是食物在体内消化的最终产物，主要由未被吸收的食物残渣、消化道分泌物、肠壁脱落上皮细胞、分解产物、大量细菌和无机盐、水等组成。

食物在口腔内被嚼碎后与唾液搅拌混合形成食团，经食管蠕动进入胃，与胃酸、胃蛋白酶、内因子、黏液等胃液成分混合形成半液体状的食糜(chyme)，食糜贮存于胃内，通过胃消化过程中不断的蠕动和幽门的作用，有节制地把酸性食糜送进十二指肠和小肠内。小肠是消化食物的主要场所，小肠内有胰腺分泌的胰蛋白酶(trypsin)、胰淀粉酶(amylopsin)、脂肪酶(lipase)以及胆囊分泌的胆汁等物质，在这些物质的作用下，食糜和小肠黏膜充分接触以促进消化和吸收。剩余的食物残渣进入大肠，当水分和电解质被大肠吸收后，最终形成粪便，通过直肠由肛门排出体外。

一、颜色与性状

正常人粪便，因含粪胆素而呈黄褐色，为柱状软便。婴儿粪便，因含未转变的胆红素而呈黄绿色或金黄色糊状。粪便颜色常受食物、药物和病变等因素的影响，如进食含大量叶绿素的食物(绿色)，食用牛奶，服用大黄、山道年(淡黄色)、活性炭、铁剂、铋剂(黑色)等。常见病理性粪便性状的机制如下。

1. 稀汁样便 致病机制有：① 肠毒素性：由于细菌肠毒素、致泻物(脂肪酸等)、内源性促分泌物质(5-羟色胺等)等刺激肠道，造成肠蠕动亢进、分泌增加所致。霍乱弧菌、产肠毒素性大肠埃希菌、金黄色葡萄球菌、A型产气荚膜梭菌(clostridium perfringens)及变形杆菌等随食物进入肠道后，产生大量肠毒素，使无致病菌在肠道繁殖，亦可引起腹泻。肠毒素与小肠黏膜上皮细胞壁的受体结合，激活腺苷环化酶使环磷酸腺苷，小肠黏膜上皮细胞分泌大量水和电解质，同时抑制其吸收，但不损害上皮细胞本身，故这类腹泻粪便多为稀汁样，镜检白细胞少。② 肠黏膜损伤性：沙门菌属可侵袭上皮细胞固有层，病变多在小肠，故以稀汁样便为主。③ 高渗性：摄入高渗性不吸收的药物，如山梨醇、甘露醇、硫酸镁等，使血浆中水分通过肠壁进入肠腔，肠腔存留大量液体，使肠运动加强，引起稀汁样便。④ 艾滋病患者：伴发肠道隐孢子虫时，可排出大量稀汁样便。⑤ 其他因素：出血性肠炎可见红豆汤样便；胃肠道手术、精神因素刺激、腹腔和盆腔炎症等可引起肠蠕动加快，排除稀汁样便。

2. 黏液便(mucous stool)及黏液脓血便(mucous-purulent-bloody stool) 正常粪便内有少量黏液，与粪便均匀混合而一般肉眼难见，如肉眼可见大量黏液为异常，因肠壁受刺激或病变所致。主要机制是：病原体侵入肠黏膜上皮细胞繁殖，引起肠黏膜破坏，导致肠吸收功能障碍，水电解质在肠道内积存或分泌增加，肠蠕动亢进引起腹泻。如具有侵袭力的痢疾杆菌，在肠道不断繁殖、破坏肠组织，形成溃疡，还产生肠毒素，故粪便多为黏液脓血便。局限性肠炎(Crohn 病)、溃疡性结肠炎也引起肠黏膜损伤性腹泻，粪便呈黏液或黏液脓血便。侵袭性大肠埃希菌病变多在结肠，轮状病毒则侵袭小肠上皮细胞。阿米巴痢疾往往排出脓血便，以血液和粪质为主。

3. 鲜血便(bloody stool) 一般来自下消化道疾病:① 肠道炎症性疾病:如急性细菌性痢疾、急性出血坏死性肠炎、阿米巴痢疾、肠结核及溃疡性结肠炎等,因肠黏膜充血水肿、糜烂溃疡引起出血,甚至坏死;尤其是结肠、直肠出血,虽常可排出脓血便,但因血液在肠腔内停留时间较短,也可排出鲜血便。② 肠道肿瘤:结肠癌、直肠癌、小肠恶性淋巴瘤等,常因癌组织破溃出现鲜血便或黏液脓血便。③ 肛管疾病:如痔疮,因排便时施加腹压,导致痔内静脉压增高,加上硬质粪块直接损伤肠血管,常在排便之后见鲜血滴落;肛裂患者在排便后使用手纸时可见黏附鲜血。④ 下消化道血管病变:肠系膜动静脉栓塞、肠套叠、肠扭转、血管畸形等缺血性肠病,因肠黏膜缺血、坏死和水肿,大量浆液和血性液体渗出,为鲜红或暗红色血便。

4. 黑色或柏油样便(tarry stool) 上消化道出血,尤其胃、十二指肠的溃疡或肿瘤出血时,红细胞被胃肠液消化破坏,释放血红蛋白并进一步降解为血红素、卟啉和铁等产物,在肠道细菌的作用下,铁与肠内产生的硫化物结合成硫化铁。上消化道出血在 60 mL 以上时,红细胞被胃酸破坏,形成氧化血红蛋白,在肠道内与硫化物结合形成硫化铁,粪便即可呈黑红色或黑褐色,质软而富有光泽,宛如柏油。如见患者柏油样便、且持续 2～3 d,说明出血量不少于 500 mL。如排便次数可增多,粪便稀薄;因出血量多,血红素铁不能完全与硫化物结合,加之血液在肠腔内推进快,粪便可由柏油色转为暗红色。服用活性炭、铋剂和铁剂亦会排出黑便,但外观缺乏光泽。

5. 白陶土样便 呈灰白色。各种原因引起的胆管梗阻,因胆汁排入肠道减少或缺失,致使粪胆素生成减少所致。胃肠道钡剂造影术后,粪便也可灰白色。

6. 排便形状 粪便形状及硬度与食物种类有关,正常人常为软便或半成形便。病理情况下,与肠道是否痉挛、有无肿物、便秘等有关。

7. 乳凝块 粪便中有黄白色乳凝块或蛋花样便,提示脂肪或酪蛋白消化不全。

二、气味

生理性气味:与进食种类有关,在肉食者粪臭味比素食者较强。正常粪便因蛋白质的分解产物如吲哚、粪臭素、硫化氢、氨、靛基质等产生。

病理性气味:胃肠道内未消化的蛋白质因发生腐败,产生恶臭,脂肪及糖类消化或吸收不良时,由于脂肪酸分解及糖的发酵未被吸收而使粪便产生酸臭味。

三、隐血

粪便隐血是指消化道出血量很少(如低于 5 mL/d),而且少量红细胞因被消化分解、肉眼见不到粪便颜色改变,并且粪便涂片显微镜检查也未能发现红细胞,而需要用其他间接的方法才能证实的出血。隐血试验(fecal occult blood test,FOBT)即指用化学或免疫学的方法证实微量血液的试验。FOBT 是诊断上消化道出血简单而有效的试验,可用化学法(有试条法和传统化学法)和免疫学法(多用免疫胶体金法)测定。这两类方法虽灵敏度和特异性不一,但在诊断上可起互补作用。不同化学法的试条灵敏度不同,有的试条反应灵敏度较低,对直结肠癌的灵敏度为 20%～30%,对肠息肉的灵敏度仅为 13%,导致太多的假阴性,故有不少疾病被漏检。也有的试条反应太灵敏,可产生许多假阳性。

1. 化学法 化学法的具体方法较多,灵敏度不一,但基本原理相同。即血红蛋白的含铁血红素具有过氧化物酶的活性,能分解过氧化物、催化色原物质脱氢氧化,呈色反应的深浅反映出血量。假阳性:生食具有植物过氧化物酶活性的蔬菜和水果、动物血和肉类,均可造成隐血试验假阳性;为此,试验 3 d 前,应患者禁食影响试验的肉类、禽类、鱼类、有关蔬菜(萝卜、辣根、花椰菜、甜瓜、萝卜、蘑菇、黄瓜等)、水果(香蕉、苹果等)和暂停服用有关药物(阿司匹林、类固醇、消炎痛、非类固醇抗炎药、抗凝药,抗代谢药、秋水仙素等)。假阴性:服用大量维生素 C(超过 500 mg/d)或其他具有还原作用的药物,可使试验中的过氧化氢还原,试验呈假阴性;血液如在肠道停留过久,血红蛋白被细菌降解,血红素破坏,也可出现假阴性;由于粪便取材部位、标本反应时间、检验人员对显色判断标准掌握不同等,亦可存在误差。

2. 免疫胶体金(immunological colloidal gold)法 将单克隆技术与胶体金技术结合,利用抗人血红蛋白或抗人红细胞基质的单克隆抗体、与人血红蛋白或人红细胞有高度特异性的特点检测粪便隐血。免疫胶体金法灵敏度高，一般血红蛋白为0.2 mg/L或0.03 mg /g粪便时即可阳性，且反应快速。免疫法隐血试验不受动物血干扰，国内301医院曾用9种动物肉(每种5例)和6种动物血红蛋白分别用此法检测隐血，结果均阴性。含过氧化物酶的新鲜蔬菜、铁剂、维生素C及对化学法有干扰作用的某些药物对此法结果均无影响，因而不需控制饮食。

第二节 粪便检测

粪便检验时，采集标本的容器必须干净，无尿液、月经血等其他体液混入，采集后立即送检或暂时冷藏或保温用作寄生虫卵、原虫等检查。粪便标本应在患者使用抗生素前和疾病早期采集，应特别注意采集含有黏液或血液处的粪便，因为，此类标本更可能检出致病原。

1. 常规检查标本　应取新鲜标本，选取异常成分的粪便，如含有黏液、脓血等病变成分的标本。灌肠(enema)或服油类泻剂的粪便常因过稀且混有油滴等，而不适于做检查标本。不能采集便盆或坐厕的粪便作送检标本。粪便标本应避免混有尿液、消毒剂(antiseptic)及污水等杂物，以免破坏有形成分，使病原虫死亡和污染腐生性原虫。

2. 寄生虫检查标本　① 血吸虫孵化毛蚴(miracidium)：标本不少于30 g，必要取时整份送检；如作检查寄生虫虫体及作虫卵计数时应采集24 h粪便。② 连续送检：避免肠道寄生原虫和某些蠕虫有周期性排卵现象，未查到寄生虫和虫卵时，应连续送检3 d，以免漏检。③ 检查蛲虫卵：须用透明薄膜拭子或玻璃纸拭子于深夜12时或清晨排便前，自肛门周围皱襞处拭取粪便，并立即送检。④ 检查痢疾阿米巴滋养体：液状粪便中的原虫和滋养体在排便后可迅速蜕变，因此，从开始标本采集后的30 min内应完成检查。从脓血和稀软部分取材，立即送检；转送及检查时均需保温，以免滋养体因失去活动力而难以检出。⑤ 化学法隐血试验：应于试验前3天禁食干扰试验的食物和禁服有关药物。⑥ 脂肪定量试验：先定量服食脂肪膳食，收集72 h内的粪便混合称量后，取出60 g左右送检。如用简易法，可在正常膳食情况下收集24 h标本。⑦ 粪胆原定量试验：应连续收集3 d的粪便，每天将粪便混匀秤重后取出约20 g送检。⑧ 无粪便排出而又必须检查时，可经直肠指诊(digital examination of rectum)或采便管拭取标本。

一、一般性状检测

(一) 粪便量

正常人粪便量随食物种类、食量及消化器官、功能状态而异。以细粮及肉食为主者，粪便细腻而量少；以粗粮为主、特别多食蔬菜者，因粪便纤维含量高而粪便量多。一般健康成人，每天排便多为1次，每次排便量约为100～250 g。当胃肠、胰腺有炎症时或功能紊乱时，粪便的量和次数均有不同程度增多。

(二) 性状

1. 黏液便　小肠病变黏液混匀于粪便，大肠病变黏液较集中；直肠炎黏液附于粪便表面，痉挛性便秘、黏液性肠炎、情绪激动时黏液呈透明胶胨样。

2. 脓血便　常见于下消化道病变，如各类肠炎、细菌性痢疾、阿米巴痢疾、急性血吸虫病、结肠癌、慢性溃疡性结肠炎(chronic ulcerative colitis)、肠结核(intestinal tuberculosis)等；也可见于局部脓肿或与乙状结肠、直肠或肛门相通的瘘管。阿米巴痢疾时，以红细胞为主，粪便呈暗红色，稀果酱样，有特殊的腥臭味(rotten fishy odor)；细菌性痢疾则以黏液及脓细胞为主。

3. 鲜血便　见于结肠癌、直肠息肉、肛裂及痔疮等。痔疮时，常见排便之后有鲜血滴落，而其他疾病多见鲜血附着于粪便表面。

4. 稀糊状稀汁样便　伪膜性肠炎(pseudomembranous colitis)，呈水样便、或大量黄绿色稀汁样便(＞3 000 mL)并含有膜状物；艾滋病(acquired immunodeficiency syndrome，AIDS)伴发肠道隐孢子虫(cryptosporidium)感染时，也可排出大量稀汁样便；副溶血性弧菌食物中毒时，可见洗肉水样便；出血性小肠炎，可见红豆汤样便，此类患者一般无腹痛，禁食后仍腹泻不止，且粪便中含高浓度电解质。

5. 米泔样便(rice water stool)　呈白色淘米水

样，内含黏液片块，量多，而脓细胞少见，见于重症霍乱、副霍乱。

6. 乳凝块　于婴儿消化不良、婴儿腹泻。

7. 排便形状　细条或扁片状粪便，可见于食入矿物油、结肠紧张亢进、直肠和肛门狭窄（常提示有肿物存在）；粗棒状粪便，见于便秘，如为儿童患者可能为巨结肠症；干结便，常由于习惯性便秘（constipation），粪便在结肠内停留过久，水分过度吸收而排出羊粪样或球样、条状粪便，多见于老年。

（三）颜色

1. 淡黄色　见于乳儿便、服用大黄、山道年等。在病理情况，可因粪便中胆红素未被氧化而呈现黄色。

2. 红色　见于：下消化道出血，如直肠癌（carcinoma of rectum）、肛裂、痔疮出血等，或食用番茄、红辣椒、西瓜等食物后。

3. 黑色或柏油色　见于：上消化道出血（upper alimentary track hemorrhage）、溃疡病出血、食道静脉曲张破裂及消化道肿瘤。服用铁剂、活性炭等药物，或进食动物血及肝脏后粪便虽呈黑色但无光泽。

4. 果酱色　见于：阿米巴痢疾、肠套叠；食用大量咖啡、可可、樱桃、桑椹、巧克力等食物后。

5. 白色或灰白色　见于：胃肠检查服用硫酸钡（balium sulfate）后、胆道阻塞（无胆汁排出，粪便内缺乏粪胆素）、少数结核病或胰腺病、过量脂肪等。

6. 绿色　见于：食用大量绿色蔬菜、甘汞，乳儿肠炎等；肠蠕动极度加速：胆绿素（biliverdin）不及转变为粪胆素时，粪便已排出，此时粪便可呈绿色。

（四）寄生虫和结石

粪便中，如存在虫体较大的肠道寄生蠕虫如蛔虫、蛲虫、绦虫等或其片段时，肉眼即可分辨；注意，钩虫虫体须将粪便筛洗后才可见。

粪便中可见到的结石有胆（重要且多见）、粪石、肠结石、胰石等。应用排石药物或碎石术之后，肉眼可见到较大结石。

（五）气味

粪便恶臭，见于胰腺疾病、慢性肠炎、消化道大出血、结肠或直肠癌溃烂等。鱼腥臭味见于阿米巴性肠炎；酸臭味见于消化或吸收不良等。

二、显微镜检测

粪便显微镜检查是临床检验的常规项目。用生理盐水涂片法，在显微镜下观察粪便中红细胞、白细胞、食物残渣，及有无吞噬细胞、寄生虫卵、真菌、原虫等。如粪便中细胞数量异常，则有助于消化道炎症、出血、肿瘤的辅助诊断；出现寄生虫卵则可确诊该寄生虫病。

1. 细胞

（1）白细胞和吞噬细胞（macrophage）：正常粪便不见或偶见白细胞，无吞噬细胞。肠道炎症可引起白细胞（主要是中性粒细胞）增加，其数量与炎症轻重及部位有关。痢疾志贺杆菌引起的菌痢，白细胞明显增加，可见小吞噬（为中性粒细胞演变）或大吞噬细胞（为单核细胞演变）。各种病原菌引起的肠道炎症或溃疡性结肠炎，可引起中性粒细胞增加，但以痢疾志贺杆菌引起者较明显，见到吞噬细胞更有诊断价值。嗜酸性粒细胞增多，则见于过敏性肠炎、肠道寄生虫病，尤其是钩虫病及阿米巴痢疾。小肠炎症时白细胞增加不多，因细胞被消化而不易辨认。结肠炎时可见大量白细胞。

（2）红细胞：正常粪便不见红细胞。下消化道出血时可见红细胞，亦可见于痢疾、溃疡性结肠炎、结肠癌、直肠息肉、痔疮等。消化道疾病由于炎症损伤出血，白细胞、红细胞同时存在，细菌性痢疾时红细胞少于白细胞，多分散存在且形态正常；阿米巴痢疾者红细胞多于白细胞，多粘连成堆存在并有残碎现象。

（3）上皮细胞：正常粪便，可见鳞状上皮细胞。柱状上皮细胞甚少见（多已破坏），但可随胃肠道刺激增多，见于结肠炎症、伪膜性肠炎。新生儿粪便如缺乏上皮细胞，则有助于新生儿肠道梗塞的诊断。

2. 食物残渣（food residue）　正常粪便中，只有少量未经充分消化的食物残渣。

（1）淀粉颗粒：正常粪便偶见淀粉颗粒（starch granule）。粪便中出现大量淀粉颗粒常见于消化功能不良（maldigestion）、腹泻（diarrhea）、慢性胰腺炎、胰腺功能不全等。

（2）脂肪滴：可用苏丹Ⅲ染色查见。正常粪便：成人：脂肪含量在2%～5%范围内；婴乳儿：比成人排出量高30%～50%粪便涂片（18 mm×18 mm），脂肪颗粒不超过10个。

正常成人摄入的脂肪95%以上被吸收。当消化道疾病时，可因缺乏脂肪酶而使脂肪水解不全，脂肪的消化吸收障碍，粪便中的脂肪增多，见于：① 脂肪泻（脂肪排泄量＞6 g/d）：提示胰腺功能不全和脂肪吸收障碍，急慢性胰腺炎、胰头癌、吸收不良综合征、儿童腹泻、阻塞性黄疸等以及蓝氏贾第鞭毛虫感染。② 慢性胰腺炎：量多、呈泡沫状，灰白色、有光泽，恶臭，镜检见脂肪小滴较多。

（3）肌肉纤维（meat fiber）：食用肉主要是动物横纹肌，经蛋白酶消化分解后大部分消失。在病理情况下，肠蠕动亢进、腹泻或蛋白质消化不良时可增多，提示胰腺功能严重不全。

（4）其他：正常粪便中可见到少量的结缔组织（collective tissue）、弹力纤维（elastic fiber）、植物细胞（plant cell）及植物纤维（plant fiber），增多可见于胃蛋白酶缺乏症、肠蠕动亢进、腹泻等。

3. 寄生虫卵（parasite ova）和原虫（protozoa）　肠道寄生虫感染时，粪便可查出虫卵如蛔虫卵、钩虫卵、鞭虫卵、蛲虫卵、绦虫卵、血吸虫卵。原虫，如阿米巴原虫滋养体和包囊、隐孢子虫等。

4. 结晶　正常粪便中可见草酸钙、脂肪酸和三联磷酸盐等结晶胃肠道出血时，可见血晶（blood crystals）。寄生虫感染（特别阿米巴病）有时可见Charcot-Leyden结晶（Charcot-Leyden crystals）。

三、化学检测

（一）隐血试验

1. 检查方法

（1）化学法：方法较多。高灵敏度的有邻联甲苯胺法、邻甲苯胺法、还原酚酞法，但易出现假阳性结果。中等灵敏度的有联苯胺法（有致癌作用已被淘汰）、匹拉米洞法、无色孔雀绿法。灵敏度差、特异性较高的为愈创木酯法，假阳性少如此法为阳性，基本可确诊消化道出血。目前国内外常用化学试剂条法。

（2）免疫胶体金法：利用免疫学原理检测隐血的方法也较多，如免疫单向扩散法、对流免疫电泳、酶联免疫吸附试验、免疫斑点法、胶乳免疫化学凝聚法、放射免疫扩散法、反向间接血凝法等。目前，多采用免疫胶体金法。因灵敏度高，生理情况下，试验结果也可阳性；因此，免疫法隐血试验结果必须密切结合临床，才能正确判断。

（3）其他方法：目前，已有新方法测定粪便隐血，针对有良好抗原性却不易降解的蛋白质，如① 转铁蛋白测定：当胃肠道出血时，粪便中可出现大量转铁蛋白，稳定性高于血红蛋白。联合检测转铁蛋白和血红蛋白，有助于筛检早期大肠癌。② 血红蛋白荧光测定：采用卟啉荧光定量血红蛋白试验（Hemo-Quant 试验，Hemo-Quant test，HQT），除可测定粪便中未降解的血红蛋白外，还可测定血红素衍化物卟啉，从而克服了化学法和免疫法隐血试验因血红蛋白降解而影响检测结果的缺点，而且对上、下消化道出血同样敏感，但仍受外源性血红素、卟啉类物质干扰，且方法较复杂，而未能推广。

2. 临床意义　隐血试验参考值：阴性。隐血试验用于消化道无症状溃疡性损害、肠道肿瘤特别是结肠癌的筛查、诊断和鉴别。在消化性溃疡、胃黏膜损伤、溃疡性结肠炎、结肠息肉等，OBT一般为间断性阳性，诊断率为40%～70%；而胃癌、结肠癌等OBT常呈持续性阳性，治疗后，当粪便外观正常时，隐血试验阳性仍可持续5～7 d，如出血完全停止，隐血试验才转阴性。隐血试验对消化道恶性肿瘤的诊断阳性率可达95%。

（1）大肠癌：是常见的恶性肿瘤，以北美、大洋洲最高。我国东南沿海地区明显高于北方，平均每年有递增的趋势。早期大肠癌病灶仅限于黏膜层或黏膜下层时，往往无症状，粪便中带有微量的出血是早期诊断大肠癌惟一可查出的异常指标。美国消化病协会（1997年）提出：筛检结肠癌、直肠癌的顺序为：年龄＞50岁的所有无症状和无结直肠癌危险因素的人，每年应作1次粪便隐血检查，如果试验结果阳性，即建议全结肠和直肠镜检查，或作双重对比钡剂灌肠或纤维乙状结肠镜检查。

（2）胃癌：是最常见的恶性肿瘤。粪便隐血试验常呈持续性阳性，对早期胃癌诊断符合率为20%，晚期符合率达95%。

隐血试验阳性还可见于：溃疡性结肠炎、腺瘤、膈疝、胃炎、Kaposi肉瘤、出血性疾病如血友病、药物致肠黏膜损害，以及寄生虫病如钩虫病等。

隐血试验阳性问题：正常人每天每150 g粪便中约有2.0 mL血液，如超过2.0 mL则有病理意义。作为消化恶性肿瘤的筛查试验，OBT特异性不可能达到100%。因而，由于试验灵敏度过高，则如被隐血试验诊断为“阳性”的健康人，也因此被要求进一步作内窥镜等检查，从而引起检查的危险性和费用问题。因此，是否应做粪便隐血试验，应综合筛查对象的年龄、临床表现，具体分析和权衡。

（二）粪胆色素检查

粪胆色素检查包括粪胆红素、粪胆原（stercobilinogen)和粪胆素(stercobilin)。胆红素在肠道细菌作用下还原成粪胆原,进一步氧化成粪胆素随粪便排出。检测粪胆红素用 Harrison 法,检测粪胆原和粪胆素用 Watson 法。成人粪胆红素为阴性,粪胆原及粪胆素阳性。婴儿因正常肠道菌群尚未建立,粪胆红素多阳性。新生儿到 6 个月婴儿,粪胆原为阴性。粪胆色素检查常用于:① 鉴别黄疸类型:粪胆原,在溶血性黄疸呈强阳性,在肝细胞性黄疸可增加或减少;粪胆原及粪胆素在不全梗阻时呈弱阳性,完全梗阻时呈阴性,粪便呈白陶土色。② 支持腹泻诊断:因肠蠕动亢进,胆红素来不及被肠道细菌还原,粪胆红素可呈阳性。

(三) 脂肪定量试验

本试验为消化吸收功能的检测项目之一。这组试验包括脂肪消化吸收试验,蛋白质消化吸收试验和糖类消化吸收试验等,但定量需要采集 48~72 h 粪便总量。操作技术复杂,不便常规应用。定量:成人 2~7 g/24 h;婴儿:低于 1.0 g/24 h。

粪便脂肪检查是诊断脂肪泻的金标准试验。脂肪泻有 3 个主要病因:小肠吸收不良、胰消化酶缺乏和胆汁缺乏。筛检方法是显微镜脂肪检查,也可用于监测吸收不良疾病的治疗。显微镜检查脂肪包括:中性脂肪(三酰甘油)、脂肪酸盐(皂酯)、脂肪酸和胆固醇,可用苏丹Ⅲ、苏丹Ⅳ、油红 O 染色。

参考范围 脂肪滴少于 6 个/HPF。

(四) 其他检查

1. 粪糜蛋白酶(fecal chymotrypsin) 粪糜蛋白酶是肠道内一种分解蛋白质的内切酶,因其在肠道内分解破坏相对较少,故粪便内的糜蛋白酶含量与十二指肠内的含量相关,测定粪便中的糜蛋白酶含量即可了解胰腺的外分泌功能。测定方法可用 N-乙酰-1 氯酸乙基酯法。

参考范围 74~1 200 mg/kg粪便。

粪糜蛋白酶减低主要见于慢性胰腺炎和脂肪泻,对胰腺纤维化囊肿,也有诊断价值。评估胰腺功能,粪糜蛋白酶可靠性高于胰蛋白酶。

2. 粪胰蛋白酶(fecal trypsin) 可用 P-甲苯磺酰-1-精氯酸甲基酯法测定。正常人粪胰蛋白酶>20 μg/g 粪便。胰腺疾病时,此酶活性明显减低,可作为其他原因引起胰外分泌功能不良的筛检试验。胰蛋白酶减低见于:胰腺功能缺乏综合征和胰腺囊性纤维化。值得注意的是,只有当 3 次粪便标本测定均未显示胰蛋白酶活性时,才能诊断胰腺功能缺乏。

四、细菌学检测

作细菌学检查的粪便标本,最好在使用抗生素之前,采集后及时送检。细菌检查主要通过直接涂片、革兰染色、显微镜下观察的方法;粪便细菌培养用于菌种鉴定及确诊。

直接涂片、革兰染色镜检可初步观察球菌(革兰阳性菌)和杆菌(革兰阴性菌)的比例。健康人粪便中细菌约占干重的 1/3,多属正常菌群;健康成人以大肠埃希菌、肠球菌、厌氧菌等为主,约占 80%;少数产气杆菌、变形杆菌、铜绿假单胞菌等过路菌不超过 10%、其余为芽孢菌和酵母菌;正常粪便中球菌和杆菌的比例大致为 1∶10。婴儿粪便中主要为双歧杆菌等。粪便细菌学检查主要用于:

1. 诊断肠道菌群失调症(intestinal dysbacteriosis) 长期使用广谱抗生素,免疫抑制剂及慢性消耗性疾病,除粪便中正常菌群消失或球菌/杆菌比值变大外,可见到其他致病菌如艰难梭菌等,或真菌如白色假丝酵母菌(念珠菌)。

2. 辅助诊断某些疾病 疑为伪膜性肠炎时,粪便涂片革兰染色可见杆菌减少或消失,而葡萄球菌、念珠菌等增多;疑为霍乱、副霍乱时,取粪便作生理盐水悬滴检查,可见鱼群穿梭样弧菌;某些稀汁样粪便可见人芽囊原虫(Blastocystis hominis);疑为肠结核可作粪便抗酸染色找结核分枝杆菌;疑为艾滋病性腹泻,应在粪便中查找隐孢子虫。

五、寄生虫学检测

肠道寄生虫感染,粪便检查是最直接和最可靠的方法。蠕虫类检查有蛔虫、钩虫、鞭虫、蛲虫、华枝睾吸虫、血吸虫、姜片虫和带绦虫及其虫卵等检查;原虫类有阿米巴原虫及滋养体、包囊体,隐孢子虫及包囊体,鞭毛虫,纤毛虫及包囊体等检查。

1. 检查肠道寄生虫及其虫卵 肠道寄生虫疾病的诊断常依赖于获取合适的标本检查致病原,标本经浓集如对粪便进行沉淀和漂浮获取虫卵,再经适当染色等。根据蠕虫卵的形态特点,在镜下观察辨别出各种寄生虫卵、包囊体。或用免疫学的方法检测患者是否有某种虫体的抗体,间接判断相应的寄生虫的存在。

近年来,用免疫学、血清学方法检查寄生虫感染有很大发展。血清学试验包括间接血凝试验

(IHA)、酶免疫试验(EIA)、酶联免疫吸附试验(ELISA)、补体结合试验(CF)等。血清学检查阴性试验可有助于排除某些疾病如阿米巴病，患者如最近到过当地有疾病流行、本人未曾去过的地区，则阳性试验有助于诊断。但血清学试验的临床问题是：不能鉴别感染是既往的还是现时的，不能区别病原体类型，而且，检测用试剂盒还不普及，或仅用于临床研究和参考实验室，免疫学检查又需要特殊仪器和合格操作者(如使用流式细胞仪)。

更新的技术如使用DNA探针、针对粪便抗原的单克隆抗体等，虽然提高了诊断率，但是种类繁多的寄生虫，具有遗传和分子的多样性，也对免疫学和血清学试验检测的的可靠性造成了一定困难。

粪便中的异物如钡剂、矿物油、非吸收性的抗痢疾制剂可干扰检查。粪便中的灵芝孢子与虫卵极相似，需注意辨别。

2. 检查肠寄生原虫，主要有：

(1) 阿米巴检查：可直接用生理盐水涂片检查滋养体，检查包囊可用碘染色法。肠道阿米巴包括溶组织内阿米巴、结肠内阿米巴等。溶组织内阿米巴可引起阿米巴痢疾，并可扩延至其他器官，如肝脏、腹腔、胸腔、脑组织等。

(2) 隐孢子虫检查：隐孢子虫病的诊断主要靠从粪便中查出该虫卵囊。还可采用免疫法协助诊断。隐孢子虫是一种动物性传染病，隐孢子寄生于小肠上皮细胞的微绒毛中，引起人体条件感染性疾病。人体感染隐孢子虫后其临床表现因机体免疫状况而异，在免疫功能健全的人，主要为胃肠炎症状，呕吐、腹痛、腹泻，病程、1～2周可自愈；在免疫功能缺陷或A1DS患者则有发热、嗳气、区吐，持续性腹泻，排稀汁样粪便，每天多达70多次，排水量每天达12～17 L，导致严重脱水、电解质紊乱和营养不良而死亡。

(3) 鞭毛虫和纤毛虫

1) 蓝氏贾第鞭毛虫。传染病源是由于含有包囊体的粪便污染水源或食物引起传播。包囊体寄生在小肠内(主要在十二指肠)，亦可寄生于胆囊，可引起慢性腹泻、消瘦和营养吸收不良，如寄生在胆囊，可致胆囊炎。

2) 结肠小袋纤毛虫。寄生于结肠内，多呈无症状带虫状态，当滋养体侵入肠壁即可引起阿米巴样痢疾。

3) 人肠毛滴虫。一般认为无致病性，迈氏唇鞭毛虫及中华肠内滴虫较少见，一般不致病。

第三节　常见病的实验诊断

粪便检查主要用于消化道疾病的诊断和鉴别诊断，粪便隐血试验更是消化道恶性肿瘤重要的筛查试验。

一、腹泻

1. 细菌性痢疾(bacillary dysentery)　① 粪便常规：多为黏液脓血便(急性菌痢初期可为水样便)，镜检有大量白细胞及红细胞，发现吞噬细胞有助于诊断。② 病原学检查：粪便培养痢疾杆菌阳性(>75%患者可阳性)可以确诊。痢疾杆菌(志贺菌属)核酸的检测，对于粪便痢疾杆菌培养阴性的患者，45%可检出痢疾杆菌的DNA。

2. 细菌性食物中毒(胃肠型)　引起胃肠型食物中毒(food-intoxication)的细菌，常见的有沙门菌属、副溶血性弧菌、大肠埃希菌(包括产肠毒素大肠埃希菌；致病性大肠埃希菌，肠出血性大肠埃希氏菌0157：H7血清型可并发溶血性尿毒综合征；肠侵袭性大肠埃希菌等)、金黄色葡萄球菌，其次为蜡样芽孢杆菌。① 粪便常规：外观多呈黄色水样便或黏液便。鼠伤寒沙门菌引起的粪便呈水样或糊状，也可见脓血便，有腥臭味；副溶血性弧菌、出血性大肠埃希菌可出现血性大便。镜检可见白细胞、红细胞，其数量与感染细菌的种类及病情轻重而异。② 病原学检查：收集可疑食物，患者呕吐物及粪便作培养，能分离到同一病原体有助于诊断。

3. 病毒性胃肠炎(轮状病毒感染)　① 粪便检查：外观多为黄色水样，无黏液和脓血，镜检多无异常，少数可见到少量白细胞。② 病原学检查：免疫电镜检出轮状病毒可确诊；单克隆抗体ELISA法或免疫斑点法可检出粪便上清液中的病毒抗原；RT-PCR可鉴定轮状病毒核酸类型。③ 其他：ELISA法查感染5 d后的血清，IgM型抗体阳性。

4. 阿米巴痢疾(amoebic dysentery)　① 粪便检查：急性期粪便呈暗红色果酱状、腥臭、粪质多、含血及黏液，镜检见大量聚集成团的红细胞、少量白细胞及夏科-雷登结晶。检出有伪足、吞噬红细胞的阿米巴滋养体有诊断价值。慢性患者粪便中可找到阿米巴包囊。② 其他检查：酶免疫试验阳性，即以阿米巴痢疾患者粪便中的溶组织素被特异性抗体捕获呈红色。ELISA 法血清学检查、间接血凝试验等也有助于诊断。

5. 溃疡性结肠炎(ulcerative colitis) 外观多呈黏液脓血便，镜检红、白细胞增加，急性发作时可见吞噬细胞，粪便病原学检查阴性是排除其他感染性结肠炎的一个重要方面。

6. 霍乱(cholera) O1 群霍乱弧菌引起全世界多次大流行，0139 型霍乱弧菌是新发现的血清型。霍乱是烈性肠道传染病。① 粪便常规：初期为水样含粪质，很快转为米泔样便，无粪质或洗肉水样便。镜检可见白细胞和红细胞，粪便涂片革兰染色见阴性弧菌、呈鱼群状排列，是早期诊断的重要依据。② 细菌培养可确定诊断。

7. 隐孢子虫病 粪便呈水样或黏液状，无脓血；免疫功能缺陷的隐孢子虫病多发生于艾滋病，粪便呈水样。直接或浓集染色后镜检可见隐孢子虫卵囊，对诊断有重要参考价值。粪便单克隆抗体检测，可识别隐孢子虫卵囊型抗原、灵敏度、特异性甚高。人体感染隐孢子虫后其临床表现因机体免疫状况而异，在免疫功能健全的人，主要为胃肠炎症状，呕吐、腹痛、腹泻，病程、1～2 周可自愈；在免疫功能缺陷或艾滋病患者则有发热、嗳气、呕吐，持续性腹泻，排稀汁样粪便，可导致严重脱水、电解质紊乱和营养不良而死亡。

二、便血

1. 胃及十二指肠溃疡(gastric and duodenal ulcer) 粪便外观可呈柏油样，活动期 FOBT 阳性，痊愈后阴性，FOBT 可鉴别上消化道出血是否由肿瘤引起。

2. 胃癌(carcinoma of stomach)(溃疡型) 柏油样便或粪便隐血持续阳性，对诊断有参考价值。作胃镜活检及 X 线钡餐检查是主要诊断方法。

3. 下消化道出血(lower alimentary track hemorrhage) 如痢疾、溃疡性结肠炎、结肠癌、直肠癌、痔疮、肛裂等可出现便血，镜检可见红细胞、白细胞。结肠癌：虽然肉眼和隐血试验检查多见出血证据，但有时隐血试验也可阴性。

（罗春丽）

第 37 章　脑脊液检测

目前，随着影像诊断对中枢神经系统(central nervous system,CNS)疾病检出率的提高，临床许多情况下，脑脊液(cerebrospinal fluid, CSF)检查已非首选项目；然而，如需及时准确诊断和鉴别诊断 CNS 感染性疾病，或在影像学检查尚无确实证据时，对 CNS 肿瘤性、脱髓鞘性或鞘内出血性疾病诊断，脑脊液检查仍具重要价值。近年来，在常规检查基础上，CSF 检查增加了众多新项目。

脑脊液为无色透明液体，充满于脑室及蛛网膜下腔。由于血脑屏障的存在，脑脊液所含物质的种类及浓度与血浆有所不同。当神经系统发生病变时，血脑屏障通透性增加导致脑脊液成分的改变，因此脑脊液检查对神经系统的感染、脑出血、蛛网膜下腔出血、自身免疫疾病、多发性硬化及颅内占位性病变的诊断及预后观察具有重要意义。

第一节　基础理论

一、脑脊液形成及血脑屏障特点

脑脊液主要由侧脑室和第三脑室的脉络丛生成，然后经第三脑室和中脑水管至第四脑室，又经四脑室的正中孔和外侧孔进入蛛网膜下腔。脑脊液分布于脑室及蛛网膜下腔内，流动缓慢，在脑脊髓表面循环以后，主要经蛛网膜颗粒进入上矢状窦静脉中。脑脊液每天大约产生 500 mL，其产生和重吸收保持动态平衡。正常成人 CSF 总量 90～150 mL，新生儿 10～60 mL。

紧贴于脑和脊髓表面的软脑膜和软脑膜上的毛细血管内皮细胞、基膜等构成血脑屏障(blood brain barrier,BBB)。正常情况下血脑屏障对血浆中各种物质的通透性具有选择性：氯、钠离子最容易通过；葡萄糖、尿素、肌酐、蛋白质比较容易通过；纤维蛋白原、结合胆红素、胆固醇以及氢、钾、钙离子、碳酸盐不易通过。血脑屏障不仅具有屏障功能，还具有载体和受体的功能，某些营养物质如葡萄糖、嘌呤、核苷酸及某些氨基酸可通过这种载体的传递进入 CSF，以供脑组织营养，某些神经递质和激素还可通过这种受体发挥作用。故血脑屏障起到了维持神经系统内环境相对稳定的作用。

二、病理性脑脊液改变机制

1. 压力增高　① 神经系统感染性疾病：由于炎症刺激使血脑屏障通透性增加，大量物质进入脑组织引起水肿，同时刺激脉络丛使 CSF 分泌增加，炎症还可引起局部粘连，使 CSF 循环受阻，最终导致颅内压增高。② 颅内占位性病变：压迫周围脑组织，使脑组织水肿，CSF 循环受阻。③ 脑血管意外：因大量血液进入 CSF、颅内静脉窦淤血或静脉血栓使 CSF 吸收受阻、容量增加所致。

2. 颜色

(1) 黄色：① 红细胞破坏：脑及蛛网膜下腔陈旧性出血，因血液在 CSF 中停留时间过久，红细胞破坏后释放出血红蛋白进一步代谢，出血后 5～6 h 即可出现黄色，能维持 3 周左右。② 血清胆红素增加：血清游离胆红素增加时，CSF 中因胆红素增加而呈黄色。③ 蛋白质明显增加：蛛网膜下腔梗阻 CSF 长期滞留，当蛋白质达 30～50 g/L 时，可出现自凝而呈黄色胶胨状。

(2) 红色：主要是出血所致。脑脊液穿刺出血和蛛网膜下腔出血不同，前者脑脊液压力正常，脑脊液先后采集的 3 管为混浊红色，逐渐变浅，常形成凝块；如重新穿刺而无损伤，则脑脊液清晰。后者采集的各管标本红色均为一致教透明，不凝固，可出现黄变症；如重新穿刺脑脊液，外观颜色与前次一样。

3. 混浊或凝固　正常 CSF 为无色透明，无凝固性。病理时，可因其内细胞、细菌、真菌、蛋白质增多而出现不同程度的混浊。因纤维蛋白原增加（>10 g/L）可出现凝固及薄膜。

4. 蛋白质异常

（1）总蛋白增加或定性阳性：生理状态下 CSF 中 80%以上的蛋白质都来源于血浆，其余是由神经系统合成的脑脊液特有的蛋白质。CSF 蛋白总量仅为血浆总量的 1%以下，主要是清蛋白。病理状态下，CSF 蛋白质有不同程度增加，且增加者多为球蛋白。原因主要有：血浆蛋白质进入 CSF 多（神经系统感染，血脑屏障受损）；CSF 循环受阻，滞留于 CSF 中蛋白质增加（各种原因引起的椎管内梗阻）；血性 CSF；CSF 特有蛋白质合成增加（鞘内免疫球蛋白合成增加）等。

（2）蛋白电泳特点：当脑脊液蛋白增高，凝为与免疫性疾病有关时，可进行脑脊液蛋白电泳。其特点是：① β球蛋白高于血清，因 β 区带转铁蛋白带。② γ球蛋白仅相当于血清的一半左右。③ γ球蛋白区带中出现不连续的数条异常的 γ 球蛋白区带，称寡克隆区带（oligoclone strip），一般外周血见不到，是神经系统合成 IgG 的标志，见于 83%～94%多发生硬化症，也可见于神经系统感染。当 CSF 总蛋白正常，出现寡克隆区带时，对多发性硬化症有重要诊断价值。

（3）免疫球蛋白（immunoglobulin，Ig）：正常 CSF Ig 含量很少，主要为 IgG。在蛋白总量不高时，一般方法不易查出 IgA、IgE 和 IgM。病理时，血脑屏障通透性增加，血中 Ig 进入 CSF，神经系统感染激活免疫细胞产生免疫球蛋白。

（4）其他蛋白质：① β_2 -微球蛋白（β_2-microglobulin，β_2-M）：是存在于除成熟红细胞和胎盘滋养层细胞外的其他所有细胞表面上完整组织相容性抗原的一部分，由淋巴细胞产生，在活性 T 淋巴细胞和肿瘤细胞中含量最高，正常 CSF 中含量甚微。② C-反应蛋白（C-reactive protein，CRP）：是一种急性期蛋白，由肝细胞合成，常出现于炎症或组织破坏急性期的血清中。正常 CSF 中无 CRP，如 CSF 中出现 CRP，其浓度决定于血清中的 CRP 浓度以及血脑屏障的通透性。在化脓性或结核性等细菌性脑膜炎，CRP 显著增高，中枢神经系统炎症患者急性期增加，恢复期消失。而病毒性脑膜炎一般不增高或轻度增高。③ 髓鞘碱性蛋白（myelin basic protein，MBP）：属神经组织特异蛋白，具有很强的组织和细胞特异性，它只在中枢神经系统的少突胶质细胞和周围神经的雪旺氏细胞内合成，存在于周围神经髓鞘膜中，当髓鞘受到某种损伤时，MBP 可暴露或释放到 CSF 中，引起神经系统免疫应答反应。它是反映神经系统有无实质性损害，特别是髓鞘脱失的生化指标，因此检测 CSF 中 MBP 含量，对脱髓鞘疾病的诊断有重要意义。④ S-100 蛋白：一种酸性钙结合蛋白，主要存在于神经系统星状神经胶质细胞胞质中，具有神经组织特异性。因在 100%硫酸铵溶液中能完全溶解而被称为 S-100 蛋白。当神经细胞损伤时，S-100 蛋白从胞质渗出到 CSF，因血脑屏障损伤，可进入血液，因此 CSF 和血中 S-100 蛋白增多是神经系统损伤特异和灵敏的指标。

5. 葡萄糖含量异常　正常情况下，CSF 葡萄糖来自血糖，含量约为血葡萄糖 60%。作为比较，采集血葡萄糖测定的标本应早于脑脊液穿刺前至少 60 min 进行，因为，这是 CSF 反映血液葡萄糖的变化所必需的延迟时间。CSF 葡萄糖含量减低可能与下列因素有关：① CSF 中葡萄糖酵解加速：细菌、真菌、破坏的细胞或肿瘤细胞坏死、红细胞破坏释放出糖酵解酶均可使糖无氧酵解加重，导致葡萄糖被大量消耗。② 血中葡萄糖通过脑膜主动转运至 CSF 的过程受阻：脑膜炎症细胞的代谢产物抑制了脑膜细胞携带运转功能，致使葡萄糖由血向 CSF 运转减低。③ 通过血脑屏障受阻：脑肿瘤细胞可阻止葡萄糖通过血脑屏障。④ 血浆葡萄糖浓度：低血糖时，CSF 糖含量减低，可间接反映全身糖代谢情况。

6. 乳酸含量异常　CSF 中乳酸浓度主要依赖神经系统糖酵解代谢状况，而不依赖血清乳酸浓度。CSF 中乳酸含量增加与葡萄糖含量减低机理相同。

7. 氯化物含量异常　正常情况下 CSF 中氯化物含量较血中高，因 CSF 蛋白质含量较低，为维持 CSF 和血浆渗透压的平衡，故 CSF 中氯化物含量较血中高（1.2～1.3 倍），称 Donnan 平衡。CSF 中氯化物含量减低的因素：① 蛋白质含量增高。② 蛋白质增高但糖减低不明显：此时为维持 Donnan 平衡，氯化物含量将明显减低，所以结核性脑膜炎氯化物减低比化脓性脑膜炎更明显。③ 酸碱度：氯化物通常在酸性时减低，碱性时增高，在细菌性脑膜炎，乳酸增加，pH 减低，氯化物也随之减低。④ 血氯减低：CSF 中氯含量也减少。

8. 酶异常 正常 CSF 中含有多种酶，但其活性较血清低。在神经系统疾病时，由于脑组织受损破坏细胞内酶逸出，同时由于血脑屏障通透性增加使血清酶向 CSF 转移，导致酶活性增加。

（1）乳酸脱氢酶（lactate dehydrogenase，LD）及同工酶：LD 广泛分布于全身各组织，红细胞内 LD 活性约为正常血清的 100 倍。LD 有五种同工酶：LD_1～LD_5。CSF 中 LD 活性增加的主要疾病：① 脑血管疾病：红细胞大量破坏所致。② 细菌性脑膜炎：LD 总活性增高极明显，以来自粒细胞的同工酶 LD_4、LD_5 为主。病毒性脑膜炎 LD 多在正常水平。

（2）肌酸激酶（creatine kinase，CK）及同工酶：CK 是供应细胞生理活动需要的一种转移酶，在 CK 作用下生成的磷酸肌酸含高能磷酸键，是肌内收缩时能量的直接来源。CK 有三种同工酶，即脑型（CK－BB）、心型（CK－MB）和肌型（CK－MM）。正常 CSF 中主要是 CK－BB。CK 主要反映脑实质损伤和脑血管意外。脑损伤时 CK－BB 增高，并与损伤程度成正比。脑缺血或坏死越严重，CK－BB 含量越高，死亡率越高或难以恢复，故对预后观察有重要价值。

（3）腺苷脱氨酶（adenosine deaminase，ADA）：ADA 是嘌呤核苷代谢中重要的酶类，广泛分布于人体各组织中。CSF 中 ADA 主要来自白细胞，细菌性脑膜炎时，富含 ADA 的白细胞游离至 CSF 中使 ADA 活性增高。

第二节 脑脊液检测

CSF 标本采集，有建议不要使用玻璃试管采集，以防细胞黏附；如作细胞学检查，可专门留第 4 管。送检时间强调标本采集后 1 h 内送检，否则，细胞和细菌溶解、纤维蛋白形成、葡萄糖分解。对于流感嗜血杆菌和脑膜炎奈瑟菌生长困难的细菌，标本不可冷藏保存。

一、一般性状检测

（一）压力

CSF 压力反映颅内压大小，一般由临床医师用标有压力刻度的无菌玻璃连通管进行测定。坐位和明显肥胖的患者 CSF 压力可轻度增加。颅内压增高增高患者禁忌作脑脊液穿刺。健康成人 CSF 压力：侧卧位穿刺时，压力为 0.78～1.76 kPa（80～180 mmH_2O）或 40～50 滴/min；健康婴儿和儿童为 0.1～1.0 kPa（10～100 mmH_2O）。CSF 压力的变化主要见于神经系统的疾病。

1. 压力增高 见于神经系统感染性疾病：如化脓性、结核性、隐球菌性脑膜炎、流行性脑脊髓膜炎。颅内占位性病变：如颅内肿瘤和脑寄生虫病。脑血管意外：如脑出血。

2. 压力减低 见于脱水、循环衰竭、蛛网膜下腔粘连及脑脊液漏。

（二）颜色

正常 CSF 为无色透明水样液体。常见 CSF 的颜色改变有：

1. 红色 见于蛛网膜下腔出血、脑出血、外伤或穿刺损伤。

2. 黄色 见于脑及蛛网膜下腔陈旧性出血；黄疸型肝炎、胆道梗阻、新生儿溶血等；脊柱外伤、结核病变、椎间盘突出、硬脊膜外脓肿或血肿及蛛网膜下腔梗阻。

3. 其他颜色 乳白色常见于化脓性脑膜炎；绿色见于铜绿假单胞菌引起的脑膜炎；黑色见于黑色素瘤转移。

（三）透明度及凝固性

将抽取的 CSF 置于无色透明试管内，观察透明度；在垂直静置的时间内（如 1 h、12 ～ 24 h 内）观察有无凝块及薄膜形成。健康人 CSF 呈无色透明状，静置 24 h 无凝块及薄膜形成。CSF 出现浑浊或形成薄膜主要见于神经系统感染性疾病。① 化脓性脑膜炎：CSF 混浊，可呈脓样，静置 1～2 h 有凝块形成。② 结核性脑膜炎 CSF 呈毛玻璃样混浊，静置 12～24 h 表面有薄膜形成。

二、化学检测

（一）蛋白质测定

1. CSF 总蛋白定量 目前，脑脊液蛋白检查一般不再使用潘迪试验（Pandy test）等蛋白定性试验，而多采用直接蛋白定量法，结果更可靠。蛋白定量试验：比浊法（以磺基水杨酸或三氯乙酸沉淀蛋白质）简便快速、无需特殊仪器，但标本用量较大；比色法包括 Lowry 法、改良双缩脲法和染料结合法如丽春红 S、邻苯三酚红铜法，但以考马斯亮蓝应用普遍，简便快速且灵敏度高、标本用量小，临床应用较广。健康成人 CSF 蛋白定性：阴性或极弱阳性；蛋白定量（腰池）200～400 mg/L；新生儿 CSF 蛋白含量相对较高，为 150～1 000 mg/L，6 个月后接近成人水平；老年（＞60 岁），150～600 mg/L。

CSF 蛋白含量增高主要见于神经系统的疾病。神经系统感染，如化脓性脑炎时明显增加，结核性脑膜炎时中度增加。椎管梗阻，如蛛网膜下腔粘连、梗阻，硬膜外脓肿或血肿，脊髓肿瘤，脊柱结核及椎间盘脱出等。其他，如血性 CSF（脑及蛛网膜下腔出血）、颅内占位性病变如脑肿瘤和脑脓肿等、鞘内免疫球蛋白合成增加如脱髓鞘疾病（多发性硬化症）。

2. 蛋白电泳（protein electophoresis） 基本原理同血清蛋白电泳。健康人 CSF 蛋白电泳区带：前清蛋白 2%～6%，清蛋白 55%～65%，α_1 球蛋白 3%～8%，α_2 球蛋白 4%～9%，β 球蛋白 10%～18%，γ 球蛋白 4%～13%。

（1）CSF 清蛋白指数：血清清蛋白指数 ＝ CSF 清蛋白（mg/L）/血清清蛋白（g/L）。由于 CSF 清蛋白惟来自血浆，故可判断血脑屏障损伤程度。

参考范围 ＜9。

CSF 蛋白组分检测有助于神经系统疾病的鉴别。前清蛋白增高，见于脑萎缩、脑积水；清蛋白增高，见于脑血管病变、椎管内梗阻；CSF 清蛋白/血清清蛋白比值为 9～14、15～30 和 31～100 时，血脑屏障损伤程度分别为轻度、中度和重度。α_1 和 α_2 球蛋白增高，见于急性脑血管病变。

γ 球蛋白增高，常见于多发性硬化症，如见寡克隆区带，对诊断有重要价值。

（2）寡克隆区带：用琼脂糖凝胶电泳检测 γ 球蛋白寡克隆区带，银染法比考马斯亮蓝法敏感 20～50 倍，且 CSF 无须浓缩，但操作复杂。免疫固相电泳鉴别特异的 Ig 区带有较好的分辨率。进一步提高分辨率可用高效毛细管电泳法，标本也无须浓缩。γ 球蛋白增高：如出现外周血未能见到的、不连续的 2 个或 2 个以上异常的寡克隆区带，是神经系统合成 IgG 的标志；如此时 CSF 总蛋白又正常，对 MS 诊断有价值。但寡克隆区带也可见于中枢神经系统免疫系统疾病，包括人免疫缺陷性病毒（HIV）引起的疾病。

CSF 电泳，可显示与血清电泳明显不同的 2 条区带：即转甲状腺素蛋白（transthyretin，原称前白蛋白，由脉络丛细胞合成）区带和转铁蛋白区带，（即 β_2－转铁蛋白或 τ－蛋白）。脑损伤后可发生脑脊液漏，即耳漏或鼻漏，如用免疫固定法蛋白电泳检测，试验快速、灵敏度和特异性高，仅需 0.1 mL CSF 标本；由于除 CSF 外，其他体液或分泌物缺乏此第 2 条额外的转铁蛋白区带，故可鉴别耳漏或鼻漏的液体性质，用于证实脑脊液。

3. 免疫球蛋白测定 基本原理同血清免疫球蛋白测定。常用免疫散射比浊法测定，此法灵敏、精确、快速，可用于自动化仪器测定。健康人脑脊液免疫球蛋白含量很低，IgG 10～40 mg/L，IgA 0～6 mg/L，IgM 0.11～0.22 mg/L，IgD、IgE 含量甚微。

免疫球蛋白测定有助于神经系统疾病的鉴别。CSF Ig 增高，提示鞘内体液免疫激活。① IgG：增高可见于 83%～94%确诊的 MS，40%～60%可能性较大的 MS 和 30%有可能的 MS；也可见于感染、炎症、脑卒中或脑肿瘤。检测游离 CSFκ 轻链比寡克隆区带出现率低，但比 IgG 对 MS 的诊断更特异。MS 发病机制与自身免疫密切相关，早期诊断和治疗很重要，至今尚无可靠的免疫性标志物；最近研究，发现 MS 血清中存在抗髓鞘少突胶质细胞糖蛋白和抗髓鞘碱性蛋白抗体，可能成为诊治 MS 的重要标志物。IgG 增高，也见于亚急性硬化性全脑炎、格林－巴利综合征、化脓性或结核性脑膜炎等。② IgM：明显增高是急性化脓性脑膜炎的特征，可达 43.0±58.0 mg/L。若IgM＞30 mg/L，可排除病毒性脑膜炎。③ IgA：增高见于化脓性脑膜炎、结核性脑膜炎、神经性梅毒和脑血管病。④ IgE：增高见于脑瘤等。

CSF IgG 指数：是反映中枢神经系统合成 IgG 和血脑屏障通透性最灵敏的指标，优于单独 CSF IgG 检测或 IgG 与清蛋白的比值。由于清蛋白不随炎症或应激反应等波动，因此，临床上，常通过测定脑脊液和血清的免疫球蛋白和清蛋白的浓度，来计算脑脊液免疫球蛋白指数（CSF IgG 指数）。CSF IgG 指数 ＝［ CSF IgG（mg/L）× 血清清蛋白（g/

L)]/[血清 IgG(g/L)×CSF 清蛋白(mg/L)]。类似地，还可计算 CSF IgM 和 IgA 指数。正常 CSF IgG 指数≤0.7，CSF IgA 指数≤0.6，CSF IgM 指数≤0.06。在多发性硬化症，CSF IgG 指数超过 0.77。

4. 其他特殊蛋白质测定　CSF 特殊蛋白质测定有助于神经系统疾病的鉴别。

(1) β_2-M 增高：参考值为 1.15±3.7 mg/L。在中枢神经系统 β_2-M 增高主要见于：① 多发性硬化症的活动期。② 急性白血病和恶性淋巴瘤的脑膜转移，但特异性不高。③ 细菌性脑膜炎 β_2-M增高，可与病毒性脑膜炎鉴别。④ 急性脑梗死。

(2) CRP：常用速率散射法测定，正常脑脊液 CRP 阴性。现多认为脑脊液 CRP 阳性是诊断细菌性脑膜炎的一种简捷检验方法，灵敏度可达 97%，特异性达 86%，可作为与病毒性脑膜炎鉴别的指标。中枢神经系统炎症患者，急性期 CRP 增加，恢复期消失，可作为监测的指标。

(3) MBP：MBP 是反映 CNS 有无实质性损害、特别是髓鞘脱失的诊断指标。用 ELISA 法检测，灵敏特异。正常 MBP＜4 μg/L。MBP 增高，可作为观察多发性硬化症患者疾病活动的指标。在活动期，诊断灵敏度为 100%，缓解后 2 w 大多可恢复正常。脑血管意外、脑外伤 MBP 也增高。90% MBP 急性期增高，疾病消退后 2 w 可恢复，急性活动期 MBP 与临床评分和病灶体积高度相关，故检测 MBP 有利于判断 MS 的病程、严重程度、预后和治疗，但神经性梅毒、脑血管病及外伤患者 MBP 也可增高。

(4) S-100 蛋白：是钙结合蛋白，主要存在于神经组织，增高是成人和出生前后脑组织损伤的标志。男性 1.9±0.7 μg/L，女性 1.5±0.5 μg/L。S-100 蛋白增高是神经系统损伤灵敏和特异的指标，增高见于急性脑血管病、脑外伤、多发性硬化症、恶性胶质瘤、脑膜炎及脑积水等。

(二) 葡萄糖测定

CSF 葡萄糖测定方法与血浆相同，常用葡萄糖氧化酶法和已糖激酶法。健康成人 CSF 葡萄糖 2.5～4.4 mmol/L(腰池)；CSF/血浆葡萄糖比值为 0.3～0.9。

CSF 葡萄糖减低：化脓性脑膜炎明显减低；其次是结核性脑膜炎、新型隐球性脑膜炎、念珠菌脑膜炎；病毒性脑膜炎多正常，故可用于细菌性与病毒性脑膜炎的鉴别。有报道，如以 CSF/血清葡萄糖比值＜0.4 为界限值，鉴别细菌性与非细菌性脑膜炎的灵敏度和特异性分别为 80%和 90%。葡萄糖含量减低也见于颅内肿瘤如髓母细胞瘤、多形性胶质母细胞瘤、星形细胞瘤及脑膜瘤、蛛网膜下腔出血和各种原因引起的低血糖。

(三) 氯化物测定

氯化物定量，一般采用电极法。健康人 CSF 氯化物 120～130 mmol/L (腰池)。CSF 氯化物测定主要用于神经系统感染性疾病的鉴别。CSF 氯化物减低见于：细菌性或真菌性脑膜炎，结核性较化脓性脑膜炎氯化物减低更明显。也见于大量呕吐、腹泻及脱水等血氯含量减低时。CSF 中氯化物含量低于 85 mmol/L 时，有可能导致呼吸中枢抑制，导致呼吸停止。

(四) 乳酸测定

健康成人 CSF 乳酸(lactic acid) 1.0～2.8 mmol/L。新生儿：1.1～6.7 mmol/L。

中枢神经系统无氧代谢是脑脊液乳酸的来源，由于中枢神经系统缺氧引起的中枢神经系统组织破坏导致乳酸增高。

CSF 乳酸测定可用于细菌性脑膜炎与病毒性脑膜炎的鉴别。化脓性脑膜炎乳酸增高，病毒性脑膜炎时无明显改变；以乳酸 4.2 mmol/L 为界值，诊断细菌性与非细菌性脑膜炎的灵敏度 96%，特异性 100%；可鉴别经抗生素治疗的脑膜炎与无菌性脑膜炎。以乳酸 4 mmol/L 为界值，诊断神经手术后细菌性脑膜炎的灵敏度为 88%，特异性为 98%，阳性预测值 96%，阴性预测值 94%。蛛网膜下腔出血时，乳酸水平也明显增高，严重者持续 5～7 d，好转后 2 w 内恢复正常。乳酸增加也见于脑梗死、脑缺血、癫痫、脑脓肿、脑肿瘤和脑外伤。因此，检测脑脊液乳酸可监测严重的头部损伤。本试验要排除脑脊液穿刺损伤引起的假性乳酸增高，因为红细胞含大量乳酸。

(五) 脑脊液酶活性测定

1. 乳酸脱氢酶测定　健康人 CSF 乳酸脱氢酶＜20 U/L(相当于血清 LD 活性的 1/10)。CSF 乳酸脱氢酶及同工酶测定有助于神经系统感染性疾病及颅内良恶性肿瘤的鉴别。① 大约 90%细菌性脑膜炎 LD 活性增高，以 LD_4、LD_5 为主；病毒性脑膜炎 LD 总活性大多正常或轻度增高(10%)，同工酶以LD_1、LD_2为主，故LD及同工酶测定对鉴别细菌性与病毒性脑膜炎有一定价值。② 脑肿瘤：恶性肿瘤LD活性明显增加，以LD_4、LD_5增高为主；良性肿瘤LD活性基本正常。③ 脑血管病：如脑及蛛网膜下腔出血、脑梗死等LD活性增高更明显。④ 脱髓鞘病：如多发性硬化症，急性期或病情加重时明显增高，缓解期正常。

2. 肌酸激酶测定　健康人CSF肌酸激酶（主要是CK－BB）活性：0.5～2 U/L。

CSF肌酸激酶测定主要用于脑血管疾病诊断及细菌性与病毒性脑膜炎鉴别。脑血管疾病，如脑及蛛网膜下腔出血和脑梗死时CK增高。神经系统感染性疾病，以化脓性脑膜炎增高最明显，结核性脑膜炎次之，病毒性脑膜炎轻度增高，故可用于细菌性与病毒性脑膜炎鉴别。脑外伤早期，CK活性明显升高，并与脑损伤程度与预后相关。

3. 腺苷脱氨酶测定　健康人0～8 U/L。ADA测定，可作为结核性与化脓性脑膜炎的鉴别指标之一。结核性脑膜炎时，腺苷脱氨酶（ADA）活性明显增高。

（六）肿瘤标志物

绝大多数CSF肿瘤标志物的临床价值尚未确立。较有临床意义的有：

1. 癌胚抗原（carcinoembryonic antigen，CEA）　神经组织不表达CEA，故监测CSF CEA对于判断能产生CEA的肿瘤CNS转移，是一个非常灵敏的指标。如怀疑乳腺癌、结肠癌、胃癌等有脑转移，CSF中CEA增高，有临床价值。CEA增高在检测转移性柔脑脊膜癌肿的灵敏度仅为31%，而特异性为90%。

2. 人促绒毛膜激素（human chorionic gonadotropin，HCG）　增高见于转移性绒毛膜癌、胚胎细胞性睾丸癌、分泌促性腺激素的畸胎瘤累及CNS；β－HCG增高常早于肿瘤转移的临床或放射学证据。

3. 甲胎蛋白（alpha fetoprotein，AFP）　AFP增高见于一些转移性胚胎细胞肿瘤。

4. 铁蛋白（feritin，Ft）　CNS恶性肿瘤时，Ft平均为59.5 μg/L，明显高于正常对照组和良性肿瘤组；恶性胶质瘤Ft平均103.0 μg/L，明显高于病毒性脑炎（5.4 μg/L）。脑浸润的急性淋巴细胞白血病，Ft为参考值5倍。Ft检查对恶性肿瘤的诊断和疗效评价具有临床意义。

三、显微镜细胞计数和分类计数

CSF显微镜检查与手工法血细胞显微镜计数法类似。

健康人CSF细胞总数成人（0～10）×10^6/L，新生儿（0～30）×10^6/L，儿童（0～15）×10^6/L。细胞分类以单个核淋巴细胞为主，少数为单核细胞。如见极少中性粒细胞，可能是轻微穿刺损伤结果。无红细胞。

CSF细胞计数及直接或涂片染色分类计数，对神经系统感染性疾病及脑和蛛网膜下腔出血的诊断的鉴别诊断，有相当价值。

CSF细胞总数增高是急性中枢神经系统最灵敏的指标。白细胞计数超过500×10^6/L，常见于化脓性感染并以中性粒细胞为主，可高达1 000×10^6/L，甚至20 000×10^6/L。中性粒细胞增高可见于细菌性脑膜炎、早期病毒性脑膜炎、早期结核性脑膜炎、真菌性脑膜炎、阿米巴性脑脊髓炎、早期脑脓肿。非感染性的中性粒细胞增高见于：反应性中枢神经系统出血、蛛网膜下腔X线造影剂或抗癌药物注射、CSF梗塞、CSF肿瘤或转移、反复脑脊液腰椎穿刺。

白细胞计数在（300～500）×10^6/L，以淋巴细胞为主，见于病毒性脑炎、中枢神经系统梅毒、结核性脑膜炎、中枢神经系统寄生虫感染、多发性硬化症、药物引起的脑病、Guillain-Barre综合征、急性弥散性脑脊髓炎、人T淋巴细胞病毒Ⅲ、真菌性脑膜炎、多发性神经炎等。

单核细胞增多见于中枢神经系统慢性感染；嗜酸性粒细胞增多见于中枢神经系统寄生虫感染；原始和幼稚细胞增多见于中枢神经系统白血病。

四、细菌学检测

直接用CSF沉淀物涂片、染色观察有无病原体是诊断神经系统感染性疾病的有力证据。尤其是抗酸染色查结核杆菌；优质墨质染色找新隐球菌对结核性脑膜炎和隐球菌性脑膜炎具有诊断价值，但阳性率不太高。CSF细菌培养虽是诊断病原体重要方法，但结核杆菌培养条件要求较高，时间长。现认为PCR技术比CSF直接涂片镜检和细菌培养，对结核性脑膜炎早期诊断更有价值。PCR检查常用于细菌、病毒、寄生虫等诊断，PCR试剂盒已用于结核杆菌、梅毒、EB 病毒、单纯疱疹病毒、弓形体等检测。

第三节　常见病的实验诊断

脑脊液实验室检查对中枢神经系统疾病诊断的灵敏度和特异性高低不一，见表 37-1。

表 37-1　脑脊液实验室检查的诊断灵敏度和特异性

拟诊断疾病	CSF 检查	
	灵敏度	特异性
细菌性脑膜炎、结合性脑膜炎、真菌性脑膜炎	高	高
病毒性脑膜炎、蛛网膜下腔出血、多发性硬化症、CNS 梅毒、感染性多神经炎	高	中
脑膜恶性疾病	中	高
颅内出血、病毒性脑炎、硬膜下血肿	中	中

常见的中枢神经系统疾病的脑脊液检查特点概述如下。

一、化脓性脑膜炎

1. 常规检查　化脓性脑膜炎(purulent meningitis)CSF 压力增加，外观混浊呈脓样，静置 1～2 h 有凝块形成。细胞数增多，可达 1.0×10^9/L 以上，以中性粒细胞为主。蛋白质定性(+++)以上，定量可达 3～6.5 g/L，葡萄糖含量减低至 0.5 mmol/L 以下或为零(葡萄糖减低与脑膜炎严重程度呈正比)，氯化物减低。葡萄糖含量减低、CSF 葡萄糖/血葡萄糖比值低于 0.23，白细胞计数>2.0×10^9/L 或多形核细胞>1.18×10^9/L 有确诊意义。

2. 细菌学检查　涂片检查阳性率 70%～80%，细菌培养阳性率 80%～90%。查到病原菌有确诊意义。引起化脓性脑膜炎的细菌有：脑膜炎双球菌、肺炎链球菌、金黄色葡萄球菌、链球菌、大肠埃希菌、绿脓假单细胞、变形杆菌等。

3. 其他检查　IgM 显著增加、IgA 增加、IgG 轻度增加。病原体免疫学检查特异改变，有确诊意义。β_2-M、CRP 明显增高，乳酸含量增高，LD(尤其是 LD_4、D_5)活性明显增高，CK 活性增加。

二、结核性脑膜炎

1. 常规检查　结核性脑膜炎(tuberculous meningitis)压力增加，外观呈毛玻璃样混浊，静置 12～24 h 可见漏斗状薄膜，取此膜涂片查结核杆菌可提高检出率。细胞数增多不及化脓性脑膜炎明显，多在$(0.025\sim0.5)\times10^9$/L，60%～90%病例以淋巴细胞为主。蛋白定性(+～+++)蛋白定量中度增加，多在 1～2 g/L，葡萄糖含量减低，一般在 2.24 mmol/L 以下，与化脓性脑膜炎比较，糖减低出现较晚、程度较轻，亦有少数病例不减低。氯化物含量较化脓性脑膜炎明显减低，可作为诊断重要依据。

2. 细菌学检查　抗酸杆菌涂片染色查见结核杆菌，阳性率约 50%。结核杆菌培养阳性是诊断的金标准，但阳性率低(20%)，细菌培养耗时长(6～8 周)。

3. 其他检查　PCR 检查结核杆菌 DNA 具有快速和灵敏度高的优点，但目前还存在假阴性和假阳性。ADA 在结核性脑膜炎时明显增高，诊断阳性率约为 73%～99.4%。

三、病毒性脑膜炎

1. 常规检查　病毒性脑膜炎(viral meningitis)压力正常或轻度增加，外观无色透明，细胞数轻度增加$(0.01\sim0.1)\times10^9$/L，以淋巴细胞为主。蛋白定性(+～++)，定量不超过 1.0 g/L，葡萄糖与氯化物含量多正常。

2. 病毒学检查　用免疫荧光和放射免疫技术检查特异性 IgM 或病毒抗原，可作为早期诊断指标。

四、脑及蛛网膜下腔出血

1. 脑出血(cerebral hemorrhage)　并非所有脑出血都呈血性脑脊液，但若为血性脑脊液，应鉴别是病理性出血或穿刺损伤出血。CSF 常规检查一般变化不大，但 CSE 中 LD、CK 的活性明显增高。诊断脑出血主要用 CT 或磁共振检查。

2. 蛛网膜下腔出血(subarachnoid hemorrhage)　基本上同脑出血。确诊主要用 CT 扫描，但 CT 诊断与检查时间有密切关系，发病 48 h 内 CT 扫描确诊率 85%，5 d 内为 75%，5 d 后确诊率减低，因此，对 CT 扫描阴性、怀疑有蛛网膜下腔出血时，有必要检查 CSF。一般 CSF 呈均匀红色，镜检可见大量红细胞；出血 4 h 后，红细胞开始溶解，离心后 CSF 上清液呈黄色（黄变症），出血 1 周时最明显，如无继续出血，约 3 周后黄变症消除；蛋白质轻度增加。

五、多发性硬化症

1. 常规检查　外观、压力大多正常。静止期细胞数变化不大，活动期细胞总数增加，但一般不超过 0.1×10^9/L，细胞分类 60％为淋巴细胞，蛋白质正常或轻度增高，但很少超过 1 g/L。

2. 特殊检查　蛋白电泳以 γ 球蛋白（IgG、IgM）为主，免疫球蛋白 70％以 IgG 为主，CSF IgG 指数 70％～80％增高。出现寡克隆区带对多发性硬化症（mutiple sclerosis，MS）诊断有重要价值。在活动期，MBP 诊断灵敏度达 100％，β_2－M 和 S－100 增高对诊断也有参考价值。

（罗春丽）

第 38 章　浆膜腔积液检测

人体的胸腔、腹腔、心包腔及关节腔统称为浆膜腔。生理状态下，腔内有少量液体起润滑作用。病理情况下，腔内液体增多，称为浆膜腔积液（serous membrane fluid，SMF）。这些积液按照部位不同，分为胸腔积液（胸水）、腹腔积液（腹水）。形成积液的原因很多，总括为三类：炎性、非炎性和肿瘤性。实验室检查浆膜腔积液的目的是，查明引起积液的原因，为临床诊断和鉴别诊断提供有价值的实验室数据。

第一节　基础理论

一、浆膜腔积液的分类和发生机制

正常浆膜腔壁层与脏层之间的少量浆膜腔液的产生和吸收，处于动态平衡状态，任何因素加速其产生或减少其吸收时，就形成病理性积液。

（一）渗出液与漏出液的分类和发生机制

1. 渗出液（exudate）　渗出液多为炎性积液，形成的原因主要有：

（1）感染：常见有细菌，最多见结核菌，其次有链球菌、肺炎链球菌、真菌、寄生虫感染引起。浆膜炎症可使血管壁通透性增加，较多的蛋白逸入浆膜腔，使浆膜积液渗透压增大，致使壁层和脏层浆膜都有液体进入浆膜腔，引起病理性积液，直到蛋白被稀释或是浆膜腔压力增高，才使浆膜腔液体停止聚积。

（2）恶性肿瘤：恶性胸腔积液，继发性恶性肿瘤以肺癌（尤其是腺癌）、乳腺癌为主，少数为卵巢癌、胃癌、子宫癌等；原发性恶性肿瘤为胸膜间皮瘤（较为少见）。恶性腹腔积液，继发性恶性肿瘤以胃、肝、胰、卵巢等肿瘤转移为主，原发性的腹腔间质瘤少见。肿瘤引起积液的直接原因是：恶性肿瘤细胞产生血管活性物质，使浆膜毛细血管通透性增加，大量血浆蛋白和血细胞渗出。同时，由于癌细胞的浸润，引起糜烂出血，故积液常为血性。若发生癌性淋巴管阻塞，淋巴引流受阻破裂，使乳糜液进入积液中，则为漏出性乳糜性积液。恶性肿瘤所致浆膜腔积液一般多为渗出液，但也可能为漏出液，所以，传统的渗出液与漏出液的鉴别远不能满足临床需要，需进一步作良性积液与恶性积液的鉴别。

（3）其他原因：结缔组织疾病如系统性红斑狼疮、类风湿性关节炎、系统性硬皮病等以及胸膜腔实质性脏器穿孔与损伤也可并发积液。

2. 漏出液（transudate）　漏出液为非炎性积液，形成的原因主要有：

（1）血浆胶体渗透压减低：血浆蛋白（主要是清蛋白）减少导致血浆胶体渗透压减低，当血浆清蛋白$<$25 g/L 可致血浆外渗形成积液，常见于低蛋白血症，肝硬化及肾病综合征等。

（2）毛细血管静脉端流体静压增高：因静脉回流受阻，致使组织间液回流减少产生积液。常见于心衰、肝硬化、静脉栓塞等。

（3）淋巴回流受阻：淋巴回流是组织内液回流入血的一个重要途径，一旦受阻，则含有蛋白质的淋巴液就会积聚而引起积液，常见于肿瘤压迫或丝虫病。

（二）良性与恶性积液形成原因

传统的渗出液与漏出液的分类过于简单，不能适应现代医学发展的需要。近年来由于实验室检测技术的飞速发展，区分良性与恶性积液，为临床诊断、治疗提供了更多的实验室数据。良性积液：主要见于结核性胸（腹）膜炎、系统性红斑狼疮、类风湿性关节炎、肝硬化、心衰、静脉栓塞及丝虫病等。恶性积液：恶性胸水多见于转移性肺癌（尤其是肺腺癌）、乳腺癌、淋巴瘤，少数为卵巢癌、胃癌、子宫癌等；恶性腹水常见于转移性胃癌、肝癌、胰腺癌、卵巢癌等。

二、浆膜腔积液理化性状变化机制

良性积液（benign effusion）可以是渗出液或是漏出液，恶性积液（malignant effusion）一般为渗出液。以下讨论渗出液。

（一）良性积液

1. 外观　渗出液可因出血、细菌感染、淋巴管阻塞等而出现不同颜色改变；因含有大量细胞和细菌等而出现不同程度的混浊；因含有较多的纤维蛋白原和细菌，细胞破坏后释放凝血活酶，故可形成凝块。

2. 黏蛋白（mucin）浆膜上皮细胞受炎症刺激后产生大量浆膜黏蛋白，故渗出液黏蛋白定性试验阳性。

3. 总蛋白　由于各种病原微生物作用，在炎症灶内产生组织胺、5-羟色胺、缓激肽、前列腺素等炎性介质使毛细血管壁通透性增加，以致清蛋白、球蛋白、纤维蛋白原甚至各种血细胞渗入积液中，这是渗出液中蛋白含量增加和细胞计数增高的主要原因。渗出液蛋白含量＞40 g/L(漏出液常＜25 g/L)。蛋白质量在 25～40 g/L，则难以判明性质，用蛋白电泳有助于二者的鉴别：漏出液以清蛋白为主，渗出液蛋白电泳图谱与血浆相似，分子量较大的蛋白显著高于漏出液。

4. 葡萄糖　渗出液葡萄糖含量较血糖明显减低，主要因积液中葡萄糖被细菌或炎症细胞所利用；中性粒细胞、肿瘤细胞消耗葡萄糖也是糖减低的原因之一。

5. pH　渗出液 pH 偏低，主要原因是：积液中细菌产酸增加，因细胞分解糖原，乳酸产生增加，故 pH 减低常伴有葡萄糖减低及乳酸增加。如食管破裂，酸性物质进入胸膜腔，pH 减低更甚。

6. 总胆固醇　渗出液总胆固醇增加，主要因浆膜炎症使胆固醇重吸收困难。

7. 酶　① 腺苷脱氨酶（adenosine deaminase，ADA）：ADA 是一种核苷酸氨基水解酶，广泛分布于人体各组织和细胞中，以红细胞和 T 淋巴细胞内含量最丰富。ADA 活性与 T 淋巴细胞增殖、分化和数量相关，结核性、风湿性渗出液 ADA 活性明显增高。② 溶菌酶（Lysozyme，Lys）：广泛存在于吞噬细胞（单核细胞及中性粒细胞）胞浆中，炎症时释放到积液中；结核性渗出液 Lys 活性明显增高；胰源性浆膜腔积液 Lys 活性也增高，主要与粒细胞、单核细胞浸润及胰蛋白酶释放有关。由于肿瘤细胞不含此酶，故恶性积液 Lys 活性不增高，但合并细菌感染时也可增高。③ 乳酸脱氢酶（lactate dehydrogenase，LD）：LD 活性测定主要用于鉴别积液的性质。漏出液中 LD 活性与正常血清接近，在渗出液中，化脓性积液 LD 活性增高最明显，且 LD 增高程度与感染程度呈正相关，其次为恶性积液，结核性积液 LD 略为增高。④ 淀粉酶（amylase，AMY）：主要用于判断胰源性腹腔积液和食管穿孔所致的胸腔积液，以协助诊断胰源性疾病和食管穿孔等。

8. 间皮细胞（mesothelial cell）　浆膜上皮覆盖一层间皮细胞，在炎症刺激或浆膜受损时，间皮细胞脱落于积液中，脱落时间越久，变性越严重，最后细胞全部破坏消失。漏出液间皮细胞所占比例较大，而渗出液中间皮细胞相对比例较低，可能是渗出液中性粒细胞明显增加的缘故。恶性积液也可见间皮细胞增加。由于间皮细胞易发生变性，故要注意与积液中癌细胞鉴别。

（二）恶性积液

恶性积液除具有渗出液和漏出液一般特征外，还可能检测到下列变化。

1. 癌胚抗原（carcinoembryonic antigen，CEA）　正常 CEA 为 2～6 个月胎儿的胃肠道细胞外膜分泌的 1 种糖蛋白，出生后血清及体液中含量很低。浆膜转移性消化道、呼吸系统肿瘤引起的恶性积液，CEA 增高较为常见。

2. 铁蛋白（ferritin，Ft）　Ft 是蛋白质与铁结合的复合体，是贮存铁的形式，肝脏是合成 Ft 的主要场所，某些恶性肿瘤细胞能分泌 Ft，故常用于良、恶性积液的鉴别。

3. 纤维连接蛋白（fibronectin，FN）　FN 主要由血管内皮细胞、上皮细胞、吞噬细胞和肝细胞合成与分泌，存在于体液、结缔组织及细胞表面。某些恶性肿瘤细胞能合成和分泌 FN，故恶性积液 FN 常增高。

4. 唾液酸（sialic acid，SA）　SA 是细胞膜上脂质的重要成分，参与细胞多种生理功能。因癌细胞生长旺盛，细胞膜上 SA 合成增加，因此恶性积液的 SA 往往升高。

5. 染色体(chromosome)　正常人的染色体的数目和形态能保持稳定和一致。恶性浆膜腔积液中，往往可见到分裂增殖速度较快的各期恶性肿瘤细胞，其染色体数目变异很大，常见到非整倍体，特别是超二倍体(染色体数在 90 条以上)，并可见到一些标记染色体，故染色体异常，可用作恶性积液的诊断指标之一。这些检查，通常用浆膜腔积液直接制片，无需做细胞培养，方法简便，快速，可用于急诊检验。

第二节　浆膜腔积液检测

浆膜腔积液的一般性状、化学、显微镜及细菌学检查，可用于渗出液与漏出液的鉴别(表 38-1)。为进一步鉴别积液的良、恶性，还需选用肿瘤标志物、脱落细胞、染色体及酶类的联合检查(表 38-2)。

浆膜腔积液标本采集：一般性状、显微镜及细菌学检查应用 EDTA-Na_2 抗凝，化学检查用肝素抗凝、另留 1 管不加抗凝剂用于观察有无凝固现象。一般性状检查主要包括浆膜腔积液量(由临床医师穿刺抽液后测量和记录)、颜色、凝固性、比重、透明度等，显微镜检查主要为细胞计数和分类计数，以及观察有无其他细胞、结晶、病原体如寄生虫等，怀疑为肿瘤细胞时，还需进一步做细胞学检查。

表 38-1　漏出液与渗出液的鉴别

检查项目	漏出液	渗出液
外观	多清晰、透明、淡黄色	浑浊、可呈黄色、血性、脓性和乳糜性
比重	<1.018	>1.018
凝固性	不自凝	能自凝
pH	常>7.4	常<7.2
黏蛋白定性	阴性	阳性
总蛋白定量(g/L)	<25	>40
积液/血清清蛋白比值	<0.5	>0.5
葡萄糖定量	与血糖相近	低于血糖
LD 活性(U/L)	<200	>200
积液/血清 LD 比值	<0.6	≥0.6
积液/血清胆固醇比值	<0.3	>0.3
细胞计数(×10^6/L)	<100	>500
有核细胞分类	以淋巴、间皮细胞为主	以中性粒细胞为主；结核、风湿以淋巴细胞为主
细菌学检查	无	往往可找到

38-2　良性与恶性积液的主要鉴别指标

检查项目	良、恶性积液鉴别及评价
癌胚抗原(CEA)	如以 15 μg/L 为界值，诊断恶性积液的灵敏度、特异性均>75%。若以积液/血清 CEA 比值>1.0 诊断恶性积液更有价值
铁蛋白(Ft)	如以 500 μg/L 或 1 000 μg/L 为界值，诊断恶性积液的灵敏度，特异性分别 80%、76%和 90%、93.8%
纤维连接蛋白(FN)	如以 110 mg/L 为界值，诊断恶性积液灵敏度为 95%，特异性为 100%
唾液酸(SA)	如以 340 mg/L 为界值，诊断恶性积液灵敏度 77%，特异性 90%
乳酸脱氢酶(LD)	如以 500 U/L 为界值，诊断恶性积液灵敏度 81%，特异性 72%
溶菌酶(Lys)	积液/血清 Lys 比值<1 为恶性积液，灵敏度为 100%，>1 为炎性积液，93%结核性积液其比值>1
腺苷脱氨酶(ADA)	如以 40 U/L 为界值，结核性均高于此值，恶性积液 97.9%低于此值
细胞学检查	找到肿瘤细胞可确诊为恶性积液，但阳性率低，多次检查可提高阳性率
染色体检查	恶性积液一般都有染色体改变，在鉴别良、恶性积液有重要价值。有认为，染色体核型分析对恶性腹水诊断的灵敏度约为 80%，高于细胞学检查；如两法同时检测，灵敏度可达 92%，特异性为 100%

第三节 常见积液的实验诊断

一、结核性胸膜积液

1. 常规及细菌学检查 外观多为草黄色透明或微混，有时为血性，比重>1.018，pH 为 7.0～7.3，蛋白含量>40 g/L，糖含量多<3.30 mmol/L，积液/血清 LD 比值>0.6。有核细胞总数>200×10^6/L，分类急性期以中性粒细胞为主，慢性期以淋巴细胞为主，间皮细胞一般<1%，红细胞<100×10^6/L。胸水离心涂片检查结核杆菌阳性率约为10%，结核杆菌培养阳性率为30%左右。

2. 特殊检查

(1) 腺苷脱氨酶(ADA)：ADA 主要用于结核性积液的诊断。胸水/血清 ADA>1，提示结核。ADA 活性增高明显，以 45 U/L 为界值诊断结核性积液的灵敏度约为 96.7%，优于结核菌素试验、细菌和活组织检查。结核性积液，ADA 活性明显增高，且幅度最大，而恶性积液、狼疮性积液 ADA 活性较低，漏出液 ADA 活性最低。当经抗结核药物治疗有效时，ADA 活性随之减低。因此，ADA 活性也可作为抗结核治疗时疗效观察的指标。

(2) 溶菌酶(Lys)：Lys 含量>80 μg/L，胸水/血清 Lys>1 提示结核。94%结核性积液中，溶菌酶含量大于 30 mg/L，且积液与血清溶菌酶比值>1.0，明显高于恶性积液、结缔组织病性积液，而恶性积液/血清溶菌酶比值<1.0。另外，同时检测胸腔积液中溶菌酶和 LD，对鉴别胸腔积液的性质也有帮助，结核性胸腔积液溶菌酶、LD 均增高，心力衰竭所致积液中溶菌酶和 LD 均减低。

二、脓性胸腔积液

脓性胸腔积液常由肺炎、肺脓肿、支气管扩张等肺部感染所致。常规及细菌学检查：外观为脓性，能自凝，厌氧菌感染者则有臭味，pH<7，糖含量较结核性积液明显减低(<1.12 mmol/L)，乳酸多在>6 mmol/L 以上，有核细胞总数在(200～1 000)×10^6/L，以中性粒细胞为主。积液培养常有病原菌生长。

当 LD>200 U/L，且积液 LD/血清 LD 比值>0.6，则为渗出液。在渗出液中，化脓性积液 LD 活性增高最明显，且 LD 增高程度与感染程度呈正相关，其次为恶性积液，结核性积液 LD 略为增高。

三、恶性胸腹腔积液

1. 常规检查 外观常为血性、混浊。pH<7.2，蛋白质含量在 20～40 g/L，糖含量比血糖低，一般不低于3.30 mmol/L；若明显减低，则提示肿瘤广泛浸润。

2. 特殊检查 如果积液 LD/血清 LD>1.0，则为恶性积液，这是由于恶性肿瘤细胞分泌大量 LD，致使积液 LD 活性增高。见表 38-2。

恶性腹水，胆固醇超过 450 mg/L，纤维连接蛋白超过 100 mg/L，诊断的灵敏度为 90%和 82%。细胞学检查阳性的灵敏度为 72%，特异性为 100%。腹水中 CA-125 阳性，而 CEA 阴性，多提示卵巢、输卵管或子宫内膜的恶性肿瘤。β-hCG 含量增高可作为滋养层肿瘤转移指标。

恶性积液中溶菌酶减低而 LD 增高，此种溶菌酶与 LD 的分离现象是恶性胸腔积液的特点。

四、肝硬化腹水

肝硬化腹水(ascites)是肝功能失代偿的表现，无并发症的腹水为漏出液。常规检查：一般为黄色透明，比重多在 1.015 以下，蛋白含量 20～25 g/L，实验室诊断基本上符合漏出液的特征，见表 38-1。

五、胰源性腹水

胰源性腹水为渗出液，多见于胰腺外伤，急性出血性坏死性胰腺炎、胰腺癌、胰腺假性囊肿。常规检查：外观呈淡黄色、微混或透明，偶呈乳糜性和血性，比重接近漏出液，腹水淀粉酶活性增高是诊断胰源性腹水最有价值的指标，腹水/血清淀粉酶比值常>1.0。腹腔积液 AMY 增高主要见于胰腺炎、胰腺肿瘤或胰腺损伤，AMY 水平可高于血清数倍及几十倍。AMY 增高也可见于胃穿孔、十二指肠穿孔、急性肠系膜血栓形成和小肠狭窄等。

（罗春丽）

第39章　精液检测

精液(seminal fluid, SF)由精子和精浆组成，尽管近年来已建立了若干测定精子功能的新方法，但精液常规检查(包括一般性状检查及显微镜检查)仍是精液检查最基本和常用的检测手段。精液检查的目的是评价男性生育力、诊断男性不育症和男性生殖系统疾病、法医学鉴定及人工授精精子筛查。

第一节　基础理论

一、精子形成

睾丸是分泌雄激素和产生精子的主要性器官。附睾、输精管、前列腺、精囊(腺)、阴茎为附性器官。正常男子进入青春期后性器官开始发育逐步成熟，在脑垂体前叶分泌的促性腺激素(促卵泡激素)与睾丸分泌的雄激素(睾丸酮)的作用下，睾丸曲细精管上皮中的干细胞经数次分裂，经过精原细胞、初级精母细胞、次级精母细胞最后形成精子。精子在睾丸形成后，在附睾内发育成熟并贮存。精子在附睾中运行时间约为12～21 d，发育成熟的精子贮存过久则逐渐衰老而失去活性。

二、精浆组成

精浆约占精液量的95%，是输送精子必需介质，为精子提供能量和营养物质。精浆主要由精囊腺、前列腺、尿道球腺和尿道旁腺等腺体的分泌液组成，70%为淡黄色黏稠的弱碱性精囊液，内含果糖、维生素C、前列腺素和精液凝固酶等；30%为稀薄的乳白色弱碱性前列腺液，内含淀粉酶、蛋白水解酶、纤维蛋白溶解酶、酸性磷酸酶及锌等；尿道球腺和尿道旁腺是一种清晰而呈淡灰白色的液体，分泌量最少。已证实精浆中果糖、维生素C为精子提供能量和营养，凝固酶可使精液呈胶胨状，防止射入阴道的精子外溢；纤维蛋白溶解酶在精液液化过程中起着重要作用。

三、精液异常机制

1. 无精子或精子过少　多由精子生成障碍所致，常见的有：① 先天性疾病：如隐睾症、无睾症、先天性染色体异常，两性畸形引起生精功能障碍；先天性精道畸形，如附睾发育不全、附睾-睾丸不连接等，造成输精道梗阻引起精子减少。② 睾丸炎症：睾丸发生炎性后，生发上皮不能恢复再生，因而睾丸感染后常有萎缩。如幼儿期感染流行性腮腺炎病毒，引起睾丸炎症变化，婚后可出现不育。③ 生殖道感染：主要包括附睾炎、精囊炎及前列腺炎。生殖道感染，组织炎性增生，造成输精管壁增厚、管腔纤维化、狭窄，使精子不能输出。④ 精索静脉曲张：精索静脉曲张是指阴囊里连接睾丸的精索静脉伸长、扩张、迂回和曲折，导致睾丸局部血循环障碍、缺氧、温度增高而影响精子生成；同时代谢产物的储留引起睾丸中毒、损伤，抑制睾丸酮的生成。⑤ 食用棉籽油：棉籽油含大量棉酚，影响精子生成。⑥ 输精管结扎术后。

2. 精子活力减低异形精子增多　① 精索静脉曲张：因缺氧、温度过高，睾丸中毒引起。② 生殖系统炎症：不仅影响精子生成，也使精浆成分改变、精子活力减低、异形精子增多。③ 药物因素：如雌激素，氧化氮芥可使精子活力减低。

3. 精液量异常　① 精液量减少：主要见于生殖系统炎症。精液量少且不凝固应疑为精囊腺先天发育不全；精液量少而未成熟生精细胞增多可能为垂体功能低下。② 精液量过多：主要见于垂体促性腺激素分泌过高产生大量雄激素所致。

4. 精液凝固和液化异常　① 前列腺炎：破坏了纤维蛋白溶解酶，导致精液不液化或液化时间延长。② 精囊腺异常：因先天性或后天性原因，精囊腺纤维蛋白原和凝固酶异常，刚射出的精液即呈液化或半液化状态。

5. 精浆抗精子抗体　抗精子抗体以 IgA 和 IgG 为主。抗精子抗体可使精子制动或因精子黏附在宫颈黏液上，影响精子通过宫颈管，也可抑制精子顶体酶活性，使精子不易穿透包绕卵细胞的卵丘、放射冠和透明带，阻碍精子与卵子结合。

第二节　精液检测

一、一般性状检测

1. 量　待精液完全液化后测定精液量。正常男性一次射精量 2～6 mL，如低于 1.5 mL 或大于 8 mL，则为异常。

2. 外观　正常精液外观呈灰白色，自行液化后为半透明乳白色，长期未射精的精液略带黄色。精液呈黄色或棕色脓样，见于前列腺炎和精囊炎；血性精液可能是生殖系统炎症、结核、肿瘤引起。

3. 凝固和液化（liquefaction）　正常排出的精液呈胶胨状，30～60 min 自行液化。

4. pH　在精液排出 1 h 内，用精密 pH 试纸测定精液酸碱度。正常精液 pH 7.2～8.0(平均7.8)。pH 超过 8.0，见于前列腺炎、精囊腺炎、尿道球腺及附睾的急性炎症；pH 低于 7.0，常见于输精管阻塞，先天性精囊缺失及慢性附睾炎。精液在室温放置 1 h以上，可转变为酸性。

二、显微镜检测

（一）精子活力分析

1. 精子活动率（sperm activity rate）　是反映活动精子数的指标。用完全液化的精液直接涂片，在镜下观察 100 个精子，计数活动精子和不活动精子数，求出活动精子所占比例即为精子活动率。

2. 精子活动力（sperm mobility）　是反映精子质量的指标。用完全液化精液直接涂片后观察精子活动情况。WHO 将精子活动力分为 4 级：a 级，快速向前运动；b 级，缓慢或呆滞的前向运动；c 级，非前向运动；d 级，呈不动状态。

3. 精子存活率（sperm livability）　是用染料对精子进行染色后判断精子是否存活的指标。在精子活动率检查中，只反映了活动精子与不活动精子数情况，但不活动的精子不一定就是死精子，所以 WHO 建议作精子分析时，应做精子存活率检查。一般活精子是拒染的，当精子死亡后，细胞膜的完整性受损，即易被染色。在显微镜下计数 100 个精子中不着色精子（活精子）与着色精子（死精子）的比率即为精子存活率。参考值：活精子率≥75%（伊红染色法）。

健康有生育力男性：在精液排出 30～60 min 内，精子活动率≥60%。射精 60 min 内，a 级精子 >25%；或 a 和 b 级精子的总数>50%。精子存活率≥75%。

精子活力减低主要见于男性生殖系统疾病，如精索静脉曲张，生殖系统炎症及摄入某些药物（见本章第一节）。

（二）精子计数

精子计数（spermatozoon count）是指单位容积内精子的数目，亦称精子浓度或精子密度。精子计数值乘以 1 次射精量，即为 1 次排出精子的总数。

健康有生育力的男性精子计数 $>20\times10^9/L$，精子总数 $\geqslant40\times10^6/1$ 次射精。

精子计数是诊断男性不育的重要指标之一。健康人精子计数变异较大，一般认为精子计数低于 $20\times10^9/L$ 为少精子症，生育能力减低；多次检查均未见精子为无精子症，为男性不育症原因之一。精子数异常减少，常见于先天性睾丸疾病如隐睾、无睾症等；生殖系统炎症、精索静脉曲张、输精管结扎术后。也见于腮腺炎、糖尿病、甲状功能减低、脑垂体功能减退及慢性放射病及服用棉籽油等后。

（三）精子形态观察

精液涂片染色后观察：正常精子分头、体、尾三部分，外形略似蝌蚪，全长约为 50～60 μm，头部呈梨形，体部细长均匀，尾部长而弯曲。异形精子包括：头部异形（最常见）：如大头、小头、尖头、双头及无定形头；体部异形：包括分枝、双体、体部膨胀或消失；尾部异形：有双尾、短尾、尾部弯曲呈螺旋形，尾部消失等。

健康男性异形精子应<30%。

检查精子形态，是评价男性生育能力的重要指标，与精子数与活力密切相关。睾丸病变使精子生成减少、活力减低，均可导致精子异形率增多。

（四）其他细胞检查

正常精液中可检出：未成熟的生精细胞包括精原细胞、初级精母细胞，次级精母细胞和精子细胞，健康男性精液中未成熟生精细胞＜1%。未成熟的生精细胞体积较大，不具有尾部，应注意与白细胞鉴别；睾丸病变，精液未成熟的生精细胞及和未成熟生精细胞增多。白细胞（≤5/HP）、上皮细胞、偶见红细胞。白细胞增多主要见于生殖系统感染；红细胞增多主要见于睾丸肿瘤、前列腺癌、生殖系统结核；前列腺上皮细胞大量出现可见于前列腺增生症；找到肿瘤细胞对诊断生殖系统肿瘤有重要价值。

三、化学及免疫学检测

1. 精浆果糖（seminal plasma fructose）测定　精浆中果糖由精囊腺分泌，是精子能量的主要来源，含量丰富，测定精浆果糖用于反映精囊腺有无异常。

精浆果糖测定常用间苯二酚比色法检测，健康男性 ① 9.11～17.67 mmol/L（间苯二酚法）。② ≥13 μmol/1次射精（WHO 推荐吲哚比色法）。精浆果糖测定有助于精囊腺疾病的鉴别。先天性精囊腺缺失时果糖为零；精囊腺炎时果糖含量减低。在无精症和射精量少于 1 mL 者，若精浆中无果糖为精囊阻塞；有果糖则为射精管部分阻塞所致。由于精囊腺果糖的分泌还受雄激素水平的影响，所以果糖含量还可间接反映睾丸的内分泌功能。

2. 精浆 α-葡萄糖苷酶（α-glucosidase）测定　α-葡萄糖苷酶主要由附睾分泌，故是反映附睾功能有无异常的指标。健康男性精浆 α-葡萄糖苷酶 35.1～87.7 U/mL。精浆 α-葡萄糖苷酶测定对附睾有关的不育症如阻塞性无精子症，α-葡萄糖苷酶活性减低具有肯定性诊断价值，对鉴别输精管阻塞与睾丸生精障碍所致的无精子症也有一定意义。

3. 精液乳酸脱氢酶 X（lactate dehydrogenase-X，LD-X）测定　LD-X 是存在于睾丸精母细胞、精子细胞及精子的一种特异性酶，具有组织特异性，是评价睾丸生精功能的良好指标。

精液 LD-X 相对活性＞40%。精液 LD-X 活性测定可作为评价男性生育能力的指标。因精液 LD-X 活性与精子浓度呈良好的线性关系，活性减低可致生育力减低，见于各种原因致睾丸损伤出现的少精子症或无精子症患者。

4. 抗精子抗体（antispermatozoon antibody，As-Ab）测定　精子的抗原性很强，不仅可引起异种免疫和同种异体免疫，还可引起自身抗精子抗体的产生。抗精子抗体对精子有制动和细胞毒作用，男性和女性都可出现。常用测定血清、精液中的抗精子抗体方法有精子凝集试验，精子制动试验，间接混合抗人免疫球蛋白试验、间接免疫球蛋白试验和免疫标记法等。

健康男性精子凝集试验、精子制动试验、间接混合抗人免疫球蛋白试验：均为阴性。抗精子抗体测定主要用于男性不育的诊断。在输精管阻塞、睾丸损伤、生殖系统感染等疾病时，均可使精子抗原进入血液循环或淋巴系统，激活免疫应答，产生抗精子抗体，引起免疫性不育。

四、精子功能检测

精子低渗肿胀试验（sperm hypoosmotic swelling test，HOS），精子在低渗溶液中时，由于渗透压发生了变化，为维持精子内外体液间的平衡，水分可通过精子膜进入精子，使其体积增大而出现肿胀现象。因精子尾部的膜比头部更柔韧、疏松，所以液体更容易渗入尾部，而出现不同类型的肿胀（分为 a、b、c、d、e、f、g 型）。

健康男性 g 型（尾部全部膨胀）精子＞50%。精子尾部膨胀现象是精子膜功能正常的表现。精子膜对精子的新陈代谢及精子获能、顶体反应，精卵融合等至关重要。精子低渗肿胀试验是精子膜功能的检查，对了解精子的受精能力、协助诊断男性不育有一定实用价值。

第三节　精液异常的实验诊断

一、精液常规检测

精液常规检查是判断男性生育力的主要检测项目，临床上根据精液常规检查将生育力分为正常、可疑、异常三种情况划分标准（表 39-1）。

表 39-1 精液分析与生育力关系

检测项目	正常	可疑	异常
精液量(mL)	2～6	1.5～2	<1.5 或>8
颜色	灰白色		红色、棕色、黄色等
液化时间(min)	<30	30～60	>60
pH 值	7.2	7.2～7.8	<7.0 或>8
精子溶解(%,1 h)	≥60	40～60	<40
精子活动力(1 h)	a 级	b 级	c～d 级
精子计数($\times10^9$/L)	>20	1.0～2.0	<10
精子总数($\times10^6$/L)	≥40	20～40	<20
精子形态(异形精子%)	<30	30～50	>50
果糖(mmol/L)	6.7～8.3	4.4～6.6	<4.4
镁(mmol/L)	2.9～10.3	2.1～2.8	<2.1
锌(mmol/L)	1.2～3.8	0.8～1.1	<0.8

二、男性不育症原因及诊断标准

引起男性不育的原因十分复杂，对不育症的病因诊断，除精液分析外，还应根据病史、体征、第二性征、睾丸体积、生殖激素等检查结果加以鉴别。根据上海交通大学医学院附属仁济医院男子计划生育研究室研究报告，将男性不育的原因及诊断标准归纳如下(表 39-2)。

表 39-2 2 087 例男性不育症的病因分析及诊断标准

不育原因	诊断标准	例数	百分率(%)
少精子症	精子计数<20$\times10^9$/L	321	15.38
无精子症	精子计数为 0	202	9.67
精子活动率低下	活动精子百分率<40%	205	9.82
死精子	无活动精子	45	2.16
高精子密度	精子数>200$\times10^9$/L	10	0.5
精液量异常	<0.5 mL 或>8 mL	66	3.16
逆行射精	性交后尿内查及大量精子	6	0.28
精液黏稠度高	排出精液 60 min 不液化	65	3.11
免疫因素	抗精子抗体阳性	10	0.5
不射精症	性交不能射精	676	32.39
输精道梗阻	睾丸活检正常，精液无精子	9	0.43
克氏综合征	体检及染色体检查	25	1.2
精索静脉曲张	体检证实，精液分析异常	125	6
隐睾	体检证实	17	0.81
生殖道感染	前列腺液及精液白细胞增多，精液分析异常	13	0.62
性功能问题	阳痿	115	5.51
原因不明	精液质量尚好	177	8.48

(罗春丽)

第 40 章　阴道分泌物检测

阴道分泌物(vaginal discharge),俗称白带。含有阴道壁毛细血管漏出液、宫颈腺体分泌液、阴道上皮细胞、宫颈柱状上皮细胞、宫颈内膜细胞等多种成分。临床检查阴道分泌物,简便快速,特别有助于阴道炎症的诊断。

第一节　基础理论

一、生理性阴道分泌物

1. 阴道分泌物成分　阴道壁毛细血管漏出液、宫颈腺体分泌液、阴道上皮细胞、宫颈柱状上皮细胞、宫颈内膜细胞及正常寄居的细菌等。

2. 阴道分泌物功能　健康妇女阴道具有自然防御功能,其特点是:① 新生儿和青春期:阴唇严紧,处女膜完整,阴道前后壁紧贴,外界微生物不易进入。② 青春期后:在雌激素影响下,阴道上皮细胞含有不同量的糖原,并发生周期性脱落,细胞释放糖原,后者经阴道杆菌利用后转化为乳酸,使阴道酸碱度保持在 pH 4～4.5,只有阴道杆菌才能生存。

二、病理性阴道分泌物机制

1. 年龄因素　女性幼儿期和绝经期,由于雌激素缺乏,阴道上皮细胞内糖原减少,阴道杆菌减少或缺如,pH 增高,阴道分泌物性状改变,出现病原体。如老年性阴道炎,与雌激素缺乏有关,导致病原菌(葡萄球菌,链球菌,大肠埃希菌等)感染,引起细菌性阴道炎。

2. 药物因素　长期应用抗生素可改变阴道正常菌群的制约关系,使念珠菌等大量繁殖,引起真菌性阴道炎或滴虫性阴道炎。

3. 疾病因素　如宫颈癌、子宫内膜癌、宫颈息肉、宫颈炎等。

第二节　阴道分泌物检测

一、一般性状检测

阴道分泌物一般性状检查,包括阴道分泌物的颜色、气味等理学性状。正常时,分泌物呈透明或白色絮状、黏稠、无气味,量多少不等。

1. 正常阴道分泌物　其性状与雌激素水平有关:近排卵期,量多清晰透明,似蛋清;排卵期2～3 d后,量少、混浊、黏稠;行经前和妊娠期分泌量增加。

2. 异常阴道分泌物

(1)量多、无色透明、黏稠:常见于应用雌激素药物后及卵巢颗粒细胞瘤。

(2) 脓性:灰白、黄色或黄绿色,味臭,低度黏稠,见于滴虫或化脓性阴道炎;泡沫状脓性,见于滴虫性阴道炎。脓性分泌物,还见于慢性宫颈炎、老年性阴道炎、子宫内膜炎、宫腔积脓及阴道异物引发的感染。

(3) 豆腐渣样:为念珠菌阴道炎的特征,高度黏稠,患者常伴有外阴瘙痒。

(4) 血性:量不定,常有特殊臭味,可见于宫颈癌,也可见于宫颈息肉、子宫黏膜下肌瘤、老年性阴道炎、慢性重度宫颈炎、使用宫内节育器等。

(5) 黄色水样:表示组织变性坏死。常见于子宫黏膜下肌瘤、宫颈癌、宫体癌、输卵管癌等。

(6) 奶油样：见于阴道加德纳菌感染。

二、清洁度检测

将阴道分泌物制成生理盐水涂片，显微镜检查，根据所见上皮细胞、白细胞、阴道杆菌与杂菌的数量划分清洁度(cleaning degree)。

参考范围　阴道清洁度为Ⅰ～Ⅱ度。

临床意义　阴道清洁度与阴道杆菌多少有关，后者的数量与卵巢功能、病原体侵袭等因素有关，故阴道清洁度对诊断阴道炎症有一定价值(表 40-1)。

三、病原体检测

1. 寄生虫检查　多用生理盐水直接显微镜检查阴道毛滴虫，也可作革兰或瑞氏染色检查，或用滴虫培养法、免疫学法检查(使用单克隆抗体，阳性检出率比培养法高)。直接涂片显微镜检查阿米巴滋养体。

临床意义　最常见的阴道寄生虫是阴道毛滴虫(trichomonas vaginalis，TV)，少见的有阿米巴原虫和丝虫等，如检出寄生虫即可确诊相应的阴道炎。

2. 真菌检查　用阴道分泌物直接湿片或浓集法检查。

临床意义　检出白色念珠菌可确诊真菌性阴道炎(85%)，阴道真菌感染常见白色念珠菌，偶见阴道纤毛菌、放线菌等。

3. 细菌检查　阴道分泌物常见致病菌有：① 淋病奈瑟菌(Neisseria gonorrhoeae)：首选直接涂片染色镜检法，其次是培养法。其他方法有单克隆抗体荧光免疫法和 PCR 法等，特异性和灵敏度均比较高。② 阴道加德纳菌(Gardherella vaginalis，GV)：直接将标本加等量生理盐水混合成悬液，高倍镜下观察或革兰染色镜检，计算乳杆菌和加德纳菌的数量变化，同时可寻找线索细胞；细菌培养和鉴定。

临床意义　检出淋病奈瑟菌是诊断淋病性阴道炎的直接证据。阴道加德纳菌感染即引起细菌性阴道病(bacterial vaginosis，BV)，还可引起早产、产褥热、新生儿或产后败血症等；如同时乳杆菌减少或消失，结合临床即可诊断为细菌性阴道炎。

4. 其他病原体检查

(1) 沙眼衣原体(Chlamydi trachomatis)：取脓性分泌物涂片、姬姆萨染色、油镜检查，有时可在上皮细胞胞质中见到细胞内包涵体，但灵敏度和特异性较低。直接荧光抗体法检测细胞内包涵体，灵敏度、特异性较高。核酸探针和 PCR 法，是当前比较敏感和特异的检测沙眼衣原体的方法，已在临床实验室推广。

(2) 梅毒螺旋体(Treponema pallidum，TP)：用不加热血清反应素试验(unheated serum reagin test，USR)或快速血浆反应素环状卡片试验(rapid plasma reagin circle card，RPR)检测，此类方法多用心拟脂作为抗原，操作简便，价廉，但特异性不强，仅可作为过筛试验。目前多用密螺旋体作为抗原，测定血清中的螺旋体抗体，如 FTA-ABS 试验和 TPHA 试验，特异性和敏感性都比较高。近来，PCR 技术，亦已用于梅毒的诊断。

(3) 病毒：① 单纯疱疹病毒：用瑞氏或革兰染色，油镜检查，有时在多核巨细胞核内可找到包涵体；用荧光抗体法检查，如见到多核巨细胞内有绿色荧光包涵体则为阳性。② 人巨细胞病毒：普通光学显微镜检测包涵体阳性率很低，临床常用 ELISA 法检测血清 HCMV-IgM 抗体或分子生物学方法检测。③ 人乳头状病毒：用阴道分泌物作涂片显微镜检查以及用免疫学方法检测。以上病毒目前都可用分子生物学法，如 PCR，核酸探针等检测。

表 40-1　阴道清洁度

清洁度	杆菌	上皮细胞	白细胞(个/HP)	杂菌	临床意义
Ⅰ	++++	++++	0～5	-	正常
Ⅱ	++	++	5～15	-	正常
Ⅲ	-	-	15～30	++	提示炎症
Ⅳ	-	-	>30	++++	严重阴道炎

第三节　常见病的实验诊断

阴道分泌物增多，约有 10%是生理性的，在生殖道出现炎症或有生殖器官癌变时，阴道分泌物量将明显增多，且性状发生改变。

一、非炎症性阴道分泌物

指无明显炎症情况而因盆腔充血、宫颈腺体功能亢进所致阴道分泌物过多；外观白色稀薄蛋清样，清洁度为Ⅰ度，见于慢性疾病如肺结核、糖尿病和贫血。

二、炎症性阴道分泌物

阴道分泌物呈因含数量不等的白细胞而呈脓性，清洁度为Ⅲ度。

1. 细菌性阴道病　分泌物灰白或灰黄色、腥臭。临床诊断标准：① 阴道分泌物稀薄均匀。② 分泌物pH 4.5。③ 胺试验阳性。④ 湿片检出线索细胞。⑤ 革兰染色见乳杆菌<5 个/HP 或无乳杆菌，见到加德纳菌以及其他细小的革兰阳性或阴性菌群。凡检出线索细胞再加上述任意 2 条，诊断即可成立。

2. 滴虫性阴道炎（trichomonal vaginitis）　分泌物为黄色或黄绿色稀薄脓液，常呈小泡沫状，量多。镜检可以找到滴虫。

3. 阿米巴性阴道炎（amebic vaginitis）　分泌物量多呈浆液性，有时也呈黏液性，镜检可找到阿米滋养体。如果直接涂片法阴性，还应用免疫法或培养法检查。

4. 真菌性阴道炎（fungal vaginitis）　分泌物呈白色厚糊状或豆渣样，量不多但往往聚成块状，镜检可以找到真菌。

5. 淋病性阴道炎　分泌物量不多，呈黄色黏稠状，患者常伴有急性尿道炎，此时如挤压尿道、尿道旁腺或前庭大腺，常可见脓液挤出，镜检可见淋病奈瑟菌。

6. 慢性宫颈炎（chronic cervicitis）　分泌物黏稠、脓性、量多，色黄有气味。见于一般化脓菌感染以及衣原体、单纯疱疹病毒Ⅱ型、人乳头瘤病毒感染等。生殖道沙眼衣原体感染是常见的性传播疾病，占生殖道感染的 10%左右。

三、异物刺激性阴道分泌物

如幼女将异物塞入阴道内，阴道内安置棉塞、子宫托、阴道隔膜等，均可导致恶臭的脓性阴道分泌物，有时长期感染还会致脓血性阴道分泌物。

四、肿瘤性阴道分泌物

血性、水样、恶臭阴道分泌物常见于宫颈癌或子宫内膜癌；阵发性间歇性阴道排液则见于输卵管癌。

五、其他异常阴道分泌物

老年妇女因激素水平下降，引起宫颈部分粘连或阴道部分闭锁，阴道分泌物引流不畅引起间歇性排出恶臭脓液；尿瘘或粪瘘者，经阴道排出尿液或稀薄的粪水，与阴道分泌物混合形成腥臭有色的阴道排出物，并刺激外阴，加重阴道炎症。

（熊立凡）

第41章 羊水检测

早期妊娠时，检查羊水的目的是研究胎儿的遗传性组成，确定发育异常。晚期妊娠羊水检查是确定胎儿的胎龄和健康状况，确定血型或检测羊膜炎。

第一节 基础理论

一、羊水来源

妊娠期充满在羊膜腔内的液体，称为羊水（amniotic fluid）。妊娠早期羊水：来自母体通过胎膜进入羊膜腔的血浆透析液和来自胎儿脐带和胎盘表面羊膜及尚未角化的胎儿皮肤产生的透析液。妊娠中后期：胎尿是羊水的主要来源。

二、羊水成分和性状

羊水蛋白质含量及钠离子浓度稍低于血浆，其他成分与血浆相似。羊水中代谢产物如肌酐、尿素、尿酸含量随妊娠期进展逐渐增高，而渗透压则逐渐下降。

1. 羊水量　妊娠8周时约5～10 mL，20周时约400 mL，20周后为500～1 000 mL，38周时约1 000 mL。此后羊水量逐渐减少，至足月时约800 mL。

2. 羊水性状 早期羊水为无色澄清液体；足月妊娠时羊水略显混浊，可见悬浮物，比重约为1.007～1.025，pH约7.20，羊水渗透压为230～270 mmol / kg・ H_2O，黏度为1.75～1.85。

3. 羊水成分　羊水中水分占98%～99%，其他有清蛋白、尿素、尿酸、肌酐、卵磷脂、鞘磷脂、胆红素、脂肪、果糖、上皮细胞、白细胞酶和胎毛等。具有临床重要意义的成分有：① 甲胎蛋白（alpha-fetoprotein，AFP）：AFP合成于胎儿肝细胞及卵黄囊，羊水中AFP来自胎儿尿，与胎儿血内AFP成正比。② 脂质：具有临床意义的是，胎儿Ⅱ型肺泡上皮细胞产生的表面活性物质，其主要成分是卵磷脂（lecithin，L）。妊娠26周以后，羊水中卵磷脂和鞘磷脂（sphingomyelin，S）的量均上升；妊娠30周时，鞘磷脂含量无明显增加，但卵磷脂仍继续上升，L/S>2。③ 胆红素：妊娠28周前，羊水中的胆红素多为未结合胆红素，随着胎儿肝脏发育成熟，肝功能逐渐完善，未结合胆红素减少而结合胆红素增加。④ 酶：羊水中有多种酶，但含量极微，常测不出，如一旦被测出，则反映了胎儿处于病理状态。⑤ 葡萄糖：主要通过胎盘来自母体，妊娠37周后，由于胎盘透过能力下降，羊水中葡萄糖含量轻度降低。⑥ 脱落细胞：羊水中胎儿皮肤脱落细胞随着妊娠期而增多。⑦ 代谢产物：羊水中尿素、肌酐浓度随妊娠的继续和胎儿肾脏的成熟而不断增高。

第二节 羊水检测

一、一般检测

（一）一般性状

一般性状：① 正常妊娠早期：羊水为无色透明或淡黄色液体，妊娠晚期羊水中因混有胎儿脱落上皮细胞、胎脂、毛发、少量白细胞、白蛋白及尿酸盐而略显混浊。② 病理时:如胎儿窘迫,羊水中因混有胎粪而呈黄绿色或深绿色;母儿血型不合,羊水因含有大量胆红素而成为金黄色;羊膜腔内明显感染,羊水呈脓性混浊且有臭味;胎盘功能减退或过期妊娠时,羊水为黄色、黏稠且能拉丝。

(二) 羊水量

正常妊娠羊水量:16 周时约为 250 mL,妊娠晚期 800 mL~1 200 mL。

临床意义 1. 羊水过多(polyhydramnios) 指羊水超过 2 000 mL。见于:① 胎儿畸形:如胎儿神经管缺陷(占 50%),如无脑儿、脑膨出、脊柱裂;胎儿消化道畸形(占 25%)。② 胎盘脐带病变。③ 孕妇及胎儿各种疾病:糖尿病、ABO 或 Rh 血型不合等。④ 多胎妊娠。⑤ 特发性羊水过多:孕妇、胎儿及胎盘均无异常。

2. 羊水过少(oligohydramnios) 指妊娠晚期羊水少于 300 mL。见于:① 胎儿畸型:胎儿先天肾缺如、双肾发育不全等。② 过期妊娠:如胎盘功能减退。③ 胎儿宫内发育迟缓。

二、胎儿成熟度检测

(一) 卵磷脂/鞘磷脂比值测定

肺泡表面活性物质主要是磷脂,由肺组织生成的卵磷脂和鞘磷脂具有去垢剂的作用,可以维持新生儿的肺泡在呼气终末时不致完全塌陷。妊娠 26 周,羊水卵磷脂量低于鞘磷脂量,在妊娠 30~32 周时,二者量大致相等,妊娠 35 周时卵磷脂迅速合成,37 周达高峰,羊水中含量也急剧增多,而鞘磷脂停留在原水平或轻度减低。用薄层层析法准确性较高,至今仍为参考方法,但费力耗时,需特殊试剂。

参考范围 L/S≥2 时,表示胎肺已成熟。

卵磷脂/鞘磷脂比值(lecithin / sphingomyelin ratio,L/S)

临床意义 了解胎儿肺的成熟度,有助于防止特发性呼吸窘迫综合征(idiopathic respiratory distress syndrome,IRDS)、降低围生儿死亡率。IRDS 约占所有新生儿死亡病例的 19.5%。L/S 在 1.5~1.9 时为临界值,IRDS 的发生率约为 50%。临床应用 L/S 应注意的是:① 当母体无糖尿病:L/S>2 时,预测无 IRDS 的可能性为 95%,表明 L/S 测定具有很高的诊断特异性;当 L/S<2 时,预测发生 IRDS 的可能性为 25%,表明 L/S 测定的灵敏度很低。② 当母体有糖尿病,即使 L/S>2,仍可发生 IRDS;而此时,羊水的 L/S 应>3.5∶1,则发生 IRDS 可能性很小,母亲患有非高血压性肾小球肾炎,L/S 如>3.5∶1,才能保证胎儿肺成熟。

(二) 泡沫试验

泡沫稳定性试验(foam stability test)羊水上清液经震荡后,在试管液面上形成稳定的泡沫层。在抗泡剂的作用下,由蛋白质、不饱和磷脂等形成的泡沫被迅速消除,而羊水中的肺泡表面活性物质和磷脂所形成的泡沫,在室温下可保持数小时。本试验是最常用的床边试验,采用两管法,操作简便、快速;其长处在于医生、护士和检验人员均能操作。

参考范围 阳性,两试管振摇 15sec 后,均产生完整泡沫环,并持续 15 min,提示 L/S ≥2、胎儿肺已成熟。临床意义同"卵磷脂/鞘磷脂比值测定"。

(三) 磷脂酰甘油测定

磷脂酰甘油(phosphatidyl glycerol, PG)是肺泡表面活性物质的主要成分之一,妊娠 35 周后出现,不断增高直至足月妊娠,代表肺已成熟,其含量随妊娠时间延长而增加;可用酶法或用快速胶乳凝集试验测定。

参考范围 妊娠 35 周后,PG 检测阳性,表示胎儿肺已成熟。

临床意义 PG 测定优于 L/S 比值测定,因 PG 测定不受血液或胎粪污染的影响。羊水一旦出现 PG,就不会发生 IRDS。糖尿病孕妇,即使其羊水 L/S 值大于 2,但如未出现 PG,表示胎肺可能仍未成熟,仍有发生 IRDS 的可能;相反,L/S 测定时,如出现 PG,则可肯定胎儿肺已成熟。

(四) 肌酐测定

羊水肌酐(creatinine)为胎儿肌肉代谢产物,反映了胎儿肌肉的质量和肾脏成熟的能力,与胎儿肺的成熟有很好的相关性。胎儿肌酐随胎儿尿排入羊水中,自妊娠中期后其含量逐渐增高,反映肾小球的成熟度。

临床意义 测定肌酐可了解胎儿肾脏的成熟程度,准确率约为 90%。妊娠 36 周前羊水中肌酐值<132.5 μmol/L,37 周时其值≥176.8 μmol /L,表示肾成熟,肌酐在 132.6~176.7 μmol/L 为临界值。肌酐浓度受羊水量、胎儿肌肉发育程度及孕妇血浆肌酐浓度影响,在解释肌酐测定结果时须加以注意。同期肌酐水平减低也可提示胎儿发育迟缓、早熟等。

(五) 葡萄糖测定

羊水葡萄糖主要来源于母体血浆,部分来自胎尿。妊娠 23 周前，随胎盘羊膜面积扩大、羊水中 AFG 逐渐增加。妊娠 24 周时 AFG 达峰值。随后胎儿肾逐渐发育成熟，肾小管对葡萄糖的重吸收作用增强，由胎儿尿排入羊水中的葡萄糖减少。随胎龄的增加，胎盘的通透性降低，由母体血浆进入羊水的葡萄糖也相应减少，AFG 逐步降低。

临床意义　测定羊水葡萄糖可反映胎儿肾发育情况。如羊水葡萄糖＞0.80 mmol/L，提示肾不成熟。羊水葡萄糖＜0.56 mmol/L，提示肾发育成熟。临产时，羊水葡萄糖可＜0.40 mmol/L。

（六）胆红素测定

随着胎儿肝脏成熟，羊水结合胆红素增多，未结合胆红素减少（妊娠晚期近于零）。未结合胆红素吸收峰在 450 nm，用比色法测定。羊水过多可导致胆红素假性减低。羊水多少则引起胆红素假性增高。均造成对胎儿状态的判断。

临床意义　测定羊水胆红素可用于：① 了解胎儿肝脏成熟度：胆红素 A_{450}＜0.02 为肝成熟，0.02～0.04 为临界值，＞0.04 为肝未成熟。② 母婴血型不合的预后：若羊水胆红素 A_{450}＞0.06 为危险值，0.03～0.06 为警戒值。标本混有血液、血红蛋白或胎粪，测定结果不准确，母亲使用类固醇可干扰试验。

（七）羊水脂肪细胞检查

羊水中脂肪细胞来自胎儿皮脂腺及汗腺的脱落细胞。随着胎龄增加，羊水脂肪细胞的百分率增高。羊水沉淀物经染色后镜检脂肪细胞的百分率。

临床意义　羊水脂肪细胞的百分率，可作为评价胎儿皮肤成熟程度的指标。脂肪细胞在 10%～20%，为胎儿皮肤成熟可疑；＜10%，则胎儿皮肤未成熟。脂肪细胞＞20%，提示胎儿皮肤成熟。

（八）羊水淀粉酶测定

羊水淀粉酶分别来自胎儿的胰腺及唾液腺。胰腺型在妊娠过程中无明显变化；妊娠 28 周左右胎儿唾液腺开始分泌，妊娠 37 周后其活性显著上升。

临床意义　测定羊水淀粉酶活性可判断胎儿唾液腺成熟度，低于 200 U/ L 为唾液腺未成熟；200～300 U/ L 为临界值；300 U/L 以上表示唾液腺成熟。

三、先天性疾病产前诊断

产前羊水检查适用于高危妊娠妇女：如超过 35 岁的孕妇可能怀有染色体异常的胎儿，特别是 21－三体综合征。35～40 岁，Down 综合征的发生率为 1%～3%，40～45 岁；4%～12%，超过 45 岁；危险性为 12%或更高。曾生育过 21－三体综合征孩子的或孩子患有另一种染色体异常的妇女，生育过脊柱裂孩子或无脑儿或有神经管疾病家族史的妇女，有代谢性隐性疾病的均为携带者的夫妇、有严重 X－连锁的遗传性疾病的妇女，等等，均为羊水检查的对象。

（一）羊水甲胎蛋白测定

胎儿 AFP 由卵黄囊和肝产生，经胎儿肾廓清，由尿液排入羊水中。AFP 在胎儿血清为主要蛋白，在分子量、氨基酸顺序和免疫特征方面类似血清清蛋白，通常，在发育的胎儿血清中，浓度甚高。但在出生后血清中仅为痕量。在母体血清和羊水中 AFP 浓度很低。参考值：妊娠 12～16 周，羊水 AFP 可达高峰，为 16.3 mg/L，其后，逐渐降低，直至足月。

临床意义　AFP 明显升高见于开放性神经管缺陷胎儿，如诊断无脑儿 100%可靠，诊断脊柱裂或脑脊膜膨出 90%可靠等。也见于多胎妊娠、死胎、腹壁缺陷、畸胎瘤、胎儿窒息等。AFP 减低与胎儿 Down 综合征相关。胎儿血混入羊水可引起 AFP 假阳性。必须使用高分辨率超声波检查证实 AFP 增高。

（二）羊水胆碱酯酶测定

羊水总胆碱酯酶（total cholinesterase，TChE）在妊娠 12 周增高。胆碱酯酶可依其对乙酰胆碱的亲和力不同分为真性胆碱酯酶（actual cholinesterase，AChE）和假性胆碱酯酶（pseudo-cholinesterase，PChE）。AChE 活性增高与胎儿开放性神经管畸形高度相关。用聚丙酰胺凝胶电泳法测定。

临床意义　测定羊水中 TChE 活性，结合胎儿羊水中 AFP 含量，可早发现胎儿开放性神经管缺陷。检测 AChE，有助于确诊胎儿开放性神经管畸形。虽然凝胶电泳分析对无脑畸形和开放性脊柱裂的筛诊阳性率可达到 99.5%，但 AChE 阳性也可见于其他严重先天畸形（50%）、流产（47%）、胎儿脐疝（75%）等。

（三）甲苯胺蓝定性试验和糖醛酸半定量试验

黏多糖沉积病是细胞溶酶体酸性水解酶先天性缺陷所致的遗传性代谢病，测定培养的羊水细胞内酸性水解酶活性，是黏多糖沉积病产前诊断最佳方法，一般临床实验室难以开展。目前，常用甲苯胺蓝（tuluidine blue）定性试验和糖醛酸（alduronic acid)半定量试验(以每毫克肌酐中糖醛酸代表酸性黏多糖的含量表示)。正常妊娠16～20周,羊水糖醛酸含量约为3.3～7.0 mg/mg。

临床意义　正常妊娠早期,羊水甲苯胺蓝定性试验为弱阳性,妊娠中后期应为阴性。如妊娠中后期羊水甲苯胺蓝定性试验阳性,提示胎儿有患粘多糖沉积病可能。肌酐中糖醛酸含量可以反映酸性黏多糖的多少。

(四) γ-谷氨酰转移酶和碱性磷酸酶测定

正常妊娠14～15周,羊水γ-谷氨酰转移酶(γ-glutamyl-transferase,γ-GT)活性为母体血清的10～100倍。随着胎龄的增长,羊水中γ-GT活性逐渐下降,至妊娠30～40周时约为妊娠15周的1/40。胎儿碱性磷酸酶(alkaline phosphatase,ALP)的生成主要受3个基因位点的控制,分别产生小肠型、胎盘型和组织非特异型三类。正常妊娠19周左右,羊水ALP活性最高,16～24周羊水中ALP有3/4为小肠型。

临床意义　检测羊水γ-GT和ALP是产前早期诊断胰腺纤维囊性变的指标,以前者最佳。正常妊娠15周羊水中γ-GT活性最高,在胰腺纤维囊性变胎儿,此时γ-GT活性明显降低,预测胰腺纤维囊性变的准确率达77%～84%;γ-GT活性明显降低,也见于21或18三体综合征。因此,测定羊水γ-GT活性为非特异指标。胎儿胰腺囊性变时由于小肠黏膜表面微绒毛异常导致小肠型ALP极度减少,羊水ALP活性明显降低;如标本中混有胎粪,可出现假阴性结果。

(五) 羊水细胞性染色体检查

羊水细胞经涂片和特殊染色后用显微镜检查有性染色质的细胞百分率。X染色质(Barr小体)位于可数细胞的核膜内缘处。计数100个可数细胞核中与核膜相贴的X染色质细胞和计算百分率。Y染色质检查(examination of Y chromatin):用阿的平荧光染色法,在荧光显微镜下,Y染色质呈闪亮荧光小体;计数100个核质均匀、核膜完整的可数细胞,计算Y染色体细胞百分率。

参考范围　X染色质细胞:≥6%为女胎,≤5%为男胎;Y染色质细胞:≥5%为男胎,<4%为女胎。

临床意义　羊水细胞性染色质检查,可预测胎儿性别,估计某些性遗传病的发生的可能性。其中以X连锁隐性遗传病,临床上较为常见,如有血友病甲、血友病乙、原发性低丙种球蛋白缺乏症、G-6-PD缺乏症、Ⅱ型黏多糖沉积病等。

(六) 羊水细胞培养染色体检查

临床意义　① 核型分析:羊水细胞经处理,可获得分裂象细胞,用Giemsa染色或显带染色制备染色体。染色体核型分析是染色体病产前诊断的主要方法之一,可诊断由于染色体畸变所致的一些遗传性疾病:如先天愚型(21-三体综合征)、各种性染色体异常,及其他一些染色体易位、倒位、缺失、三体性等染色体数目和结构异常的疾病。此外,还可通过羊水细胞培养,用化学方法测定培养细胞的化学成分(如酶的活性),进行某些遗传性代谢病的诊断,如半乳糖血症及苯丙酮尿症等。

(七) 核酸分子杂交法和聚合酶链反应

核酸分子杂交聚合酶链反应(polymerase chain reaction,PCR):具有快速简便、灵敏度和特异性高的特点,是当代发展最快,又适用于临床实验室的分子生物学检测技术,目前已逐步用于羊水检查,成为产前诊断的重要手段。详见本书第44章。

第三节　常见病的实验诊断

一、胎儿成熟度评估

对胎儿各个器官,尤其胎肺成熟度的评估具有重要临床意义。羊水L/S的比值测定,泡沫试验及PC测定,这3项检验对判断胎肺成熟与否的试验各有其优缺点,可以根据各自的条件采用不同的方法。如泡沫试验简便、快速,其假阳性率低,但假阴性率较高。L/S比值测定法较准确,假阳性也少,但需要特殊的设备。在作羊膜穿刺时如有血液污染,就会影响其结果。PG测定是目前最可靠的方法,且母血中不含PG,故不受血液污染的影响,但其操作更复杂、费时。

二、遗传性疾病产前诊断

产前诊断(prenatal diagnosis)在于防止先天性异常和遗传性疾病的胎儿出生。妊娠14～20周可取羊水进行神经管缺陷性疾病，先天性代谢性疾病、染色体异常等检测和诊断。

1. 神经管缺陷(neural tube defect，NTD)性疾病　母血和羊水 AFP 增高可提示 NTD 诊断，由于胎儿血中 AFP 含量是羊水中 AFP 含量的 150～200 倍，因此在穿刺抽取羊水标本时，应避免伤及胎儿及胎盘，以免出现 AFP 假性增高。母血筛查诊断开放性神经管缺陷的准确率可达 90%以上。羊水 AFP 增高，也可见于胎儿先天性食道闭锁、脑积水、先天性肾脏病、先兆子痫等引起的胎盘功能不足、流产、死胎等。因此，应结合羊水胆碱酯酶、羊水快速贴壁细胞检查，使诊断有更高的特异性和敏感性。

2. 遗传性代谢病　① 糖原沉积病：糖原沉积病分Ⅰ型葡萄糖-6-磷酸酶缺乏、Ⅱ型 1，4 葡糖苷酶缺乏、Ⅳ型是支链酶缺乏。可作羊水细胞培养或胎儿皮肤成纤维细胞培养，测定酶的活性。② 半乳糖血症：可作羊水细胞半乳糖 1-磷酸尿苷转移酶活性测定。③ 苯丙酮尿症：因苯丙氨酸羟化酶缺乏，可通过基因分析诊断。

酶活性测定法虽为经典的产前诊断方法，但随着分子生物学的进展，那些在羊水细胞中未表达异常蛋白的代谢性疾病，则有必要通过基因诊断技术进行产前诊断。

3. 染色体病　染色体数目异常和结构畸变引起的染色体病，可通过羊水检查做出产前诊断。如① 性染色体异常综合征：如先天性卵巢发育不全综合征(turner 综合征)、超雌综合征(多 X 性染色体综合征)、XYY 综合征。② 常染色体异常综合征：如 21-三体综合征(Down 综合征)、18-三体综合征(Edwards 综合征)等。羊水检查目的在于筛查高危人群，一旦检出异常，即应终止妊娠。

4. 伴性遗传病　对于某一些无法直接诊断的伴性遗传病，可以检查羊水细胞性染色质来预测胎儿性别，估计发病概率，以决定胎儿的去留。如 X 性连锁隐性遗传病有家族史者，预测胎儿性别极端重要，这类遗传病较多，常见的有血友病、葡萄糖-6-磷酸脱氢酶缺乏症、红绿色盲等。一旦明确胎儿性别，对有 X 连锁隐性病家族中的男性胎儿应终止妊娠。

三、对母婴血型不合预后的判断

母婴血型不合，指胎儿红细胞血型抗原，为孕母所缺乏，此抗原在妊娠分娩期可进入母体，激发产生相应的抗体。当再次妊娠时，受到相同抗原刺激，该抗体迅速增加，通过胎盘进入胎儿体内，与胎儿红细胞结合产生免疫反应，使红细胞破坏，而发生溶血。常见 ABO 型和 Rh 型母婴血型不合。测定羊水胆红素和抗体效价，以决定是否需要进行宫内换血；如果胎儿已超过 34 周，各器官已成熟，估计出生后新生儿能存活，可考虑终止妊娠。

(熊立凡)

参考文献

1　彭文伟. 传染病学.(第五版)北京：人民卫生出版社，2001. 65～69；125～132；227～230

2　汤洪川，包礼平，曹起龙等. 实用神经病诊断治疗学. 合肥：安徽科学技术出版社，2000

3　张秀明，李健斋，魏明镜等. 现代临床生化检验学. 北京：人民军医出版社，2001. 80～130；376～467；536～675

4　贾民谊，马智. 症状鉴别诊断学. 天津：天津科学技术出版社，2000. 101～107；199～203

5　侯振江，王秀文，张宇英. 现代实验诊断与临床. 台海出版社，2001

6　王鸿利. 实验诊断学. 北京：人民卫生出版社，2001. 100～133

7　熊立凡，胡晓波，金大鸣. 现代一般检验和临床实践. 上海：上海科学技术出版社，1998. 96～176；204～213

8　熊立凡. 临床检验基础.(第三版)北京：人民卫生出版社，2003. 102～228；237～253；266～270；278～287

9　王建中. 实验诊断学. 北京：北京大学医学出版社，2004. 207～225；242～245；275～283

10　Fischbach FT，Dunning Ⅲ MB. A manual of laboratory and diagnostic tests. 7th ed. Philadelphia：Lippincott Williams & Wilkins，2004；163～221

11　Henry JB. Clinical diagnosis and management by laboratory methods. 20th ed. Philadelphia：WB Saunders Company，2001；365～424

12　Japanese Committee for Clinical Laboratory Standards. Committee on urinaly reagent paper testing. JCCLS Document GP2-P1 Proposed Guideline "Urinary Reagent Strip Method". 日本临床标准协议会会志，2001. 16(2)：33～55

13　Wallach J. Interpretation of diagnostic test. 7th ed. Philadelphia：Lippincott Williams & Wilkins，2000；712～722

第九篇

实验诊断相关新技术

实验诊断学是运用物理、化学和生物学等实验技术和方法，对患者的血液、体液、分泌液、排泄物以及组织细胞等标本进行检验，以了解机体的功能状态，获得病因或病理变化的客观资料，为临床诊断提供科学依据。近年来由于科学技术的飞速发展，许多科技成果应用到实验诊断领域，使检验的新技术、新仪器不断涌现，检验的新项目不断增加，检测的灵敏度明显提高，检验的信息越来越多，这些使实验诊断在临床诊治疾病的过程中发挥越来越重要的作用，本篇主要介绍近年来在实验诊断领域里发展很快的相关新理论和新技术。

第42章 生物信息学

20世纪90年代以来，随着人类基因组计划(Human Genome Project, HGP)的不断深入实施，带动了分子生物学的创新发展，质谱法、荧光单分子法、阵列式毛细管法等DNA分析新技术相继问世，越来越多的人和动、植物基因组序列被发现，使得每年发表的DNA等生物分子数据呈指数级增长。生物信息产生的数据量之庞大是惊人的。以GenBank为例，截止2003年1月时已经收集了分别来自22 318 883个不同DNA序列的28 507 990 166个核苷酸。一个人的核苷酸序列的原始数据就达到300兆兆字节，即全人类的核苷酸序列需要18 000亿兆兆字节空间。人们利用这些信息在探索生命起源、生物进化以及细胞、器官和个体的发生、发育、疾病、衰亡等生命科学中起着至关重要的作用。当对这些原始数据进行收集、整理、分析并揭示其所蕴涵的深刻意义时，就必定导致计算机技术和信息技术的大规模应用。因此，结合于生命科学、信息科学、数学、统计学、物理学和化学等形成的新兴学科——生物信息学便应运而生。

第一节 基本概念

早在1956年，美国田纳西州的Gatlinburg就召开过“生物学中的信息理论研讨会”。1986年，美国Johns Hopkins大学著名人类遗传学家和内科学教授Mc Kusick创造了基因组学(Genomics)这个名词，意指从基因组水平研究遗传的学科。生物信息学最初常被称为基因组信息学。1988年美籍华裔科学家林华安(HuaAn Lin)首次提出了生物信息学(Bioinformatics)的命名及其初步定义。“生物信息学”这一名词约在1991年才在文献中出现，1993年在美国国立医学图书馆(National Library of Medicine, NLM)的MEDLINE正式文献中出现，但只出现在电子出版物的文本中。由于生物信息学是一门新兴的、正在迅速发展的交叉学科，目前国内外对生物信息学的定义众说纷纭，没有形成统一的、普遍公认的认识。美国国家基因组研究中心认为，生物信息学是一门生物学、数学和计算机相互交叉融合而产生的新兴学科；美国乔治亚理工大学认为，生物信息学是采用数学、统计学和计算机等方法分析生物学、生物化学和生物物理学数据的一种综合学科；美国人类基因组计划实施5年后的总结报告中，对生物信息学作了以下定义：生物信息学是一门交叉学科，它包含了生物信息的获取、处理、存储、传递、分析和解释等在内的所有方面，它综合应用数学、计算机科学和生物学的各种工具，阐明和理解大量数据所包含的生物学意义；2000年7月美国国立卫生研究院(NIH)为了区分生物信息学(Bioinformatics)和计算生物学(Computational Biology)，对生物信息学下了一个定义，即生物信息学是研究、开发和应用计算机工具来扩展生物学、医学、行为科学和卫生数据的利用，包括数据的获取、存贮、组织、检索、分析或可视化，即运用信息科学的原理和技术使大量的、分散的和复杂的生命科学数据更加明了(understandable)和有用(useful)。广义地说，生物信息学是使用数学和信息学的观点、理论和方法去研究生命现象，组织和分析呈指数级增长的生物信息数据的一门学科。

生物信息学产生和发展的推动因素主要有以下三方面：一是人类基因组计划；二是信息技术的大规模应用；三是生物医药的迅速发展及其经济的需求。生物信息学自诞生以来，大致经历了三个发展阶段。① 基因组前期的生物信息学，主要涉及序列的计算机分析，分子生物学数据库的构建和服务，DNA谱带的计算机分析和基因图谱和构建等；② 基因组时代的生物信息学，主要涉及新的基因和新的功能的发现，信息分析工具的研制开发，生物信息学在基因组、药学、医学等的应用研究，生物信息学理论的探讨等；③ 后基因组时代的生物信息学，主要涉及基因组的功能注释，蛋白质组数据库的构建及相关软件的开发和应用，蛋白质间的相互作用及其结构的可视化，基于蛋白质组数据库与知识库的知识与规律的发现，新型蛋白质结构、功能预测方法及程序等已得到开发。

生物信息学揭示了人类及重要动物、植物种类的基因信息，为开展生物大分子结构模拟和药物设计十分有益，是当今国际上正在迅速发展自然科学领域的重大课题之一。这些应用不仅对认识生物体和生物信息的起源、遗传、发生与进化的本质有重要意义，而且将为人类疾患的诊治开辟全新途径，还可为动植物的物种改良提供坚实的理论基础。生物信息学的这一特点在现有的许多学科中几乎是独一无二的，应用的领域十分广阔，带动一些相关学科和产业的发展，具有重要的现实意义和深远的战略意义。

第二节　数据库和工具软件

生物信息学的基本出发点是利用数据库和软件技术对大量积累的生物大分子序列数据和实验新测定的序列进行比较和统计学分析，推导出序列同源性，揭示出生物大分子的分子结构、功能和进化的关系。从应用的角度可以把生物信息学分为生物信息学数据库和以这些数据库为基础进行相似性检索、结构预测的工具和软件两大类。

人类基因组的全部序列已被获取，同时功能基因组和蛋白质组的大量数据开始涌现，这些巨量的数据需要通过计算机技术建立生物信息数据库，包括建立国际基本生物信息数据库和生物信息传输的国际互联网系统、建立生物信息数据质量的评估与检验系统，生物信息的在线服务、生物信息可视化和专家系统，以对大量而复杂的分子资料数据进行收集、储存、整理、归类。近年来大量生物学实验数据的积累，形成了当前500余个生物信息学数据库，几乎覆盖了生命科学各个领域。归纳起来，按其来源大体分为四个大类：① 原始数据库；② 衍生数据库；③ 集成数据库；④ 知识数据库。按其内容又可分作：① 核酸序列数据库；② 蛋白质序列数据库；③ 蛋白质结构数据库；④ 模式生物数据库；⑤ 基因定位数据库；⑥ 文献数据库。它们各自按一定的目标收集和处理生物学实验数据，并提供相关的数据查询、数据处理服务。由于其覆盖面广，分布广泛而分散，且格式不统一，因而一些生物信息中心将多个数据库整合在一起提供综合服务，以方便使用。

迄今，国际上已形成四个大的生物信息中心，即美国的国家生物信息中心（NCBI）、欧洲分子生物学实验室（EMBL）、瑞士生物信息研究所（SIB）和日本DNA数据库（DDBJ）。在网络技术的支持下，这些相关数据库都有了自己的Internet地址和主页（Homepage），同时在网上还出现了很多相关的在线（Online）服务器，利用各种工具和软件，用户和数据库间可迅速，有效地传递信息。

一、美国国立生物技术信息中心（National Center for Biotechnology Information，NCBI）http://www.ncbi.nih.gov/

NCBI建于1988年，隶属于NLM。其创建目的是为了发展一个分子生物学领域的信息系统以支持生物医学的研究工作。NCBI的主要数据库和工具软件有：

1. GenBank　世界上主要的基因序列数据库。具有基因数据的递交、修改和查询功能，提供与之相关的生物学信息和参考文献。

2. Literature database　文献数据库包括PubMed；在线孟德尔遗传数据库（Online Mendelian Inheritance in Man，OMIM）列出与人类相关的基因序列文本、图谱和相关文献等。

3. Molecular database　包括核苷酸序列数据库、蛋白质序列数据库、结构模型数据库和生物分类数据库。① 核苷酸序列数据库包括核苷酸的ENTREZ检索系统（Entrez Nucleotides）及表达序列标签数据库（database of expressed sequence tags，dbEST）、基因组测定序列数据库（database of genome survey sequences，dbGSS）、序列标签位点数据库(database of sequence tagged sites, dbSTS)、单核苷酸多态性数据库(database of single nucleotide polymorphisms, dbSNP)等专业数据库；② 蛋白质的数据库包括蛋白质的 ENTREZ 检索系统(Entrez Proteins)、参考序列(RefSeq)、Blast 蛋白质同源性分析系统、Web 蛋白质综述(protein review on the Web)等；③ 结构模型数据库包括蛋白质分子三维结构数据库(molecular modeling database, MMDB)、Cn3D3.0 蛋白质三维结构浏览器、矢量阵列搜索工具(vector alignment search tool)、VAST 结构同源性检索(VAST search)等、蛋白质域数据库(conserved domain database, CCD)；④ 生物分类数据库包括 NCBI 生物分类数据库及其浏览器等。

4. Genome:Entrez genomes　即基因组序列数据库检索系统、COG 可指出至少 3 个物种中具类似性的一系列蛋白质数据，检索 COG 可提供进化方面的信息。Genomes and Maps:包含了人类基因组资源(human genome resources)、疾病相关基因、惟一基因序列族、人类基因组测序索引、癌相关基因组计划、基因表达的序列分析、人鼠同源性基因比较图谱、同源进化群簇等专题数据库。

5. Tools　BLAST 将特定核酸和蛋白质序列与数据库中所有序列对比，找出相似性。ORF Finder 通过识别起始密码和终止密码，找出有可能存在的 ORFs。Electronic PCR 在 STS 中查找提交序列，以确定该序列的定位信息。CCAP 比较不同肿瘤组织中染色体异常等等。

二、欧洲生物信息学研究所(European Bioinformatics Institute, EBI)欧洲分子生物学实验室(European Molecular Biology Laboratory, EMBL): http://www.ebi.ac.uk/

EMBL 始建于 1980 年，位于德国的海德堡市。1994 年随着 EBI 在剑桥建成，EMBL 数据库由海德堡迁至剑桥。EBI 为分子生物学、遗传学、医学及农业的研究提供信息服务。其主要工作为生物数据库的创建和管理。EBI 提供的数据库主要有 EMBL 核酸序列数据库、蛋白质数据库及大分子结构数据库。同时提供各种研究工具、数据提交、并提供数据库和软件 FTP 下载。

1. EBML Nucleotide Sequence Database　收集欧洲研究 DNA、RNA 基因序列的个人、项目组提交的数据，包括基因序列专利申请。

2. Macromolecular Structure Database(MSD)　生物高分子 NRM 光谱、X 射线晶体衍射和电镜结构数据库。

3. Ensembl　人类基因组数据库。

4. GeneMark　基因的预测。

5. InterPro　蛋白质结构域和功能位点数据库。

6. Proteome Analysis　基因蛋白质表达分析数据库。

7. SRS　利用 sequence retrieval system 检索数据库。

8. Ppsearch　蛋白质 motif 和 fingerprint 检索。

9. Dee　结构域检索。

10. DALI　蛋白质三维结构的相似性检索。

11. PQS　蛋白质四级结检索。

12. Clustal Wmp　多序列匹配分析。

13. Fasta3　进行对核酸和蛋白质数据库的序列的相似性和同源性检索。

14. GeneQuiz　可综合利用各种检索和分析方法，对最新的蛋白质和 DNA 数据库进行研究，得到基因、蛋白质序列及其生物学功能数据。

三、瑞士生物信息研究所(Swiss institute of bioinformatics, SIB)建立的 ExPASy(Expert Protein Analysis System)分子生物学服务器: http://www.expasy.org/

主要提供蛋白质序列和结构分析数据库、研究工具和软件。

1. SWISS-PROT and TrEMBL　蛋白质序列、家族、结构域数据。

2. SWISS-3DIMAGE　蛋白质及其他生物大分子三维图像。

3. SWISS-MODEL Repository　自动生成的蛋白质结构模型。

4. ENZYME　提供酶的命名信息。

5. CD40Lbase　CD40 抗原缺陷与高 IgM 综合征的临床与分子生物学数据。

6. SeqAnalRef　蛋白质序列分析文献书目数据库。

7. SWISS-2DPAGE PROSITE、Melanie　二维聚丙烯酰胺凝胶电泳、2D PAGE 分析软件。

8. PeptIdent　蛋白质组学分析。

9. BLAST　同源性检索。

10. ScanProsite　模型和外形检索。

11. 各类翻译后的修饰和拓扑学预测。

12. Protparam、SWISS-MODEL、SWISS-Pdb-Viewer 蛋白质一级、二级和三级结构预测。

四、日本国立遗传学研究所提供的日本DNA数据库(DNA Data Bank of Japan, DDBJ), http//ddbj.nig.ac.jp/

具有数据递交功能和数据库检索和数据分析功能。包括:① getentry的基因序列号途径、SRS关键词途径搜索;② FASTAT、BLAST等同源性检索;③ TXSearch生物分类数据库检索;④ Clustal W蛋白质和DNA数据分析;⑤ GIB基因组信息分析;⑥ GTOP基因组、蛋白质的结构和功能分析;⑦ PMD蛋白质突变数据库;⑧ PDB蛋白质结构浏览器;⑨ SS-Thread蛋白质二级结构预测和⑩ LIBRA三维结构预测系统等。

NCBI的GenBank、EMBL的核酸序列数据库和DDBJ的数据主要来自于全世界各实验室的直接提交,另一来源为大规模的测序中心所提交的ESTs。1988年,共同成立了国际核酸序列联合数据库中心,建立了合作关系。根据协议,这3个数据库分别收集所在区域的有关实验室和测序机构所发布的核酸序列信息,并共享收集到的数据,每天交换各自数据库新建立的序列记录,以保证每个数据库都能涵盖所有DNA序列信息。进行直接检索可以得到已知的DNA及由其衍生的蛋白质序列。

五、北京大学生物信息服务器(Peiking University BIO-informatics Server, PKUBIOS), http://mdl.ipc.puk.edu.cn/mirror/

提供各种数据库的镜像、免费软件及生物信息的在线检索。

镜像数据库包括① PDB: The Brookhaven Protein Data Bank,蛋白质、核酸、碳水化合物、病毒的3D结构数据库。② SCOP: The structural classification of proteins,描述蛋白质结构及进化关系数据库。其他尚有SWISS-PROT、PIR、PROSITE等。利用该服务器可进行DNA和蛋白质序列、同源性和结构预测、蛋白质结构和功能以及分子模型等方面的研究。

现阶段,数据库和工具软件除了在种类和数量上的增长外,数据库的复杂程度也在不断增加,但数据库的管理和使用却越来越便捷。生物信息学数据库服务已经实现了高度的计算机化和网络化。许多数据库服务器已从工作站升级到大型服务器。EMBNet (European molecular biology network)已经连接了24个国家节点和8个大型生物计算中心,成为世界上最大的生物信息学区域网络。目前大多数数据库能实现自动投送数据、在线查询、在线计算和空间结构的可视化浏览等功能;算法和软件的进步、数据的一体化、服务器客户模式的建立,使之成为生物医药、农业等学科的强有力的工具。

第三节 生物信息的利用和分析

生物信息学的根本目标是探究隐藏在生物数据后面的生物学知识。它以核酸、蛋白质等生物大分子数据库为主要对象,以数学、信息学、计算机科学为主要手段,以计算机硬件、软件和计算机网络为主要工具,对浩如烟海的原始数据进行存储、管理、注释、加工,使之成为具有明确生物意义的生物信息。并通过对生物信息的查询、搜索、比较、分析,从中发现并获取基因编码、基因调控、核酸和蛋白质结构功能及其相互关系等理性知识。通过这样的分析研究,逐步认识生命的起源、进化、遗传和发育的本质,破译隐藏在DNA序列中的遗传语言,解释人体生理和病理过程的分子基础,为人类疾病的诊断、预防和治疗提供最合理的和有效的方法或途径。

一、基因组学研究

基因组(genome)表示1个生物体所有遗传信息的总和。1个生物体基因组所包含的信息决定了该生物体的生长、发育、繁殖和消亡等所有生命现象。有关基因组的研究称为基因组学。HGP于1990年正式启动, 2000年6月26日,科学家们终于绘出了1张人类基因组序列的“工作草图”。2001年2月12日美国Celera公司与美国国家人类基因组计划分别在Science和Nature上公布了人类基因组精细图谱及其初步分析结果。近年来各种模式生物基因组测序工作也已完成。模式生物全基因组信息结构的比较研究、基因组信息结构的计算分析以及功能基因组的相关信息分析已成为目前基因组学研究的重点，也就是说基因组的研究已进入了后基因组时代。

基因组学根据其研究重点不同可分为序列基因组学(sequence genomics)、结构基因组学(structural genomics)、功能基因组学(functional genomics)与比较基因组学(comparative genomics)。分子进化钟的发现与中性理论的提出，极大的推动了分子进化的研究，并建立了一套依赖于核酸、蛋白质序列信息的理论方法。从各种基因结构与成分的进化、密码子使用的进化到进化树的构建，各种理论上和实验上的课题都等待生物信息学家的研究。

二、基因序列对比

在不同物种、不同进化水平的生物的相关基因之间进行比较分析，是基因研究的重要手段。通过两个、多个序列或基因组序列的比较，可以找出其相似性或不相似性。这也是许多交叉学科或研究的基础。目前已用于序列对比分析的方法主要有：Needleman Wunsch 动态规划算法、Feng Doolittle 算法、Smith Waterman 算法以及 BLAST、FASTA 等相似性检索程序。通过它们可进行两序列、多序列、局部序列乃至完整基因组的比较。目前，我们有了越来越多的模式生物全基因组序列数据，因此基因的比较研究也必须从基因的比较上升到对不同进化水平的生物在全基因水平上的比较研究。这样的研究将更有效揭示基因在生命系统中的地位和作用，解释整个生命系统的组成和作用方式。

三、基因区域预测

所谓基因区域的预测，一般是指预测 DNA 顺序中编码蛋白质的部分，即外显子部分。不过目前基因区域的预测已从单纯外显子预测发展到整个基因结构的预测。这些预测综合各种外显子预测的算法和人们对基因结构信号(如 TATA box 和加尾信号)的认识，预测出可能的完整基因。预测外显子的基本算法，早期有最长 ORF(open reading frame)法。核苷酸语汇(nucleotide words，即数个连续核苷酸的排列)选用频率的统计差异也被用来区别编码和非编码区域。近年来同源比较算法也被应用于预测可能的基因。许多基因预测的程序都已经整合了同源比较算法，比如著名的 GRAIL Ⅱ 程序。除上述提到的算法之外，目前被应用于基因预测的算法还有法则系统(rule-based system)、语言学(linguistic)系统、线性判别分析(Linear Discriminate Analysis，LDA)、决策树(decision tree)、spliced alignment 算法、傅利叶分析(Fourier analysis)等。通过 EST (Expressed Sequence Tags)序列信息数据库是寻找新基因的主要手段。到 1999 年 12 月 GenBank 的 EST 数据库中已收集了 200 多万条 EST 序列，其中包括了 90%以上的人类基因。这些 EST 序列中包括了大量未发现的人类或其他生物基因的信息，为新基因的发现提供了有力的工具。发现一个新的基因就能了解与其相关的生理功能或疾病的本质，也为基因诊治、新药的开发奠定基础。由于新基因带来的显著经济效益和社会效益，其已成为生物信息学研究热点。

四、基因功能预测

全基因序列解读并不能完全提示结构与功能的关系，基因功能的研究将成为 HGP 完成后又一重大课题。基因功能预测常用的方法有序列同源比较、同源比较的发展方向和寻找蛋白质家族保守顺序。用于将序列在序列数据库中进行同源比较的 3 种流行算法是：Smith Waterman 算法、BLAST 和 FASTA 算法。Feng Doolittle 算法是较常用的多序列对齐算法。其他的新算法包括 HMM 方法，Gibbs sampling 以及处理多结构域蛋白质家族的算法。

五、蛋白质组学(proteomics)研究

蛋白质组(proteome)是指一个基因组、1 种生物或 1 种细胞/组织所表达的全套蛋白质。有关蛋白质组的研究称为蛋白质组学。蛋白质组学的核心内容包括两个部分：蛋白质组研究体系的建立、完善和重要的生物学问题有关的功能蛋白质组研究。如蛋白质的结构预测、三维结构和动态结构研究，在蛋白质组水平上深入探索其作用模式、功能机理、调节控制及其与蛋白质群体内或与相关生物大分子间的相互作用。

研究基因的根本目的在于解释整个生命活动的规律，而生命活动的执行者是基因的表达产物——蛋白质。随着后基因组时代的到来，阐明基因组所表达的全部蛋白质的表达规律和生物功能，即蛋白质组的研究，成为下一步研究的热点。

六、蛋白质结构和功能预测

现有的蛋白质研究方法，如双向电泳等电聚

焦、色谱分析、质谱分析等，都需要特殊设备且价格昂贵；体外翻译表达系统可研究蛋白质的加工、释放和亚细胞定位，但操作繁琐；而生物信息学为我们提供了一条可以直接由基因或蛋白质序列进行蛋白质功能预测和结构分析的捷径。获得含有能够编码蛋白质的DNA序列后，需要分析其表达蛋白质的结构和功能，这时可以利用生物信息学技术，通过与已知蛋白质相比较来判定未知的结构与功能，主要依赖于以下两方面：① 所获序列是否与已知蛋白结构相似；② 所获序列是否含有特殊蛋白质家族或功能的保守残基。有时一个可能的新基因通过检索找不到任何同源序列，即孤独基因（orphan gene），对于这些基因所编码的蛋白质，生物信息学技术可以通过基于结构的同源比较寻找结构同源的基因或直接预测其高级结构来推测其功能。最近，建立了几种计算机识别蛋白质功能的新方法，这些方法的依据是相同特征的蛋白质之间具有功能上的关联或直接作用。如系统发生模式、mRNA表达模式及结构域融合模式等。

后基因组中一个重要的方面是蛋白质结构和功能的研究。随着结构基因组的进行，实验测定蛋白质结构的速度逐步加快。越来越多的蛋白质在测定空间结构后尚不清楚其生物功能，因此蛋白质功能预测日益受到重视。研究者将利用所发展的基于关键作用部位的筛选方法进行蛋白质功能的预测。这不仅是分子生物学实验问题，也是一个生物信息学问题。

七、疾病相关的数据库

许多人类基因是与疾病相关的，大约6 000种以上的人类疾患与各种人类基因的变化相关联。利用生物信息学分析基因在系统水平的调控机制，是当前功能基因组学的重要研究手段，它明显优于过去的单一基因研究模式，可以在整体的、基因组的水平对基因表达调控的网络机制，进行系统、全面地分析。近年来，国际上已经应用此类方法分析了多种肿瘤的基因表达谱，如肺癌、乳癌、肝癌、肾癌、大肠癌和卵巢癌等，并初步找出了几类与这些肿瘤发病相关的基因群体。还出现了若干与疾病相关的数据库，如人类基因突变数据库，收集了人类遗传病基因生殖突变数据资料，是目前人类遗传病基因突变中心核库。IARCp53基因突变数据库是研究肿瘤发生、发展、分子机制最重要的资料库。随着人类基因组计划的不断深入，人类基因组的破译，人们就可以有效地判定各种分子疾患。

八、药物靶点选择

生物信息学所提供的数据资料，可以指导对药物作用靶位的选定和药物分子的设计，这种方法有快速高效的特点。它的研究包括大分子结构功能的模拟和预报，药物分子与大分子结合的模拟，关键性基因的致病机制以及生物分子同源性的分析，生物分子在指定细胞的分布和位点等。靶点的选择通过生物信息学的帮助，能更好地在靶点发现的早期阶段进行位点的筛选和确定。除此之外，它还在以下三个方面有助于对靶点的选择。① 对靶点的定性，如蛋白质家族的分类和亚类。② 对靶点的功能等特性的理解，如靶点在更大的生化或细胞环境中的生物学行为。③ 对靶点的利用及其对有关内容的研究，如预测针对靶点的药物在患者体内的摄取或重复摄取、解毒及其以基因为基础的变异。目前，大部分公司和科研机构开始进行以基因为基础的药物研制，其基本过程是基因组—新靶点筛选—先导物—药物，即基因—受体—药物。通过对患者基因组的分析比较，找到病变的DNA信息，针对病变的靶序列设计基因药物以改变靶序列的表达情况，达到治疗该疾病的目的。这些靶点对于某类药物的开发来说，是最有可能获得成功的。故而，制药公司能否抢先发现这些靶点，就意味着其能否占据竞争优势。

九、生物芯片

生物芯片（Biochip）主要是根据分子间特异性相互作用的原理，将生命科学领域中不连续的分析过程集成于芯片表面，构建微流体生物化学分析系统，以实现对细胞、蛋白质、核酸及其他生物组分的准确、快速、大信息量的检测。依据所获得的生物信息而设计、制作不同类型的生物芯片。从其功能不同的角度，生物芯片可分为测序芯片、表达芯片和比较基因组杂交（CGH）芯片等。生物芯片可广泛应用于基因差异表达分析、DNA测序、基因突变及多态性扫描、基因组DNA突变及染色体变异检测、肿瘤与传染病的诊断、环保监测、药物筛选、食品监督、商品检验、司法鉴定及军事等方面，生物芯片整个检测及分析技术环节都属于生物信息学研究的领域。

常用的生物芯片按照其固定的生物大分子的不同，划分为基因芯片（gene chip）或 DNA 芯片（DNA chip）、蛋白质芯片（protein chip）和芯片实验室（Lab-on-a-chip）等。目前应用最广泛的生物芯片是基因芯片，它是基因突变分析、基因测序、基因表达研究中的高效手段之一。基因表达谱芯片可以检测整个基因组内的成千上万个基因在 mRNA 表达水平的变化，但对芯片点阵的密度要求较高，目前由 Affymetrix 公司研制的基因表达谱芯片的点阵数可高达 400 000 个点。表达谱芯片可以分析 2 种或 2 种以上不同细胞或组织来源的 mRNA 转录丰度的差异，通过计算杂交信号的比值和统计学分析，可以获得差异表达基因的信息，同时还可以用聚类分析算法研究在功能或表达调控上具有相关性的基因，最终为研究基因功能和基因遗传网络提供有力手段。

用于蛋白质功能研究及相互作用分析的生物芯片，即所谓的蛋白芯片。由于蛋白质具有易于变性、不易于与固体表面结合的特点，故在蛋白芯片的制备及在蛋白质功能及相互作用研究中的应用等方面的报道远远不及基因芯片的报道。在将蛋白质固定在固体支持物表面时，必须保持蛋白质的立体构象，才能使蛋白质探针具有生物活性。蛋白芯片可用于蛋白质与药物相互作用的研究及翻译后修饰的研究，也可用于正常细胞与病变细胞间蛋白质表达谱差异的研究，从而在蛋白组整体水平上研究疾病的发生机制，及寻找新的疾病诊断标志物及药物作用的新的靶分子。

芯片实验室（Lab-on-a-chip）的构建是生物芯片研究的一个新的阶段，是生物芯片技术发展方向。它将样品的制备、生化反应到检测分析的整个过程集成化形成微型分析系统。现在，已经有由加热器、微泵、微阀、微流量控制器、微电极、电子化学和电子发光探测器等组成的芯片实验室问世，并出现了将生化反应、样品制备、检测和分析等部分集成的芯片。由于该芯片设计的微通道具有浓缩和富集作用，所以可以加速杂交反应，缩短测试时间，从而降低了测试成本。

十、应用实例

2003 年，在严重急性呼吸综合征（Severe Acute Respiratory Syndrome，SARS）病毒被确定为 SARS 的病原体后不到 2 个月的时间里，已经有来自不同国家和地区的多株 SARS 病毒的全基因组序列被完成。对这些不同的分离株进行比较，基因序列分析展现了 SARS 病毒的基因结构和种系发生关系。SARS 病毒基因组具有其他冠状病毒的所有生物学特征和较相似的基因组结构，但它又与所有已知的冠状病毒不同，所以将其归为冠状病毒的一个新的分支。

科学家还进一步就 SARS 病毒不同毒株之间的亲缘关系，以及与其他冠状病毒的进化关系进行研究。将这个分子层次的亲缘树与各个病毒毒株在临床上表现的亲疏关系作出对比。整体而言，SARS 冠状病毒的基因组和所有已知的冠状病毒基因组的系统进化树上是等距离的，但与冠状病毒第二群中的牛和鼠有最相近似的系统发育关系。

SARS 病毒的基因组包含有 5 个主要的开放阅读框架（ORFs），分别编码复制酶蛋白、S 蛋白、E 蛋白、M 糖蛋白和 N 蛋白，这些蛋白的顺序和大小都和其他冠状病毒差不多。研究人员利用生物信息学手段对 SARS 冠状病毒的蛋白质分子量、等电点、分子消光系数、亚细胞定位预测等物理化学性质，计算分析推测出一些功能未知蛋白质的功能；以同源序列比较、进化距离计算、保守序列家族搜索等来进行预测和分析 SARS 冠状病毒的分类地位与进化关系，为这些蛋白质的分离、提取、纯化和药物靶点设计提供了重要的信息。

目前，GenBank 数据库至少收录了 14 条完整的 SARS 冠状病毒基因组序列，对 SARS 冠状病毒全基因组和蛋白质组多样性进行的研究，发现 SARS 冠状病毒基因进化速度非常快，检测到一些重要位点的变异，对于 SARS 疾病的预防、控制及疫苗研究有重要帮助。

（王昌富）

参 考 文 献

1　黄科，曹家树，吴秋云等. 生物信息学. 情报学报，2002. 21　　(4):325

2 鲁卫平.生物信息学的现状与展望.国外医学临床生物化学与检验学分册，2002.23(5):254

3 朱家鸣，郭勇，唐权等.国内外生物信息学 WWW 服务器及数据库.微生物通报，2002.29(1):99

4 施鹏，孙昌，张克勤等.SARS 及其他冠状病毒基因组组织结构和序列的初步比较分析.云南大学学报，2003.25(增刊):1

5 柳树群，过涛，季星来等.SARS-CoV 蛋白质组的生物信息学及其进化关系.科学通报，2003.48(13):1359

第43章 流式细胞术

流式细胞术(flow cytometry, FCM)是对处在快速直线流动状态中的细胞、细胞器或生物大分子颗粒进行快速、准确的多参数定量分析和细胞分选的现代细胞分析技术。它集激光技术、光电测量技术、计算机技术、流体力学技术、单克隆抗体技术以及细胞免疫荧光化学技术为一体的新型高科技细胞分析技术,是分析细胞学中的一个重要领域。其主要特点为:

1. 高精确度　FCM由于是计算机控制,在分析细胞时比其他分析技术的变异系数小,可达到1%以下。得到的资料误差小,可靠性强,对临床和科研工作均具有较大的参考价值。

2. 高灵敏度　FCM对每个细胞只要有100个荧光分子就可以检测出来,2个细胞间有2%的荧光量差别就可以区分开来。

3. 高速度　FCM是以单个细胞作为测量的基本单位,测定速度可高达每秒1×10^5个细胞,在1 h内可以测定近百个标本。

4. 应用广泛　FCM可以同时从多个方面来分析细胞。如细胞表面特性、细胞体积、大小、多种颜色的荧光特性和荧光强度。分析细胞DNA、RNA和细胞内某种蛋白质的含量等等。由于单克隆抗体技术的发展,还可以广泛应用在基础研究和临床实践的各个方面,包括生物学、细胞周期动力学、免疫学、血液学、肿瘤学以及药物学等领域。对各学科的发展发挥着极其重要的作用。

5. 灵活方便　FCM由于采用了电子计算机,各种检测结果不仅可以在荧光屏上直接用各种坐标和图形来显示、分析,而且计算机的储存系统可以把全部资料储存下来,查找和再现都十分方便,并且可上网传输,交流信息。

第一节　流式细胞仪的构造和工作原理

一、概述

目前流式细胞仪按使用目的不同分为临床型和科研型两大类。临床型多为台式机,其特点为仪器的光路调节系统固定,自动化程度高,操作简便,易学易掌握。科研型多为大型机,其特点为可快速将所感兴趣的细胞分选出来,并且可将单个或指定个数的细胞分选到特定的培养孔板(孔)内,同时可选配多种波长和类型的激光器,适用于更广泛、更灵活的科学研究使用。

二、流式细胞仪构造

FCM的结构一般可分为五部分:流动室及液流驱动系统;激光光源及光束成形系统;光学系统;信号检测与存贮、显示、分析系统;细胞分选系统。

(一)流动室与液流驱动系统

流动室(flow chamber或flow cell)是仪器核心部件,被测样品在此与激光相交。流动室由石英玻璃制成,中央开有孔径为430 μm×180 μm的长方形孔,供细胞单个流过。检测区在该孔中心,流动室光学特性良好,细胞在此流速较慢,受照时间长,可收集的细胞信号光通量大,配上广角收集透镜,可获得很高的检测灵敏度和测量精度。

流动室内充满了鞘液,样品在稳流的鞘流环包之中流动形成流体动力学聚焦,此样品流不会脱离液流的轴线方向,并保证每个细胞通过激光照射区的时间相等,从而得到准确的细胞荧光信息。

细胞流和鞘液流的驱动一般采用加正压的方法,真空泵产生压缩空气,通过鞘流压力调节器加在鞘液上一恒定的压力(压力的大小由工厂设定),

鞘液以匀速运动流过流动室，在整个系统运行中流速不变。由此可确保每个细胞流经激光照射区的速度不变。如提高样本的进样速率，则可使样本流变宽，细胞间距离缩短，单位时间内流经激光照射区的细胞数增加，但并不改变样本流速。由于激光焦点处能量分布为正态分布，中心处能量最高，当样本速率选择高速(Hi)时，处在样本流不同位置的细胞或颗粒，受激光照射的能量不一样，从而被激发出的荧光强度也不相同，会造成测量误差，故在检测分辨率要求高的标本时(如 DNA 分析)应选用低速。

(二) 激光光源与光束成形系统

目前台式机，大多采用氩离子气体激光器，也可增配小功率半导体激光器(波长 635 nm)从而拓宽了其染料的应用范围。因快速流动的单个细胞经过光照区的时间仅为 1 μs 左右，每个细胞所携带荧光物质被激发出的荧光信号强弱，与被照射的时间和激发光的强度有关，因此细胞必须达到足够的光照强度。激光因能提供单波长、高强度及稳定性高的光照，是细胞微弱荧光快速分析的理想光源。激光光束在到达流动室前，先经过透镜，将其聚焦为约 22 μm× 66 μm(即短轴稍大于细胞的直径)的光斑，这种椭圆形光斑激光能量分布属正态分布，样本流与激光束正交且相交于激光能量分布峰值处，可保证样品中细胞一个个分别受到光照并且受照强度十分一致。

(三) 光学系统

FCM 的光学系统是由若干组透镜、滤光片、小孔组成，它们分别将不同波长的荧光信号送入到不同的电子探测器。滤光片主要分为三类：① 长通滤片：长通滤片使特定波长以上的光通过，特定波长以下的不通过。如 LP500 滤片，将允许 500 nm 以上的光通过，而 500 nm 以下的光吸收或返回；② 短通滤片：与长通滤片相反，特定波长以下的光通过，特定波长以上的光吸收或返回；③ 带通滤片：带通滤片可允许相当窄的波长范围内光通过，一般滤片上有两个数，一个为允许通过波长的中心值，另一为允许通过光波段的范围。如 BP500/50 表示其允许通过波长范围为 475 ～525 nm。

(四) 信号检测与分析系统

当细胞携带荧光素标记物，通过激光照射区时，受激光激发，产生代表细胞内不同物质、不同波长的荧光信号，这些信号以细胞为中心，向空间 360 度立体角发射，产生散射光和荧光信号：

1. 散射光信号　散射光分为前向角散射(forward scatter，FSC) 和侧向角散射(side scatter，SSC)，散射光不依赖任何细胞样品的制备技术(如染色)，因此被称为细胞的物理参数(或称固有参数)。

(1) 前向角散射：前向角散射与被测细胞的大小有关，确切说与细胞直径的平方密切相关，通常在 FCM 应用中，选取 FSC 作阈值，来排除样品中的各种碎片及鞘液中的小颗粒对被测细胞的干扰。

(2) 侧向角散射：侧向角散射是指与激光束正交 90°方向的散射光信号，侧向散射光对细胞膜、胞质中颗粒、核膜的折射率更为敏感，可提供有关细胞内精细结构和颗粒性质的信息。

上述 2 种信号都是来自于激光源光束，其波长与激光相同。目前采用这 2 个参数组合，可区分裂解红细胞处理后外周血白细胞中淋巴细胞、单核细胞和粒细胞三个细胞群体，或在未进行裂解红细胞处理的全血样品中找出血小板和红细胞等细胞群体。

2. 荧光信号　当激光光束与细胞正交时，一般会产生两种荧光信号。一种是细胞自身在激光照射下发出的微弱荧光信号，即细胞自发荧光；另一种是经过特异荧光素标记细胞后，受激发照射得到的荧光信号，通过对荧光信号的检测和定量分析可了解所研究细胞参数的存在与定量。由于荧光染料分子结构不同，其荧光激发光谱与发射光谱也各异。选择染料或单抗所标记的荧光素时必须考虑仪器所配置的光源波长，一般的 FCM 常配置的激光器为 488 nm，如配置有半导体激光器(光源波长为 635 nm)，可激发 APC、To-Pro3 等染料，见表 43 - 1。

(1) 荧光信号线性测量和对数测量：荧光信号的线性测量与对数测量主要由电子线路完成。当携带荧光素的细胞与激光正交时，受激发出荧光，经过滤光片分离不同波长的荧光信号分别到达不同的光电倍增管(PMT)，PMT 将光信号转换成电信号。电信号输入到放大器放大，放大器分两类：线性放大和对数放大。① 线性放大器的输出与输入是线性关系，细胞 DNA 含量、RNA 含量、蛋白质含量等的测量一般选用线性放大测量；② 对数放大器的输出是输入的对数，因为在免疫学样品中，细胞膜表面抗原的分布有时要相差几十甚至几万倍。如用线性放大器，将无法在 1 张图上清晰地将阳性、

表 43-1　常用的荧光染料

中文名	英文名	激发波长(nm)	发射波长(nm)
异硫氰酸荧光素	FITC(fluorescein isothiocyanate)	459	530(525)
藻红蛋白	PE(phycoerythrin)	490～560	575
多甲藻叶绿素蛋白	PerCP(peridinin chlorophyll protein)	488	>630
德克萨斯红	Texas Red	596	615
碘化丙啶	PI(propidium iodide)CY5	488	620
藻青蛋白	APC(Allophycocyanin)	600～650	680

阴性细胞群同时显示出来。因此，细胞膜表面抗原的检测通常选用对数放大测量。

(2) 荧光信号的面积和宽度：① 荧光信号的面积(FL2-A)，指采用对荧光光通量进行积分测量，常用于 DNA 倍体测定。形状差异较大而 DNA 含量相等的 2 个细胞，其荧光脉冲高度不等，但对荧光信号积分后，FL2-A 值相等。故荧光脉冲的面积比荧光脉冲的高度更能准确反映 DNA 的含量；② 荧光信号宽度(FL2-W)，由于 DNA 样本极容易聚集，当 2 个 G1 期细胞粘连在一起时，其测量到的 FL2-A 与 G2 期细胞相等，形成假 G2 期细胞。此测量数据将计入 G2 期细胞，影响测量准确性。由于单个细胞的荧光宽度信号比双联体细胞小，以 FL2-W 设"门"可将双联体细胞排除在外，得到真实的 DNA 含量分布曲线和细胞周期。

(3) 光谱重叠的校正：当细胞携带两种荧光素如(PE 和 FITC)受激发光照射而发射出两种不同波长的荧光时，理论上可选择滤片使每种荧光仅被相应的检测器检测，而不会检测到另一种荧光。但由于目前所使用的各种荧光染料都是宽发射谱性质，虽然各自发射峰值不同，但发射谱范围有一定的重叠，FITC 探测器会探测到少量的 PE 光谱，而 PE 探测器则检测到较多的 FITC 光谱。克服这种误差的最有效方法是使用荧光补偿电路，即利用标准已知样品或荧光小珠，可合理设置荧光信号的补偿值。

(五) FCM 测量数据的存贮、显示与分析系统

目前 FCM 数据的存贮方式均采用列表排队(list mode)方式。FCM 采用多参数指标，用 list mode 方式可大量地节约内存和磁盘容量。如一个细胞被检测 4 个测量参数，获取一万个细胞，所占容量为 4×10 000 个(字或双字)。如一个细胞检测 1 个参数时(如 DNA)，可关闭其他 3 个参数，节省 3/4 的空间。数据的显示通常有一维直方图、二维点图、等高线图、密度图等几种。

1. 单参数直方图　将所有细胞单参数的测量数据整理成统计分布，以直方图(distribution histogram)来显示。横坐标表示荧光信号或散射光信号相对强度值，其单位是道数(channel)，数值可以是线性，也可以是对数；纵坐标通常是细胞数。

2. 双参数数据显示　用于表达来自同一细胞 2 个参数与细胞数量间的关系，常用的表示方法有二维点图(Dot Plot)、等高线图(Contour Plot)、二维密度图(Density Plot)。在二维图中，X 坐标为该细胞一参数的测值，而 Y 坐标为该细胞另一参数的测值，从双参数图形中可以将各细胞亚群区分开，同时可获得细胞相关的重要信息，如通过细胞的前向和侧向散射光双参数点图，设"门"圈出标本中的淋巴细胞群体，再调出免疫荧光的点图分别对 T 细胞、B 细胞进行分析。

通过单参数或双参数设"门"分析(gating analysis)可调出其他参数的相关信息，被调出的信息同样也可以是单参数或双参数。

三、流式细胞仪的主要技术指标

1. 荧光测量灵敏度　是衡量仪器检测微弱荧光信号的重要指标，一般以能检测到单个微球上最少标有 FITC 或 PE 荧光分子数目来表示，一般的 FCM 均可达到<600 个荧光分子。

2. 仪器的分辨率　是衡量仪器测量精度的指标，通常用变异系数 CV 值来表示：$CV=\delta/\mu\times 100\%$ (δ 是分布的标准差，μ 是分布的平均值)。CV 值越小，则测量误差越小。一般的 FCM 在最佳状态时 CV 值均<2%。

3. 前向角散射光检测灵敏度　是指能够检测到的最小颗粒大小，一般的 FCM 可以测量到 0.2～0.5 μm 左右。

4. 分析速度　以每秒可分析的细胞数来表示，

当细胞流过光束照射区的速度超过FCM仪器响应速度时,细胞产生的荧光信号就会被丢失,这段时间称为仪器的死时间。死时间越短,说明仪器处理数据越快,一般仪器在(3 000～6 000)个细胞/秒左右,大型机可达上万个细胞/秒。

5. FCM分选指标　主要包括:① 分选速度,指每秒可提取所要细胞的个数,因仪器不同可为300个/s到每秒上万个细胞不等;② 分选纯度,指要分选的细胞占被分选出细胞的百分比,一般台式机和大型机的分选纯度均可达到99%左右;③ 分选收获率,指被分出细胞与原来溶液中该细胞的百分比。通常情况下,分选纯度和收获率是互相矛盾的,纯度提高,收获率降低,反之亦然。原因是样品在液流中并不是等距离一个接着一个有序地排着队,而是随机的,因此,一旦两个不同细胞挨得很近时,在强调纯度和收获率不同条件下,仪器会作出取或舍的决定,因此,选择不同模式要视具体实验要求而定。

第二节　样本的类型、保存、制备

样本的完整性和细胞活性与抗凝剂的选择、运输、样本保存方式和温度等有关。

一、样本的类型与抗凝剂

1. 样本类型　外周血、骨髓穿刺液、骨髓活检物、淋巴样组织活检物、浆膜腔积液、脑脊液、皮肤、黏膜(内窥镜活检物)、细针穿刺物、细胞培养物等均可作为FCM标本。

2. 抗凝剂的选择　外周血和其他体液标本可采用EDTA、ACD或肝素抗凝。如果用同一份血标本做白细胞计数和流式分析,则应用EDTA抗凝。骨髓穿刺标本可用肝素抗凝。

二、样本的保存

样本应在采集后立刻进行处理和染色。EDTA抗凝的血和骨髓可保存12～24 h,其优点是成熟髓性细胞贴壁造成的损失及血小板聚集较小,缺点是细胞散射光特征丢失较肝素标本快。肝素抗凝的血和骨髓通常可保存48～72 h。ACD抗凝的血和骨髓可保存72 h,但由于ACD会改变pH而影响骨髓细胞活性,常不推荐用ACD做骨髓穿刺抗凝剂。对于只做胞内染色的样本,可固定细胞后长期保存。但此"固定-染色"的方法取决于要分析的抗原特性和染色方式,采用之前一定要进行新鲜标本的对照和验证实验。

三、样本的制备

(一) 单细胞悬液制备

1. 分散的单细胞悬液　血和骨髓为天然单细胞悬液。当有血凝块时,应用50 μm尼龙网过滤,同时进行细胞计数和血涂片以判断靶细胞群体是否仍然存在。

2. 实体组织

(1) 新鲜实体组织块:有机械分离和酶分离两种方法。分离不仅要获得最大产量的单细胞悬液,而且要尽量保证细胞结构的完整性和抗原性。大多数淋巴样组织可用轻柔的机械方法快速分离,并保持收获细胞的相对完整。某些组织由于细胞间连接紧密,需在机械分离的基础上用蛋白水解酶(如胰蛋白酶、胃蛋白酶、胶原酶)消化。骨髓标本亦可能因骨细胞成分污染而需要酶消化。使用水解酶一定要确认酶的使用不会改变和减弱靶抗原表达,细胞活性无显著降低。

(2) 石蜡包埋组织:取40～50 μm厚的组织切片3～5片,加二甲苯5～8 mL脱蜡1～2 d,再加不同浓度的乙醇(由浓至稀),使细胞内进入水分。再用胃蛋白酶消化后,生理盐水洗涤即可。

上述方法制备的单细胞悬液可能含有较大组织块或碎片,须经300目尼龙网过滤为单细胞悬液或用低速离心去除。细胞浓度最终调至10^6/mL为宜。

(3) 脱落细胞:胸腹水脱落细胞一般采用自然沉降或低速离心法制备;食管、宫颈脱落细胞用生理盐水洗涤后,低速离心制备。

(二) 分离靶细胞群体

应尽可能使用最接近原始标本状态的处理过程。去除红细胞有两种方式:

1. 红细胞裂解　操作简单、快速,可保持原始标本的白细胞分布。应选择既能去除成熟红细胞,而又最小程度影响其他细胞的溶血剂。最好在荧光抗体染色后溶血。若在染色前溶血，需确认：① 细胞抗原性不被溶血过程改变；② 细胞和抗体结合的动力反应不受影响；③ 所用溶血剂不含固定剂，不影响细胞活性及表面标记结果。

2. 密度梯度离心　将抗凝标本用淋巴细胞分层液进行密度梯度离心分离。此法对白血病细胞回收较好并可能得到富集，同时去除死细胞。但密度梯度分离时若某些重要细胞群体没有与淋巴细胞相似的浮力密度即可能丢失，故用此方法时应检查各层细胞特性以防止靶细胞丢失。

（三）评估细胞悬液

1. 外观　有严重溶血和血凝块的标本可能会有白细胞的破坏、细胞亚群的丢失或改变，应弃用。

2. 细胞丢失和分布　密度梯度离心后应做血涂片检查细胞分布，确认细胞形态和原始标本相似，没有重要细胞群体的丢失。

3. 细胞计数和浓度调整　血细胞计数采用常规方法，骨髓标本要用 PBS 1∶10 稀释后计数。白细胞数量的显著变化会带来染色模式的变化。骨髓标本被外周血稀释，标本中细胞过少或细胞量过大，正常浓度抗体不足以饱和所有的结合位点，均会导致假阴性结果。由于厂家推荐的抗体浓度通常是假定靶细胞数量在正常范围内（500 000～1 000 000/test Ab）。所以染色前的细胞计数非常必要。如 WBC<1 000/μL，用 200 μL 全血并调整相应溶血剂用量；WBC>20 000/μL，用 PBS 稀释至（1 000～10 000）/μL 再做。应该指出，由于各标本中不同系列的细胞比例不同，调整细胞总数后也不一定每一个系列的特异抗体量合适。实验室若选择不同于厂家推荐的方法或自己稀释抗体，一定要进行预试验以得到抗体/细胞的最佳比率。

4. 细胞活性　有些抗原同时存在于胞膜和胞质，当细胞死亡后，对许多抗体有非特异性染色，故细胞活性检测尤为重要，特别是当样本经过长时间的运输和储存或对送检样本的制作过程不太清楚时。检测的方法有：① 实时流式检测，细胞表面标志和活性分析可同时进行检测，可用荧光染料 PI、7－AAD或 EMA（ethidium monoacide）染色，活细胞对这些染料拒染。通过设门即可得到活细胞群；② 手工检测，使用 Trypan blue 或其他细胞活性染料，显微镜下判断死活细胞比例。

（四）细胞染色

国际上公认淋巴瘤和白血病免疫分型标准至少应是 5 个参数，包括 FSC、SSC 和三个荧光参数的多色分析。多色分析时必须注意荧光信号的相互干扰（如猝灭或光谱重叠）。另外，抗体的多种组合可能相互影响其与抗原的结合（如通过空间构型的阻碍），所以建立临床检验所用的抗体组合，应先确定每一个抗体在对照细胞上单色标记的表现。传统的单色分析不再是常规方法。通常只在多色分析不太容易时才用单色分析，如间接免疫标记或检测细胞内抗原。

1. 细胞表面染色　多数白血病免疫分型抗原都在细胞膜上，但由于许多抗原也同时存在细胞内，所以在细胞表面抗原检测时应特别注意保持细胞膜的完整以保证检测的特异性。例如免疫球蛋白重链在细胞内和表面的存在有着不同的意义，检测表面标记必须是未固定的活细胞。

检测细胞表面免疫球蛋白（Ig，重链或轻链）时，应确定所检测的 Ig 为内源性产生并于细胞表面表达。血清中游离 Ig 以及细胞 Fc 受体非特异性结合的 Ig 干扰检测，可通过 PBS 洗涤游离 Ig、细胞在培养液中 37 ℃孵育去除亲细胞的 Ig 以及组合抗 Ig 和抗 panB 的抗体，分析时 B 细胞设门等排除 Fc 受体较多的单核细胞、粒细胞、T 细胞等来显示真正的表达。

细胞 Fc 受体的非特异性结合有时大大影响了白血病免疫分型的精确性。如非 B 细胞上的 Fc 受体与血清 Ig 的结合可能导致系 Ig 表达的假阳性。可用人或动物的正常血清（5%）阻断 Fc 受体。因大多数抗体都是小鼠抗体，最好的阻断是用未标记的小鼠同型免疫球蛋白。应注意并非所有的 Fc 受体结合都可以完全阻断，如单核细胞性白血病。不同亚型的抗体对 Fc 受体的亲和力不同，也带来了分析的困难性。

2. 细胞内染色　有些胞内特异性抗原的检测对白血病的免疫分型尤为重要，如 TdT、MPO、cCD3、cCD22 以及胞浆内 Ig 的表达。胞内染色的关键是使细胞膜通透，所用的荧光素分子应足够小，荧光抗体导入胞浆而不影响细胞结构的完整性。有时仅确定某种抗原的表达量不能明确诊断，必须区分是胞内还是胞膜（如 T 细胞肿瘤中的 CD3 检测）表达。这时需分别做胞内和胞膜的检测。胞膜表达阴性而同时胞内表达阳性才能确定其是胞内染色。

3. 胞膜和胞内的同时染色　操作步骤是胞膜

染色、固定、膜通透、胞内染色，最后是DNA染色。固定剂和通透剂都可能对细胞和参数有不同的影响，应根据情况选择。每一步染色对荧光素的选择和抗体的选择都很重要。前一步所用表面标记的荧光素应不被随后的固定和通透步骤所影响。

四、影响抗体组合的因素

流式细胞仪多色分析时，只有选择好抗体与荧素光搭配才能得到理想的分析结果。故在确定组合之前，应考虑下列影响因素。

1. 抗体结合荧光素的荧光强度　每一种荧光素的相对荧光强度都不一样。能否区分阴性与阳性结果，取决于抗体用何种荧光素标记。不同荧光素标记，其阴性细胞和阳性细胞的S/N比值(信噪比)可以相差4～6倍。不同仪器使用的激光和滤光片组合不同，也造成荧光强度的差别。不同荧光素的相对强度的大小顺序为APC＞PE＞PE-Cy5＞PerCP-Cy5.5＞＞FITC＞＞PerCP，某些单克隆抗体荧光标记后可有例外。

2. F/P比值　抗体上标记荧光素的数量(F/P比值)也会影响相对荧光强度。每1个抗体上可标记几个FITC或PerCP分子(通常为2～9个)，而仅能标记一个APC和PE分子。FITC为小分子化合物，而PE、PerCP和APC则是分子量较大的荧光蛋白。受荧光标记物的化学性质要求限制，IgM型抗体通常只用小分子的荧光素进行标记，如FITC、Texas Red、Cy3和Cy5。

3. 抗原密度　高表达的抗原几乎可以用任何荧光素标记的抗体检测，而低表达的抗原则需要用较高S/N比值的荧光素标记的抗体检测，如PE和APC，可以最大限度区分阳性和阴性细胞，是检测微弱抗原表达的常选。

4. 自发荧光　细胞群有不同水平的自发荧光，但自发荧光在高波长范围(＞600 nm)迅速降低。检测自发荧光水平高的细胞，宜使用发射光波长较长的荧光染料(如APC)标记抗体，可以得到较好的S/N比值。自发荧光水平低的细胞，可以使用FITC标记的抗体。

5. 非特异性结合　有些荧光标记的抗体会表现出低水平的非特异结合，就会造成阴性细胞的荧光水平升高。这种非特异结合主要是由于某些类型的细胞的Fc受体与同型对照管单克隆抗体结合；某些抗体标记染料后与某些细胞亚群的结合性增强或染料与低亲和性Fc受体的弱相互作用。

通常在标准单激光流式细胞仪上，可使用Cy-Chrome(PE-Cy5)与FITC和PE组合，做三色分析。PerCP是一种海藻蛋白染料，可以用于台式单/双激光流式细胞仪上，做三色分析。PerCP-Cy5.5是由PerCP和Cy-Chrome结合的荧光染料，既可用于台式单/双激光流式细胞仪，也可以用于多激光科研型流式细胞仪。总之，在进行流式细胞仪多色分析时，应慎重选择第三荧光抗体的荧光染料。应根据仪器的激光功率和波长、根据细胞抗原表达的相对密度、阴性对照细胞上的Fc受体情况等选择适当的荧光抗体，并正确调整补偿。

五、荧光素的选择

荧光素的选择取决于激光的激发波长、滤光片、PMT数量等机器硬件条件和细胞本身的生物学特点，如抗原密度、抗体之间的构型影响等。

采用三色分析时，应了解第三色荧光有两种：① 单个荧光素：如FITC、PE、PerCP。PerCP与FITC和PE同用时需要较小的荧光补偿，对髓性细胞的非特异性结合也很少。但PerCP的量子产量不太高，最好应用在检测表达较高的抗原上。另外，PerCP易被较高功率的激光淬灭，在大于15 mW的激光下应用效果较差。② 纵列结合的荧光素(tandem coujugates)：由两种不同的染料分子组成，分为供体和受体，通过2个分子间的能量传递来实现从488 nm到大于630 nm的Stoke's漂移。这些复合物的一致性取决于每个荧光素分子的结合特性和共价或化学结合的效率。如供者荧光素(如PE)是否有效地把能量转换给受体荧光素(如CY5或Texas Red)。低效的能量转换会导致第一个荧光素的发射泄漏，即信号出现在FL2而不是FL3，干扰了样本中原有的PE信号，使多色分析变得尤为复杂。最常用的受体荧光素也有优势和不足，如Texas Red在613 nm发射，与FL2的补偿多于其他的第三色染料。而CY-5发射的波长更长，补偿很小，但cyanine类的染料与髓性细胞有较强的非特异性结合，可能带来人为的误差。另外，不同厂家的结合荧光素可能都有光谱特征的细微不同，使用时应分别评估。四色分析时，第四色荧光常用的是APC和CY-5。二者的量子产量都是中等，APC稍好于CY5。

选择荧光素还应注意：① 其他荧光探针，如PI

在橙、红区域的影响；② 体内的化疗药物如 anthracyclines，因其特异的荧光光谱重叠在常用荧光染料的发射区域，可能影响样本的染色性；③ 不同细胞的生物学特性，如单核细胞对 cycnine 类染料的非特异性结合；细胞不同程度的内源性荧光，尤其在 FITC 通道上。所以对于自发荧光较强的细胞选用红光染料检测表达微弱的抗原，有助于提高检测灵敏度。

第三节　流式细胞术的临床应用

一、淋巴细胞免疫表型分析

淋巴细胞免疫表型分析在原发性或获得性免疫缺陷病、自身免疫性疾病的辅助诊断和移植免疫的监测中具有重要作用。早期曾采用免疫组化染色的方法进行淋巴细胞免疫表型分析，现在应用流式细胞术进行淋巴细胞免疫表型分析已逐渐成为临床检验的常规工作之一。

免疫表型分析的抗凝血应在 1 h 内进行白细胞计数与分类；在 6 h 之内行荧光抗体染色。每份标本同时做 6 管，即 IgG1/IgG2a、CD45/CD14、CD3/CD19、CD3/CD4、CD3/CD8、CD3/CD16 + CD56。以 FSC vs SSC 图设淋巴细胞门，顺序测定 6 管的光散射及荧光信号并同时分析结果。

多项研究证实，淋巴细胞的免疫表型存在种族差异。笔者的研究表明，我国人白细胞绝对数与美国人无明显差异，但淋巴细胞的百分率与绝对数均高于美国黑人与白人。我国人有较低的 B 细胞百分率，但 B 细胞绝对数不低；同样 $CD3^+CD4^+$T细胞虽然绝对数不低于其他人种，但百分率向低值漂移；$CD3^+CD8^+$T 细胞无论百分率和绝对值均高于其他人种，故而使 $CD3^+CD4^+$/$CD3^+CD8^+$ 比值也略向低值漂移。亚裔华人、日本人、泰国人和新加坡人的 NK 细胞无论百分率和绝对值都高于欧美人种。总之，淋巴细胞免疫表型参考值受到生态环境、社会经济因素、种族、年龄、精神状态、吸烟及每天变异等影响，故在方法学未解决标准化的情况下，各实验室应建立自己的参考值。我室应用 BD 公司 FACSort 流式细胞仪及其配套试剂测定的中国人淋巴细胞表型参考范围，见表 43 - 2。

应用淋巴细胞免疫表型分析可对先天或后天获得性免疫缺陷病的患者进行免疫监视。如对反复感染的患儿检查有无先天性 T 细胞或 B 细胞缺陷(先天性低或无免疫球蛋白血症)。对于 AIDS 患者，由于 CD4 是人类免疫缺陷病毒的受体，当 HIV 感染后，$CD4^+$ T 细胞明显减少，造成 $CD3^+$，CD4 +/$CD3^+$，$CD8^+$ 比值下降。通过监测比值的变化对于 AIDS 诊断、治疗和预后估计具有重要意义。在移植免疫方面，可检测受者血清中是否存在供者细胞的抗体(如存在抗体，则受者血清中抗体与供者 T 细胞抗原结合，通过鼠抗人 IgG - FITC 指示而被检出)，防止排异，移植的受者在术后 2～14 d 常使用免疫抑制剂或抗 T 细胞抗体，以抑制 T 细胞的活性，故 $CD3^+$ 细胞的绝对计数应极低，免疫抑制剂减量或抗 T 细胞抗体停用后 T 细胞计数回升。

表 43 - 2　中国人淋巴细胞表型参考范围

项　目	百分率(%)	绝对数(个/μL)
总淋巴细胞(T^+B^+NK)	95～105	1 530～3 700
总 T 细胞($CD3^+$)	50～84	955～2 860
总 B 细胞($CD3^-$，$CD19^+$)	5～18	90～560
辅助/诱导 T 细胞($CD3^+$，$CD4^+$)	27～51	550～1 440
抑制/细胞毒 T 细胞($CD3^+$，$CD8^+$)	15～44	320～1 250
NK 细胞($CD3^-$，$CD16^+$和/或 $CD56^+$)	7～40	150～1 100
辅助/抑制 T 细胞比值($CD3^+$，$CD4^+$/$CD3^+$，$CD8^+$)	0.71～2.78	0.64～2.85

二、白血病及淋巴瘤的免疫分型

正常血细胞从多能干细胞分化、发育、成熟为功能细胞的过程中，细胞膜、细胞浆或胞核抗原的出现、表达增多与减少甚至消失与血细胞的分化发育阶段密切相关，而且表现出与细胞系列及其分化程度相关的特异性。因此，这些抗原的表达与否可作为鉴别和分类血细胞的基础。

近年来白血病/淋巴瘤的免疫分型已成为诊断血液恶性肿瘤不可缺少的重要标准之一。国际上公认的方法是流式细胞术（FCM）白血病免疫分型。即利用荧光素标记的单克隆抗体（McAb）作分子探针，多参数分析白血病细胞的细胞膜和细胞浆或细胞核的免疫表型，由此了解被测白血病细胞所属细胞系列及其分化程度。由于至今尚未发现白血病/淋巴瘤的特异抗原，所以基于白血病形成的分化阻断学说，即白血病细胞基因异常，分化受阻于某阶段，形成不同亚型的白血病细胞群。这群细胞抗原表达与其相应系列/阶段的血细胞并无明显差异，故能用正常血细胞的单抗来进行免疫分型。

FCM分析白血病免疫表型时，测量细胞数量一般在10 000～50 000个细胞之间，因快速、特异、准确、重复性好、能区分细胞起源、划分其分化发育阶段等对白血病的诊断与分型、治疗方案选择与预后判断、发病机理研究等有重要价值。

FCM白血病免疫分型是对形态学分型的重要补充和进一步深化，国际白血病MIC分型协作组认为免疫分型对每一例急性白血病都是必不可少的，对下列情况意义更大：① 用形态学、细胞化学染色不能肯定细胞来源的白血病；② 形态学为急性淋巴细胞白血病（ALL）或急性未分化白血病（AUL），但缺乏特异性淋巴细胞系列抗原标记；③ 混合性白血病；④ 部分髓系白血病；⑤ 慢性淋巴细胞白血病；⑥ 微小残留白血病。

（一）白血病免疫表型分析抗体组合原则

基于血液肿瘤的复杂性，国际上迄今也没有一致性的抗体组合。但实际研究中发现，确认细胞异常的能力与所用抗体的数量成正比，北美实验室诊断急性白血病和淋巴瘤的相应抗体量是19和16个，欧洲推荐的数量更多。所以选择抗体组合的基本原则如下：

1. 所选的抗体组合应足够宽，可以鉴别样本中的所有细胞亚群包括正常和异常群体。抗体的数量越多，检测的灵敏度越高。应该指出，由于肿瘤细胞常常缺少细胞的正常标记或表达异常，所以特异性抗体一定程度上的重复选择有时是必要的。

2. 抗体的选择应可以区分正常和异常细胞，正常细胞可作为实验的内参照，异常细胞的表达比例也更准确。如现在用CD45抗体来区分正常和幼稚细胞，此方法尤其在幼稚细胞含量少时更显优势。

3. 荧光强度和表位密度应同时考虑。对表达少的抗原表位应尽可能选择强度强的荧光素。

4. 必要时用活性检测排除死细胞较强的非特异性染色。国外统计，约70%组织样本和48%血或骨髓标本有活性检测结果。

5. 应了解所用抗体的反应细胞谱，以及与特定荧光素结合后的染色模式。相同的CD编号的不同抗体可能有不同的结合模式。

目前有以下三种分析模式：① 选择大而全的抗体组合，全面了解抗原表达，无需额外染色，省时，但费用高。② 先用筛查试剂了解样本的一般情况，再根据所得信息采用第二线特异性更高的抗体组合。经济、费时、需要对如何正确选择抗体组合有经验。筛查试剂一般用较少的一组抗体来鉴定样本中的主要细胞群体（淋巴细胞、粒细胞、单核细胞、红细胞、浆细胞、幼稚细胞等）。可包括一个全T和全B抗体，粒细胞和单核细胞抗体，CD45或CD38抗体以区分其他细胞群体。或通过检测胞内特征性的抗原（如cCD3、cCD22、cMPO）来初步分类。在某些较难判断的疑难病例上，胞内抗原的检测可能有重要的价值。③ 根据临床或形态学资料，选用有目标性的抗体组合以确认可疑的诊断或分类。总之，如有可能，应尽量选用商品化的多色抗体组合，以得到最好的质量保证。实验室自己配置所需的抗体组合时，必须注意因病理细胞与正常细胞抗原表达频率和强弱不同，对抗体的滴度进行调整，使混合后的每个抗体与单个抗体具有一致的染色特征。以保证最大程度区分特异性反应和非特异性结合，并在相当宽的抗原表达范围里有足够量的抗体以供反应。

（二）常用的免疫分析标志物

在白血病及淋巴瘤免疫分型时，可根据疾病特点和需要，选用有关的标志物。常用的免疫分析标志物，见表43-3。

表 43-3　常用的免疫分析标志物

细胞群	标志物	双色分析	三色分析
不成熟 B 细胞	CD19、CD10、CD34、CD20、CD79a、CD22、CD45、TdT	CD19/10、CD20/10、CD34/22、CD45/19	CD19/10/34、CD19/79a/10
正常或克隆性的 B 细胞	CD19、CD20、Kappa、Lambda	CD19(CD20)/Kappa CD19 (CD20)/Lamda	CD19(CD20)/Kappa/Lamda
慢性淋巴细胞性白血病或其他淋巴细胞增殖性疾病	CD19、CD20、CD5、CD23、CD22、FMC7、CD11c、CD25、CD103、CD10	CD20/5、CD23/FMC7、CD19(20)/11c、CD19（20）/103、CD19(20)/10	CD5/3/20、CD5/Kappa/Lamda、CD19/11c/103、CD19/23/FMC7
浆细胞	CD38、Cyt Kappa、Cyt Lambda、CD45、BB4、CD56	CD38 /Cyt kappa、CD38/Cyt lambda	CD38/56/45、CD38/45/Cyt kappa CD38/45/Cyt lambda
不成熟 T 细胞	CD1、CD4、CD34、CD8、CD7、cytCD3、CD2、CD1a、TdT	CD1a/2、CD2/7、CD4/8	CD7/1a/2
正常或克隆性的 T 细胞	CD3、CD5、CD7、CD2、CD4、CD8、TCRab、TCRgd	CD3/4、CD3/8、CD3/5、CD3/7、CD3/56	CD3/5/7、CD3/4/8、CD3/56/2、CD7/19/2、CD3/56/8
不成熟髓系细胞	CD34、CD33、CD13、HLADR、CD45、CD117	CD45/33、CD34/33（13）、CD34/HLA-DR	CD33/13/45、CD45/34/HLA-DR
向粒系分化的髓系细胞	CD15、CD11b、CD16、CD10	CD45/33、CD45/13	CD16/33/13，CD33/13/45
向单核系分化的髓系细胞	CD4、CD14、CD64、CD33、CD11b、CD45	CD64/13、CD33/13	CD64/13/33、CD13/33/45
向巨核系分化的髓系细胞	CD61、CD41、CD42b、CD34	CD34/41	CD41/34/45
红细胞前体	CD71、CD45、Glycophorin A	CD45/Glycophorin A	CD45/71/33
髓系细胞抗原表达混乱	CD33、CD13、CD56、CD34、CD15、CD117	CD7/33(13)、CD34/56、CD117/15	CD15/34/56
淋巴系细胞抗原表达混乱	CD19、TdT、CD7、CD3	CD19/15、CD3/TdT、CD10/13	CD5/13/19

（三）免疫分型标志物的选用原则

1. 白血病系列分化抗原　每一例白血病标本的分析中必须选入白血病系列分化抗原，目的是明确患者白血病或淋巴瘤所属的系列。系列分化抗原包括：① T 淋巴细胞白血病：CD3、CD5、CD7；② B淋巴细胞白血病：CD10、CD19、CD22；③ NK 淋巴细胞白血病：CD16、CD56、CD57；④ 髓系白血病：CD13、CD14、CD33、cMPO（胞质髓过氧化物酶）；⑤ 红白血病：GlyA（血型糖蛋白 A）；⑥ 巨核细胞白血病：CD41、CD42、CD61。

2. 白血病系列非特异性抗原　主要用于分析分化发育早期、尚无系列特异性的造血细胞。目的是了解白血病细胞是否处于早期分化阶段，以利于估计白血病的预后。早期细胞抗原为 CD34、HLA-DR，可与 CD38 联合用于免疫分型。一般而言，干/祖细胞 $CD34^+$、$HLA-DR^+$、$CD38^-$，原始细胞 $CD34^+$、$HLA-DR^+$、$CD38^+$，而幼稚细胞（如早幼粒细胞）$CD34^-$、$HLA-DR^-$、$CD38^+$。

3. 白血病分化阶段抗原　对于淋巴细胞增殖性疾病，在系列、阶段清楚的基础上进一步分清细胞所属的类型。① T 细胞抗原：CD4、CD8。可以鉴别辅助/诱导 T 细胞和抑制/细胞毒 T 细胞；② B 细胞抗原：CD10、Cyμ（胞浆 μ 链）、SmIg（表面膜免疫球蛋白）、CD38 和 CyIg（胞浆免疫球蛋白）、CD11C。可进一步鉴别不同类型的 B 细胞白血病。

4. 白细胞共同抗原　CD45 为白细胞共同抗原，但原幼细胞表达量比成熟淋巴细胞低，幼红细胞不表达。用 SSC/CD45 PerCP 双参数分析可十分容易鉴别骨髓或血液中的原始和成熟细胞。用两个系列或阶段特异性单克隆抗体加 CD45 进行三色免疫荧光染色，经 FSC、SSC、McAbl - FITC、McAb2 - PE、CD45 PerCP 五参数分析，可特异地分析原幼白血病细胞的免疫表型而不受成熟细胞的干扰。

（四）白血病及淋巴瘤的免疫分型特点

1. 急性髓系细胞白血病（AML）

（1）急性粒细胞白血病极未分化型（M0）：原始细胞（blasts）有低的 SSC 和 FSC。在 CD45 - SSC

图上出现在淋巴细胞的位置，至少表达一个特异性标志如 CD13 或 CD11b，但 MPO 比 CD13 与 CD33 更特异。一般淋巴系标志阴性，但也可表达 CD7 或 CD4。原始细胞一般 HLA－DR、CD34 阳性，有研究表明 CD7 与 CD34 共表达者预后差。

(2) 急性原粒细胞白血病未分化型(M1)：M1 与 M0 相似不易区分，M1 一般 $CD13^{+}$、$CD33^{+}$、HLA－DR^{-}，但 CD34 表达少于 M0，可能表达部分 CD15。

(3) 急性原粒细胞白血病部分分化型(M2)：M2 与 M1 的主要区别是成熟度增加，blasts 减少，CD15 较 M1 强，CD34 弱于 M1，CD13 有时表达强于 CD33，多数病例 HLA－DR^{+}。CD45－SSC 图显示从髓系母细胞区至成熟骨髓细胞区的连续细胞带，CD45－SSC 图有助于确定母细胞比例。

(4) 急性颗粒增多的早幼粒细胞白血病(M3)：因含较多颗粒，故有较高的 SSC，但 CD45 较成熟细胞少，多数情况 HLA－DR 表达减少，CD34 少于 M2、一般 CD13 弱阳性，可有 CD2 表达。

(5) 急性粒-单核细胞白血病(M4)与急性单核细胞白血病(M5)：二者表型相似，但 M4 较 M5 表达 CD34 要强，二者较 M0、M1 有更大的 FSS 和 SSC，CD45－SSC 图上，成熟细胞出现在单核区，重要的表型为 CD13、CD33、HLA－DR、CD14 和 CD15，CD33 表达可强于 CD13。少数 M5 可表现为 $CD33^{+}$、$CD13^{-}$、$CD34^{-}$，部分 M5 可见 $CD56^{+}$。

(6) 急性红白血病(M6)：较少见，且特征不明显。一般 HLA－DR、CD34、CD13、CD33 阳性，CD45－SSC 图显示主要为红系成分，主要通过红系的特征来鉴别。

(7) 急性巨核细胞白血病(M7)：在 AML 中少于 1%。一般 CD61(GPIIIa)和/或 CD41(GPIIb－IIIa)阳性，但须注意由于血小板黏附在母细胞上可造成假阳性，可在 EDTA 存在下进行流式双色分析，测 GPIIb－IIIa 与 CD34，以减少激活血小板的黏附。

2. 急性淋巴细胞白血病(ALL)　ALL 是儿童中最常见的恶性肿瘤，约占全部肿瘤的 25%。成人 ALL 约占急性白血病的 25%，ALL 可分为 B 祖细胞型，前 B 细胞型，B 细胞型和 T 细胞型。

(1) B 祖细胞型：在幼儿约占 ALL 的 65%～70%，青少年为 55%～60%，成人为 50%。儿童约 90%病例 $CD10^{+}$，幼儿 $CD10^{+}$者少于 50%。B 祖细胞的 FSC 和 SSC 很小，在 CD45－SSC 图上出现在幼稚细胞区域，一般 TdT^{+}、HLA－DR^{+}、$CD19^{+}$、sIg^{-}。此型又分为 2 个亚型，$CD10^{+}$ 和 $CD10^{-}$，前者预后好。多数病例 $CD24^{+}$，$CD34^{+}$，CD20 表达随成熟度增加而增加，在 FAB 标准中是 L1 或 L2 型。

(2) 前 B 细胞型：约占儿童 ALL 的 25%，一般 HLA－DR^{+}、$CD19^{+}$、$CD24^{+}$、胞浆 $CD22^{+}$、$CD10^{+}$、sIg^{-}，TdT 随 CD20 变化，CD34 多为阴性，该被认为比 B 祖细胞型预后更差，这与 t (1;19)相关。

(3) B 细胞型：约占 ALL2%～5%，较之 B 祖细胞型有更大的 FSC 和 SSC，在 CD45－SSC 图上出现在淋巴和单核细胞区域，表型为 $CD19^{+}$、$CD20^{+}$、$CD22^{+}$、$CD24^{+}$，且 sIg^{+}（多为 IgM），多数病例 $CD10^{+}$。成熟抗原及 sIg 使之区别于更早的 B 系 ALL，在 FAB 分型中多属 L3 型，极少数无 L3 形态。

(4) T 细胞型：多数病例 FSC、SSC 较大，在 CD45－SSC 图上可出现在未成熟细胞或单核细胞区，多数为胸腺型，最常见为皮质晚期表达亚型：CD1、CD2、CD5、CD7、CD4/ CD8 双阳与极少膜表面 CD3，TdT 多为阳性；其次为皮质早期表达亚型：CD2、CD5、CD7、TdT 强表达；髓质期亚型：CD2、CD5、CD7、与 $CD3^{+}$ $CD4^{+}$/$CD3^{+}$ $CD8^{+}$，很少见 TdT 表达；前 T 细胞型表达 CD7、胞浆 $CD3^{+}$，无其他 T 细胞抗原表达。总之，T 细胞肿瘤的特征是丧失 T 细胞抗原而表现出其他异常抗原组合。

3. 混合细胞型白血病　混合细胞型白血病在流式细胞分析中常表现为双表型或双克隆。双表型细胞的表型分析可同时表达不同系列的标志物，这是由于造血细胞异常分化造成的。双克隆则在流式细胞分析时可见到 2 个独立的、具有不同表型特征的细胞群。

4. 慢性髓系白血病(CML)　由于慢性期显著的细胞分化，在 CD45－SSC 图上除了髓系细胞占主导外，表型分析可不见异常。CML 的确诊除形态学、免疫学特征外，还可通过染色体核型分析，如 Ph1 染色体 t (9;22)(q34;q11)；通过 PCR 扩增因染色体易位产生的 BCR－ABL 癌基因，用标记探针在流式细胞仪上检测，这种分子流式技术正在研究中，在不远的将来有可能使流式技术扩展到分子领域。

流式细胞分析对急变期的 CML 诊断具有极高价值，直接影响治疗效果。急变期 CML 主要表现为髓系急变，可出现较多早期阶段的髓系细胞，特别是出现未分化细胞；偶为淋巴系，此时的典型形态特征为出现 $CD10^+$ B 祖细胞，极少有 T 细胞型急变。

5. 慢性淋巴细胞白血病(CLL)　B-CLL 主要表达 CD19、CD20、SmIg 等 B 系特异标志，部分 B-CLL 有 B 系标志与 CD5 共表达，$CD23^+$。染色体异常的 CLL 预后不良。T-CLL 表型较为复杂，主要表达成熟 T 细胞标志如 CD3、CD2、CD5 等，CD4 和 CD8 可以是一个阳性或同时阳性。CD8 与预后相关，阳性者预后较好，阴性者预后较差。

6. 淋巴瘤　流式技术在淋巴瘤诊断中起重要作用，是细胞形态学诊断重要的辅助手段，标本多取自淋巴结或细针穿刺(FNA)，有效的抗体组合对淋巴瘤的诊断极有价值。此外，许多淋巴瘤和白血病表现出一些特征性的抗原密度改变如 CLL/SU 中，CD20 减少，HCL 中 CD20 增加，SIg 在 SLL 中密度下降，而在 FCC 中密度上升等可用流式定量技术得到证实。此外还可通过流式技术对单个细胞的 DNA 含量定量，确定处于不同细胞周期的各群细胞数，特别是异倍体细胞数。S 期细胞数对特定淋巴瘤诊断具重要意义，检测 Ki-67 表位的表达可确定增殖群体，最近的研究显示该抗原与非霍奇金淋巴瘤预后有关。

7. 多发性骨髓瘤(MM)　多发性骨髓瘤是浆细胞异常增生性疾病。正常浆细胞为 $CD38^+$、$CD45^-$，使用 CD38/CD45 双标记检测外周血和骨髓标本，可以准确划定浆细胞群。通常使用 CD38、CD45 结合轻链对多发性骨髓瘤细胞进行分析。另外，正常浆细胞的表面标记为 $CD19^+/CD56^-$，而多发性骨髓瘤细胞通常为 $CD19^-/CD56^+$。在流式细胞分析中，常选用 CD38/CD19/CD56、CD38/MPC-1/CD45、CD38/CD49e/CD45 抗体组合，以 CD38 设门，用于多发性骨髓瘤诊断，并判断细胞成熟度。多发性骨髓瘤细胞为 $CD38^{++}/CD19^-/CD56^+$；分期是：未成熟型 CD49e-/$CD45^-$/ MPC-1^-，中间型 CD49e-/$CD45^-$/ MPC-1^+，成熟型 $CD49e^+$/ $CD45^+$/ MPC-1^+。

(五) 疾病监测

1. 微小残留病变(MRD)监测　多参数流式分析是评估 MRD 的快速、准确、经济，且可对疗效进行预测的理想方法。主要采用散射角与肿瘤特异性抗原荧光标志相结合的多参数组合，分析灵敏度在 1/1 000～1/10 000，不排除单个抗体即可做出特异诊断的情况，如 7.1 抗体与儿童期 ALL(11q)细胞上独特的表面蛋白结合。如果采用固定及透膜技术还可检测胞内抗原。可供检测的标本包括骨髓、外周血、脑脊髓液及其他体液。

2. 评估肿瘤对治疗的反应　根据不同肿瘤的生物学作用，设置不同的参数，流式可检测泵出化疗药物并传递耐药性的多药耐药蛋白(MDR1)或者P-糖蛋白(PGP)。由于流式可定量并进行多参数分析，它对 MDR1 的检测优于传统免疫组化染色和应用 PCR 技术检测 MDR1 的 mRNA。

3. 研究抗凋亡与化疗疗效之间的关系　一旦化疗药物进入细胞即会产生杀伤作用，诱导细胞凋亡。当化疗药物致 DNA 损伤时，P53 可调控细胞周期与凋亡；BCL-2 可阻断化疗药物诱导的细胞凋亡或减弱细胞对凋亡的敏感性。此外，Fas 受体与 Fas 配体结合后，也可调控凋亡。这些癌细胞凋亡的特征性分子，可用流式细胞仪检测，通过多参数分析评估细胞凋亡的状态。

应用活细胞染料 Hoechst 33 342 无需破膜也可直接检测细胞凋亡。还可通过检测凋亡早期细胞膜的特异性改变，如用 Annexin V 或者 MC540 检测磷酯酰丝氨酸分布的变化。多参数分析可同时分析细胞周期和早期凋亡，因为 Hoechst 33 342 和 MC540 是活细胞染料，故可用于分选细胞进行进一步研究。

三、血细胞绝对计数

(一) 网织红细胞计数

红细胞发育过程中细胞核丢失后，胞浆内仍残留有细胞器(如核糖体、线粒体)，这样的早期红细胞就是网织红细胞，由于细胞器富含核酸物质(RNA 和 DNA)，故有别于不含细胞器的成熟红细胞。正常人的网织红细胞在骨髓中 3 d 成熟，第四天出现在外周循环血中。网织红细胞计数可以评估红细胞造血系统活性。网织红细胞计数的传统方法是使用新亚甲基蓝染料染色涂片后，光镜下计数 1 000 个红细胞。此方法既费时，而且造成误差的影响因素很多。流式细胞术检测上万个红细胞，操作简便，使用配套的网织红细胞计数软件，不需要做阴性对照，具有很好的准确度和精密度。

(二) 胎儿红细胞计数

不同种类的胎儿细胞可以通过胎盘循环进入

母体血液，到目前为止，已经报道存在于母体血液系统中的胎儿细胞有：胚胎滋养层细胞、淋巴细胞、有核红细胞、粒细胞和干细胞。这一事实提示母血中胎儿细胞的分析在非创伤性产前诊断中具有广阔前景。目前认为在所有上述胎儿细胞中，有核红细胞用于产前诊断最为理想，因为有核红细胞不存在于正常人外周血中，易于与母体红细胞区别；其次它是胎儿血液中的主要成分，数量比白细胞丰富且含有胎儿的全部基因。由于胎儿细胞在母体血液中的量非常低，用定量PCR技术计算平均含量为1.2个细胞/mL，因此如何从母血中鉴别、分离并纯化胎儿细胞成为人们所关注的焦点。

检测母血中的胎儿红细胞最常用的特异性标志是胎儿血红蛋白（HbF）。荧光染色采用MoAb－HbF－FITC。由于是胞内染色，因此需要固定、透膜。固定剂及透膜剂的选用可以有多种，如多聚甲醛和SDS、多聚甲醛和冷丙酮、戊二醛和Triton X－100等。为了准确地将胎儿红细胞从母体红细胞中区分出来，可在固定、透膜后同时加入anti－HbF和anti－i（抗胎儿红细胞表面特异性i抗原抗体）染色，也有人采用转铁蛋白受体（TfR）单克隆抗体（CD71）和Hoechst 33 258染色，来分析分选胎儿红细胞。

目前，母血中胎儿红细胞定量被临床用于预测可疑性胎盘损伤或胎儿与母亲RhD不相容情况下出现出血的程度估计，对新生儿溶血性疾病进行辅助诊断。由于成人红细胞也含极少量胎儿血红蛋白，在珠蛋白生成障碍性疾病，如海洋性贫血、镰状细胞性贫血，遗传性胎儿血红蛋白F持续症；髓外造血，如骨髓增生异常综合征、阵发性睡眠性血红蛋白尿、白血病等情况下HbF也会增加，故定量含胎儿血红蛋白的成人红细胞（F细胞）在这类疾病的治疗与检测中也有一定意义。

（三）造血干祖细胞计数与移植

从患者自体或HLA配型一致的供体获得造血干细胞越来越多地用于治疗血液病、恶性肿瘤和一些遗传性疾病。在恶性血液病时，大剂量化疗或放疗摧毁有病的骨髓造血系统后，干细胞移植保证了健康干细胞重建骨髓造血，产生正常的血细胞；实体肿瘤患者亦通过干细胞移植抗衡大剂量化疗导致的造血系统严重破坏，提高了肿瘤患者的长期存活率。另外，干细胞移植与再生障碍性贫血、免疫缺陷、血红蛋白病等非恶性造血系统疾病治疗的相关性也在研究之中。

早期干细胞移植的主要来源是骨髓。该方法需麻醉、手术，比较麻烦。随着采用G－CSF、GM－CSF、化疗等动员方案的产生，外周血成为更佳的干细胞来源。外周血干细胞（PBSC）移植可为自体和异体提供足够数量的干细胞，且对供者和受者的创伤小、实施方便，应用越来越广泛。

干祖细胞在正常骨髓单个核细胞中的相对含量是1%～4%，在外周血中＜0.1%。对于有计量要求的干祖细胞移植方案而言，必须要有精确的绝对值计数和$CD34^+$细胞确认。常规的流式细胞仪计数$CD34^+$细胞百分比，再乘以血细胞分析仪计数所得白细胞值的方法存在较大的变异性。为了获得真实的干祖细胞数量，目前流式细胞技术发展了更为标准化的方法。

四、血小板分析

使用流式细胞仪检测全血中血小板表面相关标志物拓宽了血小板相关疾病的诊断与功能研究，丰富了血小板功能评估指标。流式细胞仪的血小板分析包括：① 通过分析信号传递、细胞骨架结构、颗粒释放、糖蛋白构型、膜磷脂与抗凝因子的结合和微粒形成，分析血小板活化，血小板对刺激物的反应性；② 通过分析受激后表面结合蛋白触发凝血链式反应和表面糖蛋白缺陷检测，分析血小板止血功能的获得性和遗传性缺陷；③ 结合血小板大小，检测血小板RNA含量，分析血小板成熟度，计数网织血小板；④ 发现血小板抗体，做定性和定量分析。

通过血小板分析可辅助诊断：① 血小板活化导致的血栓前综合征：如糖尿病、非免疫性血小板活化；② 血管壁异常导致的血小板活化：如动脉粥样硬化、急性心肌梗死、血管成型术、心脏移植；③ 血小板糖蛋白的基因缺失或血小板存储缺陷导致的出血性疾病；④ 骨髓异常增生或骨髓发育不良、肾衰末期、血小板输注或药物不良反应引起的血小板止血功能障碍；⑤ 与血小板相关的抗凝治疗监测；⑥ 特发性血小板减少或药物引发的血小板减少、恶性肿瘤骨髓转移导致的血小板生成减少的诊断；⑦ 先兆子痫或脓毒血症造成的血小板生成增加；⑧ 自身免疫和同种免疫造成的血小板减少症；⑨ 生长因子治疗的骨髓反应状况监测。

流式细胞仪检测，使用标准化的抽血规程，以减少人为造成的血小板活化，结合FSC和SSC，采用血小板特异抗体 CD41 或 CD61 设门，同时检测血小板的多个标志物，进行定量分析。不仅避免了杂质碎片的干扰，而且检测血小板亚群灵敏度高。

（一）血小板免疫性抗体

原发性血小板减少性紫癜（idiopathic thrombocytopenic purpura）属自身免疫病，可由病毒抗原刺激机体或不明原因而产生自身抗血小板抗体，这些抗体主要是针对血小板膜糖蛋白，包括 GPⅡb-Ⅲa 和 GPⅠb-Ⅸ-Ⅴ、GPⅠa-Ⅱa、GPIV 等。血小板自身抗体检测时，可检测血小板膜上结合的或血清中的自身抗体。血清中的自身抗体检测用患者血清与血小板孵育，再用荧光标记的抗抗体进行检测，同时还要作为阳性对照和阴性对照。抗血小板膜糖蛋白抗体的检出对 ITP 具有诊断意义。

（二）特殊血小板病及其标志物

1. 巨血小板综合征　表现为 CD42a/CD42b 缺失，可与正常人对照，判断抗原缺失情况。

2. 血小板无力症　血小板无力症表现为血小板膜 IIb/IIIa 复合物（CD41/CD61）缺陷。

（三）网织血小板

网织血小板（reticulated platelet，RP）与网织红细胞一样是刚从骨髓中释放出来的未成熟细胞，RP 与正常血小板相比胞浆内含有少量 mRNA，体积较大，而且有更强的活性。随着血小板的成熟，mRNA 逐渐消失，体积逐渐变小。尽管 RP 在外周血中存在时间很短（24 h 左右），但仍能通过适当染料染色后对它进行检测，可以比较精确地反映骨髓血小板生成情况。RP 分析主要用于：

1. 血小板减少性疾病的鉴别诊断和疗效监测　骨髓造血减少和外周血小板破坏增多造成的血小板减少常用骨髓检查鉴别诊断。这种有创、取材困难或取材不当易造成误诊的检查有可能被流式细胞术 RP 分析所取代。Ault 等发现，当血小板减少患者的血小板计数＞50×10^9/L 时，RP 绝对计数可以很好地反映骨髓血小板生成情况，能够鉴别外周血小板破坏增多和骨髓造血减少而引起的血小板减少性疾病，但是当血小板计数＜50×10^9/L 时，RP 绝对计数则不能反映骨髓血小板生成情况，不能用来鉴别疾病。从理论上来讲，绝大多数 ITP 患者骨髓增生活跃，RP 绝对计数增加，对脾切除治疗反应好；部分 ITP 患者的血小板抗体不但造成外周血小板破坏，而且抑制骨髓巨核细胞生成，RP 绝对计数可正常甚至降低，这种患者对激素治疗反应好。

RP％不受输血的影响，因此可用来对治疗效果进行监测。血小板减少的患者进行治疗后，外周血小板计数逐渐恢复正常，RP％也逐渐恢复正常；尤其是接受骨髓移植或化疗引起骨髓抑制的患者治疗后 RP％升高要早于外周血小板计数的升高，可及时判断治疗效果和骨髓造血改善情况。

2. 血小板增生性疾病的鉴别诊断和发生栓塞危险性的判断　血小板增生性疾病包括原发性血小板增生（essential thrombocythemia，ET）和继发性血小板增生（reactive thrombocythemia，RT）。Robinson 等检测了 10 名 ET 患者、10 名 RT 患者和 11 名正常人，发现 ET 和 RT 患者的 RP 绝对计数比正常人高，而且 ET 患者 RP％也明显升高。Rinder 等对 ET 和 RT 的进一步研究发现，两组中出现栓塞的患者在栓塞前后 24 h 有 RP％和 RP 绝对计数的明显升高，未发生栓塞的患者 RP％和 RP 绝对计数无明显改变；对于 RP％和 RP 绝对计数升高的患者给予阿斯匹林治疗后，RP％和 RP 绝对计数都可降至正常水平，且这部分患者均未发生栓塞并发症。故对血小板增生性疾病进行 RP 检测将有助于评价栓塞危险性和栓塞并发症的检测和预防。

3. 先兆子痫和妊高症的预测　Rinder 等发现在孕 28 周时 RP％升高的妇女有可能发展为先兆子痫和妊高症，故在孕期中检查 RP％将有助于先兆子痫和妊高症的预测，使患者能够得到尽早的治疗和减少相关并发症。由于是小样本试验，因此还需要进一步研究证实。

五、细胞周期与 DNA 倍体数分析

细胞周期分析是细胞生物学、肿瘤学等学科重要的研究及检测指标。流式细胞仪通过对 DNA 含量直方图进行曲线拟合，能快速计算出各种倍性细胞的含量、细胞周期各时相及异倍体细胞所占的比例、DNA 指数、G_0 峰的变异系数等。在肿瘤的基础和临床研究中，细胞周期与 DNA 倍体数分析为肿瘤的诊断、疗效评价和预后估计提供了重要的参考指标。

正常人静止体细胞（即二倍体细胞）有 46 条染色体，相当于 7.1～12 pg DNA/细胞核，正常增殖期细胞则存在不同的 DNA 含量。在细胞周期的各个时期（G0、G1、S、G2、M），DNA 的含量随各时相呈现出周期性的变化。G1 期细胞开始 RNA 和蛋

白质的合成，但DNA含量仍保持二倍体；进入S期后，DNA开始合成，细胞核内DNA含量介于G1和G2期之间；进入G2期，DNA复制结束成为四倍体，且继续合成RNA及蛋白质，直到进入M期。单纯从DNA含量无法区分G2期和M期，一旦有丝分裂发生，细胞分裂成两个子细胞，这两个子细胞或者进入下一个细胞周期，或者进入静止期(G0期)，而G0期从DNA含量上同样无法与G1期区分。因此，整个复制周期可以描述为G0/G1，S，G2/M期。

通过核酸染料标记DNA，并由流式细胞仪进行分析，可以得到细胞各个时期的分布状态，计算出G0/G1%，S%及G2/M%，了解细胞的增殖能力，在肿瘤病理学研究中，通常以S期细胞比率作为判断肿瘤增殖状态的指标。正常细胞具有较恒定的DNA含量，而细胞癌变过程中结构和/或染色体的异常是很常见的。这种变化在流式分析中以DNA倍体指数的形式表现出来，这一指数对于肿瘤的早期诊断、交界瘤、间叶组织肿瘤的良恶性判断提供了重要的辅助指标。应该注意的是，只有在染色体数目的变化带来DNA含量差异可被检测时，才能有DNA异倍体的检出。因此DNA含量未见异常不能除外恶性肿瘤或染色体异常的存在。另外，正常细胞在衰老过程中的多倍体化、肿瘤治疗后导致的DNA含量增加、凋亡和坏死导致的DNA含量降低都是在分析DNA直方图时需要考虑的因素。

DNA分析的样本可以是血液、骨髓、体液、灌洗液、手术活检、细针穿刺物等。实体瘤组织最好是新鲜或冰冻的标本，石蜡包埋组织可用于肿瘤的回顾性研究。由于实体肿瘤标本中可能有多个DNA异倍体细胞亚群，取样时至少应包括3个不同区域，含20%以上的肿瘤细胞才能用来做流式细胞分析。样本应经病理医生检查，且经组织学或细胞学检查核实。

DNA染料有碘化丙啶(PI)、丫啶橙(AO)、二脒苯吲哚(DAPI)、溴化乙啶(EB)、Hoechst 33 258和Hoechst 33 342等。染料的选择取决于流式激光的配置。488 nm的激光下应用PI(碘化丙啶)，推荐浓度是至少20 μg/10^6个细胞。若是UV激光，只做DNA检测的时候，DAPI是最佳的选择，浓度至少为5 μm。DAPI与DNA特异结合后的荧光增强200倍，样本可在加入DAPI之后立刻上机检测。

DNA分析采用多参数分析，FSC对SSC双参数图上碎片常常能被区分开来，用设门去除。制备较好的标本中，炎性细胞常可以和肿瘤细胞区分。DNA信号的脉冲分析如有DDM，可直接同时检测DNA信号脉冲宽度和面积，以区别聚集体和形状异常的核。必要时可用荧光素标记的抗体来区分正常和肿瘤细胞。如上皮性肿瘤中可用抗cytoketatin的染色来鉴定上皮细胞；在非淋巴细胞肿瘤中，正常的炎性细胞可用白细胞共同抗原CD45来区别；淋巴性肿瘤中则可根据肿瘤的分类选择合适的细胞表面抗原。

膀胱癌、前列腺癌、直结肠癌、乳腺癌等的分级和分期常与DNA倍性有关，并对预后估计有一定价值；造血系统恶性肿瘤，如急性白血病、多发性骨髓瘤、非霍奇金淋巴瘤的DNA倍性也具有明显的预后意义。

六、HLA-B27的检测

HLA抗原是人类主要组织相容性复合体(major histocompatibility complex，MHC)的表达产物，在免疫系统中主要负责细胞之间的相互识别和诱导免疫反应、调节免疫应答的功能。根据HLA抗原结构，功能与组织分布的不同，可分为三类：Ⅰ类分子为HLA-A、-B、-C系列抗原，广泛分布于各组织有核细胞表面，包括血小板和网织红细胞，成熟的红细胞一般不含HLA抗原；Ⅱ类分子为HLA-D/DR、-DP、-DQ系列抗原，主要在B细胞和抗原提呈细胞上表达，这两类抗原都与移植有关，其中Ⅱ类抗原更为重要；Ⅲ类分子为补体成分。近年来研究HLA与疾病相关性的资料表明，某些疾病的发生率与一些特殊型别的HLA检出率有关，这些病大多是发病机理不明并伴有免疫功能异常和有遗传倾向性的疾病，因此，分析HLA抗原表达情况不仅有助于了解发病机理，对于疾病的诊断、预防和预后判断都有重要意义。

HLA-B27基因属于Ⅰ型MHC基因，表达在机体中所有含核的细胞上，尤其是淋巴细胞的表面有丰富的含量。早在20多年前，人们就已发现HLA-B27抗原的表达与强直性脊椎炎有着高度相关性，超过90%的强直性脊椎炎患者HLA-B27抗原表达阳性，普通人群中仅5%～10%为阳性。除强直性脊椎炎以外，还有许多其他的疾病与HLA-B27抗原的表达有着或多或少的相关性，如

Reiter's 综合征 HLA - B27 阳性率为 70%～90%；银屑病性关节炎 HLA - B27 阳性率为 50%～60%；葡萄膜炎(眼色素层炎)HLA - B27 阳性率为 40%～50%；溃疡性结肠炎伴关节病 HLA - B27 阳性率为 5%～10%等等，因此 HLA - B27 的检测在这些疾病的诊断中也非常有价值。HLA - B27 流式细胞分析采用特异的抗体和 T 细胞单抗(CD3)双色荧光分析，可定量分析 T 淋巴细胞膜 HLA - B27 的定量表达。

第四节　流式细胞术在医学研究中的应用

一、细胞活化检测

^{3}H 掺入法、MTT 法、细胞因子分泌法曾是研究各种刺激下细胞免疫的常用方法。定量检测 T 细胞激活通常采用合成培养基长期培养外周血分离纯化单个核细胞(PBMCs)检测激活细胞的增殖性反应。这些方法不仅耗时耗力，而且不能检测单一淋巴细胞亚群对特定刺激的反应。相反，多参数流式分析基于全血中淋巴细胞亚群对丝裂原或抗原刺激的反应，针对选定淋巴细胞亚群检测其于各种刺激后的活化状态。这种新的方法使我们超越传统整群分析的限制而针对 T、B、NK 某一亚群进行功能特性的研究。

二、细胞因子检测

细胞因子(cytokine)是一类具有生物活性的小分子多肽或蛋白质，是体内细胞之间相互作用的主要介质，在机体的免疫应答、炎症反应、造血功能方面起着一定作用。用 FCM 检测细胞内的细胞因子，如 IL - 2、IFN - γ、IL - 4、IL - 5 等，常采用激活、破膜、结合，测定细胞内荧光强度，借以研究细胞生物学功能及作用。

三、细胞表面分子数检测

近来研究显示，除了检测表达抗原的细胞出现频率，还有必要进行细胞抗原表达密度的检测。尤其是一些细胞抗原表达量不一致时，就需要用 1 个标准方法来检测细胞标志的表达水平。一群细胞的荧光表达常常表现为从阴性到强阳性的连续变化，典型表现如活化相关抗原 CD38，CD69，HLA - DR，CD25，CD122，CD95 的检测，它们的变化常用强阳性、弱阳性来表示。但是，这种定性表现会随仪器不同，实验室不同而有所变化。而使用细胞荧光分子定量技术，即测定每个细胞上荧光分子的绝对数量，再换算为细胞抗原表达量，就可以将细胞荧光强度检测标准化，从而统一不同仪器及不同实验室的检测结果。

细胞表面分子数测定常用于了解感染和急性炎症反应有关细胞的改变，研究中性粒细胞、单核细胞、树突状细胞功能，以及肿瘤治疗和被动免疫的监测。常用抗体有：① CD4 抗体，识别辅助 T 细胞；② CD45 抗体，识别粒细胞、单核细胞和淋巴细胞；③ CD14＋CD64 抗体，识别单核细胞；④ CD64 抗体识别人类 FcRI 糖蛋白，单核细胞、巨噬细胞、多形核中性粒细胞(PMN)和循环系统中的树突状细胞；⑤ HLA - DR 抗体，识别人类 Class Ⅱ MHC 抗原，B 淋巴细胞、单核细胞、巨嗜细胞、活化 T 淋巴细胞、活化 NK 淋巴细胞和人类干细胞均表达 HLA - DR；⑥ CD38，CD69，HLA - DR，CD25，CD122，CD95 抗体，在细胞活化时表达增加。如检测中性粒细胞(CD45＋＋)表面 CD64 抗体结合量或单核细胞(CD14＋64＋)表面的 HLA - DR 抗体结合量或 CD4＋/ CD3＋T 淋巴细胞 CD69 抗体结合量等是较常用的细胞功能观察指标。

四、细胞凋亡研究

细胞有两种死亡方式：坏死(necrosis)和凋亡(apoptosis)。apoptosis，源自希腊文“凋落”，医学上称之凋亡，是细胞主动参与自身死亡的过程，也称细胞程序性死亡。其生理意义是维持胚胎发育和组织自身平衡。凋亡特殊形态学特征是细胞质膜改变，如细胞膜对称性和细胞附着的消失，胞浆和细胞核固缩，核内 DNA 裂解。晚期凋亡细胞断裂成“凋亡小体”，并很快被巨噬细胞清除，而不会引起周围细胞的炎症损伤。坏死通常是由细胞损伤或细胞毒素作用引起，形态学和细胞生物特性上与凋亡有着本质的区别。坏死细胞的早期变化是细胞和线粒体肿胀，继而细胞膜破坏。坏死的细胞胞质内容物(多为蛋白水解酶)释放,引起周围组织的炎症反应。某些病理情况会引起细胞异常凋亡,如Alzheimer综合征、Hodgkin病、移植物抗宿主疾病、移植排斥、自身免疫性疾病、肿瘤、AIDS等。这正是当前研究的热点。

细胞凋亡检测的常用手段主要分为形态学检查、分子生物学方法、免疫电泳法和细胞学检查。流式细胞术因其可以对凋亡的多种特征进行快速、灵敏、特异的定性分析和定量分析,已成为凋亡分析的重要检测手段之一。

五、多药耐药性研究

目前恶性肿瘤的治疗只对部分患者有效,相当一部分患者治疗失败。分析原因极其复杂,但靶细胞对化疗药物的耐受性是公认的影响化疗疗效的主要障碍。这种耐受性可以是针对某一种特殊药物,也可以是对多种药物都具有抗性;可以是细胞本身就具有的能力,也可能是基因突变或其他与耐受性相关的基因表达而造成的。肿瘤细胞一旦对一种化疗药物产生耐药性,也会对其他结构、功能、作用位点不同的化疗药物产生抗性,即多药耐药性(MDR)。研究证实,从耐药性细胞株中分离人类耐药基因mdr1(位于人类7号染色体)的cDNA转染到药物敏感株后,该细胞株也获得对多种细胞毒药物的抗性。mdr1基因编码170 kd的跨膜糖蛋白P170,P170由1 280个氨基酸组成,主要分布在胞浆内侧,仅有很小部分在细胞膜表面;P170具有ATP依赖性主动转运泵的功能,可将柔红霉素、长春碱等化疗药物从细胞中泵出,从而降低细胞内的药物浓度。P170介导的耐药机制是多药耐药的主要表现形式,同样另一种属于ATP结合盒超家族膜转运蛋白的多药耐药相关蛋白(MRP)基因在小细胞肺癌细胞系H69AR中得以克隆。MRP基因位于人16号染色体上,编码由1 531个氨基酸组成的190 kd的跨膜蛋白,也可将化疗药物泵出细胞外。

继MRP之后,人们又陆续发现不同于上述耐药机理的物质,如肺耐药性相关蛋白(LRP),mdr3基因,拓扑异构酶,谷胱甘肽-S-转移酶等。

此外,Bcl-2和bcl-r的过度表达与化疗药物的耐药性也有关系,Bcl-2的表达水平升高能显著增加肿瘤细胞株对抗肿瘤药物诱导凋亡的阻抗,从而获得耐药性。Brog等在分析了50例经过强烈化疗的AML患者后发现P26,bcl-2和P170糖蛋白的共同或单独过度表达均能导致患者对化疗耐受;用Bcl-2基因转染有bcl-2基因低表达的白血病细胞,使被转染细胞的bcl-2基因表达增高,结果导致细胞对所有抗肿瘤药物的耐受。

对临床肿瘤样本进行耐药性细胞的检测极有可能成为一种诊断、疗效评判和预后的重要指标。检测耐药性的方法有Nourthern blot、Slot blot、RT-PCR和原位杂交等,它们只能检测基因及转录产物,不能直接检测蛋白,而蛋白表达过程中转录后调节非常重要,忽略这些可能得出错误的结论。直接检测多药耐药相关蛋白的方法有免疫组化染色,流式细胞术和Western blot等。Western blot由于耗时,标本需求量大,半定量等缺点而逐渐少用;目前使用较多的方法是免疫组化和流式细胞术。流式细胞术由于其特有的快速、灵敏、重复性好、省时省力,并能实行多参数检测等特点,可同时检测多药耐药相关蛋白表型和功能,具有极大的应用潜力。

(朱立华 王建中)

参考文献

1 Bauer KD. Clinical Flow Cytometry, principles and application. Maryland: Williams & Wilkins Publication, 1993

2 Jennings CD, Foon KA. Recent advances in flow cytometry: applications to diagnosis of hematologic malignancy. Blood, 1997;90:2863～2892

3 Stewart CC, Nicholson J A. Immunophenotyping. New York: WILEY-LISS Publication. 2000

4 Bleesing JJH, Fleisber TA. Immunophenotyping. Seminars in Hematology, 2001;38:100～110

5 Stetler-Stevenson M, Braylan RC. Flow cytometric analysis of lymphomas and lymphoproliferative disorders. Seminars in Hematology, 2001;38:111～123

6 Gratama JW, Sutberland R, Keeney M. Flow cytometric enumeration and immunophenotyping of Hematopoietic stem and progenitor cells. Seminars in Hematology, 2001; 38:139～147

7　Davis BH. Diagnostic advance in defining erythropoietic abnormalities and red bleed cell diseases. Seminars in Hematology，2001；38：148～159

8　Heijnen HF，Schiel AE，Fijnheer R，et al. Activated platelets release two types of membrane vesicles：microvesicles by surface shedding and exosomes derived from exocytosis of multivesicular bodies and alpha-granules. Blood，1999；94：3791～3799

9　Bleesing JJH，Fleisber TA. Cell function-based flow cytometry. Seminars in Hematology，2001；38：169～178

10　Darzynkiewicz Z，Bedner E，Smolewski P. Flow cytometry in analysis of cell cycle and apoptosis. Seminars in Hematology，2001；38：179～193

11　Bray RA. Flow cytometry in human leukocyte antigen test. Seminars in Hematology，2001；38：194～200

第44章　分子生物学实验技术

近年来，一门崭新的学科——医学分子生物学出现了，并迅速成为当代医学的带头学科。分子生物学是从分子水平研究生命本质为目的的一门新兴边缘学科，它以核酸和蛋白质等生物大分子的结构及其在遗传信息和细胞信息传递中的作用为研究对象，是当前生命科学中发展最快并正在与其他学科广泛交叉与渗透的重要前沿领域。

所谓在分子水平上研究生命的本质主要是指对遗传、生殖、生长和发育等生命基本特征的分子机理的阐明，从而为利用和改造生物奠定理论基础和提供新的手段。其中的分子水平指的是那些携带遗传信息的核酸和在遗传信息传递及细胞内、细胞间通讯过程中发挥着重要作用的蛋白质等生物大分子。这些生物大分子均具有较大的分子量，在简单的小分子核苷酸或氨基酸排列组合中蕴藏着大量信息，并且具有复杂的空间结构以形成精确的相互作用系统，由此构成生物的多样化和生物个体精确的生长发育和代谢调节控制系统。阐明这些复杂的结构及结构与功能的关系是分子生物学的主要任务。

第一节　分子生物学诊断概述

随着人们对疾病的病因及发病机理的认识的不断深入，人们逐渐认识到绝大多数疾病的发生，发展都与患者遗传背景或者其改变有关，所以临床上越来越有必要检查这些变化。检测患者体内遗传物质的水平或结构变化的主要是通过分子生物学方法，而检验方法从建立到临床应用涉及许多因素，其关键是临床需要、质量可靠和结果可信三个方面。分子生物学技术一般操作较复杂、成本较高、质控较差，但它可在基因水平揭示疾病的本质并在诊断、治疗疾病方面有巨大作用。因此，人们正在不断研究、改进以便符合临床要求。

一、分子生物学在实验诊断中地位

分子生物学的实验诊断对象主要有外源基因侵入所致疾病(如病毒、细菌、支原体、衣原体、寄生虫)、先天遗传性疾患、后天基因突变引起的疾病、DNA指纹分析、个体识别、亲子关系识别、法医物证鉴定等。一般侵入体内的病原生物可通过显微镜检查各免疫学方法进行诊断。但是，直接检测病原生物的遗传物质可以大大提高诊断的敏感性。

传统的实验室诊断包括血清学诊断、生物化学诊断等，而分子生物学诊断因其包括核酸的检测即基因诊断，含义远超过了原先表达产物的检测。在某种意义上更早、更本质地反映生理病理状况，见图44-1。

二、临床诊断中的必要性

分子生物学诊断从DNA/RNA、蛋白质水平来检测、分析基因和蛋白质的存在和结构、变异和表达状态，从而对疾病作出诊断的方法，目前已应用于许多疾病的临床诊断。

目前，分子生物学诊断已在病毒性肝炎，艾滋病等传染病的诊断中发挥了不可代替的作用。已有多种传统的遗传性疾患的发病原因被确定为特

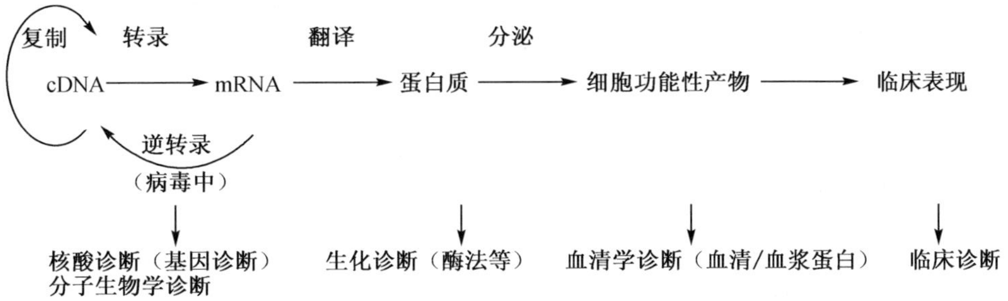

图 44－1　分子生物学诊断的检验对象及其在诊断中的位置

定基因的突变。例如苯丙氨酸羟化酶基因突变可引起苯丙酮尿症；腺苷脱胺酶基因突变可引起重症联合免疫缺陷症（SCID）；而淋巴细胞表面分子 CD40 或其配体（CD40L）基因突变则可引起无丙种球蛋白血症。这类疾病的诊断除了仔细分析临床症状及生化检查结果外，从病因角度作出诊断则需要用分子生物学方法检测其基因突变的发生。此外，有些病因尚不清楚的疾病，如高血压、自身免疫性疾病等，都可能与某个或某些遗传位点的持有或改变有并。用分子生物学方法检测这些改变，不仅对临床诊断，而且对疾病的病因和发病机理的研究都具有重要的意义。由于后天基因突变引起的疾病最典型的例子就是肿瘤。虽然肿瘤的发病机理尚未完全明了，但人们可以初步认为肿瘤的发生是由于个别细胞基因突变而引起的细胞无限增殖。无论是抑癌基因发生突变还是癌基因发生突变，进而导致蛋白异常表达等，通过分子生物学技术可确定这些改变的发生。

分子生物学诊断特异度高，通过基因诊断检测，测出 DNA 片段的缺失、插入、重排，甚至单个碱基的突变，分析原始的致病因素，不同基因的碱基序列是各不相同的，检测基因的分子生物学方法亦是高度特异的；灵敏度高，单拷贝基因虽然很少或低含量的蛋白质难以检测，但目前已有使基因或其片段高度扩增的 PCR 技术以及高灵敏度的基因探针、蛋白芯片等技术可以应用，所以待测标本往往只需微量，目的基因只需 pg 水平就已足够；诊断范围广，适用性强，基因诊断可以对某些疾病作出确切的诊断，如确定有遗传病家族史的人或胎儿是否携带致病基因等，也能确定与疾病有关联的状态，如对疾病的易感性、发病类型和阶段、是否具有抗药性等进行检测；临床应用前景好，随着分子生物学技术的普及，在配备有一定的仪器和试剂盒的情况下，在临床实验室开展分子生物学诊断是完全可能的。

三、基因诊断原理和途径

基因诊断的基本原理是运用现代分子生物学和分子遗传学方法检查基因的结构及其表达是否正常，基本方法是利用 DNA 探针与靶基因形成分子杂交的状况，作为各种分析的依据。

基因诊断的途径主要有基因突变的检测、基因连锁分析和 mRNA 检测等三种。基因突变的检测是指检测与发病直接有关系的某种类型突变致病基因，从而对疾病作出正确诊断。基因突变包括基因的点突变、基因片段的缺失和插入等不同类型。临床的一些疾病的致病基因尚不清楚，很难用基因突变的检测诊断。因此，对这些遗传疾病采用基因连锁分析。另外基因的转录物 mRNA 的检测是基因诊断的重要方面，包括对 mRNA 的定量、检测其剪接和加工的缺陷以及外显子的变异。其优点是：① 在基因表达水平上提供了基因功能是否正常的直接依据；② mRNA 的灵敏度比检测 DNA 要高；③ 因 mRNA 不含内含子序列，检测相对容易。

四、基因检测的流程

基因检查有多种检测手段，应用范围很广，现以感染性疾病和造血系统肿瘤为例进行流程演示，见图 44－2。

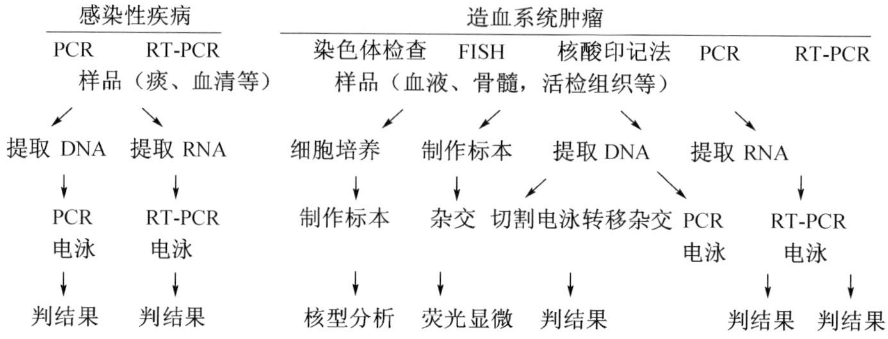

图 44-2 感染性疾病和造血系统肿瘤基因检查流程图

第二节 分子生物学的实验诊断

本世纪生命科学飞跃发展，尤其是近年来分子生物学新技术日新月异，使过去难以想像的实验正在进入常规实验室。以基因结构、基因功能研究为基础，已深入到医学研究各领域，在神经分子生物学、肿瘤分子生物学、基因治疗等医学领域做出了引人注目的成绩。分子生物学技术、诊断分子生物学(基因诊断)、基因治疗已经是医学工作者不可回避的课题。常用分子生物学基本技术：有分光光度技术(定量检测蛋白/DNA/RNA)、电泳技术(琼脂糖凝胶电泳、琼脂糖凝胶电泳、聚丙烯酰胺凝胶电泳、等电聚焦、酶切、λ 噬菌体的限制性内切酶片段、放射性同位素技术)、色谱技术(离子交换色谱法、凝胶色谱法、亲和色谱法)、核酸操作技术(DNA 的提取和纯化)、RNA 的提取和纯化、DNA 合成技术、DNA 重组技术、核酸杂交技术、(寡核苷酸探针的标记、Northern 杂交)等。其中聚合酶链反应和 DNA 序列分析是两种生物学常用技术。它们已成为许多实验室的常规技术，在生命科学领域中发挥着十分重要的作用。毫无疑问，在相当长一段时间内它们将继续发挥重要的作用。近年来，新发展的一些生物学技术也已官方应用于生命科学的相关领域或已显示出其巨大的应用潜力，如荧光原位杂交(FISH)技术、Southern Blot、自我持续序列复制、RFLP 和 SNP 等技术。下面对常用的几种技术逐一讨论。

一、聚合酶链反应(PCR)

近年来，基因分析和基因工程技术有了革命性的突破，这主要归功于聚合酶链反应的发展和应用。应用 PCR 技术可以使特定的基因或 DNA 片段在短短的 2～3 h 内体外扩增数十万至百万倍。扩增的片段可以直接通过电泳观察，也可用于进一步的分析。这样，少量的单拷贝基因不需通过同位素提高其敏感性来观察，而通过扩增至百万倍后直接观察到，而且原先需要 1～2 周才能作出的诊断可以缩短至数小时。

(一) PCR 原理

聚合酶链反应的反应本身是在同一试管内利用 DNA 聚合酶催化的反应，反复进行同一段 DNA 片段的合成。聚合酶反应的模板是待检测核酸分子：DNA 可直接用于反应，而 RNA 则需要用反转录酶反转录成为 cDNA，然后用作聚合酶反应的模板。反应的引物有两条，分别位于待扩增 DNA 片段的两端，可启动相对方向的 DNA 合成。这样从一个模板分子起始的话，经过 n 次聚合酶反应后就可以合成 $2n$ 个模板分子。假如进行了 30 轮反应，则可从一个待检分子合成出 2^{30}，即约 10^9 个待检分子。对于一段 500 碱基对的 DNA 片段来说，这大约等于 1 ng 的 DNA。所以从很小时的样品即有可能扩增出电泳后肉眼可见的产物。

PCR 反应特异性强，灵敏度高，极微量的 DNA 即可作为扩增的模板得到大量的扩增片段。毛发、血痕，甚至单个细胞的 DNA 即可供 PCR 扩增之用。因此它可用于病原体 DNA 的检查、肿瘤残留细胞的检出、罪犯或个体遗传物质的鉴定以及遗传病的基因诊断等。

目前已可对一系列的遗传病进行 PCR 检测：如疾病是由基因缺失引起的（α 地中海贫血），则在缺失两端设计一对引物进行扩增，就不会得到扩增产物或只能得到缩短了的扩增产物。如疾病是由点突变引起的，而突变的位置和性质已知，则在设计引物时使之包括突变部位，由于突变后的碱基不配对，结果无扩增片断；或者在引物设计时与其 3′端设计 1 个错误的核苷酸，使之与突变了的核苷酸配对，其结果是正常引物不能扩增，而用错误的引物能扩增，从而可对突变的存在作出判断，见图44－3。

下面以 HIV 的临床检测为例，简要说明一下 PCR 在病毒感染的基因诊断中的应用。

组织中总 RNA 的提取
↓
利用反转录酶合成 cDNA
↓
PCR 反应：
反应液组织：反应缓冲液
模板（上述合成的 cDNA）
底物（dATP，dGTP，dCTP，dTTP）
引物（HIV 病毒特异性引物）
TaqDNA 聚合酶
50 μL
循环：95 ℃，30 sec（变性）
↓
55 ℃，1 min（退火）30 循环
↓
72 ℃，1 min（聚合）
检测：电泳或核酸杂交

图 44－3　PCR 技术在 HIV 病毒的临床检测中的应用

从上可见，首先应按照要检测的 DNA 的 5′和 3′端的碱基顺序各合成一段长约 17～20 余个碱基的寡核苷酸作为引物（primer），其次是将待检测的 DNA 变性后，加入四种单核苷酸（dNTP）、引物和耐热聚合酶。在较低的温度，引物将与待扩增的 DNA 链复性结合，然后在聚合酶的作用下，利用溶液中的核苷酸原料，不断延伸合成新的互补链，这样，一条 DNA 双链就变成了两条双链。若继续按照变性（92～95 ℃）→复性（40～60 ℃）→引物延伸（65～72 ℃）的顺序循环 20 至 40 个周期，就可以得到大量的 DNA 片段。理论上循环 20 周期可使 DNA 扩增 2^n，即 100 余万倍。

一个标准的 PCR 反应体系一般用 50～100 ul 反应体积，其中包含 50 mmol/L KCL，10 mmol/L Tris-HCL（pH8.4），1.5 mmol/L $MgCl_2$，一对引物，各 0.25 umol/L，4 种 dNTP（dATP，dTTP，dGTP，dCTP），各 200 umol/L，模板 DNA（如人基因组 DNA）0.1 ug，TaqDNA 聚合镁 1～2.5 U，在反应体系中加入矿物油以防止高温放映时液体的挥发。

反应条件一般为 94 ℃预变性 3～5 min 后，94 ℃变性 30 s，适当复性温度（据所用引物顺序及长度确定）复性 30 s，70 ℃～72 ℃延伸 30～60 s，共循环 30～50 次。反应结束后取 5～10 ul 进行电泳，检测扩增情况。

（二）PCR 的方法

PCR 技术发明后的十多年里，在经典 PCR 技术的基础上，各种新的适用于不同目的的 PCR 方法不断出现，已经发展了多种适用于各种需求的 PCR 方法，以下就一些常用 PCR 技术进行介绍。

1. 多重 PCR（multipex PCR）　自从有了研究表明 PCR 可以同时扩增人类肌营养不良蛋白基因多个基因座位以来，多重 PCR 已经发展成一种通用技术。多重 PCR 可进行在同一 PCR 体系中加入多对引物可用于基因长度很长，发生多处缺失的检测。扩增同一模板的几个区域。现今多重 PCR 已经可以应用于病原体鉴别、性别筛选、连锁分析、法医研究、模板定量和遗传病的诊断。多重 PCR 可以是 1 种两扩增子系统或扩增 13 个以上不同区域的系统。它可能是分析的终末步骤，也可能是序列分析，杂交等进一步分析的预备步骤。

在很多情况下待检致病基因很大（数百个至数千个碱基对，即 kb），这些基因常在多处发生缺失，如 DMD（杜氏肌营养不良）有 70%左右为基因缺失所致，而缺失所涉及区域可长达数十至数百个 kb 单一 PCR 则不能检出可能出现的所有缺失突变。因此可根据缺失热点区域，设计多对引物，加入同一试管中，扩增同一模板上的多个区域。如果基因缺失，则在相应区段的电泳图谱上就不出现扩增带，据此可对结果做出判断。

多重 PCR 的特性，包括消耗的试剂少，所用模板量低，较单一 PCR 在许多方面更可取。大量的单一 PCR 技术已被改为多重 PCR 用与诊断遗传病，鉴别个体，躯体和病原体，辅助确定人类基因组构成。多重 PCR 可同时扩增多个区域的特点使之在对无明显突变热点或有许多新突变的基因位点的遗传诊断方面有实际应用价值。

2. 不对称 PCR（asymmetric PCR） 不对称 PCR 在扩增循环中引入不同引物浓度，以得到单链 DNA 并进行序列测定，以了解目的基因的序列。标准的 PCR 反应产物为双链 DNA 拷贝，而在基因分析中，常常需要知道目的基因的序列。这可将扩增的双链 PCR 产物克隆到 M13 噬菌体中，制备出单链 DNA 进行测序这种方法费时、费力且花费多。为此，Gyllensten 和 Erlich 改进了 PCR 方案，使扩增产物为单链 DNA（single strand DNA，ssDNA）。此方案的基本原理是：在扩增体系中，加入的两条引物浓度不同，一般是 50∶1 或 100∶1。这样，在开始的 10～15 个循环中，扩增产物为双链 DNA，但浓度低的引物很快耗尽，而另一条含量较高的引物则可继续进行扩增，产生单链 DNA。虽然这些单链 DNA 只以线性（而非指数）速率积累，但其量已足够用于一系列后续研究，如 DNA 序列分析。

3. 降落 PCR（touchdown PCR，TD PCR） TD PCR 是设计多循环反应的程序以使相连循环的复性温度越来越低，在适合扩增目的产物而不得到人为产物或引物二聚体的循环条件反应。由于开始时的复性温度选择为高于估计的 Tm 值，随着循环的进行，复性温度逐渐降到 Tm 值，并最终低于这个水平。这个策略有利于确保第一个引物-模板杂交事件发生在最互补的反应物之间。尽管复性温度最终降到非特异杂交的 Tm 值，但此时目的扩增产物已开始几何扩增，在剩下的循环中处于超过任何非特异 PCR 产物的地位。由于目标是在较早的循环中避免低 Tm 值配对，在 TD PCR 中需应用热启动技术。

4. 巢式引物 PCR（nested primer PCR） 当用普通 PCR 扩增的非特异性扩增较强，而预期大小的 PCR 产物很少时，可采用巢式引物 PCR。即先设计一队外侧引物，每扩增 15～30 个循环再用一对内侧引物，以外侧引物的扩增产物为模板扩增 15～30 个周期。这种方法最早用于从人 DNA 用 Klenow 酶扩增 b 珠蛋白基因片段。采用巢式引物 PCR，经外侧引物扩增的片段又经内侧引物扩增，这样既可增加反应的特异性，又可增加敏感性，获得大量的特异性靶序列。由于常规巢式引物 PCR 在第一次扩增结束后要打开反应管，除去第一套引物，再加入第二套引物，操作比较复杂，且容易造成反应系统污染。如果在两套引物设计时，使外侧引物的复性温度明显高于内侧引物（如外侧引物较长，25～30 个碱基，含较多 GC，而内侧引物较短 15～17 个碱基，含 AT 较多），这样，PCR 一开始就可以将两套引物一起加入反应系统中。在设计循环参数时，使外侧引物先在高温退火温度下做双温循环扩增。在高退火温度下，内侧引物不能与模板 DNA 稳定结合成双链，因而不起作用。当外侧引物扩增结束后，在进行低退火温度的三循环。在低退火温度下，内侧引物开始工作。经几次循环后，将变性温度降低，可防止反应体系中在 PCR 最初几个循环形成的原始样品模板序列的产物解链。采用这种设计方案，巢式引物 PCR 可 1 次完成，克服了常规巢式引物 PCR 的缺点。

5. 锚定 PCR（anchored polymerase chain reaction） 锚定 PCR 帮助克服序列未知或序列未全知带来的障碍。在未知序列未端添加同聚物尾序，将互补的引物连接于一段带限制性内切酶位点的锚上，在锚引物和基因另一侧特异性引物的作用下，将未知序列扩增出来。

常规 PCR 需预先了解靶 DNA 旁侧序列，在靶 DNA 两侧设计一对引物。而在大多数情况下，某些序列本身或其旁侧序列并不清楚，或者序列具有高可变性。这就限制了 PCR 的应用。此时，锚定 PCR 可以克服未知序列带来的障碍。这种情况下，可将目的 DNA 片段加上 poly(dG)尾，再设计带有 poly(dC)尾的“锚序列”就可作为第二个引物。例如，一个感兴趣的 mRNA 可以通过逆转录酶成 cDNA，然后在末端转移酶的作用下，在 cDNA 的 3″端加上 poly(dG)尾巴。这样，在基因特异性的 3′端引物和含 ploy(dC)的 5′端锚定引物的作用下，带有同源多聚尾巴的 cDNA 扩增。为保证扩增特异性，此段 ploy(dC)引物上最好含有十二聚体以上。这种方法的好处在于不需要知道扩增序列的两末端。如果期望扩增的核酸序列可以被锚定，这将是最简单的扩增克隆方法。

6. 反向 PCR（reverse PCR） 常规的 PCR 反应多扩增的 DNA 片段位于已知序列的两个引物之间。而反向 PCR 则可扩增一个已知的 DNA 片段的未知旁侧序列。选择已知序列内部没有切点，而两端共有的限制酶进行扩增。这种方法适用于建立基于基因组文库、对 DNA 旁侧区病毒整合位点进行序列分析等。

7. 原位 PCR（in situ PCR，IS PCR） PCR 虽

然能扩增包括福尔马林固定、石蜡包埋组织的各种标本的 DNA，但扩增的 DNA 或 RNA 产物不能在组织细胞中定位，因而不能直接与特定的组织细胞特征相联系，结果与形态特征脱节，这是该技术的局限性。原位杂交虽具有良好的定位能力，但由于其敏感性问题，尤其是在石蜡切片中，尚不能检测出低含量的 DNA 或 RNA 序列。近年来将 PCR 的高灵敏度与原位杂交的细胞定位技术成功地结合起来，形成了 1 种崭新的分子生物学技术即原位 PCR，使靶基因的检测技术有了极大的改进。原位 PCR，它可使扩增的特定 DNA 片段在分离细胞和组织切片中定位，从而弥补了 PCR 和原位杂交的不足，具有良好的应用前景。目前，已有多种设计的原位 PCR 扩增仪系统问世，其操作简便，软件灵活，已成为扩增固定细胞和石蜡包埋组织中特定 DNA 和 RNA 序列的有用工具。

原位 PCR 分直接法和间接法。间接法是先进行细胞内 DNA 的原位扩增，然后进行核酸原位杂交。该法步骤较多，需时长，但结果可靠。直接法则首先用放射性核素或非放射性核素标记引物，然后用此引物进行 PCR 扩增，使标记物直接掺入到 PCR 产物中，最后通过放射自显影，免疫组织化学或荧光法检测 PCR 产物及其在细胞内的位置，该法操作简单，但需注意假阳性的出现。

原位 PCR 因能将低拷贝核酸序列检出和能进行细胞内定位而受到广泛的重视，可用于基因组特定序列，特定基因的研究，转基因及外源基因检测的研究等，并且很有希望用于某些常规的分子病理学诊断及特异基因改变所引起的恶性病变或遗传疾病等。

8. 逆转录 PCR（reverse transcription PCR，RT-PCR）　一些病毒只有 RNA，无 DNA（如反转录病毒），其他以 DNA 为遗传物质的生物中，RNA 是基因表达的产物。如果要对 RNA 病毒或细胞内基因表达进行分析，则需采用一种特殊的扩增技术——逆转录 PCR。这一技术先将 RNA 逆转录成 cDNA，接着以 cDNA 为模板进行 PCR 扩增，通过对 PCR 产物的检测来了解病毒存在情况或基因表达情况。

9. 着色互补试验或荧光 PCR（color complementation assay or fluorescent PCR）　当 PCR 技术应用于临床诊断时，通常需要对 PCR 扩增产物做进一步分析鉴定，如凝胶电泳或 DNA 分子杂交等，才能做出结论。但这些方法操作较复杂，特别是处理大批量标本时，更是难以开展工作。Chehab 和 Kan 建立了 1 种利用荧光来直接检测 PCR 扩增产物的荧光 PCR 或称颜色互补分析（color complementation assay）方法，省略了凝胶电泳或 DNA 杂交分析等，直接检测人类 DNA 的突变或病原体。

着色互补试验或荧光 PCR 原理是用不同荧光染粒，如呈红色的罗丹明（rhodanine）和绿的荧光素等，分别标记于不同寡核苷酸引物上，同时扩增多个 DNA 片段，反应完毕后，利用分子筛选去多余的引物。用紫外线照射扩增产物，就能显示某一 DNA 区带荧光染料颜色的组合，如果某一 DNA 区带缺失，则会缺乏相应的颜色。

PCR 可采用多重 PCR 扩增不同的 DNA 片段。扩增结束后除去未延伸的引物，用紫外光照射扩增产物，就能显示某一荧光材料的颜色或几种荧光材料的颜色组合。如只呈红色或绿色，表明缺失了其中一个 DNA 区段（确认扩增体系无误后）；如显橙色（红绿互补形成）则说明扩增的两个区段均存在。此法非常简单、快速，省去了检测扩增产物时通常所用的复杂步骤，具有很大的应用价值。

10. 定量 PCR（quantitative PCR）　在临床实践中，对病原体的感染的定量已成为一种迫切的需要，这对于临床用药和疗效评价都是十分必要的。

定量 PCR 则是以外参或内参为标准，通过对 PCR 终产物的分析或 PCR 过程的监测，对 PCR 起始模板定量。它主要有两种检测模式：一是使用荧光材料如 SYBR Green Ⅰ 监控 PCR。在 PCR 过程中，SYBR Green Ⅰ 结合到新合成的双链 DNA，光信号与 DNA 含量成正比，从而计算样品的靶序列浓度。第二种检测模式是使用杂交探针监控 PCR。如 Roche 公司的 LightCycler 荧光定量 PCR。该方法采用荧光共振能量转移（FRET）原理，两个探针的序列经过设计，使其在与扩增出的 DNA 片段杂交时，所带的两种染料互相接近，因而能发生 FRET。这种定量 PCR 的方法能在 20～30 min 内完成 30～40 个循环，同时获得对反应体系中模板量的定量数据，在指导临床用药和药物疗效监测等方面发挥越来越重要的作用。

11. 差别 PCR（differential PCR）　应用差别 PCR 技术可以定量检测标本中靶基因的拷贝数，在研究癌基因的扩增中具有重要意义。这种技术是将靶基因和一个单拷贝的参照基因置于同一个

PCR系统中进行扩增,凝胶电泳分离后比较靶基因和参照基因扩增带的丰度,以相对定量测出靶基因的拷贝数。应用这一方法可以在100个癌细胞或一片甲醛固定的石蜡包埋切片中检测到目的基因。

利用差别PCR还可以对模板DNA的含量进行测定。在一系列PCR反应中,分别加入待测DNA和已知含量的参考DNA片段。将参考DNA片段基本按待测DNA的方式建构,只是增加了一小段内部连接顺序,这样可使这两种DNA片段在琼脂糖电泳中分开。由于这两种不同的DNA片段可以在同一种寡苷酸引物作用下同时扩增,因而可避免因使用不同引物所引起的可能误差。这2种扩增产物的相对量就反应了在起始反应混合物中的靶DNA和参照物的相对浓度。

12. 自我持续序列复制(self-sustained sequence repilcation,3SR) 1990年,核酸序列的体外扩增有了新的方法,即自我持续序列复制或核酸序列扩增法(nucleic acid sequence-based amplification,NASBA)。3SR系统是模仿逆转录病毒RNA的复制机理,通过cDNA中RNA复制的。这个体系需要3种酶,即逆转录酶、DNA依赖性RNA聚合酶和大肠杆菌RNase H的协同作用,以获得目标分子的RNA拷贝。效率高、特异性好。3SR的等温特点允许将单链RNA进行特异扩增,即使在体系中包含有同样序列的双链DNA分子时,也是一种极为有效的体外等温扩增微量核酸序列的方法,它可以代替PCR。

(1) 3SR的原理:整个过程以cDNA为中介体,通过连续的逆转录与转录反应使RNA靶序列扩增。

(2) 3SR的反应特点:

1) 3SR反应的引物设计与PCR引物基本相同,不同的是引物5′端需附加一端T_7RNA聚合酶结合位点和优先转录起始点,仅一个引物有T_7启动子序列也可以启动3SR反应。

2) 与PCR相比,3SR不需温度循环,无特殊仪器也可完成,较易自动化。整个扩增过程由三种酶控制。

3) 由于3SR不需高温变性步骤,污染的ds DNA不能作为扩增模板,因此,该反应适于检测和计数特异RNA。d3SR反应中加入变性步骤,也可有效扩增DNA模板。

4) 3SR反应速度快,前15 min就可将模板扩增10^5倍,而常规PCR扩增同等程度需要85 min。

5) 忠实性。由于该法1次反应的“循环”数少,因此,错误率很低。

6) 特异性。用10^4个分子为模板,加入1 μg人胎盘DNA(相当于2×10^6个细胞的DNA),扩增2 h后,对产物影响不大。

7) 敏感性。用系列稀释的RNA为模板进行3SR反应时可检出人工污染血浆中3个HIV颗粒,未发现假阳性问题。

(3) 3SR检测法的步骤:3SR检测法包括三个步骤:样品制备、靶分子扩增和产物的杂交检测。改善3SR反应的首要问题是提高反应的灵敏性。添加有机溶剂或改变rRNA的浓度能使产率提高10^6到10^9倍或更高。有趣的是,加入15%的山梨醇和10%的DMSO使反应在无RNase H的情况下也能进行某些3SR的扩增反应,这可能是由于添加的这些成分增强了AMV RT的内源性RNase H的活性。尽管如此,3SR的本质还是多酶协同参与的反应,酶间活性的不同协同常使反应误差增加。这种现象也见于RT PCR扩增中。

结果的精确性或重复性反映了3SR反应的误差。前者是指由于同源靶分子即固定的扩增试剂组成的扩增系统进行多次扩增反应后结果的一致性。后者是指由异源靶分子及多种扩增试剂组成的扩增系统进行多次扩增反应后结果的一致性。二者均可用变异系数(CV)表示。

3SR反应产物主要为RNA,检测可通过各种杂交方法进行。其中大部分以异源杂交为基础,通过固相支持物捕获3SR产物,然后用标记的寡核苷酸探针以夹心法检测。现今,异源杂交的探针有以32 P标记、碱性磷酸酶标记以及Lanthanide螯合物标记。以32 P标记的探针,常用巨孔TRISACRYL树脂作固相支持物,检测灵敏度达到0.1~0.5 fmol或5×10^7个扩增分子。通常32 P探针为100 fmol时,可0.5~50 fmol的产物。和3SR扩增结合,则能很容易地检测出10^6个细胞中一个HIV-1感染的细胞。

尽管异源杂交法灵敏度较好,但该法需除去未杂交的探针,且固相支持物的位阻效应在一定程度上降低了杂交效率。为了克服这些缺点,可采用同源杂交方法。它能区分杂交和未杂交的探针。其中一个方法称为瞬态极化荧光法(transient-state polarized flourescence,TSPF),特别适用于检测

3SR 落座的单链 RNA 产物。TSFP 的缺点是 3SR 产物与探针的杂交效率相对较低，从而要求前者的浓度要显著地高于后者，杂交分子形成的速率依赖于 RNS 分子和探针的浓度，这可能是本法灵敏度的决定因素。同源杂交使 3SR 产物的检测方案的自动化成为可能。

(4) 3SR 反应的临床应用：3SR 的选择能力和特异扩增 RNA 的能力在临床有几个方面的应用，包括筛选传染病、筛选遗传病，癌症的诊断与监测等。另外，由于 3SR 的主要产物是单链 RNA，可以直接克隆和测序，检测的方法也很简单，包括放射性核素或非放射性核素异源杂交和同源杂交。3SR 检测法在临床上的应用多数要求绝对而不是相对定量。进行定量检测有几个关键之处，包括① 确定最佳反应条件；② 对遗留污染的控制；③ 定量检测 3SR 产物的异源或同源。

二、DNA 测序(DNA sequencing)

DNA 序列分析在基因工程和分子生物学研究中一直是一项重要的手段，也是该领域最重要的技术之一，是了解基因结构和功能的基础途径。1977 年英国剑桥分子生物学实验室 Sanger 等人首创双脱氧链终止法，同年美国 Maxam 和 Gilbert 创立化学降解法。这两种方法的建立使 DNA 的序列分析获得第一次飞跃，测定几千甚至上万个核苷酸分子已不是一个困难的事情。1987 年美国 ABI 公司推出了第一台 DNA 序列自动测定仪，它集合双脱氧法、荧光标记法和激光检测法于一身，利用检测器与计算机联合完成。这种自动测序仪的出现，使 DNA 序列分析又得到一次飞跃，它更简便、更快捷，致使人类基因组测序这样浩大的工程得以实现。20 世纪 90 年代“人类基因组计划”(human genome protein)的启动，有力地推动了高速 DNA 测序技术的发展。

(一) DNA 序列测定法的基本原理和常见方法

经典的 DNA 测序方法其基本原理是建立在双脱氧链终止法(酶法测序)和变性聚丙烯酰胺凝胶电泳技术的基础上，变性聚丙烯酰胺凝胶具有很高的分辨率，差别 1 个碱基的单链寡聚核苷酸也能被分离，利用双脱氧链终止法(酶法测序)将待测 DNA 片段变成一系列放射性标记的单链寡核苷酸，使一端为一固定的末端，另一端成为一系列相差 1 个碱基的连续末端。将这些相差 1 个碱基的单链寡核苷酸在变性聚丙烯酰胺凝胶上电泳分离。近年来，除了经典的测序方法在技术环节上有许多新的改进外，还发展了一些全新的 DNA 测序方法。目前国际上正在发展的 DNA 序列分析技术有两类：第一类被称为“Evolutionary improvement”，即进一步发展与完善目前广泛采用的以凝胶电泳分离为基础的 DNA 序列分析技术，如毛细管凝胶电泳法、阵列毛细管凝胶电泳法、超薄层板凝胶板电泳法；第二类被称为“Revolutionary methods”，即抛弃凝胶电泳分离步骤的直接测序方法，如芯片法、质谱法、原子探针显微镜法、流动式单分子荧光检测法等。本章主要介绍常见的 DNA 序列测定方法，如双脱氧链终止法、化学降解法、PCR 法、芯片法及其自动化。

1. 双脱氧链终止法

(1) 双脱氧链终止法基本原理：DNA 在体外合成时，DNA 聚合酶在引物的引导下，以原 DNA 链为模板，沿 3′—5′方向移动，利用加入液体中的四种 2′—脱氧核糖核苷酸(dNTP)聚合成一条与模板互补，但方向为 5′—3′，与原 DNA 相反的 DNA 新链。如果在液体中加入 2′，3′-双脱氧核苷三磷酸(ddNTP)，当它们掺入正在合成的新链 DNA 后，由于其在脱氧核糖的 3′位置缺少一个羟基，因而不能与后续 dNTP 的 5′磷酸基团之间形成磷酸二酯键，合成中的新 DNA 链不再继续延伸。由于在 DNA 的合成体系中，既有正常反应的四种 dNTP，又有一种按一定比例加入的 ddNTP(如 ddATP)，因而新合成的 DNA 链可能掺入这种 dNTP(如 dATP)的位置就可能掺入同种 ddNTP(如 ddATP)，导致新生合成链凡是应该掺入该种核苷酸的位置就有可能随机终止。由于存在这样一种 ddNTP 与同种 dNTP 竞争，合成产物为一系列长度不同的多核苷酸片段。这些片段的 5′端即引物端是固定的，而终点(ddATP 掺入的位置)随模板碱基序列而改变。上述合成的不同长度的新 DNA 片段，加于变性的聚丙烯酰胺凝胶中电泳分离，电泳后能将长度只差 1 个核苷酸的 DNA 片断分离开。由于在反应体系中加入了标记物，如放射性核素标记物(或萤光标记物，用于自动测定)，经过放射自显影，在感光乳胶底片上就会显示出按长度不同而排列的条带。四种 ddNTP 分别加入 4 个反应体系，分别合成、电泳、显影后，再将 4 个体系结果一起排列，按加样顺序，便可读出与模板互补的新生链序列，见

图 44-4。

(2) 双脱氧链终止法测序的策略：双脱氧链终止法通常可读到 300～500 个核苷酸，如果待测 DNA 长度小于 300 核苷酸，只需将该 DNA 片断直接克隆到合适的单链或双链测序载体即可一次读通；而对于较长区域待测 DNA，则要将其打断成许多小片段来单独进行测序，最后将这些小片段综合起来分析，即可得到该较长区域 DNA 序列。我们

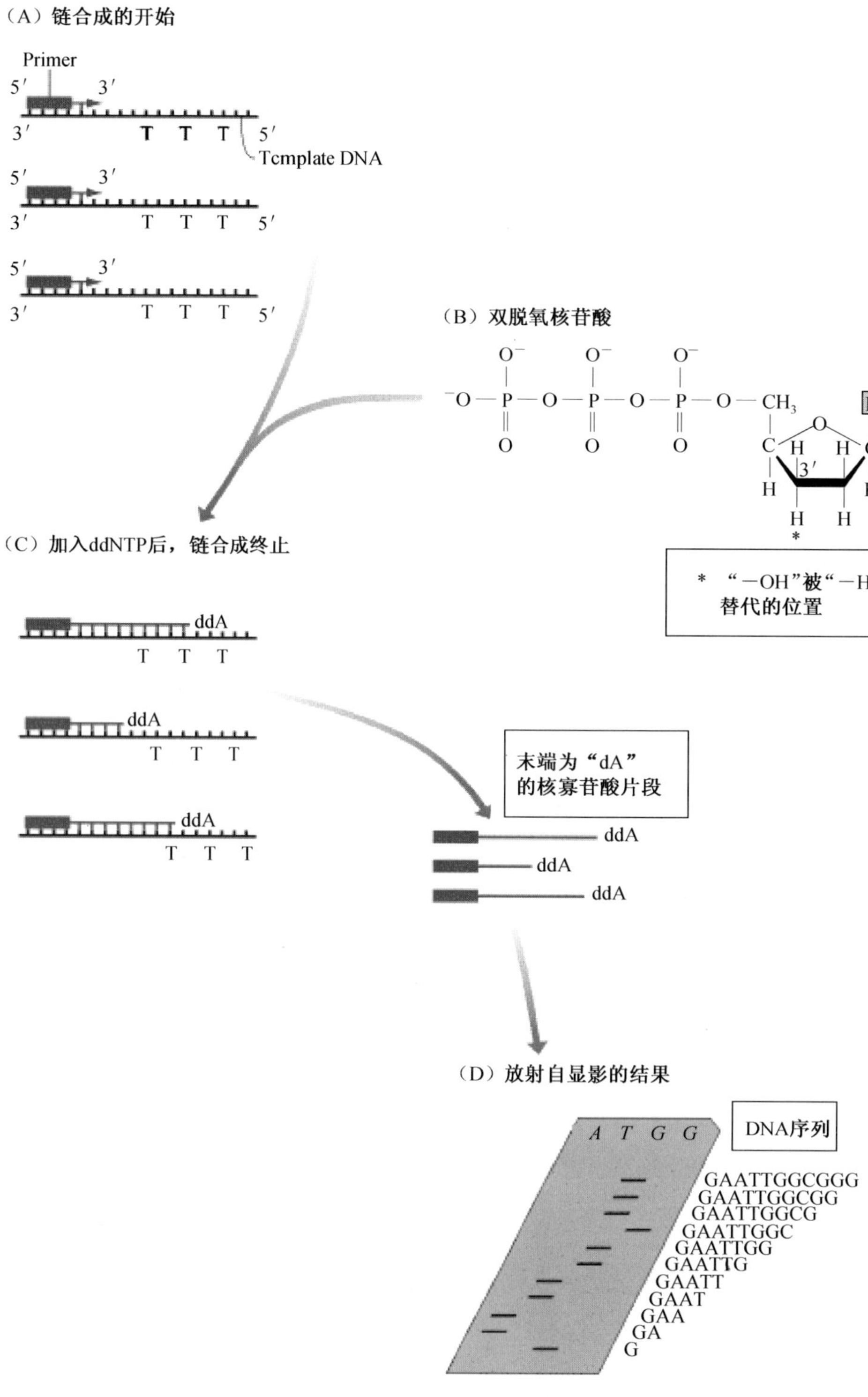

图 44-4　双脱氧链终止法示意图

根据把大片段分成小片段的方法不同可以分成三类：① "鸟枪克隆法"，即是用核酸酶（如 DNaseⅠ）等随机从大分子 DNA 中产生小片段，收集这些随机片段并将他们克隆进适当的测序载体中，分别对各克隆片段进行测序。② "嵌套缺失法"：使用外切酶或核酸酶 Bal31 等来获得含有完整的 DNA 片段克隆的几套嵌套缺失体，也可以使用 T_4 连接酶及其他获取定向缺失的方法进行性合成和寡核苷酸指导的突变分析。③ "引物步查法"（primer walking）它适用于双脱氧测序，且无需对小片段进行亚克隆，最初的序列数据是通过利用载体上引物获得的，一旦新的序列被确认，与新获得序列的 3′端杂交的寡核苷酸就能合成，并能以之为引物进行下一轮的双脱氧测序反应。

（3）测序的主要试剂

1）载体。① M13 噬菌体载体：M13 噬菌体载体是 1 种具有特殊生活周期的病毒。每个 M13 噬菌体含单链环状 DNA 分子，其复制以双链复制体（RF）的方式进行，RF 分子能以质粒的形式分离到，然后转化大肠杆菌，产生单链 DNA 噬菌体或双链 RF 型 DNA 分子，将目的 DNA 分子片段克隆到 M13 的 RF 分子中，然后可大量制备测序的单链 DNA。② 质粒型测序载体：质粒系统容易操作，大片段重复 DNA 序列在质粒系统中相当稳定、能在大肠杆菌中以高拷贝数复制、具有蓝白插入筛选标记等优点，使得质粒载体能够很理想的进行双链双脱氧测序反应。③ 模板：模板的质量是决定测序结果的关键因素之一，用于测序的单链 DNA 模板通常从重组 M13 噬菌体颗粒中分离。双链 DNA 模板可以采用碱裂解法提取的质粒经纯化后获得。

2）引物。许多商品化的载体系列都有设计好的正反向测序引物，可以用于分析克隆于载体上的 DNA 序列。

ddNTP：ddNTP 是 2′，3′-双脱氧核苷三磷酸，由于其在 3′位置上缺少一个羟基，一旦 ddNTP 掺入到正在延伸的 DNA 链中，DNA 链随即终止延伸。

放射性标记 dNTP：放射性标记 dNTP 主要有 [α-^{32}P] dNTP、[α-^{35}S] dNTP、[α-^{33}P] dNTP 3 种。

此外，DNA 聚合酶、dNTP 类似物也是测序反应中重要的试剂。

2. 化学降解法　在 DNA 测序的早期，化学降解法使用较为普遍，随着由于末端终止法技术不断改进成熟，绝大多数以单纯测定 DNA 序列为目的的实验都采用末端终止法进行，但化学法在研究 DNA 二级结构以及蛋白质—DNA 相互作用的诸多实验中，仍有重要应用价值。

（1）化学降解法的基本原理：首先对待测 DNA 片段进行单侧末端的放射性核素标记，末端标记好的 DNA 片段在 4 组或 5 组互为独立的反应体系中分别用不同的化学试剂处理。每一组反应特异地针对某一种或某一类碱基，并控制化学反应进行的程度，使得平均每个 DNA 分子只在一个位置被裂解，而断裂的位置随机发生在 DNA 片段某种碱基中的任何一个。每组混合物中含有长短不一的 DNA 分子，其长度取决于该组反应所针对的碱基在待测 DNA 全长片段中的位置。将各组反应产物置测序凝胶中进行高压电泳分离，再经放射自显影后得到互相错落的梯形图谱，即可沉淀出 DNA 序列。

化学降解法自初次提出以来，基本没什么变化。这一方法的成败，完全取决于以下两步降解反应的特异性。第一步，对特定碱基（或特定类型的碱基）进行化学修饰；第二步，经修饰碱基从糖环上脱落，修饰碱基 5′和 3′的磷酸二酯键断裂。化学降解法所用的化学修饰技术，见表 44-1。

表 44-1　化学降解法的化学修饰技术

碱基	特异修饰方法
G	在pH 值 8.0 下，用硫酸二甲酯对 N7 进行甲基化，使 C_3～C_9 对碱裂解有特异的敏感性
A+G	在pH 值 2.0 下，哌啶甲酸可以使嘌呤环的 N 原子质子化，从而导致脱嘌呤，并因此削弱腺嘌呤和鸟嘌呤的糖苷键
C+T	肼可打开嘧啶环，后者重新环化成五元环后易于除去
C	在1.5 mol/L NaCl 存在下，只有胞嘧啶可同肼发生明显可见的反应
A>C	在90 ℃下用 1.2 mol/L NaOH 处理可使 A 位点发生剧烈的断裂反应而 C 位点的断裂反应较微弱

化学降解法由于采用 ^{32}P 进行放射性标记，末端标记 DNA 的比活度、裂解位点的统计学分布等原因，所能测定的长度比双脱氧测序终止法短一些，它对放射性标记末端 250 个核苷酸以内的 DNA 序列效果最佳，但较双脱氧测序终止法具有一个明显优点即是：所测的序列来自原 DNA 分子而不是

酶促合成反应所产生的拷贝。

(2) 化学降解法的操作程序：化学降解法的核心是特异性碱基的裂解反应，主要包括碱基的化学修饰，碱基的消除，使修饰的碱基从糖环上脱落。这些操作都要在精心控制条件下进行，以确保每一个 DNA 分子平均只有 1 个碱基被修饰，随后用哌啶裂解修饰碱基的 5′和 3′位置，即可得到一组长度从一个到数百个核苷酸不等的末端标记分子。样品经凝胶电泳后，即可从放射自显影胶片上比较 G、A+G、C+T、C 各泳道条带，并读出 DNA 序列，见图 44-5。

3. PCR 直接测序技术

(1) PCR 直接测序法的原理：PCR 直接测序法 (PCR-DS) 是将目前常用的化学裂解法和双脱氧末端终止法与 PCR 的结合而产生的一种新的测序技术，它的出现给传统测序方法带来了很大的变化。PCR 产物可以克隆到载体内进行测序，或不用克隆而直接进行测序。由于克隆费时，且有可能造成序列错误，因此目前大部分 PCR 测序工作致力于产物的直接测序。

PCR 产物的直接测序，具体可以分为三类：① 化学裂解法包括 PCR 产物的不对称标记和在特异核苷酸位点处的化学断裂，从而产生一系列梯带；② 在PCR过程中，用 5 端为 RNA 聚合酶启动子序列修饰的引物扩增，产物在 RNA 聚合酶作用下产生单链 RNA 分子，然后用逆转录酶测序；③ 最常用的方法是双脱氧末端终止法，测序引物可以是特异的，也可以是 PCR 过程中掺入的通用引物，见表 44-2。

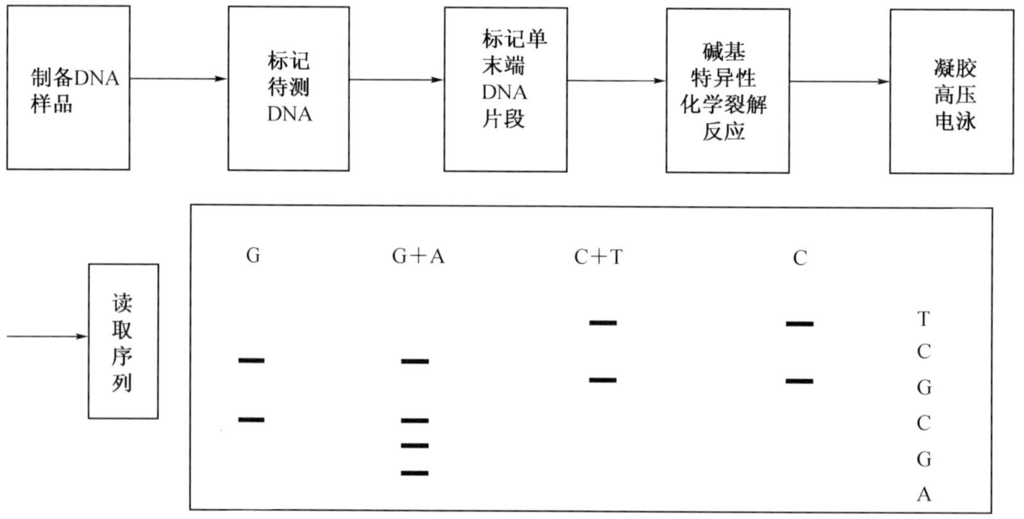

图 44-5　化学降解法的操作流程

表 44-2　PCR 产物直接测序法

方　法	举　例
化学断裂法	用一末端标记引物进行 PCR，然后用标准的 Maxam-gilbert 法测序
	进行 4 管 PCR，每管中有一末端标记引物和一个不同的 α-硫三磷酸，然后，用碘乙醇或 2,3-环氧-1-丙醇断裂修饰的核苷酸
RNA 双脱氧终止法	PCR 过程中在产物末端掺入 λ 噬菌体(T_3 或 T_7)启动子序列，用 T_3 或 T_7 聚合酶产生 RNA 单链。用特异内寡核苷酸或 PCR 过程中加尾序列为引物进行逆转录酶测序(GAWTS 和 RAWATS)
	扩增产物酶切后与 T_3 或 T_7 启动子接头连接，然后进行 GAWTS 测序(PLATS)
DNA 双脱氧终止法	用不对称 PCR 产生 ssDNA，用特异引物或 PCR 引物引导测序
	第二次 PCR 时在产物一端引入通用引物互补序列，同时用不对称 PCR 产生单链，用通用引物测序
	第二次 PCR 时在产物一端引入通用引物互补序列，另一端引入生物素分子，通过固相化的亲和素捕获生物素分子而获得单链，最后用通用引物测序
	双链模板的测序(LPCR 测序)

与常规测序法相比，PCR 直接测序法具有许多优点，① 可以完全省去 PCR 产物克隆，直接从粗制的生物样品中测出目的 DNA 序列；② Taq DNA 聚合酶可在高温下进行反应，而使 PCR 产物无需克隆或碱变性即可直接用于测序，更快速、可靠；③ PCR扩增使模板 DNA 的量呈线性增加，这样测序只需少量 DNA 模板；④ 较高的复性温度，提高了引物和模板结合的特异性，减少了非特异性扩增产物的干扰；⑤ 高聚合温度可有效地解除模板 DNA 的二级结构，使 G、C 含量丰富的结核分支杆菌 DNA 的聚合反应能顺利进行；⑥ 测序引物可另外合成，也可采用 PCR 扩增引物，而且 PCR 扩增引物更经济。

(2) PCR 直接测序法的步骤：粗制样品中的靶 DNA 可首先采用 PCR 方法从粗制样品中扩增出目的 DNA 片段，再对 PCR 产物进行测序。测序引物可以用 PCR 扩增过程中的任意一条，也可以是其他能与 PCR 产物进行互补杂交的其他引物。由于 PCR 反应过程中常用的 DNA 聚合酶没有 3′－5′的校正活性，因而在 PCR 扩增过程中会出现错误掺入的问题。如果再将错误掺入的 PCR 扩增片段进行克隆测序时，就无法保证所得的序列与模板的一致性。如果是采用 PCR 直接测序法，在 PCR 过程中，某一位点上由于核苷酸的掺入而导致的突变，在全部的扩增产物“群体”中已被“冲淡”。但如果有些情况必须在测序之前克隆 PCR 产物时，则建议使用有 3′－5′校正活性的 DNA 聚合酶(如pfu DNA聚合酶)来进行 PCR 反应，或者挑选一个以上的重组子克隆进行序列分析来综合判定。

但 PCR 直接测序法在技术难度较高，所测序列较短，较长片段需分段测序，而且采用同位素，存在污物处理问题，不适用于临床实验室常规开展。

4. 芯片法 DNA 序列分析　基因芯片是 20 世纪 90 年代发展起来的一项前沿生物技术，其思想是在基因测序的早期提出来的，主要是为了提高 DNA 测序的速度。随着生物技术的迅猛发展，基因芯片的应用远远超出了其最初的设想。芯片法在 DNA 序列分析中应用的主要是通过杂交测序和邻堆杂交来实现的。

杂交测序(sequencing by hybridization，SBH)是用于快速 DNA 测序分析的一种新技术，它应用一套已知序列的 n-mer 长的寡核苷酸探针，与待测 DNA 样品进行杂交，寻找靶 DNA 链上的互补序列，形成完全互补的双链，根据杂交情况排列出样品的序列信息。在 65 536 个 8 聚寡核苷酸的微阵列上，采用 SBH 技术，可测定 200 bp 长度的 DNA 序列。如用 67 108 864 个 13 聚寡核苷酸的微阵列，可对数千个碱基长的 DNA 测序。SBH 技术的效率随着微阵列中寡核苷酸数量与长度的增加而提高，但微阵列中寡核苷酸数量与长度的增加则提高了微阵列的复杂性，降低了杂交准确性。邻堆杂交(contiguous stacking hybridization，CSH)技术弥补了 SBH 技术存在的弊端，CSH 增加了微阵列中寡核苷酸的有效长度，加强了序列准确性，可进行较长的 DNA 测序。计算机模拟论证了 8 聚寡核苷酸微阵列与 5 聚寡核苷酸邻堆杂交，相当于 13 聚寡核苷酸微阵列的作用。可测定数千个核苷酸长的 DNA 序列。Dubiley 等人将合成的 10 聚寡核苷酸固定于排列在载玻片表面制成寡核苷酸微阵列，先用分离微阵列进行单链 DNA 分离，再用测序微阵列分析序列，后者联合采用了 10 聚寡核苷酸微阵列的酶促磷酸化、DNA 杂交及与邻堆的 5 聚寡核苷酸连接等技术。该方法可用于含重复序列及较长序列的 DNA 序列测定及不同基因组同源区域的序列比较。

(二) DNA 测序的电泳分析技术

随着人类基因组计划的不断深入和发展，为适应大规模测序的需要，高速 DNA 测序技术在不断发展。DNA 测序仪的不断的推陈出新，其测序的速度和自动化程度也不断的发展。DNA 测序仪根据其电泳分离技术的方法不同可以分为以下三类：平板凝胶电泳法、毛细管电泳法、超薄层板电泳。

1. 平板凝胶电泳法的发展　美国应用生物系统公司(Applied Biosystem)于 1987 年，继双脱氧链终止法和化学降解法问世整整十年以后，推出了自动 DNA 序列测定仪(370A 和 373A 型)，90 年代初，欧洲分子生物学实验室(EMBL)与瑞典 Pharmacia-LKB 公司也联手推出了最新型的全自动激光序列分析仪(automated laser fluorescent sequencer，A. L. F)，完成了 DNA 序列测定的又一次重大突破。两种自动测序仪的原理仍沿用 Sanger 等建立的双脱氧链终止法，DNA 聚合酶催化延伸反应产生的 DNA 片段仍都通过序列板凝胶电泳分离，同时采用了无放射性伤害的荧光标记物。ABI 公司的研究人员经长期实践摸索，最终确定了四种荧光基团分别作为 DNA 聚合酶延伸反应中四种

ddNTP终止的DNA片段的标记物。目前ABI公司的荧光素有两种掺入方式。第一种是将四种荧光素预先标记在测序反应所用引物的5′端，形成四种标记引物，在测序反应的四支管中，特定荧光标记的引物则与特定的ddNTP底物保持对应关系。第二种是将荧光素连在作为终止底物的ddNTP上，在反应中，带荧光发色基团的ddNTP在掺入DNA片段导致链延伸终止的同时，使该片段3′端标上了一种特定的荧光素，四种荧光素分别与四种ddNTP底物连接，反应结束时产生的四组DNA片段分别由特定ddNTP所终止，且标记有四种不同的荧光发色基团。采用四标记单泳道电泳法分离DNA，一次可读出DNA的长度为400～500 bp。后来ABI公司又推出了更为高效的377测序仪。而A. L. F采用单种荧光素标记，也有两种标记方法。第一种是以5′端标记的引物进行反应，第二种是使用荧光素标记核苷酸（Fluore-dATP或Fluore-dCTP)。该仪器适用于定向测序。采用单荧光标记四泳道分别加样的方法，可提高测序结果的准确性，使用该仪器每克隆能分离检测到1 000 bp长度，两条DNA模板分别测序后精确率>99.7%。

2. 毛细管电泳法

(1) 概述：毛细管电泳（capillary electrophoresis, CE)是在20世纪80年代发展起来的一种新型凝胶电泳分离技术，而对于DNA测序仪的一项重大改进出现在20世纪90年代中期，并在20世纪90年代末完成了商品仪器化，这就是用集束化的毛细管电泳代替了凝胶电泳。集束毛细管电泳的工作方式大大有利于自动化程度的提高，把在凝胶电泳中“劳动力密集”的操作基本上都完全取消了，而且由于电泳电压的提高，显著地提高了分析速度，使DNA测序工作成为一种可规模化进行的生产线。由于DNA测序仪的广泛应用，基因组研究有了长足的进展，除了人类基因组全部30亿碱基的顺序框架图已于2001年4月完成外，小鼠的基因组框架图早已完成。此外，果蝇、线虫、酵母和近50种细菌类微生物及多种病毒的全序列分析也都已完成。应该指出，上述的所有基因组研究结果都是最近5年中得到的，是用集束化的毛细管电泳代替了凝胶电泳的结果。

毛细管凝胶电仪的基本组成为：熔融石英毛细管的两端分别浸在含有电解质的贮液槽中毛细管内也充满了同样的电解质溶液。在毛细管的一端安装了在线的检测器。被分析的样品可以用多种进样方式通过毛细管的另一端加入。样品被引入后，便开始施加电压，典型的操作电压从5 kV到30 kV，一般操作时间为1～45 min。毛细管电泳克服了平板凝胶电泳技术费时、费工难于自动化等固有缺点，具有进样量小、分辨率高、分析快速、定量准确、使用方便等明显优势，在生物大分子、小分子及离子的快速分离方面均显示出优异的性能。

目前，Milipore公司、P-E公司、HP公司、Dionex公司、Bio-Rad公司等均以推出商品化的毛细管电仪。在理想条件下，理论塔板数可超过一百万，甚至有人计算可达10^8，在通常的操作条件下，柱效可达到10～20万。从DNA测序仪研制开发情况看，每一代新的DNA测序仪检测的时间在不断缩短，速度越来越快，测序的容量也逐步增大。例如1999年P-E公司推出的ABI 3 700型阵列毛细管电泳DNA测序仪，此型测序仪采用一种“鸟枪集合测序新技术”，与早期的ABI 377板凝胶电泳测序相比，同样数量样品板电泳需8 h完成，ABI 3 700仅需15 min，计划用230台ABI 3 700测序仪（30万美元/台）预计每天获得1亿碱基原始测序数据，一年内将完成30亿碱基序列的99%，每个碱基花费0.1美元，较前花费0.5美元降低了5倍。

(2) 毛细管凝胶电泳：毛细管具有高表面/体积比，有优异的传热性能，因此毛细管电泳允许使用比板凝胶电泳更高的电场强度。在毛细管凝胶电泳DNA序列分析中一般采用内径50～75 μm毛细管，使用电场强度比平板凝胶电泳提高近一个数量级，实现高速及高分辨分离碱基。进行DNA序列分析关键是速度、灵敏度、分辨率、凝胶筛基质和分离机理几方面。毛细管凝胶电泳的电泳速度比板凝胶电泳速度快25倍，但由于凝胶的化学不稳定性，凝胶柱一般不重复使用，在测序过程中须花费大量时间制备凝胶柱。DNA测序中凝胶毛细管电泳柱主要以聚丙烯酰胺凝胶作筛分介质，理论上凝胶是理想的介质，它黏度大、抗对流，能减少溶质的扩散，柱效极高，有极好的分离效果，但制作合适的凝胶毛细管电泳柱十分困难，在制作过程中有难以除去的空泡生成，影响分离，而且寿命偏短。Baba等提出一种方法，即用一种特殊设计的注射装置，把聚合溶液注射到毛细管中，这样就不会产生空泡，用此柱分离多聚核酸，平均迁移时间的标准偏差天与天之间为1.5%，批与批之间为2.1%。

(3) 非凝胶基质毛细管电泳：由于毛细管凝胶电泳制备凝胶柱费力，非凝胶基质的研究引起人们广泛的兴趣。近年来应用非凝胶基质毛细管电泳分离 DNA 限制性片段有不少报道。其中线性聚丙烯酰胺非凝胶基质，纤维素衍生物非凝胶基质用于电泳分离 DNA 限制性片段的报道较多，在优化条件下，可以获得高效及高速分离。另外羟基乙基纤维非凝胶基质，羟基丙基甲基纤维素非凝胶基质也有研究，插入荧光剂，采用激光荧光检测，检出限可达 5×10^{-10} g/mL。无筛分技术用低黏度线性高聚物溶液代替聚丙烯酰胺，不在柱内作交联反应，可避免空泡形成。而且柱子寿命长，制备容易。常用的无胶筛分剂有未交联的聚丙烯酰胺，甲基纤维素及其衍生物，聚乙二醇和葡聚糖等，DNA 片段分离通常用前两种。目前关于这方面的研究主要集中于：筛分机理研究，高效、低黏度的聚合物分离介质的筛选及相关仪器的研究。

(4) 阵列毛细管电泳：虽然毛细管电泳使用的电场强度比板凝胶电泳提高了近一个数量级，因而分离时间约缩短 25 倍，但由于每次只测一个样品，所以实际上测序效率比板凝胶电泳没有根本性的提高。阵列毛细管凝胶电泳是将毛细管电泳与板凝胶电泳的优势相结合，采用毛细管凝胶电泳基本装置，将多支毛细管并列进行分离与检测，以板凝胶电泳的优势弥补了毛细管凝胶电泳的不足。阵列毛细管凝胶电泳虽然采用毛细管凝胶电泳基本装置，但也有许多新的要求：① 要求高压源提供更高的输出电流；② 对进样系统的自动化程度要求更高，有必要实现毛细管柱更换自动化；③ 要求凝胶柱的制备速度大幅度提高；④ 对检测系统的要求更为复杂；⑤ 要求电泳系统的同步数据处理功能大幅度提高。

(5) 芯片毛细管电泳：集成毛细管电泳芯片(integrated capillary electrophoresis chip，ICEC)，集成毛细管电泳芯片是近几年出现的微量分析装置，即在硅、玻璃、塑料等基体上刻蚀上毛细管槽，用盖板封闭好后，利用电场分离物质，它使毛细管电泳分离物质的整个过程在 1 块几平方厘米的基片上得以实现。集成毛细管电泳芯片具有高效、快速、试样用量少、节约药品等优点，并开始在 DNA 分析和测序、氨基酸和蛋白质的分离、生物细胞研究等方面崭露头角。将一个实验室的工作集成到一块很小的芯片上，使仪器微型化，建立有一个实验室功能的芯片将是毛细管电泳发展的一个重要趋向。

3. 薄层板电泳　薄层板凝胶电泳结合了毛细管凝胶电泳与板凝胶电泳的优势，利用板凝胶电泳基本装置使多个样品的分离同时进行，结合毛细管凝胶电泳的优势使分离在超薄层凝胶(<100 μm 厚)中进行从而提高电场缩短分离时间。当使用 50～100 μm 凝胶板配备流水冷却装置，提高场强到 250 V/cm，大幅提高了电泳速率，应用激光荧光 CCD 检测器检测，18 个样品平行电泳仪器测序效率达到8 000 bp/h以上，检出限 $1.2\sim3.3\times10^{-17}$ mol/L。另外一种基于超薄层板凝胶电泳的非连续的缓冲液系统——硼酸盐 EDTA 缓冲液系统被采用，能解决 GC 丰富区和迁移带现象，明显提高了分析速度和分辨率。超薄层板电泳采用非凝胶基质，由于横向扩散，易使泳道之间交错，曾有人试采用质量分数为 20%～30%聚丙烯酰胺高黏度溶液，板厚100 μm，电场强度 33～100 V/cm 用溴乙啶和 YoYo-1 荧光试剂标记，电泳分离 DNA 限制性片段，获得部分分离，电泳图谱不清晰，效果欠佳，要满足人基因组项目 DNA 测序速度需要，仍须进一步研究及开发。

核酸是生命的遗传物质，遗传信息存在于 4 种单核苷酸(A，G，C，T/U)按不同顺序连接而成的核酸分子中，测定基因组的核酸序列，迅速准确地解读决定生命性状的密码，对于识别病原，揭示疾病变化规律是任何方法都不能相比的，但比较繁琐、比较复杂。

DNA 序列分析应用各种突变检测技术检测到的基因突变，最后都需用序列分析才能确定突变类型及突变位置，其效率可以达到 100%。现在的测序方法已与经典的方法有了很大的不同，其基本原理虽仍是双脱氧终止法，但自动化程度大为提高，操作更简便，测序时间也大大缩短。随着 PCR 技术与测序联合使用，不需经过 M13 亚克隆步骤，故称为直接测序法(direct sequencing, DS)。DS 法测序的模板主要来源于 PCR，应用不对称 PCR 和基因组扩增转录同步测序法(genomic amplification with transcript sequencing, GAWTS)等，使单链产物大大增加。

三、荧光原位杂交技术(fluorescent in situ hybridization，FISH)

荧光原位杂交技术创建于 1986 年。FISH 具有探针稳定、操作安全，可快速、多色显示多个不同探针的杂交信号等优点。FISH的灵敏性与探针标记方法和检测仪器性能有关，探针标记时掺入的修饰核苷酸比例直接影响杂交信号强度。FISH探针一般采用随机引物法或切口翻译法，如将PCR技术引入FISH探针标记，可使其灵敏度提高到0.25 kb。应用慢扫描CCD配合影像处理软件，增强信噪比，有利于检测微弱信号，如应用TSA系统(tyramide signal amplification)能将杂交信号再放大1 000倍，可用于单拷贝基因的定位。FISH分辨率大约为1～3 Mb，如果应用强变性剂处理染色体，让DNA分子从蛋白质中分离出来，使双DNA完全伸展并黏附在玻片上，经处理后，分辨率可达1～2 kb。还可采用对分裂中期染色体进行显微解剖(microdissect)法以提高分辨率。FISH的另一个特点是可以联合使用地高辛、生物素等多种标记系统，在一次杂交中可检测多种探针在染色体上的位置及探针间的相互关系，即多色FISH或多靶FISH。FISH技术已被广泛应用于肿瘤研究中的基因扩增、易位重排及缺失等的检测，在肿瘤诊断和鉴别诊断、预后和治疗监控等方面都有重要意义。

FISH基本原理是两条核苷酸单链片段，在适宜的条件下，以过氢键结合，形成DNA－DNA、DNA－RNA或RNA－RNA双键分子的特点，用带有标记的(有放射性同位素，如3H、35S、32P、荧光素生物素、地高辛等非放射性物质)DNA或RNA片段作为核酸探针，与组织切片或细胞内待测核酸(RNA或DNA)片段进行杂交，然后可用放射自显影等方法予以显示，在光镜或电镜下观察目的mRNA或DNA的存在与定位。用原位杂交术，可在原位研究细胞合成某种多肽或蛋白质的基因表达。此方法可进一步从分子水来探讨细胞的功能表达及其调节机制。已成为当今细胞生物学、分子生物学研究的重要手段。

荧光原位杂交技术具有敏感、快速、能同时显示多种颜色等优点，不但能显示中期分裂相，还能显示间期核中，是基因定位和染色体畸变分析的一种有效的方法。目前FISH经不断丰富和完善，已衍生成一个技术系统。包括原位杂交显带(ISHB)、FISH基因定位(FISH mapping)、染色体原位抑制性杂交(CISS)、染色体涂色(chromosome painting)、全Cosmid和YAC的CISS以及反向染色体涂色(reverse chromosome painting)等。

(一) FISH所应用的探针

1. 基因组探针　人类和哺乳类基因组内一些高频率的重复顺序，进化上很少具有保守性，如果以基因组DNA作为探针，这些存在于探针和靶顺序的高重复序列之间会首先退火，超过那些保守的和单一的顺序，因而杂交表现出特异性。

2. 具有染色体特异性的重复探针　从人类2/3以上的染色体中已克隆出一些重复顺序，重复100～5 000次不等，具染色体特异性，能够在某一染色体的着丝粒区或异染色质去产生致密的杂交带。Cremer等曾选用了1号和18号染色体结构异染色质重复顺序探针识别神经外胚层肿瘤中的染色体特异性改变。Crolla等也用X和Y染色体着丝粒特异探针鉴定出一个环形染色体的起源。

3. 染色体文库探针　染色体文库收集了来自人类单条染色体的DNA物质。单条染色体的获得有二种方式：一种是来自携有某一条人类染色体的体细胞杂交株，直接或经过扩增后制备成探针；另一种是经流式细胞分类仪(flow-cytometry sorter)从染色体悬液中分离，再用分子克隆或PCR方法扩增为探针。

4. 单一顺序探针　FISH方法与放射性核素原位杂交不同，它要求探针足够大，探针越小，杂交位点检出率越低。对于存在于基因组内的单一顺序基因，检出它最有效的方法是应用含大插入片段的克隆载体。

(二) FISH的应用

某些遗传性疾病，如Duchenne/Becker肌营养不良、Prider-Willi和Angelman综合征、Miller-Dieker综合征及DiGeorge综合征等，约半数患者有亚细胞水平的染色体微小缺失，即使在高分辨率的染色体上也难以观察到。用FISH方法分析，结果直观、明了。同样，FISH可用于基因双重性遗传病，如Charcot-Marie-Tooth病，在17号染色体上出现PMP－22基因双重杂交信号。在慢性粒细胞白血病中，用3′ABL和5′BCR顺序的cosmid克隆进行FISH，可以筛选Ph＋的患者，而且Y－特异性DNA探针，包括SRY基因，能够通过FISH方法诊断和研究性分化异常或性反转，如XX男性等。

四、限制性片段长度多态性(restriction fragment length polymorphism, RFLP)

一个人两条染色体上的2个等位基因并不总

是完全相等的。约 12%～18%编码蛋白质的位点是杂和的，这称为平均杂和度。人类基因组中两套单倍体 DNA 水平上的差异就更加明显。因而，基因组中存在许多多态位点，任何 2 个同源区每隔 1 000个碱基对就有一个不同。若把 2 套基因组(各 3×10^9 bp)排列起来，将会有 300 万余处不同，而这些多位于非编码序列中。

人类基因组十分庞大，不易进行分析。因此，常用限制性内切酶将其切开后再进行分析。各种限制性内切酶具有自己独特的碱基识别序列，并能在特定位置将其切开。例如限制酶 EeoRI 的识别序列是 GAATTC，基因组中凡是有该序列处均可被其识别和切割。但如果碱基发生变异，可导致识别位点的消失或新位点的出现，从而引起酶切片段的长度差异。这种由于限制酶酶切位点变化所导致的 DNA 片段长度的差异，称为限制性片段长度多态性。RFLP 反映了个体间 DNA 核苷酸的可遗传变异。

(一) RFLP 检测方法

RFLP 的经典检测方法是先用相应限制酶切割受检个体的基因组 DNA，通过电泳将长度不同的片段分开，并转移到硝酸纤维膜上，然后再与相应的探针进行 Southern 印迹杂交。如探针跨越切点，则被切开的 2 个片段均可与探针杂交，从而显示两条杂交带。其基本原理是将纯化的正常人和患者 DNA 同时用限制性内切酶切成片段，经电泳分离、印迹、探针杂交等找到目的基因。如多数遗传性疾病有基因的缺陷(如基因缺失、基因插入、编码区小范围核苷酸序列改变或点突变等)，这造成被限制性内切酶切开的片段(分子量)大小与正常人发生差异(限制性片段长度多态)，使其电泳迁移率发生差异，而达到基因诊断的目的。小区域或点突变，可选用一个限制性内切酶的切点正好在这一变异位置，使切割作用和正常人发生差异(如正常人基因可切断而患者不能，或反之)，达到诊断目的。现在 PCR 产物经变性为 DNA 单链，用聚丙烯酰胺凝胶电泳分离，只要有 1 个核苷酸发生变异，其电泳迁移率就会改变，进行多态分析(PCR—SSCP)。实际上把基因的异常位置设计在 PCR 扩增区域内就能进行多态分析。

除了上述检测方法外，RFLP 还可以通过更为简单的方法检出，即先设计出扩增包括可能变异的核苷酸位点的引物，进行 PCR 扩增，再将扩增的 PCR 产物进行相应的限制酶切割，然后进行凝胶电泳，根据 DNA 片段的长度判断是否存在相应的酶切位点。这种方法不需要进行 Southern 杂交，简便快捷，在连锁分析中应用十分广泛。

(二) 限制性片段长度多态性的类型

1. 点多态(point polymorphism)　指单个碱基的改变引起酶切位点的出现或消失所致的 RFLP。这样的多态位点目前以发现数百个。前述 RFLP 即属于这一类，称为经典的 RFLP。

2. 数目变异的串联重复和卫星多态　上述经典的单个碱基取代所致的 RFLP 一般只有一种杂合性的两种形式，即限制酶切点的有或无。每个位点在人群中的杂合子的频率通常不会超过 50%。当被测个体为纯合状态时，RFLP 无法提供所需要的多态信息。在整个基因组中，这类 RFLP 的数量有限，且分布不均。

在人类基因组中还存在被称为小卫星 DNA 的重复序列。每一个小卫星由短的 DNA 序列串联重复组成。每一重复单位通常长 16～28 bp，而重复次数在人群中是高度变异的。这种数目变异的串联重复(variable number tandem repeats，VNTR)决定了小卫星 DNA 区域长度的高度变异性。与此同时，它们又是按照孟德尔方式遗传的，因此它们构成了一大类可用于个体鉴别、遗传分析和基因定位的标记。

当用限制酶切割时 VNTR 区域时，只要酶切位点不在重复区内，由于不同个体所含有的串联重复的拷贝数不同，可得到各种长度不同的片段。应用这些重复序列探针进行 Southern 杂交或直接进行凝胶电泳即可检出 RFLP。

除小卫星 DNA 外，基因组内还有一类微卫星 DNA(microsatellite DNA)，它们的基因序列只有 1～8 dp，如(CA)n、(CTG)n、(CAG)n 等，且通常只重复 10～60 次，在人群中也呈高度多态性，即不同个体所含有的拷贝数可有很大差异。包含微卫星 DNA 的片段可直接通过电泳方法检出。

(三) RFLP 的应用

RFLP 作为第一代遗传标记已经广泛地应用于遗传病的基因连锁分析中。根据这些广泛存在的遗传标记，应用定位克隆策略已成功地确定了 100 多种以孟德尔遗传方式为主的遗传病基因。同时，RFLP 还可用于基因组同源性分析以及个体识别，后者在法医学中已成为常规手段和方法。

五、DNA 印迹技术/ Southern Blot 技术

DNA 印迹法是由英国科学家 Southern 于 1975 年发明的检出特定 DNA 片段的方法。

(一) DNA 印迹法的原理

当细胞的基因组 DNA 用特定的限制性内切酶如 EcoRI 切割时，由于 EcoRI 的识别位点为 GAATTC，因此凡有 GAATTC 的地方都被切开，得到许多长度一定但互不相等的片段，而需要分析、分离的基因或 DNA 片段就在其中某一特定的片段上。

许多长短不同的 DNA 片段混合在一起是很难分析的，因此首先必须将它们按大小(长短)分开，这可借助凝胶电泳来完成。在电泳时分子量愈小的片段迁移愈快，愈大的片段愈慢，大小相同的片段迁移速度相同。因此，在电泳结束时可以获得一个由大到小的连续带谱(smear)，而由于许多细胞基因组得来的某一特定片段，因长度相同将处于同一位置，有利于检出。但若直接使用凝胶操作，因凝胶易碎而不便进行。

DNA 印迹法克服了上述困难。其基本原理是：硝酸纤维膜或一些尼龙膜对单链 DNA 有很强的吸附能力，当电泳后凝胶经过碱变性等处理后再覆以上述膜，并于其上方压上多层干燥的吸水纸，借助后者的对浓盐溶液的上吸作用，凝胶上的单链 DNA 将转移到膜上。这种转移是原位的，即 DNA 片段将在原位保持不变。转移结束后，经过 80℃烘烤或紫外交联的 DNA 将原位地固定于膜上。

当含有特定基因片段原位转移到膜上后，即可与放射性核素或非放射性核素标记的探针进行杂交，并将杂交的信号显示出来。杂交通常在塑料袋中进行。袋内放置上述杂交滤膜，加入含有变性后探针的杂交溶液，并在一定温度下让单链探针 DNA 与固定于膜上的单链 DNA 分子按碱基互补原则充分结合。这种结合是特异的，如只有 B 株蛋白基因 DNA 才能结合上 B 株蛋白的探针。在充分进行杂交后，洗去膜上未结合的探针，将 X 光胶片覆于膜上在暗盒中曝光进行放射自显影(放射性核素标记探针)或将膜进行显色处理(非放射性核素标记探针)，结合了标记探针的 DNA 片段所在部位将显示相应的杂交带。基因的缺失或突变可能导致带的缺失或位置改变。

DNA 印迹技术解决了 DNA 原位转移与固体支持物上的问题。这就给以后的 DNA 分子杂交和信号显示提供了极大的方便，因此它是基因分析中最重要的技术之一。

现将 DNA 印迹法的主要步骤归纳如下：① 从细胞中分离提纯基因组 DNA；② 用限制酶消化基因组 DNA 获得长短不同的酶切片段；③ 通过凝胶电泳将这些片段按大小分离；④ 将凝胶上的 DNA 片段变性后原位地转移到硝酸纤维膜上；⑤ 用放射性核素或非放射性核素标记的探针与之杂交；⑥ 通过放射自显影或相应显色方法将杂交信号，即基因的存在显示出来。

(二) DNA 印迹法的临床应用

DNA 印迹是最早发展起来的分子生物学技术之一，在其他分子生物学方法出现之前，这种方法曾广泛用于科研和临床诊断中。临床上主要用于进行疾病的 RFLP 连锁分析、基因缺失诊断。现在一些动态突变疾病的诊断也可先用 PCR 扩增后再通过 Southern 印迹杂交来进行。

由于 DNA 印迹杂交技术用于分析的 DNA 量较大(一边需要 1～5 ug)，在取材量受限的疾病诊断中已被其他方法如 PCR 取代。

六、单核苷酸多态性(single nucleotide polymorphism，SNP)

单核苷酸多态性主要是指在基因组水平上由单个核苷酸的变异所引起的 DNA 序列多态性。它是人类可遗传的变异中最常见的一种。占所有已知多态性的 90%以上。SNP 在人类基因组中广泛存在，平均每 500～1 000 个碱基对中就有 1 个，估计其总数可达 300 万个甚至更多。虽然这种变异也包括单个碱基的缺失和插入，但更多的是单个碱基的置换。现今，人们越来越相信基因组中的这类多态性有助于解释个体的表型差异、不同群体和个体对疾病，特别是对复杂疾病的易感性，以及对各种药物的耐受性和对环境因子的反应，SNP 与一些疾病的相关性也有不少报道。

SNP 所表现的多态性只涉及到单个碱基的变异，这种变异可由单个碱基的转换(transition)或颠换(transversion)所引起，也可由碱基的插入或缺失所致。但通常所说的 SNP 并不包括后两种情况。

(一) SNP 的检测方法

目前已有多种方法可用于 SNP 检测，如根据

DNA 列阵的微测序法、动态等位基因特异的杂交、寡聚核苷酸特异的连接、DNA 芯片以及 TaqMan 系统等。但不管哪一种方法，首先必须进行靶序列的扩增，然后才能进行其他检测。

传统的 SNP 检测方法是采用一些已有的成熟技术，如 DNA 测序、限制性酶切片段长度多态性、单链构象多态性、等位基因特异的寡聚核苷酸杂交（ASO）等。这些技术虽在某种程度上能完成对 SNP 的检测，但由于它们必须通过凝胶电泳进行检测，因此，距快速、高效、自动化的目标还相差甚远。传统的 RFLP 只能检测到 SNP 的一部分，测序技术既费时费力，又不易实现自动化，而且 DNA 链的二级结构还容易造成人工假象，使测序结果出现偏差，不适宜于 SNP 的检测；SSCP 则很难满足自动化的需要，难以大规模开展工作。因此，这些方法均未被广泛采用。目前基因芯片技术逐步应用于 SNP 检测。随着 DNA 芯片及其他技术的发展，已有可能进行大规模 SNP 检测。未来有可能检测许多个体的所有多态位点，包括一起有功能意义的多态位点，这种全基因组多态性扫描和基因型分析如果能在所有个体中、或至少大群体在进行，那么通过表型与全基因组图谱的相关研究，理论上可将人类的任何表型、功能及对任何疾病的易感性加以定位。目前，有一种新颖的技术焦磷酸测序（pyrosequecing）法能够快速、准确的进行 SNP 检测。此外，利用微阵列技术还可以同时检测某一疾病试所有相关基因的表达。

在未来，1 张个体的基因组的结构图谱（SNP 图谱）和 1 张个体的基因组表达图谱将能全面地描绘出个体的遗传物质及其功能状态，而归纳众多个体的这种结构和功能图谱将把疾病的发病机理研究推向一个崭新的水平。

（二）SNP 的特点

SNP 是指染色体基因组水平上单个核苷酸变异引起的 DNA 序列多态性，在人群中的发生率＞1%。SNP 有单碱基的转换、颠换、插入、缺失等形式。转换:颠换之比约为 2∶1，约 1.25% 发生于 CpG 位点，为 C－T 转换。SNP 在基因组中的分布是不均匀的，其分布规律有待进一步研究。除了随机分布在基因组的单碱基变异，在基因组编码区估计有约 200 000 个 SNP，称为 cSNP（coding SNP）这些 SNP 与位于表达调控序列中的 SNP 在功能或疾病方面可能具有更重要的意义。这样的多态性常被称为功能多态性。SNP 作为一种遗传标记被广泛应用于。其主要特性如下：

1. 密度高　它在基因组中的分布较微卫星标记广泛得多。根据估计，人类基因中 SNP 的平均密度为 1/1 000 bp，在整个人类基因组中的约有 3×10^6 个，遗传距离为 2～3 cm。其密度比微卫星标记更高，可以在任何一个待研究基因的内部或附近提供一系列标记。

2. 代表性　某些位于基因内部的 SNP 有可能直接影响蛋白质的结构或表达水平，因此它们本身可能就是疾病遗传机制的候选改变位点，可能代表疾病遗传机理中的某些作用因素。

3. 遗传稳定性　SNP 在人群中是二等位基因性的，在任何人群中其等位基因频率都可估计出来。与串联重复的微卫星位点相比，SNP 是高度稳定的，尤其是处于编码区的 SNP（cSNP），而前者的高突变率容易引起对人群的遗传分析出现困难。与微卫星等重复序列多态标记相比，SNP 具有更高的遗传稳定性。

4. 易实现分析的自动化　SNP 在人群中一般只有 2 个等位基因，即是二态的，故又称双等位基因标记（bialleic marker），容易自动化批量检测，分析也相对简单，不需要像检测 RFLP 及微卫星多态标记那样进行片段长度的测量。

由于 SNP 具备上述优点，被普遍认为是继第一代、第二代遗传标记之后的第三代遗传标记。现今人们普遍看好 SNP 在多基因病等相关基因的分离鉴定和药物基因组学等方面的前景。

（三）SNP 的医学意义和应用

SNP 应用范围较微卫星标记更加宽广，它对群体遗传学、制药业、法医学、癌症及遗传性疾病甚至进化的研究都将产生不可估量的影响。

1. 疾病连锁分析和未知致病基因的定位　由于 SNP 数量大，分布广，在任何已知或未知致病基因附近都可能找到众多的 SNP，用于遗传病的单倍型分析。在有适当的家系资料时，SNP 又可作为遗传标记来定位未知基因。据估计，1 000 个 SNP 于 400 个微卫星位点扫描得出的连锁信息量等同，用 2 000～3 000 个 SNP 标记可得到详细的全基因组扫描数据。而进行 SNP 位点的连锁分析要容易得多。在基因组上每隔约 100 kb 的 SNP 分布足以检测复杂疾病性状的微小遗传因素。

2. 疾病的关联分析　基于群体中某种疾病与

某个特定SNP位点等基因的频率是否相关。经典的连锁分析常由于家系中患病成员不足和一些成员的DNA标本不易获取而使分析变得困难。而关联分析不需家系资料，只需研究各个群体中的患者与不正常个体。当1个遗传标记的频率在患者明显高于正常个体时，表明该标记与疾病关联。通过比较分析两者的单倍型和发现连锁不平衡，关联分析可将基因组中任何未知的致病基因定位。但要做到这一点，估计需要有3万～30万个SNP。

3. 复杂疾病或过程的基因定位　进行简单和复杂疾病的遗传连锁分析(linkage analysis)及关联分析(association analysis)，用于疾病易感基因定位；而且其定位的精度将比微卫星标记精细得多，可直接用于指导易感基因克隆。以SNP的高分辨率的基因图作为全基因组连锁分析或关联分析的基础，可以同时筛查到复杂疾病或性状的众多相关基因。这也是SNP研究一经提出就引起广泛关注和浓厚兴趣的原因之一。现在已有应用SNP为标记发现相关基因的报道。

4. 法医学应用　作为一类最多的遗传标记，SNP可以用于基因分型，从而在法医研究的罪犯身份的鉴别、亲子鉴定等中发挥作用。已有采用PCR-寡核苷酸连接分析(PCR-OLA)测定含有20常见SNP的PCR扩增片段作基因分型。这种分型可以采用比色分光光度方法，并自动化地完成，因而能在较大群体中进行。

5. 疾病发生的分子遗传机理的阐明　在遗传病研究中已积累了大量碱基置换引起基因功能或表型异常的病例。一些基因的突变数据库也已经建立。如能系统的鉴定和记录基因的cSNP和基因调控区的SNP，那么通过病例对照的突变分析，就可能阐明这类SNP与异常表型之间的关系，从而对疾病遗传机理的阐明做出贡献。

6. 环境因子易感基因的检出　在疾病发生过程中，个体或群体对环境易感因子的易感性起着重要作用。这种易感性的遗传基础是基因组的结构差异或和表达差异或/和表达差异。SNP有助于阐明这些差异。绝大多数SNP本身不是易感性的原因，但在全基因组范围内比较易感和非易感人群的SNP图谱，则可显示易感人群基因组的结构特点，并通过关联分析或连锁不平衡分析指导寻找易感基因。

7. 药物基因组学研究　同一药物对不同个体产生的效果不完全相同这是由于药物本身在不同个体体内活化、代谢和清除等方面的差异决定的，而这种差异首先是遗传差异。可通过检测SNP的遗传多态性标记揭示人群中不同个体对不同药物的敏感性差异的，目前正在兴起的药物基因组学(pharmacogenomics)研究遗传因素对药物作用的影响和不同基因型个体对药物敏感反应的差异，从而为临床有针对性地合理用药和根据不同基因型群体对药物的反应来改进药物设计提供了理论依据。

8. 器官移植中供体和受体间的配对选择及物种进化的研究　尽管SNP的研究还处于发展阶段，且在应用SNP寻找致病等位基因的一些实验中发现了一些问题，如减数分裂时的基因重组给SNP的定位增加了困难，并影响到关联分析，但由于其对于基因组学的意义及其在医学生物学各领域中的应用前景，它已成为实验室和公司争夺的对象和人类基因组计划与癌瘤基因组解剖计划中的一个重要补充和研究热点。

七、连接酶链反应(ligase chain reaction, LCR)及其应用

1985年发展的一种新的核酸体外分析方法——寡核苷酸连接分析(oligonucleotide ligation, OLA)运用一种热不稳定连接酶检测单碱基改变，而不需要进行DNA扩增。此后一直到Barany从温泉菌Thermusoquaticus中克隆到耐热的连接酶，这一连接酶链反应的基本思想才为许多科学家所熟知。Barany于1991年发表论文描述了运用LCR检测单碱基突变遗传病，随后各种基于LCR的检测方法应运而生。

(一) LCR的原理和方法

LCR技术是以DNA连接酶将某一DNA链的5′磷酸于另以相邻链3′羟基连接为基础的，即利用DNA连接酶构建共磷酸建，特异地连接双链DNA，经变性、退火和连接等步骤的反复循环，从而使目标DNA大量扩增。在模板DNA、DNA连接酶、寡核苷酸引物以及相应条件下，首先至一定温度使DNA变性，分开双链DNA，然后降温退火，使引物和与之互补的模板DNA杂交；如果与靶DNA杂交的相邻的寡核苷酸与靶DNA完全互补，DNA连接酶即可修复二者之间的缺口。通过上述各步骤的反复循环，连接产物作为模板再与引物杂交，使更

多的寡核苷酸发生连接反应，从而使连接物大量扩增。若连接处发生了 1 个碱基突变，就没有连接产物形成。

(二) LCR 的临床应用

1. 单碱基突变遗传病的检测　由于 LCR 法在识别点突变方面优于 PCR 法，故任何一种点突变所致疾病均可用 LCR 法进行诊断。如镰刀状细胞贫血患者珠蛋白基因的 A -> T 替换，LCR 法具有足够的敏感性，从 10 ul 血液中，无需进行前 PCR 扩增就可准确识别。Leber 遗传性神经病(LHON)是一种可导致青少年急性双侧视神经萎缩而致盲的遗传病。研究表明，50% 的患者是由于线粒体 DNA 的 11 和 778 位点存在 G -> T 点突变。运用改进的 LCR 法和非放射性检测法(单纯显色)诊断 LHON I 型，获得满意结果。Feero 等人运用 LCR 法对高血钾性周期性麻痹进行了快速诊断，以及基因型和表现型关系的分析。

2. 微生物病原体的检测　LCR 法用于微生物的检测，如 Lister 菌、淋球菌，结核菌和沙眼衣原体等已成为实验室的常规手段。实验证实，用 LCR 法检测食品和环境样品中的 Lister 菌及鉴别其亚型所需时间短，特异性高。如将 PCR 偶联 LCR 进一步精心设计，这种技术有望成为一种很有价值的检测手段。

LCR 法作为病毒性抗原或核酸检测的一种方法，在病毒感染性疾病的日常诊断中的作用日趋重要。在一些性传播疾病，如男女性生殖系统的疾病的衣原体感染，用 LCR 法和 PCR 法进行诊断和高危人群的筛查已成为许多临床实验室的常规手段，且 LCR 被认为是比 PCR 具有更高的特异性，同时又不失其敏感性的进行生殖系统衣原体感染诊断的方法。

3. 定向诱变　LCR 法能够连接 PCR 扩增片段，进行多位点同时定向诱变或随机化设计，因而是一种有效的基因改建和构造方法。有人已用 PCR 法进行了基因定向诱变和抗体的改建，获得满意结果。

LCR 技术从出现至今，已受到越来越多的研究者的注意并将其应用到自身的研究领域。利用 LCR 法可以作大量人群中单碱基遗传病多态性的快速筛选和单碱基遗传病的产前诊断、微生物亚种和亚型的鉴别、多态性的分析、法医学中个体 DNA 的准确鉴别。随着癌基因研究的发展，LCR 可能对某些肿瘤作出基因诊断，如已清楚的结肠癌 ras 基因的单碱基改变。对于一些已搞清其 DNA 序列的细菌和病毒等，均可借助于 LCR 进行病原体诊断。由于 LCR 设计独特，在某些方面的优势(如检测点突变)目前尚不能为其他手段所取代，且 LCR 尚在不断完善和改进之中，故其作为一种有效的 DNA 扩增和检测技术具有很好的发展前景。

第三节　生物芯片技术与应用

生物芯片技术概念起源于 20 世纪 80 年代后期，是 90 年代中期的重大科技进展之一，该技术被评为 1998 年度世界十大科技进展之一。至今“生物芯片技术”并未有明确的定义，一般而言是采用光导原位合成或微量点样等方法，将生物大分子比如核酸片段、多肽分子甚至组织切片、细胞等等生物样品有序地固化于支持物(如玻片、硅片、聚丙烯酰胺凝胶、尼龙膜等载体)的表面，组成密集二维分子排列，然后与已标记的待测生物样品中靶分子杂交，通过特定的仪器比如激光共聚焦扫描或电荷偶联摄影像机(CCD)对杂交信号的强度进行快速、并行、高效地检测分析，从而判断样品中靶分子的数量。由于常用玻片/硅片作为固相支持物，且在制备过程模拟计算机芯片的制备技术，所以称之为生物芯片技术。

生物芯片是指根据芯片上的固定物的不同，将生物芯片分为基因芯片、蛋白芯片、组织芯片。如果芯片上固定的分子是寡核苷酸探针或 DNA，就是基因芯片；芯片上固定的是肽或蛋白，则称为肽芯片或蛋白芯片。现按此种分类方法逐一讨论其应用及前景。

一、基因芯片

(一) 基因芯片概述

基因芯片(Gene Chip)通常指 DNA 芯片，其基本原理是将指大量寡核苷酸分子固定于支持物上，然后与标记的样品进行杂交，通过检测杂交信号的强弱进而判断样品中靶分子的数量。基因芯片的概念现已泛化到生物芯片、微阵列(Microarray)芯片等等。基因芯片集成了探针固相原位合成技术、照相平板印刷技术、高分子合成技术、精密控制技术和激光共聚焦显微技术,使得合成、固定高密度的数以万计的探针分子以及对杂交信号进行实时、灵敏、准确的检测分析变得切实可行。

(二)基因芯片分类

根据基因芯片制造过程中主要技术的区别,下面主要介绍四类基因芯片。

1. 光引导原位合成技术生产寡聚核苷酸微阵列　这类基因芯片采用了照相平板印刷技术结合光引导原位寡聚核苷酸合成技术制作DNA芯片,生产过程同电子芯片的生产过程十分相似。采用这种技术生产的基因芯片可以达到1×106/cm^2的微探针排列密度,能够在一片1 cm^2的片基上排列几百万个寡聚核苷酸探针。

2. 微电子芯片　已开发的多位点电控阵列并含独立可寻址检测区域的微电子基因芯片,其基质全部以硅、锗与基础的半导体材料,在其上构建25～400个微铂电极位点,各位点可由计算机独立或组合控制。无论在芯片制造或成品芯片检测,均可通过相似微电极的电场变化来使核酸结合,引入"电子严谨度"参数使芯片检测通过靶、探针序列特征和使用者要求来控制杂交过程中的严格性。此种芯片对核酸杂交严格度可以非常灵活地控制,可以非常准确地进行SNP检测。

3. 微量点样技术　目前大部分生产出的基因芯片都是使用这一方法,采用了先进更加微量的点样技术,可以点更加微量的探针。这种方法生产的芯片上标记不受探针分子大小种类的限制,能够灵活机动地根据使用者的要求制作出符合目的的芯片。

4. 其他技术　如毛细管微流泵芯片,在边长0.051 m 2 in的芯片上集成了144个微室,分别由流入孔、反应室、循环管和废液流出孔组成,这种芯片不但可以用于基因诊断和分析,还可用于合成化学。

(三)基因芯片的应用

基因芯片的应用领域很广,涉及到生物学的各个领域,在分子生物学研究领域、医学临床检验领域、生物制药领域和环境医学领域显示出了强大的生命力,如疾病诊断和治疗、药物基因组图谱、药物筛选、中药物种鉴定、农作物的优育优选、司法鉴定、食品卫生监督、环境检测等方面。

1. 基因表达水平的检测　1998年底美国科学促进会将基因芯片技术列为1998年度自然科学领域十大进展之一,足见其在科学史上的意义。它以其可同时、快速、准确地分析数以千计基因组信息的本领而显示出了巨大的威力。这些应用主要包括基因表达检测、突变检测、基因组多态性分析和基因文库作图以及杂交测序等方面。采用基因芯片检测基因表达的改变能够节省大量的人力物力和财力,基因芯片还可用于基因测序,目前美国人类基因组计划正在大力发展这一技术争取能替代目前的自动测序,同现有的手工测序和自动测序相比,基因芯片测序能节省大量的试剂和仪器损耗。其应用为杂交测序提供了实践的可能性。用基因芯片进行的表达水平检测可自动、快速地检测出成千上万个基因的表达情况。在人类基因组计划完成之后,科学界预测用于检测在不同生理、病理条件下的人类基因表达变化的基因组芯片应该为期不远了。

2. 疾病基因发现　寻找和鉴定疾病相关基因是从分子水平上研究疾病,揭示发病机制的一项重要基础性研究工作。利用基因芯片进行新基因克隆时,固定在芯片上的探针是某些cDNA文库内的cDNA片段。研究这些cDNA片段对应基因的差异性表达,就可能选到差异表达相关基因。

3. 基因功能研究　研究基因功能,确定基因与基因间的相互关系,从而揭示疾病发生、发展的分子机制是医学研究的重要内容,也是基因表达芯片最重要的用途之一。

4. 传染病检测　基因芯片技术的重要应用领域之一是传染病检测和诊断,可用于病毒和微生物病原的快速和高通量检测。

5. 毒理学研究　如可用于细胞凋亡、DNA复制和修复、氧化应激/氧化还原内稳态、过氧化物酶体增殖反应、雌激素反应、看家基因、癌基因和抑癌基因、细胞周期控制、转录因子、激酶、磷酸酶、受体等毒理芯片方面的研究。此类芯片既可用于毒物的检测和遗传多态性的检测,又可用于受检毒物的毒作用机制的研究。

6. 药物作用机制研究　如研究了癌症患者对何种化疗药物敏感等,这类研究既有助于阐明药物的作用机制,也有助于确定药物作用的靶基因,为新药研究提供线索。各采用基因芯片技术对寻找新的功能基因、寻找新的药物作用靶点和开发新的基因药物具有重要意义。采用基因芯片可以进行超乎以前想像的工作量来检测不同物种、不同组织、不同病种、不同处理条件下的基因表达改变，从而知道开发具有不同用途的诊断试剂盒。新药在实验阶段必须通过人体安全性实验，就必须观察药物对人基因表达的影响，由于并不知道药物对那一种基因起作用，就必须对已知所有或一定范围内的基因表达都进行检测，采用基因芯片可以迅速而准确地完成这一任务。

7. 基因突变检测　伴随着人类基因组计划的实施，越来越多的疾病相关基因被克隆，基因突变可以引起多种遗传病、肿瘤和遗传易感性疾病等理论已被医学界所公认。基因突变检测对遗传病诊断、肿瘤发病机制及基因功能等研究具有越来越重要的意义和临床应用价值。

8. 医学诊断

(1) 在优生方面，目前知道有 600 多种遗传疾病与基因有关。妇女在妊娠早期用 DNA 芯片做基因诊断，可以减少遗传病患儿出生。

(2) 在疾病诊断方面，由于大部分疾病与基因有关，而且往往与多基因有关，因而，利用 DNA 芯片可以寻找基因与疾病的相关性，从而研制出相应的药物和提出新的治疗方法。

(3) 应用于器官移植、组织移植、细胞移植方面的基因配型，如 HLA 分型。

(4) 病原体诊断，如细菌和病毒鉴定、耐药基因的鉴定。

(5) 在环境对人体的影响方面，已知花粉过敏等人体对环境的反应都与基因有关。

(6) 在法医学方面，DNA 芯片比早先的 DNA 指纹鉴定更进一步。

在 20 世纪 90 年代至今 10 年中，从 PCR 到生物芯片，分子生物学诊断技术得到了迅速的发展，大家认识到，对人类基因组计划所完成的人类基因序列草图的实际应用尚有一段路程，需要多通量、简便快速生物芯片技术的发展，因此可以预见在未来数年中生物芯片技术会得到迅速的发展，并为临床疾病的诊断提供更有价值的手段。

二、蛋白芯片

与基因组相比，人类蛋白质组所包含的蛋白质数量更大，相互作用更复杂，并直接形成细胞生命活动的基础。任何生理、病理变化或药物影响都与蛋白质成分和数量的改变密切相关。而实现这种探知的前提，就是要找出各种疾病的特殊标志分子，即与疾病相关的各种蛋白质分子。蛋白质组学研究不仅是探索生命奥秘的必须工作，也能为人类健康事业带来巨大的利益。不过，蛋白质组学为一种新生领域，目前还处于初期发展阶段，仍有许多困难有待克服。由于蛋白质分子的复杂性，用于临床诊断的蛋白质芯片研制难度极大，国际上有数十家公司，投入数亿美元的研发费用进行研制。

基因的表达方式错综复杂，从 mRNA 表达水平并不能完全预测蛋白表达水平，蛋白质的动态修饰和加工并非必须来自基因序列，蛋白质是动态反映生物系统的。随着后基因时代的到来，通过对蛋白质动态的分析，可以探知疾病早期最微小的指标和征兆。

通过蛋白质芯片技术进行蛋白质组学的研究，结合 ICAT 等灵敏的生物检测技术，形成了规模化的重大疾病、重要生物资源的蛋白质组学研究技术平台，可建立具有独立知识产权的蛋白质组数据库，发现疾病的相关蛋白和具有重要应用前景的生物标记分子，研究疾病的病理机制、建立疾病的早期诊断和治疗监测方法。从蛋白质组与基因组双重水平上研究疾病和重要生物资源。

三、组织芯片

由于基因芯片、蛋白芯片广泛应用，新的功能基因和蛋白的数量也必将随之而大量增加，而对其功能的进一步确定，又必须回到组织学的水平，与形态学结构联系起来，需要经过组织形态学的研究予以确认和支持。因此，寻求新的组织学技术提高实验效率十分必要。组织芯片（tissue chip）技术就是在这样的背景下诞生的。组织芯片技术自诞生以来已经广泛应用于医学，特别是肿瘤病理学研究领域，并且随着研究的深入，其应用的领域日益广阔。

1. 在肿瘤病理学中的应用　组织芯片技术自诞生以来已经广泛应用于医学，特别是肿瘤病理学研究领域，并且随着研究的深入，其应用的领域日益广阔。可见，组织芯片技术与免疫组化技术、FISH 技术、ISH 技术结合组织芯片技术不仅可显著提高实验的效率，也可用于检测同一肿瘤不同亚型或者不同肿瘤中同一基因或蛋白的表达，甚至可用于肿瘤分子学改变与临床病理特征间相关性的研究以及肿瘤学研究的各个方面。对于大样本的回顾性组织学原位研究具有重大意义。

2. 在差异表达基因和疾病特异性基因的筛选中的应用　运用组织芯片和基因芯片技术，借助基因图谱信息，确定了已知基因和高表达序列标记。检测了过表达基因后，然后用组织芯片技术和FISH技术定位基因。蛋白表达上调和肿瘤分级密切相关。

可见，基因芯片和组织芯片技术的联合应用可为研究差异表达基因及其编码蛋白产物的鉴定和性质的确定提供了一种强有力的策略和方法。甚至有学者认为组织芯片将会和其他生物芯片一起，可能会改变我们进行各种疾病的研究方式，为肿瘤的诊断提供更好的理论依据。

3. 在生物试剂研制、生物工程制药领域中的应用　组织芯片技术可为组织、细胞特异性试剂（抗体、配体）和某些天然或人工构建的生物活性分子以及导向蛋白、核酸或人工合成的高分子药物的筛选，甚至进行中药有效成分的筛选提供了一种更为快速有效的方法。

总之，随着生物芯片技术的不断发展完善，人们相信在不远的将来，生物芯片可以从实验室走入临床常规检测，临床医生可以借助生物芯片技术对许多疾病，如遗传性疾病、艾滋病、感染性疾病、老年痴呆及癌症进行早期诊断和个体化治疗。生物芯片技术将为人类认识生命的起源、遗传、发育与进化、为人类疾病的诊断、治疗和防治开辟全新的途径。

（王雅杰　康熙雄）

参 考 文 献

1　温进坤，韩梅. 医学分子生物学理论与研究技术. 北京：科学出版社，2002

2　J. 萨姆布鲁克，DW 拉塞尔（著）. 黄培堂等译. 分子克隆实验指南. 北京：科学出版社，2002

3　John Bernard Henry. Clinical Diagnosis and Management by Laboratory Methods. W. B. Saunders Company. 2001

第 45 章　蛋白质组学相关技术

蛋白质组学的研究已成为医学研究的热点之一，任何科学研究最终目的都是要能够实际应用。蛋白质组学的研究也不例外，其最终目的是要应用于临床。

第一节　概　　述

人类对自身生命的起源以及对其所生存的环境中各种生命现象的探索从未停止过，20 世纪是生命科学迅猛发展的时期，基因研究是 20 世纪生命科学的主线。作为遗传信息载体的 DNA 双螺旋结构的提出，对基因复制、转录、翻译及遗传密码的分析与破译，最终问世了“中心法则”。人类基因组计划的重大研究成果——人类基因组序列草图在 2001 年的完成，宣告了生命科学进入了一个新的纪元——“后基因组时代”(postgenome era)。功能基因组学(functional genomics)成为研究的重心，蛋白质组学(proteomics)又是功能基因组学的核心。对此，Nature 和 Science 分别在人类基因草图公布的同时发表述评与展望，充分肯定了蛋白质组学在生命科学研究中的重要地位。

一、基因组

基因组(genome)是指细胞或生物体的一套完整的单倍体遗传物质，是所有不同染色体上全部基因和基因间的 DNA 的总和。基因组是一个十分稳定的体系，同一种系不同个体之间的染色体数目是相同的，各染色体上有相同数量的基因和基因分布，也有基本相同的核苷酸顺序，即基因组是一个相对静态的概念，一个有机体从它的发生、发展到衰老、死亡，不同细胞、组织和器官的基因组是基本稳定不变的。

二、基因组学

基因组学(genomics)是研究生物基因组的组成，组内各基因的精确结构、相互关系及表达调控的科学。任何 1 种生物的基因组计划的完成都标志有三套完整数据的获得:遗传图、物理图、全序列图。遗传图提供了各基因间的相对距离，物理图则给出了各基因间的实际物理距离，全序列图提供的是全部基因的序列结构和基因的精确定位。因此，理论上说，这三套数据将提供此生物所有基因在染色体上的精确定位、基因内部序列结构与所有基因间隔序列。由于真核细胞生物中基因结构的复杂性以及现有基因识别理论与技术发展的不足，三套完整数据的获得只能在原核生物或低等真核生物中得以实现。由此，人类基因组计划的完成，并不表明人类对自身基因组的所有基因及其间隔序列已完全确定。真核生物尤其是高等真核生物已测定的基因组中开放阅读框架(open read fragment，ORF)的确定，仍是未解决的重大问题。而一个基因在 ORF 确定前很难从分子水平上进行实质性的功能分析。

基因调控的研究表明，即使是简单的微生物，其基因组中也不是所有基因都同时表达。通常情况下，生物的基因组只表达其中的少部分基因，而且表达的基因类型以及表达的程度随生物生存环境和内在状态的变化而表现极大的差别，此差别存在严格的时空特异性。基因及其编码产物蛋白的线性对应关系(所谓“1 个基因，1 种蛋白质”)只存在于新生肽链而不是最终的功能蛋白中。1 个基因可以生产出多于 1 个蛋白质。越是较高等的细胞，这种数量上的差异越明显。据估计在 E. coli 中 1 个基因平均可编码 1. 3 个蛋白；在 S. cerevisiae 1 个基因平均可编码 3 个蛋白；人的 1 个基因大约可编码10种蛋白,这是由于1个基因可经过基因内重组或在转录中经过不同的剪接翻译成不同的蛋白质;而蛋白质在合成之后又可能进行不同的翻译后修饰,包括磷酸化、糖基化、硫基化、酰基化、甲基化等。即在基因表达过程中的不同水平(复制、转录、翻译等)都可能因各生物大分子的不同相互作用而产生不同的蛋白质。人类基因组的3到4万个基因可能生产出几十万个蛋白。仅从这1个角度也可以看出,即使我们读出全部基因组,仍然不足以对全部蛋白质的种类和数量加以描述和预测,更不足以对主要由蛋白质演绎的复杂生命活动加以描述和预测了。这也是基因组学研究的局限所在。

从上可见,基因虽是遗传信息的源头,而功能性蛋白是基因功能执行体。基因组计划的完成为未来生命科学研究奠定了坚实的基础,但它并不能提供认识各种生命活动直接的分子基础。蛋白质是生命活动功能的直接执行者,只有通过对所有蛋白质的总和进行研究,即开展蛋白质组学研究,才能更加贴近地掌握生命的现象和本质,找到生命活动的规律。

三、蛋白质组

蛋白质组(proteome)的概念是由澳大利亚学者Wilkins和Williams等人于1994年提出,根据他们的定义,“proteome”一词源于“protein”与“genome”杂合。另有学者认为,“proteome”代表一个完整生物全套蛋白质或反应不同细胞的组合。由此,“proteome”有三种含义,指的是由一个细胞、一个组织或一种生物的基因组所表达的全部相应的蛋白质。作为基因表达产物的蛋白质,其种类和数量在不同的时间及环境下是不同的,同一时刻取得的蛋白质组的数据,由于所处不同的生理病理状态,是不同的,即蛋白质组是一个动态的概念。

四、蛋白质组学

随着蛋白质组概念的提出,蛋白质组学(proteomics)的概念也应运而生。目前蛋白质组学尚无明确的定义,一般认为它是研究蛋白质组或应用大规模蛋白质分离和识别技术研究蛋白质组的一门学科,是对基因组所表达的整套蛋白质的分析。蛋白质组学的第一篇原始论著1995年发表于Electrophoresis。蛋白质组学研究内容包括对各种蛋白质的识别和定量化,确定它们的细胞内外的定位、修饰、相互反应、活性,最终确定它们的功能。并对由此获取的数据进行数据库构建,以及推动这一学科进步的蛋白质组分析技术研究。

蛋白质组学研究有两条途径:一条是类似基因组学的研究,即力图“查清”人类大约3万到4万多基因编码的所有蛋白质,建立蛋白质组数据库,即组成蛋白质组学研究;另一条途径,则是着重于寻找和筛选引起2个样本之间的差异蛋白质谱产生的任何有意义的因素,揭示细胞生理和病理状态的进程与本质、对外界环境刺激的反应途径,以及细胞调控机制,同时获得对某些关键蛋白的定性和功能分析,即比较蛋白质组学研究。

(一)组成蛋白质组学研究(结构蛋白质组学)

这是1种针对有基因组或转录组数据库的生物体或组织、细胞,建立其蛋白质或亚蛋白质组(或蛋白质表达谱)及其蛋白组连锁群的一种全景式的蛋白组学研究,从而获得对有机体生命活动的全景式认识。

应该认识到,全基因组研究的发端和升温,是由于大规模基因组测序技术的实现和其后高通量的基因芯片技术的发展所推动的。而蛋白质组迄今还不具备相应的技术基础,且大规模的高通量DNA研究是建立在四种碱基及其配对性质的相对单一和简单的原则基础上的,而对蛋白质的识别和鉴定的原则要复杂得多。随着对蛋白质组学的深入理解和具体工作的开展,人们逐渐认识到在短时间内建立人类蛋白质组学“完整的”数据库和实现网络资源共享的条件尚未成熟。在没有弄清楚具体蛋白质的结构、功能、表达调控和亚细胞定位之前,其应用前景也不是十分的明确和直接,其可操作性也因此大打折扣。

(二)比较蛋白质组学研究(差异蛋白组学、功能蛋白质组学)

以重要生命过程或人类重大疾病为对象,进行重要生理、病理体系过程的比较蛋白质组学研究,是比较蛋白质组学研究的核心。

以分子生物学为代表的生命科学的不断发展与相应技术的急剧进步是分不开的,可以说目前生命科学每一步重大突破都是基于相应技术的突破。虽然蛋白质组学研究的支撑技术(双向凝胶电泳、质谱技术、生物信息学技术等)已经取得了巨大的进步并在蛋白质组学研究中发挥着决定性的作用,但不可否认,无论是蛋白分离技术2-DE存在的对低丰度蛋白、碱性蛋白、疏水性蛋白的低检测力，还是酵母双杂交系统的缺乏快速、高效的手段获取复杂蛋白质相互作用的多维信息，以及蛋白质的生物信息学研究的应用范围与准确率所需的进一步提高，各种数据的整理和算法规范，更复杂的信息综合能力，蛋白质相互作用的准确分析，界定相互作用连锁群等方面，都需要新的突破性的技术进一步开发。虽然在微生物中，基因组、转录组基础上的蛋白质全谱研究已有成功报道，但在高等生物尤其是哺乳动物中未见报道，人类组织或细胞的蛋白质组全谱基本未涉及。比照基因组测序式的对人类“完全”蛋白质组进行扫描和建档的研究途径，优先开展筛选特定情况（疾病、农业新品种等）下的蛋白质组中特殊标志蛋白与关键蛋白的研究（“差异蛋白质组学”），并迅速运用到满足我国有重大需求的实际应用中去，是一种更符合中国国情的切实可行研究途径。可以说差异蛋白质组学是功能蛋白质组学研究的一个分支，通过参与不同生理病理过程蛋白质种类和数量的比较，寻找重要生理过程中的关键蛋白和导致疾病发生的标志性蛋白的这类研究，现在正获得国内外众多蛋白质组学研究者日益增多的关注，中国的科学工作者就此提出了一种全新的研究策略：功能蛋白质组学，它是位于对个别蛋白质的传统蛋白质研究和以全部蛋白质为研究对象的蛋白质组研究之间的层次的一个概念，指研究特定时间、特定环境和试验条件下基因组所表达的蛋白质。

五、临床蛋白质组学

任何研究的目的都是要服务于人类，蛋白质组学的研究也不例外。蛋白质组学的研究的已涉及到临床的各个方面，故临床蛋白质组学的概念也产生了。

临床蛋白质组学（clinical proteomics）即蛋白质组学的临床应用。临床蛋白质组学有其自身的特点。首先，因其应用领域是临床检测，故要求其检测技术操作简便、指标特异、灵敏。随着科学技术的发展逐渐有一些简便、特异的检测技术应用于临床，如基于 ELISA 或胶体金原理的临床型蛋白芯片、SELDI 技术、液体芯片等。其次，其检测目的有特殊性，主要是应用于：① 诊断：如疾病筛查、疾病分期分型等。因为不同病理过程中蛋白质的种类和数量会有不同的变化，有的蛋白质呈现明显的上调，有的则较正常生理过程出现缺失或明显下调，把这些疾病所特异的与疾病相关的蛋白质作为生物标志物（biomarker）。对于特定蛋白质在特定疾病中的作用进行深入研究，为最终找到疾病的病因、发病机制提供了客观依据，也是各种疾病临床分期分型的分子基础。② 指导治疗：如病程分析、用药、手术时机的选择等。③ 提供药物开发的临床依据：如确定药物靶点、新药开发（某些药物本身就是蛋白质）等。④ 预后判断：如根据生物标志物在不同疾病中的变化，从而判断疾病的性质和严重程度等。

第二节　蛋白质组学相关技术

蛋白质组学研究的核心是将组织或细胞内蛋白质进行分离和鉴定，从中找到与重大生命活动、疾病发生以及生物进化密切相关的关键蛋白质。这也是生命科学研究的重要内容之一。

蛋白质组学的发展既是受技术所推动的，也是受技术限制的。蛋白质组学研究成功与否，很大程度上取决于其技术水平的高低。蛋白质研究技术远比基因技术复杂和困难。不仅氨基酸残基种类远多于核苷酸残基，而且蛋白质有着复杂的翻译后修饰，如磷酸化和糖基化等，给分离和分析蛋白质带来很多困难。此外，通过表达载体进行蛋白质的体外扩增和纯化也并非易事，从而难以制备大量的蛋白质。

大规模蛋白质组分析过程包括样品制备（蛋白质的分离与显色成像）、图像分析（图像的采集和分析）、蛋白质成分的分析与鉴定（包括蛋白质的分子量和丰度，及通过特定算法推算出的蛋白质分子的结构等）。为此，双向电泳技术、计算机图像分析技术与大规模数据处理技术、质谱技术以及生物信息学技术被称为蛋白质组研究的基本支撑技术。

目前多数蛋白质组学研究技术因其操作的复杂性或不稳定性等缺点，只应用于科研，而在临床上应用很少。现根据研究技术的应用范围，进行基础常用的蛋白质组学研究技术和临床可用的蛋白质组学技术进行讨论。

一、基础常用的研究技术

（一）样品制备

蛋白质样品的制备对于精确的蛋白质组分析尤为重要。制备样品的过程必须是可重复的，而且还应适合于随后的蛋白质分离和鉴定。目前常用的方法有：① 制备的亚蛋白质组。根据特定蛋白质的特性（如疏水性、电性）来收集蛋白质，用于选择性溶解特定亚蛋白质组。② 使用各种还原剂、手性试剂或去垢剂来破坏组织内和生物液体内的蛋白-蛋白和蛋白质-蛋白质之间的相互作用。

样品制备时必须注意的几个方面：简化样品处理过程，避免蛋白丢失；减少蛋白降解；避免样品的反复冻融；防止各种可能的非目标性蛋白修饰；保证清除所有杂质；样品裂解液应新鲜制备。

对较为特殊的样品（如膜蛋白多为低溶解性蛋白和偏碱性蛋白，核蛋白虽具有中度溶解性，但多为强碱性蛋白），必要时采用特殊助溶剂或分步提取（是指根据蛋白质在一系列溶解能力逐渐增强的缓冲液中分步溶解性能不同而实现对细胞或组织蛋白质的分级提取）等制备方法。

（二）样品分离

目前，双向凝胶电泳（2DE）仍是最好的分离复杂蛋白质混合物的技术。一般来说可以从单个蛋白质样品中解析到 2 000～3 000 个蛋白质点，或可以从高通量常规凝胶中解析多达 10 000 种蛋白质。虽然目前 2DE 分析是最为广泛使用的蛋白质分离技术，但其他的一些蛋白质分离方法也可以达到 2DE 的分离程度，有的还可以分离 2DE 无法分离的亚蛋白质组。这些方法包括离子交换、分子筛法、高效液相色谱法（HPLC）、亲和层析色谱、毛细管 IEF、毛细管电泳与质谱联用、柱层析、免疫沉淀、蛋白芯片以及蛋白质飞行质谱（SELDI）等技术。

1. 双向电泳（2－DE） 2－DE 是一种大规模的蛋白质分离技术，能将数千种蛋白质同时分离与展示。在 2－DE 中，蛋白质首先根据等电点的不同在一向等电聚焦电泳中分离，接着被转移到二向凝胶上，此时蛋白质是根据其相对分子质量大小不同而被分离。从 20 世纪 70 年代中期首次提出二维凝胶电泳，此项技术经历了几个不同的发展阶段：由最初的重复性差、上样量小到 20 世纪 80 年代初期出现的固相化 pH 梯度（IPG）等电聚焦电泳技术，使其重复性和上样量大大改善；与后续的微量鉴定技术和质谱技术的联合应用更使得 2－DE 获得了广泛的应用，成为蛋白质组研究中首选的分离技术之一。

（1）一维等电聚焦电泳（IEF）

1）一维等电聚焦的基本原理。把蛋白质加入到含有 pH 梯度的集体是，如果蛋白质所在的点的 pH 值与其等电点不符，则该蛋白质会带一定量的正电荷或负电荷。在高与其等电点的位置，蛋白质带负电，反之带正电。此时，如果加以强电场，蛋白分子会在电场作用下分别向正极或负极漂移，当达到其等电点位置时，蛋白质不带电，就不再漂移，这就是等电聚焦电泳的基本原理。

2）一维等电聚焦的基本过程。首先是 IEF 凝胶的制备，此步骤是电泳能否成功，结果是否精确的关键。早期的等电聚焦以合成载体两性电解质（sythetic carrier ampholyte，SCA）为介质，它的引入是等电聚焦技术的一大突破，但该技术仍存在其自身难以克服的缺陷：首先，SCA 本身就是通过复杂的合成过程得到的，其重复性很难控制，这样从一开始就限制了 2－DE 分离的重复性；其次，SCA 分子相对较小，难以在 IEF 胶内固定，导致 pH 值不稳定性增加。固相 pH 梯度技术（IPG）的开发是真正的一维等电聚焦技术突破，其基本原理是：在快速形成的 pH 梯度中根据蛋白质移动能力进行蛋白质的分离，将适宜的 IPG 试剂添加致含有特定结构的丙烯酰胺衍生物系列（它们构成了分布在 pH3～pH10 范围不同值的缓冲体系）的混合物中用于凝胶的聚合，在聚合中，缓冲基团通过乙烯键共价聚合至聚丙烯酰胺骨架中，形成 pH 梯度。与传统的载体两性电解质预制胶相比，IPG 胶具有机械性能好、重现性好、易处理、上样量大的特点，由于避免了电渗透作用，可以进行特别稳定的 IEF 分离，达到真正的平衡状态。在高质量的凝胶基础上进行加样，有两种方案：一种是 IPG 胶重泡胀后，加样后进行等电聚焦（利用加样杯上样的好处是在于加样量可以提高很多，由于加样杯直接和胶面接触，使得分子量大于 100 000 Da 的蛋白质可以有效地进入 IPG 胶条）；另一种方案是将样品与重泡胀液混合，在 IPG 胶条泡胀的同时样品也渗入胶条，然后再加电压，即胶内泡胀法，其优点是泡胀和等电聚焦整合为一程序即可完成，高效和高可重复性，是目前常用的加样方法。重泡胀完成后可以加电压开始 IEF。

为了提高 2－DE 的分辨率和蛋白质的检出率，对 IPG 胶条的改进研究一直都在进行，新的胶条不断出现。一方面，胶条的 pH 范围不断变窄；另一方面，发展出不同长度的胶条以满足不同的需要；此两种方法都是增加分辨率和检出率的有效方法。在 IPG 胶条已实现商品化的条件下，加样就成为决定这一周期 2－DE 成功与否的决定因素。因此，对于首次接触到制备样品或二维凝胶电泳的人来说，利用小胶（如 7 cm 的 IPG 胶条）做 1 次预实验，可以节约时间，观察样品制备的好坏，积累经验，以避免不必要的损失。

其次运行。重泡胀完成后，可以加电压开始 IEF。由于胶条所能承受的电流有限，IEF 过程中要避免电流过大，一般限流为 50 μA。最初样品中离子强度高电压应限制于 200 V、30 min，逐步增压，最终电压至 8 000 V 并恒定运行若干小时。运行时间决定于几个不同因素，包括样品类型、蛋白上样量、IPG 胶条长度及所用 pH 梯度。

（2）二维 SDS 聚丙烯酰胺：在一向 IPG IEF 后，胶条可马上用于二向，也可保存在两片塑料膜间于－80℃存放几个月时间。在二向分离前，必须平衡 IEF 胶，平衡后方可上二胶。有两种方法平衡 IEF 胶：一种是分两步进行平衡：另一种为一步平衡。其中平衡液的主要作用是使一向胶上的蛋白质变性。平衡液中的 SDS 是一种阴离子去污剂，可以和蛋白定量结合，蛋白质与 SDS 重量之比为 1∶1.4，此时蛋白质所带负电荷过量，而且与蛋白质相对分子质量成正比关系。在电场作用下，各蛋白质依所带电荷数目迁移，迁移速率与电荷数成正比关系，也就实现了蛋白质相对分子质量方向上的分离。

（3）染色（显色）：二维凝胶分离蛋白质的后续检测技术灵敏度的不断提高，使蛋白质显色的地位从简单的蛋白质点呈现转换为集成化的蛋白质微量化学表征过程中的关键步骤。由此，传统的考马斯亮蓝染色和银染在蛋白质组研究中的局限性日益暴露出来。新的染色技术，如荧光标记、同位素标记技术，在提高了灵敏度的同时，也与自动化的蛋白质组平台切胶技术和下游的蛋白鉴定质谱技术有很好的兼容性。染色技术在向高灵敏度和自动化方向发展。需要指出，不同染色方法对设备和仪器要求不同，需综合考虑实验中的各种影响因素，选择最佳方案。

1）考马斯亮蓝染色。考马斯亮蓝（Commassie blue）染料可以检测到 30～100 ng 蛋白质，极限是 8～10 ng。考染的优点是染色过程简单，所需配制的试剂少，操作简单，无毒性，染色后的背景及对比度良好，与下游蛋白质鉴定方法兼容。在样品量允许情况下，考染是一个比较好的选择。考染的缺点是所需的时间长，染色过程大约需要 24～48 h，灵敏度远低于银染和荧光染色检测。

2）银染。银染是非放射性染色方法中灵敏度最高的，其灵敏度可达 200 pg，成本较低，是目前差异蛋白质组分析中最常用的显色方法。缺点是，银染中醛类的特异反应，使得对凝胶酶切肽谱提取存在困难。目前大多数实验室采用银染凝胶进行图谱分析，后用加大上样量的方法进行考染，进而进行切胶的下游鉴定。但由于银染和考染特异性不同，使得这两种方法所得二维电泳图谱可比性不好，不利于蛋白质研究的高通量筛选。

3）负染。考染和银染方法，其蛋白质产量都很低，使得用于随后的微量化学表征的样品量不足。负染的开发是专门为提高胶上蛋白回收率。所谓提高胶上蛋白的回收率，是指在负染的情况下，显示出更多的蛋白质。负染的结果是在凝胶表面产生半透明背景，其中蛋白质以透明的形式被检测出来。染色过程约需 5～10 min 即可完成，蛋白质的生物学活性得到保持。缺点是灵敏度不够。

4）荧光染色。荧光试剂对蛋白质无固定作用，与质谱兼容性好，灵敏度高，线性范围高，适合于大规模蛋白质组研究。较新的应用是利用丙基 Cy3 和甲基 Cy5 两种染料分别对两种蛋白质样品进行荧光标记，并在一块 2－DE 胶上同步运行，由于两种修饰后染料的激发波长不同，可以在一块胶上用两个波长范围进行扫描，同时得到两个图像，经相应软件匹配，可方便地找到两个样品间的差异，即完全避免了实验因素对重复性的影响。缺点是标记过程中的共价修饰和荧光探针淬灭作用可能改变样品中蛋白的某些性质，如移动性能、溶解性能等，标记蛋白与未标记蛋白质间的轻微相对分子质量的差异，可能会导致分离后蛋白质的后续分析出现偏差。

2. 其他分离技术的发展　2－DE 对低丰度蛋白的检测，极酸性区蛋白、极碱性区蛋白、高分子量蛋白、疏水性蛋白的分离存在难以克服的技术障碍。高通量的蛋白质组研究，需要新的胶上蛋白分离技术的出现。近年来的一些新技术，有的是致力于在二维凝胶电泳基础上的技术改良；有的是在二维电泳以外的分离技术上力求突破。

(1) 改良方法

1) 三步提取法的基本原理是基于蛋白质的溶解度不同，采用三种不同的提取液对细胞中蛋白进行预分离，实际上是在 2－DE 根据蛋白等电点和分子质量不同进行二维分离的基础上，增加了溶解性能不同的第三维分离。此法观察到的蛋白质点增加了 20%，很多低丰度蛋白，特别是疏水性蛋白可以被观察到。

2) 利用分子扫描仪进行蛋白质鉴定的技术，是利用涂有酶解液的膜，在双向凝胶转膜的同时进行酶切，再利用质谱进行鉴定。

3) 利用基质辅助激光解析飞行时间质谱仪(MALDI-TOF-MS)取代第二向凝胶电泳，直接将一向 IPG 胶与芥子酸饱和基质溶液共结晶后，用质谱测定一向胶条中每个位置中所含蛋白质的相对分子量，这样可得到一个含等电点、相对分子质量和信号强度(蛋白质丰度)三维图谱，从而得到更多的信息。

(2) 二维电泳以外的分离技术

1) SDS-PAGE 分离-串联质谱技术。采用免疫沉淀或免疫亲和提取的方法，从生物样品中获得蛋白质复合物，进行 SDS-PAGE 电泳分离、染色、胶上原位酶切，而后 MALDI-TOF-MS 法进行蛋白鉴定；或者是对蛋白质复合物直接进行酶切，而后用 LC-MS-MS 和肽片段序列鉴定的方法鉴定蛋白质。

2) 二维色谱技术。二维色谱分离蛋白质有多种组合模式。第一维色谱多为离子交换色谱。也有凝胶过滤色谱。第二维通常是反向色谱，反向色谱采用反向有机溶剂作流动向，从而避免了盐等添加剂对后续质谱分析的影响。这种技术最大优势是可以避开相对分子质量和等电点的限制。作为一种新的技术，它的主要问题是分辨率和重现性尚不能与二维凝胶电泳相比。

3. 图像分析系统　获得蛋白质双向电凝胶后，要对凝胶图像进行备份保存，从而以数字化图像的形式存储下来，而且要尽量完整地保留定性和定量信息，以利于进一步的分析。蛋白电泳图像分析系统主要包括二维电泳图像采集系统和二维电泳凝胶分析软件；图像分析所要获得的信息包括每 1 块凝胶中所得到的总蛋白质点数、2－DE 之间的批次重现性、蛋白质点的缺失和出现、多块胶之间蛋白质点表达丰度的定量变化等。

(1) 2－DE 图像采集系统　常用的采集系统有电感偶合装置(CCD)、光密度扫描仪、激光诱导荧光检测仪等。采集系统所具备的透射扫描功能，可以根据吸光度大小获得蛋白质点的光密度信息。一般来说，光密度值与蛋白质点的表达丰度成正比，下一步的图像分析就是在各蛋白质点密度值相对大小的基础上进行的，即图像采集质量的好坏直接关系到图像分析结果的可靠性。

影响图像采集质量的主要因素是采集系统中扫描透射功能的强弱(扫描系统的分辨率、灵敏度)，以及扫描操作过程中所选择的图像对比度和明亮度。要保证扫描条件的重复性和获得图像的真实性，必须注意扫描强度的校正及各扫描参数(灰度值、对比度、亮度)设定的一致性。

(2) 2－DE 图像分析系统

1) 双向凝胶电泳分析软件的工作原理。围绕每一个已经转化为数字化的图像信息——象素点，构建一个算子(operator)，比较算子中心和边缘的光密度值，比值达到一定强度时该中心点的象素即被认为是蛋白质点的一部分。一个完整的蛋白质点的检出需要此过程的若干次重复。经多年的发展，目前已形成了较为完善的图像分析系统。

2) 双向凝胶电泳分析软件的工作流程。① 蛋白质点的检测(spot detection)点的检测包括胶内点的定位、点的形状的确定、点的体积(蛋白质丰度)和面积的计算。该步骤是以后各步分析的基础，如果在后续分析中发现点的检测不完善，要重新执行点的检测，上一次点检测基础上的后续分析信息将被清除。因此，尽可能全面的检测，可以减短整个图像分析过程；有两重点检测的方法：自动执行和手动执行。在背景清晰均匀的情况下，自动执行加上少量的编辑即可完成点的检测。但多数情况是，凝胶背景很不均一，自动功能很难完成点的检测，对于点密集区尤其如此。此时图像分析系统得手动向导可以引导分析者选择最佳的灵敏度、算子以及噪声参数，实现点的检测。应指出，两种检测方法所得的结果都不可能一步到位，可能仍有一些点未被识别，其可能的原因有：污染物造成的“假点”、各点因距离过近被识别成一个点、因临近点的强度太高而被识别为背景掩盖等。对这些不足之处，图像分析软件提供了进一步的编辑功能，如画点、删点、点切割、提高峰值，边缘增加等，对软件所直接识别出的图像信息进行补充。② 背景消减：点检测所得蛋白质点的体积，是该点各象素吸光强度值累加得到的，在凝胶背景较深时，这些背景值会被加到点体积中，从而使蛋白质点体积较实际值偏高。由此，软件中也提供了背景消减功能，包括手动消减和自动消减。若还不能满足要求，可以直接编辑某个点的背景水平。③ 归一化处理：目的在于对不同胶上的同一蛋白质点进行准确客观的相对定量。一般有两种模式：一种是以全部点体积之和为归一的基础；另一种是基于某一点的归一化处理，该点可以是已知的标志蛋白或人为添加的数值，无论那种情况，必须保证此点在每一块胶上都存在，从而保证在不同胶上进行对比匹配。同理，此步骤分析是否合理决定后续分析的可靠性。

3）蛋白质点匹配。第一步是创建参考凝胶，参考凝胶可以是待分析凝胶中的 1 张，也可以是几个凝胶合并而成的平均胶。匹配过程的 2 个重要参数：向量框（vector box）和搜索框（search box）。用户可以通过改变这亮个参数的大小来操纵匹配。此一过程也分为自动匹配和人工匹配。相应匹配参数的设置则根据实际需要进行调整。

4）其他。随着图像分析软件的不断完善，除上述基本功能外，各软件的数据校正功能可以排除非目标范围蛋白质所造成的干扰，减轻下一步网上蛋白质搜索的工作量；其统计处理和进化树分析功能，为蛋白数据库的建立提供了依据。

4. 蛋白质鉴定分析　经 2－DE 分离，染色，得到生物样品蛋白质表达谱后，需对蛋白质作进一步的分析鉴定，包括各蛋白质的氨基酸组成分析、蛋白质的定量分析、蛋白质的肽序列分析等。具体说来就是采用计算机图像分析技术，对所采集的蛋白图谱上的蛋白质点进行定位、定量、图谱比较、差异点寻找等。对胶上蛋白点的鉴定有两种不同的技术路线：一是，将电泳分离开的蛋白质从胶上转印到膜上，然后用 Edman 降解或氨基酸组成分析等传统生物化学方法进行分析，进入特定的数据库检索系统，实现对蛋白质的鉴定；二是将胶上的蛋白质直接进行酶解，回收酶切片段，采用质谱技术，进入相应数据库检索，实现蛋白质的鉴定以质谱为基本技术的蛋白质鉴定技术路线，以其灵敏度高、速度快、易实现自动化等特点，已成为蛋白质组研究中主要的蛋白质鉴定技术。

（1）氨基酸组成分析：在早期蛋白组学研究中有所应用，是一种传统的蛋白质化学分析法，它的通量和准确度难以满足蛋白质组学研究的需要。

（2）质谱鉴定鉴定技术

1）蛋白芯片技术。质谱技术中一个很关键的技术环节是蛋白芯片技术。蛋白质首先要被捕获并固定在芯片上，而后又经激光激发、电场加速和检测器的最终检测而获得质谱图。蛋白质芯片和基因芯片一样，同属于生物芯片（biochip）的范畴，它一般包括 2 个基本组成部分。① 固相载体：硅、云母、或各种膜片等经特殊处理后承载吸附各种生物制剂；② 固相载体上的各种生物制剂（探针），这些探针可以是某些蛋白的受体或抗体，结合特定离子的化学集团，免疫复合物，酶等。用化学固定法把这些物质固定在固相载体上。与基因芯片不同，芯片上的蛋白质的三维结构要保持正确，从而保证它们和样品特异性的结合能力，这也是制备蛋白芯片最大的技术难题，一般采用机械手直接点样法，以避免蛋白质空间结构的改变。根据需要的不同，点样芯池的数目也不同。研究用芯片数目较少，规模生产用芯片池的数目则要大得多，所以芯池的数目由数个到上千不等。现已有数种商品化的预制好探针的芯片系统。

2）肽质量指纹图谱（peptide mass fingerprint，PMF）。PMF 基本原理：蛋白质直接从双向电泳凝胶上切下或印迹到 PVDF 膜上并切下，经过原位酶解得到酶解肽段，然后用质谱得到这些肽段的 PMF，即获得了肽质量指纹谱。由于每种蛋白质氨基酸序列都不同，当蛋白质被酶解后，产生的肽片段序列也不同，其肽混合物质量数即具一定特征性。用实测的肽段质量去查找蛋白质和核酸序列库，结合适当的计算机算法，可鉴定蛋白质。此外，根据肽段质量数变化，可对基因产生的插入、缺失、突变进行对比分析。从而可以从基因水平理解和阐释相关生理和病理机制，把基因组学和蛋白组学研究有机的结合起来。

基质辅助飞行时间质谱（matrix-assisted laser desportion ionization，MALDI-TOF-MS），是测定肽质量指纹图谱常用的仪器。它的基本原理是将分析物放在基质分子中并形成晶体，激光照射晶体时，基质分子吸收激光能量使样品解除吸附，基质样品之间发生电荷转移使样品分子电离，基质吸收了激光大部分能量并气化，同时将样品分子带入气相，样品分子只吸收了少量激光能量，从而避免了分子化学键的断裂。MALDI 源使用的激光是脉冲式的，每一脉冲激光产生的一批离子得到一张质谱图，通常使用的质谱图是多次脉冲激光扫描质谱峰结果的累加。产生的离子多为单电荷离子，图中的谱峰与样品有一一对应的关系；飞行时间检测器作为质量分析器，其分析范围很大，从几百道尔顿到 100 kDa 都可以检测。离子化的生物大分子先经过一格加速电场，获得动能，在进入一个高真空无电场飞行管道，离子在此管道内以在加速电场所获得的速度飞行，质量较轻的离子飞行速度快，较早到达检测器，较重的离子飞行速度慢，较晚到达检测器。晚近发展起来的 SELDI-TOF-MS 技术系统，包括蛋白芯片、飞行质谱和分析软件三个部分，与 MALDI 有相似的工作原理。所不同的是，该系统能精确检测分析物的质量，分子量范围达 0～500 kDa；其蛋白芯片表面不同的化学成分用未知蛋白的检测及抗原抗体或配体不同亚型的区分；采用目前最先进的 SELDI，使被测物离子化效应达到最高点，从而使蛋白检测的灵敏度，特异性和所需标本量及试验所需时间，实验结果的深度分析都有了进一步的提高，因而具有高通量筛选、小分子量低丰度粗样品检测等诸多特性。

3）串连质谱数据鉴定蛋白质技术。连质谱数据鉴定蛋白质的基本原理：蛋白质是由 20 中氨基酸组成的，一段 3 个氨基酸的肽段有 20^3 种可能的排列方式，含 4 个氨基酸的肽有 20^4 种可能的排列方式，也就是说，一个特定序列的 4 肽出现的概率为 16 万分之一。由此可见，一个特定的 5 肽或 6 肽在一个蛋白质组中已具有很高的特异性，可以用来鉴定蛋白质，即可以把它们作为鉴定时的“标签”。它们的出现标志着含有此类特定肽段的肽段母离子的存在。

与 PMF 谱图相比，肽序列谱图相对较为复杂，需要计算软件的帮助计算识别各系列的离子，从图谱中读出完整序列的解析较困难。数据库检索鉴定蛋白质时，可读出部分氨基酸序列结合此肽段序列前后的离子质量和肽段母离子质量，在数据库中查询，这一鉴定方法称为肽段序列标签技术（peptides sequence tag，PST）。

二、临床常用的研究技术

与基因组相比，人类蛋白质组所包含的蛋白质数量更大，相互作用更复杂，并直接形成细胞生命活动的基础。任何生理、病理变化或药物影响都与蛋白质成分和数量的改变密切相关。而实现这种探知的前提，就是要找出各种疾病的特殊标志分子，即与疾病相关的各种蛋白质分子，其检测是个难点，高通量、快速、准确的技术才能满足这一要求，全球学者在不断地研发新的技术，目前，有一些新的、实用的技术可应用到临床，如临床型蛋白芯片、SELDI 技术、液体芯片、悬浮式芯片等等。

（一）临床型蛋白芯片

由于蛋白质分子的复杂性，用于临床诊断的蛋白质芯片研制难度较大，国际上有数十家公司，投入数亿美元的研发费用进行研制。蛋白芯片的问世，使得基因表达能在蛋白质水平迅速被了解，并且相对简便地对蛋白质的变化和修饰情况做出监测。这一系统提供了一个有效的分析平台，在研究蛋白质的性质、特征、辨识、功能及生物标记等方面搭起快速准确的桥梁，成为一种极具发展前途的新型研究工具。

目前有一些基于 ELISA 或胶体金原理的“蛋白芯片”已应用到临床，如多肿瘤标志物蛋白芯片、幽门螺杆菌多肽检测芯片、性传播疾病抗体检测芯片、糖尿病芯片等。相信随着研究的进展会有更多有意义的蛋白芯片检测项目应用到临床。

（二）SELDI 技术

表面加强的激光解析/电离化飞行时间（surface-enhanced laser desorption /ionization-time of flight，SELDI）技术，是 2002 年的诺贝尔化学奖。其原理是通过亲和作用蛋白质结合到芯片的化学或生物位点上，激光脉冲辐射使芯片中的分析物解析形成荷电离子，由于各种蛋白质的分子量及所带电荷的不同，在仪器场中飞行的时间长短不同，由此得到质谱图。该图经计算机软件处理可形成模拟谱图，同时直接显示样品中各种蛋白的分子量、含量等信息，若将它与正常人或某种疾病患者的蛋白谱图进行数据检索，或许能够发现和捕获新的特异性相关蛋白及其特征。SELDI 技术可检测多种标本，如尿液、血清、培养细胞、组织提取物等。其芯片根据芯片表面的不同化学成分，可将其分为化学表面芯片和生物表面芯片。其中化学表面芯片又可分为疏水、亲水、阳离子、阴离子和金属离子螯合芯片 5 种，生物表面分为抗体-抗原、受体-配体和DNA-蛋白质芯片等种类，可显示与之相结合的抗原或配体的不同分子量亚型。整个测定过程一般可以在几十分钟内就全部完成，迅速且敏感性、特异性较高，且不会破坏所测定的蛋白质。SELDI 技术已在有关的各个研究领域中开始使用，可进行特定蛋白质表达物的识别、蛋白质水平的药物筛选、揭示蛋白激酶的作用、测定血清中的小分子物质含量等等方面；尤其在临床医学方面，对某些疾病，特别是癌症及遗传性疾病相关蛋白的识别上取得了一系列突破性进展，如老年性痴呆、卵巢癌、乳腺癌、前列腺癌、膀胱癌等疾病。

（三）液体芯片

如果希望快速高通量标准化进行基于抗原抗体反应的蛋白质检测，液体芯片（liquid chip）技术也是一种很好的技术。其技术平台是多功能悬浮点阵仪（Multi-Analyte Suspension Array，MASA），核心技术是把微小的胶乳颗粒分别染上不同的荧光色，然后再把针对不同检测物的蛋白（如包被抗体）或核酸（互补链）分别以共价方式交联到荧光编码微球上。应用时，把不同编码的微球混合在一起与被检测物反应（被检测物可以是血清中的抗原抗体、或酶等，也可以是 PCR 产物），然后加上荧光素。最后通过液态芯片检测仪阅读，结果可以在瞬间经激光判定后由电脑以数据信息的形式记录下来，该技术可能在 1 次分析中快速确定一百种抗体所识别的抗原。因为其分子杂交是在悬浮溶液中进行，故称为液态芯片。

液体芯片技术检测灵敏，低限可至 1 pg，反应时间短，操作简单；由于其可对每种检测指标进行 100 个微球计数，然后取平均值，相当于对每例样本重复了 100 检测，其检测结果的准确性和重复性很高。目前利用这项技术已进行了多种疾病的研究，如多肿瘤标志物检测、自身免疫疾病检测、地中海贫血基因突变检测、人类肝炎多指标检测、人类白血病检测、优生优育多指标检测、结核耐药基因突变检测、HPV 分型等。

随着科学技术的发展，相信会有更多的研究技术用于临床蛋白质组学的研究。

第三节　蛋白质组学生物信息学

20 世纪末期以来，生物科学技术的迅猛发展，随着人类基因组计划的实施，通过基因测序、蛋白质序列测定和结构分析实验，分子生物学家提供了大量有关生物分子的原始数据，无论从数量上还是从质量上都极大地丰富了生物科学的数据资源，需要利用现代计算机网络技术对这些原始数据进行收集、整理、管理，以便于检索使用；而且为了解释和理解这些数据，还需要对数据进行对比、分析，建立计算模型，进行仿真、预测与验证，发现蕴藏在这些生物学数据资源中大量的生物学规律，这些都促进了生物信息学的产生和发展。生物信息学最终形成一门独立的学科被推上了生物科学发展的最前沿。

生物信息学（bioinformatics）是生命科学和信息学以及数学等学科交叉、结合的产物，它的诞生极大地推动了生命科学研究的进展。诺贝尔奖获得者 W. Gilbert 在 1991 年曾经指出："传统的生物学解决问题的方式是实验的。现在，基于全部基因都将知晓，并以电子操作的方式驻留在数据库中，新的生物学研究模式的出发点应是理论的。一个科学家将从理论推测出发，再回到实验中去，追踪或验证这些理论假设。"因此，在现代以及未来的科研工作中，科学家们可能首先是从生物信息学的角度入手寻找自己感兴趣的生物对象，然后回过头来进行实验操作以证明已有的科学知识或发现新的科研领域，生物信息学是一门与多学科相关的学科。图 45-1 为生物信息学与相关学科的关系。

生物信息学的出现极大地推动了分子生物学的发展。生物信息学已经成为生物医学、农学、遗传学、细胞生物学等学科发展的强大推动力量，也是药物设计、环境监测的重要组成部分。

随着人类基因组计划的顺利实施，人类基因组序列草图的完成，宣告了一个新的纪元——"后基因组时代"的到来，其中功能基因组学（functional genomics）成为研究的重心，蛋白质组学则是其中流砥柱，人们的注意力已从基因组测序转向对基因组表达的功能产物进行分析，即对蛋白质组进行结构与功能的分析，因此蛋白质组信息学已成为当前蛋白质组学研究中面临的主要问题之一。

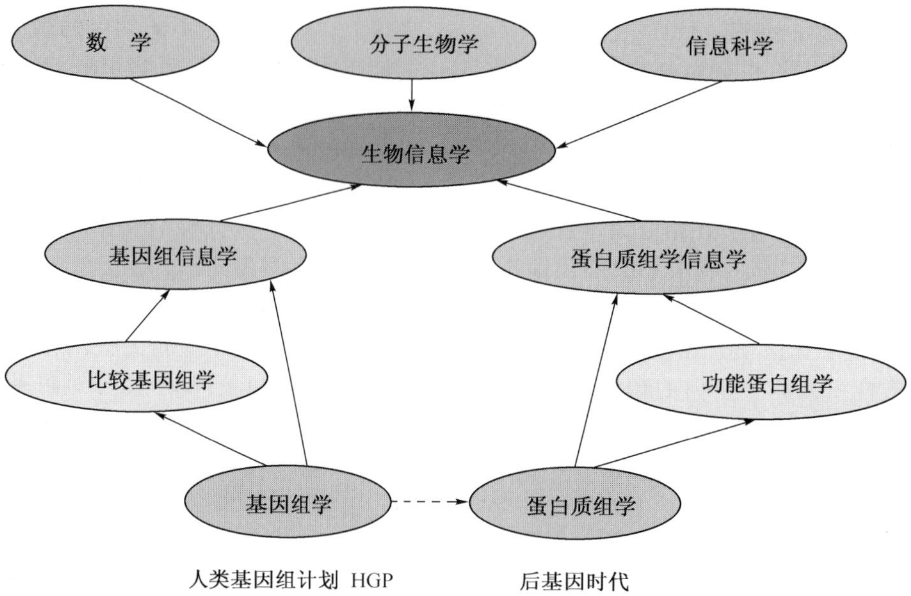

图 45-1 生物信息学与相关学科的关系

一、蛋白质组学生物信息学概述

人类基因组计划是生物信息学产生的主要动力之一。因此,通常谈及的生物信息学指的是其狭义概念,即基因组信息学。目前,基因组信息学的研究领域主要集中在以下几个方面:大规模基因组测序中的信息分析;新基因和新 SNP 的发现与鉴定;非编码区信息结构分析;遗传密码起源于生物进化的研究;完整基因组的比较研究;生物大分子的结构模拟与药物设计;生物信息学分析方法的研究等。随着人类基因组计划接近尾声,生命科学已步入了后基因组时代。蛋白质组研究正是后基因组计划中的一个重要部分,由于蛋白质组研究高信息量的特点,其对生物信息学的渴望正在不断加大,故围绕蛋白质组研究而展开的生物信息学研究也正在逐渐兴起,包括对蛋白质组研究的实验数据进行获取、加工、存储、检索与分析等。另外对蛋白质组研究的分析也导致了新的方法学问题,从数学角度来看并不是简单的 NP 问题、动力系统问题或不确定问题,而是基因表达的网络问题,故需要发展新的方法和工具。因此,围绕蛋白质组研究而开展的蛋白质组信息学可视为生物信息学的一个新的分支。

二、蛋白质组信息学的研究内容

目前蛋白质组研究采用的实验方法,主要有双向电泳、质谱、蛋白质微量测序、酵母双杂交等。因为生物信息学是通过对生物学的实验数据进行获取、加工、存贮、检索与分析,进而达到解释数据中所蕴含的生物学意义的目的,故生物信息学在蛋白质组研究中的应用将主要为是为双向电泳、蛋白质测序等实验技术进行生物信息的获取、加工等。具体而言,大致有以下几个方面:对双向电泳结果进行图像分析,从中寻找出疾病与生理状态下表达有差异的蛋白质斑点、构建双向电泳图谱数据库;参与对双向电泳凝胶中的蛋白质斑点的鉴定,包括单独或综合运用质谱数据、氨基酸测序结果、氨基酸组成分析结果等数据查询数据库以鉴定蛋白质;辅助大规模的酵母双杂交技术分析蛋白质之间的相互作用,包括构建细胞内巨大的蛋白质相互作用网络以及对蛋白质相互作用进行功能分析等;对蛋白质结构与功能进行大规模的分析,有人称之为计算蛋白质组学(computational proteomics),是蛋白质组信息学的又一重要内容。

三、蛋白质信息学技术在蛋白质功能预测和结构分析中的应用

(一) 蛋白质功能预测

新基因的克隆是当今分子生物学研究的热点,但是获得含有能够编码蛋白质的 DNA 序列后,下一步就需要分析其表达蛋白质的功能,尤其是那些

与已知 DNA 序列无同源性或同源性较低的。我们可以利用生物信息学技术，通过与已知蛋白质相比较来判定未知的功能，此外，蛋白质的一些其他性质可以直接由序列计算得到。主要依赖于以下两个方面：① 所获序列是否与已知蛋白结构相似；② 所获序列是否含有特殊蛋白质家族或功能的保守残基。图 45－2 为蛋白质功能预测的一般程序。

蛋白质序列数据库中的数据较 DNA 序列库要少得多，但提供的信息更为完备，且蛋白质进化的保守程度比 DNA 高，因此在 DNA 水平与已知基因无显著同源性的序列，可能在蛋白质序列库中找到有功能参考价值的同源序列。三个常用的蛋白质序列库是：SWISS-PROT、PIR、OWL。

利用 BLAST 和 FASTA 工具与蛋白质序列库中的序列进行同源性比较，一般需要搜索上述 3 个经典蛋白质数据库，将序列输入后，选定检索范围即可进行。FASTA 和 BLASTA 算法：它是一类以“单词”和“文字”排列特征进行查询数据库的算法。一般分两步进行，首先在数据库储存的序列中查询与所需序列具有相同“单词”特征的序列，所谓单词匹配；然后，使用匹配的“单词”，建立这种相关性序列的排列。所谓序列排列，以一个分数来代表同源序列相似性的程度。一般这两个步骤是同时进行的，它可以将一个序列与其他多个序列同时进行比较，从而提高了比较的速度。但是这种算法易受“单词”或“文字”中序列大小的限制，序列越长，选择性越高，但敏感性越低，而且还易遗漏一些很小而又十分重要的同源序列。FASTA 可以有效地分析那些与数据库同源性较高的序列，但有时可能忽略一些评分不高的结果。BLAST（ basic local alig nment se arch tool）是一种可以判断短序列与数据库间同源性的高效统计分析工具，但它只能比较那些连续性的序列，包括 BLASTP（氨基酸序列与蛋白质数据库比较）、BLASTN（核酸序列与核苷酸数据库比较）等。此外，BLITZ 可搜寻 BLASTP 和 FASTA 工具无法完成的分析，但价钱昂贵。这三种分析工具的网址分别是：

BLAST：http://www. ncbi. nlm. nih. gov/blast ；

FASTA：http://www. ebi. ac. uk/htbin/fasta-py/request ；

BLITZ：http://www. ebi. ac. uk/searchs/blitz. html.

（二）蛋白质物理性质的预测

蛋白质的一些功能特征可以通过蛋白序列直接推算出来，通过组成蛋白质的 20 种氨基酸的物理和化学性质，分析已知或未知蛋白质的性质，如等电点/分子量、疏水性、跨膜螺旋、卷曲螺旋及信号肽等。下列网址提供了免费的分析软件：等电点/分子量预测：ComputepI/ MW 是 Ex2PASy 工具包中的程序，可计算蛋白质的等电点和分子量，但对于碱性蛋白质其计算出的等电点可能不准确。网址为 http://www. expasy. ch/tools/。

1. 疏水性计算　输入序列或 SWISS-PROT 编号即可，能够得到超过 50 种待测蛋白的特征。可沿序列计算每个残基位点的移动平均疏水性，并

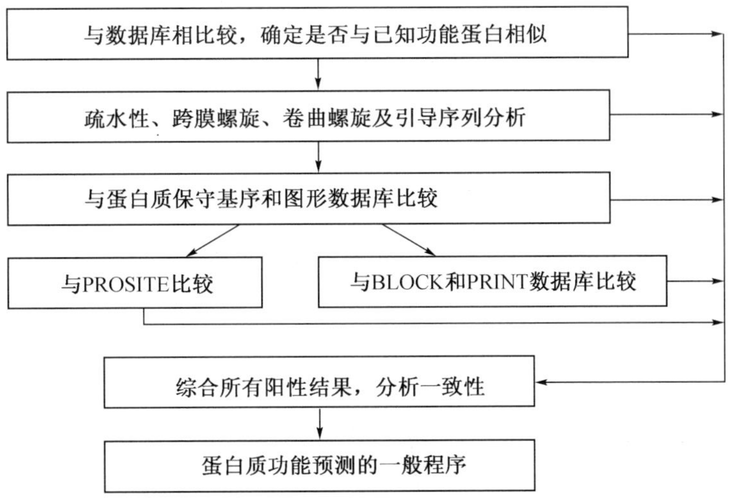

图 45－2　蛋白质功能预测的一般程序

给出疏水性-序列曲线。网址为：http://expancy.hcuge.ch/cgi-bin/protscale.pl

2. 跨膜螺旋预测 可预测跨膜区段及其在细胞膜上的定位，根据来自SWISS-PROT的跨膜蛋白数据库Tmbase，利用跨膜结构区段的数量、位置以及侧翼信息，通过加权评分进行预测。网址为：http://ulrec3/unil.ch/software/TMPRED-form.html，http://www.embl-heidelberg.de/Services/sander/predictprotein/predictprotein.html

3. 引导序列和信号肽分析 可分析原核及真核细胞蛋白序列，预测蛋白质序列中信号肽的剪切位点。网址为：http://www.cbs.dtu.dk/services/Signal/，http://psort.nibb.ac.jp/form.html

4. 卷曲螺旋分析 将序列与已知的平行双链卷曲螺旋数据库进行比较，得到相似形得分，并据此推算出序列形成卷曲螺旋的概率。网址为：http://ulrec3.unil.ch/software/COILS-form.html，http://ostrich.lcs.mit.edu/cgi-bin/score

(三) 与保守的基序和图形数据库比较判断功能

对于那些与数据库中已知功能蛋白质无同源性的序列或找到同源性的蛋白质功能为未知时，我们可与保守的基序和图形数据库比较判断其功能。基序数据库：最为著名的是PROSITE。值得注意的是结果可能存在假阳性。

图形数据库：可进行多序列同源比较，或称为多序列对齐(multi—sequence alignment)，是将多个序列进行同源比较以发现其共同的结构特征，最有代表性的蛋白质保守序列数据库为BLOCKS和PRINTS。

(四) 蛋白结构预测

有时一个可能的新基因通过检索找不到任何同源序列，即孤独基因(orphan gene)，对于这些基因所编码的蛋白质，生物信息学技术可以通过基于结构的同源比较寻找结构同源的基因或直接预测其高级结构来推测其功能。

1. 蛋白质结构数据库 一些蛋白质高级结构数据库可提供结构同源比较的检索，如PDB等。

2. 二级和三级结构预测 二级结构是指α螺旋和β折叠等规则的蛋白质局部结构，不同的氨基酸残基对于形成不同的二级结构具有不同的倾向性。单一序列二级结构预测的准确率约为60%～80%［17～19］，多序列比较可显著提高预测效能，如PHD sec程序，网址为：http://www.embl-heidelbe rg.de/ p redictprotein/predict-protein.html但是二级结构预测仍是未能完全解决的问题，一般对α螺旋预测的精确度较好，而β折叠相对较差，二者之外的无规则二级结构则效果不佳。

蛋白质三级结构预测是最复杂和最困难的预测技术，研究发现序列差异较大的蛋白质也可折叠成相似的三维构象，但蛋白质的折叠过程仍然不十分明确。目前我们可通过与蛋白质结构数据库中的已知结构相比较，应用BLAST或FASTA工具进行分析。对于那些与已知结构无明显同源性的序列，可借助于线性法则和折叠识别来预测其三级结构，最常见的是“同源模建”和“Treading”方法。TOPICS程序 http://www.embl-heidelberg.de/predictprotein/predictprotein.html，frsvr 程序(fold recognition server) http://www.mbi.rcla.edr/peole/frscr/ frsvr.html，123D程序 http://www.immb.ncifcrf.gov.～nid-ka/123D.html

3. 结构预测评估(critical assessment of structure prediction，CASP) 目前有很多预测蛋白质结构的网络软件，但是这些方法的可信度到底有多少呢？CASP可以为你提供最好的结构预测信息，任何人均可就自身的问题获得有建设性的意见。网址如下：http://www.mrc-cpe.can.ac.uk/casp2/

第四节 蛋白质组学的临床应用

生物大分子蛋白质是机体生理、病理活动功能的直接执行者，对于它的性质和数量变化的精确把握是揭示机体生理变化和疾病的病因、发病机制的重要切入点，各种疾病的发生、发展及预后较正常生理过程都会有蛋白质数和量的变化。蛋白质组学的技术特点无疑在对疾病的生物标志物的检测中具有不可替代的优势，它可以跟踪机体最细微的生理病理变化，通过对疾病特异性蛋白质的寻找，使疾病的早期诊断成为可能，在患者出现临床症状之前就采取相应的干预治疗手段。蛋白质组学技术为在无论是正常生理研究还是疾病的诊断，尤其是早期诊断提供了一个广阔合适的技术平台，在指导治疗和判断预后等方面具有巨大的发挥空间。

近几年来，蛋白质组研究技术已被应用到各种生命科学领域，如细胞生物学、神经生物学、临床蛋白组学、药理蛋白组学、毒理蛋白组学等。在研究对象上，覆盖了原核微生物、真核微生物、植物和动物等范围，涉及到各种重要的生物学现象，如信号转导、细胞分化、蛋白质折叠等。在临床蛋白组学中已有心血管病、脑血管病、肿瘤的发生与发展、毒理学、细胞分化与胚胎发育基因调控机制重大疾病的发生与治疗、个体化诊断、肝脏疾病、早老性痴呆药学研究和环境与健康的关系等方面的研究。但蛋白质组学在临床应用的研究尚处于起步阶段。

一、蛋白质组学与神经生理学

大脑结构和功能高度复杂，传统的研究方法已难以适应亟待发展的科研及临床上的需求。蛋白质组学的出现给神经科学研究带来新的动力。在神经系统中功能特异而复杂的结构和功能为蛋白质组学分析提供了良好的切入点。如 HUPO 计划中德国承担了脑蛋白质组计划。

蛋白质组学可用来研究与受体相关的信号复合物。在大脑中以受体为核心的多个蛋白质组成的信号复合物在信息处理过程中起着重要作用。而这些复合物的功能多样性与动态变化均可通过蛋白质组学方法来研究。生物蛋白质功能的进化不单纯取决与基因数目的增加，主要是取决于蛋白质之间调节网络的复杂多样性。对于单核生物信号传导通路上蛋白质的研究揭示了信号分子可能与中间的一小部分连接蛋白相互作用，而后又可以和不同信号通路上的蛋白相连接。真核细胞的信号传导系统远较原核细胞复杂，典型的细胞信号传导系统包括细胞膜上(或细胞内)的蛋白受体，通过在膜外或细胞内与信号分子的结合而发挥信号传导子的作用。由于受体和信号传导系统极其复杂，一个受体可以同时激活几条细胞内信号传导通路，而且不同信号传导通路间还存在相互作用，形成了复杂的信号网络；此外，许多信号传导系统中复杂的反应涉及的大量细胞内蛋白分子，一部分是新合成的，而大部分蛋白则是经过了再修饰、加工。这方面研究属结构蛋白质组学研究。结构蛋白质组学是研究一个细胞类型或者组织内所表达的全部蛋白质，以及在不同的环境下，这些蛋白质表达的改变，即蛋白质组表达模式。其研究目的就是建立总蛋白质图谱，用于比较正常的细胞和肿瘤细胞以及细胞在特异性药物(手术)治疗前后蛋白质表达的变化。已有相关研究报道，对神经元与神经胶质细胞特定部位接头的信号传导以及突触信号传导引起的神经元内部信号变化等方面做了大量工作，获得了预期的结果。目前此方面的研究尚处于动物实验阶段。

机体其他系统各项生理功能的执行，实质上也是各细胞间信号传递的统和，同理，蛋白质组学的相关技术和理念在此方面的应用也必将促进各系统生理科学的深入发展，促进人们对生命本质的认识。

二、肿瘤蛋白质组学

对于肿瘤的早期诊断及预后判断，是目前蛋白质组学研究中涉及最多的领域。肿瘤是一个多因素的疾病，应用蛋白质组学的方法，可以对细胞生长、分化过程中的蛋白质与细胞信号传导通路上的蛋白质之间的相互作用进行更为深入的研究，因而有希望发现控制肿瘤生物学行为的诸多蛋白质和信号分子。功能蛋白质组学是研究蛋白质之间的相互作用，从而建立一张复杂的由信号分子组成的细胞信号传导通路网络图谱，即蛋白质功能模式。内外环境的变化导致机体不断的调整自身状态以达到稳态的最佳平衡，失衡则导致疾病发生。疾病影响了信号传导通路上蛋白质的表达；反之，在细胞信号传导通路上，信号分子的改变对疾病发生有重要意义。

与其起源的正常细胞相比，肿瘤细胞蛋白质既有所同也有所异。它可能含有一些正常细胞所没有的某些特异蛋白质或缺少正常细胞所具有的某些特异蛋白质，也有许多与正常细胞相同的蛋白质，但这些蛋白质可能在表达水平或翻译后的修饰加工上与正常细胞存在差别。因此，应用蛋白质组学研究技术比较患同一肿瘤疾病的不同个体的肿瘤组织/细胞之间或同一个体肿瘤细胞与正常起源细胞之间蛋白质在表达数量、表达位置和修饰状态上的差异，有可能发现肿瘤相关的特异性蛋白质，这些蛋白质既可作为肿瘤诊断的分子标记，又可作为治疗和药物开发的靶点。

肿瘤蛋白质组学研究的主要内容有：建立各种

肿瘤的蛋白质组数据库、寻找肿瘤相关蛋白质、分析肿瘤相关蛋白质的结构和功能，为揭示肿瘤发生的分子机制，以及为诊断、防治和新药开发提供科学依据和靶标。

目前肿瘤蛋白质组学研究涉及了机体的各个系统：神经系统（胶质瘤、神经信号传导系统中的肿瘤发生）、泌尿生殖系统（膀胱癌、前列腺癌、乳腺癌）、呼吸系统（小细胞肺癌）、消化系统（肝细胞癌）等。

三、蛋白质组学与心脑血管系统疾病

心脑血管疾病的研究如何得益于蛋白质组学分析？从总体上或个体上来说，心脑血管系统功能变化来自于心肌和血管系统（包括平滑肌和内皮细胞）的蛋白质的变化。这些变化也许可以通过联合使用一系列蛋白质组方法来证实。

1．应用蛋白质组学技术可研究心脑血管疾病病理生理表现型发展的潜在细胞机制　目前认为，阐明错综复杂的分子事件发生的本质对于广泛地了解疾病的病理是至关重要的。因此，对细胞蛋白质及它们所具有的功能的描述，将会极大的有利于治疗药物的设计与使用。在这方面，迅速发展的蛋白质组和基因组技术可提供大量有用的新信息，这可以建立心血管疾病、脑血管疾病的蛋白质库。我们的下一个挑战是了解由这些细胞蛋白质的功能产生表现型的机制及其之间的网状关系。功能蛋白质组学的出现使蛋白质组技术成为研究蛋白质的相互关系、整体性和蛋白质功能的一个有力的工具。这种把蛋白质组信息与生化和生理分析结合起来的策略提高了我们对正常或疾病器官中蛋白质功能性作用的认识。功能蛋白质组学可以识别出特异的蛋白质组变化，描绘出这些变化所致的生化结果，并可以辨别有这些亚蛋白质组变化如何产生了生理、病理表现型。

现在有许多涉及应用心肌蛋白质谱来阐述各种病理状态有关的细胞及分子机理的研究报道。如使用MS鉴定翻译后修饰（PTM）是非常有效的，因为MS既可以提供有关修饰方式的信息，也可以提供氨基酸残基修饰的信息。而生化方法鉴别PTM时只能一对一，而用MS则可以同时进行多达22个已知PTMs的鉴定，甚至可以预测以同源氨基酸序列为基础发生的修饰。

2．心脑血管研究的早期诊断与治疗　通过蛋白质组学的研究，可更好地协助临床医生对疾病进行个体化诊断及治疗。如已有一些利用多蛋白标志物组合，如MMP-9、BNGF、vWF、MCP-1、S-100b等，进行进行缺血性中风的早期诊断地尝试。再如D. Kent Arrell等人的研究表明蛋白质组学在心血管疾病中的细胞间相互作用以及亚细胞蛋白结构分析和翻译后蛋白修饰等方面具有广阔的应用潜力。他们的实验找到了30多种心血管疾病相关的蛋白质表达的改变，其中包括能量代谢相关蛋白、应激诱导（热休克）蛋白、参与细胞骨架结构构成的蛋白。这些蛋白有的表达水平较正常组上调，有的下调。通过比较，可以找到心血管疾病相关蛋白在疾病发生，病程进展相关蛋白，从分子水平疾病病因和转归，进而指导临床早期诊断治疗。

3．心脑血管研究的蛋白质数据库　由于蛋白质组学的作用正逐渐为研究者所重视，现在已有越来越多的研究者在建立数据库以支持更多的功能研究，数据库的建立有利于资源共享，避免重复研究和恶性竞争。目前，与心肌组织蛋白质鉴定相关的数据库编辑已经起步，这些数据库中的蛋白质主要来源于兔、小鼠、大鼠心肌细胞、初生心肌细胞和体液。某些数据库被进一步细分，这样它们就可以表现特异性蛋白质谱和亚细胞的蛋白质谱。迄今为止，来自各种动物心肌组织的总计284个蛋白质已用MALDI-MS或MS-MS鉴定，其他相关数据还在进一步采集中。目前，心肌2－DE蛋白质数据库已可通过国际互联网获得，包括HSC 2DPAGE和HEART 2DPAGE。很多网上项目可帮助PTMs的鉴定，并且新的网上项目也在不断地推出。

4．蛋白质组学在心血管生物学研究中的前景　对蛋白质组进行研究的最终目的在于找到具体的分子靶点，并以此为突破口，最终攻克如心血管疾病这样的人类重大疾病。通过功能蛋白质组学的研究，可能揭示蛋白质修饰究竟是某一疾病的起因还是结果。必须提到的是，实验中观察到的单一表型可能是由多种途径产生，这就增加了功能蛋白质组学研究的复杂性，比如，观察到的心脏收缩异常可能是由于钙调蛋白的修饰、肌丝蛋白的修饰或二者修饰兼有的结果。尽管蛋白质组学的研究目前只是处于起步阶段，但科技的飞速进步使得蛋白质组学有着极大的发展潜力。

四、蛋白质组学与消化系统疾病

消化系统是人体各系统中包括的器官最多的

系统，如口腔、咽、食管、胃、小肠（十二指肠、空肠、回肠）和大肠（盲肠、结肠、直肠、肛管）等部，消化系统的疾病也十分复杂。临床蛋白质组学研究的热点之一就是消化系统疾病。

1. 蛋白质组学在口腔医学研究中的应用　蛋白质组学的进展极大改变了颅颌面疾病的诊断、预防和早期治疗等。如 Knezevic V 应用激光捕获微切割技术（laser capture microdissection，LCM）获取口腔鳞癌组织中正常细胞、癌前病变细胞、癌细胞、侵袭细胞、癌周细胞、癌周围的基质细胞等。再利用蛋白质抗体芯片，高通量分析组织中各种细胞的蛋白质表达，发现随着口腔肿瘤的进展，大量蛋白质的表达在数量和性质上均发生变化。通过免疫组化和 Western 杂交等方法确认，包括干扰素－a、P90rsk、蛋白激酶、黄体酮、受体蛋白等 11 种蛋白质发生数量或性质的变化；而且肿瘤组织周围的上皮基质细胞表达的大量蛋白质也发生不同的变化，与上皮癌变有直接关系。表达变异的蛋白质大多数属于信号传导途径蛋白。上皮细胞与基质细胞之间通过复杂的细胞信号蛋白进行广泛的分子联络在口腔癌的发生发展中起着重要作用。Nutall 运用双向电泳和质谱技术，分析比较正常关节及骨关节炎的不同蛋白质表达，找出破骨细胞介导的骨吸收相关蛋白作为药物靶点，并且根据其蛋白质结构设计抑制物。作者以同样思路设计出 caspase 抑制物，用以防止软骨细胞凋亡，这些药物可应用于颞下颌关节病的治疗。

2. 蛋白质组学在食管癌研究中的应用　目前对食管癌的研究多数是针对单个致病基因和蛋白质的分析，缺乏整体水平的研究，而蛋白质的功能往往是多种蛋白质共同作用的结果。Emmert-Buck 等用 2－DE 结合激光捕获微切割技术比较食管鳞状上皮癌和正常食管鳞状上皮中蛋白质表达谱的改变，发现 17 种蛋白呈现肿瘤特异性改变，其中有 10 种蛋白在肿瘤中特异性出现，七种蛋白只在正常上皮中出现，对其中两种蛋白经质谱鉴定，分别为细胞角蛋白 1（cytokeratin Ⅰ）和钙依赖磷脂结合蛋白Ⅰ（annexin-Ⅰ）。夏书华等对食管鳞状上皮癌和癌旁组织标本的冷冻切片进行显微切割，2－DE 得到癌及癌旁上皮的蛋白表达谱，采用质谱技术鉴定肿瘤表达异常的蛋白，结果提示 HSP27 和 annexin-1 的表达失调是食管癌发生过程中的频发事件。

3. 蛋白质组学在胃癌研究中的应用　Ryu 等对 11 例胃癌组织标本及其正常和切缘组织进行 2－DE 分析，每例癌组织大约产生 1 500 个蛋白质点。他们对癌和正常组织之间有明确表达差异的蛋白质点进一步做 MALDI－TOF 质谱鉴定，结果有 7 个蛋白质在癌组织中过表达，分别为 NSP3、transgelin、prohibition、HSP27、蛋白质二硫化物异构酶 A3、未命名蛋白质产物和葡萄糖调节蛋白，同时，也发现阿朴脂蛋白 A1、p20、核苷二磷酸异构酶 A、α1－抗胰蛋白酶、desmin、血清白蛋白、血清转铁蛋白等七种蛋白质在癌组织中低表达。贾继辉等运用固相 pH 梯度双向凝胶电泳技术比较猴病毒 40（SV40）转化的人胃黏膜上皮细胞 GES21 与人胃癌细胞 MGC2 803 的差异蛋白，共获得 17 个 GES21 和 MGC2 803 细胞间表达差异蛋白质的明确信息，涉及细胞骨架、细胞调控、细胞凋亡和生物氧化等种类蛋白质。这些差异蛋白分析有助于深入研究胃癌发生发展机制，进而为胃癌的早期诊断和防治提供依据。

4. 蛋白质组学在肝细胞癌、肝硬化研究中的应用　Seow 等人利用蛋白质组学技术对人肝细胞癌细胞系 HCC－M（来自于 HBV 阳性的肝癌细胞系）作了全谱分析，总共获得了近 2 000 个蛋白质点，对其中的 408 个点进行了质谱分析。这些被鉴定的蛋白质分别为管家蛋白乙醇脱氢酶、α－烯醇酶、天冬酰胺酶合成酶、异柠檬酸脱氢酶和葡萄糖－6－磷酸－1－脱氢酶。另外，他们还鉴定出与肝细胞癌发生有关的蛋白质表达谱，包括 annexin、prohibition 和硫氧还蛋白过氧化物酶。29 种蛋白经 nESI MS/MS（nano-electrosprayionization MS/MS）和 de novo 测序，全部得到鉴定，其中包含已报道的肿瘤相关蛋白，磷酸酪氨酸磷酸酶激活因子，RNA 结合蛋白调节亚单位，复制蛋白 A 32 kD 亚单位和唾液酸磷酸合成酶。另外，还发现一种新的核蛋白 HCC－1，其 cDNA 水平在胰腺癌中上调，在高分化肝细胞癌中也上调，而在肿瘤细胞转入低分化状态时下调。这些蛋白分子可能在肿瘤演进和维持正常细胞生长方面起重要作用。

肝硬化是一种或多种病因长期或反复作用造成的弥漫性肝脏损伤，其中肝星状细胞的活化是启动肝纤维化进程的关键环节。Kawada 等人通过对大鼠星状细胞的蛋白质组分析，发现了一种新蛋白 STAP（stellate cellactivationassosiatedprotein）。它只在星状细胞中检测到，在纤维化肝中分离到的体内激活星状细胞和体外原代培养的活化星状细胞中高表达。

Kristensen 等人对比静态和激活的大鼠肝星状细胞，发现有 27 种蛋白在体内和体外激活的星状细胞都有相同表达变化，其中钙周期蛋白，calgizzarin，galectin－1 上调，肝羧酸酯酶 10，丝氨酸蛋白酶抑制物 3 下调。还列出了 150 余种星状细胞蛋白，从而加深了在蛋白质水平对星状细胞活化这一肝纤维化关键事件的认识。

五、蛋白质组学与泌尿系统疾病

除在泌尿系统肿瘤研究中的应用，有报道应用蛋白质组学的 SELDI－TOF－MS 技术对尿石病的初步临床研究。Peter A. Cadlerx 的研究提示，较目前其他的实验诊断手段，蛋白组学的技术具有更高的"性价比"。

六、蛋白质组学与肥胖

凌雁等人利用 MALDI 技术研究了腹部皮下及内脏脂肪组织之间可能存在的功能差异，以及中心型肥胖者腹部皮下及内脏脂肪组织与胰岛素抵抗的可能关系。

七、蛋白质组学与老年性疾病

随着我国和世界人口老龄化进程的不断进展，老年性疾病的研究越来越受到关注。老年医学就是一门专门研究老年人生理、病理的科学。功能衰减是细胞老化的结果。尽管体细胞老化的任何过程均依赖于基因指令，但生命活动功能的直接执行者是蛋白质。蛋白质组学正可以用于这一领域，它在研究细胞老化、老龄症状、老年疾病中发挥重要作用。其中，老年性痴呆作为一种给社会家庭个人均带来巨大负担的老年性疾病更是成为研究的热点。目前已有 Ciphergen 公司推出的 β－amyloid 试剂盒用于阿尔茨海默病（Alzheimer's diseas，AD）早期诊断的临床研究。周波等人在对人脑枕叶区衰老进程的研究中，应用 2－DE 和肽质量指纹图谱等蛋白组学技术观察了衰老过程中相关蛋白的差异表达，并对差异表达蛋白在衰老进程中可能的生物学意义作了探讨。

随着蛋白组学相关技术的不断完善和发展，这门新兴学科在生命科学研究中发挥着越来越重要的作用。由于蛋白组学研究比基因组学研究更接近实用，具有巨大的市场前景和战略意义，世界上各大企业和制药公司纷纷斥巨资开展蛋白质组研究。各国政府尤其是西方发达国家在这一新型领域都投入巨资全面启动此领域的研究。在我国，此项研究刚刚启动，在此项目上的投资较国际上的大力投入，少之又少。鉴于蛋白组学所代表的生命科学研究的战略意义和市场价值，我国目前的状况应当引起高度警觉。我国在基因组研究领域所取得的成果和以往在蛋白质化学与蛋白质科学中所取得的举世瞩目的成果，以及近年来在蛋白组学领域打下的良好基础，相信在蛋白组学这一生命科学的前沿领域会有所建树。

基础医学是整个医学的基石，而蛋白质组学则在基础医学中起到很重要的作用，它代表人们对生命现象认识层次的深入，带动了现代医学和生命科学的前沿学科和领域，在一定程度上起到牵动全局的作用。相信蛋白质组学近期在临床上会有更广泛的应用。

（王雅杰　方　芳　康熙雄）

参 考 文 献

1 李佰良. 功能蛋白质组学. 生命的化学，1998. 18(6)：1～3

2 陈主初，梁宋平. 肿瘤蛋白质组学. 长沙：湖南科学技术出版社，2002. 136～139

3 陈颖健. 生物信息学：融合生物科学与计算机科技的新学科，求是，2003. 7：53～54

4 Wasinger V C，Humphery Smith I，Williams K L，et al. Progress with gene product mapping of the molicutes：Mycoplsama genitalirm. Electrophoresis，1995；16：1090～1094

5 Kahn P. From genome to proteome：Looking at a cell's proteins. Science，1995；270：369～370

6 Swinbanks D. Government backs proteome proposal. Nature，1995；386：653

7 Bairoch A，Apweiler R. The SWISS-PROT sequence database and its supplement TrEMBL in 2000. Nucleic Acids Research，2000；28：protein 45～48

8 Hubbard MJ，Kon J C. Proteomic analysis of dental tissres. J Chromatogr Banalyt Technol Biomed Life Sci，2002；771(1－2)：211～220

第46章 高效液相色谱分析技术

第一节 概 述

高效液相色谱法(high performance liquid chromatography, HPLC)是以液体洗脱剂作为流动相的色谱分析方法。它是由经典的液相色谱法发展而来。经典的液相色谱法流动相在常压下输送,传质速度慢、所用固定相颗粒粗、柱效低、分离时间长。20世纪60年代末期,Giddings等人作了将气相色谱实践中发展起来的色谱理论用于液相色谱领域,为经典液相色谱的现代化奠定了理论基础。1967年,Horvath等人研制了第一台高效液相色谱仪。随后,新型高效的固定相、高压输送泵、梯度洗脱技术和各种高灵敏度的检测器相继发明,高效液相色谱法得到迅速发展。此种方法在其发展过程中也被称作高速液相色谱法(high speed liquid chromatography)、高压液相色谱法(high pressure liquid chromatography)或高分辨液相色谱法(high resolution liquid chromatography)等。高效液相色谱法与经典的液相色谱法相比,具有以下主要特点:

(1) 高效:由于使用了细颗粒高效率的固定相和均匀填充技术,高效液相色谱法分离效率极高,柱效一般可达每米10^4理论塔板,能实现极为有效的分离。

(2) 高速:由于使用高压泵输送流动相,采用梯度洗脱装置,用检测器在柱后直接检测洗脱组分等原因,HPLC完成分离分析只需几分钟到几十分钟,比经典液相色谱快得多。

(3) 高灵敏度:紫外、荧光、电化学、质谱等高灵敏度检测器的使用,使HPLC的最小检测量可达10^{-10}～10^{-9}g。

(4) 高度自动化:计算机的应用,特别是以色谱专家系统为核心的色谱智能化和仿真优化技术的应用,使HPLC不仅能自动处理数据、绘图和打印分析结果,而且还可以自动控制色谱条件,使色谱系统自始至终处在最佳工作状态,成为全自动化的仪器。

高效液相色谱法与气相色谱法相比,具有应用范围广的优点。HPLC可用于高沸点、相对分子量大、热稳定性差的有机化合物以及各种离子的分离分析。它不仅可利用被分离组分极性的差别、分子尺寸的差别、离子交换能力的差别以及生物分子间亲和力的差别进行分离,还可用多种溶剂作流动相,通过改变流动相组成来改善分离效果,因此分离能力比气相色谱法更大。此外,HPLC的馏分容易收集,十分有利于制备。高效液相色谱法有许多分支,表46-1为其主要的分支类型。

表46-1 高效液相色谱法的主要分支类型

分支类型	英文名称	固定相
吸附色谱	absorption chromatography	微粒硅胶
键合相色谱	bonded phase chromatography	化学键合相
离子交换色谱	ion-exchange chromatography	离子交换剂
凝胶渗透色谱	gel permeation chromatography	硅凝胶
亲和色谱	affinity chromatography	生物亲和琼脂
手性色谱	chiral chromatography	手性配体
金属配合物色谱	metal-complex chromatography	有机配位体

第二节　高效液相色谱仪

一、基础理论

高效液相色谱法的理论基础与气相色谱法基本相同，气相色谱法的基本理论如塔板理论、速率理论、保留值、分离度等有关理论及术语、定性定量的方法都基本上适用于 HPLC。理想的高效液相色谱应该是被分析物质分离出的峰间隔清晰、峰形尖锐，以便于从谱图得到定性定量结果。若各被分析物质不能有效分离，则会出现峰形的扁平、拖尾、重叠甚至完全遮盖，这种现象称为色谱峰展宽，可归纳为柱内展宽和柱外展宽两类。

（一）分配平衡理论

物质在固定相与流动相之间发生的溶解、吸附、脱吸附的过程，叫分配过程。液相色谱过程是在相对运动着的流动相和固定相中的多级分配平衡过程，其分配情况可用分配系数、分配比来描述。

在一定温度下，组分在液、固两相分配达到平衡时，组分在固相中的浓度 C_S 与在液相中的浓度 C_L 之比，称为分配系数 K。在色谱分析中，要使两组分分离，它们在柱中的保留时间必须不同，以在柱内形成差速迁移。而保留时间由分配系数或分配比决定，所以 K 或 k 不相等是色谱分离的先决条件，两组分分配系数差别越大，即它们在柱内的保留时间相差越大，色谱峰之间的距离越远，就越容易实现分离。反之，若分配系数相同，则色谱峰将重合。

（二）塔板理论

由 Martin 和 Synge 提出。将色谱过程比拟为分馏过程，从而可用分馏过程的理论和方法来处理色谱过程。塔板理论把色谱柱假设为由分馏塔的许多塔板组成，每个塔板相当于 1 次简单蒸馏。当欲分离的组分进入色谱柱后，就在两相中进行分配，并不断地达到分配平衡。假设组分在柱中每一小段里，迅速达成 1 次分配平衡，这一小段柱称为 1 个理论塔板，其长度称为理论塔板高度，简称板高，用 H 表示；在所有塔板上分配系数是常数，即组分在两相中的分配等温线为一直线。对于某一组分，当塔板数 $n>50$ 时就可以得到对称的峰形曲线。趋近于正态分布曲线，可作正态分布处理。在多组分试样情况下，由于各组分分配系数的差异，其保留值将不同，经过多次分配平衡后，产生差速迁移，各组分从色谱柱洗出所需的塔板数也各不相同。由于色谱柱的塔板数相当大，一般可达 $10^3 \sim 10^6$，所以只要分配系数有微小差异，便可获得良好的分离效果。

必须注意，同一色谱柱对不同物质的柱效能是不一样的，当用这些指标表示柱效能时，必须说明这是对什么物质而言。n 越大，表示组分在柱中达到分配平衡的次数越多，因此对分离越有利，但仅根据 n 的大小还不能预言并确定各组分能否被分离，因为分离的可能性取决于试样中各组分在两相中分配系数的差异，而不是分配次数的多少。所以 $n_{有效}$ 只能看作是在一定条件下柱分离能力发挥程度的标志，而不能作为各组分能否被分离的依据。

（三）速率理论

Van Deemter 从动力学理论研究了使色谱峰扩张而影响板高的因素，导出了速率理论方程式，其简化式为：

$$H = A + B/u + Cu$$

式中 H 为板高，u 为载气流速。A、B、C 是常数，代表影响 H 的 3 个动力学因素，A 为涡流扩散项，B 为分子扩散系数。在 u 一定时，只有 A、B 和 C 较小时，H 才能较小，柱效才能高。反之则色谱峰扩张，柱效降低。

Van Deemter 方程揭示了色谱柱的填充均匀程度、担体粒度、载气种类和流速、固定液液膜厚度及柱温等对柱效、峰扩展的影响。这许多影响柱效的因素是互相制约的，如载气流速加大时，分子扩散项 B 减小，但传质阻力增大；柱温升高有利于物质传递，但加剧了分子扩散。实际工作中应权衡利弊，综合考虑，以范氏方程为指导选择色谱分离条件。

二、高效液相色谱仪的基本结构

高效液相色谱仪由高压输液系统、进样系统、分离系统（色谱柱）、检测记录系统组成。其结构框图如图 46－1 所示。流动相经过滤脱气后通过高压泵以恒定的速度流过色谱柱，当用进样器将样品注

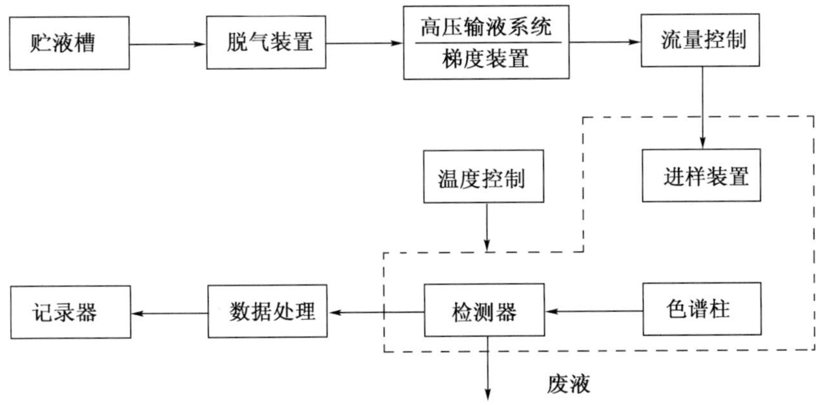

图 46-1　高效液相色谱仪结构框图

入到色谱柱顶端后，样品中的各组分在流经柱子时被逐渐地分离，依次从柱后流出，通过检测器产生信号输出至记录仪，得到色谱图。流出组分可用馏分收集器收集。

(一) 高压输液系统

高压输液系统由贮液装置、高压输液泵、过滤器、脱气装置、压力脉动阻滞器及梯度洗脱装置等组成，核心部件是高压输液泵。

高压输液系统为驱动溶剂和样品通过色谱柱及检测系统的高压源，其性能对仪器分析结果的可靠性有重要影响。对高压泵的基本要求是：① 流量稳定，流量精度误差<1%；② 输出压力高，最高输出压力为 50 Mpa；③ 流量范围宽，可在 0.01～10 mL/min范围任选；④ 耐酸、碱、缓冲溶液腐蚀；⑤ 压力波动小；⑥ 泵室体积小(<0.5 mL)，更换溶剂方便，容易清洗。

高压泵分为恒压泵和恒流泵。恒压泵在运转过程中始终保持系统压力稳定，但是流量会随色谱系统阻力的变化而改变，此类泵能迅速获得高压，适合于柱的匀浆填充。恒流泵不管色谱柱压力如何波动，其排液量保持恒定，此类泵多用于分析。其中较常用的为双头或三头柱塞泵。

梯度洗脱装置利用两种或两种以上的溶剂，按一定时间程序来改变配比浓度，以改变流动相极性、离子强度或 pH 值，从而来提高洗脱能力、改善分离效果。当样品混合物的容量因子 k 范围很宽，用等度洗脱的时间太长，峰形扁平，此时就需要梯度洗脱。梯度洗脱可使分析时间缩短，所有的峰处于最佳分离状态、峰形尖而窄。梯度洗脱由计算机程序控制，有直线、凸形、凹形等各种梯度曲线供选择。

梯度洗脱的问题是：① 定量数据不够精确，保留时间不一致；② 在下一个样品分析之前，柱还需要平衡一段时间；③ 梯度洗脱的设备较复杂，费用增加，可信度降低等。所以一般多在等度洗脱分离确实困难时，才采用梯度洗脱。

(二) 进样器

进样器一般要求密封性好，死体积小，重复性好，进样处于色谱柱中心位置，这样色谱系统的压力和流量波动小，并便于实现自动化。进样方式有 2 种：

1. 膜注射进样　它是在色谱柱顶端装一耐压弹性隔膜，进样时用微量注射器刺穿隔膜，将试样注入色谱柱。其优点是装置简单、价廉、死体积小。其缺点是允许进样量小，通常为 1～10 μL，重复性差。

2. 阀进样　这是目前广泛采用的一种方式。阀的种类很多，有六通阀、四通阀、双路阀等。以六通进样阀最为常用。其优点是能在高压下进样，定量精度高，重复性好，能进较大量试样，操作方便，且易于自动化。缺点是阀接头和连接管有一定死体积，会引起峰形变宽。现代化仪器装有自动进样器，用微机控制六通阀的采样、进样和清洗动作，适合于多个样品的重复检测。

(三) 色谱柱

高效液相色谱柱应具备耐高压、耐腐蚀、抗氧化、密封不漏液和柱内死体积小等性能，还应满足柱效高、柱容量大、分析速度快、柱寿命长的要求。

色谱柱的柱效与柱的内径、长度、填料粒度等因素密切相关而柱长又由填料颗粒大小确定。按内径不同可分为常规柱、快速柱和微量柱三类，见表 46-2。

表 46-2 各种色谱柱的特征参数

柱类型		管内径(mm)	柱长(cm)	填料粒径(μm)	流速(mL/min)	检测池体积(μL)
常规柱	分析型	2～5	10～50	5～10	0.5～2	<10
	制备型	40～120	50～125	10～50	1～500	大
快速柱		2～5	3～5	3	2～5	<3
微量色谱柱	细管径柱	0.5～1	50～500	5～20	0.01～0.05	<1
	填充毛细管柱	0.05～0.2	1 000～6 000	10～100	0.001～0.01	<0.1
	开管柱	0.01～0.06	300～3 000	—	0.000 1～0.01	<0.1

1. 色谱柱的基本性质

(1) 常规柱:常规柱按填料性质不同,可分为吸附柱、键合 C_{18} 柱、键合胺基柱、键合苯基柱、键合腈基柱等;按柱管材质不同,又可分为不锈钢柱、玻璃柱、塑料柱等。

(2) 快速柱:快速柱是内径 2～5 nm 的短柱,由于采用了 3 μm 的微型填料,仅用 3～5 cm 的柱长,就能获得 4 000～5 000 个理论塔板数,虽然柱的选择性略差,但能显著地缩短分析时间,节省大量溶剂。由于柱外效应显著,需对仪器进行适当改进。

(3) 微量色谱柱:溶剂消耗量仅为常规分析柱的 5%,由于流量减少,样品稀释少,因而灵敏度高,选择性好,通过增加柱长可获得很高的理论塔板数。但由于柱体积小,柱外效应影响更为显著,以至于常规液相色谱仪不能适应,需要发展更小检测池体积的检测器、柱接头和流量泵等。

(4) 径向加压柱:是一种用具有弹性的聚乙烯材料制成的分析柱。使用时要配备专用的径向加压器,利用压缩腔对柱管施加均匀的径向压力,使柱内产生均匀填充,以消除填料和管壁之间的空隙,由于色谱柱受到来自柱内流动相和柱外径向加压器两方面的压力,使填料充填更均匀,减少了柱内死体积,改善了柱效和保留值的重现性。

(5) 制备柱、浓缩柱:柱的内径>5 mm,主要用于制备,故称为半制备柱或制备柱。浓缩柱主要用于环境监测样品中痕量组分的富集。先将痕量组分吸附于浓缩柱上,然后通过阀切换,用不同溶剂把痕量物质洗至分析柱进行分离分析。

2. 选择色谱柱参考原则

(1) 分子量>2 000 的样品,选用凝胶色谱柱。

(2) 分子量<2 000,且分子量相差>10%的样品,选用凝胶色谱柱。

(3) 分子量<2 000 的水溶性电解质:酸性物质用阴离子交换色谱柱,碱性物质用阳离子交换色谱柱。

(4) 分子量<2 000 的水溶性非电解质:选用反相色谱柱,糖类还可用离子交换色谱柱。

(5) 分子量<2 000 的非水溶性物质:弱极性物可用反相色谱柱,极性物用正相色谱柱。

(6) 具有生物活性的物质,选用亲和色谱柱。

(四) 检测器

检测器的作用是将色谱柱流出物中样品组成和含量的变化转化为可供检测的信号,完成定性、定量分析的任务。理想的检测器应满足以下要求:① 灵敏度高;② 线性范围宽;③ 响应快;④ 稳定性好,噪音低,漂移小;⑤ 对流动相组成、流速及温度的变化不敏感,可用于梯度洗脱;⑥ 不引起很大的柱外谱带扩张效应,以保持高的分离效能。

1. 紫外吸收检测器(ultravciolet detector, UV) 紫外吸收检测器灵敏度较高,线性范围宽,对流速和温度得变化不敏感,适用于梯度洗脱,对强吸收物质检测限可达 1ng,检测后不破坏样品,可用于制备,并能与任何检测器串联使用,在各类检测器中,其使用率占 70%左右。紫外检测器有单波长和可调波长两类,可调波长紫外检测器可按照被测试样的紫外吸收特征任意选择工作波长,提高了仪器的选择性和信噪比,适用于梯度洗脱,但灵敏度不如固定波长紫外检测器。

2. 光电二极管阵列检测器(process diode array detector, PDA) 也称快速扫描紫外可见光检测器。它采用光电二极管阵列作为检测元件,可得到三维色谱光谱图。其中最近发展起来的电荷耦合阵列检测器(charge-coupled device array detector)简称 CCD 检测器,具有光谱响应范围宽、灵敏度高及线性范围宽等优异性能,具有其他类型检测器无法比拟的优点。

3. 荧光检测器(fluorescence detector, FD)是一种高灵敏度、有选择性的检测器,可检测能产生荧光的化合物。某些不发荧光的物质可通过化学衍生技术生成荧光衍生物，再进行荧光检测。其最小检测浓度可达 0.1 ng/mL，适用于痕量分析，可用于梯度洗脱。一般情况下荧光检测器的灵敏度比紫外检测器高 1～3 个数量级，但其线性范围不如紫外检测器宽。

4. 示差折光检测器（differential refractive index detector, RI）　是一种浓度型通用检测器，某些不能用选择性检测器检测的组分，如高分子化合物、糖类、脂肪烷烃等，没有紫外吸收、不产生荧光、又没有电活性，可用示差折光检测器。示差折光检测器的灵敏度比紫外检测器低得多。检测器对温度和压力的变化非常敏感，故不能用于梯度洗脱。

5. 电化学检测器（electrochemical detector）主要有安培、极谱、库仑、电位、电导等检测器，属选择性检测器，可检测具有电活性的化合物。电化学检测器的优点是：① 灵敏度高，达 ng 级，有时可达 pg 级；② 选择性好，可测定大量非电活性物质中极痕量的电活性物质；③ 线性范围宽，一般为 4～5 个数量级；④ 设备简单，成本较低；⑤ 易于自动操作。

6. 化学发光检测器（chemiluminescence detector）　是一种快速灵敏的新型检测器，当分离组分从色谱柱中洗脱出来后，立即与适当的化学发光试剂混合，引起化学反应，导致发光物质产生辐射，其光强度与该物质的浓度成正比。这种检测器的最小检测量可达 pg 级，敏度比荧光检测器高 20 倍。见表 46－3，列出高效液相色谱仪常用检测器一般特性。

7. 其他检测器

(1) 介电常数检测器（dielectric constant detector）：利用电容器来检测样品介电常数，属通用型检测器。其工作原理是电解质在受到电场作用时，因正、负电荷电离使电容器的电容量随介电常数增加而增加，通过电容量变化来测定样品的含量。

(2) 光电离检测器：光电离检测器是利用光将溶质电离，电离产物在电场作用下定向流动并在电极上收集，产生的光电流与样品的浓度呈正比。灵敏度高、线形范围宽，对多环芳烃、麻醉药等有很高的灵敏度和选择性，可达到荧光检测器的检出限。

表 46－3　HPLC 检测器的特性

项　目	视差折光	紫　外	荧　光	红　外	电化学	放射性
使用类型	通用	选择性	选择性	选择性	选择性	选择性
用于梯度洗脱	不可	可	可	可	—	可
敏感度(g/mL)	5×10^{-7}	5×10^{-10}	10^{-10}	10^{-6}	10^{-12}	—
线性范围	10^4	5×10^4	10^3	10^4	10^4	—
对流速的敏感性	无	无	无	无	有	无
对温度的敏感性	$\pm10^{-4}$℃	低	低	低	±1 ℃	无

第三节　高效液相色谱分析技术

利用高效液相色谱法进行分析工作的一般程序是：根据被测物的物化性质选择色谱柱、固定相、流动相及淋洗方式；选择适于检出该物质的检测器。根据标本的状态选择样品前处理的方法，以达到提取富集被测物质、分离去除干扰物（其含量通常大大高于被测物）、提高检测灵敏度和保护色谱柱的目的。样品前处理的效果对成功分析被测物非常重要，往往需要多次试验、调整才能获得最佳条件。目前较先进的样品前处理方法有固相萃取(SPE)、微波提取(MWE)、凝胶层析(GPC)、加速溶剂提取(ASE)、基体分散固相萃取(MSPD)、超临界萃取(SFE)、固相微萃取(SMPE)等技术。

高效液相色谱分离系统包括固定相、流动相和色谱柱。其分离效率和分离能力主要取决于固定相和流动相的合理选择，使复杂样品获得满意的分离。

一、固定相

高效液相色谱固定相（又称柱填料）的性质和结构的差别，使分离的机制各不相同，从而构成各种色谱类型或色谱方法。

(一) 液固吸附色谱固定相

液固色谱所使用的固定相,多数是有吸附活性的吸附剂,常用的有硅胶、氧化铝、分子筛、聚酰胺等,按其结构可分为表面多孔型和全多孔微粒型两类。

1. 表面多孔型(superficially porous) 又叫薄壳型(pellicular bead)是高效液相色谱使用的第一种填料。这种填料是在一个直径为 30 μm 左右的实心玻璃球表面,包裹一层很薄的(1～2 μm)多孔色谱材料(如硅胶、氧化铝等),也可制成化学键合填料。表面多孔填料的机械强度好,能耐高压。由于是规则球形,易填充均匀、紧密,渗透性好,表面孔隙浅,传质快,柱效高,分离速度快。其主要缺点是由于比表面积小(1～15 m^2/g),柱容量低,允许进样量小,要求检测器灵敏度高。因此,很快被全多孔微粒型填料取代,现只用于预净化或预浓缩柱作某些简单的混合物分离。

2. 全多孔微粒型(microparticular) 是目前高效液相色谱广泛使用的填料,有球形和无定形两种,颗粒直径 3～10 μm,筛分范围一般为 1～2 μm。它具有粒度小,比表面积大(100～600 m^2/g),孔穴浅,柱效高和柱容量大的优点。但柱渗透性不如薄壳型填料。各种类型填料特性比较,见表 46-4。

(二) 化学键合固定相(chemical bonded stationary phase)

将各种有机基团利用化学反应通过共价键结合到载体(硅胶)表面,形成化学键合固定相。化学键合固定相具有如下优点:① 传质速度比一般液体固定相快,柱效高;② 耐溶剂冲洗、耐高温,无固定液流失,从而提高了色谱柱的稳定性和使用寿命;③ 改变键合有机分子的结构和基团类型,能灵活地改变分离的选择性,适用于分离几乎所有类型的化合物;④ 能用各种溶剂作流动相,适用于梯度洗脱,也有利于配用灵敏的检测器和馏分收集。

化学键合固定相在高效液相色谱分析中占有极重要的地位。按基团与硅胶结合的化学键类型,分为硅酸酯型(≡Si—O≡)、硅氮型(≡Si—N=)、碳硅型(≡Si—C≡)、和硅氧烷型(≡Si—O—Si—C≡)。目前多用硅氧烷型键合相,按有机基团的性质,可分为极性、非极性和离子交换键合相等几类。

1. 极性键合相 硅胶表面键合极性有机基团的称为极性键合相,因常使用比键合相本身极性小的流动相冲洗,故也叫正相键合相。最常用的有氰基、二醇基、氨基等。

2. 非极性键合相 硅胶表面键合烃基硅烷,所得到的就是非极性键合相,非极性键合相通常用于反相色谱,故亦称为反相键合相。其烷基可以是不同链长的正构烷基或苯基,主要有 C_2、C_4、C_6、C_8、C_{16}、C_{18}、C_{22} 等,其中以十八烷基键合物(即 C_{18} 又称 ODS)应用最广。

3. 离子交换键合相 在化学键合的有机硅烷分子中带上固定的离子交换基团,便成了离子交换键合相。硅胶离子键合相在核苷酸、碳水化合物、有机酸等分离、分析方面用得较多,近年出现的大孔径硅胶的反相键合相和亲水键合相在蛋白质、酶等生物大分子分离分析方面很有发展前途。

4. 亲和色谱固定相 亲和色谱是一种基于分离物与配体间特异的生物亲和作用来分离生物大分子的技术。生物体中许多大分子化合物具有能与结构对应的某种专一分子可逆结合之特性,例如酶与底物、抗原与抗体、激素与受体、RNA 与它互补的 DNA 等。生物分子间的这种结合力称为亲和力。其固定相由载体、空间臂和配体三部分组成,配体通过空间臂以共价键结合到载体上。可根据

表 46-4 各类型填料特性的比较

特性	全多孔填料			表面多孔填料
	无定形(>20 μm)	球形(>20 μm)	球形或无定形(>20 μm)	球形(>20 μm)
效率	低～中等	低～中等	高	中等～高
速度	中等	中等	快	快
填充特性	尚好	好	尚好	非常好
样品容量	大	大	大	小
价格	低	中等	高	高
柱渗透性	高	高	低	很高

分离物不同进行选择。亲和色谱广泛用于生物化学中的各种酶、辅酶、激素、糖类、核酸和免疫球蛋白等生物大分子的分离和纯化。

5. 手性固定相　手性对应异构体之间仅在分子的某个化学基团的空间构型上有差异，除此之外，它们具有完全相同的化学性质和物理性质，使用通常的反相、正相和离子交换 HPLC 技术几乎都无法分离。但是，两个对映体在生物活性上，如在药理、毒理、代谢、药代动力学等方面却常常反映出显著差异，有时甚至显示出完全相反的性质。因此对映体的分离检测和定量就成为生化、医学、特别是药物工业领域中一个很迫切的课题。主要测定方法有直接法和间接法两类，直接法是不经柱前手性衍生化而直接分离测定，又分为手性固定相法、手性流动相法和手性检测器法。手性固定相法是利用键合在固定相上的手性识别剂，与对映体反应形成非对映复合物，然后作分离测定。手性固定相主要有：① 环糊精键合相；② 蛋白质键合相；③ 手性聚合物相，适用于含苯基、羰基、磺酰基、羟基等药物的分离。

二、流动相

高效液相色谱流动相又称溶剂、洗脱剂或载液。它有 2 个作用，一是携带样品前进，二是给被分离组分提供 1 个分配相，进而调节选择性，以达到混合物的满意分离。HPLC 中常用作流动相的有水、有机溶剂、缓冲液以及它们按不同比例混合的二元或三元体系。如何根据被分离样品和所用固定相的性质，合理地选择流动相是提高分离度的一个重要手段。

（一）对流动相的一般要求

1. 对被检测样品有适当的溶解度，常用 k 值衡量，要求 k 值在 1～10 之间。k 值太小不利于分离，k 值太大会使样品在流动相中沉淀。

2. 不与样品和固定相发生化学反应。

3. 与检测器相适应，如用紫外检测器，流动相本身在检测波长处应无吸收。

4. 黏度低，有利于提高柱效，改善分离。

5. 纯度高，一般采用分析纯试剂，必要时需进一步纯化，以除去有干扰的杂质。

（二）流动相对分离的影响

流动相的影响，主要由色谱柱的性能决定，虽然塔板数也受流动相的流速和黏度影响；但溶剂系统主要影响容量因子（k）和分配系数比。选择不同种类的溶剂，会改变组分分子与固定相分子及溶剂分子的相对作用，从而改变被分离组分的 K 和 k，进而改变分配系数比；改变多元溶剂系统的配比，可改变溶剂的极性、洗脱能力，同样改变 k 和分配系数比值，影响分离度。在 HPLC 中，溶剂系统的选择以能得到较大的分配系数比和适宜的 k 值，即各组分彼此分离并且有适宜的保留时间 t_R 为目的。

（三）流动相的选择

1. 吸附色谱流动相　吸附色谱流动相的选择原则是：极性大的试样需用极性强的洗脱剂，极性弱的试样宜用极性较弱的洗脱剂。洗脱剂的极性强弱可用溶剂强度参数（ε°）来衡量。ε°越大，表示洗脱剂的极性越强。一些常用溶剂在硅胶及氧化铝吸附剂上的 ε°见表 46 - 5。实际工作中常用两种或两种以上溶剂按不同比例混合作洗脱剂，以提供合适的溶剂强度和 k 值，提高分离的选择性。在分离复杂试样时，可按一定程序连续地或阶段地改变流动相的组成（即梯度洗脱），能提高分离效率，改善峰形，加快分析速度。

2. 分配色谱流动相　分配色谱所用流动相的极性必须与固定相显著不同，选择流动相一般靠实验，可用单一溶剂，更常用混合溶剂。正相色谱法

表 46 - 5　液/固色谱常用溶剂

溶剂	溶剂强度 ε°		选择性组别	溶剂	溶剂强度 ε°		选择性组别
	硅胶	氧化铝			硅胶	氧化铝	
正丁烷	0.01	0.01	—	异丙基醚	0.34	0.28	Ⅰ
正庚烷	0.01	0.01	—	乙酸乙酯	0.38	0.58	Ⅵ
异辛烷	0.01	0.01	—	四氢呋喃	0.44	0.57	Ⅲ
1-氯丁烷	0.20	0.26	Ⅴ	丙胺	0.5		
氯仿	0.26	0.40	Ⅷ	乙腈	0.50	0.65	Ⅵ
二氯甲烷	0.32	0.42	Ⅴ	甲醇	0.7	0.95	Ⅱ

常用低极性溶剂如烷烃类溶剂，样品组分的保留值可用加入有机调节剂的办法调节洗脱强度。常用作调节剂的有机溶剂为极性溶剂如二氯甲烷、醇类等。反响色谱法的流动相多以水或无机盐缓冲液为主体，再加入1种与水相容的有机溶剂（如甲醇、乙腈、四氢呋喃等）为调节剂，改变洗脱剂的组成及含量，以调节极性和洗脱能力。

3. 离子交换色谱流动相　离子交换色谱的流动相通常是缓冲溶液。通过改变流动相的pH、缓冲剂的类型、离子强度，以及加入有机溶剂、配位剂等都会改变交换剂的选择性，影响分离效果。

4. 离子对色谱流动相　通常是在流动相中加入少量与被测离子电荷相反的离子对试剂，与待测物的离子形成离子对缔合物，而表现出非离子的中性物质的性质，而被分离。常用的离子对试剂有烷基磺酸钠和季胺盐等。

5. 空间排阻色谱流动相　在空间排阻色谱中，选择流动相不是为了控制分离，而是为了使样品更好的溶解，或为了获得低黏度，提高柱效。常用的流动相有四氢呋喃、甲苯、N，N′-二甲基甲酰胺、三氯甲烷、水等。

6. 手性流动相　在流动相中加入某种手性流动相添加剂（CMPA），即可在常规的正相或反相非手性柱上进行对映体分离。

三、化学衍生技术

为了扩大高效液相色谱法的应用范围，提高检测灵敏度和改善分离效果，采用化学衍生法是一个行之有效的途径。化学衍生法是借助化学反应给样品化合物接上某个特定的基团，从而改善样品混合物的检测性能和分离效果。液相色谱中的化学衍生可分为两类：柱前衍生和柱后衍生。

1. 柱前衍生　是在色谱分离前，预先将样品制成适当的衍生物，然后进行分离和检测。柱前衍生的目的是：① 使本来不能被检测的组分接上带有发色集团的衍生试剂，而被检测出来；② 使被测组分与衍生试剂有选择地发生反应，与样品中的其他组分分离开；③ 改变被测组分在色谱柱上的出峰次序，使之更有利于分离。柱前衍生的优点是衍生试剂、反应条件和反应时间的选择不受色谱系统的限制，衍生产物易进一步纯化，不需要附加仪器设备。缺点是操作过程比较繁琐，复杂样品可能产生多种衍生物给色谱分离带来困难，影响定量的准确性。

2. 柱后衍生　是色谱分离后，在色谱系统中加入衍生试剂、辅助反应液，与色谱流出组分直接在系统中进行反应，然后检测衍生产物。柱后衍生的目的主要是提高对样品的检测灵敏度。其优点是操作简便，可连续反应以实现自动化分析，衍生产物不会给色谱分离带来困难。缺点是需附加仪器设备，如泵、混合室、加热器等，还会导致色谱峰展宽。常用的化学衍生反应有紫外衍生反应、荧光衍生反应、电化学衍生反应等。

四、专家系统

随着计算机技术的迅猛发展，计算机已成为色谱仪的关键部件。首先出现的是具有对色谱仪部件进行实时控制、数据采集和处理功能的色谱工作站。近年来，又出现了色谱专家系统。专家系统是一种计算机程序，它能模拟专家求解问题的能力，对所面临的复杂问题作出专家水平的结论。色谱专家系统是指专家系统在色谱分析领域里的应用。与其他专家系统相同，它是由知识库、推理机、人机接口、数据库、学习机五个部分组成。

色谱专家系统是在20世纪80年代中期迅速发展起来的，较有影响的是有Varian公司的ECAT（expert chromatography assistance team），欧共体的ESCA（expert system in industrial chemical Analysis）及中国科学院大连化学物理研究所的ESC（expert system for chromatography）等。

（一）高效液相色谱专家系统的功能

针对一个分析任务，专家系统可以给我们提供如下帮助：

1. 推荐应用的分析方法（GC/LC）。

2. 确定采用哪种分离模式（正相、反相、离子对、离子色谱）。

3. 色谱柱的选择（柱长、固定相种类、固定相粒度）。

4. 流动相的选择及操作条件的最优化（最佳流速、最佳洗脱方式、流动相中是否加入适当的添加剂、检测器的类型）。

5. 组分的定性（采用a、c指数数据库、对胆汁酸、维生素、氨基酸等十类样品进行定性）。

6. 谱图验证（样品采用不同的预处理方法及样品采用最佳分析方法获得的谱图）。

7. 定量（由基础软件进行定量）。

（二）HPLC 专家系统的组成及其理论基础

HPLC 专家系统共由四部分软件组成：全盘自动化智能高效液相色谱仪基础软件、高效液相色谱柱系统推荐软件、高效液相色谱仪智能优化软件、反相液相色谱定性软件。

1. 全盘自动化智能高效液相色谱仪的基础软件有：

（1）仪器的自我诊断（self-diagnosis of instruments）。

（2）操作方法的发展（method development）。

（3）仪器设定（set instrument）。

（4）运行（execute）。

（5）运行方法（execute method）。

（6）峰定性（peak identification）。

（7）再现三维谱图（three dimensional gram）。

（8）数据处理及拟合定量（data process and curve fitting）。

2. 高效液相色谱柱系统推荐软件，给出了 24 条规则来完成最佳柱系统的推荐。

3. 高效液相色谱智能优化软件，模拟柱内运动轨迹以及柱内的分离情况，自动地给出优化的流动相配比曲线。该软件旨在设定的柱系统下，给出最佳的流动相配比曲线。R_1、R_3 是目前最常用的总分离效率指标，R_1 指标是半峰宽效率指标，R_3 是峰高分离效率指标。R_3 是通过全谱拟合后求得的。对于未知样品的优化，最好的办法是通过二、三次等度或梯度实验后，把未知样品转化为已知样品之后，就可以用已知样品优化方法来进行优化。

4. 反相液相色谱定性软件，在完成一个色谱实验后，通常能得到 2 种形式的数据：① 一张完整的色谱图以及每个峰所对应的保留值；② 仅有色谱峰的保留值。因此，有 2 种形式的定性软件，即谱图定性软件和数据定性软件。谱图定性是从谱图库中调用相同条件下已知的样品的谱图与被分析样品进行比较而定性的方法；数据定性是利用 a、c 指数库预测待测组分的容量因子，根据容量因子而进行定量的方法。

色谱仪智能化的实现，使色谱工作者摆脱了单凭个人经验确定分析方法的局限性。可以从专家系统中方便地获得最佳色谱柱系统的推荐，通过一系列的比较选择出最优化的分析方法，还可以通过谱图库对流出组分进行定性。以色谱专家系统为核心的智能色谱仪已成为当今国际上发展的趋势。

第四节　高效液相色谱分析技术的临床应用

高效液相色谱法不受被分离物质的挥发性、热稳定性及相对分子质量的限制，具有分离效能高、分析速度快、检测灵敏度高和应用范围广的特点，在无机化学、生物化学、食品分析、医药研究、临床检验、环境分析等各个领域都有极广泛的应用。由于 HPLC 不仅是一种分析检测技术，更是一种分离纯化制备的手段，因此其应用必将越来越广。

现在借助于离子色谱法，无机阴离子的分析问题已很容易得到解决。而高效液相色谱法已成为金属有机化合物分析的有力工具。这类化合物缺乏足够的挥发性和热稳定性，还存在各种状态，HPLC 在室温下操作正适合于这些特点。

HPLC 在生物化学领域的应用主要为两方面，一是低分子量物质，如氨基酸、有机酸、有机胺、类固醇、卟啉、嘌呤、糖类、维生素等的分离和检测；二是高分子量物质，如多肽、核糖核酸、蛋白质酶等的纯化、分离和测定。在食品和环境分析中主要是分析各种营养成分和多环芳烃、农药、酚类、真菌毒素、异氰酸酯类等各种微量有机污染物。在临床检验方面的应用主要是各种药物分析及其有关的研究。现部分介绍如下。

一、中毒诊断

各种急性中毒事故中以农药中毒和灭鼠药中毒居多。临床诊断上，除了根据症状判断中毒类型，有时还必须确定引起中毒的化学物质来确诊。目前高效液相色谱法为其最有效的检验手段之一。

1. 农药中毒　引起急性中毒的农药种类主要为有机磷农药，如敌敌畏、乐果、甲胺磷、对硫磷、马拉硫磷等，这类农药毒性大极易造成死亡事故；氨基甲酸酯农药，如西维因、残杀威、呋喃丹、涕灭威等，这类农药毒性相对小些。中毒途径为经口内服或吸入，因此人体组织、体液和分泌物都可作为检验标本。这两类农药和已经禁止使用的有机氯农药残留污染，经食物链的生物富集作用，还会引起慢性中毒症状。对其检验主要以组织和体液（血）作为标本。

例 1　有机磷农药的测定

高效液相色谱仪备有运送金属线火焰电离检测器，不锈钢柱 2.2 mm×250 mm，填充硅胶（6～8 μm）。不同的有机磷农药流动相也不同，如地虫磷、敌百虫、乐果，流动相为含 10%乙醇的正己烷，流速 0.55 mL/min；分离杀虫威的两种异构体时，流动相为含 1.5%乙醇的正己烷，流速 0.5 mL/min；分离稻丰散、伏杀磷、亚胺硫磷时，流动相为含 0.25%正丙醇的正己烷，流速 1 mL/min；分离马拉硫磷、谷硫磷时，流动相为含 2%正丙醇的正己烷。

2. 鼠药中毒　各种灭鼠药中有选择性毒力灭鼠剂，如灭鼠灵、灭鼠优、灭鼠安、环更烯，专门针对啮齿类动物，相对较安全。还有无选择性毒力灭鼠剂，如鼠立杀（2-氯-4-二甲胺基-6-甲基嘧啶）没鼠命（四亚甲基-二硫四胺）毒鼠磷、氟乙酸钠、磷化锌及有机氯杀虫剂（毒杀酚、狄氏剂、异狄氏剂、艾氏剂）等，它们的毒性强、作用快，极易对人造成中毒伤害以致死亡。检验标本通常是人体组织、体液和分泌物。

例 2　高效液相色谱法分析生物样品中的敌鼠(diphacinone)，样品包括血、尿和肝肾等组织样品

HP21 100 高效液相色谱仪；二极管阵列检测器(DAD)；四元梯度淋洗装置；HP 化学工作站。流动相 A 为 0.15% 离子对水溶液，流动相 B 为 0.15% 离子对甲醇溶液。梯度洗脱程序是流动相 B 起始为 30%，2 min 升为 50%，5 min 升为 70%，最后 2 min 升为 100%，保持 4 min，然后返回到起始条件。

流速 110 mL/min，检测波长 286 nm，柱温 25 ℃，进样量 20 μL。加入 10 mg/L 的香豆素标准品作内标，最小检出限为 5 ng。敌鼠的色谱图，见图46－2。

3. 毒品及精神依赖性药物中毒　HPLC 法分析极性化合物和难于气化的化合物，具有操作简便快速、灵敏度高、分离效果好的优点，是分析检测常见毒品及其代谢物的有效方法。而用气相色谱法时则往往需要采用衍生化技术和气相色谱/质谱联用分析(GC/MS)，费效比高，难于操作。

例 3　高效液相色谱法测定血中海洛因的代谢物

岛津 LC－10A 液相色谱仪，配以 SPD－6A UV 检测器、SCL－10A 系统控制器、LC－10AD 溶剂输送泵、DGU－4A 脱气机、CTO－10A 柱温箱、CR－7Aeplus 数据处理系统、YWG－C18 柱(416 mm×250 mm，大连依利特公司)。色谱条件：流动相为甲醇/水(3/7)，内含 0.15% 三乙胺，用冰醋酸调至 pH 6.18，流速 1 mL/min，检测波长 254 nm，柱温 30 ℃。样品预处理：取空白血清 1 mL，置于 10 mL 带塞尖底离心试管，加入内标液(80 μg/mL 的苯巴比妥甲醇液)15 μL，摇匀后加提取液(三氯甲烷/异丙醇为 9/1)4 mL，混合振荡 1 min，然后取出提取液，在水浴用氮气吹干，加甲醇液 50 μL 溶解，取 8 μL 进样。其色谱图，见图 46－3。

二、药物的定性和含量检测

高效液相色谱法可用于各种抗生素类、维生素类药物和心血管系统药物、消化系统药物、呼吸系统药物的分析。各种抗生素由于品种不同，在不同组织部位不一样，一般为 1～3 d，长的达 10 d，在肌肉中残存时间短，在脏器中尤其是肝肾中残存时间长。

例 4　四环素类抗生素的测定

高效液相色谱仪具紫外分光检测器，色谱柱 Nucleosil 5－CN，4.6 mm×250 mm，流动相 0.01 mol/L磷酸二氢钠溶液/乙腈 (75/25 V/V)，pH 2.5，流量 0.5 mL/min，波长 268 nm，敏感度 0.08 AUFS，进样量 50 μL。其色谱图，见图 46－4。

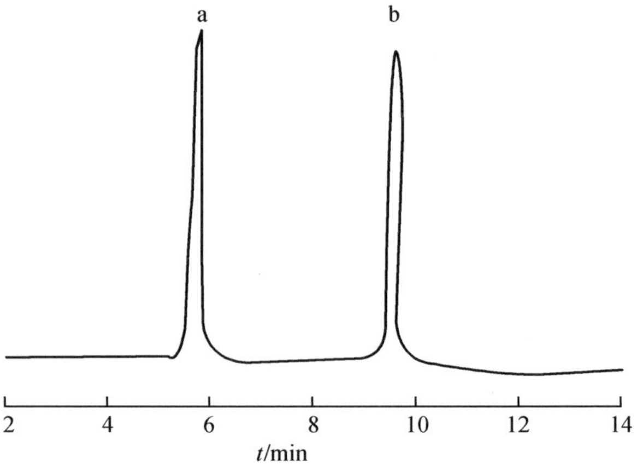

a　香豆素(coumarin)内标物　b　敌鼠(diphacinone)

图 46－2　敌鼠标准品的色谱图

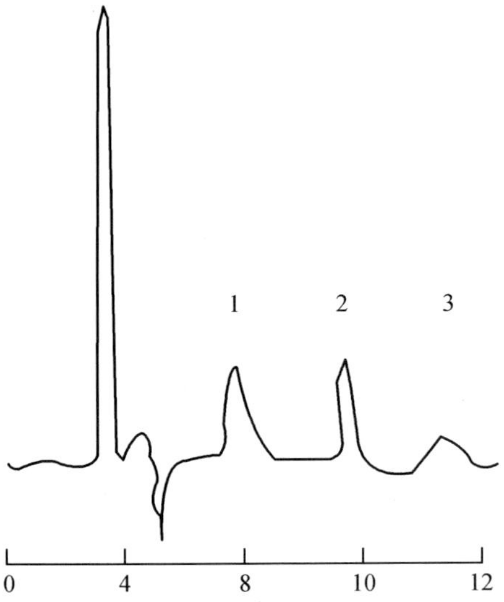

1　吗啡　2　苯巴比妥　3　6-单乙酰吗啡

图 46-3　血清样品中海洛因的代谢物色谱图

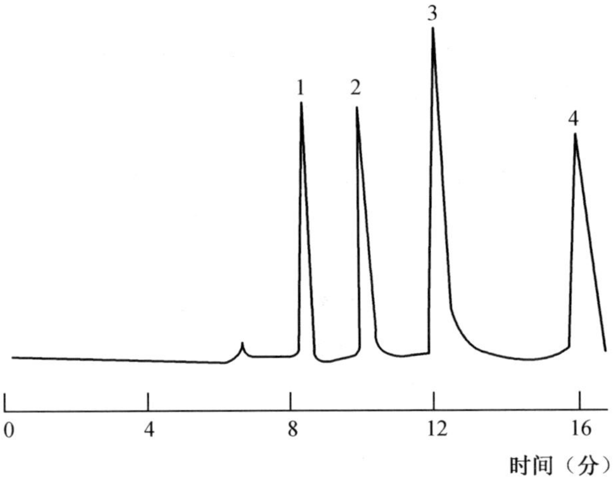

1　OTC(土霉素)100 ng　2　TC(四环素)100 ng　3　CTC(金霉素盐酸盐)400 ng　4　TS(泰乐霉素酒石酸盐)400 ng

图 46-4　四环素及大环类抗生素色谱图

三、药物代谢动力学及生物利用度检测

高效液相色谱法在临床医学研究中最重要的应用之一是药物代谢动力学及生物利用度测试。如测定靶器官中的药物浓度、作用时间、在各种组织中药物的分布等，血、尿中药物及其代谢物具有相似结构，在高效液相色谱中可以同时获得分析结果。

例 5　反相高效液相色谱法同时测定人血浆中的西诺沙星和萘啶酸

Waters 501 高效液相色谱泵，岛津 SPD22A 型紫外检测器，3066 型笔式记录仪，U6K 型进样器(Waters)。样品处理：精取空白血浆 200 μL，置于10 mL 离心管中，依次加入 0.1 mol/ L 磷酸盐缓冲液(pH 7.07) 1.0 mL，二氯甲烷 5.0 mL，离心15 min (2 000 r/ min)，弃去水层，精取 4.0 mL 二氯甲烷于 5 mL 离心管中，室温下氮气吹干。残留物用 100 μL 流动相溶解，取 10 μL 进样。色谱条件：Zorbax Rx2C18 柱(150 mm×416 mm，5 μm)，用乙腈/甲醇/草酸(30 ∶ 5 ∶ 65 V/V，NaOH 调 pH 至4.55)作流动相，使用前过滤脱气处理。流速0.8 mL/min，紫外检测波 254 nm，0.04 AUFS。其色谱图，见图 46-5。

四、中药有效成分分析

中医药是伟大的医学宝库，对中药有效成分的分析尤其是中药方剂中有效成分的分析，是中医药现代化的关键之一，高效液相色谱用于中药有效成分分析的研究工作方兴未艾。同时对中药原料及制剂的稳定性测试，原料药的有机溶媒残留量测定等质量控制方面十分有效。

例 6　反相高效液相色谱法测定三种中成药中的葛根素

Jasco PU2980 高效液相色谱仪(日本分光公司)，Jasco UV2975 紫外分光光度检测器，CK-Chrom 色谱工作站(Scientific System Inc.)。样品处理：清感灵、脑心通和感冒清热颗粒等三种中

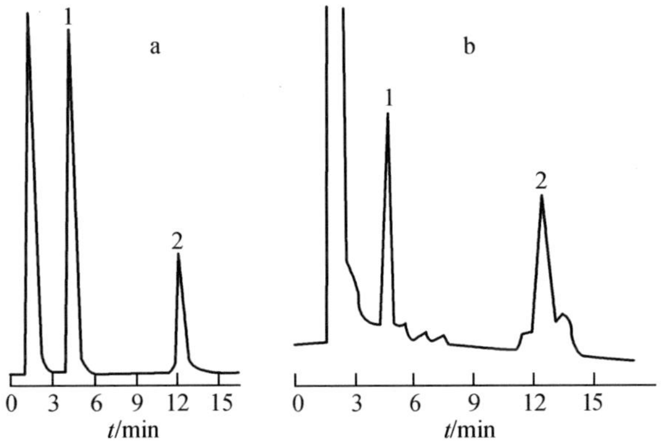

a　标准品(standard)　b　样品(sample)

1　西诺沙星(cinoxacin)　2　萘啶酸(nalidixic acid)

46-5　西诺沙星和萘啶酸色谱图

成药研细并混匀，精密称取 0.05 g，置于 50 mL 锥形瓶中，加入 10 mL 甲醇超声 20 min，过滤，收集滤液，于旋转蒸发仪上减压除去溶剂，剩余物用体积分数为 30%的乙醇水溶液溶解并定容至 25 mL。于 1 500 r/min 的速率下离心 20 min 后，取上清液过滤，得样品溶液。色谱条件：色谱柱 APEX ODS (250 mm×4.6 mm i.d. 5 μm)，流动相用醋酸铵缓冲液（100 mmol/ L，pH 5.0）-甲醇（体积比为 75∶25）的混合溶液；检测波长 250 nm；柱温为室温；流速 0.8 mL/ min，灵敏度 0.02 AUFS，进样量 20 μL。其色谱图，见图 46-6。

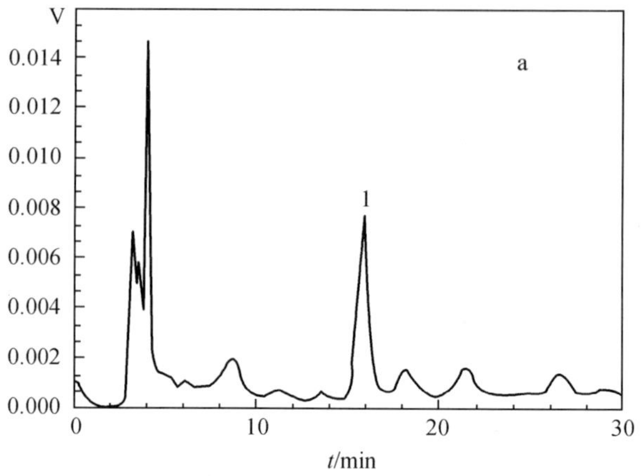

图 46-6 中成药中葛根素的色谱图

（朱业湘）

参考文献

1 Sherma J. High-performance liquid chromatography/mass spectrometry analysis of botanical medicines and dietary supplements. J AOAC Int, 2003;86(5):873～881

2 Nageswara RR, Nagaraju V. An overview of the recent trends in development of HPLC methods for determination of impurities in drugs. J Pharm Biomed Anal,2003;33(3):335～377

3 Kenneth AR and Judith FR. Contemporary Instrumental Analysis. 北京：科学出版社，2003. 629～671

4 刘国诠，于兆楼. 色谱柱技术. 北京：化学工业出版社，2001

5 许向春，邹学贤. 现代卫生化学. 北京：人民卫生出版社，2000. 482～572

6 于世林. 高效液相色谱方法及其应用. 北京：化学工业出版社，2000

7 Lindsay S. High Performance liquid Chromatography. New York：Wiley Press，1992

8 Wills WV. Laboratory experimental in Liquid Chromatography. Boston：CRC Press，1991

第 47 章　免疫标记技术

免疫标记技术(immunolabelling techniques)是指用荧光素、放射性核素、酶、化学发光剂、胶体金等作为示踪物，标记抗原或抗体，然后与待测物质进行抗原抗体反应，再通过荧光显微镜、放射性核素测量仪、酶标测定仪、化学发光检测仪等精密仪器，对测定结果进行定性或定量分析。免疫标记技术在测定结果的敏感性、特异性、精确度和应用范围等方面大大超过一般免疫血清学方法，在临床实验诊断中得到广泛应用。

根据实验中所用标记物和检测方法的不同，免疫标记技术分为荧光免疫技术、放射免疫分析技术、酶免疫测定技术、生物素-亲和素标记技术、发光免疫分析技术、金标记免疫分析技术和免疫电镜技术等。

第一节　荧光免疫技术

荧光免疫技术(fluorescence immunoassay, FIA)是将抗原抗体反应与荧光检测技术相结合一种方法，具有高度的特异性和敏感性。已成为微生物学、免疫学、生理学、药理学和病理学中常用的一种检测技术。

一、概述

1. 荧光　荧光物质在吸收激发光的能量后，使原来处于基态的电子跃迁到较高的能级而处于激发态，当其回复至基态时，激发态的电子以发射光的形式释放出能量，这种光称为荧光。激发态电子回到的能级不同，发出的荧光波长就不同。

2. 荧光寿命　是指荧光物质被激发后所产生的荧光衰减到一定程度时所用的时间。在激发光停止后，荧光物质分子的激发态数目迅速减少，随即消失，而荧光分子下降到原先的 1/e(e 是自然对数的底)所需要的时间，称荧光寿命。

3. 荧光效率　荧光物质分子将吸收的光能转变成荧光的百分率称为荧光效率。在一定范围内，荧光强度与激发光强度呈正相关，即激发光越强，荧光越强。

4. 荧光淬灭　荧光物质在某些理化因素作用下，荧光减弱甚至消褪，如紫外线照射、高温、苯胺、酚、间苯二酚、硝基苯、溴化物、碘化物、Cl^-、Fe^{3+} 和 Ag^+ 等。

5. 荧光的影响因素

(1) pH 值：溶液的 pH，特别是 H^+ 离子浓度对荧光强度的影响很大。在溶液中荧光素都呈离子化状态，可以是阴离子也可以是阳离子，这取决于溶液的酸碱度。每种荧光素在发光强度最高时，都有其合适 pH，改变 pH 值可引起荧光素荧光光谱的变化和荧光强度降低。

(2) 温度：温度对荧光染色有明显影响。温度 ≥20 ℃时即开始出现温度对荧光的淬灭作用，温度越高淬灭作用越强，以至荧光完全淬灭。温度在 20 ℃以下时，温度对荧光强度的影响不明显，基本保持恒定。

(3) 荧光素浓度：溶液中荧光素的浓度对荧光强度影响很大。在一定范围内，荧光强度随荧光素浓度之增加而增高，当浓度增加到一定程度时，荧光强度达到最高，若继续增加浓度，荧光强度反而逐渐下降。

(4) 细胞固定剂：某些细胞固定剂可减弱荧光强度，如戊二醛、甲醛等。

(5) 试剂中杂质：荧光染色所用的某些试剂含有的荧光淬灭剂，如溴化物、碘化物、苯胺等。

实验时应选择各种荧光素所合适的 pH、温度、离子强度和荧光素浓度，并避免接触能减弱荧光强度的物质。此外，荧光向各方向发射，因而可在样品的任意方向置放荧光检测仪，而不在激发光的直线上。

二、常用荧光物质

（一）一般荧光物质

1. 异硫氰酸荧光素(FITC) 黄色或橙黄色结晶粉末，易溶于水或者乙醇等溶剂。最大吸收光波长为 490～495 nm，最大发射光波长为 520～530 nm，呈现明亮的黄绿色荧光。FITC 有 2 种同分异构体，其中Ⅰ型在效率、稳定性、与蛋白质结合等方面都更好，在冷暗干燥处可保存多年，是应用最为广泛的荧光素。

2. 乙基罗丹明(rhodamine，RB200) 为橘红色粉末，不溶于水，易溶于乙醇和丙酮。性质稳定，可长期保存。其最大吸收光波长为 570 nm，最大发射光波长为 595～600 nm，呈橘红色荧光。

3. 甲基异硫氰酸罗丹明(tetramethyl-rhodamine) 为紫红色粉末，最大吸收光波长为 550 nm，最大发射光波长为 620 nm，呈橙红色荧光。与 FITC 的翠绿色荧光对比鲜明，可配合用于双重标记或对比染色。其异硫氰基可与蛋白质结合，但荧光效率较低。

（二）特殊荧光物质

1. 镧系元素 某些三价稀土离子，如铕(Eu^{3+})、钐(Sm^{3+})、铽(Tb^{3+})和镝(Dy^{3+})等，镧系元素的螯合物可发射荧光。它们的荧光寿命长，尤其是 Eu^{3+} 和 Tb^{3+} 的荧光寿命特别长，且荧光强，所以适合于时间分辨荧光免疫测定(TRFIA)，其中 Eu^{3+} 最为常用。Eu^{3+} 的激发光波长为 330～350 nm，最大发射光波长为 613 nm。

2. 酶作用后产生荧光的物质 某些化合物经酶作用后形成能产生荧光的物质，如 4-甲基伞型酮磷酸盐(4-MUP)，经碱性磷酸酶(ALP)作用，脱磷酸根基团后形成 4-甲基伞型酮(4-MU)，见图 47-1。当它受到 360 nm 的激发光照射时，发出 450 nm 的荧光。

三、荧光免疫技术

（一）荧光免疫显微技术

以荧光素标记抗体，让固定在载玻片上的组织切片或细胞抗原与标记抗体反应，经洗涤分离后，在荧光显微镜下直接观察呈现特异荧光的抗原抗体复合物及其部位，对组织切片或细胞抗原进行定性和定位检测，或对自身抗体进行定性和滴度测定。此技术亦称荧光免疫组织化学技术或荧光抗体检测技术。

1. 直接法 用荧光素标记的特异性抗体直接与相应抗原反应并结合，洗涤后在荧光显微镜下观察有无特异性荧光以检测未知抗原。常用于病原体的检测。

2. 间接法 用荧光素标记抗免疫球蛋白抗体(第二抗体或抗抗体)，先让特异性抗体(第一抗体)与相应抗原反应，再用荧光素标记的第二抗体与抗原抗体复合物中第一抗体结合，洗涤后在荧光显微镜下观察特异性荧光，以检测未知抗原(或抗体)。常用于检测血液和体液中的自身抗体。

3. 双标记法 用两种荧光素分别标记两种不同的特异性抗体，它们与同一抗原标本反应，洗涤后在荧光显微镜下观察特异性荧光，若有相应的两种抗原存在，可见到两种颜色的荧光。用于同时检测同一标本内的两种抗原。

（二）荧光免疫测定技术

以荧光物质标记抗体或抗原分子，与相应抗原或抗体结合后，用荧光检测仪检测抗原抗体复合物中特异性荧光强度，对液体标本中微量或超微量物质进行定量测定。

1. 时间分辨荧光免疫测定技术(TRFIA) 首先用镧系稀土元素铕(Eu^{3+})、钐(Sm^{3+})、铽(Tb^{3+})

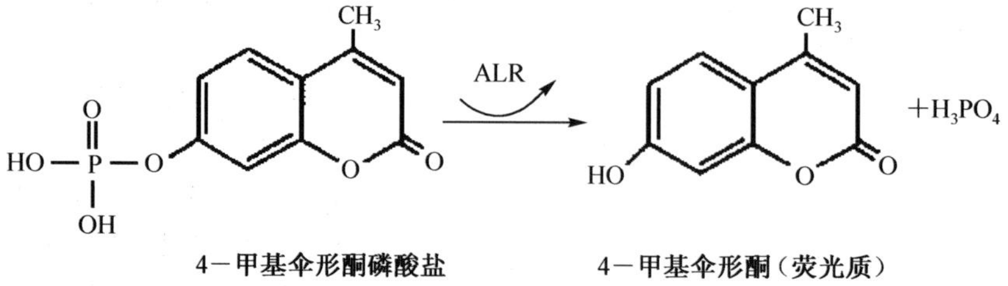

图 47-1 4-甲基伞型酮磷酸盐分子式和反应式

等通过具有双功能基团的螯合剂，与抗体（或抗原）分子以共轭双键结合制成结合物。当标记抗体与抗原结合后，镧系元素在紫外光（340 nm）的激发下，不仅发射出高强度的荧光（613 nm），而且衰变时间也较长（10～1 000 μs）。利用延缓测量时间，待样品中蛋白质等自然发生的短寿命荧光（1～10 ns）全部衰变后，再测量镧系元素的特异性荧光，因此，可以完全排除非特异本底荧光的干扰，见图47－2。此外，Eu^{3+} 或 Sm^{3+} 的激发光与发射光之间有很大的 Stokes 位移，而且激发光的光谱较宽，有利于增加激发能，增强镧系标记物的比活性，而发射荧光的光谱带很窄，又有助于降低本底，从而提高分析的特异性和灵敏度。

2. 荧光酶免疫测定技术（FEIA）　FEIA 是采用酶（碱性磷酸酶）标记抗体（或抗原），以塑料微粒或塑料小管为固相载体包被抗原（或抗体），以 4－甲基伞型酮磷酸盐（4－MUP）作为酶促反应的荧光基质（底物）。当底物 4－MUP 被酶分解后，脱磷酸根基团，形成 4－甲基伞型酮（4－MU），它在激发光的激发下，发射出 450 nm 的荧光，此荧光的强度与待测物质的浓度成正比。

3. 荧光偏振免疫测定技术（FPIA）　FPIA 为一种均相荧光免疫测定方法，采用抗原抗体竞争反应原理，利用荧光物质经单一波长（蓝光）的偏振光照射后，能吸收光能并发射出相应的偏振荧光，依此而建立的一种定量免疫分析技术，常用于测定小分子物质如药物的浓度。

正常光源是各个方向光线的混合，如果在光源和样品之间放置一块偏振滤光片，则只有一个方向的偏振光照射到样品上。由于分子转动，且分子从激发态回到基态需要一定时间，因而得到的荧光是各个方向荧光的混和物。如果在样品和检测器之间放置另一块偏振滤光片，则此时只能检测到一定方向的荧光。因而，偏振荧光信号的强度与分子转动的方向和速度相关。这意味着，如果能降低分子转动的速率，使其发射荧光时能保持最初的方向，则荧光信号强度增强。

在荧光偏振免疫检测法中，小分子分析物标记的荧光物素被激发后，极少有分子发射出能检测到的偏振光。然而，一旦这些标记的分析物分子结合了大分子抗体，这时转动速率下降，具有方向的分子数量增加，荧光强度增强。在这种情况下建立起来的竞争性免疫检测法，在缺乏未标记分析物时荧光信号最强；当加入未标记的分析物后，则在已标记和未标记分析物之间出现竞争结合抗体，未标记分析物越多，荧光信号越弱。因此，分析物的浓度与荧光信号强度成反比（见图 47－3），通过与标准反应曲线比较而得到定量值。

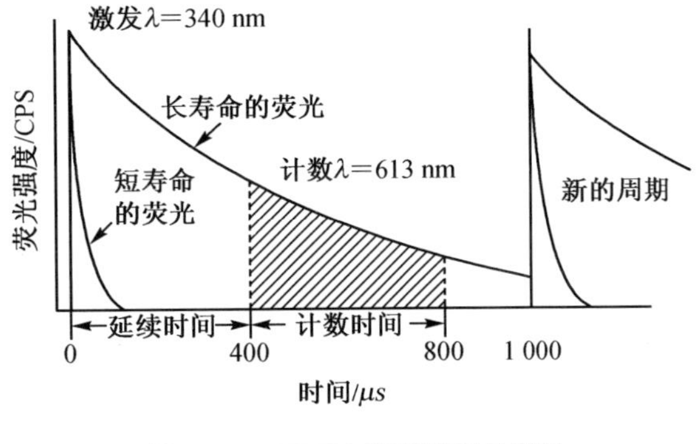

图 47－2　TRFIA 荧光测量示意图

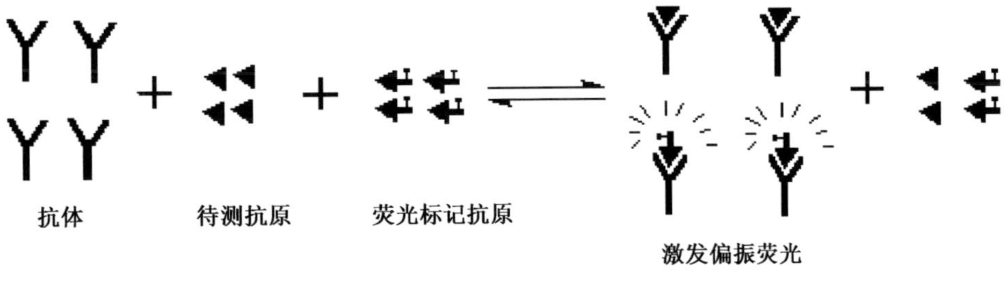

图 47－3　荧光偏振免疫测定工作原理图

第二节 放射免疫分析技术

一、概述

(一) 定义

放射免疫分析和免疫放射分析是以放射性核素为作为示踪物的标记免疫分析技术。主要有以下2种类型：

1. 放射免疫分析(radioimmunoassay, RIA) 是以放射性核素标记的抗原与待测样品中的抗原竞争结合一定量的特异性抗体,来测定样品中的抗原含量的一种方法,即经典的RIA法。

2. 免疫放射分析(immunoradiometric assay, IRMA) 是以放射性核素标记的抗体直接与待测抗原反应,然后用固相免疫吸附剂分离结合部分(B)与游离部分(F)的非竞争性放射免疫分析法。

(二) 放射性标记物特性

1. 放射化学纯度 是指单位体积内,结合于被标记物上的放射性强度占总放射性强度的百分率,一般要求大于95%。影响放射化学纯度的因素有：① 被标记物不纯;② 标记后的分离纯化不完全;③ 标记物贮存过程中标记物脱落。

2. 比放射性 或称放射性比度,是指单位质量标记物中所含的放射性强度,常用mCi/mg、mCi/mmol或Bq/μg等单位来表示。标记抗原必须有足够的比放射性,比放射性越高和所需标记抗原的量越少,测定的敏感度越高。但比放射性过高,辐射损伤就大,标记物的活性易受影响。

3. 免疫活性 是指标记抗原结合于抗体的放射强度占总放射强度的百分率。是检查抗原标记后免疫活性的损失情况。检查方法是用小量的标记抗原加过量的抗体,反应后测定结合部分(B)和游离部分(F)的放射性强度,计算出B/B+F的百分率,此值应在80%以上,该值越大,表示抗原活性损伤越小。

二、放射免疫分析的主要试剂

(一) 放射性核素

放射免疫分析技术中用于标记的放射性核素有γ射线和β射线两大类。前者主要为^{131}I、^{125}I、^{51}Cr和^{60}Co;后者有^{14}C、^{3}H和^{32}P等。目前常用的放射性核素为^{125}I,其优点如下：

(1) ^{125}I的化学性质活泼,容易标记成功,可以用较简单的方法标记抗原或抗体。

(2) ^{125}I衰变过程中不产生β射线,对标记蛋白、多肽等抗原物质的免疫活性无显著影响。

(3) ^{125}I容易获得高比活性的标记物,测定的灵敏度较高。

(4) ^{125}I释放的γ射线可用晶型γ计数仪直接测量,方法较简便,易于推广应用。

(5) ^{125}I的核素丰度>95%,半衰期60 d,均优于^{131}I(核素丰度20%,半衰期8.1 d)。

因此,^{125}I是目前常用的RIA标记物。^{3}H、^{14}C等的标记方法比较复杂;衰变中放出β射线,需用液体闪烁仪测量;^{3}H和^{14}C半衰期长,约十余年,废弃物不易处理,故在实际工作中比较少用。

(二) 抗血清

含有特异性抗体的抗血清是放射免疫分析的主要试剂,抗血清的质量直接影响分析的灵敏度和特异性。抗血清质量的指标主要有亲和力、特异性和滴度。

1. 亲和力(affinity) RIA测定要求抗体的亲和力强,即亲和常数K值高,在抗体高度稀释的情况下,仍能与抗原牢固结合,以保证RIA的灵敏度和稳定性。K值的单位为mol/L,即表示1 mol抗体稀释至若干升溶液时,与相应的抗原结合率达到50%。抗血清的K值越大,RIA的灵敏度越高,抗血清的K值达到10^{9}～10^{12} mol/L才适合于放射免疫分析。

2. 特异性(specificity) 特异性是测定抗体与被测抗原的类似物发生交叉反应的程度。交叉反应越小,特异性越强。抗体的特异性通常以交叉反应率表示,测定方法是,将待测抗原与其类似抗原同时进行测定,根据类似抗原置换零标准管50%标记物(即$B/B_0=50\%$)时的量。以T_3抗血清为例,置换零标准50%T_3量为1 ng,其类似物T_4则需200 ng,则其交叉反应率为:1/200即0.5%。

3. 抗体最适稀释度选择 一般采用抗体滴度曲线制作法,将抗血清进行倍比稀释,然后加入标记抗原,分别测定各稀释度抗血清与标记抗原反应后的B和F值,以抗血清稀释度为横坐标,B/B+F

值为纵坐标绘制抗体滴度曲线。通常以结合 50% 标记抗原时的抗血清稀释度作为最适稀释度。

三、放射免疫分析方法

(一) 放射免疫分析方法

其基本原理是标记抗原(Ag*)和非标记抗原(Ag)对特异性抗体(Ab)的竞争结合反应。其反应式为:

*Ag（标记抗原） + Ab（抗体） ⟶ *Ag—Ab（标记抗原抗体结合物，B） + *Ag（未结合标记抗原，F）

\+ Ag（非标记抗原）

↓

Ag - Ab（非标记抗原抗体结合物） + Ag（游离的非标记抗原）

在这一反应系统中,作为试剂的标记抗原和特异性抗体的量是固定的。抗体的量一般用能结合 40%~50%的标记抗原,而受检样品中的非标记抗原量是未知的。由于样品中抗原的量不同,得到的反应结果也不同。假设受检样品中不含抗原时的反应条件为:

4 (*Ag) + 2 (Ab) ⟶ 2 (*Ag—Ab) +2 (*Ag)

在标本中存在抗原时,举例如下:

4 (*Ag) + 4 (Ag) + (2Ab) ⟶ 1 (*Ag—Ab) + 1 (Ag—Ab) +3 (*Ag) +3 (Ag)

当标记抗原、非标记抗原和特异性抗体三者同时存在于一个反应系统时,由于标记抗原(*Ag)和非标记抗原(Ag)对特异性抗体(Ab)具有相同的结合力,因此二者相互竞争结合特异性抗体。加上反应中标记抗原和特异性抗体的量是固定的,故标记抗原抗体复合物形成的量就随着非标记抗原的量而变化。非标记抗原量增加,相应地结合较多的抗体,从而抑制标记抗原对抗体的结合,使标记抗原抗体复合物相应减少,游离的标记抗原相应增多,亦即抗原抗体复合物中的放射性强度与受检样品中抗原的浓度呈反比。

若将抗原抗体复合物(*Ag—Ab)与游离标记抗原(Ag*)分开,分别测定其放射性强度,就可计算出结合态的标记抗原(B),与游离态的标记抗原(F)的比值(B/F),或计算出其结合率[B/(B+F)],这与受检样品中的抗原量呈函数关系。用一系列不同含量的标准抗原同时进行测定,计算相应的 B/F比值,可以绘制出一条剂量反应曲线。用所测得受检样品的 B/F 比值,在剂量反应曲线上可查出样品中抗原的含量。

(二) 免疫放射分析方法

属于非竞争性免疫结合反应。其原理与 ELISA 极为相似。不同点主要是抗体的标记物为核素,最后检测的是抗原抗体复合物中的放射性强度。反应式为:

Ag + *Ab ⇌ Ag—Ab* + *Ab

IRMA 的测定方法有直接 IRMA 法和双位点 IRMA 法。

1. 直接 IRMA 法　又称单位点 IRMA 法,它是将① 待测抗原与过量的标记抗体在液相进行反应,温育后,形成抗原抗体复合物;② 加入固相抗原吸附剂(如颗粒状载体,纤维素等),吸附掉游离的标记抗体,通过离心去除固相沉淀物; ③ 测定上清液中放射性强度;④ 以不同浓度的抗原标准品作为横坐标,相应的放射性强度为纵坐标,绘制剂量反应标准曲线,根据待测样品管测得的放射性强度,从标准曲线上即可查得待测抗原量。

2. 双位点 IRMA 法　此法与双抗体夹心 ELISA 的模式相同,① 受检抗原与固相抗体结合后,进行洗涤;② 加核素标记的抗体,温育反应后洗涤除去游离的标记抗体;③ 直接测量固相结合物上的放射性量;④ 根据待测样品管测得的放射性强度,从标准曲线上查得待测抗原的量。此法适用于检测有多个抗原决定簇的多肽和蛋白质。

(三) IRMA 与 RIA 的异同点,见表 47-1。

表 47-1　IRMA 与 RIA 的异同点

比较对象	RIA	IRMA
标记物质	核素标记抗原	核素标记抗体
反应模式	竞争抑制	非竞争结合(直接结合)
特异性	用多克隆抗体,可有交叉反应	用单克隆抗体,交叉反应很低
灵敏度	高	比 RIA 更高
反应速度	较慢	较快
反应曲线	呈负相关曲线	呈正相关曲线
线性范围	2~3 数量级	3 个数量级以上
抗体用量	少,限量	多,过量
加样分析误差	严重影响结果	较小影响结果
测定的物质	可测定大分子和小分子物质	只能测定具有 2 个以上抗原表位的物质

第三节 酶免疫检测技术

酶免疫测定技术(enzyme immunoassay, EIA)是将抗原抗体反应的特异性和酶促反应的催化放大作用相结合的一种微量分析技术。在EIA系统中,免疫反应进行以后,酶催化相应的底物显色,再用酶标比色仪测定颜色的深浅以进行定性或定量分析。

一、概述

酶免疫测定技术根据反应过程中是否需要将结合的和游离的酶标记物分离,可将EIA分为非均相酶免疫测定和均相酶免疫测定两大类。

(一)非均相酶免疫测定

其代表性技术是酶联免疫吸附试验(enzyme linked immunosorbent assay,ELISA),它是以酶作为标记物、以抗原抗体免疫反应为基础的固相吸附测定法。测定试剂的组成部分应包括三个方面,即固相载体包被的抗原(抗体)、酶标记的抗体(抗原)和酶反应的底物等。抗原或抗体的固相化并不影响其免疫结合活性,标记酶的活性不因标记过程而丧失。整个测定中,抗原抗体反应在固相载体上进行,反应结果是以酶与其底物作用后显色的深浅来判断的,显色的深浅,与抗原或抗体的存在及其含量相关。此方法在临床实验室使用最为广泛。

在酶联免疫吸附试验的整个测定中,抗原抗体反应是在固相载体上进行的,因此,固相载体的好坏是试验成功的关键之一。理想的固相载体应具有:① 与抗体(抗原)有较高的吸附和结合容量,且结合稳定,极少脱落;② 生物大分子固相化后仍应保持活性,而且为有利于反应充分进行,最好其活性基团朝向反应溶液;③ 固相化方法应简便易行、快速、经济。常用的固相载体有:

1. 塑料制品　抗体或蛋白质抗原可通过非共价或物理吸附机制结合到塑料制品表面。因材料经济、方法简便,迄今用聚苯乙烯制成的小试管、小珠和微量反应板仍是非均相酶免疫测定最常用的固相载体。

其优点是便于大批量标本测定,并已有自动化仪器用于微量反应板的ELISA检测,包括加样、洗涤、保温、比色等步骤,对操作的规范化极为有利。

主要缺点是抗体(抗原)包被的表面积受到限制,测定反应过程中固相抗体(抗原)吸附不均一,有时有脱吸附现象,从而影响测定的灵敏度、精确性及检测范围。此外,由于制作材料及生产工艺的差别,各种聚苯乙烯ELISA板的质量差异大,使用前需检测每一个批号制品的质量,全板平均吸光度的差异应<10%。

2. 免疫微球　此类固相载体是由聚苯乙烯、聚氯乙烯等高分子有机材料制成的塑料微球或颗粒,其直径多为微米或毫米级,由于塑料微球表面具有如氨基($—NH_2$)、羧基(—COOH)、羟基(—OH)等,易与抗体或抗原偶联,而且结合容量大。固相微球在反应时,可以均匀地分散到整个溶液中,增加了反应面积,因此反应速度快,洗涤、分离也方便。

近年来,使用的免疫磁性微球(IMB)是由三部分组成,核心是金属微颗粒(Fe_2O_3,Fe_3O_4),核心外面均匀包裹一层聚苯乙烯,最外层是功能基层,如氨基、羧基、羟基,可与抗体或抗原偶联。IMB在液相中可使反应物迅速而有效地结合到其表面,反应后可被外加磁场吸引而快速沉淀。洗涤、分离快速方便,已普遍应用于自动化程度高的荧光酶免疫测定、化学发光酶免测定等新技术中。

3. 微孔滤膜载体　是一种多孔性薄膜过滤材料,包括硝酸纤维素膜(nitrocellulose,NC)、玻璃纤维素膜及尼龙膜等。微孔滤膜的孔径有大有小,它们通过非共价键吸附抗体(抗原),吸附能力强,如NC对大多数抗体(抗原)的吸附近100%,故已广泛应用于定性或半定量斑点ELISA、免疫印迹技术、斑点金免疫渗滤试验等。

(二)均相酶免疫测定

均相酶免疫测定是通过抗原抗体结合后,使标记酶的活性发生改变,导致底物显色也发生改变,根据显色的深浅来计算抗原或抗体的含量。整个检测过程都在液相中进行,不需将游离的和结合的酶标记物分开,操作简便,主要用于小分子物质的测定,但目前其应用尚有一定的局限性。

二、酶和酶底物

（一）标记酶

1. 辣根过氧化物酶（horseradish peroxidase，HRP）　是一种分子量为 40 kD 的糖蛋白，由酶蛋白和亚铁血红素辅基组成。该辅基是酶的活性基团，在 403 nm 波长处有最大吸收峰，而去辅基的酶蛋白在 275 nm 波长处有最大吸收峰。HRP 的纯度用 RZ 表示，它是 $A_{403\ nm}$ 与 $A_{275\ nm}$ 之比，用于酶免疫测定的 HRP 其 RZ 值应大于 3.0。但应注意酶纯度不代表酶活力，酶变性后，RZ 不变而活力下降。纯 HRP 干燥贮存于 −20℃ 可保持稳定，强酸是 HRP 的强抑制剂。因此，在酶免疫测定时常选用强酸作为酶反应的终止剂。

在 HRP 的催化反应中，需要双氧水（H_2O_2）和色原底物。H_2O_2 必须限定在一定的浓度范围内，过量的 H_2O_2 能抑制 HRP 的活性。此外，叠氮钠可使 HRP 失活，故应避免使用叠氮钠作防腐剂。

2. 碱性磷酸酶（Alkaline phosphatase，AP）是一种磷酸酯水解酶，可从大肠杆菌和小牛肠黏膜提取。菌源性 AP 分子量为 80 kD，最适 pH 8.0；肠黏膜 AP 分子量为 100 kD，最适 pH 9.6。

（二）酶的色原底物

1. 邻苯二胺（OPD）　OPD 被认为是 HRP 最敏感的色原底物之一，其在 HRP 的作用下，由 H_2O_2 将其氧化而聚合成 2，2′—二氨基偶氮苯（DAB）。在 pH 5.0 左右时，DAB 在波长 450 nm 处有广范围的最大吸收峰，当 pH 值降为 1.0 时，最大吸收波长移动至 492 nm，同时摩尔消光系数变大，显色加深，因而常用强酸如硫酸或盐酸终止反应。但终止反应后显色并不稳定，常随时间延长而颜色加深，这是由于反应后剩余的双氧水继续氧化 OPD 而产生非酶催化的 DAB 的结果。OPD 对机体有致癌性，故在使用中要注意。

2. 四甲基联苯胺（TMB）　TMB 是一种优于 OPD 的新型 HRP 色原底物。经酶作用后呈蓝色，用硫酸反应后变成黄色，在波长 450 nm 处有最大吸收峰。显色可稳定 90 min，但随后显色就不断加深。

TMB 虽然溶解度相对较低，但由于其检测的高敏感性及无致癌作用，现已基本上取代了 OPD 而成为 HRP 最常用的色原底物。

3. 硝基苯磷脂（P－NPP）　P－NPP 在碱性磷酸酶的作用下生成黄色的对硝基酚（PNP），其在波长 405 nm 处有最大吸收峰。由于在碱性条件下可使碱性磷酸酶失活，因而常用 NaOH 作为终止剂。P－NPP 贮存时间过长，可分解而产生硝基酚和磷酸盐，出现黄色。因此，ELISA 测定时，P－NPP 必须绝对无色。

三、酶联免疫吸附试验

（一）双抗体夹心法

是将抗体包被在固相载体上，加入待测抗原，形成抗原抗体结合物；洗涤去除未结合的多余抗原，加入酶标记的抗体，在固相载体上形成包被抗体・待测抗原・酶标抗体的复合物，此时加入底物，经酶催化，产生显色反应，根据显色反应的深浅可判定血清标本中抗原的有无及相对含量。

双抗体夹心法的注意事项有：① 一步法双抗体夹心 ELISA 的反应曲线为钟形曲线，也就是说底物显色随着待测标本中抗原浓度的增加而升高，至一定程度后，显色随抗原浓度的增加而开始下降，直至不显色，即所谓的“钩状效应”（Hook effect），也就是我们在免疫沉淀试验中所称的“带现象”（Zone phenomenon），值得注意。② 双抗体夹心法测抗原时，需要注意类风湿因子（RF）的干扰。RF 是一种抗变性 IgG 的自身抗体，主要为 19S 的 IgM，也可见 7S 的 IgG 及 IgA。这种自身抗体的特性是其能与多种动物的变性 IgG 的 Fc 部分结合。因此，如果血清标本中含有 RF，在双抗夹心 ELISA 检测时，其可作为固相抗体和酶标抗体（均为 IgG）之间的桥联抗原，而产生假阳性反应。因此，如果使用抗体的 $F_{(ab')2}$ 或 F_{ab} 片段作为酶标记用抗体，则可避免 RF 的干扰。

（二）间接法

首先将抗原包被固相载体，加入待检抗体与之结合，形成固相抗原-待检抗体复合物，再用酶标二抗（针对待检抗体的抗体）与固相免疫复合物中的抗体结合，形成固相抗原-待检抗体-酶标二抗复合物，洗涤后加底物显色，确定待检抗体含量。

影响间接法测定抗体准确性的一个很大问题是包被抗原的纯度。现在间接法测抗体中所使用的抗原一般均为基因工程重组抗原。

（三）竞争法

其原理是当酶标抗原和待测抗原同时置于包被了抗体的固相载体中共同反应时，由于酶标抗原和待测抗原对特异性抗体具有相同的结合力，因此二者竞争结合特异性抗体。待测抗原量多，相应地结合抗体较多，而酶标抗原和抗体结合相应减少，加入底物后显色较浅，总之底物显色与待测样品中抗原的浓度呈反比。常用于小分子抗原的检测。

竞争法的反应体系中，固相包被的特异性抗体和加入的酶标抗原其量是限定的，且前者的结合位点少于酶标抗原和待测抗原分子的总和，使之形成竞争结合特异性抗体的势态。

（四）固相捕获法测 IgM 抗体

目前，常用的 IgM 抗体检测方法为捕获法，即以抗人 IgM 抗体（抗人 μ 链）作为固相抗体，当加入血清标本时，其中的 IgM 类抗体（特异的和非特异的）多可被固相抗体捕获，再加入特异抗原，其与固相上捕获的 IgM 抗体结合，然后加入酶标记的抗特异性抗原的抗体，最后加入底物显色。

在使用固相捕获法测 IgM 抗体时，由于临床血清样本中含有高浓度的 IgG 抗体，其中部分特异 IgG 抗体将与 IgM 抗体竞争与固相抗原结合，从而干扰 IgM 抗体的检测。本方法还要着重注意 RF（IgM 类）及其他非特异性 IgM 的干扰。RF（IgM 类）由于其能与固相抗人 μ 链抗体结合，并可与随后加入的酶标抗体（动物 IgG）反应，从而导致假阳性反应。而非特异性的 IgM 由于其在第一步温育中，可与特异 IgM 竞争与固相抗体结合，所以会影响测定的灵敏度。因此，使用本法测 IgM，必须对临床样本进行适当稀释。

第四节　生物素-亲和素标记技术

生物素-亲和素系统（biotin-avidin system, BAS）标记技术是一种新型的生物反应放大技术。由于 BAS 亲和力高，所以具有高灵敏度、高特异性和稳定性等优点，在现代生物免疫学领域中已得到广泛应用，并显示出明显的优越性。已经用于酶联免疫、放射免疫、荧光免疫和免疫电镜等技术中，但应用最多的还是在酶联免疫技术中。

一、概述

1. 生物素（biotin）　是在动植物中广泛分布的一种生长因子，以辅酶形式参与各种羧化酶反应，故又名辅酶 R 或维生素 H，可以从卵黄中提取，也可以人工合成。纯的生物素是白色结晶，分子式为 $C_{10}H_{16}O_3NS$，分子量为 244.31。呈环状结构，Ⅰ环为咪唑酮环，是与亲和素结合的主要部位；Ⅱ环是噻吩环，带一个戊酸侧链，末端的羧基是连接抗体和酶的主要位置。常温下很稳定，加热或有氧化剂存在会使其活性丢失。

主要用于标记蛋白质氨基的生物素衍生物有：生物素 N-羟基丁二酰亚胺酯（BNHS）、生物素对硝基酚酯（PBNP）和活化长臂生物素（BCNHS）等 3 种，后者是在生物素与 N-羟基丁二酰亚胺之间添加 2 分子 6-氨基己酸甲酯，犹如给生物素添加一只手臂，使其与抗体或酶结合后，不受空间位阻效应的影响，更易与亲和素结合，从而增加方法的灵敏度和特异性。

用于标记蛋白质醛基的生物素衍生物有生物素酰肼（BHZ）和肼华生物胞素（BCHZ）。由于生物素上的羧基侧链上带有肼基，能与带醛基的蛋白质结合，因此，主要用于偏酸性糖蛋白的标记。

2. 亲和素（avidin）　是存在于鸡蛋清中的 1 种碱性糖蛋白，分子量为 60 kD。纯品为白色粉末，比活性可达 15.1 IU/mg，易溶于水，在 pH 2～4 缓冲液中较稳定，对热有较大的耐受性。正常情况下亲和素是由 4 个相同的亚基单位组成的四聚体，每个亚基可以结合一分子生物素，所以 1 分子亲和素可以结合 4 分子生物素。

亲和素对生物素有很高的亲和力，1 mg 亲和素可结合 15～18 μg 生物素，结合常数可高达 1×10^{15} M^{-1}，而抗原和抗体之间的结合常数则只有 10^5～10^{11} M^{-1}。可见亲和素和生物素的亲和力至少比抗原-抗体之间的亲和力高 1 万倍以上。亲和素和生物素一旦结合，则很难解离，因此生物素-亲和素系统有高度的稳定性。

3. 链霉亲和素（streptavidin, SA）　是链霉菌在培养过程中分泌的一种蛋白质产物，1 L 培养液中约含 SA10～60 mg，纯化主要通过 α-亚氨基生物素琼脂糖凝胶亲和层析法。SA 的分子量为65 000，由 4 条序列相同的肽链组成。如同亲和素一样，1 个 SA 分子也能结合 4 个生物素分子，亲和常数为

$1\times10^{15}M^{-1}$。SA 的酸性氨基含量较多,是一种略偏酸性的蛋白质,pH 为 6.0,并且不带任何糖基;而亲和素 pH 为 10～10.5,因此 SA 在检测应用中出现的非特异性吸附远低于亲和素,所以逐渐取代后者。

二、生物素-亲和素标记技术的应用

BAS 在检验中的应用主要可分为三大类。第一类是标记亲和素连接生物素化大分子反应体系,称 BA 法,或标记亲和素生物素法(LAB)。第二类是以亲和素两端分别连接标记生物素和生物素化大分子反应体系,称为 BAB 法,或桥联亲和素-生物素法(BRAB)。第三类是将亲和素与酶标生物素共温形成亲和素-生物素-过氧化物酶复合物,再与生物素化的抗抗体接触时,将抗原-抗体反应体系与 ABC 标记体系连成一体,称为 ABC 法。尽管方法很多,但国内目前主要还是用 BAS - ELISA 法,特别是其中的 BA - ELISA 法和 ABC - ELISA 法用得较多。

(一) 在 ELISA 中的应用

BA - ELISA 是在常规 ELISA 原理的基础上,利用生物素(B)与亲和素(A)之间的高度放大作用,而建立的一种检测系统。生物素很易与蛋白质(如抗体等)以共价键结合。这样,结合了酶的亲和素分子与结合有特异性抗体的生物素分子之间很容易发生结合,既起到了多级放大作用,又由于酶在遇到相应底物时的催化作用而呈色,达到检测未知抗原(或抗体)分子的目的。

把 BAS 和 ELISA 结合起来,可以大大提高 ELISA 测定的灵敏度,这是由于亲和素与生物素间具有极高的亲和力,使结合更稳定,而且特异性高;用小分子生物素代替酶标抗体可以减少反应中的空间位阻。

(二) 在荧光免疫检测中的应用

荧光免疫分析技术是最早的一种标记免疫技术。BAS 用于荧光抗体技术,通常采用 BA 法,即用荧光素直接标记亲和素(或链亲和素);也可采用亲和素(或链亲和素)搭桥,两端分别连接生物素化抗体和荧光素标记的生物素(BAB 法)或荧光标记的抗亲和素(或链亲和素)抗体夹心法。与常规荧光抗体法相比,引入了 BAS 的荧光抗体技术可明显地提高方法的灵敏度和特异性。

(三) 在分子生物学中的应用

BAS 在分子生物学领域的应用很多,主要集中在以生物素标记核酸探针进行定位检测,用 BAS 制备的亲和吸附剂进行基因分离纯化以及免疫- PCR 检测抗原等方面。

1. 用于核酸探针技术　在核酸探针标记技术中,生物素标记的核苷酸是最广泛使用的一种。生物素标记的探针常用于 Southern、Northern 和原位杂交,主要的方法包括用生物素标记的核苷酸进行缺口平移、用噬菌体 T_4 DNA 聚合酶进行置换合成、用生物素标记的核苷酸补平 3′凹端、用生物素标记的核苷酸进行体外转录、用生物素标记的引物进行 PCR 等。例如,生物素- 11 - dUTP,可用于缺口平移或末端加尾标记法。生物素可共价连接在嘧啶环的 5 位上,合成 TTP 或 UTP 的类似物。在离体条件下,这种生物素化 dUTP 可作为大肠杆菌 DNA 多聚酶 I(DNA 酶 I)的底物掺入带有缺口的 DNA 或 RNA,得到生物素标记的核酸探针。这种标记方法称为缺口平移法。用标记在 DNA 上的生物素与链霉亲合素-酶(过氧化物酶或碱性磷酸酶)标记物进行检测。

用生物素标记核酸探针有几个优点:可长时间保存而不丧失活性,不需要特殊方法处理,生物素标记探针的信号可通过多个亲和素-报告分子(化学发光、荧光等)进行检测。

2. 用于核酸纯化　利用 BAS 和磁性微粒技术可以进行 mRNA 的分离和提纯:根据寡聚胸腺嘧啶脱氧核糖核苷[Oligo(dt)]与 mRNA 3′poly(A)尾的互补配对特性,通过生物素标记的 Oligo(dt) 与溶液中 mRNA 3′poly(A)杂交形成复合体;然后用标记有亲和素的磁性微粒捕获生物素 Oligo(dt)/mRNA 复合体,经磁性吸附,将 mRNA -磁微粒混合物分离出来;最后用无 RNase 的去离子水将 mRNA 洗脱下来,从而达到分离提纯 mRNA 的目的。

3. 用于免疫- PCR　所谓免疫- PCR(Immune PCR)就是把抗原抗体反应与 PCR 联合应用而建立的一种抗原检测系统。免疫 PCR 主要由两个部分组成,第一部分类似于抗原抗体反应的酶联免疫吸附试验(ELISA),第二部分为 PCR 扩增与检测。免疫 PCR 的关键之处是如何将抗体与标记用的 DNA 连接,建立抗原、抗体以及 DNA 的量的对应关系,从而将抗原的检测转化为 DNA 的检测。

在免疫 PCR 中,通常通过亲和素为桥梁,将生物素化的抗体与生物素化 DNA 连接,形成一个特殊的抗原-生物素化的抗体-亲和素-生物素化DNA连接物。作为标记物的DNA分子经过PCR的扩增，大量特异的PCR产物证明作为标记物的DNA分子已特异地与抗原-抗体复合物结合，而且容易测定。

第五节 发光免疫分析技术

发光免疫分析（luminescence immunoassay，LIA）是将发光分析的高灵敏性和抗原抗体反应的高特异性相结合而建立的1种新的免疫分析技术。近年来，吖啶酯类、鲁米诺类发光剂的合成，以及超弱光检测技术的发展，进一步推动了发光免疫技术的进步，使之成为医学、生物学研究领域中一种新的手段。

一、概述

发光是指分子或原子中的电子吸收能量后，由基态（较低能级）跃迁到激发态（较高能级），然后再返回到基态，并释放光子的过程。根据形成激发态分子的能量来源不同可分为，光照发光、生物发光、化学发光等。

1. 光照发光（photoluminescence） 是指发光剂（荧光素）经短波长的入射光照射后，跃迁到激发态，当其回复至基态时，发射出较长波长的可见光（荧光）。

2. 生物发光（bioluminescence） 是指发生在生物体内的发光现象，如萤火虫的发光，反应底物为萤火虫荧光素，在荧光素酶的催化下，利用ATP能，生成激发态氧化型荧光素，它在回复基态时多余的能量以光子的形式释放出来。实际上，生物体内的各种发光现象都与化学反应有关，因此，生物发光就是发生在生物体内的一种化学发光。

3. 化学发光（chemiluminescence） 是指在常温下伴随化学反应过程所产生的光的发射现象。某些物质（发光剂或发光底物）在进行化学反应时，吸收了反应过程中所产生的化学能，使反应的产物分子或反应的中间态分子中的电子跃迁到激发态。当电子从激发态的振动能级回到基态时产生辐射，多余的能量以光子的形式释放出来，这一现象称为化学发光。

化学发光与荧光的区别是形成激发态分子的激发能不同。荧光是吸收了光能使分子激发而发射的光；而化学发光是吸收了化学反应过程中所产生的化学能使分子激发而发射的光。因此，化学发光反应的首要条件是反应必须提供足够的化学能。一些化学反应进行时，能释放足够的能量把参加反应的物质激发到能发射光的电子激发态，若被激发的是1个反应产物分子，则这种反应过程叫直接化学发光。反应过程可简单地描述如下：

$$A + B \longrightarrow C^{*} \longrightarrow C + h \cdot \gamma$$

其中γ为光子，C^{*}表示C处于单线激发态。

化学发光反应可在气相、液相和固相反应体系中发生，其中液相发光最为重要，一般包括3个步骤：化学反应生成中间体；化学能转化为电子激发能使中间体变成电子激发态；激发态分子辐射光子回复到基态。

二、化学发光剂

在化学发光反应中参与能量转移并最终以发射光子的形式释放能量的化合物，称为化学发光剂或发光底物。在化学发光免疫分析中所使用的标记物可分为两类：一类是直接用化学发光剂（如鲁米诺、吖啶酯等）标记抗原或抗体；另一类是用化学发光反应中的催化剂（如辣根过氧化物酶、碱性磷酸酶等）标记抗原或抗体。

（一）直接化学发光剂

直接化学发光剂在发光免疫分析过程中不需酶的催化作用，直接参与发光反应，它们在化学结构上有产生发光的特有基团，可直接标记抗原或抗体，传统的化学发光标记物有鲁米诺（luminol）和吖啶酯（acridinium ester，AE）。但由于鲁米诺作为酶促反应发光剂优于直接标记发光，故吖啶酯是目前常用的直接标记发光剂。电化学发光剂三联吡啶钌也可直接标记抗原或抗体。

1. 吖啶酯类 在碱性条件下被H_2O_2氧化时，发出波长为470 nm的光，具有较高的发光效率，其激发态产物N-甲基吖啶酮是该发光反应体系的发光体。吖啶酯是一类发光效率很高的发光剂，可用于半抗原和蛋白质的标记。用于标记抗体时，可获得高的比活性，有利于双位点免疫化学发光分析的建立。

2. 三联吡啶钌　三联吡啶钌 $[RU(bpy)_3]^{2+}$ 是电化学发光剂，它和电子供体三丙胺(TPA)在阳电极表面可同时失去一个电子而发生氧化反应。二价的 $[RU(bpy)_3]^{2+}$ 被氧化成三价，这是一种强氧化剂。TPA 失去电子后被氧化成阳离子自由基 $TPA^{+\cdot}$，它很不稳定，可自发地失去 1 个质子 (H^+)，形成自由基 $TPA^{\cdot}$，这是 1 种很强的还原剂，可将一个电子递给三价的 $[RU(bpy)_3]^{3+}$ 使其形成激发态的 $[RU(bpy)_3]^{2+\cdot *}$。激发态的三联吡啶钌不稳定，很快发射出一个波长 620 nm 的光子，回复成基态的三联吡啶钌。这一过程可以在电极表面周而复始地进行，产生许多光子，使光信号增强，见图 47－4。三联吡啶钌可直接标记抗原或抗体，反应快速，已广泛用于高度灵敏的自动电化学发光免疫分析系统中。

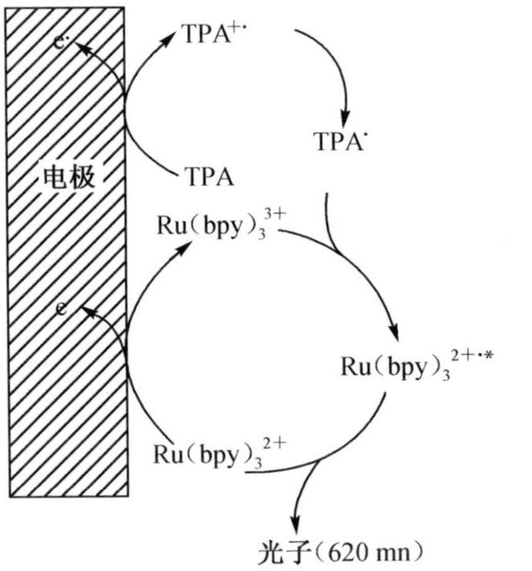

图 47－4　电化学发光剂反应原理

(二) 酶促反应发光剂

酶促反应发光剂是指在发光免疫分析过程中，利用标记酶的催化作用，使发光剂(底物)发光，这一类需酶催化后发光的发光剂称为酶促反应发光剂。目前化学发光酶免疫分析中常用的标记酶有辣根过氧化物酶(HRP)和碱性磷酸酶。辣根过氧化物酶催化的发光剂为鲁米诺及其衍生物；碱性磷酸酶催化的发光底物为甲氧基－4－9－3－苯磷酸盐(AMPPD)。

1. 鲁米诺及其衍生物　鲁米诺(3－氨基苯二甲酰肼)、异鲁米诺(4－氨基苯二甲酰肼)及其衍生物都有化学发光特性。鲁米诺是最早合成的发光物质，在碱性(pH 8.6)条件下，与过氧化氢发生反应，能自发发光，但发光的强度较弱，持续时间较短，本底较高，因此少用。而辣根过氧化物酶可催化鲁米诺氧化发光，还可被某些酚类物质(如 3－氯－4－羟基乙酰苯胺)增强，表现为发光的强度增加，发光时间延长而且稳定，提高了检测的灵敏度和重复性。

2. 4－甲氧基－4－9－3－苯磷酸盐(AMPPD)是一种新的化学发光剂，其分子结构中有两个重要部分，一个是联接苯环和金刚烷的二氧四节环，它可以断裂并发射光子；另一个是磷酸基团，它维持着整个分子结构的稳定。在碱性条件下，碱性磷酸酶使 AMPPD 脱去磷酸根基团，形成一个不稳定的中间体 AMPD。这个中间体随即自行分解(二氧四节环断裂)，同时发射光子，见图 47－5。这种发光物质发射的光稳定，持续时间长可达 1h。

以碱性磷酸酶标记抗原或抗体，在发生免疫反应后，加入底物 AMPPD，酶催化底物脱去磷酸根基团，形成不稳定的中间体而发光，用此体系可以建立很多高度灵敏的发光免疫分析方法。

三、化学发光免疫分析技术

化学发光免疫分析(chemiluminescence immunoassay，CLIA)是将化学发光与免疫反应相结合，用于检测微量抗原或抗体的一种新型标记免疫测定技术。根据发光免疫分析中发光反应的不同体系和标记物及标记方法的不同，大体上可分为以下三种类型。

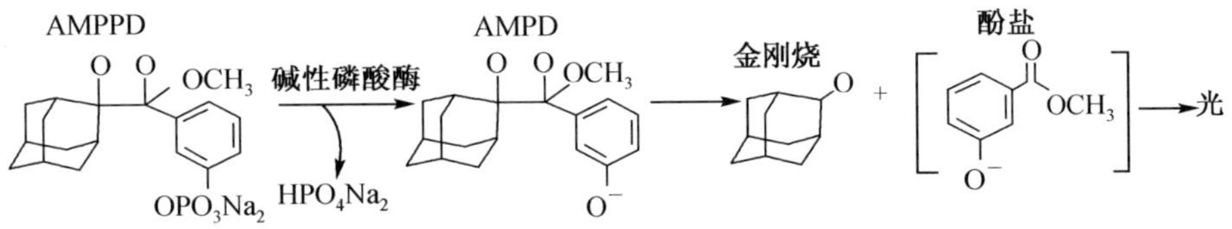

图 47－5　AMPPD 发光反应原理

(一)化学发光免疫分析系统(CLIA)

该系统是利用化学发光技术和磁性微粒子分离技术相结合的测定方法。以吖啶酯标记抗原或抗体,固相载体为极细小的顺磁性颗粒。其测定原理和过程,(以双抗体夹心法为例),见图 47-6。

1. 抗原抗体结合　将包被了单克隆抗体的磁性微粒和待测标本加入到反应管中,标本中的抗原与微粒上的抗体结合,再加上吖啶酯标记的多克隆抗体,经过温育,形成固相包被抗体-抗原-吖啶酯标记抗体复合物。

2. 洗涤、分离　在电磁场中进行 2~3 次洗涤后,很快将未结合的多余抗原和标记抗体洗去。

3. 加入氧化剂发光　经过洗涤的磁性微粒中,加入氧化剂(H_2O_2)和 pH 纠正液(NaOH)使成碱性,这时吖啶酯在不需要催化剂的情况下分解、发光,由集光器和光电倍增管接收,记录 1 s 内所产生的光子能,这部分光的积分与被测抗原的量成正比,可从标准曲线上计算出待测抗原的含量。

(二)化学发光酶免疫分析系统(CLEIA)

1. 辣根过氧化物酶标记免疫分析系统　该系统采用辣根过氧化物酶(HRP)标记抗原或抗体、以塑料珠或塑料小管为固相载体,鲁米诺为化学发光剂,还加入化学发光增强剂使化学发光强度增加、时间延长而且稳定。测定原理和过程(以双抗体夹心法为例):见图 47-7。

(1) 抗原抗体结合:特异性抗体包被的塑料珠和待测标本反应,特异性抗体与标本中的抗原结合,再加入辣根过氧化物酶标记抗体,经 37℃ 温育,形成固相包被抗体-抗原-酶标抗体复合物,并固定在载体上。

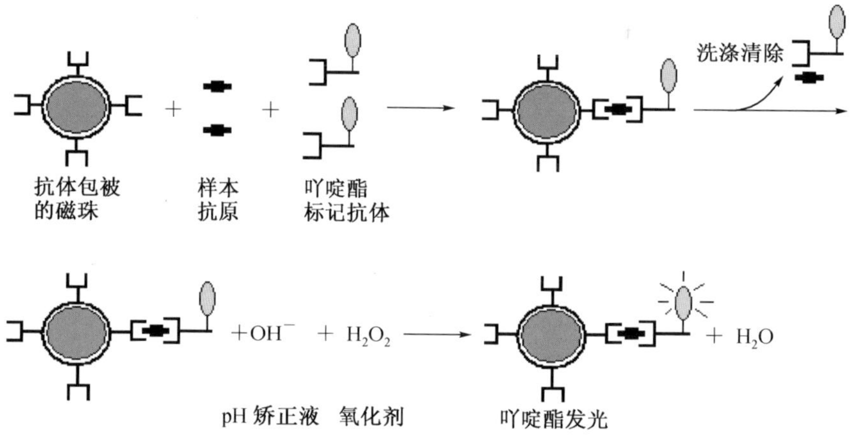

图 47-6　吖啶酯发光测定原理和过程示意图

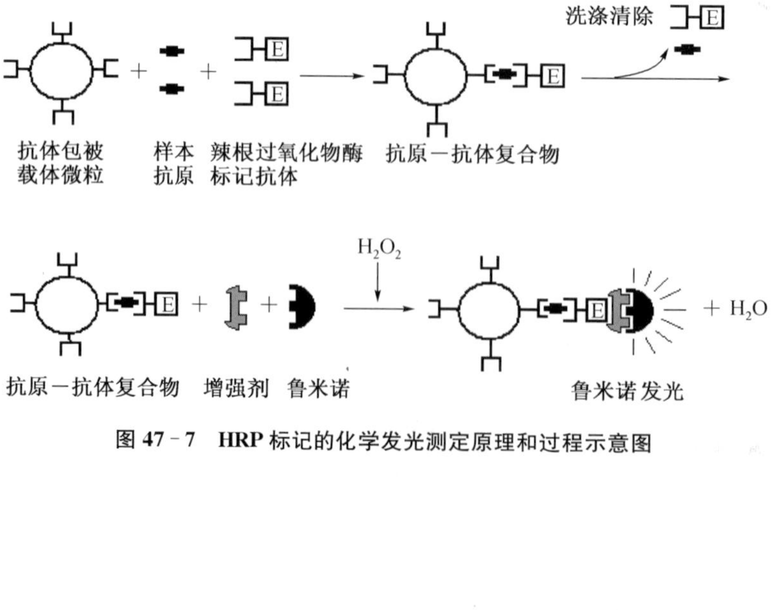

图 47-7　HRP 标记的化学发光测定原理和过程示意图

(2) 洗涤、分离：经过洗涤，很快将未结合的多余抗原和标记抗体洗去。

(3) 加入氧化剂发光：加入氧化剂 H_2O_2，增强化学发光剂和鲁米诺，这时结合在固相载体上的辣根过氧化物酶在强氧化剂的作用下将化学发光增强剂激活，接着它催化并激活鲁米诺发光，这种化学发光强度比单独鲁米诺发光强，持续时间长，而且稳定，易于测定。

(4) 光量子记录：鲁米诺发光强度由光量子记录系统记录，经计算从标准曲线上得出待测抗原含量。

2. 碱性磷酸酶标记免疫分析系统　该系统以碱性磷酸酶标记抗原或抗体、以磁性微粒子为固相载体，用 AMPPD 作为化学发光剂，这种化学发光剂发光稳定、持续时间长，容易测定，容易控制。

(三) 电化学发光检测系统(ECLIA)

电化学发光系统中的标记物其发光的原理与一般化学发光不同，是一种在电极表面由电化学引发的特异性化学发光反应，它包括电化学和化学发光两个过程。该系统采用先进的电化学发光技术，以磁性微粒为固相载体，用三联吡啶钌标记抗原或抗体，三丙胺为电子供体。电化学发光可根据待测分子的大小设计成多种反应模式，如竞争法，夹心法等。

第六节　金标记免疫分析技术

金标记免疫分析技术是一种以胶体金作为示踪物，用于抗原抗体反应的一种新型标记免疫测定技术，是继荧光素、放射性核素和酶之后在免疫标记技术中常用的一种非放射性核素示踪物。目前，金标记技术除用于免疫组织化学染色外，金标记测定已与膜载体配合，形成特定的模式，如斑点免疫渗滤试验和斑点免疫层析试验等。由于它使用简便、快速，所以已广泛应用于临床检验工作中。

一、概述

(一) 胶体金的结构

胶体金颗粒是由 1 个基础金核(原子金，Au)及包围在外周的双离子层构成，内层负离子($AuCl_2^-$)紧连在金核的表面，外层离子层 H^+ 则分散在胶体间溶液中，以维持胶体金游离于溶胶间成悬液状态。胶体金颗粒的基础金核并非是理想的圆球核，较小的胶体金颗粒基本是圆球形的，较大的胶体金颗粒(一般大于 30 nm 以上)多呈椭圆形。在电子显微镜下可观察胶体金的颗粒形态。

(二) 胶体金的一般性状

1. 胶体金的稳定性　胶体金颗粒大小多在 1～100 nm，微小金颗粒均匀地、稳定地、呈单一分散状态悬浮在液体中，成为胶体金溶液，因而具有胶体的多种特性，特别是对电解质的敏感性。电解质能破坏胶体金颗粒的外周水化层，从而打破胶体的稳定状态，使分散的单一金颗粒凝聚成大颗粒，从液体中沉淀下来。某些蛋白质等大分子物质有保护胶体金，加强其稳定性的作用。

2. 胶体金呈色性　不同大小的胶体金呈色有一定的差别。最小的胶体金(2～5 nm)是橙黄色的，中等大小的胶体金(10～20 nm)，是酒红色的，较大颗粒的胶体金(30～80 nm)则是紫红色的。根据这一特点，用肉眼观察胶体金的颜色可粗略估计金颗粒的大小。

3. 胶体金光吸收性　胶体金在可见光范围内有一单一光吸收峰，这个吸收峰的波长(λmax)在 510～550 nm 范围内，随胶体金颗粒大小而变化，大颗粒胶体金的 λmax 偏向长波长，反之，小颗粒胶体金的 λmax，则偏于短波长。

二、金标记免疫分析试剂

1. 胶体金(colloidal gold)　胶体金是氯金酸($HAuCl_4$)在还原剂作用下，聚合成一定大小的金颗粒，并形成带负电的疏水溶液，由于静电作用而形成稳定的胶体状态，故称胶体金。

向一定浓度的氯金酸($HAuCl_4$)溶液内加入一定量的还原剂使金离子变成金原子，形成金颗粒悬液。目前常用的还原剂有枸橼酸钠、鞣酸、白磷、乙醇、硼氢化钠、抗坏血酸等。根据还原剂类型以及还原作用的强弱，可以制备 0.8～150 nm 不等的胶体金。

2. 免疫金(immunogold) 免疫金是胶体金与免疫活性物质(抗原或抗体)的结合物,又称胶体金标记物,在免疫组织化学技术中,又习惯称之为金探针。实质上它是蛋白质等生物大分子被吸附到胶体金颗粒表面形成的。胶体金常用于标记葡萄球菌A蛋白、免疫球蛋白、糖蛋白、酶、激素、多肽等,用于组织学、病理学、细胞生物学和临床免疫学检验。

三、金免疫检测技术

(一) 斑点金免疫渗滤试验

斑点金免疫渗滤试验(dot immunogold filtration assay,DIGFA)是以硝酸纤维素薄膜(NC膜)为固相载体,将抗体(或抗原)点加固定在上面,当待测标本滴加在膜上时,标本中所含的抗原被膜上抗体捕获,其后加入胶体金标记的抗体,它与已结合在膜上的抗原发生反应,形成固相抗体-抗原-胶体金标记抗体复合物,因胶体金本身呈红色,阳性反应即在膜中央显示红色斑点。

(二) 斑点金免疫层析试验

斑点金免疫层析试验(dot immunogold chromatographic assay,DICA)是以硝酸纤维素薄膜为固相载体,由胶体金标记技术和蛋白质层析技术相结合的快速固相膜免疫分析技术。与斑点金免疫渗滤试验的滤过性不同,滴加在膜一端的待测标本受微孔滤膜的毛细管作用,向另一端慢慢移动,犹如层析一般,在移动过程中被分析物与固定于载体膜上某一区域的抗体(抗原)结合而被固相化,无关物则越过该区域而被分离,然后通过胶体金的呈色条带来判定试验结果。

第七节 免疫电镜技术

免疫电镜技术(immune electron microscopy, IEM)是将抗原抗体反应的特异性与电子显微镜的高分辨力相结合,在亚细胞和超微结构水平上对抗原物质进行定位分析的一种高精度、高灵敏的方法。

一、概述

免疫标记电镜技术是应用在电镜下可见的示踪物标记抗体(或抗原),与组织细胞内的特异性抗原(或抗体)作用,形成的免疫复合物可在电镜下观察。标记物或标记系统较多,但理想的标记物应具备下述条件:① 分子量大小适当,较大分子不易透过细胞膜,同时还有可能会改变抗体蛋白的构象,影响其与抗原的特异性结合力;② 电子散射力要强;③ 标记物与抗体等摩尔量结合,等价稳定的结合物应具有标记物和抗体的各自特性;④ 标记物不使抗体变性;⑤ 标记抗体与标本中相应抗原结合后不易移位或变位。

常用标本有细胞和组织切片,标本固定要求保留抗原性和超微结构。固定液有① 过碘酸盐-赖氨酸-多聚甲醛(PLP);② 多聚甲醛戊二醛(PG);③ 苦味酸-多聚甲醛-戊二醛(PAPG)。应根据标本特点进行合理选用。

二、常用的免疫标记电镜技术

(一) 铁蛋白标记免疫电镜技术

用铁蛋白标记高效价、高亲和力的抗体,检测细胞或组织上的特异性抗原,电镜下观察铁蛋白粒子的电子散射强度,从而对抗原定性、定位和定量。该法特异性、敏感性和重复性均很好,对抗原的组织和细胞内超微定位有重要意义。

(二) 酶标记免疫电镜技术

用酶标抗体与组织或细胞抗原发生特异性结合,加酶底物显色反应。在电镜下观察显色强度对抗原进行定位、定性和定量。此法特异性、敏感性均很好,但临床普及困难。实际上对标本可用光镜和电镜对比观察。该法对酶纯度要求高,常用辣根过氧化物酶。

单细胞表面抗原的检测,首选PAP法;细胞内超微结构抗原的检测,要求标记物必须进入细胞内,故应选择最小分子量的酶来进行标记。在超薄切片上免疫染色,可直接对细胞内抗原发生反应。

(三) 胶体金标记免疫电镜技术

检测细胞表面抗原,常采用包埋前金标染色;检测亚微结构上的抗原,常采用包埋后金标染色。常用的Epon包埋方法适用于多种抗原包埋后金标染色。该法敏感性、特异性均较好,结果易判定,但临床少用。

第八节 免疫标记技术在实验诊断中的应用

放射免疫分析、酶联免疫分析、发光免疫分析由于其敏感度高、特异性强、精密度好、并可测定小分子量和大分子量物质，所以在检验医学中应用极为广泛，常用于测定：

1. 各种激素　如甲状腺激素、性激素、胰岛素、垂体激素、降钙素、皮质激素、醛固酮、血管紧张素、心钠素等。

2. 微量蛋白质　铁蛋白、转铁蛋白、α_1 微球蛋白、β_2 微球蛋白、C-反应蛋白等。

3. 肿瘤标志物　如 AFP、CEA、CA-125、CA-199、CA-153、PSA 等。

4. 治疗药物监测　如地高辛、吗啡、巴比妥、苯巴比妥、茶碱、环孢霉素、氯丙嗪、庆大霉素等。

5. 贫血　维生素 B_{12}、叶酸、铁蛋白、转铁蛋白等。

6. 病毒标志物　抗-HIV、抗-HCV、抗-HBV（抗-HBs、抗-HBe、抗-HBc）、HBsAg、HBeAg 等。

7. 感染性疾病　抗衣原体抗体、支原体抗体、弓形虫抗体，风疹病毒抗体、巨细胞病毒抗体、结核杆菌抗体、幽门螺杆菌抗体等。

8. 心血管系统疾病　肌钙蛋白、肌红蛋白、肌酸激酶(CK)、肌酸激酶同工酶(CK-MB)等。

9. 过敏性疾病　总 IgE、特异性 IgE 等。

10. 细胞因子　白细胞介素-2、白细胞介素-4、白细胞介素-6、干扰素、肿瘤坏死因子等。

上述各种检测项目均可由自动化免疫分析仪进行检测，而且结果稳定可靠，重复性好，速度快，可与自动生化分析仪相媲美，近年来已在国内广泛应用。

（吴健民）

参 考 文 献

1 陶义训. 免疫学和免疫学检验. 第二版. 北京：人民卫生出版社，1997. 140～180

2 吴健民. 免疫学检验——理论与临床. 北京：人民卫生出版社，2003. 146～214

3 沈关心，周汝麟. 现代免疫学实验技术. 第二版. 武汉：湖北科学技术出版社，2002. 124～204

4 Stites DP, Terr AI, Parslow TG. Medical Immunology. 10th ed. Stamford(Connecticut)：Appleton & Lang. 2000

5 Woodhead JS. Immunoassay design: the theory and the practice. J Clin Ligand Assay, 1996;19(suppl):74

6 Woodhead S. Chemiluminescence Immunoassay: A Review. J Clin Ligand Assay, 1995; 18:49

7 Wild D. The immunoassay handbook. New York: Stockton press, 1994

第 48 章　激光扫描共聚焦显微技术

激光扫描共聚焦显微镜(laser scanning confocal microscope,LSCM)是在传统的光学显微镜基础上加装激光扫描装置,并利用计算机图像处理技术,应用荧光探针,得到细胞或组织内部细微结构的荧光图像。LSCM 扫描标本所得的图像称为光学切片(面),也称“cell CT”。这种图像的采集方法是通过仪器进行的一种无损伤性的方法。它使用光线而不是使用机械方式完成对标本的切片(面)。LSCM 方法适用于活细胞标本的图像采集,并可用 Z 扫描的方式自动完成三维(3D)数据的采集,产生真正意义上的三维空间立体结构图像,同时可在亚细胞水平上观察 Ca^{2+} 离子浓度、pH、膜电位等生理信号,成为生理学、细胞生物学、神经生物学、免疫学等生命科学研究中有力工具。

第一节　基本原理

LSCM 成像原理如图 48-1 所示,激光器发出的激光束经照明针孔,由分光镜反射至物镜,并聚焦于样品上,对标本内焦平面上的每一点进行扫描。然后,激发出的荧光经原来入射光路直接反向回到分光镜,通过探测针孔时先聚焦,聚焦后的光被光电倍增管探测收集,并将信号输送到计算机,在彩色显示器上显示图像。在这个光路中,只有在焦平面上的光才能穿过探测针孔,焦平面以外区域射来的光线在检测小孔平面是离焦的,不能通过小孔,因此非观察点的背景呈黑色。由于照明针孔与探测针孔相对于物镜焦平面是共轭的,焦平面上的点同时聚焦于照明针孔和发射针孔,焦平面以外的点不会在探测针孔处成像,即共聚焦。以激光做光源并对样品进行扫描,在此过程中有 2 次聚焦故称为激光扫描共聚焦显微镜,见图 48-1。

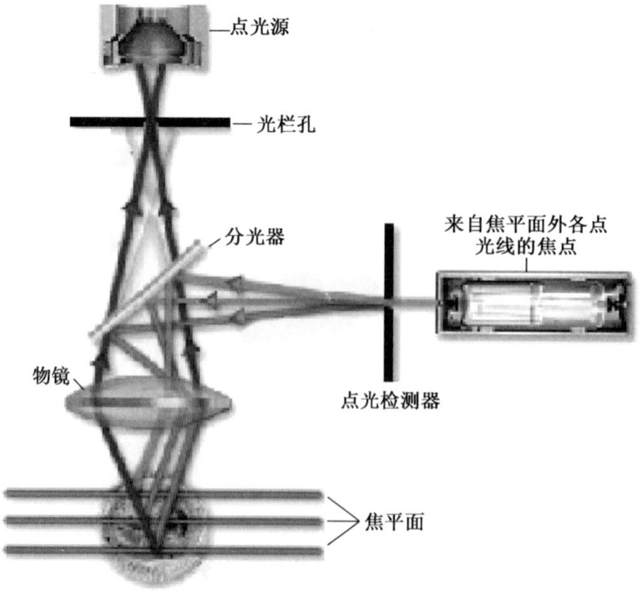

图 48-1　激光扫描共聚焦显微镜原理

第二节　激光扫描共聚焦显微镜的结构和功能

一、基本结构

LSCM 是以普通光学显微镜为基础建立的，使用激光作为光源，采用敏感的光电倍增管（PMT）探测器，计算机控制扫描反射镜并使图像的采集和显示更容易。图像可使用计算机进行储存，并可借助计算机多种软件进行分析。

共聚焦显微镜中，点光源是通过放置在锆弧光灯光源前的针孔产生的。光点经物镜聚焦到标本上，透过的光线通过放置在第二针孔的第二物镜聚焦，它具有与第一针孔相同的焦点，即它们是同焦的。透过第二针孔的光线到达低噪声光电倍增管（PMT），可产生与光亮度有关的信号。第二针孔可防止来自焦平面上下的光线与 PMT 接触。这是共聚焦技术的关键，即通过空间滤波（spatial filtering）来消除标本上来自于焦点以外区域的光线。要获得图像，聚焦的光点必须以某种方式对样品进行扫描。通过光线移动，而不移动标本进行扫描的 LSCM 在生物学标本更具实用价值。大多数研究显微镜采用的是这种方式。光束扫描有两种基本的方法即多束扫描和单束扫描。目前最常用的是单束扫描，在 LSCM 更是如此。扫描常是通过计算机控制的电流计驱动的反射镜完成的，扫描速度为每秒 1 帧。在某些系统，也可通过声光装置或振荡反射镜进行以接近视频的速度进行更快速的扫描。采用某种回旋 Nipkow 盘，可用多光束几乎可对标本进行实时扫描。该系统的先驱是串联扫描显微镜（tandem scanning microscopy, TSM），通过进一步改进，对于荧光标记标本的图像采集更为有效。

二、基本功能

1. 光学切片作用　目前 LSCM 在技术上可使用两种不同的方式生成光学切片，即去卷积（deconvolution）技术和多光子成像。去卷积技术是一种基于计算机的方法，可计算并除去来自焦点以外的荧光图像的信息。多光子显微镜使用的扫描系统与 LSCM 相同，只是没有针孔，这是因为激光仅在焦点激发荧光色素，因此不需要针孔。这种方法，可降低光漂白作用，使得对活组织的观察更可取。获取单帧图像的速度约 1s，因此，对于生理学图像的采集要求速度更快的 LSCM，通过使用声光装置和裂隙扫描标本，而不是采用速度较慢的电流计驱动的点扫描系统。这一设计的优点是具有良好的与时间分辨率相配的空间分辨率，即每秒可达 30 帧全屏图像，接近视频速度。使用点扫描 LSCM，通过扫描一个大大缩小的区域可获得良好的时间分辨率。

2. Z 扫描和三维重建　Z 扫描是在标本的不同平面采集一系列图像。Z 扫描是通过显微镜细调节螺旋的移动完成的，通常的方法是通过计算机控制的步进马达以预先设定的步距移动显微镜的镜台，采集一幅图像。以预设的距离移动焦距，采集第二幅图像，储存图像，而后再移动焦距。以这种方式进行图像采集和储存，直到所有需要采集的图像都采集完成。

Z 扫描的文件常被输出到计算机的 3D 重建程序，进行 3D 重建。3D 软件包可产生单帧 3D 图像，也可以电影方式编辑来自标本不同视图的图像。3D 图像的特殊参数可以揭示标本内部不同层面的特定结构。也可进行长度、深度和体积的测量。见图 48－2。

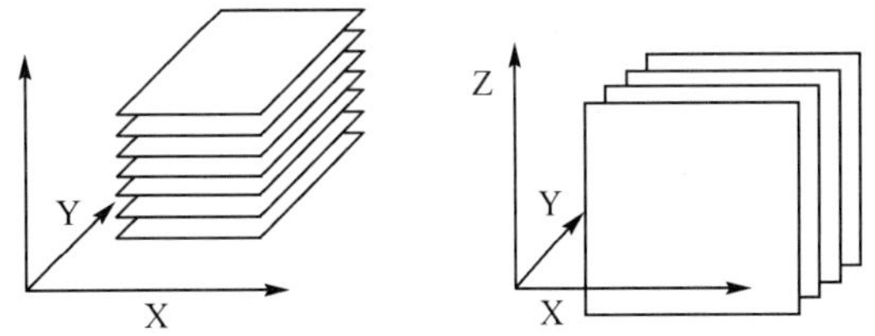

图 48－2　焦平面（水平面或 XY 切面）及沿光轴（垂直平面或 XZ 平面）光学切面模式图

3. X－Z 图像模式　X－Z 模式可观察到标本的纵向结构，如表皮层的纵向切面。X－Z 模式的图像可在步进马达的控制下，通过不同的 Z 轴深度进行单线扫描而获得，也可通过在 Z 扫描图像的光学切片中使用 3D 重建程序的切割平面功能完成。但要注意，在标本较厚时，内部的荧光标记可能并不清楚。

4. 四维图像　对于活体组织，用 LSCM 采集的 Z 扫描延时图像，可产生 4D 数据，即 3 个空间量：X、Y、Z 和 1 个时间量。这些图像可通过 4D 观看程序进行观察，可建立每一时间点的立体照片对，并作为电影观看，也可进行每一时间点的 3D 重建，以电影方式观看或进行画面剪辑。

5. 反射光成像　未染色的标本也可通过 LSCM 以反射光模式进行观察。所有的早期共聚焦显微镜都采用这种方式进行观察。另外，标本可用反射光线的探针进行标记，如免疫金或银颗粒。这种成像方法的优点在于光漂白不是问题，尤其是对于活组织更适合。

6. 透射光成像　任何形式的透射光显微镜成像，包括相差、DIC、偏振光和暗视野，都可采用透射光探测器进行采集，该探测器是 LSCM 上采集透过标本光的一种设备。信号经光纤传递到扫描头的 1 个 PMT。因为共聚焦荧光图像和透射光图像使用同一束光同时采集，图像记录保存后，经数字方法将其结合即可确定标记成分在组织内的精确定位。

采集标本的透射光和非共聚焦图像，并将其与一种或多种标记物质的荧光图像进行叠加常可提供有用的信息。可用于在较长时间内（几小时或几年），监测标记的细胞亚群在未标记细胞群中的时间和空间迁移情况。现在已经出现实时彩色透射光探测器，可采集红、绿、蓝通道的透射光信号并生成实时彩色图像，采用与某些彩色数码相机相似的方式进行图像采集。这一设备对于病理学工作者尤为适用，他们熟悉用透射光观察彩色图像，并可将观察到的图像与荧光图像重叠。

第三节　激光扫描共聚焦显微镜的应用

一、细胞断层扫描与三维重建

（一）概述

对于具有三维空间立体结构的生物样本的观察与分析，最普遍的方法是采用二维光学显微镜成像。即以二维图像替代三维构像。然而分子及细胞生物学的飞速发展，日益需要对特异生物分子的空间作用位点及神经元等不规则细胞的形态特征进行三维立体检测，因此，生物结构的三维重组分析技术应运而生，这无疑是形态学研究中方法学上的一个突破。LSCM 的三维立体检测通过软件来完成。Bio-Rad、Meridian、Nikon、Zeiss、Leica 等公司生产的 LSCM 都具有三维立体检测功能。

（二）原理

将 LSCM 的光学切片技术（也称“cell CT”）与微机数据处理手段相结合，采用模拟荧光处理（simulated fluorescence press，SFP）将生物结构的各光学切片数据重新组合成一个真实的三维立体图像，并通过改变照明角度来突出特征性结构。一系列 SFP 图像可被储存并以三维动画形式显示。

细胞断层扫描也称 Z 扫描，功能是指在标本的不同平面利用光学切片技术采集一系列图像。Z 扫描是通过显微镜细调节螺旋的移动完成的，由计算机来控制预先设定的步距并移动显微镜的镜台，用设定的程序采集每一幅图像。然后将图像储存起来。以这种方式进行图像采集和储存，直到所有需要采集的图像都采集完成。从 Z 扫描图像系列中选择几幅或几十幅图像进行数字化叠加使得特定结构得到特异显示。也可以很容易地将 Z 扫描图像以画面剪辑（montage，蒙太奇）的方式进行显示。

（三）方法

染色好的标本首先在 LSCM 上实行预扫描，确定部位，设定 Z 扫描步距，逐层扫描，同时计算机记录每层的图像数据。各公司的三维立体检测软件均有不同的 Z 扫描步距，可从 0.1 μm 到 100 μm 不等。如扫描 256 次，即 258 个断层图像。但要从 200 张或更多的光学切片中，看出复杂的互相连接的结构之间的关系非常困难。因此应注意以正确的步距采集图像，以反映标本的实际厚度。Z 扫描的图像以数字方式记录，因此很容易进行标本的 3D 重建。通过软件的功能 Z 扫描图像可进一步处理成 3D 图像。

（四）应用

LSCM 三维重建分析可被应用于各个生命科学研究领域。利用三维重建功能在对单个细胞整体进行“宏观”观察的同时，还可对细胞亚微结构进行分析（Nanninga，1991 年）。Svetlova 等对经 5 - Lododexyuridln 标记，以 5 - Fluorodeox - vuridine

处理的人S期染色体进行观测，发现绝大多数S期染色体纤维为半环状结构，两个半环状结构彼此相连，构成“S”状结构，其结点柔韧、灵活，所有半环状结构相连呈现出不同的三维空间构像。

这一方法现在不仅用来阐明3D结构和组织功能之间的关系，对研究不同生理和病理情况下信息传递时，缝管连接的改变，细胞内离子的动态变化都具有重要意义。三维重建后的图像，不但能揭示细胞内部的结构，而且还可以提供细胞的立体数据，如将重组的图像旋转，随意观察细胞的各个侧面。也可研究细胞内亚微结构的立体形态学变化及其空间关系。同时LSCM还可研究细胞核和染色体的三维立体形态。借助光学切片功能测定细胞深层的荧光分布及细胞内各种物质的变化。如对DNA、RNA、蛋白质的含量、分子的扩散，细胞骨架等进行准确的定性、定量、定位。LSCM还可用于肿瘤细胞的测定其细胞面积、细胞周长和细胞核面积等。

在LSCM的工作站进行3D重建将十分方便、有效。3D软件包可产生单帧3D图像，也可以电影方式编辑来自标本不同视图的图像。3D图像的特殊参数可交互改变以揭示标本内部不同层面的特定结构。

由于三维重建功能可用于厚达100 μm组织切片的观察，也给分子生物学分子探针的研究提供了新的观测手段。运用三维重建可对FISH研究中阳性杂交点进行准确的空间定位。目前，LSCM三维重建功能在生命科学特别是神经生物学研究领域的应用日趋广泛，在现有基础上，进一步与细胞及分子生物学其他研究手段结合，灵活而有效地运用三维重建功能，是解决疑难课题的关键。

二、多荧光试验

多荧光试验是采用多种荧光标记同时研究细胞结构，是直接研究分子和其他细胞成分之间关系的惟一工具。LSCM应用多通道成像、多通道跟踪、后续跟踪、放射指纹识别技术等，使得对多种荧光信号强度扫描成为可能。

（一）多通道成像

在多通道成像时，采用不同的荧光染料对标本中的具体区域进行目标确定。其目标是对各个检波通道中的各荧光染料成像。如果只出现轻微的激发光谱和发射光谱重叠，带通检波适合将荧光信号分离成单独的检波通道。见图48－3。

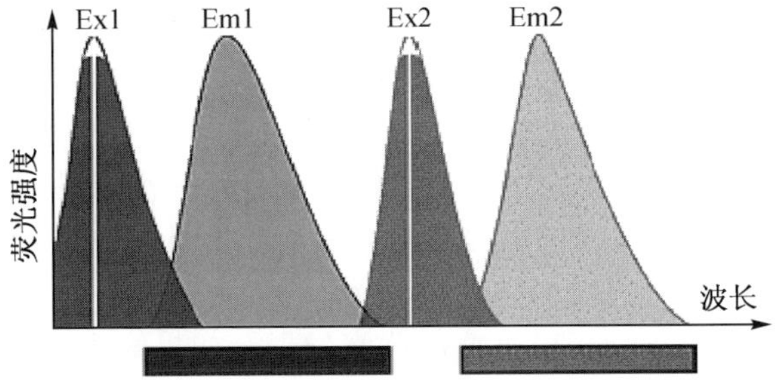

图48－3　两种光谱分离的荧光染料的激发和发射波长

（二）多通道跟踪

在大多数应用中，荧光染料具有重叠的发射光谱。这样，发射信号便无法完全被分离成不同的检波通道而造成串扰。但是，如果荧光染料具有独特的激发光谱，可以用特定的激发波长来激发荧光染料。见图48－4。

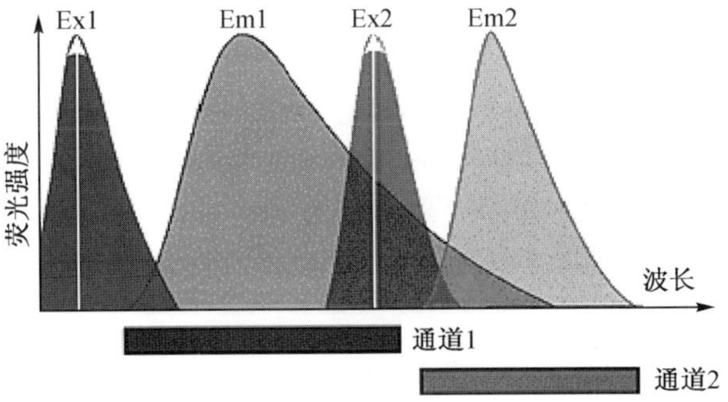

图48－4　两种具有重叠发射光谱的荧光染料其激发和发射光波长

（三）后续跟踪

如果发射光的光谱重叠变得更加明显，在多通道跟踪时需要变更检波参数。不然，需要减小带通检波的光谱宽度，从而达到提高检测特异性的目的。见图48－5。

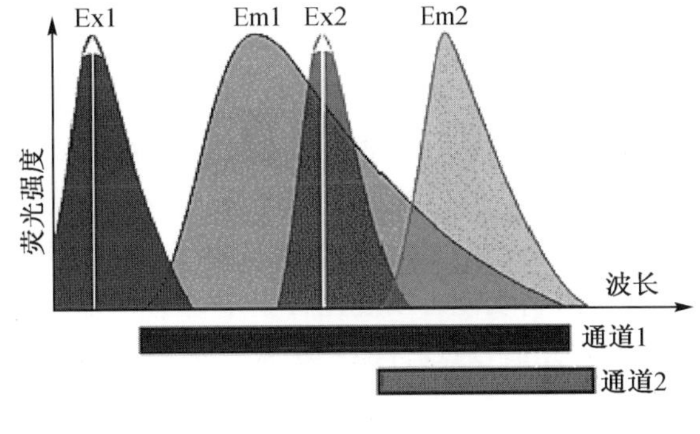

图48－5　两种具有严重重叠的发射光谱的荧光染料的激发和发射光波长

后续跟踪功能将入射激光波长的快速线性切换功能与 META 检测器光谱读数的同时切换功能结合在了一起。因此，它非常适用于消除因不能为物体选择光谱范围而产生的信号道间串扰情况，从而保证了最大的信号产量。有了后续跟踪功能，在没有任何活动部件的情况下，只需使用电子开关，几乎可同时获得重叠的荧光发射。如果解决了多荧光中信号的最佳空间分配，则这些信号可以分布到各个检测器和 META 检测器，这两种检测器都配备了各自的可调节和可定位的针孔。

（四）放射指纹识别

如果激发和发射光谱严重重叠，采用一个单独激发波长，同时激发荧光染料。二色性率光镜不再适合将荧光信号分离成单独的检波通道。而整个光谱特征被用来分离荧光染料。见图 48－6。

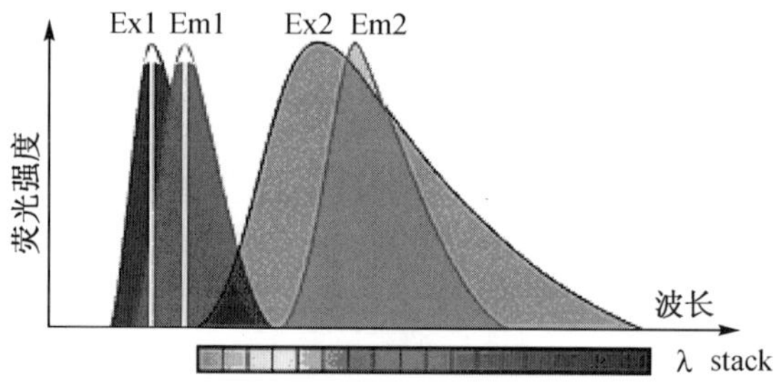

图 48－6　两种具有严重重叠发射和激发光谱的荧光染料的光谱分析

发射指纹识别是用于记录、分析和分隔多荧光成像中发射信号的创新方法。它包括三个步骤的操作过程，它允许将荧光染料与交叉重叠的发射光谱（例如，荧光蛋白质 CFP、GFP 和 YFP）分隔开来。因此，发射指纹识别方法可以大大增加多荧光实验中使用的荧光染料的数目和选择。

发射指纹识别的原理：发射指纹识别的第一步是使用 META 检测器来获取图像的 λ 数据系列。由于可以同时记录这些光谱分辨的图像，这一步骤可在很短的时间内完成，它不仅对精密样本非常好，而且能稳定可靠地获得快速动态的过程。接下来，使用 ROI 平均值功能来确定参照光谱。这些数据可被存储在光谱数据库中，以供日后实验之用。最后，线性解析功能可以使用样本中每个荧光标志的所有发射光谱，通过智能算法来按像素分隔混合在一起的信号。

激光共聚焦扫描现已广泛应用于生物芯片多荧光信号强度的检测。生物芯片是指将大量核酸片段（寡核苷酸/PNA、cDNA、基因组 DNA）或多肽分子以预先设计的方式固定在玻片、硅片、聚丙烯酰胺凝胶、尼龙膜等载体上组成密集分子排列，当荧光标记的靶分子与芯片上的探针分子结合后，通过激光共聚焦扫描对荧光信号的强度进行检测，从而判断样品中靶分子的数量。激光共聚焦生物芯片扫描仪是以高功率激光器作激光光源，采用大数值孔径荧光收集物镜和共聚焦探测光路。具有扫描分辨力高、探测灵敏度好等特点。可广泛用于荧光标记的基因芯片、蛋白芯片等探测，也可用于图像和指纹扫描。

三、离子成像

（一）概述

利用荧光探针测量细胞内各种离子浓度（Ca^{2+}、Mg^{2+}、Na^{+}、K^{+}、H^{+}、Zn^{2+}、Fe^{2+}、Ni^{2+}、Hg^{2+}、Pb^{2+}等），是荧光探针与显微镜技术结合的重要成就，已被越来越广泛地用于细胞生物学研究。新一代 LSCM 的出现，使得活细胞内离子浓度的动态测定变得简便易行。

LSCM 可利用放射指纹技术以采用对照光谱进行完整发射和随后的“线性分离”的光谱溶解记录为依据，取决于对两种约束状态（自由传感器和离子约束传感器）或 FRET 供给器和接受器的分离，来代替带通检波。带通检波通常会抛弃大部分信号，从而不能应用于发射重叠的荧光信号检测。放射指纹与传统的方法相比具有力度大、敏感度高的特点，而且可以进行动态过程调查，而不需要受时间或空间的限制。

下面以细胞内 Ca^{2+} 的测定为例简述 LSCM 应用于细胞内离子浓度测定的原理。

（二）探测原理

胞外钙内流和胞内钙库动员形成的钙震荡（钙峰或钙波）在各种生理过程中起重要作用。钙荧光探针可跟踪监测这一变化过程，并准确记录浓度变化曲线。用钙荧光探针测量活细胞胞浆游离钙的浓度，这一方法在钙的研究中已成为 1 项越来越重要的技术。

新一代钙荧光探针容易透过细胞膜进入胞内，与 Ca^{2+} 结合形成复合物。这些复合物的荧光光谱变化可被荧光显微镜、流式细胞仪和 LSCM 等仪器记录，定量分析细胞内不同部位的 Ca^{2+} 浓度。其测量原理如下：荧光探针与特定离子结合后，荧光产生额发生变化，激发或发射峰偏移，因而能准确区别结合态与游离态探针。荧光强度变化与$[Ca^{2+}]i$呈比例关系，测量荧光变化，通过一定的校准步骤后，即能计算出离子浓度。Fluo－3 与钙结合后仅产生荧光强度变化而无光谱偏移，通过测量单波长下的荧光强度变化，经过校准后即可算出$[Ca^{2+}]i$。其计算公式为：

$$[Ca^{2+}]i = Kd \times (F - F_{min})/(F_{max} - F)$$

式中 Kd 为荧光探针的钙解离常数（Fluo－3 为 400 nmol/L），F_{min}为无钙时胞内荧光强度，F_{max}为钙饱和时胞内荧光强度，F 为拟测钙浓度下胞内荧光强度。为准确计算细胞内钙离子浓度，必须校正荧光信号。常用锰淬灭法，在测定细胞内F_{max}时，向培养液中加入离子载体，使质膜对钙通透性增加，从而胞内钙浓度达到饱和，此时细胞内钙荧光强度最强，即F_{max}，有时细胞内钙浓度不易达到饱和，可通过在培养液或孵育液中加入细胞通透剂（如 1～5 μmol/L 的洋地黄苷或 45 μg/mL 的皂角素等）的办法实现。也可将培养液或孵育液中钙离子浓度提高至 10～20 mmol/L，这样也有利于细胞内钙饱和。向培养液或孵育液加入 2 mmol/L 的氯化锰，使细胞内钙荧光信号淬灭，即可测得F_{min}。

其他探针与钙结合后不仅产生荧光强度的变化，而且有激发或发射光谱偏移，必须通过双波长比例测量法计算。其计算公式为：$[Ca^{2+}]i = Kd \times (R - R_{min})/(R_{max} - R) \times S_{f2}/S_{b2}$

式中 Kd 为荧光探针的钙解离常数，R_{min}和R_{max}分别为无钙及钙饱和时两个波长测得的胞内荧光强度比值，R 为拟测量的浓度下 2 个波长测得的胞内荧光强度比值。S_{f2}/S_{b2}为测量 R 的分母所用的波长。

四、细胞间通讯及细胞膜流动性的检测

荧光漂白恢复（fluorescence recovery after photobleaching or fluorescence redistribution after photobleaching，FRAP），系 20 世纪 70 年代初期逐渐发展起来的测量生物膜侧向扩散的有力工具，就是在光漂白后对样本确定区中的荧光恢复。在进行 FRAP 实验时，一个区域（如用荧光作标志的细胞表面）用低激光强度成像，应用高强度激发光脉冲对定义的区域进行强烈漂白，如衍射限制点、小漂白 ROI、视场内平行光带的直线型。最后，在漂白区域的恢复时间过程采用模糊激发激光束来监控。

FRAP 用于测量 2－维或 3－维分子运动的力度。分子运动包括膜或活细胞内用荧光标明的分子扩散、转移或其他类型的运动。20 世纪 80 年代以来随着显微镜技术及图像分析技术的发展，已进展到视频成像荧光漂白恢复法（VI－FRAP），可观察侧向扩散的空间分布。

（一）测量原理

LSCM 可采用 FRAP 技术检测细胞缝隙连接通讯，该方法的原理是一个细胞内的荧光分子被激光漂白或淬灭，失去发光能力。而邻近未被漂白细胞中的荧光分子可通过缝隙连接扩散到已被漂白的细胞中，荧光可以逐渐恢复。由于光漂白过程是不可逆的，因此，可通过观察已发生荧光漂白细胞其荧光恢复过程的变化量来判断细胞缝隙连接的通讯功能。该技术可用于研究胚胎发生、发育、神经生物学、肿瘤发生等过程中缝隙连接通讯的基本机制和作用。由于某些毒性物质尤其是促癌物可影响缝隙连接介导的物质运输，因此该方法也可用于鉴别对缝隙连接作用有潜在毒性的化学物质。

采用 FRAP 技术还可对细胞膜流动性进行研究。利用 NBD－C6－HPC 荧光探针标记细胞膜磷脂，然后用高强度的激光束照射活细胞膜表面的某一区域，使该区域的荧光淬灭或漂白，再用较弱的激光束照射该区域，可检测到细胞膜上其他区域未被漂白的荧光探针流动到漂白区域时的荧光重新分布情况。荧光恢复的速率和程度可提供有关的信息，如用于观察细胞受体介导内吞过程中膜磷脂流动性的变化情况。NED－C6－HPC 在温度稍高时可能会进入细胞内，因此荧光染色和测量时应在低于常温的环境下进行。

（二）荧光探针

荧光染料的光漂白作用应为最终作用（无自发性恢复）和惟一作用（不被随后的监测光线或化学反应再次漂白），染料标记为非交联性，染料浓度应能达到 1 μm 至少有 100 个分子被标记。

疏水性或两亲性荧光发色基团，可无特异性地插入生物膜内，如亲脂性荧光素，包括各种氨基荧光素（HAF）；Dialkycabocyanine，包括 DiI $C_{16}(3)$，$DiIC_{18}(3)$，FAST DiO，FAST DiI。

荧光标记的两亲性膜脂质分子，如 nitrobenzoyxadiazole（NBD）标记磷脂及脂肪酸，包括 NBD－PC，NBD－PE；荧光素标记磷脂 fluorescein－PE。

荧光标记的蛋白或肽类，常用荧光素(曙红、罗丹明等荧光发色团)共价连接于赖氨酸及蛋氨酸上，如NBD及丹酰(dansyl)标记短杆菌肽；荧光标记配体用于特异性地标记各种受体；荧光抗体标记膜抗原；荧光标记ConA（刀豆凝集素A）测量糖蛋白侧向扩散；荧光标记微管蛋白观察细胞骨架。采用FRAP技术检测细胞间通讯常用荧光探针是6-Carboxyfl Orescein Diacetate（6-羧基荧光乙酰乙酸、CFDA)，需用其酯化形式CFDA-AM。

(三) 测量结果分析

测量结果有三种可能：① 无侧向扩散，即无分子进出该光斑区域，荧光强度保持I(0)不变；② 全部分子自由扩散，荧光强度最终恢复至I(0)；③ 部分分子自由扩散，荧光强度可部分恢复，恢复率即相当于可自由扩散的部分。用ACAS激光扫描共聚焦显微镜测得NBD-PC及其他膜脂质的荧光恢复率为60%～90%，其能动性(mobility，以扩散速率D表示)为$1.5\times10^{-9}\,cm^2\cdot s^{-1}$。膜蛋白的荧光恢复率＜50%，扩散系数比脂质小10～100倍。FRAP除可用于测量膜流动性外，还可用于观察膜融合过程，脂质转运、生物活性物质对膜的作用，胞质各种成分的运动，细胞骨架的螺纹运动(thread-milling)等。

五、蛋白分子间相互作用的研究

蛋白质或其他分子在活细胞内互相结合的时间和地点是了解它们功能的关键问题。光学显微镜的光学分辨率将蛋白质探测精度限制到大约0.2 μm左右。要研究蛋白质成分的相互物理作用，需要较高的分辨率。LSCM采用荧光共振能量转移(fluorescence resonance energy transfer ，FRET)技术，可以解决超过光学显微镜光学显微限度的分子相对邻近度问题，来显示两个蛋白质成分间分子相互作用、1个分子内部(如酶活动能力、DNA/RNA形态)的结构变化等。

(一) FRET原理

受激发后的荧光基团(供体)将受激发的能量转移到一个光吸收分子(受体)。这种能量的转移是非放射性的，其主要原因是供体和受体之间的偶极-偶极间的相互作用，见图48-7。只有几个荧光基团适合FRET实验，因为，除了其他必要条件(如偶极子定向、足够的荧光寿命)，供体发射光谱必须将受体的激发光谱重叠起来。已知的FRET对是CFP/YFP、BFP/GFP、GFP/诺丹明、FITC/Cy3。

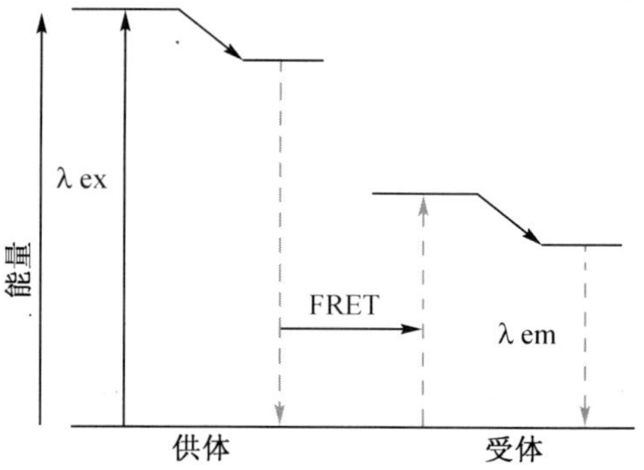

图48-7 CFP/YFP FRET能量图

(二) 举例

以细胞内Ca^{2+}与钙调蛋白相互作用为例，YC2是黄色荧光蛋白(YFP)、青色荧光蛋白(CFP)、钙调蛋白及其结合位点M13的融合蛋白，能作为细胞内钙浓度敏感的传感器。图47-7显示，细胞内Ca^{2+}浓度低时，无FRET信号，当Ca^{2+}浓度增高并与钙调蛋白结合时，钙调蛋白变构，CFP与YFP靠近，检测到FRET信号。

六、细胞内pH的测量

(一) 概述

生物有机体在稳定的内环境中执行各种不同的功能，细胞内pH是反映内环境稳定的一项重要指标，它在调节细胞新陈代谢中起重要作用。近十几年来，涉及pH调节机制的领域发展十分迅速，1个个pH调节蛋白被相继发现并克隆，而细胞内pH测定技术亦随着生物高科技和荧光探针技术的飞速发展不断完善，尤其是LSCM技术和荧光染料SNARF系列的出现和应用，将pH测定技术提到了1个更高的层次。

正常细胞胞浆内的pH一般在6.8～7.4的范围，而某些细胞器如溶酶体的pH则在4.5～6.0之间。细胞内外pH瞬态变化，即H^+的流动参与多种生物学过程，尤其是酶活性调节。激素和生长因子可使细胞内pH值升高，细胞内酸化可使细胞代谢趋向静止，而减轻缺血和缺氧的损伤，胞间通讯也受胞内pH影响。传统的pH测量法是pH敏感中性载体微电极技术，自20世纪80年代初发展起来的pH敏感性荧光染料则弥补了微电极技术的某些不足，如微电极需穿刺质膜进入胞内，而荧光染料则为“非损伤性”技术；微电极仅能测量电极尖端部位 pH，而荧光染料则能分辨 pH 的胞内空间变化；微电极输入阻抗高，反应时间较荧光探针（毫秒级）慢。荧光探针可用于荧光分光光度计，或流式细胞仪测量悬浮式细胞。应用荧光探针测量单个细胞内 pH 的传统方法为显微荧光分光光度计及图像分析技术。LSCM 则较传统方法在深度（Z 轴）上分辨率更为精确，达到 0.1 μm，排除了焦点外荧光的干扰。

（二）测量

LSCM 的常用荧光探针为 BCECF，用 488 nm 氩离子激光激发，测量 530 nm/640 nm 发射荧光比值；若采用荧光探针 C－SNAFL 和 C－SNARF，可用 514 nm 氩激光激发，再用两个光电倍增管测量双发射峰的荧光强度比值。当应用双激发比例测量法时，荧光探针 DM－NERTE 和 CL－NERF 用氩激光的 488 nm 和 514 nm 谱线即可；若用 BCECF，其等吸光点激发谱线为 440 nm，带加入另一光源氦—镉激光。新一代的 LSCM 加入了紫外光源，从而为多种荧光染料的应用创造了条件。测量过程中应注意防震，测得荧光均应先删除从细胞外测量的背景荧光再进行分析。

（三）校准

1. 用缓冲液求标准曲线　制作近似细胞内液的缓冲液，内含 K^+ 120 mmol/L，Na^+ 10 mmol/L，Mg^{2+} 1 mmol/L，Cl^- 30 mmol/L，Gluconate 100 mmol/L，葡萄糖 10 mmol/L，HEPES 10 mmol/L（Ca^{2+} 为 0 或 100 nmol/L）。将其 pH 调至不同值，测定 BCECF 的 440 nm/490 nm 激发荧光比值，求出该比值与 pH 的标准曲线。

2. 直接标定细胞内 pH 值　制作高钾缓冲液，其成分为 KCl 90～130 mmol/L，NaCl 5 mmol/L，$CaCl_2$ 1 mmol/L，$MgSO_4$ 1 mmol/L，MOPS 10 mmol/L（或用 MES，HEPES 或醋酸盐缓冲液）。缓冲液中加入尼日利亚菌素（nigericin）30 μmol/L（1～50 μmol/L）及 BCECF 0.25 μmol/L，pH 调至不同值（如 6.5～7.5），孵育细胞 12 min 后，测量细胞内 BCECF 的 440 nm/490 nm 激发荧光比值，求出该比值与 pH 的标准曲线。高钾用以排除膜电位变化的影响；K^+/H^+ 交换离子载体尼日利亚菌素用以钳制细胞内 pH。应注意缓冲液中 K^+ 浓度：K^+ 过高则 pH 值将被低估，过低则会高估。

（刘艳玲　吴健民）

参 考 文 献

1　Kreft M, Milisav I, Potokar M, et al. Automated high through-put colocalization analysis of multichannel confocal images. Comput Methods Programs Biomed, 2004;74(1):63～67

2　Paddock SW. Principles and practices of laser scanning confocal microscopy. Mol Biotechnol, 2000;16(2):127～49

3　Reynaud K, Nogueira D, Cortvrindt R, et al. Confocal microscopy: principles and applications to the field of reproductive biology. Folia Histochem Cytobiol, 2001;39(2):75～85

4　Kamentsky LA, Burger DE, Gershman RJ, et al. Slide-based laser scanning cytometry. Acta Cytol, 1997;41(1):123～43

5　Luo D, He X, Wu X, et al. A contour map segmentation for laser scanning confocal microscopic biomedical images. Sheng Wu Yi Xue Gong Cheng Xue Za Zhi, 2001;18(4):500～503

6　Taylor DP, Slattery J, Leopold AC. Apoplastic pH in corn root gravitropism: a laser scanning confocal microscopy measurement. Physiol Plant, 1996;97(1):35～38

7　Paddock SW. Further developments of the laser scanning confocal microscope in biomedical research. Proc Soc Exp Biol Med, 1996;213(1):24～31

8　Lizard G, Usson Y, Chignol MC, et al. Improvements in visualisation and localisation of human papillomavirus DNA in CaSki cells by fluorescence in situ hybridization, laser scanning confocal microscopy and three-dimensional image reconstruction. Anal Cell Pathol, 1994;7(1):53～61

9　王鸿利，洪秀华. 医学实验技术的理论与应用. 上海：上海科技教育出版社，2004. 103～110

第 49 章　膜片钳技术

膜片钳技术是一种以记录细胞膜离子通道的微电流来反映细胞膜上单一(或多个)离子通道分子活动的技术。膜片钳技术为了解细胞生物膜离子通道的门控动力学,细胞分泌动力学提供了最直接的手段。该技术的兴起和应用点燃了细胞和分子水平的生理学研究的革命之火,它与基因克隆技术并驾齐驱,给生命科学研究带来了巨大的前进动力。

第一节　膜片钳技术概述

1976 年 Neher 和 Sakmann 建立的膜片钳技术(patch-clamp rccording technique)是在电压钳基础上发展起来的一种新技术。电压钳(voltage-clamp)是由英国学者 Huxley 和 Katz 最先应用的。其实质是通过负反馈微电流放大器在细胞膜上外加电流,保持细胞跨膜电位不变,并迅速控制其数值,以观察在不同膜电位条件下膜电流的情况。膜电流的改变反映了膜电阻和膜电容的变化,因此电压钳可用来研究整个细胞膜或一大块细胞膜上所有离子通道的活动。但该技术由于在细胞内插入 2 根电极,对细胞损伤很大,在体积较小(直径大约为 10 μm 或更小)的细胞中难以实现,又因细胞形态复杂,很难保持细胞膜各处生物特性的一致,而逐渐被膜片钳所取代。在早期,该技术可将一尖端经加热抛光的玻璃微电极吸管吸附一片只有几平方微米的细胞膜,形成吸管内外近似的绝缘,其电阻值约为 50 MΩ ,在此电阻值下 ,可观察到玻璃吸管内细胞膜片上的离子流,但背景噪音干扰较大。后来 Hamill 等对技术不断完善,使部分细胞膜片孤立并使吸管与细胞膜之间的连接更为紧密。方法是将吸管尖端和细胞表面进行清洁处理,再在吸管内施以负压,使微电极尖端与记录的细胞膜片表面形成 G Ω 级封接(giga seal),电阻值为 10～100 GΩ;减少记录的背景噪音水平,相对拓宽记录频带范围,提高了时间、空间及电流分辨率。将适当参数的玻璃管微电极吸附于细胞表面形成封接 (giga seal)后,使与微电极尖端开口处相接的细胞膜的细小区域与其周围膜片在电学上的绝缘和机械上分离,然后将电位保持在钳制电位(使细胞膜电位固定,Vh)上,或从钳制电位跳跃到一个特定的方波电位上,来监测记录细胞膜上微小通道电流(10～12 A,pA)的变化。膜片钳技术本质上也属于电压钳范畴,二者的区别关键在于:① 膜电位固定的方法不同;② 电位固定的细胞膜面积不同,进而所研究的离子通道数目不同。

一、膜片钳技术原理

用场效应管运算放大器构成的 I－V 转换器(converter,即膜片钳放大器的前级探头)是膜片钳测量的核心部分。用场效应管运算放大器的正极、负极输入端子为等电位,向正输入端子施加指令电位(command voltage,VcMD)时,经过短路负端子可以使膜片等电位,达到电位钳制的目的。当微电极尖端开口处与膜片之间形成 10 G 欧姆以上封接时,其间的分流电流达到最小,横跨膜片的电流(I)可完全来自膜片电极的记录电流(Ip)而被测量出来。图 49－1 是膜片钳放大器的前置电路 (探头电路)。电路由高增益集成运算放大器 A_1 和 A_2 组成。A_1 与反馈电阻 Rf 组成电压并联负反馈电路,A_2 组成单位增益差分电路。A_1 的输入端通过玻璃微电极将细胞膜封接,电极尖端直径约为 1 μm,因而封接微区形成一微小的膜片。微电极经过细胞浴池中的参考电极和放大电路构成回路。根据负反馈放大电路的原理,A_1 的两输入端之间成“虚短”的现象。当 A_1 的同相输入端外加一命令电压 V_c（方波）时，可使细胞膜钳位于 V_c，但信号源电路并不影响被测细胞的活性状态，符合生物测量的要求。

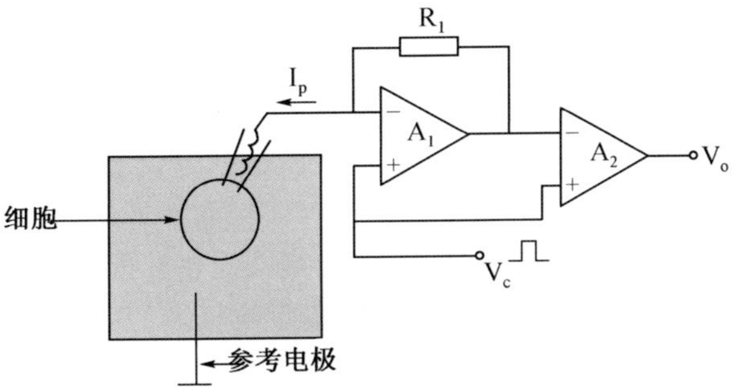

图 49－1　放大器的前级探头电路

在钳制电位（V_c）的作用下，电极电流 Ip（即离子通道电流）流经电阻 Rf 产生电压 V_o-V_c = IpRf 经过单位增益差分放大（A_2）得 V_o = IpRf。图 49－1所示电路的 Ip～V_o 关系遵守欧姆定律。细胞膜膜片电位钳制与欧姆定律相结合构成膜片钳技术的独特优点，图 49－1 所示的电路，输入为电流，输出为电压，故称之为电流-电压（I－V）变换器。

二、膜片钳实验系统的组建

根据电生理研究人员的实验要求，可以组建不同的实验系统。但是也有若干共同的基本部件，其中包括电子学部件、光学部件和光电接口部件。图 49－2 表示膜片钳实验系统的示意图。图中左侧为光学部件，主要由倒置显微镜、单色光发生器组成。倒置显微镜置于防震工作台上，并用铜丝网予以屏蔽接地。右侧为电子学部件，主要由膜片钳放大器、计算机接口板、计算机、控制单元组成，光电倍增管是光电接口部件。这个系统实际上是膜片钳与显微荧光测量的光电联合检测系统。它既可用来记录细胞膜离子通道电流，又可用来测量胞内钙离子浓度。除图 49－2 所示的主要光学部件和电子学部件之外，还有其他若干辅助部件，例如玻璃微电极拉制仪和抛光仪，微电极定位的微操纵器，添加试剂或溶液的灌流设备等。

三、膜片钳玻璃微电极的拉制及应用

玻璃电极的制备方法在 Hamil 的论文中及 Corey 和 Stevens 所写的章节中有详细的论述，在这儿我们只总结这些步骤并提供几点我们发现很有用的要点。制备玻璃电极的主要步骤是形成一个光滑的尖端（使封接时不伤害细胞膜），以及对玻璃电极涂敷合适的绝缘材料以减小背景噪声。

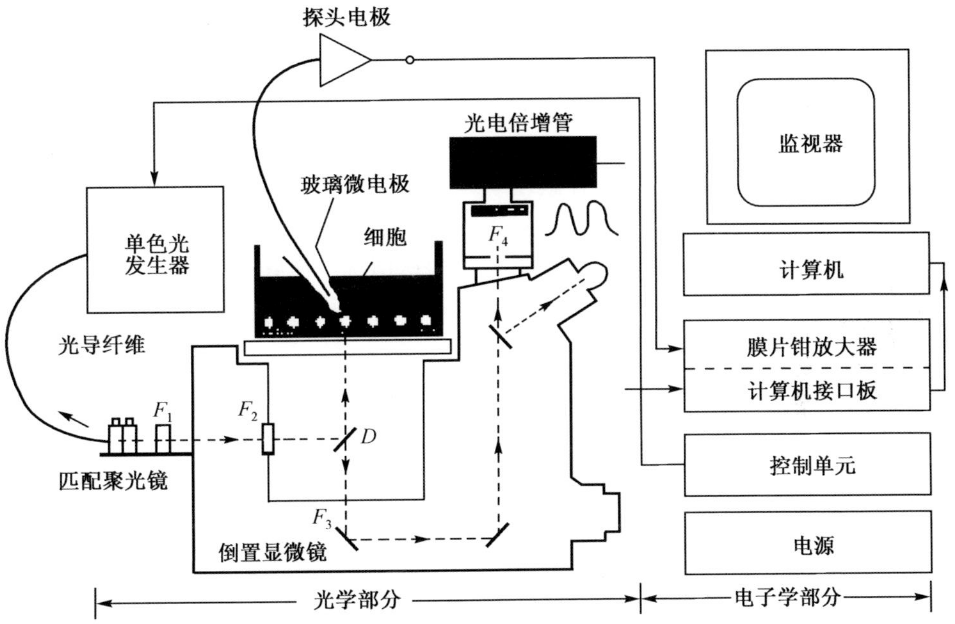

图 49－2　膜片钳实验系统示意图

（一）玻璃微管

微电极可由多种类型的玻璃制备，我们的经验是：不同类型的细胞应选择不同种类的玻璃微管。玻璃微管常用软质玻璃（碳酸钠玻璃、燧石玻璃、30%Na_2O）和硬质玻璃（硅化硼、硅化铝）制成。软质玻璃微管熔点较低（约 800～1 200 ℃）易于抛光，能拉制成 1～2 MΩ 电阻的电极，串联电阻小，适用于全细胞记录，但其噪声较硬质玻璃大，不适合单通道记录。硬质玻璃的噪声一般比较小，所以硬质玻璃适用于单通道记录。在硬质玻璃中，硅化硼，尤其是硅化铝玻璃具有较低的介电损耗，故适合于单通道记录。因此，根据不同的实验要求和不同的细胞，选择不同的玻璃微管电极。

（二）拉制

电极拉制分为两步：第一步把玻璃中断拉细，形成 7～10 mm 长的区域，直径 200～400 μm；第二步是将两部分拉开，形成整齐、对称的断口。这两部分都可用，第一步拉制的长度和第二步拉制的温度是最终电极尖端直径的主要决定性参数。

多种商业的拉制仪可用来制备电极。为了使制备的电极重复性好，加热线圈的供电电流最好是可调控的，用一个机械装置来设定第一步拉制的长度对电极制备的重复性也非常重要。

（三）涂敷

电极内液和浴池之间的分布电容以及玻璃的介电损耗产生的噪声，都能通过对电极涂敷绝缘剂来减小。如涂敷 SylgardR（Sylgard 184 硅胶系列，Dow Coning Corp.，Midland，MI 48 640）或 Q-dope（G-C Electronics，Rockford，IL 61 101）。SglgardR 的降噪声效果尤其好，它与树脂和催化油混合做预处理后，能在室温下放置几个小时（或即使在 50℃ 下也能放置 20 min）才开始变稠硬化，所以它能在 −10 ℃下保存若干个星期后仍能使用。将 Sylgard 涂敷到距离尖端几个 mm 处（电极尖端直径 10～20 μm），然后迅速用热风喷枪或热线圈处理。应该在电极最后的热抛光之前进行涂敷，这样在热抛光时可蒸发或烧掉涂敷过程中残余的杂质。

（四）热抛光

热抛光是使玻璃电极的尖端光滑，并除去涂敷时残余的杂质。玻璃电极抛光需要在显微抛光仪或其他类似设备上进行。以 400～800 倍的放大率观查电极尖端。热源通常是铂丝或铂-铱丝，为了防止金属蒸发到玻璃电极上，热丝通常在与玻璃电极靠近的点涂敷玻璃，为在热丝附近产生陡峭的温度梯度（有助于电极尖端尖锐聚缩），可以向热丝上吹空气流。通过热丝的电流量必需根据每种玻璃经验性确定，起始电流最好是让热丝刚好红热。典型操作是将热丝电流打开，并将热丝移向玻璃电极（玻璃电极静止，保持在焦点内）。由于玻璃电极尖端的开口刚好在观察的分辨率水平上，因此你可能看不到电极尖端形状的改变，而仅仅看到尖端有点变黑。如果想知道电极尖端是否被熔化而堵塞了，或者想知道尖端的直径，可以用一只小注射器产生空气压力，通过微电极往甲醇中吹气，观察气泡的状况。

（五）玻璃电极的使用

即使保存在有盖的容器内，电极也必须在制备后 2～3 h 内使用，空气中的微小尘粒很容易黏在玻璃上而阻碍封接。用尖端吸入少量溶液，然后进行尾端充灌。对充灌溶液的过滤非常重要（如使用 0.2 μm 注射滤器），电极只能部分充灌，只要能与电极丝有合理的接触就行了（电极夹持器内切不可有溶液，必须保持干燥），过量充灌的电极会对背景噪声造成严重的后果，因为过量的电极内液容易进入夹持器内，打湿其内表面而形成液膜，产生热噪声。轻轻弹击电极外壁，可以消除充灌后留在电极内的气泡。

为实现低噪声记录，每次实验前都必须用甲醇冲洗电极夹持器，再用氮气吹干。将电极插入夹持器前最好用手接触实验台的金属罩，将人体静电释放掉。确保将电极夹持器拧牢固，使吸气时电极不会晃动（1 μm 幅度以内）。在实验中更换电极时，用噪声测试功能检查空电极夹持器的噪声水平，如果增大了，说明溶液可能溅到了夹持器内，此时必须再次清洗并彻底吹干电极夹持器。

四、膜片钳技术记录模式

（一）常规全细胞模式（conventional whole-cell mode 或 hole cell mode）

将微电极尖端开关处与细胞局部膜片形成高阻封接，高阻封接形成后，继续以负压抽吸，使微电极管内的局部细胞膜破裂，电极内的液体与细胞内液通过开口处直接相通，而与浴槽液（即实验中所配的细胞外液）绝缘，这种形式称为“全细胞”记录，如图 49－3 中的模式 D。这种方式使细胞内与浴槽之间的漏流极少。电极本身阻抗（1～10 MΩ）与和

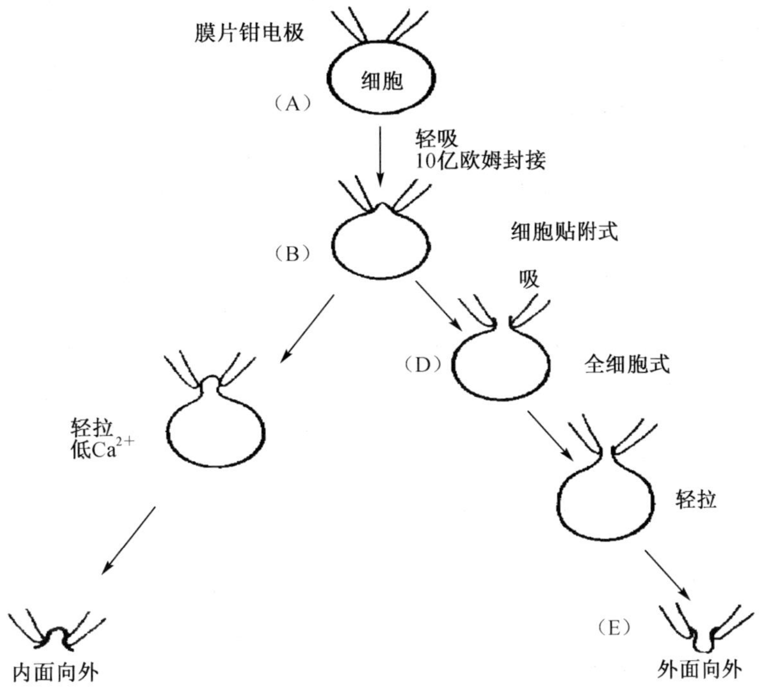

图 49-3　膜片钳技术记录模式

细胞封接后的阻抗相比较低，这种低接触阻抗使单管电压钳容易实现。电极管内与细胞之间弥散交换与平衡快，因而容易控制细胞内液的成分。细胞钳记录的是许多通道的平均电流，有利于综合分析。如果有目的地将膜电位钳制在某一程度，可做到选择性抑制某些通道的活性而只记录某种通道电流的总和，并可在同一细胞上观察几种不同通道的情况。通过改变内部介质，如改变电极液成分，或在电极液中加入所需药物，通过渗透很快改变胞浆成分并达到平衡，该手段在全细胞记录中广泛应用。它适合于体积较小细胞的电压钳位，对于直径大于 30 μm 的细胞很难实现钳位。不足之处是由于电极与细胞间交换快，细胞内环境很容易破坏，因此记录所用的电极液应与胞浆主要成分相同，如高 K^+，低 Na^+ 和 Ca^{2+} 及一定的缓冲成分和能量代谢所需的物质。另外，近年来由全细胞模式派生的穿孔式膜片(perforated patch)的全细胞记录法也是克服以上缺点的有效方法。全细胞膜片钳记录模式既可记录膜电位又可记录膜电流。其中膜电位可在电流钳情况下记录，或将玻管连到标准高阻微电极放大器上记录。在电压钳条件下记录到的大细胞全细胞电流可达 nA 级，全细胞钳的串联电阻(玻管和细胞内部之间的电阻）应当补偿。任何流经膜的电流均流经这一电阻，所引起的电压降将使玻管电压不同于细胞内的真正电位。电流愈大，愈需对串联电阻进行补偿。常规全细胞模式优点：串联电阻小，细胞不容易受损而死亡；可对许多常规微电极无法研究的小细胞进行研究；实验中有好的信噪比；可以控制细胞外成分，就某种离子进行针对性研究；可在电流钳下作动作电位。缺点：细胞内可流动的小分子能渗漏到电极内液中，被电流迅速失活。

（二）细胞吸附模式（cell-attached mode 或 on-cell mode）

将玻璃微电极置于清洁的细胞膜表面上，形成高阻封接，在细胞膜表面隔离出一小片膜，然而通过微管电极对膜片进行电压钳制，高分辨测量膜电流，称为细胞贴附膜片，如图 49-3 中的模式 B。由于不破坏细胞的完整性，这种方式又称为细胞膜上的膜片记录。此时跨膜电位由玻管固定电位和细胞电位决定。因此，为测定膜片两侧的电位，需测定细胞膜电位并从该电位减去玻管电位。从膜片的通道活动看，这种形式的膜片是极稳定的，因细胞骨架及有关代谢过程是完整的，所受的干扰小。优点：直接施加负压对膜片进行电压钳制；可以在保持细胞内正常环境时对离子通道的活动进行观察监测。缺点:不能人为控制细胞内环境;不能准确测量胞内电压;外液中加入的刺激剂无法到达与电极内液接触的细胞外表面。

(三)膜内面向外模式(inside-out mode)

当玻璃微电极与细胞局部膜片形成高阻封接后,将微管电极轻轻提起,使进入玻璃微电极的局部细胞膜片与原细胞分离,电极端形成密封小泡,在空气中短暂暴露几秒钟后使小泡破裂,破裂的小泡再回到溶液中就形成了“内面向外”膜片,如图49-3中的模式C。此时膜片两侧的膜电位由固定电位和电压脉冲控制。浴槽电位是地电位,膜电位等于钳制电位的负值。如放大器的电流监视器输出是非反向的,则输出将与膜电流(Im)的负值相等。优点:可直接且自由地经外液介导而调控细胞内液环境,并可在和细胞活动无关的条件下记录到单一离子通道的活动。缺点:因有细胞质渗漏可能会出现rundown现象。

(四)膜外面向外模式(outside-out mode)

当玻璃微电极与细胞及局部膜片形成高阻封接后,继续以短促负压抽吸,膜片破裂再将玻管慢慢地从细胞表面垂直地提起,断端游离部分自行融合成脂质双层,此时高阻封接仍然存在,而膜外侧面接触浴槽液,即形成膜外面向外的模式,如图49-3中的模式E。这种膜片形式应测膜片电阻,并消除漏电流和电容电流。整个过程要当心是否形成囊泡。优点:可在自由改变细胞外液环境的情况下,记录单一离子通道的电流活动。缺点:有可能丢失细胞质因子。

(五)开放细胞吸附膜内面向外模式(open cell-attached inside-out mode)

当玻璃微电极与细胞及局部膜片形成高阻封接后,对吸附膜片外的其他部位进行机械破坏即可。优点:经破坏孔调节细胞内液成分来记录单通道电流信号。如果细胞体积越大,破坏孔离吸附膜片越远或破坏孔越小,则越可能使细胞质因子外流变慢。缺点:对细胞有机械损伤。

(六)穿孔囊泡膜外面向外模式(perforated vesicle outside-out mode)

在玻璃微电极的内液中加入穿孔素,当玻璃微电极与细胞及局部膜片形成高阻封接后,使已与玻璃微电极封接好的局部细胞膜形成纳米级的小孔,即形成穿孔膜片模式,然后轻轻提起玻璃微电极使在玻璃微电极尖端处形成一个膜囊泡。优点:如果形成的模式好,此膜囊泡内不仅有细胞质因子还可能有线粒体等细胞器存在,可以在比较接近正常的细胞内信号传递和代谢条件的基础上,记录到单一离子通道电流。缺点:只能进行一价离子电流的测定。

第二节 膜片钳技术的应用

一、膜片钳技术在细胞电生理中的应用

离子和离子通道是细胞兴奋的基础,也是产生生物电信号的基础。膜片钳技术广泛用于细胞膜离子通道电流的测量,能分辨通过细胞膜上单个通道的电流。

二、膜片钳技术在药理学中的应用

膜片钳在通道电流记录中,可分别于不同时间、不同部位(膜外或膜内)施加各种不同浓度的药物或毒素,研究它们对通道功能的可能影响。通过研究,不仅可深入了解选择性作用于通道的药物和毒素,对人和动物生理功能影响的分子机理,而且也可提供有关通道蛋白亚单位结构与功能关系的信息。尤其全细胞膜片钳技术可用于分析多数培养细胞和快速分离的血液细胞的生理特性。在药物筛选中,将目的药剂以吹加或灌注方式直接施加于培养细胞,借助特定离子通道阻断剂,利用膜片钳方法可迅速判明药物作用的靶位及作用方式等问题。如在心血管疾病和药物研究中,抗心律失常作用药,例如索他洛尔、溴苄胺、二甲苄胍等通过阻滞心肌细胞膜上的延迟整流钾通道,减少复极时的外向电流而发生作用。另外,某些药物影响ATP激活钾通道(K-ATP),对心律失常及心肌缺血的发生产生重要作用,单细胞膜片钳实验证明了RP49 356可激活心肌K-ATP,对离体缺血心脏有保护作用。总之,正如诺贝尔基金会在评价膜片钳技术时所说:“Neher和Sadmann的贡献有利于了解疾病机理,为研制新的更为特效的药物开辟了道路”。

三、膜片钳技术在细胞分泌中的应用

膜片钳技术还可准确监测出微小的与细胞分泌有相关的膜电容变化，因而它还是一种研究细胞分泌机制的电生理学新方法。许多实验室巧妙地用膜片钳技术对通道、第二信使、G 蛋白和其他调节蛋白间相互作用的复杂性进行了分析。总之，膜片钳技术自发展完善以来，对细胞膜电生理研究起到了巨大的推进作用。实际上，该技术已成为细胞生物学研究的一种标准方法，并派生出许多生物物理和生物化学技术。

四、膜片钳技术在中医药研究中的应用

膜片钳技术可以研究中药对细胞电生理的影响，还可以研究西医的病与中医的症之间的不同模型在电生理方面的差异，有利于阐明中医在微观水平上的治疗机理，并量化中药的疗效。

五、膜片钳技术与其他技术的结合应用

(一) 膜片钳技术与碳纤电极局部电化学微量检测技术的结合

Neher 实验室于 1992 年将膜片钳技术的膜电容检测与碳纤电极电化学检测及光电联合检测联合起来，相当于将与分泌相关的细胞膜离子通道电活动、细胞内游离钙浓度的变化以及细胞膜电容的变化等指标与囊泡释放量的测定结果联系起来，这样既能研究分泌机制，又能鉴别分泌物质，还能互相弥补各自的不足。电化学技术监测细胞分泌的原理是：当电极尖端临近存在容易氧化的化学信使物质时，它们可通过扩散到达电极表面。这时如果在电极尖端施加一定的电压，这些信使物质就会在电极尖端释放出电子而发生氧化，电极可俘获释出的电子并在电路中产生一定的电流。通过电流放大器和计算机就可监测电极上氧化电流的变化。由于不同物质的氧化电位不同，因此电化学技术能在一定程度上鉴别细胞释放的信息物质的化学性质，具有一定的选择性，见图 49－4。目前用电化学方法可检测的激素或递质有儿茶酚胺、5－HT、胰岛素、组胺、NO，以及含色氨酸或酪氨酸残基的多肽等。

电化学技术监测分泌的优点是：① 时间分辨率高达微秒级，能监测单个囊泡的释放以及囊泡中的递质含量；② 能鉴别信息物质的化学性质；③ 对细胞无损伤，可进行长时间监测。其缺点是：① 只能监测细胞局部释放的信息物质；② 被监测物质必须在电极上容易释出或获得电子，因此不能直接监测乙酰胆碱，谷氨酸盐和 γ－氨基丁酸等递质的释放；③ 电极敏感头容易吸附污染物而使灵敏度下降，因此电极使用时间不能太长。

1992 年 Neher 实验室首次将膜片钳膜电容检测与碳纤电极联合运用，1994 年又将光电联合检测与碳纤电极局部电化学微量检测技术结合，既能研究分泌机制，又能鉴别分泌物质。图 49－5 即是将膜片钳技术与碳纤电极局部电化学微量检测技术结合的示意图。

(二) 膜片钳技术与 RT－PCR 技术的结合

PCR 是一种用途广泛、有效的核酸结构分析技术，能快速、特异地扩增任何目的基因或 DNA 片段。

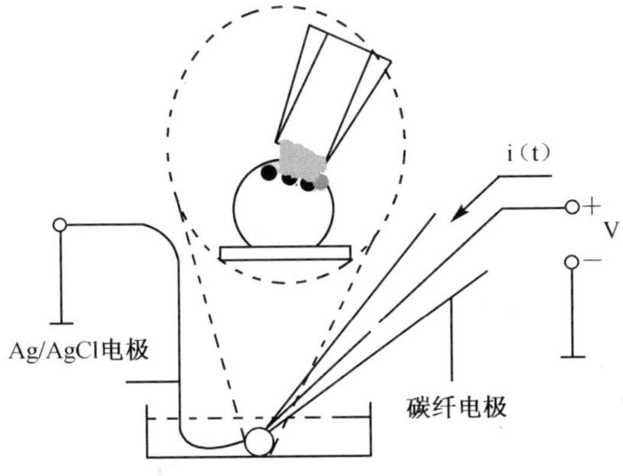

(a)

(a) 电化学技术监测细胞分泌

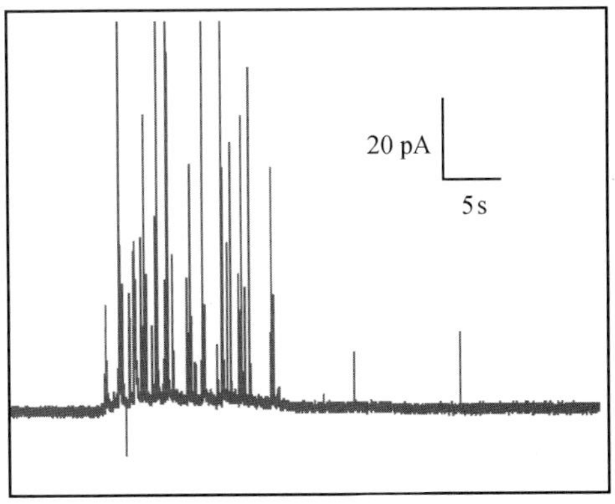

(b)

(b) 用 CFE 检测到的由 60 mM 高钾刺激诱发的嗜铬细胞分泌的电流蜂

图 49－4　碳纤电极局部电化学微量检测技术示意图

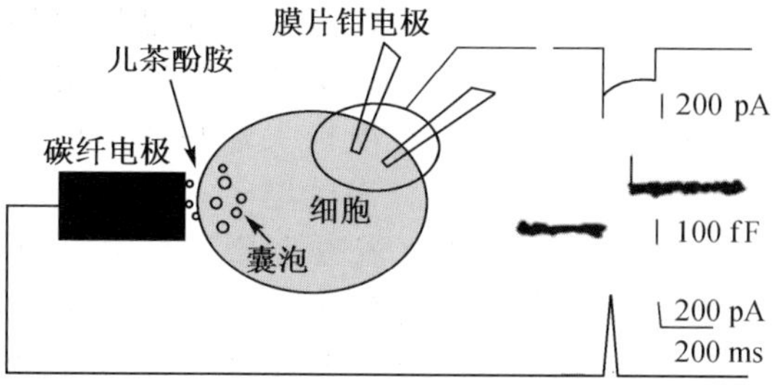

图 49-5 膜片钳技术与碳纤检测技术的结合示意图

1991 年 Eberwine 和 Yeh 等首先将膜片钳技术与 PCR 技术结合起来运用，其具体方法是用全细胞膜片钳记录培养细胞或制备脑片的生物物理学和药理学特征，然后将细胞胞浆内容物收集入膜片微吸管尖内，再把胞浆 RAN 反转录成 cDNA，然后用 PCR 直接扩增，PCR 的产物通过凝胶电泳和 DNA 序列进行分析。这 2 项技术的结合可对形态相似，而电活动不同的细胞做出分子水平的解释。

（三）膜片钳技术与显微荧光测钙技术相结合——光电联合检测技术

显微荧光测钙技术的原理是分别用 340 nm 和 380 nm 波长的紫外光激发，然后检测 510 nm 波长处的荧光，用检测的荧光比值计算钙离子浓度。荧光染料 Fura-2 可被紫外光激发发射出荧光，发射荧光波长为 510 nm。在激发波长为 340 nm 左右时，Fura-2 与钙结合后荧光增强，而在激发波长为 380 nm 时，荧光强度下降，这样，钙离子浓度可以直接由两个激发波长产生的荧光强度的比值来计算，即双激发波长荧光法，见图 49-6。用峰值变化的比值代替直接以单一荧光强度的变化来计算钙离子浓度，可排除因 Fura-2 本身浓度的变化，光学通路的变化以及仪器灵敏度的变化等因素引入的误差。其计算公式为：$[Ca^{2+}]i = Keff(R - Rmin)/(Rmax - R)$，$R = F340/F380$，Keff 为有效结合常数，Rmin 为零钙浓度下的最小荧光比值，Rmax 为高钙时的最大荧光比值。具体过程为：在做全细胞记录之前，以孵育或经电极扩散的方法使荧光染料 Fura-2 进入细胞，然后对该细胞内荧光强度、细胞膜离子通道电流及细胞膜电容等多种指标变化情况进行观测，并分析这些变化间的相互关系。

六、膜片钳技术的展望

自从 1976 年创立膜片钳技术以来，以其实用、快速、灵敏、准确及重复性好等技术优势在大量的研究中得到证实。这一技术发明至今已有 20 多年历史，国外 20 世纪 80 年代中期用此技术进行研究并推广，国内 20 世纪 90 年代初引进这一技术。目前，它在生命科学研究领域中发挥着巨大的作用，尤其是它与其他生化技术联合应用以来，已被认为与克隆技术等并驾齐驱，成为生命科学研究中的重要方法之一，给生命科学研究带来了巨大的推动力。应用膜片钳技术，采用薄组织切片记录法、盲记录法、细胞内灌流法等特殊实验方法，还可以研究转运蛋白的遗传特性、分子运动、物质运输的动力学性质等。膜片钳技术现在已广泛应用于细胞膜离子通道电流的测量、细胞分泌、药理学、病理学、神经科学、脑科学、细胞生物学和分子生物学等方面。总之，随着膜片钳技术的进一步完善以及与其他技术的有机结合，它在生命科学中的应用必将越来越显示其威力。

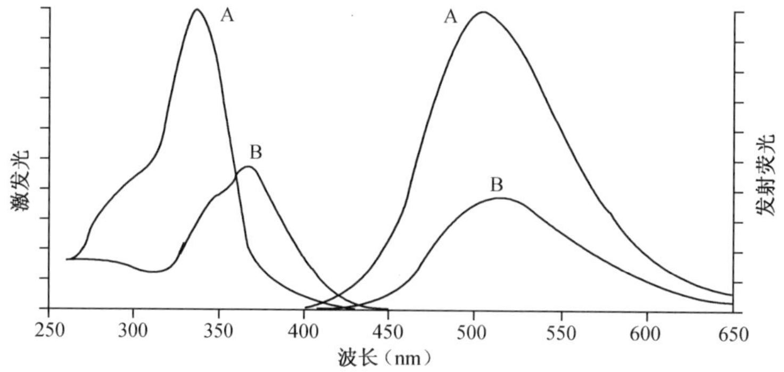

A. 表示在 340 nm 紫外光激发下的荧光强度

B. 表示在 380 nm 紫外光激发下的荧光强度

图 49-6 荧光染料 Fura-2 的激发与发射光谱

（刘东方 吴健民）

参 考 文 献

1 Hamill OP, Marty A, Neher E, et al. Improved patch clamp techniques for high - resolution current recording from cells and cell free membrane patches. P fluegers Arch, 1981;391:85～100

2 Levis RA, Rae JL. Low - noise patch-clamp techniques. Methods Enzymol, 1998;293:218～66

3 Netzer R. The new generation of patch - clamp equipment. Drug Discov Today,2004;9(14):593

4 Chow RH, von Ruden L, Neher E. Delay in vesicle fusion revealed by electrochemical monitoring of single secretory events in adrenal chromaffin cells. Nature,1992;356:60～63

5 Sakmann B and Neher E. Single Channel Recording. 2nd ed. New York: Plenum Press, 1995

6 周专，康华光. 国产膜片钳仪研制成功. 生物化学与生物物理进展，1990. 11(2):128～137

7 陈灏珠，蒋文. 膜片钳技术在心电生理研究中的应用. 中华心血管病杂志，1997. 25 (2):83～84

8 曹忠升，邹寿彬，康华光. 第二代膜片钳放大器的关键电路设计. 华中理工大学学报，1995. 第 23 卷增刊（Ⅱ），92～96

9 康华光. 细胞电生理与膜片钳技术. 中国医疗器械杂志，2000. 24 (3):155～160

第 50 章　细胞培养技术

细胞培养技术(technology of cell culture)是指从体内取出的组织和细胞，模拟体内生理环境，在体外使之生存并增殖的技术。它是在试管和培养平皿内，从器官、组织和细胞水平来研究生命现象的一种实验手段，在疾病的临床诊断和防治方面具有广泛的应用前景。

第一节　基础理论

一、基本概念

细胞培养从广义讲，包括器官培养、组织培养和细胞培养等；从结构与功能的意义上讲，器官培养是指培养某种器官的原基，器官的全部或部分，使之生存、生长和保持该器官的一定功能；而细胞培养是指用类似方法在体外培养单个细胞或单一型细胞群，并呈现一定组织的特性。由于物种、个体遗传背景，器官种类和所处发育阶段的不同，给细胞培养的研究应用带来很大的困难，为获得大量生物学性状相同的细胞，为保证所制备的细胞的统一性，必须进行细胞克隆(cell colony)。另外，凡经制备的细胞在体外必须有活力，在体外培养条件下能生长繁殖，而且细胞系统均受营养与环境系统的影响与制约。自始至终的无菌技术则是细胞培养成功的关键。

二、体内外细胞的差异与分化

离体细胞在体外培养，由于生存环境的突然变化，使其在许多方面的特性与体内细胞不同。体内细胞通过不断的生长繁殖，数量不断增加，而且形态和功能会发生由一般向特殊的分化，最后导致各种组织的形成和器官的发生。但在人工培养条件下的细胞，尽管目前模拟体内环境的技术已经很高，但毕竟尚未洞察到人体生命活动中的所有奥秘，所以模拟体内的人工培养条件与体内真正的生理条件存有很大差异。细胞的体外培养，生长在相对稳定的营养液中，失去了神经、体液因素的调节和各种细胞间的相互影响，经多次传代增殖(离体的原代细胞培养仅能传 1～3 代)，久之则发生如下变化，即分化迹象逐渐减弱或不显，细胞的形态与功能趋于单一化，或传一定代数后衰变死亡。或经传代使细胞发生转化，获得不死性(immortality)而成为无限传代的连续细胞系或肿瘤细胞系。离体细胞在体外培养，与培养环境先有一个适应过程，随之其细胞的形态与功能会发生改变，如肌纤维的形态发生细胞化，腺细胞的分泌功能会逐渐丧失等。故培养细胞的状况难以反映体内的全部情况，细胞培养的体外实验结果，不能完全替代体内的生理情况。

事实上细胞离体后其遗传基因未变，细胞离体后的形态功能变化可能是基因表达的改变，如导致很多基因关闭，使细胞分化停止或特殊功能丧失。当然在某些条件培养基的作用下也会使细胞的染色体发生改变，这种变化正好为研究基因的表达与调控提供了线索和条件。

三、培养细胞的生长与增殖过程

在培养体系中，单个细胞的表现有很大的独立性。一个有活力的细胞需经过细胞周期进行倍增，繁殖成群体，群体细胞才是培养细胞的基本存在形式，而且在形态和功能上相互依存。有些细胞呈悬浮状态生长，有些则贴附在支持物上生长，称贴壁型细胞或锚着依存性细胞(anchorage-dependent cells)。当正常细胞从接种开始到长满培养瓶皿底面(贴壁型)，细胞的增殖会出现接触抑制；悬浮细胞当增殖到一定浓度时也不再增殖，称为密度抑制，此时培养细胞需进行传代。传代细胞接种后呈悬浮状态，贴壁细胞则很快会贴附于培养平皿壁上，贴壁速度随细胞不同而异，一般在 0.5～4 h 左右。细胞的增殖过程主要是细胞染色体 DNA 的复制合成，然后进入分裂期完成其增殖，这就是一个细胞周期。细胞分裂期称 M 期，是细胞周期的终结，主要完成细胞遗传物质的分配。细胞分裂后因为子代细胞主要发生 DNA 合成前的生化变化，如 mRNA、DNA、聚合酶的合成等，称 DNA 合成前期（G1 期），接着进入 DNA 合成期（S 期），此期 DNA 最易受损，S 期之后为 G2 期，也称为分裂前期，此时 DNA 含量倍增。故细胞周期包括分裂间期和分裂期，而分裂间期由 G1 期、S 期与 G2 期组成。体外培养细胞接种浓度一般为 10^5～10^6/mL，经增殖成为群体细胞，细胞增殖后需经 G1 期才能进入生长期，此期长短不同，原代细胞约需 24～96 h，肿瘤细胞等传代细胞仅需 6～24 h。待分裂相（G2 期）细胞逐渐增多时，标志着细胞进入指数增殖期。分裂相细胞数量可作为判定细胞生长是否旺盛的一个标志，以细胞分裂指数（mitotic index，MI）来表示，MI 是指计数 100 个培养细胞中的分裂相细胞数，一般细胞 MI 为 0.2%～0.5%，肿瘤细胞等传代细胞系的 MI 可高达 3%～5%。指数增殖期可持续 3～5 d，细胞数量大增，贴壁细胞可相互接触连接成片。正常细胞因发生接触抑制而形成单层细胞，但肿瘤细胞的接触抑制消失，可导致细胞形成多层重叠。由于细胞密度增大，培养液中的营养成分大量消耗，代谢产物蓄积，细胞进入停止期，此时应进行传代，否则随着培养环境的恶化会发生细胞中毒、变性，重则脱壁死亡。

培养细胞的生存过程一般要经历原代培养期、传代期和衰退期。从体内取出组织制备细胞悬液接种平皿到第一次传代叫原代培养，因细胞刚刚离体，与体内原组织很相似，相互依存性强，细胞克隆形成率低。原代细胞一经传代后便形成细胞系，原代培养细胞仅能传 1～3 代，持续 1～4 周。传代期在细胞生命期中持续时间最长，其特点是细胞增殖旺盛，并能维持二倍体核型，这种获得有限传代的细胞系称为二倍体细胞系，一般可传 50 代左右。当传代接近生存期限时，细胞增殖缓慢以至完全停止，进入衰退期，最后死亡。这种主动结束自身生命活动的生理过程为程序性细胞死亡，也称凋亡（Apoptosis）。仅少数细胞系在此期可发生自发或诱发性转化，染色体变为异倍体或多倍体型，细胞获得不死性而变为无限传代细胞系。

第二节　常用实验检测

一、细胞的制备与培养

在细胞制备过程中，从取材到细胞培养、传代，进行各种测试等，所用液体、培养基、器皿等均应绝对无菌，必须在严格无菌操作下进行。

（一）材料标本的选择和处理

一般说来，各种动物和人体内的所有组织均可用于培养。但实际上，只有幼年组织，尤其是胚胎组织以及肿瘤组织和其他分化程度低的组织比较容易培养。取肿瘤组织做细胞培养时，瘤体中央往往有坏死发生，故应取瘤体周围的瘤组织做培养。从体内取材时，应注意无菌操作，防止污染。对其他暴露于外界的组织，应将所取的组织放入含二性霉素（2 μg/mL）、青霉素（500 μg/mL）、链霉素（500 μg/mL）的培养液中浸润 10～20 min。取材之后，应立即培养，否则应把组织剪成 1 mm^3 左右的小块，放入培养液中，置 4 ℃保存，但存放时间不宜超过 24 h。

（二）单细胞悬液的制备

细胞培养首先要将采取的组织标本分散成单细胞悬液。通常有如下三种方法。

（1）机械分散法：对某些软组织，如脑、淋巴结、脾脏以及某些肿瘤等，可采用机械方法进行分散。较为常用方法是用组织匀浆器研碎组织，然后通过不锈钢或尼龙网筛，获得单细胞悬液。此法简便省时，但对细胞有一定损伤。

（2）酶消化法：酶消化法是在把组织剪成较小体积的基础上，应用胰蛋白酶或胶原酶消化细胞间质，使之成为单个细胞。根据酶的作用机制和组织标本的不同，要采用不同的酶进行消化。

（3）螯合剂分散法：实验中常用 EDTA 做为化学螯合剂，其溶液又称 Versen 液。使用浓度一般为 0.02%。EDTA 能从组织中吸收 Ca^{2+} 和 Mg^{2+} 形成螯合物,促进细胞相互分离。EDTA 比胰蛋白酶作用缓和,很少单独用于消化新鲜组织,主要用于消化传代细胞,此法作用温和,毒性较小。

(三)细胞计数法

细胞计数法是用血细胞计数板计数细胞数目,以调整植入的细胞浓度和测定细胞的增殖速度。首先取待测的细胞悬液 0.1 mL 加 Hank's 液 0.9 mL,混匀后,滴入血球计数盘内,按白细胞计数法,于低倍镜下计数 4 角的 4 个大方格内的细胞,然后计算出细胞浓度。

(四)细胞的活性检查

在细胞培养中,要经常检查细胞的活性。检查细胞活性的方法通常用台盼蓝拒染法。此法简便快速,但不能准确地反映细胞代谢活性的差异。

(五)细胞的分装

根据细胞计数,用生长液将细胞悬液调整至需要的细胞浓度,然后向培养瓶内分装一定量。接种的细胞量一般应视细胞种类不同而定,如类上皮细胞浓度应为 $(1\sim3)\times10^5$/mL,成纤维细胞应倍量 $(2\sim6)\times10^5$/mL。若为胚胎组织细胞,细胞数量可低些;而成体组织细胞数量则应高些。

(六)细胞培养与传代

1. 细胞培养　将分装好的细胞培养物,置 37 ℃、5% CO_2 孵箱内培养 2~3 d 后换 1 次生长液。细胞长满瓶皿底面时,要及时应用,如连续培养则易老化,甚至脱落。长满的细胞如不能及时应用,应换成维持液(含 2%血清的培养基)备用。

2. 贴壁细胞的传代培养　① 选生长良好的 HeLa 细胞一瓶,轻轻摇动培养瓶数次,悬浮起附着在细胞表面的碎片,然后将液体倒出,用 Hanks 液洗 1 次;② 加入 0.25%胰蛋白酶液或胰蛋白酶-EDTA 消化液 4~5 mL,使消化液浸没细胞作用 5 min左右。待肉眼观察细胞面出现布纹孔状为止;③ 倒出消化液,沿细胞层的对面加 Hank's 液 4~5 mL轻轻洗涤 1 次;④ 加入适量新配制的生长液,洗下细胞,并用吸管吹打数次,使细胞分散,然后将细胞悬液按 1∶2 或 1∶3 分装;⑤ 37 ℃ 培养,接种后30 min左右细胞可贴壁,48 h 可换生长液,一般 3~4 d细胞可长成单层。

3. 悬浮细胞的传代培养　① 选生长良好的 K562 细胞一瓶,轻轻加入等量的生长液;② 用无菌吸液管轻轻吹打,使 K562 细胞悬浮,然后吸出一半的细胞悬液加入另一个培养瓶中;③ 37 ℃,5% CO_2 孵箱中培养 24~48 h。

(七)细胞的冻存、复苏与运输

1. 细胞的冻存　细胞冻存是指以一定的冷冻速度将细胞悬液降至−70 ℃以下,然后将冻存管移入−80 ℃超低温冰箱或−196 ℃液氮罐中长期保存。细胞冻存可保持传代细胞某些性质的相对稳定,同时也减少了长期传代中支原体污染的机会。向即将要冻存的细胞中加入冻存保存剂(冻存液),内含甘油或二甲基亚砜(DMSO),可降低冰点,减少细胞内外冰晶的形成,从而降低了细胞在冻存过程中的损伤程度。

2. 细胞的复苏　细胞复苏指按一定的复温速度将冻存的细胞恢复到常温。当恢复到常温状态时,冻存细胞的形态结构保持正常,代谢反应即可恢复。其方法是:① 取出冻存管,立即放入 37~40 ℃水浴中,快速摇晃直至完全融化(应在 1~2 min 内使冻存细胞完全融化),复温速度太慢,会造成细胞损伤;② 离心细胞(1 000r/min,5 min)后,弃上清;③ 用少量生长液悬浮细胞,然后配成所需要的细胞浓度,放 37℃培养。

3. 细胞的运输　在购买和互赠交换培养细胞时,需根据保存方式和运输时间采用适当的运输方法。

(1) 充液法运输:① 选生长良好的细胞,待接近或刚刚连接成片后,去掉培养液,加入新鲜培养液至培养瓶颈部(保留少量空气),拧紧瓶盖。然后用胶带将瓶口密封;② 到达目的地后,弃去多余培养液,在 37 ℃培养,次日传代。

(2) 冰瓶运输:在较短时间内运输细胞时,可将未冷冻的细胞悬液放入装有碎冰的冰瓶内,以保持细胞活力。

(3)液氮罐运输:细胞冻存后,将有细胞的冻存管放入液氮罐,进行运输。在液氮罐搬运过程中,要防止液氮外漏。

二、细胞形态学检测

(一)光学显微镜检查

普通光学显微镜下能观察细胞的形态,根据镜下细胞特征,可以判定细胞的大小、种类(如悬浮或贴壁细胞)、形态(上皮样或成纤维状等),结合不同的染色方法能判断细胞的活性,胞膜、胞质和胞核的变化等。如某些药物作用于细胞引起胞膜的损伤破碎、胞质外溢；细胞凋亡前期，细胞核周围出现微核，凋亡时出现细胞核裂解、破碎等。当某些病毒感染敏感细胞时，使细胞产生具有诊断价值的细胞病变效应(cytopathic effect，CPE)，如腺病毒感染HeLa细胞时会出现细胞团缩，聚集成堆，呈葡萄串样排列，细胞脱壁坏死等；巨细胞病毒、呼吸道合胞病毒感染细胞后引起细胞融合，出现多核巨细胞；有些病毒在胞核或胞质中增殖会出现包涵体。随着技术的发展，现在已能通过各种分子的、生化的、免疫学和显像技术直接观察活体细胞的动力学特性，如广泛使用的绿色荧光蛋白(green fluorescent protein，GFP)标记法就能直接观察活体细胞的特殊结构成分。目前已研制了各种类型的简单培养池用于显微镜下观察活细胞和细胞周期，通过的主动轨迹法分析体外培养中的细胞运动等。

(二)电子显微镜技术

透射电子显微镜与超薄切片技术的发展使细胞学的观察进入到超微结构水平，适用于观察组织、细胞内部的亚显微结构(高尔基体、线粒体、内质网等)，观察蛋白质、核酸等生物大分子及病毒颗粒，配合样品制备技术或使用分析电镜技术，可以在超微结构水平上对组织、细胞的内部成分进行定性和定量综合分析。用扫描电子显微镜观察细胞等生物标本可以得到三维立体图像，而且还能弥补光学显微镜与透射电镜之间的断层。现在又出现一种惟一不需要染色、固定或屏蔽的，能直接观察单个生物分子的扫描式透射电镜，这种扫描透射电镜所产生的图像是在焦距处以数字方式记录下来，因此可以直接解释分析。用电子显微镜可以观察纳米级大小的生物分子与颗粒，特别在病毒病因学诊断方面，电镜下可以在直接观察到细胞内的病毒颗粒，而且很多病毒具有特异的形态特征，如轮状病毒、冠状病毒、杯状病毒等均与命名相符；狂犬病毒呈弹状、牛痘病毒呈砖状，再结合病毒颗粒的大小，有无包膜，包膜上刺突的形态与分布等，能比较准确的报告病毒的名称和大小。从标本中直接检出病毒颗粒，是电子显微镜的1项重要的功用。

三、细胞及细胞器结构与功能的研究技术

该技术包括细胞化学技术和细胞及其组分的分离纯化，前者是在保持细胞结构完整的条件下，借助细胞中的化学反应，包括在显微和超显微结构水平上的酶细胞化学技术、免疫化学技术、放射自显影技术及特殊染色技术等，而后者是利用各种显微镜技术确定细胞及其内部各细胞器或大分子的分布。

细胞内有很多酶，它们在细胞内的分布都有其特定部位，酶细胞化学技术(enzyme cytochemistry)就是通过酶的特异细胞化学反应来显示酶在细胞内的分布及酶活性的强弱，此法是在一定条件下使细胞内的酶与底物相互作用，并将其反应产物在酶的作用部位用捕捉剂进行捕捉，使其在显微镜下进行定位。根据酶催化反应的性质，可将酶细胞化学反应分为水解酶、氧化还原酶、裂解酶、合成酶和异构酶等六类，应用较多的是水解酶和氧化还原酶。

免疫化学技术(immunocytochemistry)是利用免疫反应对组织或细胞的抗原分子进行形态定位的一种技术，其原理是利用抗原、抗体反应具有高度敏感性与特异性的特点，用已知的经过标记的抗体检测组织与细胞中相应抗原的方法。免疫细胞化学方法按抗体设计可分为直接法与间接法。如果用标记的特异性抗体直接检测样品中相应抗原的方法为直接法，如果用未标记的第一抗体与样品中的抗原结合，再用标记的第二抗体与“一抗”结合，从而达到检测样品中抗原的目的称间接法，此法的灵敏度要比直接法高。免疫细胞化学方法按切片的制备可分为包埋法和冷冻超薄切片法。

利用上述各种技术可以确定细胞及其内部各细胞器或大分子的分布，但要对细胞或细胞内各组分进行深入了解，必须对这些成分进行分离、纯化和生物化学的分析，目前最方便和最准确的方法是流式细胞技术(flowcytometry，FCM)，利用流式细胞仪分选和检测细胞及组分的物理或化学特异性的技术。另外细胞分级分离(cell fractionation)是研究细胞内细胞器和其他各种组分的化学性质和功能的一种主要方法。首先将组织材料置于匀浆液中，采用低渗超声震荡或研磨等理化方法，使之匀浆化，既把细胞膜破坏，又使所要检测的细胞器和其他成分保留下来。然后根据需要选择差速离心、高速区带离心或等密度离心，将匀浆的各种细胞器或化学成分区分开，最后对所获得的成分进行检测和分析，以深入了解化学组成及功能等方面的信息。

四、细胞分子生物学研究技术

随着分子生物学的各种技术迅速发展，对细胞

生物学的研究已从细胞水平逐渐向分子水平深入，临床检测应用最多的是原位杂交，是在细胞水平上，用已知序列的DNA或RNA片段(探针)与细胞染色体中核酸进行分子杂交，称原位杂交(in situ hybridization)。该技术首先将细胞固定于载片上，杂交前需预处理，用去垢剂和蛋白酶K预处理细胞，以去除核酸表面的蛋白质，使探针易与靶核酸杂交，然后设计一段与检测的特异核酸序列互补的一段DNA或RNA，并用荧光素、酶、生物素或放射性核素标记，再用此探针对载片上的细胞核酸进行原位杂交。该技术在细胞的生物学功能、基因表达和调控、细胞分化、基因定位以及肿瘤发生机制和病原微生物的检测等研究领域起着重要的作用。

除原位杂交外还可以在核酸电泳的基础上进行DNA印迹(Southern blot)、RNA印迹(Northern blot)等，但当样品中的核酸量太少，核酸杂交现象检测不出时，可先用PCR技术扩增，此技术在基础与临床医学研究及诊断上得到了最广泛的应用。PCR可用于克隆基因、DNA序列测定、基因结构分析、检测基因表达水平，以及遗传性疾病、病毒等感染性疾病的诊断。

此外还有反义技术和基因转移技术。前者是利用反义核酸与有功能的RNA互补结合，影响相对应的mRNA的转录、翻译，从而改变细胞的生物学功能的技术；后者是用物理化学或生物学技术，将外源基因转移到受体细胞内，并使之在细胞内实现转入基因的扩增或表达。基因转移技术是重组DNA、基因功能研究和基因治疗的关键技术之一。

第三节　临床实验诊断的应用

一、在病原学诊断中的应用

临床上多种病原生物，如病毒、立克次体、衣原体、胞内寄生的细菌、原虫等，的分离培养和药物敏感试验是通过细胞培养技术完成的，如人免疫缺陷病毒(HIV)和新近出现的严重急性呼吸综合征(SARS)病毒等就是通过细胞培养发现的。临床应用微量全血培养技术诊断HIV的感染，已用于儿童HIV垂直感染的早期诊断及可疑感染者的确认。

(一) 病毒的分离的常用细胞

对病毒性疾病的病原学诊断，最可靠的方法是从标本中分离并鉴定出致病性病毒。由于病毒具有严格的细胞内寄生性，对病毒的分离培养必须选用敏感的活细胞，包括动物、鸡胚和细胞培养。目前最被广泛采用的方法就是细胞培养技术。

用于病毒分离的细胞种类很多，由于不同种类病毒对细胞的敏感性不同，因此首先应根据病毒的种类选择敏感细胞进行分离培养。细胞的种类按其来源、染色体特征及传代次数等可分为原代细胞、二倍体细胞及传代细胞三种类型。但由于原代细胞只能传1～3代，器官来源、操作繁琐等问题使该方法应用受限，而二倍体细胞和传代细胞，由于可以长期传代、培养方便，故较为常用。常用于病毒分离鉴定的细胞种类，见表50-1。

(二) 体外抗病毒药效试验

抗病毒药效测定试验分为体内试验和体外试验。体外试验是采用组织细胞培养法来观察药物的抗病毒作用。在实验中要根据药物的特性来选择病毒；根据病毒对细胞易感性选择所用细胞；观察药效指标常采用病毒致细胞病变(CPE)情况来判定药物的抗病毒效果。下面以抗呼吸道病毒药物为例采用微量细胞培养法介绍药物体外抑病毒试验方法。

1. 药物对细胞毒性的测定　选出药物对细胞无毒稀释度，即无毒限量的选择。① 先将Hep-2细胞置于含有10%FCS RPMI-1 640培养液的96孔微量培养板内，37 ℃、5% CO_2 孵箱内培养18～24 h，待细胞成层后，弃去孔内培养液。② 分别取0.1 mL不同稀释倍数的待检药物及对照药物滴加于细胞培养孔中，每个浓度4孔，同时设细胞对照孔(不加药，仅加培养液)。再于每孔补加0.1 mL细胞培养液。置37 ℃、5% CO_2 孵箱内培养。③ 逐日观察并记录细胞病变结果，直至药物对细胞的毒性不再继续进展时判定结果，以不出现细胞病变的药物最小稀释倍数为无毒浓度，分别算出待检药及对照药的无毒浓度(TD_0)，并计算最大无毒剂量(TCD_0)及半数有毒剂量(TCD_{50})。

表 50－1　常用于病毒分离鉴定的细胞种类

细胞类型	细胞种类	细胞来源	分离病毒种类
原代细胞	骨髓细胞(CBMC,PBMC)	人骨髓	人免疫缺陷病毒(HIV－1,HIV－2)人嗜 T 细胞白血病病毒(HTLV－1,HTLV－2),人疱疹病毒 6 型(HHV－6)
	鸡纤维母细胞	鸡胚	新城疫病毒(NDV)、牛痘苗病毒
	人胚肾或人胚肺	人胚	腺病毒、BK 乳头瘤病毒、腮腺炎病毒
	兔婴肾细胞	兔肾	单纯疱疹病毒
	猴肾细胞	猴肾	埃可病毒,脊髓灰质炎病毒,柯萨奇 A 组、B 组病毒,腮腺炎病毒,呼肠孤病毒,流感病毒,副流感病毒,麻疹病毒,呼吸道合胞病毒
有限细胞系	包皮成纤维细胞	人	巨细胞病毒,单纯疱疹病毒
	肾成纤维细胞	人胚	冠状病毒,单纯疱疹病毒,鼻病毒
	肺成纤维细胞	人胚、鸡胚	冠状病毒,巨细胞病毒,鼻病毒,水痘-带状疱疹病毒
二倍体细胞株	(WI－38、MRC－5)	人胚肺	腺病毒,巨细胞病毒,脊髓灰质炎病毒,柯萨奇 B 组病毒,肠道病毒(68～71 型),呼吸道合胞病毒,鼻病毒
无限细胞系	293 细胞	人肾	腺病毒(5、40、41 型)
	A549 细胞	人肺	腺病毒(1～39 型)
	GMK 细胞	非洲绿猴肾	单纯疱疹病毒、腮腺炎病毒、呼吸道合胞病毒、风疹病毒、水痘-带状疱疹病毒
	BGMK 细胞	Buffalo 绿猴肾	脊髓灰质炎病毒,柯萨奇 A 组、B 组病毒,呼肠孤病毒,SARS 病毒
	HeLa 细胞	人宫颈癌	脊髓灰质炎病毒,呼肠孤病毒,牛痘苗病毒,呼吸道合胞病毒,鼻病毒,柯萨奇病毒,腺病毒
	HEP－2 细胞	人喉癌	腺病毒,呼吸道合胞病毒
	MDCK	犬肾	流感病毒,副流感病毒
	水貂(Mink)肺细胞	水貂肺	单纯疱疹病毒
	KD 细胞	人横纹肌肉瘤	冠状病毒,柯萨奇 A 组病毒、脊髓灰质炎病毒、肠道病毒(68－71 型)
	RK13 细胞	兔肾	风疹病毒
	Vero 细胞 CV－1 细胞	非洲绿猴肾	单纯疱疹病毒,麻疹病毒,痘苗病毒,BK 乳头瘤病毒,风疹病毒,呼吸道合胞病毒, SARS 病毒,副流感病毒

2. 病毒毒力测定　① 将使用的病毒液用维持液 10 倍连续稀释(10^{-1}……10^{-7})。② 将预先于 96 孔板培养成层的细胞各孔中培养液吸掉,每孔加入不同浓度病毒液 0.1 mL,37 ℃吸附 1 h 后,各孔再补加 0.1 mL 维持液,每浓度 3 孔,同时设正常细胞对照孔。逐日观察细胞病变。③ 计算病毒 50%细胞感染量($TCID_{50}$),以病毒能引起 50%细胞病变的稀释倍数作为病毒 $TCID_{50}$。

3. 抗病毒药物敏感性试验(微量细胞培养法)① 预先用 96 孔培养板将细胞培养成单层细胞。② 弃去培养孔中的培养液,向每孔加入 10～100$TCID_{50}$/0.1 mL(或 20～40PFU/0.1 mL)病毒吸附 1 h,倾去病毒液(也可不弃)。③ 将待检药物与对照药物分别选用最大无毒浓度(TD_0)药液,用维持液递倍稀释 7 个浓度。取每个浓度药液 0.1 mL分别加入已感染病毒的细胞孔内,每浓度 3 孔。各孔补加 0.1 mL 维持液。同时设细胞对照(仅加维持液)、药物对照(不加病毒)、病毒对照(不加药液)。置 37 ℃、5%CO_2 孵箱内培养。④ 逐日显微镜下观察细胞病变(CPE)。当病毒对照出现 4^+ 细胞病变时,判定不出现细胞病变的药物最高稀释倍数。计算出抑制指数(药物抑制病毒的最高稀释倍数除以无毒浓度)。

1) 药物对病毒抑制作用,可采用不同时间。① 药物与病毒先混合作用 1 h 后感染细胞;② 也可将二者等量混合后同时加入细胞内;③ 也可对细胞先感染病毒 1～2 h 后再加药物。

2) 药物毒性测定指标根据药物和病毒特点选用。① 细胞病变观察;② 活性染色如台盼兰拒染法计数活性细胞;中性红,MTT 染色后测 OD 值;

③ ^3H同位素掺入，计算最大无毒剂量ICD_0及半数有毒剂量TCD_{50}。

3）根据病毒特点可选用病毒毒力指标。① 观察细胞病变(CPE)测定$TCID_{50}$；② 细胞活性染色，如中性红染色(活细胞红色)；MTT染色(活细胞青紫色)；③ 病毒空斑(PFU/mL)测定；④ 病毒抗原测定，可用ELISA、EIA、RIA法；⑤ 病毒核酸测定，可用核酸杂交、定量PCR法。

二、在肿瘤诊断中的应用

(一) 肿瘤细胞端粒与端粒酶活性检测

真核细胞染色体末端含有串连重复的DNA序列，称为特殊的DNA——蛋白质端粒结构。当正常体细胞分裂时，端粒的末端均会随每次的复制被逐渐缩短，端粒的定长可能与正常细胞的有限分裂代数(20世纪约50代左右)有关，待端粒结构缩短至最后时，细胞即不再能分裂，这从整体上也限制了机体寿命的长短。原核细胞、真核细胞中的某些种系，很多肿瘤细胞等获得了不死性，说明它们具有延长端粒的性能，能将新生的重复序列加到染色体的末端，这就是端粒酶(telomerase)的作用。人的正常体细胞无端粒酶活性，这些酶的重新活化可能使细胞获得了无限分裂的能力，故端粒酶的活性检测，可被作为恶性肿瘤细胞增殖、转移的潜在标记。

(二) 肿瘤细胞与细胞凋亡

细胞凋亡是细胞在一定的生理或病理条件下，遵循自身的程序去结束生命的过程。这是保证多细胞生物个体正常发育、成熟和维持生理过程所必需的。现已知，细胞凋亡作为一种细胞内源性基因调控下的生理性死亡方式，此过程如发生障碍，不仅能成为肿瘤发生的主要机制之一，而且也与肿瘤的治疗和耐药性的形成密切相关。目前认为多种化学结构不同、作用机制各异的抗肿瘤药物，均可诱导肿瘤细胞逆转出现凋亡。因此，掌握细胞凋亡的检测方法，不仅可筛选抗肿瘤药物，而且可用以研究肿瘤的发生及消亡机制。

1. 细胞凋亡的形态学检测法　虽然在普通光学显微镜下可区别细胞凋亡与细胞坏死，如细胞凋亡时可见细胞体积变小，细胞变形，胞浆膜完整但出现发泡现象，凋亡晚期可见凋亡小体；而坏死细胞的体积胀大，胞浆膜损坏或裂解成碎片，有时可见网状的染色质结构等。但对没有经验的初学者往往不易分清，故常需借助其他方法进行检测。

(1) 凋亡细胞的电子显微镜观察法

1）于4℃离心收集5×10^6个细胞，用PBS洗2次，将细胞悬浮于2.5%戊二醛中固定30 min，再用PBS洗2次。

2）将细胞悬浮于1%锇酸中，固定1 h。

3）以丙酮梯度脱水，再将细胞置于丙酮:包埋剂(1∶1)中置换30 min。

4）单用包埋剂浸泡2 h，离心收集细胞，按常规将细胞包埋、切片。

5）用透射电子显微镜观察细胞形态，胞质及胞核的变化，照相并记录结果。

6）结果：凋亡细胞体积变小，细胞质浓缩、变小，染色质浓缩并凝结成块，出现染色质沿核膜内排列的核着边现象。细胞凋亡晚期，细胞核裂解为碎块，产生凋亡小体。

(2) 凋亡细胞的碘化丙啶排斥检测法(流式细胞仪法)

1）将细胞离心去上清后，悬浮于50 μL PBS中，加入100 μL PI染色液，混匀，置冰浴中染色30 min。

2）加入1.85 mL细胞固定液，混匀。

3）加入50 μL Hoechst 33342染色液，混匀，置冰浴中染色至少30 min(细胞可在此溶液中于4 ℃保存一周)。

4）用1 μmol/L地塞米松处理3～4 h的小鼠胸腺细胞作为阳性对照，与待检细胞同步染色，用不加染料处理的正常培养细胞作为阴性对照。

5）进行流式细胞仪分析，PI和Hoechst 33342均可使用340 nm紫外光激发，其荧光分别为红色(>620 nm)和蓝色(480±20 nm)。因此可用适当的滤光片和二色镜测定Ho的蓝色荧光，用长程滤光片测定PI的红色荧光。

6）结果与分析：对照活细胞的Ho蓝色荧光最强，而早期凋亡细胞由于DNA降解和丢失，使Ho蓝色荧光减弱，同时也有很弱的PI红色荧光。晚期凋亡细胞PI红色荧光加强。而坏死细胞的PI红色荧光最强，其Hoechst 33342蓝色荧光较弱。

2. 细胞凋亡的生化检测法　细胞凋亡时主要是细胞染色质发生浓缩，染色质DNA在核小体单位之间的连接处断裂，先形成50～300 kb长的DNA片段，进而继续断裂为180～200 bp整数倍的寡核苷酸片段，在凝胶电泳上表现为典型的梯状电泳图谱(DNA ladder)。因此，测定细胞DNA ladder

是鉴定凋亡的主要生物化学方法。

(1) 将待检细胞用 PBS 洗 1 次，置 1.5 mL eppendorf 管中，离心沉淀 5×10^5 或 2×10^6 个细胞，去上清。

(2) 加入 50 μL 细胞裂解液，混悬，于 37 ℃水浴保温至从混悬液变成清亮液体。

(3) 于台式离心机上，以室温 12 000r/min 离心 5 min，将上清移至另一洁净的 eppendorf 管中。

(4) 将上清在等体积的苯酚/氯仿(1∶1)，苯酚/氯仿/异丙醇(25∶24∶1)和氯仿中各抽提 1 次。

(5) 在上清中加入 1/10 体积 3 mol/L 醋酸钠和 2 倍体积的冷无水乙醇，于－20 ℃沉淀过夜。

(6) 次天，置离心机于－10 ℃，12 000r/min 离心 10 min 收集沉淀加入 4 μL 样品缓冲液，混匀，立即加样到含 0.4 μL/mL 溴化乙啶的 1%～2%的琼脂糖凝胶的样品孔中，同时用 DNA Ladder 分子量标准品加入对照孔中。

(7) 室温下，恒流 75 mA，于 1×TAE 缓冲液中电泳 1～2 h，紫外灯下观察结果，照相。

(8) 结果：以标准分子量 DNA Ladder 为对照，观察待检细胞呈特征性梯状 DNA 图谱，见图 50-1，图谱中的条带由不同倍数的 180～200 bp 的核苷酸片段组成。

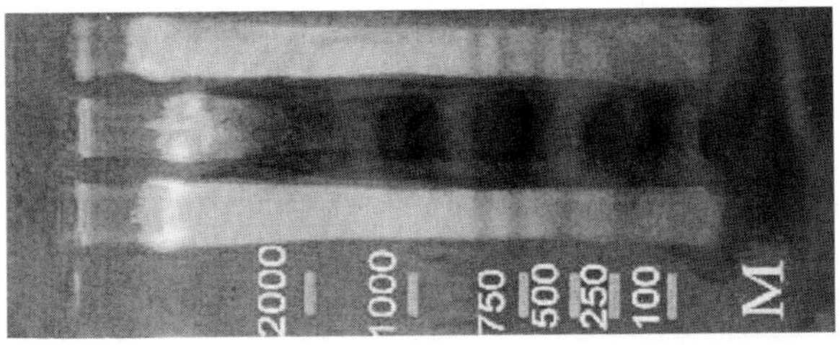

图 50-1　DNA 梯状(Ladder)电泳图谱

3. 细胞凋亡的免疫化学检测法　细胞凋亡时，细胞染色体双链 DNA 裂解产生的核小体 DNA 可与核心蛋白 H_2A、蛋白 H_2B、蛋白 H_3、蛋白 H_4 等结合成复合物，保护其 DNA 不被核酸内切酶降解。在细胞凋亡的早期，只有少数细胞的 DNA 发生断裂，用生化法很难电泳出 DNA Ladder。使用抗组蛋白和抗 DNA 的单克隆抗体的 ELISA 法，检测凋亡细胞不仅提高了检测的灵敏度，而且可测定早期的细胞凋亡。

(1) 抗组蛋白抗体包被酶标板：每孔加入包被缓冲液 100 μL 室温包被 1 h，或于 4 ℃包被过夜。甩去包被液，每孔加入细胞裂解缓冲液 200 μL，室温置 30 min，甩去裂解缓冲液，每孔加入封闭缓冲液 200 μL，室温封闭 30 min。

(2) 洗板：甩去封闭缓冲液，每孔加洗涤液 250 μL，静止 30 s，甩干。如此反复洗板 3 次。

(3) 取对数生长期的 HL-60 细胞用培养液稀释至 10^5/mL。各取 500 μL 细胞(5×10^4 个)加入 4 个 eppendorf 管内。

(4) 3 个管中分别加入含有凋亡诱导剂喜树碱(CAM)1 μg/mL、2 μg/mL 和 4 μg/mL 的培养液 500 μL，另 1 管中仅加培养液 500 μL 作为阴性对照，置 37℃，5%CO_2孵箱内孵育 4 h。

(5) 置台式离心机 15 000r/min(或 20 000×g)离心 5 min，去上清，加 1 mL 培养液再悬浮细胞，同法离心 1 次，将细胞再悬浮于 1 mL 细胞裂解液中，于 4℃作用 30 min。

(6) 台式低温超速离心机 15 000r/min(或 20 000×g)离心 10 min，小心吸出 400 μL 上清，(应避免吸出细胞核)于小试管中，与 3.6 mL 细胞裂解液混合(1∶10 稀释，1 mL 中相当于 10^4 个细胞)，立即用于核小体的酶测定，或于－20 ℃冻存，待样品集中一定数目时再测。

(7) 包被抗组蛋白抗体的酶标板上，于每孔加待测样品(不同量凋亡诱导剂作用管及对照管)溶液 100 μL，每样品平行作 2 孔，另设 2 孔只加细胞裂解液，作为测定本底的空白对照，室温孵育 90 min。

(8) 去反应液，如 2 法洗板后，每孔加 POD-抗 DNA 抗体 100 μL(空白对照孔不加)，室温孵育 90 min。

(9) 去酶标抗体，如 2 法洗板后，每孔加入 DAB-H_2O_2 底物缓冲液 100 μL，置室温暗处反应约 10～20 min，以底物缓冲液为对照，在酶标仪上于波长 450 nm 处测定各孔的 A 值。如样品孔 A 值超过了仪器测量范围，则将样品液适当稀释后再测。

(10) 结果分析：待测样品 A 值等于从 3 个待测样品平行孔的 A 值减去本底 A 值，代表正在死亡和已经死亡的细胞数目。凋亡细胞以富集系数(enrichment，EF)表示，EF 值的高低代表稀释到胞浆中的核小体单体或寡聚物的多少，等于待测样品的 A 除以阴性对照孔的 A 值。计算公式如下：

$$EF=\frac{待测样品\ A\ 值-本底\ A\ 值}{阴性对照孔\ A\ 值}$$

在一般条件下，加入底物反应 15 min 后，本底 A 值应小于样品的 A 值的 1/10。而严格控制培养细胞中死细胞数目也很重要，通常在对数生长期的培养细胞中，约含有 3%～8%的死细胞，这些死细胞会使 A 值增加。

4. 细胞凋亡的分子生物学检测法　细胞凋亡中染色体 DNA 的断裂是个渐进的过程，首先在内源性核苷酸水解酶的作用下降解为 50～300 kb 的大片段，然后约 30% 的染色体 DNA 在 Ca^{2+} 或 Mg^{2+} 依赖性核酸内切酶作用下，核小体单位间 DNA 被随机切断，形成 180～200 bp 大小的核小体 DNA 多聚体。DNA 双链断裂或一条链出现缺口而产生一系列的 DNA 3′-OH 末端，在末端脱氧核苷酸转移酶（terminal deoxynucleotidyl transferase，TdT）的作用下，将地高辛或荧光标记的脱氧三磷酸尿苷（dUTP）连接到游离的 3′-OH 末端。地高辛或荧光素可与标记有过氧化物酶的抗地高辛抗体或抗荧光素抗体结合，底物在酶的催化下呈显色反应，或荧光标记素标记物均可在显微镜或荧光显微镜下观察到细胞。由于正常的或正在增殖的细胞几乎没有 DNA 的断裂，因而没有 3′-OH 基形成，很少能被染色。

目前常用的分子生物学检测法是脱氧核苷酸末端转移酶介导的缺口末端标记法（terminal deoxynucleotidyl transferase-mediated Dutp nick end labeling，TUNEL），这是一种分子生物学与形态学相结合的检测方法，对凋亡细胞的染色体或凋亡小体进行原位染色，可检测出极少量的凋亡细胞，但会出现假阳性。现介绍如下。

（1）标本预处理：① 培养细胞或从组织中分离细胞的预处理：将培养细胞或组织中分离的细胞进行常规收集与计数，取约 5×10^{7} 个/mL 的细胞，于 4%中性甲醛液中室温固定 10 min。在载玻片上滴加 50～100 μL 细胞悬液，干燥后用 PBS 液洗片 2 次，每次 5 min；② 对照细胞预处理：阳性对照细胞可用地塞米松处理 3～4 h 的大、小鼠胸腺细胞或人外周血淋巴细胞。阴性对照细胞不加 TdT 酶反应液，其余步骤与试验组相同。

（2）细胞涂片放在含有 2% H_2O_2-PBS 液的染色缸中，于室温作用 5 min，用 PBS 液洗 2 次，每次 5 min。

（3）用滤纸小心吸去细胞涂膜周围多余的液体，立即在涂片上滴加 2 滴 TdT 酶缓冲液，置室温作用 1～5 min。

（4）用滤纸小心吸去细胞涂膜周围多余的液体，并立即在涂片上滴加 54 μL TdT 酶反应液，80 μL地高辛标记的脱氧三磷酸尿苷（Dig-dUTP），置湿盒中 37 ℃反应 1 h。注意在此步骤中阴性对照细胞不加 TdT 酶反应液。

（5）细胞涂片置于染色缸中，加入已预热 37 ℃的洗涤与终止反应缓冲液，并于 37 ℃保温 30 min，每 10 min 将载玻片轻轻提起和放下 1 次，使液体轻微搅动。

（6）将细胞涂片用 PBS 液洗 3 次，每次 5 min。然后直接在切片上滴加 2 滴过氧化物酶标记的抗地高辛抗体，置湿盒中于室温反应 30 min。后用 PBS 液洗片 4 次，每次 5 min。

（7）在细胞涂片上直接滴加 2 滴 0.05%DAB-H_2O_2 溶液。于室温中显色 3～6 min。然后用蒸馏水洗 4 次，前 3 次每次 1 min，最后 1 次 5 min。

（8）滴加甲基绿进行复染 10 min，然后在蒸馏水中洗 3 次，前 2 次将载玻片提起放下 10 次，后 1 次静置水中 30 s。以同样方法再用 100%正丁醇洗 3 次。

（9）用二甲苯脱水 3 次，每次 2 min，封片。干燥后在光学显微镜下观察并记录试验结果。

（10）结果：镜下可见凋亡细胞在绿色背景下，其胞核由于底物显色而呈褐色，并见核浓缩变小或核崩裂成核小体堆积。阴性细胞核不显褐色。

（三）肿瘤细胞体外药物敏感性检测

化学疗法是治疗恶性肿瘤的主要手段之一，但临床医师普遍存在着盲目用抗癌药的情况。为提供合理用药的科学依据，利用来源于手术切除或活检组织中分离的肿瘤细胞，进行抗癌药物敏感性测定，可为临床医生合理选择有效药物提供参考，现介绍几种常用的方法。

1. 台盼蓝拒染法药敏试验　某些染料如台盼蓝可使死细胞染上蓝色，而活细胞拒染。培养的肿瘤细胞经不同抗癌药物作用后，用台盼蓝染色，于光学显微镜下计数蓝染细胞，即可求出不同药物的细胞毒作用。

（1）取新鲜肿瘤组织，置于含双抗的 RPMI-1640培养液中送检（4 ℃，3～4 h 内）。迅速移入含 5%小牛血清的 Hanks 液中洗涤 2 次，去除其表面的凝血块及坏死组织等，然后移至无菌平皿内用眼科小剪将肿瘤组织剪成肉泥状，加入 RP-

MI-1640 全培养基，经 200 目不锈钢网研磨过滤，收集单个细胞悬液（如肿瘤组织较硬，则需用胰蛋白酶或胶原酶消化后，再用全培基制成细胞悬液）。

（2）取少许细胞悬液经台盼蓝染色镜检，证实细胞活性在 95% 以上，调整细胞浓度为 1×10^5 个/mL 备用。于 24 孔板内滴加 0.9 mL/孔的细胞悬液，再于孔内滴加不同浓度的各种抗癌药物 0.1 mL/孔，每个浓度做 3 个复孔，同时设对照孔（加生理盐水 0.1 mL/孔），轻轻摇匀，置 37 ℃，5% CO_2 孵箱中培养 24～48 h。

（3）每孔加 1% 台盼蓝 2 滴，充分吹吸混匀，立即取一滴制备滴片，于高倍镜下计数 100～200 个肿瘤细胞中死亡（即蓝染）的细胞数。按下公式计算细胞毒。以细胞毒 ≥70% 为敏感，≥50% 为有效。

$$\text{细胞毒}(\%)=\frac{\text{试验组死亡细胞数}-\text{对照组死亡细胞数}}{\text{最大细胞毒}(100)-\text{对照组死亡细胞数}}\times100\%$$

2. MTT 法药物敏感试验　MTT 法的原理是以黄色的四氮唑盐可被活细胞线粒体中的辅酶 NADP 相关的脱氢酶还原，即接受氢原子还原成不溶性的紫蓝色甲臜颗粒。而死细胞无此功能，无甲臜颗粒形成，故可用作测定抗癌药物的细胞毒作用。

（1）材料

1）肿瘤组织及培养基等与前试验同。

2）抗癌药物按已知 PPC 配成 0.1×PPC、1×PPC、10×PPC 3 个浓度，见表 50-2。

（2）方法

1）制备肿瘤细胞悬液同前，浓度为 2×10^4/mL，加到 96 孔板中，每孔 200 μL，置 37 ℃，5% CO_2 孵箱中培养 2 h。

2）将待选择的抗癌药物分别加到培养的肿瘤细胞的 96 孔板中，每孔 20 μL，置 37 ℃，5% CO_2 孵箱中继续培养 24～48 h。

3）离心后吸弃上清，每孔加 1∶2 稀释的 MTT 应用液（5 mg/mL）20 μL，培养 4 h 后，每孔再加 200 μL 的酸化异丙醇终止反应，并使甲臜颗粒溶解，用

表 50-2　临床常用抗癌药用量及试验浓度

类别	药品名	英文全名	规格	剂量	试验终浓度(μg/mL)
烷化剂	环磷酰胺	Cyclophosphamide	100～200 mg/瓶	400～800 mg/次	500
	氮芥	Chlormethin	10 mg/瓶	5～10 mg/次	10
				静 10 mg/d	100
	噻替派	Thiotepa	5～10 mg/支	灌 50～100 mg/次	
抗代谢类	甲氨喋呤	Methotrexate	5～10 mg/支	20～40 mg/次	40
	巯嘌呤	Mercaptopurine	200～400 mg/支	100～125 mg/d	50～100
	氟尿嘧啶	Fluorouracil	250 mg/支	500～750 mg/d	100～200
	喃氟啶	Tegafur	400 mg/支	800 mg/d	100～200
	阿糖胞苷	Cytarabine	50～100 mg/支	100～200 mg/d	50～100
抗生素类	丝裂霉素	Mitomycin	2、4 mg/支	2 mg/d	10～30
	平阳霉素	Pingyangmycin	10 mg/支	10 mg/次	10
	柔红霉素	Daunorubicin	10、20 mg/支	30～60 mg/次	60
	阿霉素	Doxorubicin	10 mg/支	40～60 mg/d	60
	表阿霉素	Epirubicin	10、50 mg/支	80～140 mg/d	100
植物类	长春新碱	Vincristine	1 mg/支	1～2 mg/次	10
	秋水仙碱	Colchicine	1 mg/支	1～2 mg/次	10
	β-榄香烯	β-elemine	25 mg/支	100～300 mg/次	100
其他	顺铂	Cisplatin	10～20 mg/支	20～40 mg/d	15～30
	卡铂	Carboplatin	100 mg/支	100 mg/d	100
	抗癌锑	Antimony Aminortriacetafe	50 mg/支	25 mg/次	50

酶标仪测定每孔吸光度值(测定波长 540 nm)。

$$抑制率(\%)=\left(1-\frac{试验孔\ A_{540}}{对照孔\ A_{540}}\right)\times 100\%$$

3. ^3H-TdR 掺入法药物敏感试验　根据抗癌药物作用后存活靶细胞对放射性核素 ^3H-TdR 的掺入情况,可检测出靶细胞对不同抗癌药物的敏感度。

(1) 材料

1) 切除或活检钳取的肿瘤组织。

2) 培养基:RPMI－1 640 全培基(RPMI－1 640＋15%胎牛血清＋1%谷氨酰胺＋1% HEPES,胰岛素 1 μg/mL,氢化可的松 0.1 μg/mL,青、链霉素分别为 50 u/mL 和 50 μg/mL)。

3) 抗癌药物配成 3 个对数浓度(0.1 PPC、1 PPC、10 PPC),^3H-TdR 0.1 mCi/10 mL,40%三氯乙酸(TCA),乙醇,闪烁液等。

(2) 方法

1) 制备肿瘤细胞悬液同前,调整细胞浓度为 $(4\sim5)\times10^5$ 个/mL。用微量移液器加细胞悬液于 96 孔培养板,每孔 200 μL。置 37 ℃,5% CO_2 孵箱中培养 30 min。

2) 抗癌药物的每种浓度设 3 个复孔,向上述培养的细胞孔中加药 20 μL/孔,对照孔加 RPMI－1 640液,继续培养 2～3 h,加 ^3H-TdR 1 μCi/孔,1 h 后终止培养。

3) 细胞用 4%三氯乙酸固定后,用玻璃纤维滤纸抽滤细胞,并以三氯乙酸和乙醇反复洗涤,烤箱烘干备用。

4) 将烘干滤纸置闪烁杯中,加闪烁液进行液闪测定,计算各种抗癌药物对肿瘤细胞 ^3H-TdR 掺入的抑制率。敏感标准以实验孔 cpm 均数低 50%以上者,即掺入抑制率≥50%为敏感,<50 为抗药。

$$掺入抑制率(\%)=\frac{对照孔平均\ cpm-药物孔平均\ cpm}{对照孔平均\ cpm}\times 100\%$$

上述几种测定肿瘤细胞药物敏感性的方法中,台盼蓝拒染法较为直接迅速、操作简便,不需要昂贵的仪器和试剂,但重复性相对较低,带有检查者的主观性。且台盼蓝不能使死细胞 100%着色,还有些抗癌药物通过“增值死亡”的方式起作用,肿瘤细胞经此种药物的作用,只有在分裂增殖之后才死亡,会给检测结果造成误差。MTT 法灵敏度高、重复性好、受主观因素的影响小、简便快速,是目前较常采用的方法。^3H-TdR 掺入法测定结果稳定可靠,但其操作繁琐,需要昂贵的仪器和特定的环境,易造成放射性污染,近年来已较少采用。

为使体外肿瘤细胞药敏试验反映出体内药物作用的真实情况,必要时可作浓度-细胞毒曲线及时间-细胞毒曲线。因为有的药物作用表现为浓度依赖性,如某些烷化剂、抗生素类药物;有的表现为时间依赖性,如某些抗代谢类药物、植物性药物等。对药物作用最适剂量及最适时间的摸索有助于使筛选的抗肿瘤在体内充分发挥其生物学活性,达到杀灭肿瘤细胞,抑制肿瘤生长的目的。另外,还可通过体外肿瘤细胞药物敏感试验探索联合用药的效果,为选择最佳的药物配伍提供可靠的依据。

三、在病因诊断中的应用

由于对造血干细胞的研究取得成功,故临床上利用造血细胞培养作为造血干细胞克隆性疾病的诊断和疗效分析的常用方法。造血干细胞约占细胞总数的 0.4%,可向多种定向祖细胞分化增殖,所以不同类型的造血干细胞克隆性疾病,如骨髓增生异常综合征(MDS),急,慢性白血病(AML、CML),再生障碍性贫血(AA),骨髓增生性疾病等,其造血细胞的集落分析均有一定特点,如重症再生障碍性贫血患者的骨髓,外周血培养几乎都无集落形成,可能与混合集落形成细胞(cfu－MIX)培养阶段发生障碍有关。另 1 项专门技术是用来诊断与染色体变化相关的疾病,如判定和发现染色体结构和数目异常的综合征。取自骨髓、外周血、绒毛膜、羊水中胎儿脱落细胞和脐血、皮肤等各种组织,使这些细胞在一定条件下培养,使之大部分细胞处于有丝分裂并停止在分裂中期相,进一步使细胞核体积胀大,以利于进行染色体分析。染色体分析是产前诊断的主要内容之一,此外临床上更多的是用于细胞遗传学诊断并成为临床诊断白血病、判断预后和观察治疗效果的重要方法学(见产前诊断、遗传病实验诊断等相关章节)。

四、细胞培养技术的评价

1. 培养技术繁杂,需具备一定的实验条件才能开展。

2. 细胞培养技术在某些方面的应用是不可替代的。如分离培养病毒等细胞内寄生的病原体。

3. 细胞在体外培养，由于环境及条件的局限性，应避免将体外培养细胞的实验结果机械地看作体内同种细胞性状的必然反映。如体外筛选的抗病毒药物或抗肿瘤药物，在体外有效不等于在体内就一定有效。

4. 细胞培养技术的临床应用方兴未艾，地、市级以上的医院里应积极创造条件建立细胞培养实验室，开展对病毒、肿瘤等实验诊断工作，以体外实验结果辅助体内的各项检查。

5. 细胞培养技术与分子生物学技术、信息学和计算机技术等结合，在细胞水平与分子水平之间互动，在研究生命活动规律和诊断疾病方面将发挥更大的作用。

（张卓然）

参考文献

1 张卓然. 实用细胞培养技术. 北京：人民卫生出版社，1999
2 章静波. 组织和细胞培养技术. 北京：人民卫生出版社，2002
3 凌诒萍. 细胞生物学. 北京：人民卫生出版社，2001
4 日本組織培養學會編. 組織培養の技術. 東京：朝倉書店，1991

第十篇

输血医学实验诊断

输血医学(transfusion medicine)。是一门交叉学科,涉及医学遗传学、血液免疫学、生理学、生物化学、分子生物学、传染病学以及病毒学等多个学科。1900 年 Landsteiner 发现 ABO 血型无疑是一个重要的里程碑。最早,血型是指存在于红细胞上特异性同种抗原而言,后来发现红细胞上具有的同种抗原远较想像的复杂,而且除红细胞外,白细胞、血小板上也都有同种抗原,这就使血型的概念有所扩大。目前可理解为血型是血液系统的一种遗传多态性。

输血医学实验诊断是保证输血安全的重要环节之一。血型无疑是输血医学实验诊断的主要内容。血型的实验检测主要包括血型血清学和血型分子生物学。当然,输血传播性疾病实验诊断的重要性也日益突出,已成为输血医学实验诊断的重要内容之一。

第 51 章 红细胞血型系统

自 1900 年，奥地利维也纳大学的 Karl Landsteiner 发现人类第一个血型系统——ABO 血型系统以来，至今已经发现在红细胞上有 29 个血型系统，200 多个血型抗原(表 51－1)。

表 51－1 红细胞血型系统的抗原、基因和染色体定位

* ISBT 编号	血型系统	抗原数	基因名	染色体上基因定位
001	ABO	4	ABO	$9q^{34.1\sim34.2}$
002	MNS	43	GYPA、GYPB、GYPE	$4q^{28\sim31}$
003	P	1	P1	$22q^{11.2\text{-ter}}$
004	Rh	46	RHD、RHCE	$1p^{34.2\sim36}$
005	Lutheran	18	LU	$19p^{12\sim13}$
006	Kell	24	KEL	$7q^{33}$
007	Lewis	6	FUT3	$19p^{13.3}$
008	Duffy	6	FY	$1q^{22\sim23}$
009	Kidd	3	JK(SLC114A1)	$18q^{11\sim12}$
010	Diego	21	AE1	$17q^{12\sim21}$
011	Yt	2	ACHE	$7q^{22}$
012	Xg	2	XG	$Xp^{22.32}$
013	Scianna	3	SC	$1p^{22.1\sim36.2}$
014	Dombrock	5	DO	$12p^{12.1\sim13.2}$
015	Colton	3	AQP1	$7p^{14}$
016	Landsteiner Wiener	3	LW	$19p^{13.2\text{-cen}}$
017	Chido/Rodgers	9	C4A、C4B	$6q^{21.3}$
018	Hh	1	FUT1	$19q^{13}$
019	Kx	1	XK	$Xp^{21.1}$
020	Gerbich	7	GYPC	$2q^{14\sim21}$
021	Cromer	10	DAF	$1q^{32}$
022	Knops	7	CR1	$1q^{32}$
023	Indian	2	CD44	$11p^{13}$
024	Ok	1	CD147	$19p^{13.2\text{-ter}}$
025	Raph	1	MER2	$11p^{15}$
026	John Milton Hagen	1	SEMA7A	$15q^{23\sim24}$
027	I	1	IGnT	$6p^{24}$
028	Globoside	1	a4Gal－T1	$22q^{13.2}$
029	GIL	1	AQP3	$9q^{13}$

注* ISBT：international society of blood transfusion(国际输血协会)

第一节　基础理论

一、ABO血型系统

ABO血型系统是人类最先发现的重要血型系统，在输血医学、器官移植、法医学的诊断、亲子鉴定等方面有重要意义。ABH抗原除存在于红细胞上外，其他一些人体组织细胞也存在ABH抗原。传统上一直采用血清学方法鉴定ABO血型，该方法简单快速，但要对ABO血型系统进行深入的研究时采用该方法有一定的限制。1990年Yamamato等首先克隆出A、B基因的cDNA，随后一些研究人员也对ABO血型系统基因进行了研究。由于近年来对ABO血型系统的分子生物学研究取得了突破性进展，这使得采用DNA分型技术研究ABO血型成为可能。

（一）ABO血型系统的抗原

1. ABO血型系统的抗原和抗体（表51-2）红细胞膜具有A或B抗原，称之A型或B型红细胞；二者都称之AB型红细胞；如二者皆无，只有H抗原，称之O型红细胞。人ABO血型由体内ABO抗原和抗体共同决定。人体内ABO血型抗体多为IgM抗体。ABO血型抗原不仅存在于红细胞膜上，而且广泛地存在于许多组织细胞膜和体液、分泌液中。

2. ABO血型抗原的形成　ABO血型抗原的化学结构为糖蛋白，其抗原特异性决定于糖链末端的3个糖的结构。ABO血型物质的基础是Hh血型系统，位于19号染色体上的H基因（又称FUTI）编码365个氨基酸组成的$\alpha(1,2)$岩藻糖基转移酶，使岩藻糖与ABO血型抗原前身物质支链末端的半乳糖相连接，形成H抗原。现已证实ABO血型系统为三复等位拷贝基因，即有A、B、O3个基因。中期染色体原位杂交证实ABO血型基因定位于染色体9q34，其基因产物是糖基转移酶，这些酶控制ABO血型抗原的生物合成。A基因产物α-N-乙酰氨基半乳糖转移酶将α-N-乙酰氨基半乳糖连接于H抗原末端β-半乳糖上，形成A抗原；B基因产物α-D-半乳糖转移酶将半乳糖连接于H抗原末端β-半乳糖上，形成B抗原（图51-1）。产生可溶性ABH抗原的能力由分泌型基因座SE(FUT2)决定，该位点有两个等位基因：Se和se。多数人基因型为SeSe或Sese，表现为HAB的分泌型，可产生大量可溶性血型物质。

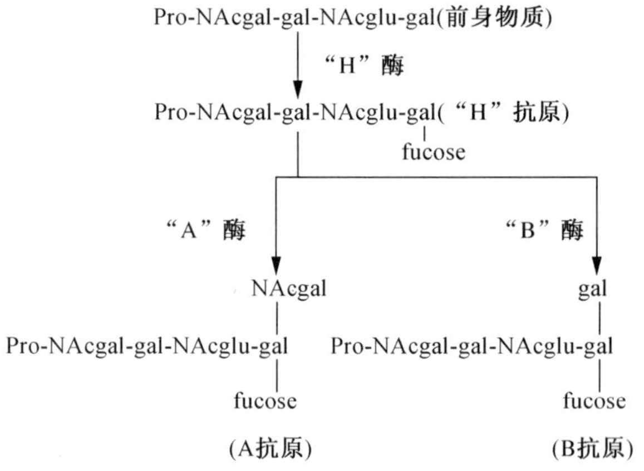

图51-1　ABH血型抗原形成示意图

注：Pro：蛋白质，NAcgal：N-乙酰氨基半乳糖，gal：半乳糖，NAcglu：N-乙酰氨基葡萄糖，fucose：L-岩藻糖。

表51-2　ABO血型系统

红细胞		血清	
基因型	表型	抗体	糖基转移酶
A^1A^1, A^1A^2, A^1O	A_1	抗-B	α-N-乙酰氨基半乳糖转移酶
A^2A^2, A^2O	A_2	抗-B*	α-N-乙酰氨基半乳糖转移酶
BB, BO	B	抗A	α-半乳糖转移酶
A^1B	A_1B	-	α-N-乙酰氨基半乳糖转移酶和α-半乳糖转移酶
A^2B	A_2B	-*	α-N-乙酰氨基半乳糖转移酶和α-半乳糖转移酶
OO	O	抗-A和抗-B	-

注：* 在A_2和A_2B个体血清中，有时可存在抗A_1抗体。

（二）ABO 血型基因

1. ABO 血型基因的克隆　1990 年 Yamamato 等从 A 型胃癌 MKN45 细胞株提取 mRNA，用于构建 ygt10cDNA 基因文库，经筛选、测序，发现 1 段 1 062bp 的mRNA 片段负责编码 A 转移酶。此后 Yamamoto 等又将各型结肠癌细胞株的 mRNA 用于构建 ygt10cDNA 基因文库，经筛选、测序，结果表明 O、AB、B 的 cDNA 与编码 A 转移酶 mRNA 的 cDNA 很相似。1995 年 Bennett 等确定了转移酶的基因组 DNA，并且确认了外显子的位置和内含子之间的边界。

2. ABO 血型基因的结构　ABO 血型基因的基因组 DNA 长度约为 30 kb，由 7 个外显子组成，外显子大小从 28bp 到 688bp 不等，大部分编码序列在第 7 外显子上。从 cDNA 文库中筛选克隆出的 ABO 基因 cDNA，长度为 1 065bp。A 和 B 基因编码的蛋白都是 353 个氨基酸，O 基因编码的蛋白只有 115 个氨基酸。ABO 血型基因的核苷酸序列高度保守，A 和 B 基因之间只有几个核苷酸的差异，它们有高度的同源性。B 基因在 cDNA 上的 297、526、657、703、796、803、930 位有七个核苷酸与 A 基因不同，但只有 526、703、796、803 四个核苷酸的变化造成了氨基酸序列的变化（A 依次是精氨酸、甘氨酸、亮氨酸和甘氨酸，B 依次是甘氨酸、丝氨酸、蛋氨酸和丙氨酸），使其编码的 B 转移酶的特异性不同于 A 转移酶。Yamamato 等通过 DNA 重组及转染实验证明，A 基因和 B 基因间四个有差异的氨基酸对决定转移酶的特异性有不同的作用，第 266 位和第 268 位氨基酸对转移酶的特异性有决定性影响，第 236 位氨基酸对转移酶的特异性影响很小，而第 176 位氨基酸对转移酶的特异性没有影响。O 基因有两种：① O1 基因：为常见的 O 基因，与 A1 基因相比，只是 cDNA 的第 261 位核苷酸不同，第 261 位的鸟嘌呤（G）在 O1 基因中缺失，引起移码突变，形成新的终止密码子，提前终止了转移酶的翻译，使其编码的蛋白只有 115 个氨基酸，并且没有转移酶的催化功能区。② O2 基因：比较少见的 O 基因，与 A 基因相比有 3 个核苷酸替换，造成编码产物 2 个氨基酸的改变，使 A 转移酶失去活力。

3. ABO 亚型的分子基础　通过检测 ABO 血型基因 261、526、703、796、803 位的核苷酸可以确认大多数典型的 ABO 血型的基因型。但这几个位点以外的核苷酸变化引起的 ABO 血型亚型常会引起检测结果的偏差。Yamamoto 等曾通过 PCR-DNA 测序法对 A2、A3、AX、B3、BX、CisAB、O2 等作了研究，检测了它们的基因突变。Olsson 研究了 Ael、O1var、O2 等亚型并总结了发现的各种 ABO 血型及亚型的突变。近年来，对传统血清学分型的 ABO 血型亚型抗原，应用 PCR、DNA 测序等技术，在核苷酸和氨基酸序列水平上进行研究，结果表明：原为同一亚型的抗原存在异质性，即血清学上同一亚型，在核苷酸和氨基酸序列水平上有可能存在差异。

（1）A 亚型：A2 亚型是常见的 A 亚型，A2 基因与 A1 基因相比，存在第 C467T 点突变和 1 060delC 突变，1 060 位 C 的缺失延长了阅读框架，使转移酶形成一个多余的结构，降低了转移酶的活性。Yamamoto 等研究了 4 例 A3 亚型，结果表明，与 A1 比较，2 例有核苷酸置换，第 871 位 G→A，导致第 291 位天冬氨酸→天冬酰胺，而另 2 例与 A1 无区别。Ax 亚存在 T646A 点突变，使编码的氨基酸第 261 位发生 Phe→Ile 替换。Ael 亚型的 G 插入使其编码的蛋白氨基酸序列延长，它比 A1 多 37 个氨基酸，比 A2 多 16 个氨基酸，它的结构变化也引起转移酶活性的下降。A2 的 C 缺失和 Ael 的 G 插入可用 PCR-SSP 检出。

（2）AB 亚型：CisAB 可能是由于 A 基因点突变形成的，与 A1 基因相比，存在 C464T 和 G803C 核苷酸置换。其第 268 位氨基酸的替换，使编码的转移酶具有了部分 B 转移酶的特异性。

（3）B 亚型：Yamamoto 等研究了 3 例 B3 亚型，结果表明，其中一例 B3 亚型与正常的 B 基因序列比较，其第 1 054 位发生 C→T 核苷酸置换，导致编码的 352 位氨基酸发生 Arg→Thy 替换。另 2 例与正常的 B 基因序列无区别。Ogasawara 等采用 PCR-SSCP 方法研究 Bx、Bel，结果表明 Bx 第 871 位发生 G→A 核苷酸置换，导致编码的第 291 位氨基酸发生 Asp→Asn 替换；两例 Bel 中，1 例第 641 位发生 C→T 核苷酸置换，导致编码的第 214 位氨基酸发生变化 Met→Arg 替换；另 1 例第 669 位发生 C→T 核苷酸置换，导致编码的第 223 位氨基酸发生 Glu→Asp 替换。单克隆试剂应用于临床后，抗 A 试剂偶尔与原定为 B 型的红细胞发生反应，这类含有大量 B 抗原极少 A 抗原的红细胞称之为 B(A) 型。B(A) 等位基因编码的高活性 B 转移酶转移少量的 N-乙酰-D 半乳糖至活性 H 分子，形成红细胞上很少的 A 抗原，并能被一些单抗所检出。B(A)等位基因与正常的等位基因比较，有两个核苷酸置换：第 657 位 T→C 和第 703 位 A→G，使第 235 位丝氨酸被甘氨酸替代。B(A)703nt 处 A→G 变化与 A 基因相同，但表型为 B，基因分型有可能当成 A 等位基因。

(4) O 亚型：Yamamoto 等发现 1 例 261nt 没有缺失的非典型 O 型，研究者把典型的 O 型称为 O1 型，把这种非典型的 O 型称为 O2 型，它在 261nt 无缺失，基因分型可能为 A/B，在 297nt A→G，526nt 的突变同 B 基因，而在 703nt 处同 A 基因，在 802nt 上一个 G→A 突变导致了编码产物 Gly→Arg 替换，这是它的特征突变。推测由于此突变使一个带正电荷氨基酸取代了中性氨基酸，从而导致酶失去活性。Olsson 等研究肿瘤细胞系中发现的 O1var，序列分析发现除了 261nt 的缺失，其序列与 A1 基因序列相比有 9 个点突变，分布在最后 5 个外显子。由于 O1var 在 261nt 缺失同 O1，523nt、629nt、703nt 同 A1，Olsson 等通过 PCR 扩增含 771 nt (O1var771nt C→T)的外显子的片段，然后用 Dde Ⅰ酶消化检测 O1var。

二、Rh 血型系统

Rh 血型系统是人类红细胞血型中最具多态性的系统。它具有高度的免疫源性，因导致新生儿溶血病(hemolytic disease of the newborn，HDN)、溶血性输血反应而成为仅次于 ABO 的重要血型系统。近 10 年来 Rh 血型系统的研究取得了很大进展，随着编码 Rh 蛋白的 RHD 和 RHCE 基因相继被克隆、测序，很多 Rh 抗原的分子机理已经明确，并证实了 RH 座位由 2 个高度同源、紧密连锁的结构基因 RHD 和 RHCE 组成。

(一) Rh 基因

Tippett(1986 年)提出，Rh 血型的双结构基因模型：1 个基因编码 D 抗原，另 1 个编码 CcEe 抗原。通过 Southern 杂交分析已经确定，Rh“基因座”由两个同源结构基因构成：1 个编码 RhD 多肽，另 1 个编码 CcEe 多肽。Le Van Kim 等研究认为：由 1 个基因编码 CcEe 多肽的机理可能是原始转录本的选择性拼接，即：RHCE 基因的原始转录本，因剪接方式不同，形成不同的翻译产物，其中缺失部分氨基酸序列的翻译产物表达 C/c 抗原，全长的翻译产物(417 个氨基酸)表达 E/e 抗原。此理论被 Smythe 等的研究所否定。Smythe 等利用 K562 细胞研究 RHD 与 RHCE 基因产物的表达，提供明确的证据说明 RHD 基因编码 D 和 G 抗原，RHCE 基因编码 C/c 和 E/e 抗原。他们用一条单一的 cDNA 转导 K562 细胞后，发现一条肽链同时表达出 C/c 和 E/e 两种抗原，说明 C/c 抗原并非由 RHCE 基因产物的选择性拼接(外显子跳跃)所引起，一条全长肽链即可表达 C/c 和 E/e 两种抗原。

RHD 与 RHCE 基因具有高度同源性，二者核苷酸序列约 92%同源，被认为是起源于一个共同祖先基因的重复作用。RH 基因定位于 1 号染色体。Okuda 等对两个 RH 基因的基因间区域测序表明，二者在染色体上的排列顺序是 RHD-RHCE。现已确定，RHD 和 RHCE 串联排列在 $1p^{34.3\sim36.1}$，RHD 基因总长为 57 295bp，RHCE 基因总长为57 831bp，两基因间相距 12 159 bp，其中含有几个 Alu 序列和 1 个可能的 CpG 岛。两基因均由 10 个外显子构成，结构非常相似(图 51-2)。两基因中，最大的内含子约11.8 kb，最小的内含子有 426 bp(RHD 基因的内含子 4)，外显子长度在 20～200 bp 范围内。两基因差异最大的区域位于外显子 4、5、7、10 及内含子 4，与 RHCE 基因相比，RHD 基因内含子 4 中有 1 个 600bp 的缺失。RHD 编码的 RhD 蛋白和 RHCE 编码的 RhCE 蛋白二者序列的同源性也说明这两个基因由一个共同祖先基因的重复作用进化而来。

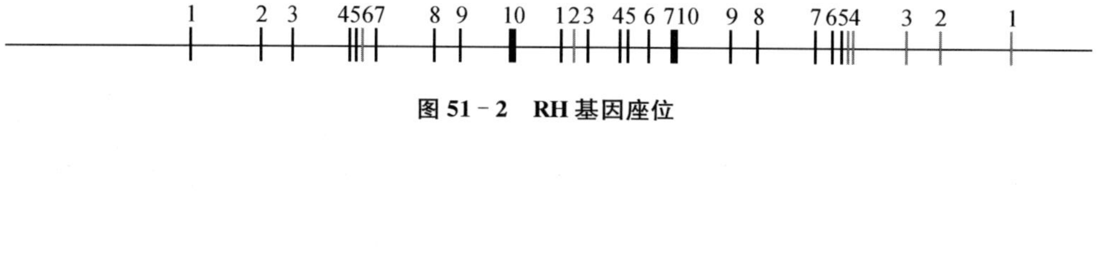

图 51-2 RH 基因座位

(二) Rh 蛋白

1. Rh 蛋白的结构　RHD 基因编码 RhD 蛋白，RHCE 基因编码 RhCE 蛋白。RhD 和 RhCE 均为高度疏水的红细胞膜蛋白，二者结构相似，都有 12 个跨膜域，C 末端和 N 末端在胞浆内，形成 6 个细胞外环（图 51－3）。他们的氨基酸序列高度同源，约有 92%的同源性。Kajit 等从 mRNA 着手，利用反转录- PCR(RT－PCR)方法，分析得出二者有 31 个氨基酸不同。两个蛋白的NH_2-和COOH－末端区域相当保守，CcEe 蛋白 6 个半胱氨酸残基中的 5 个在 D 蛋白中的相同位置也是保守的，其中包括惟一的位于膜外的第 285 位半胱氨酸（它对抗原反应性至关重要）。尽管 RhD 和 RhCE 二者有高度同源性，但各种 RhCE 蛋白不表达任何 D 表位(epitope)，RhD 蛋白也不表达 C/c 或 E/e 抗原表位。

Rh 蛋白是一个非糖基化的疏水的跨膜蛋白质家族，由 417 氨基酸残基组成。RhD 相对分子质量为$(30\sim32)\times10^3$，RhCE 相对分子质量为$(32\sim34)\times10^3$。Northern 杂交分析表明 Rh 血型是红细胞特异性的，而且没有发现它与任何已知的蛋白质有序列同源性。

2. Rh 抗原的存在形式　Rh 抗原以核心复合体的形式存在。Rh 蛋白家族的复合物根据密度离心的结果有 170 000 道尔顿，由 2 个相关糖蛋白分子(RhAG，也称 Rh50)和 2 个 RhCcEe 或 RhD 蛋白分子(Rh30)组成。2 个 Rh50 分子和 2 个 Rh30 蛋白分子的 N 末端区域联合固定，构成四聚体，形成复合体的核心，Rh30 和 Rh50 分子的 COOH 末端区域可以介导蛋白质-蛋白质间的相互作用，对于形成及稳固 Rh 膜复合体具有重要作用。2 个 Rh 多肽和 2 个 Rh50 糖蛋白构成的 Rh 复合体核心再与 CD47 糖蛋白、血型糖蛋白 B、LW 糖蛋白、Duffy 糖蛋白等这些 Rh 相关的糖蛋白结合构成 Rh 复合体。复合体核心与各 Rh 附属蛋白质相互间具体的结合方式仍不明确，其中一些附属蛋白直接与膜骨架相互作用。这种组装或许对 Rh 抗原的反应性很重要，但其结构基础仍需进一步建立与完善。

从以上论述可以看出，Rh30 和 Rh50 这 2 个蛋白密切相互作用，对于 Rh 抗原的表达与其他 Rh 附属糖蛋白也密切相关，任何一个糖蛋白出现异常，对 Rh 抗原都有或多或少的影响，甚至导致 Rh 抗原的缺陷或不表达。

最近，有研究提出共分子的概念，认为 Rh 多肽的血型抗原性需要 1 个或多个共分子。而 Rh 相关共分子的候选者包括 Rh50 糖蛋白、血型糖蛋白 B、LW 糖蛋白、CD47 糖蛋白和 Duffy 糖蛋白。但是不管是共分子还是 Rh 复合体，所涉及的内容实质上是一样的。

3. Rh 抗原的作用　Rh 多肽存在于人类和其他哺乳类动物的正常红细胞上，对于保持膜的完整性有一定的作用，在 Rh 多肽缺失的红细胞中，表现出几种膜的缺陷。有关研究表明，Rh 在膜磷酯的组织、合成或各种糖蛋白的膜表达方面可能具有一定作用。

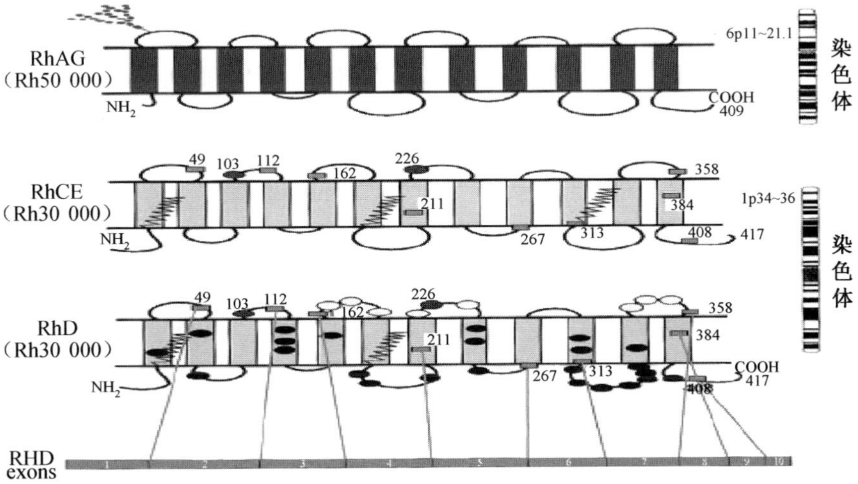

图 51－3　RHAG，RHCE，RHD 的拓扑模式

（三）Rh 抗原的分子基础

1. D 抗原　D 抗原是 1 个嵌合体结构，至少有 9 个表位（epD_1～epD_9）。Rh 多肽表达所有的 D 表位，有 12 个跨膜域，形成 6 个膜外区域，即 6 个细胞外环。D 表位的表达至少与这 6 个膜外区域的表位簇一致，大多涉及第 3、4、6 细胞外环的重叠区域。有一些 D 类变异体，因为缺失一个或数个 D 表位，故又称为部分 D。可用单克隆抗体检测缺失的表位，对其进行分类及命名。这些变异体的形成机理有三种：① 个别 RHD 外显子的缺失。② 由于基因转变作用产生 RHD 和 RHCE 外显子的替换形成 D-CE-D 杂交基因，编码产物只获得 9 个 D 表位中的一部分，形成部分 D。简言之，这种交种基因编码 D-CE-D 杂种蛋白，导致了 D 表位的缺失，大多数部分 D 由这种机理产生；③ RHD 基因中的点突变导致部分 D 产生。RHD 外显子被其所对应的 RHCE 替换，表现在：$D^{Ⅲb}$、$D^{Ⅲc}$、$D^{Ⅳb}$、$D^{Ⅴa}$、$D^{Ⅵ}$、D^{DFR}、D^{DBT}等部分 D 表型。RHD 点突变表现在 $D^{Ⅱ}$、$D^{Ⅳ}$、$D^{Ⅶ}$、D^{HMI}、D^{DNU}、D^{DHR}等部分 D 表型。D 类变异体中还存在其他的一些情况：如 D 抗原表达减弱，即弱 D(D^u)表型。弱 D 携带结构正常的 RhD 多肽，只是红细胞膜上的 D 抗原数量减少。与正常 D 阳性表型相比，二者的 D 抗原仅有量的不同。弱 D 是一种量而非质的 D 变异体。另有文献报道，D 抗原的弱表达也可能由 CD47、血型糖蛋白 B、Duffy 等糖蛋白的缺陷引起。1984 年 Okubo 发现在某些日本 Rh 阴性血型者中，存在一种抗原性比弱 D 还弱，只能用抗 D 做吸收放散试验才能鉴定的 D 抗原，即 D 放散型（D-elute，Del），Del 主要存在于中国人和日本人中。

2. CcEe 抗原　与 D 抗原不同，CcEe 抗原是 2 种抗原被 1 个蛋白质（RhCE 蛋白）所表达。RhCE 蛋白也有 6 个细胞外环，C/c 抗原涉及第 2 个细胞外环，E/e 抗原涉及第 4 个细胞外环。

C/c 多态性与第 103 位氨基酸的替代有关，即：在 C 中第 103 位氨基酸是 Ser（丝氨酸），而在 c 中第 103 位氨基酸是 Pro（脯氨酸）。E/e 的多态性，则与第 226 位氨基酸替代有关，即：E 中第 226 位的 Pro 在 e 中被 Ala（丙氨酸）替代。RhD 与二者相比较，其第 103 位氨基酸是 Ser，第 226 位氨基酸为 Ala。

与 D 抗原类似，CcEe 抗原亦有变异体存在，它们形成的机理与外显子重排有关，产生的杂交基因是 CE-D-CE 形式。也存在与 CcEe 变异体形成有关的其他机理，如点突变等。

三、其他血型系统

（一）Kidd 血型系统

1951 年 Allen 等在一产妇血清里检测到一种新的红细胞血型系统不规则抗体，并致其婴儿产生新生儿溶血症（HDN），称其为抗-Jk^a。随后又发现其同源抗体抗-Jk^b和抗-Jk^3。Kidd(JK)血型系统在溶血性输血反应、HDN 等中有较重要意义。

Kidd 血型系统迄今发现三个抗原：Jk^a、Jk^b 和 Jk^3。三种抗原由 JKA，JKB 2 个等位基因编码，JKA/JKB 基因多态性为 G838A，导致 Jk^a/Jk^b抗原 Asp280Asn 的替换。Jk^a和 Jk^b的抗原频率在西方人群中分别为 0.504 9～0.742 6 和0.257 4～0.495 1，在东方人群中分别为 0.501 0～0.689 7 和 0.310 3～0.499 0，而 Jk^3 的抗原存在于除 Jk(a－b－)外的所有红细胞上。Kidd 血型系统有四种表型：Jk(a＋b－)、Jk(a＋b＋)、Jk(a－b＋)、Jk(a－b－)。Jk(a－b－)表型罕见，但在东方人群中基因频率相对较高，日本 Okubo 等检测 638 460 名供血者发现 14 例 Jk(a－b－)表型。Jk(a－b－)可能有两种不同的基因型背景：① JK 基因位点的隐性基因 JK_{Null}纯合导致表型 Jk(a－b－)；② 非 JK 基因位点上存在的 1 个抑制基因 In(JK)抑制了 JKA/JKB 基因的显性表达。

1982 年，Heaton 等发现 Jk(a－b－)表型的红细胞能抵抗 2M 的尿素溶液，进一步研究表明，Jk 蛋白具有人类尿素转移因子功能。Jk 蛋白可能还与新生儿先天畸形、1 型糖尿病和弱视等有关。

（二）Duffy 血型系统

Duffy(Fy)血型系统发现于 1950 年，在一位多次输血的血友患者血清中检测到抗-Fy^a，1951 年 Ikin 等发现其同源抗体，抗-Fy^b。Duffy 血型系统可引起输血反应和新生儿溶血病，是临床上一个重要的血型系统。最近的研究表明，Fy 蛋白也是诺氏疟原虫、IL-8、、单核细胞化学诱导蛋白（MCP-1）和黑素生长刺激因子（MGSA）等的受体。

FY 基因位于 $1q^{22～23}$，常见有 FYA 和 FYB 2 个共显性等位基因分别编码 Fy^a和 Fy^b2 个抗原，二者的不同在于 G306A 点突变，导致编码的蛋白 Gly43Asp 替换。应用抗-Fy^a和抗-Fy^b血清，可以将该系统分为 4 个表型：Fy(a＋b－)，Fy(a－b＋)，

Fy(a+b+)，Fy(a−b−)。Fy(a−b−)表型在东方人中罕见，但在非洲和美洲黑人中频率较高，其受控基因为沉默等位基因 FYB[ES]。与 FYA 和 FYB 基因相比，FYB[ES]基因在启动子处有−33T→C 突变，导致 h-GATA-1 因子结合位点消失，FY 基因不能正常转录和翻译。

后来又发现几个 Duffy 抗原，如 Fy3、Fy4、Fy5 和 Fy6（最近在泰国人群中发现可能有 Fya[wk]抗原）。Fy3 抗原常常与 Fy^a和（或）Fy^b同时出现，但不存在于 Fy(a−b−)表型中；Fy4 抗原很可能与 Duffy 血型系统不相关，因为缺少 Fy 蛋白的红细胞也能与抗 Fy4 反应；Fy5 抗原与 Rh 蛋白有交叉；Fy6 抗原与小鼠单抗 Fy6 相对应。Fy3、Fy5、Fy6 抗原可能都由 Fy^a或 Fy^b基因编码，而 Fyb[wk]有其对应的基因。

（三）MNSs 血型系统

MNS 血型是继 ABO 后第二个被发现的人类血型，复杂性仅次于 Rh 系统。ISBT 命名为 MNS，002，目前已确定的抗原有 43 个。M 和 N 抗原表位位于血型糖蛋白 A(GPA)上，其区别在 GPA 上两个氨基酸的不同；S、s 和 N 抗原表位位于血型糖蛋白 B(GPB)上，其不同在于第 29 位氨基酸。MNS 血型抗原频率在欧洲、非洲各民族中一般变化不大。M 在 50%～60%之间，N 在 40%～50%之间。中国汉族人中 M 在 45%～50%之间，N 在 50%～55%之间。中国人 S 频率要低于欧洲白人，s 频率远远高于欧洲白人。

编码 GPA 和 GPB 的基因(GYPA 和 GYPB)已被克隆，它们高度同源，同时与其同源的第 3 个基因 GYPE，产生血型糖蛋白 E(GPE)，这 3 个基因为第 4 号染色体上(4q28～q31)的基因复合物，排列顺序为 5′- GYPA - GYPB - GYPE - 3′。GYPA 长约为 40kb，含 7 个外显子。GYPB 只有 5 个外显子，此外，还有一个假外显子(pseudo-exon)。GYPB 基因的外显子 B1 和 B2 和 GYPA 的外显子 A1 和 A2 几乎完全一致。GYPE 与 GYPB 基因结构类似，但是含 4 个外显子、2 个假外显子。GYPE 编码的在成熟的细胞表面的糖蛋白是 59 个氨基酸的长链，携带 11 个 O-聚糖，没有 N-聚糖，分子量 17 000，表现为 M 抗原，也可能表现 S 或 s 抗原。M、N、S、s 和 U 与大多数其他血型抗原一样，在人出生时已发育成熟。GPA 局限分布于红细胞系血细胞，最早在前网织红细胞阶段就存在不成熟的 GPA，在淋巴细胞、粒细胞、巨核细胞、血小板上无 GPA。在肾内皮和上皮细胞有未完全唾液酸化的 GPA。在人体液、分泌液中有可溶性分泌性 GPA　M 和 N 抗原。血型糖蛋白 A 和血型糖蛋白 B，有单体和双体分子，而红细胞膜上还有血型糖蛋白 C 和 D(GPC，GPD)，它们表达 Ge 抗原特异性。

1. GPA 和 GPB 在红细胞膜上的位置和结构　血型糖蛋白 A(GPA)和血型糖蛋白 B(GPB)是红细胞膜磷酯双层中基础的和主要的蛋白质，并很大程度上被糖基化和唾液酸化(N-乙酰神经氨酸)，后者也称为唾液酸糖蛋白。大部分唾液酸糖蛋白也携带 M 和 N 抗原表位，归属于 GPA，而小部分唾液酸糖蛋白携带 S 或 s 以及“N”抗原表位，归属于 GPB。血型糖蛋白单链肽链贯穿红细胞膜，C 末端在细胞内，可能与细胞骨架反应，N 末端在红细胞膜外。与肽链连接的是两类糖结构：N-糖苷键连接的寡糖和 O-糖苷键连接的寡糖，分别称之 N 聚糖和 O 聚糖。N 聚糖一般是糖链上 N-乙酰葡糖胺与天冬酰胺相连接。N-聚糖糖基化需存在三肽 Asn-Xaa-Thr/Ser。GPA 有一个 N 聚糖，而 GPB 无 N 聚糖。O 聚糖一般比 N 聚糖分子小，O 聚糖是糖分子羟氧基连接丝氨酸或苏氨酸。所有糖链都位于肽链骨架的细胞外区域。

2. 血型糖蛋白 A 和 M、N 抗原　血型糖蛋白 A(GPA)在红细胞上的数量估测为 300 000～1 200 000个/红细胞，是红细胞膜上最多的唾液酸糖蛋白。GPA 有 131 个氨基酸残基(aa)组成。分为 3 个功能区：① N 端红细胞外区，含 72 个 aa；② 疏水性穿膜区，23 个 aa；③ C 端，细胞浆内区，36 个 aa。M 和 N 血型抗原位于红细胞膜血型糖蛋白 A(GPA)上。

M 和 N 抗原特异性是由 GPA 上氨基末端第一位和第五位氨基酸所决定的。M 抗原：第一位是丝氨酸，第五位是甘氨酸。N 抗原：第一位区是亮氨酸，第五位是谷氨酸。M 和 N 抗原血清学上抗原性表达与糖基化(唾液酸化)有很大关系。很多抗-M 和抗-N 不结合唾液酸酶处理的红细胞，其可能原因是唾液酸酶破坏了唾液酸与肽链氨基的关系，即 M 和 N 抗原立体结构发生改变。

3. 血型糖蛋白 B 和 S、s 抗原　血型糖蛋白 B 也是富含唾液酸的红细胞膜糖蛋白，由 72 个氨基酸残基组成。与 GPA 类似，也分 3 个功能区：①N 末端糖基化细胞外功能区，44 个 aa；②穿膜的疏水区,20 个 aa;③C 端,细胞胞浆区,8 个 aa。GBP 无 N 聚糖,而有 11 个 O 聚糖。

GPB N 末端与 GPA N 末端的 26 个氨基酸序列完全一致,因此 GPB 也表现 N 抗原性,称之"N"以区别 GPA^N 的抗原性。与 GPA 不同的是,GPB N 端氨基酸被胰酶处理后,不失去"N"抗原性,故称"N"为抗胰酶 N 抗原。在第 26 位氨基酸,GPA 是 N-糖基化的天冬酰胺,而 GPB 则是非糖基化的天冬酰胺。

每个红细胞上的 GPB 分子经测算有30 000至250 000 个。Dahr 等检测表明 S+s+红细胞 GPB 是 S−s+红细胞的 1.5 倍。

GPB分子的一个氨基酸多态性决定 S/s 多形态性:GPB第 29 位为 Met,表现 S特异性;第 29 位为 Thr,则表现 s 特异性。但是用合成的具有 S 特异性的 GPB 第 25 至 33 位氨基酸残基抑制抗 S 的能力很弱,合成的 s 特异性多肽不抑制抗- s 的活性,提示 S/s 抗原表位不仅仅只决定于 GPB 分子上第 29 位氨基酸的多态性。已有证据表明,GPB 分子第 34 位和第 35 位氨基酸,以及第 25 位苏氨酸的糖基化与否都与 S 和 s 抗原表达有关。

4. Mi(miltenberger)亚血型系统 MNS 血型系统的很多低频率抗原曾用一些人的血清抗体分类为 MNS 的亚系统,称之为 Miltenberger 系统。Mi 是一系列与 MNS 系统相关的相对稀少的表型,其相应抗体中很多是红细胞刺激产生的凝集素,在 HDN 病例中偶尔可由抗球蛋白试验检出这类性质的抗体。目前只是把 Miltenberger 抗原认为是血型糖蛋白的变异体。Mi 亚血型含有 8 种不同的低频率抗原(Vw,Mi^a,Mur,Nil,Hut,Ay,Fr 及 JL)。这种血型在白种人中罕见,但 MiⅢ在黄种人则常见,泰国人的频率为 10%,中国人 MiⅢ出现的频率为 7.3%。

第二节 红细胞血型系统的检测

一、血型的血清学检测

(一) 红细胞血型鉴定

1. ABO 血型鉴定 ABO 血型系统的抗体多为天然抗体,为 IgM 型,在盐水介质即可与具有相应抗原的红细胞产生肉眼可见的凝集反应。虽然 ABO 血型系统的抗原抗体反应的最适温度为 4 ℃,但在室温反应也良好,因而常规的 ABO 血型鉴定试验都在室温进行。ABO 血型的鉴定试验有正定型和反定型之分,通过抗 A 和抗 B 试剂检测红细胞上有无 A 或/和 B 抗原而进行的 ABO 血型鉴定,称为正定型;通过 A1 型、B型和 O 型红细胞试剂检测血清中有无抗 A 或/和抗 B 而进行的 ABO 血型鉴定,称为反定型(表 51-3)。

表 51-3 ABO 血型正反定型试验

正定型		反定型 血型		血型
抗 A 试剂	抗 B 试剂	A 细胞	B 细胞	
0	0	+	+	O
+	+	0	0	AB
+	0	0	+	A
0	+	+	0	B

注:0:不凝集 +:凝集

ABO 血型鉴定的方法一般均为凝集试验,主要方法有:

(1) 玻片法:该法简单、实用,不需要仪器设备。多用于街头采血时等室外血型鉴定。一般用于 ABO 血型正定型。

(2) 试管法:是红细胞血型鉴定最常用的方法之一。对 ABO 血型正、反定型均适用。惟一需要的仪器是普通离心机。

玻片法和试管法的缺点是弱凝集比较难以判断,不适宜于自动化。

(3) 微量板法:适用于批量检测和自动化分析。在采供血系统多用。由于可用酶标仪等对结果进行判读,因而敏感度也大大提高。

(4) 微柱凝胶试验(microcolum gel test, MGT):微柱凝胶试验是红细胞膜抗原与相应抗体在凝胶介质中发生的凝集反应,是一种免疫学检测新技术。在微柱凝胶介质中,红细胞抗原与相应抗体结合,经低速离心,凝集的红细胞悬浮在凝胶中,而未和抗体结合的红细胞则沉于凝胶底部。微柱凝胶分中性胶、特异性胶和抗球蛋白胶等,分别用于不同的血型血清学实验。微柱凝胶实验比传统的玻片和试管液体介质中凝集实验更准确、更敏感，而且结果可较长期保存，但费用昂贵。

目前已经有多种商品试剂，也已经有微柱凝胶法鉴定 ABO 血型的自动化分析仪器。

2. ABO 正反定型结果不一致的原因　可能是技术错误或受检者自身 ABO 血型存在的问题。在解决 ABO 血型不一致前，最好正确地重复试验，小心地核对试剂，仔细地读取和记录结果。同时要了解患者的年龄、诊断、输血史、药物史、免疫球蛋白水平和妊娠史等。

(1) 受检者抗体被抑制而不产生或产生弱抗体，见于：① 新生儿：4～6 个月内婴儿做反定型，结果可能很弱或阴性。新生儿的抗体通常是从母体被动获得的。因此，对这种年龄的新生儿通常不做反定型。② 老年人：随着年龄的增长，抗体也逐渐下降。③ 白血病、淋巴瘤以及使用免疫抑制剂的患者（同时有低丙种球蛋白血症如慢性淋巴细胞白血病，恶性淋巴瘤）。先天性无（低）丙种球蛋白血症患者。④ 免疫缺损患者。⑤ 骨髓移植的患者（治疗时患者发生了低丙种球蛋白血症，移植骨髓后，开始产生另 1 种与受者 ABO 血型不同的红细胞）。⑥ 嵌合体：一个个体中有两种细胞群。先天性嵌合体的两个细胞彼此相容，于是不产生抗 A 或抗 B。

(2) 受检者红细胞血型抗原减弱或消失，常见于：①A 亚型和/或 B 亚型。②白血病患者：某些白血病患者可使 A 和 B 抗原减弱，这种抗原被称为 Ag 或 Bg。③曾有报道称有些霍奇金病（Hodgkin's disease）患者有类似白血病抗原减弱的现象。④某些疾病如胃癌和胰腺癌，在其血浆中有超量的血型物质存在，使抗 A 或抗 B 被中和，使正定型变弱或发生假阴性。可将有超量血型物质的红细胞洗涤几次，即可得到正确的正定型。⑤“获得性”现象：是由肠梗阻、结肠或直肠癌或其他低位肠道有关的疾病引起。因肠壁渗透性增加，细菌多糖吸附到红细胞上产生 B 特异性，“获得性 B”抗原也常见于普通变性杆菌引起的败血症中。

近来，曾有报道只要将抗 B 分型试剂酸化到 pH6.0 就能区别“真”和“获得”B 抗原。因为酸化的 B 试剂只凝集“真正的”B 抗原。

(3) 被检者蛋白或血浆异常，引起缗钱状凝集，见于：① 某些疾病状态下，球蛋白水平上升，如多发性骨髓瘤、Waldenstrom's 巨球蛋白血症及其他浆细胞恶性疾病以及某些霍奇金淋巴瘤。纤维蛋白原水平增加也会产生缗钱状形成，在显微镜下观察可以发现红细胞聚集形成“缗钱”状。用生理盐水洗涤患者红细胞或在试管中加 1～2 滴盐水即可使钱串状散开。② 血浆扩容剂：如右旋糖苷，PVP 也能使红细胞形成“缗钱”状凝集。③ 华通氏胶状物：是一种黏性的黏多糖物质，存在于脐血中，能引起自发的缗钱状假凝集。将脐血用生理盐水洗涤 6～8 次即可解决。

(4) 其他原因：① 多凝集现象：是由于被检者红细胞被细菌或病毒污染，使不动性 T 抗原变成有活性的 T 抗原，所有正常人类血清均含有抗-T，因此与激活的 T 抗原反应，反应的强度取决于血清中抗-T 的含量。② 有些人的血清中含有丫啶黄抗体（某些抗 B 定型试剂的黄色染料）。若使用带有血清或血浆的红细胞悬液，就会引起假阳性反应。③ 被检者血清中有不规则的 ABO 同种凝集素：可与存在于试剂红细胞上的相应抗原在室温反应，这类 ABO 矛盾的标本包括 A2 和 A2B 型产生了“天然发生的”抗 A1，或 A1 和 A1B 型的人产生了“天然发生的”抗-H。④ 被检者血清有 ABO 以外的不规则同种凝集素，可在反定型中与试剂红细胞反应。⑤ 被检者血清中存在较高的冷凝集素，在室温较低的情况下会出现冷凝集，造成假阳性结果。

ABO 正反定型不一致的解决办法。首先重复所有试验，明确红细胞悬液浓度是否合适，红细胞试剂和仪器是否被污染，标本是否调错。若重复试验结果和以前相同，就应该执行下列步骤：

1) 做直接抗人球蛋白试验。

2) 将受检红细胞用盐水洗涤 3 次，配成盐水溶液，用抗 A、抗 B、抗 AB、抗 H、抗 A1 检测。

3) 反定型用 A1、A2 和 B 细胞，O 型脐带血红细胞，O 型筛选细胞和自身对照（患者血清＋患者红细胞）。

4) 所有试验室温孵育 15～30 min，如必要在 4 ℃放 5～15 min。

5) 鉴定唾液中的 A、B、H 物质。

6) 做吸收释放试验。

3. Rh 血型鉴定　虽然 Rh 血型系统有 40 余种抗原，但在临床中有意义的主要是 D、C、c、E、e 五种抗原，特别是 D 抗原。临床上，一般按照红细胞上是否存在 D 抗原而将 Rh 血型分为 Rh 阳性和 Rh 阴性。目前卫生部已明确规定，受血者和献血者都必须检测 D 抗原。

Rh 血型系统的抗体，一般为免疫性抗体，属于

IgG，不能在盐水介质中与红细胞发生凝集反应。因而传统的 Rh 血型血清学鉴定需要在酶或抗人球蛋白等介质中进行，费时较长。20 世纪 80 年代初开始应用于临床的聚凝胺试验可以大大缩短 Rh 血型鉴定的时间，但毕竟要比盐水介质反应的 ABO 血型鉴定繁琐，而且，不能用于玻片法。IgM 型单克隆 Rh 抗体的出现，使 Rh 血型鉴定也可以在盐水介质中进行，使 Rh 血型的鉴定如同 ABO 血型鉴定一样方便。目前，D、C、c、E、e 抗原均已有盐水介质鉴定商品试剂。以上介绍的用于 ABO 血型鉴定的方法，均适合于 Rh 血型鉴定。

（二）抗人球蛋白试验

IgM 为完全抗体，在盐水介质中与具有相应抗原的红细胞发生凝集反应；IgG 为不完全抗体，与红细胞上相应抗原结合后在盐水介质中不出现肉眼可见的凝集反应，在加入抗-IgG 后才出现凝集反应，该实验称之为抗人球蛋白试验（antiglobulin Test or Coomb's Test）。Coomb's Test 也适应于检测人血清补体、IgA 等免疫球蛋白。结合了不完全抗体的红细胞称之为致敏红细胞，人补体成分在人体内被红细胞抗原抗体复合物激活后，结合在红细胞表面，在体外含抗补体的多克隆抗体，或抗-C3b、抗-C3d 等单特异性抗体与补体致敏的红细胞反应，使之凝集也称之为抗人球蛋白试验。抗球蛋白试验有直接抗人球蛋白试验（direct antiglobulin test，DAT）和间接抗人球蛋白试验（indirect antiglobulin test，IAT）两种。直接和间接试验的原理基本一致，均能够检出结合于细胞上的抗体或补体。

1. 直接抗球蛋白试验（DAT） 直接抗球蛋白试验用来检测被检者红细胞是否已在体内被抗体或补体致敏。常用的方法有：

（1）试管法：是传统的 DAT 试验方法，用抗球蛋白试剂（多特异性抗球蛋白试剂，抗 IgG，抗 C3）直接测定被检者洗涤红细胞。受检红细胞一定要用大量生理盐水洗涤干净，否则抗球蛋白血清会被残存的血清蛋白中和，造成假阴性。有报道认为1/4 000 稀释的血清 1 滴就能中和 1 滴抗球蛋白试剂。

（2）微柱凝胶法：在凝胶介质中含有抗球蛋白试剂，凝胶颗粒具有分子筛作用，经过离心，不凝集的红细胞穿过分子筛，到达柱的底部，而凝集的红细胞不能通过分子筛，仍悬浮于柱的上层。用微柱凝胶法做抗球蛋白试验的优点是被检红细胞不需洗涤，试验敏感度较高。直接抗人球蛋白试验（DAT）主要用于以下疾病或症状的实验诊断：① 新生儿溶血病；② 自身免疫性溶血性贫血；③ 药物诱发的溶血性贫血；④ 输血反应等。

2. 间接抗人球蛋白试验（IAT） 间接抗球蛋白试验是检测红细胞体外致敏的方法，间接抗球蛋白试验可以在盐水介质中进行，也可以用牛白蛋白法、低离子介质法、聚乙二醇法和微柱凝胶法等。

间接抗球蛋白试验（IAT）主要应用于：① 抗体筛选及鉴定；② 检测用其他方法不能查明的红细胞抗原；③ 交叉配血等。

3. 抗人球蛋白试验错误结果分析

（1）假阴性结果

1）DAT 和 IAT。① 未能充分洗涤红细胞是引起假阴性结果的主要原因，因为未结合到红细胞上的残留球蛋白会中和抗球蛋白试剂（AHG）；② 如果试验中断或放置一段时间，也会出现假阴性结果；③ 抗球蛋白试剂保存不当；④ 离心不当而影响抗球蛋白的敏感度；⑤ 试验中红细胞的数量过多；⑥ 被检血清中 IgG 类蛋白浓度过高，即使洗涤多次也可能抑制抗-IgG 活性；⑦ 由于操作者熟练程度不够把弱反应误判为阴性。

2）DAT。立即看结果，可能会使补体包被造成的凝集反应不明显。

3）IAT。① 红细胞或血清保存不当；② 被检血清中某些同种抗体浓度过高，也会造成前带现象；③ 一些抗体如抗-JK^a 和抗-JK^b 仅在有活性的补体存在下才能检出。而多数抗凝剂能螯合补体结合所必需的 Ca^{2+} 和 Mg^{2+}，因此用血浆代替血清可导致假阴性结果。时间较长或保存不善的样本血清补体活性也可能受损害。

（2）假阳性结果

1）DAT 和 IAT。① 在洗涤和加 AHG 之前红细胞可能已有凝集，这样，在加入 AHG 后观察到的凝集会被错误判断为 IgG 和补体包被了红细胞；② 试验用试管被污染，或是一些颗粒污染被检标本都可能引起细胞凝集；③ 离心力过大引起细胞沉积过实，沉积块不能完全散开，可能误认为是凝集。

2）DAT。① CPD1 保存的献血者血液或凝集血块中，补体主要是 C4，在 4 ℃（偶尔在室温保存时）可以体外致敏红细胞；② 采集在含硅胶的试管中的标本也会引起 DAT 假阳性；③ 混有右旋糖的标本也可能引起 DAT 假阳性。

3) IAT。DAT 为阳性的标本 IAT 必然也是阳性,已包被 IgG 的细胞一般很难做出 IAT 准确结果。因此,对这些细胞上的 IgG 分子必须放散掉才能加入 AHG 进行 IAT 试验。

(三) 吸收放散试验

抗原与抗体结合是有特异性的,因此具有活性的抗体加入相应的抗原后抗体活性就会下降或消失,这种作用称为吸收试验。抗原抗体的结合是可逆的,如改变条件,抗体又可以从结合的细胞上解脱下来,这种方法称放散试验,或称释放试验。

各种血型抗原与抗体结合的最适温度是不同的,因此进行吸收试验时要选择反应的最适温度。如 ABO、MN、P 血型系统抗体在 4 ℃反应最好,应在 4 ℃吸收;Rh 血型系统抗体在 37 ℃反应最佳。即冷抗体在 4 ℃,温抗体在 37 ℃吸收。

吸收试验可用于下列情况:① 从单一血清中分离其中含有的多种抗体;② 去除自身抗体活性,检测与自身抗体同时存在的同种异体抗体;③ 去除血清中不必要的抗体,保留血清中可作为试剂的其他抗体;④ 确定红细胞上存在着特异性抗原,通过它们能够从已知特异性的血清中去除相应抗体的特性进行判断。

放散试验可用于:研究阳性的 DAT;浓缩和纯化抗体;检测弱表达的抗原;鉴定混合多种抗体的特异性;制备无抗体结合的红细胞,用于定型试验和自身吸收试验等。放散试验很多,仅介绍常用的三个方法。

1. 热放散法(又称 Landsteiner 法)　将红细胞盐水洗涤 3 次,取压积红细胞 1 份与 5 份血清混合,置于适合抗体反应的温度1 h,每 10 min 振摇试管 1 次,使充分结合。以大量盐水洗涤此结合抗体的红细胞 3～4 次,洗涤用盐水温度应与抗体相结合时的温度一致。末次所得的压积红细胞加 1/2 容积的生理盐水,置 56 ℃水浴中振摇 10 min,然后立刻离心 5 min(离心套管放 56 ℃水浴以保持试管温度不下降)。立即分离出上清液(微有溶血),即为释放液。

2. Lui(冷冻-融化法)　将洗涤 3 次已被致敏的压积红细胞 10 滴＋惰性 AB 型血清(或白蛋白)2 滴,加塞,旋转试管使红细胞在管壁上形成一层薄膜。平放在－6～－30 ℃中至少 10 min,使其冰冻,然后置 37 ℃水浴中融化,3 000 转/分离心 5 min,上清液即释放液。本法适于用抗球蛋白试验检定 IgG 型 ABO 抗体,用于 ABO 新生儿溶血病的实验诊断。

3. 氯仿释放法

(1) 用生理盐水洗涤红细胞 3～6 次,成比容红细胞。

(2) 一体积压积红细胞加一体积生理盐水或 0.03 M 的低离子强度盐水或 6%牛白蛋白,混匀。

(3) 加等体积的氯仿于压积红细胞与生理盐水的混合液中(红细胞＋生理盐水＝1 份加 1 份氯仿)

(4) 塞住塞子,用力摇动 10 s,然后反复颠倒,充分混匀 1 min,除去塞子。将试管放入 56 ℃水浴 5 min,偶尔用木棒搅拌。

(5) 用 1 000×g 离心 5 min,出现明显三层,顶层为血红蛋白色彩的释放液,中层为红细胞基质,底层含有氯仿。

(四) 吸收抑制凝集试验

用来间接鉴定红细胞上的抗原。如全凝集或多凝集细胞无法用标准定型试剂鉴定血型。当红细胞加入标准试剂后,若有相应抗原则吸收定型试剂中的抗体。吸收后的试剂再用相应细胞测定效价,并与吸收前试剂效价比较,如试剂效价显著下降或不凝集相应红细胞,便可证明受检细胞含有这一抗原,从而间接推测受检细胞的血型。

(五) 红细胞血型不规则抗体的筛选与抗体鉴定

抗体筛选(antibody detection 或 antibody screening)与抗体鉴定(antibody identification)是血型血清中非常重要的工作,而且非常复杂。抗体筛选是初步检测某人血清中有否不规则抗体。所谓鉴定就是识别是什么抗体。抗体筛选试验可在交叉配合试验之前进行,这样有利于对患者抗体的早期确认及鉴定临床上具有意义的抗体,避免一些可能的异常情况而造成病情的延误。

1. 抗体筛选试验　又称抗体检测,是一种初步检查血清中有无抗体的方法。首先要有试剂红细胞(reagent red blood cells)又称筛选细胞(screening cells)。以前多用两个或 3 个有众多血型抗原的 O 型红细胞混合而成。但现在不主张混合而是单个分开,因为单个筛选细胞的敏感性比混合的要强得多,混合细胞对弱抗体可造成假阴性。每套筛选细胞的抗原应互补,并应有纯合子抗原如 M、N、Jk^a、c 等细胞,因为抗 JK^a、抗 c 及抗 M、抗 N 有时仅与纯合子细胞反应,而不与杂合子细胞反应。筛选红细胞应含有临床上认为是重要的全部红细胞抗原,如

Rh、Kidd、MNSs、Duffy、Diego、Xg、Kell、Lewis、P及Lutheran等系统的血型抗原。抗体筛选试验的原则是让受检的血清与特殊的试剂红细胞——筛选红细胞起反应，以发现在37 ℃中有反应活性的抗体。目前国内各实验室常用的方法，大致有盐水介质法、酶法、抗人球蛋白法、聚凝胺法等。可按抗体的血清学特性结合试验的具体条件选择，但必须做抗球蛋白试验。

2. 抗体鉴定试验

(1) 抗体鉴定试验的主要内容

1) 自身红细胞检查。观察患者的血清与患者自身红细胞的反应情况，确定血清内是否有自身抗体或自身抗体和同种抗体二者同时存在。

2) 使用试剂细胞中的谱细胞(panel cell)。应用各种抗体检测技术，检测患者的血清，确定其抗体的特异性。根据谱细胞的反应格局一般可以鉴定常见的抗体。选择不同的谱细胞可以鉴定不同特异性的抗体。

(2) 抗体鉴定试验的注意事项：① 当患者体内的同种抗体有两种或两种以上时，可采用吸收放散试验；② 抗体鉴定时，最好了解患者的全部病史，包括以前的输血史、妊娠史、药物史、年龄、性别和诊断，以利于抗体鉴定结果的解释。反应强度要准确分级，以利于分析剂量效应及多种抗体存在；③ 所有试验完成并记录后，作出解释。解释谱细胞反应的快速和简单方法是所谓“阴性排除法”或“阴性删除法”，即与谱细胞中某种抗原阳性红细胞不反应，受检血清中不可能有抗这些抗原的抗体；④ 为了保证抗体鉴定的正确性，要求每种抗原有足够的阳性和阴性细胞，从而使血清学检测的结果表现出客观的规律而不是偶然的结果。从统计学角度来说，血型抗体鉴定的概率应达到95%，说明观察到的反应格局并非纯属偶然性，即碰巧由其他抗原抗体反应的概率应不超过5%，即P值≤0.05。例如一份血清凝集3份D阳性细胞而与3份D阴性细胞不反应，那么P值为0.05，因而该抗体是抗D的概率为95%，碰巧由其他抗原抗体反应的概率为5%，达到统计学要求。可按Fisher2×2精确方法计算。

血清反应	有抗原	无抗原	总数
阳性	A	B	A+B
阴性	C	D	C+D
总数	A+C	B+D	N(A+B+C+D)

$$P=\frac{(A+B)!\times(C+D)!\times(A+C)!\times(B+D)!}{N!\times A!\times B!\times C!\times D!}$$

A＝血清与阳性红细胞发生阳性反应的数目。

B＝血清与阴性红细胞发生阳性反应的数目。

C＝血清与阳性红细胞发生阴性反应的数目。

D＝血清与阴性红细胞发生阴性反应的数目。

N＝试剂红细胞的总数。

！＝阶乘符号。

(六) 交叉配血试验

交叉配血也称配合性试验，实际上，它只是检查不配合性。科学地说，除本人血液以外，血型不可能完全相同。自从1908年配合试验被Ottenberg采用后，供血者和受血者血标本间的直接配合试验或交叉配血被认为是安全输血绝对必要的。理论上，只要供受双方任何一方血中有与抗体(抗原)相应的抗原(抗体)，双方的血就会不配合。因为除了ABO、Rh血型系统外还有其他很多血型存在，所以交叉配血是指为了发出血型配合的血而进行的一系列操作，其目的是尽可能确保任何一个受血者输了供血者的血液后，不引起有害的反应，使红细胞在输入后能保持最长的存活时间。交叉配血试验通常应包括主侧交叉(受血者血清＋供血者红细胞)和次侧交叉(受血者红细胞＋供血者血清)配血。交叉配血试验至少应在盐水介质和1种不完全抗体介质(白蛋白介质、抗球蛋白试验、酶法、聚凝胺法等)中进行，其目的是选择能给患者提供最大好处的血液。

1. 盐水介质交叉配血试验　主要目的是检测IgM型抗体引起的受血者和供血者之间血液的不相容。人体内IgM类血型抗体主要存在于ABO血型系统。其他如抗M、抗N、抗P1等也可在盐水介质中与含有相应抗原的红细胞产生肉眼可见的凝集反应。

2. 不完全抗体的交叉配血试验　IgG类抗体所致的不相容在盐水介质交叉配血中不能检出，而在临床上最常见的迟发性溶血性输血反应主要是由IgG类血型抗体引起的。IgG类血型抗体是免疫性抗体，因此对于有输血史、妊娠史、器官移植史等的受血者，输血前必须进行不完全抗体的交叉配血试验。具体试验方法主要有：酶介质交叉配血试验、白蛋白介质交叉配血试验、聚凝胺法交叉配血试验、抗球蛋白法交叉配血试验等。而确定不完全抗体存在的最可靠的方法仍然是抗球蛋白试验。

（七）抗体效价测定

血清经连续倍比稀释后与选定的红细胞进行反应，通常以肉眼可见的明显凝集的最高血清稀释度数值的倒数来表示效价。这个半定量的方法能提供血清中抗体的量或红细胞上抗原的情况，常用于产前检查和抗体特异性鉴定。当使用不稀释的血清时，某些抗体能引起普遍的凝集，比较效价滴定结果，就可以显示其特异性。

肉眼观察凝集为1+的最高稀释度的倒数是试验的结果。如果最高稀释的血清仍有凝集，则未达到终点，需继续稀释和试验。

有些血型抗体（如ABO血型系统抗体）可同时以IgM和IgG两种形式存在。可以用巯基试剂来区分这两种形式的抗体。IgM是由5个亚单位组成的多聚体，各亚基间以二硫键相连，巯基试剂可以破坏亚基间的二硫键结构，使IgM失去原有的血清学特性。常用的巯基试剂有2-巯基乙醇（2-Me）和二硫苏糖醇（DTT）等。

二、血型基因鉴定

（一）ABO血型系统的主要基因鉴定技术

研究表明ABO血型系统不同的表型是由于基因水平上几个核苷酸的变化所引起的，针对ABO血型系统的基因分型技术目前主要有以下几种。

1. PCR-DNA测序法　通过PCR扩增ABO基因的主要片段，然后对产物进行序列分析测定，分析发生突变的碱基便可确认血型。ABO血型及其亚型的分子基础主要是通过此法研究清楚的。本方法结果准确可靠，但需要特殊的仪器设备，操作繁琐，成本高，时间较长，不易推广。国内许先国等曾采用测序的方法来检测ABO血型基因型。

2. PCR-限制性片段长度多态性（PCR-restriction fragment length polymorphism, PCR-RFLP）　通过PCR扩增出包含突变位点的特定片段，然后用限制性内切酶消化，得到的片段经凝胶电泳检测便能确认基因型。本方法操作较简单，但需要酶切过程。1995年Stroncek等通过PCR扩增，获得包含261nt和526nt的两个片段，然后用四种限制性内切酶消化。261nt处用BstEⅡ酶（消化A、B基因）、Asp718酶（消化O基因），526nt处用BssHⅡ酶（消化A、O基因）、KasⅠ酶（消化B基因）进行消化，消化后的片段经凝胶电泳确认基因型。国内杨庆红等曾采用PCR-RFLP检测ABO血型基因。

3. PCR-序列特异性引物（PCR-sequence specific primers, PCR-SSP）　针对ABO基因发生突变的位点的不同核苷酸分别设计一系列序列特异性引物，直接扩增出ABO基因片段，通过凝胶电泳观察相应的扩增产物来确认不同的基因。此法简单快捷，易于操作。Yamamoto等采用PCR-SSP法检测A1、A2、B、O1、O2血型基因型，结果显示A1基因频率为18.7%、A2基因频率为0.6%、B基因频率为17.4%、O1基因频率为62.3%、O2基因频率为0.9%。国内朱发明等采用PCR-SSP检测ABO血型基因，可鉴定出六种ABO血型基因型：AB、AA、AO、BB、BO和OO。

4. PCR-单链构象多态性（PCR-single strand conformation polymorphism, PCR-SSCP）　选择性扩增ABO基因片段，加热或用变性剂解开DNA双链，由于ABO基因的核苷酸顺序的不同，二级结构产生差异，在聚丙烯酰胺凝胶电泳中电泳迁移率不同，分析电泳带型即可区别开ABO基因。Ogasawara等曾采用PCR-SSCP检测ABO血型的亚型。

（二）Rh血型基因鉴定技术

近年来，根据RH基因序列，已经研制出了多种检测RH基因型的方法，包括限制性片段长度多态性（RFLP）、PCR-SSO、Southern分析和PCR-SSP等技术，其中目前应用最多的是PCR-SSP确定RHD基因型。该方法是根据RHD基因存在或缺失来区别RHD（+）或RHD（−）。主要针对RHD和RHCE基因之间最具差异的序列（如外显子10、7、5、4和内含子4这些区域的多态位点），设计序列特异的多对引物，PCR扩增，然后电泳，根据PCR产物存在与否，产物片段大小，来区别是RHD（+）还是RHD（−）。国内傅启华，何吉等已有报道。

Rh血型基因分型技术不是一种完美的技术，还存在许多缺陷与问题。还需要对Rh血型系统进行更深入的研究，以改进和完善，才能更好地应用于临床。

（三）其他血型基因鉴定技术

1. Kidd血型基因鉴定技术　Kidd血型系统导致的HDN和输血反应虽然没有ABO、Rh血型系统常见，但报道的个例也甚多，故正确的定型是有效防止临床输血反应和HDN发生的前提。Kidd

血型多采用免疫血清学技术进行分型，利用单(多)克隆抗体进行酶法、聚乙二醇、抗球蛋白试验和柱凝胶离心技术等方法定型，具有快速、简便的优点，但血清学检测易产生一定的假性结果。Yates 等报道由于 IgG 抗-Jk^a/Jk^b结合补体能力变化较大，而导致血清学检查仅有27.9%的抗-Jk^a/Jk^b被正确检出，这在临床输血中存在很大隐患。在一些疑难 JK 血型的鉴定中，血清学检测也暴露出其弱点，Issitt 等报道 1 例 85 岁俄罗斯老妪的 Kidd 血型在两年内发生变化，从 Jk(a＋b－)到Jk(a－b－)，再回复到Jk(a＋b－)，这种 Jk^a抗原的时隐时现很难用血清学探其本质。血清学检测的 Kidd 表型有时很难解释亲代与子代的遗传关系，产前胎儿的 Kidd 血型也很难用血清学鉴定，不能有效防止 HDN 的发生，要求有更精确更灵敏的方法来进行 Kidd 定型。分子生物学技术发展为从基因水平鉴定 Kidd 血型提供了条件，主要方法有：

(1) PCR-RFLP：Olives 等报道应用半巢式 PCR 扩增出一 90bp 的 JK 基因片段，随后用识别特异序列的限制性核酸内切酶 MnlⅠ进行消化，若为 JKA 等位基因，则会产生 31bp 和 59bp 的酶切图谱，而 JKB 片段不能被此酶消化，以此来鉴定 JK 基因型。应用此法还可以检测 JK_{Null}等位基因以解释亲代子代间 Kidd 血型遗传关系和研究 Kidd 血型基因与 1 型糖尿病关系等问题。

(2) DNA 探针技术：应用同一基因位点等位基因的多态性序列设计不同的 DNA 探针，如 Fischer 的 4 种 JK 基因 DNA 探针 MS1、MS31、g3 和 MS43 (用^{32}PdCTP 标记)，根据探针与靶基因杂交结果来进行 Kidd 基因分型。

(3) PCR-SSP：基于 Kidd 基因位点的多态性序列设计不同序列的引物在同一试管中进行 PCR，根据 PCR 扩增产物的不同长度来鉴别 Kidd 基因型。国内傅启华等、周火根等利用 PCR-SSP 法对浙江汉族、畲族的 Kidd 血型系统基因分型，取得较好的效果。

此法操作简便，费用较低，若设置内参照则正确性也很高，可用于大批量血样定型，还可用于解决胎儿 Kidd 血型定型等疑难问题。

(4) DNA 序列分析：应用 DNA 序列分析仪进行 Kidd 基因的直接 DNA 测序，并用专用序列分析软件进行血型定型，但较繁琐，难以常规开展。

2. Duffy 血型基因鉴定技术　抗 Fy^a和抗 Fy^b都是具有临床意义的抗体，二者都会引起即发性或迟发性的溶血性输血反应，也能引起许多轻型乃至重型的新生儿溶血。一旦检测出抗体，必须输注相应抗原阴性的血液。抗 Fy^a和抗 Fy^b属 IgG 型抗体(常是 IgG_1)，在抗人球蛋白介质反应最佳，有少数 IgM 抗体的例子，酶处理的红细胞无法检测抗 Fy^a和抗 Fy^b。

除用抗-Fy^a和抗-Fy^b血清抗人球蛋白法检查 Duffy 血型外，目前常用分子生物学法对其进行检测。如 Yazdanbakhsh 等利用 PCR-RFLP 法检测美洲黑人和白人 Duffy 血型，发现美洲黑人 FYB^{ES}基因频率高达 0.8，而白人中 FYB^{ES}基因很罕见。国内傅启华等利用 PCR-SSP 法检测汉族和畲族 FYA/FYB 等位基因，发现汉族和畲族基因频率较为接近，但与白人有显著差异。

3. MN 血型基因鉴定技术　除用抗-M 和抗-N 血清检查 MN 血型外，目前常用分子生物学法对其进行检测。PCR-SSP(等位基因序列特异性 PCR)基于 MN 基因位点的多态性序列设计不同序列的引物在同一试管中进行 PCR，根据 PCR 扩增产物的不同长度来鉴别 MN 基因型。国内姜侃等曾利用 PCR-SSP 法对浙江汉族、畲族人群的 MN 血型系统进行基因鉴定。

第三节　红细胞血型系统的实验诊断

一、新生儿溶血病(HDN)

新生儿溶血病一般特指母婴血型不合而引起的胎儿或新生儿免疫性溶血性疾病，是孕妇 IgG 抗体透过胎盘，结合于胎儿抗原阳性红细胞，并破坏红细胞，引起贫血。理论上，凡是以 IgG 性质出现的血型抗体都可以引起 HDN，其中以 ABO 血型系统最常见，其次为 Rh 血型系统，Kidd，Duffy，Kell 等血型系统引起 HDN 也有报道(表 51－4)。

表 51－4　其他血型系统引起的 HDN

血型系统	引起 HDN 的抗体	HDN 的严重程度
Kell	抗 K(K1)，抗 K7	常较轻，偶尔较重或引起死亡
Duffy	抗 Fy^a、Fy^b	轻重不等
Kidd	抗 JK^a、JK^b	较轻
MNSs	抗 M、抗 N、抗 S、抗 s	轻重不等，可引起核黄胆和死胎
Lewis	抗 Le^a	较轻
Diego	抗 Di(b)	轻重不等

（一）ABO HDN

ABO 血型系统引起的新生儿溶血病主要是由于胎儿红细胞 A 或 B 抗原与来自母体的抗 A 或抗 B 抗体反应的结果。O 型人具有抗 A(B) IgG 抗体的人数比 A 或 B 型人具有抗 A 或抗 B IgG 抗体的人数明显为多，所以 ABO 溶血病以母亲(孕妇)为 O 型，新生儿(胎儿)为 A 型或 B 型的发病率为最高。由于自然界广泛存在 A 和 B 抗原及其类似物，因而大约有 50％的 ABO HDN 可以发生在第一胎。ABO HDN 的实验诊断(表 51－5)包括以下内容：

1. 患婴及其父母 ABO 血型鉴定　若患婴与其母亲的 ABO 血型相同或母亲为 AB 型，则排除发生 ABO HDN 的可能。否则，需进一步做以下试验。

2. 患婴红细胞直接抗球蛋白试验　由于 ABO HDN 患婴红细胞上结合的抗体很少，直接抗球蛋白试验往往阴性，特别是对于出生 1 周后才送检的样本。用微柱凝胶试验可以提高阳性检出率。

3. 患婴血清游离抗体测定　目的是检测患婴血清中是否存在针对其自身红细胞的抗体。由于引起 HDN 的抗体为 IgG 型，所以必须用间接抗球蛋白试验检测。为提高灵敏度，可以用酶处理红细胞。

4. 患婴红细胞抗体释放试验　可以用热释放试验或 Lui 法或氯仿释放试验等，目的是检测患婴红细胞上是否结合有抗 A 或抗 B 抗体。

ABO HDN 的发生与母体相应 IgG 抗 A 或抗 B 抗体的效价有关，当母体 IgG 抗 A 或抗 B 抗体的效价≥64 时，就有引起 ABO HDN 的可能。所以，在孕期，可以通过测定孕妇 IgG 抗 A 或抗 B 抗体的效价进行 ABO HDN 的产前诊断，有利于及早采取预防和治疗措施。

表 51－5　ABO HDN 的实验诊断

DAT	游离抗体测定	抗体释放试验	实验诊断
＋	＋	＋	ABO HDN
＋	－	＋	ABO HDN
＋	＋	－	ABO HDN
－	＋	＋	ABO HDN
－	－	＋	ABO HDN
＋	－	－	可疑 ABO HDN
－	＋	－	可疑 ABO HDN
－	－	－	血清学试验不能证实 HDN

（二）Rh HDN

Rh HDN 往往发生于第二胎，但也有 1％左右的 Rh HDN 可以发生于第一胎，这种情况多数是由于孕妇曾接受过 Rh 血型不合的输血，极少数可以用 Taylor 提出的“外祖母学说”解释。即 Rh 阴性血型的孕妇在她自己尚为胎儿的时候，其母亲 Rh 阳性的血液经胎盘进入胎儿体内而致敏。

Rh HDN 多由抗 D 所致，即发生于母亲为 Rh 阴性，胎儿为 Rh 阳性时。但在母亲为 Rh 阳性时也可发生 Rh HDN，主要由 C、c、E、e 等抗体引起，其中以抗 E 为多见。另外，由于 R2(Cde)单倍体红细胞上的 D 抗原数(14 000～16 000)比 R1(CDe)高(9 000～14 600)，R2 胎儿在 HDN 时，其贫血的严重度比 R1 胎儿高。也有证据表明，男性胎儿 HDN 比女性胎儿 HDN 严重。

Rh HDN 的实验诊断包括以下内容：

1. 血型鉴定　包括患婴及其父母的 ABO 和 Rh 血型。由于 Rh HDN 患婴 DAT 常为阳性，因此其 Rh 血型的鉴定最好用盐水介质试剂。

2. DAT　Rh HDN 患婴的 DAT 常为阳性，而且一般都≥2＋。

3. 游离抗体测定　由于婴儿体内引起 Rh

HDN的抗体只能来自母亲，而母亲血液中的相应抗体效价一般比患婴更高，血样也更易获得，所以Rh HDN的游离抗体测定，最好使用患婴母亲的标本。检出的抗体性质是IgG型的才有意义。

4.抗体释放试验 一般使用化学放散法，如氯仿放散法。将放散液与谱细胞反应，以鉴定抗体的有无及其特异性。

DAT阳性，抗体释放试验阳性(存在Rh血型系统抗体)，可判定为Rh HDN。游离抗体测定有时可为阴性，如3项试验均阴性，则血清学试验不能证实存在HDN。另外，当母婴Rh血型不合同时ABO血型也不合时，应在游离抗体测定和抗体释放试验中，加入相应的A、B型红细胞以排除合并ABO HDN的可能。

Kidd、Duffy等其他血型系统引起的HDN的实验诊断，可参照Rh HDN。

(三) HDN的产前实验诊断

1. 血型血清学试验 对孕妇或孕前妇女进行血型血清学检查，以估计其将来生产的婴儿是否有患HDN的可能。内容主要包括血型鉴定、抗体筛选和鉴定以及对检出的有意义的抗体进行效价测定等。测定动态观察抗体效价可能有某些预后价值。第一次抗体效价测定一般在妊娠16周进行，然后在28～30周作第二次测定，以后每隔2～4周测定1次。抗体效价持续上升，提示发生HDN的可能性较大。

2. Rh HDN的产前基因检测 由于RHD和RHCE基因的克隆以及人们对于Rh血型系统分子遗传学认识的深入，利用胎儿DNA进行分析，预测胎儿血型的技术应用日益广泛，这就是基于PCR的RH基因分型。利用RH基因的分型技术，对父亲为Rh阳性杂合子、母亲为Rh阴性的胎儿进行早期产前诊断，如果胎儿是Rh阴性就可避免了进一步的侵袭性操作，因而这无疑是1项对人类很有益的技术。

针对单一外显子的扩增，会引起假阴性结果。由于RH基因的遗传变异，存在很多RhD抗原变异体(如部分D抗原)，其分子机理大多为基因重排。如果要扩增的外显子被相应的一段RHCE基因所取代，则无法扩出D基因的外显子而呈假阴性。所以许多学者提出：应使用针对多个有差异的外显子及内含子，设计多对序列特异性引物，进行多重PCR扩增，以消除假阴性结果。Rh阴性血型的遗传背景存在种族差异，东方人群和非洲黑人的Rh阴性血型个体的RHD基因具有遗传多态性。因而当前所使用的基因分型检测技术，并不适用于非表达RHD基因出现频繁的群体中，如非洲黑种人和亚洲黄种人。在白种人中，Rh阴性血型者存在RHD基因的现象非常罕见。因而进行检测时，弄清父、母双方的种群血统是很有必要的。

Rh HDN的产前基因检测，在西方国家应用较广泛，国内应用单位极少。

二、临床输血

(一) ABO血型与临床输血

ABO血型抗体有“天然抗体”与“免疫抗体”之分。所谓“天然抗体”是指没有可察觉的抗原刺激，其血清中就存在的抗体，而“免疫抗体”是经A或B抗原特异性免疫刺激产生的抗A或抗B。

“天然抗体”一般是冷抗体(4 ℃是其适合的反应温度，并在盐水介质中就可与具有相应抗原的红细胞发生凝集反应)，可被血型物质中和而丧失活性，不耐热(70 ℃加热10 min丧失活性)，通常为IgM。新生儿初生时其血清中没有这种抗体或很弱。出生后3～6个月开始出现，强度迅速升高，5～10岁达到高峰，以后又逐渐下降。每个人的抗体效价高低不同，一般而言抗A比抗B效价高，且IgM占优势，只有少量的IgG或IgA。抗A有两种抗体即抗A和抗A_1，抗A能凝集A_1、A_2、A_1B和A_2B细胞，而抗A_1只能凝集A_1、A_1B细胞，不能凝集A_2和A_2B细胞。

O型人血清中不仅含有抗A和抗B，而且还含有抗AB，抗AB抗体起初认为是抗A和抗B的混合物，但若将A型红细胞加入O型血清，使抗体吸附到A型红细胞上，然后再行放散，放散液不但凝集A型红细胞而且也凝集B型红细胞，这种血清学特征在抗A和抗B的混合物中是不会发生的。O型人血清中的抗AB主要是IgG，比抗A和抗B更容易通过胎盘屏障。人们常用抗AB作为血型定型的一部分，以确认弱A和弱B抗原，防止常规定型中的漏检。Ax型是用抗AB鉴定最可靠的亚型。在某些情况下，试验要求至少在室温中孵育10 min。弱A受血者可安全地接受O型血，因为有害后果极为有限，所以有人主张对患者常规定型不必加入抗AB。但对供血者，需要用抗AB作为一单项检查以确定其ABO血型。如果将大量的O型即含有高效价抗AB的血浆输给A型或B型的受血者，会造成红细胞破坏性的输血反应。所以不提倡将O型人的血制品输给非O型的人。

(二) Rh血型与临床输血

D抗原具有高度的免疫原性，80%的D阴性者输注200 mL D阳性血液后可诱发免疫反应。由于这一原因，在许多国家，对每个献血员和输血患者都要进行D定型，以保证D阴性的患者接受D阴性的红细胞制品。这样做的结果是，由于不合输血而引起的输血反应大大减少。

对于涉及Rh血型系统的临床输血，还应注意以下问题：

1. 同种抗体　Rh抗原的同种抗体通常为IgG型，可用间接抗人球蛋白试验检测。Rh血型系统的同种抗体能够破坏输入的红细胞和HDN中的新生儿红细胞。Rhnull和D型者较易产生同种抗体。Rhnull amorph型或调节型者能够产生抗-Rh29（针对"总"Rh的抗体）、抗-Rh17（RhCc/Ee蛋白的抗体）、抗-D、抗-C，或混合抗体。具有抗-Rh29抗体者的输血是一个问题，因为只有Rhnull红细胞可以与其相配。Rhnull表型不但罕见，而且往往有代偿性溶血性贫血，所以不可能符合献血标准。D－，D..，DCW－或Dc－表型者可产生抗Rh－17抗体。具有抗Rh－17的患者也存在输血难题，因为只有相应表型缺失的红细胞才相配。

2. 自身抗体　自身抗体是能够与产生该抗体者的自身红细胞反应的抗体。最佳反应温度为37℃的自身抗体存在于约80%的温性自身免疫性溶血性贫血患者中。虽然许多自身抗体是"非特异性"的，但是，有些是针对Rh抗原的，特别是e抗原。自身抗体通常与抗原阴性红细胞的反应较弱，但是，在这种情况下，输注抗原阴性红细胞，并不比输注抗原阳性红细胞存活时间长。来自于温性自身溶血性贫血患者的自身抗体，可能仅与Rhnull和D红细胞不产生反应（自身抗Rh17），或者仅与Rhnull红细胞不产生反应（自身抗Rh29）。在这种情况下，抗原阴性血液非常难以获得，如果患者处于生命危险状态，抗原阳性红细胞的输注将是不可避免的选择。在大多数情况下，自身抗体与检测红细胞的反应（无论是取自献血员或是检测试剂盒）都是一样的。因此，临床上在输注不相合的红细胞前，通过检测以确保患者血清中不存在隐藏于自身抗体下的有临床意义的同种抗体是非常重要的。

3. 部分D和弱D　弱D表型者不会产生抗D抗体，而部分D者可以产生同种抗D。对于献血者，弱D和部分D的检测可避免将此血液输给真D阴性患者而产生免疫反应的可能。但是，以往资料表明，弱D在多数情况下是不可能产生免疫性的。对于输血患者和孕妇，通常的做法是将弱D或部分D作为D阴性看待。当部分D或弱D者作为献血者，应当作为Rh阳性看待。虽然D^{VI}表型者（部分D）可能产生同种抗D，但是，这对于一个D阳性胎儿引起临床问题的可能性很少。在实际工作中，很难将D^{VI}与其他弱D区分。

(三) 输血前血型血清学检查

输血前血型血清学检查的目的是选择与受血者"相容"的血液或血液制品，使输注的各种血液成分能在受血者体内有效地存活。其内容主要包括三个方面：

1. 血型鉴定　至少应包括供（受）血者ABO血型、Rh血型D抗原等的鉴定。特殊情况还应检测Rh血型系统的其他抗原或其他血型系统抗原。

2. 抗体筛选和抗体鉴定　主要是应用谱细胞对受血者的血清进行抗体筛选和抗体鉴定，以检测受血者血清中是否存在不规则抗体，并对抗体的特异性进行分析。

3. 交叉配血试验　盐水介质交叉配血试验只能检测到IgM型抗体，而临床上引起溶血性输血反应的抗体以IgG型血型抗体为多见。在交叉配血中，必须常规使用不完全抗体的交叉配血试验。

三、Rh缺失综合征

Rh缺失综合征呈常染色体隐性遗传，包括Rh null和Rh mod。Rh null表型个体的红细胞不带任何RhD和RhC/E抗原，这种表型有两种遗传背景，依此分为两种类型Rh null：调节基因型和无效基因型。Rh mod表型是由于Rh基因表达被不完全抑制所引起。

(一) 临床表现

Rh缺失综合征患者表现为慢性贫血和不同程度的球形和口形红细胞增多症。红细胞脆性增加，ATP活性和离子通透性增加，但是离子、水容量以及膜胆固醇降低。同时，在膜脂双层中的磷酯分布异常。

（二）分子基础

1. Rhnull 无效基因型　报道的 2 例 Rhnull 无效基因型，都是 Rh 阴性（D 缺失）患者，RHCE 基因发生突变，导致无效基因型。

（1）RHCE 基因第 7 外显子 ATTCAC ⟶ ATCC，引起读码框架改变（323 位编码子），在 398 位出现终止密码，使编码的 Rh 多肽缺失最后 2 个穿膜结构。

（2）第 4 内含子剪切位点供位突变（GT ⟶ TT），引起剪切变异，产生移码突变。此 2 例病例，均检测不到 Rh30 蛋白，但可以检测到 Rh50 糖蛋白。

2. Rhnull 调节型　多数 Rhnull 属于此型。是由于 Rh 相关蛋白编码基因变异引起的，这些蛋白编码基因的突变，可能抑制了 Rh 抗原的表达。但是，GPB(S/s，u)、LW 和 Fy5 在红细胞上的缺乏，不影响 Rh 蛋白的表达；CD47 缺乏，可能与 Rhnull 相关，但 CD47 不是红细胞特异性的，而且不是引起 Rhnull 的最初原因。因而，Rh50 糖蛋白是最可能引起 Rhnull 的 Rh 相关蛋白。Rh50 糖蛋白由 RHAG 基因编码，RHAG 不是一个多态性座位，至今发现的 RHAG 基因变异均与 Rh 缺失综合征相关。剪切位点突变、错义突变、外显子区小缺失均可影响 RhAG 的表达。外显子 7 周围的 3 个剪切位点突变，均导致相同的移码突变和终止子的提前出现。而在内含子 1 的剪切位点突变，则不能产生成熟的 mRNA。G279E、G280R 和 G380V 点突变，使 RhAG 相应的穿膜结构域消失，影响 Rh50 和 Rh30 蛋白的相互作用。

3. Rhmod　已报道，RHAG 基因 M1I 和 S79N 点突变可以导致 Rhmod，提示 Rhmod 和 Rhnull 调节型是一致的。M1I 突变使 RHAG 使用基因内 ATG 作为启动子，而 S79N 突变，可能减弱 Rh50 和 Rh30 的作用。

四、ABO 血型系统与骨髓、器官移植

器官和骨髓移植均涉及复杂的免疫反应。移植的成功和移植物的长期存活与供、受体的 HLA 抗原系统密切相关。血型抗原与器官移植也有重要关系，A 和 B 血型抗原在大多数实质性器官的内皮细胞上表达，在主要血型不合的移植中由于受体的抗 A 或抗 B 抗体，可诱发超急性移植排斥反应。移植前多次输血可发生致敏反应或出现免疫耐受而使移植的免疫反应进一步复杂化。

由于 ABO 血型抗原广泛存在于肝、心、肺、肾等实质性器官的上皮细胞上，因而这些实质性器官的移植，一般都要求 ABO 血型相配合。这种配合，只要求受者血清中没有针对供者 ABO 血型抗原的抗体。如 AB 型的人的血清中没有抗 A 和抗 B，AB 型的受者可以接受任何 ABO 血型供者的器官（仅从 ABO 血型角度考虑），而 O 型人血清中由于存在抗 A 和抗 B 抗体，O 型受者只能接受 O 型供者的器官，否则将发生由于 ABO 血型不合而引起的超急性排斥反应。

ABO 血型不合的骨髓移植也能成功地进行，这是因为骨髓干细胞并不表达 ABO 血型抗原。当然，由于骨髓移植物不可避免地含有大量的供者红细胞，因此对于 ABO 血型不合的骨髓移植，必须去除移植物中的红细胞，否则，骨髓移植物中的红细胞足以引起严重的溶血性输血反应。另外，ABO 血型不一致的骨髓移植，受者 ABO 血型在移植后将发生改变，在临床输血中，应特别注意。

（何　吉　严力行）

参 考 文 献

1　何吉，傅启华，金蕾等. Rh 阴性血型者 Del 表型和 RhD 基因的检测. 上海医学检验杂志，2002. 17：90～92

2　傅启华，何吉，李海龙等. RhD 基因的检测方法在 Rh 阴性血型基因鉴定中的应用. 中国实验诊断学杂志，2001. 5：75～76

3　傅启华，何吉，洪小珍等. 浙江汉族 Kidd 血型基因分型. 中国输血杂志，2001. 14：240～241

4　周火根，金蕾，傅启华. 浙江畲族 Kidd、Duffy 血型基因型的调查. 中国输血杂志，2001. 14：240～241

5　许先国. Kidd 血型系统研究进展. 国外医学：输血及血液学分册，2001. 24：254～256

6　许先国，何吉，洪晓珍等. Ael 亚型的分子生物学研究. 中国输血杂志，2003. 16：74～77

7　陈赛娟，樊绮诗主编. 现代遗传学检验与临床实践.（第一

版).上海:上海科学技术文献出版社,1999.203～212
8 李勇,杨贵贞主编.人类红细胞血型学实用理论与实验技术.(第一版).北京:中国科学技术出版社,1999.176～181
9 Yamamoto F. Molecular Genetics of ABO. Vox Sang, 2000;78:91～103
10 Daniels G L, Cartron J P, Fletcher A, et al. International Society of Blood Transfusion Committee on terminology for red cell surface antigens: Vancouver Report. Vox Sang, 2003;84:244～247

第 52 章 血小板血型系统

血小板来源于巨核细胞，其主要生理作用是参与机体的止凝血功能。人血小板的正常寿命约为 9～12 d，血小板可由于同种和自身免疫反应而使其寿命缩短或破坏。新生儿同种免疫性血小板减少性紫癜、输血后血小板减少性紫癜以及血小板输注无效等均与血小板血型有关。

第一节 基础理论

一、血小板抗原

血小板表面具有复杂的血型抗原，这些抗原都有各自的遗传背景。输血后紫癜、新生儿血小板减少症、血小板输注无效等均可能与血小板血型有关。血小板血型抗原主要有二大类，即血小板相关抗原和血小板特异性抗原。

（一）血小板相关抗原

血小板表面存在的与其他细胞或组织共有的抗原，称为血小板相关抗原（platelet-associated antigen），又称血小板非特异性抗原或血小板共有抗原。血小板相关抗原包括组织相容性抗原（HLA）和红细胞血型如 ABO、Lewis、I、P 等血型系统相关抗原，目前已知血小板表面的 HLA 和 ABO 系统在临床上有重要意义。

1. 血小板表面的 HLA 抗原系统　目前已经证明，血小板表面存在 HLA－A、HLA－B 和 HLA－C位点等 HLAⅠ类抗原，迄今未发现血小板表面存在 HLA－DR、HLA－DP 和 HLA－DQ 等Ⅱ类抗原。但是经过细胞因子的刺激，在血小板表面能产生 HLA－DR 抗原。用 I^{125} 标记的单克隆抗体 W6/32 检测外周血血小板，发现每个血小板颗粒上平均含有 82 000(55 000～110 000)个 HLA 抗原分子，但不同的方法检测的结果有明显的差异。在幼稚、致密的血小板上 HLA 抗原数目大于老化的血小板。但不同个体血小板表面的 HLA 抗原数目也存在明显的差别，一般相差 2～4 倍，多的甚至达到 8～35 倍。

血小板上的 HLA 抗原可从血浆中吸附或内源性合成，但血小板胞浆内不含 HLA－Ⅰ类抗原糖蛋白，细胞内 cAMP 水平决定了 HLA 抗原的结合能力。血小板 HLA 抗原可能定位在用木瓜酶处理后的 39～43 kDa 的糖肽上。血小板表面携带的 HLA－A、－B 抗原占血液中 HLA－A、－B 抗原总量的 73%左右，但 HLA－C 抗原量很少。

血小板表面的 HLA 抗原可引起同种免疫反应，研究表明，由免疫原因引起的血小板输注无效大部分与 HLA 抗体有关。特别是血小板计数偏低的血液病患者，如造血干细胞移植后 1 个月内，由于患者本身的造血系统被抑制，而植入的造血干细胞尚未完全发挥造血功能，此时需连续输注大量的外源血小板以提高血小板数，这些外源血小板往往是随机献血者的血小板，造成外源 HLA 抗原多次免疫，使机体产生 HLA 抗体，引发随后的血小板输注无效。

2. 血小板表面的红细胞血型系统　目前已经证明，血小板表面存在 ABO、Lewis、I、i 和 P 等红细胞血型系统抗原。关于血小板表面的 ABH 抗原的来源，长期存在争论。1985 年 Dunstan 等使用 IgM 鼠源单克隆抗体研究了血小板的 ABO 抗原系统，他们认为抗原来源于 2 个途径：一是内源性合成，另一是从血浆或体液中吸附。用糖链特异的单抗检测发现，被动吸附的糖链含量不高。在血小板中存在着 2 个 ABH 决定簇：1 个 ABH 决定簇与血小板从血浆中吸附抗原有关，大多为Ⅰ型前体，受 Lewis 基因控制；另 1 个 ABH 决定簇存在于糖蛋白和糖脂分子上，受 H 基因控制。

血小板上的 Lewis 抗原可能都是从血浆中吸附来的，它在临床上的意义尚未确定。而 P 或 I 血型系统不相容导致的血小板输注无效在临床上十分罕见，故目前研究不多。

通过双相放射免疫分析证实，血小板表面没有 Rh、Duffy、Kell、Kidd 和 Lutheran 等血型系统的抗原。

（二）血小板特异性抗原

通常将血小板表面由血小板特有的抗原决定簇组成，表现出血小板独特的遗传多态性，并且不存在于其他细胞和组织上的抗原称为血小板特异性抗原，即人类血小板抗原（Human platelet antigen, HPA）。血小板特异性抗原是构成血小板膜结构的一部分，是位于血小板膜糖蛋白(glycoprotein,GP)上的抗原表位。但最新的研究发现，血小板特异性抗原并非为血小板特有，一些特异性抗原也分布于其他细胞上，如 HPA－1 和 HPA－4也存在于内皮细胞、成纤维细胞、平滑肌细胞上；HPA－5 存在于长效活化的 T 淋巴细胞和内皮细胞上，但目前尚未发现 HPA－2 和 HPA－3 存在于除血小板以外的其他细胞上。

1. 血小板特异抗原的发现　1957 年，Moulinier 采用抗球蛋白中和试验，在一位 4 个孩子均死于新生儿同种免疫性血小板减少性紫癜（neonatal alloimmune thrombocytopenia, NAITP）的妇女血清中，发现第一个血小板特异性抗体，并检测到血小板特异性抗原 Duzo，但 Duzo 抗原自首次报道后未有进一步发现和研究。随后被人们认识且具临床意义的血小板同种特异性抗原是 Zw^a抗原，Zw^a是 1959 年由 Van Loghem 等在一个施行肌瘤切除术的 51 岁妇女血清中发现的，该妇女输血后 7 天发生严重血小板减少症。1961 年 Shulman 等报道的 Pl^{A1}抗原与 Zw^a其实是同一抗原，1963 年 van der Weerdt 发现 Zw^a抗原的对偶抗原 Zw^b。

由于血小板膜表面糖蛋白结构的复杂性，以后不断有血小板抗原被发现和命名，其中有些是新的血小板特异性抗原系统，有些与以前发现的抗原其实是同一抗原，而有些抗体所对应的抗原则是病理状态的血小板膜糖蛋白，如 Pl^E和 Nak 抗体的先证者已被发现分别是血小板糖蛋白 GPⅠb 缺陷的巨血小板综合征（Bernard-Soulier syndrome）患者和 GPⅣ缺陷者。

2. 血小板特异抗原的国际命名　现已报道的血小板特异性抗原系统至少有二十余个。按发现时间顺序排列如下：Duzo、Pl^A(Zw)、Pl^E、Ko(Sib)、Bak(Lek)、Yuk(Pen)、Br(Hc、Zav)、PL^T、Nak、Gov、Sr 等等。为了更好地研究这些血小板特异性抗原，必须对这些无序的抗原进行系统地分类和命名。

1990 年国际血液学标准化委员会/国际输血协会（ICSH/ISBT）血小板血清学研讨会统一了血小板特异性抗原系统国际命名方法：① 血小板特异性同种抗原系统一律命名为人类血小板抗原系统（HPA）；② 不同的抗原系统按发现顺序用数字编号；③ 对偶抗原按其在人群中频率由高到低，用字母命名，高的为 a，低的为 b；④ 今后发现新的 HPA 系统，须经该工作会议（workshop）批准，方能取得正式国际命名。

1990 年被国际输血协会确认的血小板特异性抗原有 5 个系统共 10 种抗原，正式命名为 HPA－1～HPA－5。此后又有一些血小板抗原被发现和非正式命名，2003 年国际输血协会（ISBT）和国际血栓和止血协会（ISTH）建立了一个血小板抗原命名合作平台即血小板命名委员会（The Platelet Nomenclature Committee, PNC），在 1990 年命名的基础上，对血小板抗原系统命名进行进一步完善：到 2003 年止，通过血型血清学方法共鉴定 24 个血小板抗原，其中 12 个抗原归入 6 个 HPA 系统（HPA－1、－2、－3、－4、－5、－15），各包括 2 个对偶抗原；其余的 12 个抗原仅通过同种抗体鉴定到相应的抗原，未发现其对偶抗原；在这 24 个血小板抗原中，22 个抗原（包括 12 个对偶抗原和其他 12 个单独抗原）的分子基础已被阐明，有 2 个抗原（Vaa 和 Moua）由于分子机理尚未明确，暂未被归入 HPA 命名系统，见表52－1。

PNC 命名法中每个系统由 2 个等位基因组成，这未能完全反映血小板特异性抗原的遗传多态性，人为地把位于同一糖蛋白上的不同表位的抗原划分到不同系统中，如 HPA－1(Zw、Pl^A)、HPA－4(Pen、Yuk)、HPA－6w(Tu、Ca)、HPA－7w(Mo)和 HPA－8w(Sr)都位于 GPⅢa 上，故有学者提出，应以不同糖蛋白所对应的 DNA 为等位基因来划分血小板抗原系统，并以此进行系统命名，见表 52－2。但这种命名法也没有得到普遍认可，现在大部分人仍采用 PNC 的命名方法。

表 52-1　2003 年 PNC 公布的血小板抗原系统

PNC 命名		旧名称抗原	相关糖蛋白	相关 CD 分子
系　统	抗　原			
HPA-1	HPA-1a	Zw^a，Pl^{A1}	GPⅢa	CD61
	HPA-1b	Zw^b，Pl^{A2}		
HPA-2	HPA-2a	Ko^b	GPⅠbα	CD42b
	HPA-2b	Ko^a，Sib^a		
HPA-3	HPA-3a	Bak^a，Lek^a	GPⅡb	CD41
	HPA-3b	Bak^b		
HPA-4	HPA-4a	Pen^a，Yuk^b	GPⅢa	CD61
	HPA-4b	Pen^b，Yuk^a		
HPA-5	HPA-5a	Br^b，Zav^b	GPⅠa	CD49b
	HPA-5b	Br^a，Hc^a，Zav^a		
	HPA-6bw	Ca^a，Tu^a	GPⅢa	CD61
	HPA-7bw	Mo^a	GPⅢa	CD61
	HPA-8bw	Sr^a	GPⅢa	CD61
	HPA-9bw	Max^a	GPⅡb	CD41
	HPA-10bw	La^a	GPⅢa	CD61
	HPA-11bw	Gro^a	GPⅢa	CD61
	HPA-12bw	Iy^a	GPⅠbβ	CD42c
	HPA-13bw	Sit^a	GPⅠa	CD49b
	HPA-14bw	Oe^a	GPⅢa	CD61
HPA-15	HPA-15a	Gov^b		
	HPA-15b	Gov^a		CD109
	HPA-16bw	Duv^a	GPⅢa	CD61
		Va^a	GPⅡb/Ⅲa	CD41/61
		Mou^a	不明	不明

表 52-2　建议的血小板血型系统命名法

等位基因命名	血清学命名	PNC 国际命名
GPⅠa Glu505	Br^b	HPA-5a
GPⅠa Lys505	Br^a	HPA-5b
GPⅠb Thr145	Ko^b	HPA-2a
GPⅠb Met145	Ko^a	HPA-2b
GPⅡb Ile843	Bak^a	HPA-3a
GPⅡb Ser843	Bak^b	HPA-3b
GPⅢa	Pl^{A1}	HPA-1a
GPⅢa	Pen^a	HPA-4a
GPⅢa	Mo^b	HPA-7aw
GPⅢa	Ca/Tu^b	HPA-6aw
GPⅢa	Sr^b	HPA-8aw
GPⅢa	Pl^{A2}	HPA-1b
GPⅢa	Pen^b	HPA-4b
GPⅢa	Mo^a	HPA-7bw
GPⅢa	Ca/Tu^a	HPA-6bw
GPⅢa	Sr^a	HPA-8bw

二、血小板特异性抗原的分子生物学

HPA是存在于血小板膜糖蛋白上的血小板特异性抗原，随着血小板膜糖蛋白基因结构的阐明，HPA的多态性也逐步被确定。在已知其分子机理的22个血小板抗原中，其基因多态性大多是由于相应血小板膜糖蛋白结构基因中的单核苷酸多态性(SNP)引起，而致相应位置的单个氨基酸变异所致，见表52－3，惟一的例外是HPA－14w(由3个核苷酸缺失导致1个氨基酸残基缺失)。在6个含对偶抗原的HPA系统(HPA－1、－2、－3、－4、－5、－15)中，其SNP引起的等位基因已经通过大量人群的DNA检测，得到了可靠的等位基因频率。这些抗原系统的共同特点是常染色体显性遗传，多数已被证实是由共显性双等位基因控制。至于单一氨基酸的变异是如何引起抗原决定簇空间构象变化的，目前还不太明了。

(一) HPA－1血型系统(Pl^A、Zw系统)

HPA－1是最早被人们认识且具临床意义的血小板同种特异性抗原。最初确定HPA－1a定位于GPⅢa分子上，相当于在胰蛋白酶与糜蛋白酶的位点之间。最近的研究发现，用胰蛋白酶消化血小板后，在分子量17～23 kDa(在140～190氨基酸处)的一段肽碎片上可检测到HPA－1a抗原活性，但是在还原条件下，抗原性被破坏，说明HPA－1a抗原性与二硫键的存在有关。HPA－1系统的GPⅢa多肽链上第33位氨基酸的变化(Leu33Pro)决定了HPA－1a/HPA－1b的特异性，这一特异性是由HPA cDNA链上T176C多态性决定的。HPA－1a与HPA－1b的基因频率，在白人中分别为0.89和0.11，在汉族人中分别为0.996和0.004，汉族人HPA－1a的基因频率明显高于白人。HPA－1特异性抗体与输血后紫癜综合征以及大多数新生儿同种免疫性血小板减少性紫癜有关。

表 52－3　HPA蛋白结构和等位基因结构多态性

HPA	抗原旧名称	相关糖蛋白	HGNC	Locuslink ID	Ref_Seq	Swiss-Prot	等位基因多态性	成熟蛋白多态性	前体蛋白多态性
HPA－1	Zw、Pl^A	GPⅢa	*ITGB3*	3690	NM_000212	ITB3_Human	T176C	L33P	L59P
HPA－2	Ko、Sib	GPⅠbα	*GPIBA*	2811	NM_000173	GPBA_Human	C482T	T145M	T161
HPA－3	Bak、Lek	GPⅡb	*ITGA2B*	3674	NM_000419	ITAB_Human	T2621G	I843S	I874S
HPA－4	Pen、Yuk	GPⅢa	*ITGB3*	3690	NM_000212	ITB3_Human	G506A	R143Q	R169Q
HPA－5	Br、Hc、Zav	GPⅠa	*ITGA2*	3673	NM_002203	ITGA2_Human	G1600A	E505K	E534K
HPA－6w	Tu、Ca	GPⅢa	*ITGB3*	3690	NM_000212	ITB3_Human	G1544A	R489Q	R515Q
HPA－7w	Mo	GPⅢa	*ITGB3*	3690	NM_000212	ITB3_Human	C1297G	P407A	P433A
HPA－8w	Sr	GPⅢa	*ITGB3*	3690	NM_000212	ITB3_Human	C1984T	R636C	R662C
HPA－9w	Max	GPⅡb	*ITGA2B*	3674	NM_000419	ITAB_Human	G2602A	V837M	V868M
HPA－10w	La	GPⅢa	*ITGB3*	3690	NM_000212	ITB3_Human	G263A	R62Q	R88Q
HPA－11w	Gro	GPⅢa	*ITGB3*	3690	NM_000212	ITB3_Human	G1976A	R633H	R659H
HPA－12w	Iy	GPⅠbβ	*GPIBB*	2812	NM_000407	GPBB_Human	G119A	G15E	G40E
HPA－13w	Sit	GPⅠa	*ITGA2*	3673	NM_002203	ITGA2_Human	C2483T	T799M	T828M
HPA－14w	Oe^a	GPⅢa	*ITGB3*	3690	NM_000212	ITB3_Human	1909～1911delAAG	K611del	K637del
HPA－15	Gov	CD109	CD109	135228	NM_133493	Q8TDJ3	C2108T	S682Y	S703Y
HPA－16w	Duv^a	GPⅢa	*ITGB3*	3690	NM_000212	ITB3_Human	C497T	T140I	T166I
未定HPA的	Va^a	GPⅡb/Ⅲa			不明				
血小板抗原	Mou^a				不明				

注：HGNC为人类基因组基因命名委员会(The Human Genome Organization Gene Nomenclature Committee，htpp://www.gene.ucl.ac.uk/nomenclature)基因命名；

Locuslink ID为美国国立生物技术信息中心(National Center for Biotechnology Information，NCBI)的基因惟一编号(http://www.ncbi.nlm.nih.gov/LocusLink)；

Ref_Seq为NCBI的mRNA参考序列惟一编号(http://www.ncbi.nlm.nih.gov/RefSeq/index.html)；

Swiss-Prot为瑞士蛋白数据库惟一编号(http://www.ebi.ac.uk/swissprot)。

(二) HPA－2 血型系统(Ko、Sib 系统)

血小板特异性抗原 Ko 是由 van der Weerdt 等(1962 年)发现的。Saji(1989 年)发现的在日本人中引起血小板输注无效的 Sib^a 抗原，现已证实与 Ko^a 特异性相同。Ko 抗原定位于GPⅠbα链上，抗-Ko 多为 IgM 型抗体，可直接使血小板凝集。Ko^a 为低频等位基因，基因频率为 0.07～0.09(白人)；而 Ko^b 为高频等位基因，基因频率为 0.91～0.93(白人)，汉族人与白种人的 HPA－2 基因频率相差不大。HPA cDNA C482T 核苷酸的突变导致 GPⅠbα多肽链 Thr145Met 转变，产生HPA－2a和HPA－2b抗原。

(三) HPA－3 血型系统(Bak、Lek 系统)

Bak 是由 Von dem Borne(1980 年)在荷兰人中发现的，发现的第一例抗- Bak^a 引起了新生儿血小板减少症。McGrath 等(1989 年)报告抗- Bak^b 也与新生儿血小板减少有关，家系调查证实 Bak^a 和 Bak^b 呈等位基因分布。Boizard 等(1984 年)报道的血小板抗原 Lek^a 与 Bak^a 特异性相同。Bak^a 表型频率在不同人群有较大差异，即使在白种人群中也有较大差异。而 Bak^a 与 Bak^b 等位基因频率较为接近，经调查我国浙江汉族人 Bak^a 为 0.681，Bak^b 为 0.319。HPA－3 的抗原决定簇位于 GPⅡb，是由于单核苷酸 T2 621G 变异引起多肽链 Ile843Ser 的转变，产生HPA－3a和 HPA－3b 抗原。McGrath 等(1989 年)发现 Bak(a－b－)个体，提示 Bak 系统可能存在第三个等位基因(Bak_{Null} 基因)。

(四) HPA－4 血型系统(Pen、Yuk 系统)

抗原 Pen 是由 Friedman 等(1985 年)报道的，相应的同种抗体发现于患新生儿血小板减少症小孩的母体血清中。Shibata 等(1986 年)报道 Yuk^a 引起两例新生儿血小板减少症，同年又报道 Yuk^a/Yuk^b 为一个新的血小板血型抗原系统，后来证实 Yuk^b 与 Pen^a 特异性相同。在浙江汉族人中 HPA－4a 和 HPA－4b 基因频率分别为 0.996 和0.004。HPA－4 的抗原决定簇位于血小板膜糖蛋白GPⅢa，单核苷酸 G506A 变异引起多肽链 Arg143Gln 的转变，产生 HPA－4a 和 HPA－4b 抗原。

(五) HPA－5 血型系统(Br、Hc、Zav 系统)

Br^a 抗原是由 Kiefel 等(1988 年)报道的，一名 36 岁妇女第二胎婴儿患轻度新生儿血小板减少症，在纯合子血小板上结合的抗体分子数为 2 000 个，而杂合子中仅为 1 000 个，难以用一般间接荧光法检测。后来证实 Br^a 与 Woods 等(1989 年)报道的 Hc^a 和 Smith 等(1989 年)报道的 Zav^a 抗原特异性相同，在淋巴细胞上也有表达，并统一命名为 HPA－5 系统。HPA－5 抗原定位于 GPⅠa，HPA－5 系统抗原的特异性在于 cDNA G1 600A 多态性引起 Glu505Lys 替换。白种人中 HPA－5a 和 HPA－5b 的表型频率分别为 99%和 20%，基因频率为 0.89 和 0.11，浙江汉族人中 HPA－5a 和 HPA－5b 基因频率分别为 0.967 和 0.033。

(六) HPA－15 血型系统(Gov 系统)

Gov^a 及其对偶抗原 Gov^b 是由 Kelton 等(1990 年)报道的，在 1 个多次输血的肾移植患者血清中发现了抗- Gov^a，导致血小板输注无效；在另一出血异常多次输血的患者血清中发现了抗- Gov^b，也导致血小板输注无效，进一步的实验显示相应的抗原位于 CD109 糖蛋白上，HPA－15 系统抗原的特异性在于 cDNA C2108T 多态性引起 Ser682Tyr 替换。Gov^a 和 Gov^b 的基因频率分别为 0.532 和 0.468。

表 52－4 为报道的几个人群中 HPA－1～5 等位基因频率和抗原频率。

(七) 其他 HPA 血型抗原

除 HPA－1、－2、－3、－4、－5、－15 外，其余 HPA 血型的分子生物学研究也有较大进展。

1. HPA－6w 血型(Tu、Ca)　KeKomäki 等(1993 年)在 GPⅢa 上发现一个低频抗原命名为 Tu^a(HPA－6bw)，它与 McFarland 等(1993 年)发现的 Ca^a 抗原特异性相同。HPA－6w 系统的多态性位于GPⅢa 的 Arg489Glu 上，是由其 cDNA 的 G1544A 突变引起。

2. HPA－7w 血型(Mo)　位于GPⅢa 上，其多态性的产生在于 cDNA 的 C1297G 突变，导致氨基酸 Pro407Ala 的替换。

3. HPA－8w 血型(Sr)　Sr^a(HPA－8bw)位于 GPⅢa 上，多态性的产生在于 cDNA 的 C1984T 突变，导致氨基酸 Arg636Cys 的替换。

4. HPA－9w 血型(Max)　HPA－9w 抗原位于 GPⅡb 上，Max^a 是低频抗原，多态性的产生在于 cDNA 的 G2602A 突变，导致氨基酸 Val837Met 的替换。

5. HPA－10w 血型(La)　HPA－10w 抗原位于GPⅢa 上，多态性的产生在于 cDNA 的 G263A 突变，导致氨基酸 Arg62Gln 的替换。

表 52 - 4　中国汉族、畲族和欧洲白人、非洲黑人 HPA - 1～5 基因频率

HPA	基因频率				抗原频率	
	浙江汉族	浙江畲族	欧洲白人	非洲黑人	白种人	日本人
HPA - 1a	0.996	1.000	0.89	0.92	0.979	0.999
HPA - 1b	0.004	0.000	0.11	0.08	0.265	0.037
HPA - 2a	0.903	0.992	0.92	0.82	0.993	未测
HPA - 2b	0.097	0.008	0.08	0.18	0.146	0.254
HPA - 3a	0.681	0.633	0.67	0.63	0.877	0.789
HPA - 3b	0.319	0.367	0.33	0.37	0.641	未测
HPA - 4a	0.996	0.992	1.00	1.00	0.999	0.999
HPA - 4b	0.004	0.008	0.00	0.00	0.002	0.017
HPA - 5a	0.967	0.952	0.89	0.79	0.992	未测
HPA - 5b	0.033	0.048	0.11	0.21	0.206	未测

6. HPA - 11w 血型(Gro)　HPA - 11w 抗原也位于 GPⅢa 上，多态性的产生在于 cDNA 的 G1976A 突变，导致氨基酸 Arg633His 的替换。

7. HPA - 12w 血型(Iy)　HPA - 12w 抗原位于GPⅠbβ/Ⅸ上，Iy 是低频抗原，多态性的产生在于 cDNA 的 G119A 突变，导致氨基酸 Gly15Glu 的替换。

8. HPA - 13w 血型(Sit)　HPA - 13w 抗原位于GPⅠa 上，多态性的产生在于 cDNA 的 C2483T 突变，导致氨基酸 Thr799Met 的替换。

9. HPA - 14w 血型(Oe)　HPA - 14w 抗原位于GPⅢa 上，多态性的产生在于 cDNA 的 1909 - 1911 缺失 AAG，导致氨基酸 611Lys 缺失。

10. HPA - 16w 血型(Duv)　HPA - 16w 抗原位于GPⅢa 上，多态性的产生在于 cDNA 的 C497T 突变，导致氨基酸 Thr140Ile 的替换。

另外曾经报道的血小板抗原尚有 Va^a、Mou^a，前者被定位于 GPⅡb/Ⅲa 上，后者尚未被定位。它们的等位基因结构多态性和蛋白结构多态性也尚不了解，故暂时未被归入 HPA 命名法。Duzo 抗原虽第一个被发现，但至今未发现第二例抗- Duzo，其所在糖蛋白、蛋白结构和基因结构多态性均未知。

通过 HPA 血型的分子生物学研究，破析了 HPA 的基因奥秘和氨基酸序列，结合当前先进的计算机技术，可以模拟血小板抗原决定簇分子空间结构，对血型免疫学的研究有较大的理论与实用价值。未被正式命名的 HPA 抗原，也只有通过 DNA、RNA 和蛋白质水平的进一步研究，才能将它们正式归入 HPA 命名系统。

第二节　血小板血型系统的检测

血小板血型(包括血小板抗原及其对应抗体)在临床医学和输血实践中具有重要意义。1957 年，Moulinier 发现第一个血小板特异性抗体，并检测到血小板特异性抗原 Duzo。在以后很长的时间里，血小板特异性抗原都是通过相应抗体的发现而被检出的。传统研究血小板血型的方法主要依靠血清学分型。近年来，随着分子免疫学、分子生物学的发展和各种标记技术(如流式细胞术、荧光显微镜、免疫电镜等)在医学领域的应用，血小板血清学检测方法有了很大进展，一些分子生物学技术也开始应用于血小板血型分型。

除血小板特异性抗原 HPA 外，血小板表面的 HLA、ABO 等抗原也具有重要临床意义。由于 ABO 血型可用相关红细胞方便地检测，故临床上对血小板血型的检测主要集中在 HPA 和 HLA 的检测上。

一、血清学检测

自从利用血小板凝集技术检测 Zw^a(HPA - 1a)抗原以来，已有许多血型血清学方法被应用于血小板抗原鉴定、血小板抗体检测和血小板交叉试验。如血小板免疫荧光试验、酶联免疫吸附试验、放射免疫吸附试验、混合被动血凝技术、淋巴细胞毒试验等。但由于血小板特异性抗血清的缺乏，利用血清学方法进行血小板血型鉴定仅能在极少数实验室进行。

（一）血小板免疫荧光试验（platelet immunofluorescence test，PIFT）

PIFT是在1978年由von dem Borne等人发明的，既可用于血小板抗原鉴定，又可用于血小板抗体检测和交叉试验。

1. 血小板抗原鉴定　待测血小板用多聚甲醛（PFA）或氯喹预处理，处理过的血小板与已知特异性的抗血清孵育，洗涤，再与标记了异硫氰酸荧光素的抗人球蛋白孵育，再次洗涤并在荧光显微镜下进行观察。若有80%～100%的血小板被荧光素标记，则为4+；有50%～79%的血小板被荧光素标记，则为3+；有30%～49%的血小板被荧光素标记，则为2+；有20%～29%的血小板被荧光素标记，则为1+；有0%～19%的血小板被荧光素标记，则为阴性。实验中最好以已知抗原的血小板作阴性、阳性对照，根据特异性抗体与血小板的反应情况来判断血小板抗原的特异性。

2. 血小板抗体检测和交叉试验　利用已知抗原特异性的血小板细胞谱与待测血清混合反应，其余步骤类似，最后根据血清与血小板细胞谱的反应情况，来鉴定血清中抗体的特异性。血小板交叉试验中则以献血员血小板和患者血清反应，根据反应结果选择交叉反应阴性血小板进行输注。

根据血小板在反应体系中的状态，该方法又可分为血小板悬浮免疫荧光试验（platelet suspension immunofluorescence test，PSIFT）和血小板黏附免疫荧光试验（platelet adherence immunofluorescence test，PAIFT），无论对于悬浮试验还是黏附试验，血小板免疫荧光法是较为可靠的血小板血型定型方法之一。1986年国际血小板血清学研讨会将其定为标准的参考方法，并规定任何新的血小板抗体检测方法均应与其进行比较。1981年Anderson等利用微板对此项技术进行了改进。

PIFT法的优点在于：① 因为在显微镜下只观察荧光标记的血小板，所以可以避免由于细胞碎片等引起的非特异性反应；② 多特异性的抗球蛋白试剂可以识别IgG、IgA和IgM抗体。而其缺点在于反应不灵敏，血小板至少要结合1 000个IgG分子才能得到阳性结果。大多数的HPA-5抗体不能被免疫荧光法检测，这可能是因为抗原位点太少引起的，因此，HPA-5抗体最好通过单克隆抗体特异的血小板抗原固定试验检测。另外，特异性的抗血清的缺乏，也导致该法不能常规普及。

（二）血小板固相微板技术（solid-phase technique）

又称为固相红细胞黏附法（solid-phase red blood cell adherence，SPRCA）或混合细胞黏附试验（mixed red cell adherence assay，MRCA），理论上讲，此法既可用于血小板抗体检测和交叉试验，也可用于血小板抗原鉴定，但前者的应用更为常见。国内傅启华、周火根等报道应用此法检测血小板抗体和进行血小板交叉试验，效果较好。

1. 血小板抗体检测　首先，血小板表面膜蛋白（取自多个O型血小板混合物）被包被在微孔中，在相应微孔中加入待测血清或对照血清（强阳性、弱阳性和阴性血清），血小板抗体与微孔内的血小板抗原结合，最后加入抗-IgG致敏的指示红细胞离心。如果血小板与待测血清中的抗体反应，那么红细胞将均匀覆盖在血小板上，离心后在微孔底形成单层，判为阳性；否则指示红细胞将在微孔中央形成紧密的细胞扣，判为阴性。如果应用已知抗原特异性的血小板谱，则可判断待测血清抗体特异性；若血小板经氯喹或酸预处理，则可区分抗-HPA和抗-HLA；若血小板未经预处理，则仅能判断待测血清中有无血小板相关抗体。

2. 血小板交叉试验　首先制取献血员血小板并包被在微孔内，相应微孔加入患者血清或对照血清，反应后经指示红细胞观察结果，取阴性献血员血小板进行输注。

3. 血小板抗原鉴定　待测血小板被固定在微孔中后，加入已知特异性抗体反应，经过指示红细胞观察反应结果，并根据已知抗体判断血小板特异性抗原。

使用低离子强度介质LISS可以提高血小板抗原抗体反应的敏感性。应用该技术不仅可以检出血小板特异性抗体，同时可以检出HLA抗体，而且操作简便，除平板微孔条离心机外，不需要特殊昂贵仪器，是1种较为理想的血小板抗体检测和交叉试验技术，并在较长时间内被广泛推广。该方法的缺点是特异性不高，有一定的假性结果，如供/受间

ABO 血型不合、试验用血小板在体内已被 IgG 致敏时，易出现假阳性结果；试验用血小板为稀有表型，不能被包被在微孔中时（如 CLB 公司的 MASPAT 试剂微孔中为 HPA－1a 和 HPA－3a 抗体，不能包被 HPA－1b 和 HPA－3b 稀有表型血小板），易出现假阴性结果。目前有市售的标准化试剂盒，如 Immucor 公司的 Capture－P® 系统（包括抗体检测系统和交叉试验系统）和 CLB 公司的 MASPAT 试剂盒。国内刘达庄等报道的简易致敏红细胞血小板血清学技术（SEPSA）原理与该法相同。

（三）单克隆抗体特异的血小板抗原固定试验（monoclonal antibody-specific immobilization of platelet antigens assay，MAIPA）

MAIPA 是 1987 年 Kiefel 等报道的 1 项应用较为广泛的免疫学技术，该法仅能用于血小板抗体检测，不能用于血小板抗原鉴定。

MAIPA 的原理是：血小板特异性抗原，如 GPⅡb/Ⅲa（包含 HPA－1a/1b 和 HPA－3a/3b 抗原）、GPⅠa/Ⅱa（包含 HPA－5a/5b 抗原）、GPⅠb/Ⅸ、GPⅣ和 HLA－Ⅰ类抗原等，分别包被在各个微孔中，使用前各微孔加入工作洗液室温放置，以活化包被的抗原。再加入经预稀释的待测血清和对照血清反应，洗涤后加入酶标抗人－IgG/A/M 混合液，经底物显色后加终止液终止反应。测 405/490 nm 双波长吸光度 A，待测样本 A 值大于或等于 2 倍阴性对照 A 值，判为阳性。根据微孔中包被抗原的特异性来鉴定待检血清中的抗体特异性。

由于血小板特异性抗原被包被在固相表面，而不是自然存在于血小板膜表面，抗原的纯度和丰度可人为控制，故该法灵敏度和特异性都较强。如在血小板膜上表达量很少的 HPA－5 抗原，不能被 PIFT 法检测，但 MAIPA 法能很好地检测出来；对于一些淋巴细胞毒试验不能检测的 HLA 抗体（有些抗体无细胞毒作用），也常能用该法检测；而且该方法的检测过程中无须专门制备血小板，操作较为简便。故 MAIPA 法常被作为血小板抗体检测的一种参考方法。该法的缺点是：由于包被的抗原特异性种类有限，故一些低频抗体无法被检测出来。

（四）改进的抗原捕获酶联免疫吸附试验（modified antigen capture ELISA，MACE）

前述的 MAIPA 法是将血小板特异性抗原固定在微板上，而 MACE 法与 MAIPA 法不同，是将广谱血小板抗体（鼠抗人－GPⅡb/Ⅲa）和广谱 HLA 抗体（鼠抗人－HLA－Ⅰ类）固定在微板上，通过夹心法检测未知抗体的特异性。该法也主要用于血小板抗体检测和血小板交叉试验。

MACE 法的原理是：取献血员或随机混合血小板，与待测血清混匀反应。血小板与抗体致敏后，加入血小板细胞裂解液，将裂解后的抗原抗体复合物分别加入包被有抗－GPⅡb/Ⅲa 和抗－HLA－Ⅰ的微孔内，复合物中的血小板膜蛋白与相应的抗体结合而被固定在微孔中。再加入酶标抗人－IgG（该二抗仅与原复合物中的抗体结合，而不与包被在微孔中的抗体结合），经底物显色，终止反应后测 405 nm 处吸光度 A，待测样本 A 值大于或等于 2 倍阴性对照 A 值为阳性。此法特异性较高，血小板无须氯喹或酸预处理就能区分血清中的 HLA 和 HPA 抗体，适用于确诊试验和血小板抗体鉴定。目前有市售的标准化试剂盒。

（五）流式细胞仪检测技术（flow cytometry，FCM）和珠子介导的血小板相关抗体检测法（LifeMatch™ Luminex[100] screening assay）

流式细胞仪是 1 项集激光、电子物理、光电测量、计算机以及细胞荧光化学、单克隆抗体等技术为一体的新型高科技仪器，它能对处在快速直线流动状态中的单个细胞或生物颗粒进行多参数的、快速灵敏的定量分析和分选。

1. FCM 法血小板抗原鉴定　取待测血小板与已知特异性的血小板抗体反应，再加入荧光素（如 PE）标记的抗人－IgG，避光反应后加入 PBS 悬浮，上机分析。根据细胞在流式细胞仪上的前向角和侧向角确定血小板区域，排除红细胞、白细胞和碎片的干扰，并分析血小板区的荧光强度。阴性对照管内以血小板抗体阴性血清代替待检血清，根据阴性血清确定 Cutoff 值，判断反应结果。并根据已知血小板抗体的特异性鉴定血小板抗原特异性。

Tazzari 等（1997 年）在反应体系中增加了 RPE 标记的 CD41 抗体，使血小板设门更加准确，当然也可用荧光标记的 CD61 等血小板特异性抗体，但要注意附加抗体不能与已知特异性的一抗有交叉反应。

2. FCM 法血小板抗体检测和交叉试验　若检测已致敏在血小板上的血小板相关抗体，则血小板经洗涤后直接加入荧光标记抗人－IgG 作为二抗，并上机检测，如 Christopoulos 等(1993 年)报道的 FCM 定量检测血小板表面 IgG 法；若检测血清中游离的血小板抗体，则需增加随机混合血小板与待测血清致敏步骤，其余步骤类似，该试验尚不能确定抗体特异性。图 52－1 为国内许先国等(2003 年)报道的流式细胞术检测血小板相关抗体和交叉试验的设门和结果判断。

Becton Dickinson 公司的 CBA(cytometric bead array)技术，可能是一种能用于血小板抗体筛选的技术，利用不同大小的微珠来捕获已知特异性的不同血小板抗原和 HLA 抗原，捕获后的微球与待测血清混合，由于抗原抗体的特异性选择，不同的血小板抗体会结合到不同大小的微球上，而不同大小的微球在 FCM 上可轻易区分检测、定量和分离。根据不同大小微球的荧光强度，可以鉴定待检血清中的多种抗体特异性。这个方法的最大优点在于：可分离纯化高质量、高特异性的血小板抗体，以用于其他方面的检测。但 CBA 技术尚未被正式应用于血小板抗体检测和分选。

Lifecodes 公司的 Luminex^{100} 检测系统，是参照流式细胞仪原理设计的新型珠式激光检测仪，该仪器主要用于 HLA 基因分型和 HLA 抗体检测。由于血小板表面存在 HLA－A、HLA－B 和 HLA－C 位点等Ⅰ类抗原，故输血产生的大部分血小板相关抗体为 HLA－Ⅰ类抗体，可以用 Luminex^{100} 系统检测血小板相关抗体。Lifecodes 公司与 HLA－Ⅰ类抗体检测相关的试剂盒有 LifeMatch™ liftscreen kit (同时检测 HLA－Ⅰ和Ⅱ类 IgG 抗体)和 LifeMatch™ ID(ClassⅠ) kit(单独检测 HLA－Ⅰ类 IgG 抗体)，二者的原理类似，只是 Luminex^{100} 微珠包被的抗原不同。前者包括四种不同微珠的混合物(分别包被 HLA－Ⅰ类糖蛋白、HLA－Ⅱ类糖蛋白以及阴性、阳性对照四种微珠)，后者的 Luminex^{100} 微珠是 52 种微珠混合物(分别包被 50 种不同的 HLA－Ⅰ类糖蛋白和阴性、阳性对照)。

二者实验步骤基本相同：在空白微孔板中加入包被 HLA－Ⅰ类糖蛋白的液相微珠与少量待测血清，混匀避光。反应一段时间后，洗去未结合的抗体，再加入 PE 标记的抗人 IgG，再次温育，最后加入稀释液在 Luminex^{100} 系统上检测。微珠内容物为两种不同染料的各种不同组合搭配，在 Luminex^{100} 系统激光照射下可形成 100 种不同微珠定位，所以根据不同定位微珠上的 PE 平均荧光强度，结合对照血清，可用软件自动分析实验结果。

FCM 和 Luminex^{100} 技术操作简便，结果分析自动客观，可定量和分选，适用于临床和研究领域的血小板血型检测。由于仪器和试剂投入昂贵，这些技术尚未被普及。

(六) 微柱凝胶血小板定型试验(microcolumn gel test for platelet typing)

这项技术是建立在传统血小板检测和免疫微柱凝胶基础上的 1 项新技术。将血小板、待检血清和指示红细胞加到微柱反应腔中，经孵育和离心后，观察结果。如果血小板被抗体致敏，则形成血小板-血小板抗体-抗 IgG－指示红细胞四位一体的凝集网络，离心后被滞留在微柱上面或中间，结果显示阳性；如指示红细胞离心后沉淀到柱底，则为阴性结果。该法操作简便、快速、敏感性强，结果易于观察。目前红细胞血清学的微柱凝胶技术(如 DiaMed 试剂)已有广泛应用，由于血小板血清学的微柱凝胶技术所需的仪器设备与红细胞系统类似，故此法值得进一步推广。

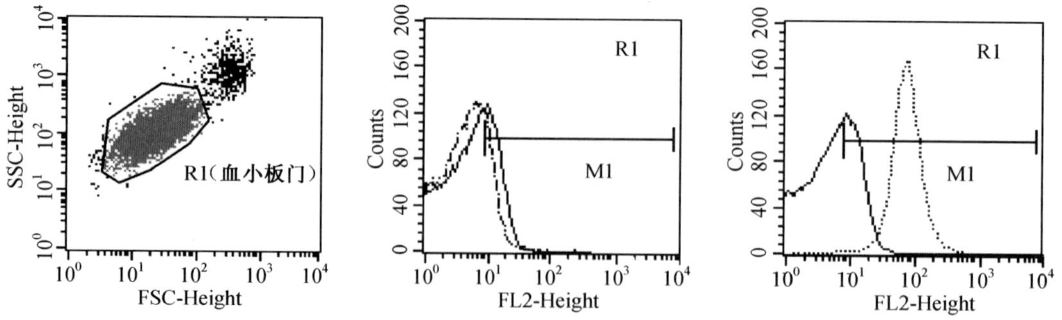

R1 为血小板设门，中图为血小板抗体阴性，右图为血小板抗体阳性
(实线为二抗的 $IgG_{1,\kappa}$ 同型对照管，虚线为测定管)

图 52－1　FCM 法检测血小板相关抗体

此外，还有一些血清学方法用于血小板抗原鉴定和血小板抗体检测，如免疫印迹法、淋巴细胞毒试验、混合被动血凝技术、乳胶凝集试验等，都各有优缺点。如免疫印迹法主要用于未知抗原的鉴定，淋巴细胞毒试验主要用于 HLA 抗体检测，各实验室可根据自身的特点选择不同方法。

二、基因分型

HPA 血清学分型需要 HPA 抗血清，目前的 HPA 抗血清一般都来自于人源。由于人源抗血清稀少，而且可能被其他同种抗体，特别是 HLA 抗体污染，容易造成假阳性结果；在一些 NAITP、PTP 或 PTR 患者中，较难获取足够的血小板用于血清学检测，故一直希望有一种更实用的方法取代血清学方法。20 世纪 90 年代后，分子生物学技术的不断发展和对血小板抗原、基因结构研究的突破性进展，使血小板血型的基因分型成为可能。由于目前所知的大部分 HPA 等位基因多态性皆为单核苷酸多态性(single nucleotide polymorphisms, SNP)，故 HPA 的基因分型方法与 SNP 检测方法类似，目前主要有以下方法用于血小板抗原基因分型。

(一) PCR－RFLP

Newman 等(1989 年)的研究揭示了 HPA－1a/b 等位基因间仅有 1 个碱基的差异，并用 Nci Ⅰ 限制性核酸内切酶消化扩增出的 HPA－1 cDNA 片段来区分 HPA－1a 和 HPA－1b，获得成功。PCR－RFLP 的原理是：从血液或组织细胞中提取基因组 DNA，设计包含等位基因多态性区域的引物进行 PCR 扩增，扩增后的 DNA 片段用特异性的核酸内切酶消化，然后用琼脂糖凝胶电泳分离消化片段，根据 PCR 产物是否被酶切及酶切片段长度来区分各等位基因。

后来随着 HPA 各等位基因序列的阐明，PCR－RFLP 技术应用于 HPA 分型已越来越普遍，并在技术上也有所改进。如 Simsek 等扩增的 DNA 片段上有等位基因共同的酶切位点，据此可作为酶切是否完全的内在质控，避免 PCR－RFLP 因酶切不完全而致的假阴性结果。

PCR－RFLP 法和其他方法相比，方法比较简单，DNA 纯度要求不高，实验重复性好，可进行大批量检测，如人群基因频率调查。但该法也存在缺点：酶切条件不易掌握，特别是双酶切时的反应体系和温度；而且 PCR－RFLP 法需要一定的限制性酶切图谱，并非每一个 HPA 等位基因中都具有相应的可以区分等位基因多态性的酶切位点，因而使用范围受到一定的限制。如 HPA－4(Yuk)和 HPA－8(Sr)系统缺乏合适的酶切位点，不能直接使用此法进行分型。通过对引物的修饰，Reiner 等(1997 年)利用 PCR－RFLP 法对 HPA－4a 和HPA－4b进行了分型。他们设计了一对包含 HPA－4a/b 多态性 G526A 的引物，与常规方法不同的是，正向引物的 3′端的 G 替换为 T(该位置位于 G526A 多态性的上游 2 个核苷酸处)，导致 HPA－4a 等位基因扩增的 PCR 产物产生一个“人为的 TaqⅠ酶切位点(TCGA)”，而 HPA－4b 等位基因此处扩增产物为 TCAA，无酶切位点产生。通过 TaqⅠ内切酶的消化，可以较好地区分 HPA－4a 和 HPA－4b。

根据引物修饰达到碱基错配目的，使 PCR 产物能直接用于 RFLP，这种方法的使用，使 PCR－RFLP 已能成功地用于大部分 HPA 等位基因分型。

(二) PCR－等位基因特异性寡核苷酸探针法(PCR-allele specific oligonucleotide probes, PCR－ASO)

Mcfarland 等(1991 年)首先将此技术用于 HPA－1 的分型。此法可用于无限制性酶切位点的 HPA－4(Yuk)和 HPA－8(Sr)等系统多态性的确定。他们用一对特异性引物扩增 GPⅢa 基因上包含 HPA 等位基因多态性的一段 DNA，然后将 PCR 扩增产物点样固定于杂交膜上，分别与 2 个 5′端标记有地高辛的特异性寡核苷酸探针进行杂交。这 2 个探针仅有 1 个碱基的差别，分别针对 HPA－1a 和 HPA－1b，根据杂交结果判断 HPA 特异性。另一种反向斑点印迹杂交是对 ASO 技术的改良，Bray 等(1994 年)将 HPA－1～55 对 5′端标记有亲和素的探针预先结合于杂交膜上，而 5 对引物的 5′端标记有生物素，PCR 扩增产物与结合有探针的杂交膜杂交，结果可以通过底物显色检测。反向斑点印迹杂交技术与 PCR－ASO 相比，具有更省时、简便等优点。二法都具有特异性强的优点，但 PCR－ASO 法(包括反向杂交)需杂交过程，比较费时、繁琐，杂交背景较强或杂交信号较弱时，结果难以判断。PCR－ASO 法能用于大部分已知基因基础的血小板血型系统，如 HPA－1～6 系统。

(三) PCR－SSP

PCR 引物的延伸是从 3′端开始的，引物的 3′端不能发生错配，否则其延伸就会受到抑制。目前，已知的HPA等位基因多态性大多数是由1个核苷酸变异引起的，因而如果将此多态性核苷酸设计为引物的3′端，就可以分别扩增HPA等位基因。Metcalfe和Waters等首先将此技术用于HPA-1的基因分型。目前，PCR-SSP技术已在HPA基因分型中得到广泛的应用。如国内严力行等（1999年）、朱发明等（2001年）应用PCR-SSP法检测HPA-1～6w系统等位基因。研究表明，浙江省汉族人群HPA-1～5系统等位基因频率与日本人群基本一致，与欧洲白人、美洲黑人有明显区别。

该技术具有快速、简便和可靠之优点，整个操作过程仅需3～5 h，这是目前其他HPA基因分型技术所不能比拟的。在分型过程中，除引物设计必须合理、特异外，在反应中要仔细调节Mg^{2+}浓度，严格控制退火温度。一般在同一反应体系中加入另一对引物（通常扩增人生长激素基因HGH的一段）作为内参照，该内参照引物总会产生一个DNA片段，与HPA基因型无关，作为PCR有效性的质控。

PCR-SSP是一种相对简单的方法，因为PCR以后只需要两步即可，它们通常是电泳和肉眼观察结果。也有报道用酶联免疫吸附试验（ELISA）来检测等位基因特异性扩增产物，但用于HPA基因定型有一些潜在的缺点：结果不能自动获取，结果的阅读存在错误的可能性。严格按照既定方案操作对于避免错误的反应非常重要。最佳条件建立起来后仍然存在发生微小漂移的可能性，例如加样器偏差所致。虽然HPA-1基因定型有更好的单管的改进方法报道，但通常情况下，对每一个双等位基因抗原系统仍需要2个反应管，这样所需的样品和试剂加倍了，也增加了潜在的错误的可能性。现也有几种用单个PCR反应管同时鉴定几个等位基因的多元的方法，但是随着发现的抗原数目的增加这些方法会变得越来越困难。另外一个问题是序列特异性引物在设计时其可能的选择是有限的，最好的例子是HPA-5的基因定型的发展。在HPA-5的SNP的3′端，引物的目标序列上含有一段连续13个腺嘌呤的序列，所以在报道的HPA-5基因定型的方法中，除一例外都使用SNP的5′端的序列来设计等位基因特异性引物。虽然人们努力去改进引物的设计，但用PCR-SSP对HPA-5进行基因定型的错误率仍然较高。

（四）PCR-单链构象多态性（PCR-SSCP）

单链DNA（ssDNA）在非变性聚丙烯酰胺凝胶电泳中的迁移率与其分子大小和三级构象有关，ssDNA呈现的三级结构由其整个的序列决定，如果单个碱基的差异改变了三级构象，则能够按电泳迁移率的不同被检测到。本方法利用单链多态DNA在非变性的聚丙烯酰胺凝胶电泳中的迁移率不同进行HPA分型。如Peyruchaud等（1995年）报道利用PCR-SSCP对HPA-1和HPA-3进行基因分型：2对引物分别扩增HPA-1和HPA-3相应片段，取部分扩增产物进行琼脂糖电泳观察PCR产物特异性，其余产物与等量变性液（甲酰胺加电泳载样液）混匀，100 ℃ 4 min变性形成单链，然后在冰上速冷，以防止互补链的重新结合。在聚丙烯酰胺凝胶上电泳，银染显色，根据电泳迁移率不同判断结果。

这种技术主要的限制在于需要对不同外显子、凝胶基质、电泳温度和条件进行最优化。如果SSCP条件的不恰当，可能会漏检单核苷酸多态性。SSCP电泳要求准确的温度控制，因为温度的变化会影响ssDNA的迁移。迁移率在不同胶之间不会总是相同的，但同一块胶内，带有已知质控品的情况下，样本与样本之间可以进行比较。该技术最初使用放射活性标记物，后来改成非放射性银染色。如果在PCR过程中加入荧光标记引物，并使用自动DNA测序仪来检测条带，电泳时再加上电泳内标准（如ROX-500）和含相同内标准的ladder，则整个过程更加灵敏，且更易控制试验条件。该法主要用于未知确切突变位点的多态性检测，例如Glanzmann血小板机能不全的患者（其SNP的准确位置尚未知），比直接测序更经济，但是对于常规HPA分型，由于操作比PCR-SSP繁琐，故在血小板基因分型上应用不广。

（五）其他检测

除前面介绍的这些经典分子生物学方法外，还有一些新近发展起来的HPA分型方法，包括寡核苷酸连接试验、同源双链优先形成试验、差异性解链曲线图分析、5′核酸酶分析、微型测序和完整DNA序列分析法等方法。寡核苷酸连接试验和同源双链优先形成试验两种方法，是利用分子生物学方法将目的基因进行标记，再用酶联免疫吸附分析方法进行检测，它综合了分子生物学的高灵敏度和酶免法的高特异性，使HPA基因分型更准确特异；

差异性解链曲线图分析、5′核酸酶分析和微型测序等方法则将 PCR 与荧光标记技术相结合，使 HPA 基因分型趋向于自动化和定量检测方向；完整 DNA 序列分析法由于方法繁琐，操作周期较长，适合于新发现的 HPA 基因的研究鉴定。

1. 寡核苷酸连接试验(oligonucleotide ligation assay, OLA)或连接酶链式反应 Legler 等报道采用寡核苷酸连接试验检测 HPA－1～5 系统。在寡核苷酸连接试验中，决定 HPA 抗原的 SNP 基因位点，在同一管中进行 PCR 扩增，然后将 PCR 产物分为多份，分别与各对等位基因特异性探针一起孵育，这些探针与 SNP 邻近序列互补。在一条探针的 3′端包含了一个等位基因特异性碱基，在 2 条探针与互补序列结合后，它们可以在耐热的 DNA 连接酶的作用下共价连接，从而形成 1 个能用 ELISA 检测的双标记的产物(图 52－2)。

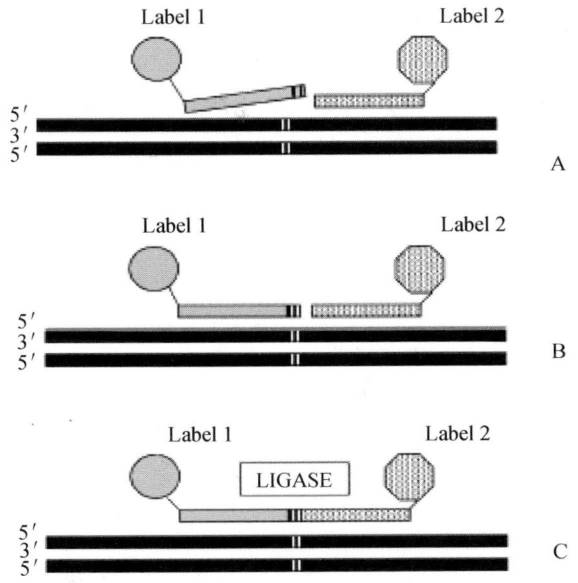

A. 扩增产物与一对标记探针孵育，其中一个探针 3′端为等位基因特异性碱基；B. 当扩增产物与探针序列匹配时，2 条探针都结合在 DNA 链上；C. 两条探针通过连接酶共价结合，形成 1 个能被 ELISA 检测的双标记产物。

图 52－2 寡核苷酸连接试验

一条杂交的探针上有 1 个标记物，用于将探针连接在固相表面(例如：生物素标记可连接于链亲和素包被的板或珠上)，另 1 条探针的标记物是 1 个指示物(例如毛地黄毒苷)，可用于 ELISA 进行检测(例如：碱性磷酸酶标记的抗毛地黄毒苷)。如果模板上不含有等位基因特异性碱基，则等位基因特异性探针就不会结合上去，连接也不会发生，双标记的产物不能形成，则指示物不能用 ELISA 检测到。

OLA 与 ASO 比较，其优点在于没有了对温度敏感的杂交和洗涤步骤，通过设计使 2 条探针具有相同的 Tm 值，我们可以使用标准的热循环程序进行杂交。ELISA 使得 OLA 试验的检测系统比 ASO 为基础的技术更易于实验室设备自动化。但是 PCR－OLA 是一个异质性的系统，因为它需要 PCR 后的基于 ELISA 原理的特异性产物检测。

2. 同源双链优先形成试验(preferential homoduplex formation assay, PHFA) Fujiwara 等报道采用 PHFA 进行 HPA 分型，该技术的原理是：1 个双标记的扩增物(一种参考双链 DNA，它的 2 条链被分别标记)与未标记的待测 DNA 双链杂交时，对 DNA 链之间的相互竞争。

参考 DNA 片段的序列通过直接测序确定，在温度变化率准确控制条件下杂交，同源双链比异源双链将优先形成。当双标记的标准双链 DNA 的序列与未标记待测 DNA 序列相同时，由于同源双链之间链的交换，双标记的双链 DNA 的比例将会大大减少；当二者的序列不相同时，即使存在 1 个碱基的差异，由于同源双链优先形成，与杂合双链相比，双标记纯合双链 DNA 的形成占优势，其形成的双链的数量与杂交前相差不大。重新形成的双标记双链 DNA 的一条链标记了生物素，可以被连接于链亲和素包被的微孔板上，它的另 1 条互补链标记了二硝基苯酚(DNP)，因而可通过酶标 DNP 抗体，用 ELISA 的方法进行检测，见图 52－3。

PHFA 的优点在于不需要电泳，ELISA 可以自动化，可用软件进行结果判读。其缺点在于它是一个异质性系统，需要 PCR 以后的处理。1996 年的第 8 次血小板血清学研讨会上报道了这种 PHFA 试剂盒，实验总耗时 6 h，并报告了 14 个该试剂盒使用者的试验结果。

3. 差异性解链曲线图分析 差异性解链曲线图分析的信号检测系统与荧光定量 PCR 原理类似。它利用 2 个标记探针与包含多态性的扩增产物上的两段相邻序列杂交，当 2 个探针均能连接上去时，会在供者荧光标记物(荧光素)与受者指示标记物之间发生荧光共振能量转移(FRET)，FRET 信号的密度与特异性 PCR 产物的量成正比。稍短的等位基因特异性的指示探针没有较长的锚探针稳定，在较低温度时从模板上解离下来，见图 52－4。

最大解离(失去荧光)发生的确切温度 Tm 是序列特异性的,单个碱基的变化会使 HPA-1 多态性的两个 17-mer 的等位基因特异性探针的 Tm 产生 10 ℃的差异,并可用 Light Cycler™很容易地检测到。32 个标本的整个 PCR 循环和 Tm 图,只需要 30 min,在一个封闭的系统中即可完成,且不需要 PCR 以后的处理。

4. 5′核酸酶分析(TaqMan™分析) 5′核酸酶分析利用 Taq 多聚酶的核酸酶活性。TaqMan™探针(Applied Biosystems, Warrington, UK)包含一个 5′端的指示染料和一个 3′末端的淬灭剂,在 1 个完整的探针中,荧光染料靠近淬灭剂使得探针的荧光信号通过 FRET 作用而减弱。Taq 酶在引物延伸过程中,特异性移去杂交的探针,利用其 5′核酸酶活性将 TaqMan™探针从待测 DNA 上解离,释放出指示荧光染料,见图 52-5。

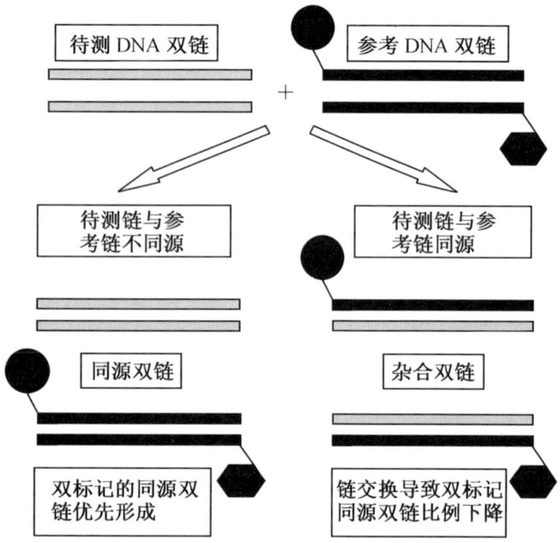

图 52-3 同源双链优先形成试验

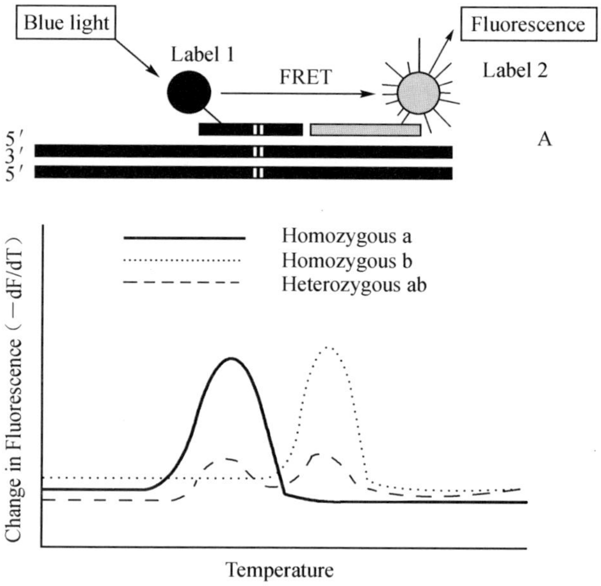

A. 一对标记不同荧光的序列特异性探针与待测 DNA 杂交,当两者相互靠近时发生 FRET;B. 温度依赖性探针杂交时的解链曲线分析,Tm 值与探针和模板间的同源性密切相关。

图 52-4 差异性解链曲线图

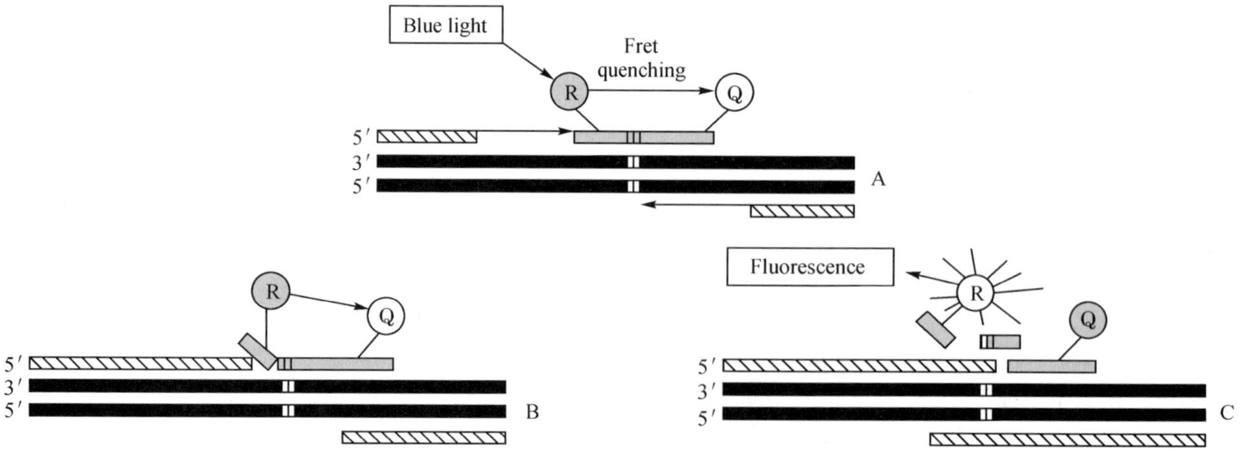

A. 标记指示染料 R 和淬灭剂 Q 的特异性探针退火结合在待测 DNA 链上;
B. 探针被 5′核酸酶移去;C. 指示染料被释放而发出荧光。

图 52-5 5′核酸酶分析

指示染料与淬灭剂的分离，导致指示染料的荧光强度随着每一个扩增循环而增加。现虽已发展了实时定量PCR，5′核酸酶分析还能对HPA双等位基因系统的等位基因进行高效率的鉴别。两种特异性探针分别标记两种不同荧光染料FAM和VIC，这两种染料可通过光谱进行区分。将两种探针均置于同一PCR混合物中，这样就可以在同一管内对每一个双等位基因系统进行基因定型，这一方法已成功地运用于HPA-1、-2和-3基因定型。

在1个96孔板或384孔板检测系统中，通过检测两种标记的等位基因探针的相对荧光强度来确定基因型。标准化、通用PCR程序的使用加上设计的引物和探针以及Primer Express ™软件（Applied Biosystem），使检测者几乎不需要对试剂的最佳条件进行摸索，系统软件根据空白孔（无模板DNA）、2个等位基因对照孔（如HPA-1a1a和HPA-1b1b）的标准化荧光值自动进行等位基因的确定，基因型通过系统软件直接用宽幅纸形式报告或输出到患者或供者资料库并进行报告。最近发展的微槽结合（MGB）探针进一步加强了TaqMan检测HPA的能力，即使HPA的SNP位点包含在富含单一核苷酸重复序列的基因片段中（如HPA-5，有一段13个腺嘌呤残基序列与G1648A多态性部位相邻），很难用PCR-SSP等方法检测，我们也可以用MGB技术得到很好的等位基因鉴定结果。微槽结合有额外的结合能量，因而探针的Tm会增高，这允许探针长度缩短到12个碱基，所以MGB探针比通常的TaqMan探针要短。

不需PCR后的样本操作，以及在一个同质的系统中检测，大大减少了终产物污染和标本溯源错误的可能性。该分析技术具批量检测的能力，从每天不足一板到每天多板均可，自动化加样系统每小时可完成34 000个双等位基因PCR-SNP反应的加样。该系统检测能力的限制步骤是PCR的能力，因为10块384孔的PCR板需要2个多小时和10台热循环仪。

总之，将仪器自动DNA抽提和PCR仪相结合，基于等位基因特异性指示荧光释放的等位基因鉴定系统，对大量的供者或患者人群进行高效率HPA基因定型是非常理想的，而且资料获取均通过Oracle/NT应用环境加以自动化，将誊写错误的可能性降到极低。

5. 微型测序法（Minisequencing）　现有的HPA-SNP检测的其他方法还包括微型测序的方法。与SNP相邻的一个普通引物首先结合在模板上，在PCR混合物中有一种核苷酸是双脱氧核苷三磷酸酸（ddNTP），它整合在引物上会阻止进一步的聚合作用，如果加入的ddNTP与SNP互补，则引物只有1个碱基连接上去，如果是别的等位基因，则引物会延伸直到遇上与ddNTP互补的碱基，延伸终止。最终的等位基因特异性引物可用灵敏的MALDI-DOF MS方法进行解析。或者用不同的荧光色素标记ddNTP，从而根据荧光来对等位基因特异性产物加以检测。另外一种方法利用发光来检测互补碱基连接到延伸的寡核苷酸链上时释放的焦磷酸，dNTP每次加入一种，只有加入一种互补碱基时会得到1个信号峰。

目前，已利用多元的微型测序PROBE反应与MALDI-TOF MS相结合的方法检测HPA-1的多态性，通过将扩增后检测到的DNA片段与通过计算得出的每个等位基因预期片段相比较，来进行HPA-1基因定型。

6. 完整的DNA序列分析法（Complete DNA sequencing）　利用PCR或克隆纯化制备DNA或cDNA模板，用DNA序列分析仪对HPA多态性位点进行序列分析。该法能直接检测HPA的未知多态性位点，但操作复杂，成本较高，常用于新突变位点的检测。

血清学方法简单、快速、成本低，血型抗原的血清学定型是基因分型的前提，而且目前还没有合适的分子生物学方法进行血小板抗体检测和血小板交叉试验；分子生物学方法结果准确、可靠，样本要求低（不需要血小板）。二者各有所长，应相互参考，相互补充。目前，血小板血型抗原分型主要运用分子生物学技术，而血小板抗体检测和交叉试验主要运用血清学技术。针对不同实验检测目的，各实验室可以根据各种检测方法的特点，选择适合自己的实验方法。

第三节　血小板血型系统的实验诊断

免疫性血小板减少症主要有三大类：① 自身免疫性血小板减少症；② 同种免疫性血小板减少症，

包括新生儿同种免疫性血小板减少性紫癜、输血后血小板减少性紫癜以及血小板输注无效；③ 药物诱导免疫性血小板减少症（drug induced immune thrombocytopenia, DIIT）。研究发现，HPA及相应抗体在AITP、NAITP、PTP以及PTR等疾病中具有重要意义。

一、自身免疫性血小板减少性紫癜

与自身免疫性溶血性贫血（AIHA）相似，AITP主要由于自身免疫系统失调，机体产生针对自身血小板相关抗原（包括HPA、HLA等）的抗体，从而引起免疫性血小板减少，AITP比AIHA更常见。AITP的实验室检查类似于AIHA，见表52－5。

表52－5 AIHA和AITP常用诊断试验

检测目的	AIHA	AITP
细胞上是否存在自身抗体	直接抗人球蛋白试验	血小板相关IgG
血清中是否存在抗体	间接抗人球蛋白试验	血小板抗体筛查
血清中抗体的特异性	自身/同种/二者皆有	血小板特异性/HLA特异性

由于巨核细胞表面存在与血小板相同的抗原成分，所以血小板自身抗体不仅可与自身或同种血小板结合，还能与巨核细胞结合。AITP最有诊断价值的试验是检测细胞上是否存在自身抗体，但Kelton等经计算后认为，血小板相关免疫球蛋白（PAIgG）对AITP的诊断价值，不如直接抗人球蛋白试验（DAT）对AIHA的诊断价值。研究发现，对于AITP、PAIgG的阳性诊断价值仅为46%，阴性诊断价值为82%；而对于AIHA、DAT的阳性诊断价值为83%，阴性诊断价值为99%。对于严重血小板减少症患者，由于得不到试验所需血小板，PAIgG检测较难进行。

二、新生儿同种免疫性血小板减少性紫癜

与新生儿溶血病（HDN）发病机理相似，由于血小板血型不同，胎儿的血小板抗原刺激母体产生血小板相关抗体，导致胎儿和新生儿血小板减少。该病在白种人中的发生率约为1/1 000～2 000，80%左右的NAITP是由HPA－1a抗体引起的；但是在黄种人中，由于HPA－1a抗原频率极高，推测HPA－3a和HPA－4a抗体可能是引起的NAITP主要原因。对母体和胎儿进行HPA DNA分型可为NAITP的产前诊断提供依据，其实验诊断原理基本同HDN，二者比较，见表52－6。

表52－6 HDN和NAIH的实验诊断

指　标	HDN	NAITP
母细胞表面缺乏常见抗原	红细胞抗原鉴定	血小板抗原鉴定
抗体特异性	红细胞抗体筛选	血小板抗体筛选
婴儿血细胞包被有IgG	直接抗人球蛋白试验	血小板相关Ig检测
低频率抗原抗体	母血清＋父红细胞	母血清＋父血小板

HLA抗体在NAITP中的作用还有争论，因为HLA抗原广泛分布于血小板外的其他细胞上，这就有一个竞争性结合作用。偶然情况下，竞争多余的HLA抗体可能与胎儿血小板结合导致NAITP。

三、输血后血小板减少性紫癜

PTP的症状与在红细胞系统发生的迟缓性溶血性输血反应（DHTR）相似，但PTP的发生概率小于DHTR（后者为0.12%）。PTP往往在输注红细胞、血浆或血小板后约1周发生，严重者可能有生命危险。其机理可能为“Innocent Bystander”形式破坏，与血小板抗体有关。在各人群中与PTP有关的抗体有HPA－1a、HPA－1b、HPA－2b、HPA－3a、HPA－3b、HPA－4a等，诊断时可检测血清中的血小板相关抗体结合血小板抗原定型。该病恢复期为6～100 d（平均24 d），超过40 d者往往较严重，可用血浆交换法和静注免疫球蛋白治疗，并选择交叉配合的血小板进行输注。

四、血小板输注无效

血小板输注无效的原因较为复杂，分免疫性和非免疫性二类。引起免疫性PTR的因素包括HLA抗体、血小板特异性自身抗体、血小板特异性同种抗体、ABO抗体、免疫性复合物等。引起非免疫性

PTR 的因素包括脾肿大、脾切除、骨髓移植、弥散性血管内凝血(DIC)、静注两性霉素 B、抗菌素、出血、发热等，同时与输注的血小板寿命也有关。Doughty 等报道，有 44%的恶性血液病患者会产生血小板输注无效，其中 88%是与非免疫性因素有关，单独非免疫性因素占 67%，另 21%与免疫性因素共同存在。血小板抗体存在于 25%的 PTR 患者中，其中血小板抗体单独存在为 13%。Friedberg 等则认为，任何 PTR 都不能归因于一种原因。

同种免疫因素引起血小板输注无效，大多仅涉及 HLA－A、HLA－B、HPA、ABO 抗原抗体反应。① HLA 抗体：在动物和人的研究中表明，单独血小板上的 HLA－Ⅰ类抗原不足以引发 HLA 抗体产生，血小板制剂中残留白细胞的污染是输注血小板后产生 HLA 抗体的主要原因。因人群差异，在输注未去除白细胞血液的患者中，30%～100%可产生 HLA 抗体。目前我国卫生部颁布的防止同种免疫的输血标准，少白细胞的血液成分中残留白细胞数应低于 2.5×10^6 个(按 200 mL 全血制备计算)，由于白细胞含量极低，无法用常规的血细胞计数仪检测，目前国际上正研究一些新的检测方法，如采用新型计数板、流式细胞术等用于残留白细胞检测。② HPA 抗体：研究发现，HPA 抗体多与 HLA 抗体同时存在。理论上讲，在白种人中由于 HPA－3a、3b 抗原频率比较接近，血小板特异性抗体应以 HPA－3 系统为多见，但事实上，HPA－1a、1b、2b、Nak^a 是白人中最多见的血小板特异性抗体。③ ABO 抗体：虽然 ABO 血型系统抗体在 PTR 中的作用经常被忽视，事实上，抗 A、抗 B 可以明显缩短血小板寿命，有时也是引起 PTR 的原因。在 ABO IgG 抗体效价>1∶64 时，ABO 血型不合的血小板输注常易发生 PTR。

PTR 患者血小板输注时，有基于 HLA 配型原则的筛选和基于交叉配合试验的筛选，两者各有其优缺点：基于 HLA 配型原则的筛选，对避免大多数 HLA 抗体比较有效，但在患者体内存在抗- HPA 等其他抗体时，该法不能避免 PTR 的发生；而基于交叉配合试验的筛选，能避免本次输注的血小板发生 PTR，但交叉配合的供受体间血小板相关血型可能仍是不同的，多次输注后也可能使患者产生新的血小板相关抗体。血小板血型检测的具体方法，包括抗原抗体检测、交叉试验和血小板血型基因定型等，见本章第二节。

(许先国，傅启华)

参考文献

1　傅启华，金蕾，严力行. 固相红细胞黏附试验用于血小板交叉试验. 临床检验杂志，2000. 18：165
2　周火根，单筠. 血小板抗体检测方法的比较. 上海医学检验杂志，2001. 16：310
3　严力行，朱发明，金蕾等. 用 PCR－SSP 方法对血小板抗原-1 基因分型. 中国输血杂志，1999. 12：79～81
4　朱发明，严力行. 浙江省汉族人群血小板同种抗原 1～6 基因频率的研究. 血栓与止血，2001. 7：109～111
5　许先国，何吉，刘晋辉等. 流式细胞仪法用于血小板相关抗体检测和血小板交叉试验. 中国输血杂志，2003. 16：161～164
6　刘达庄主编. 免疫血液学.(第一版)上海：上海科学技术出版社，2002. 103～110
7　Lyou JY, Chen YJ, Hu HY, et al. PCR with sequence-specific primer-based simultaneous genotyping of human platelet antigen-1 to-13w. Transfusion, 2002; 42: 1089～1095
8　Meyer O, Hildebrandt M, Schulz B, et al. Simultaneous genotyping of human platelet antigens (HPA) 1 through 6 using new sequence-specific primers for HPA－5. Transfusion, 1999;39:1256～1258
9　Thude H, Gatzka E, Anders O, et al. Allele frequencies of human platelet antigen 1, 2, 3, and 5 systems in patients with chronic refractory autoimmune thrombocytopenia and in normal persons. Vox sang, 1999;77:149～153
10　Kjaer KM, Jaegtvik S, Husebekk A, et al. Human platelet antigen 1 (HPA 1) genotyping with 5′ nuclease assay and sequence-specific primers reveals a single nucleotide deletion in intron 2 of the HPA 1a allele of platelet glycoprotein IIIa. Br J Haematol, 2002;117:405～408

第 53 章　白细胞抗原系统

白细胞表面存在的血型系统抗原有三类：① 与红细胞共有的血型抗原，如 ABO、Kidd、Kell 等血型系统抗原；② 与其他组织细胞共有的血型抗原，即人类白细胞抗原（human leukocyte antigen，HLA）；③ 白细胞特有的血型抗原，如粒细胞特异性抗原系统。

第一节　基础理论

一、HLA

在研究组织移植的过程中发现，移植物赖以存活的基础由供者和受者细胞表面的抗原所决定。这种引起移植物排斥反应的抗原称为移植抗原，亦称组织相容性抗原（histocompatibility antigen）。在人类，主要组织相容性复合物（major histocompatibility system，MHC）即 HLA。

HLA 是迄今为止人类染色体中多态性程度最高的区域。自 1965 年起 HLA 区域的多态性每年都在增加，至 2004 年 1 月，HLA 区域已发现的等位基因数总和已达到 1 664 种，见表 53 - 1。

表 53 - 1　HLA 等位基因数(至 2004 年 1 个月)

HLA 基因	等位基因数
HLA - A	303
HLA - B	559
HLA - C	150
HLA - DRA	3
HLA - DRB	440
HLA - DQA	25
HLA - DQB	56
HLA - DPA	20
HLA - DPB	108

(一) HLA 命名原则

HLA 的国际命名及管理由世界卫生组织命名委员会属下的 HLA 系统命名委员会负责。其原则如后：① 代表染色体上一段区域或一个系统的符号，在 1975 年以前为 HL - A；在 1975 年第 6 届国际组织相容性专题讨论会（IHW）后改为 HLA。② 基因座位的符号以 A、B、C、D 等英文大写字母表示。③ 每一个座位上的特异性符号以 1，2，3 等数字编号。由于历史原因，HLA - A 和 B 座位上的特异性编号不重叠。④ 取消原来编号后的 w 标记。但两点例外：Bw4 和 Bw6 作为表位以便和其他 B 座位等位基因产物相区别，以及以经典细胞学分型方法鉴定的 D 和 DP 分子特异性保留 w。⑤ HLA - C座位的 Cw1～Cw8 等特异性已得到公认，但是为了避免与补体系统命名混合，仍保留字母 w，即以 Cw 为所有 C 座位特异性命名。⑥ HLA基因以数字表示，前 2 位表示最相近的 HLA 特异性，后 2 位表示亚型的等位基因，如 A＊0101 和 A＊0102 两个基因的产物都是血清学方法检出的 A1 抗原，但它们的 DNA 序列不同。⑦ 第 5 位数字代表“沉默取代”，即该基因中发生个别核苷酸碱基取代，但不影响所编码的氨基酸序列。如 A＊31011 和 A＊31012 二者的 DNA 序列不同，但编码的 A31 抗原的氨基酸序列相同。⑧ 第 6，7 位数字代表相应启动子（内含子或侧翼区）序列的多态性，如 DRB4＊0101101。⑨ 末尾加 N 表示无效等位基因或不表达基因，如 DRB4＊0101102N。⑩ 不能区分等位基因时，允许取最前面两位或 4 位数字表示，见表 53 - 2。

表 53-2　WHO 认可的 HLA 抗原特异性

A (24)	B(49)		DR(17)
A1	B7	B52	DR1
A2	B703	B53	DR103
A203	B8	B54	DR4
A210	B13	B55	DR7
A3	B18	B56	DR8
A11	B27	B57	DR9
A23	B2708	B58	DR10
A24	B35	B59	DR11
A2403	B37	B60	DR12
A25	B38	B61	DR13
A26	B39	B62	DR14
A29	B3901	B63	DR1403
A30	B3902	B64	DR1404
A31	B4005	B65	DR15
A32	B41	B67	DR16
A33	B42	B71	DR17
A34	B44	B72	DR18
A36	B45	B73	
A43	B46	B75	
A66	B47	B76	
A68	B48	B77	
A69	B49	B78	
A74	B50	B81	
A80	B51		

(二) HLA 基因

HLA 基因定位在第 6 号染色体短臂 21.3 区域，基因组 DNA 长约 3 500 kb，是迄今所知人类最富多态性的遗传系统，约占人类基因组基因碱基数的 0.1%，是调控人体特异性免疫应答和决定疾病易感性个体差异的主要基因系统。根据功能和产物结构的不同分成 3 组：经典 HLA 基因、免疫功能相关基因和免疫无关基因。与输血、移植急性排异反应有密切关联，并且也是传统意义上的 HLA，即为经典 HLA 基因。经典 HLA 基因又分为 HLA-Ⅰ类基因和 HLA-Ⅱ类基因，HLA-Ⅰ类基因包括 A、B、C 等座位，位于 HLA 基因复合体远着丝点一端，其产物称为 HLA-Ⅰ类分子或Ⅰ类抗原，由各基因座位编码的重链和 15 号染色体非 HLA 基因编码的轻链 β_2-M 共同构成。HLA-Ⅱ基因座落在复合体近着丝点端，至少分为 DR、DQ、DP 三亚区，产物称为 HLA-Ⅱ类分子或 HLA-Ⅱ类抗原，系由分子量相近的 α 链和 β 链组成的异二聚体，双链皆由Ⅱ类基因编码。DR、DQ、DP 三亚区至少具有 6 个基因座位，分别对应于 3 组异二聚体：DRA，DRB；DQA，DQB；DPA，DPB。DRB 有 DRB1、DRB3、DRB4、DRB5 等，其中 DRB2、DRB6～9 为假基因，没有产物表达。DRB 必须和单一座位的 DRA 在一起共同表达异二聚体：出现 DRA-DRB1、DRA-DRB3、DRA-DRB4 等不同的 DR 基因组合。因而 HLA-Ⅱ类基因在其座位数量和组成方面比Ⅰ类基因更为复杂。编码 MHC-Ⅰ类重链、Ⅱ类重链和Ⅱ类轻链的基因结构大体相似，都有多个外显子和内含子组成。第一外显子是先导序列，然后依次是编码膜外功能区及跨膜区和胞浆区，一般多态性最高而且与临床关系密切的是编码胞外功能区的第二三外显子。非经典 HLA 基因Ⅰ类包括 HLA-E、F、G；Ⅱ类包括 HLA-DM、DO、DN，只表达较少的多态性。

HLA 基因结构的主要特征为高度的多态性，主要表现在三个方面：① 基因组成、表达产物的类型方面，以大量功能各异的基因座位显示多样性；② HLA 复合体以丰富的复等位基因显示个体差异和种群结构上的多态性；③ 在 HLA 基因转录上游调节区，顺式作用元件因等位基因不同出现结构变异。

(三) HLA 分子分布

经典 HLA-Ⅰ类分子以糖蛋白形式在几乎所有有核细胞表面表达，非经典 HLA-Ⅰ类分子的表达有别于经典 HLA-Ⅰ类分子。Ⅰ类分子表达量最高的是淋巴细胞，巨噬细胞、树突状细胞，中性粒细胞也高表达 HLA-Ⅰ类分子。淋巴细胞随着成熟度增加，HLA 抗原浓度递减，HLA-DR，DQ 抗原只存在于部分细胞上，主要是抗原递呈细胞，如 B 细胞、单核细胞、巨噬细胞、树突状细胞等。中性粒细胞，未致敏的 T 细胞，肝、肾、脑及胎儿滋养层细胞等均不表达 HLA-Ⅱ类分子。

(四) HLA 遗传方式

HLA 基因及其复合体具备某些不同于其他真核基因系统的特征：① 单型遗传，即以单倍型为单位由亲代传给子代具有连锁遗传的特点；② 共显性遗传，指每对等位基因所编码的抗原都表达于细胞膜上，无隐性基因也无等位基因排斥现象；③ 连锁不平衡，指单型基因非随机分布，某些基因总是经常在一起出现，其单型频率比理论值要显著增高，而另一些又较少出现。

二、人类粒细胞特异性抗原系统

粒细胞特异性抗原具有粒细胞组织分布限制性，只分布于中性粒细胞、嗜碱性粒细胞、嗜酸性粒细胞。由于嗜酸性粒细胞和嗜碱性粒细胞在正常人全血中含量非常低，所以要确定这二类细胞上的抗原非常困难，至今很难用实验方法检测。虽然目前检测的是中性粒细胞上的粒细胞特异性抗原，但仍统称为粒细胞特异性抗原。

（一）粒细胞特异性抗原的命名

粒细胞特异性抗原是 1960 年 Lalezari 首先报道的。以往，都按照 Lalezari 的命名方法对新发现的粒细胞特异性抗原进行命名。1998 年，ISBT 的粒细胞抗原工作组于西班牙 S'Agro 制定了 1 个新的粒细胞抗原命名法则。此命名法则根据粒细胞抗原的糖蛋白位置对粒细胞同种抗原进行命名。粒细胞特异性抗原被称“HNA”，作为人类粒细胞同种抗原（human neutrophil alloantigens，HNA）的缩略语。抗原糖蛋白的定位用阿拉伯数字表示，如 HNA－1 定位于 $Fc\gamma^{Receptor Ⅲ b}$。同一糖蛋白不同的多态性则根据发现先后顺序用小写英文字母表示（如 HNA－1a，HNA－1b，等）。编码糖蛋白的基因根据人类协作组有关基因图谱的命名法则来命名如 $Fc\gamma^{Receptor Ⅲ b}$［$Fc\gamma^{R Ⅲ b}$］基因命名为 $FCGR^{3B}$，基因的多态性用阿拉伯数字表示，与基因名间用“＊”号相隔。到目前为止，HNA 系统包括七个抗原，分属于五种糖蛋白类型，见表 53－3。

（二）HNA－1 抗原

粒细胞膜上最具有临床特异性的糖蛋白是 FcγRecepterⅢ b（FcγRⅢ b，CD166）、HNA－1a、HNA－1b、HNA－1c 都位于 FcγRⅢ b 上。另外，30％的粒细胞自身抗体可以识别 Fc 区的 IgG 抗体表位，FcγRⅢ b 和与其极为相似的 FcγRⅢ a 共同组成 Fcγ 受体 3 型，Fcγ 受体属于免疫球蛋白超家族系。FcγRⅢ a 被发现位于单核细胞、巨噬细胞和 NK 细胞上，而 FcγRⅢ b 却只表达于粒细胞上，每个粒细胞表面拷贝数为 190 000（120 000～400 000）。FcγRⅢ b 通过 GRI 锚定于粒细胞膜上，使之在磷酯双分子层外侧具有高度横向移动性，FcγRⅢ b 具有结合免疫复合物，并把它们清除出循环系统的能力。FcγRⅢ b 具有两个 IgG 类似区，近膜区主要功能是与配体结合，远膜区功能尚未确定。编码 FcγRⅢ b 的基因位于 1 号染色体长臂端，包含 5 个外显子。mRNA 编码 233 个氨基酸（amino acid，aa），但被表达的糖蛋白只有 186 个 aa，前 17 个 aa 是信号肽。

HNA－1 系统是目前发现的惟一具有多态性的粒细胞特异性抗原系统。对 FcγRⅢ b 基因 cDNA 分析发现，位于第 3 外显子的 5 个核苷酸的替换与 HNA－1 的多态性有关，见表 53－4。

表 53－3 人类粒细胞抗原（HNA）

系统	糖蛋白	抗原	等位基因	旧命名
HNA－1	$Fcr^{Receptor Ⅲ b}$	HNA－1a	FcGR3B＊1	NA1
		HNA－1b	FcGR3B＊2	NA2
		HNA－1c	FcGR3B＊3	SH
HNA－2	CD177	HNA－2a	CD177＊1	NB1
HNA－3	GP70－95	HNA－3a	未确定	5b
HNA－4	CD11b(MAC－1)	HNA－4a	CD11B＊1	MART
HNA－5	CD11a(LFA－1)	HNA－5a	CD11A＊1	OND

表 53－4 HNA－1 系统抗原与 FcGR3B（FcγRⅢB）基因多态性

核苷酸 （氨基酸）	HNA－1a	HNA－1b	HNA－1c
cDNA141(aa36)	G(Arg)	C(Ser)	C(Ser)
cDNA227(aa65)	A(Asn)	G(Ser)	G(Ser)
cDNA266(aa78)	C(Ala)	C(Ala)	A(Asp)
cDNA277(aa82)	G(Asp)	A(Asn)	A(Asn)
cDNA349(aa106)	G(Val)	A(Ile)	A(Ile)

在高加索人和非洲黑人中 HNA-1b 比 HNA-1a更常见，而在中国、日本及美洲土著人中分布则相反。HNA-1c 是 FcγRⅢb 的另一种多态性，是由 266 位上单个核苷酸 C→A 替换引起的。HNA-1c 在 5%的高加索人和 30%非洲黑人的粒细胞上有所表达，在中国人、日本人和美洲土著人中却是缺失的。

(三) 其他 HNA 抗原

HNA-2a 是另一具有临床意义的粒细胞特异性抗原。它不仅位于细胞膜上，在细胞内某些小的管道和特异性粒体膜上也有所发现。HNA-2a 的糖蛋白功能尚不明了，但它被认为具有受体功能。与 FgRⅢb 相似，HNA-2a 是一 56～64 kDa 的糖蛋白，通过一个 GPI 锚定于细胞膜上。HNA-2a 的特性之一是它只表达于单个粒细胞的亚群，细胞群中表达 HNA-2a 的比率是 0～100%，在单一个体中这一比率长时间保持不变。HNA-2a cDNA 具有 1 311 个碱基，编码 437 个氨基酸。HNA-2a 阴性表型是由于内含子片段在成熟的 mRNA 上使粒细胞不表达 HNA-2a 的结果。因此 HNA-2a 缺乏是因为表达缺陷而非基因缺失。

HNA-3a 是熟知的粒细胞聚集因子，与输血相关性肺损伤(TRALI)相关。HNA-3a 表达于血小板、淋巴细胞、内皮细胞、肾脏、脾脏、胎盘细胞(通过吸收试验确定)，HNA-3a 是一个 70～95 kDa 的糖蛋白。

另两个高频抗原 HNA-4a(MART)和 HNA-5a(OND)位于白细胞黏附分子上。HNA-4a 位于 CD_{11b}上，HNA-5a 位于白细胞 β2 黏合素(CD18)家族 CD11a 链上。他们同时也表达于非粒细胞性白细胞上。虽然这两种抗原可产生自身抗体，但目前未见有自身免疫性疾病和输血反应的相关报道。

第二节　白细胞抗原系统的检测

一、HLA 分型

(一) 血清学分型

血清学分型为 HLA 分型的经典方法，需要有活力的 T、B 淋巴细胞，特异性明确的 HLA 分型标准血清。分型错误率较高(抗血清本身的交叉反应、弱反应、额外反应等因素所致)。美国国家骨髓库(NMDP)比较了 42 160 例骨髓供者结果，血清学分型错误率 HLA-A 为 8%，HLA-B 为 13%，HLA-A 和 B 为 3%，总错误率为 24%。其中最常用和经典的 HLA 血清学分型方法是微量淋巴细胞毒试验。

微量淋巴细胞毒试验又称微量补体依赖的细胞毒试验(complement-dependent microlymphocytotoxic technique)。该技术是 1964 年由美国 UCLA 的 Terasaki 等引入 HLA 分型研究的，此后几经改良，于 1970 年被美国国立卫生研究院(NIH)指定为国际通用的标准技术。这一技术是研究 HLA 系统的基本试验方法，该方法由于仅用 1 μL 抗血清、1 μL 淋巴细胞、1 μL补体、1 h 孵育时间，使抗原、抗体和补体结合，故称为快速微量淋巴细胞毒实验方法。

该实验的基本原理是：淋巴细胞膜表面具有 HLA 抗原，而标准分型血清中含有抗特定 HLA 的细胞毒抗体，该抗体(IgG 或 IgM)与淋巴细胞膜上相应的 HLA 抗原结合后，激活补体，经补体的作用，致使待测细胞损伤或死亡，由于染料(如台盼蓝)可以进入损伤、死亡的细胞，因而可通过观察细胞是否被染色而判断待测细胞是否损伤或死亡，进而可判断抗原、抗体反应的强度。死亡细胞数与反应强度呈正比。如淋巴细胞不带有相应的抗原，则无此作用。

该法可直接测定 HLA-A、HLA-B、HLA-C 等 HLA Ⅰ类抗原，亦可测定 HLA-DR、HLA-DQ 等 HLA Ⅱ类抗原。目前有多家公司提供该方法的试剂。

(二) 基因分型

1996 年后，DNA 为基础的 HLA 分型方法开始成熟，与血清学分型比较，基因分型有以下优势：所需血样少，DNA 可较长期保存，DNA 来源不受限制，分型精确可靠，重复性高等。HLA 基因分型主要方法有：

1. 正向 PCR-SSOP　1986 年 Saiki 等首先采用该方法分析 DQA1 等位基因多态性。其原理为：通过合成一系列的序列特异的寡核苷酸作为探针，与 PCR 扩增的产物进行杂交，经显影后分析其基因特异性。合成的 SSO 探针需与各等位基因特异的核苷酸序列完全互补。标记的探针与PCR产物的结合是通过点杂交完成的。该方法操作比较繁琐，但分辨率高，适合大量样本检测。

2. 反向PCR－SSOP　通过5′端标记的生物素的特异性引物扩增HLA－A、B第2，3外显子及HLA－DR第2外显子高突变区，再与根据这些高变区序列设计的交联于尼龙膜上的寡核苷酸探针杂交。

3. PCR－SSP　根据HLA基因序列设计出的一套特异性针对各种等位基因的引物，直接扩增出有序列差异的各等位基因特异性片段，通过琼脂糖电泳直接判断有无扩增产物来确认基因的多态性。该方法操作比较简单，耗时较短，适合小批量标本，但分辨率较低。

4. PCR－RFLP　20世纪80年代后期，Bidwell等首先采用RFLP法对HLA－DR、DQ进行基因分型，90年代初，Inoko和Maeda等首先采用PCR技术扩增目的DNA，扩增产物经限制性内切酶消化，电泳后即可分析。

5. PCR－SSCP　该技术是1989年Orita等首先建立的。单链DNA由于核苷酸序列的不同，自身折叠成不同的分子构象，能通过高分辨率的中性聚丙烯酰胺凝胶电泳来识别。该方法操作简单，灵敏度高，可检测单个核苷酸的置换。

6. PCR产物直接测序（PCR-sequence based typing，PCR－SBT）　即对HLA的基因片段进行序列分析确认各等位基因，该方法最直观准确。

二、HLA抗体筛选试验

（一）流式细胞术(FCM)

1983年，流式细胞检测技术开始应用到HLA抗体筛选中来，与传统的血清学方法相比，其进一步提高了抗体检测的精确度和灵敏度，并且还可区分IgG或IgM类HLA抗体以及用以检测无补体结合的抗体。

原理是：采用单克隆抗体从EB病毒转染的细胞株中纯化HLA抗原，包括所有常见的和稀有的HLA－Ⅰ、Ⅱ类抗原。抗原分别包被在数十个微颗粒免疫磁珠上。当加入待测血清室温孵育时，包被不同的HLA抗原的磁珠即与相应的抗体结合，再加入荧光标记的抗人IgG二抗孵育，终止、固定，通过流式细胞仪检测和分析血清标本中HLA抗体的强度和特异性，其中包被HLA－Ⅱ抗原的磁珠带有荧光，可与未带荧光的包被HLA－Ⅰ类抗原的磁珠相区别，以此区分Ⅰ类和Ⅱ类抗原。

（二）ELISA

1995年美国Sangstat公司联合美国、德国、荷兰和巴西等6个著名实验室联合研制，推出ELISA筛选抗HLA－Ⅰ类抗体的方法。1998年美国OneLambda公司先后推出微量ELISA筛选HLA－Ⅰ类、Ⅱ类抗体的方法，使筛选技术发生了质的变革。

其检测原理根据试剂的不同，可有下列两种：①将抗HLA－Ⅰ类(或Ⅱ类)单克隆抗体包被在酶联检测板孔并捕获可溶性HLA抗原制成ELISA试剂板。当样本中存在抗HLA－IgG抗体时，发生抗原抗体特异性结合，加入抗人IgG酶联试剂，发生酶显色反应，从而检出是否存在抗HLA-IgG抗体。②将纯化的HLA抗原按照相应的分布格局包被在Tarasaki板中，加入待测血清，如果待测血清中存在HLA抗体，则在相应的孔内将发生抗原抗体反应，然后加入带有酶联试剂的二抗，经显色后测定各孔的吸光度值，根据抗原包被的情况获得相应的抗体结果及其百分比。

ELISA技术既可测定补体结合的HLA抗体，也可测定非补体结合的HLA抗体，而且结果不受IgM的干扰和感染等因素的影响，定性和定量可同时完成。

（三）微量淋巴细胞毒试验

微量淋巴细胞毒试验也可用以检测血清中存在的HLA－Ⅰ类、Ⅱ类抗体。其原理是：被检血清中的抗体与供体淋巴细胞膜表面相应抗原结合后激活补体，引起细胞膜破损或细胞死亡，细胞膜通透性增加，染料得以进入细胞，使细胞染上颜色，根据着色的死细胞数目，可以估计淋巴细胞毒的强度。依此判定受检者血清中是否存在HLA抗体。

三、HNA抗原/抗体的鉴定

（一）粒细胞特异性抗原的鉴定

粒细胞免疫荧光试验（granulocyte immuneo-fluorescence test，GIFT）和单克隆抗体特异性粒细胞抗原捕获试验（monoclonal antibody-specific immobileization of granulocyte antigens，MAIGA）被认为是敏感性和特异性较高的粒细胞抗原分型试验。对已知糖蛋白定位的抗原检测，MAIGA可以给出更令人信服的结果。DNA 分型技术也用于粒细胞抗原的检测，主要方法有 PCR－RFLP、PCR－SSP 等。Bux 等的实验表明，MAIGA 与基因分型法对 HNA 的分型具有同样的可靠性，而 GIFT 有 15%的分型失误率。

（二）粒细胞特异性抗体的鉴定

粒细胞凝集试验（granulocyte agglutination test，GAT）是最早用于粒细胞特异性抗原或其抗体鉴定的方法，该方法非常可靠但敏感性不高。GAT 可以检测针对 HNA1－5 抗原的所有抗体，而且是目前检测 HNA－3a 抗体的惟一方法。GIFT 和凝集试验联合应用是目前认为最有效的检测粒细胞抗体的手段。HLA 抗体和某些高滴度的免疫复合物会导致假阳性结果，对此可采用 MAIGA 方法。

第三节　白细胞抗原系统的实验诊断

一、HLA 的实验诊断

（一）HLA 与器官移植

HLA 抗原与同种器官移植的排斥反应密切相关，故又称为移植抗原。因此 HLA 配型能显著改善移植物的存活，供者和受者间组织相容性差别越大，将激活更多的 T 细胞克隆参与对移植物的破坏和排斥。

1. HLA 与肾移植　第一次肾移植，供受体间共有的 HLA 抗原数越多，或已检出的抗原错配数越少，移植肾存活率越高。这已被 Terasaki 和 Cecka 对大样本肾移植的回顾性分析所肯定。在肾移植中，HLA－DR 抗原的匹配最为重要。HLA－Ⅰ类抗原主要影响移植肾的长期存活，特别是 HLA－B 抗原，HLA－Ⅱ类抗原对移植肾的短期和长期存活均有影响，但以对 1～3 年存活率的影响最大。对于再次或多次肾移植，HLA 对移植肾长期存活率的影响更大。

2. HLA 与其他实体器官移植　Starzl 等认为，HLA 对肝脏移植毫无影响，但是，Opelz 等一些学者的研究认为，HLA 对肝脏移植的影响虽然不如肾移植，但其重要性仍不可忽视，供受者间 HLA 配合度的提高仍可显著改善移植物的存活率。心脏移植的结果也受 HLA 配型的影响，供受者 HLA 相配程度仍影响移植物的存活率。角膜移植中，HLA－A、B 配型可以降低排斥反应的发生率。

表 53－5　HLA 与某些疾病的关联

疾　病	HLA 位点	相对危险度（RR）
强直性脊柱炎	B27	＞100
Reiter 综合征	B27	37.0
急性前葡萄膜炎	B27	14.6
先天性肾上腺皮质增生症	B47	15.4
银屑病	Cw6	13.3
多发性硬化	DR2	4.1
重症肌无力	DR3	2.5
疱疹样皮肤病	DR3	56.4
粥样泻	DR3	10.8
干燥综合征	DR3	9.7
Graves 病	DR3	3.7
1 型糖尿病	DR3	6.3
	DR4	6.8
	DR3/DR4	14.3
类风湿关节炎	DR4	5.8
IgA 肾病	DR4	4.0
恶性贫血	DR5	5.4
幼年型类风湿关节炎	DR8	3.6

（二）HLA与骨髓移植

在骨髓移植中，对于供受者HLA的配合度的要求比任何器官移植都要严格。这是由于骨髓移植的移植物中含有大量的免疫细胞，尤其是成熟的T细胞。HLA-A、B、DR、DQ抗原比较重要，研究表明，供受者之间HLA位点的符合程度与骨髓移植的效果呈直线相关。在骨髓移植中，首选HLA全相同的家庭供者或非血缘关系的无关供者，也可选用脐带血造血干细胞移植。

（三）HLA与输血

临床上输血中的发热反应主要是HLA抗体引起的，特别是多次输血患者很容易产生HLA抗体。血小板输注无效也主要由HLA抗体引起。具体见本章第一节。

（四）HLA与疾病关联

HLA与疾病的关联目前研究较多，据不完全统计，大约有50多种疾病与HLA密切相关，见表53-5。如强直性脊椎炎（AS）与HLA-B27的关联。AS患者中90%～95%带有B27抗原，而正常人群B27的基因频率约为0.034。因此对于临床上怀疑为AS的患者检查HLA-B27抗原具有辅助诊断价值。

（五）HLA与法医学

HLA是人类最具遗传多态性的血型系统，HLA检测在法医学亲子鉴定和个体识别方面意义相当大，通过检测HLA-A、HLA-B以及Rh、MN、P和ABO这五个血型系统，可使系统总的排除率达到97.37%。但是，目前已较少通过HLA系统作亲子鉴定和法医个体识别，而更多的是采用STR位点。

（六）HLA与人类学研究

由于HLA具有连锁不平衡的遗传特点，某些基因或单倍型在不同的民族或地区人群的频率分布存在明显的不同，故在人类学研究中可作为探讨人类的起源和民族的演变提供颇有价值的资料。

二、HLA与临床的关系

（一）新生儿同种免疫性粒细胞减少症（neonatal alloimmune neutropenia，NAN）

NAN的患婴，主要表现为粒细胞重度减少和并发感染。HNA系统的NA1、NA2、NB1等抗体是引起NAN的主要原因。对患婴检测HNA及其抗体，将有助于NAN的诊断。

（二）输血相关性肺损害（transfusion-related lung injury，TRALI）

据报道，在接受输血的患者中，TRALI约为1/4 500，常见症状为输血后6 h内发生急性呼吸困难、低氧血症、非心源性肺水肿。61%～89%的病例由白细胞抗体引起，包括针对粒细胞特异性抗原HNA-2a(NB1)、HNA-3a(5b)等的抗体。

（三）发热性输血反应　详见本篇54章。

（何　吉，严力行）

参 考 文 献

1 谭建明，周永昌，唐孝达主编. 组织配型技术与临床应用.（第一版）北京：人民卫生出版社，2002. 374～392

2 Turner D. The human leucocyte antigen（HLA） system. Vox Sang，2004;87(s1)：87～90

3 Stroncek D. Granulocyte antigens and antibody detection. Vox Sang，2004;87(s1)：91～94

4 Smith J，Ellis A，Hunt D，et al. Prospectice HLA matching is feasible in thoracic organ transplantation. Transplant Proc，1997;29：1467～1468

5 Daniilidis M，Fountzilas G，Fleva A，et al. Haplotypes of human leukocyte antigens among patients with nasopharyngeal cancer in Greece. Oncology，1997；54：185～192

6 Lucas G，Rogers S，de Haas M，et al. Report on the Fourth International Granulocyte Immunology Workshop：progress toward quality assessment. Transfusion，2002;42：462～428

7 Bux J，Stein EL，Bierling P，et al. Characterization of new alloantigen（SH） on human neutrophil Fcr receptor 3b. Blood，1997;89：1027～1034

8 Bux J. Molecular nature of granulocyte antigens . Transfus Clin Biol，2001;8：242～247

9 Kissel K，Santoso S，Hofman C，et al. Molecular basis of the neutrophil glycoprotein NB1 （CD177） involved in the pacthogenesis of immune neutropenias and transfusion reactions. Eur J Immunol，2001;31：1301～1309

10 Bux J. Transfusion-related acute lung injury：a neglected but life-threatening transfusion reaction. Infus Ther Transfus Med，2002;29：271～276

第 54 章　输血反应的实验诊断

输血是目前临床常用的医疗措施，输注血液或血液制品可以补充血容量、各类血细胞成分和凝血因子。但输血会引起不良反应，也可能传播一些传染病。输血反应通常指患者因输注血液或血液制品产生的不良反应和并发症。

第一节　基 础 理 论

人类的血型抗原系统很复杂，除了红细胞血型系统（有 200 多种抗原），还有人类白细胞抗原（HLA）系统、血小板抗原系统及血浆蛋白系统等，估计所有血型抗原高达 10^{17}。血液成分的多样性和复杂性可能使受血者发生多种不良反应或潜在的危险性，这就使得输血反应成为临床中一个重要的问题。

输血反应按发生的时间分为急性和迟缓性反应，急性反应指输血当时和输血后 24 h 内发生的反应，迟缓反应可在输血后几天或几十天后发生。按发生原因可分为免疫性和非免疫性反应，所谓免疫性输血反应，通常是指由血液的抗体、抗原结合，在患者体内引起的输血反应。按主要症状与体征分类，包括发热反应、溶血反应、过敏反应、细菌污染反应、输血相关性移植物抗宿主病（transfusion associated graft versus host disease，TA - GVHD）、输血后紫癜和血小板输注无效等。输血不良反应分类，见表 54 - 1。

表 54 - 1　输血不良反应分类

反应种类			一般病原病因
急性反应	免疫性	溶血反应	红细胞血型不合（IgM 型抗体）
		发热性非溶血性反应	白细胞抗体
		过敏	IgA 抗体
		荨麻疹	血浆蛋白抗体
		非心源性肺水肿	白细胞、血小板抗体
	非免疫性	高热	细菌污染
		充血性心衰	循环过载
		溶血	血液物理性破坏、如冰冻、加热过度、红细胞同非等渗液混合
		空气栓塞	加压输血、输血操作不严
		出血倾向	输大量库血
		枸橼酸钠中毒	输大量 ACD 抗凝血引起低血钙血症
		钾中毒，血液酸化、高血氨	输大量库血
迟缓反应	免疫性	溶血	对红细胞抗原的回忆性抗体
		移植物抗宿主病	输入有功能的淋巴细胞
		输血后紫癜	产生血小板抗体
		对红细胞、白细胞、血小板或血浆蛋白的同种（异体）免疫	抗原抗体反应
	非免疫性	含铁血黄素沉着症	多次输血（100 次以上）
		血栓性静脉炎	插入静脉的塑料导管

在各种输血反应中，临床比较常见的有非溶血性发热反应、过敏反应、血小板输注无效和迟发性溶血反应，输血相关的移植物抗宿主病（TA-GVHD）虽然较少见，但因发病后治疗效果较差，会导致患者继发严重感染而死亡。据报道，在2000年中国上海市3万多输血病例中输血反应总的发生率为1.65%。4种血液成分（浓缩血小板、新鲜冰冻血浆、红细胞及全血）输注的输血反应发生频率分别为5.64%、0.91%、1.59%和4.43%，其中血小板输注发生的输血反应最多，其次为全血输注。

第二节　输血反应的检测

一、溶血性输血反应的检测

（一）与血型相关的实验诊断

血型鉴定、不规则抗体筛选、交叉配血、抗球蛋白试验等，见本篇第51章。

（二）反映溶血的有关实验诊断

1. 血浆游离血红蛋白检测　一般采用过氧化酶法检测血浆游离血红蛋白。血红蛋白可催化过氧化氢而释放新生态氧，后者可氧化联苯胺为蓝紫色。经比色，可对血浆游离血红蛋白进行定量。

血浆游离血红蛋白测定可判断红细胞的破坏程度，血浆游离血红蛋白明显增高是判断血管内溶血的指征。血管外溶血，血浆游离血红蛋白不增高。

2. 血清结合珠蛋白（Haptoglobin，Hp）检测　Hp又称触珠蛋白，其测定方法有比色法、电泳法及凝胶过滤法等。

电泳法测定Hp的原理是在待测血清中加入一定量的血红蛋白液，使之与待测血清中的Hp形成复合物（Hp-Hb）。通过电泳法将结合的Hp-Hb与未结合的Hb分开，测定Hp-Hb复合物的量，从而得到血清中Hp的含量。

测定血清中Hp的含量可反映溶血的情况。血清Hp减少可见于各种溶血，尤其是血管内溶血。但是严重肝病、先天性无珠蛋白血症、传染性单核细胞增多症等，也可见Hp显著减少。此时，Hp不能作为判断溶血的指标。另外，Hp为急性相反应蛋白，在感染、创伤、恶性肿瘤等时，可见增高。此时若Hp正常，不能排除合并溶血的可能。

3. 尿含铁血黄素试验　也称Rous试验。尿中含铁血黄素是不稳定的铁蛋白聚合体，其中的高铁离子与亚铁氰化钾反应，在酸性环境下，产生普鲁士蓝色的亚铁氰化钾沉淀。

尿含铁血黄素试验阳性，提示慢性血管内溶血。

4. 血清胆红素检测　测定方法有咖啡因法（改良Jendrassik-Grof法），单一试剂测定血清胆红素法和胆红素氧化酶法等。

咖啡因法是血清中的胆红素与重氮试剂反应，咖啡因试剂加速偶联反应生成紫色的偶氮胆红素，然后与强碱性酒石酸溶液反应变成蓝色偶氮胆红素，比色测定胆红素含量。

血清总胆红素和结合胆红素的含量可作为溶血反应的诊断之一。

二、过敏反应的检测

（一）过敏原的检测

有过敏史的患者可进行过敏原皮试，或用ELISA法、定量荧光免疫法等方法检测血清中的IgE抗体。

ELISA法可以检测患者血清中总IgE和过敏原特异性的IgE抗体。患者血清中的IgE抗体与反应管中包被的过敏原反应，产生免疫复合物，竞争结合底物后显色。颜色从黄到紫变化的速度和紫色的浓度与患者血清中的IgE抗体的滴度成正比。

血清中总IgE升高和过敏原特异性IgE抗体升高可作为过敏性疾病的诊断指标。

（二）血清中的IgA检测

临床上常用的是免疫速率散射比浊法、酶联免疫测定法、免疫电泳等方法。

免疫速率散射比浊法是血清中的IgA免疫球蛋白与抗IgA试剂在液相发生沉淀反应，产生抗原抗体免疫复合物，光线被免疫复合物折射而部分偏转，产生散射光。

先天性免疫缺陷病、淋巴系统肿瘤、多发性骨髓瘤等疾病可引起IgA降低。

三、发热反应的检测

（一）与血型相关的实验诊断

HLA抗体测定，HNA抗体测定，血小板抗体测定等，见本篇第 52 章。

（二）白介素测定

1. 白介素 6(IL－6) 的检测　测定方法有生物学测定法和 ELISA(双抗体夹心)方法等，后者常用。

ELISA 法是将抗人 IL－6 单抗包被在酶标板，样本中的 IL－6 与单抗反应，再加入兔抗人 IL－6 多抗和酶标记的羊抗兔 IgG，形成抗原抗体免疫复合物，与显色剂反应显色，比色测吸光度。

2. 白介素 8(IL－8)的检测　测定方法有生物学测定法和 ELISA(双抗体夹心)方法等，后者常用。

ELISA 法是将抗人 IL－8 单抗包被在酶标板，样本中的 IL－8 与单抗反应，再加入生物素化兔抗 IL－8IgG 和亲和素- HRP，结合形成抗原抗体免疫复合物，与显色剂反应显色，比色测吸光度。

IL－6 在维持机体生理平衡具有十分重要的作用，体内 IL－6 的异常与多种疾病相关。IL－8 的特征性生物效应是趋化和激活中性粒细胞，因而参与中性粒细胞介导的组织损伤。非溶血性发热反应的患者，可发现血清 IL－6 和 IL－8 明显升高。IL－6 和 IL－8 可作为发热反应的辅助诊断指标。

第三节　输血反应的实验诊断

一、溶血性输血反应

溶血性输血反应主要指免疫性溶血性输血反应，诊断时应与细菌污染性输血反应引起的溶血或其他非免疫因素引起的溶血区别。溶血性输血反应按发病时间分为急性溶血性输血反应和迟发性溶血性输血反应；按红细胞破坏的免疫机制分为血管内溶血和血管外溶血。

（一）急性溶血性输血反应

急性溶血性输血反应指在输血开始后数分钟至数天内发生的溶血反应。急性溶血性输血反应主要由于人为差错导致 ABO 血型不合输血引起，还可由其他血型系统抗体引起：如 Rh 血型、Kidd (Jk^a、Jk^b)血型等。

1. 发生原因

(1) ABO 血型定型错误：主要由于技术方面或其他原因造成定型错误或由于工作责任心不强，引起配血或输血错误。

1）血病引起的血型抗原的改变。在白血病患者中，常见的是 A 抗原减弱，B 抗原减弱的较少。还有 ABO 血型不同的骨髓移植或干细胞移植后的转型期，易出现定型困难和定型时正反定型不符，应结合临床输注相配合的血液。

2）得性 B 抗原。由于肠道疾病导致细菌感染时，红细胞膜上产生类“B”抗原，血型可误定为 B 型或 AB 型。可以通过酸化血型试剂得到正确的定型。

3）某些恶性肿瘤患者、老年人和新生儿，红细胞血型抗原可以减弱或消失。

4）A 亚型不合。如 A_2 型和 A_2B 型患者血清中有抗 A_1 抗体，当输入 A_1 型血，则可发生急性或迟发性溶血反应。

5）缗钱状凝集。是由受血者多发性骨髓瘤等疾病导致血浆白/球蛋白比例倒置引起。

6）非特异性冷凝集素。是由某些自身免疫性疾病、支原体肺炎、病毒性肺炎等疾病导致血清中有高效价的冷凝集素。

7）患者在输血前输注右旋糖酐等大分子物质，造成假凝集使定型错误。

8）由技术操作不当造成差错。如标准血清与红细胞悬液的比例不当，反应时间不足或过长，造成血型鉴定错误。

(2) 献血者之间血型不合：在短时间内大量输入多个献血者的血液，可因献血者之间血型不合而发生溶血反应。

(3) Rh 血型不合：血清中很少有 Rh 系统的天然抗体，但若多次输血或多次妊娠，易产生 IgG 型免疫抗体，当抗体效价较高时，也可发生急性溶血反应。

(4) 其他血型系统抗体：如血清中有抗- PP_1P^K 和抗- Vel，或 Lewis、MNs、Kidd 血型等抗体，也可引起血管内或血管外溶血。

2. 发生机制　输入不相容的血液或血浆时，红细胞与相应的抗体结合，受者体内抗原-抗体复合物引发免疫介导的一系列反应，活化了三个相互关联的系统，即神经内分泌、补体和血液凝固系统，导致休克、弥散性血管内凝血(DIC)和急性肾功能衰竭。大量红细胞在血管内凝集、破坏,红细胞破坏后释放出来的血红蛋白与血浆中的结合珠蛋白及其他蛋白结合,结合的血红蛋白由单核巨噬细胞系统清除并降解。这一过程造成血浆中结合珠蛋白降低甚至消失。超过结合珠蛋白及血浆结合蛋白结合能力的游离血红蛋白,便经肾小球滤出,形成血红蛋白尿。

急性溶血发生后,大量的红细胞碎片和红细胞基质经机体单核巨噬细胞系统吞噬清除,引起该系统的阻滞和功能下降,使患者易于合并各种感染。

溶血过程中释放出来的红细胞基质,可激活机体凝血系统,使体内形成高凝状态,并可出现静脉血栓形成(多发生在腹腔内)和微小血管血栓。严重者还可发生弥散性血管内凝血(DIC)。

溶血反应时,血红蛋白降解产生的游离胆红素,超过肝脏的代谢或清除能力,使血浆中胆红素浓度增高,其中以间接胆红素增高为主,临床上可出现黄疸。

3. 症状与体征　急性溶血反应发生迅速,只要输入 10～20 mL 不相合的血液即可引起溶血反应。受血者最常见的初期症状是发热,并常常伴有寒战。继而出现烦躁、颜面或全身潮红、胸痛、腰背痛、恶心等。尿液呈浓茶色或酱油色,严重者出现呼吸困难、低血压、休克、少尿、无尿及 DIC 所致的渗血或自发性出血。而全麻患者最早出现的可能是手术区严重渗血及低血压,继而出现血红蛋白尿或无尿。

4. 实验诊断

(1) 实验室检查:首先要排除人为差错:检查核对供者、输血前后患者有关的记录,包括配血前血样的采集,发血、输血的全过程,排除工作差错。

1) 受血者血浆游离血红蛋白测定。正常血浆游离血红蛋白浓度<40 mg/L,若>500 mg/L 时肉眼可见血浆呈淡红色或红色,提示有溶血。

2) 输血反应发生后尽快抽血进行直接抗球蛋白试验(DAT),检测被抗体和/或补体包被的红细胞,阳性结果常常呈“混合视野”。但血浆游离血红蛋白试验和 DAT 试验均为阴性并不能完全排除免疫性溶血:当溶血速度慢或以血管外溶血为主时,血浆游离血红蛋白检测可为阴性;抗体和/或补体包被的红细胞可能在溶血发生数小时后被完全破坏或全部被网状内皮系统清除,DAT 也可为阴性。

3) 输血前后患者血标本及供血者血袋内的血液重复 ABO 正反定型和 Rh 血型鉴定,并进行重复交叉配血试验。

4) Hp 测定。发生血管内溶血后患者血浆结合珠蛋白可立即降低。由于结合珠蛋白是急性相反应物,其血浆浓度易受炎症等因素影响。

5) 血清胆红素测定。应在溶血反应后5～7 h 抽血检测,此时血清胆红素浓度达到峰值。

6) 尿血红蛋白检测。观察输血后每一次尿的颜色或隐血试验,血管内溶血>50 mL,即可出现血红蛋白尿,4 h 后开始减少,血红蛋白尿可仅见于第一次尿。

(2) 实验室检查的前 3 项基本项目检查若阴性,应考虑是否细菌性污染输血反应,进行细菌培养等试验。

(3) 考虑非免疫性因素引起的溶血:血液保存不当(冷冻、过热)、输血前加温过热、体外循环时机械损伤、药物、低张或高张液体与血液同时输注,均可破坏红细胞导致溶血,主要特点是无症状血红蛋白尿(无发热、寒战、低血压等),DAT 应为阴性(但某些药物可引起免疫性溶血,使 DAT 阳性)。检查血袋内剩余血发现游离血红蛋白,表明血液本身有溶血现象。

5. 临床处理　急性溶血性输血反应死亡率很高,溶血反应引起死亡的原因主要是休克、DIC 和急性肾功能衰竭,所以应积极预防和治疗休克、DIC 和急性肾功能衰竭。

(1) 发生溶血反应后立即停止输血,保持静脉输液通畅,严密观察血压、尿色、尿量和出血倾向。立即留取受者和供者血样进行复查。

(2) 休克和急性肾衰的预防:迅速补充血容量,输注低分子右旋糖酐、晶体液、新鲜 AB 型或同型血浆补充血容量,减轻溶血。使用利尿剂预防急性肾衰,必要时进行透析治疗。

(3) 积极预防 DIC,不相容血液输入>200 mL 时可考虑使用肝素,但对术后患者需剂量减半。也可采用补充相应的血液成分,包括血小板、新鲜冰冻血浆等。

(4) 出现严重溶血反应可进行换血疗法,因换血可移除患者体内部分异型红细胞、免疫复合物及游离血红蛋白,减轻溶血反应;输入新鲜血液,血浆中结合珠蛋白可与游离血红蛋白结合而降低游离血红蛋白量,补充血容量。

(5) 使用肾上腺皮质激素及大剂量静注免疫球蛋白(IV Ig)可减轻溶血症状，改善肾功能，防止过敏性休克。

6. 预防措施

(1) 预防急性溶血性输血反应首先要避免在血样采集、血型鉴定和发血、输血过程的工作差错。

(2) 仔细核对患者血液标本及献血者血液标本，认真进行血型鉴定和交叉配血试验。

(3) 对 1 次大量输血者、献血者之间的血液需要作交叉配血试验。

(4) 患者有妊娠史和输血史，在输血前先进行不规则抗体筛选。

(二) 迟发性溶血反应

迟发性溶血输血反应主要由回忆性免疫应答引起，由初次免疫应答引起者极少见。通常因反复输血或多次妊娠，受血者已致敏产生抗体。但抗体随着时间推移可以减弱或消失，当再次输血时，可以测不到相应抗体，但输入不相容血液后受血者立刻产生免疫回忆反应而导致溶血。迟发性溶血反应多数为血管外溶血，也可以有血管内溶血而导致血红蛋白尿。迟发性溶血反应一般发生在输血后 2～14 d。国外报告迟发性溶血反应中，由抗 JK^a、JK^b、E、C、c 和 Fy^a 的抗体所致者占 73%。

1. 发生原因

(1) Rh 血型不合输血：血清中天然 Rh 血型系统抗体较少。但若多次输血或多次妊娠，在异型血型抗原的刺激下，易产生特异性的免疫抗体(IgG)。再次输入该抗原时，即发生血管外溶血为主的溶血反应。常见的有抗-D、抗-E、抗-C 和抗-c。因国内多数医院已开展 RhD 血型鉴定，所以目前临床迟发性溶血反应最常见的是抗 E，其次才是抗 C 和抗 D。

(2) 其他稀有血型不合：如 Kidd、Lewis、Duffy 和 Kell 血型系统血型不合。因多次输血或多次妊娠产生抗体，当再次受到刺激时发生溶血反应。

(3) 某些 ABO 血型不合输血：迟发性溶血反应有时也可见于 ABO 血型不合输血。当受血者免疫功能低下，抗 A(B)抗体效价较低，如输入大量红细胞，抗体被输入的红细胞中和而不出现溶血，数天后抗体水平升高而发生溶血反应。

(4) 接受红细胞血型不合的组织器官移植、骨髓移植的同时，也接受了大量淋巴细胞，这些淋巴细胞有继续分泌产生抗体的功能，产生的抗体可与输入或受者体内的不相容红细胞发生反应，造成溶血。

2. 症状与体征　在输血后 3～7 d 发生血红蛋白下降、发热和黄疸，血浆胆红素升高(以间接胆红素增高为主)。少数可出现血红蛋白尿，发冷，寒战，腰痛，急性肾功能衰竭等。一般来势不如血管内溶血那样迅猛，但也可致命。

3. 实验诊断　有输血史、妊娠史或器官移植的患者，在输血后出现不明原因的贫血症状，或血红蛋白下降，应考虑迟发性溶血反应。

(1) 红细胞直接抗球蛋白试验阳性。

(2) 输血前后受血者和供血者标本复查 ABO、Rh 血型，并进行不规则抗体筛选试验，通常能检出相应抗体。临床有报道因选用的抗体筛选方法对某些抗体不敏感或不能检出某些抗体，或患者体内抗体滴度低，造成抗体漏检引起输血反应。

(3) 在输血反应后检测血清胆红素，可发现明显升高，并以间接胆红素增高为主。

(4) 患者血液涂片，可发现大量球形红细胞。

(5) 输血反应后患者的尿样作尿血红蛋白和尿含铁血黄素测定(通常较慢出现阳性结果，如输血反应发生数天后)。

(6) 网织细胞计数，通常发现增加。

4. 临床处理　迟发性溶血反应的治疗，关键在于及时明确诊断。一旦明确诊断，治疗措施就取决于输入抗原阳性血液量及抗体的效价和特异性。症状轻者可对症处理，重者可按急性溶血性输血反应处理，贫血严重者可输相应的抗原阴性的血。

5. 预防措施　迟发性溶血反应的预防是输血医学中最困难的一个问题。因患者多次输血和妊娠可产生免疫性抗体，随时间的推移，抗体可以消失或减弱，受血者再次输血前，其血清中未能检出抗体，或一般血清学方法未能发现的血型抗体，而输血后仍可引起溶血反应。

① 输血前必须采用不完全抗体交叉配血试验，如聚凝胺法、酶法或抗球蛋白法等，及时发现不规则抗体。② 短期内多次输血患者，每次输血前必须重新采样，并进行抗体筛选试验。③ 详细询问患者的妊娠史和输血史，如以前曾经发现某种抗体阳性，即使目前抗体阴性，仍应选择无相应抗原的血液进行交叉配血。

二、发热反应

在输血中或输血后 1～2 h 内，体温升高 1 ℃以上，并以发热、寒战为主要临床表现的输血反应为发热反应，可伴头痛、出汗、烦躁、恶心呕吐等症状。发热反应是发生频率较高的一种输血反应，其临床发生率约为2.9%。发热反应原因主要包括非免疫性和免疫性因素。

（一）发生原因

1. 非免疫性因素　通常由热原引起，包括引起发热反应的蛋白质、细菌或细菌代谢产物等，常见的是细菌性热原（内毒素、外毒素）。在细菌产生的热原中，一般认为杆菌较球菌强，尤以革兰氏阴性杆菌最强。活的革兰氏阴性菌不释放热原，只有当细菌死亡后细胞破裂才将细胞外膜中的热原释放出来，其致热作用甚强。革兰氏阳性菌（少数为革兰氏阴性菌）所产生外毒素热原是1种蛋白质，反应一般较内毒素弱。

在采血器具、输血器具、血液保存液的制备过程中，以及采血与输血的操作过程中均可能使血液、注射液及器具污染热原。由于工艺科技的发展，发热反应因热原引起的已经比较少见，多数是由免疫性因素引起。

2. 免疫性因素　大多数发热反应与多次输入HLA不相合的白细胞、血小板后产生抗体有关。白细胞抗体是由于妊娠、输血或移植等时，同种异体白细胞致敏产生的免疫性抗体，它具有较高的免疫原性和多态性。也可能因血小板抗体和血浆蛋白抗体引起白细胞、血小板溶解而释放热原，导致发热反应。另外由于血浆中的免疫球蛋白和结合珠蛋白等，因个体间差异，能激发产生同种抗体，也可引起发热反应。据报道54%发热反应患者的微量淋巴细胞毒反应呈阳性，输血次数与发热反应发生率呈平行关系。

（二）症状与体征

发热反应通常在输血时至输血结束后2 h内发生，一般不超过8～10 h。表现畏寒、寒战、发热，体温可达38～41 ℃，还可伴有恶心、呕吐、皮肤潮红、心悸、心动过速和头痛，反应持续时间不长。在较轻反应中，发冷和体温升高可能是惟一的症状和体症，而且体温升高可不超过38 ℃。一般说来，发热的高低及持续时间与输注的白细胞数量及细菌性热原成正比。

（三）实验诊断

输血中或输血后2 h内体温升高1 ℃以上，有发热症状者，应怀疑输血引起发热反应的可能。

1. HLA抗体的检测　使用淋巴细胞毒试验（LCT）或粒细胞凝集试验检测是否存在HLA抗体和粒细胞抗体。

2. 血小板抗体的检测　可使用ELISA法、简易致敏红细胞血小板血清学试验（SEPSA）、流式细胞仪等方法检测。

3. 血液采集、采血器具与保养液中热原污染的检测。

4. 白介素6（IL-6）和白介素8（IL-8）的检测　通过生物学测定法和酶联免疫ELISA方法检测有非溶血性发热反应的患者血清，可发现IL-6和IL-8明显升高。经研究发现在血液成分中的白介素随着血液保存时间的延长其含量也增加，且与血液中献血员的白细胞含量成正比。有报道证实血液成分保存时间的延长，患者输注后发热反应率也大大增加。白介素IL-6和IL-8可作为发热反应的辅助检测，也可作为血液成分白细胞清除率的质控方法。

应注意同溶血反应和细菌污染反应相鉴别：发热反应停止输血后对症处理后病情能较快缓解，细菌污染反应多有高热、休克、皮肤充血三大特征，溶血性输血反应的症状与输入的血液量有关，通常还有一系列其他症状，后两者症状在停止输血后不易缓解。

（四）临床处理

1. 停止输血，保持静脉输液通畅。一般给予解热镇痛药后可缓解发热。

2. 密切观察病情变化，每15～30 min测体温、血压1次。

3. 若高热严重给予物理降温。

（五）预防措施

1. 去除热源　采血、输血器具和制剂保证无热源，采血和输血应严格无菌操作。

2. 去除血液中的白细胞　反复发生输血发热反应患者，最好输经白细胞滤器过滤的红细胞或洗涤红细胞。

3. 检测白细胞抗体　有HLA抗体的患者可预先用微量淋巴细胞毒交叉试验筛选献血者，或用HLA配型筛选献血者。

三、过敏反应

过敏反应包括单纯性荨麻疹、血管神经性水肿和更严重的呼吸障碍、休克等表现，是常见的输血反应之一，其临床发生率约 3%。

(一) 发生原因

1. IgA 抗体　有些受血者缺乏 IgA，多次输血后产生抗-IgA 抗体，当再次输血时可引起严重过敏性休克。多次输血亦可使受血者产生亚特异性抗 IgA_1 或抗 IgA_2 及同种异型抗体(抗-A_2m)，再次输入相应的 IgA 抗原时，立即发生 IgA 的抗原-抗体反应。

2. 过敏性体质　对普通变应原如花粉、灰尘、牛奶和鸡蛋等敏感的人输注血浆，易发生中度或严重的荨麻疹，推测这种反应是由于 IgE 抗特异性变应原所致。有些受血者对某些药物(青霉素等)过敏，如接受用过青霉素等药物的献血者血液，可引起严重的过敏反应。

3. 被动获得性抗体　指有过敏体质的献血者，将体内抗体转移给受血者，当受血者接触相应过敏原时，即发生过敏反应。例如供血者血清中有青霉素抗体，当输给正在接受青霉素治疗的患者时，即能引起青霉素的抗原-抗体反应，而致过敏反应。

4. 免疫球蛋白多聚体　免疫球蛋白在制备与贮存中易形成多聚体，如果多聚体含量增多，大量的多聚体便可激活补体系统，产生血管活性物质，引起受注射者过敏。

5. 镍过敏　有少数人对镍过敏，而输血器上有镍钢针，导致输血时发生过敏反应。

(二) 症状与体征

1. 荨麻疹等轻度反应　最常见是面部和肢体的荨麻疹，伴瘙痒、皮肤潮红、血管神经性水肿和发热。也有患者血液嗜酸粒细胞增多，伴有发热、寒战、咳嗽、呕吐、腹痛等症状。

2. 严重性过敏反应　支气管痉挛、发绀、呼吸困难、肺部有哮鸣音、低血压、休克、喉头水肿以至窒息。急性体征多数由抗原-抗体反应后激活补体，释放 C3a 和 C5a 片段。白三烯作为反应的介质，产生强力的血管收缩。

(三) 实验诊断

患者有荨麻疹及其他过敏症状发生时，应询问过敏史。

1. 患者过敏原的检测　有速发型外源性过敏性疾病和迟发性接触性过敏史的患者可进行过敏原皮试，也可用定量荧光免疫法、斑点-ELISA 法、重组免疫结合试验等方法检测患者血清中针对过敏原的抗体。

2. 患者血清进行抗-IgA 抗体的检测　通过被动血凝试验(PHA)检测抗-IgA 来证实因 IgA 引起的过敏性输血反应。在随机人群中研究发现 IgA 缺乏者血清有抗-IgA 抗体的频率约 0.08%(1/1 200)。

3. 检测患者血清中的 IgA　患者血清中若无 IgA，可选择没有 IgA 成分的血液输入来预防过敏性输血反应。

(四) 临床处理

1. 口服抗组胺药　如有荨麻疹等轻微反应，严格观察，并口服苯海拉明、盐酸异丙嗪，或皮下注射 1/1 000 肾上腺素 0.5 mL。

2. 重度反应时立即停止输血，保留静脉输液通畅，立即皮下或肌肉注射 1/1 000 肾上腺素 0.5 mL。还可根据情况静脉注射扑尔敏 10 mg，使用氢化可的松、镇静剂和升压药。严重的喉头水肿应作喉插管或气管切开。有过敏性休克时，进行抗休克治疗。

(五) 预防措施

1. 有过敏史者输血前半小时口服抗组胺药，或使用类固醇药(氢化可的松等)。

2. 对有抗-IgA 的患者需输血时，可输用多次洗涤的红细胞，禁用血浆或含血浆的血液制品。

四、细菌污染引起的输血反应

细菌污染血是由于保存液或采血器具消毒不严，细菌污染血袋的开口处或进入血液制品内。室温保存的血液最易繁殖细菌，冷藏保存的血液也仍可能繁殖细菌。污染血液的细菌最常见的是大肠杆菌、绿脓杆菌、变形杆菌等革兰氏阴性杆菌，少数为革兰氏阳性杆菌、链球菌、葡萄球菌、厌氧菌等。这些细菌生长的最适温度一般为 20～37 ℃。有些细菌如假单胞菌、小肠结肠耶尔森菌是嗜冷菌，可在冷藏箱温度或 4 ℃中生长，1 周可出现明显生长，2 周细菌生长最活跃，出现大量增殖。嗜冷菌或非嗜冷菌在室温条件均能快速增殖，在室温下 6 h 后就进入对数级增殖，24 h 的细菌可达到致死剂量。革兰氏阳性杆菌和球菌，一般在 5～7 ℃不生长，在 10 ℃左右缓慢增殖。弗罗因德枸橼酸杆菌能利用枸橼酸盐作为碳源，由于消耗枸橼酸盐而使血液发生凝固。

细菌污染血对受血者的危害因细菌的种类、毒性、输注量和患者的抵抗力的差异而不同。轻者易被误认为发热反应，重者可致死亡，死亡率高达60%左右。输入已有大量细菌生长的血液或血液制品时，即使少到10～20 mL，也可立即引起剧烈反应。在低温生长的革兰氏阴性杆菌的内毒素所致休克和DIC尤为严重。

（一）细菌污染的原因

1. 血袋、采血器具和输血器具消毒不严、血袋破裂或有小裂缝未被发现。

2. 开放式采血、制备血液成分和输血。

3. 献血者皮肤消毒不彻底，采血部位有病灶。

4. 血液管理不严，贮血冷藏箱温度上升，血液从冷藏箱取出后在室温放置过久。

5. 献血者有菌血症（有局部感染灶）。

（二）症状与体征

轻者以发热为主，重者在少量输血（10～20 mL）后立即发生剧烈寒战、高热、头胀、面潮红、皮肤黏膜充血、烦躁不安、大汗、呼吸困难、干咳、恶心、呕吐、腹痛、腹泻、血压下降、脉细弱，严重者可发生休克、DIC和急性肾衰而死亡。亦可发生血红蛋白尿和肺部并发症。

一般情况下，高热、休克和皮肤充血是常见特征。休克为温暖型，皮肤潮红干燥。在全麻下做手术的患者只有血压下降或创面渗血的表现，而无寒战与发热，应予警惕。

（三）实验诊断

血液少量输入后出现高热、休克、皮肤黏膜充血、DIC和肾衰，是细菌污染反应的特点。在全麻状态下出现手术创口渗血不止、血压下降等症状。

1. 肉眼观察　血袋中血浆混浊，有膜状物、絮状物、出现气泡、溶血、红细胞变紫红色和有凝块时，提示可能有细菌污染。

2. 取血袋剩余血液作直接涂片或离心沉渣染色镜检，发现细菌证明是细菌污染，但涂片未发现细菌不能完全排除细菌污染。

3. 对血袋的剩血，输血后患者的血液以及输血时所用静脉液作细菌培养，包括4 ℃、37 ℃和室温的需氧与厌氧菌培养，亦可取尿培养。

4. 与输血前比较，血细胞计数可发现外周血白细胞总数及中性分叶核粒细胞明显增多。

轻度反应者应与发热性输血反应相鉴别，重者应与急性溶血性输血反应相鉴别。

（四）临床处理

1. 立即停止输血，保持静脉输液。

2. 抗休克，防止DIC和急性肾衰，还要着重抗感染，使用广谱抗生素及几种抗生素联合使用。使用要早，剂量要大。对肾脏有损害的药物要慎用，待细菌培养结果出来后，应改用对该细菌敏感的抗生素。

（五）预防措施

1. 从血液采集到输入患者体内的整个过程保证冷链的完整。

2. 血袋在使用前应严格检查有无破损，仔细观察保养液的澄明度。

3. 采用密闭系统采血与输血。

4. 血液制品发出前应仔细观察，如颜色、气泡、澄明度、溶血和凝块等情况，发现异常应停止发出，并作细菌学鉴定。

5. 防止血液污染，使用严格消毒的采血与输血器具。

五、输血相关性移植物抗宿主病

输血相关性移植物抗宿主病（TA－GVHD）是罕见但严重的输血并发症，发生率约为0.01%～0.1%，但死亡率很高，可达80%～90%。该病病程短，急性为主，用皮质激素或免疫抑制剂治疗往往无效。

（一）发病机理

TA－GVHD是受血者免疫功能低下或严重受损，而输入的血液中含有大量免疫活性淋巴细胞，受血者不能识别或排斥供血者的淋巴细胞，使供血者的淋巴细胞在受血者体内增殖、分化，攻击宿主组织引起免疫反应的一系列临床并发症。易引起TA－GVHD的血液成分包括浓缩白细胞、含活性淋巴细胞的全血（特别是3 d内的新鲜全血）和浓缩血小板。

有研究认为引起TA－GVHD的淋巴细胞数量至少为10^7/kg受血者体重，但也有报道8×10^4/kg受血者体重引起TA－GVHD的病例。少白细胞输血虽可减少淋巴细胞数量，但对TA－GVHD最安全、最有效的预防措施是γ射线照射灭活淋巴细胞。

TA－GVHD常发生在同种（异体）骨髓移植受者、严重联合免疫缺陷患者、各种白血病患者、霍奇金淋巴瘤、Wiskott-Aldrich综合征患者、宫内输血及换血的新生儿、实体瘤患者，这些患者的免疫功能均有不同程度的缺陷或损伤。甚至供、受者

HLA 单倍型相同的输血，也可能发生 TA－GVHD。

（二）临床症状

TA－GVHD 是一种免疫系统引起的全身性疾病，多数发生在有先天性或获得性免疫缺陷的患者，通常受损的是骨髓、皮肤和肝脏。

TA－GVHD 常常在输注全血或血液成分后 4～30 d内发生，多数在输注后 1～2 周，在面部、手心、脚心出现皮肤红斑和细小斑丘疹，色泽暗红略高于皮肤，然后可遍及全身，常伴有高热。严重者可发生全身红皮病，形成水疱和皮肤剥落。在出现皮疹后，也可伴有恶心、呕吐和腹泻。严重病例可出现肝区不适或疼痛，肝肿大，ALT、AST、LDH 等不同程度的增高。由于对骨髓抑制，会出现三系细胞的明显减少。

（三）实验诊断

1. 患者和供血者的 HLA 分型　血清学 HLA 分型方法已逐步淘汰，目前 HLA 分型方法主要是基因分型方法，如正向 PCR－SSOP、反向 PCR－SSOP、PCR－SSP、PCR－RFLP、PCR－SSCP、PCR－Sequencing 等。

2. 常规染色体检查　若供血者和受血者的性别不同，可用患者外周血淋巴细胞培养后非显带或显带染色来检测染色体。

3. 在患者血液或组织中找到供者淋巴细胞。

以上 3 项检查，用于确定在患者体内存在供者的淋巴细胞。

4. 皮肤的活组织检查。

（四）临床处理

TA－GVHD 治疗，同骨髓移植产生的 GVHD 一样，可以采用肾上腺皮质激素和免疫移植剂，如甲氨喋呤（MTX）、抗淋巴细胞球蛋白（ALG）、环孢菌素 A（CsA）等，但疗效不佳，患者多因感染死亡。

（五）预防措施

TA－GVHD 至今仍无有效的治疗手段，所以预防是重点。可以对血液及血液成分经 γ 射线辐照，或用物理学的方法去除有活性的淋巴细胞。

1. 避免输注直系亲属的血液或血液成分。

2. γ 射线照射　在输血前将血液和血液成分，经剂量为 25～30 Gy（2 500～3 000 rad）的 ^{60}Co（钴）或 ^{137}Cs（铯）的射线照射，使淋巴细胞不能复制和分化。照射后的血液无放射性，仍可以输给其他患者。

3. 去除白细胞　去除白细胞的方法很多，主要有离心法、过滤法等。过滤法操作简单，效果好，目前多采用白细胞滤器来去除白细胞，但过滤并不能完全避免 TA－GVHD。

（洪小珍，傅启华）

参 考 文 献

1　肖星甫主编. 输血技术手册. 成都：四川科学技术出版社，1990. 354～376

2　田兆嵩主编. 临床输血学.（第二版）北京：人民出版社，2002. 246～265

3　李永安主编. 临床输血. 吉林：吉林科学技术出版社，1990. 519

4　刘达庄主编. 免疫血液学. 上海：上海科学技术出版社，2002. 111～127

5　何吉，金蕾，洪小珍等. 血小板输注无效患者血小板抗体的检测. 中国实验诊断学，2001. 5：39

6　许先国，何吉，刘晋辉等. 流式细胞仪法用于血小板相关抗体检测和血小板交叉试验. 中国输血杂志，2003. 16：161～164

7　Taaning E，Tonnesen F. Pan-reactive platelet antibodies in post-transfusion purpura. Vox Sang，1999；76：120～123

8　Lin J S，Tzeng C H，Hao T C，et al. Cytokine release in febrile non-haemolytic red cell transfusion reaction. Vox Sang，2002；82：156～160

9　Walker R H. Technical manual. 10th ed. Arlington，VA. AABB，1990；411～429

10　Sandler SG，Eckrich R，Malmut D. Hemagglutination assays for the diagnosis and prevention of IgA anaphylactic transfusion reactions. Blood，1994；84：2031～2035

第 55 章　输血传播性疾病的实验诊断

凡经血源传播的疾病均为经血传播性疾病。通过输全血、血液成分或血制品，均有传播此类疾病的危险。理论上凡能发生病原血症的疾病，均能通过输血传播。目前危害最大的是病毒性肝炎和艾滋病。

第一节　基础理论

一、病毒性肝炎

（一）乙型肝炎病毒（hepatitis B virus，HBV）

乙型肝炎是乙型病毒性肝炎的简称，是由乙型肝炎病毒（HBV）引起的常见传染病。乙肝主要通过血液和体液传播，临床表现多样化，以慢性多见，易引起肝硬化，部分病例可转变为原发性肝细胞癌。

1. HBV 的形态和结构　HBV 属嗜肝 DNA 病毒科，电镜下血清中的 HBV 呈三种颗粒：① 大球形颗粒：是有感染性的 HBV 完整颗粒，呈球型，直径约为 42 nm，具有双层衣壳。因 Dane（1970 年）首先在乙肝感染患者的血清中发现，故又称为 Dane 颗粒。其外衣壳相当于一般病毒的包膜，由脂质双层与蛋白质组成，HBV 的表面抗原（HBsAg 及少量 pre S1，pre S2）即镶嵌于此脂质双层中。用去垢剂去除病毒的外衣壳，可暴露一电子密度较大的核心结构，其表面为病毒的内衣壳，是 HBV 核心抗原（HBcAg）。在酶或去垢剂作用后，可暴露出 e 抗原（HBeAg）。HBeAg 可自肝细胞分泌而存在于血清中，而 HBcAg 则存在于感染的肝细胞核内，一般不存在于血循环中。HBV 大球形颗粒的内部含有病毒的 DNA 和 DNA 多聚酶。② 小球形颗粒：直径约为 22 nm，成分为 HBsAg。一般很少含 pre S1 或 pre S2 抗原。这种不含病毒核酸 DNA 及 DNA 多聚酶的小球形颗粒，大量存在于血流中，它是由 HBV 感染肝细胞时产生的过剩病毒衣壳装配而成。③ 管形颗粒：成分与小球形颗粒相同，长100～500 nm，直径约 22 nm，亦存在于血流中，这种颗粒是由小球形颗粒“串联而成”，内无核酸，具有与 HBsAg 相同的抗原性。

2. HBV 的基因结构　HBV 为双链环状 DNA，但其中有一段仅为单链。病毒 DNA 的长链为负链，较短的一链为正链，两链 DNA 的 5′末端有长达 250～300 个互补的碱基，通过碱基配对构成环状 DNA 结构。

HBV 基因组大约有 3 200 个核苷酸组成，根据核苷酸的序列 HBV 可分为 10 个亚型。负链 DNA 含有 4 个开放阅读框架（ORF），分别称为 S、C、P 和 X 区。S 区中有 S 基因、前 S1 和前 S2 基因，分别编码 HBV 的外衣壳蛋白（HBsAg，pre S1 与 pre S2 抗原）。C 区中有 C 基因及前 C 基因，分别编码 HBcAg 及 HBeAg。P 区最长，编码 DNA 多聚酶等。X 区编码的蛋白称为 HBx-Ag，可反式激活细胞内的某些癌基因及病毒基因，与肝癌的发生与发展有关。

3. HBV 的传播途径　HBV 的传播途径主要有三条：① 血液传播：HBV 在血流中大量存在，只需极少量污染血液进入人体即可导致感染。输血、注射、外科或牙科手术、针刺、共用剃刀或牙刷、皮肤黏膜的微小损伤等均可传播。医院内污染的器械亦可致医院内传播。② 性传播：通过性行为传播。③ 母婴传播：主要是围产期感染，哺乳也是传播 HBV 的途径。

（二）丙型肝炎病毒（Hepatitis C virus，HCV）

丙型肝炎由丙型肝炎病毒感染所致。丙型肝

炎主要由血液/体液传播，占输血后肝炎的 70%。HCV 携带者在我国较 HBV 携带者为少，在健康人群中抗 HCV 阳性率为 0.7%～3.1%。丙型肝炎病毒(HCV)感染呈全球分布，各地区的 HCV 基因型存在一定的差异，丙型肝炎常可导致慢性肝炎和肝硬化，并与肝细胞癌有关。

1. HCV 的形态和结构　HCV 是一类具有包膜结构的单正链 RNA 病毒，病毒为 36～62 nm 直径的小球形颗粒，去包膜后为 33 nm 直径的核壳蛋白，包括的核心部分，内含全长约 9 400 个核苷酸的单股正链 RNA 基因组，为 1 个连续 ORF，该 ORF 包含多个编码病毒的结构区(S)和非结构区(NS)蛋白的基因。结构区包括 C，E1 和 E2/NS1 区，非结构区包括 NS2、NS3、NS4、NS5 区。

2. HCV 的传播途径　HCV 的传播途径以血液(血液制品)传播为主，还可通过生活密切接触传播、性传播、母婴传播等。

(三) 丁型肝炎病毒(hepatitis D virus, HDV)

1. 生物学特征　HDV 是丁型肝炎的病原体，是 1 种缺陷性嗜肝病毒。HBV 感染是它存在于肝细胞内的必要条件。

HDV 为球形，直径 35～37 nm，基因组为一单股负链环状 RNA，长度为 1.7 kb，是已知动物病毒中最小的基因组。HDV 颗粒由核心部分(HDV-RNA 基因、与 RNA 相结合的 HDV 抗原即 HDAg)和外膜(HBsAg)构成。

2. 传播方式　丁型肝炎病毒为一种缺陷病毒，必须在乙型肝炎病毒等辅助下方能复制，故其传播途径与乙型肝炎病毒相同。

(四) 庚型肝炎病毒(hepatitis G virus, HGV)

1. 生物学特性　HGV 属黄病毒家族成员，基因组结构与 HCV 相似，长约 9.4 kb，为单股正链 RNA 病毒。整个基因仅有 1 个 ORF，编码一个长约 2 900 个氨基酸的多蛋白前体，该前体蛋白经病毒和宿主细胞蛋白酶水解后，可形成不同的结构蛋白和非结构(功能)蛋白。在 ORF 的两侧分别为5′-非编码区(5′- NCR)和 3′ -非编码区(3′- NCR)。

2. 传播途径　HGV 主要经输血等非肠道途径传播，也存在母婴传播及静脉注射吸毒和医源性传播等。

(五) 输血传播的病毒(transfusion transmitted virus, TTV)

1. 生物学特征　TTV 为无包膜的单股负链线状 DNA 病毒，病毒体呈球形，直径为 30～50 nm，初步归类为细小 DNA 病毒科。基因组长约为 3.8 kb，含有两个 ORF(ORF1 和 ORF2)，分别编码 770 个和 203 个氨基酸。

2. 传播途径　TTV 主要通过血液或血制品传播。

二、艾滋病

艾滋病为获得性免疫缺陷综合征(acquired immunodeficiency syndrome, AIDS)的简称，是一种由人类免疫缺陷病毒(human immunodeficiency virus, HIV)引起的继发性免疫缺陷综合征。该病主要通过性接触或血液、血液制品及母婴传播传染，病毒主要侵犯和破坏辅助性 T 淋巴细胞，使机体细胞免疫功能缺陷，特征是严重免疫缺陷，并以细胞免疫缺陷为主，可导致条件性感染、恶性病变和神经损害，而无免疫异常的既往史。现尚无有效的治愈办法，病死率极高。

1. HIV 颗粒形态与结构　HIV 病毒体呈球形，20 面体立体对称，直径约 90～130 nm，表面具有糖蛋白镶嵌的包膜，包膜最外层常见呈刺突状的突起，含有病毒的包膜糖蛋白(GP120)和跨膜糖蛋白(GP41)，病毒中间的核心呈锥形，由核心蛋白(P24)包裹两条相同的 RNA 基因组和逆转录酶(P66，P51)、整合酶及蛋白分解酶，这些酶参与病毒的转录、整合等功能。

2. HIV 基因　HIV 的基因组长大约为 9.8 kb，带有编码几种病毒蛋白的开放阅读框架。

HIV 最先转录成 1 条全长的病毒 mRNA，翻译 gag 和 pol 蛋白，gag 的前体 P55 蛋白可水解成 P24、P17、P9 和 P6、P17 称为基质多肽，附着于病毒包膜的内侧，起稳定病毒颗粒作用。P24 为核心蛋白 pol 前体蛋白的裂解产物，包括病毒的逆转录酶 P66、P51。env 糖蛋白 GP120 和 GP41 由 GP160 前体而来。GP120 是病毒与宿主细胞结合的部位。GP41 可以启动病毒和细胞膜融合的过程。其他酶和蛋白因子在病毒的繁殖和致病过程中也起很重要的作用。

3. 传染源与传播途径　艾滋病的传染源是 HIV 携带者和艾滋病患者。从其血液、精液、阴道分泌物、乳汁、唾液、脑脊髓液、骨髓、皮肤及中枢神经组织等标本中，均可分离到病毒。主要传播方式有三种：① 通过同性或异性之间的性行为；② 输入带HIV的血液或血制品、器官或骨髓移植、人工受精、静药瘾者共用污染的注射器及针头；③ 母婴传播，包括经胎盘、产道或经哺乳等方式引起的传播。

三、其他经血传播性疾病

（一）寄生虫病

1. 丝虫病(filariasis) 丝虫(filaria)在国内仅有班氏丝虫(Wuchereria bancrofti)和马来丝虫(Brugia malayi)，雌雄异体。蚊子叮咬吸血吸入微丝蚴，再次叮人时感染期幼虫(丝状蚴)侵入淋巴管、淋巴结，发育成成虫。成虫交配，雌虫子宫内虫卵发育成微丝蚴，进入淋巴液、血循环。不治疗时，微丝蚴血症期可维持10年左右，甚至终身。

2. 弓形虫病(toxoplasmosis) 人是弓形虫(toxoplasma)的中间宿主。弓形虫生活史包括滋养体(速殖子)、包囊(缓殖子)、裂殖体、配子体、卵囊五个期。卵囊由终宿主(猫或猫科动物)粪中排出，被中间宿主吞入后侵入淋巴或血循环，播散人全身各组织细胞，形成滋养体。细胞破裂，滋养体散出再侵入其他组织细胞。当宿主产生免疫力时可形成包囊，在中间宿主体内可存在数月、数年甚至终身。

3. 黑热病 由杜氏利什曼原虫(Leishmania donovani)引起，经白蛉传播的地方性传染病。利什曼原虫生活史分两种形态：杜利小体(无鞭毛体)，寄生于人和其他脊椎动物的单核-巨噬细胞内；鞭毛体，在白蛉体内由杜利小体转变而成。

4. 疟疾(malaria) 由疟原虫(间日疟、三日疟、恶性疟、卵形疟)引起。其无性生殖(裂殖体)全部在人体内进行，有性生殖除小部分在人红细胞内发育外，主要过程在雌性按蚊体内完成。按蚊吸血时，其唾液腺中的疟原虫孢子进入人体，侵入肝细胞，进行裂体增殖。裂殖子从破坏的肝细胞释放人血，侵入红细胞，进行裂体增殖和形成配子体。输入带疟原虫的血或使用被疟原虫污染的注射器均可传播此病。

（二）螺旋体

1. 回归热 由回归热螺旋体(包柔体属)(Borrelia recurren-tis)引起。主要由体虱(还有头虱、臭虫)传播(蜱传回归热由蜱传播)。此病原体革兰染色阴性，厌氧，长 7～30 μm，宽 0.3～0.5 μm，有3～10个粗大不规则螺旋。人被虱叮咬因抓痒将虱体压碎，螺旋体经皮肤创面侵入体内，在血循环中大量繁殖。患者血液具有传染性，输血可传播本病。

2. 莱姆病(Lyme disease, LD) 由伯氏螺旋体(Borrelia burgdorferi)引起。革兰染色阴性，长10～30 μm，宽 0.18～0.25 μm，硬蜱叮咬螺旋体经唾液或粪便传播。患者的血、脑脊液中均可分离到病原体。

3. 梅毒(syphilis) 由梅毒螺旋体(亦称苍白螺旋体)(Treponema pallidun)引起的1种性传播病。此螺旋体长 6～20 μm，宽0.25～0.50 μm，有8～14个排列均匀的螺旋。患者为传染源。主要通过性交传播，也可通过接吻、哺乳、输血传播。孕妇如患梅毒，可通过胎盘或产道传给胎儿。

（三）立克次体

由普氏立克次体(Rickettsiaprowazekii)通过体虱传播引起的急性传染病称为流行性斑疹伤寒。其传播方式为“人→虱→人”模式。普氏立克次体侵入人体后寄生于小血管内皮细胞、胞质，当立克次体血症时也可附着于细胞和血小板上。在某些患者，病原体也可长期潜伏于单核-吞噬细胞系统内，但通过输血而传播本病的机会甚少。

（四）病毒(virus)

1. 嗜人T细胞白血病病毒Ⅰ型、Ⅱ型(human T-lymphotropic leukemia virus, HTLV-Ⅰ、HTLV-Ⅱ)

HTLV-Ⅰ自成人T细胞白血病(ATL)患者外周血T细胞中分离，HTLV-Ⅱ自毛细胞白血病患者脾T淋巴细胞分离，病毒仅侵犯CD4+T细胞。HTLV-Ⅰ主要流行区为日本西南部，加勒比海地区和非洲中部，HTLV-Ⅱ在上述地区也较多。我国一般人群HTLV-Ⅰ抗体阳性率为0.08%。日本HTLV-Ⅰ感染区献血员的HTLV-Ⅰ抗体阳性率为8%。

HTLV-Ⅰ、HTLV-Ⅱ的传播途径主要是输注血液及血制品、性传播和经胎盘、产道、哺乳等传播。

2. 人类巨细胞病毒(HCMV) 巨细胞病毒(cytomegalovirus)属疱疹病毒属，含双股线形DNA。直径110 nm，有囊膜。在人二倍体成纤维细胞中生长时，可使细胞变圆，增大，胞质与核内可见包涵体。患者和隐性感染者可长期或间歇地自唾液、尿、宫颈分泌物排出病毒。传播途径有胎内感染(通过胎盘)、直接接触感染(接触患者尿、粪、唾液、精液、乳汁、宫颈分泌物)、输血、器官移植等。因 CMV 存活期短，新鲜血较库血传播 CMV 机会多。

3. Epstein-Barr 病毒(EBV)　EB 病毒(EBV)最早是从非洲儿童恶性淋巴瘤(Burkitt's lymphoma)细胞中分离。属疱疹病毒科、嗜淋巴细胞病毒属。核酸为 DNA。至少有九种蛋白质抗原在受染细胞表达，即核抗原(EBNA)1、2、3A、3B、3C、LP 和潜伏膜蛋白(latent membrane protein, LMP)1、2A、2B，另有 EBV 早期抗原(EA)、衣壳抗原(VCA)、膜抗原(MA)等，均可诱导机体产生相应抗体。

患者恢复后病毒血症可长达数月，故如为献血员，其献血期限至少必须延至病愈后 6 个月。

第二节　输血传播性疾病的检测

一、病毒性肝炎的检测

(一) 乙型肝炎病毒(HBV)

1. ELISA 法　ELISA 为目前最常用的检测乙肝标志物的方法，检测项目有 HBsAg、HBsAb、HBeAg、HBeAb、HBcAb、HBc - IgM, Pre - S1, Pre - S2。ELISA 方法技术上成熟，为目前各家医院广泛采用。

常用的 ELISA 方法有：夹心法、竞争法、间接法、捕获法等。

基本原理：将抗原或抗体包被载体后加入血清和相应的酶标抗体或抗原，如血清中有相应的抗原或抗体，则形成抗原抗体酶标复合物，最后加入显示剂产生显色反应，根据不同的方法学原理判断结果。

2. HBV - DNA 检测

(1) 定性：待测血清中 HBV 颗粒经裂解液裂解变性后，以酚/氯仿法提取 HBV - DNA 模板，以此模板经 PCR 扩增后，产物经电泳后以溴乙锭染色，在紫外线灯下阳性条带可发橙黄色的荧光，与标准分子量条带对比进行结果判断。

(2) 定量：有荧光定量 PCR 等方法，通常采用外标法，借助已知标准曲线得出结果。

3. 血清 DNA 多聚酶检测　是反映病毒复制的指标，但近年来已被检测 HBV- DNA 所取代。

由于抗病毒药物的广泛使用和机体免疫逃避机制的作用，使病毒产生变异，如拉米呋啶治疗后病毒产生的 YMDD 变异。因此此类患者耐药株的检测就显得尤为重要。如 HBV-LAM-DR 的检测。

(二) 丙型肝炎病毒

1. 特异性抗体的检测　通过基因重组表达或人工合成的多肽抗原检测 HCV 特异性抗体(抗 HCV-lgG、lgM)。

(1) C - 100 抗体的检测：是应用最早且最广泛的方法。包被抗原为基因工程表达的 HCV 非结构区(NS)基因编码的 5 - 1 - 1 和 C - 100 - 3。采用 ELISA 法对抗 HCV-IgG、IgM 进行检测，因患者体内出现相应抗体较晚，故此法不利于早期诊断。

(2) 重组免疫印迹法(RIBA)：为克服 C - 100ELISA 法检测抗 HCV 抗体特异性差和敏感性低的缺点，Chiron 公司开发了含四种抗原的 RIBA 法(4 - RIBA)。

(3) 核心蛋白抗体的测定：用于抗 HCV 抗体的第 2 代和第 3 代 ELISA 检测试剂盒，所用包被抗原均有核心区多肽 C22，NS3 区多肽 C33、C100 - 3 和 5 - 1 - 1、C200 等，不仅提高了 HCV 抗体检测的敏感性和特异性，同时还有助于早期诊断。

2. 病原体直接检测

(1) HCV - RNA 检测：逆转录 PCR(RT - PCR)从患者血清中提取病毒 RNA，经逆转录酶作用合成 cDNA，再用 2 对引物先后扩增，以求扩增出极微量的病毒 RNA。由于 5′端非编码区序列最为保守，故 2 对引物的序列均应选自该区。

定量 PCR：目前常采用 PCR -荧光法定量检测 HCV - RNA，定量检测 HCV-RNA 在判断预后和评价抗病毒药物疗效等方面有重要意义。

HCV 基因分型：用于传染源追踪及治疗方案的选择。

原位杂交检测肝组织中 HCV - RNA 用地高辛标记 HCV - cDNA 作探针进行原位杂交，肝细胞质内出现杂交信号为阳性。

(2) 抗原的检测：免疫组化法检测肝组织中的 HCV 抗原。

(三) 丁型肝炎病毒

1. HDAg 的检测　采用免疫荧光法或直接酶

标法检测肝细胞核或质中的 HDAg；血清标本经去垢剂处理后也可用于 HDAg 检测。

2. 抗- HDV 检测 ELISA 是目前实验室检测抗 HDV - IgG、HDV - IgM 的常用方法，但方法敏感性和准确性都不够理想。

3. HDV - RNA 检测（PCR 法） HDV - RNA 为实验室诊断丁型肝炎的主要方法。用 PCR 能直接检出血清中 HDV - RNA，灵敏度为 0.1 pg HDV - RNA。

（四）庚型肝炎病毒

1. RT - PCR 法 目前，HGV 感染的诊断以 RT - PCR 为主，采用 5′- NCR、NS3 区和 E2 区的套式引物扩增待测标本中的 HGV 基因片段，引物的敏感性依次为 5′- NCR＞NS3＞E2。

2. ELISA 法 用合成多肽抗原或重组抗原包被酶标板，测定血清抗 HGV（IgG 或 IgM）。

目前国内使用较多的为 ELISA 法，但检测可靠性欠佳，从国外研究情况看，要想诊断现症 HGV 感染的患者和带病毒者，惟一可靠的方法是 RT - PCR 法。

（五）输血传播的病毒

主要是采用 PCR 法检测血中 TTV-DNA。但国内多采用 ELISA 法，用人工合成的多肽作为抗原包被酶标板检测血清中 TTV-IgG 或 IgM，本法灵敏性较低，目前技术不够成熟。部分研究者已从事 TTV 基因表达的研究，人们期待着敏感、特异的 TTV 抗体检测试剂盒应用于临床。

二、艾滋病的检测

1997 年 9 月中华人民共和国卫生部颁布了《全国艾滋病检测工作规范》，为了保证 HIV 抗体检测结果的正确性和准确性，明确规定我国境内的艾滋病初筛和确认实验室必须按《规范》程序批准验收，并受各级卫生行政部门指导和监督。

（一）HIV 抗体检测

1. 初筛试验 要求实验试剂有较高的敏感性和便宜的价格，初筛阳性标本必须送确认实验室确认后按规范的程序报告结果。

（1）酶联免疫吸附试验（ELISA）： ELISA 是最常用的 HIV 抗体检测方法，它具有敏感性高、价格低廉、适合于大批标本的检测，是献血员筛选和临床诊断最常用的筛选试验。

1）间接法。将 HIV 抗原包被到微孔板或其他固相载体上，如标本中含有 HIV 抗体，则抗体就会和固相载体上的 HIV 抗原结合，洗涤去除未结合的非特异性抗体，加入酶标记的抗人免疫球蛋白抗体与 HIV 抗体结合，形成 HIV 抗原- HIV 抗体-酶标记的抗人免疫球蛋白抗体复合物，最后加入底物发生酶催化的显色反应。

2）双抗原夹心法。将 HIV 抗原包被到固相载体上，标本中的 HIV 抗体与抗原结合形成复合物，由于抗体的双价或多价性，它同时还能与其他抗原结合，加入酶标记的同一类 HIV 抗原分子时，后者就会与固相载体上的抗体结合，形成 HIV 抗原- HIV 抗体-酶标记 HIV 抗原复合物，最后加入底物发生酶催化的显色反应。

3）竞争法。酶标记抗体是特异性的 HIV 抗体，标本中的 HIV 抗体与酶标记 HIV 抗体竞争固相载体上的 HIV 抗原。因而在竞争法中，光密度值与标本中的抗体含量呈负相关关系。

（2）明胶颗粒凝集法（PA）：将 HIV 抗原吸附在明胶颗粒上，标本中的 HIV 抗体将与载体上的 HIV 抗原结合，带动载体颗粒的聚集，出现可见的凝集现象。

（3）快速法

1）金标法。HIV 抗原已被吸附在基膜上，用以捕捉被检验样品中的 HIV（HIV - 1 和 HIV - 2）抗体，然后用胶体金标记溶液（P - A 金标记）显色，来反映 HIV - 1 和/或 HIV - 2 抗体的存在。

2）硒标法。试验在硝酸纤维膜上，依据虹吸原理进行。HIV 抗原吸附于测试区，当标本中有 HIV 抗体时，先于硒标记的 HIV 抗原结合，再渗透至测试区与 HIV 抗原结合而显示硒元素的棕色。

（4）免疫荧光法（IFA）：该法是将 HIV 感染的细胞作为抗原固定于玻片，再在其上滴加待检血清。若其中含有 HIV 抗体，则将与细胞膜上的病毒抗原结合。经洗涤后再加荧光标记的抗人 IgG，而将细胞膜染成翠绿色，细胞与非 HIV 感染人的血清无此反应。

2. HIV 抗体确认试验 确认试验主要以免疫印迹法为主，另外还有条带免疫法，放射免疫沉淀法等。确认试验对试剂的敏感性和特异性都有较高的要求，尤其强调特异性。

（1）免疫印迹试验：免疫印迹试验（Western blot，WB）技术主要包括三个部分：① 通过 SDS-聚丙烯酰胺凝胶电泳（PAGE）将 HIV 抗原按照分子量大小分离；② 将分离的抗原转移到硝酸纤维素膜上；③ 加样本，检测标本中是否含有针对不同抗原组分的抗体。

HIV 经过大量培养、浓缩和纯化以后，被裂解成不同的抗原组分，将裂解的抗原加到 SDS－聚丙烯酰胺凝胶的加样孔内进行电泳，病毒蛋白按照分子量大小在凝胶中迁移而分离，分子量较小的抗原迁移较快，远离加样孔；而分子量较大的抗原迁移较慢、离加样孔较近，用特定的方法将凝胶中的抗原转移到硝酸纤维素膜上，然后将其切割成包含按照分子量大小排列的全部病毒蛋白的条膜。将条膜封闭、晾干，准备用于检测。

WB 的结果判断需严格执行国家标准：出现 2 条 env 带或 1 条 env 带加 1 条 P24 带为阳性；出现不确定结果应进行随访 1～6 个月。

(2) 条带免疫试验：条带免疫试验(LIA)的原理与 WB 相似，区别仅在于 LIA 条膜上的抗原是重组或化学合成的多肽抗原，而且是人工固定在条膜上的。

(3) 放射免疫沉淀试验(RIPA)：将放射性同位素标记的氨基酸加到感染 HIV 的细胞培养基中，随着病毒的复制，这些标记的氨基酸就进入病毒的蛋白中，收集含有同位素的病毒颗粒，用去垢剂将细胞溶解，再用抗 IgGA 蛋白琼脂糖除去有反应性的细胞抗原。将所得的上清液(含有病毒蛋白)与待检血清混合，如有 HIV 抗体，则同位素标记的 HIV 抗原与之结合形成沉淀。

(二) HIV 病原检测

1. HIV 病毒分离培养　取新鲜分离的正常人淋巴细胞或脐血淋巴细胞，用 PHA 刺激并培养 3～4 d 后，用以接种患者的外周血单个核细胞、骨髓细胞、血浆或脑脊液等标本。培养过程中需定期更换和补加 PHA 处理的新鲜正常淋巴细胞。经培养 2～4 周后，如有病毒生长，则出现不同程度的细胞病变，最明显的是有融合的多核巨细胞。细胞病变出现后，可用间接免疫荧光法检测培养细胞中的病毒抗原，或用生化方法检测培养液中的逆转录酶活性，以确定 HIV 的存在。

2. 测定病毒抗原　常用 ELISA 检测 HIV 的核心蛋白 P24。这种抗原通常出现于病毒的急性感染期。在潜伏期中常为阴性，待感染发展，艾滋病症状出现时，P24 抗原又可重新上升。

3. 测定病毒核酸　近年应用多种方法包括逆 RT-PCR，和支链 DNA 扩增反应(bDNA)定量地检测血浆中的 HIV－RNA。其敏感度可达到 20～50 拷贝/mL。这种定量检测方法常用于监测 HIV 慢性感染者病情的发展，以及作为评价抗 HIV 药物治疗效果的指标。

(三) 免疫功能检测

主要测定 CD4、CD8 细胞的数量。HIV 特异性地侵犯辅助 T 细胞(CD4 细胞)，引起人体细胞免疫严重缺陷，导致顽固的机会性感染、恶性肿瘤和神经系统损害。HIV 感染后一般首先出现 CD4 淋巴细胞轻度至中度降低，该细胞总数可持续数年不变，反映病毒为免疫应答所抑制。历经一段时间后，CD4 细胞逐渐进行性下降，表明病毒逐渐逃脱了免疫应答的控制。当外周血有核细胞计数＜500 只/μL，CD4 细胞下降至 0.2×10^9/L(200 只/μL)或更低时，则可出现机会性感染。

三、其他经血传播性疾病的检测

(一) 寄生虫病

1. 丝虫病　① 病原体检查　晚 10 时至次晨 2 时间取血查微丝蚴。活组织检查成虫；② 抗体检测　ELISA 法或间接荧光抗体试验(IFA)。

2. 弓形虫病　① 病原体检测　检获滋养体或包囊即可确诊，但检出率较低；② ELISA 法测 IgG 类、IgM 类抗体。

3. 黑热病　① 病原体检测　骨髓、肿大的淋巴结穿刺液涂片，瑞－姬染色，找杜利小体，阳性率可达 85%；骨髓培养(NNN 培养基)阳性率可大于 90%；② ELISA 法或 IFA 等检测抗体。

4. 疟疾　①病原体检查　血涂片查疟原虫，采血时间为发作后数小时内；② 检测疟原虫抗体。

(二) 螺旋体

1. 回归热　发作期血或骨髓涂片染色或暗视野检查。

2. 莱姆病　① 间接免疫荧光法(IFA)查螺旋体；② ELISA 法测 IgM、IgG 类抗体；③ WB 法查相应抗体；④ 病原体培养；⑤ 核酸检查等。

3. 梅毒

(1) 病原体检测：① 暗视野显微镜直接查找螺旋体　阳性报告“镜下查到具梅毒螺旋体特征性形态和运动的病原体”，阴性结果必须重复实验或作血清学试验；② Fontana 染色　光镜下可查到棕褐色螺旋体；③ 抗原检测　用荧光素标记梅毒螺旋体梅毒亚种的单克隆抗体对待测标本染色，经荧光显微镜检查可见发出绿色荧光的螺旋体；④ 核酸检测 利用PCR对疑为梅毒孕妇的羊水、新生儿血清或脑脊液检测，敏感性与特异性为100%。

(2) 血清学检测

1) 筛选试验。即非密螺旋体抗原试验，对试验阳性结果需用密螺旋体抗原试验确认，方法有：① 不加热血清反应素试验(USR)；② 甲苯胺红不加热血清学试验(TRUST)；③ 快速血浆反应素环状卡片试验(RPR)；④自动反应素试验(ART)。

2) 确证试验。即密螺旋体抗原试验，常用方法有：① 荧光密螺旋体吸收试验(FTA-ABS)；② 梅毒螺旋体微量血凝试验(TPHA)。

(三) 立克次体

常用实验室检查为外斐试验(OX19凝集)、立克次体凝集试验。ELISA、间接血凝试验等。

(四) 病毒(virus)

1. 嗜人T细胞白血病病毒Ⅰ型、Ⅱ型

(1) 外周血淋巴细胞检查：出现不规则核或花瓣状核异型淋巴细胞，糖原染色(PAS)、酸性磷酸酶、碱性磷酸酶、非特异性酯酶均阳性，过氧化物酶阴性。免疫表型为CD2＋CD3＋CD4＋CD8－。

(2) 检测HTLV－Ⅰ、HTLV－Ⅱ抗体：间接免疫荧光法(用产生病毒的细胞株制抗原片)、ELISA(用病毒抗原包被)、免疫印迹(相对纯化的病毒蛋白做PAGE)。

(3) 分子杂交与PCR：将HTLV－Ⅰ、HTLV－Ⅱ基因片段制成探针，与从患者淋巴细胞提取的核酸杂交。

2. 人类巨细胞病毒

(1) 病原体检测 尿沉渣涂片经姬姆萨染色查找巨大细胞及核内嗜酸性包涵体。

(2) 抗体检测 ELISA法测CMV-IgG、CMV-IgM。

(3) 核酸检测 标记DNA探针杂交法或PCR法检测CMV的DNA。

3. EPstein-Barr病毒

(1) 病原体检测

1) 检测抗原。① 病毒潜伏感染时表达抗原，如EBV核抗原(EBNA)、潜伏感染膜蛋白(LMP)；② 病毒增殖性感染相关的抗原，如EBV早期抗原(EA)、EBV衣壳抗原(VCA)、EBV膜抗原(MA)。

2) 检测核酸。原位核酸杂交法或PCR法查EBV-DNA。

(2) 抗体检测：测定抗EBNA、VCA、EA的抗体。

第三节 输血传播性疾病的实验诊断

一、病毒性肝炎

(一) 乙型肝炎病毒

在评价HBV感染的各项标志中，应注意动态观察。一般急性期内应1～2周重复1次，慢性化后每月重复1次或视疗程情况安排进行。乙肝病毒学诊断除一般常规检测HBsAg、抗HBs、HBeAg、抗HBe、抗HBc外，必要时加测HBV-DNA等项目。检测项目的临床意义如下：

1. 乙型肝炎表面抗原(HBsAg) HBsAg在HBV感染者血清中出现最早，滴度高，是乙肝早期诊断的重要标志。阳性见于急性肝炎、慢性肝炎或无症状携带者。急性肝炎恢复后，一般在1～4个月内HBsAg消失，多数患者HBsAg在血清中可持续6个月以上，发展为慢性肝炎。

2. 乙型肝炎表面抗体(抗HBs) 抗HBs是一种保护性抗体，能清除病毒，阻止HBV感染，在急性乙肝中最晚出现(发病后3个月)，常表示疾病的恢复。若再次感染HBV，2周内即出现抗HBs，且呈高滴度。在暴发性肝炎中抗HBs常呈高滴度，并形成免疫复和物，是致肝细胞块状坏死的原因。接种乙肝疫苗后可出现抗HBs，是评价乙肝疫苗接种效果的重要指标。

3. 乙肝病毒e抗原(HBeAg) 在急性乙肝时HBeAg于HBsAg稍后即出现，并与HBsAg滴度平行，常在HBsAg消失前阴转。如HBeAg持续阳性，则可发展为慢性乙肝。长期存在是HBV复制活跃的标志，代表血液传染性强，亦可作为抗病毒药物疗效的考核指标之一。

4. 乙肝病毒e抗体(抗HBe) 抗HBe不是保护性抗体。在急性乙肝时，一旦抗HBe出现则提示病情好转及病毒复制的减少或终止。慢性乙肝、携带者和肝癌患者出现抗 HBe，提示病毒复制减少，但并不意味着疾病的好转，且易发生 HBV-DNA 整合现象。抗 HBe 出现仅示血液传染性较少而不能作为无传染性的标志。近年来发现抗 HBe 阳性及 HBV－DNA 阳性的慢性乙肝是 HBeAg 缺陷性变异株所致，这种变异株感染与暴发性肝炎或慢性肝炎的恶化有关。若 HBeAg 和抗 HBe 均阳性有两种可能性，一是处于 HBeAg 和抗 HBe 转换期，另一可能为野生株和突变株同时存在，提示预后较差。

5. 乙肝病毒核心抗体（抗 HBc）　常用的检测指标有抗 HBc 总抗体、抗 HBc-IgM 和抗 HBc-IgG。① 抗 HBc 总抗体：在 HBV 感染后早期出现，呈高滴度，可持续 5 年甚至更长。滴度在 1∶100 以上，结合肝功能可作为乙肝诊断的依据，对 HBsAg 阴性的急性乙肝，抗 HBc 高滴度有诊断意义；由于抗体持续时间长，常用于流行病学调查，献血员筛选采用 HBsAg，若能加上抗 HBc，即可进一步减少输血后肝炎；亦是疫苗安全性观察指标。② 抗 HBc-IgM：意味着 HBV 所致的特异性肝损，诊断急性乙肝的主要依据，慢性乙肝活动期可呈阳性，缓解期可消失。③ 抗 HBc-IgG：可持续很久。若同时检测抗 HBc-IgM 和抗 HBc-IgG 则有助于区别急性和慢性乙肝（急性乙肝：抗 HBc-IgM＞抗 HBc-IgG；慢性乙肝：抗 HBc-IgM＜抗 HBc-IgG），在暴发性肝炎中，两种抗体均呈高滴度。

6. 乙肝病毒前 S 蛋白（pre－S1，pre－S2）　可作为 HBV 复制的新指标。pre－S1 蛋白出现较早并与 HBeAg 和 HBV-DNA 显著相关，可作为急性乙肝早期感染的标志。目前已证实 pre－S1 片段（21～47 肽）能与肝细胞结合，因此检测 pre－S1 还与 HBV 侵入肝细胞和感染有关。国外还用此指标作为评判干扰素疗效的标志，发现其定量检测和 HBV-DNA 定量检测呈平行关系；pre－S2 蛋白在 HBV 附着和侵入肝细胞的机制方面起重要作用，其致病性有待于进一步的研究。

（二）丙型肝炎病毒

抗 HCV 和（或）HCV-RNA 阳性可诊断为 HCV 感染。大多数感染有 HCV 的患者，体内均出现抗－HCV，但由于其出现较慢，一般在发病后 2～6 个月才为阳性，有的在第 12 个月才出现，故不能发现早期患者，且少数患者为一过性 HCV 感染，抗 HCV 始终阴性，所以 1 次阴性并不能排除 HCV 的诊断。抗－HCV 检测在献血员的筛选中能排除 85％具有 HCV 传染性者，因此对预防丙肝具有重要意义。

HCV－RNA 可作为急性丙肝早期诊断的指标；在抗 HCV 阳转前，可作为有无 HCV 感染的传染性指标；是评价抗病毒药物治疗丙肝疗效的指标。由于 HCV 是以直接致细胞病变为主，其感染的最大特点是极易演变为慢性，目前干扰素治疗是最重要的方法，但其费用昂贵，应答率低，因此定量检测 HCV－RNA 水平对于了解病变程度、特别在判断预后和评价抗病毒药物疗效方面有重要意义，同时也使丙型肝炎发病机制的研究有进入量化阶段。

（三）丁型肝炎病毒

患者只有在感染了 HBV 后，才会感染 HDV，因此临床上常见为乙肝与丁肝病毒同时感染或重叠感染。在这些患者血清中有 HBsAg 等乙肝血清学标志物，故检测 HBeAg、抗－HBe、抗－HBs 可提示丁肝的预后。

丁肝患者血清甚至肝组织抗－HDV、HDAg 或 HDV－RNA 阳性。抗－HDV 不是中和抗体，常以此反映各地区 HDV 感染情况。抗 HDV－IgM 在诊断急性 HDV 感染中有重要意义，并能区分与 HBV 混合感染或重叠感染，混合感染常出现一过性抗 HDV－IgM，然后出现或不出现抗 HDV－IgG；重叠感染则表现为低水平或波动性抗 HDV－IgM，抗 HDV－IgG 则为高滴度。在急性感染早期可于血清中检测到 HDV－RNA，因维持时间短，阴性不能排除丁肝；慢性感染者中检测到 HDV－RNA，提示血液有传染性。

（四）庚型肝炎病毒

HGV 致病性还不十分清楚。多数学者认为 HGV 可能不致病或轻微致病。PCR 检测到 HGV－RNA 提示存在 HGV 感染的病毒血症，可用于临床诊断。Abbott 实验室用不同的载体细胞系统表达 HGV 的糖蛋白，建立了抗 E_2 抗体的 ELISA 法，发现抗 E_2 抗体阳性往往伴随着病毒血症的消失。因此抗 HGV 抗体不能用于临床诊断，但可用于流行病学调查，了解人群 HGV 感染情况。

二、艾滋病

根据 WHO 的规定，对 AIDS 可疑者应检查 HIV 抗体。我国艾滋病病例诊断标准为：

1. 当受检血清初筛试验，如酶联免疫吸附试验(ELISA)、免疫酶法或间接免疫荧光试验(IF)等方法检查阳性，再经确证试验，如蛋白印迹法(WB)等方法复核确诊者，诊断为HIV感染者。

2. 确诊病例

(1) 艾滋病病毒抗体阳性，又具有下述任何1项者，可为实验确诊艾滋病患者。① 近期内(3～6个月)体重减轻10%以上，且持续发热达38 ℃ 1个月以上。② 近期内(3～6个月)体重减轻10%以上，且持续腹泻(每天达3～5次)1个月以上。③ 卡氏肺囊虫性肺炎(PCP)。④ 卡波济肉瘤(KS)。⑤ 明显的霉菌或其他条件致病菌感染。

(2) 若抗体阳性者体重减轻、发热、腹泻症状接近上述第1项标准且具有以下任何1项时，可为实验确诊艾滋病患者。① CD4/CD8淋巴细胞计数比值<1，CD4细胞计数下降。② 全身淋巴结肿大。③ 明显的中枢神经系统占位性病变的症状和体征，出现痴呆，辨别能力丧失，或运动神经功能障碍。

HIV感染者多数在感染1～3个月才出现HIV抗体，抗体出现之前的这个时期称为“感染后窗口期”，在窗口期，HIV抗体是检测不到的。所以对HIV抗体检测结果阴性者，咨询员应认真核实最后1次可能接触HIV的时间，以便推算是否已经过了“窗口期”。如果确定已过“窗口期”，可以判定其没有感染；若未渡过“窗口期”，则应在“窗口期”过后再进行1次复查；不确定结果是指在进行HIV抗体检测的确认试验时，试验条带上出现了蛋白带型，但按照《全国艾滋病检测工作规范》的要求，这些带型不足以诊断为HIV抗体阳性。出现不确定结果，应建议其3个月后复查，必要时可做HIV-1 P24抗原或核酸测定。如果复查结果阳转，表明受检者已经感染HIV。如果复查时条带全部消失，则为阴性结果，表明受检者没有感染。如果复查时条带没有变化或发生了变化但也不足以诊断为阳性，则应建议其3个月后再复查1次，如果3个月后还不足以诊断为阳性，则应作为阴性对待。检测结果不确定有下列原因：① 感染还处于窗口期，从HIV进入体内到检测这段时间还不够长，因此血清还没有形成典型的抗体反应；② 艾滋病进展到终末期，抗体水平下降；③ 存在HIV 2型或其他亚型(例如O亚型)，而所使用的检测试剂无法检测；④ 其他非病毒蛋白抗体的交叉反应：自身免疫性疾病、某些恶性疾病、怀孕、输血或器官移植等情况下，身体可以产生一些抗体，其反应与HIV P24核心蛋白抗体引起的反应很相似；⑤ 以前接种过HIV(试验性)疫苗。

三、其他经血传播性疾病

(一) 寄生虫病

1. 丝虫病　在血液或其他体液中查找微丝蚴是早期诊断的最可靠方法。后期鉴别因血内很难查到微丝蚴，因此血清抗体的检查是应用较多的方法。近来有用单克隆抗体双夹心ELISA或单克隆抗体斑点ELISA等方法检测丝虫循环抗原；用免疫层析技术(ICT)检测斑氏丝虫抗原，敏感性及特异性均较好，既可用于诊断，又可用于考核疗效。

2. 弓形虫病　从弓形虫病的病原学角度考虑，找到病原体则可作为确诊依据。但由于其虫血症期短，虫体进入机体后迅速侵入有核细胞内生长繁殖，而且早期感染常无症状，因此很难找到病原体，给病原学诊断带来一定难度。一般采用免疫学检查来诊断弓形虫感染。根据检测到循环抗原、免疫复合物或不同种类的抗体来辅助诊断弓形虫病。若在血清中检测到循环抗原或免疫复合物或IgM型弓形虫，则高度提示为急性弓形虫感染；高滴度的IgG则通常提示感染弓形虫已有较长时间或为慢性感染；而低滴度的IgG则提示有过弓形虫感染史等情况。另外，DNA探针技术和PCR技术也有诊断参考价值。

3. 黑热病　对于黑热病，病原诊断为确诊本病最可靠的方法。主要通过穿刺取得骨髓、淋巴结或皮肤组织液作涂片，经染色后在光镜下查见无鞭毛体即可确诊。免疫诊断可作为辅助诊断以及流行病学调查。

4. 疟疾　疟疾的确诊需要在血涂片或骨髓涂片中检查到疟原虫，但有时血中疟原虫数量较少，可能不易查到。运用免疫学方法检测疟疾患者血清中的抗原或抗体，有助于对疟疾患者的诊断。通常感染疟原虫后首先出现的是原虫血症，随后刺激机体免疫系统产生抗体，疟疾抗体的出现比原虫血症出现的时间晚1周左右。对疟疾作出早期诊断以及说明受检对象是否有活动性感染，检测抗原比检测抗体更好。尽管检测抗体在临床上对初发病者无早期诊断价值，但对多次发作又未查明原因者，检测疟疾抗体有助于诊断。在流行病学的调查研究中，检测抗体具有十分重要的价值，包括了解疟疾地方性流行水平、检测疟疾传播强度、确定疟区范围、评价防治效果，以及在接近疟疾消灭地区搜索残存传染源及病灶、筛选供血者防止疟原虫经血液传播等。

（二）螺旋体

1. 回归热　确诊回归热的最佳标准是在患者发热期后采取的外周血作厚涂片，姬姆萨染色，光镜检查见染成蓝色的螺旋体；动物接种后1～2 d，逐日采取尾血、涂片及染色检查发现螺旋体。

当患者出现下述体征：贫血、中性粒细胞中度增加，血小板明显减少，肝肾功能受损、脑脊液蛋白及细胞数增多，OX-K凝集反应阳性可辅助诊断。

2. 莱姆病　从急性患者血、脑脊液、病损皮肤、滑膜液中分离伯氏疏螺旋体可作为确诊的依据，但这种培养方法复杂、为时较长、阳性率低，故作为临床诊断意义受限。而用伯氏疏螺旋体颗粒性抗原的间接免疫荧光法或可溶性抗原的酶标记免疫法其阳性率分别可达53%和67%，晚期可达100%，故通常将血清中特异性IgM及IgG的抗体效价增长作为诊断标准。但伯氏疏螺旋体与其他螺旋体有交叉反应，类风湿因子阳性也可导致假阳性，早期接受适当抗生素治疗不出现IgG抗体升高可致假阴性，使得这类方法的敏感性与特异性均不高。由此可见病原体分离及血清学检测，仍有部分患者不能得到早期诊断。PCR方法的敏感性和特异性极高，将来可广泛应用于莱姆病的早期和晚期诊断。

3. 梅毒　暗视野显微镜检查法和镀银染色法直接镜检到梅毒螺旋体，在临床上可确诊梅毒，且具有快速、方便、易操作等特点。镀银染色法敏感性较差，暗视野显微镜检查法已被世界卫生组织指定为性病实验室必备项目之一。螺旋体检查是早期梅毒的最好诊断方法，对患者早期诊断、及时治疗、预后和尽早切断传染源有十分重要的意义。对梅毒感染者，能在血清抗体出现前进行抗梅毒治疗，是最好的治疗时机。

非梅毒螺旋体抗原血清试验具有较高的敏感性和特异性。VDRL、USR、RPR、TRUST试验对未经治疗的一期梅毒的敏感性分别为78%（74%～87%）、80%（72%～88%）、86%（77%～100%）和86%（77%～86%）；对上述试验，二期梅毒均为100%；潜伏梅毒分别为95%（88%～100%）、95%（88%～100%）、98%（95%～100%）和98%（95%～100%）；晚期梅毒分别为98%（96%～99%）、99%、98%（93%～99%）、99%（98%～99%）。这些试验都可用于梅毒的筛查和治疗效果的监测。此类试验的优点是方法简易、快速、敏感性和特异性好，适用于大量人群的血清筛查。早期梅毒硬下疳出现1～2周后可呈阳性，经治疗后血清滴度可下降并转阴性，故可作为疗效观察、复发或再感染的指征。在临床应用中需注意：

(1) 性试验阳性(1+以上)者，确诊或治疗前均应做定量试验，以明确患者抗体滴度，除外“前带现象”(这是由于抗原抗体量比例不适，抑制阳性反应的结果)。活动性梅毒滴度可在1∶8～1∶64，有的可达1∶256，甚至1∶1 280。血清定量试验的作用可作疗效和预后观察。早期梅毒足量正规治疗后，可于6个月至24个月左右转阴(据统计：6个月有24%阴转，1年有73.8%阴转，2年内有96.9%阴转)。一般使血清阴转所需的时间和病程成正比。复发或再感染时可阳转或滴度上升。定量试验2次结果，滴度上升2个稀释度以上(如1∶2上升到1∶8以上)才可判为上升(应注意排除技术性因素)。不同试验方法(如USR与RPR)，滴度不宜进行比较。

(2) 因此类试验是非特异性抗原试验，故试验阳性时，应注意排除技术性(试剂或操作)、生理性(孕妇可有0.4%假阳性)和急、慢性生物学性假阳性的可能，特别是胶原性疾病和自身免疫病，如麻风、红斑狼疮、类风湿、慢性风湿性心脏病、海洛因成瘾等。某些急性发热病后(如风疹、疟疾、水痘、肺炎、传染性单核细胞增多症)和免疫接种等，可出现暂时性假阳性，多可在疾病消退后数周至6个月内转阴。一般来说患者血清滴度在1∶8以上是梅毒的可能性大，低于1∶8时，应考虑到上述疾病的可能，并应用特异性试验来证实。

(3) 血清固定：由于梅毒病程和治疗时机以及治疗方法等原因，有些患者出现的血清抗体在若干年内仍保持低滴度阳性(1∶4以内)或弱阳性(1+)反应，这称为血清固定。在注意排除神经梅毒后，有否重新治疗的必要，要视临床情况而定。

(4) 此类试验可鉴别早期、晚期潜伏梅毒。前者治疗后滴度下降快，后者滴度下降慢或不变。

(5) 有助于鉴别先天梅毒被动抗体反应素血症。因生母的反应素可通过胎盘到胎儿血中，如胎儿未染，出生三四月后可自动阴转，如果滴度不减或反而上升，即可诊断为先天梅毒。

(6) 治疗后随访二、三年，第1年每3个月复查1次，以后每半年复查1次。复查时主要做USR或RPR定量试验，观察抗体。

(7) 若患者为HIV感染者，其梅毒血清反应有时会出现难于解释的现象；艾滋病患者合并感染梅毒者，其梅毒血清试验均呈阴性。因此对于怀疑梅毒者，建议同时进行HIV抗体检查。

TPHA试验具有敏感性高、特异性强、操作简便、无需特殊设备等特点，是梅毒较好的确证试验。对治疗前梅毒的敏感性：一期梅毒为76%(69%～90%)、二期梅毒为100%、潜伏梅毒为97%(97%～100%)、晚期梅毒为94%，特异性为99%(98%～99%)。一般认为，TPHA试验阳性患者，由于记忆细胞抗体复制能力强，特异性试验敏感性高，即使经过抗梅毒治疗也终生阳性，因此不能作为治疗效果观察的指标。但根据临床观察，早期梅毒患者血清如TPHA试验为弱阳性反应，有可能阴转。特异性试验对一期梅毒可比非特异性试验早一周出现。梅毒过程中最初出现的是IgM抗体，梅毒感染后第二周即可从血清测出，而IgG抗体则需在感染后第四周方可测出。因此检测19sIgM抗体可作为梅毒早期诊断或胎传梅毒的确诊。19sIgM抗体治疗后阴转较快，在梅毒螺旋体抗原消失后不久，此抗体也随之消失。据文献报道，经有效治疗后，一期梅毒3个月，二期梅毒9个月IgM抗体达到100%阴转。梅毒确证试验，一般定性试验阳性，则可作梅毒诊断依据，必要时做定量试验。经有效治疗后特异性抗体滴度也可不同程度下降，可降至1∶160或1∶80。此类试验特异性强，很少出现假阳性。但据统计，也可有1%生物学假阳性存在，如红斑狼疮(SLE)可使FTA-ABS呈假阳性，而传染性单核细胞增多症，可能由于嗜异性抗体所致，可使TPHA呈假阳性；麻风患者的非特异性试验假阳性可高达40%，特异性试验有的也可呈阳性。

(三) 立克次体

外-斐反应效价达1∶160以上有诊断价值，双份血清恢复期抗体滴度比早期效价递增4倍以上，诊断意义更大，但少数病例可始终阴性。本试验对斑疹伤寒诊断的阳性率约74%～84%，但不能区分斑疹伤寒的型别，不能排除变形杆菌感染。另外，其他疾病如回归热、布鲁杆菌、钩体病等有时亦可发生阳性反应。有条件可做立克次体的凝集反应、补体结合试验及免疫荧光间接染色法检测特异性抗体。动物接种的阳性结果具诊断意义。

(四) 病毒(virus)

1. 嗜人T细胞白血病病毒Ⅰ型、Ⅱ型 EIA、PA可作为筛选献血者的初筛试验，检测HTLV-Ⅰ、HTLV-Ⅱ抗体；而IFA、WB和RIPA均可用于HTLV-Ⅰ、HTLV-Ⅱ感染的确证试验。HTLV-Ⅰ、HTLV-Ⅱ抗体检测的敏感性和特异性与使用的抗原是密切相关的。目前HTLV抗体检测采用较多的抗原是基因工程抗原和合成肽抗原。

2. 人类巨细胞病毒(HCMV)　使用针对CMV直接早期蛋白的单克隆抗体作第一抗体的免疫荧光技术可作出快速诊断，并表示CMV感染的活动性，可作为指导临床抗病毒治疗的依据，避免某些对核酸测定方法难以鉴别潜伏感染和活动性感染的缺点。由于病后数月或数年从尿液或唾液中仍可排出病毒，所以仅从上述标本中分离出病毒并不意味着急性感染。CMV病毒血症则是急性感染的较好预测指标。

由于抗体效价在数年内维持高滴度，所以单份标本检测对诊断急性感染并无价值，仅可作流行病学调查。检测CMV特异性IgM抗体有时可能有助于近期或活动性感染的诊断，但循环中的类风湿因子可能偶尔造成IgM检测的假阳性。

由于PCR具高度敏感性，应用该技术检测尿液标本可快速安全地检测出先天性CMV感染，检测血液标本对献血员和器官供体进行筛选，可以保证输血和器官移植的安全性。由于PCR检测的阳性结果并不一定完全需要有感染性的病毒存在，冻存2年以上甚至于反复冻融后的标本仍可检出CMV-DNA，可作回顾性诊断。

3. EPstein-Barr病毒　嗜异性抗体用于辅助诊断传染性单核细胞增多症，但偶尔也可在其他多种疾病中出现，为一种非特异性抗体；抗VCA-IgM是原发感染的最好指标，复发时不出现；抗VCA-IgG是应用广泛的抗EBV抗体标准检测方法，主要用于流行病学调查研究，是继发性感染和现症感染的指标；抗EBNA抗体于重症传染性单核细胞增多症的病程后期由阴转阳，可作为原发性感染的指标，但一般仅用于不能检测抗VCA-IgM时。分子杂交技术证实了某些疾病与EBV直接相关，PCR 技术亦应用于实验诊断，但由于其敏感性极高，易产生假阳性，其定量分析能区别相关疾病和 EBV 的感染。

（徐瑞龙　刘宏景）

参考文献

1 倪语星、洪秀华、姜昌斌主编. 现代病原学检验与临床实践. 上海：上海科学技术文献出版社，1999. 146～156，172～175，229～243，282～283

2 许以平、郑捷主编. 现代免疫学检验与临床实践. 上海：上海科学技术文献出版社，1999. 160～165

3 洪涛主编. 医学病毒学基础及实验室技术. 北京：科学出版社，1990. 589～616

4 郑芝田主编. 胃肠病学.（第 2 版）北京：人民卫生出版社，1992. 864～901

5 俞树荣主编. 微生物学和微生物学检验.（第 2 版）北京：人民卫生出版社，1997. 313～326

6 王钊、吴明江主编. 性病艾滋病防治培训教材.（第 1 版）北京：北京医科大学出版社，1999. 133～147

7 贺联印、杨铁生. 寄生虫病实验室诊断的进展. 中华医学检验杂志，1999. 22：15～18

8 Rubinstein ML，Miele ME. Hepatitis C virus infection: detection and treatment. Clin Lab Sci，2003；16：203～208

9 Schupbach J. Viral RNA and p24 antigen as markers of HIV disease and antiretroviral treatment success. Int Arch Allergy Immunol，2003；132：196～209

10 Chiavetta JA，Escobar M，Newman A，et al. Incidence and estimated rates of residual risk for HIV，hepatitis C，hepatitis B and human T-cell lymphotropic viruses in blood donors in Canada，1990 ～ 2000；CMAJ，2003；169：767～773

11 Bean P. Latest discoveries on the infection and coinfection with hepatitis D virus. Am Clin Lab，2002；21：25～27

检测项目参考范围

项　目	样本	性别	检测方法	参考范围
血清铁	血清		双吡啶法	70～150 μg/dl
血清总铁结合力	血清		双吡啶法	0.3～0.4 mg/L
血清铁蛋白	血清		放射免疫法	依各实验室正常人调查而定
骨髓铁染色	骨髓			阳性反应为蓝色颗粒
				细胞外铁分级：先用低倍镜寻视染色片，再用油镜判断铁的多少
				一：无颗粒可见
				＋：有少数颗粒，或偶见铁小珠
				＋＋：有较多铁颗粒和小珠
				＋＋＋：有很多铁颗粒、小珠和少数小块
				＋＋＋＋：有极多铁颗粒、小珠和许多小块，并密集成堆
				铁粒幼细胞分型：油镜下计数 100 个幼红细胞，各型的铁粒幼红细胞所占百分率
				0 型：无铁颗粒
				Ⅰ型：仅含 1 个铁颗粒
				Ⅱ型：含 2～5 个铁颗粒
				Ⅲ型：含 6～9 个铁颗粒
				Ⅳ型：含 10 个以上铁颗粒
血清转铁蛋白受体	血清		ELISA 双抗体夹心酶联免疫吸附法	标准曲线查知
转铁蛋白	血清		比浊法	2.65～4.30 g/L
血浆铁半寿期	血浆		核素技术	70～120 min
铁吸收率			26%～35%	
血浆铁转换率	血浆		3.58～66.23 mmol/L/d	
红细胞内游离原卟啉	全血	男	荧光分析法	0.097～0.90 μmol/L
		女		0.114～0.90 μmol/L
	红细胞		分光光度计法	0.76±0.32 μmol/L
血清叶酸	血清		放射免疫法	＜6.91 nmol/L
				＜3 ng/mL
红细胞叶酸	红细胞		放射免疫法	＜317.8～363.2 nmol/L；＜140～160 ng/mL
血清维生素 B_{12}	血清		放射免疫法	＜4～103 pmol/L；＜100～140 ng/mL
血清内因子阻断抗体	血清		放射免疫法	阴性
红细胞渗透脆性	全血			开始溶血　71.8～78.6 mmol/L
				溶血程度　0.42%～0.46%
				完全溶血　54.7～58.1 mmol/L

续 表

项　目	样本	性别	检测方法	参考范围
红细胞渗透脆性				溶血程度　0.32%～0.34%
红细胞温育渗透脆性	全血		37 ℃温育	NaCl mmol/L　　溶血%
			24 h	51.3　　80～100
				59.8　　75～100
				68.4　　65～100
				76.9　　55～95
				85.5　　40～85
				94.1　　15～70
				102.6　　10～40
				111.1　　0～10
				119.7　　0～5
				128.3　　0
酸化甘油溶解	红细胞			>290 S
高渗冷溶血				最大溶血率:66.3%～74.1%
				(9 mol/L 或 12 mol/L 蔗糖溶液)
				7 mol/L 蔗糖溶液溶血率:0.1%～16.9%
自身溶血	全血		37 ℃温育	生理盐水　溶血率<4%
			48 h	葡萄糖管　溶血率<0.6%
				ATP 管　溶血率<0.8%
红细胞膜蛋白	全血		SDS-PAGE	各种膜蛋白组分百分率的参考范围依实验方法和凝胶类型以及不同地区、种族人群各自制定
红细胞膜腺苷三	全血			Na^+-K^+-ATP 酶　0.24～0.50 μmol/L·mg 膜蛋白/h
磷酸酶活性				Ca^{2+}-Mg^{2+}-ATP 酶 0.4～2.5 μmol/L·mg 膜蛋白/h
红细胞膜补体受体	全血			按各实验室的参考范围
红细胞膜脂质	全血			磷酯酰丝氨酸(PS)　15.2%±3.7%
				磷酯酰乙醇胺(PE)　25.4%±5.0%
				磷酯酰胆碱(PC)　29.4%±3.6%
				鞘磷酯(SM)　29.7%±4.8%
红细胞膜两侧分布的磷酯组分	全血			75 %PC 和 20% PE 位于膜外测,25% PC、80% PE 和 100% PS 位于膜内测
红细胞膜胆固醇和磷酯比值	全血			0.8～1.0
红细胞葡萄糖 6-磷酸脱氢酶(G6PD)活性	全血		荧光斑点法	正常人:5～10 min 出现很强的荧光
				G6PD 部分缺陷者:5～10 min 出现很弱荧光
				G6PD 缺陷者:5～10 min 甚至 10 min 以后均无荧光
			高铁血红蛋白还原法	≥0.75
			四唑氮蓝纸片法	滤纸片呈紫蓝色
			细胞化学染色法	阴性细胞(未染色细胞)<20%
红细胞葡萄糖 6-磷酸脱氢酶	全血		改良 WHO 推荐方法	12.1±2.09 IU/gHb
(G6PD)活性定量测定			四唑氮蓝定量法	13.1～30.0 NBT 单位
		男	快速分光光度法	成人 5.0±1.31 IU/gHb

续 表

项　目	样本	性别	检测方法	参考范围
(G6PD)活性定量测定		女		成人 4.6±1.01 IU/gHb
		男		新生儿 7.0±0.55 IU/gHb
		女		新生儿 6.9±0.76 IU/gHb
			G6PD/6PGD 比值法	<0.95(改良 WHO 法)
				成人<0.98 (NBT 法)
				新生儿<1.09 (NBT 法)
红细胞丙酮酸激酶缺陷筛选试验	全血		PK 荧光斑点法	正常:25 min 荧光消失 缺乏:25 min 荧光不消失
红细胞丙酮酸激酶活性定量测定	全血		荧光斑点法	15.0±1.99 IU/gHb
葡萄糖磷酸异构酶(GPI)筛选试验	血清		荧光斑点法	30 min 内出现荧光
葡萄糖磷酸异构酶(GPI)活性定量测定	血清		紫外分光光度计法	60.8±11.0 U/gHb
嘧啶 5′-核苷酸酶筛选试验	血清		紫外分光光度计法	正常:R=3.11±0.41
				缺乏:R>2.29
嘧啶 5′-核苷酸酶活性定量测定	血清		磷钼酸法	成人 12.15±2.52 μmol/ (Lpi.h.gHb) 新生儿 19.18±3.62 μmol/ (Lpi.h.gHb)
己糖激酶(HK)荧光斑点试验	血清			正常:10 min 之内出现荧光
				部分缺乏:15～30 min 出现荧光
				完全缺陷:超过 30 min 不出现荧光
丙糖磷酸异构酶(TPI)荧光斑点试验	血清			正常:30 min 荧光消失
				缺乏:30 min 后斑点仍有荧光
谷胱甘肽还原酶(GR)试验	血清		荧光斑点法	正常:反应 15 min 荧光消失
				缺乏:反应 15 min 后的斑点仍有荧光
红细胞脆性试验	全血		一管法	正常人不溶血溶液呈浑浊为阴性
抗碱血红蛋白测定	全血		一分钟碱变性法	2 岁～成人低于 2%
				新生儿达 40%以上,出生 3 个月迅速下降
血红蛋白醋酸纤维薄膜电泳	全血		电泳	通过与正常人的血红蛋白电泳图谱进行比较,可发现异常血红蛋白区带。同时对酶条区带进行电泳扫描,以确定各种血红蛋白的含量
血红蛋白 A2 测定	全血		醋酸纤维薄膜电泳法	2.5%～3.5%
				1 岁以下约 1%
异丙醇试验	血清(浆)			20～40 min 溶血液清澈者为阴性
变性珠蛋白包涵体	红细胞			偶见:平均每个油镜视野可见包涵体 1～2 个
				+:平均每个油镜视野可见包涵体 3～10 个
				++:平均每个油镜视野可见包涵体 11～30 个
				+++:平均每个油镜视野可见包涵体 31 个以上
抗人球蛋白试验	血清(浆)			阴性
胰蛋白酶试验	血清(浆)			正常人阴性反应
				自身免疫性溶血的温抗体型,多呈阳性反应
冷凝集素试验	血清(浆)			正常人冷凝集素效价<1∶40
30 ℃白蛋白酶解凝集试验	血清(浆)			正常人冷凝集素效价<1∶40
冷凝集素滴度试验	血清(浆)			正常人冷凝集素效价<1∶40

续 表

项　目	样本	性别	检测方法	参考范围
冷热溶血试验	全血			阴性
骨髓单个核细胞抗人球蛋白分型试验	骨髓			阴性
骨髓造血细胞自身抗体的流式细胞仪检测				因实验室不同而各异，每次实验均应做正常对照
酸化溶血试验	全血			阴性
蔗糖溶血试验	全血			阴性
热溶血试验	全血			阴性
蛇毒因子溶血试验	全血			溶血度<5%
微量补体溶血敏感试验	全血			阴性
红细胞膜表面乙酰胆碱酯酶活性测定	全血			乙酰胆碱酯酶活动度为 10.25±1.91 IU/10^{10} RBC 或 34.3±7 IU/gHb
红细胞计数	全血	男		4.0～5.5×10^{12}/L
		女		3.5～5.0×10^{12}/L
				新生儿　6.0～7.0×10^{12}/L
血红蛋白	全血	男		120～160
		女		110～150
红细胞比容		男		42～49%
		女		37～48%
平均红细胞容积				80～100 fl
平均红细胞血红蛋白量				26～32 pg
平均红细胞血红蛋白浓度				310～350 g/L
白细胞计数				成人　4～10×10^9/L
				新生儿　15～20×10^9/L
				6 个月～2 岁　11～12×10^9/L
血小板计数				100～300×10^9/L
网织红细胞测定	全血			成人：0.5%～1.5%；儿童：2.0%～6.0%
				绝对值：17.5×10^9/L～82.5×10^9/L
墨汁吞噬试验	白细胞			成熟中性粒细胞平均吞噬率 74%±15%，平均吞噬指数 126±60；成熟单核细胞平均吞噬率 95%±5%，平均吞噬指数 313±86
中性粒细胞吞噬	白细胞			噬率(%)正常人为 62.8%±1.4%
杀菌功能试验				菌率(%)比较对照组结果
血清溶菌酶活性试验	血清		比浊法	5～15 mg/L
	尿			0～2 mg/L
硝基蓝四氮唑还原试验				阳性细胞数在<10%
白细胞趋化性试验	白细胞			趋化指数 3.0～3.5
吞噬细胞吞噬功能试验	白细胞			吞噬百分率(62.77±1.38)%
				吞噬指数 1.058±0.049
末端脱氧核苷酰转移酶检测	血清(浆)		酶标免疫细胞化学显示法	正常人外周血细胞中极少或无活性
N-碱性磷酸酶(N-Apase)	血清(浆)			正常人的粒细胞、淋巴细胞中不能检出 N-APase 的活性

续 表

项 目	样本	性别	检测方法	参考范围
酸性α-醋酸酯酶	血清(浆)			T细胞ANAE阳性：胞质内有大小不等、数量不一的紫红色颗粒或斑块；B细胞ANAE阴性：胞质呈黄绿色，胞质内无红色斑块；单核细胞为ANAE阳性，其胞质内有细小红褐色颗粒斑块；红系细胞、巨核细胞、血小板阴性
氚标记脱氧胸苷测定	血清(浆)			刺激指数(SI)<2
泼尼松刺激试验	全血			服药后中性粒细胞最高绝对值>20×10^9/L
肾上腺素激发试验	全血			粒细胞上升值一般低于(1.5～2)×10^9/L
血浆血管性血友病因子抗原(Ag)	血浆		Laurell免疫火箭	94.1%±32.5%
			电泳法	50%～150%
血浆6-酮-前列腺素1α检测	血浆		酶联法	17.9±7.2 Pg/mL
去甲基-6-酮-PGF1α测定	尿液			尿中150±11 pg/mg
血浆内皮素-1(ET-1)	血浆			<5 ng/L
血栓调节蛋白抗原(TM:Ag)	血浆			20～35 μg/L
血栓调节蛋白活性(TM:A)	血浆			100%±13%
血小板计数(PC)	全血			(100～300)×10^9/L
平均血小板体积测定(MPV)	全血			8.75±1.38 fl
血小板生存时间(PST)	全血			9.3±1.7 d
血小板相关抗体和补体的检测	血清			PAIgG:0～78.8 ng/10^7血小板
				PAIgM:0～7.0 ng/10^7血小板
				PAIgA:0～2.0 ng/10^7血小板
				PAC_3:0～129 ng/10^7血小板
血小板膜糖蛋白IIb/IIIa(GPIIb/IIIa)自身抗体测定	全血			阴性
血小板黏附试验(PAdT)	全血			62.5%±8.6%
血浆血小板球蛋白(TG)和血小板因子4(PF_4)测定	血浆			TG: 25.3±3.0 μg/L PF_4: 3.2±0.8 μg/L
P-选择素(GMP-140)	血浆			血小板表面P-选择素含量为780±490分子数/血小板血浆中P-选择素含量为(1.61±0.72)×10^{10}分子数/mL
血小板因子3有效性(PF3aT)	血浆			复钙时间Ⅰ组较Ⅱ组延长低于5 s
血块收缩试验(CRT)	全血			血块收缩率:56%±14%
血栓烷B_2(TXB_2)	血浆	男		132±55 ng/L
		女		116±30 ng/L
2,3-去二甲基-血栓烷B2(2,3-DM-TXB2)测定	尿液			尿中2,3-DM-TXB2为206±19 pg/mg
11-去氢-血栓烷B2(11-DH-TXB2)	尿液			4.5±2.5 pg/mL
全血凝固时间(CT)	全血		普通玻璃试管法	5～12 min
			硅化试管法	15～30 min
			塑料试管法	10～20 min
激活凝血时间(ACT)	血浆		普通玻璃试管法	2.8±0.5 min
活化部分凝血活酶时间测定(APTT)	血浆	男 女		37±3.3 s 37.5±2.8 s

续 表

项　目	样本	性别	检测方法	参考范围
血浆凝血酶原时间测定(PT)	血浆	男		11～13.7 s
		女		11～14.3 s
简易凝血活酶生成试验及纠正试验(STGT)	血浆			最短的凝固时间<15 s(10～14 s)
血浆蝰蛇毒时间(RVVT)	血浆			13～14 s
血浆因子Ⅷ、Ⅸ、Ⅺ和Ⅻ的促凝活性检测	血浆		一期法	FVIII:C 103%±25.7%　FIX:C98.1 %±30.4 % FⅪ:C 100%±18.4%　FⅫ:C 92.4%±20.7%
血浆因子Ⅱ、Ⅴ、Ⅶ和Ⅹ的促凝活性检测	血浆		一期法	FI1: C 97.7%±16.7%　FV:C　102.4%±30.9% FV1I:C 103%±l7.3%　FX:C　103%±19.0%
血浆凝血酶原抗原检测(Ag)	血浆		免疫火箭电泳法	98.5%±15.5%
血浆因子ⅩⅢ定性试验	血浆			24 h内纤维蛋白凝块不溶解
凝血因子ⅩⅢ活性测定(FⅩⅢ:C)	血浆			100%
凝血因子ⅩⅢ亚基抗原测定	血浆			因子ⅩⅢ $_a$:Ag为100.4%±12.9%
				因子ⅩⅢ $_b$:Ag为98.8%±12.5%
血浆纤维蛋白原检测	血浆		Clauss法(凝血酶法)	2～4 g/L
凝血酶原片1+2测定	血浆			0.4～1.1 nmol/L
纤维蛋白肽A测定(FPA)	血浆	男		1.83±0.61 μg/L
		女		2.24±1.04 μg/L
组织因子(TF)测定	血浆		双抗体夹心法	141±27 ng/L
可溶性纤维蛋白单体复合物(sFMC)	血浆		酶免疫分析法	48.5±15.6 mg/mL
			免疫放射分析法	50.5±26.1 mg/mL
抗凝血酶抗原检测(AT:Ag)	血浆		双抗体夹心法	290±30.2 g/L
抗凝血酶活性(AT:A)检测	血浆			108.5±5.3%
凝血酶-抗凝血酶复合物检测(TAT)	血浆		双抗体夹心法	1.0～4.1 μg/L
肝素辅因子Ⅱ活性检测(Hc-Ⅱ:A)	血浆			(100±15.3)%
蛋白C活性检测(PC:A)	血浆			(100.24±13.18)%
蛋白C抗原检测(PC:Ag)	血浆			(102.5±20.1)%
蛋白C活化肽检测(protein C peptide,PCP)	血浆		RIA双抗体法检	6.47 pmol/L (n=16)
蛋白S抗原检测(PS:Ag)	血浆		火箭电泳法	TPS(96.6±9.8)%
				FPS(100.9±11.6)%
抗活化蛋白C试验(APCR)	血浆			95%范围>1.96,平均2.36
组织因子途径抑制物抗原检测(TFPI:Ag)总抗原检测	血浆		酶联免疫双抗体夹心法	75～120 ng/mL,平均浓度为89.5 ng/mL
TFPI活性检测(TFPI:A)	血浆		发色底物法	40～70 ng/mL　(n = 300)
复钙交叉试验(CRT)	血浆			2 min 18 s～4 min 17 s
因子Ⅷ抑制剂检测	血浆			正常人体内无抑制物
狼疮抗凝物质检测(Lopu和Lucor试验)	血浆			Lopu试验为31～44 s; Lucor试验为30～38 s Lopu试验/Lucor试验　比值为1.0～1.2
狼疮抗凝物质筛选和确诊试验	血浆			比值为0.8～1.2
普通肝素浓度	血浆			0.2～0.5 U/mL

续 表

项 目	样本	性别	检测方法	参考范围
组织型纤溶原激活物抗原(t-PA:Ag)检测	血浆		双抗体夹心法	1～12 μg/L
组织型纤溶酶原激活物活性检测(t-PA:A)	血浆			0.3～0.6 U/mL
尿激酶型纤溶酶原激活剂活性检测(μ-PA:A)	血浆			<1 000 U/L
纤溶酶原抗原检测(PLG:Ag)	血浆			0.22± 0.03 g/L
纤溶酶原活性检测(PLG:A)	血浆			(85.55±27.83)%
纤溶酶-抗纤溶酶复合物检测(PAP)	血浆			0～150 ng/mL
血浆硫酸鱼精蛋白副凝固试验(3P)	血浆			阴性
凝血酶时间检测(TT)	血浆			16～18 s
纤维蛋白(原)降解产物检测(FDP)	血浆			<5 mg/L
尿纤维蛋白(原)降解产物检测(FDP)	血浆		双抗体夹心法	尿 FDP 28±17 μg/L
D-二聚体检测(D-dimer test)定性试验	血浆		乳胶法	阴性
D-二聚体检测定量检测	血浆		双抗体夹心法	0～0.256 mg/L
血浆纤溶酶原激活抑制物-1抗原(PAI-1:Ag)	血浆		双抗体夹心法	4～43 ng/mL
血浆纤溶酶原激活抑制剂活性(PAI:A)	血浆			0.1～1 AU/mL
α_2-纤溶酶抑制物抗原检测	血浆		双抗体夹心 ELISA 法	66.9±15.4 mg/L
α_2-纤溶酶抑制物活性(α_2-PI:A)检测	血浆		发色底物法	(95.6±12.8)%
Bβ1～15 与 Bβ15～42 检测	血浆			Bβ1～15 0.74～2.24 nmol/L Bβ15～42 0.36～2.76 nmol/L
凝血酶激活的纤溶抑制物(TAFI)	血浆		ELISA 法	22%～132%
血栓前体蛋白(TpP)检测	血浆		双抗体夹心法	≤ 6 μg/mL
血浆黏度检测	血浆		毛细管黏度计法	1.64±0.05 mPa·s
红细胞变形性检测	血浆		微孔滤过法	红细胞滤过指数:0.29±0.10
红细胞电泳检测	血浆			红细胞自身血浆电泳时间:16.5±0.85 s
血清总蛋白	血清		双缩脲法	成人 60～80 g/L 新生儿 46～70 g/L 7 m～1 y 51～73 g/L 1～2 y 56～75 g/L 3～14 y 62～76 g/L
血清白蛋白	血清		溴甲酚绿法	成人 36～50 g/L 新生儿 28～44 g/L 7 m～1 y 36～50 g/L 1～2 y 37～51 g/L 3～14 y 38～54 g/L >60 y 34～48 g/L

续　表

项　目	样本	性别	检测方法	参考范围
血清白蛋白/血清球蛋白	血清			(1.5～2.5)∶1
尿液总蛋白	尿液			>0.15 g/L
脑脊液总蛋白	脑脊液			0.2～0.4 g/L
醋酸纤维膜法电脉	血浆			清蛋白　0.62～0.71
				α1 球蛋白　0.03～0.04
				α2 球蛋白　0.06～0.10
				β球蛋白　0.07～0.11
				γ球蛋白　0.09～0.18
前清蛋白	血清			成人　280～360 mg/L
				1 岁　100 mg/L
				1～3 岁　168～281 mg/L
α1-抗胰蛋白酶	血清			2.0～4.0 g/L
α1-酸性糖蛋白	血清			0.5～1.4 g/L
α2-巨球蛋白	血清			1.5～3.5 g/L
结合珠蛋白	血清			0.5～2.2 g/L
血红素结合蛋白	血清			0.5～1.2 g/L
转铁蛋白饱和度	血清			33%～35%
铜蓝蛋白	血清		化学法	62～140 IU/L
C-反应蛋白	血清		免疫比浊法	新生儿　0.1～0.6 mg/L
				幼儿　0.15～1.6 mg/L
				学龄儿童　0.17～2.2 mg/L
				成人　0.42～5.2 mg/L
血浆氨基酸总量	血浆		氨2,4-二硝基氟苯显色法	成人 36～70 mg/L
			β-奈醌磺酸钠法	40～60 mg/L
血清苯丙氨酸	血清		荧光法	成人　8～18 mg/L
				新生儿　12～34 mg/L
				早产儿　20～75 g/L
尿液胱氨酸	尿液			成人 10～100 mg/L
酪氨酸	尿液血清			成人 尿液定性　阴性
				血清定量　早产儿　3.9～13.3 mmol/L
				新生儿　0.88～2.04 mmol/L
				成人　0.44～0.72 mmol/L
血氨	全血		谷氨酸脱氢酶法	成人 11～35 μmol/L　(140～190 g/L)
胆固醇	血清			成人总胆固醇<5.20 mmol/L
				儿童总胆固醇<4.4 mmol/L
三酰甘油	血清		酶法	成人 0.56～1.7 mmol/L
磷酯	血清		消化法或酶法	1.3～3.2 mmol/L
游离脂肪酸	血清		滴定法、酶法、光度法、色谱法	0.4～0.9 mmol/L
过氧化脂质	血清	男	比色法	4.14±0.78 μmol/L
		女		3.97±0.77 μmol/L
			荧光法	2～4 μmol/L
高密度脂蛋白胆固醇	血清		沉淀法、酶法	成人>1.0 mmol/L

续 表

项 目	样本	性别	检测方法	参考范围
低密度脂蛋白胆固醇	血清		沉淀法、酶法	成人 <3.12 mmol/L
				儿童 <2.8 mmol/L
脂蛋白(a)	血清		酶联免疫吸附实验，免疫比浊法	<300 mg/L
脂蛋白-X			琼脂糖凝胶电泳	定性为阴性；定量<140 g/L
脂蛋白电泳分型			电泳法	α-脂蛋白占 26%～45%、β-脂蛋白占 43%～58%和前β-脂蛋白占 6%～22%
载脂蛋白 AI	血清			1.0～1.6 g/L
				均值：>1.2 g/L
载脂蛋白 B(B100)	血清			0.6～1.12 g/L
				均值：<1.2 g/L
脂蛋白脂肪酶	血清		单克隆抗体的酶免疫方法	136～321 mg/L
卵磷脂胆固醇酯酰基转移酶	血清		微脂粒底物法	382～512 U/L
鞘磷脂酶	血浆		酶法	1 030～2 124 pmol/h/mL
葡萄糖脑苷脂酶	血浆		酶法	14.91±6.6 nmol/h/mL
胆固醇酯转移蛋白	血浆	男	酶联免疫法	1.49±1.37 mg/L(中位数 1.00 mg/L)
		女	免疫透射比浊法	2.40±1.65 mg/L(中位数 1.95 mg/L)
同型半胱氨酸	血浆		HPLC 法或分光光度法	10～15 μmol/L
血清胆红素	血清			新生儿 0～1 d 34～103 μmol/L
				1～2 d 103～171 μmol/L
				3～5 d 68～137 μmol/L
				成人 3.4～17.1 μmol/L
血清结合胆红素	血清			0.6～0.8 μmol/L
血清非结合胆红素	血清			1.7～10.2 μmol/L
结合胆红素/总胆红素	血清			0.2～0.4
尿胆红素	尿液			定性 阴性
尿胆原	尿液			定量 0.84～4.2 μmol/24 h 尿
				半定量 1∶20 倍稀释度以下阳性
				定性 弱阳性
总胆汁酸	血清(浆)		酶法	0～10 μmol/L
胆酸	血清(浆)		汽-液相色谱法	0.08～0.91 μmol/L
脱氧胆酸	血清(浆)		汽-液相色谱法	0.23～0.89 μmol/L
鹅脱氧胆酸	血清(浆)		汽-液相色谱法	0～1.61 μmol/L
甘氨胆酸	血清(浆)		汽-液相色谱法	0.05～1.0 μmol/L
胆酸/鹅脱氧胆酸	血清(浆)			0.5～1.0
丙氨酸氨基转移酶，(ALT)	血清(浆)	男	连续监测法	8～40 U/L
		女	连续监测法	5～40 U/L
AST/ALT				≥1(约为 1.15)
谷氨酸脱氢酶	血清(浆)	男	连续监测法(37 ℃)	0～8 U/L
		女		0～7 U/L
谷胱甘肽 S 移换酶	血清(浆)		血清酶法	陈国政等报道为 3.92±1.12 U/L
				毛丽英等报道为 4.23±1.52 U/L

续 表

项 目	样本	性别	检测方法	参考范围
谷胱甘肽S转换酶				王宵伟等报道为<21 U/L
碱性磷酸酶	血清(浆)		连续监测法(磷酸硝基苯酚为底物,37 ℃)	成人 40～110 U/L
				儿童<350 U/L(儿童参考值比成人高1～2倍)
γ-谷氨酰基转移酶	血清(浆)		连续监测法(硝基苯酚为底物,37 ℃)	<50 U/L
亮氨酸氨基肽酶	血清(浆)		比色法	27～50 U/L
			连续监测法	11～30 U/L
5′-核苷酸酶	血清(浆)		比色法	2～17 U/L
			连续监测法(37 ℃)	0～11 U/L
			电脉分离法	可见Ⅰ、Ⅱ、Ⅲ、Ⅳ区带
单胺氧化酶	血清(浆)		对苯甲胺-β-偶氮萘酚苄胺法	12～40 U
			MCDP 比色法	0.4～0.8 U/L
脯氨酰羟化酶	血清(浆)			39.5±11.87 μg/L
α-L-岩藻糖苷酶	血清(浆)		分光光度法	约为100～160 nkat/L
血清Ⅲ型前胶原末端肽	血清			均值为100 ng/L,>150 ng/L为异常
Ⅳ型胶原分解片段	血清		RIA法	5.3 ± 1.3 μg/mL
血清层粘连蛋白	血清		RIA法	370 ± 70 ng/mL
纤维蛋白	血浆			3 00～400 μg/L
	血清			为血浆含量的67%
血靛氰绿滞留率	血清(浆)			15 min内滞留率0～10%
				随年龄增加滞留率增加(每增加5岁,增加0.2%～0.6%)
磺溴酞钠滞留率	血清(浆)			上限 30 min<10%
				45 min<5%
利多卡因试验	血清(浆)			100±18 μg/L
甲型肝炎病毒	血清(浆)		ELISA法	抗HAV-IgM和抗HAV-IgA阴性
				抗HAV-IgG阳性可见于部分成年人
			ELISA法	HAVAg阴性
			RT-PCR法	HAV-RNA阴性
乙型肝炎病毒	血清(浆)			除抗-HBs可以通过疫苗接种获得以外,健康者HBV血清标志物为阴性
丙型肝炎病毒	血清(浆)		ELISA法	阴性
			PT-PCR法、荧光定量PCR法	阴性
丁型肝炎病毒	血清(浆)		IFA、RIA、ELISA法	均为阴性
			IFA、RIA、ELISA法	均为阴性
			RT-PCR法	阴性
戊型肝炎病毒	血清(浆)		ELISA法	抗-HEV抗体阴性
庚型肝炎病毒	血清(浆)		ELISA法	抗-HGV抗体阴性
			PCR法	HGV-DNA阴性
抗核抗体	血清		IFA法	阴性
				滴度>1∶40为阳性

续 表

项　目	样本	性别	检测方法	参考范围
抗平滑肌抗体	血清		间接荧光抗体法	阴性
				滴度>1∶10 为阳性
抗线粒体抗体	血清		IFA 法	阴性(滴度<1∶10)
血清免疫球蛋白与补体	血清			
• IgG			速率散射比浊	8.2～16.6 g/L
• IgA			速率散射比浊	0.6～3.6 g/L
• IgM			速率散射比浊	0.5～2.7 g/L
• C3			速率散射比浊	0.9～1.5 g/L
• C4			速率散射比浊	0.4～0.7 g/L
尿酶测定	尿液			
• 丙氨酸氨基肽酶 AAP			酶法	< 1.8 U/mmolCr
• 溶菌酶 Lys			酶法	<2 mg/L
• N-乙酰-β-D-氨基葡萄苷酶 NAG			酶法	<2.37 U/mmolCr
• 亮氨酸氨基肽酶 LAP			酶法	<1 U/mmolCr
• γ-谷氨酰转肽酶 γ-GT			酶法	2～3.7 U/mmolCr
• 乳酸脱氢酶 LDH			酶法	<3.6 U/mmolCr
• β-葡萄糖醛苷酶 β-Glu			酶法	<0.6 U/mmolCr
• 酸性磷酸酶 AKP			酶法	<0.7 U/mmolCr
• 尿微量蛋白质	尿液			
尿微量白蛋白			RIA	<3.17 mmol/L
尿微量免疫球蛋白 IgG			ELISA	0.1～0.5 mg/L
IgA			ELISA	0.04～0.10 mg/L
IgM			ELISA	0.02～0.04 mg/L
尿微量转铁蛋白 TRF			RIA	<0.1 mg/L
尿 α1-微球蛋白 α1-M			RIA	<0.2 mg/L
尿 β2-微球蛋白 β2-M			RIA	<0.2 mg/L
尿视黄醇结合蛋白 RBP			ELISA	<16 μg/L
尿分泌型免疫球蛋白 ASIgA			ELISA	<8 μg/L
尿 Tamm-Horsfall 糖蛋白 THP			ELISA	29.8～43.9 mg/24 h
尿纤维蛋白原和/或纤维蛋白降解产物 FDP			ELISA	< 0.25 mg/L
尿素氮	血清		尿酶偶联速率法、二乙酰一肟法	2.2～7.1 mmol/L
肌酐 Cr	血清		(碱性苦味酸终点比色法)	儿童 27～62 μmol/L
				成人 44～133 μmol/L
	尿液			儿童 18～53 μmol/L
				成人 30～106 μmmol/L
				8.84～13.26 mmol/d
肌酸(CRN)	血清	男	酶法	13～54 μmol/L

续 表

项　目	样本	性别	检测方法	参考范围
肌酸(CKN)		女		27～71 μmol/L
	尿液	男		0～0.3 mmol/d
		女		0～0.61 mmol/d
尿酸(UA)	血清		酶法	儿童 120～320 μmol/L
		男		180～440 μmol/L
		女		150～360 μmol/L
	尿液			1.5～4.5 mmol/d
				1.13～8.11 μg/L·h(低钠饮食)
血管紧张素Ⅰ(AT－Ⅰ)	血清		RIA	11～88 ng/L
血管紧张素Ⅱ(AT－Ⅱ)	血清			16～64 ng/L
内生肌酐清除率	血清			80～120 mL/min/1.73 m^2
菊粉清除率	血浆			120～140 mL/min/1.73 m^2
对氨马尿酸最大排泌量	血清			80.9±11.3 mg/min
肾血浆流量	血清			600～800 mL/min
肾全血流量	血浆			1 200～1 400 mL/min
肾小球滤过分数(FF)	血浆			0.18～0.22
肾小管酸中毒试验				氯化铵负荷试验尿 pH<5.3
碳酸氢离子重吸收排泄试验				排泄分数≤0.01(1%)
尿渗量	尿液			600～1 000 mOsm/kg·H_2O
血浆渗量	血浆			275～305 mOsm/kg·H_2O
尿渗量/血浆渗量				3.0～4.5∶1
渗透溶质清除率(空腹)	尿液			2～3 mL/min
自由水清除率	尿液			－25～－100 mL/h
空腹血糖	血浆		邻甲苯胺法	成人:3.9～6.4 mmol/L
				新生儿:脐带血 3.5～8.8 mmol/L
				1 h 2.0～5.5 mmol/L
				2 h 2.2～4.9 mmol/L
				5～14 h 1.9～4.3 mmol/L
				20～28 h 2.6～4.5 mmol/L
				44～52 h 2.7～4.4 mmol/L
				1～6 岁:4.1～7.0 mmol/L
				7～19 岁:3.9～5.9 mmol/L
尿糖	尿液		试带法	空腹尿或餐后尿均定性为阴性
			酶法	定量<0.5 g/d
口服葡萄糖耐量试验	血浆		OGTT	空腹血糖 3.9～6.1 mmol/L
				0.5～1 h,<9.4 mmol/L
				2 h 正常或<7.2 mmol/L,3 h 正常
糖化血红蛋白	血浆			测定方法不同,参考值略有差异
				按 GHb 占总 Hb 的百分比计算
			电泳法	5.6%～5.7%
			微柱法	4.1%～6.8%
			比色法	GHb 含量为 1.41±0.11 nmol/L

续 表

项 目	样本	性别	检测方法	参考范围
糖化血清蛋白	血清		果糖胺测定	2.1～2.8 mmol/L
			改进法	205～285 μmol/L
1,5-脱水葡萄糖醇(1,5-AG)	血浆			>13 mg/L
血浆胰岛素浓度测定	血浆		RIA	5～20 μU/mL
胰岛素释放试验	血浆			糖负荷 1 h,IRI 达最高峰,为空腹的 5～10 倍;2 h 后开始下降;3 h 后达到空腹时水平
血 C 肽测定	血浆		RIA	空腹 0.3～0.6 nmol/L
				服糖后 30～60 min 出现峰值(为空腹值的 5～6 倍)
C 肽释放试验	血浆			糖负荷后 1 h C 肽水平为空腹的 5 倍左右
胰高血糖素	血浆		RIA	空腹血浆胰高血糖素 70～180 ng/L
胰岛素原	血浆		RIA	空腹<3 pmol/L
血酮体总量	血浆			<0.05 mmol/L(以丙酮计),定性呈阴性
尿酮体	尿液			阴性反应,24 h 尿酮体总量为 20～50 mg
乙酰乙酸				<0.3 mmol/L
β-羟丁酸				<0.7 mmol/L
乳酸	全血			肝素抗凝静脉血 0.5～1.7 mmol/L
				肝素抗凝动脉血 0.36～1.25 mmol/L
	血浆			氟化钠抗凝静脉血 0.5～1.3 mmol/L
				氟化钠抗凝动脉血 0.5～1.6 mmol/L
	尿			5.5～22 mmol/d
	脑脊液			< 2.8 mmol/L
丙酮酸	血清(浆)		分光光度法	空腹安静状态下静脉血丙酮酸含量 0.03～0.10 mmol/L
血清半乳糖	血清(浆)		半乳糖氧化酶法	本法多用于半乳糖耐量试验,其方法为口服半乳糖 40 g(溶于 250 mL 水中),口服后的各步骤均与 OGTT 相同,只是判断结果的标准是将各次测得的结果的总和作为一个指数,正常人耐量指数不超过 8.9 mmol/L
血清 Lp(a)	血清(浆)		免疫透射比浊法	<300 mg/L
血过氧化脂质	血浆		微量定量法	1.22～3.0 μmol/L
血 LPL	血清(浆)		酶免疫方法	136～321 mg/L
血 LCAT	血清(浆)		微脂粒底物法	382～512 U/L
血浆渗透压	血浆			275 ～300 mOsm/kg · H_2O
钾	血清		火焰光度法或离子选择电极法	3.5～5.5 mmol/L
钠	血清		火焰光度法或离子选择电极法	130～150 mmol/L
氯	血清 脑脊液		分光光度法或离子选择电极法	96～108 mmol/L 120～132 mmol/L
	尿液			170～250 mmol/d
阴离子间隙	全血			12±4 mmol/L
酸碱度(pH)	全血			7.35～7.45(动脉血)
				7.33～7.43(静脉血)
二氧化碳分压(PCO_2)	全血			4.66～6.0 kPa(动脉血)

续 表

项 目	样本	性别	检测方法	参考范围
二氧化碳分压(PCO_2)				5.05～6.65 kPa(静脉血)
氧分压(PO_2)	全血			9.98～13.30 kPa
				3.99～6.65 kPa(静脉血)
血红蛋白(Hb)	全血	男		120～160 g/L
		女		110～150 g/L
P_{50}	全血			3.19～3.72 kPa(动脉血)
标准碳酸氢盐(SB)	全血			22.0～27.0 mmol/L
实际碳酸氢盐(AB)	全血			22.0～27.0 mmol/L
缓冲碱(bufferbase, BB)	全血			Bbb 45～54 mmol/L
				BBP 41～43 mmol/L
碱剩余(碱超)(BE)	全血			−3～+3 mmol/L
总 CO_2(TCO_2)	全血			23～27 mmol/L(动脉血)
	全血			24～28 mmol/L(静脉血)
氧含量(O_2 Cont)	全血			7.6～10.3 mmol/L(动脉血)
氧和度(O_2 Sat)	全血			95%～98%(动脉血)
				60%～85%(静脉血)
CRP	血清(浆)			<10 mg/L
天门冬氨酸转氨酶(AST)	血清(浆)			<40 U/L
肌酸激酶(CK)	血清(浆)	男	生化法	80 U/L～200 U/L
		女		60 U/L～140 U/L
γ-谷氨酰转移酶	血清(浆)		连续监测法,IFCC 参考方法	≤55 U/L
α-羟丁酶脱氢酶	血清(浆)		比色法	33～135 IU/mL
超氧化物歧化酶	血清(浆)		邻苯三酚自氧化法	1 850.0±64.7 U/gHb
铜蓝蛋白	血清(浆)		联大茴香胺法	52.9～167.7 IU/L
脂肪酶	血清(浆)		DGGMR 法	13～42 U/L
胆碱酯酶	血清(浆)		SchE 连续监测法	5 000～12 000 U/L
			AchE 比色法	80 000～120 000 U/L
酸性磷酸酶	血清(浆)	女	干化学法	0.2～0.6 U/L
		男		0.3～0.7 U/L
			磷酸麝香草酚酞法	0.02～0.49 U/L
			α-奈酚磷酸法	ACP 0～5 U/L;PAP 0～1.5 U/L
淀粉酶	血清(浆)		碘-淀粉比色法	60～180 U/L
β-D-半乳糖苷酶	尿液		CNP - GAL 法(速率法,以 2-氯-4-硝基酚-β-半乳糖苷为底物)	2.5～14.3 IU/gCr
β-N-乙酰-D-氨基葡萄糖苷酶	尿液		PNP-NAG 法(以对硝基苯-N-乙酰-β-D-氨基葡萄糖苷为底物)	分布呈正偏态,用百分位数法统计:中位数 9.13 IU/gCr,P_{95} 16.1 IU/gCr(参考范围上限)
亮氨酸氨基肽酶	血清(浆)		连续监测法测定	11～30 IU/L
腺苷脱氨酶	血清(浆)		氨比色法	0～25 U

续 表

项　目	样本	性别	检测方法	参考范围
醛缩酶	血清(浆)		酶偶联法	成人为5～27 U,新生儿的酶活力约为成人的4倍,儿童约为成人的2倍
精氨酰琥珀酸裂解酶	血清(浆)		比色法	0.2～5.3 U
血清(浆)生长激素	血清(浆)		免疫法	婴幼儿为15～40 μg/L;2岁儿童约4 μg/L;4岁以上儿童及成人0～5 μg/L,女性略高于男性
血清(浆)生长激素依赖性胰岛素样生长因子-1	血清(浆)		免疫法	1～2岁为31～160 μg/L,随年龄增加缓慢升高,至青春期(11岁～16岁)迅速达到180～800 μg/L峰水平,成人随增龄逐渐下降
生长激素依赖性胰岛素样生长因子结合蛋白-3	血清(浆)		免疫法	新生儿0.4～1.4 mg/L,随年龄增加逐渐升高,青春期达到2～5 mg/L的成人水平
GH兴奋试验	血清(浆)			如两种试验GH峰值均<5 μg/L为GH完全缺乏,介于5～9 μg/L为部分缺乏,有任一种试验结果GH峰值≥10 μg/L即为无GH缺乏
生理性激发试验	血清(浆)			80%～90%正常小儿GH水平可达7 μg/L以上
GH葡萄糖抑制试验	血清(浆)			正常人服葡萄糖后最低血清GH<2 μg/L,或在基础水平的50%以下
血清TSH测定	血清			不同年龄段及妊娠期的血清TSH水平有所差异见表16-4
血清游离T_3和游离T_4测定	血清			见表16-4
血清甲状腺素结合球蛋白	血清			220～510 mmol/L(12～28 mg/L),儿童高于成人,14岁后达成人水平
TRH兴奋试验	血清(浆)			注射TRH后0.5 h,男性血清TSH较基础水平(注射前)升高3～9 IU/mL,女性升高4～12 IU/mL为正常反应
TSH兴奋试验	血清(浆)			① 超过原值13.3%者为明显兴奋;② 第二次测定的24 h吸^{131}I率比第一次的增加一倍以上者为明显兴奋;③ 兴奋值超过10%者为明显兴奋,5%～10%者为轻度兴奋,<5%者为无兴奋
TSH分泌抑制试验	血清(浆)			用药后比用药前TSH减少至少0.19 IU/mL,说明负反馈机制正常
抗甲状腺球蛋白抗体	血清(浆)			但由于检测方法各不相同,很难制定统一参考范围
血浆ACTH测定	血浆		免疫法	晨8时2.2～12.0 pmol/L(10～55.1 ng/L),午夜12时<2.2 pmol/L(<10 ng/L);二者的比值>2
血清(浆)皮质醇测定	血清(浆)		免疫法	晨8时为165.5～441.6 nmol/L(60～160 μg/L),午夜为55.2～165.6 nmol/L(20～60 μg/L),峰值与谷值之比>2
唾液游离皮质醇测定	唾液			晨8时为4～28 nmol/L(1.4～10.1 μg/L),午夜为2～6 nmol/L(0.7～2.2 μg/L)
24 h尿游离皮质醇	尿液			55～248 nmol/24 h(20～90 μg/24 h)或33～99 μg/g肌酐,儿童年龄越小越低
尿17-羟皮质类固醇	尿	男		21.3～34.5 μmol/d(7.7～12.5 mg/24 h)
		女		19.3～28.2 μmol/d(7.0～10.2 mg/24 h)
				儿童低于成人,在青春期达成人水平
17-酮皮质类固醇测定	尿液	男		28.5～61.8 μmol/d(8.2～17.8 mg/d)
		女		20.8～52.0 μmol/d (6～15 mg/d)
				儿童低于成人,青春期达成人水平
血清17-羟孕酮测定	血清		ELISA法	1.61±0.86 ng/mL或11.0±9.2 ng/disc
			RIA法	4.87±1.61 ng/mL或3.4～27.6 ng/disc

续 表

项　目	样本	性别	检测方法	参考范围
肾上腺皮质激素兴奋试验	血清(浆)			正常人注射后0.5 h将出现血浆皮质醇浓度＞550 nmol/L(200 ng/L)的峰值，峰值在1 h出现者为延迟反应
美替拉酮(甲吡酮)试验	血清(浆)			服药后17－OHCS应增加2倍以上或增加7～10 mg/d
儿茶酚胺测定	血清(浆)			去甲肾上腺素(NE)591～1 773 pmol/L(100～300 pg/mL) 肾上腺素(E)273.0～545.9 pmol/L(50～100 pg/mL) 多巴胺(DA)129.7～259.4 pmol/L(20～40 pg/mL) 总儿茶酚胺(NE＋E＋DA)大于1 000 pg/mL肯定为增高
	尿液			去甲肾上腺素(NE)59.1～295.5 nmol/d(10～50μg/d) 肾上腺素(E)0～54.6 nmol/d (0～10 μg/d) 总儿茶酚胺100 μg/d
血液和尿液高香草酸测定	血清(浆) 尿液			＜109 nmol/L(20 ng/mL) ＜54.6 μmmol/d(10 mg/d)
尿香草扁桃酸测定	尿液			定性：阴性 定量：10～45 μmmol/d(2～9 mg/d)
GnRH兴奋试验	血清(浆)			正常人受GnRH刺激后，应在20 min左右出现FSH和LH峰值
hCG兴奋试验	血清(浆)			睾丸内分泌功能正常者，第4天血清睾酮浓度为基础值的3倍左右，第5天更高
睾酮	血清	男	免疫化学法	儿童0.1～1.1 nmol/L 成人14～25.4 nmol/L
		女		儿童＜0.7 nmol/L 成人1.3～2.8 nmol/L
雌二醇	血清	女		成年男性29～132 pmol/L 卵泡期110～330 pmol/L 排卵期370～850 pmol/ L 黄体期184～881 pmol/L 绝经后＜37 pmol/L
孕酮	血清	男		成年0.38～0.95 nmol/L
		女		卵泡期0.6～1.9 nmol/L 排卵期1.1～11.2 nmol/L 黄体期20.8～103.0 nmol/L 绝经后＜3.2 nmol/L
LH	血清	男		儿童1.6～2.0 IU/L 成人2～8 IU/L
		女		儿童1.5～2.3 IU/L 卵泡期3～15 IU/L 排卵期20～200 IU/L 黄体期5～10 IU/L 绝经后＞20 IU/L

续 表

项　目	样本	性别	检测方法	参考范围
FSH	血清	男		儿 童 2.0～2.5 IU/L 成 人 3～15 IU/L
		女		儿 童 2.1～2.9 IU/L 卵泡期 2～10 IU/L 排卵期 8～20 IU/L 黄体期 2～8 IU/L
			免疫化学法	绝经后>20 IU/L
免疫球蛋白	血清(浆)		免疫单向扩散法	IgG:12.0 g/L (7.6～16.6 g/L) IgA:2.0 g/L (0.7～3.5 g/L) IgM:1.3 g/L (0.4～2.2 g/L)
IgD	血清(浆)		酶标固相免疫法(ELISA)	30 mg/L (1～60 mg/L),妊娠末期 IgD 含量偏高
IgE	血清(浆)		放射免疫法测定	150～850 μg/L
冷球蛋白	血清(浆)		血球压积法	血清浓度应<8 000 μg/L
传统途径的溶血活性测定	血清			50～100 kU/L
旁路途径的溶血活性测定	血清			21.7±5.4 U/mL
C3	血清		火箭免疫电泳法	0.799～1.614 g/L
T 淋巴细胞亚群	全血		IFA 法	总T 细胞 53%～88%;$CD4^+$细胞 32%～60%,$CD8^+$细胞 20%～40%,$CD4^+/CD8^+$:1.5～2.0
T 淋巴细胞亚群	全血		流式细胞仪法	总T 细胞($CD3^+$):955～2 860/μL, $CD4^+$细胞:27%～51%,550～1 440/μL, $CD8^+$细胞:15%～44%,320～1 250/μL, $CD4^+/CD8^+$:0.64～2.85
癌胚抗原	血清(浆)		化学发光免疫分析(CEA-CLIA)	<10 kU/L
	血清(浆)		放射免疫分析(CEA-RIA)	<15 ng/mL
	血清(浆)		免疫放射分析(IRMA)	正常值上限为 15 ng/mL
	血清(浆)		酶联免疫吸附分析(ELISA)	<5 ng/mL
前列腺特异抗原(PSA)	血清(浆)	男	化学发光免疫定量分析	<4 ng/mL
	血清(浆)		酶标定量分析	<4 ng/mL
	血清(浆)		放射免疫分析	<4 ng/mL
	血清(浆)		游离 PSA 化学发光定量分析	<2.5 ng/mL
	血清(浆)		游离 PSA 固相免疫放射分析	<2.5 ng/mL
CA125	血清(浆)		化学发光免疫定量分析	<35 U/mL
	血清(浆)		酶标定量分析	<35 U/mL
	血清(浆)		免疫放射分析	<35 U/mL
	血清(浆)		酶标免疫分析	<35 U/mL
CA15-3	血清(浆)		化学发光免疫定量分析	<31 ng/mL
	血清(浆)		酶标定量分析	<35 U/mL
	血清(浆)		免疫放射分析	<35 U/mL
	血清(浆)		酶联免疫吸附	<35 U/mL

续 表

项　目	样本	性别	检测方法	参考范围
CA19-9	血清(浆)		化学发光定量分析	<35 U/mL
			酶标免疫定量分析	<35 U/mL
			免疫放射分析	<35 U/mL
			酶联免疫吸附分析	<35 U/mL
CA242	血清(浆)		酶标定量分析	<25 U/mL
			免疫放射分析	<35 U/mL
CA50	血清(浆)		酶标定量分析	<24 U/mL
			免疫放射分析	<20 U/mL
铁蛋白	血清(浆)		微粒子酶标免疫定量分析	16～300 ng/mL
人绒毛膜促性腺激素	血清 尿液		放射免疫法	HCG<50 U/L，β-HCG<20 U/L HCG<120 U/L，β-HCG<50 U/L
抗核抗体	血清		间接免疫荧光	阴性
抗组蛋白抗体测定	血清			阴性
抗着丝点抗体(ACA)检测	血清		免疫印迹检测	阴性
类风湿因子(RF)	血清			致敏胶乳凝集试验：阴性 间接血凝试验：<1∶40 酶联免疫吸附试验：P/N<2.1
抗内因子抗体(IFA)	血清		竞争法 饱和硫酸铵沉淀法	Ⅰ型内因子抗体：阴性 Ⅱ型内因子抗体：阴性
血沉		男 女		<10 mm/h <12 mm/h 儿童为 10 mm/h >60 岁正常值：男<1 mm/h　女<20 mm/h
铜蓝蛋白	血清(浆)		化学法	62～140 IU/L
			免疫学方法	210～530 mg/L
血清铜	血清(浆)	男		11.0～22.0 μmol/L
		女		12.6～24.4 μmol/L
				儿童 12.6～29.9 μmol/L
尿铜	尿液			0.24～0.79 μmol/24 h
CK 总活力	血清(浆)			157～170 IU/L
CK 同工酶	血清(浆)			CK-MM　占 CK 总活力的 95%
				CK-MB　占 CK 总活力的 0～5%
				CK-BB　占 CK 总活力的 0～1%
				儿童　<0.7 nmol/L
				成人　1.81～2.29 nmol/L
甲胎蛋白	血清(浆)		ELISA 法化学发光免疫分析法，放射免疫分析法，固相免疫放射分析法	<25 μg /L
尿液检查	尿液			
尿气味			感官法	有芳香气味
尿量			量筒法	24 h 尿：1 000～2 000 mL
				夜间尿量：通常不超过 750 mL
尿透明度			感官法	新鲜尿液：透明

续 表

项 目	样本	性别	检测方法	参考范围
尿颜色			感官法	多呈淡黄色
尿比重			试带法	任意尿：为 1.003～1.035
			比重计法	每日任意尿：比重至少有 1 次在 1.023 或以上，另有 1 次在 1.003 以下
			折射仪法	
尿渗量			晶体渗透浓度计法	800～1 400 mOsm/kg・H_2O
				稀释尿：40～80 mOsm/kg・H_2O
				禁水 8 h 后晨尿：在 700～800 mOsm/kg・H_2O 尿渗量/血
				浆渗量之比：(3.0～4.7)∶1
尿液沉渣检查			显微镜法	红细胞：<3 个/HP 或<5 个/μL
				白细胞：<5 个/HP 或<10 个/μL
				肾小管上皮细胞：无
				移行和鳞状上皮细胞：少量
				透明管型：0～1 个/LP
				生理性结晶：少
				细菌：无
1 h 尿有形成分计数		男	显微镜法	红细胞：<30 000/h
		女		<40 000/h
		男		白细胞：<70 000/h
		女		<140 000/h
尿计数板有形成分计数		男	显微镜法	红细胞<4/μL，白细胞<5/μL
		女		红细胞<9/μL，白细胞<12/μL
尿有形成分计数		男	尿沉渣分析仪器法（UF－100）	红细胞<10/μL，白细胞<10/μL
		女		红细胞<24/μL，白细胞<26/μL
尿乳糜			乙醚提取，显微镜法	阴性
尿脂肪			乙醚提取，显微镜法	阴性
尿酸碱度			指示剂法	晨尿：pH 5.5～6.5，平均 6.0
			试带法	任意尿：pH 4.5～8.0
尿蛋白质定性			试带法	阴性
			加热乙酸法	
			磺基水杨酸法	
尿液蛋白质定量			双缩脲比色法	<0.1 g/L 或<0.15 g/d
			染料结合法	
尿液糖			试带法	定性：阴性
			Benedict 定性酶联免疫吸附	定量：<2.78 mmol/d
尿微量清蛋白			免疫比浊法	成人：(1.27±0.78)mg/mmolUCr 或(11.21±6.93)mg/gUCr
尿蛋白电泳			十二烷基硫酸钠-聚丙烯酰胺凝胶电泳法	以清蛋白区带为主
尿酮体			试带法、片剂法	阴性
			湿化学法：亚硝基	
			铁氰化钠法	

续 表

项　目	样本	性别	检测方法	参考范围
尿亚硝酸盐			试带法	阴性
尿胆红素			试带法(重氮法)	阴性
			氧化法	阴性
尿胆原			湿化学/试带法:	阴性或弱阳性(1∶20稀释后阴性)
			Ehrlich 法	阴性或弱阳性
尿胆素定性			Schleisinger 法	阴性
尿血红蛋白			化学法、试带法、胶体金单克隆抗体法	阴性
尿肌红蛋白			化学法、试带法,80%饱和硫酸铵法,ELISA 法	阴性 <4 mg/L
尿本-周蛋白			热沉淀-溶解法	阴性
			对甲苯磺酸法	阴性
尿 β_2-微球蛋白			放射免疫法 酶联免疫吸附法	<0.2 mg/gCr 或 0.3 g/24 h
尿 Tamm-Horsfall 蛋白			放射免疫法	成人:29.8～42.9 mg/d 尿
			酶联免疫吸附法	任意尿:0.9～1.7 μg/μmol 肌酐
尿 α_1-微球蛋白			酶联免疫吸附法	成人:<15 mg/24 h 或<10 mg/gUCr
尿纤维蛋白降解产物			胶乳凝集试验	阴性
			酶联免疫吸附法	11～45 μg/L
尿免疫球蛋白和尿补体 C_3			单向免疫扩散法	IgG、IgA、IgM 和 C_3:阴性
			免疫比浊法	IgG、IgA、IgM 和 C_3:阴性
尿溶菌酶			光电比浊法	0～2 mg/L
尿N-乙酰 β-D-氨基葡萄糖苷酶			比色法	<18.5 U/L
尿淀粉酶			Somoggyi 法	100～1 200 U/L
			七糖法	120～1 200 U/L
尿含铁血黄素检查			普鲁士蓝法	阴性
尿卟啉检查			Haining 法	定性:阴性
粪便检查	粪便			
量				每日排便多为1次,每次排便量约为100～250 g
颜色和性状			感官法	黄褐色柱状软便
白细胞			显微镜法	不见或偶见
吞噬细胞			显微镜法	不见
红细胞			显微镜法	不见
上皮细胞			显微镜法	鳞状上皮细胞:可见
				柱状上皮细胞:甚少见
食物残渣			显微镜法	少量
隐血试验			试带法、化学法	阴性
			免疫胶体金法	
粪胆红素			Harrison 法	成人:阴性
				婴儿:阳性
粪胆原和粪胆素			Watson 法	成人:阳性

续 表

项　目	样本	性别	检测方法	参考范围
粪脂原和粪胆素				新生儿～6个月婴儿：阴性
粪脂肪定量			称量法	定量：成人 2～7 g/d
			滴定法	婴儿：<1.0 g/d
			显微镜法	脂肪滴<6个/HP
粪糜蛋白酶			N-乙酰-1氯酸乙基酯法	74～1 200 mg/kg 粪便
粪胰蛋白酶			P-甲苯磺酰-1-精氯酸甲基酯法	>20 μg/g 粪便
粪便细菌			直接涂片法	多属正常菌群
			革兰染色法	球菌和杆菌比例大致为 1∶10
脑脊液检查	脑脊液			
脑脊液压力			侧卧位穿刺测定	成人：0.78～1.76 kPa（80～180 mmH_2O）或 40～50 滴/min 婴儿和儿童：0.1～1.0 kPa（10～100 mmH_2O）
脑脊液颜色和透明度			感官法	无色透明水样
脑脊液凝块			感官法	静置 24 h 无凝块及薄膜形成
脑脊液蛋白质			Pandy 试验	定性：阴性或极弱阳性
			比浊法、染料结合法试验	定量：成人（腰池）200～400 mg/L 新生儿相对较高，为 150～1 000 mg/L，6个月后接近成人水平 老年（>60岁）：150～600 mg/L
脑脊液蛋白电泳			醋酸纤维薄膜或琼脂糖凝胶电泳法	前清蛋白：2%～6%
				清蛋白：55%～65%
				α_1球蛋白：3%～8%
				α_2球蛋白：4%～9%
				β球蛋白：10%～18%
				γ球蛋白：4%～13%
				CSF 清蛋白/血清清蛋白比值：<9
脑脊液免疫球蛋白			免疫比浊法	IgG：10～40 mg/L
				IgA：0～6 mg/L
				IgM：0.11～0.22 mg/L
				IgD、IgE：甚微
				IgG 指数：≤0.7
				IgA 指数：≤0.6
				IgM 指数：≤0.06
脑脊液 β_2-微球蛋白				1.15±3.7 mg/L
脑脊液 C 反应蛋白			免疫散射浊度法	阴性
脑脊液髓鞘碱性蛋白			放射免疫法	<4 μg/L
S-100 蛋白		男		9±0.7 μg/L
		女		1.5±0.5 μg/L
脑脊液葡萄糖			葡萄糖氧化酶法	成人：2.5～4.4 mmol/L
				CSF/血浆葡萄糖比值：0.3～0.9
脑脊液乳酸			化学法	成人：1.0～2.8 mmol/L

续 表

项 目	样本	性别	检测方法	参考范围	
脑脊液乳酸				新生儿:1.1～6.7 mmol/L	
脑脊液氯化物			电极法	120～130 mmol/L	
脑脊液乳酸脱氢酶			生化法	<20 U/L	
脑脊液肌酸激酶			生化法	CK-BB 活性:0.5～2 U/L	
腺苷脱氨酶			生化法	0～8 U/L	
细胞计数和分类计数			显微镜法	细胞计数:成人(0～10)×10^6/L,儿童(0～15)×10^6/L	
				新生儿(0～30)×10^6/L	
				细胞分类:单个核淋巴细胞为主,少数为单核细胞,无红细胞	
				漏出液	渗出液
浆膜腔积液检查					
外观			感官法	多清晰、透明、淡黄色	浑浊、可呈黄色、血性、脓性和乳糜性
比重			感官法	<1.018	>1.018
凝固性			感官法	不自凝	能自凝
pH			pH 试带法	常>7.4	常<7.2
黏蛋白定性			化学法	阴性	阳性
总蛋白定量(g/L)			生化法	<25	>40
积液/血清清蛋白比值			生化法	<0.5	>0.5
葡萄糖定量			生化法	与血糖相近水平	低于血糖水平
乳酸脱氢酶活性(U/L)			生化法	<200	>200
积液/血清 LD 比值				<0.6	≥0.6
积液/血清胆固醇比值				<0.3	>0.3
细胞计数(×10^6/L)			显微镜法	<100	>500
有核细胞分类			显微镜法	以淋巴、间皮细胞为主以	中性粒细胞为主 结核、风湿以淋巴细胞为主
细菌学检查			显微镜法	无	往往可找到
精液检查	精液				
精液量			量筒法	一次射精量:2～6 mL	
精液外观			感官法	灰白色;自行液化后为半透明乳白色;长期未射精精液略带黄色	
精液凝固性和液化			感官法	刚排出精液呈胶冻状;30～60 min 自行液化	
精液 pH			pH 试带法	pH 7.2～8.0,平均 7.8	
精子活动率			显微镜法	精液排出 30～60 min 内:≥60%	
精子活动力			显微镜法	射精 60 min 内:a 级精子>25%;或 a 和 b 级精子总数>50%	
精子存活率			显微镜法	精子存活率(伊红染色法)≥75%	
精子计数			显微镜法	精子计数:>20×10^9/L	
				精子总数:≥40×10^6/一次射精	
精液未成熟生精细胞			显微镜法	<1%	
精子形态			显微镜法	异形精子:<30%	
精液白细胞			显微镜法	≤5/HP	
精液红细胞			显微镜法	偶见	
精浆果糖			间苯二酚比色法	9.11～17.67 mmol/L	

续 表

项 目	样本	性别	检测方法	参考范围
精浆果糖			吲哚显色法	≥13 μmol/1 次射精(WHO 推荐)
精浆 α-葡萄糖苷酶			比色法	35.1～87.7 U/mL
精液乳酸脱氢酶-X 相对活性			同工酶电泳分析法	＞40%
精液抗精子抗体			精子凝集试验	阴性
			精子制动试验	
			间接混合抗人免疫球蛋白试验	
精子低渗肿胀试验			低渗溶液	g 型(尾部全部膨胀)精子＞50%
阴道分泌物检查	阴道分泌物			
一般性状检查			感官法	透明或白色絮状、黏稠、无气味,量多少不等,近排卵期:量多,清晰透明,似蛋清
				排卵期:2～3 d 后,量少,混浊黏稠经前和妊娠期:分泌量增加
阴道清洁度			显微镜法	Ⅰ～Ⅱ度
羊水检查	羊水			
羊水量			感官法	妊娠周:
				8 周约 5～10 mL
				16 周约为 250 mL
				20 周约 400 mL
				20 周后约 500～1 000 mL
				38 周约 1 000 mL
				38 周后:羊水量逐渐减少,足月时约800～1 200 mL
羊水性状			感官法	颜色和透明度:早期妊娠,无色澄清或淡黄色;足月妊娠,略显混浊,可见悬浮物
				比重:1.007～1.025
				pH:7.20
				黏度:1.75～1.85
卵磷脂/鞘磷脂比值(L/S)			薄层层析色谱法	≥2:表示胎肺已成熟
泡沫试验			试管法	两试管均有完整泡沫环,提示 L/S ≥2,胎儿肺已成熟
磷酯酰甘油			生化法	妊娠 35 周后:检出磷酯酰甘油,表示胎儿肺已成熟
羊水肌酐			生化法	妊娠 37 周时:≥176.8 μmol/L,表示胎儿肾已成熟
羊水葡萄糖			生化法	＜0.56 mmol/L,提示胎儿肾发育成熟
羊水胆红素			生化法	A_{450}:＜0.02,提示胎肝成熟
羊水脂肪细胞			染色后镜检	脂肪细胞:＞20%,提示胎儿皮肤成熟
羊水淀粉酶			生化法	＞300 U/ L,表示胎儿唾液腺成熟
羊水甲胎蛋白			放射免疫法	妊娠 12～16 周:约 16.3 mg/L
羊水甲苯胺蓝			定性试验	弱阳性。妊娠中后期:阴性
羊水糖醛酸试验			半定量	妊娠 16～20 周:3.3～7.0 mg/mgCr
羊水细胞性染色体检查			显微镜法	X 染色质细胞:≥6%为女胎,≤5%为男胎
				Y 染色质细胞:≥5%为男胎,＜4%为女胎

索引

中文名称	英文名称	英文缩写	页码
1,5-脱水葡萄糖醇	1,5-anhychroglucito	1,5-AG	412,1152
1,5 脱水果糖醇	1,5-anhydrofructose	AnFru	412
2,3-去二甲基-血栓素 B2	2,3-dedimetho- thromboxane B2	2,3-DM-TXB2	260
2,3 二磷酸甘油酸	2,3-diphosphoglyceric acid	2,3-DPG	144,147,462
4-甲基伞形酮-β-葡萄糖苷	4-Methylumbelliferyl-β-D-glucoside		446
5-羟色胺	5-hydroxytryptamine	5-HT	144,236,237,261,345,506,543,544,876,921,938
5-氟尿嘧啶	Fluorouracil	5-FU	133,546
5′-核苷酸磷酸二酯酶同工酶 V		5′-NPD-V	324,344
5′-核苷酸酶	5′-nucleotidase	5′-NT	316,323,342,1149
6-磷酸葡萄糖酸	6-phosphogluconic acid	6-PGA	145,157,158,406
11-去氢-血栓烷 B2	11-dehydro-thromboxane B_2	11-DH-TXB2	1144
α_1-抗胰蛋白酶	α_1-antitrypsin	α_1-AT	670,1017,1147
α_1-微球蛋白	α_1- microglobulin	α_1-M	916,1045
α-1-胰蛋白酶		AAT	632
α_1-微球蛋白		α_1-M	366
α_2-巨球蛋白	α_2-macroglobulin	α_2-MG	243,244,246,247,250,271,297,307,1147
α_2-巨球蛋白抗原	α_2-macroglobulin antigen	α_2-M:Ag	271
α_2-纤溶酶抑制物活性	α_2-antiplasmin inhibitor activity	α_2-AP:A	276,1146
α_2-纤溶酶抑制物抗原	α_2-antiplasmin inhibitor	α_2-AP:Ag	276,1146
α-L-岩藻糖苷酶	fucosidase	AFU	316,324,344,383,575,1149
α-半乳糖苷酶	α-Galactosidase		453
α-岩藻糖苷酶	Fucosidase		453
α-螺旋	α-helix		431,434,435,586,758,760
α-抗胰蛋白酶		AAT	575
α-葡萄糖苷酶	α-glucosidase		398,943,1162
α 位点控制区	α-locus control region	α-LCR	874
α 地中海贫血	α-thalassemia		148,868,873,874,983
β_2 糖蛋白 I	β_2-glycoprotein	β_2-GI	436
β_2-微球蛋白	β_2- microglobulin	β_2-M	205, 366, 373, 618, 619, 906, 916, 930, 1159, 1160
β-半乳糖苷酶	β-Galactosidase		177,383,453,466,699,739
β-谷固醇	β-sitosterol		454
β-内酰胺类(抗生素)	β-lactams		543,724,749,754,756,757,758,759,761,770,771,772,773,776,778,786,791,793,799,800,804,805,806,807,

			811,812,813,815
β-内酰胺酶	β-lactamase		729,745,748,749,750,753,756,757,758,759,760,761,762,763,764,765,766,768,769,770,771,772,773,774,775,778,803,804,805,806,807,810,811,812,813,814,815,817,818,819
β-内酰胺酶抑制剂	β-lactamase inhibitors		749,803,804,810,813,815,819
β-葡萄糖苷酶	β-glucosidase	β-glu	437
β-葡萄糖脑苷脂酶	β-glucocerebrosidase	GCB	437,453
β葡萄糖苷酸酶（β-葡萄糖醛酸苷酶）	β-glucuronidase		668,366
β-肾上腺素激动剂	Adrenoceptor-β agonists		541
β-血小板球蛋白	β-thromboglobulin	β-TG	239,240,259,284
β-N-乙酰-D-氨基葡萄糖苷酶	β-N-Acetyl-D-glucosaminidase	NAG	383,399,1153
β-N-乙酰氨基半乳糖苷酶 A	Hexosaminidase A		453
β-N-乙酰氨基半乳糖苷酶 A和B	Hexosaminidase A and B		453
β-半乳糖苷酶	β-D-Galactosidase	GAL	177,383,453,466,699,739
β地中海贫血	β-thalassemia		148,868,870,871,874,875,877
β-血小板球蛋白	β-thomboglobulin	β-TG	239,240,259,284
γ氨基丁酸	gamma-aminobutyric acid	GABA	416,534
γ-谷氨酰转移酶	γ-glutamyl-transferase	γ-GT	383,575,951,1153
δ-氨基乙酰丙酸	δ-aminolevulinic acid	δ-ALA 或 DALA	917
Ⅳ型胶原	collagen type Ⅳ	CIV	325,326,412,664,1149
ATP 结合盒	ATP-binding cassette	ABC	454,978
ATP 连接盒	ATP-binding cassette	ABC	754,797
a-羟丁酶脱氢酶	a-hydrooxybutyrate dehydrogenase	a-HBD	383,394,1153
Becker 型肌营养不良	Becker muscular dystrophy	BMD	880
B钠尿肽（又称脑钠肽）	B-type natriuretic peptides (brain natriuretic peptides)	BNP	497
C_1^--抑制剂抗原	C_1^--inhibitor antigen	C_1^- INH Ag	271
C4b 结合蛋白 S	C4b binding protein S	C4bP	245
CBG 法	C-band by Barium hydroxide using Giemsa		860
Cer，神经酰胺	ceramide		453
Charcot-Leyden 结晶	Charcot-Leyden crystals		925
CM 残粒	CM remnant		433,434,435,440,449,450,451,452,456
C-反应蛋白	C-reactive protein	CRP	170,297,305,308,479,585,670,930,1045,1147
C 肽	C-Peptide	C-P	94,405,410,413,414,415,417,424,428,457,1152
$C_{\bar{1}}$ 抑制物	$C_{\bar{1}}$ inhibitor	$C_{\bar{1}}$-INH	246
Des-γ-羧基凝血酶原		DCP	632
DNA 测序	DNA sequencing		9,454,614,880,888,960,987,989,991,992,993,997,1079,1090,1106

DNA 芯片	DNA chip		9,454,851,894,961,997,999,1000,1001
DNA 印迹	Southern blot		704,996,1066
DNA 指纹	DNA finger print		871,980,1001
Duchenne 型肌营养不良	Duchenne muscular dystrophy	DMD	880
D-二聚体	D-dimer		8,95,100,250,273,275,276,284,285,286,287,493,1146
D 放散型	D-elute	Del	1082
尿激酶型纤溶酶原激活物体的抗原	urokinase plasminogen activator receptor	u-PAR:Ag	274
Emery-Dreifuss 肌营养不良	Emery-Dreifuss muscular dystrophy		880
E-试验	Epsilometer test		798,802,808
Fabry 病	Fabry disease		453
Farber 病	Farber disease		453
FISH 基因定位	FISH mapping		994
Friedreich 共济失调	Friedreich ataxia	FRDA	422,879
岩藻糖	fucose	Fuc	453
半乳糖	galactose	Gal	453
Gaucher 病	Gaucher disease	GD	446,453
葡萄糖	glucose	Glc	453
GM1-β-半乳糖苷酶	GM1-β-galactosidase		453
GTG 法	G-band by trysin using Giemsa		859
HMGCoA 还原酶	HMGCoA reductase	HMGCR	436,437,438,456
Huntington 舞蹈病	Huntington disease	HD	868,872,873,885
H-同种抗原	H-isoantigen		453
Krabbe 病	Krabbes disease		399,453
LDL 受体	LDL receptor	LDL-R	298,443,434,435,437,438,439,440,449,450,451,452,453,457
LDL 受体途径	LDL receptor pathway		438,439
LDL 受体相关蛋白质	LDL receptot related protein	LRP	440
Marfan 综合征	Marfan syndrome	MFS	868,873
N-乙酰β-D-氨基葡萄糖苷酶	N-acetyl-β-D-glucosaminidase	NAG	399,917,1159
p 80 盘曲蛋白抗体	p 80-coilin antibody		662
Tamm-Horsfall 糖蛋白		THP	367,1150
PCR-单链构型象多态性	PCR single strand conformation polymorphism	PCR-SSCP	416,9,655,1089,1106
PCR-限制性片断长度多态性	PCR-restriction fragment length polymorphism	PCR-RFLP	655,1089
PCR-序列特异性寡核苷酸探针	PCR-sequence specific oligonucl eclide probes	PCR-SSOP	655
PCR-序列特异性引物	PCR-sequence special primers	PCR-SSP	655,1089
PCR-指纹图谱	PCR-fingerprinting		655
PCR-测序	PCR-sequencing		655
PCR 产物直接测序	PCR-sequence based typing	PCR-SBT	416,872,990,1116
QFQ 法	Q-band by fluorescence using quinacrine		861
RBG 法	R-band by BrdU using Giemsa		860
RNA 印迹	Northern blot		704,1066
SDS-聚丙烯酰胺凝胶电泳		SDS-PAGE	35,569,1132
Tamm-Horsfall 蛋白	Tamm-Horsfall protein	THP	362,905,916,1159
T 淋巴细胞亚群测定	determination of T cell subset		578

vWF-FVIII 结合试验	vWF-FVIII binding testing	vWF-FVIII BT	255
vWF 胶原结合试验	vWF collagen binding assay	vWF:CB	255
vWF 裂解蛋白酶	vWF cleaving protease assay	vWF-CP	256
vWF 瑞斯托霉素辅因子	vWF ristocetin cofactor	vWF:Rco	255
XY 型性腺发育不全	XY female type gonadal dysgenesis		885
X 伴性显性遗传	X-linked dominant inheritance	XD	870
X 伴性隐性遗传	X-linked recessive inheritance	XR	870,879,883,885
Y 伴性遗传	Y-linked inheritance		869,870
Y 染色质检查	examination of Y chromatin		951

A

阿尔茨海默病	Alzheimer's diseas	AD	1018
阿米巴病	amebiasis		610,611,681,752,821,837,843,925,927
阿米巴痢疾	amebic dysentery		921,922,923,924,927,928
阿米巴性阴道炎	amebic vaginitis		947
阿司匹林耐量试验	aspirin tolerance test	ATT	254
癌基因	oncogene		134,136,199,200,202,218,220,574,613,614,617,618,629,972,981,985,999,1000,1128
癌胚抗原		CEA	37,90,97,575,614,617,618,621,630,934,938,939,1156
癌症相关血清抗原	cancer-associated serum antigen	CASA	642
艾迪生病	Addison's disease		444,522,665
艾滋病	acquired immunodeficiency syndrome	AIDS	11,23,566,567,569,580,582,590,594,596,603,609,611,669,737,744,747,793,825,923,923,928,980,1002,1128,1129,1132,1133,1135,1136,1138,1139
氨基糖苷类	aminoglycoside		749,750,753,754,755,766,779,783,791,792,795,800,806,810,812,813,814,815
氨曲南	aztreonam		706,749,756,757,758,759,760,762,763,764,766,774,803,815,816,817
胺碘酮	amiodarone		537,538
暗视场显微镜	dark field microscope		18,19
奥氮平	olanzapine		545

B

巴西紫癜热	Brazilian purpuric fever	BPF	606
白细胞分化抗原	leukocyte differentiation antigen	LDA	182,615
白细胞管型	leukocyte casts		363,905,911,918
白细胞介素	interleukin	IL	118,119,120,182,220,325,579,580,581,593,598,618,652,656,892,1045
白血病抑制因子	leukemia inhibitory factor	LIF	581,582

百日咳	pertussis, whooping cough		605,684,685,717,719,750,751
班氏丝虫	*Wuchereria bancrofti*		612,830,831,1130
斑点金免疫层析试验	dot immunogold chromatographic assay	DICA	1044
斑点金免疫渗滤试验	dot immunogold filtration assay	DIGFA	1036,1044
(斑点金免疫渗透法)		DIGFA	569
斑点酶联免疫吸附试验	dot-ELISA		574,603
板层素	lamin		662
半合子	hemizygote		157,869,870,884
半乳糖苷神经酰胺	galactosylceramide		453
半乳糖血症	galactosemia		309,426,914,951,952
胞浆型 ANCA	cytolasmic antineutrophil cytoplasmic antibody	cANCA	668
北京大学生物信息服务器	Peiking University BIO-informatics Server	PKUBIOS	958
被膜小泡	coated vesicles		438
本周蛋白	Bence-Jones protein	BJP	220,362,377,559,560,561,565,566,617,618,913,915,1159
苯巴比妥	phenobarbital		322,385,529,531,534,535,536,537,1028,1029,1045
苯丙酮尿症	phenylketonuria	PKU	5,517,868,875,876,909,951,952,981
苯妥英	phenytoin		218,322,341,361,375,422,529,530,531,532,534,535,536,537,546
鼻咽癌	nasopharyngeal carcinoma		47,185,586,616,627,639,640
比较基因组学	comparative genomics		959
比数比	odd ratio		889
吡嗪酰胺	pyrazinamide		751,794,795,808
必需基因	essential group		382,763,771
臂比率	arm ratio		854
边缘粒细胞池	marginal granulocyte pool	MGP	187
变性梯度凝胶电泳	denaturing gradient gel electrophoresis	DGGE	872,882
变异系数	coefficient of variation	CV	94,411,419,533,963,965,975,986
标记染色体	marker	mar	202,856,857,939
标准偏差	standard deviation	SD	533,992
标准碳酸氢盐	standard bicarbonate	SB	471,1153
标准物	reference materials	RM	74,261
表达序列标签数据库	database of expressed sequence tags	dbEST	956
表面膜免疫球蛋白		SmIg	567,971
表面加强的激光解析/电离化飞行时间	surface-enhanced laser desorption / ionization-time of flight	SELDI	1010
表现型	phenotype		4,449,454,647,865,866,870,884,885,1016
丙氨酸氨基肽酶		AAP	365,1150
丙氨酸氨基转移酶	alanine aminotransferase	ALT	316,383,1148
丙吡胺	disopyramide		538,539
丙酮酸	pyruvic acid	PYR	7,122,141,144,156,157,158,173,298,309,310,316,371,389,406,404,419,420,425,429,416,484,700,701,790,876,877,880,891,1142,1152
丙酮酸激酶	pyruvate-kinase	PK	144,156,157,158,173,298,371,404,

			425,880,891,1142
丙戊酸	valproate		528,531,534,535,536,537
丙型肝炎病毒	hepatitis C virus	HCV	332,336,1128,1129,1131,1135
病毒转运培养基	viral transport media	VTM	676
波状蛋白	undulant protein	UN	326,335
薄层色谱法	thin layer chromatography	TLC	530
薄线肽	thinline peptide		435
卟啉	porphyrin		37,139,145,146,147,153,154,164,169,170,171,299,307,422,512,745,746,784,904,907,910,917,922,925,1159
补体结合试验	complement fixation test	CFT	598,599,601,602,607,609,704,741,743,927
补体依赖性细胞毒试验	complement dependent cytotoxicity	CDC	654
不加热血清反应素试验	unheated serum reagin test	USR	946,1134
布氏杆菌	*Brucella*		573,594,601,606,607
布氏菌病	brucellosis		606,712

C

蚕豆病	favism		155,156,173,883,915
苍白螺旋体	Treponema pallidum		737,1130
草酸钙结晶	calcium oxalate crystals		905,912
侧向角散射	side scatter	SSC	964
层粘连蛋白	Laminin	LN	326
茶碱	Theophylline		531,532,541,542,1045
产气荚膜梭菌	clostridium perfringens		591,701,714,722,726,729
产青霉素酶淋病奈瑟菌		PPNG	804
长臂	long arm		853,857
隐孢子虫	*cryptosporidium*		921,923
常规全细胞模式	conventional whole-cell mode		1056,1057
常染色体	autosome		9,115,133,200,202,280,854,856,557,864,868,869
常染色体显性遗传	autosomal dominant inheritance	AD	172,267,267,287,401,450,482,869,873,879,905,917,1099
常染色体隐性遗传	autosomal recessive inheritance	AR	287,395,425,426,449,454,869,870,874,877,878,879,1093
超高压电子显微镜	ultra-high-voltage electron microscope		20
超敏C反应蛋白	high sensitivity CRP	hsCRP	480
超氧化物歧化酶	superoxide dismutase	SOD	395,724,1153
巢式引物(PCR)	nested primer (PCR)		984
沉淀试验	precipitation test		598,599,601,602,609,611,704,826,839,1037,1133
沉降前停滞时间	stationary time before the begining sedimentation	STBS	26
成人T细胞白血病	adult T-cell leukemia	ATL	207,1130
成人隐匿性自身免疫性糖尿病	latent autoimmune diabetes in adults	LADA	421
充血性心衰	congestive heart failure		341,498,909,913,1119

传带男性	transmitting male		884,885
传染性单核细胞增多症	infectious mononucleosis		127,185,204,214,218,318,321,557,573,607,1120,1137,1138
传染性海绵状脑病	transmissible spongiform encephalopathies	TSE	721
串联扫描显微镜	tandem scanning microscopy	TSM	1047
串联重复序列	variable number of tandem repeat	VNTP	10,447,448,871,877,888,890
窗孔	fenestration		348
纯蛋白衍化物	purified protein derivative	PPD	601
纯合子	homozygote		157,173,265,270,426,435,449,451,454,481,654,869,870,873,874,875,884,1087,1100
纯红细胞再生障碍性贫血	pure red cell aplastic anemia	PRCA	113
次级缢痕	secondary constriction		853
促红细胞生成素	erythropoictin	Epo	168,357,358,509,581,582,586
脆性X染色体智力障碍综合征	fragile X chromosome mental retardation syndrome		868,872,884,885

D

代谢	metabolism		1,2,5,12,21,37,38,138
代谢综合症	metabolic syndrome		457
“带现象”	Zone phenomenon		1037
单胺氧化酶	monoamine oxidase	MAO	308,316,323,383,395,507,1149
单纯疱疹病毒	herpes simplex virus	HSV	345,594,596,597,676,693,737,743,845,935,946,1067
单个核细胞		PBMCs	1133,1143
单核苷酸多态性	single nucleotide polymorphism	SNP	9,447,618,887,888,890,957,996,1099,1105,1106
单核苷酸多态性数据库	database of single nucleotide polymorphisms	dbSNP	957
单核细胞	monocyte		1114,1143,1144,1161
单核因子	monokine		579,582,586
单基因病	monogenic disorder		868,889
单克隆抗体特异的血小板抗原固定试验	monoclonal antibody-specific immobiliz ation of platelet antigens assay	MAIPA	1102,1103
单克隆抗体特异性粒细胞抗原捕获试验	monoclonal antibody-specific immobileization of granulocyteantigens	MAIGA	1116
单链 u-PA	single chain urokinase type plasminogen activator	scu-PA	248
单链 DNA	single strand DNA	ssDNA	601
单链构型多态性	single stranded conformational polymorphism	SSCP	872
胆固醇结晶	cholesterol crystals		912
胆固醇酯转移蛋白	cholesterol ester transfer protein	CETP	437,440
胆红素	bilirubin	BIL	7,31,76,78,150,299,300,301,311,312,313,314,317,320,321,338,339,341,344
胆红素结晶	bilirubin crystals		912
胆碱脂酶	cholinesterase	CHE	316,319
胆绿素	biliverdin		31,299,300,924

胆色素原	porphobilinogen	PBG	145,908,917
蛋白 C	protein C	PC	8,24,236,237,244,245,246,250,269,286
蛋白 C 活化肽	protein C peptide	PCP	269,284,1145
蛋白 C 活性	protein C activity	PC:A	245,268,270,1145
蛋白 C 活性的血浆凝固时间	protein C activity-dependent clotting time	PCAT	270
蛋白 S	protein S	PS	237,244,245,250
蛋白 S 抗原	protein S antigen	PS:Ag	269,1145
蛋白 Z	protein Z	PZ	244,246
蛋白 Z 抗原	protein Z antigen	PZ:Ag	269
蛋白 Z 依赖的蛋白酶抑制物	protein Z-dependent protease inhibitor	ZPI	244,269
蛋白	protein	PRO	7,141,180,193
蛋白酶 3	proteinase 3	PR3	663,668
蛋白酶抗性蛋白	proteinase resistant protein	PrP^{RES}	721
蛋白尿	proteinuria		215,348,361,362,368,376,377,426,455,500,565,824,903,906,919
蛋白质芯片	protein chip		9,618,961,1069
蛋白质域数据库	conserved domain database	CCD	957
蛋白质组	proteome		888,956,959,1001,1004
蛋白质组学	proteomics		888,959,1001,1003,1004,1011,1015,1016,1018
刀豆蛋白 A	ConA		568
倒位	inversion	inv	857,951
德克萨斯红	Texas Red		965
等臂染色体	isochromosome	i	857
等氢运输	isohydric transport		463
底物	substrate		153,320,322,381,382,389,395,398,446,484, 754, 772, 916, 983, 1033,1041,1153
第 1 次晨尿	first voided morning urine		907
第 2 次晨尿	second voided morning urine		907
颠换	transversion		890,997
点多态	point polymorphism		995
碘化丙啶	propidium iodide	PI	965,976
电化学发光分析	electrochemical luminescence	ECL	37,511,532,1043
电化学检测器	electrochemical detector		1023
电子显微镜	electron microscope	EM	1,3,17,18,19,115,695,1043,1065
淀粉颗粒	starch granule		924
淀粉酶	amylase	AMY 或 AMS	398,1153
靛氰绿	indocyainine green	ICG	327
凋亡	apoptosis		21,177,179,1063,1068
丁酰胆碱酯酶	butyrylcholinesterase	BuChE	396
丁型肝炎病毒	hepatitis D virus	HDV	333,1129,1131,1135,1149
定量 PCR	quantitative PCR		30,47,59,153,311,313,324,409,411,444,445,446,517,527,558,568,574,688,691,697,716,802,811,890,914,915,917,926,935,964,973,974,985,

			1009, 1026, 1049, 1064, 1120, 1131, 1148,1151,1155,1158,1160
定时法	fixed time assay		387,390
动脉粥样硬化	atherosclerosis	AS	156,256,260,265,298,420,430,455, 974
动态突变	dynamic mutation		872
毒力	virulence		590,593
杜克雷嗜血杆菌	*Haemophilus ducreyi*		737,745,746,747
端粒	telomere		670,854,892,1068
短臂	petie, petit	p	146,182,239,416,497,651,653,721, 853,854,856,857,858,863,865,874, 875,889,1113
短串联重复序列多态性	short tandem repeat polymorphisms	STRPs	447
对流免疫电泳	counter immunoelectrophoresis		397,556,571,599,603,610,611,925
多发性骨髓瘤	multiple myeloma	MM	364,377,378,557,559,561,564,565, 566, 580, 617, 671, 913, 973, 976, 1085,1120,1121
多发性硬化症	mutiple sclerosis	MS	401,582,659,889,930,932,933,934, 935,936
多功能悬浮点阵仪	multi-analyte suspension array	MASA	1011
多核点型	multiple nuclear dots		662
多基因遗传	polygenic inheritance		422,481,482,499,887,888,889,890, 892,893,894
多集落刺激因子	multi-CSF		581
多甲藻叶绿素蛋白	peridinin chlorophyll protein	PerCP	965
多聚酶链反应技术	polymerase chain reation	PCR	588
多毛细胞白血病	hairycell leukemia	HCL	114,206,229
多尿	polyuria		30,362,378,427,545,903,904,909, 911
多色频谱核型	spectral karyotyping	SKY	193
多态性标记	polymorphic marker		447,998
多向性	pleiotropism		123,583
多序列对齐	multi-sequence alignment		959,1014
多因子遗传	multifactorial inheritance	MF	887
多种危险因子干预试验	multiple risk factor intervention trial	MRFIT	479,480
多重 PCR	multiplex PCR		9,32,448,454,498,729,754,755,765, 766,778,784,785,786,791,804,812, 813,820,880,890,983,985,1092
多重抗菌药物排出家族	multiantimicrobial extrusion	MATE	754

E

恶性高血压	malignant hypertention		911,912,920
恶性积液	malignant effusion		937,938,939,940
恶性组织细胞病	malignant histocytosis	MH	166,188,215,216,219,232
恶液质素	cachectin		582
恶唑烷酮类	oxazolidinine		751

二聚体抑制素 A	dimeric inhibin A		897
二硝基氟苯		DNFB	309,568,1147
二硝基氯苯		DNCB	568,578
二氧化碳分压	partial pressure of carbon dioxide	PCO_2	147,467,471,1152

F

发光免疫分析	luminescence immunoassay	LIA	36,37,510,532,600,620,621,1031,1040,1041,1042,1045,1156,1157
反向 PCR	reverse PCR		8,602,611,616,703,765,766,783,925,984,989,994,1008,1046,1058,1105,1116,1127
反向染色体涂色	reverse chromosome painting		994
芳基硫酸酯酶 A	arysulfatase A		177,178,453,631
放射免疫法（放射免疫分析）（放射免疫试验）	radioimmunoassay	RIA	152,154,167,267,315,397,413,415,420,489,509,530,556,557,558,567,600,602,603,618,620,621,623,626,628,744,897,914,916,1031,1034,1035,1045,1097,1140,1156,1157,1159,1160,1162
放射性同位素测定法	radioisotopic method		530
放线菌 D	actinomycin D		132,133,755,855
非尔氨酯	felbamate		534,537
非挥发酸	unvolatile acid		461,465
非霍奇金淋巴瘤	non-Hodgkin lymphomas	NHL	97,217,218,580,973,976
非酯化脂肪酸	non-esterified fatty acid	NEFA	406
肥达氏试验	Widal test		598,606
分化群	cluster of differentiation	CD	182
分裂指数	mitotic index	MI	1063
粪卟啉	corproporphyrin	CP	146,917
粪胆素	stercobilin		3003,314,921,922,924,926,1159
粪胆原	stercobilinogen		165,314,923,925,926,1159
粪胰蛋白酶	fecal trypsin		1160
风疹病毒	Rubella virus	RV	845,847,1045,1067
氟卡尼	flecainide		538,539
氟喹诺酮类	fluoroquinolones		751,753,755,813
氟西汀	fluoxetine		543,544
辅基	prosthetic group		145,146,307,381,387,1037
辅酶	co-enzyme		140,141,144,145,178,298,301,316,340,381,391,425,804,881,1025,1033,1071
脯氨酰羟化酶	prolyl hydroxylase	PH	316,323
父源	pat paternal		857,864
复钙交叉试验	cross recalcification test	CRT	271,1145
复杂性性状或疾病	complex trait or diseases		887
副球孢子菌病	paracoccidioidomycosis		610

G

改进的抗原捕获酶联免疫吸附试验	modified antigen capture ELISA	MACE	1103
钙依赖磷脂结合蛋白 I	annexin-I		1017
干细胞因子	stem cell factor	SCF	581,582
干燥综合征		SS	364,366,376,565,570,659,661,662,668,669,1117
甘油磷脂	phosphoglycerid		156,239,441
肝豆状核变性	hepatolenticular degeneration	HLD	308,309,341,385,395,868,878
肝功能试验	liver function test		303,315,327,384
肝肾综合征	hepato-renal syndrome		366,919
肝素辅因子- II	heparin cofactor -II	HC-II	245,287
肝素辅因子 II 活性	heparin cofactor-II activity	Hc-II:A	268,1145
肝细胞核因子- la	hepatorcyte nuclear factor - lα	HNF - lα	436
肝脂酶	hepatic lipase 或 hepatil triglyceridase	HL 或 HTGL	433,434,436,438,446
刚地弓形虫	*Toxoplasma gondii*		823
高倍镜视野	high power field	HPF	368,842,909
高度糖基化终产物	advanced glycosylation end products	AGE	420,457
高分子量激肽原	high molecular weight kininogen	HMWK	242,247,250,283
高密度脂蛋白	high density lipoprotein	HDL	96,298,430,431,1147
高香草酸	homovanillic acid	HVA	500,507,517,523,1155
高效液相色谱法	high performance liquid chromatography	HPLC	40,444,446,454,516,530,878,1006,1019,1020,1024,1026,1027,1028,1029,1030
高雪氏病	Gaucher disease	GD	437
高压液相分析	high pressure liquid chromatography	HPLC	411
高脂蛋白血症	hyperlipoproteinemia		397,442,444—452,455—457
庚型肝炎病毒	hepatitis G virus	HGV	334,1129,1132,1135,1149
功能基因组学	functional genomics		959,960,1003,1011
供体	donor		579,644,645,647,649,650,652,653,655,818,968,974,998,1041,1043,1052,1116,1138
"钩状效应"	Hook effect		1037
谷氨酸脱氢酶	glutamine dehydrogenase	GLDH 或 GDH	310,318,339,370,383,1147,1148
谷氨酸脱羧酶	glutamic acid decarboxylase	GAD	416,417,422,537,631,665,701
谷氨酸脱羧酶抗体	glutarnic acid decarboxylase antibody	GADAb	416,417
谷固醇血症	sitosterolemia		454
骨髓活检	bone marrow biopsy	BMB	109,110,112,166,169,175,197,205,217,220,223,966
骨髓增生异常综合征	myelodysplastic syndrome	MDS	110,114,166,188,199,209,222,224,225,226,974,1072
固定酸	fixed acid		461,464
固相放射免疫测定		SPRIA	574
固相红细胞粘附法	solid-phase red blood cell adherence	SPRCA	1102
固相酶(固定酶)	immobilized enzymes		372,390,606,739

寡核苷酸连接分析	oligonucleotide ligation	OLA	998
寡核苷酸连接试验	oligonucleotide ligation assay	OLA	1106,1107
寡核苷酸探针	oligonucleotide probe		121,448,600,604,655,870,871,982,986,991,999,1105,1116
寡克隆区带	oligoclone strip		930,932,936
关联分析	association analysis(association study)		447,481,482,887—889,997,998
冠状动脉硬化性心脏病	coronary heart disease	CHD	477
灌肠	enema		623,681,923,925
光电二极管阵列检测器	process diode array detector	PDA	
光学显微镜	light microscope	LM	1,17,18,21,104,115,116,568,579,590,601,695,710,721,910,946,1046—1048,1052,1064,1065,1068,1070
胱氨酸结晶	cystine crystals		309,361,905,912
国际临床化学和实验医学联盟	International Federation of Clinical Chemistry and Laboratory Medicine	IFCC	411
国际敏感度指数	international sensitivity index	ISI	290
国际正常化比值	international normalized ratio	INR	6,290
果糖胺	fractosamine	FA	412,413,429,1152
果糖不耐受	fructoseintolerance		408,426
过氧化物酶	peroxidase	POD	1,7,30,31,106,118,138,142,144,167,177,184,185,189,198,199,204,216,221,261,262,266,267,268,270,273,274,275,295,296,372,390,406,409,420,574,593,601,604,611,622—624,627,651,665,668,704,724,743,794,795,905,915,922,923,971,1000,1017,1037,1039—1044,1070,1134
过氧化脂质	lipid peroxide	LPO	444,1147,1152

H

含铁血黄素	hemosiderin	HS	109,113,138—140,150,152,164,169,171,172,906,907,917,1119,1120,1123,1159
含铁血黄素尿	hemosiderinuria		150,164,907
核苷酸序列测定	nucleotide sequencing		872
核苷酸重复序列	pentanucleotide repeats	PNR	448,872,885,1109
核酶	ribozyme		381
核酸序列扩增法	nucleic acid sequence-based amplification	NASBA	986
核酸指纹图谱	DNA fingerprinting		600
核糖核蛋白	ribonucleoprotein	RNP	661,662
核糖体板层复合物	ribosome lamellae complexes	RLC	206
核型	karyotyping		191,192,193,198,199,200,202,204,205,207,210,216,660,709,736,853,854,856—858,859,861—863,864—866,885,896,897,899,900,939,951,972,1063

核周型 ANCA	peripheral antineutrophil cytoplasmic antibody	pANCA	668
黑热病	kala-azar		557,573,611,822,836,840,841,1130,1133,1136
红细胞沉降率	erythrocyte sedimentation rate	ESR	6,24,670
红细胞沉降最大速度	the maximum velocity of erythrocyte sedimentation	Vm	26
红细胞管型	erythrocyte casts		362—364,368,376,905,911,918—920
红细胞生成素	erythropoietin	EPO	119,131,143,168,357,358,509,581,582,586
红细胞糖苷酯+GM2神经节苷脂	Globoside plus GM2 ganglioside		453
华氏试验	Wassermann's test		599
华支睾吸虫	*Clonorchis sinensis*		825,832
化脓性脑膜炎	purulent meningitis		557,931—935
化学发光检测器	chemiluminescence detector		1023
化学发光免疫分析	chemiluminescence immunoassay	CLIA	510,600,620,621,1040—1042,1157
化学键合固定相	chemical bonded stationary phase		1024
环孢霉素 A	cyclosporinA	CSA	546,648,652,656,657
环磷酸腺苷	cyclic adenosine monophosphate	cAMP	178,261,404,921
环形染色体	ring chromosome	r	857,994
环状沉淀试验	ring precipitation test		599
缓冲碱	buffer base	BB	464,471,1153
磺溴酞钠	bromsulfaphthalein	BSP 试验	327,1149
挥发酸	volatile acid		460,461,464,465
浑浊度	turbidity		909
混合管型	mixed casts		911,912
混合性的酸碱平衡紊乱	mixed acid-base disorders		474
活化部分凝血活酶时间	activated partial thromboplastin time	APTT	6,24,250,263,289,309,1144
活化蛋白 C 抑制物	activated protein C inhibitor	APCI	245
火焰光度法	flame emission spectrophotometry	FES	466
获得性免疫缺陷综合征	acquired immunodeficiency syndrome	AIDS	401,566—568,1129
霍乱	cholera		3,4,590,591,593,600,606,607,695—697,700,703,714—716,765,825,921,924,926,928
霍奇金病	Hodgkin disease	HD	217—219,575,580,917,1085

J

肌丙抗增压素试验	saralasin test		375
肌醇磷脂	phosphalidyl inositol		141,172,441
肌动蛋白	actin		5,141,179,184,238—241,335,477,486,664,665,880
肌钙蛋白	troponin	Tn	9,86,96,97,318,477,483—489,495—497,1045
肌红蛋白	myoglobin	Mb	10,31,85—87,138,299,311,362,368,375,377,477,483,485,487—490,492,495—497,904,906,908,912,915,917,919,1045,1159

肌球蛋白	myosin		5,136,141,238－241,350,477,485,486,489－491,664,666
肌肉纤维	meat fiber		925
肌酸激酶	creatine kinase	CK	9,78,86,371,383,477,483,484,497,521,931,934,1045,1153,1161
基础培养基	based medium		696,804
基因敲除	gene knock-out		580
基因芯片	gene chip		448,704,961,991,997,999－1002,1004,1009,1050
基因型	genotype		4,174,175,434,435,447,448,482,574,647,694,780,790,819,869,870,879,880,997－999,1078,1079,1082,1089,1090,1093,1094,1106,1109,1129
基因组	genome		5,83,121,140,202,447,454,481,483,586,588,604,612,614,616,618,704,709,777,783,796,845,847,870,871,880,887－893,955－962,983－985,987,991－998,1000,1001,1003－1005,1009－1012,1016,1018,1050,1079,1097,1099,1105,1113,1128,1129
基因组测定序列数据库	database of genome survey sequences	dbGSS	956
基因组扩增转录同步测序法	genomic amplification with transcript sequencing	GAWTS	993
基因组探针	genomic probe		870,880,994
基因组学	genomics		83,889,890,995,997,998,1003,1004,1009,1011,1018
基质辅助飞行时间质谱	matrix-assisted laser desportion ionization	MALDI-TOF-MS	1009
基质载片的化学活化技术	chemically activitated substrate slides		572
激光捕获微切割技术	laser capture microdissection	LCM	1017
激光扫描共聚焦显微镜	laser scanning confocal microscope	LSCM	1046－1048,1052
激活的凝血时间	activated cloting time	ACT	263
激活剂	activator		24,236,250,263,268,270,273,274,276,381,382,384,388,391,394,431,434,436,482,669,1146
激肽	kinin	K	179,205,236,237,242,246,247,248,250,283,368,374,498,503,556,892,938
激肽释放酶	kallikrein	K	24,237,242,246－248,250,267,283,368
激肽释放酶原	prekallikrein	PK	237,242,247,248,250,267,283
激肽释放酶原活性	prekallikrein activity	PK:A	267
极低密度脂蛋白	very low density lipoprotein	VLDL	298,430,434,439,1147
极高密度脂蛋白	very high density lipoprotein	VHDL	430
即时检验	point of care teste	POCT	6,9
急性白血病	acute leukemia	AL	11,106,107,110,166,175,178,185－190,192－194,199－201,205,208,

			209,226－228,258,261,265－267,276,279,545,585,627,933,970,972,976
急性发热状态	acute febrile state		920
急性非淋巴细胞白血病 M_6 型	acute non-lymphocytic leukemia M_6	ANLL-M_6	113
急性非淋巴细胞白血病 M_7 型	acute non-lymphocytic leukemia M_7	ANLL-M_7	113
急性非淋巴细胞白血病	acute nonlymphocytic leukemia	ANLL	113,193,229,934,970,972
急性间质性肾炎	acute interstitial nephritis		909,920
急性淋巴细胞白血病	acute lymphocytic leukemia	ALL	106,109,113,178,184,185,189－192,229,934,970,972
急性脉管排斥反应	acute vascular rejection		645
急性肾小管坏死	acute tubular necrosis		362－367,373,909,911,912,917,919,920
急性肾小球肾炎	acute glomerulonephritis		261,271,350,363－366,378,561,564,904,909－912,914,917,918
急性肾盂肾炎	acute pyelonephritis		365,367,909,911,917,918
急性时相反应蛋白	acute phase reactants 或 acute phase protein response		306,308
急性心肌梗死	acute myocardial infarction	AMI	10,85－87,90,96,97,169,256,257,259,260,265,267,268,276,277,307,318,362,395,478,480,481,483－485,487－498,517,585,670,974
集落刺激因子	colony stimulating factor	CSF	118,119,579,581,582,584,586
脊髓小脑共济失调	spinocerebellar ataxia	SCA	879
计算蛋白质组学	computational proteomics		1012
计算机网络	computer network		49－52,54,958,1011
计算生物学	Computational Biology		955
继发性闭经	secondary amenorrhea		524,866
继发性血小板增生	reactive thrombocythemia	RT	975
寄生虫卵	parasite ova		842,923－926
加巴喷丁	Gabapentin		534,537
家族集聚性	familial aggregation		481
家族性高胆固醇血症	familial hypercholesterolemia	FH	437,444,449,453,482,564
甲氨喋呤	methotrexate		545,546,1071,1127
甲苯胺蓝	tuluidine blue		64,65,113,205,271,950,951,1162
甲酸	formic acid	HF	11,61,136,140,162,199,353,354,397,462,543,700,784,804,834,989,1027
甲酸盐	formate	F^-	353,354
甲胎蛋白	alpha fetoprotein	AFP	37,97,297,324,343,575,614,617－620,631,895,896,934,948,950,1157,1162
甲氧苄氨嘧啶	trimethoprim	TMP	543,782,801,884
甲状腺功能减退症	hypothyroidism		511,513,521
甲状腺功能亢进症	hyperthyroidism		362,422,510,511,520,914
甲状腺过氧化物酶	thyroid peroxidase	TPO	665
甲状腺球蛋白	thyroid globulin	TG	514,553,554,658,659,665,1154
甲状腺素结合前白蛋白	thyroxine binding prealbumin		306

假性胆碱酯酶	pseudo-cholinesterase	PChE	396,950
假阳性率	false positive rate	FPR	78,89,174,344,374,375,605,607,634,807,839,895,896,898,951
间接抗人球蛋白试验	indirect antiglobulin test	IAT	160,174,1086,1093,1110
间接凝集试验	indirect agglutination test		569,598,599
检出率	detect rate	DR	31,38,39,133,157,168,193,198,200,202,204,215,216,220,270,287,322,324,334,338,344,417,418,492,559,601,603,605,621—623,626,634,639,663,665,669,671,680,681,683—685,689,691,696—698,720,726,730,822,825,829,831,833—835,838,842,872,895—899,915,929,935,946,976,994,1007,1091,1133
检验诊断	laboratory medicine		85,199
简单重复序列多态性	simple sequence length polymorphisms	SSLPs	447
简易凝血活酶生成试验及纠正试验	simple thromboplastin generation test	STGT	263,1145
碱剩余(碱超)	base excess	BE	471,1153
碱性磷酸酶	alkaline phosphatase	ALP	2,10,12,78,108,166,170,175,177,178,180,185,197,203,212,216,217,218,220,221,311,316,319,321,325,366,377,381,383,412,417,445,572,575,578,593,614,620,632,641,737,745,746,951,986,1032,1033,1037,1039—1041,1043,1107,1134,1143,1149
鉴别培养基	diferential medium		696,718
键合相色谱	bonded phase chromatography		1019
浆膜腔积液	serous membrane fluid	SMF	216,303,395,396,605,901,937—939,966,1161
浆细胞白血病	plasma cell leukemia	PCL	108,205,220,559,913
降落 PCR	touchdown PCR	TD PCR	34,731,984
交换体	exchanger		352,353
胶体金	colloidal gold		569,600,620,622,841,915,922,923,925,1005,1010,1031,1043,1044,1132,1159
胶原诱导的凝血活性	collegen induced coagulant activity	CICA	241
焦磷酸测序	pyrosequecing		997
酵素	ferment		381,667,688
接触产物生成活性	contact product-forming activity	CPFA	241
结构基因组学	structural genomics		959
结合 PS	binding protein S	BPS	245
结合胆红素	conjugated bilirubin(connect bilirubin)	CB	300,311—314,344,426,904,906,929,948,950,1120,1148
结合珠蛋白	haptoglobin		150,164,217,297,305—307,904,1120,1122,1124,1147

结核病	tuberculosis		11,557,564,604,605,668,670,742,751,793,795,796,807,924,931
结核菌素		OT	217,568,601,605,683,690,691,833,940
结核性脑膜炎	tuberculous meningitis		604,605,720,721,751,807,930—935
结晶管型	crystal casts		905,912,919
姐妹染色单体互换	sister chromatid exchange	sce	193,857
解脲脲原体	*Ureaplasma urealiticum*	Uu	736,741
介电常数检测器	dielectric constant detector		41,1023
金属配合物色谱	metal-complex chromatography		1019
紧密型	taut(或 tense form)	T form	462
进行性肌营养不良	progressive muscular dystrophy		318,401,880
近端着丝粒型	acrocentric		854
精氨酰琥珀酸裂解酶	argininosuccinatelyase	ASAL	401,1154
精浆果糖	seminal plasma fructose		943,1161
精密度	precision		6,7,12,43,71,75,76,83,87,92,267,398,466,497,531,533,901,912,973,1045
精液	seminal fluid	SF	43,376,395,622,636,675,682,723,896,901,906—909,941—944,1129,1131,1161,1162
精子存活率	sperm livability		942,1161
精子低渗肿胀试验	sperm hypoosmotic swelling test	HOS	943,1162
精子活动力	sperm mobility		942,944,1161
精子活动率	sperm activity rate		942,944,1161
精子计数	spermatozoon count		942,944,1161
静脉葡萄糖耐量试验	injection glucose tolerance test	IGTT	409,410
静脉全血葡萄糖	veno-blood glucose	VBG	407
静脉血浆葡萄糖	veno-plasm glucose	VPG	407,424
菊粉	inulin		350,369,370,1151
巨核细胞	megakalyocyte		103,105—109,113,114,117—120,123,125,166—169,175,182,183,186,189,194,196,197,199,201—203,206,209,212,213,222—228,238,239,245,258,279,667,971,972,975,1083,1096,1110,1144
巨噬细胞受体	macrophage receptor with collagenous structure	MARCO	439,667
巨细胞病毒	cytomegalovirus	CMV	215,345,553,594,596,601,607,676,693,729,845,848,946,1045,1065,1067,1130,1134,1138
巨细胞病毒感染	cytomegalovirus infection		422,607,657,911
巨幼细胞性贫血	megaloblastic anemia	MA	109,113,152,166,167,314
聚合酶链反应	polymerase chain reaction	PCR	5,221,332,454,573,588,598,605,704,740,741,743,744,746,747,849,871,951,982
军团菌感染	legionellosis infection		606

K

开放管道系统	open canalicular system	OCS	118,239,241
开放性神经管缺陷	neural tube defect	NTD	896,950,952
开放阅读框架	open read fragment	ORF	765,766,961,1003,1128,1129
开放细胞吸附膜内面向外模式	open cell-attached inside-out mode		1058
康氏试验	Kahn's test		599
抗肝肾微粒体抗体	liver-kidney microsomal antibody	LKM	335,339,570,666
抗肝细胞膜抗原	liver-cell membrance antigen	LMAg	336,339
抗肝细胞膜特异性脂蛋白抗体	liver-cell membrance specific lipoprotein antibody	LSP 抗体	336
抗肝细胞质 1 抗体	liver cytoplasm 1 antibody	LC1	336
抗核抗体	anti-nuclear antibody	ANA	335,339,376,378,553,554,562,567,570—572,660,661,667,1149,1157
抗核膜抗体	anti-nuclear membrane antibody		662
抗核周因子	antiperinuclear factor	APF	570,662
抗活化蛋白 C 抵抗	activated protein C resistance	APCR	269
抗活化因子 X 检测	antiactivated factorX test	AFXa	272
抗肌动蛋白抗体	actin antibody		664
抗肌萎缩蛋白	dystrophin		880
抗甲状腺微粒体抗体	anti-thyroid microsome antibody	TMA	514,665
抗精子抗体	antispermatozoon antibody	AsAb	666,942—944,1162
抗菌药物	antibacterial agents		21,605,606,705—707,724,748,749,751—754,782,793,798—802,807,809—811,814,816
抗菌药物敏感试验	antimicrobial susceptibility test	AST	705,776,798,799
抗可溶性肝抗原抗体	anti-soluble liver antigen antibody	SLA	336,339,666
抗淋巴细胞抗体	antilymphocyte antibody		666
抗磷脂抗体		ACLA	126,570,669
抗内因子抗体		IFA	571,669,1157
抗凝血酶-肝素复合物	antithrombin-heparin complex	ATHC	273
抗凝血酶	antithrombin	AT	8,237,243—245,250,266,268,271,272,280,285,297,305,367,906,1145
抗凝血酶活性	antithrombin activity	AT:A	268
抗凝血酶抗原	antithrombin antigen	AT:Ag	267,1145
抗平滑肌抗体	smooth muscle antibody	SMA	335,339,664,665,1150
抗髓过氧化物酶	myeloperoxidase	MPO	198,668
抗体鉴定	antibody identification		1087,1088,1093,1097,1103,1117
抗体筛选	antibody detection 或 antibody screening		128, 130, 1086 — 1088, 1092, 1093, 1104,1110,1116,1120,1123
抗维生素 D 佝偻病	vitamin d-resistant rickets		880
抗胃壁细胞抗体	parietal cell antibody	PCA	665
抗线粒体抗体	anti-mitochondrial antibody	AMA	335,337,339,342,570,662,664,1150
抗心肌抗体	myocardial antibody		570,666
抗心肌磷脂抗体	anticardiolipin antibody	ACA	669
抗血友病球蛋白	antihemophilic globulin	AHG	242,881

抗胰岛细胞抗体	pancreatic islet cell antibody	ICA	570,665
抗致密纤维抗体	stress fiber antibody		664
抗中性粒细胞抗体	anti-neutrophil cytoplasmic antibody	ANCA	131,668
考马斯亮蓝	Commassie blue		913,932,1007
颗粒管型	granular casts		364,905,910,911,918—920
可变数重复序列	variable number of tandem repeat	VNTR	871
可见紫外吸收光谱法	ultraviolet absorption spectrophotometry	UV	530
可溶性纤维蛋白单体复合物	soluble fibrin monomer complex	sFMC	267,284,1145
可信带	significance band		475
可移动元件 SCCmec	staphylococcus cassette chromosome mec		776,811
空腹血糖受损	impaired fasting glucose	IFG	427
口服葡萄糖耐量试验	oral glucose tolerance test	OGTT	94,409,427,1151
库欣综合征	Cushing's syndrome		516,522
快速血浆反应素环状卡片试验	rapid plasma reagin circle card	RPR	946,1134
宽大管型	broad casts		905,911
奎尼丁	quinidine		41,45,128,151,529,531,537,538,540,541,883
蝰蛇毒复钙时间	russell viper venom recalcification time	RVVRT	264
蝰蛇毒磷脂时间	russell viper venom cephalin time	RVVCT	264

L

拉莫三嗪	lamotrigine		534,537
蜡样管型	waxy casts		363,905,910,911,918,919
辣根过氧化物酶	horseradish peroxidase	HRP	185,261,262,267,270,273—275,601,622—624,627,651,704,743,1037,1040—1044
蓝氏贾第鞭毛虫	*Giardia lamblia*		610,729,821,833,925,927
狼疮抗凝物质检测	lupus anticoagulant test	LAT	271,272,1145
酪氨酸结晶	tyrosine crystals		912
累加效应	additive effect		887
类风湿因子	rheumatoid factor	RF	283,338,343,378,553,559,570,572,607,623,658,660,662,667,668,846,1037,1137,1138,1157
离子交换色谱	ion-exchange chromatography		39,40,393,485,982,1008,1019,1022,1026
离子选择电极法	ion selective electrod	ISE	465,467,1152
利钠激素	natriuretic hormone		359
粒细胞 CSF		G-CSF	581
粒细胞免疫荧光试验	granulocyte immuneofluorescence test	GIFT	1116
粒细胞凝集试验	granulocyte agglutination test	GAT	1117
粒细胞周转率	granulocyte turnover rate	GTR	187
连锁不平衡	linkage disequilibrium		481,647,887,889,890,891,893,998,1113,1118
连锁分析	linkage analysis		9,481,482,872,877,880,883,887—891,893,894,981,983,995—998
连续监测法	continuous monitoring assay		317—323,387,388,390,391,396,397,

			400,484,1148,1149,1153
链阳菌素类	streptogramins		751
良性高血压	belign hypertension		920
良性积液	benign effusion		937,938
亮氨酸氨基肽酶		LAP	316,322,365,383,400,1149,1150,1153
亮氨酸结晶	leucine crystals		905,912
邻-硝基酚-β-D-半乳吡喃糖苷	o-nitrophenyl-β-D-galactopyranoside	ONPG	466
邻联大茴香胺	O-dianisidine		878
临床蛋白质组学	clinical proteomics		1005,1011,1017
临界值	cutoff value		38,89,308,458,496,498,619,632,744,745,898,949,950
淋巴毒素	lymphotoxin		180,577,582,587,652
淋巴丝虫病	lymphatic filariasis		830,831,836
淋巴因子	Lymphokine	LK	119,166,179,180,182,184,480,577,579,580,582,586,598,646
淋病奈瑟菌	*Nersseria gonorrhoeae*		676,681,683,684,687,698,707,713,714,722,736,738,739,745,746,750,778,780,799,804,805,810,946,947
磷苯妥英	cerebyx		535
磷酸铵镁结晶	ammonium magnesium phosphate crystals		912
磷酸盐类结晶	crystalline phosphate crytals		912
磷脂酶类	phospholipase		441
磷脂酰胆碱	phosphatidylcholine	PC	156,239,431,432,441
磷脂酰肌醇	phosphatidylinositol	PI	151,239,431,669
磷脂酰丝氨酸	phosphatidylserine	PS	156,239,257,258,431,669
磷脂酰乙醇胺	phosphatidylethanolamine	PE	156,239,441
磷酯酰甘油	phosphatidyl glycerol	PG	1162
鳞状上皮细胞	squamous epithelium		634,635,691,717,911,924,1158,1159
流动室	flow chamber		6,32,963,964
流式细胞术	flow cytometry	FCM	131,160—162,188,257,258,262,368,671,903,908—910,963,969,970,973,974,975,977,978,1101,1104,1065,1111,1116
流式细胞仪	flow cytometer	FCM	6,17,22,23,29,162,163,172,174,187,188,208,213,262,567,568,574,578,588,609,657,927,963,965,968,969,972—976,1050,1053,1065,1068,1103,1104,1111,1116,1124,1127,1156
流行性出血热	epidemic hemorrhagic fever	EHF	368,608
流行性脑脊髓膜炎	epidemic cerebrospinal meningitis		605,719,721,931
流行性乙型脑炎	epidemic encephalitis B		607,710,721
硫酸半乳苷糖神经酰胺	3-suffogalactosylceramide		453
硫酸钡	balium sulfate		681,924
漏出液	transudate		342,678,679,937—940,945,1161
滤过分数	filtration fraction	FF	350,1151

滤过裂隙膜	filtration slit membrane		348
滤过平衡	filtration equilibrium		351,352
绿色荧光蛋白	green fluorescent protein	GFP	1065
氯氮平	clozapine		545
卵磷脂胆固醇酯酰转移酶	lecithin-cholesterol acyl transferase	LCAT	436
卵磷脂/鞘磷脂比值	lecithin / sphingomyelin ratio	L/S	949
罗泊逊易位	Robertsonian translocation	rob	857

M

马来丝虫	*Brugia malayi*		603,604,612,830,1130
麦考酚酸	mycophenolic acid	MPA	546,547
猫叫综合征	cat cry syndrome		863
毛首鞭形线虫	*Trichuris trichiura*		829
毛细血管抵抗力实验	capillary resistance test	CRT	254
毛细血管血糖	capillary blood glucose	CBG	407
毛蚴	miracidium		825,826,831—833,838,839,923
锚定 PCR	anchored polymerase chain reaction		984,1114,1115
梅毒	syphilis		127,304,557,599,668,669,682,704,736,737,741,742,746,747,750,845,932—935,946,1130,1133,1134,1137,1138
梅毒螺旋体	*Treponema pallidum*	TP	594,599,682,696,737,741,742,746,747,946,1130,1133,1134,1137,1138
酶联免疫吸附试验	enzyme linked immunosorbent assay	ELISA	261,444,569,574,599,601,603,611,612,668,681,740,743,744,840,914,916,925,927,1036,1037,1039,1102,1103,1106,1132,1136,1157
酶免疫测定技术（酶免疫法，酶免疫分析，酶免疫试验）	enzyme immunoassay	EIA	36,37,260,266,267,413,416,420,530,532,556,557,567—569,574,599,603,606,607,608,628,746,927,928,1031,1033,1036,1041,1042,1145
美国国立生物技术信息中心	National Center for Biotechnology Information	NCBI	956,1099
美国国立卫生研究院		NIH	654,955,1115
美国国立医学图书馆	National Library of Medicine	NLM	955
美西律	mexiletine		538,539
门冬氨酸氨基转移酶	aspartate aminotransferase	AST	316,383
弥散性血管内凝血	disseminated intravascular coagulation	DIC	9,95,258—260,262,263,265,268,269,271,273—276,279,284,916,1111,1122
米泔样便	rice water stool		923,928
泌尿小管	uriniferous tubule		347,348
免疫标记技术	immunolabelling techniques		1031,1043,1045
免疫电镜技术	immune electron microscopy	IEM	1031,1044
免疫放射法	immunoradiometricassay	IRMA	413
免疫放射分析	immunoradiometric assay	IRMA	267,620,621,623—626,1034,1035,1145,1156,1157

免疫豁免	privileged immunological site		616,650,652
免疫活性胰岛素	immuno reactive insulin	IRI	413
免疫胶体金	immunological colloidal gold		922,923,925,1159
免疫球蛋白	immunoglobulin	Ig	2,4,5,113,126－128,136,179－181,193,202,205,213,214,218,220,221,229,231,232,253,258,303－305,317,319,331,342,364－366,368,377,378,393,513,551－554,556－561,564－567,569－572,577,587,593,594,609,650,651,660,667,668,671,745,842,906,915,916,930,932,936,943,967,969,971,1025,1032,1044,1085,1086,1110,1114,1120,1123－1125,1132,1150,1156,1159,1160,1162
免疫逃避	immune evasion		598,1131
免疫印迹试验	Western blot	WB	485,742,1132
免疫增殖性疾病	immunoproliferative diseases		564
面肩肱型肌营养不良	facioscapulohumeral muscular dystrophy	FSHD	880
模拟荧光处理	simulated fluorescence press	SFP	1048
膜攻击复合物抑制物	membrane inhibitor of reactor of reactive lysis		142
膜内面向外模式	inside-out mode		1058
膜片钳技术	patch-clamp recording technique		1054－1061
膜外面向外模式	outside-out mode		1058
末端脱氧核苷酰转移酶	terminal deoxynucleotidyl transferase	TdT	178,180,185,1143
母源	mat maternal		857,864

N

耐甲氧西林金黄色葡萄球菌	methecillin resistance staphylococcus aureus	MRSA	685,712,729,751,776
耐甲氧西林葡萄球菌	methecillin resistance staphylococcus	MRS	707,750,776,811
耐青霉素的肺炎链球菌	penicillin resistant strepttococcus pneumonia	PRSP	778
耐药节结化细胞分化家族	resistence-nodulation-cell division	RND	754
萘法唑酮	nefazodone		544
难治性贫血	refractory anemia	RA	166,209,211,225,227
囊性纤维化	cystic fibrosis	CF	422,868,877,926
脑脊液	cerebrospinal fluid	CSF	192,193,215,218,303,307,381,395,419,464,467,521,562,573,592,602,605,607,608,610,611,622,650,652,667,676,678,690,694,695,705,708,719－721,723,724,742,743,747,803,805,806,813,815,836,838,842,846,847,901,929－935,966,1130,1133,1134,1137,1147,1152,1160,1161
内毒素	endotoxin		184,243,261,267,365,439,555,562,580,590－592,596,703,1124,1126

内分泌作用	endocrine action		349,583
内复制	endoreduplication		329,333,552,596,857
内皮素-1	endothelia-1	ET-1	236,237,257,286,503,1144
内皮细胞蛋白C受体	endothelial cell protein C receptor	EPCR	244,245
内皮细胞微颗粒检测	endothelial microparticles	EMP	257
内生肌酐清除率		Ccr	370,1151
内源性感染	endogenous infection		572,693,694,722—724,726—728,791
内脏利什曼病	visceral leishmaniasis		580,611,822
尼曼匹克病	Niemann-Pick disease		437,446,453
逆向转运	antiport		352—354,433,464
逆转录PCR	reverse transcription PCR	RT-PCR	5,121,217,401,569,589,608,704,737,744,984—986,990,1129,1131,1133
(尿)白细胞	leucocytes	LEU	30,31,911,918
(尿)比重	specific gravity	SG	30,361,362,373,378,904,905,907,908,910,912,1158
尿卟啉	uroporphyrin	UP	145,146,917,1159
尿沉渣	urinary sediments		5,6,29,31,32,362—364,368,375,376,608,713,845,848,903,908—913,1134
尿胆红素	bilirubin	BIL	30,31,311—314,337,342,362,915,1148,1159
尿胆色素	urochrome		906,915
尿胆素	urobilin	URB	31,150,171,300,904,906,915,1159
尿胆原	urobilinogen	UBG	7,30,31,150,165,171,311—314,337,341,342,906,907,915,1148,1159
(尿)蛋白	protein	PRO	30,31,220,341,361,362,364,376—378,397,400,570,905—908,913,914,918,919,1158
尿分析	urinalysis		29,30,426,903,905,907,908
尿管型	urine cast		905
尿红细胞	erythrocyte	ERY	31,368,369,375,376,908,911
尿激酶	urokinase	UK	24,95,237,247—250,274
尿激酶型纤溶酶原激活剂	urokinase plasminogen activator	u-PA	236
尿激酶型纤溶酶原激活剂活性	urokinase plasminogen activator activity	u-PA:A	274,1146
尿激酶型纤溶酶原激活物抗原	urokinase plasminogen activator antigen	u-PA:Ag	274
尿渗量	osmolality		361,362,904,905,910,919,1151,1158
尿视黄醇结合蛋白		RBP	378
尿酸铵结晶	ammonium urate crystals		912
尿酸结晶	uric acid crystals		905,912
(尿)糖	glucose	GLU	10,30,94,310,341,361,362,406,409—412,421,429,457,520,567,906,908,913,914,919,1151
(尿)酮体	ketone	KET	30,94,418,423,429,908,914,1152,1158
(尿)微量白蛋白		Alb	457,919,1150
(尿)微量转铁蛋白		TRF	366,1150

(尿)纤维蛋白(原)降解产物检测	urine fibrinogen (fibrin)degradation production	FDP	1146
(尿)亚硝酸盐	nitrite	NIT	30,31,1159
尿液气味	urine odor		909
粘蛋白	mucin		
粘蛋白样相关抗原		MCA	575
粘多糖沉积症	mueopo-lysaccharidoses		427
黏液便	mucous stool		921,923,927
粘液脓血便	mucous-purulent-bloody stool		921,922,927,928
凝固酶阴性葡萄球菌	coagulase negative staphylococcus	CNS	712,717,722,751,776,782,786,793,802,811,812
凝集试验	agglutination test		5,131,161,175,215,275,569,572,573,598,599,601—603,606,607,609—611,668,703,704,711,712,716,720,739,742,744,745,916,943,949,1084,1087,1105,1117,1124,1134,1142,1157,1159,1162
凝集素	agglutinin		5,126,127,149,150,160,161,162,164,165,172,174,215,343,553,554,566,568,573,598,599,620,641,858,1052,1084,1085,1121,1142
凝胶渗透色谱	gel permeation chromatography		39,40,1019
凝血酶-抗凝血酶复合物	thrombin-antithrombin complex	TAT	8,268,1145
凝血酶调节蛋白	thrombomodulin	TM	236,243,245,257,286
凝血酶调节蛋白抗原	thrombomodulin antigen	TM:Ag	257
凝血酶可激活的纤溶抑制物	thrombin activatable fibrinolytic inhibitor	TAFI	247,248,250,276
凝血酶敏感蛋白	thrombin sensitive protein	TSP	237,239
凝血酶时间	thrombin time	TT	6,8,266,271,275,290
凝血酶时间检测	thrombin test	TT	275,1146
凝血酶原酶	prothrombinase	PT	241,243,246,263,264,269
凝血酶原片段 1+2	prothrombin fragment 1 and 2	F1+2	243,290
凝血酶原时间比率	prothrombin time ratio	PTR	290
凝血因子Ⅷ抑制剂	factor Ⅷ inhibitor assay		271
牛带绦虫	*Taenia saginata*		603,611,827,832,833,835
脓尿	pyuria		361,363,377,904,909—912,918,920

O

欧洲生物信息学研究所	European Bioinformatics Institute	EBI	957

P

爬虫酶时间	reptilase time	RT	266
潘迪试验	Pandy test		931
旁分泌	paracrine action		349,358,404,580,583
泡沫稳定性试验	foam stability test		949
疱疹病毒感染	herpesvirus infection		609,676,683,845

培养基	culture medium		3,38,120,122—124,132,133,154,166,175,573,581,584,676,678,680—686,689—694,696—702,705—709,711,713—716,718,720,722—727,731—733,736,738—741,745,746,754,771,778,799—812,814,816,818,834,837,977,1062—1064,1071,1072,1133
配体	ligandin		143,147,367,416,417,432—435,437—439,451,466,582,588,616—618,772,773,973,981,1002,1010,1011,1019,1024,1052,1114
皮肤试验	skin test		577,600—603,605,607,609
皮细胞衍生的松弛因子	endothelium-derived relaxing factor	EDRF	236
皮质迷路	cortical labyrinty		347
偏振光显微镜	polarizing microscope		18,19
扑痫酮	primidone		534—536,541
葡萄球菌蛋白 A		SPA	131,160,174,553,571
葡萄球菌感染	staphylococcal infections		605,793
葡萄糖-6-磷酸	glucose-6-phosphate	G-6-P	298
葡萄糖-6-磷酸脱氢酸	glucose-6-phosphate dehydrogenase	G-6-PD	156,1141
葡萄糖苷神经酰胺	glucosylceramid		453
葡萄糖耐量降低	impaired glucose tolerance	IGT	410,522
葡萄糖耐量试验	glucose tolerance test	GTT	94,310,409,410,411,427,1151
葡萄糖脱氢酶	glucose dehydrogenase	GlucDH	406
葡萄糖氧化酶	glucose oxidase	GOD	7,30,389,406,407,409,424,427,913,933,1160
葡萄糖转运蛋白	glucose transporter	Glu T4	457
葡萄糖转运子	glucose transporter	GLUT	404,405
普鲁卡因胺	procainamide		531,537—541
普罗帕酮	propafenone		538,540
蕲蛇酶时间	acutulase time	AT	266

Q

气相色谱	gas chromatography	GC	17,39—42,52,262,418,530,573,1019,1028
气相色谱法	gas chromatography	GC	17,39,444,446,530,1019,1020,1028
前列环素	prostacyclin	PGI	236,256,669
前列腺环素	prostacyclin	PGI2	236
前列腺素 A2	porstaglandinA2	PGA2	358
前列腺素 E2	prostaglandin E2	PGE2	358
前列腺素 F2α	porstaglandinF2α	PGF2α	358
前列腺特异性抗原		PSA	79,97,575,623,636
前体药物	Prodrug		528
前向角散射	forward scatter	FSC	964,965
鞘氨醇	sphingosine		437,441,453
鞘磷脂	sphingomyelin	SPH	141,156,239,431,437,441,446,453,

			948,949
鞘磷脂酶	acid sphingomyelinase	ASM	437,446,453
鞘脂	sphingolipid		432,437,441
亲和色谱	affinity chromatography		393,982,1019,1022,1024,1025
青春期后性功能减退症	postpubertal hypogonadism		524
青春期延迟	delayed puberty		518,523,524,865
青霉素结合蛋白 2a		PBP2a	752,756,757,768,770,776,811
青霉素类	penicillin		748,749,757—759,766,791
清蛋白	albumin	Alb	94,96,140,151,220,296,297,300,303—306,308,311,313,327,331,332,336—341,343—345,364,385,396,419,443,535,538,559—561,564—566,676,890,906—908,913—915,930,932,933,937—939,948,950,1086,1147,1158,1160,1161
清道夫受体	scavenger receptor	SR	437,439,440,456
清洁度	cleaning degree		946,947,1162
琼脂扩散法	agar diffusion test		602,621,705,707,798,802,810,815
秋水仙素染色体	colchicine chromosome		853
球孢子菌病	coccidioidomycosis		609,610,708
球蛋白	globulin	Glb	2,4,5,7,28,30,97,113,117,122,126—131,136,141,143,149,151,160,161,163,173—176,179—181,193,202,204,205,213,214,217,218,220,221,229,231,232,238—244,246,247,250,253,258,259,271,273,277,284,297,303—307,317,319,331,336,338—344,350,362,364—368,373,374,377,378,381,393,400,477,480,485,486,489—491,506,508,509,512—514,528,551—554,556—562,564—567,569—572,577,587,593,594,604,607,609,618,619,622,627,632,650,651,656,658—660,662,664—668,670,671,745,822,842,868,881,906,908,913,915,916,930,932,936,938,943,951,967,969,971,981,1025,1032,1044,1045,1084—1088,1090,1091,1093,1097,1102,1110,1114,1120—1125,1127,1132,1142—1144,1147,1150,1154,1156,1159,1160,1162
曲菌病	aspergillosis		557,610
全面质量管理	total quality management	TQM	67—69
全能造血干细胞	totipotential hemopoietic stem cell		126
全血粒细胞池	total blood granulocyte pool	TBGP	187
全血凝固时间	cloting time	CT	262,1144

醛固酮	aldosterone		12,257,298,349,356,359,360,374,378,422,499,500,504,508,516,517,891,1045
醛缩酶	aldolase	ALD	144,316,325,383,386,389,401,426,632,1154
缺失	deletion	del	9,133,151,155,157,162,200,205,208,266,280,282,345,416,417,422,426,448,450,451,454,482,613,614,616,617,629,754,771,777,779,782,787,794,795,796,817,856－858,863－865,872－878,880－883,886,890,893,894,922,942,943,951,974,975,981,983,985,989,994－997,1005,1008,1009,1079－1082,1089,1093,1094,1099,1101,1115
缺血修饰白蛋白	ischemia modified albumin	IMA	492,493

R

染色单体	chromatid		193,853,854,857
染色体介导的耐青霉素酶淋病奈瑟菌		CMPRNG	804
染色体涂色	chromosome painting		994
染色体原位抑制性杂交		CISS	994
人促绒毛膜激素	human chorionic gonadotropin	HCG	934
人工神经网络	artificial neural networks		618
人巨细胞病毒	human cytomegalovirus	HCMV	607,946
人类 T 细胞白血病病毒	human T cell leukemia virus type I	HTLV-1	207
人类白细胞抗原	human leukocyte antigen	HLA	182,339,482,647,652,653,889,890,1112,1119
人类基因组计划	Human Genome Project	HGP	5,618,889,955,958,960,987,991,998,1000,1001,1003,1011,1012
人类粒细胞同种抗原	human neutrophil alloantigens	HNA	1114
人类免疫缺陷病毒	human immunodeficiency virus	HIV	3,567,569,596,609,737,969,1129
人类乳头瘤病毒	Human papillomavirus	HPV	737
人类细胞遗传学命名的国际体制	International System for Cytogenetic Nomenclature	ISCN	856
人类血小板抗原	human platelet antigen	HPA	1097
人类主要组织相容性复合体	major histocompatibility complex	MHC	976
人绒毛膜促性腺激素		HCG	532,627,1157
人绒毛膜促性腺激素游离 β 亚基	free β-subunit of human chorionic gonadotropin	F-β-hCG	895
人心房利钠多肽	human atrial natriuretic polypeptide	hANP	360
人芽囊原虫	*Blastocystis hominis*		926
人载脂蛋白 H	human apolipoprotein H	ApoH	436
任意尿	random urine		907,910,916,1158,1159
妊娠相关血浆蛋白 A	pregnant associated plasma protein A	PAPP-A	896
妊娠中毒症	toxemia of pregnancy		475,913,920

日本 DNA 数据库	DNA Data Bank of Japan	DDBJ	956,958
日本血吸虫	*Schistosoma japonicum*		826,832,836,838
日本血吸虫病	schistosomiasis japonica		826
溶菌酶	lysozyme	Lys	21,116,149,166,168,177,179,181,182,184,192,194,201,213,216,219,362,365,373,592,593,656,696,723,906,913,916,917,938—940,1143,1150,1159
溶酶体	lysosome		1,21,114,115,117,118,178—182,184,239,240,246,295—297,324,365,366,393,395,397,399,437,438,446,452—454,498,555,592,593,595,615,636,668,917,950,1052
溶血磷脂酸	lysophosphatidic acid	LPA	642
溶组织内阿米巴	*Entamoeba histolytica*		594,821,831,833,834,836—838,842,843,927
蛲形住肠线虫	*Enterobius vermicularis*		829
乳胶凝集试验	latex agglutination test		275,602,606,609—611,716,744,1105
乳糜尿	chyluria		361,830,831,837,904,909,910,912
乳糜微粒	chylomicron	CM	430—432,438,445,904
乳酸脱氢酶 X	lactate dehydrogenase-X	LD-X	943
乳酸脱氢酶	lactate dehydrogenase	LD	2,86,97,157,201,216—218,221,316,371,377,381,383,394,477,483,484,489,497,575,630,931,933,938,939,1161,1162
乳铁蛋白	lactoferrin		593,668
朊粒蛋白	prion protein	PrP	721
瑞士生物信息研究所	Swiss institute of bioinformatics	SIB	956,957
瑞斯托霉素诱导的血小板聚集试验	ristocetin induced platelet agglutination assay	RIPA	255,282

S

三己糖神经酰胺	globotriaosylceramide		453
三联磷酸盐	triple phosphate crystals		905,912,925
三重性酸碱平衡紊乱	triple acid-base disorders		474,475
扫描电子显微镜	scanning electron microscope	SEM	20,1065
色谱分析	chromatography analysis		39—41,327,515,546,573,917,960,1019,1020,1023,1024,1026,1027
沙眼衣原体	*Chlamydi trachomatis*		682,736—738,740,741,746,749,751,946,947,999
少核点型	a few nuclear dots		662
少尿	oliguria		349—351,362,378,473,645,904,909,919,920,1122
设“门”分析	gating analysis		965
摄影显微镜	microscopic photography		17,18
神经管缺陷	neural tube defect	NTD	896,949,950,952

神经节苷脂贮积病	generalized gangliosidosis		399,453
神经酰胺	ceramide		437,441,446,453
神经酰胺酶	ceramidase		453
神经酰胺乳糖苷酶	ceramide lactosidase		453
神经酰胺乳糖苷脂	ceramide lactoside		453
神经酰胺乳糖苷脂沉积病	ceramide lactoside lipidosis		453
肾前性氮质血症	azotemia		367,373,374,919
肾上皮细胞管型	renal tubular epithelial cell casts		363,905,911,918,919
肾上腺皮质功能亢进症	hyperadrenocorticism		515,522
肾素-血管紧张素系统	renin-angiotensin system	RAS	358,374,499,891
肾小管上皮细胞	renal tubular epithelium		109,164,221,248,348,349,352,354,355,363,364,366,473,664,905,907,909,911,917—920,1158
肾小球基底膜	glomerular basement membrane	GBM	21,366,367,376,664,904
肾小球滤过率	glomerular filtration rate	GFR	350—352,357,359,360,369,370,529,545,906,916
肾移植排斥反应	kidney transplant rejection		253,362,365,648,911—913,919
肾锥体	renal pyramid		347
渗出液	exudate		678,682—685,691,692,725,846,847,937—940,1161
渗量清除率		Cosm	373
渗透间隙	osmolar gap	OG	77
生物安全性	biosafety		675
生物标志物	biomarker		1005,1014
生物发光免疫分析	bioluminescence immunoassay	BLIA	37
生物素-亲和素系统	Biotin-Avidin System	BAS	1038
生物芯片	biochip		6,9,960,961,999—1002,1009,1050
生物信息学	bioinformatics		447,618,851,955—962,1004,1005,1011—1014,1018
生物药物分析	biopharmaccutic analysis		526,530
生物应答调节剂	biological response modifier	BRM	583
时间分辨荧光免疫分析(法)	Time-resolved immunofluorometric assay	TRIFA	532,574,897,898
实际碳酸氢盐	actual bicarbonate	AB	471
实验室信息系统	laboratory information system	LIS	52,53,469
实质性果糖尿	essential fructosuria		426
食糜	chyme		921
食物残渣	food residue		921,924,1159
食物中毒	food -intoxication		591,714,716,923,927
矢量阵列搜索工具	vector alignment search tool		957
示差折光检测器	differential refractive index detector	RI	41,1023
试剂条	reagent strip		903,907,908,910,913—916,918,925
嗜铬细胞瘤	pheochromocytoma		362,408,409,422,500,517,523,635
嗜人T细胞白血病病毒Ⅰ型、Ⅱ型	humanT-lymphotropic leukemia virus	HTLV-Ⅰ、HTLV-Ⅱ	1130,1134,1138
嗜异性凝集试验	Paul-Bunell test	P-B试验	215
手性色谱	chiral chromatography		1019
受累家系成员	affected pedigree member	APM	481

受累同胞	affected sib-pair	ASP	481,890
受体拮抗剂	receptor antagonist		584
舒血管素	kallikrein		618
舒张因子	endothelium-derived relaxing factor	EDRF	236
输血后血小板减少性紫癜	post-transfusion purpura	PTP	1096,1110
输血相关的移植物抗宿主病		TA-GVHD	1120
输血相关性肺损害	transfusion-related lung injury	TRALI	1118
输血相关性移植物抗宿主病	transfusion associated graft versus host disease	TA-GVHD	1119,1126
树突状细胞	dendritical cell		581,594,595,616,637,647,651,977,1113
数量性状	quantitative character		887
衰变加速因子	decay accelerating factor	DAF、CD55	142,162,562
双链 u-PA	two chain urokinase type plasminogen activator	tcu-PA	248
双缩脲法	biuret method		265,266,303,556,932,1146
双向扩散试验	double diffusion test		599
双重性酸碱平衡紊乱	double acid-base disorders		474
双着丝粒	dicentric	dic	857
水解酪蛋白	Mueller-Hinton MH		707,799
水疱性口炎病毒	vesicular stomatitis virus	VSV	587
丝氨酸磷脂	phosphidtidyl serine		141,144,439,441
四环素类	tetrocycline		542,750,787,1028
四甲基尿素	tetramethyl urea		432
搜索框	search box		1009
酸碱度	pH		17,35,313,350,357,361,366,459,463,471,475,718,904,907,913,931,942,945,1031,1152,1158
酸性磷酸酶	acid phosphatase	ACP	78,108,116,177,180,181,189,204,206,216,218,381,383,397,618,636,941,1134,1150,1153
算子	operator		1008
随体	satellite		116,853—857,859
髓鞘碱性蛋白	myelin basic protein	MBP	930,932,1160

T

他克莫司	Tacrolimus	FK-506	547
肽段序列标签技术	peptides sequence tag	PST	1010
肽质量指纹图谱	peptide mass fingerprint	PMF	1009,1018
泰氏-萨氏病	Tay-Sachs disease		453
泰氏-萨氏病变种或 Sandhoff 病	Tay-Sachs variant or Ssndhoff's disease		453
弹力纤维	elastic fiber		235,925
弹性蛋白酶	elsatase		181,668
碳酸酐酶	carbonic anhydrase	CA	1,354,356,460,462,464,490
碳酸锂	lithium carbonate		65,543,545

糖蛋白	glycoprotein	GP	109,118－120,141－143,164,183,193,198,237－240,243,245－248,259,262,282,287,297,303,305－308,324,326,330,335,343,345,348,367,395,399,403,415,434－437,439,448,452,479,493,505,507,528,554,561,595,597,618,621－626,628,632,635,638,639,651,653,665,667,671,700,708,737,754,880－882,896,916,932,938,961,971,973－975,977,978,1037,1038,1044,1052,1078,1081－1084,1094,1096－1101,1104,1113－1116,1129,1135,1144,1147,1150
糖化蛋白	glycated protein		406,411,412
糖化肌醇磷脂-锚	glycosylphosphatidylinositol anchor	GPI-A	172
糖化血红蛋白	glycohemoglobin	GHb	94,411,429,457,1151
糖化血清蛋白	glycated serum protein	GSP	412,429,457,1152
糖醛酸	alduronic acid		30,177,180,181,207,216,300－302,311,335,366,409,426,507－509,535,950,951,1162
糖原磷酸化酶	glycogen phosphorylase	GP	179,383,477,491,494
特发性呼吸窘迫综合征	idiopathic respiratory distress syndrome	IRDS	949
特发性血小板减少性紫癜	idiopathic thrombocytopenia purpura	ITP	114,128,131,258,659,666
特殊培养基	special medium		697
特异多重 PCR 技术	multiple amplification refractory mutation system PCR	multi-ARMS PCR	448
特异寡核苷酸	allele-specific oligonucleotide	ASO	870
替考拉宁	teicoplanin		749,789,791,812－814
天门冬氨酸转氨酶	aspartate aminotransferase	AST	483,484,1153
铁蛋白	ferritin	Ft	37,92,115,138－140,143,152,153,168－171,178,216,224,297,305－308,366,395,433,559,575,593,618,626,627,632,668,670,906,925,930,932,934,938,939,974,1017,1044,1045,1120,1140,1147,1150,1157
通道蛋白	channel protein		457,754,781,1058
同工型	isoform		392,393
同基因移植	syngenic graft isograft		644
同向转运	cotransport		352－356,464
同向转运体	cotransporter		352,353,355,356
同型半胱氨酸	homocysteine	Hcy	141,262,446,447,456,482,1148
同型半胱氨酸血症	homocysteinemia		96,262,446,456
同源双链优先形成试验	preferential homoduplex formation assay	PHFA	1106－1108
同种异基因移植	allogeneic transplantation		644
同种异体移植	allograft		644,648,651
铜蓝蛋白(又称铜氧化酶)	ceruloplasmin	CP	395
酮体	ketone	KET	7,30,31,94,298,310,418,423,425,

			429,467,475,532,574,907,908,914,1152,1158
头孢菌素	cephalosporins		31,131,705,748,749,753,756,758,762,767,771,772,773,774,775,778,791,803,804,805,806,811,812,813,817,819
头霉素类	cephamycins		749,756,757,771,812
透明度	transparency		342,361,698,897,909,931,939,1157,1160,1162
透明管型	hyaline casts		363,905,909—911,918—920,1158
透明质酸	hyaluronic acid	HA	326,592
透射电子显微镜	transmission electron microscope	TEM	20,220,1065,1068
吞噬细胞	macrophage		2,21,119,142,143,149,151,179—185,201,216,232,243,299,300,308,397,440,546,552,553,556,562,569,592—596,598,660,667,911,924,927,928,938,1130,1143,1159
妥卡尼	Tocainide		538,541
唾液酸	sialic acid	SA	24,160,175,395,432,434,435,453,618,619,621,624—626,631,639,938,939,1017,1083

W

外毒素	exotoxin		552,590,591,593,596,599,1124
外源性感染	exogenous infection		722,727,728
晚幼红细胞	orthochromatic normoblast		104,109,113,115,165—167,169,194,196
网格蛋白	clathrin		438
网织血小板	reticulated platelet	RP	258,974,975
网织血小板检测	reticulated platelet	Ret-PLT	258
微粒体发光技术	microparticle luminescence lmmunoassay	MLIA	531
微粒子化学发光分析	microparticle luminescence immunoassay	MLIA	37
微量清蛋白尿	microalbuminuria	MAlb	94,96,914
微列阵	microarrays		888,894
微生物测定法	micro biologica analysis		530
微卫星 DNA	microsatellite	MS	448,880,887,888,890,995
微卫星多态性	microsatellite polymorphisms		447
微小隐孢子虫	C. parvum		824
微效基因	minor gene		447,887
微阵列	Microarray		991,997,1000
微柱凝胶试验	microcolum gel test	MGT	1084,1091
微柱凝胶血小板定型试验	Microcolumn gel test for platelet typing		1104
韦格纳肉芽肿	Wegener granulomatosis	WG	668
维甲酸 α 受体	retinoic acid alpha receptor	RARα	199
维拉帕米	Verapamil		538,541

卫氏并殖吸虫	Paragonimus westermani		825,826,832,837,838,843
未察觉的低血糖	hypoglycemia unawareness		428
未成熟前体细胞异常定位	abnormal localization of immature precursor	ALIP	209
未结合雌三醇	unconjugated estriol	uE_3	895
未结合胆红素	unconjugated bilirubin	UCB	906,948,950
伪膜性肠炎	pseudomembranous colitis		749,923,924,926
无尿	anuria		349—351,362,363,378,473,567,645,821,831,904,909,919,920,923,1122
无着丝粒断片	acentric fragment	ace f	857

X

西罗莫司	Sirolimus	Rapamycin	547
吸附色谱	absorption chromatography		39,40,1019,1024,1025
细胞病变效应	Cytopathic effect	CPE	710,1065
细胞管型	cellular casts		362—364,368,376,570,905,907,911,918—920
细胞克隆	cell colony		118,127,188,209,210,223,229,553,614,617,1062,1063,1072,1117
细胞内液	intracellular fluid	ICF	29,154,357,459,460,464,465,470,471,1053,1056—1058
细胞培养技术	technology of cell culture		5,103,121,613,1062,1066,1072,1073
细胞外液	extracellular fluid	ECF	119,307,356,357,359,373,375,405,440,459,460,465,467,470—474,500,542,563,627,650,1056,1058
细胞吸附模式	cell-attached mode		1057
细胞因子	cytokine		2,4,119,120,121,123,124,125,131,143,181,223,342,412,456,508,551,552,577,579—584,586—588,592,594,595,615,616,656,667,892,977,1096
细菌管型	bacterial casts		905,911,918
下调	downregulation		120,438,456,617,618,758,1005,1016—1018
纤溶酶-抗纤溶酶复合物	plasmin antiplasmin complex	PAP	275,1146
纤溶酶	plasmin	PL	24,95,242,244—248,250,273—276,284,285,287,494,1146
纤溶酶原	plasminogen	PLG	235—237,242,244,247,248,250,273,274,276,284,287,288,384,481,482,1146
纤溶酶原活性	plasminogen activity	PLG:A	274,1146
纤溶酶原激活物抑制剂	plasminogen activator inhibitor	PAI-1	248,276
纤溶酶原激活抑制剂-1活性	plasminogen activator inhibitor activity-1	PAI-1:A	1146
纤溶酶原抗原	plasminogen antigen	PLG:Ag	274,286,1146
纤维蛋白降解产物	fibrin degradation product	FDP	250,267,275,367,916,1150,1159
纤维蛋白肽A	fibrinopeptide A	FPA	236,243,266,267,284,285,367,1145
纤维蛋白肽B	fibrinopeptide B	FPB	243,267,276

纤维蛋白原	fibinogen	Fg	6—8, 23, 24, 28, 95, 170, 240, 242, 248—250, 253, 254, 259, 260, 262—267, 273—275, 277, 279, 280, 282—284,286,287,290,297,305,309,367,412,481,493,559,670,904,916,929,930,938,942,1085,1145,1150
纤维结合蛋白	fibronectin	FN	297,308,326
纤维连接蛋白	fibronectin	FN	237,240,262,938—940
酰基 CoA 胆固醇酰基转移酶	acyl-CoA cholesterol acyltransferase	ACAT	438
显带染色体	banding chromosome		854,855,857,858
显微解剖	microdissect		21,994
限制性片段长度多态性	restriction fragment length polymorphism	RFLP	447,454,482,871,890,994,995,1089
线性范围	linear range		17,18,37,388,391,466,531,533,622,1007,1022,1023,1035
线性判别分析	linear discriminate analysis	LDA	959
腺苷脱氨酶	adenosine deaminase	ADA	367, 400, 931, 934, 938—940, 1153,1161
相差显微镜	phase contrast microscope		17—19,368,369,654,695,696
相对危险度	relative risk	RR	479,480,889,1117
相互易位	reciprocal translocation	rep	198,218,857,858
响应时间	response time		17,18
向量框	vector box		1009
小多重耐药性家族	small multidrug resistance	SMR	754
小卫星多态性	minisatellite polymorphisms		447
协同作用	coordination		4,110,119,200,405,462,502,506—509,552,597,650,656,667,752,775,779,782,790,793,796,814,815,986
携带者	carrier		11,155,208,328,330—332,334,338,567,590,609,687,827,864,870,874,880—885,950,1129,1134
心房利钠多肽	atrial natriuretic polypeptide	ANP	360
心房利钠因子	atrial natriuretic factor	ANF	359
心房肽	atriopeptin		360
心肌肌钙蛋白 I	cardiac troponin I	cTnI	483,488
心肌肌钙蛋白 T	cardiac troponin T	cTnT	487
心磷脂	cardiolipin		126,441,567,662,669
心钠素	cardionatrin		257,360,497,503,1045
心钠肽	atrial natriuretic peptides	ANP	497
心源性猝死	sudden death		478
芯片技术	microarray technology		9,448,454,618,704,894,961,997,999—1002,1004,1009,1011
芯片实验室	lab-on-a-chip		961
新生儿溶血病	hemolytic disease of the newborn	HDN	128,149,558,1080,1082,1086,1087,1090,1091,1110
新生儿同种免疫性粒细胞减少症	neonatal alloimmune neutropenia	NAN	1118

新生儿同种免疫性血小板减少性紫癜	neonatal alloimmune thrombocytopenia	NAITP	1096,1099,1110
腥嗅味	rotten fishy odor		923
性病研究实验室试验	venereal disease research laboratory	VDRL	599,742
性染色体	sex chromosome		5,191,193,198—200,204,205,208,210,223,226,523,647,853,854,856—858,865,866,868,869,900,941,951,952,1162
性染色质小体	sex chromatin body		865
性幼稚症	infantilism		523,524
性早熟	sexual precocity		517,518,520,523
休止	resting		181,583,858
序列标签位点数据库	database of sequence tagged sites	dbSTS	956
序列基因组学	sequence genomics		959
絮状试验	flocculation test		599,603
选择培养基	selective medium		694,696,697,713,715,716,725,739,818
血管紧张素Ⅰ	angiotensin Ⅰ		358,359,374,375,499,891
血管紧张素Ⅱ	angiotensin Ⅱ		358,374,375,482,499,503,891,892,1151
血管紧张素血管紧缩素	angiotensin	AGT	236
血管紧张素原	angiotensinogen	Ag	358,374,482,499,891
血管紧张素转化酶	angiotensin converting enzyme	ACE	358,482,499,891
血管紧张素阻滞剂试验	angiotesinbloc blockade test		374,375
血管内皮细胞	vascular endothelial cell	VEC	118,119,179,235—237,239,241,243,245—248,253,254,256,257,286,348,385,434,436,437,440,503,580,581,592,645—647,650,653,655,929,938,1130
血管性血友病	von Willebrand disease	vWD	95,235,237,240,254,255,259,262,264,279,280,282,1144
血管性血友病因子	von willabrand factor	vWF	235,237,240,255,280,1144
血管性血友病因子抗原	von Willebrand factor antigen	vWF:Ag	255,1144
血红蛋白试验	Hemo-Quant 试验	Hemo-Quant test	925,1122
血肌酐	serum creatinine	Scr	221,370,371,374,400,412,500
血浆硫酸鱼精蛋白副凝固试验	plasma protamine paracoagulatin test	3P	275,1146
血浆凝血活酶成分	plasma thromboplastin component	PTC	882
血浆凝血酶原时间	serum prothrombin time	PT	263,1145
血浆纤溶酶原激活抑制剂	plasminogen activator inhibitor-1	PAI-1	276,481,1146
血浆纤维蛋白原	fibrinogen		7,170,253,265,266,284,290,481,1145
血浆纤维蛋白(原)降解产物E碎片	fibrin degration products E fragment	FDP-E	275
血小板抗原单抗特异性固相化检测	monoclonal antibody specific immobilization of platelet antigen	MAIPA	258
血晶	blood crystals		925

血块收缩试验	clot retractiontest	CRT	260,1144
血脑屏障	blood brain barrier	BBB	345, 405, 592, 650—652, 719, 742, 929—932
血清胆固醇	cholesterol	CH	156,310,342,442,454,939,1161
血清蛋白电泳	serum protein electrophoresis	SPE	220,304—306,337,338,341,364,559, 561,565,566,915,932
(血清)结合珠蛋白	haptoglobin	HP	307,1120
(血清)尿酸	serum uric acid	SUA	372
(血清)凝血活酶转变加速素	SPCA Coagulation factor Ⅶ		481
(血清)前白蛋白	prealbumin	PAB	306
(血清)铜蓝蛋白	ceruloplasmin	CP	308,878
(血清)纤维结合蛋白	fibronectin	FN	308
(血清)Ⅲ型前胶原末端肽	procollagen-Ⅲ-peptide	PⅢP	325,1149
(血清)血红素结合蛋白	hemopexin	Hpx	307
(血清)转铁蛋白	transferrin	Tf	153,169,170,307,308,1017,1140
血清总胆红素	serum total bilirubin	STB	171,311,312,314,341,345,1120
血清总蛋白	total protein	TP	79,122,220,303,341,1146
血栓调节蛋白活性	thrombomodulin activity	TM:A	257,1144
血栓前体蛋白	thrombus precursor protein	TpP	277,1146
血栓素 A_2	thromboxane A_2	TXA_2	237
血栓素 B_2	thromboxane B_2	TXB_2	260
血栓预示蛋白	Thrombus Precursor Protein	TpP	493,494
血小板第 3 因子	platelet factor 3	PF_3	239,280
血小板第 4 因子	platelet factor 4	PF_4	239,240,284
血小板活化因子	platelet activating factor	PFA	237,261,262
血小板计数	platelet count	PC	8,22,98,120,167,170,175,189,212, 224—226, 257, 262, 278, 279, 284, 289,290,377,975,1096,1143,1144
血小板聚集试验	platelt aggregation test	PAgT	255,259,290
血小板免疫荧光试验	platelet immunofluorescence test	PIFT	1102
血小板命名委员会	The Platelet Nomenclature Committee	PNC	1097
(血小板)膜糖蛋白 IIb/IIIa	glycoprotein IIb/IIIa	GPIIb/IIIa	259,1144
(血小板)膜糖蛋白	glycoprotein	GP	237, 240, 259, 262, 667, 975, 1097, 1099,1100
血小板生存时间	platelet survival time	PST	258,1144
血小板输注无效	platelet transfusion refractories	PTR	131, 1096, 1097, 1100, 1110, 1111, 1118—1120,1127
血小板微颗粒检测	platelet microparticles	PMP	258
血小板相关抗原	platelet-associated antigen		1096,1110
血小板相关免疫球蛋白	platelet associated IgG	PAIgG	258,1110
血小板悬浮免疫荧光试验	platelet suspension immunofluorescence test	PSIFT	1102
血小板衍生生长因子	platelet derived growth factor	PDGF	239,325
血小板因子 3 有效性	platelet factor 3 availability test	PF3aT	260,1144
血液流变学	hemorheology	HR	25,28,29,54,221,250,251,277,278
循环粒细胞池	circulation granulocyte pool	CGP	187

Y

亚胺培南	impenem		706,749,754,758,763,766,767,770,773,775,779,817,819
亚中着丝粒型	submetacentric		854
严重急性呼吸窘迫综合征	severe acute respiration syndrome	SARS	609
岩藻糖苷贮积病	fucosidosis		453
眼皮肤白化症	oculocutaneous albinism		877
眼咽型肌营养不良	oculopharyngeal muscular dystrophy		880
厌氧菌感染	anaerobic infection		573,606,686,688,712,722—724,726,727,751,806,940
羊水	amniotic fluid		521,620,621,676,848,847,854,862,863,870,896,899,900,901,948,949,950,951,952,1162
羊水过多	polyhydramnios		949,950
羊水过少	oligohydramnios		949,950
氧分压	partial pressure of oxygen	PO_2	119,144,147,148,461,467,476,698,1153
氧含量	oxygen content	O_2 Cont	471,1153
氧合血红蛋白	oxyhemoglobin	HbO_2	144—147,461,464
氧和度	O_2 saturation	O_2 Sat	471,1153
氧化 LDL		Ox-LDL	440,456
药物基因组学	pharmacogenomics		997,998
药物结晶	drug crystals		909,912
药物诱导免疫性血小板减少症	drug induced immune thrombocytopenia	DIIT	1110
药物最小抑菌浓度	minimal inhibitory concentration	MIC	798
液化	liquefaction		2,341,622,700,701,709,907,941,942,944,1161
液体芯片	liquid chip		1005,1010,1011
液相色谱	liquid chromatography	LC	17,39—41,276,311,315,411,444,446,454,485,516,530,546,573,726,878,917,1006,1019—1030,1148
医学检验	medical laboratory		1,2,5—7,36,39,54,66,81,100,346,435,448,692,886,1094,1111,1139
医院感染	nosocomial infection		673,694,695,705,712,728—731,733—735,791,798,808,811
医院获得性感染	hospital acquired infection		728
医院信息系统	hospital information system	HIS	53
胰癌胚抗原		POA	575
胰蛋白酶	trypsin		133,141,160,175,233,234,243,246,248,271,297,305,306,432,452,559,575,632,639,670,680,921,926,938,966,1017,1063,1064,1071,1099,1142,1147,1160
胰蛋白酶抑制剂		TATI	639,642
胰岛素抵抗	insulin resistance	IR	405,413,416,422,457,481,1018

胰岛素受体	insulin receptor	INSR	143,405,408,415,416,421,422,458,659
胰岛素样生长因子	insulin-like growth faetors	IGF	405,505,510,896,1154
胰岛素原	proinsulin		94,413—416,424,428,429,457,1152
胰岛素自身抗体	insulin Autoandibody	IAA	416,417,421
胰岛细胞抗体	Insulin Cell Antibody	ICA	417,422,570,665
(胰)淀粉酶	amylopsin		921
胰多肽	pancreatic polypeptide	PP	404
(胰)高血糖素	glucagon		403—406,408,409,415,416,422,423,502,503,508,523,1152
胰腺瘤胎抗原	pancreatic oncofetal antigen	POA	639
移行上皮细胞	transitional epithelium		909,911
移植抗原	transplantation antigen		644,646,650,652,1112,1117
移植免疫学	transplantation immunology		644
移植排斥	transplantation rejection		253,308,319,322,362,365,531,577,580,582,584,644—649,653,910—913,917,919,978,1094
遗传病	inherited disease		5,10,385,395,399,422,426,448,451,481,482,645,649,851,863,868—873,877,878,885—888,890,892,894,895,951,952,960,981—983,987,994,995,997—999,1001,1072
遗传性共济失调	hereditary ataxia	HA	879,886
乙胺丁醇	ethambutol		751,752,794,808
乙琥胺	ethosuximide		534,536
乙酰胆碱酯酶	acetylcholinesterase	AChE	162,396,899,1143
乙型肝炎病毒	hepatitis B virus	HBV	11,328—331,594,631,669,1128,1129,1131,1134,1149
已糖激酶	hexokinase	HK	933
异硫氰酸荧光素	fluoresion isothiocyanate	FITC	37,160—162,188,965,1032,1102
异染性脑白质病	metachromatic leukodystrophy	MLD	453
异种移植	xenograft		644,645,650—652
抑癌基因	tumor suppressor genes		199,574,614,617,618,629,981,1000
抑胃肽	gastric inhibitory peptide	GIP	404,415
抑制剂	inhibitor		94,126,155,186,199,227,248,250,269,271,276,304,307,308,318,336,355,375,381,382,384—390,394,396,437,481,498,512,529,537,542,544,545,554,561,562,570,584,597,639,642,644,645,647—649,651,652,656,657,666,693,697,720,724,729,749,756—759,761—764,766,772,773,803,804,810—813,815,817,819,861,926,969,1037,1085,1126,1145,1146
抑制素 A	inhibin A		897
抑制性 B 细胞因子	suppressor B cell factor	SBF	181

易位	translocation		133,134,136,193,198—200,202,210,216,218,754,781,787,788,856—858,863—865,893,894,951,972,994
阴道分泌物	vaginal discharge		362,363,611,682,683,837,842,843,901,907,945—947,1129,1162
阴道加德纳菌	*Gardherella vaginalis*	GV	946
阴道毛滴虫	*Trichomonas vaginalis*	TV	611,738,837,843,946
阴离子间隙	anion gap	AG	77,377,467,471,474,1152
蛔蛔线虫	*Ascaris lumbricoides*		828
隐孢子虫病	cryptosporidiosis		824,927,928
隐球菌脑膜炎	cryptococcal meningitis		602,610,721
隐血试验	fecal occult blood test	FOBT	630,908,915,917,922,923,925,927,928,1122,1159
印迹	dot blotting		121,270,485,569,571,572,588,599,602,604,607,608,611,661,663,664,704,721,742,744,745,747,864,872,880,881,885,995,996,1009,1036,1066,1105,1131,1132,1134,1136,1157
应用动力学	kinetics		527
荧光标记免疫测定技术		FIA	574
荧光发射光谱法	fluorescence emission spectrophotometry	FL	530
荧光共振能量转移	fluorescence resonance energy transfer	FRET	985,1052,1107
荧光检测器	fluorescence detector	FD	41,1022,1023
荧光免疫法	fluorescence immunoassay	FIA	188,336,530,599,608,609,663,946,1120,1125
荧光免疫分析	fluorescent immunoassay	FIA	36,498,532,897,898,1039
(荧光免疫技术)	fluorescence immunoassay	FIA	598,601,1031,1032
(荧光免疫试验)	immunofluorescence assay		599,609
荧光偏振光免疫分析仪	Fluorescence Polarization lmmunoassay	FPIA	531
荧光漂白恢复	fluorescence redistribution after photobleaching	FRAP	1051
荧光显微镜	fluorescence microscope		17—19,133,188,255,567,568,601,603,695,696,703,717,739,740,742,743,840,860—862,951,1031,1032,1050,1070,1101,1102,1134
荧光原位杂交	fluorescence in site hybridization	FISH	133,856,982,993,994
营养培养基	nutrient medium		696
硬皮病		SCL	29,376,563,570,571,580,659,661—663,667,668,937
优球蛋白溶解时间	euglobulin lysis time	ELT	273,284
游离的蛋白 S	free protein S	FPS	245
游离脂酸	free fatty acid	FFA	443,506
有被(被膜)小窝	coated pit		438
有被区域	coated ragion		438
有效肾血浆流量		ERPF	372
有证标准物质	certified reference material	CRM	74

幼淋巴细胞	prolymphoblast		104,203,207,229,232
幼淋巴细胞白血病	prolymphocytic leukemia	PLL	104,206,229,232
幼稚单核细胞	promonocyte		104,113,116,202
幼稚浆细胞	proplasmoeyte		105,117,205,206
幼稚巨核细胞	promegakazyocyte		105,109,113,118,196,197
原虫	protozoa		21,143,573,594,595,603,604,610,611,669,681,693,736,750,752,821—824,831—833,836,838,840,842,843,923—927,946,1066,1082,1130,1133,1136,1137
原发性血小板减少性紫癜	idiopathic thrombocytopenic purpura		259,975
原发性血小板增多症	idiopathic thrombocythemia	IT	114,202,258
原发性血小板增生	essential thrombocythemia	ET	975
原肌球蛋白	tropomysin		141,240,477,485,486,664,666
原始单核细胞	monoblast		104,107,109,116,181,194,199,225,227
原始红细胞	proerythroblast		104,115,194,201,358
原始浆细胞	plasmoblast		105
原始巨核细胞	megakaryoblast		105,117,196,197,201,228
原始粒细胞	myeloblast		103,106,109,115,177,189,194,195,201,209,211,223,225
原始淋巴细胞	lymphoblast		104,117,185,189,201,203,228,229
原位 PCR	in situ PCR	IS PCR	121,123,130,149,174,179,580,602,633,648,649,662,663,704,984,985,994,996,999,1000,1002,1008,1009,1070,1083,1100—1102,1134
原位杂交	in situ hybridization		9,10,121,133,588,607,617,704,744,845,848,855,856,978,982,985,993,994,1039,1066,1078,1131
原位杂交显带		ISHB	994
原纤维蛋白	fibrillain		663
原子发射光谱仪	atomic emission spectrometer	AES	43
原子吸收光谱仪	atomic absorption spectrometer	AAS	43
远端酸化作用	distal acidification		464
远端型肌营养不良	distal muscular dystrophy		880

Z

杂合子	heterozygote		148,157,159,171,173,265,270,425,426,435—437,448—451,454,869,870,873—875,879,880,883—885,995,1087,1092,1100
载脂蛋白 A	apolipoprotein A	ApoA	432,433,891,1148
载脂蛋白(a)	apolipoprotein (a)	Apo(a)	435
载脂蛋白 B	apolipoprotein B	ApoB	434,1148
载脂蛋白 C	apolipoprotein C	ApoC	431,434
载脂蛋白 D	apolipoprotein D	ApoD	435

载脂蛋白 E	apolipoprotein E	ApoE	435
载脂蛋白 M	Apolipoprotein M	ApoM	436
载脂蛋白	apolipoprotein/apoprotein	Apo	143, 298, 430—436, 440, 441, 445—448,451,456,479
再生障碍性贫血	aplastic anemia	AA	108—110,113,127,131,152,153,159,164,165,184,187,258,279,314,536,537,578,626,910,974,1072
在线孟德尔遗传数据库	Online Mendelian Inheritance in Man	OMIM	956
早幼红细胞	basophilic normoblast		104,115,119,196,209
早幼粒细胞	promyeloyte		11,103,107—109,115,116,177,183,194, 195, 197, 199, 201, 203—205,209,211,224,226—228,266,971,972
藻红蛋白	phycoerythrin	PE	160—162,965
藻青蛋白	allophycocyanin	APC	965
造血干细胞	hematopoietic stem cell	HSC	2,119, 120, 123, 126, 151, 165, 172,175,177,183,188,198,201,202,209,222, 358, 580—582, 584, 649, 974,1072,1096,1118
造血生长因子受体家族		HPR	586
增强化学发光分析	enhanced chemiluminescence	EC	37
增殖性细胞核抗原	proliferating cell nuclear antigen	PCNA	663
折射仪	refractometer		30,907,910,1158
阵发性睡眠性血红蛋白尿	paroxysmal nocturnal hemoglobinuria	PNH	127,562,910,913,917,974
阵发性睡眠性血红蛋白尿(症)	paroxysmal nocturnal hemoglobinuria	PNH	151,162,164—166,172,561
真菌管型	fungus casts		905,911,912
真菌性阴道炎	fungal vaginitis		945—947
真性胆碱酯酶	actual cholinesterase	AChE	396,950
整合	integration		10,11,87,207,208,391,532,599,607,608,613,652,664,675,763—766,770,775,776,783,784,956,959,984,1006,1109,1129,1135
正常上限值	upper limits of normal	ULN	388,389,399
正态分布	normal distribution		887,895,964,1020
正态均值	average of normals	AON	79
正协同作用	positive cooperation		462
肢带型肌营养不良	limb girdle muscular dystrophy	LGMD	880
脂蛋白-X	lipoprotein-X	Lp-X	311,445,1148
脂蛋白脂肪酶	lipoprotein lipase	LPL	431,433,434,436,438,1148
脂多糖	lipopolysaccharide	LPS	181,439,555,591,592,740,779
脂肪管型	fatty casts		363,905,911,918—920
脂肪酶	lipase	LPS	299,381,383,396,404,431,433,434,436, 438, 452, 454, 508, 921, 924,1148,1153
脂肪酸结合蛋白	fatty acid-binding protein	FABP	477,492,494
脂质阿拉伯聚糖	lipoarabinomannan	LAM	605
脂质运载蛋白家族	lipocalin family		436
直肠指诊	digital examination of rectum		636,923

直方图	distribution histogram		23,32,187,965,975,976
直接测序法	direct sequencing	DS	210,990,991,993
直接抗人球蛋白试验	direct antiglobulin test	DAT	160,173—175,204,1085,1086,1110
直接凝集试验	direct agglutination test		598,603,704
植物凝集素	phytohemagglutinin	PHA	858
植物细胞	plant cell		63,925
植物纤维	plant fiber		19,925
质谱法	mass spectrograph	MS	42,955,987,17,42,618,960,1008,1017
质子移动力	proton motive force	PMF	781
治疗药物监测	therapeutic drug monitor	TDM	41,526,1045
致密管道系统	dense tubular system	DTS	118,239
中和试验	neutralization test		598,599,601,607—609,704,710,716,718,721,743,1097
中间密度脂蛋白	intermedial density lipoprotein	IDL	430
中期染色体	metaphase chromosome		132,853—856,859,861,862,994,1078
中枢神经系统	central nervous system	CNS	7,193,204,218,220,310,345,419,504,505,536,539—542,562,564,571,592,594,605,610,650—653,661,678,719—721,750,824,929,930,932—935,1136
中枢神经系统白血病	central nervous systematic leukemia	CNSL	189,193,934
中位数值的倍数	multiple of median	MoM	895
中央处理器	central processing unit	CPU	49
中幼红细胞	polychromatophilic normoblast		104,115,167,196
中幼粒细胞	myclocyle		103,104,116,177—179,195
中着丝粒型	metacentric		854
肿瘤坏死因子	tumor necrosis factor	TNF	325,479,579,580,582,588,593,616,618,1045
肿瘤特异性抗原	tumor specific antigen	TSA	613,614,616,973
肿瘤相关的胰蛋白酶抑制剂	tumor-associated trypsin inhibitor	TATI	639,642
肿瘤相关抗原	tumor associated antigen	TAA	614,616—618,623
重症四重奏	deadly quartet		457
周转时间	turnaround time	TAT	69,71,92
粥瘤	atheroma		455
蛛网膜下腔出血	subarachnoid hemorrhage		929,931—936
主要组织相容抗原复合物Ⅲ	major histocompatibility complex classⅢ	MHCⅢ	436
主要组织相容性复合物	major histocompatibility system	MHC	651,652,671,1112
主易化超家族	major facilitator superfamily	MFS	754,797
贮积病	storage disease		399,425,452—454
专一性	specificity		270,381,382,396,530,533,534,616
转化酶抑制剂试验	converting enzymeinhibitor test		375
转化生长因子	transforming growth foctor	TGF	325,579,582,586,616
转换	transition		6,20,23,25,37,38,50,52,53,96,144,153,208,213,259,286,321,374,388,389,411,414,417,421,432,436,451,452,469,614,744,777,788,871,874,

			890,907,909,964,968,996,997,1007,1054,1135,1140
转甲状腺素蛋白	transthyretin		932
准确度	accuracy		6,12,17,18,38,39,43,73—77,90,110,170,392,398,411,412,466,533,609,973,1009
着色互补试验或荧光 PCR	color complementation assay or fluorescent PCR		985
着丝点	centromere		570,571,663,859,1113,1157
(着丝粒)	centromere	cen	5,670,853—860,994
着丝粒指数	centromere index		854
紫外吸收检测器	ultravciolet detector	UV	1022
紫外显微镜	ultraviolet microscope		19
自分泌	autocrine		349,358,580,583
自溶作用	autolysis		452,804
自身抗精子抗体	antispermatozoa antibody	ASA	666,943
自身抗体	autoantibodies		94,126,127,129,130,143,148—151,160—162,174—176,256,259,335—337,339,340,342,376,378,408,416—418,421,422,510,511,513,514,521,553,569—572,618,635,658—662,664—669,975,1032,1037,1087,1088,1093,1110,1114,1115,1143,1144
自身免疫	autoimmunity		4,94,127,128,148,149,154,160,173,217,259,260,271,304,318,335—337,339,342,377,378,408,413,415,417,418,421,422,456,510,513,520,522,551,554,556,557,559,562,563,565—567,569,570,578,580,583,658—662,664—670,742,847,889,932,969,975,978,981,1096,1110,1115,1121,1136,1137
自身免疫疾病	auto-immnune disease	AID	569,929,1011
自身免疫性溶血性贫血	autoimmune hemolytic anemia	AIHA	127,149,154,155,161,164,165,173,175,203,218,280,561,565,578,658—660,667,915,917,1086,1093,1110
自身免疫性血小板减少症	autoimmune thrombocytopenia	AITP	1109
自体移植	autograft		644
自我持续序列复制	self-sustained sequence repilcation	3SR	982,986
总 CO_2	total CO_2	TCO_2	77
总 PS	total protein S	TPS	245,269,622,623
总胆碱酯酶	total cholinesterase	TChE	950
总体水	total body water	TBW	460,470
总纤溶活性	total fibrinlysis activity	TFLA	273
组织胞浆菌病	histoplasmosis		609,708
组织蛋白酶 G	cathepsin G		668
组织多肽抗原		TPA	575,632,639,642

组织芯片	tissue chip		999,1001,1002
组织型纤溶酶原激活物活性	tissue plasminogen activator activity	t-PA:A	273
组织型纤溶原激活物抗原	tissue plasminogen activator antigen	t-PA:Ag	273,1146
组织因子途径抑制物	tissue factor pathway inhibitor	TFPI	236,237,243—247,250,270,272,286
组织因子途径抑制物活性	tissue factor pathway inhibitor activity	TFPI:A	270
组织因子途径抑制物抗原	tissue factor pathway inhibitor antigen	TFPI:Ag	270
最大速度终末时间	the end time of Vm	Tm	26
最低杀菌浓度	minimal bactericidal cincentration	MBC	705,732,792,798
最小毒性浓度	mini toxicity concentration	MTC	527
最小检测量	minimum detectable quantity		17,18,1019,1023
最小效应浓度	mini effect concentration	MEC	527